Berek & Novak

妇科学

Gynecology

第15版

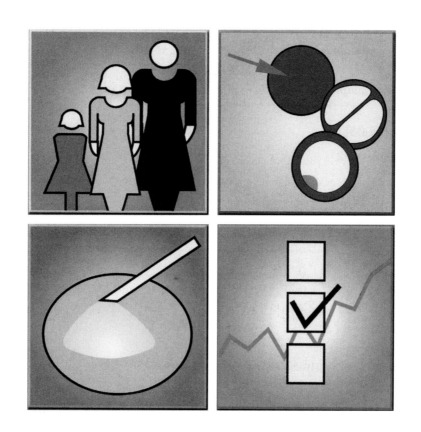

主编　Jonathan　S. Berek

主译　郎景和　向　阳　沈　铿

人民卫生出版社

Jonathan S. Berek，etc：Berek & Novak's Gynecology，15th edition，ISBN：978-1-4511-1433-1

© 2012 by Lippincott Williams and Wilkins，a Wolters Kluwer business. All rights reserved.

This is a Simplified Chinese translation published by arrangement with Lippincott Williams & Wilkins/ Wolters Kluwer Health，Inc.，USA

Not for resale outside People's Republic of China（including not for resale in the Special Administrative Region of Hong Kong and Macau，and Taiwan.）

本书限在中华人民共和国境内（不包括中国香港、澳门特别行政区及台湾省）销售。

本书贴有 Wolters Kluwer Health 激光防伪标签，无标签者不得销售。

图书在版编目（CIP）数据

Berek & Novak 妇科学 /（美）乔纳森·S. 贝雷克（Jonathan S. Berek）主编；郎景和，向阳，沈铿主译 . —北京：人民卫生出版社，2018

ISBN 978–7–117–26804–2

Ⅰ.①B… Ⅱ.①乔… ②郎… ③向… ④沈… Ⅲ.①妇科学 Ⅳ.①R711

中国版本图书馆 CIP 数据核字（2018）第 098885 号

人卫智网	www.ipmph.com	医学教育、学术、考试、健康，
		购书智慧智能综合服务平台
人卫官网	www.pmph.com	人卫官方资讯发布平台

版权所有，侵权必究！

图字：01–2012–6292

Berek & Novak 妇科学

主　　译：郎景和　向　阳　沈　铿
出版发行：人民卫生出版社（中继线 010-59780011）
地　　址：北京市朝阳区潘家园南里 19 号
邮　　编：100021
E - mail：pmph @ pmph.com
购书热线：010-59787592　010-59787584　010-65264830
印　　刷：北京盛通印刷股份有限公司
经　　销：新华书店
开　　本：889×1194　1/16　印张：85
字　　数：2753 千字
版　　次：2018 年 7 月第 1 版　2018 年 7 月第 1 版第 1 次印刷
标准书号：ISBN 978-7-117-26804-2
定　　价：498.00 元

打击盗版举报电话：010-59787491　E-mail：WQ @ pmph.com
（凡属印装质量问题请与本社市场营销中心联系退换）

译者名单

主 译 郎景和 向 阳 沈 铿

编译委员会（以姓氏笔画为序）

万希润	邓成艳	田秦杰	史宏晖	冯凤芝
朱 兰	向 阳	刘欣燕	刘俊涛	刘珠凤
孙大为	孙爱军	杨佳欣	杨剑秋	吴 鸣
何方方	冷金花	沈 铿	陈 蓉	郁 琦
金 力	郎景和	黄惠芳	曹冬焱	谭先杰
樊庆泊	潘凌亚			

译 者（以姓氏笔画为序）

于 昕	王 姝	王含必	王瑾晖	邓 姗
成宁海	任 常	刘石萍	刘思邈	刘海元
孙正怡	孙智晶	李 旭	李 雷	李晓川
李晓燕	杨 华	杨 洁	杨 毅	杨红岩
宋亦军	张 羽	陈 娜	陈 娟	周 莹
周 倩	单 莹	赵 峻	俞 梅	娄文佳
顾 宇	曹 杨	戚庆炜	梁 硕	蒋 芳
楼伟珍	戴 毅	戴毓欣		

编译秘书 孙智晶 孙 崟

Lisa N. Abaid, MD, MPH

Gynecologic Oncology Associates
Newport Beach, California

Jean R. Anderson, MD

Professor
Department of Gynecology and Obstetrics
Johns Hopkins University School of Medicine
Baltimore, Maryland

Mira Aubuchon, MD

Assistant Professor
Department of Obstetrics, Gynecology and
 Women's Health
University of Missouri School of Medicine
Columbia, Missouri

Valerie L. Baker, MD

Assistant Professor
Department of Obstetrics and Gynecology
Stanford University School of Medcine
Stanford, California

David A. Baram, MD

Clinical Assistant Professor
Department of Obstetrics and Gynecology
University of Minnesota School of Medicine
Regions Hospital
St. Paul, Minnesota

Rosemary Basson, MD

Clinical Professor
Departments of Psychiatry and Obstetrics & Gynecology
University of British Columbia
University of British Columbia Centre for Sexual Medicine
Vancouver, Canada

Ross S. Berkowitz, MD

William H. Baker Professor of Gynecology
Department of Obstetrics and Gynecology
Harvard Medical School
Director of Gynecology and Gynecologic Oncology
Brigham and Women's Hospital
Dana Farber Cancer Institute
Boston, Massachusetts

Andrew I. Brill, MD

Director of Minimally Invasive Gynecology
Department of Obstetrics and Gynecology
California Pacific Medical Center
San Francisco, California

Lieutenant Colonel Richard O. Burney, MD, MSc

Department of Obstetrics and Gynecology
Madigan Healthcare System
United States Army Medical Command
Tacoma, Washington

Joanna M. Cain, MD

Professor and Vice Chair
Department of Obstetrics and Gynecology
University of Massachusetts Medical School
Worcester, Massachusetts

Daniel L. Clarke-Pearson, MD

Robert A. Ross Distinguished Professor and Chair
Department of Obstetrics and Gynecology
University of North Carolina
Physician and Chief
North Carolina Women's Hospital
University of North Carolina Hospitals
Chapel Hill, North Carolina

Daniel W. Cramer, MD, ScD

Professor
Department of Epidemiology
Harvard Medical School
Boston, Massachusetts

Geoffrey W. Cundiff, MD

Professor and Head
Department of Obstetrics and Gynecology
University of British Columbia
Vancouver Coastal Health
Vancouver, British Columbia

Jessie Dorais, MD

Visiting Instructor
Department of Obstetrics and Gynecology
Division of Reproductive Endocrinology
University of Utah Health Care
Utah Center for Reproductive Medicine
Salt Lake City, Utah

Thomas M. D'Hooghe, MD, PhD

Professor
Department of Reproduction, Regeneration
 and Development
Leuven University
Director, Leuven University Fertility Center
Leuven, Belgium

Oliver Dorigo, MD, PhD

Assistant Professor
Division of Gynecologic Oncology
Department of Obstetrics and Gynecology
David Geffen School of Medicine at UCLA
Los Angeles, California

Sean C. Dowdy, MD,

Associate Professor
Department of Obstetrics and Gynecology
Co-Program Leader, Women's Cancer Program
Mayo Clinic
Rochester, Minnesota

John C. Elkas, MD, JD

Associate Professor
Department of Obstetrics and Gynecology
Virginia Commonwealth University,
　Inova Fairfax Campus
Inova Fairfax Hospital
Falls Church, Virginia

Tommaso Falcone, MD

Professor and Chair
Department of Obstetrics and Gynecology
Cleveland Clinic
Cleveland, Ohio

Carrie E. Frederick, MD

Clinical Instructor
Division of Family Planning
Department of Obstetrics and Gynecology
Stanford University School of Medicine
Sanford, California

Michael L. Friedlander, MBCHB, PhD

Conjoint Professor
University of New South Wales
Prince of Wales Cancer Centre
Sydney, Australia

Joseph C. Gambone, DO, MPH

Professor Emeritus
Department of Obstetrics and Gynecology
David Geffen School of Medicine at UCLA
Los Angeles, California

Francisco Garcia, MD, MPH

Distinguished Outreach Professor
Departments of Public, Health, Obstetrics and Gynecology,
　Clinical Pharmacy, and Nursing
University of Arizona
University Medical Center
Tucson, Arizona

Tracy W. Gaudet, MD

Director
Veteran's Health Administration
Office of Patient-Centered Care and Cultural Transformation
Washington, DC

Armando E. Giuliano, MD

Clinical Professor of Surgery
David Geffen School of Medicine at UCLA
Executive Vice Chair, Surgery
Cedars-Sinai Medical Center
Los Angeles, California

Jonathan L. Gleason, MD

Instructor
Department of Obstetrics and Gynecology
University of Alabama at Birmingham
Birmingham, Alabama

Rene Genadry, MD

Associate Professor
Department of Gynecology and Obstetrics
Johns Hopkins University School of Medicine
Baltimore, Maryland

Donald P. Goldstein, MD

Professor
Department of Obstetrics and Gynecology
Harvard Medical School
Brigham and Women's Hospital
Boston, Massachusetts

Baiba J. Grube, MD

Department of Oncology & General Surgery
Yale School of Medicine
New Haven, Connecticut

Robert E. Gutman, MD

Associate Professor
Department of Obstetrics and Gynecology and
　Urology
Georgetown University
Fellowship Director, Female Pelvic Medicine and
　Reconstructive Surgery
Washington Hospital Center
Washington, DC

Kenneth D. Hatch, MD

Professor
Department of Obstetrics and Gynecology
University of Arizona School of Medicine
Tucson, Arizona

Paula J. Adams Hillard, MD

Professor
Department of Obstetrics and Gynecology
Stanford University School of Medicine
Stanford, California

Christine H. Holschneider, MD

Associate Professor
Department of Obstetrics and Gynecology
David Geffen School of Medicine at UCLA
Los Angeles, California
Chair, Department of Obstetrics and Gynecology
Olive View-UCLA Medical Center
Sylmar, California

John P. Keats, MD

Medical Director, Perinatal Safety
Catholic Healthcare West
San Francisco, Californina

Emily Ko, MD

Clinical Fellow
Division of Gynecologic Oncology
University of North Carolina
Chapel Hill, North Carolina

Oumar Kuzbari, MD

Visiting Instructor
Department of Obstetrics and Gynecology
Division of General Obstetrics and Gynecology
University of Utah Health Care
Utah Center for Reproductive Medicine
Salt Lake City, Utah

Ruth Bunker Lathi, MD

Assistant Professor
Division of Reproductive Endocrinology
Department of Obstetrics and Gynecology
Stanford University School of Medicine
Stanford, California

Camelia A. Lawrence, MD

Breast Surgeon
United Health Services Wilson Medical Center
Johnson City, New York

Teri A. Longacre, MD

Professor
Department of Pathology
Stanford University School of Medicine
Stanford, California

John R. Lurain, MD

Marcia Stenn Professor of Gynecologic Oncology
Department of Obstetrics and Gynecology
Northwestern University Feinberg School of Medicine
Chicago, Illinois

Javier F. Magrina, MD

Professor
Department of Gynecology
Mayo Clinic Arizona
Director, Gynecologic Oncology
Mayo Clinic Hospital
Phoenix, Arizona

Andrea Mariani, MD

Associate Professor
Department of Obstetrics and Gynecology
Mayo Clinic
Rochester, Minnesota

Otoniel Martínez-Maza, PhD

Professor
Department of Obstetics and Gynecology
David Geffen School of Medicine at UCLA
Los Angeles, California

Howard D. McClamrock, MD

Chief
Division of Reproductive Endocrinology and Infertility
Departments of Obstetrics, Gynecology and Reproductive
 Sciences
University of Maryland
Baltimore, Maryland
Shady Grove Fertility Reproductive Sciences Center
Rockville, MD

Shawn A. Menefee, MD

Associate Clinical Professor
Department of Reproductive Medicine
University of California, San Diego
San Diego, California

Caela R. Miller MD

Assistant Professor
Division of Gynecologic Oncology
Department of Obstetrics and Gynecology
Uniformed Services University of the Health Sciences
Walter Reed National Military Medical Center
Bethesda, Maryland

Malcolm G. Munro, MD

Clinical Professor
Department of Obstetrics & Gynecology
David Geffen School of Medicine at UCLA
Director of Gynecologic Services
Kaiser Permanente, Los Angeles Medical Center
Los Angeles, California

Leena Nathan, MD

Department of Obstetrics and Gynecology
David Geffen School of Medicine at UCLA
Los Angeles, California

Antonia F. Nicosia, MD

Clinical Assistant Professor
Division of Family Planning
Department of Obstetrics and Gynecology
Stanford University School of Medicine
Stanford, California

Thomas E. Nolan, MD, MBA

Professor and Department Head Emeritus
Department of Obstetrics and Gynecology
Louisiana State University Health Science
    Center-New Orleans
New Orleans, Louisiana

Ingrid Nygaard, MD, MS

Professor
Department of Obstetrics and Gynecology
Division of Urogynecology and Pelvic
    Reconstructive Surgery
University of Utah School of Medicine
Salt Lake City, Utah

David L. Olive, MD

Attending Physician
Department of Obstetrics and Gynecology
Meriter Hospital
Wisconsin Fertility Institute
Middleton, Wisconsin

Junko Ozao-Choy, MD

John Wayne Cancer Institute
Santa, Monica, California

Steven F. Palter, MD

Medical Director
Gold Coast IVF
Syosset, New York

William H. Parker, MD

Clinical Professor
Department of Obstetrics and Gynecology
David Geffen School of Medicine at UCLA
Los Angeles, California
Adjunct Faculty
John Wayne Cancer Institute
Santa Monica, California

Arasen A. V. Paupoo, MD, MA

Assistant Professor and Director
Division of Reproductive Endocrinology and Infertlity
Department of Obstetrics and Gynecology
Creighton University School of Medicine
Omaha, Nebraska

C. Matthew Peterson, MD

John A. Dixon Presidential Professor and Chair
Department of Obstetrics and Gynecology
University of Utah School of Medicine
University Hospital
Salt Lake City, Utah

Sharon T. Phelan, MD

Professor
Department of Obstetrics and Gynecology
Health Science Center School of Medicine
University of New Mexico
Albuquerque, New Mexico

Maureen G. Phipps, MD, MPH

Associate Professor
Departments of Obstetrics and Gynecology and
    Community Health
Warren Alpert Medical School of Brown University
Women & Infants Hospital of Rhode Island
Providence, Rhode Island

Andrea J. Rapkin, MD

Professor
Department of Obstetrics and Gynecology
David Geffen School of Medicine at UCLA
Los Angeles, California

Robert W. Rebar, MD

Executive Director
American Society for Reproductive Medicine
Birmingham, Alabama

Holly E. Richter, PhD, MD

Professor and Division Director
Department of Obstetrics and Gynecology
University of Alabama at Birmingham
Birmingham, Alabama

Danielle M. Roncari, MD, MPH

Assistant Professor
Department of Obstetrics and Gynecology
Tufts New England Medical Center
Boston, Massachusetts

Isaac Schiff, MD

Joe Vincent Meigs Professor of Gynecology
Harvard Medical School
Chief, Obstetrics and Gynecology Service
Massachusetts General Hospital
Boston, Massachusetts

Wendy J. Schillings, MD

Department of Obstetrics and Gynecology
Division of Reproductive Endocrinology &
    Infertility/Gynecology
Lehigh Valley Health Network
Allentown, Pennsylvania

Kevin M. Schuler, MD

Fellow
Division of Gynecologic Oncology
Department of Obstetrics and Gynecology
University of North Carolina at Chapel Hill
Chapel Hill, North Carolina

Danny J. Schust, MD

Associate Professor
Department of Obstetrics, Gynecology and Women's Health
University of Missouri
Columbia, Missouri

Jan L. Shifren, MD

Associate Professor
Department of Obstetrics, Gynecology and
 Reproductive Biology
Harvard Medical School
Director, Vincent Menopause Program
Massachusetts General Hospital
Boston, Massachusetts

Eric R. Sokol, MD

Assistant Professor of Obstetrics and Gynecology, and
 Urology (Courtesy)
Co-Chief, Division of Urogynecology and Pelvic
 Reconstructive Surgery
Stanford University School of Medicine
Stanford, California

David E. Soper, MD

Professor and Vice Chair
Department of Obstetrics and Gynecology
Medical University of South Carolina
Charleston, South Carolina

Nada Logan Stotland, MD, MPH

Professor
Department of Psychiatry
Rush Medical College
Chicago, Illinois

Thomas G. Stovall, MD

Clinical Professor
Department of Obstetrics and Gynecology
University of Tennessee, Memphis
Memphis, Tennessee

Phillip Stubblefield, MD

Emeritus Professor
Department of Obstetrics and
 Gynecology
Boston University School of Medicine
Boston Medical Center
Boston, Massachusetts

R. Edward Varner, MD

Professor
Department of Obstetrics and Gynecology
University of Alabama at Birmingham
Birmingham, Alabama

Amy J. Voedisch, MD, MS

Clinical Instructor
Division of Family Planning
Department of Obstetrics and Gynecology
Stanford University School of Medicine
Stanford, California

Mylene W. M. Yao, MD

Chief Executive Officer
UNIVFY
Palo Alto, California

译 者 序

我们又高兴地把《Berek & Novak 妇科学》(第 15 版)翻译中文,供中文读者阅读和学习。

值得一提的是,从 2007 年第 14 版起一直担任该书主编的美国 Jonathan S. Berek 教授曾于 2015 年访问中国,并访问了北京协和医院。我们那次聚会让人兴奋而难忘。Berek 教授平易近人,谈笑风生。我们送上了《Berek & Novak 妇科学》(第 14 版)中译版,通告了第 15 版的翻译计划,他同样是兴奋的、赞赏的。

新版内容在著者序里做了详尽的介绍,八个部分逐一列出,可以说是内容十分全面并深入。不仅强调了妇女预防保健的重要性,也突出妇科泌尿学等方面的进展;不仅重视手术前后的基本医疗技术,也更新了遗传学和分子生物学的新知;不仅对普通妇科学、生殖内分泌学等诸多问题进行全面阐述,也承袭了妇科肿瘤学的精辟理论。我们还特别欣赏把乳腺癌专列成单章,更便于妇科医生精准翻阅。总之,作为《Berek & Novak 妇科学》的忠实读者和两版译者,我们深深体会到新版《Berek & Novak 妇科学》继承了这部经典巨著的精华传统,又发扬了新世纪的科技光辉,是知识和技术的,也是人文和思想的。

一些细节让人回味和感动,如周到翔实的文献索引、对所有参与者的致谢,以及丰富精美的插图……

当我们收笔于这篇译者小序时,陡然间产生一种恐惧:阅读恐惧和书写恐惧。原来我们内心沾沾自喜的一些知识和技术,在经典著作中已经记述得很详尽了;原来我们洋洋得意的一点新意和创见,大师们已经阐解得很全面了,我们不过是浅尝辄止而已。当然,我们一方面不妄自菲薄、懈怠气馁,一方面多读书、读好书、读经典原著,并把书写当成郑重于实践、自我修炼和虔诚感验的仪式。

也许,我们正是以这种心情和态度进行阅读和翻译的。乞望批评指正。

郎景和　向　阳　沈　铿

2018 年 6 月

原 著 序

　　1941 年，约翰霍普金斯医学院 Emil Novak 教授主编了《Novak 妇科学》一书，从此该书一直是该领域的标准教材。该书第 14 版于 2007 年出版，为纪念 Jonathan S. Berek 医生和已故的 Novak 医生，改用《Berek & Novak 妇科学》作为书名，他们对妇产科学的贡献持续影响了几代医生，因此该教材的修订和更新也具有重要意义。第 15 版延续本书作为权威教材的特点进行修改。

　　新版中 Berek 医生组织了很多专业人士编写该教材，有临床医生、研究人员、相关专业的带头人，这些编者将他们先进的专业的知识和观点融入到该书中。本书不仅是对现有的治疗的全面描述，还放眼未来的发展方向，包括妇科临床工作、研究及亚专业方面。本书对临床和研究的新进展都进行了详细的阐述。例如，本书扩充了一些妇科亚专业的内容，近年来盆底知识的更新扩展，本书中相关盆底重建和妇科泌尿的内容进行了扩充和详细阐述。另外微创妇科手术学方面的内容也进行了扩充，包括妇科内镜、子宫切除及机器人手术。当然，Berek 医生是知名的妇科肿瘤专家，本书也是妇科肿瘤学内容大全。基础医学和临床医疗完美地结合在一起，为临床医师更全面地了解近年来相关医学领域的进展提供了基础。在敏感问题方面本书也很专业和人性化，尤其是性学及其相关的问题在相关章节有所体现。

　　本书将传统的妇科学与新进展、新知识结合，力求妇科医疗更好地服务患者。妇科专业的从业者，包括临床医师和研究人员，都为妇科医疗提供更好的服务而努力。这本书既是教材也是参考资料，新版的《Berek & Novak 妇科学》将和以往版本一样，成为临床工作中的重要工具。

Isaac Schiff, MD

哈佛医学院妇科 Joe Vincent Meigs 教授

波士顿麻省总医院妇产科学系主任

原 著 前 言

《Novak 妇科学》(第 1 版)是由受人尊敬的约翰霍普金斯医学院 Emil Novak 教授组织编写的,此后一直是国际上妇科临床的重要教材。第 15 版沿袭本书的经典内容,经过精心编排,保留了前 3 版的重要内容。

和以前的版本一样,本书由约翰霍普金斯医学院的专家编写,延续以前的传统。第 5 版后,Novak 医生于 1957 年去世,许多后继的约翰霍普金斯专家将编写本书的火把传递下去,Edmund R. Novak 医生于 1979 年主编了第 9 版,Howard W. Jones 和 Georgeanna Seegar Jones 医生于 1981 年组织编写了第 10 版,Howard W. Jones,III、Lonnie S. Burnett 和 Anne Colston Wentz 医生于 1988 年组织编写了第 11 版。许多约翰霍普金斯专家都参与了本书的编写,尤其是 J. Donald Woodruff 和 Conrad G. Julian 医生,帮助制定了 20 世纪下半叶妇科的专科方向。这些专家塑造了我们今天的妇科学,包括手术、药物治疗、辅助生殖和妇科内分泌、妇科肿瘤、妇科泌尿及妇科感染疾病。作为约翰霍普金斯医学院的毕业生,我也很荣幸能参与到本书的编写中。

《Berek & Novak 妇科学》(第 15 版)由八个部分组成,第一部分是临床实践的原著,包括妇科患者评估、病史和体格检查及沟通技巧。这一部分强调医学伦理患者关爱、评估质量和发展及妇科流行病学。第二部分是基本原则,概括了医学科学基础,如解剖学、胚胎学和分子生物学、基因学和生殖生理学。第三部分是预防和初级保健,强调女性的基础保健、预防医学、疾病筛查、计划生育、性生活及一些常见的精神疾病。第四部分是普通妇科,包括良性疾病和女性生殖道发育,以及盆腔感染、子宫肉瘤、盆腔痛、上皮内瘤变、早孕期流产、异位妊娠及乳腺疾病。第五部分是妇科手术,包括围术期管理和手术治疗良性妇科疾病,涵盖内镜手术、子宫切除和机器人手术。第六部分是泌尿妇科学和盆腔重建手术。第七部分是生殖内分泌,总结了影响生长发育的主要疾病,从青春期到绝经后。第八部分是妇科肿瘤,包括恶性妇科生殖道疾病和乳腺癌。

我非常感谢为本书做出贡献的人员。向为本书制作精美插图、解剖图片和主题插画的医学插画师 Tim Hengst 表达诚挚的谢意。向自始至终帮助整部教材编写的内容编辑 Deborah Berek 致敬。向 Lippincott Williams & Wilkins 出版社的工作人员,尤其是和我一起工作了超过 25 年的医学编辑 Charley Mitchell 表示感谢。我还要感谢 Sonya Seigafuse 和 Nicole Walz 在编辑本书时奉献的热情和辛勤劳动。Chris Miller 专业而精巧地帮助我完成本书的最后组稿。感谢导师们的支持,他们是 Dean Sherman Mellinkoff、J. Donald Woodruff、Kenneth J. Ryan、J. George Moore 和 William J. Dignam 医生。我还要感谢同事们,Isaac Schiff、Gautam Chaudhuri、Neville F. Hacker、Beverly Mitchell 及 Dean Philip Pizzo 医生,他们给予我重要的指导和鼓励。我要特别感谢斯坦福妇女肿瘤中心的 Laurie Lacob、Nicole Kidman、Keith Urban、Trisha Yearwood 和 Garth Brooks,感谢你们对我的帮助、鼓励和友谊。

本书是我在斯坦福大学医学院任职六年的最好奖励,这些友爱的精神和同事的帮助鼓励是我的幸福和灵感。大学和社区共同承担妇女保健的责任和义务,为改善妇女的健康和福利做贡献。感激社区为女性和她们的家庭所做的贡献。

我希望本书对全世界的妇科专业带来积极的影响。我热烈地期望我们的工作可以帮助所有女性,减少妇科和乳腺疾病给她们带来的痛苦。希望本书作为重要的资料为妇科医师带来帮助和鼓励。

Jonathan S. Berek

目　　录

第一部分　临床实践的原则

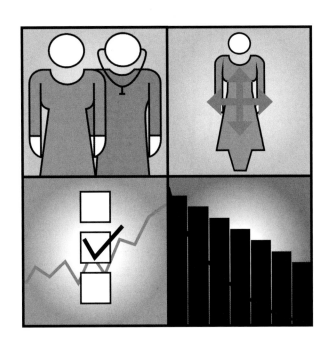

第 1 章 最初的评估与交流

Jonathan S. Berek
Paula J. Adams Hillard

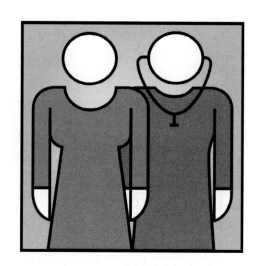

- 我们每个人都是我们所处的环境、背景及文化的产物,充分了解患者的一般情况、社会状况及家庭情况,其重要性无论再怎么强调也不为过。医生应注意避免评判患者,尤其是谈到性行为及性取向等问题时。
- 良好的交流对患者的评估和治疗至关重要。交流的基础建立在以下几个重要技巧上:同情,倾听,专业和友善。这些技巧可通过不断实践得到掌握及完善。
- 希波克拉底宣言要求医生慎重对待所有与患者有关的信息。为使医患沟通更为有效,必须让患者感觉到她可以深入地讨论自己的问题。
- 不同风格的交流会影响医生对患者病情的认知,并关系到是否能进行理想的评估和成功的治疗。许多妇科情况涉及隐私,具有高度的私人性,因此我们只有小心审慎才能得到诚实的答复。
- 有的患者对自己的病情缺乏准确的了解。对疾病缺乏充分的了解可以导致对医疗的不满意、过度焦虑、沮丧、难以应对、治疗不成功以及治疗反应差。
- 晤谈建立后,对患者的评估进入到获取完整病史和进行体格检查。这两方面均依赖于医患之间良好的沟通和对细节的关注。
- 体格检查结束后,应当告知患者结果。如果检查结果正常,患者可以因此感到安心。当结果可能为异常时,应当马上通知患者;该讨论应在体格检查结束患者穿好衣服后进行。

　　妇科临床工作需要很多技巧。除了医学知识,一个妇产科医生还需要培养人际交往和交流的技巧,从而促进医患间的互动和建立信任。对患者的评估必须从整体考虑,而不能只局限于其医疗情况。完整的评估应包括任何明显的医学状况,以及她的心理、社会和家庭情况。**为了更准确地评估一个患者,我们还必须考虑到那些可能影响患者的环境和文化因素。**上述方法除可用于医疗情况评估之外,在常规评估中亦是十分有价值,有助于有针对性地提供预防保健和咨询。

影响患者情况的因素

许多外因可以影响患者及其所接受的医疗服务。这些因素包括患者的"其他重要人士",如她的家人、朋友、个人关系好和亲密的人(表 1.1)。这些外因也包括心理的、遗传的、生物的、社会的和经济的情况。一些因素可以影响患者对疾病和疼痛的感知和对待疾病的方式,这些因素包括她的教育状况、生活态度、对人类生殖和性的理解及疾病家族史,在有的案例中也包括被关注的需要(1~3)。在评估患者的治疗反应时,患者的文化背景、社会经济状态、宗教信仰、种族和性取向也是需要重点考虑的。

表 1.1　影响患者状态的因素

患者

年龄

病史

态度和感觉

性取向

嗜好(如饮酒、吸烟、吸毒)

家庭

患者婚姻状况(如已婚、分居、同居、离婚)

照顾家庭成员(如幼小的孩子、有残疾的孩子、年迈的父母)

兄弟姐妹(如数量、年龄、亲疏关系)

家族史(如疾病)

环境

社会环境(如社团、社会联系)

经济状况(如贫困、保险)

宗教(如虔诚信仰、热衷)

文化和种族背景(如母语、社区)

职业(如工作环境、满意度、责任、压力)

我们每个人都是我们所处的环境、背景及文化的产物,因此充分了解患者的一般情况、社会状况及家庭情况,其重要性不论再怎么强调也不为过(4)。文化敏感性在生殖保健中尤为重要(5)。

可以也应当直截了当地询问清楚患者的家庭背景。家族史中应注意分析那些患有重大疾病的家人,如患有肿瘤或者与患者有相似病史的人。患者对其家族中重要医疗事件的认识以及她与这些人的关系都是十分重要的。应当了解患者的心理状态和性行为,并判断她在这些方面的满意程度(6)。

患者需要了解家族疾病史中的关键事件和自身相关,这一点相当重要。医生应当了解患者的性经历、伴侣以及行为,评估患者的满意度。**医生应注意避免评判患者,尤其是谈到性行为及性取向等问题时**(参见第 11 章)。

交流

良好的交流对患者的评估和治疗至关重要。医患关系的基础在于以开放、诚恳、细心的态度进行交流,唯有如此,医生才可以准确地理解患者的病情和问题,医患才可以共同找到有效的解决方法。良好的交流需要医生的耐心、投入和不断实践,它包括了倾听及言语与非言语上的交流。

交流的基础建立在以下四个重要技巧上：同情，倾听，专业知识和友善。这些技巧可通过不断实践得到掌握及完善(4,7,8)。一旦建立与患者的最初关系，医生必须谨慎地运用各种交流技巧，创造机会逐步了解患者的想法(9)。对患者的信任是最基本的要素，只有这样才能鼓励她毫无保留地讲出自己最真实的感受、考虑和想法(10)。

拥有共同的语言和文化是交流的一个基本元素，当患者语言不通时，这项元素便会缺失。医患间语言和谐是交流和讨论的基础，超过18%的美国人在家不说英语，超过8%的人英语水平有限(11)。语言障碍和有限的医疗保健教育相关，从而影响了患者的医疗质量，甚至让患者在就医过程中产生不满意的情绪(11,12)。医者应尽量减少这样的影响。加州政府认识到医患沟通的重要性，从而建立了健康与安全体系，该州任何患者在与普通医院或急诊医院语言交流有障碍时都可以得到该体系安排的翻译或双语员工的支持，从而保障正常高效的医患沟通(13)。培养未来的医生与语言工作者合作越来越受到美国医学院的重视，这势必促进临床工作并减少医疗纠纷(14)。

尽管与患者的交流有多种风格，每一个医生都应该确立一种自己与患者交流最佳的方式。医生必须让患者明白，医生乐意倾听，医生得到的信息将得最大程度的保密。(1)。**希波克拉底宣言要求医生慎重对待所有与患者有关的信息。**2003年开始实行的健康保险流动与责任法案(HIPAA)在保护个人医疗信息的隐私权方面制订了美国国家标准，但也有医生担心HIPAA条款的影响力及其法律可靠性，从而引发了关于何为合适的沟通以及医者依据伦理原则对患者实行保密原则是否能提供优质的医疗服务等问题的讨论(15,16)(参见第2章)。

交流技巧

医生与患者交流时，很重要的一点是要允许她不断提出相应的医学问题。除了语言，包括说话方式、语气、甚至躯体语言和眼神交流都是医患交流的重要方面。传统的医生都是家长式的，面对任何事情都是直接要求或"命令"，或做特殊指示(4)。不过现在的患者寻求的是与医生更平等的交流，尽管在大多数情况下她们并不要求了解医学知识，但她们确实希望得到适当的关照，受到尊重，与医生更平等地相处(17)。在当今医疗教育中医患交流受到越来越多的关注，并且成为医生终身需要学习的任务，好的沟通也是成功医疗的关键(18)。

由于医疗信息的电子化发展，有时对某一特定的医学问题，患者可能会比医生知道更多专业的医学知识，面对这种情况，医生必须克服抵触情绪。患者往往缺乏对疾病更全面广泛的了解，没有意识到不同网站来源的信息其可靠性不一，也缺乏对一份研究或文献报告纵向评估或与相应主题其他研究横向比较的能力，没有药物相互作用的知识，没有保持一定距离客观评估疾病的能力，更没有在医学这门艺术与科学方面实践的经验。医生拥有这些技巧和知识，而患者是对自身特定的医疗情况有着密切的关注。关于医生感受的调查显示，网络医疗信息对医患关系影响有好有坏，医者的顾虑是就诊时间延长会降低效率，但潜在的积极影响是医疗质量的提升和患者预后的改善(19)。**医患共同协作将使患者在潜意识中更大程度地参与医患联系，从而达到更好的疗效**(1,20,21)。

医患交流

医生的讲话方式可以影响其与患者的交流。表1.2列出了一些有助于医患之间有效交流的重要因素。有证据表明，除了那些可以被教会或学会的经科学研究或经验证实有效的面谈技巧之外，谨慎使用下列这些技巧同样也可以促进医患互动。类似的技巧参见表1.3。

表 1.2 医患交流中的重要因素:医生的角色

医生是	医生不应
一个好的聆听者	对抗性
移情	好斗性
富于同情心	争强好辩
诚实	过于谦卑
坦诚	傲慢专横
尊重他人	独断专行
公平	主观判定
方便他人	家长作风

医生运用

通俗易懂的语言

恰当的肢体语言

合作的态度

开放式的对话

恰当的情感

幽默和热情

表 1.3 与面谈的 14 项结构因素有关的行为 [a]

准备面谈环境

创造一个私密环境

排除噪音和干扰因素

提供舒适的座位使双方可以互相平视

提供切入点

自我准备

摒除杂念

关注于:

　自我催眠

　沉思

　设计框架

将其他无关的想法抛诸脑后

观察

列出一张个体化的观察项目表

在多种情境下进行观察

注意体征

描述

感情

已说的话和未说的话

问候

创造一个个体化的开场白模式

自我介绍

确认患者姓名及如何读音

创造一个积极的社交环境

介绍

解释自身的角色和目的

了解患者的期望

对观点的分歧之处进行协商

探讨优先处理的问题

征询患者希望优先解决的问题

陈述自己的想法

确立双方的关注点

对问题的先后顺序达成一致

建立一个叙事主线

个体化的方式询问患者的病史情况

询问何时感到不适

询问整个疾病过程

询问新近发生的事件或特别的事件

勾画出患者的生活

通过初次交流了解患者的个人情况与社交情况

充实病史

了解患者的支持系统

了解患者的家庭、工作、邻居和安全

建立安全网络

将完整的系统回顾牢记在心

回顾与特定问题相关的事件

提出自己的发现与观点

简明扼要

确信患者的理解力和认知能力

让患者回忆并复述自己理解的内容

总结和确认

记录录音,将录音带交给患者

询问患者的观点

协商计划

鼓励患者发言

对可行项目达成一致

续表

确认医患的期望是一致的	尽可能尊重患者选择
发现并克服交流障碍	**尾声**
针对不同患者列出可能存在的障碍	请患者回顾计划和安排
包括合适的语言	确认目前需做的
躯体的残疾如耳聋、谵妄	安排下次会面
包括文化障碍	说再见
发现患者的心理障碍,如害羞、恐惧、偏执	
调查问题	
针对不同患者以不同方式开始提问	
不断追问"还有什么?"直到说出所有问题	

ᵃLipkin M Jr.Physician-Patient interaction in reproductive counseling. ObstetGynecol1996;88;31S-40S.

引自 Lipkin M,Frankel RM,Beckman HB,et al. Performing the interview. In:Lipkin M,Putnam SM,Lazare,eds. The medical interview:Clinical care,education,and research. New York,NY:Springer-Verlag,1995;65-82.

为达到有效的医患交流,患者必须感到她可以充分并深入地讨论自己的问题。但迫于现实的经济压力,医生的工作日程总是很满,就诊时间的限制使医生很难做到这点。无论是医生或患者都需要时常重新考虑自己最想首先解决的问题。如果患者认为自己参与了决策的过程,并且也获得了尽可能多的信息,那么她在面对这份双方共同制订的治疗计划时会较少地感到焦虑和沮丧,也会更乐意接受这份行动计划。她可以根据自己的想法和意见对计划提出变更或修改。有充分的证据表明:当医患之间有更多的对话而不是单方宣讲时,患者的交流能力和理解力会有所提高,治疗效果也会得到改善。而且,当患者感到讨论有一定的协商余地时,她们似乎能记住更多的医疗建议。目前认为,医患合作制订计划这一模式较以往的医生指令模式更为有效,因而更易于被大众接受(22)。这种模式下患者感觉受保护,可参与医疗方式的选择。例如,对绝经后激素治疗的利弊权衡一定要综合考虑患者的健康状态、家族史,以及她的个人意愿和期望值。激素替代的获益是否大于潜在的风险最终由患者判断,也是由她最终决定是否使用该治疗。不过,多数女性在面对这些不确定的情况时更愿意与医生共同商量决定,循证地讨论她的风险与获益,也有的人则需要一种更直接的方式(23)。**与患者个体化的互动和交流也是对医生的一个挑战。**

有证据表明,当患者得到聆听和理解,可以更充分地表达自己的意愿和疑问时,她们的健康可得到改善(9)。患者的参与既有助于医生了解病情,也有助于促进患者对医生的信任。**良好的交流对医患关系的维持十分必要,正是这种关系推动了正在进行的治疗。**由此,医患之间积极的相互作用可以对患者的健康维持产生直接影响。与医生相处融洽的女性可能会更愿意提出自己的问题或想法,把一些可能危害健康的信息告诉医生,也更能接受医生的建议。这种和谐可以提高医疗干预的有效性,包括行为的纠正。这也有助于确保患者如期返诊,因为她们感觉到医生是真正关心她们健康的。

当患者生病时,她们会感到脆弱无助、身心俱疲、软弱无力。而医生由于自身掌握的知识和所处的地位,显得拥有无上权利,甚至可以胁迫对方。因而医生必须要意识到这种不平等,从而使这种"权力的平衡"不至于偏离患者太远。将这种平衡由医生向患者方向推近将有助于改善治疗效果(1,20,21)。医生的行为可能会提示他们对患者的不尊重。例如,没有按预约时间出诊,总是在患者未穿衣时进行敏感话题的讨论,或是站着与处于平卧位或膀胱截石位的患者说话,以上的举动都可能强化医患关系中的权力不平衡。

在评价医患互动对慢性疾病转归的影响时,人们发现有助于疗效提高的医患互动具有以下三个特点(12):

1. 在面谈过程中医生情感投入,患者积极参与

2. 医患均表达出自己的感情

3. 医生针对患者的提问提供相应的信息

在患有糖尿病的患者中,以上特点的医患互动可以改善患者的舒张期血压并降低糖化血红蛋白。当一个富有爱心的医生竭尽所能地为患者提供信息和进行解释澄清,开诚布公地回答患者的问题,并有幽默而又丰富的感情表达时,治疗可达到最好的效果。当医患关系不再由医生控制时,治疗反应可以得到改善(21)。

对性别与语言的研究发现,男性比女性更健谈,往往会打断女性,控制对话的主题(24)。因而,男医生可能更倾向于掌握控制权,权力不平衡在妇产科这一患者都是女性的领域更加得到扩大。男医生可能比女医生更易自信心膨胀。男性的谈话往往充满打断、命令、宣讲,而女性的谈话往往是安静的、提问性的和提议性的(25,26)。有的患者在男医生面前显得沉默寡言,也有的患者与男医生相处得更融洽(27)。女性对男医生或女医生的偏好可能除了考虑医生的性别外,也基于医生的经验、能力、交流风格以及其他技巧(28,29)。尽管上述总结显然不适用于所有的医生,但它让人们意识到不同的交流风格的存在,它们可以直接影响医患关系(30,31)。这些特点表明**不论是何性别的医生均需注意自身的说话方式,因为它可能影响患者坦率、自由地做出回复**(32~34)。女性倾向于毫无保留地表达出自己的感情,与医生分享它们,从而尝试赢得医生对她们的想法的理解(22, 24,25)。

不同风格的交流会影响医生对患者病情的认识,影响其达成理想的评估和成功的治疗的目的。许多妇科情况具有私密性和高度的私人性,因而要求我们注意去获取一个诚实的答复。

风格

交流和说服的艺术在于双方的互相尊重和促进患者对自身健康状况的了解。当医生鼓励患者提问并不再催促她们做出决定时,患者的领悟力达到最佳。感到被“抛于一角”的患者对治疗建议的依从性最差(20)。

以下技巧有助于与患者取得和谐的关系:

1. 使用肯定的语言(如同意,赞同和幽默的语言)。

2. 建立合作关系(如表示理解,询问对方意见、解释,理解患者的话)。

3. 注意询问问题的措辞。

4. 对患者的提问给出全面的答复。

医生如何引导与患者的讨论将直接决定患者的理解力水平和顺利完成治疗的能力。在医学中**依从性**(compliance)一词由来已久;它表示患者将遵从医生的建议或“命令”。该词因显得过于家长主义而受到诟病;有人提议以**严格坚持**(adherence)治疗一词来替代它(35~37)。该词同样带有医生指示治疗的涵义。**成功进行**(successful use)治疗是通过医患共同努力所达成的,该词提示了一种更具有合作性的治疗方式。不过,通过这种模式,患者最终的治疗成功率会有一定的提高(38)。如果仅仅指示患者服用某种药物而不解释用药原因,患者可能不会遵从,尤其当医生的指示十分让人不解或很难遵从时。难以依从往往有其客观原因:几乎每个人都会发现每日四次服药较每日一次服药更难做到。要获得良好的依从性很重要的一点便是简化处方(39,40)。同样影响成功用药的因素包括经济因素、保险是否给予报销,甚至包括文化程度(41)。对治疗的原因和。由此可能带来的获益与风险进行讨论并取得理解是成功用药的必要组成成分;不过面对实际操作中的障碍,仅仅如此可能仍有不足。一些细节比如何时如何服药,漏服药后如何补救等等也会对成功用药产生影响。良好的医患沟通能让患者更好地依从医疗(42)。

传达信息的风格是其有效性的关键。如前所述,医生应建立医患关系中权力的平衡。

例如：关于疾病诊断和处理决策的严肃谈话必须在患者衣着完整的情况下，并在一个私密的空间内面对面地进行。肢体语言对医患的互动也十分重要。医生需要避免过于随意的态度，这样可能反映出缺乏关心或同情。医生应当直接面对患者，在目光接触中交流，这样患者不会认为医生"目光迷离"(9)。

笑声与幽默

幽默是促进坦诚交流的基本因素。它可以是恰当的或不恰当的。恰当的幽默有助于患者消除焦虑，使患者明白开怀一笑有助于健康（即便在困难的情况下）(43,44)。不恰当的幽默让患者感到恐慌、厌恶或受到冒犯，通常使她感到不舒服或受到轻视。笑一笑可以让患者放松，感觉更好。

笑是"**所有积极情感的象征**"。它是人类对不协调事物的反应，是大脑的最高级表现之一。它有助于推动所有积极的情感——爱、希望、忠诚、生存的愿望、欢庆、目的和决心(43)。笑是一种生理反应，一种流露，这种流露使我们感觉良好，让我们在面对逻辑与荒谬的冲突时有所适应。疾病或对疾病的预见使我们更加意识到，我们的生存与我们对那些影响我们生活和生命的事件的控制能力之间存在不协调性。面对压力，我们以笑声来抗争，而减轻压力是应对疾病的基本机制。

改善交流的策略

所有的医生必须意识到交流艺术在医疗面谈中的重要性。与患者的互动必须是专业的、正直的和诚实的。表1.4列出了一些据报道在医患互动关系中对医生有重要意义的项目。同样，这些因素中有很多对患者参与决策制定也有重要作用(45)。

表 1.4　保持良好医患关系的要点 [a]

排名	医生的支持举措	一直或常常（%）	很少或从不（%）
1	认真回答患者提出的有关疾病诊治、副作用和可能结局等问题	99	1
2	确认患者十分理解整个医疗过程	99	1
3	鼓励患者对治疗的结局满怀希望和持乐观的态度	95	5
4	当患者依从性欠佳时适当调整治疗计划	88	12
5	直接与家庭成员商议	87	13
6	当患者在其他机构接受辅助治疗时继续担任其主治医生	85	15
7	建议患者向社会支持团体寻求帮助	83	17
8	向患者提供教育材料	81	19
9	帮助患者建立良好生活方式以提高其生活质量	74	26
10	帮助患者判断其应对机制中哪些是最有效的，并帮助激活这些有效机制	62	38
11	建议患者向心理咨询机构寻求帮助	57	43

[a] 就医患交流问题对 649 名肿瘤科医生的问卷调查结果。

改编自 Cousins N. Head first：the biology of hope and the healing power of the human spirit. New York，NY：Penguin Books，1989：200.

以下的一些总体纲要可以帮助我们改善交流：
1. **多倾听，少说话**。
2. **鼓励患者提出对自身有重要意义的问题并不断深入地提问**。
3. **尽量避免控制谈话的习惯，如打断、命令、长篇大论地宣讲**。
4. **找出问题所在，提供全面、易懂的答复**。

5. 留意面谈中出现的任何不和谐因素,如果是由医生企图在交谈中占控制优势而引起的,医生要意识到并加以改正。

6. 向患者承诺她们可以深入全面地讨论自己的问题。

7. 当患者寻找的是对自身感情的肯定而不是一个解决方法时,及时发现这一现象。有时候医生唯一需要做的是做一个感性的人,陪伴在患者身边。

在进行谈话时,了解患者关心什么对医生而言十分重要。如果今天的工作安排的确太忙了,不能充分讨论某些问题,那么可能需要患者再就诊一次。通过对面谈技巧的研究,人们发现尽管临床医生交流风格大相径庭,但那些成功的风格共通之处在于寻找"机会的窗口"(如细心、专注地倾听,在适当时机做出回答或提出问题)。这种交流技巧在涉及心理及社会问题时尤其有效。能帮助医生发现问题的最基本的技巧便是专注地倾听。

通过以下途径,医生可以在交谈中最大限度地获取信息(10):

1. 面谈以一个开放性问题开始。

2. 患者说话时,不仅关注其回答,也要注意她的情感和一般肢体语言。

3. 继续展开第二个问题或谈话,鼓励患者多说话。

4. 不要打断患者的话语,在倾听时保持安静,以点头或简短赞成的话鼓励患者交流。

5. 在面谈结束的时候进行总结,表示同情和理解。

6. 在晤谈结束时给予总结和建议,同时表达对患者的同情、理解之情,这样可以使医患关系更紧密。

良好的医疗面谈技巧具有关心、和睦和合作的特点。开放性的问题("你怎么样啊?""家里怎么样啊?""那样你觉得怎么样?")通常比较合适,尤其在有良好的倾听技巧相配合时(46)。

有多种原因可能导致面谈结束时交流仍不充分或仍未获得患者的完整信息。可能是由于没有发现患者的特别关注之处,也可能是没有提供一个合适的讨论机会,还可能是医生在分担患者的情感时感到心情不畅,或者是由于医生对处理患者的问题缺乏自信。妨碍成功面谈的一个重要因素是缺乏时间。这是医生需要考虑的一个十分现实的问题,不过有经验的医生即便在很短的时间内也能够通过鼓励患者开放地交流而达到良好的互动(47)。

有的患者对自己的病情缺乏准确的了解。对疾病缺乏充分的了解可以导致对医疗的不满意、过度焦虑、沮丧、难以应对、治疗不成功以及治疗反应差。当患者不断提出要求更多地了解自己的病情,更多地参与治疗决策的制订时,当医生尝试进行更开放的协商时,交流就更加重要。尽管患者的智力水平、对医学的理解力、否定和焦虑的程度、自身的交流技巧各有不同,但患者对病情的不理解也可能是由于医生的交流技巧太差,或没有足够的咨询时间,或者在某些情况下医生刻意隐藏一些被认为可能有损患者利益的信息(48)。

如果临床表现或确证试验十分强烈地提示病情严重(如恶性疾病),在告知患者病情的严重性和紧迫性时,注意不要过分惊吓或让患者感到恐惧。对患者可能提出的任何具体问题,医生应当据实回答(49,50)。

允许患者有考虑问题的时间十分重要,给患者一个机会考虑她面临的选择和医生建议,此后安排一次复诊来讨论选择何种治疗,这种做法往往很有意义。应当鼓励患者在一名同伴或家庭成员的陪同下就诊以给予她精神支持,并作为另一名听众旁听和了解这场讨论以及帮助解决问题。应当鼓励患者写下自己的任何问题或疑虑,下次就诊时一并带来;有些重要的问题可能在面谈时一下子想不起来。如果患者希望得到另一种观点,应当尽量满足这一需要。医生不应因患者尝试获得信息和知识而感到受到威胁。

患者可以通过与医疗辅助人员的面谈和一些针对患者教育的小册子及其他材料来获得有价值的信息。有研究证实,小册子的使用对促进患者对病情和治疗方案的了解十分有效。也有研究证实,录音带和录像带以及通过互联网获得的信息有助于患者了解相关知识,并能减少焦虑(51~53)。

互联网上有无数的医学相关网址可供浏览,但是其信息的准确性各有不同,在推荐给患者浏览之前,医生一定要先仔细查看。医生一定要熟悉一些信息准确的因特网资源以便在患者对此表示兴趣时能随时提供相应网址(54)。

和所有的社会关系一样,医患之间的关系也在不断地变迁。我们的健康状况是动态的。我们中的很多人是幸运的,在生命中的绝大部分时间中身体健康,但有的人却很不幸。**医患之间开放的交流有助于最有效地完成对所有患者的诊断、治疗并取得患者配合。**

病史和体格检查

晤谈建立后,对患者的评估进入到获取完整病史和进行体格检查。这两方面均依赖于医患之间良好的沟通和对细节的关注。在病史采集和体格检查过程中,我们要及时发现可能需要特别注意的危险因素。在考虑该患者将来的治疗计划时要充分考虑到这些危险因素(参见第8章)。

在不同的情境下——流动服务站/诊室、住院病房或是门诊手术室——病历表格或模版使得记录更便捷(手写或电子版),这样可以快速记录下病史、家族史和社会经历等重要内容。电子病历系统在临床和办公中的应用发展迅速,但又带来了一个挑战:纸质记录和电子记录并不总是"交织"良好,有时在一段时间内纸质记录和电子记录两者兼不可得。推广患者持有医疗记录的做法目前仍未被广泛接受。

病史

在明确主诉和现病史的特征后,应当了解患者的医疗史。其中应当包括完整的药物治疗及手术史、生育史(包括月经史和产科病史)、当前用药情况(包括非处方药以及补品)和完整的家族史、社会史。

采集现病史信息所需技巧参见表1.5。医生应当想到,医疗小组中的其他成员可能会对评估和照顾患者提供帮助。诊室中任何与患者打交道的人——从接待员到医生助理、护士、高级从业护士(执业护士或助产士)——都可能有助于患者的医疗服务,也可能提供额外的信息或见解,或者作为合适的临床工作者进行患者随诊工作。在一些教学医院,住院医和医学生也可以在提供医疗服务和参与办公。在某一特定的诊所或医疗机构中,每个人所扮演的角色在患者看来可能并不是一目了然;给予患者照料的同时要注意在公开的互动中介绍和解释自己在团队中的角色,必要时可能需要讨论一下每个人的角色和职责。有时将某些患者转诊给营养学家、物理或专业治疗师、社会工作者、心理学家或性咨询专家将十分有益。必要时应当将患者转诊给这些临床工作者或是其他专业领域的医生或请求他们会诊。妇产科医生和患者之间关系的本质一定要明确。有的女性有自己的初级医生为她们提供初级医疗服务。而有的女性,尤其是生育年龄的健康女性,可能会将妇产科医生看成她们的初级医生。在初次就诊时,医生应谈及并表明自己能否接受这一角色,如有需要在诊疗过程中也可重复提及。这些内容在第三部分"预防和初级保健"(参见第8~13章)中也有讲到。常规和针对高危因素的实验室检查将在第8章中描述。

体格检查

彻底的全身体格检查通常在初次就诊时进行,每年至少一次,在治疗过程中如有需要随时也可进行(表1.6)。根据患者的主要问题和症状决定体格检查的范围。例如,对于没有任何症状只是希望在性生活开始前使用口服避孕药的健康女孩,妇科查体往往并不必

表 1.5　现病史询问的技巧

1. **现病史询问技巧根据不同患者、不同病情和不同医生而变化。要让患者讲述其主要症状。**尽管这一症状不一定能代表其真正问题(取决于对患者的后续评估),但它在患者心目中是最重要的,常常是患者就诊的原因。

　　在问诊时,首先在主诉和疾病病程间建立临时联系。比如可以这样发问,**"在你发病之前,你是否觉得身体状况良好? "**这样也许会发现其他症状,它们可能出现在主诉出现前的几天、几个月或是几年。通过这种方式,患者可能会回忆起第一次出现病症的时间。

　　鼓励患者自由且自然地谈论自己发病以来的情况。不要打断患者的谈话,除了一些简短的提示,如**"什么时候开始的? ""怎么开始的? "**,这样有助于患者按时间顺序讲述。

　　当患者的自发性讲述结束后(尚未进入面谈下一阶段),使用如下的一些问题十分有用,如**"你生病以来有没有注意到其他问题? "**,通过患者对该问题的回答,医生可能会发现一些在面谈中尚未提及的症状。

　　由此,在面谈的第一阶段,医生了解了患者亲身经历的症状,避免了由于检查者直接发问引起的偏倚。这些症状对患者的重要性以及患者对其症状的情绪反应均一目了然。

2. **由于通过上述技巧往往尚不足以发现所有与症状相关的情况,在面谈的第一阶段后应当针对患者描述的症状进行一系列直接详细的询问。**将每一个症状按时间顺序排列,然后逐一分析。

　　在直接询问某一症状的细节时,注意不要带有暗示口气。这在答案可能为"是"或"否"的问题中尤其需要注意。如果必须向患者提出一个引导性的问题,在评估答案时要谨慎。对患者进行多次交叉询问,直至完全放心该答案并非为迎合医生而给出。

　　最后,在放下重点研究的症状前,根据患者临床表现询问其可能出现的其他症状。特别问到但被患者否定的症状称为阴性症状。这些阴性症状对阳性症状提示的可能诊断有肯定或排除作用。

3. **通过前两个阶段的面谈所获得的信息应当可以提供一些可能的诊断。**通过询问可能与疑诊的某种或某类疾病相关的其他症状或事件,进一步验证这些诊断的可能性。

4. **有时通过以上技巧仍不能发现所有与现病史有关的重要症状,尤其当这些症状发生时间比较久远或看起来与目前疾病无明显相关时。**系统回顾对提及这些情况将十分有用。若患者对任一系统的任一问题给出肯定回答,应立即就此展开详细的问诊。

5. **在整个询问现病史的面谈过程中,要考虑到以下因素:**

　　a. **每个症状或疾病可能的原因,如精神压力、感染、肿瘤等。**不要忽视患者对可能病因的陈述。对患者的每一句话都应认真对待,作为进一步查证的根据。当症状提示某种特殊感染可能时,应直接调查患者所饮用的水、牛奶和所吃食物;是否与传染病患者、动物或宠物有接触;有无性传播疾病接触史;是否到热带地区或其他疫区居住或旅游过。如果条件许可,尽可能明确接触时间、潜伏期和感染症状(前驱期症状)。

　　b. **可以通过全身症状来判断患者病情的严重性,如虚弱、乏力、体重下降等,也可以通过个人习惯的改变来判断。**后者包括睡眠、饮食、饮水、肠蠕动、社会活动、体育锻炼或工作等方面改变。注意何时患者不能坚持工作或需要卧床休息。是否现在仍必须卧床?

　　c. **通过观察患者讲述病情的方式和她的非言语行为,判断患者对自己疾病的心理反应(焦虑、抑郁、易怒、恐惧)。**患者对诸如**"对你的疾病,你有没有什么特别的想法或担心? "**这些问题的回答,可以看出患者对疾病的理解和想法。患者的答复将有助于医生处理问题并根据患者对其疾病的理解给予合适的建议。

改编自 Hochstein E, Rubin AL. Physical diagnosis. New York, NY: McGraw-Hill, 1964:9-11.

表 1.6　女性盆腔检查方法

患者应排空膀胱,取膀胱截石位(图 1.1)。正确铺盖布帘,根据检查者个人喜好,选择左手或右手戴手套。良好暴露盆腔区域,检查者面对患者。盆腔检查推荐采用以下顺序:

A. **外生殖器**

　　1. 观察阴阜、大阴唇、小阴唇、会阴体和肛周。查看皮肤情况、毛发分布、外形和有无水肿。异常之处需触诊。

　　2. 用戴手套的手的食指和中指将大阴唇分开,按以下顺序观察下述结构的上皮及黏膜情况和解剖形态:

　　　　a. 小阴唇

　　　　b. 阴蒂

　　　　c. 尿道口

　　　　d. 阴道口

　　e. 处女膜

　　f. 会阴体

　　g. 肛门

3. 如疑诊尿道旁腺疾病,可通过阴道前壁挤捏尿道表面,看有无异常分泌物。对分泌物进行镜检和培养。

如果有阴唇肿胀病史,应将拇指放置于大阴唇后部,食指置于阴道口,触摸是否有巴氏腺疾病。另外,若有皮脂腺囊肿,可在小阴唇内感觉到。

B. 阴道口

依旧以中指和食指分开阴唇,指导患者向下用力。如有膀胱膨出,可观察到阴道前壁显露,若为直肠膨出或肠膨出,则有阴道后壁膨出。前后壁均膨出可能合并子宫完全脱垂。

双合诊检查可以进一步评估骨盆外口的支持结构。

C. 阴道和宫颈

在触诊前通常先放置窥器,观察阴道和宫颈。

窥器以水加温,注意如需进行阴道或宫颈涂片检查或培养,则不能使用润滑剂。

选择合适尺寸的窥器(图1.2),将其预热并润滑(如无禁忌)。将叶片倾斜、合拢、下压于会阴体而将窥器置于阴道口,沿阴道后壁伸入,当其完全插入阴道后,旋转叶片至水平位,将其打开。调整窥器直至宫颈暴露于两叶片之间。沿窥器长轴轻轻旋转,直至观察到阴道及宫颈各面。

1. 观察阴道时需注意:

　　a. 有无血液

　　b. 分泌物。应注意检查有无滴虫、念珠菌和线索细胞,并进行培养以查找有无淋球菌或衣原体。

　　c. 黏膜特点(如:颜色、病变、表面血管及水肿)

　　病变可能为:

　　　　(1) 炎症性——红、肿、渗出、溃疡、水疱

　　　　(2) 肿瘤性

　　　　(3) 血管性

　　　　(4) 色素性——妊娠期浅蓝色着色(Chadwick 征)

　　　　(5) 其他方面(如子宫内膜异位,外伤性病变和囊肿)

　　d. 结构异常(先天性和获得性)

2. 检查宫颈时同样需注意上表列出的阴道检查要素。着重注意以下方面:

　　a. 非月经期的宫颈管异常出血,应警惕宫颈或子宫肿瘤。

　　b. 炎症性病变特点为宫颈口流出黏液脓性分泌物,宫颈表面红肿,有表浅溃疡。

　　c. 息肉可生长于宫颈表面突向阴道或生长于宫颈管。息肉可以是炎症性或肿瘤性的。

　　d. 宫颈癌可能不会明显改变宫颈外观,也可能与炎症外观相似。因此,当怀疑肿瘤时应做活检。

D. 双合诊

双合诊可以扪及盆腔脏器;检查者将一手置于下腹壁,另一手的手指(一根或两根)(见图1.3)置于阴道内(或在三合诊时一指置于阴道一指置于直肠)(见图1.4)。不管是右手或是左手均可进行阴道触诊。伸入阴道的手指数量取决于患者的适应程度、阴道的尺寸及柔韧性以及患者的体重。例如,对青春期、苗条及年长的患者最好以一根手指进行检查。

1. 将充分润滑的食指,对于一些患者为食指和中指,插入阴道并置于靠近会阴的阴道后壁。向下压迫会阴并让患者向下用力,检查会阴张力。这样可以发现既往未发现的膀胱膨出或直肠膨出及子宫脱垂。

将手指沿阴道后壁前伸直至触到宫颈。注意阴道或宫颈的任何结构异常或压痛之处。

2. 置于腹壁的手一般位于脐下部位,轻柔向下按压,将盆腔脏器压向阴道内触诊的手指。

协调双手动作,以扪清子宫体的:

　　a. 位置

　　b. 结构、大小、形状、对称性、有无肿瘤

    c. 质地

    d. 触痛

    e. 活动性

    如果发现肿瘤,应进一步扪清其部位、结构、质地、触痛、活动性和数量。

3. 继续行双合诊,评估宫颈的位置、结构、质地及有无触痛,特别是宫颈的活动度。同时要注意是否有反跳痛。接着,阴道内手指应注意探查前、后及双侧穹隆。

4. 将阴道内手指置于右侧穹隆,腹部手置于右下象限。

    腹部手轻柔向下朝阴道内手指方向用力,扪清附件。

    正常情况下输卵管不能被扪及。正常卵巢(约4×2×3cm大小,质硬,活动良好)常常不能被扪及。如果发现附件包块,需注意其相对子宫和宫颈的位置、结构、质地、有无触痛及活动性。

5. 同前法触诊左侧附件,不过将阴道内手指置于左侧穹隆,腹部手置于左下象限。

6. 双合诊后进行三合诊。

    轻轻将食指插入阴道,中指插入直肠。另一手置于脐下部位。该检查中子宫直肠窝无法限制检查手指的插入深度,因而可以更好地探查盆腔。

7. 对处女膜完整的患者,通过肛诊来检查盆腔脏器。

E. 直肠检查

1. 检查肛周及肛门区域、阴毛(骶尾部)区域和会阴部,注意以下方面:

    a. 颜色(注意肛周皮肤较周围臀部皮肤颜色更深,且常形成放射状皱褶)

    b. 病变

        (1) 肛周及会阴部是瘙痒的常见部位。肛周及相邻部位的皮肤增厚、脱皮及湿疹往往提示有瘙痒症。

        (2) 肛门口往往是肛裂、肛瘘和外痔的好发部位。

        (3) 阴毛区可能有凹陷、窦道或炎性藏毛囊肿。

2. 指导患者向下用力,注意能否发现过去未发现的内痔、息肉或直肠黏膜脱垂。

3. 在戴上手套将手指插入肛管前,先触诊阴毛区、坐骨直肠窝、会阴部和肛周区域。

    注意这些区域是否有任何隐匿的硬化或压痛。

4. 戴好手套,食指涂抹润滑剂,触诊肛管直肠。将食指指腹置于肛门口,指导患者向下用力。患者向下用力(有助于肛门外括约肌松弛)的同时,施加向上压力直至括约肌完全松弛。然后,手指轻微旋转经肛管进入直肠。在检查直肠前先系统检查肛管。

5. 评估肛管情况

    a. 外括约肌和肛门直肠连接处的肛门直肠环的张力

    b. 有无压痛(通常由括约肌紧张、肛裂或痔疮疼痛引起)

    c. 肿瘤或不规则物,尤其注意齿状线部位

    d. 上面:手指尽量向内深入。患者微微用力可能使一些原本手指够不到的病变位置下移,从而可被触诊到。

    e. 潜血检查:手指撤出后,观察指套有无染血、脓液或其他颜色或质地改变。通过大便涂片检查有无潜血(愈疮木法)。

6. 评估直肠情况

    a. 前壁

        (1) 宫颈:大小、形状、对称性、质地、触痛,尤其在检查时

        (2) 子宫或附件包块

        (3) 子宫直肠窝有无压痛或新生物

            对于处女膜完整的患者,通过直肠前壁检查是检查盆腔脏器的常用方法。

    b. 右侧、左侧、后方及深部;检查有无潜血

改编自 Hochstein E, Rubin AL. Physical diagnosis. New York, NY: McGraw-Hill, 1964: 342-353.

要。体格检查中的某些部分——如生命体征的评估、身高、体重和血压的测量及体重指数的计算——大多在就诊时常规检查。一般情况下，乳腺、腹部以及一套完整的盆腔检查均是妇科查体的重要组成部分。询问患者以往进行妇科检查是否困难是有帮助的，尤其是对受过性虐待的女性。对于第一次接受妇科检查的女性，应当询问她们对妇科检查有何耳闻，或者直接说"大多数女性在第一次接受妇科检查时都会紧张，检查后通常用'不舒服'来描述。"

腹部查体

患者仰卧位，尽量放松。头部后仰，枕于枕头上以避免腹肌紧张。

腹部视诊应注意查看有无腹腔包块、脏器肿大或腹部胀满的相应体征。例如，腹部胀满可能提示腹水或肠梗阻。如果需要明确肠鸣音的性质，应在触诊前进行肠鸣音听诊。需注意肠鸣音的频率和音调。对肠梗阻的患者，可听到"气过水声"，有时也可听到肠鸣音高亢。肠梗阻时肠鸣音频率也可能低于正常但音调与正常肠鸣音相同。

通过腹部触诊，我们可以判断肝脏、脾脏及其他腹腔脏器的大小、形状。应注意有无饱满或肿块的相应体征。对疑诊盆腔包块的患者，以上体征对判断疾病(如转移性卵巢癌)对大网膜的侵犯程度意义尤其重大。上腹饱满可能提示"大网膜饼"形成。应仔细触诊腹部四个象限，寻找是否有肿块、粘连固定、不规则或膨隆的体征。检查应系统有序(如由右上象限开始顺时针检查)。应通过叩诊测量肝脏各径线。触诊肝脏边缘时应要求患者配合吸气与呼气。

盆腔检查

盆腔检查通常采用膀胱截石位(图 1.1)。患者的脚舒适地置于脚蹬上，臀部边缘位于检查床的下缘以便检查者在没有检查床阻碍的情况下视诊外阴，将窥器置入阴道。可能的话将检查床头部抬高，这将有助于患者放松。应在患者腿部遮盖布帘，但应将布帘遮盖腹部部分压低，以方便观察患者表情，有助于交流。

在检查进展到每一步之前，应告知患者下一步检查时她将会感到什么："**首先你会感**

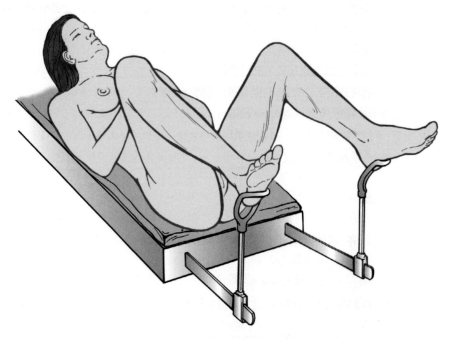

图 1.1 盆腔检查所用膀胱截石位

到我碰到你的大腿内侧,然后我会碰到你阴道外面的一圈地方。"此时应仔细视诊外阴及会阴部。重点观察有无破损、红斑、色素沉着、肿物或异常情况。除了注意有无创伤体征,如擦伤或瘀斑,同时还需注意皮肤情况。要注意发红或触痛的部位,尤其是患者主诉外阴烧灼感或疼痛时,注意可能存在的外阴潜在炎症和局限性的外阴激惹痛。对任何肉眼可见病变应进行计数,对其外观及触诊特点(如活动性、压痛、硬度)进行仔细描述。绘出皮肤病变的位置将十分有用。外阴溃疡性或化脓性病变应按后面章节中所述进行评估和培养,对任何病变都应进行活检。询问患者是否注意到外阴病变并通过镜子向患者指示病变是有意义的。

对外生殖器——阴阜和会阴部——充分观察和触诊后,将窥器插入阴道。对于性生活活跃的正常成人,通常使用 Pederson 窥器。妇科常用的窥器种类见图 1.2。

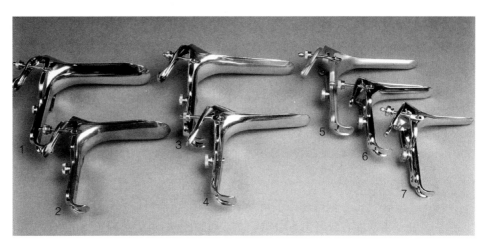

图 1.2　阴道窥器:1,加长 Graves;2,普通 Graves;3,加长 Pederson;4,普通 Pederson;5,"处女型"Huffman;6,普通儿童窥器;7,窄型儿童窥器

一般来说,在能充分暴露视野的前提下尽量使用最小号的窥器。对于阴道壁松弛、怀孕期及将进行宫颈或内膜活检或操作的女性,可能需要使用较大的 Graves 窥器。对于有的女性,使用加长的窥器(Pederson 或 Graves)将有助于观察宫颈并且不会增加患者的不适感。如果给患者使用了任何一种非常规型号的窥器,应告知患者以便在下次检查的时候提醒检查者。窥器在插入阴道前应先加热;可以在窥器放置容器下方放置加热垫或窥器加热器。**如果需要事先润滑,通常使用温水便足够了。**在插入窥器前,应告诉患者放松远端阴道肌肉,这样有助于窥器的置入,并可避免在检查之初便吓到患者。窥器插入后,应仔细检查宫颈及阴道各壁。尤其需注意阴道穹隆处,因为该部位的病变(如疣)往往不易被发现。

宫颈细胞学检查的正确方法将在第 19 章中讲述。**对宫颈上或阴道内的任何明显病变均应进行活检**。通常使用柔软的套管或 Novak 刮匙进行内膜活检(参见第 14 章)。应对阴道或宫颈的任何脓性分泌物进行培养(参见第 18 章)。**按照疾病控制与预防中心的推荐,对青春期或年轻女性应常规进行性传播疾病的检查**。

在移出窥器及盆腔触诊后,将润滑剂涂抹于检查手套上,**轻轻将一根或两根手指(食指或食指和中指)插入阴道**。通常,右利手的医生会将右手插入阴道,左手放在腹部,在盆腔脏器移动时提供方向相对的压力(图 1.3)。对于盆腔疼痛的患者,逐步进行的"功能性盆腔检查"涉及对各解剖结构的顺序触诊,包括盆底、膀胱、直肠、宫颈和子宫直肠窝。判断这些部位有无压痛或触痛点。仔细触诊阴道及其穹隆部和宫颈,感觉有无肿物或不规则。

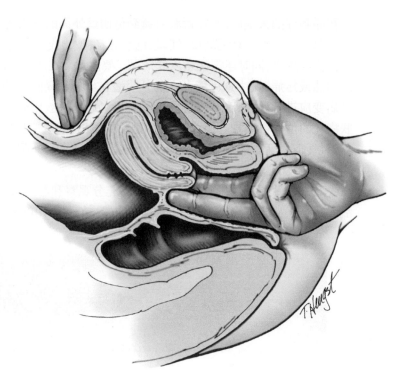

图 1.3 双合诊

　　轻轻将一根或两根手指置于后穹隆,这样可以移动子宫。如果放置于腹部的手位置适当,常常能在耻骨上方触及子宫。通过此法,可以判断子宫的大小、形状、活动性、轮廓、质地和位置。告诉患者若有任何部位压痛要及时说出,并在检查过程中注意观察患者面部表情。

　　接着在两侧轻柔地触诊双侧附件,特别注意任何增大部位。同样,应仔细检查附件结构的大小、形状、活动性和质地。

　　如果有指征,应进行肛门指诊,检查直肠阴道隔、子宫后表面、附件、宫骶韧带和后穹隆。肛诊发现宫骶韧带结节或子宫后部触痛可能与盆腔子宫内膜异位症或卵巢癌盆腔种植有关。肛诊还可以发现痔疮、肛裂、括约肌张力、直肠息肉甚至肿瘤。单纯通过大便隐血检查来筛查结直肠癌是不够的,也不值得推荐(55)(图1.4)。

　　体格检查结束后,应告诉患者检查结果。如果检查结果为正常,可以使患者消除顾虑。如有异常结果,应立即告知患者;该谈话应在检查结束患者穿衣后进行。应以简洁、清晰、易懂的语言概括出进一步评估检查结果的计划。应该与患者讨论将要进行的操作(如活检)的意义和时间安排,当检查结果出来时应通知患者。

儿童患者　　如果儿童出现生殖器症状,如瘙痒、分泌物、排尿时烧灼感或出血等,应对她进行细致查体。检查者应熟悉青春期前生殖器的正常形态。正常未经雌激素作用的处女膜环和阴道前庭可以轻度发红。与检查成人的方法不同,应根据儿童的年龄、体格和对检查者的适应程度选择不同的检查方法。

　　对青春期前儿童不能在诊室内进行窥器检查。对儿童检查的最佳姿势通常为在检查床上做出"蛙腿式"姿势。特别幼小的孩子(初学走路或婴儿)最好由其母亲抱着进行检查。有时,可以让患儿母亲穿着衣服在检查床上摆好体位(脚踩在脚蹬上,床头抬高),将孩子放在母亲膝盖上,双腿叉开放在母亲腿上。也可在膝胸卧位下进行检查(56)。如果患儿充分放松并被告知将要接受检查,她往往能较好地耐受这次检查。如果需要可以使用耳

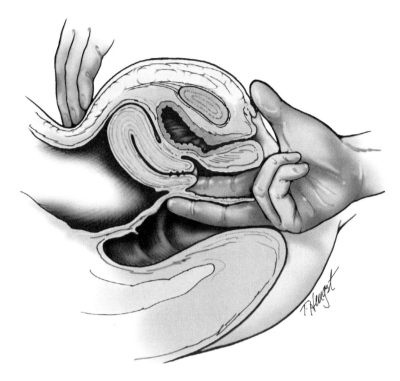

图 1.4　三合诊

镜来观察阴道远端。如检查需要可酌情用 2% 的利多卡因凝胶进行局部麻醉。

　　有的儿童曾经被虐待,或在之前查体时受到过较重伤害,或不能耐受检查,对她们可能需在麻醉下进行检查,当然首先还是应该尝试在诊室内进行轻柔地查体。如果患儿有出血,但阴道外或阴道远端均未发现明显的出血原因,则需要在麻醉下进行查体以彻底检查阴道和宫颈。在麻醉状况下进行的检查中,可以使用宫腔镜、膀胱镜或其他内镜来将画面放大并可提供光源。

青春期患者　　　　相较于年长女性,对青春期女性进行盆腔检查所能提供的信息较少,尤其是该患者第一次盆腔检查或急诊情况下。**青春期女性若出现阴道大量流血,在以下情况下应接受盆腔检查:性生活后、妊娠试验阳性、腹痛、严重贫血、严重出血导致血流动力学不稳定。**如果是十余岁的小女孩有典型的初潮后月经不规律病史、血细胞比容在正常范围内、否认性生活史并且能确保定期随访,有时可以暂缓盆腔检查。如果青春期女性只是为了在性生活开始前或性生活后要求获得口服避孕药而就诊,即使患者有性生活也可以暂不进行盆腔检查。新的检测方法通过 DNA 扩增技术可以通过尿液检查来无创地检测淋球菌和衣原体(57)。目前指南推荐从 21 岁开始进行宫颈细胞学检查(58)。

　　其他的诊断技术(如盆腔超声)可以在盆腔检查不充分的情况下作为替代或提供补充信息。但是,当患者存在盆腔疼痛、生殖器畸形、妊娠相关疾病或不排除盆腔感染时,必须进行盆腔检查。**对青春期女性进行妇科检查成功的关键在于获取患者的信任、解释检查的内容、只进行必要的检查以及检查动作仔细轻柔。**弄清患者是否曾经接受过盆腔检查、她对那次检查的感受以及她从母亲或朋友那儿获得的关于盆腔检查的信息,这些都十分重要。

　　在第一次进行盆腔检查之前,就将要进行的检查(其中可能包括或不包括窥器检查)对患者进行简要的解释、指导患者放松、使用利多卡因凝胶润滑,这些都有助于检查的进行。鼓励患者参与检查,包括主动放松阴道口肌肉或在患者希望的情况下放置镜子。如果怀疑有严重创伤或患者检查时疼痛剧烈,确实不能合作,偶尔可能需要在麻醉下进行检查。但必须权衡检查所提供信息的价值和全身麻醉的风险。

保密是青春期患者诊治中的重要问题。很多医学组织,包括美国医学会、美国儿科学会和美国妇产科学院均支持青春期女性在医疗诊治中的保密权。尤其对一些敏感问题如性生活等,在父母不在诊室的情况下,单独与患者进行面谈是十分重要的。应当询问患者是否有过性生活,是否使用过任何避孕方式,是否用避孕套来减少获得性传播疾病的风险以及她是否觉得有怀孕可能。

随访

不管患者的健康状况如何,均应对其治疗安排随访。应该对没有明显疾病症状的患者就健康行为和需进行的常规检查提出建议。对那些有某种疾病症状和体征的患者就下一步的诊疗计划进行讨论。医生必须判定自己是否能够胜任该问题的处理,或是否应将患者转诊给另一位妇产科领域或其他领域的专业人士,以及如何协调医疗服务。如果医生认为有必要将患者转至他处诊治,应使患者放心,使之了解采取该措施对她是最有利的,并且保证整个诊疗过程的连续性。在就诊最后,患者应得到一个诊断小结,包括疾病预防及筛查的建议,并可以问一些其他的问题,获知推荐的就诊频率和随诊意见。

总结

对患者的妇科症状以及在查体中发现的异常状况和体征进行处理时,医生需充分运用相关的技巧和知识。如何完美地实践医学艺术,有效地建立与患者的同盟关系是对医生的一种挑战。详尽有效地进行病史采集,其重要性再强调也不过分。**医生应当认真听取患者对自身症状及其严重性的描述。**同时还要注意听取患者可能并没有表达出来的内容:她们的恐惧、焦虑和个人经历,这些使她们表现得如同面临一次危机(例如在查体、实验室检查或盆腔影像学检查时有异常发现)一般。

医生应当不断努力获取新的知识,作为自身已受的教育和已有的临床经验的有益补充。为迎接医疗服务的复杂性带来的挑战,医生必须学习采用基于最新的高质量数据的循证医学。电脑使医生与患者均可接触到各种信息。医生需要搜寻医学文献来获取有助于患者诊治的知识,运用医学艺术,更好地保持其健康,减轻其痛苦,诊治其疾病。

(杨洁 汤萍萍 郎景和 译)

参考文献

1. **Simpson M, Buckman R, Stewart M, et al.** Doctor-patient communication: the Toronto consensus statement. *BMJ* 1991:303:1385–1387.
2. **Ley P.** *Communicating with patients.* London: Croom Helm, 1988.
3. **Butt HR.** A method for better physician-patient communication. *Ann Intern Med* 1977;86:478–480.
4. **Lipkin M.** The medical interview and related skills. In: **Branch W,** ed. *Office practice of medicine.* Philadelphia: Saunders, 1987:1287–1306.
5. **Omar H, Richard J.** Cultural sensitivity in providing reproductive care to adolescents. *Curr Opin Obstet Gynecol* 2004;16:367–370.
6. **Lang F, Floyd MR, Beine KL, et al.** Sequenced questioning to elicit the patient's perspective on illness: effects on information disclosure, patient satisfaction, and time expenditure. *Fam Med* 2002;34:325.
7. **Beck RS, Daughtridge R, Sloane PD.** Physician-patient communication in the primary care office: a systematic review. *J Am Board Fam Pract* 2002;15:25–38.
8. **Lipkin M Jr.** Physician-patient interaction in reproductive counseling. *Obstet Gynecol* 1996;88:31S–40S.
9. **Branch WT, Malik TK.** Using "windows of opportunities" in brief interviews to understand patients' concerns. *JAMA* 1993;269:1667–1668.
10. **Shenolikar RA, Balkrishnan R, Hall MA.** How patient-physician encounters in critical medical situations affect trust: results of a national survey. *BMC Health Serv Res* 2004;4:24.
11. **Flores G.** Language barriers to health care in the United States. *N Engl J Med* 2006;355:229–231.
12. **Ngo-Metzger Q, Sorkin DH, Phillips RS, et al.** Providing high-quality care for limited English proficient patients: the importance of language concordance and interpreter use. *J Gen Intern Med* 2007;22(Suppl 2):324–330.
13. **California State Legislature.** California Health and Safety Code, in Section 1259. Available at ONECLE: http://law.onecle.com/california/health/1259.html
14. **Lie D, Bereknyei S, Braddock CH 3rd, et al.** Assessing medical students' skills in working with interpreters during patient encounters: a validation study of the Interpreter Scale. *Acad Med* 2009;84:643–650.

15. **Lo B, Dornbrand L, Dubler NN.** HIPAA and patient care: the role for professional judgment. *JAMA* 2005;293:1766–1771.

16. **Angelos P.** Compliance with HIPAA regulations: ethics and excesses. *Thorac Surg Clin* 2005;15:513–518.

17. **Mishler EG, Clark JA, Ingelfinger J, et al.** The language of attentive patient care: a comparison of two medical interviews. *J Gen Intern Med* 1989;4:325–335.

18. **Conti AA, Gensini GF.** Doctor-patient communication: a historical overview. *Minerva Med* 2008;99:411–415.

19. **Kim J, Kim S.** Physicians' perception of the effects of Internet health information on the doctor-patient relationship. *Inform Health Soc Care* 2009;34:136–148.

20. **The Headache Study Group of The University of Western Ontario.** Predictors of outcome in headache patients presenting to family physicians—a one year prospective study. *Headache* 1986;26:285–294.

21. **Kaplan SH, Greenfield S, Ware JE Jr.** Assessing the effects of physician-patient interactions on the outcomes of chronic disease. *Med Care* 1989;27(Suppl):S110–127.

22. **Fallowfield L, Hall A, Maguire GP, et al.** Psychological outcomes in women with early breast cancer. *BMJ* 1990;301:1394.

23. **Walter FM, Emery JD, Rogers M, et al.** Women's views of optimal risk communication and decision making in general practice consultations about the menopause and hormone replacement therapy. *Patient Educ Couns* 2004;53:121–128.

24. **Spender D.** *Man made language.* New York: Routledge & Kegan Paul, 1985.

25. **Tannen D.** *You just don't understand: women and men in conversation.* New York: Ballantine, 1990.

26. **West C.** Reconceptualizing gender in physician-patient relationships. *Soc Sci Med* 1993;36:57–66.

27. **Todd A, Fisher S.** *The social organization of doctor-patient communication,* 2nd ed. Norwood, NJ: Ablex, 1993.

28. **Adams KE.** Patient choice of provider gender. *J Am Med Womens Assoc* 2003;58:117–119.

29. **Plunkett BA, Kohli P, Milad MP.** The importance of physician gender in the selection of an obstetrician or a gynecologist. *Am J Obstet Gynecol* 2002;186:926–928.

30. **Roter D, Lipkin M, Korsgaard A.** Sex differences in patients' and physicians' communication during primary care medical visits. *Med Care* 1991;29:1083–1093.

31. **Roter DL, Hall JA.** Why physician gender matters in shaping the physician-patient relationship. *J Womens Health* 1998;7:1093–1097.

32. **Lurie N, Slater J, McGovern P, et al.** Preventive care for women. Does the sex of the physician matter? *N Engl J Med* 1993;329:478–482.

33. **Sandhu H, Adams A, Singleton L, et al.** The impact of gender dyads on doctor-patient communication: a systematic review. *Patient Educ Couns* 2009;76:348–355.

34. **Bertakis KD.** The influence of gender on the doctor-patient interaction. *Patient Educ Couns* 2009;76:356–360.

35. **Donovan JL.** Patient decision making. The missing ingredient in compliance research. *Int J Technol Assess Health Care* 1995;11:443–455.

36. **Haynes RB, Taylor DW, Sackett DL.** Compliance in health care. Baltimore: Johns Hopkins University Press, 1979.

37. **Osterberg L, Blaschke T.** Adherence to medication. *N Engl J Med* 2005;353:487–497.

38. **Association of Reproductive Health Professionals.** Helping women make choices that facilitate successful contraceptive use. Clinical proceedings: periodic well-woman visit 2004 April. Available online at: http://www.arhp.org/healthcareproviders/cme/onlinecme/wellwoman/helpingwomen.cfm

39. **Erhardt LR.** The essence of effective treatment and compliance is simplicity. *Am J Hypertens* 1999;12(Pt 2):105S–110S.

40. **Krueger KP, Felkey BG, Berger BA.** Improving adherence and persistence: a review and assessment of interventions and description of steps toward a national adherence initiative. *J Am Pharm Assoc* 2003;43:668–678; quiz 678–679.

41. **Parker RM, Williams MV, Baker DW, et al.** Literacy and contraception: exploring the link. *Obstet Gynecol* 1996;88:72S–77S.

42. **Zolnierek KB, Dimatteo MR.** Physician communication and patient adherence to treatment: a meta-analysis. *Med Care* 2009;47:826–834.

43. **Cousins N.** The laughter connection. In: Cousins N, ed. *Head first: the biology of hope and the healing power of the human spirit.* New York: Penguin, 1989:125–153.

44. **Wender RC.** Humor in medicine. *Prim Care* 1996;23:141–154.

45. **Epstein RM, Alper BS, Quill TE.** Communicating evidence for participatory decision making. *JAMA* 2004;291:2359–2366.

46. **Good RS.** The third ear. Interviewing techniques in obstetrics and gynecology. *Obstet Gynecol* 1972;40:760–762.

47. **Levinson W, Chaumeton N.** Communication between surgeons and patients in routine office visits. *Surgery* 1999;125:127–134.

48. **Dunn SM, Butow PN, Tattersall MH, et al.** General information tapes inhibit recall of the cancer consultation. *J Clin Oncol* 1993;11:2279–2285.

49. **Baile WF, Kudelka AP, Beale EA,** et al. Communication skills training in oncology. Description and preliminary outcomes of workshops on breaking bad news and managing patient reactions to illness. *Cancer* 1999;86:887–897.

50. **Maguire P, Faulkner A.** Improve the counselling skills of doctors and nurses in cancer care. *BMJ* 1988;297:847–849.

51. **Dunn RA, Webster LA, Nakashima AK, et al.** Surveillance for geographic and secular trends in congenital syphilis—United States, 1983–1991. *MMWR CDC Surveill Summ* 1993;42:59–71.

52. **Elkjaer M, Burisch J, Avnstrøm S, et al.** Development of a web-based concept for patients with ulcerative colitis and 5-aminosalicylic acid treatment. *Eur J Gastroenterol Hepatol* 2010;22:695–704.

53. **O'Conner-Von S.** Preparation of adolescents for outpatient surgery: using an Internet program. *AORN J* 2008;87:374–398.

54. **Ilic D.** The role of the internet on patient knowledge management, education, and decision-making. *Telemed J E Health* 2010;16:664–669.

55. **ACOG Editorial Committee for Guidelines for Women's Health Care, ed.** *Guidelines for women's health care: a resource manual,* 3rd ed. ACOG: Washington, DC: ACOG, 2007:573.

56. **Emans SJ, Laufer MR, Goldstein DP.** *Pediatric and adolescent gynecology,* 5th ed. Philadelphia: Lippincott Williams & Wilkins, 2005:1076.

57. **Spigarelli MG.** Urine gonococcal/Chlamydia testing in adolescents. *Curr Opin Obstet Gynecol* 2006;18:498–502.

58. **ACOG Committee.** Opinion No. 431: routine pelvic examination and cervical cytology screening. *Obstet Gynecol* 2009;113:1190–1193.

第2章 医疗服务的原则

Joanna M. Cain

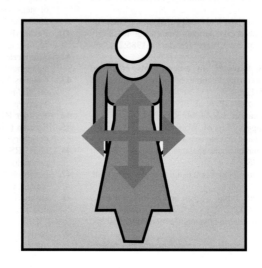

- 专业知识是医疗服务的基础,掌握专业知识的过程是一个不断学习新程序、新技术的过程,而专业知识的培训也是一项持续性教育事业。
- 患者的隐私权将禁止医生泄露患者的相关信息,除非患者放弃该权利。
- 知情同意包括以下过程:医生针对患者的医疗情况对患者进行教育,探讨患者的价值观,告知治疗的风险及益处以及其他合理的医疗方法。
- 患者的自主权并不允许患者为实现自己的意愿而采取违背正确的医疗判断的举措。
- 对儿童患者,父母是她们的代理决策者,但在以下情况时例外:父母所做的决定会危害患儿生命、该决定可能并非患儿在未来形成成人信仰和价值观后所做出的决定。
- 努力创建一个专业性很强的环境——安全文化、没有骚扰、较高的专业行为标准、意外结果的公开——对患者和医务人员皆有益处。

妇科学和其他医学分支一样,其实践也是基于指导医疗服务的伦理学原则。以下这些原则和概念组成了适用于医学实践各个方面的伦理学决策的框架:

自主:个人有自我管理、建立自我行为规范并根据自己的一套价值观和原则选择采取何种行为的权利。

保密:个人有权决定将个人的医疗信息如何告知和告知谁。

有益:有助益他人身体健康的义务或者在医学中通过提供医疗服务来实现患者治疗目标的义务。

契约:为进行某项操作而由双方或多方缔结的协议。

信托关系:建立在承诺与信任以及以值得信赖的方式行动的义务基础上的关系。

知情同意:患者有权在充分了解某项医疗干预的性质、风险和益处、其他备选方案后再接受该操作。

20

公平：个人和群体有权根据其性质和特征要求其应得之物。

恶性：伤害的行为(不伤害原则要求避免对患者造成伤害)。

患者与医生：专业知识

医务工作者需要履行一项基本义务——维护并改善人类的健康。虽然受到现代医疗环境中商业因素的挑战，但在大多数医生看来，医疗实践仍然是一种"召唤"，是为了群众利益而奉献自己。卫生专业人员的行为是通过一系列的道德原则和信仰"召唤"医学的其他专业人士及公众的概念来评判的。有许多违反职业道德的行为破坏专业形象的实例。这些例子在其他专业更容易见到，包括制药公司违反职业道德，咆哮或虐待他人，对学生、患者或同事有不恰当的行为以及专业地位的滥用如越界行为或学术权威滥用(1)。失误并不总是代表专业人士固有的缺陷，"许多过失代表了判断力和技能的不足。它们通常发生在医生没有认识到专业知识方面存在的挑战或者在挑战发生时缺乏处理和应对的技能时(2)"。如 Lucey 和 Souba 所言，对于非专业行为的解决方案不是反斥，而是要培养专业人士掌握可以认识和解决这些专业挑战的技能——而且这些技能不仅需要个人而且需要所有执业医师用整个职业生涯来发展和加强(2)。专业学习是一个不断学习新程序和新技术的持续性努力的过程，而且"我们应该认为我们的同行都想成为专业人士，而当失误迫在眉睫时，他们也愿意接受一位值得信赖的同事的干预(2)"。努力创造一个以这种方式相互帮助的环境可以防止非专业的行为并提高照顾患者的质量和安全性。一个不用再担心会出现斥责、骚扰或非专业行为的环境在促进患者利益体现的同时也为大家创造了更安全的环境。这是能够很好护理患者的一项基本原则。

专业知识需要平衡医生和患者之间信托及合约关系的差异："对职业关系合同式的理解所带来的职业最低标准会导致医生在职业生涯中过于吝啬、过于斤斤计较、过于缺乏主动、过早地感到疲惫，以致其不能陪伴着他的患者在悲痛的时候继续前进(3)。医生与患者之间的关系实际已经超越了合同关系并具备了信托关系的一些要素——双方之间的一份契约。医生具有医学知识，通过将患者的利益放在最重要的位置上与患者建立一种相互信任的关系。在这种关系中，医生和患者均有自己的权利和责任，并且若这些权利和责任均得到实现，双方均能获益。诚信、公开、保密和知情同意都是信任或契约的表达方式。

公开医疗差错和未预料到的结果

创建一个值得信赖和安全的环境时，公开未预料到的结果可以增加医疗过程中患者对医生的信任，而且可以确保所有的医疗差错或险象都有助于医疗环境的改善。如果是我们与患者之间的信任使我们成为专业人士，那么患者会希望我们真诚相待，包括使患者意识到个人或系统的错误，正如 Kohn 等人指出的：在提供医疗保健服务时，犯错是不可避免的(4)。对错误进行无过错讨论的氛围营造了有利于系统的或使人们有可能发生错误的程序重建的环境，而且对安全文化发展至关重要。

医疗差错会使人产生羞耻感，屈辱感和作为义务人员的失职感，而且需要努力去确定和开发公开差错和借鉴差错的技巧和方法(5)。支持个人面对这些情感以及公开这些差错是发展的关键。公开的技巧通常包括：告知患者医疗事实，做到真诚、可信(负责和解答疑惑)，同情患者(表示遗憾)，说明如何避免将来的差错以及运用高超的沟通技巧(6)。这些技巧都需要训练和开发，而不能想当然。许多机构的风险管理组或其他支持团体可以帮助医生开发这些技能，还可以在没有这些技能的情况下陪同或引领谈话。公开差错和道歉会使医生产生担忧——尤其是在妇产科领域，在此领域中诉讼对实践模式(防御性医疗)产生了极其不利的影响，并且助长了由于害怕接到诉讼而不得不去公开医疗差错的风气(7)。有趣的是,全部进行公开的披露与不公开相比产生更少的诉讼,公开披露补偿的增长似乎填补了诉讼减少(8-12)。道歉通常可以引起因判定过失和煽动诉讼而产生的焦虑,因此对道歉进行框定是十分恰当的。患者对医生的信任(信托关系)是治愈患者良药的一部分——我们应该为我们的患者和我们自己开发有利的课程,并且支持用各个级别的医疗措施去揭示解决和治愈的步骤,这些步骤对医生或患者都适用。

保密

患者在寻求专业医疗帮助时有权要求将在医患交流中提供的信息保密。尊重隐私权对医患之间建立信任关系十分重要。医患间所讨论的内容是特殊信息。患者的隐私权禁止医生将患者的信息泄露出去,除非患者放弃了该项权利。在任何情况下,这些私密信息都属于患者,除非它触犯了公众和社会普遍认可的法律或伦理规范。例如在法庭上,除非患者主动放弃该权利,否则医生无权泄露患者的信息。若患者已经放弃该权利,那么医生可不必拒绝做出证词。

隐私权必须得到保护,即使是看起来并不具有明显隐私性的信息。例如:除非患者特别允许,否则患者的家人、朋友或心理辅导师都无权获得患者的医疗信息,但当患者由于自己的健康状况无法提供这种指示时例外。鉴于此,医生必须通过评估某一特定人物与患者健康之间的联系来不断磨炼自己的判断力。这些虽然看上去很明了,但却常常被忽视,正如医务工作者常常接到关切的亲属打来电话询问患者的病情。对此的反应可能是很自然地将患者的状况告知一个关心她的人。不过,出于患者自己的原因,可能本身不希望某些人知道自己的医疗情况。这样的话,保密性受到了破坏。明智的做法是询问患者,了解谁可以参与决策制定、谁可以被告知病情。如果医务工作者不清楚患者对病情咨询者的想法时,在答复这些询问是应当表明:在讨论患者情况前必须先取得患者的允许。当试图联系患者进行医疗随访是,对除患者之外的任何人解释复诊的理由都是不合适的。

病历保存

医疗保健机构在某种程度上也是病历保存机构。患者的病历在医疗中有诸多用途,是医疗服务中的有力工具。不幸的是,越来越多的其他机构参与了收集、保存个人信息,并信息透露给予患者没有直接关系的人(13)。医生必须意识到这种做法及其后果。患者通常在还没有理解文件意义的时候便签署一份医疗机构文件或保险计划。这些文件是患者放弃自己禁止他人获取信息的权利,使保险公司以及其他要求获取信息的卫生机构均可获得患者的医疗记录。

这种泄露对患者可能带来严重的后果,例如对保险承保范围的影响和可能的职业歧视(14)。即使医疗改革,这仍然是一个令人担忧的问题,因为某个人可能会在为他提供的多种保险之间换来换去,而且花费也可能有所改变。这种顾虑与医务人员希望了解患者过去和现在可能干预或影响处理的疾病或行为的需要之间一定要权衡利弊。违法药物的使用、人类免疫缺陷病毒(HIV)检测结果阳性、甚至是肿瘤病史或心理疾病史对医疗保健提供者评估患者有异常重要的作用。然而,当这些信息暴露于外界,这些因素可能会影响患者获得医疗服务、保险甚至是信用。所有记录于患者病历的信息应当是对患者诊治有重要作用的内容,应当避免一些无关的信息。此外,对医生而言比较合适的做法是:与患者讨论医疗记录的性质以及它们将可能被透露给其他机构,这样使患者能对这种透露作出知情选择。

健康保险流动与责任法案于1996年颁布,而"隐私权"的规定于2003年4月制定,此项规定对出于临床研究目的获得病历资料提出了更多的要求,同时也提出了保护电子医疗记录的指南。尽管该法案的初衷值得称道,但个人隐私权究竟将在何种程度上得到改善尚不得而知,且若由于成本高昂的各项要求导致不能进行确切的数据研究分析,其对公众带来的潜在伤害可能会超过任何益处。对法案相关的各项规定存在一定的困惑和误解也能给患者带来潜在的伤害。无需获得患者授权即可获得患者医疗信息的例外情况包括以下领域:如患者治疗、付费、手术(为改善疗效、确保疗效、教育)需要、告知公共卫生官员和卫生监管机构以及法律需要的情况(15)。对该法案有个普遍的误解,即是否受保护的医疗信息可以通过传真、电子邮件或邮件的形式传达给其他的治疗医生(此做法是允许的)(16)。对研究人员,重要的是要理解这些规定在所有情况下的影响;在患者第一次来到诊所或研究所之时便预先计划好临床数据研究才可能实现确切的研究(17)。因而,医疗记录的安全性并不仅仅是每个患者或医生需要考虑的问题,也是整个医疗卫生系统级研究人员所需要考虑的。

法律问题

　　患者要求保持其病历或医疗信息隐私性的特权可因社会需要而打破,但此种情况非常少见。因他人需要而打破患者权利的经典案例是美国 Tarasoff 对加利福尼亚大学董事会的案例(18)。该判决奠定了医患之间特殊关系对第三方利益负有肯定义务的基础。它要求"若为避免他人受到伤害时有必要"公开这些资料,不过依然是以"在预防可能的危险的前提下尽最大可能保护患者隐私"的方式公开。这条原则与多条伦理准则也是相一致的,它们允许医生出于保护个人或集体的利益而将一些信息透露出去。换言之,"当公众利益受到损害之时对个人特权的保护也走到了终点"(18)。

　　立法同样凌驾于个人特权之上。最常见的例子是出生记录和死亡记录,这些都是医生的职责。根据美国各种法律,多种疾病要求进行上报[如,在美国不同的州,HIV 的感染状况可能需要报告也可能不需要报告,但获得性免疫缺乏综合征(AIDS)在所有州均需要报告]。致命的武器、强奸和虐待(如老人和儿童)所导致的伤害在某些州是强制报告的,而在其他州则不是。对这些情况的报告规定有法律制定成文,也可能由州卫生部门制定。法律尽可能地保护个人隐私,但始终服务于大众利益。尤其是在虐待方面,不管法律规定如何,医生在其中扮演了一个复杂的伦理角色。例如:一定要让受虐者感到受到支持,并向她们保证所遭受的暴力行为将不会影响到她们像其他人一样接受治疗。她们的脆弱感和实际的脆弱可能十分严重,甚至将该事件上报也可能增加她们受到医疗伤害的风险。除了法律上,医生同样有一份伦理学责任来保护患者的最佳利益。

知情同意

　　知情同意是一个过程,它包括双方通过信息交换以达到相互理解以及在知情同意的情况下做出选择。理想状态下,知情同意应该是尊重患者取向(自主)(19,20)的一种实际行动上的表现。然而不幸的是,知情同意的举动常常被误解为获取在文书上的签字同意。而且,知情同意的目的也往往是为了保护医生免于承担责任。没有任何行为会更偏离这个概念的法律或伦理学意义。

　　知情同意是医患之间的一种会谈,它教给患者了解她的医疗状况,探讨她的价值观,告知她其他合理的备选方案。知情同意是一场双方互动的讨论,其中一方对医疗信息有更多的了解,而另一方对自身的价值观体系和医疗信息对自身环境的影响有更深刻的了解。这个过程并不是要求医生就患者的医疗情况进行费力的演讲,也不要求对患者的精神状态进行详尽的检查,但它要求医生根据患者的教育水平和他们的顾虑和问题对告知的信息作出调整。它同样要求对双方的各种担心和顾虑有所了解。担心这些信息可能吓到患者,担心患者听到消息,担心患者缺乏理解专业信息的能力,担心患者虽然缺乏这种能力但不能很好地表达出来,这些都是医患之间进行会谈的障碍。交流技巧是医学艺术的一部分,对好的模范进行观察、实践和积极的动机均有助于不断提高医生的交流技巧(21)。

自主

　　知情同意由自主的概念发展而来。Pellegrino 将一个自主的人定义为"一个人在思想、工作和行为方面能够遵循自己选择的准则而不受外界的约束或他人的强迫"(22)。医务人员应将该定义视为知情同意的核心内容。选择接受或拒绝这项医疗服务一定要与患者的价值观和自由选择相一致,且这些选项必须要以患者的利益为先。

　　自主并不意味着支持患者的意愿与正确的医疗决策相抵触。例如一个患有不适宜手术的晚期宫颈癌患者仍坚持要求手术,而拒绝放疗。医生有伦理学义务寻找最有利于患者生存的方案(有利)并避免手术的伤害(不伤害),即便患者希望的是手术治疗。尽管医生没有义务提供毫无益处的治疗,但患者的确有权拒绝不符合自身价值观的治疗方案。因此,这名患者可以拒绝宫颈癌的治疗,但她无权按她所希望的疗法进行治疗,因为她所希望的疗法只会给她带来伤害而毫无益处。

代理决策者

　　如果由于患者过于年幼、精神障碍、病情过重或神志不清,其作出决定的能力受到影响,这时就需要有代理决策者(23)。代理决策者的顺序是根据各州的成文法律指定的,而且各州之间略有不同。对成年人来说,如果存在的话,第一代理决策者通常是法院指定的监护人,其次是长期的委托授权人,再次是亲属,根据亲密程度排序(例如:配偶,成年的子女,父母)。在一些州女同性恋伴侣会存在一些问题,但选择一个长期的委托授权人就可以使这个问题迎刃而解了。医生应该确保他们的患者知道当患者自己不能选择时,选择为自己说话的人需要有明确的指示——在一些病例中决策代理人并非州法律指定的人。例如,老年妇女也许更希望她们的朋友或孩子而不是她们年迈的(和稍微有些年迈)配偶来帮助她们做决定,而且应该有一位长期医疗委托授权人来给予保障。

　　对儿童患者,父母是她们的代理决策者,但在以下情况时例外:父母所做的决定会危害患儿生命、该决定可能并由非孩子在将来成人后的信仰和价值观所做的决定。这种情况的典型案例是 Jehovah 的 Witness 的父母拒绝为拯救他们孩子的生命而进行输血治疗(24)。尽管该案例比较极端,但它体现了代理决策的基本原则同样适用于父母。医生需要考虑到影响决策的各种偏倚(出于保护父母的社会地位、收入或信仰),因为这些潜在的矛盾可能是父母所做的决定不能最大限度地保护孩子的利益。如果因为某个矛盾偏倚的存在使决策不能最大限度的保护孩子的利益,或者会对孩子的健康产生威胁,可能需要以法律手段确定监护人的职责(通常由法庭通过儿童保护机构实现)。这种行为不仅会破坏患者(患儿)与医生之间的关系,也会破坏父母与医生之间的关系,它同样会对孩子的健康和成长造成远期影响,因为这些孩子迟早会回到父母的照顾中。只有在各种教育、说明和尝试寻找其他可行的方法之后,才能做出以上的决定。

　　美国各州对于青少年可以为自己进行医疗决策的法定年龄各有不同(25)。但现在有一种趋势越来越倾向于提高具有决策能力的青少年参与自身的医疗决策的参与度。因为未成年人常常形成了自己的价值观和知情选择的能力,应当个体化地评估他们是否具备进行决策所需要的能力,而不是单纯根据法律规定的年龄标准和父母的观点。

　　知情同意中一个需要特殊考虑的因素是国际背景,它包括在国外环境下提供医疗服务或进行临床研究,或是为对知情同意由截然不同的观点的其他国家的患者提供医疗服务。例如,如果由关系最近的男性亲属为女性进行决策时盛行的做法,但那又将如何面对在我们目前基于自己的体系下产生的标准呢? 在国际性研究中,可能遇到将女性分配入安慰剂组合治疗组,但知情同意却由男性亲属签署的情况,这些问题已经成为了需要仔细考虑的内容(26)。更何况,如果除了临床试验没有其他途径能够获得医疗服务,那么因而产生的胁迫效应将会产生真正的问题,在资源缺乏的地区,为了获得治疗究竟这些研究的参与者其决定是否有效和自主(27)。如果在日常的行医过程中遇到具有特定文化背景或国外的患者,一定要认识到这些问题仍然以缩影的形式存在。确保患者独立作出决定(或可以任意选择一位亲属为其作出决定)依然是医患之间知情同意的重要组成部分。

有利和不伤害

医疗服务的基础便是有利和不伤害原则——希波克拉底宣言中的"行善勿伤害"。然而,这些原则常常被其他因素所遮盖,包括其他的决策者、家庭成员,有时候也因为经济的拮据或是利益的冲突。好的医疗服务有很多原则,对患者有利是诸多原则中必须不断进行重新评估的一项。简单的问题可以帮助解释所做的选择。究竟什么是医疗指征? 拟订的治疗方案如何契合病情? 究竟所行治疗可以给患者带来多少益处? 它可以延长患者多久的生命? 此外,当遇到复杂的医疗状况时,医生需要仔细思量,鉴于患者的全面病情(如肾衰竭、进展性心肌病、HIV 阳性及呼吸衰竭),究竟治疗能够为患者带来多少益处,而不是单独治疗某一个问题而不顾其疗效的局限性。平衡有利与不伤害的另一个领域是确保我们的做法是医学证实的最安全、质量最高的。提高医疗的安全性和质量已经提上议程了,而且必须考虑到经验的作用(一些程序,模拟持续维护的技能和发展技能,团队培训)以确保我们的患者有机会获得最高质量的医疗照顾。当有证据表明具体的干预措施可以改进成果时——例如,术前抗生素运用时间的差异——医务工作者必须加入并努力去实现目标,代表了他们把患者当作他们受托责任的一部分,他们有义务为他们的患者寻求利益。这个步骤在妇产科被美国医师学院列为发展鼓励患者安全文化的承诺,实施安全用药行为,减少手术失误的可能性,提高卫生保健提供者和患者的沟通并与患者一起共同努力去提高安全性(28)。

一种治疗是有益或是无益,以及它对生活质量的影响,应当从医疗服务的各个方面加以考虑。最好是以系统的方法全面衡量所有的相关因素。一些系统方法建立在从医疗指征(利与弊)、患者的喜好(自主)、生活质量及相关条例(公正)这四个方面循序获取所有的相关信息(19)。其他方法通过确定决策者,然后列举事实,最后运用伦理学原则来进行系统衡量。对医生而言,重要之处在于在行医实践中选择一种伦理模式进行分析,在面对各种困境和难题时,一个好的系统方法有助于弄清真相。

无益医疗

好的医疗服务器要义在于不断思考尽量明确拟行的医疗干预可能产生的后果。如果拟行的医疗干预(如持续或开始给予呼吸支持)成功的希望极其渺茫,那么可能需要考虑这种干预是无益的。医生没有义务维持或开始一个无益的治疗方案(29)。然而,决定撤销或停止治疗必须要能够确保患者或她的代理决策者了解这个决定并表示同意。如果从有利于患者及其家庭这一总体角度考虑,其他因素,如家庭成员的考虑也能够并应当对决定产生影响。例如,在家庭成员达成共识前或为了让一个远方亲属能有机会见患者最后一面,等待一段时间(合理情况下)再撤销生命支持措施是恰当的。

生活质量

生活质量是一个很常用却常常很含糊的名词。在对患者的服务中,生活质量是指在患者眼中,治疗结果对患者日常生活的影响。有一种观点认为,医生通过个人经验便可洞悉对某一个特定的患者生活质量意味着什么,这是一种危险而又有投机性的观点。不过,努力揣测患者的生活质量之所在,然后询问患者的观点,趋势一种有益的尝试。结果可能会令人大吃一惊。例如,向患者提供一种治疗卵巢癌的新药,患者可能出于不能接受药物的副作用而更倾向于拒绝该治疗,尽管该治疗很可能可以短暂地延长她的生命。相反的在一些情况下,医生可能不认为有必要进行进一步治疗,但患者会为能进入Ⅰ期临床而感到欣慰和满足,因为这样给她的生活赋予了新的意义,让别人了解一种新的治疗方案的可行性。告知患者那些选择了其他治疗方案的患者的经历可能有助于她们做出决定,但它决不能代替患者本人的决定。

职业关系

利益冲突

所有的专业人员都有不同的利益来影响他们所做的决定。医患之间的契约式关系因为医疗费用支付以及同行之间的关系而显得错综复杂,这就造成了巨大的压力。因经济因素导致的矛盾常常可以在患者不知情的情况下之间影响患者的生活。Rennie 曾经意味深长地描述这种压力:"医生们没有受到更多的尊敬(因为更多的责任),反而感受到了越来越多的质疑、挑战和起诉。照顾一名患者看起来越来越不像两个人之间的契约而更像一场比赛,并且有越来越多的观众声称自己有权进行干涉和仲裁"(30)。在这种环境下,医生的自然反应是力图保护自己而将医患关系的本质理解为仅仅是一种契约而已。对契约的责任和主权的分配不再需要医患之间的默契。例如,由于预先的合同、保险、与一个特定的医院系统的关系或者受限制的治疗计划可能不倾向于将患者转诊给一个知识更渊博的专家,这些因素将影响医生履行自己的责任。所有的医务工作者都会经历无论是圣约还是契约关系的紧张局面。而对这种关系合理的理解是"根据患者作出决定的能力,在合理授权的范围内给患者最大限度的自由来决定他们的生活将怎样受到影响"(31)。

压力管理

毋庸置疑,执业医师的日常压力十分巨大。除了众所周知的时间压力和医疗责任压力外,目前的医疗环境也对医生的工作安全性有不利影响,这些压力带来了健康隐患(32)。压力不仅影响心脏功能,同时也会影响到医生行医以及行医以外的生活(33,34)。

通过吸毒或酗酒来应对压力会给健康和婚姻带来很多问题,并且会降低工作效率。在一项对医学生的长期前瞻性研究中发现,具有高危性格(如性格反复无常、好争辩、积极上进)的人更容易英年早逝(特别是在 55 岁之前去世)(35)。充足的睡眠、合理的工作时间、锻炼身体、营养均衡均有助于缓解心理压力(36)。已经证实简单的放松训练可以减轻因压力导致的胃食管反流(37)。

医生保持从容之态工作可以取得诱人的效果,通过良好的健康行为、锻炼身体和放松训练,他们可以轻松地缓解自己的压力。面对越来越多的压力,正确答案并非更加辛苦地工作,将休息娱乐的时间也挤出来用于辛勤工作。这种做法的后果(从达到心理和生理功能的最佳状态方面来讲)对医生和患者都没有益处。有计划地进行良好的健康活动和放松,可有助于提高医生和患者的利益。而且,这种做法对医疗服务小组的每个成员都有十分重要的意义。通过这种领导作风,医生可以为每一个人提供一个更好的工作环境和医疗服务环境。

社会和医学

公平

在妇科实践中,有些伦理和法律的问题与责任和利益的公平合理分配相关。究竟该如何分配利益是一个存在重大争议的问题。关于分配有多种建议:

- 等额分配(每个人每年享有同样金额的医疗服务费)
- 按需分配(只有需要医疗服务的人得到这笔款项)
- 排序法(在等待移植名单中排在第一位的人得到移植机会)
- 发扬美德(让患与重症的患者享有特殊待遇)
- 按贡献大小分配(对医疗服务基金投入更多当然获得更多的医疗服务)

以上每一个建议都可以作为分配医疗服务经费的一种适当方法,但每一种都会以不同的方式影响某些患者。只有在最近,医疗资源的分配才成为一个重要问题。公平原则只有在医疗资源被人们需要或带来益处但又存在一定稀缺时才适用(38)。

传统的医疗模式要求执业医师将注意力集中于单个患者身上。然而,医疗模式的变迁将使医生的关注焦点从特定患者转移到某个人群中——"在新兴的医学模式中,每位患者将远较以往更被看做一个群体的代表,科学的发展使我们为单个患者提供的医疗服务队其来自的人群有显著的参考价值"(39)。现在的医生们越来越依赖于收集各项研究的结果数据(人口统计学),从而根据更大样本量的统计资料对特定患者的治疗方案进行修改。例如,如果对一位存在很多问题的卵巢癌患者实施肿瘤细胞减灭术的成功率只有20%,那么这个肿瘤细胞减灭术就会对手术成功率为85%的患者实施。理论上,前者的肿瘤细胞减灭术可能会成功,而后者的肿瘤细胞减灭术也可能会失败,但医生却根据人口统计学数据来分配这种稀缺资源。受益的程度通过统计学方法预测成功率来衡量,而不是采用其他的公平分配形式如按需求、排序、美德或贡献来衡量。这种分配模式代表了对传统的只关注单个患者的医疗服务模式的主要改变。对于稀缺资源,在考虑单个患者的个人利益时需要结合考虑所有患者的整体利益。

在获取医疗服务和医疗资源分配上还是存在很多不公平的现象。很多医疗服务工作者没有注意到这种不公平,是因为他们不关心那些无法获得医疗服务的患者,如有的患者可能交通不便或居住于偏远农村,或缺乏医务人员、没有时间或经济状况差。社会歧视有事也会导致医疗服务的分配不平等。在美国,少数民族患者无论其经济收入或医疗服务资金来源如何,很少有机会可以看私人医生或专家(40-45)。由此可见,医疗服务是按照默认状况进行分配的。

医务工作者必须要从绝对地"为该患者做所有可做之事"这种惯例转变到按比例地"为所有患者做所有合理之事"(19)。医疗系统的改革不仅要求有司法的、立法的和商务的委托,同时需要关注那些阻碍医疗服务延伸到超越单个患者领域的其他社会机构。

医疗服务改革

究竟该把健康理解为仅仅个人问题(该观点认为得到医疗服务对个人福利至关重要)还是一个社会公共资源问题(该观点认为全社会的福利分配才是关键),关于这点一直争议颇多,也是很多围绕医疗服务改革的政治性和社会性争议的核心(43)。医疗服务改革面临的问题主要由两方面组成:①怎样才算是个人利益和集体利益之间的恰当平衡?②谁将为基本的医疗服务买单? 鉴于医疗服务改革在很多时候面临如何平衡各方相互矛盾的利益,相关的立法应当特别指出如何才能达到这种平衡。政府在其中应当充当如下角色:

- 协调个体对医疗服务的获得程度
- 调节公众健康的潜在伤害（如吸烟、污染、吸毒）
- 为公众的利益倡导健康实践（如使人群免疫、水中添加氟化物）

在美国现在的医疗体系结构中，通常由医疗服务的付费者而不是医务人员来决定医疗资源的数量和分配情况。健康保险公司决定什么是"合理的、符合常规的"费用，什么费用在理赔范围内。政府决定（通常带有强烈的特殊关注）医疗保险和医疗补助系统的付费范围（44-47）。这些决定直接影响对患者的服务。因此，当医务人员面临他们的患者以及所服务的社区的健康和福利受到医疗改革决定的负面影响时，从伦理学上讲就无法保持沉默了。

对妇科医生提供的医疗服务或受到目前的付费医疗服务体系（经济因素、生活质量评估、生存率、患病率和死亡率）负面影响的医疗结果进行研究，将会增加选择女性健康服务的机会。这是一项所有妇女卫生保健提供者应该有的重要的道德责任。

（杨华　郎景和　译）

参考文献

1. **Steinman MA, Shlipak MG, McPhee SJ.** Of principles and pens: attitudes and practices of medicine housestaff towards pharmaceutical industry promotions. *Am J Med* 2001;110:551–557.

2. **Lucey C, Souba W.** Perspective: the problem with the problem of professionalism. *Acad Med* 2010;85:1018–1024.

3. **May WF.** Code and covenant or philanthropy and contract. *Hastings Cent Rep* 1975;5:29–38.

4. **Kohn KT, Corrigan JM, Donaldson MS.** *To err is human: building a safer health system.* Washington, DC: National Academy Press, 1999.

5. **Bell SK, Moorman DW, Delbanco T.** Improving the patient, family, and clinician experience after harmful events: the "when things go wrong" curriculum. *Acad Med* 2010;85:1010–1017.

6. **Stroud L, McIlroy J, Levinson W.** Skills of internal medicine residents in disclosing medical errors: a study using standardized patients. *Acad Med* 2009;84:1803–1808.

7. **Lumalcuri J, Hale R.** Medical liability an ongoing nemesis. *Obstet Gynecol* 2010;115:223–228.

8. **Feinmann J.** You can say sorry. *BMJ* 2009;339:b3057.

9. **Kraman SS, Hamm G.** Risk management: extreme honesty may be the best policy. *Ann Intern Med* 1999;131:963–967.

10. **Popp PL.** How will disclosure affect future litigation? *J Heath Risk Manag* 2003;23:5–9.

11. **Boothman RC, Blackwell A, Campbell D Jr, et al.** A better approach to medical malpractice claims? The University of Michigan experience. *J Health Life Sci Law* 2009;2:125–159.

12. **Gallagher T.** A 62 year old woman with skin cancer who experience wrong site surgery. *JAMA* 2009;302:669–677.

13. **Privacy Protection Study Commission.** *Personal privacy in an information society.* Washington, DC: U.S. Government Printing Office, 1977.

14. **Cain J.** Confidentiality. In: APGO Task Force on Medical Ethics. *Exploring medical-legal issues in obstetrics and gynecology.* Washington, DC: APGO, 1994:43–45.

15. **Lo B, Dornbrand L, Dubler N.** HIPAA and patient care: the role for professional judgment. *JAMA* 2005:293;1766–1771.

16. **Centers for Medicare and Medicaid Services.** Is mandatory encryption in the HIPAA Security rule? HIPAA certification compliance. Available online at: http://www.hipaacertification.net/Is-mandatory-encryption-in-HIPAA-Security-Rule.htm

17. **O'Herrin J, Fost N, Kudsk K.** Health insurance portability accountability act (HIPAA) regulations: effect on medical record research. *Ann Surg* 2004;239:772–778.

18. **Tobriner MO.** Majority Opinion, California Supreme Court, 1 July 1976. California Reporter (West Publishing Company) 1976:14–33.

19. **Jonsen AR, Siegler M, Winslade WJ.** *Clinical ethics.* New York: McGraw-Hill, 1992:5–61.

20. **American College of Obstetricians and Gynecologists.** *Ethical dimensions of informed consent.* Committee Opinion No. 108. Washington, DC: ACOG, 1992.

21. **Katz J.** Informed consent: must it remain a fairy tale? *J Contemp Health Law Policy* 1994;10:69–91.

22. **Pellegrino ED.** Patient and physician autonomy: conflicting rights and obligations in the physician-patient relationship. *J Contemp Health Law Policy* 1994;10:47–68.

23. **Buchanan AE, Brock DW.** *Deciding for others: the ethics of surrogate decision making.* New York: Cambridge University Press, 1989.

24. **Ackerman T.** The limits of beneficence: Jehovah's Witnesses and childhood cancer. *Hastings Cent Rep* 1980;10:13–16.

25. **Nocon JJ.** Selected minor consent laws for reproductive health care. In: APGO Task Force on Medical Ethics. *Exploring medical-legal issues in obstetrics and gynecology.* Washington, DC: APGO, 1994:129–136.

26. **Loue S, Okello D.** Research bioethics in the Ugandan context. II. Procedural and substantive reform. *J Law Med Ethics* 2000;28:165–173.

27. **Emanuel E, Wendler D, Grady C.** What makes clinical research ethical? *JAMA* 2000;283:2701–2711.

28. **ACOG Committee.** Opinion 447. Patient safety in obstetrics and gynecology. *Obstet Gynecol* 2009;114:1424–1427.

29. **Jecker NS, Schneiderman LJ.** Medical futility: the duty not to treat. *Camb Q Healthc Ethics* 1993;2:151–159.

30. **Rennie D.** Let us focus your worries! Health care policy: a clinical approach. *JAMA* 1994;272:631–632.

31. **Bayles MD.** The professional-client relationship. In: *Professional ethics: an annotated bibliography of monographs.* Belmont, CA: Wadsworth, 1981.

32. **Heaney CA, Israel BA, House JS.** Chronic job insecurity among automobile workers: effects on job satisfaction and health. *Soc Sci Med* 1994;38:1431–1437.

33. **Sloan RP, Shapiro PA, Bagiella E, et al.** Effect of mental stress throughout the day on cardiac autonomic control. *Biol Psychol* 1994;37:89–99.

34. **Serry N, Bloch S, Ball R, et al.** Drug and alcohol abuse by doctors. *Med J Aust* 1994;60:402–407.

35. **Graves PL, Mead LA, Wang NY, et al.** Temperament as a potential predictor of mortality: evidence from a 41-year prospective study. *J Behav Med* 1994;17:111–126.

36. **Ezoe S, Morimoto K.** Behavioral lifestyle and mental health status of Japanese workers. *Prev Med* 1994;23:98–105.

37. **McDonald HJ, Bradley LA, Bailey MA, et al.** Relaxation training reduces symptom reports and acid exposure in patients with gastroesophageal reflux disease. *Gastroenterology* 1994;107:61–69.

38. **Daniels N.** Just health care. Cambridge, UK: Cambridge University Press, 1985.

39. **Jonsen AR.** The new medicine and the old ethics. Boston: Harvard University Press, 1990.

40. **Watson SD.** Minority access and health reform: a civil right to health care. *J Law Med Ethics* 1994;22:127–137.

41. **Watson SD.** Health care in the inner city: asking the right question.

North Carolina Law Rev 1993;71:1661–1663.

42. **Freeman HE, Blendon RJ, Aiken LH, et al.** Americans report on their access to health care. *Health Aff (Millwood)* 1987;6:6–8.

43. **Burris S.** Thoughts on the law and the public's health. *J Law Med Ethics* 1994;22:141–146.

44. **Evans RW.** Health care technology and the inevitability of resource allocation and rationing decisions: part 2. *JAMA* 1983;249:2208–2210.

45. **President's Commission for the Study of Ethical Problems in Medicine and Biomedical and Behavioral Research.** Securing access to health care: the ethical implications of differences in availability of health services. Washington, DC: Government Printing Office, 1983:1–3.

46. **Eddy DM.** What care is essential? *JAMA* 1991;265:786–788.

47. **Committee on Health Care for Underserved Women, ACOG.** The uninsured. *Obstet Gynecol* 2004;104:1471–1473.

第 **3** 章　患者安全与医疗质量

John P. Keats
Joseph C. Gambone

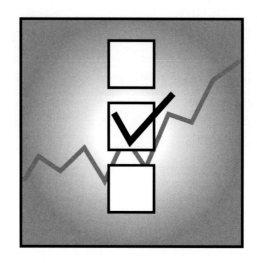

- 满意的医疗质量是指在现有的医疗技术水平下,面向个体或人群的卫生医疗服务可以达到促进健康的效果。
- 每名医生在其行医过程中都肩负着提供安全、优质医疗服务的责任。
- 不良医疗事件与险些成为医疗过失的事件是完善医疗行为、改善医疗质量的动力之一。
- 医患沟通障碍是影响医疗安全最常见的原因。据统计,在严重的不良医疗事件中,约 3/4 的事件与医患沟通障碍相关。
- 一旦发现存在医疗安全隐患,任何人都有责任立即上报。
- 对紧急医疗事件的模拟和演练有助于提高医疗安全质量、改善患者预后。
- 接诊每位患者前后清洁双手应作为规范强制执行。
- 手术室中应明确标记手术区域,术前核对和术间休息应作为常规实行。
- 提高药物治疗安全是提高医疗安全的重中之重。应避免使用可能导致医疗差错的医学术语缩写,进而提高患者安全。
- 不文明的医疗行为不利于医疗安全。
- 不良医疗事件(包括医疗过失)一旦发生,医疗机构或相关部门有责任和义务将其公之于众。
- 在诊疗过程中,全体医务人员与患者的有效沟通对构建健康医疗环境至关重要。

什么是医疗质量?

　　20 年前,美国医学研究院(Institute of Medicine,IOM)出版的专著《难免过失(To Err Is Human)》和《跨越质量的鸿沟(Crossing the Quality Chasm)》(1,2)引起了人们对医疗质量和患者安全的关注。此后,尽管越来越多的来自各个方面的关注和研究不断深入,美国的医疗质量和患者安全仍没有本质提高(3)。医学教育和住院医师培训中,对医疗质量基本原则的普及和关注程度参差不齐是重要原因之一。因此,改善医疗质量的倡导者们提出应改进医学教育的课程设置,使医学生们具备保证安全有效医疗的必备知识、技能和基本态度,以营造 21 世纪健康的医疗环境。其实,应在医疗卫生领域的各个方面普及有关提高医疗质量的观念和基本原则,提高医学生们此方面的基本素养尤为重要,因为这些未来的医生们的态度和决策影响或决定着其他医疗卫生行业的服务质量(4)。

美国医学研究院(IOM)是这样定义医疗质量的:满意的医疗质量是指在现有的医疗技术水平下,面向个体或人群的卫生医疗服务可以满足健康需求(5)。在这里,医疗质量的概念同时关注了人群和个体的需求。因为不同的医院、医生、患者及患者家属所期望的医疗服务结局可能不同,这里使用了"健康需求"这一相对灵活而模糊的词语表述。为保证医疗质量,在临床医疗实践中强调遵循严格的规范进行诊疗操作,也就是所谓的循证医学实践(6)。

另一种或者说对医疗质量更高的要求可以概括为五个"适宜"("Five Rights"),即选择适宜的患者(Right Patient)、使用适宜的药物(Right Drug)、给予适宜的剂量(Right Does)、把握适宜的治疗时机(Right Time)、采用适宜的治疗途径(Right Route)(7)。我们也可以这样理解五个"适宜":在适宜的时机给予适宜的患者适宜的治疗;在最开始就为患者选择最适宜的治疗方式;为每位患者选择适合他们的个体化治疗(8)。

上述思想在美国医学研究院出版的《跨越质量的鸿沟》一书中被总结为医疗行为的"六个目的"(表 3.1)(2),其中安全目的是重中之重。**保证患者医疗安全自古以来就是医生最重要的职责,也是每位医生职业之初即被告知的基本医疗准则**。如今,除了对医生本身责任心的要求,完善医疗体制也被列为提高医疗质量的重要环节。

表 3.1 　医疗质量六要素

安全(重中之重)	及时
有效	高效
以患者为中心	公平

医疗的异质性(差异)

诊断完全相同的患者接受的临床治疗可能是不同的,这就是医疗行为的异质性(差异)。医疗差异包含两种类型:其一,患者个体本身差异造成的必然的临床差异,常与患者本身年龄、健康状况或其他临床特点有关,或为了满足以患者为中心的个体化治疗而产生,在任何医疗系统中这都是可以被预估的。其二,不可解释的医疗差异,包括在诊疗和患者管理中无法用患者症状、客观评估、患者要求解释的差异。**这些差异可能导致在近似的医疗结局(发病率或死亡率)情况下,医疗花费出现较大差异**(9~11)。这些难以解释的差异通常是一些"灰色"临床决策(即在缺乏明确的临床指南或建议的情况下,对某些临床问题所做出的决策)的结果。它们有时是在无意识的情况下发生的。然而这种无法解释和无意识却是持续的高质量医疗服务的最大障碍(12)。在妇产科学的临床工作中,这种不可解释的差异非常常见,比如据报道子宫切除手术的比率具有明显的地域差异,很大程度上不能通过当地人群的临床特点来解释(11,13)。进一步研究和减少这种不必要的差异有助于使医疗服务更有效和公平。

组织领导的作用

建立安全的临床治疗环境需要积极的组织领导,每一位医生都应义不容辞。医院董事会、院级领导、医务科(部)正 / 副主任共同承担医疗安全和质量的监管工作。某些医院还增设了患者安全办公室主任这一职位(14),由他直接负责和监管医院安全相关的各项工作,并向医院领导和董事会做出汇报。这一职位的设立也为临床医生在诊疗中保证患者安全、专注于职业工作提供了帮助。

只有营造一个以患者安全为己任的医疗氛围才能从整体上促进患者安全。氛围是一个小组在处理周围事件的心态,它折射出小组成员对待重要事态及自我改进的态度(15)。营造安全医疗氛围的第一步是要衡量医生和护士对患者医疗安全的态度和认识,可以通过安全态度问卷或患者安全文化调查来进行评估(14)。一旦发现不足,应通过一些可以直接影响一线医师的措施来改进医疗氛围,从而改善临床环境、促进安全,比如定期开展安全会议或者使用 Executive Walkrounds 系统进行直接监管(16)。

改善医院安全文化氛围的另一种方法是推行宽容的医疗氛围(17)。**宽容的医疗氛围的基本观点认为:不论多么复杂的医疗健康体系都难以避免人为错误的发生。人难免犯错,通过制定规范或其他措施减少这类人为错误对患者的伤害。正视医疗过程中的并发症和疏忽有利于规范的完善。动态改进的体制会促进医疗安全及安全观念的显著改善**。这样不但可以真正将"安全第一"落实到实处,也使医院及其他健康机构更专注于医疗本身。

沟通

通过评估严重的医疗负面事件,人们发现沟通问题是最常见的事件根源,占到四分之三的比例(18)。确保所有医护人员之间清晰、及时的沟通可能是改善医疗安全质量最重要的手段。在医疗健康体系中,沟通技巧是包含在团队资源管理范畴之内的。团队资源管理的原则就是营造一种氛围,使不同分工的个体能够团结协作,胜任复杂的合作(19)。尽管分工、训练、等级不同,有些人可能从未参与过团队合作,但是每一个体都需明确自己负有重大责任。这种责任就是当他们意识到存在潜在危险或者当其他成员存在不得当的处理时,能够及时与整个团队的成员进行交流。这种理念特别适用于需要高度复杂合作的环境中,如手术室。**医师、护士及技师每一个人都必须把患者安全铭记在心,当发现安全隐患时,应毫不迟疑地上报。**

有一些成熟的系统可用于医疗工作者此方面能力的培训,如健康研究 & 安全防范机构提出的 TeamSTEPPS 系统(Team Strategies and Tools toEnhance Performance and Patient Safety)(20)。TeamSTEPPS 的徽标(图 3.1)通过一个视觉模型,直观体现了团队工作的四个主要技巧:组织、沟通、监督和互助。这个系统展示了这些技巧是如何相互作用,并产生三个期望的团队结果:知识、态度和执行力,也展示了这些结果是如何进一步强化四种技巧的。TeamSTEPPS 涵盖了团队资源管理的原则及很多有效沟通的特殊技巧。SBAR 就是其中最有用的技巧之一,其中 S 代表状态(Situation)、B 代表背景(Background)、A 代表评估(Assessment)、R 代表建议(Recommendation)或要求(Request)(21)。SBAR 是一种结构化的表述临床信息变化的方法。首先,当事者通过简洁的语言描述临床情况及需要沟通的要点,随后提供患者相关的临床背景信息,进一步评估患者目前的状态和病情发展,最后给予下一步治疗的建议或要求。护士经常用这种方式向值班医生汇报患者的临床状态,住院医生也常通过这种方法向主治医师或其他医师汇报病情,在这个过程中,清晰的表述和沟通至关重要。

健康治疗中的一些情形特别容易导致误解。举个例子,在急诊突发情况下,医师可能会迅速给出药物、输血或其他治疗的医嘱。大声重复是确保关键指令被正确接收的方法之一。一个人对口头医嘱的逐字重复是他(或她)已经正确接收并且将会执行的保证。医生通过这种重复确信医嘱已被接受并将被执行,如果医嘱的传递有误,也可及时更正。同样,电话医嘱是众所周知的引起医嘱传递错误的常见方式之一(22)。回执确认可以减少这方面的误解。在特殊情况下,医生通过打电话给护士下医嘱。回执确认包括三方面内容:

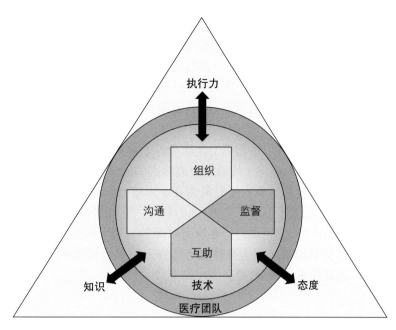

图 3.1　TeamSTEPPS 的徽标(来自美国医疗保健及质量代理[AHRQ]的 STEPPS 活动)

首先医师向护士下达医嘱内容,然后护士向医生重复医嘱内容,特别是药物名称、剂量、疗程及注射时间,最后医生对护士的重复做出确认以保证医嘱正确。患者从一名医生转诊到另一名医生是引起误解的第三个常见原因。这种转诊治疗多发生在对住院医生有工作时间限制的医疗体系中(23)。为减少此类错误,比较明智的方法是在重要的临床信息沟通中采用结构化的方式。TeamSTEPPS 系统列出了有关患者健康相关条目的明细(图 3.2),可采用 "I PASS the BATON" 的口诀来记忆(19)。关键是交接是一个正式的过程而不是靠记忆简单地介绍重要信息。

I	介绍(Introduction)	介绍自己及你的工作(包括患者)
P	患者信息(Patient)	姓名,身份,年龄,性别,住址
A	评估(Assessment)	汇报患者主诉、生命体征、现病史和诊断
S	目前情况(Situation)	目前的状态(包括疾病的分级),近期病情的变化以及对治疗的反应
S	安全事项(Safety Concerns)	重要的检查结果及报告,社会经济因素,过敏史及其他需注意的事项(如防跌倒等)
THE		
B	既往史(Background)	并发症、既往史、药物服用及家族史
A	处理(Actions)	需要做什么处理? 简单阐明理由
T	时机(Timing)	时机、处理次序,哪些是需紧急处理的事件?
O	负责人(Ownership)	谁是事件的负责人(包括对患者及其家属负责)?
N	下一步(Next)	将要发生什么? 预期变化? 治疗计划? 突发事件预案?

图 3.2　I PASS the BATON [摘自美国健康与安全研究机构(the U.S. Agency for Healthcare Research and Quality,AHRQ)的 STEPPS 计划]

团队资源管理的一个重要特点是让团队的每个人都能止步于"警戒线",即当他们感到有威胁患者安全的因素存在时,立即停止当前的处理或措施。"CUS"是推荐的方法,这三个大写字母分别代表了三个可能的状态,即"我担心(Concerned)";"我不舒服(Uncomfortable)"及"我对安全(Safety)有顾虑"。当团队成员可能面临或者表达这三种状态之一时,操作必须终止,直到确认安全。另一种方法就是"二次质疑"。当团体中的某个成员对安全感到担忧时他可以向负责的医师进行质疑。如果质疑没有被接受或者处理不得当,他可以进行第二次质疑。如果质疑仍然没有被回答或者更正,提出质疑的成员有义务摆脱束缚向上级或者更高级别的医师求证确认。

所有的这些方法只是为在手术室、急诊部门及病房中为患者的治疗建立一个更安全的环境,但不能脱离实践,纸上谈兵。通过对紧急情况的模拟和练习可以提高应对紧急事件的能力,这一点已经在麻醉医师的培训中得到了很好的认证(24,25)。模拟器械也越来越常见的被应用于腹腔镜及机器人手术的操作学习中(26~28)。**练习和模拟紧急情况可以改善患者预后,提高医疗安全**(29~31)。

控制感染

院内感染是住院患者常见的致病原因(32)。**减少感染几率,预防患者间传染是所有医务工作者的头等大事。**

手术部位的感染可导致手术患者住院时间延长以及其他相关风险和费用的增加。尽管我们难以100%杜绝院内感染,但是可以通过一些手段明显降低感染几率(33)。有很多手术室的规定及方法可以显著降低感染率,应该长期坚持下去(34)。比如手术部位备皮、皮肤消毒准备、术前手部消毒、合理使用抗生素及遵循无菌原则。

除了预防环境感染,避免患者间的传染也很重要。**其中最重要的却未被充分重视的就是手卫生。**早在19世纪40年代,Ignac Semmelweis就通过在维也纳的产科病房的观察揭示了"洗手"对预防疾病传播的重要性(35)。150多年过去了,医院中"手卫生"的清洁原则仍未得到很好地遵守(36)。**"在对每一位患者查体前后都要正确清洗消毒双手"这一原则应作为规范强制执行。**除了这些最基本的方法,对于一些感染需要使用特殊的防护措施,如隔离措施(37)。口罩、隔离衣和手套可以用来防止与感染的皮肤、体液及空气传播病原体的接触。垃圾、被服及周围环境都要进行特殊处理。根据院内感染和控制的情况决定院内感染防范的等级,严格遵守病房外张贴的预防感染条例是重点。

手术室安全

手术室本身就是一个高度复杂的医疗操作环境。在这里容易发生不良医疗事件,甚至带来灾难性的后果,如错误的手术、错误的手术部位及异物滞留。尽管人们都明白这些是不应该发生的,但是它们最终都发生在医院里(38,39)。联合委员会(The Joint Commission)——医院相关的国家认证机构——已经制定了所有外科医生及手术室必须遵守的统一规范(40)。该规范有三个重要部分,**首先是执行术前核对过程**,即核实患者身份、知情同意和相关手术的操作。**其次是外科医师标记手术部位**,特别是手术部位本身为对称结构时尤为重要。手术区域标记要在患者清醒的状态下进行,并得到患者的确认。**第三是手术存在间歇时,在继续开始前要重新核对,以保证患者身份及预计手术的正确性。违背上述任何一条原则都有可能增加患者接受错误手术的风险。**

这种清单式的核查方法最早应用于航空领域,显著增加了航空领域操作的安全性(41)。近年来,清单式的核查方式被应用于医学领域,不漏项的严格遵循清单核查可以大幅减少并发症的发生。比如,对于重症监护室中心静脉置管这一操作,一个简单的"五步清单核对"可以使导管性感染的发生率几乎降至0(42,43)。同样,在外科手术室里,我们也推荐用清单来保证关键步骤及患者的安全,避免失误的发生。2009 年,世界卫生组织(WHO)在"安全手术挽救生命"活动中公布了一份"外科手术清单"(44)。这份清单列出了麻醉前、皮肤切开前及患者离开手术室前需要核对与记录的项目。研究结果显示,使用这份清单核对后,手术相关严重并发症的发生率由 11% 下降到 7%,大手术的死亡率从 1.5% 下降到 0.8%(45)。因此,WHO 提出应广泛推广这种手术室的清单核对。

因为疏忽造成纱布、器械及其他异物术后的滞留会给患者带来持久的伤害。急症手术、手术过程存在突发变化、患者体重指数过高和关腹前未进行纱布及器械的清点等是术后异物滞留的危险因素(46)。一方面,我们需要建立一些制度或体系以避免上述事件的发生,另一方面,医生也要清楚上面列举的危险因素(47)。**最常见的滞留异物是纱布。严格遵守手术纱布跟踪的规范对减少这种严重并发症是十分必要的。**其中一个重要的辅助步骤就是"纱布清点"(48)。包括在手术开始时、术中手术野填塞纱布时规范的清点和记录。手术结束时,所有的纱布都应放在一个特殊的透明袋子里,便于亲眼确认所有的纱布都从患者的体内取出。另外其他的方法,比如射线,能够示踪纱布以便在关腹前顺利检测到滞留的纱布(49)。

安全技术的应用

计算机医嘱系统[computerized physician (prescriber) order entry system,CPOE]使医生能直接将医嘱信息输入到电脑中。一些更加复杂的系统甚至可以根据提前设置的指南及手册检查医嘱错误并且给予建议。应用 CPOE 系统可以减少严重的医疗错误,预防未被发现的药物副作用的发生(50)。CPOE 系统被合理地设计和使用时可以提供实时的剂量信息及其他决策支持的协议和指南,进而提高工作效率;CPOE 系统若设计不合理或使用不当,反而会降低工作效率,增加医疗事故的发生。

提高药品使用安全是改善医疗质量的重要环节。避免使用可能导致药物使用错误的缩写,能增加患者的安全性(51)。表 3.2 列举了一些应该避免的危险缩写和计量表达的例子。**避免有歧义的缩写,尤其是在手写医嘱的时候,是一种重要并且有效的提高医疗安全的方法。**比如,对于"0"的处理,一个简单易记却十分重要的原则就是"在前不随后",即小数点之前的 0 不省略,小数点之后的 0 要省略。.1mg 的医嘱应该写成 0.1mg,这就是零在其前。当书写的点被疏忽,使得本应为 0.1mg 的药物剂量变成 1mg 时,后果是很危险的。因此,0 的"在前"保证了剂量的准确。另一方面,1.0mg 的医嘱应该写成 1mg,这就 0 "不随后"的原则。这样当点被忽略时,患者不至于误给予 10mg 的药物。设计合理、应用得当的 CPOE 系统可以减少这种手写医嘱的错误。

表 3.2　容易误解的缩写 / 计量的例子

缩写 / 计量	原意	误解的意思
AU	每只耳朵	误解为 OU(每个眼睛)
D/C	取消 / 停止	当后面还有药物医嘱时,可能被误解为"中断"
μg	微克	手写时易误解为毫克(mg)
o.d. 或 OD	每日一次	右眼(oculus dexter)并且把口服药物滴入眼睛
TIW 或 tiw	一周三次	一天三次
per os	口服	左眼
q.d. 或 QD	每天	qid(一日四次),q 后面的点和 q 的尾巴易误解为 i
qn	每晚	每小时(qh)
qhs	每晚睡觉时	每小时
q6PM 等	每天晚上 6 点	每 6 个小时
q.o.d 或 QOD	每隔一天	每天(q.d.)或一日四次(q.i.d.),如果 o 写的不好的话

续表

缩写/计量	原意	误解的意思
sub q	皮下	q 误解为每(如一个单位的肝素术前 2 小时皮下注射被误解为术前每两小时)
SC	皮下	舌下(SL)
U 或 u	单位	0 或 4,引起 10 倍甚至更大(4U 看成 40 或 44)的给药剂量错误
IU	国际单位	静脉注射(IV)
cc	立方厘米	单位(U)
×3d	3 天	3 倍剂量
BT	睡觉时	一日两次(BID)
ss	滑动刻度(胰岛素或药剂师)	55
> 或 <	大于或小于	用相反的计划
/	每	1(25 单位/10 单位误解为 110 单位)
单词字母和剂量数字靠的近(如:Inderal 40mg)	心得安 Inderal 40 毫克	心得安 Inderal 140 毫克
小数点后的零(1.0)	1 毫克	10 毫克,如果小数点没看到的话
小数点前没有零(.5mg)	0.5 毫克	5 毫克

选自 Reiter RC,Yielding L,Gluck PA. Clinical performance improvement: assessing the quality and safety of women health care. In:Hacker NF, Moore JG,Gambone JC,eds. Essentials of obstetrics and gynecology,4th ed.,Philadelphia: Elsevier/Saunders,2004:52

　　条形码的使用能够降低医疗错误的发生率,使相关的药品错误降低了近 75%。使用条形码可以有效降低药品剂量错误、患者发放错误和服药时间错误等(52)。

　　由世界财富 500 强及其他大型健康医疗机构共同组建的 Leapfrog 集团已将 CPOE 系统作为提高重症监护患者和高危转诊患者医疗安全的首选。CPOE 系统和条形码系统确实是能够降低医疗事故和差错的有效技术方法。

不文明的医疗行为

　　2009 年,作为认证标准的一部分,联合委员会提出医疗机构都应建立和完善行为准则和教育体系以避免不文明的医疗行为的发生。

　　不文明的医疗行为是指在医疗环境中发生的与医务人员相关的不合理行为,可能导致矛盾和冲突的发生。这些行为可以是语言的、肢体的,甚至包括性骚扰。近年来,医疗环境中的此类不文明行为有增无减。一项研究表明,大多数参与调查的医生、护士和管理人员见到过医生的不文明行为(53)。护士和其他医疗工作者也存在不文明行为,但发生的比例要比医生少。**医院环境中的不文明行为对患者的安全及治疗的整体质量都会产生负面影响。**

　　当需要简洁明了地沟通时,一个能够减少医务工作者不文明行为的方法就是上文提到的 SBAR 方法。面对质疑或者是建议,接受或者口头上的认同有助于沟通。**通过团队建设鼓励团队成员互相交流,使每名团队成员都意识到自身对于团队的重要性,这也可以减少不文明医疗行为的发生。**

患者、家属的参与与医疗质量和安全

　　关于良好的医疗质量,更恰当的定义是"满足顾客(患者及其家属)的期望"。医务专家团队与患者及其家属清晰和频繁的交流是达到和满足其期望最有效的方式。联合委员会与医疗服务和补助中心合作发起了以"沟通"为主题的倡议活动。这个活动以医疗安全为中心,以宣传册、海报的形式激励患者成为医疗过程中的主动参与者,从而积极地预防医疗事故的发生。2008 年联合委员会进行的调查显示,类似这样以"沟通"为主题的活动确实有助于改善医疗质量(54),1900 多个组织团体中,有 80% 认为这类活动非常好。

另一个活动是兰德公司和洛杉矶加利福尼亚大学发起的"PREPARED"风险告知清单活动(表 3.3)。研究显示患者及家属在医疗决策过程中参与得越多,医疗服务的满意度越高,预后越好(55)。PREPARED 清单使用每个单词的首字母方便记忆,包括计划(Plan)、理由(Reason for the plan)、预期结果(Expectation of benefit)、建议(Preference,如:要求或避免手术)、备选方案(Alternatives)、风险(Risks)及花费(Expenses),最后是知情同意后患者及家属的决定(Decision)。

表 3.3　PREPARED 风险告知清单

Plan 计划	经过深思熟虑的方案
Reason 理由	适应证或使用理由
Expectation 预期结果	成功或失败的几率
Preferences 建议	患者为中心的诊疗建议
Alternatives 备选方案	其他合理的意见或计划
Risks 风险	可能的伤害
Expenses 花费	直接与间接经济花费
Decision 决定	建立在医患双方充分沟通基础上的决定

这些活动都通过告知患者及家属医疗计划和预期的风险(并发症和副作用),提醒医疗团队未来可能发生或未预料的不良事件,从而提高医疗行为整体的安全性。在医疗活动中,患者及家属一般缺乏主观能动性,诸如"沟通"以及"PREPARED"等活动能增加患者及家属的主观能动性,使他们更好地参与到医疗活动中来。

不良医疗事件的公开与致歉

有组织的医疗活动有助于避免医疗事故的发生。任何涉及医疗差错的事件都应立即被公开,并需对发生医疗差错公开致歉。过去很多医疗机构专注于医疗事故的法律风险。传统的理念认为任何医疗事故的公开及道歉将可能被起诉甚至惹上更大的麻烦。**联合委员会及其他专业团体都认为:当不良医疗事件(包括医疗事故)发生时,需要积极地向患者公开医疗事故情况及其原因**(56)。

在探讨对医疗事故公开及道歉方面有三个活动值得一提。第一个是密西根大学的患者安全活动,该活动已在很多公开出版物中提到了公开医疗事故和致歉的必要性(57)。向患者公开医疗事故并致歉的重点是态度诚恳,而不是仅单纯承认错误。他们还指出了一些常见的错误或误解,如错误地认为医疗事故的公开必然会导致法律诉讼、事故就意味着疏忽等。

现代医疗安全研究之父 Lucian Leape 曾指出,患者拥有获知医疗事故真相的基本权利(58)。尽管致歉是非义务性的,但致歉的过程对于治疗是必要的。很多研究表明,面对医疗事故,公开与致歉能都减少诉讼的发生。科罗拉多的 COPIC 保险公司发现,充分的告知能加快医疗事故解决的进程、显著减少法律纠纷与赔偿(59)。

由医生、保险公司及患者代诉人联合组成的致歉联盟也呼吁医生应坦诚地公开医疗事故并进行道歉(60)。他们指出目前的侵权维护体系是失败的,没有减少医疗过失发生的比例,反而增加了医疗事故理赔的费用。面对医疗事故,诉诸法律或诉诸更高的纪律检查机关对医务工作者来说几乎是不起作用的。致歉联盟倡议,在处理医疗事故中应尽早公开致歉并通过经济赔偿代替司法诉讼。

门诊环境的安全

目前为止,最有效的改善医疗安全的措施都是围绕患者住院环境的。因为很多有风险的检查及操作都是在住院病房中完成的,这也是合情合理的。但有趋势显示,一些侵入性的操作和检查将越来越多地安排在门诊进行,如妇科宫腔镜检查和子宫颈电刀锥切。据估计,未来将有更多类似这种有风险的侵入性操作将在门诊进行。美国妇产科学会(ACOG)成立了门诊医疗安全工作小组(Task Force on Patient Safety in the Office Setting),提出了患者医疗健康评估工具及流程(61)。

医疗安全工作小组的职责是协助、告知并且确保医学会的工作人员建立和完善门诊医疗安全系统,保证现有和将要引入门诊的侵入性操作能在安全有效的环境下开展。工作组目前已出版一部专著和一本相关杂志(62)介绍了门诊环境中的组织领导、能力及评估、团队合作与交流、麻醉安全、测量(过程及预后)、相关工具(如清单、练习等)。

在住院病房中,安全领导分多个层级,从部门主任开始,在特定人员的辅助下管理风险,保障医疗安全。在门诊环境中,这种责任必须由医疗小组中的一人或多人承担。他应该担负起医疗指导的责任,详见表 3.4。

表 3.4　门诊主任的责任

• 激励成员建立"安全医疗氛围"	• 定期安排模拟安全练习
• 为门诊操作设立许可证书及等级	• 追踪和报告不良医疗事件
• 发展/更新/加强门诊制度	• 建立非惩罚性的治疗改进流程

能力和评估的过程应与住院系统中的等级体系相似。医务工作者要取得相应资格(证书)并且能够胜任特殊的操作(等级),这些在门诊环境中同样重要。若只具备住院患者操作资质想转到门诊操作,必须获得相应的能力及手术操作的资格(证书)。

医疗安全工作组认为,门诊人员与患者有效交流是建立门诊安全医疗环境的重要因素。有必要通过所有门诊人员定期开会的形式来建立和完善保证患者安全的方法,提高医疗质量。

门诊环境中,麻醉安全在避免不良医疗事件中起着重要作用。随着越来越多的侵入性操作在门诊的应用,很多门诊操作都需要麻醉医师在场。如非急症,麻醉时首先要考虑麻醉安全。当非麻醉医师进行相关操作时,他必须具备相应的资质及等级方可进行。

门诊医疗安全工作组强烈建议通过风险告知清单、练习及暂停来保障门诊操作的相应流程。"清单"的方式无论在其他行业还是在医疗领域都能改善安全及效率(41~43)。通过短暂的间隔来确认以保障正确的操作实施在正确的患者身上对门诊环境是很重要的,练习和模拟对提高医疗安全质量也很重要。随着技术的进步,越来越多的侵入性操作将在门诊开展;提高门诊医疗安全质量是患者和医疗工作者共同的期望。

根据门诊医疗工作组的研究报告,美国妇产科学会(ACOG)提出了改进门诊患者医疗安全的蓝图计划(61)。与此同时,ACOG还特别召集了其他组织设计了门诊患者自我评估的网络化系统,也就是 OPSA(Office Patient Safety Assessment)以评估医疗安全改进的效果。ACOG 成员可以在线使用此系统,从四个方面对门诊操作进行安全评估。第一是门诊安全氛围,包括患者的确认、团队训练及沟通。第二是临床医嘱处理,通过调用电子病历的方式,可以追踪了解患者的就诊预约情况、诊断等。第三是药物安全,包括相关药物清单、药物处方、配药等。最后是手术操作相关内容,包括合适患者的选择、设备可靠性的评估与维护、麻醉安全。OPSA 系统为那些存在不规范诊疗的医师提供了方便,为他们指明了改进的方向(61)。

医疗质量安全的经济学问题

人们已经在改善医疗安全质量方面投入了很大精力,可是为什么在此领域还存在那么多需要做的工作呢? 其中一个原因就是不合理的医疗经济补偿体系本身,换句话说,现今的医疗服务过程并不是按经济学的商品交换过程进行的(63)。也就是说,提高医疗质量并没有相应的货币奖励,因此追逐这个目标将会导致更多的花费。然而,医疗及医疗补助服务中心(Centers for Medicare and MedicaidServices,CMS)的主任 Donald Berwickhe 等人认为提高医疗质量的同时是有可能降低医疗花费的(64)。

如何才能应用上述列举的医疗质量和安全的基本原则减少医疗健康花费呢? 医疗安全与质量的基本经济学原则是建立在减少医疗浪费的基础上的。盐湖城山间健康医疗研究机构执行总裁 Brent James 介绍了两种主要的医疗浪费形式(65)。第一种类型是质量浪费,即报废或重做,指首次操作中没有达到预期医疗结局,包括各种药品差错导致的患者伤害、院内感染、错误部位手术及术后异物滞留。第二种类型是低效浪费,即在预期结果近似的前提下,选择了过多消耗医疗资源的方法,如月经过多的患者只需通过门诊开药或者内膜切除治疗即可达到满意效果但却选择了住院子宫切除术治疗。James 估计这两种浪费占全国医疗总费用的 50% 之多(65)。若想减少这些医疗浪费需要广泛推广下述的原则:应用循证医学的治疗及安全技术;在医疗过程中排除无法解释的临床差异;改善团队工作及医务人员各层面的沟通;让患者及其家属直接参与到治疗中来。当然,上述这些都必须有医疗健康组织领导的大力支持才能完成。

越来越多的证据证实了上面的理念。Dartmouth 研究所进行的一项多中心研究发现:较高的医疗质量与费用节省有很高的相关性(66)。2010 年兰德公司发表的一篇技术报告称:加利福尼亚通过提高患者安全明显降低了不良医疗事件的发生率(67)。这为现今的医疗花费节省了很大一笔开支,对于降低目前医疗体系中不良医疗事件的发生也是一个好的解决方案。因此,提高患者安全、改善医疗质量可以说是所有医务工作者共同的追求。

(李晓川 郎景和 译)

参考文献

1. **Kohn LT, Corrigan JM, Donaldson MS, eds.** Institute of Medicine. *To err is human: building a safer health system.* Washington, DC: National Academies Press, 2000.
2. **Richardson WC, Berwick DM, Bisgard JC, et al.** *Crossing the quality chasm: a new health system for the 21st century.* Washington, DC: National Academies Press, 2001.
3. **Leape LL, Berwick DM.** Five years after to err is human. What have we learned? *JAMA* 2005;293:2384–2390.
4. **Leape LL, Berwick DM, Clancy CM, et al.** *Unmet needs: teaching physicians to provide safe patient care.* Report of the Lucian Leape Institute Roundtable on Reforming Medical Education. National Patient Safety Foundation, 2010
5. **Lohr KN, ed.** *Medicare: a strategy for quality assurance*, vol. I. Washington, DC: National Academy Press, 1990:21.
6. **Sackett DL.** Evidence based medicine: what it is and what it isn't. *BMJ* 1996;312:71–72.
7. **The "Five Rights";** ISMP Medication Safety Alert! Acute Care; electronic publication April 7, 1999. http://www.ismp.org/Newsletters/acutecare/articles/19990407.asp
8. **Florence Nightingale: measuring hospital care outcomes.** Oakbrook Terrace, IL: Joint Commission on Accreditation of Healthcare Organizations, 1999.
9. **Gawande A.** The cost conundrum: what a Texas town can teach us about health care. *New Yorker Magazine*, June 1, 2009.
10. **Fisher ES, Bynum JP, Skinner JS.** Slowing the growth of health care costs—lessons from regional variation. *N Engl J Med* 2009;360:849–852.
11. **The Dartmouth Atlas of Health Care in Virginia;** The Center for the Evaluative Clinical Sciences, Dartmouth Medical School; The Maine Medical Assessment Foundation AHA Press 2000. http://www.dartmouthatlas.org/downloads/atlases/virginia_atlas.pdf
12. **Berwick D.** Controlling variation in health care: a consultation with Walter Shewart. *Med Care* 1991;29:12.
13. **Women's Reproductive Health:** Hysterectomy Fact Sheet; Centers for Disease Control and Prevention electronic publication on CDC website http://www.cdc.gov/reproductivehealth/womensrh/00-04-FS_Hysterectomy.htm
14. **Frankel A, Leonard M, Simmonds T, Haraden C, eds.** *The essential guide for patient safety officers.* Joint Commission Resources and the Institute for Healthcare Improvement, Oakbrook Terrace, IL, 2009.
15. **Reason J.** Human errors: models and management. *BMJ* 2000;320:768–770.
16. **Frankel A, Graydon-Baker E, Neppl C, et al.** Patient safety leadership WalkRounds™ *Jt Comm J Qual Saf* 2003;29:16–26.
17. **Marx D.** *Patient safety and the "just culture": a primer for health care executives.* New York: Columbia University Press, 2001.
18. **Sentinel Event Alert 30.** *Preventing infant death and injury during delivery.* The Joint Commission, July 21, 2004. http://www.jointcommission.org/assets/1/18/SEA_30.PDF
19. **Helmreich RL, Merritt AC, Wilhelm JA.** The evolution of crew resource management training in commercial aviation. *Int J Aviation Psychol* 1999;9:19–32.
20. **Haig K, Sutton S, Whittington J.** SBAR: a shared mental model for improving communication between clinicians. *Jt Comm J Qual Patient Saf* 2006;32:167–175.
21. **CAPSLINK.** U.S. Pharmacopeia, Center for the Advancement

of Patient Safety, December 2003. http://www.usp.org/pdf/EN/patientSafety/capsLink2003-12-01.pdf

22. **Ulmer C, Wolman DW, Johns MME, eds.** *Resident duty hours: enhancing sleep, supervision and safety institute of medicine.* Washington, DC: The National Academies Press, 2009.

23. **Moorthy K.** Simulation based training. *BMJ* 2005;330:493–494.

24. **Holzman RS, Cooper JB, Gaba DM, et al.** Anesthesia crisis resource management: real-life simulation training in operating room crises. *J Clin Anesth* 1995;7:675–687.

25. **Bower J.** Using patient simulators to train surgical team members. *AORN J* 1997;65:805–808.

26. **Larsen C, Soerensen JL, Grantcharov TP, et al.** Effect of virtual reality training on laparoscopic surgery: randomized control trial. *BMJ* 2009;338:b1802.

27. **Lendvay TS, Casale P, Sweet R, et al.** VR robotic surgery: randomized blinded study of the dV-trainer robotic simulator. *Stud Health Technol Inform* 2008;132:242–244.

28. **Thompson S.** Clinical risk management in obstetrics: eclampsia drills. *BMJ* 2004;328:269–271.

29. **Crofts JF, Bartlett C, Ellis D, et al.** Management of shoulder dystocia: skill retention 6 and 12 months after training. *Obstet Gynecol* 2007;110:1069–1074.

30. **Institute for Healthcare Improvement.** http://www.ihi.org/IHI/Topics/PatientSafety/MedicationSystems/Changes/Individual Changes/Conduct+Adverse+Drug+Event+%28ADE%29+Drills.htm.

31. **World Health Organization.** *Prevention of hospital acquired infections: a practical guide.* Geneva, Switzerland: World Health Organization Department of Communicable Disease, Surveillance and Response, 2002.

32. **Coella R, Glenister H, Fereres J, et al.** The cost of infection in surgical patients: a case study. *J Hosp Infect* 1993;25:239–250.

33. **Mangram AJ, Horan TC, Pearson ML, et al.** *Guideline for prevention of surgical site infection, 1999.* Centers for Disease Control and Prevention; U.S. Public Health Service, Atlanta, GA, 1999.

34. **Nuland S.** *The doctors' plague: germs, childbed fever, and the strange story of Ignac Semmelweis.* New York: Norton, 2004.

35. **Centers for Disease Control and Prevention.** Guideline for hand hygiene in the health care settings. *MMWR Morb Mortal Wkly Rep* 2002;51:RR-16.

36. **Siegel JD, Rhinehart E, Jackson M, et al.** *2007 Guideline for isolation precautions: preventing transmission of infectious agents in healthcare settings.* Centers for Disease Control and Prevention, Atlanta, GA, 2007.

37. **Serious reportable events.** National Quality Forum Fact Sheet. October 2008. http://qualityforum.org/Publications/2008/10/Serious_Reportable_Events.aspx

38. **Statement on ensuring correct patient, correct site, and correct procedure surgery.** *Bull Am Coll Surg* 2002;87:12.

39. **The Joint Commission.** *Universal protocol.* Available online at: http://www.jointcommission.org/standards_information/up.aspx

40. **Gawande A.** *The checklist manifesto: how to get things right.* New York: Metropolitan Books, 2009.

41. **Pronovost P, Needham D, Berenholtz S, et al.** An intervention to decrease catheter-related bloodstream infections in the ICU. *N Engl J Med* 2006;355:2725–2732.

42. **Gawande A.** The checklist. *New Yorker*, December 10, 2007.

43. **World Health Organization.** Guidelines for safe surgery. 2009. http://whqlibdoc.who.int/publications/2009/9789241598552_eng.pdf

44. **Haynes AB, Weiser TG, Berry WR, et al.** Surgical safety checklist to reduce morbidity and mortality in a global population. *N Engl J Med* 2009;360:491–499.

45. **Gawande AA, Studdert DM, Orav EJ, et al.** Risk factors for retained instruments and sponges after surgery. *N Engl J Med* 2003;348:229–235.

46. **Statement on the prevention of retained foreign bodies after surgery.** *Bull Am Coll Surg* 2005;90:10. http://www.facs.org/fellows_info/statements/st-51.html

47. **Gibbs VC, Auerbach AD.** The retained surgical sponge. In: **Shojania KG, Duncan BW, McDonald KM, Wachter RM, eds.** Making health care safer: a critical analysis of patient safety practices. Evidence Report/Technology Assessment No. 43. AHRQ Publication No. 01-E058. 2001. Washington, DC. http://archive.ahrq.gov/clinic/ptsafety/summary.htm

48. **No Thing Left Behind®.** A national surgical patient-safety project to prevent retained surgical items. Available online at: www.nothingleftbehind.org.

49. **Rogers A.** Radio frequency identification (RFID) applied to surgical sponges. *Surg Endosc* 2007;21:1235–1237.

50. **King WJ, Paice N, Jagadish R, et al.** The effect of computerized physician order entry on medication errors and adverse drug events in pediatric patients. *Pediatrics* 2003;112:506–509.

51. **Paparella S.** Avoiding dangerous abbreviations and dose expressions. *J Emerg Nurs* 2004;30:54–58.

52. **Reiter RC, Yielding L, Gluck PA.** Clinical performance improvement: assessing the quality and safety of women's health care. In: **Hacker NF, Moore JG, Gambone JC, eds.** *Essentials of obstetrics and gynecology,* 4th ed. Philadelphia: Elsevier/Saunders, 2004:50–51.

53. **Gluck PA.** Physician leadership: essential in creating a culture of safety. *Clin Obstet Gynecol* 2010;53:473–481.

54. **The Joint Commission.** Speak-up program. 2010. Available online at: http://www.JointCommission.org/generalpublic/speak+up/about_speakup.htm

55. **DiMatteo RM, Reiter RC, Gambone JC.** Enhancing medication adherence through communication and informed collaborative choice. *Health Commun* 1994;6:253–255.

56. **LeGros N, Pindall JD.** Active disclosure of unanticipated adverse events. *Health Law* 2002;35:189–210.

57. **Kachalia A, Kaufman SR, Boothman R, et al.** Liability costs before and after implementation of a medical error disclosure program. *Ann Intern Med* 2010;153:213–221.

58. **Leape LL.** Full disclosure and apology—an idea whose time has come. *Physician Exec* 2006;32:16–18.

59. **Liebman CB, Hyman CS.** A mediation skills model to manage disclosure of errors and adverse events to patients. *Health Affairs* 2004;23:22–32.

60. **The Sorry Works Coalition.** Available online at: www.sorryworks.net

61. **American College of Obstetricians and Gynecologists.** Report of the Presidential Task Force on Patient Safety in the office setting. Washington, DC: ACOG, 2010.

62. **Erickson, TB, Kirkpatrick DH, DeFrancesco MS, et al.** Executive summary of the American College of Obstetricians and Gynecologists Presidential Task Force on Patient Safety in the office setting. *Obstet Gynecol* 2010;115:147–151.

63. **Casalino L.** Markets and medicine: barriers to creating a "business case for quality." *Perspect Biol Med* 2003;46:38–55.

64. **Berwick DM, Nolan TW.** Physicians as leaders in improving health care: a new series in Annals of Internal Medicine. *Ann Intern Med* 1998;128(4):289–292.

65. **James B.** Cost of poor quality or waste in integrated delivery system settings. Appendix A: quality and inefficiency waste in the peer-reviewed medical literature. 2010. U.S. Department of Health and Human Services. Agency for Healthcare Research and Quality. Available online at: http://www.ahrq.gov/research/costpqids/cpqidsappa.htm

66. **Weeks WB.** Higher health care quality and bigger savings found at large multispecialty medical groups. *Health Aff* 2010;29:991–997.

67. **Greenberg, Michael D, Amelia M. Haviland, J. Scott Ashwood and Regan Main.** Is Better Patient Safety Associated with Less Malpractice Activity? Evidence from California. Santa Monica, CA: RAND Corporation, 2010. http://www.rand.org/pubs/technical_reports/TR824.

第 **4** 章　临床研究

Maureen G. Phipps
Daniel W. Cramer

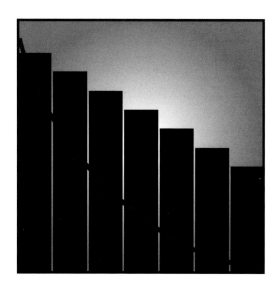

- 临床研究包括一系列研究领域和方法,包括以患者为中心的研究、临床试验、流行病学和结果研究。
- 以患者为中心的研究重点在于理解人类疾病的发病机制、治疗方法或疾病的治疗干预。
- 临床试验是用控制的试验设计来评估对某种结果干预措施的有效性。
- 流行病学是研究疾病和健康状态在特定人群中的分布和影响因素的科学。
- 结果研究和卫生服务研究包括试图寻求对于患者护理最有效率和最有效果的干预措施、治疗方法和服务的研究。
- 研究设计包括实验研究(临床试验)、观察性研究(队列研究、病例 - 对照研究和横断面研究)和描述性研究(个案报告和病例分析)。
- 评价一项研究的科学有效性,取决于对研究问题的了解,试验的设计如何,以及是否良好的避免或控制研究中的误差、偏倚和混杂因素。

研究设计

　　医疗实践是不断发展的,包括了对患者治疗和预防保健的复杂选择,部分原因是指导患者治疗的临床研究方法和技术在进展。要评价新治疗方法或诊断方法是否应当融入临床实践,或者确定文献中报告的观察数据是否确实,临床医生应当理解临床研究方法的基本优势和局限性以及不同研究提供的证据等级。

　　根据美国儿童健康和人类发展研究所的概述,**临床研究包括以患者为中心的研究,涉及对人类疾病的发病机制的理解,对疾病治疗或干预方法、临床试验和治疗进展的研究。**

临床研究中使用流行病学方法和行为研究来调查疾病的分布和那些影响健康和做出健康相关决定的因素。结果研究和卫生服务研究包括试图寻求对于患者护理最有效率和最有效果的干预措施、治疗方法和服务的研究(1)。

临床研究的目的是检验假设并测定暴露因素(或治疗方法)与疾病(或预防)的联系。不同研究设计方法影响了对研究结果的解释的方式。

分析性研究常被进一步分为实验研究(临床试验)和观察性研究(队列研究、病例 - 对照研究和横断面研究)。

描述性研究(个案报告和病例分析)常给分析性研究提供有价值的信息。

在本章中,描述了临床研究方法的常见类型,对于某种实验设计所提供的证据强度的评估和对结果的解释。尽管对于使用哪个系统来评估不同研究的证据强度存在争议,一个合理设计并严格执行的临床研究提供了最高等级的证据(2)。其他类型的研究设计应当尽量突出其临床试验的优势。

临床试验

临床试验包括干预性研究,其中由研究者控制治疗方案的分配或控制因素,并在研究设计时即明确定义需要测量的研究结果。随机临床试验的特点包括随机化(参与者被随机分配到暴露组),客观公正的评估结果,和对所有参与者进行基于暴露的分析(一个意向治疗分析)。

有多种不同类型的临床研究,包括设计实验以评估治疗方法、预防技术、社区干预、生存质量改进和诊断或筛查方法的改进(3)。自 2007 年起,研究者设计随机临床试验时需要注册试验以满足强制注册和结果报告的需求(4)。

临床试验分期

新研究的药物或治疗方法要通过不同期别的临床试验,更多人的参与使研究结果更有包容性(3)。

Ⅰ期临床试验　在此期临床试验中,研究者将试验药物或治疗方法在一个小范围人群(20~80)中首次使用,以评估其安全性,确定药物的安全剂量范围和药物副作用。

Ⅱ期临床试验　临床试验药物或治疗方法用于更大的人群(100~300),以检测药物的有效性并进一步评估其安全性。

Ⅲ期临床试验　在Ⅲ期临床试验中,临床试验药物或治疗方法用于大样本人群(1000~3000)中以确定其有效性,监测副作用,与目前常用的治疗方法进行比较,并且搜集可以使试验药物或治疗方法安全使用的信息。

Ⅳ期临床试验　这是上市后研究,描述药物风险、优点和最佳使用的进一步信息。

随机对照双盲的临床研究

随机对照双盲的临床研究是评估临床干预的金标准,因为随机和双盲是减少偏倚的基石。如果某个试验没有采用随机原则或者盲法,根据患者特点而优先选择的治疗方法会产生偏倚,在治疗组间不经意的基本特征不平衡会导致混杂因素。

尽管不是所有的试验都可以设计成盲法的,试验者要解释对于减少偏倚所做的努力。研究者需要提供可能影响研究结果的证据,如年龄、疾病的分期、病史和症状在试验组和安慰剂组应当是相似的。临床研究发表的数据中也应当包括相应表格,比较治疗组中可能存在的混杂因素并且各组间在研究开始前在各主要方面没有显著差异。

报告试验的强化标准(CONSORT)核对表

明确定义试验成功的结果或标准有助于确保无偏倚的评价试验结果。一个设计良好的临床试验需要足够数量的受试者参与,以确保"负"的研究(治疗没有显著性)有足够的统计学差异(P 值)。**报告试验的强化标准(CONSORT)由 CONSORT 工作组制定,是一个以证据为基础,对于随机对照报告最低限度的建议,目的在于缓解随机对照试验报告的不足**。Consort 的核对表(表 4.1)包括 25 个问题,流程图(图 4.1)为作者提供了准备临床试验结果报告的标准方法,促进其完成并转化报告,有利于批判性评价和解释(5)。

表 4.1　Consort 核对表

部分 / 标题	编号	核对条目	页码
题目和摘要			
	1a	标题中可以识别是一个随机试验	
	1b	结构化的总结试验设计、方法、结果和结论	
引言			
背景和受试者	2a	科学背景和原理的解释	
	2b	具体目标或假设	
方法			
试验设计	3a	试验设计的描述(如平行,因子)包括分配比例	
	3b	试验开始后方法的重要改变及原因(例如受试者的适合标准)	
受试者	4a	受试者的适合标准	
	4b	资料收集的环境和地点	
干预措施	5	各组干预措施的准确资料,以及实际实施的方法和时间	
结局	6a	明确定义主要和次要结果的测量方法,包括测量的方法和时间	
	6b	试验开始后结局的所有改变,以及原因	
样本量	7a	样本量是如何确定的	
	7b	如果可行的话,解释任何期间分析和终止试验的准则	
随机化:顺序产生	8a	用于产生随机分配顺序的方法	
	8b	随机的类型,包括任何限制的细节(如分层)	
分配隐蔽	9	用于实施随机分配顺序的方法(如编号的容器或中心电话),说明分配干预前顺序是否是隐蔽的	
实施	10	谁产生的分配顺序,谁登记的受试者,谁将受试者分组	
盲法	11a	如果实行,谁是盲的(例如受试者、实施干预者还是评估结果的人)	
	11b	如果使用了盲法,如何评价盲法是否成功	
统计学方法	12a	用于比较组间主要结果和次要结果的统计学方法	
	12b	附加分析如亚组分析和调整分析的方法	
结果			
受试者流动	13a	报告各组随机分配、接受治疗、完成研究草案和接受分析主要结果的受试者的数量	
	13b	描述研究计划与草案背离情况及原因	
募集	14a	界定募集和随访的时间	
	14b	试验结束或终止的原因	
基线资料	15	各组的基线人口和临床特征	
样本量估计	16	分析各组的受试者数量(分母)以及分析是否采用"有意处理"法	
结果和估计	17a	总结各组的主要和次要结果,评估效应大小和精度(如 95% 可信区间)	
	17b	对二进制结果,推荐同时描述绝对值和相对大小	
辅助分析	18	说明报告其他分析的多样性,包括亚组分析和调整分析,指出哪些是预定的,哪些是探索性的	

续表

部分／标题	编号	核对条目	页码
负性事件	19	各组的所有重要负性事件或不良反应	
讨论			
局限性	20	试验的局限性,分析发生潜在偏倚和不精确的原因,分析和结果多样性相关的危险性	
总体性	21	试验结果的总体性(外部有效性)	
解释	22	解释结果,平衡利益和危害,考虑其他相关证据	
其他信息			
注册	23	注册号和临床试验注册的名称	
安慰剂	24	如果可能,试验的安慰剂如何获得	
资金	25	资金来源和其他支持(例如药物支持),资助者的角色	

*我们强烈建议阅读这份表格时结合 CONSORT 2010 版说明与详述文件,以便于更好的明确每个条目,如果合适的话,我们也推荐阅读 CONSORT 扩展版,针对随机试验、上市试验、非药物治疗、草药干预、实用性试验均有 CONSORT 扩展版。所有 CONSORT 报告指南及其扩展版均可在 CONSORT 网站(www.consort-statement.org)获取

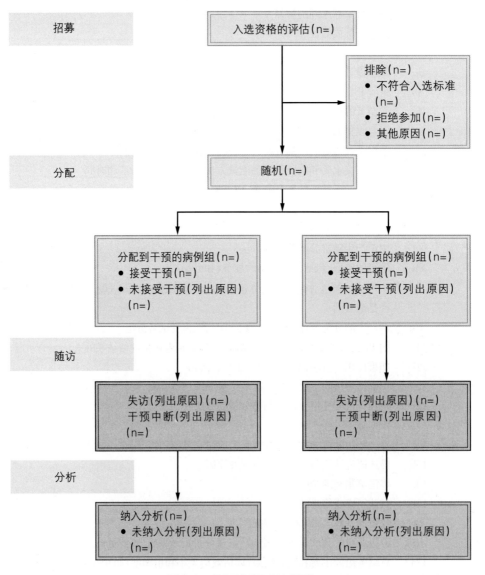

图 4.1 CONSORT 流程图

临床实验设计考虑

　　临床试验被认为是金标准,设计合理的临床试验可以提供相对危险度和绝对危险度,并且最大限度地减少偏倚和混杂因素。很多临床研究问题不适合成为临床研究,原因包括成本的限制、完成研究所需的时间长度、招募受试者的可行性和执行性。

　　评估临床研究得出的结果时,需要考虑严格的纳入和排除标准使是否使得入选人群严重缩小,以至于需要关注外部有效性或概括的结果。其他需要关心的问题包括盲法、失访、明确定义结局。如果一个随机对照的临床试验没有得出治疗或干预后的显著性差异,需要评估方法来理解什么样的假设,需要足够大样本量。

意向性治疗分析

　　随机对照研究应当在意向性治疗方面进行评估,这意味着所有在试验开始时就被随机化的人员要按照他们被分配的组进行统计。除非整体研究的部分设计,尽管有些参与者终止了在被分配组的治疗,或者变更到另一治疗组,他们仍应当按照开始的分组进行分析。所有这些考虑因素均有助于最大程度的减少试验设计、实施和解释中的偏倚(6)。

观察性研究

　　在某些情况中,暴露因素或者结果在试验设计时是不可控制的,因为已知或高度怀疑暴露因素是有害的,这时可以用观察性研究来评估观察结局与暴露因素之间的关系。**观察性分析研究包括队列研究、病例 - 对照研究和横断面研究。研究者不能控制暴露因素,具有"自然试验"的优点,研究对象患或不患某种疾病,暴露或不暴露在某种危险因子中**。评估暴露因素和结果的时间定义了研究类型。

队列研究

　　队列研究也被称为纵向研究。将研究对象按照是否暴露于某种因素分组,对两组观察足够长时间后,比较两组的发病率。队列研究包括:前瞻性研究,即在疾病发生前开始研究;回顾性研究,是追溯过去某个时间开始的暴露情况。**即使是回顾性队列研究,分组仍然是依据是否暴露于某种因素(而非某种结果),在研究开始的起点,被研究者是没有患病的**(图 4.2)。

　　在包含生存分析的研究中,**两个研究队列(暴露组和非暴露组)在研究起点需要研究对象 100% 的健康(或存活)。在不同的随访时间点及研究结束时,计算健康(或存活)者所占的比例**。生存分析通常描述疾病的死亡率(如 5 年内死亡的癌症患者),也可以用于其他事件和结局(如计算口服长效避孕药后的妇女的怀孕百分比)。

队列研究设计

　　队列研究的优点是可以同时获得归因危险度和相对危险度,原因在于对两组间结果进行了比较(见统计结果的表达和理解章节)。然而,研究只能表明相关联系,并不能说明因果关系。由于试验的设计不是随机的,研究者需要考虑到暴露因素相关的因素可能导致相应的结果,而非暴露因素本身导致的结果。在队列研究中,潜在的偏倚包括对暴露因素或结果的错误分组以及混淆变量。

　　考虑到真正地前瞻性的队列研究所需费用大、耗时长,应当有强烈的证据表明对于公共健康有重要意义的暴露因素和相关因素需要阐明。在队列研究中,研究样本和参与者的相关问题,与在随机对照的临床试验中一样重要。

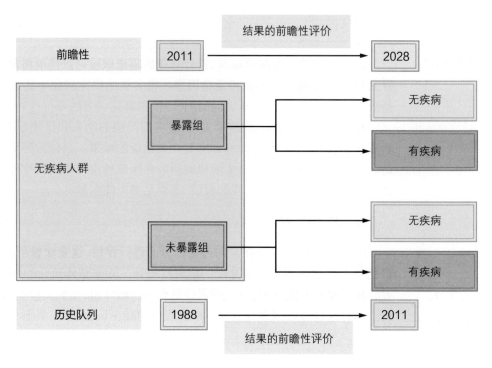

图 4.2　回顾性队列研究和前瞻性队列研究的设计格式

**病例 - 对照
研究**

　　病例对照研究选择一组有研究疾病的患者与一组无此病的对照。对照组的选取必须来自产生病例的总体,有患研究疾病的风险,但没有患病。回顾性调查他们发病前对某个因素的暴露情况,比较两组中暴露率和暴露水平的差异(图 4.3)。

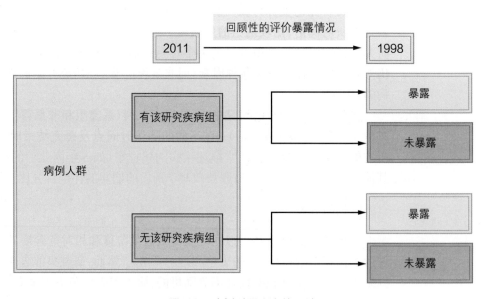

图 4.3　病例对照研究的设计

优势比

　　病例对照研究得到优势比(odds ratio,OR),指病例组中暴露人数与非暴露人数的比值除以对照组中暴露人数与非暴露人数的比值。如果总体人群中暴露和患病状态很确切,优势比很接近于队列研究所得的相对危险度。尽管相对危险度(RR)不能从病例对照研究中直接计算,但只要来自同一总体人群的病例组和对照组不受疾病状态的影响,并且疾病不是常见病,优势比可以用来估算相对危险度。病例对照研究不能直接得到归因危险度。

病例对照研究的考虑

与其他分析性研究相比,病例对照研究的优点是易于操作,耗费小。尤其适用于常见暴露与罕见疾病的相关性研究。缺点是选择偏倚、信息偏倚和混杂偏倚的影响将会比较大。

病例对照研究更容易产生选择偏倚、信息偏倚。研究者需要理解研究中病例组和对照组的分组问题,以及分组对于暴露因素的影响。一些微妙的问题,如访视的技术,可能会使病例组比对照组更容易回忆或报告暴露因素。

横断面研究

横断面研究调查特定时间点某种疾病的患病状况及有关暴露因素。在一个特定的时间点,调查个人健康状况。横断面研究常被称为患病率研究,因为所反映的是某个时刻的疾病存在情况,并不清楚疾病的纵向随访和病程。患病率是指在特定时间内,一定人群中某病新旧病例数所占比例。

常常用横断面研究来评价一个诊断试验。测试的值(预测值)与结果(疾病)进行比较。结果以敏感性和特异性表示。敏感性和特异性是诊断性试验的特征,并不因人群改变而发生变化。而阳性预测值和阴性预测值在不同发病率的研究人群中会有所不同(图 4.4)。

横断面研究的考虑

横断面研究主要是描述性的,通过描述不同年龄、性别、种族和地域的疾病状态,也可以提供疾病的病因线索。在病因学研究中,不同人群的疾病发生率与其人群特征相关(如全球子宫内膜癌患病率与脂肪摄入量正相关,与谷物摄入量呈负相关)(7)。

一定要慎重解释横断面研究的结果,因为在暴露因素和结果之间没有时间关系,因此,并不能得到因果关系。尽管如此,横断面研究的数据在通知分析研究设计和支持关联研究的一致性时,是有价值的。

描述性研究

描述性研究包括个案报告和病例分析,不包括对照组。

个案报告和病例分析

个案报告和病例分析中,对患有特定疾病的个体的特征进行描述。个案报告通常描述少见的临床情况或某个特殊病例,病例分析包括一组有相似暴露因素或临床结局的患者。正是因为病例分析中的病例均有某个特征,不能由此得到原因和结果的关系。

描述性研究中提出的关于暴露因素与结果的假设,需要在分析性研究中进一步验证。在病例分析中,没有对照组,因而不能对于暴露和结果之间的关系无法进行统计分析。病例分析可以估计特定人群的发病率,但不能产生和评估相关性。

分析性研究结果的理解

为了描述临床研究和观察性试验的结果,选用了不同的率和值,在此进行归纳。为了评价分析性研究结果的科学有效性,研究者需要知道结果中是否存在随机误差,是否使用

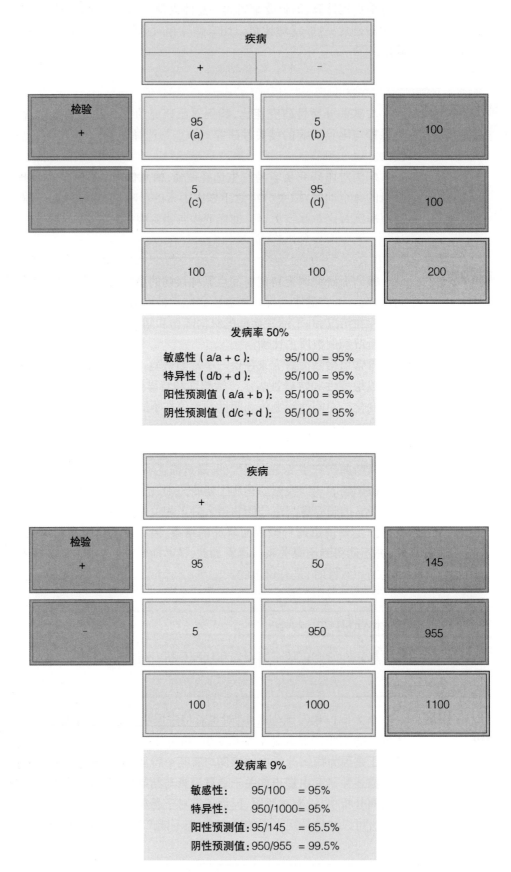

图 4.4　比较疾病发病率不同时的敏感性、特异性和预测值

了合适的统计方法,研究的结果是否有其他因素可以解释,包括偏倚和混杂因素。除外统计学差异和偏倚或混杂因素,还有其他标准用来评价治疗是否真的对疾病结果有效,或者暴露因素是否与疾病相关。

率和值

专业词汇包括(图4.5):

- 发病率(incidence,IR)——指一定时间内,特定人群中某病新病例或时间(结局)出现的频率。
- 患病率(prevalence,PR)——指在特定时间点上或时间段内,一定人群中某种已经存在的疾病或结果出现的频率。
- 优势比(OR)——指病例组中暴露人数与非暴露人数的比值除以对照组中暴露人数与非暴露人数的比值。
- 相对危险度(RR)——暴露人群与非暴露人群中发病率之比。如果RR=1(或者与1没有显著性差异),表示暴露组和非暴露组的危险性一样。RR>1表示暴露因素增加患病的危险性,RR<1表示暴露因素降低患病的危险性。
- 绝对风险比率差(absolute risk reduction,ARR)——非暴露组(对照组)的风险与暴露组(治疗组)的风险差值。
- 相对风险比率差(relative risk reduction,RRR)——非暴露组(对照组)与暴露组(治

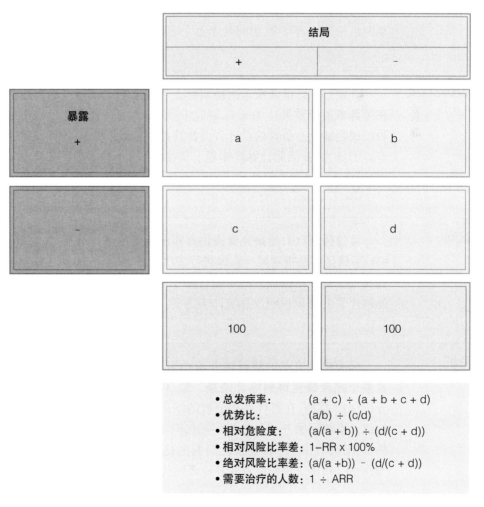

图4.5　计算率和值

疗组）的风险比值所降低的百分比。

- 需要治疗的人数（NNT）——即为了挽救一个患者免于发生严重的不良结局事件，需要治疗具有发生此类危险性患者的总人数。（NNT=1/ARR）。
- 敏感性——有疾病的患者中，诊断阳性的比率。
- 特异性——没有疾病的患者中，诊断阴性的比率。
- 阴性预测值（NPV）——诊断结果呈阴性者与无疾病者的比率。
- 阳性预测值（PPV）——诊断结果呈阳性者与有疾病患者的比率。

统计检验

统计检验是用于临床研究的假设检验，研究者的研究结果评价是基于无效假设（即组间没有差异）。研究者需要评估从统计检验得到的结果是偶然因素的结果，还是干预或暴露因素的作用（P值）。在一些没有发现显著性差异的研究中，同样重要的是描述研究结果错误和确有差异存在的可能性。最后，重要的是提供尽可能精确的治疗效果或关联的方法，传达给读者"真实"影响残留的分布区间（或可信区间）。

P值和统计学差异

P值反映的是 I 型错误（α）的概率。反映了组间差别由偶然因素导致的可能性。换句话说，就是在不存在真实差异时，在治疗组或干预组与观察组间存在差异的可能性。

在过去的医学文章中，$P \leqslant 0.05$ 表示有统计学显著性差异。即拒绝无效假设的错误概率为 1/20。如果检验的关系很多并且错误发生的可能性很高，P值可以被下调。在全基因组相关的研究中，组间几十万个变异需要检测，P值常被设定到 10^{-7}。

β错误和把握度

II 型（或 β）错误指未拒绝实际上不成立的无效假设的可能性（例如观察组间确实存在差异或治疗效果）。在临床研究中，研究者陈述 β 错误是很重要的，即使在研究的设计阶段也是如此。研究的设计者要计算把握度（或 1–β），即假设确有差异存在，研究能发现差异的能力，并依此计算样本量。需要注意，小样本量的临床试验提出"治疗无效"的证据，可能为样本量不够所致；其实，研究不足以发现差异。

可信区间

可信区间（CI）给研究者提供真实测定值的估计范围（如均数、构成比及相对危险度），95% 可信区间是指对同一总体进行多次测量，结果 95% 落在该区间。换句话说，观察到的真实值在这一范围以外的可能性小于 0.05。优势比或相对危险度的 95% 可信区间如果是包含了 1，那就说明没有统计学意义。

荟萃分析

提高检测方法的精确性并减小可信区间的一个方法是使用荟萃分析，荟萃分析整合多个临床研究得到综合结果。临床医生所熟知的 Cochrane 数据库就常常使用荟萃分析(8)。然而，在解释荟萃分析的结果时，重要的考虑包括设计中包含的试验是否足够相似。系统回顾并荟萃分析了随机对照的临床试验[例如，系统综述或荟萃分析优先报告（PRISMA）声明]和观察性研究的指南[例如，流行病学中的观察性研究的荟萃分析（MOOSE）指南]，是研究者和评论者的优秀资源(9,10)。

偏倚

偏倚是在试验设计、实施和分析时产生的系统误差。 由于在分析过程中较难或不能纠正偏倚,因此对研究者而言,重要的是能够预计不同类型的偏倚,并在试验的设计中纠正偏倚。

- **信息偏倚**:**研究对象的某种特征被错误分组,如暴露者被错误的认为是非暴露组,患病者被认为是非患病者。** 当病例资料不完整或对暴露或结果的标准定义不明确时会出现分组错误。
- **回忆偏倚**:**是一种特殊类型的信息偏倚,可以由于病例组对暴露史的回忆准确,而对照组对暴露史回忆不完全而产生。** 除了合适的标准和完整的记录外,在研究中,使研究对象 / 调查者均不知道研究对象的分组和研究目的,可以减少信息偏倚。
- **选择偏倚**:**发生在病例对照研究选择病例或对照时,或者队列研究中选择暴露或非暴露者时。是由于选择研究对象的方法出现系统错误,导致的暴露和结果的关系被歪曲。** 从不同的医院选取研究对象,尽量同时描述未参加研究者,可以减小选择偏倚。

混杂因子

混杂因子是疾病的危险因素并且与暴露因素相关。混杂因子表面上是暴露和疾病的联系,掩盖了真实联系。混杂因子在各组间分布不一致。

- 年龄、种族和社会经济状态在很多研究中是潜在的混杂因子。可以采用统计学方法,如分层或多变量分析来进行调整。如果混杂因子一定,调整混杂因子后有助于对结果和暴露关系的理解。
- 多因素分析是流行病学研究中常用于同时控制数个混杂因素的统计学方法。在控制混杂因子后,研究者用调整优势比或危险比来反映排除混杂因子后的联系。

因果关系及推广

确定两个因素之间的因果关系,特别是暴露和疾病之间的,标准已经有定义(11)。尽管有 9 条独立的标准来评判一个联系是否为因果关系,其中的几条对于临床研究最有价值。

- **生物梯度**或**计量反应**:是指随着暴露因素的持续时间、剂量或强度改变,疾病的风险会相应增加或减少。
- **合理性**:指关于疾病病理过程的知识或暴露的生物效应理所当然的支持存在联系。合理性与另一个概念——分布一致——之间有重叠,分布一致也是指与已知疾病的生物学存在相容性。
- **终止效应**:指如果通过试验的方法消除、减少或者抵制暴露因素,疾病或结果可以得到预防或改善。
- **重复性**:指不同研究者、不同地区和不同环境中,均观察到同样的联系。
- **时间顺序**:指原因要在结果之前。例如,在一个病例对照研究中,潜伏期疾病会导致暴露因素吗? 研究者必须证明暴露因素在疾病之前就已经存在。
- **强度**:指关联的强度。相对危险性或比数离 1 越远,提示关联越强、试验结果越容易被接受。例如,研究表明 BRCA 基因变异可增加一生中患卵巢癌或乳腺癌的风险 30 倍。尽管强度是一个非常重要的标准,大规模的遗传研究表明,其他因素同样重要。例如,多个研究报道,8q24 染色体区域的几个突变与前列腺癌和其他肿瘤相关(12)。尽管如此,只有一个等位片段只改变 15% 的风险(OR=1.15),统计学的显著差异和一致性表明,关联不是由偶然因素引起,这是一个真实的联系。

结论

　　复习文献是临床工作者继续教育的一部分。理解试验不同的设计、优缺点和试验提供的联系的测量方法有利于整合临床研究结果并将其用于临床实践。临床实践中用药、治疗、医疗方案的改变是否有足够的证据支持,是临床实践进步的基石。在一个飞速发展的领域,理解临床研究帮助临床医生为每天治疗的妇女提供最佳的治疗。

(蒋芳　郎景和　译)

参考文献

1. **National Institutes of Health.** Eunice Kennedy Shriver, National Institute of Child Health & Human Development. Clinical research and clinical trials: what is clinical research? 2009. Available online at: http://www.nichd.nih.gov/health/clinicalresearch

2. **Atkins D, Eccles M, Flottorp S, et al.** Systems for grading the quality of evidence and the strength of recommendations I: critical appraisal of existing approaches. The GRADE Working Group. *BMC Health Serv Res* 2004;4:38.

3. **ClinicalTrials.gov** A service of the U.S. National Institutes of Health. 2010. http://www.clinicaltrials.gov/

4. **U.S. Food and Drug Administration.** Regulatory information: Food and Drug Administration Amendments Act (FDAAA) of 2007. Available online at: http://www.fda.gov/RegulatoryInformation/Legislation/FederalFoodDrugandCosmeticActFDCAct/Significant AmendmentstotheFDCAct/FoodandDrugAdministrationAmendments Actof2007/default.htm

5. **Schulz KF, Altman DG, Moher D.** CONSORT Group. CONSORT 2010 Statement: updated guidelines for reporting parallel group randomized trials. *BMJ* 2010;340:c332.

6. **Hulley SB, Cummings SR, Browner WS, et al.** *Designing clinical research.* 3rd ed. Philadelphia: Lippincott Williams & Wilkins, 2007.

7. **Armstrong B, Doll R.** Environmental factors and cancer incidence and mortality in different countries, with special reference to dietary practices. *Int J Cancer* 1975;15:617–631.

8. **The Cochrane Library.** About the Cochrane library. Available online at: http://www.thecochranelibrary.com/view/0/AboutThe CochraneLibrary.html

9. **Liberati A, Altman DG, Tetzlaff J, et al.** The PRISMA statement for reporting systematic reviews and meta-analyses of studies that evaluate health care interventions: explanation and elaboration. *J Clin Epidemiol* 2009;62:e1–34.

10. **Stroup DF, Berlin JA, Morton SC, et al.** Meta-analysis of observational studies in epidemiology: a proposal for reporting. Meta-analysis Of Observational Studies in Epidemiology (MOOSE) group. *JAMA* 2000;283:2008–2012.

11. **Hill AB.** The environment and disease: association or causation? *Proc R Soc Med* 1965;58:295–300.

12. **Yeager M, Chatterjee N, Ciampa J, et al.** Identification of a new prostate cancer susceptibility locus on chromosome 8q24. *Nat Genet* 2009;41:1055–1057.

第二部分　　基 本 原 则

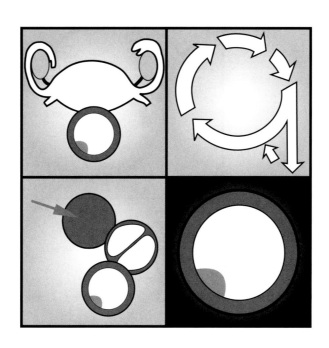

第 5 章　解剖学和胚胎学

Eric R. Sokol
Rene Genadry
Jean R. Anderson

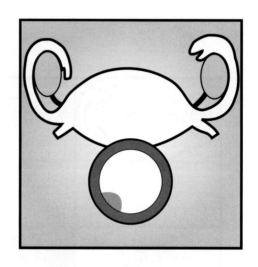

- 尽管解剖学基本内容并未改变,但是我们对特殊解剖关系的理解以及与临床和手术相关的解剖学新进展仍在进一步发展。
- 盆腔血管分支模式存在明显的个体差异,同一个体双侧的血流模式也可能并不对称。盆腔外科医生应随时准备应对与"教科书"中血管模式变异的情况。
- 理解盆底疾病的发展,并且对其进行安全有效地处理,需要对骨盆及其韧带、盆底肌肉和筋膜、神经和血管,以及盆腔脏器之间的关系有深入理解。
- 大约10%的婴儿在出生时有生殖系统的异常,在盆腔外科中一个系统的异常常常反映出另一个系统的异常。
- 所有医源性输尿管损伤中约75%是由妇科手术操作引起,最常见的是开腹子宫切除术;当有盆腔解剖变异时,包括附件包块、子宫内膜异位症、其他盆腔粘连性疾病或肌瘤,这种危险增加。

　　女性盆腔解剖是妇科执业医生应当了解的基础知识。虽然解剖学基本内容及其与妇科临床实践的关系并未随时间而改变,但是我们对特殊解剖关系的理解以及与临床和手术相关的解剖学新进展仍在进一步发展。

　　本章介绍了包括生殖器、泌尿器和胃肠脏器在内的盆腔主要支持结构的解剖。由于很多常见解剖结构在命名上发生了显著变化,这里所采用的术语是根据**解剖学名词**的最新标准进行命名的;其他被普遍接受的术语也写在括号内(1)。

盆腔结构

骨盆　　骨盆骨骼是由骶骨、尾骨和双侧髋骨构成的(髋骨、无名骨),双侧髋骨向前融合,形成耻骨联合。图 5.1 显示骨性骨盆及其韧带和裂孔。

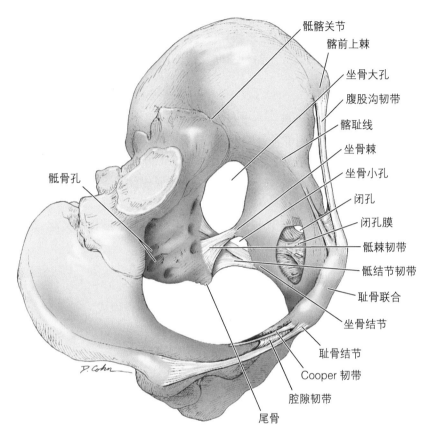

图 5.1　女性骨盆。骨盆骨骼(髋骨、骶骨和尾骨)及其关节、韧带和裂孔

骶骨和尾骨　　骶骨和尾骨是脊柱的延伸,由 5 块骶椎融合和 4 块尾椎融合而成。骶骨和尾骨由一个联合关节(骶尾关节)相连接,有一定的活动度。

骶骨和尾骨的基本特征如下:

1. **骶岬**——骶骨前方的突起,是骶骨最突出的部位,它是腹腔镜插入和骶阴道固定术的重要标志,位于髂总动脉分叉水平。

2. **4 对骶前孔和骶后孔**——是相应骶神经前支和后支的出孔;骶前孔还有骶外侧血管穿过。

3. **骶管裂孔**——由第 5 骶椎后板不完全融合形成,通向骶管,是骶管麻醉的重要临床标志。

骶骨外侧两翼的耳状面,与髋骨形成骶髂关节。

髋骨　　双侧髋骨由三部分组成:髂骨、坐骨和耻骨。这三个部分会合形成髋臼,呈杯状的腔,

55

容纳股骨头。

髂骨

1. **髂嵴**——是髂筋膜、腹肌和阔筋膜的附着处。
2. **髂前上棘和髂前下棘**——髂前上棘是腹股沟韧带的附着处,是腹腔镜从侧方插入的重要临床标志。
3. **髂后上棘和髂后下棘**——髂后上棘是骶结节韧带和骶髂后韧带的附着处。
4. **弓状线**——标志骨盆边缘,位于第1、2骶椎之间的水平。
5. **髂耻线(终末线)**——髂骨和耻骨的结合线。
6. **髂窝**——髂骨前面光滑的凹陷,由髂肌覆盖。

坐骨

1. **坐骨棘**——坐骨棘上下分别是坐骨大、小切迹。骶棘韧带和盆筋膜腱弓固定于此。坐骨棘是阴部神经阻滞和骶棘韧带阴道悬吊术的重要标志,也是分娩时经阴道检查了解胎先露下降程度的标志。
2. **坐骨支**——与耻骨支连接形成闭孔。坐骨支是尿生殖膈下筋膜和会阴肌筋膜的附着处。
3. **坐骨结节**——坐位时支撑身体的圆形骨性突起,是阴道前壁补片系统通过的临床标记。

耻骨

1. **体**——由耻骨上、下支在中线融合而成。
2. **耻骨联合**——两侧耻骨体在中线会合而形成的纤维软骨性联合关节。有一定的弹性和活动度,这在分娩过程中很重要。
3. **耻骨上、下支**——与坐骨支连接形成闭孔。耻骨上、下支是下肢肌肉的起点,也是尿生殖膈下层的附着处,是经闭孔进行尿失禁悬吊术通过的临床标记。
4. **耻骨结节**——耻骨上支的外侧突起,腹股沟韧带、腹直肌和锥状肌附着于此。

临床意义

近来有研究应用 MRI 或 CT 进行骨盆测量,发现骨盆结构与盆底疾病的发生之间存在关系,特别是骨盆入口横径(两侧髂耻线上端之间的距离)较宽和产科结合径(骶岬至耻骨联合的最短距离)较窄时(2,3)。当腰椎前凸消失以及骨盆入口不是垂直方向在生殖器官脱垂妇女更为常见(4,5)。正常情况下腹腔内压力向前作用于耻骨联合,而当骨盆入口不是垂直方向可改变腹腔内压力,使得这一压力更多作用于盆底及其结缔组织和肌肉支持结构。理论上讲,骨盆入口较宽的妇女更易发生盆腔器官脱垂(2,3)。可以推测,具有这些特征的女性在分娩时非常有可能发生神经肌肉和结缔组织损伤,使她们有可能发生盆腔神经病变或盆腔器官脱垂或两者同时发生。一项为消除种族等混淆因素的影响而仅对百人妇女进行的 MRI 研究显示,当有或没有盆腔器官脱垂时,骨盆经线在盆底肌肉水平是相似的(6)。

骨盆关节

骨盆骨骼由 4 个关节相连接(两对关节)。

1. **两个软骨联合性关节**——**骶尾关节和耻骨联合**——这些关节的前后有较强的韧带包绕,这些韧带对耻骨松弛激素有反应,利于分娩。
2. **两个滑膜关节**——**骶髂关节**——骶髂韧带、髂腰韧带、腰骶外侧韧带、骶结节韧带和骶棘韧带使其稳定。

　　骨盆分为大骨盆和小骨盆,由经过骶岬、终末线(髂骨弓状线)、耻骨梳、耻骨嵴和耻骨联合上缘的斜行平面所分割。这一平面位于骨盆上口(骨盆入口)或骨盆缘水平。骨盆下口或骨盆出口形状不规则,由尾骨尖、耻骨联合、坐骨结节连线构成。骨盆上口和下口的大小具有重要的产科意义。

韧带

　　骨盆的四个韧带——腹股沟韧带、Copper 韧带、骶棘韧带和骶结节韧带——对于妇科医生非常重要。

腹股沟韧带

腹股沟韧带在腹股沟疝的修补手术中非常重要。腹股沟韧带:
1. 由腹外斜肌筋膜下缘自身折返而形成。
2. 向外与髂筋膜融合,向下与阔筋膜融合。
3. 向内变平汇入腔隙韧带,后者构成股环的内侧界。

Cooper 韧带

Cooper 韧带在膀胱悬吊手术中常常用到。Cooper 韧带:
1. 是沿着耻骨梳走行的一个坚韧的纤维组织嵴——又称耻骨韧带。
2. 外侧与髂耻韧带融合,内侧与腔隙韧带融合。

骶棘韧带

骶棘韧带在阴道悬吊术中经常用到,这一韧带使阴道手术具有优势。骶棘韧带:
1. 起自坐骨嵴,止于骶骨外侧面。
2. 直肠柱将其与直肠阴道间隙分隔。
3. 在坐骨棘附着处,位于阴部神经和阴部内血管的前方。

　　臀下动脉及其广泛的侧支循环位于骶棘韧带和骶结节韧带之间,实施骶棘韧带悬吊手术时有可能被损伤(图 5.2)(7)。在实施骶棘韧带悬吊手术时,应当小心,不能过度牵拉,

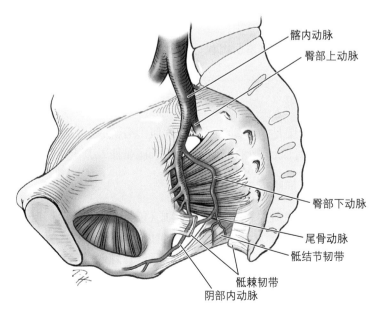

髂内动脉

臀部上动脉

臀部下动脉

尾骨动脉

骶结节韧带

骶棘韧带

阴部内动脉

图 5.2　左侧半骨盆显示骶棘韧带示意图

缝线的位置应在坐骨棘内侧至少两横指,这样才有可能减少臀下动脉、阴部神经及阴部内血管损伤的机会。

骶结节韧带

骶结节韧带有时在阴道穹隆悬吊时作为一个固定点。骶结节韧带:
1. 起自坐骨结节,止于骶骨外侧面。
2. 向内与骶棘韧带融合。
3. 位于阴部神经和阴部内血管后方。

裂孔

骨盆及其韧带构成三个重要的裂孔,肌肉、神经和血管通过这些裂孔到达下肢。

坐骨大孔

坐骨大孔内有下列结构穿过:梨状肌、臀上神经及血管、与股方肌神经伴行的坐骨神经、臀下神经及血管、股后皮神经,支配闭孔内肌的神经和阴部内神经及血管。

坐骨小孔

坐骨小孔有闭孔内肌肌腱穿过,止于股骨大转子。支配闭孔内肌的神经和阴部血管及神经穿过坐骨小孔,再次进入骨盆。

闭孔

闭孔有闭孔神经及血管穿过。治疗尿失禁时,需经闭孔放置束带,有可能损伤闭孔神经血管束。利用 Trocar 进行的阴道前壁和顶端脱垂修补的补片系统常通过闭孔膜置入,在坐骨降支侧方但是在闭孔中央。因此,应仔细辨认解剖标志,而且放置束带时应远离闭孔以避免损伤。

肌肉

骨盆肌肉包括外侧壁肌肉和盆底肌肉(图 5.3;表 5.1)。

外侧壁

骨盆外侧壁肌肉包括梨状肌、闭孔内肌和髂腰肌,进入臀区,协助大腿旋转、内收。

盆底

盆膈

盆膈是一个漏斗形的纤维肌肉分隔,是盆腔脏器最基本的支持结构(图 5.4)。由肛提肌(耻骨肌、耻骨直肠肌、髂尾肌)、尾骨肌及其上下筋膜构成(表 5.1),形成坐骨直肠窝的顶。

肛提肌

肛提肌由耻骨尾骨肌构成(包括耻骨阴道肌、耻骨尿道肌、耻骨直肠肌和髂骨尾骨肌)。 是一个宽大弯曲的片状肌肉,前至耻骨,后至尾骨,两侧至盆壁。尿道、阴道和直肠从中穿过。肛提肌起自耻骨体至坐骨棘的弓状腱。弓状腱,又称为腱弓肛提肌,是由闭孔增厚而形成,是一些阴道悬吊手术的侧方标志和附着点。止于会阴中心腱、直肠壁、肛尾韧带、尾骨和阴道壁。

肛提肌辅助前腹壁肌肉,容纳腹腔和盆腔脏器。 支持阴道,协助排便,防止大便失禁。

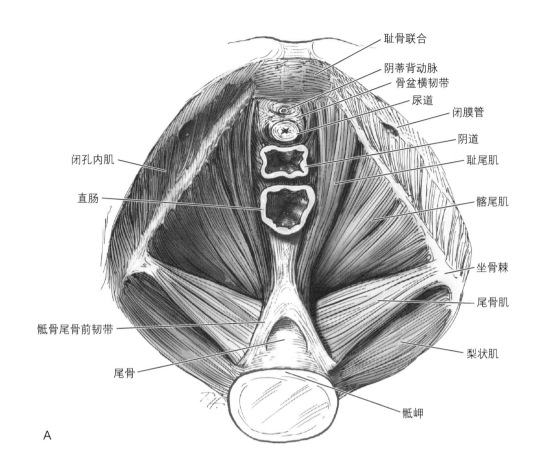

耻骨联合

阴蒂背动脉

骨盆横韧带

尿道

闭膜管

阴道

耻尾肌

髂尾肌

坐骨棘

尾骨肌

梨状肌

闭孔内肌

直肠

骶骨尾骨前韧带

尾骨

骶岬

A

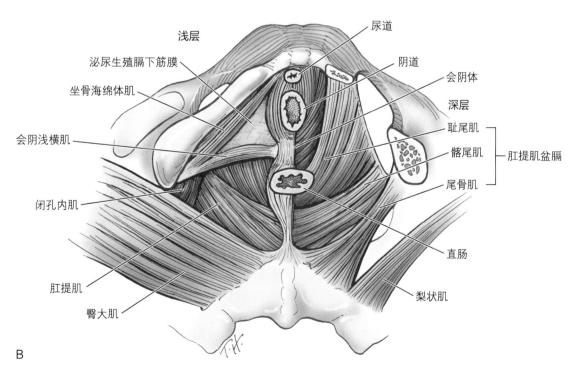

浅层

尿道

泌尿生殖膈下筋膜

阴道

会阴体

坐骨海绵体肌

深层

会阴浅横肌

耻尾肌

髂尾肌

肛提肌盆膈

尾骨肌

闭孔内肌

直肠

肛提肌

梨状肌

臀大肌

B

图 5.3　盆膈。A：盆底内面观，显示盆膈肌肉和骨盆骨骼的关系。B：盆膈外面观，显示肛提肌的划分（右侧的浅层已被去除）

59

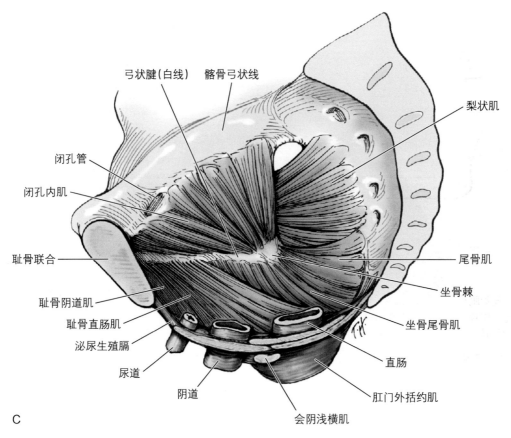

弓状腱(白线) 髂骨弓状线

梨状肌

闭孔管

闭孔内肌

耻骨联合

耻骨阴道肌

耻骨直肠肌

泌尿生殖膈

尿道

阴道

尾骨肌

坐骨棘

坐骨尾骨肌

直肠

肛门外括约肌

会阴浅横肌

C

图 5.3(续) 盆膈。C:盆膈及尿生殖膈浅筋膜矢状面观,肌肉包括会阴深横肌、尿道括约肌

表 5.1 盆底肌肉

	起点	止点	功能	支配神经
骨盆侧壁				
梨状肌	S2~S4 前面和骶结节韧带	股骨大转子	屈曲时大腿外旋、内收;维持股骨头在髋臼内	S1~S2;形成骶丛的肌床
闭孔内肌	耻骨上、下支	股骨大转子	屈曲时大腿外旋;维持股骨头在髋臼内	(L5,S1)闭孔内神经
髂腰肌	腰大肌起自腰椎侧面;髂肌起自髂窝	股骨小转子	大腿屈曲,维持躯干与大腿之间的稳定;脊柱屈曲或侧弯	(L1~L3)腰大肌——腰神经前支,(L2~L3)髂肌——股神经,包括位于肌肉内的腰丛
盆底				
盆膈				
肛提肌 耻骨尾骨肌 耻骨阴道肌 耻骨直肠肌	起自耻骨体至坐骨棘的弓状腱	会阴中心腱、肛管壁、肛尾韧带、尾骨、阴道壁	辅助前腹壁肌肉,容纳腹腔和盆腔脏器;支持阴道后壁;协助排便;防止大便失禁;分娩过程中,当宫颈扩张时支持胎头	S3~S4;直肠下神经
尾骨肌	坐骨棘和骶棘韧带	第 5 骶椎和尾椎侧面	支持尾骨,并将其拉向前	S4~S5
尿生殖膈				
会阴深横肌	坐骨耻骨支内侧面	阴道壁下部,前部纤维和尿道括约肌混合	稳定中心腱	S2~S4;会阴神经
尿道括约肌	坐骨耻骨支内侧面	尿道和阴道	压迫尿道	S2~S4;会阴神经

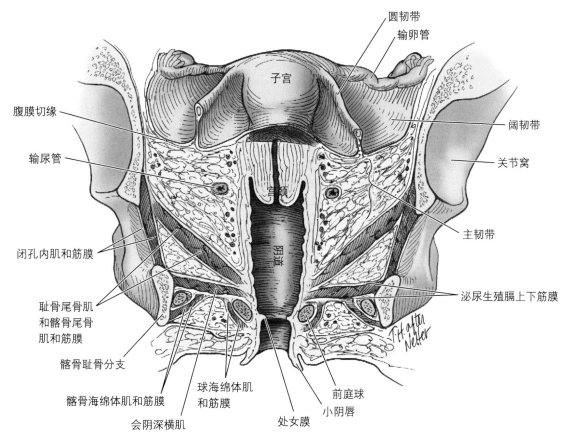

图 5.4　盆腔脏器的支持结构

分娩过程中,当宫颈扩张时肛提肌可支持胎头。肛提肌组合的前面部分的作用是关闭泌尿生殖裂孔并将尿道、阴道、会阴和肛门直肠拉向耻骨,而水平起源的后面部分(提肌板)的作用是盆腔脏器的支持膈或"阻挡"。当去神经支配或受到直接肌肉外伤后,肛提肌失去正常强度,会导致泌尿生殖间隙松弛,提肌板失去水平起源,以及更加类似碗状的结构。这些改变可以是双侧或不对称性(8)。这种结构在盆腔器官脱垂的妇女较有正常盆腔支持结构的妇女更为多见(9)。

传统的教学是肛提肌在会阴表面由阴部神经支配,在盆腔表面是由骶骨神经的直接分支支配。有证据显示肛提肌仅由仅由位于肌肉的上表面(骨盆内)的神经支配而不受阴部神经支配(10-15)。这一神经,是指和肛提肌神经一样,起源自 S3~S4 神经和 / 或 S5,支配尾骨肌和肛提肌组(10)。自骶骨孔传出后,在坐骨棘和腱弓肛提肌内侧走行 2~3cm,穿过尾骨肌、髂骨尾骨肌、耻骨尾骨肌和耻骨直肠肌。偶尔情况下,直接来自 S5 的一支神经单独支配耻骨尾骨肌。由于肛提肌所在位置,在分娩和盆腔手术,如骶棘韧带或髂尾肌阴道穹隆悬吊术过程中可能会受到损伤。

尿生殖膈

尿生殖膈的肌肉加强前部盆膈,与阴道和尿道密切相关。尿生殖膈包括会阴深横肌和尿道括约肌,由上、下筋膜包绕(表 5.1)。

血管　　　　盆腔血管除供养生殖器官以外,还供养下列结构:

- 泌尿道和胃肠道
- 腹壁、盆底和会阴、臀部和大腿上部的肌肉
- 筋膜、其他结缔组织和骨骼
- 皮肤和其他表浅结构

传统上,供养器官的血管成为脏血管,而供养支持结构的血管称为壁血管。

主要血管

盆腔主要血管的走行参见图 5.5;这些血管的起点、走行,分支以及静脉回流情况参见表 5.2。通常,盆腔的静脉与动脉伴行,并且同名。有时,某一特定区域的静脉回流起自由多个血管构成的血管丛。静脉系统成对分布,左右回流模式相同。但是也有例外,如卵巢静脉。特殊静脉回流参见表 5.2。

一般原则

对年轻外科医生最常说的两句话是"掌握血液供应"和"仔细止血"。为了熟悉盆腔的血流情况,应该掌握盆腔血管的几个独特的特征,这一点对于外科操作很有意义:

1. **盆腔血管对于盆腔血供非常重要。**可增加盆腔内筋膜的致密程度,使盆腔脏器维持在正常位置(16)。

2. **髂内血管的分支模式存在显著的解剖学个体变异。**血管发出次级分支没有固定顺序;有些分支可以从主干发出,也可以从其他分支发出,而不是从髂内动脉发出。偶尔,某一分支完全从另一条血管发出(如闭孔动脉可从髂外动脉或腹壁下动脉发出)。其他主要血管分支也可出现这种变异;有报道卵巢动脉可以从肾动脉发出,或从主动脉发出。臀下动脉可以从髂内动脉后支或前支(髂内动脉)发出。双侧血流模式可能不对称,不同个体之间由不同血管相吻合所供养的脏器也存在变异,这与涉及的血管所供应的血流成比例(16)。盆腔外科医生必须准备应对与"教科书"中血管模式变异的情况。

3. **盆腔血管系统是一个高容量、高流量的系统,在生育期具有巨大的扩张能力。**妊娠后期,子宫动脉的血流可增加至约 500ml/min。非妊娠妇女,某些情况下,如子宫肌瘤和恶性肿瘤,可能和新生血管、血管增生以及相应的盆腔血流增加有关。理解不同临床情况下盆腔血管系统的容量和流量体征将使外科医生能够预测可能发生的问题,术前术后采取适当的措施(包括准备血液和血液制品),以防止和解决出血情况。

4. **盆腔血管系统具有广泛的侧支循环网,在不同的大血管系统之间存在丰富的交通支**(图 5.6)。如此丰富的血供非常重要,确保了当遭受较大创伤或其他血管受累时盆腔脏器仍能得到充足的氧气和营养。当处理严重的盆腔出血其他方法失败时,仍然可以采用髂内动脉结扎。双侧髂内动脉结扎,尤其是同时结扎卵巢动脉,可大大降低盆腔血压,血流特征从动脉系统转向静脉系统,这时侧支循环继续为盆腔脏器提供血供。有关双侧髂内动脉结扎或同时结扎卵巢动脉之后成功妊娠的报道证实了侧支循环的意义(17)。表 5.3列出了盆腔的侧支循环。

特殊血管

腹腔镜手术将 trocar 插入腹前壁时,为了避免损伤血管导致出血,医生应当牢记相关的解剖关系。腹壁下动脉是髂外动脉的一个分支,在腹股沟韧带内侧缘处发出,向头侧走行,在弓状线水平位于腹直肌鞘的后外侧。它位于脐正中皱襞的外侧约 1.5cm,后者是闭锁的脐动脉位置的标志。在腹腔镜手术过程中,常常在中央的闭塞性脐动脉和侧方的腹股沟管内圆韧带入口之间见到腹壁下动脉。向头侧可看到该动脉,以确保 Trocar 自两侧安全插入。主动脉分叉位于 L4~L5 水平,恰位于骶岬上方。触摸骶岬以指导插入 trocar,

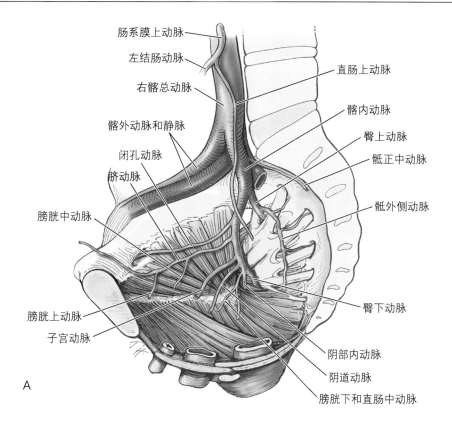

肠系膜上动脉

左结肠动脉

右髂总动脉

髂外动脉和静脉

闭孔动脉

脐动脉

膀胱中动脉

膀胱上动脉

子宫动脉

直肠上动脉

髂内动脉

臀上动脉

骶正中动脉

骶外侧动脉

臀下动脉

阴部内动脉

阴道动脉

膀胱下和直肠中动脉

A

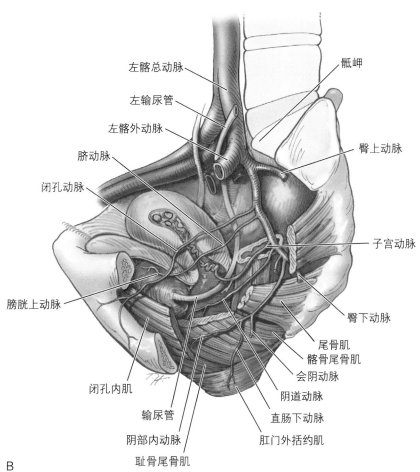

左髂总动脉

左输尿管

左髂外动脉

脐动脉

闭孔动脉

膀胱上动脉

闭孔内肌

输尿管

阴部内动脉

耻骨尾骨肌

骶岬

臀上动脉

子宫动脉

臀下动脉

尾骨肌

髂骨尾骨肌

会阴动脉

阴道动脉

直肠下动脉

肛门外括约肌

B

图 5.5　盆腔血液供应。A：盆腔矢状面观（无内脏）。B：盆腔内脏血供

表 5.2 盆腔主要血管

动脉	起点	走行	分支	静脉回流
卵巢动脉	起自主动脉的腹侧面，恰位于右肾动脉起点的下方	越过髂总动脉，大部分行程靠近输尿管；行至腰大肌浅面时跨越输尿管，进入骨盆后作为骨盆漏斗韧带的一部分，走行于输尿管的外侧	发出分支至卵巢、输卵管、阔韧带，并常有小分支至子宫	右侧汇入下腔静脉；左侧汇入左肾静脉
肠系膜下动脉 (IMA)	在主动脉分叉近端2~5cm处起自主动脉，非成对，为左侧腹膜后动脉	肠系膜下动脉及其分支越过左侧腰大肌和髂总血管；在骨盆缘上方，肠系膜下动脉位于输尿管和卵巢血管的前方	1. 左结肠动脉——在骨盆缘上方发出，供养左侧横结肠、脾曲、降结肠 2. 乙状结肠动脉——有多个分支，供养乙状结肠 3. 直肠上动脉 (痔动脉)——分为两个终末支，供养直肠	肠系膜下静脉汇入脾静脉
髂总动脉	在第4腰椎水平主动脉的终末分支	斜向外下方走行，长约5cm	1. 髂外动脉 2. 髂内动脉	位于动脉后方略偏内，汇入下腔静脉
髂外动脉股动脉	髂总动脉的外侧分支	沿腰大肌内侧缘走行；经过腹股沟韧带深面，成为股动脉，供养下肢	1. 腹壁浅动脉——供养腹前壁下部的皮肤及皮下组织 2. 阴部外动脉——供养阴阜和外阴前部的皮肤及皮下组织 3. 旋髂浅动脉——供养腹前壁下部的皮肤及皮下组织 4. 腹壁下动脉——供养腹前壁下部的肌肉和筋膜层 5. 旋髂深动脉——供养腹壁下部的肌肉和筋膜层	位于动脉后方，进入大腿前部后转至动脉内侧；汇入髂总静脉
髂内动脉	髂总动脉的内侧分支，是骨盆的主要血供	迅速下降进入盆腔，距起点3~4cm处分为前支和后支	后支: 1. 髂腰动脉——与腰动脉和旋髂深动脉吻合，协助供养腹壁下部和髂窝 2. 骶外侧动脉——供养骶管内结构和梨状肌 3. 臀上动脉——供养臀部肌肉 前支: 1. 闭孔动脉——供养髂窝、耻骨后、闭孔内肌 2. 阴部内动脉——供养阴道 3. 脐动脉——胎儿脐动脉遗迹，发出分支成为内侧脐韧带 4. 膀胱上、中、下动脉——供养膀胱，并发出一个或多个分支至输尿管 5. 直肠中动脉 (痔动脉)——供养直肠，并发出分支至子宫体中段 6. 子宫动脉——供养子宫体和宫颈，并发出分支至阴道上段，输卵管、圆韧带和卵巢 7. 阴道动脉——供养阴道 8. 臀下动脉——供养臀部肌肉和大腿后侧肌群	位于动脉深面，起自静脉丛，汇入髂总静脉

续表

动脉	起点	走行	分支	静脉回流
阴部内动脉	起自髂内动脉,为会阴区的主要血供	穿过坐骨大孔,离开盆腔,绕过坐骨棘,再穿过坐骨小孔,进入坐骨直肠窝。在其进入会阴的行程中,与阴部神经经伴行于 Alcock 管中,后者是闭孔内肌上方的一个筋膜隧道	1. 直肠下动脉(痔动脉)——供养肛管、肛门外括约肌、肛周皮肤,并发出分支至肛提肌 2. 会阴动脉——供养会阴皮肤、会阴浅隙肌肉(球海绵体肌、坐骨海绵体肌,会阴浅横肌) 3. 阴蒂动脉——供养阴蒂、前庭球、巴氏腺和尿道	汇入髂内静脉
骶正中动脉	位于中线的不成对血管,起自主动脉终末支的后方	跨越腰椎,骶椎和尾椎	供养骨盆后壁的骨骼和肌肉	骶正中静脉成对,通常汇入左侧髂总静脉
腰动脉	为节段动脉,于每一个腰椎的水平从主动脉后方发出	跨越上 4 个腰椎,分为前支和后支	供养腹壁肌肉(腹外斜肌、腹内斜肌和腹横肌)	静脉汇入下腔静脉

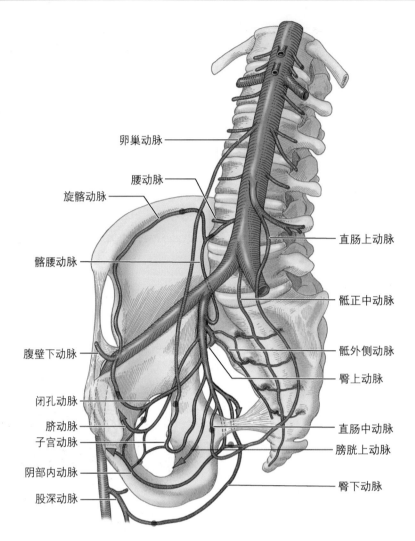

卵巢动脉

腰动脉

旋髂动脉

髂腰动脉

腹壁下动脉

闭孔动脉

脐动脉

子宫动脉

阴部内动脉

股深动脉

直肠上动脉

骶正中动脉

骶外侧动脉

臀上动脉

直肠中动脉

膀胱上动脉

臀下动脉

图 5.6 盆腔伴行血管

表 5.3 骨盆动脉的侧支循环

主要动脉	侧支动脉
主动脉	
卵巢动脉	子宫动脉
直肠上动脉（肠系膜下动脉）	直肠中动脉
	直肠下动脉（阴部内动脉）
腰动脉	髂腰动脉
椎动脉	髂腰动脉
骶正中动脉	骶外侧动脉
髂外动脉	
旋髂深动脉	髂腰动脉
	臀上动脉
腹壁下动脉	闭孔动脉
股动脉	
旋股内动脉	闭孔动脉
	臀下动脉
旋股外动脉	臀上动脉
	髂腰动脉

可使手术医生避免损伤这一区域内的主要血管(见第 23 章的图 23.4)。左侧髂总静脉位于髂总动脉内侧,是腹腔镜脐部 Trocar 插入时和骶阴道固定术解剖时容易损伤的部位。

淋巴　　盆腔淋巴结一般沿着盆腔大血管的走行成群或成串分布,并根据所伴行的血管而命名。位于脏器附近的小淋巴结通常以器官而命名。盆腔淋巴结接受来自盆腔、会阴脏器和盆壁结构的输出淋巴管,并发出淋巴管至更近端的淋巴结群。淋巴结的数量及确切位置变异较大,但有些淋巴结位置相对恒定:

1. 闭孔淋巴结位于闭孔内,靠近闭孔血管和神经。
2. 髂内和髂外静脉交会处的淋巴结。
3. 阔韧带内的输尿管淋巴结靠近宫颈,子宫动脉在此处越过输尿管。
4. Cloquet 或 Rosenmüller 淋巴结——腹股沟深淋巴结中最高的一组,位于股管的开口处。

图 5.7 显示盆腔淋巴系统。表 5.4 列出主要的淋巴干及其引流的主要盆腔和会阴脏器。

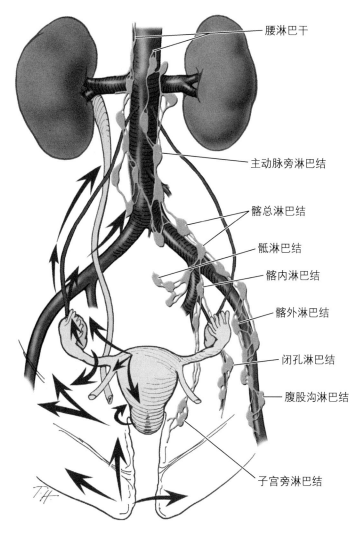

图 5.7　女性盆腔的淋巴引流。外阴和阴道下段引流至腹股沟浅、深淋巴结,有时直接引流至髂淋巴结(沿阴蒂背侧静脉)和对侧。宫颈和阴道上段向外侧引流至宫旁、闭孔和髂外淋巴结,向后沿宫骶韧带引流至骶淋巴结。这些初级淋巴结群和来自卵巢、输卵管的淋巴一样,沿骨盆漏斗韧带引流至主动脉旁淋巴结。宫体下段的引流方式与宫颈相似,在极少数情况下,淋巴液沿圆韧带引流至腹股沟淋巴结

淋巴管和淋巴结之间存在广泛的相互交通,通常每个盆腔器官的淋巴引流途径不止一条。淋巴液可向对侧或交叉引流,有时可越过整群淋巴结,而引流至更近端的淋巴管。

虽然各种交通支、不同的淋巴通路和个体差异使得难以评估肿瘤的扩散程度,但是大多数生殖道恶性肿瘤的自然病程可以直接反映这些器官的淋巴回流。区域淋巴结有无转移是制定妇科恶性肿瘤治疗方案和推测预后的重要因素之一。

表 5.4　生殖器官的主要淋巴结群的引流

淋巴结	主要引流部位
主动脉 / 主动脉旁淋巴结	卵巢、输卵管、宫体(上部);引流自髂总淋巴结
髂总淋巴结	引流自髂外和髂内淋巴结
髂外淋巴结	阴道上段、宫颈、宫体(上部);引流自腹股沟淋巴结
髂内淋巴结	阴道上段、宫颈、宫体(下部)
骶外侧淋巴结	
臀上淋巴结	
臀下淋巴结	
闭孔淋巴结	
膀胱淋巴结	
直肠淋巴结	
宫旁淋巴结	
腹股沟淋巴结	外阴、阴道下段;(偶尔引流子宫、输卵管、卵巢的淋巴)
腹股沟浅淋巴结	
腹股沟深淋巴结	

神经

盆腔由自主神经系统和躯体神经系统共同支配。自主神经包含交感神经纤维(肾上腺素能)和副交感神经纤维(胆碱能),支配生殖道、泌尿道和消化道脏器和血管。

躯体神经

腰骶丛(图 5.8)及其分支提供下腹壁、盆膈和尿生殖膈、会阴、臀部和下肢的运动和感觉躯体神经支配。在盆腔后侧深部,梨状肌前面和尾骨侧面可见起源于肌肉的神经、腰骶干、上四对骶神经前支(骶丛)、尾神经前支和第 4、5 骶神经纤维(尾丛)。表 5.5 列出了各节段脊神经的主要分支及其所支配的结构。除了这些分支以外,腰骶丛还包括支配骨盆侧壁肌肉(闭孔内肌、梨状肌)、后臀部肌肉和盆膈的神经。盆腔内脏神经也包括在内。

支配下肢前面、内侧和外侧皮肤,以及股前深部肌群的神经,经过腹股沟韧带深面出盆腔。支配臀部、大腿和小腿后面和深层组织的神经位于盆腔深部,盆腔手术时一般不易损伤。闭孔神经沿盆壁走行,穿过闭孔进入大腿上部。在进行骨盆侧壁根治性切除手术以及阴道旁修补手术,或在进行依赖 trocar 的尿失禁和器官脱垂手术时,有可能会损伤闭孔神经。

阴部神经与阴部内血管伴行,越过梨状肌进入坐骨直肠窝,在此处分为三个终末支,支配会阴。支配会阴的其他神经:

1. **髂腹股沟神经的阴唇前支**——从腹股沟管内穿出,通过腹股沟浅环,达到阴阜和大阴唇上部。

2. **生殖股神经生殖支**——与圆韧带一起进入腹股沟管,穿过腹股沟浅环,达到外阴前部。

3. **股后皮神经会阴支**——经坐骨大孔出盆腔,走行于坐骨结节前面,达到外侧会阴

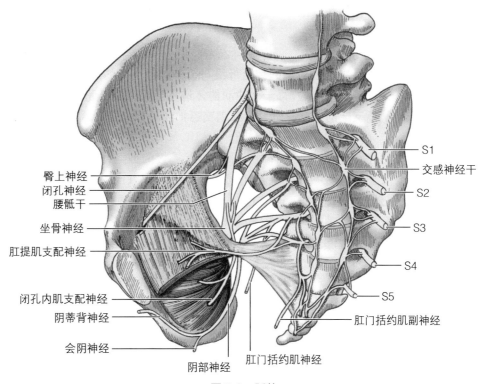

臀上神经
闭孔神经
腰骶干
坐骨神经
肛提肌支配神经

闭孔内肌支配神经
阴蒂背神经

会阴神经

阴部神经
肛门括约肌神经

S1
交感神经干
S2
S3
S4
S5
肛门括约肌副神经

图 5.8   骶丛

表 5.5   腰骶丛

神经	脊神经节段	支配区域
髂腹下神经	T12、L1	感觉——髂嵴附近、耻骨联合上方的皮肤
髂腹股沟神经	L1	感觉——大腿内上部、阴阜、大阴唇
股外侧皮神经	L2、L3	感觉——膝上方大腿外侧
股神经	L2、L3、L4	感觉——大腿前侧和内侧、小腿和足内侧 髋、膝关节运动——髂肌、大腿前群肌
生殖股神经	L1、L2	感觉——外阴前部(生殖支)、大腿中/上部前面(股支)
闭孔神经	L2、L3、L4	感觉——大腿内侧和小腿、髋、膝关节 运动——大腿内收肌群
臀上神经	L4、L5、S1	运动——臀部肌群
臀下神经	L4、L5、S1、S2	运动——臀部肌群
股后皮神经	S1、S2、S3	感觉——外阴、会阴、大腿后侧
坐骨神经	L4、L5、S1、S2、S3	感觉——小腿大部、足部下肢关节 运动——大腿后部肌群、小腿和足部肌肉
阴部神经	S2、S3、S4	感觉——肛周皮肤、外阴和会阴、阴蒂、尿道、阴道前庭 运动——肛门外括约肌、会阴肌肉、尿生殖膈

和大阴唇。

4. **第 2、3 骶神经的皮穿支**——穿过骶结节韧带,支配臀部和邻近会阴。

5. **肛尾神经**——由第 4、5 骶神经发出,穿过骶结节韧带,支配尾骨表面的皮肤。

自主神经　　　　　　在功能上,盆腔内脏神经可分为传入神经和传出神经或感觉神经。然而事实上,传入和传出神经纤维相互紧密交错形成复杂的网络,从解剖上不能分开。

传出神经

自主神经系统的传出纤维与躯体神经系统的运动纤维不同,需要经过中枢神经系统之外的一个突触,每一次冲动的传递需要两个神经元。交感神经部分(胸腰),突触通常距离所支配的器官较远;相反,副交感神经部分(颅骶),突触位于所支配器官之上或附近。

节前神经元的轴索从脊髓发出,和周围神经元接触。外周神经元相互聚集形成所谓自主神经节。有些神经节沿着相互连接的神经纤维分布,形成一对纵行的神经索,称为交感干。从颅底至尾骨,位于脊柱两侧。从 T12 至骶岬,交感干走行于腰大肌内侧缘;经过髂总血管的后方进入盆腔,走行于骶骨前表面。在主动脉的前外侧面,主动脉丛形成一个交织的神经纤维网,并散在神经节。起自或穿过交感干的分支加入主动脉丛及其附属神经。

卵巢、部分输卵管和阔韧带由卵巢丛支配,卵巢丛起源于主动脉丛和肾丛,是一个与卵巢血管伴行的神经纤维网。肠系膜下丛是腹腔丛和主动脉丛的附属支,与肠系膜下动脉及其分支伴行,支配左半结肠、乙状结肠和直肠。

下腹上丛(骶旁神经)(图 5.9)是主动脉丛的延续,位于腹膜后,主动脉末端、第 5 腰椎和骶岬之前,两侧输尿管之间。位于疏松组织之中,覆盖骶正中血管,通常由 2 和 3 个不完全融合的神经干组成。它包含来源于腰神经的节前纤维、来源于高位交感神经节和

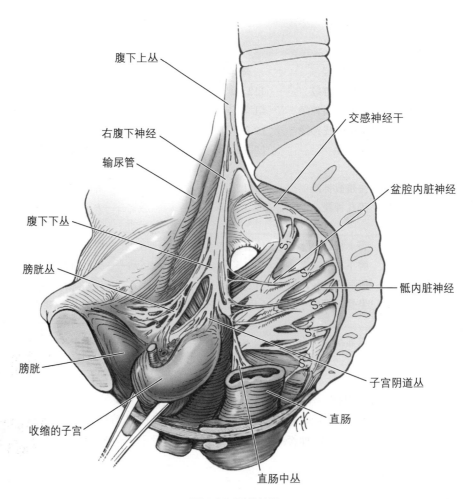

图 5.9 骶前神经

骶交感干的节后纤维,以及内脏传入神经纤维。在骶岬正下方,下腹上丛分为两个疏松的神经干——下腹神经。这些神经向下、向外侧走行,与下腹下丛(盆丛)连接(图 5.9),下腹下丛是一个致密的神经和神经节网,沿骨盆侧壁分布,覆盖髂内血管的分支。

下腹下丛包括交感传出纤维、传入(感觉)纤维,以及来源于盆腔内脏神经(S2~S4,勃起神经)的副交感纤维。

这对神经丛是盆腔内脏神经系统的最终共同通路,分为三个部分,代表内脏神经支配的分布:

1. **膀胱丛**
   - 支配:膀胱和尿道
   - 走行:沿膀胱血管
2. **直肠中丛(痔丛)**
   - 支配:直肠
   - 走行:沿直肠中血管
3. **子宫阴道丛(Frankenhäuser 神经节)**
   - 支配:子宫、阴道、阴蒂、前庭球
   - 走行:沿子宫血管走行,穿过主韧带和宫骶韧带;交感和感觉纤维来自 T10、L1;副交感纤维来自 S2~S4

传入神经

传入神经来自盆腔脏器和血管,走行路径与血管相同,向中枢神经系统传入感觉。它们也是膀胱、肠道、生殖道功能反射弧的组成部分。传入纤维到达中枢神经系统后,在脊髓后神经节内形成第一个突触。

对子宫内膜异位症引起的继发性痛经的患者实施骶前神经切除术,即分离并切除一段下腹上神经丛,以阻断来自子宫和宫颈的感觉纤维,可以使大约 50%~75% 的患者痛经缓解(18,19)。由于附件的传出纤维沿卵巢丛走行,所以骶前神经切除并不能缓解来源于卵巢和输卵管的疼痛。因为骶前神经丛也包含交感和副交感神经纤维,并和传入纤维交织在一起,故骶前神经切除术后可导致肠道或膀胱功能紊乱。近年来有人提出另外一种手术方法,即宫骶韧带部分切除术。由于宫骶韧带包含大量神经纤维,主要支配子宫,所以对膀胱和直肠功能的损坏可能较小(20)。

阴部神经阻滞较常用于减轻正常阴道分娩的疼痛,但是也可用于会阴小手术。阴部神经阻滞可经阴道或会阴完成。将针头向坐骨棘方向刺入,针尖略向后,穿过骶棘韧带。注射麻药时,应回吸,以避免刺入阴部血管,后者与神经伴行。

盆腔脏器

胚胎发育　女性泌尿道和生殖道不仅在解剖学上,而且在胚胎发育上关系密切。两者大部分来源于中胚层和内胚层,并且有证据表明胚胎期泌尿系统对于生殖系统的发育具有重要的诱导作用。**大约 10% 新生儿具有先天性泌尿生殖系统异常,并且一个系统的异常常常提示另一个系统也存在异常**(19)。

发育上的缺陷在某些临床症状和体征的鉴别诊断中具有重要作用,并且在盆腔手术中具有特殊意义(21-26)。因此,掌握胚胎学基本知识对于妇科医生非常重要。

下文将按发育的顺序介绍泌尿系统、内生殖器和外生殖器,尽管这些器官中很多是同时发育的。**胚胎早期这三个部分是同步发育的**(表 5.6)。

表 5.6 胚胎期生殖道和泌尿道的发育

孕周	生殖道发育	泌尿道发育
4~6	尿直肠膈	前肾
	形成泄殖腔褶、生殖结节	中肾管
	输尿管芽、后肾	
	生殖嵴	中肾管外翻,输尿管长入膀胱
6~7	生殖道发育分化期结束	大、小肾盏形成
	原始性索发育	肾脏开始上升
	副中肾管形成	
	阴唇阴囊突形成	
8~11	副中肾管远端开始融合	肾脏开始具有功能
	窦阴道球形成	
12	阴蒂和阴道前庭球发育	
20	阴道板管道化	
32	肾集合管系统形成	

泌尿系统

肾脏、肾集合系统、输尿管

肾脏、肾集合系统、输尿管起源于中胚层的纵行团块(肾索),位于原始主动脉的两侧。这一过程形成了三个连续的、逐步进展的泌尿结构,每一个结构都比上一个结构向尾端发展。

前肾发育不完全,并且没有功能;进而被中肾取代,中肾在退化前具有短暂的功能。虽然中肾作为一个排泄器官存在时间较短,但是它的管系,即中肾管(wolffian 管)具有独特的重要性,原因如下:

1. 在胚胎发育过程中,向尾端生长,第一次向原始泄殖腔和"外部世界"形成一个开放的排泄管道。

2. 作为后肾发育的起点,后肾最终发育为肾脏。

3. 在男性,最终分化为性管道系统。

4. 虽然中肾管在女性逐渐退化,但有证据表明它在副中肾管或米勒管的发育中具有诱导作用(22)。

后肾的发育始于输尿管芽,输尿管芽由中肾管远端发出,向头端延伸,穿过肾索的一部分即后肾胚基。输尿管芽开始顺序发出分支,每一个分支的顶端都覆盖有后肾胚基。后肾胚基最终形成肾功能单位(肾单位),而输尿管芽发育成肾集合管系统(集合管、小肾盏、大肾盏、肾盂)和输尿管。尽管这些原始组织按独自的途径分化,但是它们之间相互诱导——单一系统不能独立发育。

肾脏最初位于盆腔内,而后逐渐上升至最终的位置。在这一过程中肾脏几乎旋转90°,实际上是胚胎的大部分尾端部分向远离肾脏的方向生长。肾脏的血供最初来源于骶正中动脉和髂总动脉,逐渐由主动脉较高部位发出的分支替代。肾动脉形成后,由肾动脉为肾脏供血,而原先的血管则退化。最终的肾脏在妊娠第7周末到第8周早起开始有功能。

膀胱和尿道

胎儿的外部开口扩张形成泄殖腔。在妊娠第7周,泄殖腔由间充质泌尿直肠膈分隔为前方的泌尿生殖窦和后方的直肠。膀胱和尿道由泌尿生殖窦最上方的部分形成,周围包绕着间充质组织。间充质组织参与形成膀胱和尿道的肌层和浆膜层。其余的泌尿生殖窦下部即是所谓的生殖器或最终泌尿生殖窦。同时,中肾管远端及与其相连的输尿管芽融合进入膀胱后壁,这一区域将形成膀胱三角。这一融合过程的结果是中肾管最终在膀胱颈下方独立开口泌尿生殖窦。

后肠延伸至脐部,与膀胱相连。尿囊是后肠退化的遗迹,类似憩室。尿囊闭锁,形成纤维索带,称为脐尿管或脐正中韧带。在极少数情况下,脐尿管管腔仍部分开放,形成脐尿管囊肿,或者完全开放,形成通向脐部的尿瘘(23)。

生殖系统

虽然受精时已经决定了基因上的性别,但是胚胎早期两性的生殖系统难以区分。这一时期成为生殖系统发育的"未分化期"。在这一时期,男性和女性胚胎的性腺都具有明显的皮质区和髓质区,具有两套生殖管道,并且外生殖器的外观相似。男性性分化是一个"活跃的"过程,需要有 SRY 基因(性别决定基因)的存在,它位于 Y 染色体短臂上。临床上,**直到 12 孕周时性别才较明显,并且这依赖于睾丸决定因子和随后的男性性腺分泌的雄激素的复杂调节**。女性发育被称为"人类胚胎的基本发育途径",不需要雌激素,只要无睾酮作用即可。

内生殖器

原始生殖细胞离开卵黄囊,穿过后肠肠系膜,在 T10 水平到达后侧体壁的间充质组织,这是未来卵巢所在的最初位置(图 5.10 和图 5.11)。生殖细胞到达这一区域后,诱导邻近的中肾和体腔上皮细胞增殖,在中肾内侧形成一对生殖嵴。这一过程发生在妊娠第 5 周。性腺的发育必须依赖这种增殖,因为这些细胞形成一个支持细胞集团(原始性索),利于生殖细胞生长;否则性腺将退化。

米勒管　副中肾管或米勒管位于中肾管外侧,两侧米勒管向尾端生长,而后向中间会合,融合于中线。在后尿道略突增厚的部位,米勒管和泌尿生殖窦接触,此处称为窦结节。此后的性发育决定于有无睾丸决定因子。睾丸决定因子由 Y 染色体编码,由躯体性索细胞调节。睾丸决定因子使性腺皮质退化,并引起性腺髓质分化为 Sertoli 细胞。

Sertoli 细胞分泌一种糖蛋白,称为抗米勒管激素(AMH)。AMH 可使男性胚胎副中肾管系统退化,可能是将 Leydig 细胞从周围的间充质细胞中区分开来的标志。Leydig 细胞产生睾酮,在 5-α 还原酶作用下转化为双氢睾酮。睾酮使中肾管系统演化成输精管、附睾、射精管和精囊。在青春期,睾酮引起精子产生以及第一、二性征的变化。双氢睾酮激发男性外生殖器、前列腺和尿道球腺的发育。在没有睾丸决定因子的情况下,髓质退化,性索皮质分解为孤立的细胞集落(原始卵泡)。

生殖细胞分化为卵原细胞,作为初级卵母细胞进入第一次减数分裂,然后停止发育直至青春期。在没有 AMH 的情况下,中肾管系统退化。但是在至少 1/4 成年女性中(11),仍然可在卵巢系膜(卵巢冠、卵巢旁体)中或沿子宫或阴道的外侧壁发现中肾管遗迹(Gartner 管囊肿)(24)。

随后副中肾管发育。下端融合的部分形成子宫阴道管,以后发育成子宫和阴道上段的上皮和腺体。子宫内膜基质和子宫肌层由周围的间充质分化而来。副中肾管头端未融合的部分开口于体腔(未来的腹腔),成为输卵管。

副中肾管融合形成两层腹膜皱褶,即阔韧带,并将盆腔分为后面的直肠子宫陷凹和前面的膀胱子宫陷凹。在阔韧带两层之间间充质增殖分化为疏松结缔组织和平滑肌。

阴道　阴道形成于胚胎第 3 个月。当子宫阴道管形成时,窦结节内胚层组织开始分化,形成一对窦阴道球,将来成为阴道下 20%。子宫阴道管最下端的部分被以实性组织核(阴道板)所封闭,其起源不明。在随后的 2 个月中,这一组织不断延伸,中心脱落而形成管道,周围的细胞形成阴道上皮。阴道壁的纤维肌层来源于子宫阴道管的中胚层。

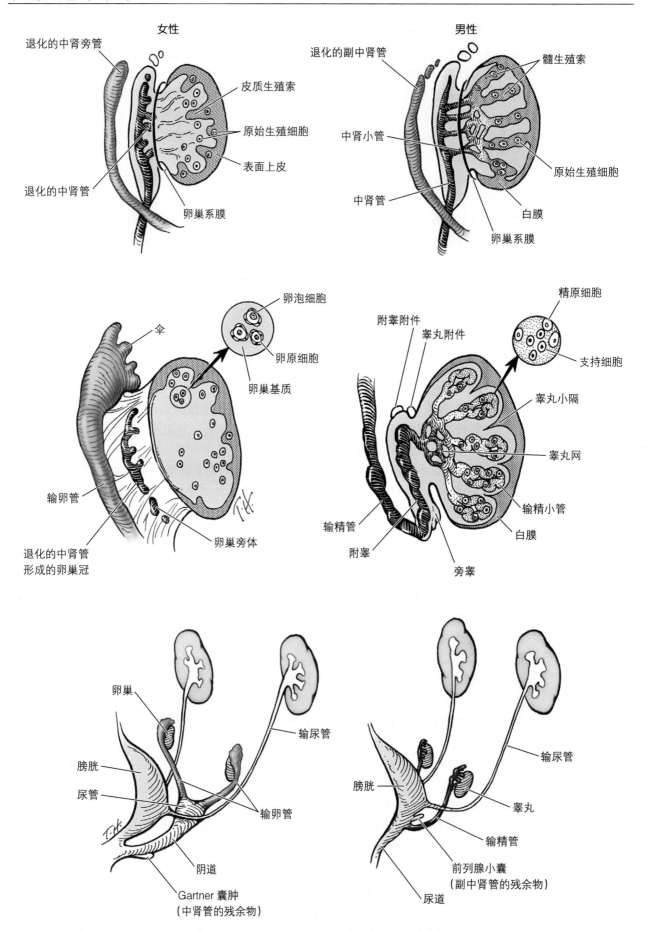

女性

退化的中肾旁管

皮质生殖索

原始生殖细胞

表面上皮

退化的中肾管

卵巢系膜

男性

退化的副中肾管

髓生殖索

中肾小管

原始生殖细胞

中肾管

白膜

卵巢系膜

伞

卵泡细胞

卵原细胞

卵巢基质

输卵管

退化的中肾管
形成的卵巢冠

卵巢旁体

附睾附件

睾丸附件

精原细胞

支持细胞

睾丸小隔

睾丸网

输精管

输精小管

附睾

白膜

旁睾

卵巢

输尿管

膀胱

尿管

输卵管

阴道

Gartner 囊肿
（中肾管的残余物）

输尿管

睾丸

膀胱

输精管

前列腺小囊
（副中肾管的残余物）

尿道

图 5.10 男性和女性在胚胎早期发育变化的比较

74

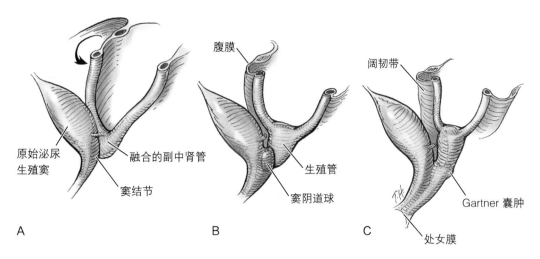

图 5.11　女性生殖道的胚胎发育。子宫和阴道的形成。A：两侧副中肾管在接近原始泌尿生殖窦后壁时相互融合，此时子宫和阴道上段开始形成。B、C：在孕第 3~5 个月之间，管道像拉链一样向上融合在一起。由于副中肾管离开后侧体壁，拉起一对腹膜皱襞，形成子宫阔韧带。A~C：阴道下段来源于原始泌尿生殖窦后壁的窦阴道球

附属性腺　女性附属性腺是作为尿道（尿道旁腺或 Skene 腺）和最终泌尿生殖窦（前庭大腺或巴氏腺）形成的副产物而形成的。卵巢最初是在胸部发育的，经过复杂的下降过程，最终到达盆腔。这一伴有分化生长的下降过程是在一条韧带条索牵引下进行的，这条韧带条索称为卵巢引带，上方与卵巢相连，下方与将来的大阴唇区域的筋膜相连。卵巢引带和副中肾管在它们上端的融合处相连，这样卵巢引带就被分为两个独立的结构。当卵巢及其系膜到达阔韧带的上部，卵巢引带的近端的部分就成为了卵巢韧带，远端部分则成为圆韧带。

外生殖器

早在胚胎第 5 周时，泄殖腔两侧形成皱褶，向前会合于中线形成生殖结节（图 5.12）。随着泄殖腔被泌尿直肠膈及随后形成的会阴所分隔，前方的泄殖腔褶称为泌尿生殖褶，而后方的称为肛门褶。生殖结节开始长大，在女性胚胎中，生长缓慢，成为阴蒂；泌尿生殖褶形成小阴唇。在男性胚胎中，生殖结节持续生长，形成阴茎；泌尿生殖褶相互融合，包绕阴茎尿道。在泌尿生殖褶外侧，形成另外一对隆起，在未分化期称为阴唇阴囊突。在没有雄激素的情况下，这对隆突不融合，形成大阴唇。泌尿生殖窦最终发育为阴道前庭，尿道、阴道和前庭大腺开口于此。

临床联系　　　泌尿生殖系统的发育异常可以通过男性和女性胚胎发育知识来进行解释和理解。因为这两个系统的发育过程相互关联，所以不难理解一个系统的异常可能和另一个系统的异常相联系（25）。

泌尿系统

泌尿道的异常是由输尿管芽、后肾胚基的缺陷所致，或是由它们之间相互诱导作用的异常引起。

肾发育不全　一侧或双侧输尿管芽未形成或退化时，后肾胚基就不被诱导分化为肾单位，就会发生肾发育不全。双肾发育不全的胎儿出生后不能存活，但孤肾胎儿通常可以存活。孤肾可发生代偿性肥大。单侧肾发育不全常常伴发输卵管、子宫或阴道缺失或畸

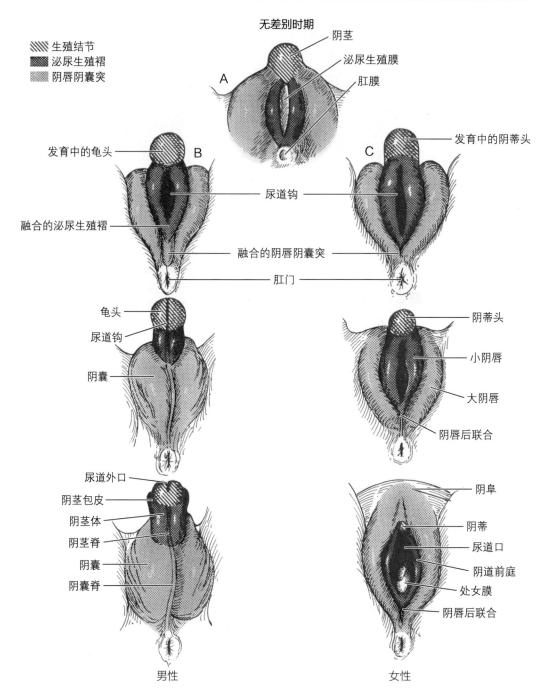

图 5.12 男性和女性外生殖器发育的比较。A:在前 7 周,两性发育方式相同,此后开始分化。B:男性外生殖器。C:女性外生殖器

形——副中肾管衍生物。

肾位置异常 肾位置异常是由于肾脏在正常上升过程中受到干扰所致。盆腔肾脏旋转不良是最常见的结果;马蹄肾,即两侧肾脏跨中线融合,发生率约为 1/600,由于在上升过程中受肠系膜下动脉根部的阻碍,肾脏最终的位置比正常低。

输尿管上段和肾盂重复 输尿管上段和肾盂重复比较常见,是由于输尿管芽过早分叉所致。如果两个输尿管芽发育,那么两个完全重复的集合系统。在这种情况下,一个输尿管芽正常开口于膀胱后壁,而另一个输尿管芽则在中肾管内走行更远的距离,在尿道、阴道或阴道前庭形成异位开口;尿失禁是最初的临床表现。前面所说的泌尿道大多没有

症状,除非发生梗阻或感染。在这种情况下,鉴别诊断时必须要考虑胚胎发育的异常。

生殖系统

由于两性生殖系统发育的早期相似,性发育的先天缺陷通常由染色体异常所引起,临床上表现为外生殖器性别不清。这种情况被称为中性或两性畸形,分类依据性腺组织学表现。

真两性畸形　真两性畸形患者同时具有卵巢组织和睾丸组织,最常见的是卵睾,有时也可见一侧是卵巢,另一侧是睾丸。在后一种情况时,由于局部没有 AMH,有卵巢的一侧可发育为单角子宫,并且有输卵管。真两性畸形非常罕见,与染色体镶嵌、突变或 X、Y 染色体异常分裂有关。

假两性畸形　假两性畸形患者,基因显示一个性别,而外生殖器具有另一个性别的特征。男性假两性畸形基因型是男性,而外生殖器女性化,最常见的表现是尿道下裂(尿道开口于阴茎腹侧面)或泌尿生殖褶或阴唇阴囊褶融合不完全。女性假两性畸形患者基因型是女性,而外生殖器男性化,包括阴蒂肥大,以及泌尿生殖褶或阴唇阴囊褶不同程度地融合。两种假两性畸形都是由性激素水平异常或性激素受体异常所致。

另一大类生殖道异常涉及多种子宫阴道畸形(图 5.13),发生率约为女性的 0.16%(13)。

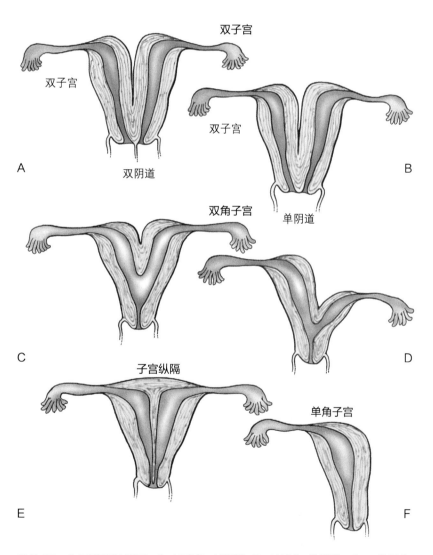

图 5.13　先天畸形的类型。A:双子宫、双阴道。B:双子宫、单阴道。C:双角子宫。D:双角子宫,左侧为始基子宫。E:纵隔子宫。F:单角子宫

这些畸形由下列一种或多种情况所引起：

1. 副中肾管融合不正确
2. 一侧副中肾管发育不全
3. 一侧或双侧副中肾管部分不发育
4. 阴道板未管道化或管道化不完全

生殖结构

阴道   图 5.14 显示女性骨盆的矢状面观。

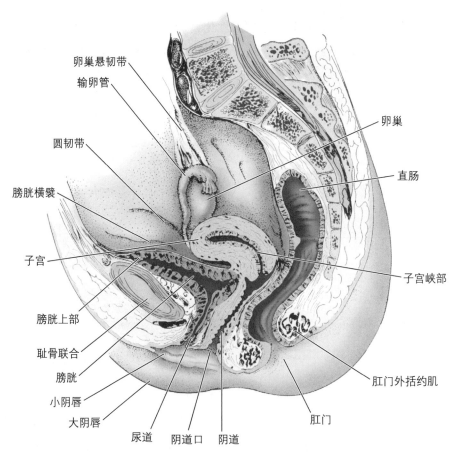

图 5.14　盆腔脏器。女性盆腔的矢状面，显示盆腔脏器及其相互关系

　　阴道是一个中空的纤维肌性管道，由阴道前庭延伸至子宫。 膀胱截石位时，阴道指向后方的骶骨；但直立位时，阴道轴几乎是水平的。阴道上端在宫颈上方与子宫相连，宫颈和阴道之间的间隙称为前、后、侧穹隆。**由于阴道和子宫相连的部位后边比前边高，因此阴道后壁比前壁大约长 3cm。**

　　阴道壁和腹膜将阴道后穹隆与后方的直肠子宫陷凹和腹腔分隔开来。 这一解剖关系在临床上对于诊断治疗都非常有用。后穹隆穿刺，即用一枚细针从宫颈后方刺过阴道壁进入腹腔，用于诊断腹腔内出血（例如异位妊娠破裂、黄体出血、其他腹腔内出血）、积脓（例如盆腔感染性疾病、腹腔内脓肿破裂）或其他腹腔内积液（例如腹水）。阴道穹隆切开术，即在阴道这一部位切开,进入腹腔,可腹腔镜辅助切口,切除附件肿物,并通过阴道后壁将其完整取出。

阴道通过盆腔内筋膜与弓状腱(白线)相连而连接至骨盆侧壁,白线由耻骨延伸至坐骨棘。这种连接使阴道腔转成横裂,前壁和后壁并列;前后壁在侧方会合的间隙称为阴道沟。某些膀胱疝患者可见阴道两侧的分离(侧方膀胱突出症或阴道旁缺陷)。

阴道口可被一层膜覆盖,或围绕以结缔组织皱襞,称为处女膜。处女膜在以后的生活中当发生性行为或分娩时破裂,代之以不规则的组织碎片。阴道下段在通过盆膈泌尿生殖裂孔时而被略收紧,阴道上段则较为宽敞。然而,整个阴道都具有扩张性,分娩时更为明显。

阴道前方紧邻尿道、膀胱颈、膀胱三角区和膀胱后壁;后方和会阴体、肛管、直肠下段、直肠子宫陷凹相邻。**阴道和尿道下部及肠道下部之间由纤维肌层(盆内筋膜)相分隔**。

阴道由以下三层构成:

1. **黏膜**——非角化复层鳞状上皮,没有腺体。阴道主要由宫颈和巴氏腺分泌的渗出液润滑。黏膜层的特征是具有很多横行的嵴和沟,称为皱襞。阴道黏膜对于激素很敏感,在雌激素的刺激下增生、成熟。黏膜层由混合菌群生长,主要为乳酸杆菌;正常 pH 为 3.5~4.5。

2. **肌层**——结缔组织和平滑肌,肌纤维排列疏松,内层为环形,外层为纵行。

3. **外膜**——盆内筋膜,与其下的肌层连接紧密。

血供　阴道血供包括阴道动脉,子宫动脉、直肠中动脉、阴部内动脉发出的分支。

神经支配　阴道的神经支配如下:阴道上段——子宫阴道丛;阴道下段——阴部神经。

子宫

子宫是一个纤维肌性器官,通常分为下部的宫颈和上部的宫体(图 5.15)。

宫颈

暴露于阴道的这部分宫颈称为外宫颈或宫颈阴道部。其表面呈突起的球形,有一个圆形或裂隙状开口(外口)通向宫颈管。**宫颈管长约 2~3cm,在近端的宫颈内口处开口于**

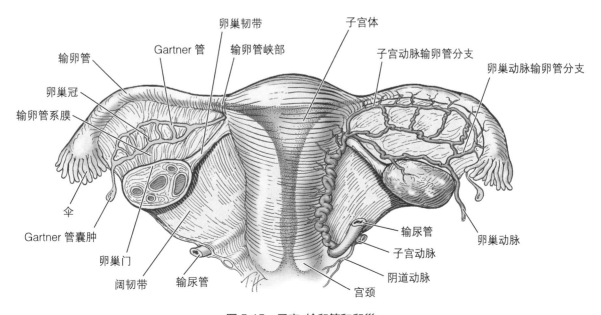

图 5.15　子宫、输卵管和卵巢

子宫腔。

宫颈黏膜一般包含复层鳞状上皮（外宫颈的特征）和可分泌黏液的柱状上皮（宫颈管的特征）。然而，两种上皮交会的地方——鳞柱交界——经常发生位置上的变化，与激素刺激有关。这一变化的交界处称为移行带，是最易发生鳞状肿瘤的部位。

在学龄前期、怀孕或口服避孕药时，柱状上皮可从宫颈管内延伸至外宫颈，称为外翻。绝经后，移行带通常完全退至宫颈管内。

宫颈分泌黏液受激素影响。排卵期前后黏液量多、清亮、稀薄，排卵后黏液量少而黏稠。在黏膜深层及黏膜下层，宫颈由纤维结缔组织和少量环形排列的平滑肌构成。

宫体

子宫体部大小、形态随激素和分娩状况而变化。**出生时，宫颈和宫体的大小几乎相同；成年后，宫体生长至宫颈的 2~3 倍大小。**子宫的位置相对于其他盆腔结构也存在变化，通常用位置描述——前位、中位或后位；屈曲；倾斜。**屈曲是指宫体长轴与宫颈长轴的夹角；倾斜是指子宫和阴道上段交界处的角度。**有时相关的盆腔病变可引起子宫位置发生异常，例如子宫黏膜异位症或粘连。

宫体分为几个不同的区域。宫颈管内口开口于子宫腔的区域称为峡部或子宫下段。宫体上段两侧，各有漏斗状的区域，是输卵管进入的部位，称为子宫角。宫角水平以上的部位称为宫底。

子宫腔呈三角形，覆以宫体黏膜层。上皮细胞呈柱状，与特定的基质一起形成腺体。在育龄期，内膜层发生周期性的结构和功能的变化，子宫内膜浅层周期性脱落、并从基底层再生。

子宫肌层由相互交叉的平滑肌纤维构成，厚度为 1.5~2.5cm。一部分外侧肌纤维与输卵管和圆韧带延续。

宫体大部分和宫颈后侧由腹膜覆盖，称为浆膜。在两侧，阔韧带（是一双侧腹膜，覆盖供应子宫的神经血管）与宫颈和宫体相连。膀胱位于子宫峡部和宫颈的前方。

血供 子宫由子宫动脉供养，子宫动脉与卵巢动脉、阴道动脉相吻合。

神经支配 子宫由子宫阴道丛支配。

输卵管

输卵管和卵巢合称为附件。输卵管是成对的中空器官，相当于未融合的米勒管近侧端。长度约为 7~12cm，其功能包括拾卵、为妊娠提供物理环境、运送营养受精卵。

输卵管分为以下几个部分：

1. **间质部**——输卵管最狭窄的部分，位于子宫壁内，向宫腔形成输卵管开口。

2. **峡部**——最接近子宫壁的狭窄部分。

3. **壶腹部**——峡部外侧管径增大的部分。

4. **伞部（漏斗部）**——呈漏斗形，开口于腹腔；开口边缘有许多指状突起，为拾卵提供了很大的面积。卵巢伞是输卵管末端与卵巢之间的一个连接组织，使两者靠得更近。

输卵管黏膜是纤毛柱状上皮，靠近伞端的黏膜结构变得更为复杂。肌层由平滑肌构成，内层呈环形，外侧呈纵行。输卵管由腹膜覆盖，通过位于圆韧带背侧的输卵管系膜与阔韧带上缘相连。

血供 输卵管由子宫动脉和卵巢动脉供养。

神经支配 输卵管由子宫阴道丛和卵巢丛支配。

卵巢

卵巢是成对的性腺器官,由外侧的骨盆漏斗韧带和内侧的子宫卵巢韧带固定在骨盆和子宫之间。在下方,卵巢门通过卵巢系膜与阔韧带相连;卵巢系膜位于输卵管系膜和输卵管的背侧。卵巢的神经血管经过骨盆漏斗韧带到达卵巢,经卵巢系膜进入卵巢。正常卵巢的大小差异较大,最大可达 5cm×3cm×3cm。卵巢体积的差异是由于内源性激素的产量不同所致,激素产量随年龄和月经周期而变化。外源性物质,包括口服避孕药、促性腺激素释放激素激动剂、促排卵药物,可以刺激或抑制卵巢活动,并进一步影响卵巢的大小。

卵巢由皮质和髓质构成,覆盖有一层单层扁平立方上皮到低柱状上皮,在卵巢系膜处与腹膜相连。皮质由特异基质和不同发育阶段的卵泡或闭锁的卵泡构成。卵巢门区域为髓质,主要由纤维肌肉组织和血管构成。

血供　卵巢的供养血管是卵巢动脉,与子宫动脉相吻合。

神经支配　卵巢神经支配是卵巢丛和子宫阴道丛。

泌尿道

输尿管

输尿管是由肾脏通向膀胱的泌尿管道,长约 25cm,位于腹膜后。

输尿管下段在髂总动脉分叉处的后方横穿骨盆,位于卵巢血管的内侧。输尿管紧贴骨盆外侧壁腹膜和阔韧带内叶下降至盆腔,在阴道上段前方进入膀胱底,斜行穿过膀胱壁,终止于膀胱三角。

输尿管黏膜为移行上皮。肌层由平滑肌构成,内侧为环形、外侧为纵行。紧贴腹膜有一层保护性结缔组织鞘,包绕输尿管。

血供　输尿管血供变异较大,可来源于肾动脉、卵巢动脉、髂总动脉、髂内动脉、子宫动脉和膀胱动脉。

神经支配　神经支配通过卵巢丛和膀胱丛。

膀胱和尿道

膀胱

膀胱是一个中空器官,充盈时为球形,储存尿液。膀胱的大小因尿液容量不同而变化,正常时最大容量至少可达 300ml。膀胱通常分为两个区域,具有重要的生理意义:

1. **膀胱底**包括后方的膀胱三角和前方的逼尿肌增厚区。膀胱三角的三个角分别为两个输尿管口和一个尿道内口。膀胱底接受 α- 肾上腺素交感神经支配,防止尿液排出。

2. **膀胱顶**是膀胱底上方的剩余区域,受副交感神经支配,引起排尿。

膀胱位于耻骨和下腹壁后方,宫颈、阴道上段和部分主韧带的前方。两侧由盆膈和闭孔内肌固定。

膀胱黏膜为移行上皮细胞和肌壁(逼尿肌)。肌纤维不是分层排列的,而是呈网状排列。

血供　膀胱血供来自膀胱上、中、下动脉,也有来自子宫动脉和阴道动脉的分支。

神经支配　膀胱神经支配来自膀胱丛,也有来自子宫阴道丛的分支。

尿道

膀胱颈是膀胱与尿道相连的区域。女性尿道长约 3~4cm,从膀胱至阴道前庭,走行于阴道前方。

尿道内面覆盖非角化鳞状上皮,对雌激素刺激有反应。尿道背侧面的黏膜下层中有尿道旁腺或称 Skene 腺,通过导管排入尿道腔。在远端,尿道旁腺在尿道外口两侧开口于阴道前庭。尿道旁腺慢性感染及其所致的导管阻塞和囊性扩张,被认为是下尿道憩室形成诱发因素。

尿道平滑肌内侧为纵行,外侧为环形。尿生殖膈下筋膜或会阴膜起自尿道中、下 1/3 处。在尿道中下段附近,来自尿生殖膈的随意肌纤维加入尿道外侧的平滑肌中,增加尿道张力,防止尿失禁。在尿生殖膈水平,骨骼肌纤维离开尿道壁,形成尿道括约肌和会阴深横肌。在一项 MRI 研究中,在冠状面上,泌尿生殖膈的腹部与尿道膜部括约肌、前庭球和肛提肌形成一个内部交织的网状结构。其背部通过一个特殊的肌束将肛提肌和阴道侧壁连接到坐骨耻骨支上。在矢状面上可见到泌尿生殖膈和肛提肌的平行位置(27)。

血供 尿道血供来自膀胱动脉、阴道动脉和阴部内动脉的分支。

神经支配 尿道的神经支配来自膀胱丛和阴部神经。

下尿道和生殖道在解剖和功能上是密切联系的。在中线上,可以通过一个疏松的无血管平面,将膀胱和尿道上段与子宫下段、宫颈和阴道轻松地分离开。尿道下段与阴道难以分离。膀胱三角位于阴道中 1/3 上方,与之紧密相连,这一点具有重要的外科意义。盆腔手术中未发现膀胱损伤,可能导致膀胱阴道瘘。

术中很少需要分离至膀胱三角水平,因此这一区域的损伤很少发生。

下消化道

乙状结肠　　**乙状结肠在盆壁左缘进入盆腔后开始其特征性的 S 形弯曲**(图 5.16),柱状黏膜和血

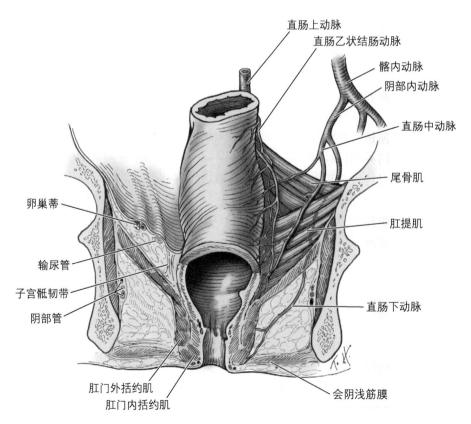

图 5.16 直肠乙状结肠及其血供和肌肉(冠状面,右侧腹膜已经去除)

管丰富的黏膜下层的周围包绕的是内层环形平滑肌和外层三条纵行肌束,称为结肠带。肠系膜长度不等,将乙状结肠固定于后腹壁。

血供　乙状结肠由乙状结肠动脉供养。

神经支配　乙状结肠的神经支配来自肠系膜下丛。

直肠　　**乙状结肠在骶正中区域失去系膜,在距肛门口约 15~20cm 处成为直肠。**直肠依骶骨下部和尾骨曲度而弯曲,在直肠子宫陷凹水平完成成为腹膜后器官。直肠在阴道后方继续沿骨盆弯曲走行,直至盆膈的肛管裂孔水平;在此处向后转折 90°,成为肛管;会阴体将其与阴道分隔。

直肠黏膜为柱状上皮,其上有三个体征性的横行皱襞,皱襞内包含黏膜、黏膜下层和内侧环形平滑肌。乙状结肠壁的结肠带在直肠上变宽融合,形成一层连续的外层纵行平滑肌,直至肛管水平。

肛管　　**肛管始于结肠远端急转弯水平,长约 2~3cm。**在肛管和直肠的连接处,黏膜变为复层鳞状上皮(齿状线),延续至肛门终点处;在此处移行为会阴皮肤,并有皮肤附件。肛管周围包绕以较厚环形肌纤维,这是直肠环形肌的延续,即肛门内括约肌。肛管下段包绕以横纹肌肌束,即肛门外括约肌(28)。越来越多的证据显示肛门外括约肌和肛提肌对控制排便非常重要,而且它的多处损伤会导致盆底功能障碍(29,30)。一项关于这方面的 MRI 研究显示,阴道分娩伴有肛门外括约肌损伤的妇女,发生大的肛提肌损伤的几率为 19.1%,而阴道分娩但不伴有肛门外括约肌损伤的妇女,发生大的肛提肌损伤的几率为 3.5%,而在临产前进行剖宫产的妇女则没有肛提肌损伤。在有肛门外括约肌损伤的妇女中,那些有大的肛提肌损伤的妇女更多会有大便失禁(29)。进一步研究显示,肛门内括约肌会随着年龄增加而增厚,而肛门外括约肌会逐渐变薄,而相应的挤压力降低会导致大便失禁,而不是年龄的原因(31)。

排便基本上由耻骨直肠肌和肛门内、外括约肌控制。耻骨直肠肌包绕盆膈肛管裂孔,在直肠后方相互交叉形成直肠吊带。直肠外括约肌在肛提肌水平下方包绕肛管末端。

下消化道和下生殖道在解剖上非常接近,这对于会阴和阴道手术特别重要。在修补阴道撕裂和外阴切开时,忽视这种解剖相邻关系可导致直肠损伤并导致瘘形成,或损伤肛门外括约肌导致大便失禁。直肠阴道间隙为无血管区,因此在中线处分离直肠和阴道相对比较容易,这是修补直肠膨出的常规操作。

血供　直肠和肛管的血供来自直肠上、中、下动脉。静脉回流是复杂的黏膜下血管丛;腹压增高时(妊娠、盆腔肿物、慢性便秘、腹水),静脉丛可扩张;患痔疮时可出现直肠出血或疼痛等症状。

神经支配　肛管的神经支配来自直肠中丛,肠系膜下丛和阴部神经。

生殖道及其毗邻关系

生殖道位于腹腔底部,与腹腔及其内容物、腹膜后间隙和盆底有关。经腹壁或会阴进行操作时要求对这些区域及其毗邻关系非常熟悉。

腹壁　　前腹壁上界为剑突和第 7~10 肋软骨,下界为髂嵴、髂前上棘、腹股沟韧带和耻骨。包含皮肤、肌肉、筋膜以及神经和血管。

皮肤　　　　　下腹壁皮肤在经产妇可见条纹，或"牵拉痕迹"，中线处可见色素沉着。皮下组织含有程度不等的脂肪组织。

肌肉　　　　　5 块肌肉及其腱膜参与构成前外侧腹壁，并加强其力量（图 5.17；表 5.7）。

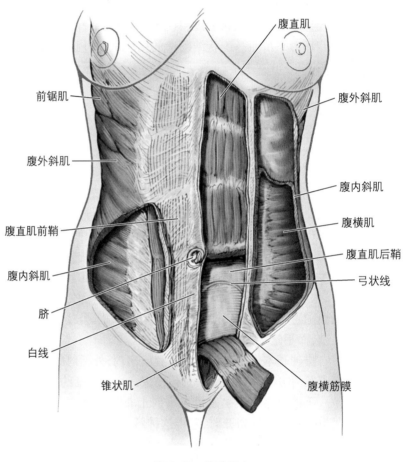

前锯肌

腹外斜肌

腹直肌前鞘

腹内斜肌

脐

白线

锥状肌

腹直肌

腹外斜肌

腹内斜肌

腹横肌

腹直肌后鞘

弓状线

腹横筋膜

图 5.17　腹壁肌肉

筋膜　　　　　**浅筋膜**

浅筋膜由两层构成：

1. **Camper 筋膜**——最浅层筋膜层，含有程度不等的脂肪组织，与会阴浅脂肪层相延续。

2. **Scarpa 筋膜**——较深的筋膜层，与会阴区 Colles 筋膜（会阴浅筋膜）和大腿深筋膜（阔筋膜）相延续。

腹直肌鞘

腹外斜肌、腹内斜肌和腹横肌的腱膜共同形成腹直肌和锥状肌的鞘，内侧在中线处融

表 5.7　前外侧腹壁肌肉构成和功能

肌肉	起点	止点	功能
腹外斜肌	起于第 5~12 肋外面,呈多个指状突起样	肌纤维向下、前、内侧斜行走行;大多数情况下移行为腹外斜肌腱膜,止于髂嵴前半部、耻骨结节和腹白线。腹股沟浅环位于耻骨结节外上方、腹外斜肌三角分叉末端处,边缘为横过圆韧带的强壮的纤维束	压迫并支持腹腔脏器,使脊柱屈曲、旋转
腹内斜肌	胸腰筋膜后层、髂嵴前 2/3、腹股沟韧带外 2/3	第 10~12 肋下缘。筋膜浅层分为两层包绕腹直肌,并会合于弓状线上方的腹白线。最下方的纤维与腹横肌结合,止于髂嵴,并通过联合腱止于耻骨梳	压迫并支持腹腔脏器
腹横肌	下 6 对肋软骨内侧面、胸腰筋膜、髂嵴、腹股沟韧带外 1/3	与腹内斜肌一起止于腹白线,止于髂嵴,并通过联合腱止于耻骨梳	压迫并支持腹腔脏器
腹直肌	耻骨上支和耻骨联合韧带	剑突及第 5~7 肋软骨前面	紧张前腹壁,屈曲躯干
菱锥肌	腹直肌鞘内的小三角形肌肉,位于腹直肌下部的前方	止于腹白线,外形易于辨认,用于定位中线,尤其是对于既往有腹壁手术史和腹壁瘢痕的患者	紧张腹白线,功能无明显意义,经常缺失

合于腹白线,外侧融合于半月线(图 5.18)。**在弓状线以上,腹内斜肌腱膜分为前叶和后叶**
(图 5.18A);在弓状线以下,三层腱膜都位于腹直肌之前(图 5.18B)。下部腹直肌后方为腹横筋膜,其内有营养肌肉的腹壁下血管走行。

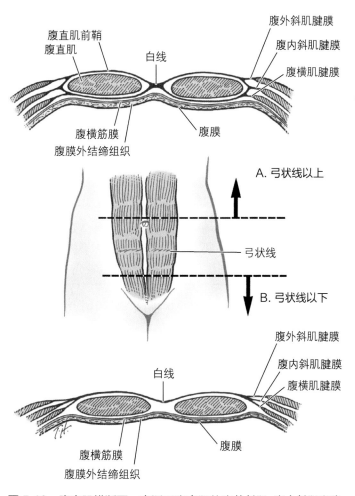

图 5.18　腹直肌横断面。来源于腹直肌的腹外斜肌、腹内斜肌和腹横肌筋膜。A:弓状线以上。B:弓状线以下

腹横筋膜和盆内筋膜

腹横筋膜是位于腹横肌内侧的一层坚韧的筋膜,其范围超出肌肉,形成覆盖整个盆腹腔的一层筋膜。与腹膜一样,分为壁层和脏层。两侧腹横筋膜越过腹白线而相互延续,覆盖弓状线以下的腹直肌背侧面。在上方,腹横筋膜成为膈下筋膜;在下方,它和髂嵴相连,覆盖髂筋膜和闭孔内肌筋膜,并向下、向内延伸形成盆膈上筋膜。

具有特征性的是,腹横筋膜沿血管和其他结构而生长,进出盆腹腔,并参与形成脏层盆筋膜(盆内筋膜)(32)。盆筋膜将盆腔脏器与盆壁相连,对于盆腔结构的支持起关键性作用。在腹股沟区,筋膜及其邻近结构形成腹股沟管。圆韧带通过腹股沟管到达会阴。筋膜通过一层腹膜前脂肪与腹膜相分隔。筋膜区薄弱或先天性、创伤后以及手术损伤导致腹内组织结构通过腹壁缺损处而形成疝。对腹壁肌肉的完整性和神经支配损伤最小的切口是经腹白线的正中切口和经过腹直肌纤维的横行切口,以保证神经支配不受损伤(33)。

神经和血管

腹壁组织由T4~T11肋间神经下支和肋下神经T12支配。腹壁下部由第一腰神经经髂腹下神经和髂腹股沟神经支配。在髂嵴前面水平以下的手术区域可能会损伤髂腹股沟神经或髂腹下神经(34)。前外侧腹壁由以下血管供养:

1. **腹壁下动脉和旋髂深动脉**,是髂外动脉的分支。
2. **腹壁上动脉**,是胸廓内动脉的一条终末支。

腹壁下动脉在腹横筋膜内向上行走,达到弓状线,并在此处进入腹直肌鞘。如果在两侧腹腔镜手术切口部位完全或部分横断腹直肌,或向外侧过度牵拉腹直肌,易使腹壁下动脉受损。旋髂深动脉走行于前腹壁深面,与腹股沟韧带平行,并在腹横肌和腹内斜肌之间沿髂嵴走行。腹壁上血管第7肋软骨下方进入腹直肌鞘。

静脉系统回流至大隐静脉;脐上区淋巴引流至腋淋巴干,脐下区引流至腹股沟淋巴结。皮下组织淋巴引流至腰干。

会阴

会阴位于两臀之间躯干下端。骨性边界前方为耻骨联合下缘,后方为尾骨尖,两侧外坐骨结节。这些标志也是骨盆出口的边界。通常在会阴水平,由坐骨结节连线将菱形的会阴分为前方的泌尿生殖三角和后方的肛门三角(图5.19)。

泌尿生殖三角

泌尿生殖三角包括外生殖器和尿道口(图5.19)。这些外部结构覆盖会阴浅、深隙(图5.20和图5.21),成为外阴。

外阴

阴阜

阴阜是耻骨联合前方三角形隆起,由脂肪组织构成,表面生有毛发,向上与腹壁相连。

大阴唇

大阴唇是一对皮肤的纤维脂肪皱襞,从阴阜向下、向后延伸,在中线会合于肛门前方的后系带。大阴唇包含圆韧带止点,偶尔可有会阴憩室,即Nuck管。大阴唇由皮肤覆盖,外侧散在毛发,富含皮脂腺和汗腺。

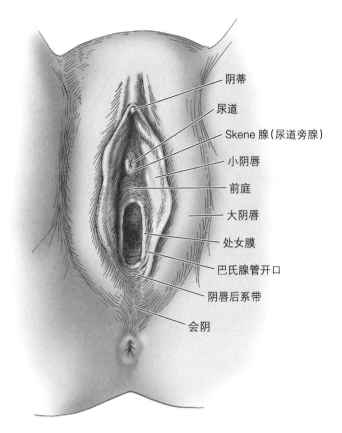

图 5.19　外阴和会阴

阴蒂
尿道
Skene 腺（尿道旁腺）
小阴唇
前庭
大阴唇
处女膜
巴氏腺管开口
阴唇后系带
会阴

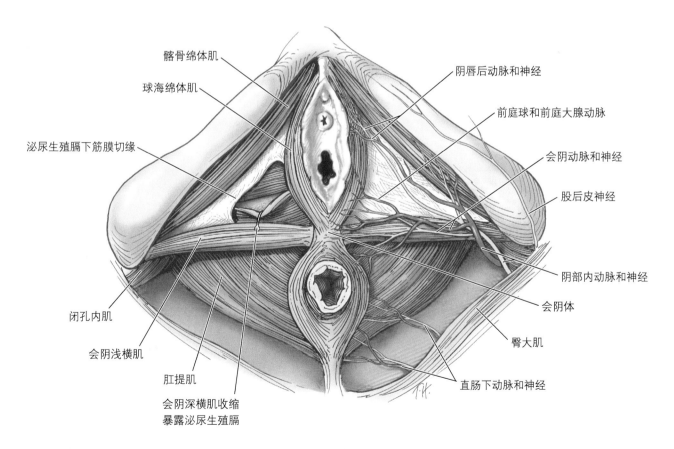

图 5.20　会阴浅隙

髂骨绵体肌
球海绵体肌
泌尿生殖膈下筋膜切缘
闭孔内肌
会阴浅横肌
肛提肌
会阴深横肌收缩
暴露泌尿生殖膈

阴唇后动脉和神经
前庭球和前庭大腺动脉
会阴动脉和神经
股后皮神经
阴部内动脉和神经
会阴体
臀大肌
直肠下动脉和神经

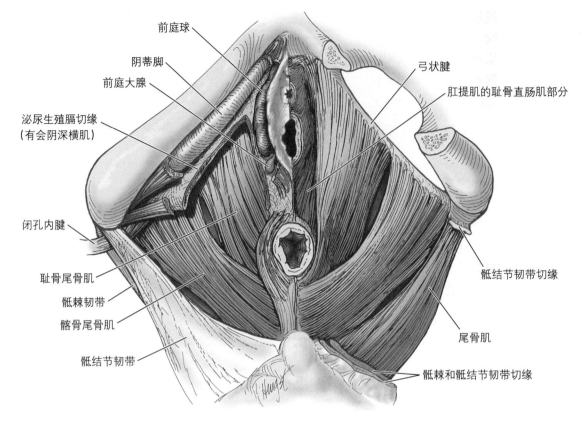

图 5.21 会阴深隙

小阴唇

小阴唇位于大阴唇内侧,和大阴唇在后方融合。小阴唇前端在靠近阴蒂的部位分为两个皱襞。前方皱襞会合形成阴蒂包皮或阴蒂冠,后方皱襞在阴蒂下表面形成阴蒂系带。小阴唇由无毛皮肤覆盖,其下为纤维弹性基质,富含神经血管成分。两侧小阴唇后部之间区域形成阴道前庭。

阴蒂

阴蒂是一个可勃起的器官,长约 2~3cm。包含两个阴蒂脚和两个海绵体,前端覆盖一个敏感的圆形结节(阴蒂头)。

阴道口

阴道口围以处女膜,处女膜是一个形态多样的新月形黏膜。破裂后为圆形的处女膜痕所替代。前庭大腺(巴氏腺)开口位于前庭两侧。数量众多的前庭小腺散布于阴道口后方和尿道口与阴道口之间。

尿道口

尿道口位于阴道口之前大约 2~3cm 处,阴蒂下方。Skene 腺(尿道旁腺)导管开口于尿道口后表面。

会阴浅隙 会阴浅隙位于会阴浅筋膜与尿生殖膈上筋膜(会阴膜)之间(图 5.20)。会阴浅筋膜分

浅层和深层。浅层相对较薄,且含脂肪较多,向上与下腹壁浅脂肪层(Camper 筋膜)相延续。外侧与大腿脂肪层相延续。会阴浅筋膜的深层(Colles 筋膜)向上与腹壁浅筋膜的深层(Scarpa 筋膜)相延续,与坐骨耻骨支和坐骨结节紧密连接。会阴浅隙向上与前腹壁浅筋膜间隙相延续,血液和感染可沿此途径蔓延。这种蔓延在两侧受阻于坐骨耻骨支,向前受阻于会阴横韧带,向后受阻于会阴浅横肌。会阴浅隙包括下列结构:

勃起体

前庭球,3cm 大小,富含血管结构,位于前庭周围,球海绵体肌下方。阴蒂体由两个阴蒂脚附着在坐骨耻骨支内侧面,表面覆有坐骨海绵体肌。

肌肉

外阴肌肉包括坐骨海绵体肌、球海绵体肌、会阴浅横肌,位于会阴浅隙。会阴浅间隔包括以下部分:

坐骨海绵体肌
- 起点——坐骨结节
- 止点——坐骨耻骨
- 功能——压迫阴蒂脚和下拉阴蒂

球海绵体肌
- 起点——会阴体
- 止点——阴蒂后面;一些纤维像吊索样跨过阴蒂背静脉
- 功能——压迫前庭球和阴蒂背静脉

会阴浅横肌
- 起点——坐骨结节
- 止点——会阴中心腱
- 功能——固定会阴体

前庭腺

前庭腺位于前庭两侧,前庭球后端的下方。引流口位于处女膜与小阴唇之间。前庭腺分泌的黏液帮助保持充分的润滑。前庭腺感染可导致脓肿形成。

会阴深隙

会阴深隙是一个筋膜间隙,下方是会阴膜,上方是一层深筋膜层,后者分隔尿生殖膈与坐骨直肠窝前隐窝(图 5.21)。会阴深隙在坐骨耻骨支之间跨过骨盆出口的前半部分。会阴深隙可能与上方的盆腔直接相连(35)。事实上,后耻骨尿道韧带,功能上使筋膜从盆底向耻骨联合后面呈翼状抬高,为尿道提供一个固定点,支持会阴深隙与盆腔相通的观点。

前耻骨尿道韧带同样抬高尿生殖膈下筋膜,中间耻骨尿道韧带加入其中,两个筋膜弓的连接处位于耻骨联合下方(36)。尿生殖膈包括尿道括约肌和会阴深横肌。

泌尿生殖膈(腹膜)由两部分组成:背部和腹部。背部包括双侧横行纤维膜,附着在阴道侧壁和会阴体,连接到坐骨耻骨支。后部是一个质硬的三维组织,上面植入了一些结构。由于尿道及其周围的结缔组织,使得它与尿道内压及尿道远端密切相关。在这一区域,会阴膜与盆筋膜腱弓相连。肛提肌与会阴膜的骨表面相连。前庭球和阴蒂脚与会阴膜的骶骨表面融合(37)。

尿道括约肌(图 5.22)是一个向近端和远端呈扇形展开的连续性肌肉。包括:

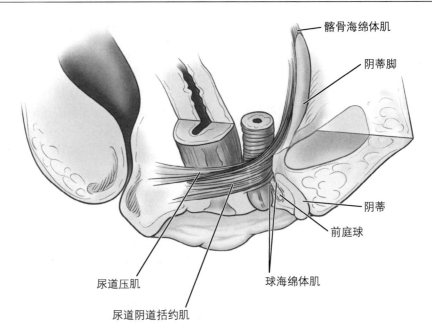

图 5.22 全部的泌尿生殖道括约肌、膀胱和阴道

1. **尿道外括约肌**,包绕尿道中 1/3
2. **逼尿肌**,弓状绕过尿道前面
3. **尿道阴道括约肌**,包绕尿道前面,止于阴道侧壁

会阴深横肌起于坐骨内侧面,与逼尿肌平行,沿会阴膜止于阴道侧壁。研究显示泌尿生殖括约肌横纹较小与张力性尿失禁和盆底肌肉功能薄弱有关(38)。

尿道和生殖道通过几个相互依赖的支持结构而相互联系。**主韧带和宫骶韧带是盆内筋膜的增厚,将宫颈和阴道上段维持在提肌板上方。在两侧,盆内筋膜增厚,将阴道中段固定于盆壁,前方固定在盆筋膜弓状腱上,后方固定在肛提肌弓状腱上。阴道远端的前侧和尿道与尿生殖膈固定,阴道远端的后侧与会阴体固定。**

在前方,耻骨尿道韧带和耻骨膀胱筋膜及韧带固定并稳定尿道和膀胱。在后方,尿道和膀胱依靠阴道和子宫来获得支撑。宫骶韧带部分切除或松解常常导致生殖泌尿复合体松弛,引起膀胱疝。研究显示,有一半的前部支持组织的变异可由顶部支持组织来解释(39)。各种类型和程度的生殖道脱垂或松弛往往伴有膀胱、尿道或两者的脱垂或松弛。

根据 DeLancey 描述,阴道支持层面分为三个水平(图 5.23)(40)。水平 I 支持层面包括阴道旁组织,这些组织将阴道顶端固定,由子宫主韧带和子宫骶韧带组成。水平 II 支持层面包括通过盆筋膜腱弓和肛提肌浅筋膜附着在阴道侧壁的阴道旁组织。水平 III 支持层面包括经盆筋膜腱弓和肛提肌浅筋膜附着在阴道侧壁的阴道旁组织。水平 III 支持层面构成了阴道远端附着部位:向前与尿道融合连接阴道,向两侧连接肛提肌,向后与会阴体连接。

临床相关性

水平 I 支持层面的断裂可导致子宫或阴道穹隆的脱垂,而水平 II 和 III 支持层面的损伤容易导致阴道前壁或后壁膨出。在重建手术中对所有水平支持层面的缺陷均应进行修补。

血供 外阴的血供包括:

1. 阴部外动脉(来源于股动脉),阴部内动脉

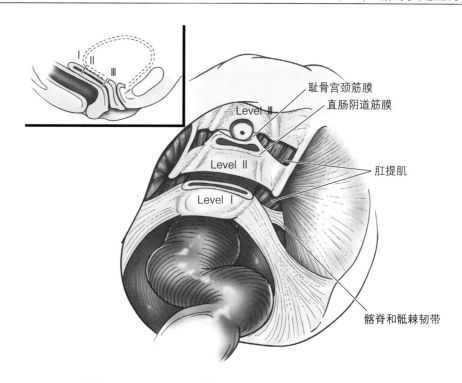

耻骨宫颈筋膜
直肠阴道筋膜
Level Ⅲ
Level Ⅱ
Level Ⅰ
肛提肌
髂脊和骶棘韧带

图 5.23　DeLancey 支持层面

2. 静脉回流——阴部内静脉

会阴浅隙、会阴深隙的血供包括：

1. 阴部内动脉,阴蒂背动脉

2. 静脉回流——阴部内静脉,吻合支丰富

3. 淋巴引流——髂内干

神经支配　外阴的神经支配来自下列神经的分支：

1. 髂腹股沟神经

2. 生殖股神经(生殖支)

3. 股外侧皮神经(会阴支)

4. 会阴神经(阴部神经的分支)

5. 会阴深隙、会阴浅隙由会阴神经支配。

会阴体　　　　**会阴体或会阴中心腱对于阴道前壁下段的后方支持非常重要**。会阴体呈三角形,分隔肛门远端和阴道,由球海绵体肌、肛门外括约肌和会阴浅横肌的肌腱聚集而成。它的上界是直肠阴道筋膜(Denonvilliers 筋膜)的止点,直肠阴道筋膜延伸至覆盖 Douglas 子宫直肠陷凹的腹膜下方,将肛门直肠与泌尿生殖间隙分隔开来(41)。对于支持盆底的肌肉筋膜,会阴体也起到了重要的固定作用。它是盆膈和尿生殖膈这两层盆底支持结构的中心连接,也连接后方的肛尾缝。因此,会阴体是盆底两层支持结构固定的中心。

肛门三角　　　　**肛门三角包括肛管下段**。肛门外括约肌围绕肛门三角,坐骨直肠窝位于其两侧。在后方,肛尾体位于肛门和尾骨尖之间,由较厚的纤维肌肉组织(肛提肌和肛门外括约肌起点)构成,支持直肠下段和肛管。

肛门外括约肌为一个较厚的肌纤维索带,分三层排列,从会阴体至肛尾韧带。皮下纤维较薄,围绕肛门,无骨性附着点,在肛门前方相互交叉。浅部纤维起自肛尾韧带和尾骨尖,向前绕过肛门止于会阴体。深部纤维起自会阴体,环绕肛管下半部,形成真性括约肌,并与肛提肌的耻骨直肠肌部分相融合。

坐骨直肠窝主要由脂肪填充,分隔外侧的坐骨与肛门三角内侧的结构。它是由筋膜包围成的间隙,其下为会阴皮肤,上方为盆膈;在肛尾韧带上方,两侧坐骨直肠窝相互交通。在上方,它的顶端位于肛提肌在闭孔筋膜的起点处;内侧为肛提肌和肛门外括约肌以及它们的筋膜,外侧为闭孔内肌及其筋膜,后方为骶结节韧带和臀大肌下缘,前方为尿生殖膈后缘。其后方最宽、最深,内侧最为薄弱。

坐骨直肠窝脓肿应即刻进行引流,否则将蔓延至肛管。坐骨直肠窝内充满脂肪组织,保护肛管,其间横贯许多纤维条索、血管和神经,包括阴部神经和直肠下神经。S2 和 S3 穿支和 S4 会阴支也穿过这一间隙。

阴部管(Alcock 管)是由闭孔筋膜下部分裂而形成的管道,由坐骨棘向前内侧走行至尿生殖膈后缘,内含由盆腔至会阴的阴部动脉、静脉和神经。

血供　肛门三角的血供来自直肠下(痔)动脉和静脉。

神经支配　肛门三角的神经支配来自第 4 骶神经会阴支和直肠下(痔)神经。

后腹膜和腹膜后间隙

真性骨盆的腹膜下区域被多个器官及其表面的筋膜,以及盆内筋膜局部增厚形成的韧带和隔分为多个潜在性间隙(图 5.24)。实施盆腔手术的医生必须熟悉下列这些间隙。

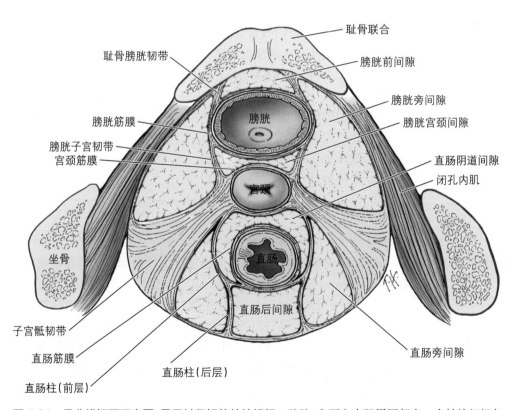

图 5.24　骨盆横切面示意图,显示其坚韧的结缔组织。膀胱、宫颈和直肠周围都有一个结缔组织包膜。主韧带(Mackenrodt 韧带)从宫颈外侧延伸至骨盆侧壁。膀胱宫颈韧带起于主韧带前缘,止于膀胱后侧的筋膜。矢状直肠柱向直肠结缔组织和骶椎延伸,紧靠主韧带的后方和侧盆壁。在坚韧的结缔组织束之间是疏松结缔组织(旁间隙)

膀胱前间隙

膀胱前间隙(Retzius 间隙)是一个充满脂肪的潜在间隙,前界为耻骨,由腹横筋膜所覆盖,并在两侧脐内侧韧带(闭锁的脐动脉)之间向上延伸至脐部;在后方,膀胱前间隙延伸至膀胱前壁。升膀胱隔(膀胱柱)将其与膀胱旁间隙相分隔。

耻骨尿道韧带在进入膀胱前间隙后,就成为弓状腱筋膜的增厚延伸部分,止于耻骨联合后面。在经腹和阴道联合膀胱颈悬吊术时,通常经弓状腱和耻骨尿道韧带之间的 Retzius 间隙进入。

膀胱旁间隙

膀胱旁间隙由脂肪充填,外侧为闭孔内肌筋膜和盆膈,内侧为膀胱柱,下方为盆内筋膜,上方为外侧脐韧带,后方为主韧带,前方为耻骨。

膀胱阴道间隙

膀胱阴道间隙由盆内筋膜与 Retzius 间隙相分隔。该间隙的前方为膀胱壁(从近端尿道至阴道上段),后方为阴道前壁,外侧为膀胱隔(盆内筋膜局部增厚,向外侧汇入弓状腱)。**这些筋膜的撕裂,无论是内侧、横向或外侧,均可导致膀胱疝或膀胱膨出。**

直肠阴道间隙

直肠阴道间隙位于阴道与直肠之间,从会阴体上方延伸至直肠子宫陷凹下方。前方为直肠阴道隔(与阴道后壁紧密结合),后方为直肠前壁,外侧为降直肠隔,将直肠阴道间隙与两侧的直肠旁间隙分开。直肠阴道隔是一个坚韧的膜状横隔,将盆腔分为直肠部和泌尿生殖部,使阴道和直肠各行其责,并且也可承托直肠。直肠阴道隔通过直肠阴道筋膜固定于两侧的盆壁之上,直肠阴道筋膜(盆内筋膜的一部分)沿后联合至骨盆弓状腱筋膜走行,位于耻骨与坐骨棘之间(42)。直肠阴道隔缺损或从会阴体上撕裂常导致直肠前壁向阴道突出。会阴重建对于恢复这一重要的间隙分隔和支持阴道前壁非常重要(43)。**直肠阴道筋膜从侧盆壁上分离将导致直肠旁缺陷,类似于前方的阴道旁缺陷。**

直肠旁间隙

直肠旁间隙外侧为肛提肌,内侧为直肠柱,后方为坐骨棘上方的骶骨前外侧面。降直肠隔向后延伸的部分分隔直肠旁间隙与直肠后间隙。

直肠后间隙

直肠后间隙前方为直肠,后方为骶骨前面。直肠后间隙在宫骶韧带上方与直肠旁间隙相延续,向上延伸至骶前间隙。

骶前间隙

骶前间隙是直肠后间隙向上的延续,其前方为壁腹膜的深层,后方为骶骨前面。此间隙内含有主动脉分叉之间的骶正中血管和腹下丛,周围有疏松结缔组织。实施骶前神经切断术时,需要熟悉这一间隙的解剖结构。经腹进行骶阴道固定术需要解剖骶前间隙向下一直到纵行韧带的前方,它是 Y 形补片尾端固定的部位。这一外科间隙的上界为大血管的分叉处,右侧为输尿管,左侧为乙状结肠系膜和左侧髂总静脉。左侧髂静脉位于左侧髂动脉内侧,为这一间隙的边界,在腹腔镜 Troca 进入或骶前解剖时更容易被损伤。

腹膜腔

女性盆腔器官位于盆腹腔的最底部,上方和后方覆盖着小肠和大肠。在前面,子宫壁和膀胱的后上方相邻。子宫依靠下列结构维持在正常位置:

1. **圆韧带**,向外下方腹股沟内环处走行。

2. **宫骶韧带**,为宫颈和阴道上段提供支持,并且在宫颈附近与来自主韧带的纤维相互交叉。

3. **主韧带**,为宫颈和阴道上段提供支持,并对膀胱也有支持作用。

在前方,子宫与膀胱之间为膀胱子宫陷凹相分隔;在后方,子宫与直肠之间为子宫直肠陷凹相分隔。在外侧,子宫经两侧的阔韧带与侧盆壁相连,阔韧带内含神经血管束及其各自的筋膜。

阔韧带向下与膀胱旁间隙、闭孔窝以及髂窝的盆腔延伸部相连,使这些结构覆以腹膜,并与宫骶韧带相连。阔韧带向上延伸至骨盆漏斗韧带。

输尿管

输尿管的盆腔部分位于腹膜后,有几个区域的相邻解剖关系非常重要,易于受损(图5.25)。

1. 卵巢血管在接近骨盆边缘时跨越输尿管,进入骨盆时紧贴输尿管外侧。

2. 随着输尿管下降进入盆腔,走行于阔韧带内,恰位于宫骶韧带外侧,将宫骶韧带与输卵管系膜、卵巢系膜和卵巢窝相分离。

3. 大约在坐骨棘水平,输尿管经过主韧带时,从子宫动脉下方穿过;输尿管将这一区域分为输尿管上方的宫旁组织和输尿管下方的宫颈旁组织。宫旁组织包绕子宫血管;宫颈旁组织包绕阴道血管,并向后延伸至宫骶韧带。在此处,输尿管位于宫颈外侧2~3cm,

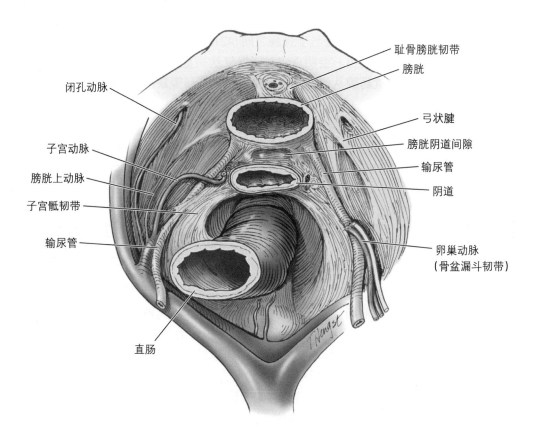

图5.25 输尿管的走行及其易受损部位的毗邻关系

宫骶韧带宫颈起点处附近。这种毗邻关系要求实施宫骶韧带阴道穹隆悬吊术时,应当非常小心(44,45)。

4. 而后,输尿管转向内侧,跨越阴道上段前方,并进入膀胱壁。

大约 75% 的输尿管医源性损伤是妇科手术所致,最常见于开腹子宫切除术(46)。盆腔正常解剖的改变,包括附件肿块、子宫内膜异位症、其他盆腔粘连性疾病、肌瘤,可导致盆腔正常解剖的移位和改变,使输尿管更易受损。**在进行子宫切除术或附件切除术时,在钳夹骨盆漏斗韧带和子宫动脉之前,仔细辨认输尿管走行路径是防止输尿管损伤的最好方法。**即使是严重的腹膜内疾病,仍然可以经腹膜后,按照基本的解剖标志和毗邻关系来辨认输尿管。

盆底

盆底包括包括封闭骨盆出口的所有结构,从下方的皮肤至上方的腹膜。通常以盆膈为界,将其分为盆部和会阴部(47)。盆膈类似吊床样横向扩展,跨越真性骨盆,中央有孔穿过尿道、阴道和直肠。在解剖和生理上,盆膈分为两个部分——内侧部和外侧部。

外侧部起自弓状腱,弓状腱从耻骨延伸至坐骨棘。它发出各个方向的纤维,包括耻骨尾骨肌、髂骨尾骨肌和尾骨肌。

内侧部起自耻骨,位于耻骨尾骨肌起点内上方。较小,但较厚且强壮(47)。其纤维呈矢状走行,分为以下两个部分:

1. 耻骨阴道肌耻骨阴道肌纤维呈垂直方向朝尿道走行,在阴道下 1/3 和上 2/3 交界处跨越阴道外侧壁,止于会阴体。盆底提肌间前间隙由泌尿生殖膈覆盖。

2. 耻骨直肠肌耻骨直肠肌上部纤维环绕直肠,至耻骨联合;其下部纤维止于肛门内、外括约肌之间的直肠侧壁。

盆膈上方由筋膜覆盖,包括壁筋膜和脏筋膜,是腹横筋膜的延续(图 5.26)。壁筋膜局

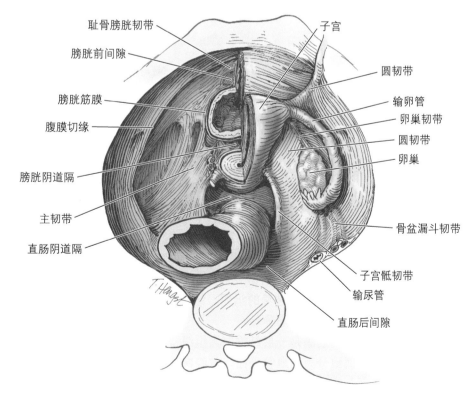

图 5.26　盆膈的筋膜成分

部增厚(韧带、隔),加强并固定盆底。**脏筋膜(盆内筋膜)向内侧延伸至盆腔脏器,形成膀胱、阴道、子官和直肠的筋膜覆盖。在有明确腹膜覆盖的部位筋膜层变薄,并且向外侧与盆腔蜂窝组织及神经血管蒂相延续。**

肌肉筋膜层(腹下鞘膜)沿发自髂内动脉的血管延伸,沿这些血管到达相应的器官。腹下鞘膜沿血管周围延伸,参与构成盆内筋膜。因此,对于盆腔器官的支持非常重要。

因此,壁筋膜固定脏筋膜,确定各个脏器的相邻关系,并形成重要的固定结构(宫骶韧带和主韧带)、隔(膀胱阴道隔和直肠阴道隔),以及盆腔间隙(膀胱前间隙、膀胱阴道间隙、直肠阴道间隙、膀胱旁间隙、直肠旁间隙和直肠后间隙)。

对于盆底的支撑,还依赖于位于会阴纤维肌肉复合体之上的盆膈及其筋膜的辅助作用。会阴纤维肌肉复合体由前面的会阴膜(尿生殖膈)和后面的会阴体构成,会阴体经肛门外括约肌与肛尾缝连接。这一双层结构,如果完整的话,可以为盆腔脏器提供非常好的承托功能,能够对抗盆腔脏器重力下沉和腹内压力升高(图 5.27)。动态成像技术,如 MRI、CT 和超声影像,可以观察不同功能阶段解剖标志的变化情况,为评价盆底疾病提供更多的信息。

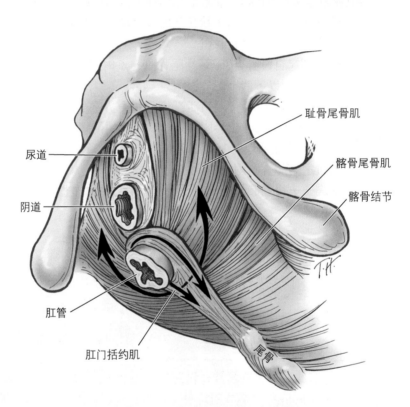

图 5.27　盆膈的双层肌肉支持结构

盆内筋膜　　对于在盆腔使用"筋膜"这一词存有争议。组织学研究显示,肛提肌、梨状肌和闭孔内肌内表面是真正的盆腔筋膜。不恰当使用"筋膜"这一词的另一个例子是关于阴道前壁缝合术中形成皱襞的组织。组织学上来看,它是形成皱襞的阴道肌肉层。并没有将膀胱和阴道分开的筋膜囊。

盆内筋膜是一层纤维蜂窝组织,与脏器的供血相连接,作为腹膜后肠系膜。筋膜将腹膜后间隙分为无血管平面。盆腔内或耻骨官颈筋膜将官颈和阴道固定在盆腔侧壁。它由两部分组成:官旁组织,是连接子官的部分(即官骶韧带和主韧带),阴道旁组织,是连接阴道的部分。官旁组织和主韧带与阴道入口连接,并与阴道相关的支持组织直接融合。子宫和阴道动脉在这些结构中走行。子宫骶韧带是主韧带的后面部分,自宫颈和阴道上部延伸至骶骨侧壁。骨盆两侧的支持结构有闭孔肌和肛提肌筋膜的线性浓缩结构提供,分别称为盆筋膜腱弓和肛提肌腱弓。肛提肌腱弓是耻骨尾骨肌和髂骨尾骨肌的附着点,位于闭孔内肌筋膜上方。它自耻骨支的后外侧走行至坐骨棘。盆筋膜腱弓自耻骨前方走行至坐骨棘,与肛提肌融合。为阴道前部提供侧方(阴道旁)支持。

闭孔间隙

闭孔膜是一个跨越闭孔的纤维鞘,闭孔神经血管束通过闭孔管走行于其中。闭孔内肌位于闭孔膜的上面(盆腔内)。闭孔内肌的起源是耻骨上肢的下缘和闭孔膜的盆腔表面。它的腱穿过坐骨小孔止于股骨大转子,使大腿向侧方旋转。闭孔动脉和静脉来自髂内血管的分支。当它们经过闭孔管自闭孔膜的头侧传出并进入闭孔间隙后,分成许多小的血管束,为大腿内收集群供血。尸检结果提示与既往闭孔血管分为内侧和外侧血管束的报道相矛盾(48)。当然,这些血管以小血管为主(直径 <5mm)并分成各种走行。大腿内侧肌肉和内收肌群(由浅至深)为股薄肌、长收肌、短收肌、闭孔外肌和鼻孔内肌。与血管相比,闭孔神经从闭孔膜穿出分为前后支,沿大腿向下向远侧走行为内收肌群供血。当患者取膀胱截石位时,神经和血管离开坐骨耻骨支沿大腿两侧走行。经闭孔进行尿失禁吊带和经 trocar 进行的阴道前壁膨出修补系统常常放置在长收肌腱下方,恰好位于坐骨耻骨降支的侧方,以避开闭孔神经血管束,该神经血管束恰好位于这一相对安全的经闭孔膜传入点的上方和侧方。

总结

新的手术方法不断出现,用来解决老的问题,常常需要外科医生从不熟悉的角度(例如,通过腹腔镜)或带着对复杂解剖关系不同的理解,去复习熟悉的解剖结构。需要复习并理解解剖学关系的创新手术操作的例子包括腹腔镜和机器人手术,经过闭孔或耻骨后间隙的尿道中段尿失禁吊带、以及经直肠旁和尿道旁间隙的膨出补片。继发于疾病的解剖变化、先天变异或术中并发症可以使本来熟悉的术区解剖结构突然变得陌生。所有这些情况都要求外科医生终生学习解剖学知识,无论经验多么丰富。

解剖学继续教育的几种方法:

1. 每次手术前复习相关解剖学知识。

2. 阅读妇科基础知识新进展的文献——大量出版物已经刊登解剖学新概念的发展,例如骨盆支持结构。

3. 和经验丰富的盆腔外科医生一起手术,尤其是将新手术方法应用于实践时。

4. 定期解剖新鲜或固定尸体标本;一般通过局部或区域解剖部或医学学校安排,或在尸检时特别安排。

5. 利用计算机三维成像的盆腔模型以及虚拟互动解剖或手术模拟器进行学习,可以更好地理解功能性解剖,有助于设计复杂的手术操作(49,50)。

（宋亦军　向阳　译）

参考文献

1. **International Anatomical Nomenclature Committee**. *Nomina anatomica*. 6th ed. Edinburgh, Scotland: Churchill Livingstone, 1989.
2. **Sze EH, Kohli N, Miklos JR, et al.** Computed tomography comparison of bony pelvis dimensions between women with and without genital prolapse. *Obstet Gynecol* 1999;93:229–232.
3. **Handa VL, Pannu HK, Siddique S, et al.** Architectural differences in the bony pelvis of women with and without pelvic floor disorders. *Obstet Gynecol* 2003;102:1283–1290.
4. **Mattox TF, Lucente V, McIntyre P, et al.** Abnormal spinal curvature and its relationship to pelvic organ prolapse. *Am J Obstet Gynecol* 2000;183:1381–1384.

5. **Nguyen JK, Lind LR, Choe JY, et al.** Lumbosacral spine and pelvic inlet changes associated with pelvic organ prolapse. *Obstet Gynecol* 2000;95:332–336.

6. **Stein TA, Kaur G, Summers A, et al.** Comparison of bony dimensions at the level of the pelvic floor in women with and without pelvic organ prolapse. *Am J Obstet Gynecol* 2009;200:241.e1–5.

7. **Thompson JR, Gibbs JS, Genadry R, et al.** Anatomy of pelvic arteries adjacent to the sacrospinous ligament: importance of the coccygeal branch of the inferior gluteal artery. *Obstet Gynecol* 1999;94:973–977.

8. **DeLancey JOL, Kearney R, Chou Q, et al.** The appearance of levator ani muscle abnormalities in magnetic resonance imaging after vaginal delivery. *Obstet Gynecol* 2003;101:46–53.

9. **Singh K, Jakub M, Reid WM, et al.** Three dimensional assessment of levator ani morphologic features in different grades of prolapse. *Am J Obstet Gynecol* 2003;189:910–915.

10. **Barber MD, Bremer RE, Thor Kb, et al.** Innervation of the female levator ani muscles. *Am J Obstet Gynecol* 2002;187:64–71.

11. **Snooks SJ, Swash M.** the innervation of the muscles of continence. *Ann R Coll Surg Engl* 1986;68:45–49.

12. **Percy JP, Neill ME, Swash M, et al.** Electrophysiological study of motor nerve supply of pelvic floor. *Lancet* 1981;1:16–17.

13. **Pierce LM, Reyes M, Thor KB, et al.** Innervation of the levator ani muscles in the female squirrel monkey. *Am J Obstet Gynecol* 2003;188:1141–1147.

14. **Bremer RE, Barber MD, Coates KW, et al.** Innervation of the levator ani and coccygeus muscles of the female rat. *Anat Rec* 2003;275:1031–1041.

15. **Vanderhorst VG, Holstege G.** Organization of lumbosacral motoneuronal cell groups innervating hindlimb, pelvic floor, and axial muscles in the cat. *J Comp Neurol* 1997;382:46–47.

16. **Uhlenhuth E, Day EC, Smith RD, et al.** The visceral endopelvic fascia and the hypogastric sheath. *Surg Gynecol Obstet* 1948;86:9–28.

17. **Thompson JD, Rock WA, Wiskind A.** Control of pelvic hemorrhage: blood component therapy and hemorrhagic shock. In: **Thompson JD, Rock JA, eds.** TeLinde's operative gynecology. 7th ed. Philadelphia, PA: Lippincott, 1991:151.

18. **Lee RB, Stone K, Magelssen D, et al.** Presacral neurectomy for chronic pelvic pain. *Obstet Gynecol* 1986;68:517–521.

19. **Polan ML, DeCherney A.** Presacral neurectomy for pelvic pain in infertility. *Fertil Steril* 1980;34:557–560.

20. **Cilento GB, Bauer BS, Retik BA, et al.** Urachal anomalies: defining the best diagnostic modality. *Urology* 1998;52:120–122.

21. **Vaughan ED Jr, Middleton GW.** Pertinent genitourinary embryology: review for the practicing urologist. *Urology* 1975;6:139–149.

22. **Byskov AG, Hoyer PE.** Embryology of mammalian gonads and ducts. In: **Knobil E, Neill JD, eds.** *The physiology of reproduction.* 2nd ed. New York: Raven, 1994:487.

23. **Cilento GB, Bauer BS, Retik BA, et al.** Urachal anomalies: defining the best diagnostic modality. *Urology* 1998;52:120–122.

24. **Arey LB.** The genital system. In: **Arey LB, ed.** *Developmental anatomy.* 7th ed. Philadelphia, PA: Saunders, 1965.

25. **Moore KL.** The urogenital system. In: **Moore KL, ed.** The developing human: clinically oriented embryology. 3rd ed. Philadelphia, PA: Saunders, 1982:255.

26. **Semmens JP.** Congenital anomalies of female genital tract: functional classification based on review of 56 personal cases and 500 reported cases. *Obstet Gynecol* 1962;19:328–350.

27. **Brandon CJ, Lewicky-Gaupp C, Larson KA, et al.** Anatomy of the perineal membrane as seen in magnetic resonance images of nulliparous women. *Am J Obstet Gynecol* 2009;200:583.e1–6.

28. **Lawson JO.** Pelvic anatomy. II. Anal canal and associated sphincters. *Ann R Coll Surg Engl* 1974;54:288–300.

29. **Terra MP, Beets-Tan RG, Vervoorn I, et al.** Pelvic floor muscle lesions at endoanal MR imaging in female patients with faecal incontinence. *Eur Radiol* 2008;18:1892–1901.

30. **Heilbrun ME, Nygaard IE, Lockhart ME, et al.** Correlation between levator ani muscle injuries on magnetic resonance imaging and fecal incontinence, pelvic organ prolapse, and urinary incontinence in primiparous women. *Am J Obstet Gynecol* 2010;202:488.e1–6.

31. **Lewicky-Gaupp C, Hamilton Q, Ashton-Miller J, et al.** Anal sphincter structure and function relationships in aging and fecal incontinence. *Am J Obstet Gynecol* 2009;200:559.e1–5.

32. **Curtis AH.** A textbook of gynecology. 4th ed. Philadelphia, PA: Saunders, 1943.

33. **Moore KL.** *Clinically oriented anatomy.* 2nd ed. Baltimore, MD: Williams & Wilkins, 1985.

34. **Whiteside JL, Barber MD, Walters MD, et al.** Anatomy of ilioinguinal and iliohypogastric nerves in relation to trocar placement and low transverse incisions. *Am J Obstet Gynecol* 2003;189:1574–1578.

35. **Oelrich TM.** The striated urogenital sphincter muscle in the female. *Anat Rec* 1983;205:223–232.

36. **Milley PS, Nichols DH.** The relationship between the pubo-urethral ligaments and the urogenital diaphragm in the human female. *Anat Rec* 1971;170:281.

37. **Stein TA, DeLancey JO.** Structure of the perineal membrane in females: gross and microscopic anatomy. *Obstet Gynecol* 2008;111:686–693.

38. **Morgan DM, Umek W, Guire K, et al.** Urethral sphincter morphology and function with and without stress incontinence. *J Urol* 2009;182:203–209.

39. **Summers A, Winkel LA, Hussain HK, et al.** The relationship between anterior and apical compartment support. *Am J Obstet Gynecol* 2006;194:1438–1443.

40. **DeLancey JOL.** Anatomic aspects of vaginal eversion after hysterectomy. *Am J Obstet Gynecol* 1992;166:17–28.

41. **Uhlenhuth E, Wolfe WM, Smith EM, et al.** The rectovaginal septum. *Surg Gynecol Obstet* 1948;86:148–163.

42. **Leffler KS, Thompson JR, Cundiff GW, et al.** Attachment of the rectovaginal septum to the pelvic sidewall. *Am J Obstet Gynecol* 2001;185:41–43.

43. **Nichols DH, Randall CL.** Clinical pelvic anatomy of the living. In: **Nichols DH, Randall CL, eds.** *Vaginal surgery.* Baltimore, MD: Williams & Wilkins, 1976:1.

44. **Barber MD, Visco AG, Weidner AC, et al.** Bilateral uterosacral ligament vaginal vault suspension with site specific endopelvic facial defect repair for treatment of pelvic organs. *Am J Obstet Gynecol* 2000;183:1410–1411.

45. **Buller JL, Thompson JR, Cundiff GW, et al.** Uterosacral ligament: description of anatomic relationships to optimize surgical safety. *Obstet Gynecol* 2001;97:873–879.

46. **Symmonds RE.** Urologic injuries: ureter. In: Schaefer G, Graber EA, eds. Complications in obstetric and gynecologic surgery. Philadelphia, PA: Harper & Row, 1981:412.

47. **Lawson JO.** Pelvic anatomy. I. Pelvic floor muscles. *Ann R Coll Surg Engl* 1974;54:244–252.

48. **Whiteside JL, Walters MD.** Anatomy of the obturator region: relations to a transobturator sling. *Int Urogynecol J* 2004;15:223–226.

49. **Parikh M, Rasmussen M, Brubaker L, et al.** Three dimensional virtual reality model of the normal female pelvic floor. *Ann Biomed Eng* 2004;32:292–296.

50. **Bajka M, Manestar M, Hug J, et al.** Detailed anatomy of the abdomen and pelvis of the visible human female. *Clin Anat* 2004;17:252–260.

第 **6** 章　分子生物学和遗传学

Oliver Dorigo
Otoniel Martínez-Maza
Jonathan S. Berek

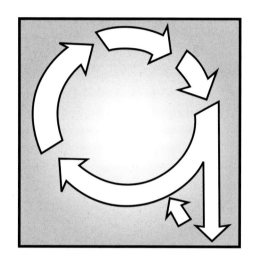

- 正常组织的调节和维持需要细胞增殖和程序性死亡(即凋亡)之间的平衡。
- 卵巢功能的调节通过自分泌、旁分泌和内分泌机制完成。如果卵巢内的自分泌和旁分泌途径被破坏,则可能成为多囊卵巢综合征、排卵障碍和卵巢肿瘤的发病基础。
- 在与细胞生长和功能控制有关的基因中,原癌基因和肿瘤抑制基因特别重要。
- 生长因子与细胞膜上的受体结合后触发细胞内的生化信号传导。这些膜结合受体通常为蛋白激酶,能将细胞外细胞信号转变为细胞内信号。很多与细胞内信号传导系统有关的蛋白都由原癌基因编码。根据细胞位置或酶功能的不同,可将这些蛋白分为多个亚类。
- 致癌基因是由一类基因组成,后者来源于正常基因的功能突变,或者来源于原癌基因。原癌基因的正常功能是以可控制的方式促进增殖。致癌基因的活化能刺激细胞增殖,并发展成恶性表型。
- 肿瘤抑制基因与大多数癌的发生有关。肿瘤抑制基因通常通过两步过程(肿瘤抑制基因的两个拷贝均发生突变)而失活,也可通过旁基因性(epigenetic)机制(如甲基化)而失活。人类癌症中最常见的发生突变的肿瘤抑制基因为 *p53*。
- T 淋巴细胞在免疫反应的形成中具有核心作用,它在体液免疫和细胞免疫中均能作为辅助细胞,在细胞免疫中还是效应细胞。T 细胞与其他淋巴细胞的不同之处主要在于其细胞表面的表型,后者取决于各种分子表达类型的不同及其生物学功能的差异。
- 根据表型和功能的不同,可将成熟 T 细胞分为两个主要类型:辅助 / 诱导 T 细胞(表达 CD4 细胞表面标记物)和抑制 / 细胞毒 T 细胞(表达 CD8 细胞表面标记物)。T_H1 和 T_H2 是辅助 T 细胞的两个亚群,它们通过分泌一套特有的、相互拮抗的细胞因子而控制免疫反应的性质。T_H1 细胞克隆分泌 IL2 和 IFN-γ,而 T_H2 细胞克隆分泌 IL4、IL5 和 IL10。

近年来,分子生物学和遗传学方面的进展使我们对基础的生物学概念和疾病的发生有了更好的了解。人类基因组计划完成后提供的新知识、新型的诊断方法的建立(如用于 DNA 和蛋白分析的微阵列技术)以及针对特定发病机制的治疗策略的提出,都对妇产科领域产生了越来越大的影响。

正常细胞的特征是具有特定的代谢、生化和生理机制。细胞对外界影响产生反应主要由遗传决定,由此可以区分特定的细胞类型(图 6.1)。外界刺激通常会被转化为细胞内信号,例如通过细胞膜上的受体。细胞内信号再被转换到核内,引起特定的基因反应,导致细胞功能、分化和增殖的改变。虽然特定的细胞类型和组织具有不同的功能和效应,但就基本的生物学和遗传学而言,所有真核细胞仍有共同之处。

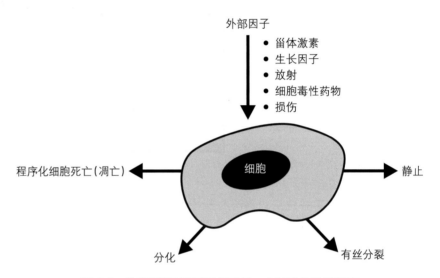

图 6.1 外部刺激对细胞的影响是一个特殊的协调反应

细胞周期

正常细胞周期   成熟真核细胞拥有一套平衡良好的系统,能不断产生 DNA(转录)和蛋白质(翻译)。为了满足特定细胞的需求,蛋白质会不断退化并被新的蛋白质取代。细胞的发展是一个具有时相的过程,称为细胞周期。在细胞周期中,DNA 被分配到两个姊妹细胞中(有丝分裂),然后分别复制(合成期)。这个过程由一些关键调控点控制,这些调控点能够监控细胞状态,比如细胞的 DNA 量。为数不多的几个异二聚体蛋白激酶负责调控细胞周期,这些蛋白激酶由调节亚单位(细胞周期蛋白)和催化亚单位(细胞周期蛋白依赖性激酶)组成。细胞周期蛋白和细胞周期蛋白依赖性激酶(CdkC)的相互作用决定细胞周期中特定时间点何种蛋白被磷酸化。

细胞周期分为四个主要阶段:M 期(有丝分裂期),G_1 期(从有丝分裂结束到 DNA 复制前的时期),S 期(DNA 合成期),以及 G_2 期(DNA 复制完成后到有丝分裂开始的时期)(图 6.2)。有丝分裂后的细胞可以"退出"细胞周期,进入所谓的 G_0 期,并保持数日、数周甚至一生而不再继续增殖。细胞周期的时长变化很大,不过大多数的人体细胞其细胞周期都在大约 24 小时之内。在一个典型的细胞周期内,有丝分裂持续大约 30~60 分钟,G_1 期持

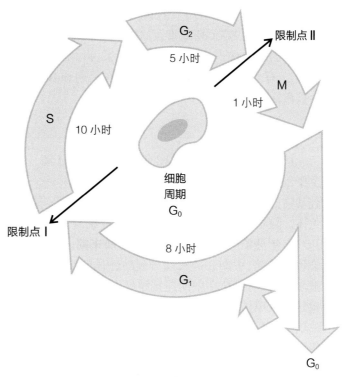

图 6.2 细胞周期

续 7~10 小时,S 期持续 10 小时,G_2 期持续 5 小时。根据细胞周期的不同,可以分为三种细胞亚群:

1. **终末分化的细胞** 不能再进入细胞周期
2. **静息 (G_0) 细胞** 在适当的刺激下可进入细胞周期
3. **分裂细胞** 处于细胞周期中

红细胞、横纹肌细胞、子宫平滑肌细胞和神经细胞属于终末分化细胞。其他细胞,如成纤维细胞,一般在 G_1 期后即退出细胞周期到 G_0 期。这些细胞可以在特定的刺激下进入细胞周期,如生长因子和雄激素。胃肠道、皮肤和宫颈中存在分裂细胞。

G_1 期

在特定的外界刺激下,细胞从 G_0 期转入 G_1 期,进入细胞周期。 很多酶类和调节蛋白都在 G_1 期合成,它们是 S 期 DNA 合成所必需的,主要由 G_1 期细胞周期蛋白依赖性激酶 (G_1 CdkC) 调节。G_1 CdkC 复合物会在 G_1 期的后期诱导 S 期抑制物降解。S 期 CdkC 复合物的释放随后会刺激细胞进入 S 期。**细胞周期中 G_1 期的持续时间变化很大,从少于 8 小时到多于 100 小时不等,结果造成不同类型细胞的更新换代时间不一样。**

S 期

细胞核内的 DNA 成分在细胞周期的 S 期进行复制。 S 期的 CdkC 复合物激活 DNA 复制前复合物蛋白,后者是在 G_1 期 DNA 开始复制时装配的。复制前复合物激活 DNA 复制的启动,并抑制新的复制前复合物的组装。这种抑制作用确保每个染色体在 S 期只被复制一次。

G_2 期

RNA 和蛋白质合成是在细胞周期的 G_2 期进行的。 生物合成活动的爆发为两个子细胞提供了新陈代谢所需要的底物和酶。在细胞周期的 G_2 期发生的另一个重要事件就是在 S 期发生的 DNA 复制错误的修复。如果不能检测并修复这些基因错误,可能导致细胞个体乃至生物体产生广泛的不良后果(1)。DNA 修复机制的缺陷与癌症的发病率增加有关(2)。有丝分裂的 CdkC 复合物是在 S 期和 G_2 期合成的,但是要在 DNA 合成结束后才会被激活。

M 期

核染色体的分裂发生在有丝分裂期或 M 期。在这个时期,细胞 DNA 平均分配到两个子细胞中。有丝分裂为每个子代细胞提供一个二倍体(2n)DNA。有丝分裂后,真核哺乳动物的细胞含有二倍体 DNA,其染色体核型包括 44 条常染色体及一套 XX 或 XY 性染色体。除了二倍体细胞之外,还含有肝细胞(4n)和胎盘的功能性合胞体。

有丝分裂分为前期、中期、后期和末期。有丝分裂 CdkC 复合物在有丝分裂前期诱导染色体浓缩、中期介导有丝分裂纺锤体的组装及染色体的排列。后期促进复合物(APC)被激活后,可以使在中期连接姐妹染色单体的蛋白复合物失活,由此进入后期。在后期,姐妹染色单体被分拆到纺锤体的两极。核包膜在有丝分裂早期分裂成多个小泡,之后在末期当染色体解聚时,在其周围重新成形。胞质分裂是有丝分裂中细胞质分配的过程,内质网和高尔基体在此时被拆分。有丝分裂结束后,细胞进入 G_1 期,之后或重新进入细胞周期,或停留在 G_0 期。

倍性

减数分裂后,生殖细胞含有一个单倍体(1n)遗传组份。受精后,恢复成 46,XX 或 46,XY 的双倍体 DNA 互补链。正常的细胞 DNA 含量的恢复对于细胞行使正常功能至关重要。细胞 DNA 含量的异常会引起特有的表型异常,如葡萄胎妊娠(见第 39 章)。完全性葡萄胎是由不含任何遗传物质的卵母细胞(即空卵)与一个精子受精而成。然后受精卵的单倍体遗传组分进行复制,恢复二倍体细胞细 DNA 成分,这样就形成一个纯合子 46,XX 的配子。在少数情况下,完全性葡萄胎也可以是一个空卵与两个精子受精而成,造成杂合子 46,XX 或 46,XY 配子。在完全性葡萄胎妊娠中,核 DNA 通常为父源性,不能发育成胚胎结构,同时滋养细胞增生。在罕见的情况下,完全性葡萄胎也来自双亲。这种染色体核型可能发生于复发性葡萄胎患者,与顽固性滋养细胞疾病的高风险有关。

部分性葡萄胎是由单倍体卵与两个精子受精而成,形成 69,XXX、69,XXY 或 69,XYY 染色体核型。部分性葡萄胎含有父源和母源 DNA,胚胎和胎盘都可以发育。69,YYY 核型和 46,YY 核型都与胚胎和胎盘发育不相容。这些结果证明,母源性遗传物质,尤其是 X 染色体,对于正常胚胎和胎盘的发育非常重要。

除了细胞总 DNA 含量外,染色体数目对于细胞功能也十分重要。染色体数目的异常通常是减数分裂中染色体不分离所致,这将造成特征性临床综合征,如 21- 三体(唐氏综合征)、18- 三体和 13- 三体。

细胞周期的基因控制

必须有细胞增殖,才能平衡正常的细胞损耗并维持组织和器官的完整性。这一过程需要细胞周期各阶段多个基因的协同表达(3)。如果缺乏生长因子,培养基中的哺乳动物细胞会静息在 G_0 期。添加生长因子后,这些静息期的细胞会在 14~16 个小时后越过所谓的限制点,并在 6~8 小时后进入 S 期。限制点,或称 G_1/S 临界点,标志细胞进入增殖。另一个调控点是 G_2/M 临界点,标志所有 DNA 损伤的修复都已完成(4-7)。细胞周期的成功完成需要激活多个细胞分裂周期(cdc)基因。

细胞分裂周期基因

　　在调节细胞周期调控点的因子中,由 *cdc2* 基因家族组编码的蛋白和细胞周期蛋白具有极其重要的作用(8,9)。哺乳动物细胞受到生长因子刺激后,根据特定的 RNA 出现的时序,可以表达早期应答或延迟应答基因。早期或延迟应答基因作为核转录刺激因子,刺激其他基因的序贯表达。早期应答基因如 *c-Jun* 和 *c-Fos* 能扩增延迟应答基因(如 *E2F*)的转录。很多细胞周期基因的表达都需要 E2F 转录因子,后者受到成视网膜细胞瘤基因(Rb)蛋白的调节。Rb 与 E2F 结合后,能将 E2F 从转录激活因子转变成转录抑制因子。Rb 的磷酸化会抑制它的抑制作用,使 E2F 介导的基因活化,后者是进入 S 期所必需的。Cdk4- 细胞周期蛋白 D、Cdk6- 细胞周期蛋白 D 和 Cdk2- 细胞周期蛋白 E 复合物会引起 Rb 的磷酸化,它会在细胞周期的 S 期、G_2 期和 M 期都处于磷酸化状态。完成有丝分裂后,Cdk- 细胞周期蛋白的浓度下降,使 Rb 被磷酸酶去磷酸化,结果在 G_1 早期 E2F 被抑制。

　　Cdks 在肿瘤发生及 Cdk 抑制蛋白功能异常过程中过度表达,故将 Cdks 作为研究肿瘤治疗的目标。例如,Cdk 4 抑制剂 P1446A-05 会特异性的抑制由 Cdk 4 介导的细胞周期由 G_1-S 期的转换,阻断细胞循环和抑制肿瘤细胞生长(10)。SNS-032 选择性的与 Cdk 2、7、9 结合来影响它们的磷酸化及活化作用,进而阻止细胞增殖。

　　细胞在 G_1/S 期转变的时候,开始合成细胞周期蛋白 A。Cdk2- 细胞周期蛋白 A 复合物通过支持复制前复合物而触发 DNA 合成。p34 cdc2 蛋白与特定的细胞周期蛋白组成异质二聚体复合物,称为有丝分裂促进因子(MPF),能催化蛋白磷酸化,促进细胞有丝分裂。Cdk1 在 G_2 期与细胞周期蛋白 A 和细胞周期蛋白 B 结合后能促进有丝分裂促进因子(MPF)的活性。*cdc* 基因在 G_2/M 调控点被活化后,有丝分裂才能开始(11,12)。一旦通过了 G_2/M 期调控点,细胞就开始有丝分裂。如果存在复制错误的染色体,则该过程会停滞在 G_2/M 期的调控点。

　　p53 肿瘤抑制基因也参与细胞周期的控制。放射治疗暴露后的细胞会停滞在 S 期,并伴有 *p53* 表达的增加。这种延迟有利于修复放疗导致的 DNA 损伤。如果 *p53* 发生突变,放疗后就不会出现本来应该发生的 S 期停滞(13,14)。人乳头瘤病毒 E6 蛋白会使野生型 *p53* 基因失活,从而阻止 DNA 受损后 S 期停滞的发生(15)。

凋亡

　　正常组织的调控和维持需要细胞增殖和程序性死亡(即凋亡)之间的平衡。当增殖超过程序性死亡时引起增生;程序性死亡超过增殖时则出现萎缩。程序性死亡是正常胚胎发育过程的重要组成部分。指(趾)间组织的消除、上颚的融合及肠黏膜的形成都与凋亡有关(16-18)。程序性细胞死亡也是一种重要的生理现象(19)。月经周期中雌激素水平变化引起子宫内膜细胞数量的减少就是程序性细胞死亡的结果(20,21)。在雄激素作用下,颗粒细胞也会出现程序性细胞死亡(如卵泡闭锁)(22)。

　　程序性细胞死亡(凋亡)是一个由特定基因表达引起的、耗能的主动过程。凋亡和细胞坏死有很大区别,虽然两者都引起细胞总数减少。在程序性细胞死亡中,细胞萎缩并发生吞噬现象。凋亡是由特定基因表达后引起的耗能过程。相反,细胞坏死是成群细胞发生肿胀和溶解,由有害刺激引起,是一种不耗能过程。很多因素都可激发程序性细胞死亡,包括细胞内信号和外源性刺激(如放射线暴露、化疗和激素)。发生程序性死亡的细胞可以根据组织学、生物化学和分子生物学的改变加以识别。组织学上,凋亡细胞出现细胞浓缩及核碎片。程序性细胞死亡相关的生化改变包括谷氨酰转移酶表达增加,细胞内钙浓度升高(23)。

　　目前认为程序性细胞死亡是肿瘤生长的一个重要因素。肿瘤生长的组织学特点即为细胞增殖不受控制,造成肿瘤负荷不断增加。目前认为,**随着疾病的进展,肿瘤负荷的增加反映了细胞增殖和细胞死亡之间的不平衡**。癌细胞不仅对停止增殖的正常信号无反应,而且也无法辨认可引起程序性细胞死亡的生理信号。

细胞生长和功能的调节

正常细胞对细胞外环境的改变可以作出一系列反应。有三组物质传达细胞外环境改变的信号,即类固醇激素、生长因子和细胞因子。对这些刺激作出反应需要细胞表面识别系统、细胞内信号转导系统以及协调表达特定基因的细胞核。**在参与细胞生长和功能控制的基因中,原癌基因和抑癌基因尤其重要**。已经确定的对生长有调控作用的原癌基因产物有 100 余种 (24)(表 6.1)。总体而言,原癌基因对细胞增殖有促进作用。相反,抑癌基因对细胞增殖具有抑制性调节作用(表 6.2)。

表 6.1　原癌基因

原癌基因	基因产物 / 功能
	生长因子
	成纤维生长因子
fgf-5	
Sis	血小板源性生长因子 β
hst, *int-2*	
	跨膜受体
erb-B	表皮生长因子(EGF)受体
HER-2/neu	EGF 相关受体
Fms	集落刺激因子(CSF)受体
Kit	干细胞受体
Trk	神经生长因子受体
	膜内受体
bcl-2	
Ha-ras, *N-ras*, *N-ras*	
fgr, *lck*, *src*, *yes*	
	细胞质信使
Crk	
cot, *plm-1*, *mos*, *raf/mil*	
	核 DNA 连接蛋白
erb-B1	
jun, *ets-1*, *ets-2*, *fos*, *bil 1*, *rel*, *ski*, *vav*	
lyl-1, *maf*, *myb*, *myc*, *L-myc*, *N-myc*, *evi-1*	

表 6.2　抑癌基因

p53	在多达 50% 的实体肿瘤中发生突变
Rb	缺失和突变会引起视网膜神经胶质瘤
PTEN	抑制 P13 激酶 /Akt 通路的双重特异性磷酸酶,活化后对细胞生长有抑制作用
P16^{INK4a}	结合到细胞周期蛋白 CDK4 复合物,抑制细胞周期进程
FHIT	脆弱三联组氨酸基因,通过未知机制发挥抑癌作用
WT1	突变与 Wilms 瘤有关
NF1	多发性神经纤维瘤基因
APC	与家族性多发性腺瘤样息肉患者的结肠癌变有关

类固醇激素　　　类固醇激素在生殖生物学和普通生理学中都具有重要作用,能够影响妊娠、心血管功能、骨质代谢,以及个体健康感觉。类固醇激素的作用由细胞外信号传递到核内,从而引起生理反应。

　　雌激素对于不同组织的生长和发育有多种作用。雌激素的作用通过雌激素受体(ER)介导。ER 是一种作为配基活化转录因子的细胞内蛋白,属于核受体超家族(25)。已经确认哺乳动物有两种 ER,分别命名为 ERα 和 ERβ。两种受体的结构相似,都由 8~9 个外显子编码,从 N 到 C 端依次为 A 到 F 六个结构域(26)。结构域 A 和 B 位于 N 端,含有不依赖激动剂的转录活化结构域(活化功能 1,或 AF-1)。结构域 C 是高度保守的中央 DNA 结构域,含有两个锌指结构,ER 可以通过它们与 DNA 链的大沟及磷酸骨架相互作用。蛋白质的 C 端含有结构域 E 和 F,是配体结合区域(LBD- 结构域 E)和活性功能结构域 2(AF-2- 结构域 F)(图 6.3)。

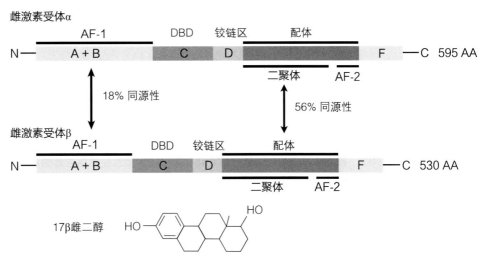

图 6.3　哺乳动物两种雌激素受体的结构。ERα(595 个氨基酸)和 ERβ(530 个氨基酸)由 6 个区域组成(从 N 到 C 端分别为 A 到 F 区)。N 端的 A 区和 B 区含有不需促效转录活化的区域(活化功能 1,或 AF1)。C 区是中心 DNA 结合区域序列(DBD)。E 和 F 区是配体结合区域(LBD)和活化功能 2(AF2)。还显示了 ER 配体 17β 雌二醇的结构

　　通过雌激素受体的转录活化过程是一个多步骤过程。起始步骤需要通过多种机制活化 ER(图 6.4)。举例来说,雌激素如 17β 雌二醇可以通过弥散进入细胞,结合到 ER 的 LBD。通过与配体结合,ER 的构架发生改变,之后某些结合蛋白分离,主要是热休克蛋白 90 和 70(hsp90 和 hsp70)。ER 的活化还需要一些蛋白激酶对它进行磷酸化,包括酪蛋白激酶 II,蛋白激酶 A,以及 Ras/MAP 激酶通路的组分(26)。ER 的四个磷酸化位点集中在 NH_2 端和 AF1 区。

　　活化后的 ER 会引起细胞内信号传导途径多种不同的染色体或非染色体效应。经典的类固醇信号传导途径需要活化的雌激素受体与雌激素应答元件(ERE)结合到染色体上形成二聚体,从而刺激转录(27,28)。ERE 的最小共有序列是一个 13bp 的回文序列(IR),为 5'-GGTCAnnnTGACC-3'。被活化 ER 调控的基因包括一些早期应答基因如 c-myc、c-fos、d-jun,以及编码生长因子的基因包括胰岛素样生长因子(IGF-1 和 IGF-2)、表皮生长因子(EGF)、转化生长因子 -α 及集落刺激因子(CSF-1)。

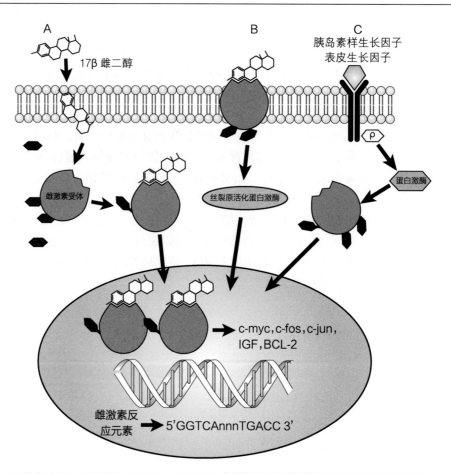

图6.4 雌激素受体介导的转录的活化。细胞内雌激素受体信号是通过不同的途径传导的。A:17β雌二醇以弥散的方式通过细胞膜,与细胞质的ER结合。随后ER被磷酸化,形成二聚体,在雌激素应答基因的促进子上与雌激素应答元件(ERE)结合。B:雌激素配体与膜结合ER结合后,活化有丝分裂原激活的蛋白激酶(MAPK)途径,从而支持ER介导的转录。C:细胞因子如胰岛素样生长因子(IGF)或表皮生长因子与其膜受体结合后,会引起蛋白激酶如PKA的活化,随后通过磷酸化而使ER活化

雌激素除了上述染色体相关作用,还有越来越多的证据证明它对于细胞内信号传导路径有一些非染色体相关作用。这些作用包括腺苷酸环化酶的快速活化,从而使依赖环磷酰胺(cAMP)的蛋白激酶A(PKA)得到活化(29)。雌激素还能刺激有丝分裂原活化蛋白激酶(MAPK)通路,快速活化Erk1/Erk2蛋白。

已经发现多种亲和力不同的与ER配体,称为选择性雌激素受体调节剂(SERM)。比如,他莫昔芬对ERα而言是混合性激动剂/拮抗剂,但对ERβ则是纯的拮抗剂。ERβ受体广泛表达于所有激素反应性组织,而ERα的表达会随激素环境而波动。雌激素类化合物的细胞和组织效应似乎反映了这些雌激素受体异构体之间互相影响。这些发现突出了雌激素在正常和肿瘤组织的作用的复杂性。激素受体的突变及其相应的功能改变体现了它们在正常生理过程中重要性。例如,已经有报道缺乏ERα的男性(30)。这种突变在临床上造成的后果包括骨骺不完全闭合,骨骼更新加快,身材高,糖耐量异常等。雄激素不敏感综合征是由雄激素受体的突变引起(31)。生长激素受体和甲状腺刺激激素的突变会造成多种表型改变。激素受体的突变也可能与肿瘤的进展和激素治疗耐药有关(32,33)。

生长因子

生长因子是一类多肽，可由多种类型的细胞产生，具有很多重叠的生化作用。生长因子结合到高亲和力的细胞膜受体后，可触发复杂的正性和负性信号传导途径，由此调控细胞的增殖和分化(34)。**总体而言，生长因子能够影响某些与 G_1/S 细胞周期交界点发生的事件相关的基因的表达，从而对细胞周期发挥正性或负性效应(35)。**

由于在细胞外的半衰期较短，生长因子通常在有限的距离内通过自分泌或旁分泌机制发挥作用。在自分泌回路中，生长因子作用于分泌它的细胞。生长因子调控的旁分泌机制是它作用于邻近的细胞。表 6.3 列出了对女性生殖生理有重要作用的生长因子。细胞对特定生长因子的生物学反应取决于多种因素，包括细胞类型、细胞微环境以及细胞周期状态。

表 6.3　在女性生殖生理中有重要作用的生长因子

生长因子	来源	靶细胞	作用
血小板源生长因子(PDGF)	胎盘、血小板、种植前的胚胎、内皮细胞	内皮细胞、滋养层	有丝分裂原
表皮生长因子(EGF)	颌下腺、泡膜细胞、颗粒细胞、子宫内膜	有丝分裂原	
转化生长因子-α(TGF-α)	胚胎、胎盘、膜细胞、卵巢基质细胞	胎盘、颗粒细胞	有丝分裂原
转化生长因子-β(TGF-β)	胚胎、泡膜细胞、内膜、颗粒细胞	有丝分裂原	
胰岛素样生长因子1(IGF-1)	颗粒细胞	泡膜细胞、颗粒细胞	介导生长激素的作用
胰岛素样生长因子2(IGF-2)	泡膜细胞	膜细胞	胰岛素样
成纤维细胞生长因子(FGF)	颗粒细胞	颗粒细胞、血管生成素、有丝分裂原	

卵巢功能的调节涉及自分泌、旁分泌和内分泌机制(36-42)。卵巢细胞的生长和分化受胰岛素样生长因子(IGF)的影响(图 6.5)。胰岛素样生长因子能增强促性腺激素对卵巢自分泌和旁分泌生长因子的作用。IGF-1 作用于颗粒细胞，引起 cAMP、孕酮、催产素、蛋白多糖和抑制素增加。IGF-1 作用于泡膜细胞会引起雄激素增加。泡膜细胞能产生肿瘤坏死因子(TNF-α)和 EGF，其分泌受促卵泡激素(FSH)的调节。表皮生长因子作用于颗粒细胞，刺激有丝分裂。卵泡液含有 IGF-1、IGF-2、TNF-α、TNF-β 和 EGF。**这些卵巢自分泌和旁分泌途径的中断可能是多囊卵巢综合征、排卵障碍和卵巢肿瘤的基础。**

转化生长因子(TGF)-β 可激活胞浆内丝氨酸-苏氨酸激酶，对细胞周期 G_1 晚期的细胞具有抑制作用(42)。它对胚胎结构的重塑非常重要。苗勒氏管抑制物(MIS)负责苗勒氏管的退化，其结构和功能上都与 TGF-β 相关(43)。转化生长因子 α 是一种 EGF 同源物，能与 EGF 受体结合，在正常细胞中它是一种自分泌因子。和 EGF 一样，TGF-α 能促进 G_0 期细胞进入 G_1 期。几个综述总结了生长因子对内膜生长和功能的作用(37-42)。与卵巢类似，子宫内膜组织也具有自分泌、旁分泌和内分泌调控机制。

细胞内信号传导

生长因子结合到细胞膜受体后，触发细胞内的生化信号。这些膜结合受体通常是蛋白激酶，可以将细胞外信号转变为细胞内信号。生长因子配体及其受体相互作用后，可使

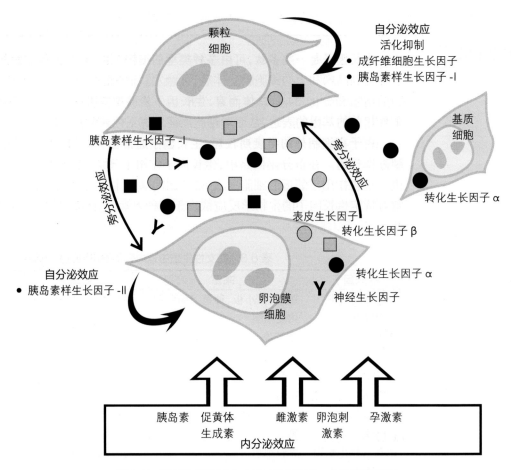

图 6.5 卵巢功能通过自分泌、旁分泌和内分泌机制调节

受体发生二聚体化和自体磷酸化、并活化酪氨酸激酶。活化后的受体再使细胞质内的物质磷酸化,触发细胞内信号传导系统(图 6.6)。细胞内信号传导系统依赖丝氨酸 - 苏氨酸激酶、src 相关激酶和 G 蛋白。细胞内信号激活调节基因表达的核因子。**很多参与细胞内信号传导系统的蛋白都由原癌基因编码。根据在细胞内的位置或酶的功能不同,可将其分为不同亚群**(44,45)(图 6.7)。

raf 和 mos 原癌基因编码具有丝氨酸 - 苏氨酸激酶活性的蛋白。这些激酶将细胞膜来源的信号与向细胞核内移动的信号整合(46,47)。蛋白激酶 C(PKC)是第二信使系统中的重要组成成分,具有丝氨酸 - 苏氨酸激酶活性。该酶在磷酸化中具有关键作用,而磷酸化是激活或失活蛋白质的常见机制。PKC 在细胞代谢和分裂中也有重要作用(48)。

酪氨酸激酶的 Scr 家族与 PKC 有关,包括 *scr*、*yes*、*fgr*、*hck*、*lyn*、*fyn*、*lck*、*alt* 和 *fps/fes* 原癌基因编码的蛋白产物。这些蛋白质可与细胞膜的内面相结合。

G 蛋白是鸟嘌呤核苷酸结合蛋白。异三聚体或大 G 蛋白与带有效应器蛋白(如腺苷酸环化酶)活性的受体相结合,可活化 cAMP 依赖的激酶信号级联反应(49)。p21 是由 *ras* 原癌基因家族编码的单聚体或小 G 蛋白,对有丝分裂信号的调节极为重要。p21Ras 蛋白能与鸟苷三磷酸(GTP)结合,具有 GTP 酶活性。GTP 水解成鸟苷二磷酸(GDP)后使 p21 Ras 失活。p21 Ras 蛋白会影响脱氧鸟苷(dG)和肌醇三磷酸(IP)3、花生四烯酸的产生和 IP 的更新。

多种生长因子都可以活化磷酸肌醇 3(PI3)激酶,如血小板源生长因子(PDGF)或者 IGF 代谢产物。PI 激酶的活化会导致细胞内膜结合脂质增加,即磷脂酰肌醇 -(3,4)- 二磷酸(PIP2)和磷脂酰肌醇 -(3,4,5)- 三磷酸(PIP3)。之后 Akt 蛋白被 PIP3 依赖激酶(PDK)磷酸化后完全活化。活化后的 Akt 从细胞膜释放,引起下游效应,促进细胞增殖、防止细胞凋亡,使侵袭、耐药和肿瘤血管生成都增加(50)。PTEN(磷酸酶和鸡十号染色体缺失的张力蛋白同源物)蛋白对于磷酸肌醇 3(PI3)激酶途径的活化十分重要,因为它可以对 PIP3 去磷酸化,从而抵消 Akt 的活化。肿瘤抑制基因 PTEN 突变及功能性 PTEN 表达缺失的细胞,其增殖率增加、凋亡减少,从而支持细胞向恶性表型发展。子宫内膜样子宫内膜腺癌常有 PTEN 的突变。此外,在子宫内膜异位症中也发现有功能性 PTEN 的表达缺失。

　　哺乳动物雷帕霉素靶蛋白(mTOR)信号通路由 PI3 激酶途径调控。mTOR 是一种丝氨酸 / 苏氨酸蛋白激酶,可调控细胞增殖、移动和蛋白质翻译等生物过程(51)。mTOR 将来自包括自胰岛素和生长因子如 IGF 蛋白等途径的信号整合在一起,为肿瘤细胞提供重要的生存信号,因此其成为了肿瘤靶向药物研发的一个焦点(52)。例如,雷帕霉素通过结合 mTOR 的细胞内受体 FKBP12 来抑制细胞功能。雷帕霉素的衍生物如 RAD001 和 CC1779 在临床试验中也获得了很好的试验效果(53)。

　　mTOR 信号通路是通过两种独特的多蛋白复合物(即 mTOR 复合物 1 和 mTOR 复合物 2)来发挥功能的。mTOR 复合物 1 通过 mTOR/PRAS40 转导通路来发挥其营养及能量感受器和调控蛋白质合成功能(54)。胰岛素、生长因子、氨基酸及氧化应激会刺激 mTOR 复合物 1 活化,而低营养水平、还原应激及生长因子缺乏则会抑制其活化。

　　相比之下,mTOR 复合物 2 包括哺乳动物雷帕霉素靶蛋白、雷帕霉素不敏感结合蛋白 Rictor 以及与哺乳动物应激活化蛋白激酶相互作用的蛋白因子 1。mTOR 复合物 2 与细胞骨架和蛋白激酶 B 磷酸化密切相关(55)。胰岛素、生长因子、血清及营养水平等因素均会影响 mTOR 复合物 2 的功能。

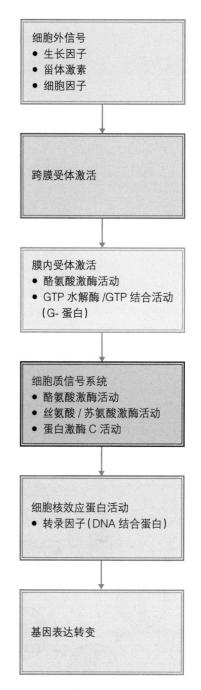

图 6.6　细胞内信号传导途径

基因和蛋白质表达

　　基因的转录和复制调控对于子代细胞、组织以及整个生命体的正常功能至关重要。细胞外信号通过细胞内级联信号通路传至细胞核内,引起特异性基因的转录,并将其 mRNA 翻译成蛋白质,最终影响细胞的结构、功能和增生。

　　人类基因组计划测定了人类整个基因组的 DNA 序列(56)。该计划完成后,表明人类的单倍体基因组包含 23 000 个蛋白编码基因。人类基因组序列测定是一项伟大的成就,奠定了进一步深入研究人类结构基因组学和功能基因组学的基础。结构基因组学研究基于氨基酸序列的蛋白质三维结构,功能基因组学研究结构与功能的相关性。蛋白组学研究一个细胞内所有蛋白质的鉴定和编目,细胞组学研究细胞动力学的改变,包括内细胞内

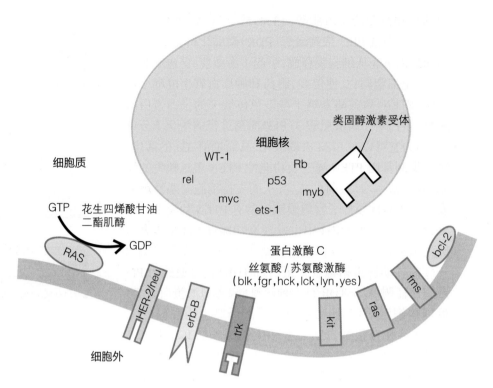

图 6.7　根据在细胞内的位置或酶功能的不同,可以将原癌基因分为不同亚群

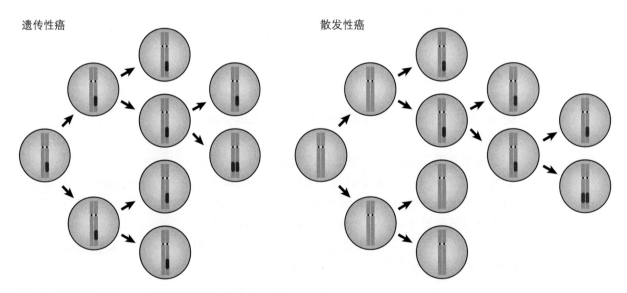

图 6.8　基于 Knudson "二次打击"的遗传性和散发性癌症发生的遗传模型。传性癌症的所有细胞均有肿瘤抑制基因的一个等位基因突变,另一个等位基因丢失导致细胞恶变。散发性癌症发生于正常基因组的细胞,需要两个等位基因同时失活(二次打击)

系统的调节和对细胞外刺激的反应。转录组代表着一个细胞或一群细胞所有的 RNA 分子,包括 mRNA、rRNA、tRNA,以及其他非编码 RNA,会因细胞外部环境变化而异,表示细胞内活化表达的基因。代谢组描述一个生物体内的一系列小分子代谢产物,包括激素及信号分子。代谢组同转录组和蛋白质组一样,也易发生快速变化 (57)。激酶组表示一个

生物体内的一组蛋白激酶,是磷酸化反应的关键性酶类。

癌症遗传学

癌是由诸多不同的癌基因突变引起的遗传性疾病。由于体细胞基因突变的积累,或生殖细胞遗传了一个或更多的突变加上体细胞突变导致细胞的生长失控。影响正常细胞生长和增殖基因的突变可以导致细胞的失控性生长,浸润和转移。

knudson 假说首先用于描述儿童遗传性视网膜母细胞瘤,其表明出现细胞恶性表型改变需要一个细胞基因组内发生 2 次打击或突变(58)。在遗传性癌中,第一个突变已存在每个细胞的基因组中,因此,仅需要维持基因功能的另外一个等位基因发生突变。相反的,在散发性癌中,没有等位基因的遗传性突变,单一细胞需要发生两次突变,致使癌基因的两个等位基因均失活(图 6.8)。

大多数成年人实体瘤需要积累 5~10 个突变才能获得恶性表型。在这些突变中,一些与癌症表型有关,而另外一些则被认为是旁观者(连带)突变,例如,像那些与癌基因相邻基因的扩增就属于此种情况。大多数上皮性肿瘤的发生率具有年龄特异性,大约以其形成时间的 4~8 次方倍增,这是突变性肿瘤发生的最有力证据。

看门基因和管理基因

癌的易感性基因分为“看门基因”(gatekeepers)和“管理基因”(caretakers)(59)。看门基因控制细胞增殖,分成原癌基因和肿瘤抑制基因。通常情况下,癌基因刺激细胞生长和增殖,而肿瘤抑制基因减少细胞的增殖或诱导细胞凋亡。看门基因通过抑制细胞增长或促进细胞死亡来抑制肿瘤生长,例如,肿瘤抑制基因 *p53* 和视网膜母细胞瘤基因都是看门基因。

管理基因维护基因组的完整性,参与 DNA 的修复(即稳定基因)。管理基因的失活增加了看门基因和其他癌相关基因持续突变的可能性,DNA 错配基因,*MLH1*、*MSH2* 和 *MSH6* 均属于管理基因。

遗传性癌

大部分肿瘤是由自发性体细胞突变诱发。然而,小部分因为可遗传的基因组背景。大约 12% 的卵巢癌和 5% 的子宫内膜癌因遗传因素而致(60,61)。胚系突变需要一个或多个额外的基因突变引发肿瘤。这些突变有不同的发生机制,例如,环境因素所导致的因素有电离辐射或稳定表达基因的突变。遗传性癌的特征包括了诊断年龄相对小以及癌家族史,通常是在两个或更多亲属中发生特异性的癌综合征。与妇科肿瘤相关的遗传性癌综合征总结于表 6.4。

表 6.4　与妇科肿瘤相关的遗传性癌综合征

遗传性综合征	基因突变	肿瘤表型
李 - 佛美尼综合征	*TP53*,*CHEK2*	乳腺癌,软组织肉瘤,肾上腺皮质癌,脑肿瘤
多发性错构瘤综合征	*PTEN*	乳腺癌,错构瘤,神经胶质瘤
Bannayan-Zonana 综合征		子宫内膜癌
遗传性乳腺和卵巢癌	*BRCA1*,*BRCA2*	乳腺癌,卵巢癌,输卵管癌
遗传性非息肉性结直肠癌(HNPCC)	*MLH1*,*MSH2*,*MSH3*,*MSH6*,*PMS2*	结肠癌,子宫内膜癌,卵巢癌,胃癌,小肠癌,泌尿系统癌症
Ⅰ型多发性内分泌瘤病	*Menin*	甲状腺癌,胰腺癌,垂体瘤,卵巢类癌
Ⅱ型多发性内分泌瘤病	*RET*	甲状腺癌,甲状旁腺癌,嗜铬细胞瘤,卵巢类癌
黑斑息肉病	*STK11*	胃肠道错构瘤,胃、十二指肠、结肠肿瘤,卵巢环管状性索间质瘤(SCTAT)

不同的遗传学和表遗传学致癌机制已被阐述。在基因组水平,引起基因功能增加突变致使原癌基因变成癌基因,基因功能失去的突变能够灭活肿瘤抑制基因。表遗传改变包括 DNA 甲基化,通过影响相关启动子序列的正常功能灭活肿瘤抑制基因的表达。这些遗传学和表遗传学的改变,共同成为肿瘤细胞侵袭转移、不依赖生长因子生长以及逃逸抗肿瘤的免疫应答特征的原因。

癌基因

癌基因是一组体内正常的基因,即原癌基因因突变导致功能增加的基因。原癌基因在调控条件下的正常功能是刺激细胞增殖。癌基因激活导致细胞增生,产生恶性表型。最初在逆转录病毒引起的肿瘤中发现癌基因。病毒感染哺乳动物细胞后,可够将病毒序列整合进宿主细胞的原癌基因序列,整合病毒的启动子活化周围的 DNA 序列转录,包括原癌基因。增强原癌基因序列的转录引起生长因子、生长因子受体以及信号转导蛋白的过表达,从而刺激细胞增殖。*ras* 家族是病毒癌基因中最重要的一组,包括 *c-H-ras*、*c-K-ras* 和 *N-ras*。

肿瘤抑制基因

肿瘤抑制基因参与大多数的肿瘤发展,通常经过两步过程失活。其间肿瘤抑制基因的两个拷贝均突变或因表遗传学机制,如甲基化失活(62)。人类肿瘤中最常见的肿瘤抑制基因突变是 *p53*(63)。p53 蛋白调节其他参与细胞周期阻滞基因,如 p21 的转录。DNA 损伤引起 p53 表达上调,致使细胞周期停滞,以修复损伤的 DNA 损伤。p53 在诱发细胞凋亡中也起重要的作用。p53 最常见的失活机制与经典的二次打击模式不同。在大部分情况下,错义突变引起 p53DNA 结合区的一个氨基酸序列改变导致细胞核内无功能的 p53 蛋白过表达。

定位克隆策略加快了对肿瘤抑制基因的鉴定。主要方法是利用细胞遗传学研究确定肿瘤标本中的染色体改变,通过 DNA 连锁分析定位有遗传性致癌的基因,在散发性肿瘤中检测基因杂合性丢失或等位基因改变。比较基因组原位杂交技术在相同的实验中通过荧光鉴定人类癌组织中染色体数目的增加和减少。

稳定(性)基因

第三类癌基因是稳定基因,这类基因以不同于肿瘤抑制基因或扩增的癌基因的方式促进肿瘤发生。其主要功能是维护 DNA 复制过程中 DNA 序列的正确性(**管理基因功能**)(64)。在 DNA 修复过程中或致突变原暴露诱导产生的错误能够被多种机制所修复,**包括错配修复基因、核型切除修复基因和碱基切除修复基因**。稳定基因的失活可能所有基因的突变率增加。然而,只是癌基因和肿瘤抑制基因的突变影响细胞增殖,赋予突变细胞选择性生长优势。与肿瘤抑制基因相似,稳定基因的两个等位基因都失活才会使其功能丢失。

遗传畸变

基因复制、转录、翻译不是准确无误的过程,其保真性低于 100%,其间的错误将导致基因和蛋白质结构和功能的异常。在女性生殖道癌前病变、恶性肿瘤和良性肿瘤中发现有不同的基因组的改变,例如基因扩增,点突变,以及缺失或重组等(65)(图 6.9)。

基因扩增

基因扩增指的是基因拷贝数的增加。基因扩增通过用于转录的模板 DNA 数量增加使基因的表达增强。在女性生殖道恶性肿瘤中,原癌基因的扩增较为常见。原癌基因

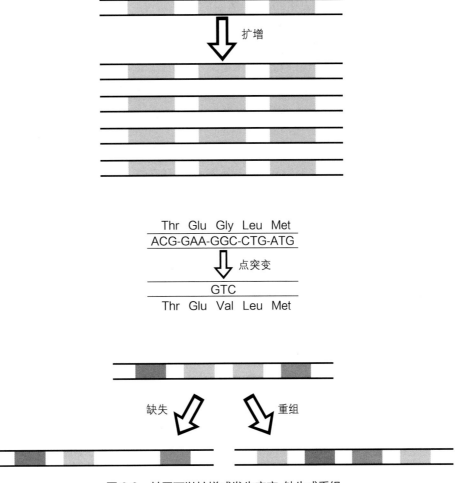

Thr Glu Gly Leu Met
ACG-GAA-GGC-CTG-ATG

点突变

GTC
Thr Glu Val Leu Met

缺失　　　　　重组

图6.9　基因可以扩增或发生突变、缺失或重组

HER2/neu，也称为 *c-erbB-2* 和 *HER2*，编码一个 185kD 的具有内源性酪氨酸激酶活性的跨膜糖蛋白，其属于一个跨膜受体基因家族，该家族包括表皮生长因子受体（erbB-1）、erbB-3 和 erbB-4。HER2/neu 与一系列不同的细胞蛋白相互作用增加细胞的增殖。大约 30% 的乳腺癌，20% 的卵巢癌和多达 50% 的子宫内膜癌组织有 *HER2/neu* 基因过表达(66)。HER2/neu 基因在肿瘤组织的高表达与患者的整体生存率下降有关，尤其是子宫内膜癌患者。

点突变　　　　　一个基因的点突变可能对其蛋白的表达和功能没有任何影响（基因多态性）。然而，点突变可以改变密码子的序列，并随之破坏基因产物的正常功能。ras 基因家族就是一个点突变后破坏细胞内信号转导系统的癌基因编码蛋白的例证。转化的 ras 蛋白具有与 GTP 酶活性降低的关键性密码子点突变（如密码子 11、12、59、61），并因此导致活化 ras 的构成性表达。在实体肿瘤中，*p53* 基因的点突变是最常见的基因突变。这些突变优先发生的"热点"位置与该基因最高度保守的区域一致。可以在正常细胞核中检测到 p53 肿瘤抑制基因编码的磷蛋白。当 DNA 损伤发生时，*p53* 能够阻滞细胞周期的进程，使得 DNA 得到修复或发生细胞凋亡。肿瘤细胞缺乏正常的 *p53* 的功能，导致伴随 DNA 修复缺陷和基因不稳定性的细胞失控性增生。大约 50% 晚期卵巢癌和 30%~40% 子宫内膜癌患者的 *p53* 基因发生突变，但在宫颈癌中 *p53* 基因突变不常见。

　　BRCA1 和 *BRCA2* 基因的点突变可以改变这些基因的活性,使患者易患乳腺癌和卵巢癌(67)。在美国总人口中,*BRCA1* 和 *BRCA2* 基因突变的频率约为 1:250。不同的种族有其特异的始祖突变。例如,2.5% 的中欧和东欧籍的德系犹太人有两个 *BRCA1* 突变(185delAG 和 5382insC)和一个 *BRCA2* 突变(6174delT)。另外的始祖突变见于其他种族,包括来自荷兰的(*BRCA1*、*2804delAA* 和几个大的缺失突变)、冰岛的(*BRCA2*,*995del5*)和瑞典的(*BRCA1*,*3171ins5*)突变。

　　BRCA 蛋白参与 DNA 的修复。例如,如果 DNA 因电离辐射或化疗受到损伤,BRCA2 蛋白就与 RAD51 蛋白结合,这是通过同源重组修复 DNA 双链断裂的中心环节。在这个关键的反应中,BRCA2 调控 RAD51 的可及性和活性。BRCA2/RAD51 复合物的磷酸化使得 RAD51 结合到 DNA 损坏的部位,并与其他几个蛋白结合,通过同源重组介导 DNA 的修复。BRCA1 在一个复杂的蛋白 - 蛋白相互作用的网络中起作用,通过同源重组介导 DNA 的修复并通过 BRCA1- 相关监控复合体(BASC)调节转录。

缺失和重排

　　缺失和重排反映 DNA 模板中出现大的改变,可能导致合成明显改变的蛋白质产物。体细胞突变可引起染色体异位,因一个基因并入另一个基因的调节区产生嵌合性转录本。这种突变最常见于白血病、淋巴瘤和间质瘤。例如,慢性髓系白血病的费城染色体是 9 号染色体和 22 号染色体之间相互异位形成的结果。从 9 号染色体异位的 DNA 序列包含原癌基因 c-ABL,插入 22 号染色体的 BCR 基因序列(费城染色体)。由此产生的 BCR-ABL 嵌合基因产物具有构成性激活的酪氨酸激酶功能,如同增加了生长因子一样刺激细胞的增生。

　　单核苷酸多态性(SNP)描述的是 DNA 序列的一种变异(68)。在基因组中的单核苷酸,无论在一个个体内或两个个体之间的配对染色体中的存在变异。多态性表现在配对染色体中一个或两个的不同。例如,序列 TGACTA 和 TCACTA 包含一个单一的变化,即第二个核苷酸由鸟嘌呤(G)变成胞嘧啶(C),导致这个特定的基因序列中 G 成了 C 等位基因。单核苷酸多态性可以发生在基因的编码或非编码区的或基因间区。单核苷酸多态性可以不改变蛋白质的氨基酸序列(同义 SNP)或产生不同的肽(非同义 SNP)。如果 SNPs 位于非编码区,其他的一些过程,如基因剪接或转录因子的结合可能会受到影响。

　　特定人群中的 SNPs 的频率由少数的等位基因频率决定。这种频率因不同种族和地理位置而异。SNPs 与人类包括癌症在内的多种疾病有关,也影响药物治疗的效果以及对病原体和化学物的反应(69)。SNPs 对不同人群基因组之间的比较是很重要的,例如,可以提供特定人群发生特定癌症敏感性的信息(70)。

癌症基因组计划

　　2006 年,美国国家癌症研究所和国家人类基因组研究所启动了癌症基因组计划(TCGA)。该计划的目标是提供一个全面的癌症基因组特征和序列分析。初始阶段包括多星形胶质母细胞瘤、肺癌和卵巢癌(71、72),后续将会分析更多类型的肿瘤。

　　TCGA 利用高通量的基因组分析技术,包括基因表达谱、SNP 基因分型、拷贝数变异谱、全基因组甲基化谱、微小 RNA 谱和外显子测序(73)。研究人员通过 TCGA Web 页面获得这些数据(74)。

免疫学

　　免疫系统在宿主防御机制中起着重要作用,特别是对感染和细胞恶性转化。对免疫系统调节的理解可以为发展新的免疫治疗和免疫诊断方法提供机会提供。

免疫学机制

人类的免疫系统可以不同的方式对异常或肿瘤细胞产生反应。这些免疫反应以先天或抗原非特异性的方式发生，而其他一些是获得性或抗原特异性反应。获得性反应针对特定的抗原，免疫反应记忆的建立使得再次接触同一抗原时产生更快和更为强烈的反应。不同的先天和获得性的免疫机制均参与对肿瘤的反应，包括由细胞毒性 T 细胞、自然杀伤（NK）细胞、巨噬细胞介导的对肿瘤细胞直接的细胞毒作用，以及激活补体介导的抗体依赖性细胞毒作用(75)。

获得性或特异性免疫反应包括体液免疫和细胞免疫。体液免疫应答指的是抗体的产生。抗体是双功能团分子，由含有特定的抗原结合位点的可变区加上恒定区组成，后者引导抗体的生物活性，如与吞噬细胞结合或激活补体。细胞免疫应答是抗原特异性免疫反应，由活化的免疫细胞直接介导，不依赖抗体的产生。体液免疫和细胞免疫之间的区别来源于明确的实验观察，即体液免疫的功能可以经血清传递，而细胞免疫功能需要细胞的传递。大多数免疫反应包括体液免疫和细胞免疫。起源于髓系和淋巴系的几种细胞组成免疫系统。对外来抗原的特异性体液免疫和细胞免疫反应，涉及淋巴细胞群的相互配合以及吞噬细胞（巨噬细胞）的协调行动。这些细胞的相互作用包括相同细胞与细胞的直接接触以及对细胞因子或淋巴因子的分泌和反应。淋巴细胞存在于淋巴组织，如淋巴结或脾脏，或外周循环。免疫系统的细胞均起源于骨髓中的干细胞。

B 细胞、激素免疫和单克隆抗体

B 淋巴细胞合成和分泌抗体。成熟的抗原反应性 B 细胞来源于前 B 细胞（称 B 细胞的祖细胞），并分化成为产生大量抗体的浆细胞。成人的骨髓干细胞，依据其生殖细胞基因组构型发生免疫球蛋白基因重排后，衍生为前 B- 细胞。（Pre-B cells originate from bone marrow stem cells in adults after rearrangement of immunoglobulin genes from their germ cell configuration）。成熟的 B 细胞表达作为抗原受体的细胞表面免疫球蛋白分子。

经过与抗原的相互作用，成熟 B 细胞变为产生抗体的细胞。这个过程需要适当的细胞 - 细胞间的刺激信号和细胞因子的参与。单克隆抗体针对一个特定的抗原决定簇。与此相反，多克隆抗体可能检测一个或一组蛋白质递呈的多个抗原表位。体外制备单克隆抗体，由 Kohler 和 Milstein 在 20 世纪 70 年代首创，已成为一个非常宝贵的诊断和治疗工具，尤其是对恶性肿瘤的处理(76)。例如，肿瘤抗原 CA125 可以用于检测抗卵巢癌细胞系产生的抗体筛查。放射免疫分析法也被广泛用于测定卵巢癌患者血清中的 CA125 并指导治疗。治疗已有针对人卵巢腺癌抗原的免疫毒素偶联单克隆抗体的治疗方案。这些抗体可以诱导肿瘤细胞杀伤，并能延长植入人卵巢癌细胞株小鼠的生存期。然而，一些问题限制了单克隆抗体的临床使用，包括肿瘤细胞的抗原异质性、肿瘤相关抗原的调节、与正常宿主细胞和肿瘤相关抗原的交叉反应性。尚未鉴定出独特的肿瘤特异性抗原。所有的肿瘤抗原都被认为是肿瘤相关抗原，因为他们在恶性和非恶性组织中均有表达。由于大多数单克隆抗体是鼠源性的，宿主的免疫系统能够识别外来的小鼠蛋白并做出反应，因此，使用由人恒定区和具有特定抗原反应的小鼠可变区构成的基因工程单克隆抗体可以降低抗原性。

T 淋巴细胞和细胞免疫

在免疫反应发生中，T 淋巴细胞发挥着核心作用，其可作为体液免疫和细胞免疫的辅助细胞，也可作为细胞反应的效应细胞。T- 细胞前体起源于骨髓，随后进入胸腺，在那里成熟为功能性 T 细胞。在胸腺成熟的过程中,能在主要组织相容性复合物(MHC)分子的环境中识别抗原的 T 细胞被选择保留,而自身反应的 T 细胞则被清除(75)。

根据 T 细胞表面的表型,即不同分子的表达类型以及它们的生物学功能差异可以将其与其他类型的淋巴细胞相区别。所有成熟的 T 细胞表面均表达某些细胞表面分子,如决定簇 3(CD3)分子复合物和 T 细胞抗原受体,后者与 CD3 复合物紧密结合。T 细胞通过细胞表面的 T 细胞抗原受体(TCR)识别抗原。这种分子的结构和组织类似于抗体分子,即 B 细胞识别抗原的受体。T 细胞发育的过程中,T 细胞受体基因经历与 B 细胞类似的基因排列,但在 T 细胞和 B 细胞的抗原受体之间有重要的差别。T 细胞受体是不被分泌的,它的结构与抗体分子有一些差别,B 细胞和 T 细胞受体与抗原相互作用的方式明显不同。当抗原由与 MHC 分子相关的抗原呈递细胞递呈时,T 细胞才会与之反应。有效的抗原呈递包括抗原在抗原呈递细胞里变成小的肽段和其后与抗原递呈相关的 MHC 分子在抗原呈递细胞表面的表达。抗原片段的处理过程。只有当抗原以这种方式呈递时,T 细胞才能与抗原反应,这与 B 细胞不同,后者能直接与抗原结合,而不需要抗原呈递细胞的加工和递呈(75)。

成熟 T 细胞有两个主要的亚型,它们的表型和功能不同:T- 辅助 / 诱导细胞表达细胞表面标志物 CD4,T- 细胞毒性细胞表达标志物 CD8。当 T 细胞通过胸腺时获得这些标志物的表达。CD4 T 细胞可以帮助 B 细胞,促其产生抗体,并能与 MHC Ⅱ类分子相关的抗原呈递细胞呈递的抗原反应,可以作为其他 T 细胞的辅助细胞。CD8 T 细胞包括细胞毒性细胞(能杀死携带相应抗原靶细胞的细胞),并且可以与 MHC Ⅰ类分子相关靶细胞递呈的抗原相互作用。这些 T 细胞能抑制 B 细胞和其他 T 细胞的生物学功能。尽管细胞毒性 T 细胞(CTL)的主要生物学功能似乎是溶解病毒感染的自体细胞,但是细胞毒免疫 T 细胞能够直接溶解肿瘤细胞。据推测,CTLs 能够通过它们的抗原特异性 T 细胞受体来识别与肿瘤细胞表面的 MHC Ⅰ类分子相关抗原,触发一系列的细胞间反应,最终导致靶细胞的裂解。

单核细胞和巨噬细胞

单核细胞和巨噬细胞骨髓来源的细胞,它们在先天免疫和获得性免疫反应中均具有重要的作用,巨噬细胞在免疫反应的发生中发挥着重要的作用。T 细胞不对外来抗原发生反应,除非这些抗原被抗原呈递细胞处理和递呈。巨噬细胞(和 B 细胞以及树突细胞)表达 MHC Ⅱ类分子,都是 CD4T 细胞的有效抗原递呈细胞。辅助 - 诱导(CD4)T 细胞具有适合抗原的 T 细胞受体和自体特异性,通过抗原递呈细胞激活以提供帮助(各种因子 - 淋巴因子 - 诱导其他淋巴细胞的活化)。除了自身作为抗原递呈细胞之外,巨噬细胞也可通过消化和杀死微生物在先天免疫中发挥重要作用。激活的巨噬细胞,除了许多其他的功能,还可作为细胞毒性细胞和抗肿瘤杀伤细胞。

自然杀伤细胞

自然杀伤(NK)细胞是先天性免疫应答的效应细胞,可以非特异性杀伤肿瘤细胞和病毒感染的细胞。因此,NK 的活性代表一种天生性免疫力,其对最佳的生物功能不需要获得性及记忆应答,但是通过暴露几个因素,尤其是细胞因子如白细胞介素 -2(IL-2)可以增加其抗肿瘤活性。NK 细胞的特征是具有大颗粒状淋巴细胞形态,携带有不同于 T 细胞或 B 细胞的细胞表面标志物。NK 细胞可以表达一个结合抗体结晶片段(Fc)的受体,以及其他 NK 相关标志物。当与 T 细胞或 B 细胞相比时,NK 细胞似乎具有功能和表型的异质性。那些具有抗体依赖性的细胞毒性或抗体靶向细胞毒性的细胞,称为NK 样细胞。在体外,NK 样细胞的抗体依赖性细胞毒性可以溶解肿瘤细胞。尽管其间效应细胞与靶细胞之间的紧密接触似乎是必要的,但这种肿瘤细胞的杀伤机制尚不完全清楚。

细胞因子、淋巴因子和免疫调节子

在免疫反应过程(以及免疫反应的效应阶段)中,许多环节需要细胞因子或被其增强,它们是可溶的调节分子(表 6.5)(77-92)。根据靶细胞的种类或其成熟状态,细胞因子表现出多种生物学功能。细胞因子呈现异质性,从这一点讲,大多数的细胞因子几乎没有结构或氨基酸的同源性。如果细胞因子来自于单核细胞,被称为单核因子,来源于淋巴细胞成为淋巴因子,如果它们对白细胞起作用称为白细胞介素,如果具有抗病毒作用则称为干扰素(IFNs)。他们是由各种不同类型的细胞产生,除免疫反应之外,似乎在许多的生物反应中起着重要的作用,如炎症和造血。它们也可能参与很多疾病的病理生理过程,并显示出成为癌症的免疫疗法中治疗药物的极大潜力。虽然细胞因子是一组异质性的蛋白质,但它们具有某些共同特征,例如,大多数的细胞因子是低到中分子量(10~60kD)的糖基化分泌蛋白。他们参与免疫反应和炎症,它的产生是暂时和局部的(它们以自分泌和旁分泌的方式起作用,而不是内分泌的方式),在很低的浓度具有很强的效果,并且与针对各自细胞因子的高亲和力细胞受体相互作用。细胞因子与细胞表面特定的受体结合启动信号转导,引起基因表达改变,最终引起细胞增殖或改变细胞行为,或两者同时改变。他们的生物学作用重叠,反应性细胞接触多种细胞因子可以产生协同或拮抗的生物学效应。

表 6.5　参与免疫反应的细胞因子的来源、靶细胞和生物活性

细胞因子	来源	靶细胞	生物学效应
IL-1	单核细胞和巨噬细胞	T 细胞,B 细胞,神经元	共刺激因子 致热原
IL-2	肿瘤细胞	内皮细胞	
	T 细胞	T 细胞	激活和生长
		B 细胞	激活和抗体产生
		NK 细胞	激活和生长
IL-3	T 细胞	幼稚造血干细胞	生长和分化
IL-4	T 细胞(T_H2 细胞)	B 细胞	激活和生长;同型转换为 IgE;增加 MHCII 表达
		T 细胞	生长
IL-6	单核细胞和巨噬细胞	B 细胞	分化,抗体产生
	T 细胞(T_H17 细胞),B 细胞	T 细胞	共刺激分子
	卵巢癌细胞	肝细胞	诱导急性期反应
	其他肿瘤细胞	干细胞	生长和分化
		肿瘤细胞	自分泌、旁分泌生长及活性增强因子
IL-10	T 细胞(T 调节细胞,T_H2 细胞)	T 细胞	抑制细胞因子合成
	单核细胞和巨噬细胞	单核细胞和巨噬细胞 B 细胞	抑制抗原递呈和细胞因子产生 激活
IL-12	单核细胞	NK 细胞	促进 T 辅助细胞 1
IL-13	T 细胞(T_H2 细胞),肥大细胞,NK 细胞	B 细胞,T_H2 细胞,巨噬细胞	调节由 B 细胞分泌的 IgE T_H2 细胞发育,巨噬细胞活性
IL-15	树突状细胞,单核细胞,胎盘,肾,肺,心脏,T 细胞	肥大细胞	NK 细胞发育和功能,肥大细胞增生

细胞因子	来源	靶细胞	生物学效应
IL-17	T 细胞(T_H17 细胞)	T 细胞,成纤维细胞	T- 细胞激活,诱导成纤维细胞分泌的细胞因子
IL-23	单核细胞,巨噬细胞	$CD4^+$ T 细胞	促进 T_H17 细胞
IFN-γ	T 细胞(T_H1 细胞)	单核细胞 / 巨噬细胞	激活
	NK 细胞	NK 细胞,T 细胞,B 细胞	激活,增强反应
TNF-α	单核细胞和巨噬细胞	单核细胞 / 巨噬细胞	
	T 细胞(T_H17 细胞)	T 细胞,B 细胞,神经元	
	单核因子产生,共刺激因子,致热原		
		内皮细胞	激活,炎症
		肌肉细胞和脂肪细胞	分解代谢 / 恶病质

IL-1,白细胞介素 1;T_H1,1 型 T 辅助淋巴细胞;NK cells,自然杀伤细胞;T_H2,2 型 T 辅助淋巴细胞;IgE,免疫球蛋白 E;MHC Ⅱ,Ⅱ类主要组织相容性复合物;Ag,抗原;IFN,干扰素;TNF,肿瘤坏死因子

获准修自 Berek JS,Martinez-Maza O. Immunology and immunotherapy. In:Lawton FG,Neijt JP,Swenerton KD. Epithelial cancer of the ovary. London,Engl.:BMJ,1995:224.

T 细胞亚群的特征由其分泌的特异性细胞因子类型所决定。TH1 细胞和 TH2 细胞是两个辅助细胞亚群,各自通过分泌一组特征性的和相互拮抗的细胞因子来控制免疫反应的性质,TH1 细胞产生 IL-2 和 IFN-γ,而 TH2 细胞产生 IL-4、IL-5 和 IL-10(86)。人类的 TH1 和 TH2 型反应相互对立(87、88)。人的 IL-10 抑制 IFN-γ 和由人类外周血单核细胞产生的其他细胞因子的产生,并且抑制由活化的单核细胞产生的细胞因子(IL-1,IL-6,IL-8,TFR-α)的释放(89-92)。IL-10 下调单核细胞上 MHC Ⅱ类分子的表达,导致这些细胞的抗原呈递能力的大幅降低(92)。由此认为,IL-10 是一种具有重要作用的免疫抑制性细胞因子。一些其他的 T 细胞亚群包括 Th17 细胞和调节性 T 细胞(Treg)。Th17 细胞是一个独特的,促炎性 T 细胞亚群,其功能特征为介导对抗胞外细菌的保护作用和在自身免疫病中的致病作用(93-98)。Th17 细胞可特异性产生 IL-17、CXCL13(一种 B 细胞活化趋化因子)、IL-6 和 TFR-α,而 Th2 细胞特异性产生 IL-4、IL-5、IL-9 和 IL-13,Th1 细胞产生 IFN-γ(见图 6.2)。Treg 细胞构成另一个 CD4 阳性 T 细胞亚群,通过积极抑制自身反应性淋巴细胞的活化和扩增参与自身免疫耐受的维持。Treg 细胞特异性表达 CD25(IL-2 受体链)和转录因子 FoxP3(99,100)。Treg 细胞的活性对预防自身免疫性疾病的发展具有重要作用。去除 Treg 细胞可增强机体的抗感染或肿瘤的免疫反应。尽管关于 Treg 细胞的抗肿瘤免疫活性需要进一步研究,但其在调节宿主对肿瘤反应中的作用显而易见。

由于卵巢的上皮性癌通常局限于腹腔,即使是在疾病的晚期阶段,表明卵巢癌的腹腔生长可能与腹腔缺乏抗肿瘤免疫效应机制有关(102,103)。研究表明,卵巢癌患者的腹水中 IL-10 的浓度增加(102)。从卵巢癌妇女腹腔取到的腹水中还可见到其他的细胞因子,包括 IL-6、IL-10、TNF-α、粒细胞集落刺激因子(G-CSF)和粒细胞 - 巨噬细胞集落刺激因子(GM-CSF)(103)。在卵巢癌妇女的血清样本中可以见到类似的情况,即 IL-6 和 IL-10 的升高。

TNF-α 是一种对肿瘤细胞产生直接细胞毒作用的细胞因子,可以增加免疫细胞介导的细胞毒性,并可激活巨噬细胞,诱导单核因子的分泌。TNF-α 的其他生物活性包括诱导恶病质,炎症,发烧,也是内毒素性休克的一个重要调节因子。

治疗癌症的细胞因子

细胞因子超常的多效性源于其异常众多的生物活性,包括一些免疫系统之外的作用(55、56、77、83)。由于某些细胞因子有直接或间接的抗肿瘤和免疫增强作用,其中一些被用于肿瘤的试验性治疗。

细胞因子确切的抗肿瘤作用尚未阐明。细胞因子通过各种直接或间接的作用抗肿瘤。可能的情况是,一个细胞因子在作为一种生长因子直接促进肿瘤增长的同时,也能增加对抗肿瘤的免疫反应。在过继性免疫试验治疗时,将患者的外周血细胞或肿瘤浸润淋巴细胞在体外接触细胞因子,如 IL-2,将由此产生具有抗肿瘤作用的活化细胞回输给患者,以测试细胞因子增强抗肿瘤免疫反应的潜能(104-106)。某些细胞因子可产生直接的抗肿瘤作用,肿瘤坏死因子能诱导敏感的肿瘤细胞死亡。

细胞因子对癌症患者的作用可能受可溶性受体或竞争因素调节。例如,在卵巢癌患者的腹水中发现 TNF 和淋巴毒素的竞争性因素(106)。这些因素可能抑制 TNF 或淋巴毒素溶解细胞的作用,在用这些细胞因子进行腹腔内灌注的临床试验时应考虑其竞争性因素。

细胞因子对肿瘤细胞兼具抗肿瘤作用和促进肿瘤细胞生长的作用,对人肿瘤细胞,包括非淋巴起源的细胞,它们可以作为自分泌或旁分泌生长因子。例如,IL-6(其由不同类型的人类肿瘤细胞产生)可作为对人骨髓瘤、卡波西肉瘤、肾癌和卵巢上皮癌的细胞的一种生长因子(77-83)。

细胞因子在癌症的治疗中有很大的潜在价值,但是,由于它们有多种,甚至相互矛盾的生物学作用,为了将其成功使用,深入了解细胞因子的生物学作用至关重要(104-117)。

癌症的触发因素

细胞生物学的特征是功能相当多且有交叉,因此,其一种机制缺陷并不总是危及细胞的功能。当细胞的结构和功能发生相当数量的异常时,细胞正常的活性受到损害,将导致细胞失控性生长或死亡。无论哪种情况,均可能是基因突变长期累积的结果。这些明确的因素能增加基因突变的可能性,损害正常的细胞生物学,并可能增加患癌症的风险。

年龄的增加

年龄的增加,被认为是癌症发生最重要的单一危险因素(118)。人活到 75 岁时,多达 50% 的被诊断为癌症(111)。患癌风险随着年龄增加,反映出随着时间的推移,关键的基因突变逐渐积累,最终导致细胞的恶性转化。多阶段体细胞癌变理论的基本前提是,众多无关基因的遗传或表遗传学改变引发癌症。与癌症发生可能性增加的因素包括外源性致突变物的暴露,宿主免疫功能的改变,以及某些遗传综合征和疾病。

环境因素

致突变原是一种导致基因突变的化合物。在体外试验时,许多环境污染物可以作为致突变原。环境致突变原通常可以产生与自发突变不同的特殊突变,例如,活化烃往往产生 GT 颠换(119)。致癌原是一种可以产生癌症的化合物,认识到所有致癌原不是致突变原,而所有致突变原不一定是致癌原这一点很重要。

吸烟

吸烟也许是已知与肺癌的发生有关致突变原暴露最有力的例子,一旦易感个体接触足够长的时间和数量时,会引发肺癌。几十年前就知道吸烟与宫颈癌有关,香烟烟雾中的致突变原可以选择性浓集于宫颈黏液(59)。据推测,宫颈转化区的增殖上皮细胞暴露于香烟烟雾中的致突变原可能增加 DNA 损伤和其后细胞转化的可能性。

另一些人认为在宫颈癌标本中人类乳头状瘤病毒(HPV)的 DNA 经常插入到脆性组氨酸三联体(FHIT)基因。FHIT 是一个重要的肿瘤抑制基因。吸烟可能有助于将 HPV DNA 整合到 FHIT 基因,干扰肿瘤抑制基因的正常功能。

辐射

辐射暴露可以增加患癌症的风险。辐射诱发癌症的整体风险在女性比男性约高 10%(120)。这种差异归因于性别相关癌症,包括乳腺癌。辐射诱发癌症可能因亚致死量的 DNA 损伤没有被修复(120)。通常情况下,辐射损伤促进 S- 期阻滞,从而使 DNA 损伤得以修复,这需要 p53 基因的正常作用。如果 DNA 修复失败,受损的 DNA 通过有丝分裂传递给子细胞。如果发生足够数量的关键基因突变,可能导致细胞转化。

免疫功能

几十年来,认为全身免疫功能低下是癌症的一种危险因素。免疫抑制的肾移植患者发生宫颈癌的危险性增加 40 倍(60)。据报道,感染艾滋病毒的患者 CD4 细胞计数降低,其发生宫颈不典型增生和浸润性疾病的风险增加(116)。接受高剂量化疗的个体,使用干细胞维持可能增加各种实体肿瘤的发生风险。这些例子提示对宿主转化细胞的监控中免疫功能的重要性。另一个免疫功能改变可能与宫颈不典型增生发展有关的例子是,黏膜免疫功能的改变发生在抽烟的女性(60)。吸烟妇女宫颈的朗格汉斯细胞数量减少,朗格汉斯细胞负责的抗原处理,推测,这些细胞的减少增加了 HPV 成功感染宫颈的可能性。

饮食

饮食对疾病预防和易感的作用被广泛认可,但知之甚少(116,121)。饮食中脂肪的摄入量与结肠癌和乳腺癌的患病风险有关,纤维可以预防结肠癌。流行病学关于女性生殖系统的研究提供了相互矛盾的结果,缺乏叶酸和维生素 A、C 与宫颈不典型增生和宫颈癌的发生有关。有关饮食对癌症的预防和发生的影响必须通过大量的研究去证明。

(周倩 李旭 向阳 译)

参考文献

1. **Taylor AM, McConville CM, Byrd PJ.** Cancer and DNA processing disorders. *Br Med Bull* 1994;50:708–717.
2. **Kraemer KH, Levy DD, Parris CN, et al.** Xerodermapigmentosum and related disorders: examining the linkage between defective DNA repair and cancer. *J Invest Dermatol* 1994;103[Suppl 5]:96S–101S.
3. **Jacobs T.** Control of the cell cycle. *Dev Biol* 1992;153:1–15.
4. **Weinert T, Lydall D.** Cell cycle checkpoints, genetic instability and cancer. *Semin Cancer Biol* 1993;4:129–140.
5. **Fridovich-Keil JL, Hansen LJ, Keyomarsi K, et al.** Progression through the cell cycle: an overview. *Am Rev Respir Dis* 1990;142:53–56.
6. **Reddy GP.** Cell cycle: regulatory events in G1-S transition of mammalian cells. *J Cell Biochem* 1994;54:379–386.
7. **Hartwell LH, Weinert TA.** Checkpoints: controls that ensure the order of cell cycle events. *Science* 1989;246:629–634.
8. **Murray AW, Kirschner MW.** Dominoes and clocks: the union of two views of the cell cycle. *Science* 1989;246:614–621.
9. **Lee MG, Norbury CJ, Spurr NK, et al.** Regulated expression and phosphorylation of a possible mammalian cell–cycle control protein. *Nature* 1988;333:257–267.
10. **Vaughn DJ, Flaherty K, Lal P, et al.** Treatment of growing teratoma syndrome. *N Engl J Med* 2009;360:423–424.
11. **Morena S, Nurse P.** Substrates for p34cdc2: in vivo veritas? *Cell* 1990;61:549–551.
12. **Lewin B.** Driving the cell cycle: M-phase kinase, its partners, and substrates. *Cell* 1990;61:743–752.
13. **Kastan MB, Onyekwere O, Sidransky D, et al.** Participation of p53 protein in the cellular response to DNA damage. *Cancer Res* 1991;51:6304–6311.
14. **Kuerbitz SJ, Plunkett BS, Walsh WV, et al.** Wild type p53 is a cell cycle checkpoint determinant following irradiation. *Proc Natl Acad Sci U S A* 1992;89:7491–7495.
15. **Gu Z, Pim D, Labrecque S, et al.** DNA damage–induced p53-mediated transcription inhibited by human papillomavirus type 18 E6. *Oncogene* 1994;9:629–633.
16. **Hammar SP, Mottet NK.** Tetrazolium salt and electron microscopic studies of cellular degeneration and necrosis in the interdigital areas of the developing chick limb. *J Cell Sci* 1971;8:229–251.
17. **Farbman AI.** Electron microscopic study of palate fusion in mouse embryos. *Dev Biol* 1968;18:93–116.
18. **Harmon B, Bell L, Williams L.** An ultrasound study on the meconium corpuscles in rat foetal epithelium with particular reference to

apoptosis. *Anat Embryol* (*Berl*) 1984;169:119–124.

19. **Cotter TG, Lennon SV, Glynn JG, et al.** Cell death via apoptosis and its relationship to growth, development, and differentiation of both tumor and normal cells. *Anticancer Res* 1990;10:1153–1160.

20. **Pollard JW, Pacey J, Cheng SUY, et al.** Estrogens and cell death in murine uterine luminal epithelium. *Cell Tissue Res* 1987;249:533–540.

21. **Nawaz S, Lynch MP, Galand P, et al.** Hormonal regulation of cell death in rabbit uterine epithelium. *Am J Pathol* 1987;127:51–59.

22. **Billig H, Furuta I, Hsueh AJW.** Estrogens inhibit and androgens enhance ovarian granulosa cell apoptosis. *Endocrinology* 1993;33:2204–2212.

23. **Williams GT, Smith CA.** Molecular regulation of apoptosis: genetic controls on cell death. *Cell* 1993;74:777–779.

24. **Baserga R, Porcu P, Sell C.** Oncogenes, growth factors, and control of the cell cycle. *Cancer Surv* 1993;16:201–213.

25. **Hall JM, Couse JF, Korach KS.** The multifaceted mechanisms of estradiol and estrogen receptor signaling. *J Biol Chem* 2001;276:36869–36872.

26. **Katzenellenbogen BS, Choi I, Delage-Mourroux R, et al.** Molecular mechanisms of estrogen action: selective ligands and receptor pharmacology. *J Steroid Biochem Mol Biol* 2000;74:279–285.

27. **Kato S, Endoh H, Masuhiro Y, et al.** Activation of the estrogen receptor through phosphorylation by mitogen-activated protein kinase. *Science* 1995;270:1491–1494.

28. **Klinge CM.** Estrogen receptor interaction with estrogen response elements. *Nucleic Acids Res* 2001;29: 2905–2919.

29. **Lagrange AH, Ronnekleiv OK, Kelly MJ.** Modulation of G protein-coupled receptors by an estrogen receptor that activates protein kinase A. *Mol Pharmacol* 1997;51:605–612.

30. **Smith EP, Boyd J, Frank GR, et al.** Estrogen resistance caused by a mutation of the estrogen receptor gene in a man. *N Engl J Med* 1994;331:1056–1061.

31. **De Bellis A, Quigley CA, Marschke KB, et al.** Characterization of mutant androgen receptors causing partial androgen insensitivity syndrome. *J Clin Endocrinol Metab* 1994;78:513–522.

32. **Fuqua SA.** Estrogen receptor mutagenesis and hormone resistance. *Cancer* 1994;74:1026–1029.

33. **Osborne CK, Fuqua SA.** Mechanisms of tamoxifen resistance. *Breast Cancer Res Treat* 1994;32:49–55.

34. **Pusztal L, Lewis CE, Lorenzen J, et al.** Growth factors: regulation of normal and neoplastic growth. *J Pathol* 1993;169:191–201.

35. **Aaronson SA, Rubin JS, Finch PW, et al.** Growth factor regulated pathways in epithelial cell proliferation. *Am Rev Respir Dis* 1990;142:S7–S10.

36. **Giordano G, Barreca A, Minuto F.** Growth factors in the ovary. *J Endocrinol Invest* 1992;15:689–707.

37. **Baldi E, Bonaccorsi L, Finetti G, et al.** Platelet activating factor in human endometrium. *J Steroid Biochem Mol Biol* 1994;49:359–363.

38. **Gold LI, Saxena B, Mittal KR, et al.** Increased expression of transforming growth factor B isoforms and basic fibroblast growth factor in complex hyperplasia and adenocarcinoma of the endometrium: evidence for paracrine and autocrine action. *Cancer Res* 1994;54:2347–2358.

39. **Leake R, Carr L, Rinaldi F.** Autocrine and paracrine effects in the endometrium. *Ann N Y Acad Sci* 1991;622:145–148.

40. **Giudice LC.** Growth factors and growth modulators in human uterine endometrium: their potential relevance to reproductive medicine. *Fertil Steril* 1994;61:1–17.

41. **Murphy LJ.** Growth factors and steroid hormone action in endometrial cancer. *J Steroid Biochem Mol Biol* 1994;48:419–423.

42. **Laiho M, DeCaprio JA, Ludlow JW, et al.** Growth inhibition by TGF-β linked to suppression of retinoblastoma protein phosphorylation. *Cell* 1990;62:175–185.

43. **Cate RL, Donahoe PK, MacLaughlin DT.** Müllerian-inhibiting substance. In: **Sporn MB, Roberts AB, eds.** *Peptide growth factors and their receptors*, Vol. 2. Berlin: Springer-Verlag, 1990:179–210.

44. **Bates SE, Valverius EM, Ennis BW, et al.** Expression of the transforming growth factor α–epidermal growth factor receptor pathway in normal human breast epithelial cells. *Endocrinology* 1990;126:596–607.

45. **Hunter T.** Protein kinase classification. *Methods Enzymol* 1991;200:3–37.

46. **Ralph RK, Darkin-Rattray S, Schofield P.** Growth-related protein kinases. *Bioessays* 1990;12:121–123.

47. **Simon MI, Strathmann MP, Gautam N.** Diversity of G-proteins in signal transduction. *Science* 1991;252:802–808.

48. **Speigel AM.** G-proteins in cellular control. *Curr Opin Cell Biol* 1992;4:203–211.

49. **Hall A.** The cellular function of small GTP-binding proteins. *Science* 1990;249:635–640.

50. **Franke TF, Hornik CP, Segev L, et al.** PI3K/Akt and apoptosis: size matters. *Oncogene* 2003;22:8983–8998.

51. **Hay N, Sonenberg N.** Upstream and downstream of mTOR. *Genes Dev* 2004;18:1926–1945.

52. **Easton JB, Houghton PJ.** mTOR and cancer therapy. *Oncogene* 2006;25:6436–6446.

53. **Motzer RJ, Escudier B, Oudard S, et al.** Phase 3 trial of everolimus for metastatic renal cell carcinoma: final results and analysis of prognostic factors. *Cancer* 2010;116:4256–4265.

54. **Kim D, Sarbassov D, Ali S, et al.** mTOR interacts with raptor to form a nutrient-sensitive complex that signals to the cell growth machinery. *Cell* 2002;110:163–175.

55. **Frias M, Thoreen C, Jaffe J, et al.** mSin1 is necessary for Akt/PKB phosphorylation, and its isoforms define three distinct mTORC2s. *Curr Biol* 2006;16:1865–1870.

56. **Lander ES, Linton LM, Birren B, et al.** International Human Genome Sequencing Consortium. Initial sequencing and analysis of the human genome. *Nature*. 2001;409:860–921. Erratum in: *Nature* 2001;412:565; *Nature* 2001;411:720.

57. **Chan EK, Rowe HC, Hansen BG, et al.** The complex genetic architecture of the metabolome. *PLoS Genet* 2010;6:e1001198.

58. **Knudson AG Jr.** Mutation and cancer: statistical study of retinoblastoma. *Proc Natl Acad Sci U S A* 1971;68:820–823.

59. **Vogelstein B, Kinzler KW.** Cancer genes and the pathways they control. *Nat Med* 2004;10:789–799.

60. **Berends MJ, Wu Y, Sijmons RH, et al.** Toward new strategies to select young endometrial cancer patients for mismatch repair gene mutation analysis. *J Clin Oncol* 2003;21:4364–4370.

61. **King MC, Marks JH, Mandell JB.** Breast and ovarian cancer risks due to inherited mutations in BRCA1 and BRCA2. *Science* 2003;302:643–646.

62. **Sherr CJ.** Principles of tumor suppression. *Cell* 2004;116:235–246.

63. **Kmet LM, Cook LS, Magliocco AM.** A review of p53 expression and mutation in human benign, low malignant potential, and invasive epithelial ovarian tumors. *Cancer* 2003;97:389–404.

64. **Drake AC, Campbell H, Porteous ME, et al.** The contribution of DNA mismatch repair gene defects to the burden of gynecological cancer. *Int J Gynecol Cancer* 2003;13:262–277.

65. **Baker VV.** Update on the molecular carcinogenesis of cervix cancer. *Clin Consult Obstet Gynecol* 1995;7:86–93.

66. **Hogdall EV, Christensen L, Kjaer SK, et al.** Distribution of HER-2 overexpression in ovarian carcinoma tissue and its prognostic value in patients with ovarian carcinoma: from the Danish MALOVA Ovarian Cancer Study. *Cancer* 2003;98:66–73.

67. **Boyd J, Sonoda Y, Federici MG, et al.** Clinicopathologic features of BRCA-linked and sporadic ovarian cancer. *JAMA* 2000;283:2260–2265.

68. **Bacolod MD, Schemmann GS, Giardina SF, et al.** Emerging paradigms in cancer genetics: some important findings from high-density single nucleotide polymorphism array studies. *Cancer Res* 2009;69:723–727.

69. **Goode EL, Maurer MJ, Sellers TA, et al.** Inherited determinants of ovarian cancer survival. *Clin Cancer Res* 2010;16:995–1007.

70. **Notaridou M, Quaye L, Dafou D, et al.** The Australian Ovarian Cancer Study Group/Australian Cancer Study (Ovarian Cancer). Common alleles in candidate susceptibility genes associated with risk and development of epithelial ovarian cancer. *Int J Cancer* 2011;128:2063–2074.

71. **The Cancer Genome Atlas.** Available at: http://en.wikipedia.org/wiki/The_Cancer_Genome_Atlas. Accessed April 28, 2011.

72. **Cancer Genome Atlas Research Network.** Comprehensive genomic characterization defines human glioblastoma genes and core pathways. *Nature* 2008;455:1061–1068.

73. **Verhaak RG, Hoadley KA, Purdom E, et al.** Integrated genomic analysis identifies clinically relevant subtypes of glioblastoma characterized by abnormalities in PDGFRA, IDH1, EGFR, and NF1. *Cancer Cell* 2010;17:98–110

74. **National Cancer Institute.** The Cancer Genome Atlas. Available at: http://cancergenome.nih.gov./ Accessed April 28, 2011.

75. **Boyer CM, Knapp RC, Bast RC Jr.** Biology and immunology. In: **Berek JS, Hacker NF, eds.** *Practical gynecologic oncology*, 2nd ed. Baltimore, MD: Williams & Wilkins, 1994:75–115.

76. **Kohler G, Milstein C.** Continuous cultures of fused cells secreting

antibody of predefined specificity. *Nature* 1978;256:495–497.

77. **Di Giovine FS, Duff GW.** Interleukin 1: the first interleukin. *Immunol Today* 1990;11:13–20.

78. **Hirano T, Akira S, Taga T, et al.** Biological and clinical aspects of interleukin 6. *Immunol Today* 1990;11:443–449.

79. **Watson JM, Sensintaffar JL, Berek JS, et al.** Epithelial ovarian cancer cells constitutively produce interleukin-6 (IL-6). *Cancer Res* 1990;50:6959–6965.

80. **Berek JS, Chang C, Kaldi K, et al.** Serum interleukin-6 levels correlate with disease status in patients with epithelial ovarian cancer. *Am J Obstet Gynecol* 1991;164:1038–1043.

81. **Miki S, Iwano M, Miki Y, et al.** Interleukin-6 (IL-6) functions as an in vitro autocrine growth factor in renal cell carcinomas. *FEBS Lett* 1989;250:607–610.

82. **Wu S, Rodabaugh K, Martínez-Maza O, et al.** Stimulation of ovarian tumor cell proliferation with monocyte products including interleukin-1, interleukin-6 and tumor necrosis factor-α. *Am J Obstet Gynecol* 1992;166:997–1007.

83. **Martínez-Maza O, Berek JS.** Interkeukin-6 and cancer treatment. *In Vivo* 1991;5:583.

84. **Mule JJ, McIntosh JK, Jablons DM, et al.** Antitumor activity of recombinant interleukin-6 in mice. *J Exp Med* 1990;171:629–636.

85. **Fiorentino DF, Bond MW, Mosmann TR.** Two types of mouse helper T cells. IV. T_H2 clones secrete a factor that inhibits cytokine production by T_H1 clones. *J Exp Med* 1989;170:2081–2095.

86. **Mosmann TR, Moore KW.** The role IL-10 in cross regulation of T_H1 and T_H2 responses. *Immunol Today* 1991;12:A49–53.

87. **Del Prete GF, De Carli M, Ricci M, et al.** Helper activity for immunoglobulin synthesis of T helper type 1 (T_H1) and T_H2 human T cell clones: the help of T_H1 clones is limited by their cytolytic capacity. *J Exp Med* 1991;174:809–813.

88. **Romagnani S.** Human T_H1 and T_H2 subsets: doubt no more. *Immunol Today* 1991;12:256–257.

89. **Zlotnik A, Moore KW.** Interleukin-10. *Cytokine* 1991;3:366–371.

90. **Fiorentino DF, Zlotnik A, Mosmann TR, et al.** IL-10 inhibits cytokine production by activated macrophages. *J Immunol* 1991;147:3815–3822.

91. **Bogdan C, Vodovotz Y, Nathan C.** Macrophage deactivation by IL-10. *J Exp Med* 1991;174:1549–1555.

92. **de Waal Malefyt R, Abrams J, Bennett B, et al.** Interleukin-10 (IL-10) inhibits cytokine synthesis by human monocytes: an autoregulatory role of IL-10 produced by monocytes. *J Exp Med* 1991;174:1209–1220.

93. **Weaver CT, Harrington LE, Mangan PR, et al.** Th17: an effector CD4 T cell lineage with regulatory T cell ties. *Immunity* 2006;24:677–688.

94. **Katsifis GE, Moutsopoulos NM, Wahl SM.** (2007) T lymphocytes in Sjogren's syndrome: contributors to and regulators of pathophysiology. *Clin Rev Allergy Immunol* 2007;32:252–264.

95. **Korn T, Oukka M, Kuchroo V, et al.** Th17 cells: effector T cells with inflammatory properties. *Semin Immunol* 2007;19:362–371.

96. **Stockinger B, Veldhoen M.** Differentiation and function of Th17 T cells. *Curr Opin Immunol* 2007;19:281–286.

97. **Ouyang M, Garnett AT, Han TM, et al.** A web based resource characterizing the zebrafish developmental profile of over 16,000 transcripts. *Gene Expr Patterns* 2008;8:171–180.

98. **Romagnani S.** Human Th17 cells. *Arthritis Res Ther* 2008;10:206.

99. **Sakaguchi S, Sakaguchi N, Shimizu J, et al.** Immunologic tolerance maintained by CD25+ CD4+ regulatory T cells: their common role in controlling autoimmunity, tumor immunity, and transplantation tolerance. *Immunol Rev* 2001;182:18–32.

100. **Shevach EM.** CD4+ CD25+ suppressor T cells: more questions than answers. *Nat Rev Immunol* 2002;2:389–400.

101. **Berek JS.** Epithelial ovarian cancer. In: **Berek JS, Hacker NF, eds.** *Practical gynecologic oncology*, 2nd ed. Baltimore, MD: Williams & Wilkins, 1994:327–375.

102. **Gotlieb WH, Abrams JS, Watson JM, et al.** Presence of IL-10 in the ascites of patients with ovarian and other intraabdominal cancers. *Cytokine* 1992;4:385–390.

103. **Watson JM, Gotlieb WH, Abrams JH, et al.** Cytokine profiles in ascitic fluid from patients with ovarian cancer: relationship to levels of acute phase proteins and immunoglobulins, immunosuppression and tumor classification. *J Soc Gynecol Invest* 1993;186:8.

104. **Rosenberg SA.** Immunotherapy of cancer by systemic administration of lymphoid cells plus interleukin-2. *J Biol Response Mod* 1984;3:501–511.

105. **Rosenberg SA, Lotze MT.** Cancer immunotherapy using interleukin-2 and interleukin-2–activated lymphocytes. *Annu Rev Immunol* 1986;4:681–709.

106. **Rosenberg SA, Lotze MT, Muul LM, et al.** Observations on the systemic administration of autologous lymphokine-activated killer cells and recombinant interleukin-2 to patients with metastatic cancer. *N Engl J Med* 1985;313:1485–1492.

107. **Cappuccini F, Yamamoto RS, DiSaia PJ, et al.** Identification of tumor necrosis factor and lymphotoxin blocking factor(s) in the ascites of patients with advanced and recurrent ovarian cancer. *Lymphokine Cytokine Res* 1991;10:225–229.

108. **Rosenberg SA, Lotze MT, Muul LM, et al.** A progress report on the treatment of 157 patients with advanced cancer using lymphokine-activated killer cells and interleukin-2 or high-dose interleukin-2 alone. *N Engl J Med* 1987;316:889–897.

109. **West WH, Tauer KW, Yannelli JR, et al.** Constant-infusion recombinant interleukin-2 in adoptive immunotherapy of advanced cancer. *N Engl J Med* 1987;316:898–905.

110. **Berek JS.** Intraperitoneal adoptive immunotherapy for peritoneal cancer. *J Clin Oncol* 1990;8:1610–1612.

111. **Topalian SL, Solomon D, Avis FP, et al.** Immunotherapy of patients with advanced cancer using tumor-infiltrating lymphocytes and recombinant interleukin-2: a pilot study. *J Clin Oncol* 1988;6:839–853.

112. **Lotzova E.** Role of human circulating and tumor-infiltrating lymphocytes in cancer defense and treatment. *Nat Immunol* 1990;9:253–264.

113. **Garrido MA, Valdayo MJ, Winkler DF, et al.** Targeting human T lymphocytes with bispecific antibodies to react against human ovarian carcinoma cells growing in nu/nu mice. *Cancer Res* 1990;50:4227–4232.

114. **Bookman MA, Berek JS.** Biologic and immunologic therapy of ovarian cancer. *Hematol Oncol Clin North Am* 1992;6:941–965.

115. **Zighelboim J, Nio Y, Berek JS, et al.** Immunologic control of ovarian cancer. *Nat Immunol* 1988;7:216–225.

116. **Berek JS, Martínez-Maza O, Montz FJ.** The immune system and gynecologic cancer. In: **Coppelson M, Tattersall M, Morrow CP, eds.** *Gynecologic oncology.* Edinburgh, Scotland: Churchill Livingstone, 1992:119.

117. **Berek JS, Lichtenstein AK, Knox RM, et al.** Synergistic effects of combination sequential immunotherapies in a murine ovarian cancer model. *Cancer Res* 1985;45:4215–4218.

118. **Newell GR, Spitz MR, Sider JG.** Cancer and age. *Semin Oncol* 1989;16:3–9.

119. **Maher VM, Yang JL, Mah MC, et al.** Comparing the frequency of and spectra of mutations induced when an SV-40–based shuttle vector containing covalently bound residues of structurally-related carcinogens replicates in human cells. *Mutat Res* 1989;220:83–92.

120. **National Research Council.** *Health effects of exposure to low levels of ionizing radiation (BEIR V).* Washington, DC: National Academy Press, 1990.

121. **Yancik R.** *Perspectives on prevention and treatment of cancer in the elderly.* New York: Raven Press, 1983.

第 **7** 章　生　殖　生　理

David L. Olive
Steven F. Palter

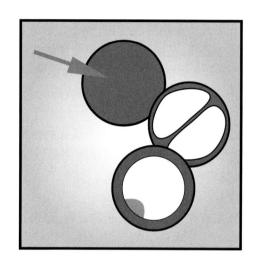

- 女性生殖过程涉及中枢神经系统（主要为下丘脑）、垂体、卵巢及子宫（子宫内膜），为维持人体正常的生殖能力，各部分均须发挥相应的作用。

- 下丘脑呈脉冲式分泌促性腺激素释放激素（gonadotropin-releasing hormone，GnRH），调节促黄体生成素（luteinizing hormone，LH）和促卵泡激素（follicle-stimulating hormone，FSH）在垂体的合成。脉冲频率决定 LH 和 FSH 分泌的相对含量。

- 卵巢以一种固有方式，序贯性接受 FSH 和 LH 的调节，引起卵泡生长、排卵和黄体形成。这种周期可以为妊娠提供最佳环境；如果未能妊娠，月经周期再次开始。

- 在每个月经周期的早期，卵巢生成雌激素，刺激子宫内膜生长。排卵后，也产生大量孕酮，使内膜转化为适宜胚胎种植的理想状态。如果没有妊娠，卵巢将停止生成雌、孕激素，子宫内膜脱落，月经周期再次开始。

　　女性的生殖过程复杂，是高度进化的，在这一过程中多种因素相互作用。维持正常有排卵月经周期的一系列事件彼此协调，需要中枢神经系统、垂体和卵巢精确地调节激素分泌的时机。这一微妙的平衡过程很容易被打破而引起生殖能力障碍，是妇科医生在临床工作中面临的主要问题。为了有效地处理这类疾病，妇科医生就必须熟知月经周期的正常生理。解剖结构、激素成分以及两者之间的相互作用，对于生殖系统的功能有着极其重要的影响。如果将这个复杂谜题的各个部分结合起来，我们将看到一幅"全景"：关于女性生殖系统如何发挥功能的综述。

神经内分泌学

　　神经内分泌学代表了医学中两个传统领域的内容：内分泌学和神经科学。内分泌学研究激素（即分泌到血流中的物质，在远离分泌点的部位产生多种不同的作用），而神经科

123

学研究神经元的活动。研究发现,神经元传递冲动并将分泌产物释放入脉管系统,发挥激素样作用,这一过程称为神经分泌,从而证明两个系统之间存在密切的联系。比如,月经周期的调节是通过激素对中枢神经系统(central nervous system,CNS)的神经组织反馈作用实现的。

解剖

下丘脑

下丘脑是一个小神经结构,位于大脑基底部视交叉上方及第三脑室下方(图7.1)。它直接与垂体连接,是脑部多种垂体分泌物的来源。下丘脑的解剖结构可分为三个区域:室周区(毗邻第三脑室),中央区(主要为细胞体)和侧区(主要为轴突)。各个区域可以进一步划分为多个核性结构,每个核性结构代表了相似类型的神经元细胞体的聚集部位(图7.2)。

下丘脑在CNS中并不是一个孤立的结构;相反,它与脑部其他区域具有广泛的联系。除了已知的下丘脑对垂体的传出通路外,还有许多知之甚少的连接脑部不同区域的传出途径,包括边缘系统(杏仁核和海马回)、丘脑以及脑桥(1)。这些通路中有许多形成反馈环,提供向下丘脑的神经传入。

下丘脑存在很多不同水平的反馈,分别叫做长反馈环、短反馈环和超短反馈环。长反馈环由体循环激素产生的内分泌传入信号组成,正如下丘脑中存在的雄激素和雌激素作

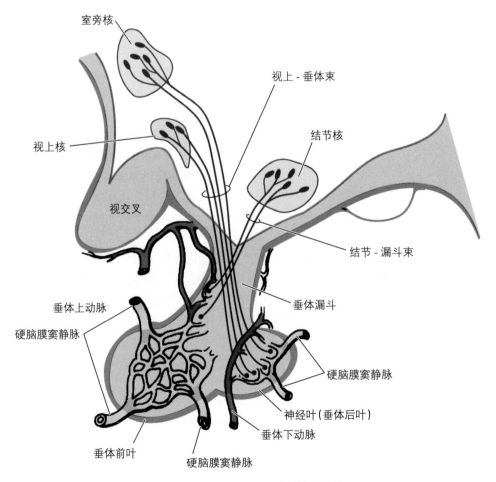

图7.1 下丘脑及其与垂体的神经连接

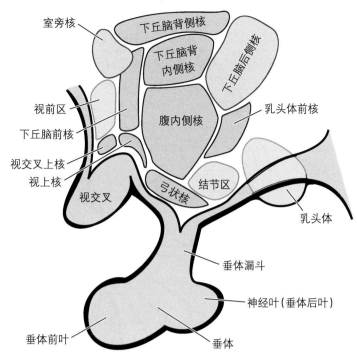

图 7.2　下丘脑的神经元细胞体

用于甾体激素受体的反馈(2,3)。同样,垂体激素也可对下丘脑起反馈作用,以**短反馈环**的形式实现重要的调节功能。最后,下丘脑的分泌产物以**超短反馈环**的形式可以直接对下丘脑自身发生反馈作用。

下丘脑的主要分泌产物是垂体释放因子(图 7.3):

1. 促性腺激素释放激素(gonadotropin-releasing hormone,GnRH),控制黄体生成素(luteinizing hormone,LH)和促卵泡激素(follicle-stimulating hormone,FSH)的分泌

2. 促肾上腺皮质激素释放激素(corticotropin-releasing hormone,CRH),控制促肾上腺皮质激素(adrenocorticotrophic hormone,ACTH)的释放

3. 生长激素释放激素(growth hormone-releasing hormone,GHRH),调节生长激素(growth hormone,GH)的释放

4. 促甲状腺激素释放激素(thyrotropin-releasing hormone,TRH),调节促甲状腺激素(thyroid-stimulating hormone,TSH)的分泌

下丘脑是生成所有垂体后叶激素的来源。垂体后叶可以视为下丘脑的直接延伸,两者通过指状漏斗柄相连接。下丘脑正中隆起部位的毛细血管与脑部其他区域不同。脑部其他区域的毛细血管相邻内皮细胞间常存在紧密连接,与此不同,正中隆起的毛细血管与 CNS 以外的毛细血管类型相同,为有孔毛细血管。所以,正中隆起部位不存在血 - 脑屏障。

垂体

垂体分为三个区域或三叶:前叶、中叶和后叶。垂体前叶(腺垂体)与下丘脑直接延伸所形成的后叶神经垂体(神经垂体),在结构上明显不同。在胚胎发生学上,腺垂体由拉特克囊(Rathke's pouch)皱褶的表皮外胚层分化而来。因此,它不像垂体后叶那样含有神经组织,且与下丘脑之间没有直接的神经连接。相反,神经产物成分和内分泌间通过独特的解剖学关系结合在一起。腺垂体本身没有直接的供血动脉,它的主要血运来源是门脉

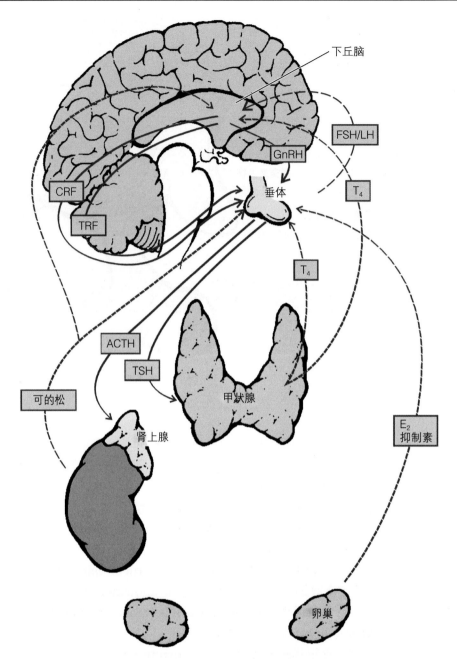

图 7.3 下丘脑分泌产物发挥垂体释放因子的功能,控制卵巢、甲状腺和肾上腺的内
分泌功能

血管,而门脉血管同时也是下丘脑传入信号的来源,门脉血管中的血流主要从下丘脑流向
垂体。垂体后叶的血供由垂体上、中、下动脉提供。相反,垂体前叶没有直接的供血动脉,
它的血供来自门脉血管丰富的毛细血管丛,起始于下丘脑正中隆起,并沿垂体柄下行。然
而这种模式并不绝对,有时也会出现逆向血流(4)。这种血流与血 - 脑屏障外的正中隆起
处血管结合,允许两者之间的双向反馈调控。

可以根据苏木精和伊红染色的特点,对垂体前叶的特异性分泌细胞进行分类。嗜酸
染色细胞主要分泌 GH、泌乳素和一部分 ACTH(5),嗜碱性细胞分泌促性腺激素,嗜中性
嫌色细胞分泌 TSH。

生殖激素

下丘脑

促性腺激素释放激素

GnRH(又称为促黄体生成素释放激素,LHRH)是促性腺激素分泌的控制因子(6)。它是一种十肽激素,主要由下丘脑弓状核神经元细胞产生(7-9)(图 7.4)。在胚胎发生学上,这些神经元起源于嗅窝,并逐渐迁移至个体成熟后所处的位置(10)。这些分泌 GnRH 的神经元伸出的轴突,终止于正中隆起部位的门脉血管,在这里分泌 GnRH,并将其运送到垂体前叶。GnRH 神经元到 CNS 其他部位的二级投射较为复杂,功能不甚明了。

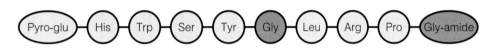

图 7.4　促性腺激素释放激素(GnRH)是一种十肽结构

编码 GnRH 的基因产生一种含 92 个氨基酸的蛋白前体,其中包含 GnRH 十肽,以及一种含 56 个氨基酸的肽类,称为 GnRH 相关肽(GAP)。GAP 是泌乳素分泌的强效抑制物,也是促性腺激素释放的刺激物。

脉冲式分泌

GnRH 是一种独特的释放激素,因为它可以同时调节 FSH 和 LH 两种激素的分泌。它在全身激素中也较为特殊,因为它只有在脉冲式分泌时才能起效,GnRH 的脉冲式释放也会影响上述两种促性腺激素的释放(11-13)在电损毁弓状核且促性腺激素水平降低至检测不出的动物体内,注射不同剂量和给药间隔的 GnRH,进行一系列实验(13,14)。结果发现,连续注射 GnRH 不能引起促性腺激素分泌,而脉冲式注射能引起促性腺激素的生理性分泌和卵泡生长。GnRH 持续作用于垂体促性腺激素细胞,可导致降调节现象的出现,这样以来使得促性腺激素细胞表面的 GnRH 受体数量减少(15)。同样,间歇性使用 GnRH 将导致促性腺激素细胞的“升调节”或“自清洗”,使 GnRH 受体数目增加(16)。这就使得在继续使用 GnRH 时,细胞的反应性会增加。这种作用与心脏起搏细胞自身的生物电节律相似,尽管它容易受到下丘脑内各种神经、激素传入信号的影响,但还是很可能表现了分泌 GnRH 神经元的内在特性。

由于 GnRH 的溶蛋白性裂解速度快,使得它的半衰期非常短(仅 2~4 分钟),因而必需呈持续性脉冲式分泌。在整个月经周期中,GnRH 脉冲分泌的频率和波幅在不断地变化并受到严密的调控(17,18)(图 7.5)。卵泡期 GnRH 脉冲的特点是频率高,波幅小,到卵泡晚期,脉冲的频率和波幅都有所增加。然而在黄体期,脉冲的时间间隔进行性延长,波幅高于卵泡期,但两周后逐渐下降。脉冲频率的改变导致月经周期中 LH 和 FSH 水平发生改变。比如,GnRH 的脉冲频率降低会使 LH 分泌减少,而使 FSH 分泌增加,这是增强黄体晚期 FSH 效能的一个重要方面。然而,脉冲频率不是决定垂体反应的唯一因子;其他激素,如卵巢分泌的肽类及甾体性激素的影响,也能够调节 GnRH 的效果。

虽然 GnRH 主要参与调节垂体的促性腺激素分泌,但显然这种分子在全身发挥自分泌及旁分泌作用。在神经组织和非神经组织中都发现了十肽;包括卵巢和胎盘在内的很多垂体外结构中都存在 GnRH 受体。数据显示,GnRH 可能参与调控人绒毛膜促性腺激

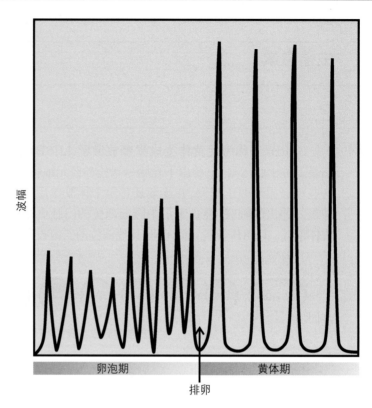

图 7.5 月经周期的卵泡期和黄体期中 GnRH 的脉冲式分泌

素(human chorionic gonadotropin,hCG)的分泌和胚胎着床,以及减少细胞增殖和调理肿瘤细胞凋亡(19)。GnRH 在垂体外部位的作用尚有待进一步明确。

促性腺激素释放激素激动剂

作用机制 临床上使用的 GnRH 激动剂是天然分子的修饰体,要么增强受体亲和力,要么减少降解(20)。因此,使用它们可使 GnRH 受体持续处于活化状态,如同持续暴露在 GnRH 作用一样。正如持续 GnRH 注射试验所预测的一样,它会抑制促性腺激素的分泌。用药初期会引起促性腺激素释放,随后其分泌则受到明显抑制。促性腺激素的初期释放反映了垂体对受体结合和活化做出反应,释放储存的 GnRH。然而,随着促性腺激素细胞的 GnRH 受体继续活化,出现降调节效应,GnRH 受体数量减少。最终导致促性腺激素的分泌减少,甾体类性激素水平下降至去势后的水平(21)。

对 GnRH 分子添加化学修饰可形成一种自身无活性的类似物,但它与 GnRH 竞争结合相同的受体位点(22)。这些 GnRH 拮抗剂竞争性阻断 GnRH 受体,抑制内源性 GnRH 的刺激,造成促性腺激素和甾体性激素分泌的迅速下降(23)。其临床效果可在用药 24~72 小时内出现。此外,拮抗剂可能不仅仅发挥竞争性抑制物的作用,有证据提示,它们还可能具有降调 GnRH 受体的作用,进一步造成促性腺激素活性下降(24)。

结构——激动剂和拮抗剂 GnRH 是肽类激素,酶能够使其分子内氨基酸之间的连接裂解,从而使分子降解。GnRH 结构的药理学改变产生了激动剂和拮抗剂(图 7.4)。酶裂解反应的主要位点,位于第 5 和第 6、第 6 和第 7 及第 9 和第 10 氨基酸之间。6 号位氨基酸甘氨酸由大体积的氨基酸类似物取代后,将使分子难以降解,从而产生一种半衰期相对较长的 GnRH 分子。羧基端氨基酸替代后,会产生一种与受体亲和力更强的 GnRH 分子。因此,使用这种亲和力高、降解缓慢的分子,可以模拟天然 GnRH 持续作用的效果(20)。因此,正如 GnRH 的持续作用,出现降调节现象。GnRH 的激动剂广泛用于治疗卵巢激素依赖性疾病(21),它们可用于控制促排卵,治疗性早熟、卵巢性高雄激素血症、平滑肌瘤、子宫内膜异位症和激素依赖性肿瘤。GnRH 拮抗剂的发展更为艰难,因为它需要一种分子来保持其结合力及防止降解,但不能激活受体。早期的研究尝试对第 1 和第 2 位的氨基酸进行修饰,过去在激动剂中也用过这两个氨基酸。目前市场上的拮抗剂是修饰了 1、2、3、6、8 和 10 号氨基酸的结构,期望它的治疗范围与 GnRH 激动剂相似,但是起效更快。

后期又发展出对 GnRH 受体具有高度亲和力的非肽类小分子(25)。已证实,这类化合物在口服给药时可呈剂量依赖性抑制生殖轴,而不像传统的肽类类似物需经肠外途径给药(26)。调查显示,此类拮抗剂可能具有广谱的治疗作用。

内源性阿片类物质及其对 GnRH 的作用　内源性阿片类物质是由中枢神经系统产生的三个相关家族的天然物质,它代表阿片类受体的天然配体(27-29)。**内源性阿片样物质主要有三类**,均由其前体分子衍生而来:

1. **内啡肽**。因其具有内源性吗啡样活性而得名。此类物质由下丘脑产生,前体为阿片 - 促黑素细胞皮质素原(POMC),具有多种作用,包括调节体温、食欲、情绪和行为(30)。

2. **脑啡肽**。是脑部分布最广泛的阿片肽类,主要作用是调节自主神经系统的功能。脑啡肽原 A 是两种重要的脑啡肽甲硫氨酸脑啡肽和亮氨酸脑啡肽的前体。

3. **强啡肽**。是一种前体为脑啡肽原 B 的内源性阿片类物质,功能与内啡肽相似,产生行为效应和强镇痛作用。

内源性阿片类物质对于下丘脑 - 垂体系统的功能具有重要的调节作用。内啡肽似乎可以抑制下丘脑释放 GnRH,从而抑制促性腺激素的分泌(31)。卵巢分泌的性甾体激素会增加中枢性内啡肽的分泌,进一步降低促性腺激素的水平(32)。

整个月经周期中,内啡肽的水平变化明显,在黄体期达到高峰,在月经期水平最低(33)。这种固有的变化虽然有助于调节促性腺激素的水平,但可能引起有排卵的女性出现月经周期特异性症状。比如,一部分女性在月经前会感到烦躁,这可能与内源性阿片样物质的撤退有关(34)。

垂体激素分泌

垂体前叶

垂体前叶分泌多种激素释放因子——FSH、LH、TSH 和 ACTH,以及 GH 和泌乳素。各种激素均由特异性垂体细胞释放。

促性腺激素

促性腺激素 FSH 和 LH 由垂体前叶的促性腺激素细胞分泌,刺激卵巢的卵泡。FSH 和 LH 的结构高度相似(图 7.6)。两者均为糖蛋白,有相同的 α 亚单位,只是赋予受体特异性的 β 亚单位的结构不同(35,36)。β 亚单位的合成是促性腺激素生物合成中的速度调节步骤(37)。促甲状腺激素和胎盘 hCG 也与促性腺激素具有完全相同的 α 亚单位。每种促性腺激素都有多种形式,这些形式是翻译后修饰导致的碳水化合物含量的不同。修饰的程度随着甾体激素水平而发生变化,是促性腺激素生物活性的重要调节物。

泌乳素

泌乳素是由垂体前叶泌乳素细胞分泌的一种含 198 个氨基酸的多肽,它是促使乳腺合成乳汁的主要营养因子(38)。正常情况下,体内分泌的泌乳素具有几种不同的形式,可以按照它们的大小和生物活性将其命名(39)。泌乳素基因的转录主要受雌激素刺激,TRH 和多种生长因子等其他激素亦可促进其转录。

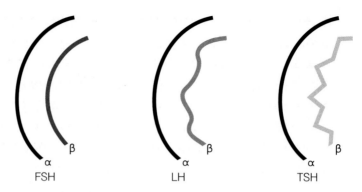

图 7.6 促卵泡激素(FSH)、促黄体生成素(LH)和促甲状腺激素(TSH)的结构相似。α 亚单位完全相同,β 亚单位不同

泌乳素的分泌受下丘脑分泌的多巴胺紧张性抑制控制(40)。因此,引起多巴胺分泌减少的疾病,或引起多巴胺经漏斗柄传递至腺垂体受阻的任何状况,都会导致泌乳素合成增加。从这个角度来说,泌乳素是一种独特的垂体激素,与所有其他垂体激素都不同:它主要处于紧张性抑制状态,控制释放时分泌增加。临床上,**泌乳素水平升高与闭经和溢乳有关**,一旦出现这些症状中的任何一种,都应警惕是否存在高泌乳素血症。

虽然泌乳素主要处于抑制控制状态,但很多刺激因素可以诱发其释放,包括按摩乳房、药物、应激、运动和某些食物。能刺激泌乳素释放的激素包括 TRH、抗利尿激素、γ- 氨基丁酸(GABA)、多巴胺、β- 内啡肽、血管活性肠肽(VIP)、表皮生长因子、血管紧张素 Ⅱ、以及可能还有 GnRH(41-43)。正常条件下,这些物质的相关作用尚有待进一步阐明。

促甲状腺激素、促肾上腺皮质激素和生长激素

垂体前叶合成的其他激素还包括 TSH、ACTH、和 GH。**促甲状腺激素是垂体促甲状腺激素细胞在 TRH 的作用下分泌的**。和 GnRH 一样,TRH 主要在下丘脑弓状核合成,然后分泌到门脉循环,转运到垂体。TRH 除了刺激 TSH 释放外,也是泌乳素释放的主要刺激物。促甲状腺激素刺激甲状腺释放 T3 和 T4,它们反过来对垂体分泌 TSH 起负反馈调节作用。甲状腺分泌功能的异常(甲状腺功能亢进或减退)常伴有排卵功能障碍,这是由于它能够对下丘脑 - 垂体 - 卵巢轴产生多种不同作用的结果(44)。

促肾上腺皮质激素是受另一种下丘脑释放因子——CRH 刺激分泌的,它刺激肾上腺糖皮质激素的释放。与其他垂体前叶产物不同,ACTH 的分泌具有昼夜变化的节律,凌晨达分泌高峰,夜间分泌最少。和其他垂体激素相似的是,ACTH 的分泌受其主要终末产物——皮质醇的负反馈调节。

垂体前叶分泌的激素中,绝对量最大的是 GH。它由下丘脑释放因子 GHRH 以及甲状腺素和糖皮质激素刺激产生。这种激素呈脉冲式分泌,但在睡眠时达释放高峰。GH 除具有刺激人体线性增长的重要作用外,还在生理性止血中具有多种作用。该激素对于促进骨细胞有丝分裂、CNS 功能(改善记忆、认知力和情绪)、机体组成、乳房发育和心血管功能都有作用。它还影响胰岛素的调节,促进合成代谢。生长激素似乎也能调节卵巢功能,尽管它在正常生理情况下的作用程度并不清楚(45)。

垂体后叶

结构和功能

垂体后叶(神经垂体)全部由神经组织形成,是下丘脑的直接延伸。它的位置紧邻腺垂体,但两者的胚胎学起源不同,神经垂体来源于第三脑室内神经外胚层组织的内褶。垂

体后叶的轴突来自下丘脑两个不同区域中的神经元细胞体,即视上核和室旁核,这种命名依据的是它们与视交叉和第三脑室的解剖学关系,这两个核一起组成了下丘脑的大细胞性系统。这些神经元将它们合成的产物从轴突末端直接分泌到全身循环系统,以发挥激素的作用。这是缩宫素和精氨酸血管加压素(AVP)等垂体后叶激素的分泌机制。虽然上述机制是这些激素的主要释放方式,但也发现有许多其他的次要分泌途径,包括分泌入门脉循环、下丘脑内的分泌、以及分泌入 CNS 的其他区域(46)。

缩宫素和血管加压素除了已明确的功能之外,动物模型实验提示它们还具有多种其他功能。这些功能包括对性活动和食欲的调节,对学习能力和记忆力的加强,调节体温和母性行为(47)。对于人类,这些神经肽类与社会性依附有关(48-50)。这两种分子的受体变异与自闭症的范围有关,说明此两种神经肽及其受体的正确功能是维系积极的群体互动行为所必需的,这种关系由利他行为和 AVP-1a 受体启动子区长度之间的强关联所加强(51)。复杂的人类行为可以由这样一个相对简单的神经肽系统来进行部分解释,既令人欣喜也令人难堪。进一步研究将有助于阐明这种生理功能及可能的治疗手段。

缩宫素 缩宫素是一种含 9 个氨基酸的肽,主要由下丘脑室旁核产生(图 7.7)。在人体,这一激素的主要作用是刺激两种特殊类型的肌肉收缩(图 7.8)。第一种类型是分娩时

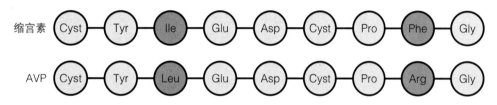

图 7.7 缩宫素和精氨酸血管加压素(AVP)均为下丘脑产生的九肽。两者之间仅有两个氨基酸不同

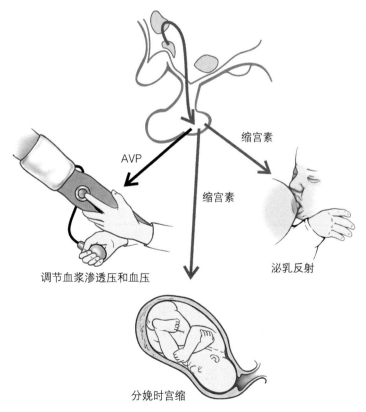

图 7.8 缩宫素刺激分娩时子宫肌肉收缩及发生泌乳反射时乳腺导管肌收缩。精氨酸血管加压素(AVP)调节循环血容量、血压和渗透压

子宫肌肉的收缩,第二种类型为发生泌乳反射时,乳腺导管肌上皮的收缩。哺乳可能刺激缩宫素的释放,乳头受到刺激的信号沿胸神经传入脊髓,再传递到下丘脑,激发缩宫素呈阵发式释放(45)。嗅觉、听觉和视觉信息也可引起缩宫素释放,它可能影响哺乳动物的条件反射。刺激宫颈和阴道可能引起缩宫素大量分泌,在某些物种中,这可触发反射性排卵(Ferguson 反射)。

精氨酸血管加压素　亦称抗利尿激素(ADH),AVP 是垂体后叶的第二种主要分泌产物(图 7.7)。它主要由视上核神经元细胞体合成(图 7.8)。它的主要功能是调节循环血容量、血压和渗透压(52)。全身的特异性受体能触发 AVP 的释放。下丘脑部位的渗透压感受器能够感受平均值为 285mOSM/kg 的血液渗透压发生的变化,外周压力感受器分布于左心房壁、颈动脉窦和主动脉弓,感受血容量改变引起的血压变化(53)。当血容量的变化超过 10% 的时候,这些感受器即可做出反应。血压或血容量的下降会诱发 AVP 释放,AVP 引起小动脉收缩和肾脏对自由水的重吸收,导致血液渗透压下降和血压升高。肾脏的肾素 - 血管紧张素系统的激活,也会诱发 AVP 的释放。

月经周期生理

在正常月经周期中,性激素的分泌具有有序性和周期性,伴随子宫内膜的同步增殖,为胚胎种植做准备。月经周期紊乱和月经生理紊乱都可导致多种病理状态,包括不育、反复性流产和恶性肿瘤。

正常月经周期

根据所检查的器官不同,可以将人类正常的月经周期分为两个部分:卵巢周期和子宫周期。卵巢周期可以进一步分为卵泡期和黄体期,而子宫周期可以分为相应的增殖期和分泌期(图 7.9)。卵巢周期不同阶段的特点如下:

1. **卵泡期**——激素的反馈作用促进单一优势卵泡的有序生长,在月经中期成熟并为排卵做准备。人类卵泡期的平均持续时间为 10~14 天,它的持续时间决定整个月经周期的持续时间。

2. **黄体期**——从排卵到月经来潮的时间,平均为 14 天。

正常的月经周期持续 21~35 天,月经期为 2~6 天,平均失血量为 20~60ml。然而,对月经周期正常的大量妇女进行的研究表明,只有大约 2/3 成年妇女的月经周期为 21~35 天(54)。育龄期两端(初潮后和围绝经期)的特点是无排卵或不规律的月经周期百分比更高(55,56)。

激素变化

在正常月经周期中,卵巢、子宫和激素变化的相关模式见图 7.9。

1. 在每次月经周期开始时,性激素水平都是低的,且自前次月经周期的黄体期结束以来就有所下降了。

2. 随着黄体的退化,FSH 水平开始升高,一批生长期卵泡受到募集。这些卵泡在卵泡期分泌的雌激素的量,随着它们各自的生长而逐渐增多,而雌激素的增多转而又刺激子宫内膜增殖。

3. 雌激素水平的升高对垂体分泌 FSH 起负反馈作用,这种作用从卵泡期中期开始减弱。除此之外,生长卵泡产生的抑制素 -B(inhibin-B)能够抑制垂体分泌 FSH。相反,LH 最初会随着雌二醇水平的升高而下降,但是在卵泡晚期,它的水平又会大幅度升高(双相反应)。

4. 卵泡期结束时(即将排卵前),颗粒细胞上出现 FSH 诱发产生的 LH 受体,在 LH 的

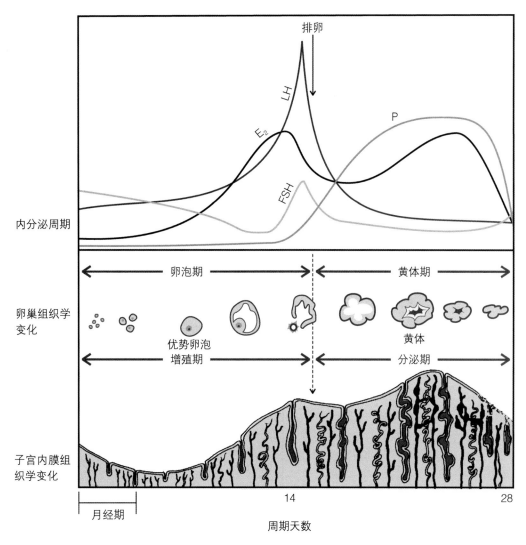

图 7.9 月经周期。图片顶部显示促卵泡激素(FSH)、促黄体生成素(LH)、雌二醇(E₂)和孕酮(P)与排卵时间相关的周期性改变。图片底部显示卵巢周期的卵泡期和黄体期与子宫内膜周期的增殖期和分泌期的联系

刺激下,调节孕酮的分泌。

5. 受到雌激素的足够刺激后,垂体大量释放 LH,这是引起 24~36 小时后排卵的直接原因。排卵预示着向黄体 - 分泌期的过渡。

6. 在从排卵前到黄体中期的整个黄体早期中,雌激素水平逐渐下降,当黄体分泌后,重新开始上升。同样,抑制素 -A(inhibin-A)也是由黄体分泌的。

7. 孕酮水平在排卵后急剧升高,可作为推测排卵发生的标志。

8. 孕酮、雌激素和抑制素 -A 集中起到抑制促性腺激素分泌和新卵泡生长的作用。这些激素在黄体期保持高水平,黄体退化后,它们也下降,为进入下一个月经周期做准备。

子宫

子宫内膜的周期
性改变

在 1950 年,Noyes、Hertig 和 Rock 描述了成人子宫内膜的周期性组织学改变(57)(图 7.10)。这些改变响应卵巢产生的周期性激素而以有序的方式发生变化(图 7.9)。子宫内

膜的组织学周期性变化最好能从两个方面进行分析：内膜腺体及周围间质。**子宫内膜表面 2/3 的部分,如果没发生妊娠,则随着每个月经周期发生增殖和最终脱落**。这一周期性变化的部分被称为功能层,由深部的中间层(海绵层)和表面致密区(致密层)构成。基底层位于子宫内膜最深处,它不发生明显的周期性增殖,但它是每次月经后子宫内膜再生的来源(58)。

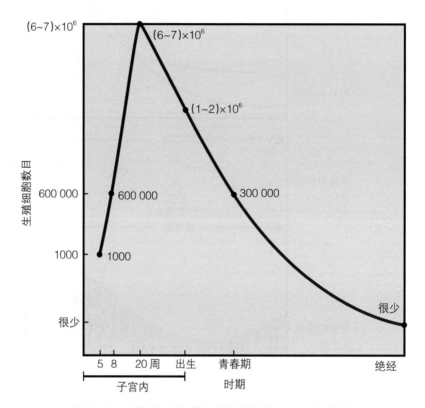

图 7.10　出生前、后和整个绝经期卵巢中的卵母细胞数

长期以来,学者们假设子宫内膜干细胞是存在的,但却难以证明它的存在。研究人员发现,人类上皮细胞和间质细胞中有一小部分具有集落生成能力,这提示它们可能代表了假定的子宫内膜干细胞(59)。另一项研究对骨髓移植后的女性进行子宫内膜活检,发现子宫内膜腺体的上皮细胞表达供体骨髓的 HLA 类型,从而进一步证明了这些细胞的存在和来源(60)。这项发现提示,子宫内膜干细胞是存在的,并且它们存在于骨髓中并迁移至子宫内膜基底部。另外,这些细胞可以在移植后数年才会出现。这一事实在功能型内膜缺失的 Asherman 综合征患者中可能具有重要的临床意义,修复子宫的解剖结构可能最终导致宫腔恢复功能。

增殖期

根据惯例,把阴道出血的第一天作为月经周期的第一天。月经后,基底层贴近子宫肌层,由原始腺体和少量致密间质组成。增殖期的特点为功能层受到循环中雌激素水平增高的作用,有丝分裂增加,为胚胎植入做准备(61)。在增殖期开始时,内膜相对较薄(1~2mm)。这一时期的主要改变是内膜腺体由最初的短、直、狭窄样转变为更长、迂曲的结构(62)。在组织学上,这些增殖的腺体包含多个有丝分裂细胞,排列方式在增殖早期为低柱状,到排卵前转变为假复层排列。在这段时间的整个过程中,间质为一致密层,血管结构稀少。

分泌期

在典型的 28 天月经周期中,排卵发生在第 14 天。在排卵后 48~72 小时内,孕酮开始分泌,引起子宫内膜的组织形态向分泌期转变,腺腔内出现富含嗜酸性蛋白质的分泌产物。与增殖期相反,月经周期分泌期的特点是细胞除了受雌激素作用外,还受孕酮的作用。一般来说,孕酮会拮抗雌激素的生理效应,同时,内膜细胞的雌激素受体浓度会逐渐下降。因此,在月经周期的后半期,雌激素诱导的 DNA 合成和细胞有丝分裂受到拮抗(61)。

在分泌期,内膜腺体形成特征性的高碘酸希夫氏染色阳性的含糖原空泡。这些空泡最初出现于核下,然后逐渐移向腺腔(57)(图 7.10)。常常到月经周期的第 19 或 20 天,细胞核位于细胞中部,最终通过顶浆分泌形式将糖原释放到腺体腔内。在排卵后 6~7 天,腺体的分泌活动通常达到高峰,此时期的内膜最适宜囊胚着床。

分泌期的间质在组织学上保持不变,直到排卵后约 7 天,间质才开始逐渐水肿。在分泌晚期,间质水肿程度达到最高,与此同时,螺旋动脉更加清晰可见,并在之后的分泌期内进一步延长、卷曲。在周期 24 天左右,间质血管周围可见嗜伊红染色的袖套结构,嗜酸细胞逐渐增多,在间质内形成岛状结构并相互融合。水肿间质内的这种嗜酸染色结构叫做假蜕膜(pseudodecidual),是因为它的结构与妊娠期中的相似。在月经前大约 2 天,从血管系统中移出的多形核淋巴细胞的数量急剧增加,这种白细胞的渗出预示着内膜间质的崩解和月经期的来临。

月经期

在缺乏胚胎植入的情况下,内膜腺体停止分泌,内膜功能层发生不规则脱落。这种子宫内膜功能层的反应性脱落叫做月经。推测黄体的退化及其产生的雌、孕激素减少,是引起内膜脱落的主要原因。随着性激素的撤退,螺旋动脉血管高度痉挛,最终导致内膜局部缺血。同时,溶酶体崩解,蛋白水解酶释放,进一步加重局部组织破坏。这层内膜随后脱落,剩下基底层成为内膜后来生长的来源。在整个月经周期均有前列腺素产生,并且前列腺素的含量在月经期最高(60)。前列腺素 $F_{2\alpha}$($PGF_{2\alpha}$)是一种有效的血管收缩剂,引起小动脉血管进一步痉挛和子宫内膜局部缺血。$PGF_{2\alpha}$ 引起子宫肌层收缩,减少局部子宫壁的血流,可以将宫腔内脱落的内膜组织排出。

内膜相的确定

子宫内膜在分泌期的变化与 LH 峰有关,这种变化可用来评估子宫内膜生长的"正常状态"。1950 年以来,普遍认为,如果了解患者的排卵时间,就可能通过内膜活检获得内膜组织标本,并以此确定子宫内膜的状态与月经周期的对应时相是否吻合。传统观点认为,时间推断和组织学日期之间相差超过 2 天,则提示一种叫做黄体功能不全(luteal phase defect)的病理状态;这种疾病与不育(表现为植入失败)和早期流产相关(63)。

然而,近来的证据表明,内膜活检对于诊断不孕或早期流产的意义不大(56)。对月经周期规律的生育妇女进行的随机观察研究发现,内膜时相远远不如最初声称的那样准确和精确,并不是诊断黄体功能不全的一种有效方法(64)。而且,一项由美国国立卫生研究院发起的大规模前瞻性多中心实验显示,子宫内膜的组织学时相在有生育能力和不育的女性之间没有差异(65)。因此,在半个世纪都用这种方法评估低生育力夫妇之后,现在清楚地了解到,内膜活检在不育或早期流产的常规评估中没有作用。

卵巢卵泡发育　　怀孕 20 周时,胎儿体内的卵母细胞数量达到高峰,达到 600 万 ~700 万(66)(图 7.10)。

同时(在孕五个月达到高峰时),卵原细胞开始闭锁,随后很快出现卵泡闭锁。出生时,卵巢内仅存 100 万~200 万个卵母细胞,**到青春期,最初的 600 万~700 万个卵母细胞中仅剩 300 000 个用于排卵**(66,67)。**其中,仅 400~500 个最终会以排卵的方式释放**。绝经的时候,卵巢主要由致密间质组织组成,仅残存极少量散在的卵母细胞。

生殖生物学的中心法则是,雌性哺乳动物在出生后没有产生卵母细胞的能力。因为卵母细胞在胎儿期进入减数分裂的双线静止期,并维持在该时期直到排卵,胚胎种植前发育所必需的脱氧核糖核酸(DNA)、蛋白质和信使核糖核酸(mRNA)大多在该期合成。在双线期,卵原细胞周围包绕单层的 8~10 个颗粒细胞,形成始基卵泡。如果卵原细胞周围没有包绕适量的颗粒细胞,则发生闭锁(68),其余的继续进行卵泡发育。因此,大多数卵母细胞在胎儿发育过程中丢失,剩下的卵泡在绝经前的整个几十年里稳定地"用完"。

近期的证据开始向这一理论提出挑战。对小鼠的研究表明,卵母细胞的产生和相应的卵泡生成在成年后也可发生(69)。负责这种卵母细胞发育的生殖干细胞储备似乎保留在骨髓中(70)。目前尚不清楚这些干细胞是否在成年人类也存在,如果存在的话,其临床功能又是什么。

卵母细胞减数分裂的阻滞和恢复

减数分裂(生殖细胞的减数分裂)可划分为四个阶段:分裂前期、分裂中期、分裂后期和分裂末期。第一次减数分裂前期又可进一步分为五个阶段:细线期、偶线期、粗线期、双线期和终变期。

卵原细胞与精原细胞的不同在于,每个前体细胞最终只形成 1 个子代细胞(卵母细胞),过量的遗传物质丢弃在 3 个极体中。当发育中的卵原细胞开始进入第一次减数分裂前期时,称为初级卵母细胞(71)。这一过程在妊娠 8 周左右时开始,只有进入减数分裂的卵原细胞才能够继续生存,否则就要在出生前的胎儿卵巢内发生闭锁。在分裂前期(双线晚期或"网线期")停止分裂的卵母细胞一直处于分裂阻滞状态,直至排卵时才恢复减数分裂过程。这种有丝分裂停滞的机制被认为是颗粒细胞产生的卵母细胞成熟抑制物(oocyte maturation inhibitor,OMI)(72),这种抑制物经由卵母细胞与其周围卵丘颗粒细胞之间的缝隙连接进入卵母细胞。随着月经中期 LH 峰的出现,缝隙连接断裂,颗粒细胞不再与卵母细胞连接,第一次减数分裂得以继续进行。

卵泡发育

卵泡的发育是从初潮到绝经期持续存在的一个动态过程。在这个过程当中,每个月会有一批卵泡被募集,但最终在排卵时释放一枚成熟的优势卵泡。

始基卵泡

始基卵泡的最初募集和生长不依赖促性腺激素的作用,并可持续影响一批始基卵泡达数月之久(73)。然而,在每个周期中用来募集特定的一批卵泡的刺激物还不清楚。在始基卵泡阶段,最初的募集后不久,FSH 控制卵泡分化和生长,并使一批卵泡继续分化。这个过程标志着卵泡从促性腺激素非依赖性生长向促性腺激素依赖性生长的过渡。首先看到的是,卵母细胞的生长和单层卵泡颗粒细胞扩增成为多层的立方细胞。来自前一月经周期的黄体退化所产生的黄体期雌激素、孕酮和抑制素 -A 的下降,使刺激卵泡生长的 FSH 增多(74)。

窦前卵泡

**黄体崩解后的几天内,一批卵泡受到 FSH 刺激而继续生长。逐渐增大的卵母细胞分泌一种富含糖蛋白的物质,即透明带,将卵母细胞与周围的颗粒细胞分隔开(但前文提到的缝隙连接依然存在)。随着始基卵泡向窦前卵泡的转化,包绕卵母细胞的颗粒细胞继续进行有丝分裂增殖。同时,卵巢间质内与颗粒细胞相邻的泡膜细胞也在发生增殖。两种类型的细胞协同产生雌激素,并将其分泌到全身循环系统内。在卵泡发育的这一阶段,看似相同的卵泡细胞或被选中成为优势卵泡,或发生闭锁。可能在此之前,排卵卵泡已经确定,但这种选择机制目前尚不清楚。

双细胞双促性腺激素理论

双细胞双促性腺激素理论是卵泡发育的基本理论(73,75,76)(图 7.11)。**这一理论认为,在卵泡发育过程中有甾体激素合成活动的划分和细分。**一般来说,大多数芳香化酶在颗粒细胞中发挥活性(用来产生雌激素)(77)。FSH 刺激颗粒细胞上的特异性受体,增强芳香化酶的活性(78,79)。颗粒细胞缺乏发生在类固醇生成途径早期且需要用雄激素作为芳香化反应底物的几种酶。依次,雄激素主要是在 LH 的刺激下合成的,泡膜细胞在这个阶段含有大多数的 LH 受体(78,79)。因此,必然存在一种协同关系:LH 刺激泡膜细胞产生雄激素(主要是雄烯二酮),雄激素又依次转移到颗粒细胞,在 FSH 的刺激下发生芳香化反应,生成雌激素。这些局部产生的雌激素在卵泡内为卵泡的继续生长和营养营造了一个有利的微环境(80)。FSH 和局部雌激素都可以进一步刺激雌激素的产生,FSH 受体的合成和表达,以及颗粒细胞的增殖和分化。

雄激素在卵泡的发育过程中发挥两种正性调节作用。在卵巢内,雄激素促进颗粒细

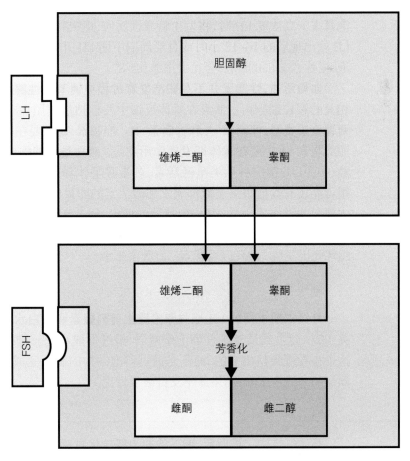

图 7.11　卵泡发育的双细胞双促性腺激素理论认为,在卵泡发育过程中存在甾体激素合成的划分。LH,促黄体激素;FSH,促卵泡生成激素

胞增殖,增强芳香化酶活性,以及抑制这些细胞发生程序性死亡(81)。

随着外周循环中雌激素水平的上升,对垂体和下丘脑发生负反馈作用,从而降低循环中 FSH 的水平(82)。这时,卵巢生成的抑制素 -B 增多,进一步减少 FSH 的生成。

随着卵泡期的进展,FSH 水平下降,不利于卵泡继续生长。只有那些具有选择优势的卵泡,可以结合逐渐减少的 FSH 分子,才能抵抗这种不利的环境,也就是那些 FSH 受体数量最多的卵泡。因此,可以认为优势卵泡是具有充足的雌激素微环境和最多 FSH 受体含量的卵泡(83)。随着优势卵泡的生长和发育,它继续产生雌激素,造成循环中 FSH 水平进一步降低,使竞争卵泡面临更加不利的环境。这个过程持续进行,直至最初募集的整批卵泡中,除单个优势卵泡外,全部闭锁,然后开始准备排卵。

雄激素的持续增多抑制下丘脑 - 垂体分泌 FSH,对优势卵泡的发育、成熟有害(81)。在临床上,雄激素过多可导致持续无排卵,可见于多囊卵巢综合征。

排卵前卵泡

排卵前卵泡的特征是一个充满液体的窦腔,这些液体是颗粒细胞分泌的浆液。这时的颗粒细胞已进一步分化为异质群体。卵母细胞通过被称为卵丘的特异性颗粒细胞蒂部与卵泡保持连接。

雌激素水平的升高对 FSH 的分泌产生负反馈作用。与之相反,LH 受循环中雌激素的双相调节。雌激素浓度较低时,抑制 LH 的分泌;而雌激素水平较高时,刺激 LH 的分泌。当雌激素水平维持在较高水平(200pg/mL)达 48 小时以上时,才能发生这种刺激作用(84)。一旦升高的雌激素产生正反馈调节,LH 就会出现一个释放高峰。伴随着这些事件的发生,优势卵泡里局部的雌激素与 FSH 互相作用,诱导颗粒细胞表面产生 LH 受体。优势卵泡暴露于高浓度 LH 时,将发生特异性反应,造成颗粒细胞黄体化、产生孕酮和开始排卵。LH 峰出现后的 10~12 小时或月经周期中期 LH 开始上升后的 34~36 小时,单个的成熟卵泡,或称 Graafian 卵泡,会发生排卵(85-87)。

如前所述,性激素并不是卵泡发育过程中调节促性腺激素的唯一因子。已发现两种相关的颗粒细胞衍生肽类在垂体反馈中发挥拮抗作用(88)。**第一种肽类是抑制素,具有两种分泌类型:抑制素 -A 和抑制素 -B**。抑制素 -B 主要在卵泡期分泌,由 FSH 刺激产生,而抑制素 -A 主要在黄体期发挥作用(89)。**两种类型的抑制素都能够抑制 FSH 合成和释放(90,91)**。第二种肽类是激活素,刺激腺垂体释放 FSH,加强它对卵巢的功能(92,93)。很可能还有其他很多类似抑制素和激活素的卵巢内调节物,每一种在促进正常排卵过程中都起关键作用(94)。其中包括卵泡抑素、胰岛素样生长因子 -1(ILGF-1)、表皮生长因子(EGF)/ 转化生长因子 -α(TGF-α)、TGF-β1、成纤维细胞生长因子 -β(FGF-β)、白介素 -1、组织坏死因子 -α、OMI 以及肾素 - 血管紧张素。

排卵

月经周期中期的 LH 峰与卵泡壁上前列腺素和蛋白水解酶局部浓度突然明显升高有关(95)。这些物质逐渐使卵泡壁减弱,最终形成小孔。排卵最可能是卵母细胞从卵泡的这个小孔缓慢挤出去的,而不是通过卵泡结构的破坏完成的(96)。已有学者记录了直接测定的卵泡内压力,结果并不支持破裂理论。

黄体期

黄体的结构 排卵后,剩下的卵泡壁转化成黄体期的主要调节物质:黄体。卵泡内残余的膜状颗粒细胞开始吸收脂质和特征性的黄色黄体色素,因此将它命名为黄体。这些细胞为活性分泌结构,产生孕酮来支持黄体期的子宫内膜。此外,它们还分泌大量的雌激

素和抑制素 -A。与卵泡的发育过程不同,黄体的基底膜退化,在血管生成因子如血管内皮生长因子的作用下,使增殖的血管侵入颗粒黄体细胞(97)。这种促血管生成反应使大量黄体激素进入全身循环系统。

激素的功能和调节 黄体期激素改变的特征是发生一系列负反馈调节作用,在这种相互作用下,如果未受孕,可引起黄体退化。黄体分泌的甾体激素(雌二醇和孕酮)对中枢进行负反馈调节,引起 FSH 和 LH 分泌减少。这两种激素的持续分泌会减少随后卵泡募集所需的刺激物。与此相似,黄体分泌的抑制素也加强 FSH 的撤退。卵巢内局部产生的孕酮抑制其他卵泡的进一步发育和募集。

黄体功能的维持依赖 LH 的持续产生。缺乏这种刺激时,黄体会在 12~16 天后退化,形成瘢痕样白体(98)。黄体溶解的确切机制尚不明了,但很可能与局部旁分泌因子有关。在未发生妊娠的情况下,黄体将退化,雌激素和孕激素水平衰落。依次,这种变化消除对促性腺激素分泌的中枢抑制,使 FSH 和 LH 水平再次升高,募集另一批卵泡。

如果发生妊娠,胎盘产生的 hCG 会模拟 LH 的活性,继续刺激黄体分泌孕酮。因此,胚胎的成功植入将导致激素支持,准许黄体和子宫内膜继续存在。对接受卵母细胞捐赠周期的患者进行的研究证据表明,在妊娠初期,黄体功能的持续存在是维持妊娠状态的必要条件,直至约妊娠 5 周时,逐渐发育的胎盘才能产生足够的孕酮(99)。这种孕激素来源的改变称为黄体 - 胎盘转换。

月经周期调节的概要

下面是月经周期调节的概要:

1. GnRH 由下丘脑弓状核产生,以脉冲式分泌入门脉循环,并由此到达垂体前叶。

2. 卵巢的卵泡发育经历从促性腺激素非依赖期到 FSH 依赖期的变化。

3. 随着前一月经周期的黄体退化,黄体产生的孕酮和抑制素 -A 减少,使 FSH 水平升高。

4. 在 FSH 的刺激下,卵泡生长、分化,并分泌越来越多的雌激素和抑制素 -B。

5. 雌激素刺激子宫内膜功能层的生长和分化,为胚胎着床做准备。雌激素与 FSH 共同作用,刺激卵泡发育。

6. 双细胞双促性腺激素理论指出,在 LH 的刺激作用下,卵巢的泡膜细胞会产生雄激素,在 FSH 的刺激下,雄激素由颗粒细胞转化为雌激素。

7. 雌激素和抑制素水平的升高对腺垂体和下丘脑产生负反馈作用,减少 FSH 的分泌。

8. 在每个月经周期中,注定要排卵的卵泡称为优势卵泡。与将要闭锁的卵泡相比,优势卵泡含有相对更多的 FSH 受体,且产生更大浓度的雌激素。即使 FSH 的水平下降,优势卵泡也能继续生长。

9. 持续高水平的雌激素引起垂体 LH 分泌达高峰,后者触发排卵、孕酮产生和转变为分泌期,即黄体期。

10. 黄体的功能取决于 LH 是否存在。黄体分泌雌激素、孕激素和抑制素 -A,它们持续抑制促性腺激素。如果 LH 不再继续分泌,黄体会在 12~16 天后退化。结果导致孕酮的分泌减少,月经来潮。

11. 如果发生妊娠,胚胎分泌 hCG,模拟 LH 的作用,维持黄体功能。黄体持续分泌孕激素,支持分泌期内膜,使妊娠得以维系下去。

(刘思邈　冯凤芝　译)

参考文献

1. **Bloom FE.** Neuroendocrine mechanisms: cells and systems. In: **Yen SCC, Jaffe RB, eds.** *Reproductive endocrinology.* Philadelphia, PA: Saunders, 1991:2–24.
2. **Simerly RB, Chang C, Muramatsu M, et al.** Distribution of androgen and estrogen receptor mRNA-containing cells in the rat brain: an in situ hybridization study. *J Comp Neurol* 1990;294:76–95.
3. **Brown TJ, Hochberg RB, Naftolin F.** Pubertal development of estrogen receptors in the rat brain. *Mol Cell Neurosci* 1994;5:475–483.
4. **Bergland RM, Page RB.** Can the pituitary secrete directly to the brain? Affirmative anatomic evidence. *Endocrinology* 1978;102:1325–1338.
5. **Duello TM, Halmi NS.** Ultrastructural-immunocytochemical localization of growth hormone and prolactin in human pituitaries. *J Clin Endocrinol Metab* 1979;49:189–196.
6. **Blackwell RE, Amoss M Jr, Vale W, et al.** Concomitant release of FSH and LH induced by native and synthetic LRF. *Am J Physiol* 1973;224:170–175.
7. **Krey LC, Butler WR, Knobil E.** Surgical disconnection of the medial basal hypothalamus and pituitary function in the rhesus monkey. I. Gonadotropin secretion. *Endocrinology* 1975;96:1073–1087.
8. **Plant TM, Krey LC, Moossy J, et al.** The arcuate nucleus and the control of the gonadotropin and prolactin secretion in the female rhesus monkey (Macaca mulatta). *Endocrinology* 1978;102:52–62.
9. **Amoss M, Burgus R, Blackwell RE, et al.** Purification, amino acid composition, and N-terminus of the hypothalamic luteinizing hormone releasing factor (LRF) of ovine origin. *Biochem Biophys Res Commun* 1971;44:205–210.
10. **Schwanzel-Fukuda M, Pfaff DW.** Origin of luteinizing hormone releasing hormone neurons. *Nature* 1989;338:161–164.
11. **Dierschke DJ, Bhattacharya AN, Atkinson LE, et al.** Circhoral oscillations of plasma LH levels in the ovariectomized rhesus monkey. *Endocrinology* 1970;87:850–853.
12. **Knobil E.** Neuroendocrine control of the menstrual cycle. *Recent Prog Horm Res* 1980;36:53–88.
13. **Belchetz PE, Plant TM, Nakai Y, et al.** Hypophyseal responses to continuous and intermittent delivery of hypothalamic gonadotropin-releasing hormone. *Science* 1978;202:631–633.
14. **Nakai Y, Plant TM, Hess DL, et al.** On the sites of the negative and positive feedback actions of estradiol and the control of gonadotropin secretion in the rhesus monkey. *Endocrinology* 1978;102:1008–1014.
15. **Rabin D, McNeil LW.** Pituitary and gonadal desensitization after continuous luteinizing hormone–releasing hormone infusion in normal females. *J Clin Endocrinol Metab* 1980;51:873–876.
16. **Hoff JD, Lasley BL, Yen SSC.** Functional relationship between priming and releasing actions of luteinizing hormone–releasing hormone. *J Clin Endocrinol Metab* 1979;49:8–11.
17. **Soules MR, Steiner RA, Cohen NL, et al.** Nocturnal slowing of pulsatile luteinizing hormone secretion in women during the follicular phase of the menstrual cycle. *J Clin Endocrinol Metab* 1985;61:43–49.
18. **Filicori M, Santoro N, Marriam GR, et al.** Characterization of the physiological pattern of episodic gonadotropin secretion throughout the human menstrual cycle. *J Clin Endocrinol Metab* 1986;62:1136–1144.
19. **Yu B, Ruman J, Christman G.** The role of peripheral gonadotropin-releasing hormone receptors in female reproduction. *Fertil Steril* 2011;95:465–473.
20. **Karten MJ, Rivier JE.** Gonadotropin-releasing hormone analog design. Structure function studies towards the development of agonists and antagonists: rationale and perspective. *Endocr Rev* 1986;7:44–66.
21. **Conn PM, Crowley WF Jr.** Gonadotropin-releasing hormone and its analogs. *Annu Rev Med* 1994;45:391–405.
22. **Loy RA.** The pharmacology and potential applications of GnRH antagonists. *Curr Opin Obstet Gynecol* 1994;6:262–268.
23. **Schally AV.** LH-RH analogues. I. Their impact on reproductive medicine. *Gynecol Endocrinol* 1999;13:401–409.
24. **Halmos G, Schally AV, Pinski J, et al.** Down-regulation of pituitary receptors for luteinizing hormone–releasing hormone (LH-RH) in rats by LH-RH antagonist Cetrorelix. *Proc Natl Acad Sci U S A* 1996;93:2398–2402.
25. **Betz SF, Zhu YF, Chen C, Struthers RS.** Non-peptide gonadotropin-releasing hormone receptor antagonists. *J Med Chem* 2008;51:3331–3348.
26. **Struthers RS, Nicholls AJ, Grundy J, et al.** Suppression of gonadotropins and estradiol in premenopausal women by oral administration of the nonpeptide gonadotropin-releasing hormone antagonist elagolix. *J Clin Endocrinol Metab* 2009;94:545–551.
27. **Hughes J, Smith TW, Kosterlitz LH, et al.** Identification of two related pentapeptides from the brain with potent opiate agonist activity. *Nature* 1975;258:577–580.
28. **Howlett TA, Rees LH.** Endogenous opioid peptide and hypothalamo-pituitary function. *Annu Rev Physiol* 1986;48:527–536.
29. **Facchinetti F, Petraglia F, Genazzani AR.** Localization and expression of the three opioid systems. *Semin Reprod Endocrinol* 1987;5:103.
30. **Goldstein A.** Endorphins: physiology and clinical implications. *Ann N Y Acad Sci* 1978;311:49–58.
31. **Grossman A.** Opioid peptides and reproductive function. *Semin Reprod Endocrinol* 1987;5:115–124.
32. **Reid Rl, Hoff JD, Yen SSC, et al.** Effects of exogenous β-endorphin on pituitary hormone secretion and its disappearance rate in normal human subjects. *J Clin Endocrinol Metab* 1981;52:1179–1184.
33. **Gindoff PR, Ferin M.** Brain opioid peptides and menstrual cyclicity. *Semin Reprod Endocrinol* 1987;5:125–133.
34. **Halbreich U, Endicott J.** Possible involvement of endorphin withdrawal or imbalance in specific premenstrual syndromes and postpartum depression. *Med Hypotheses* 1981;7:1045–1058.
35. **Fiddes JC, Talmadge K.** Structure, expression and evolution of the genes for human glycoprotein hormones. *Recent Prog Horm Res* 1984;40:43–78.
36. **Vaitukaitis JL, Ross JT, Bourstein GD, et al.** Gonadotropins and their subunits: basic and clinical studies. *Recent Prog Horm Res* 1976;32:289–331.
37. **Lalloz MRA, Detta A, Clayton RN.** GnRH desensitization preferentially inhibits expression of the LH β-subunit gene in vivo. *Endocrinology* 1988;122:1689–1694.
38. **Brun del Re R, del Pozo E, de Grandi P, et al.** Prolactin inhibition and suppression of puerperal lactation by a Br-ergocriptine (CB 154): a comparison with estrogen. *Obstet Gynecol* 1973;41:884–890.
39. **Suh HK, Frantz AG.** Size heterogeneity of human prolactin in plasma and pituitary extracts. *J Clin Endocrinol Metab* 1974;39:928–935.
40. **MacLeod RM.** Influence of norepinephrine and catecholamine depletion agents synthesis in release of prolactin growth hormone. *Endocrinology* 1969;85:916–923.
41. **Vale W, Blackwell RE, Grant G, et al.** TRF and thyroid hormones on prolactin secretion by rat pituitary cell in vitro. *Endocrinology* 1973;93:26–33.
42. **Matsushita N, Kato Y, Shimatsu A, et al.** Effects of VIP, TRH, GABA and dopamine on prolactin release from superfused rat anterior pituitary cells. *Life Sci* 1983;32:1263–1269.
43. **Dufy-Barbe L, Rodriguez F, Arsaut J, et al.** Angiotensin-II stimulates prolactin release in the rhesus monkey. *Neuroendocrinology* 1982;35:242–247.
44. **Burrow GN.** The thyroid gland and reproduction. In: **Yen SCC, Jaffe RB, eds.** Reproductive endocrinology. Philadelphia, PA: Saunders, 1991:555–575.
45. **Katz E, Ricciarelli E, Adashi EY.** The potential relevance of growth hormone to female reproductive physiology and pathophysiology. *Fertil Steril* 1993;59:8–34.
46. **Yen SCC.** The hypothalamic control of pituitary hormone secretion. In: **Yen SCC, Jaffe RB, eds.** *Reproductive endocrinology.* Philadelphia, PA: Saunders, 1991:65–104.
47. **Insel TR.** Oxytocin and the neuroendocrine basis of affiliation. In: **Schulkin J, ed.** *Hormonally induced changes in mind and brain.* New York: Academic Press, 1993:225–251.
48. **Stein DJ.** Oxytocin and vasopressin: social neuropeptides. *CNS Spectr* 2009;14:602–606.
49. **Donaldson ZR, Young LJ.** Oxytocin, vasopressin, and the neurogenetics of sociality. *Science* 2008;322:900–904.
50. **Yamasue H, Kuwabara H, Kawakubo Y, et al.** Oxytocin, sexually dimorphic features of the social brain, and autism. *Psychiatry Clin Neurosci* 2009;63:129–140.

51. **Israel S, Lerer E, Shalev I, et al.** Molecular genetic studies of the arginine vasopressin 1a receptor (AVPR1a) and the oxytocin receptor (OXTR) in human behaviour: from autism to altruism with some notes in between. *Prog Brain Res* 2008;170:435–449.

52. **McNeilly AS, Robinson IC, Houston MJ, et al.** Release of oxytocin and PRL in response to suckling. *BMJ* 1983;286:257–259.

53. **Dunn FL, Brennan TJ, Nelson AE, et al.** The role of blood osmolality and volume in regulating vasopressin secretion in the rat. *J Clin Invest* 1973;52:3212–3219.

54. **Vollman RF.** The menstrual cycle. In: **Friedman E, ed.** *Major problems in obstetrics and gynecology.* Philadelphia, PA: Saunders, 1977:1–193.

55. **Treloar AE, Boynton RE, Borghild GB, et al.** Variation of the human menstrual cycle through reproductive life. *Int J Fertil* 1967;12:77–126.

56. **Collett ME, Wertenberger GE, Fiske VM.** The effects of age upon the pattern of the menstrual cycle. *Fertil Steril* 1954;5:437–448.

57. **Noyes RW, Hertig AW, Rock J.** Dating the endometrial biopsy. *Fertil Steril* 1950;1:3–25.

58. **Flowers CE Jr, Wilbron WH.** Cellular mechanisms for endometrial conservation during menstrual bleeding. *Semin Reprod Endocrinol* 1984;2:307–341.

59. **Chan RW, Schwab KE, Gargett CE.** Clonogenicity of human endometrial epithelial and stromal cells. *Biol Reprod* 2004;70:1738–1750.

60. **Taylor HS.** Endometrial cells derived from donor stem cells in bone marrow transplant recipients. *JAMA* 2004;292:81–85.

61. **Ferenczy A, Bertrand G, Gelfand MM.** Proliferation kinetics of human endometrium during the normal menstrual cycle. *Am J Obstet Gynecol* 1979;133:859–867.

62. **Schwarz BE.** The production and biologic effects of uterine prostaglandins. *Semin Reprod Endocrinol* 1983;1:189.

63. **Olive DL.** The prevalence and epidemiology of luteal-phase deficiency in normal and infertile women. *Clin Obstet Gynecol* 1991;34:157–166.

64. **Murray MJ, Meyer WR, Zaino RJ, et al.** A critical analysis of the accuracy, reproducibility, and clinical utility of histologic endometrial dating in infertile women. *Fertil Steril* 2004;81:1333–1343.

65. **Coutifaris C, Myers ER, Guzick DS, et al.** Histologic dating of timed endometrial biopsy tissue is not related to fertility status. *Fertil Steril* 2004;82:1264–1272.

66. **Peters H, Byskov AG, Grinsted J.** Follicular growth in fetal and prepubertal ovaries in humans and other primates. *J Clin Endocrinol Metab* 1978;7:469–485.

67. **Himelstein-Braw R, Byskov AG, Peters H, et al.** Follicular atresia in the infant human ovary. *J Reprod Fertil* 1976;46:55–59.

68. **Wassarman PM, Albertini DF.** The mammalian ovum. In: **Knobil E, Neill JD, eds.** *The physiology of reproduction.* New York: Raven Press, 1994:240–244.

69. **Johnson J, Canning J, Kaneko T, et al.** Germline stem cells and follicular renewal in the postnatal mammalian ovary. *Nature* 2004;428:145–150.

70. **Johnson J, Bagley J, Skaznik-Wikiel M, et al.** Oocyte generation in adult mammalian ovaries by putative germ cells in bone marrow and peripheral blood. *Cell* 2005;122:303–315.

71. **Gondos B, Bhiraleus P, Hobel CJ.** Ultrastructural observations on germ cells in human fetal ovaries. *Am J Obstet Gynecol* 1971;110:644–652.

72. **Tsafriri A, Dekel N, Bar-Ami S.** A role of oocyte maturation inhibitor in follicular regulation of oocyte maturation. *J Reprod Fertil* 1982;64:541–551.

73. **Halpin DMG, Jones A, Fink G, et al.** Post-natal ovarian follicle development in hypogonadal (HPG) and normal mice and associated changes in the hypothalamic-pituitary axis. *J Reprod Fertil* 1986;77:287–296.

74. **Vermesh M, Kletzky OA.** Longitudinal evaluation of the luteal phase and its transition into the follicular phase. *J Clin Endocrinol Metab* 1987;65:653–658.

75. **Erickson GF, Magoffin DA, Dyer CA, et al.** Ovarian androgen producing cells: a review of structure/function relationships. *Endocr Rev* 1985;6:371–399.

76. **Erickson GF.** An analysis of follicle development and ovum maturation. *Semin Reprod Endocrinol* 1986;46:55–59.

77. **Ryan KJ, Petro Z.** Steroid biosynthesis of human ovarian granulosa and thecal cells. *J Clin Endocrinol Metab* 1966;26:46–52.

78. **Kobayashi M, Nakano R, Ooshima A.** Immunohistochemical localization of pituitary gonadotropin and gonadal steroids confirms the two cells two gonadotropins hypothesis of steroidogenesis in the human ovary. *J Endocrinol* 1990;126:483–488.

79. **Yamoto M, Shima K, Nakano R.** Gonadotropin receptors in human ovarian follicles and corpora lutea throughout the menstrual cycle. *Horm Res* 1992;37[Suppl 1]:5–11.

80. **Hseuh AJ, Adashi EY, Jones PB, et al.** Hormonal regulation of the differentiation of cultured ovarian granulosa cells. *Endocr Rev* 1984;5:76–127.

81. **Weil SJ, Vendola K, Zhou J, et al.** Androgen receptor gene expression in the primate ovary: cellular localization, regulation, and functional correlations. *J Clin Endocrinol Metab* 1998;83:2479–2485.

82. **Chappel SC, Resko JA, Norman RL, et al.** Studies on rhesus monkeys on the site where estrogen inhibits gonadotropins: delivery of 17 β-estradiol to the hypothalamus and pituitary gland. *J Clin Endocrinol Metab* 1981;52:1–8.

83. **Chabab A, Hedon B, Arnal F, et al.** Follicular steroids in relation to oocyte development in human ovarian stimulation protocols. *Hum Reprod* 1986;1:449–454.

84. **Young SR, Jaffe RB.** Strength-duration characteristics of estrogen effects on gonadotropin response to gonadotropin-releasing hormone in women: II. Effects of varying concentrations of estradiol. *J Clin Endocrinol Metab* 1976;42:432–442.

85. **Pauerstein CJ, Eddy CA, Croxatto HD, et al.** Temporal relationship of estrogen, progesterone, luteinizing hormone levels to ovulation in women and infra-human primates. *Am J Obstet Gynecol* 1978;130:876–886.

86. **World Health Organization Task Force Investigators.** Temporal relationship between ovulation and defined changes in the concentration of plasma estradiol-17β luteinizing hormone, follicle stimulating hormone and progesterone. *Am J Obstet Gynecol* 1980;138:383.

87. **Hoff JD, Quigley NE, Yen SSC.** Hormonal dynamics in mid-cycle: a re-evaluation. *J Clin Endocrinol Metab* 1983;57:792–796.

88. **Demura R, Suzuki T, Tajima S, et al.** Human plasma free activin and inhibin levels during the menstrual cycle. *J Clin Endocrinol Metab* 1993;76:1080–1082.

89. **Groome NP, Illingworth PG, O'Brien M, et al.** Measurement of dimeric inhibin B throughout the human menstrual cycle. *J Clin Endocrinol Metab* 1996;81:1401–1405.

90. **McLachlan RI, Robertson DM, Healy DL, et al.** Circulating immunoreactive inhibin levels during the normal human menstrual cycle. *J Clin Endocrinol Metab* 1987;65:954–961.

91. **Buckler HM, Healy DL, Burger HG.** Purified FSH stimulates inhibin production from the human ovary. *J Endocrinol* 1989;122:279–285.

92. **Ling N, Ying S, Ueno N, et al.** Pituitary FSH is released by heterodimer of the β-subunits from the two forms of inhibin. *Nature* 1986;321:779–782.

93. **Braden TD, Conn PM.** Activin-A stimulates the synthesis of gonadotropin-releasing hormone receptors. *Endocrinology* 1992;130:2101–2105.

94. **Adashi EY.** Putative intraovarian regulators. *Semin Reprod Endocrinol* 1988;7:1–100.

95. **Yoshimura Y, Santulli R, Atlas SJ, et al.** The effects of proteolytic enzymes on in vitro ovulation in the rabbit. *Am J Obstet Gynecol* 1987;157:468–475.

96. **Yoshimura Y, Wallach EE.** Studies on the mechanism(s) of mammalian ovulation. *Fertil Steril* 1987;47:22–34.

97. **Anasti JN, Kalantaridou SN, Kimzey LM, et al.** Human follicle fluid vascular endothelial growth factor concentrations are correlated with luteinization in spontaneously developing follicles. *Hum Reprod* 1998;13:1144–1147.

98. **Lenton EA, Landgren B, Sexton L.** Normal variation in the length of the luteal phase of the menstrual cycle: identification of the short luteal phase. *Br J Obstet Gynaecol* 1994;91:685.

99. **Scott R, Navot D, Hung-Ching L, et al.** A human in vivo model for the luteal placental shift. *Fertil Steril* 1991;56:481–484.

第三部分　　预防和初级保健

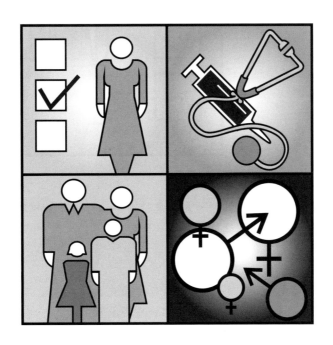

第 **8** 章   预防保健与疾病筛查

Paula J. Adams Hillard

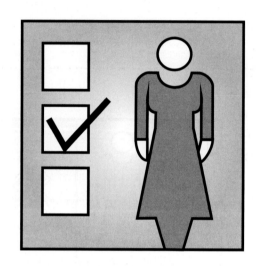

- 包括针对一系列健康行为和危险因素进行的筛查和咨询在内的预防保健服务是普通妇产科医疗保健的重要组成部分。
- 传统的妇科保健——包括宫颈细胞学检查、盆腔和乳腺筛查及提供避孕服务——被视为初级预防保健。
- 对健康妇女的常规健康评价包括病史、体格检查、常规的和某些必要的实验室检查、关于健康行为的评估和咨询服务及相关干预措施,同时还应考虑到不同年龄组最常见的疾病及死亡原因。
- 美国妇产科学会(American College of Obstetricians and Gynecologists, ACOG)及其他组织制定了提供周期性健康评估、筛查和咨询服务的循证指南,这些指南为常规预防保健评价和筛查建议提供了基础。
- 青少年的预防服务应该基于对威胁她们将来健康状况的行为和医疗健康风险的了解,包括药物使用和滥用、增加意外怀孕及性传播疾病(sexually transmitted disease, STDs)风险的性行为及心理健康障碍。
- 肥胖、吸烟和酗酒是对于远期健康情况产生巨大影响可以避免的情况,因为这些健康风险而进行的评估、咨询和转诊是定期健康评估和初级保健的组成部分。

    妇产科医生不仅重视妇科异常情况的处理,他(她)们的传统任务还包括为妇女提供初级和预防保健,尤其是育龄期妇女。**妇产科医生作为一个妇女的初级保健医生,常常成为她进入医疗保健系统的接入点并为她提供持续的医疗保健服务(1)。初级保健强调保持健康状态、预防服务、疾病的早期发现及提供保健的有效性和连续性(1)。预防服务的益处是显而易见的,比如宫颈癌死亡率的下降就主要归因于宫颈细胞学检查的广泛开展。**对新生儿进行苯丙酮尿症(phenylketonuria, PKU)和甲状腺功能减退症的筛查是有效预防新生智力低下的很好的例子。妇女常常将她们的妇科医生作为初级保健提供者;事实上,许多育龄期妇女没有其他的医生。妇产科医生估计至少 1/3 的未孕患者依靠她们提供初级保健(2)。作为初级保健医生,妇产科医生在女性一生中从生育年龄到绝经后期的不同阶段为她们提供延续性的服务。就这种作用而言,一些妇科医生将对某些特定疾病的筛查,如高血压、糖尿病和甲状腺疾病,并在未发生并发症的情况下治疗这些疾病作为其医疗实践的一个常规部分。

虽然在美国明确的全国性的预防非计划妊娠的指南和目标还没有作为优先考虑(3),妇科医疗实践的某些传统内容,如生育计划和孕前咨询,仍被视为有效的预防保健措施。预防性医疗服务包括针对一系列健康行为和疾病危险因素进行的筛查和咨询,包括性行为、STD 的预防、烟草、酒精及其他药物的使用、饮食和运动。

美国医学科学院将初级保健定义为"负责满足许多私人健康保健需求并与患者建立持续的伙伴关系、在家庭或社区中行医的临床医生提供完整的、容易获取的健康保健服务"(4)。完整的保健被进一步定义为全面的、协调的和连续的保健服务。该定义指出初级保健医生接受了适当的训练,有能力处理患者可能遇到的绝大多数问题(包括身体、心理、情感和社会问题)并在适当的时候提请其他医生进行进一步的评估和治疗。利用全美门诊医疗调查的资料,一项研究分析了不同专科医生,以期明确医学科学院提出的初级保健的定义是否能够很好地适用于各专科医生提供的保健服务(5)。在该研究中,产科和妇科专业显示出某些传统意义上内科、家庭和全科医生及儿科所具有的初级保健的特点。然而同时,产科和妇科专业与内科和外科亚专业关系更为密切(5)。该研究为许多执业妇产科医生所接受,他(她)们认为这一专业同时为患者提供了初级保健和专科服务。

美国医学科学院的定义包括转诊、协调和随访保健,但初级保健医生的职责很明确的不包括"守门人"的作用。随着美国医疗保健体系的发展,医疗保健机构和保险公司开始逐渐回应妇女坚决要求直接到妇产科就诊的要求,美国妇产科医师学会也强烈支持这一观点(6)。

近年来,妇女健康和性别医学越来越受到重视。医生对于女性与男性发生疾病的病理生理学方面的区别有了更深入的了解,因而能够更好的治疗这些疾病。人们不断强调通过预防保健和筛查心血管疾病危险因素保障女性心血管健康即是一个很好的例子。

妇科医生作为初级保健提供者

妇产科医生常常作为妇女及她们的家庭的初级医疗保健提供者,为她们提供信息、指导,并在适当的时候为她们进行转诊。健康女性的常规健康保健评估以不同的年龄组和危险因素为基础。健康指导将同时考虑到不同年龄组致病和致死最常见的原因。为患者提供咨询和宣教需要医生具有评价个体需求和作出改变的意愿的能力,并能够运用良好的交流技巧,包括动机式晤谈法,鼓励患者改变行为方式并坚持长期随诊(7)。具有专业技能的医疗人员组成一个团队共同提供医疗保健的方法常常很有帮助,如:护士;高级实践护士,如助产士和诊疗护士;健康教育者;其他辅助健康专业人员,如营养师或物理治疗师;相关社会工作者及其他专科医生。所有的医生,无论他(她)们接受训练的程度如何,其知识和技术都有限制的,为了患者的利益,在提供生育保健和非生育保健时都应在适当的时候请求会诊。

来自疾病控制和预防中心的全美门诊医疗调查将妇产科医生纳入初级保健专业而不是内科或外科亚专业(8)。妇女对于初级保健的需求随年龄阶段而不同。一项关于妇女对于初级保健满意度的调查显示年轻的育龄期女性(18~34 岁)对于生殖保健医生(通常为妇产科医生)提供的日常保健的协调和全面性更为满意,而不是全科医生、全科医生转妇产科医生或没有日常保健医生(9)。不同妇产科医生提供的服务范围不同,可能包括妇女健康和生殖健康保健的各个方面。对于每位患者,应明确谁将为她提供初级保健和预防保健服务(1)。

许多医疗团体提出了初级和预防保健服务指南,包括美国妇产科学会、美国家庭医师协会、美国预防服务工作组(the U.S. Preventive Services Task Force, USPSTF)和美国医学会(1,10-14)。不同机构的指南在细节方面略有不同,由美国卫生健康研究与质量机构(Agency for Healthcare Research and Quality, AHRQ)建立的用以提供循证临床实践指南的美国国立指南库,可针对某种特定的医疗情况或干预措施提供不同指南间的比较(15)。

2006年美国妇女门诊量约为6.6亿次(16)。过去,约18%就诊于妇科(17)。近1/3的门诊量来源于年龄介于15~44岁之间的患者,由于老龄化,这一比例有所下降(16)。**正常妊娠和妇科检查为最常见的就诊原因。**

当被要求描述其门诊的性质时,妇产科医生可能或可能不将他(她)们自己视为初级保健提供者,视具体情况而定(18)。这些具体情况可能包括患者的年龄、妊娠状态、患者为初诊患者或复诊患者、诊断、保险或转诊状态,甚至行医的地理位置。属于妇产科领域的初级和预防保健服务包括宫颈细胞学检查、盆腔检查、乳腺检查以及家庭计划服务包括避孕。**与其他专科医生相比,妇产科医生更倾向于进行宫颈细胞学检查、盆腔检查和乳腺检查。**

预防保健的方法

现行的健康保健重点正逐渐由疾病治疗转向疾病预防。 人们正在致力于发现有效的筛查方法,这些方法将有益于公众和个人健康。下面简单叙述由ACOG、USPSTF和美国医学会设计的用以提供预防保健指南的几个计划。

初级和预防保健指南

对初诊患者的评价应包括完整的病史、体格检查、常规和必要的实验室检查、评估和咨询、适当的免疫接种以及相关治疗。应该发现高危因素并且在需要时安排继续治疗或转诊。ACOG推荐的各年龄组定期评估、筛查和咨询内容及各年龄组死亡和发病原因排序见表8.1~表8.4(10)。对于有高危因素、需要进行特殊筛查或治疗的患者,这些表中也提供了相应的建议;应告知患者所有需要进一步筛查或治疗的高危情况(表8.5)。美国疾病预防和控制中心(U.S. Centers for Disease Control and Prevention, CDC)提供了不同年龄组免疫接种的建议。CDC建议所有医疗保健机构的妊娠妇女、成年及未成年患者在知情同意的前提下筛查HIV(19)。后续治疗应遵循一个具体的时间表,每年进行或根据患者的需要和年龄安排。

表8.1 13~18岁人群的定期评估

筛查	体重指数(BMI)
病史	血压
就诊原因	第二性征(Tanner分级)
健康状况:用药、月经、手术、家族史	盆腔检查(当病史提示需要时)
饮食/营养状况评估	皮肤 *
体力活动	**实验室检查**
补充和替代性药物的使用	定期检查
烟酒嗜好及其他药物的使用	衣原体和淋病检测(有性生活者)†
虐待/忽视	人类免疫缺陷病毒(HIV)检测(有性生活者)‡
性行为	高危组 ª
体格检查	结直肠癌筛查 §
身高	空腹血糖测定
体重	遗传学检查/咨询

血红蛋白水平检测

丙型肝炎病毒检测

血脂检查

风疹病毒抗体滴度检测

性传播疾病的检测

结核菌素试验

评价和咨询

性

发育

高危行为

避免意外妊娠

- 延迟性行为
- 避孕方法的选择,包括紧急避孕

性传播疾病

- 性伴侣的选择
- 保护屏障

健康和营养

饮食/营养评估(包括进食障碍)

运动:讨论计划

补充叶酸(0.4mg/d)

钙的摄入

心理社会评价

自杀:抑郁症状

人际关系/家庭关系

性取向及性别认定

个人目标的形成

行为/学习障碍

虐待/忽视

学校经历良好

同伴关系

约会强奸预防

心血管危险因素

家族史

高血压

血脂异常

肥胖

糖尿病

健康/危险行为

卫生(包括牙齿的卫生);氟的补充*

预防外伤

- 运动和锻炼
- 枪支
- 听力
- 职业危害
- 娱乐性危害
- 安全驾驶
- 使用头盔

皮肤暴露于紫外线

烟酒嗜好及其他药物的使用

免疫接种

定期

破伤风-减量白喉类毒素-非细胞型百日咳混合疫苗加强免疫(11~18岁之间一次)‖

乙肝疫苗(对没有免疫力者给予系列接种)

人乳头瘤病毒疫苗(对没有免疫力者给予系列接种,9~26岁)

流感疫苗(每年)

麻疹-腮腺炎-风疹疫苗(没有免疫力者)

脑膜炎球菌结合疫苗(没有免疫力者进入高中前)

水痘疫苗(对没有免疫力者给予系列接种)

高危组*

甲肝疫苗

肺炎球菌疫苗

最常见的死亡原因¶

1. 事故(意外伤害)
2. 恶性肿瘤
3. 自杀
4. 他杀
5. 心脏病
6. 先天异常、染色体异常
7. 慢性下呼吸道疾病
8. 脑血管病
9. 流感和肺炎
10. 原位癌、良性肿瘤及生物学行为不明确的肿瘤

*见表8.5

†无需行窥器检查即可通过检查尿液有效筛查性传播疾病

‡医生应了解并遵循所在地HIV筛查要求。关于HIV筛查的详细讨论,见Branson BM,Handsfield HH,Lampe MA,Janssen RS,Taylor AW,Lyss SB,et al. Revised recommendations for HIV testing of adults,adolescents,and pregnant women in health-care settings. Centers for Disease Control and Prevention(CDC). MMWR Recomm Rep 2006;55(RR-14):1-17;quiz CE1-4.。另见Routine human immunodeficiency virus screening. ACOG Committee Opinion No. 411. American College of Obstetricians and Gynecologists. Obstet Gynecol 2008;112:401-3.

§仅适用于有家族性腺瘤型息肉家族史或患全结肠炎8年以上者。对结直肠癌筛查更为详尽的讨论见Levin B,Lieberman DA. McFarland B,Smith RA,Brooks D,Andrews KS,et al. Screening and surveillance for the early detection of colorectal cancer and adenomatous polyps,2008:a joint guideline from the American Cancer Society,the US Multi-Society Task Force on Colorectal Cancer,and the American College of Radiology. American Cancer Society Colorectal Cancer Advisory Group;US Multi-Society Task Force;American College of Radiology Colon Cancer Committee. CA Cancer J Clin 2008;58:130-60.

‖关于使用破伤风及白喉类毒素疫苗和白百破疫苗更多的信息,见Broder KR,Cortese MM,Iskander JK,Kretsinger K,Slade BA,Brown KH,et al. Preventing tetanus,diphtheria,and pertussis among adolescents:use of tetanus toxoid,reduced diphtheria toxoid and acellular pertussis vaccines recommendations of the Advisory Committee on Immunization Practices(ACIP). Advisory Committee on Immunization Practices(ACIP). MMWR Recomm Rep 2006;55(RR-3):1-34.

¶最常见的死亡原因由国家卫生统计中心死亡率统计部提供。资料取自2004年,为可获得最终资料的最近年份。死亡原因已排序

From American College of Obstetricians and Gynecologists. Primary and preventive care:periodic assessments. ACOG Committee Opinion No. 452. Obstet Gynecol 2009;144:1444-1451.

表 8.2　19~39 岁人群的定期评估

筛查	乳腺 X 线照相
病史	风疹病毒抗体滴度检测
就诊原因	性传播疾病检测
健康状况:用药、手术、家族史	促甲状腺激素检测
饮食 / 营养状况评估	结核菌素试验
体力活动	**评价和咨询**
补充和替代性药物的使用	**性生活和生育计划**
烟酒嗜好及其他药物的使用	避免意外妊娠,包括紧急避孕
虐待 / 忽视	关于生殖健康计划的讨论 [§]
性行为	高危行为
大小便失禁	孕前咨询和遗传咨询
体格检查	性功能
身高	性传播疾病
体重	• 性伴侣的选择
体重指数(BMI)	• 屏障保护
血压	**健康和营养**
颈部:淋巴结、甲状腺	运动:讨论计划
乳腺	饮食 / 营养评估
腹部	补充叶酸
盆腔检查:19~20 岁患者,但病史提示时行盆腔检查,≥21 岁患者定期行盆腔检查	钙的摄入
皮肤 *	**心理社会评价**
实验室检查	人际关系 / 家庭关系
定期检查	家庭暴力
宫颈细胞学检查 [†]	约会强奸预防
21 岁:每两年筛查一次	工作满意度
≥30 岁:	生活方式 / 压力
意见 1:无宫颈上皮内瘤变 2 或 3 级、免疫抑制、人类免疫缺陷病毒(HIV)感染或己烯雌酚宫内暴露史者在连续获得三次阴性结果后每 3 年一次;或	睡眠障碍
意见 2:若人乳头瘤病毒 DNA 检测和宫颈细胞学检查均阴性可每 3 年筛查 1 次	**心血管危险因素**
	家族史
	高血压
衣原体和淋病检测(≤25 岁且有性生活者)	血脂异常
人类免疫缺陷病毒(HIV)检测 [‡]	肥胖
高危组 *	糖尿病
骨密度筛查	生活方式
结直肠癌筛查	**健康 / 危险行为**
空腹血糖检测	乳腺自查 [‖]
遗传学检查 / 咨询	乳腺癌的化学预防(对于具有高危因素、年龄≥35 岁的女性)[¶]
血红蛋白水平检测	卫生(包括牙齿的卫生)
丙型肝炎病毒检测	预防外伤
血脂检查	• 从事运动和体育活动
	• 枪支

续表

• 听力	乙型病毒性肝炎疫苗(对于易于罹患甲型和乙型病毒性
• 职业危害	肝炎者可给予混合疫苗)
• 娱乐性危害	流感疫苗
• 安全带和头盔	麻疹 - 腮腺炎 - 风疹病毒疫苗
皮肤暴露于紫外线	脑膜炎球菌疫苗
自杀:抑郁症状	肺炎球菌疫苗
烟酒嗜好及其他药物的使用	**最常见的死亡原因** **
免疫接种	1. 恶性肿瘤
定期	2. 事故(意外伤害)
破伤风 - 减量白喉类毒素 - 无细胞型百日咳混合疫苗	3. 心脏病
(Tdap)(以 Tdap 替代破伤风 - 减量白喉混合疫苗(Td)	4. 自杀
加强剂一次;以后每 10 年追加 Td 一剂)#	5. 艾滋病
人乳头瘤病毒疫苗(≤26 岁且没有免疫力者给予系列接种)	6. 他杀
水痘疫苗(对没有免疫力者给予系列接种)	7. 脑血管病
高危组 *	8. 糖尿病
甲型病毒性肝炎疫苗(对于易于罹患甲型和乙型病毒性	9. 慢性肝病和肝硬化
肝炎者可给予混合疫苗)	10. 慢性下呼吸道疾病

* 见表 8.5

† 关于宫颈细胞学筛查更详细的讨论,包括利用人乳头瘤病毒 DNA 检测方法及全子宫切除术后的筛查,参见 Cervical cytology screening. ACOG Practice Bulletin No. 109. American College of Obstetricians and Gynecologists. Obstet Gynecol 2009;114;1409-20.

‡ 医生应了解并遵循所在地 HIV 筛查要求。关于 HIV 筛查的详细讨论,见 Branson BM,Handsfield HH,Lampe MA,Janssen RS,Taylor AW, Lyss SB,et al. Revised recommendations for HIV testing of adults,adolescents,and pregnant women in health-care settings.Centers for Disease Control and Prevention(CDC). MMWR Recomm Rep 2006;55(RR-14):1-17;quiz CE1-4. 也见 Routine human immunodeficiency virus screening. ACOG Committee Opinion No. 411. American College of Obstetricians and Gynecologists. Obstet Gynecol 2008;112:401-3.

§ 关于生殖健康计划的详细讨论,The importance of preconception care in the continuum of women's health care. ACOG Committee Opinion No. 313. American College of Obstetricians and Gynecologists. Obstet Gynecol 2005;106;665-6.

‖ 虽然缺乏确定的资料支持或反对乳腺自查,乳腺自查可能发现可触及的乳腺癌,因此值得推荐

¶ 关于风险评估和化学预防疗法更详细的讨论参见 Selective estrogen receptor modulators. ACOG Practice Bulletin No. 39. American College of Obstetricians and Gynecologists. Obstet Gynecol 2002;100;835-43.

关于使用 Td 和 Tdap 疫苗更多的信息,见 Kretsinger K,Broder KR,Cortese MM,Joyce MP,Ortega-Sanchez I,Lee GM,et al. Preventing tetanus, diphtheria,and pertussis among adults:use of tetanus toxoid,reduced diphtheria toxoid and acellular pertussis vaccine recommendations of the Advisory Committee on Immunization Practices(ACIP)and recommendation of ACIP,supported by the Healthcare Infection Control Practices Advisory Committee (HICPAC),for use of Tdap among health-care personnel. Centers for Disease Control and Prevention;Advisory Committee on Immunization Practices; Healthcare Infection Control Practices Advisory Committee. MMWR Recomm Rep 2006;55(RR-17):1-37.

** 最常见的死亡原因由国家卫生统计中心死亡率统计部提供。资料取自 2004 年,为可获得最终资料的最近年份。死亡原因已排序

From American College of Obstetricians and Gynecologists,Primary and preventive care:periodic assessments. ACOG Committee Opinion No. 452. Obstet Gynecol 2009;144;1444-1451.

表 8.3　40~64 岁人群的定期评估

筛查	盆腔脏器脱垂
病史	围绝经期症状
来访原因	虐待 / 忽视
健康状况:用药、手术、家族史	性行为
饮食 / 营养状况评估	大小便失禁
体力活动	**体格检查**
补充和替代性药物的使用	身高
烟酒嗜好及其他药物的使用	体重

体重指数（BMI）

血压

口腔

颈部：淋巴结、甲状腺

乳腺、腋窝

腹部

盆腔检查

皮肤 *

实验室检查

　定期检查

　　宫颈细胞学检查（无宫颈上皮内瘤变 2 或 3 级、免疫抑制、人类免疫缺陷病毒（HIV）感染或己烯雌酚宫内暴露史者在连续获得三次阴性结果后每 3 年一次；或若人乳头瘤病毒 DNA 检测和宫颈细胞学检查均阴性者可每 3 年筛查 1 次）[†]

　　结直肠癌筛查［50 岁开始 **，每 10 年行乙状结肠镜检查（推荐）］

　　空腹血糖检测（45 岁后每 3 年一次）

　　人类免疫缺陷病毒（HIV）检测 [§]

　　血脂检查（45 岁后每 5 年一次）

　　乳腺 X 线照相（40 岁后每 1 年 ~2 年一次；50 岁后每年一次）

　　促甲状腺素检测（50 岁后每 5 年一次）

　高危组 *

　　骨密度筛查

　　结直肠癌筛查

　　空腹血糖检测

　　血红蛋白水平检测

　　丙型肝炎病毒检测

　　血脂检查

　　性传播疾病的检测

　　促甲状腺素检测

　　结核菌素试验

评价和咨询

性 [‖]

　高危行为

　避免意外妊娠，包括紧急避孕

　性功能

　性传播疾病

　　● 性伴侣的选择

　　● 保护屏障

　健康和营养

　运动：讨论计划

　饮食 / 营养评估

　补充叶酸

　钙的摄入

心理社会评价

　家庭关系

　家庭暴力

　工作满意度

　退休计划

　生活方式 / 压力

　睡眠障碍

心血管危险因素

　家族史

　高血压

　血脂异常

　肥胖

　糖尿病

　生活方式

健康 / 危险行为

　预防性使用阿司匹林降低中风风险（55~79 岁者）[¶]

　乳腺自查 [#]

　乳腺癌的化学预防（对于高危妇女）***

　激素治疗

　卫生（包括牙齿的卫生）

　预防外伤

　　● 从事运动和体育活动

　　● 枪支

　　● 听力

　　● 职业危害

　　● 娱乐性危害

　　● 安全带和头盔

　皮肤暴露于紫外线

　自杀：抑郁症状

　烟酒嗜好及其他药物的使用

免疫接种

　定期

　　破伤风 - 减量白喉类毒素 - 非细胞型百日咳混合疫苗（可以一剂 Tdap 代替 Td 加强剂；以后每 10 年追加 Td 一剂）[††]

　　带状疱疹（≥60 岁者单剂注射）

　　流感疫苗（50 岁后每年一次）

　　水痘疫苗（对没有免疫力者给予系列接种）

　高危组 *

　　甲型病毒性肝炎疫苗（对于易于罹患甲型和乙型病毒性肝炎者可给予混合疫苗）

　　乙型病毒性肝炎疫苗（对于易于罹患甲型和乙型病毒性肝炎者可给予混合疫苗）

　　流感疫苗

　　麻疹 - 腮腺炎 - 风疹病毒疫苗

　　脑膜炎球菌疫苗

肺炎球菌疫苗	5. 脑血管病
最常见的死亡原因[‡‡]	6. 糖尿病
1. 恶性肿瘤	7. 慢性肝病和肝硬化
2. 心脏病	8. 败血症
3. 事故（意外伤害）	9. 自杀
4. 慢性下呼吸道疾病	10. 艾滋病

[*] 见表 8.5

[†] 关于宫颈细胞学筛查更详细的讨论，包括利用人乳头瘤病毒 DNA 检测方法及全子宫切除术后的筛查，参见 Cervical cytology screening. ACOG Practice Bulletin No. 109. American College of Obstetricians and Gynecologists. Obstet Gynecol 2009；114：1409-20.

[**] 其他方法包括：①粪便潜血检测或粪便免疫组化检测，每年 1 次，由患者采集标本（粪便潜血检测和粪便免疫组化检测需要 2~3 份粪便标本，由患者在家采集后送至医院化验。直肠指检获得的单次粪便标本不足以筛查结直肠癌）；②每 5 年行可弯曲乙状结肠镜检查；③每 5 年行双重对比钡灌肠检查；④每 5 年行计算机体层扫描结肠成像；⑤粪便 DNA。非裔美国人因结直肠癌发病率较高且发病年龄早，美国胃肠学会推荐该人群 45 岁开始行结肠镜筛查结直肠癌。（Agrawal S，Bhupinderjit A，Bhutani MS，Boardman L，Nguyen C，Romero Y，et al. Colorectal cancer in African Americans. Committee of Minority Affairs and Cultural Diversity，American College of Gastroenterology［published erratum appears in Am J Gastroenterol 2005；100：1432］. Am J Gastroenterol 2005；100：515，523；discussion 514.）

[§] 医生应了解并遵循所在地 HIV 筛查要求。关于 HIV 筛查的详细讨论，见 Branson BM，Handsfield HH，Lampe MA，Janssen RS，Taylor AW，Lyss SB，et al. Revised recommendations for HIV testing of adults，adolescents，and pregnant women in health-care settings. Centers for Disease Control and Prevention（CDC）. MMWR Recomm Rep 2006；55（RR-14）：1-17；quiz CE1-4. See also Routine human immunodeficiency virus screening. ACOG Committee Opinion No. 411. American College of Obstetricians and Gynecologists. Obstet Gynecol 2008；112：401-3.

[‖] 孕前及遗传咨询适合于这个年龄组中的某些妇女

[¶] 预防性使用阿司匹林的建议需同时考虑到药物预防中风的作用及导致消化道出血的副反应，权衡利弊。具体参见 Aspirin for the prevention of cardiovascular disease：U.S. Preventive Services Task Force recommendation statement. U.S. Preventive Services Task Force. Ann Intern Med 2009；150：396-404.

[#] 虽然缺乏确定的资料支持或反对乳腺自查，乳腺自查可能发现可触及的乳腺癌，因此值得推荐。

[***] 关于风险评估和化学预防疗法更详细的讨论参见 Selective estrogen receptor modulators. ACOG Practice Bulletin No. 39. American College of Obstetricians and Gynecologists. Obstet Gynecol 2002；100：835-43.

[††] 对于未曾注射 Tdap 者，可给予一剂 Tdap，以后每 10 年注射一剂 Td。对于以注射 Tdap 免疫者，以后每 10 年注射一剂 Td。关于使用 Td 和 Tdap 疫苗更多的信息，见 Kretsinger K，Broder KR，Cortese MM，Joyce MP，Ortega-Sanchez I，Lee GM，et al. Preventing tetanus，diphtheria，and pertussis among adults：use of tetanus toxoid，reduced diphtheria toxoid and acellular pertussis vaccine recommendations of the Advisory Committee on Immunization Practices（ACIP）and recommendation of ACIP，supported by the Healthcare Infection Control Practices Advisory Committee（HICPAC），for use of Tdap among health-care personnel. Centers for Disease Control and Prevention；Advisory Committee on Immunization Practices；Healthcare Infection Control Practices Advisory Committee. MMWR Recomm Rep 2006；55（RR-17）：1-37.

[‡‡] 最常见的死亡原因由国家卫生统计中心死亡率统计部提供。资料取自 2004 年，为可获得最终资料的最近年份。死亡原因已排序

From American College of Obstetricians and Gynecologists，Primary and preventive care：periodic assessments. ACOG Committee Opinion No. 452. Obstet Gynecol 2009；144：1444-1451.

表 8.4　65 岁以上人群的定期评估

筛查	大小便失禁
病史	**体格检查**
来访原因	身高
健康状况：用药、手术、家族史	体重
饮食 / 营养状况评估	体重指数（BMI）
体力活动	血压
盆腔脏器脱垂	口腔
围绝经期症状	颈部：淋巴结、甲状腺
补充和替代性药物的使用	乳腺、腋窝
烟酒嗜好及目前用药情况	腹部
虐待 / 忽视	盆腔检查 [*]
性行为	皮肤 [†]

实验室检查

　定期检查

　　骨密度筛查(如无其他危险因素,≥2 年筛查一次)

　　宫颈细胞学检查(对于连续 3 次筛查结果正常,10 年内无异常筛查结果,无宫颈癌病史,无己烯雌酚宫内暴露史,无人类免疫缺陷病毒感染、免疫抑制者可考虑在 65 岁或 70 岁停止筛查;停止宫颈细胞学检查后,仍应每年评估是否具有高危因素,如有高危因素,需重新开始宫颈细胞学筛查。如需行宫颈细胞学检查:无宫颈上皮内瘤变 2 或 3 级、免疫抑制、人类免疫缺陷病毒(HIV)感染或己烯雌酚宫内暴露史者在连续获得三次阴性结果后每 3 年筛查一次;人乳头瘤病毒 DNA 检测和宫颈细胞学检查均阴性者也可每 3 年筛查 1 次[‡]

　　结直肠癌筛查[§]:每 10 年行乙状结肠镜检查(推荐)

　　空腹血糖检测(每 3 年一次)

　　血脂情况评价(每 5 年一次)

　　乳腺 X 线照相

　　促甲状腺激素检测(每 5 年一次)

　　尿液分析

　高危组[†]

　　血红蛋白水平检测

　　丙型肝炎病毒检测

　　人类免疫缺陷病毒(human immunodeficiency viru,HIV)

　　检测

　　性传播疾病的检测

　　促甲状腺激素检测

　　结核菌素试验

评价和咨询

性

　性功能

　性行为

　性传播疾病

　　● 性伴侣的选择

　　● 保护屏障

健康和营养

　运动:讨论计划

　饮食 / 营养评估

　钙的摄入

心理社会评价

　忽视 / 虐待

　生活方式 / 压力

　抑郁 / 睡眠障碍

　家庭关系

　工作 / 退休满意度

心血管危险因素

　高血压

血脂异常

　肥胖

　糖尿病

　久坐的生活方式

健康 / 危险行为

　预防性使用阿司匹林(≤79 岁者)[‖]

　乳腺自查[¶]

　乳腺癌的化学预防(对于高危妇女)[#]

　听力

　激素治疗

　卫生(包括牙齿的卫生)

　预防外伤

　　● 从事运动和体育活动

　　● 枪支

　　● 职业危害

　　● 预防摔倒

　　● 娱乐性危害

　　● 安全带和头盔

　皮肤暴露于紫外线

　自杀:抑郁症状

　烟酒嗜好及其他药物的使用

　视觉灵敏度 / 青光眼

免疫接种

　定期

　　带状疱疹(单剂,未曾免疫者)

　　流感疫苗(每年)

　　肺炎球菌疫苗(单剂)

　　破伤风 - 白喉加强剂(每 10 年)

　　水痘疫苗(对没有免疫力者给予系列接种)

　高危组

　　甲型病毒性肝炎疫苗(对于易于罹患甲型和乙型病毒性肝炎者可给予混合疫苗)

　　乙型病毒性肝炎疫苗(对于易于罹患甲型和乙型病毒性肝炎者可给予混合疫苗)

　　脑膜炎球菌疫苗

最常见的死亡原因[**]

1. 心脏病

2. 恶性肿瘤

3. 脑血管病

4. 慢性下呼吸道疾病

续表

5. 阿尔茨海默症	8. 肾炎、肾病综合征和肾病
6. 流感和肺炎	9. 事故(意外伤害)
7. 糖尿病	10. 败血症

* 当年龄或其他健康问题导致妇女不会选择治疗她在常规检查中发现的问题时,放弃行盆腔检查是合理的

† 见表 8.5

‡ 关于宫颈细胞学筛查更详细的讨论,包括利用人乳头瘤病毒 DNA 检测方法及全子宫切除术后的筛查,参见 Cervical cytology screening. ACOG Practice Bulletin No. 109. American College of Obstetricians and Gynecologists. Obstet Gynecol 2009;114;1409-20.

§ 其他方法包括:①粪便潜血检测或粪便免疫组化检测,每年 1 次,由患者采集标本(粪便潜血检测和粪便免疫组化检测需要 2~3 份粪便标本,由患者在家采集后送至医院化验。直肠指检获得的单次粪便标本不足以筛查结直肠癌);②每 5 年行可弯曲乙状结肠镜检查;③每 5 年行双重对比钡灌肠检查;④每 5 年行计算机体层扫描结肠成像;⑤粪便 DNA。对于有其他高危因素者推荐缩短筛查间隔

‖ 预防性使用阿司匹林的建议需同时考虑到药物预防中风的作用及导致消化道出血的副反应,权衡利弊。具体参见 Aspirin for the prevention of cardiovascular disease:U.S. Preventive Services Task Force recommendation statement. U.S. Preventive Services Task Force. Ann Intern Med 2009;150;396-404.

¶ 虽然缺乏确定的资料支持或反对乳腺自查,乳腺自查可能发现可触及的乳腺癌,因此值得推荐

\# 关于风险评估和化学预防疗法更详细的讨论参见 Selective estrogen receptor modulators. ACOG Practice Bulletin No. 39. American College of Obstetricians and Gynecologists. Obstet Gynecol 2002;100;835-43.

** 最常见的死亡原因由国家卫生统计中心死亡率统计部提供。资料取自 2004 年,为可获得最终资料的最近年份。死亡原因已排序

From American College of Obstetricians and Gynecologists,Primary and preventive care:periodic assessments. ACOG Committee Opinion No. 452. Obstet Gynecol 2009;144;1444-1451.

表 8.5　高危因素

干预措施	高危因素
骨密度筛查 *	年龄小于 65 岁的绝经妇女:成年后骨折史;骨质疏松家族史;高加索人;痴呆;营养状况差;吸烟;低体重及低体重指数;由早绝经(<45 岁)、双侧卵巢切除或绝经前长期闭经(>1 年)引起的雌激素缺乏;长期钙摄入不足;酗酒;充分校正后仍存在的视力损害;反复跌倒;体力活动不足。所有妇女:某些疾病或情况及服用某些可能增加骨质疏松风险的药物的妇女
结直肠癌筛查 †	年龄小于 60 岁的一级亲属,或任何年龄的一级亲属中有两个或两个以上患结直肠癌或腺瘤型息肉;有家族性腺瘤型息肉病或遗传性非息肉性结肠癌家族史者;有结直肠癌、腺瘤型息肉、炎性肠病、慢性溃疡性结肠炎或克罗恩病病史者
破伤风—减量白喉类毒素—非细胞型百日咳混合疫苗 ‡	密切接触或即将与年龄小于 12 个月的婴儿密切接触的成年人及健康保健提供者。如果可能,孕前应接种 Tdap
空腹血糖检测 §	超重(体重指数≥25kg/m²);一级亲属患糖尿病者;少动;属于高危种族者(如非裔美国人、拉丁美洲人、美洲土著人、亚洲人、太平洋岛人);曾分娩体重大于 9lb 的新生儿或有妊娠期糖尿病病史者;高血压;高密度脂蛋白胆固醇水平 <35mg/dl 者;甘油三酯水平 >250mg/dl 者;有糖耐量受损或空腹血糖异常病史者;多囊卵巢综合征;有血管疾病病史者;其他与胰岛素抵抗相关的疾病
补充氟化物	生活在水中氟化物含量过少地区者(<0.7ppm)
遗传检查 / 咨询	计划妊娠,且:父母、伴侣或家庭成员有遗传病或出生缺陷;有致畸物暴露史;非洲人、阿卡迪亚人、高加索人、欧洲人、东欧犹太人(德裔犹太人)、法裔加拿大人、地中海人或东南亚人
血红蛋白水平检测	祖先是加勒比人、拉丁美洲人、亚洲人、地中海人或非洲人者;有月经过多病史者
甲肝疫苗接种	慢性肝病者;凝血因子异常者;非法药物使用者;工作中接触感染甲型肝炎病毒的非人灵长类动物或在实验室中接触甲型肝炎病毒者;在甲型肝炎高度和中度流行的国家旅行或工作者
乙肝疫苗接种	血液透析患者;接受输注浓缩凝血因子的患者;在工作环境中暴露于血液的健康保健及公共安全工作者;在医学校、牙科诊所、护校、技术实验室及其他辅助健康机构接受培训的人员;静脉吸毒者;在最近 6 个月内有多个性伴侣者;新近罹患 STD 者;所有在 STD 门诊就诊的患者;家庭成员或性伴侣为慢性乙型肝炎病毒感染者;为发育障碍的残疾人设立的机构中的患者和工作人员;将在慢性乙型肝炎病毒感染高度或中度流行的国家旅居 6 个月以上者;居住在矫正机构内的人员

干预措施	高危因素
丙肝病毒检测	有非法药物注射史者;1987年以前曾输注浓缩凝血因子者;慢性(长期)血液透析;丙氨酸氨基转移酶水平持续异常者;有输血史,供血者后来被检测出丙肝病毒感染者;1992年7月以前有输血或成分输血史或器官移植者;因职业原因皮肤或粘膜暴露于HCV阳性的血液者
人类免疫缺陷病毒(HIV)检测	最近一次HIV检测后有超过一个性伴侣或虽为单性伴但该性伴侣有多个性伴侣者;在过去的一年中确诊另一种性传播疾病者;静脉吸毒者;有卖淫史者;过去或现在的性伴侣是HIV阳性或注射吸毒者;长期居住或出生在HIV感染高度流行地区者;1978—1985年间有输血史者;浸润性宫颈癌患者;年龄小于19岁性活跃的青少年;拘留所内青少年犯人。建议寻求孕前咨询者行HIV检测
流感疫苗接种	任何希望减少患流感机会者;任何希望降低将流感传染给他人几率者;慢性心肺疾病,除高血压外,包括哮喘;慢性代谢性疾病,包括糖尿病、肾功能不全、血红蛋白病和免疫抑制(包括由药物或HIV感染引起的免疫抑制);肝脏疾病;疗养院及其他长期照护机构内的患者及工作人员;可能将流感传染给高危人群的个体(如老年人的家庭成员及护理者、出生至59月龄的幼儿、有高危因素的成年人);罹患影响呼吸功能或患者对于呼吸道分泌物处理能力的疾病,或增加误吸风险的疾病者(如认知障碍、脊髓损伤、癫痫发作或其他神经肌肉疾病);健康保健工作者;流感季节妊娠者;>50岁的成年人;长期接受阿司匹林治疗的青少年,该人群在感染流感病毒后易发Reye综合征
血脂检查	家族史提示家族性高脂血症;早期(男性<50岁,女性<60岁)发生心血管疾病的家族史;冠心病或或非冠状动脉动脉粥样硬化性疾病史(如腹主动脉瘤、外周动脉疾病、颈动脉狭窄);肥胖(BMI>30);个人史和/或家族史提示周围血管病;糖尿病;多个冠心病高危因素(如吸烟、高血压病)
乳腺X线摄影	罹患乳腺癌或一个一级亲属(如母亲、姐妹或女儿)或多个其他亲属中有绝经前乳腺癌或乳腺癌和卵巢癌病史者
脑膜炎球菌疫苗接种	成人有解剖学/功能性无脾或补体终末成分缺陷者,住校的大学一年级新生,常规暴露于脑膜炎奈瑟菌分离液的微生物学家,军队新兵,到高度流行或流行地区旅行者
麻疹-风疹-腮腺炎(MMR)疫苗接种	1957年及以后出生的成人如果没有产生免疫或1周岁后接受免疫接种的记录应给予免疫接种(单剂MMR);1963—1967年间接种者应给予再次接种(2剂);医疗工作者,大学一年级新生、跨国旅行者和风疹阴性的产后患者应给予第二次接种
肺炎球菌疫苗接种	慢性疾病,如心血管疾病、肺病、糖尿病、酗酒、慢性肝病、脑脊液漏、霍奇金病、淋巴瘤、白血病、肾衰竭、多发性骨髓瘤、肾病综合征、功能性无脾(如镰状细胞病)或脾切除;暴露于肺炎球菌暴发的环境中;免疫功能异常患者(如HIV感染者、血液或实体肿瘤患者、正在接受化疗或类固醇激素治疗的患者);阿拉斯加土著及某些美洲印第安人。5年后再次接种可能适合于某些特定的高危人群
风疹病毒抗体滴度检测	没有免疫力的育龄妇女
性传播疾病(STD)检测	多性伴史或性伴侣有多性伴;与经培养证实的STD患者有性接触者;STD反复发作史;因STD就诊者;有发育障碍的妇女;对所有性活跃的年龄≤25岁的妇女和其他无症状而有感染高危因素(新的性伴或多性伴)的妇女每年行衣原体筛查;对所有性活跃的青少年和其他无症状而有感染高危因素的妇女每年行淋病筛查;对所有为交换毒品或金钱而提供性服务、静脉毒瘾、拘留所内或在高度流行区生活的性活跃的青少年行梅毒筛查
皮肤检查	因娱乐或职业原因长时间暴露在阳光下者;有皮肤癌家族史或个人史者;有癌前病变的临床证据;皮肤白皙、雀斑、浅发色者;免疫抑制;年龄;着色性干皮病
促甲状腺激素筛查	很强的甲状腺疾病家族史;自体免疫性疾病(亚临床甲状腺功能减退可能和血脂异常有关)
结核菌素试验	HIV感染;与已知或怀疑结核患者有密切接触者;具有增加疾病风险的高危因素;出生于结核高度流行区;医疗服务不足;低收入;酗酒;静脉吸毒者;长期照护机构中的人员(如矫正机构、精神病院、疗养院及疗养机构);工作在高危医疗保健机构的专业人员;近期结核菌素皮肤试验转阳者(两年内结核菌素皮肤试验较基础值增加≥10毫米);影像学检查提示已治愈的陈旧性结核

干预措施	高危因素
水痘疫苗接种	年龄≥13 岁的青少年和成人；所有易感的成人和青少年；各个年级的学生及进入大学或其他高等教育机构学习者；与易于发生严重并发症者密切接触的易感人群，包括健康保健工作者；家庭中接触免疫缺陷个体者；教师；日间护理工作者；研究所、大学、监狱或军事基地的长期居住者和工作人员；与儿童同住的青少年和成人；跨国旅行者；生育期未孕妇女

BMI,体重指数；HAV,甲型肝炎病毒；HBV,乙型肝炎病毒；HCV,丙型肝炎病毒；HIV,人类免疫缺陷病毒；MMR,麻疹 - 风疹 - 腮腺炎病毒；STD,性传播疾病；Tdap,白喉 - 减量破伤风类毒素 - 非细胞型百日咳混合疫苗。

* 对骨密度筛查更为详尽的讨论见 Osteoporosis, ACOG Practice Bulletin No. 50. American College of Obstetricians and Gynecologists. Obstet Gynecol 2004；103：203-16.

† 对结肠癌筛查更为详尽的讨论见 Levin B,Lieberman DA,McFarland B,Smith RA,Brooks D,Andrews KS,et al. Screening and surveillance for the early detection of colorectal cancer and adenomatous polyps,2008：a joint guideline from the American Cancer Society, the US Mutti-Society Task Force on Colorectal Cancer,and the American College of Radiology. American Cancer Society Colorectal Cancer Advisory Group；US Multi-Society Task Force；American College of Radiology Colon Cancer Committee. CA Cancer J Clin 2008；58：130-60.

‡ 更多信息，见 Broder KR,Cortese MM,Iskander JK,Kretsinger K,Slade BA,Brown KH,et al. Preventing tetanus,diphtheria,and pertussis among adolescents：use of tetanus toxoid,reduced diphtheria toxoid and acellular pertussis vaccines recommendations of the Advisory Committee on Immunization Practices (ACIP). Advisory Committee on Immunization Practices (ACIP). MMWR Recomm Rep 2006；55(RR-3)：1-34.；Kretsinger K,Broder KR, Cortese MM,Joyce MP,Ortega-Sanchez I,Lee GM,et al. Preventing tetanus,diphtheria,and pertussis among adults：use of tetanus toxoid,reduced diphtheria toxoid and acellular pertussis vaccine recommendations of the Advisory Committee on Immunization Practices (ACIP) and recommendation of ACIP,supported by the Healthcare Infection Control Practices Advisory Committee (HICPAC),for use of Tdap among health-care personnel. Centers for Disease Control and Prevention；Advisory Committee on Immunization Practices；Healthcare Infection Control Practices Advisory Committee. MMWR Recomm Rep 2006；55(RR-17)：1-37.

§ 更多信息，见 Postpartum screening for abnormal glucose tolerance in women who had gestational diabetes mellitus. ACOG Committee Opinion No. 435. American College of Obstetricians and Gynecologists. Obstet Gynecol 2009；113：1419-21.

From American College of Obstetricians and Gynecologists,Primary and preventive care：periodic assessments. ACOG Committee OpinionNo. 452. Obstet Gynecol 2009；144：1444-1451.

临床预防服务指南

　　USPSTF 最初成立于 1984 年，它是由 20 名初级医疗保健、流行病学和公共卫生专家组成的非政府性机构。USPSTF 主要由初级保健提供者组成，现在包括预防和实证医学非联邦专家（如内科医生、儿科医生、家庭医生、妇产科医生、护士和健康行为专家）；在 AHRQ 的行政和科研支持下，工作组在许多预防保健服务方面进行并发布回顾性分析资料。这些回顾性分析资料和建议经修改后周期性在 AHRQ 主办的网站上发布(15)。该机构的主要任务是在对临床疗效进行系统性回顾的基础上，推荐如何正确的使用预防措施。该机构需要对临床研究进行严格的评估，以评价包括筛查、咨询、免疫接种和药物治疗方法在内的预防措施。

　　特别工作组将对临床预防工作中某些特定主题资料的系统性回顾作为建议的科学基础。特别工作组通过回顾资料、估计利弊、针对某种特定预防服务的净收益达成共识，而后发布建议，并将这些建议分为 A~I 级（A 级，强烈推荐；B 级，推荐；C 级，不推荐亦不反对；D 级，反对；I 级，证据不足，无法做出建议）（表 8.6）。分级系统包括是否应提供某种服务的临床操作建议，当无法权衡利弊时建议展开讨论。关于净收益的确定性分为高中低三级。特别工作组根据年龄、性别和发生某种疾病的危险因素建议应为哪些人群在常规初级保健中提供哪些预防保健服务。**一级预防措施是指那些疾病发生前的干预措施,例如, 戒烟、增加运动量、健康饮食、戒酒及停止其他药物滥用、使用安全带及接受免疫接种。二级预防措施是指那些用于发现并治疗无症状而具有高危因素或临床前病变、但疾病本身在临床上还不显著的人群的干预措施。** 二级预防的例子在妇科很常见，如乳腺 X 线筛查及宫颈细胞学检查。

　　循证实践中心（Evidence-based Practice Center,EPC）支持 USPSTF,前者对作为 USPSTF 建议的科学基础的证据做了系统性评价。这些评价分析了各种筛查方法及实验的有效性。

自最初 1989 年《临床和预防服务指南》发表以来,预防医学和循证医学已经有了很大的发展。该文件促进了以下趋势:在提出临床建议时,以对于证据的更为系统和明晰的评价来代替普遍观念或专家观点。USPSTF 认识到,科学的证据,包括来自并非随机临床试验的各种科研设计的证据,对于预防服务的净收益并不能提供"哪怕是中度的确定性"。工作组对于以下情况有所认识:可能避免的可预防疾病伤痛负担,预防措施的潜在危害,费用,实施流程以及其他情况。结论是"在不确定的情况下作出决策是医学中反复出现的问题"(20)。

包括 Cochrane 图书馆在内的国际组织致力于将治疗按有效性进行分类,制作并发布了高质量的关于健康保健措施的系统性综述。这些综述及摘要每月发表并可以在网上或以 DVD 形式订阅(21)。Cochrane 图书馆在线并通过研究中心购买授权提供可供搜索的资料库。循证指南以分专业(如医学、精神卫生和护理)形式通过杂志出版印刷并在网上发布。循证资料的另一个来源为《临床实证》,由《英国医学杂志》出版印刷、通过 PDA及在线提供订阅服务(22)。该服务指出其内容以反映临床上重要的问题为目的,而不仅仅是提供已有研究证据。网站的优点在于易于更新,并能在全世界范围内在临床工作地点为医生提供信息。其他提供关于循证健康保健工具和信息的网站包括牛津大学循证医学中心、疗效评价文摘库(Datebase of Abstracts of Reviews of Effects,DARE)和美国内科医师学会(American College of Physicians)杂志俱乐部(23-25)。

表 8.6　美国预防服务工作组分级

美国预防服务工作组(U.S. Preventive Services Task Force,USPSTF)将其推荐意见分为五级(A,B,C,D,I),以反映证据的强度及净利益(利弊相减)大小。2007 年 5 月以后,新分级的定义及针对每级的"操作建议"见下表(50)。

分级	定义	操作建议
A	USPSTF 推荐提供该服务。高度确定净收益显著	提供该服务
B	USPSTF 推荐提供该服务。高度确定净收益适中或中度确定净收益适中到显著	提供该服务
C	USPSTF 反对常规为患者提供该服务。视患者具体情况,可考虑为个别患者提供该服务。至少中度确定净收益小	只在其他因素支持的前提下为个别患者提供该服务
D	USPSTF 反对提供该服务。中度或高度确定该服务无净收益或弊大于利	反对提供该服务
I	USPSTF 得出结论因证据不足、证据质量低或具有异质性,无法确定该服务利弊大小	参见 USPSTF 推荐声明临床分析部分。如为患者提供该服务,应保证患者了解其收益的不确定性

青少年预防服务指南

在临床医生评估成年人初级健康保健需求的同时,从事青少年医学的临床医生(具有儿科、内科、家庭医学、妇科、护理、心理学、营养学和其他专业背景)认识到,适用于成年人和儿童的健康服务指南常常不适用于评估青少年的需要和危险因素。虽然 ACOG 的初级预防保健指南和 USPSTF 的建议中包含了很多青少年健康保健的重要内容,但它们都不够全面、都不是主要针对这个年龄组的(10,13)。为了满足这一需求,在美国科学顾问委员会的帮助下,美国医学会制定了青少年预防服务指南(Guidelines for Adolescent Preventive Services,GAPS),以便于提供全面的青少年预防服务(13,14,26)。

妇产科医生常会在急诊室里接诊意外怀孕或罹患性传播疾病包括盆腔炎的青少年患者。很显然,这些问题的出现需要预防。GAPS 的报告扩展了青少年预防服务的内容。制定 GAPS 的动机在于人们相信提供给青少年的健康服务需要彻底的改变。这一观点得到了青少年医学学会、美国儿科学会和美国家庭医生学会的强烈支持(27)。妇科医生可以很容易的提供几乎全部推荐的服务内容。美国妇产科医师学会针对青少年女性初级和预防保健发展了一个"工具盒",以便于发现该人群的需求,并推荐"青少年女性应在13 岁~15 岁间初次到妇产科就诊,接受健康指导、筛查和预防性健康保健服务"(28,29)。ACOG 推荐在其后每年的随诊中根据需要提供包括避孕和 STD 的治疗在内的预防指导和服务。青少年卫生保健指南和建议不仅关注为青少年提供健康保健,还注重通过健康指导改善青少年及其家庭的健康状况,提升通过筛查发现在青少年中相对较常发生并在青少年或其后阶段造成显著痛苦的疾病,及提供免疫接种指南实现对特殊传染病的初级预防。事实上,许多障碍阻碍了青少年获得上述服务,其中包括美国卫生保健系统固有的障碍和法律障碍(30)。

关于青少年预防服务的建议来源于以下结论:目前威胁青少年健康的因素主要是行为性的而不是生物医学性的,如今更多的青少年中存在可能导致严重不良后果的行为,存在威胁健康行为的青少年越来越年轻化,很多青少年中存在多种威胁健康的行为,在绝大多数青少年中至少存在一种影响到他们的身心健康的行为(26)。**妇科医生有条件发现这些高危行为,并确定是否有多种危险行为同时存在;例如,过早发生性行为及危险性行为与药物滥用相关**(30,31)。性活跃的青少年更有可能饮酒(风险增加 6.3 倍),吸食除大麻以外的药物(风险增加 4 倍),搭乘吸毒司机的汽车(风险增加 10 倍)(32)。通过了解共病现象,妇科医生可以对这些行为进行筛查,并在其对健康产生严重危害之前进行干预。

在认识到妇产科医生可能在为青少年提供预防服务中起到的作用后,ACOG 发布了相关指南,建议青少年女性在 13~15 岁间初次到妇产科就诊(不一定进行体检),接受健康指导、筛查和预防性健康保健服务,并在此后每年进行一次预防保健访视(29)。

健康维护咨询

在定期检查中,应根据患者的年龄和危险因素对其进行预防保健咨询。**肥胖、吸烟和酗酒都与可能对健康产生长期影响的可预防的问题相关**。因此,应指导患者戒烟和适量饮酒,并在必要时寻求社区的帮助。有利于健康的行为,如健康的饮食和规律锻炼,应予以加强。根据目前的危险因素、生活方式和具体情况不同,可能需要进行必要的调整。重点是控制体重、预防心血管疾病和减少与心血管疾病和糖尿病相关的危险因素(1)。

营养

患者应了解一般的营养知识,如果有特殊需要应转专科就诊(1)。**对患者体重指数(BMI,body mass index)(体重 kg/ 身高 m^2)的评估能够提供很有价值的关于患者营养状态的信息**。BMI 的计算表格和方法有印刷版本和电子版本。高于或低于正常阈值 20% 的患者需接受评估和咨询,检查是否存在全身疾病或进食障碍。**在美国的成年女性中,64% 达到超重(BMI 25~29.9)或肥胖(BMI ≥30)标准;36% 为肥胖患者**(33,34)。超重和肥胖在很大程度上增加高血压病、血脂异常、2 型糖尿病、冠状动脉疾病、卒中、膀胱疾病、骨关节炎、睡眠呼吸暂停和子宫内膜癌、乳腺癌及结肠癌的发生率(35)。ACOG 强调了妇产科医师在评估和治疗肥胖中的作用(36)。

中心性肥胖——体现于腰臀比例——是疾病发生的一个独立的危险因素。腰围超过35 英寸的妇女发生糖尿病、血脂异常、高血压病和心血管疾病的风险明显增加(37)。代谢综合征是肥胖的一种并发症,虽然定义略有不同,主要包括一组致动脉粥样硬化血脂异常、高血压、高血糖、腹部肥胖,并导致发生心血管疾病和糖尿病的风险增加(38)。1/3 至1/2 绝经前期罹患多囊卵巢综合征的妇女(polycystic ovarian syndrome,PCOS)符合代谢综合征的标准(39)。

饮食指南顾问委员会为美国农业部发布了一些了很重要的营养建议(40)。这些建议包含于我的餐盘 2010 年指南中,并重点强调了水果、蔬菜、全谷食品、脱脂或低脂奶及奶制品的摄入(图 8.1)(41)。指南包括平衡饮食、体力活动及遵守每日热量需求的建议。

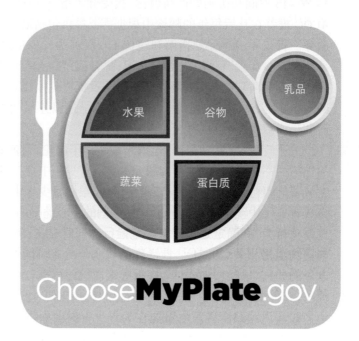

图 8.1 我的餐盘图标。这是根据 2010 年美国人饮食指南提出的一个新的交流倡议,用以取代食物金字塔。其目的在于提醒美国人健康饮食,并通过人们所熟悉的进餐时餐盘的设置介绍了五种食物。(来自美国农业部,http://www.ChoseMyPlate.gov)

目前正在研究饮食中纤维素含量在预防几种疾病尤其是结肠癌中的作用。目前推荐妇女每天的饮食中平均应含有 25g 纤维素(40)。全谷食品及蔬菜、柑橘和某些豆类纤维素含量高,在新的指南中强调了它们在健康饮食中的作用。

充足的钙质摄入对于预防骨质疏松非常重要。绝经后妇女每天应摄入 1500mg 钙。青少年每天需要钙 1300mg。因为在日常饮食中很难摄入足量钙质,所以可能需要进行补充。

美国公共卫生服务系统推荐可能妊娠的育龄妇女补充叶酸(0.4mg/d),用于预防胎儿神经管畸形。调查显示 2007 年 40% 的育龄期女性补充了叶酸,该比例只是健康人群 2010 年目标值 80% 的一半(42)。对于计划妊娠的妇女,应就胎儿发生神经管畸形的危险因素和孕前补充叶酸的预防作用给予咨询指导(43)。

饮酒

妇女每天酒精饮料的摄入量应限制在一杯(40)。通过 T-ACE 问卷(耐受程度;因有人批评你饮酒而感到不快;感觉自己应该减少饮酒量;晨起需喝酒来解除宿醉)可以简单明了的了解患者饮酒的情况并能发现问题饮酒者(44)。应该用非判断式方式询问妇女的酒精摄入情况,必要时建议其接受咨询服务。

运动

体育锻炼有助于控制和预防高血压病、糖尿病、高胆固醇血症和心血管疾病,并能改善整体和心理健康状况,还有利于保持健康体重。适量运动的同时补充钙质可延缓绝经后妇女骨质丢失的发生。在绝经早期,单纯的负重运动虽可降低骨质丢失的速率,但不足以完全预防骨质丢失(45)。运动有助于减轻体重、增强力量、改善健康状况并减轻压力。美国卫生和人类服务部发布的联邦运动指南指出"规律的体力活动可降低多种不良健康结局的风险;任何体力活动都是有益的;通过增加强度、频率及 / 或延长活动时间,体力活动量增加,获益也相应增加;每周至少需要 150 分钟(2 小时 30 分钟)中等强度的体力活动,如快步走,才可能获益。随着体力活动量的增加,获益增加;有氧(耐力)和加强肌肉力量(抗力)的体力活动都是有益的;儿童、青少年、中青年人,老年人及每个研究的种族和民族都可从体力活动中获益;残疾人同样能从体力活动中获益;体力活动带来的益处远远大于它可能带来的不良后果"(46)。**在成年期,为了维持体重的下降,推荐每天进行 60~90 分钟中等强度的体力活动**。心血管训练、增加柔韧性的伸展锻炼以及耐力锻炼或增强肌肉力量和耐力的健美操适合于绝大多数人。绝大多数健康成年人在开始中等强度的体育锻炼前无需咨询医生,但慢性病患者及 50 岁以上妇女在开始积极地锻炼前应考虑咨询医生(40)。妇女应知晓体育运动安全指南。在制定锻炼计划时应考虑的因素包括身体状况的限制,如肥胖或关节炎,并选择能够改善健康状况并提高顺应性的锻炼(1)。

心血管健康状况可以通过测量运动时的心率来评估。随着运动量增加,心率稳定在一个固定的水平。目标心率即制定训练方案时计划达到的心率(1)。**目标心率的传统计算公式为 220 减去患者的年龄再乘以 0.75**。2010 年的一项研究测试了女性对运动应激的正常心率反应,指出传统的基于男性研究结果的计算目标心率的公式可能不适合女性人群(47)。根据这项研究,女性目标心率新的计算公式为 206 减去患者年龄再乘以 0.88。

戒烟

吸烟是导致可预防疾病的一个主要原因,应该尽可能的说服患者戒烟。虽然 95% 的吸烟者能够自行戒烟,但通过向患者宣传戒烟的好处,并给予明确的戒烟建议及支持有利于提高戒烟的成功率。患者可以从美国国家癌症研究所、社区支持组织及美国癌症协会和美国肺脏协会在当地的分会获得自助式材料。美国卫生和人类服务部治疗烟草使用和依赖临床实践指南建议,联合咨询和药物治疗(尼古丁和非尼古丁药物)效果更佳(48)。

所谓的 5A 戒烟法——询问(Ask)吸烟情况、建议(Advise)戒烟、评估(Assess)戒烟意愿、帮助(Assist)尝试戒烟和安排(Arrange)随访——适用于愿意戒烟的吸烟者(49)。"帮助"通常包括以安非他酮或尼古丁等一线药物行替代治疗,其形式可以为口香糖、吸入剂、喷鼻剂或贴剂。另外,定期随访接受咨询和支持非常重要,还可以包括解决问题能力的有效咨询和支持以及在治疗期间和治疗完成后提供社会支持。预防再吸也很重要,这就需要肯定她们所取得的成功并鼓励她们继续戒烟。对于来诊时不打算戒烟的吸烟者,可以 5R 动机干预方法应对,即提出相关性(Relevance)、强调风险性(Risks)、认识回报(Rewards)、认清障碍(Roadblocks)和反复动员(Repetition)(48)。

(曹杨　万希润　译)

参考文献

1. **ACOG Editorial Committee for Guidelines for Women's Health Care.** Guidelines for women's health care: a resource manual. 3rd ed. Washington, DC: ACOG, 2007:573.

2. **Coleman VH, Laube DW, Hale RW, et al.** Obstetrician-gynecologists and primary care: training during obstetrics-gynecology residency and current practice patterns. *Acad Med* 2007;82:602–607.

3. **Taylor D, Levi A, Simmonds K.** Reframing unintended pregnancy prevention: a public health model. *Contraception* 2010;81:363–366.

4. **Donaldson M, Yordy N, Vanselow N, eds.** *Defining primary care: an interim report.* Institute of Medicine. Washington, DC: National

Academy Press, 1994.

5. **Franks P, Clancy CM, Nutting PA.** Defining primary care. Empirical analysis of the National Ambulatory Medical Care Survey. *Med Care* 1997;35:655–668.

6. **American College of Obstetricians and Gynecologists.** *ACOG Legislative Priorities.* ACOG, 2011. Available at http://www.acog.org/departments/dept_web.cfm?recno = 44

7. **ACOG Committee.** ACOG Committee Opinion No. 423: motivational interviewing: a tool for behavioral change. *Obstet Gynecol* 2009;113:243–246.

8. **Hing E, Burt CW.** *Characteristics of office-based physicians and ther practices: United States, 2003–04.* Hyattsville, MD: National Center

for Health Statistics, 2007.

9. **Henderson JT, Weisman CS.** Women's patterns of provider use across the lifespan and satisfaction with primary care coordination and comprehensiveness. *Med Care* 2005;43:826–833.

10. **ACOG Committee.** ACOG Committee Opinion No. 452: Primary and preventive care: periodic assessments. *Obstet Gynecol* 2009;114:1444–1451.

11. **American College of Obstetricians and Gynecologists.** Primary and preventive health care for female adolescents. In: *Health care for adolescents*. Washington, DC: American College of Obstetricians and Gynecologists, 2003:1–24.

12. **American Academy of Family Physicians.** *Summary of recommendations for clinical preventive services.* 2010. Available online from: http://www.aafp.org/online/etc/medialib/aafp_org/documents/clinical/CPS/rcps08–2005.Par.0001.File.tmp/February2011CPS03142011.pdf.

13. **U.S. Preventive Services Task Force.** *Recommendations for adults.* 2010. Available online at: http://www.ahrq.gov/clinic/uspstfix.htm

14. **American Medical Association.** *Guidelines for adolescent preventive services (GAPS).* Chicago, IL: American Medical Association, 1997:8.

15. **Agency for Healthcare Research and Quality.** *National guideline clearinghouse.* 2010. Available online at: htp://www.guideline.gov.

16. **Schappert SM, Rechtsteiner EA.** Ambulatory medical care utilization estimates for 2006. *Natl Health Stat Report* 2008;8:1–29.

17. **Brett KM, Burt CW.** *Utilization of ambulatory medical care by women: United States, 1997–98.* Atlanta: U.S. Centers for Disease Control, 2001:1–17.

18. **Scholle SH, Chang J, Harman J, et al.** Characteristics of patients seen and services provided in primary care visits in obstetrics/gynecology: data from NAMCS and NHAMCS. *Am J Obstet Gynecol* 2004;190:1119–1127.

19. **Branson BM, Handsfield HH, Lampe MA, et al.** Revised recommendations for HIV testing of adults, adolescents, and pregnant women in health-care settings. *MMWR Recomm Rep* 2006;55[RR14]:1–17.

20. **Petitti DB, Teutsch SM, Barton MB, et al.** Update on the methods of the U.S. Preventive Services Task Force: insufficient evidence. *Ann Intern Med* 2009;150:199–205.

21. **The Cochrane Collaboration.** *The Cochrane Library.* 2010. Available online at: http://www.thecochranelibrary.com

22. **British Medical Journal.** *Clinical evidence.* 2010. Available online at: http://www.clinicalevidence.bmj.com

23. **University of Oxford.** *Oxford Centre for Evidence Based Medicine.* 2010. [Aim to develop, teach and promote evidence-based health care and provide support and resources ot doctors and health care professionals to help maintain the highest standards of medicine]. Available online at: http://www.cebm.net/

24. **Centre for Reviews and Dissemination.** *Database of abstracts of reviews of effects (DARE).* 2010. [Contains 15,000 abstracts of systematic reviews including over 6000 quality assessed reviews and details of all Cochrane reviews and protocols. The database focuses on the effects of interventions used in health and social care.] Available online at: http://www.crd.york.ac.uk/crdweb/Home.aspx?DB=DARE

25. **American College of Physicians.** *ACP Journal Club.* 2010. [Quality-assessed, clinically rated original studies and reviews from over 130 clinical journals.] Available online at: http://www.acpjc.org/

26. **Elster AB, Kuznets NJ.** *AMA guidelines for adolescent preventive services (GAPS): recommendations and rationale.* Baltimore: Williams & Wilkins, 1994:1–191.

27. **Rosen DS, Elster A, Hedberg V, et al.** Clinical preventive services for adolescents: Position paper of the society for adolescent medicine. *J Adolesc Health* 1997;21:203–214.

28. **American College of Obstetricians and Gynecologists.** *Tool kit for teen care.* Washington, DC: ACOG, 2010.

29. **ACOG Committee on Adolescent Health Care.** *The initial reproductive health visit.* Committee Opinion. Washington, DC: ACOG, 2010.

30. **English A, Ford CA, Santelli JS.** Clinical preventive services for adolescents: position paper of the Society for Adolescent Medicine. *Am J Law Med* 2009;35:351–364.

31. **Zabin LS, Hardy JB, Smith EA,** et al. Substance use and its relation to sexual activity among inner-city adolescents. *J Adolesc Health Care* 1986;7:320–331.

32. **Orr DP, Beiter M, Ingersoll G.** Premature sexual activity as an indicator of psychosocial risk. *Pediatrics* 1991;87:141–147.

33. **Flegal KM, Carroll MD, Ogden CL, et al.** Prevalence and trends in obesity among US adults, 1999–2008. *JAMA* 2010;303:235–241.

34. **Centers for Disease Control and Prevention.** Vital signs: state-specific obesity prevalence among adults—United States, 2009. *MMWR Morb Mortal Wkly Rep* 2010;59:951–955.

35. **Mokdad AH, Ford ES, Bowman BA, et al.** Prevalence of obesity, diabetes, and obesity-related health risk factors, 2001. *JAMA* 2003;289:76–79.

36. **ACOG Committee.** ACOG Committee Opinion No. 319, October 2005. The role of obstetrician-gynecologist in the assessment and management of obesity. *Obstet Gynecol* 2005;106:895–899.

37. **National Heart, Lung, and Blood Institute Obesity Education Initiative.** *The practical guide: identification, evaluation, and treatment of overweight and obesity in adults.* Obesity Education Initiative 2000. Available online at: http://www.nhlbi.nih.gov/guidelines/obesity/practgde.htm

38. **Alberti KG, Eckel RH, Grundy SM, et al.** Harmonizing the metabolic syndrome: a joint interim statement of the International Diabetes Federation Task Force on Epidemiology and Prevention; National Heart, Lung, and Blood Institute; American Heart Association; World Heart Federation; International Atherosclerosis Society; and International Association for the Study of Obesity. *Circulation* 2009;120:1640–1645.

39. **Essah PA, Wickham EP, Nestler JE.** The metabolic syndrome in polycystic ovary syndrome. *Clin Obstet Gynecol* 2007;50:205–225.

40. **U.S. Department of Agriculture.** *Dietary guidelines for Americans.* 2005. Available online at: http://www.health.gov/dietaryguidelines

41. **U.S. Department of Agriculture.** *My pyramid.* 2005. Available online at: http://www.mypyramid.gov

42. **Centers for Disease Control and Prevention.** Use of supplements containing folic acid among women of childbearing age—United States, 2007. *MMWR Morb Mortal Wkly Rep* 2008;57:5–8.

43. **ACOG Committee.** ACOG Committee Opinion No. 313: the importance of preconception care in the continuum of women's health care. *Obstet Gynecol* 2005;106:665–666.

44. **Sokol RJ, Martier SS, Ager JW.** The T-ACE questions: practical prenatal detection of risk-drinking. *Am J Obstet Gynecol* 1989;160:865.

45. **American College of Obstetricians and Gynecologists.** *Osteoporosis.* Washington, DC: American College of Obstetricians and Gynecologists, 2004.

46. **U.S. Department of Health and Human Services.** *2008 physical activity guidelines for Americans.* Washington, DC: U.S. Department of Health and Human Services, 2008:76.

47. **Gulati M, Shaw LJ, Thisted RA, et al.** Heart rate response to exercise stress testing in asymptomatic women: the st. James women take heart project. *Circulation* 2010;122:130–137.

48. **Fiore MC, Jaén CR, Baker TB, et al.** Treating tobacco use and dependence: 2008 update. In: *Clinical practice guideline.* Washington, DC: U.S. Department of Health and Human Services, 2008. Available online at: http://www.surgeongeneral.gov/tobacco/treating_tobacco_use08.pdf.

49. **Agency for Healthcare Research and Quality.** *Five major steps to intervention (the "5A's").* Available online at: http://www.ahrq.gov/clinic/tobacco/5steps/htm

50. **U.S. Preventive Services Task Force.** *U.S. preventive services task force grade definitions and levels of certainty regarding net benefit.* 2008. Available online at: http://www.uspreventiveservicestaskforce.org/uspstf/grades.htm

第**9**章　　初级保健

Sharon T. Phelan
Thomas E. Nolan

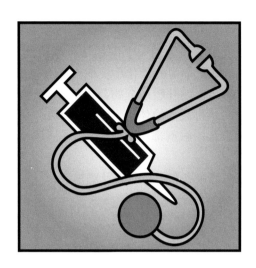

- 对于患有肺炎的妇女的经验治疗应当基于患者的特定状况及其病情严重程度。所有可能患有社区获得性肺炎的患者都应进行胸部影像学检查以明确诊断及是否存在并发症。
- 大多数高血压患者需要服用两种或两种以上的抗高血压药物来达到低于140/90mmHg 的理想血压,对于患有糖尿病或肾脏疾病的患者,血压需要控制低于130/80mmHg。
- 包括"他汀类"药物在内的一大类降脂药的使用日益增加,它通过阻断产生胆固醇所必需的一种肝脏酶而起效,可以有效地降低心脏病发作和死亡的风险。
- 2 型糖尿病通常在并发症出现后才被诊断,而大约 1/3 的糖尿病患者可能被误诊:对糖尿病高危人群应该进行筛查,同时对糖尿病患者应尽早开始综合治疗方案。
- 敏感的 TSH 测定是诊断甲状腺功能亢进症和甲状腺功能减退症唯一的筛查试验:对于有临床症状的甲状腺功能减退症,其标准治疗是左旋甲状腺素替代疗法,该疗法必须是个体化治疗。

　　作为服务于妇女的医疗保健工作者,妇科医师的医疗保健责任不仅限于生殖器官疾病,而是涵盖了其患者基本医疗保健的许多方面。医疗保健范围的扩大促使医疗实践做出转变,较少地强调本专业的外科方面。早期诊断和治疗对妇女的健康有着巨大的影响。尽管对于复杂严重的疾病,及时转诊很重要,但是很多状况是能够由妇科医师初始诊断并治疗的。

　　呼吸系统疾病是患者就诊的最常见原因,所以妇科医师应该清楚该类疾病的病理生理过程。心血管疾病对总体病率(general morbidity)有着重要的影响,是妇女死亡的主要原因。心血管疾病与吸烟、高血压、高胆固醇血症和糖尿病有关。这些情况可以通过筛查、行为干预和降低危险因素来改善。甲状腺疾病是女性总体病率的一个重要肇因。激素的相互作用及内分泌系统的全身影响决定了甲状腺疾病对于妇女有着特殊的重要性。妇科医师应该对这些患者进行筛选和初步治疗,同时评估是否需要转诊。

呼吸系统感染

呼吸系统感染的范围从普通感冒到危及生命的疾病。应当告知高危人群预防性措施。流感和肺炎的疫苗应该根据指征提供。

鼻窦炎

妇女经常碰到的一个问题是自我诊断的"鼻窦问题"。许多医学问题——头痛、牙痛、鼻后滴漏、口臭和消化不良——都与鼻窦有关。鼻窦不是一个孤立的器官,鼻窦的疾病经常可以影响呼吸系统的其他部分(如鼻子、支气管树和肺)。整个呼吸系统可以被一种特定的病毒或病原体(鼻窦支气管综合征或窦肺综合征)感染;然而,最突出的症状通常产生于某一解剖部位。所以,在评估鼻窦炎产生的症状时,也应该排查是否存在其他感染。

许多感染和化学药品以及对神经、身体、情绪或激素刺激的反应会导致呼吸系统的炎症(1)。系统性疾病,比如结缔组织综合征和营养不良可能导致慢性鼻窦炎。工作单位和地理条件(比如寒冷、潮湿的天气)的环境因素可能会加重或加速鼻窦炎的发展。与鼻窦疾病进展相关的因素有大气污染、过敏、吸烟、骨骼畸形、口腔情况、佩戴水肺潜水或乘坐飞机时造成的耳气压伤以及肿瘤。

大多数的急性感染(持续不足4周)是从鼻腔或鼻咽部的病毒感染导致的炎症开始的,因其阻断了窦口的引流(1)。症状因感染的解剖位置不同而异——上颌窦位于两侧脸颊,筛窦位于鼻子,额窦在眶上部深部,蝶窦位于头顶部——常持续7~10日,仅通过减充血剂就可以消退症状。**病毒阻碍了鼻腔纤毛上皮的清除功能,与炎症导致的水肿一起有时可能导致细菌的二重感染。最常见的感染鼻窦的细菌是肺炎链球菌和流血嗜血杆菌。**革兰阴性细菌通常仅限于重症监护室内缺乏抵抗力的患者。尽管不足2%的从病毒感染转变为细菌感染的急性鼻窦炎患者需要使用抗生素,但超过85%的患者会接受抗生素治疗。慢性鼻窦炎(持续超过12周)是因引流障碍或自身抵抗力缺乏迁延发展所致。菌群常为多种微生物混合,包括需氧菌和厌氧菌。

鼻炎疾病往往发生于中年人。急性感染通常位于上颌窦和额窦。典型的上颌窦感染是源于鼻腔内侧壁的鼻窦开口的破坏。发热、不适、模糊的头痛及上颌牙痛是早期症状。颜面部肿胀或眼后部的胀痛及持续加重的压痛常可以被引出。按压和叩诊颧骨可以引起严重的疼痛。中鼻道或鼻咽部常存在脓性渗出物。对于诊断,**五个临床表现最有用:(i)上颌牙痛;(ii)对鼻腔减充血剂反应不良;(iii)透视检查异常;(iv)可见的鼻腔有色脓性分泌物;(v)过去曾有鼻腔有色分泌物。**当存在四项或四项以上时,鼻窦炎可能性越高,没有一项符合时,鼻窦炎的可能性很低(2)。鼻窦炎初始发作时不需要影像学检查;但当感染持续存在,则需要影像学检查和转诊。鼻窦的计算机断层扫描(CT)显示,90%的感冒患者有影像学证据支持的鼻窦疾病,通常会在2~3周内消退。影像学变化无法明确地诊断继发于细菌感染的鼻窦炎。通过鼻窦穿刺引流,约60%有异常影像学表现的患者有阳性的培养结果(3)。除非培养样本是通过直接穿刺放液获得,否则会被口咽部菌群污染而失去价值。正因为如此,治疗通常是经验性的。

包括伪麻黄碱在内的系统性减充血剂在收缩破坏的窦口、改善鼻窦引流和通气方面很有用。局部减充血剂使用不宜超过3日,因为继续使用可能会导致血管反弹性扩张和症状加重。黏液溶解剂,如愈创木酚甘油醚,可以稀释鼻窦分泌物并且改善引流。抗组胺药在急性鼻窦炎中应避免使用,因为该药的干燥作用可以导致分泌物浓缩和鼻窦引流受阻。镇痛药被推荐用于缓解疼痛。缓解症状的治疗包括面部热敷和使用镇痛药。对于病毒性鼻窦炎患者和有慢性鼻炎史的患者或那些寻求急性鼻及鼻窦炎治疗的复发性鼻窦炎的患者,鼻腔局部使用激素可以加速的康复速度(4,5)。治疗 48 小时内可以观察到症状改善,但是完全的症状消失需要 10 日的时间。如果没有迅速改善,则需要考虑患者的抵抗力,同时应给予其他类别的抗生素(6)。对于持续不缓解的患者,则需要转诊到耳鼻喉科医师进行鼻窦冲洗(7)。

应用覆盖需氧菌和厌氧菌的广谱抗生素是必需的,但应限定于有急性疼痛的患者,尤其是一侧的上颌牙,面部和鼻窦有疼痛和有脓性分泌物,特别是症状刚开始好转,但接着加重的情况。这类症状更多地提示是细菌感染而不是病毒性急性鼻窦炎。应当注意的是,大多数急性细菌性鼻窦炎不使用抗生素也会在 7~10 日内消退,类似于病毒感染。对于急性细菌性鼻窦感染,阿莫西林(500mg,每日 3 次)或甲氧苄啶/磺胺甲基异噁唑(1 片,每日 2 次)仍是治疗的首选。阿莫西林廉价,可以很好地渗透鼻窦组织,同时如果症状在 48~72 小时内没有改善可以将其换为其他的抗生素。如果 7 日后以上用药改善轻微或没有效果,则考虑使用广谱抗生素。如果存在 β- 内酰胺酶耐药,可以使用阿莫西林/克拉维酸(875mg,每日 2 次)或阿奇霉素(5 日为一个疗程,每日 1 次)。其他的二线药物包括头孢呋辛(250mg,每日 2 次),环丙沙星(500mg,每日 2 次),克拉霉素(500mg,每日 2 次),左氧氟沙星(500mg,每日 1 次)和氯碳头孢(400mg,每日 2 次)。一般的疗程为 10~14 日,同时应当告知患者如果整个疗程的治疗没有完成,鼻窦炎可能会复发。

慢性鼻窦炎是由引流不畅所致的重复感染发展而来。两次感染间的间隔会变得越来越短直到没有缓解期。临床表现是颧部的反复疼痛或慢性后鼻滴漏。在前抗生素时代,慢性鼻窦炎源于反复发作的急性鼻窦炎伴不完全缓解,而目前变态反应是更加常见的原因。表面纤毛上皮的损伤导致黏液清除障碍。感染的不完全消退,伴随着再感染,最后出现机会性病原体的一个恶性循环随之而来。变态反应是慢性鼻窦炎的一个重要因素。黏膜的肿胀和水肿与黏液分泌亢进共同导致导管阻塞和感染。慢性鼻窦炎与慢性咳嗽及周期性的急性感染性喉炎有关。治疗的关键在于基本病因:控制过敏或积极控制感染。顽固的病例需要计算机断层扫描及内镜手术切除息肉。上颌窦鼻内开窗术有时是一种必需的根治性手术。

没有临床标准可以准确地判定哪些患者可以从抗生素治疗中获益。对于怀疑有细菌性鼻窦炎的妇女,当伴有高热、全身中毒、免疫缺陷、可能的眶内或颅内侵犯情况,抗生素治疗是合理的(6)。尽管非常少见,但是未经治疗的鼻窦感染可能导致严重后果,比如眶内蜂窝织炎,进而导致眶内脓肿,面颅骨骨膜下脓肿形成,海绵窦血栓和急性脑膜炎。脑部和硬脑膜的脓肿很少见;如果发生,通常是源于鼻窦的直接扩散。诉有视觉异常,比如复视,精神状态的改变和眶周水肿的患者应迅速转诊至急诊以明确是否有颅内或眶内受累。计算机断层扫描是最准确的诊断工具。积极的外科手段联合广谱抗生素是充分引流所必需的。

中耳炎

中耳炎主要常见于儿童,但是也可以影响成人,常常继发于同时存在的上呼吸道的病毒感染。大多数病例是根据鼓膜后存在的液体而诊断。治疗是针对症状,包括使用抗组胺药和减充血剂,尽管很少证据支持它们的使用。急性中耳通常是细菌感染;肺炎链球菌和流感嗜血杆菌是最常见的病原体。症状包括急性脓性耳漏,听力减退和白细胞增多。耳部的检查显示鼓膜红肿或穿孔。有效的治疗为广谱抗生素,比如阿莫西林/克拉维酸,头孢呋辛酯和复方新诺明。

支气管炎

急性支气管炎是一种气管支气管树的炎症状态。通常源于病毒感染,常发生于冬天。普通的感冒病毒(鼻病毒和冠状病毒),腺病毒,流感病毒和肺炎支原体(一种非病毒病原体)是最常见的病原体。细菌感染较少发生,而且可能为二重感染的病原体。咳嗽、声嘶和发热是常见的临床表现。在最初的3~4日内,主要表现为鼻炎和咽痛症状;咳嗽会持续3周时间。长期感染存在时,可以使用抗生素以清除感染(8)。常伴有咳痰,同时在吸烟者咳痰的时间会延长。大多数严重的细菌感染常发生于吸烟者,吸烟者常有上呼吸道黏膜的损伤和定植菌群的改变。

体格检查可以发现各种不同的上气道声音,通常为粗糙的啰音。听诊常听不到湿性啰音,实变和肺泡受累的体征缺乏。通过胸部的听诊,应寻找肺炎的体征,比如细湿性啰音,呼吸音和正常发音(euphonia)(由 E 到 A 变化)。如果体格检查的结果不明确或患者表现为呼吸窘迫,则应进行胸部的影像学检查以明确是否存在实质病变。矛盾的是,随着开始的急性症状消退,痰液越来越呈脓性。因为常为多种微生物混合感染,痰液培养价值有限。没有并发症的情况下,治疗主要是缓解症状。抗生素用于胸片结果提示肺炎的患者。咳嗽通常是最恼人的症状,应该以含右美沙芬或可待因的镇咳药治疗。任何一种祛痰药的疗效均未得到证实。

慢性支气管炎是过度分泌造成的排痰性咳嗽,每年持续至少3个月,连续2年。在吸烟的成年人中患病率为10%~25%。以前,女性的发病率低于男性,但是随着女性中吸烟者越来越多,女性中支气管炎发病率也在增加。慢性支气管炎被归为慢性阻塞性肺疾病(COPD;例如肺气肿)。其他的原因包括慢性感染和灰尘中的环境病原体。疾病的主要表现是连续性的咳嗽,通常早上出现,伴有咳痰。考虑到该病定期加重、有关的住院和医疗处理的复杂性,应该将患者转诊至内科医师。

肺炎

肺炎是包括终末气道、肺泡和肺间质在内的远端肺组织的炎症。多种原因可以引起肺炎,包括病毒和细菌感染或误吸。吸入性肺炎通常发生于与药物和醉酒或麻醉有关的意识障碍时。病毒性肺炎可由多种传染源引起,包括流感病毒 A 或流感病毒 B,副流感病毒,或呼吸道合胞病毒。大多数病毒感染通过与咳嗽、喷嚏甚至谈话时的飞沫传播。潜伏期短,在出现发热、畏寒、头痛、无力和肌痛等急性期症状前只有 1~3 日的潜伏期。症状的严重程度直接与宿主的发热性反应程度有关。只有 1% 的病毒感染的患者肺炎会进一步发展,但在免疫功能受抑制的个体或老年人,死亡率可以达到 30%。另一个危险因素是最初的病毒感染后发展为继发性的细菌性肺炎。这些感染在老年患者中更加普遍,同时可以解释为什么本组患者死亡率高(8)。葡萄球菌肺炎,常由起初的病毒感染发展而来,无论患者年龄,都是高致死性的。病毒性肺炎最好的治疗方法是通过提高免疫力来预防疾病。治疗上多为服用退热药和补液组成的支持性治疗。

细菌性肺炎分为社区获得性或医院获得性,在许多情况下,这个分类决定了预后和抗生素治疗。增加病死率的危险因素有慢性肺源性心脏病,酒精中毒,糖尿病,肾衰竭,恶性肿瘤和营养不良。预后不良的特征有:多肺叶浸润,呼吸频率大于 30 次 / 分,严重的低氧血症(<60mmHg 室内空气),低蛋白血症和败血症。肺炎是成人呼吸窘迫综合征(ARDS)的一个常见病因,ARDS 死亡率在 50%~70%(9,10)。

肺炎的症状和体征因感染的病原体和患者的免疫力而不同。典型肺炎的常见症状是高热,寒战,排痰性咳嗽,畏寒和胸膜炎性胸痛。胸片常显示浸润(11)。以下按降序顺序排列的病原体导致 2/3 的细菌性肺炎:肺炎双球菌,流感嗜血杆菌,肺炎克雷伯菌,革兰阴性菌和厌氧菌。非典型肺炎起病比典型肺炎更加隐袭。患者呈中度发热,不伴有特征性的寒战和畏寒。其他的症状包括干咳、头痛、肌痛和轻度的白细胞增多。胸片显示伴有弥漫性间质病变的支气管肺炎;特征性的是,患者的临床表现不像 X 线提示的那么重。非典型肺炎的常见原因包括病毒、肺炎支原体、嗜肺性军团菌、肺炎衣原体(也称为 TWAR)和其他罕见病原体。诊断需要极高的警惕性,尤其是老年人和免疫缺陷个体,他们的应答机制已经改变。这对典型病原体也一样适用。老年人中细微的线索包括精神状态的改变,意识模糊和其他疾病的恶化。发热反应可能完全缺如,体格检查的结果不提示肺炎。对于高危人群,大于 25 次 / 分的增快的呼吸速率仍是感染最可靠的体征。这些高危人群的死亡率与机体对发热、畏寒和心动过速的症状的正常防御的能力高度相关。

所有怀疑患有肺炎的妇女都应该接受胸片检查以明确肺炎诊断和排除其他疾病,如充血性心力衰竭和肿瘤。胸片可以发现并发症,如胸腔积液和多肺叶疾病。对明确社区获得性肺炎有帮助的实验室检查有痰革兰染色,痰培养和两组血培养。一份"合格的痰标本"(定义为显微镜检查时每低倍镜下大于 25 个中性粒细胞及小于 10 个上皮细胞)较难取得。呼吸治疗师是可以非常好地诱导痰的产生。住院患者需要评估血气交换能力,通过血氧测定或动脉血气分析。诊断嗜肺军团菌需要一种不同的实验室技术:监测尿液抗原水平。当存在相应的临床症状,同时冷凝集实验阳性时,则需要怀疑肺炎支原体。

美国胸科协会于 2001 年更新了他们原始的指南(10)。这些临床推荐使用循证方法诊断和治疗社区获得性肺炎。治疗应该针对致病或最有可能的病原体,但是对于大多数肺炎病例,确切的病因不能明确而应开始经验性治疗。美国胸科协会推荐对四种特定患者开始经验性治疗,他们存在修正因素和重度肺炎(表 9.1)。

表 9.1 增加某些病原体感染风险的修正因素

青霉素抵抗和药物抵抗的肺炎双球菌	**潜在的肺源性心脏病**
年龄 >65 岁	多种内科并存病
过去 3 个月内使用 β- 内酰胺酶治疗	近期抗生素治疗
酒精中毒	**铜绿假单胞菌**
免疫抑制性疾病(包括皮质类固醇治疗)	支气管扩张
多种内科并存病	皮质类固醇治疗(泼尼松每日 >10mg)
接触托儿所的孩子	过去一个月中广谱抗生素治疗超过 7 日
肠道革兰阴性菌	营养不良
居住在疗养院	

摘自:American Thoracic Society. Guidelines for the management of adults with community -acquired pneumonia. Am J Respir Crit Care Med 2001;163:1730-1754

- **第一组 没有心肺疾病(充血性心力衰竭或 COPD)和修正因素的出院患者**。这类患者是低风险群体,常常感染如肺炎衣原体、肺炎支原体或肺炎链球菌这样的病原体。患者应该使用新一代大环内酯类药物治疗,如阿奇霉素、克拉霉素或多西环素。

- **第二组 患有肺心疾病或修正因素的出院患者**。这类患者通常有一些并发症,年龄 >50 岁。革兰阴性需氧菌与非典型病原体造成的混合感染,和耐药肺炎链球菌(DRSP)在这类患者中应当被考虑。药物推荐包括单独使用抗肺炎球菌的氟喹诺酮类药物治疗,比如加替沙星或左氧氟沙星;联合大环内酯类药物(或多西环素)和 β- 内酰胺类药物,比如头孢泊肟、头孢呋辛或阿莫西林 - 克拉维酸;或注射头孢曲松之后用头孢泊肟。

- **第三组 非重症监护室但伴有心肺疾病或修正因素的住院患者**。这些患者的用药包括静脉注射氟喹诺酮治疗或联合静脉使用 β- 内酰胺酶和新一代大环内酯类或多西环素，无论静脉用药或口服。对小部分没有肺心疾病或改变因素的住院患者，可单独静脉使用阿奇霉素。可替换的药物包括多西环素加 β- 内酰胺酶（如果对大环内酯过敏或不能耐受）或抗肺炎球菌的氟喹诺酮类药物单一治疗。

- **第四组 重症监护室内的住院患者**。这类患者通常有最严重的肺炎，所有的抗生素都要静脉用药。建议立即就诊于内科医师、住院医师或感染性疾病的专家。

除了抗生素治疗外，氧疗和输液也应从一开始就使用。治疗后 3 日内大多数患者都会有明显的临床改善。当患者有以下几点时，可以使用口服抗生素：能够进食和饮水，咳嗽和呼吸困难改善和两次相隔 8 小时没有发热（<37.8℃）及白细胞计数降低。如果其他临床特征平稳，即使仍有发热，患者也可改为口服抗生素。如果其他医学和社会特征有利，开始口服抗生素的同一日患者可以出院。

接种疫苗

肺炎高危人群应当接种肺炎球菌疫苗，高危人群包括 65 岁及以上的成人和有特定健康问题的人群，比如心脏或肺部疾病，酒精中毒，肾衰竭，糖尿病，HIV 感染或某些类型肿瘤。第一针接种后 5 年建议重复接种。这种疫苗可以有效地对抗 23 种肺炎球菌菌株，大多数人在接种后 2~3 周内可以形成保护。

高危人群每年秋天都应该接种流感疫苗：年龄≥50 岁的成人；有严重的慢性健康问题的人群，如心脏病，肺部疾病，肾脏疾病，糖尿病和正如 HIV 和 AIDS 造成的免疫系统缺陷；长期使用皮质激素或接受肿瘤治疗的个体；在流感流行季节怀孕的妇女（11 月份至 4 月份）；将要与重症流感高危人群，如内科医师、护士和其家人密切接触的人。疫苗最好在 10 月份至 11 月份中旬接种。抗病毒药物不能替代疫苗，但可能是一种有效的辅助药物。美国批准使用的 4 种药物是金刚烷胺、金刚乙胺、扎那米韦、奥司他韦。这些药物应该在症状出现的 2 日内使用以缩短流感病毒造成的无并发症病程的时间(11~13)。

心血管疾病

冠状动脉疾病的高危因素列于表 9.2 中。**治疗心血管疾病的核心在于通过改变生活方式控制基础疾病和高危因素（表 9.3）**。有氧运动可以预防心血管疾病(14)。预防心肌疾病、肾脏疾病和卒中的其他方面包括在易感人群控制高血压，明确及控制糖尿病和肥胖，控制膳食脂肪摄入，尤其是胆固醇（图 9.1）。是否存在靶器官的损害（表 9.4）也决定了高血压患者患冠状动脉疾病的风险。

表 9.2 冠状动脉疾病的主要危险因素

男性 >55 岁, 女性 >65 岁
心血管疾病的家族史（男性 <55 岁, 女性 <65 岁）
体能活动不足
糖尿病
吸烟
血脂异常
肥胖（体重指数≥30）
高血压
微量蛋白尿或肾小球滤过率 <60ml/min

摘自：Chobanian AV, Bakris GL, Black HR, et al. The seventh report of the Joint National Committee on Prevention, Detection, Evaluation, and Treatment of High Blood Pressure (JNC VII). JAMA 2003; 289; 2560-2572

表9.3 治疗高血压的生活方式调整

减轻体重,保持体重指数在 18.5~24.9

男性的酒精摄入限定于每日 2 杯(24 盎司啤酒,10 盎司葡萄酒,3 盎司 80° 威士忌),女性和低体重人群中每日少于 1 杯

规律的有氧运动(一周大部分时间每日至少 30 分钟的快步走)

减少食盐摄入,每日少于 2.4g 钠或 6g 氯化钠

多摄入水果、蔬菜和低脂奶制品,减少饱和脂肪酸和总脂肪的摄入

摘自:Chobanian AV,Bakris GL,Black HR,et al. The seventh report of the Joint National Committee on Prevention,Detection,Evaluation,and Treatment of High Blood Pressure(JNC VII). JAMA 2003;289:2560-2572

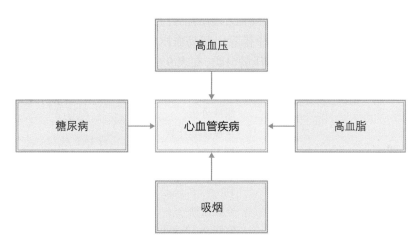

图9.1 导致心血管疾病的危险因素

表9.4 靶器官损害

卒中或短暂性脑缺血发作	既往冠状动脉重建术
高血压性视网膜病变	左心室肥大
心脏病	慢性肾脏病
心绞痛或既往心肌梗死	外周动脉疾病
充血性心力衰竭	

摘自:Chobanian AV,Bakris GL,Black HR,et al. The seventh report of the Joint National Committee on Prevention,Detection,Evaluation,and Treatment of High Blood Pressure(JNC VII). JAMA 2003;289:2560-2572

高血压

高血压病与心血管事件如卒中、冠状动脉疾病、充血性心脏病和肾脏疾病的关系已为人所熟知。在美国,有超过 5 千万的人患有高血压。18~74 岁的人群中有 15% 的人患病;发病率随着年龄而增长,同时依种族而异。曾经一度认为,女性中高血压病对总的心血管疾病发病率和死亡率中的作用不如在男性中那么重要,但这也反映了女性中研究的相关缺乏(15)。超过 50 岁的女性高血压发病率高于男性;可能是与年轻男性总死亡率混淆的原因(16)。超过 60% 的 60 岁以上人群可以认为是高血压病患者。诊断和治疗高血压病可以降低肾脏和心脏疾病的发展。

流行病学

美国黑人中高血压病的发病率是白人的两倍。地理差异是:无论种族,美国的东南部高血压和卒中比其他地方发病率更高(16)。一个多机构研究证实,美国黑人中高血压的发病率升高,而且在低学历人群中发病率也升高(17)。预防措施对比如美国黑人妇女和

社会经济最低水平人群这样的高危群体最有效(17)。遗传易感性的影响知之甚少。对女性的研究目前局限于决定药物不良反应的因素和和某些药物对长期脂质状态效果上(13)。

高血压病的经典定义是两次独立测量时,血压水平高于140/90mmHg。只有高危人群需要用药。低风险人群,比如没有任何危险因素的白人妇女,仅仅改变生活方式就可从中获益。人寿保险风险表表明,当血压控制在140/90mmHg以下时,无论性别,10~20年后随访仍正常生活。目前的建议是基于持续性血压超过140/90mmHg而提出的(18)。

高血压患者中超过95%是原发性高血压(原因未明),只有不足5%的人患有其他疾病造成的继发性高血压。病史和体格检查中需明确的关键包括既往升高的血压值,以前曾经使用过的抗高血压药物,55岁前死于心血管疾病的家族史和过度摄入酒精或钠盐。改变生活方式在高血压病的治疗中很重要,因此需要详细知道患者的饮食和活动情况。表9.5列出了用于排除引起高血压的可逆因素(继发性高血压)的基本实验室检查。诊断和治疗基于高血压的分类,在表9.6中列出。

表9.5 推荐用于评估无并发症高血压病 [a] 的实验室检查及操作

尿液分析
全血细胞计数
钾
肌酐或评估肾小球滤过率
钙
空腹血糖
空腹9~12个小时后血脂,包括HDL,LDL和三酰甘油
12导联心电图

HDL,高密度脂蛋白;LDL,低密度脂蛋白

[a] 如果以上任何一项均不正常,则需要内科医师会诊或转诊至内科医师

摘自:Chobanian AV,Bakris GL,Black HR,et al. The seventh report of the Joint National Committee on Prevention, Detection, Evaluation, and Treatment of High Blood Pressure(JNC VII). JAMA 2003;289:2560-2572.

表9.6 血压(BP)分类(18岁及以上成人)

类别	收缩压(mmHg)	舒张压(mmHg)
正常	<120	同时<80
血压正常高值	120~139	或80~89
高血压第1阶段	140~159	或90~99
高血压第2阶段	>160	或>100

修改自:Chobanian AV,Bakris GL,Black HR,et al. The seventh report of the Joint National Committee on Prevention, Detection, Evaluation, and Treatment of High Blood Pressure(JNC VII). JAMA 2003;289:2560-2572

预防、检测、评估和治疗高血压的联合全国委员会(JNC7)在2003年发布了7个报告。目的是为预防和治疗高血压提供一种循证方法。**以下是报告的核心:**

- 相比于舒张压,收缩压在超过50岁的人群中是一个更加重要的心血管危险因素。
- 从115/75mmHg开始,每升高20/10mmHg心血管疾病的风险增加1倍。
- 高血压前期患者(收缩压在120~139mmHg或舒张压80~89mmHg)需要促进健康的生活方式的改变来预防血压的进一步升高和心血管疾病。
- 对于单纯性高血压,大多数患者治疗上应使用噻嗪类降压药,单独使用或与其他种类的药物合用。
- 其他种类的抗高血压药(血管紧张素转换酶抑制剂,血管紧张素受体抑制剂,β受体拮抗剂,钙通道阻滞剂)需在特定的高危因素存在的情况下使用(表9.7)。
- 患有糖尿病或慢性肾脏病的患者需要两种或两种以上的抗高血压药以达到理想血

表9.7 具有强制性指征的高血压病的药物选择

强制性指征	利尿剂	β 受体拮抗剂	ACE 抑制剂	ARB	CCB	醛固酮拮抗剂
心力衰竭	√	√	√	√		√
心肌梗死后		√	√			√
高冠心病风险	√	√	√		√	
糖尿病	√	√	√	√	√	
慢性肾脏病	√	√				
复发性卒中预防	√		√			

ACE,血管紧张素转化酶;ARB,血管紧张素受体拮抗剂;CCB,钙通道阻滞剂;MI,心肌梗死

摘自:Chobanian AV, Bakris GL, Black HR, et al. The seventh report of the Joint National Committee on Prevention, Detection, Evaluation, and Treatment of High Blood Pressure (JNC VII). JAMA 2003;289:2560-2572

压水平(<140/90mmHg 或 <130/80mmHg)。

- 对于收缩压较目标值高 20mmHg 或舒张压较目标值高 10mmHg 的患者,起始需要使用两种药物,其中一种是噻嗪类利尿剂。

无论是何种治疗,只有鼓励患者坚持治疗计划,高血压才能得到控制。如果血压难以被控制,收缩压高于 180mmHg 或舒张压高于 110mmHg,建议将患者转诊至内科医师。继发性高血压或有证据显示有终末器官损害(肾功能不全或充血性心力衰竭)的患者需要转诊。

血压的测量

评价高血压时一个重要的因素是血压是如何测量的及需要标准化测量血压(19)。高达 30% 的患者会有"白大衣高血压"或办公室高血压(比如,只是看到医师时才升高)。对于那些在诊室之外多次测量血压正常的患者,使用移动或家庭监护设备是明智的。考虑到准确性和患者读数的变动,建议患者把他们测量的血压的器具带到诊室,与在诊室测量的血压相校准。在大多数患者,诊室测量的血压足以准确地诊断和监测高血压,同时解决了商业设备和患者读数技巧的可靠性的问题。

血压测量方案必须标准化。患者应该坐下休息 5 分钟,而且测量右上臂(原因不明,右上臂血压值更高)。袖带应该在肘窝上方 2cm,同时手臂应与地面平行。袖带充气时应该在肱动脉波动消失后再加压 30mmHg 或充气至 220mmHg。以每秒不超过 2mmHg 的速率给袖带缓慢放气。

袖带的大小很重要,并且大多数袖带都标有可以容纳的尺寸的"正常范围"。临床最常见的情况是给肥胖患者使用小袖带,导致"袖带高血压"。第四期 Korotkoff 音被描述为脉搏音减弱,而第五期则完全消失。大多数高血压病的专家推崇使用第五期 Korotkoff 音,但是在特殊的情况下,会使用第四期 Korotkoff 音,原因需要被记录下来。

使用自动测量仪器可以帮助消除测量的差异。无论使用什么方法或设备,两次测量得到的数值差异小于 10mmHg 才被认为合理。当重复测量时,两次读数间应该有 2 分钟的休息。血压有昼夜差别,所以应在同一时间测量。动态监测可以用于评估治疗耐药、识别"白大衣高血压"以及明确晕厥发作是缘于低血压,还是缘于阵发性高血压,但如用于所有患者就不够经济了(20)。

治疗

除非患者收缩压超过 139mmHg 或舒张压超过 89mmHg,否则在药物治疗前应先尝试非药物干预或改善生活方式。对于糖尿病或慢性肾脏病的患者,当收缩压超过 130mmHg 或舒张压超过 80mmHg 时就应该开始使用药物治疗。改善生活方式中重要的一点是改善所有可能引发心血管疾病的因素。肥胖患者,尤其是躯干肥胖或腹型肥胖

者,减肥在预防动脉硬化中占据重要位置(14,21)。据报道仅仅减轻 10 磅(1 磅 =0.454kg)就可以降低血压(22)。应当进行饮食习惯调查来避免过多的烹饪用盐,特别是某些钠含量高的食物,如罐装食品、休闲食品、猪肉产品和酱油(23)。应该限制胆固醇和脂肪摄入。补充钙、镁、钾剂的饮食干预的临床降压效果不显著(24)。锻炼,减肥和减少酒精摄入量(每日不超过两瓶酒精饮料)对整体心血管健康有益。单独有氧运动就可以在 20%~50% 的血压正常人群中预防高血压(14)。

　　治疗的目标是降低患者的血压以达到"正常范围":收缩压≤120mmHg 同时舒张压 ≤80mmHg。如何改善生活行为不足以控制血压,则需要用药物干预(图 9.2)。

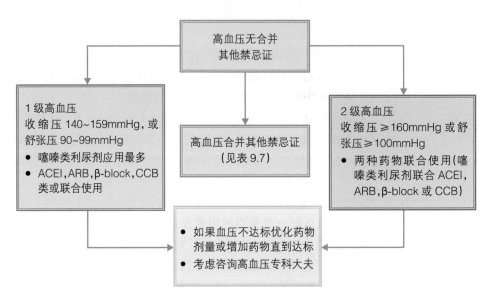

图 9.2　对于调整生活方式无效的高血压病人药物选择指导。对于合并糖尿病或慢性肾脏疾病的患者目标血压 <140/90mmHg 或者 <130/80mmHg。ACE,血管紧张素转化酶;ARB,血管紧张素受体拮抗剂;CCB,钙离子通道阻滞剂

利尿剂

　　初期降低血压的最常用的药物是噻嗪类利尿剂。作用的机制是减少血浆及细胞外液容量。减少容量可以降低外周阻力。心输出量开始时降低,然后正常(25)。重要的长期效果是细胞外液容量的轻微减少。噻嗪类药物最大的治疗剂量应该低于 25mg,而不是通常使用的 50mg。更大剂量的益处会被相应增加的不良反应抵消。保钾利尿剂(螺内酯、三氨蝶呤或阿米洛利)可以固定剂量使用,用于预防低钾血症的发展。补充钾盐不如保钾利尿剂的效果好。**噻嗪类利尿剂最好用于肌酐水平低于 2.5g/L 的患者**。袢利尿剂(呋塞米)在降低肾小球滤过率和高血清肌酐水平上比噻嗪类利尿剂效果显著。合并肾功能不全的患者控制高血压困难,最好交给内科医师或肾科医师处理。噻嗪类利尿剂和袢利尿剂不应该合用,因为可能发生的强大的利尿作用而导致肾功能损害。合用非甾体类抗炎药(NSAIDs)会限制这类药物的效果。进一步限制噻嗪类利尿剂使用的其他不良反应包括导致急性痛风发作的高尿酸血症,葡萄糖耐量受损和高脂血症(26)。这些药物的代谢性不良反应限制了它们的广泛使用。

肾上腺素抑制剂

　　多年以来,β 受体拮抗剂作为抗高血压药而被广泛使用。作用的机制是降低心输出量

和血浆肾素活性,伴有总的外周阻力增加。作为一类药物,它们是非常好的一线治疗药物,尤其是对偏头痛患者。最初的药物,普萘洛尔,是高度脂溶性,较大剂量会导致恼人的不良反应,如抑郁,睡眠障碍(老年人梦魇)和便秘。普萘洛尔 β 受体选择性相对较低,这会导致其他不良效果。水溶性剂型,如阿替洛尔,是选择性 β_1 受体阻断药,不良反应少于普萘洛尔。但更大的剂量下,会出现 β_2 受体激动作用。没有证据支持选择性 β_1 受体拮抗剂对哮喘患者是安全的。水溶性剂型的一个优势是半衰期更长。减少的用药剂量可以提高患者的依从性。β 受体拮抗剂的不良反应包括升高三酰甘油水平和降低高密度脂蛋白(HDL)胆固醇和低血糖时肾上腺素释放变得迟钝。NSAIDs 药物可以降低 β 受体拮抗剂的效果。β 受体拮抗剂的禁忌证是哮喘,病态窦房结综合征或心动过缓。**β 受体拮抗剂经常用于心绞痛和心肌梗死后治疗。然而,如果这类药突然停药,会发生缺血的反跳现象,导致急性心肌梗死。**尽管这些潜在的问题,但 β 受体拮抗剂对消除平滑肌松弛药导致的反射性心动过速有效。

因为效能影响最小和对脂质的独特作用,α_1 肾上腺素能药在男性中使用越来越广泛。它们可能通过改变尿道压力造成女性压力性尿失禁。相比于 β 受体拮抗剂的代谢影响,α_1 肾上腺素能药单药使用可以降低总胆固醇和低密度脂蛋白胆固醇,同时升高 HDL 胆固醇。它们的起效方式是通过阻断外周血管平滑肌的神经节后的去甲肾上腺素血管收缩作用而促进血管舒张。哌唑嗪和多沙唑嗪是本类药物中常用的两种药物。在老年人中常被提及的一个严重的不良反应是"首剂效应"。在敏感人群中,治疗开始时常有严重的立位晕厥报道,但是几日后可以消失。当 α_1 肾上腺素能药与利尿剂合用时,低血压可能会进一步加重。治疗应该从小剂量开始,睡前服用,逐步增加剂量。可能限制这些药物在某些患者中使用的其他不良反应包括心动过速、无力、眩晕和轻度液体潴留。

血管紧张素转换酶抑制药

血管紧张素转换酶(ACE)抑制药是高血压治疗中的一线药物。新剂型的出现使这些药的使用迅速增加,一日服用 1~2 次就可有好的治疗效果。不良反应相对较少;最令人担忧的是慢性咳嗽,同时是这类药物不能继续使用的一个常见原因。其他的不良反应是偶发的首剂低血压和血质不调。偶尔,患者出现皮疹,味觉丧失,疲劳或头痛。怀疑妊娠的患者应该使用其他类的药物(一个严格的禁忌)。ACE 抑制剂可以和其他药物合用,包括利尿剂,钙离子通道拮抗剂和 β 受体拮抗剂。相比于 β 受体拮抗剂,这些药可以用于患有哮喘、抑郁和周围血管病的患者。因为不明的原因,如果不与一种利尿剂合用,这些药在美国黑人中不太有效。和利尿剂合用可以提高这两种药的效果,但是可能导致血容量不足。如果存在肾衰竭,补充钾盐和改变的肾小管代谢会导致高钾血症。包括阿司匹林在内的任何一种 NSAID 药物,都可能会降低抗高血压药物的药效。当刚开始使用 ACE 抑制药时,使用 NSAID 药物、容量不足和肾动脉狭窄均可导致急性肾衰竭。**治疗开始和开始使用 ACE 抑制剂 1 周后,应该检测肌酐水平。**肌酐较基础值增加 35% 是可以接受的,如果没有高钾血症,可以继续治疗。

血管紧张素受体阻断药

血管紧张素受体阻断药,如氯沙坦和缬沙坦,可以干扰血管紧张素 II 对 AT1 受体的结合作用。同 ACE 抑制剂一样,它们可以有效地降低血压,但不会引起咳嗽的不良反应。对于延缓糖尿病患者肾脏疾病的进展及没有糖尿病和充血性心力衰竭的患者,血管紧张素受体阻断药都有良好的效果。

钙离子通道阻滞药

钙离子通道阻滞药对于冠状动脉疾病的患者来说是一个重要的治疗上的突破。它们对高血压和外周血管疾病的患者均有效。作用的机制是通过阻断平滑肌上钙离子的移动从而促进血管壁舒张。钙离子通道阻滞药,必要时可以作为β受体拮抗剂的代替药物,治疗高血压合并缺血性心脏病。此外,这类药物在老年人和美国黑人中特别有效。明显的不良反应包括头痛、眩晕、便秘、胃食管反流和外周水肿。长效钙离子通道阻滞药的额外效果使这些药物在治疗高血压上更加易于使用。一个使用相对的禁忌证是充血性心力衰竭或传导障碍。

血管扩张剂

肼屈嗪是一种使用多年的强效血管舒张药,在孕妇中用于控制与子痫前期和子痫发作有关的严重高血压。作用的机制是直接舒张血管平滑肌,主要是动脉血管。主要的不良反应包括头痛、心动过速和可能导致反常性高血压的体液(钠盐)潴留。有几种组合用来应对不良反应同时增强抗高血压效果。可以加用利尿剂来逆转多余钠盐导致的体液潴留。当与β受体拮抗剂合用时,可以不用牺牲降低血压的目的而控制心动过速和头痛。药物性狼疮过去被广泛性描述为潜在性不良反应,但是25~50mg,每日3次的正常治疗剂量下很少发生。米诺地尔是本类药物中另一种作用极为强大的药物,但是因为其对女性的不良反应,妇科医师对此类药物的使用有限(胡须生长)。因为米诺地尔的强大作用,只用经验丰富的医师才能使用它。

中枢性抗高血压药物

中枢性抗高血压药物(甲基多巴和可乐定)长期在孕妇中使用。作用的机制是抑制中枢神经系统的交感神经,使外周血管舒张。包括味觉障碍、口干、嗜睡和需要频繁服药(除了可乐定的经皮吸收剂型外)在内的不良反应限制了该类药物的广泛使用。**可乐定的迅速撤药可以突然引发高血压危象和导致心绞痛。**可乐定停药综合征在与β受体拮抗剂合用时更易发生。依从性一直是一个主要问题,而且不良反应明显地增加了患者的不依从性。随着疗效提升而不良反应降低的新型药物的引入,这类药物的使用将会减少。

疗效评估　　**血压值应当经常监测,每隔1~2周由护士测量、患者自己测量或在诊室内测量。**如果患者患有其他疾病(如心血管,肾脏),应当更早开始治疗而且治疗应当指向靶器官。如果仅仅改善生活方式就可以成功,可以每隔3~6个月进行密切的监测。如果改善生活方式不成功,则需要开始使用一种降压药来减少靶器官疾病。当刚开始治疗时,应当寻找用常用药物可以治愈的并发症。性别在选择抗高血压药物时不是一个重要的考虑因素。

并发症和人种对于以下患者很重要:
- 患有偏头痛,这类患者最好选择β受体拮抗剂和钙离子通道阻滞药
- 是美国黑人,可能对联合使用利尿剂和钙离子通道阻滞药反应更好
- 患有糖尿病,慢性肾脏疾病和心力衰竭,这些患者应该使用ACE抑制剂
- 曾经有过心肌梗死,这类患者应该使用β受体拮抗剂,因为这类药可以降低猝死和再发性心肌梗死的风险。

各个类别的药物的强制性适应证已在表9.7中列出。

一旦开始使用抗高血压药物,应当大约每月进行一次监测以明确血压水平和评估不良反应。高血压2期或有复杂伴随疾病的患者需要更加频繁地监测。血清肌酐和钾离子水平应当每年监测1~2次。当达到目标血压,患者可以每隔3~6个月到诊所复诊。应该鼓励可以在家监测血压的患者每周两次在同一时间测量血压(20)。**如果有不能忍受的不良反应出现,应当换用一种不同类别的药物,同时监测患者的病程进展。**对于那些两种药

物都很难控制血压的患者应该考虑转诊。治疗抵抗的原因包括最初评估时未发现的疾病，无法辨别的早期终末疾病和依从性不佳。有靶器官疾病证据的患者应当考虑到转诊至合适的专家以进行更多细致的诊断性检查和治疗。

胆固醇

胆固醇对动脉粥样硬化的影响和与高血压及心血管事件(心肌梗死和卒中)的关系在科学界和社会上被广泛讨论。争论集中在膳食胆固醇对评估风险和预防心血管疾病上的作用(26,27)。许多人认为,饮食中所有的胆固醇和脂肪对健康有不良的影响(28)。胆固醇代谢很复杂,我们的一些认识是从动物模型中推断出来的。胆固醇测试(个体,时间和年龄)的作用在健康保健专家中热烈讨论,这个测试本身充满了影响结果的多种可变因素。了解胆固醇代谢可以有助于识别和治疗有并发症风险的患者,这些并发症来自高胆固醇血症。

术语和定义

胆固醇通常以与多种蛋白质和甘油酯结合的酯化形式存在,标志了新陈代谢的阶段。以下是胆固醇代谢中重要的脂肪颗粒:

乳糜微粒 这个大脂蛋白颗粒由膳食甘油三酯(又称三酰甘油)和胆固醇组成。乳糜颗粒在肠腔内分泌,经淋巴吸收后进入总循环。在脂肪组织和骨骼肌中,它们黏附在毛细血管壁的结合位点上,产生能量时分解。

脂蛋白颗粒 脂蛋白颗粒根据物理特征而分为五类。各种胆固醇代谢产物是通过密度区分。随着脂蛋白颗粒代谢和脂质因产能而分解,代谢产物密度增加。随着胆固醇从

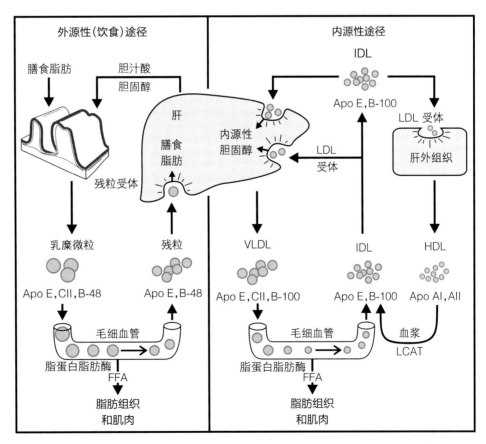

图9.3 脂代谢途径。Apo,载脂蛋白;LP,脂蛋白;FFA,游离脂肪酸;IDL,中间密度脂蛋白;LDL,低密度脂蛋白;VLDL,极低密度脂蛋白;HDL,高密度脂蛋白;LCAT,软磷脂胆固醇酰基转移酶

所谓的外源途径(膳食)移动到内源途径(肝脏吸收和代谢),连接的载脂蛋白被修饰。

以下是脂蛋白的分类(图 9.3)。

肝前性代谢产物

乳糜颗粒和其残留物由主要的脂质和 A、B-48、C 和 E 类载脂蛋白组成。这些大颗粒是由与甘油三酯一起吸收的膳食胆固醇分子组成。

肝后性代谢产物

极低密度脂蛋白(VLDL)是肝脏初步代谢后产生的一过性的残留物,仅仅组成10%~15% **的胆固醇颗粒。**它们组成了内源性合成的三酰甘油。

中密度脂蛋白(IDL)组成胆固醇酯,胆固醇酯是膳食来源的肝后性残留物。只在某种病理情况下,IDL 的代谢产物才是瞬时性脂蛋白。

低密度脂蛋白(LDL)主要是由胆固醇酯组成,同时与载脂蛋白 B-100 结合。LDL 胆固醇占总胆固醇的 60%~70%。LDL 胆固醇水平的升高与 65 岁以上妇女心肌梗死的增加有关。名为 LDL(a′)的一种结构性亚型与心肌梗死有关。

高密度脂蛋白(HDL)是由胆固醇酯组成,与载脂蛋白 A- Ⅰ 和 A- Ⅱ 结合。这些颗粒占总胆固醇的 20%~30%,同时密度是最大的。

新陈代谢

胆固醇的代谢可以被分为两条路径:(i)膳食来源的外生途径,和(ii)内生途径或脂质**转运途径。**根据人群中代谢胆固醇的能力不同,患者分为正常者,弱应答者和强应答者(29)。弱应答者给予胆固醇负荷饮食,但对血清胆固醇检测不产生影响。相反地,强应答者无论摄入什么膳食,都会有高血清胆固醇水平。这些差异的解释是通过动物模型来描述的,而不是通过人类。

当吃完一顿饭后,胆固醇以膳食脂肪的形式转运。美国平均日常饮食包含大约 100g **甘油三酯和大约 1g 胆固醇。甘油三酯是存在于脂蛋白颗粒的核心,通过毛细血管内皮细**胞和乳糜微粒而清除。理论研究表明,根据肝脏识别和代谢载脂蛋白 E 的能力不同分为膳食胆固醇的弱应答者和强应答者。在动物模型中,有大量载脂蛋白 E 肝脏受体的群体可以轻松地代谢胆固醇而被标志为弱应答者。载脂蛋白 E 受体减少的群体不能轻松地代谢胆固醇,这可增加脂质颗粒的数量。这个群体被认为是强应答者。尽管可以降低膳食胆固醇,这些群体仍有高血清胆固醇水平。

膳食乳糜微粒代谢性分解后,载脂蛋白发生转变,同时开始胆固醇酯的肝脏代谢。目前认为脂质转运是通过外生途径。糖类可以合成脂肪酸,同时与甘油酯化形成甘油三酯。新合成的甘油三酯不是来源于膳食,位于 VLDL 的内核。这些颗粒相对较大,比载脂蛋白 B-100 多携带 5~10 倍的甘油三酯。**高甘油三酯血症是心血管疾病一个独立的危险因素。**高甘油三酯血症和心血管疾病之间的关系是众所周知的,但是不好确定。

VLDL 颗粒被转运至组织毛细血管,在那儿被分解为有用的产能物质——甘油一酯和脂肪酸。外周组织中代谢酶降解后,IDL 依旧存在,在肝脏内通过结合至 LDL 受体而分解或在外周组织被修饰。如上所述,肝脏识别受体与载脂蛋白 E 受体有关。LDL 胆固醇,或称为高危险胆固醇,发现存在于高循环水平中。尽管 LDL 在心血管疾病中的负性意义,但 LDL 是一种非常重要的细胞代谢产物和肾上腺皮质细胞、淋巴细胞和肾脏细胞的前体物质。肝脏利用 LDL 合成胆汁酸和游离胆固醇,然后分泌到胆汁中。在正常人,每日有 70%~80% 的 LDL 从血浆中清除,利用 LDL 受体途径从胆汁中分泌。最终的代谢途径是 HDL 胆固醇在肝外组织转化。HDL 胆固醇携带有血浆卵磷脂胆固醇脂酰转移酶

(LCAT)。LCAT 使 HDL 胆固醇重新合成脂质形成 VLDL 胆固醇,不断循环重复脂质级联反应。HDL 胆固醇是一种清除剂,可以将组织内沉积的胆固醇逆向转运。有明显的证据支持 HDL 胆固醇可以逆转血管动脉硬化性改变,因此有"有益胆固醇"的称号(27)。

高脂蛋白血症

检测胆固醇时,会报告各种不同的组分。血浆胆固醇或总胆固醇由胆固醇和未酯化的胆固醇组分组成。如果甘油三酯结合胆固醇一起分析,则可以推断哪一条代谢途径可能不正常。总胆固醇和甘油三酯都升高表示存在乳糜颗粒和 VLDL 合成问题。如果甘油三酯与胆固醇的比值大于 5∶1,则表示优势性的组分是乳糜微粒和 VLDL。如果甘油三酯与胆固醇的比值小于 5∶1,则表示 VLDL 和 LDL 存在问题。

高脂蛋白血症是通过建立一个正常人群水平,然后在第 10 百分位和第 90 百分位上设立不同的界限而定义的。女性的标准是第 80 百分位上胆固醇为 240mg/dl,第 50 百分位上为 200mg/dl(表 9.8)。低动物脂肪和高蔬菜及高纤维素的饮食有助于控制胆固醇水平(27~29)。根据升高的组分不同而分为血浆乳糜颗粒血浆水平升高,LDL 血浆水平升高,VLDL 血浆水平升高,IDL 及 VLDL 血浆水平升高。

表 9.8 基于总胆固醇、LDL、HDL 和甘油三酯水平的初步分类

初步分类		≥190mg/dl	非常高
总胆固醇		**HDL 胆固醇**	
<200mg/dl	血脂良好	<40mg/dl	低 HDL 胆固醇
200~239mg/dl	临界性高脂血症	≥60mg/dl	高 HDL 胆固醇
≥240mg/dl	高脂血症	**甘油三酯**	
LDL 胆固醇		<150mg/dl	正常
<100mg/dl	理性胆固醇水平	150~199mg/dl	临界性高脂血症
100~129mg/dl	接近理想水平	200~499mg/dl	高
130~159mg/dl	临界性高脂血症	>500mg/dl	非常高
160~189mg/dl	高		

LDL,低密度脂蛋白;HDL,高密度脂蛋白。

摘自:Expert Panel on Detection,Evaluation,and Treatment of High Blood Cholesterol in Adults. Executive summary of the third report of the National Cholesterol Education Program(NCEP).

Expert Panel on Detection,Evaluation,and Treatment of High Blood Cholesterol in Adults.JAMA 2001;285:2486-2497

分析

在胆固醇的检测中有多个变异因素(30,31)。人群内变异的主要来源包括饮食、肥胖、吸烟、酒精摄入和运动的作用。影响胆固醇监测的其他临床情况包括甲状腺功能低下,糖尿病,急性或近期发生的心肌梗死和近期体重变化。检测可以受血样抽取时患者空腹状态和体位,阻断静脉及阻断持续的时间,不同的抗凝剂和储存运输条件的影响。

影响检测结果的因素

个体差异已被描述。如果在某一日内采集多个标本,每周和每月的差异可以高达 6%。**一个月至少分别采集两次样本,为了获得一个准确的脂质水平,应该在同一个膳食水平下收集。**

- **在总胆固醇的检测中,年龄和性别可以引起差异。50 岁之前,女性的脂质水平比男性低,50 岁后,高于男性。外源性口服结合雌激素可能会影响这一发现。**
- **也存在季节性差异**,因为发现 12 月份或 1 月份的脂质样本比 6 月份或 7 月份检测

的样本大约高 2.5%。

- **饮食和肥胖的影响是非常确定的**。肥胖群体的体重减轻可以影响甘油三酯水平，甘油三酯可以下降 40%。节食可以使总胆固醇和 LDL 降低不到 10%；而 HDL 可以大约升高 10%。体重增加可以抵消先前体重减轻带来的任何好处。脂质检测的准确定有赖于患者体重的稳定性。

- **饮酒和吸烟是众所周知的胆固醇影响因素。长期适量的酒精摄入可以升高 HDL 和降低 LDL；甘油三酯有补充性的升高。酒精在适量摄入时（大约为一日 2 杯酒精性饮料［2 盎司纯酒精］）有保护性作用，但是摄入增多时这个保护性作用会被抵消**。HDL 中增高的是 HDL_3，HDL_3 在降低 LDL 的清除机制中很重要。吸烟有相反的作用，可以升高 LDL 和甘油三酯，降低 HDL。HDL_3 随着吸烟而降低。无论性别，吸烟数量的临界值是 15~20 支 / 日，吸烟数量的变化将会影响结局。可卡因对脂蛋白的检测有着混合性的影响，采集血样前 12 小时应当避免。

- **在心脏病所有危险因素的控制中，运动是一个重要的因素**。适度的运动在整体心血管健康中与控制高血压和戒烟一样重要。剧烈运动会降低血清甘油三酯和 LDL 浓度，升高 HDL 水平。正因为这些急性的血象改变，在抽血检测的 12 小时内应当避免剧烈运动。

- **某些疾病状态和药物会影响胆固醇的检测**。利尿剂和普萘洛尔会升高甘油三酯和降低 HDL。利尿剂可能会升高总胆固醇水平。糖尿病，尤其是控制不良时，可能与非常高水平的甘油三酯和 LDL，HDL 水平降低有关。这可以解释为什么糖尿病患者容易发生心血管疾病。糖尿病患者，在严格的控制下，脂蛋白谱有所改善。

- **妊娠头三个月内降低的总胆固醇和第二个及第三个三个月所有组分的持续性升高与妊娠有关** (32)。LDL 和甘油三酯是最受妊娠影响的脂蛋白。

- **甲状腺功能低下的患者总胆固醇和 LDL 的水平升高**。

检测

因为血甘油三酯的昼夜差异，血样本应该在清晨空腹 12 小时后采集。血样采集前不应大量饮水。阻断静脉 2 分钟以后，血清胆固醇水平可以升高 2%~5%。因此，如果需要多份血液样本，用于胆固醇检测的血液样本应该最先收集。检测使用的实验室是脂蛋白检测的整体标准化最重要的方面之一。咨询临床病理学家以明确实验室是否符合疾病控制与预防中心（CDC）关于胆固醇和脂蛋白检测的标准也许会有价值。

处理

当至少两次单独检测都证实有高脂血症时，通过详细地询问病史和用药史，检测血清肌酐水平和空腹血糖值及甲状腺和肝功能，来明确或排除继发性原因。继发性原因包括糖尿病、甲状腺功能低下、肝脏阻塞性疾病、慢性肾脏疾病和使用药物，比如孕激素、合成代谢类固醇和皮质类固醇。治疗性改善生活方式在所有患者都应及早进行，来降低他们患冠心病的风险。

1. 减少饱和脂肪酸（< 总热量的 7%）和胆固醇（<200mg/d）的摄入

2. 可选择地提高 LDL 下降水平的治疗方法，比如植物固醇(2g/d)和增加黏性(水溶性)纤维素（19~25g/d）

3. 减肥

4. 增加体育锻炼

图 9.4 是一种根据 LDL 水平来选择控制胆固醇方式的推荐使用方法。大部分书店

有大量的关于低胆固醇脂肪饮食的书籍,这使患者可以选择一种她最能遵循的饮食方案。**应当向所有患者强调运动和戒烟的作用。有心血管疾病家族史(有早发冠状动脉疾病和卒中病史)的患者应该在他们二十几岁的时候就开始接受检查和保守治疗。**3~6 个月后,如果 LDL 在无危险因素者仍然高于 160mg/dl 或有 2 个或 2 个以上危险因素者 LDL 高于 130mg/dl,则应开始药物治疗。任何患有冠心病或其等价疾病的妇女,比如糖尿病或其他动脉硬化疾病(外周动脉疾病,腹主动脉瘤和症状性颈动脉疾病),当 LDL 达 100mg/dl 或更高时,应当开始改善生活方式,当 LDL 达 130mg/dl 或更高时,开始药物治疗。任何患者,当 LDL 达 190mg/dl 或更高时,都应当考虑药物治疗(33)。胆汁酸结合树脂,考来烯胺(消胆胺)和降脂树脂 2 号,是主要的治疗方法。药物的不良反应,比如便秘、胃胀、恶心和胃灼热感及它们会干扰其他药物的吸收,限制了它们的使用。烟酸(500mg,3 次 / 日),比其他任何药物,在降低甘油三酯、LDL 和脂蛋白(a')和增加 HDL 上效果都明显。潮红、瘙痒、胃肠不适和罕见的肝中毒是烟酸的几个不良反应。小剂量开始治疗同时预先使用阿司匹林 325mg 或布洛芬 200mg 可以使面部潮红的发生降到最低。纤维酸衍生物,如氯贝丁酯和吉非罗齐,用于降低甘油三酯和升高 HDL,但是在某些患者可能升高 HDL。3-羟 -3- 甲基戊二酰辅酶 A(HMG-CoA)还原酶抑制剂(他汀类药物),包括阿托伐他汀、氟伐他汀、洛伐他汀、普伐他汀和辛伐他汀。这类药物阻断了 HMG-CoA 还原酶,HMG-CoA 还原酶催化胆固醇合成过程中限速步骤。多个临床试验表明,普伐他汀、辛伐他汀和洛伐他汀对心血管疾病有益。他汀类药物较其他种类的降脂药更易耐受,但报道的不良反应包括严重的肌痛,伴有肌酸磷酸激酶增高的肌无力和极少发生的导致肾衰竭的横纹肌溶解。

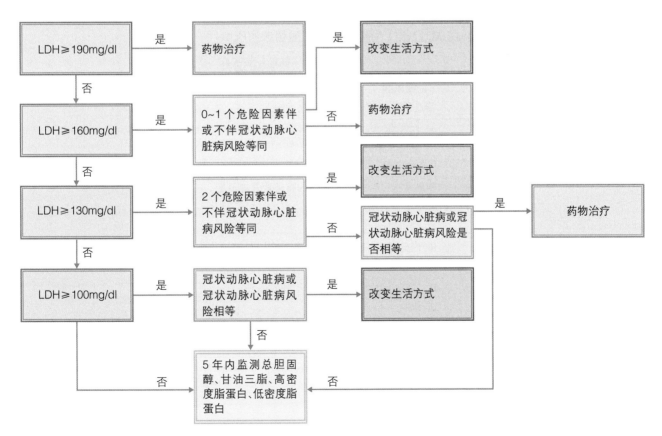

图 9.4　低密度脂蛋白治疗决策。LDL,低密度脂蛋白;HDL,高密度脂蛋白。冠状动脉心脏病风险相同:糖尿病或其他动脉粥样硬化疾病包括周围动脉疾病、腹主动脉瘤、颈动脉疾病综合征

糖尿病

糖尿病是一种已改变的糖类、蛋白质和脂质代谢的慢性失调,源于胰岛素分泌或功能的缺陷。该病是通过空腹血糖或口服葡萄糖耐量试验(OGTT)后升高的血浆葡萄糖水平而诊断。糖尿病的主要并发症基本上是血管性的和代谢性的。尽管总人口中患病率为6.29%,糖尿病的患病率在女性或某些人种中更高,15 年内增加了 3 倍(34)。**糖尿病的危险因素有:**

1. 年龄大于 45 岁
2. 肥胖
3. 糖尿病家族史
4. 人种
5. 高血压(血压 140/90mm Hg 或更高)
6. HDL 胆固醇≤35mg/dl 和(或)甘油三酯水平≥250mg/dl
7. 妊娠期糖尿病病史或产下体重超过 9 磅(1 磅 =0.454kg)的婴儿

糖尿病的主要并发症包括失明、肾脏疾病、肢体坏疽、心脏病和卒中。糖尿病是心血管疾病四个主要危险因素之一。

分类

1999 年 1 月,糖尿病诊断和分类专家委员会发布了一份报告,该报告修订了从 1979年开始使用的系统(35,36)。修订的目的是为专业术语和检查提供指南,这可以减少诊断上的混乱和改善患者的健康状况(表 9.9)。胰岛素依赖型糖尿病(IDDM)和非胰岛素依赖型糖尿病(NIDDM)已被 1 型糖尿病和 2 型糖尿病所取代。

表 9.9　糖尿病的分类

1. **1 型糖尿病**

   特点是胰岛破坏导致的胰岛素缺乏

   A. 原发性

   B. 免疫介导的

2. **2 型糖尿病**

   胰岛素抵抗合并一定程度的胰岛素分泌不足

3. **其他类型的糖尿病**

   A. 糖耐量减低(IGT)

   B. 内分泌病(库欣综合征,肢端肥大症,嗜铬细胞瘤,醛固酮增多症)

   C. 药物或化学品引起的

   D. 胰腺外分泌疾病(胰腺炎,肿瘤形成)

   E. 感染

   F. β 细胞功能和胰岛素作用的基因缺陷

   G. 妊娠期糖尿病

摘自:The Expert Committee on the Diagnosis and Classification of Diabetes Mellitus. Report of the Expert Committee on the Diagnosis and Classification of Diabetes Mellitus. Diabetes Care 2000;23:S4-S42

1 型糖尿病

1 型糖尿病主要的代谢紊乱是胰岛 β 细胞破坏导致的胰岛素缺乏。胰岛对糖代谢和细胞呼吸作用来说是必需的。当缺乏胰岛素时,酮症就会发生。1 型糖尿病的病因目前未知。有资料显示,与病毒感染或环境中毒性物质导致的自身免疫有关。过去 10 年的研究显示,许多自身免疫性疾病与人类白细胞抗原(HLA)相互关联。

胰岛素敏感的组织(肌肉、肝脏和脂肪)在缺乏胰岛素的情况下,不能有效地代谢糖类。在未能控制的 1 型糖尿病,过多的反调节激素(皮质醇、儿茶酚胺和胰高血糖素)会导致进一步的代谢障碍。缺乏适量胰岛素的情况下,发现肌肉(蛋白水解产生氨基酸)、脂肪(脂肪分解产生脂肪酸)和糖原(糖原分解产生葡萄糖)的分解产物持续性增加。肝脏内糖异生和生酮作用。来源于肝脏糖异生和生酮作用的非糖类前体造成的葡萄糖生成的增加。没有及时救治,严重的代谢性失代偿(如糖尿病酮症酸中毒)可能导致死亡。

2 型糖尿病

2 型糖尿病是另外一种形式的糖尿病,经常发生于年龄较大(>40 岁)的群体并且比 1 型糖尿病更有家族性倾向。这种类型的糖尿病占糖尿病总人数的 90%~95%。可疑人群中,高危因素的存在严重影响 2 型糖尿病的进展。

2 型糖尿病的高危因素包括种族、肥胖和糖尿病家族史,缺乏锻炼的生活方式,葡萄糖耐量减低,上半身脂肪过多,妊娠期糖尿病病史和高胰岛素血症。

相比于 1 型糖尿病中发生的胰岛素缺乏,在 2 型糖尿病中是胰岛素抵抗导致胰岛素代谢改变。这种情况的特点是靶组织中葡萄糖摄取异常。代偿性胰岛素分泌增加导致循环胰岛素水平高于正常(36)。85% 受影响的患者有肥胖。2 型糖尿病的病因未明,但怀疑存在胰岛素分泌和作用的缺陷。

许多诊断为 2 型糖尿病的患者最终耗尽内生的胰源性胰岛素,需要注射胰岛素。但严重的应激下,比如感染或外科手术,他们可能发展为糖尿病酮症酸中毒或高血糖高渗性非酮症状态。

诊断

在非妊娠妇女中有三种方法诊断糖尿病:

1. 分别两次单一空腹血糖高于或等于 126mg/dl(1mmol/L=18mg/dl)。

2. 有典型糖尿病体征和症状(多饮、多尿、多食和体重减轻)的个体一次随机血糖等于或高于 200mg/dl。

3. 75g 葡萄糖负荷后 2 小时的 OGTT 值高于或等于 200mg/dl(空腹标本,60 分钟样本和 120 分钟样本)。如果上面两个标准存在,就不应进行 2 小时的 OGTT。

糖耐量减低(IGT)的诊断标准是空腹血糖大于或等于 100mg/dl 但小于 126mg/dl(36)。

2 小时的 OGTT 需在以下条件下进行:

1. 早上检测前空腹 10 小时。

2. 整个过程中患者应当取坐位。

3. 检测的间隔内禁止吸烟。

4. 不应饮用含咖啡因的饮料。

5. 检测前 3 日应当摄入大于 150g 的糖类。

6. 检测前不应该服用任何药物。

7. 患者不应卧床不起或处于应激状态。

应当考虑进行糖尿病检测的患者是:

- 45 岁或 45 岁以上的人群(每 3 年间隔重复一次)

- 有糖尿病典型体征和症状的人群(比如多饮、多尿、多食和体重减轻)

- 有高危因素的人种(太平洋岛民、印第安人、非洲裔美国人、西班牙裔美国人和亚裔美国人)

- 肥胖（体重指数 > 27kg/m²）
- 一级亲属有糖尿病的家族史
- 患有妊娠期糖尿病或曾经产下体重大于 9 磅（1 磅 =0.454kg）的婴儿的妇女
- 高血压患者（血压 > 140/90mm Hg）
- HDL 胆固醇水平≤35mg/dl 或甘油三酯水平≥250mg/dl
- 过去存在糖耐量减低

血糖控制的评估

　　唯一可以接受的评估血糖控制程度的方法是通过直接酶学分析确定血糖值，而不是检测没有相互关联的尿液。有记忆存储功能的血糖仪使家庭血糖检测更加可靠。表 9.10 是医师治疗指南，表 9.11 是患者指南。在一个 10 中心的研究中，在国立卫生研究院的支持下，糖尿病控制和并发症试验（DCCT）显示与接受标准治疗的患者相比，接受强化治疗（通过团队方式完成）的 1 型糖尿病关于神经病、视网膜病和肾脏病的并发症有明显降低。

表 9.10　关于糖尿病治疗的医师指南

- 糖尿病诊断及分型
- 口服糖耐量实验由于高花费、所需时间长、可重复性有限不常规进行临床检测
- 初始糖尿病教育课程包括血糖控制与血糖调节；症状、体征、合并症；如何应对感冒
- ADA（美国糖尿病协会）饮食包括合理的卡路里、水、钠摄入
- 关注心脏风险、肾功能（血肌酐、尿微量白蛋白）观念
- 证实是否存在神经系统病变，咨询神经科医生
- 证实眼底损伤的程度（按需咨询眼科医生）
- 每年至少检查足部和脚趾，咨询专科医生
- 每日检测指尖血糖
- 每 2~3 个月监测糖化血红蛋白
- 健康评估应包括：完整病史、专科检查、实验室检查：全血细胞分析、血生化、尿常规、甲状腺功能、尿微量白蛋白、心电图（≥40 岁，每年复查）
- 若患者患糖尿病时间 <10 年，且快速血糖水平稳定，无严重肝肾损伤，未妊娠，对药物不过敏考虑使用口服降糖药物磺脲类
- 若口服降糖药物血糖稳定每 3 个月复查糖化血红蛋白，每年至少复查 2 次
- 若糖化血红蛋白 <7% 或者餐后血糖 <200mg/dl，可不用口服降糖药物，每 3 个月随访
- 持续快速血糖测定 >200mg/dl 或糖化血红蛋白 >10%，考虑使用胰岛素控制血糖，并且咨询内科医生
- 每年秋天接种流感疫苗、每 6 年接种肺炎球菌疫苗

　　ADA，美国糖尿病学会；HgA$_{1c}$，血红蛋白 A$_{1C}$；CBC，全血细胞计数；ECG，心电图

　　摘自：The Expert Committee on the Diagnosis and Classification of Diabetes Mellitus. Report of the Expert Committee on the Diagnosis and Classification of Diabetes Mellitus. Diabetes Care 2000；23：S4-S42.

表 9.11　2 型糖尿病治疗的患者指南

- 一日三餐开始遵循 ADA 减量饮食（50%CHO，30% 脂肪，20% 蛋白质，高纤维素）
- 保持理想体重或肥胖患者 3 个月内减轻 5%~15% 的体重
- 改善高危因素（吸烟，运动，脂肪摄入）
- 连续 2 个月每日通过指端血检测空腹血糖

　　ADA，美国糖尿病学会；HgA1c，血红蛋白 A1C；CBC，全血细胞计数；ECG，心电图

　　摘自：The Expert Committee on the Diagnosis and Classification of Diabetes Mellitus. Report of the Expert Committee on the Diagnosis and Classification of Diabetes Mellitus. Diabetes Care 2000；23：S4-S42

治疗

2 型糖尿病通过改善生活方式结合药物的方法治疗。

生活方式

饮食治疗是糖尿病治疗中最重要的因素,而且通常是最难达到控制的。**使用三个主要的策略:减肥、低脂饮食(来自脂肪的热量 ≤ 30%)和体育锻炼。**肥胖的患者应当减肥以到达理想体重。体重减轻代谢上的好处是改善血脂、胰岛素敏感性增加和胰岛素抵抗减少带来的血糖控制的改善。体重减轻的越多,脂质紊乱改善的越明显。体育锻炼促进体重减轻,提高胰岛素敏感性及心血管和微血管疾病的高危人群的脂质紊乱(37)。

口服降血糖药物

许多 2 型糖尿病患者推荐使用口服降血糖药物。最早使用的口服降血糖药物是第一代和第二代磺脲类药物。对 2 型糖尿病的患者有不同效果的其他类别的药物,比如双胍类、噻唑烷二酮类、α- 葡萄糖苷酶抑制药和胰岛素促分泌剂被引入治疗。磺脲类药物的作用方式是两个不同的机制:(i) 增加来源于胰脏的胰岛素的分泌,(ii) 难以理解的胰脏以外的影响。内源性胰岛素分泌(通过 C 肽检测)对口服降血糖药物起效是必需的。如果在适当的糖尿病饮食的基础上,空腹血糖大于 250mg/dl,说明药物几乎没有作用。经常性评估来监测控制效果(每 3~4 个月)是很重要的。如果血糖水平通过口服降血糖药物(如磺脲类药物)或其他药物(如二甲双胍,一种双胍类药物)不能控制,应当开始胰岛素治疗,同时因为并发症发生率升高,可以考虑转诊。

甲状腺疾病

甲状腺疾病在女性和一些家庭中更加普遍,尽管遗传的确切发病率还不清楚(38,39)。在老年人群中,发病率可能高达 5%(40)。比如由于妊娠和外源性激素一类的激素改变的状态,甲状腺疾病的实验室诊断很困难。甲状腺激素通过结合到核受体引起基因表达的改变从而作用于靶组织。甲状腺素(T_4)在甲状腺外转化为三碘甲状腺原氨酸(T_3)是发生于靶组织内。T_3 比 T_4 能以更高的结合力结合至核受体,这使 T_3 更有生物学活性。垂体促甲状腺激素(TSH)和下丘脑促甲状腺素释放激素(TRH)通过正常的反馈机制调节激素的分泌和甲状腺的生长。促甲状腺免疫球蛋白(TSI),一度被认为是一种长效甲状腺刺激物(LATS),结合至 TSH 受体,导致甲状腺功能亢进(Graves 病)。

大于 99% 的循环中的 T_4 和 T_3 与血浆蛋白结合,绝大多数是甲状腺素结合球蛋白(TBG),剩下 1% 的甲状腺素是游离形式的。无论生理性或药物性改变,游离水平的甲状腺激素保持恒定。不管血清总蛋白的水平,活性甲状腺激素保持稳定。在健康女性,从青春期至绝经期,游离甲状腺激素的浓度不会改变。过多的外源性或内源性雌激素通过减少肝脏的清除作用而升高 TBG 的血浆浓度。雄激素(尤其是睾丸素)和皮质类固醇通过增加肝脏 TBG 清除作用而具有相反的作用。

甲状腺功能测定在接受外源性雌激素的妇女可能造成误导,因为结合特性的改变。在甲状腺功能正常的人群中,甲状腺激素浓度的升高来源于三种机制:(i) 白蛋白和雌激素改变造成的蛋白结合升高;(ii) 外周 T_4 转变为 T_3 的减少;(iii) 罕见的先天性的甲状腺激素抵抗。绝经后激素治疗和妊娠改变了实验室检查结果和对激素功能研究的解释变得复杂。大多数实验室通过报告游离 T_4 水平而校正,游离 T_4 水平因为生理性改变而数值上有所纠正。如果出现问题,应当咨询临床病理学家。

甲状腺功能减退症

明显的甲状腺功能减退症发生于 2% 的女性,并且至少还有 5% 是亚临床甲状腺功能减退症。这是另一种不均衡地影响女性的疾病,女性是男性的 5~8 倍。在老年人中尤其如此,老年人中许多体征和症状都不明显。甲状腺功能减退症的主要原因是自身免疫性甲状腺炎(桥本甲状腺炎)。在许多病例中发现有家族性因素,但是明确的基因或环境性触发因素还未发现。自身免疫性甲状腺炎的发生率随着年龄而增长,影响高达 15% 的 65 岁以上女性。**许多人患有亚临床甲状腺功能减退症,特点是 TSH 浓度升高而血清游离 T_4 水平正常**。治疗是否可以改善患有亚临床甲状腺功能减退症但是健康的患者的生活质量,现在仍不确定(41,42)。在一些国家,慢性自身免疫性甲状腺炎(桥本甲状腺炎)是非缺碘性甲状腺功能减退症更常见的原因。在这个过程中,同时存在细胞和抗体介导的甲状腺的破坏,可以导致甲状腺肿或甲状腺萎缩。自身免疫性甲状腺炎可能与其他的内分泌疾病(比如 1 型糖尿病,原发性卵巢衰竭,肾上腺功能不全和甲状旁腺功能减退)或非内分泌疾病(比如白癜风和恶性贫血)有关(43)。当存在自身免疫性疾病,应该高度怀疑是否并发甲状腺疾病。产后甲状腺炎是甲状腺功能亢进状态后接着发生的可以持续数月的甲状腺功能低下状态。外科切除或放射性碘治疗甲状腺功能亢进症(Graves 病)或甲状腺癌是甲状腺功能低下症的医源性因素。

45 年前,射线常用于治疗粉刺和其他皮肤疾病,接受这种治疗的患者患甲状腺癌的风险增加,需要密切的检测。尽管全世界范围内,缺碘性甲状腺肿是甲状腺功能减退症最常见的原因,但在通过食盐或其他膳食途径补充碘的北美,这种病不常见。甲状腺功能减退症极少继发于垂体或下丘脑疾病导致的 TSH 和 TRH 缺乏,但是在神经外科手术后出现症状,这种情况必须要考虑。

临床特征

甲状腺功能减退症的表现包括一系列广泛的体征和症状:疲劳,嗜睡,寒冷耐受不良,梦魇,皮肤干燥,脱发,便秘,眶周胡萝卜素沉着(使皮肤变黄),腕管综合征,体重增加(通常少于 5~10kg),抑郁,应激,高脂血症和记忆力减退。**月经紊乱很常见,无论是月经过多还是闭经。无排卵可能导致不育,但是外源性甲状腺激素对甲状腺功能正常的无排卵妇女无效。**高脂血症可能是甲状腺功能减退症的首发表现,尤其是存在高甘油三酯。不鼓励经验性使用甲状腺提取物。

甲状腺功能减退症不是经前综合征(PMS)的原因,但是 PMS 的加重可能是甲状腺功能减退症一个敏锐的表现(44)。甲状腺功能减退症可能导致或早熟或青春期延迟。高催乳素血症和乳溢是甲状腺功能减退症不常见的表现;但仍需要考虑评估甲状腺功能。为了区分原发性甲状腺功能减退症和催乳素瘤,有闭经,溢乳和高催乳素血症的女性中应该评估 TSH 的水平。

诊断

女性中筛查甲状腺疾病的建议从 35 岁开始每 5 年一次(美国甲状腺协会),到 50 岁(美国医师协会),到老年女性中周期性检查(美国家庭医师学会和美国临床内分泌学家协会),到证据不足以推荐或反对筛查(美国预防服务专责小组)都有(45-49)。

可疑的甲状腺功能减退症一般需要实验室检查明确诊断。原发性甲状腺功能减退症的特点是血清 TSH 的升高伴随着低水平的血清游离 T_4。自身免疫性甲状腺炎可以通过血清抗甲状腺过氧化物酶(正规被称为抗微粒体的)抗体而确诊。升高的 TSH 伴随正常的游离 T_4 水平表明为亚临床甲状腺功能减退症。中枢性甲状腺功能减退症,尽管罕见,可以通过低或低正常血清游离 T_4 水平伴有低或不当的正常血清 TSH 浓度而区分。

治疗

合成的甲状腺素 (T_4) 是治疗甲状腺功能减退症的首选，同时可作为通用的左旋甲状腺素。 对于亚临床甲状腺功能减退症的患者中甲状腺素替代治疗的价值，现在仍有争论。这种替代疗法不能使提高生存率，降低心血管疾病的患病率或提高生活质量(44)。作用的机制是外周组织中 T_4 转变为 T_3。左旋甲状腺素应当空腹服用。当与氢氧化铝（常用的抗酸药）、消胆胺、硫酸亚铁或脂餐一起服用时，左旋甲状腺素吸收较差。T_4 通常的需要量与体重相关（大约 $1.6\,\mu g/kg$），但是在老年人中应减量。正常的每日剂量是 0.1~0.5mg，但是应当根据情况调整以保持 TSH 在正常范围内。在 6 周内药物剂量或品牌变化时应检查 TSH 水平。

在 20 世纪 80 年代早期，许多临床医师曾认为轻微升高的血清 T_4 水平可以增强 T_4 转化为 T_3。后来的数据证明即便是 T_4 轻微增加都与皮质骨损失和心房颤动有关，尤其在老年妇女中(44)。低起始 T_4 剂量(0.025mg/d)应该在老年人或已知或怀疑患有冠状动脉疾病的患者中尽早使用。迅速替代可能会加重心绞痛，在某些情况下导致心肌梗死。

甲状腺功能亢进症

2% 的女性在其一生中会受到甲状腺功能亢进症的影响，最常发生于生育年龄，女性是男性的 5 倍。 Graves 病是最常见的甲状腺功能亢进症，与导致和本病有关的眼球突出的眶周炎症和一种特有的皮肤病变，胫前黏液性水肿联系在一起。它是一种 TSH 受体抗体导致的自身免疫性疾病，TSH 受体抗体可以刺激甲状腺生长和激素的合成。在遗传易感性的女性中，Graves 病的病因尚未明确。自主功能性良性甲状腺肿瘤是甲状腺功能亢进少见的原因，同时与毒性腺瘤和毒性多结节性甲状腺肿有关。一过性甲状腺毒症可能是未受调节的甲状腺激素释放造成的产后（无痛性，静止的或淋巴细胞性的）甲状腺炎或亚急性期（痛性）甲状腺炎。其他罕见的甲状腺过度活动的原因包括分泌人绒毛促性腺激素的绒毛膜癌，分泌 TSH 的垂体腺瘤和卵巢甲状腺肿。人为摄取或医源性用药过量在饮食障碍的患者中应当考虑。

临床表现

甲状腺毒症的临床表现包括疲乏，腹泻，热耐受不良，心悸，呼吸困难，神经过敏和体重减轻。 在年轻患者中，可能存在食欲增加导致的反常性体重增加。甲状腺毒症在孕妇中可能导致呕吐，这可能会与妊娠剧吐混淆(50)。心动过速，睑后退，颤抖，近端肌肉无力和皮肤温暖潮湿是典型的体检发现。最引人注意的体格变化是关于眼睛的，包括睑退缩、眶周水肿和眼球突出。这些眼征在不足 1/3 的女性中出现。在老年男性中，症状可能更加轻微，出现不能解释的体重减轻，心房颤动或新发心绞痛。月经异常的跨度从规律月经变为月经量减少，到无排卵性月经和与之相关的不孕。患有 Graves 病的年轻女性中，甲状腺肿很常见，但是在老年妇女中可能不存在。毒性结节性甲状腺肿与非均质的甲状腺扩大有关，而在亚急性甲状腺炎，甲状腺有压痛，质硬和扩大的。

诊断

大多数甲状腺毒症的患者总的和游离 T_4 和 T_3 浓度的增高（通过放射免疫测定）。 在甲状腺毒症中，血清 TSH 浓度实际上不能测定，即使使用非常敏感的含量测定方法（敏感性达到 0.1U）。敏感的血清 TSH 检测可能对诊断甲状腺功能亢进症有所帮助。放射性碘摄取率扫描在确定的甲状腺功能亢进症的鉴别诊断中有用处。放射性碘均匀地吸收提示是 Graves 病,而不均匀的示踪摄取提示是毒性结节性甲状腺肿的诊断。甲状腺炎和药物所致的甲状腺毒素减少了腺体内放射性核素的浓度。

治疗

　　最初的治疗使用抗甲状腺药物,丙硫氧嘧啶(PTU 50~300mg 每 6~8 个小时)或甲巯咪唑(10~30mg/d)。当达到代谢性控制时,通过放射性碘来破坏甲状腺以达到根治性治疗,这会导致永久性甲状腺功能减退。这两个抗甲状腺药物阻断了激素的生物合成,同时可能对腺体有额外的免疫抑制剂的作用。口服药物起初的不同是丙硫氧嘧啶部分性阻断了甲状腺外 T_4 向 T_3 的转变,而甲巯咪唑不是这样起效的。甲巯咪唑的半衰期更长,可以一日一次,这可以增加患者的依从性。典型地,3~10 周内甲状腺功能重新恢复正常。除非接受全甲状腺切除术,通过放射性碘或外科切除手术,否则口服抗甲状腺药物治疗要持续6~24 个月。因为外科手术的侵入性和可能导致甲状旁腺误切而使患者终身需要钙剂治疗,所以外科治疗并不多见。

　　口服抗甲状腺药物的复发率在患者一生中是 50%。正因为高复发率,当单独使用药物治疗时,终身随访是很重要的。两种药都有少见的(5%)轻微的不良反应,包括发热、皮疹或关节痛。小于 1% 的患者会发生严重的不良反应(如肝炎、血管炎和粒细胞缺乏症)。由于粒细胞缺乏通过周期性的全血细胞计数检查是无法预测的,因此咽喉痛或发热的患者应该停止服药,并立即打电话给她们的医师。

　　^{131}I 治疗在 90% 的患者可以永久性治愈甲状腺功能亢进症。放射性碘治疗的主要缺点是高发生率的切除后甲状腺功能不全,至少 50% 的患者治疗后立即发生,其他的病例以每年 2%~3% 的速度发展。考虑到甲状腺功能不全症发生的可能,患者应当接受终身甲状腺替代治疗。β 受体拮抗剂,如普萘洛尔或阿替洛尔,对控制拟交感神经的症状,如心动过速,是有效的辅助疗法(51)。β 受体拮抗剂的另外一个益处是阻断外周 T_4 向 T_3 的转化。在少见的甲状腺危象中,应当立即使用丙硫氧嘧啶、β 受体拮抗剂、糖皮质激素和大剂量的碘剂(静脉内注射碘化钠),同时转诊到重症监护室是适当的。

甲状腺结节和肿瘤

　　甲状腺结节很普遍,高达 5% 的患者体格检查中可以发现甲状腺结节。在大约 50% 的 60 岁老年人中,结节可以在超声下发现。绝大多数的结节在发现的时候是无症状的和良性的;然而,恶性肿瘤和甲状腺功能亢进必须被排除(52)。超声引导下细针穿刺在以下因素存在时推荐使用:头部、颈部或胸部曾经受到射线辐射;甲状腺癌症的家族史;超声检查提示是恶性肿瘤;或结节直径大于 1.5cm(53)。

　　甲状腺功能检查应该在细针穿刺前进行,如果结果异常,应该治疗潜在的疾病。因为大多数结节在扫描下表现为"冷结节",所以进行组织取材而不是扫描是更划算的。针吸活组织检查可以在 95% 的病例中确诊,剩下的 5% 未能确诊的患者需要切除活检。只有20% 的"不明确的吸出物"通过切除活检发现是恶性的(54)。活检中确诊为恶性的病变应当行摘除手术,而良性结节应该每 6~12 个月检查一次。不推荐对良性结节行甲状腺素抑制性治疗(53)。

　　乳头状甲状腺癌是最常见的甲状腺恶性肿瘤,占甲状腺癌症的 75%。由于不清楚的原因,在过去的 30 年里,乳头状甲状腺癌的发生率几乎升高了 3 倍,从 2.7/100 000 人至7.7/100 000 人(55)。可能是因为更小的结节被诊断出来。大多数癌症都是在常规检查中偶然发现的。危险因素包括童年时曾暴露于射线下和家族史。体征包括颈部肿物的迅速生长,新出现的声嘶或声带麻痹。在肿物迅速增长,混合型结节,新出现的声嘶或出现淋巴结病的背景下,确保已经完成细针穿刺很重要。甲状腺切除术结合放射性碘和使用甲状腺素抑制 TSH 分泌是基础的治疗方法。年龄 <50 岁的患者,如果原发性肿瘤 <4cm,即使有颈部淋巴结的转移,通常也可以治愈。在老年人中,未分化型肿瘤预后较差,无论治疗与否,都进展迅速。

滤泡状甲状腺癌是第二常见的甲状腺癌,占病例的 10%。滤泡状甲状腺癌好发于老年人,高峰年龄是 40~60 岁。女性中的发病率是男性的 3 倍。这种类型的癌肿倾向有血管侵犯,常伴有远处转移。滤泡性甲状腺癌的预后不如乳头状甲状腺癌乐观,尽管女性的预后好于男性。

肠易激综合征

肠易激综合征(IBS)是一种常见的疾病,影响 10%~15% 的人群,女性有 2 倍的可能诊断患有这种疾病(56)。考虑到该病原发性症状是典型地有慢性痉挛性腹部疼痛,IBS 经常作为慢性盆腔疼痛的鉴别诊断。应激和某些食物经常会引起疼痛,排便常可以某种程度上缓解疼痛。其他胃肠道症状包括腹泻和便秘,胃食管反流疾病,恶心,腹胀和胃肠胀气。当存在一系列其他症状时,包括痛经,精神性性交困难,纤维肌痛,尿频和尿急的泌尿系统症状,甚至性功能障碍,诊断变得更加困难。这些症状使诊断变得困难,同时导致一个共识——于 1992 年创立,2005 年修订的罗马标准(57)。由此而来的 Rome Ⅲ 标准是:再发性腹痛或不适每月至少持续 3 日,持续 3 个月,伴有以下特点中至少两项:

- 症状在排便后改善
- 症状发生伴随大便次数的改变
- 症状发生伴随粪便性状的改变

IBS 是一个排除性诊断,首先考虑的应是导致主要症状的其他疾病。如果有腹泻,应该考虑乳糖不耐受综合征,感染性原因,吸收不良或乳糜泻。除非已经证明是 IBS,否则出现体重减轻,直肠出血,贫血或症状夜间发生或呈进展性时,常提示由其他的疾病造成。

基本的检查应当包括全血细胞计数及生化检查。对于腹泻的评估,如果是主要症状,当怀疑是感染性因素应该进行大便培养,或怀疑是分泌渗透性腹泻,应收集 24 小时的粪便。可屈性乙状结肠镜检查不常规进行,除非需要排除炎性疾病或在 Lynch 综合征家族中排除恶性肿瘤。开展饮食回顾,以排除乳糖不耐受或麸质过敏。

治疗　　**全面治疗 IBS 极为困难。通常,第一步是安慰患者,告知 IBS 是一种功能性疾病,与癌症或恶性肿瘤无关,假设这些已经通过病史和体格检查排除。**许多人有某些潜在的担忧,担心需要做诊断性试验或一些检查被错过了。不断地安慰是治疗的一个重要方面。患者需要积极参与她的治疗和了解 IBS 是慢性疾病。持续数周的每日症状记录可以显示不同食物和应激源之间的联系,这些食物需要避免摄入。一些人可以在生活中将各种的应激源和症状联系起来,而其他人找不到明确的原因。**通常的诱因有应激、焦虑、药物(抗生素,抗酸药)、月经周期、虐待关系、某些食物(乳糖,山梨醇)和旅行。应当劝告患者进行膳食干预,包括提高膳食纤维、减少总的脂肪摄入和避免诱发症状的食物。**大便干结的人群建议使用大便软化剂,大量的助便剂可能对便秘人群有所帮助。不鼓励过量使用泻药。应该讨论好的肠道排便习惯。排便习惯不好的患者应该每日空出一段安静的时间来尝试排便。许多人形成了忽略便意的习惯,进一步导致下消化道疾病。

止泻药,尤其是洛哌丁胺或苯乙哌啶,通常在病变轻微的患者中有效。目标是减少肠道运动和帮助减轻直肠急迫。胆碱能拮抗剂,包括莨菪碱和盐酸双环胺,通常很有帮助。阿片粉,作为一种止泻药,与解痉药(颠茄碱)合用,是难治性疾病的另一种选择。抗副交感神经药以抗胆碱能药物作为基础成分,因为有口干、视觉障碍和便秘的不良反应,依从性是一个问题。这种药物可以突然诱发中毒性巨结肠,中毒性巨结肠可能导致严重的结肠炎。中毒性巨结肠是一种医学上潜在的外科急症,在某些情况下需要结肠切除术。**虽然这些患者极难处理,使用对症性药物治疗、安慰和患者的自知力可能有所帮助。**某些 IBS 患者的生活质量是极差的,需要密切的辅导。以一种复杂的初级保健的方式治疗他们可能有困难。合并有精神疾病的患者,比如抑郁,常常可以在整体的治疗中从心理咨询和潜在疾病的药物治疗中受益。

患有慢性肠易激综合征的患者应当咨询胃肠病专家。怀疑存在器质性疾病伴有全身性改变时,包括体重减轻和血性腹泻,应当考虑转诊。

研究表明,IBS 症状和与环境中应激因素相关的中枢神经系统神经递质失衡之间存在关系(58,59)。血清素(5-羟色胺或 5-HT)在肠道疾病的发展中很重要。只有 5% 的 5-HT 存在于中枢神经系统,而 95% 存在于胃肠道中。与胃肠道疾病有关的其他神经递质包括降钙素,神经降压肽,P 物质,一氧化氮,血管活性肠肽和乙酰胆碱。这些神经递质在肠道内和中枢神经系统内起作用。

对与肠道血清素受体(5-HT$_3$ 和 5-HT$_4$)相互作用的多种混合物进行过研究。5-HT$_3$ 拮抗剂——阿洛司琼,被用于治疗腹泻患者。包括腹泻和便秘交替在内的其他症状的患者及原发性便秘的患者接受了这种药物治疗后,大约 1/3 的患者发生了严重的便秘。有服用这种药物后出现缺血性结肠炎的报道。尽管这种药物在一段时间内被取消使用,但美国食品与药物管理局(FDA)允许它重新使用。替加色罗是一种 5-HT$_4$ 受体(血清素受体)阻断剂,被批准在便秘患者内短期使用。它具有胃肠道刺激性作用,通过结肠内传递作用而发生,是其主要的作用机制。许多 5-HT 药物有待进一步发展,在未来 2~5 年内可能投入使用。

胃食管反流性疾病

胃食管反流性疾病(GERD)是在多种形式的消化不良和胃灼热感中一个经常使用的标签。美国胃肠病学会定义其为胃内容物异常反流至食管造成的症状或黏膜损伤(60)。"异常"这个词语是关键,因为一些反流是生理性的,通常发生于餐后并且通常没有症状。考虑到定义的不同,它的患病率难以确定,但明确的是 GERD 在西方国家更加普遍。

GERD 的症状包括通常餐后发生的胃灼热(胸骨后的烧灼感),胃内容物反流到嘴中,食管炎症导致的吞咽困难和可能与心绞痛混淆的胸痛。**进行性吞咽困难提示 Barrett 化生或腺癌,需要内镜下鉴定(61)。**

GERD 的治疗是多方面的,有生活方式的改善和使用抗酸药和非处方 H$_2$ 受体阻断剂或质子泵抑制剂(PPI)。**生活方式的改善包括戒烟、避免晚上进食过晚、避免进食后仰卧、减轻体重、避免穿紧身衣服和限制饮酒。**改变饮食习惯帮助很大,但不应过于严格,这将会导致不依从情况的发生。需要尝试减到最低的关键食物有油腻的食物,巧克力,薄荷和过多的酒精。患者可以监控自己的症状来确定最不适合的食物。

降低胃酸分泌的药物是最好的,包括 H$_2$ 阻断剂或质子泵抑制剂。它们不能阻止反流但是可以减少反流时胃酸造成的损害。药物的剂量需要根据症状的严重程度来决定。H$_2$ 阻断剂通常对急性疼痛作用显著,但在不伴胃灼热感消退的慢性病例中进行安慰剂对照研究,常用的 6 周疗程后,PPI 组患者效果更好。在停药后症状迅速复发(不足 2~3 个月中)的患者中推荐使用维持治疗。否则断续的治疗不可能治愈患者。**幽门螺旋杆菌感染和 GERD 之间的联系目前知之甚少,但似乎通过增加的胃酸分泌而介导发生。**抗幽门螺旋杆菌治疗开始时可以加重 GERD,并且不能改善症状(62)。应该在检查和治疗幽门螺旋杆菌之前,和患者探讨这个治疗的好处和风险。妊娠期治疗 GERD 的方法与非妊娠期相似。

腕管综合征

腕管综合征(CTS)是腕管处正中神经受压导致的一组症状。包括感觉错乱、疼痛和无力。症状通常在夜间加重,并且可能使患者从睡眠中醒来。因为女性的手腕细小,工作中反复性运动损伤(打字,打电话和阅读)和妊娠导致的水肿增加,故目前认为女性更有可能患有 CTS。疼痛和感觉错乱可以定位在手腕、手部或前臂。无力可能使患者在开罐子、端盘子、转门把手或握玻璃杯上有困难。

一份详细的病史非常具有诊断性,但使用一些简单的试验有助于确诊(63)。最常用的是**腕掌屈试验**,患者尽可能地接近 90° 将手掌向手腕侧弯曲。然后随着双手手背相互接触及手臂与地面平行,患者双手相互下压大约 1 分钟。这可以重现正中神经受压的症状,Tinel 试验是在正中神经走行的腕管顶部叩诊。阳性的结果是叩诊时重新出现疼痛感和感觉异常。其他检查,比如神经传导检查,应该留给保守治疗无效或有明显的肌肉无力症状的患者。

治疗包括生活方式的改善以减少反复性运动损伤或长时间明显的腕部弯曲。**腕管撑在维持腕部适宜的运动范围上非常有帮助,打开了腕部通道,降低了对正中神经的压迫。只有当这些对策都不起效时才考虑外科手术治疗。**

二尖瓣脱垂综合征,自主神经功能异常和体位直立性心动过速综合征

术语二尖瓣脱垂综合征(MVPS),自主神经功能异常和体位直立性心动过速综合征(POTS)都称为一个综合征,在这个综合征中,患者有心悸,低血压,晕厥,呼吸困难,惊恐发作 / 焦虑障碍,麻痹,过度灵活的关节,漏斗胸和胃排空障碍的问题。起初,有这些症状的患者(典型地,女性有五倍的可能性会发生)曾被认为是躯体化的焦虑障碍。现在普遍接受的观点是这是一个与自主神经系统有关的综合征(64)。通常最早发生于青春期的早期,伴随症状的逐渐加重。患者非常苗条,并且当疾病进展时,可以在几个月时间内体重减少至低体重指数。体重减轻是继发性闭经的可能原因,促使这些女性就诊于妇科医师。这些症状不能通过二尖瓣脱垂的程度来解释,所以许多人感觉 MVPS 对于这个复杂综合征的高危人群来说是一个标志。绝大多数关于 POTS 或 MVPS 提出的机制认为,增强的交感神经活动是共同作用通路。本病表现为一个遗传因素,超过 10% 的本病患者的家庭成员中有直立耐受不能(65,66)。

倾斜台试验常是诊断的关键。治疗针对症状,通过鼓励患者摄取水分和盐分来维持血管内容量(67)。通过有氧运动保持身体健康可以增加肌肉质量和减少依赖性的血液淤积;避免吸烟、咖啡因和酒精;限制单纯的糖类,一段时间后可以使症状最小化。可能需要使用其他的药物,包括肾上腺素能受体激动剂、乙酰胆碱酯酶抑制药、乙酰胆碱酯酶抑制药、盐皮质激素激动剂、β 受体拮抗剂和选择性 5- 羟色胺再摄取抑制剂。因为这是一种多方面的疾病,最好在急性期将患者转诊到对这个综合征有丰富经验的内科医师处。

(刘海元　万希润　译)

参考文献

1. **Piccirillo JR.** Acute bacterial sinusitis. *N Eng J Med* 2004;351:902–910.
2. **Williams JN, Simel DL.** Does this patient have sinusitis?: Diagnosing acute sinusitis by history and physical examination. *JAMA* 1993;270:1242–1246.
3. **Hirschmann JV.** Antibiotics for common respiratory tract infections. *Arch Intern Med* 2002;162:256–264.
4. **Zalmanovici TA, Yaphe J.** Intranasal steroids for acute sinusitis. *Cochrane Database Syst Rev* 2009;4:CD005149.
5. **Dolor RJ, Witsell DL, Hellkamp AS, et al.** Comparison of cefuroxime with or without intranasal fluticasone for the treatment of rhinosinusitis. *JAMA* 2001;286:3097–3105.
6. **Ahovuo-Saloranta A, Borisenko OV, Kovanen N, et al.** Antibiotics for acute maxillary sinusitis. *Cochrane Database Syst Rev* 2008;2:CD000243.
7. **Kassel JC, King D, Spurling GKP, et al.** Saline nasal irrigation for acute upper respiratory tract infections. *Cochrane Database Syst Rev* 2010;3:CD0068921.
8. **Smith SM, Fahay T, Smucny J, et al.** Antibiotics for acute bronchitis. *Cochrane Database Syst Rev* 2004;4:CD000245.
9. **Nolan TE, Hankins GDV.** Adult respiratory distress. In: **Pastorek J, ed.** *Infectious disease in obstetrics and gynecology.* Rockville, MD: Aspen Publications, 1994:197–206.
10. **Niederman MS, Mandell LA, Bass JB, et al.** American Thoracic Society guidelines for the management of adults with community-acquired pneumonia: diagnosis, assessment of severity, antimicrobial therapy and prevention. *Am J Respir Crit Care Med* 2001;163:1730–1754.
11. **Halm EA, Teirstein AS.** Management of community acquired pneumonia. *N Engl J Med* 2002;347:2039–2045.
12. **Bjerre LM, Verheij TJM, Kochen MM.** Antibiotics for community-acquired pneumonia in adult outpatients. *Cochrane Database Syst Rev* 2009;4:CD002109.
13. **Centers for Disease Control and Prevention.** Prevention and control of influenza: recommendations of the Advisory Committee on Immunization Practices (ACIP). *MMWR Morbid Mortal Wkly Rep* 2000;49[RR3]:1–38.
14. **Chobanian AV, Bakris GL, Black HR, et al.** The seventh report of the Joint National Committee on Prevention, Detection, Evaluation, and Treatment of High Blood Pressure (JNC VII). *JAMA* 2003;289:2560–2572.
15. **Powrie RO.** A 30-year-old woman with chronic hypertension trying to conceive. *JAMA* 2007;298:1548–1559.
16. **Roccella EJ, Lenfant C.** Regional and racial differences among stroke victims in the United States. *Clin Cardiol* 1989;12:IV4–IV8.
17. **Moorman PG, Hames CG, Tyroler HA.** Socioeconomic status and morbidity and mortality in hypertensive blacks. *Cardiovasc Clin* 1991;21(3):179–194.
18. **Arguedas JA, Perez MI, Wright JM.** Treatment blood pressure targets for hypertension. *Cochrane Database Syst Rev* 2009;3:CD004349.
19. **American Society of Hypertension.** Recommendations for routine blood pressure measurement by indirect cuff sphygmomanometry. *Am J Hypertens* 1992;5:207–209.
20. **The National High Blood Pressure Education Program Working Group Report on Ambulatory Blood Pressure Monitoring.** *Arch Intern Med* 1990;150:2270–2280.
21. **Appel lJ, Brands MW, Daniels SR, et al.** Dietary approaches to prevent and treat hypertension: a scientific statement form the American Heart Association. *Hypertension* 2006;47:296.
22. **Selby JV, Friedman GD, Quensenberry CP Jr.** Precursors of essential hypertension: the role of body fat distribution pattern. *Am J Epidemiol* 1989;129:43–53.
23. **Whelton PK, Appel LJ, Espeland, MA, et al.** Sodium reduction and weight loss in the treatment of hypertension in older persons: a randomized controlled trial of nonpharmacologic interventions in the elderly (TONE). *JAMA* 1998;279:839.
24. **Beyer FR, Dickinson HO, Nicolson D, et al.** Combined calcium, magnesium and potassium supplementation for the management of primary hypertension in adults. *Cochrane Database Syst Rev* 2006;3:CD004805.
25. **Wright JM, Musini VM.** First line drugs for hypertension. *Cochrane Database Syst Rev* 2009;3:CD001841.
26. **Freis ED.** Critique of the clinical importance of diuretic-induced hypokalemia and elevated cholesterol level. *Arch Intern Med* 1989; 149:2640–2648.
27. **Brunner E, Rees K, Ward K, et al.** Dietary advice for reducing cardiovascular risk. *Cochrane Database Syst Rev* 2007;4:CD 002128.
28. **Hooper L, Summerbell CD, Higgins JPT, et al.** Reduced or modified dietary fat for preventing cardiovascular disease. *Cochrane Database Syst Rev* 2001;3:CD002137.
29. **Katan MB, Beynen AC.** Characteristics of human hypo- and hyper-responders to dietary cholesterol. *Am J Epidemiol* 1987;125:387–399.
30. **Naughton MJ, Luepker RV, Strickland D.** The accuracy of portable cholesterol analyzers in public screening programs. *JAMA* 1990;263:1213–1217.
31. **Irwig L, Glaszious P, Wilson A, et al.** Estimating an individual's true cholesterol level and response to intervention. *JAMA* 1991;266:1678–1685.
32. **van Stiphout WAHJ, Hofman A, de Bruijn AM.** Serum lipids in young women before, during, and after pregnancy. *Am J Epidemiol* 1987;126:922–928.
33. **Expert Panel on Detection, Evaluation, and Treatment of High Blood Cholesterol in Adults.** Executive summary of the third report of the National Cholesterol Education Program (NCEP) Expert Panel on Detection, Evaluation, and Treatment of High Blood Cholesterol in Adults (Adult Treatment Panel III). *JAMA* 2001;285:2486–2497.
34. **Centers for Disease Control and Prevention.** Diabetes surveillance 2007. Washington DC: U.S. Department of Health and Human Services, Public Health Service, 2007.
35. **The Expert Committee on the Diagnosis and Classification of Diabetes Mellitus.** Report of the Expert Committee on the Diagnosis and Classification of Diabetes Mellitus. *Diabetes Care* 2000;23:S4–S42.
36. **Professional Practice Committee.** American Diabetes Association: clinical practice recommendations 2005. *Diabetes Care* 2005;28:S4–S42.
37. **Wood PD, Stefanick ML, Williams PT, et al.** The effects on plasma lipoproteins of a prudent weight-reducing diet, with or without exercise, in overweight men and women. *N Engl J Med* 1991;325:461–466.
38. **Tunbridge WM, Evered DC, Hall R, et al.** The spectrum of thyroid disease in a community: the Whickham survey. *Clin Endocrinol (Oxf)* 1977;7:481–493.
39. **Vanderpump MP, Tunbridge WM, French JM, et al.** The incidence of thyroid disorders in the community: a twenty-year follow-up of the Whickham survey. *Clin Endocrinol* 1995;43:55–68.
40. **Helfand M, Crapo LM.** Screening for thyroid disease. *Ann Intern Med* 1990;112:840–849.
41. **Helfand M.** Screening for subclincal thyroid dysfunction in nonpregnant adults: a summary of the evidence for the U.S. Preventive Services Task Force. *Ann Intern Med* 2004;140:128–141.
42. **Villar HCCE, Saconato H, Valente O, et al.** Thyroid hormone replacement for subclinical hypothyroidism. *Cochrane Database Syst Rev* 2007;3:CD003419.
43. **Volpé R.** Autoimmunity causing thyroid dysfunction. *Endocrinol Metab Clin North Am* 1991;20:565–587.
44. **Schmidt PJ, Grover GN, Roy-Byrne PP, et al.** Thyroid function in women with premenstrual syndrome. *J Clin Endocrinol Metab* 1993;76:671–674.
45. **Ladenson PW, Singer PA, Ain KB, et al.** American Thyroid Association guidelines for detection of thyroid dysfunction. [erratum appears in Arch Intern Med 2001 Jan 22;161(2):284]. *Arch Intern Med* 2000;160(11):1573–1575.
46. **American College of Physicians.** Clinical guideline, part 1. Screening for thyroid disease. *Ann Intern Med* 1998;129(2):141–143.
47. **American Academy of Family Physicians.** *Summary of Policy Recommendations for Periodic Health Examinations.* Leawood, KS: American Academy of Family Physicians; 2002.
48. **American Association of Clinical Endocrinologists.** 2002 clinical guidelines for the evaluation and treatment of hyperthyroidism and hypothyroidism. *Endocr Pract* 2002;8:457–467.
49. **US Preventative Services Task Force.** Screening for thyroid disease: recommendation statement. *Ann Intern Med* 2004;140:125–127.
50. **Mori M, Amino N, Tamaki H, et al.** Morning sickness and thyroid

function in normal pregnancy. *Obstet Gynecol* 1988;72:355–359.

51. **Zonszein J, Santangelo RP, Mackin JF, et al.** Propranolol therapy in thyrotoxicosis. *Am J Med* 1979;66:411–416.

52. **Hegedus L.** The thyroid nodule. *N Engl J Med* 2004;351:1764–1771.

53. **Tan GH, Gharib H.** Management approaches to nonpalpable nodules discovered incidentally on thyroid imaging. *Ann Intern Med* 1997;126:226–231.

54. **McHenry CR, Walfish PG, Rosen IB.** Non-diagnostic fine needle aspiration biopsy: a dilemma in management of nodular thyroid disease. *Am Surg* 1993;59:415–419.

55. **Howlader N, Noone AM, Krapcho M, et al., eds.** *SEER Cancer Statistics Review, 1975–2008,* National Cancer Institute. Bethesda, MD. Available online at: http://seer.cancer.gov/csr/1975_2008/.

56. **Hungin AP, Whorwell PJ, Tack J, et al.** The prevalence, patterns and impact of irritable bowel syndrome: an international survey of 40,000 subjects. *Aliment Pharmacol Ther* 2003;17:643–650.

57. **Rome Foundation.** Rome III Diagnostic Criteria for Functional Gastrointestinal Disorders. 2010. Available online at: http://www.romecriteria.org/assets/pdf/19_RomeIII_apA_885–898.pdf.

58. **Monnikes H, Schmidt BG, Tache Y.** Psychological stress-induced accelerated colonic transit in rats involves hypothalamic corticotropin-releasing factor. *Gastroenterology* 1993;104;716–723.

59. **Heymann-Monnikes I, Arnold R, Florin I, et al.** The combination of medical treatment plus multicomponent behavioral therapy is superior to medical treatment alone in the therapy of irritable bowel syndrome. *Am J Gastroenterol* 2000;95:981–994.

60. **Devault KR, Castell DO.** Updated guidelines for the diagnosis and treatment of gastroesophageal reflux disease. *Am J Gastroenterol* 2005;100:190.

61. **Kahrilas PJ, Shaheen NJ, Vaezi MF, et al.** American Gastroenterological Association medical position statement on the management of gastroesophageal reflux disease. *Gastroenterology* 2008;135:1383.

62. **Moayyedi P, Soo S, Deeks JJ, et al.** Eradication of *Helicobacter pylori* for non-ulcer dyspepsia. *Cochrane Database Syst Rev* 2006;2:CD002096.

63. **MacDermid JC, Wessel J.** Clinical diagnosis of carpal tunnel syndrome: a systematic review. *J Hand Ther* 2004;17:309.

64. **Freed LA, Levy D, Levine RA, et al.** Prevalence and clinical outcome of mitral valve prolapsed. *N Engl J Med* 1999;341:1.

65. **Jacob G, Biaggioni I.** Idiopathic orthostatic intolerance and postural tachycardia syndromes. *Am J Med Sci* 1999;317:88.

66. **Jacob G, Costa F, Shannon JR, et al.** The neuropathic postural tachycardia syndrome. *N Engl J Med* 2000;343:1008.

67. **Raj SR, Biaggioni I, Yambure PC, et al.** Renin-aldosterone paradox and perturbed blood volume regulation underlying postural tachycardia syndrome. *Circulation* 2005;111:1574.

第 **10** 章 计划生育

Phillip G. Stubblefield
Danielle M. Roncari

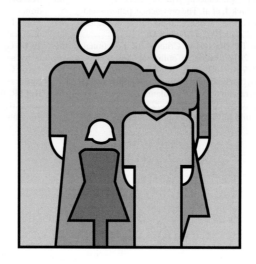

- 在美国,最常用的避孕方法依次为绝育术、口服避孕药(oral contraceptives,OCs)和避孕套。

- 乳胶避孕套和其他屏障避孕方法可减少罹患性传播疾病(sexually transmitted diseases,STDs)和宫颈癌的危险。

- 在美国使用的两种宫内节育器(intrauterine devices,IUD)——TCu380A(ParaGard)和含左炔诺孕酮的 T 形环(Mirena,曼月乐)避孕效果与输卵管绝育术相当,与普通人群相比并不增加盆腔感染的远期风险。

- 正确使用复方雌孕激素口服避孕药、贴剂和阴道环,避孕效果良好,但静脉血栓形成和血栓栓塞的风险有所增加。

- 35 岁以下、不吸烟且不合并其他血管疾病危险因素的妇女,服用目前的低剂量雌孕激素复方制剂不增加心脏病发作的风险。

- 口服避孕药不增加发生乳腺癌风险。

- 使用单方孕激素避孕针和皮下埋植孕激素避孕药时意外妊娠率非常低,且无雌激素相关性血栓形成的危险。

- 激素类避孕药还能提供许多避孕以外的健康获益,诸如减少子宫内膜癌和卵巢癌发生的危险。

- 最有效的激素类紧急避孕药是1.5mg左炔诺孕酮(B计划)和醋酸优力司特(Ulipristal Acetate)。它们的避孕效力在无保护性交后 24 小时内最强,并在 5 日内仍可维持较好的效果。无保护性交后 5 日内使用 TCu380A,其紧急避孕效力甚至优于激素方法。

- 长效、可逆性的避孕(long-acting reversible contraceptive,LARC)方法包括注射孕激素、皮下植入孕激素以及含铜或左炔诺孕酮缓释的宫内节育器。这些方法的避孕效果与绝育术相当,而且最为安全。

- 腹腔镜下双极电凝每侧输卵管三个毗邻的部位,或应用硅胶环、Filshie 夹,都是安全、长期的避孕措施。
- 宫腔镜下绝育技术可为妇女提供高效永久的避孕,且无需全身麻醉或开腹。
- 输精管绝育术是男用高效、经济的避孕方法,不会诱发心脏病与前列腺癌。
- 随着人工流产的合法化,与其相关的死亡率迅速下降;目前,人工流产的总体死亡率低于 1/10 万,远远低于孕产妇死亡率 (12.7/10 万活产)。
- 即便如此,随着孕龄的增长,流产手术的死亡风险有所增大,孕 8 周以下死亡率为 0.1/10 万;孕 16~20 周的流产比继续妊娠安全。

避孕有着久远而古老的历史。在现代社会自觉节育则更为重要(1)。如果每个妇女只希望生育一至两个孩子,那么她育龄期的绝大多数时间都要避孕。有效避孕是妇女实现自身目标必须具备的能力。从更深远的意义看,21 世纪人口的快速增长正威胁着全人类的生存。**按照目前的人口增长速度,全世界人口将在 66 年内翻倍,美国则在 75 年内(2)。无论是为了我们的个体还是我们的星球,为了实现人类生殖健康这个目的,有效避孕及预防性传播疾病都是必须的(3)。**

从青春期至绝经期,妇女们都面临着妊娠或避孕的问题:选择只有节欲、避孕或妊娠。表 10.1 所示为 2002 年美国夫妇选择的避孕方法(4)。根据美国政府实施的最近一次全国性的大样本生育调查,口服避孕药(OCs)为首选,约 17.3% 妇女采用;女性绝育术次之,使用率为 16.7%。另有 6.1% 的夫妇采用男性绝育术,因此共有 22.8% 的夫妇采用绝育术,使得绝育术成为首选的避孕方法。位居第三的避孕方法为避孕套,占 10%。随着年龄的增长,OCs 的使用率下降,绝育术的比例上升。在年龄低于 25 岁进行避孕的妇女中,20% 选择 OCs,仅 0.7% 选择绝育术。在年龄 35~44 岁的避孕妇女中,采用 OCs 的为 17.3%,绝育术的比例为 33.8%,其中 13.9% 是其性伴侣进行了绝育术(表 10.1)。超过 10% 的妇女采用一种以上的避孕方法。**尽管避孕的普及率较高,但仍有相当一部分性生活活跃的伴侣(7.4%)不避孕,因此,每年每 100 个 15~44 岁的妇女中就有两例人工流产(4,5)。**计划外妊娠是人工流产的明确指征。各种人工流产方法按年龄分组的构成比显示:最年轻组(<20 岁组)的比例最高,25~34 岁组的比例最低,因为她们最可能选择继续妊娠(图 10.1)。35~44 岁组的人工流产比例再次升高。**年轻妇女更容易发生意外妊娠,一方面她们的生殖能力比年长妇女强,另一方面她们更可能发生无保护性交。**不同年龄段采用不同避孕方法的妊娠率,如图 10.2 所示。

表 10.1 美国 2006—2008[a] 年 15~44 岁妇女总数及目前避孕方法的按年龄(调查时)区间的百分比分布

年龄	15~24	25~34	35~44	15~44
妇女总数	20 570 000	19 837 000	21 457 000	61 864 000
避孕妇女(%)	41.3	67.2	76.5	61.8
女性绝育术(%)	0.7	14.9	33.8	16.7
男性绝育术(%)	0.2	3.9	13.9	6.1
避孕药(%)	20.7	20.1	11.5	17.3
皮下埋植,Lunelle™ 或贴剂(%)	0.6	1.1	0.4	0.7
(Depo-Provera™)	2.7	2.5	0.8	2.0
宫内节育器(%)	2.1	4.3	3.8	3.4
避孕套(%)	9.9	12.6	7.6	10.0
周期性禁欲(日历法)(%)	0.2	0.7	0.7	0.5

续表

年龄	15~24	25~34	35~44	15~44
周期性禁欲(安全期避孕)(%)	0	0.3	0.1	0.1
体外射精(%)	1.9	4.4	3.3	3.2
其他方法[b](%)	0.2	0.5	0.2	0.3

a. 妇女能够列出四种目前使用的避孕方法。上述避孕方法都是最有效的。

b. 其他方法包括:屏障避孕法(含或不含杀精胶、膏),紧急避孕,女用避孕套,杀精泡沫,宫颈帽,Today[TM]海绵,栓剂或置入,杀精胶或膏(无屏障)以及其他方法。

文献引自:Vital and Health Statistics.Use of contraception in the United States 1982-2008. National Survey of Family Growth.Series 23. Number 29.May 2010,Tables 6 and 14.

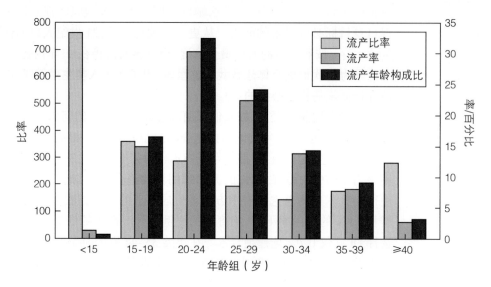

图 10.1　2006 年美国按年龄分布的流产率[*],比例[+],以及总体流产百分比[§]。[*],每 1000 名 15~44 岁妇女的流产数目。[+],每 1000 名活产的流产数目。[§],数据来自 48 个区域的报道,包括加利福尼亚州、佛罗里达州、路易斯安那州和新罕布什尔州。(引自:PazolK,Gamble SB,Parker WY,et al. Abortion surveillance—United States 2005.MMWR Surveil Sum 2009;58(SS08):35 [图 2])

避孕效果

　　影响妊娠的因素包括:配偶双方的生殖力、性交与排卵的时间关系、避孕方法、避孕方法本身的效力以及正确使用避孕方法。不可能孤立地评价一种避孕方法的效果而忽略其他因素。检测避孕效果的最好方法是长期评估一组性生活活跃的妇女,在一定时期内采用某一特定的避孕方法,观察她们的妊娠发生率。**使用 Pearl 公式可以计算每 100 名妇女每年的妊娠率(总的妊娠例数除以所有伴侣参加调查的总月份数,再乘以 1200)**。在大多数避孕方法的评估中,随着时间推移,因生育力较强或避孕不够谨慎而妊娠的伴侣逐个退出研究后,妊娠率也随之下降。**生命表法提供的信息更准确。该方法能计算连续数月的妊娠概率,然后再加上一个特定的间歇期**。有一个与避孕失败而妊娠的人群相关的问题:调查者确信所有妊娠的伴侣或妇女都正确地使用了避孕方法。鉴于这种复杂性,不同避孕方法的妊娠概率最好通过两种不同的概率(即,最低概率和一般概率)来计算,多项研究中均有报道,如表 10.2 所示。

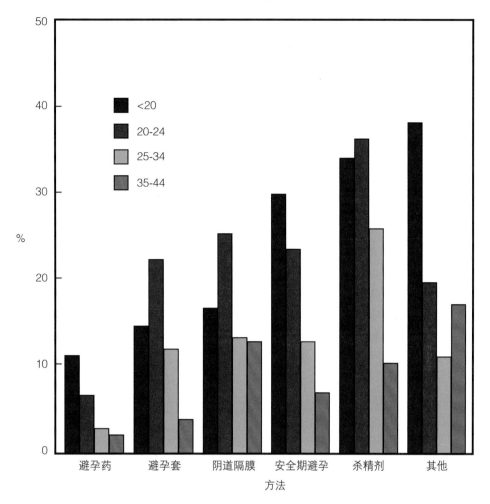

图 10.2 不同避孕方法在最初使用两年里发生意外妊娠妇女的百分比,参考 1988 年和 1995 年美国家庭人口增长的全国普查。(引自:Ranjit N,Bankole A,Forrest JD,et al. Contraception failure in the first two years of use: differences across socioeconomic subgroups. Fam Plann Perspect 2001;33:25 [Table 6])

表 10.2 某一避孕方法的第一年避孕失败率及使用一年后的避孕失败率

方法	使用第一年内的避孕失败率(%)		使用一年后的避孕失败率(%)
	常规使用者	完美使用者	
不避孕	85	85	
杀精剂	29	18	42
安全期避孕	25		67
日历法		9	
监测排卵法		3	
症状 + 基础体温法		2	
排卵后估测		1	
体外排精	27	4	43
宫颈帽			
经产妇	32	26	46
未产妇	16	9	57
海绵			

续表

	使用第一年内的避孕失败率(%)		使用一年后的避孕失败率(%)
经产妇	32	20	46
未产妇	16	9	57
阴道隔膜	16	6	57
避孕套			
女用(Reality)	21	5	49
男用	15	2	53
复方和单一孕激素避孕药	8	0.3	68
贴剂(Evra™)	8	0.3	68
NuvaRing	8	0.3	68
IUD			
ParaGard™(TCu380A)	0.8	0.6	78
Myrena(左炔诺孕酮 T)	0.1	0.1	81
甲羟孕酮	3	0.3	70
Lunelle	3	0.05	56
Norplant[a] 和 Norplant Ⅱ	0.05	0.05	84
Implanon™	0.05	0.05	84
女性绝育术	0.5	0.5	100
男性绝育术	0.15	0.10	100

[a] 软管皮下植入后 5 年累积妊娠率除以 5

引自:Hatcher RA,Trussel lJ,Stewart F,et al. Contraceptive technology.18th ed.NewYork:Ardent Media,2004:226,经授权使用

安全性

　　一些避孕方法会对身体造成危害,表 10.3 列出了需要关注的问题。所有的避孕方法均比妊娠和分娩安全,但 35 岁以上、使用含雌激素的避孕工具(药物、贴剂和宫内节育环)的吸烟妇女除外(6)。**大多数的避孕药除了避孕外还有其他的健康益处。OCs 可降低卵巢癌、子宫内膜癌和异位妊娠发生的危险。屏障避孕方法对 STDs 包括 HIV、宫颈癌和输卵管性不孕有一定的保护作用。**

表 10.3　避孕方法概况

方法	优点	缺点	风险	非避孕获益
性交中断	可行,免费	由男性控制	妊娠	降低 HIV 风险
哺乳	可行,免费	有效期不可靠	妊娠	降低乳腺癌
安全期避孕	可行,免费	方法复杂,避孕意识是关键	妊娠	无
避孕套	可行,无需处方	避孕意识是关键,须每次使用,男性控制	妊娠	已证实减少 STD 和宫颈癌
杀精剂和海绵	可行,无需处方	必须每次使用	妊娠	无
阴道隔膜 / 宫颈帽	不含激素	必须每次使用,需要大小合适	妊娠,膀胱炎	已证实减少 STD 和宫颈癌
ParaGard IUD	高效避孕期限 12 年,与性交无关	首次费用高,放置者需技术熟练,疼痛,出血	初期,如果妊娠有发生 PID 和流产继发感染的低度风险	无
曼月乐 IUD	高效避孕期限 5 年,与性交无关	首次费用高,放置者需技术熟练,部分出现闭经	初期,如果妊娠有发生 PID 和流产继发感染的低度风险	减少月经量,可用于治疗月经过多
Ocs,Evra™ 贴剂 Nuva 阴道环	高效	要记住每日用药,费用高	血栓形成,年长的吸烟妇女增加 MI 和脑卒中的风险	许多益处(见正文)

续表

方法	优点	缺点	风险	非避孕获益
DMPA	高效,方便	需要注射,不规则出血,骨质减少,体重增加	很可能没有	许多(见正文)
Lunelle™	高效,方便	需每月注射	可能与 OCs 相同	可能与 OCs 相同
皮下埋植	高效,方便	手术植入和取出,首次费用高,不规则出血	功能性卵巢囊肿	未知
紧急避孕,左炔诺孕酮	中等有效	频繁使用干扰月经	无	未知

HIV,人类免疫缺陷病毒;IUD,宫内节育器;PID,盆腔炎性疾病;MI,心肌梗死;DMPA,醋酸甲羟孕酮酸酯;STDs,性传播疾病

避孕的医学标准

自 1996 年起,世界卫生组织(WHO)定期发布避孕措施的医学标准(Medical Eligibility Criteria for Contraceptive Use,MEC)。这些建议都是根据专家所提供的最佳证据制定而成。**美国疾病控制中心对 WHO 的 MEC 进行了非常正式地审核和修订,使之适于美国的临床实践**(7)。基于妇女使用的适宜性,将现存所有的避孕方法,超过 60 种特征或情况归为四个类别。这四类情况如下:

1. 对某些避孕方法无禁忌。
2. 某些避孕方法的益处大于风险。
3. 某些避孕方法的风险大于益处。
4. 对某些避孕方法有禁忌。

费用

一些避孕方法,比如 IUD 和皮下埋植,虽然首次费用高,但能提供长期避孕效果从而降低年平均费用。表 10.4 所示为避孕费用加上避孕失败费用的综合费用分析结果。**从长远看,绝育术和长效避孕方法的费用最低**(8)(表 10.4)。

表 10.4 不同避孕方法每人每年的费用

方法	费用($)	复式费用($)[a]
输精管切除术	55	1.0
输卵管结扎	118	2.14
IUD	150	2.71
皮下埋植	202	3.66
醋酸甲羟孕酮酸酯	396	7.19
OCs	456	8.27
避孕套	776	14.08
阴道隔膜	1147	20.81

a,指每例输精管切除术花费 1$时,所示数字为该避孕方法的需要的费用

引自:Ashraf T, Arnold SB, Maxfield M. Cost effectiveness of levonorgestrel subdermal implants: comparison with other contraceptive methods available in the United States. J Reprod Med 1994;39:791-798,经授权使用

长效可逆的避孕方法

效力与绝育术相当,但是完全可逆。它们有一个非常重要的优点即"可忘性",意味着该方法一旦使用,后续需要使用者做得非常少,这与避孕套每次性交均需使用,或避孕药需每日服用截然不同。这些"可忘性"方法,若按常规使用其妊娠率低于 2/(100 名妇女·年),即使使用者完全忽略,有效性也能维持至少 3 个月,是最为安全的方法。这些方法包括注射孕激素,醋酸甲羟孕酮(DMPA)和庚酸炔诺酮,依托孕烯(etonogestrel)和左炔

诺孕酮(levonorgestrel)皮下埋植剂,含铜宫内节育器如 T380A 和左炔诺孕酮缓释的宫内节育器(9,10)。

非激素避孕方法

性交中断

　　性交中断是指在射精前将阴茎从阴道撤出的方法。该方法与人工流产、晚婚,被认为是工业化前欧洲生育下降的主要原因(11)。在许多国家性交中断仍是控制生育很重要的手段。估计世界范围约有 8500 万对配偶使用该方法,但目前对此少有正规研究。该方法的优点显而易见:即时可用,无需费用。射精前阴茎必须完全撤离阴道和外阴。不进入阴道而在女性外阴射精,仍可导致妊娠。人们发现,对于一夫一妻的配偶,性交中断能减少人类免疫缺陷病毒(human immunodeficiency virus,HIV)的传播(12)。尽管目前尚无相关研究,从理论上预计,该方法也能减少其他 STDs 的危险。使用该方法第一年妊娠率估计为 4/100 名妇女(完美使用)至 27/100 名妇女(常规使用)(表 10.2)。Jones 和其同事对性交中断这一避孕方式进行了现代评价,并得出它有可能与避孕套同样有效(13)。

哺乳

　　哺乳可以当做一种避孕方法,其效果因人而异。哺乳期避孕应考虑妇女的需求和继续哺乳的必要。

　　哺乳期排卵受到抑制。婴儿的吸吮提高催乳素水平,减少下丘脑促性腺激素释放激素(gonadotropin-releasing hormone,GnRH)的释放,减少黄体生成素(luteinizing hormone,LH)的释放,从而抑制卵泡成熟(14)。即使坚持哺乳,最终仍会恢复排卵,但一般不会发生在产后 6 个月内,尤其是闭经而且纯母乳喂养不给婴儿添加任何辅食的哺乳妇女(15)。如果想取得最可靠的避孕效果,哺乳间隔时间白天应不超过 4 小时,夜间应不超过 6 小时,添加的辅食不应超过喂养总量的 5%~10%(16)。据报道,单纯依赖此方法避孕的夫妇,他们 6 个月妊娠率为 0.45%~2.45%(17)。为防止妊娠,产后 6 个月应该开始使用其他的避孕方法,如果月经恢复了,则应更早些。**哺乳能降低母亲终身罹患乳腺癌的风险(18)。**

哺乳期避孕(哺乳期闭经)

　　由于复方雌孕激素类的避孕方法(OCs、贴剂和阴道环)会降低乳汁的质和量,所以通常不主张在哺乳期使用。但一旦乳汁分泌的过程正式建立,产后 6 周以后就可以使用了。**单一孕激素 OCs、皮下埋植、避孕针,均不影响乳汁的质量**(16)。美国食品与药物管理局(Food and Drug Administration,FDA)和美国妇产科专家学会指南建议产后 2~3 日可以开始服用单一孕激素 OCs,但是注射/皮下埋植醋酸甲羟孕酮(Depo Provera)应该在产后 6 周以后(19)。这些建议并不是建立在对任何早期用药的不良反应观察之上的,而且许多妇保院的常规是出院时即开始注射孕激素类避孕药。屏障避孕方法、杀精剂和 TCu380A(ParaGard)也是哺乳妇女避孕的上选。由于左炔诺孕酮皮下埋植对哺乳无不良反应,因此含左炔诺孕酮的 T 形 IUD 也应无不良反应,并且它在释放左炔诺孕酮的同时能维持比皮下埋植更低的血药浓度。

安全期避孕

　　周期性节欲,也称为"自然避孕"或"安全期避孕",需要在排卵前后的易受孕期避免性交。可采用的方法有:日历法、宫颈黏液法(Billings 或测排卵法)、症状加基础体温法,后者综合了前两种方法。黏液法是妇女通过手指感觉黏液的性状来预测易孕期的方法。在雌激素的影响下,宫颈黏液量增加,逐渐变得润滑、稀薄,直至达到高峰日,然后在孕激素的影响下,黏液分泌量减少而且变得干燥,直至下次月经来潮。性交只能在紧随月经后的"干燥期"和发现黏液前期间进行。随后,必须节欲至高峰日后第 4 日。

黏液加体温法,节欲的起始日可通过日历计算,为近 6 个月内最短的月经周期减去 21 日,或为发现黏液的第一日,两者以较早时间为准。易孕期的结束日通过测定基础体温预测。方法为妇女每日早晨测体温直至体温上升 3 日后恢复性交,体温上升标志着黄体产生孕激素,已经排卵。排卵后法即只有在发现排卵后才性交,时间不一定。

为了更好地确定易孕期,人们设计了一组激素监测仪,把一次性的测试棒放入一个由电池供电的小型仪器,测定尿雌三醇葡萄糖醛酸和 LH。激素的变化能够可靠地预测易孕期。这些装置(Persona™ 和 Clearblue Easy Fertility Monitor™)既能够帮助希望受孕的人,也能为避孕的人给予提示(20)。Persona™ 是欧洲市场的避孕产品,据报道若正确使用,其避孕的有效率为 94%。Clearblue Easy™(CEFM)作为"指示妊娠"的用途在美国获得批准使用,而"避孕"的用途虽未明确标出,但仍然可以使用,只是准确的有效率尚不得知。CEFM 经常用于 Marquette 法,将其结果与结合宫颈黏液的变化相结合。文献报道正确使用的妊娠率为 2%,常规使用的妊娠率为 12%(21)。

有效性

世界卫生组织的一项 5 国研究对排卵法进行了评估。妇女们在成功完成 3 个月经周期的培训后加入 13 个周期的避孕有效性研究。只有一小部分伴侣完美使用了该方法,其第一年的可能妊娠率为 3.1%,而其余人的可能妊娠率为 86.4%(22)。回顾 15 个发展中国家的全国性调查,推算 12 个月总的避孕失败率为 24%(23)。

风险

距离排卵时间较长时受孕比月经中期受孕更容易发生自然流产(24),但是并不增加畸形(18)。

避孕套

在 18 世纪,欧洲贵族使用动物小肠制成的避孕套,直至 19 世纪 40 年代硫化橡胶的问世,避孕套才得以广泛使用(1)。现代避孕套通常采用乳胶制成,尽管由动物小肠制成的避孕套仍有销售,而且受到一些人的青睐,认为它们能提供更良好的感觉。采用非乳胶材料,比如聚氨基甲酸酯、合成橡胶制成的新型避孕套,轻薄、无味、透明而且能传导体温,也能购买到。尽管非乳胶避孕套可能比乳胶避孕套容易破裂,仍然有相当多的研究参与者更喜欢它们,而且乐意推荐给其他人(25)。

避孕套破裂的风险约为 3%,与摩擦有关(26)。水剂润滑油可减少破裂风险。必须避免使用原油剂润滑油如矿物油,因为即使是短暂的接触也会明显降低避孕套的强度(27)。

性传播疾病

长期使用屏障避孕方法可以减少**淋病、脲原体感染、盆腔炎性疾病**(pelvic inflammatory disease,PID)**及其后遗症(输卵管性不孕)的**发生(28~30)。在体外试验中,沙眼衣原体、Ⅱ型疱疹病毒、HIV 和乙肝病毒不能穿透乳胶避孕套,但能穿透动物小肠制成的避孕套(31)。跟踪随访 HIV 感染者的性伴侣,使用避孕套能够提供可观的保护作用(32)。长期使用避孕套比间断使用能提供更多的保护(33)。一项研究发现,0~50% 时间使用避孕套的伴侣,其 HIV 的血清转化率为 20.8/(100 对伴侣·年),而 100% 使用避孕套者血清转化率仅为 2.3/(100 对伴侣·年)(34)。**壬苯醇醚 -9 不应与避孕套同时使用来防护 HIV,因为它与生殖道的损伤有关。与单用避孕套相比,壬苯醇醚 -9 并不增加保护作用 (35)。**

避孕套同样对宫颈上皮瘤样病变的发生有保护作用 (36)。使用避孕套或阴道隔膜的妇女与从未使用的妇女相比,浸润性宫颈癌的相对危险度为 0.4(37)。这一有效的保护措施可减少人乳头瘤病毒(HPV)的传播。

风险

使用乳胶避孕套后所致的乳胶过敏可以导致性伴侣任一方出现危及生命的过敏反应。对于有乳胶过敏史的伴侣应予以提供由聚氨基甲酸酯、Tactylon 制成的非乳胶避孕套。

女用避孕套

最初的女用避孕套诞生于 1992 年,是由聚氨基甲酸酯制成的阴道套,外缘呈环状,部分覆盖于外阴。近来 FDA 批准的 FC2 型女用避孕套,是由更柔软的合成乳胶制成的,制造过程中无需手动装配,而且价格相对便宜(38)。它被推荐用于避孕及防止包括 HIV 在内的 STDs。与男用避孕套相比,女用避孕套发生破裂的几率小,但是滑脱更常见,尤其是对于新使用的妇女(39)。接触到精液的几率比男用避孕套稍高(40)。美国最初的试验显示 6 个月的妊娠率为 15%,但后续的研究表明如完美使用,妊娠率仅为 2.6%,这一比率和完美使用阴道隔膜、宫颈帽及其他女用屏障避孕方法的妊娠率相当(41)。与男用避孕套一样,随着使用熟练度的增加,避孕失败率下降。对使用女用避孕套的妇女进行阴道镜检查,证实没有损伤和阴道菌群改变(42)。

阴道内杀精剂

目前使用的阴道内杀精剂是将杀精子化合物壬苯醇醚 -9 或辛苯聚醇,依附于乳剂、啫喱、气雾泡沫、泡腾片、薄膜、栓剂或聚氨基甲酸酯海绵等基质而成的。壬苯醇醚 -9 是非离子表面活性清洁剂,能使精子固定不动。**单用壬苯醇醚 -9 杀精剂的避孕效果比避孕套或阴道隔膜差得多**。通常,频繁使用壬苯醇醚 -9 杀精剂的妇女生殖道损伤的发生率较高。这些损伤可以增加她们罹患 STDs 和 HIV 的危险(43)。在 HIV 血清学检查不一致伴侣的相同研究中,证实避孕套能有效地阻止 HIV 的传播,但壬苯醇醚 -9 却无此功效(34)。

有关杀精剂可能致畸的问题已引起了人们的关注。但壬苯醇醚 -9 并不被人类阴道吸收(44),而且几个大样本研究也发现使用杀精剂妇女与其他妇女相比,其流产、出生缺陷及低体重儿的风险并不增加(45,46)。

壬苯醇醚 -9 对正常阴道内寄生的乳酸杆菌有毒性作用。规律使用杀精剂的妇女其阴道内大肠埃希菌的定植增加,性交后有出现大肠埃希菌尿的倾向(47)。

阴道屏障

20 世纪初,在欧洲使用的阴道屏障有四种类型:阴道隔膜、宫颈帽、穹隆帽和 Vimule。在美国使用的是阴道隔膜、各种新型的宫颈帽和合成海绵。如果能坚持使用,阴道屏障工具可高效避孕。它们使用安全,而且同避孕套一样,也具有避孕以外的获益,对防止 STDs、输卵管性不孕和宫颈上皮瘤样病变有相对的保护作用。目前在 HIV 的高发区域里寻找对 HIV 有防护作用的避孕套替代物,重新燃起了我们对其他阴道屏障的兴趣(48)。

阴道隔膜

阴道隔膜由被覆优质乳胶的圆形弹簧组成(图 10.3)。依据弹簧的轮廓,阴道隔膜分为以下几种类型:螺旋型、扁平型和弓型。螺旋型和扁平型阴道隔膜被压缩置入阴道时呈

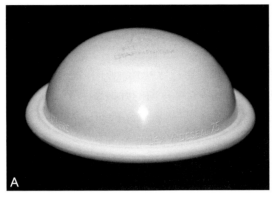
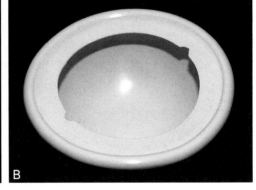

图 10.3　宽封边型阴道隔膜。A：外面观。B：内面观

扁平椭圆形。弓型阴道隔膜被压缩时呈弧形或半月形，是最容易正确放置的类型。**医师不仅必须为患者试戴阴道隔膜，还需指导患者如何放置，通过检查确认患者能否正确置入并遮盖宫颈和阴道上段**。通常建议杀精剂和阴道隔膜同时使用，但该处理是否必要尚无很好的研究证实。

试戴阴道隔膜

试戴阴道隔膜应按以下步骤进行：

1. **首先应行阴道检查**，检查者示指和中指置于阴道前穹隆，检查侧的拇指标记示指接触耻骨的位置，中指尖至拇指尖标记点的距离即为应首先试戴的阴道隔膜的直径。

2. **试戴不同尺寸的阴道隔膜，置入阴道并通过触诊检查**。阴道隔膜应在阴道内能轻松地打开，填充穹隆而没有压力。应该选择能舒适放置的最大尺寸的阴道隔膜。尺寸为65、70 或 75 的阴道隔膜适合于大多数妇女。

3. **患者应练习放置，医师再次检查确认隔膜放置正确**。将大约一茶匙水溶性杀精剂胶冻 / 乳液放置在隔膜圆顶腔内。放置隔膜时圆顶向下，这样宫颈能浸入杀精液池中。

4. **阴道隔膜可以在性交前数小时放置。如果再次性交，阴道内需添加杀精剂，但无需取出隔膜。性交后阴道隔膜应该留置至少 6 小时，以使精子凝固**。然后取出，用肥皂和清水清洗，干燥后隔热保存。不能抹滑石粉，因为生殖器暴露于滑石粉可能增加卵巢癌的危险。

风险

阴道隔膜的使用，尤其是多次性交而延长使用时间，会增加膀胱感染风险。膀胱炎的风险随着一周内阴道隔膜使用日数的增加而增加(49)。如果反复发作膀胱炎，可以改用尺寸较小，封边较宽的阴道隔膜或宫颈帽，尽管膀胱炎的反复发作可能不仅与机械性阻塞有关，还可能与杀精剂改变了阴道菌群有关。一项流行病学研究将中毒性休克组与对照组比较，发现使用阴道隔膜并不增加其危险(50)。

其他屏障方法　　　名为 Prentif 的乳胶材料的宫颈帽在美国已停止使用。尽管 Prentif 持续使用了大半个 20 世纪，但来自其他避孕方法的竞争，使得它的继续生产变得不切实际。

FemCap 宫颈帽

2003 年 FDA 审批通过了一种硅胶制成的新型宫颈帽，商品名为 FemCap。FemCap

帽看似一顶水手帽,有一圆顶可盖住宫颈,边沿嵌入阴道穹隆(51)。FemCap 有三种尺寸,直径分别为 22mm、26mm 和 30mm,预计可以重复使用 2 年。FemCap 与杀精剂同时使用,性交后至少留置 6 小时,但它也可以一次放置 48 小时。多次性交后需要使用更多的杀精剂。FemCap 需要临床医师帮助试戴和指导使用。关于 FemCap 效力的研究目前只有将其与阴道隔膜相比较。使用 FemCap 6 个月内的妊娠率为 13.5%,明显高于阴道隔膜的妊娠率(7.9%)。两组均同时使用壬苯醇醚 -9 来配合 FemCap(52)。

Lea's Shield

Lea's Shield 是 FDA 于 2002 年审批通过的一种由硅胶制成的阴道屏障用具。它当初的设计是为了配伍杀精剂使用的。它外形似一椭圆形碗,中央有气阀,尺寸与阴道隔膜相似,前部有环,便于取出。它的后端较厚因此放置后不易转动。Lea's Shield 只有一种尺寸,正确放置只要求遮盖宫颈,位于耻骨联合后方,而且感觉舒适。每次性交前都必须将 Lea's Shield 插入阴道,并且阴道内留置时间不得超过 48 小时(53)。使用 Lea's Shield 需要医师处方。使用者们比较容易接受。大约 87% 的使用者在回答她们使用的体验时表示会推荐给朋友使用(51)。59 名使用壬苯醇醚 -9 杀精剂的妇女,其 6 个月的妊娠率为 15%(54)。

海绵

Today 海绵是一个含壬苯聚醇 -9 的聚氨基甲酸酯圆形的用具。水润湿后放入阴道顶端遮盖宫颈。它兼具一次性屏障和杀精的优点,可提供 24 小时保护。避孕效果随产次不同有所差异。据报道未产妇的年妊娠率为 9%,但完美使用的经产妇的妊娠率为 20%(表10.2)。未产妇常规使用的妊娠率估算为 16 例 / 年,多产妇为 32%(55)。一项比较单独使用海绵或阴道杀精剂而不使用屏障工具的避孕效果临床试验表明,前者的妊娠率稍低(56)。

宫内避孕法

全世界约有 15% 的已婚妇女在使用宫内节育器(57)。在美国的使用逐渐增多,但是据估算仅有 3.4% 的妇女和 5.0% 的已婚妇女在使用宫内避孕方法(4)。适合的人群包括未产妇、青少年和免疫抑制的妇女。产后立即使用或放宽到早孕期流产后或中孕期流产后使用。**现在美国使用的 IUD 有两种:TCu380A(ParaGard)和释放左炔诺孕酮的 T 环(Mirena,曼月乐)**。TCu380A 除主干上绕有铜丝外,横臂上还套有铜环,铜的总表面积为 380mm,将近是早期铜节育器表面积的两倍(图 10.4)。

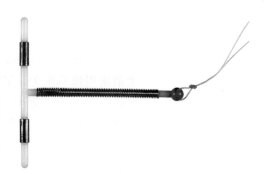

图 10.4　TCu380A(ParaGard)宫内节育器

TCu380A 被批准连续使用 10 年。左炔诺孕酮 T 环(图 10.5)在美国被批准使用年限为 5 年,尽管研究表明使用 7 年避孕效果并不下降(58)。**两种 IUD 均提供安全、长效的避孕,避孕效果与输卵管节育术相当**。

作用机制

IUD 在宫腔内形成"生物泡沫",其中含有纤维条索、吞噬细胞和蛋白水解酶。所有的

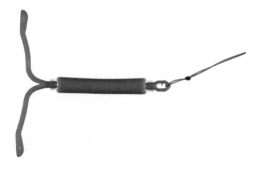

图 10.5　左炔诺孕酮 T(Mirena™)宫内节育器

IUD 都刺激子宫内合成前列腺素,且与平滑肌收缩和炎性反应同步。含铜 IUD 不断释放出微量的金属,较其他 IUD 产生更严重的炎性反应。有关扫描电子显微镜对于放置 IUD 的妇女子宫内膜的研究,发现内膜细胞的表面形态发生改变,尤其是纤毛细胞的微绒毛(59)。宫腔内蛋白构成有较大的变化,在宫腔冲洗液中发现新的蛋白和蛋白酶抑制剂(60)。宫内环境的改变干扰精子穿越宫腔,阻碍受精。

曼月乐环中的左炔诺孕酮,其活性比天然孕酮高得多,并且对内膜的影响大。激素释放的初始速度为每日 20μg,5 年后减至 50%。血中激素水平稳定在 150~200gp/ml,显著低于其他单一孕激素避孕方法的血浆浓度(61)。85% 的月经周期仍有排卵。含左炔诺孕酮的宫内节育器,使宫颈黏液变稠变少,子宫内膜萎缩,宫内炎症反应,从而达到避孕的目的(62)。

IUD 不是堕胎药。其避孕的效力不依赖于干扰着床,尽管该现象确有发生,而且是带铜 IUD 用于紧急避孕的基础。通过腹腔镜收集对照组妇女月经中期的输卵管冲洗液,我们可以发现精子;但在放置 IUD 妇女的冲洗液中精子鲜见(63)。放置 IUD 妇女接受输卵管绝育术时,发现从输卵管冲洗出的卵子没有受精(64),而且对放置 IUD 妇女的血清 β 人绒毛膜促性腺激素(β-HCG)水平的研究也不提示有妊娠发生(65)。

有效性

使用 TCu380A 和左炔诺孕酮 T 环妊娠率非常低,小于 0.2/(100 妇女·年)。左炔诺孕酮 T 环累积 7 年以上的总妊娠率仅为 1.1/100 名妇女,对于 TCu380A 为 1.4/100 名妇女(58)。有关 TCu380A 的研究资料显示其 8 年后为零妊娠,12 年的累积妊娠率也只有 1.9/100 名妇女(66)。

获益

现代 IUD 不仅提供了极佳的避孕效果,而且无需使用者长期关注。TCu380A 和左炔诺孕酮 T 环都可防止异位妊娠。左炔诺孕酮 T 环释放左炔诺孕酮,可减少月经量并缓解痛经,广泛应用于治疗月经过多,在欧洲和英国可替代子宫切除术来治疗月经过多(67)。左炔诺孕酮 T 环对于子宫肌瘤引起的经量过多有一定的治疗作用,但是对于扭转的黏膜下肌瘤可能效果不佳(68,69)。左炔诺孕酮 T 环还可以为绝经后妇女进行雌激素替代的同时补充必要的孕激素(70)。避孕外的益处是其降低子宫内膜癌发生的风险、缓解子宫内膜异位症及子宫腺肌症的症状(71~74)。

风险

感染 妇女健康研究将因 PID 住院妇女与因其他疾病住院的对照组妇女比较,发现 Dalkon Shield 环(现在已从市场撤出)使 PID 风险增加了 8 倍(75),而使用其他 IUD,PID 的风险却明显减少。世界卫生组织的一项前瞻性研究发现只有在放置 IUD 后的前 20 日内 PID 风险增加。**因此,PID 的诊断率大约为 1.6/(1000 名妇女·年),与普通人群相同**(76)。

与放置 IUD 相比,暴露于性传播病原体是发生 PID 更重要的决定因素。在妇女健康研究中,近期结婚或同居以及声明最近 6 个月只有一个性伴侣的妇女,PID 危险不增加(75)。相反,即使最近 6 个月只有一个性伴侣,已婚或单身的妇女 PID 却稍有增加(77)。唯一与放置 IUD 明确相关的盆腔感染是放线菌病(78)。放线菌病合并 PID 只在放置 IUD 妇女中有报道。放线菌的定植率随着塑料节育器放置时间的延长而增加,但使用含铜 IUD,放线菌病的发生则少得多。放置 IUD 妇女中,约 7% 宫颈细胞学中可见放线菌。由于细胞学在诊断微生物感染时,阳性预测价值低,缺乏敏感性和特异性,因此有症状患者应取出 IUD,并进行抗生素治疗(79)。

如果怀疑放置 IUD 的妇女存在 PID 时,应做病原体培养,并给予抗生素治疗。只有在治疗 72 小时后症状没有改善时,才有必要取出 IUD(80)。可疑盆腔脓肿时,应做超声检查。

异位妊娠 所有的避孕方法均因阻止了妊娠而对异位妊娠有一定的预防作用。但是一旦避孕失败,发生意外妊娠,异位妊娠的风险则与避孕方法的种类有关。IUD 和输卵管绝育术会增加异位妊娠的可能性;但由于意外妊娠率非常之低,无论避孕妇女使用哪种方法,其异位妊娠率均显著低于不避孕妇女(81)。含左炔诺孕酮的 T 环,其妊娠率为 $(0.1\sim0.2)/(100$ 名妇女·年),异位妊娠率为 $0.02/(100$ 名妇女·年)(82)。在一项关于 TCu380A 的大型研究中,第一年妊娠率为 $0.5/(100$ 名妇女·年),异位妊娠率为 $0.1/(100$ 名妇女·年)(83)。不论哪一种 IUD,发生异位妊娠都是很罕见的,但是若患者以盆腔疼痛和 β-HCG 阳性为主诉,则必须排除异位妊娠。使用老式 IUD 妇女的异位妊娠风险增加,但并不包括目前使用的含高剂量铜 IUD(TCu380A)或左炔诺孕酮 T 环(81)。

不孕 含铜 IUD 不增加未产妇输卵管性不孕的风险,但会增加暴露于性传播病原体如沙眼衣原体的风险(84)。牛津大学研究发现同停用阴道隔膜一样,妇女取出 IUD 后马上即可妊娠生育(85)。

脱落和穿孔 文献报道 TCu380A 在第一年内脱落率为 $2.5/(100$ 名妇女·年),使用 8 年后的累积脱落率为 $8/(100$ 名妇女·年)(83)。含左炔诺孕酮的 T 环在第 $1\sim2$ 年、第 $3\sim5$ 年、第 $6\sim7$ 年的脱落率分别为 4.2%、1.3% 和 0%(86)。子宫穿孔的风险与放置 IUD 术者的熟练程度相关。经验丰富的术者发生子宫穿孔的风险大约为 1/1000 例,或更少(87)。目前尚无专门针对未产妇与经产妇在穿孔方面差异的研究(88)。

临床处理　世界卫生组织列出的放置 IUD 的禁忌证包括:妊娠、产褥期败血症、PID 或当前或近 3 个月内患 STDs、子宫内膜癌或宫颈癌、未明确诊断的生殖道出血、子宫畸形、子宫肌瘤导致宫腔变形等(87)。HIV 感染不考虑为 IUD 禁忌证。在 HIV-1 感染的妇女中,IUD 并不增加盆腔感染、男女性传播和病毒播散的危险(89,90)。铜过敏和 Wilson 疾病是放置含铜 IUD 的禁忌证。

选取适宜的人群

IUD 使用方便、高效以及不良反应少,适合需要长期避孕的妇女。使用 IUD 的指征包括:未产妇、青春期少女、人工流产后 $3\sim6$ 个月内、近期药物流产以及产后妇女(91)。目前 IUD 使用的新关注点为分娩后和流产后妇女。这两种情况下,妇女明确不再继续妊娠,她们可能很乐意接受避孕,而且对妇女和操作者来说 IUD 装置都方便操作(92,93)。并且分娩后和流产后放置安全。与间隔一定时间之后再放置,立即放置并不增加并发症,唯一的不足是脱落的几率更高。比较分娩后放置和间隔一定时间后放置两组,所有要求分娩后即放置的妇女均接受了 IUD 的放入,而许多预约产后一定间隔后放置 IUD 的妇女都未复诊(94)。Goodman(94)和其同事发现流产后使用 IUD 的妇女,较同一研究队列中选择不使用 IUD 避孕方法的妇女,发生重复流产的人数下降(94)。

放置

初次就诊时采集患者病史、做体检、行宫颈分泌物奈瑟淋球菌培养及沙眼衣原体检查。详细告知患者相关风险和可提供的替代选择。通常在月经期放置 IUD,因为要确保患者没有妊娠。当然,如果能明确除外妊娠,可在月经周期里的任何时间放置(95)。TCu380A 可在无保护性交后 5 日内使用,其紧急避孕的效果为 100%。

目前关于治疗 IUD 放置过程引起的疼痛的研究资料较少。一项随机非双盲的研究显示,放置 IUD 时,提前 5 分钟将 2% 的利多卡因凝胶涂抹在宫颈管上可缓解疼痛。其他技术如宫颈旁阻滞的效果尚未评估。强烈建议在放置前口服前列腺素抑制剂如布洛芬,但是对于放置新一代 IUD 的效果则缺乏证据(96)。

预防性应用抗生素没有发现有何益处,或许是放置 IUD 导致盆腔感染的风险很低的缘故。在一项大型共 1985 名妇女的随机试验中,口服阿奇霉素组与安慰剂组在 IUD 放置 90 日内取出率和输卵管炎发生率没有差异(97)。只能通过这些妇女自己提供的病史来筛查 STDs。对于青春期少女,推荐放置时应筛查淋病和衣原体,但并不需要等待结果回报后再放置,因为即使阳性结果的患者,只要治疗恰当也不会有任何不良反应(98)。PID、产后败血症或过去 3 个月内有流产后感染应视为禁忌证;若患有化脓性宫颈炎者,必须在放置 IUD 前认真检查和治疗。

放置的要点如下:

1. 窥器暴露宫颈。杀菌剂消毒阴道穹隆和宫颈,如含碘消毒液。

2. 超声测量宫腔大小。自宫颈外口测量宫腔深度至少 6cm,较小的子宫可能不能耐受目前使用的 IUD。

3. 为防止子宫穿孔,放置时必须使用宫颈钳。宫颈钳夹持宫颈,轻轻地往下拉,拉直颈管和宫腔的夹角。把 IUD 预先放入放置器内,然后通过宫颈管轻轻送入宫腔。

4. 放置 TCu380A 时,放置器的外鞘回撤一小段距离使 T 环两臂展开,然后再轻轻地往内送,将展开的 T 环推升至宫底。撤出放置器的外鞘和内探针,在距宫颈外口大约 2cm 处剪断尾丝。

5. 左炔诺孕酮 T 环的放置与 TCu380A 略有不同。将放置管导入宫腔,直至放置器上预先设置的滑动缘距离宫颈外口 1.5~2cm。T 环两臂在宫腔内往上展开,放置器再置于臂下方往上推送直至宫底。

由于给未产妇放置 IUD 的难度较经产妇大,因为其宫颈管较窄,因此有必要进行机械性扩张。IUD 置入困难者,术前给予米索前列醇,可能降低难度(99)。

带器妊娠

如果确诊宫内妊娠,IUD 尾丝可见,应该尽快取出 IUD,避免以后发生流产继发感染、胎膜早破和早产(100)。如果没有发现 IUD 尾丝,应行超声检查定位 IUD,确认是否脱落。如果宫腔内 IUD 存在,有以下三种处理方式可供选择:

1. 治疗性流产。

2. 超声引导下取出 IUD。

3. 带器继续妊娠。

如果患者想继续妊娠,建议超声探查 IUD 位置(101)。如果 IUD 不在宫底,建议超声引导下用小号鳄鱼钳取出 IUD。如果 IUD 位于宫底,则留置宫腔。如果继续带器妊娠,必须告知患者警惕宫内感染的症状,若出现发热、流感样症状、下腹痉挛样疼痛或阴道出血,应该提高警惕,立即就诊。在出现最早期感染征象时,应立即给予大剂量的静脉抗生素治疗,同时终止妊娠。

使用期限

随着使用年限的增加,IUD 每年的妊娠率、脱落和医源性取出率逐年下降(102,103)。因此,如果一位妇女已使用 IUD 5 年没有问题,那么以后也不太可能出现问题。TCu380A 被批准的使用年限为 10 年,左炔诺孕酮 T 环为 5 年,当然如前文所述,数据显示最好的结果是 TCu380A 使用时间长达 12 年,左炔诺孕酮 T 环长达 7 年(66,86)。

IUD 的选择

目前在美国可用的两种 IUD——TCu380A 和左炔诺孕酮 T 环,使用时间均长达数年,都有相当低的妊娠率及显著降低异位妊娠的风险。左炔诺孕酮 T 环可减少月经量,缓解痛经。TCu380A 最初可能会增加经量,但它也是最有效的紧急避孕措施。

IUD 相关的出血和疼痛的处理

妇女要求取出 IUD 最重要的医学原因为阴道出血和盆腔疼痛。这些症状在刚放置 IUD 的前几个月内很常见,并且很快就会消失。**非甾体类抗炎药治疗通常有效。若晚期出现疼痛和出血,需检查患者有无 PID、IUD 移位或子宫肌瘤凸向宫腔的征象。**两项基于超声的研究表明,放置 IUD 6 个月后出现上述症状和无症状组的妇女比较,B 超探及前者大部分存在 IUD 向下移位至宫颈管,部分存在凸向宫腔的子宫肌瘤的现象(104,105)。若患者希望继续使用 IUD 避孕,建议取出移位的 IUD,重新放置新的 IUD。在超声费用比较高或没有超声辅助,而 IUD 比较便宜的情况下,即使缺乏 B 超提示 IUD 移位的证据,也建议最好立即取出并重新放置。

激素避孕

激素避孕药包括女性类固醇激素,合成的雌激素和孕酮(孕激素)或单一孕激素。它们可以通过 OCs、透皮贴剂、皮下埋植以及注射的方式给药。使用最为广泛的激素避孕药是雌孕激素复方 OCs。复方 OCs 可以是单相的,即每日服用的雌孕激素剂量相同;或多相,在 21 日或 24 日服药周期内类固醇激素的剂量是变化的。复方 OCs 的包装由 21 片有药物活性的药片和 7 片安慰剂组成,或 24 片活性药片加 4 片安慰剂。引入安慰剂是让使用者每日服用一片,而不需要刻意计数。停药(服用安慰剂)的间期是为了内膜撤退性出血,模拟 28 日正常月经周期。第一片药片可以在月经第一日到月经结束后的第一个星期日内的任意时间服用,然后服完第一盒后即开始服用新的一盒。停药 7 日作为经典用法持续了很多年,但是新研究表明缩短停药间期使诱发周期性撤退性出血及长期抑制排卵的作用更明显。由于 7 日停药间期的卵泡发育成熟度好于 4 日停药间期的,因此理论上,24/4 的新型组合在避孕效力应优于 21/7 组合,但目前尚未被证明。其他 OCs 剂型,主要采用延长月经周期和连续周期的办法。一次连续服用含有雌孕激素联合的活性药片 3 个月为延长周期,或不定期地服用一年以上为连续周期。与按 28 日服用者相比,按上述方法的服用者在早期更容易有不规则的点滴出血,而晚期发展成为闭经。连续联合的用药方案适用于那些存在慢性盆腔疼痛或痛经,且对周期 28 日的 OCs 效果不佳的妇女(106)。

单一孕激素配方不含雌激素,每日服用。其他形式的激素避孕药有经皮肤贴剂、孕激素或雌孕激素复合针剂、释放孕激素的皮下埋植剂及释放雌孕激素或单一孕激素的阴道环(107)。

类固醇激素作用机制

性激素能特异性地结合雌激素、孕激素或雄激素受体,在不同系统发挥各自的生物学效应,因此相应地分为三类(108)。类固醇激素在肠道迅速吸收,但直接通过门静脉循环入肝,在肝脏被迅速代谢灭活,因此类固醇激素口服时需要大剂量给药。类固醇分子碳-17 添加乙炔基后可以阻断肝 17-羟类固醇脱氢酶对其的降解作用,保证口服毫克级的剂量也能保持很强的生物活性。

孕激素　　　　孕激素是模拟天然孕酮的效应但结构不同的合成复合物。各种孕激素在对雌激素、雄激素和孕激素受体的亲和力、抑制排卵的能力、替代孕激素和拮抗雌激素作用方面各不相同。一些孕激素直接和受体结合(左炔诺孕酮、炔诺酮),而其他的则需要生物活化,如去氧孕烯,需要在体内转化为活性代谢产物依托孕烯。17-乙酰孕酮(如醋酸甲羟孕酮)可与孕酮受体结合。炔诺孕酮存在两种同型异构体,分别为右旋炔诺孕酮和左炔诺孕酮。只有左炔诺孕酮具有生物学活性。三种新的孕激素(诺孕酯、去氧孕烯和孕二烯酮)与其他 19-去甲孕酮相比,具有更强的"选择性",没有或仅有极低的雄激素作用(109)。FDA审批通过了含有诺孕酯和去氧孕烯的 OCs。孕二烯酮在欧洲市场有售。孕二烯酮是左炔诺孕酮的衍生物,与其他制剂相比效力更强(即很小的剂量就有抗生殖效应)。与之相似,诺孕曲明(norelgestromin)是诺孕酯的活性代谢产物,比诺孕酯活性更强,可用于透皮贴剂。屈螺酮,一种最近引入美国的新型孕激素制剂,是利尿剂螺内酯的衍生物。它与孕激素受体、盐皮质激素受体、雄激素受体有很强的亲和力,它既是孕激素的激动剂,也是盐皮质激素和雄激素的拮抗剂(110)。服用含 3mg 屈螺酮 /30μg 乙炔雌二醇的 OCs 与服用含 150μg 左炔诺孕酮 /30μg 乙炔雌二醇的 OCs 妇女对照组比较,前者体重和血压稍有下降,两者对月经周期的控制和避孕效果则一致(111)。多囊卵巢综合征妇女的试验性研究表明,服用 OCs 月经周期控制良好,雄激素水平下降,体重、血压或葡萄糖代谢没有变化(112)。对于选择 OCs 作为避孕手段的妇女,FDA 批准 20μg 乙炔雌二醇 /3mg 屈螺酮 OC 可用于治疗经前焦虑综合征(premenstrual dysphoric disorder,PMDD)。与服用含 30μg 乙炔雌二醇 /150μg 左炔诺孕酮 OCs 的妇女相比,服用含屈螺酮的 OC 能够更好地缓解妇女经期症状,改善粉刺,减少月经期的不良反应以及促进自我良好的感觉(113)。地诺孕素(dienogest)是另一类引入美国的孕激素,与雌二醇戊酸酯,而不是乙炔雌二醇组成复方制剂。是否比市场现有的复方 OC 更具优势目前尚不明确。地诺孕素 / 雌二醇戊酸酯复方制剂与左炔诺孕酮 / 乙炔雌二醇在避孕和治疗功能失调性子宫出血的效果上相当(114)。

雌激素　　　　在美国,大部分 OCs 包含以下两种雌激素中的一种:炔雌醚或炔雌醇(ethinyl estradiol,EE)。炔雌醚比 EE 多一个乙炔基,需在肝脏内生物活化,通过清除乙炔基,释放出活性产物——EE。含 35μgEE 与含 50μg 炔雌醚 OCs 的血激素浓度相同(115)。雌二醇环戊酸酯和雌二醇戊酸酯均是天然 17β-雌二醇的酯类,也同样用于避孕。

抑制生殖效应

复方雌孕激素避孕药　　　　单一的雌激素或孕激素都能抑制排卵。药理上,当这两种激素联合应用时表现为协同作用,因此两者以非常小的剂量就能抑制排卵。复方 OCs、贴剂和阴道环抑制卵泡刺激素(follicle-stimulating hormone,FSH)和 LH 的基础水平。避孕药可以减少下丘脑促性腺激素释放激素(GnRH)刺激垂体合成促性腺激素(116),导致卵泡发育不成熟,雌激素分泌量少,不能形成月经中期的 LH 峰,因此排卵受阻,黄体无法形成和分泌孕激素。这种排卵抑制与剂量相关。新的低剂量 OCs 与高剂量配方相比,不完全阻断排卵,而且某种程度上允许 FSH 和 LH 的基础水平稍高一些(117)。这样如果患者漏服药或服用其他药物降低血中避孕药浓度时,更容易发生排卵。

单一孕激素制剂

　　单一孕激素可以提供高效避孕作用。单一孕激素避孕药的作用模式是高度药物剂量依赖型(118)。血中低水平孕激素的情况下，有时也会有排卵。血中孕激素呈中等水平时，FSH 和 LH 基础水平正常，一些卵泡可发育成熟。血中孕激素浓度较高时，如 DepoProvera，基础 FSH 量水平下降，卵泡活力下降，雌激素产生减少，没有 LH 峰。

经皮肤吸收激素避孕药

　　贴附于使用者皮肤的贴剂(OrthoEvra)及阴道环(NuvaRing)都含有 EE 及高效孕激素。两者都持续释放类固醇激素，产生相对恒定的血清药物浓度，尽管比 OCs 的激素峰浓度低，但仍足以抑制排卵。

皮下埋植激素

　　使用释放左炔诺孕酮的皮下埋植剂，虽然可有部分卵泡发育成熟，产生雌激素，但是 LH 峰水平低，所以排卵通常受到抑制。使用的第 1 年内，大约 20% 周期有排卵。随着用药时间的延长，排卵周期的比例增高，可能是激素释放减少的结果。到使用的第 4 年，41% 周期有排卵。依托孕烯皮下埋植剂释放的孕激素效力更强，能更有效地抑制排卵(119)。低剂量孕激素的作用机制包括影响宫颈黏液、子宫内膜及输卵管活动度。用药妇女宫颈黏液量少而黏稠，阻碍精子运行至上生殖道。孕激素降低细胞核内雌激素受体水平，减少孕激素受体，诱导 17- 羟基类固醇脱氢酶的活性，从而促进天然 17β- 雌二醇的代谢(118)。

　　由于皮下埋植剂能持续释放激素，以血中相对较低的类固醇水平便能产生高效的避孕作用。图 10.6 描述了皮下埋植剂、注射剂及 OCs 的类固醇血药浓度的期望值。随着抗孕酮药物米非司酮(RU486)问世，另一避孕机制又被发现。在正常的月经周期，排卵前卵泡产生少量孕酮，这时的孕酮看起来是排卵所必需的，因此如果在排卵前给予抗孕酮药物米非司酮，排卵可推迟数日(120,121)。

激素避孕药的效果

　　持续服用复方 OCs，妊娠率可低至 2~3/(100 名妇女·年)。单一孕激素 OCs 较复方雌孕激素制剂的效果差，其最低妊娠率为 3~4/(100 名妇女·年)。所有避孕方法都有使用错误的可能，因此 OCs 的完美使用与常规使用效果相比，可相差 10 倍。注射孕激素和皮下埋植比 OCs 发生主观使用错误的情况要少得多，完美使用与一般使用的效果差别小，并且意外妊娠率与输卵管绝育术后相当(表 10.2)。使用 OrthoEvra 贴剂及 NuvaRing 阴道环的妊娠率与目前报道的 OCs 妊娠率相同；可能是因为这些方法比 OCs 更容易坚持。或许更大规模的研究能证实它们常规使用的效果优于 OCs(122,123)。**皮下埋植比其他任何激素类避孕方法的妊娠率都低。**

　　肥胖妇女的激素避孕

　　目前欧洲和美国肥胖的患病率为 30%，而且还在继续增加。大多数避孕效果的研究在设计之初就将肥胖妇女排除在外了，因此可参考的信息有限。**虽然肥胖妇女妊娠的几率并不见得比其他妇女低，但是她们出现妊娠并发症的风险的确升高**(124)。一项针对超重和肥胖妇女使用激素类避孕药的系统性回顾分析只找到了 7 篇相关研究(125)。超重和肥胖妇女使用口服避孕药时，可能有相近或轻度升高的妊娠风险。可归因的风险非常低(124)。DMPA 的效力并不随体重增大而减弱。据报道，体重超过 90kg 的妇女使用避孕透皮贴剂时，其妊娠风险明显增加。较大体重的妇女在使用阴道环时也不增加妊娠风

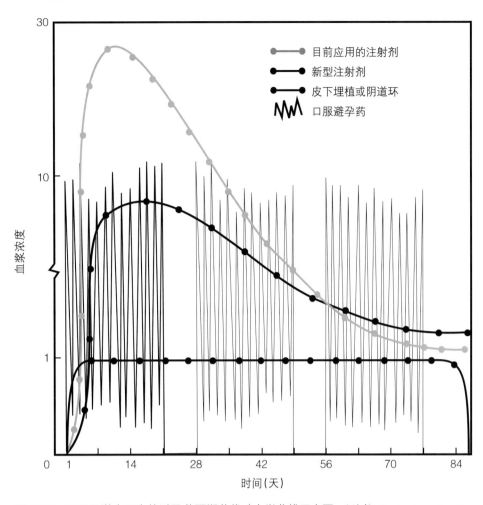

图 10.6　不同孕激素配方的避孕药预期药代动力学曲线示意图。(引自:Mechanism of action of gestagens. Int J Gynaecol Obstet 1990;32:95-110,经授权使用)

险。少有关于大体重妇女使用依托孕烯皮下埋植剂的研究,因为体重超过理想体重 130% 的妇女就被排除在研究对象之外了。体重超过 70kg 甚至更重的妇女,其使用左炔诺孕酮皮下埋植剂的妊娠率随着体重增加而升高,但尽管如此,妊娠率仍然居于较低的水平。大规模研究显示,各个体重组在使用的前 3 年均无妊娠发生(125,126)。

代谢效应和安全性　　　静脉血栓形成　含雌激素的激素避孕方法会增加静脉血栓形成和血栓栓塞的风险。正常情况下,凝血系统保持着血液中促凝和抗凝系统的动态平衡。雌激素以剂量依赖的方式影响这两个系统。大多数妇女,纤溶(抗凝)和凝血同时增强,在增强水平上维持纤维蛋白原的生成和溶解的动态平衡(127,128)(图 10.7)。既往研究指出,无论妇女处于以下何种情况均禁忌使用含雌激素避孕药:既往栓塞史、已有血管基础疾病、冠心病、肿瘤及严重的外伤(127,128)。目前使用的小剂量 OCs 对于凝血系统可测量的影响减少,纤溶因子和促凝因子以相同速度增长。与较大剂量雌激素(50μg EE) OCs 相比,小剂量雌激素(30~35μgEE) OCs 的血栓形成风险下降(129)(表 10.5)。丹麦一项非常大规模的研究第一次显示与 30~40μg OCs(调整过用药的疗程)相比,含 20μg 乙炔雌二醇的复方 OCs 能使血栓形成风险显著降低 18% 以上(130)。单一孕激素的 OCs 和左炔诺孕酮缓释的 IUD 与静脉血栓形成无关。

207

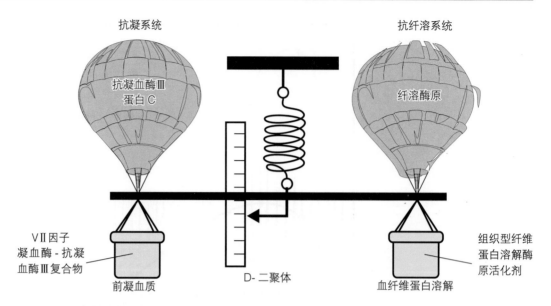

图 10.7　凝血的动态平衡。(引自：Winkler UH, Buhler K, Schlinder AE. The dynamic balance of hemostasis：implications for the risk of oral contraceptive use. In：Runnebaum B, Rabe T, Kissel L, eds. Female contraception and male fertility regulation. In Advances in Gynecological and Obstetric Research Series. Confort, England：Parthenon Publishing Group, 1991：85-92, 经授权使用)

表 10.5　口服避孕药的雌激素剂量与深静脉血栓形成的危险

雌激素(剂量)	率/(10 000 人·年)	相对危险度(所有病例)	相对危险度(确诊)
<50μg	4.2	1.0	1.0[a]
50μg	7.0	1.5	2.0(0.0~4.0)
>50μg	10.0	1.7	3.2(2.4~4.3)

[a] 用于计算大剂量危险度的基线危险度

引自：Gerstman BB, Piper JM, Tomita DK, et al. Oral contraceptive dose and the risk of deep venous thrombosis. Am J Epidemiol 1991；133：32-37, 经授权使用

下肢深静脉血栓形成的绝对危险度很大程度上受年龄的影响。在包括曾经使用、目前使用和从未使用的 OCs 总人群中, 下肢深静脉血栓形成的风险从 15~19 岁的 1.84/10 000 到 45~49 岁的 6.59/10 000。不使用 OCs 的妇女发生下肢深静脉血栓总的绝对危险度为 3.01/(10 000 名妇女·年), 与之相比, 当前使用 OCs(包括所有类型的 OCs 在内)的妇女总的绝对危险度为 6.29/(10 000 名妇女·年), 调整后的率比为 2.83(95% CI, 2.65~3.01)(表 10.6)。这一绝对危险度高于先前计算出来的 3/(10 000 名妇女·年)。此外, 这也可能反映了临床诊断下肢深静脉血栓的手段更加先进了(131)。一项基于人群的调查纳入了所有年龄在 15~49 岁的丹麦妇女, 仅除外已诊断明确为肿瘤或心血管疾病的患者, 研究结果显示**血栓形成的风险在第一年使用时最高, 此后逐年下降**(表 10.6)。

表 10.6　使用不同类型的激素类避孕药的妇女, 深静脉血栓形成的原始发生率和调整后率比

特征	妇女·年	深静脉血栓的总例数	率/(10 000 名妇女·年)	调整后的率比(95% CI)
年龄组				
15~19	1 359 821	250	1.84	0.39(0.33~0.45)[a]
20~24	1 491 764	444	2.98	0.62(0.54~0.70)[a]
25~29	1 491 959	537	3.60	0.86(0.76~0.96)[a]

续表

特征	妇女·年	深静脉血栓的总例数	率/(10 000名妇女·年)	调整后的率比(95% CI)
30~34	1 587 896	598	3.77	Reference
35~39	1 628 852	685	4.21	1.18(1.05~1.32)[a]
40~44	1 518 172	797	5.25	1.57(1.41~1.74)[a]
45~49	1 368 909	902	6.59	2.09(1.88~2.32)[a]
总体	10 447 373	4 213	4.03	~
使用情况				
不使用者(从未使用或以前使用过)	7 194 242	2168	3.01	对照组
当前使用者	3 253 131	2045	6.29	2.83(2.65~3.01)[b]
服用 OCs 的时间				
<1 年	684 061	443	6.48	4.17(3.73~4.66)[b]
1~4 年	1 449 000	787	5.43	2.98(2.73~3.26)[b]
>4 年	1 031 953	793	7.68	2.76(2.53~3.02)[b]
单一孕激素				
左旋炔诺酮或炔诺酮	65 820	12	1.82	0.59(0.33~1.04)[b]
去氧孕烯	9 044	3	3.32	1.10(0.35~3.41)[b]
缓释激素的 IUD	101 351	34	3.35	0.89(0.64~1.26)[b]

OC,口服避孕药;IUD,宫内节育器

[a] 校正了目前使用口服避孕药、公历年以及受教育水平

[b] 校正了年龄、公历年以及受教育的水平

引自:Lidegaard O,Lokkegaard E,Svendsen AL,et al. Hormonal contraception and risk of venous thromboembolism:national follow up study.BMJ 2009;339:b2890［Table I on page 3］,经授权使用

　　血栓形成倾向　　所有服用OCs(包括低剂量OCs)的妇女中均可探及凝血系统的变化,但是当妊娠或使用外源性雌激素时,部分妇女则表现出血栓形成的遗传易感倾向。具有遗传性的抗凝血酶Ⅲ、蛋白C或蛋白S缺陷的妇女妊娠或采用雌激素治疗时血栓形成的风险很高,但是在潜在的OCs服用者中,她们所占比例很低。已明确因子Ⅴ Leiden是更常见的变化。这一变异基因存在于3%~5%的白色人种中。该基因编码的蛋白因子Ⅴ中有一个氨基酸发生突变,从而抑制了蛋白因子Ⅴ被活性蛋白C清除——这一保持凝血和纤溶平衡的重要步骤(109,132)。对服用OCs妇女的研究发现,对于血栓形成第一阶段风险,没有因子Ⅴ突变妇女为2.2/(10 000名妇女·年),而有因子Ⅴ突变妇女为27.7/(10 000名妇女·年)(133)。吸烟对该风险没有影响。这一基因变异表现出显著的种族差异。3%~5%的白人发现Leiden等位基因,但在非洲、亚洲、美洲印第安、因纽特人和玻利尼亚人中很少出现(134)。在凝血素基因位点20210发现相似突变,称为凝血素G20210A。3%的欧洲人口发现该基因,而且与服用OCs妇女静脉血栓成强相关(135)。人们发现了越来越多的血栓形成易感的遗传背景。对有遗传性抗凝缺陷的妇女来说,妊娠更是一大挑战(136)。对服用OCs期间出现静脉血栓的妇女需待其康复后进行全面评估。评估至少应包括测定抗凝血酶Ⅲ、蛋白C和蛋白S的水平,活化蛋白C的抵抗,血清高半胱氨酸,Ⅴ Leiden因子和凝血素G20210A的突变基因,以及抗磷脂综合征的检测,而不应推断激素避孕药是引起血栓性疾病的唯一原因。

　　在一项常规筛查Ⅴ Leiden因子的研究中,作者的结论是在服用OCs前常规筛查Ⅴ Leiden因子并不正确,这样将使5%的白人妇女得不到有效避孕,而仅能预防少量的致命

性肺栓塞(137,138)。对于有个人或家族深静脉血栓史的妇女,强烈推荐在开始服用含雌激素避孕药或妊娠前予以筛查。对于已经诊断存在 V Leiden 因子的妇女,则不应使用含雌激素的避孕方法,即药片、透皮贴剂或阴道环。

血栓形成和新一代孕激素　一些研究发现,服用含有新型孕激素去氧孕烯或孕二烯酮 /20~30μgEE 的复方 OCs 与含左炔诺孕酮 / 相同剂量雌激素的 OCs 相比,前者静脉血栓形成的风险增加(115)。对此研究结果迄今为止仍有很大的争议。一些研究结论是"易感者消耗""负面选择"及"健康使用者偏倚"可解释明显增多的血栓形成。服用 OCs 导致的静脉血栓大多数在最初几个月内发生(116)。因此,与已经服用 OCs 一段时间且没有发生病变的妇女比较,新近服用人工合成的新型 OCs 的妇女血栓形成明显增高。而且,医师有可能认为新型 OCs 更安全,故选择性地给有高危因素的妇女使用新药。**后来的研究也没有解决这个矛盾。**Heinemann 和他的同事于 2002—2006 年在奥地利进行的大样本病例研究显示,服用含去氧孕烯或孕二烯酮 OCs 的与服用含其他孕激素 OCs 的人群相比,两组在血栓形成风险无差异(139)。相反,瑞典 Lidegaard 的研究团队和荷兰 van Hylckama Vlieg 的研究团队报道了新的孕激素增加血栓形成的风险(130,140)。

缺血性心脏病　过去因服用 OCs 导致死亡的两大主要原因是缺血性心脏病和脑卒中。目前知道,其主要的危险决定因素是年龄增长和吸烟(141)。在 20 世纪 80 年代使用较大剂量 OCs 时期,吸烟对于缺血性心脏病风险有显著影响。与不服用 OCs、不吸烟的妇女比较,每日吸烟 25 支或更多的妇女如果服用 OCs,心肌梗死的风险增加 30 倍(142)。现在服用 OCs 要安全得多,是由于绝大多数妇女服用低剂量的药片以及医师们选择性地用药,排除了有主要心血管危险因素的妇女。美国一项非常大型的研究证实了目前使用的 OCs 的安全性。1991—1994 年,加利福尼亚州 Kaiser Permanente 医疗服务项目在每年 3 600 000 名观察者中共检测出 187 名年龄 15~44 岁证实为心肌梗死的妇女。这一比率是 3.2/(100 000 名妇女·年)(143)。目前几乎所有服用的 OCs 的雌激素含量均小于 50μgEE。**校正年龄、疾病、吸烟、种族和体重指数后,服用 OCs 不增加心肌梗死的危险**(OR,1.14;95% CI,0.27~4.72)。**心脏病发作患者中,61% 吸烟,只有 7.7% 目前服用 OCs。**新近的一项研究中,同一调查者汇集了加利福尼亚州及华盛顿州一相似研究,两者的结果一致。**在调整主要危险因素和社会人口统计学因素后,目前服用的小剂量 OCs 不增加心肌梗死的风险(144)。**既往服用 OCs 并不增加以后的心肌梗死患病风险(145)。这些观察被另一项基于人群的前瞻性研究所证实。在瑞典乌普萨拉的健康保健区域内,随机选择了约 48 321 名年龄在 30~49 岁的妇女进行了 OC 使用和心肌梗死关系的研究(146)。**无论过去还是现在使用 OCs,均与心肌梗死无关。**大多数现在使用 OCs 的人群所服用的 OC 是低剂量雌激素(乙炔雌二醇 <50μg 或炔雌醚 <50μg)和第二代或第三代孕激素的复方制剂,超过 50% 的人群年龄在 35 岁以上,26% 吸烟。

OCs 和脑卒中　在 20 世纪 70 年代,OC 似乎与脑出血和脑梗死风险都相关,但这些研究没有把既往存在的危险因素纳入考量(147)。**尽管一种少见类型的脑血管机能不全、烟雾病(脑基底异常血管网疾病)与使用 OCs 明确相关,尤其是在那些吸烟人群中(148)。现有资料表明,对于健康及服用目前提供的低剂量药片的妇女,并不造成危险。**一项研究监测了 1991—1994 年所有参与加利福尼亚州 Kaiser Permanente 医疗服务项目,年龄 15~40 岁罹患致命或非致命性脑卒中患者(149)。**高血压、糖尿病、肥胖、目前吸烟状况和黑色人种与脑卒中显著相关,但在该研究中无论是当前还是曾经口服 OC 都与脑卒中不相关。**世界卫生组织的一项研究涵盖了 1989—1993 年来自 17 个欧洲和发展中国家的病例,包括服用高剂量或低剂量的 OCs 妇女。服用低剂量的 OCs 的欧洲妇女不增加脑卒中的风险,无论是脑出血还是脑栓塞所致脑卒中。服用高剂量的 OCs 妇女确实存在可检测到的脑卒中的风险(150,151)。发展中国家的妇女有明确的轻度增高的风险,但这一结论是由于没有监测已存在的危险因素才得出的。欧洲另一研究发现服用低剂量 OCs 较服用旧的高剂量 OCs 妇女的脑卒中风险低,而且如果开始服用 OCs 前监测患者血压,脑卒中风险下降。

无论是否服用 OCs,吸烟、高血压和糖尿病妇女的心血管疾病的风险明显增高。**重要的问题是,如果她们服用低剂量的 OCs,是否增加心血管疾病风险? 如果增加,幅度有多大? 世界卫生组织以往的研究提供了一些依据:在吸烟妇女中,服用 OCs 妇女发生缺血性(血栓性)脑卒中的风险是不服用者的 7 倍,高血压妇女如果服用 OCs 其风险增加 10 倍,如果不服用 OCs 风险增加 5 倍(150)。**丹麦的一项相似研究发现,糖尿病妇女脑卒中的风险增加 5 倍,如果她们服用 OCs 风险将增至 10 倍(152)。遗憾的是,这些数据并不局限于低剂量的 OCs。这些资料表明,尽管危险性主要取决于易感状态——高血压、糖尿病或吸烟,但服用 OCs,即使是低剂量 OCs,也会使风险放大(153)。高血压妇女使用雌孕激素复方制剂的口服避孕药(COCs),与不服用 COCs 的相比,缺血性脑卒中和急性心肌梗死的风险升高。目前在美国,35 岁以上妇女服用含有雌激素的 OCs 是很谨慎的,仅限于不吸烟且没有其他血管疾病危险因素。

血压　OCs 对血压有剂量相关性的影响。服用高剂量避孕药,有 5% 患者的血压将超过 140/90mmHg,作用机制是雌激素诱导易感个体肾素底物增长。**目前低剂量的避孕药对血压影响极低,但是仍建议监测血压以发现特殊的个体反应。**

糖代谢　雌激素对糖代谢没有不良反应,但孕激素具有胰岛素抵抗作用(154)。旧的 OCs 配方孕激素含量较高,可导致糖耐量异常,使一般患者的胰岛素水平增高。OCs 对糖代谢的影响与脂代谢影响相似,与孕激素的雄激素作用及其剂量有关。

脂代谢　雄激素和雌激素对肝脂酶有竞争效应,肝脂酶是肝脏脂代谢的关键酶。雌激素降低低密度脂蛋白(low~density lipoproteins,LDL),增高高密度脂蛋白(high~density lipoproteins,HDL),这些变化减少动脉粥样硬化的风险(155)。雄激素和具有雄激素作用的孕激素拮抗这些有益的变化,降低 HDL 升高 LDL 水平。雌激素使三酰甘油的水平增高,低剂量配方 OCs 对脂代谢有轻微的负面影响,而新型配方(含孕激素去氧孕烯或诺孕酯),通过提高 HDL 和降低 LDL 水平,可能产生益处(156,157)。尽管大样本的平均值表明服用当前的 OCs 只产生轻微的血脂改变,偶尔也有患者会出现放大效应。服药前血脂水平高于均值的妇女,在用药期间血脂较容易出现异常(156)。

其他代谢效应　OCs 可影响多种肝脏合成的蛋白质发生。OCs 中的雌激素增加循环中的甲状腺结合球蛋白,从而影响以甲状腺球蛋白为基础的甲状腺功能试验,增加了总甲状腺(T_4)水平,降低三碘甲状腺原氨酸的摄取。通过游离 T_4 和放射性碘试验检测甲状腺实际的功能状态则是正常的(158)。

OCs 和肿瘤

子宫内膜癌和卵巢癌　**复方 OCs 可减少子宫内膜癌和卵巢癌的发生风险(159,160)。**服用 OCs 两年子宫内膜癌的发生风险减少 40%,服用 4 年或 4 年以上减少 60%。这种获益可以持续累积(161)。另一研究发现服用 OCs 3~4 年卵巢癌的风险下降 50%,服用大于或等于 10 年,下降 80%(162)。短时间服用 3~11 个月仍有一些益处。一项对 2008 年以前可检索到的英文文献的回顾性分析显示,每使用 4 年卵巢癌发生的危险即下降 20%,此现象同样见于携带 BRCA1 和 BRCA2 变异的妇女。并且该益处至少可持续至末次使用后的 30 年(163)。挪威和瑞典的前瞻性研究发现,OCs 对于卵巢上皮性癌和交界性肿瘤都有类似的降低发病风险作用。复方 OCs(含 EE<50μg 或炔雌醚 <100μg/ 降低剂量的孕激

素),与含有高剂量的 OCs 有相同的保护作用(164)。现在含更低剂量的 EE(20μg)片剂没有单独的研究。它们是否能够提供相同的益处有待证明,然而据报道单一孕激素避孕药与复方 OCs 有同等程度降低风险的功效(165)。

宫颈癌 OCs 使用与宫颈鳞状上皮癌之间可能存在着微弱的联系。关于宫颈癌的28 个流行病学研究的系统回顾性分析显示,OCs 服用者与从未服用 OCs 者比较,服用年限小于 5 年宫颈癌的相对危险度是 1.1(95% CI 1.1~1.2),服用 5~9 年相对危险度是 1.6(1.4~1.7),≥10 年为 2.2(1.9~2.4)(166)。2007 年原作者汇总了所有研究,更新了先前的数据,使用 OCs5 年及 5 年以上的妇女,发生浸润性宫颈上皮癌或 CIN3/ 宫颈原位癌(carcinoma in situ,CIS)相对危险度为 1.95(95% CI,1.69~2.13)。一旦终止使用 OCs,风险即下降;10 年后能够恢复到从未使用者的水平。使用单一孕激素避孕的数量太少以致难以得出关于它们效应的结论。对于注射孕激素,相对危险度轻度升高至 1.22(95% CI,1.01~1.46),具有显著性差异(167)。有关这些研究的批判性争议认为,这并不能证明它们的因果关系,因为很少有研究能证明对伴侣的性行为因素、屏障性避孕措施的应用、宫颈癌的充分筛查进行了足够的控制(168)。性交年龄早和暴露于 HPV 是宫颈癌的重要危险因素。一般来说,服用 OCs 比不服用者开始性交年龄早,一些研究报道她们有更多的性伴侣。这些因素也使得她们 HPV 感染几率增多,而 HPV 又是宫颈癌最为重要的危险因素。因为屏障类的避孕方法减少宫颈癌的风险,使用这些避孕替代方法使得建立宫颈癌与 OCs 的单一联系更困难和复杂(169)。HPV-16 或 HPV-18 型感染使宫颈癌癌前病变风险增加 50 倍(170)。宫颈腺癌很少见,但与其他病变相比,不易通过宫颈细胞学筛查发现,其发生率上升。一项研究发现,随着 OCs 服用时间的延长,宫颈腺癌的风险倍增,如果服用 OCs 总的年限超过 12 年(171),相对危险度达到 4.4(170)。该结果经过了生殖道疣、性伙伴的数目及第一次性交年龄的校正。因为宫颈腺癌少见,所以绝对危险度很低。另一项病例对照研究对 HPV 检测的总结,显示 82% 的患者感染了 HPV-16 或 HPV-18,使得该疾病的相对危险度为 81.3(95% CI 42.0~157.1)。较长期使用激素类避孕方法是明确的宫颈腺癌的协同危险因素。**宫内节育器能降低宫颈癌 0.41(95% CI,0.18~0.93)的相对危险度(172)。**在 20~30 岁使用激素类避孕药,预计会增加 50 岁时诊断宫颈癌(各种病理类型,或 CIN3/CIS)的发生率,在欠发达国家从 7.3/1000 名妇女升至 8.3/1000 名妇女,发达国家从 3.8/1000 名妇女升至 4.5/1000 名妇女(172)。服用 OCs 最多只不过是宫颈癌的次要致病因素。但这些发现强调使用 HPV 疫苗的必要性和在全世界范围内推广宫颈癌的筛查。为降低罹患宫颈癌的风险,对有多个性伴侣的女性建议除激素避孕外同时使用屏障避孕。

乳腺癌 大量关于 OCs 与乳腺癌关系的观点存在争议(173)。总的来说,服用 OCs 不增加乳腺癌的总体风险,但一些研究发现对于首次足月妊娠前服用 OCs,或服用多年,未产妇,乳腺癌发病早或 40 岁以上的用药的妇女,乳腺癌的风险可能增加。一项纳入 54 个有关乳腺癌和使用激素避孕研究的荟萃分析,对来自 25 个国家的 53 297 位乳腺癌患者和 100 239 位对照进行系统分析,这代表了当时世界范围的可提供 95% 的流行病学资料(174)。目前服用的 OCs 使乳腺癌相对危险度增加 24%,数值虽很低但统计学稳定(RR,1.24;95% CI,1.15~1.33)。这一危险度在停药后迅速下降,停药 1~4 年降至 16%,停药 5~9 年降至 7%。停药 10 年后风险消失(RR,1.01;95% CI,0.96~1.05)。不同的种族群体、生育史或家族史,研究结果没有差异。自上述荟萃分析发表以来,后续的研究没有发现风险增加。一项病例对照研究中,包括居住在美国的 5 个城市年龄 35~64 岁的乳腺癌患者 4575 例及对照组 4682 例,结论是**当前或既往使用 OCs 以及长期或服用高剂量的 OCs 均不增加乳腺癌的风险(175)。乳腺癌家族史或年轻时开始服用 OCs 均与风险增高无关。**瑞典一类似的研究比较了 3016 例年龄在 50~76 岁的浸润性乳腺癌患者和 3263 例相同年龄对照组,显示既往使用 OCs 与乳腺癌无关(176)。2008 年,美国对 1469 名乳腺癌患者及与其种族、年龄、居住社区相匹配的对照组就激素剂量的影响进行了研究。受试者完成了问卷调查、BRCA1 和 BRCA2 基因的检测。在 1975 年左右或以后开始服用的 OCs 视为低剂量片。"低剂量"不再更具体的定义。不论总体还是各个亚组内,服用 OCs 或服用低剂量 OCs,均与乳腺癌风险的增高无关。不论已经服用还是新近服用 OCs 的妇女,携带 BRCA1 或 BRCA2 并不增加患癌率(177)。关于乳腺癌与服用 OCs 之间联系的争论可能仍将继续,但令人欣慰的事,目前可获得的最佳资料显示它们之间联系很小或没有联系。

肝脏肿瘤 **OCs 被认为是导致肝脏良性腺瘤的原因之一**。这些激素反应性肿瘤可以引起致命性的出血。它们通常在停用 OCs 后消退,其危险性与长期用药有关(178)。肿瘤少见,预计旧配方 OCs 服用者中大约有 30 /(1 000 000 例·年)。估计新型低剂量产品风险较低。有学者提出 OCs 与肝癌相关。肝癌与慢性 HBV 和 HCV 感染密切相关,通常见于肝硬化。有文献报道了关于年轻女性罹患肝癌的病例,她们除了长期使用 OCs 之外无其他危险因素(179)。但是,来自欧洲六国的大型研究发现,服用 OCs 与继发的肝癌之间没有联系(180)。有一项系统性回顾分析在已经罹患肝脏疾病的妇女中寻找使用激素避孕方法有害的证据(181)。**作者从仅有的文献中得出结论:OCs 不影响急性肝炎或慢性肝炎的病程,不影响肝硬化的进展速度或程度,不增加慢性肝炎妇女发生肝癌的风险,也不加重乙型肝炎病毒携带者的肝功能异常。**

性传播感染 OCs 使用者较不使用者,更可能出现衣原体定植在宫颈处,尽管如此,仍有一些病例对照研究认为 OCs 使用者的急性 PID 风险降低(182,183)。相反,后续的研究显示使用 OCs 并无保护作用(184)。

激素类避孕方法是否影响 HIV 的传染仍不确切。**目前最大样本的研究结论是服用口服复方避孕药或注射醋酸甲基孕酮不增加总体的危险度(185)。**

OCs 对健康的益处

OCs 对健康大有益处(表 10.7),其中包括避孕及非避孕的益处(182)。

表 10.7　OCs 已证实的和新出现的非避孕的益处

已证实的益处	减少子宫内膜癌
月经相关	减少卵巢癌
增加月经周期的规律性	**新出现的益处**
减少月经量	增加骨质积聚
减少缺铁性贫血	减少痤疮
缓解痛经	减少结直肠癌
缓解经前焦虑综合征 [a]	减少子宫肌瘤
抑制排卵	减少风湿性关节炎
减少卵巢囊肿	治疗子宫不规则出血
减少异位妊娠	治疗高雄激素性不排卵
其他	治疗子宫内膜异位症
减少乳腺纤维腺瘤 / 纤维囊性改变	治疗围绝经期的变化
减少急性 PID	

[a] FDA 只批准使用低剂量的 EE/ 氟哌利多口服避孕药治疗经前焦虑综合征的治疗

引自:Burkman R,Schlesselman JJ,Zieman M. Safety concerns and health benefits associated with oral contraception. Am J Obstet Gynecol 2004;190(Suppl):S12,经授权使用

避孕的益处

OCs 提供高效避孕,预防意外妊娠,这是一个重要的公众健康问题。在得不到安全的

流产服务的地域,面对可能死于感染性流产的风险,妇女只能接受不安全的医疗服务。复方 OCs 阻断排卵,对异位妊娠有显著的保护作用。服用 OCs 的妇女发生异位妊娠的风险估计是不服用妇女的 1/500。但是,单一孕激素的 OCs 增加异位妊娠的风险(186)。

非避孕益处

如前所述,**服用 OCs 能显著持久地降低子宫内膜癌和卵巢癌的风险**。另外,对有卵巢癌家族史的妇女也有保护作用。**有卵巢癌家族史的妇女服用 OCs 与其不服用 OCs 的姐妹对照比较,只要曾服用过 OCs 就可使卵巢癌的风险下降 50%(OR,0.5;95% CI,0.3~0.8)。随着服用时间的延长,保护作用增强**(187)。OCs 防止卵巢癌的作用机制尚不明确,但可能包括选择性地诱导细胞凋亡(程序性细胞死亡)。给猕猴喂食含 EE 和左炔诺孕酮或只含左炔诺孕酮的食物,与食物中不含激素的猕猴相比,卵巢上皮细胞的凋亡比例增加(188)。

已证明服用避孕药的其他益处还包括减少了乳腺良性疾病的发生(189)。缓解痛经(166),治疗经量过多和功能失调性子宫出血(163)。

所有的复方 OCs 对于功能性的卵巢囊肿有一定的保护作用,但这是剂量相关的(190)。尽管 OCs 能阻止卵巢囊肿的形成,但对于直径较大的功能性卵巢囊肿无效,因此不能用于治疗此类囊肿(191)。OCs 也能降低发生子宫肌瘤的风险(192)。

所有的复方 OCs 都能降低循环中雄激素的水平,对痤疮有改善。FDA 特别推荐的三种用于治疗痤疮的 OCs 为:诺孕酯/EE 三相片(TriCyclen)、炔诺酮/EE 多相片(Estrostep)和 20μg EE/3mg 氟哌利多 OCs。

有关 OCs 对结肠癌有保护作用的证据越来越多。意大利的一项病例对照研究中,将结肠癌妇女与对照组进行比较,发现服用 OCs 但结肠癌发生率下降 37%,直肠癌下降 34%(结肠癌 OR,0.63;95% CI 0.45~0.87 及直肠癌 OR,0.66;95% CI 0.43~1.01)。服用时间越长,对结肠癌的保护作用更多(193)。美国护理健康研究的结果显示,OCs 对结肠癌有一定的保护作用。服用 OCs≥96 个月患结直肠癌风险下降 40%(RR,0.60;95% CI,1.15~2.14)(194)。威斯康星州的一项大型的病例对照研究发现大部分获益局限于停 OCs 14 年内的妇女(195)。保护机制尚未明确。

服用 OCs 后的生育能力	**停用 OCs 后,排卵周期的恢复可能延迟数月。如果停服 OCs 后闭经超过 6 个月应该进行一次全面的评估,因为有垂体泌乳素瘤的风险。**这一风险与使用 OCs 无关,更多的可能是缓慢生长的肿瘤早已存在并引起月经不规律,而促使患者服用了 OCs(196)。
性欲	妇女在排卵期性活动增加。而服用 OCs 的妇女其排卵期性活动不增加(197)。没有其他研究表明妇女发起性活动与 OCs 使用有关。2003 年,西班牙研究了两组可比的队列——服用 OCs 和使用 IUD——的性欲状况,显示性欲随着时间推移而下降,但不受避孕方法的影响(198)。文献报道,含有新型孕激素屈螺酮的 OCs 可改善性功能和提升自我感觉(199,200)。
致畸性	**一项纳入 12 项前瞻性研究,包括 6102 名服用 OCs 和 85167 名不服用 OCs 妇女的荟萃分析结果显示,服药者发生畸形、先天性心脏缺陷和肢体短缩的总体风险并不增加**(201)。孕激素用于治疗流产。一项大型研究对有先兆性流产征象的孕妇,针对使用孕激

素治疗(首选醋酸甲羟孕酮口服)和不治疗进行了对比,1146 名用药妇女和 1608 名未用药妇女的胎儿畸形率相同(202)。相反,孕期服用高剂量的雌激素可诱发宫内女性胎儿患阴道癌。近期搜索文献未有新近的报道揭示激素类避孕方法和致畸之间的关系。

OCs 和其他药物的相互作用	一些药物(如利福平)可降低 OCs 的避孕效力;相反地,OCs 也能增强或减弱其他药物的效力(如苯二氮䓬类)(203,204)。或许最具临床意义的是 6 种抗癫痫药:苯妥英、苯巴比妥、卡马西平、奥卡西平、非尔氨酯、托吡酯(205)。这些药物和抗生素利福平都能诱导合成肝细胞色素酶 P450,降低服用 OCs 妇女的血清 EE 水平,增加避孕失败的风险。其他抗惊厥的药物对于血中的避孕药类固醇激素水平没有影响。这些药物包括丙戊酸、氨己烯酸、拉莫三嗪、加巴喷丁、噻加宾、左乙拉西坦、唑尼沙胺、乙琥胺及苯二氮䓬类(205)。*St.Jone's wort* 诱导细胞色素酶 P450,加快 EE 和炔诺酮的清除(206)。抗真菌药灰黄霉素、酮康唑、伊曲康唑也能诱导肝酶,可降低 OC 效力(204)。有许多服用 OC 失败的病例报道涉及氨苄西林和四环素。它们杀灭的肠道细菌(主要是梭菌属)是负责水解肠内的类固醇葡萄糖醛苷酸,促进肝肠循环重吸收类固醇。但是目前尚不能证实血清总体 EE 水平下降或妊娠率存在差异(207)。部分人在服用四环素或青霉素时,出现血浆 EE 水平下降,因此最好建议接受抗生素治疗的妇女,服用 OCs 的同时使用避孕套(208)。**某些药物能增加血清避孕类固醇激素的水平。抗坏血酸(维生素 C)、对乙酰氨基酚、抗反转录病毒药物如依非韦伦和阿扎那韦 / 利托那韦,均可提高血清 EE 水平(7)。** 　　**OCs 影响其他药物的代谢,**比如地西泮及其相关复合物。OCs 可以减少主要经氧化代谢的苯二氮䓬类药物的清除,并延长它们的半衰期,比如氯氮䓬、阿普唑仑、地西泮、硝西泮。咖啡因和茶碱在肝脏内由 P450 的两个同工酶代谢,它们在 OCs 服用者体内的清除率下降。环孢素 A 被另一 P450 同工酶羟基化,OCs 可提高其血浆浓度。OCs 降低止痛剂的血浆浓度水平。OCs 可增加水杨酸和吗啡的清除,因此为达到充分的治疗效果需要加大药物剂量。OCs 使用者的酒精清除率下降。 　　避孕类类固醇激素与抗病毒药物之间的相互作用复杂。有些药物能够增加血浆激素水平,有些则使其降低。完整的相互作用详见美国疾病控制和预防中心发布的"美国避孕的医疗准许条例"(7)。
OCs 和临床生化改变	由于雌激素诱导肝内合成的变化,OCs 可能改变许多临床实验室检测结果。但是,一项大型研究中比较了服用 OCs 的妊娠妇女与未妊娠妇女,发现变化很小(209)。激素服用者服用含雌激素 50~100μg 的各种避孕药,均比现今使用的 OCs 雌激素含量高。**与不服用 OCs 的未妊娠的妇女比较,OCs 服用者的 T₄ 增高,**这可通过循环甲状腺结合球蛋白增加来解释。肌酐和球蛋白水平没有变化,空腹血糖和血清谷草转氨酶轻微下降,总胆红素和碱性磷酸酶下降。
OCs 的选择	新近引入的 OCs,包括含新型孕激素,更多只含 20μg EE 的新剂型,新的多相片剂型,周期性 OCs(24 日服用含有活性的药片 /4 日服用安慰剂或 10μgEE),延长周期和连续周期剂型以及大部分通用品牌的 OCs。2010 年批准的新复方 OC,包含戊酸雌二醇和一种新的孕激素地诺孕素。有新的数据表明含 20μgEE 的片剂能降低静脉血栓的风险(130)。为新患者选择 OC,一种方法是从 20μg EE 开始,然后根据患者前 2~3 个月的症状来调整剂量。就像一项大型的系统分析的结果显示,将服用 20μg EE OCs 与服用 30~35μg

EE OCs 两组进行比较,低剂量组阴道出血、不规则出血、大量出血以及闭经的情况更为多见(210)。如果给予 20μg EE 的处方,应让患者了解出血是不正常的,如果持续出血应及时复诊,尝试新的口服避孕药而不是停止服药。因此,当服用 20μg EE 时,添加孕激素控制月经周期则显得更为重要。对 20μg EE、含 100μg 左炔诺孕酮和 1mg 醋酸炔诺酮(norethindrone acetate,NEA)三种避孕药物进行比较,发现 NEA 在前 3 个月内阴道不规则出血的日数是其他方法的两倍。前 3 个月是新用药者磨合的关键期,阴道不规则出血很有可能导致中止用药(211)。在一项三种 OCs 的试验中,35μg EE/ 诺孕酯三相片 OCs(Tri~Cyclen)与另两种含 20μg EE 的新型 OCs 比较,其中一种含 100μg 左炔诺孕酮(Alesse),另一种含 150μg 去氧孕烯,服用 21 日后紧随的 2 日不服用激素,然后每日服用 10μg EE 共 5 日(Mircette)(212)。三种 OCs 的避孕效果没有显著性差异。在服药的前两个周期,服用 Alesse 妇女比其他两种 OCs 更容易出现突破性出血和周期后半期出血的情况,但之后几乎没有差异。持续服用含有较多雌激素的 Tri~Cyclen,雌激素相应的不良反应也频繁出现,如水肿、乳房胀痛、恶心,明显多于服用 20μg EE 的 OCs 组。综上所述,对一些特殊类型的 OCs 进行评估后,改用 20μgEE 剂量的雌激素是有益的。

对于普通患者,以避孕为目的的首选避孕药剂型应为低剂量雌激素 OCs(20μg EE),除非有其他的考虑,如既往服避孕药期间发生妊娠。如果患者持续出现突破性和点滴出血,应予以同等低剂量的雌激素,或更高效的孕激素,如左炔诺孕酮。服用 OCs 期间,因水潴留导致明显的体重增加或伴有多毛症、痤疮,对其他 OCs 无反应的患者,改服含屈螺酮 /EE 的药片可能有益。FDA 批准低剂量雌激素 / 屈螺酮复方 OCs 可用来治疗经前焦虑综合征(PMDD),因此,那些存在 PMDD 症状且要求避孕的妇女可考虑使用此药。如果患有持续性盆腔疼痛、痛经、经期不适,或单纯地想减少月经的次数的妇女,可选择延长周期或连续周期的 OCs 配方。

其他给药途径的激素类避孕方法

OrthoEvra 贴剂和 NuvaRing 阴道环都提供超高效的孕激素和 EE。贴剂和阴道环都提供了几乎恒定的低水平的避孕类固醇,较 OCs 的峰值低得多。两者使用均更方便,因此改善了依从性。贴剂的表面积为 20cm²。它每日释放 150μg 诺孕曲明(norelgestromin),即诺孕酯活性代谢产物和 20μg EE。贴剂使用 1 周后,可更换另一个使用 7 日的新贴剂,连续使用 3 周后停用 1 周。在 1417 名妇女的随机研究中,贴剂与含 50~125μg 左炔诺孕酮及 30~40μgEE 多相片 OCs(Triphasil)进行比较(122)。贴剂组的总体避孕失败率和 Pearl 指数(指示方法失败)分别为 1.24/(100 名妇女·年)和 0.99/(100 妇女·年);OC 组分别为 2.18/(100 名妇女·年)和 1.23/(100 名妇女·年)。贴剂组数值上明显小于 OCs 组,但无统计学差异。**在最初两个周期,贴剂使用者出现突破性 / 点滴状出血较多,但此后与 OCs 者没有差异。**贴剂使用者较 OCs 服用者乳房不适、痛经和下腹痛的主诉多,但其他不良反应少见,且没有差异。重要的是,贴剂使用者的按周期完全依从率为 88.2%,而 OCs 组为 77.7%($P<0.001$)。体重超过 90kg 的妇女使用贴剂的妊娠风险增高。

NuvaRing 阴道环外圈直径为 54mm,横断面直径为 4mm。每日释放剂量为 120μg 的依托孕烯,为去氧孕烯的代谢产物,以及 15μg EE,这也是美国允许复方激素制剂中雌激素的最低含量。该环柔软易曲,阴道内放置 3 周后取出,停用 1 周后置入一个新的阴道环。如果在月经第一日放入阴道环,则无需其他辅助的避孕方法。也可以在月经第 2~5 日放入,在第一周配合使用避孕套来避孕。对阴道环与含 150μg 去氧孕烯 /30μg EE 的复方 OCs 的药物代谢动力学比较研究,发现阴道环使用者的 EE 最大血药浓度约为 OCs 的 1/3,其依托孕烯的血浓度约为 OCs 的 40%。此外,所有研究对象妇女的排卵均受到抑制(213)。**据报道,使用阴道环的妇女较服用含 150μg 左炔诺孕酮 /30μg EE 的复方 OCs 妇**

女,不规则或点滴阴道出血日数少(214)。一个大样本研究发现使用阴道环总的妊娠率为 1.18/(100 名妇女·年)(95% CI 0.73~1.80),完美使用的妊娠率为 0.77/(100 名妇女·年)(95% CI 0.37~1.40)(214)。尽管没有必要,一些妇女仍选择性交前取出阴道环。为避免降低避孕效力应该在性交后 3 小时内重新放置阴道环。

贴剂、避孕环与血栓形成

既然两种方法都都能维持较低水平的 EE,理所当然地,希望它们能够降低血栓形成的风险。但是在发生了几起 EE/诺孕曲明(norelgestromin)透皮贴剂血栓形成的病例后,FDA 没有遵循惯例而是发布了"黑箱警告",一个小规模关于药物动力学的研究也因此而中断,其研究结果显示贴剂的血 EE 浓度平均值高于常规口服途径。一个小型交叉研究显示,当妇女从口服 30μg EE/150μg 去氧孕烯避孕药改为贴剂,或 EE/依托孕烯避孕环时,对活化的蛋白 C(APC)的抵抗增加。这种干扰的作用是促血栓形成(215)。另一项研究中,测量服用各种 OCs 的妇女其基线资料,包括 APC 抵抗和蛋白 S 的水平。患者分为两组,一组使用贴剂,另一组使用阴道环。贴剂组患者的实验室结果朝着促血栓形成的方向改变,而阴道环组经过同样的测试后显示实验室的结果改善,从理论上提示它能降低血栓形成的风险(216)。

三项基于数据库的流行病学资料研究针对使用贴剂者与口服避孕药者在血栓形成方面的差异进行了比较。第一个研究没有发现差异,但是后面的两个研究发现确实存在风险。一个研究表明,透皮贴剂发生深静脉血栓的总体风险是 30μg EE/150μg 左炔诺孕酮配方的避孕药使用者的两倍(217)。这项研究发表之后,FDA 即针对购买者发布了一份新文件,建议妇女选购贴剂时,最好和她们的医师进行沟通,要警惕血栓形成的风险(218)。

FDA 对阴道环尚没有类似的警告发布。目前全球仅有两例阴道环发生静脉血栓的病例报道。两例均为 30 多岁的妇女,都发生了脑静脉血栓(219,220)。首例报道的作者指出,一些阴道环使用者发生血栓事件后报告给了加拿大的卫生部门(220)。因此,最好假定阴道环与复方激素类避孕方法有同等的风险,如此能够就风险方面给予妇女同样的专业咨询。

激素避孕针

醋酸甲羟孕酮酸酯

醋酸甲羟孕酮酸酯(depomedroxyprogesterone acetate,DMPA),是含合成孕激素微晶体的混悬液,1992 年批准用于避孕。单剂 150mg 可抑制大部分妇女排卵长达 14 周甚至更久(221)。**每 3 个月肌内注射 150mg 能高效避孕,妊娠率约 0.3/(100 名妇女·年)**。或许由于孕酮的高血药浓度,其效力不受其他药物的影响,也不依赖于患者体重。使用 DMPA 妇女会出现月经周期的改变,最初有点滴状或不规则阴道出血,最终大部分的使用者会发展为完全闭经。持续用药 1 年 50% 妇女发展为闭经,用药 3 年闭经达 80%(图 10.8)。

妇女停用 DMPA 和其他孕激素避孕方法的最重要的医学原因是持续性不规则阴道出血。很多药物可以用来止血。很多方法在短期内止血效果良好,但系统性回顾分析后显示远期的治愈率并未累积增加(222)。新的方法包括米非司酮和低剂量的多西环素。采用米非司酮治疗很有趣,因为 DMPA 导致的不规则出血与子宫内膜雌激素受体水平下调有关。每 2 周服用 50mg 的米非司酮能够增加子宫内膜雌激素受体的数量,减少新使用 DMPA 和左炔诺孕酮孕激素皮下埋植剂妇女的突破性出血(223)。另一方面的研究是关于子宫内膜基质金属蛋白酶,它调节子宫内膜脱落形成正常月经。当妇女使用了左炔诺孕酮皮下埋植剂后,多西环素可以抑制子宫内膜合成基质金属蛋白酶(224)。一项研究

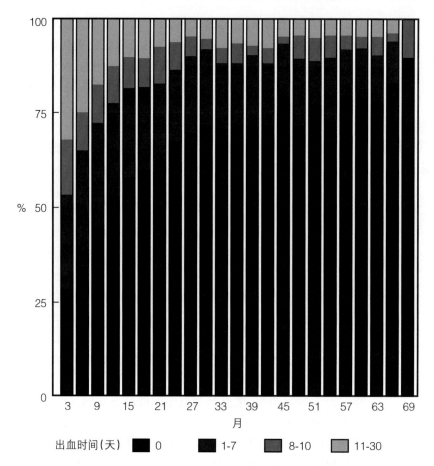

图 10.8　DMPA 使用者的阴道出血方式和持续时间:妇女每 3 个月使用 DMPA 150mg 的阴道出血、点滴出血或闭经的百分比。(引自:Schwallie PC, Assenzo JR. Contraceptive use-efficacy study utilizing medroxyprogesterone acetate administered as an intramuscular injection once every 90 days. Fertil Steril 1973;24: 331-339,已授权使用)

治疗依托孕烯皮下埋植剂后的出血时间长或频繁出血的随机对照试验,为期 6 个月,将安慰剂设为对照组,采用米非司酮 25mg 一日两次,连用 5 日后,再 20μg EE 一日一次,连用 4 日的方案,或多西环素 20mg 一日两次,连用 5 日的方案,可减少出血日数达 50%(225)。美国出售的多西环素胶囊(20mg)是用于治疗牙周病的。

使用 DMPA 常常出现体重增加,这也是导致妇女放弃使用它的主要因素之一。一项大规模的研究代表了所有的文献。有三组妇女选择各自的避孕方法(DMPA、OCs 以及不使用任何激素避孕方法),随访 36 个月后测量她们的体重和体内脂肪含量。DMPA 使用者体重平均增长了 5.1kg,OCs 使用组在同样的间隔里体重平均增长了 1.47kg,轻度低于不使用任何激素避孕方法的队列(该组妇女平均增长了 2.05kg)。DMPA 使用者的体内总脂肪含量增加了 4.14kg,而 OCs 使用者增长了 1.9kg,只比不使用激素避孕组(该组增长了 1.17kg)稍微多了一些。许多妇女在停止使用 DMPA 后继续随访了 2 年。那些在停用 DMPA 之后没有再使用激素类避孕方法的妇女,平均每 6 个月体重下降 0.42kg;而在相同的随访时间里,那些改用口服避孕药的妇女平均每 6 个月体重增加了 0.43kg(226)。

在前 6 个月内体重增加和自我感觉食欲增加,强烈提示体重会继续增加。如果妇女在前 6 个月内体重增加少于或基本等于 5%,意味着到使用 36 个月时,体重会平均增加 2.49kg;如果前 6 个月内体重增加超过 5%,那么到使用 36 个月时,体重平均增加 11.08kg

(227)。有必要对如何干预体重继续增加进行研究。至少，对于考虑使用 DMPA 的妇女，需要告诉他们体重可能会显著增加，还需建议她们避免摄入富含卡路里的食物以及定期监测体重。理想的情况是，在她们每次复诊注射下一次 DMPA 时能够测一下体重，这样就能够在体重进一步增加时给予适当的建议和指导。那些在 6 个月内体重增加 5% 的妇女可考虑更换其他避孕方法。

对于长期采用 DMPA 避孕的妇女，DMPA 可在其体内持续存在数月，生育能力恢复可能会延迟。曾经用过药现在准备生育的妇女，70% 在停药 12 个月内妊娠，90% 在停药 24 个月内妊娠(228)。

安全性

DMPA 抑制卵巢产生雌激素。**前瞻性研究已证实 DMPA 使用期间发生骨丢失。停用 DMPA 后骨量可恢复**(229)。相似的骨丢失和恢复的过程也见于哺乳期。青少年尤其受到关注，因为正常情况下他们的骨量本应增加；实际上，大多数成年人的骨量获得是在 20 岁前完成的。注射雌激素可防止骨质丢失，即使对于使用 DMPA 的青春期少女而言，也能增加她们的骨密度(230)。一项长期研究显示，青少年骨密度丢失后，停 DMPA 60 周后，腰骶椎的骨矿物质密度明确恢复到基线水平；停药 180 周时，较基线水平显著增高；髋部的骨质恢复稍慢，停药 240 周后方明显增加(231)。一项有关 DMPA 临床试验的荟萃分析未找到文献指出骨折是服用 DMPA 的结果，因此长期使用是否导致骨折尚不能确定 (232)。FDA 发布的"黑箱警告"提出，除非患者没有其他更好的避孕方法可供选择，DMPA 一次使用不得超过 2 年。对于大多数女性，特别是第三世界国家的妇女来说，DMPA 通常是唯一高效的避孕方法，因为它价格便宜，容易使用。有一个问题应该向拟使用 DMPA 避孕的妇女交代，即除非患者本身有妊娠意愿或由于其他原因想要更换为另一种避孕方法，使用超过 2 年也不能按常规立即停用 DMPA。

DMPA 对血脂的影响不一致。总体上，DMPA 使用者总胆固醇和三酰甘油水平下降，高密度脂蛋白胆固醇(HDL-C)轻微下降，低密度脂蛋白胆固醇(LDL-C)没有改变或轻微上升，所有这些与循环雌激素水平的下降是相符的。在一些研究中，HDL 的下降和 LDL 的升高有统计学意义，尽管数值仍在正常范围(233)。DMPA 的使用与心肌梗死无关。糖耐量试验显示 DMPA 使用者血糖略有上升。

除长期用药有时发现抗凝血酶Ⅲ水平下降外，凝血参数没有变化(233)。使用 DMPA 的妇女可发生深静脉血栓和血栓栓塞，但非常罕见(234)。如前述所，大规模的流行病学研究资料并未提示 DMPA 与血栓形成有关(130)。老年晚期恶性肿瘤妇女在使用包括 DMPA 和他莫昔芬在内的一系列药物时，会出现血栓事件(235)。另一例血栓事件发生在一名乳腺癌脑转移的患者身上(236)。这些患者无论使用 DMPA 与否，都是血栓形成的高危人群。另有两例视网膜静脉血栓的文献报道，这两名妇女都患有高血压，其中一名妇女还吸烟(237)。

DMPA 与致畸无关(238)，与情感障碍和情绪改变也无关(239)。

DMPA 与哺乳

目前普遍观点认为哺乳期可使用 DMPA，并且产后或产后 6 周就应开始使用 DMPA。有利的证据为无论是 DMPA 还是其他单一孕激素口服避孕药物，均不对胎儿生长或哺乳造成影响(240)。目前有争议性的问题是产后最早何时可以开始给予 DMPA。因为乳汁分泌是母体分娩后雌激素、孕激素下降的结果，理论上讲，分娩后最初几日注射 DMPA 可能会干扰乳汁的分泌。虽然考虑到孕激素可能会对新生儿产生影响，但研究者无法阐述母亲服用 DMPA 或其他任何可以抑制生殖激素的药物时，DMPA 的存在或其代谢产物对宫内胎儿的影响(240)。在美国,通常是在产妇出院时,也即分娩后48~72小时,给予DMPA。目前亟待临床对照试验探索分娩后,与其他避孕方式比较,即刻使用DMPA对哺乳的启动是否有负面影响。"美国2010年避孕选择的医学准许条例"中指出,产后提前1个月使用DMPA属于第2类情况,即获益超过理论上的风险(7)。

DMPA 与肿瘤

DMPA 与宫颈癌无关(241),与卵巢癌也不相关(242)。既往 DMPA 使用史可明显降低子宫内膜癌的风险(243)。一项长期研究发现 DMPA 不增加乳腺癌的发病风险(244)。

益处

DMPA,联合复方 OCs,可产生许多非避孕的益处(245)。已报道的有减少贫血、PID、异位妊娠和子宫内膜癌。DMPA 还可能使患有镰状红细胞贫血病的妇女获益。

皮下 DMPA

Depo-subQ Provera 104,新型的低剂量 DMPA 制剂用于皮下给药,于2005年通过了FDA的审批。它的药物总剂量比旧的 DMPA 肌内注射剂型少30%。由于是皮下给药,药物的血浓度足够抑制所有试验者13周以上的排卵,平均30周后恢复卵巢功能(246)。**避孕效果极佳,在美国进行的三期临床试验研究中,总计16 023个妇女月经周期,期间为零妊娠(247)。**虽然特别肥胖妇女的血药浓度较低,但仍足以彻底抑制排卵。据报道,使用150mg DMPA,甚至更低剂量的 DMPA,仍会引起体重增加的问题。用药第一年体重平均增加1.59kg。遗憾的是,与较大剂量的针剂一样,即使这样低剂量的 DMPA 仍有骨质丢失。

每月一次的针剂

每月注射一次的针剂避孕药为仅含25mg DMPA 和5mg 长效雌激素雌二醇环戊丙酸盐的复合制剂,曾主要在美国使用,但由于包装问题已退市、停止生产了(248)。最早由世界卫生组织推出的制剂,文献中命名为 CycloFem 或 CycloProvera,在美国商品名为 Lunelle(249)。每月给药一次,该复合制剂可提供极佳的避孕效果。每月的撤退性出血与正常月经相似,尽管需每月注射,仍有较高的持续使用率。每月注射的复方避孕针在美国以外地区仍有推广。

皮下埋植剂

目前有三种孕激素缓释皮下埋植剂在世界广泛应用,它们是 Jadelle™,Sino-Implant Ⅱ™ 和 Implanon™。以上三种均能够提供长效避孕效果,一次使用皮下埋植剂后不再需要使用者持续关注,是可忽略的。它们都非常高效,没有严重的风险。每一种均可导致不规则出血,这也是导致妇女停用的关键因素。起效的机制,早些年认为是抑制排卵,现在再加上使宫颈黏液变稠,阻止精子穿过。

早期由六根药管组成的左炔诺孕酮皮下埋植剂(Norplant™),现已被由两根药管的换代产品(Jadelle™)所替换,它与 Norplant™ 效力相同,但更容易置入和取出(250)。目前 Jadelle™ 在全球广泛使用。虽然通过了 FDA 的审批,但目前尚未在美国上市。批准的使用寿命为5年。Sino-Implant Ⅱ™ 是较为便宜的两管系统,含左炔诺孕酮,由中国制造并在多个国家销售。有效使用期限为4年(251)。Implanon™ 是唯一在美国出售的皮下埋植剂,它是单管送药系统,含依托孕烯(去氧孕烯的代谢产物)。**因为依托孕烯的活性更高,所以单管送药系统释放的激素也足以彻底抑制排卵至少3年。单管系统最容**

易置入和取出。在美国的试验中,平均置入时间仅需 0.5 分钟,平均取出时间需 3.5 分钟 (252)。

一项纳入 29 972 名妇女的荟萃分析,其中 28 108 名妇女完成数月的随访,显示 Norplant™,Jadelle™ 和 Implanon™ 在妊娠率或连续妊娠率超过 4 年无差异。任何试验中均无意外妊娠。不良反应或负性事件之间无差异。最常见的不良反应是不规则阴道出血 (253)。

11 项研究纳入 923 名妇女,共随访了 20 648 个治疗周期,Implanon™ 位置良好时无妊娠发生。有 6 名在取出 14 日后即妊娠成功。按照 FDA 的要求,涵盖上述所有结果的 3 年累积 Pearl 指数为 0.38 妊娠 /(100 名妇女·年) (254)。

不规则出血的问题,多见于最初使用的 90 日内,此后逐渐减少。在一项随机的试验中,与六管系统的 Norplant™ 相比较,Implanon™ 较少出现阴道出血,但更容易发展为闭经 (255)。其他经常报道的不良反应有头痛、体重增加、痤疮、乳房胀痛和情绪不稳 (254)。只有 2.3% 的研究对象因体重增加而退出试验。大部分妇女可使用 Implanon™。美国 MEC 只列了很小一部分情况为第 3 类情况,并且这些也仅仅出于理论上的担心,而并非有实际证据的危害 (7)。产后立即皮下埋植对母亲或婴儿似乎没有不良反应 (256)。

Implanon™ 不影响骨密度,可能是由于卵泡的活动并未完全被抑制,因此卵巢可以继续合成雌二醇 (257)。增大的卵巢滤泡性囊肿,多见于 Implanon™ 和 Implanon™ 使用后的第一年内,通常能够自发缓解 (258)。

一项研究比较了使用者体内凝血因子和纤溶因子在依托孕烯和左炔诺孕酮皮下埋植前后的变化,结果无显著性差异,除了抗凝血酶Ⅲ(AT Ⅲ)略有升高、凝血因子Ⅶ轻度减低,可能导致体内凝血功能下降。血脂和肝功能没有变化,除了胆红素小幅度增高,而且某种程度上左炔诺孕酮的使用者较依托孕烯的使用者更为多见 (259)。另一项关于凝血因子的研究发现,许多指标略有下降,但仍处于正常范围内,其中依托孕烯皮下埋植剂使用者的凝血酶的生成略有降低 (260)。综上所述,孕激素皮下埋植剂并不增加血栓形成的风险。目前数百万计的妇女正在使用皮下埋植剂,尚无研究表明皮下埋植剂与静脉血栓或心肌梗死存在任何联系 (261)。文献有 Norplant™ 使用者发生脑卒中的报道,但是病例报道无法计算是否风险较基线水平增加。试图比较使用者与非使用者发生脑卒中的风险是不可行的,因为无论脑卒中患者还是对照组,使用皮下埋植剂的数量实在太少了。

紧急避孕

性交后使用性激素阻止妊娠始于 20 世纪 60 年代,当时采用的方法是每日服用大剂量的雌激素,连续 5 日 (262)。这一方法逐渐被使用更为方便的复方 OCs(含 EE 和左炔诺孕酮)所替代 (263)。**世界卫生组织实施的一项包含 1998 名妇女的大型随机临床试验证明了单一左炔诺孕酮的优越性,使得它已成为紧急避孕的主要选择。**在性交 72 小时内采用 EE/ 左炔诺孕酮或单用左炔诺孕酮紧急避孕,前者的妊娠率为 3.2%,而后者仅为 1.1%(妊娠 *RR*,0.32;95% CI,0.18~0.70)。单用左炔诺孕酮恶心和呕吐发生频率少得多(分别是 23.1% vs 50.5%,和 5.6% vs 18.8%)(264)。随着服药时间距离性交越来越长,两种方法的效果均下降。**然而,即使在性交后 72 小时后服用左炔诺孕酮,妊娠率也仅为** 2.7%(图 10.9)(265)。单剂 1.5mg 的左炔诺孕酮与两个 0.75mg 的剂量效果一致,但不增加不良反应,而且患者使用更方便。两种服用方法均被 FDA 批准。因为**左炔诺孕酮在性交后 3~5 日使用效果几乎相同,因此,世界卫生组织推荐性交后 120 小时内单次服用 1.5mg 左炔诺孕酮进行紧急避孕 (266)。**研究显示其主要的作用机制为延迟排卵。Noe 和其同事明确了左炔诺孕酮只有在排卵日之前使用才能起效 (267)。87 名妇女在

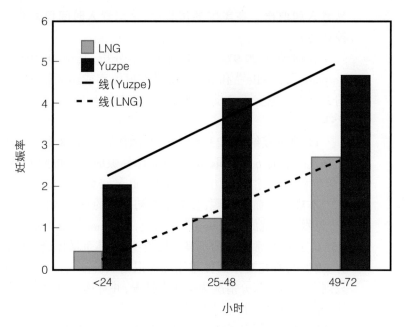

图 10.9 紧急避孕:治疗组的妊娠率和用药距无保护性交的时间。LNG 为左炔诺孕酮,0.75mg×2。Yuzpe 法为炔雌醇 0.100mg+ 左炔诺孕酮 0.50mg×2,12 小时后重复。(引自:Randomized controlled trial of levonorgestrel versus the Yuzpe regimen of combined oral contraceptives for emergency contraception. Task Force on Postovulatory Methods of Fertility Regulation. Lancet 1998;352:430 〔modified from Table 3〕,已授权使用)

排卵之前连续服用左炔诺孕酮 5 日,无一例出现妊娠。35 名妇女在排卵当日或稍后服用上述方案,有 7 例出现妊娠。**性交后服用左炔诺孕酮不是堕胎性质的,因为它只在排卵前服药才能起效。**

左炔诺孕酮比含雌激素制剂的避孕药物安全。使用雌激素 / 左炔诺孕酮复方紧急避孕时,有几例血栓事件报道(268);而类似的并发症在左炔诺孕酮中未见文章报道。

抗孕激素　　抗孕酮制剂米非司酮(RU486)也有高效的事后避孕作用。通常用于流产的剂量为 200mg,但仅 10mg 就可有效紧急避孕。一项研究中,2065 名妇女随机服用米非司酮 10mg 或左炔诺孕酮 0.75mg 共两次,性交后最多 120 小时内用药(269)。服用米非司酮的原始妊娠率为 1.3%,左炔诺孕酮的为 2.0%(P=0.46),不良反应相同,两种方法患者能很好地接受。但米非司酮并不是为此用途而开发的,而且这种合适剂量的药片也无法获取。

乌利司他(Ulipristal)为一种新的孕酮受体调制素,由美国国立卫生研究院研发的,并得到 FDA 和欧盟紧急避孕委员会的批准,用于性交后 120 小时内的紧急避孕。**它 72 小时内与 1.5mg 左炔诺孕酮等效,在 72~120 小时效果可能更强**(270)。当乌利司他在促黄体生成素(LH)峰形成前使用的话,它可以延迟排卵前卵泡破裂长达 5 日甚至更久,这可能就是乌利司他基本的作用机制(271)。乌利司他主要由 CYP3A4 酶系统代谢;因此,若患者同时服用巴比妥、利福平以及某些抗惊厥药物可能会降低它的避孕效果。乌利司他是处方药,而 1.5mg 左炔诺孕酮在全美各个柜台均有销售,只要年龄超过 18 岁就可以购买。

含铜 IUD

Lippes 等于 1976 年首次报道了性交后放置含铜 IUD 可用于紧急避孕 (272)。早期的试验中,性交后 7 日内置入含铜 IUD 比类固醇紧急避孕药的效果更好。研究中包括性交后 5 日内就放入 IUD 的病例。Wu (273) 和其同事所做多中心临床试验证明了 TCu380A 卓越的避孕效果。在 1893 名因"放置 IUD 紧急避孕"而复诊的妇女中,放入一个月后无一例妊娠。**性交后 5 日内放入含铜 IUD,紧急避孕效果 100%;若性交后 7 日内放入,成功率几乎为 100%**(273)。意外的收获是,94% 的患者在 12 个月后的随访中依然使用 IUD,并且无子宫穿孔。周及其同事对另一种含铜 IUD (Multiload Cu-375) 进行了大样本的研究,关于有效性得到了相似的好结果 (274)。大多数情况下,含铜 IUD 非常便宜。在美国 IUD 的价格非常高,即便如此,考虑到 IUD 作为紧急避孕措施非常有效和一次干预后可长期避孕,紧急置入 IUD 还是合算的。是否可以选择含左炔诺孕酮的 IUD 作为紧急避孕的工具尚不清楚。

男性激素避孕

性激素的负反馈在女性抑制排卵,在男性则抑制精子的形成,但它会导致性欲下降,潜在地抑制性行为。1974 年这一机制首先被口服雌激素和甲基睾酮的使用所证实 (275)。单用睾酮可将精子的产生抑制到极低的水平,同时保持正常的性欲和性活动。研究者们对于长效睾酮盐用于男性避孕已进行了多年的研究 (276)。种族是预测睾酮抑制精子效力的重要因素。事实上,亚洲男性每月注射十一酸酯睾酮 (testosterone undecanoate,TU) 后就会出现无精症或少精症,但服用相同剂量睾酮,只有 86% 的白人男性会出现无精症或少精症 (277)。在中国的一项试验,1045 名男性每月接受 TU500mg 的治疗,只有 4.8% 的精子没有受到抑制,计数仍然大于 1×10^6/ml,30 个月的累积妊娠率为 1.1/100 名男性 (278)。在白种人人群中,睾丸酮通常联合孕激素使用,可进一步抑制促性腺激素,改善疗效。在一项重要的白人临床试验中,将依托孕烯皮下埋植剂联合 TU 组和安慰剂皮下埋植和注射组进行比较,只有 3% 没有将精子计数抑制到 1×10^6/ml 以下而失败 (279)。给药组的不良反应较安慰剂组多见,常见的不良反应为痤疮、盗汗、性欲改变 (通常增加) 以及体重增加。理论上的风险包括动脉粥样硬化和前列腺癌,但是有待长期的临床试验验证风险是否确实存在。肝癌与长期使用雄激素治疗相关 (280)。

绝育术

手术绝育是夫妇双方控制生育最常用的方法,超过 1 亿 8 千万夫妇进行了输卵管绝育术或输精管切除术 (4,281)。妇女绝育所用的腹腔镜、宫腔镜技术和男性输精管切除术简单安全,可在全美国施行。绝育术的平均年龄是 30 岁。若小于 30 岁绝育,可能会在离婚后再婚时要求恢复生育功能 (281)。

女性绝育术

子宫切除不再作为绝育的方法,因为与输卵管结扎术相比,其患病率和死亡率均过高。经阴道的输卵管结扎,偶尔会引起盆腔脓肿,在美国很少实行。在美国主要使用以下 5 种方法。

1. 在剖宫产或其他腹腔手术时行输卵管结扎术。
2. 在阴道分娩后立即行产后经腹小切口手术。
3. 月经间期行经腹部小切口绝育术。
4. 腹腔镜手术。

5. 宫腔镜手术。

剖宫产分娩中行产后输卵管结扎术,除略微延长手术时间外并不增加其他风险。然而,剖宫产分娩较阴道分娩风险大,因此计划性绝育术不应影响实施剖宫产的决定。经腹小切口手术可在产后立即执行。此时子宫增大,输卵管位于中腹部,通过一脐下 3~4cm 的切口很容易找到输卵管。

月经间期的经腹小切口手术,首先由 Uchida 描述(282),再现和流行于 20 世纪 70 年代早期,适应了对绝育术需求的增加,而且是较腹腔镜简单的替代手术方法。这种方法在一些条件欠发达的地区仍广泛使用,但在美国因为内镜技术的广泛使用,目前已经很少见了。

外科技术

　　　　　　　　　开腹输卵管绝育术通常推荐 Pomeroy 术或改良 Pomeroy 术(图 10.10)。经典的 Pomeroy 术是将一段输卵管用单根可吸收线结扎,使其局部形成一个封闭环,平基底部切除该输卵管环。改良法为两根可吸收线分别结扎中段输卵管两端后,切除输卵管中段。这一改良法有数种名称,如部分输卵管切除术、Parkland 医院术、分段缝合术和改良 Pomeroy 术。Madlener 术是交叉钳夹输卵管环的基底,用丝线结扎后,切除输卵管环,现因手术失败率过高而被淘汰。**Pomeroy 术和部分输卵管切除术失败率为(1~4)/1000 例(281)。相比之下,Irving 和 Uchida 法输卵管结扎术后几乎没有妊娠的报道**。Irving 法为,切除输卵管中段后,将每侧输卵管的近侧断端回转插入子宫壁的小切口,原位缝合,形成盲端。Uchida 法为,将肾上腺素溶液(1∶1000)注入输卵管中段的浆膜下,然后切开浆膜层,分离并切除一段输卵管,结扎断端,这样放松后结扎的近侧断端将回缩至浆膜层下。缝合关闭浆膜层,近端包埋,远端游离。在 Uchida 进行的 20 000 例患者手术中,没有 1 例发生妊娠(282)。

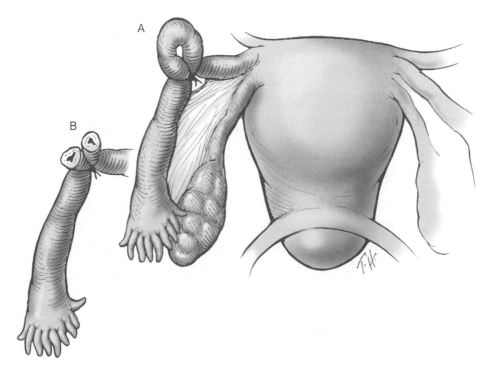

图 10.10　Pomeroy 术用于输卵管绝育

腹腔镜

　　　　　　　　　在美国,腹腔镜是月经间期绝育术最常用的方法。标准的腹腔镜技术,通过在脐下缘插入一根特殊的针向腹腔内充气（二氧化碳）(281)。然后在同一部位将带真空套管的尖头穿刺针穿入腹腔，取出穿刺针，腹腔镜通过套管插入腹腔，观察盆腔器官。第二根略小的穿刺针穿刺入耻骨联合上区域，以置入特殊的抓钳。或使用带器械通道的腹腔镜，这样只需一个小切口。腹腔镜绝育术通常在住院全身麻醉下进行，但也可在清醒镇静局部麻醉下手术。该腹腔镜手术很少需要在医院过夜。

开放式腹腔镜 标准的腹腔镜手术在尖头穿刺针穿入腹腔时损伤大血管的风险尽管很小但确实存在。其替代技术为开放式腹腔镜。既不用针也不用尖头穿刺针，而是在脐下缘做一切口，直接进入腹腔。然后放入一特殊的漏斗样套管——Hasson 套管，腹腔镜自这根套管进入腹腔。

腹腔镜绝育技术 绝育术可通过任意以下四种方法进行：双极电凝，硅胶小环（Falope环），塑料和金属 Hulka 夹或 Filshie 夹。Filshie 夹，1996 年首次引进美国，现已在英国和加拿大广泛使用(283)。它是一根内部带硅胶管垫的铰链样钛夹。由于 Filshie 夹极低的妊娠率，很大程度上取代了 Hulka 夹(284)。

双极电凝技术是用特殊的双极钳钳夹输卵管峡部的中段及周围的输卵管系膜，在输卵管 3 个毗邻部位通过射频电流来凝固 3cm 输卵管（图 10.11）。然后，再次单独电凝这一部位输卵管。射频发生器必须释放至少 25 瓦电能传送到电阻为 100 欧姆的电极尖端，以保证输卵管全层凝固，而不仅仅只是外层的凝固，否则绝育术将失败(285)。

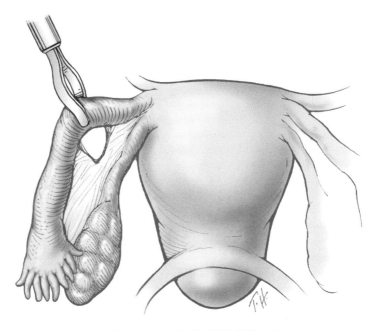

图 10.11 双极电凝输卵管绝育术

应用 Falope 环，是通过一个套紧硅胶环的圆柱状套环器，前伸钳子夹住输卵管峡部中段（图 10.12A）。输卵管弯曲的部分被拉入套环器内，取出套环器外层柱状套管（图 10.12B），松开的硅胶环套扎在输卵管的根部，导致其缺血性坏死（图 10.12C）。如果输卵管不能顺利地牵入套环器，应停止该术式，改用电凝，而不是一味地坚持，不然会有 Falope 环套环器撕裂输卵管的风险。必须通过腹腔镜近距离地观察被套扎的输卵管，以确认输卵管的全层均被套入 Falope 环。

Hulka 夹也是放置在输卵管峡部中段，在夹闭前要确保夹子与输卵管的角度垂直，并且输卵管被完全夹住。**Filshie 夹**也是垂直地钳夹输卵管峡部中段，要注意透过输卵管表面的系膜来观察夹子后爪的突起部，确保在夹子闭合前，输卵管的全层均在夹子的两爪之

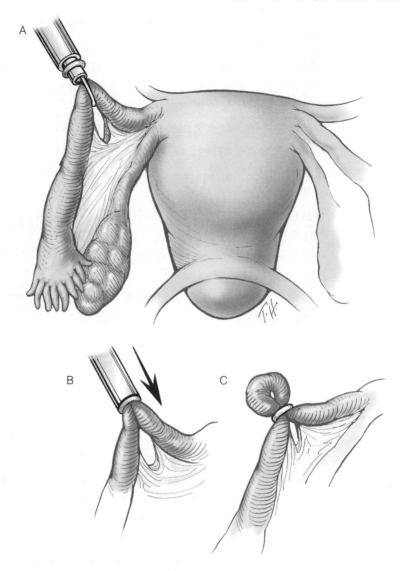

图 10.12　放置 Falope 环行输卵管绝育术

内 (图 10.13)。

电凝、套扎或钳夹技术都各有其优缺
点。双极电凝可用于任何输卵管。Falope
环、Hulka 和 Filshie 夹不能用于既往输卵
管炎导致输卵管增厚的患者。使用 Falope
环后最初的数小时内出现疼痛症状者
较多。在放 Falope 环前用数毫升 2% 利
多卡因冲洗输卵管,可避免疼痛的发生。
Falope 环或夹子避孕失败一般是由于放置
错误,如果发生妊娠通常为宫内妊娠。双
极电凝术后,可能由于输卵管腹膜瘘而导
致妊娠,并且超过 50% 妊娠病例为异位妊
娠。如果电凝的能量不足,输卵管上只是
留下一个细薄的带状区域,但输卵管管腔
并未受损,还会发生宫内妊娠。热凝固技

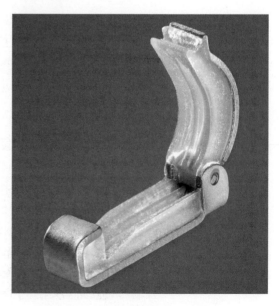

图 10.13　输卵管绝育术的 Filshie 夹

术,采用热探针而不是电流,在德国广泛用于腹腔镜输卵管绝育术,但在美国很少使用。

输卵管绝育术的风险

输卵管绝育术相当安全。输卵管绝育术协作荟萃分析(The Collaborative Review of Sterilization,CREST)研究显示,1983 年来自全美国多中心的 9475 例行月经间期绝育术的患者,**总的手术并发症为 1.7/100 例**(281)。全身麻醉的使用及既往盆腔或腹部手术史、PID 病史、肥胖和糖尿病,均增加手术并发症。最常见的重要并发症为发现腹腔内粘连而改行开腹绝育术。另一项含 2827 例患者在局部麻醉和静脉镇静下采用硅胶带腹腔镜下硅胶带绝育术,只有 4 例未能完成手术(技术性的失败率为 0.14%),而且不需要开腹手术(286)。输卵管炎为罕见的手术并发症,在电凝手术中较非用电手术常见。

根据美国最近一次的全国性调查,结果显示 1979—1980 年每 100 000 例女性绝育术有 1~2 例死亡。几乎 50% 的死亡是由于全身麻醉的并发症,通常与使用面罩通气有关(281)。腹腔镜手术使用全身麻醉时,必须行气管内插管,因为气腹会增加误吸的危险。来自志愿手术避孕协会的国际性资料表明第三世界国家的手术安全性记录相似:每 100 000 例女性绝育术有 4.7 例死亡,每 100 000 例输精管切除术有 0.5 例死亡(287)。

绝育术失败

许多绝育"失败"发生于术后的第一个月内,这是由于在实施绝育术时患者已经妊娠。避孕应维持至手术日,在手术当日应常规进行敏感性好的妊娠试验。因为受精卵着床需待受精后 6 日,妇女可能恰好在手术前妊娠,而且没有办法发现。在月经周期的早期安排手术可以避免这一问题,但在逻辑上增加了难度。另一失败原因是存在解剖异常,通常输卵管周围粘连使一侧或双侧输卵管辨认不清。有经验的腹腔镜外科医师使用合适的器械,通常能松解粘连,恢复正常的解剖关系,准确辨认输卵管。但在一些情况下,不可能通过腹腔镜成功完成绝育术,外科医师在术前必须明确,患者是否接受必要时开腹完成绝育术的可能。CREST 报道了美国在 1978—1986 年,16 个分中心的 10 685 名绝育妇女随访 8~14 年的结果(281)。表 10.8 列出了通过生命表计算法得出的 10 年实际避孕失败率。将在月经黄体期行绝育手术而妊娠的排除在研究之外,所有剩余妊娠中 33% 为异位妊娠。**这 10 年内最有效的手术绝育方法是腹腔镜下单极电凝和产后的输卵管部分切除术,通常是改良 Pomeroy 术。双极电凝和 Hulka~Clemens 夹的效果最差。**没有对 Filshie 夹进行评价,是因为当时美国还没有使用 Filshie 夹。正如所预计的,年轻妇女避孕失败率较高,因为她们有较强的生育力。

表 10.8　不同输卵管绝育术的 10 年生命表累积可能妊娠数 /1000 例手术,美国,1978—1986

单极电凝	7.5
产后部分输卵管切除术	7.5
硅胶环(Falope 或 Yoon)	17.7
月经间期的部分输卵管切除术	20.1
双极电凝	24.8
Hulka-Clemens 夹	36.5
总计:所有方法	18.5

引自:Peterson HB,Xia Z,Hughes JM,et al. The risk of pregnancy after tubal sterilization:findings from the U.S.Collaborative Review of Sterilization. Am J Obstet Gynecol 1996;174:1164 [TableII],已授权使用

　　自 CREST 研究开始以来,由于存在肠灼伤的风险,单极电凝的输卵管绝育术已被淘汰,而被双极电凝或非电法(输卵管环、Hulka-Clemens 夹以及 Fishie 夹)所取代。CREST 资料分析的最新重要发现,如果输卵管被充分凝结,则双极电凝的长期失败率很

低。CREST 研究对象中 1985—1987 年行双极电凝绝育术妇女较之较早接受手术(1978—1985)的妇女失败率低。**重要的差别在于用于凝结输卵管的电能技术。采用 3 个或更多位点凝结的双极电凝术妇女 5 年妊娠率低(3.2/1000 例手术),然而输卵管电凝少于 3 个位点的妇女 5 年失败率为 12.9/1000 例(P=0.01)** (288)。

　　国际家庭健康组织报道了不同输卵管绝育术的大型随机多中心试验结果。在两个试验中比较了 Filshie 与 Hulka 夹的避孕效果。总共有 2126 名妇女纳入研究,其中 878 名妇女通过经腹小切口放置任意一种夹子,1248 名妇女通过腹腔镜放置任意一种夹子,然后进行评估直到术后 24 个月(289)。**术后 12 个月时,使用 Filshie 夹的妊娠率为 1.1/1000 名妇女,使用 Hulka 夹的妊娠率为 6.9/1000 名妇女,两者的差异有统计学意义(P=0.06)。** 在一项类似研究中同样对 Filshie 夹与输卵管硅胶环进行了比较,共有 2746 名妇女参加了研究,其中 915 名妇女为经腹小切口途径,1831 名妇女为腹腔镜途径(290)。**术后 12 个月时,使用 Filshie 夹和硅胶环的妇女妊娠率相同:1.7/1000 名妇女。** 结果证实硅胶环使用较困难,但在 12 个月的随访期间有 3 名妇女的 Filshie 夹自然排出。

宫腔镜　　　　　2002 年,FDA 通过了经宫腔镜放置、用于永久控制生育的方法:Essure™;随后于 2009 年批准了另一个宫腔镜途径的方法,Adiana™。**两种方法均可在门诊进行,只需要局部麻醉或清醒下镇静即可完成,并且与最好的腹腔镜方法相比,两者都更为安全、经济、能保持更长的效力。** Essure™ 是由软质的不锈钢内线圈和镍钛动态合金外线圈组成的微型栓(图 10.14)。由聚乙烯对苯二甲酸酯制成的软纤维沿着内线圈穿行。放置此装置时,先让宫腔镜通过宫颈进入宫腔后,盐水膨宫,暴露输卵管开口。Essure™ 在纤细的导丝推送下,通过宫腔镜手术通道,导入输卵管开口处,在直视下推送入输卵管内(图 10.15)。放置后,撤

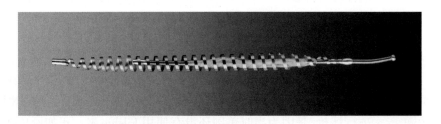

图 10.14　用于宫腔镜下绝育术的 Essure 装置(Courtesy of Conceptus, Inc.)

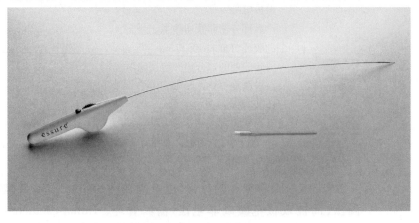

图 10.15　带导丝和手柄的 Essure 装置(Courtesy of Conceptus, Inc.)

回 Essure™ 的外鞘,松开外线圈,撑开使装置固定于输卵管的间质部。卸下并移去导丝,在另一侧输卵管重复该步骤。如果放置正确,在宫腔内可看见微型栓的 3~8 个末端线圈,其余线圈在输卵管内(291,292)。

Adiana™ 系统包括一个电极导管,指引装置通过一个直径 5mm 的宫腔镜,到达输卵管的间质部(图 10.16);导管上一端为双极电凝,持续通过射频电流 60s,使双极电凝达到 64 ℃,造成内面一个表面的损伤。

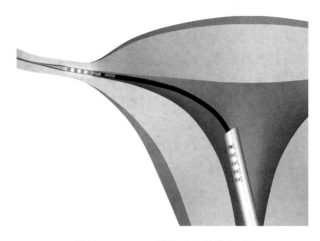

图 10.16　放置 Adiana 导管的输卵管绝育术(Courtesy of Hologic, Inc.)

在热损伤处,从导管向输卵管展开一个直径 3.5mm、柔软的圆柱形硅胶基质。同法处理对侧。膨宫液可选用非离子介质如 1.5% 甘氨酸(293)。

Essure™ 和 Adiana™ 在门诊局部麻醉下即可进行。无需开腹。术前 1~2 小时给予非甾体抗炎药以减少输卵管痉挛。**两种装置放置一段时间后,纤维组织长入其内,永久堵塞输卵管。鉴于这个作用机制,该避孕方法依赖于瘢痕的形成,因此对于 HIV 感染、使用药物或化疗而存在免疫缺陷的妇女来说,她们的成功率偏低**(293,294)。**目前 FDA对于这两种方法均要求 3 个月的随访,行子宫输卵管 X 线造影检查以证实输卵管堵塞。**对于 Essure™,输卵管造影(hysterosalpingogram, HSG)下应该在双侧子宫输卵管连接处可见该装置,并且造影剂极少在腹腔弥散。在美国以外,除标准的 HSG 还有 X 线平片、超声、计算机 X 线断层摄影术和磁共振成像可用来确认 Essure™ 装置的存在与位置(295,296)。Adiana™ 的基质是可透过射线的,因此成功的堵塞应表现为仅能看到少许造影剂弥散。在确认成功堵塞输卵管之前,使用经宫颈绝育术的患者应该继续使用避孕药。

宫腔镜的风险　　**初次放置 Essure™ 的患者在手术当日发生不良事件或不良反应的几率为 3%。这些不良事件或不良反应包括**血管迷走反应、痉挛、恶心和阴道点滴出血(297)。宫腔镜输卵管绝育术可能出现但并不常见的风险包括置入时微型栓发生穿孔或被排出。在最初的临床试验中,约 1% 的 Essure™ 置入发生输卵管穿孔,而 Adiana™ 未见报道。如果发生妊娠,理论上含镍合金的 Essure™ 有致胎儿遗传改变或致癌效应,尽管尚无类似损害的报道(297)。经宫颈绝育术其他潜在的并发症则与宫腔镜操作有关,而不是输卵管堵塞的过程。这些并发症包括循环容量增多、周围脏器损伤、出血和感染,发生率小于 1%。水过多地吸收导致循环容量增加是使用 Adiana™ 主要顾虑的问题,并且在膨宫时必须使用非电解质液体,因为术中需使用电能。Essure™ 使用的膨宫液为正常的盐水(293,294)。2009 年,一项全面地回顾了在 Essure™ 使用的前 6 年中所有已发表的文献、业内人士以及 FDA 维护的制造商和用户设备产品体验(MAUDE)数据库的研究,发现有 20 例关于盆腔疼痛的报道,其中部分病例最终经宫腔镜或腹腔镜将 Essure™ 的微型栓取出。另有 20 名妇女因为持续异常阴道出血进行了二次宫腔镜检查。在这段时间内超过 172 000 个 Essure™ 上市,因此此类的问题非常罕见(298)。

宫腔镜方法绝育术的失败

Essure™ 微型栓第一次操作的成功置入率为 86%,第二次操作使用初始插入的导管成功率提升至 90%(298)。插入失败的原因有输卵管不通、狭窄或难以探到输卵管的开口。**术后 3 月随访正确放置率为 96%,双侧输卵管完全堵塞率为 92%。**在这些输卵管完全堵塞的患者中,一年 5305 名妇女使用中无一例妊娠发生。2004 年,后续的研究显示导管改进设计后,其成功置入率为 98%(299)。Adiana™ 临床试验报道的第一次操作成功置入率为 94%,第二次操作的成功率增至 95%(301)。

2008 年 10 月,制造商共收到 258 例 Essure™ 相关妊娠的反馈。大部分的原因为患者或医师没有很好地遵循制造商的说明书,在 3 月等待随访 HSG 期间没有继续避孕,没有随访 HSG,医师错误地解读 HSG,还有部分的黄体期妊娠。**在临床试验中,没有标准使用 Essure™ 的受试者发生妊娠(297)。**

Adiana™ 临床试验中,造影显示输卵管堵塞的患者,使用第一年的是避孕失败率为 1.1%,2 年的失败率为 1.8%(297)。目前尚无关于 Adiana™ 更长期的研究资料,但看起来 Essure™ 较 Adiana™ 的长期妊娠率低。

绝育术后再通

输卵管的机械性堵塞较电凝术后的输卵管再通容易成功,因为电凝法过多地破坏了输卵管。运用现代的显微外科技术和峡部吻合术,术后第一年的妊娠率为 44%(301)。一项回顾性的研究比较了显微输卵管再通术和体外受精(in vitro fertilization,IVF)后发现两者的妊娠率相似,但是 IVF 有更高的胎儿活产率,因为显微再通术后 10% 的妊娠为异位妊娠(301)。Essure™ 和 Adiana™ 法宫腔镜绝育术被认为是不可逆的。目前没有再通的报道,再通需要宫角切除及输卵管的植入,手术的成功率很低。对于这类患者,IVF 是生育的唯一解决办法。

输卵管绝育术后的晚期后遗症

以往的输卵管绝育术可造成月经紊乱和疼痛。该问题的研究较为复杂,因为许多妇女伴随着年龄增长就会出现这些症状,即使未行输卵管手术也可能出现,而服用 OCs 可缓解疼痛,并人工建立正常月经周期。因此,行输卵管绝育术的妇女停用 OCs 后,痛经将加重,月经更加紊乱,而这完全与绝育术无关。对此问题的最佳解答来自 CREST 的研究(302),共有 9514 名行输卵管绝育术的妇女与 573 名其伴侣行输精管切除术妇女比较。每组均通过标准化电话会谈随访 5 年。**行输卵管绝育术的妇女,在持续性的月经间期出血和月经周期长短的变化方面,并不比伴侣行输精管切除术的妇女多见。**事实上,据报道绝育后妇女经期缩短、经量减少和痛经减轻,但关于月经紊乱的报道似乎略多(*OR*,1.6;95% CI,1.1~2.3)。**因此,CREST 研究并没有发现支持输卵管结扎术后综合征存在的证据。**

输卵管绝育术的非避孕作用

除了提供良好的避孕外,输卵管结扎还可减少卵巢癌的风险,并且可持续至术后 20 年之久(303)。

输精管切除术

在美国每年大约施行 500 000 例输精管切除术(281)。输精管切除术是非常高效的方法。但是关于其效力的文献通常很难诠释,因为大多数研究报道的是像无精症一样的失败案例,而不是类似妇女评估其长期妊娠率。直到生殖道内的所有精子清除干净后输精管切除术才能起效。据估计,在输精管切除术到起效的时间内发生妊娠的几率为 50%(304)。此外,不能将所有行输精管切除术后的妊娠归因于男性。目前最好的长期随访结果来自 CREST 研究。术后 1 年、5 年的累积失败率分别为 7.4/1000 例、11.3/1000 例,与输卵管绝育术相当(281)。

　　输精管切除术可在局部麻醉下完成。基本技术操作为,通过阴囊触诊找到输精管,用手指或无损伤钳捏住输精管,在其上方做一小切口,从切口内牵出一段输精管,切除一小段,用针状电极凝结两断端内腔。改良手术包括无切口输精管切除术,用钳尖扎透输精管表面的皮肤。该技术改进减少出血机会,不需要缝合皮肤。另一改进是断端开放的输精管切除术,即只凝结输卵管的腹部端,睾丸端保持开放,这样可以防止充血性附睾炎(305)。在上述提到的任何技术中均可采用筋膜包埋,并且广泛认为这样可以降低再通的几率。该技术是指让菲薄的组织包绕在输精管的一侧断端(306)。

再通性

　　输精管切除术应视为一种永久性的绝育方法。然而,随着显微外科技术的发展,大约 50% 的输精管再通术后可以妊娠。输精管再通距离切除的时间越长,再通的几率越小。

安全性

　　输精管切除术的手术并发症包括阴囊血肿、伤口感染和附睾炎,但是严重后遗症很少见。在美国,已多年没有因为输精管切除术死亡的报道;在第三世界的大规模调查中死亡率仅 0.5/100 000。猴子模型研究表明,输精管切除术可加速动脉粥样硬化,**但一些大范围的人类研究中并没有发现输精管切除术与血管疾病存在关联**(307)。没有证据表明存在心血管疾病的风险,即使手术 20 年后(308)。输精管切除术可能与前列腺癌相关的报道再次引发了对于其长期安全性的关注(309)。前列腺癌主要是西方国家的疾病,与动物脂肪饮食、家族史和种族密切相关(252)。因此,近来的大样本研究得出明确的结论:输精管切除术与前列腺癌无关(310~312)。

人工流产

　　健康的夫妇在他们生育年龄内极有可能经历至少一次的计划外妊娠。在第三世界国家,期望的家庭规模较大,但能得到的有效避孕有限。其结果是,人工流产常见。尽管世界范围内的人工流产总数有所下降,从 1995 年的 46 000 000 降到 2003 年的 42 000 000,这种下降趋势在第三世界国家更为明显。大约 50% 的人工流产是不合法的而且被认为是"不安全"的,世界卫生组织定义的"不安全"是:手术人员操作不熟练或在不安全条件下进行,或两者兼有(313,314)。如表 10.9 所示,世界各地的总人工流产率相近,不同的是安全人工流产与不安全人工流产的比率。在发达国家,不安全人工流产罕见;在发展中国家则很常见。不安全人工流产发生率最高的地区是拉丁美洲和非洲,在这些地区堕胎通常是非法的。在北美地区,堕胎是合法的,并且避孕的普及率高,因此人工流产率较低,每 1000 名育龄期妇女中有 21 例。在西欧人工流产率更低,约 12/1000 名妇女(314)。**在人工流产合法的地区,手术通常是安全的,而把它列为非法的地区,手术并发症常见,每年大约有 70 000 名妇女死于不安全人工流产的并发症。**在美国因非法人工流产致死一度曾很常见。20 世纪 40 年代,每年超过 1000 名妇女死于人工流产并发症(315)。1972 年,24 名妇女死于合法人工流产并发症,39 名妇女死于已知的非法人工流产并发症。2005 年,即能获得全部数据的最近 1 年,全美国 7 例死于合法的人工流产,无一例因非法人工流产的死亡病例(非专业人员实施的人工流产)(316)。美国医学会的科学事务理事会回顾了合法流产的影响,而且把 21 世纪人工流产死亡率的下降归功于抗生素在败血症治疗方面的应用;世界范围内从 20 世纪 60 年代开始采取有效避孕,从而减少了计划外妊娠;以及人工流产从"非法"转变成为"合法"(317)。美国青少年妊娠问题严重。如果没有合法的人工流产,每年将会有几乎两倍的青少年分娩。

表 10.9　2003 年世界范围内的人工流产的数量、安全和不安全人工流产率
(根据地区和亚地区来估算的)

	流产的数量(百万)			流产率 [a]		
	总体	安全	不安全	总体	安全	不安全
世界	41.6	21.9	19.7	29	15	14
发达国家	6.6	6.1	0.5	26	24	2
发展中国家	35.0	15.8	19.2	29	13	16
非洲	5.6	0.1	5.5	29	<0.5	29
亚洲	25.9	16.2	9.8	29	18	11
拉丁美洲及加勒比海	4.1	0.2	3.9	31	1	29
北美	1.5	1.5	<0.05	21	21	<0.5
大洋洲	0.1	0.1	0.02	17	15	35

[a] 15~44 岁,每 1000 名妇女人工流产例数

引自:Sedgh G,Henshaw S,Singh S,etal.Induced abortion:estimated rates and trends worldwide.Lancet 2007;370:1338-1345［Table2.P1342］,已授权使用

美国每年报道的人工流产数呈逐年下降趋势,从 1990 年的高峰 1 610 000 例降至 2006 年的 1 200 000 例。2006 年,全国的人工流产率为 22.4 例/1000 例活产,15~44 岁妇女的全国人工流产率为 19.4/1000(318)。尽管对于所有种族和民族的流产率呈下降趋势,但对于黑人和拉美裔妇女来说反而显著上升。非拉美裔的白人妇女的总流产率为 22%,黑人妇女为 37%,拉美裔妇女为 22%。大多数行人工流产的妇女为未婚(2006 年占 83.5%)(316)。人工流产的选择随年龄变化显著。2006 年,16.9% 的人工流产妇女发生在 15~19 岁,49.6% 的妇女小于 24 岁或更年轻。2006 年,低于 15 岁妇女的人工流产率为 759/1000 例活产,几乎与活产相当(图 10.1)。30~34 岁妇女的人工流产率最低,为 141/1000 例活产。

如果不考虑关于终止妊娠的伦理学方面的个人感受,健康专家有责任了解有关流产的医疗事实,并告知患者(319)。专家并不需违背他们的道德原则实施流产,但他们有责任帮助患者评估妊娠风险,并做合适的安排。

安全性　　　每年死于合法流产的总体风险已显著下降,从 1972 年的 4.1/100 000 降至 1976 年的 1.8/100 000,自 1987 年起维持在低于 1/100 000 的水平,1993—1997 年妊娠小于 8 周的负压吸宫术的死亡风险为 0.1/100 000,9~10 周妊娠的死亡风险为 0.2/100 000(320)。随着孕周的增长,死亡风险呈指数上升;孕 16~20 周行扩张宫颈和清宫术(dilation and evacuation,D&E)为 2.7/100 000;≥孕 21 周为 7.2/100 000。**美国产妇的死亡率为 12.7/100 000(321);因此,D&E 的流产比维持妊娠至 20 周更为安全**。如果能在孕 8 周内手术,据估计 87% 的孕 8 周后的合法流产死亡是可以避免的(322)。

对于个别合并高危因素的妇女(比如发绀型心脏病),即使是晚期人工流产也比分娩安全。由于早期人工流产费用低,可在门诊操作,因此 88% 的合法流产在孕早期进行(停经 13 周内),此时的流产是最安全的。

早孕期的流产
技术

负压吸宫术

　　大多数的孕早期流产采用负压吸宫术。大多数的手术是在局部麻醉下进行的,给或不给镇静剂,通常以门诊患者为主,在独立的专科诊所或医师诊疗室进行(323)。用金属扩宫棒扩张宫颈,或海藻棒或米索前列醇 400μg,在术前 3~4 小时经阴道给药或含服(324)。使用直径 5~12mm 的塑料真空管连接手动真空泵或电力真空泵进行吸宫(325)。对于孕 10 周内的妊娠,由一个改良的 50ml 注射器提供的手动负压与使用电泵同样有效(326)。通常给予多西环素预防感染并已被证明有效(268)。表 10.10 列出了来自纽约计划生育的孕 14 周前实施的大量的负压吸宫术出现的并发症。轻度的感染不需要住院治疗,组织或血凝块残留需要在诊所清宫,这些都是最常见的并发症。出现手术并发症的患者少于 1%,少于 1/1000 患者需住院(327)。关于手术并发症更全面的记录详见其他文献报道(328,329)。

表 10.10　170 000 例早孕流产的并发症

	病例数(%)	比率
较轻的并发症		
轻度感染	784(0.46)	1:216
手术当日清宫	307(0.18)	1:553
手术日后清宫	285(0.17)	1:596
宫颈狭窄[a]	28(0.016)	1:6071
宫颈撕裂	18(0.01)	1:9444
孕周估计偏小	11(0.006)	1:15 454
抽搐发作[b]	5(0.004)	1:25 086
总的较轻并发症	1438(0.846)	1:118
需要住院治疗的并发症		
不全流产[c]	47(0.28)	1:3617
败血症[d]	36(0.021)	1:4722
子宫穿孔	16(0.009)	1:10 625
阴道出血	12(0.007)	1:14 166
无法做到完全流产	6(0.003)	1:28 333
复合妊娠[e]	4(0.002)	1:42 500
总的需要住院数	121(0.071)	1:1405

[a] 导致闭经
[b] 局部麻醉后
[c] 需要住院
[d] ≥2 日体温达 40℃或以上
[e] 宫内和输卵管妊娠

修改自:Hakim-Elahi E,Tovel HM,Burnhill HM,et al. Complications of first trimester abortion:a report of 170 000 cases. Obstet Gynecol 1990,76:129-135

孕早期药物流产

　　米非司酮(RU486),孕激素炔诺酮的类似物,与孕激素受体有较强的亲和力,但是作为拮抗剂阻断天然孕酮的活性。单独用药时,该药对孕早期流产有中度效力,但是,米非司酮配伍低剂量前列腺素被证明非常有效,96%~99% 的病例可完全流产(330)。FDA 通过的用药疗程为,自末次月经第一日停经不超过 49 日妇女,口服米非司酮 600mg,2 日后口服米索前列醇 400μg。但是在 FDA 批准之前,研究者们已经确立了基于循证的更具优势的方案。他们的方案为 200mg 米非司酮,而不是 600mg,因为较低的剂量同样有效。阴道内或口服米索前列醇 800μg,较 400μg 口服剂量的效力更高(331~334)。米索前列醇可在服用米非司酮后 24、48 或 72 小时服用,效果相同(333)。妇女可在家安全自行服用米索前列醇(334)。米索前列醇不论通过含服还是阴道用药,都可达到相似的血药浓度,并且二者在血浆浓度曲线(AUC)下的面积相近(335,336)。自有患者死于梭状芽孢杆菌的病例报道之后,由计划生育发表的一项大规模队列研究,指出预防性多西环素 100mg,一日 2 次,持续 1 周。米索前列醇经口吸收较阴道吸收效果好(337)。

米非司酮 / 米索前列醇药物流产的禁忌证为异位妊娠、带器妊娠(先取出 IUD)、慢性肾上腺功能衰竭、同时长期皮质类固醇治疗、米非司酮 / 米索前列醇或其他前列腺素过敏史和遗传性卟啉病(338)。米非司酮 - 米索前列醇配伍已用于孕 9~13 周终止妊娠的研究,尽管与更早期的妊娠几乎一样有效,但严重出血和需要负压吸宫的几率较大(339)。

甲氨蝶呤 / 米索前列醇和单用米索前列醇

当没有米非司酮可用时,可使用甲氨蝶呤 / 米索前列醇和单用米索前列醇配方来替代进行药物流产。抗叶酸药甲氨蝶呤提供了另一种药物终止妊娠的途径,但服药时间比米非司酮 / 米索前列醇方法长(340)。单用米索前列醇也可诱导药物流产,尽管其效力低于米非司酮/米索前列醇方法。阴道内用药米索前列醇 800μg,若 24 小时内胎儿尚未排出,24 小时时重复用药,停经 56 日妊娠的完全流产率为 91%(341)。

药物流产的并发症

出血量多或出血时间长是主要的并发症,有 8% 的妇女阴道出血时间可长达 30 日。服用米非司酮时,依据孕周可估计是否需要刮宫。在一个大样本 200mg 米非司酮配伍 800μg 阴道内米索前列醇研究中,有 2% 停经 ≤ 49 日的妇女,3% 停经 50~56 日妇女以及 5% 停经 57~63 日妇女,因阴道出血或流产失败需要清宫(342)。胎儿排出后 3~5 周发生的晚期出血,50% 以上需清宫。米非司酮制造商报道了使用米非司酮前 80 000 例患者的并发症(343)。一名妇女在拒绝治疗后死于异位妊娠。另一名妇女幸免于严重败血症,另一没有高危因素的 21 岁妇女幸免于急性心肌梗死。之后也有严重败血症病例发生。一名 27 岁妇女,参加了加拿大的一项临床试验,5.5 周妊娠完全流产,尽管得到了很好的治疗,仍死于梭状芽孢杆菌败血症继发的多脏器功能衰竭(344)。大众刊物报道了另外 5 例相似败血症。**美国,在约 500 000 名使用米非司酮 / 米索前列醇的妇女中发生死亡的 5 例,估计死亡率为 1/100 000,与手术流产的死亡率相当,比分娩的风险小得多(345)。计划生育诊所(Planned Parenthood Clinics)施行的大量药物流产中,梭状芽孢杆菌感染在新治疗方案(含服米前列醇,加常规服用预防性抗生素)中的流行情况尚无进一步的病例报道(337)。**

中孕引产

孕 13 周后的引产原因包括胎儿缺陷、内科疾病或孕早期没有明确的精神疾病,以及社会环境的改变,比如被配偶遗弃。年龄小是决定晚期流产的唯一最主要的因素(317)。

扩张宫颈和刮宫术

在美国中孕引产最常用的方法是 D&E。典型处理是，通过置入吸湿扩张器，海藻棒 Laminaria japonicum（laminaria）或 Dilapan-S 亲水聚合物棒来准备宫颈。在宫颈管内放置上述装置后，它们从宫颈吸收水分，膨胀，引起宫颈扩张。此外，Laminaria 还能诱导内源性前列腺素的合成，促进宫颈软化。第二日取出宫颈扩张器，宫颈扩张充分，可以插入大号钳子和大口径的负压吸引管，吸取胎儿和胎盘（346，348）。超声引导下有利于手术的进行（348）。孕周较大的手术，依次放置宫颈扩张器 2 日或更长时间以更好地扩张宫颈（349）。在中孕晚期，扩张宫颈的同时配合使用胎儿体内注射，可诱导分娩，协助胎儿的排出（350）。对于早孕期的 D&E，手术前数小时内含服或阴道内使用米索前列醇能够使宫颈充分软化和扩张；料想此方法可在中孕期替代放置海藻棒过夜准备宫颈的方法（351）。

无损伤 D&E 是另一中孕晚期引产的改良方法。即先用宫颈扩张棒从小号到大号依次扩张宫颈，使宫颈扩张充分，然后行人工破膜和臀助产，减压后娩出胎头可以使胎儿完整娩出（352）。

鉴于 2003 年联邦发布流产禁令，越来越多的医疗服务者选择在中孕晚期之前使用杀胎剂（353）。羊膜腔内或胎儿体内注射地高辛，或心内注射 KCl 是两种最常见的杀胎方法。两种方法均有效，且对母体无不良反应（354，355）。但临床使用这些药物尚无证据。仅有的随机对照试验显示，使用地高辛的临床结局在手术时间或失血量上无改变（356）。地高辛的剂量文献报道不一。一项研究显示，胎儿羊膜腔内注射地高辛 1.5mg 后 24 小时内大多能够成功诱导胎儿死亡（357）。

引产方法

在欧洲和英国，引产比 D&E 用于中孕期流产更为常见（358）。羊膜腔内灌注高渗盐水或尿素在 20 世纪 70 年代曾广泛地用于引产。现已被合成前列腺素取代，改为米非司酮和米索前列醇的配伍。

前列腺素 前列腺素 E 和前列腺素 F 系列在任何孕周均可引起子宫收缩。前列腺素 $F_2\alpha$（卡前列素）的 15- 甲基类似物和前列腺素 E_2（地诺前列醇）中孕期引产的药效高，但经常发生呕吐、腹泻，地诺前列醇还会导致发热。米索前列醇是 PGE_1 的 15- 甲基类似物，价格较其他类前列醇相对便宜，可在室温下保存，规定剂量范围内流产成功率高，不良反应很少（359）。胎儿的短暂存活在前列腺素引产中并不少见。在美国引产前杀胎常见，方法与宫内中孕晚期 D&E 中所以使用的类似，即羊膜腔内注射地高辛 1~1.5mg 或胎儿心内注射氯化钾（2mmol 溶液 3ml）。

中孕期米非司酮配伍米索前列醇 米非司酮预处理显著增加了吉美前列素和米索前列醇的引产效力。从前列腺素开始用药至胎儿排出的平均间隔缩短至 6~9 小时，较单用前列腺素大大地缩短（360）。用于此途时，米非司酮 200mg 与 600mg 一样有效（361）。目前，皇家产科和妇科医师学院（RCOG）和世界卫生组织（WHO）都推荐了米非司酮和米索前列醇的常用方法（358，362）。大部分患者需要住院治疗，但不需要过夜，较以往的引产方法显著缩短住院时间，过去通常需要住院 2~3 日。使用方法包括第一日顿服米非司酮 200mg，36~48 小时后患者返院使用米索前列醇。首先将 800μg 米索前列醇置于阴道内，3 小时后再口服 400μg，再 3 小时后重复，剂量增至 4 倍。当从米非司酮开始服用到米索前列醇的间期达到至少为 36~38 小时，效力更强（363）。从米索前列醇开始使用到胎儿排出的平均时间为 5.9~6.9 小时（358，360）。RCOG 强制规定合法流产不允许终止活产。宫内孕 21 周时要求使用杀胎剂（364）。Ashok 等对 1002 名妇女按照上述方法使用米非司酮 / 米索前列醇配方进行中孕引产，使用米索前列醇 24 小时后胎儿未排出的患者可在午夜加用 200mg 米非司酮,然后在次日早晨开始另一个疗程、5 倍剂量的米索前列醇,初次为 800μg,3 小时后 400μg,均从阴道内给药(360)。大约 8% 的病例需要清宫去除残留的胎盘。1% 的患者,通常是胎盘残留,需要输血。

引产和助产相结合

Hern 发明了此种方法,为使用杀胎剂地高辛,同时放置一系列大小不等的海藻棒(laminaria),保留 2~3 日后行羊膜腔穿刺术,在子宫下段放置米索前列醇,静脉滴注缩宫素,然后行助产(365)。在大样本病例系列的研究中妊娠 18~34 周的成功率高,很少出现并发症。

大剂量缩宫素

对于 17~24 周妊娠,大剂量的缩宫素与地诺前列醇的效力相当,但与上述米非司酮/米索前列醇配方不等同(301)。首先将 50U 缩宫素加入 5% 葡萄糖或生理盐水 500ml,滴注 3 小时以上,停用缩宫素 1 小时,然后 100U 500ml 溶液滴注 3 小时以上,再停药 1 小时,然后 150U 500ml 溶液再滴注 3 小时以上,每 3 小时缩宫素与 1 小时休息交替进行。每至下一回合缩宫素增加 50U,直至最大浓度(每 500ml 含 300U)。

中孕期并发症

手术流产并发症

中孕期手术流产的并发症并不常见,但是随着孕周增加风险增大。表 10.11 列出了约 3000 例中孕期通过海藻棒结合 D&E 流产的并发症及其频率。胎龄范围为 14~27 周,平均胎龄为 20.2 周。**最常见的并发症为宫颈撕裂,需要缝合。**主要并发症的发生率为 1.3%,其定义为需要输血、弥散性血管内凝血、再次手术行子宫动脉栓塞、腹腔镜或开腹手术。一项多因素分析显示,2 次及以上剖宫产史,胎龄≥20 周,海藻棒未能在最初时充分扩宫颈都是该主要并发症的危险因素(366)。表 10.11 的并发症比率不能直接与下文提到的引产术的并发症比率相比,因为行 D&E 组的患者中有 50% 是妊娠 20 周及以上孕周,而引产患者中只有一小部分孕周超过 20 周。

表 10.11　根据问讯处登记的 2935 例中孕 D&E 流产和引产的并发症及干预率

	数量(%)	95% CI(%)
并发症		
宫颈撕裂	99(3.3)	2.7~4.0
萎缩	78(2.6)	2.1~3.3
出血	30(1.0)	0.6~1.4
其他	15(0.5)	0.3~0.8
弥散性血管内凝血	7(0.2)	0.1~0.4
宫腔残留	6(0.2)	0.04~0.4
穿孔	6(0.2)	0.04~0.4
并发症的治疗		
呼吸支持	46(1.5)	1.1~2.0
住院治疗	42(1.4)	1.0~1.8
输血	30(1.0)	0.7~1.4

续表

	数量(%)	95% *CI*(%)
子宫动脉栓塞术	21(0.7)	0.4~1.0
腹腔镜或开腹	13(0.4)	0.2~0.7

摘自:Frick AC,Drey EA,Diedrich JT,et al. Effect of prior cesarean delivery on risk of second~trimester surgical abortion complications. Obstet Gynecol 2010;115:762〔Table2〕,已授权使用

引产的并发症

　　各种引产方法的风险相同:在合理的时间内初次引产失败、不全流产、胎盘残留、出血、感染和栓塞。 现代的引产配方,罕有上述风险发生。一项纳入 1002 名妇女病例系列的研究,对于孕 13~21 周的患者给予米非司酮和米索前列醇,0.7% 需要输血,0.3% 需要麦角碱治疗出血,1 例需要开腹手术治疗其他原因导致的难以控制的出血;2.6% 的患者出院后接受抗生素治疗的盆腔感染,7.9% 主诉出血时间长(360)。有报道,既往有剖宫产史的妇女在中孕期使用米索前列醇发生子宫破裂,但是对于既往有 1 次及以上剖宫产史的临床系列研究,一项纳入 101 例患者及另外三项较小的共 87 例患者,均无破裂发生(367)。需要进行更大量样本的研究明确风险。

选择性减胎

　　多胎妊娠有发生极早期早产和严重新生儿并发症的风险。为了避免这些风险,通常对胎数较多的妊娠实行选择性减胎。最大的病例报道描述了 3513 例妊娠行超声引导下胎儿心内注射氯化钾(在早孕 0.2~0.4ml 的 2mmol 溶液,在中孕期 0.5~3.0ml)。随着操作者经验的增加,胎儿的丢失率下降。原有胚胎数越多,丢失率越高(原有妊娠数大于 6,丢失率为 15.4%,原有妊娠为双胎,丢失率降至 6.2%);如果保留胎儿数越多,丢失率也越高(保留数为 3,丢失率为 18.4%,保留数为 1 胎,丢失率降至 7.6%)(368)。选择性减胎的另一指征为多胎妊娠中存在一个畸形胎儿。因该指征行减胎的 402 例患者中,依据手术时的孕周计算术后的妊娠丢失率,孕 9~12 周为 5.4%,13~18 周为 8.7%,19~24 周为 6.8%,≥25 周为 9.1%(369)。没有产妇发生凝血异常,在存活的新生儿中未发现缺血性损伤或凝血异常。早孕期减胎术后,孕妇增高的血清甲胎蛋白水平将保持到孕中期(370)。对于单羊膜囊或单绒的双胎输血综合征,存活的双胎之一有发生栓塞和梗死的可能,因此需要采用不同的选择性减胎方法来实现减胎。他和同事描述了此种情况下在超声引导下双极电凝受累胎儿的脐带(371)。

展望未来

杀精剂

　　目前研究致力于开发既可阻止妊娠也能抗 HIV 和 STDs 感染的杀精剂和杀菌剂。关于杀菌剂如硫酸纤维素(cellulose sulphate)和表面活性剂的试验结果令人失望,因为它们对 HIV 没有抵抗作用(371,372)。最有前景的研究是开发携带抗反转录病毒杀菌剂的避孕工具如阴道环和胶体。已发现泰诺福韦(tenofovir)在动物及人类的组织模型中有良好的安全性和效力,目前正在进行在人体内效力的研究(373)。

IUD

　　GyneFix,一无框架的带铜 IUD 现已在欧洲上市,由外绕小铜柱的外科缝线组成。使用特殊的放置器将缝线顶端的结推入子宫壁内 1cm。对照试验发现它比 TCu380A 更有效,

因疼痛和出血而取出的情况减少(374)。

其他正在进行的研究有,设计一种体积较小、更容易被未产妇女接受的含左炔诺孕酮IUD,以及为宫腔形状不规则的子宫设计合适的 IUD。

阴道环

释放孕酮或孕酮-雌激素复合物的阴道硅胶环已研制多年。目前使用的 NuvaRing含有雌、孕激素,必须每月更换,与其他含雌激素的激素避孕方法一样,存在安全性问题。一种新的可重复使用的阴道环,Nestorone,释放炔雌醇和一种口服无效的无雄性作用的孕激素。使用 3 周后,移除 1 周,反复使用可持续 13 个月(375)。这种方法的优势是,孕激素的雄激素作用小,不需要定期去药房买避孕药物。Progering 含天然孕激素,无雌激素。在拉丁美洲和亚洲的某些国家获得批准使用。它专为哺乳期妇女设计,可使用 3 个月(376)。

屏障避孕方法

Ovaprene 环是一种不含激素、置于阴道内、均码的有机硅环,能持续释放精子稳定剂和杀精剂超过 4 周。I 期临床试验论证了该产品的患者接受度和安全性,目前正在进行 II 期临床试验(377)。目前正在研究的 SILCS 阴道隔膜,是一个均码、可重复使用的波形环。这种隔膜非乳胶制品,并且为非处方药,也不需要盆腔检查(378)。另外一种正在研发并可能成为新型屏障避孕的工具是女用避孕套,它有一个可溶性的胶囊以便容易插入阴道,一个聚氨酯做成的阴道囊袋和一个柔软的外环。避孕套可通过聚氨酯泡沫牢牢地吸住阴道壁,使其更加合体,减少滑脱(38)。

隐形避孕套(Invisible Condom™)在人体试验中被证实是一种新兴的避孕工具,结合了屏障、杀菌、杀精三重作用。它是高分子聚合物胶体,由特殊的涂抹器置入阴道内,黏附于阴道和宫颈的黏膜,形成一道不能物理发现的屏障。一种版本是将十二烷基硫酸钠(Sodium lauryl sulfate,SLS)融合于多聚物的涂层。体外试验中,胶体本身即能阻止 HIV 和疱疹病毒进入细胞。兔子试验证明,每日应用聚合物和 SLS 能够阻止妊娠(379)。

避孕疫苗

在印度曾开展了多年的有关抗人绒毛膜促性腺激素疫苗的免疫避孕—绝育研究,但现已放弃(380)。透明带糖蛋白是另一有潜力的目标疫苗,但在动物研究中观察到卵巢功能失调,影响了其在人类的使用(381)。目前更有前景的研究致力于靶精子。因为大量的抗原与精子相关,且有些能够在体细胞中找到,所以真正的挑战在于如何选择正确的抗原(382)。寻找生殖独有的靶蛋白仍在继续,期待能够开发出一种疫苗供使用,且没有影响其他功能的不良反应。

男性避孕

如前所述,在以长效雄激素及其与孕激素或 GnRH 拮抗剂配伍为基础的男性激素类避孕方法研究已取得了长足的进展。非激素男性避孕方法正处于研究当中。这些研究有以精子为靶器官并能特异性干扰精子生成、附睾精子成熟以及精子功能(383)。大部分靶向研究关注于如何抑制剂精子的活动性(384)。中国的研究者们开发了一种经皮堵塞输精管的方法,已在超过 100 000 名男性身上使用,结果显示该避孕方法有效且可逆。将聚氨酯弹性体注入输精管,待其凝固形成栓子,可有效地阻断精子。该栓子可在局部麻醉下取出,大多数病例可恢复生育能力,即使栓子在原处保留长达 4

年 (385)。

　　另一种可能的、具有可逆性的避孕方法是在指导下可逆性抑制精子(RISUG)。它是一种透明的、混入二甲亚砜的多聚物胶体,当插入输精管后,其逐渐凝固最终导致输精管部分阻塞,使透过的精子膜破裂。Ⅱ期临床试验发现无精症可持续至少 1 年 (38)。

简易的女性绝育法

　　避孕发展的另一重大领域是男女的非手术绝育。宫腔内奎宁是最有前景的女性非手术绝育方法,但对于该方法尚有争议,因为它主要在第三世界使用,在没有足够的安全性证据的情况下即被广泛地采用(386)。大约 100 000 名妇女接受此避孕方法(387)。该技术很简单,通过 IUD 的放置器,将含 252mg 奎宁的药片在月经周期的增殖期放入宫腔,1 个月后重复 1 次。宫腔内奎宁导致输卵管近端硬化。在越南的大样本试验中,1335 名妇女接受两次剂量的处理,计算累积妊娠率 1 年时为 3.3%,5 年时为 10.0%,10 年时为 12.1%(388)。另一项纳入约 25 000 例的研究显示,异位妊娠发生率为 0.26/1000 名接受治疗的妇女,这与手术绝育、IUD、OCs 和避孕套的结果(0.42/1000~0.45/1000)相近,低于不避孕的妇女(1.18/1000)(389)。对于奎宁是否导致生殖道肿瘤得到了人们的关注。两项流行病学研究未在人体上发现既往使用奎宁绝育显著增加患肿瘤的风险(390,391)。另一项研究对大鼠施行与成人同法的宫内奎宁绝育,结果显示接受 8 倍于人体剂量奎宁的大鼠终身罹患生殖道肿瘤的风险增加,而接受低剂量的大鼠其风险未增加(392)。

（梁硕　刘欣燕　译）

参考文献

1. **Haymes, NE.** Medical history of contraception. New York: Gamut Press, 1963.
2. **Central Intelligence Agency.** The world factbook. https://www.cia.gov/library/publication/the-world-factbook/geos/xx.html.
3. **Cates W Jr.** Family planning, sexually transmitted diseases and contraceptive choice: a literature update: part I. *Fam Plann Perspect* 1992;24:75–84.
4. **Mosher WD, Jones J.** Use of contraception in the United States 1982–2008. National Survey of Family Growth. *Vital Health Stat* 2010;23:1–44.
5. **Jones RK, Darroch JE, Henshaw SK.** Patterns in the socioeconomic characteristics of women obtaining abortions in 2000–2001. *Perspect Sex Reprod Health* 2002;34:226–235.
6. **Ory, HW.** Mortality associated with fertility and fertility control: 1983. *Fam Plann Perspect* 1983;15:57–63.
7. **Centers for Disease Control and Prevention.** U.S. medical eligibility criteria for contraceptive use, 2010. *MMWR* 2010;59:1–86.
8. **Ashraf, T, Arnold SB, Maxfield, M.** Cost effectiveness of levonorgestrel subdermal implants: comparison with other contraceptive methods available in the United States. *J Reprod Med* 1994;39:791–798.
9. **Brown A.** Long-term contraceptives. *Best Pract Res Clin Obstet Gynaecol* 2010;24:617–631.
10. **Grimes DA.** Forgettable contraception. *Contraception* 2009;80:497–499.
11. **Potts M.** Coitus interruptus. In: Corson SL, Derman RJ, Tyrer L, eds. *Fertility control*. Boston, MA: Little, Brown, 1985:299–306.
12. **DiVincenzi, I (for the European Study Group).** A longitudinal study of human immunodeficiency virus transmission by heterosexual partners. *N Engl J Med* 1994;331:341–346.
13. **Jones RK, Fennell J, Higgins JA, et al.** Better than nothing or savvy risk-reduction practice? The importance of withdrawal. *Contraception* 2009;79:407–410.
14. **McNeilly AS.** Suckling and the control of gonadotropin secretion. In: Kenobi E, Neil JD, Ewing LI, et al., eds. The physiology of reproduction. New York: Raven Press, 1988:2323–2349.
15. **Short RV, Lewis PR, Renfree, MB, et al.** Contraceptive effects of extended lactational amenorrhoea: beyond the Bellagio Consensus. *Lancet* 1991;337:715–717.
16. **Queenan JT.** Contraception and breast feeding. *Clin Obstet Gynecol* 2004;47:734–739.
17. **Van der Wijden C, Kleijnen J, Van den Berk T.** Lactational amenorrhea for family planning. *Cochrane Database Syst Rev* 2003;4:CD001329.
18. **Lee SY, Kim MT, Kim SW, et al.** Effect of lifetime lactation on breast cancer risk: a Korean women's cohort study. *Int J Cancer* 2010;105:390–393.
19. **American College of Obstetricians and Gynecologists.** Special Report from ACOG. Breastfeeding: maternal and infant aspects. *ACOG Clinical Review* 2009;12: Supp. 1S-15S.
20. **Genuis SJ, Bouchard TP.** High-tech family planning: reproductive regulation through computerized fertility monitoring. *Eur J Obstet Gynecol Reprod Biol* 2010;153:124–130.
21. **Fehring RJ, Schneider M, Barron ML, et al.** Cohort comparison of two fertility awareness methods of family planning. *J Reprod Med* 2009;54:165–170.
22. **Russell, J, Grummer-Strawn, L.** Contraceptive failure of the ovulation method of periodic abstinence. *Fam Plann Perspect* 1990;22:65–75.
23. **Che, Y, Cleland JG, Ali MM.** Periodic abstinence in developing countries: an assessment of failure rates and consequences. *Contraception* 2004;69:15–21.
24. **Guerrero R, Rojas OI.** Spontaneous abortion and aging of human ova and spermatozoa. *N Engl J Med* 1975;293.
25. **Gallo MF.** Non-latex versus latex male condoms for contraception. *Cochrane Database Syst Rev* 2003;2:CD003550.
26. **Grady, WR, Tanfer, K.** Condom breakage and slippage among men in the United States. *Fam Plann Perspect* 1994;26:107–112.
27. **Voeller B, Coulson AH, Bernstein GS, et al.** Mineral oil lubricant causes rapid deterioration of latex condoms. *Contraception* 1989;39:95–102.
28. **Stone KM, Grimes DA, Magder LS.** Personal protection against sexually transmitted diseases. *Am J Obstet Gynecol* 1986;155:180–188.

29. **Kelaghan J, Rubin GL, Ory HW, et al.** Barrier-method contraceptives and pelvic inflammatory disease. *JAMA* 1982;248:184–187.

30. **Cramer DW, Goldman MB, Schiff I, et al.** The relationship of tubal infertility to barrier method and oral contraceptive use. *JAMA* 1987;257:2246–2250.

31. **Judson FN, Ehret JM, Bodin GF, et al.** In vitro evaluations of condoms with and without nonoxynol 9 as physical and chemical barrier against *Chlamydia trachomatis,* herpes simplex virus type 2 and human immunodeficiency virus. *Sex Transm Dis* 1989;16:251–256.

32. **Fischl MA, Dickinson GM, Scott GB, et al.** Evaluation of heterosexual partners, children, and household contacts of adults with AIDS. *JAMA* 1987;257:640–644.

33. **deVincenzi I.** A longitudinal study of human immunodeficiency virus transmission by heterosexual partners. European Study Group on Heterosexual Transmission of HIV. *N Engl J Med* 1994;331:341–346.

34. **Hira SK, Feldblum PJ, Kamanga J, et al.** Condom and nonoxynol-9 use and the incidence of HIV infection in serodiscordant couples in Zambia. *Int J STI AIDS* 1997;8:243–250.

35. **Wilkinson D, Ramjee G, Tholandi M, et al.** Nonoxynol-9 for preventing vaginal acquisition of sexually transmitted infections by women from men. *Cochrane Database Syst Rev* 2002;4:CD003939.

36. **Harris RW, Brinton LA, Cowdell RH, et al.** Characteristics of women with dysplasia or carcinoma in situ of the cervix uteri. *Br J Cancer* 1980;42:359–369.

37. **Parazzini F, Negri E, La Vecchia C, et al.** Barrier methods of contraception and the risk of cervical neoplasia. *Contraception* 1989;40:519–530.

38. **Rowlands S.** New technologies in contraception. *BJOG* 2009;116:230–239.

39. **Valappil T, Kelaghan J, Macaluso M, et al.** Female condom and male condom failure among women at high risk for sexually transmitted disease. *Sex Transm Dis* 2005;32:35–43.

40. **Galvao LW, Oliveira LC, Diaz J, et al.** Effectiveness of female condom and male condom in preventing exposure to semen during vaginal intercourse: a randomized trial. *Contraception* 2005;71:130–136.

41. **Trussel J, Sturgen K, Strickler J, et al.** Comparative efficacy of the female condom and other barrier methods. *Fam Plann Perspect* 1994;26:66–72.

42. **Soper DE, Brockwell NJ, Dalton HP.** Evaluation of the effects of a female condom on the female genital tract. *Contraception* 1991;44:21–29.

43. **Wilkinson D, Tholandi M, Ramjee G, et al.** Nonoxynol-9 spermicide for prevention of vaginally acquired HIV and other sexually transmitted infections: systematic review and meta-analysis of randomized controlled trials including more than 5,000 women. *Lancet Infect Dis* 2002;2:613–617.

44. **Malyk B.** *Nonoxynol-9: evaluation of vaginal absorption in humans.* Raritan, NJ: Ortho Pharmaceutical, 1983.

45. **Linn S, Schoenbaum SC, Monson RR, et al.** Lack of association between contraceptive usage and congenital malformation in offspring. *Am J Obstet Gynecol* 1983;147:923–928.

46. **Harlap S, Shiono PH, Ramcharon S, et al.** Chromosomal abnormalities in the Kaiser-Permanente birth defects study, with special reference to contraceptive use around the time of conception. *Teratology* 1985;31:381–387.

47. **Hooton TM, Hillier S, Johnson C, et al.** *Escherichia coli* bacteriuria and contraceptive method. *JAMA* 1991;265:64–69.

48. **van der Straten A, Kang MS, Posner SF, et al.** Predictors of diaphragm use as a potential sexually transmitted disease/HIV prevention method in Zimbabwe. *Sex Transm Dis* 2005;32:64–71.

49. **Hooton TM, Scholes D, Huges JP, et al.** A prospective study of risk factors for symptomatic urinary tract infection in young women. *N Engl J Med* 1996;335:468–474.

50. **Davis JP, Chesney J, Wand PJ, et al.** Toxic shock syndrome: epidemiologic features, recurrence, risk factors and prevention. *N Engl J Med* 1980;303:1429–1435.

51. **Shihata AA, Gollub E.** Acceptability of a new intravaginal barrier contraceptive device (Femcap) *Contraception* 1992;46:511–519.

52. **U.S. Food and Drug Administration.** US FDA FemCap Physician Labeling. Available online at: www.accessdata.fda.gov/cdrh_docs/pdf2/P020041c.pdf

53. **Yranski PA, Gamache ME.** New options for barrier contraception. *JOGNN* 2008; 37:384–89.

54. **U.S. Food and Drug Administration.** US FDA Lea's Shield Physician Labeling. Available online at: www.accessdata.fda.gov/cdrh_docs/pdf/P010043c.pdf

55. **Hatcher RA, Trussell J, Stewart F, et al.** *Contraceptive technology.* New York: Ardent Media, 2004.

56. **Borko E, McIntyre SL, Feldblum PJ.** A comparative clinical trial of the contraceptive sponge and Neo Sampoon tablets. *Obstet Gynecol* 1985;654:511–515.

57. **United Nations.** *World contraceptive use, 2007.* New York: United Nations Publications, 2007.

58. **Sivin I, Stern J.** Health during prolonged use of levonorgestrel 20 micrograms/d and the copper TCu 380A intrauterine contraceptive devices: a multicenter study. *Fertil Steril* 1994;61:70–77.

59. **El Badrawi HH, Hafez ES, Barnhart MI, et al.** Ultrastructural changes in human endometrium with copper and nonmedicated IUDs in utero. *Fertil Steril* 1981;36:41–49.

60. **Umapathysivam K, Jones WR.** Effects of contraceptive agents on the biochemical and protein composition of human endometrium. *Contraception* 1980;22:425–440.

61. Mirena Full Prescribing Information. Bayer Healthcare. Pharmaceuticals, 2009.

62. **Rose S, Chaudhari A, Peterson CM.** Mirena (levonorgestrel intrauterine system): successful novel drug delivery option in contraception. *Adv Drug Del Rev* 2009;61:808–812.

63. **Stanford JB, Mikolajczyk RT.** Mechanism of action of the intrauterine device: update and estimation of post fertilization effect. *Am J Obstet Gynecol* 2002;187:1699–1708.

64. **Alvarez F, Guiloff E, Brache V, et al.** New insights on the mode of action of intrauterine devices in women. *Fertil Steril* 1989;49:768–773.

65. **Segal S, Alvarez-Sanchez F, Adejeuwon CA, et al.** Absence of chorionic gonadotropin in sera of women who use intrauterine devices. *Fertil Steril* 1985;44:214–218.

66. **Anonymous.** Long term reversible contraception. Twelve years experience with the TCU380A and TCU220C. *Contraception* 1997; 56:341–352.

67. **Irvine GA, Campbell-Brown MB, Lumsden MA, et al.** Randomized comparative trial of the levonorgestrel intrauterine system and norethisterone for treatment of idiopathic menorrhagia. *BJOG* 1998;10:592–598.

68. **Magalhaes J, Aldrighi JM, de Lima GR.** Uterine volume and menstrual patters in users of the levonorgestrel-releasing intrauterine system with idiopathic menorrhagia or menorrhagia due to leiomyomas. *Contraception* 2007;75:193–198.

69. **Rizkalla HF, Higgins M, Kelehan P, et al.** Pathological findings associated with the presence of a Mirena intrauterine system at hysterectomy. *Int J Gynecol Pathol* 2008;27:74–78.

70. **Suhonen SP, Holmström T, Allonen HO, et al.** Intrauterine and subdermal progestin administration in postmenopausal hormone replacement therapy. *Fertil Steril* 1995;63:336–342.

71. **Hill DA, Weiss NS, Voigt LF, et al.** Endometrial cancer in relation to intrauterine device use. *Int J Cancer* 1997;70:278–281.

72. **Vercellini P.** A levonorgestrel-releasing intrauterine system for the treatment of dysmenorrheal associated with endometriosis: a pilot study. *Fertil Steril* 1999;72:505–508.

73. **Fedele L.** Use of a levonorgestrel-releasing intrauterine device in the treatment of rectovaginal endometriosis. *Fertil Steril* 2001;75:485–488.

74. **Sheng J, Zhang JP, Lu D.** The LNG-IUS study on adenomyosis: a 3-year follow-up study on the efficacy and side effects of the use of levonorgestrel intrauterine system for the treatment of dysmenorrhea associated with adenomyosis. *Contraception* 2009;79:189–193.

75. **Burkeman RT, for the Women's Health Study.** Association between intrauterine devices and pelvic inflammatory disease. *Obstet Gynecol* 1981;57:269–276.

76. **Farley TMM, Rosenberg MJ, Rowe PJ, et al.** Intrauterine devices and pelvic inflammatory disease: an international perspective. *Lancet* 1992;339:785–788.

77. **Lee NC, Rubin GL, Borucki R.** The intrauterine device and pelvic inflammatory disease revisited: new results from the Women's Health Study. *Obstet Gynecol* 1988;72:721–726.

78. **Kriplani A, Buckshee K, Relan S, et al.** Forgotten intrauterine device leading to actinomycotic pyometra, 13 years after menopause. *Eur J Obstet Gynecol Reprod Biol* 1994;53:215–216.

79. **Westhoff C.** IUDs and colonization or infection with *actinomyces*. *Contraception* 2007;75:S48–S50.

80. **World Health Organization.** *Select practice recommendations for*

contraceptive use. Geneva: WHO, 2002.

81. **Mol BW.** Contraception and the risk of ectopic pregnancy. *Contraception* 1995;52:337.

82. **Mikkelsen MS, Højgaard A, Bor P.** [Extrauterine pregnancy with gestagen-releasing intrauterine device in situ] [in Danish]. *Ugeskr Laeger* 2010;172:1304–1305.

83. **Meirik O, Rowe PJ, Peregoudov A, et al.** IUD Research Group at the UNDP/UNFPA/WHO/World Bank Special Programme of Research, Development and Research Training in Human Reproduction. The frameless copper IUD (GyneFix) and the TCu380A IUD: results of an 8-year multicenter randomized comparative trial. *Contraception* 2009;80:133–141.

84. **Hubacher D, Lara-Ricalde R, Taylor D, et al.** Use of copper intrauterine device and the risk of tubal infertility among nulligravid women. *N Engl J Med* 2001;345:561–567.

85. **Vessey M, Doll R, Peto R, et al.** A long term follow up study of women using different methods of contraception—an interim report. *J Biosoc Sci* 1974;8:373–420.

86. **Sivin I, Stern J, Coutinho E, et al.** Prolonged intrauterine contraception: a seven-year randomized study of the levonorgestrel 20 mcg/day (LNg 20) and the Copper T380 Ag IUDS. *Contraception* 1991;44:473–480.

87. **World Health Organization.** *Mechanism of action, safety and efficacy of intrauterine devices*. Technical report series 753. Geneva: World Health Organization, 1987.

88. **Lyus R, Lohr P, Prager S.** Board of the Society of Family Planning. Use of the Mirena LNG-IUS and Paragard CuT380A intrauterine devices in nulliparous women. *Contraception* 2010;81: 367–371.

89. **Sinei SK, Morrison CS, Sekadde-Kigondu C, et al.** Complications of use of intrauterine devices among HIV-1 infected women. *Lancet* 1998;351:1238–1241.

90. **Richardson BA, Morrison CS, Sekadde-Kigondu C, et al.** Effect of intrauterine device on cervical shedding of HIV-1 DNA. *AIDS* 1999;13:2091–2097.

91. **Allen RH, Goldberg AB, Grimes DA.** Expanding access to intrauterine contraception. *Am J Obstet Gynecol* 2009;456:e1–e5.

92. **Grimes DA, Lopez LM, Schulz KF, et al.** Immediate postpartum insertion of intrauterine devices. *Cochrane Database Syst Rev* 2010;5:CD003036.

93. **Grimes DA, Lopez LM, Schulz KF, et al.** Immediate postabortal insertion of intrauterine devices. *Cochrane Database Syst Rev* 2010;6:CD001777.

94. **Goodman S, Hendlish SK, Reeves MF, et al.** Impact of immediate postabortal insertion of intrauterine contraception on repeat abortion. *Contraception* 2008;78:143–148.

95. **White MK, Ory HW, Rooks JB, et al.** Intrauterine device termination rates and the menstrual cycle day of insertion. *Obstet Gynecol* 1980;55:220–224.

96. **Allen RH, Bartz D, Grimes DA, et al.** Interventions for pain with intrauterine device insertion. *Cochrane Database Syst Rev* 2009;3:CD007373.

97. **Walsh T, Grimes D, Frezieres R, et al.** Randomized trial of prophylactic antibiotics before insertion of intrauterine devices. *Lancet* 1998;351:1005–1008.

98. **American College of Obstetricians and Gynecologists.** ACOG Committee Opinion. Intrauterine devices and adolescents. Number 392. December 2007. http://www.acog.org/navbar/current/publications.cfm.

99. **Fiala C, Gemzell-Danielsson K, Tang OS, et al.** Cervical priming with misoprostol prior to transcervical procedures. *Int J Gynaecol Obstet* 2007;99:68–71.

100. **Tatum HJ, Schmidt FH, Jain AK.** Management and outcome of pregnancies associated with copper-T intrauterine contraceptive device. *Am J Obstet Gynecol* 1976;126:869–877.

101. **Stubblefield PG, Fuller AF, Foster SG.** Ultrasound guided intrauterine removal of intrauterine contraceptive device in pregnancy. *Obstet Gynecol* 1988;72:961–964.

102. **Tietze C, Lewit S.** Evaluation of intrauterine devices: ninth progress report of the Cooperative Statistical Program. *Stud Fam Plann* 1970;1:1–40.

103. **Lippes J, Zielezny M.** The loop decade. *Mt Sinai J Med* 1975;4:353–356.

104. **Ronnerdag M, Odlind V.** Late bleeding problems with the levonorgestrel-releasing intrauterine system: evaluation of the endometrial cavity. *Contraception* 2007;75:268–270.

105. **Benaceraf BC, Shipp TD, Bromley B.** Three-dimensional ultrasound detection of abnormally located intrauterine contraceptive devices which are a source of pelvic pain and abnormal bleeding. *Ultrasound Obstet Gynecol* 2009;34:110–115.

106. **Coffee AL, Kuehl TJ, Willis S, et al.** Oral contraceptives and premenstrual symptoms: comparison of a 21/7 and extended regimen. *Am J Obstet Gynecol* 2006;195:1311–1319.

107. **Johansson EDB, Sitruk-Ware R.** New delivery systems in contraception: vaginal rings. *Am J Obstet Gynecol* 2004;190:S54–S59.

108. **Spelsberg TC, Rories C, Rejman JJ.** Steroid action on gene expression: possible roles of regulatory genes and nuclear acceptor sites. *Biol Reprod* 1989;40:54–69.

109. **Phillips A.** The selectivity of a new progestin. *Acta Obstet Gynecol Scand* 1990;152(Suppl):21–24.

110. **Oelkers W.** Drospirenone, a progestin with antimineralocorticoid properties: a short review. *Mol Cell Endocrinol* 2004;217:255–261.

111. **Suthipongse W, Taneepanichskul S.** An open label randomized comparative study of oral contraceptives between medications containing 3 mg drospirenone/30 microg ethinylestradiol and 150 microg levonorgestrel/30 microg ethinylestradiol in Thai women. *Contraception* 2004;69;23–26.

112. **Guido M, Romualdi D, Guiliani M, et al.** Drospirenone for the treatment of hirsute women with polycystic ovary syndrome: a clinical, endocrinological, metabolic pilot study. *J Clin Endocrinol Metab* 2004;89:2817–2823.

113. **Kelly S, Davies E, Fearns S, et al.** Effects of oral contraceptives containing ethinylestradiol with either drospirenone or levonorgestrel on various parameters associated with well-being in healthy women: a randomized, single-blind, parallel-group, multicentre study. *Clin Drug Investig* 2010;30:325–326.

114. **Jensen JT.** Evaluation of a new estradiol oral contraceptive: estradiol valerate and dienogest. *Expert Opin Pharmacother* 2010;11:1147–1157.

115. **Brody SA, Turkes A, Goldzieher JW.** Pharmacokinetics of three bioequivalent norethindrone/mestranol-50 mcg and three norethindrone/ethinyl estradiol-35 mg formulations: are "low dose" pills really lower? *Contraception* 1989;40:269–284.

116. **Dericks-Tan JSE, Kock P, Taubert HD.** Synthesis and release of gonadotropins: effect of an oral contraceptive. *Obstet Gynecol* 1983;62:687–690.

117. **Gaspard UJ, Dubois M, Gillain D, et al.** Ovarian function is effectively inhibited by a low dose triphasic oral contraceptive containing ethinyl estradiol and levonorgestrel. *Contraception* 1984;29:305–318.

118. **Landgren BM.** Mechanism of action of gestagens. *Int J Gynaecol Obstet* 1990;32:95–110.

119. **Makarainen L, van Beck A, Tuomivaara L, et al.** Ovarian function during the use of a single implant: Implanon compared with Norplant. *Fertil Steril* 1998;69:714–721.

120. **Luukkainen T, Heikinheimo O, Haukkamaa M, et al.** Inhibition of folliculogenesis and ovulation by the antiprogesterone RU 486. *Fertil Steril* 1988;49:961–963.

121. **Van Uem JF, Hsiu JG, Chillik CF, et al.** Contraceptive potential of RU486 by ovulation inhibition. I. Pituitary versus ovarian action with blockade of estrogen-induced endometrial proliferation. *Contraception* 1989;40:171–184.

122. **Audet MC, Moreau M, Koltun WD, et al.** Evaluation of contraceptive efficacy and cycle control of a transdermal contraceptive patch vs an oral contraceptive. *JAMA* 2001;285:2347–2354.

123. **Killick S.** Complete and robust ovulation inhibition with the NuvaRing. *Euro J Contraception Reprod Health Care* 2002; 7(Suppl 2):13–18.

124. **Society of Family Planning.** Clinical guidelines: contraceptive considerations in obese women. *Contraception* 2009;80:583–590.

125. **Lopez LM, Grimes DA, Chen-Mok M, et al.** Hormonal contraceptives for contraception in overweight or obese women. *Cochrane Database Syst Rev* 2010;7:CD008452.

126. **Sivin I, Lahteenmaki P, Ranta S, et al.** Levonorgestrel concentrations during use of levonorgestrel rod (LNG ROD) implants. *Contraception* 1997;55:81–85.

127. **Ambrus JL, Mink IB, Courey NG, et al.** Progestational agents and blood coagulation. VII. Thromboembolic and other complications of oral contraceptive therapy in relationship to pretreatment levels of blood coagulation factors: summary report of a ten year study. *Am J Obstet Gynecol* 1976;125:1057–1062.

128. **Winkler UH, Buhler K, Schindler AE.** The dynamic balance of hemostasis: implications for the risk of oral contraceptive use. In: Runnebaum B, Rabe T, Kissel L, eds. *Female contraception and*

male fertility regulation. Advances in Gynecological and Obstetric Research Series. Confort, England: Parthenon Publishing Group, 1991:85–92.

129. **Gerstman BB, Piper JM, Tomita DK, et al.** Oral contraceptive dose and the risk of deep venous thromboembolic disease. *Am J Epidemiol* 1991;133:32–37.

130. **Lidegaard O, Lokkegaard E, Svendsen AL, et al.** Hormonal contraception and risk of venous thromboembolism: national follow-up study. *BMJ* 2009;339:b2890.

131. **Farmer RDT, Preston TD.** The risk of venous thromboembolism associated with low oestrogen oral contraceptives. *J Obstet Gynaecol* 1995;15:195–200.

132. **Bertina RM, Koeleman BP, Koster T, et al.** Mutation in blood coagulation factor V associated with resistance to activated protein C. *Nature* 1994;369:64–67.

133. **Vandenbroucke JP, Koster T, Briet E, et al.** Increased risk of venous thrombosis in oral contraceptive users who are carriers of factor V Leiden mutation. *Lancet* 1994;344:1453–1457.

134. **DeStefano V, Chiusolo P, Paciaroni K, et al.** Epidemiology of factor V Leiden: clinical implications. *Semin Thromb Hemost* 1998;24:367–379.

135. **Martinelli I, Sacchi E, Landi G, et al.** High risk of cerebral vein thrombosis in carriers of a prothrombin gene mutation and in users of oral contraceptives. *N Engl J Med* 1988;338:1793–1797.

136. **Trauscht-Van Horn JJ, Capeless EL, Easterling TR, et al.** Pregnancy loss and thrombosis with protein C deficiency. *Am J Obstet Gynecol* 1992;167:968–972.

137. **Vandenbroucke JP, van der Meer FJM, Helmerhorst FM, et al.** Factor V Leiden: should we screen oral contraceptive users and pregnant women? *BMJ* 1996;313:1127–1130.

138. **Comp PC.** Should coagulation tests be used to determine which oral contraceptive users have an increased risk of thrombophlebitis? *Contraception* 2006;73:4–5.

139. **Heinemann LA, Dinger JC, Assmann A, et al.** Use of oral contraceptives containing gestodene and risk of venous thromboembolism: outlook 10 years after the third generation "pill scare." *Contraception* 2010;81:401–405.

140. **van Hylckama Vlieg A, Helmerhorst FM, Vandenbroucke JP, et al.** The venous thrombotic risk of oral contraceptives, effects of oestrogen dose and progestogen type: results of the MEGA case-control study. *BMJ* 2009;339:h2921.

141. **Mant D, Villard-Mackintosh L, Vessey MP, et al.** Myocardial infarction and angina pectoris in young women. *J Epidemiol Community Health* 1987;41:215–219.

142. **Rosenberg L, Kaufman DW, Helmrich SP, et al.** Myocardial infarction and cigarette smoking in women younger than 50 years of age. *JAMA* 1985;253:2965–2969.

143. **Sidney S, Petitt DB, Quesenberry CP, et al.** Myocardial infarction in users of low dose oral contraceptives. *Obstet Gynecol* 1996;88:939–944.

144. **Sidney S, Siscovick DS, Petitti DB, et al.** Myocardial infarction and use of low dose oral contraceptives: a pooled analysis of 2 U.S. studies. *Circulation* 1998;98:1058–1063.

145. **Stampfer MJ, Willett WC, Colditz GA, et al.** A prospective study of past use of oral contraceptive agents and risk of cardiovascular diseases. *N Engl J Med* 1988;319:1313–1317.

146. **Margolis KL, Adami H-O, Luo J, et al.** A prospective study of oral contraceptive use and risk of myocardial infarction among Swedish women. *Fertil Steril* 2007;88:310–316.

147. **Vessey MP, Lawless M, Yeates D.** Oral contraceptives and stroke: findings in a large prospective study. *BMJ* 1984;289:530–531.

148. **Levine SR, Fagan SC, Pessin MS, et al.** Accelerated intracranial occlusive disease, oral contraceptives, and cigarette use. *Neurology* 1991;41:1893–1901.

149. **Petitti DB, Sidney S, Bernstein A, et al.** Stroke in users of low dose oral contraceptives. *N Engl J Med* 1996;335:8–15.

150. **World Health Organization Collaborative Study of Cardiovascular Disease and Steroid Hormone Contraception.** Ischaemic stroke and combined oral contraceptives: results of an international, multicenter, case control study. *Lancet* 1996;348:505–510.

151. **World Health Organization Collaborative Study of Cardiovascular Disease and Steroid Hormone Contraception.** Hemorrhagic stroke, overall stroke risk, and combined oral contraceptives: results of an international, multicenter, case control study. *Lancet* 1996;348:505–510.

152. **Lidegaard O.** Oral contraceptives, pregnancy and the risk of cerebral thromboembolism: the influence of diabetes, hypertension, migraine

and previous thromboembolic disease. *BJOG* 1995;102:153–159.

153. **Curtis KM, Mohllajee AP, Summer LM, et al.** Combined oral contraceptive use among women with hypertension: a systematic review. *Contraception* 2006;73:179–188.

154. **Spellacy WN, Buhi WC, Birk SA.** The effect of estrogens on carbohydrate metabolism: glucose, insulin, and growth hormone studies on 171 women ingesting Premarin, mestranol and ethinyl estradiol for six months. *Am J Obstet Gynecol* 1972;114:378–392.

155. **Knopp RH.** Cardiovascular effects of endogenous and exogenous sex hormones over a woman's lifetime. *Am J Obstet Gynecol* 1988;158:1630–1643.

156. **Burkman RT, Zacur HA, Kimball AW, et al.** Oral contraceptives and lipids and lipoproteins. II. Relationship to plasma steroid levels and outlier status. *Contraception* 1989;40:675–689.

157. **Godsland IF, Crook D, Simpson R, et al.** The effects of different formulations of oral contraceptive agents on lipids and carbohydrate metabolism. *N Engl J Med* 1990;323:1375–1381.

158. **Mishell DR Jr, Colodyn SZ, Swanson LA.** The effect of an oral contraceptive on tests of thyroid function. *Fertil Steril* 1969;20:335–339.

159. **Centers for Disease Control Cancer and Steroid Hormone Study.** Oral contraceptive use and the risk of ovarian cancer. *JAMA* 1983;249:1596–1599.

160. **Centers for Disease Control Cancer and Steroid Hormone Study.** Oral contraceptive use and the risk of endometrial cancer. *JAMA* 1983;249:1600–1604.

161. **Dossus L, Allen N, Kaaks R, et al.** Reproductive risk factors and endometrial cancer: the European Prospective Investigation into Cancer and Nutrition. *Int J Cancer* 2010;127:442–451.

162. **Beral V, Hermon C, Clifford K, et al.** Mortality in relation to oral contraceptive use: 25 year follow-up of women in the Royal College of General Practitioners' Oral Contraception Study. *BMJ* 1999;318:96–100.

163. **Cibula D, Gompel A, Mueck AO, et al.** Hormonal contraception and risk of cancer. *Human Reprod Update* 2010;16:631–650.

164. **Ness RB, Grisso JA, Klapper J, et al.** Risk of ovarian cancer in relation to estrogen and progestin dose and use characteristics of oral contraceptives. *Am J Epidemiol* 2000;152:233–241.

165. **Kumle M, Weiderpass E, Braaten T, et al.** Risk for invasive and borderline epithelial ovarian neoplasias following use of hormonal contraceptives: the Norwegian-Swedish Women's Lifestyles and Health Cohort Study. *Br J Cancer* 2004;90:1386–1391.

166. **Smith JS, Green J, Berrington de Gonzales A, et al.** Cervical cancer and use of hormonal contraceptives: a systematic review. *Lancet* 2003;363:1159–1167.

167. **Appleby P, Beral V, Berrington de Gonzales A, et al.** Cervical cancer and hormonal contraceptives: collaborative reanalysis of individual data for 16,573 women with cervical cancer and 35,509 women without cervical cancer from 24 epidemiological studies. *Lancet* 2007;370:1609–1621.

168. **Miller K, Blumenthal P, Blanchard K.** Oral contraceptives and cervical cancer: critique of a recent review. *Contraception* 2004;69:347–351.

169. **Swann SH, Petitti DB.** A review of problems of bias and confounding in epidemiologic studies of cervical neoplasia and oral contraceptive use. *Am J Epidemiol* 1982;115:10–18.

170. **Schiffman MH, Bauer HM, Hoover RN, et al.** Epidemiologic evidence showing that human papilloma virus infection causes most cervical intraepithelial neoplasia. *J Natl Cancer Inst* 1993;85:958–964.

171. **Ursin G, Peters RK, Henderson BE, et al.** Oral contraceptive use and adenocarcinoma of cervix. *Lancet* 1994;344:1390–1394.

172. **Castellsague X, Diaz M, de Sanjose S, et al.** Worldwide human papilloma virus etiology of cervical adenocarcinoma and its cofactors: implications for screening and prevention. *J Natl Cancer Inst* 2006;98:303–315.

173. **Chilvers C.** Oral contraceptives and cancer. *Lancet* 1994;344:1378–1379.

174. **Collaborative Group on Hormonal Factors in Breast Cancer.** Breast cancer and hormonal contraceptives: collaborative reanalysis of individual data on 53,297 women with breast cancer and 100,239 women without breast cancer from 54 epidemiologic studies. *Lancet* 1996;347:1713–1727.

175. **Marchbanks PA, McDonald JA, Wilson HG, et al.** Oral contraceptives and risk of breast cancer. *N Engl J Med* 2002;346:2025–2032.

176. **Magnusson CM, Persson IR, Baron JA, et al.** The role of reproduc-

tive factors and use of oral contraceptives in the aetiology of breast cancer in women aged 50–74 years. *Int J Cancer* 1999;80:231–236.

177. **Lee Huiyan M, McKean-Cowdin R, Van Den Berg D, et al.** Effect of reproductive factors and oral contraceptives on breast cancer risk in BRCA1/2 mutation carriers and noncarriers: results from a population-based study. *Cancer Epidemiol Biomarkers Prev* 2008;17:3170–3178.

178. **Rooks JB, Ory HW, Ishak KG, et al.** Epidemiology of hepatocellular adenoma: the role of oral contraceptive use. *JAMA* 1979;262:644–648.

179. **Fiel MI, Min A, Gerber MA, et al.** Hepatocellular carcinoma in long term oral contraceptive users. *Liver* 1996;16:372–376.

180. **Anonymous.** Oral contraceptives and liver cancer: results from the Multicentre International Liver Tumor Study (MILTS). *Contraception* 1997;56:275–284.

181. **Kapp N, Tilley IB, Curtis KM.** The effects of hormonal contraceptive use among women with viral hepatitis or cirrhosis of the liver: a systematic review. *Contraception* 2009;80:381–386.

182. **Burkman R, Schlesselman JJ, Zieman M.** Safety concerns and health benefits associated with oral contraception. *AM J Obstet Gynecol* 2004;190:S12.

183. **Wolner-Hanssen P, Eschenbach DA, Paavonen J, et al.** Decreased risk of symptomatic chlamydial pelvic inflammatory disease associated with oral contraceptives. *JAMA* 1990;263:54–59.

184. **Ness R, Soper D, Holley R, et al.** Hormonal and barrier contraception and the risk of upper genital tract disease in the PID Evaluation and Clinical Health (PEACH) Study. *Am J Obstet Gynecol* 2001;185:121–127.

185. **Morrison CS, Richardson BA, Mmiro F, et al.** Hormonal contraception and the risk of HIV acquisition. *AIDS* 2007;21:85–95.

186. **Franks AL, Beral V, Cates W Jr, et al.** Contraception and ectopic pregnancy risk. *Am J Obstet Gynecol* 1990;163:1120–1123.

187. **Narod SA, Risch H, Moslehi R, et al.** Oral contraceptives and the risk of hereditary ovarian cancer. Hereditary Ovarian Cancer Clinical Study Group. *N Engl J Med* 1998;339:424–428.

188. **Rodriguez GC, Walmer DK, Cline M, et al.** Effect of progestin on the ovarian epithelium of macaques: cancer prevention through apoptosis. *J Soc Gynecol Investig* 1998;5:271–276.

189. **Vessey M, Yeates D.** Oral contraceptives and benign breast disease: an upate of findings in a large cohort study. *Contraception* 2007;76:418–424.

190. **Lanes SF, Birmann B, Walker AM, et al.** Oral contraceptive type and functional ovarian cysts. *Am J Obstet Gynecol* 1992;166:956–961.

191. **ACOG.** Noncontraceptive use of hormonal contraceptives. Practice Bulletin. No. 110. *Obstet Gynecol* 2010;115:206–218.

192. **Chiaffarino F, Parazzini F, LaVecchia C, et al.** Use of oral contraceptives and uterine fibroids: results of a case-control study. *BJOG* 1999;106:857–860.

193. **Fernandez E, La Vecchia C, Franceschi S, et al.** Oral contraceptives and risk of colorectal cancer. *Epidemiology* 1998;9:295–300.

194. **Martinez ME, Grodstein F, Giovannucci E, et al.** A prospective study of reproductive factors, oral contraceptive use and risk of colorectal cancer. *Cancer Epidemiol Biomarkers Prev* 1997;6:1–5.

195. **Nichols HB, Trentham-Dietz A, Hampton JM, et al.** Oral contraceptive use, reproductive factors, and colorectal cancer risk: findings from Wisconsin. *Cancer Epidemiol Biomarkers Prev* 2005;14:1212–1218.

196. **Shy KK, McTiernan AM, Daling JR, et al.** Oral contraceptive use and the occurrence of pituitary prolactinoma. *JAMA* 1983;249:2204–2207.

197. **Adams DB, Gold AR, Burt AD.** Rise in female initiated sexual activity at ovulation and its suppression by oral contraceptives. *N Engl J Med* 1978;299:1145–1150.

198. **Martin-Loeches M, Ortí RM, Monfort M, et al.** A comparative analysis of the modification of sexual desire of users of oral hormonal contraceptives and intrauterine contraceptive devices. *Eur J Contracept Reprod Health Care* 2003;8:129–134.

199. **Caruso S, Agnello C, Intelisano G, et al.** Prospective study on sexual behavior of women using 30 microg ethinylestradiol and 3 mg drospirenone oral contraceptive. *Contraception* 2005;72:19–23.

200. **Skrzypulec V, Drosdzol A.** Evaluation of the quality of life and sexual functioning of women using a 30-microg ethinyloestradiol and 3-mg drospirenone combined oral contraceptive. *Eur J Contracept Reprod Health Care* 2008;13:49–57.

201. **Bracken MP.** Oral contraception and congenital malformations in offspring: a review and meta-analysis of the prospective studies.

Obstet Gynecol 1990;76:552–557.

202. **Katz Z, Lancet M, Skornik J, et al.** Teratogenicity of progestogens given during the first trimester of pregnancy. *Obstet Gynecol* 1985;65:775–780.

203. **Back DJ, Orme ML'E.** Pharmacokinetic drug interactions with oral contraceptives. *Clin Pharmacokinet* 1990;18:472–484.

204. **Shenfield GM.** Oral contraceptives: Are drug interactions of clinical significance? *Drug Saf* 1993;9:21–37.

205. **Crawford P.** Interactions between antiepileptic drugs and hormonal contraception. *CNS Drugs* 2002;16:263–272.

206. **Hall SD, Wang Z, Huang SM, et al.** The interaction between St. John's wort and an oral contraceptive. *Clin Pharmacol Ther* 2003;74:525–535.

207. **Helms SE, Bredle DL, Zajic J, et al.** Oral contraceptive failure rates and oral antibiotics. *J Am Acad Dermatol* 1997;36:705–710.

208. **Dickenson BD, Altman RD, Nielsen NH, et al.** Drug interactions between oral contraceptives and antibiotics. *Obstet Gynecol* 2001;98:53–60.

209. **Knopp RH, Bergelin RO, Wahl PW, et al.** Clinical chemistry alterations in pregnancy and with oral contraceptive use. *Obstet Gynecol* 1985;66:682–690.

210. **Gallo MF, Nanda K, Grimes DA, et al.** 20 mcg versus 20 mcg estrogen combined oral contraceptives for contraception. *Cochrane Database Syst Rev* 2008;4:CD003989.

211. **Del Conte A, Loffer F, Grubb G.** A multicenter, randomized comparative trial of the clinical effects on cycle control of two 21-day regimens of oral contraceptives containing 20 μg EE. *Prim Care Update Obstet Gynecol* 1998;5:173.

212. **Rosenberg MJ, Meyers A, Roy V.** Efficacy, cycle control and side effects of low and lower-dose oral contraceptives: a randomized trial of 20 microgram and 35 microgram estrogen preparations. *Contraception* 1999;60:321–329.

213. **Mulders TM, Dieben TO.** Use of the novel combined contraceptive vaginal ring NuvaRing for ovulation inhibition. *Fertil Steril* 2001;75:865–870.

214. **Dieben TOM, Roumen JME, Apter D.** Efficacy, cycle control and user acceptability of a novel combined contraceptive vaginal ring*bstet Gynecol* 2002;100:585–593.

215. **Fleischer K, van Vliet HA, Rosendaal FR, et al.** Effects of the contraceptive patch, the vaginal ring and an oral contraceptive on APC resistance and SHBG: a cross-over study. *Thromb Res* 2009;123:429–435.

216. **Jensen JT, Burke AE, Barnhart KT, et al.** Effects of switching from oral to transdermal or transvaginal contraception on markers of thrombosis. *Contraception* 2008;78:451–458.

217. **Jick SS, Hagberg KW, Hernandez RK, et al.** Postmarketing study of ORTHO EVRA and levonorgestrel oral contraceptives containing hormonal contraceptives with 30 mcg of ethinyl estradiol in relation to nonfatal venous thromboembolism. *Contraception* 2010;81:16–21.

218. **U.S. Food and Drug Administration.** Ortho Evra questions and answers. January 2008. Available online at: http://www.fda.gov. ezproxy.bu.edu/Drugs/DrugSafety/PostmarketDrugSafety InformationforPatientsandProviders/ucm110403.htm

219. **Dunne C, Malyuk D, Firoz T.** Cerebral venous sinus thrombosis in a woman using the etonogestrel-ethinyl estradiol vaginal contraceptive ring: a case report. *J Obstet Gynaecol Can* 2010;32:270–273.

220. **Fugate JE, Robinson MT, Rabinstein AA, et al.** Cerebral venous sinus thrombosis associated with a combined contraceptive ring. *Neurologist*. 2011;17:105-6.

221. **Kaunitz AM.** Long-acting injectable contraception with depot medroxyprogesterone acetate. *Am J Obstet Gynecol* 1994;170:1543–1549.

222. **Abdel-Aleem H, d'Arcangues C, Vogelsong KM, et al.** Treatment of vaginal bleeding irregularities induced by progestin only contraceptives. *Cochrane Database Syst Rev* 2007;4:CD003449.

223. **Jain JK, Nicosia AF, Nucatola DL, et al.** Mifepristone for the prevention of breakthrough bleeding in new starters of depo-medroxyprogesterone acetate. *Steroids* 2003;68:1115–1119.

224. **Zhao S, Choksuchat C, Zhao Y, et al.** Effects of doxycycline on serum and endometrial levels of MMP-2, MMP-9 and TIMP-1 in women using a levonorgestrel-releasing subcutaneous implant. *Contraception* 2009;79:469–478.

225. **Weisberg E, Hickey M, Palmer D, et al.** A pilot study to assess the effect of three short-term treatments on frequent and/or prolonged bleeding compared to placebo in women using Implanon.

243

Hum Reprod 2006;21:295–302.

226. **Berenson AB, Rahman M.** Changes in weight, total fat, percent body fat, and central-to-peripheral fat ratio associated with injectable and oral contraceptive use. *Am J Obstet Gynecol* 2009;200:329. e1–e8.

227. **Le YC, Rahman M, Berenson AB.** Early weight gain predicting later weight gain among depot medroxyprogesterone acetate users. *Obstet Gynecol* 2009;114:279–284.

228. **Pardthaisong T.** Return of fertility after use of the injectable contraceptive Depo-Provera: updated analysis. *J Biosoc Sci* 1984;16:23–34.

229. **Cundy T, Reid OR, Roberts H.** Bone density in women receiving depot medroxyprogesterone acetate for contraception. *BMJ* 1991;303:13–16.

230. **Cromer BA, Lazebnik R, Rome E, et al.** Double-blinded randomized controlled trial of estrogen supplementation in adolescent girls who receive depot medroxyprogesterone acetate for contraception. *Am J Obstet Gynecol* 2005;192:42–47.

231. **Harel Z, Johnson CC, Gold MA, et al.** Recovery of bone mineral density in adolescents following the use of depot medroxyprogesterone acetate contraceptive injections. *Contraception* 2010;81:281–291.

232. **Lopez LM, Grimes DA, Schulz KF, et al.** Steroidal contraceptives: effect on bone fractures in women. *Cochrane Database Syst Rev* 2009;2:CD006033.

233. **Fahmy K, Khairy M, Allam G, et al.** Effect of depomedroxyprogesterone acetate on coagulation factors and serum lipids in Egyptian women. *Contraception* 1991;44:431–434.

234. **Schwallie PG.** Experience with Depo-Provera as an injectable contraceptive. *J Reprod Med* 1974;13:113–117.

235. **Okada Y, Horikawa K.** A case of phlebothrombosis of lower extremity and pulmonary embolism due to progesterone. *Kokyu To Junkan* 1992;40:819–822.

236. **Hitosugi M, Kitamura O, Takatsu A, et al.** A case of dural sinus thrombosis during the medication of medroxyprogesterone acetate. *Nihon Hoigaku Zasshi* 1997;51:452–456.

237. **Deen BF, Shuler BK Jr, Sharon Fekrat S.** Retinal venous occlusion associated with depot medroxyprogesterone acetate. *Br J Ophthalmol* 2007;91:1254.

238. **Kaunitz AM.** Injectable long-acting contraceptives. *Clin Obstet Gynecol* 2001;44:73–91.

239. **Westhoff C.** Depot medroxyprogesterone acetate contraception: metabolic parameters and mood changes. *J Reprod Med* 1996;41:401–406.

240. **Rodriguez MA, Kaunitz AM.** An evidence-based approach to postpartum use of depot medroxyprogesterone acetate in breastfeeding women. *Contraception* 2009;80:4–6.

241. **La Vecchia C.** Depot-medroxyprogesterone acetate, other injectable contraceptives, and cervical cancer. *Contraception* 1994;49:223–229.

242. **World Health Organization.** Depot medroxyprogesterone acetate (DMPA) and the risk of epithelial ovarian cancer. The WHO Collaborative Study of Neoplasia and Steroid Contraceptives. *Int J Cancer* 1991;49:191–195.

243. **Kaunitz AM.** Depot medroxyprogesterone acetate contraception and the risk of breast and gynecologic cancer. *J Reprod Med* 1996;41(5 Suppl):419–427.

244. **Shapiro S, Rosenberg L, Hoffman M, et al.** Risk of breast cancer in relation to the use of injectable progestogen contraceptives and combined estrogen/progestogen contraceptives. *Am J Epidemiol* 2000;151:396–403.

245. **Cullins VE.** Noncontraceptive benefits and therapeutic uses of depot medroxyprogesterone acetate. *J Reprod Med* 1996;41(5 Suppl): 428–433.

246. **Jain J, Dutton C, Nicosia A, et al.** Pharmacokinetics, ovulation suppression and return to ovulation following a lower dose subcutaneous formulation of Depo-Provera. *Contraception* 2004;70:11–18.

247. **Jain J, Jakimiuk AJ, Bode FR, et al.** Contraceptive efficacy and safety of DMPA-SC. *Contraception* 2004;70:269–275.

248. **Guo-wei S.** Pharmacodynamic effects of once a month combined injectable contraceptives. *Contraception* 1994;49:361–385.

249. **Kaunitz AM, Garceau RJ, Cromie MA, et al.** Comparative safety, efficacy and cycle control of Lunelle monthly contraceptive injection (medroxyprogesterone acetate and estradiol cypionate injectable suspension) and Ortho-Novum 7/7/7 oral contraceptive (norethindrone/ethinyl estradiol triphasic). *Contraception* 1999;60(4):179–187.

250. **Gao J, Wang SL, Wu SC, et al.** Comparison of the clinical performance, contraceptive efficacy and acceptability of levonorgestrel releasing IUD, and Norplant 2 implants in China. *Contraception* 1990;41:485–494.

251. **Steiner MJ, Lopez LM, Grimes DA, et al.** Sino-implant (II)—a levonorgestrel-releasing two-rod implant: systematic review of the randomized controlled trials. *Contraception* 2010;81:197–201.

252. **Funk S, Miller MM, Mishell DR Jr, et al.** Safety and efficacy of Implanon™, a single-rod implantable contraceptive containing etonogestrel. *Contraception* 2005;71:319–326.

253. **Power J, French R, Cowan F.** Subdermal implantable contraceptives versus other forms of reversible contraceptives or other implants as effective methods of preventing pregnancy. *Cochrane Database Syst Rev* 2007;3:CD001326.

254. **Darney PD, Patel A, Rosen KM, et al.** Safety and efficacy of a single-rod etonogestrel implant (Implanon): results from 11 international clinical trials. *Contraception* 2009;80:519–526.

255. **Zheng S-S, Zheng H-M, Qian S-Z et al.** A randomized multicenter study comparing the efficacy and bleeding pattern of a single-rod (Implanon) and a six-capsule (Norplant) hormonal contraceptive implant. *Contraception* 1999;60:1–8.

256. **Brito MB, Ferriani RA, Quintana SM, et al.** Safety of the etonogestrel-releasing implant during the immediate postpartum period: a pilot study. *Contraception* 2009;80:519–26.

257. **Beerthuizen R, van Beek A, Massai R, et al.** Bone mineral density during long-tgerm use of the progestogen contraceptive implant Implanon compared to a nonhormonal method of contraception. *Hum Reprod* 2000;15:118–122.

258. **Hidalgo MM, Lisondo C, Juliato CT, et al.** Ovarian cysts in users of Implanon and Jadelle subdermal contraceptive implants. *Contraception* 2006;73:532–536.

259. **Egberg N, van Beek A, Gunnervik C, et al.** Effects on the hemostatic system and liver function in relation to Implanon and Norplant. A prospective randomized clinical trial. *Contraception* 1998;58:93–98.

260. **Vieira CS, Ferriani RA, Garcia AA, et al.** Use of the etonogestrel-releasing implant is associated with hypoactivation of the coagulation cascade. *Hum Reprod* 2007;22:2196–2201.

261. **Petitti DB, Siscovick DS, Sidney S, et al.** Norplant implants and cardiovascular disease. *Contraception* 1998;57:361–362.

262. **Haspells AA.** Emergency contraception: a review. *Contraception* 1994;50:101–108.

263. **Yuzpe AA.** Postcoital contraception. *Clin Obstet Gynecol* 1984;11: 787–797.

264. **Anonymous.** Randomized controlled trial of levonorgestrel versus the Yuzpe regimen of combined oral contraceptives for emergency contraception. Task Force on Postovulatory Methods of Fertility Regulation. *Lancet* 1998;352:428–433.

265. **Von Hertzen H, WHO Research Group.** Low dose mifepristone and two regimens of levonorgestrel for emergency contraception: a WHO multicenter randomized trial. *Lancet* 2002;360: 1803–1810.

266. **World Health Organization.** *Fact sheet on the safety of levonorgestrel-alone emergency contraceptive pills (LNG ECPs).* Geneva: WHO, 2010.

267. **Noe G, Croxatto HB, Salvatierra AM, et al.** Contraceptive efficacy of emergency contraception with levonorgestrel given before or after ovulation. *Contraception* 2010;81:414–420.

268. **Horga A, Santamarina E, Quilez A, et al.** Cerebral venous thrombosis associated with repeated use of emergency contraception. *Eur J Neurol* 2007;14:e5.

269. **Hamoda H, Ashok PW, Stalder C, et al.** A randomized trial of mifepristone 10 mg and levonorgestrel for emergency contraception. *Obstet Gynecol* 2004;104:1307–1313.

270. **Glasier AF, Cameron ST, Fine PM, et al.** Ulipristal acetate versus levonorgestrel for emergency contraception, a randomized non inferiority trial. *Lancet* 2010;375:555–562.

271. **Brache V, Cochon L, Jesam C, et al.** Immediate pre-ovulatory administration of 30 mg Ulipristal acetate significantly delays follicular rupture. *Hum Reprod* 2010;25:2256–2263.

272. **Lippes J, Malik T, Tautum HJ.** The postcoital copper-T. *Adv Plann Parent* 1976;11:24–29.

273. **Wu S, Godfrey E, Wojdyla D, et al.** Copper T380A intrauterine device for emergency contraception: a prospective, multicentre, cohort clinical trial. *BJOG* 2010;117:1205–1210.

274. **Zhou L, Xiao B.** Emergency contraception with multiload Cu-375 SL IUD: a multicenter clinical trial. *Contraception* 2001;64:107–112.

275. **Briggs MH, Briggs M.** Oral contraceptives for men. *Nature*

1974;252:585–586.

276. **Wallace EM, Gow SM, Wu FC.** Comparison between testosterone enanthate-induced azoospermia and oligozoospermia in a male contraceptive study. I. Plasma luteinizing hormone, follicle stimulating hormone, testosterone, estradiol, and inhibin concentrations. *J Clin Endocrinol Metab* 1993;77:290–293.

277. **Wang C, Swerdloff RS.** Male hormonal contraception. *Am J Obstet Gynecol* 2004;190:S60–S68.

278. **Gu Y, Gu X, Liang W, et al.** Multicenter contraceptive efficacy trial of injectable testosterone undecanoate in Chinese men. *J Clin Endocrin Metab* 2009;94:1910–1925.

279. **Mommers E, Kersemaekers WM, Elliesen M, et al.** Male hormonal contraception: a double blind, placebo-controlled study. *J Clin Endocrin Metabol* 2008;93:2572–2580.

280. **Murad F, Haynes RC.** Androgens and anabolic steroids. In: Gilman AG, Goodman LS, Gilman A, eds. *Goodman and Gilman's the pharmacological basis of therapeutics.* 6th ed. New York: MacMillan, 1980:1448–1465.

281. **Peterson B.** Sterilization. *Obstet Gynecol* 2008;111:189–203.

282. **Uchida H.** Uchida tubal sterilization. *Am J Obstet Gynecol* 1975;121:153–159.

283. **Filshie GM, Pogmore JR, Dutton AG, et al.** The titanium/silicone rubber clip for female sterilization. *BJOG* 1981;88:655–662.

284. **Penfield AJ.** The Filshie clip for female sterilization: a review of world experience. *Am J Obstet Gynecol* 2000;182:485–489.

285. **Soderstrom RM, Levy BS, Engel T.** Reducing bipolar sterilization failures. *Obstet Gynecol* 1989;74:60–63.

286. **Poindexter AN, Abdul-Malak M, Fast JE.** Laparoscopic tubal sterilization under local anesthesia. *Obstet Gynecol* 1990;75:5–8.

287. **Khairullah Z, Huber DH, Gonzales B.** Declining mortality in international sterilization services. *Int J Gynaecol Obstet* 1992;39:41–50.

288. **Peterson HB, Xia Z, Wilcox LS, et al.** Pregnancy after tubal sterilization with bipolar electrocoagulation. *Obstet Gynecol* 1999;94:163–167.

289. **Dominik R, Gates D, Sokal D, et al.** Two randomized controlled trials comparing the Hulka and Filshie clips for tubal sterilization. *Contraception* 2000;62:169–175.

290. **Sokal D, Gates D, Amatya R, et al.** Two randomized controlled trials comparing the tubal ring and Filshie clip for tubal sterilization. *Fertil Steril* 2000;74:525–533.

291. **Magos A, Chapman L.** Hysteroscopic tubal sterilization. *Obstet Gynecol Clin North Am* 2004;31: 705–719.

292. **Cooper JM, Carignan CS, Cher D, et al.** Micro-insert nonincisional hysteroscopic sterilization. *Obstet Gynecol* 2003;102:59–76.

293. **Adiana Permanent Contraception.** Instructions for use and radiofrequency (RF) generator operator's manual. Hologic, 2009.

294. **Essure Permanent Birth Control System.** Instructions for use. Conceptus, Inc. 2009.

295. **Wittmer MH, Brown DL, Hartman RP, et al.** Sonography, CT, and MRI appearance of the Essure microinsert permanent birth control device. *Am J Roentgenol* 2006;187:959–964.

296. **Teoh M, Meagher S, Kovacs G.** Ultrasound detection of the Essure permanent birth control device: a case series. *Aust N Z J Obstet Gynaecol* 2003;43:378–380.

297. **Smith RD.** Contemporary hysteroscopic methods for female sterilization. *Int J Gynaecol Obstet* 2010;108:79–84.

298. **Connor VF.** Essure: a review six years later. *J Minim Invasive Gynecol* 2009;16:282–290.

299. **Kerin JF, Munday DN, Ritossa MG, et al.** Essure hysteroscopic sterilization: results based on utilizing a new coil catheter delivery system. *J Am Assoc Gynecol Laparosc* 2004;11:388–393.

300. **Palmer SN, Greenberg JA.** Transcervical sterilization: a comparison of Essure ermanent brith control system and Adiana permanent contraception system. *Rev Obstet Gynecol* 2009;2:84–92.

301. **Hirth R, Zbella E, Sanchez M, et al.** Microtubal reanastomosis: success rates as compared to in vitro fertilization. *J Reprod Med* 2010;55:161–165.

302. **Peterson HB, Jeng G, Folger SG, et al.** The risk of menstrual abnormalities after tubal sterilization. *N Engl J Med* 2000;343:1681–1687.

303. **Ness RB, Grisso JA, Cottreau C, et al.** Factors related to inflammation of the ovarian epithelium and risk of ovarian cancer. *Epidemiology* 2000;11:111–117.

304. **Jamieson DJ, Costello C, Trussell J, et al.** The risk of pregnancy after vasectomy. *Obstet Gynecol* 2004;103:848–850.

305. **Hatcher RA, Trussell J, Stewart F, et al.** *Contraceptive technology.* 17th ed. New York: Ardent Media, 1998:567.

306. **Sokal D, Irsula B, Hayes M, et al.** Vasectomy by ligation and exci-

sion with or without fascial interposition; a randomized controlled trial. *BMC Med* 2004;2:6.

307. **Goldacre MJ, Holford TR, Vessey MP.** Cardiovascular disease and vasectomy. *N Engl J Med* 1982;308:805–808.

308. **Coady SA, Sharrett AR, Zheng ZJ, et al.** Vasectomy, inflammation, atherosclerosis and long-term followup for cardiovascular diseases: no associations in the atherosclerosis risk in communities study. *J Urol* 2002;167:204–207.

309. **Rosenberg L, Palmer JR, Zauber AG, et al.** Vasectomy and the risk of prostate cancer. *Am J Epidemiol* 1990;132:1051–1055.

310. **John EM, Whittemore AS, Wu AH, et al.** Vasectomy and prostate cancer: results from a multiethnic case-control study. *J Natl Cancer Inst* 1995;87:662–669.

311. **Stanford JL, Wicklund KG, McKnight B, et al.** Vasectomy and risk of prostate cancer. *Cancer Epidemiol Biomarkers Prev* 1999;8:881–886.

312. **Tang LF, Jiang H, Shang XJ, et al.** Vasectomy not associated with prostate cancer: a meta-analysis. *Zhonghua Nan Ke Xue* 2009;15:545–550.

313. **Alan Guttmacher Institute.** *Induced abortion worldwide.* New York: Alan Guttmacher Institute, 2009:1–2.

314. **Sedgh G, Henshaw S, Singh S, et al.** Induced abortion: estimated rates and trends worldwide. *Lancet* 2007;370:1338–1345.

315. **Cates W Jr, Rochat RW.** Illegal abortions in the United States: 1972–1974. *Fam Plann Perspect* 1976;8:86–92.

316. **Pazol K, Gamble SB, Parker WY, et al.** Abortion surveillance—United States 2006. *MMWR Surveil Sum* 2009;58(SS08): 1–35.

317. **Council on Scientific Affairs, American Medical Association.** Induced termination of pregnancy before and after Roe v Wade: trends in the mortality and morbidity of women. *JAMA* 1992;268:3231–3239

318. **Jones RK, Zolna MRS, Henshaw SK, et al.** Abortion in the United States: incidence and access to services, 2005. *Perspect Sex Reprod Health* 2008;40:6–16.

319. **Susser M.** Induced abortion and health as a value. *Am J Public Health* 1992;82:1323–1324.

320. **Whitehead SJ, Vartlett LA, Herndon J, et al.** Abortion-related mortality: United States 1993–1997. Paper presented at the National Abortion Federation 26th Annual Meeting; April 15, 2002; San Jose, California.

321. **Xu, J, Kochanek, KD, Murphy, BS, et al.** Deaths: Final Data for 2007. *Nat Vital Stat Rep* 2010;58:19.

322. **Bartlett LA, Berg CJ, Shulman HP, et al.** Risk factors for legal induced abortion-related mortality in the United States. *Obstet Gynecol* 2004;103:729–737.

323. **Stubblefield PG, Carr-Ellis S, Borgatta L.** Methods for induced abortion. *Obstet Gynecol* 2004;104:174–185.

324. **MacIsaac L, Grossman D, Baliestreri E, et al.** A randomized controlled trial of laminaria, oral misoprostol and vaginal misoprostol before abortion. *Obstet Gynecol* 1999;93:766–770.

325. **Goldberg AB, Dean G, Kang MS, et al.** Manual versus electric vacuum aspiration for early first trimester: a controlled study of complication rates. *Obstet Gynecol* 2004;103:101–107.

326. **Sawaya GF, Grady D, Kerlikowske K, et al.** Antibiotics at the time of induced abortion: the case for universal prophylaxis based on a meta-analysis. *Obstet Gynecol* 1996;87:884–890.

327. **Hakim-Elahi E, Tovel HM, Burnhill HM, et al.** Complications of first trimester abortion: a report of 170,000 cases. *Obstet Gynecol* 1990;76:129–135.

328. **Stubblefield PG, Borgatta L.** Complications of induced abortion. In: Pearlman MD, Tintinalli JE, Dyne PL, eds. *Obstetric and gynecological emergencies: diagnosis and management.* New York: McGraw Hill, 2004:65–86.

329. **Paul M, Lichtenberg ES, Borgatta L, et al.** *Management of unintended and abnormal pregnancy. Comprehensive abortion care.* Oxford: Wiley-Blackwell, 2009.

330. **Spitz IM, Bardin CW, Benton L, et al.** Early pregnancy terminations with mifepristone and misoprostol in the United States. *N Engl J Med* 1998;338:1241–1247.

331. **Goldberg AB, Greenberg BS, Darney PD.** Misoprostol and pregnancy. *N Engl J Med* 2001;344:38–47.

332. **Schaff EA, Fielding LS, Eisinger SH, et al.** Low-dose mifepristone followed by vaginal misoprostol at 48 hours for abortion up to 63 days. *Contraception* 2000;61:41–46.

333. **Schaff EA, Fielding SL, Westoff C, et al.** Vaginal misoprostol administered 1, 2, or 3 days after mifepristone for early medical

abortion: a randomized trial. *JAMA* 2000;84:1948–1953.

334. **Schaff EA, Stadalius LS, Eisinger SH, et al.** Vaginal misoprostol administered at home after mifepristone (RU486) for abortion. *J Fam Pract* 1997;44:353–360.

335. **Schaff EA, DiDenzo R, Fielding SL.** Comparison of misoprostol plasma concentrations following buccal and sublingual administration. *Contraception* 2005;71:22-5

336. **Zieman M, Fong SK, Benowitz NL, et al.** Absorption kinetics of misoprostol with oral or vaginal administration. *Obstet Gynecol* 1997;90:735–738.

337. **Fjerstad NP, Trussell J, Sivin I et al.** Rates of serious infection after changes in regimens for medical abortion. *N Engl J Med* 2009;361:145–151.

338. **Mifeprex Medication Guide.** New York: Danco Laboratories, LLC.

339. **Ashok PW, Flett GM, Templeton A.** Termination of pregnancy at 9–13 weeks' amenorrhea with mifepristone and misoprostol [Letter]. *Lancet* 1998;352:542–543.

340. **Creinin MD, Vittinghoff E, Keder L, et al.** Methotrexate and misoprostol for early abortion: a multicenter trial. I. Safety and efficacy. *Contraception* 1996;53:321–327.

341. **Borgatta, Mullaly B, Vragovic O, et al.** Misoprostol as the primary agent for medical abortion in a low income urban setting. *Contraception* 2004;70:121–126.

342. **Allen RH, Westhoff C, De Nonno L, et al.** Curettage after mifepristone induced abortion: frequency, timing and indications. *Obstet Gynecol* 2001;98:101–106.

343. **Hausknecht R.** Mifepristone and misoprostol for early medical abortion: 18 months experience in the United States. *Contraception* 2003;67:463-465.

344. **Weibe E, Guilbert E, Jacot F, et al.** A fatal case of *Clostridium sordelli* septic shock syndrome associated with medical abortion. *Obstet Gynecol* 2004;104:1142–1144.

345. **American College of Obstetricians and Gynecologists.** Letter on the safety of RU 486. ACOG news release, December 7, 2004. Washington, DC: American College of Obstetricians and Gynecologists, 2004.

346. **Stubblefield PG.** First and second trimester abortion. In: Nichols DH, Clarke-Pearson DL, eds. *Gynecologic, obstetric and related surgery.* 2nd ed. St. Louis, MO: Mosby, 2000:1033–1045.

347. **Hammond, C, Chason, S.** Dilatation and evacuation. In: Paul M, Lichtenberg ES, Borgatta L, et al., eds. *Management of unintended and abnormal pregnancy. Comprehensive abortion care.* Oxford: Wiley-Blackwell, 2009:157–177.

348. **Darney PD, Sweet RL.** Routine intra-operative ultrasonography for second trimester abortion reduced incidence of uterine perforation. *J Ultrasound Med* 1989;8:71–75.

349. **Hern WM.** *Abortion practice.* Philadelphia, PA: Lippincott, 1984.

350. **Hern WM, Xen C, Ferguson RA, et al.** Outpatient abortion for fetal anomaly and fetal death from 15–34 menstrual weeks gestation: techniques and clinical management. *Obstet Gynecol* 1993;81:301–306.

351. **Patel A, Talmont E, Morfesis J, et al.** Adequacy and safety of buccal misoprostol for cervical preparation prior to termination of second-trimester pregnancy. *Contraception* 2006;73:420–430.

352. **Chasen ST, Kalish RB, Gupta M, et al.** Dilatation and evacuation at greater than or equal to 20 weeks: comparison of operative techniques. *Am J Obstet Gynecol* 2004;190:1180–1183.

353. **Haddad L, Yanow S, Delli-Bovi L, et al.** Changes in abortion provider practices in response to the Partial-Birth Abortion Ban Act of 2003. *Contraception* 2009;79:379–384.

354. **Drey EA, Thomas LJ, Benowitz NL, et al.** Safety of intra-amniotic digoxin administration before late second-trimester abortion by dilation and evacuation. *Am J Obstet Gynecol* 2000;182:1063–1066.

355. **Pasquini L, Pontello V, Kumar S.** Intracardiac injection of potassium chloride as method for feticide: experience from a single UK tertiary centre. *BJOG* 2008;115:528–531.

356. **Jackson RA, Teplin VL, Drey EA, et al.** Digoxin to facilitate late second-trimester abortion: a randomized, masked, placebo-controlled trial. *Obstet Gynecol* 2001;97:471–476.

357. **Borgatta L, Betstadt SJ, Reed A, et al.** Relationship of intraamniotic digoxin to fetal demise. *Contraception* 2010;81:328–330.

358. **Gemzell-Danielsson K, Lalitkumar S.** Second trimester medical abortion with mifepristone-misoprostol and misoprostol alone: a review of methods and management. *Reprod Health Matters* 2008;16(31 Suppl):162–172.

359. **Jain JK, Mishell DR.** A comparison of intravaginal misoprostol with prostaglandin E for termination of second trimester pregnancy. *N Engl J Med* 1994;331:290–293.

360. **Ashok PW, Templeton A, Wagaarachchi PT, et al.** Midtrimester medical termination of pregnancy: a review of 1002 consecutive cases. *Contraception* 2004;69:51–58.

361. **Webster D, Penny GC, Templeton K.** A comparison of 600 and 200 mg mifepristone prior to second trimester abortion with the prostaglandin misoprostol. *BJOG* 1996;103:706–709.

362. **Royal College of Obstetricians.** *The care of women requesting induced abortion.* Guidelines No. 7. London: Royal College of Obstetricians, 2004.

363. **Chai J, Tang OS, Hong QQ, et al.** A randomized trial to compare two dosing intervals of misoprostol following mifepristone administration in second trimester medical abortion. *Hum Reprod* 2009;24:320–324.

364. **Royal College of Obstetricians and Gynaecologists.** *Termination of pregnancy for fetal abnormality in England, Scotland and Wales.* London: RCOG, 1996.

365. **Hern WM.** Laminaria, induced fetal demise and misoprostol in late abortion. *Int J Gynaecol Obstet* 2001;75:279–286.

366. **Winkler CL, Gray SE, Hauth JC, et al.** Mid-second-trimester labor induction: concentrated oxytocin compared with prostaglandin E_2 suppositories. *Obstet Gynecol* 1991;77:297–300.

367. **Frick AC, Drey EA, Diedrich JT, et al.** Effect of prior cesarean delivery on risk of second-trimester surgical abortion complications. *Obstet Gynecol* 2010;115:760–764.

368. **Dickenson JE.** Misoprostol for second-trimester pregnancy termination in women with a prior cesarean delivery. *Am J Obstet Gynecol* 2005;105:352–356.

369. **Evans MI, Berkowitz RI, Wapner RJ, et al.** Improvements in outcomes of multifetal pregnancy reduction with increased experience. *Am J Obstet Gynecol* 2001;184:97–103.

370. **Evans MI, Goldberg JD, Horenstein J, et al.** Selective termination for structural, chromosomal and mendelian anomalies: international experience. *Am J Obstet Gynecol* 1999;82:61–66.

371. **He ZM, Fang Q, Yang YZ, et al.** Fetal reduction by bipolar cord coagulation in managing complicated monochorionic multiple pregnancies: preliminary experience in China. *Chin Med J (Engl)* 2010;123:549–554.

372. **Morris GC, Lacey CJ.** Microbicides and HIV prevention: lessons from the past, looking to the future. *Curr Opin Infect Dis* 2010;23:57–63.

373. **van Damme L, Govinden R, Mirembe FM, et al.** Lack of effectiveness of cellulose sulfate gel for the prevention of vaginal HIV transmission. *N Engl J Med* 2008;359:463–472.

374. **McGowan I.** Microbicides for HIV prevention: reality or hope? *Curr Opin Infect Dis* 2010;23:26–31.

375. **Wu S, Hu J, Wildemeersch D.** Performance of the frameless GyneFix and theTCU380A IUDs in a three year multicenter randomized comparative trial in parous women. *Contraception* 2000;61:91–98.

376. **Weisberg E, Brache V, Alvarez F, et al.** Clinical performance and menstrual bleeding patterns with three dosage combinations of a Nestorone progestogen/ethinyl estradiol contraceptive vaginal ring used on a bleeding-signaled regimen. *Contraception* 2005;72:46–52.

377. **Upadhyay UD.** New contraceptive choices. *Population Reports,* Series M, No. 19. Baltimore: Johns Hopkins Bloomberg School of Public Health, INFO Project; April 2005. Available at: www.infoforhealth.org/pr/m19

378. **Del Priore G, Malanowska-Stega J, Shalaby SW, et al.** A pilot safety and tolerability study of a nonhormonal vaginal contraceptive ring. *J Reprod Med* 2009;54:685–690.

379. **Coffey PS, Kilbourne-Brook M.** Wear and care of the SILCS diaphragm: experience from three countries. *Sex Health* 2010;7:159–164.

380. **Mbopi-Keou Trottier S, Omar RF, Nkelle NN, et al.** A randomized, double-blind, placebo-controlled safety and acceptability study of two Invisible Condom® formulations in women from Cameroon. *Contraception* 2009;80:484–492.

381. **Talwar GP, Singh O, Pal R, et al.** A birth control vaccine is on the horizon for family planning. *Ann Med* 1993;25:207–212.

382. **McLaughlin EA, Holland MK, Aitken RJ.** Contraceptive vaccines. *Expert Opin Biol Ther* 2003;3:829–841.

383. **Naz RK.** Status of contraceptive vaccines. *Am J Reprod Immunol* 2009;61:11–18.

384. **Lyttle CR, Kopf GS.** Status and future direction of male hormonal contraceptive development. *Curr Opin Pharmacol* 2003;3:667–671.

385. **Blithe D.** Male contraception: what is on the horizon? *Contraception*

2008;78:S23–S27.

386. **Zhao SC.** Vas deferens occlusion by percutaneous injection of polyurethane elastomer plugs: clinical experience and reversibility. *Contraception* 1990;41:453–459.

387. **Potts M, Benagiano G.** Quinacrine sterilization: a middle road. *Contraception* 2001;64:275–276.

388. **Sokal DC, Hieu do T, Loan ND, et al.** Contraceptive effectiveness of two insertions of quinacrine: results from 10-year follow-up in Vietnam. *Contraception* 2008;78:61–65.

389. **Hieu DT, Luong TT.** The rate of ectopic pregnancy for 24,589 quinacrine sterilization (QS) users compared to users of other methods and no method in 4 provinces of Vietnam. 1994–1996. *Int J Gynaecol Obstet* 2003;83(Suppl 2):S35–S43.

390. **Sokal DC, Vach TH, Nanda K, et al.** Quinacrine sterilization and gynecologic cancers: a case-control study in northern Vietnam. *Epidemiology* 2010;21:164–167.

391. **Cancel AM, Dillberger JE, Kelly CM, et al.** A lifetime cancer bioassay of quinacrine administered into the uterine horns of female rats. *Regul Toxicol Pharmacol* 2010;56:156–165.

392. **Sokal DC, Trujillo V, Guzmán SC, et al.** Cancer risk after sterilization with transcervical quinacrine: updated findings from a Chilean cohort. *Contraception* 2010;81:75–78.

第11章 性、性功能异常及性攻击

Rosemary Basson
David A. Baram

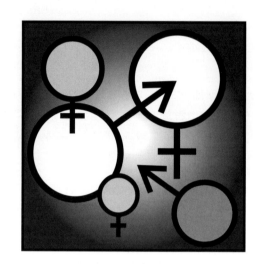

- 大部分年轻男性和年轻女性连续有多个性伴侣,但并非每次都使用避孕套,因此有感染性传播疾病(STDs)以及非意愿性妊娠的危险。
- 性反应反映了精神和躯体两个方面的相互作用:心理、人际关系、文化、环境以及生物学(激素、血管、肌肉、神经)因素相互作用并调控性体验。
- 诸多因素影响性反应,其中包括:情绪状态、关系的持续时间和密切程度、年龄和人生中所处的阶段、既往性经历——被需要、强迫或虐待——源于幼时父母形象的个人心理因素,既往的失败、创伤以及通常应对情绪的方式,现有和既往的疾病以及应用药物、酒精和违禁毒品。
- 妊娠所引起的躯体、情绪和经济的应激均可能给情绪和性的亲密感带来负面影响。
- 孕期和产后的性态度和性行为受到性价值观系统、民间传说、宗教信仰、躯体状况的改变以及医疗状况的限制等因素影响。
- 尽管与性有关的话题很重要,但仍有很多妇女觉得向医师谈及性方面的话题很困难,也有很多医师在与病人讨论性相关话题时感到尴尬。
- 通过询问性相关问题使医师有机会对患者进行性传播疾病风险的宣教,鼓励其采用更安全的性行为,评价其对于避孕的需求,消除错误的性观点并发现性功能异常。
- 许多存在性问题的伴侣是由于缺乏相关知识或经验、存在错误的性观念或相互无法沟通其性偏好。
- 性问题在美国人中普遍存在。阴道痉挛是由真实或想象的阴道插入所诱发的一种不自主反射。约有2/3的妇女在其一生中曾受到性交困难的困扰。外阴前庭炎是最常见的性交困难类别,其发病率高达15%。
- 在美国,对儿童和成年妇女的性攻击已达到了流行的程度,并已成为增速最快、最常实施以及报案比例最低的犯罪形式。性虐待和性攻击幸存者这两个术语比受害者这个词更易于被接受。

- 儿童性虐待会对幸存者造成深远而持久的影响。虽然大部分儿童性虐待案件的幸存者或其家庭并未报案,但据估计约有 1/3 的成年妇女在幼时曾遭受性虐待。
- 在儿童时期受过性虐待或成年后受过性攻击的妇女经常存在性功能异常,并且难于建立亲密的两性关系和接受为人母的角色。
- 全国妇女调查发现 13% 或每 8 个成年妇女中就有 1 个人在其一生中至少经历了一次成功实施的强奸。

即使是患有慢性疾病,大部分妇女仍然认为性是她们生活中的一个重要部分。为患者提供青春期、妊娠期和产后、绝经期以及老龄等各阶段正常的性变化的相关知识应该是妇产科保健的常规。

性功能异常可能是妇科疾病(如内膜异位症)、一些操作(如不孕相关的检查)以及一些治疗方法(如盆腔放疗、双附件切除术以及应用促性腺激素释放激素抑制剂)的结果。性虐待可能对患者的性生活以及其他心理生理情况造成持久的影响。在妇科门诊就诊的患者可能存在影响其性功能的合并症。询问性相关问题以及解释一种疾病的诊治和预后是妇科诊疗的有机组成部分。

性

正常性反应的范畴在不同的妇女以及同一个妇女不同的年龄阶段可能存在差异(1~3)。医师应该了解患者的性价值观、对于特定性行为的态度以及对于性问题的关注情况。在性问题上,保持开放的交流方式使医师能了解到患者的性功能情况以及存在的问题,同时还可以了解她们生殖健康方面的其他情况。

性活动

在过去的 20 年中,美国青少年的性活动有所增加(3)。男性及女性初次性行为的年龄均为 16 岁。到 19 岁时,多达 3/4 的女性已有过性行为。大多数青年男女有多个、连续的性伴侣,但仅间断使用避孕套,因此其感染性传播疾病及发生意外妊娠的机会增加。一项针对北美女性的调查采集了分散的大样本社区人群样本,其结果显示,3205 名 30~79 岁的女性中有近 50% 在过去的 4 周内没有活跃的性生活,其中有 52% 表示原因在于缺乏兴趣,而 61% 的表示主要是因为没有性伴侣。在那些最近性生活活跃的妇女中,有 13.7% 存在性问题、对其性生活总体并不满意(4)。

性生理

对于大多数女性而言,阴蒂组织是其解剖学上最敏感的部位,对其进行刺激可以产生最大程度的性感受和最强烈的性高潮。但许多女性在享受阴蒂刺激前,首先需要体验非躯体性的和非生殖器的物理刺激。缺乏性唤醒,直接的阴蒂刺激并不让人愉悦,反而会让女性感觉过分剧烈,甚至会引起疼痛。最近的免疫组织学研究已找出可能与阴蒂上皮下感觉集中有关的神经递质(5)。阴蒂包皮收缩时,阴蒂组织延伸的范围远超过肉眼可见的部分。这部分包括阴蒂头、阴蒂体、沿耻骨弓走行的阴蒂脚、环绕阴道前壁的尿道周围组织以及环绕远端阴道前壁的会阴浅层肌肉下方的球海绵体组织。其他性敏感区域包括乳头、乳房、阴唇、大部分的皮肤以及阴道。**虽然阴道下 1/3 对触摸有反应,但阴道上 2/3 主要对压力敏感。**阴道上段前方的筋膜内(Halban 筋膜)富含神经纤维以及阴道前方环绕尿道的类似阴蒂的近端海绵体组织,都有助于性交的快感。多数女性更容易从性交同时给予的直接阴蒂接触中获得高潮。

有学者提出"G点"理论,这是根据在1944年首先提出这个推论的Ernest Gräfenberg命名的(5)。该点位于阴道前壁中段,介于耻骨联合和宫颈之间,其对深部压力极度敏感。刺激该点将伴有高潮以及液体流出,这些液体经科学研究证实均为稀释的尿液。没有尿失禁的女性也常于高潮时漏尿;这是正常现象,无需医疗干预。

性反应周期

性反应反映了精神和躯体两个方面根本上的相互作用:心理、人际关系、文化、环境以及生物学(激素、血管、肌肉、神经)因素相互作用并调控性体验。性反应周期的开始阶段可能是由于欲望,但多数情况下女性,特别是处于长期关系中的女性,通常是由性欲以外的因素激发(3)。多种原因会促使女性启动或同意性行为,包括增加与伴侣之间亲密感的愿望。将其注意力集中于性刺激,女性的主观性唤醒/愉悦/兴奋激发了性欲。欲望和唤醒同时存在并相互作用(图11.1)。如果女性保持注意力集中,其快感持续存在,刺激持续时间足够长并且没有不良后果(如疼痛或伴侣功能障碍),就可以获得性满足(伴有一次或多次,或不伴有性高潮)。性反应构成循环,各阶段相互重叠,可以不同顺序进行(如唤醒后可能出现性欲,而更强烈的唤醒可能在第一次高潮后产生)。性欲一旦被激发,会增加对性刺激做出反应的动机,并且会同意或要求更剧烈的性爱刺激。任何初始的自发欲望将加强这种反应。这种循环式的周期在任何一次性交中都可能多次出现。经验研究所支持的这种动机/激励调控机制反映了精神评价性刺激的重要性(6~7)。

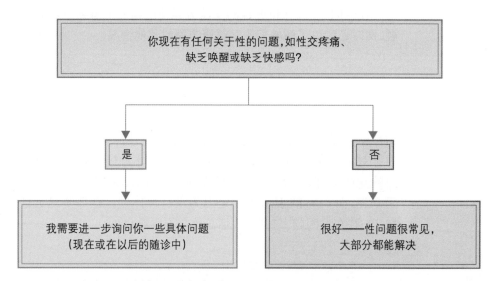

图11.1 混合的性反应周期,显示启动/接受性活动的原因/动机

生理学

欲望和唤醒

性欲是多种性动机中的一种。欲望的感觉可以通过内在(如幻想、回忆、唤醒感)和外在(如感兴趣的和有趣的性伴侣)的因素所触发。性提示依赖于足够的神经内分泌功能。多种神经递质、肽类和激素对性欲和主观唤醒进行调节(9)。对性反应有促进作用的物质包括去甲肾上腺素、多巴胺、催产素、褪黑素和作用于特定受体的5-羟色胺。催乳

素、作用于其他受体的 5- 羟色胺、内源性大麻素、阿片类物质和 γ- 氨基丁酸则会抑制性反应。这些肽类和神经递质本身又受性激素调节,性激素通过影响这些神经递质及其受体的合成所需的酶发挥作用。然而人和动物模型中的发现均表明生物因素显然不能脱离环境因素单独作用。多巴胺和孕酮作用于下丘脑上的受体可以增强切除卵巢并应用雌激素的雌鼠的性行为。而在毗邻的笼中的存在雄性动物也可以使其性行为发生相同的改变(10)。同样,可以通过给予某些女性低剂量的雄激素或安非他酮(多巴胺能)抑或是更换性伴侣增加其性唤醒能力和反应强度(11~13)。即便在啮齿类中,也存在复杂的网络,雌性可以评价潜在的性活动情况并将其与以往经验相联系,从而期待该次性活动所带来的回报(14)。经验研究证实试验诱导的快乐或忧伤的心境会影响主观性唤醒。然而研究也发现在观看影片前被诱导出负性心境的妇女虽然自诉其主观性唤醒明显降低、生殖器感觉也略微降低,但在其观看情色影片时进行的阴道光电容积描记测量(通过阴道内放置卫生棉条样的光电设备)的结果却显示这种负性心境并不会影响其客观阴道充血情况(15)。其他的研究则发现认知因素(如缺乏情欲的想法和注意力被分散或对性行为有担忧)是性欲的最佳预测因素;其他情况包括:关系因素、心理疾病情况和医疗问题似乎通过认知因素的介导而对性欲有间接地影响(16)。在通常以及特殊情况下,在性互动过程中,精神健康及对伴侣的感觉会强烈影响性欲、兴趣和唤醒(4,13,17,18)。劳累也会严重影响性欲;其结果是对忙碌的妇女而言,深夜的性行为通常不具有吸引力。同样,慢性病也会降低性欲和性唤醒(19)。

性唤醒

　　最近的脑显像研究反映了性唤醒的复杂性,也证实了大脑中的多个区域都参与了性反应的过程。在视觉性刺激过程中健康人的脑显像显示了性唤醒模式涉及复杂的脑电路,包括皮质、边缘和旁边缘系统这些已知与认知、动机和情感有关的区域,并且与自主神经系统的变化有关(20)。特定的抑制区域使这些性反应失活(21)。正如这项研究所示,这个过程中的任何一步都不简单。在一项小样本的研究中,研究者对没有接受激素补充治疗的性活跃的手术绝经妇女进行了功能性磁共振检查以记录其在观看情色影片时的情况。检查没有发现这部分妇女出现绝经前或是同时应用雄激素和雌激素补充治疗的妇女的典型脑功能活动,但是不论是否给予了激素补充治疗,这些妇女都表示在观看情色影片时出现了性唤醒(22)。

　　主观性唤醒以及唤醒的情欲感觉伴随有诸多的躯体变化。这些变化包括:生殖器肿胀;阴道润滑增加;乳房充血及乳头勃起;皮肤对性刺激的敏感性增加;心率、血压、肌肉紧张度、呼吸、体温的变化;皮肤红斑;性潮红(胸部、乳房以及脸部血管舒张)。伴随性刺激,下丘脑及其他影响生殖器反应的区域被激活,使得自主神经系统控制流向阴道的血流增加。阴道黏膜下血管丛中的小动脉舒张增加了组织间液的渗出,毛细血管渗出液经过上皮细胞间隙进入阴道腔。同时自主神经系统使位于阴蒂和阴唇内围绕血窦(窦状隙)的平滑肌细胞放松,导致阴蒂肿胀以及阴唇血管舒张。最近的免疫组织学研究表明,覆盖阴蒂和阴唇的生殖器皮肤上存在含有一氧化氮的神经(5)。

　　性唤醒时,阴道增长、增大并扩张;子宫位置抬高超出骨盆。性刺激增加,血管充血达到最大强度。其在生殖器上的表现包括:阴唇愈加肿胀并转为暗红色,阴道下 1/3 段肿胀、增厚形成"性高潮平台"。阴蒂肿胀更加明显、抬高接近耻骨联合,子宫完全升至盆腔外。乳房更加充血,皮肤更加斑驳,乳头更加勃起。

　　性唤醒的神经生物学机制尚未完全弄清,但生殖器的充血反应似乎是高度自主的,在情色刺激后几秒即可产生(23)。副交感神经释放一氧化氮和血管活性肠肽(VIP),调节血管舒张(24,25)。乙酰胆碱(ACh)阻断了去甲肾上腺素能的血管收缩机制,增加了内皮的一氧化氮释放。副交感神经和交感神经以及体神经系统之间相互的独立性其实比以往认为的要弱。已经证实含有一氧化氮的阴蒂海绵体神经与来源于阴部神经的阴蒂背(体)神经系统远端有交通(5)。盆腔交感神经主要释放(血管收缩的)去甲肾上腺素和三磷酸腺苷,但也有的释放 ACh、一氧化氮和 VIP。一氧化氮被认为是引起外阴充血的主要神经递质(5,25)。VIP、一氧化氮以及其他尚未明确的神经递质都参与了阴道的变化(25)。

即便是在没有任何性功能障碍的女性中,主观性兴奋程度与阴道周围充血增加程度之间的相关性仍存在很大个体差异(23,26)。在过去的 30 年中,应用阴道光电容积描记测量的心理生理学研究反复证实了这两者之间的相关性很差。破坏支配外阴和阴道的自主神经(如非保留神经功能的根治性子宫切除术)会减弱女性对性爱影片的反应性充血程度。然而,慢性性唤醒缺乏(包括缺乏主观性兴奋和缺乏生殖器官充血感觉)但其他功能正常的妇女可以与对照组妇女一样表现出在情色刺激下的阴道充血增加(23,26)。采用所谓宫颈运动反射,宫颈接触(在实验室中采用顶端带气囊的导管可以模拟阴茎压)会导致阴道上部压力降低及中下部压力增加。同时,肌电图记录到肛提肌和耻骨直肠肌活动增加。据信在性交时,阴茎碰撞宫颈可以使盆底肌肉收缩以便阴道上部"膨胀",可能利于精液储集。同样的肌肉收缩使阴道下部缩紧,可能增加对于伴侣阴茎的刺激,有利于保持其硬度(27)。

实验室研究发现的更进一步的反射表明,**对阴蒂头进行机械或电刺激,会降低子宫张力**。在麻醉阴蒂头或子宫的情况下,阴蒂刺激会消除子宫肌肉的背景活动。阴蒂刺激造成子宫内压下降。**该反射可能是性唤醒时子宫增大和提升的原因**(28)。

性高潮

　　性高潮是一种大脑活动。它通常是由生殖器刺激所引起的,在这种情况下它甚至可能在睡眠时发生;或是由刺激身体的其他部分包括乳房和乳头所引起的;还可能通过幻想造成;有的时候是药物作用的结果;而对于脊髓损伤的妇女是由其宫颈振动刺激所引起的。对于功能正常的妇女,性高潮涉及平滑肌和横纹肌的强直性反应,伴有唤醒时形成的性张力的突然释放。它被描述成是最强烈的性感觉。阴道和肛门周围的肌肉可产生反射性的节律性收缩(3~20 0.8/秒)。有的女性在性高潮时还能感觉到宫缩,部分妇女可能感到在子宫切除后性高潮感觉改变,但是这点没有经过客观测定证实。一项客观定量测定显示出与性高潮的主观体验高度一致的结果。通过分析志愿者模拟高潮、尝试达到高潮或没有获得高潮以及达到高潮时的直肠内压研究者发现在达到高潮时和其他对照情况下存在显著和重要的差异(29)。

对高潮中的妇女所进行的脑显像研究显示脑区的激活和失活与男性的相似但并不完全一样(30)。在眶额皮质(OFC)的前部有明显的失活,而这个区域被认为是与激励压抑和行为释放有关的。在体验特别享乐时该区域被激活,其进一步激活会增加满意感,同时降低饱腹感。OFC 的内侧是自我调控神经网络的一部分,并且与杏仁核有关。后者在生殖器刺激和唤醒时失活,并且在高潮过程中保持失活状态。该网络的失活导致了更放松的精神状态。关于高潮的主观描述与这种描述高度一致(31)。

　　大部分妇女更容易通过直接阴蒂刺激达到高潮。更直接的阴蒂接触可能通过男性射精、阴茎变小后双方耻骨与耻骨的碰撞引起。双方身体接触更紧密,女性可以最能引发其高潮的速率将其骨盆贴向男性的骨盆。性交时的乳房刺激、亲吻和阴蒂刺激是其他体验高潮的常见方式。**女性具有多次达到性高潮的能力,在单个性兴奋周期中,女性可以连续多次出现高潮,并可迅速恢复性活动而没有任何不应期。**

消退期　**伴随性高潮之后性张力的突然释放，女性全身彻底放松，感觉十分幸福。**骨盆充血的逐渐消退与男性阴茎硬度的迅速降低形成对比。性唤醒期的非生殖器变化开始逆转，身体在 5~10 分钟后恢复到静息状态。然而，在进一步的刺激下，这种性反应可以在达到静息状态前后恢复。如图 11.1 所示，女性在特定的性过程中可能体验多次性反应周期。享受性唤醒但没有性高潮以及没有接近性高潮的感觉的妇女也能感觉到同样的放松和幸福感。

影响性反应周期的因素

　　诸多因素可以影响性反应周期(13,19,32~34)。这些因素包括：情绪；年龄；关系的持续时间与质量；源自孩提时期与父母关系的个人心理因素；既往失去亲友，创伤以及通常处理情绪的方式；疾病以及用药、饮酒和吸毒。

精神健康　**研究发现精神健康与女性性功能有最强的关联(4,17,35,36)。**缺乏精神上的幸福感，即便尚未达到精神障碍的临床诊断标准，也与女性的性欲降低明显相关(37)。一项排除了临床抑郁症的妇女的研究揭示了性兴趣降低和自我的负性情绪和心理感受，包括自卑感、不安全感以及缺乏女性气质，存在很强的相关性(18)。大部分针对患抑郁症妇女的研究均显示即便在应用具有抑制性功能不良反应的抗抑郁药物之前，患者的性欲就已经受损了(35)。矛盾的是，尽管患抑郁症的妇女在与伴侣性交时性交困难、性唤醒和高潮困难的发生率增加，但却比未患抑郁症的妇女手淫更频繁(38)。自我刺激可能带来安宁、放松和更佳的睡眠质量，而这些对于妇女而言，通常不是性激励或欲望的结果。

衰老　　很多大样本研究都提到衰老本身所引起绝经相关的卵巢功能的巨大变化和肾上腺所产生的能转化成雌激素和雄激素的激素前体物质的显著降低（最重要的是脱氢表雄酮〔DHEA〕）在很大程度上影响了女性的性反应周期。**一些研究表明，随着年龄增大，性问题几乎没有增加，然而另一些研究却显示约有 40% 的受调查者性反应降低、非生殖器性表达的欲望增加(13,39,40)。**在一项研究中，欲望减退的发生率随绝经和年龄增长而显著增加，由绝经前组中的 22% 升高为绝经后组中的 32%(41)。性欲低下与其他性问题，包括性唤醒和高潮困难，存在密切的关系。一项大样本的队列研究随访了妇女由围绝经期到绝经后的 10 年发现，随年龄增加以及绝经，妇女的欲望和性反应降低(42)。然而，绝经的独立作用却是间接的。妇女体验的绝经期症状的数目影响其幸福感，而幸福感又反过来影响其性反应、性欲以及兴趣。

　　很多针对性欲和衰老的研究表明与年轻女性相比，年纪更大的女性较少因缺乏性欲而感到失落(17,18,43)。一项纳入了 102 名女性的非临床研究比较了小于 45 岁与大于 45 岁的女性的性满意度的决定因素(18)。通过性交或非性交性活动所获得的性满意度并没有差别。但是，年龄大的女性其高潮的频率更低，对特定尺度的性满意度评分也与年轻女性不同。对年纪大的女性来说，其性满意度中占主导地位的因素是与平静的情绪状态以及诸如与伴侣感觉安全等有关的情况，而年轻女性更关注主观的身体体验。

　　尽管一些老年女性感觉性兴趣和性欲减退，但大部分女性还有一定的性兴趣，并在其

一生中保持着性愉悦的潜力。在老年妇女中,其年轻时的性行为和愉悦程度可作为其性兴趣持续情况的一个重要预测因素。因缺乏有功能的性伴侣,很多妇女都发现其性兴趣与真实的性行为之间存在不协调。在其他情况下,随年龄增长而停止性行为更多的是缺乏亲切感、交流和吸引所引起的情感问题的一种表现形式。

除了性伴侣的可获得性以外,老年女性的性欲还受到其伴侣整体和性健康情况以及双方关系本身的影响;而这种关系本身会决定当双方衰老时能否适应其性功能的变化(17,44,45)。尽管有一些老年女性可能对"非自然"的性行为(如非性交导向的)存在负性的态度,有研究却发现在人们衰老时性活动会出现从性交到非插入性的性行为以及涉及感情、浪漫、富含爱意的躯体亲密感和陪伴的活动的转变(46)。对一些年老妇女而言其生活环境,无论是在疗养院还是成年子女家里,对其性表达的机会都会造成严重的影响。

若性交被视为与伴侣的性活动的必要部分,一些老年女性将会因缺乏雌激素所引起的不适和性交困难丧失对性的动机和兴趣。尽管已表明在有雌激素和雌激素缺乏的妇女中由视觉性刺激所引起的阴道充血增加是相似的,但缺乏雌激素的女性其基础阴道血流较少(23)。因此,其阴道润滑增加可能不足。同时,还可能出现阴道上皮弹性丧失和变薄,从而使其在性交中更容易受损。雌激素缺乏使女性易患外阴阴道炎和尿路感染,而这两种疾病又会导致性交困难和自我性意象降低。自身或与伴侣性活跃的妇女,尽管外阴和阴道萎缩要少于不活跃的妇女,但是还可能出现相关症状(47)。

肾上腺产生的睾丸激素的前体随年龄增长逐渐减少始于 30 岁后。大量流行病学研究并没有显示血清雄激素水平与女性性功能相关(48,49)。现有的检测方法的敏感不足以检测出女性低水平的血清雄激素浓度。当采用质谱分析时,121 名经过仔细评估并被诊断为性欲和唤醒低下的妇女与 125 名经过相似的评估但排除了性功能障碍的妇女,其血清雄激素水平是相似的(50)。除了血清雄激素检测方法不可靠以外,另一个困难在于由外周组织(来源于肾上腺和卵巢)前体激素——DHEA 和 DHEA 硫酸盐(DHEAS)以及雄烯二酮(A4)在细胞间所合成的雄激素——以前是无法检测的。雄激素整体活性(卵巢和外周产生的"胞分泌产物")已经通过质谱分析检测了其雄激素代谢产物的含量,这些代谢产物主要是雄酮葡萄糖醛酸(ADT-G)。在任何特定年龄的妇女中,其 ADT-G 的含量似乎否存在较大的差异,并且其水平随年龄增加而降低。很重要的是,在这 121 名经过充分评估诊断为性欲和性唤醒障碍的妇女和另外 124 名性功能正常的妇女中,其 ADT-G 的含量并没有组间差异(50)。

伴随衰老的疾病也可能对性功能障碍造成影响。但这种相关程度比男性勃起障碍与高血压、高血脂、糖尿病以及冠心病的相关性要差。抑郁是影响患有慢性疾病(包括终末期肾病)的妇女性功能的主要因素(51,52,53)。一些性活动(例如性交)或性反应(例如高潮强度)可因关节炎、心脏病或呼吸障碍而受限。

个人因素

研究显示与功能正常的妇女相比,性欲低、性唤醒差的妇女具有自尊脆弱、严重焦虑和负罪感、负性躯体意象、内向和躯体化等特征(18)。有高潮障碍的妇女的临床印象是她们中的许多人在其不能控制环境或其躯体反应时感到极度不快。很多存在阴道痉挛的妇女对阴道插入有极端的恐惧。许多患有外阴前庭炎的妇女明显表现出害怕被他人负面评价、过度自省和自我批评以及躯体化和焦虑增加(54)。

关系

大部分性欲和性唤醒丧失的妇女指出其与伴侣的关系稳定、令人满意。但没有冲突、虐待以及分手或离婚威胁的环境还不足以培育妇女的性欲。通常,妇女会报告其伴侣与之感情不亲密,不愿透露他(她)的感情、恐惧和希望。另外,妇女需要的情色和各种性刺激得不到满足。这些妇女经常将其关系分类为"很好的朋友"。这种背景不足以培育或激发女性的性欲。有研究表明,更换性伴侣是增强女性性欲和性反应性的主要因素,并且随着关系持续,固有欲望会降低(13,34)。妇女对其伴侣的感觉是避免性相关忧虑的主要决定因素;同样,妇女对其伴侣的感觉或更换伴侣是妇女性欲的主要决定因素(13,17,55)。

伴侣的性功能障碍

妇女所处环境的多个方面会影响其性功能,其中最重要的是其男性伴侣的性功能障碍(56)。成功治疗男性伴侣的勃起障碍可以消除妇女的性问题,包括性唤醒、润滑、高潮满足困难以及疼痛(45)。

不孕

不孕评价以及辅助生殖技术可以对妇女的躯体意象和性自我价值产生负面影响。不孕可能让其感到无望、性欲缺乏。为了怀孕而在特定时间进行目标明确的性交(在自然排卵时或激素刺激后)会导致性活动的自发性丧失,进而出现性功能障碍,并且被很多妇女认为是主要问题之一(57)。**其结果可能导致勃起障碍,从而加重夫妻双方的生育障碍并降低妇女的性满意度(58)**。检查和等待结果的压力可能破坏情感亲密度,使性功能进一步受损。不幸的是,这些变化并不总是随着成功怀孕而逆转。通常妇女对不孕有着无法排解的负罪感,并且对与男性仅需精液检查相比的众多针对女性不孕的检查程序感到愤怒。

药物

各种处方和非处方药物,包括酒精和违禁药物,均可改变正常的性反应(表 11.1)。可能需要调整药物剂量或配方。多种药剂可能改善或逆转通常与 5-羟色胺能的抗抑郁药(SSRIs)相关的性唤醒、性欲和高潮丧失。循证医学研究虽未对妇女提出建议,但却指出基于两个随机对照试验之一的结果,盐酸安非他酮(bupropion)可能有效(43,59)。对应用SSRIs 的特定妇女,西地那非可能改善高潮障碍(60)。

表 11.1　影响性反应的药物

对性有负性影响的药物	• 螺内酯
• 抗高血压药:β 受体阻滞剂,噻嗪类利尿剂	• 可卡因
• 抗抑郁药:5-羟色胺能的抗抑郁药	• 酒精
• 锂剂	• 抗惊厥药
• 抗精神病药	**似乎对性有促进作用的药物**
• 抗组胺药	• 丹那唑
• 麻醉药	• 左旋多巴胺
• 苯二氮䓬类	• 苯丙胺类药物
• 口服避孕药和口服雌激素制剂	• 布普品
• 促性腺激素释放激素(GnRH)激动剂	

慢性疾病

慢性疾病和被诊断为癌症都可以多种方式影响性功能(表 11.2)(20)。

表 11.2　性与慢性疾病

- 性反应的生物学基础被破坏,如多发性硬化破坏盆腔自主神经
- 疾病产生的负性心理结果影响性反应,如因手术、用药、造瘘所导致的性吸引力缺乏感
- 疲劳感增加
- 慢性疼痛
- 失禁或造瘘降低性自信
- 伴有抑郁症
- 慢性病的治疗,如化疗导致卵巢功能衰竭
- 活动受限,如关节炎阻碍性交、帕金森病影响手淫
- 心脏或呼吸问题,如高潮或性交中移动导致心绞痛或严重呼吸困难

慢性盆腔感染性疾病 / 子宫内膜异位症

　　慢性性交疼痛,无论是否通过手术或其他治疗暂时或彻底缓解,通常合并性动机 / 兴趣缺乏。虽然彻底治愈是最终的目标,但鼓励非插入性的性行为对保持女性的性愉悦、性自尊和关系的维持至关重要。GnRH 治疗会导致暂时性的药物绝经,从而进一步引起低雌激素状态相关的性唤醒降低和阴道不适。

多囊卵巢综合征

　　没有证据表明与多囊卵巢综合征(PCOS)相关的高雄激素水平可使女性免受性欲低下或性唤醒低下之苦。有一些,虽然不是全部研究显示,与对照组相比,PCOS 患者的性满意度下降。有限的数据提示,低满意度与肥胖、雄激素相关的多毛和痤疮有关。一项小样本研究显示,应用抗雄激素治疗后有 6 名妇女的性欲增强,有 13 例降低(61)。二甲双胍可能改善 PCOS 患者的性功能(62)。

复发性疱疹

　　害怕传播性传播疾病(STD)可能降低性动机和性唤醒。关于安全性行为的明确指导是必要的,也需要对妇女性动机下降的原因进行讨论。公认的复发性疱疹的诊治困境在于即使没有皮损仍可能存在病毒释放以及长期抗病毒治疗能否防止病毒释放尚无定论。

硬化性苔癣

　　硬化性苔癣时出现的阴蒂包皮束缚,在阴蒂刺激时可能会产生疼痛。当这种皮肤病变累及阴道口时,可能导致性交疼痛或阻碍阴茎、假阴茎或手指进入。病损外阴皮肤的性敏感度下降是常见的主诉。局部应用**皮质醇**是首选的治疗方法,尽管在有性敏感度丧失的情况下局部应用**雄激素**软膏治疗可能是有效的。

乳腺癌

　　在诊断乳腺癌后,其治疗而引起的性功能障碍可能持续超过 1 年(63)。这些性功能障碍中的大部分似乎都是由化疗引起的,包括性欲丧失、主观唤醒困难、阴道干涩和性交疼痛(64)。一项针对既往乳腺癌史的妇女应用抗雌激素治疗后复杂的内分泌状态的小样本研究发现,尽管伴侣关系可以预测患者的性欲情况,化疗史可以预测唤醒的湿润障碍、高潮和性交疼痛,但是在性功能和包括雄激素代谢产物在内的雄激素水平之间没有相关性(65)。通过对乳腺癌幸存者进行的两个大样本独立研究衍生出一个可用于推测妇女患

乳腺癌后性兴趣、功能和满意度情况的模型(64)。性健康最重要的预测因素是没有阴道干涩、情感愉悦、正性的躯体形象、关系良好，并且伴侣不存在性问题。促性腺激素释放激素激动剂辅助治疗所产生的暂时性"药物闭经"伴有可逆性的性功能障碍(66)。应用他莫西芬并不总是改变性功能，但是应用芳香化酶抑制剂因为其明显的雌激素低下状态却总是与严重的性交疼痛有关(67,68)。

由于雌激素低下状态(尤其是当患者应用芳香化酶抑制剂时)所引起的性交疼痛尚没有最佳治疗方案。应用不会吸收入血的雌激素阴道制剂是治疗的目标，目前也正在研制更低剂量的药物的有效性。一些肿瘤学家允许通过硅胶环局部应用雌激素，这种治疗方法会引起短暂但是可以测定的全身作用(尽管没有达到绝经前的雌激素水平)。在放置硅胶环的 3 个月中的大部分时间全身作用是测不出来的。阴道湿润度可以改善但是阴道弹性不能完全恢复。

对于年轻的患者来说，在治疗肿瘤的同时还要考虑保留其生殖功能，因此有很多可选择的方案。一种方法就是将治疗延迟到一次激素刺激并取卵以后，前提是外源性的雌激素不会使肿瘤增大。另一种方法就是通过检出卵巢组织并且吸取卵细胞或保留卵巢组织条继而应用冷冻保存以避免外源性雌激素暴露。现在一种更新的方法称为卵泡体外成熟，这种方法涉及从冷冻保存的卵巢组织中采集未成熟的卵泡，在体外使其成熟，然后完成**体外受精**的过程(20)。

糖尿病

大部分的研究都显示性功能障碍与合并抑郁症有关，而与合并糖尿病、糖尿病病程或其并发症无关。 高质量的研究数据很有限，因为很多研究并没有明确患者的雌激素状态、评价性功能的不同方法，并且很多已发表的研究只研究了性生活不再活跃的妇女——这些妇女或是因为没有伴侣或是因为严重的障碍而停止了性生活(69)。低性欲的发病率在患有糖尿病和没有糖尿病的患者间是相似的，尽管湿润障碍在糖尿病的妇女中发生率约两倍于未患糖尿病的妇女。部分研究显示糖尿病患者性交疼痛、高潮障碍和性生活不满意的发病率上升(70)。一项针对参加长期糖尿病干预和并发症流行病学调查(EDIC)的妇女的大样本研究既没有比较患者与对照组妇女，也没有询问那些性生活不活跃的妇女的功能障碍情况。然而，有 35% 的性欲低下的妇女存在功能障碍，有超过 50% 的患者有高潮唤醒和湿润障碍。在多因素分析中，只有抑郁和婚姻状况是性功能障碍的预测因素(69)。

子宫切除

单纯子宫切除

尽管有推测认为阴式、次全切除或经腹子宫全切三种术式的性生活结果可能存在差异，但并未被研究所证实(71,72)。在一项针对 413 名接受过这三种子宫切除手术之一(阴式、次全和经腹全切)的妇女的大样本前瞻性观察性研究中，大部分妇女不管接受的是何种手术方式，其性愉悦感均增加(72)。在阴式、次全和经腹全切术后 6 个月出现 1 种或多种令人厌烦的性问题的比例分别为 43%、41% 和 39%。另一项前瞻性研究随机将 158 名妇女分入经腹全切组、161 名分入经腹次全切除组，结果提示两组妇女的性生活结局没有差异(71)。而一项回顾性研究比较了 108 名接受经典的筋膜内子宫次全切除术和 125 名接受子宫全切手术的妇女，结果提示与子宫全切相比，经典的筋膜内子宫次全切除术在性生活方面没有任何优势(73)。**两组在手术到初次性交、性欲改变、性生活频率或高潮的频率或强度方面没有区别**。总之，研究中 2/3 的妇女无论接受何种手术方式,均未体验到性功能改变或有改善。本研究以及另一项比较腹腔镜子宫全切与腹腔镜辅助阴式子宫切除术的研究均显示其对性功能有相似的影响(74)。

广泛性子宫切除

目前技术已发展到能避免主韧带和阔韧带中的下腹下神经丛的损伤,并且初步研究均提示在实验室条件下性刺激引起的阴道充血仅有极少量的降低(75)。但仅两项小样本的临床研究中的一项证实患者的性功能得到保留(76,77)。

宫颈癌

患宫颈癌的妇女存在的性方面症状包括:手术绝经或放射性损伤和(或)自主神经损伤所导致的阴道润滑降低。在克罗地亚进行的一项研究表明了对性交疼痛的恐惧的重要性。在 210 名接受手术、放疗和化疗联合治疗的妇女中,50% 表示显著恐惧疼痛。然而,仅 6 名患者确实存在性交疼痛,仅 3 名无法接受插入(78)。

在宫颈癌和性虐待导致的性功能障碍之间有显著的协同性(79)。20% 既无性虐待又无宫颈癌的妇女缺乏性满意感;而 31% 受过性虐待但无宫颈癌,28% 患宫颈癌但没有受过性虐待以及 45% 既有性虐待又有宫颈癌史的妇女缺乏性满足。缺乏性满足导致 18% 既未受虐又无宫颈癌史的妇女幸福感下降;而 39% 受过性虐待而无宫颈癌的妇女,23% 患宫颈癌但未受性虐待的妇女和 44% 既有性虐待又有宫颈癌史的妇女有幸福感的下降。在没有宫颈癌的妇女中极少出现性交疼痛,但 12% 患宫颈癌的妇女以及 30% 患宫颈癌并有性虐待史的妇女存在性交疼痛。

妊娠

妊娠的生理、情感和经济压力可对情感和性亲密度产生负性的影响。妊娠及产后的性态度和行为受到性价值体系、风俗、宗教信仰、身体变化和医疗限制的影响。如不存在早产、产前出血或宫颈内口松弛,没有证据表明性活动、高潮或性交会增加妊娠并发症的危险。孕期性活动的正常变化包括乳房触痛增加、高潮时宫缩敏感度增加、全身不适、活动受限和疲劳。孕期的性满足与怀孕的愉悦感、持续感觉有吸引力以及理解正常怀孕时的性活动和高潮不会伤害到孩子密切相关。

妊娠晚期末,妇女对亲近、情感支持和照顾的需求可能远胜于对高潮或性交的欲望。然而,一项研究发现 188 名妇女中有 39% 的人在分娩那一周内有性交(80)。伴侣对妇女怀孕的反应、孕期身体变化、缺乏性和怀孕的知识以及并发症发生时缺乏医师指导均可能引发问题。**在孕期和产后性欲普遍减弱是常见的,并且应该被看作是正常现象。**一项针对 40 名正常孕妇的性功能的前瞻性研究表明,从早孕期开始其性欲以及性反应的各个方面均下降,在孕中期几无改变,而到了孕晚期进一步下降(81)。**如果夫妻双方在情感上和身体上感到舒适并且不存在高潮或性交的禁忌证的话,就应该鼓励他们在孕期继续他们常用的做爱方式。**

产后

持续的阴道流血和分泌物、会阴部不适、痔疮、乳房酸痛和伴随哺乳的阴道润滑下降、夜间打扰的疲惫均导致了性活动的动机下降。其他影响因素包括担心吵醒婴儿、感觉吸引力下降和身体形态改变或情绪变化。许多夫妇在产后 6~8 周恢复性活动(包括性交),但另一些夫妇直到产后 1 年后才恢复到孕前的性亲密程度。通常与用奶瓶喂奶的妇女相比,母乳喂养的妇女性活动更少、性满足程度更低。**分娩方式对性功能的影响目前尚不明**

确。两项研究显示阴道助产后性功能障碍的风险最大(82,83)。

医师可以通过讲解以及讨论孕期和产后性欲和性行为频率的正常波动为患者及其伴侣提供相当大的帮助。

性问题的评估

虽然性相关话题很重要,但很多妇女仍感到与她们的医师谈论有关性的担忧很困难,而很多医师也感到和患者讨论性话题很尴尬。在一项调查中,71% 的成年人认为他们的医师会回避他们所引出的任何与性功能障碍有关的话题,而 68% 的人承认他们害怕提及性相关的话题会使医师尴尬(84)。通过应用结构化的问卷并回顾 1065 名连续就诊于 37 个分属于高、中、低三个不同社会经济地位区域的家庭医疗机构的妇女的记录,有作者发现 40% 的妇女存在至少一种符合国际疾病分类(ICD-10)诊断标准的性功能障碍。但仅有 4% 的妇女在其医疗记录中有过性相关问题的记录(85)。

有很多原因导致医师不愿与其患者讨论性相关的问题。医师可能因自觉处理性问题能力不足而感到焦虑或不愿花时间来准确评估患者的性问题。他们也可能因患者性相关的暴力史而感到痛苦或是与其患者讨论性话题时有不快的个人体验。这些原因都会成为讨论性问题的障碍。不询问性功能情况使患者觉得性问题不重要、不应提及,**很多妇科处理和妇科情况都会影响性功能,因而使将性健康问题纳入妇科情况评估内容甚为必要。**询问患者所关注的性问题给了医师一个对其进行性传播疾病的风险教育,鼓励安全的性行为,评估患者是否需要避孕,驱除性相关的误解以及确定其性功能的机会。很多被关注的性问题可以通过真实的信息和安慰解决。但是,处理性功能障碍要求适当的生物-心理-社会评估和干预。即使患者现在没有性问题,在进行妇科常规咨询的时候讨论性健康话题,也可使医师在一个专业、保密并且不做评判的环境下对患者以后可能遇到的性问题进行宣教。

问诊的技巧　　要舒适地与患者建立和谐、信任的关系,医师需要熟悉一套敏感的、具体的性功能评价方法的内容和功能障碍的一般性处理原则。良好的倾听技巧和对非语言性线索的注意有助于诊治。医师应该使用通俗易懂的语言以便于患者理解,并且应该承认大部分人讨论这些敏感、隐私并且很常见的话题时会比较困难,但是这些讨论是必需的。

一些开放性的问题可以用于引出性功能相关话题(图 11.2)。性问题是常规妇科评估时病史的一部分。有证据表明引导性的语句能显著增加妇女讨论其性问题的概率。在表 11.3 中列出了针对特定妇产科情况的筛查问题的一些范例。

具体的评估最好是通过性活动的双方进行。依据情况,问题可以针对双方或针对个体(表 11.4)。当存在性交困难时,具体的问题是必要的(表 11.5)。

体格检查　　常规的盆腔检查是普通医疗服务的一个基本成分,然而,对于寻求性相关问题诊治的妇女并不适用。考虑既往有负性性经历(包括性虐待)的妇女的数量众多,**盆腔检查应该仅在有明确指征的情况下进行,并且检查前需要向患者充分解释**(表 11.6)。处理性交困难要求进行细致的外阴、阴道和盆腔检查。虽然体格检查可以证实解剖结构正常以及无刺激时生殖器健康,但不能证实性功能正常。但是,这种检查可以同时起到指导和治疗作用。

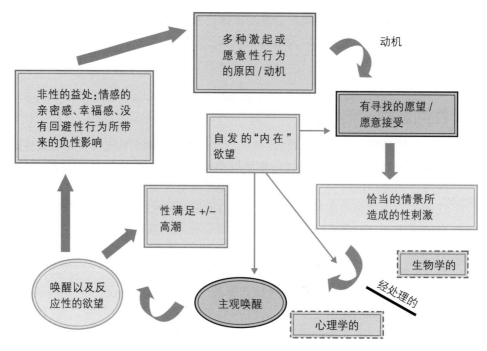

图 11.2　筛查性功能障碍的运算法则

表 11.3　筛查性功能障碍

以下情况下筛查是必要的	建议的筛查问题
在手术或药物或激素治疗前	你要接受的手术或药物通常不会影响你的性功能。尽管如此,我仍然需要了解一下现在你的性欲、唤醒或快感有任何障碍吗? 在这个过程中有疼痛吗?
常规产前检查	女性的性需要在妊娠期可能改变。你现在发现有什么障碍或问题吗? 没有证据表明性交或高潮会导致流产。当然,如果有出血你就需要接受检查并且需要推迟性生活直到我们评估后认为你可以进行性生活。很多妇女觉得疲劳和(或)恶心,在前三个月内使她们减少了性生活,但通常在孕中期的时候一切又恢复正常了,有时甚至一直可以到孕足月
有合并症的产前检查 在一次或多次流产以后	这些合并症可能早已让你停止性生活了。需要特别注意的是,你不应进行性交 / 不应有高潮 部分妇女在流产后会暂时丧失性欲——这是很正常的。许多夫妇在为所发生的事伤感的同时会更注重充满情感的接触。不要限制你自己这么做。如果发现性功能障碍持续存在,可以提出来讨论
不孕	所有这些检查和特定时间同房以及失望,加上所带来的经济负担,可能让你的性生活充满压力。试着跟你的伴侣仅仅为了快感和亲密感而同房——而不是为了试着怀孕。你现在有任何障碍吗?
产后	可能需要几周甚至几个月你才有精力过性生活,尤其是你的睡眠经常被打断。这是正常的。如果问题持续存在或是你觉得性生活过程中有疼痛,可以提出来讨论。你现在有什么问题吗?
围绝经期或绝经后	我们知道很多妇女在绝经后性生活质量仍然很高——因为她们有了更多时间和更多隐私。如果你觉得情况相反或你在性交过程中感觉疼痛或唤醒困难,可以提出来讨论。你有什么问题吗?
患抑郁症的妇女	我知道你现在感到抑郁,但研究表明对于抑郁的妇女性生活仍然很重要。我们也知道我们处方的一些药物会影响性快感。你现在有什么问题吗?
慢性疾病	关节炎 / 多发硬化症会影响妇女的性生活。你有什么问题吗?
潜在的破坏性手术	显然现在手术的关键是彻底切除你的肿瘤。支配性生活感觉以及润滑的神经和血管可能会受到暂时有时甚至是永久的破坏。如果你恢复以后发现任何性功能障碍持续存在,可以提出来讨论。你现在有什么问题吗?

以下情况下筛查是必要的	建议的筛查问题
双卵巢切除术	你的手术将切除雌激素的主要产生器官,卵巢同时也是你身体约 1/2 的雄激素的来源。雄激素仍然可以依靠肾上腺(在肾脏上方的小腺体)产生,一部分雄激素可以转化为雌激素。很多妇女发现减少的这部分性激素对于性快感很重要,但也有部分妇女不觉得。你存在的任何性功能障碍都可以提出来。你现在有什么问题吗?

表 11.4 对性功能障碍的生物 - 心理 - 社会评估

患者自述的性问题	进一步通过直接提问明确;给出选择而不是诱导性提问
持续时间、强度、主动性	问题的持续时间? 问题在任何情况下都存在吗? 如果存在一种以上的问题,哪种是最困扰你的?
性问题的相关因素	与伴侣的情感亲密程度、性生活前的活动 / 行为、隐私、安全性、控制生育、性传播疾病的风险、性刺激的作用、伴侣的性技巧、性交流、时间的选择
双方的性反应	了解目前以及发生性功能障碍前的情况——性动机、主观的唤醒、快感、高潮、疼痛以及男性性伴的勃起和射精情况
双方对性问题的反应	双方都有怎样的情绪、性、行为反应
以前寻求的帮助	对于建议的依从性以及效果
目前就诊的原因	是什么促使患者此次就诊
分别评估双方	
患者对问题的自我评估	有的时候在伴侣不在场的情况下更容易承认一些症状,如完全缺乏性欲
自身刺激所引起的性反应	同时询问性想法和性幻想情况
既往的性经历 [a]	正性和负性的方面
发育史 [a]	在成长过程中与家庭其他成员的关系,有没经历过失去家人或朋友、有没受过创伤,是如何渡过难关的? 他 / 她与何人最亲(如果有最亲的人的话)? 谁给予他们关心、爱护和尊重? 弄清这些因素在目前的性关系中所起的作用
询问性、情绪和躯体虐待情况	解释虐待相关问题是常规,但不一定提示障碍的病因

[a] 这些针对单个患者的问诊有时可以被省略(如在数十年正常性生活后刚出现的障碍)

表 11.5 评估性交疼痛:通过病史

- 询问是否能忍受某些物体插入阴道(即手指、阴茎、窥具、棉条)
- 询问在准备性交或进行的过程中能否唤醒
- 询问疼痛发生的确切时间
  - 阴茎 / 假阴茎部分插入时
  - 阴茎头试着全部插入时
  - 深插时
  - 阴茎抽插时
  - 男性射精时
  - 女性在性交后排尿时
  - 在尝试性交后数分钟或数小时
- 询问是否有时疼痛更轻或没有疼痛,如果有,两种情况的区别在哪里?

表 11.6 对性功能障碍患者的体格检查

大体检查	可以导致缺乏精力、缺乏性欲、难以唤醒的系统性疾病的征象,如贫血。甲状腺功能减低所引起的心动过缓以及松弛反射减缓。导致阴道干涩的结缔组织病的征象,如硬皮病或 Sröjen 病。影响抚摸、自我刺激、性交等活动的残疾。畸形 / 存在造瘘;插有引流管从而影响性方面的自信心,导致性欲低下、唤醒困难

续表

外生殖器	阴毛稀疏提示肾上腺雄激素分泌不足。外阴皮肤问题,包括硬化性苔藓,可能引起性刺激时疼痛(如当其累及阴蒂头时)。阴唇间沟内的破口/瘘提示慢性念珠菌性炎症。阴唇异常可能导致尴尬/对性交的迟疑(如阴唇过长或不对称)
阴道口	外阴病变涉及阴道口(如硬化性苔藓)。复发性阴唇系带后部裂开表现为阴唇系带边缘可见的垂直白线。处女膜异常(如横跨阴道口的处女膜带)。小阴唇粘连。前庭大腺区域肿胀。处女膜外缘与小阴唇内缘的皱褶处触觉异常性疼痛(对接触刺激的疼痛感觉),是外阴前庭炎的典型表现。尿道旁腺开口处触觉异常性疼痛。影响妇女自我性形象的膀胱、直肠或子宫脱垂。无法收紧或放松阴道周围肌肉(通常伴有盆腔肌肉高张和阴道中段的性交困难)。伴有烧灼样性交困难的异常阴道分泌物
内诊	盆腔肌肉张力。由于肌肉高张而导致的触诊肛提肌深层时存在触痛点
双合诊	子宫直肠陷凹或阴道穹隆或宫骶韧带存在结节/触痛。后倾固定的子宫导致深部性交困难。从阴道前壁触诊发现膀胱后壁触痛提示膀胱病变

诊断标准

与性反应周期相互重叠一样,妇女的性功能障碍类型也存在交叉(18,41)。第二届国际两性性功能障碍会议提出了针对性功能障碍诊断的循证医学的建议,并且包括最近提出的对美国精神病协会的女性性功能障碍诊断和统计手册修订版(DSM-IV-TR)的修改(86,87)(表11.7)。

表 11.7　修订后的 DSM-IV 中对女性性功能障碍的定义

诊断	定义	注释
性欲/兴趣障碍	对性的兴趣或性欲缺乏或降低,缺乏性念头或幻想以及缺乏反应性欲望。想被性唤醒的动机(在此处定义为原因/诱因)缺乏或低下。兴趣降低超过正常的生命周期和关系持续的下降	在性经历前自发性念头或性欲最低不一定构成障碍。进一步缺乏反应性欲望是诊断的要素
混合性唤醒障碍	任何类型刺激所引起性唤醒的感觉缺乏或明显降低(性兴奋和唤醒的快感)伴有生殖器唤醒缺乏或低下(外阴肿胀和湿润)	各种刺激(情色材料、刺激伴侣、生殖器和非生殖器的刺激)仅能引起轻微的性兴奋(主观性唤醒)。但没有反射性的生殖器充血的感觉
主观性唤醒障碍	任何类型刺激所引起性唤醒的感觉缺乏或明显降低(性兴奋和唤醒的快感),但存在阴道湿润和其他躯体的反应的征象	尽管缺乏性兴奋/主观性唤醒,妇女或其伴侣仍能观察到阴道湿润。在不应用外源性润滑剂的情况下性交没有不适
生殖器唤醒障碍	生殖器唤醒缺乏或低下——在各种性刺激下仅有轻微的外阴肿胀或阴道润滑,并且触摸生殖器时性的感觉降低。非生殖器刺激仍能引起主观性兴奋	通过非生殖器刺激(情色材料、刺激伴侣、刺激乳房、接吻)能引起主观性唤醒是诊断的关键。早期的研究显示有部分但不是所有患者都有充血减少。充血的组织缺乏性的感觉可以解释那部分患者的情况
性高潮功能障碍	尽管患者自觉性唤醒/性兴奋明显,但其缺乏性高潮、高潮的强度明显降低或任何刺激所引起的高潮有明显延迟	有唤醒障碍的妇女常常没有高潮。她们正确的诊断应该是某种类型的唤醒障碍
阴道痉挛	尽管妇女自身愿意,但持续性或反复发生阴茎、手指或其他物体插入阴道困难。它通常引起(病态的)逃避,预计/恐惧/体验疼痛,同时伴不同的、非随意的盆底肌肉收缩。诊断时应排除结构性的或其他躯体异常	最初的诊断是猜测性的。只有在经过充分治疗后通过仔细的阴道口以及阴道检查才能确立诊断
性交疼痛	在试图或完全插入阴道时或阴茎阴道性交时发生持续性或反复的疼痛	有很多原因会引起性交困难,包括局部诱发性前庭痛(外阴前庭炎综合征)以及由于雌激素缺乏引起的外阴萎缩

获准摘自:Basson R,Wierman M,van Lankveld J,et al. Summary on the recommendations on sexual dysfunction in women. J Sex Med. 2010;7:314-326.

正式的修订——DSM-V——是在 2012 年完成的。中期出版物倡导欲望和唤醒障碍应该合并(88,89)。越来越多的证据表明欲望是在参与性活动前或初始的时候出现的,虽然受到双方的欢迎,但却不是女性性愉悦和满足所必需的(3)。事实上是在性活动中无法触发欲望和唤醒、在初始阶段缺乏欲望构成了障碍。因此,将性和欲望的问题合并为一个疾病看来有一定逻辑理由。

每种疾病又可以根据以下描述进一步细分:

1. 终身或获得性的
2. 普遍性的或条件性的
3. 痛苦的程度——轻度、中度或重度
4. 存在相关因素
   A. 在生长发育过程中既往存在的影响心理 - 性功能发育的因素
   B. 现存的影响因素——人际关系、环境、社会以及文化因素
   C. 医学因素

性功能障碍的处理

很多存在性问题的夫妇出现问题是由于知识或经验的匮乏、对于性的错误观念或双方缺乏性喜好的交流。妇产科医师针对性反应周期的简短咨询和教育可以明确性功能障碍发生的环节。

PLISSIT 模式

尽管妇科医师有时可能需要提供某些情况的具体治疗方案(如对于诱发性前庭痛所引起的慢性性交痛),通常应用 PLISSIT 模式的前两级方案即可解决妇女的性问题。PLISSIT 模式具体内容如下:

1. **允许**(permission)。允许患者描述她的担忧,并且保证妇科医师的办公室是适合讨论这个话题的场所。

2. **有限的信息**(limited information)。向患者提供关于性生理和性行为的信息,以便于讨论其所存在的误解、迷信、知识的匮乏以及性经验不足问题。

3. **特定的建议**(specific suggestions)。这个阶段可能涉及改变有问题的性相关因素,针对特定的态度和方式对患者进行再教育,建议其他形式的性刺激,筛查精神健康问题,明确人际关系因素以及处方激素和药物。

4. **转诊强化治疗**(referral for intensive therapy)。需要这一步的情况包括:(i)源自儿童阶段的心理问题(包括既往的创伤和虐待史)所导致的女性唤醒、体验性快感和满足感障碍,(ii)在性交流方面需要更多特殊帮助的夫妇以及(iii)男性性功能障碍。

举例说明 PLISSIT 的方法:一个因为诱发性前庭痛所导致的性交疼痛的妇女首先被认同其存在的疼痛,并且获知诱发性前庭痛是一种常见的疾病,很多妇女因为疼痛而无法性交。患者及其伴侣被鼓励集中精神于做爱的非插入部分。下一步是提供有限的相关知识:关于慢性疼痛的机制、心理应激的作用以及基因和可能的免疫因素。特定的建议可能包括鼓励双方不将性交作为性交流的一种方式,解释基本认知行为治疗(cognitive behavioral therapy,CBT)的概念和(或)将患者转诊至心理医师或咨询师,处方药物治疗慢性疼痛,在必要时预防性治疗外阴阴道念珠菌感染以及让患者转诊至盆底肌肉理疗师。对于无法面对应激的夫妇有指征转诊接受强化治疗以进一步处理疼痛(包括学习警觉的技巧、进一步探索 CBT 方案),而对于需考虑前庭切除的妇女则有指征转诊擅长外阴手术的妇科医师。

性功能障碍

大样本的调查发现,约有 10% 的妇女承认有严重困扰其性功能的障碍存在,还有 20% 的妇女感到其性问题的程度较轻(4,90)。低性欲和主观唤醒差与高潮少或无高潮同时存在是性功能障碍最常见的情况(18,91)。根据文化不同有 15%~30% 的妇女出现绝经后阴道干涩伴有性交疼痛,进而导致严重性交困难(92)。在不同文化中,有 5%~25% 的年轻妇女存在缺乏阴道润滑伴性交疼痛,进而导致性生活问题(92)。诱发性前庭痛造成的会阴性交困难是绝经前妇女性交困难的最常见原因,约有 15% 的妇女存在这种问题(93)。由于研究通常纳入的都是低性唤醒伴有高潮缺乏的妇女,因此单纯的缺乏高潮而性唤醒良好的发生率尚不明确。

性欲和唤醒障碍的处理

构建能显示女性的性反应周期的各种中断的流程图非常有助于治疗患者及其伴侣的性生活问题。例如,图 11.3 显示不孕检查后发现的各种中断。双方会认识到当情感亲密度受影响时女性的性动机降低是"正常"的。如果在妇科医师的办公室讨论产生距离感的原因有困难(即这些话题超越常规不孕检查和程序所引起的常见反应),应考虑转诊至婚姻专家。妇科医师可以讨论性相关的话题以及所涉及的刺激手段。性常常变成了"机械化的"——性交就是围绕怀孕而进行的。大部分妇女需要更多非躯体的刺激、更多非生殖器刺激和更多非性交性刺激,这一点需要向患者强调。还可以讨论隐私问题、做爱的时间选择以及做爱时的情绪亲密感。个人原因,如自我性形象低下和分心,可能影响妇女被唤醒的能力。当发现自我形象低下根深蒂固或源于发育过程中的因素时应考虑转诊行 CBT。生物学因素,如疲劳、药物作用和抑郁,也会影响唤醒。恐惧做爱的后果,如缺乏足够的生育控制手段或伴侣功能障碍,也会有影响。询问患者在做爱前的想法会有所帮助。

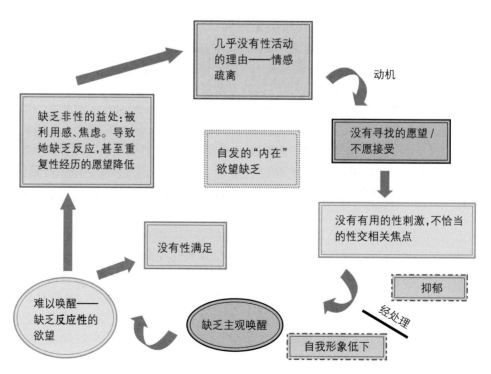

图 11.3 不孕检查后出现的性反应周期中断

部分妇女承认在有做爱的机会时可能激起或允许负性的想法出现。可能存在对性和女性享受性快感的负罪感。如果一个妇女刚成为母亲，她可能感到此时性活动是"错误的"。借助助孕技术或经历过分娩的妇女可能感到失去控制；这会使她们想重新掌控生活的各个方面，并可能因此抑制她的性感觉。这种情况下推荐 CBT 和正念疗法(94)。

对于躯体和精神均正常的绝经后低性欲的妇女应用经皮雄激素的随机对照实验的结果已经发表。有 4 项涉及手术绝经的低雌激素的妇女(95~98)。与安慰剂相比，每天给予经皮雄激素(300μg)显著地改善了妇女的性满意频率(P=0.049)。这些研究显示纳入的妇女在基础状态下每月的性满意次数为 2~3 次，而应用活性药物后(雄激素 300μg)其性满意次数增加到每月约 5 次，而安慰剂为每月 4 次。通过应用一项尚未发表的有效问卷，有 3 项研究发现在应用活性药物后妇女的性欲和唤醒评分均显著升高(对于性欲：在第 1 项研究中 P=0.05，在第 2 项研究中 P=0.006，而在第 3 项研究中 P=0.001)。第 4 项较小样本的研究给予受试妇女经皮雌激素，结果显示其性欲和反应均显著增强，但性满意次数没有增加(98)。一项纳入了 549 名接受口服雌激素和经皮雄激素的自然绝经妇女的研究也提示类似的结果(99)。

两项针对雌激素缺乏妇女的研究显示，应用经皮雄激素是有益处的(100,101)。之前一项小样本研究显示，对于有肿瘤病史的雌激素缺乏妇女，应用经皮雄激素作用甚微或是没有作用(102)。

另一项纳入了 261 名丧失了以往的性满意度的绝经前妇女的研究发现，应用经皮雄激素作用甚微(103)。

纳入标准是雄激素贴剂试验的一个重要缺陷。这些研究都不确定这些纳入的妇女是否存在性功能障碍：关注的重点都在能进行性活动妇女的性满意频率上——约 50%(98)。受试者没有持续的性困难或障碍，也没有提示存在生物学原因或需要生物学的补救措施，更没有进一步指向心理、关系或相关因素的存在，而这些因素在人群中有很大的变异。但是这些试验通过应用(未发表的)有效问卷评定了第 2 个终点指标性欲和反应的评分进一步完善了其研究结果。愉悦程度和唤醒的改善不一定提示这些治疗措施能治疗性愉悦和唤醒缺乏。

还需要进一步关注联合雄激素和雌激素以及单用雌激素的长期安全性问题。在绝经后 10 年左右开始全身性应用雌激素已被证实与心血管风险增加有关：外源性雄激素有可能通过芳香化合成雌激素。对于没有接受雌激素治疗的绝经后妇女，创造明显的非生理雄激素：雌激素比例的长期结果目前还不清楚。肥胖的老年妇女的高内源性雄激素水平与胰岛素抵抗和心血管疾病风险增高存在相关性(104)。

生殖器唤醒障碍　　目前还没有哪种药物被批准用于治疗妇女的性欲和唤醒障碍。经皮**雄激素**已申请美国食品和药品监督管理局(FDA)批准，但是因为益处不大而在理论上存在乳腺组织和心血管健康的风险还没有获批。磷酸二酯酶抑制剂还没有申请批准——更大样本的研究显示，其与安慰剂相比没有改善妇女的性功能。一些小样本的研究发现，西地那非用于其他疾病(如糖尿病、多发性硬化或脊髓损伤)所引起的生殖器充血障碍能轻微地增加阴道润滑度，但是这些都是非适应证的应用(33)。

性高潮功能障碍　　**终身性的性高潮障碍比获得性的高潮丧失更常见。**一些妇女出现与伴侣关系紧张、抑郁、药品滥用、药物相关(尤其是 5- 羟色胺能的抗抑郁药)或慢性疾病(如多发性硬化)有关的获得性高潮障碍。除了应用 5- 羟色胺能的抗抑郁药(SSRIs)的患者外，大部分妇女经过仔细询问都存在主观兴奋性低的问题）。有时只需要告知患者大部分夫妻都不能同时达到高潮、大部分妇女更易于通过直接刺激阴蒂获得高潮，而这并不算功能障碍，就能打消妇女的顾虑。

缺乏高潮的常见病因包括：在唤醒期强迫性的自我观察和监督，有时伴有焦虑以及负性和自我挫败的想法的干扰。妇女可能会过度关注自己和伴侣的反应并担心"失败"，从而影响其本能反射，导致无法激发高潮。缺乏高潮可能与对性的负性感觉、自尊低下、躯体形象差、性虐待史和惧怕失去自我控制以及性技巧不良有关。**唯一的循证医学治疗方法就是鼓励自我刺激联合性幻想：即所谓的指导下的手淫。**很多不错的自助书籍教妇女如何通过自我刺激获得高潮（105）。如果能达到唤醒后的平台期仍无法获得高潮，可以利用振荡器。当一个妇女通过手淫能获得高潮，不论借不借助振荡器，她可以/不可以把这种技巧教给她的伴侣。这时就涉及信任的问题了，可能需要更集中的心理帮助。对于SSRIs 所引起的高潮延迟或缺乏，有部分女性通过预防性应用西地那非能明显改善（61）。

性交疼痛障碍

阴道痉挛

　　阴道痉挛是一种由真实或想象的阴道插入所诱发的盆底肌肉非自主反射性收缩。通常其他的肌肉，如大腿、腹部、臀部，甚至颌部、拳头和其他的肌群也会紧张。它可以是广泛性的，妇女完全不能将任何物体置入阴道，即使是自己的手指或棉条；也可以是条件性的，在这种情况下，她能使用卫生棉条也能接受盆腔检查，但无法进行性交。双方可能在问题发生后多年为了生育才寻求帮助。通常没有明显的诱发因素，如不愉快的性经历或创伤、性虐待或初次盆腔检查的疼痛经历。研究发现这类患者心理病理学因素的比例较高，她们存在广场恐惧症，但没有惊恐障碍和强迫障碍。有研究显示，患有阴道痉挛的妇女在神经质、抑郁、焦虑状态、恐怖性焦虑、社交恐惧、躯体化症状和敌意方面评分更高。研究同时显示，与没有性交疼痛和存在其他类型疼痛（如诱发性前庭痛）的妇女相比，这些患者灾难性的想法更多。患有阴道痉挛的妇女厌恶的倾向更高（55）。尽管有理论认为阴道痉挛可能与宗教信仰、不良的性成长经历或性取向关注有关，但尚未经科学证据证实。患有阴道痉挛的妇女常极端恐惧阴道插入，并且对她们自己的解剖结构和阴道尺寸有误解。她们害怕阴茎尺寸的物体插入或阴道分娩会对她们的阴道造成损伤。

　　虽然"阴道痉挛"这个术语常常被随便用于描述性交疼痛（如由于诱发性前庭痛或阴道萎缩）所引起的反射性肌肉紧张，但是从严格意义上说这个术语仅应该用于没有这类病理学问题的患者的诊断。因此，阴道痉挛的诊断是临时的，除非经过仔细的阴道口和阴道检查。这种检查只有在患者学会分开大腿，自己用手指或让检查者分开阴唇，并且能忍受碰触阴道口的情况下方能进行。在确立诊断前必须先进行阴道痉挛的治疗。

　　1. **鼓励双方进行性交以外的性活动。**他们可能需要安排"约会"以提供性相关的环境。

　　2. **向患者解释阴道周围的盆底肌肉对碰触的反射性收缩，尤其是当碰触仅伴有负性的情绪和躯体的疼痛时。**这些妇女几乎不使用棉条，并且避免性戏中的阴道口及阴道接触，因此没有经历过来自身体的该区域的任何中性或正性的感觉。

　　3. **教会患者每天自己碰触接近阴道口的部位数分钟，越接近阴道口越好。**这可以在妇女盆浴时或在床上放松的状态下进行。这与性无关，并且在刚开始时可能会引起妇女的焦虑，但随着她每天练习，焦虑会逐渐消失。

　　4. **建议在以前的练习基础上加入视觉想象**以使患者想象自己能接受有限的阴道检查。患者取70°坐在沙发上，通过一面镜子观察阴道口并分开阴唇，所有的一切都在她自己的控制下。

5. 在她准备好的情况下,如第四步所述进行部分的外阴阴道检查。如有可能,鼓励她触摸自己的阴道,将手指伸过处女膜,进而试着让医师戴手套的手指伸入阴道。

6. 一旦进行了彻底的阴道检查,教会患者使用一系列物品插入阴道,物品的直径逐渐增大。如提示同时存在诱发性前庭痛的症状时——尤其是精液射出后的烧灼感、排尿困难或在尝试性交后外阴触痛——应在重复外阴阴道检查前仅使用最小尺寸的物品插入。

7. 对有必要排除诱发性前庭痛的妇女,用棉签重复检查了解有无触痛。有时医师能进行这项检查;这完全取决于妇女还存在的焦虑和恐惧程度。然而,如果患者可以碰触阴道口边缘,应考虑触痛的假阳性发现数量可以缩小。诱发性前庭痛以及其他妇科疾病应接受治疗。

8. 一旦患者可以接受更大的物品插入,就可以进行以下步骤了:

a) 鼓励妇女允许其伴侣帮助将物品置入阴道。

b) 鼓励双方在性生活时短时间使用阴道插入物品(向患者证明当她的身体被生理性地唤醒后仍然可以允许阴道插入物品)。

c) 一旦她习惯在性戏中阴道插入物品,就可以鼓励她立即插入其伴侣的阴茎。通常妇女更愿意握住其伴侣的阴茎,以她练习时的体位由她自己插入。伴侣应该允许在她试着将自己的阴茎插入时轻轻地向前移动自己的臀部。在初次阴茎插入时建议使用外源性润滑剂。

当女性最终做好准备接受阴茎插入时,V 型磷酸二酯酶抑制剂可以用于治疗此时男性的条件性勃起障碍。

性交困难

性交困难是妇科医师最常见到的性功能障碍之一,约有 2/3 的妇女一生中会经历性交困难。性交困难涉及心理和生理两个方面——精神能调节免疫和神经系统,从而导致后者的客观变化。妇科医师对于性交困难的评估需要全面考虑到其生物学、心理学和性这几个方面(图 11.4)。

性交困难的治疗牵涉到以下三个方面:

1. 帮助双方在最初不进行性交的情况下享受性的亲密感。

2. 找出导致以及源于慢性疼痛的心理因素。

3. 如果可能,治疗激发慢性疼痛恶性循环的病理生理因素。

向患者澄清对许多性生活满意的夫妇来说性生活并不是通常所理解的前戏之后接着"真正的性活动"(也即性交)。可以鼓励双方考虑其他形式的多种性交流和其他享受生殖器及非生殖器性快感的途径。有必要让双方认识到将性交排除在性活动以外有利于培养探索性和创造性,而不是一种损失。将伴侣双方都纳入慢性性交疼痛的评估中来可以使男性的感受也受到关注,并且可以鼓励其进行非插入性活动。双方由于慢性性交疼痛所导致的情感疏离可能给其他的做爱形式带来困难。

诱发性前庭痛

诱发性前庭痛被定义为(卫生棉条、检查者的手指、阴茎、衣料上紧的接缝等)碰触前庭时出现的疼痛,体格检查可能没有异常发现,如果有的话也仅限于前庭红斑和在处女膜外缘和小阴唇内缘交界处局限性触痛(碰触刺激后出现烧灼样疼痛)。整个阴道口周围都可能受累:典型的部位在紧邻尿道旁腺管开口周围的下段(下部马蹄形区域或 4~8 点钟位置)。典型的表现为盆底肌肉紧张度增加。这是临床最常见的性交疼痛的原因,至少有

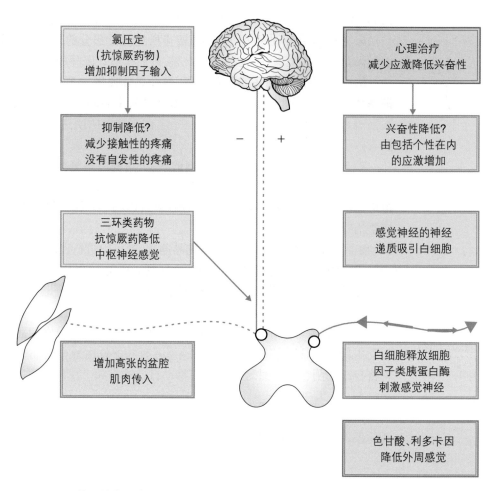

图 11.4　外阴前庭炎综合征所导致的慢性疼痛可能的病理生理机制及其干预措施示意图

50% 的妇女有终身症状，其他的妇女可能在多次无痛性的性交后继发性出现症状。**诱发性前庭痛被认为是一种慢性疼痛综合征，其特征提示神经系统的中枢和外周部分都表现为神经过敏。**这说明在神经系统中有器质性的改变延续了疼痛周期，并且这些改变可以通过药物（治疗慢性疼痛的药物）和精神性技巧包括认知行为治疗和警觉性治疗有针对性的处理。**神经系统过敏的原因目前尚不明确，但是内源性的应激似乎是一个原因。**患有诱发性前庭痛的妇女完美主义、奖励依赖、恐惧负性的评价和规避伤害的欲望更强烈，过度焦虑、害羞的比例也更高(55)。与对照组妇女相比，诱发性前庭痛患者抑郁和焦虑障碍的比例更高。诱发性前庭痛患者对于性交疼痛及其对配偶和两性关系造成的不良后果比其他类型的性交疼痛患者有更严重的灾难性想法(55)。有证据表明这些妇女对于疼痛存在过度警觉。**很多诱发性前庭痛患者有其他类型的疼痛综合征，例如肠易激综合征、颞颌关节痛、间质性膀胱炎、痛经，中年妇女尤其容易有盆底纤维肌痛(55)。**

　　诱发性前庭痛的处理包括针对慢性内源性应激的心理方法，还可能包括同时或随后应用一些辅助性的药物。心理方法包括认知行为治疗和正念疗法。需要特别注意患者的灾难性想法。要为妇女提供尽量多的关于慢性疼痛的机制的正确信息，以使他们看到其经历的情绪对躯体疼痛感觉的作用。认识到她的想法会改变她的情绪能帮助患者理解认知疗法如何能显著改善她的疼痛。正念疗法用于减轻慢性疼痛的历史已有 3500 年了，但只是最近才被西医采纳。考虑到它对于其他疼痛的作用，目前它已经被纳入诱发性前庭痛的全面治疗方案中(106)。**治疗慢性疼痛的药物包括三环抗抑郁药和抗癫痫药，还可以**

应用局部麻醉或局部抗炎药,如色甘酸钠。**由于在最初改善症状后反而会使可能的神经源性炎症恶化,因此要避免应用局部甾体激素。**关于如何选择药物的循证医学指南目前还很缺乏。心理治疗的典型结果是疼痛的强度及其带来的困扰明显减轻,使妇女在非插入性活动时能重获性自信,进而在某些时候开始尝试性交。在此之前,患者可能需要在还有触痛的区域应用外用局部麻醉剂。她会期待更少的疼痛以及性交疼痛减轻所带来的回报。局部麻醉药可能带来正性的感受。

除了诱发性前庭痛以外,还有其他的情况会引起会阴疼痛。鉴别诊断包括复发性后联合裂伤,其治疗方法包括应用雌激素或雄激素以及在必要时行会阴缝合术。其他的诊断还包括先天性畸形(如处女膜环坚韧)、瘢痕形成(比如,继发于会阴侧切修补术)、阴道隔和更常见的阴道炎或外阴炎,有时是由于应用非处方的阴道喷剂和灌洗剂造成的。**性交疼痛的一个重要而常见的原因是不充分的生殖器唤醒情况下的摩擦所造成的。雌激素缺乏所导致的润滑不充分、阴道萎缩所引起的进行性上皮弹性下降和变薄是另一个常见原因。**这种情况很容易通过应用局部雌激素治疗。盆腔疾病(包括内膜异位症)所引起的深部性交疼痛需要通过治疗原发病才能缓解。

中年及以后的性功能障碍

由于年龄较大的妇女的性功能障碍可能由众多因素引起,因此需要针对患者个体、人际关系以及性生活方面的广谱治疗措施。以下是推荐的治疗步骤:

- 鼓励妇女承担探索性愉悦和性唤醒所需的激发因素并指导其伴侣采取她所想要的刺激方式和情景进行性活动的责任。这些方式可能与她年轻或刚建立关系时所用的方式不同也更复杂。
- 帮助患者理解更愉快的性经历会增强她的性动机。与双方性方式有关的因素以及伴侣的性功能障碍都应提出来讨论。
- 向其解释妇女在没有性欲的情况下都可能获得愉悦的性经历。这种解释有利于消除患者的顾虑,对其有治疗作用。
- 让患者意识到自己对其伴侣的憎恶、挫折感和失望会干扰其性唤醒和性愉悦,将患者转诊至婚姻专家对其治疗可能有益。
- 针对患者成长过程中或目前反映出的情绪障碍所导致的深层次的心理问题可能需要转诊心理学家或精神科医师。

对于老年患者的实用性建议可能包括:在做爱前泡个热水澡以松弛紧张的关节,在双方都没有那么疲劳的早晨做爱或不把性交或高潮作为必须达到的目标。局部雌激素补充可以缓解阴道干涩、尿路症状和性交困难,恢复阴道上皮健康,降低阴道 pH 并增加外阴、阴道血流量。由于性反应时间变慢,应鼓励老年夫妇采用低强度、持续时间更长的刺激方式。

局部阴道**雌激素**被推荐用于减轻性交困难性方面的症状和雌激素缺乏相关的阴道干涩和反复泌尿系感染所引起的性自我形象低下。有证据表明局部治疗比全身性应用雌激素对于性方面症状的改善更有效,而对于患者因为非性的原因应用全身性雌激素时常常还需要同时局部应用阴道雌激素(107)。

通过硅环或阴道软膏或阴道片剂给予超低剂量雌激素是目前应用越来越多的治疗方法,它可以避免目前的阴道环配方(每天释放 7.5μg 雌二醇)或雌二醇片(含每天 25μg 雌二醇)存在的少量全身吸收。这些超低剂量的配方可能对于既往有乳腺癌病史的妇女也是适用的。每个有这种病史的妇女现在都在接受其肿瘤医师的个体化治疗,医师会考虑她们的性方面症状、插入性性活动对其的重要性以及其特定的肿瘤内分泌学等多个方面。

研究性的阴道局部应用脱氢表雄酮(DHEA)发现,在既没有全身脱氢表雄酮吸收也没有细胞内生成雌激素或雄激素的情况下,可能对改善外阴阴道萎缩有益。早期的研究显示,其具有广泛的性方面的益处,这些益处表现在性交的舒适性、高潮的释放和性动机方面(108)。

女性生殖器毁损

在西方国家,越来越多的妇女受到过女性生殖器毁损或女性生殖器切除(FGC),需要妇科保健。这种古老的传统至少起源于公元前 200 年,其文化的意义实际上超过其宗教的意义,而且这种手术并不仅限于特定的人种或宗教群体。Ⅰ型 FGC 需要切除部分或全部的阴蒂;Ⅱ型是切除部分或全部阴蒂和小阴唇(含或不含大阴唇切除);Ⅲ型也被称为锁阴术,是最极端的形式,包括缩小阴道开口并使双侧小阴唇或大阴唇融合覆盖阴道口(含或不含阴蒂手术)。还有一些手术范围"更小"的操作被称为Ⅳ型,这些手术包括因为非医学原因穿刺女性生殖器。虽然约有 85% 的 FGC 是Ⅰ型和Ⅱ型的,仅有 15% 的是Ⅲ型的,但最近来自Ⅲ型手术盛行的国家(包括索马里)的移民和难民定居导致北美和欧洲出现更多接受过Ⅲ型 FGC 的妇女。

目前还没有明确的数据显示这些手术到底造成了多大程度的心理和性影响。由于讨论 FGC 后的性不快或疼痛都属于禁忌,因此收集这方面的数据非常困难。尽管如此,已有证据表明 FGC 可能不会破坏所有妇女的性功能和性愉悦(109)。由于 FGC 会破坏与外阴和会阴区域有关的很多神经网络,因此有潜在改变生殖器感觉的作用。大脑和脊髓中的神经可塑性被认为是部分(甚至是大部分)妇女有性反应的原因;这些性反应有时来源于生殖器刺激,有时来源于乳房或身体其他部位的刺激。

性交疼痛的研究结果有点自相矛盾,有的提示其仅是婚后或再次相聚短时间内的初次性交的暂时性反应(110)。有的研究发现,与没有接受环切术的妇女相比,这部分妇女的痛经、阴道干涩、缺乏性欲、高潮障碍的发生率增加,但是没有发现其性交疼痛的发生率增加。

对于有Ⅲ型 FGC 并发症(如痛经、有阴道分娩意愿而不借助手术无法分娩、性交不能、性交困难或排尿困难)的妇女建议手术治疗。重建应该在充分咨询手术的利弊后再实施。手术的风险包括出血、感染和瘢痕形成,如果妇女已经怀孕还可能出现早产;手术的益处包括:降低慢性泌尿系和阴道感染风险、减少排尿障碍、痛经、性交疼痛和产间并发症的风险。手术需要局部或全身麻醉,局部麻醉可以帮助了解碰触原手术创伤部位的感觉所激发的反馈。重建的手术技巧已有详细的总结(111)。

给予那些接受过 FGC 手术的妇女帮助的人发现,文化在这些妇女的性健康中起着重要的作用。要帮助这些接受 FGC 手术的妇女首先要理解她们的个体化需要。保健措施不能带有评判性质才能建立起信任,也只有这样才能开诚布公地探讨患者的问题。需要探讨 FGC 对于患者本人的文化方面的意义,通常还需要借助翻译的帮助才能真正了解患者的情况。

性攻击

在美国,针对儿童和成年妇女的性攻击已达到了爆发的比例,已构成增长速度最快、发生最频繁、报道与实际发生例数差异最大的犯罪行为(112~114)。性攻击是一种暴力性、强迫性、控制性、侵袭性的犯罪行为,并不存在激情的成分。它包括一系列连续的性活动:从性强迫到接触性性虐待(强迫性的接吻、触摸或抚弄)到暴力强奸。受到攻击的妇女更愿意被称为性虐待和性攻击幸存者而不是受害者。

47% 的女性承认在其一生中受到过不同形式的接触性性攻击;被试图强奸的妇女比

例为 25%,13% 被暴力强奸过,其中很多是儿童(115)。在受害的妇女中,约 68% 经历过婚内强奸,并构成其反复被虐的一部分(116)。在美国,据报道有 50% 的妇女在工作场所受到过性侵害(117)。由于害怕报复或经济依赖,配偶强奸很少被告发(118)。妇产科医师应常规询问儿童时期的性虐待史以及成年后的性攻击史。这些经历很常见,并且经常对妇女的精神和性功能以及其整体健康状况和生活质量构成持久而深远的影响。

儿童期性虐待　　　**儿童期性虐待对于幸存者有着深远的影响,可能会影响其一生。**虽然大部分幸存者及其家属并未报告其所受的儿童期性虐待,但据估计成年妇女中约有 1/3 的人在儿童期曾受过性虐待。儿童期性虐待通常伴有其他类型的家庭问题,如躯体虐待、对其他家庭成员的暴力行为或父母对其药物滥用(114)。**较小的儿童更容易遭受生殖器抚弄或非接触性性虐待(被迫裸露、被迫观看手淫或被拍摄儿童色情照片),而 10 岁以上的儿童更易被迫性交或口交**(119)。儿童更易在家庭以外受到性虐待,更容易受到陌生人伤害。儿童期性虐待的女性幸存者到了青春期更易出现过早计划外妊娠、感染性传播疾病、卖淫、反社会行为、离家出走、撒谎、偷窃、饮食紊乱和肥胖以及多种躯体障碍(120)。这些妇女更容易染上不良的健康习惯,如吸烟、药物滥用以及与多个性伴的过早性行为(121)。她们较少采用避孕措施(122)。由于将盆腔检查和疼痛相联系,这些幸存者通常回避盆腔检查也不愿进行宫颈刮片(125)。她们通常产前检查不完善,在妊娠期也比没有受过虐待的妇女更容易产生自杀、抑郁的念头,其新生儿也更小,更易早产(114)。

　　妇产科医师可以帮助这些遭受过性虐待的患者承认其感受和所关心的内容,并且由她们自己掌控检查过程。在盆腔检查前征求患者同意,同时给予其有人陪伴的机会并告知其有权利在任何时候终止检查非常重要(114)。

　　幸存者可能无法信任他人或与成人建立友善的关系。有的妇女因为受虐而自责,进而认为自己没有资格得到帮助。因此,她们可能还会继续受虐。**儿童期性虐待的女性幸存者通常感到无能和无助,并可能出现慢性抑郁。**她们发生自伤行为(包括自杀、故意的自我伤害,如切伤或烧伤自己)的风险很高(114,124,125)。患者最极端的精神症状与早期发生的虐待、长时间内频繁受虐、使用武力或被家长或其信任的人虐待有关。患者在日后还有再次被虐待的危险(126)。在报告了儿童期虐待的妇女中,有 50% 的在成年后再次受虐。在童年期受虐的影响会持续至成年后。成年后她们会出现与未报告童年期受虐但当前受虐待的妇女同样的躯体和心理症状水平(127)。

　　在儿童期以及在成年后受性虐待的妇女易于出现性功能障碍,并难以建立亲密的关系和抚养下一代(128)。慢性的性担忧可能包括:惧怕亲密关系、缺乏性快感、性欲和唤醒障碍以及性高潮缺乏。与没有遭遇性虐待的妇女相比,她们更易产生抑郁、自杀倾向、慢性焦虑、愤怒、药物滥用、人格分离障碍和边缘性人格障碍、疲劳、自我评价过低、负罪感和自责以及睡眠障碍(127,129~131)。她们通常表现出社会孤立、恐惧症、脆弱、恐惧、羞辱、悲伤以及失控(132,133)。性攻击幸存者中有相当一部分出现头疼、慢性盆腔痛(她们的痛阈更低)(130,134),也更易出现对常规治疗无反应的躯体症状,如痛经、经血过多、性功能障碍,也更可能有遭受性攻击经历相关的恐惧(135)。如果她们曾被迫进行口交,她们可能出现牙科恐惧,回避预防性牙科保健。

　　幸存者可能出现创伤后压力失调(PTSD),这是在超过正常人承受范围的心理创伤后的一种特征性的表现。PTSD 的症状包括感情迟钝、否认症状、对事件的强迫性重复体验、回避攻击相关的刺激以及对事件相关提示物的强烈心理忧伤和过激反应(112,124)。患 PTSD 的妇女更易自杀。认知方面的后遗症包括:事件的回闪、梦魇、感知紊乱、失忆和感觉分离(136)。由于检查可能让其回忆起儿童时曾遭受的创伤,这些妇女可能无法忍受盆腔检查,并回避常规妇科保健。然而,她们更倾向于为妇科以外的问题寻求医疗服务(137)。患 PTSD 的妇女发生超重、胃肠道功能紊乱的风险更高(121)。

强奸

虽然各州法律对强奸的定义有所不同,但大部分的定义都包括以下几个要素:

1. 使用身体暴力、欺骗、胁迫或以身体伤害作为威胁。

2. 未经许可或幸存者因为太年幼或太老、因饮酒或服用药物、丧失意识或存在精神或躯体问题而无法表达意愿。

3. 使用阴茎、手指或其他物体插入口腔、阴道或直肠。

国家妇女调查提供了关于美国暴力强奸发生率的最佳统计资料(132)。该研究显示,**13% 或每八个成年女性中就有一个人在其一生中遭受过至少一次成功的强奸**。在他们调查的妇女中,0.7% 的女性在过去一年中曾遭到强奸,相当于在 12 个月期间内有 683 000 名妇女被强奸。被调查的妇女中有 39% 被强奸过一次以上。然而,最令人不安的是调查发现大部分强奸发生于儿童期和青春期;29% 的暴力强奸的幸存者在 11 岁以下;32% 的幸存者在 11~17 岁。"强奸确实是美国年轻人的悲剧"(132)。22% 的强奸幸存者在 18~24 岁,7% 介于 25~29 岁,仅有 6% 发生于 30 岁以上女性。虽然各年龄段、各种文化背景的女性都可能遭受性攻击,但犯人、青春期女性、吸毒者、老年期、儿童期曾经历过性攻击者、处于不良关系中的妇女以及情绪和躯体残疾的妇女遭遇性攻击的危险性更大(138~140)。

关于强奸,有很多荒谬的说法。最常见的可能是妇女被陌生人强奸。事实上,**仅有 20%~25% 的妇女是被她们所不认识的人强奸的。大部分妇女是被亲戚或熟人强奸(9% 被丈夫或前夫,11% 被父亲或继父,10% 被男友或前男友,16% 被其他亲戚,29% 被其他非亲属强奸)**(132)。虽然,被熟人强奸看起来对妇女造成的创伤会比陌生人小,但被熟人强奸的创伤通常需要更长时间才能愈合。关于强奸的另一种常见的误解是大部分幸存者会遭受严重身体伤害。60% 的强奸幸存者报告一定程度的身体伤害。其他部位的损伤发生率为生殖道和肛门损伤的两倍(141)。严重的身体伤害很少见,仅有 4% 的强奸伴有严重的身体伤害,虽然有近 50% 的幸存者表示在受到强奸时担心会受到严重的伤害或死亡(132)。性攻击所引起的最常见生殖道损伤是阴道撕裂,进而造成出血或疼痛。阴道撕裂延至腹腔或肛门黏膜损伤很少见(142)。常见的非生殖器损伤包括切割、擦伤、抓伤、骨折或牙齿脱落以及刀伤和枪伤(143)。约 0.1% 的性攻击最终导致死亡。性攻击中常见的死因包括机械性窒息、创伤、撕裂、溺水或枪伤(142)。

至少有四种类型的强奸者(144):

1. **机会主义强奸者(30%)对所攻击的妇女没有仇恨,通常不使用或仅使用很少的暴力**。这类强奸是冲动性的,可能双方已存在某种关系(约会或熟人强奸)。熟人强奸在高三以及大学一年级发生率最高(145)。约有 50% 的大学女生报告约会强奸。很多女性因为酒精或所谓的约会强奸药(氟硝安定和 γ- 羟基丁酸)作用而无法表达意愿。约会强奸可能引起比陌生人强奸更严重的心理后果,因为它破坏了信任感(142)。

2. **愤怒强奸者(40%)通常蹂躏幸存者,使用超过通常所需的暴力来制服她**。这种类型的性攻击是偶发、冲动和自发的。一个愤怒强奸者通常在肉体和性两方面攻击受害者,强迫其做出屈辱的行为。这类强奸者感到愤怒或压抑,通常在寻求报复——因为他感到其他人对其不公或对他做了坏事,尤其是女性。他攻击的对象可能是特别年轻或特别老的妇女。

3. **权利强奸者(25%)不想在身体上伤害受害者,而想通过占有或控制她来获得性满足**。权利强奸者可能运用武力或威胁应用武力来强迫其受害者就范。这类攻击是有预谋的、反复发生的,并且其侵略性随时间而增加。强奸者通常比较焦虑,可能会给受害者下命令,问她个人问题或在攻击过程中询问她的反应。当受害者被囚禁时,这种攻击可能会在较长时间内持续。这类强奸者对其生殖能力没有信心,试图借机弥补自己的这种不足和自我感觉低下。

4. 虐待狂强奸者(5%)通过让受害者痛苦而产生性兴奋。这类强奸者可能思维紊乱,通常表现出其他形式的精神病态。这类性攻击是经过考虑和计划的。受害者通常是陌生人。强奸可能还涉及捆绑、折磨或怪异的行为,并可能在较长时间内持续。受害者通常同时受到生殖器以及非生殖器的伤害,并可能被杀死或肢解。其他的强奸者可能出于冲动,例如他们在进行其他犯罪入室抢劫的过程中遇到受害者。有一些强奸者相信自己有权利对受害者施暴,如熟人强奸或父亲—女儿乱伦(116)。所有强奸者的共同点是对受害者缺乏感情。

即使性攻击行为被告发(仅有 16% 的强奸报案),也仅有极少数的强奸犯被捕,更少的人被审判并判刑。少于 1% 的强奸犯曾服过刑(144,146)。成功的起诉强奸者通常要取决于幸存者受伤害的程度和全面的法医学检查的完成情况(147)。很多妇女不报案是因为害怕自己的名字被媒体曝光,害怕犯罪者报复,害怕别人不相信自己或对司法程序心存疑虑(148)。如果处在不良关系中的幸存者不寻求医疗帮助、不报案或寻求保护,她们很容易再次受到性攻击(116)。

仅有 26% 的幸存者在被强奸后寻求医疗帮助(116)。妇女在涉及武器运用、受到严重身体伤害或存在躯体强迫或受到监禁的情况下更倾向于接受治疗(149)。很多强奸幸存者不会向医师提及性攻击,且不会主动提供性攻击的有关情况,除非被直接问及。因此,在采集病史时,医师应该常规询问:"有没有人强迫你发生性关系?"

强奸的后果

在受到性攻击之后,妇女可能会关心很多问题,包括怀孕、感染性传播疾病(如 HIV 感染)、因为攻击而受到责备、名字被公之于众,以及被家人和朋友发现曾遭攻击。对于性攻击最初的反应是震惊、麻木、退缩和否认。很难估计每个被攻击者的反应。尽管近期受过伤害,这些妇女在就诊时仍可能表现得镇定和超然(147)。

强奸创伤综合征是一组生理和心理的综合征,包括恐惧、无助、怀疑、震惊、负罪感、羞辱、尴尬、愤怒和自责。该综合征的急性期或破坏期持续数天至数周。幸存者可能经历攻击有关的侵入性回忆,感情迟钝并对外界刺激过度敏感。她们感到焦虑、没有安全感、出现睡眠和饮食障碍,还会出现梦魇和多种躯体症状(116,150,151)。她们可能害怕攻击者会报复或再次强奸她们。

在性攻击发生数周或数月内,幸存者通常会恢复正常活动和日常事务。可能看起来她们已成功地克服了攻击所带来的影响,但实际上她们可能压抑了愤怒、恐惧、负罪感以及尴尬等强烈的感受。在攻击后数月内,幸存者开始进行心理调整。她们开始接受攻击是其生活经历的一部分,躯体和情感症状逐渐减轻。然而,强奸的后遗症通常会持续很长时间(124)。在很长时间内,幸存者可能存在工作和家庭关系问题。已有的人际关系常常会遭到破坏。约有 50% 的幸存者在强奸后一年内失去工作或被迫辞职,50% 更换居住地点(133)。

检查

表 11.8 列出了医师在给予性攻击幸存者及时治疗时应承担的职责。很多医疗保健机构都有训练有素的性攻击护理评估员(SANE)。由于法律的分歧,在采集病史、进行检查以及收集证据前应取得患者的同意。记录标本的收集尤为重要,并且应该遵守材料收集的证据链。所有处理标本的人员应签名并直接将其交与证据链上的下一个人。证据链包括检查者、警探、犯罪实验室和法庭。

表 11.8　性攻击后的预防性药物

淋病	头孢曲松 125mg IM 或 环丙沙星 500mg PO 或 壮观霉素 2g IM
衣原体	阿奇霉素 1g PO 或 多西环素 100mg PO bid × 7 天或 红霉素 500mg PO qid × 7 天
滴虫和细菌性阴道病	甲硝唑 2g PO
乙肝	乙肝疫苗 1.0ml IM，第一次接种后 1、6 个月重复
破伤风（如果有指征）	Td 0.5ml IM
HIV	齐多夫定 300mg 和拉米夫定 150mg PO bid × 28 天。对于高危暴露的患者考虑同时应用蛋白酶抑制剂
怀孕	立即服口服含左旋炔诺孕酮 0.75mg 的避孕药 2 片（方案 B）或 Ovral 2 片，12 小时后重复；或立即服 35μg 复方避孕片 4 片，12 小时后重复；或米非司酮 10mg 单次口服；或放置含铜宫内节育器

IM，肌内注射；PO，口服；bid，每天两次；qid，每天四次；Td，破伤风＋白喉

应在一个安静、保护性的环境中由一个客观公正的检查者询问患者。应鼓励那些能给予患者支持的人员，如家人、朋友或者如果可能的话，一名强奸服务机构的顾问，陪伴在患者身边。一定不能让患者独处，在检查过程中应给予患者充分的自主控制。为提供有用的法医学信息，应在事件发生后尽快进行检查。所有 50 个州的服务者都被要求向有关机构报告所有的可疑或已知的儿童期性虐待。

病史应包括以下内容：

1. **综合病史和妇科病史**，包括末次月经、既往妊娠情况、既往妇科感染、破伤风情况、肝病史、血栓性疾病或高血压（可能是应用雌激素紧急避孕的禁忌）、避孕情况、既往性攻击史以及性攻击前末次主动性交。

2. **明确患者是否进行过盆浴、阴道灌洗、使用棉条、排尿、排便、使用灌肠剂、刷牙或应用漱口液，或在性攻击后换过衣服很重要。这些活动可能干扰法医学证据的收集。**

3. **应取得对性攻击的详细描述**，包括攻击的地点、时间、日期；攻击者的数量和样貌；是否存在与攻击有关的酒精和药物应用；是否失去意识；是否使用武器、威胁和捆绑等；以及存在的任何身体伤害。

4. **应取得对于性接触类型的详细描述**，包括是否发生阴道、口腔或肛门接触或插入；有异物插入者需要描述异物情况；攻击者是否应用避孕套；精液是否射到其他地方或口腔接触其他地方，如幸存者的手、衣服或头发。从这些地方所采集的唾液、呼吸道分泌物或精液可能提取到攻击者的 DNA。

5. **应观察并记录幸存者的情绪状态。**

体格检查的目的是发现、评价以及治疗所有的伤害并且收集法医学证据(152)。在检查幸存者时充分关注细节很重要。检查者在任何时候都应戴着无粉手套以避免他们自身的 DNA 污染证据。

幸存者应站在干净的桌布上脱衣服以收集其衣服上落下的任何毛发和纤维。所有的衣物都应由幸存者（以避免检查者的 DNA 污染）单独放入有标签的纸袋中、密封并交给有关机构。在装袋前潮湿的衣物应该风干，因为 DNA 在潮湿的情况下会很快降解(139)。在体检时，应注意幸存者所受伤害程度，应记录所有的创伤以便留作证据。创伤的性质、大小和部位应仔细记录，如有可能用照片或绘图（创伤图）表示。紫外线照片能帮助检查者记录常规照相设备所无法看到的创伤，如咬伤、污痕、血迹或武器的印痕。在所有强奸

中,有 20%~50% 伴有非生殖器伤害,因此全面检查很重要(152,153)。

最常见的损伤为头部、颈部和手臂的擦伤和破损以及伴有出血和疼痛的生殖道损伤(150)。应检查头发和皮肤以寻找泥土、异物、干燥的血迹以及干燥的精液(152)。视网膜血管破裂可能是窒息的结果。如果发生口腔插入的话,可能出现口腔和喉部损伤(154)。口腔损伤,包括舌系带撕裂、牙齿断裂、腭垂损伤以及软、硬腭损伤都与强迫口交有关。损伤的证据更常见于室外的攻击,也更常见于陌生人作案(155)。**最常见的生殖道损伤为红斑以及外阴、会阴和阴道口的小裂伤**。生殖器损伤更常见于绝经后妇女。将 Foley 尿管置入阴道穹隆远端,充起球囊后可以清楚地显示处女膜的破损情况(138)。如果发生插入,可能在直肠周围出现出血、黏膜裂伤、红斑或血肿。可以通过阴道镜或甲苯胺蓝染色(对暴露的黏膜下细胞的细胞核有亲和性)发现生殖器或直肠小的裂伤(153,154,156)。因为插入窥具本身可能造成小的裂伤从而导致假阳性结果,所以甲苯胺蓝染色应在窥具检查前进行。由于甲苯胺蓝具有杀精作用,因此应在收集完所有法医学证据后进行(156)。咬伤也很常见,通常发生在乳房和生殖器。可以采集关于咬痕的描述和照片以用于确定攻击者。在阴道、直肠或尿道中还可能发现异物。

应在所有接触部位(阴道、直肠或口腔)收集标本,并应进行淋菌和衣原体的检测。应进行阴道湿片检查以了解有无滴虫感染。还应进行尿或血清妊娠试验以及梅毒、乙肝(表面抗原和针对乙肝核心抗原的免疫蛋白 M 抗体)和 HIV 的检测。还应收集尿液和血液标本以筛查任何约会强奸药物。

出于司法目的,应按以下程序正确收集证据:

1. **用 Wood 灯检查患者可能有助于发现精液,**该灯会发出蓝绿色至橘红色的荧光。应用灭菌水蘸湿的棉签擦拭发出荧光的区域,然后风干送检。皮肤、阴道、口腔、乳房和直肠的拭子标本可用于检测精液或精子的存在。通常在湿润的区域用干拭子取材,而在干燥的区域应用湿润的拭子取材。

2. **巴氏涂片也有助于证明精子的存在。**

3. **应采集阴道分泌物的标本以检测活动的精子、精液或病原体。**阴道内活动的精子提示射精发生于 6 小时以内。可以在射精 1 周内发现宫颈黏液里的不活动的精子。如果在口腔内射精,精液可能迅速被唾液酶消化(142)。如果幸存者报告有肛门性攻击,可以用 10ml 生理盐水通过红色橡胶管冲洗直肠穹隆。让生理盐水在直肠内保留数分钟,然后吸出直肠内液体送检。

4. **阴道分泌物还可用于 DNA 指纹的鉴定以及检测精液成分,**包括酸性磷酸酶、p30蛋白(前列腺特征性)、精囊腺—特异性抗原以及 ABO 抗原(151)。

5. **应在一张纸上梳理幸存者的阴毛以寻找攻击者的阴毛。**梳子和阴毛都作为证据送检。如果阴毛粘结,应剪除而不是拔除送检。

6. **应用橘红片收集幸存者指甲内的碎屑**以获取痕量的纤维或攻击者的血液、毛发或皮肤标本。还应用湿润的拭子从幸存者的指甲内获取证据用于 DNA 指纹鉴定。

7. **应收集幸存者的唾沫**以了解她是否是主要血型抗原的分泌者(人群中有 80% 是分泌者)。如果患者不是分泌者,而阴道冲洗液中发现血型抗原,那这些抗原很可能来自攻击者的精液(151)。

8. **还应该收集攻击者面部和呼吸朝向幸存者的区域所有的呼吸道分泌物,这些区域包括乳房、肩部、面部或颈部。**用湿润的拭子来收集标本并送 DNA 检测。

治疗　　　　**对性攻击幸存者的治疗应重视:预防可能的妊娠、对性传播疾病进行预防性治疗**(表11.8)。约 5% 有生育能力的强奸幸存者会因强奸而怀孕。对于所有生育期的性攻击幸存者都应该提供紧急避孕药(157)。如果患者希望紧急避孕，可通过敏感的人绒毛膜促性腺激素检测来排除业已存在的妊娠。预防妊娠可应用以下多种方案(158~160)：

1. 应用含左旋炔诺孕酮 0.75mg 的避孕药一片，12 小时后再服一片（方案 B）。单次服用左旋炔诺孕酮 1.5mg 与分次服用同样有效，是推荐的紧急避孕方案(159)。左旋炔诺孕酮可以处方给予 17 岁以下的妇女，而对于 17 岁以上的妇女是非处方药。左旋炔诺孕酮比其他任何一种紧急避孕方法都更有效，并且不良反应也最少(160)。

2. 立即服用两片复方避孕片（每片含炔雌醇 50μg 及炔诺孕酮 0.5mg，例如 Ovral 避孕片），在 12 小时后再服两片（Yuzpe 方案）。

3. 四片含炔雌醇 35μg 和孕酮的复方避孕片，12 小时后再服四片。

4. 单次口服米非司酮 10mg(161)。

5. 放置含铜宫内节育器。

这些方案如果在性攻击后 120 小时内采用都是很有效的(159,162)。但是越早采取措施效果越好。每种方案的失败率约为 1.5%。紧急避孕药物失败致畸的风险很低(163)。有些患者服用含雌激素的紧急避孕药会出现恶心和呕吐，可以应用止吐药，例如异丙嗪(12.5mg，每 4~6 小时一次)或昂丹司琼(4mg，每 6 小时一次)对抗。如果在初次服药后 2 小时内出现呕吐，应再次服用紧急避孕药。大部分服用紧急避孕药的妇女在下次月经预期时间前后 3 天来潮。但服用米非司酮紧急避孕的妇女下次月经可能会延迟(161)。紧急避孕可能延迟但不会阻止排卵；因此，应鼓励采用紧急避孕的患者在本周期内再次性交时采取避孕措施。

由于在强奸幸存者中有很多人已经患有性传播疾病(43%)，因此很难评估因强奸而患性传播疾病的风险(164~166)。然而，据估计患以下疾病的风险分别为：淋病，6%~12%；滴虫，12%；衣原体，2%~12%；梅毒，5%。

1. 由于很难区分已患的性传播疾病和因性攻击而感染的性传播疾病，因此应该给予所有幸存者预防性治疗。由于大部分性攻击患者不会复诊，因此预防性治疗尤为重要(151)。预防性治疗应包括淋病奈瑟菌、沙眼衣原体、滴虫和细菌性阴道病、潜伏期梅毒和 HIV。目前推荐的方案包括(165,167)：

a) 头孢曲松，125mg 肌内注射用于治疗淋病（如果患者对头孢菌素过敏，可给予壮观霉素，2g 肌内注射或环丙沙星，500mg 口服)，加：

b) 单次口服 1g 阿奇霉素或 100mg 多西环素口服，每天两次，连服 7 天用于治疗衣原体（如果患者在遭到攻击时已怀孕，则给予红霉素 500mg 口服，每天四次，连服 7 天以代替多西环素)，加：

c) 2g 甲硝唑单次口服治疗滴虫和(或)细菌性阴道病

2. 对存在阴道、口腔或直肠插入的幸存者，应给予乙肝疫苗接种。性交中感染乙肝的几率 20 倍于 HIV(114)。建议在初诊时接种疫苗，然后在第一次接种后 1、6 个月重复。没有必要给予患者乙肝免疫球蛋白治疗(167)。如果患者已常规接受乙肝免疫，就没有必要再接种疫苗了。

3. 对于有深部组织创伤或咬伤的患者，应预防性治疗破伤风(0.5ml 肌内注射)。

4. 虽然有性攻击传染 HIV 的报道，但其发生率很低，与职业暴露相似（每次接触的风险为 0.1%~0.3%)(168)。传染的几率取决于攻击的类型、是否存在创伤和出血、射精的部位、精液中的 HIV 病毒负荷、攻击者或幸存者是否合并其他性传播疾病或溃疡性病变以及人群中 HIV/AIDS 的发病率(153,168)。由于儿童阴道上皮薄，因此这部分患者传播 HIV 的风险更高。在与患者讨论 HIV 的预防性治疗时应考虑的问题包括暴露的可能性、治疗的风险和益处、性攻击与初治的间隔时间以及患者是否愿意治疗。除非确知攻击者 HIV 阴性并经 HIV 快速检测证实，否则对所有无保护的阴道或肛门性攻击幸存者都应在攻击后 72 小时内给予预防性治疗(169)。治疗越早开始越好。通常的方案是可比韦或其同类药物(齐多夫定 300mg 和拉米夫定 150mg,每天两次,连服 4 周)。对于高危暴露的患者,如已知攻击者感染 HIV,应考虑同时应用蛋白酶抑制剂(奈非那韦,每片 250mg,5 片,每天两次,连服 28 天)。服务者还应该考虑咨询 HIV 专家或国家临床暴露后预防热线。HIV 预防性治疗的不良反应包括恶心、不适、头痛和食欲减退。约 33% 选择服用抗病毒药物的幸存者提前终止服药(168)。应告知患者性攻击后预防性治疗 HIV 的疗效还不确切,如果开始抗病毒治疗她们需要接受严密的监测。

5. 有咬伤的患者应给予阿莫西林 / 克拉维酸(力百汀)875mg,每天两次,治疗 3 天。

6. 如果没有接受针对淋病、衣原体、滴虫和细菌性阴道病的预防性治疗,幸存者应在 2 周后复诊以行性传播疾病和妊娠检测。如果初次血清检查阴性,应在攻击后 6、12 和 24 周重复梅毒、乙肝和 HIV 血清学检测。

7. 应该为患者安排支持性的咨询,推荐患者到性攻击中心或专门治疗性攻击幸存者的医师处接受心理治疗。在美国,目有很多优秀的资源可供性攻击保健的服务者选择(170)。这些资源包括美国家庭医师学院提出的针对性攻击幸存者的政策性治疗方案和美国司法部的性攻击医学法医评估所提出的国家协议。

(任常　译)

参考文献

1. **Hayes RD.** Assessing female sexual dysfunction in epidemiological studies: why is it necessary to measure both low sexual function and sexually related distress? *Sex Health* 2008;5:215–218.

2. **Fugl-Meyer AR, Sjögren Fugl-Meyer K.** Sexual disabilities, problems and satisfaction in 18–74 year old Swedes. *Scand J Sexology* 1999;2:79–105.

3. **Cain VS, Johannes CB, Avis NE.** Sexual functioning and practices in a multi-ethnic study of mid-life women: baseline results from SWAN. *J Sex Res* 2003;40:266–276.

4. **Lutfey KE, Link CL, Rosen RC, et al.** Prevalence and correlates of sexual activity and function in women: results from the Boston Area Community Health (BACH) Survey. *Arch Sex Behav* 2009;38:514–527.

5. **Yucel S, de Souza A, Baskin LS.** Neuroanatomy of the human female lower urogenital tract. *J Urol* 2004;172:191–195.

6. **Graham CA, Sanders SA, Milhausen RR.** The sexual excitation/sexual inhibition inventory for women: psychometric properties. *Arch Sex Behav* 2006;35:397–409.

7. **Meston CM, Buss DM.** Why humans have sex. *Arch Sex Behav* 2007;36:477–507.

8. **McCall K, Meson C.** Differences between pre- and postmenopausal women in cues for sexual desire. *J Sex Med* 2007;4(2):364–371.

9. **Pfaus JG.** Pathways of sexual desire. *J Sex Med* 2009;6:1506–1533.

10. **Blaustein JD.** Progestin receptors: neuronal integrators of hormonal and environmental stimulation. *Ann N Y Acad Sci* 2003;1007:1–13.

11. **Basson R.** Women's sexual function and dysfunction: current uncertainties, future directions. *Int J Impot Res* 2008;20:466–478.

12. **Segraves RT.** Bupropion sustained release for the treatment of hypoactive sexual desire disorder in premenopausal women. *J Clin Psychopharmacol* 2004;25:339–342.

13. **Dennerstein L, Lehert P.** Modeling mid-aged women's sexual functioning: a prospective, population-based study. *J Sex Marital Ther* 2004;30:173–183.

14. **Pfaus JG, Kippin TE, Centeno S.** Conditioning and sexual behaviour: a review. *Horm Behav* 2001;40:291–321.

15. **ter Kuile MM, Both S, van Uden J.** The effects of experimentally-induced sad and happy mood on sexual arousal in sexually healthy women. *J Sex Med* 2010;7:1177–1184.

16. **Carvalho J, Nobre P.** Sexual desire in women: an integrative approach regarding psychological, medical and relationship dimensions. *J Sex Med* 2010;7:1807–1815.

17. **Bancroft J, Loftus J, Long JS.** Distress about sex: a national survey of women in heterosexual relationships. *Arch Sex Behav* 2003;32:193–211.

18. **Hartmann U, Heiser K, Rüffer-Hesse C, et al.** Female sexual desire disorders: subtypes, classification, personality factors, a new direction for treatment. *World J Urol* 2002;20:79–88.

19. **Basson R.** Sexual function of women with chronic illness and cancer. *Women's Health* 2010;6:407–430.

20. **Basson R, Schultz WW.** Sexual sequelae of general medical disorders. *Lancet* 2007; 369:409–424.

21. **Rees PM, Fowler CJ, Maas CP.** Sexual function men and women with neurological disorders. *Lancet* 2007;369:512–525.

22. **Archer JS, Love-Geffen TE, Herbst-Damm KL, et al.** Effect of estradiol versus estradiol and testosterone on brain activation patterns in postmenopausal women. *Menopause* 2006;13:528–537.

23. **van Lunsen RHW, Laan E.** Genital vascular responsive and sexual feelings in midlife women: psychophysiologic, brain and genital imaging studies. *Menopause* 2004;11:741–748.

24. **Ottesen B, Pedersen B, Neilsen J, et al.** Vasoactive intestinal polypeptide (VIP) provokes vaginal lubrication in normal women. *Peptides* 1987;8:797–800.

25. **Creighton SM, Crouch NS, Foxwell NA, et al.** Functional evidence for nitrergic neurotransmission in human clitoral corpus cavernosum: a case study. *Int J Impot Res* 2004;16:319–324.

26. **Chivers ML, Seto MC, Lalumière ML, et al.** Agreement of self-reported and genital measures of sexual arousal in men and women: a meta-analysis. *Arch Sex Behav* 2010;39:5–56.

27. **Shafik A.** Cervico motor reflex: description of the reflex and role in sexual acts. *J Sex Res* 1996;33:153–157.

28. **Shafik A, El-Sibai O, Mostafa R, et al.** Response of the internal reproductive organs to clitoral stimulation: the clitoro-uterine reflex. *Int J Impot Res* 2005;17:121–126.

29. **van Netten JJ, Georgiadis JR, Nieuwenburg A, et al.** 8-13 Hz fluctuations in rectal pressure are a objective marker of clitorally-induced orgasm in women. *Arch Sex Behav* 2008;37:279–285.

30. **Georgiadis JR, Reinders AATS, Paans AMJ, et al.** Men versus women on sexual brain function: prominent differences during tactile genital stimulation but not during orgasm. *Human Brain Mapping* 2008;30:3089–3101.

31. **Mah K, Binik YM.** Do all orgasms feel alike? Evaluating a two-dimensional model of the orgasmic experience across genders and sexual contexts. *J Sex Res* 2002;39:104–113.

32. **McCabe M, Althof SE, Assalian P, et al.** Psychological and interpersonal dimensions of sexual function and dysfunction. *J Sex Med*

2010;7:327–348.

33. **Basson R.** Clinical practice. Sexual desire and arousal disorders in women. *N Engl J Med* 2006;354:1467–1506.

34. **Klusmann D.** Sexual motivation and the duration of partnership. *Arch Sex Behav* 2002;31:275–287.

35. **Kennedy SH, Dickens SE, Eisfeld BS, et al.** Sexual dysfunction before antidepressant therapy in major depression. *J Affect Disord* 1999;56:201–208.

36. **Avis NE, Zhao X, Johannes CB, et al.** Correlates of sexual function among multi ethnic middle aged women: Results from the study of women's health across the nation (SWAN). *Menopause* 2005;12:385–398.

37. **Davison SL, Bell RJ, LaChina M, et al.** The relationship between self-reported sexual satisfaction and general well-being in women. *J Sex Med* 2009;6:2690–2697.

38. **Frohlich P, Meston C.** Sexual functioning and self-reported depressive symptoms among college women. *J Sex Res* 2002;39:321–325.

39. **Laumann EL, Paik A, Rosen RC.** Sexual dysfunction in United States: prevalence and predictors. *JAMA* 1999;10:537–545.

40. **Mansfield PK, Koch PB.** Qualities midlife women desire in their sexual relationship and their changing sexual response. *Psychol Women Q* 1998;22:282–303.

41. **Leiblum SR, Koochaki PE, Rodenberg CA, et al.** Hypoactive sexual desire disorder in postmenopausal women: US results from the Women's International Study of Health and Sexuality (WISHeS). *Menopause* 2006;13:46–56.

42. **Dennerstein L, Lehert P, Burger H, et al.** Factors affecting sexual functioning of women in the midlife years. *Climacteric* 1999;2:254–262.

43. **Berra M, De Musso F, Matteucci C, et al.** The impairment of sexual function is less distressing for menopausal than for premenopausal women. *J Sex Med* 2010;7:1209–1215.

44. **Sjögren Fugl-Meyer K, Fugl-Meyer AR.** Sexual disabilities are not singularities. *Int J Impot Res* 2002;14:487–493.

45. **Cayan S, Bozlu M, Canpolat B, et al.** The assessment of sexual functions in women with male partners complaining of erectile dysfunction: Does treatment of male sexual dysfunction improve female partner's sexual functions? *J Sex Marital Ther* 2004;30:333–341.

46. **Hajjar RR, Kamel HK.** Sex in the nursing home. *Clin Geriatr Med* 2003;19:575–586.

47. **Santoro N, Komi J.** Prevalence and impact of vaginal symptoms among postmenopausal women. *J Sex Med* 2009;6:2133–2142.

48. **Santoro N, Torrens J, Crawford S, et al.** Correlates of circulating androgens in midlife women: the study of women's health across the nation. *J Clin Endocrinol Metab* 2005;90:4836–4845.

49. **Davis SR, Davison SL, Donath S, et al.** Circulating androgen levels in self-reported sexual function in women. *JAMA* 2005;294:91–96.

50. **Basson R, Brotto LA, Petkau J, et al.** Role of androgens in women's sexual dysfunction. *Menopause* 2010;17:962–971.

51. **Peng YS, Chiang CK, Kao TW, et al.** Sexual dysfunction in female hemodialysis patients: a multicenter study. *Kidney Int* 2005;68:760–765.

52. **Zivadinov R, Zorzon M, Bosco A, et al.** Sexual dysfunction in multiple sclerosis: correlation analysis. *Mult Scler* 1999;5:428–431.

53. **Bhasin S, Enzlin P, Caviello A, et al.** Sexual dysfunction in men and women with endocrine disorders. *Lancet* 2007;369:597–611.

54. **van Lankveld JJDM, Granot M, Weijmar Schultz WCM, et al.** Women's sexual pain disorders. *J Sex Med* 2010;7:615–631.

55. **Avis NE, Stellato R, Crawford S, et al.** Is there an association between menopause status and sexual functioning? *Menopause* 2000;7:297–309.

56. **Öberg K, Sjögern Fugl Myer K.** On Swedish women's distressing sexual dysfunctions: some concomitant conditions and life satisfaction. *J Sex Med* 2005;2:169–180.

57. **Benyamini Y, Gozlan M, Kokia E.** Variability in the difficulties experienced by women undergoing infertility treatments. *Fertil Steril* 2005;83:275–283.

58. **Wischmann TH.** Sexual disorders in infertile couples. *J Sex Med* 2010;7:1868–1876.

59. **Clayton AH, Warnock JK, Kornstein SG, et al.** A placebo-controlled trial of bupropion SR as an antidote for selective serotonin reuptake inhibitor-induced sexual dysfunction. *J Clin Psychiatry* 2004;65:62–67.

60. **Nurnberg HG, Hensley PL, Heiman JR, et al.** Sildenafil treatment of women with antidepressant-associated sexual dysfunction. *JAMA* 2008;300:395–404.

61. **Conaglen HM, Conaglen JV.** Sexual desire in women presenting for antiandrogen therapy. *J Sex Marital Ther* 2003;29:255–267.

62. **Hahn S, Benson S, Elsenbruch S, et al.** Metformin treatment of polycystic ovary syndrome improves health-related quality-of-life, emotional distress and sexuality. *Hum. Reprod* 2006;21:1925–1934.

63. **Ganz PA, Desmond KA, Leedham B, et al.** Quality of life in long-term, disease-free survivors of breast cancer: a follow-up study. *J Natl Cancer Inst* 2002;94:39–49.

64. **Ganz PA, Desmond KA, Belin TR, et al.** Predictors of sexual health in women after a breast cancer diagnosis. *J Clin Oncol* 1999;17:2371–2380.

65. **Adler J, Zanetti R, Wight E, et al.** Sexual dysfunction after premenopausal stage I and II breast cancer: do androgens play a role? *J Sex Med* 2008;5:1898–1906.

66. **Berglund G, Nystedt M, Bolund C, et al.** Effect of endocrine treatment on sexuality in premenopausal breast cancer patient: a prospective randomized study. *J Clin Oncol* 2001;19:2788–2796.

67. **Ganz PA, Rowland JH, Desmond K, et al.** Life after breast cancer: understanding women's health related quality of life and sexual functioning. *J Clin Oncol* 1998;16:501–514.

68. **Fallowfield L, Cella D, Cuzick J, et al.** Quality of life of postmenopausal women in the Arimidex, Tamoxifen, Alone or in Combination (ATAC) Adjuvant Breast Cancer Trial. *J Clin Oncol* 2004;22:4261–4271.

69. **Enzlin P, Rosen R, Wiegl M.** Sexual dysfunction in women with type-I diabetes: long-term findings from the DCCT/EDIC study cohort. *Diabetes Care* 2009;32:780–783.

70. **Wierman ME, Nappi RE, Avis N, et al.** Endocrine aspects of women's sexual function. *J Sex Med* 2010;7:561–585.

71. **Gimbel H, Zobbe V, Andersen BM, et al.** Randomized controlled trial of total compared with subtotal hysterectomy with 1-year follow-up results. *Br J Obstet Gynaecol* 2003;110:1088–1098.

72. **Roovers JPWR, van der Bom JG, Huub van der Vaart C, et al.** Hysterectomy and sexual well being: prospective observational study of vaginal hysterectomy, subtotal abdominal hysterectomy, and total abdominal hysterectomy. *BMJ* 2003;327:774–779.

73. **Kim DH, Lee YS, Lee ES.** Alteration of sexual function after classic intrafascial supracervical hysterectomy and total hysterectomy. *J Am Assoc Gynecol Laparosc* 2003;10:60–64.

74. **Long CY, Fang JH, Chen WC, et al.** Comparison of total laparoscopic hysterectomy and laparoscopically assisted vaginal hysterectomy. *Gynecol Obstet Invest* 2002;53:214–219.

75. **Pieterse QD, Ter Kuile MM, Deruiter MC, et al.** Vaginal blood flow after radical hysterectomy with and without nerve sparing: a preliminary report. *Int J Gynecol Cancer* 2008;18:576–583.

76. **Jongpipan J, Charoenkwan K.** Sexual function after radical hysterectomy for early-stage cervical cancer. *J Sex Med* 2007;4:1659–1665.

77. **Serati M, Salvatore S, Uccella S, et al.** Sexual function after hysterectomy early-stage cervical cancer: Is there a difference between laparoscopy and laparotomy? *J Sex Med* 2009;6:2516–2522.

78. **Buković D, Strinić T, Habek M, et al.** Sexual life after cervical carcinoma. *Coll Antropol* 2003;27:173–180.

79. **Bergmark K, Avall-Lundqvist E, Dickman PW, et al.** Vaginal changes and sexuality in women with a history of cervical cancer. *N Engl J Med* 1999;340:1383–1389.

80. **Pauleta JR, Pereira NM, Graça LM.** Sexuality during pregnancy. *J Sex Med* 2010;7:136–142.

81. **Asalan G, Asalan D, Kizilyar A, et al.** Prospective analysis of sexual functions during pregnancy. *Int J Impot Res* 2005;17:154–157.

82. **Benedetto C, Marozio L, Prandi G, et al.** Short-term maternal and neonatal outcomes by mood of delivery. A case-controlled study. *Eur J Obstet Gynecol Reprod Biol* 2007;135:35–40.

83. **Safarinejad MR, Kolahi AA, Hosseini L.** The effect of the mode of delivery on the quality of life, sexual function, and sexual satisfaction in primeparous women and their husbands. *J Sex Med* 2009;6:1645–1667.

84. **Marwick C.** Surveys say patients expect little physician help on sex. *JAMA* 1999;281:2173–2174.

85. **Nazareth I, Boynton P, King M.** Problems with sexual function and people attending London general practitioners: Cross-sectional study. *Brit Med J* 327:2003;423–428.

86. **Basson R, Leiblum S, Brotto L, et al.** Revised definitions of women's sexual dysfunction. *J Sex Med* 2004;1:40–48.

87. **Basson R, Leiblum S, Brotto L, et al.** Definitions of women's sexual dysfunctions reconsidered: advocating expansion and revision. *J Psychosom Obstet Gynaecol* 2003;24:221–229.

88. **Brotto LA.** The DSM diagnostic criteria for hypoactive sexual desire disorder in women. *Arch Sex Behav* 2010;39:221–239.

89. **Graham CA.** The DSM diagnostic criteria for female sexual arousal disorder. *Arch Sex Behav* 2010;39:240–255.

90. **West SL, D'Aloisio AA, Agans RP, et al.** Prevalence of low sexual desire and hypoactive sexual desire disorder in a nationally representative sample of US women. *Arch Intern Med* 2008;168:1441–1449.

91. **Graziotiin A, Koochaki PE, Rodenberg CA, et al.** The prevalence of hypoactive sexual desire disorder in surgically menopausal women: an epidemiological study of women in four European countries. *J Sex Med* 2009;6:2143–2153.

92. **Leiblum SR, Hayes RD, Wanser RA, et al.** Vaginal dryness: a comparison of prevalence and interventions in 11 countries. *J Sex Med* 2009;6:2425–2433.

93. **Harlow BL, Wise LA, Stewart EG.** Prevalence and predictors of chronic lower genital tract discomfort. *Am J Obset Gynecol* 2001;185:545–550.

94. **Brotto LA, Bitzer J, Laan E, et al.** Women's sexual desire and arousal disorders. *J Sex Med* 2010;7(Pt 2):586–614.

95. **Braunstein G, Sundwall DA, Katz M, et al.** Safety and efficacy of a testosterone patch for the treatment of hypoactive sexual desire disorder in surgically menopausal women: a randomized, placebo-controlled trial. *Arch Intern Med* 2005;165:1582–1589.

96. **Buster JE, Kingsberg SA, Aguirre O, et al.** Testosterone patch for low sexual desire in surgically menopausal women: a randomized trial. *Obstet Gynecol* 2005;105:944–952.

97. **Simon J, Braunstein G, Nachtigall L, et al.** Testosterone patch increases sexual activity and desire in surgically menopausal women with hypoactive sexual desire disorder. *J Clin Endocrinol Metab* 2005;90:5226–5233.

98. **Davis SR, van der Mooren MJ, van Lunsen RHW, et al.** Efficacy and safety of a testosterone patch for the treatment of hypoactive sexual desire disorder in surgically menopausal women: a randomized, placebo controlled trial. *Menopause* 2006;13:387–396.

99. **Shifren JL, Davis SR, Moreau M, et al.** Testosterone patch for the treatment of hypoactive sexual desire disorder in naturally menopausal women: results from the INTIMATE NM1 STUDY. *Menopause* 2006;13:770–779.

100. **Davis S, Moreau M, Kroll R, et al.** Testosterone for low libido in postmenopausal women not taking estrogen. *N Engl J Med* 2008;359:2005–2017.

101. **Panay N, Al-Azzawi F, Bouchard C, et al.** Testosterone treatment of HSDD in naturally menopausal women: the ADORE study. *Climacteric* 2010;13:121–131.

102. **Barton DL, Wender DB, Sloan JA, et al.** Randomized controlled trial to evaluate transdermal testosterone in female cancer survivors with decreased libido: North Central Cancer Treatment Group Protocol N02C3. *J Nat Cancer Inst* 2007;99:672–679.

103. **Davis S, Papalia MA, Norman RJ, et al.** Safety and efficacy of a testosterone metered-dose transdermal spray for treatment of decreased sexual satisfaction in premenopausal women: a placebo-controlled randomized, dose ranging study. *Ann Intern Med* 2008;148:569–577.

104. **Wild RA.** Endogenous androgens and cardiovascular risk. *Menopause* 2007;14:609–610.

105. **Barbach L.** *For yourself: the fulfillment of female sexuality*. New York: Signet, 2000.

106. **Fortney L, Taylor M.** Meditation in medical practices: a review of the evidence and practice. *Prim Care Clin Office Pract* 2010;37:81–90.

107. **Long CY, Liu CM, Hsu SC, et al.** A randomized comparative study of the effects of oral and topical estrogen therapy on the vaginal vascularization and sexual function in hysterectomized postmenopausal women. *Menopause* 2006;13:737–743.

108. **Labrie F, Archer D, Bouchard C, et al.** Effect on intravaginal dehydroepiandrosterone (Prasterone) on libido and sexual dysfunction in postmenopausal women. *Menopause* 2010;16:923–931.

109. **Obermeyer CM.** The consequences of female circumcision for health and sexuality: an update on the evidence. *Cult Health Sex* 2005;7:443–461.

110. **Elnashar A, Abelhady R.** The impact of female genital cutting on health of newly married women. *Int J Gynaecol Obstet* 2007;97:238–244.

111. **Johnson C, Nour NM.** Surgical techniques: defibulation of type III female genital cutting. *J Sex Med* 2007;4:1544–1547.

112. **Dunn SFM, Gilchrist VJ.** Sexual assault. *Prim Care* 1993;20:359–373.

113. **Sorenson SB, Stein JA, Siegel JM, et al.** The prevalence of adult sexual assault. *Am J Epidemiol* 1987;126:1154–1164.

114. **American College of Obstetricians and Gynecologists.** *Sexual assault*. Technical bulletin no. 242. Washington, DC: ACOG, 1997.

115. **McGrath ME, Hogan JW, Peipert JF.** A prevalence survey of abuse and screening for abuse in urgent care patients. *Obstet Gynecol* 1998;91:511–514.

116. **McFarlane J, Malecha A, Watson K, et al.** Intimate partner assault against women: frequency, health consequences, and treatment outcomes. *Obstet Gyncol* 2005;105:99–108.

117. **Walch AG, Broadhead WE.** Prevalence of lifetime sexual victimization among female patients. *J Fam Pract* 1992;35:511–516.

118. **DeLahunta EA, Baram DA.** Sexual assault. *Clin Obstet Gynecol* 1997;40:648–660.

119. **Bachman GA, Moeller TP, Bennet J.** Childhood sexual abuse and the consequences in adult women. *Obstet Gynecol* 1988;71:631–642.

120. **Campbell R.** The psychological impact of rape victims. *Am Psychol* 2008;63:702–717.

121. **Springs FE, Friedrich WN.** Health risk behaviors and medical sequelae of childhood sexual abuse. *Mayo Clin Proc* 1992;67:527–532.

122. **Lang AJ, Rodgers CS, Laffaye C, et al.** Sexual trauma, posttraumatic stress disorder, and health behavior. *Behav Med* 2003;28:150–158.

123. **Weitlauf JC, Finney JW, Ruzek JI, et al.** Distress and pain during pelvic examinations: effect of sexual violence. *Obstet Gynecol* 2008;112:1343–1350.

124. **Council on Scientific Affairs, American Medical Association.** Violence against women: relevance for medical practitioners. *JAMA* 1992;267:3184–3189.

125. **Wyatt GE, Guthrie D, Notgrass CM.** Differential effects of women's child sexual abuse and subsequent sexual revictimization. *J Consult Clin Psychol* 1992;60:167–173.

126. **Polit DF, White CM, Morton TD.** Child sexual abuse and premarital intercourse among high-risk adolescents. *J Adolesc Health* 1990;11:231–234.

127. **McCauley J, Kern DE, Kolodner K, et al.** Clinical characteristics of women with a history of childhood abuse: unhealed wounds. *JAMA* 1997;277:1362–1368.

128. **Mackey TF, Hacker SS, Weissfeld LA, et al.** Comparative effects of sexual assault on sexual functioning of child sexual abuse survivors and others. *Issues Ment Health Nurs* 1991;12:89–112.

129. **Laws A.** Does a history of sexual abuse in childhood play a role in women's medical problems? A review. *J Womens Health* 1993;2:165–172.

130. **American College of Obstetricians and Gynecologists.** *Adult manifestations of childhood sexual abuse*. Technical Bulletin No. 259. Washington, DC: ACOG, 2000.

131. **Danielson CK, Holmes MM.** Adolescent sexual assault: an update of the literature. *Curr Opin Obstet Gynecol* 2004;16:383–388.

132. **Kilpatrick DG, Edmunds CN, Seymour AK.** *Rape in America*. New York: National Victim Center, 1992.

133. **Ellis E, Atkeson B, Calhoun K.** An assessment of long term reaction to rape. *J Abnorm Psychol* 1981;90:263–266.

134. **Walling MK, Reiter RC, O'Hara MW, et al.** Abuse history and chronic pain in women. 1. Prevalences of sexual abuse and physical abuse. *Obstet Gynecol* 1994;84:193–199.

135. **Golding JM, Wilsnack SC, Learman LA.** Prevalence of sexual assault history among women with common gynecologic symptoms. *Am J Obstet Gynecol* 1998;179:1013–1019.

136. **Hendricks-Matthews MK.** Survivors of abuse. *Prim Care* 1993;20:391–406.

137. **Felitti VJ.** Long-term medical consequences of incest, rape, and molestation. *South Med J* 1991;84:328–331.

138. **Jones JS, Rossman L, Wynn BN, et al.** Comparative analysis of adult versus adolescent sexual assault: epidemiology and patterns of anogenital injury. *Acad Emerg Med* 2003;10:872–877.

139. **Mein JK, Palmer CM, Shand MC, et al.** Management of acute adult sexual assault. *Med J Aust* 2003;178:226–230.

140. **Eckert LO, Sugar NF.** Older victims of sexual assault: an unrecognized population. *Am J Obstet Gynecol* 2008;198:688.e1–688.e7.

141. **Sugar NF, Fine DN, Eckert LO.** Physical injury after sexual assault: findings of a large case series. *Am J Obstet Gynecol* 2004;190:71–76.

142. **Hampton HL.** Care of the women who has been raped. *N Engl J Med* 1995;332:234–237.

143. **Linden JA.** Sexual assault. *Emerg Med Clin North Am* 1999;17:685–697.

144. **Groth AN.** *Men who rape: the psychology of the offender.* New York: Plenum, 1979.

145. **Bechtel K, Podrazik M.** Evaluation of the adolescent rape victim. *Pediatr Clin North Am* 1999;46:809–822.

146. **Wiley J, Sugar N, Fine D, Eckert LO.** Legal outcomes of sexual assault. *Am J Obstet Gynecol* 2003;188:1638–1641.

147. **McGregor MJ, Du Mont J, Myhr TL.** Sexual assault forensic medical examination: is evidence related to successful prosecution? *Ann Emerg Med* 2002;39:639–647.

148. **Williams A.** *Managing adult sexual assault. Aust Fam Physician* 2004;33:825–828.

149. **Millar G, Stermac L, Addison M.** Immediate and delayed treatment seeking among adult sexual assault victims. *Women Health* 2002;35:53–64.

150. **Burgess A, Holmstrom L.** Rape trauma syndrome. *Am J Psychol* 1974;131:981–986.

151. **Holmes MM, Resnick HS, Frampton D.** Follow-up of sexual assault victims. *Am J Obstet Gynecol* 1998;179:336–342.

152. **Patel M, Minshall L.** Management of sexual assault. *Emerg Med Clin North Am* 2001;19:817–831.

153. **Geist F.** Sexually related trauma. *Emerg Med Clin North Am* 1988;6:439–466.

154. **Dupre AR, Hampton HL, Morrison H, et al.** Sexual assault. *Obstet Gynecol Surv* 1993;48:640–647.

155. **Maguire W, Goodall E, Moore T.** Injury in adult female sexual assault complainants and related factors. *Eur J Obstet Gynecol Reprod Biol* 2009;142:149–153.

156. **Jones JS, Dunnuck C, Rossman L, et al.** Significance of toluidine blue positive findings after speculum examination for sexual assault. *Am J Emerg Med* 2004;22:201–203.

157. **Beckmann CR, Groetzinger LL.** Treating sexual assault victims: a protocol for health professionals. *Female Patient* 1989;14:78–83.

158. **Glasier A.** Emergency postcoital contraception. *N Engl J Med* 1997;337:1058–1064.

159. **Von Hertzen H, Piaggio G, King J, et al.** Low dose mifepristone and two regimens of levonorgestrel for emergency contraception: a WHO multicentre randomised trial. *Lancet* 2002;360:1803–1810.

160. **American College of Obstetricians and Gynecologists.** *Emergency contraception.* Practice Bulletin No 112. Washington, DC: ACOG, 2010.

161. **Hamoda H, Ashok PW, Stalder C, et al.** A randomized trial of mifepristone (10 mg) and levonorgestrel for emergency contraception. *Obstet Gynecol* 2004;104:1307–1313.

162. **Ellertson C, Evans M, Ferden S, et al.** Extending the time limit for starting the Yuzpe regimen of emergency contraception to 120 hours. *Am J Obstet Gynecol* 2003;101:1168–1171.

163. **Beebe DK.** Emergency management of the adult female rape victim. *Am Fam Physician* 1991;43:2041–2046.

164. **Jenny C, Hooton TM, Bowers A, et al.** Sexually transmitted diseases in victims of rape. *N Engl J Med* 1990;322:713–716.

165. **Reynolds MW, Peipert JF, Collins B.** Epidemiologic issues of sexually transmitted diseases in sexual assault victims. *Obstet Gynecol Surv* 2000;55:51–57.

166. **Kawsar M, Anfield A, Walters E, et al.** Prevalence of sexually transmitted infections and mental health needs of female child and adolescent survivors of rape and sexual assault attending a specialist clinic. *Sex Transm Infect* 2004;80:138–141.

167. **Centers for Disease Control and Prevention.** 2006 guidelines for sexually transmitted diseases. *MMWR* 2006;55(RR11):1–94

168. **Weinberg GA.** Postexposure prophylaxis against human immunodeficiency virus infections after sexual assault. *Pediatr Infect Dis J* 2002;21:959–960.

169. **Merchant RC, Keshavarz R, Low C.** HIV post-exposure prophylaxis provided at an urban paediatric emergency department to female adolescents after sexual assault. *Emerg Med J* 2004;21:449–451.

170. **Luce H, Schrager S.** Sexual assault of women. *Am Fam Phys* 2010;81:489–495.

第**12**章 常见心理疾病

Nada Logan Stotland

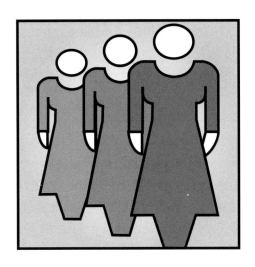

- 抑郁症和焦虑症以及其他特定的心理疾病在普通人群和妇科临床实践中非常多见。
- 应该以慎重的态度将患者转诊到合适的心理健康专家那里。
- 自杀和谋杀行为是绝对的转诊指针。
- 酒精和其他药物滥用应予迅速识别和干预。
- 有些女性在激素变化时可能会有情绪症状,但是绝经期激素水平和抑郁并没有相关性,而且如果没有两个月的前瞻性每天分级就不能诊断绝经前综合征。
- 人格障碍和躯体化症状罕有治愈,但是知情化处理可以明显减少患者的痛苦。
- 去除成功的心理治疗很可能导致复发。
- 心理疾病基本应该由心理医师进行处理。

对于很多在门诊寻求治疗的患者,心理问题是主要问题或合并的因素(1,2)。心理诊断非常多见,在常见人群中导致相当高的患病率和死亡率(3)。尽管非常流行,心理问题常常未得到诊断或误诊(4~7)。**终其一生,最多有 1/4 的女性有临床表现的抑郁症,但可能多半没有确诊或治疗**(8~11)。50% 以上采取自杀的患者在此前 3 个月会见过一位非心理学的医师(12)。

妇科门诊的心理学

很多妇科医师对于诊断和治疗心理疾病感到很不舒服。妇科临床实践要求甚多,而且有心理问题的患者会导致医师一系列负面反应(表 12.1)。有些医师和社会成员,有一种错误的概念,即心理诊断是模糊的且难以定义。目前的诊断标准和心理疾病分类得到日常经验的证明,在绝大部分医学实践中应用是可靠和确实的。医师通常不愿意揭露那些似乎没有治疗方案的问题。但是对于心理疾病确实有效的治疗方案,可以在临床实践中直接应用。尽管最近通过的同等法案禁止保险业对心理健康进行歧视对待,妇科医师和他们的患者仍可能难以接近心理健康服务。通过在行医中整合入本章介绍的治疗策略,妇科医师能够降低临床挫败感,并且在改善患者的健康和幸福中扮演重要的角色。

表 12.1　有心理问题患者面临的医师的负面反应

1. 与心理诊断、患者或医师的社会耻辱
2. 认为有心理疾病的个人比较软弱、没有活力、可操控的或防御性的
3. 认为心理学诊断标准是直觉性而不是经验性的
4. 认为心理学治疗是无效的而且没有医学证据的支持
5. 担心有心理问题的患者在诊疗时需要并且消耗过度的和无限制的时间
6. 在其他人包括医师在内产生与心理疾病患者体验到的强烈且不愉快情绪相互补的感觉
7. 妇科医师对于心理学诊断、转诊和治疗的技巧并不确定
8. 未能将心理问题作为合法理由引起医疗的重视

心理学评估

过去心理疾病的诊断部分基于患者无意识心理学冲突的猜想,这种冲突无法验证(13)。正如美国心理协会《精神疾病诊断和统计手册》(第 4 版,文字版)(DSM-IV-TR)中汇编的那样,目前的心理诊断基于经验、确实和可靠的证据(9)。DSM-IV 产生的诊断系统和其他领域的一样可靠,且其诊断与治疗的反应强烈相关。DSM-IV 中的标准是本章中诊断学的基础。DSM-IV-TR,尽管在某些诊断的解释上有所不同,但诊断标准本身没有什么变化。DSM-IV-PC 是为初级保健医师涉及的特别版本。其内容按照初始表现和症状进行组织,而不是按照心理学分类分卷,并且应用流程和决策树以辅助诊断流程(9)。准确的诊断是成功的治疗的关键,不论这种治疗是由妇科医师提供的还是通过转诊到心理健康专家那里获得的。

接触患者

尽管诊断标准列举了表现和症状,与患者的接触却不应该减少为一系列快速的问题和回答。**大量有价值的信息可以通过患者对她所关心问题的及时描述以及通过她对医师开放性提问的反应而获得**(14)。在回答具体问题之前,如果能够鼓励患者先讲几分钟,能够发现对其治疗十分有用甚至关键的信息:思考的混论,主要的情绪,异常高度的焦虑,人格模式或障碍,以及对待她诊断和治疗的态度。在提问和回答的模式下,这样的信息可能在很晚的时候才出现,或根本就不出现(15,16)。**重要的是,妇科医师不要直接得出诊断结论,也不要直接开始治疗性的干预**。一项研究发现很多初级保健医师,感到他们的时间太少,或是评估精神心理症状的训练不够,就尽量减少和患者的语言活动,并主要依赖精神药物的处方(17)。留出时间来进行开放式的讨论并不意味着医师和其他候诊的患者被一位非常健谈的患者挟为人质。医师可以告诉有多种复杂症状的患者目前的门诊还剩下多少时间,邀请她集中在她最重要的问题上,并提供以后的门诊预约以继续交流。

心理转诊

很多妇科医师认为转诊到心理健康职业工作者,特别是心理医师那里是件复杂的事情。首先是什么时候转诊,接着是怎么转以及转给谁。绝大部分轻度的精神问题可以由非心理学的医师进行治疗,通常是开出抗抑郁和缓解焦虑的药物(18)。在初级保健中心理问题通常被过度看待、误诊或误治。影响转折决定的因素包括:

- 患者疾病的性质和严重程度

- 妇科医师的专业水平
- 可供妇科实践的时间
- 患者的倾向
- 妇科医师对患者及其疾病的认同
- 心理健康专业的可用性

　　自杀、谋杀或急性精神问题的患者应该立即转诊到心理医师那里,并通常需要陪伴(19)。如果诊断不清楚或患者对于开始的治疗没有反应,首诊者应该将患者转诊以行心理评估。很多患者在初次或周期性得到心理医师评估后,妇科医师仍能对他们后续的治疗担负起责任。

如何转诊　　　　有些临床医师担心患者会因心理学转诊而受到侮辱或惊吓。下面是一些可以降低妇科医师以及患者不适程度并且增加转诊成功可能性的技巧(19)。**转诊应该在患者自身表现、症状和心理水平的基础上进行解释。**比如说,一位受临床抑郁症折磨的患者,可能有睡眠困难,没有胃口,缺少能量。对于一位焦虑症的患者,可能有心悸、气短和精神紧张。对于有轻度老年痴呆的患者,可能有周期性的忘性和惊恐,因为她突然发现自己身在并不认识的邻居家中。随着可能延缓痴呆的治疗开展,这些转诊变得更加容易且有意义,因为现在有了一些希望可以有效干预。

　　如果怀疑躯体化障碍(精神身体疾病),妇科医师应该强调,如果没有确切的诊断和治疗,而只是猜测的话,很难继续忍受这些症状,因为这些症状都有心理学的基础(19):

　　1. "如果我们不能指出问题所在,忍受痛苦将非常困难。我建议您去看看一位长于帮助人们解决这些困难情境的同事。"

　　2. "当你全部生活都感到病态时,当你看过那么多反复,有过那么多诊断性检测和治疗,但仍然没有答案或感觉不好,就很难继续正常生活。"

　　如果诊断过程不能揭示特定的疾病,那么问题可能"在患者的脑子里",传达这种想法是没有任何效果的。这将疏远患者。永远不能以绝对的肯定排除器质性原因;**"脑子里"的疾病是真的疾病**(19)。

　　尽管自杀和谋杀行为是转诊的绝对指征,很多医师害怕向患者询问他们的行为可能唤醒他们。事实并非如此(12)。有关伤害自己或他人冲动的开放性讨论将有助于患者重获控制,认识到心理健康诊疗的必要,或同意进行急诊干预,如住院治疗;如果回避客观,将强化患者被孤立的感觉。自杀行为的治疗将在有关情绪异常部分的这一章中得到强调。

　　同样,精神病的可能也应该避免。**大部分精神疾病的患者以前都有心理转诊的经历。他们的精神症状通常十分急迫,因此治疗也是迫切的选择**(19)。他们能够实事求是地讨论幻觉和错觉。极少数前来妇科就诊的患者恰在初次精神病发作的中间,很可能会被她的症状吓倒,并愿意接受专家咨询。

　　尽管大众对于精神疾病和心理健康越来越熟知,有些患者认为,只要提到心理健康干预就意味着她们疯了,或转诊医师认为她们的体格症状是想象的或假装的。清楚地强调这并非事实很有帮助。将转诊的理由清楚地说明白,并发现患者明显的症状体征几乎总是能够在转折过程中减少焦虑(19)。

　　事先没有通知患者并签署知情同意书就将患者转诊至心理医师那里的做法是不可接受的,除非患者急性精神发作,功能不全,或有自杀和他杀的急诊威胁下。就是在这些情况下,也最好采取直率的态度。以非预期的心理临床接触开始的转诊对于心理医师和患者而言都是不公平的,很可能不会产生满意的结果(17~19)。

　　为了让患者了解精神心理转诊并不是妇科医师不再关心患者,也为了总体上促进患

者的健康,转诊的妇科医师应该让患者清楚地了解医师仍将关注患者的诊治。心理健康专家应该作为患者健康治疗团队的一成员,妇科医师应该让患者在每次心理门诊后打电话报告治疗的情况。患者应该在转诊后有妇科医师的随访门诊(19)。

进行心理健康执业者的转诊　心理疾病由社会工作者、精神病专家、神职人员(通常由首先被咨询的以及各种像心理医师一样的咨询者进行治疗)(17~19)。外行的公众甚或一些医疗工作者可能不明白各种心理健康执业者之间的区别。每种专业的成员标准可能因为区域和环境而有变化。社会工作者和精神病专家可以是学士、硕士或博士。在有些州还需要有执照。社会工作者需要硕士学位,而精神病学家需要博士学位。此外,还需要临床经验以获得执业资质。咨询者分类包括一系列专门人员,如婚姻顾问、神职顾问、教育顾问和家庭顾问。社会工作者的训练可能集中在社会政策、院内管理、医学疾病的精神因素或个体化治疗(17~19)。

各行业的执业者可能或可能没有得到心理治疗的训练。对于症状还不符合严重心理疾病标准的患者,以及能够正常饮食、睡眠并执行日常工作的人,由受过训练的心理健康执业者提供的支持性心理治疗可能就足够了。医师水平的精神病专家和神经精神病专家可以开展一些有助于确定诊断的检查。这些检查对于识别和定位大脑病理以及定义智力水平尤其有用。未诊断的认知缺陷可能像其他问题一样对于妇科治疗造成顺应性差(17~19)。

有经验的社会工作者通常了解可用于患者及其家庭的各种社区资源,以及妇科疾病的影响和对患者的治疗。自助式或职业化引导的治疗团体对于患者处理诸如不育或恶性肿瘤这样的妇科问题是有帮助的。多于某些癌症患者,参与这样的支持团队据说可以延长生存时间,并改善生活质量,尽管这样的观点也有矛盾(20~26)。

心理医师是唯一得到医学训练的心理健康专家。他们在解决疑难诊断中扮演着特别重要的角色,尤其是医学疾病和药物治疗的有关精神或行为表现,了解妇科情况和治疗对于患者的健康十分重要,以及药物相互作用之类的问题应予关注的时候(19)。**心理医师是唯一得到训练能够开出精神活性药物,以及进行其他生物干预并提供心理治疗的心理健康执业者。**新墨西哥州和路易斯安那州的立法已经将处方权授予博士学位并得到额外训练的精神病专家,但没有定义处方权的权限。很可能心理医师仍将继续治疗绝大部分严重疾病的患者,并对精神病急诊负最终的责任(19)。

因为在妇科实践中经常出现心理问题,因此妇科医师值得和一位或多位心理健康执业者保持持续联系。州际心理协会可能有一张亚专业专家的列表用于心理学的"咨询联络";这是美国心理和精神病委员会的官方亚专业安排。很多没有特定住院医师训练的心理医师可以提供咨询服务。熟悉并值得信任的可利用资源增强问题被识别和强调的可能性。与心理健康执业者的持续合作下,妇科医师可以让这些执业者熟悉妇科学的相关进展。**重要的是,应该及时更新相关信息,如为受折磨的女性和可能伤害自己孩子的母亲提供的当地自杀预防热线,以及其他资源。**当地法律可能要求医师向当局报告处于这种情况的母亲(19)。

无论何时患者的考虑、情绪或行为需引起重视,妇科医师应该首先考虑非心理的医学疾病或是对处方药、成瘾药的反应。心理疾病经常与这些情况同时存在(19)。HIV/AIDS感染、某些恶性肿瘤、甲状腺功能减低以及其他疾病可能表现为心理症状。

妇科临床中心理问题极其常见。有些是原发的,有些和生殖有关。**所有患者都应接受抑郁、焦虑、家庭暴力和药物滥用的筛查,这些问题都能够由妇科医师或转诊到社会工作者或心理健康专家而得到诊断和治疗(16~19)。**

情绪障碍

情绪是个体经历的心情色彩。**情绪可能是病理性的高涨(躁狂)或低落(抑郁),也可能在两者之间(双相障碍或躁狂 - 抑郁症)**(26)。情绪障碍与日常生活中不可避免的情绪高低有所区别,但经常混淆,后者是对一些困难情况包括妇科疾病在内的正常反应。在英语语言中,**抑郁**既用于描述临时的心情状态也用于说明心理疾病。因为这种混淆,患者及其亲人以一种处理困难情景的自动反应方式,尝试着理清它们,摆脱它们,或为它们做些有意义的事情,这种努力常导致挫败感,且无助于那种显著的混沌情绪。

躁狂有如下行为特点(26):

1. 高涨的情绪,有欣快感,或没有即热
2. 夸张
3. 急迫的、加速的言语和形体活动
4. 能量增加
5. 睡眠减少
6. 不计后果的以及潜在破坏性的行为,诸如狂乱的花费和混乱

躁狂可能是急性的或亚急性的(轻度躁狂)。轻度躁狂能产生自信、洋溢的热情、能量和多产,从而成为其他人的嫉妒目标,使得患者不愿接受治疗而放弃这种情绪状态。在这种情绪进展到完全的躁狂之前,抑制这种情况可能比较困难。急性躁狂是危及生命的情况;如果没有治疗,患者不能保持足够的睡眠和营养水平,完全以狂热的活动耗竭自己。双相障碍的患者应该得到教育和鼓励,从既往痛苦经历中学习,识别混乱情绪的早期表现,从而开始治疗或改变治疗(16)。

抑郁

这种情绪障碍的终身发病率为 8.3%;6 个月的发病率为 5.8%。**在生育年龄,女性抑郁是男性的 2~3 倍**(26~32)。25~44 岁年龄组中抑郁症的发病率最高,但抑郁可以发生在每个年龄组,从幼儿到老人。女性终身的患病风险为 10%~25%,时间点风险为 5%~9%(33~36)。**尽管大众对于精神疾病的理解和接受程度已有显著增加,患者仍可能感到难以接受并诉诸他人,她们饱受抑郁之苦。**

在美国抑郁是个体最常见的心理学住院原因。**严重抑郁症的个体最后采取自杀达15% 之多**(37)。抑郁是心血管疾病的显著的高危因素,以及其他疾病治疗依从性差的高危因素,包括糖尿病。抑郁症也是复发性疾病,经历了严重抑郁发作的人 50% 会再次发作。这些人中,70% 会有第三次发作,随着每次发作发病率持续增加。过去诊断标准没有标准化,因此很难了解最近数年抑郁症的发病率是否如大众出版物说的那样在增加。

因为在过去几十年中女性的社会角色发生了巨大变化,很容易将女性更高比例的抑郁症归咎于女性在外工作。**目前没有证据支持外出工作增加女性对抑郁的易感性。**多重生活角色实际上增加生活的满足感,尽管像女性生活中常见的那样,需要在没有充分社会支持的情况下执行多种角色是有压力的(38~40)。

抑郁症有如下特点(9,19):

1. 情绪不好或易激惹
2. 无望感
3. 无助感
4. 集中注意力的能力下降

5. 活力下降

6. 睡眠受干扰,早醒,不能再次入睡,不能感到休息;不典型的情况是睡眠增加

7. 食欲和体重降低;不典型的情况是摄食增加

8. 从社会关系中退缩

9. 性欲下降

10. 负罪感

11. 精神运动迟缓或易激惹

12. 死亡或自杀的想法

每天大部分时间有 5 种或更多抑郁表现和症状并持续 2 周以上的患者符合临床抑郁症的诊断(36~38)。抑郁症可能是急性的或慢性的(情绪不良)。像很多其他病一样,它有遗传学、神经生理学和环境性因素。早期生活的创伤也有作用。5- 羟色胺是情绪的重要调节剂。无论是药物治疗还是心理治疗,对于抑郁症都有效。**严重抑郁发作的平均时间大约 9 个月**(36)。患者应被告知继续治疗至少这么长时间,即使症状已然缓解;复发非常常见。

不良生活事件如人际关系的丧失、经济倒退或严重疾病都可能预示抑郁症(41,42)。如果轻率诊断,就有可能忽略抑郁症而将之视为对这些事件的不可避免的反应,而不是当做需要积极治疗的合并症(如手术操作中的感染或肺炎等合并症)那样予以认真对待。如果患者的症状符合诊断的提报准,对抑郁症的治疗能够缓解症状,并使患者更成功地处理急性情况(43)。

反讽的是,在幸福生活条件下以及和爱人在一起的患者,可能对于她们有抑郁的想法有所抵触。她们需要理解抑郁症不是忘恩的表现,也不是缺少对她们生活富足的理解,而是一种疾病,就像其他疾病一样,也会袭击那些很幸福和富足的人。

同时合并妇科或其他疾病能够造成和抑郁症类似的表现症状——活力、睡眠和食欲的丧失——但是不会导致负罪感、无望感或无助感(44)。这些观察有助于将抑郁症从其他疾病状态相关的不适中区别出来。

妇科问题

在生育年龄,抑郁症的发病率达到高峰,性别分化影响较大(45)。女性生殖功能和情绪变化的联系在过去数世纪有很多猜想。当测定循环激素水平成为可能之后,研究者期望发现心理和生理变化之间的联系。这些期望无一例外都受到打击。**经前的烦躁不安、产后抑郁或绝经期抑郁和血清激素水平没有关系**(46)。有一小部分女性对于并非完全的循环激素水平易感,而不是对激素变化易感(47~50)。**激素水平改变的程度,产前和产后,与产后情绪变化的比例没有关系**。易感于激素变化的女性在激素作用的时候,如激素避孕、绝经和激素治疗时,可能经历严重的经前情绪症状、产后抑郁以及可能的抑郁症(51)。

经前综合征

根据用以收集资料的方法学,绝大部分女性报告了和月经周期相关的情绪和行为改变。尽管在月经周期中可能会有情绪的起落,最成问题的部分具有特征性,就是经前综合征,或 PMS。**估计 3%~5% 的女性明确受各种症状的折磨,足以诊断经前烦躁症(PMDD)**(52~54)。

PMDD 包括在 DSM-IV-TR 之中,是抑郁症的一个例子,但没有特别的地方,是一种需要额外研究的分类(9)。临时性的诊断标准用于标准化研究。

在过去一年的绝大部分月经周期中,经前一周的绝大部分时间内,患者至少有 5 种以上的下述症状,这些症状在经后一周内完全缓解(54):

- 抑郁情绪,无助感,轻视自己
- 焦虑进展
- 情绪不稳定
- 愤怒,易激惹,人际冲突
- 日常活动中兴趣降低
- 注意力集中困难
- 活力下降
- 食欲改变或渴求饮食
- 睡眠改变
- 感觉完全失去控制
- 体格症状,如乳腺触痛、头痛、胀气

症状严重干扰工作,家庭或职业活动;症状不是其他已有疾病的恶化因素;用至少2个月的时间前瞻性地每天评分进行确认(54)。

经前综合征,与经前烦躁症有所区别,其特征是超过 100 种不同的体格和心理表现和症状,使其难以科学定义。方法学的问题使得问题进一步复杂化;在美国,认为月经周期和不良情绪以及行为改变的态度广泛流行,以致扭转了女性的理解,以及她们向研究者报告症状的方式,和她们负面感觉所归咎的因素。没有特定的循环激素水平或标志物与经前症状相关(55)。**当前瞻性的每天评分得到系统性地收集时,绝大部分寻求PMS 治疗的女性其症状与月经周期并没有关系(56,57)**。因此,仔细的评估非常重要。在确诊 PMS 或 PMDD 之前,女性应该在至少两个完整的周期中记录每天症状评分。记录情绪和行为应该和月经记录分开以避免混淆患者的感知。同时,患者应该筛查其他心理问题,包括抑郁和人格障碍,家庭暴露和其他可能导致患者心理状态的生活环境(58)。

经验性研究中对于 PMS 没有确实的治疗(59)。有关圣约翰草的研究可能是最为广泛的替代治疗方案,但也相互矛盾(60)。很多生活方式改变和其他良性干预对于部分PMS 患者能够缓解症状(61)。

- 消除膳食中的咖啡因
- 停止吸烟
- 常规锻炼
- 常规饮食,保证营养
- 充分的睡眠
- 减少压力

减少压力可能伴随着在可能的情况下减少或委托责任,并将每天中的部分时间用于放松技巧,比如冥想和瑜伽。很多女性经历过她们从未能控制的压力因素(59)。

对于经前烦躁症,数种选择性 5- 羟色胺再摄取抑制剂(SSRIs)在临床研究中证明是有效的(62~65)。尽管 SSRIs 和所有其他抗抑郁药需要 2 周左右的每天服用以达到治疗其他抑郁症的效果,在经前 1~2 周每天服用氟西汀对于 PMDD 似乎是有效的。该药就为这种特定的指征和剂量进行包装。现在认为这种用法下 SSRIs 的作用模式和它治疗重度抑郁症是不一样的(65)。其他用于治疗 PMS 和 PMDD 的药物列于表 12.2。口服避孕药用于治疗 PMDD 的作用比较有趣,由于有些患者希望避孕,因此口服避孕药的研究是合理的选择(66)。**应该仔细的监测症状以了解激素干预是改善还是恶化情绪改变的问题**。

表 12.2 用于治疗经前综合征药物的科学选择的基础

治疗	科学基础	优点	弊端	备注
阿普唑仑	数项双盲安慰剂对照的随机交叉研究。结论并不一致。在一些研究中安慰剂和阿普唑仑一样有效	口服药物对于缓解焦虑和抑郁症状似乎要比体格症状更为明显	有依赖的风险;需要逐渐减量;很多研究报告了困倦;长期效应未知;孕期安全性未知	研究涉及某些高度选择的女性团体。一项比较有意义的研究有很高的退出率。另一项发现阿普唑仑有效的研究中,87%的女性有严重抑郁症或焦虑症的病史。研究中应用了不同的剂量(0.75~2.25mg);标准的有效剂量未知
氟西汀(百忧解)	数项双盲随机安慰剂对照的较差研究。均发现氟西汀有效	耐受好;单剂口服。显著减少精神和行为症状	长期效应未知。孕期安全性未知。对于控制体格症状似乎效果稍差	研究涉及很少一部分高度选择的女性。治疗时间未超过3个月。所有的研究均应用每天20mg口服
促性腺激素释放激素激动剂	数项小规模双盲随机安慰剂对照的交叉研究。绝大部分患者改善	迅速反弹;很多患者在治疗期间报告症状完全缓解	导致假绝经;骨质疏松的风险,低雌激素症状。通常只是短期应用	有报道在应用促性腺激素释放激素激动剂时同时反向添加雌孕激素。如果可以重复的话,就可以为经前综合征提供一种有效的长期治疗
螺内酯	数项双盲随机安慰剂对照的研究。结论不一致	可能缓解胀气并改善情绪相关的症状。口服药物可以两天服用一次。不会承影	效应没有在所有研究中得到一致证明	螺内酯是治疗经前综合征的随机对照研究中唯一证明有效的利尿剂。其作用方式可能有抗雄激素效应
维生素 B	十项随机双盲研究。大约1/3的研究报告了阳性结果,1/3报告了阴性结果,1/3效果不明确		没有肯定的结论认为维生素 B_6 比安慰剂更有效	剂量50~500mg。只有一项研究涉及超过40个参与者。大规模多中心研究(N=204)报告安慰剂和维生素 B_6 有相似的效果

引自:The American College of Obstetricians and Gynecologists. Committee opinion. Washington,DC:ACOG,1995

其他生殖相关的问题

绝大部分女性接受治疗的问题是不育,因为它是影响女性生活最重要的事情。不成功的治疗经过是期望妊娠失败的经历(67)。**失去胎儿或新生儿导致悲伤,部分症状和抑郁相同**。抑郁与负罪感有关,但是与悲伤无关。失去胎儿或新生儿的女性通常有负罪感,无论这些感觉是否合乎逻辑。患者不应该强行在数月之内"把悲伤扔在后面"或期望"就此结束"。有些哀伤的感觉可能持续好几年。但是,她们的睡眠、食欲和其他重要的功能和行为应该在几周后开始改善(68)。**持续并影响正常功能的悲伤应视为病理性的**。**抑郁可以合并悲伤,应予治疗**(69)。

目前没有可信的证据说明引产会导致临床抑郁或其他负面精神后遗症。声称未发现不良后遗症的研究未能考虑到那些意外妊娠且希望终止妊娠的女性情况——虐待、遗弃、贫穷、强奸、乱伦——或在这些情况下发生的妊娠——家庭压力或不同意,临床表现的出现(70)。

围生期心理学疾病

女性生育年龄抑郁症的发生率大约为10%。**抑郁发病率孕期并不增加;绝大部分产后抑郁是产前抑郁的延续**(71~73)。尽管有些跨文化的变异情况尚待研究,产后抑郁是全球内可见的问题(74)。危险因素包括社交隔离,缺少社会支持,抑郁症病史,过去或现在的欺骗(75)。**应该记住没有危险因素的女性也会变得抑郁**。产后抑郁应该和临时的、自限性且非常常见的"产后情绪低落"相区别,后者与激素水平变化有关,明显的特征是情绪紧张和不稳定,而不是抑郁。轻度抑郁可以通过心理治疗而得到处理(76)。中至重度的情况通常需要抗抑郁药物治疗(77)。电休克治疗作用快且有效,孕期和产后似乎都是安全的,对于绝大部分严重病例是一种救命的选择(78)。人造光的治疗可能缓解更轻的症状(79)。尽管没有什么药物得到完全证明在孕期和哺乳期是安全的,旧的 SSRI 药物已得到很好的研究,发现对胎儿和哺乳的婴儿很少或没有证据有不良反应(80~82)。这些药物用于治疗强迫症(83)。

药物不能随意停用,也不应视为哺乳的禁忌。**孕期停用抗抑郁药很可能导致产后抑郁;产前和产后抑郁已被证明对于母亲和孩子有长期的不良影响**(84~91)。服用 SSRIs 的母亲所分娩的新生儿有关撤退综合征的问题值得关注(92)。这些问题来自非正规的报道,并没有把报告涉及的新生儿数相关数据包括在内。有些观察者推荐孕妇在产前数天或数周停药。但是,分娩日期通常并不确定;母亲停药可能会让胎儿而不是新生儿面临戒断症状;而且产后抑郁的可能性及其对母亲和新生儿的影响都将显著增加。研究者正在探索预防产后抑郁的方法,但目前尚未证明有效(93,94)。

舍曲林似乎是孕期和哺乳期最为安全的药物,帕罗西汀则是问题最多的。如果治疗在孕期或哺乳期开始舍曲林是合理的选择。如果患者其他抗抑郁药治疗已经很成功,那么换用舍曲林并没有指征。胎儿将暴露于第二种药物,而且患者对舍曲林的反应可能不如目前治疗有效的抗抑郁药(80~82)。

全子宫切除

全子宫切除和心理疾病之间关系的研究有很多冲突矛盾(95,96)。很有可能,精神结局的决定性因素是手术的理由及背景,患者是否认为失去宝贵的生育力是严重的后果,这些考虑包括对于保持完整子宫的重要反应及文化信念(97)。

绝经

尽管很多年来认为绝经和抑郁症比例上升有关,实验研究却发现矛盾的结果和冲突。绝经似乎对于某些女性有情绪效应,应该和次级效应相鉴别,如影响睡眠的潮热。心理学研究发现有些患者会因她们失去生育力或孩子长大离开家庭而感到不安(空巢综合征),但很多女性发现因绝经获得解放(98,99)。对有些女性而言,成年儿童回到母亲家里,或照看第三代,似乎是抑郁症的预测因素。受 PMS 或产后抑郁折磨的患者可能在这种激素变化的新时间点对抑郁症复发更为敏感。绝经期抑郁症患者应该得到社会心理急剧变化和家庭暴力的评估。绝经期激素治疗情绪症状的效果有互相冲突的报告(100~105)。用 SSRIs 治疗可能改善潮热(106)。

老年患者的抑郁症能够导致假性痴呆,其特征是活动和兴趣减少,看起来如同遗忘。和真性痴呆的患者不同,这些患者会报告记忆缺失,而不是尝试补偿或掩盖这种情况。当患者尝试应对认知能力的丧失时,痴呆的早期阶段会加重抑郁(107)。

评估患者

抑郁症的严重程度受患者情绪痛苦和正常功能受干扰程度的影响。抑郁尤其令人痛苦并造成功能障碍,但确实易于诊断和治疗的疾病(108)。但它拥有所有心理疾病的误解。患者和他们的家庭通常把抑郁症的表现和症状归咎于生活环境或医疗条件,无论是得到诊断还是没有确诊。拥有富足的生活条件症状持续不缓解,或是不能对振作的尝试(如改变环境)有所努力,均会加剧患者负罪感所致的痛苦,及其患者亲属的挫折感。有些患者报告活力低和全身乏力而不是抑郁的情绪。体格症状在亚洲和其他文化中,以及在年龄较长者尤其多见(107)。有些严重抑郁的患者继续正常生活,可以看上去正常和振奋。**排**

除抑郁症的唯一方法是询问症状并应用诊断标准(108)。

治疗

抗抑郁症药物和心理治疗对于抑郁症均有效。有证据表明两者结合效果最佳(109~111)。替代治疗效果的报告互相矛盾,多没有效果,最常见的是圣约翰草(112)。应该特别关注患者有关草药和其他处方的问题,并鼓励她们使用规范化制剂。经颅核磁刺激是有希望的研究干预(113,114)。

心理治疗有很多方式。治疗抑郁症效果经过特别研究的方法是认知 - 行为治疗和人际关系治疗。这些治疗的形式集中在现在的想法、感觉、关系和行为。治疗在计划好的预订的进程表上会持续数个疗程,通常不超过 16 周的疗程(115)。越来越多的证据表明支持性的和心理动力学的心理治疗是有效的。

对于患者尤其重要的是有计划表达她对患有心理疾病的感受,理解疾病如何影响她的生活,对于服用或接受心理治疗感觉舒适自然(115)。患者通常将抑郁归咎于虚弱、懒惰或不道德,她们通常将抗抑郁药和兴奋剂、镇静剂和其他活性心理药物相混淆。尽管书面材料不能完全代替文字指示,但为患者提供有关抑郁症的书面材料非常有益,这样患者可以在她休闲时间阅读,或在理解有困难的情况下同家人、朋友一起阅读。对于理解书面信息的困难广泛存在,尤其是医学信息。很多或绝大部分抗抑郁处方药或没有按时完成或没有按时服用(116)。

某个个体的抑郁症对于家庭成员尤其是孩子有很大影响。这可能是患者不愿接受治疗的动机因素。

抗抑郁药的种类和特点列于表 12.3。所有抗抑郁药都有相当的治疗效果,都需要 2~4 周的时间才能发挥效果。目前还不可能识别哪些患者对于某种药物反应最好,但是有明确的证据表明抑郁症可能和特定的神经递质有关,而且对于某种影响特定神经递质的药物有不同反应。这种治疗反应可能有性别差异,但是数据还不够充分以影响临床判断(117)。

表 12.3　抗抑郁药的药物学

药物	治疗剂量范围 (mg/d)	消除的平均半衰期(小时)[a]	可能的严重药物相互作用
三环类			
阿米替林(Elavil,Endep)	75~300	24(16~46)	抗心律失常药物,MAO 抑制剂
氯米帕明(Anafranil)	75~300	24(20~40)	抗心律失常药物,MAO 抑制剂
地昔帕明(Norpramin,Pertofrane)	75~300	18(12~50)	抗心律失常药物,MAO 抑制剂
多塞平(Adapin,Sinequan)	75~300	17(10~47)	抗心律失常药物,MAO 抑制剂
丙咪嗪(Janimine,Tofranil)	75~300	22(12~34)	抗心律失常药物,MAO 抑制剂
去甲替林(Aventyl,Pamelor)	40~200	26(18~88)	抗心律失常药物,MAO 抑制剂
普罗替林(Vivactil)	20~60	76(54~124)	抗心律失常药物,MAO 抑制剂
三甲丙咪嗪(Surmontil)	75~300	12(8~30)	抗心律失常药物,MAO 抑制剂
杂环类			
阿莫沙平(Asendin)	100~600	10(8~14)	MAO 抑制剂
马普替林(Ludiomil)	100~225	43(27~58)	MAO 抑制剂
选择性 5- 羟色胺再摄取抑制剂			
西酞普兰(Celexa)	20~40	4~6	MAO 抑制剂
依他普仑(Lexapro)	20~40	5	MAO 抑制剂
氟伏沙明	100~200	2~8	MAO 抑制剂

续表

药物	治疗剂量范围（mg/d）	消除的平均半衰期（小时）[a]	可能的严重药物相互作用
氟西汀（Prozac）（目前是每周一次的制剂）	10~40	168（72~360）[b]	MAO 抑制剂
帕罗西汀（Paxil）	20~50	24（3~65）	MAO 抑制剂[c]
舍曲林（Zoloft）	50~150	24（10~30）	MAO 抑制剂
单胺氧化酶抑制剂（MAO 抑制剂）[d]			
异卡波肼（Marplan）	30~50	未知	所有三种 MAO 抑制剂：血管收缩剂[e]，解充血剂[e]，哌替啶，以及其他可能的麻醉剂
苯乙肼（Nardil）	45~90	2（1.5~4.0）	
反苯环丙胺（Parnate）	20~60	2（1.5~3.0）	
5-HT$_2$ 拮抗剂			
曲拉唑酮（Desyrel）	150~600	8（4~14）	
耐法唑酮（Serzone）	300~500	3	
其他			
安非他酮（Wellbutrin，Wellbutrin SR，Wellbutrin XL）	225~450	14（8~24）	MAO 抑制剂（可能）
米尔塔扎平（Remeron）	15~45	20~40	
文法拉辛（Effexor，Effexor-XR）	75~375	5	
度洛西汀（Cymbalta）	20~60 bid	8~17	

MAO，单胺氧化酶；bid，每天两次

[a] 半衰期受年龄、性别、种族、现用药物和暴露于药物的时程影响

[b] 包括氟西汀和诺氟西汀

[c] 由氟西汀的数据外推

[d] MAO 抑制剂持续时间（7 天）超过药物半衰期

[e] 包括伪麻黄碱、苯肾上腺素、苯丙醇胺、肾上腺素、去甲肾上腺素和其他药物

修改自：Depression Guideline Panel. Depression in primary care：detection，diagnosis，and treatment. Quick reference guide for clinicians，no. 5. Rockville，MD：U.S. Department of Health and Human Services，Public Health Service，Agency for Health Care Policy and Research；1993：15；AHCPR pub. no. 93-0552.

对于嗜睡的患者适合应用更加活性的药物（氟西汀），对于激惹的患者最好使用更具镇定效果的药物（帕罗西汀）（118）。不管怎样，反应按个体化基础变化，甚至同一类药物都会不一样。抗抑郁药的选择基于副作用、剂量、花费和医师的临床经验（表 12.4）。患者愿意使用过去对她们或其家庭成员有效的药物。很多患者则证实某种药物对她有效之前会需要连续尝试两种或多种抗抑郁药。**在抑郁症发作的 9~12 个月期间，对重症抑郁继续积极治疗非常重要，直到患者充分反应并回复以前的心情和功能水平。如果患者没有完全康复，应该将其转诊至心理医师**（118）。

三环类抗抑郁药

三环类抗抑郁药是最老的仍在使用的抗抑郁药，是非处方药（118~122）。它们都有显著的抗胆碱类不良反应，对于病重或老年患者可能会有点问题。它们还能导致心肌收缩变换；这种不良反应只有少数患者不能耐受，对于心肌过度传导的患者甚有治疗作用。**睡前应用三环类抗抑郁药可能帮助那些睡眠困难的患者，但仍应在一天中分次服用。**有些三环类制剂，如去甲替林，有"治疗窗"——血液浓度高于或低于这种治疗窗水平都会无效——应予监测。三环类药物的平均剂量是每天每次 225mg（122）。**三环类药物最大的缺点是过量的致死性，这一点尤其重要，因为它们会用于那些已有自杀风险的抑郁患者。**罕见的情况下，如果它们不得不用于有自杀倾向的患者，就每次只给患者数片服用

表 12.4　抗抑郁药的副作用

	副作用[a]						
	抗胆碱效果[b]	中枢神经系统		心血管		胃肠道不适	体重增加超过 6kg
		嗜睡	失眠,易激惹	直立性低血压	心律失常		
阿米替林	4+	4+	0	4+	3+	0	4+
西酞普兰	0.5	0.5	0.5	0	0	1.5	0
地昔帕明	1+	1+	1+	2+	2+	0	1+
多塞平	3+	4+	0	2+	2+	0	3+
丙咪嗪	3+	3+	1+	4+	3+	1+	3+
米尔塔扎平	0.5~1	4	0.5	0.5	0	0	4
去甲替林	1+	1+	0	2+	2+	0	1+
普罗替林	2+	1+	1+	2+	2+	0	0
三甲丙咪嗪	1+	4+	0	2+	2+	0	0
文法拉辛	0.5	0.5	2	0	0.5	3	0
阿莫沙平	2+	2+	2+	2+	3+	0	1+
马普替林	2+	4+	0	0	1+	0	2+
耐法唑酮	0.5	0.5	0	2	0.5	2	0.5
曲拉唑酮	0	4+	0	1+	1+	1+	1+
安非他酮	0	0	2+	0	1+	1+	0
氟西汀	0	0	2+	0	0	3+	0
帕罗西汀	0	0	2+	0	0	3+	0
舍曲林	0	0	2+	0	0	3+	0
单胺氧化酶抑制剂	1	1+	2+	2+	0	1+	2+

[a] 数字指的是副作用的可能性,范围从 0(没有或罕见)到 4+(相对常见)

[b] 口干,视力模糊,排尿困难,便秘

引自:Depression Guideline Panel. Depression in primary care:detection,diagnosis,and treatment. Quick reference guide for clinicians,no. 5. Rockville, MD:U.S. Department of Health and Human Services,Public Health Service,Agency for Health Care Policy and Research;1993:14;AHCPR pub. no. 93-0553

(121)。有些用药方案,个人或公共的,都需要治疗从最便宜的通用药物开始,除非这种药物无效,否则不应用更新的药物。如果方案尚未得到临床接受,医师应该成为患者的推荐者。

单胺氧化酶抑制剂

　　单胺氧化酶(MAO)抑制剂对于异常增加或降低的睡眠及食欲相关的不典型抑郁症尤其有效。它们需要饮食限制,只能用于能够理解并依从这些限制的患者以避免高血压危险(117)。

选择性 5-羟色胺再摄取抑制剂

　　选择性 5-羟色胺再摄取抑制剂(SSRIs)的医学并发症很少。不良反应包括焦虑,震颤,头痛和胃肠道不适(腹泻或便秘),通常在开始治疗的数天内缓解。**更常见的不良反应**

是性欲丧失和性高潮受影响(119)。患者可能不愿意报告性生活的问题,但可能为因此终止治疗。有些女性愿意接受这样的性生活问题,算作恢复的可接受的代价,尤其是抑郁已经影响了她们的性功能。女性患者通常关心体重增加的问题。在一项研究中,SSRIs 可能会增加 5~7 磅(1 磅 =0.454kg)的体重;胃口恢复也会导致体重增加。关注这种问题的患者应该建议在用药期间密切注意饮食。有证据表明安非他酮要比 SSRIs 导致更多的体重增加。**SSRIs 似乎影响他莫昔芬的效力,导致卵巢癌死亡率增加**(120)。

　　SSRIs 的用法是每天一次,绝大部分病例并不需要调整用量。SSRIs 有很长的半衰期,所以偶尔迟服或漏服不会造成问题。SSRIs 撤退尤其是突然撤退,会在一小部分患者中导致流感样症状和睡眠问题(121)。患者应该被告知在没有咨询医师之前不要停药,停药也要逐渐降低剂量。像很多药物一样,抗抑郁药不会在老年女性中开始检测,但 FDA 已经考虑在这一年龄人群中应用其中的数种(122)。FDA 强制所谓的黑框警告 SSRIs 用于未成年人或年轻人。这种决定争议性很大。导致这种决定的研究并没有包括考虑自杀的对象。自杀的想法极端常见,这种想法和实际的尝试相合并,总称为**自杀率**。这种警告出现之后 SSRIs 的处方量就下降了,有证据表明自杀率因此而增加(123~125)。

非典型药物

　　非典型药物包括文法拉辛、锂盐和抗惊厥药,对于双向障碍,这些药物能有效地稳定情绪(126~130)。安非他酮有每天一次的剂型。和其他抗抑郁药相比,它轻度降低癫痫的阈值,所以在既往有头部创伤史的患者应避免使用,或小心使用。它在其他商品名下可用于戒烟,对于抑郁的吸烟者尤其有效。安非他酮的性生活不良反应似乎要比 SSRIs 更少一点,可能因此如果加到 SSRIs 剂型中可能能降低这些不良反应。

自杀

　　抑郁患者在评估和转诊时最为急性的事件就是自杀的可能性(131)。下述是自杀的危险因素:

- 抑郁
- 最近丧失亲人
- 既往自杀的企图,即使看起来不是很认真的样子
- 冲动
- 伴有酒精或药物滥用
- 目前或既往的体格或性虐待
- 家族自杀史
- 采取自杀的计划
- 寻找执行自杀方案的企图

尝试自杀的女性要多于男性,但是男性完成的自杀的比例要高于女性(131,132)。很可能男性使用更极端或无法挽回的方法,如武器,而女性更多使用过量药物,如被发现能够及时治疗。反复采取自杀姿势的人很可能对于别人的反应更感兴趣,而不是意在终止她的生命。但是,**既往的尝试或姿势都增加自杀完成的风险。尝试自杀企图的患者应该询问她下述危险因素:死的意愿(不是逃避,睡眠或让别人理解她的压力);在尝试的过程中增加服药的次数和剂量;药物或酒精滥用,尤其是加量使用。询问自杀想法和行为是每次心理状态检查的整合部分,对于既往或现在有抑郁症,或有证据提示自我毁灭的患者,应作为强制性的做法。**和患者讨论她生活或情绪中的困难时可以开始这种询问,或加入这样的评论,说几乎所有人都偶尔有死亡的念头。不想自杀的患者会立即反映她们也有

293

这样的想法,但是没有行动的意愿。她们通常加上这样的理由:她们有太多期望的东西,死亡违背她们的宗教,或伤害她们的家庭。

如果患者既往曾有自我毁灭行为的冲动,且没有计划或预警,那么咨询心理医师是明智的。如果患者积极地计划自杀,她应该立刻去看心理医师(132,133)。其他心理健康执业者可能对患者有所帮助,但很少能够有效处理,并为自杀患者负责,决定患者是否应该住院以及有入院的优先权。自杀的患者应该密切观察并随时保护——时时保护——无论是在咨询室还是在浴室,直到患者出现在心理医师面前,或身处安全的环境如医院的急诊室。指定陪护患者的人员决不可离开半刻,如接个电话,去卫生间,或拿一杯咖啡。家庭成员可以来监护患者,有时也能有效,但卫生执业者应对此负责任,确保他们立即并完成这种水平的监护。**对于妇科医师和患者,宁可冒着不方便和可能尴尬的风险,也不要去冒致死性的风险。如果患者立即考虑自杀,只有心理医师能够决定患者是否安全**(133)。心理学转折在不太严重的情况下会有作用:妇科医师缺少经验,或患者太多;初次治疗并不成功,或对诊断并不确定;存在家庭暴力或药物滥用;以及抑郁症反复发作。

很多人并不清楚大约 50% 的自杀与抑郁无关。自杀能够在焦虑症、人格障碍或对不良生活事件的冲动下发生(133)。自杀不是这些情况的不可避免的后果,包括自杀。这就是为什么不让上桥或用其他器械以预防冲动性自杀是有必要的。

酒精和药物滥用

酒精和药物滥用是患病率和死亡率的主要原因(134)。药物依赖或成瘾的必要情境是持续使用药物,而不管后果如何严重。酒精和药物滥用是医疗实践中常见——也是最容易被忽视的。

在 DSM-IV-TR,"物质(substance)"的名词可以指一种疗法,一种毒素或一种滥用的药物。尼古丁就包括在"物质"里面,女性要比男性更容易接受尼古丁成瘾,但是戒烟更多的是普通医学的主题,而不是心理学名词(9,135)。

药物滥用导致严重合并症,包括中毒和戒断。戒断是个严重问题,因为就像本章中这一节有关苯二氮䓬的内容所述,在住院或接受治疗前患者通常不能告知临床医师有关酒精或药物滥用的情况,此时她们可能经历非预期的未获诊断的戒断(136~138)。

持续滥用药物导致的严重问题可能包括戒断的相关症状,对家庭和工作的干扰,以及药物用尽后采取犯罪行为以获得药物的来源。**其他特点包括药物耐受,或需要消耗更多的药物以获得相同效果,以及冲动性用药**(139)。

患者药物滥用的同时通常也会酗酒。处方药的滥用,尤其在年轻人群中日渐增长(140)。应该提醒患者,她们的药物不要轻易让别人拿到。

酒精是最常滥用的。如果合法且被社会接受,它不会造成很高比例的患病率、死亡率和生活问题。**女性酒精滥用的情况似乎要比男性更为私密;社会对于在公共场合醉酒或制造混乱的女性要比男性有更多的不满。和男性相比,如果亲密伴侣使用或滥用药物,女性更容易也跟着使用这种药物,并用性交易以谋求获得这种药物**(141)。**有明确的证据表明酗酒有遗传相关性,但是其他药物滥用则没有这种情况。**

对于药物滥用最成功的治疗方法是所谓的 12 步程序,如匿名戒酒会。**绝大部分治疗药物滥用的程序用于男性。女性对通常的处理方案反应稍差**(142,143)。很多有药物滥用问题的女性都有孩子。这样的女性,以及孕妇,通常不愿意接受治疗,因为担心被起诉或丧失抚养权。**对孩子负有主要责任的女性,其治疗方案必须包括孩子抚养的安排。**治疗后复发很常见,但是并不意味着治疗是没用的。**平均来说患者需要三个疗程的治疗才**

能获得节制(139)。初诊医师的重要责任就是询问每一个患者有关药物使用及其相关的问题(141)。丁丙诺啡是有效的辅助用药;医师需要接受特殊的训练才能开出丁丙诺啡的处方(144)。

焦虑症

焦虑症是一种没有客观害怕原因的恐惧,通常伴随着恐惧的体格表现。尽管每个人时常会有焦虑的感觉,但当焦虑变得具有破坏力,或非常痛苦以至于感染个体的生活质量时就需要诊断为焦虑症。**焦虑症的患者有自杀风险(145)。**

诊断

焦虑症包括泛焦虑症、惊恐症、广场恐惧症、特定的恐惧症、强迫症和创伤后应激障碍(146~148)。

泛焦虑症

泛焦虑症是指焦虑在患者生活各个方面蔓延。患者烦躁不安,容易疲劳,难以集中注意力,易激惹,肌肉张力和睡眠障碍,因此饱受痛苦。**抑郁患者入睡或多或少还是正常的,觉醒早于预期,而焦虑患者更难入睡(146,147)。**

惊恐症

惊恐症的特点是惊恐发作:急性期总体上持续 15 分钟,伴有严重的恐惧和至少四项下述症状(146~152):

- 出汗
- 震颤
- 气短
- 饱胀感
- 胸部不适
- 胃肠道不适
- 轻头痛
- 不现实感
- 害怕变疯或被处死
- 感觉异常
- 寒战或潮热

可以反复发作,伴有或不伴有先兆事件(148)。患者对此已有预感,并会改变行为期望逆转今后的发作:避免特定情境,找出逃离特定环境的方法,或拒绝独处。

惊恐发作经常和心肺疾病的症状相混淆。它们导致很多次无用的急诊室就诊,以及昂贵的甚至有创的医学检查。绝大部分病例中仔细的病史采集就可得到正确诊断(153~155)。

广场恐惧症

广场恐惧症是对某些场景的回避,在这些场景中患者害怕被害,如戏院中间的座位,或驾驶通过一座桥。她担心这样的场景可能触发焦虑或惊恐发作,因此越来越愿意待在家中或限制她活动的范围,能去的地方越来越少。广场恐惧症和惊恐症可以分别发作和一起发生(150~154)。

特定恐惧症

特定恐惧症是对某种物体或环境不合理的恐惧,尽管患者也认为这种物体或环境并不会造成真正的危险。妇科中特别多见的是害怕针和害怕呕吐(150)。

社交恐惧症导致患者害怕和避免他们参加的环境,这种环境下她会感到笼罩于羞辱中,但没有合理的原因。这种环境包括特定的商业相关的出席,会议上发言,和朋友吃顿便饭等。患者可能会改变她们的生活以避免这些焦虑,从而破坏她们的人际关系,以及她们承担相应责任的能力,或她们可能努力继续按照原来方式进行,但承担了相当的心理学痛苦(150)。

强迫症

强迫症的主要特点:患者自身意识到反反复复的冲动、设想或想法,但并不喜欢且无法控制;或难以抗拒的冲动:侵入式的重复行为,患者感觉必须用这些行为以预防某些可怕的后果(155~157)。这种情况可以很轻,或非常痛苦;50%的病例是慢性的。这种疾病归入焦虑症,因为强迫症是焦虑诱发的,而且强迫行为是用来避免压倒性的焦虑。强迫症已成为大众化的说法来形容专注于琐碎细节并难以决定的人。这是这个名词的错误用法。

创伤后应激障碍

创伤后应激障碍(PTSD)是暴露于某种威胁患者或其他人生命和身体健康事件后的反应。在创伤发生时,患者经历震惊、恐慌或无助感。然后,患者可能对事件的全部或部分失去记忆,避免回忆起当时的情境,而在不能回避时会产生急性应激。她感到麻木和漠然,对未来没有希望。她过度觉醒、易激惹,睡眠和注意力存在困难。在噩梦中、反思中和侵入性想法中会再次体验创伤事件(149)。

流行病学

不伴有广场恐惧症的惊恐症在女性中是男性的两倍;惊恐症伴有广场恐惧症在女性中是男性的三倍多(149)。多为年轻时起病,常见于应激事件之后。终身发病率为1.5%~3.5%;1年的发病率为1%~2%。相当比例的患者同时也经历焦虑症。恐惧症在女性更为多见,这取决于恐惧的对象。1年发病率为9%,终身发病率为10%~11%。强迫症在女性和男性的发病率是相同的,有证据表明有类似的发病方式。终身发病率为2.5%,1年发病率为1.5%~2.1%。创伤后应激障碍的终身发病率为1%~14%;暴力的受害者(包括儿童期虐待和妻子受打)和战争风险都会增加。男性和女性对于其可能暴露的暴力类型反应并不相同。举例而言,对于男性和女性,强奸都是导致PTSD类似的高危因素,但是女性更可能是强奸的受害者(149)。

评估

根据焦虑症和创伤经验之间的关系,焦虑症的表现和症状应该引起注意,询问有无虐待(146,147)。在试图治疗这些疾病之前,重要的是需要知道患者受病痛折磨已有多久,既往曾经采取哪种方式进行诊断和治疗,以及疾病对于心理发展的影响,生活的选择,生活方式以及社会关系。在一些病例中,整个家庭会围绕患者的症状和局限组织计划表和活动;因此可能不愿意提供相关的信息。

治疗

治疗不应限于抗焦虑症药物。对患者焦虑的治疗，即使已经耐受，也是可能引发焦虑的过程；焦虑具有传染性，可能会无限制地占用妇科医师的时间和精力。苯二氮䓬类的过度使用是医疗和媒体关心的问题。在没有确认能够得到医师支持和兴趣之前，推迟应用抗焦虑药物是有益的(150)。治疗应该关注对患者生活和家庭的影响，以及对这种特定疾病表现和症状的效果(151)。

苯二氮䓬类在急诊情况下最为有益(150)。用药可以迅速增大剂量变成慢性过程，从而抵消治疗效果，增加对医师的要求。使用苯二氮䓬类的女性可能会忘记把使用这些药物算在既往病史中。如果住院，她们可能会遭受未曾注意的戒断症状，导致治疗复杂化，或患者继续使用个人来源的药物而忘了提醒医务人员(150)。

除了那些不能配合且担心依赖或成瘾的人，绝大部分患者会受益于抗焦虑药物。没有成瘾行为历史的患者在标准剂量用药下不太可能有成瘾的麻烦(156,157)。确认焦虑或强迫行为的来源非常重要。很多患者和他们的家庭因为对药物问题或治疗的不当信息或错误理解变得焦虑。很少有患者能够在一次门诊中吸收所有包括严重妇科问题的信息，但是很多人觉得问问题会增加医师的负担，并使自己看起来很傻。如果在家庭成员中或医疗人员中有关诊断或推荐治疗未能达成一致，患者会感受焦虑。很多患者有时基于过去的经验或过时的信息，或强烈要求某些方面的治疗。简单的解释或提醒可以缓解焦虑。例如，一个可靠的家庭成员或朋友能够得到允许在过程中陪着患者，在静脉输液前用口服或吸入的镇定药，或患者能够自己控制镇痛。

行为干预对于治疗焦虑症极其有用，没有麻烦的不良反应。包括催眠，脱敏和放松技巧(152~163)。这些技巧能够为患者提供一种处理她自身焦虑的工具。行为医学的专家尤其是心理学专家，精通这些技巧。当地的医学院心理医学科或行为医学科是转诊的好资源。有兴趣的妇科医师能够掌握部分这些技巧。

对于有焦虑症或人格障碍的焦虑而贫穷的患者，很容易陷入猫和老鼠游戏的困境中(153)。病房巡诊、门诊或办公时间中，面对强迫或焦虑、多话和贫困的患者，医师会发展出回避的模式，有时则会因为负罪感而变得过于放纵。这种行为对于患者的症状会产生偶发的、不可预料的增强效果，需要引起注意，并可能加重症状。看上去很忙碌或很烦恼的样子，或对一天计划受到破坏以及对其他患者的治疗受到延误而产生失望之情，这些逃避的尝试只会加重患者的焦虑(154~160)。

提前做准备是最好的办法(153,162,163)。妇科医师通常低估他们和患者的人际沟通，以及他们自己适当设计、限制这些关系的能力。有一长串症状的患者应在门诊开始就被告知有多少时间可用，并要求患者集中在自己最重要的问题上，将其他问题留作以后计划好的预约中再讨论(162)。如果患者要求不用预约而用电话随访，妇科医师应该告知患者她的情况主要应通过常规的计划性随访进行。如果患者不通过能够合理安排的门诊随访进行联系，应告知患者在随访之间、预先安排的时间打电话，告知医疗人员她们的进展。对于不同心理状况和家庭的患者有很多有用的自主团体。尽管关注痛苦的团体能够强化患者的体验和疼痛，帮助她们重建新生活，但这些团队也可能干扰患者寻找认识自我并获得满足的其他方法的动机(159)。妇科医师能够掌握患者对这些自主团体干预的反应。

药物对于治疗焦虑症也有作用(164~166)。表 12.5 描述其中很多药物。SSRIs 对于一系列焦虑症是有效的，有时其治疗剂量不同于抑郁症的用量。苯二氮䓬类在急性焦虑或在相对短暂、时间有限（数天）应急情况下是有效的。这种特殊的剂型应根据起效基础和半衰期斟酌使用。应警告患者避免饮酒，并在开车等需要注意、集中和协调的活动中极其小心。

表 12.5　治疗焦虑症的合成药

药物	商品名	吸收率 [a]	半衰期 [b]	有活性的长效代谢物	备注
苯二氮䓬					苯二氮䓬的代谢物受西咪替丁、戒酒硫、异烟肼和口服避孕药抑制。苯二氮䓬的代谢受利福平增效
阿普唑仑	Xanax	中间	中间	无	老年患者或肝功能异常患者适用
甲氨二氮䓬	Librium,其他	中间	中间	有	
氯硝西泮	Klonopin	长	长	无	
氯氮	Tranxene,其他	短	短	有	
地西泮	Valium,其他	短	长	有	老年患者半衰期增加 3~4 倍
劳拉西泮	Ativan,其他	中间	中间	无	老年患者或肝功能异常患者适用
奥沙西泮	Serax	长	中间	无	老年患者或肝功能异常患者适用
普拉西泮	Centrax	长	短	有	
不典型药物					
丁螺环酮	BuSpar				对于恐惧症无效,镇静作用微弱,几乎没有依赖或耐受

[a] 长,≥2 小时;中间 =1~2 小时;短,≤1 小时

[b] 长,>20 小时;中间 =6~20 小时;短,<6 小时

引自:Gilman AG,Rall TW,Nies AS,et al. The pharmacological basis of therapeutics. 8th ed. New York:McGraw-Hill,1990;Stotland NL. Psychiatric and psychosocial issues in primary care for women. In:Seltzer VL,Pearse WH,eds. Women's primary health care:office practice and procedures. New York:McGraw-Hill,1995

下述患者应该接受一位心理医师的评估检查:未能对门诊咨询或用药的尝试有所反应,不能完成她们的责任,耗竭了亲人的耐心和资源,诊断两难,消耗了大量的医疗资源,或症状日益加重(166)。

躯体障碍

诊断

躯体障碍将心理矛盾以体格症状的形式表达。根据患者对症状是否察觉或是否有所反应,躯体障碍存严重程度的差别。一系列疾病谱从故意的装病到所谓的歇斯底里,后者完全不知道她的心智和体格症状之间的联系(167)。

诈病

诈病是故意模拟体格或心理疾病的表现和症状以达到具体的个人目的,如逃避危险的军事任务或免除犯罪责任。人为性疾病,或 Munchausen 综合征,是一种了解还不充分的情况,患者积极地造成自身的体格伤害或伪装躯体症状,从而导致反复住院,和痛苦的、危险的、有创性诊断及治疗步骤(167)。这些患者可能会将粪便或脓痰弄到伤口或静脉管线内,给自己注射胰岛素,或造成出血。如果有足够的诊断和治疗干预就能在这些患者中发现明显的医源性问题,如手术造成的粘连,或注射甾体类激素造成的库欣综合征(167)。

这些患者开始引起医务人员的注意,最终使他们倍感挫折。声称这些患者"只想获得关注"并无用处(167)。绝大部分人希望得到关注,但是很少有人愿意会用这些方式得到关注。确诊是精细的工作。如果相关人员保持警觉,通过观察患者或借口将患者送出医院寻找其归属,他们来证实自己的怀疑。后一种做法是违法的,而且一旦识破,将终止治疗关系,并促使患者逃离而不是关注其问题。寻求心理咨询可能引起患者及其家庭的不满。患者很快就会出现在另一家医疗机构中。结果,有关病因学、发生率和治疗的数据

少之又少。通常这些患者富有医学经验,因为她们或其家庭有一些医学训练,或通过既往的住院有一些知识。母亲通常故意让她们的孩子生病而制造这种情况,这叫做**代理性佯病症**(167)。代理性佯病臭名昭著,如果她们的孩子有严重的慢性疾病并需要多种医疗干预时,可导致控告和这些母亲抚养权的丧失。共享电子病历可能会影响这些情况的发生。

躯体化障碍

躯体化障碍包括多种体格症状,这些症状没有充分的医学基础,而症状导致无数次的就诊或对患者功能的破坏(168)。症状可能在 30 岁前开始,并持续很多年。诊断需要至少四处不同解剖部位或心理功能相关的疼痛:两种胃肠道症状,一种性功能或生殖道症状,以及一种不只是疼痛的假性神经症状或缺陷(抽搐,麻痹)。患者感知她是"有病的"(168)。她能够准确报告有关她既往症状和治疗的问题,但如果没有问及,可能不会主动提供信息。

转化障碍

转化障碍以前称为癔病。患者丧失自主运动或感觉功能,并无法以医学疾病解释,且并非有意为之,似乎和心理压力或冲突有关。预后与从起病到诊治的时间长短直接相关(169~172)。

其他躯体障碍

疼痛症是一种转化情况,疼痛是唯一的症状。躯体异形障碍由于身体形态微小的或想象的缺陷所致,患者寻求的很多药物或手术治疗都不能缓解(167,173)。妇科医师应该慎重地将这样的患者转诊至整容或美容手术,尽管专家对这些情况比较熟悉,但对这些患者进行手术仍需谨慎。

疑病症并没有很多症状。它是患者非精神病性地认为或害怕她将遭受一系列疾病,尽管有证据和保证说明不是这样(167)。如果排除了一种疾病,或患者认为诊断被忽视了,或将她的注意力转移到其他疾病中去。

流行病学

躯体化症状据信是门诊最常见和最难处理的精神疾病。如果给患者充分的环境考虑她的健康问题,估计 60%~80% 的普通人群在一周内都会经历一种或数种躯体症状(167)。**躯体障碍几乎完全发生在女性**;月经症状可能是早期信号。女性终身发病率为 0.2%~2.0%。女性转化障碍是男性的 2~10 倍(儿童中则没有这种性别差异),在缺少医学经验的农村和贫困人群中更加多见(167)。病例逐渐相对少见。转化障碍可以发展成躯体症状。报道中躯体化障碍的发生率为(11~300)/100 000。疼痛症在两性中都非常多见。疑病症在男性和女性中有同样的分布;总体上医学实践中的发生率为 4%~9%。有关躯体异形障碍的统计很少,似乎在男性和女性中对等分布,平均起病年龄大约 30 岁(167)。

评估

绝大部分躯体化障碍是慢性的。初级保健中的治疗目标不是用于消除所有的躯体症状而是帮助患者适应他们,并减少其对人际关系和社会责任的影响(167)。由于患者通常同时或序贯地在数位医师那里寻求治疗,因此需要认真询问所有过去和现在的诊断措施、诊断结果、治疗及反应。过去几年患者的功能水平非常重要;预后与病程长短成负相关。慢性病程不应成为患者治疗失败的理由。对患者生活及其家庭的影响可能会减轻,即使整个病情没有完全消失。对这些以及大部分其他患者,妇科医师需要知道患者关于自己的哪些想法是错误的,以及哪些想法会阻碍诊断和治疗的干预。如果患者得不到她所期望或要求的,她可能不愿意依从推荐的治疗方案,尽管患者可能会接受并装作遵从这种方案,以避免来自医师的批评。总体上这种做法在患者中很多见(167)。

治疗

躯体化障碍的治疗集中在避免不必要的医学干预,避免医源性医疗或精神合并症及其损伤。不可能排除一种症状的所有潜在的医学原因。文献中充斥着在没有确诊之前将多年的多发性硬化、颅内肿瘤、间断性复燃性感染患者误诊为神经性疾病的病例(167,173)。器质性病理疾病的患者可以有躯体化症状。长期良性胃肠道症状的患者可以罹患阑尾炎。每一例特殊病例和主诉应该进行艰苦的鉴别诊断。

有躯体化障碍的患者通常不断拜访每一位新的医师,希望有人"不像以前咨询的那位无能和漠然",最终完全了解她的痛苦并治愈她的症状。妇科医师不能限于这些期望中,而应该提醒患者,多年以来抵制诊疗的症状对每个人来说可能都是挑战。就像焦虑的患者,重要的是构建医患关系以避免给予患者不一致的照顾,以及尽在症状加重和需要才做出反应(173)。最好计划好常规的、短时间的门诊安排,在其间临床医师可以分配一小部分时间用于倾听和同情患者的躯体症状,而用大部分时间强化患者在有症状的同时努力发挥正常功能。应该鼓励患者的家庭成员促进正常功能而不是促进病残。

通过欺骗患者而掩盖公开的心理学症状(在"麻痹"患者的附近大喊"振作"),或在患者没有意识到情况下对其行为进行记录,对于医护人员可能一时痛快,但对于患者而言则是一种羞辱。这可能强迫她放弃某种症状,起码是暂时地放弃,但是患者可能会去其他地方寻求治疗,从而加重她的功能失调、不信任以及对健康管理系统的要求(173)。

有转化障碍、躯体症状以及过分忧病的患者通常可从旨在留面子和改善功能的具体行为治疗中获益(174)。曾经据信患者摆脱了一种症状后很快会用另一种替代,但是这种假说没有得到经验证据的确认。行为治疗应该包括和目标症状有关的促进健康活动,按照循序渐进的过程计划,并且以合理的医学信念和权威进行推荐。举例来说,有心因性吞咽困难的患者应该建议仅以特定的间隔饮用清流食,维持数天后以相同的方式进流食、菜泥、软食,最终恢复正常饮食。肢体活动困难的患者可以进行运动治疗。可以指点对其症状有先入为主挂念的患者记录她进步的日志,并带到门诊来。医生不必每次都要精读全部记录。如果记录太长,可以要求患者准备一个总结。这种方法可能让患者和医师对于她饮食、人际关系及活动之间的关系更加明了。应该建议患者不要忘记这一点而去详述其症状(174)。

有必要记住因为抑郁、创伤后应激障碍和其他焦虑症,以及因为家庭暴力导致的体格症状通常寻求妇科医师的帮助。在家庭暴力的情况下,妇科医师经常是家庭环境之外唯一接触受害者的人(175~177)。在诊疗和症状直接相关的情况下必须排除这些可能。已有几项研究认为筛查受家庭暴力女性的必要性应该引起重视,但实际上很少这么做。似乎筛查本身并不能显著改变结果。认识家庭暴力,寻找并评估相关资源通常是长期渐进的过程——其中筛查是重要的第一步(178)。

很多有关感觉和心理冲突的跨文化变异是躯体化的结果。举例而言,在很多亚洲文化中,几乎从未听说表达有关感觉、行为或人际关系的问题;这些问题通过躯体化进行表达、诊断和治疗。相反,在西方社会中有些熟悉和心理学知情的患者可能将严重的躯体表现和症状当做心理冲突而搁置(177)。

转诊

有躯体化障碍的患者可能会更坚定地拒绝心理转诊,甚过其他任何简单种类的患者 (167)。由于关注她们的体格症状,这些患者认为她们的症状没有得到严肃对待,而转诊也是妇科医师请示和拒绝的表现。对这些患者强调身心的区别是人为的,这点尤其有用。大脑是身体的一部分。我们的语言表达了这样的综合统一;焦虑导致"反胃",恼怒使人"头痛",不好的消息"让我们心痛"。

转诊应该设计成为对患者痛苦的支持,而不是声明其问题"都在她头脑中"(168)。心理健康执业者应该作为医疗团队的一部分。有些医学研究所已经将心理咨询、医学心理学或行为医学作为治疗疾病心理并发症以及躯体化障碍的专门方案。因为所有的躯体和精神症状经常共存且相互作用,妇科医师应该和心理健康执业者协作。在开始进行心理健康转诊的时候,患者应该得到初诊医师的反诊预约,或电话联系的要求,以保证他们不被忽略,且能告知初诊医师咨询的结果(168)。

人格障碍

人格障碍是感知和行为的广泛的、终身的、适应不良的模式(177~179)。人格障碍的患者相信无论什么样的不愉快感觉都是由其他人的行为造成的。他们看待自己的行为是正常的、完美的,以及对那些可察觉环境的不可避免的反应,而这些行为在医疗场所以及患者的生活中却造成了巨大的骚乱破坏。更坏的是,她们的行为可能会激怒他人,而这种反应更证实了她们的预料;举例而言,一个相信人们经常抛弃她的患者会绝望地依附别人,最终赶走他们。

诊断

人格障碍在 DSM-Ⅳ 中分为数个组群(9)。患者经常在一群或群之间表现出好几种问题的特点。

A 群
　偏执型人格障碍
　分裂样人格障碍
　分裂型人格障碍
B 群
　自恋型人格障碍
　表演型人格障碍
　边缘型人格障碍
　反社会型人格障碍
C 群
　回避型人格障碍
　依赖型人格障碍
　强迫型人格障碍

A 群的个体是孤立的、怀疑的、分离的和古怪的。自恋型患者沾沾自喜,傲慢自大,嫉妒和标榜。表演型个体装腔作势。反社会的患者蔑视法律和针对他人的公共礼仪和规矩。边缘型人格障碍导致患者难以控制自己的冲动和保持稳定的情绪及人际关系(177)。她们纠结于自我毁灭的行为。她们对同一个人时而过高评价,时而严厉责骂,或在一个人和其他人之间交替引导这样的感觉。如果这种情况发生在妇科诊疗场所,可能在工作人员之间引起严重的紧张情绪。这里有一条警告:**研究表明,很多受过虐待的女性在创伤后应激障碍更符合她们症状的情况下被诊断为边缘型人格障碍**(175~178)。和边缘型人格障碍相比,创伤后应激障碍耻辱感少一些,且更容易治疗。

流行病学

人格障碍作为一组疾病其终身风险是 2.5%(177-179)。A 群人格障碍在男性中更为常见。在 B 群障碍中,75% 的病例是女性患者;而人群中总体的发生率为 2%。人格障碍如表演型人格障碍在就诊人群中要比一般人群中更为多见。在 C 群障碍中,依赖型人格障碍是最多见的诊断。男性的强迫型人格障碍发生率是女性的两倍。将人格障碍和症状性强迫症区分开来至关重要。人格障碍和儿童期受虐史有明确的相关性。应该考虑到持续存在的虐待状态。各群疾病之间有很多重复,这样的诊断结构有望在即将发表的 DSM 新版本中有所改变(179)。

评估

人格障碍的影响变化很大(177~179)。在一个极端,疾病仅是夸张的人格模式,而在另一个极端,个人忍受巨大的感情痛苦,不能在工作中或人际关系中发挥正常功能,在精神病院花费大量的时间。她描述自己的绝望的症状是对抛弃或其他误治的不可避免的反应。正如定义所指,患者不会为列于诊断标准中的表现和症状寻求治疗,但是会抱怨别人给她的治疗,他们对她的反应,以及总体上生活的不公和困难。谈到病史,临床医师应该用这些话构建问题:这些麻烦持续多久,以及这些问题怎么干扰她工作和与他人交往的能力?人格障碍并不会使患者直接来到妇科诊室,但是当患者来到时她们总合并严重的问题。

治疗

对于人格障碍的患者,需要有力和长时间的心理治疗以达到足够有效的进展(177)。越来越多的证据表明,专业的针对性的治疗干预可以成功,长期的预后要比以前认为的那样要好。妇科治疗的挑战在于将医疗人员的争论和消耗最小化,同时将患者医疗问题有效诊断和治疗的可能最大化。**最有帮助的简单步骤是识别人格障碍。**诊断让妇科医师理解患者问题行为的原因,避免纠缠于对患者的无效干预,以及设置恰当的限制。

越来越多的证据表明,精神药物对于治疗人格障碍有所帮助(179)。治疗应该由心理医师在咨询中提供。患者用药的能力可能会被冲动、自我毁灭的倾向以及不稳定的关系所破坏。低剂量的长效镇静剂有时有用,特别是在患者有短暂的精神发作期间。但是低剂量镇静剂或抗焦虑药显著增加过量风险,以及体格和精神的习惯化(179)。它们可用于短暂的应激,但是用量仅够数天使用,并且不得再次开药。有些患者的焦虑、需求和力量斗争在他们自己用药得到控制后会有所平息。这样的处理需要充分熟悉患者,保证她的安全,并由专家来处理。因为人格障碍的患者将自身问题归咎他人,她的症状不能用作心理学转诊的原因,但是她的痛苦可以是转诊的原因。如果不得不在病历表或保险单上明白注明人格障碍的诊断,患者也有必要得到告知。和患者一起查阅 DSM-IV-TR 的诊断标准很有帮助,这样她可以理解诊断的基础(9)。**所有心理学诊断都带有明显的羞耻感,人格障碍尤其如此。**

适应障碍

诊断

　　适应障碍是对生活压力的暂时的自限性反应,而这些压力正是人类经验标准领域的一部分(不像那些导致创伤后应激障碍的问题)(180)。患者有情绪或焦虑的症状,足以导致她寻求医学治疗,但尚不满足心理学诊断的数量或质量。诊断需要可识别的压力,压力开始后 3 个月内起病,以及在压力终止后的 6 个月内自行消失。很明显后者只有在症状解决时才能确定——但是如果症状持续超过那个时间也无法排除诊断(180,181)。

　　适应障碍可以和常见的悲痛相区别(180,181)。悲痛产生类似抑郁的症状,尽管抑郁更易导致负罪感。对功能的干扰不能持续超过数月,但是对丧失所爱之人的伤痛可能持续数年。持续性破坏性悲伤的患者应该转诊至心理健康执业人员。

流行病学

　　适应障碍对男性和女性的影响是相同的。5%~20% 接受门诊心理健康治疗的患者罹患适应障碍。有关文献很少,一项研究报告了在不需预约的综合健康诊所中接受治疗的患者样本中发病率为 2.3%(180)。

治疗

　　适应障碍的患者能够在初级保健机构通过短暂的咨询得到有效治疗(180)。咨询可由妇科医师或注册护士、社会工作者、心理学家提供,最好是一位门诊或医院工作人员,熟悉妇科医师和临床工作。就医地点有时是患者唯一能够倾诉其感受、考虑其情况的地方。咨询旨在促进患者自身的处理技巧,帮助她对其情况进行深思熟虑的决定。妇科医师应该随访患者的进展,并在症状没有缓解的时候帮助转诊到心理学家那里。

进食障碍

　　进食障碍的病因学既是神经生物学的,又是社会心理学的(182)。欣赏苗条,有时到了病态的程度,是北美女性的主要问题(183)。只有一小部分女性表示对她们的体重和体型满意。几乎所有人都承认反复地或最近就在尝试节食。医师通常也有社会上对超重患者的偏见,并且通过评论夸大患者关注的问题。某些情况下,医师或其他人的评论即使不会导致进食障碍,也会影响进食障碍的发生。

诊断

　　神经性厌食的特点是严重的食物摄入受限,经常伴有过量的体育锻炼和应用利尿剂或泻药。临床特点包括月经不调或停经,严重地或疯狂地害怕变胖,将体重作为自我价值目标的成见,以及缺少认识现实和病情危险的能力。有些患者会向妇科医师寻求不育的治疗(184)。

　　贪食症的特点是暴饮暴食,接着自我催吐或清肠。患者的体重可能正常或略高于正常。患者有极低的自我评价,病情常与抑郁共存(185)。

　　肥胖症是日趋常见的健康问题,没有证据表明任何非手术治疗随着时间流逝而能有效。应该鼓励合理饮食,越来越流行的时尚饮食或地狱式减肥,从医学和心理学上看只能起反作用(186)。因为在我们社会超重被认为是一种耻辱,患者可能会回避门诊,只是因为她们将在门诊称重。接触超重患者的最佳方法是认识到肥胖有害健康,但是改变一个人的饮食和生活方式以及减肥是非常困难的。首诊医师应该指出他们不准备评判患者，可以应患者要求提供支持和信息。

流行病学

超过 90% 的厌食症和贪食症病例发生在女性患者。青少年晚期和成人早期发病率分别为 0.5%~1.0% 和 1%~3%。有证据表明该病有家族遗传性(182~185)。

评估

治疗厌食症的医师需要知道患者对其问题有多了解，以及如何评估她的情绪、关系和总体功能水平。厌食症导致严重代谢并发症和死亡的高危风险，通常从电解质异常的心脏问题开始。彻底的体格和实验室检查是关键；立即住院治疗可能有其必要(182~185)。

治疗

厌食症或贪食症的患者应由心理健康执业者进行治疗，最好是长于这一领域的专家。这些问题治疗难度很高；患者可能采用精巧的花招掩盖她们不能进食以及增加体重的失败(185~187)。有很多关注厌食症的网站，包括能够维持生命的最小热量的信息，以及对自己对自己的嶙峋骨骼看起来十分满意的个人照片。至少 50% 的患者将变成慢性，大约 10% 的患者死于这种疾病。抗抑郁药物有时有效。停经患者应该用促排卵治疗。对骨质减少和骨质疏松进行评估是必要的(187)。

精神疾病

全世界精神分裂症影响大约 1% 的人(188)。几十年前严重和持续心理疾病的患者不再住院，绝大部分患病个人都住在社区。通常卫生护理和其他服务并不充分，导致这些女性容易受到性虐待和非自愿妊娠。总体上，精神分裂症的女性生育力和匹配的人群是接近的。精神分裂症不是做母亲的绝对禁忌证，但是仍有很多针对精神疾病的羞辱，患者可能会选择避免产前检查，因为她们害怕失去抚养权(189,190)。

诊断

精神疾病的特点是思考和行为的严重扭曲。包括精神分裂症、精神分裂症样障碍、分裂情感障碍、妄想症以及短暂的精神疾病。应该在确诊前排除普通疾病和中毒性疾病。这些疾病的区别主要基于症状、时间、严重性和相关情感症状。精神病的标记是出现妄想和错觉。妄想是在没有外界感知刺激下的感受察觉。错觉是对外界事件动机本质的离奇信念(188)。因为目前没有"离奇"的可靠定义，医师对待来自不熟悉的文化的患者时应该判断在那种文化中既定的信念是否正常。错觉和妄想是精神分裂症的阳性症状。其阴性症状包括漠然和失去与他人的联系，以及感兴趣。越来越多的证据表明精神分裂症与认知缺陷有关(191)。

流行病学

精神分裂症的发病是在十多岁的晚期到 30 多岁的中期。和男性相比，女性在生活中更晚起病，有更明显的情绪症状和更好的预后(191,192)。一级亲属和低社会经济状态的情况风险要高 10 倍(192)。虽然并不清楚贫穷是一种急性应激或是精神疾病的结果，但是值得注意的是，极少一部分个体有个人的或公共的保险用于充分治疗，绝大部分精神分裂症的人处于贫困状态。

评估　　精神疾病对于功能的影响变化很大。患者不应被认为没有能力做出医疗决定,或独立生活,尤其是她们依从治疗的情况。应该特别询问患者的生活状况和处理能力。当患有精神病的女性有责任照顾儿童时,她们这样做的能力应该得到一位心理健康专家的咨询评估。做母亲的权利和儿童抚养权对这些脆弱的患者是极端敏感的问题(191)。

严酷的恶化过程不是不可避免的;缓解和痊愈可以出现(192)。因此,应该仔细检查患者的精神状态。在忙碌的医疗环境压力下,精神疾病可能被忽视,仅仅在产房、手术室或恢复室爆发。相信阴谋和异形应该对她们症状负责的患者能够回答是或不是的医学问题,而不必揭示她们的幻觉。开放式问题("告诉我你的症状")更加有效(191)。

耸人听闻的媒体报道的精神病患者犯下的暴力罪行会使大众对这些疾病产生错误观点。统计学上精神病患者更倾向于成为受害者而不是犯罪人。没有治疗的患者,特别是在酒精或其他药物作用的情况下,暴力行为的风险多少有所增加;但是已经治疗的患者不会比普通公众更有暴力性(192)。

治疗　　精神病通常由精神病专家进行治疗。首诊医师应该和精神病学家咨询以确定他们的责任,即让稳定的患者依从治疗。当患者表达幻觉时,医师可能觉得他或她并不能认同这些幻觉,但不应该和患者争论(193-195)。重要的是集中患者的力量。她可能很容易被欠考虑的言辞或行为羞辱,这些言辞和行为暴露了暴力或无能的倾向。严重病例的患者应该在一个完整系统中得到治疗,包括社会服务,家庭支持,康复,普通医疗护理,心理治疗和心理药物治疗。在转诊到心理健康执业者的过程中,首诊医师应该对治疗成功的可能性抱有清晰的、实事求是的、开放的和自信的态度(192)。

（李雷　朱兰　译）

参考文献

1. **Schurman RA, Kramer PD, Mitchell JB.** The hidden mental health network: treatment of mental illness by nonpsychiatrist physicians. *Arch Gen Psychiatry* 1985;42:89–94.
2. **Dubovsky SL.** *Psychotherapeutics in primary care.* New York: Grune & Stratton, 1981.
3. **Berndt ER, Koran LM, Finkelstein SN, et al.** Lost human capital from early-onset chronic depression. *Am J Psychiatry* 2000;157:940–947.
4. **Smith I, Adkins S, Walton J.** *Pharmaceuticals: therapeutic review.* New York: Shearson, Lehman, Hutton International Research, 1988.
5. **Pierce C.** Failure to spot mental illness in primary care is a global problem. *Clin Psychiatry News* 1993;21:5.
6. **Margolis RL.** Nonpsychiatric house staff frequently misdiagnose psychiatric disorders in general hospital inpatients. *Psychosomatics* 1994;35:485–491.
7. **Perez-Stable EJ, Miranda J, Munoz RF, et al.** Depression in medical outpatients: underrecognition and misdiagnosis. *Arch Intern Med* 1990;150:1083–1088.
8. **American Psychiatric Association.** *Diagnostic and statistical manual of mental disorders*, 4th ed. Washington, DC: American Psychiatric Press, 1994.
9. **American Psychiatric Association.** *Diagnostic and statistical manual of mental disorders*, 4th ed. Text revision. Washington, DC: American Psychiatric Association, 2000.
10. **Depression Guideline Panel.** *Depression in primary care:* Vol. 1, *detection and diagnosis.* Clinical practice guideline no 5. AHCPR, Publication No 93-0550. Rockville, MD: U.S. Department of Health and Human Services, Public Health Service, Agency for Health Care Policy and Research, 1993.
11. **Cassem NH.** Depression. In: **Cassem NH, ed.** *Massachusetts General Hospital handbook of general hospital psychiatry.* St. Louis, MO: Mosby Year Book, 1991:237–268.
12. **Murphy GE.** The physician's responsibility for suicide. II: Errors of omission. *Ann Intern Med* 1975;82:305–309.
13. **Veith I.** *Hysteria: the history of a disease.* Chicago: University of Chicago Press, 1965.
14. **Roter DL, Hall JA, Kern DE, et al.** Improving physicians' interviewing skills and reducing patients' emotional distress: a randomized clinical trial. *Arch Intern Med* 1995;155:1877–1884.
15. **Beckman HB, Frankel RM.** The effect of physician behavior on the collection of data. *Ann Intern Med* 1984;101:692–696.
16. **Scheiber SC.** The psychiatric interview, psychiatric history, and mental status examination. In: **Hales RE, Yudofsky SC, Talbott JA, eds.** *Textbook of psychiatry*, 2nd ed. Washington, DC: American Psychiatric Press, 1994:187–219.
17. **Orleans CT, George LK, Houpt JL, et al.** How primary care physicians treat psychiatric disorders: a national survey of family practitioners. *Am J Psychiatry* 1985;142:52–57.
18. **Dubovsky SL, Weissberg MP.** *Clinical psychiatry in primary care*, 3rd ed. Baltimore, MD: Williams & Wilkins, 1986.
19. **Stotland NL, Garrick TR.** *Manual of psychiatric consultation.* Washington, DC: American Psychiatric Press, 1990.
20. **Spiegel D, Bloom JR, Kraemer HL, et al.** Effect of psychosocial treatment on survival of patients with metastatic breast cancer. *Lancet* 1989;2:888–891.
21. **Fawzy FI, Cousins NI, Fawzy NW, et al.** A structured psychiatric intervention for cancer patients. I: Changes over time in methods of coping and affective disturbance. *Arch Gen Psychiatry* 1990;47:720–

725.

22. **Cunningham AJ, Edmonds CV, Jenkins GP, et al.** A randomized controlled trial of the effects of group psychological therapy on survival in women with metastatic breast cancer. *Psychooncology* 1998;7:508–517.

23. **Maunsell E, Brisson J.** Social support and survival among women with breast cancer. *Cancer* 1995;76:631–637.

24. **Gellert GA, Maxwell RM, Siegel BS.** Survival of breast cancer patients receiving adjunctive psychosocial support therapy: a 10-year follow-up study. *J Clin Oncol* 1993;11:66–69.

25. **Blake-Mortimer J, Gore-Felton C, Kimerling R, et al.** Improving the quality and quantity of life among patients with cancer: a review of the effectiveness of group psychotherapy. *Eur J Cancer* 1999;35:1581–1586.

26. **Goldman N, Ravid R.** Community surveys: sex differences in mental illness. In: **Guttentag M, Salasin S, Belle D, eds.** *The mental health of women.* New York: Academic Press, 1980.

27. **Nolen-Hoeksema S.** *Sex differences in depression.* Stanford, CA: Stanford University Press, 1990.

28. **Weissman MM, Leaf PJ, Holzer CE, et al.** The epidemiology of depression: an update on sex differences in rates. *J Affect Disord* 1984;7:179–188.

29. **Leibenluft E, ed.** *Gender differences in mood and anxiety disorders: from bench to bedside.* Washington, DC: American Psychiatric Press, 1999.

30. **Kornstein SG, Schatzberg AF, Thase ME, et al.** Gender differences in chronic major and double depression. *J Affect Disord* 2000;60:1–11.

31. **Sloan DM, Kornstein SG.** Gender differences in depression and response to anti-depressant treatment. *Psychiatr Clin North Am* 2003;26:581–594.

32. **Kornstein SG.** Gender differences in depression: implications for treatment. *J Clin Psychiatry* 1997;58:12–18.

33. **Regier DA, Boyd JK, Burke JD Jr, et al.** One-month prevalence of mental disorders in the United States—based on five epidemiologic catchment area sites. *Arch Gen Psychiatry* 1988;45:977–985.

34. **Robins LN, Helzer JE, Weissman MN, et al.** Lifetime prevalence of specific psychiatric disorders in three sites. *Arch Gen Psychiatry* 1984;41:949–958.

35. **Boyd JH, Weissman MM.** Epidemiology of affective disorders: a reexamination and future directions. *Arch Gen Psychiatry* 1981;38:1039–1046.

36. **Andrade L, Caraveo-Anduaga JJ, Berglund P, et al.** The epidemiology of major depressive episodes: results from the International Consortium of Psychiatric Epidemiology (ICPE) surveys. *Int J Methods Psychiatr Res* 2003;12:3–21.

37. **Bolton JM, Pagura J, Enns MW, et al.** A population-based longitudinal study of risk factors for suicide attempts in major depressive disorder. *J Psychiatry Res* 2010;44:817–826.

38. **Sainsbury P.** Depression, suicide, and suicide prevention. In: **Baltimore RA, ed.** *Suicide.* Baltimore, MD: Williams & Wilkins, 1990:17–38.

39. **Radloff LS.** Sex differences in depression: the effects of occupation and marital status. *Sex Roles* 1975;1:249–265.

40. **Roberts RE, O'Keefe SJ.** Sex differences in depression reexamined. *J Health Soc Behav* 1981;22:394–399.

41. **Swanson KM.** Predicting depressive symptoms after miscarriage: a path analysis based on the Lazarus paradigm. *J Womens Health Gend Based Med* 2000;9:191–206.

42. **Dugan E, Cohen SJ, Bland DR, et al.** The association of depressive symptoms and urinary incontinence among older adults. *J Am Geriatr Soc* 2000;48:413–416.

43. **Schwenk TL, Evans DL, Laden SK, et al.** Treatment outcome and physician-patient communication in primary care patients with chronic, recurrent depression. *Am J Psychiatry* 2004;161:1892–1901.

44. **McGrath E, Keita GP, Strickland BR, et al.** *Women and depression: risk factors and treatment issues.* Final report of the American Psychological Association's National Task Force on Women and Depression. Washington, DC: American Psychological Association, 1990.

45. **Born L, Steiner M.** The relationship between menarche and depression in adolescence. *CNS Spectrums* 2001;6:126–138.

46. **Pearlstein TB.** Hormones and depression: what are the facts about premenstrual syndrome, menopause, and hormone replacement therapy? *Am J Obstet Gynecol* 1995;173:646–653.

47. **Freeman EW, Sammel MD, Liu L, et al.** Hormones and menopausal status as predictors of depression in women in transition to menopause. *Arch Gen Psychiatry* 2004;61:62–70.

48. **Harlow BL, Wise LA, Otto MW, et al.** Depression and its influence on reproductive endocrine and menstrual cycle markers associated with perimenopause: the Harvard Study of Moods and Cycles. *Arch Gen Psychiatry* 2003;60:29–36.

49. **Soares CN, Cohen LS, Otto MW, et al.** Characteristics of women with premenstrual dysphoric disorder (PMDD) who did or did not report history of depression: a preliminary report from the Harvard Study of Moods and Cycles. *J Womens Health Gend Based Med* 2001;10:873–878.

50. **Schmidt PJ, Haq N, Rubinow DR.** A longitudinal evaluation of the relationship between reproductive status and mood in perimenopausal women. *Am J Psychiatry* 2004;161:2238–2244.

51. **Oinonen KA, Mazmanian D.** To what extent do oral contraceptives influence mood and affect? *J Affect Disord* 2002;70:229–240.

52. **Endicott J, Amsterdam J, Eriksson E, et al.** Is premenstrual dysphoric disorder a distinct clinical entity? *J Womens Health Gend Based Med* 1999;8:663–679.

53. **Halbreich U, Borenstein J, Pearlstein T, et al.** The prevalence, impairment, impact, and burden of premenstrual dysphoric disorder (PMS/PMDD). *Psychoneuroendocrinology* 2003;28:1023–1030.

54. **Freeman EW.** Premenstrual syndrome and premenstrual dysphoric disorder: definitions and diagnosis. *Psychoneuroendocrinology* 2003;28:25–37.

55. **Hamilton JA, Parry BL, Blumenthal SL.** The menstrual cycle in context: I. Affective syndromes associated with reproductive hormonal changes. *J Clin Psych* 1988;49:474–480.

56. **Jensvold MF.** Psychiatric aspects of the menstrual cycle. In: **Stewart DE, Stotland NL, eds.** *Psychological aspects of women's health care.* Washington, DC: American Psychiatric Press, 1993:165–192.

57. **Bailey JW, Cohen LS.** Prevalence of mood and anxiety disorders in women who seek treatment for premenstrual syndrome. *J Womens Health Gend Based Med* 1999;8:1181–1184.

58. **Brand B.** Trauma and women. *Psychiatr Clin North Am* 2003;26: 759–779.

59. **Rapkin A.** A review of treatment of premenstrual syndrome and premenstrual dysphoric disorder. *Psychoneuroendocrinology* 2003;28:39–53.

60. **Canning S, Waterman M, Orsi N, et al.** The efficacy of *Hypericum perforatum* (St. John's wort) for the treatment of premenstrual syndrome: a randomized, double-blind, placebo-controlled trial. *CNS Drugs* 2010;24:207–225

61. **Wyatt KM, Dimmock PW, Jones PW, et al.** Efficacy of vitamin B6 in the treatment of premenstrual syndrome: a systematic review. *BMJ* 1999;318:1375–1381.

62. **Pearlstein TB, Halbreich U, Batzar ED, et al.** Psychosocial functioning in women with premenstrual dysphoric disorder before and after treatment with sertraline or placebo. *J Clin Psychiatry* 2000;61:101–109.

63. **Freeman EW, Rickels K, Sondheimer SJ, et al.** Differential response to antidepressants in women with premenstrual syndrome/premenstrual dysphoric disorder: a randomized controlled trial. *Arch Gen Psychiatry* 1999;56:932–939.

64. **Romano S, Judge R, Dillon J, et al.** The role of fluoxetine in the treatment of premenstrual dysphoric disorder. *Clin Ther* 1999;21:615–633.

65. **Young SA, Hurt PH, Benedek DM, et al.** Treatment of premenstrual dysphoric disorder with sertraline during the luteal phase: a randomized, double-blind, placebo-controlled crossover trial. *J Clin Psych* 1998;59:76–80.

66. **Freeman EW, Kroll R, Rapkin A, et al.** Evaluation of a unique oral contraceptive in the treatment of premenstrual dysphoric disorder. *J Womens Health Gend Based Med* 2001;10:561–569.

67. **Anderson KM, Sharpe M, Rattray A, et al.** Distress and concerns in couples referred to a specialist infertility clinic. *J Psychosom Res* 2003;54:353–355.

68. **Perlin LI.** Sex roles and depression. In: **Datan N, Ginsberg L, eds.** *Life-span developmental psychology: normative life crises.* New York: Academic Press, 1975:191–207.

69. **Najib A, Lorberbaum JP, Kose S, et al.** Regional brain activity in women grieving a romantic relationship breakup. *Am J Psychiatry* 2004;161:2245–2256.

70. **Major B, Cozzarelli C, Cooper ML, et al.** Psychological responses of women after first-trimester abortion. *Arch Gen Psychiatry* 2000;57:777–784.

71. **Wisner KL, Parry BL, Piontek CM.** Postpartum depression. *N Engl J Med* 2002;347:194–199.

72. **Evans J, Heron J, Francomb H, et al.** Cohort study of depressed mood during pregnancy and after childbirth. *BMJ* 2001;323:257–260.

73. **Bennett HA, Einarson A, Taddio A, et al.** Prevalence of depression during pregnancy: systematic review. *Obstet Gynecol* 2004;103:698–709.

74. **Oates MR, Cox JL, Neema S, et al.** Postnatal depression across countries and cultures: a qualitative study. *Br J Psychiatry* 2004;184[Suppl 46]:S10–S16.

75. **Robertson E, Grace S, Wallington T, et al.** Antenatal risk factors for postpartum depression: a synthesis of recent literature. *Gen Hosp Psychiatry* 2004;26:289–295.

76. **Segre LS, Stuart S, O'Hara MW.** Interpersonal psychotherapy for antenatal and postpartum depression. *Primary Psychiatry* 2004;11:52–56.

77. **Spinelli MG, Endicott J.** Controlled clinical trial of interpersonal psychotherapy versus parenting education program for depressed pregnant women. *Am J Psychiatry* 2003;160:555–562.

78. **Miller LJ.** Use of electroconvulsive therapy during pregnancy. *Hosp Commun Psychiatry* 1994;45:444–450.

79. **Oren DA, Wisner KL, Spinelli M, et al.** An open trial of morning light therapy for treatment of antepartum depression. *Am J Psychiatry* 2002;159:666–669.

80. **Miller LJ.** Postpartum depression. *JAMA* 2002;287:762–765.

81. **Iqbal MM.** Effects of antidepressants during pregnancy and lactation. *Ann Clin Psychiatry* 1999;11:237–256.

82. **Wisner KL, Gelenberg AJ, Leonard H, et al.** Pharmacologic treatment of depression during pregnancy. *JAMA* 1999;282:1264–1269.

83. **Abramowitz JS, Schwartz SA, Moore KM, et al.** Obsessive-compulsive symptoms in pregnancy and the puerperium: a review of the literature. *J Anxiety Disord* 2003;17:461–478.

84. **Suri R, Altshuler L, Hendrick V, et al.** The impact of depression and *fluoxetine* treatment on obstetrical outcome. *Arch Women Ment Health* 2004;7:193–200.

85. **Hendrick V, Smith LM, Suri R, et al.** Birth outcomes after prenatal exposure to antidepressant medication. *Am J Obstet Gynecol* 2003;188:812–815.

86. **Gold LH.** Use of psychotropic medication during pregnancy: risk management guidelines. *Psychiatr Ann* 2000;30:421–432.

87. **Casper RC, Fleisher BE, Lee-Ancajas JC, et al.** Follow-up of children of depressed mothers exposed or not exposed to antidepressant drugs during pregnancy. *J Pediatr* 2003;142:402–408.

88. **Chung TK, Lau TK, Yip AS, et al.** Antepartum depressive symptomatology is associated with adverse obstetric and neonatal outcomes. *Psychosom Med* 2001;63:830–834.

89. **Nulman I, Rovet J, Stewart DE, et al.** Child development following exposure to tricyclic antidepressants or fluoxetine throughout fetal life: a prospective, controlled study. *Am J Psychiatry* 2002;159:1889–1895.

90. **Andersson L, Sundstrom-Poromaa I, Wulff M, et al.** Neonatal outcome following maternal antenatal depression and anxiety: a population-based study. *Am J Epidemiol* 2004;159:872–881.

91. **Smith MV, Shao L, Howell H, et al.** Perinatal depression and birth outcomes in a Healthy Start Project. *Matern Child Health* 2011;15:401–409.

92. **Koren G.** Discontinuation syndrome following late pregnancy exposure to antidepressants. *Arch Pediatr Adolesc Med* 2004;158:307–308.

93. **Kumar C, McIvor RJ, Davies T, et al.** Estrogen administration does not reduce the rate of recurrence of affective psychosis after childbirth. *J Clin Psychiatry* 2003;64:112–118.

94. **Wisner KL, Perel JM, Peindl KS, et al.** Prevention of recurrent postpartum depression. *J Clin Psychiatry* 2001;62:82–86.

95. **Cooper R, Mishra G, Hardy R, et al.** Hysterectomy and subsequent psychological health: findings from a British birth cohort study. *J Affect Disord* 2009;115:122–130.

96. **Bhattacharya SM, Jha A.** A comparison of health-related quality of life (HRQOL) after natural and surgical menopause. *Maturitas* 2010;66:431–434.

97. **Cabness J.** The psychosocial dimensions of hysterectomy: private places and the inner spaces of women at midlife. *Soc Work Health Care* 2010;49:211–226.

98. **McKinlay JB, McKinlay SM, Brambilla DJ.** Health status and utilization behavior associated with menopause. *Am J Epidemiol* 1987;125:110–121.

99. **Hamilton JA.** Psychobiology in context: reproductive-related events in men's and women's lives (review of motherhood and mental illness). *Contemp Psych* 1984;3:12–16.

100. **Rossouw JE, Anderson GL, Prentice RL, et al.** Risks and benefits of estrogen plus progestin in healthy postmenopausal women: principal results from the Women's Health Initiative randomized controlled trial. *JAMA* 2002;288:321–333.

101. **Anderson GL, Limacher M, Assaf AR, et al.** Effects of conjugated estrogen in postmenopausal women with hysterectomy: the Women's Health Initiative randomized controlled trial. *JAMA* 2004;291:1701–1712.

102. **Hays J, Ockene JK, Brunner RL, et al.** Effects of estrogen plus progestin on health-related quality of life. *N Engl J Med* 2003;348:1839–1854.

103. **Cohen LS, Soares CN, Poitras JR, et al.** Short-term use of *estradiol* for depression in perimenopausal and postmenopausal women: a preliminary report. *Am J Psychiatry* 2003;160:1519–1522.

104. **Kugaya A, Epperson CN, Zoghbi S, et al.** Increase in prefrontal cortex serotonin 2A receptors following estrogen treatment in postmenopausal women. *Am J Psychiatry* 2003;160:1522–1524.

105. **Soares CN, Almeida OP, Joffe H, et al.** Efficacy of *estradiol* for the treatment of depressive disorders in perimenopausal women: a double-blind, randomized, placebo-controlled trial. *Arch Gen Psychiatry* 2001;58:529–534.

106. **Stearns V, Beebe KL, Iyengar M, et al.** *Paroxetine* controlled release in the treatment of menopausal hot flashes: a randomized controlled trial. *JAMA* 2003;289:2827–2834.

107. **Drayer RA, Mulsant BH, Lenze EJ, et al.** Somatic symptoms of depression in elderly patients with medical comorbidities. *Int J Geriatr Psychiatry* 2005;20:973–982.

108. **Jefferson JW, Greist JH.** Mood disorders. In: **Hales RE, Yudofsky SC, Talbott JA, eds.** *Textbook of psychiatry*, 2nd ed. Washington, DC: American Psychiatric Press, 1994:465–494.

109. **Altshuler LL, Cohen LS, Moline ML, et al.** The Expert Consensus Guideline Series. Treatment of depression in women. *Postgrad Med* 2001 [Spec No]:1–107.

110. **Nemeroff CB, Heim CM, Thase ME, et al.** Differential responses to psychotherapy versus pharmacotherapy in patients with chronic forms of major depression and childhood trauma. *Natl Acad Sci U S A* 2003;100:14293–14296.

111. **Charney DS, Berman RM, Miller HL.** Treatment of depression. In: **Schatzberg AF, Nemeroff CB, eds.** *Essentials of clinical psychopharmacology*. Washington, DC: American Psychiatric Publishing, 2005:353–386.

112. **Linde K, Berner M, Egger M, et al.** St. John's wort for depression: meta-analysis of randomised controlled trials. *Br J Psychiatry* 2005;186:99–107.

113. **Janicak PG, Dowd SM, Strong MJ, et al.** The potential role of repetitive transcranial magnetic stimulation in treating severe depression. *Psychiatr Ann* 2005;35:138–145.

114. **Kozel FA, Nahas Z, Bohning DE, et al.** Functional magnetic resonance imaging and transcranial magnetic stimulation for major depression. *Psychiatr Ann* 2005;35:130–136.

115. **Wright JK, Beck AT.** Cognitive therapy. In: **Hales RE, Yudofsky SC, Talbott JA, eds.** *Textbook of psychiatry*, 2nd ed. Washington, DC: American Psychiatric Press, 1994:1083–1114.

116. **Akincigil A, Bowblis JR, Levin C, et al.** Adherence to antidepressant treatment among privately insure patients diagnosed with depression. *Med Care* 2007;45:363–369.

117. **Quitkin FM, Stewart JW, McGrath PJ, et al.** Are there differences between women's and men's antidepressant responses? *Am J Psychiatry* 2002;159:1848–1854.

118. **Druss BG, Hoff RA, Rosenheck RA.** Underuse of antidepressants in major depression: prevalence and correlates in a national sample of young adults. *J Clin Psychiatry* 2000;61:234–237.

119. **Kennedy SH, Eisfeld BS, Dickens SE, et al.** Antidepressant-induced sexual dysfunction during treatment with *moclobemide, paroxetine, sertraline,* and *venlafaxine. J Clin Psychiatry* 2000;61:276–281.

120. **Kelly CM, Juurlink DN, Gomes T, et al.** Selective serotonin reuptake inhibitors and breast cancer mortality in women receiving *tamoxifen*: a population-based cohort study. *BMJ* 2010;340:693.

121. **Tollefson GD, Rosenbaum JF.** Selective serotonin reuptake inhibitors. In: **Schatzberg AF, Nemeroff CB, eds.** *Essentials of clinical psychopharmacology.* Washington, DC: American Psychiatric Publishing, 2005:27–42.

122. **Masand PS, Gupta S.** Selective serotonin-reuptake inhibitors: an update. *Harvard Rev Psychiatry* 1999;7:69–84.

123. **Schneeweiss S, Patrick AR, Slolmon DH, et al.** Variation in the risk of suicide attempts and completed suicides by antidepressant agent in adults: a propensity score-adjusted analysis of 9 years' data. *Arch*

Gen Psychiatry 2010;67:497–506.

124. **Singh T, Prakash A, Rais T, et al.** Decreased use of antidepressants in youth after US Food and Drug Administration black box warning. *Psychiatry (Edgmont)* 2009;6:30–34.

125. **Libby AM, Orton HD, Valuck RJ.** Persisting decline in depression treatment after FDA warnings. *Arch Gen Psychiatry* 2009;66:633–639.

126. **Kent JM.** SNaRIs, NaSSAs, and NaRIs: new agents for the treatment of depression. *Lancet* 2000;355:911–918.

127. **Horst WD, Preskorn SH.** Mechanisms of action and clinical characteristics of three atypical antidepressants: *venlafaxine, nefazodone, bupropion. J Affect Disord* 1998;51:237–254.

128. **Montgomery SA.** New developments in the treatment of depression. *J Clin Psychiatry* 1999;60[Suppl 14]:10–15.

129. **Goodwin FK, Jamison KR.** Medical treatment of manic episodes. In: **Goodwin FK, Jamison KR, eds.** *Manic-depressive illness.* New York: Oxford University Press, 1990:603–629.

130. **Goodwin FK, Jamison KR.** Medical treatment of acute bipolar depression. In: **Goodwin FK, Jamison KR, eds.** *Manic-depressive illness.* New York: Oxford University Press, 1990:630–664.

131. **Klerman GL.** Clinical epidemiology of suicide. *J Clin Psychiatry* 1987;48[Suppl]:33–38.

132. **Buda M, Tsuang MT.** The epidemiology of suicide: implications for clinical practice. In: **Blumenthal SJ, Kupfer DJ, eds.** *Suicide over the life cycle: risk factors, assessment, and treatment of suicidal patients.* Washington, DC: American Psychiatric Press, 1990: 17–38.

133. **Pilowsky DJ, Olfson M, Gameroff MJ, et al.** Panic disorder and suicidal ideation in primary care. *Depress Anxiety* 2006;23:11–16.

134. **Han B, Gfroerer JC, Colliver JD.** Associations between duration of illicit drug use and health conditions: results from the 2005–2007 national surveys on drug use and health. *Ann Epidemiol* 2010;20:289–297.

135. **Croghan IT, Ebbert JO, Hurt RD, et al.** Gender difference among smokers receiving interventions for tobacco dependence in a medical setting. *Addict Behav* 2009;34:61–67.

136. **Rockett IR, Putnam SL, Jia H, et al.** Declared and undeclared substance abuse among emergency department patients: a population-based study. *Addiction* 2006;101:706–712.

137. **Haber PS, Demirkol A, Lange K, et al.** Management of injecting drug users admitted to hospital. *Lancet* 2009;374:1284–1293.

138. **Smith PC, Schmidt SM, Allensworth-Davies D, et al.** A single-question screening test for drug use in primary care. *Arch Inter Med* 2010;170:1155–1160.

139. **Clay SW, Allen J, Parran T.** A review of addiction. *Postgrad Med* 2008;120:1–7.

140. **Boyd CJ, Teter CJ, West BT, et al.** Non-medical use of prescription analgesics: a three-year national longitudinal study. *J Addict Dis* 2009;28:232–242.

141. **Ahern J, Galea S, Hubbard A, et al.** "Culture of drinking" and individual problems with alcohol use. *Am J Epidemiol* 2008;167:1041–1049.

142. **Tuchman E.** Women and addiction: the importance of gender issues in substance abuse research. *J Addict Dis* 2010;29:127–138.

143. **Lefebvre L, Midmer D, Boyd JA, et al.** Participant perception of an integrated program for substance abuse in pregnancy. *J Obstet Gynecol Neonatal Nurs* 2010;39:46–52.

144. **Wakhlu S.** Buprenorphine: a review. *J Opioid Manag* 2009;5:59–64.

145. **Nepon J, Belik SL, Bolton J, et al.** The relationship between anxiety disorders and suicide attempts: findings from the National Epidemiologic Survey on Alcohol and Related Conditions. *Depress Anxiety* 2010;27:791–798.

146. **Rosenbaum JF, Pollack MH.** Anxiety. In: **Cassem NH, ed.** *Massachusetts General Hospital handbook of general hospital psychiatry.* St. Louis, MO: Mosby Year Book, 1991:159–190.

147. **Hollander E, Simeon D, Gorman JM.** Anxiety disorders. In: **Hales RE, Yudofsky SC, Talbott JA, eds.** *Textbook of psychiatry,* 2nd ed. Washington, DC: American Psychiatric Press, 1994:495–564.

148. **Sheikh JI, Leskin GA, Klein DF.** Gender differences in panic disorder: findings from the National Comorbidity Survey. *Am J Psychiatry* 2002;159:55–58.

149. **Yehuda R.** Post-traumatic stress disorder. *N Engl J Med* 2002;346: 108–114.

150. **Baldessrini RJ.** Drugs and the treatment of psychiatric disorders. In: **Gilman AG, Rall TW, Nies AS, et al, eds.** *Goodman and Gilman's the pharmacological basis of therapeutics,* 8th ed. New York: Pergamon, 1990:383–435.

151. **Bakish D.** The patient with comorbid depression and anxiety: the unmet need. *J Clin Psychiatry* 1999;60[Suppl 6]:20–24.

152. **Barlow DH, Craske MG, Cerny JA, et al.** Behavioral treatment of panic disorder. *Behav Ther* 1989;20:261–282.

153. **Taylor S, Wald J.** Expectations and attributions in social anxiety disorder: diagnostic distinctions and relationship to general anxiety and depression. *Cogn Behav Ther* 2003;32:166–178.

154. **Pollack MH, Simon NM, Zalta AK, et al.** *Olanzapine* augmentation of *fluoxetine* for refractory generalized anxiety disorder: a placebo controlled study. *Biol Psychiatry* 2006;59:211–215.

155. **van Oppen P, van Balkom AJ, de Haan E, et al.** Cognitive therapy and exposure in vivo alone and in combination with *fluvoxamine* in obsessive-compulsive disorder: a 5-year follow-up. *J Clin Psychiatry* 2005;66:1415–1422.

156. **Moritz S, Rufer M, Fricke S, et al.** Quality of life in obsessive-compulsive disorder before and after treatment. *Compr Psychiatry* 2005;46:453–459.

157. **Cottraux J, Bouvard MA, Milliery M.** Combining pharmacotherapy with cognitive-behavioral interventions for obsessive-compulsive disorder. *Cogn Behav Ther* 2005;34:185–192.

158. **Furukawa TA, Watanabe N, Churchill R.** Combined psychotherapy and antidepressants for panic disorder with or without agoraphobia. *Cochrane Database Syst Rev* 2007;1:CD004364.

159. **Schnurr PP, Friedman MJ, Engel CC, et al.** Cognitive behavioral therapy for posttraumatic stress disorder in women: a randomized controlled trial. *JAMA* 2007;297:820–830.

160. **Foa EB, Steketee G, Grayson JB, et al.** Deliberate exposure and blocking of obsessive-compulsive rituals: immediate and long-term effects. *Behav Ther* 1984;15:450–472.

161. **Cooper NA, Clum GA.** Imaginal flooding as a supplementary treatment for PTSD in combat veterans: a controlled study. *Behav Ther* 1989;20:381–391.

162. **Butler G.** Issues in the application of cognitive and behavioral strategies to the treatment of social phobia. *Clin Psychol Rev* 1989;9:91–106.

163. **Craske MG, Brown TA, Barlow DH.** Behavioral treatment of panic disorder: a two-year followup. *Behav Ther* 1991;22:289–304.

164. **Roy-Byrne PP, Cowley DS.** *Benzodiazepines in clinical practice: risks and benefits.* Washington, DC: American Psychiatric Press, 1991.

165. **Jenike MA, Baer L, Summergrad P, et al.** Obsessive-compulsive disorder: a double-blind, placebo-controlled trial of *clomipramine* in 27 patients. *Am J Psychol* 1989;146:1328–1330.

166. **Jenike MA, Baer L.** An open trial of *buspirone* in obsessive-compulsive disorder. *Am J Psychol* 1988;145:1285–1286.

167. **Cassem NH, Barsky AJ.** Functional symptoms and somatoform disorders. In: **Cassem NH, ed.** *Massachusetts General Hospital handbook of general hospital psychiatry.* St. Louis, MO: Mosby Year Book, 1991:131–157.

168. **Frostholm L, Fink P, Christensen KS, et al.** The patients' illness perceptions and the use of primary health care. *Psychosom Med* 2005;67:997–1005.

169. **Ford CV, Folks DG.** Conversion disorders: an overview. *Psychosomatics* 1985;26:371–377:380–383.

170. **Ljundberg L.** Hysteria: clinical, prognostic, and genetic study. *Acta Psychol Scand* 1957;32:1–162.

171. **Stefansson JH, Messina JA, Meyerowitz S.** Hysterical neurosis, conversion type: clinical and epidemiological considerations. *Acta Psychiatr Scand* 1976;59:119–138.

172. **Toone BK.** Disorders of hysterical conversion. In: **Bass C, ed.** *Physical symptoms and psychological illness.* London, Engl.: Blackwell Science, 1990:207–234.

173. **Strassnig M, Stowell KR, First MB, et al.** General medical and psychiatric perspectives on somatoform disorders: separated by an uncommon language. *Curr Opin Psychiatry* 2006;19:194–200.

174. **Ruddy R, House A.** Psychosocial interventions for conversion disorder. *Cochrane Database Syst Rev* 2005;19:CD005331.

175. **Koss MP.** The women's mental health research agenda: violence against women. *Am Psychol* 1990;45:257–263.

176. **Bryer JB, Nelson BA, Miller JB, et al.** Childhood sexual and physical abuse as factors in adult psychiatric illness. *Am J Psychol* 1987;114:1426–1430.

177. **Warshaw C.** Women and violence. In: **Stotland NL, Stewart DE, eds.** *Psychological aspects of women's health care,* 2nd ed. Washington, DC: American Psychiatric Press, 2001:477–548.

178. **MacMillan HL, Wathen CN, Jamieson E, et al.** Screening for intimate partner violence in health care settings: a randomized trial. *JAMA* 2009;302:493–501.

179. **Clark LA.** Assessment and diagnosis of personality disorder: peren-

nial issues and an emerging reconceptualization. *Ann Rev Psychol* 2007;58:227–257.

180. **Andreasen NC, Wasek P.** Adjustment disorders in adolescents and adults. *Arch Gen Psychiatry* 1980;37:1166–1170.

181. **Fabrega H Jr, Mezzich JE, Mezzich AC.** Adjustment disorder as a marginal or transitional illness category in DSM-III. *Arch Gen Psychol* 1987;44:567–572.

182. **Kaye W, Strober M, Jimerson D.** The neurobiology of eating disorders. In: **Charney DS, Nestler EJ, eds.** *The neurobiology of mental illness.* New York: Oxford University Press, 2004:1112–1128.

183. **Mickley D.** Are you overlooking eating disorders among your patients? *Womens Health in Primary Care* 2000;3:40–52.

184. **Strober M, Morell W, Burroughs J, et al.** A controlled family study of anorexia nervosa. *J Psych Res* 1985;19:329–346.

185. **Stewart DE, Robinson GE.** Eating disorders and reproduction. In: **Stotland NL, Stewart DE, eds.** *Psychological aspects of women's health care*, 2nd ed. Washington, DC: American Psychiatric Press, 2001:411–456.

186. **VanItallie TB.** Health implications of overweight and obesity in the United States. *Ann Intern Med* 1985;103:983–1038.

187. **Bulik CM, Berkman ND, Brownley KA, et al.** Anorexia nervosa treatment: a systematic review of randomized controlled trials. *Int J Eat Discord* 200740:310–320.

188. **Von Korff M, Nestadt G, Romanoski A, et al.** Prevalence of treated and untreated DSM-III schizophrenia: results of a two-stage community survey. *J Nerv Ment Dis* 1985;173:577–581.

189. **Nilsson E, Lichtenstein P, Cnattinguis S, et al.** Women with schizophrenia: pregnancy outcome and infant death among their offspring. *Schizophr Res* 2002;58:221–229.

190. **Jablensky AV, Morgan V, Zubrick SR, et al.** Pregnancy, delivery and neonatal complications in a population cohort of women with schizophrenia and major affective disorders. *Am J Psychiatry* 2005;162:79–91.

191. **Goff DC, Manschreck TC, Groves JE.** Psychotic patients. In: **Cassem NH, ed.** *Massachusetts General Hospital handbook of general hospital psychiatry.* St. Louis, MO: Mosby Year Book, 1991:217–236.

192. **Black DW, Andreasen NC.** Schizophrenia, schizophreniform disorder, and delusional (paranoid) disorder. In: **Hales RE, Yudofsky SC, Talbott JA, eds.** *Textbook of psychiatry*, 2nd ed. Washington, DC: American Psychiatric Press, 1994:411–463.

193. **Beiser M, Iacono WG.** Update on the epidemiology of schizophrenia. *Can J Psychiatry* 1990;35:657–668.

194. **Michels R, Marzuk PM.** Progress in psychiatry. *N Engl J Med* 1993;329:552–560.

195. **Stotland NL.** Psychiatric and psychosocial issues in primary care for women. In: **Seltzer VL, Pearse WH, eds.** *Women's primary health care: office practice and procedures.* New York: McGraw-Hill, 1995.

第**13**章 补充治疗

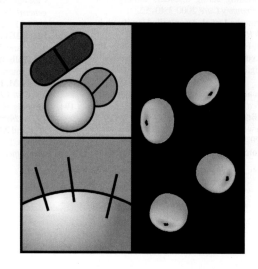

Tracy W. Gaudet

- 补充和替代医学所包含的范围非常广泛,包括各种值得加入当前治疗方法中的治疗手段,以及应避免使用的各种无效的或者欺骗性治疗方法。
- 一份完整的病史应包括患者在补充和替代医学(complementary and alternative medicine,CAM),尤其是植物药材以及膳食补充剂方面的应用史。因为这些制剂可能具有从雌激素样作用到抗凝血等广泛范围的作用。
- 美国食品药品管理局(Food and Drug Administration,FDA)目前并不负责草药和补充剂的管理,因此应采取额外步骤以保证该类产品的质量。
- 通过增加经过筛选的 CAM 治疗,许多妇女健康问题的治疗效果可以得到进一步的加强。
- 若通过 CAM 治疗可使生活和健康质量获得一致,提示患者适于使用该类治疗方法。对于传统治疗的疗效不满意并不能成为使用 CAM 治疗的理由。
- 已发现针灸疗法有助于治疗疼痛、妊娠或化疗所导致的恶心、呕吐等多种情况。
- 已有证据表明精神 - 机体互动疗法,例如减压疗法,想象疗法以及催眠疗法等,可在由手术到生育等广泛范围的妇女健康问题的处理中起到辅助作用。

　　在美国,保健和治疗疾病过程中对于 CAM 的使用正在稳步增加,并且 CAM 提供者的接诊人数超过家庭医师已有接近 15 年的历史。尽管很多种该类治疗已有证据支持,但有些治疗仍缺乏可被证明的益处并且具有潜在危险,甚至是被欺骗性地传播(1)。女性为该类治疗的主要使用者,她们在考虑治疗方案做决定时经常忽视医师的建议。妇产科医师处在一个绝佳的位置可以对这些患者的治疗选择做出指导,从而劝告其避免选择有潜在危险的 CAM,支持其选择可能有益处的治疗。目前最大的挑战在于大多数妇产科医师缺乏这一领域的知识培训,因此本章对 CAM 在妇科疾病治疗领域的应用进行了回顾。

定义

CAM 的概念是一相对定义。在一部里程碑式的著作中,CAM 被定义为:"没有在美国医学院中所广泛传授的或在美国医院中通常不开展的治疗方法"(2)。随着各种治疗方法不断融入和淡出该国主流医学范畴,CAM 的定义也会随之改变。可被划归于该类别的治疗方法、从业者以及产品的范围非常广泛,包括范围从中草药直至"水晶球占卜术"。在表 13.1 中列出了 CAM 的五大类别。

表 13.1　补充和替代治疗的五大类别

类别	范例
替代医学系统	顺势疗法,自然疗法,中医,阿育吠陀(印度草医学)
精神 - 机体互动疗法	冥想,祈祷,精神疗法,创作性发泄(美术、音乐、舞蹈)
生物疗法	膳食增补剂,草药
推拿按摩疗法	整脊疗法或整骨推拿,按摩
能量疗法	生物场疗法,如气功、灵气、接触治疗 生物电磁疗法,如脉冲场、磁场、交流或直流电场

来源:National Institutes of Health. National Center for Complementary and Alternative Medicine. What is complementary and alternative medicine? Available online at:http://nccam.nih.gov/health/whatiscam/

该类治疗方法中不同类别的疗效证据数量差别很大。已有大量随机对照试验用于对针灸、中草药、营养治疗、物理治疗以及精神 - 机体互动疗法的疗效进行评价,并且有些试验具有足够的数量和质量供在某些方面进行荟萃分析。在其他领域的研究十分有限。很多基于文化的治疗方法如萨满、巫医几乎没有可供研究的基础。已有越来越多的随机对照试验对于精神疗法和顺势疗法的疗效进行研究,但由于缺乏可被接受的生物物理学机制来评价其功效,对这类治疗仍存有争议。

一体化医学是从 CAM 分离出来的一类独特疗法。一体化医学既不盲目鼓吹 CAM,也不抵制传统医学治疗。一体化医学在治疗疾病和维护健康时将人看作一个整体,以患者为中心采取导向治疗。它吸收各种最有效的治疗方法而不在意其起源。最典型的情况,一体化治疗将包括传统医学,以及在此之外可能有益的营养疗法、运动疗法、精神 - 机体互动疗法以及精神疗法等补充和替代治疗。传统医学的范围已经扩展包含其他一些以往被认为是"替代"的治疗方法,我们的医疗体系的关注焦点对于健康最优化以及疾病管理这些理念的接受程度也比以前更高,作为范例我们会看到这些医疗哲学、治疗方法及治疗提供者的一体化整合程度也比以前更高。将来,"补充与替代治疗"和一体化医学这些概念可能最终将不再被特别区分出来。这种包含了可改善妇女健康和疾病治疗的医学哲学和治疗方法的医学类别将成为美国卫生保健中的一种常规疗法。

人口统计学数据

美国在 1990 年进行了首次对于 CAM 治疗使用情况的全国调查评估。研究显示1539 名被调查者中,34% 曾在过去 12 个月中采取过 CAM 治疗,其中大多数为女性。由该结果推断,当年中有 4.25 亿人次曾就诊于替代医学师,超出同年里就诊于家庭医师的人数(3.88 亿)。据推测其总花费为 1370 万美元,其中 1030 万美元为现款支付。与之相比,同一年美国全国的个人住院花费总额为 128 亿美元。只有 28.5% 的人在就诊时对医师提及 CAM 的应用史。值得公众保健提供者注意的是,有 71.5% 的患者曾有该类治疗史而在就诊时**未**对医师提及(2)。

这项全国调查在 7 年后再次进行,调查结果显示在美国 CAM 的应用已成为一种显著并且不断增长的趋势(N=2055)。与 1990 年的调查结果相比,CAM 治疗在人群中的使用率由 33.8% 增至 42.1%。推断显示,到替代医学医师处就诊的总人次由 1990 年的 4.27 亿增至 1997 年的 6.29 亿人次,增长了 47.3%,再次超过了访问初级保健提供者的人次。其中大多数仍然为女性患者,其中 48.9% 的女性当年曾使用过 CAM,与之相比男性中的使用率为 37.8%(1)。在是否对医师提及曾使用 CAM 治疗这一点上没有明显的改善,只有 39.8% 的人在就诊时会对医师提及。研究再次显示多数患者的花费完全为现金支付,1990 年(64%)与 1997 年(58.3%)相比无明显差异。据推测 1997 年在替代医学服务上的花费增长了 45.2%,保守估计当年在替代医学服务上的现金花费总额为 270 亿美元,与同年全部医疗服务的现金花费相当。更近期的数据显示,根据疾病预防控制中心(CDC)报告,在 2002 年有 75% 的美国成年人报告了曾使用过 CAM 治疗,并且 62% 曾在过去的一年中使用过(3)。对妇科肿瘤患者的一项研究显示,56% 的患者在使用 CAM 治疗。对围绝经期妇女的调查显示,80% 在使用"非处方治疗"(4)。**全国妇女健康研究(SWAN)显示大约 50% 的女性经常使用草药、精神治疗或推拿治疗**(4)。一项对于有早孕反应的妇女使用 CAM 治疗的情况的调查显示,其中 61% 的被调查者在使用 CAM 治疗,最常用的为姜、维生素 B_6 和指压按摩(5)。一项对进展期乳腺癌患者的调查显示,73% 的患者使用了 CAM 治疗,其中使用最多的为放松或冥想治疗以及草药(6)。使用 CAM 治疗的最常见的理由是免疫支持,其次是作为癌症的辅助治疗。华盛顿州对围绝经期女性进行的一项调查显示,76% 的女性使用了替代治疗,其中 43% 使用减压治疗,37% 使用非处方性替代治疗,32% 使用脊柱按摩疗法,30% 使用按摩治疗,20% 使用大豆,10% 使用针灸治疗,9% 使用自然疗法或顺势疗法,5% 使用草药治疗(7)。在这些女性中,89%~100% 的人感觉这些治疗有一定的甚至是非常明显的效果。正在使用激素治疗的人群其使用 CAM 治疗的可能性较从未使用过激素治疗的人高 50%。**鉴于美国妇女健康研究所指出的激素替代治疗的相关风险,对于使用 CAM 治疗来处理围绝经期症状的关注正逐渐增加。**

吸引力

对于为何有如此多的患者选择 CAM 治疗,1998 年发表的一项全国性调查首次就这一耐人寻味的问题进行了研究(8),共提出三项假设:

1. 对传统医学治疗效果不满意。
2. 个人卫生保健的自我调控。
3. 在生命、健康以及身心健康的价值等的一致性。

令人惊异的是,**对传统医学治疗效果不满意并不预示 CAM 的采用。患者转向使用 CAM 是为了寻求在生命、健康以及身心健康的价值更加一致**(8)。该信息表明,人们在部分躯体患病或受伤时乐于使用传统医学治疗,而当人们的目标是在于改善健康状况,或是解决一些长期疾病或生活方式问题时则会转而寻求替代医学提供者的帮助。与患者建立一种伙伴关系有助于帮助她们探寻所有的治疗选择以将其健康状况达至最佳化。根据疾病预防控制中心(CDC)报告,大部分人(55%)声明之所以使用 CAM 治疗是因为他们认为将这些疗法与传统医学方法结合会对他们起到帮助作用。有意思的是,有 26% 的人群表示他们尝试这些治疗方法是出于医学专家的建议。

患者不愿对其医师提及 CAM 的应用史,这会在医患之间制造屏障而影响医学治疗的最佳效果。各种 CAM 治疗方法中,既有一些疗法和产品可能对人具有潜在伤害风险,也有一些有效的 CAM 治疗可能与传统医学治疗方法会产生相互影响。在旧金山,对新诊断出的女性乳腺癌患者所进行的一项为期 5 年的前瞻性队列研究发现,有 72% 的患者在对乳腺癌的治疗或处理中至少使用了一种形式的 CAM。在这些妇女中有 54% 对她们的医师提及了该治疗史(远高于全国平均比例),反之,有 94% 的患者会与其 CAM 治疗师就她们的传统医学治疗方法进行讨论(9)。患者不愿对医师提及 CAM 治疗史的原因有三条:

1. 女性预想医师对此并不感兴趣,或是听到后会产生负面反应,或是不愿或者不能对此提供有用的信息。

2. 女性认为对于 CAM 治疗的使用与生物医学治疗无关。

3. 女性没有将其视为是对于替代治疗策略的适度协调。

这项研究着重强调,患者在进行 CAM 就诊时,病史中对于传统医学治疗的应用史可被充分采集到,而在传统医学的治疗中,对于患者的 CAM 治疗史的了解则极其有限。总体来说,患者对于向医师提及 CAM 治疗史是十分谨慎的,即使在医师很愿意就此与患者进行商讨的情况下也是如此。

挑战　　人口统计学显示的结果以及人们对于 CAM 治疗的使用倾向对医师提出了挑战,并对患者造成了一定的危险。对于其产生的巨大市场需求,可能导致一些可能无效或有危险的治疗方法或产品出现,或一些治疗方法或产品通过欺骗手段获得上市。患者需求的增长已经超过了医学生、住院医师以及执业医师知晓 CAM 的教育内容。由此导致的结果是,患者自行决定了自己所使用的治疗方式,而不能获得恰当的医学建议所带来的益处,也不能通过同一治疗者对其所采用的不同治疗方式进行协调。最好的医疗实践要求整合所有对患者有益的疗法并筛除会对患者造成伤害的疗法。这些治疗方法的融合需要医师、CAM 治疗师以及患者的共同协作和努力。

补充和替代医学的技术

种类繁多的 CAM 治疗方法可被归为几个不同类别。每一类都与一些风险或并发症相关。美国各个州对于其从业执照以及证明的要求标准差异很大。但是大多数的技术具有一些正式的机构进行培训和鉴定(表 13.2)。

表 13.2　补充和替代医学的培训和执照颁发

治疗方法	培训	执照
草药医学	尚未标准化	由国家针灸与东方医学认证委员会进行对草药治疗法的准入水平笔试。合格者可称之为中草药医师(Dipl CH)
脊柱按摩疗法	必须完成由整脊疗法教育委员会(Council on Chiropractic Education,CCE)认证的为期 4 年的**脊柱按摩**疗法学校教育项目	国家
推拿按摩疗法	25% 的按摩训练学校具备美国按摩治疗协会(American Massage Therapy Association,AMTA)认证。国家按摩治疗认证管理委员会(National Certification Board for Therapeutic Massage and Bodywork,NCBTMB)所施行的一项认证考试被 35 个州所采用。NCBTMB 的认证要求通过该考试并完成至少 500 课时的正规教育及训练	在美国 40 个州中由州一级颁发

续表

治疗方法	培训	执照
催眠疗法		被推荐并达到最低合格标准,可被国际医学与牙科催眠协会(International Medical and Dental Hypnotherapy Association)认证为催眠治疗师
临床催眠	基础认证所需为至少40小时的经由美国临床催眠协会(American Society of Clinical Hypnosis, ASCH)认证的工作培训,20小时的单独培训,并且至少2年的临床催眠独立操作经验。更高级别的称为认证顾问,需要至少另外60小时的ASCH认证的工作培训,以及5年的临床催眠独立操作经验	ASCH的临床催眠认证表明该医师为一名优秀健康保健专家,获执照可在该州或省提供医疗、牙科或心理治疗服务
冥想及减压疗法	无	无
针灸疗法	在校进行为期3~4年共2500~3200学时的东方医学培训课程	在美国大多数州,需要从业者提供证明已在由针灸及东方医学鉴定委员会(Accreditation Commission for Acupuncture and Oriental Medicine, ACAOM)认证或经由其认证的学校中完成学业并毕业合格
		美国40个州将针灸师作为东方医学医师或针灸医师发放执照或注册,其中约2/3的州有权发放该执照
	国家针灸及东方医学认证委员会(National Certification Commission for Acupuncture and Oriental Medicine, NCCAOM)举行的准入水平考试包括综合笔试,穴位定位以及消毒技术考核	针灸师必须通过该测试,要保持认证及执照有效还需修满每4年所需的继续教育要求
	内科医师通过参加至少300小时的培训可获得美国针灸医学管理委员会(American Board of Medical Acupuncture)的认证	
自然疗法		美国目前只有15个州有相关的执照法规,并且相互之间差异相当大。有7所经认证的4年制自然医学院校

基于生物学的疗法:植物性药物

植物或草药疗法使用单一植物或联合其他获得治疗价值。一种植物性药物是含有化学物质的植物或的植物的部分,其可作用于机体。在欧洲已经对植物性或草药进行了广泛的研究,在本国正在进行多项大规模多中心试验以对其疗效提供更有力的证据。

植物性药物是CAM领域中最易为患者从概念上所接受的。大约25%的处方药和60%的非处方药物的活性成分来源于植物制剂。然而,在美国人们对于这类产品通常并未认识到其活性作用,被作为食品增补剂接受管理,而不是由FDA监管。在表13.3中列出了美国应用最流行的植物制剂。

并发症及风险

越来越多的患者正在使用植物性药物,但他们常常不告知临床医师这一使用。某些患者因此面临着药物-植物性药物的相互作用或有不良反应的风险,应对患者进行询问(表13.4,表13.5)。大剂量维生素及增补剂的应用也在增加,也伴有风险和并发症。

表 13.3　2009 年在美国食物、药物及大众市场零售途径最热销的
草药膳食补充剂(截至 2009 年 12 月 27 日,共计 52 周)

排名 / 草药	销售额(美元)	较上一年增长百分比
1. 蔓越橘	$31 314 220	23.28
2. 大豆	$19 647 980	−12.35
3. 锯棕榈	$18 813 300	7.09
4. 大蒜	$17 908 530	−7.66
5. 紫锥菊	$16 230 560	6.94
6. 银杏	$16 011 830	−8.10
7. 水飞蓟素	$11 162 670	19.72
8. 贯叶连翘	$8 758 233	5.90
9. 人参	$8 292 474	1.65
10. 黑升麻	$8 123 878	−0.29
11. 绿茶	$6 715 113	21.71
12. 月见草	$4 259 037	9.17
13. 缬草	$4 142 234	24.76
14. 淫羊藿	$2 819 403	16.94
15. 越橘	$1 983 723	7.41
16. 接骨木果	$1 837 587	−0.42
17. 育亨宾葡萄籽	$1 783 874	−3.78
18. 姜	$1 183 641	24.81
19. 芦荟	$646 164	−4.81
20. 娑罗果种子	$558 946	−28.79
所有草药制剂(包括未在表中列出者)	$335 585 700	14.38

来源:Cavaliere C,Rea P,Lynch ME,et al. Herbal supplement sales rise in all channels in 2009. American Botanical Council. Herbalgram 2010;86: 62. Available online at:http://cms.herbalgram.org/herbalgram/issue86/article3530.html?Issue=86

表 13.4　草药:与药物潜在相互作用

药物类别	草药	潜在相互作用
抗凝血药	越橘	增加出血风险(大剂量下)
	洋甘菊	增加出血风险
	辅酶 Q10	药效降低
	丹参	增加出血风险
	当归	增加出血风险
	小白菊	增加出血风险
	大蒜	增加出血风险
	姜	增加出血风险
	银杏	增加出血风险
	人参	增加出血风险
	卡瓦胡椒	增加出血风险
	贯叶连翘	药效降低
抗惊厥药	琉璃苣	降低发作阈值
	聚合草	增加苯巴比妥毒性风险
	月见草油	降低发作阈值
	缬草	增加巴比妥类作用

续表

药物类别	草药	潜在相互作用
抗抑郁药	麻黄	增加单胺氧化酶抑制剂作用
	人参	增加单胺氧化酶抑制剂风险
	卡瓦胡椒	高血压
	贯叶连翘	单胺氧化酶抑制剂;增高血压
	育亨宾	三环类抗抑郁剂——高血压;选择性5-羟色胺重摄取抑制剂;增高5-羟色胺水平
利尿剂	芦荟	增加低血钾风险
	珀希鼠李	增加低血钾风险
	甘草	增加低血钾风险
	番泻叶	增加低血钾风险
降血糖药物	人参	低血糖风险
	荨麻	潜在的血糖增高可能
镇静剂	洋甘菊	增加嗜睡
	卡瓦胡椒	增加镇静作用风险
	缬草	增加镇静作用风险

数据来源:O'Mathuna DP. Herb-drug interactions. Altern Med Alert 2003;6:37-43.

表 13.5　草药的不良反应或药物相互作用的精选危险因素

- 出血异常或抗凝状态
- 癫痫疾病
- 放疗(伴或不伴化疗)
- 免疫抑制
- 糖尿病
- 妊娠
- 肾功能不全
- 肝脏疾病
- 心力衰竭
- 电解质紊乱
- 使用镇静剂/抗焦虑药/中枢神经系统镇静剂,口服避孕药,利尿剂,单胺氧化酶抑制剂,抗反转录病毒药物
- 疾病情况不明

　　由于对草药作为膳食补充剂进行管理,质量控制成为挑战。美国 1994 年通过了《膳食补充剂健康和教育法》(Dietary Supplement Health and Education Act, DSHEA)(10)。该法律规定膳食补充剂产品需依法提供其对于人体结构或功能或个人健康的影响。在《膳食补充剂健康和教育法》管辖范围内的产品十分易于辨认,其标签上印有如下声明:"本产品并非用于诊断、治疗或预防任何疾病"。由于 FDA 不负责管理该类产品,其可能会有缺乏产品标准、伪劣产品或贴错标签的情况存在,并且该类产品也没有经过药代动力学检测。

　　植物性药物可能通过下列三种途径之一导致毒性反应:(i)伪劣产品;(ii)即使该产品在相应的剂量下是安全的,产品标签上的推荐剂量超出了恰当的应用导致毒性反应;(iii)尽管其质量合格并且按照正确剂量服用,该类产品可能与其他膳食补充剂或药物制剂产生相互作用。医学研究所已经推荐了以下几条衡量标准:生产全程质量控制,产品标签及其他公开资料的准确性和全面性,防止错误的以及被误导使用的措施,对消费者使用的研究,私人资助的研究动机,以及保护消费者免受所有潜在危害的措施。

基于生物学的疗法的培训与执照颁发

国家没有就植物或草药治疗颁发执照,并且也没有国家级或专业组织对西方及印度草药医学教育进行管理或授权。美国国家针灸与东方医学认证委员会在 1996 年设置了一项草药治疗准入资格能力笔试。通过该考试者可被称为中草药医师(Diplomates of Chinese Herbology,Dipl CH)。在该委员会的网站上有一个可查询的经过认证的从业者的目录(11)。

推拿按摩疗法

脊柱按摩疗法

脊柱按摩疗法集中着眼于结构(主要为脊椎)与功能的关系,并且该关系如何对保持和恢复健康产生影响。其使用推拿治疗作为基本技法。在法律许可范围内,脊柱按摩疗法治疗师的工作不仅是推拿按摩,整理脊椎,还包括采集病史,进行体格检查,以及申请实验室及 X 线检查以做出诊断。脊柱按摩疗法治疗师根据其按摩治疗的疾病进行分类。尽管有些治疗师将其工作限于以肌肉及骨骼疾病为主,也有其他一些治疗师声称其可有效治疗几乎任何疾病。这些人被称之为医师,往往对患者造成误导。

并发症与风险

脊柱按摩疗法最重大的风险为卒中可能。椎 - 基底动脉血管事件多发生在经过有旋转动作的颈部推拿之后。椎 - 基底动脉血管事件患者的平均年龄为 38 岁。严重不良事件的发生率从 2 万例推拿中发生 1 例卒中到 1000 万例推拿中发生 1.46 例严重不良事件以及 1000 万例推拿中发生 2.68 例死亡事件不等(12)。这类风险的实际发生率目前尚不清楚,还需要更多的数据。

培训及执照

美国所有 50 个州都遵循一项全国性的程序对脊柱按摩疗法颁发执照。脊柱按摩疗法治疗师必须完成由脊柱按摩疗法教育委员会(Council on Chiropractic Education,CCE)认证的为期 4 年的整脊疗法学校教育项目。

按摩与推拿疗法

按摩疗法对身体软组织进行按摩处理促使组织恢复。其种类繁多包括深部组织按摩、瑞典式按摩、反射疗法、罗尔夫按摩疗法以及许多其他按摩方法。许多随机对照研究已经证明按摩疗法的功效,特别是儿科疾病如小儿哮喘方面。一些研究显示,通过常规的按摩治疗可以使多巴胺、5- 羟色胺水平以及自然杀伤细胞和淋巴细胞水平增高。

按摩与推拿疗法的使用人群非常广,用来达到包括放松身体,减轻焦虑,促进循环以及镇痛等功效。按摩疗法的特别作用包括治疗急性腰痛,以及用淋巴按摩法治疗由乳腺切除术后肢端水肿等情况所造成的淋巴水肿。按摩疗法被多种实践者所使用,包括医师、物理治疗师、整骨医师、脊柱按摩治疗师、针灸师、护士以及按摩治疗师等。

并发症与风险

按摩疗法不能用于下列疾病患者:出血性疾病,静脉炎,血栓性静脉炎,心力衰竭或肾衰竭所致水肿,发热或可通过血液或淋巴循环播散的感染,白血病或淋巴瘤。按摩治疗不应被用于恶性肿瘤瘤体或其附近以及骨转移病灶处、瘀伤处,尚未愈合的瘢痕处,开放伤口,近期发生骨折位置及其附近,以及处于急性炎症期的关节或其他组织。

培训及执照

按摩疗法没有全国统一执照。美国有 40 个州科颁发按摩疗法执照。有 1/4 的按摩培训学校经由美国按摩治疗协会(American Massage Therapy Association,AMTA)认证。国家按摩治疗认证管理委员会(National Certification Board for Therapeutic Massage and Bodywork,NCBTMB)施行的一项认证考试被 35 个州所采用,作为颁发执照考试。NCBTMB 为一独立的非营利性民间组织。该组织成立于 1992 年,目的在于培养高水平的按摩推拿治疗专家。目前美国有超过 9 万名经联邦认证的推拿按摩治疗师。要获得 NCBTMB 认证需要通过该考试并且完成至少 500 课时的正规教育及训练(13)。

精神 - 机体互动疗法

临床催眠与意象

催眠的内容包括引导进入恍惚状态以及进行治疗性暗示。事实证明催眠疗法对于治疗多种精神疾病,以及疼痛控制和术后恢复有效。

并发症与风险

对于被催眠者在催眠中及催眠后出现的不良反应偶有报道。不良反应范围包括轻微短暂的症状如试验状态下的头痛、眩晕或恶心,其他更罕见的症状包括焦虑、惊恐、不经意间给出的暗示所导致的意外反应,以及从催眠状态下苏醒困难。催眠治疗所导致的更严重的反应一般由于以下情况造成:滥用催眠技术,参与者准备不足,预先存在的精神病理问题或人格障碍。尚未有由于催眠治疗造成死亡的记录。

由于暗示所造成的对于未发生过的事件的虚假记忆,特别是涉及法律和人际纠纷的情况,可被视为精神治疗法造成的不良反应。在催眠与非催眠状态下,导向或暗示性的指示均可导致虚假记忆。由于催眠包括直接暗示与间接暗示,其中某些可能被引入自然状态。由于催眠可加强对于记忆事件的确信性,其准确性水平几乎没有变化,因此治疗师必须对于造成虚假记忆的问题保持警惕。

培训及执照

催眠治疗师没有全国或州级执照。被推荐并达到最低合格标准者,可被国际医学与牙科催眠协会(International Medical and Dental Hypnotherapy Association)认证为催眠治疗师。

美国临床催眠协会(American Society of Clinical Hypnosis,ASCH)对于临床催眠的认证与其他认证程序截然不同,确保被认证者为健康保健专家,具备在其所在州或省提供医疗,牙科或心理治疗服务资格。ASCH 认证将专业治疗师与非专业催眠师区分开来。认证共分为两级,一级单纯称为**通过认证**,在符合其他要求外,还需至少 40 小时的经由 ASCH 认证的工作培训,20 小时的单独培训,并且至少 2 年的临床催眠独立操作经验。更高一级别者称为**认证顾问**,从业者经过更高级别的临床催眠培训并且在从业过程中具备更丰富的催眠应用经验。要获此级别认证需要至少另外 60 小时的 ASCH 认证的工作培训,以及 5 年的临床催眠独立操作经验(14)。

冥想及减压疗法

冥想是一种放松身体以及平静心情的自我引导行为。大多数冥想的技巧都是由东方,特别是印度、中国及日本等国的宗教行为传入西方的,但其在世界任何文明中均有被发现。1996 年一个国立卫生研究院共识小组（National Institutes of Health Consensus Panel）表示，**精神 - 机体互动疗法及行为疗法对于治疗压力相关疾患及失眠症有效。自此以后，有关这些疗法的有效性的证据不断增加。专注基础减压法**（*Mindfulness-based stress reduction，MBSR*），这一基于印度 *Vipassana* 冥想的减压疗法，已在美国推广。该疗法是基于对心性的培养，即一种有意地、对于当前时刻的客观地聚精会神的体验。Vipassana 冥想法，印度最古老的冥想法之一，在 2500 年前被作为一种应对所有疾病的治疗方法来传授。

超验冥想（*transcendental meditation，TM*）是一种简单、自然而不费力气的练习，在清晨或夜间时舒适就座并闭上双眼进行，用时 15~20 分钟，在这项练习中，个体会处于一种舒适机敏的独特状态。

放松反应可以通过很多方法诱导出来，其是一种机体深度休息状态，可以改变身体及情绪对于压力的反应（如降低心率、血压及肌肉张力）。通过规律练习，其在日间遭遇压力时可发挥持续作用。

并发症与风险

冥想疗法极少会导致"精神突发事件"，其定义为一种危象，表明为当个体在进入新的精神经历领域时成长和转变的过程变得无序和难以抵抗。该情况被包含在第四版精神疾病诊断与统计手册（DSM-IV）的诊断分类中"信仰或精神问题"一类。精神突发事件包括但不仅限于以下几类：信仰缺失或改变，存在判断或精神危象，统一意识或改变状态的体验，精神开放，着魔，濒死体验，灵量（Kundalini），萨满历程，或冥想练习障碍。

冥想与减压疗法的培训及执照

对于冥想师没有国家承认的执照或认证程序。许多精神卫生专家都接受了多种减压方法培训。

能量疗法

能量疗法致力于能量场的应用。共分两类：

1. **生物场疗法**　目的在于试图影响据称环绕及穿过人体的能量场。某些能量治疗的方式是试图通过施加压力来操控生物场，或通过将手放入或穿过这些场来操控身体。例如气功、灵气以及接触治疗。

2. **生物电磁疗法**　致力于电磁场的非传统方法应用，如脉冲场、磁场、直流或交流电场等。

并发症与风险

在所有 CAM 方法中，能量疗法是研究最少而种类最多样化的。难以对其提出潜在的并发症与风险。

能量疗法的培训及执照颁发

由于该类疗法的分类范围广泛，不同形式之间培训水平的差异极大。

替代医学系统

东方医学及针灸

针灸是一项应用在许多亚洲的医学系统中的治疗方法。其理论基础在于人体具有称为经脉的能量通道运行全身，疾病的发生即是由于能量的阻塞。针灸是一种清除这类阻塞的方法。它通过用非常纤细的针(32 号或更细)在身体经络上特殊的穴位处穿刺皮肤对其进行刺激。针灸有许多不同的治疗形式,包括传统东方医学,日本 manaka 法,韩式手针灸,以及沃斯利(Worsley)五行法。

在西方生物医学模式下,针灸理论是难以被理解的。不过现在已有了对其感兴趣的研究队伍,并且该队伍还在不断成长。在一项有关对一个位于足外侧面的穴位的刺激与视皮质的对应的研究中,磁共振成像检测到了大脑视皮质的活动,该活动与光线照入眼睛时产生的效果等同。在针灸针刺入距离特定穴位 1cm 处时则未观测到视皮质活动(15)。对于许多据称具有治疗效果,而不能以生物 - 医学模式解释的 CAM 法还有待进一步的研究。

1997 年一个国立卫生研究院共识小组证实,已有有力的证据支持针灸在治疗牙科术后疼痛以及恶心、呕吐方面的应用(16)。 其他一些被认为针灸可能有效,有待更多研究的治疗方向包括头痛、腰痛、卒中、成瘾、哮喘、经前综合征、骨关节炎、腕管综合征以及网球肘。有一项大规模动物试验支持针灸对于内啡肽系统的神经生物学影响。

并发症与风险

瘀伤及轻微出血是针灸最常见的并发症,发生率约为 2%(17)。一般通过局部按压针刺部位即可处理,极少需要进一步其他治疗。针灸治疗最显著的风险是感染。据载在重复使用针灸针的情况下有肝炎感染案例发生。通过确保使用一次性针灸针可以消除产生可传播的感染的风险,目前美国已将其作为行业标准。针灸治疗其次显著的风险为气胸。由于针灸用针为 32 号或更细,因此其造成的气胸一般不需要使用胸管治疗。

培训及执照

目前针灸疗法没有全国统一执照。美国各州对于针灸从业所需接受的教育标准各不相同。有 40 个州将针灸师作为**东方医学医师或针灸医师**发放执照或注册,其中约 2/3 的州有权发放该执照。要在大多数州获得执照,需要从业者提供证明已在由针灸及东方医学鉴定委员会(Accreditation Commission for Acupuncture and Oriental Medicine, ACAOM)认证或正经由其认证的学校中完成学业并毕业合格(18)。这些学校提供为期 3~4 年的东方医学培训课程。国家针灸及东方医学认证委员会(National Certification Commission for Acupuncture and Oriental Medicine, NCCAOM)举行的一项准入水平标准化考试包括综合笔试,穴位定位以及消毒技术考核(11)。针灸师必须通过该测试,要保持认证及执照有效还需修满每 4 年所需的继续教育学分。在美国很多州采用该考试作为认证标准。内科医师也可以提供针灸治疗服务。内科医师针灸师可能并不像非内科医师针灸师经过针灸技术的全面培训。要通过美国针灸医学管理委员会(American Board of Medical Acupuncture)的认证,内科医师需参加至少 300 小时的培训(19)。

顺势疗法

顺势疗法属于一种 CAM 系统,是在约 200 年前德国医师及药剂师 Samuel Hahnemann 的工作基础上建立起来的。顺势疗法的理念在于相信"无穷小法则"以及"以毒攻毒"。其将小剂量、高度稀释的药剂用于治疗症状,而该药物若在较大剂量或较高浓度下可导致相同的症状。

自然疗法

自然疗法并不具备像东方医学或顺势疗法那样的悠久历史,也并非基于一种综合系统。**自然疗法将疾病视为机体的自我治疗过程发生改变的表现,相比于疾病的治疗,自然**

疗法更强调健康状态的恢复。自然疗法医师使用一批治疗方法,包括节食、临床营养学、顺势疗法、针灸、草药医学、水疗法(通过水在不同温度范围和应用方法上的使用)、脊椎及软组织推拿、包括电流、超声及光波治疗在内的物理治疗、治疗性咨询以及药理学治疗。

培训及执照

自然疗法没有全国统一执照。各州的从业执照标准也各不相同。目前美国仅有 15 个州具有相关执照法规,并且相互之间差异相当大。共有 7 所 4 年制自然医学院校经过自然医学教育委员会(Council on Naturopathic Medical Education)的认证(20)。该培训集中于门诊医学方面,而不需要住院治疗。尽管 4 年制的培训项目十分严格,还是有可能通过在线方式获取自然医学学位的。

患者医疗问题

安慰剂效应

有关各种 CAM 治疗的安慰剂效应,只有通过更加严格科学的研究才能加以阐明。当在与传统医学合用时,某种特定的治疗作用相较其他治疗更可能与安慰剂效应相关。当机体暴露于某种患者和治疗者都确信其有积极干预作用的刺激之后会产生相同方式的生理性反应。**在对于传统医学方法进行的安慰剂对照试验中有近 1/3 患者产生有安慰剂效应**。如果安慰剂效应的原理得到更深入了解并可在患者身上得到更加可靠的激发,会对于医学治疗产生巨大价值。还没有任何证据表明 CAM 治疗相较传统医学更易产生安慰剂效应。

质量控制

基于以下几个原因,CAM 的质量控制问题非常具有挑战性。首先,其巨大的市场需求已远远超出目前医疗保健系统处理相关规章制度、教育以及研究等方面问题的能力。因为从定义来讲,CAM 包括了所有传统医学所不包括的范围,相关的质量控制问题非常难以解决。美国联邦医药协会(Federation of State Medical Boards)颁布了"医疗活动中使用补充和替代治疗的标准指南",其作为一项政策已在 2002 年 4 月获得美国联邦医药协会的众议院代表批准(21)。其目的在于提供临床上可靠,合乎伦理的指南,并且与国家医学协会通常认定的职业实践界限及其所接受的保健标准保持一致。

潜在的误用

除对身体造成的风险之外,患者与医师同样应警惕由于潜在误用可能造成的其他方面的风险。特别有两个方面被涉及。首先,由于在此方面花费的金钱数额巨大,某些产品及治疗师的主要动机在于营利。患者可能由于虚假的承诺或要求而花费高额支出。其次,患者可能由于转向使用排斥传统医学方法的 CAM 治疗方式而延误了有效的治疗或处理。这被延误的时间对于许多患者的疾病治疗意义重大。表 13.6 列出了应提高警惕是否有误用可能的因素。

潜在的益处:
治疗机会

基于以上所有的风险与不确定因素,则可提出这样一个问题:医师为什么要教育自己知晓 CAM。最基本的回答是为了致力于提供最佳的医疗服务。如果患者使用了在其作用或相互作用方面可能具有潜在危险的治疗方法,医师应了解这种可能并给予患者相应的咨询意见。医师同样具有为患者提供最佳治疗选择的义务,而不论这些治疗的来源系

表 13.6　应提高警惕是否有误用可能的因素

1. 对治疗师或产品的疗效宣称有夸大或可疑成分,例如,脊柱按摩治疗师宣称可治愈胰岛素依赖型糖尿病或可提供能治愈癌症的替代治疗方法
2. 培养依赖性的治疗师或产品,例如,治疗师推荐每周多次随访或无限期的频繁随访
3. 治疗师推荐其出售并从中获利的产品
4. 治疗师或产品所支持使用的替代治疗排斥传统药物或传统治疗师

统。如果有可使患者受益的 CAM 治疗方法,医师应该对其非常了解,并且愿意与患者就其进行探讨。

除此最基本的原因外,补充和替代治疗还可提供其他一些治疗机会,示例如下:

- 降低治疗伤害:用脊柱按摩疗法治疗急性腰痛有可能避免手术治疗;精神 - 机体互动疗法减轻焦虑和对医疗处理的需求。
- 治疗传统医学方法无效的情况:用针灸、维生素 B_6 及姜治疗早孕反应。
- 预防效果:增加大豆异黄酮的摄入可能降低乳腺癌发病风险。
- 改善结局:成功改善有乳腺癌风险患者的围绝经期症状。

医师与患者互动

医患间缺乏沟通是 CAM 的相关问题中最大的屏障之一。多项研究证明,大多数患者没有告知医师 CAM 的使用,即使是在医师对该类问题能够接纳的情况下也如此。鉴于使用的普遍性,以及其与传统治疗发生相互作用的潜在风险,有必要将有关使用 CAM 的问题整合入病史采集之中。许多患者只是没有想到应告知医师这一信息,因此对此方面直接和详细的询问是十分必要的。很多从业者将该类信息整合入单独一页供患者填写并供医师对此进行回顾并加入记录中。获知患者既往及目前所使用的所有 CAM 治疗,特别是任何可摄取吸收物的使用,是十分有益的。如果患者正在接受补充和替代治疗,最好专门询问治疗师是否有推荐使用任何食品增补剂或草药。例如,东方药物治疗师或针灸师经常用植物制剂或草药茶进行治疗。自然疗法或整脊疗法治疗师经常建议服用维生素及食品增补剂。当患者在一种被尊重的气氛下被直接问及这类病史时,大多数非常坦率合作,这一最大的屏障随即被打破。

当与患者讨论有关 CAM 的问题时经常有出现一种有趣的情形,有 3 个因素与此相关。在这一领域(i)很少有医师曾接受该方面的正规培训,(ii)主流医学杂志上发表的研究很少(虽然数量正在不断增长),(iii)而在通俗出版物上有大量的质量参差不齐的相关信息。所有这些信息经常导致一种令医师感到不舒服的氛围。认识到这种不舒服氛围的存在是十分重要的,因为它可导致对这方面话题的完全回避。CAM 的发展以及在患者治疗计划中的整合属于一个新的正在开展的领域。当与患者谈话时首先向其解释这是传统医学的一个新领域而你并非该方面专家,这一做法是较适宜的。大多数患者早已设想到此种情况,感谢医师的坦诚,并珍惜讨论这些两难问题的机会。在与那些对 CAM 治疗有兴趣的患者建立信任和治疗性关系时,这是一个至关重要的步骤。

当决定使用 CAM 时,与患者共享下列的决策流程图是有用的(图 13.1)。

第一步:评估潜在伤害

尽管有关 CAM 治疗的研究往往不够理想,对于任何治疗可能造成的潜在风险仍应进行彻底的评估(鉴于可获得的最佳知识)。对直接伤害和间接伤害的风险均进行评估是十分必要的。

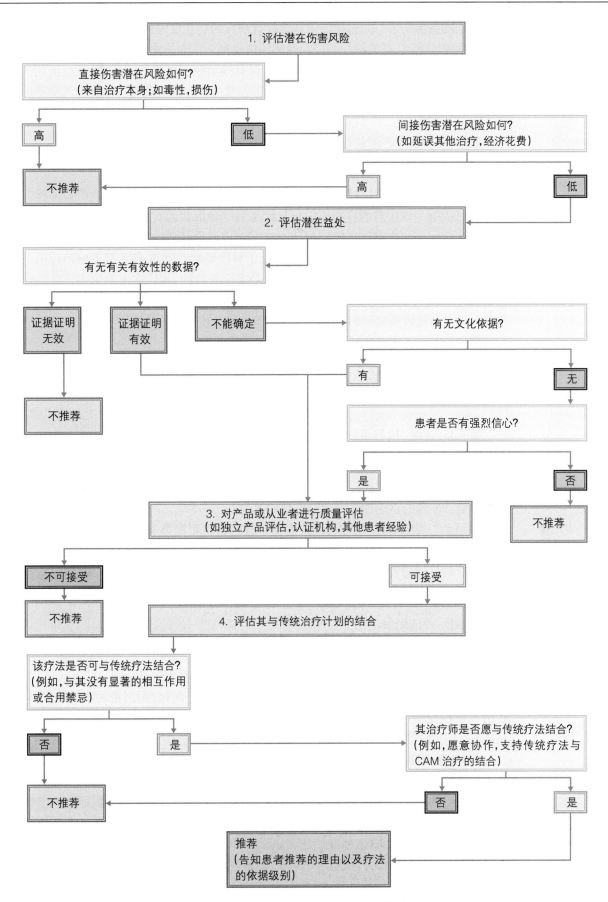

图 13.1　结合使用补充和替代疗法的决策流程图

潜在的直接伤害   应包括任何与治疗或潜在的相互反应相关的直接伤害的证据。当缺乏准确的证据时,有关治疗的侵入性的评估也是一项有力的风险评估因子。

潜在的间接伤害   应包括对于可能延误有效治疗的风险的评估,以及经济花费方面的潜在伤害风险。许多 CAM 治疗收费高,患者常需自付所有花费。市场会对弱势的患者进行掠夺,导致巨额的不必要的花费。

第二步:评估潜在的益处

任何治疗可能造成的益处需要从多个级别进行评估。

科学性依据   需通过对经过同行评议的文献进行回顾以评估疗法的疗效依据。

文化依据   该疗法的应用历史与文化是另一种形式的有效信息。例如,对于一种疗法是否在特定文化中有悠久的应用历史这方面的评价是非常有价值的。相反,如果该疗法尚无很长的应用史,认识到这一点同样是十分重要的。例如,使用黑升麻治疗围绝经期症状这一疗法已经过数百年的应用被证明是安全有效的,相比之下使用红三叶治疗则没有很长的历史或可循的记载。另一范例为针灸疗法,其已有几千年使用历史,与其相比,螯合治疗仅经过较短时间的使用并且对其益处还有相当多的争论。

个人信心   治疗益处的评估的另一方面需考虑患者的信心,因为它同样与治疗相关。如果患者对于该治疗有强烈的信心,并且没有证据表明该治疗有潜在危害,支持患者使用该治疗一般是合理的。激发出治疗反应或安慰剂效应经常是非常具有治疗价值的。

第三步:评估"执行系统"

对于执行系统的评估必须兼顾提供治疗的产品以及治疗师。

产品   有必要对生产厂商的历史进行评估并了解其质保程序。推荐至中立机构对产品的质量及标签的正确性进行检验也是有益的。

提供者   要对 CAM 提供者的技术水平进行评估可能是有困难的。了解治疗师所经受过的培训以及其执照状况(如果该领域有执照颁发)是一个重要的开端。与接受过该提供者治疗的其他患者进行沟通是有益的。最后一点,患者自己对于治疗师的感觉是非常重要的。

第四步:评估结合

尽管可能并无证据表明单独 CAM 治疗会有害并且其还可能有潜在的益处,其结合入患者的整体治疗计划的方式是非常重要的。对于 CAM 提供者也一样。

疗法   该治疗应结合入患者的整体治疗计划中。例如,大剂量的抗氧化维生素不能用于正经受放疗的患者,因为该药会削弱放疗的作用。同样,对唐氏综合征(Down's syndrome)患者不能使用脊柱按摩。

提供者   对能否将提供者结合入整体治疗计划的评估是最基本的,这可能是最重要的一点。如果目的是为患者提供最好的治疗,则应该对包括传统治疗以及 CAM 治疗在内的所有治疗师都进行评估,看他们是否愿意为了患者的利益而将其分别提供的治疗进行结合。如果有任何治疗师不愿与传统医学进行结合治疗,发现这一点并寻求其他的支持与传统医学结合治疗的 CAM 治疗是十分重要的。

对于每一名医师而言,了解自己对于 CAM 治疗的倾向性以及是否有对这些技术进行学习的意愿是十分有益的。至少,医师应该对此具备基本的知识,了解有关哪些 CAM 治疗对患者可能是有益的以及哪些可能是有害的。熟悉社区里哪些更加集中于这些领域的资源,这一点对于医师和患者同样都有帮助。

妇科专科问题

月经紊乱

生物治疗:食物增补剂与草药

经前综合征

在近期的一项对经前期综合征(premenstrual syndrome,PMS)使用生物治疗的随机对照试验进行的回顾中,作者肯定了已有数据支持钙剂在 PMS 治疗中的作用,并且还建议维生素 B_6,蔓荆子对于 PMS 的治疗可能有效(22)。初步的数据显示,镁剂、贯叶连翘以及维生素 E 对于 PMS 也有一定益处。在文献的回顾中显示,月见草油对于 PMS 没有治疗益处。一项荟萃分析的数据显示,镁剂、维生素 B_1 和维生素 B_6 对于痛经的治疗有一定效果,并且有关镁剂效果的数据结论很有前景(23)。

钙剂　以 900~1200mg/d 的剂量分次服用钙剂,对 PMS 以及经前期烦躁紊乱症、痛经、特定负面情感(情绪波动、沮丧、紧张、焦虑、持续哭泣)、水潴留(严重水肿、乳房胀痛、腹胀、头痛、疲乏)、食物渴求(食欲改变、嗜甜或嗜咸)、疼痛(下腹绞痛、遍身疼痛、腰骶部疼痛)等症状至少有一定效果(22)。到目前为止,最大的研究之一的数据显示,每天摄入 1200mg 钙剂可使 PMS 症状减少 50%(24)。此外,妇女健康研究(Women's Health Study)结果显示,增加钙剂和维生素 D 的摄入可能降低绝经前妇女乳腺癌风险,特别是性质更加恶性的乳腺癌(25)。

维生素 B_6　维生素 B_6 与雌激素及孕激素受体结合,曾被用于大部分的有关 CAM 以及 PMS 的随机对照试验。证据显示,其对于乳房疼痛、乳房肿胀、疼痛和抑郁等症状的益处高于安慰剂。另一项对于随机对照试验的回顾显示,尽管大多数这些试验都显示出了一些益处,但是尚不能得出绝对肯定的临床建议(26)。虽然有关维生素 B_6 治疗 PMS 的多数对照试验的患者数有限,导致其有效性的证据相对不够有力,不过以 100mg 或更低剂量进行的治疗还是属于一项有益的治疗,是值得推荐的。维生素 B_6 单药对于减轻痛经的效果强于安慰剂以及镁剂和维生素 B_6 的联合用药(23)。重点需要注意的是,该药在 200mg/d 或更高剂量下可能导致外周神经炎,并且可能与其他药物,特别是治疗帕金森病(Parkinson's disease)的药物发生相互作用。

镁剂　镁剂对于 PMS 的疗效证明依据少于钙剂,尽管有报道 PMS 患者血镁水平偏低。尽管证据不够有力,有多项试验显示补充镁剂后患者 PMS 症状有显著减轻(27,28)。在三项随机对照试验中,只有一项使用焦谷氨酸镁的试验结果显示有显著性效果。有一项试验显示镁剂没有效果,但是受限于仅用药一个月。在镁剂用于治疗痛经的试验中,其在缓解疼痛上的作用强于安慰剂,并且对于联合用药的需求更低。在不良反应发生的数量上没有差异(23)。

尽管对于镁剂的治疗效果以及哪种剂型更为有效的问题尚需更多的试验加以明确,不过对于镁剂的应用还是值得临床推荐的,并且可以中和钙剂的便秘作用。镁剂可以按照每天 200~400mg 的剂量分次服用,可以按周期在黄体期服用或者持续服用。

维生素 E　20 世纪 40 年代进行的试验显示,维生素 E 可能对于治疗如 PMS 一类的月经障碍有效。但近期关于 PMS 的试验结果是混杂的。两项评价维生素 E(d-α 型)对 PMS 症状疗效的研究显示,其与安慰剂相比有确定的改善作用(29)。一项对于维生素 E 治疗痛经的研究结果显示,其可以降低疼痛的程度以及持续时间,并且减少出血(30)。剂量用法是 200IU 每天两次,从预计月经来之前 2 天服用至来月经后 3 天。据认为,维生素

E 起作用的机制是通过抑制花生四烯酸的释放从而降低前列腺素的生成。一般认为,每天随餐服用 400IU 混合维生素 E 是安全并且可能有益处的。

ω-3 脂肪酸 ω-3 脂肪酸有两种主要类型:二十碳五烯酸(eicosapentaenoic acid,EPA)与 二十二碳六烯酸(docosahexaenoic acid,DHA)。ω-3 脂肪酸作为抗炎性药物,通过将花生四烯酸转化为 PgF_{2a} 代谢,并使炎性反应作用较轻的炎症因子 PgE_1 的水平升高来产生抗炎作用。ω-3 脂肪酸为必需食品,并且在美国人日常饮食中所含水平极低。其可通过饮食或食物增补剂方法增加摄入(表 13.7)。有一项研究必需脂肪酸(essential fatty acids,EFA)治疗 PMS 的试验显示 EFA 对其无效。不过有几项研究以鱼油治疗轻度抑郁的试验显示,ω-3 脂肪酸具有治疗效果。因此当患者的主要症状之一为情绪低落时,可以尝试使用其进行治疗(3g,分次随饭服用)(33)。不良反应少见,偶有恶心、腹泻、嗳气以及口内异味感。ω-3 脂肪酸有抗凝血作用,并且所含热量相对较高。

表 13.7 食物的 ω-3 脂肪酸含量 [a]

鱼类(3.5 盎司装)	ALA(mg)	EPA(mg)	DHA 总量(g)	总脂肪酸(g)
虹鳟	—	0.1	0.4	0.5
日本海鲈鱼	—	0.1	0.3	0.4
太平洋大比目鱼	—	0.1	0.3	0.4
淡水鲈鱼	—	0.1	0.2	0.3
鲤鱼	—	0.2	0.1	0.3
海峡鲶鱼	—	0.1	0.2	0.3
大西洋鳕	—	0.1	0.2	0.3
海鲈鱼	—	0.2	0.1	0.3
大眼鲥鲈	—	0.1	0.2	0.3
比目鱼	—	0.1	0.1	0.2
黑线鳕	—	0.1	0.1	0.2
红甲鱼	—	微量	0.2	0.2
鳎	—	微量	0.1	0.1
浓缩 DHA 胶丸	—	各不相同	各不相同	—

[a] 正常健康状况,每周摄入 7~10g ω-3 脂肪酸

数据来源:United States Department of Agriculture. USDA national nutrient database. Beltsville, MD:USDA;2004.

可在 http://www.nal.usda.gov/fnic/foodcomp/search 查询

蔓荆子 蔓荆子(*Vitex agnus castus*)是一种在治疗"月经障碍"方面有悠久应用历史的草药。很多小规模研究已经证实其有确定的效果。另有一项较大规模的研究对蔓荆子对 PMDD 的疗效进行检验(34,35)。在这项随机对照试验中,活动组每天摄入 20mg 蔓荆子。与安慰剂组相比,活动组患者在综合症状评分上有显著改善(35)。一项多中心非干预性试验检验了 1634 例患者对蔓荆子的使用体验及耐受性。经过 3 个月经周期的应用,约 93% 的患者感觉症状有减轻或停止,并且 94% 的患者对该草药具有良好或极佳的耐受性。医师考虑约 1.2% 的患者可能发生药物不良反应,但并无严重不良反应事件发生(36)。一项随机单盲试验对比牡荆与氟西汀的效果发现,使用 2 个月后患者症状减轻程度无显著差异(分别为 58% 与 68%)(37)。**在两试验组中,都有些症状得到明显的改善。三项评估蔓荆子治疗 PMS 效果的随机对照试验中,有两项试验的结果显示其对于 PMS 的一些症状,如易怒、情绪波动、发怒、乳房胀痛、头痛等有一定的效果。在蔓荆子未显示益处的那项试验中,安慰剂组使用的是一种可能减轻 PMS 症状的大豆制品。**由于蔓荆子的成分中含有环烯醚萜与类黄酮,据信其作用原理是通过激活降低泌乳素水平的多巴胺 D_2 受体起效。在体外试验中,其还具有抑制 μ 和 κ 阿片类受体的作用。该草药不会对黄体

生成素及卵泡刺激素水平产生影响(38)。牡荆有恢复孕酮水平的功效并且在德国被用来治疗月经失调以及原因不明的不孕。在正确使用剂量下牡荆提取物未见有显著毒性报道。

贯叶连翘　贯叶连翘(*hypericum perforatum*)因具有抗抑郁效果被用于治疗轻度至中度抑郁。一项包含 19 名女性的开放试验显示,当该复合物以每天 300mg 标准 0.3% 贯叶连翘提取物的剂量服用时,对 PMS/PMDD 的情绪失调症状有 51% 起到改善作用(39)。该剂量是一般用于治疗抑郁用法的 1/3。最近的随机对照试验显示,贯叶连翘较之安慰剂有非显著性的优势。该试验并未使用兼含金丝桃素和贯叶金丝桃素两种有效成分的药物制剂(22)。尽管不良反应发生率低于抗抑郁处方药,使用该产品时仍要加以注意。最常见的不良反应包括胃肠道不适、头痛以及兴奋。罕见但严重的光毒性曾见有报道。由于贯叶连翘诱导细胞色素酶 P450 复合物,可能导致特定的显著的药物交叉作用发生。曾有导致口服避孕药、茶碱、环孢素以及抗反转录病毒药物的血药水平较低的报道,并且曾见其与**丁螺环酮、他汀类药物、钙通道拮抗剂、地高辛以及卡马西平**发生相互作用的报道。该药与**香豆素**无明显药物相互作用。贯叶连翘治疗 PMS 有效的原理尚未被阐明。有两例独立报道有患者在使用口服避孕药期间合用贯叶连翘后发生妊娠。如果患者选择服用贯叶连翘,她们需要有后备的计划生育方法或改为其他方式。

银杏　银杏(*Ginkgo biloba*)曾被传统用于治疗乳房胀痛及不适,改善注意力以及增强性功能。其血管作用,特别是有关痴呆及外周血管疾病方面,也曾经过试验研究。一项大规模试验检验了用银杏治疗 PMS 女性患者的有效性,结果发现经过 2 个月经周期治疗后,治疗组的乳房症状有显著改善。在集中注意力或力比多(libido)形式方面的效果尚有未研究(40)。以每天 60~240mg 标准提取物的剂量摄入银杏,对乳房痛、虚弱以及水潴留可起到临床治疗效果。至少有一项研究表明,银杏对于与情绪低落相关的症状也有缓解作用(41)。以往认为银杏是一种可提升力比多的药剂,但是这些研究的方法学已遭到质疑,还需进一步的研究以进一步明晰它在这些领域的功效。不良反应包括胃肠道不适及头痛。大剂量时可导致恶心、呕吐、腹泻、烦躁及失眠。银杏还具有抗凝血作用,因此在与抗炎药物及华法林合用时需加以注意。该作用的潜在机制被认为是通过扩张血管及增加血流实现的。

表 13.8 列出了其他用于治疗 PMS 和 PMDD 但未受推荐的药物。

表 13.8　其他常用于治疗 PMS 和 PMDD 症状的药物(不推荐)

- **色氨酸**　属于氨基酸的一种,为 5- 羟色胺的前体,在多项研究中显示可改善 PMS 及 PMDD 症状。一种日本制造的产品中的杂质曾被报道与嗜酸细胞增多性肌痛综合征(eosinophilia myalgia syndrome,EMS)相关,该综合征可导致致命性后果。尚不清楚是否所有的病例均是与产品杂质相关,或是其中一些实际是由于活性成分导致。在这一点未明确之前,应避免使用色氨酸

- **脱氢表雄酮(DHEA)**　一种肾上腺分泌的激素,经常用于治疗抑郁,尚无证据表明对 PMS/PMDD 有益

- **褪黑素**　一种调节睡眠——觉醒周期的激素,经常用于预防产生时差,也曾被用于治疗 PMS。没有证据表明其有效性,并且可导致部分患者抑郁症状加重

- **黑升麻**(*Cimicifuga racemosa*)　在围绝经期症状治疗上的应用已有充分研究,但对于 PMS/PMDD 的治疗尚未经过研究。尽管可能被证明有效,但尚缺乏数据支持

- **月见草油**　常被用于治疗除周期性乳腺痛以外的其他 PMS 症状,但试验研究显示除安慰剂效应之外未见其他进一步的益处

- **当归**　是一种东方草药,经常通过与其他草药合用来治疗月经障碍与围绝经期症状。其有效性尚未经过研究证实

- **卡瓦胡椒**　曾被用于治疗焦虑与易激症状,并且已有多项试验证实其有效性。然而其曾被报道可能与肝脏毒性相关,甚至导致需行肝脏移植。尚不清楚该结果究竟是与药物或酒精相互作用有关,还是与污染物或是卡瓦胡椒本身相关

PMS,经前期综合征(premenstrual syndrome);PMDD,经前期烦躁紊乱症(premenstrual dysphoric disorder)

痛经

尽管传统治疗方法对痛经的疗效通常好于 PMS 与 PMDD，但仍有 20%~25% 的失败率，因此许多转而寻求替代疗法。表 13.9 列出了通过 Cochrane 回顾研究在替代治疗方面的发现。**该回顾得出结论，每天摄入 100mg 维生素 B_1 的剂量对于治疗痛经有效，尽管该结论仅基于一项大规模随机对照试验(23)**。该结果还建议镁剂也是一项确定有效的治疗，但是对于适用的剂量或者剂型尚无明确结论。增加鱼油的摄入同样被证实有明确疗效。有研究对痛经女性在月经期间的 ω-6 脂肪酸衍生的类花生酸类化合物，比如前列腺素 E_2 的浓度进行了评估。痛经与 ω-3 脂肪酸摄入偏低相关。多项试验结果显示，补充 ω-3 脂肪酸对于治疗痛经有效(42)。在研究 PMS 和痛经的双盲试验中，含有 DHA/EDA 卵磷脂的磷虾 ω-3 磷脂的效果优于传统的鱼油 DHA/EDP(43)。鉴于 ω-3 脂肪酸对于其他情况如心脏病的益处，可以建议在整个月经周期中维持对于这类复合物的高摄入。

表 13.9 替代治疗领域的发现

- **镁剂** 三项小规模试验对镁剂与安慰剂效果进行了对比。与安慰剂相比，总体上镁剂对治疗疼痛缓解更加有效，对额外用药的需求更少，并且不良反应事件发生无明显差异

- **维生素 B_6** 一项小规模试验显示维生素 B_6 对于缓解疼痛的疗效不仅强于安慰剂，还强于镁剂与维生素 B_6 的复合物

- **维生素 B_1** 一项大规模试验证实维生素 B_1 减轻疼痛的效果强于安慰剂

- **维生素 E** 一项小规模试验对每天服用维生素 E 与经期服用布洛芬的效果进行对比，显示二者在疼痛缓解效果上无明显差异

- **ω-3 脂肪酸** 一项小规模试验显示鱼油比安慰剂对疼痛缓解更有效。很多研究已经证实摄入海产品来源的 ω-3 脂肪酸(例如鲑鱼和沙丁鱼)可以减轻痛经症状。鉴于已证实的 ω-3 脂肪酸在诸如心脏病等其他疾病方面的益处，推荐可在整个月经周期中多量摄入该类化合物

来源：Proctor ML，Murphy PA. Herbal and dietary therapies for primary and secondary dysmenorrhea. Cochrane Database Syst Rev 2001；3：CD002124.

推拿按摩疗法

经前期综合征

按摩治疗可以立即取得减轻焦虑、悲伤以及疼痛的效果，但是总体来说其并未减轻 PMS/PMDD 症状。

尚未有证据表明脊柱按摩对治疗妇女 PMS/PMDD 有效。一项小规模(N=25)安慰剂对照交叉试验显示，接受脊柱按摩组的症状有明显改善，首先接受安慰剂治疗组的患者在起初接受安慰剂治疗后较初始状态有了改善，但是在随后接受有效治疗时再无进一步改善(44)。

痛经

一项对使用脊椎推拿治疗原发和继发痛经进行的 Cochrane 回顾得出结论，并无证据表明脊椎推拿对于治疗原发及继发痛经有效。高频小幅度推拿与模拟出的假推拿相比并无更明显疗效，尽管其可能好于完全无治疗的情况(45)。三项较小规模的研究得出有疗效差异的结果，支持使用整脊疗法，但是一项具有足够样本量的试验发现两组间并无明显差异。同样，两组间的不良反应也没有显著差异(45)。

精神-机体互动疗法

已有一些试验显示放松疗法对于治疗 PMS/PMDD 妇女患者有非常确实的疗效。一项试验对三组妇女进行对比,一组进行为期 3 个月,每天 2 次持续 15 分钟的放松反应,一组进行同等时间的阅读,另一组仅对自身症状进行描绘。放松反应组的女性有 58% 感觉症状有好转,阅读组和描绘症状组的这一比例分别为 27% 和 17%(46)。鉴于放松反应对于机体有许多其他健康益处,不需花费并且没有风险,因此是一种值得向患者推荐的好方法。几项小规模试验显示认知-行为治疗(CBT)和团队治疗有一定益处。一项试验结果显示,与对照组相比,CBT 对于减轻心理、机体症状以及功能损伤有效。在另外两项研究中作者发现,与对照组相比 CBT 可以减轻 PMS 症状(47)。

替代医学系统

东方医学及针灸

东方医学及针灸已有数千年的传统应用,用于治疗包括 PMS 及 PMDD 在内的许多月经相关症状。其在这一领域的治疗效果尚未有充分的研究。在一项小规模研究中(n=35),针灸组的 PMS 症状降低了 78%,对照的安慰剂组降低 6%(48)。已有研究显示针灸对于治疗轻度抑郁以及一般性焦虑有效,尽管并非所有试验都是阳性结果。对于中药在 PMS 和痛经方面的应用各有一项 Cochrane 评价。在提前服用中药对 PMS 的治疗效果上,一项对中药"经前平"的随机对照研究显示其对于减轻症状有显著的效果(49)。

有一项小规模但方法合理的试验对用针灸治疗原发痛经的效果进行了研究。该试验对 43 名女性进行了为期 1 年的跟踪,结果显示,与安慰剂组相比,针灸具有显著治疗效果(91% 的女性症状有所改善,与之相比其他组的症状改善的比例分别为 10%~36%、18% 及 10%)(23)。一项对 201 名患者的随机试验显示,与常规治疗相比,针灸可以显著改善痛经的症状以及患者的生活质量(50)。此外,有一些初步的证据显示,指压按摩对于月经期疼痛和焦虑可以是一种有效、免费并且安全的治疗方法。在该研究中,试验者教会患者对脚踝上方的三阴交(SP6)穴位进行 20 分钟的指压按摩。在一项对中药对痛经的疗效的回顾中共包括了 39 项随机对照试验,共有 3475 名妇女参与。与使用西药制剂相比,中药有缓解疼痛,减轻总体症状以及减少额外用药的作用。与中国保健产品相比,个体化的中药方剂的功效有明显的改善。中药对于减轻疼痛的效果强于针灸(51)。目前还需更多的试验来证明其疗效,但可以认为这是一项有前途的并且安全的治疗方法。如果妇女经过充分的了解,对这些治疗方法有兴趣并且可以得到有资质的服务提供者,支持其使用这些治疗是合理的。

顺势疗法

对于顺势疗法对 PMS 和 PMDD 的治疗尚未有足够的研究,其对于治疗与之相关的抑郁或焦虑也未显示有明显的效果。尽管有一项研究宣称得到阳性结果,但其在试验设计及症状改善方面的说服力均欠佳(46)。在一项小规模但是做得很好的研究个体化顺势疗法的试验中,90% 的患者在症状上有至少 30% 的改善,与之相比对照组中有 37.5% 的患者能达到这种程度的改善(47)。

不孕

精神 - 机体互动疗法

精神 - 机体互动疗法对于不孕患者具有特殊的吸引力。不仅是用于治疗不孕诱发的压力,并且压力增加本身与妊娠几率降低相关(同样还增加妊娠期糖尿病、早产以及产程延长的风险)。

在一项对不孕患者进行的研究中,两组患者进行精神互动治疗,一组患者进行常规治疗。两组接受团体支持和认知行为治疗的患者妊娠率分别为 54% 和 55%,与之相比对照组的妊娠率为 20%。但是由于具有很大而且完全不同的失访率,使得对这些结果的解释变得复杂(52)。在奥地利,要求医师对所有进行辅助生育的患者提供心理治疗。这些治疗包括心理治疗、催眠治疗、放松疗法以及身体感知练习。对于与之相关的妊娠率的评价显示,1156 名妇女中,使用了精神 - 机体疗法的妇女的累积妊娠率为 56%,并且准备使用这些疗法的妇女的累积妊娠率为 41.9%,高于那些拒绝使用这些疗法的妇女(53)。在一项研究催眠对于体外受精(IVF)妊娠率影响的病例对照试验中,在使用了催眠疗法的周期中妊娠率为 53%,对照组为 28%,二组之间的移植率分别为 30% 和 14%(54)。

总体讲,精神 - 机体疗法,例如放松技术以及催眠,能减轻不孕患者所产生的多种问题,因此向患者推荐该疗法是合理的。

替代医学系统

针灸在不孕的治疗应用方面也已经过研究,总体显示是有效的。耳穴针灸作为一种替代疗法已被研究用于治疗女性月经稀发或黄体功能不足继发的不孕问题,并且研究者得出的结论认为其是一种颇有效果的治疗方法(55)。另一项研究使用电针灸治疗 PCOS 患者的不排卵问题,发现经过治疗的患者有超过 1/3 被诱发出规律排卵。在早期的阳性结果研究之后,近期又有数项对于针灸和 IVF 的研究。在一项 228 名妇女参加的有关针灸与 IVF 的研究中,针灸组与对照组之间的妊娠率分别为 31% 和 23%,维持至孕 18 周的持续妊娠率分别为 28% 和 18%(56),不过该差别并未达到统计学显著差异标准。另一项 225 名妇女参与的随机对照试验中,进行 IVF 或胞浆内单精子注射(ICSI)后加用针灸的女性临床妊娠率为 33.6%,对照组为 15.6%,两组的持续妊娠率分别为 28.4% 和 13.8%(57)。一项 182 名妇女参加的试验分别对比了常规治疗、在胚胎移植前后 25 分钟进行针灸、在胚胎移植前后以及胚胎移植 2 天后进行针灸的效果,针灸再一次显著提高了妊娠率,不过在胚胎移植 2 天后再加针灸的女性未见有更进一步的获益。针灸组和对照组的临床妊娠率分别为 39% 和 26%,持续妊娠率分别为 36% 和 22%(58)。

一项随机对照试验对在胚胎移植前及移植后仅用常规治疗以及使用常规治疗另加 25 分钟标准针灸治疗的患者的妊娠率进行了对比,发现试验组的妊娠率为 43% 而对照组为 26%(59)。在一项包括 7 项试验共 1366 名女性的荟萃分析中,作者得出的结论是,进行 IVF 的妇女中在胚胎移植时加用针灸可以提高妊娠率和活产数(60)。同期另一项包括 13 项试验 2500 例妇女的荟萃分析的结论认为,目前还没有足够证据说明针灸可以提高 IVF 的临床妊娠率(61)。针灸方案被设计用于促使镇静、子宫松弛并且增加子宫血流。据猜测针灸起作用的机制可能与神经内分泌因子的调节、子宫和卵巢供血的增加、细胞因子的调节、压力、焦虑或抑郁的减轻等因素有潜在的相关。以搏动指数作为测量指标的子宫动脉血流阻力,被认为在子宫内膜对于胚胎移植的容受性评估上有应用价值。一项对电针灸对于不孕患者的搏动指数的疗效进行评估的试验显示,经过为期 4 周,每周 2 次的治疗,患者的平均搏动指数在接受完最后一次治疗后的短时间内直到 10~14 天以内都有显著减小。前额的皮温也有显著升高,提示有交感活动性的中枢性抑制(62)。在一项对进行 IVF 的妇女开展的研究中,接受针灸治疗的受试女性的皮质醇水平和泌乳素水平都较对照组有提高,呈现更加正常的周期动态(63)。对于针灸在不孕治疗中的功效以及作用机制都还需要进行更多的研究。从临床上来说,目前有令人兴奋的证据显示它在早孕期的应用是安全的,并且如果患者感兴趣的话支持其应用是合理的。

围绝经期

在美国妇女健康研究的所得出的结论公布之前,美国 80% 的女性患者使用"非处方治疗"来改善其围绝经症状,其中许多治疗为 CAM 疗法。一项研究 CAM 在围绝经期女性中应用情况的研究中,3302 名妇女经过了 6 年的随诊,其中 80% 的妇女使用了 CAM 治疗(64)。一项关于妇女在中止激素替代(HT)之后的治疗选择的研究中,76% 的妇女报告使用了非激素的替代疗法,其中 68% 的妇女认为这些治疗是有用的(65)。一项有关妇女对于"天然激素"的信赖程度的研究显示,使用复合药物的妇女们相信,与标准激素制剂相比,天然激素更加安全,不良反应更小,并且在症状缓解上同样甚至更加有效。许多妇女相信天然激素治疗在保护骨骼及血脂水平上具有同等甚至更佳的疗效(66)。有理由假设,目前有越来越多的女性正在尝试和选择这一类治疗,并且其中很多是在缺乏正确的或者充分的相关信息告知的情况下。这一不断膨胀的市场促使了更多的产品以及替代治疗方法的出现。因此,急需告知医师有关的这些治疗选择,使其可以协助患者做出合理的治疗选择。

基于生物学的疗法

用于治疗围绝经期症状的植物制剂范围非常广泛。以下对于最常用的并且基于试验证据基础上推荐的产品进行了回顾。

维生素 E

从 20 世纪 40 年代开始,维生素 E 就开始被研究用于潮热症状的治疗。尽管早期的一些研究显示出了确实的疗效,更近期的研究对于 200~600IU 的应用剂量进行的评估未发现明显的效果。有一项 51 项妇女参加的小规模的试验显示每天 400IU 的剂量对治疗潮热症状有效,但是建议要达到治疗效果可能需要将应用剂量增至 1200IU,而该剂量太高,不能被推荐使用。维生素 E 是一种凝血剂,并且在应用中曾有发生自发性蛛网膜下腔出血的报道。一项对患有乳腺癌的围绝经期妇女进行维生素 E 治疗的研究发现,经过为期 4 周每天 800IU 的治疗,治疗组患者每天的潮热发生次数平均减少了 1 次。尽管该试验结果在统计学上有显著差异,但其没有非常大的临床意义(67)。

黑升麻

经前期以及围绝经期症状 黑升麻(*Cimicifuga racemosa*)被传统用于缓解经前期和围绝经期症状。其在印第安人中已有数百年的使用历史,从 1950 年开始在德国使用。其被研究最多的药物形式是商品为 *Remifemin* 的黑升麻提取物,其每单位标准含 1mg 脱氧升麻烃(*deoxyactein*),用法为每次 40mg,每天服用 2 次。大多数早期的试验并未设对照组,但近期的试验已经使用了更加合理的方法。最初认为黑升麻具有降低促黄体生成激素水平的作用,但是据信其作用类似一种选择性雌激素受体调节因子(selective estrogen receptor modulator, SERM),并且作用于 5- 羟色胺受体。其并不含植物性雌激素并且对阴道细胞学表现无雌激素样作用。此外,服用黑升麻的女性的激素水平并无改变。实验室研究显示,黑升麻实际上对乳腺细胞起到抑制作用而非刺激作用(68)。服用黑升麻的女性在围绝经期症状、焦虑以及阴道上皮情况等方面都起到明显改善。药物耐受性良好并且没有明显的不良反应。与激素治疗相比,黑升麻具有相似的效果,可使女性在潮热、疲乏、易怒以及阴道干涩等症状方面都得到改善。在一项对关于黑升麻的随机对照试验进行的荟萃分析中,作者得出的结论是黑升麻有减轻血管舒缩症状的趋势。一项有 304 名妇女参加的研究显示潮热症状的数量和强度都有降低,受试者的情绪、睡眠、出汗和性生活障碍等问题都有改善。在一项双盲安慰剂对照研究中,对黑升麻(40mg)与结合雌激素(0.6mg)以及安慰剂在 62 名女性中使用 3 个月的效果进行了对比(45)。发现黑升麻在减轻更年期症状上与结合雌激素疗效相当,作用强于安慰剂(69)。经阴道超声检查证实黑升麻不会造成子宫内膜增厚,这与结合雌激素不同,后者会造成子宫内膜增厚的发生率显著增加。此外,黑升麻和结合雌激素都可以使阴道上皮细胞增加。在一项对比黑升麻、安慰剂和雌激素使用 12 个月效果的试验中,结果显示黑升麻是有效的(70)。在一项 6141 例女性参加的大规模对照观察性研究中,观察了单用黑升麻和联合应用黑升麻和贯叶连翘的效果,两种治疗方法都有效而且耐受性良好。对于心理学症状,联合用药效果优于单用黑升麻(71)。尽管许多已经发表的研究文献都有设计缺陷,还需要更多的研究证实,不过看起来黑升麻是安全的并且对于治疗围绝经期症状可能是有效的。治疗起始剂量应为每天 20~40mg,标准化至 2.5 三萜。**E 委员会**建议剂量为每天 40~200mg(72)。需告知患者治疗可能要经过 4~8 周时间才会见效。其不良反应罕见,包括胃肠道不适、头痛以及眩晕。目前文献中最长的研究持续了 12 个月,不过尚没有迹象表明长时间应用该药不安全。

乳腺癌 多项研究显示,黑升麻对具备雌激素受体的乳腺癌细胞有抑制作用。一项试验显示,黑升麻对三苯氧胺的抗增殖作用起到增强效果。在一项观察黑升麻对于减轻乳腺癌患者围绝经期症状效果的研究中,黑升麻治疗组和安慰剂组的潮热症状在数量和强度上均有 27% 下降,仅有出汗症状在黑升麻治疗组中得到显著改善(73)。另一项研究中,136 例乳腺癌患者随机分为两组,一组仅接受三苯氧胺治疗,另一组接受三苯氧胺加黑升麻治疗。治疗 6 个月后两组间无明显差异,但是到了 1 年后,黑升麻干预组有 47% 患者无潮热症状出现,而对照组中这一比例为 0。干预组中严重潮热症状的发生也有所减少(24%),与之相比单用三苯氧胺治疗组为这一比例为 74%(74)。尽管了解黑升麻不具有雌激素样作用这一点是有益的,其对于这类患者的有效性还未被最终证实。

人参

很多不同的植物都称作**人参**。其中最常见的两种类型为西伯利亚参(**刺五加**,*Eleuthero*)和东方或高丽参(*Panax*)。这两种药材都取材于其植株的根部,并且均被用于治疗体虚或恢复"生命力"以增强体质。

高丽参是一种体积很小的多年生植物,生长于东北亚地区。一项对 12 名患者进行的研究检验了其对于围绝经期妇女的治疗效果,这些患者可具有或不具有乏力、失眠及抑郁症状。开始时,具有症状的患者的焦虑状态明显偏高,其硫酸脱氢表雄酮水平是对照组的50%,并且具有症状的患者的皮质醇 / 硫酸脱氢表雄酮比值显著偏高。经过治疗后,患者的康奈尔医学指数和焦虑状态下降到对照组水平,并且皮质醇 / 硫酸脱氢表雄酮比值显著下降,尽管并未下降至对照组水平(75)。

在生理症状方面,一项随机多中心双盲平行组研究对标准人参提取物与安慰剂的疗效进行了对比。在研究开始时以及经过 16 周治疗以后分别对生活质量和生理指标进行了评估。在缓解症状以及卵泡刺激素和雌二醇水平、子宫内膜增厚、成熟指数及阴道 pH 等生理指标方面均未见有显著差异。不过患者确实感觉在抑郁、康乐感及健康方面有显著改善(76)。另一项研究显示患者在疲劳、失眠、情绪以及抑郁等方面得到了改善(70)。

目前尚没有明确证据支持用人参治疗缓解生理症状。如果患者正遭受围绝经期生理症状的困扰,其有可能通过高丽参治疗获益。尽管其作用机制尚不明晰,高丽参看来并不具有雌激素样作用。高丽参应避免与兴奋剂类药物合用,其可能导致头痛、乳房疼痛、腹泻或出血。建议使用剂量为每次 100mg 标准提取物,每天两次,持续 3~4 周。

黑升麻、当归、人参以及甘草根的雌激素样作用通过以下方法进行评估:(i)检验其对于 MCF-7 细胞(一种人乳腺癌细胞系)的细胞增殖作用;(ii)短暂基因表达测定;(iii)对大鼠进行生物测定。研究结论认为当归和人参对 MCF-7 细胞生长有刺激作用,但是该结果并非通过雌激素样作用导致,黑升麻和甘草根既无雌激素样作用,也不会刺激乳腺细胞系生长(68)。

红三叶

红三叶(*Trifolium pratense*)是一种豆科植物,其商品名包括 *Promensil* 以及 *Rimostil*。其至少含四种雌激素性异黄酮,并且因此成为一种植物性雌激素提取源。红三叶是一种医用草药,但在围绝经期治疗上并未经过传统的长期应用。其雌激素样作用最早是在观察其在绵羊中的作用发现的。术语**三叶草综合征**被用来描述在食用了大量红三叶的绵羊身上经常出现的症状。**该综合征的典型表现为生殖系统并发症,包括不孕**。尽管其具有雌激素样作用,包括两项双盲安慰剂对照试验在内的多项研究均未显示其对围绝经期症状的治疗相较于安慰剂有更加显著的疗效(77)。许多荟萃分析得出的结论是,总体来说红三叶在临床上对于血管舒缩症状的缓解作用并未优于安慰剂(70)。一项 252 名女性参加的试验中,对分别服用两种不同的红三叶制品及安慰剂 12 周后的疗效进行了对比(*Promensil*,异黄酮含量为 82mg;*Rimostil*,异黄酮含量为 57mg)(78)。尽管与 *Rimostil* 或安慰剂相比,*Promensil* 在更短时间内减少了潮热症状的发生,但到 12 周试验结束时,三组患者的潮热症状减少程度相同。另一项 205 名妇女参与的研究也得出相似的结果。虽然这些试验确实对 *Promensil* 的生物学疗效提供了一定的支持依据,不过没有任何一项试验的红三叶制品与安慰剂相比有临床上的显著性效果。红三叶对于子宫内膜的影响还需加以进一步研究。

红三叶对于围绝经期症状尚未显示出有明确疗效,据信其具有雌激素样作用,并且其对于乳腺和子宫内膜的影响还缺乏足够的研究。某些种属的三叶草中含有香豆素。

当归

当归(*Angelica sinensis*)在围绝经期以及月经问题的治疗上有悠久的应用历史。在东方医学体系中,传统上当归是与其他草药联合应用的。多项研究当归在围绝经期症状治疗中的有效性的试验未能发现其有效性(79)。没有证据支持单用当归治疗围绝经期症状。对于当归与其他草药联合应用的传统疗法目前还没有充分的研究。需要重点注意的是,当归中含有香豆素类衍生物。

卡瓦胡椒

卡瓦胡椒(*Piper methysticum*)原产于南太平洋地区,其传统用途之一为用于减轻焦虑症状。卡瓦胡椒经常被推荐用于围绝经期症状,特别是易怒、失眠及焦虑症状的治疗。研究显示,每天 3 次,每次摄入 100~200mg 的标准 30% 卡瓦内酯(kavalactone),可减轻由于围绝经期造成的易怒及失眠症状。其经常与诸如黑升麻以及缬草根一类的其他成分合用。一项研究对比了激素治疗加用卡瓦胡椒与单用激素治疗焦虑症状的疗效差异,结果显示与单用激素治疗相比,卡瓦胡椒与激素联合治疗对于焦虑症状有显著减轻作用(80)。

不过,卡瓦胡椒可能导致一些虽然罕见发生,但后果严重的不良反应。曾有发生严重肝脏毒性导致需行肝移植的病例报道(81)。其他不良反应包括皮炎、可恢复的类似帕金森病的运动障碍。其已经在欧洲很多商场下架。对于卡瓦胡椒不推荐使用,但如果患者正在使用该类草药(属于非处方药物),应告知患者该药物的相关风险,以及应避免将卡瓦胡椒与其他抗焦虑药物、酒精或**对乙酰氨基酚**合用,并且需要定期进行肝功能检测。

贯叶连翘

贯叶连翘(*Hypericum perforatum*)植株的叶和花朵尖端作为药材主要用于抗抑郁治疗,其还可用于治疗焦虑。在德国,贯叶连翘被用于治疗围绝经期情绪波动。

尽管其作用机制尚不明确,但贯叶连翘经过每天服用 3 次,每次 300mg 的剂量,确实显示出对轻至中度抑郁症状有治疗效果,在情绪、精力以及睡眠方面有 60% 得到改善。是否将其用药标准化目前尚有争议,不过据信其至少含有两种名为金丝桃素和贯叶金丝桃素的活性成分。大多数研究都是基于标准的 0.3% 金丝桃素(Hypericin)。将贯叶连翘用于治疗围绝经期症状的首次研究于 1999 年进行。未接受激素治疗的患者每天服用 3 次,每次 300mg 贯叶连翘。在研究开始时以及试验进行 5 周、8 周及 12 周时由患者及医师对症状改善情况进行评估。在研究开始时,80%~90% 的症状严重程度为中度至重度。治疗 12 周后,还有 20%~30% 的症状维持在此水平,而大多数患者只有轻度症状或已完全无症状。血管舒缩症状没有得到改变,然而 80% 的患者主诉其性欲有明显增强。106 名患者中有 4 名报告了不良反应,包括日晒部位皮疹、胃肠道不适、头痛以及乏力(82)。一项在 301 名妇女中进行的随机试验所使用的是黑升麻和贯叶连翘的合剂,结果显示药物对于女性的更年期反应和心理学症状的疗效都优于安慰剂(83)。贯叶连翘对细胞色素酶 P450 复合物有诱导作用。有报道其对口服避孕药、**茶碱**、**环孢素**以及抗反转录病毒药物有明确的降低血药浓度作用。还曾有过其与**丁螺环酮**、**他汀类药物**、**钙通道拮抗剂**、**地高辛**以及**卡马西平**发生药物相互作用的报道。贯叶连翘与**华法林钠**(**可迈丁**,*Coumadin*)未有明显药物相互作用发生。

蔓荆子

蔓荆子(*Vitex agnes*)具有悠久的使用历史,从古希腊文明直到中世纪僧侣中都有应用,其中包括对围绝经期症状的治疗。尽管由此有人推荐对该药物的使用,蔓荆子对于围绝经期症状的疗效尚未被证实。

银杏

银杏经常被用于围绝经期妇女以达到提升力比多的效果。在一项研究中,使用 Muira puama 加银杏对 65% 的患者有显著疗效(84)。不良反应包括胃肠道不适及头痛。银杏可与雌激素、他汀类药物以及钙通道拮抗剂发生药物相互作用。其还具有抗凝血作用。

植物雌激素

植物雌激素是具有弱雌激素作用的基于植物来源的复合物。其对于雌激素受体具有中度竞争作用,表现出具有 SERM 活性。植物雌激素被分类为异黄酮类、香豆素类、木酚素类和类黄酮类。其中被宣传最多的是异黄酮类,包括染料木黄酮、黄豆苷原和黄豆黄素。大豆和豆制品中富含异黄酮类。多项综述和荟萃分析对于其对围绝经期症状的治疗效果得出的是混杂的结论(70,85)。女性要补充植物雌激素应从食物中补充,而不应靠服用药剂,目标量应达到每天 100mg 异黄酮或 25g 大豆蛋白。一项 366 名妇女参加的随机对照试验显示,在每天服用 150mg 异黄酮 5 年后有 3.8% 的女性出现内膜增生,而对照组中的发生率为 0(85)。

精神 - 机体互动疗法

精神 - 机体互动疗法用于围绝经期症状的治疗已在数个领域得到研究,但是这些研究多是小规模的而且并不都是高质量的。在一项 30 名女性参加的小规模前瞻性试验中对放松疗法和**雌二醇**进行了对比。放松治疗组的女性在随访 6 个月时潮热症状减少了 76%,雌二醇组在第 12 周时减少了 90%(86)。在另一项 Nedstrand 等进行的研究中,38 位患乳腺癌的女性经过放松疗法和电针灸后在血管舒缩症状上有了改善(86)。在一项随机对照试验中,存在每 24 小时至少出现 5 次潮热的明显围绝经期症状的患者被随机分为三组,分别为放松反应疗治疗组、阅读组及对照组。放松反应治疗组在潮热症状强度、紧张 - 焦虑水平及抑郁症状上均有显著减轻,而对照组无明显变化(87)。在另一项对存在围绝经期症状的患者进行的随机对照试验中,频繁出现潮热症状的妇女被随机分组分别接受节律呼吸、肌肉放松及 α 波反馈疗法。接受节律呼吸疗法患者的潮热症状频率有显著降低,肌肉放松及生物反馈疗法组无明显变化。研究认为该疗法的作用机制是通过降低中枢交感兴奋型实现(88)。在一项有 76 名乳腺癌患者参加的试验中,与对照组相比,通过咨询和情感支持的干预可以使围绝经期症状和性功能都得到改善(89)。一项 102 名妇女参加的试验检查了针灸、应用放松、雌激素和安慰剂作用。针灸和应用放松对潮热次数的降低作用显著优于安慰剂(90)。

失眠是另一频繁出现的围绝经期症状,它是一个复杂的多因素问题。现认为对其最佳的治疗方法是将以下方法结合:压力管理,应对策略,加强人际关系,以及改变生活方式以改善睡眠(91)。

总之,精神 - 机体互动疗法是一种低花费甚至无花费并且低风险的干预手段,可减低中枢神经系统肾上腺素能张力。已有报道该类疗法可以减轻潮热以及其他围绝经期症状,并且产生一般健康收益。

替代医学系统

东方医学已有超过 2500 年的应用历史,其中包括针灸、草药及运动疗法。尽管对于不同患者的诊断和治疗是高度个体化的,从东方医学的观点来看,围绝经期症状多与气、血、精这三者的亏虚有关。针灸是被研究得最多的 CAM 疗法之一,但是其在围绝经期患者中的应用仍需更多高质量的研究来证明效果。目前已有的对针灸在围绝经期症状治疗方面的研究结果是混杂的。在一项对 763 名妇女参与的 11 项试验进行的系统性综述中,尽管有一些研究显示针灸比激素替代治疗对于血管舒缩症状有更佳的治疗效果,但是还有很多研究显示其并没有效果(92)。另一项系统性综述也得出了相同的结论(93)。在一项 267 名妇女参加的随机对照试验中,对比了个体化针灸加自我保健与单用自我保健的效果,针灸组的潮热发生频率和强度都有显著降低。总体上该组在血管舒缩症状、睡眠以及躯体症状等方面都有了显著的改善(94)。一项对超过 300 名女性进行的非对照性研究发现,97% 的女性认为针灸对其症状有减轻作用,并且有 51% 的女性的症状完全消失(95)。一项有关对接受**三苯氧胺**治疗的患者进行针灸治疗的初步研究中,对 15 名患者进行了为期 6 个月的跟踪(96)。分别在治疗开始前以及治疗 1,3,6 个月后对患者进行了评估。患者的焦虑、抑郁、躯体症状以及血管舒缩症状均有显著缓解。力比多状态未受影响。一项对 45 名乳腺癌患者进行的研究显示,通过电针灸治疗显著降低了潮热的发生(97)。对于那些在治疗这些症状的选择上受限的患者,这是一个具有确定疗效的治疗领域。

对于合格的从业者而言,针灸是一项安全的 CAM 治疗手段。如果患者有兴趣尝试将这项治疗作为其治疗计划的一部分,并且能理解该疗法目前对其尚缺乏足够的研究,推荐患者尝试一下合格的针灸师的治疗这一做法可视为是合理的。因为东方医学中的许多草药疗法可能具有雌激素样作用,对于同时在接受任何形式的激素治疗的患者最好避免使用这一类治疗。

"天然"激素

现今各种各样的激素治疗选择已使得患者越来越难以进行分辨。由于许多具有激素活性的制剂都属于非处方药,特别是有鉴于美国妇女健康研究的研究结果以及有大量的寻求"替代"的妇女,医师必须对这类问题加以注意。

天然激素与生物学同源激素

在人们意识中有一种普遍想法,认为天然的东西"好",而人造的东西"差"。天然产品即为基本组分为动物、矿物或植物来源的产品。天然产品可能与其组分在自然状态下的性质并没有共同之处。例如,合成马雌激素是一种天然产品,但其对人体并不会产生任何自然的或原本的效果。让患者了解该区别是十分有益的。患者在要求开"天然激素"的时候往往并不了解她们实际上要求开的是什么。大多数患者当使用这一名词的时候,往往是要求使用生物学同源激素,或是与其自身卵巢所分泌激素在分子水平相同的激素。

卵巢共分泌三种雌激素:17β- 雌二醇、雌酮及雌三醇。在绝经前,卵巢主要产生的雌激素为 17β- 雌二醇,或称 E_2。其可与 E_1 相互转化,后者还可经脂肪产生,因此是绝经后妇女体内的主要雌激素形式。所有的雌激素补充药物,包括口服剂型的 *Estrace*,均为 E_2。当 E_2 通过口服吸收时,其大部分在肠道内转化为 E_1。在本质上 E_1 与 E_2 的雌激素活性水平相同。雌三醇(E_3),是三种雌激素中作用最弱的一种,主要由妊娠期间的胎盘产生。其并不是一种常规处方药,并且只能通过合成药剂生产。雌三醇是三相和双相雌激素中的主要雌激素成分。雌三醇、三相和双相雌激素经常被替代医学界所使用和推荐。

结合马雌激素是从妊娠的母马尿液中所提取,其含有超过 10 种以上的分子成分。这是一种天然产品但是并非生物学同源的或人体原本的产品。除动物来源的结合马雌激素外,还有人工合成的剂型如 Cenestin 可供选择。

目前尚难以对激素替代的各种应用选择下定结论,其原因列于表 13.10。

表 13.10　难以对激素应用下结论的原因

鉴于以下原因,尚难以对这些激素的使用选择下定结论:

1. **必须向患者强调,没有任何两种人造激素的功效完全相同。**不同的激素具有不同效果。例如,雌三醇经常被推荐为一种具有所有结合马雌激素的功能而没有其相关风险的激素。实际上其雌激素作用明显弱于结合马雌激素,因此这一说法并不可靠并且缺乏科学依据。

2. **关于天然的或生物同源的激素的研究还很少。**美国妇女健康研究所进行的试验都是关于结合马雌激素(倍美力)和 MPA(普维拉)的。绝经后妇女雌 - 孕激素干预研究(postmenopausal estrogen progestin intervention,PEPI)所研究的雌激素仅为结合马雌激素,并将其与微粒化**黄体酮**做对比(结果显示,微粒化黄体酮在保护子宫内膜方面与**醋酸甲羟孕酮**等效,在保护雌激素的血脂益处方面的作用强于**醋酸甲羟孕酮**)。

3. **各种形式的激素治疗经常被作为一个整体看待。**各种不同类型激素的区别很少在媒体中被提到,并且即使是在医学文献中也经常被混淆。有关美国妇女健康研究就是一个很典型的例子。媒体将其研究结果简单概括为有关激素治疗,甚至大部分提供给医师的或由医师提供的信息也没有澄清其研究结果仅是关于一种特定雌激素和一种特定孕激素联合的结果。

生物学同源激素

黄体酮　生物学同源性黄体酮在药房或零售药店均可买到,包括微粒化**黄体酮**、天然**黄体酮**及一种美国专利黄体酮(商品名 *prometrium*)。醋酸甲羟孕酮(MPA)是一种非生物学同源性黄体酮(即其分子结构与机体所产生的孕激素不同)。

生物学同源雌激素　E_2 或 17β- 雌二醇,经常与**结合马雌激素**交替使用,可以有效地缓解血管舒缩症状,协助防止骨质流失,并且还被证实可改善血脂状况。当以贴剂剂型使用时最具有生物同源性,因为口服剂型会在肠道内转化为雌酮。(贴剂剂型同样会经过肝脏代谢,并且因此对于高密度脂蛋白和低密度脂蛋白的有益作用有所降低,但是其对于三酰甘油的升高作用很有限。)该产品尚无长期全面的使用资料供参考。

雌三醇,或称 E_3,是雌激素中作用最弱的一种,仅在妊娠时期以高循环水平产生。在替代医学界,雌三醇的使用非常流行。其经常被作为一种理想的雌激素制剂推荐给患者,被认为是一种具备所有激素治疗益处而完全没有潜在风险的天然激素替代物。实际上并无文献支持这一假设,并且目前对于雌三醇的研究还很有限。在一项为期 12 个月的研究中,53 名女性每天摄入 2mg 雌三醇,其感觉症状有明显缓解,对疗效感觉满意。对于子宫内膜的组织学检查未见有增生或不典型变。骨密度未见改变(98)。在另一项有关雌三醇疗效的试验中,对 64 名女性进行了为期 24 个月的跟踪研究。试验者被分为 4 组,用药分别为:E_3 2.0mg 加**醋酸甲羟孕酮** 2.5mg,结合雌激素 0.625mg 加**醋酸甲羟孕酮** 2.5mg,1-α 羟基维生素 D_3 1μg,以及含钙 250mg 的乳酸钙 1.8g。分别在试验开始时以及试验进行 6,12,18 及 24 个月时对以下结果指标进行评估:第三腰椎骨密度,骨钙素,总碱性磷酸酶,尿钙 / 尿肌酐比值以及尿羟脯氨酸 / 尿肌酐比值。结果显示,维生素 D 治疗组以及钙剂治疗组的患者出现骨密度下降,而结合雌激素治疗组和 E_3 治疗组的患者骨密度值未出现下降。在结合雌激素治疗组和 E_3 治疗组中,骨钙素及碱性磷酸酶水平有所下降或未改变,而在维生素 D_3 治疗组以及钙剂治疗组中这两项指标均有上升。E_3 治疗组和结合雌激素治疗组患者尿钙 / 尿肌酐比值有所下降,而维生素 D_3 治疗组以及钙剂治疗组患者该指标未降低。尿羟脯氨酸 / 尿肌酐比值在结合雌激素治疗组有所下降,E_3 治疗组及维生素 D_3 治疗组无改变,而钙剂治疗组有所上升。E_3 治疗组患者子宫出血症状显著少于结合雌激素治疗组,前者平均每人出现 2.4 天,而后者平均每人出现 13 天。总之,该研究发现,与**结合雌激素**相比 E_3 表现出有骨骼保护作用(99)。

曾有观点认为,**雌三醇**可能具有抗癌作用。与雌二醇不同,雌三醇在啮齿类动物模型中表现为非致癌性作用,降低子宫生长,并增强噬菌能力。经产妇的雌三醇分泌水平显著高于未产妇。该因素有可能与未产妇的乳腺癌及卵巢癌发病风险增高有关联。在一项随诊了 84 000 名芬兰妇女的研究中,口服和经皮给药的雌二醇与乳腺癌风险轻度增高相关(每 1000 名妇女 10 年增加 2~3 例),而口服雌三醇和阴道用雌激素与乳腺癌风险增高无相关性(100)。

口服雌三醇可改善患者症状,并且对乳腺和子宫内膜组织的刺激作用小于雌二醇(101)。其对于骨骼系统可能也有一定益处。雌三醇可能对子宫内膜有雌激素样作用,对血脂水平可能无影响或影响轻微。口服雌三醇对乳腺的影响尚无临床干预试验研究结果。

三相和双相雌激素　**三相和双相雌激素**制剂中的主要雌激素成分为**雌三醇**。典型剂型含 80% **雌三醇**。典型的**三相雌激素**含 2mg **雌三醇**,0.25mg **雌二醇**以及 0.25mg **雌酮**,而**双相雌激素**含 2mg **雌三醇**及 0.5mg **雌酮**(66)。不过需要注意的是,该命名仅是针对所使用的**雌激素**种类而言,而其各自的具体剂量可能不同。由于其包含两种或全部三种天然雌激素,这类产品经常被作为最"天然"的**雌激素**治疗药物来出售。对以下几条因素需加以注意:

- 三相及双相雌激素并非是按照生理比例或含量来设计配方。
- 尽管在三相及双相雌激素中 E_2 含量或 E_2 与 E_3 含量之和仅为 20%,但其仍属于一个较大的剂量(0.5mg)。
- 尽管特定比例的 $E_1/E_2/E_3$ 组合可能比其他形式的激素治疗具有更好效果,但目前尚缺乏相关方面的研究。

阴道雌三醇软膏 阴道雌激素软膏曾被试验用于反复发生尿路感染的妇女。该随机对照试验对比了分别使用阴道**雌激素**软膏和安慰剂 8 个月后的效果,显示尿路感染发生率有了显著降低(治疗组每人年 0.5 次,安慰剂组每人年 5.9 次)。患者阴道 pH 在治疗组中由 5.5 降至 3.8,而在安慰剂组中没有下降(101)。在一项对 27 名使用激素治疗的泌尿生殖系萎缩的妇女进行的随机对照中,加用阴道雌三醇缩短了对泌尿系症状治疗的反应时间(102)。

在一项有关阴道**雌激素**软膏用于长期治疗泌尿生殖系统萎缩的研究中检查了其对于子宫内膜的影响。患者先行每天阴道内用雌激素软膏 0.5mg 持续 21 天,然后每周 2 次共持续 12 个月时间。在研究开始时以及进行 6、12 个月时对患者进行宫腔镜及组织学检查。所有患者子宫内膜均处于完全萎缩状态(N=23)(103)。尽管该预试验尚需在更大规模人群中进行进一步验证,但其结果非常乐观。

生物学同源孕激素 绝经后妇女雌 - 孕激素干预研究(PEPI)所进行的多中心随机对照试验研究之一,是对合用**结合马雌激素**加醋酸甲羟孕酮与合用**结合马雌激素**加天然或微粒化**黄体酮**这两种疗法之间的差异进行对比(104)。试验对比了各服用 10mg **醋酸甲羟孕酮**与 200mg 微粒化**黄体酮** 12 天的疗效差异。与前者相比,微粒化**黄体酮**具有相同的对子宫内膜的保护作用,并且与**结合马雌激素**在血脂方面产生的益处相比有更好的保护效果。在其他几项试验中,患者使用微粒化**黄体酮**的不良反应报告显著少于**醋酸甲羟孕酮**(105,106)。基于以上研究结果,没有任何理由不使用微粒化**黄体酮**。值得注意的是,在美国妇女健康研究中,被中途停止的试验组为结合马**雌激素 / 醋酸甲羟孕酮**治疗组,而单用**结合马雌激素**治疗组得以继续进行。对**醋酸甲羟孕酮**的作用和影响需进行详细的研究。在对切除卵巢的恒河猴进行的试验中,合用 E_2 加醋酸甲羟孕酮干扰了卵巢雌激素的抗冠脉痉挛的保护作用,而 E_2 加微粒化**黄体酮**具有抗冠脉痉挛的保护作用。鉴于服用**结合马雌激素**以及**醋酸甲羟孕酮**的妇女心血管疾病风险增加,结合 PEPI 研究所得出的阳性结果,对于正服用全身用雌激素的还有子宫的患者,微粒化**黄体酮**是一项最佳选择。

天然**黄体酮**也被单独用于治疗围绝经期症状。一般剂量为每天 100mg。其疗效尚需进一步研究证实。

山药软膏,黄体酮软膏 山药软膏和黄体酮软膏均为非处方药,是两种截然不同的产品。按照规定山药软膏应该不含**黄体酮**成分,而是含一种具有孕激素样作用的名为植物黄体酮的植物产物(表 13.11)。黄体酮软膏所含成分为黄体酮。部分问题在于有大量媒体宣传**黄体酮**软膏可以解决围绝经期妇女的所有问题。这些软膏类产品不受 FDA 监管。这些均自称为黄体酮软膏,而非山药软膏的产品,其黄体酮含量差异非常大,范围从 700mg/ 盎司到 2mg/ 盎司不等。该类产品不同种类间的吸收性能也有很大差异。

表 13.11 孕激素与野山药软膏

黄体酮含量为每盎司 400~700mg	Pro-Gest
	Bio Balance
	Progonol
	Ostaderm
	Pro-Alo
黄体酮含量为每盎司 2~15mg	PhytoGest
	Pro-Dermex
	Endocreme
	Life Changes
	Yamcon

	野山药提取物
	PMS Formula
	Menopause Formula
	Femarone-Nutri-Gest
黄体酮含量小于每盎司 2mg	Progerone
	野山药软膏
	Progestone-HP

野山药软膏(特指种属为 *Dioscorea Villosa* 的类型,而并非专指野生)用于局部用药。其成分含包括薯蓣皂苷原在内的甾体皂苷类物质,可对类固醇合成产生影响。尽管该类产品很吸引人,但其尚需进行安全性和有效性研究。在一项双盲安慰剂对照交叉研究中,经过为期 4 周的初始阶段后,患者接受 3 个月的活性治疗及 3 个月安慰剂治疗。从初始阶段开始进行症状记录,此后每个月记录 1 周。在试验开始时以及进行到 3、6 个月时检测患者的血激素、唾液激素及血脂水平。试验进行 3 个月后未见不良反应显现,患者血压、体重、血脂、卵泡刺激素、血糖、雌二醇及孕酮水平无明显改变。在症状缓解方面,安慰剂与野山药软膏均对潮热症状的发生次数及严重程度有轻微改善。尽管野山药软膏未显示有不良反应,其对于围绝经期症状也没有明显治疗效果(107)。

在**黄体酮软膏**的疗效方面,一项 223 名有严重围绝经期症状的妇女参加的随机对照试验发现,黄体酮软膏的效果并未见优于安慰剂(108)。另一项随机对照试验对经皮吸收**黄体酮**与安慰剂的疗效进行了对比。每天使用 1/4 茶匙内含 20mg 黄体酮的软膏,持续 12 个月。此外,所用患者每天还同时服用多种维生素及 1200mg 钙剂。对患者的 DEXA 结果、血清甲状腺刺激素、卵泡刺激素、血脂等血生化指标以及症状进行评估。黄体酮软膏治疗组患者潮热症状减少 83%,而安慰剂组仅减少 19%。两组间骨密度无明显差异(109)。

根据目前的试验证据,黄体酮软膏或山药软膏对于使用全身用雌激素的女性的子宫不能提供足够的保护作用。对于未使用全身激素治疗的女性,黄体酮软膏可能起到症状缓解的作用,并且可能有一些其他的益处或风险尚待证实。

患者咨询服务

告知患者有关激素治疗已知的结论以及尚有哪些方面是未知的,这两方面均是十分重要的。表 13.12 列出了有关激素治疗一些尚未知的方面。

鉴于目前医学水平所限,对围绝经期女性患者的治疗方案尚不能过分强调个体化。必须对患者的治疗目标,个体健康风险,激素暴露历史(用药时间以及持续时间),家族史,以及个人使用偏好均加以明确。

表 13.12 激素治疗的未知方面

- 生物学同源激素治疗的风险及益处(例如,美国妇女健康研究的研究结果如何转换用于生物学同源激素的使用上)
- 醋酸甲羟孕酮在增加特定潜在风险方面所起的作用
- 长期应用雌三醇的风险与益处
- 不同剂量激素的治疗效果
- 激素的不同用药剂量与血液循环激素水平的关联,以及不同激素水平与治疗风险和益处的关联
- 终身激素暴露会产生的影响
- 在绝经年龄开始使用激素治疗的风险与益处

手术和 CAM

研究显示大多数的手术患者均使用了某些形式的 CAM。有关 CAM 与手术患者的关系有一些需特别注意的问题,这些问题主要集中于以下两个方面:

1. 在围术期使用膳食补充剂可能对患者的病程产生影响。

2. CAM 疗法可能对手术患者产生有益效果。

当检查患者有无在使用可能对手术过程产生影响的治疗时,最需加以注意的领域是基于生物学的治疗方法。一项对加利福尼亚州 5 所医院中 2560 名手术患者进行的调查显示,68% 的患者曾在使用植物性药材,44% 的患者未告知医师,56% 的患者未告知麻醉师,并且 47% 的患者在术前未停药。与 CAM 使用相关联的变量包括女性,年龄在 35~49 岁,高收入,白人人种,受教育程度高,以及具有睡眠、关节、后背、过敏和成瘾等健康问题(110)。一所三级医疗中心对术前患者服用草药和维生素的情况进行了调查(N=3106)。在受调查的患者中有 22% 在服用草药,51% 在服用维生素。最集中的使用人群为 40~60 岁女性。最常使用的药物为紫锥菊、银杏、贯叶连翘、大蒜以及人参(111)。另一所大学医学中心对门诊手术患者进行的研究显示,64% 的患者在服用膳食补充剂:其中 90% 使用维生素,43% 使用大蒜提取物,32% 使用银杏,30% 使用贯叶连翘,18% 使用麻黄,12% 使用紫锥菊,其他所使用的还包括芦荟、鼠李以及甘草(112)。

对手术的影响　　最常被患者所使用的药物中有很多需要外科医师及麻醉师加以注意。草药与麻醉同时使用可能导致以下并发症:

- 麻醉药物作用时间延长
- 凝血障碍
- 心血管影响
- 电解质紊乱
- 肝脏毒性
- 内分泌影响

美国麻醉医师协会并没有对此发布官方指南,不过其建议在择期手术之前将所有天然药物制品停药 2~3 周。

麻醉药物作用延长　　缬草、卡瓦胡椒以及贯叶连翘是常用的可能导致麻醉药物药效延长的草药的其中几种。缬草具有镇静作用,被认为是通过**苯二氮䓬**及 GABA 受体其作用。对于每天服用缬草的患者,建议在手术前停药数周。卡瓦胡椒通过 GABA 受体其作用,可增强麻醉药的镇静效果,一般建议在术前停药 24 小时。贯叶连翘诱导细胞色素酶 P450(**环孢素、茚地那韦和华法林**)。其调节 GABA 受体并抑制 5- 羟色胺、多巴胺以及去甲肾上腺素的再摄取,建议在术前停药 5 天。

对凝血功能影响　　**较常用的膳食补充剂和草药中曾被报道有抗凝血作用的包括鱼油、人参(亚洲人参和西洋参)、银杏、大蒜、维生素 E、姜、小白菊、当归、锯棕榈以及软骨素。辅酶 Q10、鱼油和亚麻籽也会具有此类作用。**

对心血管影响	甘草根所含有的甘草酸具有醛固酮样作用，可能导致高血压、高钾血症及水肿。甘草酸在人造食品中被作为甜味剂使用。麻黄（ephedra）与心律失常及高血压相关。人参也被认为与高血压相关。鱼油、辅酶Q10和大蒜与低血压相关。关于葡糖胺有一些可逆性的高血压和心悸事件的病例报道。关于锯棕榈有一些偶发的高血压、心动过速以及其他一些未知原因的心脏事件报道。

电解质紊乱　　甘草根被认为与高血钠及低血钾相关。白毛莨会降低抗高血压药物的药效。锯棕榈、人参和绿茶可导致电解质紊乱。

肝脏毒性与内分泌影响　　以下草药被认为与肝脏毒性作用相关：卡瓦胡椒、红曲（含洛伐他汀）、小榭树、缬草以及紫锥菊。在内分泌影响方面，微量元素铬以及人参均可导致低血糖。表13.13着重列出了一些较常用的草药和维生素以及它们可能对手术患者产生的影响。

表 13.13　常用草药和维生素以及它们可能对手术患者产生的影响

药物	潜在负面影响	药物	潜在负面影响
小榭树	肝脏毒性	卡瓦胡椒	增强麻醉剂的镇静作用
软骨素	抗凝血作用		肝脏毒性
微量元素铬	低血糖	甘草根	高血压
辅酶 Q10	低血压；心脏影响；抗凝血作用		高血钾
当归	抗凝血作用		低血钾
紫锥菊	肝脏毒性		高血钠
小白菊	抗凝血作用		水肿
鱼油	抗凝血作用；低血压	麻黄（ephedra）	心律失常
大蒜	抗凝血作用		高血压
姜	抗凝血作用	红曲	肝脏毒性
银杏	抗凝血作用	锯棕榈	抗凝血作用；心脏影响；电解质紊乱
人参	抗凝血作用	贯叶连翘	麻醉药药效延长
	高血压		抑制 5-羟色胺、多巴胺以及去甲肾上腺素的再摄取
	低血糖		
葡糖胺	低血糖	缬草	麻醉药药效延长
白毛莨	会降低抗高血压药物的药效		肝脏毒性
绿茶	抗凝血作用；心脏影响	维生素 E	抗凝血作用
亚麻籽	抗凝血作用		

可能对手术患者有益的 CAM 疗法	CAM疗法对手术患者的作用方面，被研究得最多并且最有应用前景的两个领域为基于精神-机体的疗法以及基于完整医学体系的疗法，特别是东方医学及针灸疗法。

东方医学和针灸　　在中国，曾经将针刺麻醉作为单一麻醉方式应用于剖宫产手术。一项对该方面共计12年的工作进行的回顾结果显示该麻醉方法的成功率为 92%~99% 不等。术中患者的血

压、心率和呼吸频率均可保持稳定,这一点明显优于药物麻醉(113)。尽管针刺麻醉方法不太可能轻易成为该国唯一使用的麻醉方式,但该研究结果确实展示了该疗法的有效性,并且促使人们考虑将其作为一种辅助麻醉手段。在一项对接受上腹部和下腹部(胃肠道)手术的患者进行的随机对照研究中,对患者进行麻醉诱导之前先在脊柱外侧 2.5cm 处行针灸。手术之后,接受针灸患者的术后疼痛、恶心、呕吐、镇痛需求及交感肾上腺髓质系统反应均有所减轻。吗啡的追加用量减少了 50%,术后恶心减少 30%,复苏期间及术后第一天患者的皮质醇及肾上腺素水平降低了 30%~50%(114)。多项对于接受了妇科手术女性的恶心和呕吐问题进行的研究显示,针灸和指压按摩对这些症状都有益处(115~117)。

　　一项假对照试验中,对接受下腹部手术的妇女使用不同强度的经皮穴位电刺激(transcutaneous acupoint electrical stimulation, TAES)。接受高强度 TAES(9~12mA)的患者其镇痛需求下降了 65%,患者自控镇痛的治疗时间缩短,恶心、呕吐及瘙痒症状减轻(118)。

　　在德国,耳穴电刺激麻醉法已被频繁应用。一项随机对照研究对单用**地氟烷**和联用**地氟烷**和耳穴针灸的疗效进行了对比。后者的麻醉剂需求剂量显著降低(需要防止产生有意识活动的麻醉药剂量)(119)。

　　针灸作为一种辅助麻醉方法在妇科患者中的应用值得进行进一步研究。即使是一些简单的辅助方法,例如针压带或电针压带,鉴于其对于减轻术后恶心、呕吐有一定作用,也是值得推荐的。

精神 - 机体互动疗法　　对于手术的精神准备可对患者产生心理、生理及经济上的益处。高度的焦虑与并发症风险增加,抑郁,镇痛需求增加,免疫功能降低,恢复时间延长等因素均有相关。许多不同的生理方面均会受影响,包括趋药性、吞噬作用降低以及诸如细胞因子之类的炎症因子减少。一项对伤口愈合进行的研究中,分别在即将考试之前和暑假期间在健康的牙科医学生的上腭部位以手术刀做一个标准切口,在有精神压力状态下切口的愈合时间比在低压力状态下的愈合时间多 3 天(40%)(120)。对听觉词汇的效力进行的研究始于 1964 年。最初一项研究将患者随机分为两组,分别在术前接受一次同情、关怀并有教益的访视或是匆忙粗略的访视。术前接受了同情的访视的患者所需的镇痛药用量减少 50% 并且平均住院天数减少 2.5 天(121)。

　　一项有关精神 - 机体互动疗法的荟萃分析共纳入了 191 项研究,所包括患者超过 8600 名。**包括催眠、想象及放松疗法等精神 - 躯体疗法的使用,与以下各方面均有相关:出血减少,疼痛减轻,药物用量减少,肠道功能恢复增加,心理压力降低,以及平均住院天数减少 1.5 天。**一项研究将 241 名接受侵入性医疗操作的患者随机分为标准护理组、有组织的关注组和自我催眠组,结果催眠组在疼痛、焦虑和血流动力学改善方面有最明显的效果(122)。一项对术前指导所产生的影响进行的研究中,选取的研究对象包括脊柱融合或内固定手术(均为出血量较大的手术)患者。所有的研究对象均经受一名心理学家对其进行 15 分钟的互动治疗。研究对象被随机分为三组,分别为仅接受一些简单的信息,简单信息加上肌肉放松介绍,以及简单信息加上对于一种想象术中身体血液从手术部位的移走的方法的介绍。在控制手术时间和切口长度情况下,前两组估计手术出血量为 900ml,而在第三组中仅为 500ml(123)。

　　在一项对接受腰麻急诊手术的患者进行的研究中,随机分出的一组听舒缓音乐的患者在术中和围术期间的镇痛用药量均有所降低(124)。另一项研究中,接受白内障手术的患者被随机分为两组,一组在术前接受 5 分钟手部按摩,另一组为对照组。与对照组相比,干预组患者的焦虑症状、收缩压、舒张压、心率、肾上腺素及去甲肾上腺素水平都有显著降低(125)。

一项对接受子宫切除手术的患者进行的研究中,除给予患者标准麻醉以外,随机将患者分为三组,分别给患者在术中听音乐,或听音乐并给予患者正面暗示,或给患者听手术室的声音。在手术当天,听音乐组和音乐加暗示组的患者接受的补救麻醉量显著降低。术后第一天,曾接受音乐治疗的患者接受镇痛药更易见效并且下地活动更早。至出院时,两干预组的疲劳衰弱程度均较轻。各组患者在恶心、呕吐、肠道功能恢复以及住院时间上无显著差异(126)。

另一项对接受经腹子宫切除手术的患者进行的研究将患者随机分为四组,分别在术中听取下列四种录音之一:有关疼痛的正面暗示,恶心、呕吐声,上述二者均有,或白噪声。正面暗示治疗并不能减轻恶心、呕吐症状,也不能减少镇痛药或止吐药的用量(127)。另一项对接受全身麻醉甲状腺切除手术患者进行的随机对照试验中,患者在术中随机听取正面暗示录音或空白录音。接受暗示组患者的恶心、呕吐症状发生减少(干预组为 47%,对照组为 85%),接受止吐治疗减少(干预组为 30%,对照组为 68%)(128)。在一项对听取暗示录音的时机进行的研究中,在术前接受暗示治疗的患者术中估计出血量减少 30%,在术前和围术期均接受暗示治疗的患者手术出血量减少 26%,而仅在术中接受暗示治疗的患者手术出血量仅 9%。作者认为术前的暗示治疗可能为其中关键因素(129)。

一项对整形手术中所使用的催眠加清醒麻醉方法进行的回顾性研究发现,接受了催眠的患者的疼痛及焦虑缓解程度更显著,恶心、呕吐症状减少,**咪达唑仑**及**阿芬太尼**用量显著减小,患者的麻醉满意度显著提高(130)。

尽管精神 - 机体疗法在手术患者中的研究和干预结果各不相同,这些干预方法的花费及使用风险均很低,并且可能对患者产生确实的益处并给予患者更强的赋权感。

结论

鉴于医师们的期望及义务是向患者提供尽可能最佳的治疗,我们有责任告知患者所有可能对患者有益的治疗方式,而不管其起源系统如何。这在实践中十分有挑战性。因为对于补充和替代治疗方式不仅还有很多未知问题尚待解决,而且治疗标准也尚未建立。每一名医师与其患者都需要对 CAM 疗法的恰当融合形成自己的观点。很多患者在其使用任何治疗之前都希望有确凿的证据,其他患者在确保了治疗的相对安全性之后可能并不强求十分确凿的使用依据。为阐述这一两难问题,在一项对研究 CAM 疗法用于治疗 PMS 的随机试验所进行的系统回顾中,作者做出以下结论:"尽管有一些阳性结果,但对于任何一种该类治疗的证据都缺乏说服力,大多数试验都存在各种各样的方法学缺陷。基于目前的证据,没有任何一种补充或替代疗法可被推荐用于治疗经前期综合征(131)"。尽管这一概念由于其简明性而自然十分吸引人,但患者对其并无十分兴趣。我们在对证据的需求上应保持一致性,在结合应用 CAM 疗法和传统疗法时应有同一级别的使用依据。由于很多时候人们不得不依据并不完备的资料做出临床决定,因此许多因素需加以注意。对于潜在的风险和收益应仔细加以衡量,并且我们必须本着**以不伤害为首要原则**(*primum non nocere*)。

很多观点认为,由于要将恰当的 CAM 疗法整合入妇科治疗中,现今我们正处于最具挑战性的时期。通过进行更多的研究,并且在医学院校和住院医培训计划中增加对这些疗法的培训,将不同的适当治疗方法进行完美地整合,并剔除那些无效的和欺骗性的治疗,患者的期望与我们的标准治疗之间的鸿沟会进一步缩小。

(顾宇 潘凌亚 译)

参考文献

1. **Eisenberg DM, Davis RB, Ettner SL, et al.** Trends in alternative medicine use in the United States, 1990–1997: results of a follow-up national survey. *JAMA* 1998;280:1569–1575.

2. **Eisenberg DM, Kessler RC, Foster C, et al.** Unconventional medicine in the United States. Prevalence, costs, and patterns of use. *N Engl J Med* 1993;328:246–252.

3. **Barnes PM, Powell-Griner E, McFann K, et al.** Complementary and alternative medicine use among adults: United States, 2002. *Adv Data* 2004;343:1–19.

4. **Bair YA, Gold EB, Greendale GA, et al.** Ethnic differences in use of complementary and alternative medicine at midlife: longitudinal results from SWAN participants. *Am J Public Health* 2002;92:1832–1840.

5. **Hollyer T, Boon H, Georgouis A, et al.** The use of CAM by women suffering from nausea and vomiting during pregnancy. *BMC Complement Altern Med* 2002;2:5.

6. **Shen J, Andersen R, Albert PS, et al.** Use of complementary/alternative therapies by women with advanced-stage breast cancer. *BMC Complement Altern Med* 2002;2:8.

7. **Newton KM, Buist DS, Keenan NL, et al.** Use of alternative therapies for menopause symptoms: results of a population-based survey. *Obstet Gynecol* 2002;100:18–25.

8. **Astin JA.** Why patients use alternative-medicine: results of a national study. *JAMA* 1998;279:1548–1553.

9. **Adler SR, Fosket JR.** Disclosing complementary and alternative medicine use in the medical encounter: a qualitative study in women with breast cancer. *J Fam Pract* 1999;48:453–458.

10. **U.S. Food and Drug Administration (USFDA).** Dietary supplements. www.fda.gov/food/dietarysupplements.

11. **National Certification Commission for Acupuncture and Oriental Medicine (NCCAOM).** http://www.nccaom.org/.

12. **Gouveia LO, Castanho P, Ferreira JJ.** Safety of chiropractic interventions: a systematic review. *Spine (Phila Pa 1976)* 2009;34:E405–E413.

13. **National Certification Board for Therapeutic Massage and Bodywork (NCBTMB).** www.ncbtmb.org/.

14. **American Society of Clinical Hypnosis (ASCH).** www.asch.net.

15. **Cho ZH, Chung SC, Jones JP, et al.** New findings of the correlation between acupoints and corresponding brain cortices using functional MRI. *Proc Natl Acad Sci U S A* 1998;95:2670–2673.

16. **National Institutes of Health Consensus Panel.** Acupuncture. http://consensus.nih.gov/1997/1997acupuncture107html.htm.

17. **National Center for Complementary and Alternative Medicine.** Acupuncture for pain. Available online at: http://nccam.nih.gov/health/acupuncture/acupuncture-for-pain.htm. Accessed Sept. 18, 2009.

18. **Accreditation Commission for Acupuncture and Oriental Medicine (ACAOM).** http://www.acaom.org/.

19. **American Board of Medical Acupuncture.** http://www.dabma.org/.

20. **Council on Naturopathic Medical Education.** http://www.cnme.org/.

21. **Federation of State Medical Boards.** Model Guidelines for the Use of Complementary and Alternative Therapies in Medical Practice. Available online at: http://www.fsmb.org/pdf/2002_grpol_Complementary_Alternative_Therapies.pdf.

22. **Whelan AM, Jurgens TM, Naylor H.** Herbs, vitamins and minerals in the treatment of premenstrual syndrome: a systematic review. *Can J Clin Pharmacol* 2009;16:e407–e429.

23. **Proctor M, Murphy PA.** Herbal and dietary therapies for primary and secondary dysmenorrhoea. *Cochrane Database Syst Rev* 2001;3:CD002124.

24. **Thys-Jacobs S, Starkey P, Bernstein D, et al.** Calcium carbonate and the premenstrual syndrome: effects on premenstrual and menstrual symptoms. Premenstrual Syndrome Study Group. *Am J Obstet Gynecol* 1998;179:444–452.

25. **Bertone-Johnson ER, Hankinson SE, Bendich A, et al.** Calcium and vitamin D intake and risk of incident premenstrual syndrome. *Arch Intern Med* 2005;165:1246–1252.

26. **Fugh-Berman A, Kronenberg F.** Complementary and alternative medicine (CAM) in reproductive-age women: a review of randomized controlled trials. *Reprod Toxicol* 2003;17:137–152.

27. **Walker AF, DeSouza MC, Vickers MF, et al.** Magnesium supplementation alleviates premenstrual symptoms of fluid retention. *J Womens Health* 1998;7:1157–1165.

28. **Facchinetti F, Borella P, Sances G, et al.** Oral magnesium successfully relieves premenstrual mood changes. *Obstet Gynecol* 1991;78:177–181.

29. **London RS, Murphy L, Kitlowski KE, et al.** Efficacy of alpha-tocopherol in the treatment of the premenstrual syndrome. *J Reprod Med* 1987;32:400–404.

30. **Ziaei S, Zakeri M, Kazemnejad A.** A randomised controlled trial of vitamin E in the treatment of primary dysmenorrhoea. *BJOG* 2005;112:466–469.

31. **Kleijnen J, Ter Riet G, Knipschild P.** Vitamin B6 in the treatment of the premenstrual syndrome—a review. *Br J Obstet Gynaecol* 1990;97:847–852.

32. **Wyatt KM, Dimmock PW, Jones PW, et al.** Efficacy of vitamin B-6 in the treatment of premenstrual syndrome: systematic review. *BMJ* 1999;318:1375–1781.

33. **Dell DL, Svec C.** *The PMDD phenomenon: breakthrough treatments for premenstrual dysphoric disorder (PMDD) and extreme premenstrual syndrome (PMS).* New York: McGraw-Hill, 2002.

34. **Berger D, Schaffner W, Schrader E, et al.** Efficacy of *Vitex agnus castus* L. extract Ze 440 in patients with pre-menstrual syndrome (PMS). *Arch Gynecol Obstet* 2000;264:150–153.

35. **Schellenberg R.** Treatment for the premenstrual syndrome with agnus *castus* fruit extract: prospective, randomised, placebo controlled study. *BMJ* 2001;322:134–137.

36. **Loch EG, Selle H, Boblitz N.** Treatment of premenstrual syndrome with a phytopharmaceutical formulation containing *Vitex agnus castus*. *J Womens Health Gend Based Med* 2000;9:315–320.

37. **Atmaca M, Kumru S, Tezcan E.** *Fluoxetine* versus *Vitex agnus castus* extract in the treatment of premenstrual dysphoric disorder. *Hum Psychopharmacol* 2003;18:191–195.

38. **Meier B, Berger D, Hoberg E, et al.** Pharmacological activities of *Vitex agnus-castus* extracts in vitro. *Phytomedicine* 2000;7:373–381.

39. **Stevinson C, Ernst E.** A pilot study of *Hypericum perforatum* for the treatment of premenstrual syndrome. *BJOG* 2000;107:870–876.

40. **Tamborini A, Taurelle R.** Value of standardized ginkgo biloba extract (EGb 761) in the management of congestive symptoms of premenstrual syndrome). *Rev Fr Gynecold Obstet* 1993;88:447–457.

41. **Ashton AK.** Antidepressant-induced sexual dysfunction and ginkgo biloba. *Am J Psychiatry* 2000;157:836–837.

42. **Saldeen P, Saldeen T.** Women and omega-3 fatty acids. *Obstet Gynecol Surv* 2004;59:722–730; quiz 745–746.

43. **Kidd PM.** Omega-3 DHA and EPA for cognition, behavior, and mood: clinical findings and structural-functional synergies with cell membrane phospholipids. *Altern Med Rev* 2007;12:207–227.

44. **Walsh MJ, Polus BI.** A randomized, placebo-controlled clinical trial on the efficacy of chiropractic therapy on premenstrual syndrome. *J Manipulative Physiol Ther* 1999;22:582–585.

45. **Proctor ML, Hing W, Johnson TC, et al.** Spinal manipulation for primary and secondary dysmenorrhoea. *Cochrane Database Syst Rev* 2006;3:CD002119.

46. **Goodale IL, Domar AD, Benson H.** Alleviation of premenstrual syndrome symptoms with the relaxation response. *Obstet Gynecol* 1990;75:649–655.

47. **Girman A, Lee R, Kligler B.** An integrative medicine approach to premenstrual syndrome. *Am J Obstet Gynecol* 2003;188[Suppl]:S56–S65.

48. **Habek D, Habek JC, Barbir A.** Using acupuncture to treat premenstrual syndrome. *Arch Gynecol Obstet* 2002;267:23–26.

49. **Jing Z, Yang X, Ismail KM, et al.** Chinese herbal medicine for premenstrual syndrome. *Cochrane Database Syst Rev* 2009;1:CD006414.

50. **Witt CM, Reinhold T, Brinkhaus B, et al.** Acupuncture in patients with dysmenorrhea: a randomized study on clinical effectiveness and cost-effectiveness in usual care. *Am J Obstet Gynecol* 2008;198:e1–e8.

51. **Zhu X, Proctor M, Bensoussan A, et al.** Chinese herbal medicine for primary dysmenorrhoea. *Cochrane Database Syst Rev* 2008;2:CD005288.

52. **Domar AD, Seibel MM, Benson H.** The mind/body program for

infertility: a new behavioral treatment approach for women with infertility. *Fertil Steril* 1990;53:246–249.

53. **Poehl M, Bichler K, Wicke V, et al.** Psychotherapeutic counseling and pregnancy rates in in vitro fertilization. *J Assist Reprod Genet* 1999;16:302–305.

54. **Levitas E, Parmet A, Lunenfeld E, et al.** Impact of hypnosis during embryo transfer on the outcome of in vitro fertilization-embryo transfer: a case-control study. *Fertil Steril* 2006;85:1404–1408.

55. **Gerhard I, Postneek F.** Auricular acupuncture in the treatment of female infertility. *Gynecol Endocrinol* 1992;6:171–181.

56. **Smith C, Coyle M, Norman RJ.** Influence of acupuncture stimulation on pregnancy rates for women undergoing embryo transfer. *Fertil Steril* 2006;85:1352–1358.

57. **Dieterle S, Ying G, Hatzmann W, et al.** Effect of acupuncture on the outcome of in vitro fertilization and intracytoplasmic sperm injection: a randomized, prospective, controlled clinical study. *Fertil Steril* 2006;85:1347–1351.

58. **Westergaard LG, Mao Q, Krogslund M, et al.** Acupuncture on the day of embryo transfer significantly improves the reproductive outcome in infertile women: a prospective, randomized trial. *Fertil Steril* 2006;85:1341–1346.

59. **Paulus WE, Zhang M, Strehler E, et al.** Influence of acupuncture on the pregnancy rate in patients who undergo assisted reproduction therapy. *Fertil Steril* 2002;77:721–724.

60. **Manheimer E, Zhang G, Udoff L, et al.** Effects of acupuncture on rates of pregnancy and live birth among women undergoing in vitro fertilisation: systematic review and meta-analysis. *BMJ* 2008;336:545–549.

61. **El-Toukhy T, Sunkara SK, Khairy M, et al.** A systematic review and meta-analysis of acupuncture in in vitro fertilisation. *BJOG* 2008;115:1203–1213.

62. **Stener-Victorin E, Waldenström U, Andersson SA, et al.** Reduction of blood flow impedance in the uterine arteries of infertile women with electro-acupuncture. *Hum Reprod* 1996;11:1314–1317.

63. **Magarelli PC, Cridennda DK, Cohen M.** Changes in serum cortisol and prolactin associated with acupuncture during controlled ovarian hyperstimulation in women undergoing in vitro fertilization-embryo transfer treatment. *Fertil Steril* 2009;92:1870–1879.

64. **Bair YA, Gold EB, Zhang G, et al.** Use of complementary and alternative medicine during the menopause transition: longitudinal results from the Study of Women's Health Across the Nation. *Menopause* 2008;15:32–43.

65. **Shrader SP, Ragucci KR.** Life after the women's health initiative: evaluation of postmenopausal symptoms and use of alternative therapies after discontinuation of hormone therapy. *Pharmacotherapy* 2006;26:1403–1409.

66. **Adams C, Cannell S.** Women's beliefs about "natural" hormones and natural hormone replacement therapy. *Menopause* 2001;8:433–440.

67. **Barton DL, Loprinzi CL, Quella SK, et al.** Prospective evaluation of vitamin E for hot flashes in breast cancer survivors. *J Clin Oncol* 1998;16:495–500.

68. **Amato P, Christophe S, Mellon PL.** Estrogenic activity of herbs commonly used as remedies for menopausal symptoms. *Menopause* 2002;9:145–150.

69. **Wuttke W, Seidlova-Wuttke D, Gorkow C.** The Cimicifuga preparation BNO 1055 vs. conjugated estrogens in a double-blind placebo-controlled study: effects on menopause symptoms and bone markers. *Maturitas* 2003;44[Suppl 1]:S67–S77.

70. **Wong VC, Lim CE, Luo X, et al.** Current alternative and complementary therapies used in menopause. *Gynecol Endocrinol* 2009;25:166–174.

71. **Briese V, Stammwitz U, Friede M, et al.** Black cohosh with or without St. John's wort for symptom-specific climacteric treatment—results of a large-scale, controlled, observational study. *Maturitas* 2007;57:405–414.

72. **Blumenthal M, ed.** *The Complete German Commission E Monographs: Therapeutic Guide to Herbal Medicines.* Austin, TX, American Botanical Council; 1998.

73. **Jacobson JS, Troxel AB, Evans J, et al.** Randomized trial of black cohosh for the treatment of hot flashes among women with a history of breast cancer. *J Clin Oncol* 2001;19:2739–2745.

74. **Hernandez Munoz G, Pluchino S.** *Cimicifuga racemosa* for the treatment of hot flushes in women surviving breast cancer. *Maturitas* 2003;44[Suppl 1]:S59–S65.

75. **Tode T, Kikuchi Y, Hirata J, et al.** Effect of Korean red ginseng on psychological functions in patients with severe climacteric syndromes. *Int J Gynaecol Obstet* 1999;67:169–174.

76. **Wiklund IK, Mattsson LA, Kindgren R, et al.** Effects of a standardized ginseng extract on quality of life and physiological parameters in symptomatic postmenopausal women: a double-blind, placebo-controlled trial. Swedish Alternative Medicine Group. *Int J Clin Pharmacol Res* 1999;19:89–99.

77. **Knight DC, Howes JB, Eden JA.** The effect of *promensil*, an isoflavone extract, on menopausal symptoms. *Climacteric* 1999;2:79–84.

78. **Tice JA, Ettinger B, Ensrud K, et al.** Phytoestrogen supplements for the treatment of hot flashes: the Isoflavone Clover Extract (ICE) study: a randomized controlled trial. *JAMA* 2003;290:207–214.

79. **Hirata JD, Swiersz LM, Zell B, et al.** Does dong quai have estrogenic effects in postmenopausal women? A double-blind, placebo-controlled trial. *Fertil Steril* 1997;68:981–986.

80. **De Leo V, La Marca A, Lanzetta D, et al.** Assessment of the association of Kava-Kava extract and hormone replacement therapy in the treatment of postmenopause anxiety. *Minerva Ginecol* 2000;52(6):263–267.

81. **Teschke R, Schulze J.** Risk of kava hepatotoxicity and the FDA consumer advisory. *JAMA* 2010;304(19):2174–2145.

82. **Grube B, Walper A, Wheatley D.** St. John's wort extract: efficacy for menopausal symptoms of psychological origin. *Adv Ther* 1999;16:177–186.

83. **Uebelhack R, Blohmer JU, Graubaum HJ, et al.** Black cohosh and St. John's wort for climacteric complaints: a randomized trial. *Obstet Gynecol* 2006;107[Pt 1]:247–255.

84. **Waynberg J, Brewer S.** Effects of Herbal vX on libido and sexual activity in premenopausal and postmenopausal women. *Adv Ther* 2000;17:255–262.

85. **Dennehy CE.** The use of herbs and dietary supplements in gynecology: an evidence-based review. *J Midwifery Womens Health* 2006;51:402–409.

86. **Nedstrand E, Wijma K, Wyon Y, et al.** Applied relaxation and oral estradiol treatment of vasomotor symptoms in postmenopausal women. *Maturitas* 2005;51:154–162.

87. **Irvin JH, Domar AD, Clark C, et al.** The effects of relaxation response training on menopausal symptoms. *J Psychosom Obstet Gynaecol* 1996;17:202–207.

88. **Freedman RR, Woodward S.** Behavioral treatment of menopausal hot flushes: evaluation by ambulatory monitoring. *Am J Obstet Gynecol* 1992;167:436–439.

89. **Ganz PA, Greendale GA, Petersen L, et al.** Managing menopausal symptoms in breast cancer survivors: results of a randomized controlled trial. *J Natl Cancer Inst* 2000;92:1054–1064.

90. **Zaborowska E, Brynhildsen J, Damberg S, et al.** Effects of acupuncture, applied relaxation, estrogens and placebo on hot flushes in postmenopausal women: an analysis of two prospective, parallel, randomized studies. *Climacteric* 2007;10:38–45.

91. **Jones CR, Czajkowski L.** Evaluation and management of insomnia in menopause. *Clin Obstet Gynecol* 2000;43:184–197.

92. **Cho SH, Whang WW.** Acupuncture for vasomotor menopausal symptoms: a systematic review. *Menopause* 2009;16:1065–1073.

93. **Lee MS, Shin BC, Ernst E.** Acupuncture for treating menopausal hot flushes: a systematic review. *Climacteric* 2009;12:16–25.

94. **Borud EK, Alraek T, White A, et al.** The Acupuncture on Hot Flushes Among Menopausal Women (ACUFLASH) study, a randomized controlled trial. *Menopause* 2009;16:484–493.

95. **Borud E, Grimsgaard S, White A.** Menopausal problems and acupuncture. *Auton Neurosci* 2010;157(1-2):57–62.

96. **Porzio G, Trapasso T, Martelli S, et al.** Acupuncture in the treatment of menopause-related symptoms in women taking *tamoxifen*. *Tumori* 2002;88:128–130.

97. **Frisk J, Carlhäll S, Källström AC, et al.** Long-term follow-up of acupuncture and hormone therapy on hot flushes in women with breast cancer: a prospective, randomized, controlled multicenter trial. *Climacteric* 2008;11:166–174.

98. **Takahashi K, Okada M, Ozaki T, et al.** Safety and efficacy of oestriol for symptoms of natural or surgically induced menopause. *Hum Reprod* 2000;15:1028–1036.

99. **Itoi H, Minakami H, Sato I.** Comparison of the long-term effects of oral estriol with the effects of conjugated estrogen, 1-alpha-hydroxyvitamin D3 and calcium lactate on vertebral bone loss in early menopausal women. *Maturitas* 1997;28:11–17.

100. **Lyytinen H, Pukkala E, Ylikorkala O.** Breast cancer risk in postmenopausal women using estrogen-only therapy. *Obstet Gynecol* 2006;108:1354–1360.

101. **Raz R, Stamm WE.** A controlled trial of intravaginal estriol in post-

menopausal women with recurrent urinary tract infections. *N Engl J Med* 1993;329:753–756.

102. **Palacios S, Castelo-Branco C, Cancelo MJ, et al.** Low-dose, vaginally administered estrogens may enhance local benefits of systemic therapy in the treatment of urogenital atrophy in postmenopausal women on hormone therapy. *Maturitas* 2005;50:98–104.

103. **Gerbaldo D, Ferraiolo A, Croce S, et al.** Endometrial morphology after 12 months of vaginal oestriol therapy in post-menopausal women. *Maturitas* 1991;13:269–274.

104. **The Writing Group for the PEPI Trial.** Effects of estrogen or estrogen/progestin regimens on heart disease risk factors in postmenopausal women. The Postmenopausal Estrogen/Progestin Interventions (PEPI) trial. *JAMA* 1995;273:199–208.

105. **Ryan N, Rosner A.** Quality of life and costs associated with micronized progesterone and medroxyprogesterone acetate in hormone replacement therapy for nonhysterectomized, postmenopausal women. *Clin Ther* 2001;23:1099–1115.

106. **Fitzpatrick LA, Pace C, Wiita B.** Comparison of regimens containing oral micronized progesterone or medroxyprogesterone acetate on quality of life in postmenopausal women: a cross-sectional survey. *J Womens Health Gend Based Med* 2000;9:381–387.

107. **Komesaroff PA, Black CVS, Cable V, et al.** Effects of wild yam extract on menopausal symptoms, lipids and sex hormones in healthy menopausal women. *Climacteric* 2001;4:144–150.

108. **Benster B, Carey A, Wadsworth F, et al.** Double-blind placebo-controlled study to evaluate the effect of pro-juven progesterone cream on atherosclerosis and bone density. *Menopause Int* 2009;15:100–106.

109. **Leonetti HB, Longo S, Anasti JN.** Transdermal progesterone cream for vasomotor symptoms and postmenopausal bone loss. *Obstet Gynecol* 1999;94:225–228.

110. **Leung JM, Dzankic S, Manku K, et al.** The prevalence and predictors of the use of alternative medicine in presurgical patients in five California hospitals. *Anesth Analg* 2001;93:1062–1068.

111. **Tsen LC, Segal S, Pothier M, et al.** Alternative medicine use in presurgical patients. *Anesthesiology* 2000;93:148–151.

112. **Kaye AD, Clarke RC, Saber R, et al.** Herbal medicines: current trends in anesthesiology practice—a hospital survey. *J Clin Anesth* 2000;12:468–471.

113. **Wang DW, Jin YH.** Present status of cesarean section under acupuncture anesthesia in China. *Fukushima J Med Sci* 1989;35:45–52.

114. **Kotani N, Hashimoto H, Sato Y, et al.** Preoperative intradermal acupuncture reduces postoperative pain, nausea and vomiting, analgesic requirement, and sympathoadrenal responses. *Anesthesiology* 2001;95:349–356.

115. **Frey UH, Scharmann P, Löhlein C, et al.** P6 acustimulation effectively decreases postoperative nausea and vomiting in high-risk patients. *Br J Anaesth* 2009;102:620–625.

116. **Streitberger K, Diefenbacher M, Bauer A, et al.** Acupuncture compared to placebo-acupuncture for postoperative nausea and vomiting prophylaxis: a randomised placebo-controlled patient and observer blind trial. *Anaesthesia* 2004;59:142–149.

117. **Turgut S, Ozalp G, Dikmen S, et al.** Acupressure for postoperative nausea and vomiting in gynaecological patients receiving patient-controlled analgesia. *Eur J Anaesthesiol* 2007;24:87–91.

118. **Wang B, Tang J, White PF, et al.** Effect of the intensity of transcutaneous acupoint electrical stimulation on the postoperative analgesic requirement. *Anesth Analg* 1997;85:406–413.

119. **Greif R, Laciny S, Mokhtarani M, et al.** Transcutaneous electrical stimulation of an auricular acupuncture point decreases anesthetic requirement. *Anesthesiology* 2002;96:306–312.

120. **Marucha PT, Kiecolt-Glaser JK, Favagehi M.** Mucosal wound healing is impaired by examination stress. *Psychosom Med* 1998;60:362–365.

121. **Egbert LD.** Reduction of postoperative pain by encouragement and instruction of patients. A study of doctor-patient rapport. *N Engl J Med* 1964;270:825–827.

122. **Lang EV, Benotsch EG, Fick LJ, et al.** Adjunctive non-pharmacological analgesia for invasive medical procedures: a randomised trial. *Lancet* 2000;355:1486–1490.

123. **Bennett HL, Benson DR, Kuiken DA.** Preoperative instructions for decreased bleed during spine surgery. *Anesthesiology* 1986;65:A245.

124. **Lepage C, Drolet P, Girard M, et al.** Music decreases sedative requirements during spinal anesthesia. *Anesth Analg* 2001;93:912–916.

125. **Kim MS, Cho KS, Woo H, et al.** Effects of hand massage on anxiety in cataract surgery using local anesthesia. *J Cataract Refractive Surg* 2001;27:884–890.

126. **Nilsson U, Rawal N, Unestähl LE, et al.** Improved recovery after music and therapeutic suggestions during general anaesthesia: a double-blind randomised controlled trial. *Acta Anaesthesiol Scand* 2001;45:812–817.

127. **Dawson P, Van Hamel C, Wilkinson D, et al.** Patient-controlled analgesia and intra-operative suggestion. *Anaesthesia* 2001;56:65–69.

128. **Eberhart LH, Doring HJ, Holzrichter P, et al.** Therapeutic suggestions given during neurolept-anaesthesia decrease post-operative nausea and vomiting. *Eur J Anaesthesiol* 1998;15:446–452.

129. **Enqvist B, von Konow L, Bystedt H.** Pre- and perioperative suggestion in maxillofacial surgery: effects on blood loss and recovery. *Int J Clin Exp Hypn* 1995;43:284–294.

130. **Faymonville ME, Fissette J, Mambourg PH, et al.** Hypnosis as adjunct therapy in conscious sedation for plastic surgery. *Reg Anesth* 1995;20:145–151.

131. **Stevinson C, Ernst E.** Complementary/alternative therapies for premenstrual syndrome: a systematic review of randomized controlled trials. *Am J Obstet Gynecol* 2001;185:227–235.

第四部分　　普通妇科

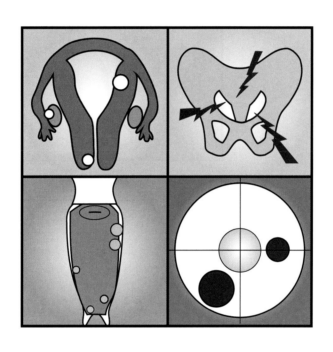

第14章 女性生殖道良性疾病

Paula J. Adams Hillard

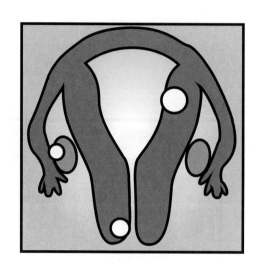

- 异常出血的原因随年龄而变化,无排卵性的阴道出血常见于青春期和围绝经期女性。
- 青春期女性的盆腔包块最常见的是功能性的或者卵巢良性肿瘤,卵巢恶性肿瘤的发生危险伴随年龄而增加。
- 尽管盆腔超声检查对盆腔包块的显像而言是一项优秀的技术,并且超声影像的特征能够提示卵巢包块可靠的特征,但是必须警惕恶性肿瘤的可能。
- 青少年出现的任何外阴阴道症状,应当考虑到性暴力可能。
- 尽管出血、压迫症状或疼痛可能需要药物或者手术处理,大多数的子宫平滑肌瘤是无症状的。

　　妇科的良性疾病根据年龄的不同可以表现出各种症状和体征。本章针对不同年龄组,分别叙述了青春期前、青春期、生育期以及绝经后等各组女性特异性症状和体征最可能的原因,以及诊断和处理。**常见的妇科问题包括疼痛、出血、盆腔包块(可能伴有症状或者是无症状的),还有外阴、阴道的不适症状**。女性生殖道的良性疾病包括子宫体、宫颈、卵巢、输卵管、阴道、外阴的解剖学病变。外阴、阴道、宫颈的良性疾病的分类如表14.1。子宫肌瘤、息肉以及增生是成年女性中最常见的子宫良性疾病。良性子宫平滑肌瘤(子宫纤维瘤)详见第15章。卵巢的良性肿瘤如表14.2。恶性疾病详见第35章至第40章。

表 14.1　外阴、阴道、宫颈的良性疾病分类

外阴	阴道后壁脱垂
皮肤疾病	肠膨出
色素沉着病变	直肠膨出
肿瘤和囊肿	其他
溃疡	尖锐湿疣
非肿瘤性上皮病变	尿道憩室
阴道	纤维上皮息肉
胚胎来源	阴道子宫内膜异位症
中肾管、副中肾管和尿生殖窦囊肿	**宫颈**
腺病(与己烯雌酚相关)	感染性
阴道隔或者双阴道	尖锐湿疣
盆底支持结构疾病	单纯疱疹病毒性溃疡
阴道前壁脱垂	支原体性宫颈炎
膀胱尿道膨出	其他类型宫颈炎
膀胱膨出	其他
阴道顶端脱垂	宫颈内口息肉
子宫阴道	纳氏囊肿
阴道穹隆	柱状上皮外翻

表 14.2　卵巢良性肿瘤

功能性	**上皮性**
卵泡	浆液性囊腺瘤
黄体	黏液性囊腺瘤
卵泡膜黄素化	纤维瘤
炎性	囊腺性纤维瘤
输卵管卵巢脓肿或者复合性	Brenner 瘤
新生物	混合性瘤
生殖细胞	**其他**
良性囊性畸胎瘤	子宫内膜瘤
其他和混合性	

青春期前年龄组

青春期前阴道出血

　　通常情况下,月经初潮的年龄不小于 9 岁,任何月经初潮前出现的阴道出血都需要评估。为了能够恰当的评估一个年轻女孩的阴道出血情况,一个医师应该理解青春期的相关知识(1~4)。调控下丘脑 - 垂体 - 卵巢轴循环功能的激素水平的改变,已在第 7 章进行了描述。了解这些相关事件的正常顺序和发生时间是恰当评估这一阶段女孩阴道出血的关键(详见第 29 章)。一个青春期女性,典型的月经初潮出现在其乳腺发育到 Tanner 3~4 级(图 14.1)。不伴有乳腺发育的阴道出血必须进行评估。

青春期前阴道出血的鉴别诊断

　　由于较高水平的母体雌激素暴露的撤退,新生女婴在出生后的最初几天可能出现少量的阴道出血。应当告知女婴的母亲可能会出现这种情况,避免她们出现不必要的紧张。在新生儿期之后,有许多导致该年龄段女孩出血的原因(表 14.3)。在乳房发育之前,很少

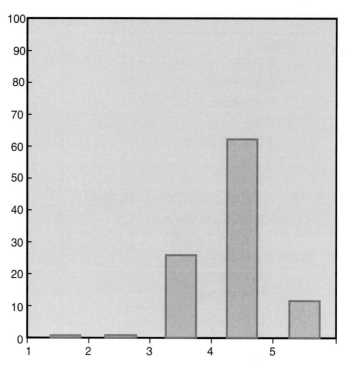

图 14.1　初潮时乳腺的 Tanner 分期

表 14.3　青春期前女童阴道出血的原因

外阴及皮肤	子宫
伴有脱皮的外阴炎	性早熟
外伤,比如意外伤害(骑跨伤),还有性侵犯	卵巢肿瘤
硬化性苔藓	颗粒细胞肿瘤
尖锐湿疣	生殖细胞肿瘤
传染性软疣	外源性雌激素
尿道脱垂	局部的
阴道	肠道的
阴道炎	其他
阴道异物	McCune-Albright 综合征
外伤(暴力、穿透伤)	
阴道肿瘤	

出现月经初潮(5,6)。未出现第二性征而出现的阴道出血应当仔细评估。

　　该年龄组出血的原因多种多样,从药物作用到威胁生命的恶性疾病。出血的原因有时就很难明确,父母观察到孩子的尿布或者裤子上血迹也许不能确定其来源——是来源于尿道、阴道还是直肠。儿科医师通常考虑泌尿系统方面的原因,比如便秘、肛裂或者感染性肠病等胃肠道方面的因素也应被考虑。当女孩伴有任何外阴阴道的症状,特别是有新鲜的出血,应当考虑到其是否有遭到暴力可能。对性侵犯的漏诊,可能将女孩置于万分危险之中。

　　外阴病变　外阴刺激可以引起瘙痒,伴有外阴皮肤的脱皮、浸渍以及皲裂,而导致出血。该年龄组发生出血的其他外部可见的原因包括尿道脱垂、尖锐湿疣、硬化性苔藓、传染性软疣。**尿道脱垂可以急性起病,表现为一个质脆的痛性包块,或轻微的出血;最常见于非洲裔美国女孩,可能与阴道肿物相混淆**(图 14.2)。典型的表现为该包块对称的包绕尿道。这种情况可以通过局部使用雌激素类药物来进行治疗(7)。**尽管 2~3 岁的儿童可**

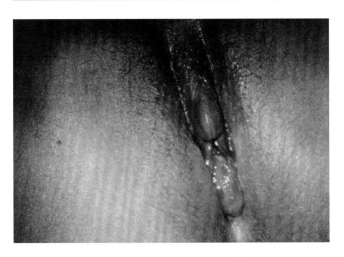

图 14.2 青春期前女孩的尿道脱垂

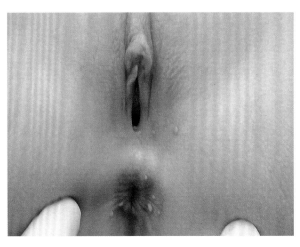

图 14.3 青春期女孩尿道周围的尖锐湿疣

能由于母亲感染了人乳头瘤病毒而在产前受到感染,但是尖锐湿疣的出现可能提示存在暴力问题(8,9)(图14.3)。青春期前的外阴硬化性苔藓的患儿,可能出现皮肤脱皮和皮下出血("血疱"),从而导致外阴部出血;这些现象可能被误诊为暴力,但是有时也不能排除暴力可能(10)(图14.4)。**尽管大多数妇科医师能识别出现在绝经后妇女外阴硬化性苔藓,但这种疾病也可以发生在青春前的女童,可能不被熟悉这种情况的临床医师识别**。和成年人一样,外阴硬化性苔藓的病因尚不明确,家族发生聚集性已经被证实(11)。

异物 **阴道异物是导致阴道分泌物增多的常见原因,可以表现为脓性或者血性阴道分泌物**。年纪小的孩子探索所有的入口,可能将各种小东西放入阴道内(图14.5)。像小塑料玩具这样的小东西,有时能够通过肛查时被触及发现,并且偶

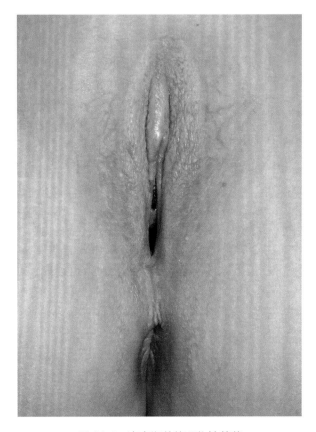

图 14.4 青春期前的硬化性苔藓

尔可以将其"挤"向阴道口而取出。最常见的异物是小片的卫生纸(12)。有研究显示阴道异物可能是性侵犯的一个标志,虽然并不是所有情况都如此,但是应当考虑到存在性侵犯这种可能。

性早熟 **性早熟可能引起出现缺乏第二性征的阴道出血**(见第29章),尽管正常青春期的发育中,乳腺发育的芽状突起或阴毛的生长大多发生在阴道出血之前。一项大规模的观察研究结果显示,出现青春期的改变 - 乳房的发育和阴毛的生长 - 可能比过去人们所认为的时间提前发生(2)。过去认为,性早熟是指 8 岁前的女童出现青春期的发育。指南建议对于白种女童小于 7 岁,非洲裔美国女童小于 6 岁,而不是既往认为的 8 岁,如出

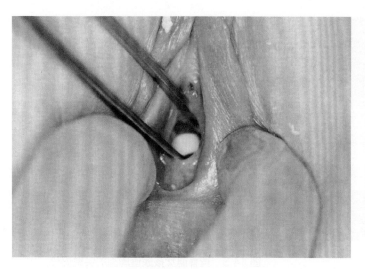

图 14.5　8 岁女童阴道内异物 (塑料玩具)

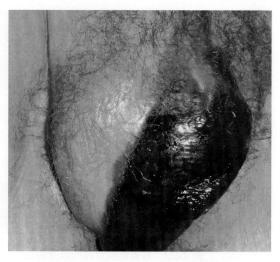

图 14.6　骑跨伤:13 岁女孩外阴血肿

现乳房或阴毛的发育,则考虑为性早熟(13)。

　　外伤　外伤可以导致生殖道出血。**应当向父母的一方或者双方或者监护人或者孩子本人询问详细的病史,因为外伤常常由于性暴力导致的,并且常常不被认识。**如果体格检查的发现与所谓的"意外"的描述不一致时,应当警惕暴力的可能,并且应当进行适当的会诊,或者安排一位有经验的社区工作者或性侵犯工作组提供帮助。**在美国所有州都将对儿童身体可疑侵犯的汇报规定为一项强制性的法律义务。**大多数州还同时特别要求报告儿童性侵犯,但是即使在那些不需要进行这项报告的州,其法律也包含了性侵犯的范畴(14)。即便是可疑的性侵犯,也是要求进行报告。一般情况下,骑跨伤影响外阴的前方和两侧的区域(图 14.6),然而意外导致的外伤常不会导致累及阴唇系带的穿透伤或者延伸至处女膜环的穿透伤(15,16)。

　　暴力　在对可疑的性侵犯进行医学评估时,最好由有经验的人员对体格检查、实验室检查结果以及患儿的陈述和行为进行评估。对生殖系统的检查结果描述如下(17):

　　1. 正常,正常变异以及其他情况

　　2. 发现的证据不能确定为暴力所致,取决于检查的时间,也可能是由于其他原因导致

　　3. 考虑为暴力或外伤引起,包括那些可以证明是暴力所致以及可能考虑为暴力所致的发现,但是没有充分的证据证明暴力是唯一的原因

　　4. 钝性暴力伤或者穿透伤的明确证据

　　对于暴力发生可能性的总的分类如下(17):

　　1. 没有暴力的证据

　　2. 可能存在暴力

　　3. 很有可能存在暴力

　　4. 存在暴力或者性接触的明确证据

　　大多数的儿童性侵犯没有明确的急性损伤,相反地,其生殖系统检查结果常为正常或者伴有非特异的发现(17,18)。比如抚弄或手指刺入等形式的虐待,可能不会导致明显肉眼可见的生殖系统的损伤。

　　其他原因　其他严重的但是罕见的导致阴道出血的原因还包括阴道肿瘤。**青春期前年龄组中最常见的肿瘤是横纹肌肉瘤(葡萄簇状肉瘤),该病可伴有出血症状和葡萄样簇状的肿块**(见第 36 章)。其他类型的阴道肿瘤同样很少见,如果通过外部检查没有找到其

他明显的出血来源,可以在麻醉下进行一个详细的检查来排除肿瘤可能。

有激素活性的卵巢肿瘤能够引起子宫内膜的增生以及出血。同样,外源性雌激素摄入也能导致出血。另外一种罕见的情况是,作为外阴阴道炎或者阴唇粘连的一种治疗方法,长时间的局部使用雌激素,或误服处方雌激素,而导致出血。

青春期前阴道出血的诊断

检查　当一个孩子出现生殖系统症状,需要进行一次详细的体格检查。对于青春期前的儿童体格检查方法详见第 1 章。**如果从外表不能看到明确的出血原因,或出血在阴道的远端,那么可以在麻醉情况下或借助内镜,在可视的情况下彻底检查阴道和宫颈。这种检查最好由对儿科以及青春期妇科方面有经验的临床医师进行。**

影像学　如果怀疑存在卵巢或者阴道的包块,经腹的盆腔超声检查可以提供有用的信息。应当注意卵巢的外观(正常青春期前大小和体积、卵泡的发育、囊性或者实性),同时还应当注意子宫的大小和形状。**青春期前的子宫具有独特的外观,其宫颈和宫体的大小相当,长 2~3.5cm,宽 0.5~1cm**(图 14.7)。当子宫受到雌激素的刺激,子宫体增大,使其呈现月经来潮后外观,子宫体大于子宫颈(19)。应当将超声检查作为首选的影像学检查方法,诸如磁共振成像(MRI)以及计算机断层扫描(CT)等更先进的影像学检查技术,增加了不必要的花费而且很少作为最初的诊断方法。

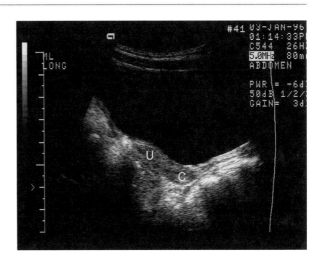

图 14.7　10 岁女孩初潮前的盆腔超声检查结果(经腹)

青春期前阴道出血的处理

对青春期前年龄组女童出血的处理是针对出血的病因。如果血性分泌物最初考虑为是由非特异性的外阴阴道炎所引起,但经过治疗后仍然持续存在,那么有必要行进一步的评估,以排除是否有异物存在的可能。对于皮损(慢性刺激)以及硬化性苔藓的处理可能比较棘手,可以采用局部使用一个疗程的类固醇激素进行治疗;硬化性苔藓经常需要局部使用超高效的类固醇并且进行维持治疗。**阴道和卵巢的肿瘤应当与妇科肿瘤医师协商处理。**

青春期前的盆腔包块

青春期前盆腔包块的表现

体格检查或者放射影像学检查发现的盆腔包块的可能病因,青春期前的儿童比较青春期或绝经后妇女有很大的不同(表 14.4)。盆腔的包块可能来源于妇科,也可能来源于泌尿道或者肠道。盆腔包块的妇科原因可能是子宫、附件或更特异的卵巢。由于青春期前儿童盆腔的容积较小,所以随着盆腔包块的增大,很快就可能延伸到腹部成为腹部包块,可在体格检查进行触诊时被发现。在这一年龄组的卵巢包块,可能是无症状的,也可能伴随有慢性的肠道或者膀胱的压迫症状,当发生囊肿破裂或者囊肿扭转时,可以表现为急性疼痛。腹部或者盆腔的疼痛是盆腔包块最常见的首发症状之一。由于在青春期前这一年龄组中,罕见卵巢包块,所以处于该年龄组的女童诊断卵巢包块比较困难,疑诊的比例低。许多症状都是非特异的,急性症状更可能归因于其他更常见的病变,比如阑尾炎。**对于有任何非特异的腹部或盆腔症状的儿童,腹部的触诊以及肛门指检(直肠腹部双合诊)是十分重要的。**位于儿童腹部的卵巢包块可能与其他腹部的包块相混淆,比如 Wilms 瘤或者神经母细胞瘤。急性疼痛常与扭转有关。由于这些肿瘤位于腹部,卵巢韧带被拉长,因此更易于发生扭转。与正常大小卵巢相比,卵巢包块更容易发生附件扭转。尽管在青春期和成人中,正常卵巢很少发生扭转,相比之下,这种情况更容易在青春期前的女孩中发生。

表 14.4 按大体发生率和年龄组划分的盆腔包块病因

婴儿期	青春期前	青春期	生育期	围绝经期	绝经后
功能性囊肿	功能性囊肿	功能性囊肿	功能性囊肿	子宫肌瘤	卵巢肿瘤(恶性或者良性)
生殖细胞肿瘤	生殖细胞肿瘤	妊娠	妊娠	上皮性卵巢肿瘤	功能性囊肿
		良性囊性畸胎瘤、其他生殖细胞肿瘤	子宫肌瘤	功能性囊肿	肠管,恶性肿瘤或炎性包块
		闭锁性阴道或者子宫畸形	上皮性卵巢肿瘤		转移瘤
		上皮性卵巢肿瘤			

青春期前盆腔包块的诊断

超声检查已经成为诊断卵巢包块的有效的方法。它可以确定盆腔包块的性质。但是不论是对于单房的囊肿还是多房的囊肿,常用的治疗方法都是观察,由于生殖细胞肿瘤的发生率高,所以如果发现有实性成分,应当进行外科评估(20)。其他影像学检查,诸如 CT 扫描,MRI,以及多普勒血流检查,对于明确诊断可能有所帮助(21)。

鉴别诊断

儿童和青少年卵巢恶性肿瘤的发生率不到 2%(22)。卵巢肿瘤的发生大约占该年龄组全部恶性肿瘤的 1%。在小于 20 岁的人群中,生殖细胞肿瘤占卵巢肿瘤的 1/2~2/3。对 1940—1975 年的研究结果进行回顾性分析,结果发现儿童期和青春期发生的所有卵巢肿瘤中 35% 是恶性的(23)。**在小于 9 岁的女孩中,接近 80% 的卵巢肿瘤是恶性的。**在儿童和青少年中生殖细胞肿瘤约占卵巢肿瘤的 60%,与其相应的是在成年人中该比例则为 20%(23)。上皮性肿瘤在青春期前年龄组较罕见,因此数据通常由转诊中心报告。但是,一些研究仅包括新生肿物,而其他的一些包括非新生性包块;另有一些将青春期前女童和青春期女孩的数据结合起来统计。一项针对卵巢包块的社区调查显示,恶性肿瘤发生频率比以往报告的低得多;**在儿童和青少年患者中,所有经手术证实的卵巢包块,在伴有卵巢增大的患者中只有 6% 的包块为恶性肿瘤,仅有 10% 的新生物为恶性(24)。**手术决定明显影响发病率的统计;手术切除可能消退的功能性包块,将会增加良性包块的比例。一组数据显示,在小于 20 岁女孩以及年轻女性中,非新生性的包块占全部包块的 2/3(25)。即便在年龄小于 10 岁的女童中,60% 的包块是非新生性的,2/3 的肿瘤性包块是良性的。现在良性和功能性包块常常在常规的超声检查偶然发现,而过去病例序列分析的作者很少意识到这些。在胎儿、新生儿以及青春期前的女孩均可能发生功能性的卵泡囊肿(26)。她们可能罕见伴有性早熟。

青春期前处理 对于青春期前年龄组的女孩,处理盆腔包块的步骤如图 14.8。**即使是在该年龄组,单房的囊肿几乎均为良性的,将在 3~6 个月内消退,因此不需要进行卵巢切除或者卵巢囊肿剔除等手术处理**。尽管存在卵巢扭转的可能,这点必须与患者的父母讨论,仍推荐严密的观察(27)。囊肿抽吸术(不论是超声引导下,还是腹腔镜下)后的复发率可高达 50%。应当关注处理方法对内分泌功能以及今后的生育功能的长期影响;对于良性肿瘤患者来说,必须首先考虑保留卵巢组织。如果存在任何良性包块的可能性,应当避免进行卵巢切除(28)。**过早地对功能性卵巢包块进行手术治疗,可能导致卵巢输卵管的粘连,并将影响患者今后的生育能力**。由于肿瘤的可能性大,所以对于实性包块、直径大于 8cm 的包块以及不断增大的包块需要手术干预。

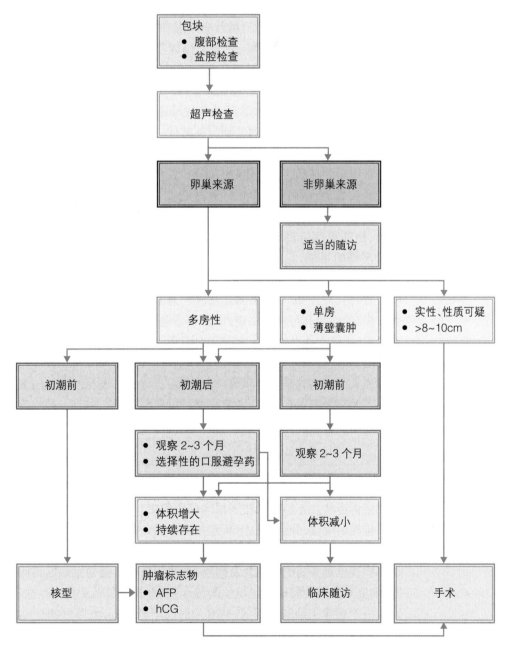

图 14.8 对于初潮前和青春期女孩的盆腔包块的处理

355

青春期前外阴
疾病

新生儿外阴疾病

在新生儿年龄组,可能出现各种各样的发育畸形和先天性的外阴阴道畸形。尽管对于这些畸形进行详细的讨论超出了本书讨论的范围,但是妇产科医师应当认识到当有生殖器畸形的胎儿出生后,作为医师必须做好处理患儿和应对患儿家属的准备。两性畸形(现在称为性发育疾病)可能在较大的孩子中才被发现,包括其在内的许多疾病的病因可能是很复杂的。染色体异常,酶的缺乏(包括 17-羟化酶和 21-羟化酶缺乏导致的先天肾上腺增生),以及由于母亲患有分泌雄激素的卵巢肿瘤,均可导致女性胎儿在出生前发生男性化,还有一些极少见的情况,由于药物的暴露在出生时发现的生殖器的畸形。上述这些畸形将在第 31 章中进行描述。

生殖器的畸形代表了一种社会问题和一种潜在的医学急症,最好由专家组协同处理,可能包括泌尿科、新生儿科、内分泌科以及小儿妇科等多科的医师(30)。孩子出生后,父母首先关注的问题为"是男孩还是女孩?"当遇到生殖器畸形的情况,应当告知孩子的父母,孩子的生殖器还没有完全发育,因此仅通过对外生殖器简单的物理检查,并不能确定孩子的真实性别。应当告诉孩子的父母还需要花费几天甚至更长时间,通过其他检查的结果,最终确定孩子将来的性别。在其他一些情况下,可以简单地回答孩子合并有严重的医学并发症。性别的判定以及外科手术时机的选择目前尚无统一意见,需要由在该领域有丰富经验的临床医师决定(29,30)。

极少数的产科医师和儿科医师对女性新生儿的外生殖器进行仔细检查,但其他一些生殖器的畸形还是可能在出生时发现。是否需要**对所有女婴的外生殖器进行详细的检查,比如用探针轻柔地探查阴道口和肛门,用以确定处女膜是否存在开口,是否存在肛门闭锁的可能**,目前尚存争论。如果检查中怀疑存在闭锁,可以将温度计置于肛门,用以证实这种可能,但所有的动作都要轻柔。目前,建议对所有女婴在产房内都应进行这种检查(31,32)。新生女婴的处女膜可有各种不同的形状,有无孔型、小孔型、筛状、带状处女膜,处女膜孔可能在中前、中后或者是偏心(33)。当年轻女性出现了周期性的盆腔痛或腹痛,并伴有逐渐增大的宫腔积血或者阴道积血,这时才检查发现存在处女膜闭锁或者阴道隔,如果在新生儿期就进行检查,则可以避免这种情况的发生(34)。

先天的外阴肿瘤包括草莓样血管瘤,这是相对表浅的血管病变,是一种大的多孔的血管瘤。通常采取保守治疗,多数病损可以自然消退。也有一些临床医师采用干扰素 -α 治疗(35,36)。

儿童外阴疾病

外阴阴道的烧灼感、排尿困难、瘙痒或皮疹等症状,是儿童就诊妇科医师时最常见的最初主诉症状。年龄小的孩子描述外阴的症状有时存在一定的困难。父母可能注意到孩子在排尿后哭泣,并且自己不断地抓挠,或者表述不明确的不适。孩子的儿科医师常常考虑孩子可能存在泌尿系统感染。由于蛲虫感染可以引起外阴以及肛周严重的瘙痒,所以蛲虫检查也是必要的。**在儿童时期,外阴阴道炎是最常见的妇科问题。**青春期前,由于外阴、前庭和阴道的解剖和组织学的特点,使得该区域容易受到存在于肛周的典型细菌的感染。由于在解剖结构上阴道、前庭与肛门十分接近,细菌可能过度繁殖,导致原发的外阴炎以及继发的阴道炎。酵母菌感染在青春期前、使用卫生间、不使用尿布的儿童并不常见(37)。

　　作为临床医师应当熟悉青春期前正常的生殖器解剖以及处女膜的形状(38,39)。**无雌激素化作用的外阴前庭可以有轻微的红疹,容易和感染相混淆。另外,环绕阴蒂包皮以及在阴蒂包皮下的阴蒂垢可能与假丝酵母菌外阴炎形成的菌斑相似。在青春期前的女童,外阴区域对于化学物质的刺激相当敏感。**

　　硬化性苔藓、银屑病、脂溢性皮炎等慢性疾病以及过敏性外阴炎同样可以发生在儿童期(40)。硬化性苔藓的病因目前尚未明确,其特征性的表现为在一个锁眼样分布范围具有"香烟纸样"外观(围绕在外阴和肛门周围)(图 14.4)。对于硬化性苔藓的治疗,小儿患者的治疗方法与成人相同;有一些证据显示当孩子的肾上腺皮质机能初步发挥作用,月经初潮后,病变可能自行改善,但这种情况很罕见。与成人相同,局部使用超效类固醇激素对于儿童同样有良好的疗效(41)。

　　由于各种原因所导致的外阴慢性炎症,都可以引起阴唇的粘合或者粘连(图 14.9A)。阴唇粘连的治疗方法主要是短期内(2~6 周时间)局部外用雌激素软膏。粘合(粘连)的区域常会变得很薄,在局部麻醉的情况下(比如利多卡因凝胶),通常在诊室内就可以进行操作将其分离(图 14.9B)。因为人为的分离粘连对于孩子来说可能损伤较大,她可能不配合随后的检查,所以不赞成在未预先进行局部雌激素治疗,或者未使用麻醉的情况下,在诊室内进行分离操作。如果既往没有接受过有创性检查或者先前的分离手术后未发现复发,再次进行手术分离通常是不需要的(42)。局部使用润滑剂(比如凡士林)可以作为预防粘连复发的治疗。尿道脱垂可以导致急性疼痛或者出血,或者表现为肿块(图 14.2)。

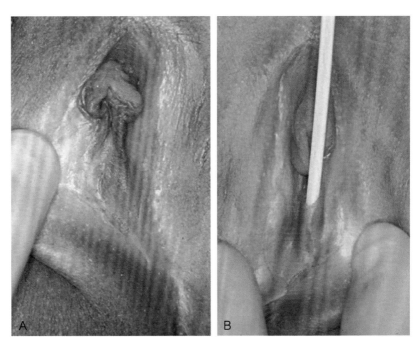

图 14.9　A:阴唇粘连;B:置于外阴粘连内(A 图所示)的棉签

　　年龄较小的儿童出现任何外阴阴道的症状,都应当立刻考虑到有性侵犯可能。青春期前的儿童也可能感染性传播疾病(43)。尽管在 2~3 岁以前发生的外阴尖锐湿疣,可能是在母亲阴道分娩时,或者由于照料者的手部存在疣,从而受到感染,但是所有生殖器感染了湿疣的儿童都应当考虑有受到性侵犯的可能(44,45)。年龄较大的女孩出现的湿疣,可以通过非性接触的途径传播,但是这类情况归类为"不确定"的发现,即可能与性侵犯有关的证据(44)。向孩子的父母或者看护者以及孩子本人,针对敏感而且直接的问题进行询问,应作为评估的一部分;如果怀疑存在性侵犯,必须向适当的社会服务部门进行汇报。

青春期前和青春期的女孩也可能出现非性传播的外阴溃疡,常常伴有全身症状,并且提示病毒性疾病(46)(图 14.10)。单纯疱疹病毒、梅毒及 Behcet 疾病均可以引起外阴溃疡,但是它们也可以表现为生殖器口疮(图 14.10)。

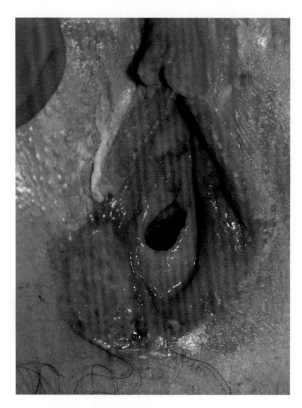

图 14.10　青春期前女孩的外阴溃疡

青春期前阴道
疾病

青春期前女孩的阴道排液

在青春期前年龄组出现阴道排液症状通常是由于炎症或者刺激导致的。在青春期前的女孩,典型的原发部位是外阴,而阴道炎症状是随后出现的,而青春期和成年人不同,阴道炎通常是典型的最初症状,而外阴炎随后出现。**当青春期前的儿童出现阴道排液或者发现阴道异物,应当考虑到有性侵犯可能**(47)。对于受到了性侵犯的女孩是否需要常规进行培养,用来检查是否感染性传播疾病(STD),尽管目前还存在争议,但是对于有阴道排液症状的女孩,进行阴道分泌物的淋球菌和支原体培养还是应当的(48)。青春期前的女孩,外阴阴道炎通常是会阴部存在的多种病原菌感染引起的,但是也有如**链球菌**,甚至罕见的**志贺杆菌**等单一病菌感染引起的(49)。当致病原因与不注意会阴卫生有关,其培养结果通常显示为混合性的细菌感染。在这种情况下,典型的病史是间断的刺激症状、瘙痒、分泌物增多、异味,可能持续数月甚至数年。治疗应当开始并着重于卫生意识和清洁方法的教育(40)。短期(少于 4 周)局部使用雌激素以及广谱抗生素也许有效。主要的问题是经常复发。如果女孩出现阴道分泌物增多和外阴阴道的症状,且为相对急性起病,这些症状很有可能是由于单一的细菌感染引起的。

　　Pokorny 和 Stormer 提出了一种采集阴道培养物的技术,以及进行阴道冲洗的方法(50)。将蝶形静脉输液装置中的管子放置到无菌的导尿管中,制作成导管套导管的结构。不抑制细菌生长的盐水(1~3ml)可以被注入、抽吸并留取标本送培养(图 14.11)。通常这种方法留取的培养标本比使用棉棒获得的培养物更易于接受。当导管仍然滞留在阴道内时,大量的盐水就可以用来冲洗阴道。采用这种方法,小的外源物质经常可以被冲洗出阴道。孩子可以将一些东西(玩具、豆类、硬币等)放入阴道,最常见的异物是小片的卫生纸(图 14.5)。**如果经过治疗后,阴道分泌物增多的症状持续存在,或者有血性或棕色分泌物并不伴有明显的外部病损,应当进行阴道冲洗或者阴道镜检查,用以判断阴道内是否存在异物(12)。**

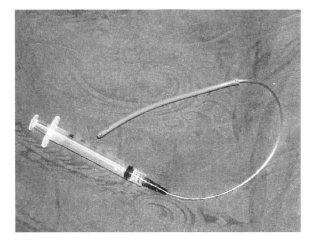

图 14.11　用于阴道培养和冲洗的导管装置

青春期年龄组

　　青少年对疾病和疼痛的感受及表达与其生活经历相关,应当将两者结合起来考虑。大多数的青少年面对疼痛、不适或者出血等情况,仅具备有限的生活经历。一个年轻人也许会描述说这是她所经历过的"最严重的疼痛",然而事实上只是一种还可以忍受的不适。她所描述的情况也许是其真实的经历,但是一位正在经历分娩阵痛的成年女性,也可能用同样的语句来描述症状,临床医师必须认识到两者是不同的。应当牢记个人对于疾病和疼痛的反应,在一定程度上来说是学来的行为。

青春期的异常
出血

青春期正常月经　　对于青春期的阴道出血进行评估,必须了解有关正常月经周期的相关知识(见第 7 章)。**在初潮后的最初 2 年内,大多数的月经是无排卵的。尽管如此,这种月经也是有规律的,与成年女性不同,周期为 21~45 天,而成年人的周期大多在 21~38 天(51~55)。**月经周期延长或缩短 10 天,形成 21~45 天的月经周期,超过 1/4 的女孩在最初的 3 个月经周期内建立了这种月经模式,大约 1/2 的女孩则是在 7 个月经周期内建立;而 2/3 的女孩是在月经初潮后的两年内建立(53)(表 14.5)。

表 14.5　青春期正常月经周期参数

	正常
月经周期频率	21~45 天
每个周期长短的变化	比成年人小
经期长短	4~8 天
经量	4~80ml

摘自:Hilard Pj. Menstruation in young girls:a clinical perspective.Obstet Gynecol 2002;99:655-662.

月经期平均为 4.7 天;89% 的月经期持续 7 天。每一次月经周期平均的失血量为 35ml,经血主要由子宫内膜组织构成(56)。尽管对于以每个周期出血 80ml 为界限的临床意义仍存在质疑,但仍将每个周期出血 80ml 定义为月经量多,周期性的出血并且每次出血超过 80ml,将会导致贫血(57,58)。

在常规的临床工作中,通过询问在月经量最多的一天或者每个月经期总共需要使用多少卫生巾/卫生栓,就可以大概估算出失血量(通常每天需要使用 3~5 片卫生巾)。严格的个体差异、不熟悉其他人月经的失血量,以及在估计和回忆出血量时的误差,均可导致对月经量估算的不准确。一项研究显示,1/3 的人认为自己的月经量中等或者较少,但事实上月经量超过 80ml。有 1/2 的人主诉月经量多,但事实上月经量却少于 80ml(59)。另外,不论是同一品牌还是不同品牌,每片卫生巾或者卫生棉条中所含有的经血量都是不同的(57)。但是,每小时更换卫生巾,血块大于"50 便士大小",晚上需要更换卫生巾可能提示测定的出血量大于 80ml(58)。

在月经初潮后的最初几年内,月经由无排卵过渡到有排卵的月经。这是由于所谓的下丘脑 - 垂体 - 卵巢轴功能成熟的结果,其特征表现是正反馈机制的成熟,在该机制中雌激素水平的升高启动黄体生成素高峰并诱发排卵。尽管大多数月经周期(甚至是无排卵月经)仍在相当窄的范围内变化(21~42 天),但是在月经初潮的第二年后,大多数的青少年开始出现有排卵的月经周期。

青春期异常出血 的鉴别诊断

月经周期超过 42 天或短于 21 天,或月经出血超过 7 天均应视为不正常,特别是在月经初潮 2 年后。月经稀发,即便是在初潮后的第一年,间隔超过 90 天的月经出血也是不正常的(51)。青春期月经周期长短的变化比成年人更显著;因此如果没有严重的贫血或者大出血,青春期月经周期出现较大的不规则也是可以接受的。但是,对于月经一直不正常或者月经既往正常而现在变得不正常的女孩,应当注意去寻找导致月经异常可能的原因(特别是诸如雄激素过多综合征等能够引起无排卵的潜在原因,以及饮食紊乱导致月经稀发)(60,61)。与异常出血相关的疾病如表 14.6,并在第 29~31 章中将进行详细的讨论。

表 14.6 与无排卵和异常出血相关的疾病

饮食紊乱	压力
神经性厌食	甲状腺疾病
神经性贪食症	甲状腺功能减低
过度体育锻炼	甲状腺功能亢进
慢性疾病	糖尿病
原发性卵巢功能不全——POI,以前称为卵巢早衰(POFI)	雄激素过多综合征,比如多囊卵巢综合征(PCOS)
酗酒及其他药物滥用	

无排卵月经 无排卵的月经可能会过频、经期延长或经量大,特别在一个长时间的闭经后。这种现象出现的生理学原因是与正常反馈机制的消失有关,雌激素水平的增高导致了促卵泡激素(FSH)的水平的降低,随即引起了雌激素水平的下降。在无排卵的月经中,雌激素持续分泌,导致子宫内膜增生,但这种增生的内膜生长并不稳定,而且脱落不完全。最终临床表现为月经不规律、经期延长且月经量多。

对于青春期女孩月经的研究显示,排卵率的差异与月经初潮后的月数或者年数相关。**初潮年龄越小,其规律排卵建立的越快。**一项研究显示,对于初潮年龄小于 12 岁的女孩,从初潮到 50% 的月经周期有排卵,时间为 1 年;对于初潮年龄 12~12.9 岁的女孩,时间为 3 年;对于初潮年龄大于 13 岁的女孩,时间为 4.5 年(62)。

妊娠相关的出血　当一个青春期女孩因异常出血而寻求治疗时,必须考虑到有妊娠可能(表 14.7)。妊娠相关的出血可能与自然流产、异位妊娠或其他,诸如葡萄胎等妊娠相关的并发症有关。在美国,有 30% 的 15~17 岁青春期女孩有性生活史,有 70.6% 的 18~19 岁的女孩有性生活史(63)。有关青春期健康保健的私密性问题,关键取决于青少年对于寻求适当的生殖健康保健的意愿(见第 1 章)。

表 14.7　按大体发生率和年龄组划分的阴道出血病因

婴儿期	青春期前	青春期	生育期	围绝经期	绝经后
母亲雌激素撤退	外阴阴道炎	无排卵	外源性的	无排卵	萎缩
	阴道异物	使用外源性激素	妊娠	纤维瘤	子宫内膜息肉
	青春期早熟	妊娠	无排卵	宫颈和子宫内膜息肉	子宫内膜癌
	肿瘤	凝血功能异常	纤维瘤	甲状腺功能异常	激素治疗
			宫颈和内膜息肉		其他肿瘤——外阴、阴道、宫颈
			甲状腺功能异常		

外源性激素　服用雌激素时出现的异常出血,其原因与未使用过激素的异常出血原因有很大的不同(64)。**使用口服避孕药可以导致突破性出血,在使用复合片剂的第一个周期中,有 30%~40% 的女性出现突破性出血。另外,漏服也可以导致不规则阴道出血**(65,66)。对于许多服用口服避孕药的女性来说,严格地遵从正确的服用方法并且不漏服是很困难的;一项研究显示只有 40% 的女性每天服用一片药(67)。另一些研究发现青少年较成年人更容易发生漏服情况,每个月平均漏服 3 片药(68)。一项针对城市青少年的研究显示,每 3 个月,大约会有 2 次连续漏服 3 片或者更多片药(69)。正是由于漏服了这么多的药,某些人出现不规则阴道出血就不奇怪了。解决的方法是强调不漏服;如果不能坚持每天服药,那么最好采用其他的避孕方法。

　　所有的激素避孕方式,从复合制剂和单一小剂量孕激素口服避孕药,到避孕膏、避孕环、宫内节育器或是注射或埋植避孕器的方法,都可能出现异常出血,但由于对出血的评估使用了不同的研究方法,所以结果比较起来有困难(70~72)。在使用了长效醋酸甲羟孕酮(DMPA)1 年后,有超过 50% 的使用者将会出现闭经,但是还会经常出现不规则出血(73,74)。使用这些激素类避孕方法而导致出血的机制尚未明确,可能与子宫内膜萎缩或者血管生成相关因子有关,可以据此选择治疗方法(64,72)。但是,不能认为在使用激素类避孕方法所导致的任何出血均是由于这些避孕方法本身引起的。其他一些原因,比如宫颈炎或者子宫内膜炎等,在接受激素治疗过程中也可能是导致出血的病因,这点对于有 STD 感染风险的青少年尤为重要(76,77)。

　　血液系统异常　在青少年组,必须考虑到血液系统方面的原因也可以导致异常出血。一项经典的研究回顾分析了所有因为出血多或者异常出血而急诊就诊的青少年患者(75,78)。结果显示最常见的凝血机制异常是特发性血小板减少性紫癜,其次是 von Willebrand 病。随后的研究也证实了这一点,特别是在月经初潮时就出现月经过多的患者。在美国妇女中,von Willebrand 病的发生率接近 1%,在其轻微的临床表现形式中,月经过多可能是唯一的症状(79~81)。**月经量严重过多的青少年,尤其发生在月经初潮时,应当对 von Willebrand 病等凝血机制异常的疾病进行筛查。**

　　感染　不规则出血和性交后出血可能与支原体感染引起的宫颈炎有关。**在各个年龄组中,青少年衣原体感染率最高,对于性生活活跃的青少年,应当常规筛查衣原体(82)。月经量过多可能是感染了性传播的病源微生物患者的首发症状。**在所有有性生活的人群中,青少年发生盆腔感染性疾病(PID)的发生率最高(83)(见第 18 章)。

　　其他内分泌或者全身疾病　异常出血可能与甲状腺功能异常有关。青少年患者甲状腺疾病的症状和体征可能很难被察觉到(见第 31 章)。同时应当考虑到肝功能异常,因为肝功能异常可能导致凝血因子生成的异常。高泌乳素血症可以导致闭经或不规则阴道出血。

青春期还可以发生多囊卵巢综合征(PCOS),尽管对于青春期 PCOS 的诊断标准还没有完善的定义,但当出现有雄激素过多的表现时(多毛、痤疮),应当进行检查评估(84)。**5%~10% 的成年女性存在雄激素分泌异常,这是妇女最常见的内分泌疾病(见第 31 章)。典型的 PCOS,功能性的卵巢高雄激素血症或者部分的迟发先天性肾上腺皮质增生症都可能在青春期出现。这些疾病经常会被忽略、漏诊或者未予治疗。即使疾病不严重,这些**妇女也应当考虑治疗干预,包括控制体重至正常范围等生活方式的干预以及处理异常出血或多毛等症状的药物干预。因为这些疾病也许是 2 型糖尿病、子宫内膜癌或脑血管疾病的前兆。**痤疮、多毛和月经不规律经常被视作青春期的正常情况而不予处理,但这些也可能是高雄激素血症的表现**(52,85)。雄激素异常可能在青春期以后仍持续存在。应该对肥胖、多毛和痤疮的患者进行评估,减少其显著的社会心理花费。如果早发现并处理得当,雄激素紊乱在某种程度上是可以逆转的。大力提倡行为改变(饮食和运动),但经常难以完成。有胰岛素抵抗症状(黑棘皮病)的患者也同样应该进行评估,并给予适当的处理(86)。

解剖方面的原因 梗阻性或部分梗阻性的生殖系统畸形通常在青春期出现典型的表现。复杂的苗勒管发育异常,比如梗阻性的阴道纵隔或者双子宫,可以导致阴道积血或宫腔积血(图 14.12)。如果这种梗阻性畸形存在或者随后形成一个小出口,持续的深褐色分泌物(陈旧积血)可能是唯一的临床表现,也可以与盆腔包块同时存在。子宫和阴道畸形的形式多种多样,处理这种情况需要由具有专业知识的临床医师进行。图 14.13 显示了由于存在部分梗阻性的阴道隔而导致异常出血的情况。

青春期异常阴道出血的诊断

体格检查 仔细的全身体格检查可以发现雄激素过高的体征,比如黑棘皮病或面部、胸部、乳晕周围或腹部体毛的生长。许多妇女和女孩很难接受自己躯干的体毛,因此在体格检查时,使用何种特殊去除体毛的方法(漂白、涂蜡、使用脱毛剂、剔毛、拔除)这种敏感问题也应当进行询问。对于有性生活史、伴有剧烈疼痛症状的患者,或可能存在着解剖方面异常的患者来说,都应当进行一次全面的盆腔检查。如果患者有性生活史,在使用窥具

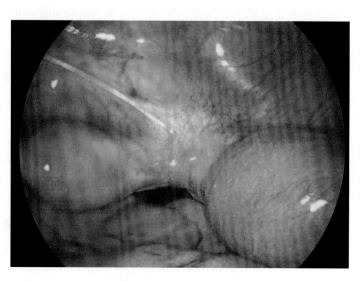

图 14.12 双子宫畸形

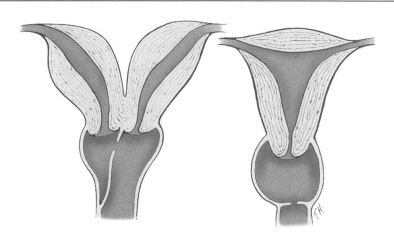

图 14.13　青春期可能发生的梗阻性或者部分梗阻性生殖系统畸形的类型

进行检查时,还应当进行淋病和**沙眼衣原体**感染方面的检查。对于一些年轻的青少年,具有典型不排卵的病史,否认性生活史,并且同意随诊,可以在进行有限的妇科检查同时辅以盆腔的超声检查。

实验室检查　**所有有异常出血的青少年都应当进行敏感的妊娠试验检查,不论她们是否承认有性生活史。**漏诊妊娠,其临床后果相当严重,所以不能冒险遗漏该诊断。妊娠并发症应当进行相应的处理。除了妊娠试验外,实验室检查还应当包括含有血小板计数在内的全血细胞计数、凝血试验和血小板功能筛查试验。国际专家组对于在何种情况下,妇科医师应考虑到出血性疾病的可能并寻求诊断,提出了建议(表 14.8)。一项共识报告同样建议与血液科医师合作对全血细胞计数(CBC),血小板数量和功能,凝血酶原时间(PT),活化部分凝血活酶时间(PTT),von Willebrand 因子(VWF)(测定瑞斯托菌素辅助因子活性和抗原,VIII 因子)以及纤维蛋白原进行测定(81)。

表 14.8　在何种情况下妇科医师应考虑到出血性疾病的可能并寻求诊断

从初潮起就出现的月经量多	拔牙后出血时间延长、出血量增多
出血性疾病的家族史	非预计的术后出血
个人史具有以下任何情况之一:	卵巢囊肿出血
在过去的一年中出现过鼻出血	需要输血的出血
非外伤性的擦伤,直径大于 2cm	产后出血,特别是大于 24 小时的延迟出血
很小的伤口出血	月经过多并对传统处理方法没有反应
不伴有解剖学上的病损而出现的口腔或消化道出血	

摘自:James AH,Kouides PA,Abdul-Kadir R,et al.Von Willebrand disease and other bleeding disorders in women:on diagnosis and management from an international expert panel. Am J Obstet Gynecol 2009;201:12e1-e8.

甲状腺方面的检查也是必要的。另外应留取宫颈或者尿液的标本,应用 DNA 扩增技术对 STD 进行检查。一般来说,宫颈细胞学检查对于青少年来说并不适当,特别是作为急诊室检查或者对于因出血过多而急诊就诊的患者(87)。

影像学检查　如果妊娠试验阳性,盆腔超声检查是必要的,以便证实宫内妊娠囊存活,并且排除自然流产以及异位妊娠。如果体格检查怀疑有盆腔包块,或者体格检查不充分(青少年相对于年龄大的妇女而言可能性更大),并且需要更多的信息时,盆腔超声检查可能会有帮助。**尽管经阴道超声检查在确定盆腔解剖结构方面较经腹超声检查更有帮助,但使用阴道探头对于年轻女孩或者未使用过卫生棉条或者无性生活史者也许不可能。**临床医师与影像学医师直接沟通,比如谁是有性生活史的,而不是完全禁止进行经阴道超声检查,这样有助于确认青少年患者是否可以进行经阴道超声检查。

其他影像学检查不应该作为最初的检查,但是对于某些病例可能会有所帮助。**如果怀疑有阴道隔、子宫隔、双子宫或者阴道发育不全时,盆腔超声检查不能明确解剖情况,MRI 对于显示解剖方面异常将会有帮助**(88)。尽管该影像学技术对于评价子宫或者阴道发育的异常有很大帮助,但腹腔镜检查对于明确解剖异常仍有着重要的意义(89)。CT 扫描有助于发现非生殖系统的腹腔内异常。

异常阴道出血的处理

处理与妊娠、甲状腺功能紊乱、肝功能异常、血液系统异常以及雄激素过多综合征相关的异常出血时,应当直接处理原发病。尽管在开始激素避孕治疗之前应当进行恰当的评估,但口服避孕药对于治疗雄激素过多综合征、遗传性出血性疾病以及不排卵都是非常有效的(90~92)。

与安慰剂组相对照,使用甲芬那酸(Mefenamic Acid)以及其他非甾体类抗炎药(NSAID)可以减少月经量(93)。氨甲环酸(tranexamic acid)是一种抗纤溶药物,减少经量的疗效强于 NSAID 类药物,并且在 2009 年后半年,美国食品与药品管理局(FDA)批准这类药物用于治疗月经过多(93a)。只有经过适当的实验室检查排除了其他诊断后,才能根据临床表现以及是否有避孕要求等其他因素,采用期待疗法或者使用激素治疗。

无排卵:轻度出血

青少年轻度异常出血的定义为血红蛋白水平尚可,对日常活动的影响轻微。对她们而言,前瞻性的月经周期表、经常的鼓励、密切的随访以及补充铁剂是最佳的治疗方法。如果患者已经具有出血多或者间隔延长,即使出血量已经明显减少,治疗也是十分必要的。间断性出血是无排卵性出血的特征表现,如果不给予治疗,这种情况可能持续下去。

轻度贫血的患者给予激素治疗将是有效的。如果患者在评估时无出血并且没有使用雌激素的禁忌证,**可以给予患者口服小剂量的复方避孕药治疗,使用方法与避孕时的用法相同。**如果患者无性生活,服药 3~6 个周期后应当进行再次评估,以确定是否需要继续该治疗方案。如果患者无性生活(或者他们的父母认为其无性生活,甚至父母希望其无性生活),他们的父母有时可能反对使用口服避孕药。反对的主要原因是父母们对于使用避孕药的潜在风险存在误解,但是通过向父母详细说明避孕药的药物治疗作用,可以消除他们的这些顾虑。还有一些反对的原因是认为有医学指征的激素治疗可能会促使性交的发生或开始性生活,尽管并没有数据支持这种担心。如果在年轻女性无性生活时让其停止服用口服避孕药,而随后在其有性生活时又要求其使用避孕药,这种情况下向其父母解释重新使用避孕药可能就比较困难了。如果没有不能使用避孕药的明显的病史或者家族史,治疗青少年异常出血时,复方口服避孕药是非常适当的方法,原因如下:

1. 在美国,接近 50% 的高中生有性经历(63)。
2. 当有性生活后,青少年通常等待较长时间后,才开始寻求药物避孕方法。
3. 至少 80% 的青少年是意外妊娠(94)。
4. 接近 25% 的青少年选择堕胎结束妊娠(95)。
5. 接近 1/3 的年轻女性在 20 岁前有过一次妊娠经历(96)。

因此,对于持续使用口服避孕药应当给予足够的重视,健康的青少年使用口服避孕药的医学风险很小,父母们应当放心,即使长期使用,同样没有明确的医学风险。患者选择持续使用口服避孕药也可以作为避孕方法,也可以获得其他的益处(改善痤疮、缓解痛经、减少经量、调整月经周期、预防子宫内膜癌和卵巢癌的功效)。

有时,向父母们提供有关口服避孕药安全性的详细信息,比如强调目前使用的口服避孕药中所含的雌激素和孕激素水平较 19 世纪六、七十年代所使用的避孕药要低,强调避孕药有激素治疗作用而不仅仅是避孕功能等,但是这些可能都没有说服力。在这种情况下,可以选择周期性使用孕激素治疗。系统性回顾并比较了使用复方激素药物以及单独使用孕激素这两种治疗方法,结果发现两者治疗无排卵性出血的疗效相差甚微(97)。**每1~2 个月连续服用甲羟孕酮 5~10mg/d,持续使用 10~13 天,能够防止由于缺乏孕激素对抗,受到雌激素持续性刺激而引起的子宫内膜的过度增生以及不规则子宫内膜脱落。**使用该治疗方案时,同样应当进行定期的重新评估,并同时口服铁剂治疗。除非存在诸如高雄激素血症等原发病,否则下丘脑 - 垂体 - 卵巢轴的最终成熟将导致规律的月经周期的建立。

急性出血

中度　发生急性出血但是病情稳定并且不需要住院治疗的患者,需要服用激素类药物进行治疗。激素使用的剂量比口服避孕药中的激素剂量要高才能有效地控制无排卵性出血。使用复方单相口服避孕药就是一种有效的治疗方法(每隔 6 小时服药 1 次,持续4~7 天)。此后应当逐渐减量直至停药,使得不同步增长的子宫内膜脱落,发生撤退性出血。采用这种治疗方法时,应当特殊注明或者详细说明使用方法并且告知患者及其父母使用大剂量激素治疗后可能的不良反应——比如恶心、乳房胀痛以及突破性出血。应当告知患者不能仅仅只想停药,让她们了解如果停止目前的治疗方案将可能导致再次发生大出血。应当告诉患者以及她的母亲,第一次撤退性出血的出血量可能会比较多。有效地控制这种大出血,可以采用每天一次服用小剂量的复方口服避孕药的治疗方法,并且持续 3~6 个周期,从而建立规律的撤退性出血。如果患者没有性活动,可以停止服用口服避孕药,并对月经周期重新进行评估。

急诊处理　决定患者是否需要住院治疗,主要依据患者目前的出血速度以及目前的贫血程度。最初的血细胞计数可能并不能准确地反映出实际的急性出血量,但可以通过血清血红蛋白的测定反映出来。急性的月经量过多,可能存在原发性凝血方面的疾病。因此,正如前文提到的国际专家组的建议一样,对于发生急性月经过多的青少年,应当对其凝血和止血功能进行测定,包括对凝血功能方面疾病等进行筛查(81)。Von Willebrand病,血小板疾病以及血液系统恶性疾病都能够导致青少年的月经过多。根据患者的血流动力学是否稳定以及代偿程度,可以留取血样测定血型并进行筛查。是否进行输血治疗必须慎重考虑后再行决定,向患者及其父母交代输血的益处和风险。通常情况下,除非患者的血流动力学不稳定,否则不需要输血。

排除其他疾病而诊断无排卵性出血的患者,采用激素治疗通常可以避免手术干预(宫颈扩张和刮宫术、宫腔镜检查以及腹腔镜检查)。对于出血严重而需住院治疗的患者,应当积极进行处理,方法如下:

1. 病情稳定后,通过适当的实验室检查和体格检查,初步诊断为无排卵性出血,通常采用激素治疗方法可以控制出血。

2. 雌孕激素治疗的方式是每天 1~2 片复合口服避孕药,持续 5~7 天,通常是在治疗后的 12~24 小时内起效。**另外,结合雌激素治疗通常是有效的,可以每 6 小时静脉使用25~40mg,或者每 6 小时口服 2.5mg(98)。**

3. **如果雌激素治疗无效,应当对患者进行重新评价,诊断也应当重新考虑。**激素治疗失败提示导致出血的病因更可能是某种局部因素。在这种情况下,应当考虑行盆腔超声波检查,用以确定是否存在解剖方面的可能导致出血的原因(比如子宫平滑肌瘤、子宫内膜息肉或者子宫内膜增生),以及明确子宫内是否存在血块,影响了子宫收缩从而延长出血时间。尽管在青少年中,解剖方面可以导致月经量多的原因并不常见,而在生育期年龄的女性这方面的原因变得更为常见。

4. 如果发现子宫内有血块,建议清除该血块(吸宫术或 D&C)。尽管 D&C 可以有效、快速控制出血,但是对于青少年患者不常使用这种方法。

考虑青少年患者将来的生育功能,一些比 D&C 创伤更大的治疗方法(诸如激光或者冷冻方法切除子宫内膜)对于青少年来说都是不适合的。

如果使用静脉雌激素或口服雌激素控制出血,应当连续使用口服孕激素数天以稳定子宫内膜。可以采用服用复方口服避孕药或者采用前文所述的逐渐减量的方法完成整个治疗过程,通常每片口服避孕药中含有雌激素 30~35μg。此后,药物逐渐减量最终停药,使其发生撤退性出血,考虑到过度生长的子宫内膜,这种出血量可能很大。根据需要,随后应当服用小剂量的复方口服避孕药一天一次,持续 3~6 个周期甚至更长时间,以建立正常的月经周期。开始大剂量治疗后,不应当更改方案,比如增加或者减少口服避孕药的剂量为每天两次或每天 3 次。

通常情况下,年轻女性虽然有过一段时间的异常出血病史,特别是对于那些在月经初潮后的第一年内由于无排卵而导致的异常出血,并没有其他特殊疾病的患者,她们的预后是好的,可以建立规律的有排卵的月经,并且能够正常生育。有一些女孩,如患有 PCOS 等某种疾病,她们异常出血的情况可能将要持续到青春期的中期、晚期甚至成年期,坚持持续使用口服避孕药对于控制多毛、痤疮以及月经不调可能是有效的。尽管不应认为这类青少年患者将来会出现不孕,但如果她们有生育要求,可能需要诱导排卵治疗。患有凝血功能方面疾病的女孩坚持持续服用口服避孕药,使用**氨甲环酸**或者去氨加压素滴鼻也可能有效(99)。

一种释放孕激素的宫内节育器(IUD)能够有效地处理严重的出血,可能很适合青少年使用(100,101)。这种**左炔诺孕酮** IUD 已经通过 FDA 批准,成为有避孕要求妇女治疗月经量大的方法,并且推荐作为这类女性的一线治疗方法(102)。

长期抑制月经

对于患有凝血功能方面疾病或需要进行化疗的恶性疾病或发育障碍等问题的患者,抑制月经来潮的长期治疗性闭经可能是必要的,治疗方案如下(103):

1. 孕激素,比如**炔诺酮、醋酸炔诺酮以及甲羟孕酮**,持续每天使用(104)。

2. 持续(非周期性)口服雌和孕激素(生育控制药片)或者其他形式的复合雌孕激素(经皮贴片、阴道环),该方案不使用口服安慰剂 1 周,不产生撤退性出血(105,106)。

3. 长效孕激素(DMPA),可以同时加用或者不加用雌激素(104)。

4. 促性腺激素释放激素(GnRH)类似物,可以加用或者不加用雌激素的反向添加治疗(105)。

5. 左炔诺孕酮(Levonorgestrel)宫内系统(IUS)(107)。

根据是否存在临床禁忌证(比如肝脏疾病的活动期应当避免使用雌激素)以及临床医师的经验,选择适当的治疗方案。**虽然这些抑制月经来潮的长期的治疗方案,其治疗的目标是闭经,但是所有治疗方案都可能伴随有突破性出血。**治疗 1 年后,治疗方法不同相应的闭经发生率亦不同,其中连续使用复合口服避孕药方法闭经发生率接近 90%,DMPA 接近 50%,左炔诺孕酮 IUS 亦接近 50%(73,108,109)。由于 DMPA 和 GnRH 类似物对骨密度有不利的影响,选择治疗方法时必须权衡这种潜在的风险和其治疗作用的利弊。不论使用何种治疗方法,都需要进行规律的随诊,并不断地给予患者鼓励。对于偶尔出现的点滴出血或者轻度的突破性出血,在没有导致血红蛋白水平降低的情况下,可以采用期待疗法。但是一旦突破性出血影响了血红蛋白水平,就应当对原发病进行评估。例如,患有血小板功能障碍的患者,发生突破性出血可能反映了血小板计数的降低。患有肝脏疾病的患者,发生出血可能反映了肝功能的恶化。如果排除了其他特殊的原因,单纯由于激素治疗而导致严重的突破性出血,NSAID 类和补充小剂量的雌激素可能有效(110)。

青春期盆腔包块

表现　　　　青少年期的盆腔包块可以无任何症状,也可能伴有慢性或者急性症状。在利用超声检查泌尿系统情况时或者利用影像学评价盆腔疼痛时,可能偶然间发现了卵巢的包块。仅仅是影像学表现为包块,通常不能提示这个包块就是导致盆腔疼痛的原因。**当青少年出现盆腔疼痛,即使超声检查仅仅提示存在一个单纯的囊性滤泡,并且盆腔积液量在生理范围内,不像能够导致疼痛,"卵巢囊破裂"是一个经典的诊断。**另一种情况,卵巢包块发生扭转(图 14.14)、破裂入腹腔或卵巢组织内出血,都可能导致严重的急性症状或者间断性的症状。这些情况可能才是一种真正的外科急诊情况或者紧急事件,诊断可能会有争议。增大的卵巢组织出现的压迫症状可能导致肠道相关的症状,比如便秘、不适感、饱胀感、尿频,甚至输尿管或者膀胱颈梗阻。

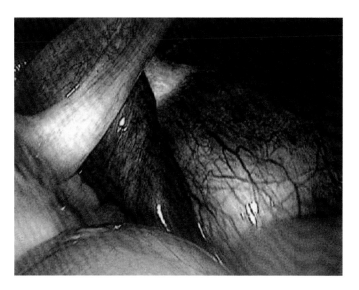

图 14.14　附件包块扭转

诊断　　　　当做出盆腔包块的诊断,病史和盆腔检查十分重要。当青少年进行第一次盆腔检查时,应当考虑到青少年的焦虑心理以及与性生活有关的隐私问题。采集病史的技巧以及首次体格检查的方法已在第一章中进行了讨论。

　　　　实验室检查应当包括妊娠试验(不论患者是否承认有性生活史),另外全血细胞计数可能对于诊断炎性包块有帮助。诸如甲胎蛋白和人类绒毛膜促性腺激素(hCG)等肿瘤标志物的水平变化在生殖细胞肿瘤中可能比较复杂,这些肿瘤标志物对于术前诊断以及术后随诊都有帮助(见第 37 章)。

　　　　和其他年龄组一样,评价青少年的盆腔包块最重要的诊断技术也是超声检查。尽管经阴道超声检查可能比经腹超声检查能够提供更多详细的信息,尤其是对于炎性包块而言,但是青少年可能无法很好地耐受经阴道超声检查(111)。对评价卵巢的包块而言,超声检查通常是最有帮助的影像学方法。**对于那些疑诊为阑尾炎或者其他非妇科疾病的病**

例,或者对于那些超声检查结果无法得出结论的病例而言,CT 或者 MRI 可能有所帮助。术前准确的评价解剖情况也是十分重要的,尤其对于合并有阴道子宫畸形的病例。磁共振检查对于评价这类罕见的畸形是有帮助的(102,103)。MRI 对于评估这类罕见的畸形是有价值的(88)。有腹痛症状的青少年患者进行一些其他类型的影像学检查也是有必要的,因为无法预料的子宫或者阴道的复杂畸形都需要制订细致的外科计划和处理。

青春期盆腔包块的鉴别诊断	**青春期卵巢包块** 在儿童期和青春期年龄组,对于卵巢肿瘤的许多研究并不是按照青春期前或月经初潮前以及月经初潮后进行区分。一些研究是根据不同年龄组而对结果进行分析,但是这种分类方法不如根据青春期发育状况来进行分类更有帮助。评价盆腔或者腹部包块,临床医师必须考虑到患者的青春期发育状态,因为初潮后,功能性包块的**发生几率可能增加**(表 14.4)。青少年比年龄较小的儿童发生恶性肿瘤的风险低。在 10岁以下的儿童中,生殖细胞肿瘤是最常见的肿瘤,但是在青春期却相对少见(见第 37 章)。在儿童和青少年中,成熟囊性畸胎瘤是最常发生的肿瘤,占年龄小于 20 岁女性所患卵巢肿瘤的 50% 以上(112)。随着年龄的增长,上皮性肿瘤的发生率随之增加。

已经明确证实,发育异常的性腺可以发生肿瘤。携带 Y 染色体的性腺发育异常的患者发生恶性肿瘤的风险取决于性发育疾病自身属性、Y 染色体中性母细胞瘤区域的存在,以及其他一些因素(已经明确的和尚未明确的)(113)。已经描述了一些与性腺分化有关的基因。在过去认为,在携带 Y 染色体的性腺发育异常的患者中,25% 发生患恶性肿瘤,因此建议行性腺切除手术(114)。另一些观点认为性腺活检可以对个体化的风险进行评估,然后可以进行一种较性腺切除更为保守的治疗方法。对于性发育疾病提倡通过多学科方法进行诊断,需要涉及生物、遗传以及心理等多个方面(115)。**功能性卵巢囊肿经常发生在青春期**。可能是在体格检查时偶然发现,或由于扭转、渗漏、破裂引起疼痛才被发现的。输卵管旁囊肿是一种胚胎学残留,可与卵巢囊肿相混淆;它们通常没有伴随症状,但是可发生附件扭转(图 14.14)。在青春期前或青春期的女孩中,附件或卵巢扭转是一种具有挑战性的诊断,尽管正常的附件也可以发生扭转,但包块较之更容易发生扭转。尽管卵巢的体积可能出现变化,扭转的附件体积增大,这可能对做出诊断有所帮助,但多普勒超声检查可能不能预测扭转发生(116,117)。即便包块外观表现得像是已经没有血流了,在处理上仍应当去除扭转,而不是卵巢切除,因为卵巢功能仍有希望恢复(118)。

尽管青春期也可能发生子宫内膜异位症,但与成年人相比,相对少见。一项研究结果显示,对于青春期慢性疼痛患者,50%~65% 发现合并有子宫内膜异位症(119)。尽管发生子宫内膜异位症的年轻女性患者可能合并梗阻性生殖道畸形(可能是由于经血逆流引起的),但是大多数患有子宫内膜异位症的青少年并不合并有梗阻性畸形。在年轻女性中,子宫内膜异位症的表现形式可能不典型,特征为无色素的或囊泡状病变、腹膜窗和皱折(120)。

青春期子宫包块

盆腔包块的其他原因还可能有子宫畸形,在青春期很罕见。子宫平滑肌瘤在该年龄组并不常见。子宫阴道梗阻性畸形通常是在青春期初潮时或者初潮后较短的时间内被发现。诊断通常较明确,不会被延误(121)。各种各样的畸形都可能发生,比如处女膜闭锁,阴道横隔,具有正常子宫并且子宫内膜亦具有正常功能,但合并阴道发育不全,有梗阻性纵隔的双阴道,以及有梗阻性的子宫残角(图 14.13)。患者就诊的原因可能是周期性疼痛、闭经、阴道排液以及腹部、盆腔或者阴道包块。通常会出现阴道积血、子宫积血或者两者同时存在,并且积血导致的包块体积可以相当大(34)。

青春期炎性包块

在所有有性生活的妇女中,青少年 PID 的发生率在所有年龄组中最高(83)。因此,青少年出现盆腔疼痛,可能是由于炎性包块引起的。这类型包块可以是由输卵管 - 卵巢组成的混合包块(包块由粘连的肠管、输卵管以及卵巢组成),输卵管 - 卵巢脓肿(包块主要是由位于卵巢这样解剖清晰的组织结构内的脓腔构成),输卵管积脓,或者慢性炎症导致的输卵管积水。

PID 的诊断主要是一种临床诊断,诊断依据有下腹痛、盆腔和附件区压痛、宫颈举痛、黏液脓性分泌物、体温升高、白细胞计数增多以及红细胞沉降率升高等(见第 18 章)。发生 PID 的危险性与获得性 STD 明显相关,某些避孕方法可以降低 PID 的发生风险(男用橡胶避孕套),而有些避孕方法则可以增加 PID 的发生风险(性交后立即放置宫内节育器)(122,123)。

妊娠

在青春期,妊娠应永远被认为是一个盆腔包块的原因之一。在美国,接近 50% 的处于青春期的年轻女性已经有性生活史(124)。大多数的青少年妊娠都是非计划妊娠,15 岁以下的青少年妊娠 100% 为非计划的,15~17 岁的女孩中该比例为 87%,18~19 岁的女孩中该比例则为 75%(94)。与成年人相比,由于青少年往往对不可能妊娠存有一线希望,或者害怕被父母或者同学发现,或者对月经周期不了解,以及对生育知识的缺乏,她们往往更容易否认妊娠的可能性。异位妊娠可以导致盆腔疼痛和附件包块。在美国,异位妊娠发生率的增高与 PID 发病率的升高明显相关。通过对 β-HCG 的定量测定,大部分异位妊娠在发生破裂前就被发现,这样就可以通过腹腔镜手术或者使用甲氨蝶呤药物治疗进行保守治疗(见第 20 章)。避孕方法不同,发生异位妊娠的风险性不同,不采用任何避孕措施发生率最高,而采用口服避孕药避孕发生率最低(125)。与年龄较大的患者一样,青少年出现卵巢旁的囊肿以及非妇科包块都可以表现为盆腔或者腹部的包块(图 14.15)。

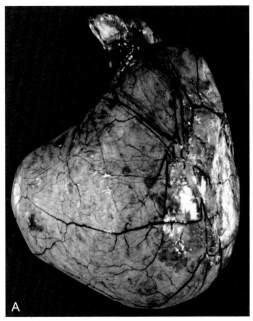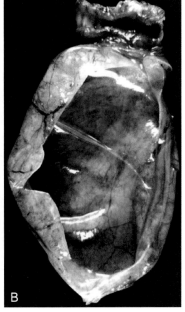

图 14.15　A:输卵管旁囊肿;B:输卵管旁囊肿,剖开

青春期盆腔包块的处理

对于青少年盆腔包块的处理,取决于初步诊断和患者的最初症状。图 14.8 概括了对于青少年盆腔包块的处理步骤。**由于无症状的单房的囊性肿物恶性可能较低,对于这类囊肿最好采用保守治疗**。如果由于临床症状或由于不能明确诊断而需要进行外科手术治疗,那么手术中应当特别注意尽量减少术后发生盆腔粘连,尽量降低今后由于盆腔粘连而导致不孕的风险性。此外,应当尽所有努力保留卵巢组织。如果一侧卵巢为恶性包块,即使卵巢肿瘤已经发生转移,也应当只行单侧卵巢切除,而不行更进一步的根治性手术(见第 37 章)。冰冻病理结果有时并不可靠。一般情况下,保守性手术是恰当的,在对卵巢肿瘤进行充分的组织学评估后,如果有必要,还可以再进行更进一步的外科手术。

对临床确诊为 PID 或输卵管 - 卵巢脓肿的患者,如果临床症状持续存在,应当考虑进行腹腔镜手术明确诊断。有高达 1/3 的患者最初的临床诊断是不正确的(118)。除非输卵管 - 卵巢脓肿破裂或者广谱抗生素药物治疗失败,青少年的炎性包块很少需要进行手术处理(见第 18 章)。有些外科医师主张行腹腔镜手术进行冲洗、分离粘连、对单侧或者双侧输卵管积脓或者输卵管 - 卵巢脓肿进行冲洗、引流,同时去除明确的病灶(126)。由于药物治疗无效而需要手术治疗,通常只进行保守性的单侧附件切除,而不是盆腔清扫,以保留患者的生育功能。尽管支持的证据不多,处理输卵管 - 卵巢脓肿较常用的方法是采用经皮引流、超声辅助下经阴道引流或者腹腔镜手术的处理措施。和腹腔镜处理卵巢包块一样,腹腔镜处理炎性包块时外科医师的手术操作技术和经验十分关键,对于腹腔镜处理炎性包块有效性的前瞻性研究数据十分缺乏(127)。腹腔镜治疗同样有发生较多手术并发症的风险,主要包括肠梗阻以及肠管和血管损伤(128)。

青春期外阴病变

性发育异常可以引起生殖器畸形,尽管在青春期可能出现女性男性化,但典型的异常在出生时即可发现(29)。**性腺发育不全或者雄激素不敏感的青少年可能有青春期发育异常和原发性闭经**(见第 29 章和第 30 章)。在青春期可能发现各种各样的发育畸形,比如阴道发育不全、处女膜闭锁、阴道横隔或阴道纵隔、双子宫双阴道、处女膜带和隔等,患者通常在青春期早期出现闭经(由于存在梗阻性畸形)或者不能使用卫生棉条(由于存在处女膜或阴道带和隔),此时才发现这些畸形。这些发育畸形必须经过仔细评估,以明确其内部和外部的解剖结构。

由于不能使用卫生棉条或不能进行性生活,患者前来就诊,结果发现可能是由于处女膜环过紧。用手进行扩张或者在处女膜环 6 点和 8 点位置做一个松解性的小切开,都是有效的。这种操作有时候可以在诊室内局部麻醉下进行,但也有可能需要在手术室传导阻滞麻醉或者全身麻醉下进行。处女膜带并不罕见,同样可以导致患者在使用卫生棉条时比较困难;通常处理这种情况可以在诊室内局部麻醉下切开(图 14.16)。小阴唇肥大可以将其视为一种正常情况,作为处理这种情况最初的治疗,打消患者的顾虑比进行美容手术将其缩小更为恰当。尽管可以通过外科手术加以纠正,但可以认为这种做法是为了审美而不是医学上的要求。患有白血病或者其他需要化疗的肿瘤患者,可能出现生殖器溃疡(129,130)。在无性生活或者无感染性病因的青少年中出现的外阴溃疡被描述为外阴口疮病(46)(图 14.10)。当年轻女性出现外阴阴道症状、STD 或者妊娠时,应当考虑到有性侵犯、乱伦或者非自愿性交的可能。

外阴症状可以表现为瘙痒或者灼热感等,这些可能是患者就诊的原因;但是对于外阴这个解剖位置,患者很难进行自我检查。因此,外阴病变可能是在体格检查时发现的,而且未被患者本人注意到。**应当鼓励患者进行外阴的自我检查,这样可以使诸如黑色素瘤**

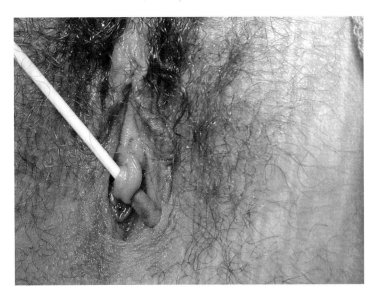

图 14.16　处女膜带

等外阴病变得到早期诊断。外阴硬化性苔藓可能使青少年出现外阴瘙痒；有时甚至在检查时发现解剖结构的消失和瘢痕的形成，但仍可能不出现相应的症状(11)(图 14.4)。

青少年及成年人经常不正确的自我诊断外阴阴道假丝酵母菌病；一项研究显示，在自我诊断了酵母菌性阴道炎的女性中，只有 1/3 最终发现确实存在这种感染(131)(见第 18 章)。即使对于年轻的青少年患者，也应当进行临床体格检查以及适当的检查，可以使用医用或自制的棉签获取阴道分泌物进行 pH 检测和显微镜检查(图 14.17)。

在青少年中，阴道尖锐湿疣是一种相当常见的外阴病变(见第 18 章)。生殖器疣可能感染外阴、会阴、肛周皮肤，以及阴道、尿道和肛门(图 14.18)。青少年尖锐湿疣通常是通过性传播的。可以是无症状的，也可能伴有瘙痒、刺激性疼痛或者出血等症状。有症状的、增大的或者大面积的外阴湿疣应当进行处理，可以由患者本人或者由临床医师局部用药治疗。对于治疗方法的选择，可以根据患者的个人喜好、当前的条件以及临床医师的经验进行选择；目前没有发现任何一种治疗方法优于其他方法(132)。目前可供使用的人乳头瘤病毒(HPV)的四价疫苗包括 HPV6 和 HPV11 两个类型，对外阴尖锐湿疣以及 HPV 相关的外阴上皮内瘤变(VIN)的发生可能产生有益的影响(133)。

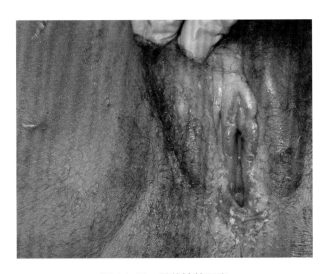

图 14.17　霉菌性外阴炎

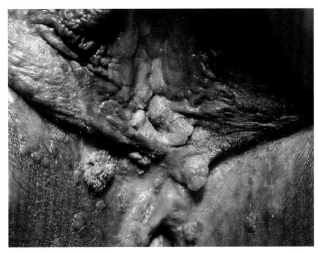

图 14.18　大面积的外阴湿疣

青春期阴道疾病　　各式各样的情况都可能导致青少年的外阴阴道症状,从外阴硬化性苔藓、尿路感染、到沙眼衣原体感染以及非 STD 相关的阴道炎。尿道或者阴道的症状通常很难区分,不易分清是由尿路感染(UTI)引起还是由阴道炎引起的。对青春期的女孩进行沙眼衣原体和 UTI 筛查,结果发现两者同时发生的比例很高(134)。由于仅根据症状做出的临床诊断是不准确的,所以对于有阴道或者尿路症状的青春期女性,应当同时对沙眼衣原体和 UTI 进行检测。从宫颈获得的样本、用棉签获得阴道分泌物(不论是由医师或者患者本人获得的)或者尿样都可以进行 DNA 检测。这些不需要借助窥器就可以进行的检查,对于青少年特别有帮助。近期一项严谨的回顾性分析总结发现,尽管与对淋病的检测不同,针对**衣原体**进行的无创检测与对宫颈或者尿路的筛查意义相当(126,135)。

　　分泌物增多是最常见的阴道症状。阴道假丝酵母菌病、衣原体引起的宫颈炎、细菌性阴道病等都可以引起青少年的阴道分泌物增多。感染性的阴道疾病在第 18 章将进行更详细的讨论。青少年与成年女性相比,自我诊断阴道分泌物增多的风险要高,这是因为 STD 引起的感染,比如淋球菌感染、滴虫阴道炎、沙眼衣原体感染、单纯疱疹病毒感染以及尖锐湿疣,在青春期较常见,但是可能不易被识别出来。

　　使用阴道卫生棉条与显微镜下可见以及肉眼可见的溃疡发生均有关。如果停止使用阴道卫生棉条,不需要特殊的治疗,肉眼可见的溃疡在数周之内就可以愈合。为了除外其他疾病,在随诊时检查愈合情况,并且对持续存在的溃疡进行活检是恰当的。

　　中毒休克综合征(TSS)与使用卫生棉条以及由金黄色葡萄球菌产生的阴道内外毒素有关。TSS 的临床表现包括发热、低血压、手掌和脚底蜕皮的弥漫性红皮病,还有至少累及三个重要的器官系统(136)。阴道受累表现有黏膜的炎症。TSS 的发生率呈下降趋势,并且与月经无关的 TSS 病例所占比例增高。最近,接近 50% 的 TSS 的病例是与月经相关的(137)。流行病学的研究指出青少年与年龄较大的女性相比,对抗由金黄色葡萄球菌(S. aureus)菌株所产生的 TSST-1 毒素的抗体不同,并且金黄色葡萄球菌(S. aureus)阴道内的定植率亦不相同,这一发现似乎并不能解释在青少年中发生月经相关的 TSS 危险性更高这一流行病学的研究结果(138)。

　　巴氏腺脓肿和 Skene 腺脓肿与需氧和厌氧微生物感染有关,尽管必须牢记有耐甲氧西林的金黄色葡萄球菌(MRSA)感染的可能性,但和其他的外阴或阴唇脓肿一样,混合感染接近 60%(139,140)。治疗包括外科引流,可以联合使用抗生素,但抗生素是次要的治疗方法。在年龄较小的青少年,可以进行切开并插入一根 Word 留置的导管进行引流,但可能需要在全身麻醉下进行。

生育年龄组

生育年龄组的异常出血

正常月经　　青春期后月经周期逐渐形成规律,月经周期从 21 天至 38 天,经期小于 7 天(表 14.9)。当妇女接近绝经时,由于有较多的月经为无排卵月经,所以月经周期长短变得不规律(51,141)。在生育年龄组,尽管导致不规则出血的最常见的病因是激素方面的因素,但是也应当考虑到妊娠相关的出血(自然流产、异位妊娠)等其他原因(表 14.4)。目前使用各种不同术语来描述异常的月经,国际专家组不建议继续使用表 14.10 中列出的令人混淆的术语,而强烈推荐使用一些更简单的术语来描述月经周期的规律性(不规律、规律和缺乏)、频率(频繁、正常和稀发)、经期(延长、正常和缩短)以及经期出血量的严重程度(量多、正常和量少)(表 14.11)。制定出血的前瞻性的图表对异常出血的精确描述可能比专业术语更重要。**月经期平均为 4.7 天,89% 的月经持续 7 天或更长。每次月经的平均出血量为 35ml**(56)。**月经血是由血液和组织来源的固体物质组成的悬浊液,并混合有血清和宫颈阴道黏液;月经血中的血液含量随着月经天数的不同而变化,但是平均水平接近50%**(142)。**每个月经周期,周期性出血大于 80ml,将导致贫血。**

表 14.9　生育期女性正常月经周期参数

	正常
月经周期	24~38 天
不同周期间月经周期的差别	2~20 天
经期长短	4~8 天
经量多少	4~80ml

数据来自:Fraser IS,Critchley HO,Munro MG. Abnormal uterine bleeding:getting our terminology straight. Curr Opin Obstet Gynecol 2007;19:591-595.

表 14.10　描述异常月经的术语

术语	间隔	持续时间	月经量
月经过多	规律	延长	过多
子宫出血	不规律	± 延长	正常
子宫不规则出血	不规律	延长	过多
月经量多	规律	正常	过多
月经过少	规律	正常或偏短	偏少
月经稀发	稀发或者不规律	不确定	少
闭经	无	持续 90 天无月经	无

表 14.11　描述月经的术语

周期	正常		
规律性	缺乏	规律	不规律
月经的频率	稀发	正常	频繁
经期长短	缩短	正常	延长
经量多少	量少	正常	量多

生育年龄女性异常出血的鉴别诊断

功能失调性子宫出血　术语“功能失调性子宫出血”(DUB)用于描述未发现特殊病因的异常出血。DUB 用于作为诊断而不是症状描述,尽管对使用更简单的术语取代这个短语还没有达成统一的意见,但是仍建议使用特发性规律的严重出血、特发性不规律的严重出血以及特发性的长时间不规律出血等词汇(141)。DUB 是一个排除性诊断,通常会令人比较疑惑。其他经常用于描述异常子宫出血的术语还包括无排卵性子宫出血和异常子宫出血(143)。

大多数的无排卵性出血是由所谓的**雌激素突破**造成的。由于没有排卵,不能产生孕激素,子宫内膜受到雌激素的刺激而增生。这种子宫内膜的增长没有周期性的脱落,导致脆弱的子宫内膜组织的最终发生破裂。子宫内膜的自身愈合是不规则的并且不同步。相对较低水平的雌激素刺激将会导致不规则的长时间的出血,然而长时间的较高的雌激素水平又将导致一段时间的闭经,随后将发生急性、严重的出血。

妊娠相关的出血 自然流产可以导致大量的、长时间的出血。妇女可能还没有意识到自己已经怀孕,而是由于异常出血而就诊。在美国,50% 以上的妊娠是非计划内的,7%的妇女有非计划妊娠的风险但是仍不使用任何避孕方法(94,144)。这些妇女发生与意外妊娠相关的出血的风险就特别大。大约有 50% 的非计划妊娠是由于未避孕导致的;但是另外 50% 是由于避孕失败(145)。**非计划妊娠在青少年以及年龄大于 40 岁的妇女中最常发生(见第 10 章)。**如果排除了异位妊娠,对于自然流产的处理取决于临床医师的判断和患者的意愿,如果出血不多,可以通过观察、药物治疗或使用促进子宫内妊娠物排空的药物(米索前列醇),也可以进行诸如吸宫或者 D&C 等手术处理(146~148)。尽管流产的类型和孕龄影响治疗的成功率,但是手术处理最易使子宫完全排空,而药物或者期待疗法成功率较低(149)(见第 20 章)。

外源性激素 应当考虑到在使用激素类避孕药过程中的妇女出现不规则出血原因,与那些不使用外源激素的妇女出现出血的原因不同。在服用口服避孕药的第 1~3 个月,有 30%~40% 的使用者会发生突破性出血;由于在随后的使用时间内发生突破性出血的几率将逐渐下降,所以一般用期待疗法进行处理,并且消除患者的顾虑(66)。同样,可能由于不规律服药导致不规则出血(150~152)。其他类型的雌 - 孕激素释放系统,包括避孕贴、阴道环、肌肉内制剂,都可以导致不规则的突破性出血。这些不需每天使用的避孕药剂,有较好的依从性,在评价了使用的风险性和益处之后,一些妇女就会将不规则出血看得不那么重要了(见第 10 章)。

只使用孕激素的避孕方法——包括 DMPA、单独孕激素片剂、避孕植入剂以及左炔诺孕酮(levonorgestrel)IUS——在刚开始使用出现不规则、不可预知的出血的风险都相对较高;闭经的发生率随着使用时间长短的不同和使用方法的不同而变化(142,153)。由于使用这些避孕方法时经常出现不规则的出血,所以在使用前进行有关咨询是必要的。如果妇女认为自己不能应对这种不规则、不可预知的出血,那么她们可能并不适合使用这些避孕方法。激素类植入剂和释放孕激素的 IUD 确实具有高效性和易操作性等明显优势(154)。**对于因使用激素类避孕药而导致的不规则出血,可以采用多种处理方法,比如消除使用者的顾虑,采用期待疗法,或建议其改变激素释放系统或药物。**有报道显示,额外使用口服雌激素能够改善由 DMPA 和皮下使用左炔诺酮引起的出血。使用 NSAID 类药物同样可以减少突破性出血。随着不规则出血的发生机制的不断明确,将会出现更有效的、更容易接受的处理方案(153)。

妇女在使用激素类避孕药的过程中出现出血并不全是由于激素因素造成的。一项研究显示,妇女在使用口服避孕过程中出现不规则出血,发生沙眼衣原体感染的几率较高(76)。因此,对于在使用激素类避孕药时发生不规则出血的妇女,也应当考虑进行筛查。

内分泌原因 甲状腺功能亢进和甲状腺功能减低都能够出现异常出血。**甲状腺功能减低引起的月经异常,包括月经过多等,都是很常见的**(见第 31 章)。在绝经前妇女,导致甲状腺功能亢进最常见的原因是 Grave 病,女性发病率较男性高 4~5 倍。甲状腺功能亢进可以引起月经稀发或者闭经,同样也可以引起血浆雌激素水平的增高(155)。其他引起不排卵的病因还包括下丘脑功能紊乱、高泌乳素血症、卵巢早衰以及原发性垂体病变(表14.6)(143)。尽管这些疾病经常被认为是导致闭经的原因,但是不规则出血也同样可以由这些疾病引起(见第 30 章)。导致异常出血罕见的或者不常见的原因同样不应当被忽略。原发性卵巢功能不足(POI;以前称为卵巢早衰[POF])的妇女经常在获得诊断之前,因为出现月经稀发或者闭经症状而就诊于许多医师,在卵巢功能逐渐减弱并出现卵巢功能不足的过程中被延误诊断(156,157)。POI 的发生率在 40 岁之前的女性中大约为 1%,在 30岁之前女性为 1/1000,而在 20 岁之前的女性中则为 1/10 000。由于这个原因,一些医师强调指出,鼓励妇女应当追踪自身月经的周期性,可以将月经周期视为反映全身健康状况的"重要指标"(61)。

糖尿病可能与无排卵、肥胖、胰岛素抵抗以及雄激素过多有关。雄激素紊乱在生育年龄的妇女中非常普遍,应当进行相应的评估和处理。PCOS 在成年女性中的发生率为5%~8%,并且在许多妇女中并没有确诊(158)。因为雄激素紊乱常与重要的心血管疾病相关,所以这类疾病应当及时诊断和处理。对于年龄较大的生育期妇女更要及时给予关注。对于与雄激素过多相关的异常出血,处理上包括适当的诊断性评估、随后使用口服避孕药(无明显的使用禁忌证以及无生育要求)或使用胰岛素增敏剂,同时结合饮食控制和锻炼调整(159~161)。

解剖原因　育龄妇女异常出血的病因中,解剖方面的原因比其他年龄组更常见。子宫平滑肌瘤以及子宫内膜息肉是常见的疾病,虽然大多数是无症状的;但是它们仍然是引起异常出血的重要的原因(162)。年龄超过 35 岁的妇女中,50% 以上发生子宫平滑肌瘤,并且也是生殖道最常见的肿瘤(151,152,162)。子宫肌瘤的发生率从 30%~70% 不等,取决于研究的标准,是否有临床症状、超声或者组织学的评估(163)。一项对随机选择人群进行的研究显示,在黑人妇女中,累积患病率高达 80%,在白人妇女中则接近 70%(164)。患有子宫平滑肌瘤的妇女异常出血是最常见的症状。子宫平滑肌瘤的数量和大小并不影响异常出血的发生,而黏膜下肌瘤最易导致出血。与子宫平滑肌瘤相关的异常出血的发生机制尚不明确(见第 15 章,将对子宫平滑肌瘤进行讨论)。

子宫内膜息肉是导致经间期出血、月经过多、不规则出血以及绝经后出血的一个原因,并且与使用三苯氧胺有关,可以引起痛经和不孕。与子宫平滑肌瘤一样,子宫内膜息肉大多数是无症状的。在整个生育期,随着年龄的增长,子宫内膜息肉的发生率增加(162)。经阴道盆腔超声提示子宫内膜增厚,可以作为疑诊的诊断依据,而供血血管的模式有助于区别子宫内膜息肉与黏膜下肌瘤以及子宫内膜恶性疾病(162,165,166)。需要通过宫腔镜或超声宫腔显像的检查,或对诊室活检组织或者刮宫标本进行的显微镜评估,而获得确诊。是否需要以及何时需要去除息肉目前尚未有明确答案,特别是在息肉无症状并且是意外发现的情况下。一项研究随机选择对丹麦女性进行经阴道超声和超声宫腔显像检查,结果发现在没有临床症状的绝经前女性中息肉的发生率为 5.8%,在没有临床症状的绝经后女性中其发生率为 11.8%,该研究还发现没有息肉的女性中 38% 出现异常出血,相应地,有息肉的女性中仅 13% 出现异常出血(167)。子宫内膜息肉可以自然消退,尽管目前尚不明确这种情况的发生率是多少。在一项针对无症状女性的研究中发现,子宫内膜息肉 1 年的消退率为 27%(168)。较小的息肉更容易消退,而较大的息肉更容易导致异常出血(169)。然而,息肉可能随着时间的推移自然消退,一个临床上重要的问题是这些息肉是否存在恶变的可能。由于即便是无症状的息肉也经常是在发现时就进行摘除,所以这个问题就很难回答。在绝经前女性中,子宫内膜息肉的恶性变或者变为癌前病变的可能性相当低,但在绝经后女性中这种情况的发生率相对较高,伴有异常出血患者中,子宫内膜息肉癌前病变的发生率为 0.2%~24%,恶变的发生率为 0~30%(170)。

不论是月经间期还是性交后的异常出血,都可能是由于宫颈病变造成的。宫颈内膜息肉或者感染性宫颈病变,比如湿疣、单纯疱疹病毒溃疡、衣原体宫颈炎或者其他微生物导致的宫颈炎等,都可能导致出血。其他的良性宫颈病变,比如大范围的宫颈柱状上皮外翻或者纳氏囊肿,可能在检查中发现,但是很少导致出血。

生育年龄女性凝血功能障碍以及其他血液系统方面的异常　和青春期女孩一样,当女性出现月经量过多,特别是她们从初潮开始就出现异常出血,那么就应当考虑到异常出血的血液系统原因。所有出现月经过多的女性,5%~20% 都有之前未能确诊的出血性疾病,主要是 von Willebrand 病(171)。表 14.8 为妇产科医师列出了疑诊出血性疾病并做出诊断的指南(81)。酒精中毒或者其他慢性肝病引起的肝功能异常,也可以导致凝血因子产生不足,从而出现月经出血过多。

感染因素　与青春期相同,月经量过多可以成为受到性传播病原体感染女性所患子宫内膜炎的最初症状。**患有宫颈炎,特别是衣原体宫颈炎的妇女可能出现不规则出血和性交后点滴出血**(见第18章)。因此,特别是对于青少年、20多岁的女性以及多性伴侣的妇女,都应当考虑针对宫颈沙眼衣原体进行筛查。子宫内膜炎也能够导致月经过多。因此,对于因月经过多而就诊寻求治疗的、经期疼痛加重并且既往有过轻度至中度月经过多病史的妇女可能存在上生殖道感染或者PID(子宫内膜炎、输卵管炎、卵巢炎)。有时候,患者没有明确的PID的高危因素,为了评估异常出血而进行子宫内膜活检,结果诊断为慢性子宫内膜炎。

肿瘤　**异常出血是浸润性宫颈癌最常见的症状**。明显的宫颈病变应当对其进行活检而不是等待宫颈细胞学检查结果,这是因为由于浸润性宫颈癌中肿瘤坏死,宫颈细胞学检查的结果可能出现假阴性。无对抗的雌激素与各种子宫内膜病变有关,从囊性增生到腺瘤样增生、不典型增生直到浸润癌。尽管阴道肿瘤不常见,但是当出现异常出血时,也应当对阴道进行仔细评估。对阴道的各个表面进行仔细检查,包括在检查时被阴道窥器遮挡的阴道前壁和后壁的区域。

生育期女性异常出血的诊断　对于任何妇女来说,评估月经过多或者月经异常时,应当包括收集详细的内科和妇科病史,排除妊娠可能,考虑到有恶性可能,并且进行一次详细的妇科检查。对于年龄在20~35岁,没有明确的STD的危险因素、没有雄激素过多的症状、没有使用外源性激素、检查没有阳性发现的体重正常的妇女,可以依据临床的诊断进行处理。如果根据体格检查和病史不能做出明确的诊断,其他实验室检查和影像学检查对诊断可能是必要的。

实验室检查　对于任何一位出血过多的患者,都应当对血液系统状态进行客观地评价检查,比如全血细胞计数可以发现贫血以及血小板减少症。应当进行妊娠试验用以排除妊娠相关的疾病。另外,还应当考虑到存在原发性凝血功能问题的可能性,所以要对凝血系统状态进行筛查(表14.8)。国际专家组的共识报告推荐测定CBC、血小板计数和功能、凝血酶原测定时间和部分凝血酶原时间、VWF(测定瑞斯托菌辅助因子活性和抗原、Ⅷ因子)以及纤维蛋白原,并与血液科医师一同评估(81)。

影像学检查　**既往一直有持续无排卵病史、肥胖或年龄大于35~40岁、出现异常出血的妇女需要进行进一步的评估**。当检查结果不满意或者怀疑有卵巢包块时,盆腔超声检查可能有助于描述解剖的异常。盆腔超声检查是评价子宫轮廓、子宫内膜的厚度和卵巢结构的最佳方法(172,173)。阴道超声探头可用于评价子宫内膜和卵巢的病变,特别是对于体形肥胖的妇女更有帮助。**由于子宫内膜的厚薄随着月经周期的变化而变化,所以在绝经前测定子宫内膜厚度的意义没有在对绝经后妇女中那样显著**(174)。超声宫腔显像对于显示子宫内的病变特别有帮助,比如息肉和黏膜下肌瘤。尽管这些超声学技术对于显示子宫内病变有帮助,但是仍然需要组织学检查以排除恶性可能。其他诸如CT扫描和MRI等技术,在最初评价异常出血的病因时意义并不大,应当在有明确的指征时使用,比如了解是否可能存在其他腹腔内疾病或者淋巴结病变。MRI可以作为评估的第二步,能够评价子宫肌瘤的位置、与子宫内膜和宫腔的关系,有助于子宫内膜癌分期和术前评估,发现子宫内膜异位症以及描述附件和卵巢病变(175)。

子宫内膜活检　具有子宫内膜息肉、增生或癌症等子宫内膜病变发生风险的妇女应当通过子宫内膜活检以评估异常出血。对于年龄大于35~40岁的妇女或年龄较轻但肥胖或对于药物治疗无反应以及那些有过长时间无排卵病史的妇女,在评估无排卵性出血时必须进行这样的活检(143)。尽管D&C技术过去已经被广泛地应用于异常出血的评估,但目前大部分已经被门诊内进行的内膜活检所取代。一项经典的研究结果发现,在行子宫全切术前进行 D&C,有超过 50% 的患者,只能取到不到 50% 的子宫内膜,这就导致人们对 D&C 在诊断子宫内膜疾病的准确性方面提出质疑(176,177)。不论是诊断性还是治疗性的宫腔镜手术,进行子宫内膜活检都可以在诊室或者手术室中完成(178)。

有许多为行子宫内膜活检而专门设计的器械,它们由一个普遍使用的并不昂贵的一次性的柔软的塑料外套和一个能够吸取组织的内部活塞组成,将不同直径的一次性塑料套管套在用于手工制作的固定的注射器上,这样就可以形成真空状态;将带有组织夹的套管(硬金属和塑料)连接在电动真空泵上(图 14.19)。一些研究比较了使用这种装置和 D&C 方法进行取样的充分性,结果显示在发现异常方面两者具有可比性。值得注意的是,这些装置是设计用于获取组织标本的而不是获得细胞学冲洗样本。子宫内膜活检对于诊断子宫内膜恶性疾病和子宫内膜增生方面具有良好的准确性,但是对于持续性出血应当立即进行进一步的检查(179,180)。

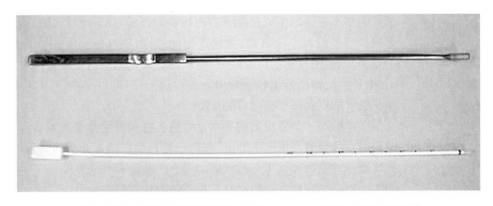

图 14.19 子宫内膜活检装置。上端:Kevorkian 刮匙。下端:吸刮管

处理

处理上应当首先要明确导致异常出血的原因。**在大多数情况下,药物治疗对于处理异常出血是有效的,应该在采取外科处理前尝试药物治疗。**对于生育年龄的女性,不论是口服避孕药还是口服孕激素的药物治疗都是处理无排卵性出血的首选治疗方案(143)。释放孕激素的 IUD 对于治疗月经量过多有效,并已证明能够很好地提高生活质量(181)。**由于这类 IUD 在治疗月经量过多方面相当有效,并且具有明确的花费优势,所以在考虑子宫切除之前应当放置这类 IUD,但对于这种做法目前仍存在争议**(182)。出现无排卵性子宫出血的妇女在今后不再有生育要求,并且药物治疗无效时,可以考虑选择子宫内膜消融术或子宫切除等外科手段。子宫内膜消融是有效的治疗方法,并且比子宫切除术更划算,尽管这项治疗方法尚未成熟,具有不断增加的再次消融率以及今后子宫切除的可能性(143)。患有平滑肌瘤的女性,子宫切除术是一种有明确疗效的治疗方法。对于有症状的子宫平滑肌瘤患者,目前有多种代替子宫切除的外科处理方法可供选择。

非手术治疗 **大多数的出血问题,包括无排卵性出血都可以采用非手术治疗。**目前已经证明使用 NSAID 类药物治疗,比如**布洛芬**和甲芬那酸,能够减少 30%~50% 的月经量,但是与氨甲环酸(tranexamic acid)、丹那唑或者左炔诺孕酮 IUD 相比疗效稍差(93)。抗纤溶药比如**氨甲环酸**也已经证明能够有效地减少月经量,并且在 2008 年末,FDA 已经批准了该药品的这个适应证(183)。

异常出血的激素治疗常常可以控制过多的或不规律的出血。无排卵性出血的治疗性选择口服避孕药(143)。尽管从前瞻性临床研究获得的支持数据很少,但临床上口服避孕药可用于减少月经量(184)。对于没有药物使用禁忌证以及处于围绝经期、不吸烟、没有重要的心血管疾病危险因素的健康妇女,在围绝经期可以使用低剂量的口服避孕药。对于这些妇女来说,调节月经规律的益处远大于可能出现的潜在风险。对于急性异常出血的育龄妇女,药物治疗方案与青少年期的治疗方案相同。

对于有雌激素使用禁忌证的妇女,不论是口服还是经非肠道途径使用孕激素,都可以用来控制出血过多。规律的在每个月经周期的第 15 天或第 19~26 天口服**甲羟孕酮**可以减少月经量,但与 NSAID、氨甲环酸、丹那唑以及左旋炔诺酮 IUD 等其他药物治疗方案相比并没有发现其优势;尽管与左旋炔诺酮 IUD 相比,采用每个月经周期口服 21 天孕激素治疗方案的患者依从性较低,但是同样也可以减少月经量(97)。对于月经稀发和无排卵的患者,使用孕激素能够使月经规律,预防在长时间闭经后出现的不可预计的大出血。孕激素治疗可以降低由于持续的无对抗的雌激素刺激而使子宫内膜发生增生的风险。甲羟孕酮的长效制剂同样可以用于有大出血风险的妇女,使其闭经。口服或经非胃肠道途径使用孕激素或者使用含孕激素的宫内节育器可以作为希望保留生育功能的妇女治疗子宫内膜不典型增生或早期子宫内膜癌的方法(185),但需要长期的随诊监测。达那唑对于减少月经量也十分有效,并且产生闭经;由于其雄激素的不良反应,包括体重增加、多毛、脱发以及不可逆的声音改变,所以目前很少用于治疗异常出血。促性腺激素释放激素(GnRH)类似物已经用作异常出血的短期治疗,可以单独使用,也可以辅以雌孕激素或单独孕激素的反向添加治疗(186)。

手术治疗 异常出血的手术治疗应当在药物治疗失败或者存在使用药物治疗的禁忌时采用。尽管有些情况下 D&C 作为一种诊断方法是合适的,但是作为一种治疗方法还受到质疑。一项研究结果显示,D&C 只是在术后第一个月经周期明显地减少月经的出血量(187)。其他研究结果则提示有长期持续的疗效(188)。

外科手术方式的选择多种多样,从子宫内膜消融或切除到全子宫切除,还有多种处理子宫平滑肌瘤的保留子宫的手术方式,包括宫腔镜下黏膜下肌瘤剔除、腹腔镜下子宫肌瘤剔除、子宫动脉栓塞术、磁共振引导下超声聚焦消融(见第 23 和第 24 章)(143, 189)。手术方式的选择依据出血的病因、患者的意愿、临床医师的经验和手术技术、新技术的可行性、根据患者的身体条件仔细评估手术的风险性和收益性,伴随的妇科症状或者疾病以及对今后生育的要求。一项正在进行的临床研究项目旨在对这些手术方式相应的优势、风险、益处、并发症、适应证进行评估。各种子宫内膜消融技术与金标准的子宫内膜切除术相比,有证据表明具有与之相当的成功率和并发症(190)。除子宫切除术外,其他手术的优势包括有恢复时间短和早期病率低。但是如果选择保守性手术,症状可能会复发和持续,可能需要再次手术或者再行子宫切除。对于生活质量结局等其他方面的研究也是有帮助的。应当对方案选择、风险和受益做一次详尽的讨论之后,并考虑患者个人意愿,共同做出最终决策(191)。子宫切除术后的心理学后遗症已有许多报道,上述一些手术技术目前也已开展起来,以尽量减少采用破坏性手术治疗方式。**近期,大多数对照良好的研究结果显示,既往没有心理疾病的患者,除了选择子宫切除以外,其他有适应证的择期外科手术很少造成严重的心理后遗症(包括抑郁症)**(见第 12 和第 24 章)(192,193)。

生育期的盆腔包块

在育龄妇女中,诊断为盆腔包块的情况如表 14.12。

表 14.12　育龄妇女被诊断为盆腔包块的情况

充盈的膀胱	**腹膜囊肿**
脐尿管囊肿	乙状结肠的粪块
极度前倾或者后屈的子宫	肿瘤
妊娠(伴或不伴子宫平滑肌瘤)	良性
宫内	恶性
输卵管	**卵巢旁或输卵管旁囊肿**
腹腔	**阔韧带内肌瘤**
卵巢或者附件包块	**必须排除的罕见情况:**
功能性囊肿	盆腔肾
炎性包块	结肠或直肠或阑尾癌
输卵管 - 卵巢复合物	输卵管癌
憩室脓肿	后腹膜肿瘤(骶前脊膜膨出)
阑尾脓肿	子宫肉瘤或者其他恶性肿瘤
粘连的肠管和网膜	

鉴别诊断　　　　由于许多盆腔包块最终没有进行手术治疗,所以很难确定育龄妇女盆腔包块的诊断率。非卵巢或者非妇科情况也可能与卵巢或者子宫包块相混淆(表 14.12)。目前有研究分析了在剖腹探查中发现盆腔包块的频率,但是手术指征、治疗安排的指征、执业类型(妇科肿瘤学还是普通妇科)、患者的人种(比如非洲裔美国人发生子宫平滑肌瘤的比率较高),都可能对各种疾病所占比例产生影响。良性肿瘤如功能性卵巢囊肿或无症状的子宫肌瘤通常不需要手术治疗(表 14.4)。

年龄是决定肿瘤良恶性的一个重要因素。针对因盆腔包块而行剖腹探查的妇女所进行的一项研究发现,在年龄小于 30 岁的患者中,只有 10% 为恶性肿瘤,并且大部分肿瘤是低度恶性的(194)。因盆腔包块而行剖腹探查的患者中,术中最常见的肿瘤是成熟囊性畸胎瘤或称为皮样囊肿(在年龄小于 30 岁的妇女中占 1/3)和子宫内膜异位囊肿(在 31~49 岁的妇女中大约占 1/4)(194,195)。

子宫包块

子宫平滑肌瘤是目前为止最常见的子宫良性肿瘤,多数是无症状的(195)。其他子宫良性肿瘤,如子宫血管瘤等,十分罕见。关于子宫肌瘤的诊断、类型、位置及发病率、症状、病因、自然病程、病理及管理等将在第 15 章讨论。

卵巢包块

在生育期,最常见的卵巢包块是良性的。卵巢包块可以是功能性的或瘤性的,而瘤性的可以是良性或恶性的。功能性的卵巢包块包括卵泡和黄体囊肿。大约 2/3 的卵巢肿瘤出现在生育期。大多数的卵巢肿瘤(80%~85%)是良性的,这些良性肿瘤中有 2/3 发生在 22~44 岁。**年龄小于 45 岁的患者中,原发的卵巢恶性肿瘤发生的可能性小于 1/15**。大多数的肿瘤几乎没有或者只有轻微的非特异症状。最常见的症状有腹部膨隆、腹痛或不适、下腹压迫感以及泌尿系统或者胃肠道症状。如果肿瘤有分泌激素的活性,由于激素水平失调可能出现相应症状,比如由于分泌雌激素而引起阴道出血等。由于附件扭转、囊肿破裂或囊内出血,可能引起急性腹痛。良、恶性肿瘤患者的盆腔检查结果可能有所不同。单侧、囊性、可活动、表面光滑的包块为良性的可能性大,而那些双侧、实性、固定、形状不规则、伴有腹水、子宫直肠陷凹结节、生长速度快则很可能是恶性的(196)。

在评价卵巢包块时,根据寿命的10年组所做的原发卵巢肿瘤的分布可能会有所帮助(197)。育龄妇女的卵巢包块大多数情况下是良性的,但是应当考虑到有恶性的可能(图 14.20)(196)。

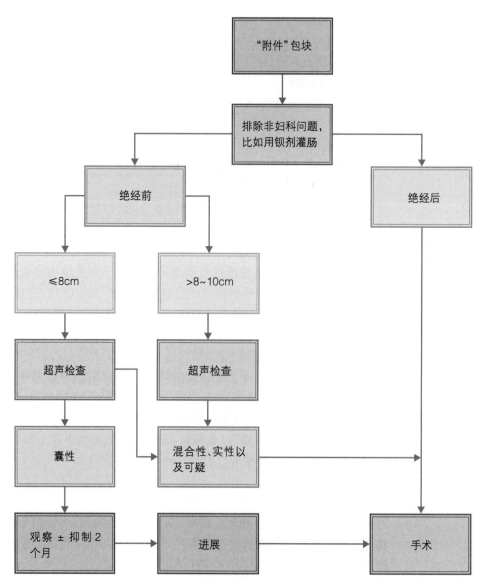

图 14.20 附件包块的术前评估

非瘤性卵巢包块 **功能性卵巢囊肿包括卵泡囊肿、黄体囊肿以及卵泡黄素化囊肿。它们都是良性的并且通常不引起症状的或需要手术治疗。**吸烟和吸毒增加功能性卵巢囊肿的发生风险,但在超重或肥胖妇女中这种风险的增加会被削弱(198)。**使用口服避孕药则可以降低卵巢囊肿的发生危险,但使用低剂量药片的获益可能并不多,并且口服避孕药并不能加速卵巢囊肿的消退**(199,200)。尽管,对于该病的流行病学情况目前了解不多,但是在美国,每年由于功能性卵巢囊肿而住院治疗的住院率估计高达 500/100 000 妇女·年。**最常见的功能性囊肿是卵泡囊肿,这种囊肿直径很少超过 8cm。**当囊性的卵泡直径大于 3cm 时,则称为卵泡囊肿。这些囊肿通常是在盆腔检查时偶然发现的,尽管它们可能出现破裂而导致疼痛和腹膜症状。对于这类囊肿可以采用期待疗法,通常在 4~8 周内可以消退(201)。

黄体囊肿较卵泡囊肿少见。黄体囊肿可能破裂,引起腹腔积血并需要手术治疗。抗凝治疗或者合并出血倾向的患者特别容易发生囊肿出血和破裂。黄体囊肿破裂更常出现在右侧,而且可能发生在性交时。**破裂通常发生在月经周期的第 20~26 天**(202)。未破裂的卵巢黄体囊肿发生囊腔内出血,可能导致疼痛。这种情况下,出现的症状很难与附件扭转相区分。

卵泡黄素化囊肿是最少见的功能性卵巢囊肿。通常是双侧的并在妊娠时发生,包括葡萄胎。可能与多胎妊娠、葡萄胎、绒毛膜癌、糖尿病、Rh 致敏、使用氯米芬、hMG-hCG 促排卵,以及使用 GnRH 类似物有关。卵泡膜黄素化囊肿可以很大(达到 30cm),多房,和自然消退(203)。

有报道,服用复合单相口服避孕药能够显著地减少功能性卵巢囊肿发生(204)。与过去所使用的大剂量的避孕药相比,目前使用的小剂量的口服避孕药在抑制囊肿生成方面的作用似乎被削弱了(205,206)。大多数的研究结果已经表明使用三相口服避孕药并不显著增加功能性卵巢囊肿的发生风险(207)。

其他良性包块　患子宫内膜异位症的女性,可能出现卵巢子宫内膜异位囊肿("巧克力"囊肿),该囊肿的大小直径可达 6~8cm。经过一段时间的观察,包块不能消退,则可能是子宫内膜异位囊肿(见第 17 章)。考虑到缓解疼痛、获得自然受孕机会和复发风险,切除比烧灼更好(208)。

尽管最初认为增大的、多囊的卵巢是诊断 PCOS 的必要条件,并且是鹿特丹诊断标准之一,但这些常常不能表现出这一综合征的其他特征(209)。卵巢体积增大被建议作为诊断标准之一,但是界限定为 $10cm^3$ 还是 $7cm^3$ 尚在讨论中(210)。在一般人群中 PCOS 的发生率取决于所使用的诊断标准。一项研究对 257 名志愿者进行了超声检查,22% 发现卵巢为多囊(211)。在体检时发现双侧卵巢增大或者在行超声检查时发现卵巢多囊,都应当针对该综合征进行全面的评估,包括高雄激素血症、长期的不排卵以及多囊卵巢(159)。PCOS 的治疗主要是药物治疗,一般不手术,同时调整生活方式和控制体重也很重要(212)。

瘤性包块　尽管皮样囊肿的年龄分布比其他卵巢生殖细胞肿瘤的年龄分布广,但大多数的良性囊性畸胎瘤(皮样囊肿)发生在生育年龄,在一些病例序列分析中约 25% 的皮样囊肿发生在绝经后女性,也可在新生儿中发生(213)。组织学方面,良性囊性畸胎瘤包含有多种混合成分(图 14.21)。一项对于手术切除的卵巢包块所进行的研究发现,在年龄小于 40 岁的妇女中,皮样囊肿占所有卵巢肿瘤的 62%(197)。在所有年龄段的妇女中,皮样囊肿的恶变率小于 2%,大多数的恶变情况发生在 40 岁以上的妇女中。皮样囊肿发生扭转的几率接近 15%,也许由于大多数的皮样囊肿中脂肪含量较高,囊肿可以在腹腔和盆腔内移动,所以皮样囊肿比其他卵巢肿瘤更易发生扭转。由于含有脂肪,在进行盆腔检查时皮样囊肿通常被描述为前位。虽然皮样囊肿中大约 10% 为双侧,考虑到有术后发生粘连导致不孕的风险,所以许多人对外观正常的对侧卵巢进行剖探提出争议。**即使有时只能保留一小部分卵巢组织,大多数情况下还是可以行卵巢囊肿剔除术**。对于患有良性疾病的年轻患者来说,保留少量的卵巢皮质也要比丧失整个卵巢好(214)。通常可以通过腹腔镜进行囊肿剔除,尽管有发生肉芽肿性腹膜炎的报道,但术中肿瘤内容物流出很少引起并发症(215~217)。腹腔镜切除术复发风险较高(216)。

上皮性肿瘤的发生风险随着年龄的增加而增加。虽然通常认为浆液性囊腺瘤是较常见的良性肿瘤,但是一项研究发现,年龄小于 50 岁的女性中,良性囊性畸胎瘤占良性

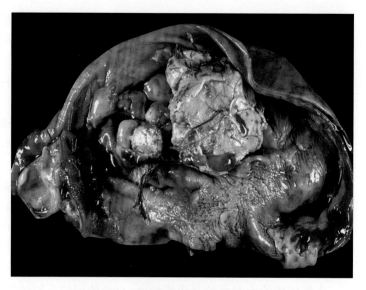

图 14.21 卵巢成熟囊性畸胎瘤(皮样囊肿)

肿瘤的 66%;浆液性肿瘤只占 20%(197)。**浆液性肿瘤通常是良性的;5%~10% 为交界性,有潜在恶性可能,20%~25% 为恶性**。浆液性囊腺瘤通常是多房的,有时候有乳头成分(图 14.22)。表面的上皮细胞可以分泌浆液,形成肿瘤水样的囊内容物。砂粒体是钙化完全的颗粒,分布于肿瘤内,可以在行放射学检查时被发现。为了鉴别浆液性肿瘤是良性、交界性还是恶性,冰冻切片是有必要做的,因为仅从肉眼检查很难区分。黏液性卵巢肿瘤可以生长到直径很大。典型的良性黏液性肿瘤为有分叶、表面光滑、多房的肿瘤,有 10% 的病例是双侧的。在囊腔内有黏液样物质(图 14.21)。**5%~10% 的卵巢黏液性肿瘤是恶性的**。从组织学上很难将黏液性恶性肿瘤与胃肠道来源的转移瘤相区分。其他卵巢良性肿瘤包括纤维瘤(间质细胞的病灶),Brenner 瘤(肉眼看外观与纤维瘤相似,通常情况下是偶然间发现的),以及混合瘤,比如囊腺纤维瘤。

应当考虑到子宫、胃肠道、乳腺和结直肠的恶性肿瘤都能发生卵巢转移,卵巢肿瘤可能伴有多种恶性肿瘤,而这种情况在绝经后妇女更加常见。

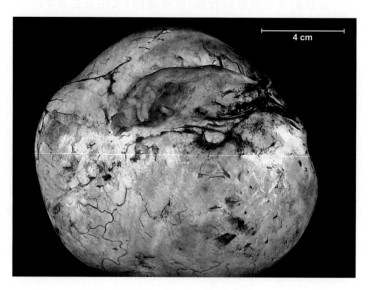

图 14.22 浆液性囊腺瘤

其他附件包块

在育龄妇女中,附件包块还包括输卵管的包块,主要与炎症有关。输卵管卵巢脓肿可以在 PID 的患者中出现(见第 18 章)。另外,由肠管、输卵管和卵巢共同组成的混合炎性包块可能不存在很大的脓腔。育龄妇女还可能出现异位妊娠的情况,当患者出现疼痛、妊娠试验阳性,并且有附件区的包块时,异位妊娠必须首先排除(见第 20 章)。在体格检查或行影像学检查时可能会发现卵巢旁囊肿。在多数情况下,在超声检查时可以看到同侧正常的卵巢。卵巢旁肿瘤恶性的可能性相当低,通常出现在卵巢旁包块直径大于 5cm 的情况下(218)。

诊断　　包括直肠阴道检查和巴氏涂片检查在内,应当进行一次全面的盆腔检查。**应当使用厘米(cm)来评估包块的大小**,而不是将其比作常见东西或水果(比如橘子、葡萄柚、网球、高尔夫球等)。在排除了妊娠可能之后,探宫腔并测定宫腔深度这项简单的门诊操作有助于判断包块是子宫来源还是附件来源。盆腔检查可以明确附件包块的特征——实性、囊性还是混合回声。发现典型的不规则增大的子宫,通常作为诊断子宫平滑肌瘤的依据。通常通过盆腔超声检查可以确定并显示多发平滑肌瘤的大小和位置(图 14.23)。如果体格检查的发现足够确诊子宫平滑肌瘤,并且缺乏症状,那么超声学检查通常是不必要的,除非不能排除卵巢包块可能。

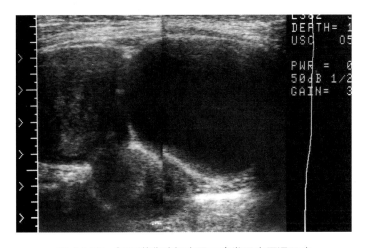

图 14.23　经阴道盆腔超声显示多发子宫平滑肌瘤

其他检查　当盆腔包块合并异常出血时,必须通过子宫内膜活检或宫腔镜获得子宫内膜标本。子宫内膜病变——癌症或增生——可能与良性包块并存,比如平滑肌瘤。患有子宫平滑肌瘤的妇女,不能认为肌瘤是导致异常出血的唯一原因。当诊断了子宫平滑肌瘤且月经规律时,对于是否建议进行子宫内膜活检,临床医师的意见还不统一。

如果尿路症状明显,对于泌尿系统的检查是必要的,如果有尿失禁或压迫症状,膀胱内压测定是必需的。有些时候,膀胱镜检查对于排除膀胱本身病变是必需的并且是适当的。

实验室检查　对于有盆腔包块的育龄妇女,应当进行的实验室检查包括妊娠试验、宫颈细胞学检查、全血细胞计数。对于有盆腔包块的绝经前的妇女,诸如 CA125 等肿瘤标志物用于区分附件包块良、恶性的意义受到质疑。**在绝经前的女性中,一些良性的疾病,**

比如子宫平滑肌瘤、PID、妊娠、子宫内膜异位症都可以导致 CA125 水平增高,因此对于有附件包块的绝经前妇女 CA125 的测定在大多数情况下意义不大,可能导致不必要的手术干预。在评估绝经前妇女恶性肿瘤发生风险方面,超声特征表现比 CA125 更有意义(219)。

影像学检查　其他影像学检查也可能是必需的、恰当的。最普遍的建议进行的检查项目包括盆腔超声检查,有助于确定包块的来源,明确是子宫、附件、肠管还是胃肠道来源。通过超声检查同时还可以提供有关包块的大小以及质地等方面的信息——比如单房囊肿、混合回声、多房囊肿、实性包块等,这些对于决定处理方式有帮助(图 14.24 和图 14.25)。实性成分、囊壁上的小结节、乳头状赘生物以及腹水都更提示恶性诊断可能(220)。已经制定的很多不同的超声评分系统都旨在量化恶性肿瘤的发生风险。

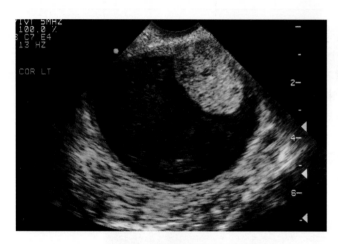 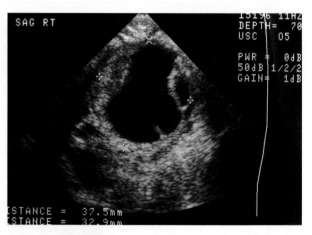

图 14.24　单房卵巢囊肿之经阴道超声图像　　　　图 14.25　主要为实性成分的复合性包块之经阴道超声图像

经阴道超声和经腹部超声为盆腔包块的诊断提供补充,特别是在包块已延伸到腹部的情况。经阴道超声具有一定的优势,可以提供有关包块内部结构或者解剖情况的额外信息。对于在进行经腹部超声检查时,描述为输卵管卵巢脓肿的异质性盆腔包块,进行经阴道超声检查,可以被细分为输卵管积脓、输卵管积水、输卵管卵巢复合物以及输卵管卵巢脓肿(图 14.26)。

经阴道超声诊断子宫内膜异位瘤的准确性非常高(图 14.27)。子宫内膜异位瘤有各

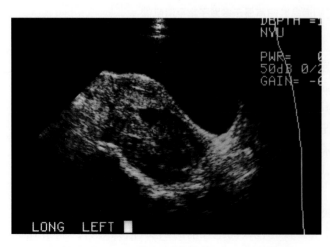 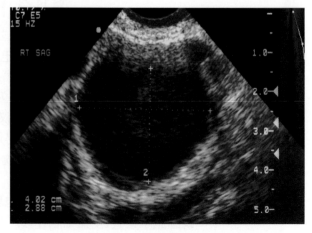

图 14.26　双侧输卵管 - 卵巢脓肿的经阴道超声图像　　　　图 14.27　卵巢子宫内膜异位囊肿的经阴道超声图像

种各样的超声学表现,从完全囊性,到不同复杂程度的分隔或碎片,到实性表现。已经出现了多种评分系统,用于预测附件包块的良恶性;表14.13(220)列举了在多种评分系统中使用的超声学特征表现(220)。将彩色血流多普勒添加到其他超声特征中,可以用于预测恶性肿瘤的风险;使得超声检查在区分良恶性肿块方面,可以与CT和MRI相当(221,222)。尽管对这些特征的分析可能是有帮助的,但是外科手术切除持续存在的包块,并对其进行组织学确诊仍然是治疗的标准。

表14.13 对判断附件包块良恶性有帮助的超声影像特征

单房囊肿还是多房囊肿或有实性成分	囊壁厚度
轮廓规则还是边界不规则	内部的回声和分隔(包括厚薄)
囊壁光滑还是囊壁结节或囊壁不规则	其他腹腔内脏器的病理结果(肝脏等)
伴或不伴腹水	彩色血流多普勒模式下的血管特征
单侧还是双侧	

尽管对于高度怀疑恶性肿瘤或可能存在非妇科疾病的情况下,CT检查对于制订治疗方案可能有所帮助,但是它很少作为基本的诊断程序。腹部X线平片也不是基本的诊断程序,尽管在有其他指征的情况下,腹部平片检查可能发现和诊断包块的钙化。腹部X线平片,可以看到与良性囊性畸胎瘤相符的盆腔钙化灶(牙齿),与钙化的子宫平滑肌瘤、乳头状浆液性囊腺瘤中的砂粒体相符的散在的钙化图像(图14.28)。

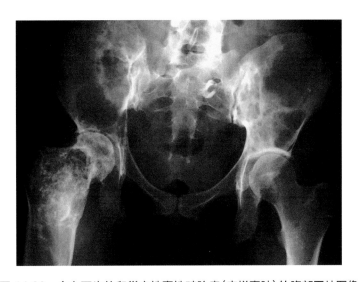

图14.28 含有牙齿的卵巢良性囊性畸胎瘤(皮样囊肿)的腹部平片图像

中等大小以及位于侧面的子宫肌瘤或其他包块,可能造成输尿管移位、压迫或扩张,为显示这些情况,行超声检查、CT检查可能是恰当的。对于无症状的平滑肌瘤,这些结果很少作为提示手术干预的指征。

宫腔镜检查能够为诊断子宫内病变或者将宫腔扭曲的黏膜下肌瘤提供直接的依据(见第23章)。子宫输卵管造影可以间接地显示子宫内膜的形态,由子宫平滑肌瘤、外部包块或输卵管周围粘连引起的子宫输卵管连接处的扭曲或者梗阻。子宫输卵管造影是将液体缓慢地灌注到宫腔内,将这种技术和经阴道超声相结合对于诊断子宫内病变是有所帮助的。对于有子宫平滑肌瘤并且不孕的妇女,有必要行子宫输卵管造影或超声宫腔显像(193)。

磁共振检查(MRI)对于诊断子宫畸形可能最有帮助,但是该项检查比超声检查所需费用高,对于诊断其他盆腔包块而言,很难证明该项检查的价值(88)。

生育年龄女性盆腔包块的处理

一个盆腔包块的处理是建立在一个准确的诊断基础上。应当向患者对该诊断进行解释,并且对疾病可能的进展情况与患者进行讨论(比如子宫平滑肌瘤的增长、绝经期子宫肌瘤的消退、卵泡囊肿的消退、卵巢包块不确定的恶性潜能)。将所有治疗方案向患者交代并进行讨论,但是医师应当提出一种建议使用的治疗方法,并且解释推荐这种方法的原因。处理方法的选择应当基于主要的症状,处理方法可以包括严密的随诊观察,姑息手术,药物治疗或明确的手术治疗。

子宫平滑肌瘤

子宫平滑肌瘤的处理主要依据患者的年龄和是否接近预期中的绝经、症状、患者的意愿以及临床医师的经验和技术。有关症状的严重程度、子宫的解剖以及治疗反应的报道数据多种多样,所以很难就不同类型的治疗方法进行比较,比如观察、药物治疗、手术治疗以及影像学辅助的治疗方法(见第15章子宫纤维瘤的讨论)。

卵巢包块

目前超声技术在妇科检查中的常规使用已经导致卵巢囊肿的更经常被探及,有时是偶然间发现的。超声检查是一种操作相对简单的诊断方法,但是也容易将卵巢的生理形态、囊性滤泡描述为病理性的,因而使得患者在没有任何指征的情况下进行治疗,甚至手术治疗。**对于怀疑功能性肿瘤的卵巢包块应当采用期待治疗**(图14.24)。一些随机前瞻性研究比较了口服避孕药与单纯期待疗法对于功能性卵巢囊肿(与使用枸橼酸氯米芬或人绝经促性腺激素有关)**的疗效,结果发现口服避孕药并不加速功能性卵巢囊肿的消退**(200)。然而,口服避孕药能够有效地减少以后发生卵巢囊肿的可能性,所以对于有避孕要求或者希望获得非避孕方面益处的妇女,口服避孕药是恰当的。

但是对于有症状的卵巢囊肿应当及时进行评价,而仅有轻微症状的包块怀疑为功能性的,这种情况下应当给予止痛治疗而不是外科手术,以避免术后发生粘连而影响以后的生育功能。当伴有严重的疼痛或者怀疑为恶性或囊肿扭转,应当进行手术干预。**在超声检查时,大的囊肿以及囊肿为多房、有分隔、乳头或血流丰富,应当怀疑为肿瘤性的**(219)**(图24.25)。如果疑诊为恶性包块,对任何年龄的患者都应该及时进行手术探查。**

当有腹膜症状、急性起病,应当怀疑卵巢或附件扭转。多普勒血流检查可以提示异常血流,高度提示存在扭转,但是扭转也可以看到正常的血流(223)。卵巢内部血流消失并不是扭转的特异表现,也可以出现在囊性病变的情况,但是在这种情况下,经常可以看到周围的血流。

卵巢扭转可以发生在任何年龄段,从青春期前到绝经后,当疑诊为卵巢扭转时应当采取手术治疗。当经腹腔镜手术证实存在扭转,通常应该解除包块扭转,保留卵巢而不是切除卵巢(224,225)。卵巢固定术在预防扭转再次发生方面的意义尚未明确。

对于怀疑恶性的卵巢包块,不应该行对包块在超声或CT引导下的抽吸术。过去,仅对于恶性肿瘤风险性极低的妇女,才可以对卵巢包块行诊断和治疗目的的腹腔镜手术。虽然对于具有低度恶性潜能的卵巢肿瘤以及早期的卵巢肿瘤,腹腔镜手术分期和治疗是可行的而且是安全的,但是对于卵巢癌的妇女行腹腔镜手术还是开腹手术目前仍存在争议(226)。腹腔镜治疗妇科恶性肿瘤受到关注的问题包括术中诊断的准确性、切除不彻底、肿瘤溢出问题、手术分期不准确或者延误、延误治疗以及切口处转移可能。对考虑为良性疾病的患者行腹腔镜卵巢切除术,即使行冰冻切片病理检查,仍存在漏诊恶性情况可能,必须再次行探查术。由于腹腔镜手术是否会导致长期的不良后果目前尚不明确,因此对有恶性可能的复合包块行腹腔镜手术治疗尚存争议(227,228)。

对考虑为良性的卵巢包块进行腹腔镜手术治疗,目前非常普遍,但是诸如治疗严重的子宫内膜异位症所行的复杂的腹腔镜手术,手术并发症的发生率较高(图14.29)(229)。**应该根据手术指征、患者的情况、手术医师的专业技术和所受训练、患者的选择以及最新的研究进展等进行手术方式的选择(开腹还是腹腔镜手术)。**腹腔镜手术明确的优势在于住院时间、恢复时间较短以及术后疼痛较轻。一项 Cochrane 回顾分析结果指出,考虑到仅有少数高质量的研究提供对照,所以上述发现应向患者慎重解释(230)。

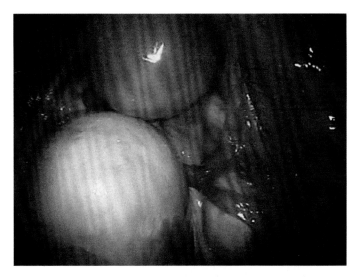

图 14.29   良性卵巢包块的腹腔镜下表现(皮样囊肿)

与其他良性包块相比,对于腹腔镜手术切除皮样囊肿目前存在更多的争议。关注的焦点在于如何防止囊内容物的外溢。随机临床试验对于内容物外溢的研究结果不一,一些研究提示腹腔镜手术更容易造成囊内容物的溢出,而另一些研究则指出两种手术方式没有区别,或者未发现囊内容物的溢出增加发病率。行子宫直肠陷凹切开术以及使用内镜取物袋,肿瘤内容物溢出的发生率较低(217)。

生育年龄的外阴疾病

在月经来潮后的女性中,外阴症状最常与原发性阴道炎以及继发性外阴炎有关。仅仅阴道分泌物可能导致外阴的刺激症状,或者有可能存在念珠菌性阴道炎(图14.17)。阴道炎和宫颈炎的病因在第 18 章中介绍。成年女性常使用不同的术语(瘙痒、疼痛、分泌物多、不适、烧灼感、尿道外的尿痛、疼痛、性交或者性生活疼痛)来描述外阴症状。**非感染性原因引起的排尿烧灼感可能很难与尿路感染相区分,但是一些妇女还是能够区别是尿液流至外阴时引起的疼痛(尿道外的尿痛)还是排尿时的烧灼痛(常位于耻骨后)。**瘙痒是非常常见的外阴症状。各种各样的外阴疾病和损伤都伴有瘙痒。引起青少年的外阴阴道症状的病因可能是 STD、非性传播的阴道炎或者 UTI。区分 UTI 以及阴道炎所引起的症状比较困难,应当同时对沙眼衣原体进行检测并做尿液培养,尤其对于年轻的生育期妇女(134)。

许多在身体其他部位发生的皮肤疾病同样可以发生在外阴区域。表14.14 列举了一些疾病,并根据感染性和非感染性病因进行了分类。对于有些疾病的诊断,只要通过视诊就可以明确(比如皮赘)(图 14.30)。由于发生恶性疾病的危险性随着年龄的增加而增加,任何病变表现不典型或者诊断不明确,都应当进行活检分析。

表 14.14 外阴亚急性和慢性皮肤复发性病变

非感染性	感染性
黑棘皮病	蜂窝织炎
特异反应性皮炎	毛囊炎
Behcet 病	疖 / 痈
接触性皮炎	蚊虫叮咬(比如螨虫、蚤)
Crohn 病	坏死性筋膜炎
糖尿病性外阴炎 *	阴虱
化脓性汗腺炎 *	疥疮
	癣
硬化性苔藓	湿疣
Paget 病	外阴念珠菌病
"剃刀伤肿块"——毛囊炎或假性毛囊炎	单纯疱疹病毒(HSV)
银屑病	
脂溢性皮炎	
外阴萎缩性溃疡	
外阴上皮内瘤变	

* 病因不明,通常继发于感染

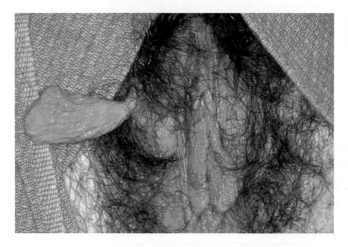

图 14.30 左侧大阴唇巨大的良性皮肤赘生物

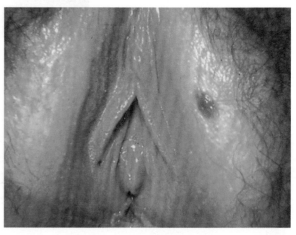

图 14.31 外阴色素沉着性疾病

外阴色素沉着病变包括良性痣、雀斑样痣、黑变病、脂溢性角化病,以及一些外阴上皮内瘤变(VIN),特别是多灶性的 VIN3(图 14.31)。**对于有疑问的色素沉着性外阴病变尤其应进行活检以除外 VIN 以及恶性黑色素瘤**(231)。接近 10% 的白种妇女有色素沉着性外阴病变,其中有些病变是恶性的(见第 38 章)或病变可能进展(VIN)(见第 19 章)。对于年龄小于 50 岁的女性,VIN 的发生率增加,外阴鳞状上皮细胞原位癌的发生率随之增加,这可能是与人乳头瘤病毒感染的发生率增加有关。临床医师的意识不断提高引起诊断率增加,对于可疑的病变应当行外阴活检。色素沉着性病损包括普通色素痣、雀斑样痣、黑色素瘤、发育不良的痣、蓝色痣以及被称为生殖型的非典型黑色素痣(AMNGT)(232)。AMNGT 的某些组织学特点可能其与黑色素瘤相似,但是它的预后较好。

外阴活检　　　由于许多类型的外阴病变表现上可能有一定程度的相似性,所以外阴活检是区分良性疾病、癌前病变或恶性外阴疾病的基本方法。对于育龄妇女而言,外阴活检应当大量进行,以确保疾病正确的诊断和恰当的治疗。在妇科诊室进行外阴活检用于评价外阴病变,一项前瞻性研究发现各种疾病的发生率按以下顺序排列:表皮包涵体囊肿、雀斑、巴氏腺导管阻塞、原位癌、黑色素细胞痣、软垂疣、黏液性囊肿、血管瘤、感染后的色素过度沉着、脂溢性角化病、静脉曲张、汗腺瘤、疣、基底细胞癌以及诸如神经纤维瘤等不常见的肿瘤、异位组织、汗腺腺瘤和脓肿(233)。显然,经组织活检后所报告的某一疾病的发病率与采用这一方式获得病理诊断的所有病变的发病率有关。因此,该排序可能低估了一些常见疾病发生率,比如湿疣等(图 14.18)。

在门诊局部麻醉的情况下就可以容易地完成活检。通常,使用小号针头(25~27号)将 1% 的利多卡因注射至病变的下方。所使用的一次性的穿刺活检器械的直径为 2~6mm。这些皮肤活检的器械,以及与其相配合使用的精致的小镊子、小剪刀和解剖刀,在所有妇科门诊诊室都应当配备。对于一些小的活检来说,通常没有必要缝合。局部使用硝酸银可以用于止血。如果病变表现形式不一或者病变为多灶性,应当在最具代表性的区域进行多点组织取样。尽管外阴活检过程可能仅引起轻微的不适,但是活检部位的疼痛可能持续数天。手术患者在排尿前定期使用诸如 2% 利多卡因凝胶等局部麻醉药,可以缓解疼痛。活检部位有可能发生感染,应当告知患者当出现过多的红斑或者脓性分泌物时及时就诊。

其他外阴疾病　　　对于外阴上皮内瘤变的分类和描述见第 19 章。

假毛囊炎或者机械毛囊炎　和胡须假毛囊炎(剃须刀损伤)的描述相似,随着剔除阴毛这种行为在妇女中日益流行,这种假毛囊炎同样可以在女性中发生(234)。假毛囊炎是指正在生长的毛发周围出现的炎性反应,毛发卷曲的个体最容易发生,特别是非洲裔美国人。

感染性毛囊炎　感染性毛囊炎可能与剃须有关,并且通常是由于感染金黄色葡萄球菌和肺炎球菌引起的。剃除或使用其他方法去除阴毛都会引起剃须刀损伤、接触性皮炎以及其他感染媒介的感染,比如传染性软疣,HPV 以及伴随包括铜绿假单胞菌在内的其他细菌出现的单纯疱疹病毒(234)。

Fox-fordyce 病　这种疾病的特征表现为慢性的、伴瘙痒的小丘疹或者小囊肿样皮疹,是由于角蛋白阻塞了顶端分泌的腺体形成的,常常位于下腹部、阴阜、大阴唇以及大腿内侧。化脓性汗腺炎是一种累及顶分泌腺体的慢性疾病,可以在腋窝、外阴以及会阴处形成多灶性的深部结节、瘢痕、凹陷以及窦道。色素过度沉着以及继发感染十分常见。化脓性汗腺炎可以引起严重的疼痛,使患者的身体十分虚弱。在过去,使用抗生素、异维 A 酸、类固醇等药物治疗该病,有时局部广泛切除等手术治疗也是必要的。肿瘤坏死因子 α 抑制剂也可用于治疗(235)。

黑棘皮病　疾病为皮肤皱褶处广泛的天鹅绒样色素沉着,尤其多见于腋窝、颈部、大腿、乳房下方、外阴及其周围皮肤(图 14.32)。妇科医师对该疾病尤为感兴趣,因为它常常与高雄激素血症和 PCOS 有关,还可以与肥胖、长期无排卵、痤疮、糖耐量异常以及心血管疾病有关(159,236)。局部使用或口服的类维 A 酸治疗黑棘皮病,同时处理如肥胖、胰岛素抵抗或糖尿病等可能存在的疾病(237)。

乳腺以外 Paget 病　这是一种上皮内瘤样病变,包含有空泡形成的 Paget 细胞(见第

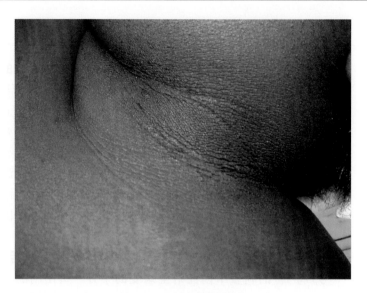

图 14.32　颈部黑棘皮病

19 章)。临床上,Paget 病的表现不一,从潮湿的渗出性溃疡到伴有蜕皮和结痂的湿疹样病损,也可以是浅灰色病损(238)。它容易与念珠菌病、牛皮癣、脂溢性皮炎、接触性皮炎及 VIN 混淆。必须通过活检明确诊断。

外阴上皮内瘤变　**VIN 与人乳头瘤病毒感染有关,它的发病率不断增加,特别是在育龄妇女中**(见第 19 章)。诊断必须依据对任何可疑的外阴病损,尤其是有色素沉着或者色素脱失的部位所进行活检。由于这种疾病的发生率不断增加,这就要求在每年的妇科体检时应当进行仔细的外阴检查。

外阴肿瘤、囊肿和包块

尖锐湿疣　**尖锐湿疣是十分常见的外阴病变,通常比较容易识别,可以采用局部治疗,如三氯乙酸或二氯乙酸等。其他性传播疾病的病原体,如病毒引起的传染性软疣、梅毒和扁平疣,偶尔被误诊为由于人乳头瘤病毒(HPV)感染导致的外阴尖锐湿疣**(见第 18 章)。对外阴良性肿瘤的总结如表 14.15。对于皮脂腺囊肿是否存在于外阴以及这些病变在组织病理学上是否为表皮囊肿或者表皮包涵囊肿尚存争议(238)。所谓的皮脂囊肿是临床很难与表皮包涵囊肿相区分,可能是由于分娩创伤或会阴切开术后部分皮肤包埋而形成的,也可能由于毛囊皮脂腺导管阻塞形成的。这些囊肿很少出现症状,但是如果发生感染,则需要立即进行切开引流,最终需要完整切除。

巴氏腺导管囊肿　是育龄妇女的常见的外阴病变,由于黏液的聚积而引起导管的阻塞,并且常常是无症状的。腺体的感染可导致脓性物质的聚积,形成一个迅速增大的疼痛的炎性包块(巴氏腺脓肿)。Word 提出了一种可膨胀的、顶端为球形导管,这种导管使用起来十分方便(239)。在皮肤局部浸润麻醉后,通过小的切口将小导管放入脓肿内,再向球囊内注入 2~3ml 的盐水,导管可以保留 4~6 周,从而使管道上皮化,形成一个永久性的腺体开口。

Skene 导管囊肿　是指 Skene 腺体的囊性扩张,典型的 Skene 导管囊肿位于阴道前庭接近尿道口的地方。尽管大多数囊肿体积小,并且通常是无症状的,但是囊肿体积可以增大,引起尿路梗阻,并且需要手术切开处理(图 14.33)。

表 14.15　外阴肿物的分类

1. **囊性病变**	3. **解剖**
巴氏腺囊肿	疝
Nuck 导管囊肿（积液）	尿道憩室
表皮包涵体囊肿	静脉曲张
Skene 导管囊肿	4. **感染**
2. **实性肿瘤**	脓肿 - 巴氏腺、Skene、阴蒂旁、其他
软垂疣（皮赘）	扁平疣
血管角化瘤	传染性软疣
巴氏腺腺瘤	生脓性肉芽肿
草莓样血管瘤	5. **异位**
纤维瘤	子宫内膜异位症
血管瘤	异位的乳腺组织
汗腺瘤	
脂肪瘤	
颗粒细胞成肌细胞瘤	
神经纤维瘤	
乳头状瘤病	

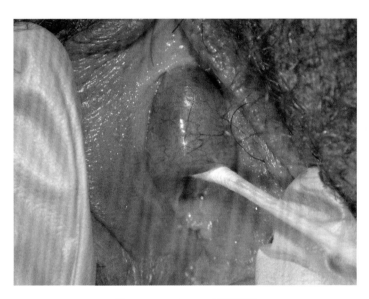

图 14.33　Skene 导管囊肿

性交疼痛　　　　　许多不同类型的外阴阴道疾病都可能导致性交疼痛（性交困难），比如常见的阴道感染和阴道痉挛（见第 11 章和第 18 章）。就像一次仔细的外阴、阴道检查一样，详细询问性生活史也是十分必要的。慢性阴部疼痛（Vulvodynia）是用来描述无法解释的外阴疼痛、性功能失调以及由此产生的心理障碍的一种术语(240,241)。**外阴前庭炎过去是用于描述性交时或试图将物品放入阴道时疼痛，在行检查时前庭部位压痛以及前庭部位红斑（被称为 Friedrich 三联征）；现在，国际外阴阴道疾病研究会（ISSVD）将上述症状描述为局限性诱发的外阴疼痛(240~243)（见第 16 章）。**许多最新的研究均未能证明它与某种生殖道感染性病原体之间存在固定的联系，如沙眼衣原体、淋病、滴虫、支原体、解脲支原体、加德奈尔菌、念珠菌或者人类乳头瘤病毒（HPV）等,这种情况是受多种因素影响的,包括感染性、肿瘤性和功能性。虽然阴茎进入时出现的性交疼痛症状可能使患者不能性交,但是目前仍未找到治愈的方法。药物治疗和行为治疗可能有一些效果,但一些学者建议进行手术治疗,然而手术治疗以及一些新近的治疗方法,如注射肉毒素 A 的疗效目前尚未明确(241)。

外阴溃疡

许多 STD 可以引起外阴溃疡,包括单纯疱疹病毒、梅毒、性病性淋巴肉芽肿以及腹股沟肉芽肿(见第 18 章)。Crohn 病也可以累及外阴,形成脓肿、瘘管、窦道、穿孔以及其他瘢痕的形成。尽管全身使用类固醇类药物或者其他类型的全身药物治疗仍然是主要的治疗方法,但是肠道以及外阴的疾病可能仍需要手术治疗。

Bechet 病　该疾病的特征表现为生殖器和口腔的溃疡同时伴有眼部感染和其他一些表现(244)。目前其病因尚未明确,并且仍未找到最有效的治疗方法,但是抗炎以及免疫抑制治疗可能有效(245)。

扁平苔藓　该病可以导致口腔和生殖器溃疡。典型的表现为脱皮性阴道炎伴有前庭的糜烂。治疗主要以局部和全身的类固醇类药物治疗为基础。浆细胞黏膜炎也可以表现为外阴的糜烂,特别出现在前庭区域。活检对于明确诊断是非常必要的。

生育年龄的阴道疾病

阴道分泌物多是最常见的阴道症状之一,比如阴道念珠菌病、衣原体宫颈炎、细菌性阴道病还有宫颈癌,各种不同的疾病都可能出现阴道分泌物增多的症状。感染性的阴道疾病在第 18 章将进行更全面的描述。女性有时可以察觉到阴道的病变。但在更常见的情况下,阴道病变是由医师在检查时发现的。这些病变可能引起一些症状(比如出血、分泌物增多),它们也可以完全不伴有任何症状。外阴炎、宫颈炎以及阴道宫颈病变(包括恶性疾病)都可以导致阴道分泌物增多。其他非感染性的导致分泌物增多的病因如下:

1. **存有异物——卫生棉条,子宫托。**
2. **溃疡——卫生棉条、扁平苔藓、单纯疱疹病毒所引起。**
3. **恶性疾病——宫颈的、阴道的。**

一些阴道病变无症状,是在体检时偶然发现的。纤维上皮息肉是指由结缔组织、毛细血管以及基质组成的息肉样皱褶,其上被覆阴道上皮。尽管在诊室内就可以很容易地将其切除,但是其多血管状态给手术带来一定的困难,所以除非对诊断有疑问,才需要进行切除。**胚胎来源的囊肿可以来源于中肾管、副中肾管和泌尿生殖窦上皮。Gartner 导管囊肿来源中肾管,并且常位于阴道侧壁。**该囊肿很少引起症状,所以不需要治疗。其他胚胎来源的囊肿可以位于阴道前壁和膀胱的下方。来源于泌尿生殖窦上皮的囊肿位于阴道前庭区域。阴道腺病是指阴道内出现的被覆上皮的腺体,已经证明其与宫内己烯雌酚的暴露有关。除了严密的观察和进行定期的触诊,明确结节是否需要进行活检以除外阴道透明细胞腺癌外,不需要进行其他任何治疗(见 36 章)。

有时妇女主诉阴道或外阴的隆起性病变,伴有不同程度的压迫症状或不适感。导致这类疾病最常见的原因是阴道支持结构的异常。对于这类疾病的处理将在第 27 章进行讨论。其他生殖系统疾病,比如尿道憩室或胚胎来源的囊肿也可以引起相似的症状。

绝经后年龄组

绝经后阴道异常出血

鉴别诊断　绝经后出血的原因以及其在就诊患者中所占百分比如表 14.16。

表 14.16　绝经后出血的病因

致病因素	所占大概百分比
外源性雌激素	30
萎缩性子宫内膜炎 / 阴道炎	30
子宫内膜癌	15
子宫内膜息肉 / 宫颈息肉	10
子宫内膜增生	5
其他各种情况(比如宫颈癌,子宫肉瘤,尿道肉阜,外伤)	10

经过允许引自:Hacker NF,Moore JG. Essentials of obstetrics and gynecology. 3rd ed. Philadephia,PA;WB Saunders,1998:635.

良性疾病

激素治疗可以用于处理令人烦恼的围绝经期症状,在患者和医师定期评估治疗风险和获益后,推荐使用最低有效剂量激素治疗(246)。在绝经期,接受激素治疗的妇女可能使用各种各样能够导致出血的激素治疗方法(见第 34 章)。由于无孕激素对抗的雌激素治疗方案可能导致子宫内膜增生,所以将各种孕激素治疗方法添加到典型的雌激素治疗中,这些方案可以是连续服用或在绝经后的 1 年内周期性服用(246)。对于在使用激素治疗中出现的任何非预期的异常出血,建议进行子宫内膜取样活检。**对于在撤退出血或突破性出血中的显著性改变(比如数月未出现撤退性出血,随后又再次发生出血,或出血量显著地增多),应当进行子宫内膜取样活检。**

对于激素治疗来说,患者的依从性是一个重要的问题,非口服途径用药方式缓解了对口服激素治疗的挑战(247)。不论是漏服还是未按医师所给的方式服药,都可能导致不规则出血或者点滴出血,尽管从本质上说是一种良性表现,但是常引起患者的不满(248)。

在激素治疗过程中,患者最常主诉的问题主要包括阴道出血以及体重增加。连续服用小剂量复合药物的方案具有一定的优点,即对于多数妇女来说,在数月后出血将最终停止,但是在此期间仍可能出现不规则出血和不能预计的出血(248,249)。而有一些妇女并不能忍受最初几个月的不规则出血。使用这种方案引起子宫内膜增生甚至肿瘤的危险性较低。

其他导致出血的良性病因还包括萎缩性阴道炎以及子宫内膜和宫颈息肉,都可以表现为性交后出血或者点滴出血。在绝经后经历出血的妇女可能会试图忽视疾病的严重程度,仅用"点滴出血"或者"粉红色或者褐色分泌物"来描述症状。但是任何出血或者点滴出血的症状都应当进行评估。**未接受激素治疗的妇女,绝经后出现的任何出血症状(经典的定义为停经 1 年)都应当及时进行子宫内膜活检,进行评估。经阴道超声的研究发现内膜厚度小于 4mm,发生内膜恶性病变的风险相应较低,此时并不必须进行内膜活检(250)。**服用三苯氧胺的妇女可以出现子宫内膜息肉或者其他疾病。这些息肉常常出现腺体的囊性扩张、腺体周围的基质浓聚以及被覆上皮鳞状上皮化生(251)。这些息肉可以是良性的,但是必须与子宫内膜恶性疾病相鉴别,因为三苯氧胺同样可以引起子宫内膜恶性疾病。在育龄期,与服用三苯氧胺无关的子宫内膜息肉的发生率随着年龄的增加而增加,但是在随后的绝经期内,这类子宫内膜息肉的发生率继续升高至最高点还是降低,目前尚不明确(162)。在绝经后,子宫内膜息肉恶性的可能性较大,高血压增加恶性疾病发生的风险性(252)。

肿瘤

一旦出现绝经后出血,必须除外子宫内膜、宫颈以及卵巢恶性肿瘤。一项序列研究发现有绝经后出血症状的患者中约 10% 存在恶性肿瘤(内膜或宫颈)(253)。**尽管巴氏涂片检查对于发现子宫内膜癌并不是一种敏感的诊断性试验,当出现绝经后出血,进行巴氏涂片检测是必须的**。由于肿瘤坏死,在一些浸润性宫颈癌患者的巴氏涂片检查的结果可能是阴性的。

对于巴氏检查结果异常的患者,可以通过对肉眼可见的病变进行宫颈活检,或在阴道镜指引下进行活检来诊断宫颈恶性肿瘤(见第 19 章)。功能性卵巢肿瘤可以产生雌激素,从而导致子宫内膜增生或子宫内膜癌,可能引起出血。

绝经后阴道异常出血的诊断

盆腔检查发现局部的病变以及巴氏涂片进行细胞学检查是寻找绝经后出血病因的第一步。盆腔超声学检查尤其是经阴道超声检查或者超声子宫造影,可以提示出血的原因(250,254)。**通过门诊活检、宫腔镜或 D&C 进行的子宫内膜取样通常认为是基本的**。经阴道超声测量子宫内膜厚度小于 5mm,提示子宫内膜癌的可能性不大,但是一些学者认为这样高估了诊断的准确性,所以建议将界值定为 3mm(250,255)。

绝经后阴道异常出血的处理

良性疾病 当排除了其他导致异常出血的病因后,对于由于萎缩性阴道炎所引起的出血的处理,可以局部(阴道内)或者全身使用雌激素。这些治疗能够显著地提高患者的生活质量,但是必须个体化评估,综合考虑禁忌证和患者的意愿(256,257)。阴道内使用乳膏、片剂或者环的患者,血清激素水平较低(258)。宫颈息肉可以在门诊很容易地进行摘除。

子宫内膜增生 由于描述子宫内膜增生的术语十分混乱,临床医师必须与病理科医师不断沟通,确保对病理诊断正确的理解。**世界卫生组织(WHO)将子宫内膜增生系统分类为单纯增生、复杂增生、单纯不典型增生和复杂不典型增生**(259)。40%~50% 患不典型增生的患者并发癌症。**对于子宫内膜增生的处理基于对病变自身自然病程的认识**。不伴有不典型性的内膜增生,疾病发生进展的可能性较低,而伴有不典型增生患者中约 30% 病变进展(259)。推荐子宫全切术治疗绝经后妇女的子宫内膜不典型增生。子宫内膜癌的分期手术以及对病理和治疗方案的多学科回顾在第 35 章进行阐述。

对于子宫内膜不典型增生的患者,如果不宜手术,也可以使用孕激素治疗(口服、非胃肠途径或者宫内释放装置)。由于复发风险接近 50%,所以这些患者应当从一开始每 3 个月进行一次子宫内膜活检,用于监测是否复发(185),图 14.34 概述了所推荐的治疗方案。在第 35 章将对治疗进行更详细的讨论。

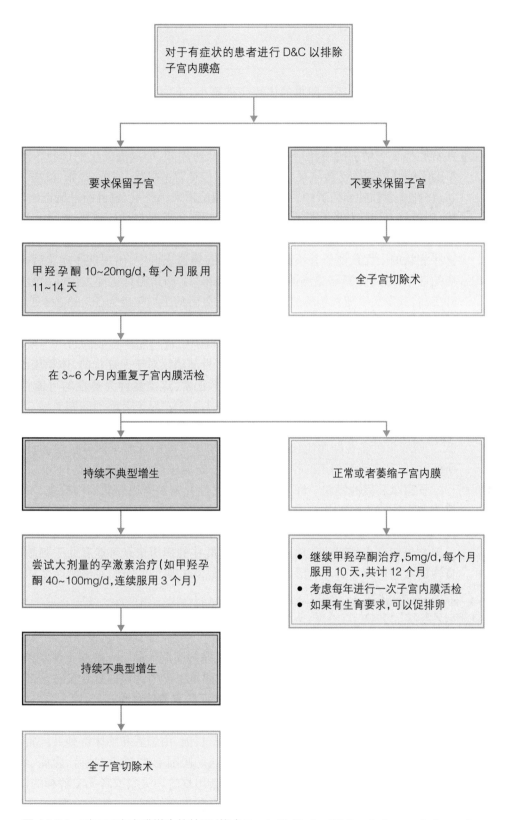

图 14.34　对于子宫内膜增生的处理(摘自 Berek JS,Hacker NF.Practical gynecologic oncology 5th ed. Lippincott Williams&Wilkins,2010:p410,并经过许可)

绝经后的盆腔包块

鉴别诊断

卵巢包块 **绝经后卵巢的体积变得更小。**卵巢体积和年龄、月经状况、体重、身高及雌激素应用相关(260)。体形肥胖或子宫大会增加触诊和评估卵巢大小的难度,尤其对于绝经后女性而言,阴道超声比临床体格检查更加准确。体重超重的绝经后女性,建议在年度盆腔检查中增加阴道超声检查(261)。众所周知,卵巢癌的早期诊断很难,但是卵巢癌早期无症状的观念已被质疑。其症状可以包括背部疼痛、疲劳、腹胀、便秘、腹痛和泌尿症状;在卵巢恶性肿瘤患者中,这些症状可能是越来越严重,也可能是最近出现的(262)。因此,对于有上述症状的女性存在发生卵巢肿物(不管是良性还是恶性)的可能性,初级医师是否应当对患者进行进一步的诊断性检查,目前存在争议。然而对于预测早期疾病而言,这些症状的阳性预测值并不高,可以看到在普通人群中,出现这些症状后,随即开始卵巢癌的评估,最终诊断卵巢癌的几率是 1%(263)。卵巢癌是主要发生在绝经后妇女中的一种疾病,其发病率随着年龄的增加而增加,患者的平均年龄为 56~60 岁(见第 37 章)。

随着盆腔超声检查的应用不断增加,一个新的问题出现在绝经后的女性面前:发现了小的卵巢囊肿。如果这种小囊肿完全没有症状,进行超声检查的目的与发现盆腔病灶无关,对于这类患者,处理上更是令人棘手。目前建议**对于无症状的、体积较小的(直径小于 5~10cm)、单房的、囊壁薄并且 CA125 水平正常,这类囊肿为恶性的可能性相当的小,可以进行保守性的随诊,而不需手术**(220,264,265)。对于有强烈的卵巢癌、乳腺癌、子宫内膜癌或者结肠癌家族史的妇女,或者包块逐渐增大,这些患者有手术治疗的指征(见第 37 章)。增加彩色多普勒血流检查以及其他超声学的特征对于区分包块的良恶性可能会有所帮助,但是多普勒超声的作用仍然存在一定的争议(表 14.4 和表 14.3)(220)。

子宫以及其他包块 许多绝经后的女性并未接受规律的妇科检查,发现的盆腔包块可能是在先前的检查中未被发现并持续存在的子宫平滑肌瘤。卵巢囊肿有可能是暂时存在,这点已在前文提及,另外卵巢肿物和子宫肿物有时很难区分。有些妇女可能不记得以前曾被告知存在盆腔的包块。因此,**回顾既往的病历记录可能有助于判断以往是否存在良性的盆腔包块。**子宫平滑肌瘤是激素敏感的,典型的肌瘤在绝经后体积减小甚至自然消退(见 15 章)。

诊断

个人和家族的医疗史有助于发现卵巢癌的高危人群。一些遗传性家族性癌症综合征涉及卵巢肿瘤(见第 37 章)。但是,**遗传性卵巢上皮性肿瘤的患者仅占全部病例的一小部分;90%~95% 的卵巢癌为散发的**,目前尚未证实有遗传危险。

对存在盆腔包块的绝经后妇女,CA125 水平的测定可能有助于预测恶性情况,可以指导确定有关的处理方法、会诊或者转诊。目前,由患者和临床医师共同提出的一个高疑诊指数,成为发现早期卵巢癌的最好的方法。腹围增大、腹胀、疲劳、腹痛、消化不良、不能正常饮食、尿频、盆腔疼痛、便秘、后背痛、新出现的尿失禁或者无法解释的体重减轻等,出现这些症状都应当进行评估,应当考虑到有卵巢癌的可能。体格检查、经阴道超声检查以及 CA125 水平的测定是适当的。**CA125 水平在正常范围内,并不能排除卵巢癌可能;高达 50% 的早期卵巢恶性肿瘤以及 20%~25% 的晚期卵巢癌的 CA125 水平都可能是正常的**(266)。

处理

随着不断改进的影像学技术的应用,对有良性可能的卵巢包块进行非手术治疗成为可能(表 14.13)。**可疑或持续存在的复合型包块需要手术评估。**接受过专业培训,能够进行卵巢癌分期以及减灭手术的医师,比如妇科肿瘤医师,应当在具备必要的支持和会诊服务的医院内进行手术治疗,使患者获得最佳的预后(266)。当发现了卵巢恶性肿瘤,恰当的手术不能由普通的妇产科医师进行,应请妇科肿瘤专科医师会诊。全面地手术分期有助于制订适合的治疗方法,获得最佳的预后。

绝经后的外阴疾病

绝经后的妇女解剖方面出现的改变包括大阴唇的萎缩以及小阴唇的不断突出。处女膜以及前庭的上皮变得很薄;由于缺乏雌激素的刺激,阴道细胞的成熟分化发生变化,因此变得很薄。尽管在大多数女性中,这些变化仅仅导致很轻微的症状,但是尿道外尿痛、瘙痒、触痛、性交困难以及出血等症状都可能是由于皮肤的皲裂和表皮脱皮引起的。**由于存在 VIN 以及恶性肿瘤的发生风险,对于可疑病损必须进行外阴活检。**

外阴营养不良

许多外阴疾病最常见于绝经后妇女,主要的症状是瘙痒、外阴疼痛以及性交困难。

过去有大量的术语被用于描述由于外阴上皮性生长疾病所引起的许多非特异性的大体的改变。这些术语包括**黏膜白斑、硬化萎缩性苔藓、萎缩性或增生性外阴炎以及外阴干皱**。2006 年,外阴疾病研究国际学会(ISSVD)推荐了一种基于组织学模式的外阴营养不良的分类方法,并列出了可能的临床诊断,它并不像以往依据临床形态学的分类(见第 19 章)(267)。这个分类系统排除了瘤性和传染性的情况。该分类系统中描述的外阴病变包括特异性、变态反应性以及接触性皮炎、牛皮癣、慢性单纯性苔藓、硬化性苔藓、扁平苔藓、类天疱疮、口腔溃疡、白塞病和克罗恩病。

硬化性苔藓

硬化性苔藓是最常见的外阴白色病变。硬化性苔藓可以出现在任何年龄段,但是最常见于绝经后的女性和青春期前的女孩(图 14.14)。临床症状有瘙痒、性交困难以及灼烧感。硬化性苔藓的特征表现主要有不同程度的外阴萎缩,小阴唇缩小甚至消失,解剖标志的闭塞,大阴唇变薄有时候阴蒂包皮闭锁,这些都与皮下脂肪减少有关。外阴表皮苍白,有光泽和褶皱(描述为具有"卷烟纸"样的特征),经常出现皲裂和脱皮。病变多呈对称性分布,经常延伸至会阴及肛周区域。活检用于明确诊断。浸润癌与硬化性苔藓有关,但是这种显著的关联性并没有明确的因果关系(268)。

治疗上主要是局部使用超效类固醇,比如 0.05% 的氯倍他索(clobetasol),大约 93% 的患者治疗效果满意。维持治疗常常十分重要,采用逐渐减量的方法,从局部使用超效类固醇过渡到中效,最终过渡到低效类固醇,能够有助于持续地缓解症状(269~271)。尽管 FDA 发出警告磷酸酶抑制剂这类药物可能有发生癌症的风险,因此建议避免长时间使用,但是对于局部使用类固醇无效的患者,局部使用磷酸酶抑制剂**吡美莫司**或**他克莫司**可能有效(272)。

外阴癌前病变

外阴鳞状细胞上皮内瘤变最常见于绝经后妇女,当然也可以出现在育龄妇女中。尽管可以描述为"肿块",并且有时可能与尖锐湿疣相混淆,但瘙痒是最常见的症状(268)。

最新术语描述了两种类型的 VIN：一般类型的 VIN 是指典型的与 HPV 相关的 VIN，包含了以前的疣状、基底细胞样和混合类型的 VIN2 或 VIN3，以及分化型的 VIN(273)。病变表现为增厚和过度角化，并可能出现脱皮。病变可以散在分布，但也可以呈对称分布或者多灶性分布。大约 1/3 女性有 HPV 相关宫颈疾病或湿疣的病史(268)。大多数 VIN 患者抽烟。活检对于确定诊断、排除恶性可能而言都是非常必要的。VIN 的处理见第 19 章。

尿道病变

尿道和阴道具有共同的胚胎来源，并且是类固醇激素依赖的组织。尿道肉阜以及尿道黏膜脱垂也可以作为外阴病变在其他年龄组患者中出现，但是最常见于老年妇女。两种疾病均可以通过局部或者全身使用雌激素制剂治疗。各种各样的外阴皮肤病变，包括有脂溢性角化、草莓状血管瘤(老年性血管瘤)，在衰老的皮肤上更常见。

绝经后阴道疾病

高达 50% 的绝经后妇女，萎缩性阴道炎伴有症状(257)。临床表现包括尿道外尿痛、瘙痒、触痛、性交困难以及出血，是由于皮肤皲裂或者溃疡引起的。另外，临床发现包括阴道黏膜外观发亮、平、薄、缺乏褶皱，对阴道分泌物的显微镜检查发现白细胞数量增加。局部或者全身使用雌激素是有效的治疗方法，可以有效地控制症状，通过治疗恢复正常的pH(274,275)。局部雌激素治疗时全身吸收的剂量以及吸收率，随着萎缩程度的不同而不同。如果不希望使用雌激素或有使用禁忌，局部使用润肤剂也有一定疗效的。使用阴道润滑剂缓解绝经后女性性生活困难的症状普遍有效(275)。

（周莹　潘凌亚　译）

参考文献

1. **Biro FM, Lucky AW, Simbartl LA, et al.** Pubertal maturation in girls and the relationship to anthropometric changes: pathways through puberty. *J Pediatr* 2003;142:643–646.
2. **Herman-Giddens ME, Slora EJ, Wasserman RC, et al.** Secondary sexual characteristics and menses in young girls seen in office practice: a study from the Pediatric Research in Office Settings network. *Pediatrics* 1997;99:505–512.
3. **Euling SY, Herman-Giddens ME, Lee PA, et al.** Examination of US puberty-timing data from 1940 to 1994 for secular trends: panel findings. *Pediatrics.* 2008;121(Suppl 3):S172–S191.
4. **Apter D, Hermanson E.** Update on female pubertal development. *Curr Opin Obstet Gynecol* 2002;14:475–481.
5. **Marshall WA, Tanner JM.** Variations in pattern of pubertal changes in girls. *Arch Dis Child* 1969;44:291–303.
6. **Harlan WR, Harlan EA, Grillo GP.** Secondary sex characteristics of girls 12 to 17 years of age: the U.S. Health Examination Survey. *J Pediatr* 1980;96:1074–1078.
7. **Anveden-Hertzberg L, Gauderer MW, Elder JS.** Urethral prolapse: an often misdiagnosed cause of urogenital bleeding in girls. *Pediatr Emerg Care* 1995;11:212–214.
8. **Allen AL, Siegfried EC.** The natural history of condyloma in children. *J Am Acad Dermatol* 1998;39:951–955.
9. **Siegfried E, Rasnick-Conley J, Cook S, et al.** Human papillomavirus screening in pediatric victims of sexual abuse. *Pediatrics* 1998;101(Pt 1):43–47.
10. **Powell J, Wojnarowska F.** Childhood vulval lichen sclerosus and sexual abuse are not mutually exclusive diagnoses. *BMJ* 2000; 320:311.
11. **Powell J, Wojnarowska F.** Childhood vulvar lichen sclerosus: an increasingly common problem. *J Am Acad Dermatol* 2001;44:803–806.
12. **Smith YR, Berman DR, Quint EH.** Premenarchal vaginal discharge: findings of procedures to rule out foreign bodies. *J Pediatr Adolesc Gynecol* 2002;15:227–230.
13. **Kaplowitz PB, Oberfield SE.** Reexamination of the age limit for defining when puberty is precocious in girls in the United States: implications for evaluation and treatment. Drug and Therapeutics and Executive Committees of the Lawson Wilkins Pediatric Endocrine Society. *Pediatrics* 1999;104(Pt 1):936–941.
14. **Flinn S.** Child sexual abuse I: an overview. Advocates for Youth 1995 available at http://www.advocatesforyouth.org/index.php?option= com_content&task=view&id=410&Itemid=336.
15. **Anonymous.** American Medical Association Diagnostic and Treatment Guidelines on Child Sexual Abuse. *Arch Fam Med* 1993;2:19–27.
16. **Iqbal CW, Jrebi NY, Zielinski MD et al.** Patterns of accidental genital trauma in young girls and indications for operative management. *J Pediatr Surg* 2010;45:930–933.
17. **Adams JA.** Evolution of a classification scale: medical evaluation of suspected child sexual abuse. *Child Maltreat* 2001;6:31–36.
18. **Sapp MV, Vandeven AM.** Update on childhood sexual abuse. *Curr Opin Pediatr* 2005;17:258–264.
19. **Holm K, Laursen EM, Brocks V, et al.** Pubertal maturation of the internal genitalia: an ultrasound evaluation of 166 healthy girls. *Ultrasound Obstet Gynecol* 1995;6:175–181.
20. **Oltmann SC, Garcia N, Barber R, et al.** Can we preoperatively risk stratify ovarian masses for malignancy? *J Pediatr Surg* 2010;45:130–134.
21. **Servaes S, Victoria T, Lovrenski J, et al.** Contemporary pediatric gynecologic imaging. *Semin Ultrasound CT MR* 2010;31:116–140.
22. **Stepanian M, Cohn DE.** Gynecologic malignancies in adolescents. *Adolesc Med Clin* 2004;15:549–568.
23. **Breen JL, Maxson WS.** Ovarian tumors in children and adolescents. *Clin Obstet Gynecol* 1977;20:607–623.
24. **Diamond MP, Baxter JW, Peerman CG Jr, et al.** Occurrence of ovarian malignancy in childhood and adolescence: a community-wide evaluation. *Obstet Gynecol* 1988;71(Pt 1):858–860.
25. **van Winter JT, Simmons PS, Podratz KC.** Surgically treated adnexal masses in infancy, childhood, and adolescence. *Am J Obstet Gynecol* 1994;170:1780–1789.
26. **Helmrath MA, Shin CE, Warner BW.** Ovarian cysts in the pediatric

population. *Semin Pediatr Surg* 1998;7:19–28.

27. **Warner BW, Kuhn JC, Barr LL.** Conservative management of large ovarian cysts in children: the value of serial pelvic ultrasonography. *Surgery* 1992;112:749–755.

28. **Hernon M, McKenna J, Busby G, et al.** The histology and management of ovarian cysts found in children and adolescents presenting to a children's hospital from 1991 to 2007: a call for more paediatric gynaecologists. *BJOG* 2010;117:181–184.

29. **Lee PA, Houk CP, Ahmed SF, et al.** Consensus statement on management of intersex disorders. International Consensus Conference on Intersex. *Pediatrics* 2006;118:e488–e500.

30. **Consortium on the Management of Disorders of Sex Development.** Clinical guidelines for the management of disorders of sex development in childhood. Intersex Society of North America. Available at http://dsdguidelines.org/files/clinical.pdf.

31. **Muram D, Buxton BH.** The importance of the gynecologic examination in the newborn. *J Tenn Med Assoc* 1983;76:239.

32. **Posner JC, Spandorfer PR.** Early detection of imperforate hymen prevents morbidity from delays in diagnosis. *Pediatrics* 2005;115:1008–1012.

33. **Berenson AB.** A longitudinal study of hymenal morphology in the first 3 years of life. *Pediatrics* 1995;95:490–496.

34. **Hillard PJ.** Imperforate hymen. *eMedicine* 2010. Available online at: http://emedicine.medscape.com/article/269050-overview

35. **Garmendia G, Miranda N, Borroso S, et al.** Regression of infancy hemangiomas with recombinant IFN-alpha 2b. *J Interferon Cytokine Res* 2001;21:31–38.

36. **Bouchard S, Yazbeck S, Lallier M.** Perineal hemangioma, anorectal malformation, and genital anomaly: a new association? *J Pediatr Surg* 1999;34:1133–1135.

37. **Stricker T, Navratil F, Sennhauser FH.** Vulvovaginitis in prepubertal girls. *Arch Dis Child* 2003;88:324–326.

38. **Pokorny SF.** The genital examination of the infant through adolescence. *Curr Opin Obstet Gynecol* 1993;5:753–757.

39. **Emans SJ.** Office Evaluation of the Child and Adolescent in **Emans, SJ, Laufer MR, Goldstein DP, eds.** *Pediatric and adolescent gynecology.* 5th ed. Philadelphia: Lippincott Williams & Wilkins, 2005: 1–50.

40. **Van Eyk N, Allen L, Giesbrecht E, et al.** Pediatric vulvovaginal disorders: a diagnostic approach and review of the literature. *J Obstet Gynaecol Can* 2009;31:850–862.

41. **Garzon MC, Paller AS.** Ultrapotent topical corticosteroid treatment of childhood genital lichen sclerosus. *Arch Dermatol* 1999;135:525–528.

42. **Muram D.** Treatment of prepubertal girls with labial adhesions. *J Pediatr Adolesc Gynecol* 1999;12:67–70.

43. **Shapiro RA, Makoroff KL.** Sexually transmitted diseases in sexually abused girls and adolescents. *Curr Opin Obstet Gynecol* 2006;18:492–497.

44. **Adams JA.** Medical evaluation of suspected child sexual abuse. *J Pediatr Adolesc Gynecol* 2004;17:191–197.

45. **Sinal SH, Woods CR.** Human papillomavirus infections of the genital and respiratory tracts in young children. *Semin Pediatr Infect Dis* 2005;16:306–316.

46. **Huppert JS, Gerber MA, Deitch HR, et al.** Vulvar ulcers in young females: a manifestation of aphthosis. *J Pediatr Adolesc Gynecol* 2006;19:195–204.

47. **Herman-Giddens ME.** Vaginal foreign bodies and child sexual abuse. *Arch Pediatr Adolesc Med* 1994;148:195–200.

48. **Siegel RM, Schubert CJ, Myers PA, et al.** The prevalence of sexually transmitted diseases in children and adolescents evaluated for sexual abuse in Cincinnati: rationale for limited STD testing in prepubertal girls. *Pediatrics* 1995;96:1090–1094.

49. **Herbst R.** Perineal streptococcal dermatitis/disease: recognition and management. *Am J Clin Dermatol* 2003;4:555–560.

50. **Pokorny SF, Stormer J.** Atraumatic removal of secretions from the prepubertal vagina. *Am J Obstet Gynecol* 1987;156:581–582.

51. **Treloar AE, Boynton RE, Behn BG, et al.** Variation of the human menstrual cycle through reproductive life. *Int J Fertil* 1967;12(Pt 2):77–126.

52. **Hillard PJ.** Menstruation in young girls: a clinical perspective. *Obstet Gynecol* 2002;99:655–662.

53. **Flug D, Largo RH, Prader A.** Menstrual patterns in adolescent Swiss girls: a longitudinal study. *Ann Hum Biol* 1984;11:495–508.

54. **World Health Organization Task Force on Adolescent Reproductive Health.** Longitudinal study of menstrual patterns in the early postmenarcheal period. Duration of bleeding episodes and menstrual cycles. *J Adolesc Health Care* 1986;7:236–244.

55. **Fraser IS, Critchley HO, Munro MG, et al.** A process designed to lead to international agreement on terminologies and definitions used to describe abnormalities of menstrual bleeding. *Fertil Steril* 2007;87:466–476.

56. **Fraser IS, McCarron G, Markham R, et al.** Blood and total fluid content of menstrual discharge. *Obstet Gynecol* 1985;65:194–198.

57. **Warner PE, Critchley, HO, Lumsden, MA, et al.** Menorrhagia II: is the 80-mL blood loss criterion useful in management of complaint of menorrhagia? *Am J Obstet Gynecol* 2004;190:1224–1229.

58. **Warner PE, Critchley HO, Lumsden MA, et al.** Menorrhagia I: measured blood loss, clinical features, and outcome in women with heavy periods: a survey with follow-up data. *Am J Obstet Gynecol* 2004;190:1216–1223.

59. **Fraser IS, McCarron G, Markham R.** A preliminary study of factors influencing perception of menstrual blood loss volume. *Am J Obstet Gynecol* 1984;149:788–793.

60. **Venturoli S, Porcu E, Fabbri R, et al.** Menstrual irregularities in adolescents: hormonal pattern and ovarian morphology. *Horm Res* 1986;24:269–279.

61. **ACOG Committee Opinion No. 349.** Menstruation in girls and adolescents: using the menstrual cycle as a vital sign. *Obstet Gynecol* 2006;108:1323–1328.

62. **Apter D, Vihko R.** Early menarche, a risk factor for breast cancer, indicates early onset of ovulatory cycles. *J Clin Endocrinol Metab* 1983;57:82–86.

63. **Gavin L, MacKay AP, Brown K, et al.** Sexual and reproductive health of persons aged 10–24 years—United States, 2002–2007. *MMWR Surveill Summ* 2009;58:1–58.

64. **Fraser IS, Hickey M, Song JY.** A comparison of mechanisms underlying disturbances of bleeding caused by spontaneous dysfunctional uterine bleeding or hormonal contraception. *Hum Reprod* 1996;11(Suppl 2):165–178.

65. **Rosenberg MJ, Burnhill MS, Waugh MS, et al.** Compliance and oral contraceptives: a review. *Contraception* 1995;52:137–141.

66. **Rosenberg MJ, Long SC.** Oral contraceptives and cycle control: a critical review of the literature. *Adv Contracept* 1992;8(Suppl 1):35–45.

67. **Oakley D, Sereika S, Bogue EL.** Oral contraceptive pill use after an initial visit to a family planning clinic. *Fam Plann Perspect* 1991;23:150–154.

68. **Balassone ML.** Risk of contraceptive discontinuation among adolescents. *J Adolesc Health Care* 1989;10:527–533.

69. **Woods JL, Shew ML, Tu W, et al.** Patterns of oral contraceptive pill-taking and condom use among adolescent contraceptive pill users. *J Adolesc Health* 2006;39:381–387.

70. **Mishell DR Jr, Guillebaud J, Westhoff C, et al.** Combined hormonal contraceptive trials: variable data collection and bleeding assessment methodologies influence study outcomes and physician perception. *Contraception* 2007;75:4–10.

71. **Fraser IS.** Bleeding arising from the use of exogenous steroids. *Baillieres Best Pract Res Clin Obstet Gynecol* 1999;13:203–222.

72. **Abdel-Aleem H, d'Arcangues C, Vogelsong KM, et al.** Treatment of vaginal bleeding irregularities induced by progestin only contraceptives. *Cochrane Database Syst Rev* 2007;4:CD003449.

73. **Kaunitz AM.** Long-acting injectable contraception with depot medroxyprogesterone acetate. *Am J Obstet Gynecol* 1994;170(Pt 2):1543–1549.

74. **Kaunitz AM.** Current concepts regarding use of DMPA. *J Reprod Med* 2002;47(Suppl):785–789.

75. **Lockwood CJ, Schatz F, Krikun G.** Angiogenic factors and the endometrium following long term progestin only contraception. *Histol Histopathol* 2004;19:167–172.

76. **Krettek JE, Arkin SI, Chaisilwattana P, et al.** Chlamydia trachomatis in patients who used oral contraceptives and had intermenstrual spotting. *Obstet Gynecol* 1993;81(Pt 1):728–731.

77. **Ferenczy A.** Pathophysiology of endometrial bleeding. *Maturitas* 2003;45:1–14.

78. **Claessens EA, Cowell CA.** Acute adolescent menorrhagia. *Am J Obstet Gynecol* 1981;139:277–280.

79. **Philipp CS, Faiz A, Dowling N, et al.** Age and the prevalence of bleeding disorders in women with menorrhagia. *Obstet Gynecol* 2005;105:61–66.

80. **James AH.** Bleeding disorders in adolescents. *Obstet Gynecol Clin North Am* 2009;36:153–162.

81. **James AH, Kouides PA, Abdul-Kadir R, et al.** Von Willebrand dis-

ease and other bleeding disorders in women: consensus on diagnosis and management from an international expert panel. *Am J Obstet Gynecol* 2009;201:12e1–e8.

82. **Workowski KA, Berman SM.** Sexually transmitted diseases treatment guidelines, 2006. *MMWR Recomm Rep* 2006;55(RR11):1–94.

83. **Gray-Swain MR, Peipert JF.** Pelvic inflammatory disease in adolescents. *Curr Opin Obstet Gynecol* 2006;18:503–510.

84. **Carmina E, Oberfield SE, Lobo RA.** The diagnosis of polycystic ovary syndrome in adolescents. *Am J Obstet Gynecol* 2010;203:201e1–e5.

85. **Rosenfield RL, Lucky AW.** Acne, hirsutism, and alopecia in adolescent girls. Clinical expressions of androgen excess. *Endocrinol Metab Clin North Am* 1993;22:507–532.

86. **Legro RS.** Detection of insulin resistance and its treatment in adolescents with polycystic ovary syndrome. *J Pediatr Endocrinol Metab* 2002;15(Suppl 5):1367–1378.

87. **ACOG Practice Bulletin No. 109.** Cervical cytology screening. *Obstet Gynecol* 2009;114:1409–1420.

88. **Church DG, Vancil JM, Vasanawala SS.** Magnetic resonance imaging for uterine and vaginal anomalies. *Curr Opin Obstet Gynecol* 2009;21:379–389.

89. **Economy KE, Barnewolt C, Laufer MR.** A comparison of MRI and laparoscopy in detecting pelvic structures in cases of vaginal agenesis. *J Pediatr Adolesc Gynecol* 2002;15:101–104.

90. **Warren-Ulanch J, Arslanian S.** Treatment of PCOS in adolescence. *Best Pract Res Clin Endocrinol Metab* 2006;20:311–330.

91. **Demers C, Derzko C, David M, et al.** Gynaecological and obstetric management of women with inherited bleeding disorders. *Int J Gynaecol Obstet* 2006;95:75–87.

92. **Parker MA, Sneddon AE, Arbon P.** The menstrual disorder of teenagers (MDOT) study: determining typical menstrual patterns and menstrual disturbance in a large population-based study of Australian teenagers. *BJOG* 2010;117:185–192.

93. **Lethaby A, Augood C, Duckitt K, et al.** Nonsteroidal anti-inflammatory drugs for heavy menstrual bleeding. *Cochrane Database Syst Rev* 2007;4:CD000400.

93a. **U.S. Food and Drug Adminstration.** FDA approves lysteda to treat heavy menstrual bleeding. http://www.fda.gov/AboutFDA/Stay Informed/RSSFeeds/ucm144575.htm

94. **Finer LB, Henshaw SK.** Disparities in rates of unintended pregnancy in the United States, 1994 and 2001. *Perspect Sex Reprod Health* 2006;38:90–96.

95. **Anonymous.** *Facts on American teens' sexual and reproductive health*. New York: Guttmacher Institute, 2010.

96. **Anonymous.** How is the 3 in 10 statistic calculated? Fact Sheet, The National Campaign to Prevent Teen Pregnancy. Pregnancy. Washington, DC: 2008. Available at http://www.thenationalcampaign.org/resources/pdf/FastFacts_3in10.pdf

97. **Lethaby A, Irvine G, Cameron I.** Cyclical progestogens for heavy menstrual bleeding. *Cochrane Database Syst Rev* 2008;1:CD001016.

98. **Speroff L, Fritz MA.** Dysfunctional uterine bleeding. In *Clinical gynecologic endocrinology and infertility*. New York: Lippincott Williams & Wilkins, 2005:558–559.

99. **Fraser IS, Porte RJ, Kouides PA, et al.** A benefit-risk review of systemic haemostatic agents: part 2: in excessive or heavy menstrual bleeding. *Drug Saf* 2008;31:275–282.

100. **Lethaby AE, Cooke I, Rees M.** Progesterone or progestogen-releasing intrauterine systems for heavy menstrual bleeding. *Cochrane Database Syst Rev* 2005;4:CD002126.

101. **Yen S, Saah T, Hillard PJ.** IUDs and adolescents—an under-utilized opportunity for pregnancy prevention. *J Pediatr Adolesc Gynecol* 2010;23:123–128.

102. **Nelson AL.** Levonorgestrel intrauterine system: a first-line medical treatment for heavy menstrual bleeding. *Womens Health (Lond)* 2010;6:347–356.

103. **ACOG Committee Opinion No. 448.** Menstrual manipulation for adolescents with disabilities. *Obstet Gynecol* 2009;114:1428–1431.

104. **Kucuk T, Ertan K.** Continuous oral or intramuscular medroxyprogesterone acetate versus the levonorgestrel releasing intrauterine system in the treatment of perimenopausal menorrhagia: a randomized, prospective, controlled clinical trial in female smokers. *Clin Exp Obstet Gynecol* 2008;35:57–60.

105. **Martin-Johnston MK, Okoji OY, Armstrong A.** Therapeutic amenorrhea in patients at risk for thrombocytopenia. *Obstet Gynecol Surv* 2008;63:395–402; quiz 405.

106. **Legro RS, Pauli LG, Kunselman AR, et al.** Effects of continuous

versus cyclical oral contraception: a randomized controlled trial. *J Clin Endocrinol Metab* 2008;93:420–429.

107. **Pillai M, O'Brien K, Hill E.** The levonorgestrel intrauterine system (Mirena) for the treatment of menstrual problems in adolescents with medical disorders, or physical or learning disabilities. *BJOG* 2010;117:216–221.

108. **Miller L, Hughes JP.** Continuous combination oral contraceptive pills to eliminate withdrawal bleeding: a randomized trial. *Obstet Gynecol* 2003;101:653–661.

109. **Baldaszti E, Wimmer-Puchinger B, Loschke K.** Acceptability of the long-term contraceptive levonorgestrel-releasing intrauterine system (Mirena): a 3-year follow-up study. *Contraception* 2003;67:87–91.

110. **Diaz S, Croxatto HB, Pavez M, et al.** Clinical assessment of treatments for prolonged bleeding in users of Norplant implants. *Contraception* 1990;42:97–109.

111. **Bulas DI, Ahlstrom PA, Sivit CJ, et al.** Pelvic inflammatory disease in the adolescent: comparison of transabdominal and transvaginal sonographic evaluation. *Radiology* 1992;183:435–439.

112. **Kozlowski KJ.** Ovarian masses. *Adolesc Med* 1999;10:337–350, vii.

113. **Looijenga LH, Hersmus R, de Leeuw BH, et al.** Gonadal tumours and DSD. *Best Pract Res Clin Endocrinol Metab* 2010;24:291–310.

114. **Schellhas HF.** Malignant potential of the dysgenetic gonad. Part 1. *Obstet Gynecol* 1974;44:298–309.

115. **Cools M, Looijenga LH, Wolfenbuttel KP, et al.** Disorders of sex development: update on the genetic background, terminology and risk for the development of germ cell tumors. *World J Pediatr* 2009;5:93–102.

116. **Linam LE, Darolia R, Nafaa LN, et al.** US findings of adnexal torsion in children and adolescents: size really does matter. *Pediatr Radiol* 2007;37:1013–1019.

117. **Servaes S, Zurakowski D, Laufer MR, et al.** Sonographic findings of ovarian torsion in children. *Pediatr Radiol* 2007;37:446–451.

118. **Breech LL, Hillard PJ.** Adnexal torsion in pediatric and adolescent girls. *Curr Opin Obstet Gynecol* 2005;17:483–489.

119. **Laufer MR, Goltein L, Bush M, et al.** Prevalence of endometriosis in adolescent girls with chronic pelvic pain not responding to conventional therapy. *J Pediatr Adolesc Gynecol* 1997;10:199–202.

120. **Laufer MR, Sanfilippo J, Rose G.** Adolescent endometriosis: diagnosis and treatment approaches. *J Pediatr Adolesc Gynecol* 2003;16(Suppl):S3–S11.

121. **Capito C, Echaleb A, Lortat-Jacob S, et al.** Pitfalls in the diagnosis and management of obstructive uterovaginal duplication: a series of 32 cases. *Pediatrics* 2008;122:e891–e897.

122. **Martinez F, Lopez-Arregui E.** Infection risk and intrauterine devices. *Acta Obstet Gynecol Scand* 2009;88:246–250.

123. **Baeten JM, Nyange PM, Richardson BA, et al.** Hormonal contraception and risk of sexually transmitted disease acquisition: results from a prospective study. *Am J Obstet Gynecol* 2001;185:380–385.

124. **Eaton DK, Kann L, Kinchen S, et al.** Youth risk behavior surveillance—United States, 2009. *MMWR Surveill Summ* 2010;59:1–142.

125. **Mol BW, Ankum WM, Bossuyt PM, et al.** Contraception and the risk of ectopic pregnancy: a meta-analysis. *Contraception* 1995;52:337–341.

126. **Molander P, Cacciatore B, Sjoberg J, et al.** Laparoscopic management of suspected acute pelvic inflammatory disease. *J Am Assoc Gynecol Laparosc* 2000;7:107–110.

127. **Aboulghar MA, Mansour RT, Serour GI.** Ultrasonographically guided transvaginal aspiration of tuboovarian abscesses and pyosalpinges: an optional treatment for acute pelvic inflammatory disease. *Am J Obstet Gynecol* 1995;172:1501–1503.

128. **Buchweitz O, Malik E, Kressin P, et al.** Laparoscopic management of tubo-ovarian abscesses: retrospective analysis of 60 cases. *Surg Endosc* 2000;14:948–950.

129. **Muram D, Gold SS.** Vulvar ulcerations in girls with myelocytic leukemia. *South Med J* 1993;86:293–294.

130. **Reddy J, Laufer MR.** Hypertrophic labia minora. *J Pediatr Adolesc Gynecol* 2010;23:3–6.

131. **Ferris DG, Nyirjesy P, Sobel JD, et al.** Over-the-counter antifungal drug misuse associated with patient-diagnosed vulvovaginal candidiasis. *Obstet Gynecol* 2002;99:419–425.

132. **Workowski KA, Berman S.** Sexually transmitted diseases Treatment guidelines 2010. *MMWR Recomm Rep* 2010;59(RR12):1–110.

133. **Majewski S, et al.** The impact of a quadrivalent human papillomavirus (types 6, 11, 16, 18) virus-like particle vaccine in European

women aged 16 to 24. *J Eur Acad Dermatol Venereol* 2009;23:1147–1155.

134. **Huppert JS, Biro FM, Mehrabi J, et al.** Urinary tract infection and chlamydia infection in adolescent females. *J Pediatr Adolesc Gynecol* 2003;16:133–137.

135. **Cook RL, Hutchison SL, Ostergaard L, et al.** Systematic review: noninvasive testing for *Chlamydia trachomatis* and *Neisseria gonorrhoeae. Ann Intern Med* 2005;142:914–925.

136. **Schuchat A, Broome CV.** Toxic shock syndrome and tampons. *Epidemiol Rev* 1991;13:99–112.

137. **Hajjeh RA, Reingold A, Weil A, et al.** Toxic shock syndrome in the United States: surveillance update, 1979–1996. *Emerg Infect Dis* 1999;5:807–810.

138. **Hochwalt A, Parsonnet J, Modern P.** Vaginal *S. aureus* and TSST-1 antibody prevalence among teens. Poster presentation at North American Society for Pediatric and Adolescent Gynecology, 2005. New Orleans, LA.

139. **Reichman O, Sobel JD.** MRSA infection of buttocks, vulva, and genital tract in women. *Curr Infect Dis Rep* 2009;11:465–470.

140. **Brook I.** Microbiology and management of polymicrobial female genital tract infections in adolescents. *J Pediatr Adolesc Gynecol* 2002;15:217–226.

141. **Fraser IS, Critchley HO, Munro MG.** Abnormal uterine bleeding: getting our terminology straight. *Curr Opin Obstet Gynecol* 2007;19:591–595.

142. **Fraser IS, Warner P, Marantos PA.** Estimating menstrual blood loss in women with normal and excessive menstrual fluid volume. *Obstet Gynecol* 2001;98(Pt 1):806–814.

143. **ACOG Practice Bulletin.** Management of anovulatory bleeding. *Int J Gynaecol Obstet* 2001;72:263–271.

144. **Mosher WD, Jones J.** Use of contraception in the United States: 1982–2008. *Vital Health Stat* 2010;23:1–44.

145. **Henshaw SK.** Unintended pregnancy in the United States. *Fam Plann Perspect* 1998;30:24–29, 46.

146. **Moodliar S, Bagratee JS, Moodley J.** Medical vs. surgical evacuation of first-trimester spontaneous abortion. *Int J Gynaecol Obstet* 2005;91:21–26.

147. **Ballagh SA, Harris HA, Demasio K.** Is curettage needed for uncomplicated incomplete spontaneous abortion? *Am J Obstet Gynecol* 1998;179:1279–1282.

148. **Fontanarosa M, Galiberti S, Fontanarosa N.** Fertility after non-surgical management of the symptomatic first-trimester spontaneous abortion. *Minerva Ginecol* 2007;59:591–594.

149. **Sotiriadis A, Makrydimas G, Papatheodorou S, et al.** Expectant, medical, or surgical management of first-trimester miscarriage: a meta-analysis. *Obstet Gynecol* 2005;105(Pt 1):1104–1113.

150. **Stubblefield PG.** Menstrual impact of contraception. *Am J Obstet Gynecol* 1994;170(Pt 2):1513–1522.

151. **Rosenberg MJ, Waugh MS, Burnhill MS.** Compliance, counseling and satisfaction with oral contraceptives: a prospective evaluation. *Fam Plann Perspect* 1998;30:89–92, 104.

152. **Rosenberg MJ, Waugh MS, Meehan TE.** Use and misuse of oral contraceptives: risk indicators for poor pill taking and discontinuation. *Contraception* 1995;51:283–288.

153. **Bachmann G, Korner P.** Bleeding patterns associated with non-oral hormonal contraceptives: a review of the literature. *Contraception* 2009;79:247–258.

154. **ACOG Committee Opinion No. 450.** Increasing use of contraceptive implants and intrauterine devices to reduce unintended pregnancy. *Obstet Gynecol* 2009;114:1434–1438.

155. **Krassas GE.** Thyroid disease and female reproduction. *Fertil Steril* 2000;74:1063–1070.

156. **Rebar RW.** Premature ovarian failure. *Obstet Gynecol* 2009;113: 1355–1363.

157. **Nelson LM.** Clinical practice. Primary ovarian insufficiency. *N Engl J Med* 2009;360:606–614.

158. **Azziz R, Woods KS, Reyna R, et al.** The prevalence and features of the polycystic ovary syndrome in an unselected population. *J Clin Endocrinol Metab* 2004;89:2745–1749.

159. **Guzick DS.** Polycystic ovary syndrome. *Obstet Gynecol* 2004;103: 181–193.

160. **Palomba S, Falbo A, Russo T, et al.** Systemic and local effects of metformin administration in patients with polycystic ovary syndrome (PCOS): relationship to the ovulatory response. *Hum Reprod* 2010;25:1005–1013.

161. **Cibula D, Fanta M, Vrbikova J, et al.** The effect of combination therapy with metformin and combined oral contraceptives (COC)

versus COC alone on insulin sensitivity, hyperandrogenaemia, SHBG and lipids in PCOS patients. *Hum Reprod* 2005;20:180–184.

162. **Ryan GL, Syrop CH, Van Voorhis BJ.** Role, epidemiology, and natural history of benign uterine mass lesions. *Clin Obstet Gynecol* 2005;48:312–324.

163. **Okolo S.** Incidence, aetiology and epidemiology of uterine fibroids. *Best Pract Res Clin Obstet Gynaecol* 2008;22:571–588.

164. **Day Baird D, Dunson DB, Hill MC, et al.** High cumulative incidence of uterine leiomyoma in black and white women: ultrasound evidence. *Am J Obstet Gynecol* 2003;188:100–107.

165. **Tamura-Sadamori R, Emoto M, Naganuma Y, et al.** The sonohysterographic difference in submucosal uterine fibroids and endometrial polyps treated by hysteroscopic surgery. *J Ultrasound Med* 2007;26:941–948.

166. **Lieng M, Qvigstad E, Dahl GF, et al.** Flow differences between endometrial polyps and cancer: a prospective study using intravenous contrast-enhanced transvaginal color flow Doppler and three-dimensional power Doppler ultrasound. *Ultrasound Obstet Gynecol* 2008;32:935–940.

167. **Dreisler E, Stampe Sorenson S, Ibsen PH, et al.** Prevalence of endometrial polyps and abnormal uterine bleeding in a Danish population aged 20–74 years. *Ultrasound Obstet Gynecol* 2009;33:102–108.

168. **Lieng M, Istre O, Sandvik L, et al.** Prevalence, 1-year regression rate, and clinical significance of asymptomatic endometrial polyps: cross-sectional study. *J Minim Invasive Gynecol* 2009;16:465–471.

169. **DeWaay DJ, Syrop CH, Nygaard IE, et al.** Natural history of uterine polyps and leiomyomata. *Obstet Gynecol* 2002;100:3–7.

170. **Lieng M, Istre O, Qvigstad E.** Treatment of endometrial polyps: a systematic review. *Acta Obstet Gynecol Scand* 2010;89:992–1002.

171. **James AH, Manco-Johnson MJ, Yawn BP, et al.** Von Willebrand disease: key points from the 2008 National Heart, Lung, and Blood Institute guidelines. *Obstet Gynecol* 2009;114:674–678.

172. **Dubinsky TJ.** Value of sonography in the diagnosis of abnormal vaginal bleeding. *J Clin Ultrasound* 2004;32:348–353.

173. **Bignardi T, Van den Bosch T, Condous G.** Abnormal uterine and post-menopausal bleeding in the acute gynaecology unit. *Best Pract Res Clin Obstet Gynaecol* 2009;23:595–607.

174. **Breitkopf DM, Frederickson RA, Snyder RR.** Detection of benign endometrial masses by endometrial stripe measurement in premenopausal women. *Obstet Gynecol* 2004;104:120–125.

175. **Lane BF, Wong-You-Cheong JJ.** Imaging of endometrial pathology. *Clin Obstet Gynecol* 2009;52:57–72.

176. **Stock RJ, Kanbour A.** Prehysterectomy curettage. *Obstet Gynecol* 1975;45:537–541.

177. **Grimes DA.** Diagnostic dilation and curettage: a reappraisal. *Am J Obstet Gynecol* 1982;142:1–6.

178. **van Dongen H, de Kroon CD, Jacobi CE, et al.** Diagnostic hysteroscopy in abnormal uterine bleeding: a systematic review and meta-analysis. *BJOG* 2007;114:664–675.

179. **Clark TJ, Mann CH, Shah N, et al.** Accuracy of outpatient endometrial biopsy in the diagnosis of endometrial cancer: a systematic quantitative review. *BJOG* 2002;109:313–321.

180. **Clark TJ, Mann CH, Shah N, et al.** Accuracy of outpatient endometrial biopsy in the diagnosis of endometrial hyperplasia. *Acta Obstet Gynecol Scand* 2001;80:784–793.

181. **Heliovaara-Peippo S, Halmesmaki K, Hurskainen R, et al.** The effect of hysterectomy or levonorgestrel-releasing intrauterine system on lower abdominal pain and back pain among women treated for menorrhagia: a five-year randomized controlled trial. *Acta Obstet Gynecol Scand* 2009;88:1389–1396.

182. **Dueholm M.** Levonorgestrel-IUD should be offered before hysterectomy for abnormal uterine bleeding without uterine structural abnormalities: there are no more excuses! *Acta Obstet Gynecol Scand* 2009;88:1302–1304.

183. **ACOG Practice Bulletin.** Alternatives to hysterectomy in the management of leiomyomas. *Obstet Gynecol* 2008;112(Pt 1):387–400.

184. **Farquhar C, Brown J.** Oral contraceptive pill for heavy menstrual bleeding. *Cochrane Database Syst Rev* 2009;4:CD000154.

185. **ACOG Practice Bulletin.** Clinical management guidelines for obstetrician-gynecologists, management of endometrial cancer. *Obstet Gynecol* 2005106: 413–425.

186. **Cetin NN, Karabacak O, Korucuoglu U, et al.** Gonadotropin-releasing hormone analog combined with a low-dose oral contraceptive to treat heavy menstrual bleeding. *Int J Gynaecol Obstet* 2009;104:236–239.

187. **Haynes PJ, Hodgson H, Anderson AB, et al.** Measurement of

menstrual blood loss in patients complaining of menorrhagia. *BJOG* 1977;84:763–788.

188. **Nickelsen C.** Diagnostic and curative value of uterine curettage. *Acta Obstet Gynecol Scand* 1986;65:693–697.

189. **Banu NS, Manyonda IT.** Alternative medical and surgical options to hysterectomy. *Best Pract Res Clin Obstet Gynaecol* 2005;19:431–449.

190. **Lethaby A, Shepperd S, Cooke I, et al.** Endometrial resection / ablation techniques for heavy menstrual bleeding. *Cochrane Database Syst Rev* 2009;4:CD001501.

191. **Kuppermann M, Learman LA, Schembri M, et al.** Predictors of hysterectomy use and satisfaction. *Obstet Gynecol* 2010;115:543–551.

192. **Persson P, Brynhildsen J, Kjolhede P.** Short-term recovery after subtotal and total abdominal hysterectomy—a randomised clinical trial. *BJOG* 2010;117:469–478.

193. **Yen JY, Chen YH, Long CY, et al.** Risk factors for major depressive disorder and the psychological impact of hysterectomy: a prospective investigation. *Psychosomatics* 2008;49:137–142.

194. **Hernandez E, Miyazawa K.** The pelvic mass. Patients' ages and pathologic findings. *J Reprod Med* 1988;33:361–364.

195. **Wallach EE, Vlahos NF.** Uterine myomas: an overview of development, clinical features, and management. *Obstet Gynecol* 2004; 104:393–406.

196. **Cannistra SA.** Cancer of the ovary. *N Engl J Med* 2004;351:2519–2529.

197. **Koonings PP, Campbell K, Mishell DR Jr, et al.** Relative frequency of primary ovarian neoplasms: a 10-year review. *Obstet Gynecol* 1989;74:921–926.

198. **Holt VL, Cushing-Haugen KL, Daling JR.** Risk of functional ovarian cyst: effects of smoking and marijuana use according to body mass index. *Am J Epidemiol* 2005;161:520–525.

199. **Christensen JT, Boldsen JL, Westergaard JG.** Functional ovarian cysts in premenopausal and gynecologically healthy women. *Contraception* 2002;66:153–157.

200. **Cochrane Update.** Oral contraceptives for functional ovarian cysts. *Obstet Gynecol* 2009;114:679–680.

201. **Grimes DA, Hughes JM.** Use of multiphasic oral contraceptives and hospitalizations of women with functional ovarian cysts in the United States. *Obstet Gynecol* 1989;73: 1037–1039.

202. **Hallatt JG, Steele CH Jr, Snyder M.** Ruptured corpus luteum with hemoperitoneum: a study of 173 surgical cases. *Am J Obstet Gynecol* 1984;149:5–9.

203. **Joshi R, Dunaif A.** Ovarian disorders of pregnancy. *Endocrinol Metab Clin North Am* 1995;24:153–169.

204. **Vessey M, Metcalfe A, Wells C, et al.** Ovarian neoplasms, functional ovarian cysts, and oral contraceptives. *Br Med J (Clin Res Ed)* 1987;294:1518–1520.

205. **Holt VL, Daling JR, McKnight B, et al.** Functional ovarian cysts in relation to the use of monophasic and triphasic oral contraceptives. *Obstet Gynecol* 1992;79:529–533.

206. **Lanes SF, Birmann B, Walker AM, et al.** Oral contraceptive type and functional ovarian cysts. *Am J Obstet Gynecol* 1992;166:956–961.

207. **Grimes DA, Godwin AJ, Rubin A, et al.** Ovulation and follicular development associated with three low-dose oral contraceptives: a randomized controlled trial. *Obstet Gynecol* 1994;83:29–34.

208. **Hart RJ, Hickey M, Maouris P, et al.** Excisional surgery versus ablative surgery for ovarian endometriomata. *Cochrane Database Syst Rev* 2008;2:CD004992.

209. **Anonymous.** Revised 2003 consensus on diagnostic criteria and long-term health risks related to polycystic ovary syndrome. *Fertil Steril* 2004;81:19–25.

210. **Jonard S, Robert Y, Dewailly D.** Revisiting the ovarian volume as a diagnostic criterion for polycystic ovaries. *Hum Reprod* 2005;20:2893–2898.

211. **Polson DW, Adams J, Wadsworth J, et al.** Polycystic ovaries—a common finding in normal women. *Lancet* 1988;1:870–872.

212. **Karimzadeh MA, Javedani M.** An assessment of lifestyle modification versus medical treatment with clomiphene citrate, metformin, and clomiphene citrate-metformin in patients with polycystic ovary syndrome. *Fertil Steril* 2010;94:216–220.

213. **Kurman R, ed.** *Blaustein's pathology of the female genital track.* Vol. 5. New York: Springer, 2005.

214. **Templeman CL, Fallat ME, Lam AM, et al.** Managing mature cystic teratomas of the ovary. *Obstet Gynecol Surv* 2000;55: 738–745.

215. **Milingos S, Protopapas A, Drakakis P, et al.** Laparoscopic treatment of ovarian dermoid cysts: eleven years' experience. *J Am Assoc Gynecol Laparosc* 2004;11:478–485.

216. **Laberge PY, Levesque S.** Short-term morbidity and long-term recurrence rate of ovarian dermoid cysts treated by laparoscopy versus laparotomy. *J Obstet Gynaecol Can* 2006;28:789–793.

217. **Kondo W, Bourdel N, Cotte B, et al.** Does prevention of intraperitoneal spillage when removing a dermoid cyst prevent granulomatous peritonitis? *BJOG* 2010;117:1027–1030.

218. **Stein AL, Koonings PP, Schlaerth JB, et al.** Relative frequency of malignant parovarian tumors: should parovarian tumors be aspirated? *Obstet Gynecol* 1990;75:1029–1031.

219. **Van Calster B, Timmerman D, Bourne T, et al.** Discrimination between benign and malignant adnexal masses by specialist ultrasound examination versus serum CA-125. *J Natl Cancer Inst* 2007;99:1706–1714.

220. **ACOG Practice Bulletin.** Management of adnexal masses. *Obstet Gynecol* 2007;110:201–214.

221. **Liu J, Xu Y, Wang J.** Ultrasonography, computed tomography and magnetic resonance imaging for diagnosis of ovarian carcinoma. *Eur J Radiol* 2007;62:328–334.

222. **Medeiros LR, Rosa DD, da Rosa MI, et al.** Accuracy of ultrasonography with color Doppler in ovarian tumor: a systematic quantitative review. *Int J Gynecol Cancer* 2009;19:1214–1220.

223. **Huchon C, Staraci S, Fauconnier A.** Adnexal torsion: a predictive score for pre-operative diagnosis. *Hum Reprod* 2010;25:2276–2280.

224. **Huchon C, Fauconnier A.** Adnexal torsion: a literature review. *Eur J Obstet Gynecol Reprod Biol* 2010;150:8–12.

225. **Bottomley C, Bourne T.** Diagnosis and management of ovarian cyst accidents. *Best Pract Res Clin Obstet Gynaecol* 2009;23:711–724.

226. **Vaisbuch E, Dgani R, Ben-Arie A, et al.** The role of laparoscopy in ovarian tumors of low malignant potential and early-stage ovarian cancer. *Obstet Gynecol Surv* 2005;60:326–330.

227. **Cho JE, Liu C, Gossner G, et al.** Laparoscopy and gynecologic oncology. *Clin Obstet Gynecol* 2009;52:313–326.

228. **Mettler L, Meinhold-Heerlein I.** The value of laparoscopic surgery to stage gynecological cancers: present and future. *Minerva Ginecol* 2009;61:319–337.

229. **Minelli L, Ceccaroni M, Ruffo G, et al.** Laparoscopic conservative surgery for stage IV symptomatic endometriosis: short-term surgical complications. *Fertil Steril* 2010;94:1218–1222.

230. **Medeiros LR, Rosa DD, Bozzetti MC, et al.** Laparoscopy versus laparotomy for benign ovarian tumour. *Cochrane Database Syst Rev* 2009;2:CD004751.

231. **Ragnarsson-Olding BK, Kanter-Lewensohn LR, Lagerlof B, et al.** Malignant melanoma of the vulva in a nationwide, 25-year study of 219 Swedish females: clinical observations and histopathologic features. *Cancer* 1999;86:1273–1284.

232. **Ribe A.** Melanocytic lesions of the genital area with attention given to atypical genital nevi. *J Cutan Pathol* 2008;35(Suppl 2):24–27.

233. **Hood AF, Lumadue J.** Benign vulvar tumors. *Dermatol Clin* 1992; 10:371–385.

234. **Trager JD.** Pubic hair removal—pearls and pitfalls. *J Pediatr Adolesc Gynecol* 2006;19:117–123.

235. **Alikhan A, Lynch PJ, Eisen DB.** Hidradenitis suppurativa: a comprehensive review. *J Am Acad Dermatol* 2009;60:539–563.

236. **Hermanns-Le T, Scheen A, Pierard GE.** Acanthosis nigricans associated with insulin resistance: pathophysiology and management. *Am J Clin Dermatol* 2004;5:199–203.

237. **Higgins SP, Freemark M, Prose NS.** Acanthosis nigricans: a practical approach to evaluation and management. *Dermatol Online J* 2008;14:2.

238. **Kaufman R, Faro S, Brown D, eds.** Cystic tumors in Benign diseases of the vulva and vagina. 5 ed. Philadelphia: Elsevier Mosby, 2005:449.

239. **Word B.** Office treatment of cysts and abscess of Bartholin's gland duct. *South Med J* 1968;61(5): 514-8.

240. **Farage MA, Galask RP.** Vulvar vestibulitis syndrome: a review. *Eur J Obstet Gynecol Reprod Biol* 2005;123:9–16.

241. **Petersen CD, Lundvall L, Kristensen E, et al.** Vulvodynia. Definition, diagnosis and treatment. *Acta Obstet Gynecol Scand* 2008; 87:893–901.

242. **Moyal-Barracco M, Lynch PJ.** 2003 ISSVD terminology and classification of vulvodynia: a historical perspective. *J Reprod Med* 2004;49:772–777.

243. **Friedrich EG Jr.** Vulvar vestibulitis syndrome. *J Reprod Med* 1987;32:110–114.

244. **Sakane T, Takeno M, Suzuki N, et al.** Behçet's disease. *N Engl J*

Med 1999;341:1284–1291.

245. **Gul A.** Standard and novel therapeutic approaches to Behçet's disease. *Drugs* 2007;67:2013–2022.

246. **Furness S, Roberts H, Marjoribanks J, et al.** Hormone therapy in postmenopausal women and risk of endometrial hyperplasia. *Cochrane Database Syst Rev* 2009;2:CD000402.

247. **Sitruk-Ware R.** New hormonal therapies and regimens in the postmenopause: routes of administration and timing of initiation. *Climacteric* 2007;10:358–370.

248. **Kenemans P, van Unnik GA, Mijatovic V, et al.** Perspectives in hormone replacement therapy. *Maturitas* 2001;38(Suppl 1):S41–S48.

249. **Shoupe D.** HRT dosing regimens: continuous versus cyclic-pros and cons. *Int J Fertil Womens Med* 2001;46:7–15.

250. **ACOG Committee Opinion No. 426.** The role of transvaginal ultrasonography in the evaluation of postmenopausal bleeding. *Obstet Gynecol* 2009;113(Pt 1):462–464.

251. **Hann LE, Kim CM, Gonen M, et al.** Sonohysterography compared with endometrial biopsy for evaluation of the endometrium in tamoxifen-treated women. *J Ultrasound Med* 2003;22:1173–1179.

252. **Savelli L, De Iaco P, Santini D, et al.** Histopathologic features and risk factors for benignity, hyperplasia, and cancer in endometrial polyps. *Am J Obstet Gynecol* 2003;188:927–931.

253. **Karlsson B, Granberg S, Wikland M, et al.** Transvaginal ultrasonography of the endometrium in women with postmenopausal bleeding—a Nordic multicenter study. *Am J Obstet Gynecol* 1995;172:1488–1494.

254. **Epstein E, Valentin L.** Managing women with post-menopausal bleeding. *Best Pract Res Clin Obstet Gynaecol* 2004;18:125–143.

255. **Timmermans A, Opmeer BC, Khan KS, et al.** Endometrial thickness measurement for detecting endometrial cancer in women with postmenopausal bleeding: a systematic review and meta-analysis. *Obstet Gynecol* 2010;116:160–167.

256. **Castelo-Branco C, Cancelo MJ, Villero J, et al.** Management of post-menopausal vaginal atrophy and atrophic vaginitis. *Maturitas* 2005;52(Suppl 1):S46–S52.

257. **Santoro N, Komi J.** Prevalence and impact of vaginal symptoms among postmenopausal women. *J Sex Med* 2009;6:2133–2142.

258. **Dorr MB, Nelson AL, Mayer PR, et al.** Plasma estrogen concentrations after oral and vaginal estrogen administration in women with atrophic vaginitis. *Fertil Steril* 2010;94:2365–2368.

259. **Lacey JV Jr, Chia VM.** Endometrial hyperplasia and the risk of progression to carcinoma. *Maturitas* 2009;63:39–44.

260. **Pavlik EJ, DePriest PD, Gallion HH, et al.** Ovarian volume related to age. *Gynecol Oncol* 2000;77:410–412.

261. **Ueland FR, DePriest PD, Desimone CP, et al.** The accuracy of examination under anesthesia and transvaginal sonography in evaluating ovarian size. *Gynecol Oncol* 2005;99:400–403.

262. **Goff BA, Mandel LS, Melancon CH, et al.** Frequency of symptoms of ovarian cancer in women presenting to primary care clinics. *JAMA* 2004;291:2705–2712.

263. **Rossing MA, Wicklund KG, Cushing-Haugen KL, et al.** Predictive value of symptoms for early detection of ovarian cancer. *J Natl Cancer Inst* 2010;102:222–229.

264. **Greenlee RT, Kessel B, Williams CR, et al.** Prevalence, incidence, and natural history of simple ovarian cysts among women >55 years old in a large cancer screening trial. *Am J Obstet Gynecol* 2010;202:373e1–e9.

265. **Modesitt SC, Pavlik EJ, Ueland FR, et al.** Risk of malignancy in unilocular ovarian cystic tumors less than 10 centimeters in diameter. *Obstet Gynecol* 2003;102:594–599.

266. **ACOG Committee Opinion No. 280.** The role of the generalist obstetrician-gynecologist in the early detection of ovarian cancer. *Obstet Gynecol* 2002;100:1413–1416.

267. **Lynch PJ, Moyal-Barracco M, Bogliatto F, et al.** 2006 ISSVD classification of vulvar dermatoses: pathologic subsets and their clinical correlates. *J Reprod Med* 2007;52:3–9.

268. **Maclean AB, Jones RW, Scurry J, et al.** Vulvar cancer and the need for awareness of precursor lesions. *J Low Genit Tract Dis* 2009;13:115–117.

269. **Ayhan A, Guven ES, Guven S, et al.** Testosterone versus clobetasol for maintenance of vulvar lichen sclerosus associated with variable degrees of squamous cell hyperplasia. *Acta Obstet Gynecol Scand* 2007;86:715–719.

270. **Sinha P, Sorinola O, Luesley DM.** Lichen sclerosus of the vulva. Long-term steroid maintenance therapy. *J Reprod Med* 1999;44:621–624.

271. **Bradford J, Fischer G.** Long-term management of vulval lichen sclerosus in adult women. *Aust N Z J Obstet Gynaecol* 2010;50:148–152.

272. **Yesudian PD.** The role of calcineurin inhibitors in the management of lichen sclerosus. *Am J Clin Dermatol* 2009;10:313–318.

273. **Sideri M, Jones RW, Wilkinson EJ, et al.** Squamous vulvar intraepithelial neoplasia: 2004 modified terminology, ISSVD Vulvar Oncology Subcommittee. *J Reprod Med* 2005;50:807–810.

274. **Ballagh SA.** Vaginal hormone therapy for urogenital and menopausal symptoms. *Semin Reprod Med* 2005;23:126–140.

275. **Palacios S.** Managing urogenital atrophy. *Maturitas* 2009;63:315–318.

第15章 子宫肌瘤

William H. Parker

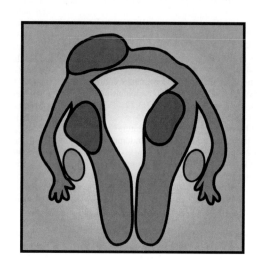

- 子宫肌瘤非常常见,大多数患者无症状,仅需观察随诊。
- 目前暂时未发现口服避孕药与子宫肌瘤之间有明确的相关关系。
- 一级亲属中有子宫肌瘤患者的妇女罹患该疾病的风险增加 2.5 倍。
- 美国黑人女性较白人女性罹患该病的风险高 2.9 倍。
- 患子宫肌瘤妇女发生盆腔痛的概率较无该疾病妇女仅有轻度增加。
- 对于子宫快速增大并无确切的定义,在绝经前女性几乎很少发生肉瘤;子宫肉瘤少见,多见于绝经后女性,一般伴有腹痛及阴道出血。
- 超声检查是鉴别子宫肌瘤与盆腔其他病理情况最常用、方便、花费少的技术手段;但磁共振成像可以更精确地评价肌瘤的数量、大小、位置,并更好地测量其与宫腔的邻近程度。
- 黏膜下肌瘤可能降低受孕率,将其剔除能够提高受孕率;浆膜下肌瘤不影响受孕,故相应的剔除术不提高受孕率;肌壁间肌瘤可能会导致受孕率轻度下降,但剔除术不提高此类患者受孕率。
- 大多数子宫肌瘤在孕期无增大。
- 对于有轻中度症状的子宫肌瘤患者,观察期待可能使治疗推迟,甚至无限期延后。
- 对于临近绝经的女性可以考虑观察期待,因为对于她们发展出新症状的时间有限,而绝经后阴道出血将停止,肌瘤体积会缩小。
- 手术治疗包括开腹子宫肌瘤剔除术、腹腔镜子宫肌瘤剔除术、宫腔镜子宫肌瘤剔除术、子宫内膜去除术,以及经腹、经阴道或腹腔镜全子宫切除术。
- 无法评价卵巢的盆腔检查不能作为手术指征。
- 即便是对于较大肌瘤,如果患者要求保留子宫,子宫肌瘤剔除术应该被认为是全子宫切除术安全的替换方案。
- 黏膜下肌瘤常导致月经量增多或不孕,通常可以经宫腔镜予以剔除。
- 常规超声检查随诊是敏感的,但经常能发现很多无临床意义的肌瘤。

- 子宫动脉栓塞术对于某些肌瘤患者是有效的治疗手段。该方法对于卵巢早衰、受孕及妊娠的影响尚不明确。

子宫肌瘤是一个重要的卫生保健问题,因为它是全子宫切除术最常见的手术指征,美国约有 240 000 例肌瘤患者行全子宫切除(1)。相比之下,该年份内施行约 30 000 例肌瘤剔除术。美国每年因为子宫肌瘤住院手术的花费为 21 亿元美元,而门诊手术、药物及非药物治疗花费,以及脱离工作及家庭的时间又更增加了其他费用开支(2)。

子宫肌瘤的起源

子宫肌瘤是源于子宫肌层平滑肌细胞的良性的单克隆肿瘤,包含由胶原蛋白、弹力蛋白、纤维蛋白和糖蛋白构成的大量细胞外基质(3)。

发病率

子宫肌瘤非常常见。从 100 例女性切除子宫的薄层连续病理切片发现 77% 的子宫肌瘤,有些肌瘤仅 2mm 大小(4)。一项研究随机选取 35~49 岁的女性,经患者自己报告、病例回顾和超声检查的筛选发现,至 35 岁美国黑人 60% 有子宫肌瘤;至 50 岁该比率大于 80%(图 15.1)。至 35 岁白人妇女 40% 有子宫肌瘤;至 50 岁该比率接近 70%(5)。

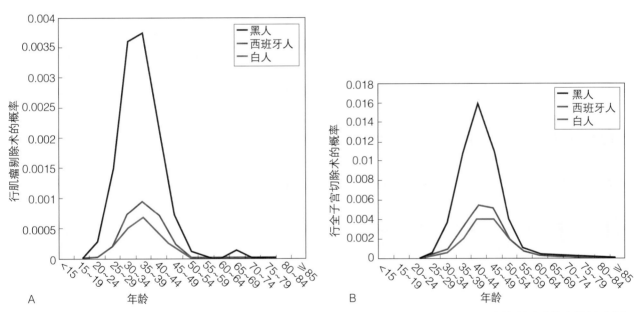

图 15.1　A:不同年龄和种族女性行肌瘤剔除术的概率(NIS and U.S. Census Bureau,1997)。B:不同年龄和种族女性因子宫肌瘤行全子宫切除术的概率(NIS and U.S. Census Bureau,1997)。(源自:Health Services/Technology Assessment Tests(HSTAT),见 http://www.ncbi.nlm.nih.gov/books/bv.fcgi?rid=hstat1.section.48317.)

病因

尽管对于子宫肌瘤的分子生物学机制、激素、遗传学和生长因子等因素的认识已有所深入,但该良性肿瘤确切的病因尚不清楚(6)。

遗传学

子宫肌瘤为单克隆,约 40% 有染色体异常,包括染色体 12、14 转位、染色体 7 缺失、染色体 12- 三倍体(7,8)。富于细胞的、非典型的和大的肌瘤染色体异常更为常见。其他60% 肌瘤可能仍有其他尚未发现的突变。肌瘤细胞被发现有超过 100 个基因的上调或下调(9)。其中,许多基因与细胞生长、分化、增殖和有丝分裂相关。肌瘤中富含 Ⅰ 型和 Ⅱ 型胶原蛋白,但较远纤维排列异常,与瘢痕中形成的胶原蛋白非常相似(10)。

子宫肌瘤与平滑肌肉瘤的基因差异研究发现,子宫平滑肌瘤肉瘤不是源于子宫肌瘤恶性变。146 个基因的聚类分析发现其中大多数基因在平滑肌肉瘤中下调,但并未见于平滑肌瘤或子宫肌层。比较基因组杂交技术未发现肌瘤和平滑肌肉瘤之间有共同的异常改变(11)。

激素

雌激素和孕激素均显示有促进子宫肌瘤生长的作用。子宫肌瘤很少见于青春期前,大多发生于育龄期,在绝经后萎缩。促进女性终生雌激素暴露的因素,比如肥胖、初潮年龄早等,也增加肌瘤的发生率。减少雌激素暴露的因素,如吸烟、运动和多产,是子宫肌瘤的保护性因素(12)。

有临床可见的肌瘤和无肌瘤女性的血清雌孕激素水平相似。但肌瘤内芳香化酶水平升高,继而雌二醇产物含量较正常子宫肌层升高(12)。孕激素在肌瘤发病中有重要作用,肌瘤内孕激素受体 A 和 B 的浓度较正常肌层升高(13,14)。在孕激素产物最高的肌瘤内发现有丝分裂数也最高(15)。促性腺激素释放激素类似物能缩小肌瘤体积,但同时服用孕酮则会阻止 GnRH 对肌瘤的缩小作用(14)。

将人的肌瘤组织移植给免疫缺陷小鼠,对联合雌孕激素给药的反应是肌瘤增大,但抗孕酮的 RU486 可以阻断上述药物引起的肌瘤增长。撤除孕激素后,移植肌瘤的体积缩小。单纯雌激素治疗不使肌瘤体积增大,但能诱导孕激素受体的表达,为孕激素作用于移植肌瘤提供基础(16)。

生长因子

平滑肌细胞和成纤维细胞局部产生的生长因子、蛋白或多肽能够通过增加细胞外基质而刺激肌瘤生长(6)。有多种生长因子在肌瘤内高表达,且能促进平滑肌细胞增生[转化生长因子 -β(transforming growth factor, TGF-β),基本的成纤维细胞生长因子(basic fibroblast growth factor, bFGF)],增加 DNA 合成[表皮生长因子(epidermal growth factor, EGF),血小板来源生长因子(platelet-derived growth factor, PDGF)],刺激细胞外基质合成[TGF-β, EGF,胰岛素样生长因子(insulin-like growth factor, IGF),泌乳素[prolactin, PRL)],或促进血管形成[bFGF,血管内皮生长因子(vascular endothelial growth factor, VEGF)]。

高危因素

前瞻性的纵向研究发现某些因素影响子宫肌瘤的生长(4,17,18)。尽管流行病学调查会受到选择偏倚的影响,但下文所述的高危因素应予以考虑。

年龄

肌瘤的发生率随年龄增加,25~29 岁女性发病率为 4.3/1000,40~44 岁女性为22.5/1000,而美国黑人女性肌瘤的发病年龄早于白人女性(17)。

内源性激素因素

基于内源性激素暴露的原因,初潮年龄早(<10 岁)增加子宫肌瘤发病的几率,而初潮年龄晚则该几率降低(18)。相反,在内源性雌激素水平较低的绝经后妇女切除子宫标本

内,肌瘤体积小、数量少(4,19)。

家族史　　　　一级亲属中患肌瘤女性该病的发病风险增加 2.5 倍(20)。因子宫肌瘤住院的同卵双胞胎多于异卵双胞胎,但该结果也可能因为是报告偏倚(21)。

种族　　　　除外其他已知高危因素,美国黑人女性的肌瘤发病率是白人女性的 2.9 倍(22)。美国黑人女性肌瘤发病更早,多发的、大的、有症状的肌瘤更多见(23)。该现象的原因尚不清楚,由遗传因素,或由已知的循环中雌激素水平、雌激素代谢、饮食或环境因素的差异所导致。

体重　　　　前瞻性研究表明,体重指数(boss mass index,BMI)增加的前提下,体重每增加 10kg,子宫肌瘤的风险上升 21%(24)。相似的结果也见于关于女性身体脂肪增加 30% 的报道(25)。肥胖增加睾酮向雌酮转化,并减少性激素结核球蛋白含量。这些均导致有生物学效用的雌激素水平增加,或许能解释肌瘤发病率增加或肌瘤的生长。

饮食　　　　少数研究报道了饮食和肌瘤生长之间的相关性(26)。多牛肉或其他红肉、火腿的饮食增加肌瘤的发生率,而多绿色蔬菜的饮食减少该风险。该发现很难进一步解释,因为并未计算热量和脂肪的摄入。

运动　　　　身体活动多的女性(每周约 7 小时)较活动少的女性(少于每周 2 小时)子宫肌瘤的发病率显著降低(27)。

口服避孕药　　　　口服避孕药与肌瘤发病间无明确相关性。曾有研究报道,口服避孕药增加肌瘤发生,但后续研究发现使用避孕药与否或使用时间长短与肌瘤发病无关(28,29)。研究发现已患有子宫肌瘤的女性在服用避孕药后肌瘤无增大(24,30)。新发肌瘤也不受口服避孕药的影响(31)。

绝经后激素治疗　　　　大多数有子宫肌瘤的绝经后女性接受激素治疗不会刺激肌瘤生长。如肌瘤确有长大,孕酮可能是其原因(32)。有一项研究对于有肌瘤的绝经后女性给予雌二醇口服 2mg/d,并随机联合 2.5mg/d 或 5mg/d 的甲羟孕酮(medroxyprogesterone acetate,MPA)(32)。治疗后一年评价发现,服用 2.5mg MPA 女性中有 77% 肌瘤无改变或有缩小;23% 肌瘤稍增大,而服用 5mg MPA 女性中 50% 肌瘤增大(直径平均增大 3.2cm)。

对有肌瘤的绝经后女性给予 0.625mg 的结合马雌激素(conjugated equine estrogen,CEE)及 5mg MPA 治疗 3 年后,与另一组类似但未行激素治疗的女性比较发现,在为其 3 年的观察结束时,34 例接受激素治疗的女性中有 3 例(8%),34 例未接受治疗的女性中有 1 例(3%)被发现,肌瘤的体积较基础值有所增长(32)。对于已知肌瘤的绝经后女性,应用雌激素透皮贴联合口服孕酮后 1 年,用超声检查监测原有肌瘤直径平均增大 0.5cm(33),而口服雌孕激素的女性肌瘤大小无增加(34)。

妊娠

孕次增加会减少临床可见肌瘤的发生率(35~37)。产后子宫肌层的重塑过程是凋亡和去分化的过程,可能导致肌瘤缩小(38)。另一种理论认为,在子宫缩复过程中供应肌瘤血管萎缩,使肌瘤失去营养供给(39)。

吸烟

吸烟也会减少肌瘤发生。尼古丁对芳香化酶有抑制作用,进而减少雄激素向雌酮转化,并刺激生成高水平的性激素结合球蛋白(SHBG),以此降低雌激素的生物活性(40~42)。

组织损伤

因环境物质、药物或缺氧导致的细胞损伤或炎症可能是肌瘤形成的初始原因。子宫内膜和血管内皮的反复组织损伤可能会促进肌层内的单克隆平滑肌细胞增生。频繁的黏膜损伤伴有间质修复(月经)可能释放生长因子,它会促进子宫肌瘤发生和发展(43)。

尚未发现既往性传播疾病、宫内节育器(intrauterine device,IUD)或滑石粉接触史增加子宫肌瘤的发病(35)。肌瘤内也未发现存在 I 型或 II 型单纯疱疹病毒(herpes simplex virus,HSV)、巨细胞病毒(cytomegalovirus,CMV)、EB 病毒(Epstein-Barr virus,EBV)和衣原体病原体。

症状

子宫肌瘤几乎不导致死亡,但可能致病,并严重影响患者的生活质量(44)。与患高血压、心脏病、慢性肺病或关节炎女性比较,因子宫肌瘤切除子宫女性的 SF-36 生活质量问卷评分明显较差(44)。

116 例超声检查肌瘤大于 5cm 及盆腔检查子宫直径大于 12cm 的女性中,42% 的患者以初始症状进行分层,包括压迫症状、出血和疼痛(45)。这 48 例在发病后 1 年内接受治疗的患者中,大多数在出血和疼痛分级中有较高分数,也更在意她们的这些症状。多数患者选择肌瘤剔除(n=20),子宫切除(n=15),或宫腔镜肌瘤剔除(n=4),在术后随访的 7.5个月中(平均),症状评分均有显著改善。

异常阴道出血

子宫肌瘤伴随的月经量多尚无确切的解释。但对于有严重月经量多的女性应考虑到其他可能的病因,包括凝血机制障碍,如 von Willebrand 病(又称为假性血友病)(46)。

对 35~49 岁的女性进行随机抽样,通过自我报告的阴道出血情况,以及经腹和经阴道超声检查肌瘤及其大小和位置(47)。在 878 例筛查的女性中,546 例(64%)有子宫肌瘤,314 例(36%)未发现。发现有肌瘤的女性中 46% 报告经期有"月经量多";而未发现肌瘤的女性中有 28% 有此主诉。经血量多及经期延长与肌瘤的大小相关,但与黏膜下肌瘤或多发肌瘤无关。

另一项研究表明,有肌瘤的妇女经量最多的一天平均使用 7.5 条卫生巾或棉条,而无肌瘤的妇女则平均使用 6.1 条卫生巾或棉条(48)。有大于 5cm 肌瘤的妇女较仅有小肌瘤的妇女,出现月经量多的几率轻度增加,且在经量最多的一天多用 3 条卫生巾或棉条。

疼痛

有子宫肌瘤的女性较无肌瘤女性有稍高的几率经历盆腔痛。以人口为基础的队列中，选取635例非保健目的寻求治疗有完整子宫的女性，对其利用经阴道超声检测是否有子宫肌瘤(49)。用视觉模拟评分(visual analog scales, VAS)对性交痛、痛经或非周期性盆腔痛进行评价。与无肌瘤妇女相比，96例发现肌瘤的妇女报告中重度性交痛或非周期性盆腔痛几率稍增加，但中重度痛经无增加。肌瘤的数目或体积均与疼痛无关。但因肌瘤相关性疼痛而要求临床就诊的患者可能与一般人群有所差别(49)。

肌瘤变性可能导致盆腔痛。随着肌瘤增大，其生长可能超出血供能力而导致细胞坏死(50)。变性的类型取决于肉眼和镜下观察，包括玻璃样变、钙化、囊性变和出血变性。变性的类型与临床表现无关(50)。因肌瘤变性引起的疼痛通常用镇痛药和观察即得到成功处理。带蒂的浆膜下肌瘤扭转可能会引起急性腹痛，需手术干预(51)。

泌尿系症状

肌瘤可能导致泌尿系症状，但相关的研究很少。子宫动脉栓塞术后子宫体积平均缩小35%，68%的患者的尿急、尿频症状有很大程度或中度缓解，18%的患者有轻度缓解，仅有14%的患者无改变或进展(52)。**该结果提示，伴有肌瘤的子宫体积增大与泌尿系症状相关**。

有大肌瘤和泌尿系症状的14例患者在接受6个月GnRH类似物(GnRH-a)注射后，子宫体积下降55%(53)。治疗后，尿频、夜尿和尿急症状减少。症状评估和尿动力学检测，急迫或压力性尿失禁无改变。对于以上结果是由缘于子宫体积减小还是GnRH的其他作用，目前尚不清楚。

子宫肌瘤的自然病程

多数肌瘤生长缓慢。一项对72例绝经前女性(38例黑人、34例白人)进行串行磁共振成像计算机分析的纵向研究发现，12个月的中位生长速度是9%(17)。然而，在同一个体内的多发肌瘤，其生长速度有很大差异。这提示除激素水平外还有其他因素影响肌瘤生长。35岁以后，白人女性随年龄增长肌瘤生长的速度减慢，但黑人并非如此。这或许能解释为何黑人女性中肌瘤相关症状较多。在研究时间段内，7%的肌瘤有萎缩。对于这些女性将进行继续随访观察，可能会为更好地理解这一重要现象提供帮助。

肌瘤快速生长

对于绝经前女性，"肌瘤快速生长"并不意味存在子宫肉瘤。一项研究中371例临床臆诊肌瘤快速生长的患者中，仅有1例(0.26%)发现子宫肉瘤(54)。1年内肌瘤增大6周被定义为快速增长，198例此类患者中未发现1例肉瘤。

子宫肉瘤

被发现子宫肉瘤的女性常常临床上即可疑盆腔恶性肿瘤(54,55)。有疼痛和阴道出血的近绝经期或绝经后女性可能偶尔会有肉瘤。9例被发现子宫肉瘤的患者均为绝经后女性，其中8例有腹痛和阴道出血的症状(55)。这8例患者均曾疑诊妇科恶性肿瘤：4例可疑子宫肉瘤，3例子宫内膜癌，1例卵巢癌。另一例患者因子宫脱垂行手术治疗，术中偶然发现肉瘤(55)。1989—1999年的监测、流行病学和最终结果数据库(SEER)报告2098例子宫肉瘤患者，平均年龄为63岁；但文献中行肌瘤剔除术的患者平均年龄为36岁(54,56)。

诊断

盆腔检查

临床上明显的浆膜下或肌壁间肌瘤通常能通过盆腔检查诊断,会发现子宫增大、外形不规则、质硬且无压痛(57)。通过双合诊估计子宫大小,即便是对于 BMI 大于 30 的女性,双合诊检查结果能很好地符合病理检查所得子宫大小和重量(58)。当诊断已经较明确时,常规进行超声检查并非必要。但黏膜下肌瘤的诊断通常需要盐水灌注下超声检查、宫腔镜检查或磁共振成像(MRI)检查(59)。

肌瘤位置

FIGO 子宫肌瘤分类系统将其分为黏膜下、肌壁间、浆膜下以及透壁肌瘤。

0 型——宫腔内(例如,带蒂的黏膜下肌瘤,整个瘤体均位于宫腔内)

1 型——<50% 肌瘤位于肌层内

2 型——≥50% 肌瘤位于肌层内

3 型——肌瘤紧邻子宫内膜但不凸向宫腔

4 型——肌壁间,整个肌瘤都位于子宫肌层内,既不凸向子宫内膜,也不凸向浆膜层

5 型——浆膜下,肌瘤至少 50% 在肌壁间

6 型——浆膜下,肌瘤少于 50% 在肌壁间

7 型——浆膜下,与浆膜有蒂相连

8 型——不位于子宫肌层;包括宫颈肌瘤,位于圆韧带或阔韧带内肌瘤且与子宫无直接连接,以及“寄生”肌瘤

透壁肌瘤根据其与内膜及浆膜的关系进行分类,先注明与内膜的关系,如 2 型、3 型(表 15.1;图 15.2)(60)。

表 15.1　FIGO 子宫肌瘤分类系统

SM——黏膜下	0	带蒂,凸向宫腔内
	1	<50% 位于肌壁间
	2	≥50% 位于肌壁间
O——其他	3	与内膜紧邻,100% 位于肌壁间
	4	肌壁间
	5	浆膜下,≥50% 位于肌壁间
	6	浆膜下,<50% 位于肌壁间
	7	浆膜下带蒂
	8	其他(如宫颈肌瘤,寄生肌瘤)
混合肌瘤(同时累及子宫内膜和浆膜层)		两个数字用连字符连接。习惯上,第一个数字表示与内膜的关系,第二个数字表示与浆膜的关系。如下所示:
	2~5	黏膜下和浆膜下,凸向宫腔及腹腔的部分均小于肌瘤的 50%

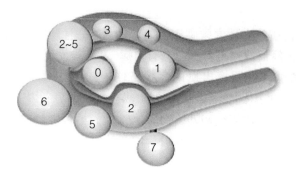

图 15.2　FIGO 子宫肌瘤分类系统

影像学

对有症状的女性,考虑采用药物治疗、非创伤性操作或手术治疗取决于对肌瘤大小、数量、位置的准确评估。为 106 例拟行全子宫切除的患者进行经阴道超声检查 (transvaginal sonography,TVS)、盐水灌注下超声检查(saline-infusion sonography,SIS)、宫腔镜检查和 MRI,上述结果与病理学检查结果进行对比(59)。MRI 是评估黏膜下肌瘤最好的方法(敏感度为 100%,特异度为 91%)。经阴道超声(敏感度为 83%,特异度为 90%)、盐水灌注下超声(敏感度为 90%,特异度为 89%)和宫腔镜(敏感度为 82%,特异度为 87%)的评估效果相当。与 TVS、SIS 和宫腔镜比较,MRI 对于诊断黏膜下、肌壁间肌瘤和子宫腺肌症不依赖于操作技术,观察者之间的差异也较小(61,62)。

子宫腺肌症会伴有内膜 - 肌层交界区增厚 >15mm(或在不均一的交界区增厚 >12mm)。子宫肌层内局灶性、界限不清的、高或低密度区提示子宫腺肌症(63)。

MRI 能够评估黏膜下、肌壁间和浆膜下肌瘤的数量、大小和位置,并估计它们与膀胱、直肠和子宫内膜的邻近程度。MRI 有助于预见术中可能的情况,并可能有助于术者避免遗漏肌瘤(64)。对于有保留生育功能愿望的女性,MRI 确定肌瘤的位置及与内膜和肌层之间的关系,在宫腔镜、腹腔镜或开腹子宫肌瘤剔除术前,这些可能对手术有所帮助。

超声检查是鉴别子宫肌瘤与其他盆腔病变最便捷也最经济的影像学检查方法,对于评估子宫体积小于 $375cm^3$ 且包含 ≤4 个肌瘤其准确性是可靠的(61)。超声下肌瘤的表现可能有所不同,但一般都是对称、边界清晰、低回声或不均质回声的包块。伴有钙化或出血区可能表现为高回声,而囊性变的部分则可能为无回声。SIS 用盐水灌入宫腔内来获得更好的对比,以便更好地确诊黏膜下肌瘤(61)。

子宫肉瘤的影像学

术前有可能诊断子宫平滑肌瘤肉瘤。据报道,全血清乳酸脱氢酶(lactate dehydrogenase,LDH)和 LDH 同工酶 3 检测,联合钆增强的二乙烯三胺五乙酸(gadolinium-enhanced diethylenetriamine penta-acetic acid,Gd-DTPA)动态 MRI 准确性很高(65)。注射钆后 40~60 秒,获得动态相 MRI 呈像。肉瘤的血管分布增加,且在钆增强后显像增加,但变性肌瘤血供减少,故增强显像也减少。通过 LDH 检查和 Gd-DTPA 动态 MRI,对于 87 例有肌瘤妇女的研究表明,10 例有子宫肉瘤,130 例有肌瘤变性,特异性、敏感性、阴性预测率和阳性预测率均为 100%(图 15.3)。

妊娠

黏膜下子宫肌瘤可能减少受孕率,剔除之可增加受孕率。浆膜下肌瘤不影响受孕率,但剔除之也会增加受孕。肌壁间肌瘤可能轻度降低受孕情况,但剔除之不改善受孕(66)。肌瘤以及肌瘤剔除术对于妊娠影响的荟萃分析表明,黏膜下肌瘤导致宫腔变形故降低受孕率,继续妊娠率 / 活产率减少大约 70%(相对危险度[relative risk,RR]0.32;95% 置信区间[confidence interval,CI],0.12~0.85)(66)。与无肌瘤的其他不孕症患者比较,切除黏膜下肌瘤稍提高受孕率(继续妊娠率 / 活产率,RR 1.13;95% CI,0.96~1.33)。

研究分析表明,利用宫腔镜确认未导致宫腔变形的肌壁间肌瘤与对照组比较,继续妊娠率 / 活产率无显著差异(RR 0.73;95% CI,0.38~1.40)(66)。重要的是,剔除肌壁间或浆膜下肌瘤不改善继续妊娠率 / 活产率(RR 1.67;95% CI,0.75~3.72)。

肌瘤剔除术将涉及手术和麻醉方面的风险、感染风险、术后粘连、术后妊娠子宫破裂风险稍增加、剖宫产可能性增加、手术所需花费以及恢复所需时间。因此,除非肌壁间肌

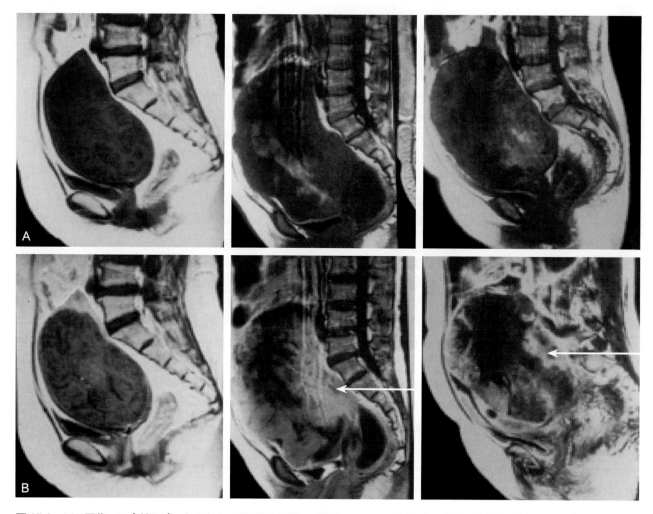

图 15.3　MR 图像。A：变性肌瘤。由左向右,增强前 T$_1$ 图像,T$_2$ 图像,Gd-DPTA 注射后 60 秒的 T$_1$ 图像无增强。B：肉瘤。由左向右,增强前 T$_1$ 图像,T$_2$ 图像(箭头所指为肿瘤的后部),Gd-DPTA 注射后 60 秒的 T$_1$ 图像肿瘤背部增强(箭头所指)。(引自：Goto A, Takeuchi S,Sugimura K,et al. Usefulness of Gd-DTPA contrast-enhanced dynamic MRI and serum determination of LDH and its isozymes in the differential diagnosis of leiomyosarcoma from degenerated leiomyoma of the uterus. Int J Gynecol Cancer 2002;12:354-361.)

瘤被证明减小妊娠率且肌瘤剔除术能增加妊娠率,该手术才应被采用(66)。关于其相对为危险度及手术干预的益处尚需更多随机研究予以证实。

子宫肌瘤与妊娠

妊娠期子宫肌瘤的发病率

基于早孕期超声检查结果,美国黑人女性子宫肌瘤在妊娠期的发病率为 18%,美国白人女性为 8%,拉丁美洲女性中为 10%(67)。肌瘤平均大小为 2.5cm。大于 5cm 的肌瘤在妊娠期有 42% 能被临床检查发现,而小于 5cm 的肌瘤则仅有 12.5% 能被检出(68)。

妊娠对子宫肌瘤的影响

大多数肌瘤在孕期不增大。妊娠对肌瘤生长的作用不确定且不可预估,可能与肌瘤的基因表达、循环中生长因子和肌瘤局部的受体在个体间的差异相关(68,69)。一项前瞻性研究对有单发肌瘤的 36 例妊娠妇女在孕早期进行超声筛查,并以 2~4 周的时间间隔复查超声检查,结果发现69%孕妇在孕期肌瘤体积无增大(69)。31%的孕妇有肌瘤体积增大,孕10周前增长最快。孕期肌瘤生长的情况与其初始大小无关。产后4周发现肌瘤体积较基线水平缩小。

孕期肌瘤变性

孕期发现有子宫肌瘤的女性,约5%临床表现和超声检查表明存在肌瘤变性(70)。对113例患肌瘤的妇女在孕期进行超声检查随诊,10例(9%)出现无回声区或粗糙的不均回声表现,符合肌瘤变性。这10例中的7位妇女有严重腹痛而需住院,符合肌瘤变性的临床症状。其他103例妇女未发现超声变化,其中仅有11.7%出现类似的腹痛症状。一个小样本研究关于妊娠期妇女出现肌瘤相关疼痛,结果发现布洛芬能缩短住院天数并降低再次入院率(71)。

肌瘤对妊娠的影响

肌瘤本身很少导致妊娠不良结局。有研究对大量妊娠妇女进行常规的孕中期超声检查,并在同一家医院进行孕期随访保健和分娩(72,73)。12 600位妊娠妇女中,167位有肌瘤的妇女在早产、胎膜早破、胎儿生长受限、前置胎盘、胎盘早剥、产后出血或胎盘滞留的发生率与其他妊娠妇女无差异。但有肌瘤的妇女接受剖宫产的几率更大(23% vs 12%)。

另一项研究,15 104次妊娠中,401位妇女有子宫肌瘤,结果表明胎膜早破、阴道手术产、绒毛膜羊膜炎或子宫内膜炎的风险无增加(73)。但早产(19.2% vs 12.7%)、前置胎盘(3.5% vs 1.8%)、产后出血(8.3% vs 2.9%)的风险增加。剖宫产更常见(49.1% vs 21.4%)。

因肌瘤机械性压迫导致的胎儿损伤不常见。从PubMed数据库中搜索出1980—2010年的文献显示,有1例胎儿生长受限伴胎儿头部畸形,1例姿态性畸形,1例肢体短缺畸形,1例斜颈儿有胎儿头部畸形(74~75)。

若旨在防止孕期由肌瘤导致的并发症而意欲行肌瘤剔除术,如此的决策需考虑手术、麻醉、术后粘连的风险、增加后续剖宫产的可能,并考虑到患者的不适、花费和脱离工作及家庭所需的时间。

妊娠期肌瘤剔除子宫瘢痕破裂

开腹肌瘤剔除术后,孕期子宫破裂罕有发生。两个包括236 454例次分娩的研究报道了209例次子宫破裂,其中仅4例由于既往肌瘤剔除术(78,79)。由于该研究中既往有肌瘤剔除术史患者的数量未知,故肌瘤剔除术后子宫破裂的发生率亦无法估计。有一项研究报道,412例曾行开腹肌瘤剔除术的妇女中仅有1例发生子宫破裂(0.2%)(80)。

腹腔镜肌瘤剔除术中的手术技巧、器械和使用的能量源均与开腹手术不同。一项研究中,已发表或未发表的19例腹腔镜肌瘤剔除术后发生子宫破裂的病例,几乎所有这些病例所用的手术技巧都与开腹手术中所描述的不同(81)。其中有7例患者,子宫的缺损未被修复;3例仅行单针缝合;4例行单层缝合;1例仅关闭浆膜层;仅3例进行了多层关闭缝合。16例患者中使用单极或双极电凝止血。

对子宫肌层的伤口愈合尚需进一步研究,以便对腹腔镜肌瘤剔除术中的手术技巧得出结论或给予建议。对于术者,腹腔镜术中遵循经历时间验证的开腹手术的技巧可能是比较稳妥的,包括多层闭合肌层(除浅肌层缺陷外)、止血时尽量少用电手术。但即使有理想的手术技巧,每个个体的伤口愈合特点可能也会影响子宫破裂的易感性。

治疗

子宫肌瘤的新治疗方法进展缓慢,可能因为许多有肌瘤的妇女是无症状的,肌瘤为良性,死亡率很低(82)。**如果将切除子宫作为首选,有时是唯一的治疗方案,有些女性就选择忍受症状,并不再寻求其他治疗方法。**这可能导致医师低估了子宫切除的真实影响。因肌瘤相关症状行子宫切除术的妇女,与高血压、心脏病、慢性肺病或关节炎的妇女相比,其术后的 SF-36 生活质量问卷得分明显较差(44)。

详尽回顾 1975—2000 年已发表的医学文献,通过评估 637 篇相关文章,并详细研究200 篇文章发现,关于子宫肌瘤的治疗这一基本的问题没有一个满意的答案(83)。患者及医师需要关于可能的治疗更多的信息以便做出决定。

本节总结了关于肌瘤治疗的文献。可选的治疗方案包括观察、药物治疗、宫腔镜肌瘤剔除术、腹腔镜肌瘤剔除术、全子宫切除术、子宫动脉栓塞术和聚焦超声。

期待观察

不治疗子宫很少导致不良后果,除非有患者因肌瘤引起的月经量多导致严重贫血,或巨大子宫肌瘤压迫输尿管导致肾积水。预测肌瘤发展或是否出现新症状是不可能的(84)。在观察期间,肌瘤体积平均每年增长 9%(范围 –28% 至 +138%)(84)。对子宫体积≥8 周的子宫肌瘤患者的非随机研究发现,在期待观察的 1 年末,77% 的妇女自我报告的出血、疼痛和不适症状的程度均无明显改变(85)。此外,患者的心理健康、全身健康状况和活动指数均无改变。106 例最初选择期待观察的患者中,有 23% 在 1 年内选择行全子宫切除术。

因此,对于轻中度症状的子宫肌瘤患者,期待观察可能推迟治疗,或可无限期推迟之。对于临近绝经的妇女,或许可以考虑期待观察,因为再发展出新症状的时间有限;而绝经之后,出血将停止,肌瘤体积会缩小(19)。

药物治疗

非甾体类抗炎药

对有子宫肌瘤的妇女,非甾体类抗炎药(nonsteroidal anti-inflammatory drugs, NSAIDs)**对治疗其月经过多症状无效。**该随机双盲研究针对 25 例有月经过多妇女,其中有 11 例有子宫肌瘤,特发性月经过多患者阴道出血量减少 36%,但在子宫肌瘤患者无减少。其他研究对此治疗方案未做研究(86)。

GnRH-a

GnRH-a 治疗能缩小子宫体积、肌瘤体积,减少阴道出血。然而,GnRH-a 的益处也受其不良反应及长期应用危险的影响(87,88)。GnRH-a 每月给药连续 6 个月能缩小肌瘤30%,缩小整个子宫 35%(87)。子宫体积缩小多发生在治疗的前 3 个月(88)。月经量多对GnRH-a 的反应良好;在 6 个月内 38 例患者中有 37 例该症状缓解。停用 GnRH-a 后 4~8周月经恢复,4~6 个月子宫体积恢复到治疗前水平(89)。在此研究中,64% 的患者在治疗后 8~12 个月保持无症状。

95% 接受 GnRH 治疗的妇女有不良反应发生(89)。78% 经历潮热、32% 有阴道干涩、55% 有短暂性前额痛。然而,在治疗的 6 个月内,仅有 8% 妇女因不良反应而中断GnRH-a 用药。关节痛、肌痛、失眠、水肿、情绪波动、抑郁和性欲减退也有报道。GnRH-a

导致的低雌激素状态在治疗 6 个月后还引发明显的骨质疏松(90)。

为了减少不良反应,抑制骨质疏松,以便能长期应用 GnRH-a,在继续使用 GnRH-a 时添加少量雌激素和孕激素。然而,有研究表明在长期使用 GnRH-a 超过 6 年时有广泛的骨密度减低,而且添加和未添加雌孕激素两组间骨质丢失的程度没有差异(91)。

GnRH-a 作为围绝经期女性的短期治疗方法

处于围绝经晚期妇女,如子宫肌瘤引起症状,则可以考虑短期应用 GnRH-a。子宫肌瘤有症状的 34 例围绝经期妇女应用 GnRH-a 后 6 个月,其中 12 例妇女在停药后需要重复用药 6 个月(92)。31 例妇女免除手术;15 例妇女过渡到自然绝经状态。尽管没有特别进行研究,但反向添加治疗或许可以考虑用于此类妇女。

GnRH 拮抗剂

每天皮下注射 GnRH 拮抗剂加尼瑞克(ganirelix)抑制内源性 GnRH,结果导致用药 3 周内肌瘤缩小 29%(93)。该治疗伴随低雌激素状态。如果长效复合物可供选用,则 GnRH 拮抗剂可能应用于术前的药物治疗。

孕激素参与的药物治疗

孕激素拮抗剂米非司酮对子宫体积的缩小作用类似于 GnRH-a(94)。米非司酮的前瞻、随机、对照研究表明,在治疗后 6 个月子宫体积平均缩小 48%(95)。米非司酮拮抗孕激素,则子宫内膜暴露于无对抗的雌激素作用下可能导致子宫内膜增生。系统回顾发现 36 例行内膜活检的妇女中有 10 例(28%)子宫内膜增生(96)。

释放孕激素的宫内节育器

炔诺酮释放宫内系统(levonorgestrel-releasing intrauterine system,LNG-IUS)**可能成为月经量多的子宫肌瘤的一种合理的可选方案**。对于子宫肌瘤患者,如果子宫体积小于 12 孕周、宫腔形态正常,LNG-IUS 能在很大程度上减少月经出血量(97)。有肌瘤相关性月经过多的 26 例患者中,22 例(85%)在 3 个月内恢复正常月经。在第 12 个月,67 例患者中的 27 例(40%)有闭经,66 例患者血红蛋白水平升至 12g/dl 以上。

一项研究针对至少有一个 5cm 以上的肌瘤且凸向内膜少于 50%(II 型)患者的研究,32 例患者均接受置入 LNG-IUS(98)。12 个月以后,评估每周期失血量从 392ml 至 37ml,并伴随血红蛋白水平升高。研究观察中子宫体积无改变。有些研究报道 LNG-IUS 的脱落发生率在子宫肌瘤患者比无肌瘤患者高。

替代医学治疗

一项非随机、非盲法研究比较 37 例接受中药、身体疗法和意向引导的子宫肌瘤患者和另 37 例对照患者接受非甾体类抗炎药、孕激素或口服避孕药治疗(100)。6 个月后,超声评估显示中药组 59% 患者(22/37),而对照组仅有 8% 患者肌瘤停止生长或开始萎缩。两组患者症状缓解程度相当,中药组患者获得更高的满意度。参与者主动选择替代治疗,或许满意度评价可能反映一部分选择偏倚。

非对照研究报道,110 例肌瘤 <10cm 的妇女应用中药桂枝茯苓丸至少 12 个月(101),临床与超声评价发现 19% 的妇女肌瘤完全消失,43% 的妇女肌瘤缩小,34% 无变化,4% 的妇女肌瘤增大。63 例患者中有 60 例(95%)月经量多症状改善。51 例患者中有 48 例(94%)痛经症状改善。在为期 4 年的研究中,110 例患者中有 5 例(14%)最终行全子宫切除术。

手术治疗方案的选择

手术治疗目前包括经腹肌瘤剔除术、腹腔镜肌瘤剔除术、宫腔镜肌瘤剔除术、内膜切除术、开腹、经阴道或腹腔镜全子宫切除术。

严重的医学状况,如重度贫血或输尿管梗阻,经常需要手术干预。因肌瘤变性导致的腹痛常可用镇痛药而有效缓解,但如情况严重则需选择手术。浆膜下带蒂肌瘤扭转需手术处理减轻急性腹痛。手术干预的指征包括月经过多、盆腔痛或压迫感、尿频或影响生活质量的尿失禁(102)。

开腹子宫肌瘤剔除术一直被用于保守治疗子宫肌瘤,大多数文献早于使用前瞻性随机对照研究。尽管一般认为肌瘤剔除术能缓解 80% 患者的症状,但少有文献记录其有效性,多数文献有没有报道术后症状缓解的相关资料(102~104)。有一个前瞻性非随机研究比较肌瘤剔除术与子宫动脉栓塞术,其结果显示肌瘤剔除术后 6 个月 75% 患者的症状评分有显著下降(105)。

背部疼痛症状有时与肌瘤相关,但也需考虑其他病因。**盆腔检查无法评价卵巢不应是手术指征**(106)。没有证据表明盆腔检查能提高卵巢癌的早期发现或降低其死亡率;如有症状出现,超声检查可用于评价附件情况。

术前贫血的治疗

重组促红细胞生成素

严重贫血能通过应用重组促红细胞生成素和铁剂补充得以快速纠正。促红素 α (erythropoietin-α)和重组人肾红细胞生成素(epoetin)通常被用于心脏、整形科和神经科手术术前提升血红蛋白。一项随机研究应用显现,择期整形手术或心脏手术前,每周应用促红素 250IU/kg(约 15 000U)共 3 周,能提升血红蛋白浓度 1.6g/dl,与对照组相比能显著减少输血率(107)。未发现不良反应。一项前瞻性非随机性促红素研究表明,术前应用促红素能显著提高妇科手术术前及术后的血红蛋白浓度(108)。为了获得更好的结果,可通过增加补充铁剂提高铁储备。此外,每天给予 1000IU 维生素 C 能提高肠道内铁的吸收。

GnRH 类似物

术前应用 GnRH-a 可能减少异常出血,使血红蛋白水平升高。有一项研究针对术前血红蛋白浓度平均为 10.2g/dl 的一组子宫肌瘤患者,对其术前随机应用 GnRH-a 加口服铁剂或安慰剂加铁剂(109)。12 周后,应用 GnRH-a 联合铁剂和仅用铁剂的妇女中,分别有74% 和 46% 血红蛋白浓度大于 12g/dl。

Cochrance 综述发现,子宫肌瘤妇女术前应用 GnRH-a 3~4 个月能提高术前血红蛋白水平(110)。应用 GnRH 的妇女在开腹肌瘤剔除术中失血较少,但与未行治疗的女性相比输血率无显著差异。

开腹子宫肌瘤剔除术

子宫肌瘤剔除术应被认为是可以安全替代子宫切除的方法。早期的开腹子宫肌瘤剔除术的倡导者,Victor Bonny,曾在 1931 年说过:"保留和维护生理功能是,或应该是手术治疗的终极目标"。病例 - 对照研究提示,与全子宫切除术相比,肌瘤剔除术发生术中损伤的风险较小(111)。一个回顾性研究针对 197 例行肌瘤剔除术的妇女和 197 例行全子宫切除的妇女,其子宫大小相似(分别为孕 14 周和 15 周大小),结果提示肌瘤剔除术手术时间较长(200 分钟和 175 分钟),但全子宫切除术中估计的失血量较大(227ml 和 484ml)(111)。两组间出血的风险、发热的发病率、计划外手术操作、危及生命的事件发生以及再次入院率都无差别。然而,子宫切除手术组,有 26 例患者(13%)发生并发症,包括 1 例膀胱损伤、1 例输尿管损伤、3 例肠损伤、8 例肠梗阻和 6 例盆腔脓肿。而肌瘤剔除手术组,仅有 1 例患者发生膀胱损伤、2 例因小肠梗阻再次手术,6 例发生肠梗阻。

对于有大肌瘤并要求保留生育功能的患者,可考虑应用子宫肌瘤剔除术。一项研究针对 91 例子宫体积大于 16cm(范围 16~36cm)的子宫肌瘤患者,有 1 例肠道损伤、1 例膀胱损伤、1 例因肠梗阻再次手术,但无患者转为子宫切除术(112)。70 例患者使用血液回输机,即术中血液收集及回输细胞的设备;而仅有 7 例需同型血输注。另一项回顾性队列研究比较了 89 例因子宫肌瘤接受开腹全子宫切除术的患者(子宫直径平均 15cm)与 103 例接受肌瘤剔除术的患者(子宫直径平均 12cm)(113)。尽管可能存在选择偏倚,但该研究结果显示子宫切除组患者中有 2 例尿道损伤、1 例膀胱损伤、1 例肠道损伤、1 例神经损伤和 2 例因肠梗阻需再次手术;而肌瘤剔除术患者无空腔脏器损伤。

剖宫产术中子宫肌瘤剔除术

对于经严格筛选的子宫肌瘤患者,有经验的术者可以成功完成剖宫产术中的肌瘤剔除术。一项研究报道,25 例患者在剖宫产术中剔除 84 个肌瘤(2~10cm)而无需切除子宫(114)。估计出血量为 876ml(400~1700ml),其中 5 例需输血。另一项研究对比 111 例剖宫产术中行肌瘤剔除术的患者与 257 例有肌瘤但在剖宫产术中未行肌瘤剔除术的患者(115)。肌瘤剔除术组仅有 1 例需输血,无患者需切除子宫或子宫动脉栓塞。两组间在手术时间、发热和住院时间方面均无差异。虽然病例经过仔细筛选,但作者得出结论,对于有经验的术者,选择适合的患者行剖宫产术中肌瘤剔除术或许是安全的。

开腹肌瘤剔除术的手术技巧

控制失血

即使是较大的肌瘤,适合的手术技巧使其安全被剔除。应用止血带或血管收缩药物可能会有利于减少失血。血管加压素,一种抗利钠尿激素,导致毛细血管、小动脉和静脉壁平滑肌收缩。一项前瞻性随机研究显示合成的血管加压素减少肌瘤剔除手术中失血量的效果与机械性闭合子宫和卵巢血管的效果类似(116,117)。偶尔有心率减慢合和心血管意外的报道,因此应该尽量避免患者血管内注射,并在用药过程中严密监测(118)。肌瘤剔除术中应用血管加压素在该药物的说明书适用范围以外。

肌瘤剔除术过程中可以考虑使用细胞回输设备。利用细胞回输功能避免因输血导致的感染和输血反应的风险,而回输的红细胞的携氧能力与储存的同型红细胞相同,甚至更优,红细胞的生存时间至少与输注的同型红细胞相同(119)。该设备抽吸术野中的血液,加入肝素盐水后将其储存在容器中。如果患者需要血液回输,则用盐水清洗储存的血液,经过滤,并离心使血细胞比容达 50%,然后静脉回输给患者。由此通常可免除术前自体血液捐献或异体输血(120)。在一项研究针对 92 例子宫直径大于 16cm、接受体肌瘤剔除术的患者,其中 70 例患者应用细胞回输机,回输浓缩红细胞平均 355ml(121)。

尚无研究对开腹子宫肌瘤剔除的患者进行细胞回输和同型血捐献费用方面的比较。然而,经济学模型可以估计其经济效益(121)。多数医院对备用细胞回输收取很少费用,如果真正使用再另收取一些费用。如果多数在术前进行自体血捐献的患者在肌瘤剔除术中并不需输血,那么细胞回输机将为多数患者节省捐献血、储存和处理自体血液的时间、费用。对于整个患者群体,使用细胞回输机的费用应该显著低于使用自体血的费用。

如果发生大量出血,可以采取双侧子宫动脉结扎(122)。子宫动脉栓塞也能在肌瘤剔除术中或术后成功控制出血(123)。由于子宫动脉能够再通,故此后的生育能力应该不受影响。这些技术经常能避免切除子宫。

可以纵形或横形切开子宫,由于子宫肌瘤使正常的血管结构变性,故很难避开弓状动脉(124)。**然而,应该仔细规划子宫切口的位置以避免不小心将切口延至子宫角或上行的子宫血管。**

根据血管铸型和电镜检查发现,子宫肌瘤完全被密集的血供所包绕,而在肌瘤的基底部没有明显的血管蒂存在(125)(图15.4)。将子宫切口从子宫肌层一直延伸至整个假包膜,直到肌瘤清晰可辨,手术切面上血管越少,则到达肌瘤的位置越深。

减少子宫切口的数目以便降低子宫浆膜层粘连的风险(126)。然而,为此则需要在肌层内部形成腔道以便摘除远处的肌瘤,在这些形成的缺损处止血则较为困难。

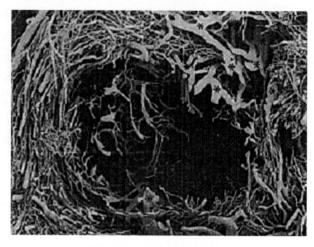

图 15.4　肌瘤的血管铸型

止血对于预防粘连尤为重要,因为在有红细胞的部位,纤维素、白细胞和血小板会导致粘连形成。如果能避免潜行的切口和立即严密止血,形成粘连的风险即会减小。因此,如果切口就在肌瘤上,或很容易通过该切口到达并切除,那么肌层缺损就能迅速被关闭,也能立即严密止血(112)。有时可能需要多个子宫切口,但防粘连膜可能有助于减少粘连形成(127)。

腹腔镜肌瘤剔除术

尽管由于操作过程和腹腔镜缝合技术方面的困难,该技术能够剔除的肌瘤数量和大小有限,从而限制了它的广泛使用,但目前便捷的器械使腹腔镜肌瘤剔除术变得更可行(128)。机器人肌瘤剔除术可能会减少一些技术问题,但需考虑由此增加的费用和延长的手术时间(见第25章)。

全面回顾6个比较腹腔镜和开腹肌瘤剔除术的随机对照研究,其共包括576例患者(129)。腹腔镜肌瘤剔除术的手术时间较长,但术中失血较少、术后血红蛋白水平下降较少、术后疼痛较少、更多患者在术后15天完全恢复、手术总并发症较少。严重并发症、妊娠率和新发肌瘤的情况两组相当。

非对照病例研究显示,有大肌瘤患者进行腹腔镜手术也是可行的。对肌瘤直径平均为7.8cm(5~18cm)的144例患者研究报道,仅有2例患者转为开腹手术(130)。另一项研究包括332例肌瘤如15cm大的有症状患者,她们均接受腹腔镜肌瘤剔除术,其中仅3例改为开腹手术(131)。

腹腔镜肌瘤剔除术的手术技巧

戳卡的位置需根据要剔除肌瘤的位置和大小决定(图15.5)。对于右利手术者在患者右侧、左利手术者在患者左侧进2个戳卡,或许在腹腔镜缝合的时候更便于操作;在髂嵴内侧2cm处入12mm戳卡用作缝合,另一个5mm戳卡大约在平脐水平的侧腹部(132)。当子宫大小接近或高于脐水平时,应有左上腹刺口以辅助操作(133)。

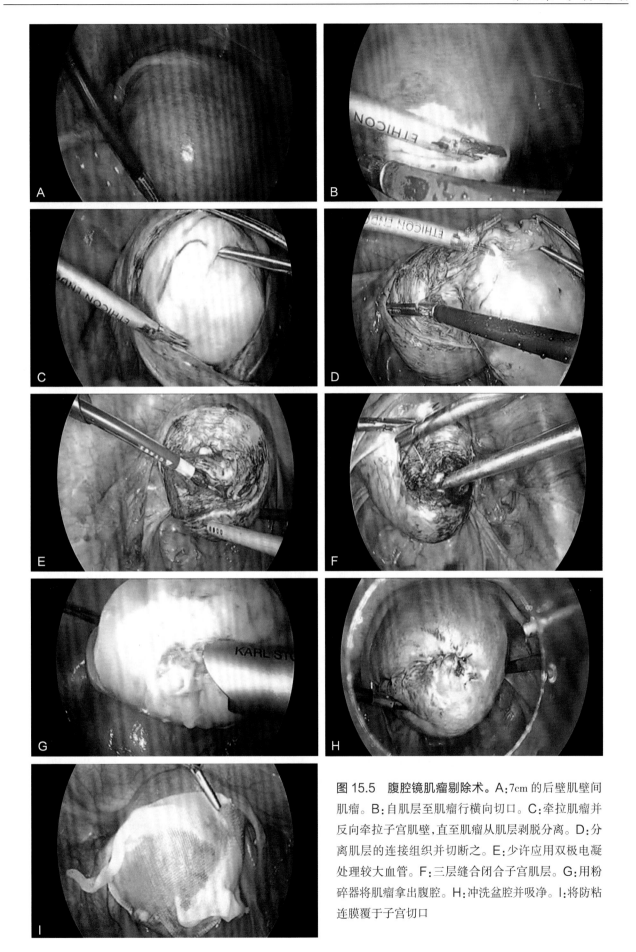

图 15.5 腹腔镜肌瘤剔除术。A:7cm 的后壁肌壁间肌瘤。B:自肌层至肌瘤行横向切口。C:牵拉肌瘤并反向牵拉子宫肌壁,直至肌瘤从肌层剥脱分离。D:分离肌层的连接组织并切断之。E:少许应用双极电凝处理较大血管。F:三层缝合闭合子宫肌层。G:用粉碎器将肌瘤拿出腹腔。H:冲洗盆腔并吸净。I:将防粘连膜覆于子宫切口

用垂体后叶素注入子宫肌瘤。直接在肌瘤上切开,并深达肌瘤组织并见到肌瘤的无血管手术平面。横向的切口可能更利于缝合。用抓钳抓住肌瘤以利牵拉,在子宫肌层与肌瘤间进行分离直到肌瘤完全游离。用双极电凝小心对肌层缺损部位的出血血管进行止血,注意不要过度游离肌层导致伤口愈合受影响。遵循开腹手术的技巧,在需要的情况下,用延迟可吸收线缝合 1 层、2 层或 3 层。用电动工具进行肌瘤粉碎应在直视下。之后,冲洗盆腹腔、吸净积液,还可放置防粘连膜。

肌瘤消解术和肌瘤冷冻消解术

能量源包括双极电手术、Nd:YAG 激光和低温探针均可在腹腔镜指导下应用,通过导致肌瘤坏死或影响局部血供导致肌瘤体积缩小(134)。尽管子宫和肌瘤体积缩小约 50%,但因其他原因其后又行腹腔镜评估的 15 例患者中,有 6 例(53%)的子宫浆膜层有致密粘连(135)。有生育要求的患者,不建议使用肌瘤消解术。

肌瘤剔除术后的粘连

有研究报道肌瘤剔除术后的粘连形成问题(136)。Cochrane 文献综述发现防粘连膜 Interceed 能减少腹腔镜和开腹手术中新形成和再次形成的粘连(137)。但对于支持其应用能改善妊娠率的材料尚不充分。关于透明质酸防粘连膜 Seprafilm(Genzyme,Cambridge,MA)防粘连有效性的证据有限,有一项前瞻性随机研究对 127 例开腹子宫肌瘤剔除术患者使用或不使用 Seprafilm 的情况进行了观察(127)。二次腹腔镜探查发现,与未使用 Seprafilm 的患者比较,使用之的患者明显较少发生粘连,粘连的严重程度评分也较低。该研究还发现子宫后壁切口的粘连发生率高于与子宫前壁切口(138)。

宫腔镜肌瘤剔除术

黏膜下肌瘤常常与月经量多和不孕相关,通常可经宫腔镜剔除。 黏膜下肌瘤的分类是基于肌瘤凸向宫腔的程度;0 类肌瘤,指完全位于宫腔;Ⅰ 类肌瘤,指 ≥50% 的肌瘤位于宫腔;Ⅱ 类肌瘤,指 <50% 的肌瘤位于宫腔(60)(图 15.6)。肌瘤对妊娠影响的荟萃分析发现伴有宫腔变形的黏膜下肌瘤降低继续妊娠率 / 活产率 70%(RR 0.32;95%CI,0.12~0.850),剔除之可提高继续妊娠率 / 活产率(RR 1.13;95%CI,0.96~1.33)(66)。

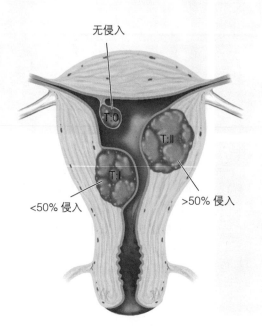

图 15.6　肌瘤分类。0 类肌瘤,指完全位于宫腔;Ⅰ 类肌瘤,指 ≥50% 的肌瘤位于宫腔;Ⅱ 类肌瘤,指 <50% 肌瘤位于宫腔。(来自:Munro MG,Critchley HO,Broder MS,et al. FIGO Working Group on Menstrual Disorders. FIGO classification system(PALM-COEIN)for causes of abnormal uterine bleeding in nongravid women of reproductive age. Int J Gynaecol Obstet 2011;113:3-13.)

尚无关于黏膜下肌瘤与异常子宫出血的荟萃分析研究。然而,多数研究表明剔除肌瘤后出血有减少。有研究评价黏膜下肌瘤患者宫腔镜剔除术前及术后随访的 41 个月估计阴道出血的情况,该研究报道 51 例带蒂黏膜下肌瘤(0 类)中有 42 例(82%)出血明显减少,28 例息肉样肌瘤(Ⅰ类)中有 24 例(86%)出血减少,22 例肌壁间肌瘤(Ⅱ类)中有 15 例(68%)出血减少(140)。有一项研究中 285 例有月经过多或月经不规律的妇女接受宫腔镜黏膜下肌瘤剔除术,术后 2 年时有 9.5% 患者、5 年时有 10.8% 患者、8 年时有 26.7% 患者需再手术(141)。

宫腔镜肌瘤剔除的手术技巧

宫腔镜通过利用窥镜和持续膨宫液灌流,在可视范围内完成黏膜下肌瘤切除术。电手术的工作原件是单极或双极电极。单极电极要求非传导性扩容剂(5% 山梨醇,3% 山梨醇和 0.5% 甘露醇,或 1.5% 甘氨酸),而双极电极可应用生理盐水。

置入宫腔镜前需扩张宫颈。米索前列醇有助于扩张宫颈(142)。切割环通过肌瘤并切除之,电切环需在直视下向术者的方向移动。切除肌瘤时应到达其下的子宫肌层;如果有生育要求,注意不要过度热损伤上正常子宫肌层。通常肌瘤的剩余部分在子宫收缩下会凸向宫腔,可被再次切除。可用抓钳从宫腔去除肌瘤,或用电切环捕获住肌瘤并回抽内窥镜。约 5cm 的 0 型和 Ⅰ 型黏膜下肌瘤可在宫腔镜下切除。

Ⅱ型肌瘤则需在术前通过盐水灌注的超声检查或 MRI 仔细评估,以测量肌瘤和浆膜层之间的正常肌层厚度,以估计电切环造成子宫穿孔的潜在风险(143)。在某些病例由于在子宫收缩下部分剩余的肌瘤会再凸向宫腔,则再次切除需在数周之后。

操作相关的风险

扩张宫颈或置入宫腔镜窥镜,或深切子宫肌层时,可能导致子宫穿孔。通常子宫穿孔的第一个征象是膨宫液快速缺失。应仔细观察宫腔寻找大量出血或肠道损伤部位。如果没有发现上述损伤,需立即终止操作,观察患者,如患者平稳可准予出院(144)。如果在电极工作的时候发生了穿孔,则需要行腹腔镜探查仔细观察是否有肠道或膀胱损伤。

液体吸收和电解质紊乱

膨宫介质吸收入血管有导致并发症的潜在风险,包括肺水肿、低钠血症、心力衰竭、脑水肿,甚至死亡(145)。仔细监测液体损失量,术中如液体损失量达 750ml 则应视为警戒信号,应计划终止操作。**许多学者建议液体损失量超过 1000ml 需停止操作,而另有一些学者建议应用 1500ml 非电解质液体,或 2000ml 电解质液体时应停止**(145)。应考虑适时评价或纠正电解质平衡或应用利尿剂。导致液体超负荷的高危因素包括肌瘤切除术时达深肌层,或手术时间长。应用生理盐水和双极电能量能减少低钠血症的风险,但如液体损失量超过 1500ml 可能导致心脏超负荷(146)。

内膜切除术治疗肌瘤相关的异常出血

对于无生育要求的患者,行内膜切除术同时行 / 不行宫腔镜肌瘤术一般是有效的方法。一项研究通过计数 51 例接受内膜切除(同时行 / 不行宫腔镜肌瘤术)患者的卫生垫,发现术后随访平均 2 年(1~5 年),其中 48 例(94%)患者的异常阴道出血得以解决(147)。另一项研究对 62 例患者随诊平均 29 个月(12~60 个月),发现 74% 妇女有月经量少或闭经,仅 12% 需要切除子宫(148)。

22 例有 4cm 以下黏膜下肌瘤的患者接受水热内膜切除术,至少 12 个月的随诊时间内,91% 出现闭经、月经量少或恢复正常月经(149)。另一项研究,65 例 Ⅰ 型和 Ⅱ 型小于 3cm 黏膜下肌瘤的患者有月经过多,用 NovaSure 内膜切除设备(Hologic,Bedford,MA)治疗后,大多数患者在治疗后 1 年表现为月经正常或闭经(150)。

新出现的子宫肌瘤

尽管在肌瘤剔除术后有时会有新的肌瘤生长,但大多数患者无需再次治疗。如初次手术时有一个肌瘤,仅有 11% 的患者需要再次手术(151)。如初次手术时有多发肌瘤被剔除,则有 26% 的患者需再次手术(平均随访时间 7.6 年)。肌瘤本身如已被剔除则不会复发。剔除术后又发现的肌瘤,通常称为"复发",源于前次手术未剔除或新生成的肌瘤。因此,或许称之为"新出现"肌瘤更合适(152)。

超声检查发现 29% 的妇女在肌瘤剔除术后 6 个月持续存在肌瘤(153)。此外,需考虑到在一般人群中也有新发肌瘤形成。如前所述,对于以往没有诊断子宫肌瘤的妇女中,77% 患者在子宫切除的标本中发现肌瘤(4)。

很多关于新发肌瘤的研究中,随诊不全面、诊时间不够长、监测使用经腹或经阴道超声(敏感性不同)、发现临床意义较小的肌瘤,或使用除生命表分析之外的其他计算方法,这些因素均导致研究结果混杂,结论不清(154)。

临床随访　　基于症状问卷的自我诊断结果与较大肌瘤的超声检查和病理证实结果有良好的相关性,这或许是评价新发肌瘤临床症状的最适合的方法(22)。一项对接受手术时年龄 22~44 岁的 622 例患者的研究,在超过 14 年的随访中,经临床检查和超声证实,新发肌瘤累积发生率为 27%(155)(图 15.7)。有一项研究对数个生命表分析研究进行了很好的综述,结果表明开腹肌瘤剔除术后 5 年,临床上明显新发肌瘤的累积发生率为 10%(156)。

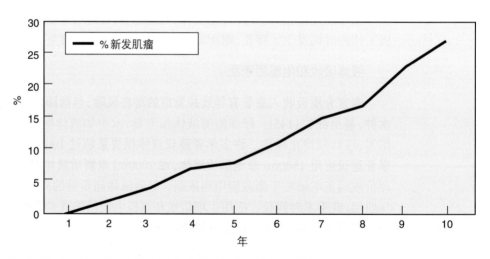

图 15.7　初次肌瘤剔除术后 10 年内新发肌瘤的情况。(引自:Candiani G,Fedele L,Parazzini F,et al. Risk of recurrence after myomectomy. Br J Obsete Gynecol 1991;98:385-389.)

超声检查随诊　　**常规行超声检查随诊是敏感的,但会发现很多无临床意义的肌瘤。**145 例患者,平均年龄为 38 岁(21~52 岁)在开腹肌瘤剔除术后每 12 个月进行临床评价,在术后 24 个月和 60 个月行经阴道超声检查(如临床可疑新发肌瘤则提前超声检查时间)(153)。然而,对于超声检查发现肌瘤的大小未设置下限,在术后第 5 年新发肌瘤的累积可能性为 51%。一项研究针对开腹肌瘤剔除术后 2 周时超声检查正常的 40 例妇女,发现其在 3 年内超声检查发现大于 2cm 新发肌瘤的累积风险为 15%(157)。

需要再次手术

对于考虑治疗子宫肌瘤的患者,应告知其术后可能有症状发展或新发而需要另外治疗的可能性。有一项研究对 125 例患者对初次开腹肌瘤剔除术后症状和临床检查进行随诊,结果发现在随诊期间(平均 7.6 年),初治时剔除一个肌瘤的患者中 11% 需再次手术,而初治时剔除多个肌瘤的患者中,26% 需再次手术(151)。肌瘤剔除术后 5 年行子宫切除的大致几率为 4%~16%(158,159)。

新发肌瘤相关的预测因素

年龄

由于肌瘤发生率随年龄增加,对于 25~29 岁患者,随年龄增加每 1000 人年有 4 人出现新发肌瘤;对 40~44 岁患者,随年龄增加每 1000 人年有 22 人出现新发肌瘤;该数据也适用于肌瘤剔除术后的妇女(17)。

生育后的新发肌瘤

对于术后生育过的妇女,10 年内新发肌瘤的概率是 16%;未生育的妇女,此概率为 28%(155)。

初治时剔除肌瘤的数目

在 5 年以上的随诊时间内,初治时剔除单个肌瘤的患者中有 27% 临床发现新发肌瘤,初治时剔除多发肌瘤的患者中有 59% 发现新发肌瘤(151)。

GnRH 类似物

术前应用 GnRH-a 会缩小肌瘤体积,也可能使一些小肌瘤在术中难以发现。有一项随机研究报道,开腹肌瘤剔除术后 3 个月随访发现,GnRH-a 组的 8 例患者中有 5 例(63%)超声检查发现小于 1.5cm 的肌瘤,而在未用 GnRH-a 组的 16 例患者中仅 2 例(13%)发现小肌瘤(153)。

腹腔镜子宫肌瘤剔除术

腹腔镜肌瘤剔除术后的新发肌瘤并不比开腹肌瘤剔除术更常见。81 例患者随机分组进行开腹或腹腔镜肌瘤剔除术,用经阴道超声每 6 个月随诊一次,至少持续 40 个月(160)。腹腔镜肌瘤剔除术组中 27% 的患者、开腹肌瘤剔除术组 23% 的患者发现大于 1cm 的肌瘤,但两组中均无患者需要再次治疗。

子宫动脉栓塞术

子宫动脉栓塞术(uterine artery embolization,UAE)对某些子宫肌瘤患者是有效的治疗方法。UAE 对卵巢早衰、受孕和妊娠的影响不甚清楚。因此,许多介入影像学医师不建议有生育要求的患者接受该治疗。UAE 的合适候选人包括有严重的临床症状需切除子宫或剔除肌瘤的患者。尽管非常少见,UAE 的并发症可能需要行子宫切除来挽救生命,对于哪怕是面临生命危险也拒绝切除子宫的患者则不应行 UAE。UAE 治疗子宫肌瘤的禁忌证还包括急性生殖道炎症、生殖道恶性肿瘤、免疫缺陷状态、影响到达子宫动脉的严重血管病变、造影剂过敏或肾功能损伤(161)。

已有研究报道 UAE 的结局。经确证的肌瘤相关生活质量问卷用于评价 UAE 患者的结局(162)。美国妇产科学会推荐考虑行 UAE 的患者需由妇产科医师协助介入放射科医师做全面评估,对患者监护的责任也需明确(163)。

子宫动脉栓塞术的技巧　　股动脉经皮穿刺应由经过良好训练的有经验的介入放射科医师进行(164)(图 15.8)。通过导管将明胶海绵、聚乙烯醇颗粒(polyvinyl alcohol particles,PVA)、trisacryl 明胶微球注入子宫动脉及其分支进行栓塞,直至血管闭塞或血流缓慢。总的放射线暴露剂量(约 15cGy)与 1~2 次 CT 或钡灌造影相当(165)。

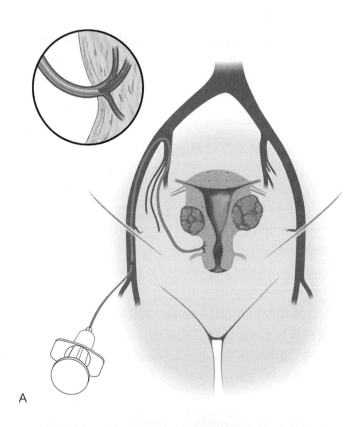

A

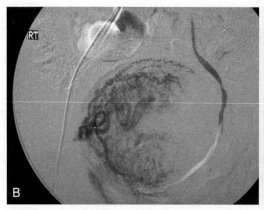

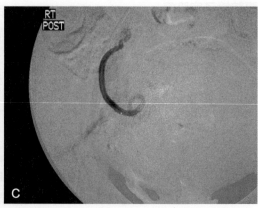

图 15.8　UAE 技术。A:导管进入子宫动脉并注入栓塞介质以阻塞子宫血流。B:造影剂显示 UAE 前供应子宫肌瘤的血管。C:UAE 后,栓塞介质阻塞了肌瘤的血流

UAE 引起的组织缺氧会导致术后疼痛,常需住院 1 天治疗疼痛。NSAID 类药物一般可应用 1~2 周,许多患者在 1~3 周后恢复正常活动。5%~10% 的患者疼痛持续超过 2 周(165)。约 10% 的患者需再次入院治疗栓塞术后综合征,包括弥漫性腹痛、恶心、呕吐、低热、不适、食欲差和白细胞升高。NSAID 类药物静脉输液和疼痛治疗通常能在 2~3 天内缓解症状(165)。**持续发热应用抗生素治疗。对抗生素无效则可能存在败血症,这需通过切除子宫积极治疗。**

子宫动脉栓塞术的预后

一项迄今为止最大的前瞻性研究,包括 555 例年龄在 18~59 岁的妇女(平均 43 岁),其中 80% 有大量阴道出血,75% 有盆腔痛,73% 有尿频或尿急,40% 因肌瘤相关症状需休假(166)。UAE 后 3 个月后进行电话随访,结果发现 83% 的患者月经量多症状好转,77% 的患者痛经症状好转,86% 的患者尿频症状好转。第 3 个月时,最大肌瘤体积平均缩小约 33%,但月经量多好转的情况与术前子宫大小(甚至大于 1000cm³)及子宫缩小的程度无关。需要注意的是,有 2 例患者(0.4%)肌瘤持续增大,疼痛继续加重,最终发现为肉瘤。因并发症需切除子宫的几率为 1.5%。在随访时间内,小于 40 岁患者中 3% 出现闭经,大于 50 岁患者中 41% 出现闭经。

一项前瞻性随机研究对比 177 例有症状的子宫肌瘤患者进行子宫切除及 UAE 的情况,结果发现严重并发症很少发生(167)。UAE 患者较子宫切除患者的住院时间显著较短(2 天和 5 天),但 UAE 患者在术后 6 周内因疼痛和(或)发热而再次入院的患者更高(9 例和 0 例)。UAE 组中,较重的合并症为一例患者需切除黏膜下肌瘤,另一例患者发生败血症;子宫切除组中一例患者发生膀胱阴道瘘。

有研究估计,在世界范围内施行了超过 100 000 例 UAE,其中 12 例死亡。由此估计的死亡率为 1/10 000,而 50 岁以下无恶性肿瘤和免疫缺陷患者行子宫切除术的死亡率为大约 3/10 000(168)。

卵巢早衰

UAE 后卵巢早衰发生的风险尚需进一步研究。曾报道在 15% 患者中出现短暂的闭经。UAE 后立即用多普勒超声检测卵巢动脉血流,结果显示 35% 患者卵巢血供减少,54% 完全失去血流(169)。然而,另一项研究报道基础卵泡刺激素(follicle-stimulating hormone,FSH)和抗苗勒管激素水平表明,所有患者的卵巢储备均降低(170)。

尽管有报道多数 UAE 术后患者的 FSH、雌二醇、卵巢体积和窦状卵泡的数目正常,但这些检测不能预测早绝经的发生(171)。对于较年轻的女性而言,由于其卵巢尚有大量卵泡,故即便损伤了相当数量的卵泡,也能维持正常的 FSH 水平,但日后受孕能力是否受损则不得而知。卵泡的损失可能导致绝经较早发生。对 UAE 术后患者进行长期随访对解答上述问题至关重要。

子宫动脉栓塞术后的受孕及妊娠情况

由于 UAE 可能影响卵巢功能,也可能增加妊娠并发症,有妊娠意愿的女性不应行 UAE 治疗(172)。尽管对于年龄小于 40 岁的患者卵巢早衰的风险较低,但一旦发生对其将造成严重后果。UAE 术后的受孕情况暂不清楚。一项前瞻性研究针对大于 4cm 的肌壁间肌瘤,对患者随机选用 UAE 或肌瘤剔除术,结果报告剔除术后的妊娠率较高,流产率较低(173)。产科和围生期结局相似。

UAE 后的 34 次妊娠中,32% 女性发生自然流产(174)。另一项研究中,164 例妇女在 UAE 后有妊娠愿望,在随诊的 24 个月内,21 例女性妊娠,4 例发生自然流产(24%),2 例行人工流产,18 例有活产(175)。对于成功妊娠的女性,有一项研究报道 6% 发生产后出血,16% 发生早产,11% 有胎位异常(174)。另一研究报道 8 例足月产和 6 例早产,但 2 例孕妇发生前置胎盘、1 例有膜状胎盘。至于这些高发的异常与 UAE 对内膜的影响相关,或这些胎盘问题与妇女原本存在的子宫肌瘤有关,目前尚不清楚。有作者建议孕期行超声检查尽早发现胎盘植入情况(175)。UAE 术后发生子宫壁缺损、坏死和瘘均曾被报道,孕期和分娩过程中子宫壁的完整性如何尚不清楚(176)。

子宫动脉阻断

目前有多种阻断子宫动脉的方法,创伤大于或小于 UAE 的都有,包括腹腔镜子宫动脉阻断和非切开的经阴道子宫动脉阻断。58 例患者随机进行 UAE 或腹腔镜子宫动脉阻断(177)。在中位时间为 48 个月的随访后,腹腔镜组有 14 例(48%)出现临床症状复发,而 UAE 组有仅有 5 例(17%)。腹腔镜动脉阻断术需全身麻醉,为创伤性操作,且需要操作熟练的腹腔镜手术者。经阴道动脉阻断在多普勒超声信号的引导下,在阴道穹隆放置特殊设计的夹子以阻断子宫动脉(178)。夹子留置 6 小时后被去除。这种方法的效果尚不甚清楚。

磁共振引导的聚焦超声

超声能量可被聚集产生足够的热能使蛋白变性和细胞死亡。同时应用 MRI 可准确地瞄准靶组织并通过评估被治疗组织的温度监测治疗(179)。该方法的优点为致病率低、恢复快,1 天即可恢复正常活动。对有生育要求的患者不推荐使用该方法(179)。美国食品药品管理局(Food and Drug Administration,FDA)报道,肌瘤缩小约 10%,治疗后 6 个月肌瘤体积减小 15%,在 24 个月仅减少 4%(180)。许多最近研究报道,治疗范围越大,效果越好;治疗后 6 个月,肌瘤体积平均缩小 31%(±28%)(181)。

治疗后 6 个月对临床结局进行评价发现 71% 患者症状有明显减轻,而在 12 个月,约有 50% 患者还有明显症状减轻(180)。82 例患者中有 23 例(28%)后续又进行了子宫切除术、肌瘤剔除术或 UAE。该研究中包括主动要求磁共振引导的聚焦超声治疗(magnetic resonance-guided focused ultrasound,MRgFUS),且没有设立对照,因此结果中的安慰剂效应不能除外。1 例患者因超声能量导致坐骨神经损伤,而 5% 有表浅皮肤烧伤。目前尚不明确是否治疗体积增大风险也相应增加。随着技术的发展,需进一步研究 MRgFUS 在治疗子宫肌瘤方面的有效性及风险。

治疗小结

对于子宫肌瘤患者个体来讲,讨论可能的治疗方法时应考虑到肌瘤相关的症状、它对生活质量的影响、患者对保留生育的要求,以及她们对治疗方法的选择。通常有多种方法可供选择,考虑时应注意以下几点。

对于无症状但在短期内有生育要求的子宫肌瘤患者而言,利用盐水灌注的超声检查、宫腔镜检查或 MRI 评估子宫腔,有助了解是否存在黏膜下肌瘤及其对生育潜在的影响。如果宫腔无变形,肌瘤可以无需治疗,可以尝试怀孕。有经验的腹腔镜术者可行腹腔镜肌瘤剔除术,并多层缝合子宫肌层。

对于无症状亦无生育要求的女性,可以考虑观察(期待治疗)。期间应定期回访患者症状并行盆腔查体检查子宫大小。对于非常大的子宫肌瘤,应考虑行肾脏超声或 CT 肾图检查以除外严重的肾积水。

对于有症状并有生育要求且其主要症状为异常阴道出血的患者,应检查其基础的血红蛋白水平,因为这些患者可能已耐受贫血状态。如果有指征,应行内膜活检对子宫内膜进行进一步评估。用盐水灌注的超声检查、宫腔镜或 MRI 对宫腔形态进行评估有助于选择合适的治疗方法。

如已有宫腔变形,可考虑行宫腔镜或开腹肌瘤剔除术。有经验的腹腔镜术者可行腹腔镜肌瘤剔除术。如果存在疼痛或压迫症状(大肌瘤症状),而宫腔未变形,则可考虑行开腹或腹腔镜肌瘤剔除术。

对于有症状但无生育要求的女性,如果患者暂不愿治疗可考虑观察(期待治疗)。有症状的围绝经期妇女可能愿意观察至绝经,而届时症状常常会减轻或消失。观察开始应行血红蛋白检测,如果有明显的贫血,应考虑进行治疗。如存在月经量多,应考虑行超声检查或内膜活检评价内膜情况。如内膜正常,炔诺酮 -IUS 或内膜去除术或许是合适的选择。也可考虑行肌瘤剔除(宫腔镜、开腹或腹腔镜)、子宫切除(经阴道、腹腔镜或开腹),或子宫动脉栓塞。

对于有肌瘤相关的疼痛或压迫症状的患者(大肌瘤症状),可考虑行肌瘤剔除术、子宫切除术、子宫动脉栓塞或聚焦超声(目前受肌瘤大小和数目的限制)。

(孙大为　王姝　译)

参考文献

1. **Whiteman MK, Hillis SD, Jamieson DJ, et al.** Inpatient hysterectomy surveillance in the United States, 2000–2004. *Am J Obstet Gynecol* 2008;198:34.e1–34.e7.
2. **Myers E, Barber M, Couchman G, et al.** Management of uterine fibroids. AHRQ Evidence Reports Volume 1, Number 34. 2001. http://www.ncbi.nlm.nih.gov/books/NBK33649/#A48853
3. **Leppert PC, Catherino WH, Segars JH.** A new hypothesis about the origin of uterine fibroids based on gene expression profiling with microarrays. *Am J Obstet Gynecol* 2006;195:415–420.
4. **Cramer SF, Patel A.** The frequency of uterine leiomyomas. *Am J Clin Pathol* 1990;94:435–438.
5. **Day Baird D, Dunson DB, Hill MC, et al.** High cumulative incidence of uterine leiomyoma in black and white women: ultrasound evidence. *Am J Obstet Gynecol* 2003;188:100–107.
6. **Flake GP, Andersen J, Dixon D.** Etiology and pathogenesis of uterine leiomyomas: a review. *Environ Health Perspect* 2003;111:1037–1054.
7. **Hashimoto K, Azuma C, Kamiura S, et al.** Clonal determination of uterine leiomyomas by analyzing differential inactivation of the X-chromosome-linked phosphoglycerokinase gene. *Gynecol Obstet Invest* 1995;40:204–208.
8. **Ligon AH, Morton CC.** Genetics of uterine leiomyomata. *Genes Chromosomes Cancer* 2000;28:235–245.
9. **Lee EJ, Kong G, Lee SH, et al.** Profiling of differentially expressed genes in human uterine leiomyomas. *Int J Gynecol Cancer* 2005;15:146–154.
10. **Ferenczy A, Richart RM, Okagaki T.** A comparative ultrastructural study of leiomyosarcoma, cellular leiomyoma, and leiomyoma of the uterus. *Cancer* 1971;28:1004–1018.
11. **Quade BJ, Wang TY, Sornberger K, et al.** Molecular pathogenesis of uterine smooth muscle tumors from transcriptional profiling. *Genes Chromosomes Cancer* 2004;40:97–108.
12. **Cook JD, Walker CL.** Treatment strategies for uterine leiomyoma: the role of hormonal modulation. *Semin Reprod Med* 2004;22:105–111.
13. **Englund K, Blanck A, Gustavsson I, et al.** Sex steroid receptors in human myometrium and fibroids: changes during the menstrual cycle and gonadotropin-releasing hormone treatment. *J Clin Endocrinol Metab* 1998;83:4092–4096.
14. **Nisolle M, Gillerot S, Casanas-Roux F, et al.** Immunohistochemical study of the proliferation index, oestrogen receptors and progesterone receptors A and B in leiomyomata and normal myometrium during the menstrual cycle and under gonadotrophin-releasing hormone agonist therapy. *Hum Reprod* 1999;14:2844–50.
15. **Kawaguchi K, Fujii S, Konishi I, et al.** Mitotic activity in uterine leiomyomas during the menstrual cycle. *Am J Obstet Gynecol* 1989;160:637–641.
16. **Ishikawa H, Ishi K, Serna VA, et al.** Progesterone is essential for maintenance and growth of uterine leiomyoma. *Endocrinology.* 2010;151:2433–2442.
17. **Peddada SD, Laughlin SK, Miner K, et al.** Growth of uterine leiomyomata among premenopausal black and white women. *Proc Natl Acad Sci U S A* 2008;105:19887–19892.
18. **Marshall LM, Spiegelman D, Goldman MB, et al.** A prospective study of reproductive factors and oral contraceptive use in relation to the risk of uterine leiomyomata. *Fertil Steril* 1998;70:432–439.
19. **Cramer SF, Marchetti C, Freedman J, et al.** Relationship of myoma cell size and menopausal status in small uterine leiomyomas. *Arch Pathol Lab Med* 2000;124:1448–1453.
20. **Vikhlyaeva EM, Khodzhaeva ZS, Fantschenko ND.** Familial predisposition to uterine leiomyomas. *Int J Gynaecol Obstet* 1995;51:127–131.
21. **Treloar SA, Martin NG, Dennerstein L, et al.** Pathways to hysterectomy: insights from longitudinal twin research. *Am J Obstet Gynecol* 1992;167:82–88.
22. **Marshall LM, Spiegelman D, Barbieri RL, et al.** Variation in the incidence of uterine leiomyoma among premenopausal women by age and race. *Obstet Gynecol* 1997;90:967–973.
23. **Kjerulff KH, Langenberg P, Seidman JD, et al.** Uterine leiomyomas. Racial differences in severity, symptoms and age at diagnosis. *J Reprod Med* 1996;41:483–490.
24. **Ross RK, Pike MC, Vessey MP, et al.** Risk factors for uterine fibroids: reduced risk associated with oral contraceptives. *BMJ (Clin Res Ed)* 1986;293:359–362.
25. **Shikora SA, Niloff JM, Bistrian BR, et al.** Relationship between obesity and uterine leiomyomata. *Nutrition* 1991;7:251–255.
26. **Chiaffarino F, Parazzini F, La Vecchia C, et al.** Diet and uterine myomas. *Obstet Gynecol* 1999;94:395–398.
27. **Baird D, Dunson D, Hill M, et al.** Association of physical activity with development of uterine leiomyoma. *Am J Epidemiol* 2007;165:157–163.
28. **Parazzini F, Negri E, La Vecchia C, et al.** Oral contraceptive use and risk of uterine fibroids. *Obstet Gynecol* 1992;79:430–433.
29. **Samadi AR, Lee NC, Flanders WD, et al.** Risk factors for self-reported uterine fibroids: a case-control study. *Am J Public Health* 1996;86:858–862.
30. **Ratner H.** Risk factors for uterine fibroids: reduced risk associated with oral contraceptives. *BMJ* 1986;293:1027.
31. **Orsini G, Laricchia L, Fanelli M.** Low-dose combination oral contraceptives use in women with uterine leiomyomas. *Minerva Ginecol*

2002;54:253–261.

32. **Palomba S, Sena T, Morelli M, et al.** Effect of different doses of progestin on uterine leiomyomas in postmenopausal women. *Eur J Obstet Gynecol Reprod Biol* 2002;102:199–201.

33. **Yang CH, Lee JN, Hsu SC, et al.** Effect of hormone replacement therapy on uterine fibroids in postmenopausal women—a 3-year study. *Maturitas* 2002;43:35–39.

34. **Reed SD, Cushing-Haugen KL, Daling JR, et al.** Postmenopausal estrogen and progestogen therapy and the risk of uterine leiomyomas. *Menopause* 2004;11:214–222.

35. **Parazzini F, Negri E, La Vecchia C, et al.** Reproductive factors and risk of uterine fibroids. *Epidemiology* 1996;7:440–442.

36. **Lumbiganon P, Rugpao S, Phandhu-fung S, et al.** Protective effect of depot-medroxyprogesterone acetate on surgically treated uterine leiomyomas: a multicentre case-control study. *Br J Obstet Gynaecol* 1996;103:909–914.

37. **Baird DD, Dunson DB.** Why is parity protective for uterine fibroids? *Epidemiology* 2003;14:247–250.

38. **Cesen-Cummings K, Houston KD, Copland JA, et al.** Uterine leiomyomas express myometrial contractile-associated proteins involved in pregnancy-related hormone signaling. *J Soc Gynecol Investig* 2003;10:11–20.

39. **Burbank F.** Childbirth and myoma treatment by uterine artery occlusion: do they share a common biology? *J Am Assoc Gynecol Laparosc* 2004;11:138–152.

40. **Barbieri RL, McShane PM, Ryan KJ.** Constituents of cigarette smoke inhibit human granulosa cell aromatase. *Fertil Steril* 1986;46:232–236.

41. **Michnovicz JJ, Hershcopf RJ, Naganuma H, et al.** Increased 2-hydroxylation of estradiol as a possible mechanism for the anti-estrogenic effect of cigarette smoking. *N Engl J Med* 1986;315:1305–1309.

42. **Daniel M, Martin AD, Drinkwater DT.** Cigarette smoking, steroid hormones, and bone mineral density in young women. *Calcif Tissue Int* 1992;50:300–305.

43. **Cramer SF, Mann L, Calianese E, et al.** Association of seedling myomas with myometrial hyperplasia. *Hum Pathol* 2009;40:218–225.

44. **Rowe MK, Kanouse DE, Mittman BS, et al.** Quality of life among women undergoing hysterectomies. *Obstet Gynecol* 1999;93:915–921.

45. **Davis BJ, Haneke KE, Miner K, et al.** The fibroid growth study: determinants of therapeutic intervention. *J Womens Health (Larchmt)* 2009;18:725–732.

46. **Munro MG, Lukes AS.** Abnormal uterine bleeding and underlying hemostatic disorders: report of a consensus process. *Fertil Steril* 2005;84:1335–1337.

47. **Marino JL, Eskenazi B, Warner M, et al.** Uterine leiomyoma and menstrual cycle characteristics in a population-based cohort study. *Hum Reprod* 2004;19:2350–2355.

48. **Wegienka G, Baird DD, Hertz-Picciotto I, et al.** Self-reported heavy bleeding associated with uterine leiomyomata. *Obstet Gynecol* 2003;101:431–437.

49. **Lippman SA, Warner M, Samuels S, et al.** Uterine fibroids and gynecologic pain symptoms in a population-based study. *Fertil Steril* 2003;80:1488–1494.

50. **Murase E, Siegelman ES, Outwater EK, et al.** Uterine leiomyomas: histopathologic features, MR imaging findings, differential diagnosis, and treatment. *Radiographics* 1999;19:1179–1197.

51. **Gaym A, Tilahun S.** Torsion of pedunculated subserous myoma–a rare cause of acute abdomen. *Ethiop Med J* 2007;45:203–207.

52. **Pron G, Bennett J, Common A, et al.** The Ontario Uterine Fibroid Embolization Trial. Part 2. Uterine fibroid reduction and symptom relief after uterine artery embolization for fibroids. *Fertil Steril* 2003;79:120–127.

53. **Langer R, Golan A, Neuman M, et al.** The effect of large uterine fibroids on urinary bladder function and symptoms. *Am J Obstet Gynecol* 1990;163:1139–1141.

54. **Parker W, Fu Y, Berek J.** Uterine sarcoma in patients operated on for presumed leiomyoma and rapidly growing leiomyoma. *Obstet Gynecol* 1994;83:414–418.

55. **Boutselis J, Ullery J.** Sarcoma of the uterus. *Obstet Gynecol* 1962;20:23–35.

56. **Brooks SE, Zhan M, Cote T, et al.** Surveillance, epidemiology, and end results analysis of 2677 cases of uterine sarcoma 1989–1999. *Gynecol Oncol* 2004;93:204–208.

57. **American College of Obstetricians and Gynecology.** Surgical Alternatives to Hysterectomy in the Management of Leiomyomas. ACOG Practice Bulletin 16. *Int J Gynaecol Obstet* 2001;73:285–294.

58. **Cantuaria GH, Angioli R, Frost L, et al.** Comparison of bimanual examination with ultrasound examination before hysterectomy for uterine leiomyoma. *Obstet Gynecol* 1998;92:109–112.

59. **Dueholm M, Lundorf E, Hansen ES, et al.** Evaluation of the uterine cavity with magnetic resonance imaging, transvaginal sonography, hysterosonographic examination, and diagnostic hysteroscopy. *Fertil Steril* 2001;76:350–357.

60. **Munro MG, Critchley HO, Broder MS, et al.** FIGO classification system (PALM-COEIN) for causes of abnormal uterine bleeding in nongravid women of reproductive age. *Int J Gynaecol Obstet* 2011;113:3–13.

61. **Dueholm M, Lundorf E, Hansen ES, et al.** Accuracy of magnetic resonance imaging and transvaginal ultrasonography in the diagnosis, mapping, and measurement of uterine myomas. *Am J Obstet Gynecol* 2002;186:409–415.

62. **Dueholm M, Lundorf E, Sorensen JS, et al.** Reproducibility of evaluation of the uterus by transvaginal sonography, hysterosonographic examination, hysteroscopy and magnetic resonance imaging. *Hum Reprod* 2002;17:195–200.

63. **Dueholm M, Lundorf E, Hansen ES, et al.** Magnetic resonance imaging and transvaginal ultrasonography for the diagnosis of adenomyosis. *Fertil Steril* 2001;76:588–594.

64. **Dueholm M, Lundorf E, Olesen F.** Imaging techniques for evaluation of the uterine cavity and endometrium in premenopausal patients before minimally invasive surgery. *Obstet Gynecol Surv* 2002;57:388–403.

65. **Goto A, Takeuchi S, Sugimura K, et al.** Usefulness of Gd-DTPA contrast-enhanced dynamic MRI and serum determination of LDH and its isozymes in the differential diagnosis of leiomyosarcoma from degenerated leiomyoma of the uterus. *Int J Gynecol Cancer* 2002;12:354–361.

66. **Pritts E, Parker W, Olive D.** Fibroids and infertility: an updated systematic review of the evidence. *Fertil Steril* 2009;91:1215–1223.

67. **Laughlin S, Baird D, Savitz D, et al.** Prevalence of uterine leiomyomas in the first trimester of pregnancy: an ultrasound-screening study. *Obstet Gynecol* 2009;113:630–635.

68. **Muram D, Gillieson M, Walters JH.** Myomas of the uterus in pregnancy: ultrasonographic follow-up. *Am J Obstet Gynecol* 1980;138:16–19.

69. **Rosati P, Exacoustos C, Mancuso S.** Longitudinal evaluation of uterine myoma growth during pregnancy. A sonographic study. *J Ultrasound Med* 1992;11:511–515.

70. **Lev-Toaff AS, Coleman BG, Arger PH, et al.** Leiomyomas in pregnancy: sonographic study. *Radiology* 1987;164:375–380.

71. **Katz VL, Dotters DJ, Droegemueller W.** Complications of uterine leiomyomas in pregnancy. *Obstet Gynecol* 1989;73:593–596.

72. **Vergani P, Ghidini A, Strobelt N, et al.** Do uterine leiomyomas influence pregnancy outcome? *Am J Perinatol* 1994;11:356–358.

73. **Qidwai GI, Caughey AB, Jacoby AF.** Obstetric outcomes in women with sonographically identified uterine leiomyomata. *Obstet Gynecol* 2006;107:376–382.

74. **Chuang J, Tsai HW, Hwang JL.** Fetal compression syndrome caused by myoma in pregnancy: a case report. *Acta Obstet Gynecol Scand* 2001;80:472–473.

75. **Joo JG, Inovay J, Silhavy M, et al.** Successful enucleation of a necrotizing fibroid causing oligohydramnios and fetal postural deformity in the 25th week of gestation. A case report. *J Reprod Med* 2001;46:923–925.

76. **Graham JM Jr.** The association between limb anomalies and spatially-restricting uterine environments. *Prog Clin Biol Res* 1985;163C:99–103.

77. **Romero R, Chervenak FA, DeVore G, et al.** Fetal head deformation and congenital torticollis associated with a uterine tumor. *Am J Obstet Gynecol* 1981;141:839–840.

78. **Palerme GR, Friedman EA.** Rupture of the gravid uterus in the third trimester. *Am J Obstet Gynecol* 1966;94:571–576.

79. **Garnet J.** Uterine rupture during pregnancy. An analysis of 133 patients. *Obstet Gynecol* 1964;23:898–905.

80. **Obed J, Omigbodun A.** Rupture of the uterus in patients with previous myomectomy and primary caesarean section scars: a comparison. *J Obstet Gynaecol* 1996;1:1621.

81. **Parker W, Einarsson J, Istre O, et al.** Risk factors for uterine rupture following laparoscopic myomectomy. *J Minim Invasive Gynecol* 2010;17:551–554.

82. **Walker CL, Stewart EA.** Uterine fibroids: the elephant in the room. *Science* 2005;308:1589–1592.

83. **Myers ER, Barber MD, Gustilo-Ashby T, et al.** Management of uterine leiomyomata: what do we really know? *Obstet Gynecol*

2002;100:8–17.

84. **Parker WH.** Etiology, symptomatology, and diagnosis of uterine myomas. *Fertil Steril* 2007;87:725–736.

85. **Carlson KJ, Miller BA, Fowler FJ Jr.** The Maine Women's Health Study: II. Outcomes of nonsurgical management of leiomyomas, abnormal bleeding, and chronic pelvic pain. *Obstet Gynecol* 1994;83:566–572.

86. **Ylikorkala O, Pekonen F.** Naproxen reduces idiopathic but not fibromyoma-induced menorrhagia. *Obstet Gynecol* 1986;68:10–12.

87. **Schlaff WD, Zerhouni EA, Huth JA, et al.** A placebo-controlled trial of a depot gonadotropin-releasing hormone analogue leuprolide in the treatment of uterine leiomyomata. *Obstet Gynecol* 1989;74:856–862.

88. **Friedman AJ, Hoffman DI, Comite F, et al.** Treatment of leiomyomata uteri with leuprolide acetate depot: a double-blind, placebo-controlled, multicenter study. The Leuprolide Study Group. *Obstet Gynecol* 1991;77:720–725.

89. **Letterie GS, Coddington CC, Winkel CA, et al.** Efficacy of a gonadotropin-releasing hormone agonist in the treatment of uterine leiomyomata: long-term follow-up. *Fertil Steril* 1989;51:951–956.

90. **Leather AT, Studd JW, Watson NR, et al.** The prevention of bone loss in young women treated with GnRH analogues with "add-back" estrogen therapy. *Obstet Gynecol* 1993;81:104–107.

91. **Pierce SJ, Gazvani MR, Farquharson RG.** Long-term use of gonadotropin-releasing hormone analogs and hormone replacement therapy in the management of endometriosis: a randomized trial with a 6-year follow-up. *Fertil Steril* 2000;74:964–968.

92. **de Aloysio D, Altieri P, Pretolani G, et al.** The combined effect of a GnRH analog in premenopause plus postmenopausal estrogen deficiency for the treatment of uterine leiomyomas in perimenopausal women. *Gynecol Obstet Invest* 1995;39:115–119.

93. **Flierman PA, Oberye JJ, van der Hulst VP, et al.** Rapid reduction of leiomyoma volume during treatment with the GnRH antagonist ganirelix. *BJOG* 2005;112:638–642.

94. **Murphy AA, Morales AJ, Kettel LM, et al.** Regression of uterine leiomyomata to the antiprogesterone RU486: dose-response effect. *Fertil Steril* 1995;64:187–190.

95. **Fiscella K, Eisinger SH, Meldrum S, et al..** Effect of mifepristone for symptomatic leiomyomata on quality of life and uterine size: a randomized controlled trial. *Obstet Gynecol* 2006;108:1381–1387.

96. **Steinauer J, Pritts EA, Jackson R, et al.** Systematic review of mifepristone for the treatment of uterine leiomyomata. *Obstet Gynecol* 2004;103:1331–1336.

97. **Grigorieva V, Chen-Mok M, Tarasova M, et al.** Use of a levonorgestrel-releasing intrauterine system to treat bleeding related to uterine leiomyomas. *Fertil Steril* 2003;79:1194–1198.

98. **Soysal S, Soysal M.** The efficacy of levonorgestrel-releasing intrauterine device in selected cases of myoma-related menorrhagia: a prospective controlled trial. *Gynecol Obstet Invest* 2005;59:29–35.

99. **Mercorio F, De Simone R, Di Spiezio Sardo A, et al.** The effect of a levonorgestrel-releasing intrauterine device in the treatment of myoma-related menorrhagia. *Contraception* 2003;67:277–280.

100. **Mehl-Madrona L.** Complementary medicine treatment of uterine fibroids: a pilot study. *Altern Ther Health Med* 2002;8:34–36.

101. **Sakamoto S, Yoshino H, Shirahata Y, et al.** Pharmacotherapeutic effects of kuei-chih-fu-ling-wan (keishi-bukuryo-gan) on human uterine myomas. *Am J Chin Med* 1992;20:313–317.

102. **Buttram VC Jr, Reiter RC.** Uterine leiomyomata: etiology, symptomatology, and management. *Fertil Steril* 1981;36:433–445.

103. **Sirjusingh A, Bassaw B, Roopnarinesingh S.** The results of abdominal myomectomy. *West Indian Med J* 1994;43:138–139.

104. **Vercellini P, Maddalena S, De Giorgi O, et al.** Determinants of reproductive outcome after abdominal myomectomy for infertility. *Fertil Steril* 1999;72:109–114.

105. **Goodwin SC, Bradley LD, Lipman JC, et al.** Uterine artery embolization versus myomectomy: a multicenter comparative study. *Fertil Steril* 2006;85:14–21.

106. **Reiter RC, Wagner PL, Gambone JC.** Routine hysterectomy for large asymptomatic uterine leiomyomata: a reappraisal. *Obstet Gynecol* 1992;79:481–484

107. **Wurnig C, Schatz K, Noske H, et al.** Subcutaneous low-dose epoetin beta for the avoidance of transfusion in patients scheduled for elective surgery not eligible for autologous blood donation. *Eur Surg Res* 2001;33:303–310.

108. **Sesti F, Ticconi C, Bonifacio S, et al.** Preoperative administration of recombinant human erythropoietin in patients undergoing gynecologic surgery. *Gynecol Obstet Invest* 2002;54:1–5.

109. **Stovall TG, Muneyyirci-Delale O, Summitt RL Jr, et al.** GnRH agonist and iron versus placebo and iron in the anemic patient before surgery for leiomyomas: a randomized controlled trial. Leuprolide Acetate Study Group. *Obstet Gynecol* 1995;86:65–71.

110. **Lethaby A, Vollenhoven B, Sowter M.** Efficacy of pre-operative gonadotrophin hormone releasing analogues for women with uterine fibroids undergoing hysterectomy or myomectomy: a systematic review. *BJOG* 2002;109:1097–1108.

111. **Sawin SW, Pilevsky ND, Berlin JA, et al.** Comparability of perioperative morbidity between abdominal myomectomy and hysterectomy for women with uterine leiomyomas. *Am J Obstet Gynecol* 2000;183:1448–1455.

112. **West S, Ruiz R, Parker WH.** Abdominal myomectomy in women with very large uterine size. *Fertil Steril* 2006;85:36–39.

113. **Iverson RE Jr, Chelmow D, Strohbehn K, et al.** Relative morbidity of abdominal hysterectomy and myomectomy for management of uterine leiomyomas. *Obstet Gynecol* 1996;88:415–419.

114. **Ehigiegba AE, Ande AB, Ojobo SI.** Myomectomy during cesarean section. *Int J Gynaecol Obstet* 2001;75:21–25.

115. **Roman AS, Tabsh KM.** Myomectomy at time of cesarean delivery: a retrospective cohort study. *BMC Pregnancy Childbirth* 2004;4:14.

116. **Frederick J, Fletcher H, Simeon D, et al.** Intramyometrial vasopressin as a haemostatic agent during myomectomy. *Br J Obstet Gynaecol* 1994;101:435–437.

117. **Ginsburg ES, Benson CB, Garfield JM, et al.** The effect of operative technique and uterine size on blood loss during myomectomy: a prospective randomized study. *Fertil Steril* 1993;60:956–962.

118. **Hobo R, Netsu S, Koyasu Y, et al.** Bradycardia and cardiac arrest caused by intramyometrial injection of vasopressin during a laparoscopically assisted myomectomy. *Obstet Gynecol* 2009;113(Pt 2):484–486.

119. **Goodnough L, Monk T, Brecher M.** Autologous blood procurement in the surgical setting: lessons learned in the last 10 years. *Vox Sang* 1996;71:133–141.

120. **Yamada T, Ikeda A, Okamoto Y, et al.** Intraoperative blood salvage in abdominal simple total hysterectomy for uterine myoma. *Int J Gynaecol Obstet* 1997;59:233–236.

121. **Davies L, Brown TJ, Haynes S, et al.** Cost-effectiveness of cell salvage and alternative methods of minimising perioperative allogeneic blood transfusion: a systematic review and economic model. *Health Technol Assess* 2006;10:1–210.

122. **Helal AS, Abdel-Hady el-S, Refaie E, et al.** Preliminary uterine artery ligation versus pericervical mechanical tourniquet in reducing hemorrhage during abdominal myomectomy. *Int J Gynaecol Obstet* 2010;108:233–235.

123. **Dumousset E, Chabrot P, Rabischong B, et al.** Preoperative uterine artery embolization (PUAE. before uterine fibroid myomectomy. *Cardiovasc Intervent Radiol* 2008;31:514–520.

124. **Discepola F, Valenti DA, Reinhold C, et al.** Analysis of arterial blood vessels surrounding the myoma: relevance to myomectomy. *Obstet Gynecol* 2007;110:1301–1303.

125. **Walocha JA, Litwin JA, Miodonski AJ.** Vascular system of intramural leiomyomata revealed by corrosion casting and scanning electron microscopy. *Hum Reprod* 2003;18:1088–1093.

126. **Guarnaccia MM, Rein MS.** Traditional surgical approaches to uterine fibroids: abdominal myomectomy and hysterectomy. *Clin Obstet Gynecol* 2001;44:385–400.

127. **Diamond MP.** Reduction of adhesions after uterine myomectomy by Seprafilm membrane (HAL-F): a blinded, prospective, randomized, multicenter clinical study. Seprafilm Adhesion Study Group. *Fertil Steril* 1996;66:904–910.

128. **Parker WH, Rodi IA.** Patient selection for laparoscopic myomectomy. *J Am Assoc Gynecol Laparosc* 1994;2:23–26.

129. **Jin C, Hu Y, Chen X, et al.** Laparoscopic versus open myomectomy-a meta-analysis of randomized controlled trials. *Eur J Obstet Gynecol Reprod Biol* 2009;145:14–21.

130. **Malzoni M, Rotond M, Perone C, et al.** Fertility after laparoscopic myomectomy of large uterine myomas: operative technique and preliminary results. *Eur J Gynaecol Oncol* 2003;24:79–82.

131. **Andrei B, Crovini G, Rosi A.** Uterine myomas: pelviscopic treatment. *Clin Exp Obstet Gynecol* 1999;26:44–46.

132. **Koh C, Janik G.** Laparoscopic myomectomy: the current status. *Curr Opin Obstet Gynecol* 2003;15:295–301.

133. **Agarwala N, Liu CY.** Safe entry techniques during laparoscopy: left upper quadrant entry using the ninth intercostal space–a review of 918 procedures. *J Minim Invasive Gynecol* 2005;12:55–61.

134. **Zupi E, Marconi D, Sbracia M, et al.** Directed laparoscopic cryomyolysis for symptomatic leiomyomata: one-year follow up. *J Minim Invasive Gynecol* 2005;12:343–346.

135. **Donnez J, Squifflet J, Polet R, et al.** Laparoscopic myolysis. *Hum Reprod Update* 2000;6:609–613.

136. **Dubuisson JB, Fauconnier A, Chapron C, et al.** Second look after laparoscopic myomectomy. *Hum Reprod* 1998;13:2102–2106.

137. **Farquhar C, Vandekerckhove P, Watson A, et al.** Barrier agents for preventing adhesions after surgery for subfertility. *Cochrane Database Syst Rev* 2000;2:CD000475.

138. **Tulandi T, Murray C, Guralnick M.** Adhesion formation and reproductive outcome after myomectomy and second-look laparoscopy. *Obstet Gynecol* 1993;82:213–215.

139. **Wamsteker K, Emanuel MH,** de Kruif JH. Transcervical hysteroscopic resection of submucous fibroids for abnormal uterine bleeding: results regarding the degree of intramural extension. *Obstet Gynecol* 1993;82:736–740.

140. **Vercellini P, Zaina B, Yaylayan L, et al.** Hysteroscopic myomectomy: long-term effects on menstrual pattern and fertility. *Obstet Gynecol* 1999;94:341–347.

141. **Emanuel MH, Wamsteker K, Hart AA, et al.** Long-term results of hysteroscopic myomectomy for abnormal uterine bleeding. *Obstet Gynecol* 1999;93:743–748.

142. **Darwish AM, Ahmad AM, Mohammad AM.** Cervical priming prior to operative hysteroscopy: a randomized comparison of laminaria versus misoprostol. *Hum Reprod* 2004;19:2391–2394.

143. **Murakami T, Hayasaka S, Terada Y, et al.** Predicting outcome of one-step total hysteroscopic resection of sessile submucous myoma. *J Minim Invasive Gynecol* 2008;15:74–77.

144. **Indman PD.** Hysteroscopic treatment of submucous myomas. *Clin Obstet Gynecol* 2006;49:811–820.

145. **Loffer FD, Bradley LD, Brill AI, et al.** Hysteroscopic fluid monitoring guidelines. The ad hoc committee on hysteroscopic training guidelines of the American Association of Gynecologic Laparoscopists. *J Am Assoc Gynecol Laparosc* 2000;7:167–168.

146. **Murakami T, Tamura M, Ozawa Y, et al.** Safe techniques in surgery for hysteroscopic myomectomy. *J Obstet Gynaecol Res* 2005;31:216–223.

147. **Indman PD.** Hysteroscopic treatment of menorrhagia associated with uterine leiomyomas. *Obstet Gynecol* 1993;81:716–720.

148. **Mints M, Radestad A, Rylander E.** Follow up of hysteroscopic surgery for menorrhagia. *Acta Obstet Gynecol Scand* 1998;77:435–438.

149. **Glasser MH, Zimmerman JD.** The HydroThermAblator system for management of menorrhagia in women with submucous myomas: 12- to 20-month follow-up. *J Am Assoc Gynecol Laparosc* 2003;10:521–527.

150. **Sabbah R, Desaulniers G.** Use of the NovaSure impedance controlled endometrial ablation system in patients with intracavitary disease: 12-month follow-up results of a prospective, single-arm clinical study. *J Minim Invasive Gynecol* 2006;13:467–471.

151. **Malone L.** Myomectomy: recurrence after removal of solitary and multiple myomas. *Obstet Gynecol* 1969;34:200–203.

152. **Parker WH.** Uterine myomas: management. *Fertil Steril* 2007;88:255–271.

153. **Fedele L, Parazzini F, Luchini L, et al.** Recurrence of fibroids after myomectomy: a transvaginal ultrasonographic study. *Hum Reprod* 1995;10:1795–1796.

154. **Olive DL.** Review of the evidence for treatment of leiomyomata. *Environ Health Perspect* 2000;108(Suppl 5):841–843.

155. **Candiani GB, Fedele L, Parazzini F, et al.** Risk of recurrence after myomectomy. *Br J Obstet Gynaecol* 1991;98:385–389.

156. **Fauconnier A, Chapron C, Babaki-Fard K, et al.** Recurrence of leiomyomata after myomectomy. *Hum Reprod Update* 2000;6:595–602.

157. **Vavala V, Lanzone A, Monaco A, et al.** Postoperative GnRH analog treatment for the prevention of recurrences of uterine myomas after myomectomy. A pilot study. *Gynecol Obstet Invest* 1997;43:251–254.

158. **Dadak C, Feiks A.** [Organ-sparing surgery of leiomyomas of the uterus in young females]. *Zentralbl Gynakol* 1988;110:102–106.

159. **Rosenfeld DL.** Abdominal myomectomy for otherwise unexplained infertility. *Fertil Steril* 1986;46:328–330.

160. **Rossetti A, Sizzi O, Soranna L, et al.** Long-term results of laparoscopic myomectomy: recurrence rate in comparison with abdominal myomectomy. *Hum Reprod* 2001;16:770–774.

161. **Society of Obstetricians and Gynaecologists of Canada.** Clinical practice guidelines. *Int J Gynecol Obstet* 2005;89:305–318.

162. **Harding G, Coyne KS, Thompson CL, et al.** The responsiveness of the uterine fibroid symptom and health-related quality of life questionnaire (UFS-QOL). *Health Qual Life Outcomes* 2008;6:99.

163. **American College of Obstetricians and Gynecologists.** ACOG committee opinion. Uterine artery embolization. *Obstet Gynecol* 2004;103:403–404.

164. **Spies JB, Sacks D.** Credentials for uterine artery embolization. *J Vasc Interv Radiol* 2004;15:111–113.

165. **Zupi E, Pocek M, Dauri M, et al.** Selective uterine artery embolization in the management of uterine myomas. *Fertil Steril* 2003;79:107–111.

166. **Pron G, Cohen M, Soucie J, et al.** The Ontario Uterine Fibroid Embolization Trial. Part 1. Baseline patient characteristics, fibroid burden, and impact on life. *Fertil Steril* 2003;79:112–119.

167. **Hehenkamp WJ, Volkers NA, Donderwinkel PF, et al.** Uterine artery embolization versus hysterectomy in the treatment of symptomatic uterine fibroids (EMMY trial): peri- and postprocedural results from a randomized controlled trial. *Am J Obstet Gynecol* 2005;193:1618–1629.

168. Agency for Healthcare Research and Quality. National inpatient sample of the HCUP database of the Agency for HealthCare Research and Quality. http://hcupnet.ahrq.gov/HCUPnet.jsp

169. **Ryu RK, Chrisman HB, Omary RA, et al.** The vascular impact of uterine artery embolization: prospective sonographic assessment of ovarian arterial circulation. *J Vasc Interv Radiol* 2001;12:1071–1074.

170. **Hehenkamp WJ, Volkers NA, Broekmans FJ, et al.** Loss of ovarian reserve after uterine artery embolization: a randomized comparison with hysterectomy. *Hum Reprod* 2007;22:1996–2005.

171. **Tropeano G, Di Stasi C, Litwicka K, et al.** Uterine artery embolization for fibroids does not have adverse effects on ovarian reserve in regularly cycling women younger than 40 years. *Fertil Steril* 2004;81:1055–1061.

172. **Tulandi T, Salamah K.** Fertility and uterine artery embolization. *Obstet Gynecol* 2010;115:857–860.

173. **Mara M, Maskova J, Fucikova Z, et al.** Midterm clinical and first reproductive results of a randomized controlled trial comparing uterine fibroid embolization and myomectomy. *Cardiovasc Intervent Radiol* 2008;31:73–85.

174. **Goldberg J, Pereira L, Berghella V, et al.** Pregnancy outcomes after treatment for fibromyomata: uterine artery embolization versus laparoscopic myomectomy. *Am J Obstet Gynecol* 2004;191:18–21.

175. **Pron G, Mocarski E, Bennett J, et al.** Pregnancy after uterine artery embolization for leiomyomata: the Ontario multicenter trial. *Obstet Gynecol* 2005;105:67–76.

176. **Godfrey CD, Zbella EA.** Uterine necrosis after uterine artery embolization for leiomyoma. *Obstet Gynecol* 2001;98:950–952.

177. **Hald K, Noreng HJ, Istre O, et al.** Uterine artery embolization versus laparoscopic occlusion of uterine arteries for leiomyomas: long-term results of a randomized comparative trial. *J Vasc Interv Radiol* 2009;20:1303–1310.

178. **Vilos GA, Vilos EC, Romano W, et al.** Temporary uterine artery occlusion for treatment of menorrhagia and uterine fibroids using an incisionless Doppler-guided transvaginal clamp: case report. *Hum Reprod* 2006;21:269–271.

179. **Stewart EA, Gedroyc WM, Tempany CM, et al.** Focused ultrasound treatment of uterine fibroid tumors: safety and feasibility of a noninvasive thermoablative technique. *Am J Obstet Gynecol* 2003;189:48–54.

180. **Stewart EA, Rabinovici J, Tempany CM, et al.** Clinical outcomes of focused ultrasound surgery for the treatment of uterine fibroids. *Fertil Steril* 2006;85:22–29.

181. **LeBlang SD, Hoctor K, Steinberg FL.** Leiomyoma shrinkage after MRI-guided focused ultrasound treatment: report of 80 patients. *AJR Am J Roentgenol* 2010;194:274–280.

第 **16** 章 盆腔痛和痛经

Andrea J. Rapkin
Leena Nathan

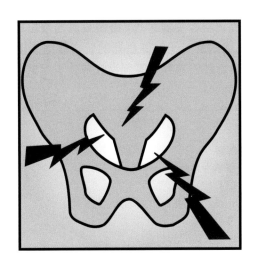

- 急性盆腔痛起病迅速,常伴有生命体征改变及体格检查和实验室检查明显异常。不正确的诊断可显著增加发病率甚至死亡率。
- 按照器官系统(生殖系统,胃肠道,泌尿系统)和病理类型进行彻底评估,将保证有效诊断和治疗感染、梗阻、缺血(扭转)、刺激性物质的渗漏(脏器或囊肿破裂)、肿瘤,以及妊娠相关的疼痛。
- 慢性盆腔痛是一种机制复杂的疾病,其特点是盆腔器官、盆腔周围组织、脊髓和脑传入信号的改变。盆腔器官由胸、腰、骶神经共同支配,加上中枢神经系统神经传入信号的上调处理,导致了患有慢性盆腔痛者表现出的躯体及心理症状的复杂性。
- 完整的病史记录和体格检查对成功地治疗慢性和急性盆腔痛都非常重要。用于评估急性的、危及生命的状况下所做的辅助的实验室检查和诊断性操作与针对慢性疼痛的检查不同。慢性盆腔痛的诊断和治疗需要多学科的参与。

定义

急性疼痛性质剧烈,以起病急、进展快和病程短为特点。周期性疼痛是与月经周期明确相关的疼痛。痛经或经期痛是最常见的周期性疼痛,根据解剖病理改变的不同分为原发性和继发性(1)。慢性盆腔痛被定义为持续时间超过 6 个月的疼痛,局限于盆腔,且疼痛严重到引起功能失调或需要医疗干预(2)。

急性疼痛常伴有复杂的自主神经反射症状,如恶心、呕吐、出汗、恐惧感等,这些自主神经反射症状不出现在慢性盆腔痛的患者。另外,急性盆腔痛常伴有发热、白细胞增多等炎症或感染的征象,这些体征也不出现在慢性盆腔痛。急性盆腔痛的病理生理主要是由感染、缺血或化学刺激产生的高浓度炎性介质所引起。

相反,慢性盆腔痛的起因通常是由正常的非痛性刺激的调节改变或称"上调"所导致。疼痛与组织损伤的程度不成比例(3)。因此,慢性盆腔痛以生理、情绪和行为反应为特点,与急性盆腔痛不同(4)。炎性病变,如子宫内膜异位症,可产生慢性神经源性炎症或刺激的环境,导致周围及中枢神经系统的"塑料样"改变和持续的慢性疼痛(5~7)。另外,遗传易感性,环境压力和激素水平被认为提高了慢性疼痛性疾病的倾向和易感性(8)。

急性疼痛

急性疼痛的鉴别诊断概括在表 16.1 中。评价疼痛的特点有利于鉴别诊断。**突发的疼痛常提示空腔脏器穿孔/破裂或脏器蒂扭转引起的缺血。绞痛或严重的痉挛性疼痛常由肠道、输尿管或子宫等脏器的肌肉收缩或梗阻引起,而全腹痛是腹腔内存在的血液、脓汁或卵巢囊肿的内容液等刺激性液体引起的广泛反应。**

表 16.1 急性盆腔痛的鉴别诊断

妇科因素	非妇科因素

急性疼痛
  1. **妊娠并发症**
    a. 异位妊娠
    b. 流产、先兆流产或不完全性流产
  2. **急性感染**
    a. 子宫内膜异位症
    b. 盆腔炎(急性 PID)或输卵管卵巢炎
    c. 卵管卵巢脓肿
  3. **附件疾病**
    a. 功能性卵巢囊肿出血
    b. 附件扭转
    c. 功能性、肿瘤性或炎性卵巢囊肿破裂
反复盆腔痛
  1. 经间期痛
  2. 原发性痛经
  3. 继发性痛经
	胃肠道
	  1. 胃肠炎
	  2. 阑尾炎
	  3. 肠梗阻
	  4. 憩室炎
	  5. 肠道炎性疾病
	  6. 肠激惹综合征
	生殖泌尿系
	  1. 膀胱炎
	  2. 肾盂肾炎
	  3. 输尿管结石
	骨骼肌肉
	  1. 腹壁血肿
	  2. 疝
	其他
	  1. 急性卟啉症
	  2. 盆腔血栓性静脉炎
	  3. 动脉瘤
	  4. 腹部绞痛

内脏痛最初的感受是由自主神经反射产生模糊的、深在的和定位不准确的痛。而一旦疼痛局限于某一部位,则称为牵涉痛。牵涉痛常有明确定位,位置更表浅,发生在支配受累脏器的同一脊髓节段发出的神经分布区或皮肤支配区。牵涉痛的位置有利于判断原发疾病发生的部位(9)。盆腔脏器的神经支配见表 16.2。阴道上段、宫颈、子宫和附件与结肠、直肠、膀胱、输尿管下段和低位小肠具有相同的内脏神经支配。因此,生殖器官、生殖泌尿道(GU)和胃肠道(GI)的牵涉痛位于同一皮肤区域(10,11)。

急性盆腔痛的评估

评估急性盆腔痛时,早期诊断非常关键,因为延误诊断会增加发病率和死亡率。正确诊断的关键是获得准确的病史。应明确末次月经及前次月经的日期和特点,以及是否有异常出血或分泌物。月经史、性生活及避孕史、性传播性疾病及既往妇科疾病史都很重要。疼痛史应包括疼痛是如何发生以及何时发生的,有无胃肠道症状(例如厌食、恶心、呕吐、便秘、顽固性便秘、胃肠胀气、便血等),有无泌尿系症状(例如尿急、尿频、血尿或尿痛等),

表 16.2　盆腔脏器痛觉传入神经

器官	脊髓节段	神经
腹壁	$T_{12}\sim L_1$	髂腹下、髂腹股沟、生殖股神经
下腹壁、阴道前壁、尿道、阴蒂	$L_1\sim L_2$	髂腹股沟、生殖股神经
下背部	$L_1\sim L_2$	
盆底、直肠、外阴和阴道下段	$S_2\sim S_4$	外阴神经、腹股沟神经、生殖股神经、股后皮神经
阴道上段、宫颈、宫体、输卵管内侧 1/3、阔韧带、膀胱上部、回肠末端和结肠末端	$T_{11}\sim L_2$ $S_2\sim S_4$	腹壁下神经丛的胸腰部自主神经(交感);盆腔神经的骶自主神经(副交感)
卵巢、输卵管外侧 2/3 和尿道上段	$T_9\sim T_{10}$	肾及主动脉神经丛、腹及肠系膜神经结以及主动脉及肠系膜上神经丛发出的胸自主神经(交感)

有无感染的征象(发热、寒战、脓性阴道分泌物等),以及是否有腹腔积血的表现(卧位不能、腹胀、右上腹及肩背痛)。还应记录任何既往治疗史、手术史及目前用药情况。

初步的实验室检查至少应包括全血细胞计数(CBC)、清洁中段尿常规分析(RUA),尿液或血清妊娠试验,淋病及衣原体筛查和经阴道盆腔超声波检查。根据患者症状以及鉴别诊断可选择其他检查,如计算机断层扫描(CT)平扫或增强,生化检查,血型(有输血可能时)等。

急性盆腔痛的生殖道原因

异常妊娠

所有表现为急性疼痛的育龄女性都应筛查是否妊娠。异位妊娠被定义为胚胎着床在子宫腔以外的地方(见第 20 章)。

异位妊娠的症状

胚胎着床在输卵管,输卵管发生急性扩张会产生疼痛。如果输卵管发生破裂,局限性腹痛会暂时缓解,并随着腹腔内出血的发展被全盆腔和全腹腔的疼痛所替代。停经史、不规则阴道出血和急性腹痛组成了经典的三联症状。子宫直肠陷凹的包块可产生排便急迫感。右肩部牵涉痛常在腹腔内积血跨过右侧结肠沟刺激膈肌时产生($C_3\sim C_5$ 支配)。

体征

异位妊娠破裂时生命体征会发生体位性变化。在患者仰卧位、坐起 3 分钟、最后站立 3 分钟时分别测量患者的血压和脉搏来诊断患者是否具有直立性低血压。如果患者从仰卧位转为站立位,收缩压下降 20mmHg 或舒张压下降 10mmHg,则确定存在直立性低血压。尽管脉搏变化并未包括在直立性低血压的诊断标准中,但若患者卧位改为站立位时脉搏显著增加,常预示有直立位性低血压。异位妊娠通常不伴有体温的上升。

腹部检查通常会发现一侧或者两侧下腹部的压痛和肌卫。随着腹腔积血的发展,将出现明显的全腹膨胀和反跳痛,肠鸣音常减弱。盆腔检查通常会发现轻度宫颈举痛。附件区压痛通常在异位妊娠的一侧更为明显,并可触及包块。异位妊娠的诊断、药物及手术治疗将在第 20 章中讨论(12,13)。

卵巢囊肿渗漏或破裂

功能性囊肿(卵泡或黄体)是最常见的卵巢囊肿,比良性或恶性肿瘤更容易发生破裂。排卵时卵巢的卵泡破裂产生的疼痛称为经间痛。这种经间期的盆腔痛归咎于少量血液渗漏入腹腔,以及高浓度的卵泡液中的前列腺素。这种疼痛为轻中度且为自限性,凝血功能正常,不会发生腹腔积血。

黄体囊肿出血发生在月经周期的黄体期。卵巢包膜的迅速扩张、破裂,血液进入腹腔导致急性疼痛。黄体破裂可产生少量腹腔内出血,也可大量出血造成严重失血和腹腔积血。

囊性卵巢肿瘤或炎性卵巢肿块,如子宫内膜异位症或脓肿,也可发生渗漏或破裂。既往有囊性畸胎瘤或内膜异位囊肿尚未行手术剔除者在急性盆腔痛的患者中并不少见。**如果囊肿破裂导致腹腔积血(黄体破裂)或化学性腹膜炎(子宫内膜异位囊肿或良性囊性畸胎瘤)则有手术探查的指征,因为这些情况可能会影响将来的生育力,或导致威胁生命的急腹症(脓肿)。**

症状

如卵巢囊肿未发生扭转、快速膨胀、感染或渗漏,就不会引起急性疼痛。**黄体囊肿是最常见的能够发生破裂并引起腹腔积血的囊肿。黄体囊肿破裂的症状与异位妊娠破裂类似。**患者处于黄体期或由于黄体的持续功能导致月经延迟。疼痛通常突然发生,从盆腔到全腹痛逐渐加剧,有时随着腹腔积血的进展会出现眩晕或晕厥。

子宫内膜异位囊肿或良性囊性畸胎瘤破裂的症状与之类似;但由于失血较少,不会出现眩晕或低血容量的征象。

体征

直立性低血压只有在血管内血容量不足导致低血容量时才会发生。发热罕见。**最重要的体征是明显的腹部压痛,常因腹膜刺激而伴有局限或广泛的下腹反跳痛。**腹部可呈中度膨胀伴肠鸣音减弱。如果囊肿发生渗漏而未完全破裂,盆腔检查常可触及肿块。

诊断

囊肿破裂的诊断及类型可通过血液检查和经阴道超声来明确。包括妊娠试验,全血细胞计数,如果伴有直立性低血压,应做血型检查。白细胞升高少见,如存在活跃出血,血细胞比容将下降。没有超声的前提下,后穹隆穿刺会明确腹腔内积液的性质。如果没有直立性低血压,且外周血的血细胞比容相对正常,临床上不可能出现明显的腹腔内积血。此时后穹隆穿刺液应为清亮液体或血细胞比容≤16%的血性液体,阴道超声显示只有少量腹腔游离液。

后穹隆穿刺对确定腹膜炎的原因非常有帮助:鲜血提示为黄体破裂;巧克力样陈旧血提示为子宫内膜异位囊肿;油脂样液体提示为良性畸胎瘤;脓液提示为盆腔炎性疾病(PID)或卵管-卵巢脓肿。正确解读阴道超声有助于盆腔囊性结构的定性:是皮样囊肿、内膜异位囊肿、黄体还是盆腔脓肿,并有助于对腹腔内积液定量。

治疗

不能站立、贫血、后穹隆穿刺液的血细胞比容>16%,**或超声显示大量腹腔游离液体表明有明显的腹腔内积血,需要腹腔镜或开腹手术治疗。**如果没有直立性低血压,不发热,未妊娠,不贫血,子宫直肠陷凹仅有少量液体,患者可在医院里观察,无需手术干预,甚至在观察一段时间后可从急诊室出院回家。

附件扭转　　　　**卵巢的血管蒂、卵巢囊肿、输卵管、输卵管旁囊肿，或少见的带蒂肌瘤发生扭转将导致扭转蒂部的远端缺血和急性盆腔痛**。良性囊性畸胎瘤是最易发生扭转的肿瘤。卵巢癌、内膜异位囊肿或脓肿形成的炎症包块由于存在粘连而很少发生扭转。尽管多囊卵巢可发生扭转，但正常输卵管和卵巢则很少发生扭转。附件扭转的诊断是个挑战。医师必须依据病史、临床检查和超声等辅助检查做出诊断(14)。卵巢扭转没有特殊的尺寸标准，但有文献发现 83% 的扭转发生在直径≥5cm 的卵巢(15)。

症状

扭转产生的疼痛通常是剧烈而持续的疼痛，如果是部分扭转且间断复位，疼痛可以时好时坏。扭转的发生及随后的腹痛症状通常在站立、活动或性交时出现。通常会伴有自主神经反射的症状(恶心、呕吐、心跳过速和恐惧感等)。

体征

组织坏死可伴有轻度的体温上升，心率加快和白细胞增多。妊娠试验阴性，除非患者同时合并妊娠。对任何有急性腹痛且有一侧附件包块的女性患者都应考虑附件扭转的可能。

体格检查时，下腹部可出现局限性压痛和反跳痛。另一个重要的体征是双合诊检查可扪及盆腔包块的存在。

诊断

扭转使受累附件的淋巴和静脉回流受到阻断；因而包块的体积迅速增大，体格检查时可扪及，超声也能看到。但超声多普勒若仍能探及卵巢的血流也不能除外扭转。

治疗

附件扭转必须手术治疗。可将扭转的附件复位并行囊肿剔除术。目前有证据认为，即使是外观已坏死的卵巢仍有功能，保留附件可保留卵巢的激素和生殖功能(16)。根据包块的大小，手术可采用腹腔镜或者开腹的方法。

急性输卵管 - 卵巢炎及盆腔炎　　急性输卵管 - 卵巢炎和盆腔炎的治疗将在第 18 章讨论(17~18)。

症状

所有的盆腔炎(PID)为多种微生物的混合感染，包括革兰阴性和阳性的需氧和厌氧菌，奈瑟球菌和衣原体引起的盆腔炎表现为急性发作的盆腔痛，活动后加剧、发热、阴道脓性分泌物，有时伴有恶心和呕吐。衣原体性输卵管卵巢炎可表现为亚临床 PID，症状较为隐匿，易与肠激惹综合征的症状相混淆。细菌性阴道病常与 PID 合并存在(19)。

体征

典型体征为体温升高和心率加快。腹部检查可能会发现继发性肠梗阻引起的腹胀和肠鸣音减弱。触诊通常会发现明显的压痛和反跳痛。**急性输卵管 - 卵巢炎最重要的体征是宫颈摆痛和双附件区压痛**。急性疼痛和肌紧张可能使盆腔的评估变得困难，但急性输卵管 - 卵巢炎无明确包块，可与卵管 - 卵巢脓肿或扭转进行鉴别。PID 相关性肝周炎累及肝包膜和腹膜,常表现出明显的右上腹疼痛,被称为 Fitz-Hugh-Curtis 综合征。

诊断

白细胞增多和红细胞沉降率升高是炎症的非特异但敏感的征象,也会出现在急性盆腔炎的患者。妊娠试验通常阴性,PID 合并宫内孕非常罕见。如果妊娠试验阳性,应考虑异位妊娠合并感染、带环宫内妊娠或不全流产。阑尾炎和憩室炎可被误诊为盆腔炎。腹腔镜可用于诊断。疾病控制和预防中心的 PID 诊治规范认为:如果患者有 PID 的高危因素且出现无诱因的子宫、宫颈或附件摆痛,应考虑 PID 的诊断并开始治疗。支持 PID 诊断的证据包括宫颈和阴道脓性分泌物、红细胞沉降率或 C 反应蛋白(CRP)升高、实验室确诊淋球菌或衣原体感染、口表温度达到或超过 38.3℃、阴道分泌物或后穹隆穿刺液湿片找到白细胞。诊断的特殊标准包括用内膜活检来诊断子宫内膜炎、腹腔镜诊断 PID(输卵管水肿、红肿及见到脓性分泌物)、盆腔超声或 MRI 发现增厚积液的输卵管。

卵巢卵管脓肿

卵巢卵管脓肿是急性输卵管炎的并发症,通常为单侧、多房的(20)。其症状和体征与急性输卵管炎相似。卵巢卵管脓肿破裂可危及生命,需要急诊手术处理,因为革兰阴性内毒素可很快诱发休克。

体征

如果患者出现败血症,将发生高热、心率增快和低血压。卵巢卵管脓肿可通过双合诊触及结实的、压痛明显的双侧固定性包块。三合诊在子宫直陷凹可扪及或"触及"脓肿。90% 的患者会有腹腔或盆腔的疼痛,60%~80% 的患者会出现发热和(或)白细胞增多(21)。

诊断

卵巢卵管脓肿的诊断可通过超声检查得到证实。CT 平扫或增强可用于明确诊断。单侧附件包块的鉴别诊断除了卵巢卵管脓肿还包括附件扭转、异位妊娠、子宫内膜异位囊肿、卵巢囊肿破裂以及阑尾周围脓肿和憩室脓肿。如果体格检查和超声结果不明确,需行腹腔镜或开腹探查。

治疗

卵巢卵管脓肿通常需要入院治疗,保守性药物治疗可尝试广谱抗生素(见第 18 章),有研究表明其治疗的成功率达 75%(22)。如感染持续、临床症状不改善,应行 CT 或超声引导下脓肿穿刺引流。CT 引导的经皮穿刺引流可经腹或经阴道进行。静脉抗生素和脓肿引流为一线治疗(23)。如不要求保留生育功能,子宫双附件切除的治疗效果非常明确。

卵巢卵管脓肿破裂可迅速导致弥漫性腹膜炎,表现为心率上升和全腹反跳痛。如伴有内毒素性休克、低血压和少尿,结果是致命的,必须开腹探查切除已感染的组织(24)(见第 18 章)。

子宫平滑肌瘤

子宫平滑肌瘤是来自子宫平滑肌组织的肿瘤(见第 15 章)。当肌瘤位于阔韧带或压迫附近的膀胱、直肠及支持子宫的韧带时,可能会出现不适。这种不适通常表现为非周期性的压迫感、疼痛,少见症状包括尿频、痛经、性交痛或便秘。肌瘤的数量和大小与疼痛程度没有关联(25)。

子宫平滑肌瘤所致的急性盆腔痛很少见,但在肌瘤变性和扭转时可以出现(26)。肌瘤变性是由于血供不足,通常与妊娠期间肌瘤的快速生长有关。**而在非妊娠女性,肌瘤变性经常被误诊,与亚急性输卵管卵巢炎相混淆。**带蒂的浆膜下平滑肌瘤可发生扭转和缺血坏死,所引起的疼痛与附件扭转的疼痛类似。如果黏膜下肌瘤带蒂存在于宫腔内,子宫为排出异物而有力收缩,产生的疼痛与分娩类似,绞痛常伴有阴道出血。

体征

生命体征通常平稳,肌瘤变性时可出现低热和轻微心率上升。腹部或双合诊检查以及超声可发现一个或多个来自子宫的不规则实性包块。如发生变性,炎症会导致触诊时腹部压痛和局限性反跳痛。

诊断和处理

变性常伴有白细胞升高。**超声有助于区分偏心性包块来自于附件还是子宫。**如果诊断仍不明确,盆腔 MRI 更准确(27)。肌瘤可通过腹腔镜切除;但手术并非必须。伴有疼痛和出血的黏膜下肌瘤应在宫腔镜引导下经宫颈切除。

子宫内膜异位症相关的急性盆腔痛

患有子宫内膜异位症的女性,内膜腺体和间质种植在宫腔外,最常见部位是子宫直肠陷凹、卵巢、盆腔脏器表面及壁腹膜。每次月经都可能导致进一步增生,引起炎症、瘢痕形成、纤维化和粘连形成。患有子宫内膜异位症的女性常表现为痛经、性交痛、大便痛、不规则出血和生育力下降。子宫内膜异位症引起的急性疼痛通常发生在月经前或月经期;非月经期如果发生急性全腹痛,应考虑子宫内膜异位囊肿(巧克力囊肿)破裂。**子宫内膜异位症的治疗将在痛经和慢性盆腔痛部分进行讨论(见第 17 章)。**

诊断

通常有一侧或两侧下腹部压痛。如发生内膜异位囊肿破裂,可出现明显腹胀或反跳痛。双合诊或三合诊可发现子宫固定、后倾,宫骶区有触痛结节或子宫直陷凹组织增厚。若有盆腔包块,通常固定在阔韧带或子宫直陷凹内。内膜异位症的临床诊断准确率约50%。腹腔镜或开腹探查可明确诊断。慢性疼痛症状急性加剧应考虑内膜异位囊肿破裂。如果超声检查发现特征性包块,应行腹腔镜检查。

急性盆腔痛的胃肠道原因

阑尾炎

女性急性盆腔痛最常见的肠道原因是阑尾炎。阑尾炎在美国人一生中发生的几率为7%,是急诊腹部手术最常见的原因(28)。阑尾炎的症状和体征可与急性盆腔炎类似,但是恶心呕吐会更明显。

症状

阑尾炎的最初症状是典型的弥漫性腹痛、脐周痛,然后是厌食、恶心和呕吐。疼痛通常会在几个小时内转移到右下腹。发热、寒战、呕吐和顽固性便秘(肛门停止排气排便)有助于诊断。但阑尾炎经常缺乏这些典型症状。后位阑尾或阑尾位于真骨盆内(人群中的发生率为 15%)时会发生不典型腹痛。可能会出现里急后重和弥漫性耻骨上疼痛。

体征

常出现低热,但体温也可以正常。阑尾穿孔可出现典型高热。**触诊时常可引出右下腹(麦克伯尼点)局限性压痛。出现严重的广泛肌卫、腹部强直、反跳痛、右侧腹部包块或直肠检查时有压痛、腰大肌征阳性(用力屈髋或被动展髋时出现疼痛)及闭孔体征阳性(曲屈的大腿被动内旋时出现的疼痛)提示有阑尾炎。**盆腔检查时通常没有宫颈举痛或双侧附件压痛,但可能会出现右侧单侧附件区域压痛。

诊断

许多急性阑尾炎患者白细胞总数正常,但分类常发生核左移。盆腔器官的超声检查通常是正常的,但是在超声或 CT 扫描时可能有阑尾异常。口服造影剂后 CT 发现阑尾充盈正常可排除阑尾炎。诊断性腹腔镜检查有助于排除其他盆腔来源的疾病,但有时很难充分观察阑尾并排除早期阑尾炎症,因此如果诊断不明确可行阑尾切除。

处理

术前初步治疗包括静脉输液、严格禁食水和应用抗生素,然后行腹腔镜或剖腹探查术。**15% 的手术探查假阳性率是可以接受的,比冒着风险继续观察最终出现破裂和腹膜炎的结果要好。阑尾破裂不仅有生命危险,而且对育龄妇女可产生严重影响生育的后遗症。**随着影像学的发展,阑尾切除阴性率已不到 10%(29)。

急性憩室炎

急性憩室炎是在憩室或结肠向外突的肠壁中发生的炎症,常累及乙状结肠。常发生于绝经后妇女,但也可以见于 30~40 岁的妇女。

症状

尽管憩室病通常没有症状,但长时间的肠道刺激症状(腹胀、便秘和腹泻)后可出现严重的左下腹疼痛。憩室炎与阑尾炎相比不太可能导致穿孔和腹膜炎。发热、寒战和便秘是其典型的表现,厌食和呕吐少见。

体征

肠鸣音减弱,如果憩室脓肿破裂导致腹膜炎肠鸣音会显著减少。腹部检查会发现腹胀、伴左下腹压痛和局部反跳痛。腹部和盆腔检查时可在左下腹发现活动性差、质韧的炎性包块。白细胞增高和发热常见。大便潜血阳性通常是结肠炎症或小穿孔的结果。

诊断与处理

除病史和体格检查外,计算机断层成像是一种有效的辅助诊断方法(30)。它可发现一段膨胀的水肿的肠管,而且可以排除脓肿。钡灌肠是禁忌证。憩室炎的初步治疗采用静脉输液、严格禁食水、静脉输用广谱抗生素等保守治疗。憩室脓肿、梗阻、出现瘘或穿孔则需要手术干预。

肠梗阻

女性肠梗阻最常见的原因有:手术后粘连、疝气形成、炎症性肠病以及肠道或卵巢的癌症。

症状

肠梗阻以腹部绞痛起病,随后出现腹胀、呕吐、便秘和停止排便。高位梗阻和急性肠梗阻在早期出现呕吐,而结肠梗阻时主要表现为严重腹胀和便秘。呕吐物最初为胃内容物,随后是胆汁,根据梗阻的水平的不同,也可出现粪臭味的物质。

体征

肠梗阻时腹胀明显。发生机械性肠梗阻时,肠鸣音高亢,在绞痛发作时肠鸣音达到最高。随着肠梗阻的继续发展,肠鸣音逐渐减弱,当肠鸣音消失时提示有肠道缺血。晚期常出现白细胞计数升高和发热。

诊断和处理

立位腹部 X 线检查显示特征性的气型、胀大的肠襻和气液平,有助于判断是部分性还是完全性肠梗阻(后者结肠无积气)。完全性肠梗阻需要手术治疗,而部分性肠梗阻可通过静脉补液和胃肠减压来治疗。在可能情况下,应明确并治疗梗阻的原因。

急性盆腔痛的泌尿道原因

输尿管结石引起的输尿管绞痛是由管腔内压力增加及其有关的炎症引起的。可产生急性疼痛的泌尿道感染包括膀胱炎和肾盂肾炎。导致泌尿道感染最常见的微生物是大肠埃希菌、克雷伯菌和假单胞菌(31)。

症状和体征

典型的结石痛是非常剧烈的痉挛性疼痛,可从脊肋角放射至腹股沟。常伴有血尿。泌尿道感染(urinary tract infection,UTI)包括膀胱或肾脏的感染。膀胱炎表现为耻骨上钝痛、尿频、尿急、尿痛和间歇血尿。肾盂肾炎常引起侧背部和脊肋角疼痛,偶尔也会出现一侧下腹痛。衣原体或淋病感染引起的尿道炎症状与 UTI 相似,因此必须排除这两种感染。

诊断

结石的诊断可通过尿液分析发现红细胞,以及超声或 CT 尿路造影或静脉肾盂造影(CT 不能发现尿酸结石)发现结石得以明确。脊肋角深压痛出现在泌尿系结石或肾盂肾炎。腹膜征阴性。耻骨上压痛出现在膀胱炎。

尿液分析发现细菌和白细胞可诊断泌尿道感染,可出现或不出现白细胞酯酶和硝酸盐,但无鳞状上皮细胞。**尿培养可证实诊断。**尿中白细胞及阴道鳞状上皮细胞的诊断阈值随实验室不同而不同。尿液标本中鳞状上皮细胞显著增多常提示尿液受到了阴道分泌物的污染,将导致尿液分析和尿培养得到假阳性的结果。

处理

期待疗法包括口服补液或静脉输液(如果患者不能口服液体)、治疗泌尿系感染的抗生素,以及止痛治疗。肾脏和输尿管结石也可选择碎石或取石等手术治疗。患肾盂肾炎的非妊娠期女性(和白细胞计数正常的妊娠期女性),以及所有的女性膀胱炎患者都可以在门诊治疗。患肾盂肾炎的非妊娠期女性可采用氟化奎林酮类或甲氧苄氨嘧啶 / 磺胺甲噁唑治疗,14 天为一个疗程(有人推荐采用第三代头孢菌素单次静脉注射,后续出院后口服抗生素治疗)(见第 18 章)(32)。应警惕甲氧苄氨嘧啶 / 磺胺甲噁唑增加耐药性。应追随尿培养的药敏结果并据此调整治疗。如果患者存在任何情况之一，应入院给予静脉抗生素治疗：口服治疗后症状不改善、顺应性不佳、不能耐受口服药物和液体、不能除外是否存在 HIV 相关的免疫抑制、静脉使用 / 滥用药物、糖尿病、妊娠、长期使用激素等。

如果肾盂肾炎存在特征性无菌性脓尿而抗生素治疗后无改善，应除外结核。

急性盆腔痛：总结

　　育龄妇女出现急性盆腔痛都应做全血计数及分类、红细胞沉降率、尿液分析及尿妊娠定性试验或血清妊娠试验。如果不能很快做出诊断，急性病程可导致发病率和死亡率显著上升。对于慢性盆腔痛急性发作的患者，应注意排除急性疾病叠加的情况。高热、寒战、大汗、异常阴道出血、眩晕、晕厥、呕吐、严重腹泻、便秘、排尿困难、血尿、血便和（或）体温升高，以及心动过速、直立位低血压、腹胀、肠鸣音异常、腹水、腹膜炎或异常妊娠都预示着病情紧急。

　　评估急性盆腔痛的实验室检查包括全血细胞计数及分数、红细胞沉降率、清洁中段尿液分析、宫颈或尿液的淋病和衣原体核酸检测（nuleic acid amplification testing，NAAT），以及尿或血的妊娠试验。血沉无特异性，但是它可能是亚急性 PID 患者**唯一**异常的实验室结果。如果妊娠试验阳性，应行血清 β-hCG 定量分析。其他辅助检查还包括经阴道盆腔超声检查。如果无影像学检查，可行后穹隆穿刺。如果后穹隆穿刺抽出血性液体，可送检测血细胞比容；如果为脓性液体，则需送培养并行革兰染色。如果子宫直肠陷凹有包块，就不能做后穹隆穿刺。以胃肠道症状为主时，腹部 CT 平扫或增强、腹部 X 线检查及上或下胃肠道造影检查有助于排除胃肠道疾病。CT 还有助于评估腹膜后包块或与胃肠道有关的脓肿。

　　诊断性腹腔镜用于诊断原因不明的急腹痛，明确附件包块的性质，或确定究竟是宫内孕还是宫外孕（如果超声结果和 β-hCG 结果不能确认）。如果临床疑诊输卵管卵巢炎，诊断性腹腔镜可证实诊断。对大的盆腔包块（>12cm）做诊断性腹腔镜手术时，观察往往受阻；而腹膜炎、严重的肠绞痛或肠梗阻是诊断性腹腔镜的相对禁忌。这些情况下应首选剖腹探查术。急性盆腔痛但盆腔超声检查结果正常的患者大多数经保守治疗后症状改善或消失，不需要手术干预(33)。

周期性疼痛：原发性与继发性痛经

　　痛经是影响 60% 以上有月经女性的常见妇科疾病(34)。**原发性痛经指不伴有盆腔疾病的月经期痛。继发性痛经是指与潜在病理有关的月经期痛。**原发性痛经通常在月经初潮后 1~2 年内排卵周期开始建立的时候出现。原发性痛经主要影响年轻女性，但可持续到 40 多岁。继发痛经在月经初潮多年后出现，且可以发生在无排卵周期中。继发痛经的鉴别诊断概括在表 16.3 中(2)。

原发性痛经

　　原发性痛经的原因是由于月经期子宫内膜产生的前列腺素过高或失衡。前列腺素导致子宫无节律收缩增加，子宫基础张力增加和压力增高。子宫过度收缩、血流量下降和周围神经超敏导致疼痛(35,36)。分泌期子宫内膜的前列腺素浓度要高于增殖期子宫内膜。黄体晚期孕激素水平的下降激发溶解酶活性，导致磷脂释放，并伴有花生四烯酸的生成及环氧合酶（COX，cyclo-oxygenase）途径的激活。图 16.1 描述了来自花生四烯酸的前列腺素和血栓素的生物合成与代谢过程。原发性痛经女性的前列腺素合成增加，导致子宫高张力，子宫收缩幅度大而引起痛经(36)。有理论认为痛经的女性其环氧合酶和前列腺

表 16.3 慢性盆腔痛的鉴别诊断

妇科	生殖泌尿系
非周期型的	复发性膀胱尿道炎
粘连	尿道综合征
子宫内膜异位症	间质性膀胱炎 / 膀胱疼痛综合征
输卵管 - 卵巢炎	尿道憩室或息肉
卵巢残留或残留卵巢综合征	膀胱癌
盆腔淤血	尿道梗阻
卵巢良性或恶性肿瘤	**神经性**
盆腔松弛	神经卡压综合征,神经瘤或其他
周期性的	扳机点
原发性痛经	**肌肉骨骼**
月经间期痛	肌筋膜痛及扳机点
继发痛经	**下背部痛综合征**
子宫内膜异位症 / 腺肌症	先天异常
子宫或阴道异常使月经流出受阻	脊柱后凸或侧弯
宫腔粘连(Asherman 综合征)	腰椎峡部裂
内膜息肉或非激素性宫内节育器	腰椎滑脱症
子宫肌瘤	脊柱损伤
腺肌症	炎症
盆腔淤血综合征	肿瘤
胃肠道	骨质疏松
肠激惹综合征	退行性变
溃疡性结肠炎	尾椎痛
克罗恩病	肌筋膜综合征
癌症	**全身性疾病**
感染	纤维肌痛
复发性部分肠梗阻	急性间歇性卟啉症
憩室炎	偏头痛
疝气	结缔组织病(包括系统性红斑狼疮)
腹部绞痛	淋巴瘤
	神经纤维瘤

素合成酶的活性上调,因此采用非甾体类抗炎药(NSAIDs)作为环氧合酶的抑制剂来进行治疗痛经(37)。

症状

原发性痛经的疼痛通常在来月经前后几小时发生,可以持续 48~72 小时。这种疼痛与分娩时的疼痛相似,有耻骨上绞痛,可伴有腰骶部痛,疼痛可放射至大腿前侧,可伴有恶心、呕吐、腹泻,甚至罕见的情况下发生晕厥。与化学性或感染性腹膜炎的腹痛不同,痛经的疼痛为绞痛,腹部按摩、按压或转变体位可缓解疼痛。

体征

在体格检查时,生命体征正常。耻骨上触诊时可有压痛。肠鸣音正常,无上腹部压痛

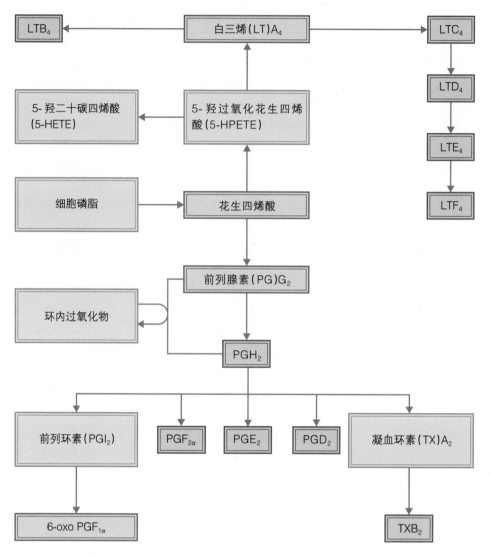

图 16.1 来自花生四烯酸的前列腺素和凝血环素的生物合成与代谢

及腹部反跳痛。**在痛经发作时做双合诊检查常发现子宫有压痛;但无宫颈举痛和附件压痛**。原发性痛经的盆腔器官是正常的。

诊断

诊断原发性痛经必须排除盆腔基础病变并确认疼痛为周期性。盆腔检查时应评估子宫大小、形状和活动性;附件组织的大小和有无压痛;宫骶韧带或直肠阴道隔有无结节或纤维化。可选择淋病和衣原体 NAAT 检查,全血细胞计数及红细胞沉降率有助于排除子宫内膜异位症和亚急性盆腔炎。服用 NSAID 后症状不缓解应行盆腔超声检查。腹腔镜检查是不必要的。

治疗

前列腺素合成酶抑制剂,即 NSAID 对治疗原发性痛经有效(38)。前列腺素合成酶抑制剂应该在疼痛或出血 1~3 天前服用,如果月经不规律,则在疼痛或出血开始出现就服用,每 6~8 小时重复,以防止前列腺素副产物的合成。经期的最初几天都应服药。需治疗 4~6 个月以判断患者对治疗是否有反应。如果最初的治疗无效,应尝试改变 NSAID 的种类和剂量。胃肠道**溃疡**的患者或对阿司匹林超敏的支气管**痉挛**的患者禁用 NSAID。

NSAID 的不良作用比较轻微,有恶心、消化不良、腹泻等,偶有疲劳感。

NSAID 治疗无效,口服避孕药无禁忌或希望避孕的原发性痛经患者可选择使用口服避孕药。激素类避孕药(如雌孕激素复合型),或仅含孕激素的口服避孕药(或周期或连续服用),经皮贴片、阴道环、孕激素注射制剂或释放左炔诺酮的宫内节育器,要比单独应用安慰剂有效,减少因痛经而缺席工作或学习的时间(39)。持续或延续服用结合型口服避孕药对原发性痛经综合征同样有效(40)。激素类避孕药抑制排卵、抑制子宫内膜的增生,建立起与月经周期中的增殖早期相似的内分泌环境,此时的前列腺素水平最低。低前列腺素水平使子宫痉挛减少。

如果口服避孕药治疗无效,每月可加用氢可酮或可待因 2~3 天,但加用镇痛药前,应对心理因素进行评估,并做诊断性腹腔镜排除器质性病变。

非药物性疼痛治疗,尤其是热疗、针灸或经皮电神经刺激(TENS)也可能有效(41~43)。针灸被认为可兴奋受体或神经纤维,通过与色胺或内啡肽等介质的相互作用来阻断痛觉脉冲。TENS 不直接影响子宫的收缩,但改变了身体对痛觉信号的感受力。腹部电热或化学热垫对治疗原发性痛经有效。一篇综述评估了七项采用中药或维生素、微量元素、蛋白、草药或脂肪酸等饮食疗法来缓解原发性痛经的随机对照试验,没有足够的数据支持任何中药或维生素有效(42)。

其他罕有使用的治疗原发性痛经的方法有:经腹腔镜子宫神经切断,或骶前神经切除,或子宫切除(44)。

继发性痛经

继发性痛经是与盆腔基础疾病有关的周期性经期痛。继发性痛经的疼痛常在月经来潮前 1~2 周开始,持续至月经干净后数天。潜在病因包括子宫内膜异位症、子宫腺肌病、亚急性子宫内膜炎及盆腔炎性疾病、宫内带铜节育器、卵巢囊肿、盆腔先天畸形、宫颈狭窄等。原发性痛经的诊断是根据病史及盆腔和超声检查无异常;继发痛经的诊断需要回顾疼痛史确定周期,除经阴道超声检查外,有指征者需行腹腔镜和(或)宫腔镜检查。

继发性痛经的最常见原因为子宫内膜异位症,其次为子宫腺肌病及不带激素的宫内节育器。与原发性痛经相比,NSAID 和口服避孕药不太可能缓解继发性痛经的疼痛。继发性痛经的鉴别诊断概括于表 16.3 中 。继发性痛经的处理原则是治疗原发病。

子宫腺肌病

腺肌病被定义为子宫内膜间质及腺体存在于子宫肌层中,距离内膜基底层至少一个低倍视野,而子宫内膜异位症是以子宫内膜异位存在于腹腔中为特点。子宫腺肌病、子宫内膜异位症和子宫肌瘤常合并存在。尽管腺肌病偶尔在较年轻女性也可见到,但有症状的腺肌病患者的平均年龄通常超过 40 岁。有研究认为产次增加、初潮早、月经周期短可能会增加患腺肌病的风险(45~47)。

症状

与子宫腺肌病有关的典型症状有月经过多或经期过长、性交痛和痛经。痛经常在月经来潮前 2 周开始直到月经结束也不缓解。

体征

子宫呈弥漫性增大,通常小于 14cm,质地软有压痛,经期尤为明显。子宫的活动不受限,没有相关的附件疾病(48)。

诊断

腺肌病是一个临床诊断。影像学检查包括盆腔超声或 MRI,尽管有帮助,但不具有决断性。由于 MRI 费用较高,对提高诊断的准确性作用有限,不建议常规使用。子宫弥漫性增大和妊娠试验为阴性的女性,继发性痛经可能由腺肌病引起;但只有在子宫切除时才能从病理学上得到确诊。

治疗

腺肌病的治疗取决于患者的年龄及是否有生育要求。子宫切除术明确缓解由腺肌病引起的继发性痛经,但应首先尝试保守疗法。NSAID、口服避孕药和抑制月经用的口服 / 宫内 / 注射孕激素,或促性腺激素释放激素激动剂都可能有效。治疗原则与子宫内膜异位症相同。子宫动脉栓塞也可能有效(49)。

子宫内膜异位症

子宫内膜腺体和间质可在子宫内膜异位症患者的宫腔外被找到,常见于子宫直肠陷凹、卵巢及盆腔脏器和壁腹膜的表面。由于需要直视下确诊,内膜异位症的发病率不详。一般认为子宫内膜异位症在普通女性人群中发病率约为 10%,在不孕的女性中为 15%~20%,慢性盆腔痛患者中超过 30%。有些病例中的内膜异位症可自行消退(50)(见下文"慢性盆腔痛"及第 17 章)。

症状

患者的典型主诉为严重的痛经和周期性盆腔痛,可在行经前几周就开始疼痛。疼痛可为尖锐痛或压迫性痛,局限在下腹正中或累及下腹部、后背和直肠。其他症状包括深部性交痛,生育力下降,有排卵但不规则阴道出血,及非妇科症状,如周期性大便痛、尿急、尿频、胀气,血便及血尿罕见。

体征

双合诊及三合诊检查可发现宫骶韧带结节及局部触痛。子宫内膜异位症引起的纤维化可导致子宫后倾固定,或粘在一侧的宫颈或子宫。双合诊还可发现卵巢内膜异位囊肿导致的饱满感。患者可出现局部宫底韧带或阔韧带区触痛。

诊断

子宫内膜异位症**临床诊断的准确度约为** 50%。尽管影像学检查不能确诊内膜异位症,但盆腔超声可以将内膜异位囊肿和出血性黄体区分开来。均质的出血性囊肿历经一两个月经周期不消失应可疑为内膜异位囊肿。CA125 可升高,但不特异,也不敏感。确诊依赖腹腔镜或开腹手术探查。红色火焰、无色小泡或瘀斑状病灶通常预示着早期疾病,而灼伤、纤维化病灶预示着较久的病变。可疑病灶应取活检明确诊断。深部浸润病灶和腹膜缺损窗最常见于子宫直肠陷凹内,尤其是宫骶韧带处,因穿透此处的神经产生疼痛(51)。子宫内膜异位症的患者的子宫内膜组织中具有神经纤维,有研究发现内膜活检是潜在的但未经证实的诊断工具:一项双盲的研究对 99 例女性行腹腔镜或内膜活检发现子宫内膜神经纤维来诊断子宫内膜异位症,结果发现内膜活检与腹腔镜同样有效(52)。

<table>
<tr>
<td>

内膜异位症导致的继发痛经的处理：药物治疗

</td>
<td>

药物可用于减轻激素对内异症病灶的周期性刺激，最终使病灶蜕膜样变或萎缩。尚无研究直接对比药物和手术治疗的效果。但考虑到激素类药物治疗反应良好、费用相对便宜、耐受良好，专家组推荐对于可疑患有子宫内膜异位症的女性，如不渴望妊娠、附件无包块，可在腹腔镜前试行一线药物治疗。一线治疗为 NSAIDS，单独应用或同时使用结合型雌 - 孕激素(53)。周期或持续服用结合型口服避孕药效果相当(54)。大多研究采用含低剂量雌激素和较大剂量孕激素的口服避孕药，但新一代孕激素也有效。对于周期性服用激素类避孕药仍持续有痛经的女性，可尝试持续口服避孕药，无突破出血或每 3 个月行经一次。

二线药物治疗包括大剂量孕激素或促性腺释放激素(GnRH)激动剂，可用于症状顽固或对雌激素过敏者。单独使用孕激素对代谢影响小，是替代手术的安全且经济的方法。孕激素或雌孕激素联合能有效地缓解疼痛症状，大约对 3/4 的内膜异位症女性有效(55)。大剂量醋酸甲羟孕酮和醋酸炔诺酮与 GnRH-a 同效(56)。孕激素的剂量要足够大到引起闭经，然后减量至可控制症状。

一项随机对照试验对比了左炔诺酮宫内节育器(LNG-IUS)和 GnRH 治疗子宫内膜异位症相关的慢性疼痛的效果，发现二者都是有效的治疗方法(57)。

雄激素类药物如丹那唑被认为可抑制黄体生成素 LH 峰值和类固醇的产生，可能还具有抗炎作用。用药后游离睾酮增加，可能产生的不良反应有声音变粗、体重增加、痤疮和多毛。阴道用低剂量丹那唑可能有效。

GnRH-a 及反向添加治疗可被用于子宫内膜异位症的药物治疗(58)。一项随机对照试验对明确诊断的子宫内膜异位症患者采用 GnRH-a 治疗 6 个月，结果显示内膜异位症病灶缩小、疼痛症状缓解。不良反应与低雌激素状态有关，包括血管运动症状、情绪波动、阴道干涩、性欲下降、肌痛以及骨量丢失。这些不良反应可通过补钙和反向添加醋酸炔诺酮每天 2~5mg 得到缓解，可加或不加低剂量雌激素(每天 0.625mg 结合型雌激素或 1mg17β- 雌二醇)(58)。考虑到不良反应，GnRH-a 的应用很少超过 8~12 个月，当同时反向添加激素和(或)二磷酸盐，GnRH-a 治疗可达 1 年以上。GnRH-a 停药后 5 年内症状复发的几率为 36%~70%。

芳香化酶 P-450 和前列腺素 E_2 途径被认为参与了子宫内膜异位灶种植过程。芳香化酶在雌激素的生物合成过程中起重要作用，催化雄烯二酮和睾酮转化为雌酮和雌二醇。正常内膜中芳香化酶的活性是无法测量的，但在子宫内膜异位症患者的在位内膜和子宫内膜异位症病灶中可以测到。因此，芳香化酶抑制剂(AIs)目前被用于耐药患者的辅助药物治疗(59)。2008 年的一篇综述评估了 8 项芳香化酶抑制剂治疗子宫内膜异位症的研究，发现 AIs 联合孕激素或口服避孕药或 GnRH-a 可降低疼痛评分，缩小病灶，提高生活质量。其中唯一的一项随机对照试验纳入 97 例受试者，随诊 6 个月，结果显示芳香化酶抑制剂联合 GnRH-a 与单独应用 GnRH-a 比较显著改善疼痛($P<0.0001$)，脊柱和髋骨的骨密度无显著下降(60)。

</td>
</tr>
<tr>
<td>

内膜异位症的处理：手术治疗

</td>
<td>

对于激素治疗无反应的患者，腹腔镜及开腹手术是治疗内膜异位症相关的继发痛经适宜的方法，甚至对一些患者是首选的治疗方法(见第 17 章)。手术治疗子宫内膜异位症需要相当的手术技巧。异位病灶需要灼除或切除。内膜异位囊肿需要连同囊皮一起剔除。采用卵巢囊肿剔除技术去除内膜异位囊肿与单纯开窗、引流或电凝比较，可显著缓解疼痛，促进生育。一项随机对照试验用激光灼除治疗子宫内膜异位症，随诊 1 年，轻至中

</td>
</tr>
</table>

度子宫内膜异位症患者 90% 症状得到改善，Ⅲ期或Ⅳ期子宫内膜异位症患者 87% 对治疗效果满意。术后 24 个月疼痛复发者近 50%(61)。

对继发痛经严重且不再要求生育者，子宫双附件切除加子宫内膜异位症病灶切除为首选治疗。切除子宫保留双侧附件会有较高的复发率和 30% 的再手术率。术后如采用结合型雌 - 孕激素制剂，避免无对抗的雌激素制剂，激素替代治疗后子宫内膜异位症复发的风险很小。

多次保守性手术治疗包括盆腔神经切除的治疗结果数据有限(61)。作者的结论是：尽管再次手术被认为是最好的选择，但长期结局似乎并不理想，20%~40% 的患者疼痛复发，再次手术者至少 20%。子宫双附件切除后，为治疗盆腔痛而进行再次手术的几率降低 6 倍。术后口服避孕药治疗可获得一定疗效(62)。保守性手术治疗后出现症状需要再次手术，应考虑患者的心理状况、生育要求、既往手术治疗后疼痛缓解是否达 1 年以上，最好缓解 3~5 年以上。

直肠阴道隔的子宫内膜异位症通常为深部浸润型，神经支配丰富，伴有严重周期性盆腔痛和痛经。这些病灶可考虑挑战性的经腹腔镜手术切除。激素治疗可能有效。Vercellini 等(63)总结了 217 例患者的激素治疗效果：5 项观察性研究纳入 68 例患者，队列研究 59 例，随机对照研究 90 例。研究对比了芳香化酶抑制剂，阴道用丹那唑，GnRH-a，宫内带孕激素的节育器，雌 - 孕激素复合制剂经阴道或经皮使用及口服孕激素的治疗效果。除单独使用芳香化酶抑制剂外，其他方法的药物治疗 6~12 个月在缓解疼痛方面获得了满意的效果，60%~90% 的患者感觉疼痛症状明显减轻或完全消失。

慢性盆腔痛

慢性盆腔痛(chronic pelvic pain，CPP)被定义为盆腔同一部位疼痛持续存在超过 6 个月，导致功能失调或需要治疗(64)。CPP 是一个笼统的涵盖很多特殊病因的术语，涉及生殖道、胃肠道、泌尿道，还包括肌筋膜痛和神经卡压综合征。在美国，12%~20% 的女性患有慢性盆腔痛。慢性盆腔痛的鉴别诊断见表 16.3。疼痛的非妇科原因，如肠激惹综合征、间质性膀胱炎 / 膀胱疼痛综合征、腹壁或盆壁肌筋膜综合征或肾病，较盆腔痛的其他常见病因易被忽略。这些疼痛可以部分地解释为什么 60%~80% 的因慢性盆腔痛而行腹腔镜检查的患者中未发现腹腔内病变(2)。

患慢性盆腔痛的妇女常伴有焦虑和抑郁，可影响其婚姻、社会和职业生活。这些患者通常对传统的妇科和药物治疗效果反应不佳，并可能已经接受过多次不成功的手术治疗。12%~19% 的子宫切除原因是盆腔痛，妇科疼痛门诊就诊的患者中有 30% 已经切除了子宫(65)。

慢性盆腔痛以中枢神经系统对周围刺激的反应上调为特点。**疼痛程度与引起疼痛的病变如子宫内膜异位症、粘连或静脉淤血的程度并不平行，治疗与疼痛复发有关。近期研究表明神经系统的"塑形"或信号传导的改变可能参与慢性疼痛状态的维持**(2,6)。周围和中枢神经系统内的不协调易发生异常诱发痛(无痛性刺激引起疼痛)、痛觉过敏(轻微疼痛刺激诱发剧烈疼痛)、影响区域增宽(大面积痛)，以及周围肌肉组织的腹部异常反射反应(5~7)。

脊髓不是周围神经系统和大脑间简单的连接通道，而是相当于"门控"的一个重要部位，对对神经刺激进行兴奋、抑制、集中和总和(66)。脏器组织损伤时，通常保持休眠状态，被称为"静止"传入的痛觉 C- 纤维的一个亚群被激活。脊髓后角充满了有害的化疗刺激，长时间持续，将导致脊髓后脚和大脑内信号传导上调，甚至在周围病理已治愈的情况下，痛觉仍会持续存在和放大。这种情况下后角神经元产生多种电生理改变，例如自发激活感受野的扩大以及痛觉激发阈值降低。

慢性疼痛状态下,痛觉不再具有适应性。最初的痛觉传入产生一个过强反应的持续异常状态,被称为中枢性痛觉致敏(67)。目前还不清楚为什么在某些个体或群体,持续刺激或损伤会导致痛觉致敏。CNS 的不同区域在调节疼痛反应的感受和情绪方面起重要作用。之前经历的创伤、恐惧、唤醒反应、沮丧和焦虑都会促进疼痛的持续存在。

慢性盆腔痛的评估

患者第一次就诊时,医师应获得全面的疼痛史,了解每次疼痛的性质,如疼痛部位、放射部位、严重程度、加重或缓解因素;月经周期、压力、工作、运动、性交和性高潮对其的影响;疼痛出现前后的情景及疼痛引起的社会和工作影响(表 16.4)。视觉模拟疼痛评分将"无痛"到"最严重的痛"用数字 0 至 10 来表示,有助于评估疼痛的严重程度,并能够对每次随诊时疼痛程度的改变进行对比。评估应包括一份详细的问卷,对抑郁、焦虑、生理和性损伤、生活质量进行记录,并记录便于诊断肠激惹综合征和间质性膀胱炎或膀胱疼痛综合征的症状。国际盆腔痛协会发布了一份详尽的疼痛评价工具表,旨在于帮助搜集疼痛病史和体格检查,此表可在国际盆腔痛协会的网页上打印和复制(68)。

表 16.4 疼痛病史记录表

OLD CAARTS		疼痛史
O(Onset)	起病	疼痛是何时、怎样发生的? 随时间发生改变吗?
L(Location)	位置	定位。你能用一个手指出来吗?
D(Duration)	时间	疼痛持续了多长时间?
C(Characteristic)	特点	绞痛、钝痛、切割痛、烧灼痛、刺痛、痒痛等
A(Alleviating/Aggravating factors)	缓解、加重因素	什么使疼痛好转(药物,压力减轻,热/冷,体位改变)或加重(特殊活动、压力、月经周期)?
A(Associated symptoms)	相关症状	GYN(性交痛、痛经、异常出血、分泌物增多、不育),GI(便秘、腹泻、腹胀、胀气、便血),GU(尿频、尿痛、尿急、尿失禁),NEURO(特定的神经分布)
R(Radiation)	发散	疼痛是否移动到其他区域?
T(Temporal)	时段	一天之内的何时出现(与月经周期和日常活动的关系)
S(Severity)	严重程度	等级 1~10

GYN,妇科;GI,胃肠道;GU,生殖泌尿系;NEURO,神经来源

女性腹部、后背及生殖器官图可帮助患者描述疼痛的位置(2)。应询问患者表 16.3 中列出的特殊病理状况下特定症状的情况。

1. **生殖道**(异常阴道出血,异常阴道分泌物,痛经,性交痛,生育力下降,性功能异常)。
2. **肠道**(便秘,腹泻,肠胀气,血便,肠道功能异常的方式和次数与疼痛的关系,)肠道活动与疼痛缓解的关系等)。
3. **肌肉骨骼/神经病理**(机体创伤 - 手术或受伤,运动或姿势改变后疼痛加重,无力,麻木,刺痛)。
4. **泌尿系统**(尿急、尿频、夜尿、尿迟疑、尿痛、尿失禁等)。
5. **心理原因**(既往诊断、入院治疗史、用药史、目前抑郁状态、焦虑、恐慌,包括自杀构想,既往或目前的情绪、身体或性创伤)。

病史应包括既往妇科、内科和手术病史;药物服用史;酒精或娱乐性药物服用史;应明确既往有无身体、情绪及性创伤或虐待(69~71);患者本人及家庭成员对疼痛的态度,对疼痛采取的行为以及患者目前生活发生的巨变都应进行讨论。与敏感话题有关的病史采集可能需要在和患者建立起信任关系后再次确认。

无论疼痛的最初病因是什么,当疼痛持续了一段时间,很有可能存在其他生理社会因素导致疼痛的持续存在。疼痛通常伴有焦虑和抑郁,需要认真评估和治疗(2,72,73)。在常规的妇科就诊环境下,要求患者接受心理学家或精神科医师一起进行评估会激起患者的反对。患者会推断转诊给这些医师就是把疼痛归咎于心理原因。患者需要理解转诊的原因,并再次确认这只是疼痛评估中常规和必要的部分。**心理学家在多学科疼痛门诊中是最关键的人物之一。**

应进行全面的体格检查,尤其要注意腹部、腰骶部、外阴、盆底和内生殖器,可通过阴道检查、双合诊或三合诊获得信息。**检查应包括 Carnett 试验,即通过头抬高离开桌子或双腿伸直抬高以改变腹部肌肉张力来鉴别腹壁或内脏来源的疼痛。做上述动作时,压迫压痛点会使腹壁的疼痛加剧,而内脏疼痛则会减轻**(74)。患者站立时,应检查有无腹部疝气(腹股沟疝和股疝)或盆腔疝(膀胱膨出或直肠膨出)。应尽量通过触诊产生疼痛的组织来定位疼痛。如果发现疼痛的部位在腹壁,可通过局部麻醉阻断其疼痛并随后进行盆腔检查(74)。神经病理症状(尖锐痛、撕裂痛、电击痛、烧灼痛或者针刺感)应定位在控制受累区域的周围神经。

生殖道

在因慢性盆腔痛而行腹腔镜手术的患者中,最常见的妇科疾病是子宫内膜异位症和粘连。患有其他妇科疾患者,如良性或恶性卵巢肿瘤,大到足以累及支持韧带或其他组织的子宫平滑肌瘤、明显的盆腔松弛都应进行评估和适当的治疗。与这些基础疾病有关的疼痛通常并不严重,适当的手术治疗可以治愈。

子宫内膜异位症

见前述有关继发痛经的部分,更详尽的关于内膜异位症的诊断和治疗的讨论见第17章。

因慢性盆腔痛而做腹腔镜手术的患者中子宫内膜异位症可占 15%~40%,内膜异位症是基于手术中对特征性病变的识别和组织学检查做出诊断(75)。子宫内膜异位症产轻度炎症反应,经过一段时间形成邻近盆腔脏器之间的粘连(76)。但疼痛的病因仍不明确。**疾病的部位与疼痛的症状之间没有联系(77,78)。疼痛的发生率和严重程度与子宫内膜异位症的期别之间也没有联系,与分期无关,多达 30%~50% 的内异症患者可以没有疼痛症状。与此相似,40%~60% 的患者在检查时没有压痛**(78)。深部浸润型子宫内膜异位症累及直肠阴道隔以及肠道、子宫和膀胱,与疼痛密切相关(76,79,80)。子宫内膜异位症引起的粘连预示着将会发生盆腔痛(81)。阴道和骶韧带的深部病灶与性交痛和血便有关。

来自于轻度、低期别的瘀斑样种植灶产生的前列腺素 E 和 $F_{2\alpha}$ 显著高于高期别子宫内膜异位症患者中常见的烧灼样或黑色病灶,因此前列腺素的产生可能是一些轻度病变患者产生严重疼痛的原因。更重要的是,子宫内膜异位症的种植灶获得了血管和神经,可能会导致周围和中枢神经系统痛觉过敏,即使在手术治疗后疼痛仍持续存在(82~84)。

内膜异位症相关的疼痛综合征是一个崭新的和演变中的概念,被认为是药物和手术治疗效果有限的疼痛,尤其是在微小或早期病变的患者。这种情况下,有假说认为周围炎症浸润启动中枢痛觉过敏,导致神经塑形(83)。此时,子宫内膜异位症不再只是子宫内膜异位症,而是包含了周围和 CNS 的改变。内膜异位症相关的疼痛综合征通常与其他慢性状况同时存在,如膀胱疼痛综合征 / 间质性膀胱炎(BPS/IC),肠激惹综合征(IBS),肌筋膜痛,纤维肌痛,外阴痛和焦虑性疾病等,需要同时处理。

粘连

腹腔镜手术时发现的粘连通常与所述的盆腔痛的大致区域一致,但无论是特定的粘连部位(附件、壁腹膜、脏腹膜或肠管)还是粘连的密度与疼痛症状的出现并不总是一致(85,86)。一项粘连分解术的研究发现,有焦虑、抑郁或多种躯体疾病的妇女及疼痛影响社会或职业生活者采用粘连分解术的治疗效果差。没有这些特点的妇女其疼痛症状有明显的改善(87)。前瞻性随机对照研究不支持对 CPP 患者实施粘连松解术。一项前瞻性研究中发现腹腔镜分离或不分离粘连术后疼痛症状均显著改善,显示出明显的安慰剂效应(88~90)。另一项随机对照试验未发现粘连松解术能够长期显著缓解疼痛,只有在粘连致密且累及小肠时,粘连松解手术后才会有疼痛的改善(91)。

大多数有盆腔粘连的女性有既往手术史,可能有腹壁神经的损失如髂腹下或髂腹股沟神经,可能是引起疼痛的原因。在假设疼痛的产生原因来自于粘连之前,应仔细评估腹壁以除外肌筋膜或神经损伤,或神经卡压。

诊断

胃肠道、生殖泌尿道、肌筋膜和神经病理等病因被排除后,推荐采用诊断性腹腔镜。迷你腹腔镜在**局部麻醉**和清醒状况下进行"清醒疼痛定位",触碰特定部位粘连带记录疼痛反应(92)。在一项对 50 名妇女使用局部麻醉的观察性研究中发现,牵动阑尾和盆腔的粘连会引起盆腔痛。但分解这些痛性粘连与传统腹腔镜治疗技术比较并不提高结局(2,11)。

治疗

目前尚不能确定粘连在盆腔痛发生中的作用,手术会导致进一步的粘连形成和可能的器官损伤。因此,只有存在间歇性部分肠梗阻或不孕时才推荐粘连分解术。一项观察性研究显示,经腹腔镜粘连松解可以缓解慢性疼痛,但随机对照试验并未发现长期益处。如果必须施行,术后可采用氧化再生纤维素或含有羧甲纤维素的透明质酸来预防粘连的再形成。不建议反复手术分解粘连。

盆腔淤血

盆腔充血综合征是子宫和(或)卵巢静脉丛的充血或扩张(93~97),首次被提出是在20 世纪 50 年代,被认为是精神压力导致平滑肌痉挛以及卵巢和子宫的静脉淤血。随后进行的双盲对照研究,对比了研究组(患有无法解释的 CPP 而腹腔镜无阳性发现的妇女)和对照组的子宫静脉造影结果,发现 CPP 组女性与对照组相比,卵巢静脉管径增粗,造影剂延迟显影,卵巢血管丛充血明显。但结果有争论。

症状和体征

盆腔淤血多影响生育年龄的女性,典型的症状有下腹和背部疼痛,长期站立后加重、继发性痛经、性交痛、异常的子宫出血、慢性疲劳和肠激惹症状(97)。疼痛通常开始于排卵期,持续至月经结束。子宫通常体积变大,卵巢常因有多个功能性囊肿而增大。子宫、宫旁和宫骶韧带有压痛。

诊断

子宫静脉造影是最基本的诊断方法,其他方法如盆腔超声、磁共振和腹腔镜手术也可以发现静脉曲张(93)。由于治疗的费用及可能存在的**不良反应**,因此必须根据有关的症状而不是仅根据存在静脉曲张就做进一步的处理。

治疗

疑为盆腔淤血时,其治疗方法包括:无创性的激素抑制和认知-行为疼痛治疗,有创性的卵巢静脉栓塞或子宫和附件切除术(93~97)。含小剂量雌激素、孕激素为主的连续口服避孕药、大剂量的孕激素和 GnRH-a 通常可缓解疼痛(94)。对疑为盆腔淤血的女性,初始治疗是激素抑制。每天口服醋酸甲地孕酮 30mg 有效(95)。强烈推荐多学科治疗配合心理治疗、行为疼痛治疗或二者合用。经皮导管栓塞可用于治疗对药物和激素治疗没有反应的女性(96,97)。技术上更进一步的是经导管选择性地进入卵巢静脉和髂内静脉进行栓塞治疗,然后行静脉造影和栓塞。几项小规模的随诊有限的非对照性研究显示其有效,但有待大型随机对照试验证实其价值。对已完成生育、多学科治疗无效者,子宫和卵巢切除是一个合理的选择(97)。

亚急性输卵管卵巢炎

输卵管卵巢炎患者通常表现为急性感染的症状和体征。不典型或治疗未彻底的感染可能没有发热或腹膜刺激征。亚急性或不典型的输卵管卵巢炎通常是衣原体或支原体感染的后遗症。腹部压痛、宫颈举痛和双侧附件压痛是盆腔感染的典型体征(见第 16 章)。

卵巢残留及残余卵巢综合征

在因严重子宫内膜异位症或 PID 而做过双侧附件切除术(无论子宫是否切除)的患者中,其慢性盆腔痛可能由卵巢残留综合征所引起。**此综合征是由于尝试卵巢切除术时因切除困难而残留在原位的卵巢皮质所引起。残余卵巢组织包裹在粘连中,形成痛性囊肿。**通常患者相继做了子宫和附件切除等多次盆腔手术。困难的经腹腔镜卵巢切除术是高危因素。

与子宫切除保留卵巢的患者数目相比,残余卵巢综合征并不常见。**理论上,子宫切除后保留一侧或两个完整的卵巢,粘连形成并包绕卵巢,卵巢的周期性扩张会导致疼痛,有时会形成压痛性包块。**

症状

患者常主诉一侧盆腔疼痛,常为周期性,在排卵或黄体期出现。疼痛性质为急剧的刺痛或非放射性的持续钝痛,可伴有生殖泌尿系统或胃肠道症状。症状常发生于卵巢切除术后的 2~5 年。一侧盆腔的压痛包块有助于确立诊断。患者也可主诉有深部性交痛,便秘或腰痛。

诊断

超声通常能证实有卵巢特征的包块存在。服用 5~10 天一个疗程的氯米芬,每天100mg 刺激卵泡发育,可提高超声诊断的准确性。做过双侧附件切除但未采用激素替代治疗的患者,雌二醇和促卵泡激素(FSH)水平呈绝经前状态(FSH<40mIU/ml,雌二醇>20pg/ml)也是证据之一,有时残留的卵巢活性可能不足以抑制 FSH 水平(98)。外阴和阴道检查发现患者处于持续的雌激素影响的状态而缺乏潮红、夜汗、情绪改变等绝经后症状。抑制卵巢功能的药物治疗也可用于诊断。

治疗

大剂量孕激素或口服避孕药等初始治疗结果不错。尽管长期使用 GnRH-a 不切合实际,但使用后患者的疼痛通常会有所缓解(99)。腹腔镜检查通常不会有结果,因为卵巢肿块不易发现,粘连有碍于准确诊断。有几个研究记录了腹腔镜治疗的成功结果(100,101)。对治疗来说,切除残余卵巢很重要,但手术比较困难,有膀胱损伤、肠损伤、术后小肠梗阻的风险(98)。术后病理检查常会发现卵巢组织的存在,有时伴有子宫内膜异位症、黄体或卵泡囊肿及纤维粘连。术前可服用氯米芬 7~10 天诱导卵泡形成,使卵巢组织更易找到。

胃肠道原因

子宫、宫颈和附件与回肠下段、乙状结肠和直肠由相同的内脏神经支配,其痛觉信号经交感神经到达脊髓的 T_{10}~L_1 节段。因此,**确定下腹痛究竟是妇科还是肠道来源通常比较困难。熟练的病史采集和体格检查对鉴别疼痛究竟是妇科原因还是胃肠道原因非常重要**。另外,可通过适当的病史采集、体格检查、全血细胞计数、便培养,以及必要时行结肠镜检查来排除炎性肠病如克罗恩病、溃疡性结肠炎、感染性肠炎、肠道肿瘤、阑尾炎和疝气。

肠激惹综合征(IBS)是最常见的下腹痛原因之一,在因慢性盆腔痛而在妇科就诊的患者中可占到 60%。据估计,慢性盆腔痛的患者中有 35% 同时诊断为 IBS(102,103)。因慢性盆腔痛而切除子宫的患者中,患有 IBS 的可能性增加 2 倍。IBS 的病理生理似乎受中枢神经系统高敏和下传抑制降低有关,最终导致内脏神经超敏。在动物和人体试验中都能观察到内脏神经超敏及异常反射,导致疼痛强度升高,痛阈下降,以及扩大的内脏-躯体牵涉痛区,所有这些导致 IBS 的发生(104,105)。

症状

IBS 最显著的症状是腹痛。其他症状有腹胀、胀气、交替腹泻便秘、肠蠕动前疼痛加重、肠蠕动后疼痛减轻。胃肠道动力增加时(如进食、压力、焦虑、抑郁和月经期)疼痛加重。疼痛通常为间歇性,偶尔为持续性痉挛样疼痛,最可能发生的部位是左下腹。根据主要症状的不同,IBS 的患者可分为下列三类:便秘为主、腹泻为主和疼痛为主(排便习惯改变)。Rome Ⅲ 诊断标准(表 16.5)包括过去 3 个月以上每月反复腹痛或不适至少 3 天,并有以下特征中的两个:大便后缓解,疼痛的发生与大便频率的改变有关,或者疼痛的发生与大便性状的改变有关(106)。

表 16.5　肠激惹综合征的 Rome Ⅲ 诊断标准

过去 3 个月以上每月反复腹痛或不适至少 3 天并具有以下三个特点中的两个:
1. 排便后缓解;和(或)
2. 发病伴随着排便频率的改变;和(或)
3. 发病伴随着排便性状(外观)的改变

体征

体格检查时发现乙状结肠有触痛,或手指插入直肠时有不适感,及直肠内发现硬的粪块,提示为 IBS。

诊断

IBS 的诊断通常根据病史和体格检查,尽管有帮助,但这些发现没有特异性,年轻女性尤其如此。因此,需要做全血细胞计数、甲状腺功能检查、大便检查找白细胞和潜血,乙状结肠镜或肠镜检查或钡灌肠以除外器质性病变,尤其是年老的患者或对初步治疗无反应的年轻患者。IBS 患者的这些检查结果均为正常。

治疗

治疗包括恢复患者的信心，教育，减轻压力，大便体积增加剂，其他对症治疗，以及小剂量的三环类抗抑郁药(TCAs)(139,141)。 推荐药物结合心理治疗的多学科治疗模式。患者应消除饮食中的诱发因素，如含乳糖的食物、山梨醇、酒精、脂肪和果糖。含有咖啡因的产品也可引起腹胀、绞痛及更频繁的肠蠕动。如果患者尝试改变这些生活方式后仍然有症状，可短期试用解痉药，如双环胺(dicyclomine)、hycoscyamine 等(105)。多学科治疗注重疼痛的认知、情感和行为等方面。治疗可能会降低疼痛感知的强度并改变患者对疼痛意义的诠释(105)。

解痉药松弛平滑肌，减少胃肠道收缩。解痉药和缓泻药可缓解肠道症状，IBS 的疼痛症状也可能会对抗抑郁药有反应。一些随机对照研究显示，低剂量 TCAs 可缓解 IBS 的疼痛。TCAs 也可减少胃肠过度收缩，已被批准用于解痉。TCAs 可用于中重度疼痛且对其他治疗无反应的患者。TCAs 用于止痛的剂量要远低于用于抗抑郁的剂量，对合并抑郁的患者可增加到较高剂量。选择性 5- 羟色胺再摄取抑制剂(SSRIs)及 5- 羟色胺 / 去甲肾上腺再摄取抑制剂(SNRIs)被成功地应用于治疗 IBS，也可用于 TCA 治疗失败，或合并抑郁及不能耐受 TCAs 的不良反应者。

泌尿系统原因

慢性盆腔痛的泌尿系统起因可能与反复发作的膀胱尿道炎、尿道综合征、不明原因的感觉性尿急和间质性膀胱炎 / 膀胱痛有关。 经恰当的诊断性程序，可以很容易地排除浸润性膀胱肿瘤、输尿管梗阻、肾结石和子宫内膜异位症。

尿道综合征

尿道综合征被定义为包括尿痛、尿频、尿急和耻骨上不适的一组复杂的综合征，常伴有性交痛，而尿道或膀胱无任何异常(107)。 尿道综合征的病因尚不清楚，可能与亚临床感染、尿道梗阻和精神性及过敏性因素有关。尿道综合征的症状实际上可能包含在间质性膀胱炎的初期症状中。

症状

常见症状：尿频、尿急、耻骨上压迫感，少见症状：膀胱或阴道疼痛、尿失禁、排空后尿胀感、性交困难及耻骨上疼痛。

体征

应该进行体格检查和神经系统检查。应对盆腔松弛、尿道肉阜、低雌激素状态等解剖学异常加以评估，还应检查是否有阴道炎。应仔细触诊尿道以检查是否有脓性分泌物。

诊断

将患者排出的或尿管导出的清洁尿标本做尿液分析及培养以排除尿路感染。有指征时，应做尿道和宫颈衣原体培养，并做阴道炎的湿片检查。如果尿液和尿道培养结果为阴性，评估未发现外阴阴道炎、未发现过敏引起的尿道接触性皮炎，就应考虑诊断尿道综合征。应排除解脲支原体、衣原体、念珠菌、滴虫、淋病和疱疹的可能性。应做膀胱镜检查以排除尿道憩室炎、间质性膀胱炎和癌。应对盆底肌肉进行评估，因为这些肌肉的痉挛能导致尿道疼痛和压痛。尿道疼痛也可能是膀胱疼痛综合征的表现之一。

治疗

已有多种治疗方式被建议用于治疗尿道综合征。对没有感染却存在无菌性脓尿的患者，采用多西环素或红霉素治疗 2~3 周有效。有尿急、尿频症状并有反复发作尿路感染史者，通常采用长期低剂量抗生素进行预防治疗。其中一些患者在尿液无感染的情况下症状持续存在，经过一段时间后发展为细菌性感染。因此治疗后作培养明确是否治愈是非常有用的。建议对有尿道症状的所有绝经后女性应给予至少 2 个月的局部雌激素试验治疗。如果抗生素或雌激素治疗后症状无改善，可考虑物理治疗、认知 - 行为治疗，也可行尿道扩张，但缺乏近期研究的结果。其他被证实有用的治疗方式包括针灸和激光治疗(108)。心理支持非常重要。如同慢性盆腔痛一样，多学科治疗是必要的。

间质性膀胱炎 / 疼痛性膀胱综 合征	**女性比男性更易患间质性膀胱炎**(interstitial cystitis，IC)**，常发生于** 40~60 岁。2002 年，国际泌尿协会(ICS)定义了疼痛性膀胱疾病(109)。**被广泛采用的名称为疼痛性膀胱综合征**(painful bladder syndrome，PBS)**，被描述为一个复杂的临床综合征，包括"与膀胱充盈相关的耻骨上疼痛，伴有其他症状，如白天和夜里排尿频率增加，而无感染或其他病理状况。"对比一下，名词"间质性膀胱炎"是指具有 PBS 综合征的症状，还同时具有在膀胱充盈状态下"典型的膀胱镜和组织学特点"**(109)。

　　IC/PBS 的病因不清，有几个假说解释其发生的原因。上皮层黏多糖 GAG 缺乏导致尿液中的刺激性物质穿透尿道和膀胱上皮，达上皮下的神经末梢，可能是引起 IC/PBS 原因(110)。这个理论上的机制假说是基于许多 IC 患者钾弥散试验阳性的事实，而且对某些食品和饮料敏感。免疫机制被认为起作用是因为 IC 患者膀胱活检组织中发现异常的肥大细胞活性，表达 P 物质的神经纤维增多，以及神经生长因子增多(110)。自身免疫机制可能在某些患者中起作用，因为患有膀胱综合征的患者中系统性红斑狼疮、过敏、炎性肠病和激惹性肠病及纤维肌病有很高的发生率。另一个可能的机制是中枢致敏，伴交感和下丘脑 - 肾上腺轴的改变，支持这一理论的证据是：即使在手术切除膀胱之后，"幽灵"般的膀胱痛仍存在。

症状

症状包括严重的尿频和尿急、夜尿、尿痛，偶有血尿。耻骨上、盆腔、尿道、阴道或会阴疼痛常见，排空膀胱后症状可部分缓解(111)。

体征

盆腔检查常发现阴道前壁和耻骨上压痛。盆底肌肉不可避免地受累及，触诊有压痛。尿液分析可能正常，也可能发现有微量血尿而无脓尿。

诊断

诊断是排除性的，不再根据膀胱镜检查结果确立诊断。应当排除诊断的患者包括年龄小于 18 岁，症状短于 9 个月，无夜尿，每天小便次数少于 8 次，生殖泌尿道感染（包括细菌性膀胱炎、阴道炎、疱疹），放疗或化疗相关性膀胱炎，膀胱钙化，生殖泌尿道肿瘤，膀胱充盈达 350cm^3 而无尿急，被动性膀胱收缩，或使用抗生素、解痉药和抗胆碱酯药物后症状缓解。

美国 NIH 诊断 IC 的标准：患者至少需具备下列条件中的两条：①膀胱充盈时的疼痛在排空膀胱后缓解；②耻骨上、盆腔、尿道或会阴部的疼痛；③膀胱镜下膀胱黏膜出血

(glomerulation)或膀胱造影发现膀胱顺应性降低(111a)。

患者可通过水扩张下的膀胱镜进行评估并取活检。斑片状膀胱黏膜出血是 IC 的特征性改变。使用盆腔痛和尿急、尿频症状评分以及膀胱内钾试验有助于早期诊断；但对钾试验阳性是否就能明确为间质性膀胱炎还是仅仅意味着膀胱痛觉过敏还有争议(112)。

治疗

IC/BPS 无明确的治愈方法，但多学科治疗可使症状缓解。一线治疗为由基础行为调节，如膀胱锻炼和压力管理、认知 - 行为治疗、饮食改变(限制酸、辣、发酵食品)，以及盆底肌物理治疗。碱化尿液可能有用(113)。TCAs 有效。抗抑郁药阿米替林 10mg 睡前服用，逐渐加量到症状缓解或达最大剂量 150mg。阿米替林具有抗组胺、抗胆碱和钙离子通道阻滞作用，可能会通过对抗肥大细胞脱颗粒释放的组胺而具有潜在治疗作用，缓解尿频和神经病理性疼痛。口服戊聚糖多硫酸钠(PPS)治疗是唯一获美国 FDA 批准的用于治疗 IC 的口服药物，有一定效果(114)。戊聚糖多硫酸钠是一种肝素样、与 GAG 相像的药剂，但因有出血风险，不能与 NSAID 同时服用。

膀胱内灌注治疗可作为一线或二线治疗。膀胱内灌注利多卡因、重碳酸盐和肝素的混合物，一周 3 次，连续使用 3 周，57% 的患者疼痛消失(115)。二甲亚砜(DMSO)是唯一获美国 FDA 批准用于治疗 IC 的膀胱灌注药物。两项随机对照试验发现，与安慰剂对比，膀胱内灌注 50% 的二甲亚砜显著改善症状。膀胱内灌注溶解的 PPS 似乎有些疗效，但未被 FDA 通过，仍有待研究(116)。

骶神经调节是一种治疗顽固性 IC 的有创但有效的技术(117)，目前还未被 FDA 批准用于治疗 IC，需大样本研究验证疗效。

神经和肌肉骨骼方面的病因

神经卡压

腹部皮神经损伤或卡压可以自行发生，也可在耻骨上横切口或腹腔镜手术切开后的数周至数年内发生。髂腹股沟(T_{12}~L_1)或髂腹下神经(T_{12}~L_1)可能被卡压在腹横肌和腹内斜肌之间，肌肉收缩时尤其明显。另外，手术中神经还有可能被结扎或损伤(118)。

股神经损伤是妇科开腹手术时最常见的神经损伤之一，是由于切口一侧的深部牵开器的边缘压迫位于牵开器侧缘与侧盆壁之间的神经所导致(119)。神经卡压症状包括锐痛、灼烧痛，以及受累神经支配的皮肤部位的疼痛或感觉异常(119)。发生神经卡压时，屈髋、运动或行走会加重疼痛。休息或局部浸润麻醉可缓解疼痛(120)。疼痛常被患者认为来自于腹部而不是皮肤。

阴部神经痛是另外一种神经痛，可由于阴道手术，尤其是侧壁补片、阴道分娩、甚至是慢性便秘或盆底肌肉异常所导致。外阴手术包括会阴体切开、激光祛毛或巴氏腺切除可能会损伤阴部神经的分支，即前庭支、直肠支或阴蒂支(121)。

阴部神经病痛的 Nantes 标准为：①阴部神经支配区域的疼痛(即同侧阴蒂 / 阴茎，远端尿道，阴唇 / 阴囊，会阴体和肛门)；②坐下时疼痛增加；③患者不会被疼痛唤醒；④临床检查无感觉丢失(感觉缺失预示着骶神经根病变)；⑤阴部神经阻滞可解除疼痛(122)。

体征

在检查时，最痛的点常可以用指尖定位。髂腹下或髂腹股沟生经损伤时，触痛最明显的位点通常在腹直肌的边缘、髂前上棘的内下侧。阴部神经痛的最痛点通常在坐骨棘。

用 3~5ml 0.25% 的布比卡因做诊断性神经阻滞可确定诊断。通常在注射后患者会感觉到症状立即得到了缓解,并且至少有 50% 的患者其疼痛缓解可持续数小时以上,甚至一两周的时间。

治疗

许多患者在几周的神经阻滞注射后可能不需要进一步的干预,而有些患者需要物理治疗或加用降调节神经启动的药物。如果注射只能有限地缓解疼痛,并且能够排除内脏神经或心理因素引起的疼痛,建议做射频神经切除或手术切除受累的神经。治疗神经源性疼痛的药物如局部麻醉封闭、抗惊厥药或抗抑郁药物也可能会有效。

肌筋膜疼痛

15% 的慢性盆腔痛的患者有肌筋膜疼痛综合征(120)。如果仔细检查,会发现患者有疼痛触发点,是位于一束紧张的骨骼肌或其筋膜之内的一个超敏区域(123,124)。触发点由内脏或肌肉来源的病理性自主神经反射启动,压迫时产生疼痛(124~126)。触发点的牵涉痛发生在皮神经支配区域,通常认为它是由与皮神经在脊髓具有同一个二级神经元的肌肉或深部结构的神经所引起的。患者可能会感觉到受累肌肉无力或者活动受限。物理治疗是最主要的治疗方法(127)。在疼痛区域注射局麻药可使疼痛触发点消失,局部使用利多卡因贴片或软膏也可能有效(123)。触发痛常出现在慢性盆腔痛患者中,而无论这些患者是否具有潜在盆腔疾病以及是哪种盆腔疾病。在一项研究中,89% 的慢性盆腔痛患者有腹部、阴道或腰骶部的触发痛点(123)。在不存在原发或继发的器质性疾病,那么从理论上讲许多因素可以使肌筋膜疼痛综合征变为慢性病,其中包括心理、激素和生物机制方面的因素(124)。肌筋膜疼痛的多学科治疗必须包括认识行为和放松措施。

症状

腹壁和盆底肌筋膜痛常在月经期或触发点受刺激时加重(如充盈的膀胱、肠管或刺激任何与受累神经分享脊髓同一节段的器官)(125)。

体征

检查时用手指尖压触发点会引起局部疼痛和牵涉痛。直腿抬高或仰卧抬头试验均可使腹直肌紧张,从而使疼痛加重。用指尖或棉签划可引出特异性的跳跃性疼痛体征。电击觉(麻刺感)可确认正确的针刺位置(123)。

治疗

按摩可缓解一些患者的疼痛,"肌筋膜放松"是一种特殊的按摩方式,可能会缓解疼痛(124)。根据肌筋膜痛触发点位置的不同可行盆底物理治疗(128)。用足够的力量持续压迫一段时间触痛点,会使受刺激的神经失活(129)。NSAID、加巴喷丁(gabapentin)、普瑞巴林(pregabalin)、小剂量 TCAs 和苯二氮草类可能对需要药物干预的患者有效。把 3ml 0.25% 的布比卡因注入触发点可以使疼痛缓解,缓解持续的时间比麻醉药作用的时间长。每周注射 2 次,如果注射四五次后仍未获得长期缓解,应放弃治疗。一项纳入 60 名患者的随机对照试验对比了利多卡因贴剂和安慰剂与注射镇痛药在治疗肌筋膜痛综合征的疗效。研究发现麻醉贴剂与作为金标准的触发点注射治疗效果相近,而不适感比注射治疗要少(126)。针灸可能会有效(130)。疼痛触发点局部注射治疗的同时,还应采取放松、减压和认知行为疼痛治疗,其是在患者有焦虑、抑郁、情绪创伤、身体或性虐待史、性功能失调或者社会或工作状况不佳时。

纤维肌痛

纤维肌痛是肌筋膜疼痛综合征的一种,由全身弥漫性疼痛、疲乏和睡眠障碍三联征组成。患有腹壁或盆底肌筋膜痛、膀胱疼痛综合征或间质性膀胱炎、IBS 的女性通常会有纤维肌痛。女性比男性多见。诊断此综合征,在腹部的四个分区必须都有疼痛触发点。此综合征被认为是由于中枢神经系统超敏导致患者对慢性疼痛的感觉异常。纤维肌痛综合征与慢性疲乏综合征关系密切,它是包括感染、自身免疫疾病或自主神经功能障碍等局部肌筋膜疾病的组合。治疗上包括教育、环境改变(均衡饮食、足够的睡眠时间和有利于良好睡眠的环境)、身体锻炼和伸展练习,以及在放松和抗压方面的咨询或认知行为治疗。药物治疗包括 NSAID、小剂量 TCAs、选择性 5- 羟色胺再摄取抑制剂(SNRIs),以及用于改善睡眠的苯二氮䓬类药物(129)。

下背痛综合征

如果女性患者仅有下背痛而无盆腔痛,疼痛的原因通常为非妇科因素。但下背痛可伴随妇科疾病出现。妇科、血管、神经、精神或脊柱(与中轴骨及其结构有关)的疾病都可以是背痛的病因(131)。

症状

有下背痛综合征的妇女通常在创伤或身体劳累后出现疼痛,疼痛在早晨起床时出现,或在疲乏时出现。非妇科病因引起的下背痛也可能在经期加重。

体征

检查包括望诊、运动评估和触诊。脊柱的各个解剖结构都可能引起疼痛。肌肉、脊椎关节和椎间盘(包括腰骶关节、脊柱旁骶脊肌、骶髂关节)是脊柱痛常见的来源,应仔细检查(2)。

诊断

患者在直立位、卧位和最大限度的屈曲坐位时进行诊断性影像学检查有助于确立诊断。红细胞沉降率升高提示其病因为炎症或肿瘤。大多数急性背痛的患者不需要影像诊断,但可以通过平片评估有无感染、骨折、恶性疾病、脊柱侧弯、退行性变、椎间隙狭窄及既往手术情况。对需要进一步影像学检查的患者,MRI 是最好的选择。

治疗

除了妇科病因导致的疼痛,在治疗背痛之前应咨询为患者提供初始治疗的医师。复杂的病例可能需要咨询骨科或神经外科方面的专科医师。

心理因素

从心理学方面来讲,许多因素可使疼痛长期存在,包括对疼痛的理解、焦虑、分散注意力的能力、个性、心情、经历以及可能会增强或减弱疼痛的因素再次出现(132)。Minnesota 多相人格量表(MMPI)通过对有慢性盆腔痛的妇女的研究发现,V 形会聚(疑病性神经症、歇斯底里和抑郁方面的评分升高)很普遍。治疗可改善患者对疼痛严重程度的主观评估,活动能力增强,从而对人格产生积极影响(133)。

抑郁和疼痛之间存在密切的联系(73)。两者可引起相似的行为表现,如行为或社交方面的退缩和活动减少。它们可能由相同的神经递质所介导,这些递质包括去甲肾上腺素、5-羟色胺、内啡肽等。Beck 抑郁量表可作为评估工具:12 分以上提示有病理性心境不佳,18 分以上提示有抑郁(133a)。抗抑郁药,尤其是 SNRIs 似乎既能缓解抑郁,也能缓解疼痛。

与其他疼痛相比,慢性盆腔痛的妇女中在儿童时期遭受过身体虐待的比例明显增高(39% vs 18.4%)(71)。在一项对慢性盆腔痛、非盆腔慢性疼痛(头痛)和无疼痛妇女的对比研究中也发现,慢性盆腔痛组的女性患者中遭受严重的性虐待和躯体虐待的比率高。儿童时期的创伤可能导致心理脆弱程度增加而不适应心理社会压力和人际关系,因而会促进损伤后疼痛的长期存在。

如果通过心理治疗干预教会患者自我调节和适应性疼痛应对技巧,可减轻疼痛并提高功能。认知行为治疗可用于治疗慢性盆腔痛(134)。夸张疼痛是疼痛患者用于博取周围人同情或支持的一种方式(135)。夸张疼痛以及与疼痛有关的焦虑和恐惧会导致传播疼痛(133)。

慢性盆腔痛的治疗

多学科治疗　　　　对没有明显病变的患者以及有病变但病变在疼痛产生方面所起的作用不明确的患者,通常选用综合治疗方案。这包括妇科医师、心理学医师和物理治疗医师的合作。

对有慢性疼痛的女性的处理方法必须是治疗性的、乐观的、支持的和富有同情心的。在初诊后应指导患者填写一份每天疼痛分级表。这份表格能给医师和患者提供关于疼痛治疗的重要信息。表格记录了疼痛程度(0~10 级)、阴道出血、疼痛的诱发因素如压力、食品、特定的动作等。疼痛分级能鼓励患者增加控制感而降低无助感。每天记录能够提高自我效率和顺应性,有助于诊断不典型周期性疼痛(通常发生在黄体期,与月经期典型周期性疼痛相反),还有助于患者识别疼痛与诱发因素之间的联系。每次随诊时可对表中的疼痛分级进行回顾。

应按照一定时间间隔规律随诊,而不是只有疼痛持续时才复诊,因为后者会强化疼痛行为。心理学家可采用认知 / 行为方法教会患者特殊的疼痛控制技巧,或采用改善注意力的药物或瑜伽类的技巧。采用各种方法来提高控制疼痛的机会。对有抑郁、性生活困难或既往心理创伤者应给予心理治疗。各种各样的办法包括放松技巧、压力处置、性咨询和婚姻咨询、催眠和其他心理治疗方法可能会提高 CNS 对外周疼痛信号下行抑制。心理学小组治疗在帮助患者学习减轻压力和建立有效行为机制方面是价 - 效比很高的方法(136)。针灸也有一定的治疗效果(138)。理疗的评估和治疗也很重要。

关于疼痛的多学科治疗有各种各样的研究。多学科治疗包括妇科学家、心理学家和物理治疗师的综合治疗,也可包括一名麻醉师做特殊的神经阻滞。回顾性的非对照的研究显示 85% 的治疗对象疼痛有所缓解(137)。一项前瞻性随机研究的结果与此相近,明显优于传统的疼痛治疗,能够减轻症状、改善功能、提高生活质量(138)。

下列患者在治疗过程中应优先考虑多学科治疗:①无明显病理改变;②病理与疼痛的关系不明确;③传统药物或手术治疗效果差;④不只一处内脏或躯壁与疼痛产生有关(即1 个以上的"疼痛发生点");⑤显著的压力、焦虑、创伤后压力性疾病,或抑郁;⑥既往或目前身体上、情绪上或性的创伤。

药物干预

痛经或疼痛在黄体或月经期加重的任何患者都应给予激素类制剂抑制排卵或者**月**

经,就像前面我们描述过的一样。**患有神经病变或有中枢致敏证据,或肌筋膜病者可能会从改变神经传递的药物中获益。小剂量三环类抗抑郁药、抗惊厥药、或选择性 5- 羟色胺 / 去甲肾上腺素摄取抑制剂等药物治疗通常有效,尤其是结合认知行为治疗时。这些药物降低神经刺激的阈值,有助于减少患者对镇静麻醉药物的依赖、增强活动能力、减少疼痛对女性总体生活方式的影响**(11)。一项小样本、随机、对照试验研究了选择性 5- 羟色胺再摄取抑制剂对盆腔痛的作用。其短期随诊的结果在疼痛或功能评估上未显示出显著差异(138)。

抗惊厥类药物,如加巴喷丁(gabapentin)或普瑞巴林(pregabalin)对治疗慢性盆腔痛有效。加巴喷丁加阿米替林(amitriptyline)比单独使用阿米替林有效(139)。

有抑郁症者应给予适当剂量的抗抑郁药物治疗,并应进行精神治疗方面的咨询。

阿片类药物治疗慢性疼痛有争议,缺乏随机对照实验的数据。镇静麻醉类药物治疗长期慢性盆腔痛被认为是所有其他治疗方法都失败后的最后选择。阿片类药物应按照时间固定服用,患者需坚持随诊以评估疼痛缓解程度、功能水平及生命质量。医师应仔细记录其他治疗选择失败的情况及给予患者的咨询。镇静麻醉类药物只有持麻醉处方权者才能开出。患者应签署书面合同,同意从同一名医师那里获得药物,并描述治疗相关的期待效果。患者应知情同意的其他事项包括,未经医师同意不能提前服药或增加剂量、不喝酒、不滥用违法药物,如果需要应随机进行血液或尿液的药物检查,并进行精神和心理评估(140)。

物理治疗

物理治疗(physical therapy,PT)恢复组织和关节的柔韧性,提高动作和机体技能,恢复力量和协调性,降低神经系统激惹性,恢复功能。物理治疗是腹壁、盆底或下背部疼痛的肌筋膜痛患者的重要治疗方法(141)。

腹腔镜

NSAID 或口服避孕药无效的月经前或月经期疼痛,且影响功能者应考虑做腹腔镜检查。诊断性腹腔镜手术是评估慢性非周期性疼痛的常规方法;但是只有在排除其他非妇科的躯体或内脏病因引起的疼痛后才能做腹腔镜手术。非随机的回顾性和前瞻性研究均表明,诊断性腹腔镜手术在治疗慢性盆腔痛时有良好的心理治疗作用;但这不应当是腹腔镜手术的主要目的(142)。诊断性腹腔镜手术过程中,怀疑为子宫内膜异位症的病变应切除做活检,如果怀疑有感染,应做培养。腹腔镜对于切净病灶很重要,但并非所有肉眼可见的子宫内膜异位病灶都能安全地切除;所有种植灶应尽可能地手术切除或予以电凝。

骶前神经切除及腹腔镜下宫骶韧带神经切除(LUNA)是用于阻断支配子宫的神经的技术。一项大样本研究显示,LUNA 治疗慢性盆腔痛并不比单纯腹腔镜手术更有效(143)。一项荟萃分析发现,无足够证据推荐采用盆腔神经破坏的手术来治疗痛经(45)。

盆腔粘连对疼痛所起的作用尚不清楚,粘连分解的效果更不确定。即使是通过腔镜来做,粘连分解术后通常也会再次形成粘连,对照研究发现对缓解疼痛未必有效(90,144)。在做粘连分解术之前应先治疗其他病因,并在粘连分解术之前或同时做心理咨询和疏导。

子宫切除术

尽管子宫切除术中有 19% 是为了治疗盆腔痛,但在疼痛门诊就诊的患者中有 30% 已切除了子宫,疼痛却没有缓解(63,64)。有研究表明,包括妇科、物理治疗和心理治疗在内的多学科综合治疗可降低子宫切除的几率,使得慢性盆腔痛的患者中需切除子宫的比率从 16.3% 下降到 5.8%（145）。

　　子宫切除术对下述病因引起的慢性盆腔疼痛尤其有效：已完成生育者，与子宫内膜异位症、腺肌症或盆腔淤血等疾病有关的继发性痛经或慢性疼痛。在建议做子宫切除治疗疼痛或做单侧附件切除治疗单侧疼痛之前，与患者讨论时采用 PREPARE 方法非常有帮助（146）：P（Procedure），要采用的治疗措施，R（Reason），采用此项措施的理由或指征；E（Expectation）——治疗后可期待的结果；P（Probability）——治疗成功的可能性；A（Alternatives）——替代方法和非手术选择；R（Risk）——风险；E（Expense）——治疗费用（参见第 3 章）。对有痛经、性交痛和子宫压痛等盆腔中央部位疼痛的患者做子宫切除，一项回顾性研究中 77% 的患者和另一项前瞻性队列研究中 74% 的患者疼痛得到缓解（147，148）。但是在 1 年后的随访时发现，前面那项的回顾性研究中有 25% 的患者疼痛持续存在或加重（147）。前瞻性研究中，持续疼痛与多产、既往 PID 史、存在基础盆腔疾病和医疗付费状况有关（148）。Maine 女性健康研究是一项前瞻性队列研究，对 199 名基线状态时患有频繁疼痛的患者切除子宫后的结局进行了总结，术后只有 11% 的患者症状持续存在（149）。

　　美国妇产科大学已经概述了因盆腔痛行子宫切除术应符合的标准（150）。标准要求盆腔痛至少 6 个月以上，而无其他需要治疗的病变。当决定手术时，如果没有严重的粘连，子宫／肌瘤体积不大，应首先考虑经阴道或者腹腔镜手术，而不是开腹。已经有非常多的研究证实，阴道手术比开腹子宫切除手术术后病率低，住院时间短（151）。一向前瞻性研究对比了开腹、经阴道和腹腔镜辅助下的经阴道手术的结果，术后 6 个月在排尿和性功能方面未发现有统计学差异（151）。

（曹冬焱　杨佳欣　译）

参考文献

1. **Dawood MY.** Dysmenorrhea. *Clin Obstet Gynecol* 1990;3:168–178.
2. **Howard FM.** Chronic pelvic pain. *Obstet Gynecol* 2003;101:594–611.
3. **Wesselmann U.** Neurogenic inflammation and chronic pelvic pain. *World J Urol* 2001;19:180–185.
4. **Nijenhuis ER, van Dyck R, ter Kuile MM, et al.** Evidence for associations among somatoform dissociation, psychological dissociation and reported trauma in patients with chronic pelvic pain. *J Psychosom Obstet Gynecol* 2003;24:87–98.
5. **Giamberardino MA, De Laurentis S, Affaitati G, et al.** Modulation of pain and hyperalgesia from the urinary tract by algogenic conditions of the reproductive organs in women. *Neurosci Lett* 2001;304:61–64.
6. **Doggweiler-Wiygul R.** Chronic pelvic pain. *World J Urol* 2001;19:155–156.
7. **Bajaj P, Bajaj P, Madsen H, et al.** Endometriosis is associated with central sensitization: a psychophysical controlled study. *J Pain* 2003;4:372–380.
8. **Diatchenko L, Nackley AG, Slade GD, et al.** Idiopathic pain disorders pathways of vulnerability. *Pain* 2006;123:226–230.
9. **Woolf CJ.** Central sensitization: implications for the diagnosis and treatment of pain. *Pain* 2011;152[Suppl]:S2–S15
10. **Winnard KP, Dmitrieva N, Berkley KJ.** Cross-organ interactions between reproductive, gastrointestinal, and urinary tracts: modulation by estrous stage and involvement of the hypogastric nerve. *Am J Physiol Regul Integr Comp Physiol* 2006;291:R1592–R1601.
11. **Howard FM.** The role of laparoscopy in the chronic pelvic pain patient. *Clin Obstet Gynecol* 2003;4:749–766.
12. **Bouyer J, Job-Spira N, Pouly J, et al.** Fertility following radical, conservative-surgical or medical treatment for tubal pregnancy: a population-based study. *Br J Obstet Gynaecol* 2000;107:714–721.
13. **Murray H, Baakdah H, Bardell T, et al.** Diagnosis and treatment of ectopic pregnancy. *CMAJ* 2005;173:905–912.
14. **Huchon C, Fauconnier A.** Adnexal torsion: a literature review. *Eur J Obstet Gynecol Reprod Biol* 2010;150:8–12.
15. **Oltmann SC, Fischer A, Barber R, et al.** Cannot exclude torsion—a 15-year review. *J Pediatr Surg* 2009;44:1212.
16. **Oelsner G, Cohen S, Soriano D, et al.** Minimal surgery for the twisted ischaemic adnexa can preserve ovarian function. *Human Reprod* 2003;18:2599–2602.
17. **Cates W Jr, Wasserheit JN.** Genital chlamydial infections: epidemiology and reproductive sequelae. *Am J Obstet Gynecol* 1991;164:1771–1781.
18. **Ness RB, Hillier SL, Kipp K, et al.** Bacterial vaginosis and risk of pelvic inflammatory disease. *Obstet Gynecol* 2004;104:761–769.
19. **Ness RB, Kip KE, Hillier SL, et al.** A cluster analysis of bacterial vaginosis-associated microflora and pelvic inflammatory disease. *Am J Epidemiol* 2005;162:585–590.
19a. **Centers for Disease Control and Prevention.** Update to CDC's Sexually Trnasmitted Diseases Treatment Guideline, 2006. *MMWR* 2006;55:RR-11.
20. **Hiller N, Sella T, Lev-Sagi A, et al.** Computed tomographic features of tuboovarian abscess. *J Reprod Med* 2005;50:203.
21. **Landers DV, Sweet RL.** Tubo-ovarian abscess: contemporary approach to management. *Rev Infect Dis* 1983;5:876–884.
22. **Reed SD, Landers DV, Sweet RL.** Antibiotic treatment of tuboovarian abscess: comparison of broad-spectrum beta-lactam agents versus clindamycin-containing regimens. *Am J Obstet Gynecol* 1991;164:1556.
23. **Gjelland K, Ekerhovd E, Granberg S.** Transvaginal ultrasound-guided aspiration for treatment of tubo-ovarian abscess: a study of 302 cases. *Am J Obstet Gynecol* 2005;193:1323.
24. **Krivak TC, Cooksey C, Propst A.** Tubo-ovarian abscess: diagnosis, medical and surgical management. *Compr Ther* 2004;30:93–100.
25. **Ferrero S, Abbamonte LH, Giordano M, et al.** Uterine myomas, dyspareunia, and sexual function. *Fertil Steril* 2006;86:1504.
26. **Lippman SA, Warner M, Samuels S, et al.** Uterine fibroids and

gynecologic pain symptoms in a population-based study. *Fertil Steril* 2003;80:1488–1494.

27. **Dueholm M, Lundorf E, Hansen ES, et al.** Accuracy of magnetic resonance imaging and transvaginal ultrasonography in the diagnosis, mapping, and measurement of uterine myomas. *Am J Obstet Gynecol* 2002;186:409–415.

28. **Addiss DG, Shaffer N, Fowler BS, et al.** The epidemiology of appendicitis and appendectomy in the United States. *Am J Epidemiol* 1990;132:910–925.

29. **SCOAP Collaborative, Cuschieri J, Florence M, et al.** Negative appendectomy and imaging accuracy in the Washington State Surgical Care and Outcomes Assessment Program. *Ann Surg* 2008;248:557–563.

30. **Rao PM, Rhea JT.** Colonic diverticulitis: evaluation of the arrowhead sign and the inflamed diverticulum for CT diagnosis. *Radiology* 1998;209:775–779.

31. **Echols RM, Tosiello RL, Haverstock DC, et al.** Demographic, clinical, and treatment parameters influencing the outcome of acute cystitis. *Clin Infect Dis* 1999;29:113–119.

32. **Takahashi S, Hirose T, Satoh T, et al.** Efficacy of a 14-day course of oral ciprofloxacin therapy for acute uncomplicated pyelonephritis. *J Infect Chemother* 2001;7:255–257.

33. **Harris RD, Holtzman SR, Poppe AM.** Clinical outcome in female patients with pelvic pain and normal pelvic US findings. *Radiology* 2000;216:440–443.

34. **Burnett MA, Antao V, Black A, et al.** Prevalence of primary dysmenorrhea in Canada. *J Obstet Gynaecol Can* 2005;27:765–770.

35. **Dawood MY.** Primary dysmenorrhea: advances in pathogenesis and management. *Obstet Gynecol* 2006;108:428.

36. **Jabbour HN, Sales KJ.** Prostaglandin receptor signaling and function in human endometrial pathology. *Trends Endocrinol Metab* 2004;15:398–404.

37. **Milsom I, Minic M, Dawood MY, et al.** Comparison of the efficacy and safety of nonprescription doses of naproxen and naproxen sodium with ibuprofen, acetaminophen, and placebo in the treatment of primary dysmenorrhea: a pooled analysis of five studies. *Clin Ther* 2002;24:1384.

38. **Marjoribanks J, Proctor ML, Farquhar C.** Nonsteroidal anti-inflammatory drugs for primary dysmenorrhoea. *Cochrane Database Syst Rev* 2003;4:CD001751.

39. **Proctor ML, Roberts H, Farquhar C.** Combined oral contraceptive pill (OCP) as treatment for primary dysmenorrhoea. *Cochrane Database Syst Rev* 2001;4:CD002120.

40. **Edelman AB, Gallo MF, Jensen JT, et al.** Continuous or extended cycle vs. cyclic use of combined oral contraceptives for contraception. *Cochrane Database Syst Rev* 2005;3:CD004695.

41. **White AR.** A review of controlled trials of acupuncture for women's reproductive health care. *J Fam Plan Reprod Health Care* 2003;29:233–236.

42. **Proctor ML, Smith CA, Farquhar C, et al.** Transcutaneous electrical nerve stimulation and acupuncture for primary dysmenorrhoea. *Cochrane Database Syst Rev* 2002;1:CD002123.

43. **Akin MD, Weingand KW, Hengehold DA, et al.** Continuous low-level topical heat in the treatment of dysmenorrhea. *Obstet Gynecol* 2001;97:343–349.

44. **Proctor ML, Latthe PM, Farquhar CM, et al.** Surgical interruption of pelvic nerve pathways for primary and secondary dysmenorrhoea. *Cochrane Database Syst Rev* 2005;4:CD001896.

45. **Vercellini P, Parazzini F, Oldani S, et al.** Adenomyosis at hysterectomy: a study on frequency distribution and patient characteristics. *Hum Reprod* 1995;10:1160–1162.

46. **Lee NC, Dikcer RC, Rubin GL, et al.** Confirmation of the preoperative diagnoses for hysterectomy. *Am J Obstet Gynecol* 1984;150:283–287.

47. **Templeman C, Marshall SF, Ursin G, et al.** Adenomyosis and endometriosis in the California Teachers Study. *Fertil Steril* 2008;90:415.

48. **Levgur M.** Diagnosis of adenomyosis: a review. *J Reprod Med* 2007;52:177.

49. **Kim MD, Kim S, Kim NK, et al.** Long-term results of uterine artery embolization for symptomatic adenomyosis. *AJR Am J Roentgenol* 2007;188:176.

50. **Giudice LC, Kao LC.** Endometriosis. *Lancet* 2004;364:1789–1799.

51. **Cornillie FJ, Oosterlynck D, Lauweryns JM, et al.** Deeply infiltrating pelvic endometriosis: histology and clinical significance. *Fertil Steril* 1990;53:978–983.

52. **Al-Jefout M, Dezarnaulds G, Cooper M, et al.** Diagnosis of endometriosis by detection of nerve fibres in an endometrial biopsy: a double blind study. *Hum Reprod* 2009;24:3019–3024.

53. **Allen C, Hopewell S, Prentice A.** Non-steroidal anti-inflammatory drugs for pain in women with endometriosis. *Cochrane Database Syst Rev* 2005;4:CD004753.

54. **Hughes E, Brown J, Collins JJ, et al.** Ovulation suppression for endometriosis. *Cochrane Database Syst Rev* 2007;3:CD000155.

55. **Vercellini P, Frontino G, De Giorgi O, et al.** Comparison of a levonorgestrel-releasing intrauterine device versus expectant management after conservative surgery for symptomatic endometriosis: a pilot study. *Fertil Steril* 2003;80:305.

56. **Somigliana E, Vigano P, Barbara G, et al.** Treatment of endometriosis-related pain: options and outcomes. *Front Biosci (Elite Ed)* 2009;1:455–465.

57. **Petta CA, Ferriani RA, Abrao MS, et al.** Randomized clinical trial of a levonorgestrel-releasing intrauterine system and a depot GnRH analogue for the treatment of chronic pelvic pain in women with endometriosis. *Hum Reprod* 2005;20:1993.

58. **Hornstein MD, Surrey ES, Weisberg GW, et al.** Leuprolide acetate depot and hormonal add-back in endometriosis: a 12-month study. *Obstet Gynecol* 1998;91:16–24.

59. **Ferrero S, Camerini G, Seracchioli R, et al.** Letrozole combined with norethisterone acetate compared with norethisterone acetate alone in the treatment of pain symptoms caused by endometriosis. *Hum Reprod* 2009;24:3033–3041.

60. **Eastell R, Adams JE, Coleman RE, et al.** Effect of anastrozole on bone mineral density: 5-year results from the anastrozole, tamoxifen, alone or in combination trial 18233230. *J Clin Oncol* 2008;26:1051–1057.

61. **Vercellini P, Barbara G, Abbiati A, et al.** Repetitive surgery for recurrent symptomatic endometriosis: what to do? *Eur J Obstet Gynecol Reprod Biol* 2009;146:15–21.

62. **Seracchioli R, Mabrouk M, Manuzzi L, et al.** Post-operative use of oral contraceptive pills for prevention of anatomical relapse or symptom-recurrence after conservative surgery for endometriosis. *Hum Reprod* 2009;24:2729–2735.

63. **Vercellini P, Crosignani PG, Somigliana E, et al.** Medical treatment for rectovaginal endometriosis: what is the evidence? *Hum Reprod* 2009;24:2504–2514.

64. **ACOG Committee on Practice Bulletins.** ACOG Practice Bulletin No. 51. Chronic pelvic pain. *Obstet Gynecol* 2004;103:589–605.

65. **Farquhar CM, Steiner CA.** Hysterectomy rates in the United States 1990–1997. *Obstet Gynecol* 2002;99:229–234.

66. **Cervero F, Laird JM.** Understanding the signaling and transmission of visceral nociceptive events. *J Neurobiol* 2004;61:45–54.

67. **Latremoliere A, Woolf CJ.** Central sensitization: a generator of pain hypersensitivity by central neural plasticity. *J Pain* 2009;10:895–926.

68. **International Pelvic Pain Society.** Pelvic pain assessment form. Available at http://www.pelvicpain.org/pdf/History_and_Physical_Form/IPPS-H&PformR-MSW.pdf. Accessed April 27, 2011.

69. **Meltzer-Brody S, Leserman J, Zolnoun D, et al.** Trauma and post-traumatic stress disorder in women with chronic pelvic pain. *Obstet Gynecol* 2007;109:902–908.

70. **Walling MK, O'Hara MW, Reiter RC, et al.** Abuse history and chronic pain in women: II. A multivariate analysis of abuse and psychological morbidity. *Obstet Gynecol* 1994;84:200–206.

71. **Rapkin AJ, Kames LD, Darke LL, et al.** History of physical and sexual abuse in women with chronic pelvic pain. *Obstet Gynecol* 1990;76:92–96.

72. **Lorençatto C, Petta CA, Navarro MJ, et al.** Depression in women with endometriosis with and without chronic pelvic pain. *Acta Obstet Gynecol Scand* 2006;85:88–92.

73. **Randolph ME, Reddy DM.** Sexual functioning in women with chronic pelvic pain: the impact of depression, support, and abuse. *J Sex Res* 2006;43:38–45.

74. **Srinivasan R, Greenbaum DS.** Chronic abdominal wall pain: a frequently overlooked problem. Practical approach to diagnosis and management. *Am J Gastroenterol* 2002;97:3207.

75. **Wykes CB, Clark TJ, Khan KS.** Accuracy of laparoscopy in the diagnosis of endometriosis: a systematic quantitative review. *BJOG* 2004;111:1204–1212.

76. **Vercellini P, Frontino G, Pietropaolo G, et al.** Deep endometriosis: definition, pathogenesis, and clinical management. *J Am Assoc Gynecol Laparosc* 2004;11:153–161.

77. **Fedele L, Parazzini F, Bianchi S, et al.** Stage and localization of pelvic endometriosis and pain. *Fertil Steril* 1990;53:155–158.

78. **Fukaya T, Hoshiai H, Yajima A.** Is pelvic endometriosis always associated with chronic pain? A retrospective study of 618 cases diagnosed by laparoscopy. *Am J Obstet Gynecol* 1993;169:719–722.

79. **Donnez J, Squifflet J.** Laparoscopic excision of deep endometriosis. *Obstet Gynecol Clin North Am* 2004;31:567–580, ix.

80. **Konincky RP, Meuleman C, Demeyere S, et al.** Suggestive evidence that pelvic endometriosis is a progressive disease, whereas deeply infiltrating endometriosis is associated with pelvic pain. *Fertil Steril* 1991;55:759–765.

81. **Porpora MG, Koninckx PR, Piazze J, et al.** Correlation between endometriosis and pelvic pain. *J Am Assoc Gynecol Laparosc* 1999;6:429–434.

82. **Berkley KJ, Rapkin AJ, Papka RE.** The pains of endometriosis. *Science* 2005;308:1587–1589.

83. **Stratton P, Berkley K.** Chronic pelvic pain and endometriosis: translational evidence of the relationship and implications. *Hum Reprod Update* 2011;17:327–346.

84. **Tokushige N, Markham R, Russell P, et al.** Different types of small nerve fibers in eutopic endometrium and myometrium in women with endometriosis. *Fertil Steril* 2007;88:795–803.

85. **Stout AL, Steege JF, Dodson WC, et al.** Relationship of laparoscopic findings to self-report of pelvic pain. *Am J Obstet Gynecol* 1991;164[Pt 1]:73–79.

86. **Rapkin AJ.** Adhesions and pelvic pain: a retrospective study. *Obstet Gynecol* 1986;68:13–15.

87. **Steege JF, Scott AL.** Resolution of chronic pelvic pain after laparoscopic lysis of adhesions. *Am J Obstet Gynecol* 1991;165:278–283.

88. **Swank DJ, Swank-Bordewijk SC, Hop W, et al.** Laparoscopic adhesiolysis in patients with chronic abdominal pain: a blinded randomized controlled multi-centre trial. *Lancet* 2003;361:1247–1251.

89. **Swank DJ, Van Erp WF, Repelaer Van Driel O, et al.** A prospective analysis of predictive factors on the results of laparoscopic adhesiolysis in patients with chronic abdominal pain. *Surg Laparosc Endosc Percutan Tech* 2003;13:88–94.

90. **Hammoud A, Gago LA, Diamond M.** Adhesions in patients with chronic pelvic pain: a role for adhesiolysis? *Fertil Steril* 2004;82:1483–1491.

91. **Peters AAW, Trimbos-Kemper GCM, Admiral C, et al.** A randomized clinical trial on the benefit of adhesiolysis in patients with intraperitoneal adhesions and chronic pelvic pain. *Br J Obstet Gynaecol* 1992;99:59–62.

92. **Howard FM, El-Minawi AM, Sanchez R.** Conscious pain mapping by laparoscopy in women with chronic pelvic pain. *Obstet Gynecol* 2000;96:934–939.

93. **Gupta A, McCarthy S.** Pelvic varices as a cause for pelvic pain: MRI appearance. *Magn Reson Imaging* 1994;12:679–681.

94. **Soysal ME.** A randomized controlled trial of goserelin and medroxyprogesterone acetate in the treatment of pelvic congestion. *Hum Reprod* 2001;16:931–939.

95. **Farquhar CM, Rogers V, Franks S, et al.** A randomized controlled trial of medroxyprogesterone acetate and psychotherapy for the treatment of pelvic congestion. *Br J Obstet Gynaecol* 1989;96:1153–1162.

96. **Kim HS, Malhotra AD, Rowe PC, et al.** Embolotherapy for pelvic congestion syndrome: long-term results. *J Vasc Interv Radiol* 2006;17:289.

97. **Tu FF, Hahn D, Steege JF.** Pelvic congestion syndrome-associated pelvic pain: a systematic review of diagnosis and management. *Obstet Gynecol Surv* 2010;65:332–340.

98. **Magtibay PM, Nyholm JL, Hernandez JL, et al.** Ovarian remnant syndrome. *Am J Obstet Gynecol* 2005;193:2062–2066.

99. **Carey MP, Slack MC.** GnRH analogue in assessing chronic pelvic pain in women with residual ovaries. *BJOG* 1996;103:150–153.

100. **Kho RM, Magrina JF, Magtibay PM.** Pathologic findings and outcomes of a minimally invasive approach to ovarian remnant syndrome. *Fertil Steril* 2007;87:1005.

101. **Nezhat C, Kearney S, Malik S, et al.** Laparoscopic management of ovarian remnant. *Fertil Steril* 2005;83:973.

102. **Williams RE, Hartmann KE, Sandler R, et al.** Prevalence and characteristics of irritable bowel syndrome among women with chronic pelvic pain. *Obstet Gynecol* 2004;104:452–458.

103. **Williams RE, Hartmann KE, Sandler RS, et al.** Recognition and treatment of irritable bowel syndrome among women with chronic pelvic pain. *Am J Obstet Gynecol* 2005;192:761

104. **Mertz HR.** Irritable bowel syndrome. *N Engl J Med* 2003;349:2136–2146.

105. **Mayer EA.** Irritable bowel syndrome. *N Engl J Med* 2008;358:1692–1699.

106. **Drossman DA.** Rome III: the new criteria. *Chin J Dig Dis* 2006;7:181–185.

107. **Kaur H, Arunkalaivanan AS.** Urethral pain syndrome and its management. *Obstet Gynecol Surv* 2007;62:348–351.

108. **Costantini E, Zucchi A, Del Zingaro M, et al.** Treatment of urethral syndrome: a prospective randomized study with Nd:YAG laser. *Urol Int* 2006;76:134–138.

109. **Abrams P, Cardozo L, Fall M, et al.** The standardisation of terminology of lower urinary tract function: report from the Standardisation Sub-committee of the International Continence Society. *Neurourol Urodyn* 2002;21:167.

110. **Parsons CL.** The role of the urinary epithelium in the pathogenesis of interstitial cystitis/prostatitis/urethritis. *Urology* 2007;69:S9.

111. **Wesselmann U.** Interstitial cystitis: a chronic visceral pain syndrome. *Urology* 2001;57:32.

111a. **Chancellor MB.** A Multidisciplinary Consensus Meeting on IC/PBS Outcome of the Consensus Meeting on Interstitial Cystitis/Painful Bladder Syndrome, February 10, 2007, Washington, DC. *Rev Urol* 2007 9: 81–83.

112. **Parsons CL.** The potassium sensitivity test: a new gold standard for diagnosing and understanding the pathophysiology of interstitial cystitis. *J Urol* 2009;182:432–434.

113. **Chancellor MB, Yoshimura N.** Neurophysiology of stress urinary incontinence. Rev Urol 2004;6[Suppl 3]:S19–S28.

114. **Dimitrakov J, Kroenke K, Steers WD, et al.** Pharmacologic management of painful bladder syndrome/interstitial cystitis: a systematic review. Arch Intern Med 2007;167:1922.

115. **Welk BK, Teichman JM.** Dyspareunia response in patients with interstitial cystitis treated with intravesical lidocaine, bicarbonate, and heparin. *Urology* 2008:71:67–70.

116. **Moldwin RM, Evans RJ, Stanford EJ, et al.** Rational approaches to the treatment of patients with interstitial cystitis. *Urology* 2007;69[Suppl]:73–81.

117. **Maher CF, Carey MP, Dwyer PL, et al.** Percutaneous sacral nerve root neuromodulation for intractable interstitial cystitis. *J Urol* 2001;165:884–886.

118. **Rahn DD, Phelan JN, Roshanravan SM, et al.** Anterior abdominal wall nerve and vessel anatomy: clinical implications for gynecologic surgery. *Am J Obstet Gynecol* 2010;202:234.e1–5.

119. **Fardin F, Benettello P, Negrin P.** Iatrogenic femoral neuropathy: considerations on its prognosis. *Electromyogr Clin Neurophysiol* 1980;20:153–155.

120. **Reiter RC.** Occult somatic pathology in women with chronic pelvic pain. *Clin Obstet Gynecol* 1990;33:154–160.

121. **Bohrer JC, Chen CC, Walters MD.** Pudendal neuropathy involving the perforating cutaneous nerve after cystocele repair with graft. *Obstet Gynecol* 2008;112:496.

122. **Labat JJ, Riant T, Robert R, et al.** Diagnostic criteria for pudendal neuralgia by pudendal nerve entrapment (Nantes criteria). *Neurourol Urodyn* 2008;27:306.

123. **Slocumb JC.** Neurological factors in chronic pelvic pain: trigger points and the abdominal pelvic pain syndrome. *Am J Obstet Gynecol* 1984;149:536–543.

124. **Travell J.** Myofascial trigger points: clinical view. *Adv Pain Res Ther* 1976;1:919–926.

125. **Doggweiler-Wiygul R.** Urologic myofascial pain syndromes. *Curr Pain Headache Rep* 2004;8:445–451.

126. **Affaitati G, Fabrizio A, Savini A, et al.** A randomized, controlled study comparing a lidocaine patch, a placebo patch, and anesthetic injection for treatment of trigger points in patients with myofascial pain syndrome: evaluation of pain and somatic pain thresholds. *Clin Ther* 2009;31:705–720.

127. **Butrick CW.** Pelvic floor hypertonic disorders: identification and management. *Obstet Gynecol Clin North Am* 2009;36:707–722.

128. **FitzGerald MP, Anderson RU, Potts J, et al.** Randomized multicenter feasibility trial of myofascial physical therapy for the treatment of urological chronic pelvic pain syndromes. *J Urol* 2009;182:570.

129. **Goldenberg DL, Burckhardt C, Crofford L.** Management of fibromyalgia syndrome. JAMA 2004;292:2388.

130. **Tough EA, White AR, Cummings TM, et al.** Acupuncture and dry needling in the management of myofascial trigger point pain: a systematic review and meta-analysis of randomised controlled trials. *Eur J Pain* 2009;13:3–10.

131. **Chou R, Qaseem A, Snow V, et al.** Diagnosis and treatment of low back pain: a joint clinical practice guideline from the American College of Physicians and the American Pain Society. *Ann Intern Med* 2007;147:478.

132. **Keefe FJ, Rumble ME, Scipio CD, et al.** Psychological aspects of persistent pain: current state of the science. *J Pain* 2004;5:195–211.

133. **Duleba AJ, Jubanyik KJ, Greenfield DA, et al.** Changes in personality profile associated with laparoscopic surgery for chronic pelvic pain. *J Am Assoc Gynecol Laparosc* 1998;5:389–395.

133a. **Beck AT.** Depression: Causes and Treatment. Philadelphia: University of Pennsylvania Press. 2006;ISBN0-8122-1032-8.

134. **Masheb RM, Kerns RD, Lozano C, et al.** A randomized clinical trial for women with vulvodynia: cognitive-behavioral therapy vs. supportive psychotherapy. *Pain* 2009;141:31–40.

135. **Sullivan M, Thorn B, Haythornthwaite J, et al.** Theoretical perspectives on the relation between catastrophizing and pain. *Clin J Pain* 2001;17:5–64.

136. **Albert H.** Psychosomatic group treatment helps women with chronic pelvic pain. *J Psychosom Obstet Gynecol* 1999;20:216–225.

137. **Rapkin AJ, Kames LD.** The pain management approach to chronic pelvic pain. *J Reprod Med* 1987;32:323–327.

138. **Peters AAW, van Dorst E, Jellis B, et al.** A randomized clinical trial to compare two different approaches in women with chronic pelvic pain. *Obstet Gynecol* 1991;77:740.

139. **Sator-Katzenschlager SM, Scharbert G, Kress HG, et al.** Chronic pelvic pain treated with gabapentin and amitriptyline: a randomized controlled pilot study. *Wien Klin Wochenschr* 2005;117:761–768.

140. **Rapkin AJ, Hartshorn TG, Partownavid P.** Pain management. *Clin Update Womens Health Care* 2011; in press.

141. **Tu FF, Holt J, Gonzales J, et al.** Physical therapy evaluation of patients with chronic pelvic pain: a controlled study. *Am J Obstet Gynecol* 2008;198:272.e1–7.

142. **Elcombe S, Gath D, Day A.** The psychological effects of laparoscopy on women with chronic pelvic pain. *Psychol Med* 1997;27:1041–1050.

143. **Daniels J, Gray R, Hills RK, et al.** LUNA Trial Collaboration. Laparoscopic uterosacral nerve ablation for alleviating chronic pelvic pain: a randomized controlled trial. *JAMA* 2009;302:955–961.

144. **Swank DJ, Jeekel H.** Laparoscopic adhesiolysis in patients with chronic abdominal pain. *Curr Opin Obstet Gynecol* 2004;16:313–318.

145. **Reiter RC, Gambone JC, et al.** Availability of a multidisciplinary pelvic pain clinic and frequency of hysterectomy for pelvic pain. *J Psychosom Obstet Gynecol* 1991;12[Suppl]:109.

146. **Reiter RC, Lench JB, Gambone JC.** Clinical commentary: consumer advocacy, elective surgery, and the "golden era of machine." *Obstet Gynecol* 1989;74:815–817.

147. **Stovall TG, Ling FW, Crawford DA.** Hysterectomy for chronic pelvic pain of presumed uterine etiology. *Obstet Gynecol* 1990;75:676–679.

148. **Hillis SD, Marchbanks PA, Peterson HB.** The effectiveness of hysterectomy for chronic pelvic pain. *Obset Gynecol* 1995;86:941–945.

149. **Carlson KJ, Miller BA, Fowler FJ Jr.** The Maine Women's Health Study: I. Outcomes of hysterectomy. *Obstet Gynecol* 1994;83:556–565.

150. **ACOG Criteria Set**. Hysterectomy, abdominal or vaginal for chronic pelvic pain. Number 29, November 1997. Committee on Quality Assessment. American College of Obstetricians and Gynecologists. *Int J Gynaecol Obstet* 1998;60:316–317.

151. **El-Toukhy TA, Hefni M, Davies A, et al.** The effect of different types of hysterectomy on urinary and sexual functions: a prospective study. **J Obstet Gynaecol** 2004;24:420–425.

第**17**章　子宫内膜异位症

Thomas M. D' Hooghe

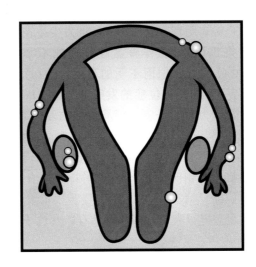

- 子宫内膜异位症是在腹腔镜下通过肉眼可视的检查确诊,理想的情况是同时有组织学检查确诊;组织病理阳性可证实诊断,但病理阴性不能排除此诊断。
- 子宫内膜异位症可导致生育能力减退、盆腔痛(如痛经、性交痛和非月经期疼痛)以及生活质量下降。
- 重型或深部浸润型子宫内膜异位症需要有经验的医师采用多种方法联合治疗,包括腹腔镜手术和开腹手术。
- 目前的子宫内膜异位症分期系统为主观性评估,与疼痛症状的相关性较差,但对于判断预后和不孕治疗有一定的价值。
- 抑制卵巢功能6个月可以减轻子宫内膜异位症相关的疼痛。激素类药物在减轻疼痛方面同样有效,但不良反应和治疗费用各有不同。
- 子宫内膜异位病灶烧灼联合腹腔镜子宫神经切除术(LUNA)可以缓解微至中型子宫内膜异位症相关性疼痛;然而,单独使用LUNA对子宫内膜异位症相关性痛经无效,目前尚无证据支持LUNA是子宫内膜异位症治疗的必要手段。
- 对微至轻型子宫内膜异位症患者来说,子宫内膜异位病灶烧灼加粘连松解术比单行腹腔镜检查更为有效地改善生育能力。
- 抑制卵巢功能并不能改善子宫内膜异位症患者的生育能力。

　　子宫内膜异位症是指在子宫外出现子宫内膜组织(腺体和间质)。最常见的种植部位是盆腔器官和腹膜。子宫内膜异位症的外观各异,从盆腔器官表面的少量微小病灶到改变输卵管卵巢解剖结构的巨大卵巢子宫内膜样囊肿,以及累及肠道、膀胱和输尿管的广泛粘连。据估计,该病在育龄女性中的发生率约为10%,常伴盆腔疼痛和不孕。目前在子宫内膜异位症的发病机制、自发性进展、诊断和治疗方面已有了很大进步。**欧洲人类生殖及胚胎学会(ESHRE)发表了子宫内膜异位症临床治疗指南并根据新出现的临床证据定期更新**(1)。

流行病学

发病情况

　　子宫内膜异位症主要发生于育龄女性,但在青春期及接受激素替代治疗的绝经后女性中也有报道(2)。该病见于各种种族和社会阶层的女性。对子宫内膜异位症发病率的估计差异很大,但大约为 10%(3,4)。尽管没有关于子宫内膜异位症发病率的统一数据,目前的趋势表明育龄女性中该病的发生率在增高(4)。

　　有报道显示,在伴有盆腔疼痛或不孕的女性中,子宫内膜异位症的发病率较高(20%~90%)(5,6)。原因不明的不孕女性(月经周期正常,伴侣精液正常)中,无论是否伴有疼痛,子宫内膜异位症的发病率高达 50%(7)。在行输卵管结扎术的无症状女性(已证实有生育能力)中,子宫内膜异位症的发病率为 3%~43%(8~13)。各项报道的发病率差异较大,可能与以下几个因素有关。首先,采用的诊断方法不同。腹腔镜可用于诊断子宫内膜异位症,对于微至轻型病变的诊断优于开腹手术。第二,与在接受输卵管绝育术时发现的无症状患者相比,接受全身麻醉检查的有症状患者可以更彻底地评估微型或轻型子宫内膜异位症。第三,手术医师的经验很重要,因为微小的子宫内膜异位种植灶、囊肿和粘连的外观差异很大。大多数评估育龄女性子宫内膜异位症发病率的研究缺少组织学依据(8~10,14~19)。

危险因素和保护因素

　　以下是子宫内膜异位症发生的明确危险因素:不孕、红发、月经初潮年龄小、月经周期短、月经过多、未生育、苗勒管发育异常、出生体重[低于 7 磅(1 磅 =0.454kg)]、是多胎妊娠之一、使用己烯雌酚(DES)、1 级亲属有子宫内膜异位症、身材较高、使用二噁英或多氯联苯(PCB)、高脂肪和高红肉饮食以及既往手术或药物治疗过的子宫内膜异位症(20)。既往口服避孕药或使用宫内节育器(IUD),或吸烟均与子宫内膜异位症风险增高无关(21,22)。阻止子宫内膜异位症发展的保护因素包括经产、哺乳、宫内被动吸烟、体重指数增加、腰臀比增加、运动和饮食中富含蔬菜水果(20)。一些证据显示,具有"针尖型宫颈"的女性发生子宫内膜异位症的风险增高,但仍需要更多的研究证实这一现象(23)。

子宫内膜异位症和癌症

　　一些文章认为子宫内膜异位症与某些妇科和非妇科恶性肿瘤的发生风险增高有关(24,25)。这种相关性存在争议,对于可能发生这些癌症的患者,目前没有数据可指导临床医师给予最佳的治疗(1)。不应该认为子宫内膜异位症与任何癌症有临床相关风险(26)。大样本的队列研究和病例对照研究数据显示子宫内膜异位症患者发生卵巢癌的风险增高,但观察到的效应值不高,在 1.3~1.9(27)。一系列临床研究的证据一致表明,这种相关性仅限于子宫内膜样和透明细胞类型的卵巢癌(28)。子宫内膜异位症与这些特殊组织学类型的卵巢癌之间确实存在因果关系,但风险较低,与异位子宫内膜恶变发生率和相应部位恶变发生率相似这一观点一致(29)。子宫内膜异位症与黑色素瘤和非霍奇金淋巴瘤相关的证据在增加,但仍需进一步验证,而子宫内膜异位症会增加其他类型妇科恶性肿瘤发生的风险目前并无证据支持(28)。

病因学

　　虽然从 19 世纪开始就已经有了对子宫内膜异位症的症状和体征的描述,但在 20 世纪期间才认识到该病广泛的发病率。子宫内膜异位症是一种雌激素依赖性疾病。**目前提出了三种理论解释子宫内膜异位症的组织发生机制。**

1. **子宫内膜组织的异位种植**
2. **体腔化生**
3. **诱发理论**

目前没有一种理论可以解释所有病例中子宫内膜异位症发生的部位。

种植异位　种植异位最早由 Sampson 在 19 世纪 20 年代中期提出,其基础是假设在月经期,经输卵管逆流的子宫内膜细胞播散或种植而导致子宫内膜异位症(30)。**大量的临床和实验数据支持这一假设**(5,31)。70%~90% 的女性会发生经血逆流,可能在子宫内膜异位症患者中更常见(8,32)。据报道,59%~79% 的女性在经期或早卵泡期的腹腔液中会出现子宫内膜细胞,提示经血逆流,而且这些细胞可在体外培养(33,34)。经期进行腹腔透析的女性透析液中出现子宫内膜细胞也支持经血逆流理论(35)。子宫内膜异位症最常见于盆腔组织——卵巢、膀胱子宫凹、子宫直肠凹、宫骶韧带、子宫后壁及阔韧带后叶(36)。经血逆流理论和腹腔液的顺时针流动方向解释了为什么子宫内膜异位主要出现在盆腔左侧(逆流的子宫内膜细胞更容易种植在直肠乙状结肠区域)以及为什么横膈子宫内膜异位经常出现在右侧(逆流的子宫内膜细胞通过镰状韧带种植在那里)(37,38)。

经期取得的子宫内膜接种于动物腹壁皮肤下或盆腔后可继续生长(39,40)。通过手术将恒河猴宫颈移位使经血可以流入腹腔后,50% 的恒河猴发生子宫内膜异位症(41)。阻止经血从子宫流出,使逆流的经血增加,会导致人类和狒狒的子宫内膜异位症发病率升高(42~44)。月经周期短、经期长的女性更容易出现经血逆流,发生子宫内膜异位症的危险性更高(45)。人类和狒狒的月经均与腹腔内炎症相关,但人类月经期间腹腔液中可测定的子宫内膜细胞数量有限,可能是由于有报道称子宫内膜腹膜种植发生在 24 小时内(46~48)。卵巢子宫内膜异位症可能是经血逆流或子宫至卵巢的淋巴回流所致;黄体化生和出血可能是部分卵巢巧克力囊肿发生的重要事件(49~51)。

浸润深度至少达腹膜下 5mm 的深部浸润型子宫内膜异位症,可表现为子宫直肠凹、直肠乙状结肠和膀胱区域的结节,也可以与其他类型的腹膜或卵巢子宫内膜异位症同时存在(52)。解剖、手术和病理检查发现深部子宫内膜异位病灶来源于腹膜内而不是腹膜外。输尿管子宫内膜异位症发生位置的不对称性与经血逆流理论以及左右侧骨盆的解剖学差异相符(37)。青少年和年轻女性同样会有腹膜疾病(53)。该现象与狒狒子宫内膜异位症发生和自发性进展的证据一起支持子宫内膜异位症从腹膜疾病开始的观点,而且三种不同表型和位置的子宫内膜异位症(腹膜型、卵巢型和深部型)代表了单一起源的同源疾病(如子宫内膜逆流),而不是某些研究者所提出的三种不同疾病(37,54,55)。

盆腔外子宫内膜异位症少见(1%~2%),可能是由子宫内膜细胞经血管或淋巴播散至许多生殖器官(外阴、阴道、宫颈)和非生殖器官所造成。后者包括肠道(阑尾、直肠、乙状结肠、小肠、疝囊)、肺和胸膜腔、皮肤(会阴侧切或其他手术瘢痕、腹股沟区、四肢、脐)、淋巴结、神经和大脑(56)。

体腔化生　**体腔上皮化生为子宫内膜组织是卵巢子宫内膜异位症发生的另一种可能机制。**一项分析卵巢皮质和卵巢冠结构及细胞表面抗原表达的研究报道,卵巢子宫内膜异位症组织和卵巢表面上皮之间的共同点很少,提示不太可能在卵巢发生浆液性化生(57)。一项小鼠子宫内膜异位症基因诱导实验发现,卵巢子宫内膜异位灶可能通过原癌基因 K-ras 等位基因的激活,诱导卵巢表面上皮化生分化而来(50)。

诱导理论　**诱导理论是体腔化生理论的延伸。该理论认为一种内源性(未明确的)生化因子可以诱导未分化的腹膜细胞发展为子宫内膜组织。**该理论在兔子实验中被证实,但尚未在女性和灵长类动物中得到证实(58,59)。

遗传因素

越来越多的证据表明子宫内膜异位症至少部分为基因遗传病。近期的研究结果也支持这一观点,包括发现人类及恒河猴中子宫内膜异位症的发病具有家族聚集性;冰岛人群的研究发现始祖效应;同卵双胎发病具有高度一致性;非双胎姐妹可在相同年龄出现子宫内膜异位症症状;一级亲属患有子宫内膜异位症的女性发生此病的几率为一般人群的6~9倍;依据美国生殖医学协会分期标准,一级亲属被诊为Ⅲ或Ⅳ期子宫内膜异位症的女性中,MRI检查提示15%有子宫内膜异位症(60)。通过原癌基因K-ras等位基因的激活可诱导产生类似人类的子宫内膜异位症,也进一步支持该病具有遗传基础(50)。

人群研究

一级亲属患有子宫内膜异位症的女性,发病风险增加了7倍(61)。因为未发现特异性的孟德尔遗传方式,所以推测子宫内膜异位症为多基因遗传疾病。对于母亲和姐妹发生子宫内膜异位症的女性,发病的相对危险度为7.2,对于一方患有子宫内膜异位症的纯合基因双胎,另一方的发生率达75%(6/8)(62)。另一项双胎研究提示,潜在子宫内膜异位症易感性的差异51%可能是由于遗传因素的影响(63)。另有研究报道14对单卵双胎同时发生子宫内膜异位症,2对未同时发生(64)。在这些双胎中,9对为中重型子宫内膜异位症。研究发现子宫内膜异位症与系统性红斑狼疮、发育不良性痣、有黑色素瘤病史的育龄女性相关(65,66)。此外,子宫内膜异位症还与人类白细胞抗原表达有关(67~69)。全基因组关联研究显示,在有欧洲血源的女性中,患卵巢子宫内膜异位症的风险与染色体7的短臂(7p15.2)突变有关,这种关联性在中重型病变中尤为显著(70)。

基因多态性与子宫内膜异位症

数项研究分析了基因多态性可能是导致子宫内膜异位症发生的因素。在一篇综述中,约50%的研究显示不同的基因多态性与子宫内膜异位症之间成正相关(71)。该关联在组1(细胞因子与炎症)、组2(类固醇合成酶和解毒酶与受体)、组4(雌二醇代谢)、组5(其他酶与代谢系统)和组7(黏附分子与基质酶)中最为明显。组8(细胞凋亡、细胞周期调节与原癌基因)似乎与疾病成负相关,而组3(激素受体)、组6(生长因子系统),尤其是组9(人类白细胞抗原系统)显示了相对较强的相关性。由于许多结果相互矛盾,该综述推断在子宫内膜异位症的发展过程中,基因多态性可能作用有限(71)。将来的研究应该纳入大量经腹腔镜和组织学检查证实有子宫内膜异位症的女性以及将经腹腔镜证实盆腔正常的女性作为对照,种族差异也应考虑在内。

非整倍体

磷酸甘油激酶基因甲基化的研究提示,子宫内膜异位囊肿的上皮细胞是单克隆的,而正常的子宫内膜腺体也是单克隆的(72,73)。流式细胞DNA分析比较了内膜异位组织和正常子宫内膜,均未发现非整倍体(74)。有研究使用比较染色体组杂交技术或多色原位杂交技术,发现子宫内膜异位组织中11、16和17号染色体为非整倍体,17号染色体异质性增加,在18例经过选择的子宫内膜异位组织中1p和22q(50%)、5p(33%)、6q(27%)、70(22%)、9q(22%)和16(22%)丢失(75~77)。另一项研究在子宫内膜异位灶、卵巢子宫内膜样腺癌和正常子宫内膜中发现了染色体1和7三体以及染色体9和17单体(78)。卵巢子宫内膜异位症中非整倍体细胞的比例明显高于性腺外子宫内膜异位症和正常子宫内膜($p<0.001$),提示卵巢基质可能会诱导基因改变,导致个别病例浸润癌的发生(78)。

微卫星DNA分析显示,在子宫内膜异位症和Ⅱ期患者中,p16(Ink4)、GALT、p53和

APOA2 位点存在等位基因失衡(杂合子缺失)(79)。另一项研究发现,28% 的子宫内膜异位病变在一个或多个位点存在杂合子缺失现象:染色体 9p(18%)、11q(18%) 和 22q(15%)(73)。

免疫因素和炎症

　　虽然经血逆流在女性中是常见的现象,但并非所有经血逆流的女性都会发生子宫内膜异位症。在患有子宫内膜异位症的女性中,免疫系统可能发生了改变。有假设认为该病可能是由于免疫清除盆腔内存活的子宫内膜细胞能力下降所致(80,81)。子宫内膜异位症可能由于自然杀伤(NK)细胞活力减退或巨噬细胞活性降低所引起的腹腔液子宫内膜细胞清除减少所致(82)。自体子宫内膜细胞的细胞毒作用降低与子宫内膜异位症有关(82~86)。但是,这些研究采用的技术在靶细胞和方法上有较大的差异(87,88)。子宫内膜异位症患者的 NK 细胞活性是否低于未患该病者仍有争议。一些报道发现 NK 细胞活性减低,而其他报道发现在中重型病变女性中 NK 细胞活性没有增加(84~86,89~94)。在正常个体中 NK 细胞活性也有很大差别,可能与一些因素如吸烟、药物和锻炼等相关(87)。

　　相反,由于异位的子宫内膜本质上属于自体组织,因此子宫内膜异位症也可以认为是一种对异位子宫内膜的免疫耐受状态(80)。但为什么腹腔液中有存活能力的子宫内膜细胞会是 NK 细胞和巨噬细胞的靶细胞呢？已知自体血管、肌肉、皮肤和其他组织的移植都非常成功(83~85)。并没有体外证据显示腹腔液中巨噬细胞确实对可存活的子宫内膜细胞进行攻击和吞噬。大剂量免疫抑制可以轻度增加狒狒自发性子宫内膜异位症的进展(95)。目前仍没有临床证据支持子宫内膜异位症在免疫抑制患者中的发生率增加。接受长期免疫抑制治疗的肾移植患者中未发现不孕问题增加,可以作为这些患者未发生广泛子宫内膜异位症的间接证据。

　　有充分的证据提示子宫内膜异位症与亚临床腹膜炎有关,表现为腹腔液增多、腹腔液中白细胞浓度升高(尤其是活性增加的巨噬细胞),以及炎性细胞因子、生长因子和促血管生成物质增加。有报道狒狒在月经期和盆腔内注射子宫内膜后均可发生亚临床腹膜炎(93)。在子宫内膜异位症患者中,腹腔巨噬细胞的基础活性升高可降低精子运动性、增加对精子的吞噬作用或干扰受精,从而损伤受孕能力。上述作用可能是通过细胞因子,如肿瘤坏死因子 -α(TNF-α)的分泌增加造成的(96~100)。TNF 也可促进异位内膜的盆腔种植(99,100)。在体外用生理剂量的 TNF-α 预处理的间皮细胞可增加子宫内膜间质细胞对间皮细胞的黏附(101)。巨噬细胞和其他细胞可分泌生长因子和血管生成因子,如表皮生长因子(EGF)、巨噬细胞来源的生长因子(MDGF)、纤维连接蛋白和黏附因子如整合素,从而促进子宫内膜细胞的生长(101~107)。在子宫内膜细胞黏附于腹膜后,进一步的侵袭、生长过程似乎是由基质金属蛋白酶(MMP)和其组织抑制剂所调节的(108,109)。

　　越来越多的证据显示,在患有和未患子宫内膜异位症的女性中,子宫内膜芳香化酶活性不同与局部炎症和前列腺素(PG)分泌有关。在人类子宫内膜异位种植灶中存在芳香化酶细胞色素 P450 蛋白和 mRNA 的表达,而正常子宫内膜无表达,提示异位内膜可产生雌激素,进而与雌激素受体作用并促进异位组织生长(110)。有报道显示在子宫内膜异位组织中由于 2 型 17β- 羟甾体脱氢酶表达减少导致 17β- 雌二醇的灭活减少,而该酶在位子宫内膜中受孕激素作用表达正常(111)。前列腺素 E_2(PGE$_2$)可促进子宫内膜异位病灶芳香化酶不适当地表达,导致局部雌二醇的产生,而雌二醇又可促进 PGE$_2$ 的生成,从而使局部炎症与雌激素调节的异位内膜生长之间形成正反馈(112)。

　　这种与子宫内膜异位症相关的亚临床腹膜炎在体循环中亦有所反映。子宫内膜异位症患者与对照组相比,外周血中的 C 反应蛋白、血浆淀粉样蛋白 A(SAA)、TNF-α、膜辅助因子蛋白 -1、白细胞介素 -6、白细胞介素 -8 及趋化因子受体 1(CCR1)的浓度均升高(113)。该现象为子宫内膜异位症无创性诊断检查的发展提供了相关基础。

假设驱动研究和使用 mRNA 微阵列和蛋白组学技术的系统生物学方法研究均显示子宫内膜异位症患者的在位子宫内膜与对照者相比,在细胞增殖、细胞凋亡、血管生成和炎性通路方面均存在生物学差异(114~117)。数项研究显示子宫内膜异位症患者在位子宫内膜中的神经纤维和神经营养因子数量均高于对照组(46,118)。

环境因素与二噁英

目前对生殖健康、不孕和环境污染之间的潜在联系已逐渐有所认识,并且注意到二噁英在子宫内膜异位症发病机制中可能具有一定作用,但该问题尚无定论。一项荟萃分析认为目前仍没有足够的证据证明二噁英可导致女性和非人类的灵长类动物子宫内膜异位症的发生(119)。

人类数据

1976 年 Seveso(意大利)一家工厂的爆炸造成历史上最大量的二噁英外泄,但至今未发表任何相关数据(120)。Seveso 的女性健康研究中即准备对接触二噁英个体的前瞻性数据与生殖终点,如子宫内膜异位症发生率、不孕和精子质量下降相联系。一项病例 - 对照研究未能显示在整个人群中成年期接触多氯化联苯和氯化杀虫剂与子宫内膜异位症有关。未发现在患有和未患子宫内膜异位症女性中 14 种多氯化联苯和 11 种氯化杀虫剂的平均血浆浓度存在差异(121)。在另一项病例对照研究中,二噁英类化学物质接触增加与子宫内膜异位症(中重型)相关(122)。遗传机制可能在接触二噁英后子宫内膜异位症的发生中起作用。有报道在子宫内膜异位症组织中一种二噁英诱导基因 -CYP1A1 基因转录产物比在位子宫内膜组织中显著升高(升高 9 倍)(112)。另一些研究者报道在患有和未患子宫内膜异位症的女性的子宫内膜中芳基烃受体和二噁英相关基因(半定量反转录聚合酶链反应方法测定)表达相似(123)。在日本女性中,未发现子宫内膜异位症发病率或严重程度与芳基烃受体抑制剂、芳基烃(x2)受体、芳基烃核易位因子或 CYP1A1 基因的多态性有关(124)。基于这些数据,没有充分证据支持人类子宫内膜异位症与二噁英接触间存在相关性。

灵长类动物

一项回顾性病例对照研究报道,在 4 年时间里长期接触二噁英的猴子(11/14,79%)和未接触组(2/6,33%)10 年以后子宫内膜异位症的发生率没有统计学差异(P=0.08)。但是,研究发现子宫内膜异位症的严重程度与二噁英的剂量、血清二噁英的含量和二噁英类似化学物质成正相关(125,126)。两项前瞻性研究评估了在恒河猴中二噁英与子宫内膜异位症发展的关系。一项研究中暴露于低剂量的二噁英[0.71ng/(kg·d)]超过 12 个月的猴子与非暴露对照组相比,子宫内膜异位种植灶的最大和最小直径比较小,病灶存活率相当,提示二噁英对子宫内膜异位症没有作用(127)。但是,接触高剂量二噁英[17.68ng/(kg·d)]12 个月后的恒河猴比未接触者子宫内膜异位种植灶直径大,病灶存活率高。第二项随机对照试验观察了 80 只恒河猴,比较不用和用 0μg、5μg、20μg、40μg 和 80μg 氯化二苯(1254kg/d)治疗 6 年的效果。利用腹腔镜和尸体解剖数据进行判断,对照组中 37%、治疗组中 25% 的恒河猴发生子宫内膜异位症(128)。未发现子宫内膜异位症严重性与多氯化联苯接触有关。除大剂量接触的情况外,上述数据对二噁英在灵长类动物子宫内膜异位症发展中的重要性提出了质疑。

啮齿类动物

在用大剂量雌二醇治疗的已去势小鼠试验中,持续接触 2,3,7,8- 四氯二苯 -P- 二噁英可抑制手术诱导的子宫内膜异位症的生长。未发现二噁英剂量与子宫内膜异位症种植灶存活、粘连、血清雌二醇水平相关(129)。在诱导产生子宫内膜异位症的去势小鼠中,发现雌酮和 4- 氯化联苯醚(4-CDE)对子宫内膜异位症生存率有相似的刺激作用,提示 4-CDE 有雌激素样作用(130)。二噁英促进啮齿类动物子宫内膜异位症的潜在机制比较复杂,可能在大鼠与小鼠之间也有不同,更不用说人类女性了。小鼠可能是阐明这些机制的较好模型,但两种模型都有很大的局限性(131,132)。

干细胞

已证实子宫内膜干细胞来源于骨髓,可分化为神经细胞或胰岛 β 细胞,在鼠模型中可能导致子宫内膜异位症的发生,但其在子宫内膜异位症发病机制中的可能作用仍需进一步研究(133~136)。

今后的研究

子宫内膜异位症的研究需要鉴定有无病变。子宫内膜异位症的发病机制、与不孕相关的病理生理学以及子宫内膜异位症的自发性进展仍在研究。在诊断时,大多数患者已经患病,时间无法确定,因此给该病病因和发展规律的临床研究带来了困难(31)。由于子宫内膜异位症只能自然地发生在女性和灵长类动物,而且不易进行有创性试验,也很难进行适当的对照研究,因此有必要制作一个好的自发性子宫内膜异位症动物模型。用于研究子宫内膜异位症的大鼠和兔子动物模型的主要优势在于其成本低于灵长类动物,但是也存在许多缺点(137~140)。在这两类啮齿动物模型中,病变的类型与人类女性中所见的各种有色素、无色素病变差别很大(137~139)。灵长类动物在种系发生上与人类接近,有可比的月经周期,可产生自发性子宫内膜异位症。当诱发子宫内膜异位症时,可出现与人类类似的肉眼病变(41,141~145)。狒狒的自发性子宫内膜异位症是微小播散性的,类似女性中子宫内膜异位症的不同分期(141,146~148)。

使用免疫调节剂抑制子宫内膜异位症相关的盆腔炎症可能成为治疗子宫内膜异位症的新方法,并可在这些模型中进行实验(149~153)。在 2008 年第 10 届世界子宫内膜异位症大会后的共识研讨会中,认为我们需要多学科知识来帮助更好地认识该病,并制定出 25 条对于研究的建议(154)。

诊断

临床表现

对有生育能力减退、痛经、性交痛或慢性盆腔疼痛的女性应疑及子宫内膜异位症,虽然上述症状也可能与其他疾病有关。即使是晚期子宫内膜异位症的患者(如卵巢子宫内膜异位症或深部浸润阴道直肠隔子宫内膜异位症)也可能没有症状。

子宫内膜异位症的危险因素包括:月经周期短、经量多和出血时间长,可能与这些因素导致经血逆流发生率高有关(45,155,156)。患者身高和体重分别与发生子宫内膜异位症的危险性成正、负相关(157)。

子宫内膜异位症可能出现显著的胃肠道症状(疼痛、恶心、呕吐、早饱、腹胀、排便习惯改变)。已在许多患者中证实存在特征性的运动性改变(十二指肠 Vater 壶腹部痉挛,类似肠神经系统的癫痫发作,伴随细菌过度生长)(158)。子宫内膜异位症的育龄女性不伴有骨质疏松(159)。

从疼痛症状发生到手术确诊子宫内膜异位症之间的滞后时间很长：英国报道为8年或更长，美国为9~12年(160)。在斯堪的纳维亚及巴西也有类似情况(161,162)。有报道显示，在有疼痛和不孕症状的女性中子宫内膜异位症诊断的延迟时间分别为6年和3年。在过去20年中，诊断延迟的时间和初次诊断时即为晚期子宫内膜异位症的发生率逐渐下降(163)。患者对子宫内膜异位症的了解也在逐渐增加。许多患者的生活质量会受到多方面影响，包括疼痛、生育能力低下对情绪的影响、对疾病复发的恼怒、对将来可能需要反复手术和长期药物治疗及其不良反应产生的不确定感(164)。**应将子宫内膜异位症看作一种慢性病，尤其是症状严重的患者，同时应使用可靠、有效的问卷评估患者的生活质量**(165)。

疼痛

在成年女性中，如果在无痛性月经数年后出现痛经，应考虑子宫内膜异位症。 痛经常发生在月经出血前，整个经期持续存在。青春期时，疼痛可能在初潮后开始出现，不存在无痛性月经。有证据显示在之后发生深部浸润子宫内膜异位症的患者中，青春期时旷课、口服避孕药治疗重度原发性痛经的次数和持续时间均高于没有发生深部浸润子宫内膜异位症的患者(166)。

疼痛的部位是可变的，但常常为双侧性。局部症状可由于直肠、输尿管和膀胱受累所致，可发生腰背部疼痛。部分病变广泛的女性没有疼痛症状，但也有一些只有微小和轻型疾病的患者可能出现剧烈的盆腔疼痛。**所有类型的子宫内膜异位症均会出现盆腔疼痛，包括微小和轻型子宫内膜异位症**(167)。卵巢巧克力囊肿与痛经严重程度无关，而且与其他部位的子宫内膜异位症相比，只有卵巢巧克力囊肿的女性发生痛经的次数更少(168,169)。巧克力囊肿可认为是更严重的深部浸润病灶的标志(170)。深部浸润病灶均伴有盆腔疼痛、胃肠道症状和排便疼痛(171)。粘连在疼痛和子宫内膜异位症中的作用仍不清楚(172)。**许多研究未发现盆腔疼痛程度与子宫内膜异位症严重性之间的相关性**(11,169,173)。一些研究报道子宫内膜异位症分期与子宫内膜异位症相关性痛经或慢性盆腔疼痛之间成正相关(174,175)。一项研究观察到子宫内膜异位症分期与痛经和非月经性疼痛的严重程度之间存在弱相关性，而膀胱子宫凹陷病灶与性交痛之间存在强相关性(176)。

可能造成子宫内膜异位症患者疼痛的机制包括局部腹膜炎症、深部浸润伴组织破坏、粘连形成、纤维增厚以及子宫内膜异位症种植灶中流出经血的聚集，导致组织生理性运动都会出现牵拉性疼痛(177,178)。盆腔疼痛的特点取决于深部浸润子宫内膜异位症病灶的解剖部位(171)。严重的盆腔疼痛和性交痛可能与子宫内膜异位症腹膜下深部浸润有关(6,177,179)。在阴道直肠隔子宫内膜异位症结节中，发现神经和子宫内膜异位灶、神经和结节的纤维成分之间存在组织学相近性(180)。越来越多的证据显示，子宫内膜异位病灶中神经分布密度与疼痛症状之间存在紧密联系(176)。

生育能力减退

许多学者认为子宫内膜异位症和不孕之间存在因果关系(181)。以下是曾经报道过的一些因素：

1. 与证实有生育能力的女性相比，不孕女性患有子宫内膜异位症的比例更高，前者为4%，后者为33%。患有轻至重型(自发或诱导)子宫内膜异位症的狒狒较微型子宫内膜异位症或盆腔正常的狒狒月繁殖力(MFR)要低。

2. 与不明原因不孕的女性相比，患有微至轻型子宫内膜异位症的不孕女性月繁殖力较低。

3. 卵巢子宫内膜异位囊肿会影响自发性排卵率(182)。

4. 剂量 - 效果关系:子宫内膜异位症 r-AFS 分期和月繁殖力、累积怀孕率成负相关(181,183)。

5. 患有微至轻型子宫内膜异位症的女性使用捐赠者精子受精后的月繁殖力和累积妊娠率均较盆腔正常的女性要低。

6. 患有微至轻型子宫内膜异位症的女性使用丈夫精子受精后的月繁殖力较盆腔正常的女性要低。

7. 与因输卵管原因导致不孕的女性相比,子宫内膜异位症患者体外授精后每个胚胎的植入率较低(181,184)。

8. 手术去除微至轻型子宫内膜异位灶后,患者的月繁殖力和累积妊娠率均有增加。

中重型子宫内膜异位症病变可累及卵巢,造成粘连,从而阻断输卵管卵巢运动和拾卵,导致生育能力减退(182,185)。此现象也出现在灵长类动物,包括猕猴和狒狒(144,186)。尽管现已提出许多机制(排卵功能紊乱、黄体功能不全、黄素化未破裂卵泡综合征、反复流产、免疫改变和腹腔内炎症)(133),但微型和轻型子宫内膜异位症与生育之间的关系仍存在争议(187)。

自然流产　无对照研究或回顾性研究提示子宫内膜异位症与自然流产之间可能存在相关性。一些评估子宫内膜异位症与自然流产之间关系的对照研究存在严重的方法学缺陷:病例和对照不匹配,分析在诊断子宫内膜异位症之前的自然流产率,病例组和对照组存在选择偏倚(80,188,189)。**根据前瞻性对照研究结果显示,没有证据支持子宫内膜异位症与(复发性)流产有关或子宫内膜异位症的药物、手术治疗可降低自然流产率(190~192)。**一些数据提示经辅助生殖技术治疗后,流产率可能会增加(193)。

内分泌异常

　　子宫内膜异位症与不排卵、异常卵泡发育伴生长障碍、排卵前期血清 E_2 水平降低、黄体生成素(LH)释放峰紊乱、经前点滴出血、黄素化未破裂卵泡综合征、溢乳和高泌乳素血症有关(194)。有报道在轻型子宫内膜异位症的狒狒中黄素化未破裂卵泡综合征的发生率和复发率增加,但在微型子宫内膜异位症或盆腔正常的灵长类动物中无变化(195)。一些研究报道子宫内膜异位症患者存在黄体功能不全伴随血清 E_2、孕酮水平降低,子宫内膜活检见到与月经周期不符的子宫内膜、异常整合素表达,但这些发现未被其他研究证实(194,196,197)。目前仍没有令人信服的数据支持子宫内膜异位症患者内分泌异常发生率增加的结论。

盆腔外子宫内膜异位症

　　虽然盆腔外子宫内膜异位症常无症状,但当有疼痛或可触及的盆腔外周期性变化的肿块时应考虑此病。子宫内膜异位症最常见的盆腔外病变是累及肠道(尤其是结肠、直肠),可造成腹部或腰部疼痛、腹胀、周期性直肠出血、便秘和肠梗阻。累及输尿管可造成梗阻,产生周期性疼痛、尿痛、血尿。肺部子宫内膜异位症可表现气胸、血胸或经期咯血。当患者在脐部可触及的肿块或周期性疼痛时应怀疑存在脐部子宫内膜异位症(56)。

　　盆腔外子宫内膜异位症的治疗取决于病变部位。如果病灶可以完全切除,应该进行手术切除;如果病灶不能完全切除,必须采取与盆腔子宫内膜异位症同样的治疗原则长期服药治疗(1)。治疗阑尾子宫内膜异位症通常采用阑尾切除术。对于膀胱子宫内膜异位症,通常采取切除病灶并一期缝合膀胱壁的方式。输尿管子宫内膜异位症可在放置输尿管支架后进行病灶切除术;如果存在输尿管内病灶或明显阻塞,可切除部分输尿管并行端端吻合术或再植术。对于腹壁和会阴子宫内膜异位症,通常采取完全切除结节的方式(1)。

临床检查

许多子宫内膜异位症患者在临床检查时并未发现异常。然而,应注意检查外阴、阴道和宫颈有无任何子宫内膜异位症征象,尽管这些区域很少发生子宫内膜异位症(如会阴侧切瘢痕)。狭窄的针尖型宫颈口可以是子宫内膜异位症的危险因素(23)。**子宫内膜异位症其他可能的体征包括:宫骶韧带或子宫直肠凹结节,宫骶韧带瘢痕造成的附件或宫颈移位,直肠阴道隔疼痛性肿胀,以及单侧卵巢囊性增大**(198)。在更晚期的患者中,子宫后位固定,卵巢和输卵管活动性降低。如临床发现经期宫骶部结节,特别是血清 CA125 水平高于 35IU/ml 时,应考虑阴道直肠隔深部浸润型(侵入腹膜下 5mm)子宫内膜异位症,伴有子宫直肠凹消失或囊性卵巢子宫内膜异位症(199~201)。在这种病例中,有时可在窥器检查时看到阴道紫蓝色病灶。

临床检查可能会出现假阴性结果。应通过腹腔镜检查明确看到病灶并对可疑病灶取样活检,明确子宫内膜异位症的诊断。

影像学

超声检查

影像学检查无法可靠地显示腹膜子宫内膜异位症。与腹腔镜检查相比,经阴道超声也无法诊断腹膜子宫内膜异位症,但可诊断或排除卵巢子宫内膜异位囊肿(1,202)。经阴道或经直肠超声用于诊断卵巢子宫内膜异位囊肿具有高敏感性和特异性(202~204)。绝经前女性卵巢子宫内膜异位囊肿的典型超声特点常描述为"囊液毛玻璃样回声,1~4 个分隔,没有实体部分"(205)。经阴道超声有可能诊断出浸润膀胱或直肠、直径 1cm 的子宫内膜异位症结节,但这取决于超声检查者的经验和耐心以及超声设备的质量和分辨率。

在卵巢子宫内膜异位囊肿患者中,应遵循可疑卵巢恶性包块的诊治指南(1)。无论有没有做血清 CA125 检查结果,超声常用于与少见的卵巢癌病例鉴别;然而,巧克力囊肿患者的 CA125 水平也常常升高,所以此测定结果对诊断通常没有太大帮助(1)。

其他影像学检查

其他影像学技术包括**计算机断层成像(CT)和磁共振成像(MRI)**,可用于提供其他的辅助诊断信息,但不宜用于初步诊断(1,206)。这些检查的费用**比超声高,并且临床价值不确定**。

不推荐子宫输卵管造影作为诊断子宫内膜异位症的检查,虽然充盈缺损(存在增殖性或息肉样子宫内膜病变)与子宫内膜异位症成显著正相关(阳性预测值和阴性预测值分别为 84% 和 75%)(207)。

评估肠道和泌尿系浸润的影像学检查

如果有临床证据显示子宫内膜异位症深部浸润,应该检查输尿管、膀胱和肠道是否存在浸润病灶。输尿管浸润在高达 50% 的深部浸润子宫内膜异位症患者中可能并无症状(208)。应该考虑进行超声检查(经直肠、阴道或肾脏超声)、CT 或 MRI。根据不同患者的个体情况,钡灌肠检查有可能显示出病变的部位,甚至可能是多病灶(1)。目前还没有证据证明某种检查优于另一种,建议根据影像学医师的熟悉程度选择检查技术。

血液和其他检测

目前尚无可用于子宫内膜异位症诊断的血液检测方法。整体的子宫内膜异位症筛查试验可能并不合适(存在过度诊断的风险),也不实际。高敏感性的血液检测,如果能鉴别出有症状(盆腔疼痛,不孕)但不能用超声影像检查出来的子宫内膜异位症,则非常有用(209)。这些患者包括所有检查不出来卵巢子宫内膜异位囊肿或结节的微至轻型以及中至重型子宫内膜异位症患者(210)。她们可通过腹腔镜手术减轻子宫内膜异位症相关性疼痛和不孕,或诊断和治疗其他盆腔原因造成的盆腔疼痛或不孕,如盆腔粘连。从这个角度说,特异性低一些的检测也可接受,因其主要用于鉴别出所有可能患子宫内膜异位症或其他盆腔疾病并可能手术治疗的女性(211)。

CA125

CA125 是体腔上皮的糖蛋白,在大多数非黏液性上皮性卵巢癌中常见,在中重型子宫内膜异位症患者中显著升高,在微型或轻型病变女性中正常(212,213)。有假设认为子宫内膜异位病灶会产生腹膜刺激和炎症,导致 CA125 水平升高(213)。有研究显示无论是否患有子宫内膜异位症,月经期 CA125 水平均会升高(214~218)。其他研究未发现此现象或者仅在中重型子宫内膜异位症中发现有升高(219~222)。CA125 水平变化幅度大:无子宫内膜异位症的患者(非经期 8~22U/ml),微至轻型子宫内膜异位症患者(非经期 14~31U/ml),中重型病变患者(非经期 13~95U/ml)。**与腹腔镜相比,测定血清 CA125 并不具有诊断价值**(223)。

大多数研究报道 CA125 的特异度高于 80%。高特异性仅限于有不孕或有疼痛等症状的子宫内膜异位症高风险的女性。**CA125 敏感度较低(大多数研究结果为 20%~50%),限制了其在子宫内膜异位症诊断方面的临床应用**。理论上,敏感性在经期可能会升高,子宫内膜异位症患者 CA125 水平升高更明显。但是,应用 35U/ml 或 85U/ml 作为临界水平的研究未发现敏感性有显著改善(221,222,224)。在卵泡期和经期测定每个患者的 CA125 水平,并采用经期/卵泡期比值(>1.5)而不是单次 CA125 水平时,敏感度为 66%(222)。其他研究报道,CA125 水平在诊断子宫内膜异位症方面作用有限,但在中重型病例中水平较高,尤其是在卵泡中期测定的血清 CA125 水平(223,225)。

连续测定 CA125 可能有助于预测子宫内膜异位症治疗后复发的情况(226,227)。药物和手术联合治疗或用丹那唑、促性腺激素释放激素(GnRH)类似物、孕三烯酮治疗子宫内膜异位症后,CA125 水平会下降,但醋酸甲羟孕酮(MPA)或安慰剂治疗无变化(228~230)。有研究报道,在停止丹那唑、GnRH-a 或孕三烯酮治疗仅 3、4 或 6 个月后,CA125 水平升高到治疗前水平(218,229~233)。CA125 水平在治疗后升高与子宫内膜异位症复发有关(217,227,234)。其他研究未能证明治疗后 CA125 水平与疾病复发的关系(228,231,235)。

其他检测

目前仍不可能采用无创方式,根据外周血中细胞因子和生长因子浓度的增加或内膜活检分析来诊断子宫内膜异位症(46,236)。

腹腔镜检查

总论

除了阴道或其他部位直视可见的病变之外,腹腔镜手术是肉眼检查和确诊子宫内膜异位症的标准方法(1)。目前尚无充分证据证明腹腔镜检查在月经周期的最佳手术时机,但为了避免漏诊,不宜在激素治疗 3 个月内进行(1)。由于手术者的经验不同,腹腔镜下对子宫内膜异位症的识别也会有差异,尤其是肠道、膀胱、输尿管和横膈的微小病灶(1)。一项荟萃分析将腹腔镜诊断的价值与组织学诊断作比较(假设检查前存在子宫内膜异位症的可能性为 10%),结果显示腹腔镜检查阳性增加了患有疾病的概率达 32%(95%CI,21%~46%),而腹腔镜检查阴性降低了概率至 0.7%(95%CI,0.1%~5.0%)(1,237)。诊断性腹腔镜检查发生轻度并发症(如恶心、肩颈痛)的风险为 3%,重度并发症(如肠穿孔、血管损伤)的风险为 0.6/1000~1.8/1000 病例(1,238,239)。腹腔镜检查可同时治疗子宫内膜异位症,从而将诊断和治疗联合起来。

腹腔镜技术　　　腹腔镜诊断时,应系统检查盆腹腔是否存在子宫内膜异位病灶。检查时应使用钝性探针沿顺时针或逆时针方向进行全面的检查,触诊提示存在肠道、膀胱、子宫、输卵管、卵巢、子宫直肠陷凹或阔韧带深部浸润的结节病灶(图 17.1)。所有病灶及粘连的类型、部位及范围需要在手术记录中描述,如有条件时,应将手术过程拍照或用 DVD 录像(1)。

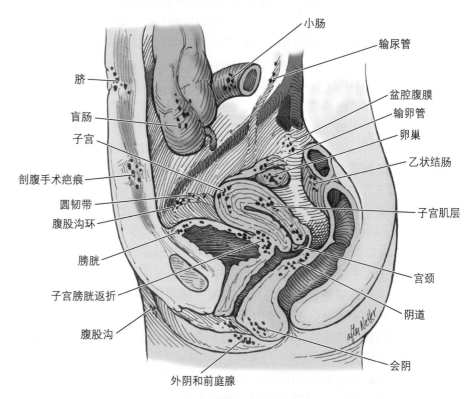

图 17.1　盆腔子宫内膜异位症

腹腔镜检查结果　　　腹腔镜下子宫内膜异位症包括腹膜病灶、卵巢子宫内膜异位囊肿和腹膜表面深部浸润至少 5mm。大多数有卵巢子宫内膜异位囊肿或深部浸润的患者也同时患有腹膜疾病。

　　腹膜子宫内膜异位症

　　腹腔镜下子宫内膜异位症的特征性改变包括腹膜浆膜面上的典型病变("火药伤"或"枪击伤")。病灶可为黑色、咖啡色、蓝色结节或含有陈旧性出血的小囊肿,外周可见不同程度的纤维化(图 17.2)。子宫内膜异位症可表现为微小病变,包括腹膜红色种植灶(瘀点样、水疱样、息肉样、出血、红色火焰样)、浆液或透明小泡、白色斑块或瘢痕、腹膜黄 - 棕色斑点及卵巢粘连(图 17.3)(138,139,141,240,241)。组织学确认腹腔镜下看到的病灶对子宫内膜异位症的诊断很重要,在微小病变和典型病变中有 24% 的病例

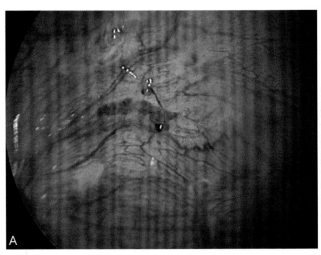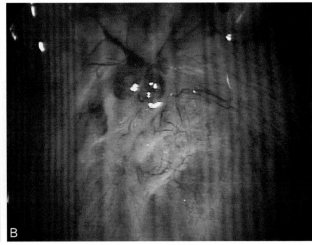

图 17.2　典型和微小的腹膜子宫内膜异位病灶。A:典型的黑色皱缩病变伴有血管增生及桔红色囊泡。B:红色息肉样病灶伴血管增生。(照片由比利时 Leuven 大学医院生殖中心 Dr.Christel Meuleman 提供)

组织学诊断阴性(242,243)。

深部浸润子宫内膜异位症

轻型的深部子宫内膜异位症只能在内膜异位病变下方触诊或在外观正常的腹膜下方触及肿块才有可能发现,子宫直肠陷凹的病变最为显著(图 17.4)(200)。**腹腔镜下深部子宫内膜异位症可能仅表现为微小病灶,从而低估了病变的严重程度**(200)。在深部子宫内膜异位症患者中,当子宫直肠陷凹深度和容积减少时提示该病变不在阴道直肠隔而是在腹腔内,被直肠前壁粘连形成的假盆底所遮蔽,造成腹膜外来源的假象(244)。

卵巢子宫内膜异位症

仔细检查双侧卵巢有助于诊断卵巢子宫内膜异位症,但对于存在粘连的晚期病例可能会比较困难(图 17.5)。浅表卵巢子宫内膜异位症可以表现为典型或微小病变。较大的卵巢子宫内膜异位症囊肿(如巧克力囊肿)常位于卵巢的前壁,伴有正常卵巢组织萎缩、色素沉着和与后腹膜粘连。**这些卵巢子宫内膜异位囊肿常含有黏稠的咖啡色囊液("巧克力液"),由于既往卵巢内出血的含铁血黄素沉积而成。**因为这种囊液也可能在其他疾病中出现,如出血性黄体囊肿或瘤性囊肿,所以采用美国生育医学学会(ASRM)修订的子宫内膜异位症分期**进行诊断时,必须进行活检,最好剔除卵巢囊肿进行组织学确诊。**如果不能取得组织学诊断,则应通过以下几点确诊卵巢子宫内膜异位囊肿:囊肿直径 <12cm,粘连至盆腔侧壁或阔韧带,卵巢表面子宫内膜异位症,囊内液为焦油样、稠厚、巧克力色(245)。卵巢子宫内膜异位症似乎是更广泛的盆腔和肠道病变的标志。只在 1% 的子宫内膜异位症患者中发现单纯的卵巢病变,其余患者均存在广泛的盆腔或肠道子宫内膜异位症(246)。

组织学诊断　　　组织学阳性可明确子宫内膜异位症的诊断;组织学阴性并不能排除此病(1)。仅有腹膜病变时是否应该进行组织学检查目前仍有争议;通常肉眼检查已足够,但最好能通过组织学明确至少一个病灶(1)。对于卵巢巧克力囊肿(直径 >4cm)和深部浸润的患者,推荐利用组织学检查排除罕见的恶性病变(1)。

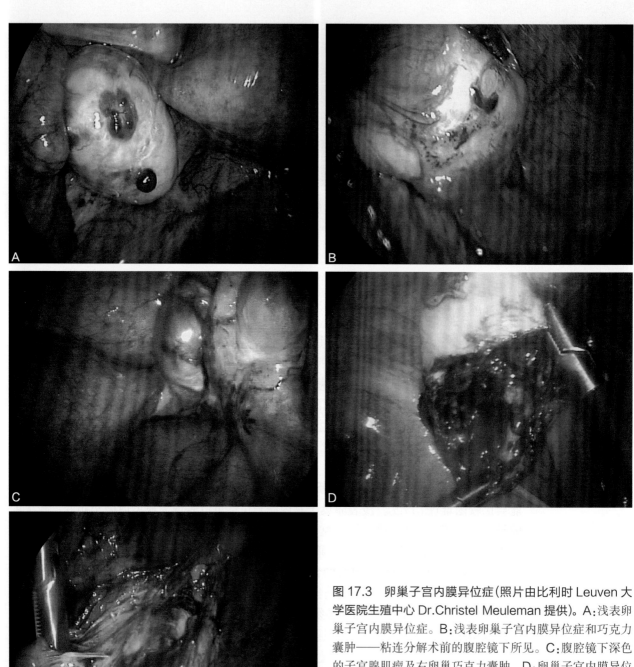

图 17.3 卵巢子宫内膜异位症（照片由比利时 Leuven 大学医院生殖中心 Dr.Christel Meuleman 提供）。A：浅表卵巢子宫内膜异位症。B：浅表卵巢子宫内膜异位症和巧克力囊肿——粘连分解术前的腹腔镜下所见。C：腹腔镜下深色的子宫腺肌瘤及右卵巢巧克力囊肿。D：卵巢子宫内膜异位囊肿剥除术。E：卵巢子宫内膜异位囊肿剥除术

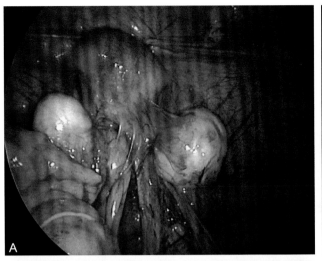

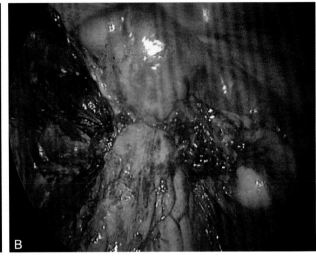

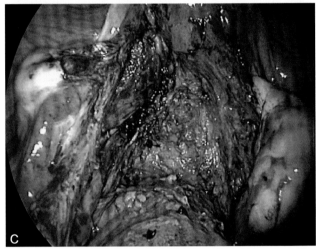

图 17.4　腹腔镜切除子宫直肠陷凹的深部子宫内膜异位病灶(照片由比利时 Leuven 大学医院生殖中心 Dr.Christel Meuleman 提供)。A:右侧宫骶韧带广泛子宫内膜异位症伴深部结节,被粘连掩盖。B:在直肠与宫骶韧带间的致密粘连中仍有深部子宫内膜异位结节。C:CO_2 激光切除深部结节后的子宫直肠陷凹

在一项纳入 44 例慢性盆腔疼痛患者的研究中,36% 的患者在腹腔镜下诊断为子宫内膜异位症,但只有 18% 得到了组织学的确认,说明腹腔镜检查诊断符合率低,阳性预测值仅为 45%,因此特异度仅为 77%(247)。

显微镜下子宫内膜异位症种植灶由子宫内膜腺体和间质构成,伴或不伴富含含铁血黄素的巨噬细胞(图 17.6)。有人提出采用这些严格的、未经证实的组织学诊断标准可能造成大量的漏诊(5)。获取活检样本(尤其是小囊泡)的准确性问题以及不同的组织处理方法(阶段性或部分性切片,而不连续切片),可能会导致假阴性的结果。内膜间质在子宫内膜异位症中可能比内膜腺体更具有特征性(248)。有研究报道,在人类和狒狒中存在间质子宫内膜异位症,即病变中含有内膜间质及含铁血黄素的巨噬细胞或出血,这可能是子宫内膜异位症发病过程中的一个非常早期的阶段(147,242,243)。沿血管或淋巴管走行可发现孤立的内膜间质细胞结节,免疫组织化学检测显示波形蛋白和雌激素受体阳性,且不含子宫内膜腺体(249)。

不同类型的病变可能有不同程度的增生和腺体分泌活性(248)。血管生成、有丝分裂程度和子宫内膜异位病变的三维结构是关键因素(177,250,251)。**深部子宫内膜异位症被认为是特殊类型的盆腔子宫内膜异位症,其特征为在致密纤维和平滑肌组织中存在腺体和间质增生**(19)。平滑肌组织也是腹膜、卵巢、阴道直肠隔和宫骶韧带的子宫内膜异位病灶常见的构成成分(252)。

美国生殖医学协会的子宫内膜异位症分级表

患者姓名 _____ 日期 _____

I 级 (极轻):1~5　　　　　　　腹腔镜检查 _____ 剖腹探查 _____ 影像学 _____

II 级 (轻):6~15　　　　　　　建议治疗 _____

III 级 (中等):16~40　　　　　　_____

IV 级 (严重):>40

总计 _____　　　　　　　预后 _____

腹膜	子宫内膜异位症	< 1cm	1~5cm	< 3cm
	表浅	1	2	4
	深	2	4	6
卵巢	右边　表浅	1	2	4
	深	4	16	20
	左边　表浅	1	2	4
	深	4	16	20
	后穹隆封闭	部分		完全
		4		40
	粘连	< 1/3 闭合	1/3~2/3 闭合	>2/3 闭合
卵巢	右边　浅	1	2	4
	深	4	8	16
	左边　浅	1	2	4
	深	4	8	16
卵管	右边　浅	1	2	4
	深	4*	8*	16
	左边　浅	1	2	4
	深	4*	8*	16

* 如果输卵管伞端是完全封闭的,则评分为 16 分

其他子宫内膜异位症: _____　　相关病理: _____

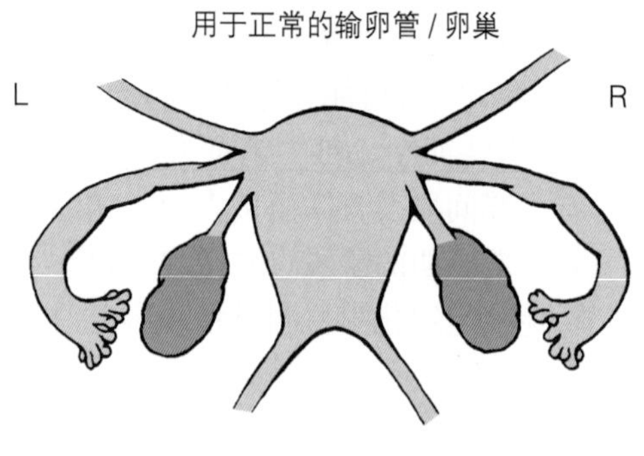

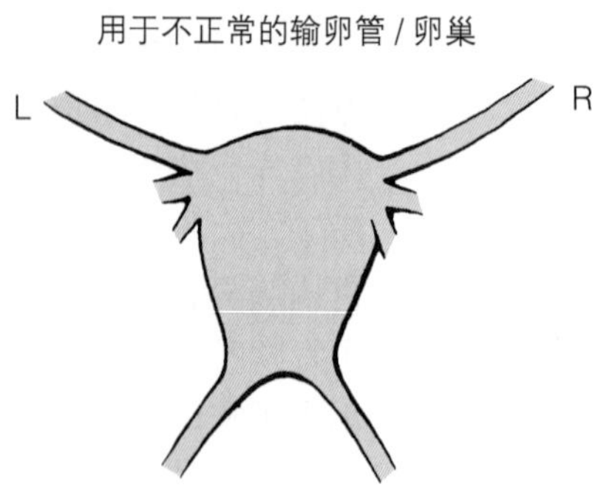

_____　　_____

_____　　_____

用于正常的输卵管 / 卵巢　　　　　　　　用于不正常的输卵管 / 卵巢

图 17.5　美国生殖医学会修订的子宫内膜异位症分期法。(摘自:the American Society for Reproductive Medicine. Revised American Society for Reproductive Medicine classification of endometriosis.Am Soc Reprod Med 1997;5:817-821.)

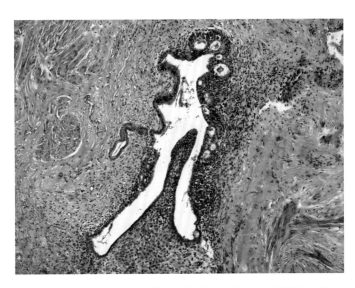

图 17.6　子宫内膜异位症的组织学表现:典型病变及透明小泡中的子宫内膜腺上皮,外周是间质

显微镜下子宫内膜异位症定义为外观正常的盆腔腹膜上存在内膜腺体和间质。它对于子宫内膜异位症的组织发生及治疗后复发有重要意义(253,254)。显微镜下子宫内膜异位症的临床发病率还存在争议,因为目前还没有统一的观察标准。一项研究采用尚不明确的正常腹膜的构成标准,通过剖腹手术取得了 20 例中重型子宫内膜异位症患者 1~3cm 的腹膜活检样本(254)。用低倍电子显微镜检查活检样本,发现了有 25% 用光学显微镜无法确诊的病例通过扫描电子显微镜证实为显微镜下子宫内膜异位症。在肉眼未见病变的腹膜上,光学显微镜证实了子宫内膜异位病灶的存在(255)。

腹腔镜下正常腹膜活检样本的连续切片显示,10%~15% 的女性有显微镜下子宫内膜异位症,而肉眼无病变的患者中有 6% 存在子宫内膜异位症(241,256,257)。其他研究未能在肉眼观察正常的 2mm 腹膜活检标本中发现显微镜下子宫内膜异位症(258~261)。检查外观正常腹膜的较大标本(5~15mm),55 例中有 1 例发现显微镜下子宫内膜异位症(262)。同样,对患有或未患子宫内膜异位症的狒狒肉眼观察正常的整个盆腔腹膜进行连续切片的组织学研究,结果显示显微镜下子宫内膜异位症很少发生(95)。**由此可见,肉眼观察正常的腹膜很少出现显微镜下子宫内膜异位症**(262)。

腹腔镜下子宫内膜异位症分期

曾经提出过许多子宫内膜异位症的分期系统,但只有一种被广泛接受。该分期采用美国生育协会(AFS)修订的分期系统,依据腹膜和卵巢种植灶的外观、大小和深度,是否存在附件粘连、其范围和类型以及子宫直肠陷凹消失程度进行分期(185,210)。在该 ASRM 分期系统中,根据 ASRM 提供的彩色图片,腹膜和卵巢种植灶的形态被分类为红色(红色、粉红色和透明病变)、白色(白色、黄褐色和腹膜缺损)以及黑色(黑色和蓝色病变)。

该分期系统反映了子宫内膜异位症病变的范围,但观察者自身和观察者之间存在相当大的差异(263,264)。如同所有的分期系统一样,子宫内膜异位症 ASRM 分期比较主观,与疼痛症状相关性很差,但可能对不孕的预后和治疗有一定价值(181)。因为该修订的子宫内膜异位症 ASRM 分期是唯一被国际广泛认可的分期系统,是客观描述子宫内膜异位症范围并与疾病自发进展相关联的最好的工具。需要更多以结果为导向的试验来研究是否有可能改善该标准以及改善 ASRM 分期与症状(疼痛、不孕)、药物或手术治疗后的效果(疼痛缓解、生育能力提高)之间的阳性联系。在此预测模型中,可能需要纳入除子宫内膜异位症分期以外更多的变量。有证据显示子宫内膜异位症 ASRM 评分≥16 分,再加上其他因素如年龄、不孕持续时间以及子宫内膜异位症手术后卵巢和输卵管最低功能评分,可预测妊娠情况(183)。

自然病程

在相当比例(30%~60%)的患者中,子宫内膜异位症似乎是一个进展性疾病。对患者连续观察 6 个月,病变出现进展(47%)、改善(30%)或消失(23%)(265,266)。在另一项研究中,对子宫内膜异位症患者观察 12 个月,64% 进展、27% 改善、9% 没有变化(267)。第三项对 24 例患者观察 12 个月的研究中,29% 进展、29% 消退、42% 没有变化。对自发性子宫内膜异位症的狒狒和 7 名女性随访 24 个月,发现所有狒狒和 6 名女性病情进展(268~270)。一些研究报道,微小病变和典型种植灶可能分别代表新发和陈旧型的子宫内膜异位症。在一项横断面研究中,微小病变的发病率随年龄增长而下降(271)。一项为期 3 年的前瞻性研究也证实了该现象。在该研究中微小病灶的发生率、盆腔累及范围和病变大小随年龄增长而下降,但在典型病变中,这些指标及病灶浸润深度随年龄增长而增加(6)。有研究报道在女性和狒狒中,子宫内膜异位病灶发生重构(介于微小病变和典型病变之间),提示子宫内膜异位症是一种动态发展的过程(272,273)。一些研究显示女性、猕猴和啮齿类动物子宫内膜异位症在妊娠后病情有所改善(273~276)。

孕期子宫内膜异位症的特点多变,早孕期病灶容易增大,之后逐渐消退(277)。狒狒的相关研究显示,妊娠早中期子宫内膜异位症病灶的数量、面积没有变化(278)。这些结果不能排除在晚孕期或产后短期内出现病情改善的可能。给予外源性雌孕激素建立"假孕状态"的依据是孕期子宫内膜异位种植灶会发生蜕膜化,从而使相关症状得到改善(279)。这一假设尚未得到证实,但闭经状态可能有助于解释怀孕和哺乳能够改善子宫内膜异位症相关的疼痛症状。

治疗

预防

没有方法可以成功预防所有的子宫内膜异位症。有研究报道,年轻时开始有氧运动的女性子宫内膜异位症的发生率降低,但运动的可能保护作用研究得并不透彻(45)。没有足够的证据证实使用口服避孕药对防止子宫内膜异位症的发展有保护作用。一个研究报道在服用口服避孕药的女性中子宫内膜异位症发生风险反而增加,可能是由于痛经产生雌孕激素的现象在子宫内膜异位症患者中较没有该病的女性更常见(280,281)。口服避孕药(OCs)可抑制排卵,大量减少月经血量,并有可能干扰逆流子宫内膜细胞的种植,但目前尚无足够的证据证实口服避孕药一级预防子宫内膜异位症的假说(282)。虽然在口服避孕药期间子宫内膜异位症的风险似乎有所降低,但可能是由于暂时缓解疼痛症状导致手术评估的延迟(283)。停药后观察到子宫内膜异位症风险增加,可能是因为选择和适应证偏差,但仍需要进一步的研究证实(283)。

治疗原则

子宫内膜异位症的治疗应个体化,全面考虑患者存在的临床问题,包括疾病的影响以及治疗效果对患者生活质量的影响。欧洲人类生殖与胚胎学学会 ESHRE 子宫内膜异位症临床治疗指南中有不断更新的循证医学建议(1)。

对于大多数子宫内膜异位症患者来说,保留生育功能是非常重要的(1)。许多患者同时存在疼痛和生育能力减退问题,或者疼痛已经缓解正在希望生育,这使得选择治疗方法**更加复杂**。应该将子宫内膜异位症手术作为保留生育能力手术,世界卫生组织(WHO)最近将其定义为"所有的手术步骤均为了诊断、保护、修复和(或)改善生育功能"(284)。应该选择创伤最小、最便宜、长期风险最低的有效方法(1)。**有症状的子宫内膜异位症患者可以采用镇痛药、激素、手术和辅助生育的方法来治疗,或者联合以上方法治疗**(1)。**不管患者的临床表现如何(生育能力减退、疼痛、无症状),都应该对子宫内膜异位症进行治疗,因为在确诊的 1 年内 30%~60% 的患者会出现病情进展,而且无法预计哪些患者会进展**(267)。通过手术或药物治疗去除子宫内膜异位种植灶通常只能获得暂时的缓解。除了消除子宫内膜异位病灶,治疗目标还应该包括治疗疾病相关的后果(疼痛和生育能力减退)以及预防子宫内膜异位症的复发(1)。**子宫内膜异位症是一种慢性病,在激素和手术治疗后的复发率均较高**(1)。

采用多种方法进行综合治疗非常重要,灵活地使用诊断及治疗方法,建立良好的医患关系。可以向更有经验的医师寻求建议或将患者推荐至专业的治疗中心制订全面的治疗方案,包括先进的腹腔镜手术或剖腹手术(1,285)。由于重型或深部浸润型子宫内膜异位症的治疗比较复杂,当怀疑或诊断是以上类型疾病时强烈推荐遵循上述原则(1)。

子宫内膜异位症相关疼痛的治疗

即便是充分的药物或手术治疗后,疼痛仍可能持续存在。应该在制订治疗方案的早期考虑多学科治疗,包括疼痛门诊就诊及咨询。应该选择创伤最小、最便宜的有效方法。

手术治疗

依据疾病的严重程度的不同,应该在术前取得患者的同意,在手术的同时进行子宫内膜异位症的诊断和病灶去除(1,286~289)。**手术的目的是去除所有可见子宫内膜异位病灶以及相关粘连——腹膜病灶、卵巢囊肿、深部直肠阴道子宫内膜异位灶——并恢复正常解剖**(1)。大多数患者可以采用腹腔镜治疗,该技术可降低花费、减少术后病率和术后粘连复发的可能性(1)。**对无法进行腹腔镜手术的晚期病例和不需保留生育功能的患者,应该进行剖腹手术**(1)。

腹膜子宫内膜异位症　腹腔镜手术可用剪刀、双极电凝或激光(CO_2 激光、钾 - 钛氧 - 磷酸盐激光或氩激光)去除子宫内膜异位病灶。有些医师认为 CO_2 激光最好,因为只会造成最小的热损伤,但**目前没有足够的证据显示某种方法优于另一种**。据报道,用腹腔镜切除或电凝治疗轻型子宫内膜异位症后,两者的累积妊娠率相似(290)。对微至中型子宫内膜异位症患者而言,与诊断性腹腔镜相比,去除腹膜子宫内膜异位病灶加上腹腔镜子宫神经切断术(LUNA)6 个月后可减轻子宫内膜异位症相关疼痛;微型病变的患者疗效最小(1,291)。**没有证据证明 LUNA 是必须使用的治疗方法,而且只行 LUNA 对子宫内膜异位症引起的痛经并无效果**(1,292,293)。在两项随机试验中,腹腔镜下未行病灶去除术的患者与接受病灶去除术者比较,症状显著减轻分别为 12 个月和 18 个月(268,294,295),提示腹膜子宫内膜异位症去除术确实有效。虽然有很多已经发表的观察性研究提出开腹手术治疗有效,但缺少随机试验的证据(1)。

粘连分解术　应仔细分解子宫内膜异位症引起的粘连(粘连分解术)。手术时分解的粘连可再次形成(296)。**根据一篇系统性综述显示,不建议常规使用药物预防保留生育功能手术后的粘连**,该综述包括 16 项随机对照试验,手术指征包括肌瘤切除术(5 项试验)、卵巢手术(5 项试验)、盆腔粘连(4 项手术)、子宫内膜异位症(1 项试验)以及多种原因(1 项试验)(297)。没有研究报道妊娠或疼痛减轻的结果(297)。可吸收的防粘连产品 Interceed

可降低腹腔镜和开腹手术后粘连形成的发生率,但缺乏足够的证据支持其可改善妊娠率(297)。超高分子聚四氟乙烯物(Gore-Tex 手术膜,Preclude;WL Gore,Flagstaff,AZ)在防止粘连形成方面可能会优于氧化再生纤维素(Interceed;Gynecare,Somerville,NJ),但由于需要缝合并在之后去除而限制了它的应用(297)。没有证据证明化学提取的透明质酸钠和羧甲纤维素(Seprafilm,Genzyme 公司,坎布里奇,USA)或片型纤维蛋白胶(Fibrin 片,Tacho Comb,东京,日本)可有效地预防粘连形成(297)。在一项随机试验中,纳入I~III期、无巧克力囊肿的子宫内膜异位症患者进行手术治疗,6~8 周后对有红色病变的患者进行亚组分析,结果显示术后附件部位使用 Oxiplex/AP 胶(FzioMed,San Luis Obispo,加里福尼亚)者术后粘连的形成(定义为次要结局)要好于只做未使用防粘连制剂者(对照组)(298)。该现象需要其他以术后粘连形成作为主要结局的随机试验进一步证实。在同一项研究中,与主要是黑色或白色和(或)透明病变的患者相比,伴有至少 50% 红色病变的对照组患者的同侧附件粘连评分明显升高(298)。

卵巢子宫内膜
异位症

手术治疗

卵巢子宫内膜异位囊肿的手术治疗仍存在争议。切除巧克力囊肿的主要目的是明确它不是恶性的(1)。腹腔镜手术优于开腹手术的原因是住院时间短、患者恢复快和医疗费用低(299)。最常用的治疗卵巢巧克力囊肿的方法包括切除囊肿、引流囊液或电凝囊壁。在切除的过程中,先抽吸囊肿,然后切开,从卵巢皮质剥除囊壁,并尽量保留正常卵巢组织。在引流和电凝过程中,抽吸和灌洗巧克力囊肿,用卵巢内镜检查囊壁是否有囊内病灶,通过烧灼破坏囊肿黏膜面。小的卵巢巧克力囊肿(直径 <3cm)可采用引流和电凝的方法进行治疗(1)。直径 >3cm 的卵巢巧克力囊肿应当完全切除(1,300)。对于需要切除大部分卵巢才能切除囊肿的病例,可以采用三步法(袋形缝合术和冲洗,然后使用 GnRH 类似物进行激素治疗,3 个月后电凝囊壁或激光烧灼)(1,301)。

囊肿切除术后结局

尽管 1/10 的卵巢组织可能已足够保留其功能和生育能力至少一段时间,但越来越多学者担心在卵巢囊肿剥除同时会切除或破坏正常卵巢组织,减少卵泡储备和降低生育能力(302)。一项研究报道,与同龄具有正常卵巢的对照组相比,年龄小于 35 岁、做过囊肿剥除术的女性在自然的或氯米芬诱发的周期中卵泡反应降低,但促性腺激素释放激素诱发的周期并无此现象(302)。在一项系统性综述中,有很好的证据证实切除术治疗直径 3cm 的巧克力囊肿比引流和电凝术的结局要好,包括巧克力囊肿复发情况、疼痛复发情况,以及曾经有生育能力减退或之后出现自然妊娠的女性(299)。根据两项采用腹腔镜治疗以疼痛为主要症状、直径大于 3cm 的卵巢巧克力囊肿的随机试验显示,切除术应该作为手术治疗的首选方式(303,304)。与巧克力囊肿电凝术相比,腹腔镜切除巧克力囊肿囊壁可降低痛经的复发率(OR 0.15;95% CI,0.06~0.38)、性交痛(OR 0.08;95% CI,0.01~0.51)和非经期盆腔痛(OR 0.10;95% CI,0.02~0.56),降低巧克力囊肿的复发率(OR 0.41;95% CI,0.18~0.93)以及再次手术的需要(OR 0.21;95% CI,0.05~0.79)。对于术后希望怀孕的患者而言,以往曾证实有生育能力减退者自然妊娠的几率会增加(OR 5.21;95% CI,2.04~13.29)。

一项随机试验显示与电凝术相比,接受切除术的患者对促性腺激素诱发的卵巢卵泡反应增加[加权均数差(WMD)0.6;95% CI,0.04~1.16](305)。对于控制性促排卵和宫腔内人工授精（OR 1.40；95% CI，0.47~4.15）后以及辅助生育技术治疗后的妊娠几率，没有足够的证据显示切除术优于电凝术（299）。目前关于卵巢囊肿切除术是否对生育功能有潜在的不良影响仍有争议。在一项小型前瞻性随机临床试验中，与 10 例接受之前所说的"三步法"治疗的患者相比，10 例接受腹腔镜囊肿切除术的患者术后 6 个月的囊肿卵泡数量较少且血清抗苗勒管激素（AMH）水平明显下降（从 3.9ng/ml 降至 2.9ng/ml）（对照组 AMH 水平从 4.5ng/ml 降至 3.99ng/ml）（306，307）。需要更多的随机试验来评估卵巢囊肿切除术对卵巢保留和生育功能的影响，尤其是对辅助生殖医学治疗后妊娠情况的影响。

治疗卵巢子宫内膜异位囊肿采用的手术方式可能会影响术后粘连形成和（或）卵巢功能。一项随机试验比较了在腹腔镜卵巢子宫内膜异位囊肿切除术后采用不同的手术方式进行卵巢止血，结果显示与只在卵巢内部表面用双极电凝相比，卵巢内缝合闭合卵巢会降低 60~90 天术后的卵巢粘连发生率和范围（308）。

深部浸润型直肠阴道和直肠乙状结肠子宫内膜异位症

深部浸润型子宫内膜异位症通常是多病灶的，在充分告知患者的情况下，必须通过一次手术完全去除病灶，避免多次手术（1，179，287）。由于深部浸润型子宫内膜异位症的治疗非常复杂，强烈建议推荐患者到一个能提供所有多学科治疗方法的专科医院进行治疗（1）。手术治疗只针对有症状的深部浸润型子宫内膜异位症。无症状患者无需手术。无症状的直肠阴道子宫内膜异位症患者很少出现疾病进展和特殊的症状表现（288）。手术时应彻底切除所有浸润病灶（1）。要进行随机试验得出治疗深部浸润型子宫内膜异位症最佳的手术方式比较困难，因为严重的病例都接受个体化治疗，而且不是所有的手术医师都熟悉所有的手术方式（1）。既要完全切除病灶，又要保留子宫和卵巢组织，就有可能会切除宫骶韧带、阴道后壁的上部和伤及泌尿系统和肠道。

术前准备

在进行如此困难和高风险的手术前，必须获得患者的手术同意，尤其对于预期或可能伤及肠道或泌尿系统的手术。术前需要进行影像学检查来评估之前所述的深部浸润型子宫内膜异位症对肠道和泌尿系统的影响。行 CT 泌尿系造影排除输尿管子宫内膜异位症，必要时行乙状结肠镜或结肠对比摄片排除透壁的直肠乙状结肠子宫内膜异位症，对某些病例增加 MRI 检查（285）。由于子宫内膜异位症有时候会累及非生殖系统器官（如肠道、泌尿道或骨盆），应视情况咨询其他科室的手术医师。这些严重的病例应该在专科中心进行治疗。建议术前做好肠道准备。浸润输尿管周围，引起输尿管梗阻的子宫内膜异位症有可能需要行输尿管粘连松解术和端端 - 输尿管吻合术，术前放置输尿管导管可能有助于切除输尿管周围的子宫内膜异位病灶。子宫内膜异位症的疼痛模式比较复杂，治疗不一定有效，所以咨询疼痛科专家可能会比较有用。

浸润膀胱全层的子宫内膜异位症需要切除膀胱顶或后壁，一般要高于膀胱三角区。禁止采用经尿道切除术。建议行根治性手术切除输尿管梗阻部分，切除狭窄的输尿管，行抗反流的膀胱输尿管成形术（309）。

手术切除深部直肠阴道和直肠乙状结肠子宫内膜异位症非常困难，而且有可能出现大的并发症，如肠穿孔导致腹膜炎（310）。目前有争论该类型的子宫内膜异位症最好行病灶片除术、保守的切除术或切除后再吻合，可采用腹腔镜、开腹或腹腔镜辅助的阴式手术（311）。

一项随机试验比较了腹腔镜或开腹切除直肠结肠子宫内膜异位症，结果显示两者在排便困难、肠道疼痛和痉挛、痛经以及性交痛方面结局相似，但腹腔镜比开腹手术出血少、并发症少且妊娠率高（312）。

目前很少有效的方法学研究评估结肠直肠深部浸润切除术的临床结局(313)。在一篇关于手术治疗结肠直肠深部浸润子宫内膜异位症的临床结局的综述中,回顾了49项研究,大部分包括并发症(94%)和疼痛(67%);部分研究报道了复发情况(41%)、生育能力(37%)和生活质量(10%);只有29%的研究报道了随访情况。在3894例患者中,71%行肠道切除和吻合术,10%行全层切除术,17%行浅表手术。比较不同手术方式的临床效果不太可能。0~3%的患者出现了术后并发症。虽然大部分研究报道了疼痛的改善,但不到50%的疼痛评估是基于患者的评估(只有18%采用视觉模拟评分[VAS]方法)。虽然在大部分的研究中生活质量得到改善,但只有149例患者有术后的数据。妊娠率为23%~57%,4年内的累积妊娠率为58%~70%。整体的子宫内膜异位症复发率(随访超过2年)为5%~25%,其中大部分的研究报道为10%。由于试验设计和数据收集的高度可变性,受统一标准的试验报告(CONSORT)启发为将来的研究制定了检查项目表(313)。需要有前瞻性研究报道手术治疗结肠直肠深部浸润子宫内膜异位症的标准化和明确的临床结局以及长期随访的结果(313)。

手术治疗疼痛

手术治疗子宫内膜异位症和疼痛的效果受许多心理因素的影响,包括性格、抑郁、婚姻和性问题。很难科学地评价不同手术方式的客观效果,因为病变组织的切除和破坏也会与手术本身、医患关系、并发症以及其他因素一样影响结果。手术治疗有显著的安慰剂作用:未完全切除子宫内膜异位病灶的诊断性腹腔镜可缓解50%患者的疼痛(295,314,315)。有研究报道,服用安慰剂也有类似的结果(316)。尽管有一些报道称,激光腹腔镜治疗可缓解60%~80%患者的疼痛且术后病率低,但没有一篇是前瞻性或对照研究,或无法对治疗效果得出明确的结论(200,317~320)。由于随访时间太短,经常只有几个月,因此很难评估手术治疗对疼痛的长期疗效。手术治疗子宫内膜异位症相关性疼痛最主要的缺陷在于缺乏前瞻性随机试验和足够长的随访时间得出明确的临床结论。

腹腔镜子宫神经切断术

在一项前瞻性、随机对照、双盲研究中,治疗轻中型子宫内膜异位症后随诊6个月,结果显示子宫内膜异位病灶烧灼及腹腔镜子宫神经切断术(LUNA)联合的手术治疗优于期待治疗(295)。在激光治疗的轻中型病变中,74%的患者疼痛缓解,其中对微型病变的治疗作用最小。没有手术或激光治疗并发症的报道(295)。在最初治疗有效的患者中,术后1年仍有90%的患者症状缓解(268,295)。重型病变的患者未纳入研究,因为80%对药物治疗无效的患者在手术后疼痛缓解(295,319)。没有随机的证据支持LUNA是该类手术的必需治疗措施,因为行保守性腹腔镜手术治疗I~IV期子宫内膜异位症时切除宫骶韧带并不能降低中期或长期的痛经复发率和严重程度(292,293)。第二项随机试验也证实了这些数据,患有慢性盆腔痛大于6个月,无论是否存在微型子宫内膜异位症、粘连或盆腔炎症疾病,LUNA与未行盆腔神经切断术的腹腔镜治疗相比,并不能改善疼痛、痛经、性交痛或生活质量(321)。

在一项随机研究中,与安慰剂相比,腹腔镜切除子宫内膜异位病灶能更有效地减轻疼痛和改善生活质量(294)。上述结果提示腹腔镜可能对治疗轻至重型子宫内膜异位症相关疼痛有效。对微型子宫内膜异位症,激光治疗可能可以限制疾病的进展。

荟萃分析和系统性综述

一项系统性综述纳入5项随机对照试验,评价了腹腔镜手术治疗子宫内膜异位症相关盆腔疼痛的疗效,荟萃分析显示腹腔镜手术只在术后6个月(OR 5.72;95% CI,

3.09~10.60;171 例患者,3 项试验)和 12 个月(OR 7.72;95% CI,2.97~20.06;33 例患者,1 项试验)时优于诊断性腹腔镜(291)。由于荟萃分析中很少纳入诊断为重型子宫内膜异位症的患者,因此从该荟萃分析中得出任何有关重型子宫内膜异位症治疗的结论都应该谨慎。从该荟萃分析中不可能总结出哪种腹腔镜手术方法最有效(291)。

手术治疗子宫内膜异位症相关疼痛的疗效和持续时间并不明确,而且预期效果依赖于手术医师的技术(322)。在一项关于 3 项随机对照试验的系统性综述中,短期随访后发现与只行诊断性手术相比,病灶消除术后报告疼痛缓解的患者比例增加了 30%~40%(322)。随着时间延长疼痛缓解会逐渐减少,根据长期随访研究显示再次手术发生率高达 50%(322)。在大多数关于手术切除直肠阴道子宫内膜异位症的病例报告中,70%~80% 继续参加试验的患者短期疼痛明显缓解。在随访 1 年时,约 50% 的患者需要镇痛药或激素治疗(322)。约 20% 的患者研究中期病变复发,约 25% 接受了再次手术(322)。似乎保守性手术治疗有症状的子宫内膜异位症的疼痛复发率和再次手术率都比较高,并很有可能被低估了(322)。

术前激素治疗

对严重子宫内膜异位症的患者,建议在手术前药物治疗 3 个月以减少血管形成并缩小结节体积(200)。一项随机对照研究比较了术前给予药物治疗(3 个月的 GnRHa)和只做手术治疗中至重型子宫内膜异位症,结果显示药物治疗组的 AFS 评分明显改善(WMD-9.60,95%CI,−11.42~−7.78),但在减少手术难度方面两组无显著性差异而且没有记录患者的结局得到改善(323)。术前应用激素治疗可以改善 r-AFS 评分,但缺乏充分的证据证明其对结局指标如疼痛缓解有益(1,324)。

卵巢切除和子宫切除

只在严重的子宫内膜异位症才选择根治性手术,如卵巢切除或全子宫切除术,可采用腹腔镜或开腹的方式。与老年患者相比,不到 30 岁的年轻患者因子宫内膜异位症相关性疼痛行子宫切除时更容易发生后遗症状,失落感、疼痛等多方面影响生活(325)。如果行子宫切除术,应切除所有可见的子宫内膜异位病灶。虽然双侧输卵管、卵巢切除术可以改善疼痛和降低将来手术的几率,但对年轻患者来说,只有最严重或复发的病例才考虑该手术(326,327)。病灶切除联合子宫切除术是治疗直肠阴道子宫内膜异位症的有效方法(328)。

双侧卵巢切除手术后的激素替代治疗

在双侧卵巢切除术后使用雌激素替代治疗,残留子宫内膜异位病灶复发的风险可以忽略(329)。为降低这种风险,应当在手术以后 3 个月才开始激素替代治疗。同时加用孕激素可保护子宫内膜。但在开始雌孕激素联合治疗前应注意衡量激素治疗会增加相关的乳腺癌和心血管疾病风险。有些病例报道过腺癌的发生,推测可能起源于接受无拮抗的雌激素治疗下的子宫内膜异位病灶(330)。

术后治疗的复发率

药物治疗

2004 年发表的一篇系统性综述纳入 11 项试验,评价了在子宫内膜异位症或其根治手术术前、术后应用药物治疗抑制激素水平,对于症状改善、妊娠率和整体耐受性的疗效,并与无治疗或安慰剂作对比(324)。5 项试验比较了术后应用药物治疗与单独手术(不用药物治疗)两种方法,并评价了疼痛复发、疾病复发和妊娠率的结果(331~334)。结果显示 12 个月时的疼痛复发率的下降没有显著的统计学意义(RR 0.76;95% CI,0.52~1.10),但 24 个月时的差异接近有统计学意义(RR 0.70;95% CI,0.47~1.03)。**术后应用药物治疗与单独手术相比,对疾病复发**(RR 1.02;95% CI,0.27~3.84)**或妊娠率**(RR 0.78;95% CI,0.50~1.22)**没有显著性差异**。3 项研究比较了术后应用药物治疗和手术联合安慰剂治疗(332,335,336)。结果显示,两者在疼痛评价指标、多维疼痛评分(WMD–0.40;95% CI,–2.15~1.35)、线性量表评分(0.01;95% CI,–2.24~2.44)或疼痛变化(–0.40;95% CI,–1.48~0.68)方面没有差异。在妊娠率(RR 1.05;95% CI,0.44~2.51)或总 AFS 评分(WMD–2.10;95% CI,–4.56~0.36)方面也没有差异。在一项试验中,术前激素抑制和术后激素抑制对疼痛的缓解没有显著性差异(323)。

另一项随机对照试验随访了 5 年,也证实了这些结果,显示腹腔镜手术治疗Ⅲ期和Ⅳ期子宫内膜异位症后,肌内注射 GnRHa 曲普瑞林在巧克力囊肿复发时间、疼痛复发时间和妊娠时间方面与安慰剂注射相当(337)。

有间接的证据证明术后规律地服用 OCs 能有效地预防巧克力囊肿的复发(338)。一项前瞻性、对照、队列研究在腹腔镜切除卵巢子宫内膜异位囊肿后平均随访了 28 个月,结果显示经常服用周期性口服避孕药的患者 36 个月的累积无巧克力囊肿复发比例为 94%,而未用过口服避孕药的患者为 51%〔P<0.01;校正发生率比(IRR)0.10;95% CI,0.04~0.24〕(338)。

一些随机对照研究认为,术后应用激素治疗可以延迟子宫内膜异位症的复发和(或)盆腔疼痛。一项研究支持术后长期应用口服避孕药来降低子宫内膜异位症相关性痛经的频率和严重程度(339)。研究比较了在卵巢子宫内膜异位囊肿手术治疗后长期(24 个月)周期性、持续性服用 OCs 以及不治疗对预防子宫内膜异位症相关性疼痛复发的作用。术后 6 个月时,持续服药患者的痛经复发率和 VAS 评分明显低于其他组,18 个月时,周期性服药患者也明显低于未服药者。不同的组在性交痛和慢性盆腔疼痛的复发率和 VAS 评分方面没有显著性差异。未服药者术后随访 6~24 个月期间痛经、性交痛和慢性盆腔疼痛的 VAS 评分显著高于服药者(339)。

在第二项研究中,**术后长期周期性和持续性服用 OCs 可以有效地降低和延迟巧克力囊肿的复发**(340)。24 个月内,周期性服药者和持续性服药者大致的复发率为 14.7% 和 8.2%,明显低于未服药者(29%)。未服药者的无复发生存率明显低于周期性和持续性服药者。周期性和持续性服药者首次观察到的复发巧克力囊肿的平均直径和每随访 6 个月的平均直径明显小于未服药者,但**周期性和持续性服药者在巧克力囊肿复发方面没有显示出显著性差异**(340)。

在第三项研究中,有症状的Ⅲ、Ⅳ期(r-AFS)子宫内膜异位症的患者采用保守性盆腔手术治疗后 6 个月内接受安慰剂、GnRHa(曲普瑞林或亮丙瑞林,每 28 天 3.75mg)、持续性雌孕激素(炔雌醇 0.03mg 加孕二烯酮 0.75mg)或饮食治疗(维生素、矿物盐、乳酸酶、鱼油)(341)。术后 12 个月时,接受激素抑制治疗的患者痛经的 VAS 评分低于其他组患者。激素抑制治疗和饮食治疗在减轻非经期盆腔痛方面疗效相当。**与安慰剂相比,术后药物和饮食治疗可有效地改善生活质量**(341)。

局部治疗

一篇系统性综述比较了子宫内膜异位症患者术后使用左炔诺孕酮宫内节育系统和单独手术、安慰剂或全身性激素治疗是否能改善经期疼痛症状和减少复发。一项小型随机对照试验显示,使用左炔诺孕酮宫内节育系统治疗组的疼痛复发显著低于使用 GnRHa 的对照组(OR 0.14;95% CI,0.02~0.75)(342,343),且有统计学意义。对左炔诺孕酮宫内节育系统治疗满意的患者比例高于对照组,但差异没有统计学意义(OR 3.00;95% CI,

0.79~11.44）（342,343）。在另一项小型随机试验中,术后使用左炔诺孕酮宫内节育系统或醋酸甲羟孕酮治疗 3 个月,结果显示两者的症状控制和复发情况相当,但左炔诺孕酮宫内节育系统治疗组的依从性和骨密度变化要好于醋酸甲羟孕酮治疗组（344）。

药物治疗　　**对于没有确诊子宫内膜异位症但希望治疗痛经的患者,应该根据经验治疗,包括咨询、镇痛、营养治疗、孕激素或联合口服避孕药。目前仍不明确口服避孕药是否应该采用常规的、持续性的或三周期疗法。可使用 GnRHa,但并不推荐,因为该类药物比口服避孕药价格更高,不良反应更多,而且对骨密度的影响更大（1）。**

原发性痛经

镇痛药

有痛经的女性会使用镇痛药治疗;许多女性自己服用非处方镇痛药。原发性痛经定义为无器质性病变的月经期疼痛,是单凭妇科检查决定的,有争议的是部分所谓的原发性痛经的女性很有可能患有子宫内膜异位症（345）。一项系统性综述总结认为,**非甾体类抗炎药物（NSAID）,除氟尼酸外,缓解原发性痛经的效果明显优于安慰剂,但缺乏充分的证据表明某种 NSAID 更有效**（345）。在另一项综述中,选择性环氧化物酶 -2 抑制剂罗非昔布和戊地昔布治疗原发性痛经与萘普生同样有效,且均优于安慰剂（346）。但此类药物的安全性受到质疑,其中罗非昔布已撤出市场。

在另一篇基于两项样本量相对较小的随机对照试验的综述中,比较了对乙酰氨基酚和对乙酰氨基酚 - 右丙氧氨酚复合物与安慰剂对原发性痛经的疗效。结果显示,对乙酰氨基酚 - 右丙氧氨酚复合物（对乙酰氨基酚 650mg 及右丙氧氨酚 65mg）在止痛效果上明显优于安慰剂,而对乙酰氨基酚（500mg,4 次 / 日）不优于安慰剂（346）。该结果可能是由于对乙酰氨基酚的用量不足。一项小样本随机试验显示,对乙酰氨基酚（1000mg,4 次 / 日）治疗原发性痛经优于安慰剂（347）。

口服避孕药

目前缺乏关于新一代 OCs 治疗原发性痛经的相关信息。一项系统综述显示,第一代和第二代含有 ≥50μg 雌激素的 OCs 可能较安慰剂更有效地治疗痛经。文章总结认为,纳入分析的研究质量较差、异质性较明显,所以无法推荐新一代的低剂量 OCs（证据级别 1a）（348）。一项随机对照试验比较了含有 20μg 炔雌醇和 100μg 左炔诺孕酮的低剂量口服避孕药和安慰剂,结果显示 OCs 缓解青春期少女的痛经较安慰剂要好（349）。

目前有一些证据证明在普通人群中 OCs 可有效地治疗痛经（350）。由于 OCs 具有长期安全性,因此可长期用于低风险女性。临床上,OCs 用于治疗经期疼痛时可以服用三个周期或持续服用以减少月经次数甚至避免来月经（证据级别 4）。目前尚无研究直接比较这些治疗方法和传统疗法。

其他治疗

数项系统综述和一项临床证据综述显示,可能有助于治疗原发性痛经的方法包括补充维生素 B 或维生素 E、高频经皮神经刺激、局部加热和草药治疗 toki-shakuyakusan。疗效不明的治疗方法包括维生素 B_{12}、鱼油、镁剂、针灸、其他草药治疗和行为干扰,而脊柱推拿术可能不太有效（348,350~352）。

子宫内膜异位症相关疼痛的治疗

非甾体类抗炎药

考虑到子宫内膜异位症是一种慢性炎性疾病,抗炎药物应该对子宫内膜异位症相关性痛经有效。虽然 NSAID 应用广泛,且常常作为子宫内膜异位症疼痛的一线治疗药物,但其止痛疗效尚未被广泛研究,只发表过一项小样本、双盲、安慰剂对照、四个周期的临床研究(353)。该研究发现在使用萘普生治疗子宫内膜异位症相关疼痛的患者中,83% 获得完全或明显缓解,而安慰剂组仅有 41% 缓解。但 Cochrane 协作网对同一项研究的分析结果**并未证实萘普生可有效地缓解子宫内膜异位症疼痛**(OR 3.27;95% CI,0.61~17.69)(354)。没有明确的证据证明服用 NSAID(萘普生)的患者较少需要增加其他止痛药物治疗(OR 0.12;95% CI,0.01~1.29)或不良反应发生率(OR 0.46;95% CI,0.09~2.47)低于安慰剂组(354)。

子宫内膜异位症相关疼痛是有损伤性的,子宫内膜异位病灶的持续性疼痛刺激可导致中枢敏感化,表现为躯体痛觉过敏和牵涉痛增加(355)。NSAID 药物减轻子宫内膜异位症相关疼痛的可能机制除了抗炎作用以外,还包括局部镇痛和减轻中枢敏感化。NSAID 具有明显的不良反应,包括胃溃疡及抑制排卵的可能,因此希望怀孕的女性在排卵期最好不要使用 NSAID(356)。

激素治疗

激素治疗对疼痛的疗效　由于雌激素可刺激子宫内膜异位病灶的生长,因此可采用激素治疗抑制雌激素的合成,从而诱导异位子宫内膜种植灶萎缩或中断激素刺激和月经周期(1)。子宫内膜种植灶对性腺甾体激素的反应与受到正常刺激的异位子宫内膜相似,但不完全相同。异位子宫内膜组织表现出与正常异位子宫内膜不同的组织学和生化特性,如腺体活性(增生、分泌)、酶活性(17β-羟甾体激素脱氢酶)和甾体激素(雌激素、孕酮和雄激素)受体水平。停止雌激素刺激会导致细胞失活和子宫内膜种植灶的退化,但不会导致其消失。

有充分的证据表明,抑制卵巢功能 6 个月可减少子宫内膜异位症相关疼痛。复方口服避孕药、丹那唑、孕三烯酮、醋酸甲羟孕酮或 GnRH 激动剂同样有效,但不良反应及费用各不相同(1)。**疼痛的缓解可能只持续很短时间,推测是因为子宫内膜异位症及其相关疼痛会在停药后复发**。不再提倡使用己烯雌酚、甲基睾酮和其他雄激素,因其均疗效不佳、不良反应明显,并且在治疗期间怀孕对胎儿有危险。新一代芳香化酶抑制剂、雌激素受体调节剂和孕激素拮抗剂可能会为激素治疗提供新的选择。

激素治疗直肠阴道子宫内膜异位症相关疼痛　手术治疗可能会减轻直肠阴道子宫内膜异位症相关疼痛,但发生严重并发症的风险较高。药物治疗缓解直肠阴道子宫内膜异位症疼痛的效果比较好(357)。在一项系统性综述中,共纳入 217 例接受药物治疗的直肠阴道子宫内膜异位症患者,结果显示药物(包括阴道用丹那唑、GnRH 激动剂、孕酮和经阴道、经皮或口服雌孕激素)的镇痛疗效在整个治疗期间(6~12 个月)为 60%~90%,患者报告疼痛明显减轻或完全缓解,除了单用芳香化酶抑制剂之外(357)。

口服避孕药

虽然口服避孕药可有效地诱导子宫内膜蜕膜化,但其中的雌激素成分可能会在治疗前几周刺激子宫内膜生长和加重盆腔疼痛。目前该作用的长期意义仍不明确。口服避孕药较其他治疗花费低,而且可能有助于某些患者的短期治疗和潜在的长期获益。

周期性口服避孕药可预防子宫内膜异位症的进展或复发。口服避孕药中的雌激素可能刺激子宫内膜异位症的生长。在口服避孕药的女性中经常出现经量减少，可能对月经延长、频发的女性有益，这些症状均是子宫内膜异位症已知的危险因素 (45)。需要进一步的研究来评估低剂量口服避孕药在预防子宫内膜异位症和治疗相关疼痛方面的作用，因为有关其疗效的证据有限。一篇系统性综述比较了 OCs 和其他治疗方法对生育年龄女性子宫内膜异位症疼痛的疗效，只有一项研究符合入选标准 (均为真实的随机对照试验，纳入对象为育龄女性，经手术证实患有子宫内膜异位症，研究使用 OCs 治疗子宫内膜异位症引起的相关症状) (358,359)。在该研究中，57 例患者分配至 OCs 组或 GnRHa 组 (359)。患者随机分配，GnRHa 组患者在治疗 6 个月期间无月经，而 OCs 组患者报告痛经减轻 (358,359)。停药后 6 个月的随访期间并未观察到两组在痛经方面有显著性差异 (OR 0.48；95% CI, 0.08~2.90)。有证据显示，GnRHa 组的患者在治疗结束时性交痛有所减轻；但没有证据显示在 6 个月的随访时性交痛有显著改善 (OR 4.87；95% CI, 0.968~24.65)。根据这些数据，目前尚无证据显示研究的 OCs 和 GnRHa 在治疗子宫内膜异位症相关疼痛方面有差异 (358)。目前缺乏大样本或关于其他类似治疗的试验，需要进一步的研究来评估 OCs 对于治疗子宫内膜异位症相关症状的作用 (358)。

在最近一项双盲、随机、安慰剂对照研究中，可疑或手术证实子宫内膜异位症的患者随机分配接受单相 OCs (炔雌醇加炔诺酮) 或安慰剂治疗 4 个周期 (360)。治疗结束时，采用口述量表评估两组的总痛经评分均显著下降。从治疗第 1 周期至治疗结束，OCs 组的痛经明显轻于安慰剂组。OCs 组卵巢子宫内膜异位囊肿的体积明显缩小，而安慰剂组无显著变化 (360)。

连续给药　　连续低剂量单向口服避孕药 (1 片 / 日，连服 6~12 个月) 最初是通过其引起闭经和内膜组织蜕膜化诱导假孕状态来治疗子宫内膜异位症 (279)。该方法是通过消除月经周期正常的特征性的激素周期性变化来引起子宫内膜萎缩 (361)。利用复方口服避孕药诱导假孕状态可有效地减轻痛经和盆腔疼痛。口服避孕药引起的继发性闭经可防止或减少月经 (经血逆流)，从而降低疾病进展的风险。从病理上来说，口服避孕药与内膜组织蜕膜化、细胞坏死和可能的内膜组织吸收有关 (362)。**但是，尚无令人信服的证据显示口服避孕药有明确的疗效。相反，子宫内膜异位种植灶可在诱导萎缩过程中存活，而且大多数患者会在治疗终止后恢复活性。**

连续使用任何含 30~35mg 炔雌醇的低剂量 OCs 可有效地治疗子宫内膜异位症。治疗的目的是诱导闭经，持续 6~12 个月。与因需要避孕而周期性使用 OCs 相比，持续性或长期周期性使用口服避孕药的耐受性较好 (363)。在一项随机对照试验中，保守性手术治疗有症状的直肠阴道子宫内膜异位症失败、中度或重度盆腔疼痛复发的患者每天口服炔雌醇 0.01mg 加醋酸环丙孕酮 3mg 或醋酸炔诺酮 2.5mg 连续 12 个月，结果显示痛经、深部性交痛、非经期盆腔痛明显减轻，大便困难评分明显下降，而且两组患者的满意率没有明显差异 (分别为 62% 和 73%) (364)。

一项患者偏好队列研究评估了在经过保守性手术治疗有症状的子宫内膜异位症和子宫内膜异位症相关性疼痛后出现复发的中度或重度盆腔痛的患者中，采用阴道节育环 (每天释放 15μg 炔雌醇和 120μg 依托孕烯) 和透皮贴剂 (每天释放 20μg 炔雌醇和 150μg 甲基孕酮) 治疗的效果和耐受性。偏向于节育环的患者的满意度和治疗依从性明显高于选择贴剂的患者 (282)。两种方法连续治疗时均对出血控制不佳。

孕激素

孕激素通过诱导子宫内膜蜕膜化进而引起内膜萎缩，可能会具有一定的治疗子宫内膜异位症的作用。孕激素可以作为子宫内膜异位症的首选治疗,因为其与丹那唑或GnRH类似物同样有效,而花费和不良反应发生率较低(365)。

没有证据表明任何一种单一孕激素制剂或某种剂量优于其他。表17.1总结了数种孕激素的有效剂量。大多数研究在治疗后3~6个月评估疗效。孕激素可有效治疗子宫内膜异位症相关性疼痛(366)。

表17.1 子宫内膜异位症相关疼痛的药物治疗:有效方法(通常持续治疗6个月)

	给药方式	剂量	频率
孕激素			
醋酸甲羟孕酮	PO	30mg	每天
地诺孕素	PO	2mg	每天
醋酸甲地孕酮	PO	40mg	每天
炔雌烯醇	PO	10mg	每天
地屈孕酮	PO	20~30mg	每天
抗孕激素			
孕三烯酮	PO	1.25 或 2.5mg	每周2次
丹那唑	PO	400mg	每天
促性腺激素释放激素			
亮丙瑞林	SC	500mg	每天
	IM	3.75mg	每月
戈舍瑞林	SC	3.6mg	每月
布舍瑞林	IN	300μg	每天
	SC	200μg	每天
萘法瑞林	IN	200μg	每天
曲普瑞林	IM	3.75mg	每月

PO,口服;SC,皮下;IM,肌内注射;IN,鼻内

醋酸甲羟孕酮(MPA) MPA是研究得最多的孕激素,可有效地缓解疼痛,起始剂量为30mg/d,基于非随机试验中的数据,根据临床反应和出血情况增加剂量(367,368)。一项随机、安慰剂对照研究报道在停止治疗3个月内使用腹腔镜检查时发现安慰剂组和MPA 50mg/d治疗组的子宫内膜异位症分期和评分均显著降低(369)。这一发现对该剂量MPA治疗的必要性提出了质疑。

有证据显示,长效MPA可能对治疗子宫内膜异位症有效。在一项随机对照研究中,与21天周期性口服避孕药(炔雌醇20μg加去氧孕烯0.15mg)联合低剂量丹那唑(每天50mg)治疗相比,长效MPA(每3个月150mg)治疗更有效缓解痛经(370)。在另一项多中心、随机、评估者盲法的对照试验中,每3个月给予长效MPA(150mg)或醋酸亮丙瑞林(11.25mg)一次,连续6个月,结果显示两者在研究期间和治疗后12个月的随访期间可同样有效地减轻子宫内膜异位症相关疼痛,但长效MPA对骨密度影响较小,且低雌激素导致的不良反应较少,但阴道出血的比例较高(371)。反向添加疗法可预防GnRHa治疗对骨密度和低雌激素不良反应的不良影响。在一项先期试验中,纳入41例经组织学确认为子宫内膜异位症且伴有痛经、非经期盆腔痛和性交痛的患者,给予依托孕烯皮下植入(68mg)或长效醋酸甲羟孕酮150mg肌内注射治疗12个月,结果显示两者对疼痛的缓解、副作用和患者的治疗满意度均相当(372)。**虽然长效MPA可有效地治疗子宫内膜异位症相关疼痛,但不建议用于不孕女性,因为可造成严重的闭经和不排卵,在停止治疗后恢复排卵的时间差异较大。**

地诺孕素 在两项随机试验中,每天口服地诺孕素2mg治疗6个月,对于缓解子宫

内膜异位症相关性疼痛与长效醋酸亮丙瑞林(3.75mg,长效肌内注射,每 4 周 1 次)或醋酸布舍瑞林(900μg/d,鼻内给药)同样有效,但安全性和耐受性有差异(骨质丢失少、潮热少、不规则阴道出血多)(373,374)。但这两项试验并未比较地诺孕素和推荐的 GnRH 激动剂联合反向添加治疗(见前述讨论)。

其他孕激素

醋酸甲地孕酮　每天给予 40mg 醋酸甲地孕酮具有很好的疗效(370)。黄体期给予 60mg 地屈孕酮可显著地减轻疼痛,且疗效可一直持续 12 个月(316)。其他治疗措施包括地屈孕酮(20~30mg/d,持续给药或在第 5~21 天给药)和炔雌烯醇(10mg/d)。

孕激素治疗的不良反应包括恶心、体重增加、体液潴留以及由于低雌激素水平引起的突破性出血。虽然突破性出血很常见,但可以通过短期(7 天)的雌激素治疗加以纠正。大约 1% 使用孕激素治疗的女性会出现明显的情绪低落或其他的情绪紊乱。

宫内孕酮

左炔诺孕酮宫内节育系统每天释放 20μg 左炔诺孕酮,可减轻由腹膜和直肠阴道子宫内膜异位症所引起的疼痛,并降低保守性手术后痛经复发的风险(375)。左旋炔诺孕酮可诱导子宫内膜腺体萎缩和基质蜕膜化,减少子宫内膜细胞增生,增加细胞凋亡活性(375)。一项系统性综述纳入两项随机试验和三项前瞻性观察性研究,均为小样本和异质性患者(376)。有证据显示,左旋炔诺孕酮宫内节育系统可减轻子宫内膜异位症相关性疼痛,并控制症状长达 3 年(377~380)。应用左旋炔诺孕酮治疗 12 个月,可显著地减轻痛经、盆腔疼痛和性交痛;患者满意度高;并可显著减小直肠阴道子宫内膜异位症结节体积(377,378)。使用 1 年后可观察到经血量减少了 70%~90%。

孕激素拮抗剂

孕激素拮抗剂和孕激素受体调节剂通过拮抗内膜增殖来抑制子宫内膜异位症,而且没有 GnRH 激动剂的低雌激素血症和骨质丢失的风险。该类制剂并没有进入美国,因此其临床效果未在美国证实。

米非司酮　米非司酮(RU-486)是强效抗孕酮药物,可直接抑制人类子宫内膜细胞,在高剂量时有抗糖皮质激素作用(381)。治疗子宫内膜异位症的推荐剂量为 25~100mg/d。在非对照性研究中,米非司酮 50~100mg/d 可减轻盆腔疼痛,诱导 55% 的病变退化,并且没有显著的不良反应(382,383)。在一项非对照性的先期研究中,米非司酮 5mg/d 可减轻疼痛,但子宫内膜异位病灶没有变化,提示该剂量可能太低(384)。

奥那斯酮　在经手术诱导产生子宫内膜异位症的大鼠中,给予孕激素拮抗剂奥那斯酮(ZK98299)和 ZK136799 治疗,结果显示 40%~60% 的大鼠病情缓解。在患有持续性子宫内膜异位症的大鼠中,奥那斯酮和 ZK136799 可分别抑制 48% 和 85% 的子宫内膜异位病灶的生长(385)。

其他孕激素拮抗剂　有研究报道了一种高效孕激素拮抗剂 ZK230211 的化学合成和药理学特性,对内分泌几乎没有影响。ZK230211 可与孕激素受体 A 和 B 结合(386)。在灵长类动物中,该药在所有有效剂量水平均可抑制排卵和月经,而另一种孕激素拮抗剂 ZK137316 可保持排卵但阻断月经,作用呈剂量依赖性(387)。所有使用孕激素拮抗剂治疗的动物均能保持正常的卵泡期雌二醇浓度,并在治疗后 15~41 天内恢复月经周期(387)。两种孕激素拮抗剂均通过抗增殖作用来阻断无拮抗的雌激素对子宫内膜异位症的作用。

孕三烯酮

孕三烯酮是 19- 去甲睾酮衍生物,具有雄激素、抗孕激素、抗雌激素和抗促性腺激素的特性。它在中枢和外周起作用,增加游离睾酮,降低性激素结合球蛋白水平(雄激素作用),降低血清雌二醇至早卵泡期水平(抗雌激素作用),降低平均 LH 水平,并消除 LH 和促卵泡激素(FSH)释放峰(抗促性腺激素作用)。孕三烯酮造成细胞失活和子宫内膜异位症种植灶退变,但不会导致病灶消失(388)。50%~100% 的女性会出现闭经,呈剂量依赖性。

一般来说,停药后 33 天可恢复月经(389,390)。孕三烯酮的优点在于口服给药时半衰期长(28 小时)。标准剂量为 2.5mg,每周 2 次。尽管有报道 1.25mg,每周 2 次同样有效,但一项随机研究显示在轻至中型子宫内膜异位症女性中,连续 24 周每周 2 次服用孕三烯酮 2.5mg 与每周 2 次服用 1.25mg 相比,前者更有效,对骨质效果更好(+7% vs –7%)(391)。孕三烯酮的临床不良反应呈剂量依赖性,与丹那唑不良反应相似但更轻(391),包括恶心、肌肉痉挛和雄激素样作用如体重增加、痤疮、脂溢性皮炎和皮肤毛发油脂分泌增多。

一项多中心、随机、双盲研究发现,孕三烯酮在治疗子宫内膜异位症相关疼痛方面与 GnRHa 一样有效,但孕三烯酮的不良反应更少,且具有每周 2 次给药的优点(392)。服用孕三烯酮期间应避免怀孕,因为有胎儿男性化的风险。

丹那唑

丹那唑的药理学特性包括抑制 GnRH 或促性腺激素的分泌,直接抑制甾体激素的产生,增加雌二醇和孕酮的代谢清除,直接拮抗 - 激活作用于子宫内膜的雄激素、孕激素受体,削弱潜在的对生育的不良影响(98,393)。丹那唑的多重作用机制可产生高雄激素、低雌激素环境(早卵泡期至绝经后的雌激素水平),无法支持子宫内膜异位症的生长,而且可造成闭经从而防止从子宫到腹腔内的新种植灶的产生。

有试验在子宫内膜异位症和肌腺症患者中研究了丹那唑的免疫作用,包括血清免疫球蛋白降低,血清 C3 水平降低,血清 C4 水平升高,血清抗各种磷脂抗原的自身抗体水平降低,治疗期间血清 CA125 水平降低(218,230~234,394,395)。丹那唑可抑制体外培养的经 T 细胞有丝分裂原诱导的外周血淋巴细胞增生,但不影响巨噬细胞依赖的 T 淋巴细胞对 B 淋巴细胞的激活(396)。在轻型子宫内膜异位症女性中,丹那唑以剂量依赖性的方式抑制单核细胞分泌 IL-1 和 TNF,并抑制巨噬细胞和单核细胞介导的对易感靶细胞的细胞毒作用(397,398)。这些免疫学发现可能在丹那唑治疗子宫内膜异位症中起重要作用,并且可以解释为什么丹那唑治疗数种自身免疫疾病,包括遗传性血管瘤、自身免疫溶血性贫血、系统性红斑狼疮和特发性血小板减少性紫癜(399~403)。在北美丹那唑的常用剂量为 800mg/d,在欧洲和澳大利亚为 600mg/d。闭经是比剂量更好的反应指标。丹那唑的临床治疗方案可从 400mg/d(200mg,每天 2 次)开始,如有需要,可增加剂量达到闭经和症状缓解(393)。

一项系统性综述评估了丹那唑与安慰剂或不治疗相比,对育龄期子宫内膜异位症患者除了不孕以外的症状和体征的疗效,共纳入 5 项随机试验,丹那唑(单用或作为手术的辅助治疗)与安慰剂或不治疗作对比(404)。丹那唑(包括作为手术的辅助治疗)与安慰剂相比,可有效地缓解子宫内膜异位症相关的疼痛症状(404)。与安慰剂或不治疗相比,丹那唑(包括作为辅助治疗)可改善腹腔镜评分(404),接受丹那唑治疗的患者不良反应较安慰剂更常见(404)。

丹那唑的主要不良反应与其雄激素和低雌激素特性有关。最常见的不良反应包括体重增加、水潴留、痤疮、脂溢性皮炎、多毛、潮热、萎缩性阴道炎、乳房缩小、性欲减退、疲劳、恶心、肌肉痉挛和情绪不稳定。声音低沉是另一个潜在的不可逆的不良反应。尽管丹那唑可以造成胆固醇和低密度脂蛋白升高、高密度脂蛋白降低，但这些短期作用没有重要的临床意义。有肝脏疾病的患者禁用丹那唑，因为该药大部分在肝脏代谢，可能会造成肝细胞破坏。高血压、充血性心力衰竭或肾功能不良的患者也禁用丹那唑，因为可造成水潴留。孕期也禁用丹那唑，因其对胎儿有雄激素作用。

由于口服丹那唑有许多不良反应，有研究尝试了其他给药途径。一项非对照先期研究显示局部使用阴道丹那唑环(1500mg)可有效地缓解深部浸润性子宫内膜异位症的疼痛。该给药方式没有引起常见的丹那唑不良反应或可检测的血清丹那唑水平，而且不会抑制排卵和影响受孕(405)。

促性腺激素释放激素激动剂

促性腺激素释放激素激动剂与垂体 GnRH 受体结合，刺激 LH 和 FSH 的合成和释放。由于激动剂的生物半衰期(3~8 小时)明显长于内源性 GnRH(3.5 分钟)，因此使 GnRH 受体持续暴露于 GnRH 激动剂的激活中，引起垂体受体耗竭和 GnRH 活性下调，造成低 FSH 和 LH 水平，抑制卵巢甾体激素的产生，出现药物诱导的可逆的假绝经状态。GnRH 激动剂可能直接作用于异位子宫内膜，因为已证实在异位子宫内膜中存在 GnRH 受体基因表达，而且体外实验显示可直接抑制子宫内膜异位细胞(406)。在用于研究手术粘连形成和子宫内膜异位症的大鼠模型中，GnRH 激动剂治疗可降低血浆纤维蛋白溶酶原激活剂和基质金属蛋白酶活性，增加其抑制剂的活性，提示 GnRH 激动剂减少粘连形成的可能调节机制(407)。

目前研发了多种 GnRH 激动剂并用于治疗子宫内膜异位症。这些制剂包括亮丙瑞林、布舍瑞林、萘法瑞林、组氨瑞林、戈舍瑞林、德舍瑞林和曲普瑞林。这些药物口服无活性，必须肌内、皮下注射或经鼻吸入。雌二醇水平在 20~40pg/ml(70~75pmol/L)时治疗效果最好。所谓的长效制剂很受欢迎，因为可以减少用药次数，而经鼻吸入容易导致吸收率差异较大和患者依从性不佳的问题(390)。GnRH 激动剂与口服孕酮或孕三烯酮疗效相似。**GnRH 激动剂治疗 3 个月可有效地缓解疼痛达 6 个月**(332)。

虽然 GnRH 激动剂对血脂和脂蛋白水平没有不良影响，其不良反应主要由于低雌激素水平造成，包括潮热、阴道干燥、性欲减退和骨质疏松(治疗 6 个月后骨小梁密度降低 6%~8%)。因为子宫内膜异位症的 GnRHa 治疗可能需要超过 6 个月，目前骨质丢失是一个很受关注和争议的问题(408,409)。治疗的目的是抑制子宫内膜异位症，维持血清雌激素水平在 30~45pg/ml，过度抑制雌二醇会引起骨质丢失(408)。**每天使用 GnRHa 治疗时，可通过监测雌二醇水平，在反向添加疗法中增加低剂量孕酮或雌激素 - 孕酮，或撤退疗法调节 GnRHa 的用量。**

反向添加治疗的目的是有效地治疗子宫内膜异位症及其相关的疼痛，同时预防 GnRH 激动剂诱导的低雌激素状态相关的血管收缩症状和骨质丢失。反向添加治疗可单纯给予孕激素，包括炔诺酮 1.2mg 和醋酸炔诺酮 5mg，但美屈孕酮 10mg/d 并不能预防骨质丢失(409~411)。反向添加治疗也可给予替勃龙 2.5mg/d 或雌孕激素复方制剂(如结合雌激素 0.625mg 加醋酸甲羟孕酮 2.5mg，或复方醋酸炔诺酮 5mg；雌二醇 2mg 加醋酸炔诺酮 1mg)(405,408,410~414)。雌孕激素复方制剂反向添加治疗 2 年可有效地缓解疼痛和保护骨密度；但单用孕激素的反向添加治疗没有保护作用(415)。

GnRH 激动剂不宜用于尚未达到最大骨密度的发育期女性，因为关于 GnRH 激动剂对骨质丢失的长期作用目前仍不明确。在一篇报道中，长期使用 GnRH 激动剂后发生骨密度降低，而且在停止治疗 6 年后仍未完全恢复(416)。使用反向添加疗法(雌二醇 2mg 和醋酸炔诺酮 1mg)不会影响这一过程(416)。有人建议可选择撤退疗法。一项研究显示，使用萘法瑞林 400μg/d 治疗 6 个月，与使用萘法瑞林 400μg/d 治疗 1 个月后剂量降至

200μg/d 治疗 5 个月的撤退疗法同样有效,二者的雌二醇水平 (30pg/ml) 相似,但后者的骨密度降低较少(417)。

芳香化酶抑制剂

在诱导产生子宫内膜异位症的大鼠模型中,非甾体芳香化酶抑制剂盐酸法罗唑啉或 YM511 治疗可使子宫内膜异位症种植灶体积缩小,疗效呈剂量依赖性(418,419)。在一篇病例报道中,使用芳香化酶抑制剂阿那曲唑 1mg/d 和元素钙 1.5g/d 治疗严重的绝经后子宫内膜异位症 9 个月,治疗 2 个月后疼痛缓解,治疗 9 个月后直径 30mm 的阴道红色息肉样病变体积缩小 10 倍并且转化为灰色病灶组织(420)。

目前关于使用芳香化酶抑制剂,如阿那曲唑或来曲唑,治疗绝经期女性仍存在担忧,因为已知这些药物可刺激排卵,而且持续应用会引起功能性卵巢囊肿的发展。该不良反应可通过在绝经前女性中联合应用芳香化酶抑制剂和卵巢抑制药物(如 OCs 或孕激素)来预防。一项系统性综述评估了芳香化酶抑制剂对有疼痛症状的子宫内膜异位症患者的疗效,共纳入 8 项研究,包括 137 例患者(421)。在病例分析(7 项研究,40 例患者)中,芳香化酶抑制剂联合孕激素或 OCs 或 GnRH 激动剂治疗可降低平均疼痛评分、缩小病灶体积和改善生活质量(421)。一项纳入 97 例患者的随机对照试验显示,芳香化酶抑制剂联合 GnRH 激动剂治疗与单用 GnRH 激动剂相比,疼痛明显缓解($P<0.0001$),多方面的患者评分明显改善($P<0.0001$),而且脊柱或髋骨密度没有明显下降(422)。芳香化酶抑制剂治疗子宫内膜异位症相关疼痛方面显示出良好的疗效,但这一结论尚缺乏有力的研究证据,并且芳香化酶抑制剂需要与其他激素药物联合使用才能发挥疗效(421)。

选择性雌激素受体调节剂

选择性雌激素受体调节剂(SERMs)在治疗子宫内膜异位症中的作用仍不明确。在动物模型中,雷洛昔芬可使子宫内膜异位症退化。在手术造成的子宫内膜异位症大鼠模型和治疗前诊断为自发性子宫内膜异位症的恒河猴中均可观察到此疗效(423)。在一项安慰剂对照的随机试验中,手术治疗伴有慢性盆腔痛和经活检证实患有子宫内膜异位症的女性,术后使用雷洛昔芬治疗 6 个月,结果显示疼痛再次出现(定义为与入组研究时的疼痛相当或更严重达 2 个月)和再次腹腔镜手术的时间缩短,提示雷洛昔芬对治疗子宫内膜异位症相关疼痛无效(424)。活检证实的子宫内膜异位症与疼痛再次出现无关,提示在该研究中有其他因素导致术后盆腔痛的再次出现(424)。

非激素类药物治疗 最近在研究子宫内膜异位症发病机制方面取得的进展引发了对新药物出现的期待,通过抑制炎症和血管生成活性有可能预防或阻止子宫内膜异位症的发生。大多数的这些化合物只在啮齿类模型中做过实验,需要进一步在子宫内膜异位症狒狒模型和女性中的研究来证实这类药物的安全性和有效性,因为其可能会干扰正常的生理过程,如排卵、月经和着床(54)。

肿瘤坏死因子 -α 选择性抑制剂 在实验性子宫内膜异位症大鼠模型中,重组人类 TNF-α 结合蛋白可以使子宫内膜异位样腹膜病灶体积缩小 64%(425)。数项前瞻性、随机、安慰剂对照和药物对照的狒狒实验发现,TNF-α 抑制剂可有效地预防和治疗诱导产生的子宫内膜异位症及其相关粘连的形成,有效地治疗狒狒的自发性子宫内膜异位症(54)。但在一项小样本的安慰剂对照随机试验中,等待手术的深部浸润型子宫内膜异位症女性采用该药物治疗并未取得同样的效果,可能是由于这些女性的子宫内膜异位症表型(深部浸润和纤维化病变)不同于狒狒实验中的子宫内膜异位症表型(腹膜炎性病变伴粘连)

（426）。TNF-α 抑制剂治疗纤维化炎症性肠病的效果不如早期非纤维化炎症性肠病。

己酮可可碱 在一项系统性综述中，评估了对患有子宫内膜异位症、生育能力减退的绝经前女性具有抗炎作用的己酮可可碱的疗效和安全性，共纳入 4 项试验和 334 例患者（427）。己酮可可碱对疼痛减轻（1 项随机试验，MD−1.60；95%CI，−3.32~0.12）、生育能力的改善（3 项随机试验，OR 1.54；95%CI，0.89~2.66）或子宫内膜异位症的复发（1 项随机试验，OR 0.88；95%CI，0.27~2.84）均没有显著疗效（427）。没有试验报道过己酮可可碱对每个女性活产率、子宫内膜异位症相关症状的改善或不良事件的影响（427）。

过氧化物酶体增殖激活受体 -γ 激动剂 过氧化物酶体增殖激活受体 -γ（PPAR-γ）激动剂可预防和治疗啮齿类和狒狒模型的子宫内膜异位症，是一种对治疗人类子宫内膜异位症具有良好前景的药物（152，153，428，429）。

在与子宫内膜异位症发病、进展相关的免疫或炎症机制中具有潜在调节作用的多种物质都可以作为将来进一步研究的目标（430，431）。在啮齿类和非人类的灵长类动物中进行的初步体外实验显示，环氧化酶 -2（COX-2）抑制剂、白三烯受体拮抗剂、TNF-α 抑制剂、抗血管形成制剂和激酶抑制剂均有可能治疗子宫内膜异位症，但其安全性对于人类来说还是一个亟待解决的问题（432）。

中药治疗

在中国，采用中药治疗子宫内膜异位症很常见，出现了大量的研究评估中药在缓解疼痛、提高生育能力和预防疾病复发中的作用（433）。一项系统性综述评估了中药缓解子宫内膜异位症相关性疼痛和不孕的疗效和安全性，共纳入两项中国的随机试验，包括 158 例患者，结论显示术后给予中药治疗可能与孕三烯酮激素治疗同样有效，但不良反应更少（433）。口服中药可能比丹那唑的整体疗效更好；与中药灌肠剂连用可更有效地缓解痛经和缩小附件肿块（433）。需要更多的严格的研究来准确评价中药在治疗子宫内膜异位症中的可能作用（433）。

治疗子宫内膜异位症相关的生育能力减退

手术治疗

子宫内膜异位症相关的不孕治疗取决于患者的年龄、不孕的持续时间、子宫内膜异位症的分期、卵巢、输卵管受累情况、既往治疗、相关疼痛症状和患者的意愿，需要考虑其对疾病的态度、治疗的花费、经济状况和对治疗的期望。如果手术后 2 年内没有出现自然妊娠，则以后很难有机会自然怀孕（434）。

手术治疗微至轻型子宫内膜异位症

手术治疗微型、轻型子宫内膜异位症目前仍存在争议。根据一篇纳入 2 项随机试验的荟萃分析结果显示，与单做腹腔镜诊断性手术相比，子宫内膜异位病灶烧灼加粘连分解术可有效地改善微型至轻型子宫内膜异位症的生育能力（191，192，435）。加拿大的一项研究显示，腹腔镜手术治疗可提高微型或轻型子宫内膜异位症不孕女性的生育能力（191）。该试验研究了 341 例年龄在 20~39 岁的微型、轻型子宫内膜异位症不孕女性。在进行腹腔镜诊断时，这些患者随机接受切除或烧灼可见的子宫内膜异位病灶，或仅行诊断性手术。**结果发现切除或烧灼微型、轻型子宫内膜异位病灶可增加不孕女性的妊娠率**。腹腔镜术后对这些患者随访 36 周，若在此期间怀孕则随访至妊娠 20 周。在安排行诊断性腹腔镜手术的不孕女性中根据严格的标准选择研究对象。入组的患者以前未接受过治疗子宫内膜异位症的手术,在入组前9个月内未接受过子宫内膜异位症的药物治疗,入组前3个月内未接受过不孕的药物或手术治疗,没有盆腔炎病史,没有不适宜预期治疗的严重盆腔疼痛。子宫内膜异位症的诊断需要存在一个或多个典型的蓝色或黑色病变。根据修订的AFS评分进行子宫内膜异位症分期。手术切除微型至轻型子宫内膜异位病变后36周,患者的月生殖力率(4.7%)明显高于诊断性腹腔镜手术治疗后患者(2.4%),累积妊娠率(30.7%)是后者的两倍(17.7%)。治疗组有31%的患者怀孕,而未治疗组仅有18%(P=0.006)。该研究的局限性包括患者未进行盲法处理,且术后妊娠率低于在其他研究的对照组中观察到的妊娠率(1,436)。

意大利的一项多中心研究采用了同样的研究设计,在微型至轻型子宫内膜异位症的不孕女性中,比较诊断性腹腔镜手术与手术切除和烧灼可见的子宫内膜异位病灶的疗效(以生育能力为指标)(192)。入选患者小于36岁,正在尝试怀孕,且腹腔镜确诊为微型或轻型子宫内膜异位症。所有的患者均未曾接受过子宫内膜异位症或不孕治疗。在腹腔镜手术时随机分配手术方式。腹腔镜术后随访1年。**该研究结果未显示手术对生育有益**。在腹腔镜术后随访期间,未发现治疗组的妊娠率和活产率(分别为24%和20%)与对照组(分别为29%和22%)有显著性差异。如前所述,意大利研究的方法学质量低于加拿大的研究(181,191,192)。首先,意大利研究的样本量小,仅纳入91例患者,而加拿大研究纳入了341例患者。其次,意大利研究在随机分配后,接受子宫内膜异位病灶切除术的患者(n=54)明显多于接受诊断性腹腔镜的患者(n=47),且研究并未对此作出解释。第三,意大利研究中不孕的持续时间(4年)较加拿大研究长(32个月)。不孕的持续时间是影响月生殖力率和累积妊娠率的重要因素,独立于其他导致不孕的原因。意大利研究中由于夫妻长时间不孕所导致的偏倚有可能会降低发现手术治疗产生的任何明显疗效的可能性,尤其是考虑到意大利研究中缺少合适的疗效计算方法。第四,意大利研究没有列出任何使用生存分析的月生殖力率或累积妊娠率的数据,只发表了粗略的每个患者的活产率,而且没有控制每个患者的周期数量。应该控制更多的变量(如月生殖力率、累积妊娠率或距离怀孕的时间)来评估生育能力的结果。第五,意大利研究的91例患者中有41例在手术后接受过GnRH激动剂治疗(18例来自手术切除组,23例来自诊断性腹腔镜组)(192)。研究并未说明该药物治疗的持续时间和对卵巢功能的影响。缺乏此信息会导致另一种偏差,从而影响生育能力的结果。考虑到意大利研究与加拿大研究相比,存在相对的方法学缺陷,因此在对这两项研究进行荟萃分析时必须极度谨慎,尤其因为两项研究报道的生育能力结果如此不同。加拿大的研究数据似乎更可取,显示**手术治疗微型至中型子宫内膜异位症对生育能力具有虽然小但明显的益处**(1,181,191,437)。手术切除腹膜子宫内膜异位症可能对预防子宫内膜异位症的进展很重要。需要注意预防由于过度切除微型至中型子宫内膜异位病变而导致的粘连形成。

手术治疗中至重型子宫内膜异位症

当子宫内膜异位症导致盆腔组织解剖结构改变时,应行手术治疗,以恢复其正常的盆腔解剖。目前仍无随机试验或荟萃分析能回答是否手术切除中至重型子宫内膜异位病变能提高妊娠率的问题(1)。大多数研究只列出了粗略的妊娠率,没有关于随访时间的详细信息,因此无法进行比较(1)。

根据3项研究的结果显示,子宫内膜异位症分期与手术切除子宫内膜异位病变后累积的自然妊娠率成负相关,但只有一项研究的结果提示差异具有统计学意义(438~440)。

其他研究报道子宫内膜异位症分期与妊娠率之间成显著负相关,当修订评分超过15或70时,妊娠率下降(183,438,441)。不同研究的数据不能随便作比较,因为回顾性研究设计不同、缺乏对照组、异质性显著、缺乏标准的纳入条件、手术方式、手术范围、手术医师的技术、不同的随访时间而且没有生存分析、术后激素抑制治疗或辅助生育治疗，缺乏对其他与不孕相关因素的控制，如男性不育或女性卵巢功能早衰。这些局限性解释了为什么治疗方法会各有不同且缺少标准化，以及为什么在手术治疗中至重型子宫内膜异位症 9~12 个月后的累积妊娠率会在 24%~30% 变化(1,442~444)。

手术治疗生育能力减退患者的卵巢子宫内膜异位囊肿

与引流和电凝治疗相比，腹腔镜手术切除直径大于 4cm 的卵巢子宫内膜异位囊肿可有效地改善患者的生育能力(300,303)。

围术期的药物治疗

术前用丹那唑、GnRH 激动剂或孕激素治疗可能有助于缩小重型患者的子宫内膜异位病变范围。**由于随机试验显示术后药物治疗无效，会阻碍妊娠，而且由于保守性手术后第 6~12 个月的自然妊娠率最高，因此很少需要术后用药(333,335)。**

激素治疗

药物治疗子宫内膜异位症期间几乎不可能受孕或禁止怀孕。目前没有证据证明药物治疗比期待治疗能提高微至轻型子宫内膜异位症患者的妊娠几率(436)。 已发表的证据没有对更严重的病变作评论(1)。

辅助生育治疗

辅助生育——包括超促排卵及宫内授精、IVF 和配子卵管内移植——可能是除手术重建盆腔结构和期待治疗外，治疗不孕症的另一种选择(284)。当输卵管卵巢解剖受到破坏，禁忌应用超促排卵伴宫内授精或配子卵管内移植时，辅助生育技术(ART)是可供选择的方法(284)。

ART 在治疗子宫内膜异位症相关性不孕中的作用可能会受限于需要大的三级医疗和转诊中心进行手术治疗子宫内膜异位症(445)。保守性手术治疗子宫内膜异位症后，44% 的患者体内受孕成功，51% 体内受孕失败的患者未行 ART 治疗，在不孕 36 个月时使用 IVF 的累积率为 33%。每个起始周期和每个患者的活产率、继续妊娠率分别为 10% 和 20%(445)。关于应用 ART 治疗不孕的详细讨论，请见第 32 章。

青少年子宫内膜异位症的治疗

青少年子宫内膜异位症最常见的症状是周期性疼痛(1)。很少有非周期性疼痛、性交痛、胃肠道症状、月经不调、泌尿系症状和阴道分泌物(1,446~449)。不管是否存在子宫内膜异位症，盆腔痛的患者也常出现类似的症状(449,450)。**单凭症状很难预测有盆腔痛的青少年是否存在子宫内膜异位症，因为不管是否存在子宫内膜异位症，因盆腔痛行腹腔镜检查的患者也经常出现类似的症状(1,449,450)。** 有慢性盆腔痛且对药物治疗(NSAIDs，OCs)没有反应的青少年应考虑行腹腔镜手术，因为在这种情况下子宫内膜异位症非常常见(高达 70%)(446,449~456)。**根据修订的 ASRM 分期，微型和轻型子宫内膜异位症在青少年中最常见。** 妇产科手术医师应该尤其注意红色的、透明的或白色病变，这些病变在患有子宫内膜异位症的青少年中比成人常见(1,446~458)。轻型病变可以在腹腔镜诊断的同时手术切除种植灶，术后持续服用低剂量复方避孕药来预防复发。更严重的病例可用药治疗 6 个月，然后持续服用 OCs 来预防疾病进展。如果激素治疗无效，应行手术治疗。**只有当患者的年龄大于 17 岁，完成青春期和骨骼发育，并且在其他激素抑制治疗期间症**

状持续存在,此时才可以考虑使用 GnRH 激动剂联合反向添加治疗(1,459~461)。

有些疾病(如苗勒管畸形)会阻碍经血流出,可能会导致青少年早期发生子宫内膜异位症。在手术矫正畸形后,病变会退化(462~464)。

有证据显示**在将来发展为深部浸润型子宫内膜异位症的患者中,旷课与口服 OCs 治疗严重原发性痛经的概率和持续时间要高于没有深部浸润型子宫内膜异位症的患者**(166)。

青少年子宫内膜异位症的治疗应该采用多种方法结合,包括手术、激素治疗、镇痛药、心理健康辅导、补充和替代治疗,以及教育患者自理能力等,都是非常有用的治疗方法(1)。

子宫内膜异位症的绝经后治疗

虽然有研究支持采用标准的激素疗法治疗子宫内膜异位症和术后绝经,但目前对雌激素的使用仍有顾虑,因其可能会诱导疾病和症状的复发。但文献中的证据不足以建议完全不用雌激素治疗有症状的患者。一项系统性综述纳入 2 项随机试验,评估激素治疗术后绝经的子宫内膜异位症患者中疼痛和疾病的复发情况(465)。在一项试验中,保留子宫的患者在接受不同的激素疗法后,疼痛的复发并没有显著性差异,11 例接受替勃龙(2.5mg/d)持续治疗的患者中 1 例疼痛复发,10 例接受每月连续 12 天的经皮 17-β 雌二醇(0.05mg/d)联合周期性醋酸甲羟孕酮(10mg/d)治疗的患者中 4 例疼痛复发(466)。在第二项试验中,两组患者的疼痛复发情况也没有显著性差异,未治疗组的 57 例患者没有出现疼痛复发,另一组 115 例患者接受雌孕激素序贯治疗,每周使用 2 片 22cm 的透皮贴,每天释放 0.05mg 的药物,并且每间隔 16 天连续口服微粒化孕酮(200mg/d)14 天,其中 4 例患者出现疼痛复发(5,329)。在该研究中,两组的子宫内膜异位症复发率和再次手术率相当(治疗组的 115 例患者中有 2 例;未治疗组的 57 例患者中 0 例)(329)。

治疗后的子宫内膜异位症复发

药物治疗后复发

由于激素抑制疗法并不能治愈子宫内膜异位症(只能在治疗期间抑制子宫内膜异位病灶的活性),因此在停药后 6 个月至 2 年内几乎所有患者均会出现子宫内膜异位症的"复发",更准确地说应该是"持续",而且与子宫内膜异位症的严重程度成正相关。

保守性手术治疗后复发

除非进行了根治性手术,否则子宫内膜异位症容易复发。在患有盆腔痛并接受腹腔镜完全切除可见子宫内膜异位病灶手术后的 5 年内,每 5 例的患者中就会有 1 例疼痛复发(467)。子宫内膜异位症的复发率为每年 5%~20%,5 年后累积复发率达 40%。保守性手术后如果只用药物治疗几个月,疗效有限且不一(468)。目前仍缺乏关于长期服用 OCs 或孕激素治疗的益处的相关数据。现有的 ASRM 分期系统对预测保守性手术治疗后疼痛和子宫内膜异位症复发的价值较低(469)。

子宫切除术后复发

子宫切除术治疗子宫内膜异位症相关性疼痛的中期结果令人满意;子宫切除术后疼痛持续的可能性为 15%,疼痛加剧的风险为 3%~5%,保留卵巢的患者将来手术的风险比同时切除双侧卵巢的患者高 6 倍(470)。年轻患者应该至少保留一侧卵巢,尤其对于那些不能或不会接受雌孕激素治疗的患者(471)。

复发的危险因素　　复发率随着疾病期别、随访期和既往手术史而增高(14,472~475)。与左侧盆腔同时受累相比,仅累及盆腔右侧的子宫内膜异位症复发的可能性较低(475)。子宫内膜异位症复发的风险与患者年龄显著相关。诊断时患者的年龄越小,复发的风险越高。年轻患者的高复发率说明对于此类患者应该采用根治性的治疗(288)。子宫内膜异位症切除术后持续的痛经和非经期盆腔疼痛可能与子宫腺肌症(定义为 MRI 上的子宫结合带增厚 >11mm)有关(476)。需要更多的数据明确对子宫内膜异位症复发患者的最佳治疗,包括疼痛缓解、妊娠率和患者依从性(470)。

预防复发

第一次手术治疗子宫内膜异位症后,应告知患者尽快受孕。或者,应该考虑在希望怀孕前口服避孕药,因为数个证据提示抑制排卵可以降低子宫内膜异位症复发的风险(477)。250 例规律服药的患者中有 26 例巧克力囊肿复发(10%;95%CI,7%~15%),而 115 例未用药的患者中有 46 例巧克力囊肿复发(40%;95%CI,31%~50%),比值比为 0.16(95%CI,0.04~ 0.65)(477)。

药物治疗复发

在一项随机、前瞻性临床研究中,比较了去氧孕烯(75μg/d)(n=20)和复合口服避孕药(炔雌醇 20μg 加去氧孕烯 150μg)连续治疗 6 个月,结果显示两者均可显著地改善盆腔疼痛和痛经,且疗效相当,去氧孕烯治疗组中 20% 的患者发生突破性出血,而 OCs 治疗组中 15% 的患者体重明显增加(478)。

手术治疗复发

对于既往接受过保守性手术治疗但症状复发的子宫内膜异位症患者,应该根据其是否希望怀孕和心理状态来决定最合适的手术方式(479)。还需要更合理的手术治疗直肠阴道子宫内膜异位症复发的研究,因为治疗这类病变的手术困难,发生并发症的风险高(479)。

保守性手术　　**根据回顾性文献显示,再次保守性手术治疗复发子宫内膜异位症的长期疼痛复发率为 30%~40%,15%~20% 的患者将来会需要再次手术**(470,479)。由于研究设计的缺陷,排除了退出的试验者以及发表偏倚,这些数字很有可能被低估,应该谨慎看待(479)。没有研究评估过在疾病复发患者中骶前神经切除与复发性子宫内膜异位症手术治疗之间的关系(470)。在子宫内膜异位症复发伴不孕的患者中,再次手术后的自然受孕率为 20%(12 个月和 24 个月的累积妊娠率分别为 14% 和 26%),而第一次手术后整体妊娠率约为 40%(12 个月和 24 个月的累积妊娠率分别为 32% 和 38%)(470,479)。在接受再次手术治疗复发性子宫内膜异位症的不孕患者中,自然妊娠率为 19%(12 个月和 24 个月的累积妊娠率),而未治疗者的自然妊娠率为 34%(12 个月和 24 个月的累积妊娠率分别为 25% 和 30%)。再次手术后行 IVF 的受孕率(20%)并不明显低于第一次手术后(30%)[风险比(HR)1.51;95%CI,0.58%~3.91%](479)。

子宫切除术　子宫切除术治疗子宫内膜异位症相关性疼痛的中期随访结果似乎令人满意。约15%的患者症状持续存在,3%~5%的患者疼痛加重(479)。

积极治疗子宫内膜异位症

将子宫内膜异位症作为一种慢性疾病来处理,是治疗的一个重要部分。根据子宫内膜异位症治疗指南中两项系统性综述的证据显示,高频率经皮电神经刺激(TENS)、针灸、维生素 B_1 和镁离子可能有助于缓解痛经(1,348,351)。但这些方法是否能有效地治疗子宫内膜异位症相关性痛经尚不明确。许多子宫内膜异位症患者报告营养治疗和其他辅助疗法,如反射疗法、中医、中药治疗以及顺势疗法,可改善疼痛症状。虽然没有随机对照试验的证据证实上述方法可有效地治疗子宫内膜异位症,但如果患者觉得这些方法联合其他传统疗法有效,或者对整体疼痛治疗和生活质量有好处,这些方法也可以考虑应用。患者自助小组将可以提供重要的咨询、支持及建议。ESHRE 在其网站上提供了全球各地的自助小组名单(1)。

(俞梅　孙爱军　译)

参考文献

1. **Kennedy S, Bergqvist A, Chapron C, et al.** On behalf of the ESHRE Special Interest Group for Endometriosis and Endometrium Guideline Development Group. ESHRE guideline for the diagnosis and treatment of endometriosis. *Hum Reprod* 2005;20:2698–2704. **www.endometriosis.org/support.html**.
2. **Sanfilippo JS, Williams RS, Yussman MA, et al.** Substance P in peritoneal fluid. *Am J Obstet Gynecol* 1992;166:155–159.
3. **Eskenazi B, Warner ML.** Epidemiology of endometriosis. *Obstet Gynecol Clin North Am* 1997;24:235–258.
4. **Viganò P, Parazzini F, Somigliana E, et al.** Endometriosis: epidemiology and aetiological factors. *Best Pract Res Clin Obstet Gynaecol* 2004;18:177–200.
5. **Haney AF.** Endometriosis: pathogenesis and pathophysiology. In: **Wilson EA, ed.** *Endometriosis.* New York: AR Liss, 1987:23–51.
6. **Koninckx PR, Meuleman C, Demeyere S, et al.** Suggestive evidence that pelvic endometriosis is a progressive disease, whereas deeply infiltrating endometriosis is associated with pelvic pain. *Fertil Steril* 1991;55:759–765.
7. **Meuleman C, Vandenabeele B, Fieuws S, et al.** High prevalence of endometriosis in infertile women with normal ovulation and normospermic partners. *Fertil Steril* 2009;92:68–74.
8. **Liu DTY, Hitchcock A.** Endometriosis: its association with retrograde menstruation, dysmenorrhoea and tubal pathology. *Br J Obstet Gynecol* 1986;93:859–862.
9. **Moen MH.** Endometriosis in women at interval sterilization. *Acta Obstet Gynecol Scand* 1987;66:451–454.
10. **Kirshon B, Poindexter AN, Fast J.** Endometriosis in multiparous women. *J Reprod Med* 1989;34:215–217.
11. **Mahmood TA, Templeton A.** Prevalence and genesis of endometriosis. *Hum Reprod* 1991;6:544–549.
12. **Moen MH, Muus KM.** Endometriosis in pregnant and non-pregnant women at tubal sterilization. *Hum Reprod* 1991;6:699–702.
13. **Waller KG, Lindsay P, Curtis P, et al.** The prevalence of endometriosis in women with infertile partners. *Eur J Obstet Gynecol Reprod Biol* 1993;48:135–139.
14. **Waller KG, Shaw MD.** Gonadotropin-releasing hormone analogues for the treatment of endometriosis: long term follow-up. *Fertil Steril* 1993;59:511–515.
15. **Strathy JH, Molgaard CA, Coulam CB, et al.** Endometriosis and infertility: a laparoscopic study of endometriosis among fertile and infertile women. *Fertil Steril* 1982;38:667–672.
16. **Fakih HN, Tamura R, Kesselman A, et al.** Endometriosis after tubal ligation. *J Reprod Med* 1985;30:939–941.
17. **Dodge ST, Pumphrey RS, Miyizawa K.** Peritoneal endometriosis in women requesting reversal of sterilization. *Fertil Steril* 1986;45:774–777.
18. **Trimbos JB, Trimbos-Kemper GCM, Peters AAW, et al.** Findings in 200 consecutive asymptomatic women having a laparoscopic sterilization. *Arch Gynecol Obstet* 1990;247:121–124.
19. **Cornillie FJ, Oosterlynck D, Lauweryns JM, et al.** Deeply infiltrating pelvic endometriosis: histology and clinical significance. *Fertil Steril* 1990;53:978–983.
20. **McLeod BS, Retzloff MG.** Epidemiology of endometriosis: an assessment of risk factors. *Clin Obstet Gynecol* 2010;53:389–396.
21. **Hemmings R, Rivard M, Olive DL, et al.** Evaluation of risk factors associated with endometriosis. *Fertil Steril* 2004;81:1513–1521.
22. **Chapron C, Souza C, de Ziegler D, et al.** Smoking habits of 411 women with histological proven endometriosis and 567 affected women. *Fertil Steril* 2010;94:2353–2355.
23. **Barbieri RL.** Stenosis of the external cervical os: an association with endometriosis in women with chronic pelvic pain. *Fertil Steril* 1998;70:571–573.
24. **Baldi A, Campioni M, Signorile PG.** Endometriosis: pathogenesis, diagnosis, therapy and association with cancer [review]. *Oncol Rep* 2008;19:843–846.
25. **Nezhat F, Datta MS, Hanson V, et al.** The relationship of endometriosis and ovarian malignancy [review]. *Fertil Steril* 2008;90:1559–1570.
26. **Somigliana E, Vercellini P, Viganó P, et al.** Should endometriomas be treated before IVF-ICSI cycles? *Hum Reprod Update* 2006;12:57–64.
27. **Somigliana E, Infantino M, Benedetti F, et al.** The presence of ovarian endometriomas is associated with a reduced responsiveness to gonadotropins. *Fertil Steril* 2006;86:192–196.
28. **Somigliana E, Viganò P, Parazzini F, et al.** Association between endometriosis and cancer: a comprehensive review and a critical analysis of clinical and epidemiological evidence. *Gynecol Oncol* 2006;101:331–341.
29. **Viganò P, Somigliana E, Parazzini F, et al.** Bias versus causality: interpreting recent evidence of association between endometriosis and ovarian cancer. *Fertil Steril* 2007;88:588–593.
30. **Sampson JA.** Peritoneal endometriosis due to menstrual dissemina-

tion of endometrial tissue into the pelvic cavity. *Am J Obstet Gynecol* 1927;14:422–469.

31. **Ramey JW, Archer DF.** Peritoneal fluid: its relevance to the development of endometriosis. *Fertil Steril* 1993;60:1–14.

32. **Halme J, Becker S, Hammond MG, et al.** Retrograde menstruation in healthy women and in patients with endometriosis. *Obstet Gynecol* 1984;64:151–154.

33. **Koninckx PR,** De **Moor P, Brosens IA.** Diagnosis of the luteinized unruptured follicle syndrome by steroid hormone assays in peritoneal fluid. *Br J Obstet Gynecol* 1980;87:929–934.

34. **Kruitwagen RFPM, Poels LG, Willemsen WNP, et al.** Endometrial epithelial cells in peritoneal fluid during the early follicular phase. *Fertil Steril* 1991;55:297–303.

35. **Blumenkrantz MJ, Gallagher N, Bashore RA, et al.** Retrograde menstruation in women undergoing chronic peritoneal dialysis. *Obstet Gynecol* 1981;57:667–670.

36. **Jenkins S, Olive DL, Haney AG.** Endometriosis: pathogenetic implications of the anatomic distribution. *Obstet Gynecol* 1986;67:355–358.

37. **Vercellini P, Frontino G, Pietropaolo G, et al.** Deep endometriosis: definition, pathogenesis, and clinical management. *J Am Assoc Gynecol Laparosc* 2004;11:153–161.

38. **Vercellini P, Abbiati A, Viganò P, et al.** Asymmetry in distribution of diaphragmatic endometriotic lesions: evidence in favour of the menstrual reflux theory. *Hum Reprod* 2007;22:2359–2367.

39. **Scott RB, TeLinde RW, Wharton LR Jr.** Further studies on experimental endometriosis. *Am J Obstet Gynecol* 1953;66:1082–1099.

40. **D'Hooghe TM, Bambra CS, Isahakia M, et al.** Intrapelvic injection of menstrual endometrium causes endometriosis in baboons (*Papio cynocephalus, Papio anubis*). *Am J Obstet Gynecol* 1995;173:125–134.

41. **TeLinde RW, Scott RB.** Experimental endometriosis. *Am J Obstet Gynecol* 1950;60:1147–1173.

42. **Olive DL, Martin DC.** Treatment of endometriosis-associated infertility with CO_2 laser laparoscopy: the use of one- and two-parameter exponential models. *Fertil Steril* 1987;48:18–23.

43. **Pinsonneault O, Goldstein DP.** Obstructing malformations of the uterus and vagina. *Fertil Steril* 1985;44:241–247.

44. **D'Hooghe TM, Bambra CS, Suleman MA, et al.** Development of a model of retrograde menstruation in baboons (*Papio anubis*). *Fertil Steril* 1994;62:635–638.

45. **Cramer DW, Wilson E, Stillman RJ, et al.** The relation of endometriosis to menstrual characteristics, smoking and exercise. *JAMA* 1986;355:1904–1908.

46. **Bokor A, Kyama CM, Vercruysse L, et al.** Density of small diameter sensory nerve fibres in endometrium: a semi-invasive diagnostic test for minimal to mild endometriosis. *Hum Reprod* 2009;24: 3025–3032.

47. **D'Hooghe TM, Bambra CS, Xiao L, et al.** The effect of menstruation and intrapelvic injection of endometrium on peritoneal fluid parameters in the baboon. *Am J Obstet Gynecol* 2001;184:917–925.

48. **Witz CA, Cho S, Centonze VE, et al.** Time series analysis of transmesothelial invasion by endometrial stromal and epithelial cells using three-dimensional confocal microscopy. *Fertil Steril* 2003;79:770–778.

49. **Ueki M.** Histologic study of endometriosis and examination of lymphatic drainage in and from the uterus. *Am J Obstet Gynecol* 1991;165:201–209.

50. **Dinulescu DM, Ince TA, Quade BJ, et al.** Role of K-*ras* and P*ten* in the development of mouse models of endometriosis and endometrioid ovarian cancer. *Nat Med* 2005;11:63–70.

51. **Vercellini P, Somigliana E, Vigano P, et al.** "Blood on the tracks" from corpora lutea to endometriomas. *BJOG* 2009;116:366–371.

52. **Somigliana E, Vercellini P, Gattei U, et al.** Bladder endometriosis: getting closer and closer to the unifying metastatic hypothesis. *Fertil Steril* 2007;87:1287–1290.

53. **Laufer MR, Sanfilippo J, Rose G.** Adolescent endometriosis: diagnosis and treatment approaches. *J Pediatr Adolesc Gynecol* 2003;16:S3–S11.

54. **D'Hooghe TM, Kyama CK, Mihalyi AM, et al.** The baboon model for translational research in endometriosis. *Reprod Sci* 2009;16:152–161.

55. **Nisolle M, Donnez J.** Peritoneal endometriosis, ovarian endometriosis, and adenomyotic nodules of the rectovaginal septum are three different entities [review]. *Fertil Steril* 1997;68:585–596.

56. **Rock JA, Markham SM.** Extra pelvic endometriosis. In: **Wilson EA,** ed. *Endometriosis.* New York: AR Liss, 1987:185–206.

57. **Russo L, Woolmough E, Heatley MK.** Structural and cell surface antigen expression in the rete ovarii and epoophoron differs from that in the fallopian tube and in endometriosis. *Histopathology* 2000;37:64–69.

58. **Levander G, Normann P.** The pathogenesis of endometriosis: an experimental study. *Acta Obstet Gynecol Scand* 1955;34:366–398.

59. **Merrill JA.** Endometrial induction of endometriosis across millipore filters. *Am J Obstet Gynecol* 1966;94:780–789.

60. **Kennedy SH.** Genetics of endometriosis. In: **Tulandi T, Redwine D, eds.** *Endometriosis: advances and controversies.* New York: Dekker, 2004:55–68.

61. **Simpson JL, Elias S, Malinak LR, et al.** Heritable aspects of endometriosis. I. Genetics studies. *Am J Obstet Gynecol* 1980;137: 327–331.

62. **Moen MH, Magnus P.** The familial risk of endometriosis. *Acta Obstet Gynecol Scand* 1993;72:560–564.

63. **Treloar SA, O'Connor DT, O'Connor VM, et al.** Genetic influences on endometriosis in an Australian twin sample. *Fertil Steril* 1999;71:701–710.

64. **Hadfield RM, Mardon HJ, Barlow DH, et al.** Endometriosis in monozygotic twins. *Fertil Steril* 1997;68:941–942.

65. **Grimes DA, LeBolt SA, Grimes KR, et al.** Systemic lupus erythematosus and reproductive function: a case-control study. *Am J Obstet Gynecol* 1985;153:179–186.

66. **Hornstein MD, Thomas PP, Sober AJ, et al.** Association between endometriosis, dysplastic naevi and history of melanoma in women of reproductive age. *Hum Reprod* 1997;12:143–145.

67. **Simpson JL, Malinak LR, Elias S, et al.** HLA associations in endometriosis. *Am J Obstet Gynecol* 1984;148:395–397.

68. **Moen M, Bratlie A, Moen T.** Distribution of HLA-antigens among patients with endometriosis. *Acta Obstet Gynecol Scand Suppl* 1984;123:25–27.

69. **Maxwell C, Kilpatrick DC, Haining R, et al.** No HLA-DR specificity is associated with endometriosis. *Tissue Antigens* 1989;34:145–147.

70. **Painter JN, Anderson CA, Nyholt DR, et al.** Genome-wide association study identifies a locus at 7p15.2 associated with endometriosis. *Nat Genet* 2011;43:51–54.

71. **Falconer H, D'Hooghe T, Fried G.** Endometriosis and genetic polymorphisms [review]. *Obstet Gynecol Surv* 2007;62:616–628.

72. **Tamura M, Fukaya T, Murakami T, et al.** Analysis of clonality in human endometriotic cysts based on evaluation of X chromosome inactivation in archival formalin-fixed, paraffin-embedded tissue. *Lab Invest* 1998;78:213–218.

73. **Jiang X, Hitchcock A, Bryan E, et al.** Microsatellite analysis of endometriosis reveals loss of heterozygosity at candidate ovarian tumor suppressor gene loci. *Cancer Res* 1996;56:3534–3539.

74. **Bergqvist A, Baldetorp B, Ferno M.** Flow cytometric DNA analysis in endometriotic tissue compared to normal tissue EM. *Hum Reprod* 1996;11:1731–1735.

75. **Gogusev J, Bouquet de Joliniere J, Telvi L, et al.** Detection of DNA copy number changes in human endometriosis by comparative genomic hybridisation. *Hum Genet* 1999;105:444–451.

76. **Shin JC, Ross HL, Elias S, et al.** Detection of chromosomal aneuploidy in endometriosis by multicolor in situ hybridization. *Hum Genet* 1997;100:401–406.

77. **Kosugi Y, Elias S, Malinak LR, et al.** Increased heterogenecity of chromosome 17 aneuploidy in endometriosis. *Am J Obstet Gynecol* 1999;180:792–797.

78. **Körner M, Burckhardt E, Mazzucchelli L.** Higher frequency of chromosomal aberrations in ovarian endometriosis compared to extragonadal endometriosis: a possible link to endometrioid adenocarcinoma. *Mod Pathol* 2006;19:1615–1623.

79. **Goumenou AG, Arvanitis DA, Matalliotakis IM, et al.** Microsatellite DNA assays reveal an allelic imbalance in p16Ink4, GALT, p53, and APOA2 loci in patients with endometriosis. *Fertil Steril* 2001;75:160–165.

80. **D'Hooghe TM, Hill JA.** Immunobiology of endometriosis. In: **Bronson RA, Alexander NJ, Anderson DJ, et al., eds.** *Immunology of reproduction.* Cambridge, MA: Blackwell, 1996;322–358.

81. **Dmowski WP, Steele RN, Baker GF.** Deficient cellular immunity in endometriosis. *Am J Obstet Gynecol* 1981;141:377–383.

82. **Oosterlynck D, Cornillie FJ, Waer M, et al.** Women with endometriosis show a defect in natural killer cell activity resulting in a decreased cytotoxicity to autologous endometrium. *Fertil Steril* 1991;56:45–51.

83. Steele RW, Dmowski WP, Marmer DJ. Immunologic aspects of endometriosis. *Am J Reprod Immunol* 1984;6:33–36.

84. Viganò P, Vercillini P, Di Blasio AM, et al. Deficient antiendometrium lymphocyte-mediated cytotoxicity in patients with endometriosis. *Fertil Steril* 1991;56:894–899.

85. Melioli G, Semino C, Semino A, et al. Recombinant interleukin-2 corrects *in vitro* the immunological defect of endometriosis. *Am J Reprod Immunol* 1993;30:218–277.

86. D'Hooghe TM, Scheerlinck JP, Koninckx PR, et al. Antiendometrial lymphocytotoxicity and natural killer activity in baboons with endometriosis. *Hum Reprod* 1995;10:558–562.

87. Hill JA. Immunology and endometriosis. *Fertil Steril* 1992;58:262–264.

88. Hill JA. "Killer cells" and endometriosis. *Fertil Steril* 1993;60:928–929.

89. Oosterlynck DJ, Meuleman C, Waer M, et al. The natural killer activity of peritoneal fluid lymphocytes is decreased in women with endometriosis. *Fertil Steril* 1992;58:290–295.

90. Iwasaki K, Makino T, Maruyama T, et al. Leukocyte subpopulations and natural killer activity in endometriosis. *Int J Fertil Menopausal Stud* 1993;38:229–234.

91. Garzetti GG, Ciavattini A, Provinciali M, et al. Natural killer activity in endometriosis: correlation between serum estradiol levels and cytotoxicity. *Obstet Gynecol* 1993;81:665–668.

92. Tanaka E, Sendo F, Kawagoe S, et al. Decreased natural killer activity in women with endometriosis. *Gynecol Obstet Invest* 1992;34:27–30.

93. D'Hooghe TM, Nugent N, Cuneo S, et al. Recombinant human TNF binding protein (r-hTBP-1) inhibits the development of endometriosis in baboons: a prospective, randomized, placebo- and drug-controlled study. Accepted for oral presentation at the annual meeting of the American Society for Reproductive Medicine, Orlando, Florida, October 22–24, 2001.

94. Hirata J, Kikuchi Y, Imaizumi E, et al. Endometriotic tissues produce immunosuppressive factors. *Gynecol Obstet Invest* 1993;37:43–47.

95. D'Hooghe TM, Bambra CS, De Jonge I, et al. A serial section study of visually normal posterior pelvic peritoneum from baboons with and without spontaneous endometriosis. *Fertil Steril* 1995;63:1322–1325.

96. Zeller JM, Henig I, Radwanska E, et al. Enhancement of human monocyte and peritoneal macrophage chemiluminescence activities in women with endometriosis. *Am J Reprod Immunol Microbiol* 1987;13:78–82.

97. Halme J, Becker S, Haskill S. Altered maturation and function of peritoneal macrophages: possible role in pathogenesis of endometriosis. *Am J Obstet Gynecol* 1987;156:783–789.

98. Hill JA, Barbieri RL, Anderson DJ. Immunosuppressive effects of danazol *in vitro*. *Fertil Steril* 1987;48:414–418.

99. Halme J. Release of tumor necrosis factor-a by human peritoneal macrophages *in vivo* and *in vitro*. *Am J Obstet Gynecol* 1989;161:1718–1725.

100. Hill JA, Cohen J, Anderson DJ. The effects of lymphokines and monokines on human sperm fertilizing ability in the zona-free hamster egg penetration test. *Am J Obstet Gynecol* 1989;160:1154–1159.

101. Zhang R, Wild RA, Ojago JM. Effect of tumor necrosis factor-alpha on adhesion of human endometrial stromal cells to peritoneal mesothelial cells: an *in vitro* system. *Fertil Steril* 1993;59:1196–1201.

102. Sillem M, Prifti S, Monga B, et al. Integrin-mediated adhesion of uterine endometrial cells from endometriosis patients to extracellular matrix proteins is enhanced by TNF-alpha and IL-1. *Eur J Obstet Gynecol* 1999;87:123–127.

103. Olive DL, Montoya I, Riehl RM, et al. Macrophage-conditioned media enhance endometrial stromal cell proliferation *in vitro*. *Am J Obstet Gynecol* 1991;164:953–958.

104. Sharpe KL, Zimmer RL, Khan RS, et al. Proliferative and morphogenic changes induced by the coculture of rat uterine and peritoneal cells: a cell culture model for endometriosis. *Fertil Steril* 1992;58:1220–1229.

105. Halme J, White C, Kauma S, et al. Peritoneal macrophages from patients with endometriosis release growth factor activity *in vitro*. *J Clin Endocrinol Metab* 1988;66:1044–1049.

106. Kauma S, Clark MR, White C, et al. Production of fibronectin by peritoneal macrophages and concentration of fibronectin in peritoneal fluid from patients with or without endometriosis. *Obstet Gynecol* 1988;72:13–18.

107. van der Linden PJQ, de Goeij APFM, Dunselman GA, et al. Expression of integrins and E-cadherin in cells from menstrual effluent, endometrium, peritoneal fluid, peritoneum, and endometriosis. *Fertil Steril* 1994;61:85–90.

108. Sharpe-Timms KL, Keisler LW, McIntush EW, et al. Tissue inhibitor of metalloproteinase-1 concentrations are attenuated in peritoneal fluid and sera of women with endometriosis and restored in sera by gonadotropin-releasing hormone agonist therapy. *Fertil Steril* 1998;69:1128–1134.

109. Kokorine I, Nisolle M, Donnez J, et al. Expression of interstitial collagenase (MMP-1) is related to the activity of human endometriotic lesions. *Fertil Steril* 1997;68:246–251.

110. Kitawaki J, Noguchi T, Amatsu T, et al. Expression of aromatase cytochrome P450 protein and messenger ribonucleic acid in human endometriotic and adenomyotic tissues but not in normal endometrium. *Biol Reprod* 1997;57:514–519.

111. Zeitoun K, Takayama K, Sasano H, et al. Deficient 17beta-hydroxysteroid dehydrogenase type 2 expression in endometriosis: failure to metabolize 17beta-estradiol. *J Clin Endocrinol Metab* 1998;83:4474–4480.

112. Bulun SE, Zeitoun K, Takayama K, et al. Molecular basis for treating endometriosis with aromatase inhibitors. *Hum Reprod Update* 2000;6:413–418.

113. Agic A, Xu H, Finas D, et al. Is endometriosis associated with systemic subclinical inflammation? *Gynecol Obstet Invest* 2006;62:139–147.

114. Kao LC, Germeyer A, Tulac S, et al. Expression profiling of endometrium from women with endometriosis reveals candidate genes for disease-based implantation failure and infertility. *Endocrinology* 2003;144:2870–2881.

115. Kyama CM, Mihalyi A, Simsa P, et al. Role of cytokines in the endometrial-peritoneal cross-talk and development of endometriosis [review]. *Front Biosci* (Elite Ed) 2009;1:444–454.

116. Nasu K, Yuge A, Tsuno A, et al. Involvement of resistance to apoptosis in the pathogenesis of endometriosis [review]. *Histol Histopathol* 2009;24:1181–1192.

117. Kyama CM, Mihalyi A, Gevaert O, et al. Evaluation of endometrial biomarkers for semi-invasive diagnosis of endometriosis. *Fertil Steril* 2010;95:1338–1348e1–e3.

118. Al-Jefout M, Dezarnaulds G, Cooper M, et al. Diagnosis of endometriosis by detection of nerve fibres in an endometrial biopsy: a double blind study. *Hum Reprod* 2009;24:3019–3024.

119. Guo SW. The link between exposure to dioxin and endometriosis: a critical reappraisal of primate data. *Gynecol Obstet Invest* 2004;57:157–173.

120. Eskenazi B, Mocarelli P, Warner M, et al. Seveso Women's Health Study: a study of the effects of 2,3,7,7-tetrachlorodibenzo-p-dioxin on reproductive health. *Chemosphere* 2000;40:1247–1253.

121. Lebel G, Dodin S, Ayotte P, et al. Organochlorine exposure and the risk of endometriosis. *Fertil Steril* 1998;69:221–228.

122. Simsa P, Kyama C, Mihalyi A, et al. Increased exposure to dioxin-like compounds is associated with endometriosis in a case-control study in women. *Reprod Biomed Online* 2010;20:681–688.

123. Igarashi T, Osuga Y, Tsutsumi O, et al. Expression of Ah receptor and dioxin-related genes in human uterine endometrium in women with or without endometriosis. *Endocr J* 1999;46:765–772.

124. Watanabe T, Imoto I, Losugi Y, et al. Human arylhydrocarbon receptor repressor (AHRR) gene: genomic structure and analysis of polymorphism in endometriosis. *J Hum Genet* 2001;46:342–346.

125. Rier SE, Martin DC, Bowman RE, et al. Endometriosis in rhesus monkeys (*Macaca mulatta*) following chronic exposure to 2,3,7,8-tetrachlorodibenzo-p-dioxin. *Fund Appl Toxicol* 1993;21:433–441.

126. Rier SE, Turner WE, Martin DC, et al. Serum levels of TCDD and dioxin-like chemicals in rhesus monkeys chronically exposed to dioxin: correlation of increased serum PCB levels with endometriosis. *Toxicol Sci* 2001;59:147–159.

127. Yang Y, Degranpre P, Kharfi A, et al. Identification of macrophage migration inhibitory factor as a potent endothelial cell growth promoting agent released by ectopic human endometrial cells. *J Clin Endocrinol Metab* 2000;85:4721–4727.

128. Arnold DL, Nera EA, Stapley R, et al. Prevalence of endometriosis in rhesus (*Macaca mulatta*) monkeys ingesting PCB (Aroclor 1254): review and evaluation. *Fund Appl Toxicol* 1996;31:42–55.

129. Yang JZ, Foster WG. Continuous exposure of 2,3,7,8 tetrachlorodibenzo-p-dioxin inhibits the growth of surgically induced endometriosis in the ovariectomized mouse treated with high dose estradiol. *Toxicol Ind Health* 1997;13:15–25.

130. **Yang JZ, Yagminas AL, Foster WG.** Stimulating effects of 4-chlorodiphenyl ether on surgically induced endometriosis in the mouse. *Reprod Toxicol* 1997;11:69–75.

131. **Cummings AM, Metcalf JL, Birnbaum L.** Promotion of endometriosis by 2,3,7,8-tetrachlorodibenzo-p-dioxin in rats and mice: time-dose dependence and species comparison. *Toxicol Appl Pharmacol* 1996;138:131–139.

132. **Smith EM, Hammonds EM, Clark MK, et al.** Occupational exposures and risk of female infertility. *J Occup Environ Med* 1997;39:138–147.

133. **Gargett CE, Masuda H.** Adult stem cells in the endometrium. *Mol Hum Reprod* 2010;16:818–834.

134. **Simon C, Guttierez A, Vidal A, et al.** Outcome of patients with endometriosis in assisted reproduction: results from *in vitro* fertilization and oocyte donation. *Hum Reprod* 1994;9:725–729.

135. **Du H, Taylor HS.** Stem cells and reproduction. *Curr Opin Obstet Gynecol* 2010;22:235–241.

136. **Du H, Taylor HS.** Contribution of bone marrow-derived stem cells to endometrium and endometriosis. *Stem Cells* 2007;25:2082–2086.

137. **Jansen RPS, Russell P.** Nonpigmented endometriosis: clinical, laparoscopic and pathologic definition. *Am J Obstet Gynecol* 1986;155:1160–1163.

138. **Stripling MC, Martin DC, Chatman DL, et al.** Subtle appearance of pelvic endometriosis. *Fertil Steril* 1988;49:427–431.

139. **Martin DC, Hubert GD, Vander Zwaag R, et al.** Laparoscopic appearances of peritoneal endometriosis. *Fertil Steril* 1989;51:63–67.

140. **Grümmer R.** Animal models in endometriosis research [review]. *Hum Reprod Update* 2006;12:641–649.

141. **D'Hooghe TM, Bambra CS, Cornillie FJ, et al.** Prevalence and laparoscopic appearances of endometriosis in the baboon (*Papio cynocephalyus, Papio anubis*). *Biol Reprod* 1991;45:411–416.

142. **Schenken RS, Williams RF, Hodgen GD.** Experimental endometriosis in primates. *Ann N Y Acad Sci* 1991;622:242–255.

143. **DiZerega GS, Barber DL, Hodgen GD.** Endometriosis: role of ovarian steroids in initiation, maintenance and suppression. *Fertil Steril* 1980;649–653.

144. **Schenken RS, Asch RH, Williams RF, et al.** Etiology of infertility in monkeys with endometriosis: luteinized unruptured follicles, luteal phase defects, pelvic adhesions, and spontaneous abortions. *Fertil Steril* 1984;41:122–130.

145. **Mann DR, Collins DC, Smith MM, et al.** Treatment of endometriosis in Rhesus monkeys: effectiveness of a gonadotropin-releasing hormone agonist compared to treatment with a progestational steroid. *J Clin Endocrinol Metab* 1986;63:1277–1283.

146. **Da Rif CA, Parker RF, Schoeb TR.** Endometriosis with bacterial peritonitis in a baboon. *Lab Anim Sci* 1984;34:491–493.

147. **Cornillie FJ, D'Hooghe TM, Lauweryns JM, et al.** Morphological characteristics of spontaneous pelvic endometriosis in the baboon (*Papio anubis* and *Papio cynocephalus*). *Gynecol Obstet Invest* 1992;34:225–228.

148. **D'Hooghe TM.** Clinical relevance of the baboon as a model for the study of endometriosis. *Fertil Steril* 1997;68:613–625.

149. **D'Hooghe TM, Debrock S.** Future directions in endometriosis research. *Obstet Gynecol Clin North Am* 2003;30:221–244.

150. **D'Hooghe TM, Nugent N, Cuneo S, et al.** Recombinant human TNF binding protein (r-hTBP-1) inhibits the development of endometriosis in baboons: a prospective, randomized, placebo- and drug-controlled study. *Biol Reprod* 2006;74:131–136.

151. **Falconer H, Mwenda JM, Chai DC, et al.** Treatment with anti-TNF monoclonal antibody (c5N) reduces the extent of induced endometriosis in the baboon. *Hum Reprod* 2006;21:1856–1862.

152. **Lebovic DI, Mwenda JM, Chai DC, et al.** PPAR-gamma receptor ligand induces regression of endometrial explants in baboons: a prospective, randomized, placebo- and drug-controlled study. *Fertil Steril* 2007;88:1108–1119.

153. **Lebovic DI, Mwenda JM, Chai DC, et al.** PPAR-gamma receptor ligand partially prevents the development of endometrial explants in baboons: a prospective, randomized, placebo-controlled study. *Endocrinology* 2010;151:1846–1852.

154. **Rogers PAW, D'Hooghe TM, Fazleabas AG, et al.** Priorities for endometriosis research: recommendations from an international consensus workshop. *Reprod Sci* 2009;16:335–346.

155. **Arumugam K, Lim JMH.** Menstrual characteristics associated with endometriosis. *Br J Obstet Gynecol* 1997;104:948–950.

156. **Vercellini P, De Giorgi O, Aimi G, et al.** Menstrual characteristics in women with and without endometriosis. *Obstet Gynecol* 1997;90:264–268.

157. **Signorello LB, Harlow BL, Cramer DW, et al.** Epidemiologic determinants of endometriosis: a hospital-based control study. *Ann Epidemiol* 1997;7:267–274.

158. **Mathias JR, Franklin R, Quast DC, et al.** Relation of endometriosis and neuromuscular disease of the gastrointestinal tract: new insights. *Fertil Steril* 1998;70:81–88.

159. **Ulrich U, Murano R, Skinner MA, et al.** Women of reproductive age with endometriosis are not osteopenic. *Fertil Steril* 1998;69:821–825.

160. **Hadfield RM, Mardon H, Barlow D, et al.** Delay in the diagnosis of endometriosis: a survey of women from the USA and the UK. *Hum Reprod* 1996;11:878–880.

161. **Husby GK, Haugen RS, Moen MH.** Diagnostic delay in women with pain and endometriosis. *Acta Obstet Gynecol Scand* 2003;82:649–653.

162. **Arruda MS, Petta CA, Abras MS, et al.** Time elapsed from onset of symptoms to diagnosis of endometriosis in a cohort study of Brazilian women. *Hum Reprod* 2003;18:756–759.

163. **Dmowski WP, Lesniewicz R, Rana N, et al.** Changing trends in the diagnosis of endometriosis: a comparative study of women with endometriosis presenting with chronic pain or infertility. *Fertil Steril* 1997;67:238–243.

164. **Gao X, Outley J, Botteman M, et al.** Economic burden of endometriosis [review]. *Fertil Steril* 2006;86:1561–1572.

165. **Colwell HH, Mathias SD, Pasta DJ, et al.** A health-related quality-of-life instrument for symptomatic patients with endometriosis: a validation study. *Am J Obstet Gynecol* 1998;179:47–55.

166. **Chapron C, Lafay-Pillet MC, Monceau E, et al.** Questioning patients about their adolescent history can identify markers associated with deep infiltrating endometriosis. *Fertil Steril* 2010;95:877–881.

167. **Fauconnier A, Chapron C.** Endometriosis and pelvic pain: epidemiological evidence of the relationship and implications [review]. *Hum Reprod Update* 2005;11:595–606.

168. **Chopin N, Ballester M, Borghese B, et al.** Relation between severity of dysmenorrhea and endometrioma. *Acta Obstet Gynecol Scand* 2006;85:1375–1380.

169. **Vercellini P, Cortesi I, Trespidi L, et al.** Endometriosis and pelvic pain: relation to disease stage and localization. *Fertil Steril* 1996;65:299–304.

170. **Chapron C, Pietin-Vialle C, Borghese B, et al.** Associated ovarian endometrioma is a marker for greater severity of deeply infiltrating endometrioma. *Fertil Steril* 2009;92:453–457.

171. **Fauconnier A, Chapron C, Dubuisson JB, et al.** Relation between pain symptoms and the anatomic location of deep infiltrating endometriosis. *Fertil Steril* 2002;78:719–726.

172. **Stratton P, Berkley KJ.** Chronic pelvic pain and endometriosis: translational evidence of the relationship and implications. *Hum Reprod Update* 2010;17:327–346.

173. **Fedele L, Bianchi S, Bocciolone L, et al.** Pain symptoms associated with endometriosis. *Obstet Gynecol* 1992;79:767–769.

174. **Muzii L, Marano R, Pedulla S, et al.** Correlation between endometriosis-associated dysmenorrhea and the presence of typical and atypical lesions. *Fertil Steril* 1997;68:19–22.

175. **Stovall DW, Bowser LM, Archer DF, et al.** Endometriosis-associated pain: evidence for an association between the stage of disease and a history of chronic pelvic pain. *Fertil Steril* 1997;68:13–18.

176. **Vercellini P, Fedele L, Aimi G, et al.** Association between endometriosis stage, lesion type, patient characteristics and severity of pelvic pain symptoms: a multivariate analysis of over 1000 patients. *Hum Reprod* 2007;22:266–271.

177. **Cornillie FJ, Vasquez G, Brosens IA.** The response of human endometriotic implants to the anti-progesterone steroid *R2323*: a histologic and ultrastructural study. *Pathol Res Pract* 1990;180:647–655.

178. **Barlow DH, Glynn CJ.** Endometriosis and pelvic pain. *Baillieres Clin Obstet Gynaecol* 1993;7:775–790.

179. **Chapron C, Fauconnier A, Dubuisson JB, et al.** Deep infiltrating endometriosis: relation between severity of dysmenorrhoea and extent of disease. *Hum Reprod* 2003;18:760–766.

180. **Anaf V, Simon P, El Nakadi I, et al.** Relationship between endometriotic foci and nerves in rectovaginal endometriotic nodules. *Hum Reprod* 2000;15:1744–1750.

181. **D'Hooghe TM, Debrock S, Hill JA, et al.** Endometriosis and sub-

fertility: is the relationship resolved? *Sem Reprod Med* 2003;21:243–254.

182. **Benaglia L, Somigliana E, Vercellini P, et al.** Endometriotic ovarian cysts negatively affect the rate of spontaneous ovulation. *Hum Reprod* 2009;24:2183–2186.

183. **Adamson GD, Pasta DJ.** Endometriosis fertility index: the new, validated endometriosis staging system. *Fertil Steril* 2010;94:1609–1615.

184. **Barnhart K, Dunsmoor-Su R, Coutifaris C.** Effect of endometriosis on *in vitro* fertilization. *Fertil Steril* 2002;77:1148–1155.

185. **American Fertility Society.** Classification of endometriosis. *Fertil Steril* 1979;32:633–634.

186. **D'Hooghe TM, Bambra CS, Raeymaekers BM, et al.** A prospective controlled study over 2 years shows a normal monthly fertility rate (MFR) in baboons with stage I endometriosis and a decreased MFR in primates with stage II–IV disease. *Fertil Steril* 1994;5(Suppl):1–113.

187. **Haney AF.** Endometriosis-associated infertility. *Baillieres Clin Obstet Gynaecol* 1993;7:791–812.

188. **Metzger DA, Olive DL, Stohs GF, et al.** Association of endometriosis and spontaneous abortion: effect of control group selection. *Fertil Steril* 1986;45:18–22.

189. **Vercammen E, D'Hooghe TM, Hill JA.** Endometriosis and recurrent miscarriage. *Semin Reprod Med* 2000;18:363–368.

190. **Matorras R, Rodriguez F, Gutierrez de Teran G, et al.** Endometriosis and spontaneous abortion rate: a cohort study in infertile women. *Eur J Obstet Gynecol Reprod Biol* 1998;77:101–105.

191. **Marcoux S, Maheux R, Bérubé S, et al.** Laparoscopic surgery in infertile women with minimal or mild endometriosis. *N Engl J Med* 1997;337:217–222.

192. **Gruppo Italiano per lo Studio dell' Endometriosi.** Ablation of lesions or no treatment in minimal-mild endometriosis in infertile women: a randomized trial. *Hum Reprod* 1999;14:1332–1334.

193. **Bokor A, D'Hooghe TM.** Endometriosis and miscarriage: is there any association? In: *Endometriosis: current management and future trends*. New Delhi: Jaypee Medical Publishers, 2011:136–142.

194. **Cahill DJ, Hull MGR.** Pituitary-ovarian dysfunction and endometriosis. *Hum Reprod Update* 2000;6:56–66.

195. **D'Hooghe TM, Bambra CS, Raeymaekers BM, et al.** Increased incidence and recurrence of recent corpus luteum without ovulation stigma (luteinized unruptured follicle-syndrome?) in baboons (*Papio anubis, Papio cynocephalus*) with endometriosis. *J Soc Gynecol Invest* 1996;3:140–144.

196. **Lessey BA, Castelbaum AJ, Sawin SW, et al.** Aberrant integrin expression in the endometrium of women with endometriosis. *J Clin Endocrinol Metab* 1994;79:643–649.

197. **Matorras R, Rodriguez F, Perez C, et al.** Infertile women with and without endometriosis: a case-control study of luteal phase and other infertility conditions. *Acta Obstet Gynecol Scand* 1996;75:826–831.

198. **Propst AM, Storti K, Barbieri RL.** Lateral cervical displacement is associated with endometriosis. *Fertil Steril* 1998;70:568–570.

199. **Koninckx PR, Martin DC.** Deep endometriosis: a consequence of infiltration or retraction or possibly adenomyosis externa? *Fertil Steril* 1992;58:924–928.

200. **Koninckx PR, Oosterlynck D, D'Hooghe T, et al.** Deeply infiltrating endometriosis is a disease whereas mild endometriosis could be considered a non-disease. *Ann N Y Acad Sci* 1994;734:333–341.

201. **Koninckx PR, Meuleman C, Oosterlynck D, et al.** Diagnosis of deep endometriosis by clinical examination during menstruation and plasma CA 125 concentration. *Fertil Steril* 1996;65:280–287.

202. **Moore J, Copley S, Morris J, et al.** A systematic review of the accuracy of ultrasound in the diagnosis of endometriosis. *Ultrasound Obstet Gynecol* 2002;20:630–634.

203. **Guerriero S, Paoletti AM, Mais V, et al.** Transvaginal ultrasonography combined with CA125 plasma levels in the diagnosis of endometrioma. *Fertil Steril* 1996;65:293–298.

204. **Fedele L, Bianchi S, Portuese A, et al.** Transrectal ultrasonography in the assessment of rectovaginal endometriosis. *Obstet Gynecol* 1998;91:444–448.

205. **Van Holsbeke C, Van Calster B, Guerriero S, et al.** Endometriomas: their ultrasound characteristics. *Ultrasound Obstet Gynecol* 2010;35:730–740.

206. **Kinkel K, Chapron C, Balleyguier C, et al.** Magnetic resonance imaging characteristics of deep endometriosis. *Hum Reprod* 1999;14:1080–1086.

207. **McBean JH, Gibson M, Brumsted JR.** The association of intrauterine filling defects on HSG with endometriosis. *Fertil Steril* 1996;66:522–526.

208. **Carmignani L, Vercellini P, Spinelli M, et al.** Pelvic endometriosis and hydroureteronephrosis. *Fertil Steril* 2010;93:1741–1744.

209. **Somigliana E, Vercellini P, Vigano' P, et al.** Non-invasive diagnosis of endometriosis: the goal or own goal? *Hum Reprod* 2010;25:1863–1868.

210. **American Society for Reproductive Medicine.** Revised American Society for Reproductive Medicine classification of endometriosis. *Am Soc Reprod Med* 1997;5:817–821.

211. **D'Hooghe TM, Mihalyi AM, Simsa P, et al.** Why we need a non-invasive diagnostic test for minimal to mild endometriosis with a high sensitivity [editorial and opinion paper]. *Gynecol Obstet Invest* 2006;62:136–138.

212. **Bast RC, Klug TL, St. John E, et al.** A radio-immunoassay using a monoclonal antibody to monitor the course of epithelial ovarian cancer. *N Engl J Med* 1983;309:883–887.

213. **Barbieri RL, Niloff JM, Bast RC Jr, et al.** Elevated serum concentrations of CA125 in patients with advanced endometriosis. *Fertil Steril* 1986;45:630–634.

214. **Pittaway DE, Fayez JA.** The use of CA125 in the diagnosis and management of endometriosis. *Fertil Steril* 1986;46:790–795.

215. **Pittaway DE, Fayez JA.** Serum CA125 levels increase during menses. *Am J Obstet Gynecol* 1987;156:75–76.

216. **Masahashi T, Matsuzawa K, Ohsawa M, et al.** Serum CA125 levels in patients with endometriosis: changes in CA125 levels during menstruation. *Obstet Gynecol* 1988;72:328–331.

217. **Takahashi K, Abu Musa A, Nagata H, et al.** Serum CA125 and 17-b-estradiol in patients with external endometriosis on *danazol*. *Gynecol Obstet Invest* 1990;29:301–304.

218. **Franssen AMHW, van der Heijden PFM, Thomas CMG, et al.** On the origin and significance of serum CA125 concentrations in 97 patients with endometriosis before, during, and after *buserelin acetate, nafarelin*, or *danazol*. *Fertil Steril* 1992;57:974–979.

219. **Moloney MD, Thornton JG, Cooper EH.** Serum CA125 antigen levels and disease severity in patients with endometriosis. *Obstet Gynecol* 1989;73:767–769.

220. **Nagamani M, Kelver ME, Smith ER.** CA125 levels in monitoring therapy for endometriosis and in prediction of recurrence. *Int J Fertil* 1992;37:227–231.

221. **Hornstein M, Thomas PP, Gleason RE, et al.** Menstrual cyclicity of CA125 in patients with endometriosis. *Fertil Steril* 1992;58:279–283.

222. **O'Shaughnessy A, Check JH, Nowroozi K, et al.** CA125 levels measured in different phases of the menstrual cycle in screening for endometriosis. *Obstet Gynecol* 1993;81:99–103.

223. **Mol BW, Bayram N, Lijmer JG, et al.** The performance of CA-125 measurement in the detection of endometriosis: a meta-analysis. *Fertil Steril* 1998;70:1101–1108.

224. **Pittaway DE.** CA125 in women with endometriosis. *Obstet Gynecol Clin North Am* 1989;16:237–252.

225. **Hompes PGA, Koninckx PR, Kennedy S, et al.** Serum CA-125 concentrations during midfollicular phase, a clinically useful and reproducible marker in diagnosis of advanced endometriosis. *Clin Chem* 1996;42:1871–1874.

226. **Pittaway DE, Douglas JW.** Serum CA125 in women with endometriosis and chronic pain. *Fertil Steril* 1989;51:68–70.

227. **Pittaway DE.** The use of serial CA125 concentrations to monitor endometriosis in infertile women. *Am J Obstet Gynecol* 1990;163:1032–1037.

228. **Kauppila A, Telimaa S, Ronnberg L, et al.** Placebo-controlled study on serum concentrations of CA125 before and after treatment with *danazol* or high-dose medroxyprogesterone acetate alone or after surgery. *Fertil Steril* 1988;49:37–41.

229. **Dawood MY, Khan-Dawood FS, Wilson L Jr.** Peritoneal fluid prostaglandins and prostanoids in women with endometriosis, chronic pelvic inflammatory disease, and pelvic pain. *Am J Obstet Gynecol* 1984;148:391–395.

230. **Bischof P, Galfetti MA, Seydoux J, et al.** Peripheral CA125 levels in patients with uterine fibroids. *Hum Reprod* 1992;7:35–38.

231. **Ward BG, McGuckin MA, Ramm L, et al.** Expression of tumour markers CA125, CASA and OSA in minimal/mild endometriosis. *Aust N Z J Obstet Gynaecol* 1991;31:273–275.

232. **Fraser IS, McCarron G, Markham R.** Serum CA125 levels in women with endometriosis. *Aust N Z J Obstet Gynecol* 1989;29:416–420.

233. **Acien P, Shaw RW, Irvine L, et al.** CA125 levels in endometriosis patients before, during and after treatment with *danazol* or LHRH agonists. *Eur J Obstet Gynecol* 1989;32:241–246.

234. **Takahashi K, Yoshino K, Kusakari M, et al.** Prognostic potential of serum CA125 levels in *danazol*-treated patients with external endometriosis: a preliminary study. *Int J Fertil* 1990;35:226–229.

235. **Fedele L, Arcaini L, Vercellini P, et al.** Serum CA125 measurements in the diagnosis of endometriosis recurrence. *Obstet Gynecol* 1988;72:19–22.

236. **May KE, Conduit-Hulbert SA, Villar J, et al.** Peripheral biomarkers of endometriosis: a systematic review. *Hum Reprod Update* 2010;16:651–674.

237. **Wykes CB, Clark TJ, Khan KS.** Accuracy of laparoscopy in the diagnosis of endometriosis: a systematic quantitative review. *BJOG* 2004;111:1204–1212.

238. **Chapron C, Querleu D, Bruhat MA, et al.** Surgical complications of diagnostic and operative gynaecological laparoscopy: a series of 29,966 cases. *Hum Reprod* 1998;13:867–872.

239. **Harkki-Siren P, Sjoberg J and Kurki T.** Major complications of laparoscopy: a follow-up Finnish study. *Obstet Gynecol* 1999;94:94–98.

240. **Vasquez G, Cornillie F, Brosens IA.** Peritoneal endometriosis: scanning electron microscopy and histology of minimal pelvic endometriotic lesions. *Fertil Steril* 1984;42:696–703.

241. **Nisolle M, Paindaveine B, Bourdin A, et al.** Histological study of peritoneal endometriosis in infertile women. *Fertil Steril* 1990;53:984–988.

242. **Clement PB.** Pathology of endometriosis. *Pathol Annu* 1990;25 (Pt 1):245–295.

243. **Moen MH, Halvorsen TB.** Histologic confirmation of endometriosis in different peritoneal lesions. *Acta Obstet Gynecol Scand* 1992;71:337–342.

244. **Vercellini P, Aimi G, Panazza S, et al.** Deep endometriosis conundrum: evidence in favor of a peritoneal origin. *Fertil Steril* 2000;73:1043–1046.

245. **Vercellini P, Vendola N, Bocciolone L, et al.** Reliability of the visual diagnosis of endometriosis. *Fertil Steril* 1991;56:1198–2000.

246. **Redwine DB.** Ovarian endometriosis: a marker for more extensive pelvic and intestinal disease. *Fertil Steril* 1999;72:310–315.

247. **Walter AJ, Hentz JG, Magtibay PM, et al.** Endometriosis: correlation between histologic and visual findings at laparoscopy. *Am J Obstet Gynecol* 2001;184:1407–1413.

248. **Czernobilsky B.** Endometriosis. In: *Fox H, ed. Obstetrical and gynecological pathology.* New York: Churchill Livingstone, 1987:763–777.

249. **Mai KT, Yazdi HM, Perkins DG, et al.** Pathogenetic role of the stromal cells in endometriosis and adenomyosis. *Histopathology* 1997;30:430–442.

250. **Donnez J, Nisolle M, Casanas-Roux F.** Three-dimensional architectures of peritoneal endometriosis. *Fertil Steril* 1992;57:980–983.

251. **Nisolle M, Casanas-Roux F, Anaf V, et al.** Morphometric study of the stromal vascularization in peritoneal endometriosis. *Fertil Steril* 1993;59:681–684.

252. **Anaf V, Simon Ph, El Nakadi I, et al.** Relationship between endometriotic foci and nerves in rectovaginal endometriotic nodules. *Hum Reprod* 2000;15:1744–1750.

253. **Wardle PG, Hull MGR.** Is endometriosis a disease? *Baillieres Clin Obstet Gynecol* 1993;7:673–685.

254. **Murphy AA, Green WR, Bobbie D, et al.** Unsuspected endometriosis documented by scanning electron microscopy in visually normal peritoneum. *Fertil Steril* 1986;46:522–524.

255. **Steingold KA, Cedars M, Lu JKH, et al.** Treatment of endometriosis with a long-acting gonadotropin-releasing hormone agonist. *Obstet Gynecol* 1987;69:403–411.

256. **Nezhat F, Allan CJ, Nezhat F, et al.** Nonvisualized endometriosis at laparoscopy. *Int J Fertil* 1991;36:340–343.

257. **Balasch J, Creus M, Fabregues F, et al.** Visible and non-visible endometriosis at laparoscopy in fertile and infertile women and in patients with chronic pelvic pain: a prospective study. *Hum Reprod* 1996;11:387–391.

258. **Jansen RPS.** Minimal endometriosis and reduced fecundability: prospective evidence from an artificial insemination by donor program. *Fertil Steril* 1986;46:141–143.

259. **Hayata T, Matsu T, Kawano Y, et al.** Scanning electron microscopy of endometriotic lesions in the pelvic peritoneum and the histogenesis

of endometriosis. *Int J Gynecol Obstet* 1992;39:311–319.

260. **Murphy AA, Guzick DS, Rock JA.** Microscopic peritoneal endometriosis. *Fertil Steril* 1989;51:1072–1074.

261. **Redwine DB.** Is "microscopic" peritoneal endometriosis invisible? *Fertil Steril* 1988;50:665–666.

262. **Redwine DB, Yocom LB.** A serial section study of visually normal pelvic peritoneum in patients with endometriosis. *Fertil Steril* 1990;54:648–651.

263. **Hornstein MD, Gleason RE, Orav J, et al.** The reproducibility of the revised American Fertility Society classification of endometriosis. *Fertil Steril* 1993;59:1015–1021.

264. **Lin SY, Lee RKK, Hwu YM, et al.** Reproducibility of the revised American Fertility Society classification of endometriosis during laparoscopy or laparotomy. *Int J Gynecol Obstet* 1998;60:265–269.

265. **Thomas EJ, Cooke ID.** Impact of *gestrinone* on the course of asymptomatic endometriosis. *BMJ* 1987;294:272–274.

266. **Thomas EJ, Cooke ID.** Successful treatment of asymptomatic endometriosis: does it benefit infertile women? *BMJ* 1987;294:1117–1119.

267. **Mahmood TA, Templeton A.** The impact of treatment on the natural history of endometriosis. *Hum Reprod* 1990;5:965–970.

268. **Sutton CJ, Pooley AS, Ewen SP, et al.** Follow-up report on a randomized controlled trial of laser laparoscopy in the treatment of pelvic pain associated with minimal to moderate endometriosis. *Fertil Steril* 1997;68:1070–1074.

269. **D'Hooghe TM, Bambra CS, Raeymaekers BM, et al.** Serial laparoscopies over 30 months show that endometriosis is a progressive disease in captive baboons (*Papio anubis, Papio cynocephalus*). *Fertil Steril* 1996;65:645–649.

270. **Hoshiai H, Ishikawa M, Yoshiharu S, et al.** Laparoscopic evaluation of the onset and progression of endometriosis. *Am J Obstet Gynecol* 1993;169:714–719.

271. **Redwine DB.** Age-related evolution in color appearance of endometriosis. *Fertil Steril* 1987;48:1062–1063.

272. **D'Hooghe TM, Bambra CS, Isahakia M, et al.** Evolution of spontaneous endometriosis in the baboon (*Papio anubis, Papio cynocephalus*) over a 12-month period. *Fertil Steril* 1992;58:409–412.

273. **Wiegerinck MAHM, Van Dop PA, Brosens IA.** The staging of peritoneal endometriosis by the type of active lesion in addition to the revised American Fertility Society classification. *Fertil Steril* 1993;60:461–464.

274. **Hanton EM, Malkasian GD Jr, Dockerty MB, et al.** Endometriosis associated with complete or partial obstruction of menstrual egress. *Obstet Gynecol* 1966;28:626–629.

275. **Schenken RS, Williams RF, Hodgen G.** Effect of pregnancy on surgically induced endometriosis in cynomolgus monkeys. *Am J Obstet Gynecol* 1987;157:1392–1396.

276. **Vernon MW, Wilson EA.** Studies on the surgical induction of endometriosis in the rat. *Fertil Steril* 1985;44:684–694.

277. **McArthur JW, Ulfelder H.** The effect of pregnancy upon endometriosis. *Obstet Gynecol Surv* 1965;20:709–733.

278. **D'Hooghe TM, Bambra CS, De Jonge I, et al.** Pregnancy does not affect endometriosis in baboons (*Papio anubis, Papio cynocephalus*). *Arch Gynecol Obstet* 1997;261:15–19.

279. **Kistner RW.** The treatment of endometriosis by inducing pseudopregnancy with ovarian hormones: a report of fifty-eight cases. *Fertil Steril* 1959;10:539–556.

280. **Italian Endometriosis Study Group.** Oral contraceptive use and risk of endometriosis. *Br J Obstet Gynecol* 1999;106:695–699.

281. **Somigliana E, Vercellini P, Vigano P, et al.** Endometriosis and estroprogestins: the chicken or the egg causality dilemma. *Fertil Steril* 2010;95:431–433.

282. **Vercellini P, Barbara G, Somigliana E, et al.** Comparison of contraceptive ring and patch for the treatment of symptomatic endometriosis. *Fertil Steril* 2010;93:2150–2161.

283. **Vercellini P, Eskenazi B, Consonni D, et al.** Oral contraceptives and risk of endometriosis: a systematic review and meta-analysis. *Hum Reprod Update* 2010;17:159–170.

284. **Zegers-Hochschild F, Adamson GD, de Mouzon J, et al.** International Committee for Monitoring Assisted Reproductive Technology (ICMART) and the World Health Organization (WHO) revised glossary of ART terminology, 2009. *Fertil Steril* 2009;92:1520–1524.

285. **Meuleman C, D'Hoore A, Van Cleynenbreugel B, et al.** Outcome after multidisciplinary CO_2 laser laparoscopic excision of deep infiltrating colorectal endometriosis. *Reprod Biomed Online*

2009;18:282–289.

286. **Abbott JA, Hawe J, Clayton RD, et al.** The effects and effectiveness of laparoscopic excision of endometriosis: a prospective study with 2–5 year follow-up. *Hum Reprod* 2003;18:1922–1927.

287. **Chapron C, Fauconnier A, Vieira M, et al.** Anatomical distribution of deeply infiltrating endometriosis: surgical implications and proposition for a classification. *Hum Reprod* 2003;18:157–161.

288. **Fedele L, Bianchi S, Zanconato G, et al.** Long-term follow-up after conservative surgery for rectovaginal endometriosis. *Am J Obstet Gynecol* 2004;190:1020–1024.

289. **Redwine DB, Wright JT.** Laparoscopic treatment of complete obliteration of the cul-de-sac associated with endometriosis: long-term follow-up of en bloc resection. *Fertil Steril* 2001;76:358–365.

290. **Tulandi T, Al Took S.** Reproductive outcome after treatment of mild endometriosis with laparoscopic excision and electrocoagulation. *Fertil Steril* 1998;69:229–231.

291. **Jacobson TZ, Duffy JM, Barlow D, et al.** Laparoscopic surgery for pelvic pain associated with endometriosis. *Cochrane Database Syst Rev* 2009;4:CD001300.

292. **Sutton C, Pooley AS, Jones KD, et al.** A prospective, randomized, double-blind controlled trial of laparoscopic uterine nerve ablation in the treatment of pelvic pain associated with endometriosis. *Gynaecol Endoscopy* 2001;10:217–222.

293. **Vercellini P, Aimi G, Busacca M, et al.** Laparoscopic uterosacral ligament resection for dysmenorrhea associated with endometriosis: results of a randomized, controlled trial. *Fertil Steril* 2003;80:310–19.

294. **Abbott J, Hawe J, Hunter D, et al.** Laparoscopic excision of endometriosis: a randomized, placebo-controlled trial. *Fertil Steril* 2004;82:878–884.

295. **Sutton CJ, Ewen SP, Whitelaw N, et al.** Prospective, randomized, double-blind, controlled trial of laser laparoscopy in the treatment of pelvic pain associated with minimal, mild, and moderate endometriosis. *Fertil Steril* 1994;62:696–700.

296. **Parker JD, Sinaii N, Segars JH, et al.** Adhesion formation after laparoscopic excision of endometriosis and lysis of adhesions. *Fertil Steril* 2005;84:1457–1461.

297. **Farquhar C, Vandekerckhove P, Watson A, et al.** Barrier agents for preventing adhesions after surgery for subfertility. *Cochrane Database Syst Rev* 2000;2:CD000475. Update in: *Cochrane Database Syst Rev* 2008;2:CD000475.

298. **DiZerega GS, Coad J, Donnez J.** Clinical evaluation of endometriosis and differential response to surgical therapy with and without application of Oxiplex/AP* adhesion barrier gel. *Fertil Steril* 2007;87:485–489.

299. **Hart RJ, Hickey M, Maouris P, Buckett W.** Excisional surgery versus ablative surgery for ovarian endometriomata. *Cochrane Database Syst Rev* 2008;2:CD004992.

300. **Chapron C, Vercellini P, Barakat H, et al.** Management of ovarian endometriomas. *Hum Reprod Update* 2002;8:6–7.

301. **Donnez J, Nisolle M, Gillet N, et al.** Large ovarian endometriomas. *Hum Reprod* 1996;11:641–646.

302. **Loh FH, Tan AT, Kumar J, et al.** Ovarian response after laparoscopic ovarian cystectomy for endometriotic cysts in 132 monitored cycles. *Fertil Steril* 1999;72:316–321.

303. **Beretta P, Franchi M, Ghezzi F, et al.** Randomized clinical trial of two laparoscopic treatments of endometriosis: cystectomy versus drainage and coagulation. *Fertil Steril* 1998;70:1176–1180.

304. **Alborzi S, Momtahan M, Parsanezhad ME, et al.** A prospective, randomized study comparing laparoscopic ovarian cystectomy versus fenestration and coagulation in patients with endometriomas. *Fertil Steril* 2004;82:1633–1617.

305. **Alborzi S, Ravanbakhsh R, Parsanezhad ME, et al.** Comparison of follicular response of ovaries to ovulation induction after laparoscopic ovarian cystectomy or fenestration and coagulation versus normal ovaries in patients with endometrioma. *Fertil Steril* 2007;88:507–509.

306. **Pados G, Tsolakidis D, Assimakopoulos E, et al.** Sonographic changes after laparoscopic cystectomy compared with three-stage management in patients with ovarian endometriomas: a prospective randomized study. *Hum Reprod* 2010;25:672–677.

307. **Tsolakidis D, Pados G, Vavilis D, et al.** The impact on ovarian reserve after laparoscopic ovarian cystectomy versus three-stage management in patients with endometriomas: a prospective randomized study. *Fertil Steril* 2010;94:71–77.

308. **Pellicano M, Bramante S, Guida M, et al.** Ovarian endometrioma:

309. **Vercellini P, Carmignani L, Rubino T, et al.** Surgery for deep endometriosis: a pathogenesis-oriented approach. *Gynecol Obstet Invest* 2009;68:88–103.

310. **Koninckx PR, Timmermans B, Meuleman C, et al.** Complications of CO-2 laser endoscopic excision of deep endometriosis. *Hum Reprod* 1996;11:2263–2268.

311. **Redwine DB, Koning M, Sharpe DR.** Laparoscopically assisted transvaginal segmental resection of the rectosigmoid colon for endometriosis. *Fertil Steril* 1996;65:193–197.

312. **Daraï E, Dubernard G, Coutant C, et al.** Randomized trial of laparoscopically assisted versus open colorectal resection for endometriosis: morbidity, symptoms, quality of life, and fertility. *Ann Surg* 2010;251:1018–1023.

313. **Meuleman C, Tomassetti C, D'Hoore A, et al.** Surgical treatment of deeply infiltrating endometriosis with colorectal involvement. *Hum Reprod Update* 2011;17:311–326.

314. **Candiani GB, Fedele L, Vercellini P, et al.** Presacral neurectomy for the treatment of pelvic pain associated with endometriosis: a controlled study. *Am J Obstet Gynecol* 1992;167:100–103.

315. **Fedele L, Bianchi S, Bocciolone L, et al.** *Buserelin acetate* in the treatment of pelvic pain associated with minimal and mild endometriosis: a controlled study. *Fertil Steril* 1993;59:516–521.

316. **Overton CE, Lindsay PC, Johal B, et al.** A randomized, double-blind, placebo-controlled study of luteal phase *dydrogesterone* (*Duphaston*) in women with minimal to mild endometriosis. *Fertil Steril* 1994;62:701–707.

317. **Feste JR.** Laser laparoscopy: a new modality. *J Reprod Med* 1985;30:413–417.

318. **Nezhat C, Winer W, Crowgey S, et al.** Video laparoscopy for the treatment of endometriosis associated with infertility. *Fertil Steril* 1989;51:237–240.

319. **Sutton CJG, Hill D.** Laser laparoscopy in the treatment of endometriosis: a 5 year study. *Br J Obstet Gynecol* 1990;97:181–185.

320. **Daniell JF.** Fiberoptic laser laparoscopy. *Baillieres Clin Obstet Gynecol* 1989;3:545–562.

321. **Daniels J, Gray R, Hills RK, et al.** LUNA trial collaboration. Laparoscopic uterosacral nerve ablation for alleviating chronic pelvic pain: a randomized controlled trial. *JAMA* 2009;302:955–961.

322. **Vercellini P, Crosignani PG, Abbiati A, et al.** The effect of surgery for symptomatic endometriosis: the other side of the story. *Hum Reprod Update* 2009;15:177–188.

323. **Audebert A, Descampes P, Marret H, et al.** Pre or post operative medical treatment with nafarelin in stage III–IV endometriosis: a French multicentered study. *Eur J Obstet Gynecol Reprod Biol* 1998;79:145–148.

324. **Yap C, Furness S, Farquhar C.** Pre and post operative medical therapy for endometriosis surgery. *Cochrane Database Syst Rev* 2004;3:CD003678.

325. **MacDonald SR, Klock SC, Milad MP.** Long-term outcome of non-conservative surgery (hysterectomy) for endometriosis-associated pain in women <30 years old. *Am J Obstet Gynecol* 1999;180:1360–1363.

326. **Lefebvre G, Allaire C, Jeffrey J, et al.** SOGC clinical guidelines: hysterectomy. *J Obstet Gynaecol Can* 2002;24:37–61.

327. **Namnoum AB, Hickman TN, Goodman SB, et al.** Incidence of symptom recurrence after hysterectomy for endometriosis. *Fertil Steril* 1995;64:898–902.

328. **Ford J, English J, Miles WA, et al.** Pain, quality of life and complications following the radical resection of rectovaginal endometriosis. *BJOG* 2004;111:353–356.

329. **Matorras R, Elorriaga MA, Pijoan JI, et al.** Recurrence of endometriosis in women with bilateral adnexectomy (with or without total hysterectomy) who received hormone replacement therapy. *Fertil Steril* 2002;77:303–308.

330. **Heaps JM, Berek JS, Nieberg RK.** Malignant neoplasms arising in endometriosis. *Obstet Gynecol* 1990;75:1023–1028.

331. **Bianchi S, Busacca M, Agnoli B, et al.** Effects of 3 month therapy with *danazol* after laparoscopic surgery for stage III/IV endometriosis: a randomized study. *Hum Reprod* 1999;14:1335–1337.

332. **Hornstein MD, Hemmings R, Yuzpe AA, et al.** Use of *nafarelin* versus placebo after reductive laparoscopic surgery for endometriosis. *Fertil Steril* 1997;68:860–864.

333. **Vercellini P, Crosignani PG, Fadini R, et al.** A gonadotropin-releasing hormone agonist compared with expectant management after conservative surgery for symptomatic endometriosis. *Br J*

Obstet Gynecol 1999;106:672–677.

334. **Busacca M, Somigliana E, Bianchi S, et al.** Post-operative GnRH analogue treatment after conservative surgery for symptomatic endometriosis stage III–IV: a randomized controlled trial. *Hum Reprod* 2001;16:2399–2402.

335. **Parazzini F, Fedele L, Busacca M, et al.** Postsurgical treatment of advanced endometriosis: results of a randomized clinical trial. *Am J Obstet Gynecol* 1994;171:1205–1207.

336. **Telimaa S, Ronnberg L, Kauppila A.** Placebo-controlled comparison of *danazol* and high-dose *medroxyprogesterone acetate* in the treatment of endometriosis after conservative surgery. *Gynecol Endocrinol* 1987;1:363–371.

337. **Loverro G, Carriero C, Rossi AC, et al.** A randomized study comparing *triptorelin* or expectant management following conservative laparoscopic surgery for symptomatic stage III–IV endometriosis. *Eur J Obstet Gynecol Reprod Biol* 2008;136:194–198.

338. **Vercellini P, Somigliana E, Daguati R, et al.** Postoperative oral contraceptive exposure and risk of endometrioma recurrence. *Am J Obstet Gynecol* 2008;198:504.e1–e5.

339. **Seracchioli R, Mabrouk M, Frascà C, et al.** Long-term oral contraceptive pills and postoperative pain management after laparoscopic excision of ovarian endometrioma: a randomized controlled trial. *Fertil Steril* 2010;94:464–471.

340. **Seracchioli R, Mabrouk M, Frascà C, et al.** Long-term cyclic and continuous oral contraceptive therapy and endometrioma recurrence: a randomized controlled trial. *Fertil Steril* 2010;93:52–56.

341. **Sesti F, Pietropolli A, Capozzolo T, et al.** Hormonal suppression treatment or dietary therapy versus placebo in the control of painful symptoms after conservative surgery for endometriosis stage III–IV. A randomized comparative trial. *Fertil Steril* 2007;88:1541–1547.

342. **Abou-Setta AM, Al-Inany HG, Farquhar CM.** *Levonorgestrel*-releasing intrauterine device (LNG-IUD) for symptomatic endometriosis following surgery. *Cochrane Database Syst Rev* 2006;4:CD005072.

343. **Vercellini P, Frontino G, De Giorgi O, et al.** Comparison of a *levonorgestrel*-releasing intrauterine device versus expectant management after conservative surgery for symptomatic endometriosis: a pilot study. *Fertil Steril* 2003;80:305–309.

344. **Wong AY, Tang LC, Chin RK.** *Levonorgestrel*-releasing intrauterine system (*Mirena*) and depot *medroxyprogesterone acetate* (*Depo-Provera*) as long-term maintenance therapy for patients with moderate and severe endometriosis: a randomised controlled trial. *Aust N Z J Obstet Gynaecol* 2010;50:273–279.

345. **Marjoribanks J, Proctor ML, Farquhar C.** Nonsteroidal antiinflammatory drugs for primary dysmenorrhoea. *Cochrane Database Syst Rev* 2003;4:CD001751.

346. **Zhang WY, Li Wan Po A.** Efficacy of minor analgesics in primary dysmenorrhoea: a systematic review. *Br J Obstet Gynecol* 1998;105:780–789.

347. **Dawood MY, Khan-Dawood FS.** Clinical efficacy and differential inhibition of menstrual fluid prostaglandin F2alpha in a randomized, double-blind, crossover treatment with placebo, *acetaminophen*, and *ibuprofen* in primary dysmenorrhea. *Am J Obstet Gynecol* 2007;196:35.e1–e5.

348. **Proctor ML, Smith CA, Farquhar CM, et al.** Transcutaneous electrical nerve stimulation and acupuncture for primary dysmenorrhoea (Cochrane Review). In: *The Cochrane Library, Issue 3*. Chichester, UK: Wiley, 2004.

349. **Davis AR, Westhoff C, O'Connell K, et al.** Oral contraceptives for dysmenorrhea in adolescent girls: a randomized trial. *Obstet Gynecol* 2005;106:97–104.

350. **Proctor M, Farquhar C.** Dysmenorrhoea. *Clin Evid* 2006;12:2429–2448.

351. **Proctor ML, Murphy PA.** Herbal and dietary therapies for primary and secondary dysmenorrhoea (Cochrane Review). In: *The Cochrane Library, Issue 3*. Chichester, UK: Wiley, 2004.

352. **Proctor ML, Hing W, Johnson TC, et al.** Spinal manipulation for primary and secondary dysmenorrhoea. *Cochrane Database Syst Rev* 2006;3:CD002119.

353. **Kauppila A, Ronnberg L.** *Naproxen sodium* in dysmenorrhea secondary to endometriosis. *Obstet Gynecol* 1985;65:379–383.

354. **Allen C, Hopewell S, Prentice A, et al.** Nonsteroidal antiinflammatory drugs for pain in women with endometriosis. *Cochrane Database Syst Rev* 2009;2:CD004753.

355. **Bajaj P, Bajaj P, Madsen J, et al.** Endometriosis is associated with central sensitization: a psychophysical controlled study. *J Pain* 2003;4:372–380.

356. **Kauppila A, Puolakka J, Ylikorkala O.** Prostaglandin biosynthesis inhibitors and endometriosis. *Prostaglandins* 1979;18:655–661.

357. **Vercellini P, Crosignani PG, Somigliana E, et al.** Medical treatment for rectovaginal endometriosis: what is the evidence? *Hum Reprod* 2009;24:2504–2514.

358. **Moore J, Kennedy SH, Prentice A.** Modern combined oral contraceptives for pain associated with endometriosis (Cochrane Review). In: *The Cochrane Library, Issue 3*. Chichester, UK: Wiley, 2004.

359. **Prentice A, Deary AJ, Goldbeck WS, et al.** Gonadotrophin-releasing hormone analogues for pain associated with endometriosis. In: *The Cochrane Library, Issue 3*. Chichester, UK: Wiley, 2004.

360. **Harada T, Momoeda M, Taketani Y, et al.** Low-dose oral contraceptive pill for dysmenorrhea associated with endometriosis: a placebo-controlled, double-blind, randomized trial. *Fertil Steril* 2008;90:1583–1588.

361. **Nothnick WB, D'Hooghe TM.** New developments in the medical treatment of endometriosis. *Gynecol Obstet Invest* 2003;55:189–198.

362. **Kyama CM, Mihalyi A, Mwenda JM, et al.** The role of immunologic factors in the development of endometriosis: indications for treatment strategies. *Therapy* 2005;4:623–639.

363. **Edelman AB, Gallo MF, Jensen JT, et al.** Continuous or extended cycle vs. cyclic use of combined oral contraceptives for contraception. *Cochrane Database Syst Rev* 2005;3:CD004695.

364. **Vercellini P, Pietropaolo G, De Giorgi O, et al.** Treatment of symptomatic rectovaginal endometriosis with an estrogen-progestogen combination versus low-dose *norethindrone acetate*. *Fertil Steril* 2005;84:1375–1387.

365. **Kistner RW.** The use of progestins in the treatment of endometriosis. *Am J Obstet Gynecol* 1958;75:264–278.

366. **Prentice A, Deary AJ, Bland E.** Progestagens and anti-progestagens for pain associated with endometriosis. *Cochrane Database Syst Rev* 2000;2:CD002122.

367. **Moghissi KS.** Pseudopregnancy induced by estrogen-progestogen or progestogens alone in the treatment of endometriosis. *Prog Clin Biol Res* 1990;323:221–232.

368. **Telimaa S, Puolakka J, Ronnberg L, et al.** Placebo-controlled comparison of *danazol* and high-dose *medroxyprogesterone acetate* in the treatment of endometriosis. *Gynecol Endocrinol* 1987;1:13–23.

369. **Harrison RF, Barry-Kinsella C.** Efficacy of *medroxy-progesterone* treatment in infertile women with endometriosis: a prospective, randomized, placebo-controlled study. *Fertil Steril* 2000;74:24–30.

370. **Vercellini P, De Giorgi O, Oldani S, et al.** Depot *medroxyprogesterone acetate* versus an oral contraceptive combined with very-low-dose *danazol* for long-term treatment of pelvic pain associated with endometriosis. *Am J Obstet Gynecol* 1996;175:396–341.

371. **Schlaff WD, Carson SA, Luciano A, et al.** Subcutaneous injection of depot *medroxyprogesterone acetate* compared with *leuprolide acetate* in the treatment of endometriosis-associated pain. *Fertil Steril* 2006;85:314–325.

372. **Walch K, Unfried G, Huber J, et al.** *Implanon* versus *medroxyprogesterone acetate*: effects on pain scores in patients with symptomatic endometriosis—a pilot study. *Contraception* 2009;79:29–34.

373. **Strowitzki T, Marr J, Gerlinger C, et al.** *Dienogest* is as effective as *leuprolide acetate* in treating the painful symptoms of endometriosis: a 24-week, randomized, multicentre, open-label trial. *Hum Reprod* 2010;25:633–641.

374. **Harada T, Momoeda M, Taketani Y, et al.** Dienogest is as effective as intranasal buserelin acetate for the relief of pain symptoms associated with endometriosis—a randomized, double-blind, multicenter, controlled trial. *Fertil Steril* 2009;91:675–681.

375. **Viganò P, Somigliana E, Vercellini P.** *Levonorgestrel*-releasing intrauterine system for the treatment of endometriosis: biological and clinical evidence. *Womens Health* 2007;3:207–214.

376. **Varma R, Sinha D, Gupta JK.** Non-contraceptive uses of *levonorgestrel*-releasing hormone system (LNG-IUS)—a systematic enquiry and overview. *Eur J Obstet Gynecol Reprod Biol* 2006;125:9–28.

377. **Vercellini P, Aimi G, Panazza S, et al.** A *levonorgestrel*-releasing intrauterine system for the treatment of dysmenorrhea associated with endometriosis: a pilot study. *Fertil Steril* 1999;72:505–508.

378. **Fedele L, Bianchi S, Zanconato G, et al.** Use of a *levonorgestrel*-releasing intrauterine device in the treatment of rectovaginal endometriosis. *Fertil Steril* 2001;75:485–488.

379. **Petta CA, Ferriani RA, Abrao MS, et al.** Randomized clinical trial of a *levonorgestrel*-releasing intrauterine system and a depot GnRH analogue for the treatment of chronic pelvic pain in women with endometriosis. *Hum Reprod* 2005;20:1993–1998.

380. **Lockhat FB, Emembolu JO, Konje JC.** The efficacy, side-effects and continuation rates in women with symptomatic endometriosis undergoing treatment with an intra-uterine administered progestogen (*levonorgestrel*): a 3-year follow-up. *Hum Reprod* 2005;20:789–793.

381. **Murphy AA, Zhou MH, Malkapuram S, et al.** *RU486*-induced growth inhibition of human endometrial cells. *Fertil Steril* 2000;74:1014–1019.

382. **Koide SS.** *Mifepristone*: auxiliary therapeutic use in cancer and related disorders. *J Reprod Med* 1998;43:551–560.

383. **Kettel LM, Murphy AA, Morales AJ, et al.** Treatment of endometriosis with the antiprogesterone *mifepristone* (*RU486*). *Fertil Steril* 1996;65:23–28.

384. **Kettel LM, Murphy AA, Morales AJ, et al.** Preliminary report on the treatment of endometriosis with low-dose *mifepristone* (*RU486*). *Am J Obstet Gynecol* 1998;178:1151–1156.

385. **Stoeckemann K, Hegele-Hartung C, Chwalisz K.** Effects of the progesterone antagonists *onapristone* (*ZK 98 299*) and *ZK 136 799* on surgically induced endometriosis in intact rats. *Hum Reprod* 1995;10:3264–3271.

386. **Fuhrmann U, Hess Stummp H, Cleve A, et al.** Synthesis and biological activity of a novel, highly potent progesterone receptor antagonist. *J Med Chem* 2000;43:5010–5016.

387. **Slayden OD, Chwalisz K, Brenner RM.** Reversible suppression of menstruation with progesterone antagonists in rhesus macaques. *Hum Reprod* 2001;8:1562–1574.

388. **Brosens IA, Verleyen A, Cornillie FJ.** The morphologic effect of short-term medical therapy of endometriosis. *Am J Obstet Gynecol* 1987;157:1215–1221.

389. **Fedele L, Bianchi S, Viezzoli T, et al.** *Gestrinone* versus *danazol* in the treatment of endometriosis. *Fertil Steril* 1989;51:781–785.

390. **Wingfield M, Healy DL.** Endometriosis: medical therapy. *Baillieres Clin Obstet Gynecol* 1993;7:813–838.

391. **Hornstein MD, Gleason RE, Barbieri RL.** A randomized double-blind prospective trial of two doses of *gestrinone* in the treatment of endometriosis. *Fertil Steril* 1990;53:237–241.

392. **Gestrinone Italian Study Group.** Gestrinone versus a GnRHa for the treatment of pelvic pain associated with endometriosis: a multicenter, randomized, double-blind study. *Fertil Steril* 1996;66:911–919.

393. **Barbieri RL, Ryan KJ.** *Danazol*: endocrine pharmacology and therapeutic applications. *Am J Obstet Gynecol* 1981;141:453–463.

394. **El-Roeiy A, Dmowski WP, Gleicher N, et al.** *Danazol* but not gonadotropin-releasing hormone agonists suppresses autoantibodies in endometriosis. *Fertil Steril* 1988;50;864–871.

395. **Ota H, Maki M, Shidara Y, et al.** Effects of *danazol* at the immunologic level in patients with adenomyosis, with special reference to autoantibodies: a multi-center cooperative study. *Am J Obstet Gynecol* 1992;167:481–486.

396. **Hill JA, Haimovici F, Politch JA, et al.** Effects of soluble products of activated macrophages (lymphokines and monokines) on human sperm motion parameters. *Fertil Steril* 1987;47:460–465.

397. **Mori H, Nakagawa M, Itoh N, et al.** Danazol suppresses the production of interleukin-1b and tumor necrosis factor by human monocytes. *Am J Reprod Immunol* 1990;24:45–50.

398. **Braun DP, Gebel H, Rotman C, et al.** The development of cytotoxicity in peritoneal macrophages from women with endometriosis. *Fertil Steril* 1992;1203:1203–1210.

399. **Gelfand JA, Sherins RJ, Alling DW, et al.** Treatment of hereditary angioedema with *danazol*. *N Engl J Med* 1976;295:1444–1448.

400. **Ahn YS, Harrington WJ, Mylvaganam R, et al.** *Danazol* therapy for autoimmune hemolytic anemia. *Ann Intern Med* 1985;102:298–301.

401. **Agnello V, Pariser K, Gell J, et al.** Preliminary observations on *danazol* therapy of systemic lupus erythematosus: effect on DNA antibodies, thrombocytopenia and complement. *J Rheumatol* 1983;10:682–687.

402. **Schreiber AD, Chien P, Tomaski A, et al.** Effect of *danazol* in immune thrombocytopenic purpura. *N Engl J Med* 1987;316:503–508.

403. **Mylvaganam R, Ahn YS, Harrington WJ, et al.** Immune modulation by *danazol* in autoimmune thrombocytopenia. *Clin Immunol Immunopathol* 1987;42:281–287.

404. **Selak V, Farquhar C, Prentice A, et al.** Danazol for pelvic pain associated with endometriosis. *Cochrane Database Syst Rev* 2007;4:CD000068.

405. **Igarashi M, Iizuka M, Abe Y, et al.** Novel vaginal *danazol* ring therapy for pelvic endometriosis, in particular deeply infiltrating endometriosis. *Hum Reprod* 1998;13:1952–1956.

406. **Borroni R, Di Blasio AM, Gaffuri B, et al.** Expression of GnRH receptor gene in human ectopic endometrial cells and inhibition of their proliferation by leuprolide acetate. *Mol Cell Endocrinol* 2000;159:37–43

407. **Sharpe-Timms KL, Zimmer RL, Jolliff WJ, et al.** GnRHa therapy alters activity of plasminogen activators, matrix metalloproteinases, and their inhibitors in rat models for adhesion formation and endometriosis: potential GnRHa regulated mechanisms reducing adhesion formation. *Fertil Steril* 1998;68:916–923.

408. **Barbieri RL.** Hormone treatment of endometriosis: the estrogen threshold hypothesis. *Am J Obstet Gynecol* 1992;166:740–745.

409. **Riis BJ, Christiansen C, Johansen JS, et al.** Is it possible to prevent bone loss in young women treated with luteinizing hormone-releasing agonists? *J Clin Endocrinol Metab* 1990;70:920–924.

410. **Hornstein MD, Surrey ES, Weisberg GW, et al.** *Leuprolide acetate* depot and hormonal add-back in endometriosis: a 12-month study. *Obstet Gynecol* 1998;91:16–24.

411. **Sillem M, Parviz M, Woitge HW, et al.** Add-back *medrogestone* does not prevent bone loss in premenopausal women treated with goserelin. *Exp Clin Endocrinol Diabetes* 1999;107:379–385.

412. **Taskin O, Uryan I, Yalcinoglu I, et al.** Effectiveness of *tibolone* on hypoestrogenic symptoms induced by *goserelin* treatment in patients with endometriosis. *Fertil Steril* 1997;67:40–45.

413. **Lindsay PC, Shaw RW, Bennink HJC, et al.** The effect of add-back treatment with *tibolone* (*Livial*) on patients treated with the GnRHa *triptorelin* (*Decapeptyl*). *Fertil Steril* 1996;65:342–348.

414. **Franke HR, van de Weijere PHM, Pennings TMM, et al.** Gonadotropin-releasing hormone agonist plus "add-back" hormone replacement therapy for treatment of endometriosis: a prospective randomized placebo-controlled double-blind trial. *Fertil Steril* 2000;74:534–539.

415. **Sagsveen M, Farmer JE, Prentice A, et al.** Gonadotrophin-releasing hormone analogues for endometriosis: bone mineral density. *Cochrane Database Syst Rev* 2003;4:CD001297.

416. **Pierce SJ, Gazvani MR, Farquharson RG.** Long-term use of gonadotropin-releasing hormone analogs and hormone replacement therapy in the management of endometriosis: a randomized trial with a 6-year follow-up. *Fertil Steril* 2000;74:964–968.

417. **Tahara M, Matsuoka T, Yokoi T, et al.** Treatment of endometriosis with a decreasing dosage of gonadotropin-releasing hormone agonist (*nafarelin*): a pilot study with low-dose agonist therapy ("draw-back" therapy). *Fertil Steril* 2000;73:799–804.

418. **Yano S, Ikegami Y, Nakao K.** Studies on the effect of the new non-steroidal aromatase inhibitor *fadrozole hydrochloride* in an endometriosis model in rats. *Arzneimittelforschung* 1996;46:192–195.

419. **Kudoh M, Susaki Y, Ideyama Y, et al.** Inhibitory effects of a novel aromatase inhibitor, YM511, in rats with experimental endometriosis. *J Steroid Biochem Mol Biol* 1997;63:1–3.

420. **Takayama K, Zeitoun K, Gunby RT, et al.** Treatment of severe postmenopausal endometriosis with an aromatase inhibitor. *Fertil Steril* 1998;69:709–713.

421. **Nawathe A, Patwardhan S, Yates D, et al.** Systematic review of the effects of aromatase inhibitors on pain associated with endometriosis. *BJOG* 2008;115:818–822.

422. **Soysal S, Soysal M, Ozer S, et al.** The effects of post-surgical administration of *goserelin* plus *anastrazole* compared to *goserelin* alone in patients with severe endometriosis: a prospective randomised trial. *Hum Reprod* 2004;19:160–167.

423. **Buelke SJ, Bryant HU, Francis PC.** The selective estrogen receptor modulator, *raloxifene*: an overview of nonclinical pharmacology and reproductive and developmental testing. *Reprod Toxicol* 1998;12:217–221.

424. **Stratton P, Sinaii N, Segars J, et al.** Return of chronic pelvic pain from endometriosis after raloxifene treatment: a randomized controlled trial. *Obstet Gynecol* 2008;111:88–96.

425. **D'Antonio M, Martelli F, Peano S, et al.** Ability of recombinant human TNF binding protein-1 (r-hTBP-1) to inhibit the development of experimentally induced endometriosis in rats. *J Reprod Immunol* 2000;48:81–98.

426. **Koninckx PR, Craessaerts M, Timmerman D, et al.** Anti-TNF-alpha treatment for deep endometriosis-associated pain: a randomized placebo-controlled trial. *Hum Reprod* 2008;23:2017–2023.

427. **Lv D, Song H, Li Y, et al.** *Pentoxifylline* versus medical therapies

for subfertile women with endometriosis. *Cochrane Database Syst Rev* 2009;3:CD007677.

428. **Lebovic DI, Kir M, Casey CL, et al.** Peroxisome proliferator-activated receptor-gamma induces regression of endometrial explants in a rat model of endometriosis. *Fertil Steril* 2004;82:1008–1013.

429. **Moravek MB, Ward EA, Lebovic DI.** Thiazolidinediones as therapy for endometriosis: a case series. *Gynecol Obstet Invest* 2009;68:167–170.

430. **Ingelmo JM, Quereda F, Acien P.** Intraperitoneal and subcutaneous treatment of experimental endometriosis with recombinant human interferon-alpha-2b in a murine model. *Fertil Steril* 1999;71:907–911.

431. **Keenan JA, Williams-Boyce PK, Massey PJ, et al.** Regression of endometrial explants in a rat model of endometriosis treated with immune modulators *loxoribine* and *levamisole*. *Fertil Steril* 2000;72:135–141.

432. **Kyama CM, Mihalyi A, Simsa P, et al.** Non-steroidal targets in the diagnosis and treatment of endometriosis [review]. *Curr Med Chem* 2008;15:1006–1017.

433. **Flower A, Liu JP, Chen S, et al.** Chinese herbal medicine for endometriosis. *Cochrane Database Syst Rev* 2009;3:CD006568.

434. **Olive DL, Lee KL.** Analysis of sequential treatment proto-cols for endometriosis-associated infertility. *Am J Obstet Gynecol* 1986;154:613–619.

435. **Jacobson TZ, Barlow DH, Koninckx PR, et al.** Laparoscopic surgery for subfertility associated with endometriosis (Cochrane Review). In: *The Cochrane Library, Issue 3*. Chichester, UK: Wiley, 2004.

436. **Hughes E, Brown J, Collins JJ, et al.** Ovulation suppression for endometriosis. *Cochrane Database Syst Rev* 2007;3:CD000155.

437. **Arumugam K, Urquhart R.** Efficacy of laparoscopic electrocoagulation in infertile patients with minimal or mild endometriosis. *Acta Obstet Gynecol Scand* 1991;70:125–127.

438. **Adamson GD, Hurd SJ, Pasta DJ, et al.** Laparoscopic endometriosis treatment: is it better? *Fertil Steril* 1993;59:35–44.

439. **Guzick DS, Canis M, Silliman NP, et al.** Prediction of pregnancy in infertile women based on the ASRM's revised classification for endometriosis. *Fertil Steril* 1997;67:822–836.

440. **Osuga Y, Koga K, Tsutsumi O, et al.** Role of laparoscopy in the treatment of endometriosis-associated infertility. *Gynecol Obstet Invest* 2002;53(Suppl 1):33–39.

441. **Canis M, Pouly JL, Wattiez A, et al.** Incidence of bilateral adnexal disease in severe endometriosis (revised American Fertility Society [AFS] stage IV): should a stage V be included in the AFS classification? *Fertil Steril* 1992;57:691–692.

442. **Chapron C, Fritel X, Dubuisson JB.** Fertility after laparoscopic management of deep endometriosis infiltrating the uterosacral ligaments. *Hum Reprod* 1999;14:329–332.

443. **Pagidas K, Falcone T, Hemmings R, et al.** Comparison of reoperation for moderate (stage III) and severe (stage IV) endometriosis-related infertility. *Fertil Steril* 1996;65:791–795.

444. **Rock JA, Guzick DS, Dengos C, et al.** The conservative surgical treatment of endometriosis: evaluation of pregnancy success with respect to the extent of disease as categorized using contemporary classification systems. *Fertil Steril* 1981;35:131–137.

445. **Somigliana E, Daguati R, Vercellini P, et al.** The use and effectiveness of in vitro fertilization in women with endometriosis: the surgeon's perspective. *Fertil Steril* 2009;91:1775–1779.

446. **Goldstein DP, De Cholnoky C, Emans SJ.** Adolescent endometriosis. *J Adolesc Health Care* 1980;1:37–41.

447. **Bai SW, Cho HJ, Kim JY, et al.** Endometriosis in an adolescent population: the severance hospital in Korean experience. *Yonsei Med J* 2002;43:48–52.

448. **Ballweg ML.** Big picture of endometriosis helps provide guidance on approach to teens: comparative historical data show endo starting younger, is more severe. *J Pediatr Adolesc Gynecol* 2003;16:S21–A26.

449. **Reese KA, Reddy S, Rock JA.** Endometriosis in an adolescent population: the Emory experience. *J Pediatr Adolesc Gynecol* 1996;9:125–128.

450. **Laufer MR, Goitein L, Bush M, et al.** Prevalence of endometriosis in adolescent girls with chronic pelvic pain not responding to conventional therapy. *J Pediatr Adolesc Gynecol* 1997;10:199–202.

451. **Vercellini P, Fedele L, Arcaini L, et al.** Laparoscopy in the diagnosis of chronic pelvic pain in adolescent women. *J Reprod Med* 1989;34:827–830.

452. **Emmert C, Romann D, Riedel HH.** Endometriosis diagnosed by laparoscopy in adolescent girls. *Arch Gynecol Obstet* 1998;261:89–93.

453. **Hassan E, Kontoravdis A, Hassiakos D, et al.** Evaluation of combined endoscopic and pharmaceutical management of endometriosis during adolescence. *Clin Exp Obstet Gynecol* 1999;26:85–87.

454. **Kontoravdis A, Hassan E, Hassiakos D, et al.** Laparoscopic evaluation and management of chronic pelvic pain during adolescence. *Clin Exp Obstet Gynecol* 1999;26:76–77.

455. **Shin SY, Lee YY, Yang SY, et al.** Characteristics of menstruation-related problems for adolescents and premarital women in Korea. *Eur J Obstet Gynecol Reprod Biol* 2005;121:236–242.

456. **Stavroulis AI, Saridogan E, Creighton SM, et al.** Laparoscopic treatment of endometriosis in teenagers. *Eur J Obstet Gynecol Reprod Biol* 2006;125:248–250.

457. **Davis GD, Thillet E, Lindemann J.** Clinical characteristics of adolescent endometriosis. *J Adolesc Health* 1993;14:362–368.

458. **Marsh EE, Laufer MR.** Endometriosis in premenarcheal girls who do not have an associated obstructive anomaly. *Fertil Steril* 2005;83:758–760.

459. **Evers JLH.** The pregnancy rate of the no-treatment group in randomized clinical trials of endometriosis therapy. *Fertil Steril* 1989;52:906–909.

460. **Propst AM, Laufer M.** Endometriosis in adolescents: incidence, diagnosis and treatment. *J Reprod Med* 1999;44:751–758.

461. **American College of Obstetricians and Gynecologists.** ACOG Committee Opinion. No. 310. Endometriosis in adolescents. *Obstet Gynecol* 2005;105:921–927.

462. **Sanfilippo JS, Wakim NG, Schikler KN, et al.** Endometriosis in association with uterine anomaly. *Am J Obstet Gynecol* 1986;154:39–43.

463. **Uğur M, Turan C, Mungan T, et al.** Endometriosis in association with mullerian anomalies. *Gynecol Obstet Invest* 1995;40:261–264.

464. **Hur JY, Shin JH, Lee JK, et al.** Septate uterus with double cervices, unilaterally obstructed vaginal septum, and ipsilateral renal agenesis: a rare combination of müllerian and wolffian anomalies complicated by severe endometriosis in an adolescent. *J Minim Invasive Gynecol* 2007;14:128–131.

465. **Al Kadri H, Hassan S, Al-Fozan HM, et al.** Hormone therapy for endometriosis and surgical menopause. *Cochrane Database Syst Rev* 2009;1:CD005997.

466. **Fedele L, Bianchi S, Rafaelli R, et al.** Comparison of transdermal *estradiol* and *tibolone* for the treatment of oophorectomized women with deep residual endometriosis. *Maturitas* 1999;32:189–193.

467. **Redwine DB.** Conservative laparoscopic excision of endometriosis by sharp dissection: life table analysis of reoperation and persistent of recurrent disease. *Fertil Steril* 1991;56:628–634.

468. **Vercellini P, Barbara G, Abbiati A, et al.** Repetitive surgery for recurrent symptomatic endometriosis: what to do? *Eur J Obstet Gynecol Reprod Biol* 2009;146:15–21.

469. **Vercellini P, Fedele L, Aimi G, et al.** Reproductive performance, pain recurrence and disease relapse after conservative surgical treatment for endometriosis: the predictive value of the current classification system. *Hum Reprod* 2006;21:2679–2685.

470. **Berlanda N, Vercellini P, Fedele L.** The outcomes of repeat surgery for recurrent symptomatic endometriosis. *Curr Opin Obstet Gynecol* 2010;22:320–325.

471. **Vercellini P, Somigliana E, Viganò P, et al.** The effect of second-line surgery on reproductive performance of women with recurrent endometriosis: a systematic review. *Acta Obstet Gynecol Scand* 2009;88:1074–1082.

472. **Busacca M, Marana R, Caruana P, et al.** Recurrence of ovarian endometrioma after laparoscopic excision. *Am J Obstet Gynecol* 1999;180:519–523.

473. **Schindler AE, Foertig P, Kienle E, et al.** Early treatment of endometriosis with GnRH-agonists: impact on time to recurrence. *Eur J Obstet Gynecol* 2000;93:123–125.

474. **Dmowski WP, Cohen MR.** Antigonadotropin (*danazol*) in the treatment of endometriosis: evaluation of posttreatment fertility and three-year follow-up data. *Am J Obstet Gynecol* 1978;130:41–48.

475. **Ghezzi F, Beretta P, Franchi M, et al.** Recurrence of endometriosis and anatomical location of the primary lesion. *Fertil Steril* 2001;75:136–140.

476. **Parker JD, Leondires M, Sinaii N, et al.** Persistence of dysmenorrhea and nonmenstrual pain after optimal endometriosis surgery may indicate adenomyosis. *Fertil Steril* 2006;86:711–715.

477. **Vercellini P, Somigliana E, Viganò P, et al.** Post-operative endometriosis recurrence: a plea for prevention based on patho-

genetic, epidemiological and clinical evidence. *Reprod Biomed Online* 2010;21:259–265.

478. **Razzi S, Luisi S, Ferretti C, et al.** Use of a progestogen only preparation containing *desogestrel* in the treatment of recurrent pelvic pain after conservative surgery for endometriosis. *Eur J Obstet Gynecol Reprod Biol* 2007;135:188–190.

479. **Vercellini P, Somigliana E, Daguati R, et al.** The second time around: reproductive performance after repetitive versus primary surgery for endometriosis. *Fertil Steril* 2009;92:1253–1255.

第**18**章 泌尿生殖器官感染和性传播疾病

David E. Soper

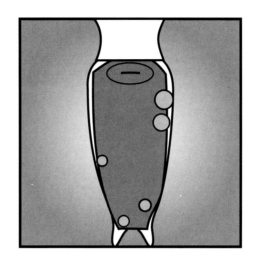

- 阴道炎的诊断基于实验室检测。
- 患有复杂性外阴阴道假丝酵母菌病(VVC)的女性应延长抗真菌治疗的时间。
- 女性若妇科检查正常且显微镜未找到假丝酵母菌感染的证据,患有 VVC 的可能性较小,除非阴道真菌培养阳性,否则就不提倡经验性的抗真菌治疗。
- 宫颈炎通常与细菌性阴道病并存,若不同时治疗,可导致宫颈炎的症状和体征持续存在。
- 轻至中度的盆腔炎性疾病患者可在门诊治疗。
- 对抗生素治疗 72 小时后无效的输卵管 - 卵巢积脓患者,无论是否留置引流管,穿刺引流可获得 90% 的有效率。
- 由于单纯疱疹的病毒培养假阴性率高,尤其在反复感染的患者中更是如此,在确诊生殖道疱疹时,分型特异的糖蛋白 G 抗体检测具有显著意义。
- 局部的抑制治疗可以减少有症状或无症状地病毒脱落及潜在的传播。

泌尿生殖道感染是患者就诊妇科的最常见原因。通过对这些疾病的病理生理学理解及有效的诊断方法,临床医师可有的放矢地制订抗感染方案并有效地减少长期后遗症。

正常阴道

正常的阴道分泌物包括以下几种成分:来源于皮脂腺、汗腺、巴氏腺和 Skene 腺的外阴分泌物;阴道壁漏出液;阴道和宫颈的脱落细胞;宫颈黏液;输卵管液和子宫内膜分泌液;微生物及其代谢产物。脱落细胞的数量和种类、宫颈黏液和上生殖道分泌液均受激素水平影响的生化过程决定(1)。在月经周期的中期,随着宫颈黏液的增多,阴道分泌物也随之增多。一旦女性使用口服避孕药并不再排卵,则上述周期性的变化不再发生。

阴道脱落细胞组织由阴道上皮细胞构成,这些细胞对雌孕激素水平敏感。在雌激素的刺激下,表层细胞成为育龄期女性阴道上皮的主要细胞类型。黄体期由于孕激素的刺激中间层细胞成为主要的细胞类型。当雌孕激素均未刺激时,基底旁细胞转而占优势,该情况可见于未使用激素替代治疗的绝经后女性。

正常阴道内菌群主要是需氧菌,平均有 6 种不同种类的细菌,其中最常见的是产过氧化氢的乳酸杆菌。阴道内的微生物环境取决于影响细菌存活能力的各种因素(2)。这些因素包括阴道的 pH 及可供细菌代谢利用的葡萄糖。**阴道正常的 pH 小于 4.5,这一酸性环境主要由分解产物——乳酸来维持。**雌激素使阴道上皮细胞富含糖原,阴道上皮细胞再将糖原分解成单糖以便于细胞自身利用,同时乳酸杆菌也能将单糖代谢成乳酸。

正常阴道分泌物黏稠、色白,通常位于阴道后穹隆。阴道分泌物制成湿性的标本之后就可进行分析了。将阴道分泌物标本置于装有 0.5ml 生理盐水的试管制成悬浮液,再转至载玻片,覆盖盖玻片后进行显微镜镜检。一些临床医师更偏好将分泌物直接置于载玻片上的生理盐水中来制备悬浮标本。阴道分泌物不应在无生理盐水时直接置于载玻片上,分泌物一旦干燥就无法制出良好的悬浮标本。正常阴道分泌物在显微镜检查下可观察到许多表层上皮细胞、少量的白细胞(少于上皮数量的 1%),可能有极少量的线索细胞。**线索细胞黏附了细菌,通常是加德纳菌的阴道表层上皮细胞,在显微镜下可见因细菌黏附而卷曲的细胞边界。**可接着将 10% 的氢氧化钾溶液(KOH)滴到载玻片上,或另外制备一张波片标本,用于检查是否有真菌感染。正常阴道分泌物的显微镜检查结果应该是阴性的。革兰染色能显示正常的表层上皮细胞和占优势地位的革兰阳性杆菌(乳酸杆菌)。

阴道感染

细菌性阴道病　　细菌性阴道病(BV)为阴道内正常菌群失调所致,包括乳酸杆菌的缺失和厌氧菌的过度生长(3,4)。**BV 是美国最常见的阴道炎(5)。**在健康女性中,厌氧菌仅占阴道菌群的不到 1%,而在患有 BV 的女性中,厌氧菌以及阴道加德纳菌和人类支原体的浓度高于正常妇女的 100~1000 倍,而乳酸杆菌则往往不存在。

目前打乱阴道正常菌群的触发因子及作用机制尚未明确,目前的假说认为可能与频繁性交、阴道灌洗导致阴道碱化有关。

随着产过氧化氢乳酸杆菌的消失,很难再重建阴道的正常菌群,所以 BV 的复发就很常见了。

许多研究显示 BV 与严重后遗症相关,已经罹患 BV 的女性患盆腔炎性疾病(pelvic inflammatory disease,PID)、人流后 PID、子宫切除术后阴道感染、宫颈细胞学异常的风险均增加(6~9),妊娠期女性患 BV 后出现胎膜早破、早产、绒毛膜羊膜炎和剖宫产后子宫内膜炎的风险亦均增加(10,11)。患有 BV 的女性在人工流产术或子宫切除术前使用甲硝唑可降低上述风险(12,13)。

诊断　　BV 的诊断依赖于实验室检查,其诊断标准如下(14):

1. **阴道有鱼腥臭味,性交后出现分泌物时尤重。**
2. **灰色、稀薄的阴道分泌物覆盖于阴道壁。**
3. **阴道分泌物的 pH 大于 4.5(通常为 4.7~5.7)。**
4. **显微镜检查提示阴道分泌物线索细胞比例增多,白细胞显著减少。在严重病例,**

线索细胞可达 20% 以上。

　　5. 阴道分泌物中加入 KOH,会产生腐鱼样的腥臭气味(whiff test)。

　　无法使用显微镜的临床医师可采用替代的诊断方法如使用 pH 试纸,检测阴道加德纳菌的核糖体 RNA 的胺反应试纸,或革兰染色(15)。阴道加德纳菌培养的特异性不高,所以并不推荐作为诊断方法。

治疗

　　理想的 BV 治疗应抑制厌氧菌的生长而非乳酸杆菌。**以下为有效的治疗方法:**

　　1. 口服甲硝唑,一种可以有效地杀灭厌氧菌,但对乳酸杆菌活性低的抗生素,故是治疗细菌性阴道病的首选药物。用法是一次 500mg 口服,一天 2 次,连服 7 天。需告知患者在口服甲硝唑治疗期间及停药 24 小时内禁饮酒。

　　2. 甲硝唑凝胶,5 g(0.75%),利用涂药器置于阴道内,每天 1 次,连用 5 天,这也是治疗细菌性阴道病的常规方法。上述两种方法的治愈率可达 75%~84 %(16)。

　　克林霉素治疗细菌性阴道病的有效用法如下:

　　1. **克林霉素栓剂,100mg,夜间睡眠时置于阴道内,连用 3 天。**

　　2. **克林霉素软膏(2%),利用涂药器(5g)夜间睡眠时置于阴道内,连用 7 天。**

　　3. **克林霉素生物软膏(2%),100mg,夜间睡眠时置于阴道内,单次剂量即可。**

　　4. **克林霉素,一次 300mg 口服,一天 2 次,连服 7 天。**

　　许多临床医师选择局部用药以避免药物的不良反应,如轻至中度的消化道不适反应及药物不愉快的口感。对于男性性伴侣的治疗并不能提高治疗效果,故并不推荐(16)。

滴虫阴道炎

　　滴虫阴道炎由带鞭毛的阴道毛滴虫(*Trichomonas*)引起,经性交传播。其传播率高,与女性患者有一次非保护的性交后,约 70% 的男性感染,可想而知男性传染给女性的几率可能更高。滴虫只以滋养体的形式存在,作为厌氧性生物,能通过无氧酵解生成阴道内的厌氧环境。滴虫阴道炎往往与细菌性阴道病并存,据报道,约 60% 的滴虫阴道炎患者同时罹患细菌性阴道病(17)。

诊断

　　局部免疫因素及滴虫的数量影响症状的表现。滴虫较少的患者中,症状和体征会更轻微,且滴虫阴道炎常无症状(17,18)。

　　1. 滴虫阴道炎伴随大量脓样臭味的阴道分泌物及外阴瘙痒。

　　2. 脓样分泌物可能自阴道流出。

　　3. 感染大量滴虫的患者,阴道黏膜有散在出血斑点和斑点样阴道炎("草莓样"宫颈)。

　　4. 阴道分泌物的 pH 通常高于 5.0。

　　5. 显微镜下可见活动的毛滴虫及增多的白细胞。

　　6. 由于常合并细菌性阴道病,线索细胞亦可见。

　　7. 胺臭味试验(whiff test)可能阳性。

　　滴虫阴道炎的发病与细菌性阴道病相关。滴虫阴道炎患者在子宫全切术后发生阴道蜂窝织炎的风险增高(8)。罹患滴虫阴道炎的孕妇发生胎膜早破和早产的风险亦增高。由于滴虫阴道炎经性交传播,女性患者应接受是否感染其他性传播疾病(STD)的检查,尤其是淋病奈瑟菌和沙眼衣原体,梅毒和艾滋病的血清学检查亦在考虑范围内。

治疗

滴虫阴道炎的治疗可总结如下：

1. **滴虫阴道炎的药物治疗首选甲硝唑**。无论是甲硝唑 2g 单次口服或 500mg，一天 2 次，服用 7 天，都很有效，治愈率可达 95%。

2. **性伴侣应同时治疗**。

3. **甲硝唑凝胶，尽管在治疗细菌性阴道病时有效，但不推荐用于滴虫阴道炎的治疗**。

4. **对于初次治疗无效的女性患者，应再次使用甲硝唑，口服 500mg，一天 2 次，连服 7 天**。若重复治疗仍无效，应予患者单剂量甲硝唑 2g，每天 1 次，连服 5 天，或单剂量替硝唑 2g，每天 1 次，连服 5 天。

5. **对已使用甲硝唑或替硝唑重复治疗仍无反应且除外再次感染的病例应请专家会诊**。对于这些少见的顽固性病例，通过病原体培养来确定其对甲硝唑和替硝唑的敏感性是治疗的重要环节。

外阴阴道假丝酵母菌病

据估计，有 75% 的女性在其一生中至少感染过一次外阴阴道假丝酵母菌病(VVC)(19)。约 45% 的女性会经历 2 次以上的感染(20)。然而很少会发展成慢性、复发性的感染。白色念珠菌占阴道酵母菌感染的 85%~90%，其他种类的念珠菌，如光滑念珠菌和热带念珠菌，亦可引起外阴阴道症状并耐受药物治疗。念珠菌是二态真菌，以芽生孢子形态存在时易于传染及无症状复制；而从芽生孢子萌发以菌丝体存在后，其复制及组织侵入能力均增强。广泛区域的瘙痒和炎症反应常与下生殖道上皮细胞的微小侵犯有关，提示某种细胞外毒素或酶可能参与该病的发生机制。超敏现象用于解释与 VVC 相关的刺激症状，尤其对于那些慢性、复发的病例。有症状的患者其病原体的滴度($>10^4$/ml) 通常要高于那些无症状的患者($<10^3$/ml)(21)。

导致女性罹患有症状 VVC 的危险因素包括应用抗生素、妊娠和糖尿病(22~25)。妊娠和糖尿病都与细胞介导的免疫能力减退相关，从而导致 VVC 发病率的增加。

表 18.1 将患有 VVC 的女性分为单纯性和复杂性两类。

表 18.1 VVC 的分类

单纯性 VVC	复杂性 VVC
散发的或非重复性感染	重复感染
症状轻至中度	症状严重
白色念珠菌可能性大	非白色念珠菌
罹患女性免疫功能正常	罹患女性免疫抑制，如患糖尿病

来自：Sobel JD, Faro S, Force RW, et al. Vulvovaginal candidiasis: epidemiologic, diagnostic, and therapeutic considerations. Am J Obstet Gynecol 1998; 178: 203-211.

诊断

VVC 的症状包括外阴瘙痒及干酪样的阴道分泌物。

1. **分泌物的性状可从水样到稠厚均匀之间变化**。可能存在阴道疼痛、性交痛、外阴灼烧感及刺痛等症状。排尿时发炎的外阴和前庭上皮暴露于尿液，可能导致外在性的排尿困难("飞溅性"排尿困难)。妇科查体可见阴唇和外阴皮肤的红斑和水肿，还可能见到散在的脓丘疹样的外周病变。阴道黏膜可见红斑，伴有黏附的白色分泌物，而宫颈看起来则是正常的。

2. 罹患 VVC 患者阴道的 pH 通常是正常的(<4.5)。

3. 80% 的病例可见真菌成分,包括芽生孢子或菌丝体。生理盐水制备的阴道分泌物标本往往是正常的,只在严重的病例中可见炎性细胞数目的轻微增加。

4. 胺臭味试验结果阴性。

5. 如果阴道 pH 和生理盐水制备的阴道分泌物标本正常,但妇科检查可于外阴或阴道见到明显的红斑,在缺乏显微镜证实的情况下可做出初步诊断,而真菌培养则可进一步确定该诊断。反之,若妇科检查正常,显微镜下也没有找到真菌存在的证据,则不是 VVC 的可能性大,不能凭主观经验进行治疗,除非阴道真菌培养阳性。

治疗

VVC 的治疗总结如下:

1. 局部应用吡咯类药物是最常见的治疗,比制霉菌素更为有效(16)(表 18.2)。有 80%~90% 完成吡咯类药物治疗疗程的患者症状缓解,培养转阴。通常在治疗 2~3 天后症状消失,目前趋向于 3 天的短疗程治疗。尽管治疗时间的缩短意味着疗程的缩短,但短疗程治疗时抗真菌药物的浓度更高,而其在阴道内的有效抑菌浓度可持续数天。

表 18.2　外阴阴道假丝酵母菌病——局部治疗方案

布康唑	1200mg 阴道栓剂,单次剂量,治疗 1 天
2% 乳剂,5g 阴道内用,治疗 3 天 [a,b]	制霉菌素
克霉唑	100 000U 阴道片剂,每天 1 片,治疗 14 天
1% 乳剂,5g 阴道内用,治疗 7~14 天 [a,b]	噻康唑
2% 乳剂,5g 阴道内用,治疗 3 天	6.5% 软膏,5g 阴道内用,单剂量 [a]
米康唑	特康唑
2% 乳剂,5g 阴道内用,治疗 7 天 [a,b]	0.4% 乳剂,5g 阴道内用,治疗 7 天 [a]
200mg 阴道栓剂治疗 3 天 [a]	0.8% 乳剂,5g 阴道内用,治疗 3 天 [a]
100mg 阴道栓剂治疗 3 天 [a,b]	80mg 阴道栓剂,治疗 3 天
4% 乳剂,5g 阴道内用,治疗 3 天	

[a] 油性,可能会弱化橡胶避孕套的效果

[b] OCT 药品

来自:Centers for Disease Control and Prevention. The sexually transmitted diseases treatment guidelines. MMWR 2006; 55:[RR-11]:1-94.

2. 已证实口服抗真菌剂氟康唑单剂量 150mg,治疗 VVC 有效。在治疗轻至中度 VVC 过程中,氟康唑可能与局部应用吡咯类药物具有相同的疗效(26)。应告知患者症状在治疗的第 2~3 天内不会消退,以避免患者增加额外的治疗。

3. 罹患复杂性 VVC(表 18.1)的女性在服用氟康唑首剂量后 72 小时再次服用 150mg 有助于缓解症状。

患有其他并发症的患者还可将局部用药延长为 10~14 天。局部辅助应用较弱的甾体激素治疗,如 1% 的氢化可的松可用于缓解一些外部的疼痛症状。

复发性外阴阴道假丝酵母菌病

1 年内发作 4 次以上称为复发性 VVC(RVVC),只有少数女性患者会发展成为 RVVC。这些患者有前庭和外阴的持续性疼痛症状。烧灼感代替瘙痒成为 RVVC 的突出症状。通过阴道分泌物的直接显微镜检查及真菌培养可以确诊。许多罹患 RVVC 的女性误认为自己患了慢性真菌感染,事实上这些患者当中很多患的是慢性过敏性皮炎或萎缩性外阴阴道炎。

RVVC 患者的治疗包括使用氟康唑(150mg/3d,用 3 次)来缓解慢性症状直至症状消

失,然后患者应使用维持剂量(氟康唑,每周 150mg)持续治疗 6 个月。通过上述治疗,90% 的 RVVC 患者将获得持续缓解。在维持治疗后,大约 50% 的患者无症状,另 50% 则可能会复发。一旦复发则应立即进行抑制治疗(27)。

炎症性阴道炎

脱屑性炎症性阴道炎是一种以弥漫性渗出性阴道炎症、上皮细胞脱落及大量脓性阴道分泌物为特征的临床综合征(28)。其病因不明,但革兰染色结果提示正常的 G^+ 杆菌(乳酸杆菌)相对缺乏,被 G^+ 球菌(通常是链球菌)替代。罹患女性阴道分泌物呈脓性,伴外阴阴道烧灼感或刺痛,同时伴有性交痛。外阴瘙痒相对少见。可见阴道红斑,并可能并发外阴红斑、外阴阴道瘀点和阴道炎性斑点。这些患者阴道的 pH 通常都高于 4.5。

最初的治疗是应用 2% 的克林霉素软膏,一个满的上药器(5g)阴道内给药,每天 1 次,连续 7 天。约有 30% 的患者复发,对于复发的患者应再次予以 2% 的克林霉素软膏治疗 2 周。对于绝经后复发的患者,应考虑激素替代治疗(28)。

萎缩性阴道炎

雌激素在正常阴道细胞生态的维持中发挥着重要作用。**绝经后的女性,无论是自然绝经还是继发于手术切除卵巢,均可能发生伴有大量脓性阴道分泌物的炎症性阴道炎。此外,由于阴道和外阴上皮萎缩,她们还会出现性交困难、性交痛和性交后出血。**妇科检查则发现外阴萎缩,阴道皱褶减少。阴道某些区域的黏膜可能出现质脆。阴道分泌物显微镜检查可见基底旁细胞占优势,且白细胞数量增多。

萎缩性阴道炎可应用雌激素软膏阴道内局部治疗,每天应用 1g 共轭雌激素软膏,持续应用 1~2 周通常会缓解症状。可考虑系统性地应用雌激素替代治疗以预防复发。

宫颈炎

宫颈由两种不同类型的上皮细胞组成:鳞状上皮和腺上皮。宫颈炎的病因与上皮感染相关。宫颈外口的上皮可被引起阴道炎的相同微生物感染。事实上,宫颈外口鳞状上皮是阴道上皮的延伸,毛滴虫、酵母菌和单纯疱疹病毒(HSV)均可引起宫颈外部上皮的感染。相反,淋球菌和沙眼衣原体只感染腺上皮(29)。

诊断

宫颈炎的诊断基于脓性的宫颈管分泌物,通常为黄色或绿色,并被描述为"脓性黏液"(30)。

1. 用大棉签将宫颈外分泌物除去后,将小棉签置于宫颈管内取宫颈黏液。再将小棉签置于白色或黑色的背景下来观察黏液脓性分泌物是绿色还是黄色。另外,可见移行带(腺上皮)质脆、易出血,该特点可通过棉签或刮匙接触颈管证实。

2. 将脓性黏液分泌物置于玻片上行革兰染色会发现中性粒细胞数目增多(>30/ 高倍视野)。

细胞内革兰染色阴性双球菌的存在提示有淋球菌性宫颈管炎的可能。若革兰染色未发现淋球菌,则初步诊断为衣原体性宫颈炎。

3. **应进行淋球菌及衣原体的检查,能进行核酸扩增试验更好。**在约 50% 的病例中未能检测到淋球菌或衣原体,这些病例的微生物病因学不明。

治疗

宫颈炎的治疗包括那些推荐用于无并发症的下生殖道衣原体和淋球菌感染的抗生素

(16)(表 18.3)。氟喹诺酮类的药物在淋病奈瑟菌中引起了广泛的耐药,因此,这类药物不再被推荐为治疗淋球菌性宫颈管炎。对所有的性伴侣进行统一抗生素的治疗是必要的。宫颈炎常常合并细菌性阴道病,若不同时治疗,会导致症状和体征的持续。

表 18.3　淋球菌和衣原体感染的治疗方案

奈瑟菌属淋病性宫颈炎	沙眼衣原体宫颈内膜炎
头孢曲松,250mg 肌内注射(单剂量)	阿奇霉素,1g 口服(单剂量)
头孢克肟,400mg 口服(单剂量)	多西环素,100mg 口服,每天 2 次,连服 7 天

来自:Centers for Disease Control and Prevention. Sexually transmitted diseases treatment guidelines,2010. Workowski KA, Berman S;Centers for Disease Control and Prevention(CDC). MMWR Recomm Rep. 2010 Dec 17;59(RR-12):1-110. Erratum in:MMWR Recomm Rep. 2011 Jan 14;60(1):18.

盆腔炎性疾病　　盆腔炎性疾病(pelvic inflammatory disease,PID)是由在宫颈管内繁殖的微生物上行进入子宫内膜和输卵管引起的。PID 作为一项临床诊断,提示患者有上生殖道的感染和炎症。炎症可存在于上生殖道的任何一点,包括子宫内膜炎、输卵管炎和腹膜炎(图 18.1)。

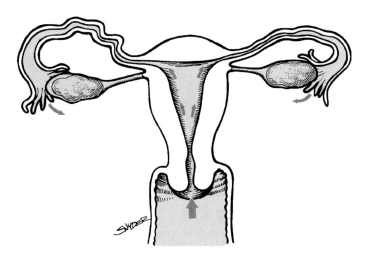

图 18.1　来源于宫颈内膜的微生物上行进入子宫内膜、输卵管和腹膜,导致盆腔炎性疾病(子宫内膜炎、输卵管炎和腹膜炎)。(来自:Soper DE. Upper genital tract infections. In:Copeland LJ, ed. Textbook of gynecology. Philadelphia,PA:Saunders,1993:521.)

　　PID 一般由经性交传播的淋球菌和衣原体引起(31~33)。目前的证据显示,生殖器支原体亦能导致 PID,并引起与衣原体 PID 类似的较轻微的临床症状(34)。存在于阴道的内源性微生物,尤其是引起 BV 的微生物,也经常从罹患 PID 妇女的上生殖道中分离出来。细菌性阴道病的微生物包括厌氧菌如普氏菌属、消化链球菌及加德纳菌。细菌性阴道病经常发生在 PID 患者,导致阴道菌群的复杂变化,通过酶改变宫颈黏膜屏障而促进致病性细菌的播散(35)。相对少见的,呼吸道病原菌如流感嗜血杆菌、A 组溶血链球菌和肺炎球菌可以在下生殖道繁殖进而引起 PID。

诊断　　　　传统的 PID 诊断一直基于症状和体征的三联征,包括盆腔痛、宫颈举痛和发热。现在认识到 PID 患者其症状和体征变化很多,使得急性 PID 的诊断更加困难。许多 PID 患者的症状不典型或轻微,使得 PID 不易诊断,因此诊断治疗的延误可能导致上生殖道炎性后遗症(36)。

PID 的诊断目标是建立一个指导方针,该方针既能足够敏感,避免漏掉轻症病例;又要足够特异,避免给未感染的妇女滥用抗生素。由于泌尿生殖道的症状可提示 PID,因此对有泌尿生殖道症状的女性应考虑 PID 的诊断。这些症状包括(但不限于):下腹痛、阴道分泌物增多、月经过多、子宫出血、发热、寒战和泌尿道症状(37)。**一些女性可能罹患 PID 而没有任何症状**。

PID 患者会有持续的盆腔器官的压痛,包括单独的子宫压痛及合并双附件的压痛。宫颈举摆痛提示存在腹膜炎,当宫颈移动时,盆腔腹膜上的附件受到牵拉使腹膜紧张,产生疼痛感,直接的腹部压痛和反跳痛亦可能存在。

阴道和宫颈管分泌物的检测,是检查 PID 患者的重要步骤(38)。罹患 PID 女性的阴道分泌物或宫颈黏液脓性分泌物中可检测到大量的多核白细胞。

对于症状严重的患者还需进行更多详细的检查,因为误诊会导致不必要的发病率(39)(表18.4)。这些检查包括子宫内膜活检以证实子宫内膜炎的存在,超声波或放射检查以鉴别输卵管卵巢脓肿,以及在腹腔镜直视下确诊输卵管炎。

表 18.4　盆腔感染性疾病的临床诊断标准

症状	C 反应蛋白或红细胞沉降率升高
非必需	体温高于 38℃
体征	淋球菌或衣原体检查阳性
盆腔器官压痛	**精确标准**
白带和(或)黏液脓性宫颈管炎	超声提示输卵管卵巢脓肿
提高诊断特异性的其他标准	腹腔镜直视下证实输卵管炎
内膜活检提示子宫内膜炎	

治疗

PID 的治疗方案必须包括经验性的广谱抗生素治疗,以涵盖可能存在的病原体,包括淋球菌、沙眼衣原体、革兰阴性菌、厌氧菌和链球菌(16,40)。PID 的推荐治疗方案如表 18.5 所列。相同方案的头孢西丁和多西环素在门诊使用与住院使用一样有效(41)。因此,只有当诊断不清,怀疑盆腔脓肿、临床疾病严重或患者对门诊治疗依从性差时才建议住院治疗。当住院患者的体温减退(<37.5℃超过 24 小时)、白细胞计数正常、腹部反跳痛消失、反复检查示盆腔器官疼痛显著改善后可考虑出院(42)。

表 18.5　盆腔感染性疾病的治疗指南

门诊患者的治疗
　头孢西丁,2g,肌内注射,同时加用丙磺舒 1g 口服
　或头孢曲松,250mg,肌内注射
　或等效的头孢菌素
　加用
　　多西环素,100mg,口服,每天 2 次,治疗 14 天
　　或阿奇霉素,首剂量 500mg,口服,后每天 250mg,治疗 7 天
住院患者的治疗
　方案 A
　头孢西丁,2g,每 6 小时静脉输液
　或头孢替坦,2g,每 12 小时静脉输液
　加用
　　多西环素,100mg,口服或每 12 小时静脉输液

续表

方案 B
克林霉素,900mg,每 8 小时静脉输液
加用
头孢曲松,1~2g,每 12 小时静脉输液
庆大霉素,静脉或肌肉负荷剂量(2mg/kg 体重)
后每小时给予维持剂量(1.5mg/kg 体重)

ᵃ 门诊 PID 患者同时合并细菌性阴道病的推荐同时使用甲硝唑凝胶

改编自:Soper DE. Pelvic inflammatory disease. Obstet Gynecol 2010;116:419-428.

应对 PID 患者的性伴侣进行衣原体和淋球菌尿路感染的评估和治疗(表 18.3)。非淋球菌、非衣原体 PID 女性患者的男性性伴侣的尿路试验通常提示有一种性传播疾病的存在(43,44)。

输卵管卵巢脓肿

输卵管卵巢脓肿(TOA)是急性 PID 进展的终极阶段。对 PID 患者进行双合诊时扪及一盆腔包块可诊断为 TOA。这种状态通常反映出盆腔脏器(输卵管、卵巢、肠管)粘连形成了可扪及的肿块。极其偶然地,卵巢脓肿可由微生物通过排卵孔侵入卵巢导致。**输卵管卵巢脓肿应住院并使用抗生素治疗(表 18.5)。约 75% 的输卵管卵巢脓肿患者单纯应用抗生素有效。药物治疗失败的病例需要进行脓肿引流(45)。** 虽然有需要手术探查的可能,但在可能的情况下应首选影像学(超声或 CT)引导下经皮穿刺引流。对抗生素治疗72 小时无效的患者进行穿刺引流,无论是否留置引流管,其有效性均可达 90% 以上(46)。

其他主要感染

生殖道溃疡病

在美国,大多数生殖道溃疡的患者感染生殖道单纯疱疹或梅毒(47~50)。**其次,软下疳可导致经性交传播的生殖道溃疡,其他还有罕见的性病淋巴肉芽肿(LGV)和腹股沟肉芽肿。这些疾病与 HIV 感染风险增加相关。** 其他少见和非感染性的生殖道溃疡原因包括擦伤、特定的药物疹、肿瘤和 Behcet 病。

诊断

由于基于病史和体格检查所获得的诊断往往是不准确的,因此**所有患生殖道溃疡的女性都应接受梅毒血清学试验(50)**。因进行不恰当的治疗会引起不良后果,在诊断时要尽量排除梅毒,例如孕妇的三期梅毒和生殖道梅毒。生殖道溃疡患者的最佳检查方法包括进行暗视野检查或直接免疫荧光试验寻找梅毒螺旋体,培养 HSV 或 HSV 抗原试验,培养杜克雷嗜血杆菌等。然而多数诊室或诊所都不具备暗视野或荧光显微镜检查及培养杜克雷嗜血杆菌所需要的选择性培养基。即便经过完整的各项检验,仍有 1/4 的患者不能明确诊断。鉴于此,多数临床医师根据临床印象(图 18.2)及最可能的病因进行生殖道溃疡的初步诊断及治疗(48)。

一些临床表现对诊断有高度的参考意义:

1. 无痛、质脆的小溃疡,不伴有腹股沟淋巴结炎,可能是梅毒,若是硬性溃疡则可能性更大. 非密螺旋体快速血清反应试验,性病研究实验室(VDRL)试验,确诊性密螺旋体试验——荧光密螺旋体抗体吸收试验(FTA ABS)或梅毒螺旋体微红细胞凝聚素试验(MHA TP)均可用来推测诊断梅毒。

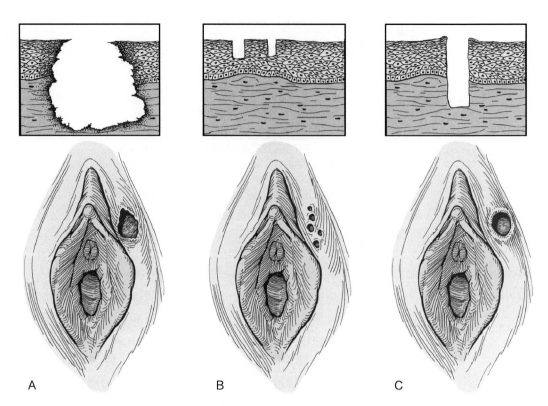

图 18.2　软下疳(A),单纯疱疹(B),梅毒(C)的生殖道溃疡的外观。软下疳的溃疡边界不规则,边缘向深处潜行。生殖道疱疹溃疡表浅、发红。梅毒的溃疡平滑,边缘质硬,基底平滑。(修改自:Schmid GP,Shcalla WO,DeWitt WE. Chancroid. In:Morse SA,Moreland AA,Thompson SE,eds. Atlas of sexually transmitted diseases. Philadelphia,PA:Lippincott,1990.)

一些实验室用密螺旋体 EIA 法进行筛查,其结果尚待非密螺旋体试验的证实。非密螺旋体试验的结果往往与疾病活动成正相关,应给出定量报告。

2. **成簇的水疱混合小溃疡,尤其有过类似病史,则绝大部分是生殖道疱疹的特征性改变。**但是,仍推荐进行实验室检查来确诊,因为生殖道疱疹的诊断对于许多女性来说是一次打击,这改变了她们的自我形象,影响了她们接受新的两性关系和养育后代的能力。培养是最敏感和特异的试验;敏感度在水疱阶段达 100%,在脓疱阶段为 89%,在溃疡形成的患者中则较低,为 33%。非培养试验的敏感度约为培养试验的 80%。由于单纯疱疹的病毒培养假阴性率高,尤其在反复感染的患者中更是如此,在临床确诊生殖道疱疹时,分型特异的糖蛋白 G 抗体检测具有显著意义。

3. **1~3 个疼痛显著的溃疡,并伴有腹股沟淋巴结明显疼痛,很有可能是软下疳。**尤其当淋巴结增大而波动时可能性更大。

4. **腹股沟淋巴结炎伴随一个或多个溃疡很有可能是软下疳。如果没有溃疡,则可能性最大的诊断是 LGV。**

治疗　　**软下疳**

软下疳推荐的治疗方法包括阿奇霉素 1g 单剂量口服;头孢曲松 250mg,单剂量肌内注射;环丙沙星 500mg 口服,每天 2 次,治疗 3 天;或红霉素,500mg 口服,每天 4 次,共 7 天。患者应在初次治疗开始后的第 3~7 天复诊,以明确生殖道溃疡是否好转。除非面积特别大,溃疡一般会在 2 周内治愈。

生殖道疱疹

生殖道疱疹的初期治疗应予阿昔洛韦 400mg 口服,每天 3 次;或泛昔洛韦 250mg 口服,每天 3 次;或伐昔洛韦 1g 口服,每天 2 次,共 7~10 天或直到临床治愈。虽然这些药物能部分控制疱疹的临床症状和体征,但它们既不能清除潜伏的病毒,也不能改变停药后改病复发的风险、复发率及严重性。每天的抑制治疗(阿昔洛韦 400mg 口服,每天 2 次;或泛昔洛韦 250mg 口服,每天 2 次;或伐昔洛韦 1g 口服,每天 1 次)在那些每年复发 6 次以上的患者中减少了至少 75% 的 HSV 复发率。抑制治疗仅能部分地减低有症状或无症状性病毒脱落及传播的潜在能力(49)。

梅毒

肠外应用青霉素 G 是所有各期梅毒的首选治疗。苄星青霉素 G240 万单位单剂量肌内注射,是成人初发、复发或早期潜伏期梅毒的推荐治疗方法。Jarisch-Herxheimer 反应是一种急性发热反应,伴随头痛、肌肉痛和其他症状,可发生于任何梅毒治疗开始的 24 个小时内;应告知患者这种可能的不良反应。

潜伏期梅毒指患者感染梅毒螺旋体后,血清反应学阳性,但没有其他疾病表现的时期。潜伏期超过 1 年或情况不明的患者应予以总量 720 万单位的苄星青霉素,分 3 次肌内注射给药,每次 240 万单位,每次间隔 1 周。应对所有梅毒潜伏期的患者进行临床评估,明确有无三期梅毒(如主动脉炎、神经梅毒、梅毒瘤和虹膜炎)。应在第 6 个月和第 12 个月重复定量非密螺旋体血清学试验。初发时的高滴度(1:32)在 12~24 个月后至少减少了 4 倍(2 倍稀释)。

生殖道疣

外生殖器疣(EGW)由人类乳头状瘤病毒(HPV)感染导致(51)。非致瘤性的 HPV6 型和 HPV11 型与 EGW 的发生相关。疣易发生在受性交直接影响最大的区域,即阴唇系带后部及外阴两侧。相对较少发生的区域为整个外阴、阴道及宫颈上。性交引起的小创伤导致外阴皮肤破裂,使得已感染 HPV 的男性体内的病毒颗粒与易感者的表皮基底层发生直接接触。感染可以是潜伏性的,也可以通过病毒颗粒的复制而产生疣。EGW 具有高度传染性,超过 75% 的生殖器疣患者的性伴侣会出现 HPV 感染的表现。

治疗的目的是清除疣;要根除病毒感染是不可能的。对于那些疣体小、患病时间短于 1 年的患者治疗最为成功。对于 EGW 的治疗是否会减少 HPV 的传播目前尚未明确。个体化的治疗方法的选择决定于疣的解剖学部位、大小和数量,还要考虑费用、疗效、便利性和潜在的不良反应(表 18.6)。疣的复发更常见于亚临床感染的重新激活,而非来自性伴侣的再次感染;因此,对性伴侣的检查并不是绝对必需的。然而,许多患者的性伴侣患有 EGW,考虑到疣的传播性,故治疗和咨询还是有益的。HPV6 型、HPV11 型、HPV16 型和 HPV18 型的感染可通过接种疫苗预防。

人类免疫缺陷病毒

据估计有 40%~50% 的 HIV 感染者为女性。静脉用毒品和异性性传播是美国女性罹患获得性免疫缺陷综合征(AIDS)的主要原因(52)。HIV 感染产生一系列疾病,包括无症状状态进展到完全发病的 AIDS。未经治疗的成人中,其疾病进展速度的变化跨度很大。从感染 HIV 到发展成为 AIDS,中位时间为 10 年,发病时间的范围由数个月到超过 12 年。一项关于成人感染 HIV 的研究发现,在感染后的 12 年内,70%~85% 的感染者出现症状,

表 18.6 外生殖器疣和肛周疣的治疗选择

形式	疗效(%)	复发风险
冷冻疗法	63~88	21~39
5% 咪喹莫特乳剂 [a]	33~72	13~19
10%~25% 足叶草酯	32~79	27~65
0.5% 鬼臼毒素	45~88	33~60
80%~90% 三氯乙酸	81	36
电干燥法或电烙术	94	22
激光 [b]	43~93	29~95
干扰素	44~61	0~67
15% 辛河儿茶酚软膏	60	无数据

[a] 患者可在家中自行涂抹
[b] 价格高,用于其他治疗无效的患者

发展成 AIDS 患者的比率为 55%~60%。该病的自然史可因抗病毒治疗而发生显著改变。女性可因 HIV 引起的免疫功能改变而对诸如结核(TB)、细菌性肺炎和卡氏肺孢子菌肺炎(PCP)高度易感。由于对免疫功能的影响,HIV 干扰了许多其他疾病的诊断、评估、治疗和随访,还减低了某些抗生素治疗 STD 的效果。

诊断

通常用 HIV 抗体试验来诊断 HIV 感染。首先可行 ELISA 或快速测定法等灵敏的抗体筛查试验。如需确诊,则行 Western blot 试验,抗体阳性意味着患者感染了 HIV 且有了将病毒传播给他人的能力。在感染 HIV 的 6 个月内,HIV 抗体在超过 95% 的患者中可以检测到。已确诊任一 STD 的女性,尤其是生殖道溃疡病者,均应进行 HIV 的检测(48)。

对于 19~64 岁的女性,HIV 应作为常规筛查项目;对于上述年龄段以外的女性,具有高危因素者也应成为筛查目标,如性生活活跃的青少年(53)。HIV 阳性女性的最初评估包括 HIV 相关疾病如结核和 STD 的筛查,推荐疫苗(乙肝、肺炎球菌和流感)的使用,以及行为和社会心理方面的咨询。上皮内瘤变与 HIV 感染显著相关,已发现上皮内瘤变在 HPV 和 HIV 混合感染的女性中发生率很高。

治疗

开始抗病毒治疗的时间,应通过检测 HIV RNA(病毒负荷)的实验室参数、CD4+T 细胞的数量,以及患者的临床状况来决定。抗病毒治疗的首要目的是对病毒进行最大和持久的抑制,对免疫功能进行恢复和维持,提高生活质量,减少 HIV 相关的发病率和死亡率,以及预防 HIV 的传播。**所有有过 AIDS 症状的女性,或者 CD4+T 细胞的数量 <350/mm³ 的患者都应开始进行抗病毒治疗。**下述情况无论 CD4 细胞计数如何均应开始抗病毒治疗:妊娠,HIV 相关性肾病,同时感染乙肝病毒且已开始针对乙肝的治疗时。患者必须自愿接受治疗,避免由于不配合治疗而出现的抗药性。双核苷法结合蛋白酶抑制剂或非核苷反转录酶抑制剂比单一治疗能获得更好的临床疗效。

少于 200 个 CD4+T 细胞 /μl 的患者应接受预防性治疗以对抗机会性感染,如甲氧苄啶-磺胺甲噁唑或喷他脒气溶胶预防 PCP 肺炎。那些少于 50 个 CD4+T 细胞 /μl 的患者应使用阿奇霉素以预防分枝杆菌的感染(54)。

尿路感染

急性膀胱炎

患急性膀胱炎的女性通常表现为突然出现的多个严重尿路症状,包括尿痛、尿频和尿急,伴随耻骨上或腰骶部疼痛。妇科检查时可有耻骨上压痛。尿液检查提示脓尿,有时可为血尿。

一些因素提高了发生膀胱炎的风险,如性交、使用子宫帽和杀精剂、性交后延迟排尿和近期的尿路感染史(55~57)。

诊断

大肠埃希菌是从罹患急性膀胱炎的青年女性患者尿液中分离出的最常见病菌,占80% (58)。腐生葡萄球菌出现在另外 5%~15% 的膀胱炎患者中。女性膀胱炎的病理生理学过程包括来自直肠的大肠埃希菌在阴道和尿道中繁殖。因此,针对阴道菌群的抗生素在菌尿的清除中起着重要作用。

治疗

阴道分泌物中高浓度的甲氧苄啶和氟喹诺酮可以清除大肠埃希菌,并最低限度地改变正常的厌氧和微需氧的阴道菌群。已注意到一部分大肠埃希菌(>10%)对氟喹诺酮(如环丙沙星)的耐药呈渐增的线性趋势。另一类似的大肠埃希菌(9%~18%)耐药曲线发生于甲氧苄啶/磺胺甲氧苄啶。相反,没有发现呋喃妥因的耐药性增加。在无并发症的膀胱炎的经验性治疗中,首选的治疗包括呋喃妥因(大结晶,100mg 口服,每天 2 次,共 5 天)或甲氧苄啶/磺胺甲氧苄啶(160/800mg 口服,每天 2 次,共 3 天)(59)。

对症状典型的患者推荐行经验性治疗后进行简单的实验室检查。如果显微镜镜检或白细胞酯酶试验发现脓尿,则可确诊。尿液培养并不是必需的,应给予短期的抗生素治疗。除非症状持续或复发,否则无需随访或进行尿培养。

复发性膀胱炎

约 20% 曾患膀胱炎的绝经前女性有复发感染,超过 90% 的复发是外源性再感染。复发性膀胱炎应行尿液培养以明确耐药微生物。患者可选择以下三种方法之一治疗:(i)持续性预防用药;或(ii)性交后预防用药;或(iii)症状初现时开始治疗。

绝经后女性还会经常发生再次感染。**激素替代治疗或局部应用雌激素乳剂,同时予以抗生素预防治疗,对于治疗这些患者有益。**

尿道炎

女性因尿道炎引起尿痛等症状轻微且逐渐出现,如果合并宫颈炎,则可出现阴道分泌物异常或出血。患者可能刚有了一位新的性伴侣或伴有下腹痛。体格检查可发现黏液脓性宫颈炎或外阴阴道疱疹样病变。沙眼衣原体、淋球菌或生殖道疱疹病毒均可引起急性尿道炎。尿液分析可见脓尿,但少见血尿。衣原体和淋球菌感染的治疗方法见表 18.3。

白色念珠菌或毛滴虫引起的阴道炎偶尔会伴有尿痛。详细询问病史后,患者常诉有外部尿痛,有时合并阴道分泌物增多、瘙痒和性交痛。病情通常不紧急,不频发,无脓尿或血尿。

急性肾盂肾炎

对年轻女性急性、无并发症的肾盂肾炎，其临床表现包括革兰阴性菌败血症到轻微肋腹痛的膀胱炎样病变，超过 80% 的病例由大肠埃希菌引起(58)。尿液显微镜检查提示脓尿和革兰阴性细菌。所有怀疑肾盂肾炎的女性都应进行尿培养，住院患者还应进行血培养，因为其阳性率可达 15%~20%。对于没有恶心、呕吐，症状较轻的病例，在门诊给予口服药物治疗是安全的。有恶心、呕吐，病情中至重度及妊娠的女性则应收入院治疗。门诊的治疗方法包括甲氧苄啶 / 磺胺甲氧苄啶(160/800mg 口服，每 12 小时 1 次，共 14 天)或喹诺酮类(如左氧氟沙星，750mg 口服，每天 1 次，共 7 天)。住院患者的治疗方法包括胃肠外应用左氧氟沙星(每天 750mg)，头孢曲松(每天 1~2g)，氨苄西林(每 6 小时 1g)和庆大霉素(尤其怀疑肠球菌感染时)或安曲南(每 8~12 小时 1g)。治疗 48~72 小时后症状应消失。如果治疗 72 小时候仍有发热和肋腹痛，应考虑行超声或 CT 检查以除外肾周、肾内脓肿或尿路梗阻。在治疗结束后 2 周应随访并行尿培养(60)。

(娄文佳 樊庆泊 译)

参考文献

1. **Huggins GR, Preti G.** Vaginal odors and secretions. *Clin Obstet Gynecol* 1981;24:355–377.
2. **Larsen B.** Microbiology of the female genital tract. In: Pastorek J, ed. Obstetric and gynecologic infectious disease. New York: Raven Press, 1994:11–26.
3. **Eschenbach DA, Davick PR, Williams BL, et al.** Prevalence of hydrogen peroxide-producing Lactobacillus species in normal women and women with vaginal vaginosis. *J Clin Microbiol* 1989;27:251–256.
4. **Spiegel CA, Amsel R, Eschenbach DA, et al.** Anaerobic bacteria in nonspecific vaginitis. *N Engl J Med* 1980;303:601–607.
5. **Kent HL.** Epidemiology of vaginitis. *Am J Obstet Gynecol* 1991;165:1168–1176.
6. **Eschenbach DA, Hillier S, Critchlow C, et al.** Diagnosis and clinical manifestations of bacterial vaginosis. *Am J Obstet Gynecol* 1988;158:819–828.
7. **Larsson P, Platz-Christensen JJ, Thejls H, et al.** Incidence of pelvic inflammatory disease after first trimester legal abortion in women with bacterial vaginosis after treatment with metronidazole: a double-blind randomized study. *Am J Obstet Gynecol* 1992;166:100–103.
8. **Soper DE, Bump RC, Hurt WG.** Bacterial vaginosis and trichomoniasis vaginitis are risk factors for cuff cellulitis after abdominal hysterectomy. *Am J Obstet Gynecol* 1990;163:1016–1023.
9. **Platz-Christensen JJ, Sundstrom E, Larsson PG.** Bacterial vaginosis and cervical intraepithelial neoplasia. *Acta Obstet Gynecol Scand* 1994;73:586–588.
10. **Martius J, Eschenbach DA.** The role of bacterial vaginosis as a cause of amniotic fluid infection, chorioamnionitis and prematurity: a review. *Arch Gynecol Obstet* 1900;247:1–13.
11. **Watts DH, Krohn MA, Hillier SL, et al.** Bacterial vaginosis as a risk factor for postcesarean endometritis. *Obstet Gynecol* 1990;75:52–58.
12. **Larsson PG, Carlsson B.** Does pre- and postoperative metronidazole treatment lower vaginal cuff infection rate after abdominal hysterectomy among women with bacterial vaginosis? *Infect Dis Obstet Gynecol* 2002;10:133–140.
13. **Larsson PG, Platz-Christensen JJ, Thejls H, et al.** Incidence of pelvic inflammatory disease after first-trimester legal abortion in women with bacterial vaginosis after treatment with metronidazole: a double-blind, randomized study. *Am J Obstet Gynecol* 1992;166:100–103.
14. **Amsel R, Totten PA, Spiegel CA, et al.** Nonspecific vaginitis: diagnostic criteria and microbial and epidemiologic associations. *Am J Med* 1983;74:14–22.
15. **Soper DE.** Taking the guesswork out of vaginitis. *Contemp Obstet Gynecol* 2005;50:32–39.
16. **Centers for Disease Control and Prevention.** The sexually transmitted diseases treatment guidelines. *MMWR* 2006;55:[RR-11]:1–94.
17. **Wolner-Hanssen P, Krieger JN, Stevens CE, et al.** Clinical manifestations of vaginal trichomoniasis. *JAMA* 1989;261:571–576.
18. **Krieger JN, Tam MR, Stevens CE, et al.** Diagnosis of trichomoniasis: comparison of conventional wet-mount examination with cytologic studies, cultures, and monoclonal antibody staining of direct specimens. *JAMA* 1988;259:1223–1227.
19. **Hurley R, De Louvois J.** Candida vaginitis. *Postgrad Med J* 1979;55:645–647.
20. **Hurley R.** Recurrent Candida infection. *Clin Obstet Gynecol* 1981;8:208–213.
21. **Sobel JD, Faro S, Force RW, et al.** Vulvovaginal candidiasis: epidemiologic, diagnostic, and therapeutic considerations. *Am J Obstet Gynecol* 1998;178:203–211.
22. **Caruso LJ.** Vaginal moniliasis after tetracycline therapy. *Am J Obstet Gynecol* 1964;90:374.
23. **Oriel JD, Waterworth PM.** Effect of minocycline and tetracycline on the vaginal yeast flora. *J Clin Pathol* 1975;28:403.
24. **Morton RS, Rashid S.** Candidal vaginitis: natural history, predisposing factors and prevention. *Proc R Soc Med* 1977;70[Suppl 4]:3–12.
25. **McClelland RS, Richardson BA, Hassan WM, et al.** Prospective study of vaginal bacterial flora and other risk factors for vulvovaginal candidiasis. *J Infect Dis* 2009;199:1883–1890.
26. **Brammer KW.** Treatment of vaginal candidiasis with a single oral dose of fluconazole. *Eur J Clin Microbiol Infect Dis* 1988;7:364–367.
27. **Sobel JD, Wiesenfeld HC, Martens M, et al.** Maintenance fluconazole therapy for recurrent vulvovaginal candidiasis. *N Engl J Med* 2004;351:876–883.
28. **Sobel JD.** Desquamative inflammatory vaginitis: a new subgroup of purulent vaginitis responsive to topical 2% clindamycin therapy. *Am J Obstet Gynecol* 1994;171:1215–1220.
29. **Kiviat NB, Paavonen JA, Wolner-Hanssen P, et al.** Histopathology of endocervical infection caused by *Chlamydia trachomatis*, herpes simplex virus, *Trichomonas vaginalis*, and *Neisseria gonorrhoeae*. *Hum Pathol* 1990;21:831–837.
30. **Brunham RC, Paavonen J, Stevens CE, et al.** Mucopurulent cervicitis: the ignored counterpart in women of urethritis in men. *N Engl J Med* 1984;311:1–6.
31. **Soper DE, Brockwell NJ, Dalton HP.** Microbial etiology of urban emergency department acute salpingitis: treatment with ofloxacin. *Am J Obstet Gynecol* 1992;167:653–660.
32. **Sweet RL, Draper DL, Schachter J, et al.** Microbiology and pathogenesis of acute salpingitis as determined by laparoscopy: what is the appropriate site to sample? *Am J Obstet Gynecol* 1980;138:985–989.
33. **Wasserheit JN, Bell TA, Kiviat NB, et al.** Microbial causes of proven pelvic inflammatory disease and efficacy of clindamycin and tobramycin. *Ann Intern Med* 1986;104:187–193.
34. **Short VL, Totten PA, Ness RB, et al.** Clinical presentation of

Mycoplasma genitalium infection versus *Neisseria gonorrhoeae* infection among women with pelvic inflammatory disease. *Clin Infect Dis* 2009;48:41–47.

35. **Soper DE, Brockwell NJ, Dalton HP, et al.** Observations concerning the microbial etiology of acute salpingitis. *Am J Obstet Gynecol* 1994;170:1008–1017.

36. **Hillis SD, Joesoef R, Marchbanks PA, et al.** Delayed care of pelvic inflammatory disease as a risk factor for impaired fertility. *Am J Obstet Gynecol* 1993;168:1503–1509.

37. **Wolner-Hanssen P, Kiviat NB, Holmes KK.** Atypical pelvic inflammatory disease: subacute, chronic, or subclinical upper genital tract infection in women. In: **Holmes KK, March P-A, Sparking PF, eds.** *Sexually transmitted diseases*, 2nd ed. New York: McGraw-Hill, 1990:614–620.

38. **Westrom L.** Diagnosis and treatment of salpingitis. *J Reprod Med* 1983;28:703–708.

39. **Soper DE.** Diagnosis and laparoscopic grading of acute salpingitis. *Am J Obstet Gynecol* 1991;164:1370–1376.

40. **Peterson HB, Walker CK, Kahn JG, et al.** Pelvic inflammatory disease: key treatment issues and options. *JAMA* 1991;266:2605–2611.

41. **Ness RB, Soper DE, Holley RL, et al.** Effectiveness of inpatient and outpatient treatment strategies for women with pelvic inflammatory disease: results from the Pelvic Inflammatory Disease Evaluation and Clinical Health (PEACH) randomized trial. *Am J Obstet Gynecol* 2002;186:929–937.

42. **Soper DE.** Pelvic inflammatory disease. *Obstet Gynecol* 2010;116: 419–428.

43. **Gilstrap LC 3rd, Herbert WN, Cunningham FG, et al.** Gonorrhea screening in the male consorts of women with pelvic infection. *JAMA* 1977;238:965–966.

44. **Potterat JJ, Phillips L, Rothenberg RB, et al.** Gonococcal pelvic inflammatory disease: case-finding observations. *Am J Obstet Gynecol* 1980;138:1101–1104.

45. **Reed SD, Landers DV, Sweet RL.** Antibiotic treatment of tuboovarian abscesses: comparison of broad-spectrum B-lactam agents versus clindamycin-containing regimens. *Am J Obstet Gynecol* 1991;164: 1556–1562.

46. **Varghese JC, O'Neill MJ, Gervais DA, et al.** Transvaginal catheter drainage of tuboovarian abscess using the trocar method: technique and literature review. *AJR Am J Roentgenol* 2001;177:139–144.

47. **Corey L, Adams HG, Brown ZA, et al.** Genital herpes simplex virus infection: clinical manifestations, course, and complications. *Ann Intern Med* 1983;98:958–972.

48. **Schmid GP.** Approach to the patient with genital ulcer disease. *Med Clin North Am* 1990;74:1559–1572.

49. **Corey L, Wald A, Patel R, et al. HSV Transmission Study Group.** Once-daily valacyclovir to reduce the risk of transmission of genital herpes. *N Engl J Med* 2004;350:11–20.

50. **Hutchinson CM, Hook EW.** Syphilis in adults. *Med Clin North Am* 1990;74:1389–1416.

51. **Beutner KR, Richwald GA, Wiley DJ, et al.** External genital warts: report of the American Medical Association Consensus Conference. AMA Expert Panel on External Genital Warts. *Clin Infect Dis* 1998;27:796–806.

52. **Anderson JR, ed.** *A guide to the clinical care with women with HIV/AIDS.* Washington, DC: DHHS, HRSA, HAB.

53. **American College of Obstetrics and Gynecology.** Routine human immunodeficiency virus screening (Committee Opinion). No. 411. August 2008. http://www.acog.org/publications/committee_opinions/co411.cfm.

54. **Department of Health and Human Services.** Panel on antiretroviral guidelines for adults and adolescents. Guidelines for the use of antiretroviral agents in HIV-1 infected adults and adolescents.. December 1, 2009. Available online at: http://www.aidsinfo.nih.gov/ContentFiles/AdultandAdolescentGL.pdf

55. **Remis RS, Gurwith MJ, Gurwith D, et al.** Risk factors for urinary tract infection. *Am J Epidemiol* 1987;126:685–694.

56. **Fihn SD, Latham RH, Roberts P, et al.** Association between diaphragm use and urinary tract infection. *JAMA* 1985;254:240–245.

57. **Strom BL, Collins M, West SL, et al.** Sexual activity, contraceptive use, and other risk factors for symptomatic and asymptomatic bacteriuria: a case-control study. *Ann Intern Med* 1987;107:816–823.

58. **Stamm WE, Counts GW, Running KR, et al.** Diagnosis of coliform infection in acutely dysuric women. *N Engl J Med* 1982;307:463–468.

59. **Gupta K, Scholes D, Stamm WE.** Increasing prevalence of antimicrobial resistance among uropathogens causing acute uncomplicated cystitis in women. *JAMA* 1999;281:736–738.

60. **Gupta K, Hooten TM, Naber KG,** et al. International clinical practice guidelines for the treatment of acute uncomplicated cystitis and pyelonephritis in women: a 2010 update by the Infectious Disease Society of America and the European Society for Microbiology and Infectious Diseases. *Clin Infect Dis* 2011;52:e103–e120.

第19章　宫颈、阴道和外阴的上皮内病变

Francisco Garcia
Kenneth D.Hatch
Jonathan S. Berek

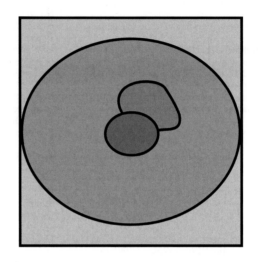

- 宫颈上皮内瘤样病变(CIN)大多源于进展期鳞柱交界(SCJ)转化带内的化生区域。化生由原始 SCJ 内侧开始,向宫颈外口方向进行,覆盖柱状绒毛,形成了转化带的区域。CIN 最易发生于月经初潮或者妊娠后,此时化生最活跃;绝经后化生不再活跃,妇女患 CIN 的风险也降低。

- 大多数 CIN1(及一些 CIN2)若不治疗可自然转归,但 CIN 是指有可能进展为浸润癌的病变。该名词等同于不典型增生,意味着异常的成熟;故没有非典型有丝分裂活性的增生性化生不应称为不典型增生。鳞状上皮化生不应诊断为不典型增生(或 CIN),因为它不会进展为浸润癌。

- 约 90%CIN 归因于人乳头瘤病毒(HPV)的感染。只有特定亚型的 HPV 引起高度恶性上皮内病变以及癌(HPV-16,HPV-18,HPV-31,HPV-33,HPV-35,HPV-39,HPV-45,HPV-51,HPV-52,HPV-56 和 HPV-58)。16 型是浸润癌和 CIN2 和 CIN3 中最常见的 HPV;占各期宫颈癌中的 49%。

- 潜在癌前鳞状上皮病变分为三种类型:(i)非典型鳞状上皮(ASC),(ii)低度恶性鳞状上皮内病变(LSIL);(iii)高度恶性鳞状上皮内病变(HSIL)。ASC 分两个亚型:不明确意义的 ASC(ASC-US)及必须除外高度恶性病变的 ASC(ASC-H)。

- LSIL 包括 CIN1(轻度不典型增生)和 HPV 细胞学改变,即非典型中空细胞。HSIL 包括 CIN2 和 CIN3(中度不典型增生,重度不典型增生和原位癌)。

- 在前瞻性研究中活检证实的 CIN1 自然消退率为 60%~85%。消退常发生在细胞学和阴道镜随访的 2 年内。持续 2 年以上的 LSIL,治疗方法是可以选择的。期待疗法也适于某些患者;消融治疗,包括冷冻治疗和激光消融治疗,都是可接受。

- 细胞学标本提示存在 HSIL,应行阴道镜和阴道镜下的直接活检。尽管高度恶性

CIN 可以通过许多种方法治疗,但是对于非青春期的 CIN2 和 CIN3 患者,环形电切术(LEEP)更适用。

- 非典型的宫颈内细胞有发生原位腺癌的风险,原位腺癌应看作腺癌的癌前病变。
- 活检除外浸润性病变后,可用激光治疗阴道上皮内瘤样病变(VAIN)3。VAIN1、多数 VAIN 2 和 HPV 感染的患者不需要治疗。这些病灶为多发,通常消退;消融治疗后很快又复发。
- 外阴上皮内瘤样病变 3 级(VIN 3)可行简单切除、激光消融或表浅性(部分)外阴切除术,伴或不伴皮肤移植。小的局限病灶的切除有不错的效果,虽然多灶的或广泛的病变用这种方法切除比较困难,但依然达到了美容效果。VAIN 1 或 VIN 1~2 通常与增生不良(dystrophic)改变或者 HPV 有关,可行期待治疗。
- 上皮内瘤样病变常发生于宫颈、阴道和外阴,也可以在这些部位同时存在。这三种病变的病因和流行病学基础相同,常用的治疗方法有消融、切除、保守治疗。早期诊断和治疗对于防止病变进展为浸润癌十分重要。

宫颈上皮内瘤样病变

1949 年最早提出了宫颈浸润前期疾病的概念,指可以识别出有浸润癌表现但局限于上皮内的上皮性改变(1)。随后的研究提示如果不治疗这些病变,则会进展为宫颈癌(2)。细胞学方法的改进使人们认识了早期病灶的前体,即不典型增生,这种病变将来可能会发展为癌。多年来,原位癌(CIS)一直采用积极的治疗(多数行全子宫切除术),而不典型增生却被认为没有重要的意义,所以采取不治疗或者阴道镜活检和冷冻手术。1968 年提出了宫颈上皮内瘤样病变(CIN)的概念,当时 Richard 指出所有所有不典型增生都有进展的潜能(3)。**现在认为多数 CIN1 和一些 CIN2)不治疗也会自然消退(4);但高度恶性 CIN 指不治疗有可能进展为浸润癌的病变。无有丝分裂活性的增生性性化生不应该称为不典型增生或 CIN,因为它不会进展为浸润癌。**

上皮内瘤样病变的诊断标准随病理医师的不同而异,但细胞不成熟、细胞结构紊乱、核异型性以及有丝分裂活性增加是上皮内瘤样病变的显著特征。有丝分裂活性的程度、不成熟细胞增生的程度以及核不典型性决定瘤样病变的严重程度。如果有丝分裂和不成熟细胞仅出现在上皮的下 1/3,则是 CIN1。累及上皮中 1/3 和上 1/3 分别诊断 CIN2 和 CIN3(图 19.1)。

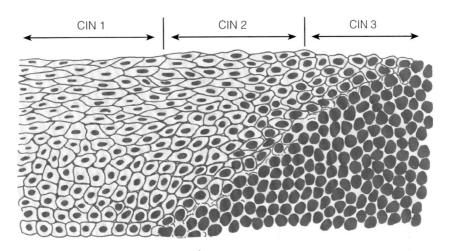

图 19.1　宫颈上皮内瘤样病变与正常上皮对照的示意图

宫颈解剖　　　　宫颈由位于宫颈管内口的柱状上皮和覆盖宫颈外口的鳞状上皮构成(5)。两种上皮交会点称为鳞柱交界(SCJ)(图 19.2 和图 19.3)。

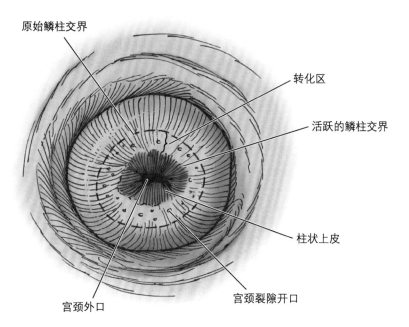

图 19.2　宫颈及转化带

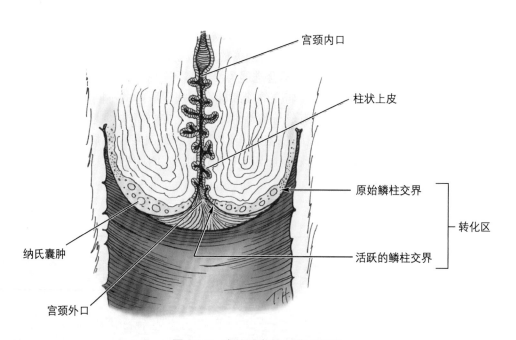

图 19.3　宫颈及宫颈内膜示意图

鳞柱交界　　　　SCJ 很少局限于宫颈外口。相反,它是动态变化的,随着青春期、妊娠、绝经和激素刺激而相应变化(图 19.4)。新生儿期,SCJ 位于宫颈外口。月经初潮时,雌激素的产生使阴道上皮细胞内充满糖原。乳酸杆菌作用于糖原,降低 pH,刺激亚柱状储备细胞发生化生(5)。

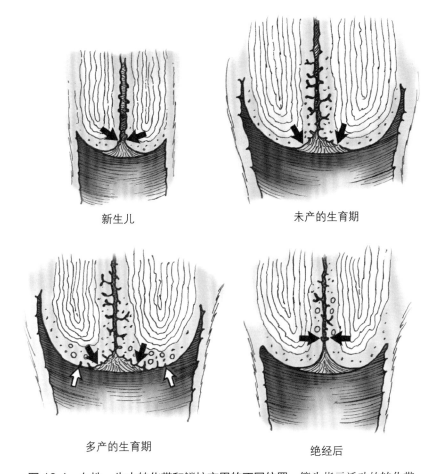

新生儿　　　　　　　　　　　未产的生育期

多产的生育期　　　　　　　　　绝经后

图 19.4　女性一生中转化带和鳞柱交界的不同位置。箭头指示活动的转化带

化生由原始 SCJ 内侧开始,向宫颈外口方向进行,覆盖柱状绒毛,这个过程形成了称为转化带的区域。转化带从原始 SCJ 向生理性活动的 SCJ 扩展,以鳞柱交界 SCJ 分界。当转化带的化生上皮成熟后,开始产生糖原,最终形成在阴道镜和组织学观察下类似原始的鳞状上皮(图 19.5A 和 B)。

现认为在多数病例中,CIN 由发展期 SCJ 转化带中的单一病灶发生而来。宫颈前唇罹患 CIN 的几率是后唇的两倍,CIN 极少源于侧角。一旦发生 CIN,它可以沿水平方向累及整个转化带,但通常不会替代原始鳞状上皮。这种进展通常有清晰的 CIN 外边

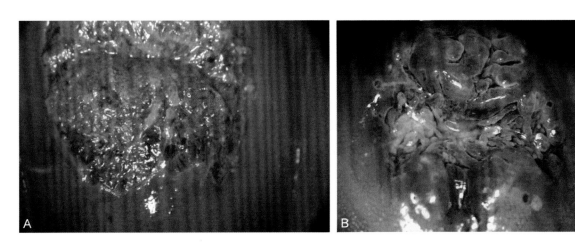

图 19.5　A:转化带活跃的化生。B:转化带成熟的化生

界。CIN 可以累及宫颈裂缝,这个部位倾向于发生最严重的 CIN 病变。宫颈腺体受累的程度有重要的治疗意义,因为必须破坏整个腺体以确保 CIN 的根除(5)。确定原始 SCJ 位置的唯一方法是寻找纳氏囊肿(子宫颈腺滤泡囊肿)或者宫颈裂缝的开口,二者提示柱状上皮的存在。一旦化生上皮成熟,合成糖原,则称为愈合的转化带,对致癌因素的刺激有相对的抵抗力。但是,有早期化生细胞的整个 SCJ 对致癌因素易感,致癌因素可以促使这些细胞转化为 CIN。因此 CIN 最易发生于月经初潮或妊娠后,此时化生最活跃。相反,绝经后女性很少发生化生,感染人乳头状瘤病毒(HPV)后发生 CIN 的风险处于低水平。这些致癌因素通常由性交导入。尽管人们已经研究了多个因素,包括精子、精液组蛋白、滴虫、衣原体以及单纯疱疹病毒,目前认为 HPV 在 CIN 发展中起着重要的作用。

正常的转化带　　阴道和宫颈外口的原始鳞状上皮有四层(5):

1. 基底层为单层的不成熟细胞,细胞核大,细胞质少。

2. 副基底层包括 2~4 层不成熟细胞,有丝分裂正常,可替代复层上皮提供。

3. 中间层包括 4~6 层细胞,细胞质更丰富,呈多边形,细胞间有间隙;在光镜下可见细胞间桥,这是糖原产物分化的场所。

4. 表层包括 5~8 层扁平细胞,细胞核均小,细胞质充满糖原。核固缩后细胞从表面分离(脱落)。这些细胞形成巴氏涂片的基础。

柱状上皮　柱状上皮为单层柱状上皮细胞,黏液位于细胞顶部,圆形细胞核位于基底部。腺上皮由许多脊、裂口和折叠组成,当被鳞状上皮覆盖时,会导致出现腺体开口。严谨地说,宫颈外口不是腺体,但是腺体开口这个术语还是经常被应用。

化生上皮　SCJ 处的化生细胞是由亚柱状储备细胞而来(图 19.4)。在阴道低酸性环境的刺激下,储备细胞增生,抬高柱状上皮。这种不成熟的化生细胞核大,细胞质少,不含糖原。当细胞正常成熟,将产生糖原,最终形成四层上皮。化生的过程开始于柱状绒毛的顶端,这是最早暴露于阴道酸性环境的部位。当化生细胞替代了柱状上皮,绒毛的中央毛细血管退化,上皮被展平,留下上皮和它典型的血管网络。当化生发展到宫颈裂隙,替代柱状上皮,同样也展平上皮。但比较深的裂隙不会完全被化生上皮替代,这样就在鳞状上皮下面残留了分泌黏液的柱状上皮。这些腺体有些开口于表面;其他完全封闭,黏液积聚形成纳氏囊肿。腺体开口和纳氏囊肿形成了原始鳞柱交界和原始转化带的外边界(5)(图19.5A 和 B)。

人类乳头瘤病毒　　Koss 和 Durfee 于 1956 年首先描述了 HPV 感染引起的细胞学改变(6),命名为中空细胞。直到 20 年后,当 Meisels 及其同事(7)报道了轻度不典型增生(图 19.6)中有这种改变时,人们才认识到它们的重要性。分子生物学研究发现了高水平的 HPV DNA 和包被抗原提示在这些中空细胞中有大量病毒感染(8)。在宫颈瘤样病变的所有级别中都证明了 HPV 基因组的存在(9)。HPV 感染是宫颈癌的首要原因(10)。随着 CIN 病变程度加重(图 19.7),中空细胞消失,HPV 拷贝数减少,包被抗原消失,提示病毒在分化差的细胞中不能复制(11)。相反,HPV 部分 DNA 整合到宿主细胞中。有转录活性的 DNA 整合入宿主细胞这一过程看来对于恶性生长是必需的(12)。**恶性转化需要 HPV 产生的 E6 和 E7 癌蛋白的表达**(13)。由于 HPV 在细胞培养中不生长,因而没有 HPV 致癌作用的直接证据。但是,已报道了一种生长角化细胞的培养系统,该系统可以分层和产生特异的角蛋白酶(14)。当用含有 HPV-16 的质粒转染正常细胞,转染细胞发

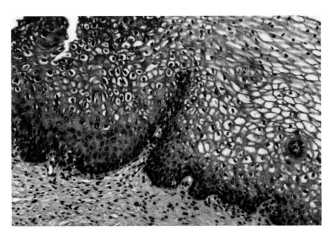

图 19.6　宫颈上皮内瘤样病变 1 级（CIN 1）伴中空细胞。从基底层和旁基底层向中间层和表层的正常成熟过程和分化。在较上层，中空细胞的特征为核周空泡、细胞边缘清晰以及细胞核深染、不规则和增大

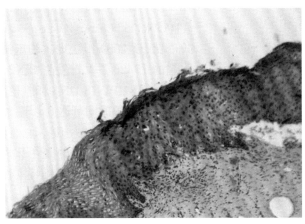

图 19.7　宫颈活检示正常细胞、CIN2 和 CIN3。CIN3 中细胞失去正常成熟

生囊性异常，与上皮内瘤样病变表现相同。在转染细胞系中可以证实表达 E6 和 E7 癌蛋白，提供了因果关系的强有力的实验室证据（15）。含活性 HPV-16 或 HPV-18 拷贝的宫颈癌细胞系（SiHa，HeLa，C4-11，Ca Ski）证明了 HPV16 E6 和 E7 癌蛋白的存在（16）。

在大多数宫颈上皮内瘤样病变的女性中可以检测出 HPV DNA（17，18）。目前已经分离出 120 余种亚型的 HPV，其中 30 种亚型主要感染男性和女性下泌尿生殖道的鳞状上皮细胞（19，20）。HPV 检测阳性与发生 CIN 高度病变的风险增加 250 倍有关（21）。近 90% 的上皮内瘤样病变归因于 HPV 感染（18）。

只有某些特定的 HPV 亚型与约 90% 的高度上皮内病变和癌有关（HPV-16，HPV-18，HPV- 31，HPV-33，HPV-35，HPV-39，HPV-45，HPV-51，HPV-52，HPV-56 和 HPV-58）（18）。16 亚型是浸润性癌和 CIN2 和 CIN3 中最常见的亚型，在女性所有期别癌中占 47%（22）。也是细胞学正常的女性中最常见的 HPV 亚型。

然而，HPV-16 并不是非常特异，约 16% 的低度病变女性患者中也可以检测出 HPV-16。23% 的浸润癌患者，5% 的 CIN2 和 CIN3 女性患者，以及 5%CIN1 合并 HPV 的患者中检测出 HPV-18，同时在阴性发现的患者 HPV-18 低于 2%（18）。因此，对于浸润癌，HPV-18 要比 HPV-16 更特异。

通常，HPV 感染不持续存在。那些持续感染的病毒可以保持潜伏状态许多年。大多数女性没有发病的临床证据，感染最终被抑制或者被清除（17）。其他表现为低度病变的女性，病变可以自然消退。大多数女性，感染在 9~15 个月内清除（23）。少数暴露于 HPV 的女性发展为持续感染，进展为 CIN（17，24）。高危型 HPV 的持续感染将发生高度病变的风险增加 300 倍，这是 CIN3 发生和持续所需要的（25，26）。影响进展的因素有吸烟、避孕药的使用、感染其他性传播疾病，或者营养状态（17，22）。任何促进 HPV DNA 整合到人类基因的因素都可以导致浸润性疾病的进展（27）。

人类乳头瘤病毒疫苗

因为 HPV 感染是发生宫颈瘤变的必要因素，预防性疫苗的研制称为预防宫颈瘤变的重要进步，保护抵御 HPV 感染。开发蛋白模拟体，即病毒样颗粒（VLP）模拟病毒最外层蛋白使得预防性疫苗的开发成为可能（28）。Gardasil（Merck，NJ，USA）是含针对 HPV-6、

HPV-11、HPV-16 和 HPV-18VLP 的四价疫苗,该疫苗已于 2006 年经美国食品药品管理局(FDA)批准。Cervaris(GlaxoSmithKline,Middlesex,U.K.)是含针对 HPV-16 和 -18VLP 的二价疫苗,于 2009 年获批。临床试验证实二价疫苗和四价疫苗对预防 HPV-16 和 HPV-18 引起的 15~26 岁女性发生 CIN2、CIN3 或原位腺癌的效果很好(29,30)。**血清学阴性,且 HPV-16 及 HPV-18 DNA 阴性的女性人群,接种所有三种疫苗的疗效为 100%(31,32)。疫苗接种后防护时间可达 6.4 年(31)。**

少数 HPV-16 或 HPV-18 血清学阳性而 DNA 阴性的女性,疫苗有效性仍然是 100%(29,30)。这提示病毒的既往暴露和清除并不削减疫苗疗效。另一方面,对于进入研究时 HPV-16 及 HPV-18DNA 阳性女性,疫苗并未显示疗效。**这提示疫苗不能够清除活动期感染,不能用于治疗 CIN。**

由于 52%CIN 及 70% 浸润癌有 HPV-16 和 HPV-18 感染,因此交叉防护其他高危亚型的数据有重要意义(33)。二价疫苗能够防护 HPV 亚型 31、33 和 45 及 CIN 相关 HPV-31 的持续感染(29)。数据显示,四价疫苗能够交叉防护 CIN2 及以上级别相关的 HPV 31 持续感染,但这一适应证并未写入 FDA 批准的说明书中(34)。

对两种疫苗的 3 年随访研究显示,阴道镜转诊率分别下降了 26% 和 20%(29,35)。与此同时,手术切除率分别下降 69% 和 42%(29,35)。增加的下降率可能来自对非疫苗特异 HPV 亚型的交叉保护。

四价疫苗预防引起生殖器疣的 HPV-6 和 HPV-11 感染。临床试验显示接受三种疫苗的女性不发生 HPV-6、HPV-11、HPV-16 和 HPV-18 所致生殖器疣的有效率为 99%,而未接种的女性为 80%(36)。男性和男孩疫苗试验中,29 个月的防护率为 89%,因此该四价疫苗获得批准用于男性(37)。

四价疫苗试验也评估了对外阴上皮内瘤变(VIN)和阴道上皮内瘤变(VAIN)的保护。接种时 HPV 阴性的女性按计划接受接种后,HPV-16、HPV-18 所致 VIN 2 或 VAIN 3 及 VAIN 2 或 VAIN 3 病变发生率相对于接种安慰剂者下降 100%(38)。对所有接种人群进行分析,VIN 2 或 VAIN 3 及 VAIN 2 或 VAIN 3 的防护率为 50%(38)。这些数据显示,除 16 和 18 亚型外的高危 HPV 亚型也导致相当比例的 VIN 和 VAIN 的发生。HPV-16 和 HPV-18 阳性女性不能防护 VIN 和 VAIN。目前尚未设计二价疫苗试验评估外阴或阴道病变结果。

疫苗有效性持续时间非常重要,因为 20 多岁是最易发生 HPV 感染的年龄段,40 多岁是最易发生宫颈癌的年龄段。疫苗批准用于年龄小于 26 岁的女性,可提供超过 10 年的有效防护。为引起对抗原的显著抗体反应,疫苗需与辅剂联合应用。四价疫苗的辅剂为硫酸羟基磷酸铝,该辅剂大鼠试验证实优于结合 HPV-16 的单纯铝辅剂。二价疫苗的辅剂是结合单磷脂 A 的氢氧化铝。理论上,该辅剂可作为 HPV 和激活先天免疫系统之间的桥梁。4 年随访研究显示,该辅剂产生的抗体滴度大于铝诱导的滴度(39)。目前仍不明确青少年到达 HPV 暴露峰值时间 25 岁左右时是否需要加强接种。由于首批疫苗的接种时间距今不超过 10 年,因此是否需要加强接种的研究仍在进行之中。

美国免疫接种咨询委员会为女孩和女性的四价及二价疫苗接种实施提供建议。2007 年,美国癌症协会发布了与这些疫苗的使用相关的一系列临床指南(40)。**根据这些指南,推荐 11~12 岁女孩接种常规 HPV 疫苗,年龄期限可推到最早 9 岁,最迟 18 岁。对于 19~26 岁的年轻女性,目前没有充分数据证实普通接种的效果。**该年龄段女性是否接种应取决于医师对既往 HPV 暴露风险和接种获益及损害的详细讨论(41-44)。**无论是接种或未接种的女性都应常规进行宫颈上皮内瘤变和宫颈癌的筛选检查。**

筛查

巴氏检查分级：
Bethesda 系统
　　1988 年，第一届国际癌症学会（NCI）研讨会在马里兰州的 Bethesda 举行，促成了细胞学报告的 Bethesda 系统的发展(45)。细胞学报告需要一种标准方法来使相互评价易于进行以及保证质量。Bethesda Ⅲ 系统(2001)将术语进行了更新。根据该系统，潜在癌前期鳞状上皮病变分为三类：(i) 不典型鳞状细胞（ASC），(ii) 低度鳞状上皮内病变（LSIL），和 (iii) 高度鳞状上皮内病变（HSIL）(46)。ASC 再分为两种情况：不明确意义的 ASC（ASC-US）和必需除外高度病变的 ASC（ASC-H）。低度鳞状上皮内病变包括 CIN1（轻度不典型增生）和 HPV 细胞学改变，即非典型中空细胞。HSIL 包括 CIN Ⅱ 和 CIN Ⅲ（中度不典型增生、重度不典型增生和原位癌）。各术语之间的比较如表 19.1。

表 19.1　细胞学分类系统的比较

Bethesda 系统	不典型增生 /CIN 系统	巴氏系统
正常范围	正常	Ⅰ
感染（具体微生物应指明）	炎性不典型（微生物）	Ⅱ
反应性和修复性改变		
鳞状细胞异常		
不典型鳞状细胞	鳞状细胞不典型	
(1) 不明确意义的（ASC-US）	HPV 不典型，除外 LSIL	ⅡR
(2) 排除高度病变（ASC-H）	除外 HSIL	
	HPV 不典型	
低度鳞状上皮内病变	轻度不典型增生 CIN1	
高度鳞状上皮内病变	中度不典型增生 CIN2	Ⅲ
	重度不典型增生 CIN3	Ⅳ
	原位癌	
鳞状细胞癌	鳞状细胞癌	Ⅴ

CIN，宫颈上皮内瘤样病变；HPV，人乳头瘤病毒

　　与 HPV 相关的细胞学改变（如中空细胞和 CIN1）并入 LSIL 分类，这是因为这两种病变的自然病程、HPV 不同类型的分布以及细胞学特征都是一样的(27)。**长期随访研究显示，分类为中空细胞的病变 14% 进展为重度上皮内瘤样病变，分类为轻度不典型增生的病变有 16% 进展为重度不典型增生或者原位癌**(4,46)。最初认为分类为中空细胞的病变可能仅包含低危型 HPV，如 HPV-6 和 HPV-11，而高危型 HPV 如 HPV-16 和 HPV-18 仅限于包括 CIN1 在内的真正的肿瘤中，这也证实了它们之间的区别。但是，组织病理学和分子病理学之间的相关性显示低危型和高危型的 HPV 在中空细胞和 CIN1 中有相似的异质性分布(47)。评价不典型增生、原位癌和 CIN 的研究缺乏观察者之间及内部的可重复性(48)。中空细胞和 CIN1 之间的比较最缺乏可重复性(49)。**因此，基于临床表现、分子生物学发现和形态学表现，HPV 细胞学改变与 CIN1 看来是相同的疾病。**将 CIN2 和 CIN3 合并入 HSIL 分类也是基于相同的理由。生物学研究显示高危型 HPV 的类型在两种病变中的比例相似，将其分开比较似乎不具有可重复性(48,49)。另外，CIN2 和 CIN3 的处理也相似。

巴氏检查的准确性
　　自 1950 年以来，巴氏检查已经成功地将宫颈癌的发生率降低了 79%，死亡率降低了

70%(26)。**然而,美国仍有近20%的妇女在最近3年之内未接受定期筛查,未进行一次巴氏检查。**近来,年发病率从每100 000名妇女中8例降至5例。这意味着每年约8200名妇女患宫颈癌(50~52)。在那些接受规律巴氏检查的患者中依然有宫颈癌发生。医疗研究与质量局进行了一项传统宫颈细胞学检查方法的文献回顾,并与新技术比较,旨在降低假阴性率(53)。该项目分析了5个研究报告得出结论,传统细胞学方法在检测宫颈癌前病变的敏感度只有51%,假阴性率为49%。**在最近的三项宫颈细胞学评价的回顾分析中,巴氏检查对CIN2~3的敏感度为47%~62%,特异度为60%~95%(54~56)。每年约30%的新发宫颈癌病例来自于接受过巴氏检查的妇女,但是过程中可能有取样、固定或者阅片的错误**(57)。以前对巴氏检查的敏感度高估为约80%(58),导致筛查频率推荐有误(58)。

必须对传统的巴氏检查技术进行改进减少假阴性率。取样差错是因为病变太小、没有脱落细胞或者所用装置没有取到细胞,或者没有把细胞转到固定介质上。制片错误可能发生于玻片上固定不牢而导致干片,因此无法阅片。玻片可能太厚,或者被阴道分泌物、血或黏液遮掩。通过广泛使用液基介质能够避免这些问题。如果玻片上含有诊断细胞但技术人员或自动检测仪器未能监测,仍然可能发生阅片差错。

通过液基的介质收集细胞样本可以减少取样和制片的错误。样本的处理过程得到均衡的薄层宫颈细胞,没有玻片上的碎屑。医疗研究与质量局报道液基细胞学方法将巴氏检查的敏感度提高到了80%的目标。用宫颈管刷结合塑料刮匙或塑料刷收集细胞样本。然后样本放入一个含有液体防腐剂的小瓶中。这项技术可将80%~90%的细胞转移到液体介质中,与之比较,传统的细胞学检查只能将10%~20%的细胞转移到玻片上。使用液基的介质可以消除干片现象。将小瓶内的液体通过滤器从而细胞,这可以收集到较大的上皮细胞,将较小的血细胞和炎性细胞分离开。这样的处理过程正确地保存了薄层的诊断细胞,细胞学家更容易阅片。该技术将传统细胞学检查的不满意涂片率降低了70%~90%(59)。现在绝大多数的美国实验室采用了液基细胞学。

第二项宫颈细胞学方法的新技术是自动巴氏筛查系统,已经被FDA批准作为初筛和初次检查结果正常的宫颈细胞学标本的复查方法。这种技术采用一种自动显微镜配以特殊的数字照相机。该系统可以扫描玻片,使用计算机成像技术分析玻片的每一个视野。计算机根据样本包含异常的可能性为基础将每一张玻片分级。选出的玻片由细胞学医师或者细胞病理学家查看。该技术将假阴性率降低了32%(60)。

Bethesda系统的修订　　用来报道宫颈细胞学结果的Bethesda系统被发展为以独立的细胞学系统,可以为临床治疗提供明确的指南(45)。它创立了一种标准的实验室报告网络,包括描述性诊断和样本质量的评价。Bethesda系统的修订也反映了新技术的发展和研究的进展。

2001Bethesda系统中,标本检查结果分为满意度或不满意。如果结果不满意,需重复宫颈细胞学检查。否则标本检查结果为满意。如果如果转化带的取样不足或者有干扰因素,应在6~12个月内重复宫颈细胞学。总分类是:(i)无上皮内病变或者恶性病变;(ii)上皮细胞异常,以及(iii)其他。无上皮内病变或者恶性病变分类中包括微生物感染,如阴道滴虫、白色念珠菌、细菌性阴道炎以及放线菌、单纯疱疹病毒。在这一类中还包括反应性细胞改变,子宫切除术后腺细胞状况以及萎缩。上皮细胞异常包括鳞状上皮和腺上皮的异常。其余分类ASC、LSIL和HSIL与上文所述分类相同(表19.2)。

腺细胞异常包括非典型腺细胞(AGC),进一步可根据其来源分为宫颈管、内膜或者非特异性腺细胞;以及根据来源证据倾向于瘤变的非典型腺细胞(表19.2)。

表 19.2　Besthesda 系统 2001

标本类型: 标明传统涂片(巴氏涂片)或液基细胞学检查或其他

标本结果评估

- 阅片满意(说明有无宫颈管 / 转化带成分和任何其他质量的指标,如:部分血涂片、炎症等)
- 阅片不满意(注明原因)
  - 标本拒收 / 未制片处理(注明原因)
  - 标本制片处理并进行了阅片,但对评估上皮异常不满意(注明原因)

一般分类(可选)

- 无上皮内病变或恶性病变
- 上皮细胞异常:见阅片意见 / 结果(最好注明"鳞状上皮"或"腺上皮")
- 其他:见阅片意见 / 结果(例如,40 岁妇女的子宫内膜细胞)

自动阅片

如果该病例是由自动仪器检测,注明仪器和结果。

辅助检查

提供检查方法和结果报告概述,便于临床医师查看。

阅片意见 / 结果

无上皮内病变或恶性病变［若无肿瘤细胞学证据,应在总体分类和(或)阅片意见 / 结果部分指出,无论是否有微生物病原体或其他非肿瘤性变化］

微生物病原体

- 阴道滴虫
- 形态符合白色念珠菌的真菌
- 菌群失调符合细菌性阴道病
- 形态符合放线菌的细菌
- 符合单纯疱疹病毒的细胞学改变

其他非肿瘤性改变(可选择是否报告,不列入表内)

- 反应性细胞改变,见于
  - 炎症(包括典型的修复)
  - 放射治疗
  - 宫内节育器(IUD)
- 子宫切除术后的腺细胞状态
  - 萎缩

其他

- 子宫内膜细胞(见于 40 岁妇女)
  如果"无鳞状上皮内病变"需要说明

上皮细胞异常

鳞状细胞

- 非典型鳞状细胞
  - 不明确意义(ASC-US)
  - 除外高度鳞状上皮内病变(ASC-H)
- 低度鳞状上皮内病变(LSIL)包括 HPV/ 轻度不典型增生 /CIN1
- 高度鳞状上皮内病变(HSIL)包括中度和重度不典型增生,CIS/CIN2 和 CIN3
  - 具有可疑的浸润特征(可疑浸润)
- 鳞状细胞癌

腺细胞

- 非典型
  - 子宫颈管细胞(应在总结中指出无其他特殊或者有特殊)
  - 子宫内膜细胞(应在总结中指出无其他特殊或者有特殊)
  - 腺细胞(应在总结中指出无其他特殊或者有特殊)

续表

- 非典型
  - 子宫颈管细胞,倾向于肿瘤
  - 腺细胞,倾向于肿瘤
- 子宫颈管原位腺癌
- 腺癌
  - 子宫颈管型
  - 子宫内膜型
  - 子宫外
- 非特殊类型(NOS)

其他恶性肿瘤(具体说明)

教育注释和建议(可选)

建议应该确切,并与专业人员组织编写的临床随诊指南相一致(可列出相关参考文献)。

来自:Solomon D,Davey D,KUrman R,et al. 2001 年 Bethesda 系统:宫颈细胞学结果报告术语。JAMA 2002;287:2114-2119。登录下列网址查看:www.bethesda2001.cancer.gov www.cancer.gov/newscenter/pressreleases/2002/bethesda2001。

宫颈癌癌前病变

目前已有指导宫颈癌筛查、随访和治疗的基于文献的指南。随着科学进步和我们对 HPV 及宫颈癌变、临床实践与责任考量的知识越来越多,有时会对指南的理解产生微小差异。指南终究不能替代患者和医疗人员对危险及获益的讨论,这才是制定治疗决策的关键。

美国癌症协会(ACS)2002 年指南推荐中指出,应该每年进行传统的巴氏检查。若采用液基细胞学,筛查可以延长至每 2 年一次。30 岁以上的女性应每 3 年进行细胞学和高危 HPV DNA 筛查。21 岁以上或者有性生活 3 年就应该开始筛查,如果既往 10 年内巴氏检查结果正常则筛查终止年龄为 70 岁。根据这些推荐,良性疾病(非 HPV 相关疾病)行子宫切除术后没有必要再筛查(61)。

美国妇产科学院(ACOG)更新了指南(62)。ACOG 推荐女性 21 岁再开始宫颈癌筛查,而与性行为起始年龄无关。已知年轻女性的浸润癌发生率极低,宫颈癌发生是一个多年的进展结果,门诊患者行宫颈切除术与早产风险相关,虽然该风险极低但也实际存在。21~29 岁应每 2 年进行 1 次筛查(使用传统阅片或液基细胞学),如果连续 3 次筛查结果阴性,即上皮内病变或恶性肿瘤(NILM)涂片检查结果阴性,30 岁以上的女性可每 3 年进行 1 次筛查。推荐 HIV 阳性(第一年 2 次,之后每年 1 次)、免疫抑制、己烯雌酚(DES)暴露和 CIN2 及以上病变史(连续 20 年每年 1 次)的女性增加筛查频率。65~70 岁可以停止筛查,但应每年进行危险因素再评估判断是否需重新开始筛查。良性疾病行子宫切除术后的女性,若无高分级 CIN 或宫颈癌病史,可以停止筛查(表 19.3)。

表 19.3 美国癌症协会和美国妇产科医学院关于筛查指南的对比

指南	美国癌症协会	美国妇产科医学院
开始筛查时间	21 岁或有经阴道的性行为 3 年后	21 岁或有经阴道的性行为 3 年后
间期	• 每年进行传统巴氏涂片检查 • 每两年进行液基细胞学检查 • 30 岁以后连续 3 次均正常的每 2~3 年复查一次	• 每年可选择液基细胞学或传统巴氏涂片进行筛查 • 30 岁以后连续 3 次均正常的每 2~3 年复查一次
不继续	10 年内连续 3 次正常的 70 岁妇女	没有年龄的上限

2003 年,FDA 推荐 HPV DNA 检查联合宫颈细胞学作为 30 岁以上妇女的筛查方法。当两项检查均为阴性,妇女 3 年内没有必要重复筛查。双阴性结果的阴性预测值超过

了 99%(19)。由于大多数 HPV 感染是一过性的,自发清除,不会导致真正的癌前病变,特别是在年轻妇女中 HPV 的流行性更高,因此 HPV 不应作为 30 岁以下的妇女的筛查(63)。HPV 和细胞学均阴性的妇女随访 6 个月中发生 CIN2 或者更高的病变的几率为每 1000 名中一例(61)。前瞻性研究报道随防 3 年 CIN2 或更高的病变每 1000 名中不到 2 例(64-66)。

非典型鳞状上皮细胞(ASC)

ASC 限指那些异常细胞但确实无明确意义的结果。ASC 不包括良性、反应性和修复性改变,这些在 Besthesda 系统中归入正常范围。由于缺乏诊断标准以及对医疗 - 法律行为的担心,这一诊断现在变得十分常见,在一些中心比例为 3%~25%(67)。当应用统一的诊断标准后,ASC 所在比例应该在 3%~5%(68)。ASC 分为了两种类型:ASC-US 和 ASC-H。

ASCUS 细胞学诊断与 10%~20% 的 CIN1 发生率以及 3%~5% 的 CIN2 或者 CIN3 的发生风险相关(69~72)。现在已经很明确 CIN1 是一种最常见的良性 HPV 感染病变,在超过 60% 的病例中可以自然消退;因此,ASCUS 巴氏检查结果分拣目的就是鉴定初更多的 CIN2 和 3 病变(73)。

由于在识别 CIN 病变中有 20%~50% 的假阴性率,并且患者的依从性差,因此重复巴氏检查的这一选项被弱化了。约 50% 的患者因为随后的巴氏检查结果异常行阴道镜检查,使得这一选项在费用上接近立即行阴道镜检查(69)。**立即行阴道镜检查被认为是检测 CIN2 或 CIN3 的最敏感的方法**(69,72)。由于 80% 的患者没有典型的病变,因此避免阴道镜过度诊断,取活检时态度保守是很重要的。病理医师也可能存在过度诊断活检结果,仅发现化生时就诊断患者为 CIN。

几项研究证实了 HPV 检测在评估 ASCUS 巴氏检查结果中的作用(74~76)。**这些研究显示 HPV 检测能够识别出** 90% **的 CIN2 或 CIN3 病变**。为了前瞻性地比较前面提到的分流方法,NCI 资助了一项 ASC-US/LSIL 分流研究(ALTS)(77)。ASC-US 和 LSIL 的患者随机分为三个分流组:(i)即刻行阴道镜检查;(ii)HPV 检测;(iii)重复巴氏检查的保守处理。在即刻行阴道镜组纳入 1163 名妇女,14 名拒绝检查。阴道镜的结果被认为可以反映患病率的情况,具体如下:CIN1 14.3%;CIN2 16.1%;CIN3 5%。这样,75% 的 ASC-US 妇女阴道镜结果为阴性,没有行活检(25%)或者行活检但结果为阴性。56.1% 的患者 HPV 检测阳性,6.1% 的患者没有做阴道镜检查。在 494 名接受阴道镜检查的妇女中,结果如下:CIN1,22.5%;CIN2,11.9%;CIN3,15.6%。HPV 检测对于 CIN2 的敏感度为 95.9%,对 CIN3 为 96.3%。

在保守处理组,只有一篇巴氏检查的随访报道。现在认识到,巴氏检查必须每隔 6 个月检查才有效。尽管如此,还是纳入了单次随访的巴氏检查结果。如果将 ASC-US 或更高病变的阳性结果作为截止值,对 CIN2 的敏感度为 85%,CIN3 敏感度为 85.3%,58.6% 的患者建议行阴道镜检查。如果用 LSIL 作为截止值,26.2% 的患者建议行阴道镜,对 CIN2 和 CIN3 的敏感度均为 64.0%。如果用 HSIL 作为截止值,6.9% 的患者建议行阴道镜,敏感度将达 44%。**ATLS 研究的结论时 HPV 分流对识别 CIN2 和 CIN3 病变高度敏感,并且它将建议做阴道镜检查的比例降低了近** 50%(78)。一美国妇女队列研究中用数学模型来模拟 HPV 和宫颈癌的自然病程,结果证实采用细胞学和 HPV DNA 联合检查的 2~3 年筛查策略在降低癌症发病率上更加优于每年的传统细胞学检查(79)。

低度鳞状上皮内病变

LSIL 的细胞学诊断是可重复性的,占细胞学诊断的 1.6%(68)。约 75% 的患者有 CIN,约 20% 患者为 CIN2 或 3(69~71)。这些患者需要进行其他的评估。ALTS 研究提前停止了 HPV 检测组,因为 HPV 阳性率为 82%,不能作为决定疾病存在的有效标志。ALTS 研究发现细胞学 LSIL,与之相关的,2 年内组织学 CIN2 或 CIN3 风险为 25%。但是,没有有效的分流策略能减少阴道镜检查的建议,同时又不增加 CIN3 和浸润癌发生的风险(80)。ATLS 研究证实了目前实行的用阴道镜检查来评价一次 LSIL 结果策略的有效性(75)。

高度鳞状上皮内病变　任何细胞学标本提示存在 HSIL 的妇女都应该行阴道镜检查并行活检(75)。这是因为 2/3 的 HSIL 患者会患有 CIN2 或更高病变。阴道镜下直接活检,明确病变分布后,应行消融治疗,破坏整个转化带。

诊断

阴道镜表现　醋白上皮　用醋酸(3%~5%)后变白的上皮称为醋白上皮(53)。**醋酸的应用凝固了细胞核和细胞质的蛋白,使蛋白变得不透明和发白(5)。**

醋酸不会影响成熟、能产生糖原的上皮,因为醋酸不能穿透上皮的外 1/3。此部位的细胞核小,细胞含有大量糖原(非蛋白质)。在阴道镜下此部位看起来呈粉红色。不典型增生细胞最容易受到影响。这些细胞核大,含有异常增多的染色质(蛋白)。应用醋酸后,柱状绒毛变得更"丰满",故细胞更容易观察,微微发白,尤其是有早期化生征象的部位。不成熟的化生细胞核大,对醋酸也有一些反应。由于化生上皮很薄,所以不像 CIN 那样发白或不透明,而是表现为朦胧的灰色(5)。

黏膜白斑　从字面意义讲,黏膜白斑是指白色的斑块(5)。在阴道镜术语中,这种白斑是指用醋酸之前就可见的白色上皮。白斑是上皮表面的角蛋白层引起的。不成熟的鳞状上皮有发展为产角蛋白或产糖原细胞的潜能。在阴道和宫颈,正常的分化方向是产生糖原。在宫颈阴道黏膜中角蛋白的产生是异常的。黏膜白斑可以由以下几个因素引起:HPV,角质化 CIN,角质化肿瘤,阴道隔膜、子宫托或卫生棉引起的慢性损伤以及放射治疗。

黏膜白斑不应该与念珠菌感染引起的白斑相混淆,后者用棉棒可以完全擦除。目前最容易引起黏膜白斑的原因是 HPV 感染(图 19.8)。因为阴道镜不能看到角蛋白层下的脉管系统,所以这些部位应行活检以除外角质化肿瘤。

斑点　扩张的毛细血管终止于表面,从末端看上去就像许多点的集合(图 19.9)。当这些血管出现在界限清楚的醋白上皮部位时,提示为异常上皮——多数为 CIN(5)(图 19.10)。斑点状血管

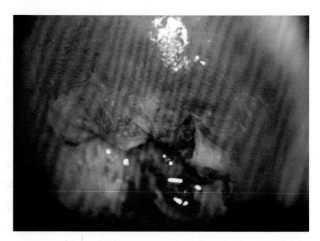

图 19.8　HPV 感染相关的宫颈上皮瘤样病变 2 的阴道镜下改变

为化生上皮向柱状绒毛迁移的一种表现形式。正常情况下,血管退化,但是,如果发生了 CIN,则血管持续存在且会表现更为显著。

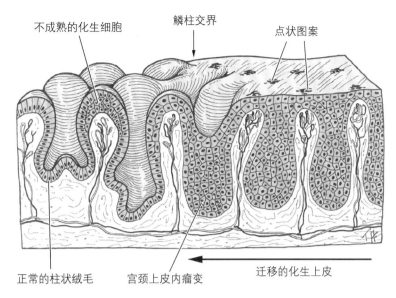

图 19.9　斑点示意图。柱状绒毛的中央血管得以保留,在表面产生斑点状血管

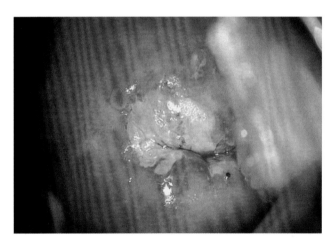

图 19.10　人类乳头瘤病毒(HPV)/宫颈上皮内瘤样病变 2
表现为表面有细刺的白色病变

马赛克　终末毛细血管围绕聚集的醋白上皮形成大体的环状或者多边形,类似于马赛克瓦片,称为马赛克(图 19.11)。这些血管形成了围绕异常上皮团块的“篮子”。它们可能来源于许多终末斑点血管或源于围绕宫颈腺体开口的血管(5)。马赛克这种表现与高度病变和 CIN 2(图 19.12)和 CIN 3 有关(图 19.13)。

不典型血管类型　**不典型血管类型是浸润性宫颈癌的特征性表现**,包括环状血管、分支血管和网状血管。

宫颈管诊刮术　ASCCP 指南不推荐宫颈管诊刮术。如果需要取宫颈管标本,细胞刷对取得宫颈管内的标本是足够的。

宫颈活检　应在最容易发生不典型增生的部位取宫颈活检。如果病变较大或者是多灶性的,有必要进行多点活检以确保病变组织完整的取样。

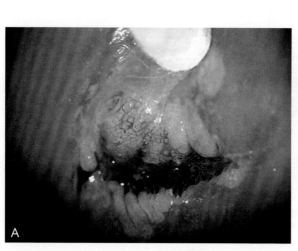

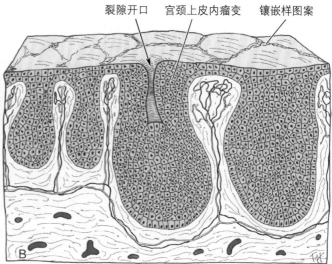

裂隙开口　宫颈上皮内瘤变　镶嵌样图案

图 19.11　A:马赛克和斑点。这种病变由上皮不典型增生岛发展而来,将表浅血管的末梢推开,形成似马赛克样外观。B:马赛克图案

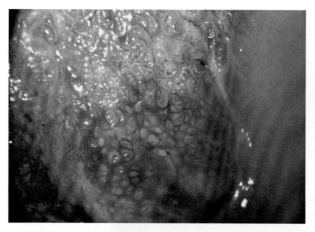

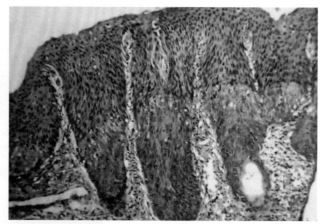

图 19.12　人类乳头瘤病毒 / 宫颈上皮内瘤样病变 3。HPV 的 Cribriform 改变,外周呈马赛克样,鳞柱状交界处斑点改变

图 19.13　宫颈上皮内瘤样病变 3(CIN 3)

上述发现之间的联系

理想的状态是病理医师和阴道镜医师在决定治疗之前应该回顾一下阴道镜发现、细胞学结果、宫颈活检以及宫颈管诊刮,尤其当操作者是首次应用阴道镜技术时。不应将细胞学结果送到一个实验室而组织学结果送到另一个实验室。阴道镜医师不应治疗报告而应该治疗疾病。当细胞学和活检结果相结合时,阴道镜医师就能够有根据性地确定出最严重的病变。如果细胞学提示的病变较组织学病变更严重,应对患者做更进一步的评估,必要时重复活检。异常巴氏检查结果的评估、治疗和随访流程如图 19.14。

处理

2006 年 ASCCP 共识指南

美国阴道镜和宫颈病理协会(ASCCP)共识指南是从 2001 年首先发表的为指导有细胞学检查异常和宫颈癌前病变并合并 2001 年 Bethesda 系统分级的指南(46,81,82)。随着对

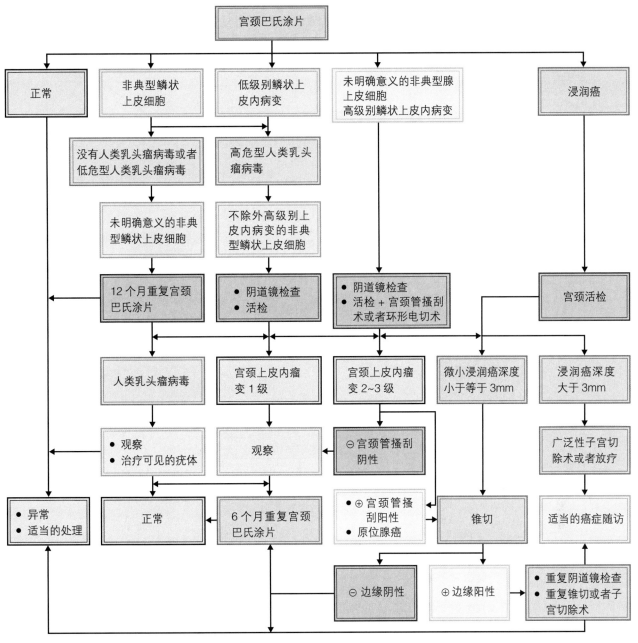

图 19.14 评估、治疗和随访异常巴氏检查的流程示意图

宫颈 HPV 感染以及宫颈癌前病变的病理及发生过程的认识不断加深,结合对那些未来有妊娠需求年轻 CIN 患者的治疗效果,对于原位腺癌的处理在指南中得到进一步修正(75,83)。

2006 年,美国阴道镜和宫颈病理协会(ASCCP)和 NCI 举办了另一次专家会议,运用循证医学更新了宫颈癌筛查的指南。宫颈细胞和组织学实体的全面以及具体的处理指南已经提供在网上(84)。2006 年 ASCCP 基于细胞学检查发现提出的处理流程如图 19.15 所示,基于组织学发现的处理流程如图 19.16 所示。

非典型鳞状上皮细胞

根据这些推荐,ASC-US 妇女应该如下处理:(i)两次重复巴氏检查,发现任何异常建议阴道镜检查,(ii)即刻行阴道镜检查,(iii)高危型 HPV 检测(图 19.15A)。当用液基细胞学检查时,建议 HPV DNA 检测。结果阳性的妇女应该建议阴道镜检查,结果阴性者应每年行细胞学检查(62)。

A ASC-US 的处理

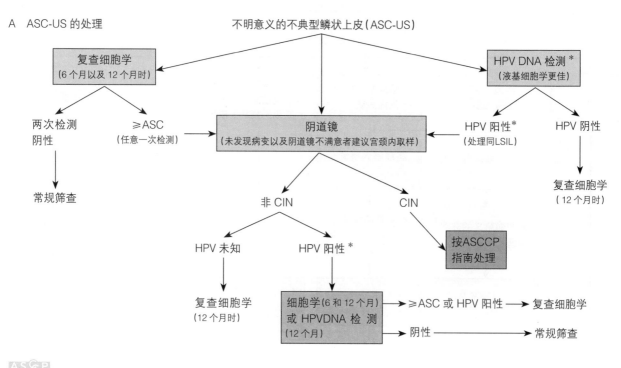

* 仅限于高危型 HPV 检测

B 青年女性 ASC-US 及 LSIL 处理

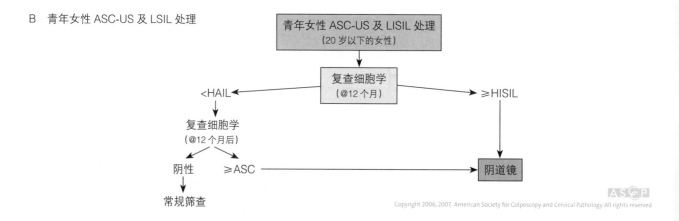

C ASC-H 的处理

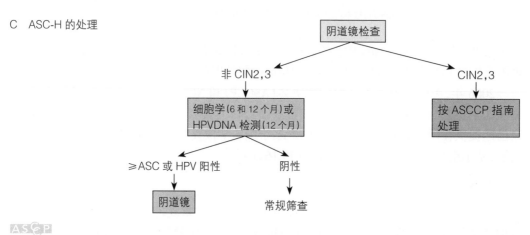

图 19.15 A~J:准则摘自女性宫颈细胞学异常 2006 共识指南

D LISIL 处理

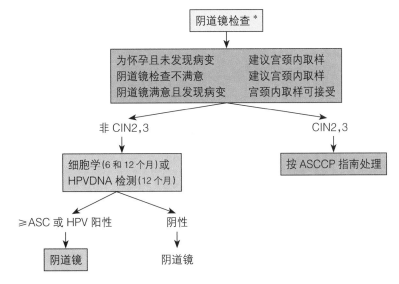

* 孕妇、绝经后及青年女性处理可不同 (见正文)

E 孕妇 LISIL 处理

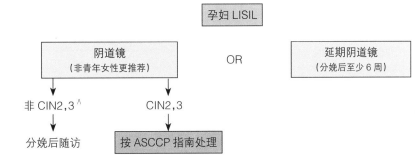

^ 无细胞学、组织学或怀疑 CIN2,3 或癌的妇女

F HISIL 处理 *

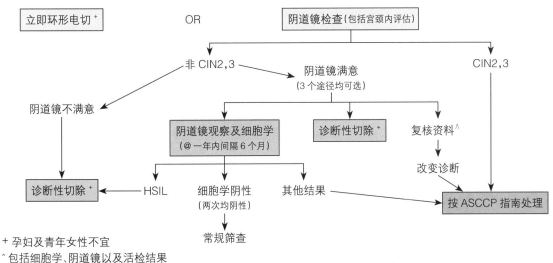

+ 孕妇及青年女性不宜
^ 包括细胞学、阴道镜以及活检结果
* 孕妇、绝经后或者青年女性处理可不同

图 19.15(续) A~J:准则摘自女性宫颈细胞学异常 2006 共识指南

G　青年女性(20 岁及以下)HISIL 处理

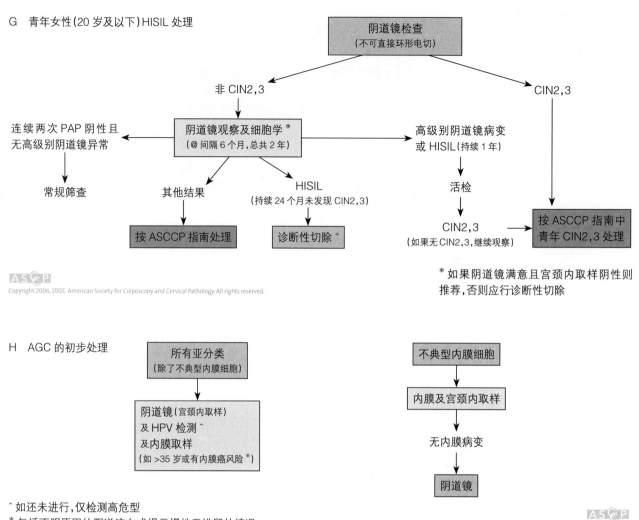

阴道镜检查
(不可直接环形电切)

非 CIN2,3

CIN2,3

连续两次 PAP 阴性且
无高级别阴道镜异常

阴道镜观察及细胞学 *
(@ 间隔 6 个月,总共 2 年)

高级别阴道镜病变
或 HISIL(持续 1 年)

常规筛查

其他结果

HISIL
(持续 24 个月未发现 CIN2,3)

活检

按 ASCCP 指南处理

诊断性切除 +

CIN2,3
(如果无 CIN2,3,继续观察)

按 ASCCP 指南中
青年 CIN2,3 处理

* 如果阴道镜满意且宫颈内取样阴性则
推荐,否则应行诊断性切除

H　AGC 的初步处理

所有亚分类
(除了不典型内膜细胞)

不典型内膜细胞

阴道镜(宫颈内取样)
及 HPV 检测 ^
及内膜取样
(如 >35 岁或有内膜癌风险 *)

内膜及宫颈内取样

无内膜病变

阴道镜

^ 如还未进行,仅检测高危型
* 包括不明原因的阴道流血或提示慢性无排卵的情况

I　AGC 的进一步处理

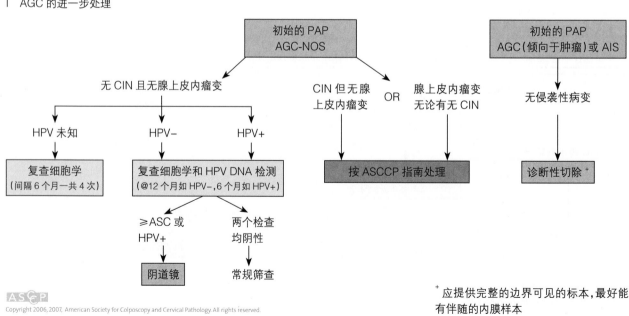

初始的 PAP
AGC-NOS

初始的 PAP
AGC(倾向于肿瘤)或 AIS

无 CIN 且无腺上皮内瘤变

CIN 但无腺
上皮内瘤变

OR

腺上皮内瘤变
无论有无 CIN

无侵袭性病变

HPV 未知

HPV−

HPV+

复查细胞学
(间隔 6 个月一共 4 次)

复查细胞学和 HPV DNA 检测
(@12 个月如 HPV−,6 个月如 HPV+)

按 ASCCP 指南处理

诊断性切除 +

≥ASC 或
HPV+

两个检查
均阴性

阴道镜

常规筛查

+ 应提供完整的边界可见的标本,最好能
有伴随的内膜样本

图 19.15(续)　A~J:准则摘自女性宫颈细胞学异常 2006 共识指南

J　HPV DNA 检测*作为 30 岁以上妇女宫颈癌细胞学筛查的辅助手段

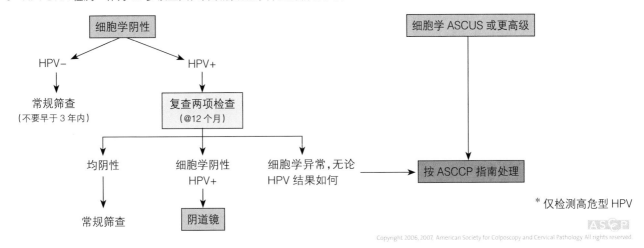

图 19.15(续)　A-J:准则摘自女性宫颈细胞学异常 2006 共识指南

A　细胞学为 ASC-US,ASC-H 或 LSIL,之后组织学诊断为 CIN1 患者的处理

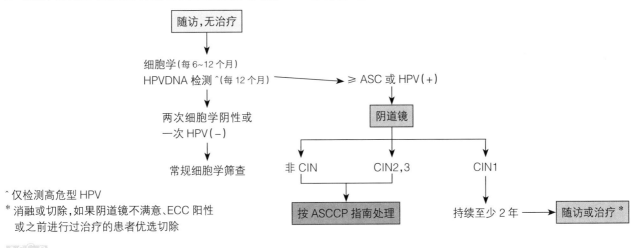

B　细胞学为 HSIL 或 AGC-NOS,之后组织学诊断为 CIN1 患者的处理

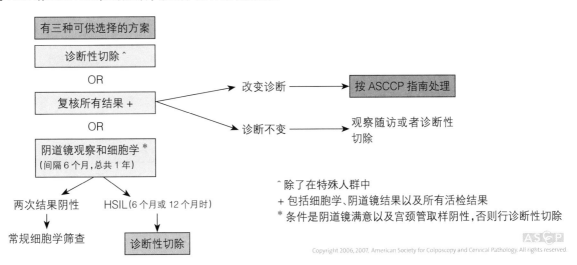

图 19.16　A~F:准则摘自女性宫颈组织学异常处理 2006 共识指南

C　青年女性(20 岁及以下)组织学诊断为 CIN1 的处理

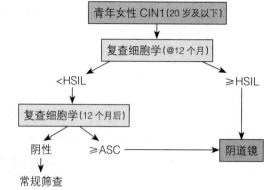

D　组织学诊断为 CIN2.3* 患者的处理

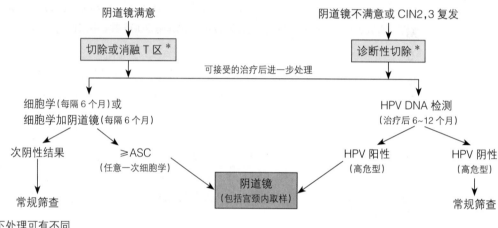

* 特殊情况下处理可有不同

E　青年女性组织学诊断为 CIN2,3 的处理

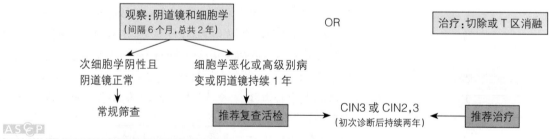

F　诊断性切除后诊断为 AIS 的处理

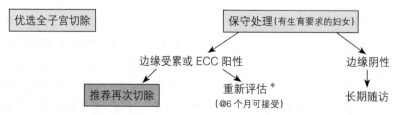

* 综合细胞学, HPV 检测以及阴道镜(包括宫颈内取样)

图 19.16(续)　A~F:准则摘自女性宫颈组织学异常处理 2006 共识指南

HPV DNA 检测推荐用于已进行了液基细胞学检查或者两项标本可同时获取的情况。HPV 阳性的妇女应进行阴道镜检查,阴性的妇女则应每年复查细胞学 (75)。青年女性的 ASCU-S 或 LSIL 应在 12 个月时复查细胞学 (图 19.15B)。ASC-H 则应行阴道镜,她们不能从高危型 HPV 检测中获益 (图 19.15C)。细胞学发现 LSIL 或 HSIL 的处理见图 19.15D-F,AGC 处理如图 19.15H 和 I,青年女性的 HSIL 处理如图 19.15H。

CIN 1

前瞻性研究显示,活检证实的 CIN1 的自然消退率为 60%~85%。消退特征性发生于细胞学和阴道镜随访的 2 年内 (4,75,85~88)。**这使得那些经满意的阴道镜活检诊断为 CIN1 的患者在同意每 6 个月随访的情况下,可以在 6 个月和 12 个月时复查巴氏检查或者 12 个月时行 HPV 检测。两次结果阴性或者一次 HPV DNA 检测阴性,则可以恢复为每年筛查 (75)。12 个月时行阴道镜检查和重复细胞学或行诊断性切除对于细胞学 HSIL 或 AGC,组织学 CIN1 的患者来说是必要的 (75)。**CIN1 的消退在 24 个月后将减少,消退率与 CIN2 在 5 年的消退率相似 (89)。

对于那些持续 24 个月存在的 CIN1 患者,治疗方法是可以选择的。只要患者能配合随诊,期待治疗仍然是可以接受的。有慢性系统性疾病的免疫抑制的患者,例如需要皮质激素或者抗排斥药物的患者,其低度病变可能长期的持续存在。消融治疗,包括冷冻治疗或激光消融似乎优于包括环形电切术 (LEEP) 在内的手术切除治疗 (75)。一项前瞻性随机研究比较了冷冻治疗与激光和 LEEP 术,发现其病变持续率 (4%) 或病变复发率 (17%) 之间没有差别。冷冻手术的优点是费用低廉且易于使用,缺点是没有组织标本,无法根据病变大小调整,以及术后有阴道排液。当看不到鳞柱状病变时,有 10% 的病例可能有这样的情况:阴道镜检查不满意,宫颈管内活检又无法取到来除外闭锁型的高度病变。

CIN 2 和 CIN 3

所有 21 岁及以上患者的 CIN2 和 CIN3 病变需要治疗 (75)。该建议是基于荟萃分析的结果显示 20% 的 CIN2 进展为 CIS,5% 进展为浸润癌,5% 的 CIS 进展为浸润癌 (90)。

尽管治疗 CIN 的方法有许多种,但 LEEP 已经成为 CIN2 和 CIN3 较好的治疗。这些技术允许了送检标本,使病理学家能鉴别隐藏的微小浸润癌或者腺瘤样病变,从而保证了这些病变能得到充分的治疗。病变持续率和复发率为 4%~10% (74,75)。

鉴于早产的几率很小但是不可忽视,20 岁以下的年轻女性可以每间隔 6 个月进行细胞学及阴道镜检测,但仅仅持续 24 个月以上的病变才进行治疗 (75)。CIN2 的异质性很显著,且病变消退的几率大于 CIN3。CIN2 和 CIN3 之间的组织学差异仍旧是主观化的,这些诊断融合在了 2006 共识指南中。

尽管治疗 CIN 的方法有许多种,但 LEEP 已经成为 CIN2 和 CIN3 较好的治疗。这些技术允许了送检标本,使病理学家能鉴别隐藏的微小浸润癌或者腺瘤样病变,从而保证了这些病变能得到充分的治疗。病变持续率和复发率为 4%~10% (91,92)。

大多数用于治疗 CIN 的消融手术可以在门诊进行,这是治疗此病的一个主要目的。由于所有的治疗方法固有的复发率最高为 10%,故每隔 6 个月进行细胞学和阴道镜检查或者外加 6 个月和 12 个月时行高危型 HPV 检测是必要的。直到连续两次结果阴性才能停止监测。有任何异常结果时必须行阴道镜检查。

有下列情况时,可以选择消融术:

1. 细胞学、阴道镜、宫颈管诊刮或活检无提示微小浸润的证据。

2. 病变位于宫颈外口,能完全看见。

3. 阴道镜和宫颈管诊刮排除了高度不典型增生累及宫颈管。

处理汇总　　以下基于 ASCCP2006 共识指南总结了组织学病变的处理 [摘自 MJ Campion (93)] (图 19.16):

CIN1 细胞学为 ASC-US,ASC-H 或 LSIL,之后组织学诊断为 CIN1

1. 细胞学为 ASC-US,ASC-H 或 LSIL,之后组织学诊断为 CIN1 的妇女必须每年进行 HPV DNA 检测或者每 6~12 个月行巴氏涂片检查 (图 19.16A)。如 HPV DNA 检测仍未阳性或复查细胞学报告为 ASC-US 或更高级别,推荐复查阴道镜。

2. 如 HPV DNA 检测阴性或连续两次巴氏涂片检查阴性,推荐回归常规筛查。

3. 如 CIN1 持续 2 年或更久,应继续随访或治疗。治疗可以选择消融或切除。

4. 如阴道镜不满意或宫颈管取样阳性提示高级别 CIN,推荐诊断性切除。

5. 随访中连续 2 次巴氏涂片检查阴性或为低级别病变不能绝对保证病变消退。

细胞学 HSIL 或 AGC-NOS,之后组织学 CIN1

1. 巴氏涂片检测提示 HSIL(CIN2,CIN3) 或 AGC-NOS,之后组织学诊断为 CIN1 的患者可以诊断性切除或 1 年中每隔 6 个月行阴道镜和细胞学检查 (图 19.16B)。细胞学发现 AGC-NOS 的患者必须有满意的阴道镜检查及宫颈内取样阴性。

2. 如患者定期随访,6 个月或 12 个月时复查细胞学提示 HSIL 或 AGC-NOS,则推荐诊断性切除。如阴道镜下活检组织学确证高级别 CIN,则无论细胞学结果如何,都按指南处理。

3. 随访中连续两次 CIN 或恶性病变阴性,可以恢复到常规筛查。

4. 如果 CIN 是由 HSIL 或 AGC-NOS 进展而来,阴道镜结果不满意,排除特殊情况 (如孕妇) 则推荐诊断性切除。

青少年和孕妇中的 CIN1

1. 对于 CIN1 的青少年患者,推荐随诊和每年一次的细胞学检查 (图 19.16C)。只有那些合并 HSIL 或更严重情况的病程达 12 个月的患者需要做阴道镜检查。

2. 在病程的第 24 个月,那些合并 ASC-US 或更严重情况的患者应该考虑阴道镜检查。

3. 在这个年龄组,通常接下来会做的 HPV DNA 测试是不需要的,因为会有很高的阳性率。

CIN2 或者 CIN3

1. 对于那些组织学上证实是 CIN2 或 CIN3 并且有满意的阴道镜检查结果的女性,切除术和消融术都是可接受的治疗方法 (图 19.16D),残留或复发的 CIN2 或者 CIN3 推荐切除术。

2. 被诊断为 CIN2 或 CIN3 但是阴道镜检查结果不满意的女性,消融术是不可以接受的。

3. 只有在特定的情况下同时进行 CIN2 或 CIN3 的细胞学和阴道镜随诊才是必要的。可以接受的治疗后随诊方法包括:每 6 个月单独的细胞学检查,结合每 6 个月的细胞学和阴道镜检查、6~12 个月的 HPV DNA 检查。

4. 如果 HPV DNA 测试结果是阳性或者重复的细胞学检查为 ASC-US 或更严重的情况,推荐阴道镜检查和子宫颈内取样。

5. **如果 HPV DNA 测试结果是阴性的或上皮内病变或恶变治疗后连续两年的细胞学检查结果是阴性的**,推荐至少 20 年的常规筛查,并且在至少 5 年内每年 1 次。阴性的 HPV DNA 测试结果对于 CIN2 或 CIN3 治疗后转为正常是非常好的预测因素。

6. **如果切除的样本边缘或术后立即获得的宫颈内样本组织学上发现 CIN2 或 CIN3,优先每 4~6 个月宫颈内样本的细胞学检查随诊。** 虽然在实践中,将进行细胞学和阴道镜检查,但指南中,阴道镜检查的角色在这种随诊的选择中没有被明确定义。

7. **重复的诊断性切除术是可以接受的。** 在指南中,如果重复的诊断性切除术不可行,允许子宫切除术。子宫颈管内的隐匿的侵袭性癌必须在子宫切除术前排除。

8. **对于那些组织学上证实残留 / 复发 CIN2 或 CIN3 的女性**,指南允许进行重复的切除术或者子宫切除术。

青少年和孕妇中的 CIN2 或 CIN3

1. **对于那些组织学上诊断为 CIN2 或 CIN3 并且阴道镜检查结果满意的青少年**,指南指出,治疗或者每 6 个月或 24 个月的细胞学和阴道镜观察是可以接受的(图 19.16E)。考虑到组织学上主观性的差别,单独诊断 CIN2 的优先观察,不过治疗也是可以接受的。

2. **诊断为 CIN3 或者阴道镜检查结果不满意的推荐治疗**。虽然侵袭性癌在该年龄组很罕见,对于那些依从性良好的患者,应该进行组织学检查的随诊。

3. **连续 2 年上皮内病变或恶变治疗后的阴性结果**,包括阴性的细胞学检查和满意的阴道镜检查,青少年和年轻女性可以进行常规的细胞学筛查。推荐每年一次的筛查。

4. **如果组织学上诊断为 CIN3 或 CIN2 或 CIN3 存在 24 个月以上,推荐治疗。**

宫颈原位腺癌

1. **对于那些从诊断性切除术中获得了可从组织学诊断为 AIS 样品的女性,子宫切除术依旧是优先的推荐处理方法**(图 19.15F)。

2. **在没有诊断性切除术的情况下,以突出物进行活检得到组织学上 AIS 的诊断或 AIS 的细胞学诊断都不足以评估是否进行子宫切除术**。解释阴道镜检查对于 AIS 病变有局限性困难、在宫颈内管的病变经常进展以及多发病灶——跳跃性病变(非连续的病变)的存在,使保守的切除术成为了一种折中的选择。

3. **切除的样本边缘为阴性并不意味着病变已经被完全切除。**

4. **如果希望未来怀孕,保守的切除术是可以接受的。** 切除术中失败率少于 10%。切除时宫颈内样本和边缘的状态是预测残留病灶的有用临床因素。

5. **如果实施了保守的切除术,在术中于切口边缘或者宫颈内样本发现了 AIS 或 CIN,推荐再次切除。**

6. **在第 6 个月时,联合细胞学、阴道镜、HPV DNA 测试的再次评估是可以接受的。** 推荐没有进行子宫切除术的 AIS 女性患者进行长期的随诊。

治疗方法

冷冻治疗

　　冷冻治疗通过使上皮细胞内的水分结晶从而破坏宫颈表面上皮,导致细胞的最终破坏。有效破坏需要的温度必须在 -20℃ 至 -30℃ 的范围。一氧化氮(-89℃)以及二氧化碳(-65℃)能产生低于此范围的温度,因此是该技术最常用的气体。

　　现认为该技术中冷冻 - 解冻 - 冷冻是最有效的方法,这种方法使用了一个超出探针边缘 5mm 的冰球。此过程需要的时间与气体压力有关:压力越高,冰球到达就越快。冷冻治疗已经显示为一种有效的 CIN 治疗方法,在特定情况下,其失败率在可接受的范围内(94~97)。这是一种相对安全且并发症很少的方法。宫颈管闭锁很罕见但有可能发生。治疗后的出血不常见,通常与感染有关。

治愈率与病变分级相关;CIN3 治疗失败率较高(表 19.4)。Townsend 发现治愈率还与病变的大小有关;那些覆盖大部分宫颈外口的病变治疗失败率高达 42%,而直径小于 1cm 的病变失败率只有 7%(99)。宫颈管诊刮阳性者治愈率同样显著降低。宫颈管腺体受累很重要,因为累及腺体的妇女治疗失败率为 27%,与之相比没有累及腺体的患者治疗失败率只有 9%(98)。

表 19.4 不同分级的宫颈上皮内瘤样病变(CIN)冷冻治疗结果比较

作者	CIN1		CIN2		CIN3	
	例数	失败率(%)	例数	失败率(%)	例数	失败率(%)
Ostergard(95)	13/205	6.3	7/93	7.5	9/46	19.6
Creasman 等(96)	15/276	5.4	17/235	7.2	46/259	17.8
Benedet 等(97)	7/143	4.9	19/448	4.2	65/1003	6.5
Anderson 和 Hartley(98)			9/123	7.3	17/74	23.0
总计	35/624	5.6	50/899	5.6	137/1382	9.9

符合以下标准时可选用冷冻治疗:
1. 宫颈管上皮内瘤样病变 1 级到 2 级
2. 小病变
3. 病变仅位于宫颈外
4. 宫颈管活检阴性
5. 活检示无宫颈管腺体受累

激光治疗

激光治疗已经有效地用于 CIN 的治疗(表 19.5)。但是,由于设备价格高以及术者需要专门的培训,激光消融已经不再受到青睐。另外,由于非常早期 CIN 可行保守性治疗,对各种消融治疗的需要在减少。

表 19.5 激光气化的成功率

作者	CIN1		CIN2		CIN3	
	例数	NED(%)	例数	NED(%)	例数	NED(%)
Burke(100)	49	41(83.6)	42	36(85.7)	40	31(77.5)
Wright 等(101)	110	108(98.2)	140	133(95)	190	179(94.2)
Rylander 等(102)	22	21(95.5)	49	48(97.9)	133	116(87.2)
Jordan 等(103)	142	140(98.6)	153	145(94.7)	416	390(93.8)
Benedet 等(104)	312	301(96.5)	472	428(90.7)	773	702(90.8)
Baggish 等(105)	741	675(91.1)	1048	978(93.3)	1281	1228(96)
总计	1376	1286(93.5)	1904	1768(92.9)	2833	2646(93.4)

环形电切术

激光电切术是一种诊断和治疗 CIN 的有效工具(106~116)。它具有在患者一次门诊就诊中同时起到诊断和治疗作用的优势(100~105,117~122)。

电流的组织效应取决于电子浓度(线圈的大小)、电力(瓦特)以及组织中的水分含量。

如果电力低或者线圈直径大,则产生电烫效应,对组织的高温破坏范围广。如果电力高(35~55 瓦特)、线圈小(0.5mm),则产生电切效应,组织热损伤小。实际的切割效应是由在线圈与含水组织间界面产生的蒸汽包引起的。蒸汽包被挤入组织,电流与声波结合后切开组织。切除后,再用一个 5mm 直径的球形电极,电力设置在 50 瓦特。将球形电极置于接近组织表面那处,使组织与电极之间产生电火花。这个过程称为电灼,结果会产生一些热损伤达到止血目的。如果电灼过度,患者会产生焦痂伴较多的阴道分泌物,感染和晚期出血的机会增加。

近来研究显示,LEEP 随后妊娠比间隔 20 周后妊娠总的早产、胎膜早破后早产以及低出生体重儿风险增加(123)。在病变没有明确诊断之前不应该用环切术。那种“看见就治疗”观点的风险是,在那些仅为化生的女性,整个转化带和大小不等部分的宫颈管被切除而使生育力受到潜在的损害(114,116)。这在不成熟转化带较大,醋白区域广泛的年轻妇女中尤为突出。环形电切除术的并发症少,优于激光治疗以及宫颈锥切术。术中出血、术后出血和宫颈狭窄可能发生但发生率处于可以接受的低水平,如表 19.6 所示。术后超过 90% 的患者可见 SCJ。表 19.7 至表 19.9 列出了 LEEP 的优点以及和其他切除术的比较。

表 19.6　宫颈锥切术的治疗疗效:激光和手术刀组的比较

锥切治愈的比例			
作者(参考文献)	激光(%)	作者(参考文献)	手术刀(%)
Weight 等(101)	96.2	Larsson 等(118)	94.0
Baggish 等(105)	97.5	Bostofte 等(119)	90.2
Larsson 等(118)	95.6	Bjerre(120)[a]	94.8
Bostofte 等(119)	93.2	Kolstad 等(121)[a]	97.6

[a] 患者锥切缘阴性

表 19.7　宫颈锥切术中和术后出血:激光和手术刀组的比较

锥切术后明显阴道出血的比例			
作者(参考文献)	激光(%)	作者(参考文献)	手术刀(%)
Weight 等(101)	12.2	Larsson 等(118)	14.8
Baggish 等(117)	2.5	Bostofte 等(119)	17.0
Larsson 等(118)	2.3	Jones(122)	10.0
Bostofte 等(119)	5.0	Luesley 等(124)	13.0

表 19.8　宫颈电切术的并发症

并发症	病例数	术中出血	术后出血	宫颈管狭窄
Prendiville 等(106)	111	2	2	—
Whiteley 等(107)	80	0	3	—
Mor-Yosef 等(108)	50	1	3	—
Bigrigg 等(109)	1000	0	6	—
Gunasekera 等(110)	98	0	0	—
Howe 等(111)	100	0	1	—
Minucci 等(112)	130	0	1	2
Wright 等(113)	432	0	8	2
Luesley 等(114)	616	0	24	7
总计	2617	3(0.001%)	48(1.8%)	11/6178(1.0%)

表 19.9　宫颈电切术标本中未预料的浸润性病变

作者(参考文献)	病例数	微小浸润	浸润
Prendiville 等(106)	102	1	—
Bigrigg 等(109)	1000	5	—
Gunasekera 等(110)	98	—	1
Howe 等(111)	100	1	—
Wright 等(113)	141	3	—
Luesley 等(114)	616	1	—
Chappatte 等(116)	100	4	6(原位腺癌)
总计	2157	15(0.7%)	1(0.04%)

锥切术

宫颈的锥切术在宫颈治疗中起着重要的作用。在阴道镜应用前,锥切术是评价异常巴氏检查结果的标准方法。锥切术既是诊断方法又是治疗手段,优于消融术,因为它能提供组织标本进一步检查以除外浸润癌(117,118,120,124)。

在以下情况时,锥切术适用于巴氏检查发现 HSIL 的妇女:

1. 阴道镜无法确定病变的界限。

2. 阴道镜未见 SCJ。

3. 宫颈管诊刮(ECC)组织学检查为 CIN2 或者 CIN3。

4. 细胞学、活检或者阴道镜结果之间缺乏一致性。

5. 活检、阴道镜或者细胞学结果提示可疑微小浸润。

6. 阴道镜学家不能除外浸润癌。

边缘阳性的病变锥切术后易复发(117,118,120)(表 19.10)。累及宫颈管腺体也预示复发(累及腺体者 23.6% 复发率,与之相比无腺体受累者只有 11.3%)(125)。当和锥切术比较时,LEEP 技术更简单,短期结果与锥切术或者激光切除术相似(91,126)。在一项检测 LEEP、锥切术和激光切除术的长期疗效的研究中,不典型增生的复发或者妊娠结局均没有区别(127)(表 19.11,表 19.12)。

表 19.10　大电圈切除术与激光切除术不适程度的分级比较

不良反应	环切术(n=98)	激光(n=101)
无不适	80(92%)	32(32%)
中等不适	16(16%)	50(50%)
非常不适	2(2%)	19(18%)
手术时间	20~50s	4~15min
	(平均 16s)	(平均 6.5min)

表 19.11　LOOP 电切除术的结果

作者(参考文献)	治疗患者数	复发患者数
Prendiville 等(106)	102	2
Whiteley 等(107)	80	4
Bigrigg 等(109)	1000	41
Gunasekera 等(110)	98	7
Luesley 等(114)	616	27
Murdoch 等(115)	600	16
总计	2496	97(3.9%)

表 19.12　锥切术后的宫颈上皮内瘤样病变的复发

作者（参考文献）	治疗患者数	边缘阴性者	边缘阳性者
Larsson 等（118）	683	56	246
Bjerre 等（120）	1226	64	429
Kolstad 等（121）	1121	27	291
总计	3030	147（4.9%）	966（31.9%）

全子宫切除术　　全子宫切除术是复发的高级别的 CIN 的最后一种治疗对策。在一项 8998 名行全子宫切除的妇女中发现 38 例浸润癌（0.4%），全子宫切除术明显出血、感染和其他并发症包括死亡的发生高于其他 CIN 治疗方法（128）。在以下情况下，全子宫切除术仍然是 CIN 有效、适宜的（非强制）治疗手段：

1. 微小浸润癌。
2. 锥切标本边缘为 CIN3。
3. 随访顺应性差的患者。
4. 其他妇科问题需要切除子宫，例如子宫肌瘤、子宫脱垂。
5. 子宫内膜异位症以及盆腔炎性疾病。

腺细胞异常

非典型腺细胞　　Bethesda 系统创造了术语非典型腺细胞来描述异常腺细胞谱。这一类再分为倾向于肿瘤和非特殊类型（NOS）。NOS 组进一步分为子宫颈管细胞或者子宫内膜细胞来源。腺细胞分类仍旧包括宫颈内膜原位癌和腺癌（129）。由于非典型宫颈管细胞有发展为严重疾病的风险，因此非常重要。63 例行宫颈活检或者子宫切除术患者的标本检查发现，17 例有 CIN2 或 CIN3，5 例原位腺癌，2 例浸润性腺癌（125）。另外，还有 8 例 CIN1，2 例子宫内膜增生过长。总体看来，32 例有明显的宫颈病变（50.8%）。这个阳性率要比 ASC-US 巴氏检查的结果高得多。

腺癌　　在原位腺癌（AIS），宫颈内膜腺体细胞被核分层、深染、不规则以及核分裂相活跃高柱状细胞所替代（130）。细胞增殖导致腺体拥挤，呈筛状。但是，仍然保持宫颈管腺体正常的分支结构。多数肿瘤细胞类似于宫颈内膜黏液上皮。子宫内膜样和肠细胞型较少。约 50% 宫颈 AIS 也有鳞状上皮 CIN。所以，一些 AIS 病变会偶然出现在因鳞癌治疗而切除的标本中。**由于 AIS 位于转化带附近或其上侧，传统的宫颈标本取材可能无法检查到 AIS。通过细胞刷取得标本可以提高 AIS 的检出率。**如果 AIS 病灶太小，宫颈活检和宫颈管诊刮可能为阴性结果。在这些病例中，行宫颈锥切术以进行更广泛的检查是必要的。这样的标本可以除外同时存在的浸润腺癌。微小浸润不应用于描述腺癌。一旦已浸润腺体，现有技术无法确定真实的"浸润深度"，因为浸润可能源于黏膜表面或者下面腺体的周围。"穿透"基底膜不可能确切描述，所以肿瘤要么是 AIS，要么是浸润腺癌。随着近来宫颈内膜浸润腺癌的显著增加，人们将更多的注意力转向了 AIS。有证据显示 AIS 可以进展为浸润癌（108）。在 52 例子宫颈腺癌的研究中，有 18 例患者在癌出现之前 3~7 年中其宫颈内膜活检结果为阴性（130）。另有 5 例患者为 AIS。

在一项 23 例 AIS 妇女的解剖学分布的研究中（131），所有患者的 AIS 均累及腺体表面和宫颈管腺上皮,常常也累及最深的宫颈裂口。整个宫颈管都有受累的风险;几乎有50%的患者病变距宫颈外口1.5~3cm。15例患者为单灶病变,3例为多灶性病变,5例患者AIS分型不确定;23例患者中有11例AIS同时伴有鳞状上皮内病变。在一项40例AIS行宫颈锥切术的研究中(128),40例患者中有23例(58%)同时合并鳞状上皮内病变,2例有浸润性鳞状细胞癌。在22例接受子宫切除术的患者中,10例宫颈锥切边缘阳性的患者70%残留了AIS,包括2例浸润性腺癌病灶。12例边缘阴性的患者有1例全子宫切除标本中发现残留的浸润性腺癌病灶,18例仅行锥切术边缘阴性的妇女经过中位时间为3年的随访,未见复发。因此,锥切标本边缘阳性在这些患者中有重要的临床意义(132)。

一项28例AIS患者的研究中结果更令人担忧,边缘阳性的8例患者重复宫颈锥切或全子宫切除术,3例发现有残留AIS,1例浸润性腺癌(133)。10例边缘阴性行全子宫切除或者重复宫颈锥切术的患者,4例发现残留AIS。1例患者锥切边缘无法评估发现浸润性腺癌。在15例接受重复锥切术保守治疗并密切随访的患者中,7例(47%)在锥切术后发现腺体病变复发,包括2例浸润性腺癌。更让人担忧的是,在行宫颈锥切术前取的巴氏检查和宫颈管诊刮结果显示有48%的患者未怀疑腺体病变。

必须把AIS看成腺癌的严重癌前病变。整个宫颈都有被累及的危险,应用细胞学评估或宫颈管诊刮结果并不可靠。任何锥切边缘阳性者应重复锥切。如果无生育要求,应行全子宫切除术,因为即使边缘阴性的患者也存在复发的风险。

阴道上皮内瘤样病变

阴道上皮内瘤样病变(VAIN)常常伴随着CIN,并认为其病因可能相似(134)。这样的病变可以是从宫颈延伸至阴道而来,或者它们可能是主要发生在阴道上段的卫星病灶。**由于阴道没有转化带和被HPV感染的不成熟上皮细胞,故HPV侵入的机制是通过性交或卫生棉条引起的皮肤擦伤**。当这些由化生鳞状上皮修复时,HPV可能以一种在宫颈转化带相似的方式开始繁殖。VAIN病变无症状。由于常常伴有HPV感染,患者可能主诉外阴疣或者因阴道疣引起的阴道分泌物异味。

筛查

宫颈完整的妇女应该接受常规的细胞学筛查。**由于VAIN几乎总是伴随着CIN,当VAIN存在时,巴氏检查结果很可能是阳性的。当用阴道镜检查任何CIN病变时,应该用阴道镜仔细检查阴道,尤其要注意阴道上段。CIN治疗后巴氏检查持续阳性的患者应该仔细检查以除外VAIN。**对于那些因宫颈肿瘤而行宫颈切除的患者,最初应该根据病变的诊断和严重程度定期行巴氏检查,以后改为每年一次。

诊断

阴道镜检查和直接活检是VAIN的主要诊断方法。典型的病变沿阴道皱褶分布,呈卵形,轻度凸起,且表面有针状物。VAIN1病变通常伴随大量的中空细胞,提示其源于HPV(图19.17)VAIN 2则表现为醋白上皮更厚,外边界更高,碘吸收更少(图19.18A)。当发展为VAIN 3后,表面呈乳头状,也可能发生斑点和马赛克等血管类型(图19.18B)。与宫颈血管表现相似的血管类型代表早期浸润。

治疗

VAIN1和HPV感染的患者不需要治疗。这些病变通常消退,为多灶性,在消融治疗后迅速复发。VAIN 2病变可以行期待治疗或激光消融术。VAIN 3病变更可能隐匿早期

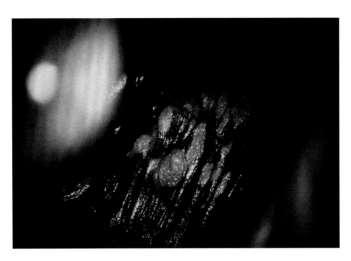

图 19.17　人类乳头瘤病毒 / 阴道上皮内瘤样病变 1(VAIN1)。
注意部分碘染液吸收后的表面针状物

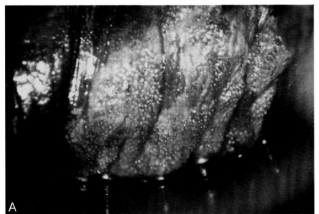 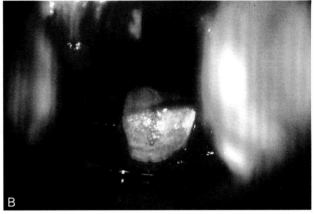

图 19.18　A:阴道上皮内瘤样病变 2(VAIN 2)。B:阴道上皮内瘤样病变 3(VAIN 3)

的浸润病变。在 32 例行阴道上段切除的 VAIN 3 患者的研究中(135),9 例患者发现了隐匿性的浸润癌。**充分取材除外浸润性癌的 VAIN 3 病变患者可行激光治疗**。激光汽化治疗的主要优点在于通过阴道镜直视下准确地控制破坏深度和宽度。激光治疗的其他优点是治疗后快速愈合。这个过程需要 3~4 周,之后新生上皮完全形成,绝大多数病例出现成熟的含糖原的上皮。

组织作用　当激光束接触组织,细胞中的水分吸收了能量,导致立刻沸腾。细胞爆炸化作一股蒸汽(这就是"激光汽化"术语的由来)。蛋白质和无机物被热量焚化,在暴露区的基底部留下焦痂的表现。激光破坏的深度是由激光束能量(瓦特),激光束面积(mm²)以及激光在组织上作用的时间决定的。激光束必须均匀地在组织表面移动以避免更深的破坏。激光束汽化了组织中央区域,留下一条热坏死的狭窄带,围绕着激光坑。激光汽化的目的在于使组织坏死的区域最小化。高功率(20 瓦特)、中等大小的光束(1.5mm)以及均匀、快速地在组织表面上移动可以达到这个目的。以这种方式应用激光造成的高温坏死带只有 0.1mm。一些激光有称为超级脉冲的功能,激光束每秒电开关数千次,使得组织在两次脉冲之间能够冷却,从而使产生的高温坏死区更少。

冷冻治疗不应用于阴道,因为损伤的深度无法控制,并且可能由于不慎而伤及膀胱和直肠。表浅的电手术球烧灼术可以在阴道镜监控下使用,擦去烧灼的上皮以观察破坏的深度。对于阴道上段的小范围病变,切除术是很好的治疗方法。偶尔对于占据整个阴道的 VAIN 3 病变需要行全阴道切除术。应同时行厚皮瓣移植术。这种针对广泛阴道病变的积极治疗不应该用于 VAIN 2。

VAIN 的恶性潜能可能小于 CIN。回顾 136 例阴道 CIS 30 年的随访发现,4 例(3%)尽管应用了多种治疗方法仍然进展为浸润性阴道癌(134)。

外阴上皮内病变

外阴营养不良

过去用以下的术语描述外阴上皮生长和分化的异常,如黏膜白斑、苔藓样硬化和萎缩、早期萎缩(primary atrophy)、硬化性皮肤病、萎缩和增生性外阴炎以及干枯外阴(136)。1966 年 Jeffcoate(137)指出,这些术语没有体现对疾病总体的区别,因为它们肉眼和镜下表现多种多样并且相互交叉。他将这些病变统称为慢性外阴营养不良。

国际外阴疾病研究学会(ISSVD)建议旧的术语"营养不良"应由一种新的病理学分类"皮肤和黏膜上皮的非瘤样病变"代替。这一分类如表 19.13。在所有病例中,诊断有赖于疑似病变的活检,这在亮光的辅助下通过仔细检查外阴可以满意地检查到病变,如果有必要,可以借助放大镜(138)。

表 19.13　外阴上皮疾病的分类

皮肤黏膜的非肿瘤性上皮病变	VIN 1
苔藓样硬化(苔藓硬化、萎缩)	VIN 2
鳞状上皮增生(以前的增生性营养不良)	VIN 3(重度不典型增生或者原位癌)
其他皮肤病	非鳞状上皮瘤样病变
混合性非肿瘤与肿瘤性上皮病变	Paget 病
上皮内瘤样病变	黑色素细胞瘤,非浸润性
鳞状上皮内瘤样病变	**浸润性肿瘤**

VIN,外阴上皮内瘤样病变

摘自:Committee on Terminology,International Society for the Study of Vulvar Disease.Int J Gynecol Pathol 1989;8:83.

这些非瘤样上皮病变的恶性潜能很低,尤其现在非典型的病变分类为外阴上皮内瘤样病变(VIN)。苔藓样硬化伴有增生的患者风险较高(139)。

外阴上皮内瘤样病变

如外阴营养不良一样,VIN 的命名一度存在混淆。曾经用过 4 个主要的术语:Queyrat 增殖性红斑、Bowen 病、单纯性原位癌和 Paget 病。1976 年,ISSVD 宣布前三种病变仅仅是同一种疾病的不同的大体表现,所有这些都应该纳入鳞状细胞原位癌(0 期)这一术语之下(114)。1986 年,ISSVD 建议使用外阴上皮内瘤样病变这一术语(表 19.13)。

VIN 根据细胞成熟度、核异型性、成熟障碍以及有丝分裂活性分为 1 级(**轻度不典型增生**)、2 级(**中度不典型增生**)或 3 级(**重度不典型增生或者 CIS**)。在 VIN 1,不成熟细胞、细胞结构紊乱以及有丝分裂活跃主要发生在上皮下 1/3,而在 VIN 3,细胞质少,重度染色体改变的不成熟细胞占据了大部分的上皮(图 19.19)。角化不良细胞和有丝分裂相发生在表皮层。VIN 2 的表现介于 VIN 1 和 VIN 3 之间。HPV 感染引起的细胞病理学改变,如细胞质内病毒蛋白引起的核周空泡以及核异位、细胞边缘增厚、双核以及多核化都常见于 VIN 的表层,尤其是 VIN 1 和 VIN 2 的表层。这些病毒改变不是瘤样病变的明确证据(140)。多数外阴湿疣与 HPV-6 和 HPV-11 有关,而分子技术检测在超过 80% 的 VIN 病变

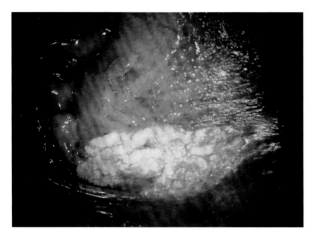

图 19.19 外阴原位癌(外阴上皮内瘤样病变 3 级)

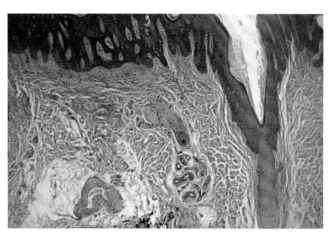

图 19.20 外阴原位癌:原位癌(VIN 3)延伸至毛囊内

种都可检测到 HPV-16。

VIN 3 可以是单灶或多灶性的病变。典型的多灶性的 VIN 3 表现为大阴唇上多个小的色素沉着病变(图 19.20)。一些 VIN 3 病变融合,延伸至后阴唇系带,累及会阴组织。Bowen 样丘疹(Bowen 样不典型增生)这一术语已用来描述从 1 级至 3 级的多灶性 VIN 病变。临床上 Bowen 样丘疹的患者表现为多个小的色素沉着丘疹(见于 40% 的患者),其直径通常小于 5mm。该病的绝大多数患者为 20 多岁,一些为孕妇。分娩后,病变可以自然消退。但是,ISSVD 已经不再推荐使用 Bowen 样丘疹这一术语了。

外阴 Paget 病

在 James Paget 提出以他名字命名的乳房 Paget 病后 27 年,有人提出了乳房外 Paget 病(AIS)(141)。一些外阴 Paget 病患者有潜在的腺癌,尽管准确的发生率还很难确定。

组织学

多数外阴 Paget 病是上皮内的病变。由于这些病变表现为顶浆分泌,故认为恶性细胞是从未分化的基底细胞分化而来,它在肿瘤发生的过程中转化为附加类型的细胞(图 19.21)。这些 "转化细胞" 在上皮内蔓延,穿透鳞状上皮后可能到达附加类型的细胞。现认为绝大多数汗腺、巴氏腺或肛门直肠有潜在的浸润性癌的患者中,恶性细胞是穿过皮肤导管样结构迁移,到达表皮层的。在这些病例中,可以发生局部淋巴结和其他部位的转移。

Paget 病必须与表皮播散性黑色素瘤相鉴别。所有的切片都应用不同的染色方法进行彻底的研究,特别是周期性 Acid-Schiff(PAS)和黏酸胭脂红染色。黏酸胭脂红染色通常在 Paget 病细胞中为阳性,而在黑色素瘤中常为阴性。

临床表现

Paget 病患者主要为绝经后白人妇女,症状表现主要为外阴瘙痒和酸痛。这些病变大体为湿疹样表现,通常开始于外阴生毛发部位(图 19.22)病变可以延伸到阴阜、大腿和臀部。累及直肠、阴道或尿道的黏膜(142)。范围较广的病变通常呈隆起,且质地柔软。

约 4% 的乳房外 Paget 病患者中伴发同时或异时性第二原发瘤,这发生率比过去认为得少(143)。在宫颈、结肠、膀胱、胆囊和乳腺都有伴发肿瘤的报道。当累及肛门黏膜时,则通常有潜在的直肠腺癌(139)。

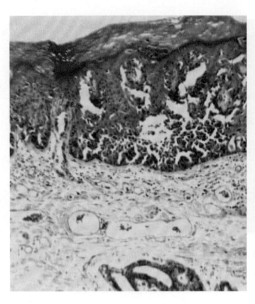

图 19.21　外阴 Paget 病。表皮充满了空泡胞浆和核异型性的异常细胞。基底层旁异常细胞的重度浸润是 Paget 病的典型表现

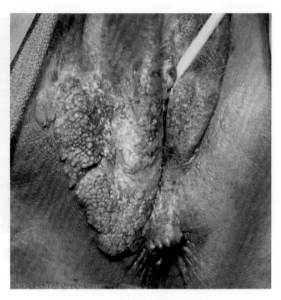

图 19.22　大阴唇的 Paget 病

治疗

VIN　VIN 3 的治疗方法从广泛的切除术到外阴表浅或皮肤切除变化很大(144~147)。尽管外阴 CIS 最初的推荐治疗是广泛切除术,但是常常由于担心这一病变为癌前病变从而导致表浅性外阴切除术的广泛应用(146)。**因为这种进展相对少见,发生于 5%~10% 的患者中,故不主张广泛性手术切除**(144)。许多 VIN 病变发生于绝经前妇女,因而这一点尤为重要。

VIN 3 可选择的治疗为:简单切除、激光消融和植皮或不植皮的表浅外阴切除。

小病灶的切除术有很好的疗效,其优点在于能提供组织标本。尽管多灶性或者广泛病变可能用难以这种方法治疗,但它依然提供了最具有美容效果的手段。重复切除术通常是必需的,虽然不采用外阴切除术,却通常一样能完成(145,147)。

二氧化碳激光可用于治疗多灶病变,对于单灶病变不是必须的。其缺点在于疼痛、花费高并且不能提供组织学标本(148)。

表浅的外阴切除术适用于广泛的和复发性 VIN 3(147)。手术的目的是清除所有的病变并且保留尽量多的正常外阴组织。如果可能的话,应尽量保留外阴前部和阴蒂。一些患者病变累及肛门,也必须切除。手术必须首先保证能闭合外阴缺损,如果切口太广泛无法闭合外阴缺损时,可行植皮术。所需的植皮可以从大腿或臀部取得,后者瘢痕更容易隐藏(149)。

Paget 病　**不像鳞状细胞 CIS 那样组织学程度常与肉眼所见紧密相关,Paget 病通常要超出肉眼所见的范围**(150)。这种延伸导致手术边缘阳性,并且经常局部复发,除非行广泛局部切除术(151)。**潜在的腺癌临床上常较明显,但是并不总是发生;因此,应切除潜在的真皮组织以保证足够的组织学检查。**由于这个原因,激光治疗不适用于治疗原发 Paget 病。如果存在潜在的浸润癌,治疗方法应与外阴鳞状细胞癌相同。治疗通常需要根治性外阴切除术和至少行病变同侧的腹股沟淋巴结清扫术。

尽管至少有一篇报道复发 Paget 病中发现潜在的腺癌,复发病变几乎都在原处(143)。总的来说,外科手术切除是治疗复发病变的合理方法。

(杨毅　樊庆泊　郎景和　译)

参考文献

1. **Pund ER, Nieburgs H, Nettles JB, et al.** Preinvasive carcinoma of the cervix uteri: seven cases in which it was detected by examination of routine endocervical smears. *Arch Pathol Lab Med* 1947;44:571–577.

2. **Koss LG, Stewart FW, Foote FW, et al.** Some histological aspects of behavior of epidermoid carcinoma in situ and related lesions of the uterine cervix: a long-term prospective study. *Cancer* 1963;16:1160–1211.

3. **Richart RM.** Natural history of cervical intraepithelial neoplasia. *Clin Obstet Gynecol* 1968;10:748.

4. **Nasiell K, Roger V, Nasiell M.** Behavior of mild cervical dysplasia during long-term follow-up. *Obstet Gynecol* 1986;67:665–669.

5. **Hatch KD.** *Handbook of colposcopy: diagnosis and treatment of lower genital tract neoplasia and HPV infections.* Boston, MA: Little Brown, 1989.

6. **Koss LG, Durfee GR.** Unusual patterns of squamous epithelium of the uterine cervix: cytologic and pathologic study of koilocytotic atypia. *Ann N Y Acad Sci* 1956;63:1245–1261.

7. **Meisels A, Fortin R, Roy M.** Condylomatous lesions of the cervix. II. Cytologic, colposcopic and histopathologic study. *Acta Cytol* 1977;21:379–390.

8. **Beckmann AM, Myerson D, Daling JR, et al.** Detection and localization of human papillomavirus DNA in human genital condylomas by in situ hybridization with biotinylated probes. *J Med Virol* 1985;16:265–273.

9. **Schneider A, Oltersdorf T, Schneider V, et al.** Distribution pattern of human papilloma virus 16 genome in cervical neoplasia by molecular in situ hybridization of tissue sections. *Int J Cancer* 1987;39:717–721.

10. **Walboomers JM, Jacobs MV, Manos MM, et al.** Human papillomavirus is a necessary cause of invasive cervical cancer worldwide. *J Pathol* 1999;189:12–19.

11. **Crum CP, Mitao M, Levine RU, et al.** Cervical papillomaviruses segregate within morphologically distinct precancerous lesions. *J Virol* 1985;54:675–681.

12. **Durst M, Kleinheinz A, Hotz M, et al.** The physical state of human papillomavirus type 16 DNA in benign and malignant genital tumours. *J Gen Virol* 1985;66:1515–1522.

13. **Munger K, Phelps WC, Bubb V, et al.** The E6 and E7 genes of the human papillomavirus type 16 together are necessary and sufficient for transformation of primary human keratinocytes. *J Virol* 1989;63:4417–4421.

14. **McCance DJ, Kopan R, Fuchs E, et al.** Human papillomavirus type 16 alters human epithelial cell differentiation in vitro. *Proc Natl Acad Sci U S A* 1988;85:7169–7173.

15. **Dyson N, Howley PM, Munger K, et al.** The human papilloma virus-16 E7 oncoprotein is able to bind to the retinoblastoma gene product. *Science* 1989;243:934–937.

16. **Yee CL, Krishnan-Hewiett I, Baker CC, et al.** Presence and expression of human papillomavirus sequences in human cervical carcinoma cell lines. *Am J Pathol* 1985;119:361–366.

17. **Koutsky LA, Holmes KK, Critchlow CW, et al.** A cohort study of the risk of cervical intraepithelial neoplasia grade 2 or 3 in relation to papillomavirus infection. *N Engl J Med* 1992;327:1272–1278.

18. **Lorincz AT, Reid R, Jenson AB, et al.** Human papillomavirus infection of the cervix: relative risk associations of 15 common anogenital types. *Obstet Gynecol* 1992;79:328–337.

19. **Lorincz AT, Richart RM.** Human papillomavirus DNA testing as an adjunct to cytology in cervical screening programs. *Arch Pathol Lab Med* 2003;127:959–968.

20. **Association of Reproductive Health Professionals.** Managing HPV a new era in patient care http://www.arhp.org/Professional-Education/Programs/HPV.

21. **Liaw KL, Glass AG, Manos MM, et al.** Detection of human papillomavirus DNA in cytologically normal women and subsequent cervical squamous intraepithelial lesions. *J Natl Cancer Inst* 1999;91:954–960.

22. **Bauer HM, Ting Y, Greer CE, et al.** Genital human papillomavirus infection in female university students as determined by a PCR-based method. *JAMA* 1991;265:472–477.

23. **Ho GY, Bierman R, Beardsley L, et al.** Natural history of cervicovaginal papillomavirus infection in young women. *N Engl J Med* 1998;338:423–428.

24. **Ley C, Bauer HM, Reingold A, et al.** Determinants of genital human papillomavirus infection in young women. *J Natl Cancer Inst* 1991;83:997–1003.

25. **Bory JP, Cucherousset J, Lorenzato M, et al.** Recurrent human papillomavirus infection detected with the hybrid capture II assay selects women with normal cervical smears at risk for developing high grade cervical lesions: a longitudinal study of 3,091 women. *Int J Cancer* 2002;102:519–525.

26. **Nobbenhuis MA, Walboomers M, Helmerhorst TJ, et al.** Relation of human papillomavirus status to cervical lesions and consequences for cervical-cancer screening: a prospective study. *Lancet* 1999;354:20–25.

27. **Shiffman MH.** Recent progress in defining the epidemiology of human papilloma virus infection and cervical cancer. *J Natl Cancer Inst* 1992;84:398–399.

28. **Chen XS, Garcea RL, Goldberg I, et al.** Structure of small virus-like particles assembled from the L1 protein of human papillomavirus 16. *Mol Cell* 2000;5:557–567.

29. **Paavonen J, Naud P, Salmerón J.** Efficacy of human papillomavirus (HPV)-16118 AS04-adjuvanted vaccine against cervical infection and precancer caused by oncogenic HPV types (PATRICIA): final analysis of a double-blind, randomized study in young women. *Lancet* 2009;374:301–314.

30. **Koutsky LA, for the FUTURE II Study Group.** Quadrivalent vaccine against human papillomavirus to prevent high-grade cervical lesions. *N Engl J Med* 2007;356:1915–1927.

31. **The GlaxoSmithKline Vaccine HPV-007 Study Group.** Sustained efficacy and immunogenicity of the HPV-16/18 AS04-adjuvanted vaccine: analysis of a randomised placebo-controlled trial up to 6.4 years. *Lancet* 2009;374:1975–1985.

32. **Villa LL, Costa RLR, Petta CA, et al.** High sustained efficacy of a prophylactic quadrivalent human papillomavirus types 6111/16/18 L1 virus-like particle vaccine through 5 years of follow-up. *Br J Cancer* 2006;95:1459–1466.

33. **Moscicki AB, Schiffman M, Kjaer S, et al.** Chapter 5: Updating the natural history of HPV and anogenital cancer. *Vaccine* 2006;24[Suppl 3]:S42–51.

34. **Brown DR, Kjaer SK, Sigurdson K, et al.** The impact of quadrivalent human papillomavirus (HPV; types 6, 11, 16, and 18) L1 virus-like particle vaccine on infection and disease due to oncogenic nonvaccine HPV types in generally HPV-naive women aged 16–26 years. *J Infect Dis* 2009;199:926–935.

35. **Olsson S-E, Paavonen J.** Impact of HPV 6/11/16/18 vaccine on abnormal Pap tests and procedures. Presented at: 25th International Papillomavirus Conference. Malmo, Sweden, 8-12 May 2009 (Abstract 0-01.08).

36. **FUTURE I/II Study Group.** Four year efficacy of prophylactic human papillomavirus quadrivalent vaccine against low grade cervical, vulvar, and vaginal intraepithelial neoplasia and anogenital warts: randomised controlled trial. *BMJ* 2010;341:c3493.

37. **U.S. Food and Drug Administration.** Clinical review of biologics license application for human papillomavirus 6, 11, 16, 18 L1 virus like particle vaccine (*S. cerevisiae*) (STN 125126 GARDASIL), manufactured by Merck, Inc. Available online at: www.fda.gov/downloads/biologicsbloodvaccines/vaccines/approvedproducts/ucm111287.pdf

38. **Muñoz N, Kjaer SK, Sigurdsson K, et al.** Impact of human papillomavirus (HPV)-6/11/16/18 vaccine on all HPV-associated genital diseases in young women. *J Natl Cancer Inst* 2010;102:325–339.

39. **Giannini SL, Hanon E, Moris P, et al.** Enhanced humoral and memory B cellular immunity using HPV16/18 L1 VLP vaccine formulated with the MPL/aluminum salt combination (AS04) compared to aluminum salt only. *Vaccine* 2006;24:5937–5949.

40. **Saslow D, Castle PE, Cox JT, et al.** American Cancer Society guideline for human papillomavirus (HPV) vaccine use to prevent cervical cancer and its precursors. *CA Cancer J Clin* 2007;57:7–28.

41. **Lowy DR, Frazer IH.** Prophylactic human papillomavirus vaccines. *J Natl Cancer Inst Monogr* 2003;31:111–116.

42. **Koutsky LA, Ault KA, Wheeler CM, et al.** A controlled trial of a human papillomavirus type 16 vaccine. *N Engl J Med* 2002;347: 1645–1651.

43. **Harper DM, Franco EL, Wheeler CM, et al.** Efficacy of a bivalent L1 virus-like particle vaccine in prevention of infection with human papillomavirus types 16 and 18 in young women: a randomised controlled trial. *Lancet* 2004;364:1757–1765.

44. **Villa LL, Costa RL, Petta CA, et al.** Prophylactic quadrivalent human papillomavirus (types 6, 11, 16, and 18) L1 virus-like particle vaccine in young women: a randomised double-blind placebo-controlled multicentre phase II efficacy trial. *Lancet Oncol* 2005;6:271–278.

45. **National Cancer Institute Workshop.** The 1988 Bethesda System for reporting cervical/vaginal cytological diagnoses. *JAMA* 1989; 262:931–934.

46. **Solomon D, Davey D, Kurman R, et al.** The 2001 Bethesda System: terminology for reporting results of cervical cytology. *JAMA* 2002;287:2114–2119.

47. **Willett GD, Kurman RJ, Reid R, et al.** Correlation of the histologic appearance of intraepithelial neoplasia of the cervix with human papillomavirus types: emphasis on low grade lesions including so-called flat condyloma. *Int J Gynecol Pathol* 1989;8:18–25.

48. **Ismail SM, Colclough AB, Dinnen JS, et al.** Reporting cervical intra-epithelial neoplasia (CIN): intra- and interpathologist variation and factors associated with disagreement. *Histopathology* 1990;16: 371–376.

49. **Sherman ME, Schiffman MH, Erozan YS, et al.** The Bethesda System: a proposal for reporting abnormal cervical smears based on the reproducibility of cytopathologic diagnoses. *Arch Pathol Lab Med* 1992;116:1155–1158.

50. **Ries L, Eisner MP, Kosary CL, et al.** *SEER Cancer Statistics Review, 1975–2002.* Bethesda, MD: National Cancer Institute, 2004.

51. **Jemal A, Siegel R, Ward E, et al.** Cancer statistics, 2006. *CA Cancer J Clin* 2006;56:106–130.

52. **U.S. Department of Health and Human Services.** *Healthy people 2010.* Washington, DC: U.S. Government Printing Office, 2000.

53. **McCrory DC, Matchar DB, Bastian L, et al.** Evaluation of cervical cytology. Evidence Report/Technology Assessment No. 5. (Prepared by Duke University under Contract No. 290-97-0014.) AHCPR Publication No. 99-E010. Rockville, MD: Agency for Health Care Policy and Research. February 1999.

54. **Fahey MT, Irwig L, Macaskill P.** Meta-analysis of Pap test accuracy. *Am J Epidemiol* 1995;141:680–689.

55. **Mitchell MF, Schottenfeld D, Tortolero-Luna G, et al.** Colposcopy for the diagnosis of squamous intraepithelial lesions: a meta-analysis. *Obstet Gynecol* 1998;91:626–631.

56. **Nanda K, McCrory DC, Myers ER, et al.** Accuracy of the Papanicolaou test in screening for and follow-up of cervical cytologic abnormalities: a systematic review. *Ann Intern Med* 2000;132:810–819.

57. **Sawaya GF, Grimes DA.** New technologies in cervical cytology screening: a word of caution. *Obstet Gynecol* 1999;94:307–310.

58. **Wright TC Jr, Cox JT, Massad LS, et al.** ASCCP-Sponsored Consensus Conference. 2001 Consensus Guidelines for the management of women with cervical cytological abnormalities. *JAMA* 2002;287:2120–2129.

59. **Bolick DR, Hellman DJ.** Laboratory implementation and efficacy assessment of the ThinPrep cervical cancer screening system. *Acta Cytol* 1998;42:209–213.

60. **McQuarrie HG, Ogden J, Costa M.** Understanding the financial impact of covering new screening technologies: the case of automated Pap smears. *J Reprod Med* 2000;45:898–906.

61. **Saslow D, Runowicz CD, Solomon D, et al.** American Cancer Society guideline for the early detection of cervical neoplasia and cancer. *CA Cancer J Clin* 2002;52:342–362.

62. **American College of Obstetricians and Gynecologists.** Cervical cytology screening. ACOG Practice Bulletin. Number 109, December 2009. *Obstet Gynecol* 2009;149:1409–1420.

63. **Wright TC Jr, Schiffman M, Solomon D, et al.** Interim guidance for the use of human papillomavirus DNA testing as an adjunct to cervical cytology for screening. *Obstet Gynecol* 2004;103:304–309.

64. **Sherman ME, Lorincz AT, Scott DR, et al.** Baseline cytology, human papillomavirus testing, and risk for cervical neoplasia: a 10-year cohort analysis. *J Natl Cancer Inst* 2003;95:46–52.

65. **Clavel C, Masure M, Bory JP, et al.** Human papillomavirus testing in primary screening for the detection of high-grade cervical lesions: a study of 7932 women. *Br J Cancer* 2001;84:1616–1623.

66. **Castle PE, Wacholder S, Lorincz AT, et al.** A prospective study of high-grade cervical neoplasia risk among human papillomavirus-infected women. *J Natl Cancer Inst* 2002;94:1406–1414.

67. **Davey DD, Naryshkin S, Nielsen ML, et al.** Atypical squamous cells of undetermined significance: interlaboratory comparison and quality assurance monitors. *Diagn Cytopathol* 1994;11:390–396.

68. **Kurman RJ, Henson DE, Herbst AL, et al.** Interim guidelines for management of abnormal cervical cytology. The 1992 National Cancer Institute Workshop. *JAMA* 1994;271:1866–1869.

69. **Wright TC, Sun XW, Koulos J.** Comparison of management algorithms for the evaluation of women with low-grade cytologic abnormalities. *Obstet Gynecol* 1995;85:202–210.

70. **Lonky NM, Navarre GL, Sanders S, et al.** Low-grade Papanicolaou smears and the Bethesda system: a prospective cytohistopathologic analysis. *Obstet Gynecol* 1995;85:716–720.

71. **Kinney WK, Manos MM, Hurley LB, et al.** Where's the high-grade cervical neoplasia? The importance of minimally abnormal Papanicolaou diagnoses. *Obstet Gynecol* 1998;91:973–976.

72. **Cox JT, Lorincz AT, Schiffman MH, et al.** Human papillomavirus testing by hybrid capture appears to be useful in triaging women with a cytologic diagnosis of atypical squamous cells of undetermined significance. *Am J Obstet Gynecol* 1995;172:946–954.

73. **Melnikow J, Nuovo J, Willan AR, et al.** Natural history of cervical squamous intraepithelial lesions: a meta-analysis. *Obstet Gynecol* 1998;92:727–735.

74. **Wright TC Jr, Lorincz A, Ferris DG, et al.** Reflex human papillomavirus deoxyribonucleic acid testing in women with abnormal Papanicolaou smears. *Am J Obstet Gynecol* 1998;178:962–966.

75. **Wright TC Jr, Massad LS, Dunton CJ, et al.** 2006 consensus guidelines for the management of women with abnormal cervical cancer screening tests. *Am J Obstet Gynecol* 2007;197:346–355.

76. **Manos MM, Kinney WK, Hurley LB, et al.** Identifying women with cervical neoplasia: using human papillomavirus DNA testing for equivocal Papanicolaou results. *JAMA* 1999;281:1605–1610.

77. **Solomon D, Schiffman M, Tarone R.** Comparison of three management strategies for patients with atypical squamous cells of undetermined significance: baseline results from a randomized trial. *J Natl Cancer Inst* 2001;93:293–299.

78. **ASCUS-LSIL Traige Study (ALTS) Group.** Results of a randomized trial on the management of cytology interpretations of atypical squamous cells of undetermined significance. *Am J Obstet Gynecol* 2003;188:1383–1392.

79. **Goldie SJ, Kim JJ, Wright TC.** Cost-effectiveness of human papillomavirus DNA testing for cervical cancer screening in women aged 30 years or more. *Obstet Gynecol* 2004;103:619–631.

80. **ASCUS-LSIL Triage Study (ALTS) Group.** A randomized trial on the management of low-grade squamous intraepithelial lesion cytology interpretations. *Am J Obstet Gynecol* 2003;188:1393–1400.

81. **Wright TC Jr, Cox JT, Massad LS, et al.** 2001 consensus guidelines for the management of women with cervical cytological abnormalities. *JAMA* 2002;287:2120–2129.

82. **Wright YC Jr, Cox JT, Massad LS, et al.** 2001 consensus guidelines for the management of women with cervical intraepithelial neoplasia. *Am J Obstet Gynecol* 2003;189:295–304.

83. **Wright TC, Massad LS, Dunton CJ, et al.** 2006 American Society for Colposcopy and Cervical Pathology-sponsored Consensus Conference. 2006 consensus guidelines for the management of women with cervical intraepithelial neoplasia or adenocarcinoma-in-situ. *Am J Obstet Gynecol* 2007;197:340–345.

84. **American Society for Colposcopy and Cervical Pathology (ASCCP) Consensus Guidelines. 2006.** (www.asccp.org).

85. **Guido R, Schiffman M, Solomon D, et al.** Postcolposcopy management strategies for women referred with low-grade squamous intraepithelial lesions or human papillomavirus DNA-positive atypical squamous cells of undetermined significance: a two-year prospective study. *Am J Obstet Gynecol* 2003;188:1401–1405.

86. **Cox JT, Schiffman M, Solomon D.** Prospective follow-up suggests similar risk of subsequent cervical intraepithelial neoplasia grade 2 or 3 among women with cervical intraepithelial neoplasia grade 1 or negative colposcopy and directed biopsy. *Am J Obstet Gynecol* 2003;188:1406–1412.

87. **Lee SSN, Collins RJ, Pun TC, et al.** Conservative treatment of low grade squamous intraepithelial lesions (LSIL) of the cervix. *Int J Gynaecol Obstet* 1998;60:35–40.

88. **Falls RK.** Spontaneous resolution rate of grade 1 cervical intraepithelial neoplasia in a private practice population. *Am J Obstet Gynecol*

1999;181:278–282.

89. **Holowaty P, Miller AB, Rohan T, et al.** Natural history of dysplasia of the uterine cervix. *J Natl Cancer Inst* 1999;91:252–258.

90. **Ostor AG.** Natural history of cervical intraepithelial neoplasia: a critical review. *Int J Gynecol Pathol* 1993;12:186–192.

91. **Mitchell MF, Tortolero-Luna G, Cook E, et al.** A randomized clinical trial of cryotherapy, laser vaporization, and loop electrosurgical excision for treatment of squamous intraepithelial lesions of the cervix. *Obstet Gynecol* 1998;92:737–744.

92. **Alvarez RD, Helm CW, Edwards RP, et al.** Prospective randomized trial of LLETZ versus laser ablation in patients with cervical intraepithelial neoplasia. *Gynecol Oncol* 1994;52:175–179.

93. **Campion M.** Preinvasive disease. In **Berek JS, Hacker NF.** *Berek & Hacker's gynecologic oncology*, 5th ed. Philadelphia: Lippincott Williams & Wilkins; 2010:268–340.

94. **Andersen ES, Thorup K, Larsen G.** The results of cryosurgery for cervical intraepithelial neoplasia. *Gynecol Oncol* 1988;30:21–25.

95. **Ostergard DR.** Cryosurgical treatment of cervical intraepithelial neoplasia. *Obstet Gynecol* 1980;56:231–233.

96. **Creasman WT, Weed JC, Curry SL, et al.** Efficacy of cryosurgical treatment of severe cervical intraepithelial neoplasia. *Obstet Gynecol* 1973;41:501–506.

97. **Benedet JL, Miller DM, Nickerson KG, et al.** The results of cryosurgical treatment of cervical intraepithelial neoplasia at one, five, and ten years. *Am J Obstet Gynecol* 1987;157:268–273.

98. **Anderson MC, Hartley RB.** Cervical crypt involvement by intraepithelial neoplasia. *Obstet Gynecol Surv* 1979;34:852–853.

99. **Townsend DE.** Cryosurgery for CIN. *Obstet Gynecol Surv* 1979;34:828.

100. **Burke L.** The use of the carbon dioxide laser in the therapy of cervical intraepithelial neoplasia. *Am J Obstet Gynecol* 1982;144:337–340.

101. **Wright VC, Riopelle MA, Rubinstein E, et al.** CO_2 laser and cervical intraepithelial neoplasia. *Acta Obstet Gynecol Scand Suppl* 1984;125:1–36.

102. **Rylander E, Isberg A, Joelsson I.** Laser vaporization of cervical intraepithelial neoplasia: a five-year follow-up. *Acta Obstet Gynecol Scand Suppl* 1984;125:33–36.

103. **Jordan JA, Mylotte MJ, Williams DR.** The treatment of cervical intraepithelial neoplasia by laser vaporization. *Br J Obstet Gynaecol* 1985;92:394–398.

104. **Benedet JL, Miller DM, Nickerson KG.** Results of conservative management of cervical intraepithelial neoplasia. *Obstet Gynecol* 1992;79:105–110.

105. **Baggish MS, Dorsey JH, Adelson M.** A ten-year experience treating cervical intraepithelial neoplasia with the CO_2 laser. *Am J Obstet Gynecol* 1989;161:60–68.

106. **Prendiville W, Cullimore J, Norman S.** Large loop excision of the transformation zone (LLETZ). A new method of management for women with cervical intraepithelial neoplasia. *Br J Obstet Gynaecol* 1989;96:1054–1060.

107. **Whiteley PF, Olah KS.** Treatment of cervical intraepithelial neoplasia: experience with the low-voltage diathermy loop. *Am J Obstet Gynecol* 1990;162:1272–1277.

108. **Mor-Yosef S, Lopes A, Pearson S, et al.** Loop diathermy cone biopsy. *Obstet Gynecol* 1990;75:884–886.

109. **Bigrigg MA, Codling BW, Perason P, et al.** Colposcopic diagnosis and treatment of cervical dysplasia at a single clinic visit: experience of low-voltage diathermy loop in 1000 patients. *Lancet* 1990;336:229–231.

110. **Gunasekera PC, Phipps JH, Lewis BV.** Large loop excision of the transformation zone (LLETZ) compared to carbon dioxide laser in the treatment of CIN: a superior mode of treatment. *Br J Obstet Gynaecol* 1990;97:995–998.

111. **Howe DT, Vincenti AC.** Is large loop excision of the transformation zone (LLETZ) more accurate than colposcopically directed punch biopsy in the diagnosis of cervical intraepithelial neoplasia? *Br J Obstet Gynaecol* 1991;98:588–591.

112. **Minucci D, Cinel A, Insacco E.** Diathermic loop treatment for CIN and HPV lesions: a follow-up of 130 cases. *Eur J Gynaecol Oncol* 1991;12:385–393.

113. **Wright TC, Gagnon S, Richart RM, et al.** Treatment of cervical intraepithelial neoplasia using the loop electrosurgical excision procedure. *Obstet Gynecol* 1992;79:173–178.

114. **Luesley DM, Cullimore J, Redman CWE, et al.** Loop diathermy excision of the cervical transformation zone in patients with abnormal cervical smears. *BMJ* 1990;300:1690–1693.

115. **Murdoch JB, Grimshaw RN, Morgan PR, et al.** The impact of loop diathermy on management of early invasive cervical cancer. *Int J Gynecol Cancer* 1992;2:129–133.

116. **Chappatte OA, Bryne DL, Raju KS, et al.** Histological differences between colposcopic-directed biopsy and loop excision of the transformation zone (LETZ): a cause for concern. *Gynecol Oncol* 1991;43:46–50.

117. **Baggish MS.** A comparison between laser excisional conization and laser vaporization for the treatment of cervical intraepithelial neoplasia. *Am J Obstet Gynecol* 1986;155:39–44.

118. **Larsson G, Gullberg B, Grundsell H.** A comparison of complications of laser and cold knife conization. *Obstet Gynecol* 1983;62:213–217.

119. **Bostofte E, Berget A, Falck LJ, et al.** Conization by carbon dioxide laser or cold knife in the treatment of cervical intra-epithelial neoplasia. *Acta Obstet Gynecol Scand* 1986;65:199–202.

120. **Bjerre B, Eliasson G, Linell F, et al.** Conization as only treatment of carcinoma in situ of the uterine cervix. *Am J Obstet Gynecol* 1976;125:143–152.

121. **Kolstad P, Klem V.** Long-term followup of 1121 cases of carcinoma in situ. *Obstet Gynecol* 1976;48:125–129.

122. **Jones HW 3rd.** Treatment of cervical intraepithelial neoplasia. *Clin Obstet Gynecol* 1990;33:826–836.

123. **Samson SL, Bentley JR, Fahey TJ, et al.** The effect of loop electrosurgical excision procedure on future pregnancy outcome. *Obstet Gynecol* 2005;105:325–332.

124. **Luesley DM, McCrum A, Terry PB, et al.** Complications of cone biopsy related to the dimensions of the cone and the influence of prior colposcopic assessment. *Br J Obstet Gynaecol* 1985;92:158–164.

125. **Demopoulos RI, Horowitz LF, Vamvakas EC.** Endocervical gland involvement by cervical intraepithelial neoplasia grade III: predictive value for residual and/or recurrent disease. *Cancer* 1991;68:1932–1936.

126. **Duggan BD, Felix JC, Muderspach LI, et al.** Cold-knife conization versus conization by the loop electrosurgical excision procedure: a randomized, prospective study. *Am J Obstet Gynecol* 1999;180:276–282.

127. **Mathevet P, Chemali E, Roy M, et al.** Long-term outcome of a randomized study comparing three techniques of conization: cold knife, laser, and LEEP. *Eur J Obstet Gynecol Reprod Biol* 2003;106:214–218.

128. **Mahmoud I Shafi.** The management of cervical intraepithelial neoplasia. In **Jordan J, Singer A.** *The Cervix*. Blackwell; 2006.

129. **Goff BA, Atanasoff P, Brown E, et al.** Endocervical glandular atypia in Papanicolaou smears. *Obstet Gynecol* 1992;79:101–104.

130. **Boone ME, Baak JPA, Kurver JPH, et al.** Adenocarcinoma in situ of the cervix: an underdiagnosed lesion. *Cancer* 1981;48:768–773.

131. **Bertrand M, Lickrish GM, Colgan TJ.** The anatomic distribution of cervical adenocarcinoma in situ: implications for treatment. *Am J Obstet Gynecol* 1987;157:21–25.

132. **Muntz HG, Bell DA, Lage JM, et al.** Adenocarcinoma in situ of the uterine cervix. *Obstet Gynecol* 1992;80:935–939.

133. **Poynor EA, Barakat RR, Hoskins WJ.** Management and follow-up of patients with adenocarcinoma in situ of the uterine cervix. *Gynecol Oncol* 1995;57:158–164.

134. **Benedet JL, Sanders BH.** Carcinoma in situ of the vagina. *Am J Obstet Gynecol* 1984;148:695–700.

135. **Hoffman MS, DeCesare SL, Roberts WS, et al.** Upper vaginectomy for in situ and occult, superficially invasive carcinoma of the vagina. *Am J Obstet Gynecol* 1992;166:30–33.

136. **Gardner HL, Friedrich EG, Kaufman RH.** The vulvar dystrophies, atypias, and carcinoma in situ: an invitational symposium. *J Reprod Med* 1976;17:131–137.

137. **Jeffcoate TN.** Chronic vulval dystrophies. *Am J Obstet Gynecol* 1966;95:61–74.

138. **Committee on Terminology, International Society for the Study of Vulvar Disease.** New nomenclature for vulvar disease. *Int J Gynecol Pathol* 1989;8:83.

139. **Rodke G, Friedrich EG Jr, Wilkinson EJ.** Malignant potential of mixed vulvar dystrophy (lichen sclerosus associated with squamous cell hyperplasia). *J Reprod Med* 1988;33:545–550.

140. **Rusk D, Sutton GP, Look KY, et al.** Analysis of invasive squamous cell carcinoma of the vulva and vulvar intraepithelial neoplasia for the presence of human papillomavirus DNA. *Obstet Gynecol* 1991;77:918–922.

141. **Dubreuilh W.** Pigmentation of the skin due to demodex folliculorum.

Br J Dermatol 1901;13:403.

142. **Lee RA, Dahlin DC.** Paget's disease of the vulva with extension into the urethra, bladder, and ureters: a case report. *Am J Obstet Gynecol* 1981;140:834–836.

143. **Hart WR, Millman JB.** Progression of intraepithelial Paget's disease of the vulva to invasive carcinoma. *Cancer* 1977;40:2333–2337.

144. **Buscema J, Woodruff JD, Parmley T, et al.** Carcinoma in situ of the vulva. *Obstet Gynecol* 1980;55:225–230.

145. **Friedrich EG Jr, Wilkinson EJ, Fu YS.** Carcinoma in situ of the vulva: a continuing challenge. *Am J Obstet Gynecol* 1980;136:830–843.

146. **Rutledge F, Sinclair M.** Treatment of intraepithelial carcinoma of the vulva by skin excision and graft. *Am J Obstet Gynecol* 1968;102:807–818.

147. **Chafee W, Ferguson K, Wilkinson EJ.** Vulvar intraepithelial neaoplasia (VIN): principles of surgical therapy. *Colpo Gynecol Surg* 1988;4:125–130.

148. **Reid R.** Superficial laser vulvectomy. III. A new surgical technique for appendage-conserving ablation of refractory condylomas and vulvar intraepithelial neoplasia. *Am J Obstet Gynecol* 1985;152:504–509.

149. **Berek JS, Hacker NF, Lagasse LD.** Reconstructive operations. In: **Knapp RC, Berkowitz RS, eds.** *Gynecologic oncology*. Philadelphia, PA: Saunders, 1994:420–432.

150. **Gunn RA, Gallager HS.** Vulvar Paget's disease: a topographic study. *Cancer* 1980;46:590–594.

151. **Stacy D, Burrell MO, Franklin EW III.** Extramammary Paget's disease of the vulva and anus: use of intraoperative frozen-section margins. *Am J Obstet Gynecol* 1986;155:519–523.

第20章　早孕流产和异位妊娠

Amy J.Voedisch
Carrie E. Frederick
Antonia F. Nicosia
Thamas G. Stovall

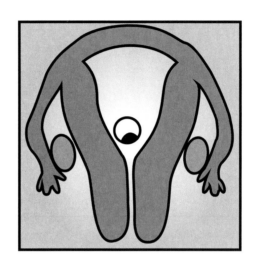

- 自然流产是常见的,约 20% 的已知妊娠可能自然流产。
- 一次异位妊娠后,约 15% 的妇女可能发生再次异位妊娠。
- 在符合适应证下单剂量甲氨蝶呤是一种可选择的治疗方法。
- 手术治疗和药物治疗在随机对照研究中显示出相同的疗效。

　　异常妊娠可以发生在宫内也可以发生在宫外。当受精卵在子宫内膜以外的组织中种植,就发生宫外孕或者异位妊娠。尽管 70% 的异位妊娠发生在输卵管壶腹部,但是还可以发生在其他部位(图 20.1)(1)。异常的宫内妊娠通常会导致妊娠早期的流产。这些流产与许多因素有关,例如:年龄、前次妊娠流产和母亲吸烟(表 20.1)。对于异常的宫内妊娠和宫外妊娠,早期发现是诊断和处理的关键。

异常宫内妊娠

自然流产　　自然流产是一种病理过程导致孕 20 周之前妊娠的非意愿终止。8%~20% 的已知妊娠会发生自然流产(2,3)。**约 80% 的自然流产发生在早孕期,妊娠的前 3 个月,随着孕周的增加,发病率逐渐降低**(4~6)。既往一次自然流产史的妇女,再次妊娠自然流产的几率为 13%~20%;三次自然流产史的妇女则为 33%(7)。应该告诉患者在多数情况下是不会再发生自然流产的。年龄小于 36 岁的妇女,超声确认胎心存在时,自然流产几率小于4.5%。年龄大于 36 岁的妇女自然流产的风险上升至 10%,40 岁以上的妇女,这个几率可能达到 30%(8)。自然流产的危险因素包括:母亲年龄增加,妊娠间期短(距离前次妊娠间

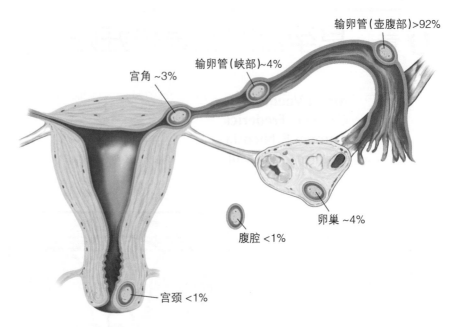

图 20.1 异位妊娠的常见部位。(摘自 Seeber BE. Suspected ectopic pregnancy.Obstet Gynecol 2006;107:399-413.)

表 20.1 自然妊娠丢失的潜在原因

母亲年龄增加	染色体或者其他胚胎异常
前次自然流产	无胚胎妊娠
母亲吸烟	子宫异常
母亲系统性疾病(糖尿病、感染、易栓症等)	宫内节育器
母亲酒精蓄积(中度至重度)	胎盘异常
妊娠次数增加	严重的母亲创伤
苯丙胺用药史	母亲极端体重

隔短于 3~6 个月),前次自然流产史,母亲糖尿病以及母亲孕期吸烟(9~13)。

基于实验室检查和超声检查,盆腔超声可以将自然流产分为不同类型。流产定义为宫内无活性的妊娠,宫颈未开,无或者几乎没有阴道流血或腹部疼痛,并且可以被再分为无胚胎妊娠和胚胎死亡。**无胚胎妊娠**是指胚胎停止发育,经阴道超声测量平均妊娠囊直径大于 20mm,但未见胎芽。当胚胎头臀长大于 5mm,但无胎心活动,则归为**胚胎死亡**,此次妊娠为无活性的(14)。

先兆流产

先兆流产是指孕 20 周之前发生阴道出血。在所有妊娠中发生率为 20% 以上(15)。区别于自然流产或难免流产,先兆流产超声下可见宫内胚胎或者胎心活动。出血通常比较少,可能伴有轻微下腹痛或者绞痛。这些患者的鉴别诊断包括宫颈息肉、阴道炎、宫颈癌、妊娠滋养细胞疾病、异位妊娠、创伤以及异物。体格检查腹部通常没有压痛,宫颈未开。可以看到出血是来自宫颈口,通常没有宫颈举痛或者附件压痛。

大多数的先兆流产不会导致妊娠流产,但可能与随后的不良妊娠结局有关。在一项研究中,347 例患者通过超声检查确认早孕,无阴道出血的患者中总的妊娠流产率为 4.2%~6.1%,有阴道出血的患者为 12.4%(4)。在一项超过 800 例主诉为在孕早期的前三个月阴道出血或腹部疼痛的妇女的研究中,约 14% 有阴道出血的孕妇发生自然流产,而无阴道出血的孕妇只有 2.5% 发生自然流产(5)。对于先兆的宫内妊娠流产没有有效的治疗。尽管卧床休息和补充孕酮经常被倡导,但却是无效的(16~18)。孕早期阴道出血的妇女继续妊娠,发生 28~31 周早产的风险约是没有阴道出血的孕妇的 3 倍,而在孕 32~36 周发生早产的可能高达 50%(19)。早孕期前三个月出血可能是宫内发育迟缓、早产胎膜早破以及胎盘早剥的高危因素(20)。如果伴细菌性阴道病,应该治疗,因为这可能与自然流产风险增加相关(21)。

难免流产

难免流产时,阴道出血量通常多于其他类型的流产,宫颈口已开并消失,但没有组织排出。绝大多数患者有下腹绞痛,部分患者有宫颈举痛或者附件压痛。当确定宫口扩张或者阴道出血较多,继续妊娠已不可能时,应该进行药物或手术治疗。如果出血量大,应该查血型和 Rh 血型以及全血细胞计数。**如果患者是 Rh 阴性,应在治疗之前或者之后应注射 $Rh_0(D)$ 免疫球蛋白(Rh_0GAM)(22)。如果可行,可以给予 50μg 的剂量直至 12 周后,如果无法得到这个剂量,也可以给予标准的 300μg 剂量。**

不全流产

不全流产是指妊娠组织的部分排出。尽管绝大多数患者有阴道出血,只有部分患者有组织排出。一般都会出现下腹绞痛,患者所描述的疼痛类似分娩阵痛。体格检查示宫颈扩张或者消失,有出血。通常,血块中混有妊娠组织。如果出血量大,应立即检查宫颈口是否有组织物突出;用卵圆钳夹出组织减少出血。在取出组织过程中可能会发生血管迷走神经性心动过缓。应查全血细胞计数、母亲血型和 Rh 血型。**Rh 阴性患者要注射 $Rh_0(D)$ 免疫球蛋白。如果患者发热,应该给予广谱抗生素。**

自然流产的处理

生命体征平稳,少量阴道出血的患者可以有以下治疗选择:期待疗法、药物治疗和负压吸引术。尽管文献报道的成功率变化较大(25%~76%),对于充分咨询和稳定的患者期待疗法是一个值得的选择(23,24)。阴道内放置 800μg 米索前列醇的药物流产,84% 可以获得完全流产(25)。对于不全流产,米索前列醇的剂量可以减至口服 600μg 或者舌下含服 400μg,有效率超过 90%(26)。对于大量阴道出血、生命体征不平稳或者不能可靠随诊的患者应该实施负压吸引术。

异位妊娠

发病率

有关异位妊娠发病率最全面的数据来自**美国疾病预防和控制中心**(Centers for Disease Control and Prevention,CDC)收集的资料。这些数据显示,**20 世纪异位妊娠的发病例数显著增加**。1992 年,也是最近发表的统计数据表明,估计约有 108 800 例异位妊娠发生,发病率为每 1000 例妊娠中有 19.7 例。这一数字与 1970 年发病率相比上升了 6 倍。这种升高可能与性传播疾病发生率增加和辅助生育技术的应用有关,同时也与更加敏感的超声等诊断技术的提高密切相关(27)。如图 20.2 所示,虽然异位妊娠的绝对数量持续上升,但住院例数从 20 世纪 80 年代以来呈下降趋势,这可能与越来越多的患者接受门诊治疗有关。很难精确地估计异位妊娠的发生率,CDC 最近的估计异位妊娠的发生率为所报告的妊娠中的 2%(28)。人口统计学趋势的数据显示,35~44 岁的妇女发病率最高(27.2/1000 例报道妊娠)。如果按种族分析,非洲裔美国人和其他少数民族异位妊娠的风

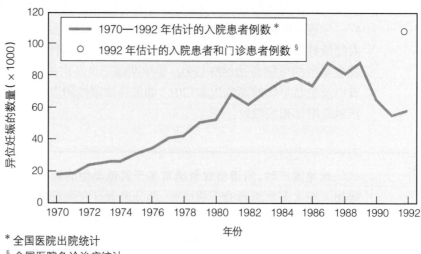

* 全国医院出院统计
§ 全国医院急诊治疗统计

图 20.2　异位妊娠数量的估计(美国,1970—1992)

险(20.8/1000)是白种人(13.4/1000)的 1.6 倍(29)。1992 年,异位妊娠导致了 9% 的孕产妇死亡,低于 1988 年的 15%。非洲裔美国人和其他少数民族死亡的风险高于白种人。对于所有的种族来讲,青少年的死亡率最高,但是非洲裔美国青少年和其他少数民族青少年的死亡率几乎是白种人的 5 倍(28,29)。**一次异位妊娠后,再次异位妊娠的几率为 8%~15%,甲氨蝶呤单剂量治疗的复发风险可能更低,线性的输卵管造口术风险最高**(30)。由于影响因素太多(例如异位妊娠的大小和部位,对侧附件的情况,治疗方法以及不孕症病史等),准确估计风险比较困难。

病因和风险

　　各种影响受精卵成功植入内膜的因素都可以导致异位妊娠。**异位妊娠最重要的危险因素是输卵管手术史,包括卵管结扎、前次异位妊娠史、己烯雌酚(DES)暴露,以及盆腔炎性疾病史**(31,32)。宫内节育器的使用和不育增加了异位妊娠发生的风险,但之间的关系比较复杂。近 50% 的异位妊娠的妇女没有明确的危险因素(33~35)。许多其他的危险因素包括吸烟和多个性生活伴侣与异位妊娠关系不大(32)。

　　肌电活动是输卵管的推动力(36)。这一运动有助于精子和卵子游向一起,并将受精卵推向宫腔。雌激素增强平滑肌的活动,孕激素降低肌肉的张力。年龄的增加导致输卵管肌电活动的逐渐减弱,这可以解释围绝经期妇女输卵管妊娠发生率升高的原因(36)。激素能控制输卵管的肌电活动,这可以解释为什么在使用事后避孕药、小剂量避孕药、含孕酮的宫内节育器以及诱导排卵后输卵管妊娠发生率会升高。在异位妊娠中染色体异常的发生率并不升高(37)。

输卵管手术

　　正如所料,影响输卵管正常解剖的因素是导致异位妊娠的首要原因。前次输卵管手术史将使异位妊娠的风险增加 20 倍(32)。输卵管修复或重建可用于纠正输卵管阻塞、分解粘连或者清除未破裂的异位妊娠组织。**尽管已经很明确输卵管手术与异位妊娠风险增加有关,但是风险的增加究竟是来自于手术本身,还是来自于潜在的因素,还不十分清楚**。输卵管造口术、新输卵管造口术、伞端成形术、吻合术以及复杂的输卵管周围粘连和卵巢周围粘连分解术后会增加 4~5 倍的风险(38)。输卵管手术后,异位妊娠总的发生率为 2%~7%,宫内妊娠的存活率为 50%(38)。

尽管输卵管绝育仍然是最有效的避孕方法之一,一旦失败,也最容易导致异位妊娠。任何术式的输卵管绝育术后导致异位妊娠的十年累积发生率是每1000例妇女年中18.5例,从绝育术实施以来,绝育手术失败的发生率并没有随着时间而减少(39)。尽管绝大多数绝育术失败都导致异位妊娠,但是绝育术确实降低了异位妊娠的绝对发生率(40)。如果按照避孕方法来计算异位妊娠累积生存风险,绝育妇女异位妊娠累积风险低于宫内节育器使用者和不避孕者,但用屏障法或口服避孕药者风险最低(40)。

任何绝育术后输卵管妊娠的10年累积发生率为每1000例手术中7.3例(41)。风险取决于绝育的技术和妇女绝育时的年龄:产后部分输卵管切除和单极电凝发生异位妊娠的风险最低(分别为每1000例中1.5例和1.8例),而双极电凝的发生率最高(每1000例中发生17.1例)。使用弹簧夹和弹簧圈的技术10年累积的异位妊娠率与总的发生率一样,分别为每1000例手术发生8.5例和7.3例(41)。绝育时年龄小于28岁的女性比绝育时年龄大于34岁的女性更容易发生异位妊娠。

绝育术后复通同样增加异位妊娠的风险。具体的风险取决于绝育术的方法、输卵管阻塞的部位、剩余卵管的长度、合并症以及手术技巧。总的来说,电凝后输卵管复通的风险高达17%,Pomeroy术后风险为6%~9%,套环术后再复通风险为5%~11%(42~47)。

前次异位妊娠

前次异位妊娠史是再次异位妊娠的危险因素。导致前次异位妊娠的因素以及前次治疗的方法都可能导致再次异位妊娠的发生。一直有担心在去除异位妊娠物时保留卵管会增加再次异位妊娠的风险(27,48)。无论保留还是切除输卵管,宫内妊娠率(40%)和异位妊娠率(15%,变化区间4%~28%)基本一致(49)。在54例异位妊娠保守性手术治疗的患者研究中,用对侧输卵管的状态来预测异位妊娠的发生率:正常(7%),异常(18%),或缺失(25%)(50)。在随后的一项200例保守性手术治疗异位妊娠患者的妊娠结局的随访中,保留输卵管并不增加再次异位妊娠的发生率,但确实能提高总的生育率(51)。甲氨蝶呤治疗后再次异位妊娠的风险与输卵管切除术相似(52,53)。两次异位妊娠后再发生异位妊娠的风险高达30%(54)。

盆腔感染

盆腔炎与输卵管阻塞和异位妊娠的关系已得到证实。在一项2500名可疑盆腔炎症(PID)妇女接受腹腔镜诊断的研究中,腹腔镜确诊盆腔炎的患者异位妊娠发生率为9.1%,与之相对的腹腔镜检查正常的患者只有1.4%(55)。在一项415名腹腔镜证实盆腔炎患者的研究中,随着盆腔炎发作增加输卵管阻塞的发生率也升高:PID发作一次为13%,发作两次为35%,发作三次为75%(56)。

衣原体是引起输卵管损伤,继而导致输卵管妊娠的一个重要的病原体。输卵管妊娠患者中有7%~30%可以培养出衣原体(57,58)。衣原体血清学检查(22~25)可以发现衣原体感染与输卵管妊娠有密切的关系(59~62)。衣原体抗体滴度超过1:64的妇女发生输卵管妊娠的几率是抗体阴性的妇女的3倍(63)。衣原体感染的次数也与异位妊娠的风险直接相关。在一项11 000妇女的回顾性队列研究中,两次衣原体感染的患者发生异位妊娠的风险是一次感染的患者的两倍,三次或三次以上感染的患者风险则超过4倍(64)。存在衣原体感染风险的女性在发生感染时应该仔细诊断和治疗,并且对异位妊娠的风险给予咨询。

己烯雌酚　己烯雌酚(DES)宫内暴露的妇女以后妊娠时发生异位妊娠的风险增加。在一项Goldberg和Falcone的综述中,DES暴露的妇女发生异位妊娠的风险是未暴露妇女的9倍(65)。DES暴露的妇女中发现输卵管结构的异常包括缩短,狭窄和扭曲(66)。己

烯雌酚 - 腺病协作研究项目对 327 例 DSE 暴露史的妇女进行了监测,发现约 50% 存在宫腔异常,子宫异常者异位妊娠的风险为 13%,而子宫正常者为 4%。没有特殊类型的缺陷与异位妊娠相关(67)。

避孕

避孕通过降低总体的妊娠率从而降低异位妊娠的发生,这一点并不令人惊讶。但存在这样一种担心,由于各种避孕方法的作用机制不同,一旦发生妊娠,就有可能是异位的。在一项纳入 13 项研究的 meta 分析中,验证了避孕与异位妊娠的相关性,口服避孕药和采取屏障避孕的妇女与妊娠对照相比并不增加异位妊娠的风险(40)。醋酸甲羟孕酮注射,紧急避孕药或者依托孕烯皮下埋植剂并未显示增加异位妊娠的风险(68~70)。

激素和含铜的宫内节育器可以同时预防宫内与宫外孕(27,28)。**带宫内节育器的妇女一旦妊娠发生输卵管妊娠的几率比没有避孕的妇女相比高 0.4~0.8 倍。**使用左旋炔诺孕酮宫内节育器的妇女,50% 的妊娠可能是异位的。每 16 个使用含铜宫内节育器的妇女中有 1 个可能发生异位妊娠(71)。未避孕的妇女中发生异位妊娠的风险基线是 50 例妊娠中发生 1 例异位妊娠。在一项比较宫内节育器使用者与非孕对照组发生异位妊娠风险的 meta 分析中,宫内节育器的使用在其中一项研究显示出相反的保护作用,对异位妊娠的发生没有影响(40)。在同一个 meta 分析中,而宫内节育器使用者与妊娠对照组比较时,宫内节育器的使用明显地增加了异位妊娠发生的风险;OR 值范围为 4.5~45。由于研究之间的不统一性,很难计算出总的风险 OR 值。一项由世界卫生组织对纳入 2200 名妇女的多国病例对照研究的精确点估算,OR 值为 4.2(95% 置信区间为 2.5~6.9)(72)。这一结果提示,虽然宫内节育器降低总的妊娠风险,但对防止宫内妊娠比输卵管妊娠更为有效。既往使用过宫内节育器可能轻微地增加异位妊娠的风险。应该值得注意的是,许多得出这些结果的研究都是在 20 世纪 70 年代和 80 年代进行的,当时妇女使用的是与盆腔炎和异位妊娠强烈相关的 Dalkon Shield 环(73)。近年来市场上的宫内节育器在置入后的短时间内与盆腔炎的关系并不明确(74)。

其他原因

腹部手术史 许多异位妊娠患者有既往的腹部手术史。腹部手术在异位妊娠中的作用还不十分清楚。在一项研究中,剖宫产、卵巢手术或者切除未破裂的阑尾似乎并不增加风险(75)。其他研究显示卵巢囊肿剔除术或者楔形切除术增加异位妊娠的风险,可能是由于输卵管周围瘢痕形成的原因(76,77)。尽管,目前对阑尾破裂增加异位妊娠的风险有统一的认识,但尚没有一项研究证实这一发现(75)。

不育 尽管异位妊娠的发生率随着年龄和分娩次数的增加而上升,但是在接受不孕治疗的未产妇中,发生率明显增加(27,32,49)。对于不育的妇女,在没有保护的性生活 1 年以上才怀孕的话,发生输卵管妊娠的机会升高至 2.6 倍(78)。不孕妇女发生异位妊娠的其他风险与一些特殊的治疗有关,包括绝育术后再通、输卵管成形术、诱导排卵和体外受精(IVF)。大量有关异位妊娠危险因素的研究发现,不育增加输卵管妊娠的几率至少 2.5 倍,最高达 21 倍(32)。

氯米芬和促性腺激素诱导排卵周期引起的激素变化可能易导致输卵管种植的发生。1.1%~4.6% 诱导排卵的受孕是异位妊娠(78~80)。其中许多患者的子宫输卵管造影是正常的,并且也没有术中输卵管病理的证据。由于过度刺激导致的雌激素水平升高,可能在异位妊娠中具有一定的作用,但并不是所有的研究显示出两者之间的相关性(81~83)。

如果第一次 IVF 的妊娠是输卵管妊娠;2%~8% 的妊娠在输卵管中(84)。输卵管因素的不孕发生输卵管妊娠增加到 17%(85~88)。诱发因素尚不清楚,可能包括胚胎植入宫腔位置过高,液体反流进入输卵管,以及与可能阻止进入宫腔的胚胎反流的输卵管因素有关。

吸烟 吸烟与增加输卵管妊娠风险存在着剂量依赖的关系。一项病例对照研究显示了之间的量效关系:每天吸烟超过 20 支的吸烟者与非吸烟者相比,相对危险度为 2.5,而每天吸烟 1~10 支者相对危险度为 2.3(89)。一项法国的病例对照研究发现了相似的相对危险性(90)。输卵管的活动性、纤毛活动以及囊胚的种植改变都与尼古丁的摄入有关。

流产 多项研究显示出异位妊娠和自然流产之间的相关性(79,91)。反复流产,风险增加至 4 倍(92)。这说明可能存在共同的危险因素,例如黄体期缺陷。大量的证据发现,选择性流产并没有增加风险。有一项研究提示,流产轻度地增加了异位妊娠的风险,特别是多次流产(93~96)。

峡部结节性输卵管炎 峡部结节性输卵管炎(SIN)是输卵管一种非炎性病理状态,输卵管上皮延伸至输卵管肌层,形成一个真正的憩室。健康对照人群中的发生率为 6%~11%,但与非孕期妇女相比,这种情况更常见于异位妊娠妇女的输卵管(97)。在一项研究中,46% 的输卵管峡部妊娠的患者发现有 SIN(98)。憩室周围的肌电活动表现异常。究竟是 SIN 导致了异位妊娠,或者这种联系仅是一个巧合目前尚不清楚。

子宫内膜异位症或子宫肌瘤 子宫内膜异位症或者子宫肌瘤可以造成输卵管阻塞。然而两者与异位妊娠的关系并不多见。

组织学特点

管腔内发现绒毛是输卵管妊娠的病理特征(99)。**2/3 的病例中可以用肉眼或显微镜发现胚胎**(70)。未破裂的输卵管妊娠的特点是卵管的不规则扩张,输卵管积血使之呈蓝色。异位妊娠可以不容易识别。输卵管妊娠的出血主要是腔外的出血,但也可以是管腔内的出血(输卵管积血),也可以是从伞端溢出。在输卵管的远端通常可以看到一个血肿。输卵管妊娠自然消退和 MTX 治疗的患者通常有因积血造成的异位肿块的增大以及组织从伞端挤出。**几乎都有腹腔积血,除非发生输卵管破裂,否则腹腔积血一般局限于子宫直肠陷凹。输卵管妊娠的自然病程可以是妊娠组织从伞端排出(输卵管妊娠流产),退化或者是破裂,这通常发生在妊娠 8 周左右**。部分输卵管妊娠会形成一个慢性的炎性包块,这与退化和月经恢复有关,因此诊断困难。为了寻找较多的绒毛鬼影,可能需要大量的组织学样本。

与输卵管妊娠有关的组织学改变包括慢性输卵管炎和 SIN。输卵管炎所导致的炎症由于纤维蛋白的沉积造成粘连。愈合和细胞机化导致组织皱褶间永久瘢痕的形成。这些瘢痕可以允许精子通过,但不允许大的囊胚通过。约 45% 的输卵管妊娠患者有既往输卵管炎的病理证据(56)。

SIN 的原因不明,但推测是一种类似腺肌症的过程,或者是炎症,但可能性不大(100)。这种情况在青春期之前比较罕见,说明不是先天性的。约 50% 的异位妊娠患者可以发现输卵管憩室,与之相比,没有异位妊娠的妇女只有 5% 有憩室(101)。

组织学发现包括 Arias-Sella 反应,其特点是局部增生的内膜腺体,呈过度分泌状态(74)。细胞核增大,深染且形态不规则(102)。**Arias-Sella 反应是一种非特异性表现,也可见于宫内妊娠**(图 20.3)。

诊断

异位妊娠的诊断比较复杂,临床表现多种多样,可以从无症状到急性腹痛和失血性休克。异位妊娠破裂的诊断和处理很明确,主要的目标是止血。**如果异位妊娠能够在破裂或发生不可修复的损伤之前被诊断,保留生育能力将是最佳的治疗方案**。在疾病的早期,

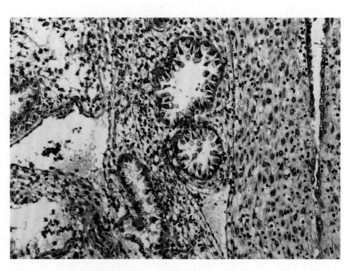

图 20.3　子宫内膜的 Arias-Stella 反应。腺体靠拢,呈过度分泌状态,有比较大且深染的细胞核,似恶性表现

没有症状或症状轻的患者数量在逐渐增加。因此,必须对异位妊娠高度警惕,特别是在疾病的高发区。病史和体格检查可以发现高危患者,提高了异位妊娠在破裂之前被发现的可能性。

病史

异位妊娠的患者通常月经不太正常,或有自然流产病史。相关的病史包括月经史、既往妊娠、不育史、目前的避孕状态、危险因素的评估以及目前的症状。

异位妊娠典型的三联征是疼痛、停经以及阴道出血。该组症状只在出现约 50% 的患者中,而且在异位妊娠破裂患者中最为典型。腹痛是最常见的主诉,但疼痛的程度和性质差异很大。没有可以诊断异位妊娠的特征性的疼痛。疼痛可以是单侧或者双侧,可以发生在上腹部或者下腹部。疼痛可以是钝痛、锐痛或者绞痛,可以是持续性的也可以是间断性的。当输卵管发生破裂时,由于输卵管浆膜不再受到牵拉,患者可能感觉疼痛短暂缓解。肩痛和后背痛可能是腹腔的血液刺激膈肌所致,提示可能有腹腔内出血。

体格检查

体格检查应该包括生命体征的测量和腹部、盆腔检查。通常,破裂和出血之前的体征是非特异性的,生命体征也正常。腹部可以没有压痛或者轻度压痛,伴或不伴反跳痛。子宫可以轻度增大,与正常妊娠表现相似(103,104)。可以有或无宫颈举痛。**约 50% 的病例中可触及附件包块,但是包块的大小、质地和压痛可以有很大的差异。可触及的包块可能是黄体而不是异位妊娠。**随着破裂和腹腔内出血,患者会出现心动过速,随后出现低血压,肠鸣减弱或者消失,腹胀,有明显的压痛和反跳痛,并出现宫颈举痛。通常由于疼痛和肌卫,盆腔检查不满意。

病史和体格检查能或者不能提供有用的诊断信息。初次临床诊断的准确性小于 50%(105)。通常需要辅助检查鉴别早期的宫内妊娠还是可疑的异位妊娠,或者异常宫内妊娠。

实验室检查

β-hCG 的定量检测是异位妊娠诊断的基石。**β-hCG 酶联免疫测定,敏感度达**

25mIU/ml,是检测异位妊娠的一种准确的筛查试验。实际上在所有的异位妊娠中,β-hCG都是阳性的。

参考标准

β-hCG 的测量有三种参考标准。世界卫生组织在 20 世纪 30 年代提出了第一国际标准(1st IS)。过去几年中,hCG 以及亚单位的测定有了很大的提高。1964 年提出了第二国际标准(2nd IS)对不同的 β-hCG 和 β 亚单位进行测定。现在可以测定纯化的 β-hCG。参考了过去的第一国际参考方案标准(1st IRP),故现在被称为第三国际标准(3rd IS)。尽管每个标准都有各自的数值范围,一般来讲,2nd IS 值是 3rd IS 值的 1/2。例如,如果报告值是 500 mIU/ml(2nd IS),相当于 1000 mIU/ml(3rd IS)。为了正确解释 hCG 的结果,必须了解测定的标准(106)。在最近的几篇文章中,已经开始重视所谓的"幻影 hCG"问题,**由于出现异嗜性抗体或者蛋白溶解酶,从而造成 hCG 假阳性**。因抗体是一种大的糖蛋白,故不会有大量的抗体分泌到尿液中。因此,β-hCG **水平低于 1000mIU/ml 的患者**,应行尿妊娠试验并证实阳性的结果后再开始治疗(107,108)。

倍增时间

hCG 水平与孕周相关(109)。在停经的 6 周内,血清 hCG 水平呈指数上升。因此,在这段期间,无论初始水平如何,hCG 的倍增时间是相对恒定的。妊娠 6 周之后,当 hCG 水平超过 6000~10 000mIU/ml 时,hCG 上升速度减缓,并且不恒定(110)。

hCG 倍增时间有助于鉴别异位妊娠和官内妊娠——hCG48 小时上升 66%(85% **置信区间)代表官内活胎的正常下限**(111)。约 15% 的官内活胎患者 hCG 水平 48 小时上升小于 66%,在异位妊娠患者中也有相同比例的患者上升超过 66%。如果取样间期缩短至 24 小时,正常和异常妊娠之间的重叠会更多。正常官内妊娠患者如果初始值小于 2000mIU/ml,hCG 水平 48 小时通常上升大于 50%。hCG 达到一个平台期(倍增时间超过 7 天)是预测异位妊娠最佳模式。对于水平下降的情况,半衰期小于 1.4 天很少与异位妊娠有关,而半衰期超过 7 天对异位妊娠有最佳预测价值。

当初次超声检查结果不确定时(例如无官内妊娠的证据,或者提示异位妊娠的官外胎心搏动),通常需要连续测定 hCG 水平。当 hCG 水平低于 2000mIU/ml 时,倍增时间有助于预测官内活胎(正常上升)或非活胎(不正常上升)。如果上升水平正常,当 hCG 估计达到 2000mIU/ml 时(外推法),应该行第二次超声检查。**异常上升(小于 2000mIU/ml,以及 48 小时上升小于 50%)提示无活性的妊娠**。妊娠的部位(官内还是官外)需通过手术来明确,可行腹腔镜或诊断性刮官。超声结果不明确、hCG 水平低于 2000mIU/ml 可以诊断无活性的妊娠,可以是异位妊娠,也可以是完全流产。一般来讲,完全流产时 hCG 水平快速下降(48 小时下降超过 50%),而异位妊娠则 hCG 水平上升或者达到平台期。

单次 hCG 水平

单次 hCG 测定作用有限,因为正常和异常妊娠在一定的孕周时相互之间 hCG 水平可以有很多的重叠。异位妊娠的部位和 hCG 水平没有相关性(112)。另外,许多诊断异位妊娠的患者记不清自己的月经日期。当用敏感的酶联免疫方法检测时,单次 hCG 可能会有用,如果结果阴性,可以除外异位妊娠。对于经辅助生育技术的时间准确的妊娠,单次 hCG 水平测定可用于预测妊娠结局。人工授精后 16~18 天,hCG 水平大于 300mIU/ml,活产的几率为 88%(113)。如果 hCG 水平低于 300mIU/ml,活产的几率只有 22%。同样,当超声未见官内妊娠时,单次 hCG 水平测定有助于判断超声结果。**如果 hCG 水平高于超声可识别的范围而未见官内妊娠则提示官外妊娠**。但是,鉴别异位妊娠和完全流产需要连续测定 hCG 水平。如果超声结果不确定,hCG 水平低于超声的识别范围,则还需要进一步的检查。

血清孕酮

总的来说,异位妊娠患者平均血清孕酮水平低于正常宫内妊娠的水平(114,115)。在超过 5000 例早孕期患者的研究中发现了正常和异常妊娠患者的孕酮水平(35,116,117)。约 70% 宫内活胎的患者血清孕酮水平高于 25ng/ml,而只有 1.5% 异位妊娠的患者血清孕酮水平高于 25ng/ml,这些妊娠中绝大多数可见胎心搏动(35,116,117)。

血清孕酮水平可以用于正常和异常妊娠情况下异位妊娠的筛查,特别是在无法检测 hCG 和进行超声检查的情况下。血清孕酮水平低于 5ng/ml 高度提示异常妊娠,但不是 100% 的预测准确。血清孕酮水平低于 5mg/ml,正常妊娠的几率约 1/1500(118)。因此,不能单独用血清孕酮测定来预测妊娠胚胎死亡。

其他内分泌标志物

为了提高异位妊娠的早期诊断,人们研究了大量的内分泌和蛋白标志物。从受孕开始直到孕 6 周,雌二醇水平缓慢增加,当胎盘产生雌二醇增加,雌二醇的水平迅速上升(119)。与活胎妊娠相比,异位妊娠中雌二醇水平明显降低。但是在正常和异常妊娠之间以及宫内和宫外妊娠之间雌二醇水平有很多重叠(120,121)。

母亲血清肌酸激酶被研究用来作为诊断异位妊娠的标志物(122)。输卵管妊娠患者血清肌酸激酶水平显著高于稽留流产或者正常宫内妊娠。患者肌酸激酶和临床表现之间没有关系,和 hCG 也没有关系。Schwangerschafts 蛋白 1(SP$_1$)也称为妊娠相关血浆蛋白 C(PAPP-C)或者妊娠特异 β 糖蛋白(PSBS)是由合体滋养细胞所产生(92)。SP$_1$ 水平测定主要的优点在于近期注射过 hCG 的情况下可以用来诊断妊娠。2ng/L 水平可以用来诊断妊娠,但是在月经推迟之前诊断还不肯定。尽管在所有无活性妊娠的患者中,SP$_1$ 水平上升较晚,但单次 SP$_1$ 水平没有提示预后的价值(123)。

松弛素是一种蛋白激素,只来源于妊娠黄体。孕 4~5 周时出现在母亲血清中,孕 10 周达到高峰,然后下降直至孕足月(124)。与正常宫内妊娠相比,异位妊娠和自然流产中松弛素的水平明显降低。宫内活胎中前肾素和活性肾素的水平显著高于异位妊娠或自然流产,单次水平超过 33pg/ml,可排除异位妊娠的诊断(125)。但是,临床上松弛素、前肾素和肾素水平用以诊断异位妊娠还需要进一步研究。

CA125 是一种糖蛋白,在妊娠期来源不明。CA125 水平在早孕期上升,在中孕期和晚孕期回到非孕期水平。分娩之后,母体血清 CA125 浓度上升(126,127)。CA125 曾经被研究用于预测自然流产。尽管已经发现了受孕后 18~22 天 CA125 水平升高和自然流产之间存在相关性,但是孕 6 周复查发现其与妊娠结局之间没有关系(128)。已有的研究结论存在相互矛盾之处——一项研究显示,月经推迟 2~4 周时正常妊娠者血清 CA125 水平高于异位妊娠患者,而另一项研究则发现异位妊娠患者的血清 CA125 水平高于正常妊娠者(129,130)。

母体血清甲胎蛋白(AFP)水平在异位妊娠时升高;但是,尚无关于将测定 AFP 作为异位妊娠筛查方法的研究(131,132)。AFP 联合其他三项标志物—β-hCG、孕酮和雌二醇—预测异位妊娠的特异度达 98.5%,准确度达 94.5%(133,134)。**血清胎盘生长因子可能成为异位妊娠的诊断标志物,因为已经证实在异位妊娠和非活性的妊娠中无法检测到。**

C 反应蛋白是一种急性期反应蛋白,在创伤或者感染时升高。异位妊娠患者 C 反应蛋白的水平低于急性感染患者。因此,测定 C 反应蛋白有助于鉴别异位妊娠与急性盆腔感染(135)。

超声　　　　超声检查技术的提高使得宫内孕和宫外孕得以早期诊断(136)。**β-hCG 测定的敏感性使得妊娠能在超声看见妊娠囊之前就能够确定。**

完整的检查包括经腹和经阴道超声检查。**经阴道超声在评估盆腔内结构方面优于经腹超声。**阴道探头和盆腔器官接近,从而可以使用高频率超声波(5~7mHz)提高分辨率。**经阴道超声可以比经腹超声早一周发现宫内妊娠。**经阴道超声可更可靠地显示空的子宫腔、附件肿块和腹腔游离液体以及异位妊娠的直接征象(137~142)。经腹超声可以同时看到盆腔和腹腔,应该作为完整的异位妊娠检查的一部分,以便于发现附件肿块和腹腔积血。

宫内妊娠最早的超声表现是一个小的液性暗区和妊娠囊,周围包绕着一层厚的回声环,位于子宫内膜腔的一侧。经腹超声最早在孕 5 周时看见正常的妊娠囊,而经阴道超声最早在孕 4 周时看见(143,144)。**随着妊娠囊的长大,其内可以看到卵黄囊,然后可见胚胎具有胎心搏动。**

正常妊娠囊的表现可与宫内少量积液相似,也就是假妊娠囊,可以出现在 8%~29% 的异位妊娠患者中(145~147)。这种超声无回声区位于宫腔中央,可能是蜕膜管型出血至内膜腔所致。无回声区中的血块看上去类似胚胎。

从形态学上识别双蜕膜征(DDSS)是超声分辨真正的妊娠囊和假妊娠囊最好的办法(148)。双囊是指蜕膜的囊层和壁层,看似两个位于中心的回声环,由一个低回声空间分开。尽管这种方法很有用,但是敏感度和特异度有限——DDSS 的敏感度为 64%~95%(147)。假囊偶尔也类似 DDSS;妊娠失败的宫内孕囊也可类似假囊。

孕囊内可见卵黄囊在确诊宫内妊娠方面优于 DDSS(149)。当孕囊达 2cm 时,经腹超声常能看见卵黄囊,而经阴道超声在孕囊只有 0.6~0.8cm 时就能看见卵黄囊(150,151)。经腹超声宫内囊小于 1cm 以及经阴道超声小于 0.6cm 时,其结果均不确定。更大的妊娠囊无 DDSS 或者未见卵黄囊时表示宫内妊娠失败或者异位妊娠。

宫腔内见胎心搏动是宫内妊娠的确切证据。这基本可以排除异位妊娠的诊断,因为宫内宫外同时妊娠的几率为 1/30 000。

附件部位见妊娠囊,并可见胚芽和胎心对于诊断异位妊娠特异性最高,但是敏感性最低的征象,只见于 10%~17% 的病例(135,152,153)。认识异位妊娠的其他特征提高了超声诊断的敏感度。附件环(有厚回声环的液性囊)内有卵黄囊或非活性的胚胎被认为是诊断异位妊娠特异性超声征象(154)。经腹超声可在 22% 的异位妊娠中见到附件环,经阴道超声可在 38% 患者中发现附件环(137)。其他研究在 33%~50% 的异位妊娠中发现附件环(135,153)。附件环并不总能看见,因为在囊周围的出血使附件肿块失去特异性。

异位妊娠常有混合性和实性的附件肿块;然而,肿块可能是黄体、卵管积水、卵巢肿瘤(例如畸胎瘤)或者带蒂的肌瘤(4,155~157)。子宫直肠陷凹游离液体通常提示异位妊娠,但不再认为是破裂的证据。腹腔内出现游离液体应该提高对输卵管破裂的警惕(158,159)。

准确的解释超声结果需要结合 hCG 的水平(可识别范围)(146,151,154,160)。当 hCG 超过 6500mIU/ml 时,所有经腹部超声可见的存活的宫内妊娠,hCG 在 6000mIU/ml 水平看不见一例。血清 hCG 水平大于 6500mIU/ml,宫内看不见妊娠囊提示异常妊娠(宫内妊娠失败或者异位妊娠)。hCG 水平在可识别范围以下看见宫内妊娠囊也是异常的,提示可能是宫内妊娠失败或者异位妊娠的假孕囊。如果没有明确的宫内妊娠的征象(子宫是空的),hCG 水平低于可识别范围,鉴别诊断应考虑以下情况:

1. 正常宫内妊娠,因过早而观察不到。
2. 异常宫内妊娠。
3. 近期流产。
4. 异位妊娠。
5. 未妊娠。

随着超声分辨率的提高,可识别范围 hCG 水平逐渐下降。**经阴道超声的可识别范围在 1000~2000mIU/ml(146,151,154,160)。**可识别范围根据检查者的经验和设备能力的不同而会有所变化。

尽管宫内妊娠的可识别范围已经确定,但异位妊娠还没有相应的可识别范围。hCG 水平与异位妊娠的大小没有相关性。不管 hCG 的水平多高,只要超声未见宫内妊娠就不能排除异位妊娠。异位妊娠可以出现在腹腔的任何部位,这使得超声检查比较困难。

多普勒超声

当超声束源运动时就产生多普勒位移。红细胞是多普勒通常的位移频率来源。可用多普勒测定血管内的血流、血流方向以及血流速度(161)。脉冲多普勒提供所采样的血管的超声对照。通过时间 - 速度波形(高阻或低阻血流)和血管的收缩、舒张以及平均速度(或者多普勒位移)可以对血管的情况进行了解(162)。彩色血流多普勒超声检查可以对整个超声断层的极低幅度信号进行分析;然后将多普勒位移调制为彩色。这一信息用于测量一般的组织血管分布以及指导脉冲多普勒对特殊血管进行采样。

非孕期以及早孕期,子宫动脉的波形显示为高阻型(很少或者没有舒张期血流)、低流速状态。相反,在胎盘形成部位是高流速、低阻型的信号(163~165)。该类型出现在子宫内膜附近,与正常和异常的妊娠有关,称为滋养细胞周围血流。经阴道超声需要一个发育很好的双蜕膜囊(或者可见胎心)来定位宫内妊娠,使用多普勒技术可以更早期地发现宫内妊娠。联合多普勒和二维成像技术可以将假孕囊和真正的宫内孕囊(130)区别开来,也可以将空子宫征区分为宫内妊娠(正常和异常)或无宫内妊娠(异位妊娠风险增加)(158,166)。

类似的高速低阻血流是异位妊娠的特点。对于可疑异位妊娠的患者超声检查加用多普勒可以提高个体诊断的敏感度:异位妊娠的敏感度为 71%~87%,宫内妊娠失败的敏感度为 24%~59%,正常宫内妊娠为 90%~99%(154,158,166)。**经阴道多普勒超声不增加总的发现率(167)。有研究探讨磁共振成像(MRI)在早期异位妊娠诊断中的应用。但磁共振成像在探查异位妊娠中的作用尚未定论。它对发现异位妊娠相关的新鲜血肿的准确度达 96%。尚还需要更多的研究来评价磁共振成像的诊断预测值(168)。**

刮宫

刮宫在确认胚胎死亡以及通过超声检查不能确定妊娠部位时进行。妊娠试验阳性决定刮宫时要十分小心,以避免无意中损伤存活的宫内妊娠囊。尽管通常是在手术室进行刮宫术,也可以在门诊局部麻醉下完成。内膜活检(例如,使用 Novak 刮宫法或是用 Pipelle 内膜活检器)可以对异常子宫出血的患者进行准确的诊断,但是尚未研究过它对清除宫内妊娠的可靠性。这些器械可能会漏掉宫内绒毛,错误的诊断异位妊娠。

尽快地确认出滋养细胞组织十分重要,以便于开展治疗。一旦刮宫取得组织,将其放入盐水中漂浮(图 20.4)。蜕膜组织不会漂浮起来。通常可以通过绒毛特征性的带花边厥类叶子状的外观将其识别。通过解剖显微镜的帮助,该技术的敏感度和特异度可达 95%。由于刮出组织漂浮的方法在鉴别宫内和宫外妊娠时不是 100% 精确,需要组织学的确认或连续 β-hCG 测定。冰冻切片能快速检查有无绒毛,从而避免了常规组织学检查所需的

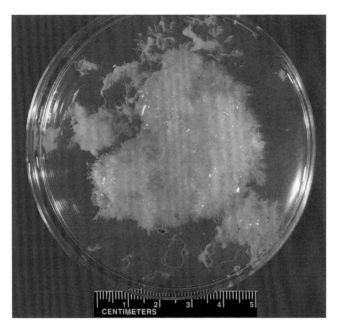

图 20.4　将绒毛放在盐水中漂浮时,其带花边蕨类叶子状特征通常可以很容易地辨认出。(摘自:Stovall TG,ling FW. Extrauterine pregnancy:clinical diagnosis and management:New York:McGraw-Hill,1993:186.)

至少 48 小时等待时间。免疫细胞化学染色法已经用于辨认中间滋养细胞,这种细胞在光镜下不能正常观察到(169)。

不能做冰冻切片时,可以通过连续 β-hCG 测定进行快速诊断。在清除异常宫内妊娠后,hCG 水平在 12~24 小时内下降超过 15%。如果下降幅度处于临界值,可能表示组间测量的差异。应该在 24~48 小时内复查 hCG 来确认它的下降情况。如果妊娠位于子宫外,清宫术后 hCG 水平处于平台或者持续升高,提示子宫外存在滋养细胞组织。

后穹隆穿刺　　　　**后穹隆穿刺已经被广泛地用于诊断异位妊娠。然而,随着 hCG 检测和经阴道超声的应用,现在后穹隆穿刺的指征很少了**。这一操作的目的在于确定是否存在不凝血,有出血意味着异位妊娠破裂的可能性大。用双叶阴道窥具暴露后穹隆,用宫颈钳钳夹宫颈后唇。用 18~20 号腰椎穿刺针连接注射器,经阴道后壁穿刺进入子宫直肠陷凹。进入子宫直肠陷凹后,进行抽吸,腹腔内容物可以被吸出。如果吸出不凝血,结果为阳性。如果为浆液性液体,结果为阴性。没有液体或者凝血块,即无诊断价值。

过去,如果后穹隆穿刺结果阳性,就会因此推测输卵管妊娠破裂的诊断而行剖腹探查。但是,**后穹隆穿刺的结果并不与妊娠状态相符合**。70%~90% 的异位妊娠患者腹腔积血可以用后穹隆穿刺发现,但只有 50% 的患者有输卵管破裂(170)。约 6% 后穹隆穿刺阳性的妇女在剖腹探查时却发现没有异位妊娠。10%~20% 异位妊娠患者的结果无诊断价值,因此不能明确诊断。**一项研究总结后,认为穹隆穿刺是一个诊断可疑异位妊娠的陈旧的方法**(171)。

腹腔镜检查　　　　**腹腔镜检查是诊断异位妊娠的金标准**。尽管 3%~4% 的非常小的异位妊娠可能漏诊,总的来说,可以很容易地看到输卵管并对其进行评估。异位妊娠中正常的输卵管结构看上去被扭曲。由于过早诊断,则看不到小的异位妊娠的可能性增加。盆腔粘连或者既往输卵管损伤可能影响对输卵管的判断。当输卵管扩张或颜色改变时被误以为是异位妊娠而出现假阳性结果,导致输卵管被不必要地切除和损伤。

诊断流程

未破裂的异位妊娠的症状和体征与正常宫内妊娠相似(35)。在处理可疑异位妊娠时,病史询问、危险因素评估以及体格检查是首要步骤。血流动力学不稳定的患者应立即进行手术干预。病情稳定、相对无症状的患者可以在门诊进行检查。

如果不行腹腔镜就可以确诊异位妊娠,有几个潜在的好处。首先,避免了腹腔镜检查的麻醉和手术风险;其次,可以选择药物治疗。许多异位妊娠发生在组织学正常的输卵管,如果能不用手术治疗则可以避免输卵管受到附加的创伤,改善以后的生育能力。**随机临床研究证实了一种不需要借助腹腔镜的诊断流程可以达到 100% 的准确**(172,173)(图20.5)。这种筛查流程将病史询问、体格检查、连续 hCG 测定、血清孕酮水平、阴道超声和刮宫术联合起来。如果能及时测定 hCG 水平和进行阴道超声检查,并不需要测定血清孕酮。连续 hCG 测定联合阴道超声检查用于判断妊娠活力,也可以在刮宫术后连续测定。病情稳定的患者,绝不能只基于单次 hCG 水平就决定治疗。进行最初的评估后,患者在24 小时和 48 小时后再次复查 hCG 水平。这时通常重复经阴道超声,超声发现可以与两次 hCG 水平变化相一致。

在这个流程中,经阴道超声可以用于以下检查:

1. 发现宫内妊娠囊或者妊娠,有效地排除宫外妊娠。如果患者 hCG 水平上升超过2000mIU/ml,未见宫内妊娠囊,可以考虑患者存在宫外妊娠而不再需要进一步检查就可以治疗。

2. 附件部位发现胎心搏动可以明确肯定异位妊娠的诊断。

3. 能够发现和鉴别小至 1cm 的输卵管肿块。肿块大于 3.5cm 伴胎心或者大于 4cm 不伴胎心均不应该采用药物治疗。

吸宫术可以用于鉴别死亡的宫内妊娠和异位妊娠(48 小时 hCG 水平上升小于 50%,hCG 水平低于 2000mIU/ml,以及超声检查结果不确定)。**该流程避免了异常妊娠患者不必要的 MTX 使用**,这些患者只能靠刮宫术确诊。刮宫术一个很少见的潜在问题就是可能漏掉早期的死亡的宫内妊娠或者宫内宫外同时妊娠。

治疗

异位妊娠可以用药物,也可以用手术治疗。开腹探查和患侧输卵管切除术是用于异位妊娠诊断和治疗的传统方法。随着早期诊断技术的可及,包括血清 hCG 的定量检查和超声检查,越来越多的保守治疗也成为可能。目前微创手术和甲氨蝶呤药物治疗成为异位妊娠的常规治疗方案。**治疗方案的选择取决于临床环境、异位妊娠的位置和可利用的医疗资源。**

手术治疗

手术治疗是异位妊娠最常用的治疗方法。选择手术方法(开腹或者腹腔镜)、术式(输卵管切除或者造口术)取决于临床环境、可利用的资源和术者的技巧水平。每种手术方法和术式都有各自的优点和风险,所选择的方案必须个体化,并对患者和术者都是最好的选择。

开腹手术与腹腔镜手术

异位妊娠都可以通过腹腔镜手术或者开腹手术完成。手术方式取决于患者血流动力

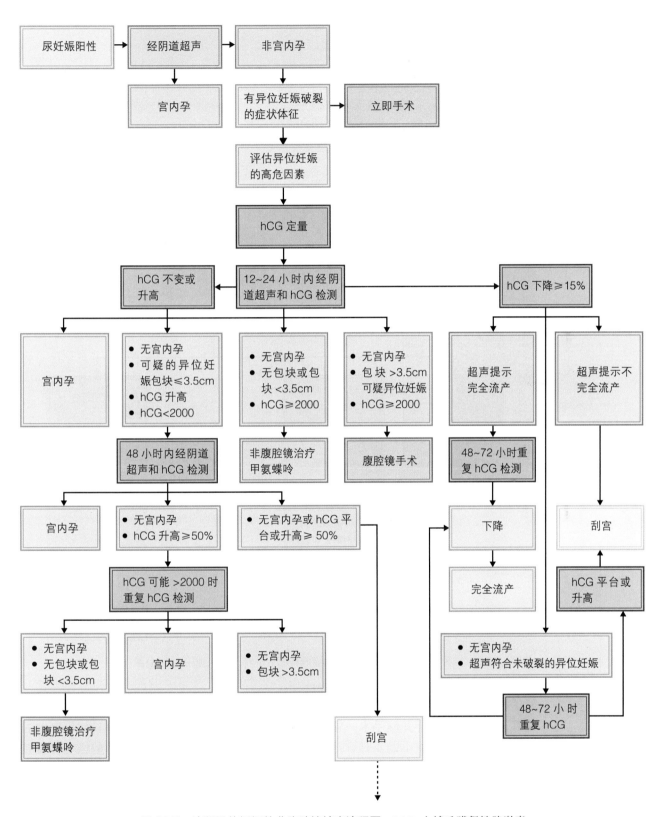

图 20.5　诊断异位妊娠的非腹腔镜检查流程图。hCG，人绒毛膜促性腺激素

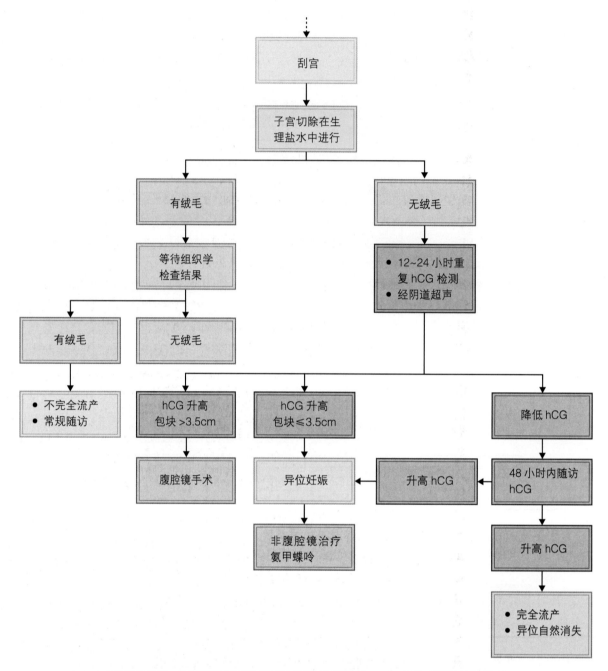

图 20.5(续) 诊断异位妊娠的非腹腔镜检查流程图。hCG,人绒毛膜促性腺激素

学的稳定性、异位肿块的大小和部位以及手术者的经验。**患者血流动力学不稳定,需要迅速腹腔探查时应该行开腹手术**。异位妊娠破裂不一定需要开腹手术。但是,如果有大的血块或者腹腔内血块不能及时清除,应该考虑开腹手术。术者腹腔镜手术的经验和腹腔镜手术器械的保障决定了手术方法的选择。传统上,宫角或间质部妊娠需要开腹手术,尽管已有腹腔镜手术治疗的报道,并且逐渐被技巧娴熟的医师普遍采用(174)。绝大多数腹腔妊娠需要选择开腹手术。一些病例中,患者可能有广泛的腹腔或者盆腔粘连,使得腹腔镜手术操作困难,开腹手术更可行。

治疗异位妊娠中,腹腔镜比开腹手术更具优势。一项 50 例患者的病例对照研究比较了开腹手术和腹腔镜治疗异位妊娠的效果,腹腔镜组住院时间明显缩短 [(1.3 ± 0.8)天比(3.0 ± 1.1)天],手术时间缩短 [(78 ± 26)分钟比(104 ± 27)分钟],康复时间缩短 [(9 ± 8)天比（26±16）天］（175）。**腹腔镜手术与开腹手术相比能更好地降低医疗费用**［（4368±227）美元比（5090±168）美元］。一项前瞻性研究中,105 例输卵管妊娠患者按照年龄和危险因素进行分层,然后随机分入腹腔镜组和开腹手术组（176）。随后,73 例患者行腹腔镜二次探查以了解粘连的程度。开腹手术的患者粘连明显多于腹腔镜手术的患者,但输卵管通常程度相似。最近的一项 Cochrane 综述肯定了这一结果,腹腔镜输卵管造口术与开腹的输卵管造口术相比,能够降低费用、缩短手术时间、减少出血量以及缩短住院时间（177）。

腹腔镜手术之外的另一个选择是小切口开腹手术。这种手术的优点在于无需腹腔镜器械,通过小切口可以降低术后的疼痛、缩短患者的康复时间。一项随机对照研究比较了小切口开腹手术和开腹手术,发现小切口手术降低并发症率和费用,并且能达到相同的治疗成功率（177,178）。

输卵管切除与输卵管造口

哪种手术治疗是异位妊娠最佳治疗还存在争议。输卵管卵巢切除术曾经被认为是最适合的方法,因为理论上认为这种手术可以防止卵子或者合子在腹腔内游走,这曾经被认为是导致异位妊娠复发的因素（179）。卵巢切除导致所有的排卵都发生在保留的正常输卵管侧。随后研究并没有证实同侧卵巢切除增加宫内妊娠的可能性,因此不再推荐这种手术方式（180）。对异位妊娠的治疗应该选择输卵管切除术还是输卵管造口术存在激烈的争议,并由此进行了大量的研究。如果一项手术技术能够带来更高的成功率、更低的复发风险以及术后更高的宫内妊娠率,结论就非常清楚了。研究没能显示出输卵管切除术或者输卵管造口术的明显优势。式式的选择取决于患者和对侧输卵管的状况,患侧输卵管既往的异位妊娠病史以及患者对将来生育的期望。

当患者异位妊娠未破裂,又希望保留生育能力,患侧输卵管显示出异常时,可以选择输卵管直线造口术。如果对侧卵管结构已被破坏,应该选择输卵管造口术。

输卵管造口术中,通过在输卵管系膜对侧做一切口,从而取走妊娠组织。这个过程可以用电凝针、激光、手术刀,也可以用手术剪来完成。它可以在手术性腹腔镜下完成,或者开腹手术完成。输卵管造口术的禁忌证包括输卵管破裂、需要大量烧灼才能止血、卵管结构破坏严重以及同侧输卵管复发的异位妊娠。输卵管造口术最主要的危险因素是未能完整从输卵管中清除妊娠组织而导致的持续异位妊娠。报道的发生率为 5%~20%,并且腹腔镜手术高于开腹手术（181~184）。初始 β-hCG 值高、孕期早、异位妊娠囊小（小于 2cm）使输卵管造口术后发生持续异位妊娠的风险增加（185）。因为这个风险,建议每周复查血 β-hCG 直至异位妊娠组织被完全吸收。β-hCG 持续或者呈平台变化,单次剂量甲氨蝶呤可以成功地治疗,如下文所述（26）。

也有人提倡挤压输卵管造成输卵管流产;如果妊娠在伞端,这种技术是有效的。但是,对于壶腹部妊娠,与输卵管直线造口术相比,挤压术使再次输卵管妊娠的风险增加 2 倍（186）。

生育结局

异位妊娠的生育结局可以通过几项因素来评估,即由子宫输卵管造影所确定的输卵管通畅度、以后的宫内妊娠率以及异位妊娠复发率。**腹腔镜组和开腹手术组妊娠率相似。腹腔镜保守治疗后,同侧输卵管的通畅率为 84%**（187）。

一项对 143 例因异位妊娠行腹腔镜治疗的患者的随访研究发现,腹腔镜输卵管造口术后总的宫内妊娠率（60%）**和腹腔镜输卵管切除术后**（54%）**比较没有明显差异**（188）。如果患者存在输卵管损伤的证据,其妊娠率（42%）与没有输卵管损伤的妇女（79%）相比显著降低。在另一项研究中,188 例患者的生育结局进行了平均 7.2 年（3~15 年）的随访,这些患者因异位妊娠行开腹保守性手术(189)。宫内妊娠83例(70%),再次异位妊娠的发生率为13%,提示开腹手术治疗异位妊娠的生育结局与腹腔镜或药物治疗基本相似。最近的Cochrane综述报道无论开腹还是腹腔镜输卵管造口术,患者的输卵管通畅率、术后的宫内妊娠率以及异位妊娠复发率没有差异(177)。

药物治疗　　　尽管曾经研究过多种药物,包括氯化钾(KCL)、高渗葡萄糖、前列腺素以及米非司酮,**甲氨蝶呤(MTX)仍然是治疗异位妊娠最常用的药物**。这些药物可以全身给药(静脉、肌内注射或口服)或者局部给药(腹腔镜直接注射,经阴道超声直接注射或输卵管逆行给药)。除了甲氨蝶呤,其他药物因为没有良好的安全性和有效性的记录,未被推荐用于异位妊娠的治疗。

甲氨蝶呤

甲氨蝶呤是叶酸类似物,能抑制叶酸脱氢酶从而阻断DNA的合成。甲氨蝶呤作用于快速生长的细胞,包括滋养细胞、恶性细胞、骨髓、肠黏膜和呼吸道上皮细胞(190)。它大量用于治疗滋养细胞疾病(见39章)。最初,甲氨蝶呤被用于治疗腹腔妊娠手术后原位残留的滋养细胞组织(191)。1982年,Tanaka和同事用15天疗程的甲氨蝶呤肌内注射治疗了一例未破裂的间质部妊娠(192)。大量的研究证实了甲氨蝶呤治疗异位妊娠的安全性和有效性,被许多医师作为一线治疗方案。约35%的异位妊娠患者适于首选甲氨蝶呤治疗(193)。甲氨蝶呤可以作为异位妊娠以及手术失败的持续性异位妊娠的首选治疗。

甲氨蝶呤的适于人群　异位的甲氨蝶呤药物治疗是安全和有效的,但并不是所有的患者都适于这样的药物治疗。根据美国产科和妇科医师学院(ACOG)的指南,对于确诊或者高度怀疑异位妊娠,血流动力学稳定、没有破裂证据的患者可以选择甲氨蝶呤。表20.2列出了甲氨蝶呤治疗的绝对禁忌证,包括哺乳、肝脏、肾脏或血液性功能障碍以及已知对甲氨蝶呤过敏。不能配合随诊的患者也不应该给予药物治疗。甲氨蝶呤治疗的相对禁忌证包括孕囊大于等于3.5cm以及可见胎心搏动(表20.2)。在给予甲氨蝶呤之前,患者应该已完成全细胞计数、血型、肝功、电解质包括肌酐的检查,如果患者既往有肺部疾病的病史,还应该完成胸部X线检查。通常在甲氨蝶呤给药后一周再重复这些检查以评估是否有任何潜在的并发症(190)。

表20.2　药物治疗的禁忌证

绝对禁忌证	已知对甲氨蝶呤过敏
血流动力学不稳定	活动性肺部疾病
破裂的异位妊娠	胃溃疡
不能配合药物治疗后的随诊	肝脏、肾脏或血液性功能障碍
哺乳	**相对禁忌证**
免疫缺陷的患者	孕囊大于3.5cm
酒精中毒,酒精性肝病或者慢性肝病	胎心搏动
存在血液恶病质	

甲氨蝶呤的剂量处方　甲氨蝶呤通常肌内注射给药,也可以口服或者静脉输注。传统的甲氨蝶呤是多次剂量给药,但目前单次剂量方案因患者顺应性更好而被采用(194)。

表20.3列出了甲氨蝶呤多次剂量的方案。在第1、3、5、7天给予1mg/kg的甲氨蝶呤肌内注射,第2、4、6、8天给予甲酰四氢叶酸0.1mg/kg肌内注射。重复剂量给药的结果是不良反应更为常见。甲酰四氢叶酸有助于降低不良反应和增加患者对治疗的耐受性。患

者可以不需要完成四次剂量,应该在第 1、3、5 和 7 天监测她的 β-HCG。如果她的 β-HCG 在两次测量之间下降大于 15%,可以终止甲氨蝶呤,开始每周一次监测 β-HCG。如果早期停用了甲氨蝶呤,应在患者末次甲氨蝶呤给药后,再给予甲酰四氢叶酸以减少潜在的不良反应。如果患者的 β-HCG 水平呈平台期或上升,可以在一周以后开始第二轮的甲氨蝶呤和甲酰四氢叶酸治疗。早期研究显示,约 17% 的患者需要完成四次剂量的治疗,约 17% 的患者只需要这种方案的一次剂量治疗(195,196)。**最近的 meta 分析显示,约 10% 的患者只需要一次剂量,而近 54% 的患者需要四次剂量的治疗。**

甲氨蝶呤单次剂量方案　单次剂量的方案旨在增加患者的顺应性并简化甲氨蝶呤的治疗。对该方案已进行了很好的研究,对治疗异位妊娠是安全和有效的。表 20.3 列出了单次剂量的方案。

15%~20% 单次剂量治疗的患者因持续的 β-HCG 水平而需要给予第二次甲氨蝶呤的治疗(194,197)。治疗前 β-HCG 值可以预测随后单次剂量治疗的成功率。β-HCG 值大于 5000mIU/ml 的患者约 14.3% 可能治疗失败,与之相较,β-HCG 小于 5000mIU/ml 的患者治疗失败率只有 3.7%(198)。

与多剂量方案相比,MTX 单次剂量更便宜,由于治疗中监测更少患者接受程度更高,治疗效果和以后生育能力与多次剂量方案相似(194)。

甲氨蝶呤两次剂量方案　两次剂量方案被形容为单次剂量方案和多次剂量方案的交叉。由于只有 54% 的患者需要完成多次方案中的四次剂量,单次剂量方案中 15%~20% 的患者需要给予第二次治疗,因此有理由认为两次剂量方案是合理的。表 20.3 中列出了两次剂量方案,包括在第 0、4 天给予甲氨蝶呤,在第 4、7 天监测 β-HCG 水平。如果两次监测之间,β-HCG 下降小于 15%,在第 7、11 天重复给予甲氨蝶呤,并在相应监测 β-HCG 值。一项研究显示,成功率达 87%,不良反应率更低,患者满意度高(199)。

表 20.3　甲氨蝶呤的治疗方案

多次剂量方案

第 1、3、5、7 天给予甲氨蝶呤 1mg/kg 肌内注射

第 2、4、6、8 天给予甲酰四氢叶酸 0.1mg/kg

在第 1、3、5、7 天监测 β-HCG 值,直至两次检查之间下降 15%

一旦 β-HCG 下降 15%,停止甲氨蝶呤并每周监测 β-HCG 直至恢复至非孕期水平

单次剂量方案

第 0 天给予甲氨蝶呤 50mg/kg

第 4、7 天监测 β-HCG

如果 β-HCG 下降 15%,每周监测 β-HCG 直至降至非孕期水平

如果下降小于 15%,重复给予该剂量的甲氨蝶呤,第 4、7 天监测 β-HCG

两次剂量方案

第 0、4 天给予甲氨蝶呤 50mg/kg

第 4、7 天监测 β-HCG

如果下降 15%,每周监测 β-HCG 直至降至非孕期水平

如果下降小于 15%,第 7、11 天重复甲氨蝶呤,第 7、11 天监测 β-HCG。如果下降 15%,每周监测 β-HCG 直至降至非孕期水平

甲氨蝶呤的有效性

甲氨蝶呤治疗的总有效率为 78%~96%(200)。2003 年一项纳入 26 项观察研究,1300 例患者的 meta 分析显示多次剂量方案的有效率明显更高(93% vs 88%)(194)。一项 meta 分析比较了 2 个随机对照的研究发现,两种治疗方案成功率没有显著差异,但该 2 项研究

中患者的 β-HCG 都小于 3000mIU/ml（184，201，202）。

比较甲氨蝶呤治疗和腹腔镜输卵管造口术，多次剂量方案能达到相同的成功率。单次剂量的初始成功率稍低。当需要第二次给药的患者补充治疗后，其治疗的成功率可以与腹腔镜输卵管造口术相当（184）。

开始甲氨蝶呤治疗　表 20.4 列出了在开始甲氨蝶呤治疗之前的医师注意事项。其中也包括对患者的指导事项。

表 20.4　开始 MTX 治疗，医师核对表以及对患者的指导

医师核对表

监测 hCG 水平

检查患者 CBC、肝功能、肌酐和血型

如果患者是 Rh 阴性血型，注射 Rho(D) 免疫球蛋白

确定异位妊娠未破裂、孕囊小于 3.5cm（相对禁忌证）

获取知情同意书

如果血细胞比容低于 30%，给予 $FeSO_4$ 325mg 口服每天 2 次

预约第 4、6 和 7 天随访

患者指导

hCG 转为阴性之前禁止饮酒、服用含叶酸的多种维生素、NSAID 类药物以及性生活

出现下列情况时通知你的医师：

　阴道出血时间长或者量增多

　疼痛时间延长或者加重（治疗开始的 10~14 天内出现下腹痛和盆腔痛是正常的）

　口服避孕药或者采用屏障法避孕

4%~5% 的妇女 MTX 治疗失败，需要手术治疗。hCG，人绒毛膜促性腺激素；SGOT，血清谷草转氨酶；BUN，血尿素氮；CBC，全血细胞计数；Rho-GAM，Rho(D) 免疫球蛋白；NSAID，非甾体类抗炎药；WBC，白细胞；PO，口服；bid，一天两次

患者随访　甲氨蝶呤**肌内注射后，无论其使用的剂量都可以在门诊每周监测患者的 β-HCG，直至降至非孕期水平。**β-HCG 下降的过程仍然有可能发生输卵管的破裂。输卵管破裂的征象包括严重的腹痛、血流动力学不稳定以及血细胞比容降低。如果患者主诉严重的腹痛或者持续疼痛，应该测定血细胞比容水平和行阴道超声检查。尽管随诊中超声检查的结果并不一定总有帮助，但是可以确定输卵管没有破裂（203）。后穹隆积液常见，如果发生输卵管流产，积液量就会增加。但是，除非是患者突然出现血细胞比容下降或者血流动力学不稳定，否则没有必要手术干预。

治疗后至少 2 个月内不怀孕。可行子宫输卵管造影，但并不常规进行。

不良反应　**不良反应呈剂量和给药频率依赖性。报道的常见的不良反应包括消化道恶心、呕吐症状、口腔炎和腹痛。**由于这些潜在的不良反应，应告诫患者甲氨蝶呤治疗期间不要饮酒和服用非甾体抗炎药（190）。常见的不良反应包括骨髓抑制、出血性肠炎、脱发、皮炎、肝酶升高以及肺炎（204）。这些不良反应通常是轻微、自限性的，鲜有甲氨蝶呤治疗异位妊娠发生威胁生命的不良反应的报道。当选择合适的初始 β-HCG 治疗时，单次剂量方案和多次剂量方案发生不良反应的风险没有差异。报道的不良反应发生率为 30%~40%（194）。对于延长治疗方案的患者，甲酰四氢叶酸可以减少不良反应的发生并被纳入多次剂量方案中。接受甲氨蝶呤治疗妊娠滋养细胞疾病的妇女长期随访显示，化疗后没有增加先天性畸形、自然流产或肿瘤复发的发生（205）。异位妊娠的治疗不同于妊娠滋养细胞疾病，甲氨蝶呤所需总剂量小，疗程短。

尽管手术在全世界范围内依然是治疗异位妊娠主要的方法，但只要满足前述治疗标准的异位妊娠还是可以选用甲氨蝶呤治疗的。

生殖功能　尽管资料很少，甲氨蝶呤治疗后生殖功能可以通过再次异位妊娠率、输

卵管的通畅情况和妊娠结局来判断。无论甲氨蝶呤还是输卵管造口术随访,发生再次异位妊娠的风险约为 10%(52,53)。据报道,单次或者多次剂量治疗后患者输卵管通畅率达 80% 以上,与输卵管造口术没有差异(52,53)。一项随机研究比较了甲氨蝶呤治疗和腹腔镜输卵管造口术,两组输卵管通畅率没有差异,尽管该研究中输卵管造口术组输卵管通畅率只有 66%,低于之前的报道(206)。

甲氨蝶呤治疗和输卵管造口术比较,患者随后的自然宫内妊娠率是相似的,为 36%~64%(207,208)。**比较腹腔镜治疗和甲氨蝶呤治疗,结果显示两种方法的生育结局相似。**

其他药物与方法

输卵管穿刺术是在阴道超声的引导下,经宫颈输卵管导管或者在腹腔镜下将药物,如 KCL、甲氨蝶呤、前列腺素和高渗葡萄糖等注射到异位妊娠囊中。超声引导下注射的药物包括甲氨蝶呤、KCL、甲氨蝶呤和 KCL 混合液以及前列腺素 E_2(162,209~215)。输卵管穿刺术的优点是一次性注射,避免全身不良反应。尚无这种治疗下的生殖功能的报道。由于经验有限,在没有进一步研究之前不推荐这种治疗方法。

腹腔镜下注射入羊膜腔的药物包括前列腺素 F_{2a},高渗葡萄糖(175) 和甲氨蝶呤(216~218)。这种方法明显的不足在于需要腹腔镜下完成,但在已经进行腹腔镜手术的患者中可以采用此方法。其他治疗异位妊娠的药物包括米非司酮和抗 hCG 抗体(219,220)。

异位妊娠的类型

自行消退

某些异位妊娠可以通过吸收或输卵管流产消退,不再需要药物或者手术治疗(221~225)。异位妊娠自然消退的比例和原因以及其他为何不消退的原因尚不清楚,也没有特异性的标准来选择患者预测自行消退后的成功结局。hCG 水平下降是最常见的指标,但是输卵管破裂时 hCG 水平也下降。初始 β-HCG 水平低的患者是期待治疗的最佳适应人群,有报道初始 β-HCG 低于 200mIU/ml 的患者约 88% 可以自行消退(226)。这些患者应该随诊连续的监测 β-HCG,如果 β-HCG 呈平台期或升高或患者出现腹痛症状或者有输卵管破裂的征象都应该立即启动积极的治疗(190)。

滋养细胞组织持续存在

接受存在保守性手术的患者(例如输卵管造口术、伞端挤压术)可以发生持续性异位妊娠。组织学上,没有可识别的胚胎,种植部位通常在上次输卵管切口的内侧,残留的绒毛通常局限在输卵管肌层。滋养细胞腹膜种植也可能是持续性异位妊娠的原因(182,183,227~230)。

持续性异位妊娠的发生率随着保留输卵管手术的增加而上升。保守性手术后 hCG 水平出现平台就可以诊断持续性异位妊娠。持续性异位妊娠的危险因素取决于手术的类型、最初的 hCG 水平、停经时间以及异位妊娠的大小。与开腹输卵管造口术相比,腹腔镜输卵管造口术的患者发生持续性异位妊娠的风险更高,腹腔镜线性输卵管造口术**持续性异位妊娠的发生率为 4%~15%**(49,177)。持续性异位妊娠的其他危险因素包括过于早期的妊娠(停经小于 7 周),异位妊娠小于 2cm 以及初始高水平的 β-HCG(183,185,229)。

持续性异位妊娠可以用手术或者药物治疗;手术治疗包括再次输卵管造口术或者,更常用的是输卵管切除术。诊断时血流动力学平稳的患者可以选择甲氨蝶呤。由于持续存在的滋养细胞组织可能不只局限于输卵管,因此再次手术探查时可能不易发现,故而甲氨蝶呤可以作为一种治疗选择(231~233)。

慢性异位妊娠

慢性异位妊娠是指妊娠囊在期待治疗过程中不能完全被吸收。当绒毛持续存在,出血渗入输卵管壁,呈缓慢扩张,不发生破裂时发生慢性异位妊娠。也可以是由于输卵管伞端慢性出血,继而发生栓堵。在一项50例慢性异位妊娠患者的研究中,86%患者有疼痛,68%有阴道出血,58%患者同时有两种症状(234)。90%患者出现停经,停经时间为5~16周(平均9.6周)。绝大多数患者出现有症状的盆腔包块。β-HCG水平通常较低,有时呈阴性;超声检查有助于诊断;罕见情况下出现肠道受累或者输尿管受压或阻塞(234,235)。

这种情况治疗是手术切除病变的输卵管。通常,因为会有炎症和继发的粘连形成需要切除卵巢。慢性出血可能会造成继发血肿。

非输卵管性异位妊娠

宫颈妊娠　美国宫颈妊娠的发生率为1/2400~1/50 000妊娠,占异位妊娠的比例小于1%(236,237)。宫颈妊娠病因不清楚,发生率低故而其危险因素不明。可能在体外受精的操作中发生率增高,占IVF相关异位妊娠的3.7%(238)。

宫颈妊娠的临床诊断标准包括以下(239):

1. 子宫小于扩张的宫颈。
2. 宫颈外口宫颈通常呈紫色或者蓝色。
3. 宫腔刮宫未见胎盘组织。
4. 操作宫颈时大量的出血。

典型的患者主诉无痛性阴道出血,但也有报道可以出现痉挛和疼痛(240)。

一旦疑诊宫颈妊娠,影像学检查有助于确诊。超声诊断标准被认为有助于鉴别真正的宫颈妊娠和自然流产状态(表20.5)。盆腔磁共振成像检查也被用于这种情况(241)。其他可能的诊断必须与宫颈妊娠相鉴别,包括宫颈癌、宫颈或脱垂的黏膜下肌瘤、滋养细胞肿瘤、前置胎盘以及低置胎盘。

表20.5　宫颈妊娠超声诊断标准

1. 宫腔内见孕囊或胎盘组织
2. 胎心位于宫颈内口水平以下
3. 无宫内妊娠
4. 子宫呈沙漏状,宫颈管呈气球状
5. 经阴道探头加压时孕囊无活动(无"滑动征",这典型出现在不全流产中)
6. 宫颈内口闭合

宫颈妊娠的治疗包括甲氨蝶呤药物治疗和手术清宫。尚无理想的药物治疗方案,如前所述单次剂量和多次剂量甲氨蝶呤治疗都有成功的报道。更严重的妊娠,特别是可见胎心活动,需要联合多次剂量甲氨蝶呤和羊膜腔内/胚胎内PCI注射。这些注射需要技巧以避免操作时囊破裂(240)。和输卵管妊娠一样,药物治疗只适于血流动力学稳定的患者。

如果患者和医师选择手术治疗,术前准备应该包括血型检查和交叉配血,建立静脉通路和签署详细的知情同意书。这种知情同意书应该告知包括因出血需要输血或者子宫切

除的可能性。

有时可能在可疑不全流产出血患者刮宫时才会考虑到宫颈妊娠的诊断。在一些病例，出血量少，而其他病例则出血量多。有**多种方法可以用于控制出血，包括宫腔填塞、宫颈两侧缝扎结扎宫颈血管、宫颈环扎术以及宫颈管内置入30ml的Foley导尿管以阻断出血。还可以选择血管造影下动脉栓塞。如果需要开腹手术，可尝试结扎子宫动脉或髂内动脉**（242~244）。**当上述这些方法无一奏效时，需要切除子宫。**

卵巢妊娠　卵巢妊娠占所有异位妊娠的3%，是最常见的非输卵管异位妊娠（1）。发生率在1/40000~1/7000次分娩（245，246）。1878年由Spiegelberg提出诊断标准（表20.6）（247）。与输卵管妊娠不同，卵巢妊娠与PID或者不育无关。使用宫内节育器的患者中发生卵巢妊娠的风险还存在争议。

表 20.6　卵巢妊娠的诊断标准

1. 患侧输卵管必须完整	3. 卵巢必须通过卵巢韧带与子宫相连
2. 胚囊必须位于卵巢	4. 囊壁中必须有卵巢组织

患者症状与其他部位的异位妊娠相似。误诊较常见，因为75%的病例与黄体破裂相混淆（245）。和其他类型的异位妊娠一样，有报道卵巢妊娠发生在子宫切除术后（248）。某些病例超声检查使术前诊断成为可能（249）。

卵巢妊娠的治疗已发生变化。虽然过去提倡卵巢切除术，但是现在**卵巢囊肿剔除术和（或）楔形切除目前已被成功地应用**（250~252）。也有甲氨蝶呤成功地治疗卵巢妊娠的报道（253~255）。

腹腔妊娠　腹腔妊娠分为原发性和继发性。表20.7列出了原发性腹腔妊娠的诊断标准。继发性腹腔妊娠是最常见的，主要是由于输卵管流产或破裂，比较少见的情况下由子宫破裂继发腹腔种植引起。腹腔妊娠的发生率为1/372~1/9714例活产，占异位妊娠的1.4%（1,256）。**腹腔妊娠并发症发生率和死亡率均高，死亡的风险是输卵管妊娠的7~8倍，宫内妊娠的90倍**（256）。有一些关于腹腔妊娠至足月的个案报道。这种情况发生时，围生期发病率和死亡率都很高，通常原因包括生长受限和先天性畸形，如胎儿肺发育不全、压力性畸形以及面部和肢体不对称（257~258）。先天性畸形的发生率为20%~40%（259，260）。

表 20.7　Studdiford 原发腹腔妊娠诊断标准

1. 输卵管和卵巢正常，没有近期和既往妊娠的证据
2. 没有子宫胎盘瘘的证据
3. 妊娠位于腹膜表面，可以排除原发输卵管着床后继发腹腔种植的可能性

腹腔妊娠的表现不一，取决于孕周。在早孕期和较早的中孕期，症状与输卵管异位妊娠相似；晚期腹腔妊娠，临床表现变异更大。患者可能主诉胎动时疼痛，腹腔内胎动位置高，或者突然胎动停止。体格检查可能发现胎位持续异常、腹部压痛、宫颈位置异常，很容易触及胎儿肢体，以及子宫和妊娠组织分离。注射缩宫素后没有子宫收缩要考虑腹腔妊娠。其他对诊断有帮助的包括腹部X线检查、腹部超声、CT和磁共振成像（261~263）。

因为妊娠可以持续至足月，所以潜在的母体并发症率和死亡率均非常高。因此，**一旦诊断腹腔妊娠，就建议手术干预。**手术中，如果可以辨认出胎盘的血供并结扎，就能切除胎盘。但是可能会有出血，需要腹腔填塞，放置24~48小时后再取出。血管造影动脉栓塞也有报道（264）。如果不能辨认出血供，近胎盘部位结扎脐带，将胎盘留在原位。用连续超声检查和β-HCG测定来监测胎盘的吸收情况。将胎盘留在原位可能的并发症包括肠梗阻、瘘管形成以及组织退化引起的败血症。对于甲氨蝶呤治疗腹腔妊娠还存在担心。

特别是,理论上由于甲氨蝶呤用药后组织快速坏死会导致败血症和死亡风险增加(265)。也有不适于手术治疗的腹腔妊娠患者用甲氨蝶呤成功治疗的报道(266)。

间质部妊娠　**间质部妊娠约占异位妊娠的 2.4%(1)**。这部分的输卵管相对较厚,在破裂之前扩张的能力增加。这一能力可以使得患者直到孕 7~16 周前保持无症状的状态(267)。晚期的主诉少见,典型的患者通常在孕 6~8 周出现主诉,与其他类型的异位妊娠相似(268,269)。间质部妊娠的诊断可能困难,因为这一位置有相对较丰富的血供。在异位妊娠的死亡中,宫角妊娠占据与其发生率不相称的高比例,死亡率为 2.5%(268,270)。

经典的治疗方法是开腹手术切除子宫角,但早期诊断使得没有破裂证据、血流动力学稳定的患者可以实施更保守的治疗。单次剂量和多次剂量的药物治疗已有很好的阐述。10%~20% 接受药物治疗的患者最终需要手术治疗,如同所有药物治疗异位妊娠一样需要密切的随访(271)。

尽管开腹宫角楔形切除是一种可接受的手术选择,但微创手术包括宫角切除、小宫角切除和宫角造口术也已经被阐述。腹腔镜手术被更广泛地应用,取决于术者的手术技巧。也有报道在超声或者腹腔镜监视下经宫颈吸宫术(271)。适宜的手术技术和方法取决于患者个体的情况和术者的经验。

韧带间妊娠　**韧带间妊娠是一种罕见的异位妊娠,每300 次异位妊娠中发生 1 例**(272)。韧带间妊娠通常是由输卵管妊娠的滋养细胞组织穿过输卵管浆膜层进入输卵管系膜,继发性种植在两叶阔韧带之间而导致的。如果在子宫内膜腔和后腹膜间隙之间存在子宫瘘,也可以发生韧带间妊娠。与腹腔妊娠相似,韧带间妊娠胎盘可以粘连到子宫、膀胱和盆腔侧壁。如果有可能,应该切除胎盘;当无法切除胎盘时,可以将其留在原位自行吸收。这类异位妊娠有活胎分娩的病例报道(272)。

宫内宫外同时妊娠　**宫内宫外同时妊娠是指宫内妊娠和异位妊娠同时存在。其报道的发生率差别较大,为 1/100~1/30 000 次妊娠**(273)。接受辅助生育的患者发生宫内宫外同时妊娠的几率明显高于自然受孕者(274,275)。超声检查可以见到宫内妊娠,而宫外妊娠却容易被忽略,从而延迟诊断。连续 β-HCG 测定可能作用不大,因为宫内妊娠使得β-HCG 水平正常升高。

如果想保留宫内妊娠,可以用手术治疗异位妊娠。当去除了异位妊娠,大多数患者宫内妊娠可以继续。自然流产的几率也高,约 3 例中有 1 例以流产而结束(276,277)可以用非化疗的方法治疗异位妊娠,例如经阴道注射或者腹腔镜下注射 KCL,但有报道约55%的患者需要随后的手术治疗(278)。

多发性异位妊娠　**与宫内宫外同时妊娠相比,两个或者多个异位妊娠的发生率相对更少,并且可以出现在多个部位和有多种组合形式。多发性异位妊娠非常罕见,但随着辅助生育技术的应用其发生率已有升高**。最近一篇双侧输卵管妊娠的综述报道了 1918—2007 年的 242 例病例,其中有 42 例发生在过去的 10 年之中。50% 的双侧输卵管妊娠与辅助生育技术有关(279)。另一篇 163 例输卵管妊娠的研究中报道双侧输卵管妊娠率为2.4%(280)。尽管绝大多数报道的是输卵管双胎妊娠,但是也有卵巢、间质部和腹腔的双胎妊娠报道。也有部分输卵管切除术后以及 IVF 后(281,282)双胎和三胎妊娠的报道。处理同于其他类型的异位妊娠,有点取决于妊娠的部位。

子宫切除术后妊娠　**最罕见的异位妊娠是发生于经阴道或经腹子宫切除术后的妊娠**(283,284)。这种妊娠可以发生在子宫次全切除术后,由于患者有宫颈,可以提供进入腹腔的途径。妊娠可以发生在围术期,受精卵种植在输卵管内。全子宫切除术后妊娠的原因可能是继发于阴道黏膜缺损,从而使得精子进入腹腔。

(戴毅　金力　译)

参考文献

1. **Bouyer J, Coste J, Fernandez H, et al.** Sites of ectopic pregnancy: a 10 year population-based study of 1800 cases. *Hum Reprod* 2002;17:3224–3230.
2. **Wilcox AJ, Weinberg CR, O'Connor JF, et al.** Incidence of early loss of pregnancy. *N Engl J Med* 1988;319:189–194.
3. **Wang X, Chen C, Wang L, et al.** Conception, early pregnancy loss, and time to clinical pregnancy: a population-based prospective study. *Fertil Steril* 2003;79:577–584.
4. **Hill LM, Guzick D, Fries J, et al.** Fetal loss rate after ultrasonically documented cardiac activity between 6 and 14 weeks, menstrual age. *J Clin Ultrasound* 1991;19:221–223.
5. **Juliano M, Dabulis S, Heffner A.** Characteristics of women with fetal loss in symptomatic first trimester pregnancies with documented fetal cardiac activity. *Ann Emerg Med* 2008;52:143–147.
6. **Wyatt PR, Owolabi T, Meier C, et al.** Age-specific risk of fetal loss observed in a second trimester serum screening population. *Am J Obstet Gynecol* 2005;192:240–246.
7. **Stirrat GM.** Recurrent miscarriage. *Lancet* 1990;336:673–675.
8. **Deaton JL, Honore GM, Huffman CS, et al.** Early transvaginal ultrasound following an accurately dated pregnancy: the importance of finding a yolk sac or fetal heart motion. *Hum Reprod* 1997;12:2820–2823.
9. **Nybo Andersen AM, Wohlfahrt J, Christens P, et al.** Maternal age and fetal loss: population based register linkage study. *BMJ* 2000;320:1708–1712.
10. **Kleinhaus K, Perrin M, Friedlander Y, et al.** Paternal age and spontaneous abortion. *Obstet Gynecol* 2006;108:369–377.
11. **Buss L, Tolstrup J, Munk C, et al.** Spontaneous abortion: a prospective cohort study of younger women from the general population in Denmark. Validation, occurrence and risk determinants. *Acta Obstet Gynecol Scand* 2006;85:467–475.
12. **Chatenoud L, Parazzini F, di Cintio E, et al.** Paternal and maternal smoking habits before conception and during the first trimester: relation to spontaneous abortion. *Ann Epidemiol* 1998;8:520–526.
13. **Nielsen A, Hannibal CG, Lindekilde BE, et al.** Maternal smoking predicts the risk of spontaneous abortion. *Acta Obstet Gynecol Scand* 2006;85:1057–1065.
14. **Perriera L, Reeves MF.** Ultrasound criteria for diagnosis of early pregnancy failure and ectopic pregnancy. *Semin Reprod Med* 2008;26:373–382.
15. **Makrydimas G, Sebire NJ, Lolis D, et al.** Fetal loss following ultrasound diagnosis of a live fetus at 6–10 weeks of gestation. *Ultrasound Obstet Gynecol* 2003;22:368–372.
16. **Sotiriadis A, Papatheodorou S, Makrydimas G.** Threatened miscarriage: evaluation and management. *BMJ* 2004;329:152–155.
17. **Gerhard I, Gwinner B, Eggert-Kruse W, et al.** Double-blind controlled trial of progesterone substitution in threatened abortion. *Biol Res Pregnancy Perinatol* 1987;8:26–34.
18. **Harrison RF.** A comparative study of human chorionic gonadotropin, placebo, and bed rest for women with early threatened abortion. *Int J Fertil Menopausal Stud* 1993;38:160–165.
19. **Lykke JA, Dideriksen KL, Lidegaard O, et al.** First-trimester vaginal bleeding and complications later in pregnancy. *Obstet Gynecol* 2010;115:935–944.
20. **Weiss JL, Malone FD, Vidaver J, et al.** Threatened abortion: a risk factor for poor pregnancy outcome, a population-based screening study. *Am J Obstet Gynecol* 2004;190:745–750.
21. **Leitich H, Bodner-Adler B, Brunbauer M, et al.** Bacterial vaginosis as a risk factor for preterm delivery: a meta-analysis. *Am J Obstet Gynecol* 2003;189:139–147.
22. **American College of Obstetrics and Gynecology.** ACOG Practice Bulletin. Prevention of Rh D alloimmunization. Number 4, May 1999 (replaces educational bulletin Number 147, October 1990). Clinical management guidelines for obstetrician-gynecologists. *Int J Gynaecol Obstet* 1999;66:63–70.
23. **Ballagh SA, Harris HA, Demasio K.** Is curettage needed for uncomplicated incomplete spontaneous abortion? *Am J Obstet Gynecol* 1998;179:1279–1282.
24. **Jurkovic D, Ross JA, Nicolaides KH.** Expectant management of missed miscarriage. *Br J Obstet Gynaecol* 1998;105:670–671.
25. **Zhang J, Gilles JM, Barnhart K, et al.** A comparison of medical management with misoprostol and surgical management for early pregnancy failure. *N Engl J Med* 2005;353:761–769.
26. **Blum J, Winikoff B, Gemzell-Danielsson K, et al.** Treatment of incomplete abortion and miscarriage with misoprostol. *Int J Gynaecol Obstet* 2007;99(Suppl 2):S186–S189.
27. **Seeber BE, Barnhart KT.** Suspected ectopic pregnancy. *Obstet Gynecol* 2006;107:399–413.
28. **Anonymous.** Ectopic pregnancy—United States, 1990–1992. *MMWR Morb Mortal Wkly Rep* 1995;44:46–48.
29. **Anonymous.** Ectopic pregnancy—United States, 1988–1989. *MMWR Morb Mortal Wkly Rep* 1992;41:591–594.
30. **Yao M, Tulandi T.** Current status of surgical and nonsurgical management of ectopic pregnancy. *Fertil Steril* 1997;67:421–433.
31. **Murray H, Baakdah H, Bardell T, et al.** Diagnosis and treatment of ectopic pregnancy. *CMAJ* 2005;173:905–912.
32. **Ankum WM, Mol BW, Van der Veen F, et al.** Risk factors for ectopic pregnancy: a meta-analysis. *Fertil Steril* 1996;65:1093–1099.
33. **Buckley RG, King KJ, Disney JD, et al.** History and physical examination to estimate the risk of ectopic pregnancy: validation of a clinical prediction model. *Ann Emerg Med* 1999;34:589–594.
34. **Dart RG, Kaplan B, Varaklis K.** Predictive value of history and physical examination in patients with suspected ectopic pregnancy. *Ann Emerg Med* 1999;33:283–290.
35. **Stovall TG, Kellerman AL, Ling FW, et al.** Emergency department diagnosis of ectopic pregnancy. *Ann Emerg Med* 1990;19:1098–1103.
36. **Pulkkinen MO, Talo A.** Tubal physiologic consideration in ectopic pregnancy. *Clin Obstet Gynecol* 1987;30:164–172.
37. **Coste J, Fernandez H, Joye N, et al.** Role of chromosome abnormalities in ectopic pregnancy. *Fertil Steril* 2000;74:1259–1260.
38. **Lavy G, Diamond MP, DeCherney AH.** Ectopic pregnancy: its relationship to tubal reconstructive surgery. *Fertil Steril* 1987;47:543–556.
39. **Peterson HB, Xia Z, Hughes JM, et al.** The risk of pregnancy after tubal sterilization: findings from the U.S. Collaborative Review of Sterilization. *Am J Obstet Gynecol* 1996;174:1161–1170.
40. **Mol BW, Ankum WM, Bossuyt PM, et al.** Contraception and the risk of ectopic pregnancy: a meta-analysis. *Contraception* 1995;52:337–341.
41. **Peterson HB, Xia Z, Hughes JM, et al.** The risk of ectopic pregnancy after tubal sterilization. U.S. Collaborative Review of Sterilization Working Group. *N Engl J Med* 1997;336:762–767.
42. **Rock JA, Guzick DS, Katz E, et al.** Tubal anastomosis: pregnancy success following reversal of Falope ring or monopolar cautery sterilization. *Fertil Steril* 1987;48:13–17.
43. **Henderson SR.** The reversibility of female sterilization with the use of microsurgery: a report on 102 patients with more than one year of follow-up. *Am J Obstet Gynecol* 1984;149:57–65.
44. **Spivak MM, Librach CL, Rosenthal DM.** Microsurgical reversal of sterilization: a six-year study. *Am J Obstet Gynecol* 1986;154:355–361.
45. **DeCherney AH, Mezer HC, Naftolin F.** Analysis of failure of microsurgical anastomosis after midsegment, non-coagulation tubal ligation. *Fertil Steril* 1983;39:618–622.
46. **Hulka JF.** Spring clip technique for sterilization. *Obstet Gynecol* 1982;60:760.
47. **Vasquez G, Winston RM, Boeckx W, et al.** Tubal lesions subsequent to sterilization and their relation to fertility after attempts at reversal. *Am J Obstet Gynecol* 1980;138:86–92.
48. **Hajenius PJ, Mol BW, Ankum WM, et al.** Suspected ectopic pregnancy: expectant management in patients with negative sonographic findings and low serum hCG concentrations. *Early Pregnancy* 1995;1:258–262.
49. **Farquhar CM.** Ectopic pregnancy. *Lancet* 2005;366:583–591.
50. **Langer R, Bukovsky I, Herman A, et al.** Conservative surgery for tubal pregnancy. *Fertil Steril* 1982;38:427–430.
51. **Hallatt JG.** Tubal conservation in ectopic pregnancy: a study of 200 cases. *Am J Obstet Gynecol* 1986;154:1216–1221.
52. **Stovall TG, Ling FW, Buster JE.** Reproductive performance after methotrexate treatment of ectopic pregnancy. *Am J Obstet Gynecol*

1990;162:1620–1624.

53. **Stovall TG.** Medical management should be routinely used as primary therapy for ectopic pregnancy. *Clin Obstet Gynecol* 1995;38:346–352.

54. **Tulandi T.** Reproductive performance of women after two tubal ectopic pregnancies. *Fertil Steril* 1988;50:164–166.

55. **Westrom L, Joesoef R, Reynolds G, et al.** Pelvic inflammatory disease and fertility. A cohort study of 1,844 women with laparoscopically verified disease and 657 control women with normal laparoscopic results. *Sex Transm Dis* 1992;19:185–192.

56. **Westrom L.** Effect of acute pelvic inflammatory disease on fertility. *Am J Obstet Gynecol* 1975;121:707–713.

57. **Diquelou JY, Pia P, Tesquier L, et al.** [The role of *Chlamydia trachomatis* in the infectious etiology of extra-uterine pregnancy]. *J Gynecol Obstet Biol Reprod (Paris)* 1988;17:325–332.

58. **Berenson A, Hammill H, Martens M, et al.** Bacteriologic findings with ectopic pregnancy. *J Reprod Med* 1991;36:118–120.

59. **Coste J, Job-Spira N, Fernandez H, et al.** Risk factors for ectopic pregnancy: a case-control study in France, with special focus on infectious factors. *Am J Epidemiol* 1991;133:839–849.

60. **Svensson L, Mardh PA, Ahlgren M, et al.** Ectopic pregnancy and antibodies to *Chlamydia trachomatis*. *Fertil Steril* 1985;44:313–317.

61. **Brunham RC, Binns B, McDowell J, et al.** *Chlamydia trachomatis* infection in women with ectopic pregnancy. *Obstet Gynecol* 1986;67:722–726.

62. **Miettinen A, Heinonen PK, Teisala K, et al.** Serologic evidence for the role of *Chlamydia trachomatis, Neisseria gonorrhoeae,* and *Mycoplasma hominis* in the etiology of tubal factor infertility and ectopic pregnancy. *Sex Transm Dis* 1990;17:10–14.

63. **Chow JM, Yonekura ML, Richwald GA, et al.** The association between *Chlamydia trachomatis* and ectopic pregnancy. A matched-pair, case-control study. *JAMA* 1990;263:3164–3167.

64. **Hillis SD, Owens LM, Marchbanks PA, et al.** Recurrent chlamydial infections increase the risks of hospitalization for ectopic pregnancy and pelvic inflammatory disease. *Am J Obstet Gynecol* 1997;176:103–107.

65. **Goldberg JM, Falcone T.** Effect of diethylstilbestrol on reproductive function. *Fertil Steril* 1999;72:1–7.

66. **DeCherney AH, Cholst I, Naftolin F.** Structure and function of the fallopian tubes following exposure to diethylstilbestrol (DES) during gestation. *Fertil Steril* 1981;36:741–745.

67. **Barnes AB, Colton T, Gundersen J, et al.** Fertility and outcome of pregnancy in women exposed *in utero* to diethylstilbestrol. *N Engl J Med* 1980;302:609–613.

68. **Borgatta L, Murthy A, Chuang C, et al.** Pregnancies diagnosed during Depo-Provera use. *Contraception* 2002;66:169–172.

69. **Trussell J, Hedley A, Raymond E.** Ectopic pregnancy following use of progestin-only ECPs. *J Fam Plann Reprod Health Care* 2003;29:249.

70. **Sivin I.** Risks and benefits, advantages and disadvantages of levonorgestrel-releasing contraceptive implants. *Drug Saf* 2003;26:303–335.

71. **Furlong LA.** Ectopic pregnancy risk when contraception fails. A review. *J Reprod Med* 2002;47:881–885.

72. **Anonymous.** A multinational case-control study of ectopic pregnancy. The World Health Organization's Special Programme of Research, Development and Research Training in Human Reproduction: Task Force on Intrauterine Devices for Fertility Regulation. *Clin Reprod Fertil* 1985;3:131–143.

73. **Xiong X, Buekens P, Wollast E.** IUD use and the risk of ectopic pregnancy: a meta-analysis of case-control studies. *Contraception* 1995;52:23–34.

74. **Farley TM, Rosenberg MJ, Rowe PJ, et al.** Intrauterine devices and pelvic inflammatory disease: an international perspective. *Lancet* 1992;339:785–788.

75. **Ni HY, Daling JR, Chu J, et al.** Previous abdominal surgery and tubal pregnancy. *Obstet Gynecol* 1990;75:919–922.

76. **Trimbos-Kemper T, Trimbos B, van Hall E.** Etiological factors in tubal infertility. *Fertil Steril* 1982;37:384–388.

77. **Weinstein D, Polishuk WZ.** The role of wedge resection of the ovary as a cause for mechanical sterility. *Surg Gynecol Obstet* 1975;141:417–418.

78. **Marchbanks PA, Coulam CB, Annegers JF.** An association between clomiphene citrate and ectopic pregnancy: a preliminary report. *Fertil Steril* 1985;44:268–270.

79. **Chow WH, Daling JR, Cates W Jr, et al.** Epidemiology of ectopic pregnancy. *Epidemiol Rev* 1987;9:70–94.

80. **Cohen J, Mayaux MJ, Guihard-Moscato ML, et al.** *In-vitro* fertilization and embryo transfer: a collaborative study of 1163 pregnancies on the incidence and risk factors of ectopic pregnancies. *Hum Reprod* 1986;1:255–258.

81. **McBain JC, Evans JH, Pepperell RJ, et al.** An unexpectedly high rate of ectopic pregnancy following the induction of ovulation with human pituitary and chorionic gonadotrophin. *Br J Obstet Gynaecol* 1980;87:5–9.

82. **Gemzell C, Guillome J, Wang CF.** Ectopic pregnancy following treatment with human gonadotropins. *Am J Obstet Gynecol* 1982;143:761–765.

83. **Oelsner G, Menashe Y, Tur-Kaspa I, et al.** The role of gonadotropins in the etiology of ectopic pregnancy. *Fertil Steril* 1989;52:514–516.

84. **Steptoe PC, Edwards RG.** Reimplantation of a human embryo with subsequent tubal pregnancy. *Lancet* 1976;1:880–882.

85. **Corson SL, Dickey RP, Gocial B, et al.** Outcome in 242 *in vitro* fertilization-embryo replacement or gamete intrafallopian transfer-induced pregnancies. *Fertil Steril* 1989;51:644–650.

86. **Herman A, Ron-El R, Golan A, et al.** The role of tubal pathology and other parameters in ectopic pregnancies occurring in *in vitro* fertilization and embryo transfer. *Fertil Steril* 1990;54:864–868.

87. **Dor J, Seidman DS, Levran D, et al.** The incidence of combined intrauterine and extrauterine pregnancy after in vitro fertilization and embryo transfer. *Fertil Steril* 1991;55:833–834.

88. **Strandell A, Thorburn J, Hamberger L.** Risk factors for ectopic pregnancy in assisted reproduction. *Fertil Steril* 1999;71:282–286.

89. **Saraiya M, Berg CJ, Kendrick JS, et al.** Cigarette smoking as a risk factor for ectopic pregnancy. *Am J Obstet Gynecol* 1998;178:493–498.

90. **Bouyer J, Coste J, Shojaei T, et al.** Risk factors for ectopic pregnancy: a comprehensive analysis based on a large case-control, population-based study in France. *Am J Epidemiol* 2003;157:185–194.

91. **Honore LH.** A significant association between spontaneous abortion and tubal ectopic pregnancy. *Fertil Steril* 1979;32:401–402.

92. **Fedele L, Acaia B, Parazzini F, et al.** Ectopic pregnancy and recurrent spontaneous abortion: two associated reproductive failures. *Obstet Gynecol* 1989;73:206–208.

93. **Thorp JM Jr, Hartmann KE, Shadigian E.** Long-term physical and psychological health consequences of induced abortion: review of the evidence. *Obstet Gynecol Surv* 2003;58:67–79.

94. **Atrash HK, Strauss LT, Kendrick JS, et al.** The relation between induced abortion and ectopic pregnancy. *Obstet Gynecol* 1997;89:512–518.

95. **Skjeldestad FE, Atrash HK.** Evaluation of induced abortion as a risk factor for ectopic pregnancy. A case-control study. *Acta Obstet Gynecol Scand* 1997;76:151–158.

96. **Tharaux-Deneux C, Bouyer J, Job-Spira N, et al.** Risk of ectopic pregnancy and previous induced abortion. *Am J Public Health* 1998;88:401–405.

97. **Jenkins CS, Williams SR, Schmidt GE.** Salpingitis isthmica nodosa: a review of the literature, discussion of clinical significance, and consideration of patient management. *Fertil Steril* 1993;60:599–607.

98. **Homm RJ, Holtz G, Garvin AJ.** Isthmic ectopic pregnancy and salpingitis isthmica nodosa. *Fertil Steril* 1987;48:756–760.

99. **Niles, Clark JF.** Pathogenesis of tubal pregnancy. *Am J Obstet Gynecol* 1969;105:1230–1234.

100. **Benjamin CL, Beaver DC.** Pathogenesis of salpingitis isthmica nodosa. *Am J Clin Pathol* 1951;21:212–222.

101. **Persaud V.** Etiology of tubal ectopic pregnancy. Radiologic and pathologic studies. *Obstet Gynecol* 1970;36:257–263.

102. **Arias-Stella J.** The Arias-Stella reaction: facts and fancies four decades after. *Adv Anat Pathol* 2002;9:12–23.

103. **Stabile I, Grudzinskas JG.** Ectopic pregnancy: a review of incidence, etiology, and diagnostic aspects. *Obstet Gynecol Surv* 1990;45:335–347.

104. **Seeber B.** Endometrial stripe thickness and pregnancy outcome in first trimester pregnancies with pain bleeding or both. *J Reprod Med* Sep 2007;52:757.

105. **Tuomivaara L, Kauppila A, Puolakka J.** Ectopic pregnancy—an analysis of the etiology, diagnosis and treatment in 552 cases. *Arch Gynecol* 1986;237:135–147.

106. **Storring PL, Gaines-Das RE, Bangham DR.** International reference preparation of human chorionic gonadotrophin for immunoas-

say; potency estimates in various bioassays and protein binding assay systems; and international reference preparations of the alpha and beta subunits of human chorionic gonadotrophin for immunoassay. *J Endocrinol* 1980;84:295–310.

107. **Cole LA.** Phantom hCG and phantom choriocarcinoma. *Gynecol Oncol* 1998;71:325–329.

108. **Rotmensch S, Cole LA.** False diagnosis and needless therapy of presumed malignant disease in women with false-positive human chorionic gonadotropic concentration. *Lancet* 2000;35:712–715.

109. **Marshall JR, Hammond CB, Ross GT, et al.** Plasma and urinary chorionic gonadotropin during early human pregnancy. *Obstet Gynecol* 1968;32:760–764.

110. **Daus K, Mundy D, Graves W, et al.** Ectopic pregnancy: what to do during the 20-day window. *J Reprod Med* 1989;34:162–166.

111. **Kadar N, Caldwell BV, Romero R.** A method of screening for ectopic pregnancy and its indications. *Obstet Gynecol* 1981;58:162–165.

112. **Cartwright PS, Moore RA, Dao AH, et al.** Serum beta-human chorionic gonadotropin levels relate poorly with the size of a tubal pregnancy. *Fertil Steril* 1987;48:679–680.

113. **Pearlstone AC, Oei ML, Wu TCJ.** The predictive value of a single, early human chorionic gonadotropin measurement and the influence of maternal age on pregnancy outcome in an infertile population. *Fertil Steril* 1992;57:302–304.

114. **Milwidsky A, Adoni A, Segal S, et al.** Chorionic gonadotropin and progesterone levels in ectopic pregnancy. *Obstet Gynecol* 1977;50:145–147.

115. **Radwanska E, Frankenberg J, Allen EI.** Plasma progesterone levels in normal and abnormal early human pregnancy. *Fertil Steril* 1978;30:398–402.

116. **Stovall TG, Ling FW, Andersen RN, et al.** Improved sensitivity and specificity of a single measurement of serum progesterone over serial quantitative beta-human chorionic gonadotrophin in screening for ectopic pregnancy. *Hum Reprod* 1992;7:723–725.

117. **Stovall TG, Ling FW, Cope BJ, et al.** Preventing ruptured ectopic pregnancy with a single serum progesterone. *Am J Obstet Gynecol* 1989;160:1425–1431.

118. **Cowan BD, Vandermolen DT, Long CA, et al.** Receiver operator characteristics, efficiency analysis, and predictive value of serum progesterone concentration as a test for abnormal gestations. *Am J Obstet Gynecol* 1992;166:1729–1734.

119. **Barnes ER, Oelsner G, Benveniste R, et al.** Progesterone, estradiol, and alpha-human chorionic gonadotropin secretion in patients with ectopic pregnancy. *J Clin Endocrinol Metab* 1986;62:529–531.

120. **Witt BR, Wolf GC, Wainwright CJ, et al.** Relaxin, CA125, progesterone, estradiol, Schwangerschaft protein, and human chorionic gonadotropin as predictors of outcome in threatened and non-threatened pregnancies. *Fertil Steril* 1990;53:1029–1036.

121. **Guillaume J, Benjamin F, Sicuranza BJ, et al.** Serum estradiol as an aid in the diagnosis of ectopic pregnancy. *Obstet Gynecol* 1990;76:1126–1129.

122. **Lavie O, Beller U, Neuman M, et al.** Maternal serum creatine kinase: a possible predictor of tubal pregnancy. *Am J Obstet Gynecol* 1993;169:1149–1150.

123. **Ho PC, Chan SYW, Tang GWK.** Diagnosis of early pregnancy by enzyme immunoassay of Schwangerschafts-protein 1. *Fertil Steril* 1988;49:76–80.

124. **Bell RJ, Eddie LW, Lester AR, et al.** Relaxin in human pregnancy serum measured with an homologous radioimmunoassay. *Obstet Gynecol* 1987;69:585–589.

125. **Meunier K, Mignot TM, Maria B, et al.** Predictive value of the active renin assay for the diagnosis of ectopic pregnancy. *Fertil Steril* 1991;55:432–435.

126. **Niloff JM, Knapp RC, Schaetzl E, et al.** CA125 antigen levels in obstetric and gynecologic patients. *Obstet Gynecol* 1984;64:703–707.

127. **Kobayashi F, Sagawa N, Nakamura K, et al.** Mechanism and clinical significance of elevated CA125 levels in the sera of pregnant women. *Am J Obstet Gynecol* 1989;160:563–566.

128. **Check JH, Nowroozi K, Winkel CA, et al.** Serum CA125 levels in early pregnancy and subsequent spontaneous abortion. *Obstet Gynecol* 1990;75:742–744.

129. **Brumsted JR, Nakajima ST, Badger G, et al.** Serum concentration of CA125 during the first trimester of normal and abnormal pregnancies. *J Reprod Med* 1990;35:499–502.

130. **Sadovsky Y, Pineda J, Collins JL.** Serum CA125 levels in women with ectopic and intrauterine pregnancies. *J Reprod Med* 1991;36:875–878.

131. **Cederqvist LL, Killackey MA, Abdel-Latif N, et al.** Alpha-fetoprotein and ectopic pregnancy. *BMJ* 1983;286:1247–1248.

132. **Grossinsky CM, Hage ML, Tyrey L, et al.** hCG, progesterone, alpha-fetoprotein, and estradiol in the identification of ectopic pregnancy. *Obstet Gynecol* 1993;81:705–709.

133. **Horne A, Shaw JL, Murdoch A, et al.** Placental growth factor: a promising diagnostic biomarker for tubal ectopic pregnancy. *J Clin Endocrinol Metab* 2010;96:E104–108.

134. **Cartwright J, Duncan WC, Critchley HO, et al.** Serum biomarkers of tubal ectopic pregnancy: current candidates and future possibilities. *Reproduction* 2009;138:9–22.

135. **Theron GB, Shepherd EGS, Strachan AF.** C-reactive protein levels in ectopic pregnancy, pelvic infection and carcinoma of the cervix. *S Afr Med J* 1986;69:681–682.

136. **Cacciatore B.** Can the status of tubal pregnancy be predicted with transvaginal sonography? A prospective comparison of sonographic, surgical, and serum hCG findings. *Radiology* 1990;177:481–484.

137. **Thorsen MK, Lawson TL, Aiman EJ, et al.** Diagnosis of ectopic pregnancy: endovaginal vs transabdominal sonography. *Am J Roentgenol* 1990;155:307–310.

138. **Bateman BG, Nunley WC Jr, Kolp LA, et al.** Vaginal sonography findings and hCG dynamics of early intrauterine and tubal pregnancies. *Obstet Gynecol* 1990;75:421–427.

139. **Cacciatore B, Stenman UH, Ylostalo P.** Comparison of abdominal and vaginal sonography in suspected ectopic pregnancy. *Obstet Gynecol* 1989;73:770–774.

140. **Condous G.** The accuracy of transvaginal ultrasonography for the diagnosis of ectopic pregnancy prior to surgery. *Hum Reprod* 2005;20:1404–1409.

141. **Fleischer AC, Pennell RG, McKee MS, et al.** Ectopic pregnancy: features at transvaginal sonography. *Radiology* 1990;174:375–378.

142. **Timor-Tritsch IE, Yeh MN, Peisner DB, et al.** The use of transvaginal ultrasonography in the diagnosis of ectopic pregnancy. *Am J Obstet Gynecol* 1989;161:157–161.

143. **Bree RL, Marn CS.** Transvaginal sonography in the first trimester: embryology, anatomy, and hCG correlation. *Semin Ultrasound CT MR* 1990;11:12–21.

144. **Bottomley C.** The optimal timing of an ultrasound scan to assess the location and viability of an early pregnancy. *Hum Reprod* 2009;24:1811–1817.

145. **Cacciatore B, Ylostalo P, Stenman UH, et al.** Suspected ectopic pregnancy: ultrasound findings and hCG levels assessed by an immunofluorometric assay. *BJOG* 1988;95:497–502.

146. **Abramovici H, Auslender R, Lewin A, et al.** Gestational-pseudogestational sac: a new ultrasonic criterion for differential diagnosis. *Am J Obstet Gynecol* 1983;145:377–379.

147. **Nyberg DA, Filly RA, Laing FC, et al.** Ectopic pregnancy, diagnosis by sonography correlated with quantitative hCG levels. *J Ultrasound Med* 1987;6:145–150.

148. **Bradley WG, Fiske CE, Filly RA.** The double sac sign of early intrauterine pregnancy: use in exclusion of ectopic pregnancy. *Radiology* 1982;143:223–226.

149. **Nyberg DA, Mack LA, Harvey D, et al.** Value of the yolk sac in evaluating early pregnancies. *J Ultrasound Med* 1988;7:129–135.

150. **Jain KA, Hamper UM, Sanders RC.** Comparison of transvaginal and transabdominal sonography in the detection of early pregnancy and its complications. *AJR Am J Roentgenol* 1988;151:1139–1143.

151. **Bree RL, Edwards M, Bohm VM, et al.** Transvaginal sonography in the evaluation of normal early pregnancy: correlation with hCG level. *AJR Am J Roentgenol* 1989;53:75–79.

152. **Nyberg DA, Hughes MP, Mack LA, et al.** Extrauterine findings of ectopic pregnancy at transvaginal US: importance of echogenic fluid. *Radiology* 1991;178:823–826.

153. **Rottem S, Thaler I, Levron J, et al.** Criteria for transvaginal sonographic diagnosis of ectopic pregnancy. *J Clin Ultrasound* 1990;18:274–279.

154. **Nyberg DA, Mack LA, Laing FC, et al.** Early pregnancy complications: endovaginal sonographic findings correlated with human chorionic gonadotropin levels. *Radiology* 1988;167:619–622.

155. **Goldstein SR.** Embryonic death in early pregnancy: a new look at the first trimester. *Obstet Gynecol* 1994;84:294–297.

156. **Westrom L, Bengtsson LPH, Mardh P-A.** Incidence, trends, and risks of ectopic pregnancy in a population of women. *BMJ* 1981;282:15–18.

157. **Brown DL.** Transvaginal sonography for diagnosing ectopic preg-

nancy: positivity criteria and performance characteristics. *J Ultrasound Med* 1994;13:259–266.

158. **Emerson DS, Cartier MS, Altieri LA, et al.** Diagnostic efficacy of endovaginal color Doppler flow imaging in an ectopic pregnancy screening program. *Radiology* 1992;183:413–420.

159. **Dart R.** Isolated fluid in the cul-de-sac how well does it predict ectopic pregnancy? *Am J Emerg Med* 2002;20:1–4.

160. **Bernaschek G, Rudelstorfer R, Csaicsich P.** Vaginal sonography versus serum human chorionic gonadotropin in early detection of pregnancy. *Am J Obstet Gynecol* 1988;158:608–612.

161. **Diamond MP, DeCherney AH.** Ectopic pregnancy. Philadelphia, PA: WB Saunders, 1991:1–163.

162. **Menard A, Crequat J, Mandelbrot L, et al.** Treatment of unruptured tubal pregnancy by local injection of methotrexate under transvaginal sonographic control. *Fertil Steril* 1990;54:47–50.

163. **Campbell S, Pearce JM, Hackett G, et al.** Qualitative assessment of uteroplacental blood flow: early screening test for high-risk pregnancies. *Obstet Gynecol* 1986;68:649–653.

164. **McCowan LM, Ritchie K, Mo LY, et al.** Uterine artery flow velocity waveforms in normal and growth-retarded pregnancies. *Am J Obstet Gynecol* 1988;158:499–504.

165. **Taylor KJ, Ramos IM, Feyock AL, et al.** Ectopic pregnancy: duplex Doppler evaluation. *Radiology* 1989;173:93–97.

166. **Dillon EH, Feyock AL, Taylor KJW.** Pseudogestational sacs: Doppler US differentiation from normal or abnormal intrauterine pregnancies. *Radiology* 1990;176:359–364.

167. **Chew S.** The role of TVUS and colour Doppler imaging in the detection of ectopic pregnancy. *J Obstetrics Gynaecol Res* 1996;22:455–460.

168. **Condous G.** The conservative management of early pregnancy complication: a review of the literature. *Ultrasound Obstet Gynecol* 2003;22:420–430.

169. **Kurman RJ, Main CS, Chen HC.** Intermediate trophoblast: a distinctive form of trophoblast with specific morphological, biochemical, and functional features. *Placenta* 1984;5:349–369.

170. **Vermesh M, Graczykowski JW, Sauer MV.** Reevaluation of the role of culdocentesis in the management of ectopic pregnancy. *Am J Obstet Gynecol* 1990;162:411–413.

171. **Glezerman M, Press F, Carpman M.** Culdocentesis is an obsolete diagnostic tool in suspected ectopic pregnancy. *Arch Obst Gynecol* 1992;252:5–9.

172. **Stovall TG, Ling FW, Carson SA, et al.** Serum progesterone and uterine curettage in the differential diagnosis of ectopic pregnancy. *Fertil Steril* 1992;57:456–458.

173. **Stovall TG, Ling FW.** Ectopic pregnancy: diagnostic and therapeutic algorithms minimizing surgical intervention. *J Reprod Med* 1993;38:807–812.

174. **Hill GA, Segars JH Jr, Herbert CM III.** Laparoscopic management of interstitial pregnancy. *J Gynecol Surg* 1989;5:209–212.

175. **Gray DT, Thorburn J, Lundorff P, et al.** A cost-effectiveness study of a randomised trial of laparoscopy versus laparotomy for ectopic pregnancy. *Lancet* 1995;345:1139–1143.

176. **Lundorff P, Hahlin M, Kallfelt B, et al.** Adhesion formation after laparoscopic surgery in tubal pregnancy: a randomized trial versus laparotomy. *Fertil Steril* 1991;55:911–915.

177. **Hajenius PJ, Mol F, Mol BW, et al.** Interventions for tubal ectopic pregnancy. *Cochrane Database Syst Rev* 2007;1:CD000324.

178. **Sharma JB, Gupta S, Malhotra M, et al.** A randomized controlled comparison of minilaparotomy and laparotomy in ectopic pregnancy cases. *Indian J Med Sci* 2003;57:493–500.

179. **Jeffcoate TN.** Salpingectomy or salpingo-oophorectomy. *J Obstet Gynaecol Br Emp* 1955;62:214–215.

180. **Schenker JG, Eyal F, Polishuk WZ.** Fertility after tubal surgery. *Surg Gynecol Obstet* 1972;135:74–76.

181. **Dimarchi JM, Kosasa TS, Kobara TY, et al.** Persistent ectopic pregnancy. *Obstet Gynecol* 1987;70:555–560.

182. **Vermesh M, Silva PD, Sauer MV, et al.** Persistent tubal ectopic gestation: patterns of circulating beta-human chorionic gonadotropin and progesterone, and management options. *Fertil Steril* 1988;50:584–588.

183. **Seifer DB, Gutmann JN, Grant WD, et al.** Comparison of persistent ectopic pregnancy after laparoscopic salpingostomy versus salpingectomy at laparotomy for ectopic pregnancy. *Obstet Gynecol* 1993;81:378–382.

184. **Mol F, Mol BW, Ankum WM.** Current evidence on surgery, systemic methotrexate and expectant management in the treatment of tubal ectopic pregnancy: a systematic review and meta-analysis. *Hum Reprod Update* 2008;14:309–319.

185. **Gracia CR, Brown HA, Barnhart KT.** Prophylactic methotrexate after linear salpingostomy: a decision analysis. *Fertil Steril* 2001;76:1191–1195.

186. **Smith HO, Toledo AA, Thompson JD.** Conservative surgical management of isthmic ectopic pregnancies. *Am J Obstet Gynecol* 1987;157:604–610.

187. **Vermesh M, Silva PD, Rosen GF, et al.** Management of unruptured ectopic gestation by linear salpingostomy: a prospective, randomized clinical trial of laparoscopy versus laparotomy. *Obstet Gynecol* 1989;73:400–404.

188. **Silva PD, Schaper AM, Rooney B.** Reproductive outcome after 143 laparoscopic procedures for ectopic pregnancy. *Obstet Gynecol* 1993;81:710–715.

189. **Langer R, Raziel A, Ron-El R, et al.** Reproductive outcome after conservative surgery for unruptured tubal pregnancies—a 15-year experience. *Fertil Steril* 1990;53:227–231.

190. **American College of Obstetricians and Gynecologists.** Medical management of ectopic pregnancy. ACOG Practice Bulletin No. 94. *Obstet Gynecol* 2008;111:479–485.

191. **St. Clair JT, Whealer DA, Fish SA.** Methotrexate in abdominal pregnancy. *JAMA* 1969;208:529–531.

192. **Tanaka T, Hayashi H, Kutsuzawa T, et al.** Treatment of interstitial ectopic pregnancy with methotrexate: report of a successful case. *Fertil Steril* 1982;37:851–852.

193. **Van Den, Eeden SK, Shan J, et al.** Ectopic pregnancy rate and treatment utilization in a large managed care organization. *Obstet Gynecol* 2005;105:1052.

194. **Barnhart KT, Gosman G, Asnby R, et al.** The medical management of ectopic pregnancy: a meta-analysis comparing "single dose" and multidose regimens. *Obstet Gynecol* 2003;101:778–784.

195. **Stovall TG, Ling FW, Buster JE.** Outpatient chemotherapy of unruptured ectopic pregnancy. *Fertil Steril* 1989;51:435–438.

196. **Stovall TG, Ling FW, Gray LA.** Single-dose methotrexate for treatment of ectopic pregnancy. *Obstet Gynecol* 1991;77:754–757.

197. **Lipscomb GH, Bran D, McCord ML, et al.** Analysis of three hundred fifteen women with tubal ectopic pregnancies treated with single-dose methotrexate. *Am J Obstet Gynecol* 1998;178:1354–1358.

198. **Menon S, Colins J, Barnhart KT.** Establishing a human chorionic gonadotropin cutoff to guide methotrexate treatment of ectopic pregnancy: a systematic review. *Fertil Steril* 2007;87:481–484.

199. **Barnhart KT, Hummel AC, Sammel MD, et al.** Use of "2-dose" regimen of methotrexate to treat ectopic pregnancy. *Fertil Steril* 2007;87:250–256.

200. **Pisarka MD, Carson SA, Buster JE.** Ectopic pregnancy. *Lancet* 1998;351:1115–1120.

201. **Klauser CK, May WL, Johnson VK, et al.** Methotrexate for ectopic pregnancy: a randomized single dose compared with multiple dose. *Obstet Gynecol* 2005;105:64S.

202. **Alleyassin A, Khademi A, Aghahosseini M, et al.** Comparison of success rates in the medical management of ectopic pregnancy with single-dose and multiple dose administration of methotrexate: a prospective, randomized clinical trial. *Fertil Steril* 2006;85:1661–1666.

203. **Brown DL, Felker RE, Stovall TG, et al.** Serial endovaginal sonography of ectopic pregnancies treated with methotrexate. *Obstet Gynecol* 1991;77:406–409.

204. **Berkowitz RS, Goldstein DP, Jones MA, et al.** Methotrexate with citrovorum factor rescue: reduced chemotherapy toxicity in the management of gestational trophoblastic neoplasms. *Cancer* 1980;45:423–426.

205. **Rustin GJS, Rustin F, Dent J, et al.** No increase in second tumors after cytotoxic chemotherapy for gestational trophoblastic tumors. *N Engl J Med* 1983;308:473–476.

206. **Hajenius PJ, Engelsbel S, Mol BW, et al.** Randomized trial of systemic methotrexate versus laparoscopic salpingostomy in tubal pregnancy. *Lancet* 1997;350:774–779.

207. **Olofsson JI, Poromaa IS, Ottander U, et al.** Clinical and pregnancy outcome following ectopic pregnancy; a prospective study comparing expectancy, surgery and systemic methotrexate treatment. *Acta Obstet Gynecol Scand* 2001;80:744–749.

208. **Dias Pereira G, Hajenius PJ, Mol BW, et al.** Fertility outcome after systemic methotrexate and laparoscopic salpingostomy for tubal pregnancy. *Lancet* 1999;353:724–745.

209. **Shalev E, Peleg D, Bustan M, et al.** Limited role for intratubal methotrexate treatment of ectopic pregnancy. *Fertil Steril* 1995;63:20–24.

210. **Tulandi T, Atri M, Bret P, et al.** Transvaginal intratubal methotrexate treatment of ectopic pregnancy. *Fertil Steril* 1992;58:98–100.
211. **Fernandez H, Benifla JL, Lelaidier C, et al.** Methotrexate treatment of ectopic pregnancy: 100 cases treated by primary transvaginal injection under sonographic control. *Fertil Steril* 1993;59:773–777.
212. **Fernandez H, Pauthier S, Daimerc S, et al.** Ultrasound-guided injection of methotrexate versus laparoscopic salpingotomy in ectopic pregnancy. *Fertil Steril* 1995;63:25–29.
213. **Oelsner G, Admon D, Shalev E, et al.** A new approach for the treatment of interstitial pregnancy. *Fertil Steril* 1993;59:924–925.
214. **Aboulghar MA, Mansour RT, Serour GI.** Transvaginal injection of potassium chloride and methotrexate for the treatment of tubal pregnancy with a live fetus. *Hum Reprod* 1990;5:887–888.
215. **Feichtinger W, Kemeter P.** Treatment of unruptured ectopic pregnancy by needling of sac and injection of methotrexate or PGE$_2$ under transvaginal sonography control. *Arch Gynecol Obstet* 1989;246: 85–89.
216. **Hagstrom HG, Hahlin M, Sjöblom P, et al.** Prediction of persistent trophoblastic activity after local prostaglandin F_{2a} injection for ectopic pregnancy. *Hum Reprod* 1994;9:1170–1174.
217. **Laatikainen T, Tuomivaara L, Kauppila K.** Comparison of a local injection of hyperosmolar glucose solution with salpingostomy for the conservative treatment of tubal pregnancy. *Fertil Steril* 1993;60:80–84.
218. **Kojima E, Abe Y, Morita M, et al.** The treatment of unruptured tubal pregnancy with intratubal methotrexate injection under laparoscopic control. *Obstet Gynecol* 1990;75:723–725.
219. **Kenigsberg D, Porte J, Hull M, et al.** Medical treatment of residual ectopic pregnancy: RU 486 and methotrexate. *Fertil Steril* 1987;47:702–703.
220. **Frydman R, Fernandez H, Troalen F, et al.** Phase I clinical trial of monoclonal anti-human chorionic gonadotropin antibody in women with an ectopic pregnancy. *Fertil Steril* 1989;52:734–738.
221. **Garcia AJ, Aubert JM, Sama J, et al.** Expectant management of presumed ectopic pregnancies. *Fertil Steril* 1987;48:395–400.
222. **Carson SA, Stovall TG, Ling FW, et al.** Low human chorionic somatomammotropin fails to predict spontaneous resolution of unruptured ectopic pregnancies. *Fertil Steril* 1991;55:629–630.
223. **Fernandez H, Rainhorn JD, Papiernik E, et al.** Spontaneous resolution of ectopic pregnancy. *Obstet Gynecol* 1988;71:171–174.
224. **Gretz E, Quagliarello J.** Declining serum concentrations of the beta-subunit of human chorionic gonadotropin and ruptured ectopic pregnancy. *Am J Obstet Gynecol* 1987;156:940–941.
225. **Makinen JI, Kivijarvi AK, Irjala KMA.** Success of non-surgical management of ectopic pregnancy. *Lancet* 1990;335:1099.
226. **Korhonen J, Stenman UH, Ylotalo P.** Serum human chorionic gonadotropin dynamics during spontaneous resolution of ectopic pregnancy. *Fertil Steril* 1994;61:632–636.
227. **Seifer DB, Gutmann JN, Doyle MB, et al.** Persistent ectopic pregnancy following laparoscopic linear salpingostomy. *Obstet Gynecol* 1990;76:1121–1125.
228. **Pouly JL, Mahnes H, Mage G, et al.** Conservative laparoscopic treatment of 321 ectopic pregnancies. *Fertil Steril* 1986;46:1093–1097.
229. **Lundorff P, Hahlin M, Sjoblom P, et al.** Persistent trophoblast after conservative treatment of tubal pregnancy: prediction and detection. *Obstet Gynecol* 1991;77:129–133.
230. **Cartwright PS.** Peritoneal trophoblastic implants after surgical management of tubal pregnancy. *J Reprod Med* 1991;36:523–524.
231. **Higgins KA, Schwartz MB.** Treatment of persistent trophoblastic tissue after salpingostomy with methotrexate. *Fertil Steril* 1986;45:427–428.
232. **Rose PG, Cohen SM.** Methotrexate therapy for persistent ectopic pregnancy after conservative laparoscopic management. *Obstet Gynecol* 1990;76:947–949.
233. **Bengtsson G, Bryman I, Thorburn J, et al.** Low-dose oral methotrexate as second-line therapy for persistent trophoblast after conservative treatment of ectopic pregnancy. *Obstet Gynecol* 1992;79:589–591.
234. **Cole T, Corlett RC Jr.** Chronic ectopic pregnancy. *Obstet Gynecol* 1982;59:63–68.
235. **Rogers WF, Shaub M, Wilson R.** Chronic ectopic pregnancy: ultrasonic diagnosis. *J Clin Ultrasound* 1977;5:257–260.
236. **Parente JT, Ou CS, Levy J, et al.** Cervical pregnancy analysis: a review and report of five cases. *Obstet Gynecol* 1983;62:79–82.
237. **Marcovici I, Rosenzweig BA, Brill AI, et al.** Cervical pregnancy.

Obstet Gynecol Surv 1994;49:49–55.
238. **Karande VC, Flood JT, Heard N, et al.** Analysis of ectopic pregnancies resulting from *in-vitro* fertilization and embryo transfer. *Hum Reprod* 1991;6:446.
239. **Hofmann HMH, Urdl W, Hofler H, et al.** Cervical pregnancy: case reports and current concepts in diagnosis and treatment. *Arch Gynecol Obstet* 1987;241:63–69.
240. **Leeman LM, Wendland CL.** Cervical ectopic pregnancy: diagnosis with endovaginal ultrasound examination and successful treatment with methotrexate. *Arch Fam Med* 2000;9:72–77.
241. **Bader-Armstrong B, Shah Y, Rubens D.** Use of ultrasound and magnetic resonance imaging in the diagnosis of cervical pregnancy. *J Clin Ultrasound* 1989;17:283–286.
242. **Bernstein D, Holzinger M, Ovadia J, et al.** Conservative treatment of cervical pregnancy. *Obstet Gynecol* 1981;58:741–742.
243. **Wharton KR, Gore B.** Cervical pregnancy managed by placement of a Shirodkar cerclage before evacuation: a case report. *J Reprod Med* 1988;33:227–229.
244. **Nolan TE, Chandler PE, Hess LW, et al.** Cervical pregnancy managed without hysterectomy: a case report. *J Reprod Med* 1989;34:241–243.
245. **Hallatt JG.** Primary ovarian pregnancy: a report of twenty-five cases. *Am J Obstet Gynecol* 1982;143:55–60.
246. **Grimes HG, Nosal RA, Gallagher JC.** Ovarian pregnancy: a series of 24 cases. *Obstet Gynecol* 1983;61:174–180.
247. **Spiegelberg O.** Casuistik der ovarialschwangerschaft. *Arch Gynaecol* 1878;13:73.
248. **Malinger G, Achiron R, Treschan O, et al.** Case report: ovarian pregnancy-ultrasonographic diagnosis. *Acta Obstet Gynecol Scand* 1988;67:561–563.
249. **DeVries K, Atad J, Arodi J, et al.** Primary ovarian pregnancy: a conservative surgical approach by wedge resection. *Int J Fertil* 1981;26:293–294.
250. **Van Coevering RJ, Fisher JE.** Laparoscopic management of ovarian pregnancy: a case report. *J Reprod Med* 1988;33:774–776.
251. **Russell JB, Cutler LR.** Transvaginal ultrasonographic detection of primary ovarian pregnancy with laparoscopic removal: a case report. *Fertil Steril* 1989;51:1055–1056.
252. **Tinelli A, Hudelist G, Malvasi A, et al.** Laparoscopic management of ovarian pregnancy. *J Soc Laparosc Surg* 2008;12:169–172.
253. **Habbu J, Read MD.** Ovarian pregnancy successfully treated with methotrexate. *J Obstet Gynaecol* 2006; 26:587–588.
254. **Raziel A, Golan A.** Primary ovarian pregnancy successfully treated with methotrexate. *Am J Obstet Gynecol* 1993;169:1362–1363.
255. **Shamma FN, Schwartz LB.** Primary ovarian pregnancy successfully treated with methotrexate. *Am J Obstet Gynecol* 1992;167:1307–1308.
256. **Atrash HK, Friede A, Hogue CJR.** Abdominal pregnancy in the United States: frequency and maternal mortality. *Obstet Gynecol* 1987;69:333–337.
257. **Ludwig M, Kaisi M, Bauer O, et al.** The forgotten chid—a case of heterotopic, intraabdominal and intrauterine pregnancy carried to term. *Hum Reprod* 1999;14:1372–1374.
258. **Tsudo T, Harada T, Yoshioka H, et al.** Laparoscopic management of early primary abdominal pregnancy. *Obstet Gynecol* 1997;90:687–688.
259. **Rahman MS, Al-Suleiman SA, Rahman J, et al.** Advanced abdominal pregnancy—observations in 10 cases. *Obstet Gynecol* 1982;59:366–372.
260. **Stevens CA.** Malformations and deformations in abdominal pregnancy. *Am J Med Genetics* 1993;47:1189–1195.
261. **Stanley JH, Horger EO III, Fagan CJ, et al.** Sonographic findings in abdominal pregnancy. *AJR Am J Roentgenol* 1986;147:1043–1046.
262. **Harris MB, Angtuaco T, Frazer CN, et al.** Diagnosis of a viable abdominal pregnancy by magnetic resonance imaging. *Am J Obstet Gynecol* 1988;159:150–151.
263. **Lockhat F, Corr P, Ramphal S, et al.** The value of magnetic resonance imaging in the diagnosis and management of extra-uterine abdominal pregnancy. *Clin Radiol* 2006;61:264–269.
264. **Martin JN Jr, Ridgway LE III, Connors JJ, et al.** Angiographic arterial embolization and computed tomography-directed drainage for the management of hemorrhage and infection with abdominal pregnancy. *Obstet Gynecol* 1990;76:941–945.
265. **Martin JN Jr, Sessums JK, Martin RW, et al.** Abdominal pregnancy: current concepts of management. *Obstet Gynecol* 1988;71:549–557.

266. **Moores KL, Keriakos RH, Anumba DO, et al.** Management challenges of a live 12-week sub-hepatic intra-abdominal pregnancy. *BJOG* 2010;117:365–368.

267. **Lau S, Tulandi T.** Conservative medical and surgical management of interstitial ectopic pregnancy. *Fertil Steril* 1999;72:207–215.

268. **MaCrae R, Olowu O, Rizzuto MI, et al.** Diagnosis and laparoscopic management of 11 consecutive cases of cornual ectopic pregnancy. *Arch Gynecol Obstet* 2009;280:59–64.

269. **Elito J, Camano L.** Unruptured tubal pregnancy: different treatments for early and late diagnosis. *Sao Paulo Med J* 2006;124:321–324.

270. **Walker JJ.** Ectopic pregnancy. *Clin Obstet Gynecol* 2007;50:89–99.

271. **Moawad NS, Mahajan ST, Moniz MH, et al.** Current diagnosis and treatment of interstitial pregnancy. *Am J Obstet Gynecol* 2010;202:15–29.

272. **Vierhout ME, Wallenburg HCS.** Intraligamentary pregnancy resulting in a live infant. *Am J Obstet Gynecol* 1985;152:878–879.

273. **Reece EA, Petrie RH, Sirmans MF, et al.** Combined intrauterine and extrauterine gestations: a review. *Am J Obstet Gynecol* 1983;146:323–330.

274. **Tal J, Haddad S, Gordon N, et al.** Heterotopic pregnancy after ovulation induction and assisted reproductive technologies: a literature review from 1971 to 1993. *Fertil Steril* 1996;66:1–12.

275. **Cheng PJ, Chueh HY, Qiu JT.** Heterotopic pregnancy in a natural conception cycle presenting as hematometra. *Obstet Gynecol* 2004;104:1195–1198.

276. **Clayton HB, Schieve LA, Peterson HB, et al.** A comparison of heterotopic and intrauterine-only pregnancy outcomes after assisted reproductive technologies in the United States from 1999 to 2002. *Fertil Steril* 2007;87:303–309.

277. **Goldberg JM, Bedaiwy MA.** Transvaginal local injection of hyperosmolar glucose for the treatment of heterotopic pregnancies. *Obstet Gynecol* 2006;107:509–510.

278. **Goldstein JS, Ratts VS, Philpott T, et al.** Risk of surgery after use of potassium chloride for treatment of tubal heterotopic pregnancy. *Obstet Gynecol* 2006;107:506–508.

279. **De Los Rios JF.** Bilateral ectopic pregnancy. *J Minim Invasive Gynecol* 2007;14:419–427.

280. **Svirsky R, Maymon R, Vaknin Z, et al.** Twin tubal pregnancy: a rising complication? *Fertil Steril* 2010;94:1910.e13–e16.

281. **Adair CD, Benrubi GI, Sanchez-Ramos L, et al.** Bilateral tubal ectopic pregnancies after bilateral partial salpingectomy: a case report. *J Reprod Med* 1994;39:131–133.

282. **Goffner L, Bluth MJ, Fruauff A, et al.** Ectopic gestation associated with intrauterine triplet pregnancy after in vitro fertilization. *J Ultrasound Med* 1993;12:63–64.

283. **Jackson P, Barrowclough IW, France JT, et al.** A successful pregnancy following total hysterectomy. *Br J Obstet Gynaecol* 1980;87:353–355.

284. **Nehra PC, Loginsky SJ.** Pregnancy after vaginal hysterectomy. *Obstet Gynecol* 1984;64:735–737.

第**21**章 良性乳腺疾病

Camelia A.Lawrence
Baiba J. Grube
Armando E. Giuliano

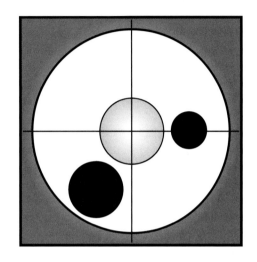

- 通过风险评估、临床检查、乳腺 X 线片筛查及磁共振成像,提高了乳腺癌早期发现率。
- 乳房体检、影像学检查和组织学诊断三者结果应一致;如果不一致,就需要做进一步检查,以明确诊断。
- 最常见的良性乳腺疾病包括纤维囊性变和乳房疼痛。这些问题常常通过安慰即可得到很好地解决。可以使用药物治疗,但具有某些难以耐受的不良反应。
- 纤维腺瘤与叶状肿瘤在组织学上存在差异;叶状肿瘤需要切除,而对于小的、无症状的纤维腺瘤,如果经组织学或细胞学检查确诊并且无明显生长迹象,则可以继续观察。
- 自发性、单侧、血性乳头溢液需要进行组织学检查,以排除恶性病变,但是该症状通常由良性病变所引起,如乳管内乳头状瘤或乳管扩张。
- 乳房脓肿可进行细针穿刺抽吸,并应用抗生素治疗;对于复发脓肿则需要进行切开引流。

乳腺良性病变在临床上非常常见,执业妇产科医师应当能够准确、快速对良性及恶性乳腺疾病进行诊断(1)。良性乳房疾病是一个自身的复杂综合征,包括一系列影响女性健康的生理变化和临床表现,有别于乳腺癌(2)。

基本检查

病史　　　　　当评估一个新出现的乳房症状时,应首先全面询问相关临床病史(3)。病史询问应包

括目前症状、持续时间、症状和体征的变化情况以及加重或缓解症状的因素。**评估乳腺疾病时,要注重以下几点:**

- 乳头溢液
- 溢液的性质(自发性或非自发性,外观,单侧或双侧,涉及单一乳管还是多个乳管)
- 乳腺肿块(大小、密度、质地的变化)
- 乳房疼痛(周期性或持续性)
- 症状与月经周期的关系
- 乳房外形、大小或质地改变
- 既往乳房活检结果
- 乳房外伤史

应询问患者是否具有下列乳腺癌危险因素(详见第 40 章):

- 性别
- 年龄增大(大约 50% 乳腺癌发生在 65 岁以上)
- 初潮年龄 <12 岁
- 未育或初次妊娠年龄 >30 岁
- 绝经较晚(>55 岁)
- 乳腺癌家族史(特别是绝经前乳腺癌或双侧乳腺癌家族史)
- 一级亲属患乳腺癌的人数以及诊断时的年龄
- 男性乳腺癌家族史
- 乳腺癌遗传性高危因素,包括 *BRCA1* 和 *BRCA2* 基因、Li-Fraumeni 综合征、Cowden 病、共济失调毛细血管扩张综合征、Peutz-Jeghers 综合征
- 其他恶性肿瘤(卵巢癌、结肠癌及前列腺癌)
- 既往乳腺活检病理结果显示为不典型性增生、小叶原位癌或导管原位癌
- 激素治疗
- 饮酒
- 绝经后体重增加
- 乳腺癌患病史

乳腺癌风险可以应用电子版 Gail 风险评估模型进行评估(4)。**Gail 风险评估模型根据患者的种族、年龄、初潮年龄、初产年龄、一级亲属患病人数、既往乳腺活检次数以及活检标本中是否存在不典型增生计算患病风险。**

了解患者目前的用药情况也很重要,包括激素治疗以及中草药治疗,例如植物雌激素。妊娠史要考虑到患者有可能妊娠或既往流产、堕胎的可能性。放射线暴露史,特别是儿童时期因恶性肿瘤接受过放疗,这与乳腺癌发病率增高有关(5)。乳腺评估的目的在于明确现有临床症状是表示一种良性乳腺病变,还是代表一种恶性肿瘤的形成。

体格检查

乳腺肿瘤,特别是恶性肿瘤,通常是无症状的,一般由患者本人发现或通过体检、乳腺 X 线片筛查发现。一般情况下,乳腺在月经周期中会发生轻微变化。在月经前期,大多数女性乳腺内良性的结节增多,并轻度充血肿胀。有时这些特征会掩盖内部的病变,使检查变得困难。应当将相关发现详细记录在病历中,以供日后参考。

视诊

首先进行视诊,患者坐位,两臂放松,置于躯体两侧。比较双侧乳房的对称性、轮廓以及皮肤外观。水肿、红斑比较容易发现;让患者举手过头,而后将手压在臀部上,使胸大

肌收缩,即可以显现皮肤凹陷或乳头内陷(图 21.1)。通过这一动作,可触及的甚至不可触及的肿瘤可使 Cooper 韧带变形扭曲,进而导致皮肤凹陷。

触诊　　患者坐位,每一侧乳房应当按照一定的方式进行触诊。有的医师建议按照条带状方式进行触诊,但是具体触诊方法并不是特别重要,重要的是能够对整个乳房进行彻底检查。一个非常有效的方法是以逐渐扩大的同心圆的方式进行触诊,直至覆盖整个乳房。对于下垂的乳房,可将一只手放在乳房和胸壁之间,然后用双手轻柔地进行触诊。腋窝和锁骨上区域也应进行触诊,以发现肿大的淋巴结。整个腋窝、乳房外上象限以及乳房腋尾部都要进行触诊,寻找可能存在的肿块。患者平卧,一侧举手过头,再次按照一定方式检查同侧乳房,上至锁骨、下至肋缘、内侧至胸骨、外侧至背阔肌外侧缘。如果乳房过大,应将枕头或毛巾垫在肩胛骨下方,以抬高受检查的一侧;否则乳房会滑向外侧,使乳房的外侧半检查困难。乳房触诊检查的主要内容包括:皮肤的温度、质地和厚度,弥漫性或局灶性触痛、结节、密度、不对称性、明显的肿块以及乳头溢液。大多数绝经前女性乳房内含有正常的结节性腺体组织。结节比较弥漫,但以外上象限较为明显,因为此处乳腺组织较多。良性腺体结节体积较小、大小相似、界限不清。相比之下,乳腺癌通常表现为无痛性、质硬肿块,边缘不规则。癌性肿块的触诊感觉与周围结节组织明显不同。癌性肿块可与皮肤和或深层筋膜固定。疑为恶性的肿块通常是单侧性的;双侧乳房内存在相似的发现时,一般不会是恶性的(6)。

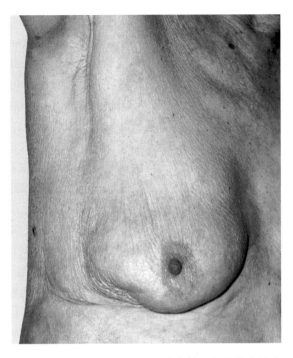

图 21.1　上肢抬高,可以显示乳房外下象限的皮肤内陷,是由一个可触及的小癌瘤引起的。(摘自:Kruper L, Giuliano AE. Breast disease. In: Berek JS, Hacker NF, eds. Berek & Hacker's Gynecologic Oncology, 5th ed. Philadelphia: Lippincott Williams & Wilkins, 2010:615.)

乳房自检　　关于是否推荐乳房自检(breast self examination, BSE)存在争议。没有证据能够证明进行 BSE 能够提高乳腺癌患者的生存率(7),而反对者发现 BSE 使乳腺良性病变的活检率增加了一倍(8)。BSE 可以提高对乳房健康状况的了解程度并有助于乳腺癌的早期发现(9~11)。大多数乳腺癌是由患者自己发现的(48%),其次是乳房影像学检查发现的(41%),医师临床检查发现的只占 11%(12)。虽然年轻女性患乳腺癌的风险较低,但是及早教给她们自我检查的方法,并使之成为习惯,仍然很重要。美国癌症协会等组织推行 BSE 教育课程。安慰、支持鼓励和患者教育可以促进女性克服常规 BSE 的心理障碍(13)。网络上也有这些教程可供阅读学习(14)。

乳房检查的重要内容概括为以下七个"P":

- 体位(Position)
- 触诊(Palpation)
- 指腹触诊(Pads of finger for palpation)

- 按压（Pressure）
- 外周检查（Perimeter）
- 检查方式（Pattern of search）
- 患者教育（Patient education）

应该站在或坐在镜子前检视乳房，观察是否存在双侧不对称、皮肤凹陷或乳头内陷。将上肢高举过头或将手压在臀部上收缩胸大肌，有助于显现皮肤凹陷。最后，还应该在弯腰和前倾时进行检查。站立或坐位时，用对侧手指仔细触摸乳房；而后躺下，用中间三个手指的指腹，以三种不同的压力（轻、中、重）再次检查乳房的各个象限和腋窝部，从锁骨至乳房下皱襞，从胸骨至背阔肌外侧缘，覆盖整个乳房。乳房周围也应进行检查，最好采用一种自上而下的纵向带状方式进行触摸，而不是同心圆或放射状方式，后者常常会导致乳房边缘区漏检。在进行乳房自检时，许多女性会感到紧张。也可以在淋浴时进行检查，肥皂和水可增加触觉的敏感性，洗澡间的私密性可减轻因环境所造成的精神紧张。

对所有女性而言，在每个月的同一时间进行乳房检查，有助于使之成为一种常规。**绝经前女性应在月经周期的第 7~10 天进行乳房检查。对于绝经后女性，选择一个特定日期有助于记住每个月进行 BSE。应告知所有女性，如发现任何异常和变化，应报告医师。**如果医师未能对患者的发现进行确认，应在一个月内或下次月经后再次进行检查。

乳房影像学检查

乳腺 X 线片

乳腺 X 线摄片被认为是最好的乳房影像学检查方法(15)。全视野数字化乳腺 X 线片是将乳房影像记录在电脑中，是常规乳腺 X 线片技术的一种改良(16)。其优点包括放射暴露少，图像优化，可以通过影像传输进行远程会诊(17)。关于乳腺癌发现的敏感性，两种技术的对比研究结果存在矛盾。在数字化乳腺 X 线成像筛查实验（the Digital Mammographic Imaging Screening Trial，DMIST）中，共 49 528 例无症状女性，全部进行数字化及胶片式乳腺 X 线检查。结果提示，两种方法总体准确性相近；对于 50 岁以下女性以及 X 线高密度乳房、绝经前或围绝经期女性，数字化检查的准确性更高(18)。

对于生长缓慢的乳腺癌，乳腺 X 线片发现的时间比可以摸到的时间至少早 2 年。这些肿瘤的生物学侵袭性低于乳腺间期癌(19~21)。对于不可触及的乳腺癌，乳腺 X 线片是唯一可重复进行的检查方法，但是其使用取决于是否有精良的设备和经验丰富的放射医师。

必须按压乳房，以获得优良的影像。应事先告知患者，按压乳房会有不适感。由于技术先进和设备精良，放射暴露剂量非常有限。与胶片乳房成像相比，全视野数字化乳房成像（full-field digital mammography，FFDM）每次拍片乳腺接受的放射剂量平均降低 22%。FFDM 每次拍片平均释放 1.86mGy，而胶片成像则需 2.37mGy(22)。

乳腺 X 线片检查的指征

乳腺 X 线片检查的指征如下：

1. **乳腺癌高危女性定期筛查**。筛查拍片中发现的异常情况，其中大约 1/3 活检证实是恶性的(23)。

2. **为了评估体检时发现的可疑的、界限不清的乳房肿块或乳房其他可疑变化**。

3. **为了建立一个乳腺 X 线基础片，并且每年定期进行拍片对比，以期在被临床诊断之前确诊潜在的乳腺癌，提高治愈可能**。

4. **腋窝淋巴结或其他部位出现转移性病变，而原发部位不明时，了解是否存在隐性**

乳腺癌。

　　5. 在乳房整形或肿块活检之前进行检查,以筛查是否存在未发现的乳腺癌。

　　6. 对实施保乳手术及放疗的乳腺癌患者进行监测。

筛查

　　针对无症状的健康女性,将体格检查与乳腺 X 线摄片筛查结合起来进行筛查,以发现乳房的异常情况。在过去的 30 年中,乳腺 X 线摄片检查、乳腺 X 线摄片筛查以及公众对乳房健康的知晓度都在增加。乳腺 X 线摄片筛查的癌症发现率为 5/1000(24)。当对乳房内特定的发现进行 X 线摄片检查时(即诊断性 X 线摄片),其癌症检出率为 55/1000,是筛查的 11 倍。在 7 个应用乳腺 X 线摄片进行筛查的随机试验中,5 个试验证实乳腺癌筛查可使总体死亡率下降(25~32)。一项来自美国罗得岛州癌症登记处的研究显示,全民乳腺癌筛查计划的制订使肿瘤发现的时间更早,由最初被发现时的平均直径 2.0cm 下降至 1.5cm,并且死亡率下降了 25%(33)。挪威一项乳腺肿瘤筛查计划的研究发现,筛查与乳腺癌死亡率下降有关,但是筛查本身对死亡率下降的影响只占 1/3(30)。如果乳腺癌在转移到腋窝之前被发现,其生存机会可以大大地提高,大约 85% 的患者可以至少存活 5 年(31,34)。因为乳腺癌早期仅仅表现为局部病变,无症状的乳腺癌患者通过乳腺 X 线摄片筛查,可以发现微小肿瘤,预后较好。这些肿瘤尚未向区域或全身转移,因此患者有多种治疗方案可以选择,且损害较小。

　　美国癌症协会发表了一篇关于乳腺 X 线摄片筛查的优点、局限性以及潜在危害的综述文章(35)。此外,该文章还阐述了体格检查的作用,讨论了老年女性和高危女性的筛查,并回顾了一些新技术的作用。**指南摘要建议,乳腺癌一般风险的女性应当从 40 岁开始进行乳腺 X 线摄片筛查,可使筛查对象的死亡率下降 24%(28)。**对于 20 多岁和 30 多岁的女性,建议至少每 3 年进行一次临床乳房检查,最好是每年一次,作为女性健康体检的内容之一。对于 40 岁以上女性,每年进行临床乳房检查和乳腺 X 线摄片检查。对于老年女性,是否进行乳腺 X 线摄片筛查,应根据是否存在其他合并症等情况而决定。年龄本身并不是乳腺 X 线摄片筛查的禁忌证,只要健康状况尚好并且有可能患乳腺癌,就应该进行筛查(35)。**美国老年病协会建议,每年或至少每 2 年进行一次乳腺 X 线摄片检查,直至 75 岁。**此后,如果预期寿命大于 4 年,则每 2~3 年检查一次(36)。对于老年女性,之所以推荐筛查的间隔时间可以延长,是因为此时肿瘤生物学行为改善、生长速度减缓以及复发风险降低(37~41)。老年女性的自然病史必须与根据总体健康状况所确定预期寿命进行平衡考虑(42)。**对于高危女性,可考虑提前进行筛查(比建议年限提前 5~10 年)并缩短间隔时间,**以及还可以应用其他影像学检查方法,如乳腺超声、应用乳房线圈的 MRI。然而,没有任何一项筛查试验是完美的,假阴性影像学结果和良性临床检查结果可以使患者误认为自己健康,以后不得不面对乳腺癌的发生;同样,假阳性结果可使患者高度焦虑,并进行不必要的活检。

乳腺 X 线片异常表现

　　乳腺 X 线片异常表现包括肿块(实性或囊性)、微小钙化灶(良性、不明确、可疑)、不对称的高密度影、结构变形或新出现的密度影。乳房影像学异常情况共有 8 种形态分类(43,44):

　　1. 钙化的分布
　　2. 钙化的数量
　　3. 钙化的描述
　　4. 肿块的边缘

5. 肿块的形状

6. 肿块的密度

7. 相关的发现

8. 特殊的情况

乳房影像学异常应该在两张不同角度的片子上都能见到,通常是轴位(craniocaudal, CC)和斜位(mediolateral oblique,MLO)。病变在两张片子上的几何位置应当是相同的。钙化灶较大、形态粗糙,通常表示为乳房良性病变。与乳腺癌相关的钙化,表现为聚集成簇的多形性微钙化灶,典型表现是 5~8 个或更多的钙化灶聚集在乳房的某一部位(45),这些钙化灶可以位于团块样高密度影中。团块样高密度影中也可以没有钙化表现。它可表示是一个囊肿、良性肿瘤或恶性肿瘤。恶性高密度影通常边界不规则或边界不清,可能发生结构变形,这种变化非常细微,在高密度的乳房中很难发现。X 线片上支持乳腺癌诊断的其他表现还包括结构变形、不对称性高密度影、皮肤增厚或凹陷,以及乳头内陷。乳腺X 线片异常表现也可以在几个网站上浏览(46)。

乳腺 X 线片报告

美国放射学院推荐使用**乳房影像报告和数据系统**(breast imaging reporting and date system,BI-RADS),作为描述乳腺 X 线片病变的标准模式(47)。在 BI-RADS 系统中,共有 6 类乳腺 X 线报告结果(43,44):

0. 不完整,需要进一步摄片

1. 阴性

2. 良性发现

3. 可能为良性,建议缩短复查间隔

4. 可疑发现,应考虑进行活检

5. 高度提示恶性,应及时采取适当措施

6. 明确恶性(通常用于实施新辅助治疗的恶性病损的随访)

如果报告确认病变为 4 类或 5 类,应将对患者进行病理检查(47)。0 类表示不完整评价,需要进一步进行检查。3 类表示大多为良性,建议缩短复查间隔,并且考虑由专家进行乳房检查。

X 线片发现与疾病的关联性

如果存在明显的肿块或可疑肿块,即使乳腺 X 线片未见异常,患者也必须进行活检(48)。在活检之前,应该进行乳腺 X 线摄片,这样可以发现其他可疑部位,对侧乳房也可以得到检查(图 21.2)。**乳腺 X 线摄片检查永远不能替代活检,因为它有可能发现不了临床癌变**,特别是当癌变发生在年轻女性伴有纤维囊性变的致密乳腺组织之中时。乳腺 X 线摄片的

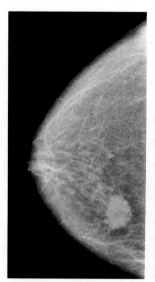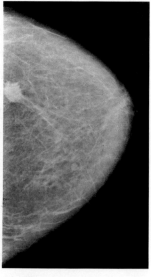

图 21.2 双侧乳腺 X 线片显示乳腺癌的范围,说明在诊查一个明显的肿块时,双侧乳房摄片的重要性。(摘自:Kruper L,Giuliano AE. Breast disease. In:Berek JS, Hacker NF, eds. Berek & Hacker's Gynecologic Oncology,5th ed. Philadelphia: Lippincott Williams & Wilkins,2010:617.)

敏感度为75%、特异度为92.3%,取决于患者的年龄、乳房的致密程度、激素治疗的应用,以及肿瘤的大小、位置和乳腺 X 线片表现(49)。年轻女性乳房的腺体组织致密,而老年女性乳房以脂肪组织为主,因此年轻女性乳腺 X 线摄片的敏感度低于老年女性,乳腺 X 线摄片对老年女性恶性病变的发现率为 90% 以上(50)。肿瘤较小,特别是没有钙化时,难以发现,尤其对于乳房组织致密的女性。

超声影像学检查　乳腺超声检查一般用于重点扫查乳腺 X 线片上的可疑发现或对病变进行评价(51)。便携式超声影像设备稳定可靠,配备高频探头并带有计算机增强功能,其图像质量非常好,可用于乳房疾病的检查和治疗(52)。该技术敏感性高、损伤小,常常用于检查某些乳房疾病,特别是乳腺组织致密的年轻女性患者,但是也与超声科医师经验丰富与否有关(53)。某些病变只能用超声检查才能发现(54)。区分肿物是实性还是囊性,超声效果最好(51)。不建议将乳腺超声作为常规筛查项目,但是正在研究将其作为致密乳腺的筛查手段(54)。乳腺超声的假阳性率高于乳腺 X 线摄片检查(51,53~55)。

乳腺超声检查的指征如下:

- **下列情况出现时:**
  可触及的异常情况
  乳腺 X 线片结果可疑
  硅胶假体泄漏
  小于 30 岁的年轻女性、哺乳期、妊娠期出现乳房肿块
- **介入检查治疗**
- **对于高危人群,有可能作为附加影像学检查**

超声检查可用于将良性病变从乳腺 X 线片考虑为恶性的病变中区分出来(56)。患者本人感觉有一个肿物,而医师未能摸到,并且乳腺 X 线片上也未发现,此时超声检查可能特别有用。超声检查可以在绝经前女性致密的乳腺组织中发现癌灶,但它通常被用来区分良性囊肿和实性肿瘤。对于微小钙化,超声检查的效果不可靠;对于以脂肪为主的乳房,其效果也不如乳腺 X 线片检查。

手持式或实时超声检查区分实性和囊性肿物的准确率为 95%~100%(57)。然而,其临床价值有限,因为明显的肿块应当进行活检,而囊性肿物可用针吸法进行检查,并且费用低于超声检查。如果证实是一个单纯性囊肿,那么也就不必再做其他检查了。在较为罕见情况下,超声检查可以发现囊肿内的小癌灶,即囊内癌。这些复杂囊肿必须进行手术活检。

磁共振检查　对于乳房病变,临床检查和乳腺 X 线片检查不能确诊,或有乳房假体植入时,磁共振成像(MRI)检查可能更为有效(58)。MRI 和正电子发射体层成像(PET)都可用于可疑病变的诊断;MRI 作为一种乳房影像学检查方法,其应用日渐增多(58~60)。敏感度较高,但特异性不强,导致许多良性病变进行活检。用钆进行影像增强可以在不同程度上区分良性和恶性病变。

乳房 MRI 具有下列特点:因为没有放射线,所以理论上可以成为理想的健康女性筛查手段,但是目前费用较高,广泛应用并不合算。乳房局部不对称通常是良性的,但也可以是恶性的。对于乳房局部不对称原本应该进行活检,MRI 可以代替活检对其进行鉴别。通常情况下,瘢痕根据一般检查以及瘢痕本身会随时间延长而逐渐消退的特点,很容易和复发性肿瘤相区别。然而,有些瘢痕并不会很快消退,可与癌瘤相混淆,或者更常混淆的是保乳手术及全乳放疗后肿瘤复发。对于这些病例，应用 MRI 进行检查较为理想，有时可避免组织活检。MRI 对于鉴别隆乳后有无假体破裂、硅胶渗漏，非常有用（图 21.3）。对于植入假体的患者，即使没有怀疑硅胶渗漏，进行钆增强 MRI 检查可以用来发现乳腺癌。MRI 在某些特殊情况下比较有用，具体指征如下：

- 肿瘤分期，排除多中心性病变
- 区分保乳术后瘢痕和复发
- 仅在一张乳腺 X 线片可以看到病变
- 乳腺 X 线片和临床检查结果阴性，但腋窝淋巴结阳性
- 排除硅胶假体破裂
- 评估乳房局部不对称
- 排查同侧或对侧乳房其他癌灶
- 评价新辅助化疗的作用

美国癌症协会推荐，对于高危女性（风险 >20%）每年进行 MRI 筛查，而对于中度风险女性（15%~20%）可以适当考虑进行 MRI 筛查（61）。荷兰的一项研究报道，对于高危女性，MRI 的敏感度为 71%，而临床检查的敏感度为 17.9%，乳腺 X 线摄片为 40%（62）。国际乳腺 MRI 合作研究将有助于明确 MRI 的优点和不足；不能把它作为筛查工具，也不能替代乳腺 X 线检查和活检。对于只有 MRI 发现而乳腺 X 线片及超声均未发现的病灶，应该可以在 MRI 引导下进行组织活检。

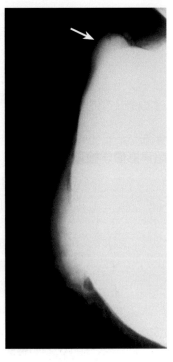

图 21.3　乳房 X 线片显示乳房假体和囊外游离硅胶（箭头所示）

<table>
<tr><td>正电子发射体层成像</td><td>正电子发射体层成像（positive emission tomography，PET）是一种评估肿瘤代谢活性的诊断学方法。放射性氟脱氧葡萄糖（fluorodeoxyglucosa，FDG）是一种具有放射性的葡萄糖类似物，被代谢率高的组织所代谢。尽管没有明确推荐 PET 用于乳腺癌的初步诊断或腋窝分期，但是对于晚期患者非常有用（59，63）。PET 可以用来鉴定腋窝淋巴结阳性的隐性乳癌（59）。</td></tr>
</table>

乳房组织学评价：组织学和细胞学

最安全的做法是对体检时发现的所有肿块，以及没有肿块而经乳腺 X 线摄片或超声检查发现的可疑病变，都进行组织或细胞活检。在美国，每年有超过 100 万女性接受乳腺活检，其中 70%~80% 的活检发现良性病变（64）。有根据临床检查，往往很难诊断是良性病变还是恶性病变，往往需要应用细针针吸细胞学检查（fine needle aspiration cytology，FNAC）、空心针活检（core needle biopsy，CNB）或切取活检（excisional biopsy，EB）进行组织学检查。对于可触及的病变或影像学检查发现的病变，FNAC 和 CNB 都是很可靠的方法。CNB 是一种改良的诊断方法，超过 50% 的乳腺活检使用的是空心针技术。应用立体定位或超声引导下进行的 CNB 技术的敏感度可达 97%~99%（65）。在乳腺癌的诊断中，越来越多地应用 CNB 技术，可以确定肿瘤的组织学分型、分期和标志物表达，以及筛选新辅助化疗方法、预测前哨淋巴结方法的作用（66）。与切除活检或切取活检相比，CNB 和 FNA 技术的侵袭性较小，外观不受影响。FNA 技术主要缺点是容易发生样本量不足，不能区分

浸润性乳癌与非浸润性乳癌。CNB 技术可以在大多数情况下替代手术活检(67)。肿瘤放射诊断学第五组的研究者证实,影像引导下乳房病变活检准确性更高。CNB 检查的敏感度、特异度及准确度分别为 0.91、1.00、0.98(68)。

在可疑恶性的病变中,大约 30% 活检证实为良性;而在被认为是良性的病变中,大约 15% 活检证实为恶性(23)。明显的肿块或不可触及的可疑病变必须进行组织病理学检查。在对乳房肿块做出处理决定之前,必须获得组织学或细胞学诊断(69)。**绝经前女性乳房肿块怀疑是纤维囊性病变时,可以是一个例外。然而,如果一个明显的纤维囊性病变在几个月经周期内仍未缩小或消失,也应当进行活检取样。绝经后没有接受激素治疗的女性,乳房内出现任何肿块都应考虑恶性可能。**如果临床诊断、乳房影像学检查、细胞学检查三者结果一致,如纤维腺瘤,一些医师会对肿块继续观察。但是许多医师不会让一个明显肿块留在乳房内,即使 FNAC 或 CNB 结果阴性,除非 FNA 或 CNB 检查结果证实是纤维腺瘤。这些病例需要定期随访。如果针吸结果显示仅为纤维囊性病变,一些医师也会将病变切除。图 21.4 和图 21.5 表示绝经前和绝经后女性乳房肿块处理流程。对于乳房肿块,应将临床检查、放射影像和针吸活检联合应用,可以将乳腺癌漏诊率降至 1%,有效降低误诊率和提高治疗质量(70)。

如果临床检查高度提示乳腺癌,则可以通过 FNAC 或 CNB 进行确诊,并对患者进行治疗方面的咨询。不能没有活检结果,而仅仅根据体检和乳腺 X 线检查结果,就决定治疗方案。最合理的乳腺癌诊治程序是在门诊进行活检(FNAC、CNB 或 EB),而后再根据具体需要进行决定性手术。**这种两步方法可以使患者适应癌症的诊断,认真考虑不同的治疗方案,并寻求第二种意见。研究表明,两步方法所导致的 1~2 周的延迟治疗并没有不良后果(71)。因为,在乳房肿块活检的患者中,只有少数人最后诊断为癌,所以在没有确凿的乳腺癌组织学诊断时,就不能对其实施决定性治疗。**

细针针吸细胞学检查

细针针吸细胞学检查(FNAC)是应用一枚细针(通常 22 号针)对乳房肿瘤进行穿刺、抽吸细胞,并由病理医师检查。该技术有精确的操作指南可供使用(72)。操作简单,无明显损害,而且比切除或切取活检费用低得多。然而,需要由在乳腺癌细胞学诊断方面非常有经验的病理医师来解释结果;取样问题也同样影响 FNAC,尤其是位置较深的病灶。细胞学诊断必须与临床检查和影像学检查结果相联系,以达到三者相互印证,以降低假阴性率(73)。**三项检查相互符合(即细针针吸细胞学检查、体格检查和乳腺 X 线片检查三项检查结果相互符合)是乳房评价的基础。与其中任何单独一项检查相比,三项检查的总体结果更具效力(74)。**最近几项研究显示,诊断的假阳性率为 0~0.3%,假阴性率为 1.4%~2.3%(74,75)。

空心针活检

对于可触及的病变,可以用一枚粗大的切割针来获取一小块组织(76)。对于不可触及的可疑病变,可以在影像检查引导下应用粗大的空心针进行活检,以替代手术切取活检(77)。与其他针刺活检一样,其主要缺点就是由于穿刺部位不准确而导致的假阴性结果。如果在超声引导下进行空心针活检,可以降低其假阴性率。**CNB 报告分类如下(78):**

B1:正常组织

B2:良性病变:纤维腺瘤、纤维囊性变、硬化性乳腺增生腺病、乳管扩张、脂肪坏死,乳房脓肿

B3:不确定的恶性潜能:上皮不典型增生、小叶瘤形成、叶状肿瘤、乳头状瘤、放射性瘢痕、复杂的硬化性病变

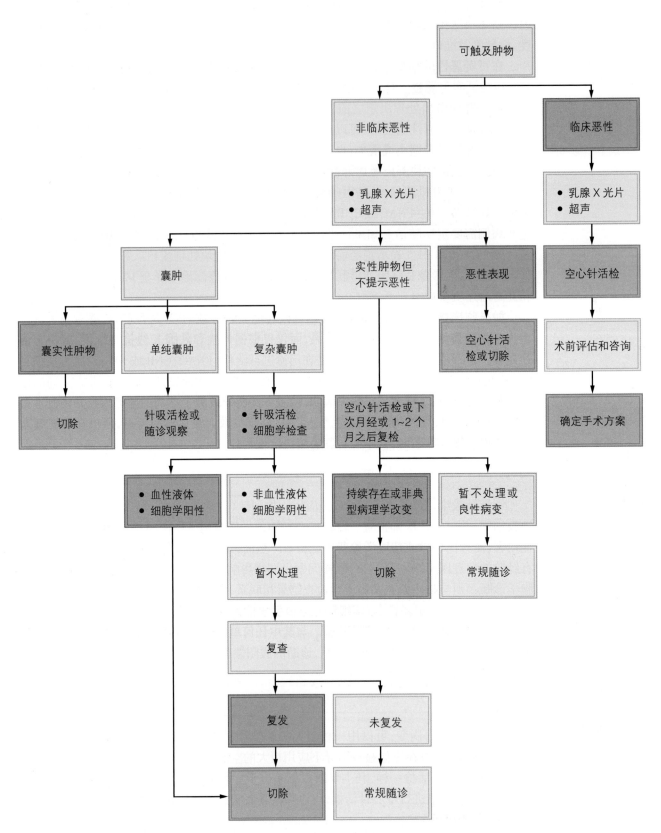

图 21.4 绝经前女性乳房肿块的处理流程。(修订和更新自：Kruper L,Giuliano AE. Breast disease. In：Berek JS,Hacker NF,eds. Berek & Hacker's Gynecologic Oncology,5th ed. Philadelphia：Lippincott Williams & Wilkins,2010：628.)

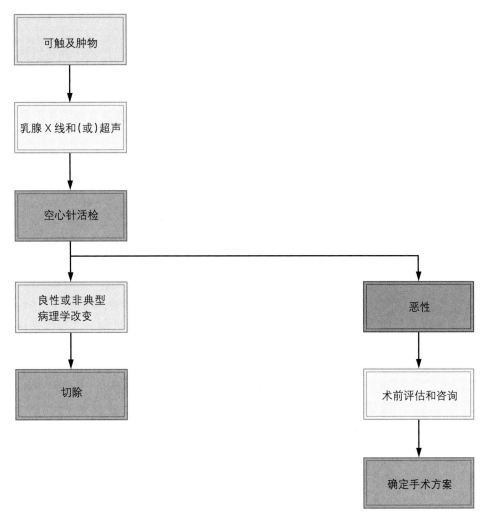

图 21.5   绝经后女性乳房肿块的处理流程。(修订和更新自:Kruper L,Giuliano AE. Breast disease. In:Berek JS,Hacker NF,eds. Berek & Hacker's Gynecologic Oncology,5th ed. Philadelphia:Lippincott Williams & Wilkins,2010;629.)

B4:可疑恶性病变
B5:恶性病变

切开活检

在决定最终治疗方式之前,局部麻醉下进行切开活检是最可靠的诊断方法。当针吸活检结果不能诊断或不能明确时,需要进行切开活检。

组织学分析

苏木素和伊红(H&E)染色,进行组织学评价,可以明确良性或恶性病变。通过美国医学教育病理实验室网,可以浏览良性和恶性乳房病变的图像(79)。**石蜡切片进行免疫组织化学检查,评价预后因素、肿瘤分级,孕酮、her-2/neu 受体情况,以及增殖指数(78)。对于评分 3+ 的乳腺癌患者,应当应用免疫组织化学法(IHC)对 her-2/neu 进行评价。对于评分 2+ 的 IHC 患者,建议进行荧光原位杂交(FISH),以更准确地评估 her-2/neu 的扩增情况,以更好地提供预后情况(80)。**

乳管灌洗细胞学检查

　　用微导管进行乳管灌洗是一种检查方法,已经用于高危女性(81)。轻柔地吸引乳头,以吸出乳头内的液体。而后将微导管置入有液体流出的乳管内,经微导管注入 10~20ml 生理盐水,以每次 2~4ml 的方式逐次注入。**与乳头吸引相比,乳管灌洗取样进行细胞学检查更为灵敏。对于排查乳癌,应用乳管灌洗寻找异常细胞并不是一个很有效的方法,很少应用**(81)。

良性乳腺疾病

　　乳房疾病中大多数是良性乳腺疾病。常常是在排除乳腺癌的过程中诊断为良性疾病,并且常常不是由于疾病本身的相关表现而得到确认的(82)。为了能够正确治疗,重要的是从以下四个方面对良性乳房疾病进行考虑:(i)临床表现;(ii)医学意义;(iii)治疗干预;(iv)病理学病因(83)。"正常发育与退化的失常"(aberrations of normal development and involution,ANDI)是一个理解良性乳腺疾病的框架体系(2,82,83)。它包括症状、组织学状况、内分泌状况以及从正常向病态发展的发病机制。大多数良性乳腺疾病起源于乳房发育、激素周期变化和生殖演化过程中的正常变化(82)。

　　女性一生中有三个生命周期,反映了不同的生殖阶段,并且与独特的乳房表现有关。

　　1. **生殖早期(15~25 岁),乳腺小叶和间质形成。**与这一时期相关的 ANDI 是纤维腺瘤(肿块)和青春期过度增生(乳房过度发育)。在此第一阶段,从 ANDI 发展到疾病状态的结果是形成巨大纤维腺瘤和多发纤维腺瘤。

　　2. **生殖成熟期(25~40 岁),周期性激素变化影响腺体组织和间质。**在此第二阶段,ANDI 是这些周期性作用的放大,例如,周期性乳房疼痛和结节形成。

　　3. **第三阶段是小叶和导管退化和上皮逆转,发生于 35~55 岁。**与小叶退化相关的 ANDI 是巨大囊肿(团块)和硬化性病变(乳腺 X 线片显示异常)。与导管退化相关的 ANDI 是乳管扩张(乳头溢液)和乳管周围纤维化(乳头内陷),与上皮逆转有关的是轻度增生(病理学描述)。

　　上皮逆转不断增加所引起的病变是上皮不典型增生。乳腺受激素控制,因此在育龄期乳腺可以呈现为一系列表现。ANDI 分类体系可以使医师了解这些疾病的发病机制,了解这些疾病是一个正常过程中的失常,通常不需要任何特殊的处理(82)。

纤维囊性变

　　纤维囊性变是最常见的乳房疾病,但这一名称并不准确,因为它包括一系列临床症状、体征和组织学变化(76)。这一名称是指组织学上可见纤维化、囊肿形成以及上皮增生(83)。囊肿可起源于乳腺小叶,是一个正常乳房退化的失常表现(82)。大约 7% 女性可发生肉眼可见的囊肿,而近 40% 女性可发生镜下可见但不可触及的囊肿(84)。35~55 岁女性多见,而绝经后未进行激素治疗的女性比较罕见。雌激素的存在似乎是临床症状出现的必要条件。以下情况支持这一观点:双侧发病、围绝经期多见、对内分泌治疗有反应(85)。其实只要排除恶性肿瘤,纤维囊性变的诊断几乎没有临床意义,但是可导致患者高度精神紧张(86)。这些病变与乳房上皮的良性改变有关。

囊液分析

　　有研究人员对囊液的电解质和蛋白含量进行检测,但是这对纤维囊性病变的临床处理几乎没有意义。钾/钠比值是区分囊肿类型的标志物(87)。囊肿内皮可能是顶浆分泌细胞,钾/钠比值高、激素或类固醇浓度较高(Ⅰ型);也可能是扁平小叶上皮,钾/钠比值低,白蛋白、CEA、CA125 和类固醇激素结合球蛋白浓度高(Ⅱ型)(87)。顶浆分泌囊肿产出和分泌大量的前列腺特异性抗原(PSA)(88)。这种丝氨酸蛋白酶在增殖性乳房疾病中的作用尚未十分明确。

纤维囊性病变的临床表现

纤维囊性变可以表现为一个无症状的包块,光滑且活动,有可能还可以压缩。纤维囊性变常常主诉疼痛或触痛,有时伴乳头溢液。大多数情况下,当囊肿趋于增大时,患者可有经前期不适。乳房肿块的大小经常发生变化,很快出现或很快消失。多发性或双侧肿块较为常见,在许多患者的病史中,出现过暂时性乳房肿块或有周期性乳房疼痛。周期性乳房疼痛是纤维囊性变最常见的症状。

鉴别诊断

疼痛、大小波动、多发性、双侧性病变特点有助于鉴别纤维囊性变与乳癌。但是,对于明显的乳房肿块,应考虑乳癌的可能性,除非有证据推翻。例如经抽吸证实是一个单纯囊肿;如果抽吸后肿块仍然存在,经组织病理学分析排除癌症可能;或经乳房影像学检查排除癌症可能。与纤维囊性变相关的镜下表现包括囊肿(大体和镜下)、乳头状瘤、乳腺腺病、纤维化以及乳管上皮增生(89)。

诊断性检查

囊性病变可能仅表现为一个孤立的纤维囊性肿块,根据临床表现常常难以与乳腺癌相鉴别。乳腺 X 线片对此可能会有帮助,但是对于纤维囊性变的诊断,乳腺 X 线片并没有特征性表现。超声检查有助于区分囊肿和实性肿块。**超声检查对于单纯性囊肿的特征性表现如下:**

- 囊肿壁薄
- 外形圆滑
- 囊内无回声
- 后方回声增强

如果影像学检查结果与诊断标准不符,通常就需要应用 FNA、FNAC 或 EB 对肿块进行组织学诊断。超声检查表现为单纯性囊肿,可以排除癌症可能。**乳腺 X 线片和超声检查所发现的任何可疑病变都应进行活检。**

超声检查诊断为纤维囊性变,或因病史典型而临床诊断为纤维囊性变,此时如果患者有症状,或乳腺 X 线片上囊肿模糊不清而影响诊断或与超声诊断标准不符,对于考虑为囊肿的孤立性肿块,可进行穿刺抽吸。在一项筛查研究中,人群中 1% 可以出现一个新生囊肿,其中 50% 以上可以消退(90)。穿刺抽吸可以在超声引导下进行,但是如果囊肿可以触及,通常不必应用影像介导(91)。应用 21 号或 22 号针头对一个囊肿进行 FNA,不需局部麻醉,损伤很小,没有明显的风险和并发症。疼痛很轻、感染或出血的风险很小。良性囊液为草黄色到深绿色,甚至褐色,不必再进行细胞学检查(6)。有报道称,将空气注入囊腔内有可能减少囊肿复发,但通常不会这么做。患者应短期内复查,检查囊肿是否复发。30% 的患者会再次出现囊肿,导致患者焦虑,需要再次检查(84)。**在下列情况时应进行组织活检:**

- 未抽出囊液
- 囊液为血性
- 囊液黏稠

- 复杂性囊肿
- 囊内肿块
- 抽吸后肿物持续存在
- 在随访的任何时期发现持续性肿块

即使进行了针吸活检并且结果阴性，但是当一个可疑肿块数月以后仍未消退时，也应进行切除。手术应当是保守性的，因为主要目的是排除癌症。乳房切除或乳腺组织扩大切除并不适用纤维囊性变。大多数患者不需要治疗纤维囊性变，因为纤维囊性变与激素对乳腺组织作用有关，是与女性特定年龄阶段相关的暂时现象，最终可以消退。

纤维囊性变与乳腺癌风险

纤维囊性变与乳腺癌风险的增加并不相关，除非有组织学证据显示上皮增生改变，伴或不伴不典型(92~97)。纤维囊性病变和乳腺癌常常同时发生在同一个乳房内，表明二者的发生过程具有共同性。大约 80% 活检标本显示为纤维囊性变。为了研究纤维囊性变与乳腺癌之间的关系，1950—1968 年对 10 366 例患者进行活检，并平均随访 17 年，大约 70% 活检显示为非增生性乳房疾病，而 30% 显示为增生性乳房疾病(95)，细胞学不典型大约占 3.6%。患有非增生性乳房疾病的女性乳腺癌风险不增加，而患增生性乳房疾病并伴有不典型增生的女性乳腺癌风险增加 2 倍。**与非增生性乳房疾病患者相比，活检结果为乳管或小叶不典型增生的患者在任何一侧乳房内发生浸润性乳腺癌的风险要高 5 倍。**原位癌患者有 8~10 倍的风险发展为乳腺癌。对于小叶病变，这种风险是双侧的；而对于乳管病变，则是同侧的。对于患非增生性病变的女性，乳腺癌家族史对其风险增加不大；而对于不典型增生者，家族史对其风险增加可达 11 倍。仅存在囊肿并不增加乳腺癌风险，但是囊肿伴乳腺癌家族史可使风险增加大约 3 倍(76,92~97)。对于伴有这些危险因素(乳腺癌家族史和增生性乳房疾病)的女性，应密切随访，进行体检和乳腺 X 摄片检查。对于此类女性，下一个 10 年发生浸润性乳腺癌的年龄相关概率(age specific probability)为 1/2000(20 岁)，1/256(30 岁)，1/67(40 岁)，1/39(50 岁)，1/29(60 岁)(93)。发生乳腺癌的相对风险根据增生性病变类型而定。

纤维囊性变的治疗

纤维囊性变是乳房发育和退化过程中的一种正常发展变化，应针对症状和体征，进行定期临床体检和乳腺 X 线扫描或成像检查，除此之外不需要进行特殊治疗。针对如何减轻症状，人们研究了许多营养和膳食补充疗法。咖啡因与纤维囊性变加重是否相关存在争议(98~101)。一些研究结果提示，去除饮食中的咖啡因可以改善症状(100,101)。许多患者了解这些研究，并且报告停止食用咖啡、茶和巧克力之后症状减轻。同样，许多女性发现维生素 E(150~600IU/d)和维生素 B_6(200~800mg/d)也有效(102,103)。但是，关于这些作用的观察资料很难得到证实，大多没有依据(104~106)。最近一篇文章，对乳房纤维囊性变进行营养干预方面进行综述，对月见草油、维生素 E、维生素 B_6 的作用进行评价，指出目前尚没有足够证据对其有效性作出明确的结论(107)。任何时候都可能疼痛发作、触痛加重，以及囊肿增多，直至绝经；如果不服用雌激素，绝经后症状通常可以消退。**建议纤维囊性变患者应该每个月在月经刚结束时进行乳房自检，如果发现肿块，应及时就诊。**

乳房疼痛

乳房疼痛被认为是一种器质性疾病，还没有像其他乳房疾病那样得到彻底地研究(108,109)。炎性细胞因子被引入乳房疼痛的病因学研究中。一项研究中，检测疼痛乳房与无痛乳房中的 IL-6 和 TNF-α 的表达，结果显示黄体期疼痛乳房内这些因子的表达较低,但无统计学差异(110)。雌激素水平升高、孕激素水平下降或雌孕激素比值失调可能与疼痛的发生有关(111)。

乳房疼痛自然史

70%~80% 的女性在其一生中的某些时期会经历严重的乳房疼痛(112,113)。在临床上因乳房问题就诊的患者中,乳房疼痛者可达 30%~47%(111,114)。其中 15% 患者疼痛非常剧烈,以致于因此而改变生活方式,并且需要反复检查治疗(112)。乳房疼痛可影响性生活(48%)、体力活动(37%)、社交活动(12%)以及工作或学习(8%)(115)。

乳房疼痛类型

乳房疼痛是一组令人非常痛苦的综合征,可分为周期型、非周期型或乳房外型(116)。**周期型乳房疼痛**与经前期症状加重有关,始于月经周期的黄体期,双侧乳房充血肿胀、疼痛、沉重和触痛,其中11% 持续 7 天以上(116~118)。周期型乳房疼痛多见于 30~50 岁女性,占所有乳房疼痛症状的 2/3(119)。**非周期型疼痛**与月经周期无关,可描述为疼痛、烧灼样疼痛。可以间歇性,也可以持续性,通常为单侧,多见于 40~60 岁,其治疗比周期型疼痛困难(116)。**乳房外疼痛**,疼痛感觉位于乳房,但实际上与乳房之外的某一部位有关。乳房外疼痛的常见原因包括胸壁肌肉疼痛、肋软骨症状、带状疱疹、神经根病变、肋骨骨折等。肋软骨炎(Tietze 综合征)是一种胸壁疼痛的表现,常常被说成乳房疼痛。

乳房疼痛的治疗

乳房疼痛一般不太可能是恶性病变的症状。对于局限性乳房疼痛,只要临床检查和乳腺 X 线片排除了恶性病变,那么最重要的治疗就是安慰性治疗。治疗方法包括:药物治疗,如麻醉药品、利尿剂、溴隐亭和三苯氧胺;维生素及其补充物,如月见草油;用合身的胸罩承托;局部切除;减少脂肪摄入和减少咖啡因、茶、巧克力中的甲基黄嘌呤的摄入(108,116)。**对于某些女性,停止激素治疗可能有效。每天记录疼痛评分非常重要,有助于了解疼痛与月经周期、日常活动和精神压力等因素之间的关系**。对于纤维囊性变所致的疼痛,乳房外部承托可能有效,最好的方法是避免外伤并佩戴(全天)承托保护良好的胸罩(120)。一项研究将 200 名乳房疼痛女性随机分组,一组给予丹那唑(200mg/d)口服,另一组给予运动型胸罩机械承托,正常活动 12 周。机械承托组症状缓解率为 85%,而丹那唑组缓解率为 58%。停用丹那唑之后,症状复发(113)。丹那唑组中 42% 患者出现药物相关副作用,其中因副作用而停药者达 15%。乳房本身的支持结构很少,运功可引起乳房组织牵拉,而导致乳房疼痛。因此,应用外部承托减少乳房活动,对于减少乳房疼痛有效。对于某些患者,热敷或冷敷以及轻度按摩也可减轻乳房症状(116)。

激素调节药物被认为是治疗乳房疼痛药物,包括丹那唑、溴隐亭、三苯氧胺和醋酸甲羟孕酮,其中三苯氧胺在美国尚未得到批准(116,121~124)。这些药物相关的不良反应较为明显,限制了它们的常规使用(116)。**为了减轻症状,有可能只能要求停用避孕药物和激素治疗**(116)。

丹那唑是一种合成雄激素,抑制垂体促性腺激素释放、阻止黄体生成素释放,抑制卵巢类固醇激素形成。丹那唑是美国食品与药品管理局(FDA)批准用于乳房疼痛的唯一药物(116)。雄激素的不良反应包括痤疮、水肿、音调改变、体重增加、头疼、精神萎靡和多毛等,常常使人难以忍受,即使症状有所改善,许多患者也不得不因此而停药(122)。对于严重疼痛的患者,初始剂量口服 100~200mg,每天 2 次;而后逐渐减少至 100mg,每天 1 次(122)。一项对英国外科医师的调查研究显示,75% 的医师将丹那唑作为一线治疗药物(108)。有研究证实,丹那唑的疼痛缓解率达 79%(125),该方法可以减少经前期乳房疼痛,而且事实上没有明显的不良反应。

口服孕酮类药物可减少周期性乳房疼痛(111)。但是,醋酸甲羟孕酮能否抑制育龄妇女周期性乳房疼痛,尚需要进一步研究。

某些患者因甲状腺激素释放激素(TRH)引起催乳素(PRL)升高,进而引起乳房疼痛加剧(116)。溴隐亭是多巴胺拮抗剂,可抑制 PRL 释放。对于 TRH 诱导 PRL 升高所致乳房疼痛者,给予溴隐亭(2.5mg,每天 2 次)3~6 个月,可有效地减轻乳房疼痛(123)。对于 TRH 正常者,或溴隐亭抵抗者,或不能耐受恶心、呕吐、头疼等不良反应者,给予孕酮和全身应用非甾体类抗炎药(NSAID)反应良好。

催乳素可诱导乳腺组织内碘的主动转运(126,127)。大鼠碘缺乏可引起乳腺增生和不典型性(128)。碘补充疗法可减轻主观性疼痛(129)。一项随机双盲研究,对于周期性乳房疼痛的女性,给予超生理量碘治疗,治疗 3~6 个月后,医师评价疼痛和主观自述疼痛均有所下降,并存在剂量依赖关系(130)。

戈舍瑞林(Goserlin)是一种合成的促黄体激素释放激素(LHRH)的类似物,可引起血浆雌激素水平可逆性下降,并使乳房疼痛减轻(131)。戈舍瑞林的不良反应包括阴道干涩、潮热、性欲减退、皮肤和毛发油性增加、乳房缩小。近来一项临床试验,将 147 名患者随机分组:戈舍瑞林治疗组和安慰剂组。该研究脱失率为 49%。戈舍瑞林组乳房疼痛评分平均下降 67%,而安慰剂组下降 35%。因此,作者认为戈舍瑞林对于治疗乳房疼痛有效,但是不良反应明显,建议作为二线治疗药物。为了减少循环中雌激素对乳房疼痛的作用,雌激素受体阻滞剂是另外一种治疗药物。三苯氧胺是雌激素受体的选择性调节剂,许多研究证实每天口服 10~20mg 三苯氧胺可减轻乳房疼痛,效果与丹那唑和溴隐亭相似(124,132~134)。外用非类固醇抗炎药物也是治疗乳房疼痛的一种方法(135),NSAID 凝胶常被用来减轻疼痛。将患者分为周期性疼痛组和非周期性疼痛组,并随机给予 NSAID 或安慰剂治疗。所有患者的周期性疼痛和非周期性疼痛均明显减轻,但是药物治疗组疼痛减轻程度更大,周期性疼痛与非周期性疼痛效果相似。NSAID 的不良反应较小,对于周期性疼痛和非周期性疼痛均可考虑应用。

非激素治疗,例如饮食限制、维生素及其补充物、限制甲基黄嘌呤的摄入等,作为有可能治疗乳房疼痛的方法得到研究,因为这些方法与药物不良反应无明显关系(116)。由于乳房疼痛是与纤维囊性变相关的症状之一,因此与纤维囊性变相关的治疗方法也同样适用于乳房疼痛的治疗。一项随机研究发现,低脂饮食对乳房疼痛有效(136)。两组患者分别摄入低脂饮食(脂肪占 15%)和高脂饮食(脂肪占 36%),6 个月后,低脂饮食患者疼痛缓解率为 90%,而高脂饮食患者疼痛缓解率仅为 22%(P=0.0023)。月见草油含有必需脂肪酸(γ- 亚麻酸,GLA),因其影响前列腺素的合成而得到研究(137)。月见草油已经用作一线治疗药物,但是对于非常严重的疼痛,仍然应用丹那唑和溴隐亭(112)。一项小样本前瞻性研究中,乳房疼痛患者服用月见草油胶囊每天 8 粒,共 4 个月(320mg,GLA)(138)。对月见草油有反应者体内必需脂肪酸初始浓度低于反应不良者,提示月见草油可增加体内必需脂肪酸的浓度,而且必需脂肪酸浓度增加与其症状改善有关。然而,其他两项研究并未证实月见草油胶囊优于安慰剂(139,140)。一项荷兰的研究中,124 名周期性或非周期性乳房疼痛患者,每月疼痛平均持续 7 天或以上(最少 5 天),随机给予以下治疗:(i)鱼油和对照油;(ii)月见草油和对照油;(iii)鱼油和月见草油;(iv)两种对照油,共 6 个月(139)。在所有的研究对象中,每月疼痛天数的减少存在统计学意义,而疼痛评分的减少无统计学意义。周期性疼痛减少的程度大于非周期性疼痛,对于所有试验油和对照油均是如此。作者得出结论,鱼油和月见草油的效果并不优于价格低廉的麦芽和玉米油。另一项大样本双盲随机前瞻性试验中,555 名中重度周期性乳房疼痛患者,每个月经周期内疼痛至少 7 天(140)。分为四组,分别给予:(i)GLA 和抗氧化剂安慰剂;(ii)脂肪酸安慰剂和抗氧化剂;

（iii）GLA 和抗氧化剂；（iv）脂肪酸安慰剂和抗氧化剂安慰剂，双盲治疗 4 个月，各组症状缓解率相似，均为 35%。然后对各组患者进行 GLA 开放治疗和抗氧化剂盲法治疗 12 个月，各组患者症状继续好转，乳房疼痛缓解率达到 50%。该试验是评价 GLA 对乳房疼痛缓解作用的最大的、有良好对照的研究，并未证实 GLA 优于安慰剂。该研究与以前那些较小的研究结果不一致。作者不能排除显著的心理因素对 GLA 疗效的混淆作用。GLA 使用安全，没有任何明显的不良反应；正是因为没有不良反应，所以 GLA 才被用于治疗乳房疼痛。然而，随机对照试验对其有效性提出质疑。

纤维上皮性病变

纤维腺瘤

纤维腺瘤是最常见的良性乳房肿瘤。在一项研究中，它们占乳房活检结果的 50%（141）。多发于年轻女性（20~35 岁），也可见于青少年女性（142）。在 25 岁以下女性中，纤维腺瘤比囊肿更为常见。绝经后非常罕见，绝经后女性偶尔也可发现，但通常已经钙化。基于这一原因，可以推测纤维腺瘤对雌激素刺激较为敏感。一项研究报道了 51 名 35 岁以上女性出现了新生的纤维腺瘤，既往病历记载中没有可触及肿块的证据，也没有乳腺 X 线发现肿块的证据（143）。纤维腺瘤可以是单一肿块，也可以是多发性病变。

临床上，通常是年轻女性在洗澡或穿衣时发现一个肿块。发现时肿块直径大多为 2~3cm，但是也可以很大（即巨大纤维腺瘤）。检查时，肿块质地较硬、光滑、有弹性。不会引起炎性反应，活动性良好，不引起皮肤凹陷或乳头内陷。常常呈分叶状，可触及一个沟槽。乳腺 X 线片和超声影像上的典型表现是一个明确的、光滑的实性肿块，边界清晰。

乳房纤维腺瘤与乳腺癌风险的增加无关（144）。乳腺纤维腺瘤可以自然退化、生长或大小不变。大多数纤维腺瘤长到 2~3cm 时就停止生长了，大约 15% 自发性退化，只有 5%~10% 逐渐生长（145）。纤维腺瘤很少转化为癌，而自然退化较为常见，因此目前推荐的处理方法是保守治疗，除非肿瘤生长（141）。对于可疑的纤维腺瘤，应进行 FNAC 或 CNB 检查，以明确诊断，并观察肿瘤是否生长，或根据患者意愿而将其切除。纤维腺瘤很少长到 2~3cm 以上，较大的或继续生长的纤维腺瘤必须切除。可以在局部麻醉下将纤维腺瘤完整切除，治疗病变并排除恶性。某些医师建议在超声引导下，应用经皮真空辅助活检装置或应用经皮细胞冻融技术等创伤更小的局部治疗方法治疗纤维腺瘤（146，147）。对于患有纤维腺瘤的年轻女性，可进行针吸细胞学检查，并对肿块继续观察（148）。对继续观察的接受程度各不相同，许多患者选择将纤维腺瘤切除（149）。

大体观察切除的肿块，纤维腺瘤可见包膜，并与周围乳腺组织界限清晰。显微镜下可见上皮和间质成分均增生。病程较长和绝经后女性的纤维腺瘤，间质中可见钙化。

多发性纤维腺瘤

某些患者中可见多发性纤维腺瘤，据报道该病多见于器官移植后进行免疫抑制的绝经前女性（150~152）。如果将所有肿瘤通过各自独立的切口切除，将留下明显的瘢痕和畸形。有人建议通过单一乳晕边缘切口，将这些活动的肿瘤切除，但是该方法有可能导致乳管的严重破坏（153）。另一种方法是选择乳房下皱襞切口进行手术。另外，当临床体检、FNAC 组织学检查、超声影像学检查这三项检查均支持纤维腺瘤诊断时，也可以进行保守观察（151）。

叶状肿瘤

叶状肿瘤是一种罕见的纤维上皮肿瘤，可表现为一系列临床和病理行为：良性、交界

性、恶性(154,155)。已经证实,**叶状肿瘤中良性最多(70%),其次是恶性(23%),交界性最少(7%)**(156)。该结果与以前的大样本研究相似,良性64%,恶性21%,交界性14%(157)。对于该发生率,由于组织学评判标准的不同,某些研究结果应慎重引用(156)。叶状肿瘤可发生于任何年龄,但是在接近40岁到50多岁之间的女性更为常见(156,158~162)。**病变很少为双侧,通常表现为一个孤立肿块,临床上很难与纤维腺瘤相鉴别**。患者常常主诉很久以前就有一个稳定的结节,而后突然增大。文献报道的肿块大小从1.0cm至5.0cm不等(154,163,164)。肿块的大小不是诊断标准,尽管叶状肿瘤通常比纤维腺瘤要大,可能是因为叶状肿瘤生长较快所致。对于如何区分叶状肿瘤和纤维腺瘤,没有很好的临床标准。纤维腺瘤可以选择继续观察,但是对于叶状肿瘤则必须进行切除,以达到局部控制,并判断其良恶性。良性纤维腺瘤不能通过临床体检与叶状肿瘤进行区分,为了避免对其进行不必要的切除,对于需要切除活检以进行组织病理学评价和局部控制的患者,可以求助于影像学检查资料,以协助区分。乳腺X线片上叶状肿瘤团块周围可见一个晕环,但是对于区分纤维腺瘤和叶状肿瘤也不可靠(165~167)。超声影像学检查也具有很多局限性,即使应用彩色和脉冲多普勒超声也同样如此(163)。

　　显微镜下评价病变对于明确诊断非常重要。通过FNAC或CNB取得的少量样品,能够对纤维腺瘤,良性、交界性、恶性叶状肿瘤进行组织学区分,但也是非常困难的(168,169)。区分良性叶状肿瘤和恶性叶状肿瘤的难度小于区分良性叶状肿瘤和纤维腺瘤的难度(170)。病变分级的组织学体征包括每高倍视野内有丝分裂相数目、基质的细胞构成、肿瘤边缘浸润性、细胞的不典型性、肿瘤坏死以及基质过度生长(171)。

　　如果病变特征不能明确支持纤维腺瘤,则必须予以切除。建议切除所需考虑的因素包括年龄较大、定期筛查的人发现新生肿块、生长较快、大于2.5~3cm、FNAC或CNB结果可疑、乳腺X线和超声影像学检查证实肿块分叶以及其内可见囊肿。如果选择继续观察,则必须在短期内再次进行临床检查和影像学检查,以观察肿瘤大小的变化。

　　活检证实为叶状肿瘤,应进行扩大的局部切除,切除范围包括肿瘤外1~2cm组织(156~161)。对于巨大肿瘤,或相对于较小乳房而言较大的肿瘤,可能需要切除乳房。否则应避免切除乳房,也不必进行腋窝淋巴结清扫。然而,常常是对认为是纤维腺瘤的患者进行切除活检,但是最终病理检查诊断为叶状肿瘤。对于交界性和恶性叶状肿瘤,建议对其边缘的正常乳房组织进行再次切除(159)。

　　良性和恶性叶状肿瘤的预后不同(154,155,157,162,172)。**良性叶状肿瘤局部复发率高达10%**(159~161)。复发与肿瘤边缘受累有关,而死亡率与肿瘤的大小和分级有关(173)。在一项仅对高度恶性叶状肿瘤进行回顾的研究中,肿瘤的大小和切缘与局部复发和远处扩散有关,为达到完全手术切除,可能需要进行乳房切除(174)。**恶性叶状肿瘤有局部复发倾向,偶尔可转移至肺,也可以发生脑、骨盆和骨转移**(160~162)。肿瘤的基质成分是恶性的、转移性的,其生物学行为类似于肉瘤。很少累及腋窝。出现转移常常是提示叶状肿瘤为恶性的第一个征候。转移性叶状肿瘤的化疗方案应该以肉瘤的化疗方案为基础,而不是腺癌(159)。叶状肿瘤的治疗一般不使用放疗。当肿瘤体积较大、边缘阳性、肿瘤复发或组织学恶性时,放疗可能会有一定的疗效(175)。

需要评估的乳房疾病

乳头溢液　　　因乳房问题就诊的患者中,4.5%的患者有乳头溢液现象,其中48%为自发性的,52%为刺激引起的(176)。非自发性乳头溢液没有病理意义。刺激或自我诱导引起的乳头溢液应告之不是病理状态并应指导其终止该行为。与刺激引起的乳头溢液相比,自发性乳头溢液与潜在的病理问题相关性更大。**虽然乳头溢液令人烦恼,但是自发性乳头溢液常常被发现与恶性肿瘤有关,占 4%~10%**(176~178)。乳头溢液可由肿瘤因素或非肿瘤因素引起(179)。非肿瘤因素包括乳汁过多、机械性按摩所导致的生理变化、经产妇、乳管周围炎、乳晕下脓肿、纤维囊性变和乳管扩张。非哺乳期女性乳头溢液的肿瘤性原因包括单发乳管内乳头状瘤、乳癌、乳头瘤样增生、鳞状上皮化生和乳腺腺病(176,179,180)。乳房外因素与激素和药物有关(179)。**乳头溢液的重要特征以及需要通过病史和体检来评价的其他因素如下**(180):

1. 溢液的性质(浆液性、血性或乳汁状)
2. 与肿块的关系
3. 单侧或双侧
4. 单一乳管或多个乳管
5. 溢液是自发性的(持续性或间断性)或是挤压乳房的一个点或整个乳房而流出的
6. 与月经周期的关系
7. 绝经前或绝经后
8. 激素治疗(避孕药或雌激素)

来自单一乳管的单侧、自发、血性或血清样溢液通常由乳管内乳头状瘤引起,极少数是由乳管内癌引起的。在这两种情况下,都可能摸不到肿块。通过对乳头周围或乳晕边缘的不同部位进行按压,可以找到受累乳管。血性溢液大多提示为癌,但是通常是由良性乳管内乳头状瘤所引起。绝经前女性自发性多个乳管溢液,单侧或双侧,月经来潮之前最为明显,这通常是由纤维囊性变所引起的。溢液也可以是绿色或褐色的。活检时通常可见乳头瘤样增生和乳管扩张。如果出现肿块,应将其切除。非哺乳期女性出现多个乳管乳汁样溢液,可能是垂体催乳素分泌增加所致;应检测血浆催乳素和促甲状腺素(TSH)水平,以了解是否存在垂体肿瘤和甲状腺功能减退。甲状腺功能减退可引起溢乳。另外,吩噻嗪也可引起乳汁状溢液,停药后消失。口服避孕药可引起多个乳管出现清亮的、浆液性或乳汁状乳头溢液,单一乳管较为少见。乳头溢液在月经来潮之前最为明显,停药后消失。

长期慢性单侧乳头溢液,特别是血性溢液,是切除受累乳管的指征。进行乳腺 X 线和超声检查,以排除相关肿物。切除乳管系统之前,有时可进行乳管造影,以确认是否存在充盈缺损,但是通常该项检查并无太大价值(178)。乳管造影并不能取代切除,因为乳管造影不能发现多发性病变,不能显示外周区域(181)。

纤维乳管镜作为一种新技术,被用于评价伴有乳头溢液患者(182)。在 259 例乳头溢液患者中,纤维乳管镜成功发现乳管内乳头状瘤 92 例(36%)。某些医疗中心应用乳管镜进行乳管内活检,创伤较小(183,184)。已经应用此方法对 83 例乳头溢液患者做出诊断(183)。其中 21% 的患者诊断为重度或恶性不典型。

对于乳头溢液或囊肿液,很少进行细胞学检查。**细胞学检查通常没有太大价值,但是有可能发现恶性细胞**(178)。阴性发现不能排除癌,尤其对于 50 岁以上女性更是如此。在任何情况下,受累乳管和肿块(如果肿块存在)都应予以切除(177,178,180,185)。对受累乳管系统进行彻底的组织病理学评价是最好的诊断方法,细胞学评价对于诊断并不可靠。

对于乳头溢液,手术切除一般采用乳晕旁切口,其位置靠近触发点(引起乳头溢液的压迫点)(179)。在局部麻醉或全身麻醉下,实施单一乳管的显微乳管切除术或乳晕下大乳管的中央乳管切除。为了定位,可以在乳管内置管注入亚甲蓝,或将泪道探针插入乳管。切除 3~5cm 乳腺组织,或一直切到乳管系统内没有血性液体为止。应告知患者,有可能出现血运受损而导致皮肤及乳头坏死、乳头感觉改变、畸形、丧失哺乳功能,如果只切除单一乳管,病变有可能复发。

患者有单侧乳头溢液史,但是不能定位,也未触及肿块,此时应当每周检查一次,连续一个月。如果单侧乳头溢液持续存在,即使没有明确定位或肿瘤,也应考虑手术探查。另外,也可以进行严密随访,每 1~3 个月一次。应该拍摄乳腺 X 线片。脓性溢液可能来自乳晕下脓肿,需要切除相关的输乳管窦(186)。

乳头侵蚀性腺瘤病

乳头侵蚀性腺瘤病是一种罕见的乳头良性病变,其表现类似于 Paget 病(187)。患者因瘙痒、烧灼感和疼痛而就诊。临床检查可见乳头溃疡、结痂、鳞屑、硬化和红斑。乳头增大、突出,经期更为明显(188)。鉴别诊断包括鳞状细胞癌、银屑病、接触性皮炎、脂溢性角化症、皮肤转移性腺癌以及罕见的乳头原发肿瘤(187)。为明确诊断,应进行活检。局部切除可以治愈病变(187)。

脂肪坏死

乳房脂肪坏死较为罕见,但是临床上很重要,因为它会产生一个肿块,常常伴有皮肤凹陷或乳头内陷,和癌瘤无法区分。脂肪坏死的表现在临床上常常令人迷惑。创伤可能是造成脂肪坏死的原因,但是只有一半患者具有乳房受伤史。有时肿块附近可见淤斑,触痛可有可无。如果不予治疗,由脂肪坏死引起的肿块可逐渐消失。影像学检查通常不足以做出诊断(189)。对于肿块,常规进行空心针活检或将整个肿块切除活检,以排除癌瘤,这样做最为安全(189)。脂肪坏死也常见于乳房部分切除和放疗后或横行腹直肌肌皮瓣(TRAM)移植乳房再造术后(190)。

乳房脓肿

哺乳期脓肿

除非患者正在哺乳,否则很少发生乳房感染。哺乳期乳腺炎必须与哺乳期脓肿相鉴别(191)。哺乳期间,乳房常常可出现红斑、触痛和硬结。**哺乳期乳腺炎由喂养过程中细菌传播和卫生不良所致。哺乳期乳腺炎和脓肿最常见致病微生物是金黄色葡萄球菌**(192)。如果诊断为乳腺炎,建议进行乳房按摩、应用抗生素,并且继续哺乳。在病情早期,应用抗生素治疗,例如双氯西林 250mg,每天 4 次,或苯唑西林 500mg 每天 4 次,连用 7~10 天,在此基础上继续哺乳,感染一般可以治愈。**如果病变发展为局限性肿块,并伴有局部和全身感染症状,即形成了脓肿。应对其进行切开引流,并中止哺乳。**

非哺乳期脓肿

年轻或中年的非哺乳期女性也可以发生乳房感染和脓肿,但比较罕见(193)。目前对非哺乳期脓肿采用保守治疗(194,195)。当怀疑乳房脓肿时,应初步进行超声检查,了解是否存在炎性包块、脓液、单个脓腔或多房性脓肿(196)。如果存在,即应抽吸脓液、抗生素治疗,必要时可再次抽吸脓液(196)。如果脓液积存量 >3ml,可考虑经皮放置引流(194)。一次抽吸,50% 的患者即可治愈(194)。脓肿的复发率较低(10%)(194)。对 190 个非哺乳期和哺乳期脓肿进行细菌学分析,结果显示革兰阳性球菌最多(51.3%),其中 8.6% 为甲氧西林耐药金黄色葡萄球菌;其次为混合厌氧菌(13.7%)和厌氧球菌(6.3%)(196)。**如果多次抽吸之后感染仍然复发,有可能必须在静止期进行切开引流,而后切除受累输乳管或乳头基底部的乳管。**在几乎所有的病例中,乳房窦道(泌乳乳管瘘)被确认是再次感染或持续感染的原因(197)。当乳房上出现红斑时,还应该考虑炎性乳癌的可能。除非活检排除了炎性乳癌的可能性,否则不应对显著的感染进行长期的抗炎治疗。

乳晕下脓肿和乳管瘘

乳晕下脓肿和乳管瘘可继发鳞状上皮化生(198)。远端乳管可被集聚的上皮碎屑所堵塞。近来两项较大的回顾性研究报告,乳管瘘的形成与吸烟具有较强的相关性(199,200)。切除乳管及其引流脓腔,以治疗乳管窦道。在两项研究中,**仅行切开引流时,复发率较高**。原发性乳晕下脓肿最常见的微生物是金黄色葡萄球菌,但是慢性复发性脓肿中厌氧菌更为多见(200)。

隆乳相关疾病

据估计,美国大约有 400 万女性实施了隆乳手术。乳房假体通常放置在胸大肌后,很少置于乳房的皮下组织内。大多数假体外层是硅胶囊,内部充注硅凝胶或盐水。

隆乳术后并发症较为明显。文献报道,包膜挛缩的发生率为 10%~60%。包膜挛缩或假体周围瘢痕导致乳房变硬、变形,可引起疼痛,有时需要取出假体、切除包膜。假体破裂发生率为 5%~10%,硅凝胶渗漏更为常见(201)。2006 年,FDA 批准硅凝胶假体可用于 22 岁以上女性的隆乳或乳房再造(202)。产品代理商建议,术后 3 年时进行 MRI 检查,而后每隔 2 年进行一次 MRI,以排查假体破裂。

代理商建议有症状的假体破裂的患者应与医师协商,是否需要将假体取出;如果没有相关症状或假体破裂证据,一般不需将假体取出,因为取假体的风险有可能大于保留假体的风险。如果超声筛查显示没有破裂,那么实际破裂的概率为 2.2%(203);如果超声检查显示破裂,那么实际破裂率为 37.8%。在这种情形下,大量女性就有可能将正常假体取出。在超声检查的基础上加用 MRI,实际破裂的概率将增加至 86%。

硅凝胶和自身免疫性疾病之间的关联尚缺乏证据(204,205)。到目前为止,多个荟萃分析研究中,并未证实乳房假体与结缔组织病之间存在明显联系(206)。后续研究证实,没有临床资料可以证明应用硅胶假体的患者结缔组织病的发病率增加(207~209)。还有资料再次肯定了之前的研究结果,没有证据支持乳房假体和结缔组织病相关(210)。一项研究对丹麦女性接受乳房缩小整形手术和硅胶假体隆乳手术两组患者进行比较,结果显示两组患者之间抗核抗体和其他自身抗体检出率未见增加(211)。隆乳组包膜挛缩和疼痛的发生率高于乳房缩小整形组。乳房假体和乳腺癌发病率增高之间无明显关系(212)。但是,任何有硅胶假体的患者都有发生乳腺癌的可能。

(杨红岩　向阳　译)

参考文献

1. **Pearlman, MD, Giffin JL.** Benign breast disease. *Obstet Gynecol* 2010;116:747–747.
2. **Harris J, Morrow M, Lippman M, et al.** *Diseases of the breast.* Philadelphia: Lippincott Williams & Wilkins, 2009.
3. **Miltenburg DM, Speights VO Jr.** Benign breast disease. *Obstet Gynecol Clin North Am* 2008;35:285–300.
4. **Gail Risk Assessment.** Breast cancer risk assessment tool. Available online at: http://www.cancer.gov/bcrisktool
5. **O'Brien MM, Donaldson SS, Balise RR, et al.** Second malignant neoplasms in survivors pediatric Hodgkin's lymphoma treated with low-dose radiation and chemotherapy. *J Clin Oncol* 2010;28:1232–1239.
6. **Rodden AM.** Common breast concerns. *Prim Care* 2009;36:103–113.
7. **Smith RA, Cokkinides V, Brawley OW.** Cancer screening in the United States, 2008: a review of current American Cancer Society guidelines and cancer screening issues. *CA Cancer J Clin.* 2008;58:161–179.
8. **Kosters JP, Gotzsche PC.** Regular self-examination or clinical examination for early detection of breast cancer. *Cochrane Database Syst Rev* 2003;2:CD003373.
9. **Austoker J.** Breast self examination. *BMJ* 2003;326:1–2.
10. **Weiss NS.** Breast cancer mortality in relation to clinical breast examination and breast self-examination. *Breast J* 2003;9:86–89.
11. **Nelson HD, Tyne K, Naik A, et al.** Screening for breast cancer: systematic evidence review update for the US Preventative Services Task Force. *Rockville (MD) Agency Healthcare Res Qual (US);* 2009;10-05142-EF-1.
12. **Newcomer L, Newcomb P, Trentham-Dieatz A, et al.** Detection method and breast carcinoma histology. *Cancer* 2002;95:470–477.
13. **van Dooren S, Rijnsburger AJ.** Psychological distress and breast self-examination frequency in women at increased risk for hereditary or familial breast cancer. *Community Genet* 2003;6:235–241.
14. **Breast self-examination tutorial.** Available online at: http://www.komen.org/bse http://ww5.komen.org/BreastCancer/BreastSelf Awareness.html?ecid=vanityurl:28
15. **Committee on Technologies for the Early Detection of Breast Cancer.** *Mammography and beyond: developing technologies for the*

early detection of breast cancer. Washington, DC: National Academy Press, 2005.

16. **Lewin J, Hendrick RE, D'Orsi CJ, et al.** Comparison of full-field digital mammography with screen-film mammography for cancer detection: results of 4,945 paired examinations. *Radiology* 2001;218:873–880.

17. **Nees AV.** Digital mammography: are there advantages in screening for breast cancer? *Acad Radiol* 2008;15:401–407.

18. **Pisano E, Gatsonis C, Hendrick E, et al.** Diagnostic performance of digital versus film mammography for breast cancer screening. *N Engl J Med* 2005;353:1773–1783.

19. **Paquelet JR, Hendrick RE.** Lesion size inaccuracies in digital mammography. *AJR Am J Roentgenol* 2010;194:115–118.

20. **Buist DS, Porter PL, et al.** Factors contributing to mammography failure in women age 40–49 years. *J Natl Cancer Inst* 2004;96:1432–1440.

21. **Palka I, Kelemen G, Ormandi K, et al.** Tumor characteristics in screen-detected and symptomatic breast cancers. *Pathol Oncol Res* 2008;14:161–167.

22. **Hendrick RE, Pisano ED, Averbukh A, et al.** Comparison of acquisition parameters and breast dose in digital mammography and screen-film mammography in the American College of Radiology Imaging Network digital mammographic imaging screening trial. *AJR Am J Roentgenol* 2010;194:362–369.

23. **Bassett L, Liu TH, Giuliano AE, et al.** The prevalence of carcinoma in palpable vs. impalpable, mammographically detected lesions. *Am J Roentgenol* 1991;157:21–24.

24. **Tice JA, Kerlikowse K.** Screening and prevention of breast cancer in primary care. *Prim Care* 2009;36:533–558.

25. **Nystrom L, Anderson T, Bjurstam N, et al.** Long-term effects of mammography screening: updated overview of the Swedish randomised trials. *Lancet* 2002;359:909–919.

26. **Miller A, To T, Baines CJ, et al.** National breast screening study-1: breast cancer mortality after 11 to 16 years of follow-up: a randomized screening trial of mammography in women age 40–49 years. *Ann Intern Med* 2002;137:305–312.

27. **Miller A, To T, Baines CJ, et al.** Canadian national breast screening study-2: 13-year results of a randomized trial in women aged 50–59 years. *J Natl Cancer Inst* 2000;92:1490–1499.

28. **Duffy S, Tabar L, Smith R.** The mammographic screening trials: commentary on the recent work of Olsen Gotzsche. *CA Cancer J Clin* 2002;52:68–71.

29. **Alexander F, Anderson T, Brown HK, et al.** 14 years of follow-up from the Edinburgh randomised trial of breast-cancer screening. *Lancet* 1999;353:1903–1908.

30. **Kalager M, Zelen M, Langmark F, et al.** Effect of screening mammography on breast-cancer specific mortality in Norway. *N Engl J Med* 2010;363:1203–1210.

31. **Tabar L, Vitak B, Chen, HH, et al.** Two-county trial twenty years later: updated mortality results and new insights from long-term follow-up. *Radiol Clin North Am* 2000;38:625–651.

32. **UKDG, UK Trials of Early Detection of Breast Cancer Group.** 16-year mortality from breast cancer in the UK trial of early detection of breast cancer. *Lancet* 1999;353:1909–1914.

33. **Coburn NG, Chung MA, Fulton J, et al.** Decreased breast cancer tumor size, stage, and mortality in Rhode Island: an example of a well-screened population. *Cancer Control* 2004;11:222–230.

34. **Botteri E, Bagnardi V, Goldhirsch A, et al.** Axillary lymph nodes involvement in women with breast cancer: does it depend on age? *Clin Breast Cancer* 2010; 4:318–321.

35. **Smith R, Cokkinides V, Brawley OW.** Cancer screening in the United States, 2009: a review of current American Cancer Society guidelines and issues in cancer screening. *CA Cancer J Clin* 2009;59:27–41.

36. **American Geriatrics Society Clinical Practice Committee.** AGS position statement: breast cancer screening in older women. *J Am Geriatr Soc* 2000;48:842–844.

37. **Mandelblatt JS, Schechter CB, Yabroff KR, et al.** Toward optimal screening strategies for older women. Costs, benefits and harms of breast cancer screening by age, biology and health status. *J Gen Intern Med* 2005;20:487–496.

38. **Schonberg MA, Silliman RA, Marcantonio ER.** Weighing the benefits and burdens of mammography screening among women age 80 years or older. *J Clin Oncol* 2009;27:1774–1780.

39. **Badgwell BD, Giordano SH, Duan ZZ, et al.** Mammography before diagnosis among women age 80 years and older with breast cancer. *J Clin Oncol* 2008;26:2482–2488.

40. **U.S. Preventative Services Task Force.** Screening for breast cancer: U.S. Preventive Services Task Force recommendation statement. *Ann Intern Med* 2009;151:716–726.

41. **Smith RA, Cokkinides V, Brooks D, et al.** Cancer screening in the United States, 2010: a review of current American Cancer Society guidelines and issues in cancer screening. *CA Cancer J Clin* 2010;60:99–119.

42. **Albert RH, Clark MM.** Cancer screening in the older patient. *Am Fam Phys* 2008;78:1369–1374.

43. **American College of Radiology.** *Breast imaging reporting and data system (BI-RADS)*. 4rd ed. Reston, VA: American College of Radiology, 2003.

44. **Elmore J, Armstrong K, Lehman C, et al.** Screening for breast cancer. *JAMA* 2005;293:1245–1256.

45. **Weigel S, Decker T, Korsching E, et al.** Calcifications in digital mammographic screening; improvement of early detection of invasive breast cancer? *Radiology* 2010;255:738–745.

46. **Lanzieri CF, Molter JP, Legan GJ.** University Hospitals of Cleveland. Available online at: uhrad.com//mamarc.htm

47. **Lazarus E, Mainiero MB, Schepps B, et al.** BI-RADS lexicon for UD and mammography interobserver variability and PPV. *Radiology* 2006;239:385–391.

48. **Parikh JR.** ACR appropriateness criteria on palpable breast masses. *J Am Coll Radiol* 2007;285–288.

49. **Carney P, Miglioretti D, Yankaskas BC, et al.** Individual and combined effects of age, breast density, and hormone replacement therapy use on the accuracy of screening mammography. *Ann Intern Med* 2003;138:168–175.

50. **Stone J, Warren RM, Pinney E, et al.** Determinants of percentage and area measures of mammographic density. *Am J Epidemiol* 2009;170:1571–1578.

51. **Madjar H.** Role of breast ultrasound for the detection and differentiation of breast lesions. *Breast Care* 2010;5:109–114.

52. **Dillion MF, Hill AD, Quinn CM, et al.** The accuracy of ultrasound, stereotactic and clinical core biopsies in the diagnosis of breast cancer with an analysis of false negative cases. *Ann Surg* 2005;242:701–707.

53. **Kelly KM, Dean J, Columada WS, et al.** Breast cancer detection using automated whole breast ultrasound and mammography in radiologically dense breasts. *Eur Radiol* 2010;20:734–742.

54. **Nothacker M, Duda V, Hahn M, et al.** Early detection of breast cancer: benefits and risk of supplemental breast ultrasound in asymptomatic women with mammographically dense breast tissue. A systematic review. *BMC Cancer* 2009;9:335–344.

55. **Irwig L, Houssami N, van Vliet C.** New technologies in screening for breast cancer: a systematic review of their accuracy. *Br J Cancer* 2004;90:2118–2122.

56. **Hong AS, Rosen E, Soo MS, et al.** BI-RADS for sonography: positive and negative predictive values of sonographic features. *AJR Am J Roentgenol* 2005;184:1260–1265.

57. **Chang YW, Kwon KH, Goo DE, et al.** Sonographic differentiation of benign and malignant cystic lesions of the breast. *J Ultrasound Med* 2007;26:47–53.

58. **Weinstein S, Rosen M.** Breast MR imaging: current indications and advanced imaging techniques. *Radiol Clin North Am* 2010;48:1013–1042.

59. **Veronesi U, De Cicco C, Galimberti VE, et al.** A comparative study on the value of FDG-PET and sentinel node biopsy to identify occult axillary metastases. *Ann Oncol* 2007;18:473–478.

60. **Buchanan Cl, Morris EA, Dorn PL, et al.** Utility of breast magnetic resonance imaging in patients with occult primary breast cancer. *Ann Surg Oncol* 2005;12:1045–1053.

61. **Saslow D, Boetes C, Burke W, et al.** American Cancer Society guidelines for breast screening and MRI as an adjunct to mammography. *CA Cancer J Clin* 2007;57:75–89.

62. **Kriege M, Brekelmans C, Coetes C, et al.** Efficacy of MRI and mammography for breast-cancer screening in women with a familial or genetic predisposition. *N Engl J Med* 2004;351:427–437.

63. **Tafra L.** Positron emission tomography (PET) and mammography (PEM) for breast cancer: importance to surgeons. *Ann Surg Oncol* 2007;14:3–13.

64. **Berner A, Davidson B, Sigstad E, et al.** Fine-needle aspiration cytology vs. core biopsy in the diagnosis of breast lesions. *Diagn Cytopathol* 2003;29:344–348.

65. **Bruening W, Schoelles K, Treadwell J, et al.** Comparative effectiveness of core-needle and open surgical biopsy for the diagnosis

of breast lesions. Agency for Healthcare Research and Quality. Dec. 2009. Report NO. 10-EHC007-EF.

66. **Ough M, Velasco J, Hieken T.** A comparative analysis of core needle biopsy and final excision for breast cancer: histology and marker expression. *Am J Surg* 2010;201:685–687.

67. **Usami S, Moriya T.** Pathological aspects of core needle biopsy for non-palpable breast lesions. *Breast Cancer* 2005;12:272–278.

68. **Fajardo LL, Pisano ED.** Radiologist investigators of the radiologic diagnostic oncology group V: stereotactic and sonographic large-core biopsy of nonpalpable breast lesions. *Acad Radiol* 2004;11:293–308.

69. **Bevers T, Anderson B, Borgen P, et al.** Breast cancer screening and diagnosis. *NCCN Practice Guidelines in Oncology* 2004;1:1–74.

70. **Kerlikowske K, Smith-Bindman R, Ljung BM, et al.** Evaluation of abnormal mammography results and palpable breast abnormalities. *Ann Intern Med* 2003;139:274–284.

71. **Brazda A, Estroff J.** Delays in time to treatment and survival impact in breast cancer. *Ann Surg Oncol* 2010;17:291–296.

72. **Abati A, Simsir A.** Breast fine needle aspiration biopsy: prevailing recommendations and **contemporary practices**. *Clin Lab Med* 2005;25:631–654.

73. **Morris AM, Flowers CR.** Comparing the cost effectiveness of the triple test score to traditional methods for evaluating palpable breast masses. *Med Care* 2003;41:962–971.

74. **Ahmed I, Nazir R, Chaudhary MY, et al.** Triple assessment of breast lump. *J Coll Physician Surg* 2007;17:535–538.

75. **Ciatto S, Houssami N.** Breast imaging and needle biopsy in women with clinically evident breast cancer: does combined imaging change overall diagnostic sensitivity? *Breast* 2007;16:382–386.

76. **Vimpeli SM, Saarenmaa I, Huhtula H, et al.** Large-core needle biopsy versus fine needle aspiration biopsy in solid breast lesions: comparison of cost and diagnostic value. *Acta Radiol* 2008;49:863–869.

77. **Kuo YL, Chang TW.** Can concurrent core biopsy and fine needle aspiration biopsy improve the false negative rate of sonographically detectable breast lesions? *BMC Cancer* 2010;10:371–377.

78. **Ellis I, Humphreys M, Michell M, et al.** Best Practice No. 179: guidelines for breast needle core biopsy handling and reporting in breast screening assessment. *J Clin Pathol* 2005;57:897–902.

79. **Blaylock RC, Byrne JLB, Clayton F, et al.** The Internet pathology laboratory for medical education. Available online at: http://202.193.198.50/glblnet/severbj1/bl/WEBPATH.HTM

80. **Ciampa A, Xu B, Bayiee D, et al.** HER-2 status in breast cancer; correlation of gene amplification by FISH with immunohistochemistry expression using advanced cellular imaging system. *Appl Immuno-histochem Mol Morphol* 2006;14:132–137.

81. **Vaugh A, Crowe JP.** Mammary ductoscopy and ductal washings for the evaluation of patients with pathologic nipple discharge. *Breast* 2009;15:254–260.

82. **Courtillot C, Plu-Bureau, Binart N, et al.** Benign breast diseases. *J Mammary Gland Bio Neoplasia* 2005;10:325–335.

83. **Santen RJ, Mansel R.** Benign breast disorder. *N Engl J Med* 2005;353:275–285.

84. **Berg Wa, Sechin AG, Marques H, et al.** Cystic breast masses and the ACRIN 6666 experience. *Radiol Clin North Am* 2010;48:931–987.

85. **Schindler AE.** Non-contraceptive benefits of hormonal contraceptives. *Minerva Ginecol* 2010;62:319–329.

86. **Iwanitsu Y, Shimoda K, Abe H, et al.** Anxiety, emotional suppression, and psychological distress before and after breast cancer diagnosis. *Psychosomatics* 2005;46:19–24.

87. **Mannello F, Tonti GA, Papa S.** Human gross cyst breast disease and cystic fluid: bio-molecular, morphological and clinical studies. *Breast Cancer Res Treat* 2006;97:115–129.

88. **Radowicki S, Kunicki M, Bandurska-Stankiewicz E.** Prostate-specific antigen in the serum of women with benign breast disease. *Eur J Obstet Gynecol Reprod Bio* 2008;138:212–216.

89. **Katz VL, Lentz G, Lobo RA, et al.** *Comprehensive gynecology: fibrocystic changes*. Philadelphia, PA: Mosby, 2007.

90. **Daly CP, Bailey JE, Klein KA, et al.** Complicated breast cyst on sonography: is aspiration necessary to exclude malignancy? *Acad Radiol* 2008;15:610–617.

91. **Vargas H, Vargas M, Gonzalez KD, et al.** Outcomes of sonography-based management of breast cysts. *Am J Surg* 2004;188:443–447.

92. **Kabat GC, Jones JG, Olson N, et al.** A multi-center prospective cohort study of benign breast and risk of subsequent breast cancer. *Cancer Causes Control* 2010;26:82–826.

93. **Fitzgibbons P, Henson DE, Hutter RV, et al.** Benign breast changes and the risk of subsequent breast cancer: an update of the 1985 consensus statement. *Arch Pathol Lab Med* 1998;122:1053–1055.

94. **Chun J, El-Tamer M, Joseph KA, et al.** Predictors of breast cancer development in a high-risk population. *Am J Surg* 2006;192:474–477.

95. **Page D, Dupont WD.** Anatomic markers of human premalignancy and risk of breast cancer. *Cancer* 1990;66:1326–1335.

96. **Hartmann LC, Sellers TA, Frost MN, et al.** Benign breast disease and the risk of breast cancer. *N Engl J Med* 2005;352:229–237.

97. **Worsham MJ, Raju U, Lu M, et al.** Risk factors for breast cancer from benign breast diseases in a diverse population. *Breast Cancer Res Treat* 2009;118:1–7.

98. **Webb Pm, Bryne C, Schnitt SJ, et al.** A prospective study of diet and benign breast disease. *Cancer Epidemiol Biomarkers Prev* 2004;13:1106–1113.

99. **Ishitani K, Lin T, Manson JE, et al.** Caffeine consumption and risk of breast cancer in a large cohort of women. *Arch Intern Med* 2008;168:2022–2031.

100. **Ganmaa D, Willett W, Fiskanich D, et al.** Coffee, tea, caffeine and risk breast cancer: a 22-year follow-up. *Int J Cancer* 2008;122:2071–2076.

101. **Holmes MD, Willett WC.** Does diet affect breast cancer risk? *Breast Cancer Res* 2004;6:170–178.

102. **Parsay S, Olfati F, Nahidi S, et al.** Therapeutic effects of vitamin E on cyclic mastalgia. *Breast J* 2009;15:510–514.

103. **Kashanian M, Manzinami R, Jalalmanesh S.** Pyridoxine (vitamin B6) therapy for premenstrual syndrome. *Int J Gynaecol Obstet* 2007;96:43–44.

104. **Pruthis S, Wahner-Roedler DL, Torkelson CJ, et al.** Vitamin E and evening primrose oil for management of cyclical mastalgia: a randomized pilot study. *Altern Med Rev* 2010;15:59–67.

105. **Smallwood J, A-Kye D, Taylor I.** Vitamin B6 in the treatment of premenstrual mastalgia. *Br J Clin Pract* 1986;40:532–533.

106. **Ernster V, Goodson W 3rd, Hunt T, et al.** Vitamin E and benign breast "disease": a double-blind, randomized clinical trial. *Surgery* 1985;97:490–494.

107. **Horner N, Lampe J.** Potential mechanisms of diet therapy for fibrocystic breast conditions show inadequate evidence of effectiveness. *J Am Diet Assoc* 2000;100:1368–1380.

108. **Kaviani A, Mehrdad N, Najafi M, et al.** Comparison of naproxen with placebo for the management of noncyclical breast pain: a randomized, double blind, controlled trial. *World J Surg* 2008;32:2464–2470.

109. **Bundred NJ.** Breast pain. *Clin Evid (Online)*. 2007;2007:pii0812.

110. **Ramakrishnan R, Werbeck J, Khurana K, et al.** Expression of interleukin-6, and tumor necrosis factor a and histopathologic findings in painful and nonpainful breast tissue. *Breast J* 2003;9:91–97.

111. **Ford O, Lethaby A, Roberts H, et al.** Progesterone for premenstrual syndrome. *Cochrane Database Syst Rev* 2009;2:CD003415.

112. **Olawaiye A, Withiam-Leitch M, Danakas G, et al.** Mastalgia: a review of management. *Reprod Med* 2005;50:933–939.

113. **Hadi M.** Sports brassiere: is it a solution for mastalgia? *Breast J* 2000;6:407–409.

114. **Eberl MM, Phillips RL Jr, Lamberts H, et al.** Characterizing breast symptoms in family practice. *Ann Fam Med* 2008;6:528–533.

115. **Browne M.** Prevalence and impact of cyclic mastalgia in a United Stated clinic-based sample. *Am J Obstet Gynecol* 1997;177:126–132.

116. **Smith R, Pruthi S, Fitzpatrick L.** Evaluation and management of breast pain. *Mayo Clin Proc* 2004;79:353–372.

117. **Rosolowich V, Saettler E, Szuck B, et al.** Mastalgia. Society of Obstetricians and Gynecologists of Canada (SOGC). *J Obstet Gynaecol Can* 2006;28:49–71.

118. **Dennerstein L, Lehert P, Bäckström TC, Heinemann K.** Premenstrual symptoms—severity, duration and typology: an international cross-sectional study. *Menopause Int* 2009;15:120–126.

119. **Davies E, Gateley C, Miers M, et al.** The long-term course of mastalgia. *J R Soc Med* 1998;91:462–464.

120. **Gumm R, Cunnick GH, Mokbel K.** Evidence for the management of mastalgia [review]. *Curr Med Res Opin* 2004;20:681–684.

121. **Ortíz-Mendoza CM, Lucas Flores MA, et al.** Mastalgia treatment with *tamoxifen*. *Ginecol Obstet Mex* 2003;71:502–507.

122. **Ortiz-Mendoza CM, Olvera-Mancilla M.** Danazol effectivity in control of moderate to severe mastalgia. *Cir Cir* 2004;72:479–482.

123. **Srivastava A, Mansel RE, Arvind N, et al.** Evidence-based management of mastalgia: a meta-analysis of randomised trials. *Breast* 2007;16:503–512.

124. **Oksa S, Luukkaala T, Mäenpää J.** *Toremifene* for premenstrual

mastalgia: a randomised, placebo-controlled crossover study. *BJOG* 2006;113:713–718.

125. **Ortiz-Mendoza CM, Olvera-Mancilla M.** *Danazol* effectivity in control of moderate to severe mastalgia. *Cir Cir* 2004;72:479–482.

126. **Kilbane M, Ajjan R, Weetman A, et al.** Tissue iodine content and serum-mediated 125I uptake-blocking activity in breast cancer. *J Clin Endocrinol Metab* 2000;85:1245–1250.

127. **Rillema J, Collins S, Williams C.** Prolactin stimulation of iodine uptake and incorporation into protein is polyamine-dependent in mouse mammary gland explants. *Proc Soc Exp Biol Med* 2000;224:41–44.

128. **Eskin B, Bartusda D, Dunn M, et al.** Mammary gland dysplasia in iodine deficiency. *JAMA* 1967;200:115–119.

129. **Patrick L.** Iodine: deficiency and therapeutic considerations. *Altern Med Rev* 2008;13:116–127.

130. **Kessler J.** The effect of supraphysiologic levels of iodine on patients with cyclic mastalgia. *Breast J* 2004;10:328–336.

131. **Mansel R, Goyal A, Preece P, et al.** European randomized, multicenter study of *goserelin* (*Zoladex*) in the management of mastalgia. *Am J Obstet Gynecol* 2004;191:1942–1949.

132. **Sandrucci S, Mussa A, Festa V.** Comparison of *tamoxifen* and *bromocriptine* in management of fibrocystic breast disease: a randomized blind study. *Ann N Y Acad Sci* 1990;586:626–628.

133. **GEMB.** *Tamoxifen* therapy for cyclical mastalgia: dose randomized trial. *Breast* 1997;11:212–213.

134. **Olawaiye A, Witham-Leiteh M, Danaka S, et al.** Mastalgia: a review of management. *J Reprod Med* 2005;50:933–939.

135. **Colak T, Ipek T, Kanik A, et al.** Efficacy of topical nonsteroidal antiinflammatory drugs in mastalgia treatment. *J Am Coll Surg* 2003;196:525–530.

136. **Boyd N, McGuire V, Shannon P, et al.** Effect of a low-fat high-carbohydrate diet on symptoms of cyclical mastopathy. *Lancet* 1988;2:128–132.

137. **Stonemetz D.** A review of the clinical efficacy of evening primrose. *Holist Nurs Pract* 2008;22:171–174.

138. **Gateley C, Maddox P, Pritchard G, et al.** Plasma fatty acid profiles in benign breast disorders. *Br J Surg* 1992;79:407–409.

139. **Blommers J, Lange-de Klerk E, Kuik D, et al.** Evening primrose oil and fish oil for severe chronic mastalgia: a randomized, double-blind, controlled trial. *Am J Obstet Gynecol* 2002;187:1389–1394.

140. **Goyal A, Mansel R, Group ES.** A randomized multicenter study of *gamolenic acid* (*Efamast*) with and without antioxidant vitamins and minerals in the management of mastalgia. *Breast J* 2005;11:41–47.

141. **Smith GE, Burrows P.** Ultrasound diagnosis of fibroadenoma—is biopsy always necessary? *Clin Radiol* 2008;63:511–515.

142. **Jayasinghe Y, Simmons PS.** Fibroadenomas in adolescence [review]. *Curr Opin Obstet Gynecol* 2009;21:402–406.

143. **Foxcroft L, Evans E, Hirst C.** Newly arising fibroadenomas in women aged 35 and over. *Aust N Z J Surg* 1998;68:419–422.

144. **Manfrin E, Mariotto R, Remo A, et al.** Benign breast lesions at risk of developing cancer—a challenging problem in breast cancer screening programs. *Cancer* 2009;115:499–507.

145. **Sperber F, Blank A, Metser U, et al.** Diagnosis and treatment of breast fibroadenoma by ultrasound-guided vacuum-assisted biopsy. *Arch Surg* 2003;138:796–800.

146. **Fine R, Whitworth P, Kim J, et al.** Low-risk palpable breast masses removed using a vacuum-assisted handheld device. *Am J Surg* 2003;186:362–367.

147. **Edwards M, Broadwater R, Tafra L, et al.** Progressive adoption of cryoablative therapy for breast fibroadenoma in community practice. *Am J Surg* 2004;188:221–224.

148. **Park Y-M, Kim E, Lee JH, et al.** Palpable breast masses with probably benign morphology at sonography: can biopsy be deferred? *Acta Radiol* 2008;48:1104–1111.

149. **Ranieri E, Ersilia S, Barberi G, et al.** Diagnosis and treatment of fibroadenoma of the breast: 20 years' experience. *Chir Ital* 2006;58:295–297.

150. **Alkhunaizi AM, Ismail A, Yousif BM.** Breast fibroadenomas in renal transplant recipients. *Transplant Proc* 2004;36:1839–1840.

151. **Seo YL, Choi CS, Yoon DY, et al.** Benign breast diseases associated with cyclosporine therapy in renal transplant recipients. *Transplant Proc* 2005;37:4315–4319.

152. **Darwish A, Nasr AO, El Hassan LA, et al.** *Cyclosporine—* a therapy-induced multiple bilateral breast and accessory axillary

153. **Jayasinghe Y, Simmons PS.** Fibroadenomas in adolescence. *Curr Opin Obstet Gynecol* 2009;21:402–406.

154. **Tse GM, Niu Y, Shi HJ.** Phyllodes tumor of the breast: an update. *Breast Cancer* 2010;17:29–34.

155. **Guerrero M, Ballard B, Grau A.** Malignant phyllodes tumor of the breast: review of the literature and case report of stromal overgrowth. *Surg Oncol* 2003;12:27–37.

156. **Chen WH, Cheng Sp, Tzen Cy, et al.** Surgical treatment of phyllodes tumors of the breast: retrospective review of 172 cases. *J Surg Oncol* 2005;91:185–194.

157. **Zurrida S, Bartoli C, Galimberti V, et al.** Which therapy for unexpected phyllode tumour of the breast? *Eur J Cancer* 1992;28:654–657.

158. **Karim RZ, Gerega SK, Ynag YH, et al.** Phyllodes tumor of the breast: a clinicopathological analysis of 65 cases from a single institution. *Breast* 2009;18:165–170.

159. **Grabrowski J, Salztein SL, Sadler GR, et al.** Malignant phyllodes tumors: a review of 752 cases. *Am Surg* 2007;73:967–969.

160. **Ben Hassouna J, Damak T, Gamoudi A, et al.** Phyllodes tumors of the breast: a case series of 106 patients. *Am J Surg* 2006;192:141–147.

161. **Belkacemi Y, Bousquet G, Marsiglia H, et al.** Phyllodes tumor of the breast. *Int J Radiat Oncol Biol Phys* 2008;70:492–500.

162. **Barrio AV, Clark BD, Goldberg JI, et al.** Clinicopathologic features and long-term outcomes of 292 phyllodes tumors of the breast. *Ann Surg Oncol* 2007;14:2961–2970.

163. **Chao T-C, Lo Y-F, Chen M-F.** Phyllodes tumors of the breast. *Eur Radiol* 2003;13:88–93.

164. **Kurt A, Tatlidede S, Sade C, et al.** A giant cystosarcoma phyllodes. *Breast J* 2004;10:546–547.

165. **Foxcroft LM, Evans EB, Porter AJ.** Difficulties in the pre-operative diagnosis of phyllodes tumors of the breast: a study of 84 cases. *Breast* 2007;16:27–37.

166. **Franceschini G, Masetti R, Brescia A, et al.** Phyllodes tumor of the breast: magnetic resonance imaging findings and surgical treatment. *Breast J* 2005;11:44–45.

167. **Kraemer B, Hoffmann J, Roehm C, et al.** Cystosarcoma of the breast: a rare diagnosis: case studies and review of literature. *Arch Gynecol Obstet* 2007;276:649–653.

168. **Giri D.** Recurrent challenges in the evaluation of fibroepithelial lesions. *Arch Pathol Lab Med* 2009;133:713–721.

169. **Bode MK, Rissanen T, Apaja-Sarkkinen M.** Ultrasonography and core needle biopsy in the differential diagnosis of fibroadenoma and phyllodes tumor. *Acta Radiol* 2007;48:708–713.

170. **Tomimaru Y, Komoike Y, Egawa C, et al.** A case of phyllodes tumor of the breast with a lesion mimicking fibroadenoma. *Breast Cancer* 2005;12:322–326.

171. **Roa JC, Tapia O, Carrasco P, et al.** Prognostic factors of phyllodes tumor of the breast. *Pathol Int* 2006;56:309–314.

172. **Macdonald OK, Lee CM, Tward JD, et al.** Malignant phyllodes tumor of the female breast: association of primary therapy with cause-specific survival from the Surveillance, Epidemiology, and End Results (SEER) program. *Cancer* 2006;107:2127–2133.

173. **Cheng SP, Chang YC, Liu TP, et al.** Phyllodes tumor of the breast: the challenge persists. *World J Surg* 2006;30:1414–1421.

174. **Asoglu O, Ugurlu MM, Blanchard K, et al.** Risk factors for recurrence and death after primary surgical treatment of malignant phyllodes tumors. *Ann Surg Oncol* 2004;11:1011–1017.

175. **Barth RJ Jr, Wells WA, Mitchell SE, et al.** A prospective, multiinstitutional study of adjuvant radiotherapy after resection of malignant phyllodes tumors. *Ann Surg Oncol* 2009;16:2288–2294.

176. **Goksel H, Yagmurdur M, Demirhan B, et al.** Management strategies for patients with nipple discharge. *Langenbecks Arch Surg* 2005;390:52–58.

177. **Montroni I, Santini D, Zucchini G, et al.** Nipple discharge: is its significance as a risk factor for breast cancer fully understood? Observational study including 915 consecutive patients who underwent selective duct excision. *Breast Cancer Res Treat* 2010;123:895–900.

178. **Lang JE, Kuerer HM.** Breast ductal secretions: clinical features, potential uses, and possible applications. *Cancer Control* 2007;14:350–359.

179. **Alcock C, Layer GT.** Predicting occult malignancy in nipple discharge. *ANZ J Surg* 2010;80:646–649.

180. **Hussain AN, Policarpio C, Vincent MT.** Evaluating nipple discharge. *Obstet Gynecol Surv* 2006;61:278–283.

181. **Morrogh M, Park A, Elkin EB, et al.** Lessons learned from 416 cases of nipple discharge of the breast. *Am J Surg.* 2010;200:73–80.

182. **Ling H, Liu GY, Lu JS, et al.** Fiberoptic ductoscopy-guided intraductal biopsy improve the diagnosis of nipple discharge. *Breast J* 2009;15:168–175.

183. **Dooley W, Francescatti D, Clark L, et al.** Office-based breast ductoscopy for diagnosis. *Am J Surg* 2004;188:415–418.

184. **Beechy-Newman N, Kulkarni D, Kothari A, et al.** Throwing light on nipple discharge. *Breast J* 2005;11:138–139.

185. **Wahner-Roedler D, Reynolds C, Morton M.** Spontaneous unilateral nipple discharge: when screening tests are negative—a case report and review of current diagnostic management of a pathologic nipple discharge. *Breast J* 2003;9:49–52.

186. **Mandal S, Jain S.** Purulent nipple discharge—a presenting manifestation in tuberculous mastitis. *Breast J* 2007;13:205.

187. **El Idrissi F, Fadii A.** Erosive adenomatosis of the nipple. *J Gynecol Obstet Biol Reprod* 2005;34:813–814.

188. **Ku BS, Kwon OE, Kim DC, et al.** A case of erosive adenomatosis of nipple treated with total excision using purse-string suture. *Dermatol Surg* 2006;32:1093–1096.

189. **Haj M, Loberant N, Salamon V, et al.** Membranous fat necrosis of the breast: diagnosis by minimally invasive technique. *Breast J* 2004;10:504–508.

190. **Tan PH, Lai LM, Carrington EV, et al.** Fat necrosis of the breast—a review. *Breast* 2006;15:313–318.

191. **Dener C, Inan A.** Breast abscesses in lactating women. *World J Surg* 2003;27:130–133.

192. **Moazzez A, Kelso RL, Towfigh S, et al.** Breast abscess bacteriologic features in the era of community-acquired methicillin-resistant *Staphylococcus aureus* epidemics. *Arch Surg* 2007;142:881–884.

193. **Rizzo M, Gabram S.** Management of breast abscesses in nonlactating women. *Am J Surg* 2010;76:292–295.

194. **Berna-Serna J, Madrigal M, Berna-Serna J.** Percutaneous management of breast abscesses: an experience of 39 cases. *Ultrasound Med Biol* 2004;30:1–6.

195. **Christensen AF, Al-Suliman, Nielsen KR, et al.** Ultrasound-guided drainage of breast abscess: results in 151 patients. *Br J Radiol* 2005;78:186–188.

196. **Dabbas N, Chand M, Pallett A, et al.** Have the organisms that cause breast abscess changed with time? Implications for appropriate antibiotic usage in primary and secondary care. *Breast J* 2010;16:412–415.

197. **Bharat A, Gao F, Aft RL, et al.** Predictors of primary breast abscesses and recurrence. *World J Surg* 2009;33:2582–2586.

198. **Li S, Grant C, Degnim A, et al.** Surgical management of recurrent subareolar breast abscesses: Mayo clinical experience. *Am J Surg* 2006;192:528–529.

199. **Lannin D.** Twenty-two-year experience with recurring subareolar abscess and lactiferous duct fistula treated by a single breast surgeon. *Am J Surg* 2004;188:407–410.

200. **Versluijs-Ossewaarde F, Roumen R, Goris R.** Subareolar breast abscesses: characteristics and results of surgical treatment. *Breast J* 2005;11:179–182.

201. **Gorczyca DP, Gorczyca SM, Gorczyca KL.** The diagnosis of silicone breast implant rupture. *Plast Reconstr Surg* 2007;120:49–61.

202. **Tanne J.** FDA approves silicone implants 14 years after their withdrawal. *BMJ* 2006;333:1139.

203. **Chung K, Greenfield ML, Walters M.** Decision-analysis methodology in the work-up of women with suspected silicone breast implant rupture. *Plast Reconstr Surg* 1998;102:689–695.

204. **Lipworth L, Tarone RE, McLaughlin JK.** Silicone breast implants and connective tissue disease: an updated review of the epidemiologic evidence. *Ann Plast Surg* 2004;52:598–601.

205. **Fryzek JP, Holmich L, McLaughlin JK, et al.** A nationwide study of connective tissue disease and other rheumatic conditions among Danish women with long-term cosmetic breast implantation. *Ann Epidemiol* 2007;17:374–379.

206. **Janowsky E, Lawrence L, Hulka BS.** Meta-analyses of relationship between silicone breast implants and the risk of connective-tissue diseases. *N Engl J Med* 2000;342:781–790.

207. **Holmich LR, Lipworth L, McLaughlin JK, et al.** Breast implant rupture and connective tissue disease: a review of the literature. *Plast Reconstr Surg* 2007;120:62–69.

208. **Bar-Meir E, Eherenfeld M, Shoenfeld Y.** Silicone gel breast implants and connective tissue disease—a comprehensive review. *Autoimmunity* 2003;36:193–197.

209. **McLaughlin JK, Lipworth L, Murphy DK, et al.** The safety of silicone gel-filled breast implants: a review of the epidemiologic evidence. *Ann Plastic Surg* 2007;59:569–580.

210. **Lipworth L, Tarone R, McLaughlin J.** Silicone breast implants and connective tissue disease: an update review of the epidemiologic evidence. *Ann Plast Surg* 2004;52:598–601.

211. **Breiting V, Holmich L, Brandt B, et al.** Long-term health status of Danish women with silicone breast implants. *Plast Reconstr Surg* 2004;114:217–226.

212. **Friis S, Holmich LR, McLaughlin JK, et al.** Cancer risk among Danish women with cosmetic breast implants. *Int J Cancer* 2006;118:998–1003.

第五部分　妇科手术

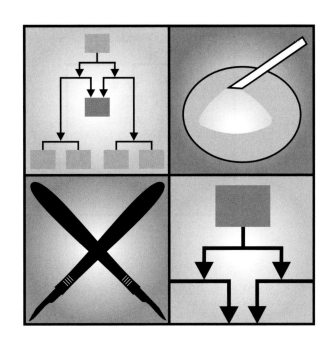

第**22**章　术前评估和术后处理

Daniel L. Clarke-Pearson
Emily Ko
Lisa Abaid
Kevin Schuler

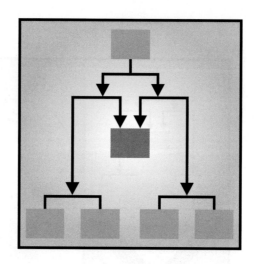

- 术前评估必须完整和全面,要考虑到患者的全身状况以及既往手术史的各个方面;同时向患者交代手术风险、收益和不同手术最常见的并发症,以及出现并发症时的应对措施。
- 体重指数(BMI)是衡量营养状态的标志之一。
- 仔细谨慎地监测体液和电解质平衡对于进行外科手术的患者至关重要。
- 尽管目前的治疗手段可以到达满意的镇痛效果,但是患者仍然会经历不必要的术后疼痛。
- 需谨慎应用预防性抗生素;快速明确围术期感染并对其进行针对性的治疗是降低围术期感染发病率的关键。
- 术后早期就可能出现类似于肠梗阻的小肠梗阻的临床症状及体征,首选保守治疗。
- 肺栓塞是导致妇科术后死亡的最主要原因,确定高危人群,早期预防性应用抗静脉血栓治疗很重要;对于静脉血栓的中危患者,术中、术后应用间歇性充气加压装置(IPC)能取得与应用低剂量肝素(或低分子量肝素)相似的降低深静脉血栓发生率的效果。对于高危患者,推荐联合使用 IPC 装置以及预防静脉血栓药物。
- 对心血管、呼吸道、内分泌系统疾病的高危患者应在术前进行全面评估;冠心病及慢性阻塞性肺疾病(COPD)是腹部手术并发症的高危因素;高血压患者术前应进行药物治疗控制血压水平;COPD 是发生术后肺部并发症的最大危险因素;围术期内科并发症的处理必须积极认真。

成功的妇科手术建立在全面的手术评估、完善的术前准备和悉心的术后护理基础之上。本章旨在探讨妇科手术患者可能存在的围术期各种内科合并症的处理原则。

病史和体格检查

妇科手术之前应当充分了解患者的病史并对患者进行全面的体格检查。

1. **病史应该详尽地涉及各种可能因手术或麻醉而加重的内科疾病**。冠心病、肺部疾病以及肥胖是术后并发症最常见的诱因。

2. **必须询问患者近期服药情况,包括非处方药和术前数月内已经停用的药物**。此外,替代治疗、中药和维生素应用都应记录(1,2)。应告知患者术前必须停用的可能影响手术的药物(如阿司匹林、抗血小板药物、利尿剂、激素替代药物或口服避孕药)以及必须继续服用的药物(如 β 受体拮抗剂、α$_2$ 受体激动剂、他汀类、H$_2$ 受体拮抗剂以及质子泵抑制剂等)。应与麻醉医师协商决定术前是否继续用药。没有证据表明中药的应用能改善手术效果,相反,一些中药可能会增加术后的并发症(表 22.1)。推荐术前至少停用中药 1 周以上。

表 22.1 常用中药和食补类药物的潜在影响

中药 / 食补药物	可能造成的围术期影响
乌头草	可能引起室性心律失常
芦荟	可加强利尿剂作用
黑升麻	可加强降血压作用
丹参	可引起出血
当归	可引起出血
紫雏菊	可引起过敏反应;降低免疫抑制剂的作用
麻黄	引起室性心动过速而致心肌缺血和卒中;与氟烷合用致室性心律不齐;长期应用可致术中血流动力学不稳定;与一元胺氧化酶抑制剂合用可危及生命;感觉麻木;撤药反应
甘草	可引起高血压或低血压
番泻叶	可导致电解质失衡
圣约翰草	细胞色素酶 P450 降低;过度镇静以及全身麻醉后恢复延迟;与其他血清素制剂合用可导致血清素综合征
缬草	过度镇静以及全身麻醉后恢复延迟;苯二氮䓬样急性撤药反应
巴拉圭茶	可致高血压或低血压以及过度的交感神经刺激症状

3. **必须询问患者药物(如磺胺以及青霉素)、食物或环境介质的过敏史**。海鲜过敏可能是碘过敏的唯一线索,这条线索具有重要意义,因为不预备皮质激素就进行静脉造影可能导致患者有致命危险。

4. **回顾以往手术史以及手术过程,可以避免一些潜在的手术并发症**。询问患者具体的并发症,包括大出血、伤口感染、深静脉栓塞、腹膜炎或肠梗阻的历史。有盆腔手术史的患者应警惕解剖结构变异的可能,或已经存在盆腔内邻近器官的损伤,如盆腔小肠粘连或输尿管周围瘢痕造成输尿管狭窄。在这种情况下,静脉肾盂造影(IVP)和 CT 对显示术前已存在的异常有所帮助。许多患者并不完全清楚既往手术范围和术中具体情况,因此应当获得并复习既往的手术记录。

5. **家族史可以提供有家族特征的手术并发症线索**。术中术后大出血、静脉血栓形成、恶性高热和其他潜在的遗传性疾病的家族史均应考虑到。

6. **系统回顾明确患者内外科疾病情况**。询问消化系统和泌尿系统情况对盆腔手术很重要,因为很多妇科手术和周围脏器关系密切。

7. **妇科手术患者大多只存在妇科病变,但不能忽视重要器官系统的体格检查**。如心脏杂音或肺部损伤的异常发现将指导手术医师进一步的检查和会诊,减少术中和术后并发症。

实验室评估

对于健康女性来说,由于常规术前实验室检查的异常值很少出现,并且这些异常值很少对患者手术及麻醉管理造成影响,因此健康女性"常规"术前实验室检查通常意义不大(3)。尽管有详细的指南,在大型医学中心仍有 90% 的患者做了不必要的检查(4)。选择合适的术前检查需要考虑到外科手术的种类以及患者的身体情况。

胸片:

60 岁以上行大手术者

美国麻醉医师学会 3 级及以上

心血管病

心电图(5):

60 岁以上行大手术者

任何心血管病或糖尿病

血常规:

大手术

美国麻醉医师学会 3 级及以上

肾功能:

可被识别的肾脏和心血管疾病

凝血功能检查[活化部分凝血活酶时间(APTT)、凝血酶原时间(PT)、血小板计数]:

不推荐,除非患者有出血性疾病历史或肝脏疾病(6)

肾脏透析:

不推荐;如果有既往症状和病史可以考虑

根据患者个体情况对盆腔内邻近器官进行评估。

1. 尿路造影可以明确显示尿路形态、走行,对盆腔包块、妇科肿瘤、先天苗勒管畸形的患者有用。但对大多数盆腔手术患者用处不大(7)。

2. 上消化道内镜、结肠镜、钡餐检查和小肠检查对部分盆腔手术患者有重要意义。因为女性生殖器官和下消化道脏器关系紧密,直肠和乙状结肠可能和良性(子宫内膜异位症或者盆腔炎)和恶性妇科疾病有关。此外,盆腔包块可能来自消化道,如憩室脓肿、小肠炎症(Crohn 病)以及罕见的消化道或胰腺肿瘤,尤其是有消化道症状的患者更应深入评估。

3. 其他影像学检查,B 超、CT 和 MRI 对部分患者评估盆腔包块有用。

术前讨论和知情同意

术前讨论应当告知手术过程、预期结果和风险,它是获得知情同意的基础(8,9)。知情同意是医师用患者及其家属可以理解的语言向其交代手术信息的过程。具体内容如表 22.2。告知后患者及家属可以就相关内容提问。

表 22.2 术前知情同意需要讨论的主要内容

1. 疾病的性质和范围
2. 手术预期范围和可能根据术中情况更改手术方式
3. 手术预期达到的获益,保守估计手术成功的结局
4. 手术潜在的风险和并发症
5. 可选择的治疗方法和不同方法的风险和预期结果
6. 不手术可能发生的结局

知情告知的内容包括：

1. 告知疾病的性质和范围,详细解释疾病的重要性。打印材料、电脑资料和相关磁带可以利用上。要评估患者是否能够理解谈话以及知情同意书的内容,若患者为非汉语患者,应有相应的专业翻译人员进行翻译,翻译人员亦应签字。

2. 详细讨论手术目的。一些妇科手术仅为了明确诊断(如诊刮、锥切和腹腔镜检查术),但是大部分手术是为了去除疾病。应当告知包括需要切除的器官在内的手术范围。大部分患者希望得知手术切口的类型和麻醉方式。

3. 解释手术的预期结果。如果手术的目的是诊断,手术的结果取决于术中所见和术后病理结果。治疗和纠正解剖畸形的手术需要详细交代手术潜在失败的风险(如输卵管结扎绝育术失败或张力性尿失禁不能缓解)。肿瘤患者应告知病情恶化、需要辅助治疗(如术后放化疗)的可能。其他如丧失生育能力和卵巢功能衰竭的可能。这些问题应当由医师提出以确保患者充分了解手术可能带来的病理生理改变,并允许她表达关于情感方面的感受。其他术前不可预料的情况也要提及,如术中意外发现卵巢病变,手术需要切除附件达到更好的治疗。

4. 应当交代手术风险和潜在的并发症,包括不同手术的常见并发症。大部分妇科手术的主要风险是围术期的出血、术后感染、下肢深静脉血栓形成、周围脏器损伤和伤口问题。如果术前患者有内科合并症(如糖尿病、肥胖、COPD、心脏冠脉疾病),附加的风险需要交代。

5. 充分告知术后病程,使者理解术后预期发生的事件。告知患者进行耻骨上置管和延长中央静脉监测时间的必要,有利于患者接受术后上述情况,避免不必要的焦虑。同时应该明确告知预期的术后院内和院外恢复时间。

6. 可以选择的内科或者手术治疗方法需要被告知。患者也需要理解如果不手术可能出现的疾病结局。

一般考虑

营养

一般来说,年轻患者择期手术有充分的营养储备,大多数不需要营养支持。但是,**所有的术前患者需要进行营养评估,尤其是年龄大,进行妇科肿瘤手术和术后恢复时间长的大手术患者**。营养情况需要在术后定期评估直到患者恢复正常饮食。

营养评估包括仔细的病史采集和体格检查,这是最有用、最可靠和最经济实惠的方法,尤其是近期体重减轻情况、节食病史,以及快餐饮食、过度锻炼、厌食症和饮食过度的情况。发现营养不良的证据可以通过体格检查获得,包括暂时的消瘦、肌肉消耗、腹水和水肿。精确的身高和体重测量可以计算理想体重、理想体重百分比和一般体重百分比。可以通过计算机上的软件计算,技术的发展可以用不同方法得知患者的营养状态,但是许多方法缺乏临床实用性。皮褶厚度和上臂肌肉周长的测量是计算身体全部脂肪含量和肌肉净重量的理想方法。

体重指数(BMI)是评估营养状态的指标之一。BMI 等于体重(kg)除以身高(m)的平方。**BMI 小于 22 提示营养不良的可能,小于 19 提示确实存在营养不良(10)**。

患者的体重少于理想体重的 6% 以内无需术前营养干预。但**体重在半年内减少大于理想体重 10% 的患者提示存在严重的营养不良,需要术前进行营养干预(11)**。体重减少在 6%~10% 的患者需进一步检查评估决定是否需要术前营养干预。除了常规实验室检查,白蛋白、转铁蛋白、锌、脂肪和肝功能数据可以提供更多的辅助信息。营养不良的程度部分取决于血清白蛋白、转铁蛋白和前白蛋白水平。这些蛋白浓度很大程度上受患者水化程度的影响。前白蛋白半衰期最短,为 2~3 天,且蛋白水平最早被抑制。白蛋白和转运铁蛋白的半衰期分别为 8 天和 20 天 (12)。因患者的营养预后指数(prognostic nutritional index, PNI)计算非常耗时,血清白蛋白水平是一个较好的用于评估妇科恶性肿瘤患者营养不良状态的 PNI 的替代指标(13)。**血清白蛋白水平在 3.5~5.0 为正常,2.8~3.4 为轻度营养不良,2.1~2.7 为中度营养不良,小于 2.1 为重度度营养不良(14)。美国国家手术质量改善计划(National Surgical Quality Improvement Program)的资料表明低白蛋白血症和患病率、死亡率以及术后并发症的发生率密切相关(15)。**营养支持应该考虑以下几个独立的影响因素:患者以往的营养状态、术后禁食的时间、手术大小以及可能产生的并发症等情况。营养评估还应包括营养不良是否会增加更多的肠内丢失(如吸收差、小肠瘘),进食减少、高代谢所导致的营养需求增加(如败血症、恶病质)以及这些因素的合并情况。如果不纠正严重的营养不良会加重术后的并发症,导致免疫系统的改变、慢性贫血、伤口愈合不良、多器官系统衰竭甚至死亡。

患者的营养需求因手术而增加,原因有以下几点。首先,患者术后必须经历一段时间的禁食和限制饮食。此外,手术本身导致蛋白代谢和能量需求增加,引起负氮平衡。如果手术不复杂,患者术后禁食少于 7 天,患者不需要额外的营养支持。充足的饮食是指能提供预计的 75% 的热量和蛋白需求的饮食。因此,**如果术后 7~10 天内不能获得充足的饮食,应该进行围术期的营养支持,以避免产生营养不良和相关并发症(14)。**术后早期开始围术期营养支持可以减少患者的手术死亡率和住院天数。因此,术后需要大于 7~10 天才能恢复饮食的患者,无论术前营养指数正常或者轻至中度营养不良,都应该在术后血流动力学恢复稳定后,及早进行肠内和肠外营养支持,尤其是盆腔脏器切除术,尿路改道术或肠段切除术的患者更应如此(16)。术前存在明显的营养不良或者需要进行大的择期手术的患者应该进行术前营养支持。**根据美国肠内肠外营养协会(American Society for Parenteral and Enteral Nutrional, ASPEN)指南,循证医学证据表明术前 7~14 天的营养支持对于中至重度营养不良患者进行非急诊的消化道手术是有利的(12)。**一项全肠外营养协作研究(Veterans Affairs Total Parenteral Nutrition Cooperative Study)表明,对于存在严重的营养不良患者术前应用全肠外营养(total parenteral nutrition, TPN)可以减少除感染以外的其他并发症(17)。一项荟萃分析中总结了 22 个术前应用 TPN 治疗的研究结果,表明术前 TPN 的使用,可使术后并发症的发生率降低 10%(18)。一项关于 108 例因卵巢癌而行肿瘤细胞减灭术的患者的前瞻性研究中,88 例患者术前的前白蛋白水平低于 18mg/dl(1mg/dl=10g/L),24 例患者术前的前白蛋白水平低于 10mg/dl(19)。所有术后死亡的患者(占 23%)以及 61.5% 术后发生并发生的患者均为术前的前白蛋白水平低于 10mg/dl(1mg/dl=10g/L)者。术前行 TPN 治疗使前白蛋白水平高于 10mg/dl 者术后并发症并无明显增多。这些研究均支持术前 TPN 的使用或新辅助化疗,待患者营养状态改善后行间歇性肿瘤细胞减灭术的应用。但是并不是所有的研究、荟萃分析均支持以上研究结论(20)。如果术前已经应用 TPN,应该在手术前夜停止使用,并在术后 24~72 小时内恢复直至患者能自己摄取所需的能量为止。

ASPEN 指南不建议在大的肠道手术后常规进行营养支持治疗,但是对于术后 7~10 天不能进食的患者,指南中表明了术后营养支持的重要性(12)。总之,临床研究表明,TPN 能改善患者的营养状态,并能通过生化指标检测、免疫状态和氮平衡评估所证实。但是,目前尚不能完全证实 TPN 的临床价值。尽管从情理上和术前营养状态相关参数结果来看,**术前营养支持是合理的,但是 TPN 对于轻至中度营养不良的治疗意义并没有得到充足的证据支持。但对严重营养不良患者,术前 TPN 是有益的,也是推荐使用的。**

营养支持方式　　决定对患者进行营养支持后,就应该制订相应的治疗常规。**首选肠内营养支持,因为肠内营养使用方便、并发症少,有利于伤口愈合且价格相对便宜(21)。**其禁忌证包括肠梗

阻、消化道出血和腹泻。目前已有多种商品化的肠内营养液,可根据不同的热量、脂肪和蛋白需求以及渗透压、黏滞度、价格情况进行选择。根据患者的个体情况,营养液可以通过 Dobhoff 食饲管、胃造瘘或者空肠造瘘管输入(22)。如患者术后 7 天仍不能由胃肠道进食,应使用 TPN。

TPN 必须通过中心静脉输入,它可广泛地应用于围术期患者的营养支持治疗中。放置 TPN 时,首先进行微创无菌手术穿刺埋管,导管通过锁骨下静脉或腔静脉,最终达到右心房、上腔静脉或者下腔静脉,中心静脉通道放置完成(23)。正确的日常护理可以避免管道感染。有经验的治疗团队可以把最常见的感染并发症降至最低(24)。

全肠外营养的成分	1. **热量**　日常热量供应需要超过每天基础消耗热量的 1kcal 热量。热量需求可以根据 Long 改良的 Harrison-Bededict 公式计算得到实际能量供应量(AEE)(25)。这是计算个体 AEE 最准确、可行的方法。

AEE(女性)= ［655.10+9.56 体重(kg)+1.85 身高(cm)–4.68 年龄(岁)］× 活动因素 × 损伤因素

活动因素:卧床(1.2)、床外活动(1.3)。

损伤因素:小手术(1.2)、骨骼创伤(1.3)、严重败血症(1.6)、严重烧伤(2.1)。

或者说,每天热量需求要提供 35kcal/(kg·d)用于维持机体状态和 45kcal/(kg·d)用于满足合成代谢。

2. **蛋白**　每天氮需求为每 13~150cal 热量需提供 1g 氮(即 6.25g 蛋白质)。蛋白质是通过合成的氨基酸所提供,氨基酸可以提供 15%~20% 的总热量(24)。

3. **糖类**　TPN 溶液中的糖类含 25% 的葡萄糖。成年人每天最少需要约 100g 葡萄糖。成人最大葡萄糖氧化率约为 7g/(kg·d)。过多地摄入葡萄糖会导致肝脏脂肪浸润和其他代谢并发症。TPN 辅助治疗严重的患者时,葡萄糖耐受量为 5mg/(kg·min)(24)。应用胰岛素维持血葡萄糖水平在 150~250mg/dl(1mg/dl=0.055mol/L),并可以将胰岛素直接加入 TPN 中。

4. **脂肪**　10%~20% 的脂肪乳可以提供更多的热量,是脂肪酸、亚油酸和 α- 亚油酸的主要提供者。游离脂肪酸能提供更多的热量,是大部分外周组织能量的主要来源。脂肪作为主要的能量来源时,最少需要 50~150g/d 的葡萄糖作为中枢神经系统能量来源。大部分患者能耐受高达 2g/(kg·d)的脂肪摄入,但不能超过 4g/(kg·d)的脂肪摄入。疾病严重的患者,脂肪摄入不超过 1g/(kg·d)。这些脂肪乳剂为等张液,可以和蛋白质、葡萄糖同时输入,并混合成为 3L 大袋超过 24 小时输入。**一般来说,30%~50% 的非蛋白热量应该以脂肪形式提供。**血清三酰甘油水平监测可以确保患者脂肪代谢正常。

5. **电解质、维生素和微量元素**　除了热量和蛋白质,营养支持还包括电解质、维生素和微量元素。每天电解质维持量为:钠 40~50mEq,钾 30~40mEq,镁 8~10mEq、钙 2~5mEq、磷酸盐 13~25mmol(24)。一定量的维生素和微量元素的摄入以保证患者代谢正常。

体液和电解质	女性平均体重的 50%~55% 是水,细胞内液占 2/3,细胞外液占 1/3,血浆中占 1/4,其他在间质中。

渗透压或者张力是由溶液中的颗粒成分产生的,钠和氯是维持细胞外液渗透压的主要成分,钾、少量的镁和磷酸盐是维持细胞内渗透压的主要成分。水在细胞内外自由流动,以保证体内渗透压平衡。

普通成人每天需要约 30ml/(kg·d)或 2000~3000ml/d 液体维持液体平衡(26)。这个量包括不显性失水 1200ml/d(肺部 600ml、皮肤 400ml,以及消化道 200ml)。其他液体丢失来自肾脏产生尿液排出,这个量根据每天摄入水钠总量差别很大。肾脏每天分泌渗透压 $600 \sim 800 \text{mOsm}$ 的尿液。健康的肾脏可以将尿液浓缩渗透压高达 1200mOsm 左右,因此每天最低尿量可为 $500 \sim 700 \text{ml/d}$,最高可达 20L/d,尤其是对于尿崩症患者。正常个体的肾脏根据每天液体摄入量相应调整排出量。

用于酸碱平衡的主要的细胞外缓冲液是碳酸氢盐和碳酸系统: $CO_2 + H_2O \longleftrightarrow H_2CO_3 \longleftrightarrow H^+ + HCO_3^-$ (27)。体内碳酸氢盐和碳酸的比值为 $20 : 1$,以保证细胞外 pH 为 7.4。肺和肾脏在维持正常细胞外 pH 中起重要作用,通过吸收和排泄 CO_2 和碳酸氢盐发挥作用。碱中毒时,每分通气量减少,肾脏排泄碳酸氢盐增加,以恢复碳酸氢盐和碳酸的正常比例,而酸中毒时则相反。

肾脏对于维持体液和电解质平衡起至关重要的作用。血循环中抗利尿激素和醛固酮激素帮助协调该过程。根据肾脏灌流情况,血液渗透压影响下丘脑释放抗利尿激素和醛固酮的分泌。在脱水或血容量不足的情况下,血抗利尿激素升高,导致肾脏远曲小管对水重吸收增加。此外,醛固酮激素水平升高导致水钠潴留。体液过多时则相反。总之,肾功能正常者,循环中抗利尿激素和醛固酮激素水平可以维持正常的血清渗透压和电解质平衡。

不同的疾病状态能改变正常的体液电解质平衡机制,导致围术期体液和电解质处理更困难。内源性肾脏疾病的患者不能排出溶质和维持酸碱平衡。慢性饥饿或严重疾病应激的患者,体内抗利尿激素和醛固酮水平增高,导致水钠潴留。严重心脏疾病者继发肾脏低灌注,导致醛固酮合成增加,继而水钠潴留。严重糖尿病患者由于体内酮体增加,引起明显的渗透性利尿和酸碱失衡。术前治疗纠正肾脏、心脏和内分泌疾病至关重要,通常可以纠正体液电解质失衡的情况。

老年患者手术时要格外注意。由于老龄引起的正常的生理性改变可以增加水电解质失衡的可能。 这些改变包括肾小球滤过率减少、尿液浓缩能力减弱、排出水和电解质的能力降低等(28)。术前和围术期水体液电解质管理需要了解每天水和电解质的需求量、正常丢失量以及纠正存在的各种异常。

水和电解质平衡需要量的维持

体内通过改变血浆张力适应过多或过低的摄入情况。血浆张力的改变促使血抗利尿激素的调整,最终调节肾脏远曲小管潴留的水量。术前和早期术后,只需要维持钠、钾的平衡,氯可以随着血钠、钾水平自行调节,因为氯是用来平衡溶液中钠、钾离子最常见的阴离子。目前市售有各种含有 40mmol 氯化钠和少量钾、钙、镁的溶液以保证患者每天接受 3L 静脉补液的离子需求。**此外,每天离子需求量在各种静脉输液中都能满足,例如 2L 的 D5 (5% 葡萄糖)/0.45 生理盐水 (7mEq 氯化钠),加入 20mEq 氯化钾,再加上含有 20mEq 氯化钾的 1L 的 D5W (5% 葡萄糖液) 就足够了。**

体液和电解质的补充

体液和电解质的丢失每天超过正常水平必须补充适当的溶液,补充溶液根据丢失液的成分而定。一般来说,很难测定游离水的损失量,尤其是经肺、皮肤和消化道大量丢失时。每天测量这些患者的体重是很有用的。禁食患者由于蛋白质和脂肪分解可以造成每天体重减轻,最多达 300g/d (26)。超过该量说明体液有丢失,需要适量补充。

高热患者经肺和皮肤的水分丢失增加,有时可达 $2 \sim 3 \text{L/d}$。 这些丢失应该补充 D5W 液,通常汗液的渗透压为血浆的 1/3 张,补充 D5W 是合适的。如果丢失过多,可以补充 D5/0.25 生理盐水。

急性失血患者需要适当补充等渗液、血或两者共同补充。 血浆扩容剂种类很多,包括白蛋白、右旋糖酐和羟乙基淀粉。它们含有大分子颗粒(相对分子质量 <50kDa)。这些颗

粒成分从血管内排出缓慢,24 小时后仍有 1/2 可存在于血浆中。目前仍然存在关于血管内体液补充策略的争议(29)。一项涵盖 25 个临床随机对照试验的系统评价表明,与补充其他液体的手术患者相比,补充高压白蛋白溶液的手术患者肾功能更稳定,肠道水肿减轻(30)。有关人白蛋白加晶体液补充体液与胶体液补充体液对照的荟萃分析显示发现,两者均不能减少死亡率(31,32)。但是,值得提醒的是,在这些大量的临床对照研究中,死亡率并不是绝大多数研究项目的最终指标,这些结论存在一定的偏倚。合成的胶体液存在以下不良反应,包括引起血流动力学变化、严重的过敏反应和肾脏功能损伤(29)。这些溶液价格高,**大多数情况下单独使用 0.9% 生理盐水或者乳酸林格液补充就足够了**。通常生理盐水或者乳酸林格液有 1/3 保留在血管中,其余成分进入间质中。

根据胃肠道内丢失液体量适当补充相应液体成分。胃以下结肠以上的胃肠道分泌液是与血浆等张的液体成分,具有相似的钠、轻度偏低的氯、轻度偏碱的 pH 和较多的钾(10~20mEq/L)。一般情况下,粪便是低张的,但是便量增加时(如严重的腹泻),粪便内容物和小肠内容物成分相似。胃内容物通常是低张液,只有血浆 1/3 的钠,氢离子含量多,pH 较低。

存在胃出口梗阻、恶心、呕吐或者保留鼻胃管引流的患者,可以采用例如含有 20mEq/L 钾的 D5/0.45 生理盐水溶液适当补充胃液成分。这些患者肾脏远曲小管为了保留氢离子,而排泄钾离子,对她们补充钾对于预防低钾血症尤为重要。

对于肠梗阻的患者,在胃肠道内每天排出 1~3L 的液体,这些液体成分可以通过等张的生理盐水和乳酸林格液适当补充。与此相似,存在肠皮肤瘘管或行新的回肠造口术的患者也应当补充等张液体。

纠正已经存在的体液和电解质异常

术前体液或电解质异常的患者在诊断上存在困难。在准确地评估全身体液和电解质状态的基础上,正确诊断和治疗是可能的。例如,低钠血症的处理可用限制液体或者补充液体的治疗。治疗的选择取决于是否总的细胞外液过剩和体内钠的储备状态是否正常,或者总的钠储备和细胞外液是否减少。详细的病史对发现任何潜在的疾病以及评估任何异常的体液丢失或者摄入的量和病程都是必要的。最初的评估应包括血流动力学、临床和泌尿系统参数的评估以明确水化状态以及细胞外液间隙的液体水平。皮肤弹性好、黏膜湿润、生命体征平稳、尿量正常的患者则水化良好。非凹陷性水肿提示细胞外液过多,而不能站立、眼球凹陷、口干、皮肤弹性差的患者则有细胞外容量的减少。但是,一个患者细胞外液的总体水平不是总能反映血管内间隙的水化状态。一个患者可以有组织间隙液体的增多,但仍然有血管内的缺水,需要用等渗液体补充。

对已经存在体液问题的患者,实验室检查项目应当包括血细胞比容、血清生化、葡萄糖、血尿素氮(BUN)、肌酐、尿渗透压以及尿电解质水平。血清渗透压浓度主要反映钠浓缩功能,由下列等式得到:

$$2 \times Na^+ + 葡萄糖(mg/dl)/18 + BUN(mg/dl)/2.8$$

正常血清渗透压浓度通常在 290~300mOsm。细胞外液容量每改变 500ml,血细胞比容将以 1% 的速度相应地升高或者降低。尿素氮和肌酐的比例通常是 10∶1,但是在细胞外液减少的情况下将超过 20∶1。在细胞外液缺乏的情况下,尿液渗透压浓度通常会升高(>400mOsm),尿钠浓度降低(<15mEq/L),提示肾脏有潴钠的倾向。在细胞外液过多或者肾脏疾病中,肾脏潴水钠的能力受损,尿渗透压浓度降低,尿钠将升高(>30mEq/L)。总之,钠的改变可以体现细胞内液体过多或缺乏的程度。对一般人每缺水 1L,血清钠升高 3mmol/L;每多 1L 水,则血清钠下降 3mmol/L。然而,做出这种评估必须小心,因为有长期水电解质丢失的患者血清钠水平较低以及水缺乏明显。

特定的电解质 紊乱	**低钠血症**

由于钠是细胞外主要的阳离子,血清钠水平的改变通常和细胞外液间隙的水化状态有关。低钠血症的病理生理经常是体液扩充导致总的体内水过多(27,33)。低钠血症的症状一般只有在血清钠低于 120~125mEq/L 才会发生。症状(恶心、呕吐、嗜睡、癫痫发作)的严重程度更多的是和血清钠改变的速率有关,而不是实际的血清钠水平。

细胞外液过多导致的低钠血症可以在肾上腺功能衰竭、心力衰竭或者肾病综合征患者中见到。他们全身钠和水量均增加,后者增加相对明显。在这种情况下,使用高张性的盐去纠正低钠血症是不合适。除了纠正潜在的疾病,治疗应该包括限水和使用利尿剂。当有头部外伤、肺或脑肿瘤和在应激状态下,抗利尿激素(ADH)会异常分泌。ADH 异常升高可能导致过多的水潴留。治疗上要限制水,并且如果可能的话纠正潜在的病因。已经证实地美环素(Demeclocycline)可以通过肾脏有效地治疗这种紊乱,但它可能会影响ADH 的分泌,目前可用血管紧张素受体拮抗剂(如托伐普坦)替代地美环素的使用(34)。

不恰当的单用水补充体内盐分丢失将导致低钠血症。这通常发生在呕吐、留置鼻胃导管、腹泻或存在胃肠瘘而丧失大量电解质的患者以及接受低张性液体补液的患者。单纯补充等张性液体和钾通常能纠正这种异常。在极少数情况下,需要使用高张性盐水(3%)快速纠正低钠血症。高张盐液使用时要非常小心,以避免血清钠快速改变诱发中枢神经系统的功能紊乱。

高钠血症

高钠血症不常出现,如果严重的话(血清钠 >160mEq/L)可能威胁生命。病理生理是细胞外液缺乏,高渗状态导致中枢神经细胞内脱水,严重的话可造成眩晕、癫痫发作、颅内出血,甚至死亡。病因包括过多经肾液体丢失,可以发生在下列患者:高热、干燥的环境下进行气管切开、广泛热损伤、中枢性或者肾源性尿崩症,以及医源性盐负荷过量的患者。治疗包括纠正潜在的病因(纠正体温、气管切开术时湿化、使用加压素控制中枢性尿崩)和通过口服或者静脉用 D5W 补充游离水。对于重度高钠血症患者,除非患者因高钠出现症状,应缓慢纠正高钠,使血钠下降速率 <10mEq/d(35)。

低钾血症

低钾血症发生于术前存在明显胃肠液丢失(长期呕吐、腹泻、鼻胃管吸引、肠瘘)以及继发于肾小管疾病的严重尿钾丢失(肾小管酸中毒、急性肾小管坏死、高醛固酮血症、长期利尿剂的应用)的患者。禁食患者长期应用没有补充钾的肠外营养液也可发生低钾血症。和低钾相关的症状包括神经肌肉损害(包括肌无力或肌麻痹)和心血管异常(包括低血压、心动过缓、心律不齐、洋地黄作用增强)。除非血钾 <3mEq/L,否则这些症状很少出现。治疗主要是补钾,进食的患者首选口服补钾,必要时可以静脉补钾,剂量不超过 10mEq/h。

高钾血症

高钾血症不常发生在手术前,通常和肾脏损害有关,也可见于口服保钾利尿剂的肾上腺功能不全的患者和有严重组织创伤(如挤压伤)、大量胃肠道出血或者溶血患者。临床表现主要在心血管方面,明显的高钾血症(钾 >7mEq/L)能导致心动过缓、心房颤动及心搏骤停。治疗取决于高钾血症的严重性以及心电图是否发现相关心脏损伤。10ml 的 10%葡萄糖酸钙静脉给药常可以抵消高钾血症对心脏的毒性作用。一安瓿含或不含胰岛素的碳酸氢钠和 D50 可以快速使细胞外钾转移至细胞内。阴离子交换树脂(如聚苯乙烯硫酸钠)作用时间长,通过口服或灌肠可以结合并减少全身钾离子。血液透析只在其他措施效果不佳或者无效时使用(35)。

术后体液和电解质管理

术后几种激素和生理改变可能使体液以及电解质的管理复杂化。手术刺激诱使循环中 ADH 异常升高,尤其如果术中或术后发生持续性低血压,循环中醛固酮水平升高。循环中 ADH 和醛固酮水平升高使患者术后容易发生水钠潴留。

术后全身体液容量可能改变明显。首先,每克脂肪或组织分解代谢释放出 1ml 游离水,术后每天有几百毫升游离水由于组织破坏而释放出来,尤其是在接受广泛腹腔脏器切除手术以及术后禁食水的患者。游离水通常由于 ADH 和醛固酮的改变而潴留。第二,液体潴留可通过组织间隙或者手术视野中液体吸收进一步加重。**肠梗阻的发生可以导致每天 1~3L 额外的液体在肠腔、肠壁和腹膜腔内潴留。**

和肾脏对钠的平衡相比,肾脏缺乏潴钾的能力。**不考虑血钾水平和全身储钾量,术后肾脏仍将每天继续排泄最少 30~60mEq/L 的钾**(27)。如果没有补充丢失的钾,可以造成低钾血症。术后第一天组织破坏和分解往往导致大量细胞内钾释放可以满足日需量。但是,之后有必要补充钾。

术后水电解质平衡的正常维持要从术前评估开始,强调在手术前建立正常的体液和电解质平衡。术后严密监测每天体重、尿量、血细胞比容、血清电解质和血清动力学参数为晶体的补充提供必要的信息。必须满足每天体液、电解质需要和任何异常体液和电解质的丢失,包括胃肠道、肺和皮肤的丢失必须得到补充。术后数日后,第三间隙的体液回到血管内,ADH 和醛固酮含量恢复正常。围术期潴留的多余体液将通过肾脏排出体外,这是对外源性液体的需求减少。没有充足的心血管或者肾脏储备能力的患者在组织间隙液体重吸收的时候,尤其在静脉内液体没有相应减少时,容易发生液体超负荷。

术后最常见的液体和电解质紊乱是液体超负荷。体液过多常伴有血清钠的减少或正常。为维持血压和尿量,术中和术后经常会输入大量等渗液体。由于输入液体是等渗液,它们将留在细胞外间隙,此时,血清钠保持正常水平。如果大量等渗液丢失(血和胃肠液丢失),而不恰当地用低张性液体将出现低钠血症。另外,术后游离水易潴留使问题复杂化,并出现体重增加。禁食患者,分解代谢可使每天体重下降 300g。很明显,每天体重增加超过 150g 的患者处于液体过多水平。单纯限制液体摄入能纠正该异常,必要时利尿剂有利于尿液的排出。

脱水状态不常见,但在大量体液丢失未及时补充时会出现。**胃肠液丢失应当适当补充液体。高热患者由于大量排汗和过度换气可以每天丢失 2L 游离水,应适当补充游离水。**虽然很难监测增加的液体丢失,但可以通过测量体重进行可靠的评估。

术后酸碱平衡失调

术后不同的代谢、呼吸和电解质异常能够导致正常的体内酸碱平衡失调,引起酸中毒或者碱中毒。呼吸频率的改变将直接影响呼出的 CO_2 量。**中枢神经系统抑制造成的低通气使得 CO_2 潴留可以导致呼吸性酸中毒。**这种情况可以由麻醉药过度镇静造成,尤其在同时存在严重的慢性阻塞性肺疾病时。**由于药物、疼痛或过度的通气支持导致中枢神经系统兴奋,可以引起过度换气产生呼吸性碱中毒。**多种代谢紊乱可导致酸中毒或者碱中毒。适当的体液和电解质补充,以及维持足够的组织灌注将有助于防止术后发生多种酸碱失调。

碱中毒

术后最常见的酸碱失调是碱中毒(27)。碱中毒通常没有任何临床意义,可以自行缓解。有几种致病因素,包括疼痛相关的过度通气,创伤后暂时出现的高醛固酮血症导致的肾脏

CO_2 排泄减少,鼻胃管吸引引起的氢离子丢失,输血时输入的柠檬酸盐转化为碳酸氢盐,外源性碱的使用以及利尿剂的使用。碱中毒往往很容易纠正,可以通过消除诱因,纠正细胞外液和钾的缺乏来解决(表22.3)。通常需要1~2天才能完全安全地纠正。

表22.3　代谢性碱中毒的原因

疾病	碱来源	肾脏 HCO_3^- 潴留的原因
胃源性碱中毒		
鼻胃管吸引	胃黏膜	↓↓ ECF,↓ K
呕吐		
肾源性碱中毒		
利尿剂	肾上皮细胞	↓ ECF,↓ K
呼吸性酸中毒和利尿剂		↓ ECF,↓ K,↑ PCO_2
外源性碱	$NaHCO_3$,柠檬酸钠,乳酸钠	同时存在 ECF、K、$PaCO_2$ 紊乱

↓ ECF,细胞外液减少;↓ K,钾减少;↑ $PaCO_2$,CO_2 潴留;$NaHCO_3$,碳酸盐;$PaCO_2$,动脉 CO_2 分压

明显的碱中毒伴血清 pH>7.55,可以导致严重心律失常或中枢神经系统的癫痫发作。在合并低钾时对心肌兴奋性影响尤其明显。在这种情况下,液体和电解质的补充对快速纠正低钾可能是不够的。乙酰唑胺(250~500mg)口服或静脉用(2~4次/天)可以促使肾脏排泄碳酸氢钠。极少数需要利用酸性物质治疗,只有在急性症状的患者(心脏或者中枢神经系统功能紊乱)或有严重肾脏疾病时应用。这时,HCl(5~10mEq/h,每100mmol 溶液)可以通过中心静脉给予,也可以口服或者静脉补充氯化铵,但是肝脏疾病患者禁用。

酸中毒

术后代谢性酸中毒比碱中毒更少见,但是由于对心血管系统的影响,酸中毒可能比较危险。酸中毒时,心肌收缩力下降,外周血管扩张导致低血压和难治性心房颤动,此时就需要除颤(27)。这些将导致心血管系统进一步失代偿,阻碍心肺复苏的抢救。

代谢性酸中毒是由于循环中碳酸氢钠的消耗并被循环中的酸替代或者其他阴离子替代(氯离子)引起的,是血清碳酸氢钠水平下降的结果。恰当的检测方法包括阴离子间隙的测定是需要的。

$$阴离子间隙 = (Na^+ + K^+) - (CL^- + HCO_3^-) = 10 \sim 14 mEq/L(正常)$$

阴离子间隙可以由循环中蛋白质、硫酸盐、磷酸盐、柠檬酸盐以及乳酸盐的组成(36)。

代谢性酸中毒时,阴离子间隙可以增加或者正常。循环中酸性物质增加将消耗替代碳酸氢钠离子,增加阴离子间隙。病因包括继发于糖无氧代谢循环中乳酸增加,如组织灌注差、严重的糖尿病或饥饿伴发酮酸增加、外源性毒素,以及导致循环中硫酸盐和磷酸盐增加的肾功能不全(37)。这些诊断可以通过完整的病史和检查血清乳酸水平(正常<2mmol/L)、血糖、肾功能来诊断。对于阴离子间隙正常的代谢性酸中毒,通常氯离子和碳酸氢钠不平衡,在氯过多、碳酸氢钠减少时发生。高氯血症性酸中毒可以在生理盐水补充过多时发生。碳酸氢盐丢失在小肠瘘患者中可以见到。总之,术后存在明显的细胞外容量扩张的患者中,血清钠和碳酸氢盐相应减少会发生轻度的酸中毒。对不同代谢性酸中毒的原因归结如表22.4。

代谢性酸中毒的治疗取决于病因。在乳酸中毒的患者中,组织灌注的恢复是不可缺少的。这常需要通过必要的心血管和肺支持、氧疗和积极的治疗系统性感染。糖尿病所引起的酮症酸中毒可以用胰岛素逐渐纠正。慢性饥饿或术后缺乏营养支持所导致的酮症酸中毒可以用营养来纠正。阴离子间隙正常的酸中毒患者中,应补充胃肠道丢失的碳酸氢钠,减少过多的氯输入。袢利尿剂可以促进肾脏对氯的清除。

表 22.4　代谢性酸中毒的原因

高阴离子间隙	正常阴离子间隙	
	高钾血症	低钾血症
尿毒症	肾素过少	腹泻
酮症酸中毒	原发性肾上腺功能衰竭	肾小管酸中毒
乳酸酸中毒	NH_2Cl	回肠和乙状结肠梗阻
阿司匹林	硫黄中毒	高营养支持
三聚乙醛	早期急性肾上腺功能衰竭	
甲醛	闭塞性尿路疾病	
乙二醇		
甲基丙二酸尿		
NH_2Cl（氯胺）		

引自：Narins RG，Lazarus MJ. Renal system. In：Vandam LD，ed. To make the patient ready for anesthesia：medical care of the surgical patient，2nd ed. Menlo Park，CA：Addison Wesley，1984：67-114.695.

血清 pH 低于 7.2 或者酸中毒后继发严重的心脏并发症时才能给予碳酸氢钠。 严密监测血清钾的水平是必需的。酸中毒时，钾移出细胞外，具有正常钾浓度的代谢性酸中毒患者实际上细胞内钾缺乏。不补充钾来治疗酸中毒将导致严重的低钾血症和相关的危险。不同的酸碱异常以及相关治疗如表 22.5。

表 22.5　酸碱紊乱和相关治疗

主要疾病	缺乏	常见疾病	代偿	治疗
呼吸性酸中毒	CO_2（通气过低）	中枢神经系统抑制，气道和肺损伤	肾脏排泄酸性盐，碳酸氢盐潴留，氯加入红细胞	恢复通气，控制过多的 CO_2 产生
呼吸性碱中毒	过度通气	中枢神经系统兴奋，过度呼吸机支持	肾脏排泄钠、钾和碳酸氢盐，重吸收氢、氯离子，红细胞释放乳酸	纠正过度通气
代谢性酸中毒	过多丢失碱，非挥发性酸增加	相当于钠氯增加，碳酸氢盐丢失，乳酸和酮症酸中毒、尿毒症、稀释性酸中毒	呼吸性碱中毒，肾脏排泄氢、氯离子，钾和碳酸氢盐重吸收	若 pH<7.2，补充碳酸氢钠增加钠负荷，补充缓冲剂、蛋白和血红蛋白
代谢性碱中毒	氯和钾丢失过多，碳酸氢盐增加	胃肠道氯丢失，过度摄入碳酸氢盐，利尿剂，低钾血症，细胞外容量减少	呼吸性酸中毒，可能缺氧，肾脏分泌碳酸氢盐和钾，重吸收钾和氯	增加氯离子量，补充钾，乙酰唑胺用来排泄碳酸氢钠，大量补液，必要时可用 0.1 NaHCl（氯化氢钠）

围术期疼痛的治疗

尽管采用现有方法可以获得比较满意的止痛效果，患者在术后还是会出现不必要的疼痛。研究显示，**术后有 25%~50% 的患者会有中至重度疼痛** (38，39)。目前疼痛治疗存在不足，原因有很多。首先，患者对止痛的期望值比较低，意识不到止痛期望可以更高。在一项术后止痛感受的研究中，86% 的患者术后有中至重度的疼痛，但是 70% 的患者觉得疼痛和期望中的一样严重 (40)。其次，医师缺乏正规的疼痛处理方法培训，表现为开镇静药的处方时交代护士根据需要每 3~4 小时注射一次，等于把疼痛处理决定交给护士，没有考虑根据患者的要求调整镇静药的剂量。第三，受常见错误概念的影响，认为手术后应用镇静药会导致阿片类药物依赖。在一篇综述中，20% 回答调查问卷的护士担心在手术后用阿片类止痛药会导致药物成瘾(40)。研究证实,护士注射镇静剂的量不足需要开出的镇静剂量的1/4。为了通过急性疼痛的处理和降低不良后果的发生率,美国麻醉学会制定了急性疼痛的围术期处理指南(41)。

最小有效止痛浓度(MEAC)是指在该浓度以下将没有止痛作用的最小浓度值。 在MEAC值时,受体和药物血浆浓度处在平衡状态。很难通过肌内注射达到高于MEAC的稳定状态的药物浓度(42)。在一项研究中,每4小时给予盐酸哌替啶肌内注射一次,其结果显示,麻醉药物峰值浓度和达到峰值所需要的时间在患者自身以及患者间差异明显,只有平均35%的时间药物浓度超过MEAC(43)。间歇性肌内注射各种镇痛剂其药物浓度不足以止痛、差异大并且不可预知(44)。小剂量静脉内注射比较容易逐步增高剂量,但是可能作用时间短,需要更高频率的注射和需要加强护理。然而,大剂量的静脉注射可能发生中枢神经系统的呼吸抑制。**患者控制的止痛(PCA)技术允许患者根据需要使用小剂量的麻醉药,在需要时注射一定剂量的麻醉药物以缓解疼痛。这项技术提供了较稳定的高于MEAC浓度的患者止痛效果。**

不论用药的途径如何,止痛药必须用首次负荷量以便在开始就能够迅速止痛。如果不用首次负荷量,至少在麻醉药的3个半衰期内不会达到MEAC。首次负荷量后,要加用小剂量的麻醉药直到达到止痛效果。根据达到止痛效果所需总的药物剂量,可确定药物维持剂量,并通过持续输注或根据规定的时间使用以保持维持剂量。因此,所用的药物维持剂量应抵消被清除的药物量,这样,所开出的麻醉药的剂量可以根据需要调整。

患者控制的止痛方法

PCA装置是电子控制的输液泵,它根据患者需要把预设的剂量加入已放置于患者身上的静脉导管中。这个装置设定了麻醉药延迟间隔时间或者锁定次数,在该间期内患者无法获得更多的麻醉药。**这些装置消除了疼痛开始与使用止痛药物间的时间间隔,这个问题是大多数繁忙病房管理中常见的现象。** PCA受到患者满意的接受。与传统的肌内注射相比,使用PCA的患者血清麻醉药水平变化程度明显减少(42)。使用PCA的患者能够改善止痛效果,术后肺部并发症的发生率降低,与那些肌内注射麻醉药患者的相比,意识障碍更少见(45)。另外,PCA所用麻醉药物总剂量比传统的肌内注射要少。

PCA的使用不能绝对消除麻醉药的不良反应。多达0.5%的PCA使用患者中有潜在的威胁生命的呼吸道抑制。使用持续性麻醉药的输入比按需注射麻醉药呼吸道抑制发生率增加4倍。老年患者以及那些以前存在呼吸窘迫的患者也有呼吸抑制的危险(42)。

认真管理持续输注、按需肌内注射或在固定剂量方案(每4小时用药)的基础上按需补充药物的麻醉方法和PCA具有相当的麻醉作用。但是,在没有PCA时要达到完全按需止痛需要进行严密的观察,这很难持续进行。**使用PCA可缩短疼痛开始与使用止痛药物之间的时间间隔,提供更持续的麻醉效果并且在总体上将疼痛控制于较稳定的状态。**

硬膜外和脊椎内麻醉止痛

目前最有效的止痛方法是硬膜外或者鞘内使用止痛药或麻醉药。这些方法比静脉内PCA技术的效果更好。这些药物可以通过几种方式给予,包括硬膜外或者鞘内单剂量给予、按时间或者按需间歇性注射及持续性输注。

由于存在中枢神经系统感染以及头痛的危险,鞘内使用通常仅限于单剂量麻醉、局部止痛或者两者皆有。与硬膜外麻醉相比,通过鞘内途径单次剂量药物,脑脊液中药物浓度增高,使得药物作用持续时间增加。但是,中枢性呼吸抑制、全身性低血压的危险也增加了。即使是鞘内注射小剂量阿片类药物,呼吸抑制的危险性也增加(46)。因此,一些研究者反对在没有严格的监护情况下使用鞘内止痛。

硬膜外给药是首选方法,而且在术后能长时间止痛(>24 小时)。相对禁忌证是存在凝血功能障碍性疾病、败血症以及低血压。使用止痛药和麻醉药都具有良好的效果。在止痛药中,布比卡因(bupivacaine)使用最普遍、止痛效果好、毒性小。硬膜外止痛最适合于下腹部及四肢疼痛的控制。麻醉药的不良反应包括尿潴留、运动无力、低血压、中枢神经系统和心脏抑制。与麻醉药相比,阿片类药物止痛效果良好且没有交感抑制作用。硬膜外阿片类药物应用作用时间更长,极少发生低血压。但是与硬膜外麻醉药相比,恶心、呕吐、呼吸抑制以及瘙痒的发生率较高(47)。

与肌内或静脉内使用止痛药相比,硬膜外止痛可以改善术后肺功能,肺部并发症和静脉血栓形成的发生率低(多数可能与较早下床活动有关),胃肠道不良反应减少,中枢神经系统抑制的发生率降低以及恢复期缩短(47)。**近期的系统回顾资料显示,持续的硬膜外麻醉比使用 PCA 静脉内阿片类药物注射更有效地减轻腹部术后疼痛长达 72 小时(48)。**严重的呼吸抑制是最严重的并发症,可在少于 1% 的患者中见到。呼吸抑制的发生在许多亲脂性药物中较低,例如芬太尼,它可以在脊髓内迅速吸收,很少弥散到中枢神经系统的呼吸控制中枢。瘙痒、恶心以及尿潴留较常见,但容易解决,通常无临床意义。费用问题可能是限制硬膜外麻醉止痛的最主要原因。

为了保证硬膜外止痛方法的安全使用,需要医护人员严密监测。但是重症监护是不必要的。硬膜外止痛能够在医院病房内的密切护理监测下使用,使用前 8 小时通过每小时的通气记数来进行呼吸监测。

非甾体类抗炎药

目前围术期的镇痛模式采用多方式的治疗,包括阿片类药物和非甾体类抗炎药(NSAIDs)。非选择性的 NSAID 酮咯酸(ketorolac)是一种有效的、能够口服或者经肠外给药的药物。**酮咯酸的起始作用比芬太尼稍慢一点,但止痛效果与吗啡相当。**和阿片类物质相比,理论上来说 NSAIDs 药物的优点包括:没有呼吸抑制、不成瘾、镇静作用减少、恶心减少、肠道功能恢复快以及康复快。临床研究发现,在整形术后患者中酮咯酸止痛效果与吗啡相似;与 PCA 相结合使用时,可明显减少阿片类药物的需要量(49,50)。根据手术的不同,术后应用酮咯酸可以平均减少吗啡用量达 36%,并且提高患者术后 24 小时中到重度疼痛的止痛效果(51)。在产科人群中的研究结果表明,酮咯酸有效地减少剖宫产术后麻醉药的使用(52)。尽管美国 FDA 不推荐哺乳期使用酮咯酸,但已经测量了母乳中该药的含量,并证实比布洛芬(ibuprofen)含量更低(53)。

NSAIDs 可能的不良反应包括:肾脏并发症危险性增加(尤其是在急性低血容量的患者中),胃肠道不良反应、过敏反应以及出血。酮咯酸引发出血的不良反应尚存在争议。健康志愿者使用酮咯酸的研究发现,酮咯酸可以一过性地延长出血时间和减少血小板聚集功能,但这些改变没有临床意义(54)。一项回顾队列研究表明,大剂量使用酮咯酸(105mg/d 和 120mg/d)可以增加老年患者消化道和手术部位出血的危险性(55)。此外,使用酮咯酸超过 5 天消化道出血的可能性均有增加。前瞻性研究没有证实围术期使用 NSAIDs 的患者出血明显增加。酮咯酸使用超过 5 天可能会增加发生急性肾衰竭的几率(56)。一项关于术前肾功能正常的患者术后使用 NSAIDs 药物的荟萃分析表明,可以出现没有显著临床意义的肾功能减低现象(57)。最后,使用这些药物时要尤其谨慎,尤其是患有哮喘的患者需更为谨慎,因为 5%~10% 的成年哮喘患者对阿司匹林及其他 NSAIDs 制剂过敏。

由于选择性环氧化酶 -2 抑制剂(COX-2)具有更少的胃肠道不良反应并且无抗血小板作用,选择性 COX-2 抑制剂在围术期的镇痛治疗受到关注(58)。然而,有证据表明,选择性 COX-2 抑制剂与严重的心血管事件相关,对不合并心血管疾病的低危患者,可考虑短期应用选择性 COX-2 抑制剂(59~64)。

除 NSAIDs 外,正在研发其他的辅助类镇痛药物,这些药物可减少阿片类药物的使用并可降低延迟术后恢复的不良反应。辣椒素为非麻醉类药物,能促进介导热觉和痛觉的神经递质 P 物质的释放,而导致烧灼感,但最终会使 P 物质减少而致疼痛减轻。辣椒素可用于局部麻醉以及静脉麻醉。氯胺酮可阻断中枢痛觉受体 N- 甲基天门冬氨酸,低于麻醉剂量使用时可降低中枢对手术引起的痛觉敏感性,并可阻断阿片类药物导致的痛觉过敏。高于麻醉剂量使用时可导致幻觉、眩晕、恶心、呕吐等。加巴喷丁和普瑞巴林均为非麻醉类药物,能阻断兴奋性神经递质的释放而延迟痛觉信号的传导,它们能减少阿片类药物的使用,是有效的抗痛觉过敏药物(64)。

妇科手术中预防性应用抗生素

妇科手术常常会进入生殖道和消化道中,这些地方存在着内源性菌群,可以导致术后的多种细菌感染(表 22.6)。**尽管目前有了无菌技术和抗生素的应用,但是手术野的细菌污染和术后感染仍然是妇科手术不可避免的一个问题。**预防这些手术并发症,包括应用适当的无菌技术、减少组织创伤、减少术野的外源性细菌、控制糖尿病、避免免疫抑制、增加组织摄氧、引流术野的出血和血清液以及使用预防性抗生素。目前认为,使用预防性抗生素可以增加宿主组织的免疫功能,这样可以通过抑制手术时术野处沾染细菌生长减少感染(65)。

表 22.6　下生殖道固有细菌

乳酸杆菌(*Lactobacillus*)	聚团肠杆菌(*Enterobacter agglomerans*)
类白喉杆菌(*Diphtheroids*)	肺炎克雷伯菌(*Klebsiella pneumoniae*)
奥里斯链球菌(*Staphylococcus aureus*)	奇异变形杆菌(*Proteus mirabilis*)
表皮链球菌(*Staphylococcus epdermidis*)	普通变形杆菌(*Proteus vulgaris*)
无乳链球菌(*Streptococcus agalactiae*)	摩氏摩根菌(*Morganella morganii*)
类链球菌(*Streptococcus faecalis*)	变异枸橼酸菌(*Citrobacter diversus*)
α- 溶血型链球菌(*α-Hemolytic strptococci*)	拟杆菌(*Bacteroides species*)
D 群链球菌(Group D streptococci)	*B. disiens*
消化链球菌(*Peptostreptococci*)	*B. fragilis*(脆弱拟杆菌)
消化球菌(*Peptococcus*)	*B.melaninogenicus*
梭状芽孢杆菌(*Clostridium*)	
厌氧加夫基球菌属(*Gaffky anaerobia*)	
大肠埃希杆菌(*Escherichia coli*)	
梭杆菌属(*Fusobacteriurn*)	
阴沟肠杆菌(*Enterobacter cloacae*)	

由于妇科手术引起的皮肤或盆腔感染(如宫旁组织炎、蜂窝织炎和盆腔脓肿)主要是多种微生物感染。这些感染复杂,常常有革兰阴性杆菌、革兰阳性球菌和厌氧菌。预防性抗生素要广谱能够覆盖这些潜在的菌群(66)(表 22.7)。

表 22.7　不同手术预防性抗生素应用方案建议

手术	抗生素	剂量
子宫切除术	头孢唑林 [a]	1g 或 2g 静脉输 [b]
妇科泌尿手术	克林霉素 [c] 加用	600mg 静脉输
包括网片类手术	庆大霉素或	1.5mg/kg 静脉输
	喹诺酮 [d] 或	400mg 静脉输
	氨曲南	1g 静脉输
	甲硝唑 [e] 加用	500mg 静脉输

续表

手术	抗生素	剂量
	庆大霉素或	1.5mg/kg 静脉输
	喹诺酮[d]	400mg 静脉输
		1g 静脉输
子宫输卵管造影术或 输卵管通液术	多西环素[e]	100mg，一天两次，口服共 5 天
人流术或 诊刮术	多西环素	术前 1 小时口服 100mg
		术后口服 200mg
	甲硝唑	500mg，一天两次，口服共 5 天

[a] 可替换为头孢替坦、头孢西丁、头孢呋辛或氨苄西林 - 舒巴坦钠

[b] 对 BMI>35 或体重 >100kg 的女性患者推荐剂量为 2g

[c] 对青霉素有速发型过敏史的患者推荐使用的抗生素

[d] 环丙沙星或左氧氟沙星或莫西沙星

[e] 若患者有急性盆腔炎史或术中提示输卵管扩张使用抗生素，对于不合并输卵管扩张的患者不必预防性使用抗生素

引自：Antibiotic prophylaxis for gynecologic procedures. American College of Obstetricians and Gynecologists Practice Bulletin No. 104，May 2009.

应用预防性抗生素的时机很重要。围术期有一个相对较窄的窗口期容易发生感染(67)。在美国，常规在诱导麻醉刚开始前和开始时给予预防性抗生素。**资料显示应用抗生素迟于细菌沾染(如皮肤切口处)3 小时或者更久，将导致抗生素预防无效**。有证据显示，用于预防的抗生素，一次剂量是合适的。当手术过程大于药物 1~2 个半衰期时间或出血大于 1.5L 时，需要补充使用抗生素以使得血浆和组织中仍有足量的药物剂量(68,69)。没有资料支持常规的妇科术后连续使用预防性抗生素的必要性。对于术中行结直肠切除的患者，抗生素用至术后 24 小时者手术部位感染(surgical site infections，SSI)率降低。其他措施，如严格控制血糖，维持患者术中体温稳定，对肥胖患者放置皮下引流亦可降低 SSI 发生率(70)。

头孢菌素已成为最重要的预防性抗生素。它们广谱，不良反应相对少。头孢唑林(cefazolin)(1g)价格相对便宜，半衰期长(1.8 小时)，是目前美国妇科最常用的预防性抗生素。其他头孢菌素，如头孢噻吩(cefoxitin)、头孢噻肟(cefotaxime)、头孢替坦(cefotetan)等也常用预防性使用，而且它们对厌氧菌也有较广的抗菌谱，但是没有证据表明这些药物和头孢唑林在临床中有差异。对于 BMI>35kg/m^2 或体重 >100kg 的病态肥胖患者，头孢唑林剂量应为 2g，以达到患者血浆和组织中足量的药物剂量(71)。

预防性抗生素尽管有益处，但也是有风险的。过敏是最能危及生命的并发症。青霉素过敏反应在治疗中的发生率为 0.2%，致死率为 0.0001%。资料显示，有过青霉素不良反应的妇女应用头孢菌素通常是安全的。有青霉素不良反应(如皮肤红肿、瘙痒)的妇女使用头孢菌素的不良反应发生率为 1%~10%，过敏的发生率不到 0.02%(72)。

单次剂量的广谱抗生素能导致由艰难梭状芽孢杆菌(Clostridium difficile)引起的假膜性肠炎。使用 β 内酰胺类抗生素的住院患者中有 15% 发生腹泻(73)。使用克林霉素(clindamycin)的患者中有 10%~25% 发生腹泻(74)。抗生素引起的胃肠道并发症重者可能导致手术患者死亡，手术医师应该熟知并会处理这些问题。

不是所有的妇科手术患者需要应用预防性抗生素。手术医师应当根据资料选择能覆盖手术全过程的药物，并尽量减少不良反应和不必要的抗生素的应用，以避免增加细菌抗生素耐药的发生。对头孢菌素或青霉素有过敏史的患者，应选择其他药物并能提供全面的预防作用。常见妇科手术的推荐用药如表 22.6。对诊断性或治疗性腹腔镜手术、开腹探查手术、诊断性或治疗性宫腔镜手术(包括子宫内膜切除术、放环术、内膜活检术)、尿动力学检查等均不必使用预防性抗生素(75)。

亚急性细菌性心内膜炎的预防

既往认为,对合并重度心瓣膜病变或其他心脏疾病的患者进行泌尿生殖道(GU)或胃肠道(GI)手术前均应预防性使用抗生素,以预防因手术引起的一过性菌血症而致的细菌性心内膜炎。参考相关的循证医学证据,2007 年美国心脏病协会修改了心内膜炎患者预防性抗生素的使用指南,指出对于行泌尿生殖道(包括子宫切除术)或胃肠道手术的患者,单纯为了预防感染性心内膜炎而预防性应用抗生素不是必需的(表 22.8)(76)。

表 22.8　泌尿生殖道和胃肠道手术预防细菌性心内膜炎的推荐用药

高危患者	药物	剂量(手术开始 30~60 分钟内)
标准方案	阿莫西林	2g 口服
	氨苄西林	2g IM 或 IV
	或	
	头孢唑林或头孢曲松	1g IM 或 IV
	头孢氨苄	2g
青霉素过敏(口服)	头孢氨苄	2g
	克林霉素	600mg
	阿奇霉素或克拉霉素	500mg
青霉素过敏(非口服)	头孢唑林或头孢曲松钠	1g IM 或 IV
	克林霉素	600mg IM 或 IV

IM,肌内注射;IV,静脉注射

引自:Wilson W,Taubert KA,Gewitz M,et al. Prevention of infective endocarditis:guidelines from the American Heart Association:a guideline from the American Heart Association Rheumatic Fever Endocarditis,and Kawasaki Disease Committee,Council on Cardiovascular Disease in the Young,and the Council on Clinical Cardiology,Council on Cardiovascular Surgery and Anesthesia,and the Quality of Care and Outcomes Research Interdisciplinary Working Group. Circulation 2007;116:1736-1754.

术后感染

感染是导致术后病率的主要原因。感染的危险因素包括:围术期没有使用预防性抗生素,感染组织沾染或大肠内容物的溢出所导致的手术野的污染,患者存在免疫抑制,营养不良,严重慢性和消耗性疾病,拙劣的手术技术和已经存在的局灶性或全身性感染。术后感染部位包括肺、尿道、手术部位、盆腔侧壁、阴道口、腹部伤口以及放置静脉内导管的部位。感染的早期诊断和治疗可能避免严重的并发症而预后佳。

虽然感染是一个难以避免的手术并发症,但是感染的发生率能够通过合理运用简单的预防措施而减少。在涉及大肠横切的情况下,粪内容物不可避免会溢出。彻底的术前肠道机械的和抗生素准备结合全身抗生素预防将有助于降低术后盆腔和腹腔感染的发生率。手术医师能够通过精细的手术技术来进一步减少术后感染的发生。血液以及坏死组织是需氧和厌氧微生物的良好介质。有血清和血液的地方被细菌污染的可能性更大,封闭的负压引流可以降低感染的发生。对具有开放性腹腔感染或脓肿的患者,应于手术期间开始抗生素治疗而不是预防性应用。术前感染的患者应当推迟择期手术。在美国疾病控制和预防中心所做的一项流行病学调查中,院内手术感染的发生率在社区医院为4.3%,市级医院为 7%(77)。另有调查表明,院内手术感染的发生率为2%~5%(78)。尿路感染在院内感染中约占 40%。皮肤及伤口感染约占 1/3,呼吸道感染约占 16%。在手术前有任何形式感染的患者中,手术伤口部位感染的危险增加了 4 倍。感染的几率在老年患者、手术时间延长的患者和术前延长住院时间的患者中增高。在手术前有社区获得性感染的患者中,相对风险高了 3 倍。这些社区获得性感染包括尿路和呼吸道感染。

历来手术患者发热病率的诊断标准是手术 24 小时后间隔至少 4 小时有两次体温高

于或等于 38℃。**但是也有人将之定义为连续两次体温升高超过 38.3℃（79，80）。**发热病率估计在多达 50% 的患者中会发生；但是通常是自限性的，不需治疗，经常是非感染性原因引起(81)。在术后早期，不要过分热衷于术后发热的评估，这样既费时又费钱，也会给患者带来不适(81)。**常采用 38.3℃而不是 38℃作为鉴别是感染原因还是不重要的术后发热的尺度(79，80)。**约 50% 的患者会出现术后发热，通常是非感染性、自限、不需治疗即可自行缓解的发热(81)。**38.3℃比 38℃在鉴别术后发热是否为感染性发热的方面意义更大。**

对发热手术患者的评估应包括患者有关危险因素的病史回顾。病史和体格检查应该集中在可能发生感染的部位(表 22.9)。检查包括咽部的检查、详细的肺部检查、肾脏的叩诊以检查肋脊角的疼痛、腹部切口的视诊及触诊、静脉内导管位置的检查以及检查四肢寻找深静脉栓塞或栓塞性静脉炎的证据。对妇科手术患者，适当的检查包括阴道切口的视诊及触诊，寻找硬结、疼痛或脓性引流物的征象。为了鉴别盆腔血肿或脓肿以及寻找盆腔蜂窝织炎的症状，也应当进行盆腔检查。

对术后早期发热的患者适当进行积极的肺灌注，包括刺激性肺活量测定(80)。如果术后体温持续超过 72 小时，就需要进行其他实验室检查和放射检查。评估包括总的和分类血细胞计数和尿液检查。在一项研究中提示发热患者，血培养阳性率为 9.7%，尿培养阳性率为 18.8%，胸片检查阳性率为 14%。此研究表明应根据患者的临床表现进行发热原因排查(82)。血培养一般极少数为阳性，只有患者高温(38.9℃)时才做。有肋脊角压痛的患者，应行 IVF 以排除手术造成的输尿管损伤或者梗阻，尤其在无尿路感染的实验室证据的情况下。持续性发热，但没有明确的感染源的患者，应当行腹部及盆腔 CT 扫描以排除腹腔内脓肿的存在。最后，如果进行胃肠道手术的患者持续发热，可在术后 5~7 天行钡剂灌肠或上消化道以及小肠检查以排除吻合口渗出或瘘。

表 22.9 子宫切除术后感染

手术部位	非手术部位
阴道残端	尿道
盆腔蜂窝织炎	无症状菌尿
盆腔脓肿	膀胱炎
上阴道、腹膜外、腹膜内	肾盂肾炎
附件	呼吸道
蜂窝织炎	肺不张
脓肿	肺炎
腹部切口	血管
蜂窝织炎	静脉炎
单纯性炎症	败血症性盆腔栓塞性静脉炎
进行性细菌混合感染	
坏死性筋膜炎	
肌肉坏死	

泌尿道感染

过去,泌尿道感染是手术患者最常见的感染部位(83)。但是,近期妇科文献报道其发生率已低于 4%(84，85)。泌尿道的感染减少很可能和增加术前预防性抗生素使用有关。不接受预防性抗生素的妇科手术患者中，术后泌尿道感染的发生率高达 40%，甚至**单次剂量的术前预防性抗生素应用能将术后泌尿道感染发生率从 35% 降到 4%(86，87)。**

尿路感染的症状包括尿频、尿急以及尿痛。在肾盂肾炎的患者中，其他症状有头痛、萎靡不振、恶心和呕吐。尿路感染的诊断是建立在微生物学基础上,并定义为尿培养至少中每毫升有 10^5 微生物生长。大多数感染是由大肠菌所引起,大肠埃希杆菌是最常见的病原体。其他病原体包括克雷伯杆菌、变形杆菌、肠杆菌。在少于 10% 的病例中葡萄球菌是致病菌。

尽管术后尿路感染发生率高,但大多数都不严重。大多数感染局限在下尿路,肾盂肾炎是罕见的并发症(88)。导尿,不论是间断或者持续性使用导尿管,已经成为尿路感染的主要病因(89)。事实上,在美国每年发生 100 万以上的与导尿相关的尿路感染,**导尿管相关的细菌是住院患者患革兰阴性菌血症最常见的原因**。细菌黏附在导尿管表面并且在管内膜生长,着床细菌可以免受抗生素侵袭,结果治疗效果变差。因此,应当减少导尿管的使用。在治疗导尿管引起感染时,应拔除或置换留置的导尿管。

泌尿道感染的治疗包括水化以及抗生素的治疗。一般使用的有效抗生素包括青霉素、磺胺类药物、头孢类药物、喹诺酮类及呋喃妥因。抗生素的选择应当根据培养出的微生物的药物敏感性而定。例如,在一些机构中,超过 40% 的大肠埃希菌株对氨苄西林耐药。对并不复杂的尿路感染,在等待尿液培养和药敏结果时应当给予一种具有良好抗大肠埃希菌的抗生素。

对有反复尿路感染病史的患者,长期留置导尿管的患者(Foley 导尿管或输尿管支架)以及有尿导管的患者,应当对不常见的尿路病原体如克雷伯杆菌以及假单胞菌进行有效的抗生素治疗。不提倡长期预防性使用喹诺酮类药物,因为这种物质会诱导耐药株产生。

肺感染

在妇科手术患者中,呼吸道是一个不常见的发生感染性并发症的部位。一项对 4000 多名进行择期子宫切除术的妇女的研究表明,仅有 6 例发生肺炎(85)。这种低发生率可能是由于妇科患者总体上较年轻,身体状况良好。在急症监护病房,尤其是在老年患者中,肺炎是一种常见的院内获得性感染(90)。危险因素包括:广泛性或长期肺不张、慢性阻塞性肺疾病(COPD)史、严重的或消耗性疾病、中枢神经性疾病、口咽部分泌物不能有效地清除以及鼻胃管引流以及既往肺炎病史(90,91)。对于手术患者,早期下床活动以及积极治疗肺不张是最重要的预防措施。预防性抗生素的作用还不清楚。

相当大比例的院内获得性肺炎(40%~50%)是革兰阴性菌造成的(83)。这些细菌通过口咽部进入呼吸道。急诊监护病房患者口咽部革兰阴性菌的定植有所增加,并与鼻胃管的存在、呼吸道疾病史、机械性通气、气管插管、胃中微生物生长过度引起麻痹性肠梗阻有关(92)。有趣的是,抗生素的使用似乎能明显增加口咽部革兰阴性菌定植的频率。

所有发热的手术患者的评估中,要进行彻底的肺部检查。无明显肺部体征的低危患者,胸片对预估术后肺部并发症的作用极小。有肺部体征或肺部并发症危险因素的患者,应当进行胸片检查。痰标本也应该进行革兰染色和培养。治疗应该包括体位引流、积极的肺灌注以及抗生素治疗。所选择的抗生素应当对革兰阴性菌和阳性菌有效。在接受辅助通气的患者中,应当包括对假单胞菌有效的抗生素药物。

静脉炎

静脉内导管相关的感染很常见。20 世纪 80 年代,其报道的发生率为 25%~35%(93)。因静脉插管相关的静脉炎在术后 72 小时后发生率明显增加,据疾病控制中心(CDC)建议静脉插管应至少每 3 天更换一次(94)。一项研究表明,静脉内治疗团队的建立可使静脉炎发生率降低 50%(95)。综合以上措施,可极大地降低外周静脉插管部位的感染率。

应当每天检查静脉插管部位,如果出现疼痛、红肿或者硬结,应当拔除导管。但是,即使严密观察静脉部位,静脉炎还是可能发生。在一项研究表明,50% 以上的静脉炎在静脉内导管停止连续使用后 12 小时变得明显(96)。另外,不到 1/3 的患者在静脉炎诊断前 24 小时出现静脉内导管部位有关的症状。

应当使用无菌技术插入静脉内导管并且须经常更换。静脉内治疗的研究机构已经把静脉炎的发生率降低到 50%(73)。这种减少与静脉内导管部位观察的关系不大,而与静脉内导管经常更换有关。导管相关性静脉炎的发生率在 72 小时后明显增加。因此,静脉内导管应当至少每 3 天换一次。

静脉炎可以通过发热、疼痛、红肿、硬结或者可触及静脉结节来诊断,偶尔会存在化脓。静脉炎通常是自限性的,并且在 3~4 天后消退。治疗包括温热敷以及迅速拔出感染静脉内的任何导管。对导管引起的败血症,应采用抗葡萄球菌的抗生素治疗,很少需要对感染静脉进行切开引流。

伤口感染

一项对 62 000 多例伤口的前瞻性研究结果揭示了伤口感染的流行病学特点(97)。伤口感染率根据手术视野感染的程度而明显不同。伤口感染率在清洁伤口病例中(手术野不存在感染、没有违反无菌操作、不累及内脏)低于 2%;但在污染和感染的伤口病例中感染发生率为 40% 或更高。术前用六氯酚(hexachlorophene)冲洗可稍降低清洁伤口的感染率,术前用剃刀剃刮伤口部位则增加感染率。手术前 5 分钟的伤口准备与 10 分钟的伤口准备效果一样。伤口感染率随着术前住院时间以及手术时间延长而增加。另外,在进行清洁手术的患者中附带阑尾切除会增加伤口感染的危险性。研究得出的结论是:**减短术前住院时间、术前六氯酚冲洗、减少伤口部位剃修、手术技术精细、尽可能地减少手术时间、伤口以外部位引流、告知手术医师关于手术感染率的情况可以减少伤口感染的发生率**。把以上结论付诸实践可使清洁伤口的感染率在 8 年内从 2.5% 降至 0.6%。在大多数妇科手术操作中,伤口感染率低于 5%,反映出大多数妇科手术是清洁手术。

伤口感染的症状经常在术后晚期发生,通常是术后 4 天以后,可能包括发热、红斑、压痛、硬结和脓性引流物。术后第 1~3 天发生的伤口感染,一般是由链球菌和梭状芽孢杆菌感染引起的。伤口感染的处理大多数是机械性的,包括开放伤口处筋膜层以上的感染部分,必要时对伤口边缘进行清洗和清创。伤口护理包括清创以及每天用筛眼纱布换药 2~3 次,将促进肉芽组织的生长,通过二期愈合逐步填塞伤口的缺损。清洁生长的肉芽组织通常能够成功地二次闭合,缩短完全愈合所需要的时间。

延迟伤口初步闭合技术用于感染性手术可以降低伤口感染的发病率。简单说,这项技术是在初次手术时就将筋膜上伤口打开,每隔 3cm 垂直间断缝合皮肤和皮下组织,缝线不打结。在术后立即进行伤口护理,直到发现伤口肉芽组织生长良好,然后将缝线打结,皮肤边缘用缝线或者皮钉进一步对合。已经证实,在高危患者中使用延迟伤口初步闭合技术使得总的伤口感染率从 23% 降至 2.1%(98)。

盆腔蜂窝织炎

大多数做过子宫切除术的患者中,存在不同程度的阴道残端蜂窝织炎。其特点是在阴道残端有红斑、硬结以及压痛。偶尔也出现来自阴道顶部的化脓性分泌物。这种蜂窝织炎经常是自限性的,并且不需要治疗。严重的阴道残端蜂窝织炎可以伴有发热、白细胞增多,以及盆腔局限性疼痛,而且大多数情况提示蜂窝织炎蔓延到邻近盆腔组织。在这种情况下,应该采用可以覆盖革兰阳性、阴性及厌氧菌的广谱抗生素治疗。如果阴道残端的脓肿过大或者阴道残端有一个波动性肿块,则应当做穿刺并且用钝器切开阴道残端,让切口敞开引流或者另外用一根引流管通过残端放置在盆腔底部进行引流,当引流物、发热和盆腔底部症状消失后拔除引流管。

腹腔内和盆腔内脓肿

腹腔内术野处或其他部位脓肿形成是妇科手术后少见的并发症。脓肿可能发生于术野没有充分引流的污染病例或者继发于血肿。**腹腔内脓肿的致病原通常会有多种**。最常见的需氧菌包括大肠埃希菌、克雷伯菌、链球菌、变形杆菌以及肠杆菌属。厌氧菌类也常见,一般是类杆菌。这些病原体主要来自阴道,也可以来自胃肠道,尤其在术中进入结肠时。

腹腔内脓肿有时很难诊断。临床症状经常是一种伴白细胞升高的持续性发热。腹部检查结果可能不明确。如果脓肿位于盆腔深部,可以通过盆腔或直肠检查触及。对盆腔上部的脓肿,根据放射学检查进行诊断。超声检查偶尔能够发现上腹部以及盆腔内液体聚集。但是,由于肠气干扰很难发现中腹部的液体聚集或脓肿。**CT 扫描对诊断腹腔内脓肿更敏感,更具有特异性,经常是首选的放射学检查方法**。如果传统放射学检查方法不能鉴别脓肿但高度怀疑脓肿,扫描标记白细胞法可能对明确感染部位有用。

腹腔内脓肿的标准治疗是抽空和引流,同时结合适当的胃肠外抗生素的使用。脓肿位于盆腔下部,尤其在阴道切口的部位时,通常能够通过经阴道触及。许多患者采用在CT 监测下经皮放置引流管可以免除外科探查的必要。在 CT 监测下,可以通过经会阴、直肠或经阴道途径放置导管到脓腔处。保留导管直到引流物减少。经会阴、直肠的盆腔深部脓肿的引流在 90%~93% 的患者中获得成功,避免了手术治疗(99,100)。**但是对放射引导下引流不成功的患者,有进行手术探查和排空脓肿的指征**。标准的抗生素治疗方案是氨苄西林、庆大霉素以及克林霉素联合使用。也能够通过单一的广谱抗生素(包括广谱青霉素)、第二代头孢菌素、第三代头孢菌素、左氧氟沙星、甲硝唑及含有舒巴坦 - 克拉维酸的制剂达到充分的治疗(101)。

坏死性筋膜炎

坏死性筋膜炎是一种不常见的感染性疾病;在美国每年大约发生 1000 例(102)。这种疾病的特点是快速进展的细菌感染,累及皮下组织和筋膜,而并不累及肌肉。全身中毒是这种病的常见特征,表现为脱水、败血症性休克、DIC 以及多器官系统衰竭。

坏死性筋膜炎的病原体包括表皮和皮下组织中多种微生物。溶血型链球菌是引起坏死性筋膜炎的主要病原体(103)。但是,除了链球菌外,还常培养出其他多种,包括其他革兰阳性菌、大肠菌类以及厌氧菌(104)。细菌酶(如在皮下间隙释放的透明质酸酶和脂肪酶)可破坏筋膜和脂肪组织并导致液化性坏死。之后,会发生非炎症性血管内凝血或血栓栓塞。血管内凝血导致皮下组织和皮肤缺血坏死,皮下组织坏死的速率可达 1 英寸 /小时(2.54cm/h),通常对皮肤的影响较小(104)。在感染的晚期,表面浅神经破坏使累及的皮肤处产生感觉缺失。细菌和细菌毒素释放入全身循环将导致败血症性休克、酸碱紊乱以及多脏器损害。

坏死性筋膜炎早期诊断困难。多数坏死性筋膜炎患者会出现皮肤红斑、水肿及疼痛,其程度较蜂窝织炎性疾病为重,其特征为病变范围超出皮肤红斑范围(105)。感染晚期,所累及皮肤因表皮神经坏死,丧失感觉。伴随细菌毒素以及菌血症,患者可出现合并体温过高以及体温过低的体温异常(104)。受累皮肤早期会有疼痛、红斑以及温热感。随着水肿进展,红斑扩散入正常皮肤,其特征为红斑与正常皮肤组织无明确界限或硬结。皮下毛细血管血栓导致皮肤缺血呈现发绀、水疱。随着坏死进展,皮肤出现坏疽并自行脱落(104)。大多数患者有白细胞升高和酸碱异常。最后产生皮下气体并可以通过触诊和放射学检查来确实。通过放射学检查发现皮下气体通常提示是梭状芽孢杆菌感染，然而这并非是特异性的发现。因皮下气肿可能由其他微生物(包括大肠埃希菌、假单胞菌、厌氧链球菌以及类杆菌)引起，但这些微生物感染和梭状芽孢杆菌感染不同，并不累及感染部位的肌肉。应该从病灶获取组织活检标本进行革兰染色、需氧和厌氧菌培养，以确认感染微生物类型(105)。虽然坏死性筋膜炎经常在手术时诊断，但是高度怀疑时可随时进行冷冻切片检查，以早期诊断，减少发病率(104)。

坏死性筋膜炎可能的危险因素包括糖尿病、酗酒、免疫抑制状态、高血压、周围血管疾病、静脉内药物滥用以及肥胖(104)。最常见的感染部位是在四肢，但是感染能够发生于任何皮下组织，包括头部、颈部、躯干和会阴。坏死性筋膜炎可以在创伤、手术、烧伤以及撕裂伤后发生；可以继发于直肠周围感染或巴氏腺脓肿，也可以是新发的(103,106~109)。年龄增大、诊断延误、初次手术时清创不充分、诊断时疾病很严重以及并发糖尿病都与坏死性筋膜炎的死亡率增加有关(104~106)。早期诊断和积极治疗这种致命性疾病，可以提高存活率。

坏死性筋膜炎的成功治疗包括早期诊断、及时的复苏手段的应用(包括纠正体液、酸碱、电解质平和血流动力学异常)、积极的手术清创，以及必要时再次清创和广谱抗生素治疗(104)。手术时，切口应当通过感染组织直至筋膜层。手指能够剥离皮肤及皮下组织即可明确诊断。可以在感染组织周围做多个连续的切口直到在各个边缘均可触及血管化良好的、健康的、有阻力的组织，将剩余的感染性组织全部切除后将伤口包扎起来，此后每天必要时清创直到在所有边缘出现健康组织。**高浓度氧疗也有一定作用，尤其在培养结果为厌氧菌的患者中**(110)。回顾性非随机研究已经发现，在手术清创及抗多种微生物治疗外加用高浓度氧疗，能够明显减少坏死性筋膜炎的伤口病率和总体死亡率(110)。一项研究提出高浓度氧疗效果显著可能与接受高浓度氧疗的患者病情更严重，发生糖尿病、白细胞升高，以及休克的发生率更高有关(106)。

初步复苏及手术清创后，主要问题是开放性伤口的处理。同种异体移植物和异种移植物皮肤能够用于覆盖开放伤口，从而减少热量和水分蒸发的丢失。有趣的是，临时性生物学方法关闭开放性伤口似乎也能减少细菌的生长(111)。已经证实羊膜在坏死性筋膜炎中是一种有效的伤口覆盖物(112)。

最近，一项新技术——真空辅助闭合(VAC)方法，作为一种亚大气压技术，已经在实验室和临床中证实能有效地加速伤口的愈合(113~115)。在伤口不可能自发性闭合的情况下，VAC技术可以形成合适的肉芽床并且为移植物放置做好组织准备，从而提高移植物存活的可能性。在感染控制后，肉芽组织开始生长，皮瓣就能够移植上去以覆盖开放伤口。

胃肠道准备　　传统来说，建议在腹部手术，特别是涉及结肠的手术前进行机械性肠道准备。虽然妇科手术中较少涉及结肠手术，肠道准备是许多妇科医师对患者进行术前准备的常规。有机械性肠道准备可减少胃肠内容物，从而使得腹腔和盆腔有更多的空间以利于手术操作。如进行直肠乙状结肠的切除手术，机械性肠道准备可消除成形的粪便并且减少细菌感染的危险，从而减少感染性并发症。临床随机试验质疑结肠术前肠道准备的必要性(116)。虽仍有争议，一项涉及近5000例结肠手术患者的文献荟萃分析认为，术前肠道准备组与未行肠道准备组患者吻合口瘘($P=0.46$)、盆腔或腹部脓肿($P=0.75$)以及伤口感染($P=0.11$)的发生率无统计学差异。肠道准备方法不同并不影响手术效果。**作者认为，此项荟萃分析表明结肠手术前可不进行任何机械性肠道准备**。此研究主要的局限在于未涉及其他语种发表的结肠手术文章，因而数据有局限性。

　　一项关于直肠手术前进行机械性肠道准备与未进行肠道准备两组患者相对比的随机试验发现未进行肠道准备的患者整体以及特殊部位的感染率均明显高于术前肠道准备组,而两组间吻合口瘘、住院时间、大病率以及死亡率并无明显差别。这是首项证明术前不进行机械性肠道准备即进行直肠癌手术与整体以及特殊部位感染率升高相关,而与吻合口瘘关系不大的随机研究。此研究表明应在直肠癌行选择性直肠切除术前进行机械性肠道准备(117)。

　　虽然有术前进行肠道准备或未进行肠道准备相关的感染的证据,许多妇科医师愿意进行术前机械性肠道准备以充分暴露盆腔术野,充分暴露术野对于行微创手术的医师可能更有益。

　　机械性肠道准备可以通过几种方法来完成(表 22.10)。用传统的缓泻剂及灌肠剂至少需要 12~24 小时起效,而且一般会造成中度腹胀和痉挛性疼痛。传统机械性肠道准备和口服洗肠液(PEG 电解质溶液,GoLYTELY)的随机化试验中比较发现使用 4L 左右的 GoLYTELY(一直使用到直肠流出物干净为止)的肠道准备效果更完全、迅速且更舒适(118)。**然而,摄入 4L 液体对多数患者来说较困难,因此进行机械性肠道准备时更多患者喜欢口服柠檬酸镁的方法。**

表 22.10　术前肠道准备

术前 1 天　流质饮食

　机械性肠道准备

　　4L GoLYTELY

　　或

　　快速的磷酸—碳酸盐缓泄剂(3 盎司 / 瓶)ᵃ

　　(1p.m. 一瓶,7p.m. 一瓶)

　　快速的灌肠剂直到下午没有固体大便(可选择)

　抗生素准备(选择性)

　　新霉素(口服),1g,q4h 共三次(4、8、12p.m.)

　　红霉素(口服),1g,q4h 共三次

ᵃ 警惕引起急形磷酸盐肾病,磷酸—碳酸盐缓泄剂使用禁忌证:水化不足、高龄、高血压病史、服用血管紧张素受体拮抗剂或血管紧张素转化酶抑制剂的患者、肾病或慢性心力衰竭患者、服用非甾体类抗炎药或利尿剂的患者

　　亦可用口服磷酸—碳酸盐缓泄剂进行机械性肠道准备。一项随机对照研究发现,采用 4L GoLYTELY 与磷酸—碳酸盐缓泄剂进行肠道准备后,结肠镜观察,两组患者结肠清洁程度相近,但患者更倾向于口服磷酸—碳酸盐缓泄剂进行肠道准备(119)。一些高危患者行磷酸 - 碳酸盐缓泄剂进行肠道准备后,发生急性磷酸盐性肾病而致急性肾衰竭或慢性肾病使风险增加。其病生学机制并未完全明了,可能继发于大量液体变化以及电解质变化。据推测,其潜在的病因包括水化不足、高龄、高血压病史、服用血管紧张素受体拮抗剂或血管紧张素转化酶抑制剂。慢性肾病或慢性心力衰竭者、服用非甾体类抗炎药或利尿剂者是急性磷酸盐肾病的高危患者(120)。对这些患者,指南推荐使用不影响患者体液容量变化以及电解质水平变化的复发聚乙二醇电解质散进行肠道准备(121,122)。

　　过去 30 年推荐在术前口服预防性抗生素以减少结肠术后感染的并发症。其常用方案为术前一天口服红霉素及新霉素。因患者对甲硝唑耐受性更好,许多外科医师采用口服甲硝唑及新霉素的方法。随着围术期静脉抗生素的应用,术前口服抗生素受到质疑,许多外科大医师更愿选择应用围术期静脉抗生素而不用术前口服抗生素的方案。

术后胃肠道并发症

肠梗阻

腹部或盆腔手术后,大多数患者将出现一定程度的肠梗阻。胃肠运动停止和紊乱的确切机制还不明确,但可能与打开腹膜腔有关,并且可因肠道操作和手术过程延长而加重。感染、腹膜炎和电解质紊乱也可以导致肠梗阻。对于大多数进行普通妇科手术的患者,肠梗阻的程度很轻而且胃肠功能恢复相对较快,可在术后几天内恢复进食。肠鸣音持续性减少、腹胀、恶心和呕吐的患者需要进一步评估和予以更积极的处理。对于微创手术后出现肠梗阻或小肠梗阻症状的患者处理则不同。微创手术后患者的胃肠道功能应日渐进展。微创术后出现"肠梗阻"症状的患者提示胃肠道损伤可能,应立即行 CT 全消化道造影检查明确诊断。

肠梗阻经常表现为腹胀,首先应根据体格检查结果来判断。腹部检查包括肠鸣音性质以及触诊了解有无压痛或反跳痛。患者的体征和症状可能与更严重的肠梗阻或其他肠道并发症(如肠穿孔)相关,这种可能必须予以考虑。进行盆腔检查以了解有无造成肠梗阻的盆腔脓肿或血肿存在的可能性。平卧位和立位腹部放射学检查通常有助于诊断肠梗阻。最常见的放射学发现包括小肠和大肠扩张环和立位时有气液平。有时可以发现结肠或胃扩张。盲肠扩张较少,通过直肠检查、直肠乙状结肠镜或者钡剂灌肠可以排除远端结肠梗阻。妇科手术后的患者,尤其在直立位时,腹部平片可以显示游离气体出现。在一些患者中,这种情况可于术后持续 7~10 天,而对大多数患者此情况并不提示有内脏穿孔。

术后肠梗阻最初步处理是胃肠道减压并适当静脉补充液体和电解质。

1. **首先应禁食,静脉补充液体和电解质**。若患者持续恶心、呕吐,应放置鼻胃管以排空胃内液气性内容物。持续鼻胃管引流能排出吞咽下的气体,这是小肠内气体最常见的来源。

2. **补充充足的液体和电解质,保证患者灌注以及代谢稳定**。肠梗阻急性发作时,在肠壁、肠腔以及腹膜腔内出现大量第三间隙液体丢失。胃部的液体丢失可以导致代谢性碱中毒和其他电解质的丢失。需仔细监测血清生化水平以及适当补液。

3. **大多数严重肠梗阻患者的病情将要经过几天时间才开始改善**。一般情况下,这可以通过腹胀减轻、恢复正常肠鸣音和排气排便来识别。为进一步监测,必要时应该再次拍腹部平片。

4. **当胃肠道功能开始恢复正常时,可以拔除鼻胃管并且可以进食流质饮食**。

5. **如果患者在治疗后 48~72 小时没有任何改善迹象,应该寻找其他导致肠梗阻的病因**。如输尿管损伤、盆腔感染所致腹膜炎、未识别消化道损伤伴腹膜溢出或者体液和电解质异常(如低钾)。对于持续性肠梗阻,使用水溶性上消化道造影检查有助于解决问题,但是尚缺乏关于该方法的前瞻性随机资料。

小肠梗阻

妇科大手术后,1%~2% 的患者会发生小肠梗阻(123)。最常见的小肠梗阻原因是手术部位的肠粘连。如果小肠呈扭曲性粘连,由于肠扩张、肠梗阻或者肠壁水肿导致部分或完全阻塞。术后小肠梗阻较少见的原因包括小肠套入切口疝中以及未发现的小肠或大肠肠系膜缺损。在临床早期,术后小肠梗阻可以表现为与肠梗阻一样的症状和体征,可初步采用保守处理,详见上述肠梗阻的治疗。由于有肠系膜血管栓塞的可能,会导致缺血或穿孔、腹痛症状加重、进行性腹胀、发热、白细胞升高或者酸中毒,由于可能需要立即手术,应仔细加以评估。

大多数妇科手术后的小肠梗阻只是部分梗阻,可以通过保守治疗缓解症状。

1. **保守治疗几天后需要进一步地评估病情。**可采用钡剂灌肠以及上消化道检查来评估小肠。在大多数情况下,虽然小肠肠段狭窄可能提示病变部位,但不会有完全性肠梗阻。

2. **对肠壁水肿或肠系膜扭转者。**可通过胃肠减压和静脉补液进一步保守处理。

3. **如果治疗时间延长而且患者营养状态处在临界状态,有必要使用 TPN。**

4. **对术后小肠梗阻,进行保守性治疗往往可完全缓解。**但如在充分评估和治疗后仍持续出现小肠梗阻,可能需要剖腹探查来对手术加以评估以及治疗肠梗阻。在大多数情况下,只需要松解粘连,某些情况下,由于部分小肠有严重的损伤或粘连造成广泛硬化,可能需要切除一段小肠并重新吻合。

结肠梗阻

对大多数妇科手术来讲,术后结肠梗阻极其罕见,而几乎总是与盆腔恶性肿瘤相关,大多数情况下在手术前就已经明确。晚期卵巢癌是结肠梗阻的最常见病因,而且是通过盆腔恶性肿瘤对结肠外源性影响所造成的。结肠内部病灶可能无法被发现,尤其是合并良性妇科疾病的患者中。当结肠梗阻表现为腹胀而且腹部平片提示结肠扩张以及盲肠增大时,需要通过钡剂灌肠或结肠镜来进一步评估大肠情况。**腹部平片发现盲肠扩张直径超过 10~12cm,需要立即进行评估,通过结肠切除或结肠造口术进行手术减压。**一旦证实存在梗阻,应当即进行手术。结肠梗阻不宜保守治疗,因为结肠穿孔并发症的死亡率极其高。对于病变晚期无法手术的患者,应通过放射介入技术行结肠造口术或由胃肠外科医师放置结肠支架(124)。

腹泻

腹泻经常发生于腹部手术和盆腔手术后胃肠道恢复正常功能和运动时。但是长时间反复发生可能提示存在病理情况,例如可能会发生小肠梗阻、结肠梗阻或者假膜性结肠炎。严重腹泻时,应当通过腹部平片、粪标本检查寻找虫卵和寄生虫、细菌培养和寻找艰难梭状芽孢杆菌毒素。在严重的病例中,可建议进行直肠镜和结肠镜检查。出现肠梗阻时,处理如前所述。感染所致的腹泻应该用适当抗生素以及补充体液、电解质治疗。**艰难梭状芽孢杆菌相关的假膜性肠炎可能和应用抗生素引起。在适当的治疗的同时,建议停用这些抗生素(除非存在另一种严重的感染)。**可采用口服**甲硝唑**治疗,而且该药比万古霉素便宜。应当持续治疗直到腹泻减轻,而且可能需要口服治疗数周才能完全治愈假膜性结肠炎。

瘘

胃肠道瘘在妇科手术后相对少见。经常与恶性肿瘤、术前放疗、未正确修补或未发现大肠或小肠手术损伤有关。除患者通常有较明显的发热外,胃肠道瘘的症状和体征往往与小肠梗阻或大肠梗阻相似。当同时出现发热和术后胃肠功能紊乱时,应当早期开始评估胃肠道的完整性。**当怀疑存在瘘时,建议使用水溶性胃肠造影剂,以避免发生钡剂引起的腹膜炎。**盆腹腔 CT 扫描有利于发现瘘和脓肿的形成。**发现腹膜内胃肠道液渗出或瘘形成时,除非瘘已经自发通过腹壁或阴道切口引流出来,需要立即手术。**

来源于小肠并通过腹部切口自发引流的**肠皮肤瘘**可以用药物治疗处理。治疗包括鼻胃管减压、静脉补充液体(如 TPN)和适当抗生素治疗混合性细菌感染。如果感染得到控制,没有其他腹膜炎体征时,医师可以考虑 2 周后治疗瘘管。部分作者建议用生长抑素减少肠道分泌物,有利于瘘早期愈合。在某些病例中,利用这些方法处理能使瘘管自发闭合。如果肠皮肤瘘经过保守治疗后没有闭合,需用切除、改道或者重接的手术进行纠正。

妇科手术后的**直肠阴道瘘**通常是手术创伤的结果,术前可能已经存在子宫内膜异位症、盆腔炎性疾病或盆腔恶性肿瘤加重直肠阴道隔内的广泛粘连。**小的直肠阴道漏管可期望通过减少粪便来使瘘闭合,因而可采取保守治疗的方式。**对于除了偶尔排气外可自控的小的直肠阴道瘘,可保守治疗直到盆腔内炎症消除。待盆腔炎症消退后(通常是几个月后)需要再次纠正瘘。大的直肠阴道瘘没有自发愈合的可能,最佳处理是在炎症消退后进行结肠造口术而后行瘘修补术。在瘘愈合后,再关闭结肠造口。

血栓栓塞的预防

危险因素

深静脉血栓形成和肺栓塞是术后患者严重的并发症,大部分可予以预防。妇科手术后 **40% 的死亡直接由肺栓塞造成**,是子宫内膜癌或宫颈癌患者最常见的术后死亡原因(125,126)。

Virchow 在 1858 年首次提出并且总结了造成静脉血栓形成的因素,包括高凝状态、静脉淤滞以及血管内膜损伤。危险因素包括大的手术、高龄、非白种人、恶性肿瘤、有深静脉血栓形成的病史、下肢水肿或者静脉淤滞、存在静脉曲张、超重、有放疗史以及存在高凝状态,如 Lieden V 因子、妊娠、口服避孕药、雌激素或者他莫昔芬(tamoxifen)。手术期间和术后深静脉血栓形成相关危险因素包括麻醉时间增加、失血量增大和在手术室中需要输血。认识这些危险因素对采取适当的预防措施很重要(127,128)。静脉血栓形成的不同等级的危险因素列表详如表 22.11。

表 22.11　静脉血栓形成的危险因素分级

低危
小手术
没有其他危险因素 [a]
中危
年龄大于 40 岁以及大手术
年龄小于 40 岁合并其他危险因素和大手术
高危
年龄大于 60 岁以及大手术
肿瘤
深静脉血栓形成史或者肺栓塞史
血栓形成倾向
极高危
年龄大于 60 岁合并肿瘤或者有静脉血栓形成病史

[a] 危险因素:肥胖、静脉曲张、深静脉血栓形成或肺栓塞病史、目前口服雌激素、他莫昔芬或者口服避孕药

预防措施

有许多预防性方法已被证实能明显降低深静脉血栓形成的发生率,有一些较大规模病患人群的资料显示,预防措施可以减少致死性肺栓塞的发生(129)。理想的预防方法必须有效、没有明显的不良反应、能被患者及护理人员很好地接受、广泛适用于大多数患者

且价格便宜。

小剂量肝素

为预防深静脉血栓形成和肺栓塞,小剂量肝素皮下注射的应用在所有预防方法中研究的最多。**多于 25 个对照性试验已经证实,肝素在术前 2 小时皮下注射并在术后每 8~12 小时注射一次可有效地减少深静脉血栓形成的发生。**一个随机对照多中心国际间临床试验确定了小剂量肝素在预防致命性肺栓塞中的价值。研究表明,普通手术患者在术后每 8 小时接受一次小剂量的肝素治疗能明显减少致命性术后肺栓塞的发生(129)。在妇科手术患者中使用小剂量肝素的临床试验表明可以明显减少术后深静脉血栓形成的发生。

虽然小剂量肝素被认为对凝血没有可测量的影响,但是大量资料已经指出出血性并发症的发生率有所增加,尤其是伤口血肿的发生率增高(130)。虽然相对罕见,但血小板减少症与小剂量肝素的使用有关,已经在 6% 的妇科手术后患者中发现(130)。如果患者维持小剂量肝素治疗超过 4 天,需进行血小板计数以评估肝素诱导的血小板减少症。

低分子量肝素

低分子量肝素(LMWH)是由完整的肝素片段组成,其大小为 4500~6500。与完整肝素相比,LMWH 具有更高的抗 Xa 因子活性及更低的抗凝活性,对部分凝血酶原时间影响更少,发生出血并发生的可能性更小(131)。与完整的肝素相比,半衰期增加 4 小时,使其生物活性增加,也可以每天注射一次。

在妇科手术的患者中进行的比较 LMWH 与完整的肝素的随机对照试验中,所有研究结果表明深静脉血栓形成(DVT)的发生率相似。出血性并发症也相似(132)。来自外科手术和妇科手术患者的 32 个临床试验的荟萃分析同样表明,每天使用 LMWH 与使用完整肝素在深静脉血栓形成预防方面同样有效,在出血性并发症上没有任何区别(133)。

机械性方法

患者进行手术时可发生腿部静脉血液淤滞,并且淤滞状态会在术后持续不同的时间。手术期间小腿容量静脉内血液淤滞,加上手术诱导的高凝状态,这是导致术后急性 DVT 的主要因素。关于术后深静脉血栓形成自然史的前瞻性研究发现,腓肠肌静脉是血栓形成的主要部位,大多数血栓在手术 24 小时内形成(134)。

虽然作用可能不大,但是缩短患者术前住院时间和鼓励患者术后早期活动有利于减少血液淤滞。抬升床尾部,使腓肠肌高于心脏水平,利用重力引流腓肠肌静脉血液可减轻血液淤滞。

弹力袜 弹力袜的对照性研究很少,但穿戴合适确实有少量的作用(135)。尺寸不合适的弹力袜可能会像止血带作用于膝盖和腿中部,对患者有害(126)。由于患者人体解剖结构的差异,弹力袜不能适用于所有的患者。弹力袜简单而且没有严重的并发症,可能是弹力袜常作为术后常规的预防措施的两个重要原因。半筒的弹力袜与长筒弹力袜相比预防静脉血栓的效果相同。

外部充气性压迫 在有关减少术后静脉淤滞的文献中,讨论最多的就是在术中和术后用充气性的扁平袖套放在腓肠肌或小腿周围通过间断性外部压迫小腿。目前有不同的可充气压迫装置和不同的小腿袖套设计,并且尚未发现哪种方法更好。**在妇科手术中和术后使用小腿压迫装置能明显减少深静脉血栓形成的发生,其效果与小剂量肝素相似。**除了加快腓肠静脉的血流以及搏动性排空以外,外部充气性压迫也能增加内源性纤溶作用,可以使非常早期的血栓在进展前溶解(136)。

术后外部充气性压迫持续时间在不同试验中有所不同。对于一般情况良好,术后第一天就可以下地活动的行妇科手术的患者,在手术中和术后24小时内使用外部充气性压迫是有益的(136,137)。

对于进行大的妇科恶性肿瘤手术的患者,外部充气性压迫能够减少近3倍的术后静脉血栓栓塞并发症的发生,但是这种充气压迫必须在术中和术后5天内应用(138,139)。考虑到血液淤滞及高凝状态,妇科恶性肿瘤患者所处的危险时间比一般手术患者更长,因此可从使用更长时间的间歇性外部充气压迫中获益。

外部充气性小腿压迫没有明显的不良反应及危险性。但是比药物进行预防的方法价格更高(140)。当然,依从性是床上进行充气性压迫最重要的方面,患者和医护人员应该学会如何正确地使用以使患者获益最大。

低分子量肝素或间歇性外部充气压迫法是术后血栓中危患者的有效预防措施。对于高危患者,应考虑应用药物联合间歇性外部充气压迫法进行预防。

术后深静脉血栓形成和肺栓塞的处理

由于肺栓塞是妇科手术患者术后死亡的首要原因,识别高危患者和采用深静脉血栓栓塞的预防措施是术后处理的重要方面(125,126,141)。

早期识别DVT和肺栓塞并立即治疗十分关键。大部分肺栓子来源于妇科术后小腿深静脉系统,但是妇科术后盆腔静脉同样是致命性肺栓子的来源。

下肢深静脉血栓形成的症状和体征包括下肢疼痛、水肿、红斑、浅表静脉血管纹理突出。这些症状和体征是相对非特异性的,50%~80%具有这些症状的患者实际上没有DVT(142)。相反,近80%的有症状的肺栓塞患者没有下肢血栓形成的症状和体征(143)。由于缺乏特异性,当发现有关症状和体征时,应进行其他辅助检查来确定DVT的诊断。

诊断

多普勒超声 **多普勒B型超声是诊断有症状的静脉血栓形成,尤其是当血栓来源于下肢近心端时最常见的诊断方法。**用B超能直接看到股静脉和发现血凝块(144)。用超声探头压迫股静脉可评估静脉塌陷力,血栓的出现会减弱静脉壁的塌陷力。B超评估腓肠肌静脉和盆腔静脉系统时准确性较差。

静脉造影 虽然静脉造影是诊断DVT的金标准,但当其他诊断方法是由技术娴熟的医务人员进行时结果也是准确的,可以替代常规静脉造影。静脉造影可产生中度不适感,需要注射一种可能引起过敏或肾脏损伤的造影剂,近5%的患者可能导致静脉炎(145)。但是,如果其他非侵入性操作不能明确诊断,而患者有静脉血栓的临床症状,临床医师应行静脉造影以明确诊断。

磁共振静脉显像(MRV) MRV和静脉造影的敏感性和特异性相似,而且可以发现静脉造影不能显示的盆腔静脉内血栓(146)。MRV的主要缺点是下肢和盆腔的检查时间比较长,以及费用较高。

治疗

深静脉血栓形成

术后DVT的治疗要求快速进行抗凝治疗,可以使用完整的肝素或LMWH,之后口服华法林(coumadin)抗凝治疗3~6个月。

整分子量肝素 诊断静脉血栓栓塞后,应开始用**整分子量**肝素预防血栓向近心端生长,并利用生理性血栓溶解途径去溶解血凝块。最初用80U/kg的静脉内注射,然后每天按照1000~2000U/h持续性输入[18U/(kg·h)]。**调整肝素剂量以维持APTT水平达到治**

疗性范围内,即为正常值的 1.5~2.5 倍。肝素使用 6 小时后开始测量 APTT,并根据需要调整剂量。在最初 24 小时内未达到 APTT 治疗水平的患者比达到适当治疗水平的患者发生再栓塞的风险高 15 倍,因此,应当积极的静脉注射肝素以快速达到抗凝效果。根据体重计算的用量有利于达到治疗剂量的 APTT 水平(表 22.12)(147)。口服抗凝剂(华法林)应该在肝素静脉滴注的第一天就开始使用,并每天测量国际标准比值(INR)直到达到治疗水平(正常值的 2.0~3.0 倍)。口服华法林而导致的 INR 变化往往比抗凝效果快了近 2 天,在这期间蛋白 C 低表达与暂时性高凝状态有关。因此,肝素应当一直使用到 INR 保持在治疗范围内至少 2 天,以确定适当的华法林剂量。如果 INR 水平达标,可以在 5 天内停用静脉肝素。

低分子量肝素　两种 LMWH 制剂(exoxaprin 和 daltaparin)已经被证实治疗静脉血栓栓塞有效,可以在门诊使用,效价比优于静脉用肝素。治疗静脉血栓栓塞的剂量是个体化的,应根据每一种 LMWH 制剂通过体重调整用量。LMWH 对 APTT 的影响很小,一系列的实验室监测是不必要的。相似地,尚未证实监测抗 Xa 因子活性(除了病症复杂或者有肾损伤者)对调整 LMWH 剂量有用。LMWH 生物利用度的增加使其每天用药 2 次,很大程度上为许多患者在门诊治疗创造了机会。一项来自 22 个试验的对 4000 多位患者的荟萃分析显示,LMWH 对防止血栓栓塞的复发比完整肝素更有效、更安全而且花费更少(148)。

表 22.12　肝素治疗深静脉血栓栓塞和肺栓塞:体重计算剂量

时间	剂量
起始剂量	80U/kg 一次性注射,然后 80U/(kg·h)
APTT[a] 每 6 小时监测一次,调整肝素用量如下:	
APTT<35s(<1.2 倍正常值)	80U/kg 一次性注射,然后 4U/(kg·h)
APTT 35~45s(1.2~1.5 倍正常值)	40U/kg 一次性注射,然后 2U/(kg·h)
APTT 46~70s(1.5~2.3 倍正常值)	不改变用量
APTT 71~90s(2.3~3 倍正常值)	以 2U/(kg·h) 递减静脉输入速率
APTT >90s(>3 倍正常值)	持续静脉输入 1 小时,然后以 3U/(kg·h) 递减静脉输入速率

APTT,活化部分凝血激酶时间

引自:Raschke RA,Reilly BM,Guidry JR,et al. The weight-based heparin dosing nomogram compared with a "standard care" nomogram. Ann Intern Med 1993;119:874-881,经许可.

肺栓塞

肺栓塞的许多体征和症状与其他术后经常发生的肺部并发症有关。**当出现胸膜炎性胸痛、咯血、呼吸急促、心动过速、呼吸过快的典型症状时,临床医师应当警惕肺栓塞的可能。**然而,许多时候这些体征要轻微得多,也许只表现为持续性的心动过速或呼吸频率轻度增加。怀疑肺栓塞的患者应当首先根据胸片、心电图和动脉血气分析进行评估。一旦发现异常,应当通过通气灌注肺扫描或肺 CT 来进一步评估。但是,大多数肺扫描结果为"不明确"。在这种情况下,需要仔细进行临床评估和判断来决定是否应当做肺动脉造影来证实或排除肺栓塞的可能。

肺栓塞的治疗如下:

1. 立即进行抗凝治疗,与深静脉血栓形成的治疗原则相同。

2. 呼吸支持,包括吸氧、支气管扩张剂和重症监护。

3. 虽然巨大肺栓塞通常很快致命,但在极少数病例中成功地进行了肺部切开取栓术。

4. 肺动脉导管内注入溶栓药物有待进一步评估,但它可能对治疗巨大肺栓塞很重要。

5. 在抗凝治疗对防止下肢和盆腔再次血栓形成和反复发生栓塞无效的情况下,可能有必要进行腔静脉介入治疗。可经皮肤放置腔静脉伞或过滤器在血栓的近心端,尾部朝向肾静脉。然而在大多数情况下,抗凝治疗足以防止再次血栓形成和栓塞,并使患者通过内源性溶栓机制去溶解栓子。

内科疾病的治疗

内分泌疾病

妇科手术患者伴发的三种最常见内分泌疾病是糖尿病、甲状腺疾病和肾上腺疾病。掌握这些疾病的病理生理有助于理解手术对患有这些疾病患者的影响。

糖尿病

根据美国糖尿病协会数据显示,美国妇女中有 930 万人(占大于 20 岁妇女的 10.2% 人口)患有糖尿病(149),其中大约有 50% 的患者需要进行手术治疗(150)。许多手术是因糖尿病并发症直接导致的:视网膜病、肾脏病、大和小血管阻塞性疾病和冠状动脉疾病。糖尿病对终末器官的直接影响决定了手术的危险性,而手术时间长短或手术类型或糖尿病本身的处理并不会直接影响手术的危险性。糖尿病是一种复杂的糖代谢紊乱疾病,与胰岛素产生缺乏或抵抗有关。

DM 患者在手术时可出现严重的高血糖症。这种高糖血症的发生是多因素的,并且继发于儿茶酚胺的增加,它抑制胰腺释放胰岛素而且引起终末器官胰岛素抵抗增加。激素(可的松、生长激素和胰高糖素)水平的升高也增加了葡萄糖异生和糖原分解(151)。术前评估和围术期治疗是为了确保体内代谢平衡以及预测已存在的并发症导致的问题。

术前危险因素的评估

糖尿病患者术前危险因素评估要从系统回顾开始,包括夜尿、多尿、多饮、尿糖、肥胖、既往妊娠期糖尿病史、种族、家族史和相关的其他病病史。目前推荐的糖尿病诊断标准如下(152):

1. 多饮、多尿、不明原因的体重下降并且随机血糖 >200mg/dl(1mg/dl=0.055mmol/L),或
2. 空腹血糖 >126mg/dl(空腹是指禁食 8 小时或以上),或
3. 75g 葡萄糖筛查试验 2 小时血糖 >200mg/dl,或
4. 血红蛋白 A1c>6.5%

需要在另一天进行再次确认检验或同时进行两项不同的检验并整合结果。

对有糖尿病史的患者评估术前风险应首先确定糖尿病类型。因 1 型(胰岛素依赖型)糖尿病及 2 型(非胰岛素依赖型)糖尿病围术期处理不同,应首先确定其类型。应明确患者平素的血糖控制方案、血糖水平、用药情况及基础血红蛋白 A1c 水平(153)。应注意患者是否有糖尿病的终末器官并发症。

大和小动脉血管阻塞性疾病是术前最重要的危险因素。应详细询问病史和进行体格检查以确定冠状动脉或脑血管疾病存在与否(150)。在进行比较大的手术,像妇科癌症手术时,应当考虑行运动应急试验或者双嘧达莫 - 铊显像以排除潜在的冠状动脉疾病。手术患者应当考虑在术前和术中给予 β 受体拮抗剂。对合并局部缺血、冠状动脉病变或心脏病的多发高危因素者,应于围术期使用 β 受体拮抗剂,且术前数周即应开始使用 β 受体拮抗剂(154,155)。评估视网膜、肾脏和颈动脉等终末器官疾病或者发现存在足部溃疡的周围血管疾病时,临床医师应警惕小或大血管疾病的可能。糖尿病肾病应当在术前仔细检查。避免使用造影剂显像检查,应该进行其他可选择的试验以降低急性肾小管坏死

的发生。如果必须进行造影剂检查,在检查前后必须充分的水化,二甲双胍应当在造影术后 24~48 小时内禁止使用。

糖尿病与围术期感染相关(156)。术前评估应当包括皮肤和尿沉渣检查以发现无症状性感染。伤口感染、皮肤感染、肺炎、尿路感染占到糖尿病患者术后并发症的 2/3(151)。已知糖尿病患者易患革兰阴性和葡萄球菌肺炎,而且革兰阴性和 B 型链球菌败血症的发生率也上升(157~159)。7% 的糖尿病患者会有术后革兰阴性菌败血症,比非糖尿病患病人群高了近 7 倍。这些并发症更常见于血糖控制差的患者,可能和高血糖时白细胞功能受损有关(160,161)。糖尿病患者伤口裂开和感染的危险增加,可能与免疫功能受损(包括细胞吞噬作用改变、细胞介导免疫以及细胞内杀菌活性改变)有关(162)。已证实糖尿病患者有自主神经疾病,这些自主神经损害能够导致术中低血压、心律失常、猝死和食管、胃、小肠运动异常(151)。外周感觉和运动神经疾病可有可无。术中出现任何自主神经疾病的表现时,应当在术后立即严密监测受累器官系统。

围术期血糖控制的基本目标是维持血糖水平低于 200mg/dl(151,153)。对于将重度患者血糖严格控制低于 110mg/dl 的水平是否有益目前仍存在较多争议(163,164)。围术期高血糖(>250mg/dl)与伤口愈合不良、感染增加有关。极度高血糖易导致 1 型糖尿病患者发生代谢性酸中毒,应当取消手术直到达到正常的酸碱平衡。手术前要识别高渗性高糖非酮症酸中毒状态。电解质紊乱,尤其是那些与钾和钠相关的,应该在术前予以纠正。手术期间应尽量避免低血糖。

当制订围术期治疗计划时,糖尿病病史和类型是重要的考虑因素。口服降糖药或饮食控制的非胰岛素依赖性糖尿病(2 型)患者最好用不含葡萄糖的静脉补液来治疗,一般术中不给胰岛素。患者停止进食后即应停止降糖药物的应用,术中发生高血糖时,仅对血糖水平超过 200mg/dl 者采用常规胰岛素治疗(151,153)。

胰岛素依赖或 1 型糖尿病很难治疗,由于这类患者缺乏胰岛素,因此需要一直有基础剂量的胰岛素的支持,而且需要有基础剂量葡萄糖的摄入。不管患者是否进食,都有发生糖尿病酮症酸中毒的风险(153)。术前目标包括避免酮症酸中毒和低血糖,以及少数情况下高血糖的发生。通常在手术当天早上皮下给予患者 1/3~1/2 剂量的常用 NPH 胰岛素(中效)。术中输注 5% 葡萄糖,在手术室可以加用常规胰岛素(150,153)。若患者术前即有一定的持续胰岛素输入量,术中可保持此速率继续输入胰岛素。**1 型糖尿病患者术中处理并无单一可循的较好的方案。对于不稳定的 1 型糖尿病患者(包括酮症酸中毒而需急诊手术者以及需要长时间较复杂的手术者)推荐持续静脉输入胰岛素(161)。**咨询内分泌和麻醉医师有利于正确处理这些问题。

术后处理　糖尿病患者的术后监测包括仔细监测血糖水平。**如果使用了静脉胰岛素,必须每 1~2 小时测一次血糖。如果术后长期使用胰岛素,应当每 6 小时仔细监测一次血糖,直到患者可以进食和手术治疗后病情稳定时。血糖水平应当保持低于 250mg/dl,理想的血糖水平是空腹时低于 140mg/dl、随机血糖低于 180mg/dl(165,166)。**对 2 型糖尿病患者,术后恢复饮食后可继续口服降糖药物(二甲双胍除外,因二甲双胍要求患者肾功能、肝功能均为正常水平)(153)。

必须防止发生严重的低血糖或高血糖以及与糖尿病酮症酸中毒或高渗状态相关的并发症。围术期严格监控血糖并进行处理可以避免糖尿病患者更易发生的感染和伤口愈合方面的并发症(167)。

甲状腺综合征　　有甲状腺功能亢进症史、使用过甲状腺素类替代治疗、抗甲状腺药物治疗、既往甲状腺手术史或者放射性碘治疗史的患者均要怀疑有甲状腺功能异常。

甲状腺功能亢进症

毒性弥漫性甲状腺肿(Graves病)是甲状腺功能亢进症最常见的病因,主要是由于甲状腺的抗甲状腺抗体异常分泌引起。体格检查发现任何体重减轻、心动过速、心房颤动、甲状腺肿或突眼的迹象时应当进行更全面的甲状腺功能实验室评估。测定总甲状腺素、游离 T_3 和 T_4 以及促甲状腺激素(TSH)有助于诊断。**甲状腺功能亢进症中,游离 T_4 水平增高,TSH 被抑制**(154)。由于存在甲状腺危象的危险,新诊断为甲状腺功能亢进症者必须推迟择期手术直到用抗甲状腺药物充分治疗后。甲状腺危象的致死率高达 40%(168)。甲状腺功能稳定后可不必进行特殊的术前治疗或检查即可手术。**理想的情况是,在择期手术前甲状腺功能应当持续 3 个月处于正常状态**。在紧急情况下,β 受体拮抗剂可以用于对抗交感神经作用,如心悸、出汗和焦虑。抗甲状腺药物,例如丙硫氧嘧啶(PTU)或放射性碘,并不能使患者的甲状腺功能迅速恢复正常以适于急症手术。放射性碘治疗需要 6~8 周才能将甲状腺功能恢复到正常水平(154)。当甲状腺功能恢复正常并维持数月后,可以不需要术前监测即进行择期手术。抗甲状腺药物在胃肠功能恢复后应继续使用。如果术后进食被延迟,PTU 和甲巯咪唑可通过肛门给药(169)。**如果术前没有足够时间使甲状腺功能达到稳定状态,最好在术前 2 周口服 PTU 和 β 受体拮抗剂,在密切监测下可以达到满意的结果**(170)。在急诊手术中,应仔细监测患者是否有心动过速、心律不齐以及高血压。β 受体拮抗剂能够控制这些症状直到手术恢复后可以对甲状腺功能亢进进行针对性的治疗。

有任何迹象提示发生甲状腺危象时,包括血流动力学不稳定、心动过速、心律失常、反射亢进、腹泻、发热、谵妄或充血性心力衰竭,必须转到重症监护室,在内分泌医师指导下进行适当的监测和处理。这种甲状腺功能不稳定可以由存在的感染所触发,需要迅速诊断和治疗以利于这种紧急情况的处理。有报道,甲状腺危象的死亡率可高达 10%~75%(169)。治疗甲状腺危象的方法有 β 受体拮抗剂、硫代酰胺、碘、碘拮抗剂和糖皮质激素(151)。对发热的甲状腺危象患者不能使用阿司匹林,因为它会干扰 T_3 和 T_4 蛋白的结合,导致这些蛋白的血清游离浓度增高(151)。

甲状腺功能减退症

甲状腺功能减退症的发生率在成人中大约为 1%,年龄大于 50 岁的人群中为 5%(154)。**大于 60 岁的妇女中,其发生率约为 6%**(168)。**甲状腺功能减退症在女性中发生率是男性的 10 倍**(154)。许多甲状腺功能减退症继发于以前甲状腺功能亢进症的抗甲状腺治疗(放射性碘或甲状腺切除)。最主要的甲状腺功能减退症的原因是桥本甲状腺炎(Hashimoto's thyrouditis),这是一种自身免疫性疾病状态(154)。嗜睡、怕冷、无力、体重增加、体液潴留、便秘、皮肤干燥、声嘶、眼周水肿以及头发稀少等病史可能是甲状腺功能不足的表现。在这种情况下,体格检查发现腱深反射、舒张期延长、心脏肥大、胸腔或心包积液或周围性水肿时,应当通过评估 TSH 和游离 T_4 水平对甲状腺功能做进一步检查。甲状腺功能减退症可以通过降低心脏每搏量和心率降低 30%~50% 的心输出量(171)。由于甲状腺功能减退可以抑制肾脏排出水分导致低钠血症(171)。对严重的甲状腺功能减退症患者计划行择期手术时,应当推迟至甲状腺素替代治疗开始(154)。中到轻度甲状腺功能减退症患者是否应推延手术还存在争议(154)。

对年轻的轻至中度甲状腺功能减退症患者,应给予起始剂量为 1.6μg/kg 的甲状腺素替代治疗。老年患者,甲状腺素剂量为 0.025mg/d,每 4~6 周加量直到患者甲状腺功能恢复正常(168)。**最终根据 TSH 水平来确定剂量**。对严重的甲状腺功能减退症患者进行紧急手术时,可以静脉给予 T_3 或者 T_4,同时静脉给予氢化可的松以避免肾上腺功能不全的可能(151,154)。

因为循环中 T_4 的半衰期为 5~9 天,术后应即刻开始使用 T_4 治疗 5~7 天,并在此过程中等待胃肠功能恢复正常,(170)。如果术后 5~7 天胃肠功能仍不能恢复正常,可肌内或静脉注射口服剂量 80% 的 T_4(171,172)。

肾上腺功能低下　肾上腺功能低下可以导致严重的术后并发症,包括死亡。在手术的患者中,功能低下最常继发于外源性糖皮质激素的使用。因此,临床医师应当确定患者是否因为哮喘、恶性疾病、关节炎或肠易激综合征而使用过外源性类固醇。必须确定使用的类固醇的类型、途径、剂量、持续时间以及其与手术时机的关系,还应考虑手术类型及其相关的应激。长时间大剂量外源性类固醇能够造成循环衰竭,并且对伤口愈合和免疫能力有不良影响。

可的松的每天替代剂量为 5~7.5mg 的泼尼松。下丘脑 - 垂体 - 肾上腺轴(HPA 轴)被外源性类固醇激素抑制数周后可引起肾上腺功能相对不全。当长期全身应用激素时,肾上腺功能不全可持续长达 1 年。短期口服低剂量的类固醇(晨起顿服小于 5mg 泼尼松无论多长时间,或改为每天服用短效糖皮质激素,或者小于 3 周任何剂量的皮质激素),不认为会对 HPA 轴出现严重的抑制作用(151,172)。吸入类固醇 >0.8mg/d 或外用 I 型皮质醇超过 2g/d 可导致 HPA 轴的抑制(172)。

如果剂量和使用时间超过以上所述,推荐用生化试验在术后评估肾上腺功能。评估 HPA 轴功能最简单安全的试验是促皮质激素激发试验。α1-24 促皮质激素,一种合成的促肾上腺皮质激素类似物,250μg(0.25mg)静脉注射并且在 30 分钟和收集血样本做血浆皮质醇分析。血浆皮质醇大于 18~20μg/dl,提示肾上腺功能良好(151,154)。如果病史中外源性类固醇使用情况不明,那么促皮质激素激发试验应当在术前进行以确定患者是否在围术期需要糖皮质激素。糖皮质激素替代量应当与手术应激下的正常生理应答量相同(表 22.13)(173)。

表 22.13　肾上腺激素替代治疗指南 [a]

内科或者手术应激	肾上腺皮质激素剂量
轻度	
腹股沟疝修补	25mg 氢化可的松或 5mg 甲泼尼龙　在手术当天静脉用
结肠镜检查	
轻度发热疾病	
轻至中度恶心、呕吐	
胃肠炎	
中度	
开腹胆囊切除术	50~75mg 氢化可的松或者 10~15mg 甲泼尼龙　静脉用　在手术当天使用
结肠部分切除术	
严重的发热疾病	术后 1~2 天内逐渐减量至通常剂量
肺炎	
严重的胃肠炎	
严重	
大的心胸手术	100~150mg 氢化可的松或 20~30mg 甲泼尼龙　静脉用　在手术当天使用
Whipple 手术	
肝切除术	术后 1~2 天内逐渐减量至通常剂量
胰腺炎	
极度严重(Ⅲ级)	
败血症引起的低血压或者休克	50~100mg 氢化可的松　静脉用　q6~8h 或 0.18mg/(kg·h)持续静脉滴入 +50μg/d 氟氢可的松直至休克缓解。可一直服用数天至 1 周或更长时间,然后逐渐减量,监测生命体征和血清钠水平

[a] 对于泼尼松治疗 5mg/d 或更少剂量的患者应接受正常的日常替代治疗量,但不需要补充治疗。对泼尼松治疗小于 5mg/d 的患者应在维持治疗外接受以上治疗方案

引自:Coursin DB,Wood KE. Corticosteroid supplementation for adrenal insufficiency. JAMA 2002;287:236-240,经许可.

对小手术应激,如结肠镜检查,糖皮质激素目标约为手术当天25mg氢化可的松(173)。对中等手术应激,如开腹胆囊切除术,糖皮质激素目标量相当于手术当天50~75mg氢化可的松,在1~2天内逐渐减量(173)。术前患者每天需要接受她的日常需求量,在术中静脉注射50mg氢化可的松。对大手术应激,如肝脏切除,糖皮质类固醇量的目标范围相当于手术当天100~150mg氢化可的松,术后1~2天内逐渐减量至正常口服剂量(173)。术前患者每天应接受她的日常需求量的类固醇激素。

术后应当尽快停止大剂量类固醇的使用,因为它会抑制伤口愈合和增加伤口感染。也可以造成高血压和葡萄糖不能耐受。当要进行长时间或者复杂手术且有必要较长时间使用类固醇时,需注意逐渐减少用量。以前推荐的方法是每天氢化可的松剂量减半直到达25mg/d的剂量。每天减量直到停药是最安全的撤药方法。但是目前还没有关于类固醇激素减量的时机和持续时间的一致意见。Addison病不常见,但如果患者在围术期停用类固醇后发生低血压,应考虑与之鉴别诊断。除了血液和等渗液体的补充,如果怀疑肾上腺功能不全并且排除败血症和低容量,应给予"应激"剂量的类固醇。

心血管疾病

由于对高危患者的术前监测、术前准备以及手术和麻醉技术的改进,围术期心血管并发症的发生率明显下降(174)。

术前评估

术前心脏评估的目的是明确有无心脏疾病、其严重性以及在围术期对患者的潜在危险性。应询问每一个患者心脏疾病的症状,包括胸痛、劳累性呼吸困难、周围性水肿、气喘、晕厥、发绀或心悸。对有心脏病病史的患者应当评估症状有无加重,这可能提示疾病恶化或控制不佳,并获得以前治疗的记录。抗高血压、抗凝、抗心律失常、抗血脂或者抗心绞痛的药物处方可能是唯一提示有心脏疾病的资料。在没有已知的心脏病的患者中,是否存在糖尿病、高脂血症、高血压、吸烟或心脏病家族史可以鉴别心脏病高危人群,应该对这些人进行更详细的筛查。

体格检查中发现存在类似高血压、颈静脉怒张、最大搏动点侧移、脉搏不规则、第三心音、肺啰音、心脏杂音、周围水肿或血管杂音等情况,应迅速进行更全面的评估。已知或可疑心脏疾病患者的实验室评估应该包括血细胞计数和血清生化分析。心脏病患者对贫血耐受差,血清钠和钾的水平对于服利尿剂和洋地黄的患者尤其重要,血尿素氮和肌酐值可反映肾功能和水化状态,血糖水平的评估可以发现未诊断的糖尿病患者,胸片和心电图是术前评估的必要部分,当与既往研究结果相比较时尤其有助于诊断。

冠状动脉疾病

冠状动脉疾病是行腹部手术患者的主要危险因素。在既往没有心肌梗死病史的成人中,术后心肌梗死的发生率为0.1%~0.7%(175)。但在有心肌梗死的患者中,再次梗死的发生率为2.8%~7%(176)。再次梗死的危险度与上次心肌梗死和此次手术之间的时间成反比。间隔3个月或更短时间,再次梗死的发生率为5.7%,间隔3~6个月,再次梗死的发生率下降到2.3%。心肌梗死后6个月,再次梗死的发生率为1.5%(175)。幸运的是,仔细的围术期处理能够降低再次梗死的发生率,即使在最近有过心肌梗死的患者中也是如此。围术期心肌梗死的死亡率为26%~70%(177)。

由于围术期心肌梗死有很高的死亡率和发病率,研究者进行了很多工作来预测围术期心脏的危险因素。**一项利用多变量分析对术前心脏危险因素的前瞻性评估可以证实接受非心脏手术患者中独立的心脏危险因素**(177)。利用这些因素产生一个心脏危险指数,它可以把患者分成 4 个危险等级。将心脏危险指数进一步修订使其更适用于预测,并成为临床上对非急诊、非心脏大手术危险因素评估的最实用的工具,称之为修订的心脏危险指数(178)。危险因素包括心肌缺血病史、充血性心力衰竭病史、一过性心肌缺血或者卒中史、术前胰岛素治疗史、术前血清肌酐大于 2.0mg/dl(1.0mg/dl=88μmol/L)。根据危险因素的数量,大心脏事件(心肌梗死、心搏骤停、肺水肿和完全心脏传导阻滞)的风险范围为 0.5%~9.1%(表 22.14)。

表 22.14 修订的心脏危险指数的主要心脏事件发生率

等级	危险因素的数量	事件/患者	发生率 %(95%CI)
I	(0)	2/488	0.4(0.005,1.5)
II	(1)	5/567	0.9(0.3,2.1)
III	(2)	17/258	6.6(3.9,10.3)
IV	(3)	12/109	11.0(5.8,18.4)

CI,置信区间

引自:Lee TH, Marcantonio ER, Mangione CM, et al. Derivation and prospective validation of a simple index for prediction of cardiac risk of major noncardiac surgery. Circulation 1999;100:1043-1049.

风险评估被分为三个主要方面:(i)临床预测值;(ii)功能;(iii)手术特异的风险(179)。术前心脏危险增加的临床预测值又被分为高、中和低三种因素,修订后的心脏危险指数表中的临床危险因素取代了中危险因素(表 22.15)。患者的功能状态通过全面的病史评估(表 22.16)。自身的运动耐量可以用来预测术前风险(180)。**手术特异的风险可将手术分为高危手术(急诊大手术、主动脉和血管手术、大量输液或失血多需要手术时间延长的手术)、中危手术(其他进腹手术)和低危手术(内镜检查、乳腺手术和浅表的手术)。据美国心脏病协会(AHA)规定,心脏功能差以及有临床高危因素的患者,进行非低危手术或急诊手术时心脏风险更高,应于术前进行心脏功能试验(179)。**

表 22.15 术前心血管风险增加的临床预测值

风险大

不稳定性冠脉综合征:急性(≤7 天)或近期(7 天至 1 个月)MI,不稳定或者严重心绞痛)

失代偿性充血性心力衰竭

严重的心律失常(高级别的 AV 传导阻滞,有症状的室性心律失常,室上性心律失常不能控制室性心率)

严重的血管疾病

风险中等

脑血管病史

既往心肌缺血病史

代偿性或既往有充血性心力衰竭

糖尿病

肾功能不全

风险小

年纪大

异常 ECG(LVH、LBBB、ST-T 异常)

非窦性心律

未控制的系统性高血压

MI,心肌梗死;AV,房室;ECG,心电图;LVH:左室肥大;LBBB:左束支传导阻滞

引自:Fleisher LA, Beckman JA, Brown KA, et al. 2009 ACCF/AHA focused update on perioperative beta blockade incorporated into the ACC/AHA 2007 guidelines on perioperative cardiovascular evaluation and care for noncardiac surgery: a report of the American College of Cardiology Foundation/American Heart Association Task Force on Practice Guidelines. Circulation 2009;120:e169-e276.

表22.16 根据临床病史进行心功能评估

良好	户外活动(院子、斜坡、草地)
拿重11kg的东西上8个台阶	娱乐活动(滚轴溜冰、跳舞)
拿起重36kg的物体	**不良**
户外活动(铲雪、铲土)	淋浴及穿衣服没有停顿
娱乐活动(滑冰、篮球、壁球、手球、跳或走8km/h)	基本家务活动
中等	以4km/h速度在平地上行走
无中断的性交活动	娱乐活动(高尔夫、保龄球)
以6km/h速度在平地上行走	

引自:Mehta RH,Bossone E,Eagle KA. Perioperative cardiac risk assessment for noncardiac surgery. Cardiologia 1999;44:409-418.

为了量化术前心脏的危险性,可采用几个试验来评估心血管功能。除无症状且行低危手术的患者外均应行心电图检查,超声心动图检查可用于评估左心室功能(179)。对有不明原因的呼吸困难、现患或既往有心力衰竭、既往有心肌病或合并以上任一项而过去12个月未用强心剂者,应于术前行超声心动图检查(179)。**术前运动应激试验能够发现在休息时不明显但是有缺血性心脏病的患者**。美国心脏病协会建议对合并一项或两项临床危险因素的患者、心功能较差的代谢当量<4且行中危手术的患者均应行无损伤的应激试验。对合并高危临床因素或行高危手术的患者,亦建议行无损伤的应激试验(179)。以上患者在围术期发生心脏并发症的危险增高。在一项对进行周围血管手术患者的研究中发现有一群高危患者,当她们运动量小于最大预测心率的75%时心电图就有缺血性改变。在这群患者中,围术期心肌梗死的发生率为25%,并且总的心脏病死亡率为18.5%。反之,在能运动到超过她们最大预测心率的75%并没有缺血性心电图表现的患者中,不会发生围术期心肌梗死(181)。然而,另一个前瞻性研究不支持应激试验评估预后的价值,该研究发现仅术前休息时心电图异常是一个独立的危险因素(182)。运动应激试验必须选择性地应用于高危人群,因为它的预测价值与疾病的患病率有关。因此,术前不必对所有患者均进行应激试验,而应该根据患者详细的病史去鉴别有心脏病症状的患者,对这些患者应激试验是最有预测价值的。

运动应激试验禁用于由于骨骼肌肉疾病、肺部疾病或严重心脏疾病而不能运动的患者。可用双嘧达莫-铊扫描克服运动应激试验的局限性。这项检查敏感性和特异性高,但阳性预测值不高(179,183)。它依赖于双嘧达莫扩张正常冠状动脉而不是狭窄动脉的能力。当经静脉给予时,正常灌注的心肌很快摄取铊。相反,低灌注心肌在注射后5分钟扫描时未显示摄铊。注射3小时后铊的再灌注和摄取可以发现有活力但有高危因素的心肌。陈旧性梗死的心肌是无铊摄入的部位。几项研究表明,随着铊再灌注的程度或反流不足,围术期心肌梗死风险增加3%~49%(184,185)。**双嘧达莫-铊**扫描适用于不能运动的临床高危患者,因为它使用了一种医学诱导的"应激"。

多巴酚丁胺负荷超声心动图检查是另一项评估不能运动的患者心脏危险的试验。在多巴胺输入后,这种方法可识别局部心壁运动异常,以发现心脏病高危患者。其阴性和阳性预测值与双嘧达莫-铊试验的价值相似(186,187)。对合并心律失常的患者双嘧达莫-铊扫描法更为适用。对合并支气管痉挛性肺病以及重度心脏狭窄性病变的患者多巴酚丁胺试验更为适用(188)。冠脉造影仅在除了进行择期手术之外有指征需要造影的患者中应用,如有急性冠状动脉综合征、不稳定型心绞痛、对药物治疗无效的心绞痛或非侵入性实验证实为高危人群者。

术前试验对于中危人群要有选择性的进行。除了从非心血管手术临床危险因素分级中所获得的信息外,这些试验是否能提供准确的预后信息尚存争议。诊断性试验不应该引申出那些不必要的补充性试验或对手术造成危害的延误。**美国心脏病大学和美国心脏病协会发表了一个更新、更详细的指南,指导临床医师根据患者的危险因素分级直接进行手术或推迟手术,进行术前非损伤性试验、或尝试治疗危险因素(179)。**

对于年龄小于 50 岁,没有糖尿病、高血压、高胆固醇血症或冠状动脉疾病的患者,围术期心肌梗死很罕见。但是,冠状动脉疾病的患者术后心肌梗死的风险增加。预防、早期发现和治疗十分重要,因为术后心肌梗死的致死率接近 25%,且与术后 6 个月内因心血管事件致死亡率升高相关(189)。

近 2/3 术后心肌梗死发生在术后前 3 天(189)。 虽然病理生理因素很复杂,但术后心肌缺血和梗死的病因与心肌氧供减少及心肌需氧量增加有关。术后患者心肌氧供减少的情况包括心动过速、前负荷增加、低血压、贫血、缺氧(190)。心肌氧耗增加的情况是心动过速、前负荷增加、后负荷增加以及心脏收缩增加。心动过速及前负荷增加是心肌缺血最重要的病因,因为两者在减少心肌供氧的同时增加心肌的需氧量。心动过速减少了舒张期的时间,而此期正好是冠状动脉灌注期,这样就减少了心肌所需的供氧量。增加的前负荷增加了心肌内小动脉上心肌壁施加的压力,从而减少了心肌的血流。

其他与围术期心肌缺血相关的因素还包括插管应激的生理反应、静脉内或动脉内放置导管、麻醉、疼痛和焦虑导致的紧急情况。这些应激引起儿茶酚胺刺激心血管系统,导致心率、血压、心肌收缩增加,可能诱导或加重心肌的缺血。由于液体进入第三间隙或术后出血导致的血管内容量丢失也能诱发心肌缺血。

术后心肌梗死通常很难诊断。 心肌梗死的非手术患者中有 90% 出现胸痛,而在术后心肌梗死患者中仅 50% 可能有胸痛,这是因为同时存在的手术疼痛和麻醉药物的使用掩盖了心肌疼痛(175)。因此,对冠状动脉疾病患者术后高度怀疑其心肌梗死的可能性非常重要。出现心律失常、充血性心力衰竭、低血压、呼吸困难或肺动脉压力增高提示可能发生心肌梗死,应当迅速进行彻底检查和心电图监测。**肌酸磷酸激酶心肌同工酶(CPK-MB)和肌钙蛋白 T 是心肌梗死的最敏感和特异的指标,应当对所有可疑心肌梗死的患者进行检测(189)。**

尽管静息性心肌梗死有很高的发病率,但对所有心血管疾病的患者术后常规做心电图还是有争议的。 许多患者会表现出 P 波改变,它可以自行消失,但并不代表缺血或梗死。相反,已证实有心肌梗死的患者可能未显示有心电图异常。目前,美国心脏病大学和美国心脏病协会推荐对术前确诊或者怀疑有冠状动脉疾病的心肌梗死患者在术后进行监测,据其 ST 段水平监测是否有心肌梗死(191)。一项涉及 2400 例患者的研究表明,预测术后心脏事件试验的敏感度为 55%~100%,特异度为 37%~85%,阳性预测值为 7%~57%,阴性预测值为 89%~100%(192)。如果需要对没有症状的患者进行常规筛查,心电图应该在术后 24 小时之内做,因为术后即刻发生的心电图的典型改变可以持续到术后 24 小时之内。术后至少 3 天内应进行一系列的心电图检查用于评估。

对冠状动脉疾病患者的术后处理是建立在最大限度供氧给心肌和减少心肌氧利用的基础之上。 虽然慢性阻塞性肺疾病的患者需要进行特别的护理,但是术后供氧对大多数患者是有益的。氧合作用很容易通过脉冲血氧定量法测定。贫血可引起红细胞携氧能力丧失而导致心动过速,因此在高危患者中应仔细纠正贫血状态。虽然输血的指征并不绝对,对于血色素 <6mg/dl 者,血色素处于 6~10mg/dl 且合并较重的心脏危险因素的患者应予以输血治疗(193)。

用药物控制因术后儿茶酚胺分泌增加导致的肾上腺功能亢进状态可能对冠状动脉疾病的患者有益处。 β 受体拮抗剂减慢心率、减弱心肌收缩力和降低全身血压,所有这些都可因肾上腺素刺激而增加。已经证实，β 受体拮抗剂能明显降低围术期缺血、心肌梗死以及心源性死亡和充血性心力衰竭所造成的总的死亡率(194~196)。一项有关美托洛尔用于围术期心肌缺血患者的随机对照试验，涉及 8000 例行非心脏手术的患者，其因心血管事件、心肌梗死或心脏停搏导致的死亡率降低，卒中及总死亡率升高(197)。美国心脏病协会提出以下指南：对于有基础 β 受体拮抗剂应用的患者持续使用 β 受体拮抗剂治疗心脏病；对于有冠脉病变或行中危手术的心脏高危因素(多于 1 项临床危险因素)患者考虑开始使用 β 受体拮抗剂并对其定量(155)。应至少在术前 1 周开始使用 β 受体拮抗剂以便对其进行定量。目前 β 受体拮抗剂最合适的开始使用的时机及持续使用的时间仍不确定。而对于已经进行 β 受体拮抗剂治疗的患者，术前应继续使用，因 β 受体拮抗剂突然停药会导致高肾上腺素状态。

　　预防性应用硝酸甘油或钙离子通道阻滞剂仍有争议，因并无资料表明这两种药物的应用会降低心肌缺血事件的危险性。硝酸甘油可引起低血压而加重心脏状态(155)。

充血性心力衰竭　　**充血性心力衰竭(CHF)的患者存在手术期间和手术后心肌梗死率明显增加的风险**(177)。术后发生肺水肿可能与高致死率相关，特别是当肺水肿发生在心肌缺血的情况时(198,199)。因心力衰竭患者手术时更易产生并发症，故应不遗余力地在术前诊断和治疗CHF(178,200)。表 22.17 列出了 CHF 的体征和症状，应该根据术前病史和体格检查来评估。能够进行日常活动没有 CHF 的患者围术期发生心力衰竭的危险很小。

表 22.17　充血性心力衰竭的症状和体征

1. 存在 S_3 奔马律	5. 肺底湿性啰音
2. 颈静脉怒张	6. 心电图示高电压
3. 最强搏动点侧移	7. 胸片表现出肺水肿或心脏扩大
4. 下肢水肿	8. 心动过速

　　为了预防严重的术后并发症，必须在术前纠正充血性心力衰竭。通常采用充分利尿进行治疗，但是必须注意避免脱水，后者可以在麻醉诱导时导致低血压。低钾可以由于利尿治疗而造成，它对同时服用洋地黄药物的患者尤其有害。除了利尿剂和洋地黄以外，治疗常包括使用减轻前负荷和后负荷的药物。心内科医师会诊可帮助合理使用这些药物并纠正 CHF。一般来说，应该在整个围术期连续使用心脏活性药物。

　　术后 CHF 绝大多数是由于静脉补充液体和血制品过多而造成。其他常见术后病因包括心肌梗死、全身感染、肺栓塞以及心律失常。对于术后 CHF，针对病因治疗才能获得成功，因此必须发现术后 CHF 的病因。术后诊断 CHF 往往比术前诊断更难，因为 CHF 的体征和症状是非特异性的并且可能由其他病因造成。鉴别 CHF 最可靠的方法是胸片，心脏扩大或肺水肿有助于诊断的特征性表现。

　　急性术后 CHF 经常表现为肺水肿。肺水肿的治疗包括静脉用呋塞米，补充氧，吗啡，以及采取头高位。如果存在心源性哮喘，静脉内氨茶碱的使用可能有用。除了实验室评估，包括动脉血气、血清电解质和肾功能的测定，应马上做心电图。如果患者情况没有迅速改善，应当转入重症监护室。

心律失常　　**几乎所有心脏健康的患者中所发现的心律失常都是无症状的并且影响很有限。但有心脏疾病的患者，即使是简单的心律失常发作也会导致严重的心脏疾病和死亡。**

　　心内科医师和麻醉科医师进行术前心律失常的评估是很重要的，因为许多麻醉药物以及手术应激会导致心律失常的产生和恶化。据报道,在手术中进行连续性心电图监测的患者,心律失常(不包括窦性心动过速)的发生率为60%(201)。**心脏病的患者心律失常的发生率增加,最常见的是室性心律不齐**(201)。相反,没有心脏疾病的患者手术时易于发生室上性心律不齐。术前服用抗心律失常药物的患者应该在围术期继续服药,但很少需要在术前开始使用抗心律失常药物。对术前发现心律失常的患者,建议请心内科医师会诊。

Ⅰ度房室传导阻滞或无症状的 Mobitz Ⅰ型(Wenckebach)Ⅱ度房室传导阻滞的患者术前不需要治疗。相反,有症状的 Mobitz Ⅱ型Ⅱ度或者Ⅲ度房室传导阻滞的患者在择期手术前需要安装起搏器(202)。在紧急情况下,可以使用搏动性肺动脉导管。在装有永久性起搏器的患者进行手术前,必须确定起搏器的类型和位置,因为电烧灼器可以干扰起搏器(203)。**当安装起搏器的患者行妇科手术时,最好把电烧灼器接地板放在患者腿上以使起搏器处于电烧灼器的电流范围之外来减少干扰。建议尽量使用双极电凝而避免单级电烧灼器的使用。对装有控制起搏器的患者,在术前应当把起搏器转换至固定频率模式。虽然在起搏器上放置一块磁铁即可达到变换模式的目的,但术前重新设置起搏器程序,并在术后再调整程序更为安全。术中应用自动测量仪和脉冲血氧监测仪对患者进行持续监测。必须同麻醉科及心内科同事密切合作。放置心律转复除颤器的患者术前应将除颤仪关闭,术后再次启动除颤仪**(155)。

对束支传导阻滞或不完全阻滞的患者手术不是禁忌证(204)。束支传导阻滞的患者围术期死亡率并未升高。传导系统疾病的患者在进行非心脏手术时极少发生完全性心脏传导阻滞。但是,左束支传导阻滞可能提示存在主动脉狭窄,如果严重的话可能增加手术死亡率。

心脏瓣膜疾病　　　**虽然有多种心脏瓣膜疾病,但其主要类型有两种,主动脉和二尖瓣狭窄,并明显增加手术风险**(205)。重度主动脉狭窄的患者风险最大,如果同时存在心房颤动、充血性心力衰竭或冠状动脉疾病,则风险可以进一步增加。明显的主动脉或二尖瓣狭窄应当在择期妇科手术前加以修复(176)。

严重心脏瓣膜病在体力活动时症状通常很明显,在表22.18中列出了这类患者常见的症状和体征。严重主动脉狭窄的患者其典型病史包括劳力性呼吸困难、心绞痛、发绀,二尖瓣狭窄的症状是阵发性和劳力性呼吸困难、咯血、端坐呼吸。大多数患者以前有风湿热病史。严重的瓣膜狭窄是指瓣口小于 $1cm^2$,可以通过超声心动图或心脏导管来明确诊断。

因术后可发生亚急性细菌性心内膜炎,美国心脏病协会已把瓣膜异常的患者分成几类危险人群。**高危患者应当在术前使用预防性抗生素以避免发生亚急性细菌性心内膜炎**(表22.8)。美国心脏病协会规定,仅对人工瓣膜、先天性心脏病、因心瓣膜病变而心脏移植的患者行围术期预防性抗心内膜炎治疗(76)。其他患者均不需进行抗生素预防亚急性心内膜炎治疗。不推荐在胃肠道手术或泌尿生殖道手术前常规预防性应用抗生素。只有在胃肠道或泌尿生殖道有明确感染的患者应使用覆盖肠球菌的抗生素,并应联合应用阿莫西林或氨苄西林或万古霉素。

主动脉和二尖瓣狭窄的患者耐受窦性心动过速和其他快速性心律失常的能力差。主动脉狭窄的患者应当使用足量的洋地黄药物来纠正术前快速性心律失常,普萘洛尔可以用于控制窦性心动过速。二尖瓣狭窄的患者常有心房颤动,若存在心房颤动应用洋地黄降低快速心室率。

机械性心脏瓣膜的患者通常能很好地耐受手术(206)。这些患者需要使用预防性抗

表 22.18　心脏瓣膜疾病的症状和体征

主动脉狭窄	二尖瓣狭窄
1. 胸骨右缘收缩期杂音,放射至颈动脉	1. 心前抬举
2. 收缩压下降	2. 心尖舒张期杂音
3. 心尖抬举	3. 二尖瓣开瓣音
4. 胸片示主动脉钙化、左室扩大	4. 口唇呈紫红色
5. 心电图 I 导联和胸前导联 R 波升高,T 波低平	5. 胸片示左室扩张
	6. 心电图示大 P 波和电轴右偏

生素(表 22.8)。如果患者口服阿司匹林治疗,一般在术前 1 周停用阿司匹林,直到手术医师认为安全时再继续使用。主动脉双叶瓣膜但不合并危险因素(如心房颤动、既往血栓史、左室功能障碍、高凝状态、家族其他患者有瓣膜血栓史)的患者一般不需抗凝治疗。华法林可以在术前 72 小时停用并在术后 24 小时后重新开始服用。对于机械性主动脉瓣合并以上任一项危险因素者或有机械性二尖瓣的患者,均应静脉用整分子肝素使 INR 降至 2.0 以下。在术前 6~8 小时停用肝素,术后患者无出血风险时应尽早恢复使用肝素。当 INR 值达到治疗水平时可停止肝素使用(207)。

二尖瓣狭窄的患者应在术后仔细监测肺水肿,因为这些患者不能代偿术中静脉补液的量。应积极预防心动过速,因其可以引起肺水肿。二尖瓣狭窄患者也常有肺动脉高压及气道顺应性降低。因此,术后他们可能需要更多肺部支持和治疗,包括延长机械通气。

对有明显主动脉狭窄的患者,术后必需维持窦性心律。甚至窦性心动过速也可能是有害的,因为舒张期缩短了。小于 45 次 / 分的心动过缓应当用阿托品治疗。室上性心律失常可用维拉帕米或直流电复律来控制,尤其注意保持适当的体液状态、地高辛浓度、电解质水平和血液的补充。

高血压

高血压控制良好的患者,围术期心脏病发病率和死亡率的风险并未增加(208)。但是,合并心脏疾病的患者风险升高,应当在术前由心内科医师作充分评估。实验室检查包括心电图、胸片、血细胞分析、尿液分析,以及血清电解质和肌酐测定。围术期继续使用抗高血压药物。注意应继续服用 β 受体拮抗剂,必要时可胃肠外使用,以避免突然撤药引起的反弹性心动过速、高收缩力和高血压。可乐定急性撤药时可引起严重的反弹性高血压。血管紧张素转化酶抑制剂以及血管紧张素受体 II 拮抗剂会使由低容量状态引起的术中低血压以及围术期肾脏功能障碍增加。应在手术当日清晨谨慎地停用药物,待术后肾脏功能恢复后再恢复用药(155)。

舒张压高于 110mmHg 或收缩压高于 180mmHg 的患者应该在术前服用药物来控制高血压。β 受体拮抗剂治疗术前高血压极为有效(179)。慢性高血压患者非常容易发生术中低血压,因为脑部血流的自动调节功能受损,因此需要较高的平均动脉压去维持足够的灌注(209)。相反,在麻醉诱导期间可发生高血压,而且在临界高血压患者更常见。

术后高血压通常用胃肠外方式治疗,因为胃肠道吸收可能减少,而且经皮吸收在由冷转暖的患者中不稳定。表 22.19 中列出了常用的胃肠外抗高血压药。

表 22.19　常用胃肠外抗高血压药物

药物	途径	起始剂量	开始时间	持续时间	不良反应
硝普盐	静脉滴注	$0.5\mu g/min$	立刻	2~5min	心动过速、恶心
拉贝洛尔	静脉滴注	20mg	5~10min	4h	支气管痉挛、眩晕、恶心
艾司洛尔	静脉滴注	$50\mu g/min$	2h	9min	头痛、嗜睡、眩晕、低血压
硝苯地平	舌下含服	10mg	5min	2min	低血压、头痛、眩晕、恶心、周围水肿
维拉帕米	静脉滴注	5~10mg	3~5min	2~5h	恶心、头痛、低血压、眩晕、肺水肿

围术期抗血小板类药物

越来越多的患者行冠脉再通术（又称冠状动脉旁路移植术）或经皮冠脉扩张术（通常是放入支架）。随着纯金属 - 药物洗脱支架的出现，如何平衡围术期心血管血栓风险的处理与围术期出血及其死亡率是一个挑战。因药物洗脱支架通常需要应用 12 个月的阿司匹林以及噻吩吡啶类（即氯吡格雷）药物，美国心脏病大学及美国心脏病协会规定，放置药物洗脱冠脉支架后 12 个月内禁行选择性手术。若必须手术，应于围术期继续使用阿司匹林，术前 5 天停用噻吩吡啶类药物，并于术后尽快恢复用药。围术期仅次于出血的风险为血栓复发及因心血管事件发病率及死亡率。若患者需要放置一个新的冠脉支架，并在此后 12 个月内不行心脏手术，建议放置纯金属支架，不建议放置药物洗脱支架，因纯金属支架仅需 4~6 周的双重抗血小板药物治疗。再次强调，围术期应继续使用阿司匹林。放置纯金属支架至少 30~45 天后才可进行非心脏手术，以减少心脏事件发病率(179)。

血流动力学监测

血流动力学监测已经成为围术期心血管和肺部疾病患者治疗所必需的一部分。对心功能定量评估的需要推动了这项技术的发展，并继而导致床旁肺动脉插管的发展。术后对高危患者严密监测 72~96 小时后，这些高危患者心肌梗死发生率明显下降，这证实了心功能监测的作用(175)。

在肺动脉导管发展之前，通常用测量中心静脉压（CVP）来评估血管内容量水平和心功能。测量 CVP 时，将一根导管放置在中心静脉系统，大多数是上腔静脉。一个水测压计或者一个标准压力换能器与 CVP 线相连，这样可以评估右房压。右房压取决于心输出量和静脉回心血量间的平衡。心输出量取决于心率、心肌收缩力、前负荷和后负荷。因此，如果肺血管和左室功能正常，CVP 能准确地反映左室舒张末压力（LVEDP）。LVEDP 反映心输出量或全身灌注，并被认为是左室泵功能的标准估计值。静脉回流主要由全身平均压力决定，它推动血液回流至心脏，与反向作用的静脉回流的阻力相平衡。如果右室功能正常，CVP 能准确反映血管内容量。

左室和右室功能经常有异常或不一致。因此，不能维持 CVP 与心功能和血管内容量的关系。当这种情况发生时，需要测量肺动脉闭合压力以准确地评估容量状态和心血管功能。用肺动脉导管也能发现心血管功能的改变，比临床观察更敏感和快速。

具有球囊端的肺动脉导管(Swan-Ganz 导管)能够测量肺动脉和肺动脉闭合压力(210)。导管可以测量心输出量，用于做腔内心电图以及提供临时心脏起搏。标准的肺动脉闭合导管是一根 7F、不透射线的、可弯曲的、聚氯乙烯的四腔导管，在远端有一个 1.5ml 乳胶球囊。右侧颈内静脉插管最常用于放置导管，因为这个部位提供了最直接的进入右心房的途径，而且与锁骨下放置途径相比并发症较少。导管被放入右房后，将球囊充气，然后导管由血流推动穿过右室进入肺动脉。导管的位置可以通过右房、右室和肺动脉的不同压力波形来识别和追踪。当导管通过越来越小的肺动脉分支时,充气的球囊最终阻塞肺动脉。

在球囊前面的远端导管腔测量左房压(LAP),在无二尖瓣疾病时,LAP 约等于 LVEDP。这样,肺毛细血管楔压(PCWP)就等于 LAP,也等于 LVEDP,其正常值在 8~12mmHg。另外,由于标准肺动脉导管有一个结合性热变电阻器,可以用热稀释法检查确定心输出量。这种热稀释法是用冷的 5% 葡萄糖水通过导管近端注射,使进入右房的血液冷却来进行的。由远端的热变电阻器(距导管顶端 4cm)所测量的温度变化产生一条与心输出量成正比例的曲线。有关心输出量的知识有助于确定心血管疾病的诊断。例如,低血压患者的楔压低于正常、心输出量为 3L/min,很可能是低容量状态。相反,心输出量为 8L/min 的同样情况的患者可能是败血症导致的全身血管低阻力状态。

肺动脉导管并发症发生率低但严重。这些并发症可以分为在静脉插管或放置期间发生、使用期间发生以及分析血流动力学数据相关的(210)。静脉途径最常遇到的问题是插入颈动脉或锁骨下动脉以及诱发气胸。导管本身所导致的问题包括心律失常、败血症和肺动脉破裂。肺动脉导管(PAC)应当在有经验的技术人员监督下、在能迅速诊断并治疗并发症的环境下放置。且必须要准备好一些辅助设施如复苏仪、体外起搏装置等。在 PAC 放置过程中,若有超声和荧光镜装置也是有益的(211)。

肺动脉导管对患者结局的影响还有争议。几项大的临床试验并未得出 PAC 的使用有明确益处的结论。一项多中心试验研究在患者住院 24 小时内放置 PAC 及其相关结果。结果发现放置 PAC 者死亡率较未放置者为高(212)。但是这项研究有局限性,因它是回顾性研究且没有随机化。一项随机化临床对照试验,试验对象包括 1994 名高危(美国麻醉科医师协会分级 Ⅲ 或者 Ⅳ 级危险)的大于 60 岁进行急诊或者择期非心脏大手术的患者,比较放置 PAC 组与放置中心静脉导管的标准护理组的结果。结果表明,放置 PAC 组较对照组无明显受益(213)。另一项包括英国 65 个重症监护病房的随机对照试验表明,对病情极重的患者放置与不放置 PAC 死亡率无差别(214)。一项包括 13 项随机对照试验的文献荟萃分析发现,使用 PAC 组死亡率无明显差异,静脉内血管扩张剂使用却增加(215)。**不再建议对于非心脏手术患者在术前常规放置 PAC。对病情较重的患者术后是否应用 PAC 仍存在争议。**

血液系统疾病

虽然血液系统疾病在妇科患者中不常见,但会明显影响手术的发病率和死亡率,因此在术前评估中应当常规考虑。术前评估内容包括考虑贫血、血小板和凝血系统疾病、白细胞功能和免疫功能。

贫血

中度贫血本身不是手术的禁忌证,因其可通过输血纠正。如果可能的话,应当推迟手术,直到贫血的病因明确后并且不用输血来纠正贫血。传统来说,麻醉和手术操作要求血红蛋白 >10g/dl(100g/L)或血细胞比容 >30%。资料表明,术前和术中输血的门槛值较低,会加重术中及术后的发病率和死亡率(216~219)。目前,无公认通用的"输血界值",但当血细胞 <24% 时强烈建议输血治疗(219)。循环血量能保证携氧能力和给组织供氧。通常这种能力可以通过血红蛋白水平和血细胞比容来反映。但是在特定情况下可能并非如此。急性失血后或用细胞外液扩容前,尽管血容量低,但血细胞比容测定可能正常。相反,补液过多可能导致血细胞比容和血红蛋白水平降低,但红细胞的量充足。

个体对贫血的耐受情况取决于全身适应性和心血管储备能力。贫血的影响取决于其严重程度、发生速度、需氧量以及全身代偿能力(220)。血红蛋白浓度下降时,为了维持足量组织灌注需要增加心输出量(193)。在健康患者中,血色素低于 7g/dl(70g/L)时氧气运输不受影响(221)。而缺血性心脏病患者不能如此好地耐受贫血。长期耐受贫血的患者可以有正常的血容量并且能够很好地耐受手术。没有证据表明轻至中度的贫血会增加手术期间的发病率或死亡率(222)。

自体输血易于为患者接受。血细胞比容正常的患者术前可储存自体血,降低异体输血的必要,并减少感染和免疫方面的风险(193)。**重组人类红细胞生成素**可以增加患者术前的血液收集量并减轻术前贫血(223,224)。而且,术中自体血液收集回输也可以减少异体输血的必要。

自体输血更为安全,因此更易被患者接受。但是术前自体输血的应用仍应仔细审查(225,226)。**术前自体输血可能导致更多的自由输血、医源性贫血、容量超负荷和细菌污染(227)。**术前自体输血价格较贵(228)。国家心脏、肺和血液协会不推荐对于输血可能性 <10% 的手术(例如,没有并发症的开腹和阴式全宫切除术)患者进行术前自体输血(229)。

血小板和凝血疾病

手术止血依靠凝血链反应激活时血小板黏附到损伤血管,堵塞缺口,使纤维蛋白凝块形成。因此,有功能的血小板和凝血途径对防止过多手术出血是必要的。术前血小板功能障碍比凝血疾病更常见。

血小板可以在数量和功能上有缺陷。正常外周血小板计数为 $150 \times 10^9 \sim 400 \times 10^9/L$,血小板正常寿命大约为 10 天。虽然血小板减少症的程度和出血或出血量之间没有明确的联系,但有几条一般规律。如果血小板计数大于 $100 \times 10^9/L$ 而且血小板功能正常,术中出血可能性不大。血小板计数大于 $75 \times 10^9/L$ 的患者几乎都有正常的出血时间,血小板计数高于 $50 \times 10^9/L$ 可能也够了。**血小板计数低于 $20 \times 10^9/L$ 经常导致严重的自发性出血。**矛盾的是,血小板计数大于 $1000 \times 10^9/L$ 也往往与出血有关。

如果患者血小板计数小于 $100 \times 10^9/L$,应当评估出血时间。如果出血时间异常,但手术必须要做的话,应尝试术前即刻输注血小板来升高血小板数量。血小板免疫性破坏的患者,可能需要人类白细胞抗原(HLA)匹配供体的特异性血小板来防止所输注的血小板很快被破坏。如果手术能推迟,应当请血液科会诊以发现和治疗血小板异常的病因。

血小板数量减少可以由血小板生成减少或消耗增加而导致。虽然血小板减少症的病因很多,但大多数病因十分少见。血小板生成的减少可能是药物引起的,与磺胺类药物、金鸡纳生物碱、噻唑类利尿剂、非甾体类抗炎药(NSAIDs)、金盐、青霉胺、抗惊厥药和肝素有关(230)。患以下疾病时血小板数量减少,包括维生素 B_{12} 和叶酸缺乏、再生障碍性贫血、骨髓增生异常性疾病、肾衰竭以及病毒感染。遗传性先天性血小板减少症非常罕见。较常见的是由类似特发性血小板减少性紫癜和胶原血管疾病等疾病造成的血小板免疫破坏而导致的血小板减少症。**消耗性血小板减少症是弥散性血管内凝血(DIC)的一个特点,最常发生于术前患有败血症或恶性肿瘤的患者。**

血小板功能障碍多数是获得性的,但也可以是遗传性的。偶尔可以在术前碰到 Von Willebrand 病(第二种常见的遗传性凝血疾病)患者。但更常见的血小板功能异常是使用药物而导致的(如阿司匹林和阿米替林),当药物引起出血时间延长时应当在术前 7~10 天停用。尿毒症和肝脏疾病也能影响血小板功能。

血小板功能障碍比血小板数量异常更难诊断,容易形成瘀点、瘀斑、黏膜出血或小伤口出血时间延长的病史可能提示存在血小板功能障碍。这种功能障碍可以通过出血时间来鉴别,应当请血液科会诊来明确病因特点。如果可能,手术应该推迟到治疗开始后。

同样,凝血链的疾病往往通过小手术、分娩或月经出血过多的个人或家族史来诊断。许多月经过多的妇女倾向于手术治疗并需要全面的术前评估是否有遗传性凝血功能障碍,如Ⅷ因子缺乏(血友病)、Ⅸ因子缺乏(Christmas 病)、Ⅺ因子缺乏和 von Willebrand 病。Von Willebrand 病是最常见的遗传性凝血疾病,人群发病率为 1%(231)。70%~90% 的 Von Willebrand 病患者会出现月经过多(231)。确诊患者可以用鼻喷去氨加压素进行有效的治疗,并能避免术中未预料的或过多的出血(232)。没有遗传学诊断,很难确诊 von Willebrand 病,需要结合临床和实验室检查,包括 von Willebrand 因子抗原、von Willebrand 因子功能活性或者瑞斯托菌素辅因子测定(ristocetin cofactor assay)(232)。随着 von Willebrand 因子的水平变化,生理功能也随之波动,需要重复试验并向血液科医师咨询会诊。然而,建议有月经过多但没有明显盆腔异常的妇女在手术前常规筛查遗传性出血性疾病。

除了华法林和肝素,一般处方药很少影响凝血因子。与凝血因子水平下降有关的疾病主要是肝脏疾病、维生素 K 缺乏(继发于阻塞性胆道疾病、肠吸收不良或抗生素导致的肠道菌群减少)和 DIC。

术前是否应对凝血缺陷进行实验室筛查还有争议。没有出血疾病病史的患者不应当做常规筛查(233)。但是,病情严重或将进行扩大手术的患者术前应进行检查,以确定凝血酶原时间、部分凝血活酶时间、纤维蛋白原水平和血小板计数。

白细胞和免疫功能

白细胞数量异常升高或降低不是手术的绝对禁忌证。但是,应当结合手术的必要性一起考虑。在择期手术前,应评估患者白细胞计数过高或降低。对**绝对粒细胞计数小于 $1 \times 10^9/L$ 的患者,严重感染的危险和围术期发病率、死亡率增加,只有在疾病威胁生命时才应进行手术**(234)。

补充血制品

浓缩红细胞可以储存几周,用于大多数术后输血。绝大多数凝血因子能长期保持稳定,除了 V 因子和Ⅷ因子,长期保存时,它们各自减少至正常的 15% 和 50%。术后出现的大多数血液问题与围术期出血和补充血制品有关。虽然出血的主要病因通常是手术止血不够,其他因素包括凝血异常,可能使问题复杂化。这种凝血疾病可以由大量输液(少于全身血容量)造成,且被认为是由无血小板和凝血因子的浓缩红细胞(PRBCs)稀释了血小板和不稳定的凝血因子、纤溶和 DIC 引起的。

一项有关输血的综述质疑在大量输血时进行限制性成分输血的传统做法。此综述共总结 14 篇文章,涉及近 4600 例患者,结论是更自由地输入血小板和新鲜冰冻血浆者总死亡率降低(235)。

美国麻醉师协会的一个工作组**提出对大量输血和微血管出血患者补充血小板的严格标准**(193):

1. **血小板计数 $<50 \times 10^9/L$ 的患者应输入血小板(血小板计数 $50 \times 10^9/L$~$100 \times 10^9/L$ 的患者,应根据有无更明显的出血危险决定是否输入浓缩血小板)。**

2. **对凝血酶原或部分凝血酶原激活时间延长至大于正常的 1.5 倍的患者,应行新鲜冰冻血浆治疗。**

3. **纤维蛋白原浓度小于 80~100mg/dl,适合冷沉淀物输入。**

冷沉淀物输入建议对纤维蛋白酶原缺乏、对去氨基精加压素抵抗的 von Willebrand 病和有 von Willebrand 病的未出血患者在围术期预防性使用(232)。

供血被保存在柠檬酸溶液中,与钙螯合防止血液凝固,理论上增加了大量输血后低钙血症的危险。但是,柠檬酸代谢速度相当于每小时输 20U 血液的速度,因此常规补充钙是不必要的。对低体温、肝脏疾病或过度通气患者需要严密监测钙的水平,因为这些患者柠檬酸代谢可能变慢。虽然库存血中有细胞外钾水平较高,输血后,肝脏将柠檬酸盐代谢成为碳酸氢盐而导致代谢性碱中毒,继而可能导致低钾血症。

肺部疾病　　　行腹部手术的患者中,不活动、麻醉刺激气道可引起肺部生理性的改变以及切口疼痛可产生呼吸受抑制。肺生理性改变包括功能性残气量(FRC)减少、通气血流比例失调和气管支气管中黏膜纤毛清除分泌物能力降低(236)。**术后肺部并发症的危险因素包括**(237,238)(表 22.20)：

- 上腹、胸或者腹主动脉瘤手术
- 手术时间大于 3 小时
- COPD
- 术前 2 个月内吸烟
- 使用泮库溴铵(pancuronium)进行全身麻醉
- 纽约心脏病协会规定 2 级肺动脉高压
- 全身麻醉
- 泮库溴铵
- 急诊手术
- 营养状态不良(血清白蛋白 <35g/L 或 BUN<8)

可能的危险因素包括全身麻醉、术前 $PaCO_2$ 大于 45mmHg、急诊手术。可能增加术后危险的因素包括上呼吸道感染、胸片异常和老年。术前肺活量测定对于不行胸部手术的患者是否有价值还没有得到证实(237)。原因包括以下几点：首先,最大呼气量的下限值降低与肺部疾病无关；其次,最大呼气量正常的患者也可伴有肺部疾病；再次,即使最大呼气量能够预测患者有无肺部并发症,也不改变术后进行积极的预防性治疗的必要性(237)。术前常规测定动脉血气不会增加危险性的评估(236)。非侵入性脉搏血氧测定能监测患者是否有低氧(236)。动脉血气分析发现高碳酸血症也不能预测术后肺部并发症(236)。

表 22.20　术后肺部并发症预测指标[a]

项目	数值	项目	数值
最大呼吸量	<50% 预测值	FEV_1/FVC	<65% 预测值
FEV_1	<1L	PaO_2	<60mmHg
FVC	<70% 预测值	$PaCO_2$	>45mmHg

[a]并发症是指肺不张或肺炎；FEV_1,最大呼气量；FVC,最大潮气量；PaO_2,动脉氧分压；$PaCO_2$,动脉二氧化碳分压
引自：Blosser SA,Rock P. Asthma and chronic obstructive lung disease. In: Breslow MJ,Miller CJ,Rogers MC,eds. Perioperative management. St. Louis,MO: Mosby,1990；259-280.

年轻健康的患者胸片检查结果很少异常。因此,这些患者不应常规进行胸片检查。大多数有胸片异常的患者有肺部疾病的病史或体格检查结果提示有肺病。胸片应当仅限于年龄大于 50 岁、有吸烟病史、有肺部疾病病史、有心肺疾病迹象和有转移性恶性肿瘤的患者。虽然胸片检查在预测术后肺部并发症方面的作用有限,对老年患者、慢性肺病患者以及已知的肺部转移患者,胸片检查可提供有价值的基础信息(236~238)。

哮喘

在美国,哮喘患者约有 22 000 000 人,其中儿童占 6%(239)。哮喘的特点是有发作性哮鸣音史、可逆性气道梗阻的生理性表现、自发或使用支气管扩张剂治疗后缓解、支气管黏膜下的慢性炎性病理改变。哮喘不是以支气管平滑肌肥大、收缩力增加为主要病灶的气道生理性改变,而是一种影响气道的炎性疾病,继而导致上皮破坏、白细胞浸润、气道对大量不同刺激敏感性增加。哮喘的治疗是直接放松气道以及用皮质类固醇激素消炎(239)。

已经发现多种刺激可以诱发或加剧哮喘,包括环境过敏原或环境污染、呼吸道感染、运动、冷空气、情感应激、使用非选择性 β 受体拮抗剂和非甾体类抗炎药(239)。哮喘的治疗包括消除诱因以及使用适当药物治疗。哮喘最佳的治疗不仅包括控制急性症状,还包括长期控制疾病的慢性炎症。

哮喘的药物治疗

哮喘的治疗分为长期治疗与短期治疗。**要认识到哮喘的病理生理学基础是炎性反应,吸入性氢化可的松是维持治疗的基础**。类固醇治疗起效缓慢(几个小时),而且可能需要多达 3 个月的治疗才能很好地改善支气管的超反应性。甚至在哮喘急性发作时,类固醇也可以加强 β 肾上腺素的治疗作用。在哮喘急性发作期间,除了吸入类固醇,有必要短期口服类固醇激素。但对慢性哮喘的成人来说,只需要小剂量长期口服类固醇治疗。口服类固醇的患者在围术期应当每 8 小时静脉注射氢化可的松 100mg 一次,术前 24 小时及时逐渐减量以避免引起肾上腺功能不全。其他的长期治疗措施包括(239):

1. 白三烯调节剂(即孟鲁司特):此类药物能与白三烯相互作用。白三烯是由肥大细胞、嗜酸细胞、嗜碱细胞在炎性反应中释放的重要物质。

2. 色甘酸钠:在季节性过敏性哮喘的儿童或年轻患者中极为有效,对老年患者或非过敏性哮喘患者效果不大。

3. 免疫调节剂(奥马珠单抗):免疫球蛋白 E 的一种单克隆抗体,可有效地预防并可能对控制哮喘的症状有重要的辅助作用。

4. 长期应用 $β_2$ 肾上腺素激动剂(即沙美特罗):不适合单药治疗或用于轻度患者,是重度哮喘患者控制症状的一种重要的辅助用药。

5. 甲基黄嘌呤(即茶碱):哮喘治疗的三线药物。茶碱在和诸如环丙沙星、红霉素、别嘌醇、普萘洛尔或者西咪替丁同时使用时会产生毒性。应严密监测其血清治疗浓度。

β 肾上腺素激动剂一直是急性哮喘发作治疗的一线药物。每天吸入 4~6 次,能快速舒张气道平滑肌并且持续 6 小时有效。但在慢性哮喘中未能证实 β 肾上腺素激动剂对哮喘的炎性物质有任何影响。因此,建议 β 肾上腺素激动剂用于短期缓解支气管痉挛(救命时吸入剂),或作为极少发病的患者或单纯由运动引起症状患者的一线治疗(239)。

抗胆碱能药物是较弱的支气管扩张剂,它通过抑制气道平滑肌中毒蕈碱受体而起作用。四价的衍生物(像异丙托溴铵)以吸入性形式使用,不能被全身吸收。当联合应用标准类固醇和支气管扩张剂时,抗胆碱能药物可产生额外效用。但因为抗胆碱能药物不能抑制肥大细胞脱颗粒,对过敏原的迟发变态反应没有任何作用而且没有消炎作用,不应用作单一药物治疗(239)。

哮喘的围术期处理

在哮喘患者中,择期手术应当推迟到肺功能控制和药物治疗满意后。美国变态反应、

哮喘及免疫功能研究院近期制定指南,提出降低围术期哮喘相关的肺部并发症的 3 条应对措施:

1. 评估患者的哮喘控制情况,包括是否需口服类固醇。

2. 应用长效药物治疗(必要时包括口服类固醇)将患者症状减至最轻。

3. 对于口服类固醇治疗 6 个月以内的患者或使用大剂量吸入性类固醇治疗的患者,应考虑围术期给予应激量的类固醇。

对轻度哮喘,可能只需要术前使用吸入性 β 肾上腺素能激动剂。慢性哮喘,合理的类固醇治疗将大大地降低肺泡的炎症和细支气管超反应性。对当需要进一步控制哮喘时应加用吸入性 β_2 肾上腺素能激动剂。类固醇联合吸入性 β_2 肾上腺素能激动剂术前用 5 天可降低哮喘患者术后支气管痉挛的风险(240)。对明显支气管狭窄要进行紧急手术的患者,应采用多种治疗方法,包括支气管扩张剂、吸入疗法、静脉用氨茶碱以及类固醇治疗。在心肺手术外,呼吸测定法对术后肺部并发症的预测作用有限,故应将其用于不能确诊的阻塞性肺疾病的确诊试验(241)。

慢性阻塞性肺疾病

慢性阻塞性肺疾病(COPD)是术后肺部并发症的最主要危险因素。术语 COPD 包括慢性支气管炎和肺气肿,它们通常前后发生。吸烟是两者共同的致病因素,任何治疗计划都必须包括戒烟(242)。慢性支气管炎定义为每年咳嗽至少 3 个月并至少连续 2 年(243)。它的特点是慢性气道炎症和产生过多黏液。肺水肿的组织改变包括肺泡隔的破坏、终末肺泡远端的气囊扩张。肺泡的破坏导致气体丢失、肺弹性回缩丧失、呼气时气道塌陷、增加呼吸方面的努力、明显的通气 - 血流比例失调以及不能有效咳嗽(243)。咳嗽能力受损害以及分泌物清除障碍使 COPD 的患者术后易发生肺不张和肺炎。

COPD 以及长期抽烟的病史是造成妇科手术患者术后肺部并发症的主要原因。COPD 的严重程度可以在术前通过全面的病史、体格检查、肺功能测试、动脉血气分析来确定。美国医师协会推荐,术前肺功能检查的试验可应用于可疑但未确诊 COPD 的患者(237,241)。典型的 COPD 患者显示呼气障碍,表现为用力呼气量(FEV_1)、最大肺活量(FVC)减少。

研究表明,动脉血气分析可提示不同程度的低氧血症及高碳酸血症:术前常规进行动脉血气分析并不能提示患者是否为术后并发症的高危患者(236)。

对术后有肺部并发症风险的患者术前准备应包括:术前尽可能长时间的禁烟;虽然术前仅禁烟 2~3 天血碳氧血红蛋白水平即可降至正常;术前禁烟 1~2 周可减少痰量,术前禁烟 2 个月可明显降低术后肺部并发症的风险(236)。择期手术患者应建议其长期禁烟。

严重 COPD 的患者,通过口服大剂量糖皮质激素后,接着 2 周吸入大剂量类固醇(倍氯米松 1.5mg/d 或类似物),再加上吸入支气管扩张剂的治疗能最大限度地改善气流的限制。理想的情况是,应在术前 1~2 周开始口服以及吸入类固醇治疗。吸入性类固醇作用于 COPD 的炎性成分。术前开始口服类固醇治疗应当在整个围术期维持应用并在术后逐渐减量。β 肾上腺素能激动剂治疗至少在术前 72 小时开始,它对支气管扩张剂治疗后临床或肺活量测定有改善的患者是有益处的。

有 COPD 以及活动性细菌感染、咳脓痰的患者应该在术前进行足够疗程的抗生素治疗。所用的抗生素应当能覆盖最有可能的病原体,即肺炎链球菌以及流感嗜血杆菌。在急性上呼吸道感染的患者中,如果可能的话应推迟手术。缺乏急性感染证据时应该避免使用抗生素,因为这样会导致细菌耐药。

对于行上腹部手术的患者,术前进行深层肺部清洁,如诱发性肺活量测定法、胸部物理治疗以及持续的呼吸道加压器可降低患者围术期肺部并发症的风险(237)。

术后肺部治疗

肺不张

在术后肺部并发症中 90% 以上是肺不张。它的病理生理机制包括肺泡塌陷造成的通气 - 血流比例失调、肺内静脉分流以及继发性 PaO_2 下降。塌陷的肺泡易于感染，而且如果治疗不恰当，肺不张将发展为肺炎。肺不张的患者功能性残气量和肺顺应性下降，导致呼吸时做功增加。尽管 PaO_2 下降，但 $PaCO_2$ 仍然保持正常，除非大部分肺组织出现肺不张的改变或者既往患者有肺部疾病史。

肺不张相关的体格检查发现包括低热。胸部听诊会发现肺底呼吸音下降或吸气性干啰音。后胸部的叩诊可以提示横膈上抬。放射学检查发现包括在前后位胸片上存在水平线或板，偶尔伴有邻近部位充气过度。这些改变在术后前 3 天最明显。

肺不张的治疗应当针对扩张肺泡和增加功能性残气量进行。最重要的方法是提高最大吸气压，并尽可能长时间维持。这种锻炼不仅改善了肺泡的扩张性而且促进了肺泡表面物质分泌，这些物质能稳定肺泡。可以通过严密监测下使用刺激性肺活量测定、深呼吸练习、咳嗽、有时使用面罩正压呼气(持续性气道正压)来达到。应当避免过度使用镇静剂，鼓励患者经常行走和改变体位。对于采用常用方法不能改善的患者，应当用纤维光学支气管镜去除黏脓性阻塞物。

心源性(高压)肺水肿

心源性肺水肿可以由心肌缺血、心肌梗死或容量过度负荷造成，尤其在心脏储备低或肾脏衰竭的患者中。初始表现为肺泡隔及支气管血管开口处液体增加，最终流入肺泡。肺泡的完全充盈使表面活性物质的分泌和生成出现障碍。伴随肺泡液体的过多，发生肺顺应性下降、氧弥散力受损以及小动脉 - 肺泡梯度的增加。肺内通气 - 血流比例失调导致 PaO_2 下降，最终使组织氧合作用下降以及心脏收缩力受损害。

症状可以包括呼吸急促、呼吸困难、哮鸣音以及使用辅助呼吸肌。临床体征有颈静脉怒张、周围性水肿、肺部听诊啰音和心脏扩大。放射学检查存在细支气管套管状以及间质液体明显增加并扩展至肺周围。诊断可以通过中心血流动力学监测来进一步确定，表现为中心静脉压升高，尤其是肺毛细血管楔压升高。

应当全面评估患者的容量状态。另外，应当用心电图和心肌酶谱来排除心肌缺血或梗死。心源性肺水肿的治疗包括氧支持、积极利尿和减少后负荷以增加心输出量。在没有心肌梗死的情况下，可以使用影响心肌收缩力的药物。对急性呼吸衰竭的患者，应当采用机械性通气。

非心源性水肿(成人呼吸窘迫综合征)

心源性水肿肺泡液体过多是肺泡毛细血管静水压增高的结果，与之相比，成人呼吸窘迫综合征(ARDS)的患者肺泡液体过多是肺毛细血管通透性增加的结果。主要的病理生理过程是毛细血管侧壁的肺泡毛细血管膜的破坏。这种破坏导致含高浓度蛋白的液体从毛细血管内进入肺实质和肺泡内。肺顺应性下降以及氧弥散力受损导致低氧血症。如果不进一步治疗，可能造成呼吸衰竭。即使进一步治疗了，ARDS 的死亡率仍然很高。ARDS 有许多病因并有几种明显的症状。**ARDS 的病因包括休克、败血症、严重非肺部创伤(骨折或烧伤)、多次红细胞的输入、吸入性损伤、吸气性损伤、肺炎、胰腺炎、DIC 以及脂肪栓塞(244)。**据报道，ARDS 患者 28 天内死亡率为 25%~40%，总死亡率高达 70%(244，245)。无论病因是什么，应当尽可能地发现病因并进行治疗，有关的临床表现和治疗非常相似。

临床上 ARDS 要经过几个期。起先患者表现为呼吸急促和呼吸困难,临床检查或胸片没有明显变化。最终胸片将表现为双侧弥漫性肺部浸润。当肺的顺应性受损时,肺功能残气量、潮气量和肺活量减少。$PaCO_2$ 下降并且在补充氧气后上升很少。应当尽量保持动脉氧水平大于 90%。这可以在一开始用面罩吸氧来达到。对严重低氧血症的患者,应当进行气管内插管并正压通气。传统来说,通气的目的是维持患者正常的动脉血气,而为了维持正常的动脉血气需增加每分通气量和通气压,目前关于这种传统通气方式长期应用的影响很少有研究。过去 5~10 年的研究资料表明,"正常"或增加的潮气量和潮气压与严重的肺泡气压伤和损伤有关。逐渐升高呼气末正压通气(PEEP)可使更多的肺泡参与通气,可维持在氧浓度(FiO_2)和每分通气量降低的状况下患者氧合作用的需要,但在控制潮气量和吸气末压力方面,高 PEEP 水平与低 PEEP 水平相比并无明显优势(246)。

治疗 ARDS 的病因也必须包括对休克患者进行血流动力学和循环方面的复苏。50% 的 ARDS 患者有医源性肺炎,对怀疑肺炎或败血症的患者,应当使用广谱抗生素治疗。DIC 的患者需要补充冷沉淀物或 FFP。其他的一般治疗包括放置鼻胃管、H_2 受体阻滞剂抑制胃酸分泌以及对脂肪栓塞综合征患者使用类固醇。

血流动力学监测非常有价值而且应当在疾病的早期在适当的重症监护下就开始。具有体液负荷过多表现的患者需积极进行利尿治疗,而当肺泡毛细血管楔压持续低于 15mmHg 时,要求补充液体以维持组织灌注。使用 PEEP 时,肺动脉楔压可能会假性升高。**治疗的目的是维持最低的肺毛细血管楔压、适当的心输出量以及血压。**存在低血压和少尿时,用多巴胺或多巴酚丁胺支持治疗是有效的。

通过进一步治疗,尤其当明确诱因且予以治疗后,ARDS 可在 48 小时内扭转而且后遗症很少。然而 48 小时后,ARDS 的发展将造成肺损伤,使其他肺组织发生纤维化。在 ARDS 的前 10 天即可清晰地预见患者的远期结局,所以在 10 天左右大约 50% 的患者会脱离呼吸机支持或死亡(244)。

肾脏疾病

对有肾脏损伤的患者进行手术导致了特殊的医疗保健方法的发展。需采用特殊的预防措施以代偿肾脏受损的功能,来调节体液和电解质以及排泄代谢废物。在慢性肾损害的患者中出现的特殊问题也非常重要,包括败血症危险增加、凝血缺陷、免疫功能损伤以及伤口愈合受损,易发生特定的酸碱代谢紊乱。对不同的药物治疗、麻醉药物和许多血液和营养因素必须予以特别考虑,它们在肾功能不全患者成功的手术治疗中起重要作用。

对急慢性肾功能损害患者,体液和心血管血流动力学的处理是首要的。血管内体液的改变导致高血压或低血压在这些患者中很常见,而且由于是继发于自主功能失调、酸中毒和其他肾脏疾病所导致的问题,因此很难治疗。透析患者计划进行腹部或盆腔大手术时应当在术中及术后用 Swan-Ganz 导管治疗。体格检查的结果和监测的中心静脉压与左心充盈压的相关性差。Swan-Ganz 导管测量将有助于指导补充体液并避免容量过多。侵入性的血流动力学监测应在术后第 1 周继续进行,因为这段时间会出现第三间隙的转移。

术后透析有助于避免体液过多和高钾相关的问题。依赖透析的患者应当在术后 24 小时进行透析。透析期间会发生血小板生存时间缩短及数量明显减少,肝素用于血液透析设备中以防止血液凝固。考虑到以上因素及存在术后出血的可能,通常避免应在术后 12~24 小时透析。虽然缺血性心脏病是肾功能不全患者最常见的死亡原因,但并不是围术期死亡的主要原因(247)。围术期肾功能不全患者的死亡大多与高钾有关,多数可以通过透析很好地控制(248)。

慢性肾脏功能衰竭的患者,由于中性粒细胞和单核细胞功能受损所导致的术后感染的危险增加(249)。适当的术前抗生素预防以及准确地评估营养状态将降低术后感染性并发症的发生率。

慢性肾功能不全的患者主要的血液系统问题是出血发生率增加。这些出血问题继发于出血时间异常,尤其是和尿毒症患者血清Ⅷ因子和 von Willebrand 抗原数目减少相关的血小板功能异常。贫血在肾功能不全的患者中很常见,它可以导致出血时间延长(250)。花生四烯酸代谢异常,获得性血小板储存池功能不全以及血小板钙含量失调导致尿毒症患者手术期间出血倾向明显增加(251)。因此,应当术前常规检查这些患者的出血时间并在术前予以纠正。尿毒症患者纠正出血时间的方法包括输注去氨加压素或冷沉淀物,两者均增加Ⅷ因子和 von Willebrand 抗原水平(252,253)。

正常肾功能对维持人体酸碱平衡十分必要。肾功能不全患者可以有正常阴离子间隙或者阴离子间隙升高的酸中毒。当发生轻度肾功能不全时,可伴有正常的阴离子间隙,然而严重的肾功能不全会出现阴离子间隙升高的酸中毒。血液透析可以纠正代谢性酸中毒。如果患者有严重酸中毒(pH<7.15),又计划进行急诊手术,则需要静脉滴注碳酸氢钠来纠正血 pH 至 7.25。然而,代谢性酸中毒的纠正应当缓慢地进行,因为在低钙血症患者中,可能会发生癫痫(254)。排除其他使阴离子间隙升高的酸中毒病因也很重要,像继发于糖尿病的酮症酸中毒、继发于感染的乳酸酸中毒或者更罕见的乙二醇、甲醇或阿司匹林中毒。

肾功能受损可造成肾脏磷酸盐潴留以及维生素 D 代谢障碍。因此,低钙血症在肾功能不全患者中很常见,抽搐和其他低钙血症的体征相对不常见,因为代谢性酸中毒使离子钙水平升高。口服磷酸结合物,像氢氧化铝(每顿 1~2g)以及限制饮食中磷酸盐(每天 1g)是治疗肾功能不全患者中低钙高磷血症的常用方法。在慢性肾病患者中,由于铝水平升高导致中枢神经系统中毒,应首选用大剂量碳酸钙治疗低钙高磷血症(6~12g/d),而不是用标准的含铝抗酸药物(255)。

近 20% 肾功能不全的患者会表现出蛋白质热量营养不良的临床表现。维生素的缺乏,多为水溶性维生素,也会在透析中发生。慢性肾功能不全患者的营养紊乱继发于蛋白质摄入缺乏。研究已经发现,慢性肾功能不全患者的肾脏处于过度灌注状态(256)。术后,蛋白质和热量的摄入需要明显增加以适应手术患者分解代谢的需要。可能需要 1.5g/kg 的蛋白和 45kcal/kg 的热量(256)。

慢性肾功能不全患者的伤口愈合不佳,可能存在伤口裂开和内脏翻出的问题。术前营养评估以及在围术期保持充足的热量和蛋白质摄入对伤口的愈合最有帮助。这些患者应当预防性使用抗生素而且有指征时应用透析治疗尿毒症。应该用连续单股线全程贯穿缝合以进一步减少伤口裂开和内脏翻出的发生(256)。

慢性肾脏疾病的患者排泄药物的能力有所改变,而且易于发生继发于许多常用药物生物活性改变的明显地代谢紊乱。由于这些原因和透析对药物代谢的影响,妇科医师以及肾科医师必须注意,麻醉药、催眠镇静药、肌松药、抗生素以及其他通过肾脏清除的药物的代谢和生物利用度下降。特别应注意的是肾功能不全患者不能清除由泮库溴铵引起的对神经肌肉的阻滞(257)。服用 D- 筒箭毒碱必须谨慎,尤其是重复使用时(258)。咪达唑仑、异丙酚、维库溴铵以及阿曲库铵已安全地用于肾衰竭的患者(254)。据报道,琥珀酰胆碱可引起肾衰竭患者严重的高钾反应(259)。对慢性肾功能不全患者使用琥珀酰胆碱时,应仔细监测患者血钾水平(260)。

在以往肾功能正常的患者中,围术期急性肾衰竭的发生可能是肾灌注减少、肾毒素或两者同时发生而造成的。心功能受损、血容量减少、败血症或低血压的患者属于第一类。肾毒性药物像氨基糖苷类以及化疗药如顺铂或碘化造影剂属于第二类(261~263)。如果同时存在一个以上的上述因素,尤其当许多因素与血容量减少有关时,肾功能损害的危险会增加(264)。应当采取相应措施以避免发生急性肾衰竭。所有肾毒性药物应尽可能停用。当不能停用这些药物时,就应当严密注意每种药物的药代动力学特点和定期测量血清肌酐水平。糖尿病患者应当减少放射性造影药物的剂量并且需要很好地水化,因为这些药物尤其容易造成肾脏的损害(265)。充足的容量对降低肾损害的发生很必要(266)。

肝脏疾病

对患肝脏疾病的妇科手术患者,围术期问题的处理需要全面理解正常肝脏生理和肝脏疾病的病理生理,它可能会使手术或康复更加困难。**肝脏疾病患者经常会伴有许多复杂的问题,涉及营养、凝血、伤口愈合、脑病以及感染。**

病史和体格检查

有酗酒、吸毒、肝炎、黄疸、使用血制品病史或家庭成员患有肝脏疾病的患者应当进行生化评估。在体格检查中,应当注意有无黄疸、肌无力、腹水、右上腹压痛或肝肿大的体征。

实验室检查

尚未发现生化检查(碱性磷酸酶、钙、乳酸脱氢酶、胆红素、血清谷草转氨酶、胆固醇、尿酸、磷、白蛋白、总蛋白以及葡萄糖)对常规术前评估有帮助(267)。轻度异常时需要进一步深入检查,需要会诊,推迟手术。当病史或体格检查发现异常时选择性进行生化检查。已知有肝脏疾病的患者应该根据 Child 分级进行白蛋白和胆红素检查(表 22.21)。这一体系原先是用于预测门体分流术后的死亡率,根据 5 项简单易测的临床指标把患者分成三种严重程度的等级。凝血酶原时间的测定可能对有严重肝脏疾病病史的患者有用。如果确定有肝炎病史,患者应该检查血清转氨酶、碱性磷酸酶、胆红素、白蛋白水平以及凝血酶原时间。肝炎患者的血清学资料也很重要。如果一个患者已知患有恶性肿瘤,用肝脏生化试验进行转移性疾病的筛查也许有一定作用,但是这还没有被最终证实。

表 22.21 肝功能异常的 Child 分级

项目	Child 分级		
	A	B	C
胆红素	<2.0	2.0~3.0	>3.0
白蛋白	>3.5	3.0~3.5	<3.0
腹水	无	容易控制	难控制
脑病	无	轻度	严重
营养状况	优秀	良好	差

麻醉

除了极个别的,大多数麻醉药物,包括那些硬膜外或经脊椎途径注射的药物,会减少肝脏的血流以及降低肝脏的氧合。其他手术因素,包括出血、术中低血压、高碳酸血症、充血性心力衰竭和间断性正压通气,尤其在病情严重的患者中将导致肝脏灌注的减少和低氧血症(268)。

药物代谢　　　肝脏功能改变的患者应当仔细监测,因为许多术中使用的药物的作用时间会延长。除了代谢障碍,低蛋白血症会减少药物的结合,这将改变药物血清水平和胆道的清除率。肝脏代谢的程度变化很大,这取决于所用药物的类型。对于吸入性麻醉药,首选异氟烷,因为它与恩氟烷、氟烷相比在肝脏代谢最少。麻醉药、诱导麻醉药物、镇静药以及神经肌肉阻滞剂在失代偿性肝脏疾病的患者中发生代谢异常。安定、盐酸哌替啶和苯巴比妥会造成患者长时间昏迷,而且由于清除率的改变,可能促进肝性脑病的发生。舒芬太尼和奥沙西泮是首选的麻醉药,苯二氮䓬类药物应当用于肝功能改变的患者。肌松药物,如氯筒箭毒碱泮库溴铵维库溴铵,对于肝功能异常的患者将导致神经肌肉阻滞时间延长,这种情况下不是理想的用药。阿曲库铵不是肝脏代谢,因此,是肝功能异常患者的理想用药。琥珀酰胆碱在肝功能异常时代谢延长,使用时要谨慎(269)。

明确手术风险　　　尽管已知急性肝胆损害导致手术患者死亡率和发病率增加,但评估肝功能异常患者的手术风险非常麻烦,因为很难通过病史和体格检查来确定哪些患者有危险。**对肝功能异常患者手术风险评估最准确的方法是 Child 分级**(表 22.21)。利用这个体系,可准确地评估死亡率和发病率,直接提示肝功能异常的程度(270)。已发现 Child 分级适用于各种进行不同类型腹部手术的患者。据报道,Child 三个分级的手术死亡率分别为 10%、30% 和 82%。另一项研究表明,Child 三个分级的手术死亡率分别为 2%、12% 和 12%(271,272)。围术期死亡的主要病因是败血症。该分级与术后并发症,如出血、肾衰竭、伤口裂开和败血症高度相关。另一种确定肝硬化患者手术风险的方法称为终末期肝病模型(MELD)。此模型综合患者的凝血酶原时间、胆红素和肌酐以及各种迭代,来更好的地预测围术期发病率和死亡率(273,274)。该模型最初用来预测行经颈静脉肝内门体分流术(TIPS)的肝硬化患者的手术效果,现经进一步研究发展,该模型可预测其他手术患者的效果。对评分大于 15 的 MELD 患者,应推迟择期手术(275)。

急性病毒性肝炎　　　**急性病毒性肝炎患者手术并发症和围术期死亡的风险增加,因此禁忌择期手术**(276)。择期手术应当在所有的生化试验结果恢复正常后一个月进行(277)。但在异位妊娠出血或者恶性肿瘤造成肠梗阻的患者中,在血清转氨酶正常前就必须进行手术(276)。在这种情况下,围术期发病率(12%)和死亡率(9.5%)比在理想条件下进行要高得多(269)。

慢性肝炎　　　**慢性肝炎是一组以肝脏炎症至少持续 6 个月为特点的疾病**。这种疾病可以通过形态学和临床标准分为慢性迁延性肝炎和慢性活动性肝炎。通常需要用肝活检来明确损害的程度和类型。这些患者中的手术风险与肝脏疾病严重程度的关系最密切。与有症状的慢性活动性肝炎患者巨大的手术风险比较,无症状或轻度肝炎患者的手术风险最小(278)。有症状患者无择期手术指征,而且非择期手术与发病率高有关(277)。行非择期手术时,长期服用糖皮质激素治疗的患者应当在围术期给予适当的较大量的糖皮质激素满足应激所需。术前不再服用类固醇的患者应当服用泼尼松和硫唑嘌呤,研究表明它们能降低围术期并发症的风险且可能使高达 80% 的患者病情缓解(279)。**无症状的乙肝病毒携带者(乙肝表面抗原检测阳性的患者)在无转氨酶升高和肝脏炎症的情况下,其术后并发症的危险**

没有增加。但是在这些患者进行手术时医务人员的危险明显增加。在患者肝炎情况不明时,如果医务人员被针头扎伤,医务人员和患者都应当做 HCV 抗体和 HBV 血清标志物的检查。如果出现 HBV 感染的标志物,应当对未接种的个体输注乙肝免疫球蛋白。然后应在术后早期开始接种。如果医务人员有免疫力(表面抗体阳性),则没有必要治疗(269)。所有医务人员,尤其是外科专业人员应当有如疾病预防和控制中心推荐的接受一个完整疗程的重组乙肝疫苗注射(280)。在 20 世纪 90 年代,慢性乙型肝炎患者的治疗集中于 α 干扰素,21 世纪研究表明,核苷类药物如拉米夫定和泰诺福韦会使患者受益增多(281,282)。长效干扰素用于标准的丙肝治疗(283)。对必须手术但又非急症的患者应当考虑使用这些药物。

酒精性肝脏疾病

酒精性肝脏疾病包括脂肪肝、急性酒精性肝炎和肝硬化。在脂肪肝的患者中,择期手术无禁忌证,因为肝功能正常。**如果发现营养缺乏,应当在择期手术前予以纠正**。急性酒精性肝炎肝活检特点是肝细胞水肿、多形核白细胞浸润、坏死以及存在 Mallory 小体。这些患者禁忌行择期手术(284)。临床生化结果异常者在考虑手术前建议禁酒 6~12 周。尽管禁酒,严重的酒精性肝炎仍然持续存在几个月。如果疾病持续活动,应当重复行肝活检(285)。如果酒精依赖性患者要进行急诊手术,可将苯二氮䓬类药物作为酒精撤退症的预防性药物。

肝硬化

肝硬化是一种不可逆的损害,组织学特点是肝实质坏死、结节性变性、纤维化以及肝小叶结构紊乱。肝硬化最严重的并发症是门静脉高压,最终导致食管静脉曲张破裂出血、腹水和肝性脑病。传统的肝生化检查结果与肝硬化患者肝损的程度相关性较差。但是肝功能异常可以通过低蛋白血症和凝血酶原时间延长来进行定量检查。

严重肝脏疾病患者手术风险明显增加,急诊手术比择期手术风险高得多。围术期的死亡率与肝硬化严重性相关,而且可以通过 Child 分级来评估(表 22.21)。Child 分级为 A 的肝硬化患者往往无明显的手术风险,而分级为 B 或 C 的患者手术风险大,需在术前仔细评估。术前准备包括:(i)对 B$_1$ 级患者通过肠内和肠外营养和支持达到理想的营养状态;(ii)通过补充 FFP 或者冷沉淀物或者均补充纠正凝血障碍;(iii)减少术前的肝性脑病;(iv)通过预防性抗生素的使用来预防偶然的细菌性腹膜炎发展为菌血症;(v)纠正肾功能和仔细纠正电解质的异常(286)。仔细的术前准备重点在于纠正严重肝脏疾病导致的各种异常,并可改善手术预后(287)。

(陈娜 向阳 译)

参考文献

1. **Kaye AD, Kucera I, Sabar R.** Perioperative anesthesia clinical considerations of alternative medicines. *Anesthesiol Clin North Am* 2004;22:125–139.
2. **Philp R.** *Herbal-drug interactions and adverse effects: An evidence-based quick reference guide.* New York: McGraw-Hill Professional, 2003.
3. **Blery C, Charpak Y, Szatan M, et al.** Evaluation of a protocol for selective ordering of preoperative tests. *Lancet* 1986;1:139–141.
4. **St. Clair CM, Shah M, Diver EJ, et al.** Adherence to evidence-based guidelines for preoperative testing in women undergoing gynecologic surgery. *Obstet Gynecol* 2010;116:694–700.
5. **Lamers RJ, van Engelshoven JM, Pfaff A.** [Once again, the routine preoperative thorax photo]. *Ned Tijdschr Geneeskd* 1989;133:2288–2291.
6. **Rohrer MJ, Michelotti MC, Nahrwold DL.** A prospective evaluation of the efficacy of preoperative coagulation testing. *Ann Surg* 1988;208:554–557.
7. **Piscitelli JT, Simel DL, Addison WA.** Who should have intravenous pyelograms before hysterectomy for benign disease? *Obstet Gynecol* 1987;69:541–545.
8. **ACOG Committee.** Opinion No. 439: informed consent. *Obstet Gynecol* 2009;114(Pt 1):401–408.
9. **Abed H, Rogers R, Helitzer D, et al.** Informed consent in gynecologic surgery. *Am J Obstet Gynecol* 2007;197:674 e1–e5.
10. **Rosenthal RA.** Nutritional concerns in the older surgical patient. *J Am Coll Surg* 2004;199:785–791.

11. **Windsor JA, Hill GL.** Weight loss with physiologic impairment. A basic indicator of surgical risk. *Ann Surg* 1988;207:290–296.

12. **Huckleberry Y.** Nutritional support and the surgical patient. *Am J Health Syst Pharm* 2004;61:671–684.

13. **Santoso JT, Canada T, Latson B, et al.** Prognostic nutritional index in relation to hospital stay in women with gynecologic cancer. *Obstet Gynecol* 2000;95(Pt 1):844–846.

14. **Salvino RM, Dechicco RS, Seidner DL.** Perioperative nutrition support: who and how. *Cleve Clin J Med* 2004;71:345–351.

15. **Gibbs J, Cull W, Henderson W, et al.** Preoperative serum albumin level as a predictor of operative mortality and morbidity: results from the National VA Surgical Risk Study. *Arch Surg* 1999;134:36–42.

16. **Soper JT, Berchuck A, Creasman WT, et al.** Pelvic exenteration: factors associated with major surgical morbidity. *Gynecol Oncol* 1989;35:93–98.

17. **The Veterans Affairs Total Parenteral Nutrition Cooperative Study Group.** Perioperative total parenteral nutrition in surgical patients. *N Engl J Med* 1991;325:525–532.

18. **Klein S, Kinney J, Jeejeebhoy K, et al.** Nutrition support in clinical practice: review of published data and recommendations for future research directions. National Institutes of Health, American Society for Parenteral and Enteral Nutrition, and American Society for Clinical Nutrition. *JPEN J Parenter Enteral Nutr* 1997;21:133–156.

19. **Geisler JP, Linnemeier GC, Thomas AJ, et al.** Nutritional assessment using prealbumin as an objective criterion to determine whom should not undergo primary radical cytoreductive surgery for ovarian cancer. *Gynecol Oncol* 2007;106:128–131.

20. **Koretz RL, Lipman TO, Klein S.** AGA technical review on parenteral nutrition. *Gastroenterology* 2001;121:970–1001.

21. **Heuschekel R, Duggan C.** Enteral feeding: gastric versus post-pyloric. *UpToDate* 2010. Available online at: http://www.uptodate.com/contents/enteral-feeding-gastric-versus-post-pyloric

22. **Pearce CB, Duncan HD.** Enteral feeding. Nasogastric, nasojejunal, percutaneous endoscopic gastrostomy, or jejunostomy: its indications and limitations. *Postgrad Med J* 2002;78:198–204.

23. **Duro D, Collier S, Duggan C.** Overview of parenteral and enteral nutrition. *UpToDate* 2010. Available online at: http://www.uptodate.com/contents/overview-of-parenteral-and-enteral-nutrition

24. **Worthington P.** *Practical aspects of nutritional support: an advanced practice guide.* Philadelphia, PA: Saunders, 2004.

25. **Long CL, Schaffel N, Geiger JW, et al.** Metabolic response to injury and illness: estimation of energy and protein needs from indirect calorimetry and nitrogen balance. *JPEN J Parenter Enteral Nutr* 1979;3:452–456.

26. **Pestana C.** *Fluids and electrolytes in the surgical patient.* Baltimore, MD: Williams & Wilkins, 2000.

27. **Miller TA, Duke JH.** Fluid and electrolyte management. In: **Dudrick SJ, Baue AE, Aiseman B, eds.** *ACS manual of preoperative and postoperative care.* Philadelphia, PA: WB Saunders, 1983:38–67.

28. **Luckey AE, Parsa CJ.** Fluid and electrolytes in the aged. *Arch Surg* 2003;138:1055–1060.

29. **Boldt J.** Volume replacement in the surgical patient—does the type of solution make a difference? *Br J Anaesth* 2000;84:783–793.

30. **Jacob M, Chappell D, Conzen P, et al.** Small-volume resuscitation with hyperoncotic albumin: a systematic review of randomized clinical trials. *Crit Care* 2008;12:R34.

31. **Alderson P, Bunn F, Lefebvre C, et al.** Human albumin solution for resuscitation and volume expansion in critically ill patients. *Cochrane Database Syst Rev* 2004;4:CD001208.

32. **Roberts I, Alderson P, Bunn F, et al.** Colloids versus crystalloids for fluid resuscitation in critically ill patients. *Cochrane Database Syst Rev* 2004;4:CD000567.

33. **Cogan M.** *Fluid and electrolytes.* New Haven, CT: Appleton & Lange, 1991.

34. **Schrier RW, Gross P, Gheorghiade M, et al.** *Tolvaptan,* a selective oral vasopressin V2-receptor antagonist, for hyponatremia. *N Engl J Med* 2006;355:2099–2112.

35. **Mullins RJ.** Shock, electrolytes, and fluid. In: **Townsend CM, et al, eds.** *Sabiston textbook of surgery.* Philadelphia, PA: Elsevier Saunders, 2004:69–112

36. **Narins RG.** Renal systems. In: **Vandem L, ed.** *To make the patient ready for anesthesia: medical care of the surgical patient.* Stoneham, MA: Butterworth, 1984:67–114.

37. **Wish JB, Cacho CP.** Acid/base and electrolyte disorders. In: Sivak ED, Higgins TL, Seiver A, eds. *The high risk patient: management of the critically ill.* Baltimore, MD: Williams & Wilkins, 1995:755–782.

38. **Apfelbaum JL, Chen C, Mehta SS, et al.** Postoperative pain experience: results from a national survey suggest postoperative pain continues to be undermanaged. *Anesth Analg* 2003;97:534–540.

39. **Huang N, Cunningham F, Laurito CE, et al.** Can we do better with postoperative pain management? *Am J Surg* 2001;182:440–448.

40. **Kuhn S, Cooke K, Collins M, et al.** Perceptions of pain relief after surgery. *BMJ* 1990;300:1687–1690.

41. **Anonymous.** Practice guidelines for acute pain management in the perioperative setting: an updated report by the American Society of Anesthesiologists Task Force on Acute Pain Management. *Anesthesiology* 2004;100:1573–1581.

42. **Etches RC.** Patient-controlled analgesia. *Surg Clin North Am* 1999;79:297–312.

43. **Austin KL, Stapleton JV, Mather LE.** Multiple intramuscular injections: a major source of variability in analgesic response to meperidine. *Pain* 1980;8:47–62.

44. **Jain S, Datta S.** Postoperative pain management. *Chest Surg Clin North Am* 1997;7:773–799.

45. **Egbert AM, Parks LH, Short LM, et al.** Randomized trial of postoperative patient-controlled analgesia vs intramuscular narcotics in frail elderly men. *Arch Intern Med* 1990;150:1897–1903.

46. **Rawal N, Arnér S, Gustafsson LL, et al.** Present state of extradural and intrathecal opioid analgesia in Sweden. A nationwide follow-up survey. *Br J Anaesth* 1987;59:791–799.

47. **Rawal N.** Epidural and spinal agents for postoperative analgesia. *Surg Clin North Am* 1999;79:313–344.

48. **Werawatganon T, Charuluxanun S.** Patient controlled intravenous opioid analgesia versus continuous epidural analgesia for pain after intra-abdominal surgery. *Cochrane Database Syst Rev* 2005;1:CD004088.

49. **DeAndrade JR, Maslanka M, Maneatis T, et al.** The use of ketorolac in the management of postoperative pain. *Orthopedics* 1994;17:157–166.

50. **Etches RC, Warriner CB, Badner N, et al.** Continuous intravenous administration of ketorolac reduces pain and morphine consumption after total hip or knee arthroplasty. *Anesth Analg* 1995;81:1175–1180.

51. **Macario A, Lipman AG.** Ketorolac in the era of cyclo-oxygenase-2 selective nonsteroidal anti-inflammatory drugs: a systematic review of efficacy, side effects, and regulatory issues. *Pain Med* 2001;2:336–351.

52. **Lowder JL, Shackelford DP, Holbert D, et al.** A randomized, controlled trial to compare ketorolac tromethamine versus placebo after cesarean section to reduce pain and narcotic usage. *Am J Obstet Gynecol* 2003;189:1559–1562.

53. **Wischnik A, Manth SM, Lloyd J, et al.** The excretion of ketorolac tromethamine into breast milk after multiple oral dosing. *Eur J Clin Pharmacol* 1989;36:521–524.

54. **Greer IA.** Effects of ketorolac tromethamine on hemostasis. *Pharmacotherapy* 1990;10(Pt 2):71S–76S.

55. **Strom BL, Berlin JA, Kinman JL, et al.** Parenteral ketorolac and risk of gastrointestinal and operative site bleeding. A postmarketing surveillance study. *JAMA* 1996;275:376–382.

56. **Feldman HI, Kinman JL, Berlin JA, et al.** Parenteral ketorolac: the risk for acute renal failure. *Ann Intern Med* 1997;126:193–199.

57. **Lee A, Cooper MC, Craig JC, et al.** Effects of nonsteroidal anti-inflammatory drugs on postoperative renal function in adults with normal renal function. *Cochrane Database Syst Rev* 2004;2:CD002765.

58. **Gajraj NM, Joshi GP.** Role of cyclooxygenase-2 inhibitors in postoperative pain management. *Anesthesiol Clin North Am* 2005;23:49–72.

59. **Bresalier RS, Quan H, Bolognese JA, et al.** Cardiovascular events associated with rofecoxib in a colorectal adenoma chemoprevention trial. *N Engl J Med* 2005;352:1092–1102.

60. **Fitzgerald GA.** Coxibs and cardiovascular disease. *N Engl J Med* 2004;351:1709–1711.

61. **FitzGerald GA, Patrono C.** The coxibs, selective inhibitors of cyclooxygenase-2. *N Engl J Med* 2001;345:433–442.

62. **Nussmeier NA, Whelton AA, Brown MT, et al.** Complications of the COX-2 inhibitors parecoxib and valdecoxib after cardiac surgery. *N Engl J Med* 2005;352:1081–1091.

63. **Solomon SD, McMurray JJ, Pfeffer MA, et al.** Cardiovascular risk associated with *celecoxib* in a clinical trial for colorectal adenoma

prevention. *N Engl J Med* 2005;352:1071–1080.

64. **Vadivelu N, Mitra S, Narayan D.** Recent advances in postoperative pain management. *Yale J Biol Med* 2010;83:11–25.

65. **Tanos V, Rojansky N.** Prophylactic antibiotics in abdominal hysterectomy. *J Am Coll Surg* 1994;179:593–600.

66. **Dellinger EP, Gross PA, Barrett TL, et al.** Quality standard for antimicrobial prophylaxis in surgical procedures. The Infectious Diseases Society of America. *Infect Control Hosp Epidemiol* 1994; 15:182–188.

67. **Burke JF.** The effective period of preventive antibiotic action in experimental incisions and dermal lesions. *Surgery* 1961;50:161–168.

68. **Dellinger EP, Gross PA, Barrett TL, et al.** Quality standard for antimicrobial prophylaxis in surgical procedures. Infectious Diseases Society of America. *Clin Infect Dis* 1994;18:422–427.

69. **Swoboda SM, Merz C, Kostuik J, et al.** Does intraoperative blood loss affect antibiotic serum and tissue concentrations? *Arch Surg* 1996;131:1165–11712.

70. **Hedrick TL, Heckman JA, Smith RL, et al.** Efficacy of protocol implementation on incidence of wound infection in colorectal operations. *J Am Coll Surg* 2007;205:432–438.

71. **Forse RA, Karam B, MacLean LD, et al.** Antibiotic prophylaxis for surgery in morbidly obese patients. *Surgery* 1989;106:750–757.

72. **Idsoe O, Guthe T, Wilcox RR, et al.** Nature and extent of penicillin side-reactions, with particular reference to fatalities from anaphylactic shock. *Bull World Health Organ* 1968;38:159–188.

73. **McFarland LV, Surawicz CM, Greenberg, RN, et al.** Prevention of beta-lactam-associated diarrhea by *Saccharomyces boulardii* compared with placebo. *Am J Gastroenterol* 1995;90:439–448.

74. **Bartlett JG.** Antibiotic-associated diarrhea. *Clin Infect Dis* 1992; 15:573–581.

75. **Antibiotic prophylaxis for gynecologic procedures.** ACOG Practice Bulletin No.104. *Obstet Gynecol* 2009;113:1180–1189.

76. **Wilson W, Taubert KA, Gewitz M, et al.** Prevention of infective endocarditis: guidelines from the American Heart Association: a guideline from the American Heart Association Rheumatic Fever, Endocarditis, and Kawasaki Disease Committee, Council on Cardiovascular Disease in the Young, and the Council on Clinical Cardiology, Council on Cardiovascular Surgery and Anesthesia, and the Quality of Care and Outcomes Research Interdisciplinary Working Group. *Circulation* 2007;116:1736–1754.

77. **Brachman PS, Dan BB, Haley RW, et al.** Nosocomial surgical infections: incidence and cost. *Surg Clin North Am* 1980;60:15–25.

78. **Anderson DJ, Sexton DJ, Kanafani ZA, et al.** Severe surgical site infection in community hospitals: epidemiology, key procedures, and the changing prevalence of methicillin-resistant *Staphylococcus aureus*. *Infect Control Hosp Epidemiol* 2007;28:1047–1053.

79. **Lyon DS, Jones JL, Sanchez A.** Postoperative febrile morbidity in the benign gynecologic patient. Identification and management. *J Reprod Med* 2000;45:305–309.

80. **O'Grady NP, Barie PS, Bartlett JG, et al.** Guidelines for evaluation of new fever in critically ill adult patients: 2008 update from the American College of Critical Care Medicine and the Infectious Diseases Society of America. *Crit Care Med* 2008;36:1330–1349.

81. **Schey D, Salom EM, Papadia A, et al.** Extensive fever workup produces low yield in determining infectious etiology. *Am J Obstet Gynecol* 2005;192:1729–1734.

82. **Schwandt A, Andrews SJ, Fanning J.** Prospective analysis of a fever evaluation algorithm after major gynecologic surgery. *Am J Obstet Gynecol* 2001;184:1066–1067.

83. **Wallace WC, Cinat ME, Nastanski F, et al.** New epidemiology for postoperative nosocomial infections. *Am Surg* 2000;66:874–878.

84. **Bartzen PJ, Hafferty FW.** Pelvic laparotomy without an indwelling catheter. A retrospective review of 949 cases. *Am J Obstet Gynecol* 1987;156:1426–1432.

85. **Hemsell DL.** Infections after gynecologic surgery. *Obstet Gynecol Clin North Am* 1989;16:381–400.

86. **Kingdom JC, Kitchener HC, MacLean AB.** Postoperative urinary tract infection in gynecology: implications for an antibiotic prophylaxis policy. *Obstet Gynecol* 1990;76:636–638.

87. **Cormio G, Vicino M, Loizzi V, et al.** Antimicrobial prophylaxis in vaginal gynecologic surgery: a prospective randomized study comparing *amoxicillin-clavulanic acid* with *cefazolin*. *J Chemother* 1999;19:193–197.

88. **Boyd ME.** Postoperative gynecologic infections. *Can J Surg* 1987; 30:7–9.

89. **Kunin CM.** Catheter-associated urinary tract infections: a syllogism compounded by a questionable dichotomy. *Clin Infect Dis* 2009;48:1189–1190.

90. **Harkness GA, Bentley DW, Roghmann KJ.** Risk factors for nosocomial pneumonia in the elderly. *Am J Med* 1990;89:457–463.

91. **Rothan-Tondeur M, Meaume S, Girard L, et al.** Risk factors for nosocomial pneumonia in a geriatric hospital: a control-case one-center study. *J Am Geriatr Soc* 2003;51:997–1001.

92. **Koeman M, van der Ven AJ, Ramsay G, et al.** Ventilator-associated pneumonia: recent issues on pathogenesis, prevention and diagnosis. *J Hosp Infect* 2001;49:155–162.

93. **Tomford JW, Hershey CO, McLaren CE, et al.** Intravenous therapy team and peripheral venous catheter-associated complications. A prospective controlled study. *Arch Intern Med* 1984;144:1191–1194.

94. **O'Grady NP, Alexander M, Dellinger EP, et al.** Guidelines for the prevention of intravascular catheter-related infections. Centers for Disease Control and Prevention. *MMWR Recomm Rep* 2002;51(RR-10):1–29.

95. **Soifer NE, Borzak S, Edlin BR, et al.** Prevention of peripheral venous catheter complications with an intravenous therapy team: a randomized controlled trial. *Arch Intern Med* 1998;158:473–477.

96. **Hershey CO, Tomford JW, McLaren CE, et al.** The natural history of intravenous catheter-associated phlebitis. *Arch Intern Med* 1984;144:1373–1375.

97. **Cruse PJ, Foord R.** The epidemiology of wound infection. A 10-year prospective study of 62,939 wounds. *Surg Clin North Am* 1980;60:27–40.

98. **Brown SE, Allen HH, Robins RN.** The use of delayed primary wound closure in preventing wound infections. *Am J Obstet Gynecol* 1977;127:713–717.

99. **Sperling DC, Needleman L, Eschelman DJ, et al.** Deep pelvic abscesses: transperineal US-guided drainage. *Radiology* 1998;208: 111–115.

100. **Sudakoff GS, Lundeen SJ, Otterson MF.** Transrectal and transvaginal sonographic intervention of infected pelvic fluid collections: a complete approach. *Ultrasound Q* 2005;21:175–185.

101. **Larsen JW, Hager WD, Livengood CM, et al.** Guidelines for the diagnosis, treatment and prevention of postoperative infections. *Infect Dis Obstet Gynecol* 2003;11:65–70.

102. **Ellis Simonsen SM, van Orman ER, Hatch BE, et al.** Cellulitis incidence in a defined population. *Epidemiol Infect* 2006;134:293–299.

103. **Meleney R.** Hemolytic streptococcus gangrene. *Arch Surg* 1925; 9:317–321.

104. **Sarani B, Strong M, Pascual J, et al.** Necrotizing fasciitis: current concepts and review of the literature. *J Am Coll Surg* 2009;208:279–288.

105. **Wong CH, Wang YS.** The diagnosis of necrotizing fasciitis. *Curr Opin Infect Dis* 2005;18:101–106.

106. **Riseman JA, Zamboni WA, Curtis A, et al.** Hyperbaric oxygen therapy for necrotizing fasciitis reduces mortality and the need for debridements. *Surgery* 1990;108:847–850.

107. **Stamenkovic I, Lew PD.** Early recognition of potentially fatal necrotizing fasciitis. The use of frozen-section biopsy. *N Engl J Med* 1984;310:1689–1693.

108. **Umbert IJ, Winkelmann RK, Oliver GF, et al.** Necrotizing fasciitis: a clinical, microbiologic, and histopathologic study of 14 patients. *J Am Acad Dermatol* 1989;20(Pt 1):774–781.

109. **Wilkerson R, Paull W, Coville FV.** Necrotizing fasciitis. Review of the literature and case report. *Clin Orthop Relat Res* 1987;216:187–192.

110. **Jallali N, Withey S, Butler PE.** Hyperbaric oxygen as adjuvant therapy in the management of necrotizing fasciitis. *Am J Surg* 2005;189:462–466.

111. **Robson MC, Krizek TJ, Koss N, et al.** Amniotic membranes as a temporary wound dressing. *Surg Gynecol Obstet* 1973;136:904–906.

112. **Rothman PA, Wiskind AK, Dudley AG.** Amniotic membranes in the treatment of necrotizing fasciitis complicating vulvar herpes virus infection. *Obstet Gynecol* 1990;76(Pt 2):534–536.

113. **Alvarez AA, Maxwell GL, Rodriguez GC.** Vacuum-assisted closure for cutaneous gastrointestinal fistula management. *Gynecol Oncol* 2001;80:413–416.

114. **Argenta PA, Rahaman J, Gretz HF, et al.** Vacuum-assisted closure in the treatment of complex gynecologic wound failures. *Obstet Gynecol* 2002;99:497–501.

115. **Schimp VL, Worley C, Brunello S, et al.** Vacuum-assisted closure in the treatment of gynecologic oncology wound failures. *Gynecol*

Oncol 2004;92:586–591.

116. **Slim K, Vicaut E, Launay-Savary MV, et al.** Updated systematic review and meta-analysis of randomized clinical trials on the role of mechanical bowel preparation before colorectal surgery. *Ann Surg* 2009;249:203–209.

117. **Bretagnol F, Panis Y, Rullier E, et al.** Rectal cancer surgery with or without bowel preparation: the French GRECCAR III multicenter single-blinded randomized trial. *Ann Surg* 2010;252:863–868.

118. **Beck DE, Harford FJ, DiPalma JA.** Comparison of cleansing methods in preparation for colonic surgery. *Dis Colon Rectum* 1985;28:491–495.

119. **Cohen SM, Wexner SD, Binderow SR, et al.** Prospective, randomized, endoscopic-blinded trial comparing precolonoscopy bowel cleansing methods. *Dis Colon Rectum* 1994;37:689–696.

120. **Markowitz GS, Stokes MB, Radhakrisnan J, et al.** Acute phosphate nephropathy following oral sodium phosphate bowel purgative: an underrecognized cause of chronic renal failure. *J Am Soc Nephrol* 2005;16:3389–3396.

121. **Wexner SD, Beck DE, Baron TH, et al.** A consensus document on bowel preparation before colonoscopy: prepared by a task force from the American Society of Colon and Rectal Surgeons (ASCRS), the American Society for Gastrointestinal Endoscopy (ASGE), and the Society of American Gastrointestinal and Endoscopic Surgeons (SAGES). *Gastrointest Endosc* 2006;63:894–909.

122. **Enestvedt BK, Fennerty MB, Eisen GM.** Randomised clinical trial: *MiraLAX* vs. *GoLYTELY*—a controlled study of efficacy and patient tolerability in bowel preparation for colonoscopy. *Aliment Pharmacol Ther* 2011;33:33–40.

123. **Ratcliff JB, Kapernick P, Brooks GG, et al.** Small bowel obstruction and previous gynecologic surgery. *South Med J* 1983;76:1349–1350, 1360.

124. **Carter J, Valmadre S, Dalrymple C, et al.** Management of large bowel obstruction in advanced ovarian cancer with intraluminal stents. *Gynecol Oncol* 2002;84:176–179.

125. **Jeffcoate TN, Tindall VR.** Venous thrombosis and embolism in obstetrics and gynaecology. *Aust N Z J Obstet Gynaecol* 1965;5:119–130.

126. **Clarke-Pearson DL, Jelovsek FR, Creasman WT.** Thromboembolism complicating surgery for cervical and uterine malignancy: incidence, risk factors, and prophylaxis. *Obstet Gynecol* 1983;61:87–94.

127. **Clayton JK, Anderson JA, McNicol GP.** Preoperative prediction of postoperative deep vein thrombosis. *BMJ* 1976;2:910–912.

128. **Clarke-Pearson DL, DeLong ER, Synan IS, et al.** Variables associated with postoperative deep venous thrombosis: a prospective study of 411 gynecology patients and creation of a prognostic model. *Obstet Gynecol* 1987;69:146–150.

129. **Kakkar VV, Corrigan TP, Fossard DP, et al.** Prevention of fatal postoperative pulmonary embolism by low doses of heparin. Reappraisal of results of international multicentre trial. *Lancet* 1977;1:567–569.

130. **Clarke-Pearson DL, DeLong ER, Synan IS, et al.** Complications of low-dose *heparin* prophylaxis in gynecologic oncology surgery. *Obstet Gynecol* 1984;64:689–694.

131. **Tapson VF, Hull RD.** Management of venous thromboembolic disease. The impact of low-molecular-weight *heparin*. *Clin Chest Med* 1995;16:281–294.

132. **Borstad E, Urdal K, Handeland G, et al.** Comparison of low molecular weight *heparin* vs. unfractionated *heparin* in gynecological surgery. II: Reduced dose of low molecular weight *heparin*. *Acta Obstet Gynecol Scand* 1992;71:471–475.

133. **Jorgensen LN, Wille-Jorgensen P, Hauch O.** Prophylaxis of postoperative thromboembolism with low molecular weight *heparins*. *Br J Surg* 1993;80:689–704.

134. **Clarke-Pearson DL, Synan IS, Colemen RE, et al.** The natural history of postoperative venous thromboemboli in gynecologic oncology: a prospective study of 382 patients. *Am J Obstet Gynecol* 1984;148:1051–1054.

135. **Scurr JH, Ibrahim SZ, Faber RG, et al.** The efficacy of graduated compression stockings in the prevention of deep vein thrombosis. *Br J Surg* 1977;64:371–373.

136. **Salzman EW, Ploetz J, Bettmann M, et al.** Intraoperative external pneumatic calf compression to afford long-term prophylaxis against deep vein thrombosis in urological patients. *Surgery* 1980;87:239–242.

137. **Nicolaides AN, Fernandes J, Pollock AV.** Intermittent sequential pneumatic compression of the legs in the prevention of venous stasis

and postoperative deep venous thrombosis. *Surgery* 1980;87:69–76.

138. **Clarke-Pearson DL, Synan IS, Hinshaw WM, et al.** Prevention of postoperative venous thromboembolism by external pneumatic calf compression in patients with gynecologic malignancy. *Obstet Gynecol* 1984;63:92–98.

139. **Clarke-Pearson DL, Creasman WT, Coleman RE, et al.** Perioperative external pneumatic calf compression as thromboembolism prophylaxis in gynecologic oncology: report of a randomized controlled trial. *Gynecol Oncol* 1984;18:226–232.

140. **Maxwell GL, Myers ER, Clarke-Pearson DL.** Cost-effectiveness of deep venous thrombosis prophylaxis in gynecologic oncology surgery. *Obstet Gynecol* 2000;95:206–214.

141. **Creasman WT, Weed JC Jr.** Complications of radical hysterectomy. In: Schaefer G, ed. *Complications in Obstetrics and Gynecologic Surgery.* Hagerstown, MD: Harper & Row, 1981:389–398.

142. **Haeger K.** Problems of acute deep venous thrombosis. I. The interpretation of signs and symptoms. *Angiology* 1969;20:219–223.

143. **Palko PD, Nanson EM, Fedoruk SO.** The early detection of deep venous thrombosis using I131-tagged human fibrinogen. *Can J Surg* 1964;7:215–226.

144. **Lensing AW, Prandoni P, Brandjes D, et al.** Detection of deep-vein thrombosis by real-time B-mode ultrasonography. *N Engl J Med* 1989;320:342–345.

145. **Athanasoulis C.** Phlebography for the diagnosis of deep leg vein thrombosis, prophylactic therapy of deep venous thrombosis and pulmonary embolism. In: *DHEW Publication (NIH). No. 76-866.* 1975:62–76.

146. **Montgomery KD, Potter HG, Helfet DL.** Magnetic resonance venography to evaluate the deep venous system of the pelvis in patients who have an acetabular fracture. *J Bone Joint Surg Am* 1995;77:1639–1649.

147. **Raschke RA, Reilly BM, Guidry JR, et al.** The weight-based heparin dosing nomogram compared with a "standard care" nomogram. A randomized controlled trial. *Ann Intern Med* 1993;119:874–881.

148. **van Dongen CJ, van den Belt AG, Prins MH, et al.** Fixed dose subcutaneous low molecular weight *heparins* versus adjusted dose unfractionated *heparin* for venous thromboembolism. *Cochrane Database Syst Rev* 2004;4:CD001100.

149. **National Estimates of Diabetes.** C.f.D.C.a.P. 2007 National Diabetes Fact Sheet Figures: General information and national estimates on diabetes in the United States, 2007. Available online at: http://www.cdc.gov/diabetes/pubs/factsheet07.htm

150. **Glister BC, Vigersky RA.** Perioperative management of type 1 diabetes mellitus. *Endocrinol Metab Clin North Am* 2003;32:411–436.

151. **Kohl BA, Schwartz S.** Surgery in the patient with endocrine dysfunction. *Med Clin North Am* 2009;93:1031–1047.

152. **McCullouch DK.** Diagnosis of diabetes mellitus. UpToDate 2011. Available online at: http://www.uptodate.com/contents/diagnosis-of-diabetes-mellitus

153. **Khan NA, Ghali WA, Cagliero E.** Perioperative management of diabetes mellitus. *UpToDate* 2011. Available online at: http://www.uptodate.com/contents/perioperative-management-of-diabetes-mellitus

154. **Connery LE, Coursin DB.** Assessment and therapy of selected endocrine disorders. *Anesthesiol Clin North Am* 2004;22:93–123.

155. **Fleischmann KE, Beckman JA, Buller CE, et al.** 2009 ACCF/AHA focused update on perioperative beta blockade: a report of the American College of Cardiology Foundation/American Heart Association Task Force on Practice Guidelines. *Circulation* 2009;120:2123–2151.

156. **Malone DL, Genuit T, Tracy JK, et al.** Surgical site infections: reanalysis of risk factors. *J Surg Res* 2002;103:89–95.

157. **Fabian TC.** Empiric therapy for pneumonia in the surgical intensive care unit. *Am J Surg* 2000;179(Suppl 1):18–23.

158. **Graham PL 3rd, Lin SX, Larson EL.** A U.S. population-based survey of *Staphylococcus aureus* colonization. *Ann Intern Med* 2006;144:318–325.

159. **Reynolds C.** Management of the diabetic surgical patient. A systematic but flexible plan is the key. *Postgrad Med* 1985;77:265–269, 272–276, 279.

160. **Hirsch IB, McGill JB.** Role of insulin in management of surgical patients with diabetes mellitus. *Diabetes Care* 1990;13:980–991.

161. **Jacober SJ, Sowers JR.** An update on perioperative management of diabetes. *Arch Intern Med* 1999;159:2405–2411.

162. **Weintrob AC, Sexton DJ.** Susceptibility to infections in persons with diabetes mellitus. *UpToDate* 2011. Available online at: http://www.uptodate.com/contents/susceptibility-to-infections-in-persons-

with-diabetes-mellitus

163. **Stapleton RD, Heyland DK.** Glycemic control and intensive insulin therapy in critical illness. *UpToDate* 2011. Available online at: http://www.uptodate.com/contents/glycemic-control-and-intensive-insulin-therapy-in-critical-illness

164. **Van den Berghe G, Wilmer A, Milants I, et al.** Intensive insulin therapy in mixed medical/surgical intensive care units: benefit versus harm. *Diabetes* 2006;55:3151–3159.

165. **Moghissi ES, Korytkowski MT, DiNardo M, et al.** American Association of Clinical Endocrinologists and American Diabetes Association consensus statement on inpatient glycemic control. *Endocr Pract* 2009;15:353–369.

166. **Moghissi ES, Korytkowski MT, DiNardo M, et al.** American Association of Clinical Endocrinologists and American Diabetes Association consensus statement on inpatient glycemic control. *Diabetes Care* 2009;32:1119–1131.

167. **Galloway JA, Shuman CR.** Diabetes and surgery. A study of 667 cases. *Am J Med* 1963;34:177–191.

168. **Manzullo EF, Welsh GA, Ross DS.** Nonthyroid surgery in the patient with thyroid disease. *UpToDate* 2010. Available online at: http://www.uptodate.com/contents/nonthyroid-surgery-in-the-patient-with-thyroid-disease

169. **Langley RW, Burch HB.** Perioperative management of the thyrotoxic patient. *Endocrinol Metab Clin North Am* 2003;32:519–534.

170. **Goldmann DR.** Surgery in patients with endocrine dysfunction. *Med Clin North Am* 1987;71:499–509.

171. **Stathatos N, Wartofsky L.** Perioperative management of patients with hypothyroidism. *Endocrinol Metab Clin North Am* 2003;32:503–518.

172. **Welsh GA, Manzullo EF, Nieman LK.** The surgical patient taking glucocorticoids. *UpToDate* 2010. Available online at: http://www.uptodate.com/contents/the-surgical-patient-taking-glucocorticoids

173. **Coursin DB, Wood KE.** Corticosteroid supplementation for adrenal insufficiency. *JAMA* 2002;287:236–240.

174. **Becker RC, Underwood DA.** Myocardial infarction in patients undergoing noncardiac surgery. *Cleve Clin J Med* 1987;54:25–28.

175. **Rao TL, Jacobs KH, El-Etr AA.** Reinfarction following anesthesia in patients with myocardial infarction. *Anesthesiology* 1983;59:499–505.

176. **Mehta RH, Bossone E, Eagle KA.** Perioperative cardiac risk assessment for noncardiac surgery. *Cardiologia* 1999;44:409–418.

177. **Goldman L, Caldera DL, Nussbaum SR, et al.** Multifactorial index of cardiac risk in noncardiac surgical procedures. *N Engl J Med* 1977;297:845–850.

178. **Lee TH, Marcantonio ER, Mangione CM, et al.** Derivation and prospective validation of a simple index for prediction of cardiac risk of major noncardiac surgery. *Circulation* 1999;100:1043–1049.

179. **Fleisher LA, Beckman JA, Brown KA, et al.** 2009 ACCF/AHA focused update on perioperative beta blockade incorporated into the ACC/AHA 2007 guidelines on perioperative cardiovascular evaluation and care for noncardiac surgery: a report of the American College of Cardiology Foundation/American Heart Association Task Force on Practice Guidelines. *Circulation* 2009;120:e169–e276.

180. **Reilly DF, McNeely MJ, Doerner D, et al.** Self-reported exercise tolerance and the risk of serious perioperative complications. *Arch Intern Med* 1999;159:2185–2192.

181. **Cutler BS, Wheeler HB, Paraskos JA, et al.** Applicability and interpretation of electrocardiographic stress testing in patients with peripheral vascular disease. *Am J Surg* 1981;141:501–506.

182. **Carliner NH, Fisher ML, Plotnick GD, et al.** Routine preoperative exercise testing in patients undergoing major noncardiac surgery. *Am J Cardiol* 1985;56:51–58.

183. **Auerbach A, Goldman L.** Assessing and reducing the cardiac risk of noncardiac surgery. *Circulation* 2006;113:1361–1376.

184. **Etchells E, Meade M, Tomlinson G, et al.** Semiquantitative dipyridamole myocardial stress perfusion imaging for cardiac risk assessment before noncardiac vascular surgery: a meta-analysis. *J Vasc Surg* 2002;36:534–540.

185. **Younis L, Stratmann H, Takase B, et al.** Preoperative clinical assessment and dipyridamole thallium-201 scintigraphy for prediction and prevention of cardiac events in patients having major noncardiovascular surgery and known or suspected coronary artery disease. *Am J Cardiol* 1994;74:311–317.

186. **Davila-Roman VG, Waggoner AD, Sicard GA, et al.** Dobutamine stress echocardiography predicts surgical outcome in patients with an aortic aneurysm and peripheral vascular disease. *J Am Coll Cardiol* 1993;21:957–963.

187. **Lane RT, Sawada SG, Segar DS, et al.** Dobutamine stress echocardiography for assessment of cardiac risk before noncardiac surgery. *Am J Cardiol* 1991;68:976–977.

188. **Shammash JB, Kimmel SE, Morgan JP.** Estimation of cardiac risk prior to noncardiac surgery. *UpToDate* 2010. Available online at: http://www.uptodate.com/contents/estimation-of-cardiac-risk-prior-to-noncardiac-surgery

189. **Devereaux PJ, Goldman L, Cook DJ, et al.** Perioperative cardiac events in patients undergoing noncardiac surgery: a review of the magnitude of the problem, the pathophysiology of the events and methods to estimate and communicate risk. *CMAJ* 2005;173:627–634.

190. **Kaplan J.** Hemodynamic monitoring. In: **Kaplan J, ed.** *Cardiac anesthesia.* New York: Grune & Stratton, 1987:179–226.

191. **Fleischmann KE, Beckman JA, Buller CE, et al.** 2009 ACCF/AHA focused update on perioperative beta blockade. *J Am Coll Cardiol* 2009;54:2102–2128.

192. **Landesberg G.** Monitoring of myocardial ischemia. *Best Pract Res Clin Anaesthesiol* 2005;19:77–95.

193. **Anonymous.** Practice guidelines for perioperative blood transfusion and adjuvant therapies: an updated report by the American Society of Anesthesiologists Task Force on Perioperative Blood Transfusion and Adjuvant Therapies. *Anesthesiology* 2006;105:198–208.

194. **Auerbach AD, Goldman L.** Beta-blockers and reduction of cardiac events in noncardiac surgery: clinical applications. *JAMA* 2002;287:1445–1457.

195. **Mangano DT, Layug EL, Wallace A, et al.** Effect of atenolol on mortality and cardiovascular morbidity after noncardiac surgery. Multicenter Study of Perioperative Ischemia Research Group. *N Engl J Med* 1996;335:1713–1720.

196. **Wallace A, Layug B, Tateo I, et al.** Prophylactic atenolol reduces postoperative myocardial ischemia. McSPI Research Group. *Anesthesiology* 1998;88:7–17.

197. **Devereaux PJ, Yang H, Yusuf S, et al.** Effects of extended-release metoprolol succinate in patients undergoing non-cardiac surgery (POISE trial): a randomised controlled trial. *Lancet* 2008;371:1839–1847.

198. **Arieff AI.** Fatal postoperative pulmonary edema: pathogenesis and literature review. *Chest* 1999;115:1371–1377.

199. **Mangano DT, Browner WS, Hooenberg M, et al.** Long-term cardiac prognosis following noncardiac surgery. The Study of Perioperative Ischemia Research Group. *JAMA* 1992;268:233–239.

200. **Ashton CM, Petersen NJ, Wray NP, et al.** The incidence of perioperative myocardial infarction in men undergoing noncardiac surgery. *Ann Intern Med* 1993;118:504–510.

201. **Kuner J, Enescu V, Utsu F, et al.** Cardiac arrhythmias during anesthesia. *Dis Chest* 1967;52:580–587.

202. **Blaustein AS.** Preoperative and perioperative management of cardiac patients undergoing noncardiac surgery. *Cardiol Clin* 1995;13:149–161.

203. **Lerner SM.** Suppression of a demand pacemaker by transurethral electrocautery. *Anesth Analg* 1973;52:703–706.

204. **Dorman T, Breslow MJ, Pronovost PJ, et al.** Bundle-branch block as a risk factor in noncardiac surgery. *Arch Intern Med* 2000;160:1149–1152.

205. **Skinner JF, Pearce ML.** Surgical risk in the cardiac patient. *J Chronic Dis* 1964;17:57–72.

206. **Maille JG, Dyrda I, Paiement B, et al.** Patients with cardiac valve prosthesis: subsequent anaesthetic management for non-cardiac surgical procedures. *Can Anaesth Soc J* 1973;20:207–216.

207. **Bonow RO, Carabello B, de Leon AC, et al.** ACC/AHA guidelines for the management of patients with valvular heart disease. executive summary. A report of the American College of Cardiology/American Heart Association Task Force on Practice Guidelines (Committee on Management of Patients with Valvular Heart Disease). *J Heart Valve Dis* 1998;7:672–707.

208. **Goldman L, Caldera DL, Southwick FS, et al.** Cardiac risk factors and complications in non-cardiac surgery. *Medicine (Baltimore)* 1978;57:357–370.

209. **Strandgaard S, Olesen J, Skinhoj E, et al.** Autoregulation of brain circulation in severe arterial hypertension. *BMJ* 1973;1:507–510.

210. **Weinhouse GL.** Pulmonary artery catheterization: indications and complications. *UpToDate* 2010. Available online at: http://www.uptodate.com/contents/pulmonary-artery-catheterization-indications-and-complications

211. **Weinhouse GL.** Insertion of pulmonary artery catheters. *UpTo-Date* 2010. Available online at: http://www.uptodate.com/contents/insertion-of-pulmonary-artery-catheters

212. **Connors AF Jr, Speroff T, Dawson NV, et al.** The effectiveness of right heart catheterization in the initial care of critically ill patients. SUPPORT investigators. *JAMA* 1996;276:889–897.

213. **Sandham JD, Hull RD, Brant RF, et al.** A randomized, controlled trial of the use of pulmonary-artery catheters in high-risk surgical patients. *N Engl J Med* 2003;348:5–14.

214. **Harvey S, Harrison DA, Singer M, et al.** Assessment of the clinical effectiveness of pulmonary artery catheters in management of patients in intensive care (PAC-Man): a randomised controlled trial. *Lancet* 2005;366:472–477.

215. **Shah MR, Hasselblad V, Stevenson LW, et al.** Impact of the pulmonary artery catheter in critically ill patients: meta-analysis of randomized clinical trials. *JAMA* 2005;294:1664–1670.

216. **Bernard AC, Davenport DL, Chang PK, et al.** Intraoperative transfusion of 1 U to 2 U packed red blood cells is associated with increased 30-day mortality, surgical-site infection, pneumonia, and sepsis in general surgery patients. *J Am Coll Surg* 2009;208:931–939.

217. **Corwin HL, Gettinger A, Pearl RG, et al.** The CRIT study: anemia and blood transfusion in the critically ill—current clinical practice in the United States. *Crit Care Med* 2004;32:39–52.

218. **Hebert PC, Yetisir E, Martin C, et al.** Is a low transfusion threshold safe in critically ill patients with cardiovascular diseases? *Crit Care Med* 2001;29:227–234.

219. **Wu WC, Smith TS, Henderson WG, et al.** Operative blood loss, blood transfusion, and 30-day mortality in older patients after major noncardiac surgery. *Ann Surg* 2010;252:11–17.

220. **Greenburg AG.** Benefits and risks of blood transfusion in surgical patients. *World J Surg* 1996;20:1189–1193.

221. **Weiskopf RB, Viele MK, Feiner J, et al.** Human cardiovascular and metabolic response to acute, severe isovolemic anemia. *JAMA* 1998;279:217–221.

222. **Madjdpour C, Spahn DR, Weiskopf RB.** Anemia and perioperative red blood cell transfusion: a matter of tolerance. *Crit Care Med* 2006;34(5 Suppl):S102–S108.

223. **Price TH, Goodnough LT, Vogler WR, et al.** The effect of recombinant human erythropoietin on the efficacy of autologous blood donation in patients with low hematocrits: a multicenter, randomized, double-blind, controlled trial. *Transfusion* 1996;36:29–36.

224. **Price TH, Goodnough LT, Vogler WR, et al.** Improving the efficacy of preoperative autologous blood donation in patients with low hematocrit: a randomized, double-blind, controlled trial of recombinant human erythropoietin. *Am J Med* 1996;101:22S–27S.

225. **Goodnough LT.** Autologous blood donation. *Anesthesiol Clin North Am* 2005;23:263–270.

226. **Goodnough LT, Brecher ME, Kanter MH, et al.** Transfusion medicine. Second of two parts—blood conservation. *N Engl J Med* 1999;340:525–533.

227. **Kanter MH, van Maanen D, Anders KH, et al.** Preoperative autologous blood donations before elective hysterectomy. *JAMA* 1996;276:798–801.

228. **Horowitz NS, Gibb RK, et al.** Utility and cost-effectiveness of preoperative autologous blood donation in gynecologic and gynecologic oncology patients. *Obstet Gynecol* 2002;99(Pt 1):771–776.

229. **Anonymous.** Transfusion alert: use of autologous blood. National Heart, Lung, and Blood Institute Expert Panel on the use of Autologous Blood. *Transfusion* 1995;35:703–711.

230. **Pedersen-Bjergaard U, Andersen M, Hansen PB.** Drug-specific characteristics of thrombocytopenia caused by non-cytotoxic drugs. *Eur J Clin Pharmacol* 1998;54:701–706.

231. **James AH.** Von Willebrand disease in women: awareness and diagnosis. *Thromb Res* 2009;124(Suppl 1):S7–S10.

232. **Federici AB, Mannucci PM.** Management of inherited von Willebrand disease in 2007. *Ann Med* 2007;39:346–358.

233. **Myers ER, Clarke-Pearson DL, Olt GJ, et al.** Preoperative coagulation testing on a gynecologic oncology service. *Obstet Gynecol* 1994;83:438–444.

234. **Bodey GP, Buckley M, Sathe YS, et al.** Quantitative relationships between circulating leukocytes and infection in patients with acute leukemia. *Ann Intern Med* 1966;64:328–340.

235. **Johansson PI, Stensballe J.** Hemostatic resuscitation for massive bleeding: the paradigm of plasma and platelets—a review of the current literature. *Transfusion* 2010;50:701–710.

236. **Rock P, Passannante A.** Preoperative assessment: pulmonary. *Anesthesiol Clin North Am* 2004;22:77–91.

237. **Bapoje SR, Whitaker JF, Schulz T, et al.** Preoperative evaluation of the patient with pulmonary disease. *Chest* 2007;132:1637–1645.

238. **Smetana GW.** Preoperative pulmonary evaluation. *N Engl J Med* 1999;340:937–944.

239. **Expert Panel Report 3 (EPR-3).** Guidelines for the diagnosis and management of asthma—Summary Report 2007. *J Allergy Clin Immunol* 2007;120(Suppl):S94–S138.

240. **Silvanus MT, Groeben H, Peters J.** Corticosteroids and inhaled *salbutamol* in patients with reversible airway obstruction markedly decrease the incidence of bronchospasm after tracheal intubation. *Anesthesiology* 2004;100:1052–1057.

241. **Qaseem A, Snow V, Fitterman N, et al.** Risk assessment for and strategies to reduce perioperative pulmonary complications for patients undergoing noncardiothoracic surgery: a guideline from the American College of Physicians. *Ann Intern Med* 2006;144:575–580.

242. **Sutherland ER, Cherniack RM.** Management of chronic obstructive pulmonary disease. *N Engl J Med* 2004;350:2689–2697.

243. **Barnes PJ.** Chronic obstructive pulmonary disease. *N Engl J Med* 2000;343:269–280.

244. **Wheeler AP, Bernard GR.** Acute lung injury and the acute respiratory distress syndrome: a clinical review. *Lancet* 2007;369:1553–1564.

245. **Weinacker AB, Vaszar LT.** Acute respiratory distress syndrome: physiology and new management strategies. *Annu Rev Med* 2001;52:221–237.

246. **Brower RG, Lanken PN, MacIntyre N, et al.** Higher versus lower positive end-expiratory pressures in patients with the acute respiratory distress syndrome. *N Engl J Med* 2004;351:327–336.

247. **Anonymous.** Demography of dialysis and transplantation in Europe, 1984. Report from the European Dialysis and Transplant Association Registry. *Nephrol Dial Transplant* 1986;1:1–8.

248. **Blumberg A, Weidmann P, Shaw S, et al.** Effect of various therapeutic approaches on plasma potassium and major regulating factors in terminal renal failure. *Am J Med* 1988;85:507–512.

249. **Lewis SL, Van Epps DE.** Neutrophil and monocyte alterations in chronic dialysis patients. *Am J Kidney Dis* 1987;9:381–395.

250. **Hellem AJ, Borchgrevink CF, Ames SB.** The role of red cells in haemostasis: the relation between haematocrit, bleeding time and platelet adhesiveness. *Br J Haematol* 1961;7:42–50.

251. **Remuzzi G.** Bleeding disorders in uremia: pathophysiology and treatment. *Adv Nephrol Necker Hosp* 1989;18:171–186.

252. **Janson PA, Jubelirer SJ, Weinstein MJ, et al.** Treatment of the bleeding tendency in uremia with cryoprecipitate. *N Engl J Med* 1980;303:1318–1322.

253. **Mannucci PM, Remuzzi G, Pusineri F, et al.** Deamino-8-D-arginine vasopressin shortens the bleeding time in uremia. *N Engl J Med* 1983;308:8–12.

254. **Stoelting R, Dierdorf S.** Renal disease. In: Stoelting R, Dierdorf E, eds. *Anesthesia and co-existing disease.* New York: Churchill Livingstone, 1993:289–312.

255. **Tonelli M, Pannu N, Manns B.** Oral phosphate binders in patients with kidney failure. *N Engl J Med* 2010;362:1312–1324.

256. **Hostetter TH, Olson JL, Rennke HG, et al.** Hyperfiltration in remnant nephrons: a potentially adverse response to renal ablation. *J Am Soc Nephrol* 2001;12:1315–1325.

257. **Miller R.** *Pharmacology of muscle relaxants and their antagonists.* New York: Churchill Livingstone, 1986.

258. **Mazze R.** *Anesthesia for patients with abnormal renal function and genitourinary problems.* New York: Churchill Livingstone, 1986.

259. **Roth F, Wuthrich H.** The clinical importance of hyperkalaemia following suxamethonium administration. *Br J Anaesth* 1969;41:311–316.

260. **Silberman H.** Renal failure and the surgeon. *Surg Gynecol Obstet* 1977;144:775–784.

261. **Bullock ML, Umen AJ, Finkelstein M, et al.** The assessment of risk factors in 462 patients with acute renal failure. *Am J Kidney Dis* 1985;5:97–103.

262. **Hou SH, Bushinsky DA, Wish JB, et al.** Hospital-acquired renal insufficiency: a prospective study. *Am J Med* 1983;74:243–248.

263. **Meyer RD.** Risk factors and comparisons of clinical nephrotoxicity of aminoglycosides. *Am J Med* 1986;80:119–125.

264. **Shusterman N, Strom BL, Murray TG, et al.** Risk factors and outcome of hospital-acquired acute renal failure. Clinical epidemiologic study. *Am J Med* 1987;83:65–71.

265. **Lameire NH.** Contrast-induced nephropathy—prevention and risk

reduction. *Nephrol Dial Transplant* 2006;21:i11–i23.

266. **Bush HL Jr, Huse JB, Johnson WC, et al.** Prevention of renal insufficiency after abdominal aortic aneurysm resection by optimal volume loading. *Arch Surg* 1981;116:1517–1524.

267. **Cebul RD, Beck JR.** Biochemical profiles. Applications in ambulatory screening and preadmission testing of adults. *Ann Intern Med* 1987;106:403–413.

268. **Batchelder BM, Cooperman LH.** Effects of anesthetics on splanchnic circulation and metabolism. *Surg Clin North Am* 1975;55:787–794.

269. **Maze M, Bass NM.** *Anesthesia and the hepatobilliary system.* New York: Churchill Livingstone, 2000.

270. **Child C, Turcotte JG.** Surgery and portal hypertension. In: **Child C, ed.** *The liver and portal hypertension.* Philadelphia, PA: WB Saunders, 1964:1–85.

271. **Mansour A, Watson W, Sahyani V, et al.** Abdominal operations in patients with cirrhosis: still a major surgical challenge. *Surgery* 1997;122:730–736.

272. **Telem DA, Schiano T, Goldstone R, et al.** Factors that predict outcome of abdominal operations in patients with advanced cirrhosis. *Clin Gastroenterol Hepatol* 2010;8:451–458.

273. **Kamath PS, Wiesner RH, Malinchoc M, et al.** A model to predict survival in patients with end-stage liver disease. *Hepatology* 2001;33:464–470.

274. **Malinchoc M, Kamath PS, Gordon FD, et al.** A model to predict poor survival in patients undergoing transjugular intrahepatic portosystemic shunts. *Hepatology* 2000;31:864–871.

275. **Hanje AJ, Patel T.** Preoperative evaluation of patients with liver disease. *Nat Clin Pract Gastroenterol Hepatol* 2007;4:266–276.

276. **Terblanche J.** Sclerotherapy for prophylaxis of variceal bleeding.

Lancet 1986;1:961–963.

277. **Lamont J.** The liver. In: **Vandam L, ed.** *To make the patient ready for anesthesia: medical care of the surgical patient.* Menlo Park, CA: Addison Wesley, 1984:47–66.

278. **Blamey SL, Fearpm KC, Gilmour WH, et al.** Prediction of risk in biliary surgery. *Br J Surg* 1983;70:535–538.

279. **Czaja AJ, Summerskill WH.** Chronic hepatitis. To treat or not to treat? *Med Clin North Am* 1978;62:71–85.

280. **Mast EE, Weinbaum CM, Fiore AE, et al.** A comprehensive immunization strategy to eliminate transmission of hepatitis B virus infection in the United States: recommendations of the Advisory Committee on Immunization Practices (ACIP) Part II: immunization of adults. *MMWR Recomm Rep* 2006;55(RR-16):1–33.

281. **Liaw YF, Sung JJ, Chow WC, et al.** *Lamivudine* for patients with chronic hepatitis B and advanced liver disease. *N Engl J Med* 2004;351:1521–1531.

282. **Marcellin P, Heathcote EJ, Buti M, et al.** *Tenofovir disoproxil fumarate* versus *adefovir dipivoxil* for chronic hepatitis B. *N Engl J Med* 2008;359:2442–2455.

283. **Keam SJ, Cvetkovic RS.** Peginterferon-alpha-2a (40 kD) plus ribavirin: a review of its use in the management of chronic hepatitis C mono-infection. *Drugs* 2008;68:1273–1317.

284. **Chiang PP.** Perioperative management of the alcohol-dependent patient. *Am Fam Physician* 1995;52:2267–2273.

285. **Matloff D, Kapkan MM.** Gastroenterology. In: **Molitch M, ed.** *Management of medical problems in surgical patients.* Philadelphia, PA: FA Davis, 1982:219–252.

286. **Wiklund RA.** Preoperative preparation of patients with advanced liver disease. *Crit Care Med* 2004;32(Suppl):S106–S115.

287. **O'Leary JG, Yachimski PS, Friedman LS.** Surgery in the patient with liver disease. *Clin Liver Dis* 2009;13:211–231.

第23章 妇科内镜

Malcolm G. Munro
Andrew I. Brill
William H. Parker

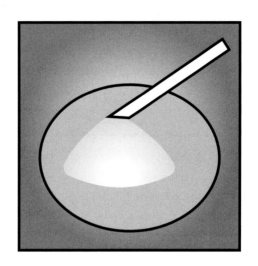

- 置气腹针和主套管时,患者最好取仰卧位。
- 选择适合腹腔镜下卵巢囊肿剔除术的患者很重要,如为卵巢恶性囊肿,则患者预后不良。
- 腹腔镜子宫肌瘤剔除术需要进行腔镜下缝合,因此比其他腹腔镜手术需要更多技巧。
- 在腹腔镜下完成全部或部分子宫切除的手术都属于腹腔镜全子宫切除术范畴。
- 腹腔镜切口直径大于10mm时,切口裂开及疝的风险显著增加。
- 为降低意外电损伤的发生几率,术者应亲自操作电外科手术器械,并在暂时不使用时将其从腹腔中取出。
- 腹腔镜术后一般恢复较快。疼痛一般较轻,胃肠道功能恢复较快,术后发热少见。因此,一旦腹腔镜术后患者恢复欠佳,则应考虑是否为麻醉或手术的并发症所引起。

内镜检查是将一个微型镜头置入器官或操作腔隙,以观察其内部情况的技术。最早的内镜手术可追溯到一百多年以前,但直到近些年,医疗界才真正地认识到内镜技术的意义,并将其应用于多种手术。**对于妇科而言,内镜主要用于对腹腔和宫腔进行以诊断为目的的直接观察(腹腔镜和宫腔镜)。**

如果操作得当,内镜手术可减少患者术后疼痛,同时较为美观、花费较少且恢复较快。本章将简要介绍内镜手术的指征,相关细节情况则在后续章节中给出。此外,本章还将总结腹腔镜及宫腔镜手术的技巧、潜在的用途和并发症情况。

腹腔镜手术

过去的四十余年间,妇科腹腔镜技术取得了长足的进步。治疗性腹腔镜技术始于20世纪70年代和80年代早期,最早被用于引入电手术器械和激光技术以治疗重度子宫内膜异位症。高分辨率和高清摄像机的使用,使得腹腔镜手术能够在复杂的手术过程中更容易地看清盆腔情况(1,2)。许多传统手术都能通过腹腔镜完成,包括附件手术(如宫外孕手术、卵巢囊肿剔除术)、子宫手术(如子宫肌瘤剔除术、子宫切除术)及盆底重建手术(如耻骨后尿道固定术、骶骨阴道悬吊术)等。但对于某些患者,腹腔镜技术也存在不足之处。例如尽管腹腔镜可以降低患者医疗费用和手术病率,但有时它可被侵入性更低的治疗技术取代,有时则不如传统术式有效。机器人辅助下的腹腔镜手术使术者能够远离手术区域而坐在操作台前,将其手部的自然动作转换为特制器械对腹腔实施的操作。与之相关的手术技巧及手术指征尚在不断提高和拓宽之中。

诊断性腹腔镜

腹腔镜的镜头有广角观察和视野放大的功能,有利于观察腹腔。高透明度及高亮度的镜头可提供比肉眼更好的细节观察效果。对于子宫内膜异位症和腹腔粘连,腹腔镜已成为标准的诊断方法,其他影像技术均无法提供类似的灵敏性和准确性。

腹腔镜技术也存在不足之处。手术视野较为局限,可能因镜头粘上组织或体液变得模糊。术者也无法直接了解软组织、肌壁间肌瘤或其他空腔脏器腔内的情况。对于后一个问题,超声、计算机断层摄影(computed tomography,CT)或磁共振成像(magnetic resonance imaging,MRI)等影像学方法是更适合的选择。**需评价附件包块内部情况时,超声技术能够对软组织进行观察,因此较腹腔镜更为精确。如需观察子宫腔轮廓,只能通过宫腔镜、造影技术(例如生理盐水超声检查、子宫输卵管碘油造影)或MRI。对于宫外孕,可联合使用超声技术和血清β-人绒毛膜促性腺激素(β-HCG)和孕酮诊断并实施药物治疗,而不使用腹腔镜**(3)。得益于血液检查及影像学检查技术的发展,腹腔镜更多地被用于确认临床判断而非初步诊断。

腹腔镜有可能发现与患者主诉无关的异常情况。尽管子宫内膜异位症、粘连、子宫肌瘤以及小的卵巢囊肿在术中很常见,但它们往往并无症状,因此**必须审慎地使用诊断性腹腔镜**,并结合临床问题和其他诊断以解释镜下所见。

治疗性腹腔镜

腹腔镜在妇科领域中的应用正处于飞速发展之中。许多以前仅能以传统方式经腹或经阴道实施的手术,现在都能够通过腹腔镜进行,甚至还会更为便捷。**腹腔镜手术患者住院时间短,术后疼痛轻,能更快恢复正常活动**。这些特点可降低手术相关的间接费用,包括误工费用和术后的支持治疗费用等(4)。除了内镜技术所具有的一般优点外,腹腔镜较开腹手术术后粘连形成率更低。由于术中不使用纱垫,因此对腹膜的直接创伤较小,腹腔内感染几率也大大地降低。最后,由于腹腔镜未将腹膜暴露于空气中,不会影响腹膜湿度,因此可减少腹膜损伤及粘连。

尽管具有上述优点,腹腔镜技术也存在一些不足:手术视野较局限,器械较小且仅能通过固定通道操作,对腹腔内脏器的操作较受限制。部分情况下,腹腔镜手术患者虽然住院时间短,但因为手术时间长和对昂贵设备及材料的使用,因此总住院费用反而增加了。如果术者未能实现与开腹手术一样的治疗效果,则腹腔镜手术的意义会打折扣。对于部分患者,并发症风险可能增加,这与腹腔镜固有的不足和(或)术者的技术有关。如果术者接受了良好的培训,并具备足够的能力和经验,腹腔镜手术的手术时间与传统开腹手术相差并不大,并发症风险也会显著降低。

输卵管手术　　结扎术　20 世纪 60 年代以来,腹腔镜下结扎术被广泛地开展。虽然该手术可在局部麻醉下进行,但一般还是使用全身麻醉。可使用缝线、夹子、橡皮圈或射频电凝仪结扎输卵管,最常用的则是双极电凝(见第 10 章)。如果使用治疗性腹腔镜,只需要做一个切口,因为腹腔镜外鞘中已包含一个器械通道。如果使用结扎器械,则需为置入器械再做一个切口。即使使用全身麻醉,患者也只需在医院观察几个小时即可出院。术后一般仅有轻微疼痛,并往往由气腹引起(肩痛,呼吸困难),对于使用结扎器械的情况,手术部位也可能引发疼痛。这些症状一般在术后几天即消失。手术的失败率约为 5.4 例/(1000 例·年)(5,6)。与腹腔镜下结扎术有关的内容包括:输精管切除术的实施、宫内节育器的有效性以及宫腔镜下结扎术技术的发展情况,这些内容将在本章后续部分进行讨论。

异位妊娠　对于下列适应证,甲氨蝶呤(methotrexate, MTX)药物治疗是输卵管妊娠的首选:未见胎心,超声诊断附件包块直径小于 4cm,血清 β-HCG 值小于 10 000(7,8)。**如确需手术治疗,可行腹腔镜下输卵管切除术、输卵管造口术或输卵管部分切除术(见第 20 章)(9,10)。**输卵管切除术一般通过剪刀、激光或电极实施,手术操作前用稀释的血管加压素盐水注射输卵管系膜(20U 加入 100ml 生理盐水中)。输卵管造口术时,一般需用电凝、结扎或夹子等进行止血。切下来的组织可通过腹腔镜套管从腹壁切口处取出。

输卵管切除术后,5% 的患者可能有滋养细胞残留,对此可采用 MTX 治疗(见第 20 章)。术后每周复查血清 β-HCG 直至确认体内无滋养细胞存活(11~13)。

卵巢手术　　卵巢肿瘤　腹腔镜卵巢肿瘤剔除术是一项很成熟的术式(14~16)。**但处理附件包块时,选择适应证十分重要,因为对于恶性肿瘤,腹腔镜手术可能对预后有一定影响(17,18)。**术前必须行超声检查。超声下若肿瘤壁较薄,无实性成分,则为恶性的可能性很小,此时适用腹腔镜卵巢肿瘤剔除术。对于绝经后的女性,血清 CA125 水平可作为是否适用腹腔镜手术的参考(19,20)。综合考虑结合年龄、是否绝经、B 超评价情况以及血清 CA125 水平,可以初步评估卵巢上皮性恶性肿瘤的可能性(21~23)。B 超下诊断为成熟畸胎瘤(皮样囊肿)、子宫内膜异位囊肿、引起急性疼痛的血肿、卵巢肿瘤扭转等病变可能适合行腹腔镜手术(24~27)。**卵巢肿瘤术中应行冰冻组织切片,如果诊断为恶性,则立即中转开腹手术(14,18,20)。**

腹腔镜下行附件切除或囊肿剔除术的手术技巧与开腹相似(13)。进行囊肿剔除术时,使用剪刀剪开卵巢皮质,对正常卵巢与囊壁进行钝性或水分离。进行附件切除术时,需用缝线、夹子直线切割封闭器、电手术器械等处理卵巢蒂部。在缝扎血管之前须明确输尿管位置。剔除良性卵巢肿瘤前,需通过套管或行后穹隆切开引流囊内液。如果囊内容物可疑,应用标本袋将之取出并送病理检查。部分文献报道使用微小腹腔镜技术或将其中一个腹壁切口扩大,将肿物移至腹腔外,不污染腹腔的情况下引流囊内液,并将囊肿剔除,之后将附件再还纳至腹腔中(28)。

过去,囊肿剔除术后会例行缝合卵巢,目前认为可能无此必要并且易导致粘连(29)。关于这一点,现有文献存在争议。至少有一项随机对照试验研究(Ⅰ类)显示,缝合卵巢后,粘连较单纯电凝止血要少(30)。

其他卵巢手术

对于卵巢扭转,过去一般行剖腹探查和附件切除术,现在则多可采用腹腔镜手术(31,

32)。即使附件坏死很明显,但仍存在解除扭转而保留正常卵巢功能的可能。解除扭转的同时行切除术则会大大地降低卵巢功能保留的可能性,仅极少数情况下需切除附件(26,33)。

使用电手术器械及激光气化技术行卵巢打孔术,可通过腹腔镜进行多囊卵巢综合征手术。这种术式能减少卵巢间质并能使卵巢在短暂时期内恢复排卵(34~36)。尽管该手术被证明有效,但术后发生粘连的几率为15%~20%,因此首先应尽量采用药物治疗(37~39)。

子宫手术

肌瘤剔除术

通过腹腔镜行子宫肌瘤剔除术是可行的,但需要实施镜下缝合,因此手术难度较大,对技巧的要求较其他内镜手术高。有机器人辅助的腹腔镜使得更多术者能够进行腹腔镜子宫肌瘤剔除术。对于机器人手术,手术专家与普通术者相比,围术期的各项指标无明显差异(40)。

还有一些因素影响腹腔镜子宫肌瘤剔除术的效果,尤其是当患者合并因黏膜下肌瘤引发的不孕及月经过多时。一些随机研究评估了腹腔镜子宫肌瘤剔除术和开腹手术关于不孕的效果对比情况,但这些实验样本数量相对较小,且一般性不强,限制了切除病灶的大小和数量(41,42)。这些实验表明,腹腔镜行子宫肌瘤剔除术和开腹手术对不孕的治疗效果相似。其他一些实验还评估了围术期情况,如住院时间、手术疼痛、手术并发症等,发现腹腔镜方法更优(43)。

对于子宫肌瘤剔除术,选择适应证都十分重要,尤其是考虑到50岁以上白人女性中有70%患有平滑肌瘤,对于非裔女性则更高达80%,这导致容易把某些临床症状归因于肌瘤(44)。除非肌瘤影响了宫腔,否则一般不会引起月经过多或不孕。肌壁间肌瘤对不孕的影响尚不明确(45)。平滑肌瘤压迫作用往往较大,而且可能靠近重要的血管,导致专家也难以进行腹腔镜手术。对许多患者采用期待疗法、药物治疗或子宫动脉栓塞术可有良好的收效。如果因技术限制而给患者带来风险或可能影响临床效果,则术者应放宽指征改行开腹手术(46)。对于因张力引起不适及疼痛的浆膜下子宫肌瘤或带蒂肌瘤患者,尤其适合腹腔镜手术(17,47)。

子宫切除术

腹腔镜子宫切除术有一系列操作步骤:包括腹腔镜辅助的阴式子宫切除,在腹腔镜进行不同程度的分离;也可以通过分离、截断、机械性去除子宫体部进行部分子宫切除;还可以在腹腔镜辅助下将子宫全部切除并从阴道将子宫取出(48~50)。大多数情况下,手术过程需用到电手术血管缝合器以及切割器。部分情况下,手术需用到缝线、夹子、线型切割器及缝合切割器或结扎断端。

腹腔镜下子宫切除术的并发症风险高于阴式子宫切除,但低于开腹手术(51)。随着经验的不断积累,前者的成本已逐渐接近阴式子宫切除。虽然一般情况下腹腔镜下子宫切除术的费用高于阴式子宫切除和开腹手术,但如果采用可反复使用的腹腔镜器械,则腹腔镜下子宫切除术的费用将低于开腹及阴式手术(4,52)。大多数研究发现,腹腔镜下子宫全切术较开腹手术术后疼痛更少、住院时间更短、术后恢复更快(51,53)。有证据表明,与开腹比较,腹腔镜子宫全切术后患者的疼痛评分及生活质量评分,包括性生活及其他生理及心理功能均较高(54)。这种差异可表现在术后6周及12个月的随诊中。最后,由于腹腔镜术后恢复更快,患者能更快地返回工作岗位及家庭,因此总费用可显著地减少(4)。

子宫切除术手术方式的选择必须综合考虑解剖因素、病理类型、患者意愿、医师经验及培训情况而定。腹腔镜子宫切除相对于阴式子宫切除无明显优势,且费用更高、术后并发症风险较大(51)。理想的情况是以腹腔镜子宫切除术替代开腹手术。

除为训练目的外,目前开腹子宫切除手术的绝对指征很少,仅适用于极少数不适合实施腹腔镜或阴式子宫切除术的情况,包括:(i)患者有心肺疾病等合并症,此时全身麻醉以及腹腔镜手术所需的腹压升高均风险过高;(ii)必须或可能需要进行子宫碎切,而不能除外恶性时。以下情况则腹腔镜手术或阴式手术均不适合:(i)提示需切除子宫,但不具备开展腹腔镜或阴式手术所需的人员或设施条件,且无法转诊;(ii)由于子宫疾病以及粘连形成使得盆腔解剖结构发生变化,导致腹腔镜和阴式手术不够安全和理想(52,54)。最后,未受专门培训的手术医师因良性疾病进行微创手术切除子宫(阴式或腹腔镜)时,需有经验的妇产医师进行指导。

不孕手术

治疗不孕的方法包括:恢复因炎症改变的盆腔解剖,如输卵管伞成形术、粘连分解、输卵管远端梗阻造口术(55)。输卵管伞端成形术与造口术不同之处在于前者是在输卵管远端完全梗阻情况下进行的。子宫内膜异位症引起的附件扭曲变形可在腹腔镜下行粘连松解术。对于腹腔镜(或药物)治疗活跃期的子宫内膜异位症无太多额外优势。关于腹腔镜下轻、中度内异症病灶的烧灼术的有效性仍有争议,而相关的 meta 分析提示腹腔镜下的电灼术是有效的(56~58)。B 超下穿刺已可以替代腹腔镜获取卵子进行体外人工授精,但在配子输卵管移植及接合子输卵管移植方面,腹腔镜仍必不可少。

粘连可用剪刀、激光、超声刀或电外科手术电极进行钝性或锐性分离。目前尚无证据表明激光相关的器械比较为便宜的器械能带来更多额外的益处(59~61)。这些器械一般都用腹壁辅助切口进行操作,激光刀则多使用治疗型腹腔镜的套管来操作。尽管关于最合适的粘连的处理方法还存在争议,但如果操作熟练,上述方法的效果是相同的。

对于器质性不孕,腹腔镜手术与开腹手术效果相当。但如果患者有广泛粘连,两种术式的效果均不佳。此时应该采取体外人工授精及胚胎移植(见第 32 章)(13,55)。

子宫内膜异位症

腹腔镜下处理子宫内膜异位症囊肿与处理附件肿物类似,尽管有时术前凭超声下子宫内膜异位症囊肿的表现不能同卵巢肿瘤区分开(62)。子宫内膜异位症囊肿与卵巢皮质及间质粘连较紧密,这易导致手术中分离的层次不清,术中残留而增加复发的几率。有两种手术趋势:将囊肿剔除彻底但损伤部分卵巢功能;另一种是将部分囊肿残留在卵巢上。一项系统评价显示,剔除术能减少囊肿复发和疼痛的复发,对于术前生育能力低的患者,术后自然流产几率增加(63),所以应尽可能地行囊肿剔除术。多灶性的子宫内膜异位症需要进行机械性地切除或烧灼,后者需要用电或激光能量进行电凝或气化。这两种能源产生相同的热损伤(59~61),应谨慎使用。子宫内膜异位症病灶往往比最初判断的要严重,这使得在许多情况下使用切除技术很有价值(64,65)。

盆底疾病

腹腔镜可用来治疗盆底疾病,包括后穹隆成形术、阴道后壁膨出修补术、阴道穹隆悬吊术、阴道侧壁修补,以及对压力性尿失禁进行的耻骨后膀胱尿道固定术。尽管这些手术都可以经阴道进行,但腹腔镜进行亦有优点,尤其是耻骨后尿道固定术。已有文献证实,与传统手术比较,腹腔镜更有效。目前大多数情况下使用较多的是阴式或腹腔镜下补片

修补技术(66,67)。在相同手术原则下,腹腔镜能更准确地进入关键的解剖结构,并进行更精确的缝合修补(68)。然而,顶端及前壁缺损可通过腹腔镜成功地进行解决,但后壁及会阴的缺损选择阴式修补术野更好且缝合更方便。腹腔镜阴道前壁膨出及穹隆膨出手术可用来治疗阴式手术失败后需腹部手术的患者。因为在解剖上输尿管紧邻宫骶韧带,阴道前侧壁,因此在腹腔镜进行阴道穹隆悬吊术、阴道前壁修补术、后穹隆成形术、膀胱尿道固定术或阴道侧壁修补术后均需用膀胱镜检查输尿管的通畅度。

妇科恶性肿瘤

腹腔镜在妇科恶性肿瘤中的运用价值仍未明确(69~71)。妇科肿瘤组有一项研究发现,对Ⅰ期的子宫内膜癌患者行腹腔镜下手术是可行的(72)。另一项研究也表明,对子宫内膜癌患者进行腹腔镜辅助下阴式手术比直接开腹术后并发症发生率低(73,74)。腹腔镜行淋巴结清扫的可能性激发了术者对Ⅰ期宫颈鳞癌患者进行阴式子宫切除的兴趣。目前还有关于腹腔镜行卵巢癌手术及二次探查术的研究(75,76)。

患者术前准备及术前谈话

术前应向患者解释手术的理由、替代选择和风险,解释所选择的手术方式的优点,以及不实施手术可能引发的后果。

应向患者解释清楚诊断性腹腔镜等手术过程的效果及风险,可与开腹手术进行对比。腹腔镜手术的风险包括麻醉意外、感染、出血、损伤盆腹腔脏器等。同样,需向患者说明若手术中出现复杂情况或无法通过腹腔镜手术时,需中转开腹手术。感染对于腹腔镜手术并不常见。手术范围越大,内脏损伤风险也越大。应告知患者上述风险既可能在术中即刻出现,也有可能在术后延迟出现,**患者对术后可能出现的并发症应抱有正确心态。腹腔镜术后疼痛及内脏功能往往恢复较迅速,所以如果患者在恢复过程中出现反常,应当立即告知医师。**诊断性腹腔镜或简单手术术后,患者当天即可出院,休息24~72小时即可恢复正常工作或学习。如果术中广泛地分离了粘连,或手术时间超过4小时,则应该留院观察,休息时间应在10~14天。

一度曾认为术前行肠道准备有利于术野观察,而且在术中发生肠道破裂时可减少并发症。但目前有大量可靠的临床研究证明,术前肠道准备并不能减少并发症(77)。而另一个可靠的临床研究则显示,肠道准备并不对妇科腹腔镜手术的术野有利(78)。但要彻底弃用肠道准备还为时尚早,因为它在少数情况下确实有益,例如肠道内的大便有可能挡住手术视野时。

术前应与患者及其家人进行充分的沟通。术后应安排患者的朋友或家属和其一道与医师交谈关于手术效果的相关事宜。如果手术当天患者即出院,需有人陪同。

器械及技术

为更方便地介绍腹腔镜相关的设备、器械和技术,将腹腔镜手术分为以下几大要素:
1. 患者就位
2. 手术室布置
3. 进腹
4. 暴露术野
5. 处理组织及腹腔液
6. 切割、止血及组织固定
7. 取出切除组织
8. 切口处理

患者体位

为确保手术安全、使术者感觉舒适和清楚地暴露盆腔器官，必须采用适当的体位。在患者清醒的时候摆手术体位能减少体位相关的并发症的发生。腹腔镜手术床应支持头低位(Trendelenburg 体位)，这样能使患者的肠管在套管进入腹腔后能够滑出盆腔以便观察术野。会阴部操作时需将手术床的踏脚板取下，取截石位，双脚置在腿架上，臀部稍往前超出手术床边缘(图 23.1)。大腿需保持自然位置以保持骶髂角度，这样能避免因肠管滑入盆腔而阻挡视野。**患者足部需平置，膝的侧面应用棉垫或专门的腿架保护起来，避免周围神经受损。** 应轻微地屈膝，使坐骨神经受牵拉张力最小，并使头低脚高位更稳定。患者双臂应尽量内收内旋，以让出更多空间给术者，同时减少臂丛神经受损的几率(图 23.2)。手术床尾端上升或下降时应格外注意不伤及患者的手。妥当摆好患者体位后，可置导尿管及举宫器。

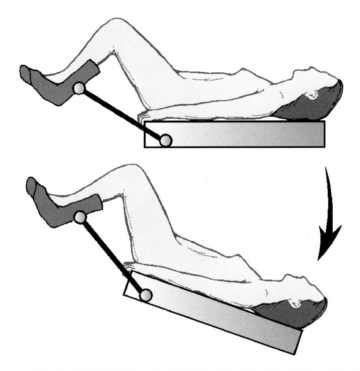

图 23.1　患者体位：低膀胱截石位。患者臀部及外阴均置于手术床缘。用腿架支撑好双腿，大腿轻微屈曲，当取头低脚高位时，大腿过度屈曲会影响术者操作腹腔镜器械

手术室布置

妥善安排器械及设备对手术的安全性和效果很重要。手术室布置方位取决于手术术式、使用器械及术者的惯用手。术者用右手操作的布局如图 23.2。

盆腔手术时，显示器一般置于手术台尾端、患者双腿之间，如果需加显示器，则可置于手术台尾部两侧，以便术者和助手不需回头即可方便地看到手术显示。

术者通常站在患者左侧，面向对侧腿部。护士、器械师、器械台均位于手术台尾端，以避免阻挡显示屏。气腹机可置于术者前方患者右侧，使术者了解进气速度及腹腔内压力。(电手术或超声设备所需的)能量源亦可置于患者右侧，以便更清楚地看到其工作状态。

进腹

在置入腹腔镜手术器械之前，需在腹部做一个切口插入主套管，以建立进入腹腔的

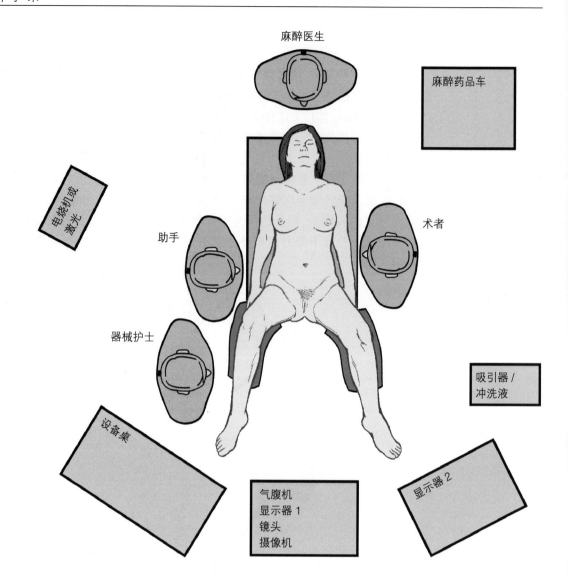

麻醉医生

麻醉药品车

电烧机或激光

术者

助手

器械护士

吸引器/冲洗液

设备桌

气腹机
显示器 1
镜头
摄像机

显示器 2

图 23.2 手术室布局:患者双手置于身旁,使用右手操作的术者站在患者左侧,器械及设备均安排在患者周围并在术者视野范围内。盆腔手术时,显示器置于患者两腿之间

通道。**闭合式腹腔镜是一种使用带尖的套管针将套管插入腹腔的"盲穿"方法。而开放型腹腔镜中,在腹部做正中纵切口或在耻骨上做横切口到腹直肌筋膜,而后置入微型腹腔镜,之后使用缝线或其他技术将套管固定。多数妇科医师会选择闭合式腹腔镜,先使用中空的气腹针将 CO_2 充入腹腔后。对于每种方式,都需要在直视下再置入附加的套管针,以便使用剪刀、电极以及其他操作器械。**

插入气腹针和置入主套管之前,必须熟悉腹腔的解剖,尤其是腹膜后血管位置(图 23.3)。在骶岬下方、骶骨前方以及髂血管中间,主动脉分叉处下方存在一个"安全地带"(79)。当患者为头低位时,大血管的位置更趋向于头端及前方,因此更易受损。所以应该妥当调整好穿刺角度(图 23.4)(80)。气腹针、主套管针以及套管最好在患者为仰卧位时置入。这种方法更便于观察上腹腔情况,因为如果患者取头低位,则腹腔内容物会滑向上腹腔。

气腹针

所有的气腹针实际上都是对 Verres 设计的针筒的改良(图 23.5)。除非腹腔内情况因

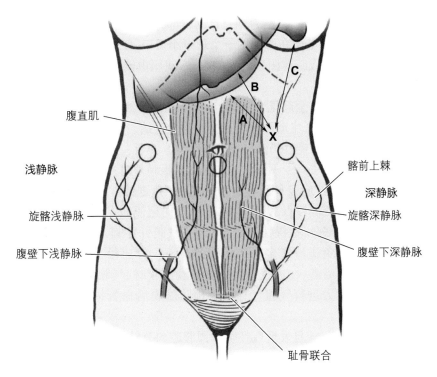

图 23.3 前腹壁血管解剖结构。套管针进入腹壁时可能损伤腹壁血管。两侧的套管针应置于腹壁下血管一侧,此血管走行于腹直肌与腹直肌前鞘之间。左上腹套管针的进入点如图所示:与之最近的器官是胃(A)(距离约 4cm)和肝左叶(B)(距离约 4cm)。距离脾(C)约 12cm

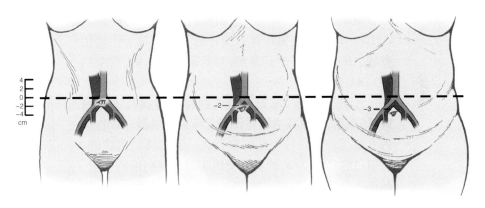

图 23.4 血管解剖。大血管位置与脐部关系随患者体重增加而改变(从左至右)

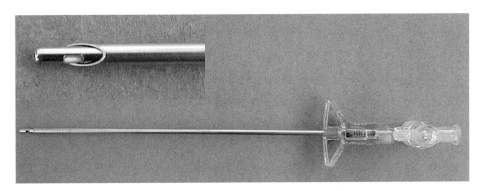

图 23.5 气腹针。当气腹针进针时遇到筋膜或腹膜阻力时,弹簧针芯即被推出,露出其尖端。当气腹针进入腹腔后,针芯弹回原来的位置,避免腹腔内容物受损。针筒可与注射器或充气管相连,用于将气体充入腹腔内

前次手术复杂化,否则首选的腹部穿刺点都应在脐部,因为这部分腹壁最薄且无血管。

1. **首先在脐周做一个正中小切口,使用器械或手将腹壁尽量提升**。可提起位于脐旁的腹壁或脐与阴阜之间的腹壁,或用巾钳夹住两侧腹壁组织或脐部切口边缘皮肤往上提拉(81)。

为安全起见,气腹针应保持在正中线、矢状面位置,由术者将其尖端指向髂血管之间骶骨前方,主动脉分叉下方腔静脉近端。因为骶岬部分被左侧髂血管覆盖,在动脉分叉处损伤的可能性仍然存在(82)。

为了减少不慎将气腹针置入腹膜外时发生的腹膜后血管损伤,**对于中等身材的患者,进针时,应该与患者的脊椎成45°角进针**。对于较肥胖的患者,应增至90°,因为随着患者腹壁厚度及腹围增加,脐部凹向尾侧(79,83)。进针时,双手握稳针柄,仅留下气腹针进入部分,把握住进针方向。当气腹针穿刺入筋膜及腹膜层后,产生视觉及触觉的反馈,以避免进针过多。与传统的 Verres 针比较,一次性气腹针的这种本体感觉反馈要弱。对于后者,在通过腹直肌前鞘及腹膜时,气腹针芯弹回,术者需听到"咔嚓"声。不能强行用力进行气腹针穿刺。预防腹膜后血管损伤的关键在于控制气腹针及套管置入的深度。

2. **一旦发现或怀疑脐周腹腔内有粘连,则应该改变进针部位**。通常这个部位选在左上腹尤其是左肋缘,道格拉斯窝以及子宫底部(如图23.6)。当患者无脾大,在脾区亦无手术史时,应该选择在左上腹进针。但在进针之前,应先置一根胃管进行胃肠减压(84)。这个部位后腹膜与皮肤间的距离约11cm,而偏瘦的患者约7cm,因此,穿刺时应指向内侧,偏向角度控制在10°~15°,避免损伤肾脏及肾血管。而对于体重指数较大的患者,可垂直穿刺,对于偏瘦的患者,角度约45°(84,85)。

3. **进气之前,应先检查气腹针是否误扎入大网膜、肠系膜、血管或类似胃及肠管等空腔脏器**。最直接的方法是使用一种与套管整合在一起的特制气腹针,可通过直径约2mm的腹腔镜镜头查看穿刺侧的情况。间接的方法是用一个注射器连接于气腹针上吸出血液或胃肠内容物。进行这项检查时,可往注射器中注入少许生理盐水。如果气腹针位置较好,提起腹壁时,注射器内水面可由于腹腔负压而被吸入腹腔。更好的方法是通过气腹机上的电子压力计数器。

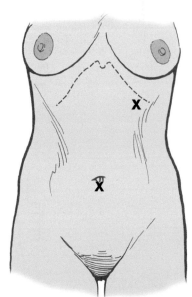

图23.6　气腹针及套管针的置入位置。大多数情况下,气腹针及套管针均在脐部进入。当明确或怀疑脐部下方有粘连时,气腹针应选择在左上腹或道格拉斯窝进针,之前置胃管进行胃肠减压

4. **在建立气腹后,还可以通过其他方法了解气腹针是否在正常位置**。气腹针进入腹腔后压力应较低,代表腹腔内对 CO_2 气流的初始压力。因此,压力值仅能在测定值基线左右有少量偏移,一般偏差小于10mmHg。肥胖患者随着呼吸的压力变化值较大。建立气腹最早的体征是肝浊音界消失。但当这个区域有术后粘连时,这种体征可能不存在。如果气腹针穿入腹膜外,腹部将会非对称性膨胀。轻压剑突时气腹机腹腔内压力值即升高,这也能确定气腹针位置是否正确。

5. **气腹合适的充气量多少应根据腹腔内是否达到一定压力而定,与充入腹腔内气体的绝对量关系不大**。腹腔内气体容量有很明显的个体差异。许多术者都选择当压力达到25~30mmHg时再置入套管针(86)。这个压力值即表示腹腔内有足够量的气体以及足够

大的对抗腹膜的压力,以使置入套管针时不会损伤肠管、后腹壁以及血管。置入套管后,腹腔内压力应降至 10~12mmHg,以避免皮下气肿导致捻发音,减少高碳酸血症的发生,以及减少静脉回心血量(84,86,87)。

主套管

建立良好的气腹状态后,可通过腹腔镜套管将手术器械置入腹腔内(图 23.7,图 23.8)。在套管的近端有一个活瓣或防漏气装置。套管针上有一个 Luer 型入口,可接充气管并与气腹机连接。若要在大口径套管(8~15mm)中置入小型腔镜器械,则需使用适配器或特殊的活瓣,以避免因漏气而使腹腔内压力降低。

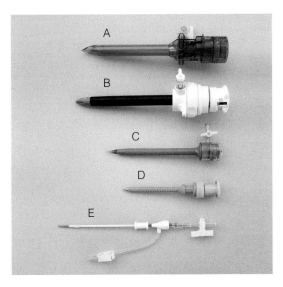

图 23.7　一次性腹腔镜穿刺系统。这些器械仅供一次性使用。A 是一种内径约 12mm 的钝性穿刺器械。B 也一样,但另配置了一个刀刃,因此更容易通过腹壁。C 是一种口径较小的圆锥形器械,D 是一个较锐利的圆锥形器械。C 和 D 内径均为 5mm,E 的内径更小,仅有 2.7mm,这些穿刺系统的套管针均由一个长气腹针和一个弹性闭合器组成

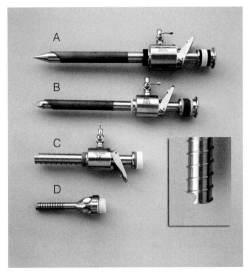

图 23.8　可反复使用的穿刺装置。A 是尖部为圆锥形的装置。B 是尖部为三角锥的装置。C 和 D 是一种称为 EndoTip 的装置,不需要套管针就可以直接螺旋拧入腹腔中

套管针是一种较套管更长,直径稍小的器械,可从套管中露出尖端。大多数套管针头端较尖,以便从皮肤小切口处穿刺入腹腔。许多一次性的套管针 - 套管系统设计了安全装置,即带有对压力敏感的弹簧及在套管针通过腹壁后其尖端设置保护装置。但这些保护措施的作用均不明显,而且还增加了不必要的费用。

在闭合型腹腔镜手术中,主套管的植入可在气腹建立前或后进行,后者称为"直接植入"。开放型腹腔镜损伤血管(如主动脉,下腔静脉及髂血管)的几率较小。但无论切口多小,开放型腹腔镜也不能避免意外的肠管损伤。有极少数报道认为,开放型腹腔镜术前应该建立气腹,至少应在没有前次手术留下腹腔粘连时进行。**因此,无既往手术史的患者,为了减少手术时间,第一次即可以用带芯套管尖端进行穿刺。首先置入的套管必须有足够大的口径,能使腹腔镜通过,一般置入部位在脐部下方。**切口也应该尽量短,能使套管通过即可;否则,套管周围可能会漏气,第一套管针置入时,患者须取仰卧位。术者及第一助手应一同将腹壁提高。用手握住套管针,另外一只手可用一点阻力,避免

用力过度而置入太深损伤到肠管及血管。插入的角度与气腹针插入角度一样；根据患者的身高及体形而定。在往腹腔内充气之前可以先置入腹腔镜确定是否插入正确。有盆腹腔手术史的患者肠管与腹壁粘连的可能性增加，而且大多数粘连于脐周第一套管针置入部位(88,89)。对于这些患者，可选用其他部位进行穿刺，如左上腹肋缘下。尽管在一部位做切口仅用于使用"探查"腹腔镜，有一类腹腔镜还可以通过气腹针置入(图23.9)。利用这些镜头，可以避开腹腔内的粘连，在直视下进行脐部套管针穿刺。如果切口下有粘连，应该再选择置入第二套管针以进行粘连分离术。图23.6展示了其他可选的主套管穿刺部位。

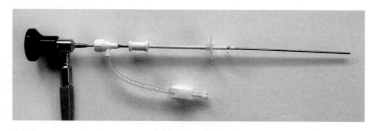

图 23.9 "探查"腹腔镜。图 23.8 中 2mm 的镜头与图 23.7 中 2.7mm 的套管组合，图中的塑料管与 CO_2 气体相连

辅助套管针

大多数诊断性及治疗性腹腔镜手术均需要辅助套管针。目前，大多数一次性辅助套管针的设计均与主套管针相同，但实际上，不含安全外鞘及充气端口的简单套管针即已够用(图 23.7D 和图 23.8D)。有研究报道了单孔腹腔镜的运用情况，该技术通过将多个套管整合到一个腹腔镜切口中以提高腹壁美观(90~92)。

只有充分了解盆腔腹壁的血管解剖，才能将套管针从准确的位置置入。**第二穿刺点穿刺时必须将患者体位变为头低位(Trendelenburg 体位)，让盆腹腔内容物从第二穿刺点下方移走，这样也可不必在进行第二穿刺时将腹壁提起。或者可以将气腹压力达到 25~30mmHg 后进行第二套管针穿刺，然后再将患者体位变为头低位。**为了避免伤及肠管及大血管，辅助套管针须在腹腔镜直视下穿刺，穿刺前须导尿。穿刺部位根据手术过程、疾病种类、患者体形及术者习惯而选取。诊断性腹腔镜，辅助套管针最佳穿刺点在下腹部正中线耻骨联合上方 2~4cm 处。穿刺点不能太靠近耻骨联合，以免妨碍辅助器械的活动性，使其不能顺利进入直肠子宫陷凹。腹腔镜套管针在手术过程中可能会移位或脱出。目前有部分套管设计带有螺纹及气囊，可以固定套管针以避免滑动。

腹腔镜手术的辅助套管针应置于下腹两侧，但应避开腹壁下浅、深血管穿刺(图 23.3)。腹壁下浅血管可通过光源透视法避开，但腹壁下深血管因为位于腹直肌鞘内而不能通过这个方法观察到。**最常用的体表标志为脐内侧韧带(闭锁的脐部动脉)及圆韧带进入腹股沟管的出口。**在耻骨结节处，通常可看到腹壁下深部血管位于腹股沟管圆韧带出口与脐内侧韧带连线的正中。如果见到血管，套管针穿刺须避开之。**如果没有见到血管但又必须置入套管时，应在脐内侧韧带旁开 3~4cm，或在腹直肌旁穿刺。**但若穿刺点太靠侧面，又有损伤旋髂深血管的危险。为了避免损伤，应用口径 22G 的尖针穿刺，并在腹腔镜直视下进入。这样可以确保穿刺点的安全，之后便可以循此穿刺点置入套管针。

有时尽管做了合适的切口，在置入套管针时滑动仍有可能损伤到血管。大的套管针有较大的损伤风险。因此,应尽量使用小径线的套管针,辅助套管不应与第一套管针相隔太近,以免影响操作器械。

皮肤的切口必须足够长以便穿刺顺利,1cm 长的皮肤切口并不能使 1cm 直径的器械穿过。由于套管的外径较内径大,因此切口应较穿刺的器械直径大 2mm 以上。

内镜

在内镜检查中,图像通过光学系统传导。诊断可在直视下进行,但治疗性腹腔镜均采用电视显示屏输出图像。

腹腔镜与一般的镜头不同,它主要有两个功能,为密闭无光的腹腔提供照明,并且提供手术操作的图像。光源为冷光源,通过光纤电缆传到镜头,而镜光的远端则通过光纤束连接到外周设备。腹腔镜的图像通过一个远端定位镜头获得,并通过一系列的棒状透镜传到目镜。目镜可直接用来观察腹腔内的情况或作为至数字视频摄像机的连接点。某些内镜通过密度较高的光纤束传递图像,这样会降低分辨率,但具有一定的灵活性,对于小口径的镜头或特殊设计的设备来说是有价值的。

手术腹腔镜具有一个平行于光轴的集成式直通道,手术器械可通过该通道进入。手术腹腔镜的口径比标准腹腔镜大,但视野更小,因会使用单极电外科器械,风险也更大。仅用于观察的标准腹腔镜则提供了更好的视觉效果。

一般来说,腹腔镜的口径越宽,可进入的光线就越多或使用的镜头就越大,因此图像效果也就越明亮,可以提升术者的视觉感受。直径狭窄的腹腔镜只允许少量光线进出腹腔,因此需要更敏感的相机或更高功率的光源。过去,10mm 口径的诊断腹腔镜才能提供理想的观察效果,而现在,光学技术的进步使得 5mm 口径的腹腔镜已成为手术室的标准选择(图 23.10)。

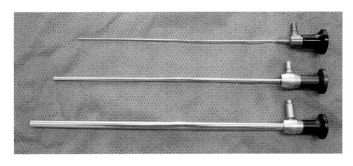

图 23.10 腹腔镜。以上显示了三个 0°腹腔镜。从上至下直径为 2mm、5mm 及 10mm

视角的取值,即观察区域和腹腔镜轴线的夹角,通常介于 0°~45°。0°视角是妇科手术的标准选择。30°视角对于一些难于处理的情况十分有用,例如腹腔镜骶骨阴道固定术、部分子宫肌瘤切除术、存在大肌瘤时的子宫切除术等。

成像系统

摄像机通常与窥镜的目镜相连,在目镜处捕捉图像并将其传输到位于手术区域外的摄像机主机。主机对图像进行处理,并将其发送到显示器。如果需要,主机还可以同时把图像发送到图像记录设备(图 23.11)。目前也出现了无光学通道的腹腔镜,其窥镜远端带有传感器,这种腹腔镜需要远端摄像机。显示器的分辨能力至少应不低于摄像机。大部分显示器的行分辨率可达到800,高清显示器更可达到1080。通过腹腔镜传递的光线越多,视觉效果也就越好。目前最佳光源的功率可达到250~300W,通常使用氙气灯或金属卤化物灯泡。大部分成像系统集成了光源,可根据所需的曝光量自动调节光输出。光线由导光件或光缆通过集束光纤从光源传递到腹腔镜。光缆很容易因集束光纤折断而无法使用,操作不当时尤甚。

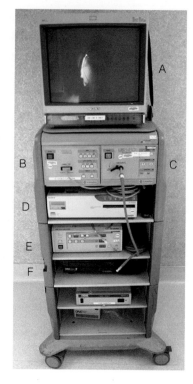

图23.11　腹腔镜系统。该系统由下列设备组成:(A)显示器;(B)摄像机机身或基本单元,与摄像机传感器相连;(C)光源,通过光缆连至窥镜;(D)静态图像打印机;(E)充气机;(F)录像机

形成气腹

形成气腹最常用的气体是CO_2。其他的方法如使用机械支撑系统使空气进入腹腔等,尚处于探索阶段。

气腹机通过一个与腹腔镜套管相连接的管道将CO_2气体输入腹腔。气腹机通过管道从气瓶向患者注入CO_2,管道连接到腹腔镜套管的Luer接口上。多数气腹机都能设定并维持一个预定的腹腔内压力。高流量(9~20L/min)气体对于维持腹腔内压力很重要,尤其是术中使用吸引器吸出气体或液体时会减少腹腔内气体量。

与气动或机械提升系统连接的腹腔内牵引器可使腹腔形成一个类似帐篷的空间(93)。这种不使用气体的等压操作方法相对于腹部充气方法有一定优势,尤其当患者有心肺系统疾病时。这种方法不需要使用密闭套管,器械也不必遵循统一的狭窄圆筒形状,可以直接通过切口使用一些常规器械。

组织和液体的处理

液体的处理

可使用输液器或高压机械泵通过大口径关节镜或膀胱镜管道向腹腔注入液体。机械泵的注入速度比其他方法快。高压液体流有助于钝性分离操作。可以在套管上连接一个注射器抽出小剂量液体,如果剂量较大,就需要借助机械产生的吸力。

具体应选用哪种套管进行抽吸或冲洗取决于液体的类型。对于异位妊娠或其他伴随大量出血和血块的手术,大口径套管更加适合(7~10mm),而小口径套管则对于产生分离所需的高压更为有效。

如果使用的液体量很大,应选用等渗液体以避免体液超负荷和电解质失衡。**如果需要实施电外科手术,应使用小剂量、不含电解质的液体(如甘氨酸或山梨醇溶液)进行止血和冲洗。向冲洗液添加肝素(1000~5000U/L)可防止凝血和促进液体清除。**

举宫器

举宫器是一种能扩大盆腔手术视野的重要器械,尤其对于子宫肌瘤剔除术和子宫全切术。设计较好的举宫器应含有一个宫腔内组件或操作杆,以及一个固定子宫的装置。这些装置应带有关节从而能迅速改变子宫前倾或后屈的位置,这两个操作都非常重要。如果子宫体积较大,应使用较长较宽的器操作杆以便于操作。图23.12展示了两种不同的举宫器。术中可通过中空操作杆注射染料液体以显示输卵管的通畅情况。

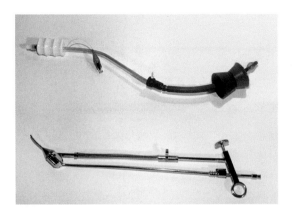

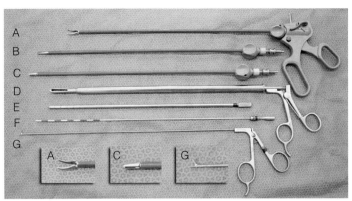

图 23.12 举宫器。(上)一次性 V 形举宫器。尖端为起固定作用的可充气球,可将举宫器固定于子宫腔。其旁为宫颈套环可标记腹腔镜子宫全切术中的阴道穹隆部位。蓝色的锥体起到密闭作用以避免切开阴道穹隆时漏气。(下)可重复使用的 Pelosi 举宫器,环形手柄可利于术者前倾子宫

图 23.13 腹腔镜抓持及处理组织的器械。A(上图及插图)为直径 5mm 有齿抓钳,通常称之为 "Maryland" 抓钳。B 和 C 为可重复利用的器械,与 A 的位置类似。D 是一种 10mm 抓钳;E 和 F 分别为直径为 5mm 及 2mm 的操作探针。G 是直径为 2mm 抓钳

抓钳

腹腔镜手术中的抓钳与开腹手术中所使用的类似。一次性器械的质量、强度及准确度均较非一次性器械差(图 23.13)。有齿抓钳可用来夹腹膜或在卵巢囊肿剥除术中夹卵巢边缘。设计类似于 Babcock 钳的微创器械可用来进行输卵管手术。Tenaculum 型器械可用来进行肌瘤剥除术或子宫手术。使用鼠齿钳夹持组织可省力,在使用单极电凝进行止血时,器械亦需绝缘。

切割、止血及组织固定

可通过机械方式、高频电流、激光或超声波进行切割。止血方法包括:缝合、夹闭、直线型闭合器、能量电极及局部填充可注射材料。通常用缝合、夹子或闭合器进行对合或组织固定。一个训练有素的手术医师可以很好地结合运用多项技术进行切割、止血及组织固定。关于使用激光或高频电能进行切割,有动物实验显示与其他方法比较无显著差异,随机对照试验亦未得到关于患者生育情况的统计学差异(59~61,94)。因此,与术后患者情况差异有关的因素有:手术对象的选择,疾病程度以及手术的专业程度。

切割

进行切割最常用的工具是剪刀(图 23.14 下图)。因为很难使钝的腹腔镜剪刀变锐利,许多术者均选用一次性剪刀。还有一种直线型"订书机"(切割器),可以在切割的同时沿切缘止血。这些器械由于使用费用较高,且本身尺寸较大,限制了它们的临床运用,仅在少数情况下,比如在腹腔镜切除子宫术中将卵巢及输卵管与子宫分离时使用。目前腹腔镜下切割的主要是由一种可以电凝组织并可同时切割的器械完成,它设计很窄,这样能保证切割的有效性和安全性。

激光及电能的作用原理是:电手术设备(electrosurgical unit,ESU)产生的电磁能转变成机械能,随后又转变成热能(图 23.14)。高度聚焦的射频电流有气化及切割功能,但小量聚焦能量(强流量密度)将细胞内温度上升至 100℃以上,使得组织气化成蒸气、铁离子以及蛋白成分。如果直线操作器械则可切割组织。低度聚焦射频(中流量密度)能提高

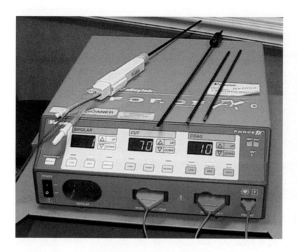

图 23.14　高频电流发生器。图示 Force FX 发生器以及单极。此装置可以输出高压(电凝)及低压(电切)作为单极以及低压双极循环电流作为双极电凝

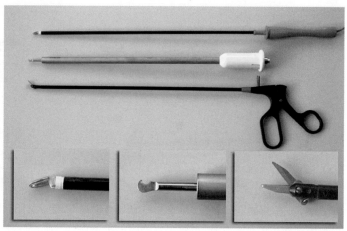

图 23.15　腹腔镜切割器械。上图及最左侧插图是一个双极电铲。中图及中间插图为超声刀(harmonic scalpel)。这种装置以 55 000Hz 频率振动以切割织组织。下图及最右侧插图为腹腔镜剪刀。 如果将剪刀闭合,则可作为单使用

细胞内温度,导致细胞脱水及凝固,但不会出现气化及切割。

单极电刀尖端较小,可以提高气化及切割所需的高能量密度。常常使用连续或变频电流,最好以准接触方式使用。目前还有一种设计特殊的双极,其中一个电极呈针形或刀韧形,另一电极呈带状(图 23.15 上图)。腹腔镜剪刀连接到单极或双极后可剪切同时将组织内的小血管脱水及凝固(图 21.15 下图)。

激光可用来气化或切割组织。最有效的是 CO_2 激光,CO_2 比光在可弯曲纤维中传导时有效。钾 - 钛 - 磷酸激光(KTP)和钇 - 铝 - 石榴石激光也是有效的切割工具,它们也能在可弯曲的纤维中传送能量,但其热损伤较电能及 CO_2 激光略有增加,由于这些缺点和费用的问题,目前运用较少。

超声刀呈直线来回振动能进行较大的机械切割(图 23.15 中)。这种振动是由一个手柄振动器来完成,作用于刀头、钩或夹钳,频率为 55 000 次 / 秒(55kHz)。振动的距离可调节,并决定了切割过程的速度。超声刀的尖端进行机械性切割,但同时产生能破坏组织的热能,可以用来止血。在低密度组织中,机械性切割被疏松组织强化,从而能减低局部压力,使细胞内水分在人体常温下气化。

止血

因为腹腔镜有视觉、触觉及操作上的限制,预防止血对于手术的有效性、实用性及安全性是十分重要的。高频电流是一种最便宜且通用的腹腔镜止血方法,应用单极和双极均可进行。无论何种系统类型,要使组织脱水及凝固,最好的方法是电极与之直接接触,并激活持续低电压或切割电流。在足够能量情况下(通常为 25~30W,取决于电极与组织接触面积),组织便会被加热并凝固。电凝血管时需先用镊子将血管夹闭以避免产生血管内血液的热沉积,以保证血管两壁紧贴,组织紧密闭合称为"闭合凝固"。双极器械可配有安培表测量通过系统的电流。当钳子之间的组织已经完全干燥,则不能再导电,在视觉和听觉上给术者信号。另外,可将主机设计成当钳子之间的组织不能导电时自动停止运作。术者可通过间断打开高频电能或同时使用液体冲洗,从而减少其热辐射。目前还有一种自动间断产生能量的系统,其双极可以在电凝后的组织上进行切割(图 23.16)。

处理浅表的出血可使用电灼术,将系统调至电凝,通过高频电能,使用单极近距离喷

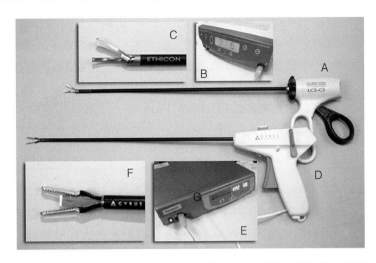

图 23.16 展示了两种可同时进行切割、电凝或缝合的器械。上图 A~C 是一种凝固切割刀,与图 23.13 中所示的超声刀所运用技术相同。下图中是一种振动切割刀,当上图 C 抓住组织进行切割时,可在横断组织同时将横断面血管封闭。PlasmakKinetc(D~F)是一种双极射频装置,以电阻的大小来提示术者组织是否已被凝固。然后上图中机关被推动,推出刀片(F),从而可切割被电凝的组织

射。在腹腔镜下控制浅表出血时须特别注意,单极应远离肠管。

超声器械也可用来止血。类似于钳子的器械可将机械能将组织加热度凝固,因此被称为凝固切割刀,它在术者加压把持时亦可进行切割(图 23.16 A~C)。

止血夹需与特殊设计的腹腔镜器械一同使用。一般使用不可吸收的钛夹对直径相对较小的血管进行止血。大血管(直径 3~4mm 以上)止血优先考虑可吸收夹子,对于重要脏器如输尿管旁的相对较大的血管,夹子有其特殊的价值。

腹腔镜下缝合是一种长时间较可靠的止血方法(95~97)。虽然手术时间可能延长,但缝合术所用的材料费用比夹子或直线闭合器更便宜。**缝扎血管有两种基本方法:体内打结法和体外打结法**,应根据缝合部位决定何种方式。体内打结法源于标准的器械打结,在腹腔内完成,体外打结法在直视下打结,然后用推结器将结送入腹腔(图 23.17)。连接在一

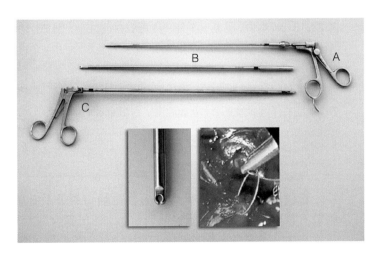

图 23.17 腹腔镜缝合器械。A 和 C 分别显示的直径分别为 3mm 和 5mm 的持针器。B 和左侧插图为推结器。右侧插图显示了用推结器将线结推向腹腔内

根长引导杆上的提前打好的结称为"内圈",可用来对血管根部结扎,但此时必须确保线结打得足够紧并且未将其他组织结扎在一起。目前有一系列的帮助腹腔镜下打结的产品。

小范围、小血管的出血可用普通的止血制剂,可通过直径为 5mm 和 10mm 腹腔镜套管将降微纤维胶原蛋白涂洒在腹腔内(图 23.13)。纤维蛋白密封剂、牛凝血酶和明胶也都有各自的止血产品(Tesseel,Floseal)。子宫肌瘤剔除术或宫外孕手术中局部注射稀释加压素可起到止血作用。

组织取出

切除组织后,需要将其从腹腔内取出。小的标本可用抓钳从套管中直接取出;而较大的囊肿,可先行穿刺,吸出囊内容物,将囊皮从套管或腹腔镜切口中取出。**但如果考虑恶性肿瘤,则应该用标本袋,避免穿刺引流时引起破裂**(图 23.18)。若较大的实性组织,则需先用剪刀将其分成多块,并借助超声设备或电手术器械。如果使用单极电刀分碎标本,则应让标本组织与患者体内相接触以保障单极完整的回流电路。此外,还可以选用特殊的双极针而不需要回流电极。

还可以从阴道后穹隆或延长其中一个腹腔镜切口以取出较大的组织。除了行后穹隆切开术外,延长脐部切口是一种较好的方法。将切口延长至 3cm 大小不会影响切腹壁切口的美观。也可用电手术粉碎器将较大的组织切分成小块后取出(图 23.19),适用于腹腔镜子宫肌瘤剔除术及腹腔镜次全子宫切除术。

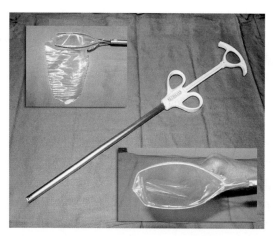

图 23.18　标本袋。这是一种能置入腹腔内,直径为 10mm。置入腹腔后即展开以便术者装入组织标本。除了后穹隆以外,最具美容效果的是延长脐部切口。电动切割机能将大的组织切分成块(图 21.19),它在子宫肌瘤剔除术及腹腔镜子宫切除术中作用较大

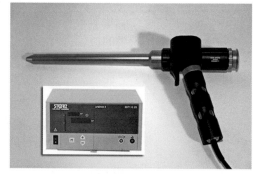

图 23.19　电动粉碎器。这个装置可置入腹腔,并与主机相连(插图)。将其较钝的芯取出,置入可抓取器械以便取出组织,并且圆柱形刀切割组织。有脚踏控制开关

切口处理

若腹壁切口长度大于 10mm,发生切口裂开及疝的风险相应增加(98,99)。应在腹腔镜直视下缝合筋膜以防将肠管缝入切口,缝合腹膜可以防止 Richter 疝的发生,也可通过其中一个窄的套管置入小口径腹腔镜,用特制的弯针或持针器在直视下缝合筋膜。

并发症

腹腔镜术后的患者恢复较快,疼痛轻,胃肠道功能恢复较快,发热亦很少见。因此,如

果患者术后恢复欠佳,通常考虑麻醉引起的并发症。腹腔镜手术过程中可能出现感染、创伤、出血以及与麻醉相关的问题。感染的几率一般低于开腹手术。相反,由于手术视野的限制以及解剖位置与预想的不同等原因,腹腔镜下损伤血管或重要脏器(如小肠、输尿管、膀胱)的危险性可能有所增加。

麻醉及心肺系统并发症

最近有综述报道 9475 例腹腔镜输卵管再通术中,无一例是因麻醉引起死亡(100,101)。但关于麻醉潜在的风险包括通气不足、食管插管、食管胃反流、支气管痉挛、低血压、麻醉剂过量、心律失常及心脏停搏。腹腔镜的某些特点增加了以上并发症的发生率。例如,头低脚高位,加上气腹引起的腹腔内压力升高,使得膈下压力升高,从而增加了通气不足、高碳酸血症以及代谢性酸中毒的风险。由于体位因素,加上麻醉剂松弛了食管括约肌,促使胃内容物反流,从而可能产生误吸、支气管痉挛以及肺炎。判断 CO_2 和 N_2O 气腹相关的心肺功能的参数包括 PO_2 的减少,O_2 饱和度,潮气量,分钟通气量,呼吸频率。使用 CO_2 进行气腹可升高 CO_2 分压,降低 pH。膈肌抬高可引起肺基底膨胀不全,右向左分流以及通气灌注比失调(102)。

二氧化碳气体栓塞

CO_2 是最常用的气腹介质,主要是因为 CO_2 能很快被血液吸收以减少气栓的发生。但如果大量 CO_2 气体进入中心大血管,周围小血管收缩,在腹腔内压力过高内脏血流减少时,则会使心肺功能受损。

CO_2 **气栓的体征为突然发生栓塞或无法解释的低血压、心律不齐、发绀,以及心脏杂音**。呼气末 CO_2 水平升高,可能出现诸如急性肺水肿的表现或肺动脉压力升高(103),甚至导致右侧心力衰竭。

气体栓塞可由气腹针直接注入血管内引起,因此气腹针的位置必须正确无误。在最初置入套管时气腹压力一般设置在 20~30mmHg,手术过程中压力应维持在 8~12mmHg(104),因为气体容易进入开放静脉血窦及血管,所以严格止血也能减少气栓的发生率。麻醉医师应该在术中严密观察患者肤色、血压、心音、心跳情况及呼气末 CO_2 水平,以尽早发现 CO_2 栓塞。

如果怀疑或确诊有 CO_2 栓塞,术者应该排空患者腹腔内气体,使患者左侧卧位,头低于右心房水平。还应立即插入中心静脉导管以排出心脏内气体。因为气栓临床表现不特异,患者也有可能因为其他原因导致心肺功能衰竭。

心血管系统并发症

在腹腔镜过程中经常发生心律失常,原因有很多,其中最主要的原因是高碳酸血症及酸中毒。有关腹腔镜手术引起心律失常最早的报道与自主呼吸有关。因此,大多数麻醉医师采用在腹腔镜术中进行机械通气。如果将腹内压控制在 12mmHg 以下,高碳酸血症的发生率将会下降(105)。

如果使用 NO_2 进行人工气腹,发生高碳酸血症的几率会减低(见前述"进腹")。但 NO_2 也能入血并更易形成气栓。其他腹壁提升设备能避免高碳酸血症的发生。**因为腹腔内压力较高,静脉回心血量减少,能引起低血压**。**低血容量也可引起低血压**。腹内压高时可能兴奋迷走神经,这也可引起心律失常并出现低血压(106)。当患者在术前合并有心血管系统疾病时以上所有的手术并发症均有可能发生。

胃食管反流

腹腔镜术中可发生胃食管反流及误吸,尤其是患者肥胖、胃轻瘫、食管裂孔疝或胃幽

门部堵塞情况下。患者需要一个气管内导管建立气道,并进行胃肠减压(例如,插入鼻胃管)。应该尽量将腹腔内压力减到最低以减少误吸的发生率,在麻醉拔管之前应先将患者从头低脚高位恢复至正常体位。常规术前应给甲氧氯普胺或 H_2 受体拮抗剂以及非特异性抑酸剂也能减少误吸的发生。

腹膜外充气

发生腹膜外充气的最常见的原因是气腹针插入腹膜外以及套管针旁漏 CO_2 气体。这种情况一般不严重且局限于腹壁,但也有严重皮下气肿范围较广,累及颈部或纵隔。其他发生气肿的较常见部位有大网膜及肠系膜,这两个情况下充气与腹腔内充气相类似。

皮下气肿能在腹部触到捻发音,气肿可以沿筋膜层延伸至颈部,从而可以直接看到。这种表现提示有纵隔气肿,后者可能会严重影响心血管系统(107~110)。

要想减少皮下气肿的发生,气腹针置入的部位必须合适,并在置入套管后维持一个低水平的压力值。其他减少皮下气肿风险的方法还有开放性腹腔镜,腹壁提升系统不需建立人工气腹。

如果已经发生了腹膜外充气,应该取出腹腔镜,重新操作。但前腹壁的变化会使操作过程比较困难。可选用开放性腹腔镜或选择其他穿刺点,如左上腹。另一种方法是保留腹腔镜于腹膜外,用气腹针在腹腔镜直视下穿刺腹膜进入腹腔(111)。

轻度的皮下气肿可以在气腹排空后体征消失,不需要术中或术后进行特殊的治疗。当气体延伸至颈部,则需停止手术,以避免发生纵隔积气、气胸、高碳酸血症以及心血管系统受损。手术停止后,保险的做法是进行胸部 X 线检查。如果患者发生张力性气胸,则立即进行胸腔置管或从锁骨中线第二肋间隙置入大孔径穿刺针(14~16 号)。

电外科手术的并发症

电外科手术的并发症主要继发于不正确或意外地使用激活的电极,一般为热损伤,电流从异常途径传出,对电极周围组织造成损伤。腹腔镜手术中,腹部手术或阴式手术中均可能发生以上并发症。使用激活单双极时均可出现损伤,但因电流传递途径异常而发生电极周围组织的辐射损伤,只有使用单极时才能发生。电外科手术并发症的减少有赖于良好的安全意识,对手术器械的掌握以及对能造成损伤的环境正确的理解(112)。

电损伤

如果脚踏板被意外踩压,可能使与电极接触的组织受损。可能损伤的部位包括肠管、输尿管或当电极接触腹壁可能损伤到皮肤。当气化或凝固的区域蔓延至大血管或膀胱、输尿管或肠管时,直接辐射造成的损伤面积较大。双极亦不能完全消除对组织的热损伤(113)。因此,血管需单独进行电凝,尤其位于重要器官周围的血管时。在进行电凝时应在手术对象周围留有足够的空间,避免损伤到周围的组织及器官。

内脏热损伤的诊断较困难。如果意外地激活了电极,腹腔内的组织都需仔细检查。损伤的表现取决于几个因素:电流发生器的输出动力,电极种类,周围邻近的组织及激活时间的长短。内脏热损伤往往到术后症状或体征如瘘或腹膜炎出现后才得到诊断。由于这些症状一般在术后 2~10 天才能表现出来,因此若患者术后出现发热或腹腔疼痛增加就应即时就诊。

当腹腔镜手术时发生肠管、膀胱或输尿管热损伤时,应立即处理,并应考虑到潜在可能的延伸区域会发生凝固性坏死(114)。用能量较集中的电极切割时对周围组织的热损伤较轻。作用时间较长或接触面较大的电极产生的组织坏死可能延伸至几厘米以外。在这种情况下,需较大范围地切除周围组织。手术修复的方式,要根据损伤的类别及术者的手术能力而定。

为了减少意外激活电极而发生损伤的几率,术者应该直接操作,并且在不使用器械时将其从腹腔内取出。取出后,应该将电极与主机断开,或置入邻近术野的绝缘的容器中。这种方法可避免电极在意外激活时损伤到患者皮肤。

电流分流

电流分流是指高频电流在一个位于电流发生器及激活电极之间的异常途径传导。它可以发生于绝缘缺损,直接耦合或电容性耦合。在旧型号机器中,电流分流可发生于任何一个与身体接触的导体和接地物体上。在这些情况下,如果电能的强度够高,就会发生严重的热损伤。

绝缘缺损

若包裹电手术电极的绝缘外鞘缺损,电流可分流向邻近组织,往往是肠管可能产生潜在的严重损伤(图 23.20A)。因此,在每次操作前应检查手术器械有无明显的绝缘缺损或损坏。**使用单极时,应使其尖端远离重要脏器,并尽量在术者视野范围内。**

直接耦合

当激活电极接触另一个导体,如腹腔镜、套管以及其他器械时,可发生直接耦合。直接耦合一般用于止血时抓钳闭合血管,另一个电极进行干燥及凝固。若导体与组织如肠管或输尿管等直接接触时,可能发生热损伤(图 23.20B)。若避免同步使用导体和单极可

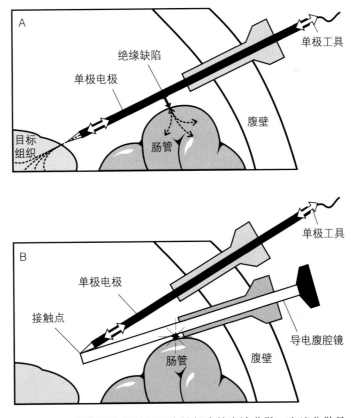

图 23.20　继发于绝缘缺损及直接耦合的电流分散。电流分散是单极电手术的并发症,发生于绝缘缺损时(A)或与导电器械接触后传导至其他腹腔内结构,电流从一个小接触点上通过肠管从而造成热损伤(B)。直接耦合另一个作用点是非绝缘的手控器械

减少直接耦合的发生率。术者在使用单极以前,应该确定周围没有可导电的器械。

电容性耦合

电容是指导体在一个相邻近但未连接的回路里产生电流的能力。在任何激活的腹腔镜单极电极轴周围都存在一个带电区域,使电极成潜在的电容器。如果是低密度的电流通过分散电极进行传导时,这个电区域是无害的(图 23.21)。例如,当电容性耦合产生于腹腔镜电极与置入腹壁的套管之间时,电流被分散开,因此不会产生损伤(图 23.21A)。但如果用塑料的套管或非导体将金属的套管与皮肤连接时,套管将之绝缘,电流不能回到腹壁(图 23.21B)。由于电容将寻找另外的途径完成通路,因此肠管或其他邻近的脏器将成为高密度能量放电的目标(图 23.21C)。这个现象也可发生于用单极插入一个非导电的塑料套管中时。如果电极与金属的腹腔镜产生电容性耦合,附近的肠管有发生热损伤的风

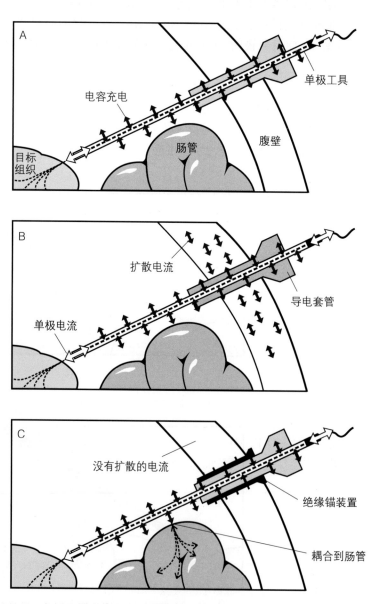

图 23.21 **电容性耦合。** A:所有激活的单极均向周围发散电荷,与电压成正比,这使单极成为潜在的电容器。B:一般情况下,电荷沿腹壁发散,不会产生不良后果。但如果发散电极的回路被诸如塑料固定器等绝缘体阻挡时(C),电流可耦合到一个导电的套管或直接到肠管

险(115)。与治疗性腹腔镜类似,单孔腹腔镜中腹腔镜镜头与单极等操作器械之间也可能发生电容性耦合。

电容性耦合可通过减少混合腹腔镜套管系统的使用来避免,后者包含导体和非导体。首先应避免使用导体和非导体作为腹腔镜及套管的杂合系统。因此,应该用全金属或全塑料的套管。术中应不用或尽量少用单极,应尽量进治疗性腹腔镜或多入口腹腔镜。在治疗性腹腔镜中,所有金属器械都应按规章使用,除非在术中不需使用单极。最后,尽量少用高电压、变频电流进行电凝,也会降低电容耦合的风险。

分散电极损伤

现代的电手术器械都设计成隔离脚踏控制系统,如果患者侧的电极(负极)断开,则机器自动关闭。独立电流的电手术发生器具有负极,这样可以消除负极热损伤。负极监控过程实际上是通过测量电极的电阻来完成的,由于接触面较广,电阻一般较低。如果没有这种装置,负极部分接触可能会导致热损伤,由于接触面积减小,电流密度增加(图 23.22)。

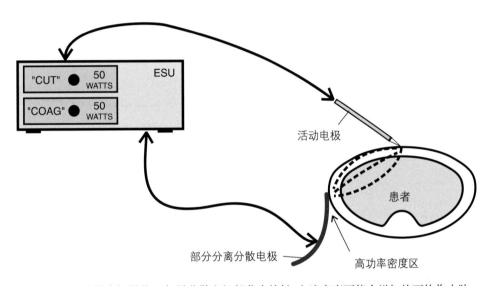

图 23.22　分散电极损伤。如果分散电极部分未接触,电流密度可能会增加从而灼伤皮肤

目前还有人使用无监控装置的接地机器,因此需要充分了解手术室中每一个电手术器械。如果电手术发生器接地,负极断开,接触不良或不能正常工作,电流便会寻找另一条接地的导体,如心电监护或手术床上金属的部分(图 23.23)。如果导体接触面积很小,电流密度便会升高从而造成热损伤(图 23.24)。

出血相关并发症　　大血管损伤

对于出血风险最大的是损伤大血管,包括主动脉以及下腔静脉,髂总动脉及其分支,髂内、髂外动静脉。最严重的损伤发生于在进气腹针或辅助套管针时。最常损伤的血管为主动脉及从主动脉中段分支出的右髂总动脉。解剖上下腔静脉位置靠后,所以髂静脉损伤几率相对较小(116)。如果血管损伤,患者往往血压急剧升高,有时伴腹腔积血。在某些患者中,在未进气之前从气腹针中可吸出血液。**如果发生这种情况,应将气腹针留在原处,备血,并做好开腹的准备。**出血常常局限在后腹膜,造成诊断延误而发生低血容量性休克。为了避免延误诊断,在手术完成之前应该检查大血管。后腹膜出血的量很难估计,

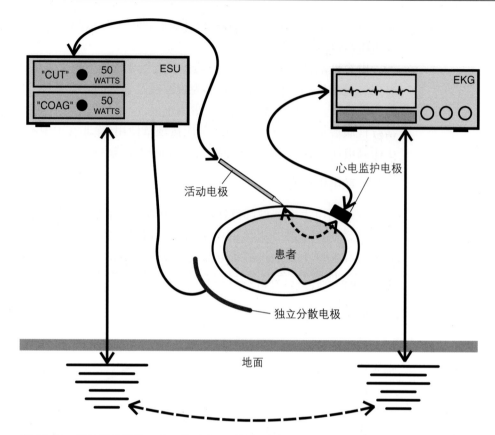

图 23.23 接地发生器的风险。接地发生器的危险在于电流可能经旁路通过,尤其是在分散电极与皮肤部分接触时。在图中,电流通过心电监护的电极片流通,这可能导致皮肤灼伤

因此一旦怀疑后腹膜出血,则应立即开腹。切口应采用正中切口。进入腹腔后,应立即在肾动脉以下水平压迫主动脉及下腔静脉以暂时性减少出血。手术的步骤取决于损伤的位置及程度。最好请血管外科及普通外科的医师上台对损伤较大的血管进行修补,但大多数损伤都较小,稍加缝合便可以修补好,有些损伤太大以至于要采用血管补片进行修复。已有患者死于这种并发症的报道。

腹壁血管损伤

腹腔镜下损伤的腹壁血管一般是股动静脉分支的腹壁下浅血管,向头侧分布位于两侧下腹壁。这些血管的损伤往往是第一次通过辅助套管针或往腹腔内置入一个较大的器械时发生。若发生损伤,可看到血液顺套管往下滴或从切口处流出。但出血有时可被套管压迫住,直到手术结束后将套管取出才发现。

最严重的是损伤腹壁下深血管,从髂外血管分支向头侧分布但深达腹直肌筋膜或肌肉(图 23.3)。再往两侧是旋髂深静脉,在腹腔镜手术中很难碰见。这些血管的损伤可造成大量失血,尤其是在损伤后未发现可造成腹膜外出血。

血管受损的表现除了从套管滴血外,还可以观察休克的表现及切口周围皮肤的颜色及有无血肿。有些患者腹壁出血可蔓延成外阴及肛周血肿。术后拔除套管后再检查一下各个切口,这样可以避免延误诊断。

腹壁下浅血管损伤通常能很快止住,可以观察。直的带线钳可以用于腹壁下深血管损伤出血。通过套管可置一个 Foley 尿管固定好,24 小时后再拔除。如果出现术后血肿,应进局部压迫。对于血肿不宜切开或进行穿刺抽吸,因为这样可影响有压迫作用的血凝块形成并增加发生脓肿的几率。但如果血肿持续增大或出现低血容量表现,则应探查止血。

腹膜内血管损伤

不慎误入血管或止血不佳时,与迟发性出血类似,由于视野的局限性和腹腔内 CO_2 气体产生的暂时性的压力,在腹腔镜下可能延误诊断。

不慎损伤动脉或静脉的分支时,当时便可看到出血。**切断的动脉可发生痉挛,由于腹腔镜视野的局限性,出血有可能几分钟或数小时后才出现。因此,手术结束后,所有的切口均应仔细检查。**应排出腹腔内 CO_2 气体以减少压力,这样可发现被腹腔内压力暂时压迫的血管损伤。

胃肠道并发症

腹腔镜手术时可发生胃、小肠和结肠的损伤。既往有腹部手术史或有盆腔炎症的患者腹腔镜手术中损伤小肠及结肠的风险要较其他人群高 10 倍以上。肠管可粘连于腹部切口下而被损伤(117,118)。

气腹针损伤

气腹针穿引起的胃肠道穿孔的发生率远比所报道的要高,因为常常不被发现,且不会有远期并发症。气腹针插入胃内后可出现进气压力升高,腹腔不对称充气,或胃内容物吸入气腹针。开始时胃内空腔可使充气压力维持在正常范围。进入肠腔的表现与胃相同,另外可出现特殊的臭味。

若发现特殊的碎屑,穿刺针应保置在原来的位置,选择另一穿刺点(如腹部左上象限)。成功进入腹腔后,可立即明确损伤部位并用腹腔镜或开腹进行修补。

套管针损伤

锐利的套管针所造成的损伤远比气腹针严重。在以下情况中,套管针较易误入胃内:吞气症患者胃胀气、气管插管困难或不正确的气管插管、面罩诱导吸入麻醉等。大多数情况下,第一套管针较易发生损伤。尽管辅助套管针直视下穿刺可减少损伤,但也存在造成内脏损伤的可能性。**术前置胃管进行胃肠减压或口胃吸引器可将胃穿孔的危险性降至最低,若插管困难,可选左上腹进行穿刺。**开放式腹腔镜发生胃肠道穿孔的可能性较小,尤其对有前次腹部手术史,切口下有粘连的患者。对于高危患者,可在进行胃肠减压情况下,选左上腹进行充气或进套管针(119~122)。

如果第一套管针损伤了肠管,可直接看到肠黏膜而确诊。如果结肠损伤,可看到粪便。但损伤有时也无法立即发现,因为套管针可能未停留于损伤处,或已经穿透肠腔。这种情况可能发生于小肠襻粘连于前腹壁时。直到出现腹膜炎、脓肿、肠外瘘,甚至死亡时才发现(123,124)。因此,手术结束时,第一套管拔除后,应通过辅助套管或切口在直视下缝合第一套管切口。

一旦发现有胃肠道有损伤,应立即进行修补。如果损伤较小,有经验的手术医师可在腹腔镜下用 2-0 或 3-0 可吸收线进行双层缝合。较大的损伤可能需要进行切除及吻合,多数情况下需行开腹手术。对高危患者术前进行肠道准备能减少开腹或行结肠造瘘术的风险,但最近又有新的证据证明,肠道手术在不进行肠道准备情况下实施也是安全的(125)。

分离及热损伤

如果在分离肠管时发生损伤,处理方法与发生套管针损伤一致。**如果损伤部位需要高频电流,应该先认识到电凝可能加重损伤。**如果关于热损伤其他的机制还不明确,或电极的接触面太大,更容易导致电凝相关的损伤。**但如果肠管在直视下被高频电针或电刀**

损伤,造成的凝固相关不良反应较少,其处理与机械性损伤类似。因此,在手术修补损伤时,应考虑到这些因素,并且在必要时切除损伤边缘足够的区域。如果热损伤较表浅局限,一般不难处理。例如电灼术(非接触性弧形高压电流)时,损伤的深度一般小于 5mm。有研究显示,33 例有此类损伤的患者期待治疗效果较好,仅有 2 例需要开腹修复穿孔(126)。

泌尿道损伤　　　　腹腔镜手术中的热和机械能可损伤膀胱或输尿管。这些损伤理论上应可以避免,至少应像其他术中并发症一样,在术中应该明确损伤的部位。

膀胱损伤

未经导尿膀胱可被套管针损伤;分解膀胱周围的粘连或将其从子宫前壁上分离下来时也可出现损伤(127,128)。腹腔镜子宫切除术中意外损伤膀胱的几率为 0.4%~3.2%,有前次剖宫产史的患者中这一比例更高(129,130)。如果损伤较明显,直视下即可轻易看到。置入尿管可看至血尿或气尿(CO_2 存在于尿液引流系统)。膀胱撕裂伤可以通过从导尿管注射无菌牛奶或稀释亚甲蓝液来诊断。膀胱的热损伤开始一般表现不出来,一旦术中未发现,晚期可表现为腹膜炎或瘘。

常规术前导尿可避免套管针造成的膀胱损伤。将膀胱从子宫或其他粘连组织分离下来时,需要将视野充分暴露,合适的手术范围以及较高的手术技巧。在粘连较致密时一般选择锐性分离。

膀胱损伤较小时(1~2mm)时,可留置导尿管 3~7 天。如果损伤已被修复,则不需留置尿管。当损伤较大情况下,可腹腔镜下进行修复(127,128,131)。损伤若邻近膀胱三角或已达膀胱三角,则应开腹手术。另外,还需注意的是,电损伤的实际面积要比直视下所见的面积要大。如果电凝导致了损伤,则电凝部分都应切除。

小的损伤需用 2-0 至 3-0 的可吸收线进行缝合。发生热损伤时,应切除被凝固的部分。对于膀胱底部损伤,术后经尿道或耻骨上置尿管留置 2~5 天,而膀胱三角损伤则应留置 10~14 天。拔除尿管之前进行膀胱镜检查。

输尿管损伤

腹腔镜下输尿管损伤最常见的情况是电手术创伤(113,132,133)。其他情况可见于线形切割或缝合造成的损伤(133~135)。尽管有时候可以在术中识别出来,但输尿管损伤的诊断延迟(132,133)。输尿管损伤可通过静脉注射靛蓝胭脂来确诊。热损伤的表现是术后 14 天出现发热,腹部或胁下疼痛以及腹膜炎。可出现白细胞升高,静脉肾盂造影可显示尿液外渗或尿性囊肿。缝合器或缝线造成的机械性梗阻在术中直接观察到。**静脉内注射靛蓝胭脂红并用行胱镜检查,若染色剂未通过输尿管则说明发生损伤**。腹部 B 超可协助诊断,但泌尿系 CT 能更精确地确定损伤的部位及程度,隐匿性的输尿管损伤可能表现术后几天至 1 周出现胁下疼痛及反复发热(136)。

尿失禁是输尿管阴道瘘或膀胱阴道瘘迟发的体征。**膀胱阴道瘘的诊断方法是在阴道内置入一块干纱布,向膀胱内注入亚甲蓝液,从而可明确诊断,对于输尿管阴道瘘,亚甲蓝液可能不会进入阴道,但可进行静脉内注入靛蓝胭脂来确诊**。

充分掌握输尿管在盆腔的走行能更有利于减少其损伤的几率。输尿管一般位于侧盆壁骨盆边缘与阔韧带相接处。因为个体差异,输尿管的位置不固定,所以有必要打开后腹膜。打开后腹膜的分离手术技术对于输尿管损伤同样是一个重要的危险因素。可用剪刀钝性或锐性地进行分离,水分离亦是可取的(137)。必要时可置输尿管导管以避免损伤。

术中如果发生输尿管损伤,应立即处理。尽管一些较小损伤在保留输尿管导管 10~21

天后能自愈,但大多数情况会选择手术修补。大多数情况下手术是开腹进行的(132,138)。

不完全或较小的输尿管损伤可在顺行或逆行置入输尿管导管后自愈。尿性囊肿可穿刺引流。如果输尿管导管置入不顺利,在手术修补之前应行经皮肾造瘘术。修补手术包括切除及恢复解剖,而使用更多的是带补片的输尿管再植。

神经损伤

周围神经损伤与手术患者体位不合适,术中术者施压过大相关。在患者清醒情况下摆好手术体位可减少这类情况的发生,因为患者能感觉身体的某一部分的压力及不适(139)。在术中进行分解时也可能发生神经损伤。

极少数情况下是直接的创伤,如腓总神经直接被压迫于脚镫上。股神经及坐骨神经及其分支可能由于髋部过度屈曲或过度外旋而受损。如果外侧头的腓神经直接被压迫于脚镫上也会受损(139~141)。术者或助手倚靠于患者外展的上肢时,可能发生臂丛神经或其分支受损。如果患者体位为 Trendelenburg 位,臂丛神经可能会由于肩关节受压而损伤。在大多数情况下,麻醉状态下,感觉神经及运动神经功能均麻痹。为避免臂丛神经损伤,可用的适合的垫子抬高手臂及肩,将患者上肢置于内收位置。

大多数神经损伤都是暂时的,其恢复的时间依损伤的部位及程度而定。多数患者神经损伤的恢复时间为 3~6 个月。用理疗、合适的托及电刺激肌肉运动能加快神经恢复。对于较重的盆腔主要神经损伤需行开腹的显微手术。

切口疝和切口裂开

据报道,腹腔镜后发生切口疝有 900 例(98,99)。最常见的切口问题是术后早期出现的切口裂开。切口疝无症状但可能会引起一些疼痛,发热或脐周包块,明显的内脏突出,肠梗阻的症状及体征。尽管所有的切口均有愈合问题,但大于 10mm 的伤口更易出现愈合不良(99,142,143)。

Richter 疝的疝囊内有一部分为小肠,因为典型的机械性肠梗阻的症状及体征可能不会出现,所以可能会延误诊断。起初的症状通常是疼痛。这些疝最常出现于腹部正中旁的切口,因为这里有许多腹膜外脂肪能容纳嵌顿疝。如果嵌顿疝发生,可能出现发热,继发的穿孔可引起腹膜炎。此种情况很难诊断,最后仍需要 B 超或 CT 协助诊断(144)。

大多数情况下,切口问题要通过使用小口径套管来避免,如果有可能,应常规缝合切开的筋膜及皮肤。为了减少将肠管缝在切口上,可在腹腔镜下进行切口缝合。用小口径的腹腔镜进入一个较窄的套管中可让切口更易缝合起来。所有辅助套均应在腹腔镜监视下拔出,以确保肠管未被带到切口上,以及切口上无活跃出血。

腹腔镜下切口问题的处理取决于症状出现的时间,被裹入肠管的表现及条件。疝内容物的去除往往需要手术。如果当时诊断明确,可将肠管送回腹腔中(如果无坏死及缺损情况下),再修补切口,常常在腹腔镜下即可完成。如果诊断时间较晚,肠管有嵌顿或有穿孔的风险,则需开腹修补或切除肠管。

感染

腹腔镜后的切口感染并不常见;即少数为小的皮肤感染,要通过期待治疗,引流或抗生素即可处理好(145)。严重坏死性筋膜炎极少见。膀胱感染、盆腔蜂窝织炎、盆腔脓肿有少数报道(146)。

腹腔镜手术与开腹手术或阴式手术比较而言感染几率较小。对于一部分患者需预防性使用抗生素(如可能引起细菌性心内膜炎及需切除子宫的患者)。出院后患者应自行观察体温,若超过 38℃,即需返诊。

宫腔镜

宫腔镜是从膀胱镜发展而来的,可用来辅助诊断并可用来指导宫腔操作。1973 年,使用宫腔镜进行宫腔内粘连分解被首次报道(147)。使用内镜下电外科手术是从泌尿外科进入妇科,最初是用来进行子宫肌瘤切除术(148)。宫腔镜下子宫纵隔切除术来自于用一种特殊设计的剪刀进行机械性操作(149)。使用宫腔镜破坏内膜是通过使用 Nd∶YAG 激光气化,并用电手术器械进行凝固及切割并气化(150~152)。最近有报道,在宫腔镜引导下,用加热的热水进行热能内膜消融术。宫腔镜发展迅速,其内镜口径变小但仍保留有高清晰度。这样使宫腔镜能更方便地运用于诊室或门诊手术室。

诊断性宫腔镜　诊断宫腔情况有两种方式:一是通过取宫腔内膜,通常用来诊断增生过长或肿瘤,二是明确宫腔内不正常的结构,如息肉、肌瘤或纵隔。前者是盲取宫腔内容物来诊断,后者是通过经阴道超声、子宫腔造影、MRI 以及宫腔镜来诊断。宫腔镜检查对于评价内膜腔要优于子宫造影术。但经阴道超声的诊断也一样精确,尤其是宫腔内注射盐水或凝胶作为对照进行检查,这项技术称为子宫超声成像或盐水灌注超声扫描(saline infusion sonography, SIS)(153~156)。MRI 及以超声为基础的技术,其优点是能评价子宫内膜,在诊室内运用宫腔镜需快速取出小息肉甚至小肌瘤。诊断性宫腔镜能帮助定位子宫内膜息肉或黏膜下肌瘤(157~163),而在盲取内膜时无法了解这些情况。子宫内膜恶性病变或增生性息肉以及其他局部病变能通过宫腔镜发现,并可行活检(160)。但盲刮仍不失为明确内膜病变有效的诊断方法(157,162,120,164)。**以下是进行诊断性宫腔镜的指征:**

1. 无法解释的子宫异常出血
   围绝经期
   绝经后
2. 某些不孕患者
   宫腔造影或经阴道超声异常
   无法解释的不孕
3. 反复习惯性流产

对于大多数患者来说,诊断性宫腔镜可以在诊室或门诊手术室实施,这样痛苦较少,而且比进入手术室费用低。有时考虑患者可能出现不适或者存在其他内科合并症时则不适合在门诊进行诊断性宫腔镜检查。尽管宫腔镜较盲刮能提供更多信息,它同样须慎重使用。对多数患者,宫腔镜之前可选择其他诊断或治疗方法。如围绝经期或绝经后患者子宫出血,在门诊进行子宫内膜活检或诊刮是首选的方法。如果诊断不能明确或仍存在无法解释的阴道出血,可用超声、盐水灌注超声扫描或宫腔镜进行检查。生育年龄的妇女有子宫不规则出血,根据出血程度或患者的可依从性选择药物或期待治疗。如果药物(如口服避孕药),效果欠佳,可进行经阴道超声盐水灌注超声扫描或宫腔镜下活检进行诊断(165)。

女性不孕,第一步是进行子宫输卵管造影,可显示输卵管的通畅度。如有可疑的或明确的宫腔内异常,可用宫腔镜进行诊断,或直接将病灶切除。一些医师认为,宫腔镜能排除造影的假阴性结果,但并无证据证明使用宫腔镜切除病灶后可提高受孕率(166)。对于反复流产的患者不需进行输卵管通畅度的检查,此类患者可直接进行宫腔镜检查(167)。

治疗性宫腔镜　许多宫内手术都可在宫腔镜下进行,例如粘连分解术、绝育术、宫腔纵隔切开术和肌瘤剔除术等。治疗性宫腔镜可使用 Nd:YAG 激光对内膜进行破坏,可射频切除,亦可凝固或气化。治疗性宫腔镜还可用于切除宫腔内异物,或通过堵塞输卵管实施绝育。

异物

    若宫内节育器无尾丝,可用特制的取环勾或有齿刮匙将之取出。如果取出较困难或无法进行,可在宫腔镜定位下,用抓钳将之取出。如果镜下不可见或仅部分可见,其余部分嵌入子宫肌层中,则应根据实际情况具体处理,一般需要借助图像更准确地进行定位。

子宫纵隔

    对于单纯与宫腔纵隔有关的习惯性流产,通过在宫腔镜下将纵隔切除,可以提高受孕率。与开腹子宫成形术比较,这种方法并发症更少、费用更低(见第 33 章)(168~173)。目前有关不孕的实验数据不多,但有证据表明子宫成形术确实有提高生育能力(174)。确认器官的内部结构是必要的,可使用 MRI 或三维超声。一个研究组提出在门诊手术时,只要在宫腔镜下操作时患者未诉疼痛、宫腔镜下未见到出血以及子宫肌纤维,可以尽可能地切净子宫纵隔(175)。该手术可于门诊手术室内在局部麻醉下实施,增加 0.05% 利多卡因和 1/200 000 肾上腺素直接注射隔膜。该手术也机械性地用剪刀或使用 Nd:YAG 激光或电外科手术刀或电切环实施。因为大部分纵隔血管较少,适合使用剪刀以避免热损伤。

内膜息肉

    内膜息肉通常伴随子宫异常出血和不孕。尽管内膜息肉可通过诊刮去除,但经常无法刮净(157,159,162,163)。因此,对已确诊或疑似的内膜息肉,适合在宫腔镜指导下治疗。手术可在门诊局部麻醉条件下进行。宫腔镜可以评价诊刮结果,也可指导抓钳抓取组织或使用小口径的剪刀剪切组织。对于较大的息肉,也可使用宫腔电刀切断蒂或碾碎息肉。对于伴随不孕的内膜息肉患者,尚不清楚息肉数量和大小是否与不孕的治疗效果相关(176)。因此,在避免创伤的前提下,应尽可能地清除所有息肉。

子宫肌瘤

    月经量过多、不孕或习惯性早期自然流产的子宫肌瘤患者,如果子宫肌瘤突向宫腔,可用宫腔镜剔除肌瘤(155,177~183)。但这种手术方式受肌瘤生长部位、大小及数量的限制。术前使用促性腺激素释放激素激动剂(gonadotropin-releasing hormone agonists,GnRH-a)可使黏膜下肌瘤缩小,以利于完全剔除肌瘤。更重要的是,这样可以缩短手术时间并减少机体对膨宫介质的吸收(184~186)。

    为了评估宫腔镜下子宫肌瘤剔除术,可使用一种根据黏膜下肌瘤在宫腔内的部分的分类系统。**若黏膜下肌瘤≤5cm 或全部都在宫腔内(0 型),则宫腔镜下手术易于实施,但对于更大的肌瘤(Ⅱ型),则需采用腹腔镜或开腹手术剔除。**小的 0 型肌瘤可用剪刀或宫腔电切镜横切蒂后取出。对于Ⅰ型肌瘤,取出前可先用宫腔电切镜切碎。较大的 0 型肌瘤或Ⅰ型肌瘤,需要在宫腔内将之分碎再取出。少数Ⅱ型肌瘤。若术前超声或磁共振提示肌瘤与肌层界限较清楚,术中可先将肌瘤从肌层中分离下来,在分离肌瘤与假包膜时需注意之间分布的血管。这种情况下,一般选用腹腔镜监测,以避免分离时损伤与肌瘤粘连的肠管。应告之患者Ⅰ型及Ⅱ型肌瘤有一次剔除不完全,需要进行多次操作的可能(178,187)。宫腔内使用前列腺素 $F_{2\alpha}$ 也有利于Ⅱ型肌瘤的剔除(188)。

内膜去除术

    月经过多的患者如果药物治疗无效,若无生育要求,可进行内膜消融或切除内膜来进行治疗(51)。若仍有生育要求,可在宫腔内置入左炔诺孕酮宫内节育器,同样可以得到较好的临床效果(189,190)。在子宫宫腔镜下使用电外科手术器械进行凝固、切除或气化。也可以应用非电切技术包括热球、双极射频技术、冷冻、热水或微波破坏内膜(151,152,187,191~195)。以上很多内膜手术设备均可在局部麻醉下在门诊使用。

使用电切环进行内膜切除可去除内膜和浅肌层(109,142,143,150,196,197)。应用与标准电切镜相连的电极进行气化可以不需粉碎切除较大的组织(187)。使用球形或桶形电极可凝固子宫内膜表面(51,152)。这些操作的并发症包括液体超负荷、电解质失衡(如果使用含电解质的膨宫介质)、子宫穿孔、出血、肠管及尿道损伤(198,199)。联合使用电外科手术技术可以减少子宫穿孔的发生率,尤其适合子宫肌层较薄弱的宫角处(177)。术前使用 GnRH-a 或达那唑可减少手术时间,GnRH-a 也可减少出血及机体循环系统吸收液体的量(186)。

对许多患者来说,这种方式可以减少月经量或者引起闭经,而不需进行子宫全切或长期药物治疗(51,200)。其成功率取决于随访的情况以及怎样定义手术成功。许多患者以闭经为目标,而另一些患者只是要求使月经正常。75%~95% 的患者 1 年后对手术结果较满意,30%~90% 的患者闭经(一定程度上取决于术者水平)。对照研究显示,激光与电外科手术比较无明显优势(198,201)。是否使用宫腔电切镜对于临床结果无明显差异。但不使用宫腔电切镜技术对于患者宫腔大小及形状要求较高。因此,对于月经过多的患者,若宫腔大于 12cm,则应使用宫腔电切镜进行内膜消融手术(161,202)。

子宫肌腺症的病灶切除术的长远有效性或影响尚不明确。由于有些内膜不可避免地无法切除干净,这些内膜可能会演变成子宫内膜癌;因此,绝经后的女性若已进行子宫内膜消融或切除,激素替代时应该加上孕激素(203)。

绝育术

绝育可在宫腔镜下进行,这样可以避免腹部或腹腔镜手术的风险及不利之处(204)。Essure 系统包括镍-钛圈以及达可纶丝,可迅速置入使得手术可在门诊进行(见第 10 章)。Adiana 是一种新的设备,使用 RF 射频电流将米粒大小的多孔硅塞放置于输卵管近端。可以在门诊局部麻醉下进行操作。术后 3 个月应进行输卵管子宫碘油造影以明确输卵管是否处于完全闭塞状态。

宫腔粘连

Asherman 综合征是指因宫腔粘连造成的不孕或习惯性流产,伴或不伴闭经。这些粘连可通过子宫造影摄片进行诊断,但最佳诊断方式是用诊断性宫腔镜。薄弱、稀疏的粘连可通过诊断性宫腔镜进行分离(205)。较厚且致密的粘连可用剪刀、能量器械或 Nd:YAG 激光射频电极等电手术器械进行分离。术后的受孕情况取决于术前子宫内膜破坏的程度(206,207)。这类手术可在门诊进行,但术者在手术操作时需谨慎操作,尤其应注意宫腔方向。

患者术前准备及沟通

过去,诊断性宫腔镜手术通常在门诊或诊室内进行,而治疗性宫腔镜手术则通常在手术室或手术中心进行。但现在,情况已有很大改变。在许多医院,90% 的治疗性宫腔镜手术都在门诊手术室条件下,使用局部或口服麻醉药进行。应告知患者手术目的、可能的不适、潜在风险以及其他可选的期待疗法、手术或药物治疗方法。应向患者解释手术的原理及成功率,以及手术成功率会因术者经验多少而有所不同。

诊断性宫腔镜的风险

诊断性宫腔镜风险很小,但一旦发生往往后果严重(199)。应告知患者各种与麻醉、子宫穿孔、出血和膨宫介质有关的罕见风险。诊断性宫腔镜术后,大多数患者会有轻微的阴道出血,少数情况下会出现下腹痉挛性疼痛。如果 CO_2 进入腹膜腔,会出现剧烈的痉挛性疼痛、呼吸困难、上腹和右肩部疼痛。因此,即使手术在门诊手术室内进行,也应建议患者请一位朋友或亲人护送其回家。

治疗性宫腔镜的风险

治疗性宫腔镜术前的谈话内容需根据术式、麻醉方式和手术地点(门诊或手术室)来决定。**总体来说,治疗性宫腔镜手术的风险高于诊断性宫腔镜手术,但这些风险主要存在于重度宫腔粘连分离术或从宫腔剔除位置较深的子宫肌瘤时。**并发症与麻醉、手术步骤以及与特殊采用的手术步骤相关。**任何宫腔镜手术,都有可能发生气体栓塞,与气体或液性膨宫介质有关。**合并心血管疾病的患者,无法耐受过量吸收低张的膨宫介质。同样,治疗性宫腔镜也有子宫穿孔的风险,以及穿孔使手术无法完成或造成肠管或尿道损伤及出血。如果发生了这些并发症,则需开腹进行修补。

器械及技术

宫腔镜手术所需的器械与手术指征有关。为了达到最佳的临床疗效同时减少并发症,术者必须对这些器械有充分的了解,了解其工作机制,了解应该如何合理、高效地使用它们。图 23.24 及图 23.25 展示了宫腔镜用于诊断和简单治疗手术时的典型场景。宫腔镜手术的要素如下:

1. 患者就位及暴露宫颈
2. 麻醉
3. 宫颈扩张
4. 膨宫
5. 成像
6. 宫内切除和止血操作
7. 其他手术器械及设备就绪

患者体位及暴露宫颈

宫腔镜手术在改良的截石位下进行。患者仰卧,腿置于腿架上。如果手术在患者清醒状态下进行,应对患者进行安慰以便更好地暴露会阴部。

支撑膝、小腿及踝部的腿架可允许手术时间适当延长。对于宫腔镜电切术和患者清醒的情况,应避免采用腿部伸直型的腿架。

暴露宫颈时应使用尽可能小的扩张器。仅单侧有铰链的双瓣扩张器可在不影响宫颈钳和宫腔镜的情况下取出。对清醒的患者不应使用较重的扩张器以避免引起不适。

麻醉

不同宫腔镜手术对麻醉的要求差异很大,具体取决于患者的焦虑程度、宫颈状况、手术类型、宫腔镜或外鞘的外径等。**对有些患者,行诊断性宫腔镜并不需要麻醉,尤其对于经产患者,或使用的宫腔镜及其外鞘外径较小时(<3mm)(208)。为了消除或缓解扩张宫颈引起的疼痛,可预先口服或阴道放置米索前列醇(见下),或术前3~8小时在宫颈中放置昆布多糖棒。昆布多糖棒是天然(提取自红榆)或人工合成的细棒,可在数小时内扩展**

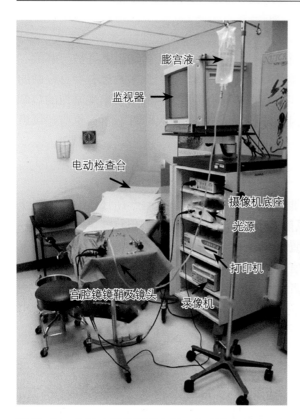

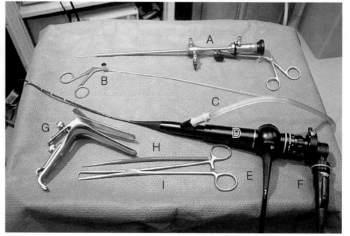

图 23.24　门诊宫腔镜手术布置。电动检查床对于宫腔镜手术十分有益。可以使用输液器悬挂膨宫介质，也可利用粗的膀胱镜管道保持更高的宫腔压力，以便观察和实施息肉切除、经宫颈绝育术等简单手术。光源是必不可少的，最好还应配备相机。相机与显示器相连，同时还可连接到打印机和录像设备。相机的镜头连至软管型宫腔镜

图 23.25　门诊宫腔镜手术器械。(A)组装好宫腔镜，带 5.5mm 口径外鞘，工作通道中已置入一支 5- 法国生产的半硬性剪刀；(B)活检钳；(C)输送膨宫介质的管道；(D)外径 3mm 的易操作软管型宫腔镜，与膨宫介质输送管道连接；(E)光源；(F)医用相机；(G)打开的阴道窥器；(H)小型宫颈扩张器，如果患者数量较多，可能需要一套宫颈扩张器。(I)宫颈钳，使用宫颈钳有助于扩张宫颈和使宫腔镜进入宫腔

宫颈。注意如果昆布多糖棒置入宫颈时间过长(超过 24 小时)，可能会导致宫颈过度扩张，进而影响 CO_2 充气效果。

对大多数诊断性和许多治疗性宫腔镜手术，局部麻醉即可达到良好的宫颈麻醉效果，这使得宫腔镜手术能够在门诊手术室内进行。有证据表明，宫颈旁阻滞麻醉可能是最佳的选择(208,209)。使用阴道窥器暴露子宫颈后，可用椎管麻醉针在宫颈前唇内注入 3ml 0.5%~1% 利多卡因，以使用宫颈钳并对外宫颈进行操作。虽然准确的用药位置和深度与供应商和相关研究结果有关，但据称宫骶韧带位置(4 点和 8 点位置,4mm 深)是可行的(210)。必须注意避免将麻醉药注入血管内。另一种可选的方案是围绕宫颈一周向宫颈内组织均匀地注入麻醉剂，以对宫颈内口生效。但现有研究结果表明，该方案的效果尚不明确(208)。考虑到子宫神经支配的复杂性，可以改为或合并使用麻醉剂喷雾、凝胶或乳膏对宫颈管和(或)子宫内膜进行局部麻醉。由于相关研究中用药和手术的间隔时间不充分(211)，这些做法效果如何同样尚不明确。此外，还有一些可选措施，包括使用注射器向宫腔滴入 5ml 2% 盐酸甲哌卡因，或使用相似剂量的 2% 利多卡因凝胶。上述措施已可满足许多治疗手术的需要，如确有必要，还可合并口服或静脉注射抗焦虑药或止痛药，但需要注意对血压和血氧进行持续监测，以及确保有复苏人员和复苏设备可用。使局部麻醉达到最佳效果的要素之一是确保从用药至腹腔镜手术开始应有充分的时间间隔。虽然盐酸利多卡因、甲哌卡因等局部麻醉剂在注射 2~3 分钟后即可生效，但发挥最佳麻醉效果需要

15~20 分钟。最后,如果认为手术不适用局部麻醉,可在外科中心或手术室环境下实施区域麻醉或全身麻醉。

宫颈扩张

许多情况下,尤其对于经产患者和使用窄口径宫腔镜时,往往并不需要进行宫颈扩张。对于确需宫颈扩张的情况,虽然操作看似简单,但注意如果宫颈管狭窄或操作不当,可能导致穿孔,进而影响整个手术。如果无法将宫腔镜镜头置入宫腔,宫腔镜手术就无法进行。宫颈扩张应小心进行,充分考虑阴道腔轴线的走向和宫颈的屈曲。如果扩张难度较大,可借助超声,或直接使用宫腔镜进行扩张。

有许多备选措施可以促进宫颈扩张。有证据表明术前 12~24 小时口服前列腺素 E_1(米索前列醇)400μg,或 200~400μg 置阴道有助于宫颈扩张(212~215)。对绝经患者单独使用米索前列醇无效,但一项很好的随机试验表明,术前 2 周每天服用阴道雌激素可使米索前列醇生效(215)。此外,有证据表明术中向宫颈(0.05U/ml,4 点和 8 点处 4ml)注射加压素可大大地降低宫颈扩张的难度(216)。最后,宫颈扩张应尽可能无创进行。为了避免损伤宫颈管或子宫内膜而引起不必要的出血及穿孔,最好不要使用宫腔探针。

膨宫

为使宫腔镜视野清晰,需要进行膨宫。可使用 CO_2 气体,高黏稠度的 32% 右旋糖酐 70 和各种低黏度液体,包括甘氨酸、山梨酸、生理盐水和葡萄糖溶液等。**为充分膨宫和看到输卵管开口,需要至少 45mmHg 压力。注意为减少外渗,压力不应超过平均动脉压。**对于每种液体,都有多种方法将其充入宫腔以达到所需压力。

外鞘

硬管式宫腔镜通过外鞘进入宫腔,外鞘的结构和直径取决于窥镜的型号及用途。典型的诊断性宫腔镜外鞘略宽于窥镜,以便膨宫介质充入。治疗性宫腔镜的外鞘有额外的通道,用于膨宫介质的进出和置入光纤、电外科手术器械或半硬性剪刀、活检装置、抓钳等。这些外鞘的直径通常为 5~8mm,部分外鞘还允许膨宫介质持续进出宫腔(图 23.25 和图 23.26)。

介质

对于诊断性宫腔镜,CO_2 可以提供很好的手术视野。但由于不能有效地从宫腔清除血液及其他碎屑,CO_2 并不适合治疗性宫腔镜和患者有出血时的诊断性腹腔镜,为预防

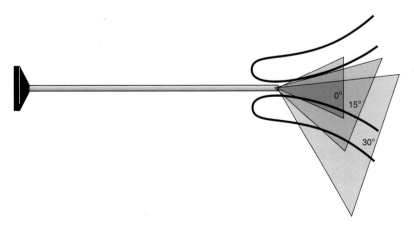

图 23.26　宫腔镜的光学视角。全景(0°)及倾斜(15° 和 30°)视角

CO_2气栓,气体必须通过特制的注入器注入——宫腔内压力应保持在 100mmHg 以下,流速应保持在 100ml/min 以下。

对于不需要使用标准单极电切镜射频电流的情况,生理盐水是一种有效和安全的膨宫介质。虽然易被机体吸收,但生理盐水不会引发电解质紊乱。因此,对于在门诊手术室中实施的小型手术,生理盐水是理想的选择。此外,双极电手术器械的发展使得生理盐水也可用于更加复杂的手术。

右旋糖酐 70 不会与血液混合,适用于出血患者。但它费用较高,容易在器械上熔化成焦糖,每次使用后都必须立即拆开器械并在温水中进行彻底清洗。此外,右旋糖酐 70 也可能引发过敏反应、体液超负荷和电解质紊乱。

在标准的使用单极电切镜的治疗性宫腔镜手术中,低黏度绝缘液体(如 1.5% 甘氨酸和 3% 山梨醇)是最常用的膨宫介质。这些介质不含电解质,不会因分散电流而影响电手术效果,因此可用于标准单极电手术器械,1.5% 甘氨酸和 3% 山梨醇费用低廉,且有 3L的大号包装可用,适合宫腔镜连续灌流的需要。这几种液体都不含电解质,吸收到体循环后会引发体液及电解质失衡。与 1.5% 甘氨酸和 3% 山梨醇相比,5% 甘露醇是等渗液体并有利尿作用,适合宫腔电切镜手术。**无论使用何种膨宫介质,都必须持续地或至少每 5分钟检测液体吸收量,即总注入量减去外鞘的流出量。**注意上述介质包装中的实际注入量往往超出其标称的 3L,这增加了精确计算吸收量的困难性(217),现已有几种设备,可向术者持续反馈液体的负平衡程度。如果总吸收量超过 1L,必须检查电解质水平。麻醉师对静脉注射液的合理控制也可以降低体液超负荷风险。可以考虑使用适当剂量的利尿剂。术者也应注意缩短手术时间。如果液体吸收量超过某个既定值(1.5~2L 外渗液体),手术应立即终止。注意吸收过多山梨醇可引起高血糖症,大剂量甘氨酸可能提高血液中氨的浓度(218)。

介质输送装置

对于门诊进行的诊断性宫腔镜手术,可通过注射器注入膨宫介质,尤其当使用**右旋糖酐**作为膨宫介质时。术者可以直接将注射器连接到宫腔镜的外鞘或导管上。因为该技术操作繁琐,因此一般仅适用于简单手术。

把膨宫介质容器悬挂在高于患者子宫的位置可以有效地产生持续的流体压力。所产生的压力数值取决于导管宽度和悬挂高度——对于使用 10mm 导管的治疗性宫腔镜,介质容器高于宫腔 1~1.5m 可产生 70~100mmHg 的宫腔压力。

使用加压输液袋可提高灌注压力。但由于宫腔内压力超过平均动脉压会导致液体外渗,因此必须慎用。

目前已有多种灌注泵可用于灌注介质,从简易的到能保持预设宫腔压力值的灌注泵。简易的灌注泵不断向宫腔内注入液体而不考虑阻力情况。压力敏感型灌注泵则可在达到预设宫腔压力值后自动降低流速,因此可避免因血液和碎屑外流而影响视野。

成像

内镜

宫腔镜有两种基本类型——软管型和硬管型。软管型宫腔镜没有外鞘,利用单个集成通道向宫腔输送用于膨宫的气体或液体,因此软管型宫腔镜的直径一般比硬管型小。此外,软管型宫腔镜可以被设计成"可控式的",即支持多角度视野。软管型宫腔镜通过光纤束而非透镜向术者传递图像,因此分辨率低于直径相同的硬管型宫腔镜,口径通常也不适合大多数手持器械通过。相比之下硬管型宫腔镜则更耐用,能提供更加清晰的图像。常用宫腔镜的口径为 3~4mm,使用光纤的宫腔镜口径可低于 2mm。

硬管型宫腔镜通过一个多角度镜头（斜面内镜）提供对治疗性宫腔镜手术而言十分有用的多视角功能，支持 0°、12°~15°、25°~30°视角等不同模式（图 23.26）。0°视角提供的全景图像最适合诊断，25°和 30°视角常用于输卵管插管和放置灭菌装置，12°和 15°视角则兼顾诊断和消融、切除等操作。相对于大斜角下的视图效果而言，电切镜更需要全景视角。

光源和光缆

宫腔内必须有充分的照明。光源使用标准的 110V 或 220V 墙电，不需要特殊电源。对于大多数相机及窥镜，直视时光源功率至少需要达到 150W。如果要在视频图像下进行手术，推荐使用功率 250W 以上的光源（219）。

视频图像

诊断性宫腔镜手术可在直视模式下进行，但对于时间较长的手术，最好通过视频图像对手术操作进行指导。此外，视频图像对于教学，以及记录病理情况和操作步骤也很有意义。由于宫腔镜内径狭窄，且宫腔内背景往往很暗，因此相机必须足够敏感，尤其当需要对图像进行放大，或观察区域内有血液时更是如此（图 23.25）。

图像记录

手术室可配备小型摄像机用于教学以及协调手术进程。摄像机可以采集静态或动态图像供日后参考或教学所用。若使用录像设备，应将摄像机直连至录像设备，以避免图像质量损失。各种可用的视频记录格式各有其优缺点。视频打印机可打印图像用作医疗记录。新型的高清晰度数码摄像机可以提供高质量的静态视频图像和高分辨率的数码视频，以供出版或教学所用。

宫腔内切割和止血操作　治疗型宫腔镜可使用抓取、切割和活检器械。这些器械直径很小并有足够的屈度，可在 1~2mm 的范围内进行手术操作（图 23.25）。同时，这些器械的使用也受到体型小和结构脆弱的限制，其中剪刀可用于分离粘连，活检钳可用于病灶取样，抓钳可用于清除宫腔内的小息肉或宫内节育器。一些治疗型宫腔镜可以插入 Nd:YAG 激光传导纤维束，但大部分情况下已被电极取代。

宫腔电切镜与泌尿外科使用的器械相似，可在宫腔内使用射频电能（图 23.27）。为了安全、有效地使用这些器械，需要对电外科手术的原理有正确的认识。通过滑动"工作元件"，可控制多个电极头中的某一个在宫腔内来回拉动进行操作。点状电极可用于分离组

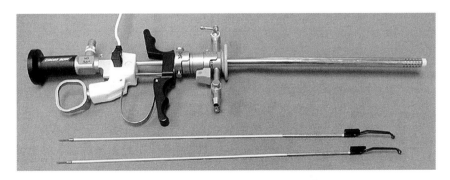

图 23.27　**宫腔电切镜**。图中是组装完毕的宫腔电切镜，前端带有两个电极，通过电切镜尾部的白色手柄进行操作

织,电切环可用于切除,滚球或滚棒可用于电凝组织。多头及多边电极可用于气化组织,但需要高功率的电流发生器。通过使绝缘性的膨宫剂不断流动进出宫腔,可以保持手术视野的清晰。目前,由前列腺电切镜改造而来的宫腔电切镜已经非常适合妇科手术的需要,但组织的切除及取出仍需要花费较多时间。对此,最有效的方法是在取出宫腔镜后使用子宫刮匙或特制的息肉和子宫肌瘤钳,反复操作取出组织。另外,大部分肌瘤或子宫内膜都可以被气化,从而最大限度地减少了反复取出组织所需的时间。如果使用气化方法,应当注意获取肌瘤或子宫内膜的代表性样品进行病理检查。

其他器械

进行任何宫腔镜手术前都必须准备宫颈钳、宫颈扩张器、宫腔刮匙和大小适当的阴道窥器。使用宫腔电切镜时,需要准备一个性能稳定的、有独立电流回路的高频电流发生器。这种发生器可提供调制和非调制的射频电流。术前应做好急诊行腹腔镜或开腹手术的准备,以备发生子宫穿孔时实施。

并发症

宫腔镜进入宫腔如仅以观察为目的("诊断性宫腔镜"),则风险主要限于颈椎外伤和子宫穿孔。其他风险,包括感染、出血过多,以及由膨宫介质引发的风险等,如果手术时间较短且不涉及子宫肌层,一般极少发生(0%~1%)(199)。**治疗性宫腔镜的风险与以下因素有关:(i)麻醉;(ii)膨宫介质;(iii)穿孔;(iv)出血;(v)热损伤(198,199)。**

麻醉

局部麻醉的典型流程为,向宫颈内或宫颈旁注射0.5%~2%利多卡因或甲哌卡因溶液,同时可能使用局部血管收缩剂(如肾上腺素)。为防止麻醉过度,应避免将麻醉药注入血管,同时用量不能超过最大推荐值(利多卡因4mg/kg,甲哌卡因3mg/kg)。血管收缩剂(如1/200 000肾上腺素)的使用可降低麻醉药的全身吸收量,此时可使用双倍最大剂量以增强局部麻醉效果(220)。

麻醉药被注入血管或麻醉药过量可能引发的并发症有:过敏、神经系统受不良影响和心肌传导受损。过敏反应的典型症状包括情绪激动、心悸、皮肤瘙痒、咳嗽、呼吸急促、荨麻疹、支气管痉挛、休克和抽搐等。处理方法为吸氧、静脉注射等渗液体、肌内注射或皮下注射肾上腺素及静脉用泼尼松和氨茶碱。因心肌传导受影响而引发的心脏受损情况有心动过缓、心搏骤停、休克和抽搐等。应急处理措施包括吸氧、静脉注射阿托品(0.5mg)、静脉注射肾上腺素、进行适当的心脏复苏术等。最常见的中枢神经系统受损表现为舌头感觉异常、嗜睡、震颤和抽搐等,处理措施包括静脉用地西泮和提供呼吸支持等。

膨宫介质

CO_2

由于CO_2**易溶于血液,因此临床很少发生气栓,但在罕见的情况下,CO_2气栓可导致严重的手术并发症,甚至死亡(221~223)。**为消除这种风险,可使用其他膨宫介质,或确保充气压力始终不超过100mmHg,流速始终不超过100ml/min。由于腹腔镜充气机的流速很难设置为1000ml/min以下,因此应使用专为宫腔镜设计的充气机。

右旋糖酐70

右旋糖酐70是一种高渗介质,在罕见的情况下可诱发过敏反应或凝血障碍(224,

225）。和其他膨宫介质类似,注入量过大可能导致血管超负及心力衰竭(226,227)。由于右旋糖酐是亲水性的,可吸收自身容量 6 倍的液体进入体循环,因此用量应限制在 300ml 以下。

低黏度液体

因为具有费用低廉、与标准电外科手术相容、有大容量包装可用等优点,1.5% 甘氨酸、3% 山梨醇以及 5% 甘露醇等各种低黏度液体被广泛地采用。但持续灌注低渗介质可导致体液和电解质失衡,作为一种潜在的危险并发症,它可能进一步引发肺水肿、低钠血症、心力衰竭、脑水肿,甚至导致死亡。多篇文献都给出了降低宫腔镜手术时体液超负荷风险的方法(228)。

1. **用药前测量血清电解质水平**。对有心肺疾病的患者应严密监测。术前可选择使用 GnRH-a 以减少手术时间和介质吸收量。手术即将开始时,向宫颈内注入 8ml 稀释加压素(0.01U/ml)可有效地减少机体对膨宫介质的吸收量(229)。该效果仅可持续 20~30 分钟,因此为达到最佳效果可能需要反复给药。

2. **在手术室环境下,介质灌注和回收应在封闭系统内进行,以便使用专门设备不间断地测量吸收量**。如果条件不具备,则应由了解相关方法和职责的人员每 5 分钟对吸收量进行测量。

3. **应在尽量低的膨宫压力下完成手术,通常不应超过平均动脉压**。70~80mmHg 是一个较好的压力范围,可通过特制的注入泵,或保持灌注袋内液面高于患者子宫约 1m 来达到这一压力。如果需要更大的压力以达到充分扩张,可由麻醉师使用血管活性药物(如苯肾上腺素)暂时提高平均动脉压。

4. **液差超过 1L 时需持续检测电解质水平,同时可考虑静脉注射呋塞米,剂量应与患者肾功能相适应**。若发现液差超过 1L,应尽快完成手术。如果液差达到预定上限值(1.5~2L),应立即终止手术,同时必要的话可给予利尿剂(如甘露醇或**呋塞米**)。由于心血管功能受损的患者一般对液差的耐受力较弱,因此应设定较低的上限值(230)。

穿孔

扩张宫颈、宫腔镜定位或宫内操作都可能导致穿孔。宫腔完全穿孔后无法膨胀,视野通常会消失。**如穿孔发生于扩张宫颈时,必须立即终止操作,但由于宫颈扩张属钝性操作,因此通常不会有其他损伤发生**。如果激光或电极尖端造成子宫穿孔,则有出血或损伤邻近脏器的风险,因此必须停止手术并**改行腹腔镜或开腹手术**。腹腔镜相对容易发现子宫损伤,但对于肠管、输尿管或膀胱的机械性或热损伤就难发现得多,可能需要剖腹探查。情况得到控制后,告知患者如有发热、疼痛加剧、恶心或呕吐等出血或脏器损伤症状时,应及时报告。

出血

宫腔镜手术可能因伤及子宫肌层血管或盆腔其他血管而导致术中或术后出血。对于需要剥离肌层的手术,如子宫内膜切除术和 II 型子宫肌瘤剔除术,子宫肌层尤其容易因电切镜操作导致裂伤。

预期进行可能需要做深部切除的手术时,可在术前准备好自体血回输。术前向宫颈间质注射稀释加压素可降低出血风险(229)。通过减少近宫颈峡部宫腔侧面的切除深度,并使用消融技术,可降低子宫动脉分支受损伤的风险。如果在进行电切除时发生出血,可使用球形电极对血管进行电凝。对顽固性出血,可注射稀释加压素,或向宫腔内注入 30ml 的 Foley 球囊或类似装置(177)。

热损伤　由于肠管或输尿管的热损伤很难诊断，症状可能要到术后数天至 2 周才出现，因此应将腹膜炎有关的临床表现告知患者。

（冷金花　李晓燕　译）

参考文献

1. **Nezhat C, Hood J, Winer W, et al.** Video laseroscopy and laser laparoscopy in gynaecology. *Br J Hosp Med* 1987;38:219–224.
2. **Pierre SA, Ferrandino MN, Simmons WN, et al.** High definition laparoscopy: objective assessment of performance characteristics and comparison with standard laparoscopy. *J Endourol* 2009;23:523–528.
3. **Stovall TG, Ling FW, Gray LA.** Single-dose *methotrexate* for treatment of ectopic pregnancy. *Obstet Gynecol* 1991;77:754–757.
4. **Ellstrom M, Ferraz-Nunes J, Hahlin M, et al.** A randomized trial with a cost-consequence analysis after laparoscopic and abdominal hysterectomy. *Obstet Gynecol* 1998;91:30–34.
5. **Bhiwandiwala PP, Mumford SD, Feldblum PJ.** A comparison of different laparoscopic sterilization occlusion techniques in 24,439 procedures. *Am J Obstet Gynecol* 1982;144:319–331.
6. **Ryder RM, Vaughan MC.** Laparoscopic tubal sterilization. Methods, effectiveness, and sequelae. *Obstet Gynecol Clin North Am* 1999;26:83–97.
7. **Lipscomb GH, Gomez IG, Givens VM, et al.** Yolk sac on transvaginal ultrasound as a prognostic indicator in the treatment of ectopic pregnancy with single-dose methotrexate. *Am J Obstet Gynecol* 2009;200:338 e1–e4.
8. **Potter MB, Lepine LA, Jamieson DJ.** Predictors of success with methotrexate treatment of tubal ectopic pregnancy at Grady Memorial Hospital. *Am J Obstet Gynecol* 2003;188:1192–1194.
9. **Hajenius PJ, Mol F, Mol BW, et al.** Interventions for tubal ectopic pregnancy. *Cochrane Database Syst Rev* 2007;1:CD000324.
10. **Maruri F, Azziz R.** Laparoscopic surgery for ectopic pregnancies: technology assessment and public health implications. *Fertil Steril* 1993;59:487–498.
11. **American College of Obstetricians and Gynecologists.** ACOG Practice Bulletin No. 94: medical management of ectopic pregnancy. *Obstet Gynecol* 2008;111:1479–1185.
12. **Gomel V.** Management of ectopic gestation: surgical treatment is usually best. *Clin Obstet Gynecol* 1995;38:353–361.
13. **Gomel V, Taylor PJ.** Diagnostic and operative laparoscopy. St. Louis: CV Mosby; 1995.
14. **Canis M, Mage G, Pouly JL, et al.** Laparoscopic diagnosis of adnexal cystic masses: a 12-year experience with long-term follow-up. *Obstet Gynecol* 1994;83:707–712.
15. **Mecke H, Lehmann-Willenbrock E, Ibrahim M, et al.** Pelviscopic treatment of ovarian cysts in premenopausal women. *Gynecol Obstet Invest* 1992;34:36–42.
16. **Medeiros LR, Rosa DD, Bozzetti MC, et al.** Laparoscopy versus laparotomy for benign ovarian tumour. *Cochrane Database Syst Rev* 2009;2:CD004751.
17. **Lehner R, Wenzl R, Heinzl H, et al.** Influence of delayed staging laparotomy after laparoscopic removal of ovarian masses later found malignant. *Obstet Gynecol* 1998;92:967–971.
18. **Vergote I.** Role of surgery in ovarian cancer: an update. *Acta Chir Belg* 2004;104:246–256.
19. **Parker WH, Berek JS.** Management of selected cystic adnexal masses in postmenopausal women by operative laparoscopy: a pilot study. *Am J Obstet Gynecol* 1990;163:1574–1577.
20. **Parker WH, Levine RL, Howard FM, et al.** A multicenter study of laparoscopic management of selected cystic adnexal masses in postmenopausal women. *J Am Coll Surg* 1994;179:733–737.
21. **Jacobs I, Oram D, Fairbanks J, et al.** A risk of malignancy index incorporating CA125, ultrasound and menopausal status for the accurate preoperative diagnosis of ovarian cancer. *Br J Obstet Gynaecol* 1990;97:922–929.
22. **Harry VN, Narayansingh GV, Parkin DE.** The risk of malignancy index for ovarian tumours in northeast Scotland—a population based study. *Scott Med J* 2009;54:21–23.
23. **van den Akker PA, Aalders AL, Snijders MP, et al.** Evaluation of the Risk of Malignancy Index in daily clinical management of adnexal masses. *Gynecol Oncol* 2010;116:384–388.
24. **Howard FM.** Surgical management of benign cystic teratoma. Laparoscopy vs. laparotomy. *J Reprod Med* 1995;40:495–499.
25. **Savasi I, Lacy JA, Gerstle JT, et al.** Management of ovarian dermoid cysts in the pediatric and adolescent population. *J Pediatr Adolesc Gynecol* 2009;22:360–364.
26. **Galinier P, Carfagna L, Delsol M, et al.** Ovarian torsion. Management and ovarian prognosis: a report of 45 cases. *J Pediatr Surg* 2009;44:1759–1765.
27. **Kavallaris A, Mytas S, Chalvatzas N, et al.** Seven years' experience in laparoscopic dissection of intact ovarian dermoid cysts. *Acta Obstet Gynecol Scand* 2010;89:390–392.
28. **Rhode JM, Advincula AP, Reynolds RK, et al.** A minimally invasive technique for management of the large adnexal mass. *J Minim Invasive Gynecol* 2006;13:476–479.
29. **Anonymous.** Postoperative adhesion development after operative laparoscopy: evaluation at early second-look procedures. Operative Laparoscopy Study Group. *Fertil Steril* 1991;55:700–704.
30. **Pellicano M, Bramante S, Guida M, et al.** Ovarian endometrioma: postoperative adhesions following bipolar coagulation and suture. *Fertil Steril* 2008;89:796–799.
31. **Mage G, Canis M, Manhes H, et al.** Laparoscopic management of adnexal torsion. A review of 35 cases. *J Reprod Med* 1989;34:520–524.
32. **Vancaillie T, Schmidt EH.** Recovery of ovarian function after laparoscopic treatment of acute adnexal torsion. A case report. *J Reprod Med* 1987;32:561–562.
33. **Cohen SB, Oelsner G, Seidman DS, et al.** Laparoscopic detorsion allows sparing of the twisted ischemic adnexa. *J Am Assoc Gynecol Laparosc* 1999;6:139–143.
34. **Gjonnaess H.** Polycystic ovarian syndrome treated by ovarian electrocautery through the laparoscope. *Fertil Steril* 1984;41:20–25.
35. **Huber J, Hosmann J, Spona J.** Polycystic ovarian syndrome treated by laser through the laparoscope. *Lancet* 1988;2:215.
36. **Kovacs G, Buckler H, Bangah M, et al.** Treatment of anovulation due to polycystic ovarian syndrome by laparoscopic ovarian electrocautery. *Br J Obstet Gynaecol* 1991;98:30–35.
37. **Farquhar C, Lilford RJ, Marjoribanks J, et al.** Laparoscopic "drilling" by diathermy or laser for ovulation induction in anovulatory polycystic ovary syndrome. *Cochrane Database Syst Rev* 2007;3:CD001122.
38. **Gurgan T, Kisnisci H, Yarali H, et al.** Evaluation of adhesion formation after laparoscopic treatment of polycystic ovarian disease. *Fertil Steril* 1991;56:1176–1178.
39. **Naether OG, Fischer R.** Adhesion formation after laparoscopic electrocoagulation of the ovarian surface in polycystic ovary patients. *Fertil Steril* 1993;60:95–98.
40. **Bedient CE, Magrina JF, Noble BN, et al.** Comparison of robotic and laparoscopic myomectomy. *Am J Obstet Gynecol* 2009;201:566 e1–e5.
41. **Palomba S, Zupi E, Falbo A, et al.** A multicenter randomized, controlled study comparing laparoscopic versus minilaparotomic myomectomy: reproductive outcomes. *Fertil Steril* 2007;88:933–941.
42. **Seracchioli R, Rossi S, Govoni F, et al.** Fertility and obstetric outcome after laparoscopic myomectomy of large myomata: a randomized comparison with abdominal myomectomy. *Hum Reprod* 2000;15:2663–2668.

43. **Jin C, Hu Y, Chen XC, et al.** Laparoscopic versus open myomectomy—a meta-analysis of randomized controlled trials. *Eur J Obstet Gynecol Reprod Biol* 2009;145:14–21.

44. Day **Baird D, Dunson DB, Hill MC, et al.** High cumulative incidence of uterine leiomyoma in black and white women: ultrasound evidence. *Am J Obstet Gynecol* 2003;188:100–107.

45. **Pritts EA, Parker WH, Olive DL.** Fibroids and infertility: an updated systematic review of the evidence. *Fertil Steril* 2009;91:1215–1223.

46. **Luciano AA.** Myomectomy. *Clin Obstet Gynecol* 2009;52:362–371.

47. **Sutton C, Diamond MP.** Endoscopic surgery for gynecologists. St. Louis: CV Mosby, 1993.

48. **Munro MG, Deprest J.** Laparoscopic hysterectomy: does it work? A bicontinental review of the literature and clinical commentary. *Clin Obstet Gynecol* 1995;38:401–425.

49. **Summitt RLJ, Stovall TG, Lipscomb GH, et al.** Randomized comparison of laparoscopy-assisted vaginal hysterectomy with standard vaginal hysterectomy in an outpatient setting. *Obstet Gynecol* 1992;80:895–901.

50. **Munro MG, Parker WH.** A classification system for laparoscopic hysterectomy. *Obstet Gynecol* 1993;82:624–629.

51. **Nieboer TE, Johnson N, Lethaby A, et al.** Surgical approach to hysterectomy for benign gynaecological disease. *Cochrane Database Syst Rev* 2009;3:CD003677.

52. **Johns DA, Carrera B, Jones J, et al.** The medical and economic impact of laparoscopically assisted vaginal hysterectomy in a large, metropolitan, not-for-profit hospital. *Am J Obstet Gynecol* 1995;172:1709–1715; discussion 15–19.

53. **Walsh CA, Walsh SR, Tang TY, et al.** Total abdominal hysterectomy versus total laparoscopic hysterectomy for benign disease: a meta-analysis. *Eur J Obstet Gynecol Reprod Biol* 2009;144:3–7.

54. **Marana R, Busacca M, Zupi E, et al.** Laparoscopically assisted vaginal hysterectomy versus total abdominal hysterectomy: a prospective, randomized, multicenter study. *Am J Obstet Gynecol* 1999;180:270–275.

55. **Munro M, Gomel V.** Fertility-promoting laparoscopically-directed procedures. *Reprod Med Rev* 1994;3:29–42.

56. **Marcoux S, Maheux R, Berube S.** Laparoscopic surgery in infertile women with minimal or mild endometriosis. Canadian Collaborative Group on Endometriosis. *N Engl J Med* 1997;337:217–222.

57. **Parazzini F.** Ablation of lesions or no treatment in minimal-mild endometriosis in infertile women: a randomized trial. Gruppo Italiano per lo Studio dell'Endometriosi. *Hum Reprod* 1999;14:1332–1334.

58. **Jacobson TZ, Duffy JM, Barlow D, et al.** Laparoscopic surgery for subfertility associated with endometriosis. *Cochrane Database Syst Rev* 2010;1:CD001398.

59. **Filmar S, Jetha N, McComb P, et al.** A comparative histologic study on the healing process after tissue transection. I. Carbon dioxide laser and electromicrosurgery. *Am J Obstet Gynecol* 1989;160:1062–1067.

60. **Filmar S, Jetha N, McComb P, et al.** A comparative histologic study on the healing process after tissue transection. II. Carbon dioxide laser and surgical microscissors. *Am J Obstet Gynecol* 1989;160:1068–1072.

61. **Munro MG, Fu YS.** Loop electrosurgical excision with a laparoscopic electrode and carbon dioxide laser vaporization: comparison of thermal injury characteristics in the rat uterine horn. *Am J Obstet Gynecol* 1995;172:1257–1262.

62. Van **Holsbeke C,** Van **Calster B, Guerriero S, et al.** Endometriomas: their ultrasound characteristics. *Ultrasound Obstet Gynecol* 2010;35:730–740.

63. **Hart RJ, Hickey M, Maouris P, et al.** Excisional surgery versus ablative surgery for ovarian endometriomata. *Cochrane Database Syst Rev* 2008;2:CD004992.

64. **Chapron C, Dubuisson JB.** Management of deep endometriosis. *Ann N Y Acad Sci* 2001;943:276–280.

65. **Chapron C, Jacob S, Dubuisson JB, et al.** Laparoscopically assisted vaginal management of deep endometriosis infiltrating the rectovaginal septum. *Acta Obstet Gynecol Scand* 2001;80:349–354.

66. **Miklos JR, Kohli N.** Laparoscopic paravaginal repair plus Burch colposuspension: review and descriptive technique. *Urology* 2000;56:64–69.

67. **Ross JW.** Multichannel urodynamic evaluation of laparoscopic Burch colposuspension for genuine stress incontinence. *Obstet Gynecol* 1998;91:55–59.

68. **Paraiso MF, Walters MD.** Laparoscopic pelvic reconstructive surgery. *Clin Obstet Gynecol* 2000;43:594–603.

69. **Canis M, Pouly JL, Wattiez A, et al.** Laparoscopic management of adnexal masses suspicious at ultrasound. *Obstet Gynecol* 1997;89:679–683.

70. **Fowler JM, Carter JR.** Laparoscopic management of the adnexal mass in postmenopausal. *J Gynecol Tech* 1995;1:7–10.

71. **Possover M, Krause N, Plaul K, et al.** Laparoscopic para-aortic and pelvic lymphadenectomy: experience with 150 patients and review of the literature. *Gynecol Oncol* 1998;71:19–28.

72. **Homesley HD, Boike G, Spiegel GW.** Feasibility of laparoscopic management of presumed stage I endometrial carcinoma and assessment of accuracy of myoinvasion estimates by frozen section: a gynecologic oncology group study. *Int J Gynecol Cancer* 2004;14:341–347.

73. **Tozzi R, Malur S, Koehler C, et al.** Analysis of morbidity in patients with endometrial cancer: is there a commitment to offer laparoscopy? *Gynecol Oncol* 2005;97:4–9.

74. **Ghezzi F, Cromi A, Uccella S, et al.** Laparoscopic versus open surgery for endometrial cancer: a minimum 3-year follow-up study. *Ann Surg Oncol* 2010;17:271–278.

75. **Nezhat FR, Ezzati M, Chuang L, et al.** Laparoscopic management of early ovarian and fallopian tube cancers: surgical and survival outcome. *Am J Obstet Gynecol* 2009;200:83 e1–e6.

76. **Ghezzi F, Cromi A, Siesto G, et al.** Laparoscopy staging of early ovarian cancer: our experience and review of the literature. *Int J Gynecol Cancer* 2009;19(Suppl 2):S7–S13.

77. **Slim K, Vicaut E, Launay-Savary MV, et al.** Updated systematic review and meta-analysis of randomized clinical trials on the role of mechanical bowel preparation before colorectal surgery. *Ann Surg* 2009;249:203–209.

78. **Muzii L, Bellati F, Zullo MA, et al.** Mechanical bowel preparation before gynecologic laparoscopy: a randomized, single-blind, controlled trial. *Fertil Steril* 2006;85:689–693.

79. **Pickett SD, Rodewald KJ, Billow MR, et al.** Avoiding major vessel injury during laparoscopic instrument insertion. *Obstet Gynecol Clin North Am* 2010;37:387–397.

80. **Nezhat F, Brill AI, Nezhat CH, et al.** Laparoscopic appraisal of the anatomic relationship of the umbilicus to the aortic bifurcation. *J Am Assoc Gynecol Laparosc* 1998;5:135–140.

81. **Roy GM, Bazzurini L, Solima E, et al.** Safe technique for laparoscopic entry into the abdominal cavity. *J Am Assoc Gynecol Laparosc* 2001;8:519–528.

82. **Nezhat CH, Nezhat F, Brill AI, et al.** Normal variations of abdominal and pelvic anatomy evaluated at laparoscopy. *Obstet Gynecol* 1999;94:238–242.

83. **Hurd WW, Bude RO, DeLancey JO, et al.** The relationship of the umbilicus to the aortic bifurcation: implications for laparoscopic technique. *Obstet Gynecol* 1992;80:48–51.

84. **Brill AI, Cohen BM.** Fundamentals of peritoneal access. *J Am Assoc Gynecol Laparosc* 2003;10:286–298.

85. **Giannios NM, Gulani V, Rohlck K, et al.** Left upper quadrant laparoscopic placement: effects of insertion angle and body mass index on distance to posterior peritoneum by magnetic resonance imaging. *Am J Obstet Gynecol* 2009;201:522 e1–e5.

86. **Vilos GA, Ternamian A, Dempster J, et al.** Laparoscopic entry: a review of techniques, technologies, and complications. *J Obstet Gynaecol Can* 2007;29:433–465.

87. **Vilos GA, Vilos AG.** Safe laparoscopic entry guided by Veress needle CO2 insufflation pressure. *J Am Assoc Gynecol Laparosc* 2003;10:415–420.

88. **Audebert AJ, Gomel V.** Role of microlaparoscopy in the diagnosis of peritoneal and visceral adhesions and in the prevention of bowel injury associated with blind trocar insertion. *Fertil Steril* 2000;73:631–635.

89. **Brill AI, Nezhat F, Nezhat CH, et al.** The incidence of adhesions after prior laparotomy: a laparoscopic appraisal. *Obstet Gynecol* 1995;85:269–272.

90. **Fader AN, Rojas-Espaillat L, Ibeanu O, et al.** Laparoendoscopic single-site surgery (LESS) in gynecology: a multi-institutional evaluation. *Am J Obstet Gynecol* 2010;203:501e1–e6.

91. **Fader AN, Cohen S, Escobar PF, et al.** Laparoendoscopic single-site surgery in gynecology. *Curr Opin Obstet Gynecol* 2010;22:331–338.

92. **Escobar PF, Bedaiwy MA, Fader AN, et al.** Laparoendoscopic single-site (LESS) surgery in patients with benign adnexal disease. *Fertil Steril* 2010;93:2074e7–e10.

93. **Palomba S, Zupi E, Falbo A, et al.** New tool (Laparotenser) for

gasless laparoscopic myomectomy: a multicenter-controlled study. *Fertil Steril.* 2010;94:1090–1096.

94. **Tulandi T.** Salpingo-ovariolysis: a comparison between laser surgery and electrosurgery. *Fertil Steril* 1986;45:489–491.

95. **Munro MG.** Principles of laparoscopic suturing. In: Stoval TJ, Sammarco MJ, Steege JF, eds. Gynecological endoscopy: principles in practice. Baltimore: Williams & Wilkins, 1996:193–244.

96. **Munro MG.** Laparoscopic suturing. In: Jain N, ed. Atlas of gynecologic endoscopy. New Delhi: Jaype, 2004. pp 64-84.

97. **Kho CH.** Laparoscopic suturing in the vertical zone. Endo Press, Tuttlingen, Germany 2006.

98. **Boike GM, Miller CE, Spirtos NM, et al.** Incisional bowel herniations after operative laparoscopy: a series of nineteen cases and review of the literature. *Am J Obstet Gynecol* 1995;172:1726–1733.

99. **Montz FJ, Holschneider CH, Munro MG.** Incisional hernia following laparoscopy: a survey of the American Association of Gynecologic Laparoscopists. *Obstet Gynecol* 1994;84:881–884.

100. **Peterson HB, DeStefano F, Rubin GL, et al.** Deaths attributable to tubal sterilization in the United States, 1977 to 1981. *Am J Obstet Gynecol* 1983;146:131–136.

101. **Jamieson DJ, Hillis SD, Duerr A, et al.** Complications of interval laparoscopic tubal sterilization: findings from the United States Collaborative Review of Sterilization. *Obstet Gynecol* 2000;96:997–1002.

102. **Hirvonen EA, Nuutinen LS, Kauko M.** Ventilatory effects, blood gas changes, and oxygen consumption during laparoscopic hysterectomy. *Anesth Analg* 1995;80:961–966.

103. **Lee Y, Kim ES, Lee HJ.** Pulmonary edema after catastrophic carbon dioxide embolism during laparoscopic ovarian cystectomy. *Yonsei Med J* 2008;49:676–679.

104. **Gutt CN, Oniu T, Mehrabi A, et al.** Circulatory and respiratory complications of carbon dioxide insufflation. *Dig Surg* 2004;21:95–105.

105. **Ishizaki Y, Bandai Y, Shimomura K, et al.** Safe intraabdominal pressure of carbon dioxide pneumoperitoneum during laparoscopic surgery. *Surgery* 1993;114:549–554.

106. **Myles PS.** Bradyarrhythmias and laparoscopy: a prospective study of heart rate changes with laparoscopy. *Aust N Z J Obstet Gynaecol* 1991;31:171–173.

107. **Bard PA, Chen L.** Subcutaneous emphysema associated with laparoscopy. *Anesth Analg* 1990;71:101–102.

108. **Kalhan SB, Reaney JA, Collins RL.** Pneumomediastinum and subcutaneous emphysema during laparoscopy. *Cleve Clin J Med* 1990;57:639–642.

109. **Kent RB.** Subcutaneous emphysema and hypercarbia following laparoscopic cholecystectomy. *Arch Surg* 1991;126:1154–1156.

110. **Ko ML.** Pneumopericardium and severe subcutaneous emphysema after laparoscopic surgery. *J Minim Invasive Gynecol* 2010;17:531–533.

111. **Kabukoba JJ, Skillern LH.** Coping with extraperitoneal insufflation during laparoscopy: a new technique. *Obstet Gynecol* 1992;80:144–145.

112. **Brill AI.** Energy systems for operative laparoscopy. *J Am Assoc Gynecol Laparosc* 1998;5:333–345; quiz 47–49.

113. **Grainger DA, Soderstrom RM, Schiff SF, et al.** Ureteral injuries at laparoscopy: insights into diagnosis, management, and prevention. *Obstet Gynecol* 1990;75:839–843.

114. **Soderstrom RM.** Electrosurgical injuries during laparoscopy: prevention and management. *Curr Opin Obstet Gynecol* 1994;6:248–250.

115. **Engel T, Harris FW.** The electrical dynamics of laparoscopic sterilization. *J Reprod Med* 1975;15:33–42.

116. **Baadsgaard SE, Bille S, Egeblad K.** Major vascular injury during gynecologic laparoscopy. Report of a case and review of published cases. *Acta Obstet Gynecol Scand* 1989;68:283–285.

117. **Chi I, Feldblum PJ, Balogh SA.** Previous abdominal surgery as a risk factor in interval laparoscopic sterilization. *Am J Obstet Gynecol* 1983;145:841–846.

118. **Franks AL, Kendrick JS, Peterson HB.** Unintended laparotomy associated with laparoscopic tubal sterilization. *Am J Obstet Gynecol* 1987;157:1102–1105.

119. **Childers JM, Brzechffa PR, Surwit EA.** Laparoscopy using the left upper quadrant as the primary trocar site. *Gynecol Oncol* 1993;50:221–225.

120. **Penfield AJ.** How to prevent complications of open laparoscopy. *J Reprod Med* 1985;30:660–663.

121. **Reich H.** Laparoscopic bowel injury. *Surg Laparosc Endosc* 1992;2:74–78.

122. **Agarwala N, Liu CY.** Safe entry techniques during laparoscopy: left upper quadrant entry using the ninth intercostal space—a review of 918 procedures. *J Minim Invasive Gynecol* 2005;12:55–61.

123. **Deziel DJ, Millikan KW, Economou SG, et al.** Complications of laparoscopic cholecystectomy: a national survey of 4,292 hospitals and an analysis of 77,604 cases. *Am J Surg* 1993;165:9–14.

124. **Wolfe BM, Gardiner BN, Leary BF, et al.** Endoscopic cholecystectomy. An analysis of complications. *Arch Surg* 1991;126:1192–1198.

125. **Zmora O, Mahajna A, Bar-Zakai B, et al.** Colon and rectal surgery without mechanical bowel preparation: a randomized prospective trial. *Ann Surg* 2003;237:363–367.

126. **Mirhashemi R, Harlow BL, Ginsburg ES, et al.** Predicting risk of complications with gynecologic laparoscopic surgery. *Obstet Gynecol* 1998;92:327–331.

127. **Font GE, Brill AI, Stuhldreher PV, et al.** Endoscopic management of incidental cystotomy during operative laparoscopy. *J Urol* 1993;149:1130–1131.

128. **Ostrzenski A, Ostrzenska KM.** Bladder injury during laparoscopic surgery. *Obstet Gynecol Surv* 1998;53:175–180.

129. **Soong YK, Yu HT, Wang CJ, et al.** Urinary tract injury in laparoscopic-assisted vaginal hysterectomy. *J Minim Invasive Gynecol* 2007;14:600–605.

130. **Jelovsek JE, Chiung C, Chen G, et al.** Incidence of lower urinary tract injury at the time of total laparoscopic hysterectomy. *JSLS* 2007;11:422–427.

131. **Reich H, McGlynn F.** Laparoscopic repair of bladder injury. *Obstet Gynecol* 1990;76:909–910.

132. **Gomel V, James C.** Intraoperative management of ureteral injury during operative laparoscopy. *Fertil Steril* 1991;55:416–419.

133. **Ostrzenski A, Radolinski B, Ostrzenska KM.** A review of laparoscopic ureteral injury in pelvic surgery. *Obstet Gynecol Surv* 2003;58:794–799.

134. **Steckel J, Badillo F, Waldbaum RS.** Uretero-fallopian tube fistula secondary to laparoscopic fulguration of pelvic endometriosis. *J Urol* 1993;149:1128–1129.

135. **Woodland MB.** Ureter injury during laparoscopy-assisted vaginal hysterectomy with the endoscopic linear stapler. *Am J Obstet Gynecol* 1992;167:756–757.

136. **Parpala-Sparman T, Paananen I, Santala M, et al.** Increasing numbers of ureteric injuries after the introduction of laparoscopic surgery. *Scand J Urol Nephrol* 2008;42:422–427.

137. **Nezhat C, Nezhat FR.** Safe laser endoscopic excision or vaporization of peritoneal endometriosis. *Fertil Steril* 1989;52:149–151.

138. **Nezhat C, Nezhat F.** Laparoscopic repair of ureter resected during operative laparoscopy. *Obstet Gynecol* 1992;80:543–544.

139. **Irvin W, Andersen W, Taylor P, et al.** Minimizing the risk of neurologic injury in gynecologic surgery. *Obstet Gynecol* 2004;103:374–382.

140. **Gombar KK, Gombar S, Singh B, et al.** Femoral neuropathy: a complication of the lithotomy position. *Reg Anesth* 1992;17:306–308.

141. **Loffer FD, Pent D, Goodkin R.** Sciatic nerve injury in a patient undergoing laparoscopy. *J Reprod Med* 1978;21:371–372.

142. **Bloom DA, Ehrlich RM.** Omental evisceration through small laparoscopy port sites. *J Endourol* 1993;7:31–33.

143. **Plaus WJ.** Laparoscopic trocar site hernias. *J Laparoendosc Surg* 1993;3:567–570.

144. **Ozcakir T, Tavmergen E, Goker EN, et al.** CT scanning to diagnose incisional hernias after laparoscopy. *J Am Assoc Gynecol Laparosc* 2000;7:595–597.

145. **Gynaecological Laparoscopy:** The report of the working party of the confidential inquiry into gynaecological laparoscopy. London: Royal College of Obstetricians and Gynaecologists, 1978.

146. **Glew RH, Pokoly TB.** Tuboovarian abscess following laparoscopic sterilization with silicone rubber bands. *Obstet Gynecol* 1980;55:760–762.

147. **Levine RU, Neuwirth RS.** Simultaneous laparoscopy and hysteroscopy for intrauterine adhesions. *Obstet Gynecol* 1973;42:441–445.

148. **Neuwirth RS, Amin HK.** Excision of submucus fibroids with hysteroscopic control. *Am J Obstet Gynecol* 1976;126:95–99.

149. **Chervenak FA, Neuwirth RS.** Hysteroscopic resection of the uterine septum. *Am J Obstet Gynecol* 1981;141:351–353.

150. **DeCherney A, Polan ML.** Hysteroscopic management of intrauterine lesions and intractable uterine bleeding. *Obstet Gynecol* 1983;61:392–397.

151. **Goldrath MH, Fuller TA, Segal S.** Laser photovaporization of endometrium for the treatment of menorrhagia. *Am J Obstet Gynecol* 1981;140:14–19.

152. **Vancaillie TG.** Electrocoagulation of the endometrium with the ball-end resectoscope. *Obstet Gynecol* 1989;74:425–427.

153. **Golan A, Ron-El R, Herman A, et al.** Diagnostic hysteroscopy: its value in an in-vitro fertilization/embryo transfer unit. *Hum Reprod* 1992;7:1433–1434.

154. **Valle RF.** Hysteroscopy in the evaluation of female infertility. *Am J Obstet Gynecol* 1980;137:425–431.

155. **Cicinelli E, Romano F, Anastasio PS, et al.** Transabdominal sonohysterography, transvaginal sonography, and hysteroscopy in the evaluation of submucous myomas. *Obstet Gynecol* 1995;85:42–47.

156. **Dueholm M, Lundorf E, Hansen ES, et al.** Evaluation of the uterine cavity with magnetic resonance imaging, transvaginal sonography, hysterosonographic examination, and diagnostic hysteroscopy. *Fertil Steril* 2001;76:350–357.

157. **Crescini C, Artuso A, Repetti F, et al.** [Hysteroscopic diagnosis in patients with abnormal uterine hemorrhage and previous endometrial curettage]. *Minerva Ginecol* 1992;44:233–235.

158. **Gimpelson RJ.** Office hysteroscopy. *Clin Obstet Gynecol* 1992;35:270–281.

159. **Gimpelson RJ, Rappold HO.** A comparative study between panoramic hysteroscopy with directed biopsies and dilatation and curettage. A review of 276 cases. *Am J Obstet Gynecol* 1988;158:489–492.

160. **Iossa A, Cianferoni L, Ciatto S, et al.** Hysteroscopy and endometrial cancer diagnosis: a review of 2007 consecutive examinations in self-referred patients. *Tumori* 1991;77:479–483.

161. **Itzkowic DJ, Laverty CR.** Office hysteroscopy and curettage—a safe diagnostic procedure. *Aust N Z J Obstet Gynaecol* 1990;30:150–153.

162. **Loffer FD.** Hysteroscopy with selective endometrial sampling compared with D&C for abnormal uterine bleeding: the value of a negative hysteroscopic view. *Obstet Gynecol* 1989;73:16–20.

163. **Brooks PG, Serden SP.** Hysteroscopic findings after unsuccessful dilatation and curettage for abnormal uterine bleeding. *Am J Obstet Gynecol* 1988;158:1354–1357.

164. **Marty R, Amouroux J, Haouet S, et al.** The reliability of endometrial biopsy performed during hysteroscopy. *Int J Gynaecol Obstet* 1991;34:151–155.

165. **Chambers JT, Chambers SK.** Endometrial sampling: When? Where? Why? With what? *Clin Obstet Gynecol* 1992;35:28–39.

166. **El-Mazny A, Abou-Salem N, El-Sherbiny W, et al.** Outpatient hysteroscopy: a routine investigation before assisted reproductive techniques? *Fertil Steril* 2010;95:272–276.

167. **Makrakis E, Hassiakos D, Stathis D, et al.** Hysteroscopy in women with implantation failures after *in vitro* fertilization: findings and effect on subsequent pregnancy rates. *J Minim Invasive Gynecol* 2009;16:181–187.

168. **Daly DC, Maier D, Soto-Albors C.** Hysteroscopic metroplasty: six years' experience. *Obstet Gynecol* 1989;73:201–205.

169. **DeCherney AH, Russell JB, Graebe RA, et al.** Resectoscopic management of mullerian fusion defects. *Fertil Steril* 1986;45:726–728.

170. **March CM, Israel R.** Hysteroscopic management of recurrent abortion caused by septate uterus. *Am J Obstet Gynecol* 1987;156:834–842.

171. **Valle RF, Sciarra JJ.** Hysteroscopic treatment of the septate uterus. *Obstet Gynecol* 1986;67:253–257.

172. **Valli E, Vaquero E, Lazzarin N, et al.** Hysteroscopic metroplasty improves gestational outcome in women with recurrent spontaneous abortion. *J Am Assoc Gynecol Laparosc* 2004;11:240–244.

173. **Zlopasa G, Skrablin S, Kalafatic D, et al.** Uterine anomalies and pregnancy outcome following resectoscope metroplasty. *Int J Gynaecol Obstet* 2007;98:129–133.

174. **Mollo A, De Franciscis P, Colacurci N, et al.** Hysteroscopic resection of the septum improves the pregnancy rate of women with unexplained infertility: a prospective controlled trial. *Fertil Steril* 2009;91:2628–2831.

175. **Di Spiezio Sardo A, Bettocchi S, Bramante S, et al.** Office vaginoscopic treatment of an isolated longitudinal vaginal septum: a case report. *J Minim Invasive Gynecol* 2007;14:512–515.

176. **Stamatellos I, Apostolides A, Stamatopoulos P, et al.** Pregnancy rates after hysteroscopic polypectomy depending on the size or number of the polyps. *Arch Gynecol Obstet* 2008;277:395–399.

177. **Brill AI.** What is the role of hysteroscopy in the management of abnormal uterine bleeding? *Clin Obstet Gynecol* 1995;38:319–345.

178. **Emanuel MH, Wamsteker K, Hart AA, et al.** Long-term results of hysteroscopic myomectomy for abnormal uterine bleeding. *Obstet Gynecol* 1999;93:743–748.

179. **Hart R, Molnar BG, Magos A.** Long term follow up of hysteroscopic myomectomy assessed by survival analysis. *Br J Obstet Gynaecol* 1999;106:700–705.

180. **Indman PD.** Hysteroscopic treatment of menorrhagia associated with uterine leiomyomas. *Obstet Gynecol* 1993;81:716–720.

181. **O'Connor H, Magos A.** Endometrial resection for the treatment of menorrhagia. *N Engl J Med* 1996;335:151–156.

182. **Vercellini P, Zaina B, Yaylayan L, et al.** Hysteroscopic myomectomy: long-term effects on menstrual pattern and fertility. *Obstet Gynecol* 1999;94:341–347.

183. **Wamsteker K, Emanuel MH, de Kruif JH.** Transcervical hysteroscopic resection of submucous fibroids for abnormal uterine bleeding: results regarding the degree of intramural extension. *Obstet Gynecol* 1993;82:736–740.

184. **Anonymous.** A Scottish audit of hysteroscopic surgery for menorrhagia: complications and follow up. Scottish Hysteroscopy Audit Group. *Br J Obstet Gynaecol* 1995;102:249–254.

185. **Brooks PG.** Hysteroscopic surgery using the resectoscope: myomas, ablation, septae and synechiae. Does pre-operative medication help? *Clin Obstet Gynecol* 1992;35:249–255.

186. **Sowter MC, Singla AA, Lethaby A.** Pre-operative endometrial thinning agents before hysteroscopic surgery for heavy menstrual bleeding. *Cochrane Database Syst Rev* 2000;2:CD001124.

187. **Vercellini P, Oldani S, Yaylayan L, et al.** Randomized comparison of vaporizing electrode and cutting loop for endometrial ablation. *Obstet Gynecol* 1999;94:521–527.

188. **Murakami T, Shimizu T, Katahira A, et al.** Intraoperative injection of prostaglandin F2alpha in a patient undergoing hysteroscopic myomectomy. *Fertil Steril* 2003;79:1439–1441.

189. **Crosignani PG, Vercellini P, Mosconi P, et al.** Levonorgestrel-releasing intrauterine device versus hysteroscopic endometrial resection in the treatment of dysfunctional uterine bleeding. *Obstet Gynecol* 1997;90:257–263.

190. **Istre O, Trolle B.** Treatment of menorrhagia with the levonorgestrel intrauterine system versus endometrial resection. *Fertil Steril* 2001;76:304–309.

191. **Cooper J, Gimpelson R, Laberge P, et al.** A randomized, multicenter trial of safety and efficacy of the NovaSure system in the treatment of menorrhagia. *J Am Assoc Gynecol Laparosc* 2002;9:418–428.

192. **Cooper KG, Bain C, Parkin DE.** Comparison of microwave endometrial ablation and transcervical resection of the endometrium for treatment of heavy menstrual loss: a randomised trial. *Lancet* 1999;354:1859–1863.

193. **Corson SL.** A multicenter evaluation of endometrial ablation by Hydro ThermAblator and rollerball for treatment of menorrhagia. *J Am Assoc Gynecol Laparosc* 2001;8:359–367.

194. **Duleba AJ, Heppard MC, Soderstrom RM, et al.** Randomized study comparing endometrial cryoablation and rollerball electroablation for treatment of dysfunctional uterine bleeding. *J Am Assoc Gynecol Laparosc* 2003;10:17–26.

195. **Meyer WR, Walsh BW, Grainger DA, et al.** Thermal balloon and rollerball ablation to treat menorrhagia: a multicenter comparison. *Obstet Gynecol* 1998;92:98–103.

196. **Magos AL, Baumann R, Lockwood GM, et al.** Experience with the first 250 endometrial resections for menorrhagia. *Lancet* 1991;337:1074–1078.

197. **Wortman M, Daggett A.** Hysteroscopic endomyometrial resection. *JSLS* 2000;4:197–207.

198. **Overton C, Hargreaves J, Maresh M.** A national survey of the complications of endometrial destruction for menstrual disorders: the MISTLETOE study. Minimally invasive surgical techniques—laser, EndoThermal or endorescetion. *Br J Obstet Gynaecol* 1997;104:1351–1359.

199. **Munro MG.** Complications of hysteroscopic and uterine resectoscopic surgery. *Obstet Gynecol Clin North Am* 2010;37:399–425.

200. **Lethaby A, Shepperd S, Cooke I, et al.** Endometrial resection and ablation versus hysterectomy for heavy menstrual bleeding.

Cochrane Database Syst Rev 2000;2:CD000329.

201. **Pinion SB, Parkin DE, Abramovich DR, et al.** Randomised trial of hysterectomy, endometrial laser ablation, and transcervical endometrial resection for dysfunctional uterine bleeding. *BMJ* 1994;309:979–983.

202. **Eskandar MA, Vilos GA, Aletebi FA, et al.** Hysteroscopic endometrial ablation is an effective alternative to hysterectomy in women with menorrhagia and large uteri. *J Am Assoc Gynecol Laparosc* 2000;7:339–345.

203. **Alexander DA, Naji AA, Pinion SB, et al.** Randomised trial comparing hysterectomy with endometrial ablation for dysfunctional uterine bleeding: psychiatric and psychosocial aspects. *BMJ* 1996;312:280–284.

204. **Castano PM, Adekunle L.** Transcervical sterilization. *Semin Reprod Med* 2010;28:103–109.

205. **Sugimoto O.** Diagnostic and therapeutic hysteroscopy for traumatic intrauterine adhesions. *Am J Obstet Gynecol* 1978;131:539–547.

206. **March CM, Israel R.** Gestational outcome following hysteroscopic lysis of adhesions. *Fertil Steril* 1981;36:455–459.

207. **Schlaff WD, Hurst BS.** Preoperative sonographic measurement of endometrial pattern predicts outcome of surgical repair in patients with severe Asherman's syndrome. *Fertil Steril* 1995;63:410–413.

208. **Cooper NA, Smith P, Khan KS, et al.** Vaginoscopic approach to outpatient hysteroscopy: a systematic review of the effect on pain. *BJOG* 2010;117:532–539.

209. **Cooper NA, Khan KS, Clark TJ.** Local anaesthesia for pain control during outpatient hysteroscopy: systematic review and meta-analysis. *BMJ* 2010;340:c1130.

210. **Cicinelli E, Didonna T, Schonauer LM, et al.** Paracervical anesthesia for hysteroscopy and endometrial biopsy in postmenopausal women. A randomized, double-blind, placebo-controlled study. *J Reprod Med* 1998;43:1014–1018.

211. **Munro MG, Brooks PG.** Use of local anesthesia for office diagnostic and operative hysteroscopy. *J Minim Invasive Gynecol* 2010;17:709–718.

212. **Preutthipan S, Herabutya Y.** Vaginal *misoprostol* for cervical priming before operative hysteroscopy: a randomized controlled trial. *Obstet Gynecol* 2000;96:890–894.

213. **Thomas JA, Leyland N, Durand N, et al.** The use of oral *misoprostol* as a cervical ripening agent in operative hysteroscopy: a double-blind, placebo-controlled trial. *Am J Obstet Gynecol* 2002;186:876–879.

214. **Waddell G, Desindes S, Takser L, et al.** Cervical ripening using vaginal *misoprostol* before hysteroscopy: a double-blind randomized trial. *J Minim Invasive Gynecol* 2008;15:739–744.

215. **Oppegaard KS, Lieng M, Berg A, et al.** A combination of *misoprostol* and *estradiol* for preoperative cervical ripening in postmenopausal women: a randomised controlled trial. *BJOG* 2010;117:53–61.

216. **Phillips DR, Nathanson H, Milim SJ, et al.** The effect of dilute 0.25% *vasopressin* solution on the linear force necessary for cervical dilatation. *J Am Assoc Gynecol Laparosc* 1996;3:S38–S39.

217. **Nezhat CH, Fisher DT, Datta S.** Investigation of often-reported ten percent hysteroscopy fluid overfill: is this accurate? *J Minim Invasive Gynecol* 2007;14:489–493.

218. **Hoekstra PT, Kahnoski R, McCamish MA, et al.** Transurethral prostatic resection syndrome—a new perspective: encephalopathy with associated hyperammonemia. *J Urol* 1983;130:704–707.

219. **Brill AI.** Energy systems for operative hysteroscopy. *Obstet Gynecol Clin North Am* 2000;27:317–326.

220. **Windle ML.** Local anesthetic agents, infiltrative administration. eMedicine, Clinical Procedures 2009. Available online at: http:/emedicine.medscape.com/article/149178-overview

221. **Obenhaus T, Maurer W.** [CO2 embolism during hysteroscopy]. *Anaesthesist.* 1990;39:243–246.

222. **Stoloff DR, Isenberg RA, Brill AI.** Venous air and gas emboli in operative hysteroscopy. *J Am Assoc Gynecol Laparosc* 2001;8:181–192.

223. **Vo Van JM, Nguyen NQ, Le Bervet JY.** [A fatal gas embolism during a hysteroscopy-curettage]. *Cah Anesthesiol* 1992;40:617–618.

224. **Perlitz Y, Oettinger M, Karam K, et al.** Anaphylactic shock during hysteroscopy using *Hyskon* solution: case report and review of adverse reactions and their treatment. *Gynecol Obstet Invest* 1996;41:67–69.

225. **Ellingson TL, Aboulafia DM.** *Dextran* syndrome. Acute hypotension, noncardiogenic pulmonary edema, anemia, and coagulopathy following hysteroscopic surgery using 32% *dextran 70*. *Chest* 1997;111:513–518.

226. **Choban MJ, Kalhan SB, Anderson RJ, et al.** Pulmonary edema and coagulopathy following intrauterine instillation of 32% *dextran-70* (*Hyskon*). *J Clin Anesth* 1991;3:317–319.

227. **Golan A, Siedner M, Bahar M, et al.** High-output left ventricular failure after dextran use in an operative hysteroscopy. *Fertil Steril* 1990;54:939–941.

228. **Loffer FD, Bradley LD, Brill AI, et al.** Hysteroscopic fluid monitoring guidelines. The ad hoc committee on hysteroscopic training guidelines of the American Association of Gynecologic Laparoscopists. *J Am Assoc Gynecol Laparosc* 2000;7:167–168.

229. **Phillips DR, Nathanson HG, Milim SJ, et al.** The effect of dilute *vasopressin* solution on blood loss during operative hysteroscopy: a randomized controlled trial. *Obstet Gynecol* 1996;88:761–766.

230. **Istre O.** Fluid balance during hysteroscopic surgery. *Curr Opin Obstet Gynecol* 1997;9:219–225.

第24章 子宫切除术

Tommaso Falcone
Thomas G. Stovall

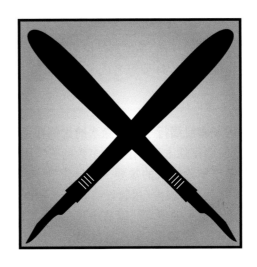

- 在美国,子宫切除术是最常见的外科手术之一。
- 若无禁忌,经阴道子宫切除术是经产妇的一种手术方式。
- 腹腔镜下子宫切除术与开腹子宫切除术相比,术后恢复更快,住院时间更短。
- 目前尚无随机的临床研究证实,与传统腹腔镜子宫切除术相比,机器人或单孔腹腔镜子宫切除术显现出优势。
- 与全子宫切除术相比较,常规采用筋膜内子宫切除术似乎并没有显示出优势。
- 绝经前妇女因良性疾病行子宫切除术时,其出现卵巢恶性肿瘤的风险没有增加,同时行附件切除术,但远期出现心血管疾病的死亡风险增加,因此对于这些患者应慎重考虑卵巢的保留问题。

子宫切除术是最常进行的外科手术操作之一。在美国,它是仅次于剖宫产,排名第二位常见的手术操作(1)。根据全国(美国)医院对 5 年间出院情况的调查结果,子宫切除术的比率在 2000 年时为 5.4/(1000 妇女·年),而在 2004 年时则降到 5.1/(1000 妇女·年),但此数据未包括在流动诊所实施的子宫切除术。**妇女人群中子宫切除术发生率最高的是40~49 岁(平均年龄 46.1 岁)(1)。**子宫切除术的比率最高的是美国南部地区,且其年龄段较前为低,而比率最低的则为美国东北部地区。较低的社会经济地位与较高的子宫切除术比率有关(2)。黑人妇女的子宫切除术比率相对较高(3)。医师性别的差别在整体上没有对此产生影响(4)。同时行双附件切除术的比率从 2000 年的 54.8% 下降到 2004 年的49.5%(1)。经腹子宫切除术的比率最高,而经阴道子宫切除术的比率最低。

手术指征

子宫切除术的手术指征如表 24.1。**子宫平滑肌瘤一直是子宫切除术首要的指征。**正

表24.1 子宫切除术的手术指征(百分比):美国2000—2004年

子宫平滑肌瘤	40.7
子宫内膜异位症	17.7
其他(包括宫颈不典型增生和月经紊乱)	15.2
子宫脱垂	14.5
恶性肿瘤	9.2
子宫内膜增生	2.7

源自:Whiteman MK,Hillis SD,Jamieson DJ,et al. Inpatient hysterectomy surveillance in the United States,2000-2004. Obstet Gynecol 2008; 34.e1-e7.

如大家认为的一样,手术指征因患者的年龄段而不同(1)。1998年至2005年,除了月经异常为指征外,15~54岁患者因子宫切除术的住院率均有下降(5)。

子宫平滑肌瘤

因子宫肌瘤行子宫切除术的比例在逐年下降(1)(见第15章)。保留生育功能的手术方式(肌瘤剔除术)可用于大多数的子宫肌瘤患者。**决定实施子宫切除术治疗子宫肌瘤通常是基于解除症状的需要**——异常的子宫出血,盆腔疼痛或盆腔压迫。其他手术指征包括子宫"迅速"增大(尽管没有相关的明确定义),输尿管受压迫或绝经后子宫增大。关于**子宫迅速增大的定义一直有争议,因为不能仅此明确证明其恶性**(6)。反驳的意见是当子宫增大超过孕12周,但无症状时双合诊已无法扪及卵巢情况,随着子宫体积的增大,子宫切除术的相关并发症亦增加。但如果行经腹子宫切除术时,孕12周大小的子宫和孕20周大小的子宫在手术病率方面无明显差异(7)。**因此,子宫切除术适用于那些有症状且无生育要求的子宫肌瘤患者**(7)。

为了在术前缩小子宫的体积,肌瘤较大者可给予GnRH-a治疗(8,9)。很多需要行经腹手术的患者,因子宫缩小而能行经阴道手术。在一项前瞻性研究中,绝经前的子宫肌瘤患者,子宫为孕14~18周大小,随机分为两组:术前给予2个月GnRH-a治疗组和对照组(8)。研究显示,术前短期给予醋酸亮丙瑞林的辅助治疗,使本来需要经腹手术的患者安全地改行经阴道子宫切除术(9)。这种术前辅助治疗可以提高患者的血细胞比容,而且因为经阴道手术在住院时间及恢复时间上都较经腹手术短,患者更愿意接受经阴道手术。

功能性子宫出血

20%的子宫切除术的指征为功能性子宫出血。功能性子宫出血被定义为没有明确解剖学原因的异常出血(见第14章)。无排卵性功能性子宫出血通常与多囊卵巢综合征(PCOS)有关,后者通常为无排卵月经周期。出血可以通过给予孕激素、雌激素或雌孕激素(如口服避孕药)等药物得到控制。排卵性异常子宫出血能通过给予非甾体类抗炎药物、激素干预、氨甲环酸或含左旋-18-甲基炔诺孕酮的宫内节育器来得到控制,并且在子宫切除术前需要进行子宫内膜取样(10)。**刮宫并不是控制出血的有效方法,也不是子宫切除术前的必需步骤。子宫切除术只适用于对药物治疗无效或不能耐受的患者**。其他可替代子宫切除术(如子宫内膜消融术或切除术)可用于某些特定患者,治疗费用低,且手术病率低。然而,一项随机分组为子宫内膜消融术和子宫切除术的临床研究结果显示,29%的子宫内膜消融术的患者在60个月内又接受了子宫切除术(11)。

难治性痛经

大约10%的成年女性每月有3天时间因痛经而影响生活质量(见第16章)(12)。可**单用非甾体抗炎药或联合应用口服避孕药及其他激素类药物,通过减少月经血流来达到**

治疗痛经的目的(12)。含左旋 -18- 甲基炔诺酮的宫内节育器可有效地减轻痛经的症状。子宫切除术很少用于治疗原发性痛经。继发性痛经患者需要先处理如子宫肌瘤、子宫内膜异位症等器质性疾病。**只有药物治疗失败或患者不愿保留生育功能时才考虑子宫切除术(12)。**

盆腔痛

一项回顾性研究显示,418 例因各种非恶性肿瘤原因行子宫切除术的妇女中,18% 的妇女有慢性盆腔痛。其中 66% 的患者术前曾接受过腹腔镜检查。子宫切除术后症状明显减轻,生活质量提高(13)。另一项回顾性研究显示,104 例因考虑子宫来源的慢性盆腔痛而行子宫切除术的患者,在平均随访 21.6 个月中,78% 的患者疼痛得到改善(14)。但是仍有 22% 的患者疼痛没有减轻甚至加重。**因此,只有考虑妇科来源或对非手术治疗无效的盆腔痛患者才考虑子宫切除术(12)**(见第 16 章)。

宫颈上皮内瘤变

过去对于宫颈上皮内瘤变的首选治疗即为子宫切除术。**如今,许多更加保守的手术如激光或 LEEP 手术都有效,使得大多数情况下已不需要切除子宫**(见第 19 章)。对于复发性的不要求保留生育功能的高级别不典型增生患者,可选择子宫切除术。但切除子宫后,这些患者仍有患阴道上皮内瘤变的高风险。

生殖器脱垂

在美国,有症状的生殖道脱垂约占子宫切除术的 14.5%(1)。**如果没有合并其他情况需要开腹手术,生殖器脱垂患者一般选择经阴道子宫切除术。**通常情况下,子宫脱垂不是单独发生的,它常常与其他盆底结构缺损有关系。为达到最好的手术效果,必须纠正所有的盆底组织缺损,以减少今后的复发。

产科急症

大多数是由于宫缩乏力引起的产后出血而急诊行子宫切除术。其他的指征包括无法修补的子宫破裂或药物治疗无效的盆腔脓肿。发生胎盘粘连或胎盘植入时也可能需行子宫切除术。

盆腔炎性疾病

通常情况下,抗生素可成功治愈盆腔炎性疾病,除非静脉抗生素治疗无效,极少需要切除子宫、输卵管和卵巢(见第 18 章)。不管是进行保守性的手术(脓肿引流)还是切除器官,必须根据具体情况个体化处理。如果有可能,一些盆腔脓肿患者可以通过超声或 CT 引导下经皮穿刺置管引流。当出现腹膜炎相关的急腹症表现和存在输卵管 - 卵巢脓肿破裂引起的脓毒血症时,有必要进行手术干预。**对于渴望生育的患者,应考虑行一侧输卵管切除 / 附件切除或双侧附件切除但保留子宫**。对于需要行双侧附件切除的患者,保留子宫以待今后有机会接受赠卵或体外受精妊娠。

子宫内膜异位症

子宫内膜异位症可通过药物和手术治疗达到满意的效果(15)。**双侧附件切除或同时行子宫切除术只适用于对保守性手术(子宫内膜异位症病灶切除或烧灼)或药物治疗**(见第 17 章)无效者。大多数需要行子宫切除术的子宫内膜异位症患者都存在顽固性的盆腔疼痛或痛经。其他少见的情况包括不需要保留生育功能和子宫内膜异位症累及其他盆腔脏器,如输尿管和结肠。子宫或同时行附件切除术能显著地缓解绝大多数患者的疼痛。在对子宫内膜异位症患者行子宫切除术时,应尽量保留正常的卵巢(16)。

盆腔包块或良性卵巢肿瘤

如果在盆腔检查时扪及盆腔包块,需要做经阴道超声检查(见第14章)。如果是可疑包块,推荐与妇科肿瘤医师共同会诊。持续存在或有症状的卵巢良性肿瘤需要手术治疗。如果患者需要生育,则必须保留子宫。如果不考虑生育或围绝经期/绝经后患者,则必须考虑是否同时切除子宫。一项研究(17)显示,一组为100例因附件良性疾病行子宫和双侧附件切除的患者,另一组为进行了风险匹配后的相同手术指征仅行双侧附件切除而未行子宫切除患者,前者的手术相关病率、估计出血量和住院天数均显著增高。

术前评估

术前讨论应包括一份涵盖治疗的选择方案、手术风险、益处、预后,以及参与本治疗的人员情况的知情同意书。病历资料应反映出是否完成了生育以及给予患者、患者尝试或拒绝过药物或非手术治疗。

健康情况评估

患者健康状况的评估非常重要,使得因良性疾病行子宫切除术,术后能获得最好的预后。尽管各医院有各自的具体要求,但目前没有常规推荐的检查项目。患者应该评估包括静脉栓塞在内的各种风险因素(18)。年龄、既往史(例如遗传性或后天性血栓性疾病)、肥胖、吸烟和服用激素(包括口服避孕药和激素治疗),均可能使风险增高。

术前发现和纠正潜在的贫血非常重要。通过术前补充铁剂或应用GnRH-a可减少血制品的应用。

子宫切除术与筋膜内子宫切除术

由于包括性功能和盆底支持结构在内的多项预后因素的分析都显示,筋膜内的子宫切除术优于子宫切除术,因此,目前有在子宫切除术时保留宫颈的趋势。Cochrane的一篇文献荟萃总结了三项前瞻性随机临床研究结果,对此观点提出了质疑(19)。没有证据支持关于保留宫颈能改善性功能和降低尿失禁和便秘的发生率。这些研究包括的均为经腹子宫切除术,手术时间因此缩短大约11分钟。

手术时间的缩短在经腹腔镜患者中更为明显,因为手术最困难的部分就是将宫颈与双侧韧带及阴道分离开。这也是腹腔镜下子宫切除术中最容易损伤输尿管的地方。这个优势同时也存在潜在的周期性宫颈出血的风险,随机临床研究文献报道其发生率为5%~20%,前瞻性观察研究报道为19%(20)。需要告知患者,保留的宫颈有1%~2%的可能性需要再次手术切除宫颈,而残留宫颈切除的手术并发症风险增高。宫颈不典型增生或可疑妇科恶性肿瘤的患者不适合行筋膜内子宫切除术。

预防性输卵管卵巢切除术

做出切除双侧输卵管和卵巢的决定必须基于对风险的充分评估,而不是子宫切除术的常规(21)。**绝经前的妇女如果只是卵巢癌患病风险为平均水平(终身风险大约1.4%),当因良性疾病行子宫切除术时,当卵巢和输卵管外观正常时,应考虑保留卵巢(22)**。使用口服避孕药的经产妇罹患卵巢癌的风险相对较低(22)。2002年以后卵巢输卵管切除的比率开始降低(23)。

为防止卵巢癌和今后可能因其他良恶性疾病再做手术,可行预防性输卵管卵巢切除术。争论的焦点在于预防性输卵管卵巢切除术后需要更早和更长时间的激素补充治疗,以及可能增高心血管疾病和骨质丢失的风险(24,25)。对卵巢癌患病风险仅为平均水平的妇女实施预防性的输卵管卵巢切除术,总的生存期间并没有得到益处。**如果是小于 50 岁的绝经前的患者,卵巢癌患病风险仅为平均水平,对其实施双侧附件切除术,则其心血管疾病的死亡率显著高于保留卵巢者**(25)。对于那些因良性疾病行子宫切除术,而卵巢癌患病风险为平均水平的妇女需行附件切除术时,可通过 Markov 决策分析模型来评估出最佳的治疗方案,以获得最长的生存期。**在 55 岁以前行附件切除术的患者,到 80 岁时其死亡率将高出 8.5%**(26)。美国妇产科协会(American College of Obstetricians Gynecologists)和妇科肿瘤学会(Society of Gynecologic Oncologists)推荐应仔细地评估风险,对于卵巢癌患病风险为平均水平的绝经前的妇女应考虑保留卵巢(21,22)。

尽管雌激素治疗能很好地提供短期的症状缓解和良好的耐受性,但是近来的文献证实子宫切除术后服用雌激素发生乳腺癌的风险增高,使得很多妇女对此有顾虑,因此子宫切除术后雌激素治疗的长期依从性很差(27)。

应该对卵巢癌或乳腺癌高风险的妇女进行包括基因学咨询在内的正式评估(见第 37 章)。附件切除术与卵巢癌和乳腺癌风险降低有关。**有明确的卵巢癌和乳腺癌家族史并存在 BRCA1 或 BRCA2 胚系基因突变的妇女,由于她们终身罹患卵巢癌和乳腺癌的风险为 10%~50%,所以建议行"降低风险"的附件切除术**(21,22,28,29)。

基于很多浆乳癌起源于输卵管而非源于卵巢的发现,对于那些高显性基因胚系突变需要保留卵巢的患者,建议行双侧输卵管切除术(30,31)。对于因良性疾病需要行子宫切除术,卵巢癌患病风险仅为平均水平的患者也可参照处理。但目前尚不清楚是否这样做确实能减少这些恶性肿瘤的发生风险。

尽管腹腔镜或开腹途径几乎能完成 100% 的附件切除术,但是有阴道手术经验的医师能在经阴道子宫切除术同时经阴道完成 65%~95% 的附件切除术(32,33)。

同时进行的手术操作

阑尾切除术

可在子宫切除术同时行阑尾切除术,以防止今后的阑尾炎发生或切除目前可能已经发生炎症的阑尾。以前实用价值有限是由于阑尾炎的发病高峰是 20~40 岁,而子宫切除术的高峰年龄要迟 10~20 年(34)。**在子宫切除术同时行阑尾切除术并不增加术后病率**(35)。于经腹子宫切除术同时完成的阑尾切除术能减少今后的阑尾炎的发病(35)。经阴道子宫切除术同时完成的阑尾切除术并不增加术中或术后病率(36)。

胆囊切除术

女性的胆囊疾病的发病率较男性高 4 倍,且多发生于 50~70 岁,此年龄段又是子宫切除术的高峰阶段。因此,患者可能需要同时进行这两种手术,而并没术后病率(发热)增高和住院日的延长(37)。

腹部整形术

子宫切除术同时行腹部整形术较两者分开进行,可缩短住院时间、手术时间及减少术中出血量(38,39)。吸脂术可安全地与经阴道子宫切除术同时进行(40)。

手术路径的选择:经阴道、经腹部还是腹腔镜下子宫切除术

2000年至2004年,大约68%的子宫切除术是经腹部完成的,32%是经阴道完成的。1/3的经阴道手术病例是腹腔镜辅助的(腹腔镜辅助的经阴道子宫切除术)(1)。目前没有一个特定的标准用来决定子宫切除术的途径。通常是基于患者个人对经阴道手术的偏好。当耻骨弓角度较小(小于90°)以及阴道较窄(窄于两指宽,特别是阴道顶端),或不能向下拉动和不活动的子宫时,不应选择经阴道手术。当存在附件包块,子宫直肠陷凹疾病,盆腔粘连或慢性盆腔痛时,可能需要同时用腹腔镜进行评估。前次剖宫产史或未生育者并非经阴道手术的禁忌(41)。

Cochrane的一篇文献回顾证实了经阴道子宫切除术确为子宫切除术的手术路径之一的这个观念(42)。27个随机试验中的3643例患者,比较经腹部子宫切除、经阴道子宫切除和三种方式的腹腔镜下子宫切除术的区别。主要的发现是经阴道和腹腔镜下子宫切除术与经腹部子宫切除术相比,住院时间缩短,术后恢复快,术后病率(发热)更低。**因此,作者得出结论:经阴道子宫切除术的预后好,但当不能经阴道手术时,腹腔镜手术显示出较经腹部手术的优势**。卫生经济学分析研究证实,相对于开腹手术,腹腔镜下子宫切除术的性价比更高,但与经阴道子宫切除术相比并非如此(43,44)。主要的花费取决于住院时间的长短和一次性手术器械的使用情况。

每种手术方式的并发症风险不同,需要针对患者选择适合的手术方式。一个包括了两项平行随机的多中心研究,分别为腹腔镜与经腹部子宫切除术的比较以及腹腔镜与经阴道子宫切除术的比较,所有患者均为良性疾病(45)。所有患者的子宫的体积均小于孕12周,首要的目的是评估并发症,共入组1380例患者。腹腔镜或经阴道手术中转为开腹手术被认为是主要并发症。如果把转为开腹手术定义为主要并发症,腹腔镜组则有20例的损伤需要治疗;而如果不算的话,各组的并发症比率基本相似。所有的6例输尿管损伤均发生在腹腔镜组。与经阴道和经腹手术组相比,腹腔镜组的下泌尿系损伤的发生率要增高3倍。小的并发症,大多数是术后发热或感染,每组发生率大约为25%。

围术期核对清单

围术期通过系统性地核对清单来有效地降低潜在的并发症是非常重要的(表24.2)。如果考虑到会有大量的失血,可考虑术中应用自体血回输技术。所有因良性疾病行子宫切除术的患者均属于静脉血栓的中度风险,需要进行血栓预防(18)。推荐使用普通肝素(5000U,每12小时)或低分子肝素(如依诺肝素40mg)或间歇性充气装置。子宫切除术前仍服用口服避孕药的患者应考虑药物治疗。目前已不推荐术前使用机械性肠道准备来预防肠道损伤引起的感染(46)。

表24.2 围术期核对清单

1. 是否签署知情同意书
2. 病历记录中是否有近期的宫颈巴氏涂片
3. 是否除外妊娠
4. 是否准备了可能需要的血制品
5. 是否在切开皮肤前1小时内给予预防性抗生素
6. 是否根据美国妇产科协会的指南选择了恰当的抗生素
7. 是否选择了恰当的预防静脉血栓栓塞疾病的措施
8. 确定术后24小时内应停止预防性抗生素

操作技术

经腹子宫切除术

术前准备

　　术前患者会被要求沐浴以减少皮肤细菌的菌落计数。切口部位的毛发在手术时或术前需要应用脱毛剂去除。与剃毛相比，剪去毛发能减少切口感染的发生率。如果需要剃毛，则应该在手术室中，在术前进行(34)。

　　患者体位　对于大多数腹部手术，手术时患者处于仰卧位。麻醉成功后，将患者双脚置于脚蹬上，最后进行一次充分的妇科检查。膀胱内放置 Foley 导尿管，聚维酮碘(络合碘)消毒阴道，然后放直双腿。

　　皮肤准备　有多种消毒皮肤的方法可供选择，包括碘剂擦洗 5 分钟，或用碘剂擦洗后再用乙醇脱碘，或用碘酒混合液消毒。氯己定 - 乙醇溶液可用于腹部消毒。聚维酮碘溶液是 FDA 批准用于阴道消毒，葡萄糖酸氯己定可用于碘过敏患者的阴道消毒。

手术技术

　　切口　选择切口应注意以下问题：
1. 切口简单
2. 可以充分暴露
3. 切口可以延长
4. 切口愈合需要的强度
5. 切口愈合后的美观
6. 以往手术瘢痕的位置

　　用手术刀切开皮肤，逐层向下打开皮下组织和筋膜，牵拉切口的边缘，分开筋膜，同法切开腹膜。这样能尽可能地避免进入腹腔时不慎损伤肠管。

　　腹腔探查　如果需要进行腹腔的细胞学取样，应该在腹腔探查前进行。应系统性地探查上腹部和盆腔，肝脏、胆囊、胃、双肾、主动脉旁淋巴结、大肠和小肠均应仔细检查和触摸。

　　腹腔拉钩的选择和放置　有许多专门为盆腔手术涉及的拉钩。Balfour 和 O'Connor-O'Sullivan 拉钩最常使用，Bookwalter 拉钩有多个可调节的叶片，特别适合肥胖的患者使用。

　　子宫的牵拉　阔韧带钳跨过圆韧带钳夹住双侧的宫角，可以牵拉起子宫。钳夹时应将尖端靠近宫颈内口处，这样既可牵拉子宫，又能防止血液回流(图 24.1)。

　　结扎和切断圆韧带　将子宫牵拉到患者的左侧，使右侧圆韧带拉直，圆韧带钳钳夹右侧圆韧带的近端，远端结扎或直接用 Bovie 电刀切断(图 24.2)。圆韧带的远端可以用钳子夹住，切断圆韧带后可以分离开阔韧带的前后叶。用 Metzenbaum 剪刀或电刀打开阔韧带前叶和膀胱反折腹膜，将膀胱从子宫下段游离开来(图 24.3)。

　　输尿管的确认　**在阔韧带后叶的表面向头侧延长切口，进入后腹膜**，注意保持在骨盆漏斗韧带和髂血管的侧方。髂外动脉沿着腰大肌的内侧走行，通过钝性游离表面疏松的组织来显露它。**向头侧游离至髂总动脉的分叉处，辨认输尿管骑跨髂总动脉。输尿管应存留在阔韧带的内侧，注意保护其血供(图 24.4)。**

　　结扎卵巢固有韧带和卵巢血管(骨盆漏斗韧带)　如果保留卵巢，将子宫向耻骨联合方向牵拉，给予对侧卵巢血管(又称为骨盆漏斗韧带)、输尿管和卵巢一定的张力。**在直视看到输尿管情况下，于输卵管和卵巢固有韧带下方的阔韧带后叶无血管区开窗。**用 Heaney 或 Ballantine 弯钳钳夹输卵管和卵巢固有韧带的两侧，切断后结扎和缝扎断端。

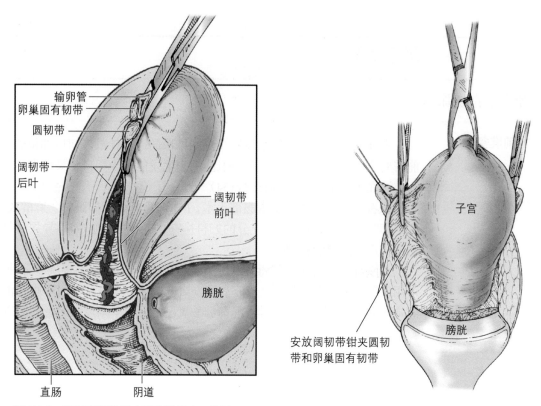

图 24.1 跨过圆韧带钳夹以牵拉子宫。(源自:MannWA,Stovall TG. Gynecologic surgery. New York: Churchill Livingstone,1996.)

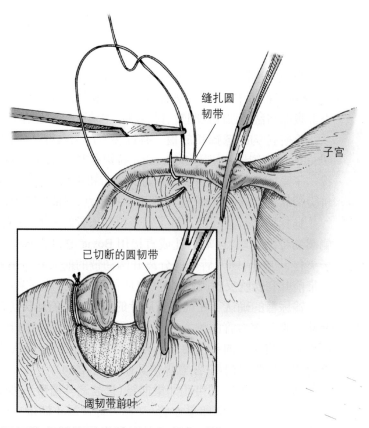

图 24.2 切断圆韧带,解剖并打开阔韧带。(源自 MannWA,Stovall TG. Gynecologic surgery. New York: Churchill Livingstone,1996.)

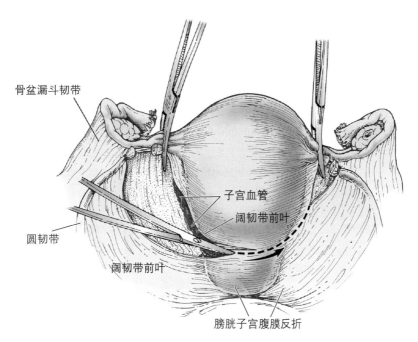

图 24.3　沿膀胱反折腹膜打开阔韧带的前叶。(引自:MannWA,Stovall TG. Gynecologic surgery. New York:Churchill Livingstone,1996.)

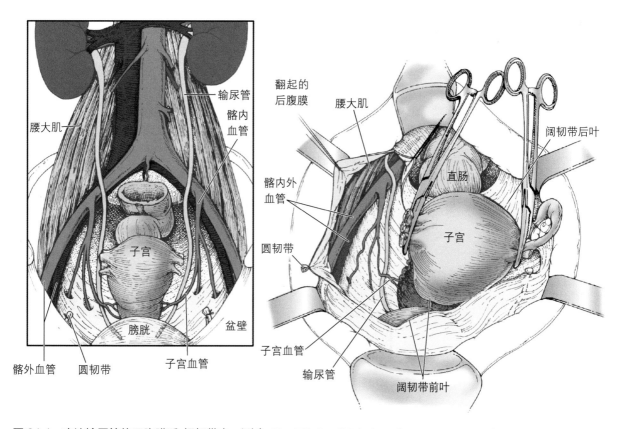

图 24.4　确认输尿管位于腹膜后、阔韧带内。(引自:MannWA,Stovall TG. Gynecologic surgery. New York:Churchill Livingstone,1996.)

钳夹宫角的那把弯钳应该能阻止断端出血,如果不能,则应调整血管钳的位置(图24.5)。

如果切除卵巢,则扩大后腹膜的切口,并向头侧延长到卵巢的血管处(**骨盆漏斗韧带**),**向下到子宫动脉水平**。这样打开能充分地显露子宫动脉、卵巢血管和输尿管。这样做使得输尿管靠近子宫血管的部分能离开子宫血管。

Heaney 或 Ballantine 弯钳于卵巢旁钳夹(图24.6);应注意确认整个卵巢都包括在切除范围内。血管均应双重结扎后切断(图24.7)。或者在切断前用两把血管钳钳夹近心端,一把钳夹远心端,然后结扎血管。

游离膀胱 用 Metzenbaum 剪刀或 Bovie 电刀,将膀胱从子宫下段和宫颈上游离下来。

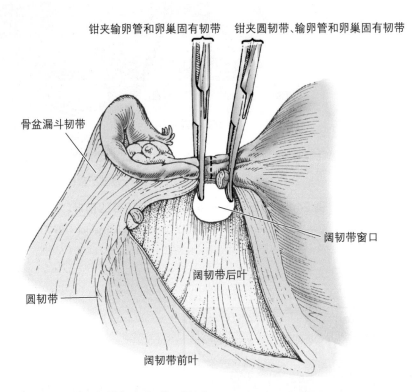

钳夹输卵管和卵巢固有韧带   钳夹圆韧带、输卵管和卵巢固有韧带

骨盆漏斗韧带

阔韧带窗口

阔韧带后叶

圆韧带

阔韧带前叶

图 24.5 结扎卵巢固有韧带。(源自:MannWA,Stovall TG. Gynecologic surgery. New York:Churchill Livingstone,1996.)

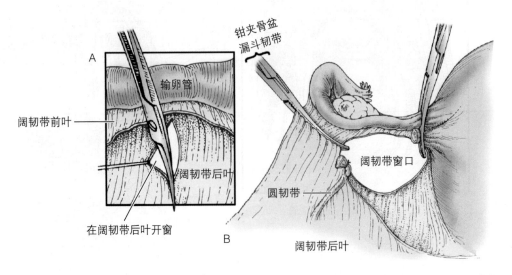

A

输卵管

阔韧带前叶

阔韧带后叶

在阔韧带后叶开窗

B

钳夹骨盆漏斗韧带

阔韧带窗口

圆韧带

阔韧带后叶

图 24.6 结扎骨盆漏斗韧带。(引自:MannWA,Stovall TG. Gynecologic surgery. New York:Churchill Livingstone,1996.)

在子宫下段和膀胱之间存在一个无血管层面,利用此层面游离膀胱。可用扁桃体钳置于膀胱边缘来增加张力以便于分离(图 24.8)。

结扎子宫血管 将子宫向头侧和盆腔的一侧牵拉,使子宫下段保持一定的张力。子宫的血管被从残存的疏松组织中解剖出来或被"骨骼化",然后用弯曲的 Zeppelin 或 Heaney 钳于宫颈和宫体交接处垂直钳夹子宫动脉,注意弯钳的尖端应靠近子宫峡部的解

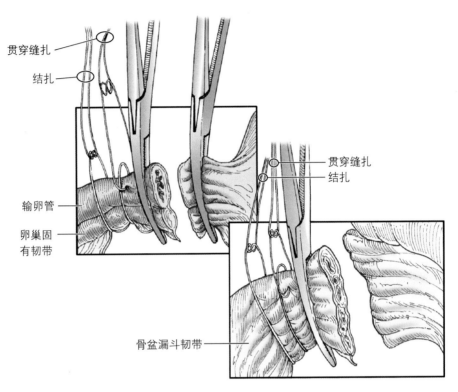

图 24.7 切断骨盆漏斗韧带。(引自:MannWA,Stovall TG. Gynecologic surgery. New York:Churchill Livingstone,1996.)

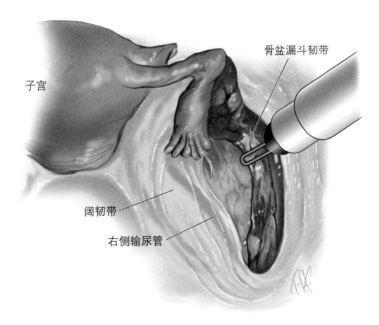

图 24.8 解剖膀胱子宫的间隙以分离膀胱。(引自:MannWA,Stovall TG. Gynecologic surgery. New York:Churchill Livingstone,1996.)

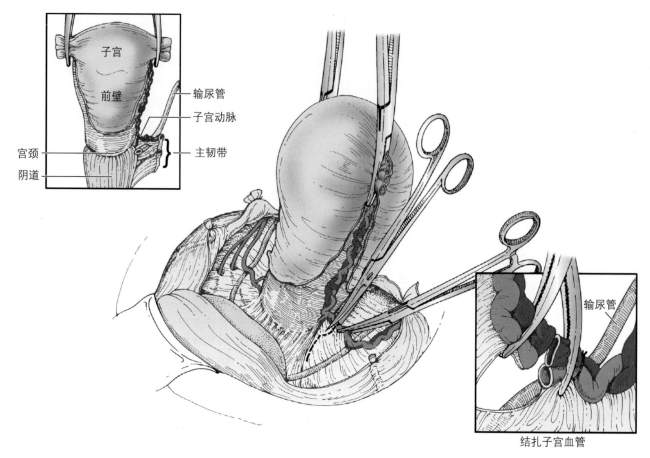

图 24.9　结扎子宫的供血血管。(引自：MannWA，Stovall TG. Gynecologic surgery. New York：Churchill Livingstone，1996.)

剖内口处，切断子宫血管，结扎断端，同法处理对侧(图 24.9)。

打开后腹膜　如果要将直肠从宫颈后方游离，在宫骶韧带之间宫颈下方打开后腹膜即可把直肠游离开(图 24.10)。该部位存在一个相对无血管的区域，使得能将直肠游离出手术野。

结扎主韧带　用直的 Zeppelin 或 Heaney 钳在子宫血管断端的内侧分离并钳夹主韧带，使之距离宫颈 2~3cm，切断主韧带，断端缝扎。在两侧不断重复此步骤，直到宫颈和阴道连接部(图 24.11)。

切除子宫　将子宫向头侧牵引，可扪及宫颈的下端。弯 Heaney 钳置于双侧，紧贴宫骶韧带和宫颈下方的阴道上部。**应注意，避免切除过多的阴道导致阴道过短。**然后用刀或弯剪刀切除子宫(图 24.12)。

缝合阴道残端　用 0 号可吸收线在阴道角部行"8"字缝合，可起到牵引和止血作用。用 Heaney 线缝合宫骶韧带和主韧带的残端以及阴道角部(图 24.13)。连续锁边缝合阴道残端边缘可起到很好的止血作用(图 24.14)。

冲洗和止血　用生理盐水彻底地冲洗盆腔。对盆腔仔细的止血，确认血管的断端无出血。检查输尿管的位置和完整性，注意是否扩张。

关闭腹膜　不需要重新缝合盆腔的腹膜。动物实验显示，重新缝合腹膜会增加组织损伤，促进粘连形成(47)。

关闭筋膜　壁腹膜不需要作为单独的一层来关闭。筋膜可以用 0 号或 1 号单丝可吸收线间断或连续缝合。一项前瞻性随机研究显示，间断缝合并没有比连续缝合有优势(48)。针眼应距离筋膜边缘 1cm 且缝合间距 1cm，以避免切口裂开。

缝合皮肤　皮下组织需要仔细的冲洗，严密止血。皮下脂肪层厚度超过 2cm 的女性患者，

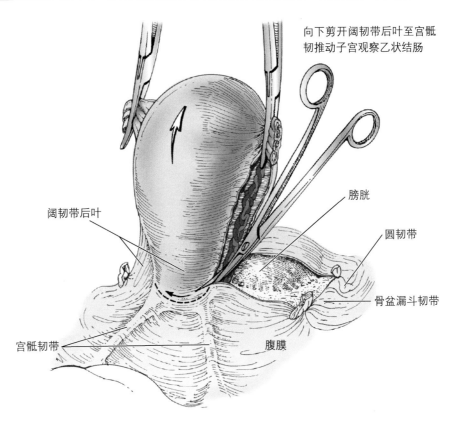

向下剪开阔韧带后叶至宫骶
韧推动子宫观察乙状结肠

膀胱

圆韧带

阔韧带后叶

骨盆漏斗韧带

宫骶韧带

腹膜

图 24.10　切开后腹膜,将直肠从宫颈后壁分离开。(引自:MannWA,Stovall TG. Gynecologic surgery. New York:Churchill Livingstone,1996.)

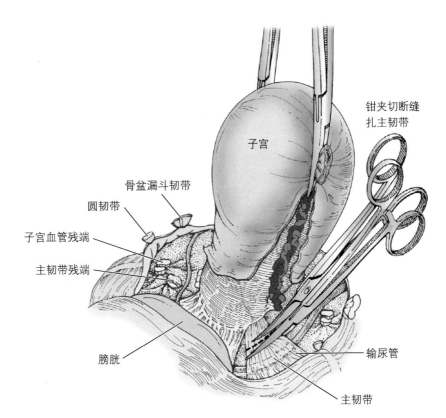

钳夹切断缝
扎主韧带

子宫

骨盆漏斗韧带

圆韧带

子宫血管残端

主韧带残端

膀胱

输尿管

主韧带

图 24.11　结扎主韧带。(引自:MannWA,Stovall TG. Gynecologic surgery. New York:Churchill Livingstone,1996.)

733

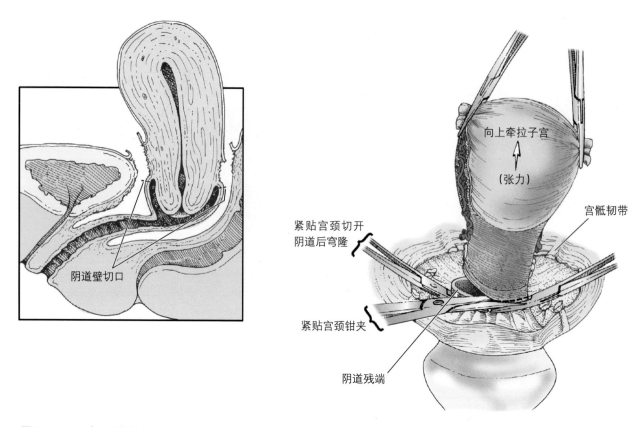

图 24.12 环切阴道壁，切除子宫。（引自：MannWA，Stovall TG. Gynecologic surgery. New York：Churchill Livingstone，1996.）

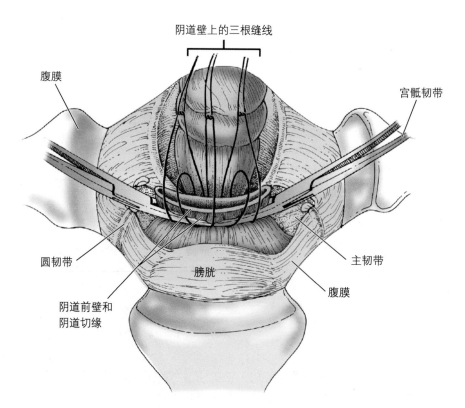

图 24.13 缝合阴道壁并与宫骶韧带和主韧带残端固定。（引自：MannWA，Stovall TG. Gynecologic surgery. New York：Churchill Livingstone，1996.）

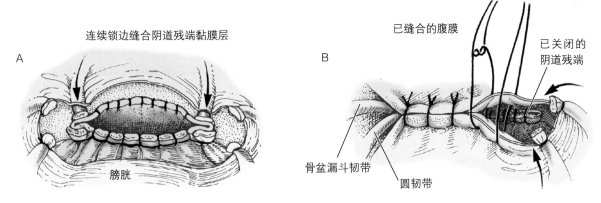

图 24.14 A:将阴道壁单层环形连续锁边缝合,阴道开放;B:缝合腹膜。(引自:MannWA,Stovall TG. Gynecologic surgery. New York:Churchill Livingstone,1996.)

缝合皮下脂肪似乎能减少切口裂开(49)。皮钉或缝线缝合皮肤切缘,敷料覆盖大约 24 小时。

术中并发症

每一位手术医师都要随时准备发现和修补术中的损伤,因为不管医师有非常丰富的经验,发现或没有被发现的损伤和并发症,随时都可能发生。

输尿管损伤

输尿管盆腔段损伤是子宫切除术中最严重的并发症之一(50)。应特别小心输尿管与盆腔其他器官的距离。**大多数的输尿管损伤可以通过打开后腹膜直接看到输尿管来避免**。应用输尿管导管代替直视下游离出输尿管的方法,对于子宫内膜异位症的广泛纤维化和瘢痕、盆腔炎症及卵巢癌的手术作用不大。在这种情况下,误以为安全的错误的感觉会更加增高输尿管损伤的风险。输尿管导管还可能导致血尿和急性尿潴留,但这些并发症基本上是暂时的。

于髂外动脉的侧面打开后腹膜来寻找输尿管。钝性分离疏松的膜状组织可以直视到动脉。沿动脉向头侧游离可见到髂内和髂外动脉的分叉。输尿管于髂总动脉分叉处跨越,可在盆腔内追踪其全长。

尽管非常小心,还是可能出现输尿管损伤。如果术者没有接受过输尿管修补的培训,应立即请会诊。如果怀疑有输尿管梗阻,应静脉注射 1 安瓿靛胭脂染料和进行膀胱镜检查。通过观察双侧输尿管开口是否喷出红色的尿液来确定输尿管的完整性。

膀胱损伤

由于膀胱、子宫和阴道上段在解剖上如此接近的关系,膀胱是下泌尿系最容易损伤的部分。**膀胱损伤可能会发生在打开腹膜或更常见于分离膀胱与宫颈和阴道上段时**。除非损伤了膀胱三角区,膀胱的损伤还是容易修补的。对于没有接受过放疗的膀胱,可以用细的可吸收编织线(如 3-0 聚乙醇酸线)进行单层或多层缝合。术后应留置尿管,但留置的时间尚存争议。如果膀胱没有损伤,尿管应该留置到肉眼血尿消失,肉眼血尿可能发生在术后 48 小时内。另一种更为保守的做法是根据损伤的类型不同而留置尿管 3~14 天(50)。切开膀胱顶部后,也按照这样的方法处理。如果膀胱三角区受累,需要请能处理复杂泌尿系修补的医师会诊,因为可能需要行输尿管再植术。

肠管损伤

妇科手术中最常见的肠道损伤是小肠损伤。浆膜层或肌层的小的损伤可以通过单层连续或间断的 3-0 编织可吸收线缝合。尽管单层缝合修补小肠已被证明足够,但是对于累及肠腔的损伤应用 3-0 编织可吸收线分两层缝合会更安全些。**缝合损伤时进针方向应该和肠腔垂直**。如果损伤的范围较大,可能需要切除后再行吻合术。由于升结肠流出的细菌性内容物与小肠相似,因此修补的方法也相似。由于横结肠位置高,超出了通常妇科手术的范围,很少损伤到。但降结肠和乙状结肠由于和盆腔器官的关系密切,容易被损伤。未累及黏膜层的损伤可用 2-0 或 3-0 的编织可吸收线单层连续缝合来修补。如果损伤到黏膜层,则按照小肠损伤处理。

出血

动脉的出血常常发生在子宫动脉或靠近骨盆漏斗韧带处的卵巢血管。盲目钳夹这些血管会有输尿管损伤的风险。因此,应在腹膜后找到输尿管,沿着输尿管找到出血点以避免输尿管被意外结扎。**最好用纱垫压住出血部位,然后慢慢地移开纱垫,看清楚出血点后,单独钳夹住出血的血管**。应避免大把的结扎。手术用的血管夹可能有帮助。静脉不太活跃的出血很难止血,尤其是存在广泛粘连和纤维化时,这时可以单用压迫止血或加上缝扎止血。腹膜边缘或剥离面的渗血可以通过压迫止血,局部应用凝血酶或胶原蛋白,或电凝烧灼。多种激光技术用于止血,如氩气激光束。

术后处理

保留尿管　经腹子宫切除术中膀胱的创伤或患者不愿开始自主排尿引起的膀胱过度扩张是术后最常见的并发症之一。术后最初几个小时需要留置尿管直至患者能行动或能自主排尿。

如果已行耻骨后尿道固定术,应考虑保留耻骨上导尿管,这样可避免反复地插尿管测残余尿。当残余尿达到小于 100ml 时可以拔除导尿管。

饮食　一旦患者清醒,饮食开始恢复,可根据患者的食欲恢复情况给予固体食物。这种情况是基于术中极少的骚扰和解剖游离肠道的前提下。**术后早期进食已证明是安全的,且能加快肠道功能的恢复和身体康复**。如果患者同时行盆腔和腹主动脉旁淋巴结切除,肠道手术或其他广泛的手术,肠道功能恢复可能会较慢,因此要待患者食欲恢复,能耐受的前提下逐渐恢复饮食。

活动　**早期活动能减少血栓性静脉炎和肺炎的发生**。鼓励患者在术后第一天就开始活动,随着体力的恢复而增加下床的次数。**出院时应嘱患者在 6 周内避免提 20 磅(1 磅 =0.45kg)以上的重物,以减少对盆底筋膜的压力来促进其充分愈合。术后 6 周阴道残端完全愈合前不应进行性生活**。在恢复正常运动能力之前应避免驾驶车辆,因为在某些紧急情况下,术后的疼痛和压痛可能会妨碍紧急刹车或转向机动的操作。此外,鼓励患者在力所能及的情况下恢复到正常活动。

切口的护理　腹部切口通常除了常规清洁外,不需要特殊处理。术后 24 小时内,覆盖无菌敷料,此期间切口可以封闭。去除敷料后,每日用中性肥皂和水清洁切口并保持干燥。

经阴道子宫切除术

术前评估

盆底支持结构的评估　评估经阴道子宫切除术可行性的最重要的指标是子宫的活动度(51)。只有子宫能自由活动才能行经阴道手术。在盆腔检查时,首先抬起盆腔的支持结构。对于没有明显脱垂的患者,可通过一系列的 Valsalva 动作出现子宫的下降来证实盆底支持结构差。尽管当子宫的支持韧带松弛时,经阴道子宫切除术易于操作,但这并不是必要条件。**已不再推荐通过在盆底支持良好的宫颈放置的宫颈钳,牵拉宫颈来证明其下降**。一些妇科医师建议在宫颈前唇放置宫颈钳,并在患者向下用力时牵引。尽管其能提示子宫的活动度,但是患者有不适感,而且也不是评估经阴道子宫切除术的必要的预测指标。

　　盆腔情况的评估　在评估盆腔支持结构后,应评估骨盆情况。理想情况下耻骨弓的角度应该是在 90°以上,阴道腔比较宽敞,阴道后穹隆较宽且深。手术医师可以用握紧的拳头来估计坐骨结节间径大于 10cm。这样大小和形状的女性骨盆,手术的显露会较好。一项 25 例失败的与 50 例成功经阴道子宫切除术比较的研究结果强调了耻骨弓角度的重要性。研究的高危因素包括年龄、产次、体重、手术指征、子宫大小、子宫前壁下段是否存在肌瘤、前次盆腔手术史、粘连、宫颈的长度和位置,以及耻骨弓角度小(小于 90°)。结果显示,只有耻骨弓角度小才增加了经阴道子宫切除术的风险(52)。

手术相关的考虑

　　患者体位　当患者取膀胱截石位,臀部应位于手术台的边缘外。有多种脚蹬可以选择,包括支撑整条腿的和用带子将腿悬吊起来的脚蹬。**为避免神经损伤,应选用适合的软垫;避免大腿的过度弯曲和局部受压**。Trendelenburg(头低脚高位)(10°~15°)有助于术中阴道内的显露。

　　阴道准备　聚维酮碘(络合碘)或氯己定 - 乙醇消毒阴道,导尿后拔除尿管。有多种铺巾的方法可供选择,包括分片或整体铺巾,依术者的习惯而定。通常不需要刮去或剪去阴毛,但需要用多个带贴膜的无菌带固定阴毛,以免影响术野操作。

　　器械　对于阴式手术特殊且有用的器械包括直角拉钩、窄的 Deaver 拉钩(S 拉钩)、重锤窥具、Heaney 持针器和各种 Breisky-Navratil 阴道拉钩。Heaney 和 Heaney-Ballantine 子宫切除钳也很好用。通常还会用到其他的如 Masterson 钳等。

　　灯光　头顶的高亮度的灯光需要从术者的肩膀上方直接照到术野。术者还可以佩戴头灯,直接照射到手术野。光导纤维 - 冲洗吸引系统可提供额外的照明和清晰地显露。

　　缝合材料　多种缝合材料广泛地应用于妇科手术,缝线类型的选择基于术者的习惯。合成的延迟吸收的 polyglactin 或 polyglycolic 缝线和无创针受到普遍欢迎。

手术过程

　　麻醉后再次检查患者证实以前的检查结果,评估子宫的活动度和脱垂情况,以确定进行经阴道或经腹部手术。

　　钳夹宫颈并环切穹隆部　用单齿或双齿钳钳夹宫颈前唇和后唇,向下牵拉宫颈,在宫颈和阴道交界处环形切开阴道上皮(图 24.15)。

　　分离阴道黏膜　用手术刀或 Bovie 电刀切开穹隆部后,可锐性分离阴道上皮与下方的组织,或用打开的纱布分离(图 24.16)。**如果先前环切的切口距离宫颈外口过近,则需要更多的分离,出血会多**。环切穹隆应选择正好在膀胱反折下方。分离的层次正确可减少出血。

　　进入子宫直肠窝　**可通过钳夹牵拉阴道黏膜,用钳子来确定其下方的结缔结缔组织来找到子宫直肠陷凹(Douglas 窝)**(图 24.17)。如果困难(如宫颈较长、腹膜显示不清)可在子宫直肠窝较明显处垂直切开阴道黏膜。

　　如果阴道黏膜解剖的层次不正确,可紧贴宫颈切断宫骶韧带和主韧带而行腹膜外子宫切除术。这样子宫直肠窝可以清楚地辨认了。如果还不明确,可尝试先打开前腹膜,手指钩入子宫直肠窝以增加腹膜的张力。用 Mayo 剪刀打开腹膜,间断缝合腹膜和阴道壁以减少出血(图 24.18)。检查后盆腔,子宫的病变情况和子宫直肠窝的粘连情况。重锤扩张器放置入后穹隆。

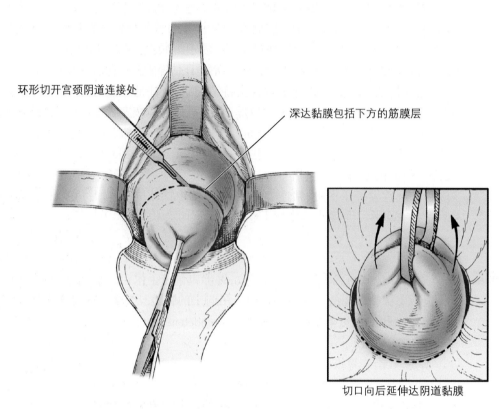

环形切开宫颈阴道连接处

深达黏膜包括下方的筋膜层

切口向后延伸达阴道黏膜

图 24.15　环形切开阴道穹隆,开始经阴道子宫切除术。(引自:Mann WA,Stovall TG. Gynecologic surgery. New York:Churchill Livingstone,1996.)

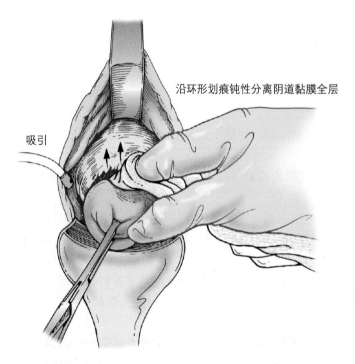

沿环形划痕钝性分离阴道黏膜全层

吸引

图 24.16　分离阴道黏膜。(引自:Mann WA,Stovall TG. Gynecologic surgery. New York:Churchill Livingstone,1996.)

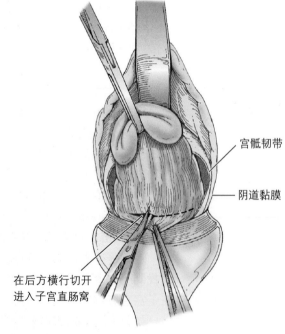

宫骶韧带

阴道黏膜

在后方横行切开进入子宫直肠窝

图 24.17　进入子宫直肠陷凹。(引自:Mann WA, Stovall TG. Gynecologic surgery. New York:Churchill Livingstone,1996.)

结扎宫骶韧带　拉开阴道侧壁,向下牵拉向反方向牵拉宫颈,钳夹宫骶韧带,钳子尖端可以包括主韧带的下部(图 24.19)。钳子应垂直于子宫轴,切断后紧贴钳子缝扎。钳子上方留 0.5cm 的断端最好,因为较大的断端可能坏死、组织腐烂,成为微生物的培养基。切开韧带组织应不超过钳夹组织的 1/2~3/4,以免缝扎不全引起出血。

缝扎断端时,应选择钳子的尖端进针,术者旋转手腕将针穿过组织。打结后,可以将宫骶韧带固定于阴道黏膜的后侧壁(图 24.20)。这样可以对阴道提供额外的支持作用,并

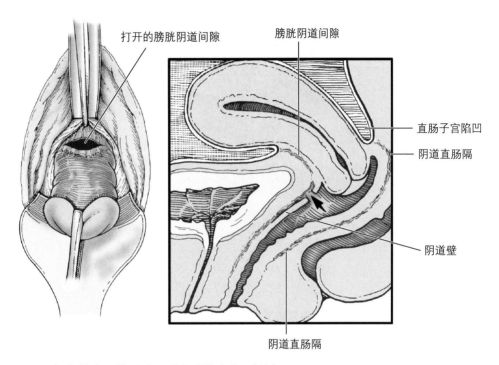

图 24.18　间断缝合阴道后壁及后腹膜以止血。(引自:MannWA,Stovall TG. Gynecologic surgery. New York:Churchill Livingstone,1996.)

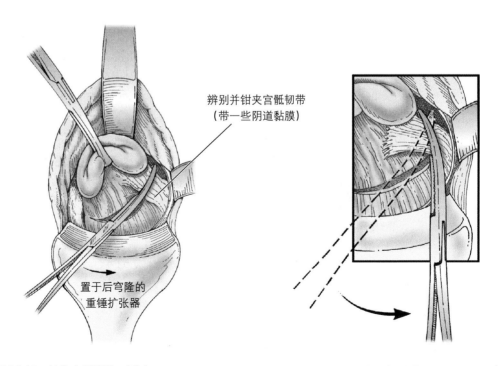

图 24.19　结扎宫骶韧带。(引自:MannWA,Stovall TG. Gynecologic surgery. New York:Churchill Livingstone,1996.)

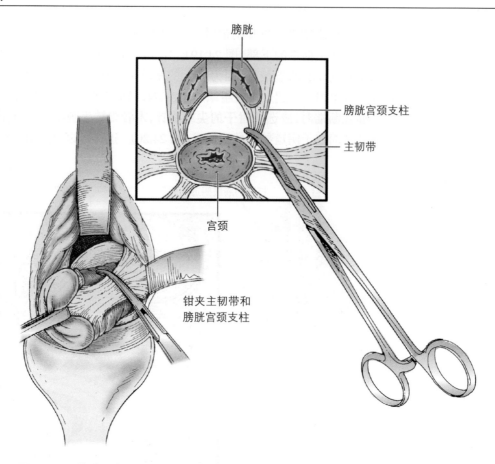

膀胱

膀胱宫颈支柱

主韧带

宫颈

钳夹主韧带和
膀胱宫颈支柱

图 24.20 将宫骶韧带固定于阴道黏膜后侧壁。(引自:MannWA,Stovall TG. Gynecologic surgery. New York: Churchill Livingstone,1996.)

对该点的阴道黏膜有止血作用,并有助于关闭阴道黏膜。

是否进入膀胱阴道间隙 向下牵拉宫颈,用 Mayo 剪刀尖端向着子宫,或用打开的浸湿的 4×4 的纱布海绵,推开膀胱。**如果在此处能辨认出膀胱阴道腹膜反折,即可从此处进入。否则,最好不要急于进入,只要确定了膀胱被推开,进入就没有风险。**

将膀胱推开后,用 Deaver 拉钩(S 拉钩)或 Heaney 拉钩放在中间,将膀胱挡在术野以外。在经阴道子宫切除术中要保持拉钩一直在膀胱阴道间隙。

结扎主韧带 持续牵拉宫颈,确认主韧带,钳夹后切断,缝扎(图 24.21)。

上推膀胱 再次将膀胱向上推出术野以外。可以用钝性分离,当患者有剖宫产等前次手术史时,膀胱反折可能存在粘连,可用锐性分离。

结扎子宫动脉 向下方和对侧牵拉宫颈,尽可能地显露脏腹膜的前后叶,确认子宫动脉后,钳夹切断,断端缝扎(图 24.22)。**适合采用单次钳夹和单次缝合技术,可以减少输尿管的损伤的可能。**当子宫较大或有子宫肌瘤改变了解剖关系时,可能需要第二次缝扎子宫动脉残余的分支。

进入膀胱阴道间隙 可以在钳夹和缝扎子宫动脉之前或之后再确认前腹膜反折。**盲目打开前腹膜可能会增加膀胱损伤的风险**(图 24.23)。钳夹并牵拉腹膜,剪子尖朝向子宫打开腹膜,放置 Heaney 或 Deaver 拉钩,显露腹腔内脏器,用拉钩将膀胱保持在术野之外。

切除子宫 子宫抓钳钳夹住宫底部,从后方将宫底部翻出(图 24.24)。术者的示指探查到卵巢固有韧带并协助放置血管钳。

结扎卵巢固有韧带和圆韧带 在前腹膜和后腹膜均打开的情况下,钳夹、切断和结扎保留的阔韧带和卵巢固有韧带(图 24.25)。卵巢固有韧带和圆韧带在一起双重结扎,第一

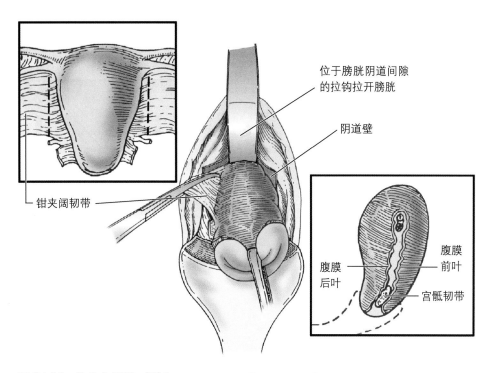

图 24.21 结扎主韧带。(引自 MannWA,Stovall TG. Gynecologic surgery. New York:Churchill Livingstone,1996.)

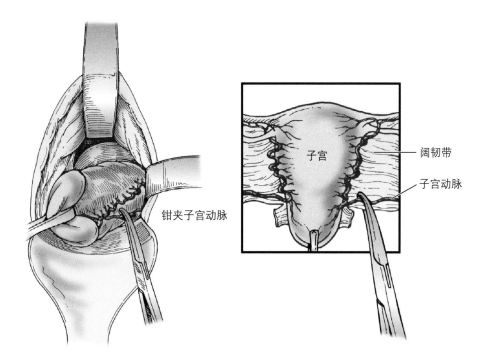

图 24.22 结扎子宫动脉。(引自:MannWA,Stovall TG. Gynecologic surgery. New York:Churchill Livingstone,1996.)

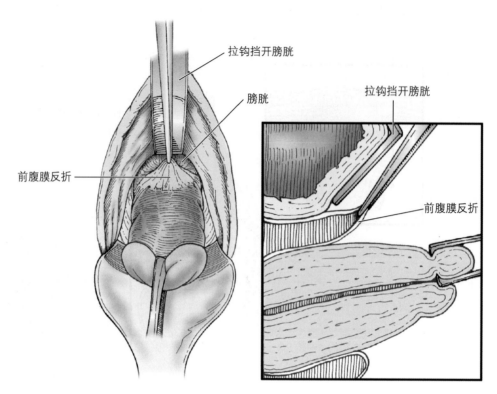

图 24.23 进入膀胱阴道间隙。(引自：MannWA，Stovall TG. Gynecologic surgery. New York：Churchill Livingstone，1996.)

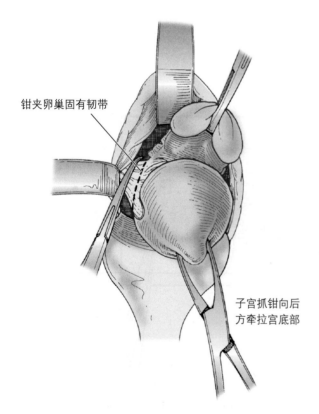

图 24.24 将子宫从后方牵拉出来。(引自：MannWA，Stovall TG. Gynecologic surgery. New York：Churchill Livingstone，1996.)

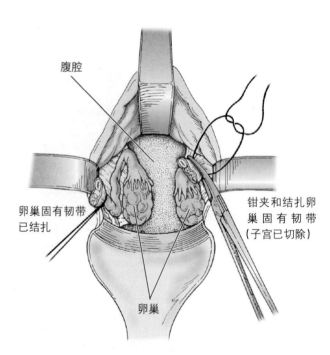

图 24.25 结扎卵巢固有韧带和圆韧带。(引自：MannWA，Stovall TG. Gynecologic surgery. New York：Churchill Livingstone，1996.)

道缝扎,第二道在缝扎的内侧再结扎一道。止血钳钳夹第二个线结,检查是否有出血,同时可有助于缝合腹膜。止血钳不能夹在第一个缝扎的结或任何血管的断端,以免弄松线结。

切除卵巢 在切除附件时,需要先将圆韧带从附件的断端中游离出来。牵拉卵巢固有韧带,用 Babcock 钳抓住卵巢,将其牵引入术野。Heaney 钳钳夹住卵巢的血管(骨盆漏斗韧带),切除卵巢和输卵管(图 24.26)。贯穿缝扎卵巢的血管。如果同时切除卵巢和输卵管有断端滑脱或损伤输尿管及邻近血管的风险时,可分别切除输卵管和卵巢。

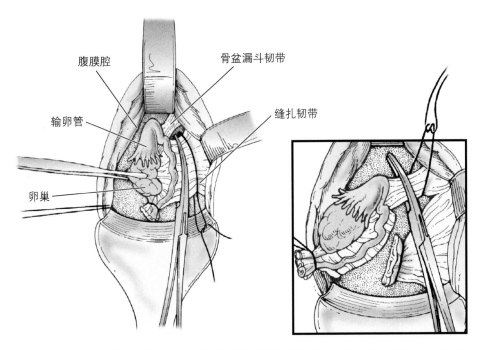

图 24.26 钳夹卵巢血管(骨盆漏斗韧带),切除卵巢和输卵管。(引自:MannWA,Stovall TG. Gynecologic surgery. New York:Churchill Livingstone,1996.)

止血 腹腔内放置拉钩或带尾的纱垫,检查每一个断端有无出血。如果需要加固缝合,应小心缝合,避免损伤输尿管或膀胱。

关闭腹膜 由于盆腔腹膜不起到支持作用,同时术后 24 小时后可以重建,因此术中不必常规缝合腹膜。如果有必要缝合的话,找到并用血管钳夹住前腹膜,用 0 号可吸收线从 12 点开展连续荷包缝合,将左上方的断端的远端和左侧的宫骶韧带缝合(图 24.27)。在缝合开始后就要拉紧缝线来闭合后腹膜和阴道黏膜。这样使得后盆腔高度腹膜化,缩短了后穹隆以免今后肠疝的发生。同样,缝合右侧的宫骶韧带和右上方的断端的远端,一直缝到缝合的起点。

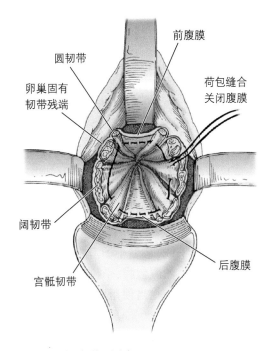

图 24.27 关闭腹膜。(引自:MannWA,Stovall TG. Gynecologic surgery. New York:Churchill Livingstone,1996.)

缝合阴道黏膜　可沿垂直或水平方向采用间断或连续缝合的方式缝合阴道黏膜(图24.28)。本图中是用可吸收线间断水平方向缝合阴道壁,应穿透阴道上皮的全层,同时避免损伤前方的膀胱。这样能关闭下方的死腔,阴道黏膜对合整齐,减少术后肉芽的形成。

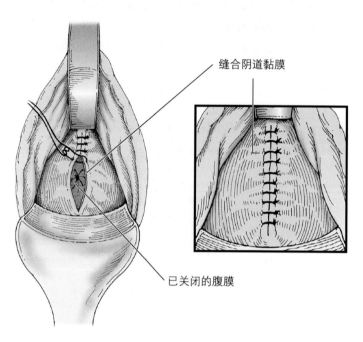

缝合阴道黏膜

已关闭的腹膜

图24.28　缝合阴道黏膜。(引自:MannWA,Stovall TG. Gynecologic surgery. New York:Churchill Livingstone,1996.)

导尿　手术结束时应常规导尿。除非需要进行阴道前后壁的修补或其他盆底重建手术,否则不必常规留置尿管和阴道填塞纱布。

针对特殊患者的手术技巧

阴道黏膜注射　在切开阴道黏膜前在宫颈旁和黏膜下注射 20~30ml 的 0.5% 利多卡因与 1：200 000 肾上腺素,可以减少术后的疼痛和有助于分清手术的解剖层次。但是不需要注射宫颈。注射的范围包括膀胱柱、主韧带下段、宫骶韧带和宫颈旁组织。当宫颈阴道黏膜注射肾上腺素后,阴道残端蜂窝织炎和脓肿的发生率有所升高。

粉碎大子宫　粉碎大子宫技术众所周知,但没有广泛地应用。有多种粉碎子宫的方法,包括从中间对半切开或双瓣状切开、楔形或 V 切开、肌层去核等(53)。在开始粉碎子宫前,必须结扎子宫的血管和进入腹腔。当对半切开或双瓣状切开子宫时,宫颈也从中线切成两半,随后子宫切成两半,分别取出(53)。这种方法最适合于位于宫底部和子宫正中的肌瘤。

楔形切开粉碎最适合于前壁或后壁的肌瘤,或肌瘤位于阔韧带内(即肌瘤偏离了中线)。先截除宫颈,钳夹住子宫肌层,楔形切除子宫的前壁或后壁,楔形的尖端应保持在中线,来缩小子宫肌层的体积。如此这般重复直至取出子宫,用 Leahy 钳或巾钳夹住肌瘤的假包膜,牵拉如同"肌瘤剔除术"。

当使用肌层去核方式时,血管结扎平面以上的部分应平行于子宫腔和浆膜面进行切开。在子宫浆膜面以下继续对称的环形切开肌层,保持着牵拉宫颈,切除无血管部分的子宫肌层,使得带着较厚的一层子宫肌层和完整的子宫腔内膜,连同宫颈一起取出。这样做使得没有切开的子宫腔更靠近术者,靠近阔韧带的部分的中线外侧的剩下的子宫,能增加子宫的活动度,利于下拉子宫。此时子宫从球形变成了长条形,钳夹切断卵巢固有韧带和输卵管从而切除子宫。

一项回顾性对照研究显示,383 例行经腹部子宫切除术或通过粉碎大子宫的经阴道子宫切除术的患者,经腹部手术的患者的住院时间和围术期并发症显著高于经阴道手术的患者。看来通过粉碎大子宫的经阴道子宫切除术是安全的,可以使更多的患者能接受经阴道子宫切除术(54)。

McCall 阴道缝合术	尽管有人认为 McCall 阴道缝合术有助于减少术后肠疝的发生,但其实际效果仍有争论。用可吸收线在阴道穹隆的最高点全层缝合阴道后壁,钳夹住左侧宫骶韧带的断端将其与阴道后壁缝合,然后在双侧宫骶韧带之间缝合后腹膜,最后在开始进针处由内向外缝合,将双侧宫骶韧带与后腹膜结扎在一起。

Schuchardt 切口　　如果阴道显露困难,可能需要用到 Schuchardt 切口。如果术者习惯用右手,切口取患者的左侧。为了减少出血,可局部用利多卡因 - 肾上腺素浸润注射。在肛门和坐骨结节之间的中点向阴道口处女膜缘 4 点方向弧形切开,并可以继续向阴道穹隆延伸直至达到满意的显露。切口的深度达到耻骨肌的中部,个别患者甚至可以完全切断。在手术结束时应逐层缝合切口。

术中并发症

膀胱损伤

膀胱损伤是子宫切除术最常见的术中并发症之一。**如果术中意外进入膀胱,一旦发现损伤就应立即修补,不要等到手术结束时再修补。**当发现膀胱损伤时,提起损伤的切缘明确损伤的程度,在无张力的情况下修补膀胱,并看到膀胱三角区确认其没有损伤。用较细的可吸收线单层或双层缝合膀胱。可将**亚甲蓝、靛胭脂**或一种消毒配方奶染料注入膀胱以确定膀胱修补满意。

肠道损伤

由于怀疑盆腔粘连或明显的盆腔病变的患者都不会采用经阴道子宫切除术,因此肠道损伤并不常见。肠道损伤常常与阴道后壁修补术有关,通常仅限于直肠。

如果进入了直肠,可以用细的可吸收线单层或双层修补损伤,然后大量盐水冲洗。术后患者需要给予软便药物和少渣饮食。

出血

术中出血无外乎包括重要的血管结扎不确切、阴道残端出血、先前结扎处滑脱或钳夹前组织撕脱。大多数术中出血可以通过充分地暴露和良好的手术技巧来避免发生。**多数情况下,注意使用正确的外科方结能避免出血的发生。**Heaney 型缝合法可能减少结扎的滑脱和继发的出血。一旦出现出血,应避免盲夹止血,以免损伤输尿管。应该明确出血点后精确的结扎,必要时应游离输尿管。**如果不能确认输尿管的位置,在缝合止血前应游离出输尿管。**

围术期护理　　留置尿管　如果术后患者无法自主地完全排空膀胱,术后均应留置尿管。继续保留尿管的原因包括严重的局部疼痛、同时行阴道修补术、尿失禁手术、阴道内填塞纱布和患者焦虑。

没有同时行阴道修补术的单纯经阴道子宫切除术的患者,术后可以自主排尿,并不需要保留尿管。 由于经阴道子宫切除术后的疼痛轻于经腹部手术,如果没有同时做阴道修补术,一般不会出现排尿困难。

如果术后患者出现不能忍受的疼痛或极度焦虑,可在手术结束时留置 16F 的导尿管。 如果患者术后两次尝试均不能自主排尿,应留置尿管。经阴道子宫切除术后留置尿管时间一般不需要超过 24 小时,不需要夹闭而直接拔除尿管,也不需要留尿液做培养和药物敏感性试验。

饮食 尽管经阴道子宫切除术对肠道的影响较小,但是肠道运动能力还是会略有减慢,但这并不会影响到术后很快就可以进食。大多数患者在术后会有不同程度的恶心,加上麻醉后的昏睡,通常手术的当晚患者没有食欲。术后当晚进清淡流食比较合适,术后第一天可以考虑正常饮食。**患者根据自己的胃口恢复情况来决定能耐受的饮食。**

腹腔镜下子宫切除术

术前准备   对于腹腔镜手术的主要的限制是患者的疾病或麻醉方面的问题使得不能够完成满意的气腹或有效的通气(34)。尽管可以在术中再做评估,但是前次手术相关的广泛、致密的盆腹腔粘连和过大的子宫仍是相对禁忌证(见第 23 章)。如果大子宫影响到了子宫血管的显露,不适合行腹腔镜手术。肥胖并非腹腔镜子宫切除术的禁忌证。高体重指数(BMI)带来的开腹手术后病率的增高,可以通过腹腔镜手术得到有效地降低。

有多种腹腔镜下子宫切除术的分类方法。如果子宫的血管从阴道切断则被称为腹腔镜辅助的经阴道子宫切除术(laparoscopic-assisted vaginal hysterectomy,LAVH)。Cochrane 数据库文献回顾分析显示,如果子宫血管从腹腔镜下切断,或子宫血管切断部分从阴道完成,则被称为腹腔镜下子宫切除术(laparoscopic hysterectomy,LH);如果没有进行任何阴道操作,则被称为完全腹腔镜下子宫切除术(total laparoscopic hysterectomy,TLH)(41)。

患者的体位   患者取仰卧截石位,双腿置于 Allen 或 Yellowfin 脚蹬(Allen 医疗系统,Acton,美国马萨诸塞州)。应注意,腿部的摆放位置是否合适,避免神经损伤。应避免髋关节的过度伸展而引起的股神经麻痹。患者应躺在有很多凹陷的床垫或小突起的软垫上,防止头低足高位时患者移动。患者的手臂用带有凹陷的柔软材料保护后卷入身体下方,手臂置于身旁。不需要剪去或剃去毛发。肩托与臂丛神经损伤有关,应避免使用。

在进入第一个套管前应进行以下步骤:

- 麻醉下检查。
- 放置尿管,排空膀胱。
- 放置举宫器〔例如 Koh colpotomizer(Cooper Surgical Inc.,特兰伯尔,美国康涅狄格州)或 Vcare(Conmed Corp.,尤提卡,美国纽约州)〕。
- 放置胃管。

所需要的设备   **最重要的设备是用来闭合血管的设备。** 目前有很多种能量设备可供使用,包括电外科技术、激光和超声刀(见第 23 章)等。一些手术医师使用各种钉夹来闭合血管,尽管其价格很高,但有些地方无法使用,仍需要使用能量器械来闭合血管。能量设备的多样性使我们有多种方法来闭合血管。**目前尚无有效的临床数据显示哪种设备优于其他。** 妇科医师对双极电凝相对更有经验,相对更喜爱使用。

腹腔镜子宫切除术的手术技术

进入腹腔

所有腹腔镜手术最重要的技术是套管的放置(见第 23 章)。脐部通常适用于没有前次手术史或腹腔内感染的患者。对于有正中切口手术史或其他盆腹腔的手术史的患者,推荐进行开放式腹腔镜或者另外选择一个地方进入第一个套管。开放式腹腔镜从本质上来说就是脐部的一个微型开腹手术。可另外选择左上腹进入第一个套管。标准的闭合式腹腔镜技术包括气腹针(Verres 针的使用),进气和放置第一个套管。另一种方法就是直接放入套管(不在放入套管前完成气腹)。一项荟萃分析显示,两种技术均没有显示出优势(24)。妇科医师应选择本人最有经验的方式。

如果选择了左上腹,术者要小心避免损伤左侧肋缘下的邻近的脏器(见第 23 章,图 23.3)。通常穿刺点选择在左侧锁骨中线的肋缘下,邻近的脏器是胃和肝左叶,因此,在开始前需要放置胃管以缩小胃的体积。

患者在完成进入腹腔前应保持水平位(非头低足高位)。第一个套管进入的角度取决于患者的体重。通常情况下,对于不肥胖或不超重的患者,可选择与水平位成 45° 角,对于肥胖的患者选择 60° ~80° 角或开放式腹腔镜技术。

恰当地放置辅助的套管对于腹腔镜下子宫切除术是非常重要的,通常使用三个侧面的套管,而不使用耻骨上套管。侧面的套管能使术者双手操作更符合人体工程学,更舒适。**在放置侧面的套管时最重要的是避免损伤来自髂外动静脉分支的腹壁下血管**(见第 23 章,图 23.3)。最好在直视下进行,在圆韧带进入腹股沟管内环的内侧腹膜处可见到腹壁下血管(通常为 2 条静脉和 1 条动脉),它们不能透光。套管通常放置在距离中线 8cm、耻骨联合上方 8cm 的地方。

腹腔镜下子宫切除术需要通过放置举宫器来达到牵引和对抗牵引作用,以便辨认血管和输尿管。对于大子宫,还需要腹腔镜下的拉钩。手术第一步是凝固后切断圆韧带(图 24.29),切开后向前方锐性切开膀胱反折腹膜,分开宫颈和膀胱间疏松的间隙。再打开后腹膜,可在阔韧带的内侧找到输尿管(图 24.30)。根据是否需要切除卵巢,凝固后切断卵巢的血管(骨盆漏斗韧带)或子宫 - 卵巢的韧带(卵巢固有韧带)(图 24.31)。术者此时也

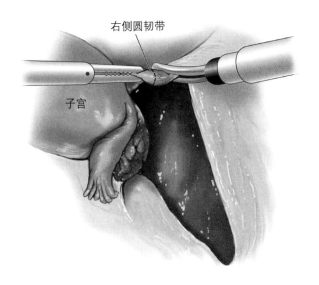

图 24.29 抓住右侧圆韧带,用双极钳使其干燥

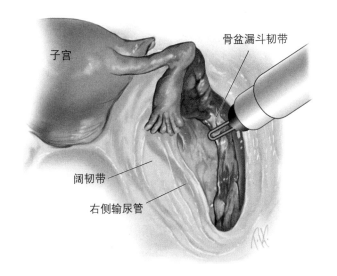

图 24.30 右侧圆韧带已被切断,在右侧输尿管的侧面打开腹膜,可以在腹膜后间隙辨认出右侧输尿管

可以继续阴道手术(LAVH),但是切断的这些韧带并不起子宫支持的主要作用,不会改善子宫的下降度。

然后向需要处理的子宫动脉的反方向转动子宫,切开后腹膜到宫骶韧带,"骨骼化"游离出子宫动脉,凝固后切断。同法处理对侧。处理子宫动脉的位置大约在宫颈内口水平。如果是筋膜内子宫切除术,此时可以截断子宫,随后需要烧灼保留的宫颈内的管腔。

只有将膀胱与阴道前穹隆完全游离开后,才能切开前穹隆(图24.32)。通过顶起阴道内举宫器(如 Koh 举宫器),能清楚地显露此区域。确定阴道内不会泄漏 CO_2 气体后,围绕宫颈环形切开阴道穹隆部(图24.33)。子宫可以直接从阴道内取出或者先粉碎,然后通过阴道或腹腔镜比较容易地取出。

用延迟吸收的可吸收线(CT-1 针 2-0 线)腹腔镜或经阴道间断或连续缝合关闭阴道残端。

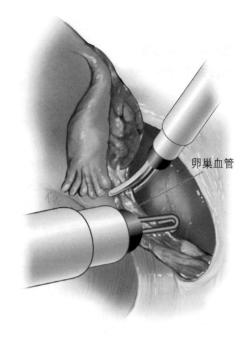

图 24.31　双极钳夹住右侧骨盆漏斗韧带,将其干燥,然后切断

为了能更好地提供盆腔支持,用延迟吸收的可吸收线将宫骶韧带固定到阴道(McCall 后穹隆成形术)。如果需要的话,可以静脉注射靛蓝胭脂红,借助膀胱镜来确认没有膀胱和输尿管的损伤。

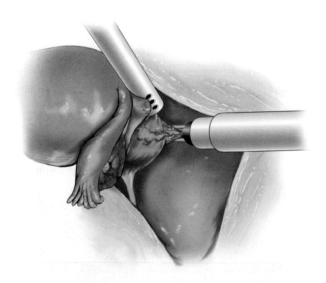

图 24.32　锐性游离,将膀胱反折腹膜游离至宫颈水平,用双极钳夹住子宫血管,将其干燥

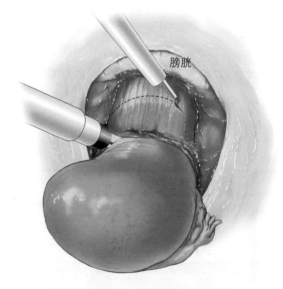

图 24.33　确认阴道前穹隆,将其切开

在最后,后放入的套管必须在直视下取出,确认没有出血。为了降低疝发生的风险,必须关闭 8mm 以上套管的筋膜,尽管是小的套管,但操作时间长者也应关闭筋膜。

患者住在短期住院病房内,如果没有并发症则可以在 24 小时内出院。在手术当天可以根据患者的耐受情况给予常规饮食,鼓励尽早活动。中位恢复工作的时间为 3~4 周(42)。

机器人辅助的腹腔镜子宫切除术

机器人手术系统包括装有显示器和控制装置的手术医师的控制台、装有连接患者的遥控机械臂的机器人塔，以及单独的计算机接口设备塔（详见第 25 章）。机器人辅助腹腔镜手术具有许多优势，包括三维的视野、能提供七个角度移动的机械关节、按照刻度的移动以及更精确的动作。缺点是围绕患者的庞大的设备限制了助手的动作、缺乏触觉的反馈以及高昂的费用。机器人设备的镜头需要 12mm 的套管，其他设备需要 8mm 的套管。

机械臂塔可安放在患者两腿间或患者的侧方（侧方放置）。侧方放置使得助手能较舒适地举宫。机器人辅助的子宫切除术和腹腔镜下子宫切除术的步骤相同。右利手的医师一般在右侧的套管放置单极剪刀或超声刀，而在左侧的套管内放置血管闭合器械如双极电凝等。如果需要用到第四个机械臂，右利手的医师则将此套管放置在右侧。

观察性研究显示，机器人辅助的腹腔镜子宫切除术的预后与腹腔镜子宫切除术相似，但是出血更少，中转开腹的几率可能更低(55,56)。对于一位有经验的腹腔镜医师，其机器人辅助腹腔镜手术的学习曲线达到稳定的时间约为 50 例手术(57)。尽管此数据显示两者的手术时间相近，但是 Premier 医院的 36 000 例腹腔镜或机器人辅助的腹腔镜手术的数据分析显示，机器人辅助腹腔镜相比常规的腹腔镜手术，其手术时间更长，费用更高，仅围术期和术后的预后略有差异(58)。机器人腹腔镜手术后 7~8 周可能出现阴道穹隆延迟裂开，但一项病例研究显示，常规腹腔镜手术发生率更高(59,60)。其他并发症的发生率与常规腹腔镜手术相近。关于此论题的更详尽讨论见第 25 章。

单孔腹腔镜手术

另一项腹腔镜子宫的改进是单孔腹腔镜手术或单套管手术。由于一些医师愿意在一侧使用多个套管，单孔腹腔镜可能是个很好的选择。单孔腹腔镜完成子宫切除术的意义尚不明确，仅有数篇个案报道(61)。这种技术的最大进步就是特别设计的脐部的套管能放入多个器械。弯曲的器械和镜头顶端弯曲的设计使得术者可以减轻器械的拥挤和碰撞，顺利完成子宫切除术。与常规子宫切除术的步骤相同。

腹腔镜子宫切除术中的并发症

腹腔镜子宫切除术中的并发症情况与开腹子宫切除术相似，包括输尿管、膀胱和肠道的损伤和出血。辨别和处理也是相似的。**由于输尿管和膀胱的损伤的几率增高，推荐必要时静脉注射靛蓝胭脂后做膀胱镜检查**(62)。

腹腔镜术中出血可通过双极电凝来控制，开腹手术也同样适用。在没有确定两侧输尿管位置前不要使用电凝止血。如果此处的出血并不明显，应首先处理明显的出血。

围术期护理

许多手术医师在腹腔镜子宫切除术后就为患者拔除尿管。患者在手术当天可恢复正常饮食，当天可应用口服止痛药。

子宫切除术后的并发症

关于妇科手术后的并发症的全面论述详见第 22 章。

切口感染

经腹部子宫切除术后的切口感染发生率为 4%~6%(33)。术前淋浴、不备皮或如果需要备皮则在手术室用剪刀而不是剃刀、使用胶条固定毛发、预防性应用抗生素和延期一期闭合切口被认为可减少切口感染（见第 22 章）。

切口疼痛

切口疼痛会发生在套管部位,特别是位于髂腹股沟神经或髂腹下神经处时。腹部横切口常会出现慢性疼痛,主要是由于慢性神经压迫的原因(63)。

出血

子宫切除术后的近期出血可能有以下两种表现形式。**首先,术后数小时内护理人员或医师可能发现阴道出血。其次,患者可能阴道少量出血,但出现生命体征的不稳定,血压下降、脉率增快、血细胞比容的下降和肋部或腹部疼痛。第一种出血是来自于阴道穹隆部或残端,第二种表现可能是腹膜后出血。**尽管两者的诊断和处理细节不同,但都遵循相同的基本原则,即迅速诊断,稳定生命体征,补充液体和血制品和持续监测患者整体状况。

评估完生命体征后,需要估计出血量。任何经阴道子宫切除术后都会有少量阴道出血。**术后持续出血 2~3 小时提示止血不充分**。应立即将患者带到检查室,在良好的光照条件下,打开大号窥器检查手术区域。如果出血不是很多,又能显露出阴道穹隆部,大多数情况下,可以发现阴道残端的出血,通过黏膜缝合 1~2 针即可达到止血目的。

如果出血很多或似乎来自于阴道残端上方,或者患者非常难受,以致于不能完成满意的检查,则需要到手术室处理。给予全身麻醉后,仔细检查阴道的手术区域。缝合或结扎所有出血点。如果出血来自阴道残端的上方或者出血过于汹涌,通常无法经阴道控制出血。必要时开腹探查检查盆底部,找到并游离出血的血管,从而达到止血。**需要仔细的检查卵巢的血管和子宫动脉,因为这常常是阴道大量出血的来源。**如果很难明确盆腔内出血的血管,或者上述努力无效,可考虑结扎髂内动脉。

如果患者的生命体征不稳定,但阴道出血很少,应怀疑腹膜后出血。监测入量和出量,立即监测血细胞比容,红细胞交叉配血。检查时可能会发现季肋部的压痛和浊音。出现腹膜后出血时,也可能出现腹部膨隆。诊断性影像学检查能证实腹膜后或腹腔内出血。超声检查是发现深部盆腔血肿的一种方法;CT 能更好地显示腹膜后情况,并能显示血肿的范围。

如果患者经过迅速静脉补液后状况稳定,可选择以下两种方式中的一种进行严密监测。一种是给予患者输血治疗,同时严密监测血细胞比容变化和生命体征。大多数情况下,腹膜后出血会由于血块的填塞压迫而停止,形成血肿有待于最终的再吸收。这样做的风险是血肿可能会继发感染,而需要去做外科引流。有些患者的状况稳定,也可以考虑行造影下栓塞。

另一种选择是当患者状况稳定时进行剖腹探查手术。这样做增加了二次手术的病率,但能避免由于延误处理引起患者状况的继续恶化,以及形成盆腔的脓肿。一旦获得满意的显露,打开血肿表面的腹膜,吸净积血。找到所有出血的血管并结扎。如果出血难以控制,需要考虑结扎单侧或双侧的髂内动脉的前支。止血充分后,盆腔内应留置封闭引流系统的引流管。

泌尿系统并发症

尿潴留

子宫切除术后尿潴留情况很少发生。如果尿道没有受阻而仍然无尿,通常是由于疼痛或麻醉引起的膀胱无力,这都是暂时的、可恢复的。

如果术后没有放置尿管,放置 Folley 尿管 12~24 小时能初步缓解尿潴留。大多数患者 1 天后拔除尿管后可自主排尿。如果患者仍排尿困难和怀疑尿道痉挛,可应用骨骼肌的松弛剂如地西泮(2mg,每天 2 次)治疗。对于大多数患者,等待是最好的办法,通常最终都能自主排尿。

输尿管损伤

如果患者在子宫切除术后很快出现季肋部疼痛,应考虑输尿管梗阻的可能。经阴道子宫切除术的输尿管损伤发生率较经腹部子宫切除术低,而腹腔镜子宫切除术的发生率较高(41,44)。其发生的危险因素之一是完全输尿管脱垂,此时的输尿管完全脱落到骨盆腔外。

对于季肋部疼痛而怀疑输尿管梗阻的患者,需要进行泌尿系 CT 和尿分析检查。如果 CT 显示梗阻,通常位于输尿管膀胱连接部附近。应立即在膀胱镜下尝试在输尿管内放入输尿管导管。放置输尿管导管后,应保留 4~6 周,等待缝线吸收、梗阻或扭曲缓解。如果输尿管内无法放入导管,最好的处理是开腹探查手术,修复梗阻部位的输尿管。

膀胱阴道瘘

膀胱阴道瘘常见于因妇科良性疾病行经腹部全子宫切除术后(50)。防止术后膀胱阴道瘘形成,术中应注意膀胱和宫颈的正确的解剖层次,锐性而不要钝性解剖膀胱间隙,小心地钳夹和缝合阴道残端。子宫切除术后膀胱阴道瘘的发生相对罕见,低至 0.2%。

膀胱阴道瘘患者表现为术后 10~14 天阴道排出水样液体。有些患者可早在 48~72 小时出现。通常用窥器显露阴道,在阴道内放入棉球,然后通过尿管往膀胱内注入亚甲蓝或靛胭脂,观察棉球是否被染色来诊断。如果棉球变蓝,则存在膀胱阴道瘘。如果没有染色,需要静脉注射 5ml 靛胭脂来除外。如果存在膀胱阴道瘘,20 分钟内棉球会被蓝染。需要同时行泌尿系 CT 检查来除外输尿管梗阻。

一旦诊断膀胱阴道瘘,需要长期放置 Folley 尿管引流。保持尿管引流能使 15% 的瘘在 4~6 周后自然闭合。如果 6 周后没有闭合,则需要手术修补。推荐等到诊断膀胱阴道瘘后 3~4 个月后再行手术修补,以减轻炎性反应和改善血供情况。经阴道子宫切除术后的瘘孔位置高于膀胱三角区,离开了两侧输尿管开口。大多数患者可以通过阴道来修补。手术修补应分四层缝合:膀胱黏膜,膀胱浆肌层,盆腔内的筋膜以及阴道上皮。

术中意外地切开膀胱的情况较前者为多见。如果术中发现并正确地修补,膀胱的切开很少会发展为瘘。

输卵管脱垂

子宫切除术后的输卵管脱垂相对罕见,容易误以为阴道顶端的肉芽组织。输卵管脱垂的易发因素包括阴道顶端的血肿和脓肿。大约 50% 经阴道子宫切除术的患者会在阴道顶端形成一些肉芽组织。**当那些烧灼后持续存在的肉芽组织或当试图去除它时患者疼痛,应怀疑输卵管脱垂**。有必要取此区域的活检,通常会发现存在输卵管的上皮。

一旦诊断输卵管脱垂,应手术修补。应打开周围的阴道黏膜,并向周围游离,尽可能地高位结扎输卵管并切除,然后关闭阴道黏膜。

阴道穹隆裂开

阴道穹隆裂开的患者表现为术后 2~5 个月出现疼痛、阴道出血、阴道分泌物或流液。

通常是出现在性交后,应立即检查阴道穹隆的完整性,通常需要到手术室进行修补。

出院指导

在患者出院前,需要给予患者指导。书面的术后指导有助于患者的理解,指导建议包括以下方面:

1. 最初 2 周避免剧烈活动,逐渐增加活动的强度。
2. 避免提重物,在医师检查前避免阴道冲洗或性生活。
3. 需要时可以行淋浴或木桶浴(国内一般禁盆浴,译者注)。
4. 可以进正常饮食。
5. 避免憋大便或憋尿。如果便秘,可用镁乳或美达施(欧车前亲水蚀浆的商品名,果汁中放入 1 汤匙)。
6. 如果出现多量的阴道出血或发热,应及时联系医师。
7. 由医师确定和预约复诊的时间。

医师应向患者提供工作时间和业余时间的电话号码以备紧急情况。通常,首次术后的随诊安排在出院 4 周后。此时患者应该行走自如,阴道分泌物和出血都很少。窥器检查阴道穹隆必须轻柔和粗略的,但是应该确定其愈合情况是正常的。最后,需要回答患者的问题,建议患者提高活动的程度,包括性生活、工作和正常的家务活动。

常见的盆腔症状和生活质量

子宫切除术后患者的满意程度与最初手术时的手术指征和患者的期望值有关。缅因州妇女健康研究显示,非恶性疾病行子宫切除术对生活质量的影响(13),结果显示大多数患者术后 1 年在盆腔痛、泌尿系症状、心理和性方面的症状得到了显著改善。马里兰州妇女健康研究则随访到非恶性疾病行子宫切除术后 2 年的情况(64)。明确和手术相关的症状,相关的抑郁和焦虑及生活质量,在手术后得到了改善。每项研究显示大约有 8% 的患者出现了新的症状,如抑郁和性生活缺乏兴趣或生活质量方面没有改善。尽管与其他相比,患者的盆腔痛和抑郁的改善没有达到相同的程度,但与基线相比仍显著改善。子宫切除术后患者的满意度是很高的(64)。

性功能　　现有文献中关于子宫切除术对性功能的影响,仍相当有争论,尽管**不断有证据显示绝大多数妇女在子宫切除术后 1~2 年性功能没有改变或改善**(13,64)。很少有子宫切除术后的妇女在此期间出现明显的性功能下降。子宫切除术后对性功能的长期影响仍不清楚。研究显示,子宫切除术后的短期影响包括性交困难、性交频率、性高潮、性欲或性情趣、阴道干涩和整体的性功能。缅因州妇女健康研究证实子宫切除术后 12 和 24 个月性交困难妇女的数目较手术前明显下降(13)。81% 在术前有性交困难的妇女,子宫切除术后 24 个月症状改善,1.9% 的妇女术前没有性交困难而在术后 24 个月出现。非手术治疗的妇女则表现出性交困难的平均发生率没有下降(13)。

大多数研究报道子宫切除术对于性交、性欲和性情趣影响很小。子宫切除术的前后性高潮的变化目前争论很多,但是 Carlson 等的最大样本研究报道子宫切除术后性高潮的妇女的比例有轻微升高(13)。似乎切除了子宫和(或)宫颈(特别是同时切除了卵巢)可能对某些妇女的性功能产生负面影响,但是由于不规则或严重的阴道出血、痛经或脱垂的结束,反而能使性功能得到改善。阴道干涩可能不是由于子宫切除术引起,而是与年龄和术后的激素水平有关。身体的外形和性功能在经阴道、经腹部和腹腔镜子宫切除术后得到了改善，但这三组间没有发现差异（13，63）。

（成宁海　黄惠芳　译）

参考文献

1. **Whiteman MK, Hillis SD, Jamieson DJ, et al.** Inpatient hysterectomy surveillance in the United States, 2000–2004. *Obstet Gynecol* 2008;34.e1–e7.

2. **Cooper R, Lucke J, Lawlor DA, et al.** Socioeconomic position and hysterectomy: a cross-cohort comparison of women in Australia and Great Britain. *J Epidemiol Community Health* 2008;62:1057–1063.

3. **Jacoby VL, Fujimoto VY, Giudice LC, et al.** Racial and ethnic disparities in benign gynecologic conditions and associated surgeries. *Obstet Gynecol* 2010;202:514–521.

4. **Gretz H, Bradley WH, Zakashansky K, et al.** Effect of physician gender and specialty on utilization of hysterectomy in New York, 2001–2005. *Am J Obstet Gynecol* 2008;199:347.el–e6.

5. **Whiteman MK, Kuklina E, Jamieson DJ, et al.** Inpatient hospitalization for gynecologic disorders in the United States. *Obstet Gynecol* 2010;541.e1–e6.

6. **Parker WH, Fu YS, Berek JS.** Uterine sarcoma in patients operated for presumed leiomyomata and presumed rapidly growing leiomyoma. *Obstet Gynecol* 1994;83:814–878.

7. **Friedman AJ, Haas ST.** Should uterine size be an indication for surgical intervention in women with myomas? *Am J Obstet Gynecol* 199;168:751–755.

8. **Lethaby A, Vollenhoven B, Sowter M.** Pre-operative GnRH analogue therapy before hysterectomy or myomectomy for uterine fibroids. *Cochrane Database Syst Rev* 2000;2:CD000547.

9. **Stovall TG, Ling FW, Henry LC.** A randomized trial evaluating leuprolide acetate prior to hysterectomy for leiomyomata. *Am J Obstet Gynecol* 1991;164:1420–1425.

10. **ACOG Committee on Practice Bulletins—Gynecology. American College of Obstetricians and Gynecologists.** ACOG Practice Bulletin No. 14. Management of anovulatory bleeding. *Int J Gynaecol Obstet* 2001;72:263–271.

11. **Dichersin K, Munro MG, Clark M, et al.** Hysterectomy compared with endometrial ablation for dysfunctional uterine bleeding: a randomized controlled trial. *Obstet Gynecol* 2007;110:1279–1289.

12. **ACOG Committee on Practice Bulletins—Gynecology.** ACOG Practice Bulletin No. 51. Chronic pelvic pain. *Obstet Gynecol* 2004;103:589–605.

13. **Carlson KJ, Miller BA, Fowler FJ Jr.** The Maine Women's Health Study: I Outcomes of hysterectomy. *Obstet Gynecol* 1994;83:556–565.

14. **Stovall TG, Ling FW, Crawford DA.** Hysterectomy for chronic pelvic pain of presumed uterine etiology. *Obstet Gynecol* 1990;75:676–679.

15. **ACOG Committee on Practice Bulletins—Gynecology.** ACOG Practice Bulletin No. 113. Management of endometriosis. *Obstet Gynecol* 2010;116:223–236.

16. **Shakiba K, Bena JF, McGill KM, et al.** Surgical treatment of endometriosis: a 7-year follow-up on the requirement for further surgery. *Obstet Gynecol* 2008;111:1285–1292.

17. **Gambone JC, Reiter RC, Lench JB.** Short-term outcome of incidental hysterectomy at the time of adnexectomy for benign disease. *J Womens Health* 1992;1:197–200.

18. **American College of Obstetricians and Gynecologists.** ACOG Practice Bulletin No. 84. Prevention of deep vein thrombosis and pulmonary embolism. *Obstet Gynecol* 2007;110:429–440.

19. **Lethaby A, Ivanova V, Johnson NP.** Total versus subtotal hysterectomy for benign gynecological conditions. *Cochrane Database Syst Rev* 2006;2:CD004993.

20. **Ghomi A, Hantes J, Lotze EC.** Incidence of cyclical bleeding after laparoscopic supracervical hysterectomy. *J Minim Invasive Gynecol* 2005;12:201–205.

21. **American College of Obstetricians and Gynecologists.** ACOG Practice Bulletin No. 89. Elective and risk reducing salpingo-oophorectomy. *Obstet Gynecol* 2008;111:231–241.

22. **Berek JS, Chalas E, Edelson M, et al.** Prophylactic and risk-reducing bilateral salpingo-oophorectomy: recommendations based on risk of ovarian cancer. *Obstet Gynecol* 2010;116:733–743.

23. **Asante A, Whiteman MK, Kulkarni A, et al.** Elective oophorectomy in the United States. Trends and in-hospital complications, 1998–2006. *Obstet Gynecol* 2010;116:1088–1095.

24. **Parker WH, Broder MS, Chang E, et al.** Ovarian conservation at the time of hysterectomy and long-term health outcomes in the Nurses' Health Study. *Obstet Gynecol* 2009;113:1027–1037.

25. **Ingelsson E, Lundholm C, Johansson ALV, et al.** Hysterectomy and risk of cardiovascular disease: a population based cohort study. *Eur Heart J* 2011;32:745–750.

26. **Parker WH, Broder MS, Liv Z, et al.** Ovarian conservation at the time of hysterectomy for benign disease. *Obstet Gynecol* 2005;106:219–226.

27. **Ryan PJ, Harrison R, Blake GM, et al.** Compliance with hormone replacement therapy (HRT) after screening for postmenopausal osteoporosis. *Br J Obstet Gynaecol* 1992;99:1325–1328.

28. **Kauff ND, Satagopan JM, Robson ME, et al.** Risk-reducing salpingo-oophorectomy in women with a BRCA1 or BRCA2 mutation. *N Engl J Med* 2002;346:1609–1615.

29. **Rebbeck TR, Lynch HT, Neuhausen SL, et al.** Prevention and Observation of Surgical End Points Study Group. Prophylactic oophorectomy in carriers of BRCA1 or BRCA2 mutations. *N Engl J Med* 2002;346:1616–1622.

30. **Levanon K, Crum C, Drapkin R.** New Insights into the pathogenesis of serous ovarian cancer and its clinical import. *J Clin Oncol* 2008;26:5284–5293.

31. **Greene MH, Mai PL, Schwartz PE.** Does bilateral salpingectomy with ovarian retention warrant consideration as a temporary bridge to risk-reducing bilateral oophorectomy in BRCA1/2 mutation carriers? *Am J Obstet Gynecol* 2011;204:19.e1–e6

32. **Sheth SS.** The place of oophorectomy at vaginal hysterectomy. *Br J Obstet Gynaecol* 1991;98:662–666.

33. **Ballard LA, Walters MD.** Transvaginal mobilization and removal of ovaries and fallopian tubes after vaginal hysterectomy. *Obstet Gynecol* 1996;87:35–39.

34. **Falcone T, Walters MD.** Hysterectomy for benign disease. *Obstet Gynecol* 2008;111:753–767.

35. **Salom EM, Schey D, Penalver M, et al.** The safety of incidental appendectomy at the time of abdominal hysterectomy. *Am J Obstet Gynecol* 2003;189:1563–1568.

36. **Kovac SR, Cruikshank SH.** Incidental appendectomy during vaginal hysterectomy. *Int J Gynaecol Obstet* 1993;43:62–63.

37. **Murray JM, Gilstrap LC, Massey FM.** Cholecystectomy and abdominal hysterectomy. *JAMA* 1980;244:2305–2306.

38. **Hester TR, Baird W, Bostwick J, et al.** Abdominoplasty combined with other major surgical procedures: safe or sorry? *Plast Reconstr Surg* 1989;83:997–1004.

39. **Voss SC, Sharp HC, Scott JR.** Abdominoplasty combined with gynecologic surgical procedures. *Obstet Gynecol* 1986;67:181–186.

40. **Kovac SR.** Vaginal hysterectomy combined with liposuction. *Mo Med* 1989;86:165–168.

41. **Le Tohic A, Dhainaut C, Yazbeck C, et al.** Hysterectomy for benign uterine pathology among women without previous vaginal delivery. *Obstet Gynecol* 2008;111:829–837.

42. **Johnson N, Barlow D, Lethaby A, et al.** Surgical approach to hysterectomy for benign gynecological disease. *Cochrane Database Syst Rev* 2006;2:CD 003677.

43. **Falcone T, Paraiso MF, Mascha E.** Prospective randomized clinical trial of laparoscopically assisted vaginal hysterectomy versus total abdominal hysterectomy. *Am J Obstet Gynecol* 1999;180:955–961.

44. **Sculpher M, Manca A, Abbott J, et al.** Cost effectiveness of laparoscopic hysterectomy compared with standard hysterectomy: results from a randomized trial. *BMJ* 2004;328:134–140.

45. **Garry R, Fountain J, Mason S, et al.** The eVALuate study: two parallel randomized trials, one comparing laparoscopic with abdominal

hysterectomy, the other comparing laparoscopic with vaginal hysterectomy. *BMJ* 2004;328:129–136.

46. **Guenaga KF, Matos D, Castro AA, et al.** Mechanical bowel preparation for elective colorectal surgery. *Cochrane Database Syst Rev* 2003;2:CD001544.

47. **Tulandi T, Al-Jaroudi D.** Nonclosure of peritoneum: a reappraisal. *Am J Obstet Gynecol* 2003;89:609–612.

48. **Orr JW Jr, Orr PF, Barrett JM, et al.** Continuous or interrupted fascial closure: a prospective evaluation of no. 1 Maxon suture in 402 gynecologic procedures. *Am J Obstet Gynecol* 1990;163:1485–1489.

49. **Kore S, Vyavaharkar M, Akolekar R, et al.** Comparison of closure of subcutaneous tissue versus non-closure in relation to wound disruption after abdominal hysterectomy in obese patients. *J Postgrad Med* 2000;46:26–28.

50. **Walters MD, Barber MD.** Complications of hysterectomy. In: **Walters MD, Barber MD, eds.** *Hysterectomy for benign disease.* Philadelphia, PA: Saunders, Elsevier, 2010:195–212.

51. **Walters MD.** Vaginal hysterectomy and trachelectomy: basic surgical techniques. In: **Walters MD, Barber MD, eds.** *Hysterectomy for benign disease.* Philadelphia, PA: Saunders, Elsevier, 2010:123–134.

52. **Harmanli OH, Khilnani R, Dandolu V, et al.** Narrow pubic arch and increased risk of failure for vaginal hysterectomy. *Obstet Gynecol* 2004;104:697–700.

53. **Barber MD.** Difficult vaginal hysterectomy. In: **Walters MD, Barber MD, eds.** *Hysterectomy for benign disease.* Philadelphia, PA: Saunders, Elsevier, 2010:135–160.

54. **Taylor SM, Romero AA, Krammerer-Doak N, et al.** Abdominal hysterectomy for the enlarged myomatous uterus compared with vaginal hysterectomy with morcellation. *Am J Obstet Gynecol* 2003;189:1579–1583.

55. **Payne TN, Dauterive R.** A comparison of total laparoscopic hysterectomy to robotically assisted hysterectomy: surgical outcomes in a community practice. *J Minim Invasive Gynecol* 2008;15:286–291.

56. **Gaia G, Holloway RW, Santoro L, et al.** Robotic-Assisted hysterectomy for endometrial cancer compared with traditional laparoscopic and laparotomy approaches. *Obstet Gynecol* 2010;116:1422–1431.

57. **Lenihan JP, Kovanda C, Seshadri-Kreaden U.** What is the learning curve for robotic assisted gynecologic surgery? *J Minim Invasive Gynecol* 2008;15:589–594.

58. **Pasic RP, Rizzo JA, Fang H, et al.** Comparing robot-assisted with conventional laparoscopic hysterectomy: Impact on cost and clinical outcomes. *J Minim Invasive Gynecol* 2010;17:729–738.

59. **Hur HC.** Vaginal cuff dehiscence after hysterectomy. *Up to Date* 2010. Available online at: http://www.uptodate.com/contents/vaginal-cuff-dehiscence-after-hysterectomy

60. **Kho RM, Akl MN, Cornella JL, et al.** Incidence and characteristics of patients with vaginal cuff dehiscence after robotic procedures. *Obstet Gynecol* 2009;114:231–235.

61. **Escobar PF, Starks D, Nickles Fader A, et al.** Single port and natural orifice surgery in gynecology. *Fertil Steril* 2010;94:2497–2502.

62. **Jelovsek JE, Chiung C, Chen G, et al.** Incidence of lower urinary tract injury at the time of total laparoscopic hysterectomy. *JSLS* 2007;11:422–427.

63. **Loos MJ, Scheltinga MR, Mulders LG, et al.** The Pfannenstiel incision as a source of chronic pain. *Obstet Gynecol* 2008;111:839–846.

64. **Hartman KE, Ma C, Lamvu GM, et al.** Quality of life and sexual function after hysterectomy in women with preoperative pain and depression. *Obstet Gynecol* 2004;104:701–709.

第 **25** 章 机器人手术

Javier F. Magrina

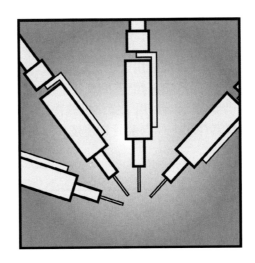

- 机器人手术是指一种更为先进、便捷的腹腔镜手术,在患者和手术医师之间通过计算机交互界面利用机器人技术提高手术的效果。
- 传统腹腔镜手术仪器和机器人仪器间最重要的两点区别就是关节可活动性和直观操作。
- 机器人系统为手术医师提供多种优势,特别是以下四种情况:肥胖患者、手术时间长、需要大面积缝合或高精确度的手术。
- 机器人手术的高精确度和无抖动的操作对于腹膜后淋巴结切除、粘连分离、宫旁输尿管的解剖和准确的缝合很有用,如输尿管的吻合和种植术、泌尿生殖道瘘修补术。
- 机器人手术技术应用于单纯子宫切除术、子宫肌瘤切除术、阑尾切除术(联合其他手术操作)、附件切除术、重度子宫内膜异位症病灶切除术、输卵管吻合术以及直肠阴道或膀胱阴道瘘修补术,特别是位于阴道上段该类手术。
- 已有研究证实机器人手术治疗在宫颈癌、子宫内膜癌、输卵管癌和卵巢癌中的可行性。与传统的腹腔镜手术比较有类似和更好的围术期效果,与开腹手术比较更有优势。

　　机器人腹腔镜手术技术是通过在患者和医师间建立计算机交互界面,利用机器人技术提高手术效果。尽管最初是为心血管手术设计,并在2003年通过美国食品和药品管理局(FDA)的批准,但之后发现亦可应用于泌尿科和妇产科领域,近来还应用在口咽外科以及结直肠手术中。

　　有研究表明,在实验性练习中,与传统的腹腔镜器械相比,掌握学会机器人操作的时间更短,准确性和灵活性更高,缝合更为简洁快速,操作失误更少(1~4)。医学生学习用机器人技术完成相同任务所承受的压力更小(5)。机器人技术上的优势更能有效地帮助手术医师学习手术技能,表现在较传统腹腔镜学习相同手术技能的学习曲线更短。例如对于机器人子宫切除术,经过 20~50 例手术后手术时间基本趋于稳定,而腹腔镜辅助的阴式子宫切除术(laparoscopically assisted vaginal hysterectomy,LAVH)则至少需要 80 例以上的手术经验才能掌握必需的手术技巧(6~9)。在妇科肿瘤领域,经过 20 例机器人子宫内膜癌手术,手术时间能基本趋于稳定(10)。

机器人手术技术及其与腹腔镜手术的区别

目前市面上只有一种机器人系统,商品名为达·芬奇(Intuitive Inc.,Sunnyvale,CA),2005 年被 FDA 批准应用于子宫切除术。第二代产品达·芬奇 S 于 2006 年上市,第三代达·芬奇机器人系统 SI 型于 2009 年上市,其中编入了住院医师的教学模块。机器人系统主要由机器人操作台(用于操作机械臂,图 25.1)和手术医师控制台(图 25.2)组成。机械臂内有仪器(图 25.3),与套管针连接(图 25.4)。妇科手术常用的机器人设备如图 25.5A-F所示。

机器人操作台　　根据购买时的选择,机器人操作台带有 3 或 4 个机械臂(图 25.1)。第 4 个机械臂对于防止组织回缩非常有帮助。机械臂作用方向总是朝向机器人操作台,而不是远离它。因此,机器人操作台应该根据不同的手术部位摆放位置以便于手术操作。

在盆腔手术中,机器人操作台通常放在患者两腿之间(图 25.6),而上腹部手术中则置于患者头侧。在右侧或左侧腹部手术中则通常放在手术部位的对侧。例如进行经腹膜外左主动脉淋巴结切除,应该将机器人操作台放在患者的右侧。而如果手术需要通过阴道或直肠完成,则应该放在患者右腿或左腿的外侧。

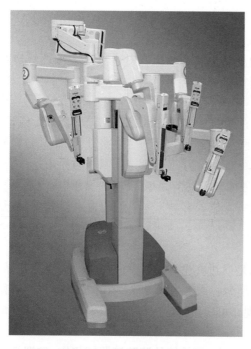

图 25.1　机器人操作台和机械臂

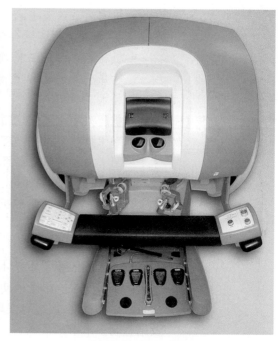

图 25.2　机器人控制台,具有手柄和脚踏开关

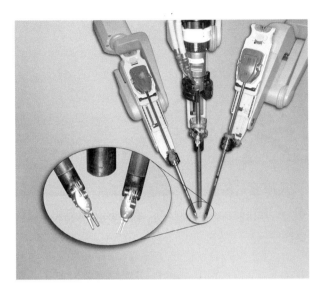

图 25.3 机器人腹腔镜和两个已经安装机器人手术设备的机械臂。插入的局部放大图更清楚地显示了器械尖部的结构

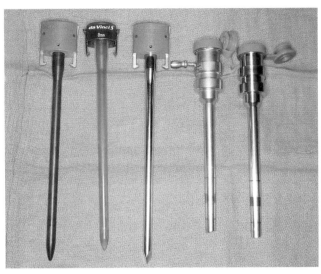

图 25.4 机器人套管针是金属的,位于图片右侧。由于原套管针没有逸出阀,现已增添。图片左侧为三种套管针针芯,钝头(左)、组织穿透(中)和切割(右)

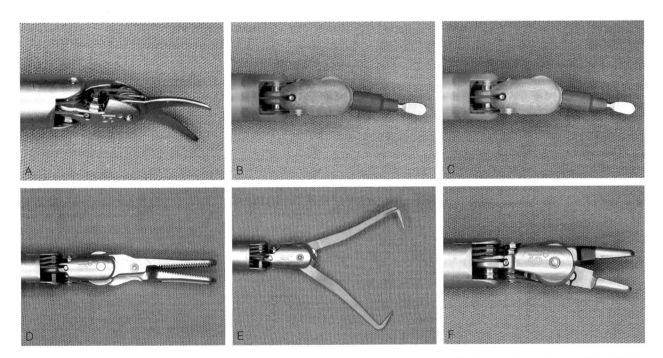

图 25.5 妇科手术常用的机器人器械。A:单极弯剪。B:单极铲。C:PK(plasma kinetic,等离子)切开钳,双极。D:强力持物钳,双极。E:钩钳,用于子宫肌瘤剔除术。F:缝合所用的持针器

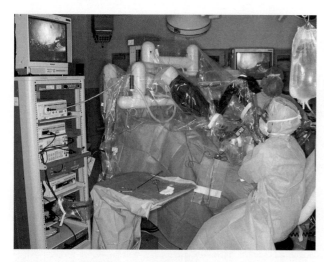

图 25.6　进行盆腔手术时机器人操作台通常置于患者两腿之间。助手通常坐于患者左侧，刷手消毒后进行操作

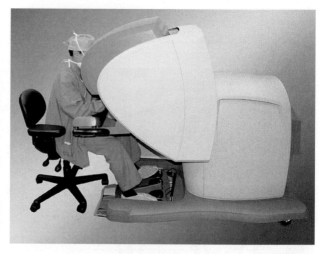

图 25.7　手术医师坐在控制台处，手脚均可以保持较为自然的姿态

机器人控制台

手术医师坐在远离患者(图 25.7)的控制台处(图 25.2)，助手坐在患者身旁(图 25.6)。与腹腔镜图像不同的是，手术医师看到的是三维立体图像，并通过操纵两个手柄和五个脚踏控制板控制机械臂动作：离合，成像，对焦，单极(电切和电凝)，以及双极。踩离合脚踏板可以使机械臂脱离手术医师手控，因此医师的手臂可以维持舒适的工作姿态。这保证手术医师在不活动与患者连接的机械臂的情况下可以重新调整手臂位置以保持适宜舒服的姿态。

由于手术医师不直接与患者接触，因而存在时间延迟，只要延迟不超过 150 毫秒，就可以进行远程手术。手术医师可以在异地操控患者身上的机械臂和器械(11)。远程指导可以让指导医师通过应用叠加的电信号，直接语音指挥，利用操纵杆和电子手术仪器来控制腹腔镜操作(12)，从而指导另一手术医师进行手术操作。机器人手术动作是直观的；机器操作端的动作和手术医师手部动作一致。而在传统的腹腔镜手术中，机器操作端的动作与手术医师手部动作正好相反。

其他技术上的优势还包括动作幅度小、无抖动、保持静止状态。传统腹腔镜手术中，器械尖端的动作幅度与手术医师手部动作幅度相同，而机器人手术中器械尖端动作幅度减小，从而增加操作准确性。手术医师手部与机器人器械之间的计算机交互界面消除了不必要的抖动，进一步增加准确性。当放置到一个特定位置后(例如牵拉肠管或子宫)机器人器械可一直保持静止，直到变换到新的位置，区别于需助手的传统腹腔镜。

对于初学者来说，缺乏触觉反馈是一种缺陷，但立体视觉成像能够很快弥补这一缺陷。通过控制台操作手柄所反映的不同程度阻力，结合三维立体图像，手术医师能够判断组织的质地，是软或硬，例如"触摸"举宫器的宫颈杯缘，或"感觉"直肠内的硬探头。对于肥胖的患者来说，缺乏触觉反馈反而是有益处的，与腹腔镜相反，操作器械透过厚厚的腹壁入腹时手术医师不会感受到较大的阻力。

机器人腹腔镜技术较传统腹腔镜的另一个潜在优势就是可能有效地降低手术医师受到的伤害。许多研究都发现腹腔镜相关的手术医师伤害情况，主要是源于手腕、手指、肘部、肩部非自然的被迫姿势和令手术医师难受的站姿(13)。近期一项研究表明，与传统腹腔镜相比，应用机器人操作的手术医师有相关伤害或与之相关的疼痛、麻木、疲劳症状更少见(14)。

器械　　　**机器人操作器械与传统腹腔镜器械最大的两点不同就是关节可活动性和操作直观性**。传统腹腔镜器械尖端是固定的,仅有四个方向的自由活动度。而机器人腹腔镜器械尖端配置了可活动关节,有七个方向活动度,模拟人类腕部及手指的动作(图 25.3)(EndoWrist instruments,Intuitive Surgery Inc,Sunnyvale,CA)。关节的设置不仅让小空间内复杂的操作动作成为可能,同时也可以将器械调整至适宜的平面进行解剖操作(而不像传统腹腔镜中需要将组织调至可操作的方位上),从而避免了传统腹腔镜手术中频繁在不同操作孔中更换器械的情况,极大地方便了缝合和腹腔内打结。如前所述,机器人腹腔镜操作具有直观性,与手术医师的手部动作是一致的。

器械类型

在妇科手术中应用的机器人腹腔镜器械包括强力持物钳、PK 切开钳、钩钳、SutureCut 持针器、单极弯剪和单极电铲(图 25.5A-F)。

套管针　　　机器人腹腔镜的套管针是金属的,共有三个不同针芯:钝头型、组织穿透型和切割型(图 25.4)。**受机械臂的操作技术限制,机器人套管针进针位置与传统腹腔镜进针位置有所不同**。在盆腔手术中,套管针常置于脐部或以上水平,各套管针之间以及与腹腔镜头之间应相距 10cm 以上,以防止机械臂碰撞(图 25.8)。至少需要一个辅助套管针,置于距离其他套管针 3~5cm 处。

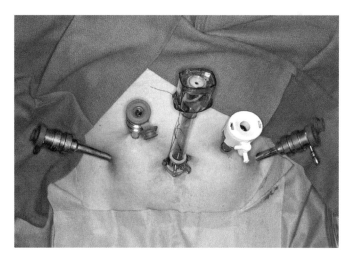

图 25.8　机器人盆腔手术中套管针放置位置。最上端套管针置于脐部。两个机器人套管针分别在脐水平旁左右各 10cm 处。辅助的白色套管针偏头侧上移 3cm,距脐和左侧套管针等距。另一套管针同样偏头侧上移 3cm,距脐和右侧套管针等距

锚定　　　**锚定是机器人系统专业用语,是指将机械臂与患者身体上套管针之间的连接**。一项初步研究报道 88 例进行机器人腹腔镜子宫切除术的患者的平均锚定时间为 3 分钟(6)。平均每经过 10 例患者后,锚定时间就会逐步缩短。

机器人操作许可证书和认证

由位于美国、欧洲和亚洲的产品公司 Intuitive, Inc (Sunnyvale, CA) 提供为期 2 天的训练课程培训，只有通过该课程才能获得机器人操作的许可证书。妇产科专科医师学习机器人系统，并进行约 8 小时的单纯机器操作和动物实验。住院医师或主治医师在完成训练项目时，必须提供机器人基础训练记录，以及成功完成至少 10 例机器人手术的证明，最好是应用同一型号机器，同时还需获得项目主管对其手术操作熟练度的评估信。认证过程要根据每一医院认证中心的要求决定，各机构可有所差别，有些可能需要在 5 例动物试验，并且在监督下完成最初 5 例手术。其他则可能要求获得许可资格前在监督下独立进行 2~5 例不等机器人手术。

助手

助手需要完成的任务包括锚定、更换机器人设备，防止机械臂碰撞，小标本活检，抓持组织，以及使用一些机器人技术不涉及的设备，例如血管闭合设备、吸引和冲洗设备等。

助手也必须进行机器人的训练并熟知手术操作过程，因为主刀医师是坐在另外的位置，也没有刷手消毒。

教学机器人

机器人教学控制台允许术者和住院医师或助手拥有各自的控制设备，进行双重控制。术者和住院医师可以同时坐在机器前，观察立体图像，术者可以向受训者演示指定任务的操作，或者帮助住院医师使用同一机械臂进行操作，能控制住院医师手中的机械臂，及时从可能发生的损伤中退出。教学控制台无法与标准腹腔镜教学比较评估其优点。费用为 50 万美元的教学控制台本身就是一大弱点。

既往腹腔镜操作经验对于学习机器人手术很有帮助。很多报道显示，从开腹手术直接学习机器人手术，比从腹腔镜手术转换到机器人手术更为容易(15)。很多妇产科肿瘤专家和妇产科专家都没进行过腹腔镜手术，而直接从开腹手术过渡到机器人手术，甚至从未有过高级腹腔镜操作。一项研究显示，在妇科肿瘤专业中开展机器人手术的第一年内，开腹手术所占比率从 78% 降至 35%，使由腹腔镜完成的微创手术率从 22% 提高到由机器人完成的 65%(15)。因此，机器人技术相对更容易学习，学习曲线更短，让术者感觉更舒适(15~17)。与传统腹腔镜相比，学习机器人手术的压力更小。通过 16 名医学生学习两种手术技术结果，可以看出机器人手术较腹腔镜手术技术更容易掌握，产生压力小(5)。

机器人腹腔镜在妇科良性疾病中的应用

机器人操作系统为术者提供很多优势，在 4 种情况下特别有用：肥胖患者、长时间手术、需要大量缝合或高准确度的手术。无论患者的腹壁厚度如何，术者手部感觉不到机械臂活动时的阻力。由于机器人器械的关节活动性而使缝合和体内打结技术更加便利。术者坐着实施长时间手术的疲劳感也会减低。**机器人手术的高准确度和无抖动在腹膜后淋巴结切除术、粘连松解术、宫旁输尿管解剖和精确缝合，例如输尿管吻合术或再植术和泌尿生殖道瘘修补术中都大有用处。机器人腹腔镜技术主要可应用于单纯子宫切除术、子宫肌瘤剔除术、阑尾切除术(与其他手术同时实施)、附件切除术、重度子宫内膜异位症病灶切除术、输卵管吻合术和阴道直肠或膀胱阴道瘘修补术，特别是位于阴道上段瘘的修补**

术(1,4)。与传统腹腔镜相比,利用机器人手术进行单纯子宫切除术和子宫肌瘤剔除术可以有类似或更短的手术时间,手术失血量更少、并发症发生率更少和住院时间更短(2,4)。

子宫切除术

腹腔镜辅助的经阴道子宫切除术始于 1989 年。截至 2005 年,在美国仅有 14% 的子宫切除术是通过腹腔镜完成的(18)。相比之下,在 2005 年 FDA 批准机器人辅助的腹腔镜子宫切除术之后的 3 年,即 2008 年就有 10% 的子宫切除术是通过机器人系统完成的(Intuitive,Inc)。

一项包括 91 例机器人单纯子宫切除术的研究显示,平均手术时间为 127.8 分钟,失血量为 78.6ml,住院时间为 1.4 天。有 1 例肠管损伤通过机器人系统进行了修补。无中途转腹腔镜或开腹手术。术后并发症包括个例的充血性心力衰竭加重、肠梗阻、阴道残端脓肿和难辨梭状芽孢杆菌性结肠炎(19)。**一项回顾性研究显示,机器人手术较传统腹腔镜行子宫切除术时间长(27 分钟),但失血量及住院时间降低(19)。**两者术后并发症基本相似。传统腹腔镜较机器人腹腔镜中途手术方式改变发生率高(9% vs 4%)。

子宫肌瘤剔除术

两项前瞻性随机研究表明,腹腔镜子宫肌瘤剔除术较开腹子宫肌瘤剔除术手术并发症少,术后恢复时间短(20,21)。类似的结果同样出现在机器人手术与开腹手术的比较中。采用机器人手术的患者失血量少,无输血病例,术后并发症少,住院时间短。但手术时间和手术费用增加(22)。一组 35 例机器人腹腔镜子宫肌瘤剔除术的初期研究显示,平均手术时间 230.8 分钟,平均失血量 169ml,中位住院时间 1 天(23)。2 例患者(8.6%)由于机器人系统肌瘤剔除术器械不足而中途转成传统腹腔镜。

对于有症状的子宫肌瘤,两个回顾性研究证实机器人腹腔镜子宫肌瘤剔除术的围术期效果与传统腹腔镜相当(24,25)。两组在失血量、手术并发症发生率、住院时间上无明显差异。其中一个研究显示机器人组手术时间长于腹腔镜组,而在其他研究显示无明显差异(24,25)。我们的对比研究发现,机器人腹腔镜手术优于传统腹腔镜,前者手术时间短(141 vs 166 分钟)、失血量少(100 vs 250ml)、住院时间超过 2 天者少(12% vs 23%)。但经校正子宫大小和肌瘤总量后两组间无明显差异。术中及术后并发症发生率无差别。机器人组子宫肌瘤剔除术后妊娠率、子宫破裂率、术后远期并发症尚未能确定。

附件切除术

很多研究都表明,在附件包块的手术治疗方面,腹腔镜要明显优于开腹手术。机器人腹腔镜在附件包块手术中的结果与传统腹腔镜基本相同。对于有附件包块的肥胖患者(体重指数[BMI]≥30)机器人腹腔镜更适宜。在一项包括 176 例附件包块患者的比较研究中,86 例患者采用机器人腹腔镜,91 例采用传统腹腔镜(26)。机器人手术组整体手术时间多出 12 分钟(83 vs 71 分钟),但在 BMI≥30 的患者中基本相同(80 vs 71 分钟)。两组失血量相同(39.1 vs 41.2ml),但针对肥胖患者(BMI≥30)机器人手术组失血量少(39 vs 60ml)。在住院时间方面,两组住院超过 2 天的人数无明显差别(0 vs 3)。

输卵管复通术

在输卵管复通术方面,机器人腹腔镜手术可能更优于开腹手术。一项对既往输卵管结扎术史患者的前瞻性研究显示,虽然机器人组手术时间长(201 vs 155 分钟),但住院时间短(4 小时 vs 1.3 天),恢复至日常活动时间短(11.1 vs 28.1 天)(27)。两组的妊娠率相当(62.5% vs 50%)。另外一项针对门诊行机器人腹腔镜和小切口开腹输卵管吻合术的回顾性病例对照研究显示,机器人手术组患者除了手术时间长,花费高,患者术后恢复快以外,其他手术相关指标与小切口开腹手术相似(28)。

阑尾切除术

有研究报告 107 例在盆腔手术中同时实施的阑尾切除术显示,阑尾切除的平均用时为 3.4 分钟,无相关围术期并发症。合并盆腔痛的患者发现阑尾病理异常的比例高于无该主诉的患者(37% vs 15%)。卵巢恶性肿瘤中有 43% 的患者发现阑尾转移(29)。

骶骨固定术

由于机器人系统在缝合和体内打结方面具有优势,应用于骶骨固定术可能更优于传统腹腔镜。一项关于该术式可行性的研究显示,80 例患者平均总的手术时间为 197.9 分钟,其中大多数患者还同时进行其他一些手术操作(30)。经过最开始 10 例患者后,手术时间平均下降了 25.4%。手术并发症很少。其他研究报告手术时间分别为 317 分钟和 328 分钟(31,32)。

鉴于机器人骶骨固定术围术期的各项指标更好,且可以达到相似的解剖修复效果,可能更优于开腹手术。一项比较 73 例机器人腹腔镜手术和 105 例开腹骶骨固定术治疗阴道和子宫脱垂的研究显示,虽然机器人手术组手术时间长(328 vs 225 分钟),但失血量少(103 vs 255ml),住院时间短(1.3 vs 2.7 天)。依照盆腔器官脱垂量化分期(pelvic organ prolapse quantification,POP-Q)C 点评估术后解剖学恢复情况,两组疗效相似(−9 vs −8)(见第 27 章)(32)。机器人骶骨固定术的远期并发症,例如网片侵蚀及长期解剖恢复疗效尚不明确。

妇科肿瘤

一些研究结果显示,采用机器人系统进行宫颈癌、子宫内膜癌、输卵管癌和卵巢癌的手术治疗是切实可行的,并且围术期各项指标与传统腹腔镜手术相比有相似或更好的结果,优于开腹手术(33~39)。一项妇科肿瘤医师协会的调查显示,24% 的妇科肿瘤医师已常规开展机器人手术,66% 的医师表示今后将会增加机器人手术的应用(33)。

子宫内膜癌

腹腔镜手术与开腹手术相比手术时间类似或较长,失血量少,术后并发症少,住院时间短,恢复时间短,术后复发及生存率相似(34~39)。对于一些经选择的子宫内膜癌手术患者,尤其是肥胖患者来说,机器人技术可能较传统的腹腔镜更有优势。腹腔镜和机器人两种微创技术的应用均使专科医师更加便利。

研究显示,机器人手术的各项围术期指标均优于开腹手术。机器人手术时间类似或较长,失血量和住院时间减少,切除淋巴结数相当或更多,术后并发症发生率相似或更低(15~17,40~44)。研究显示,机器人手术治疗子宫内膜癌的效果可能与传统腹腔镜类似,或者更优。其中一些研究表明,机器人手术比传统腹腔镜手术失血量少,住院时间短,切除淋巴结数量较多,手术并发症发生率低(41)。还有一些研究显示,尽管机器人手术比开腹手术时间长,但失血量少,输血率低,手术中转开腹者少。与传统腹腔镜手术相比,即使机器人手术的患者的 BMI 较高,但住院时间仍然更短(44)。与开腹手术相比,机器人和传统腹腔镜手术治疗子宫内膜癌均有助于缩短术后恢复时间(40,45)。

一组对 38 例机器人子宫内膜癌手术的初步研究显示,其围术期各项指标与传统腹腔镜手术结果基本类似(n=22)。比较而言,开腹手术(n=16)除了失血量更大,住院时间更长以外,与机器人手术组结果相似。三组的手术时间基本相同,但机器人和腹腔镜手术组失血量较少(283、222 和 517ml),住院时间较短(2、2.5 和 6 天)。三组淋巴结切除数无明显差异(18.4、26.3 和 18.4),淋巴结转移数,腹水细胞学阳性率,肿瘤复发率亦无明显差别。术后并发症发生率三组类似。

Boggess 等对 103 例机器人腹腔镜手术、81 例腹腔镜手术和 138 例开腹手术进行了比较(41)。结果发现,机器人和腹腔镜手术组手术时间相当,但长于开腹手术组(分别为 191.2、213.4 和 146.5 分钟)。机器人手术组在失血量、住院时间、淋巴结切除数方面更优。Bell 等比较了 40 例机器人腹腔镜手术,30 例腹腔镜手术和 40 例开腹手术(40)。结果显示,机器人和腹腔镜手术组手术时间相当(分别为 184 分钟和 171 分钟),长于开腹组(108.6 分钟)。机器人手术组和腹腔镜手术组失血量相当,均少于开腹手术组。三组淋巴结切除数相似。机器人手术组术后并发症率低于其他两组(分别是 7.5%、27.5% 和 20%)。

另有一项研究评估了机器人手术和传统腹腔镜手术在肥胖和极度肥胖(BMI 30~60)的子宫内膜癌患者中的应用(42)。机器人手术比传统腹腔镜因手术时间短,失血量少,淋巴结切除数目多,住院时间短,而具有优势。机器人手术对于肥胖患者的益处已经在机器人腹腔镜单纯子宫切除术中得到体现,BMI 高的患者采用机器人手术并没有延长手术时间(6)。这可能是由于机器人器械在穿透较厚的腹壁时没有因相应的触觉反馈而产生更多阻力感。

用机器人腹腔镜系统对子宫内膜癌的进行手术治疗可有效地改进围术期相关指标(43)。手术时间减少 47 分钟,阴道残端延迟愈合率从 16% 降至 0%,盆腔及主动脉淋巴结切除数和淋巴结活检数较机器人最初应用时增加了 1/4。

费用的增加是机器人手术技术应用的一大诟病。费用高低与应用频率密切相关,当机器人手术变成常规手术应用时,费用与传统腹腔镜相当,并且会由于住院时间缩短而少于开腹手术。一项比较机器人、传统腹腔镜、开腹手术治疗子宫内膜癌费用的研究显示,机器人手术和传统腹腔镜手术费用类似,但都明显低于开腹手术(40)。

宫颈癌

早期宫颈癌　　　采用机器人腹腔镜和传统腹腔镜进行根治性全子宫切除术在失血量、输血率、住院时间方面优于开腹手术,而手术时间和术后并发症发生率低或类似(46~52)。两者的复发率和生存率相比无明显差别(46~48,51,52)。目前正在进行一项前瞻性研究,旨在对传统腹腔镜手术或机器人手术与开腹手术进行比较(53)。

机器人根治性全子宫切除术的手术技巧在其他地方另有详述(54)。机器人根治性全子宫切除术的学习曲线增幅明显,经过最初 34 例手术操作后,手术时间减少 44 分钟,同时手术并发症发生率降低,淋巴结切除数目增多(55)。

几组回顾性研究显示,机器人根治性手术与开腹手术比较手术时间或长或短或相当,但失血量减少,住院时间短,淋巴结切除数目亦可或多或少或相当,术后并发症发生率基本相同(49,56~58)。与传统腹腔镜相比,机器人手术时间可长可短或相当,失血量减少,住院时间短,术后并发症发生率降低或相似,淋巴结切除数目更多或相似(49,50,57)。

与传统腹腔镜相比,机器人手术组肿瘤复发无明显增多。平均随诊 31.1 个月(10~50 个月),机器人手术组无肿瘤复发,与传统腹腔镜组无明显差异(50)。

机器人手术在宫颈癌治疗中的其他应用　　　对于单纯子宫切除术后才得以诊断的浸润性宫颈癌患者,如果切缘干净,无肉眼可见病灶,则广泛性宫旁切除术是一种可供选择的手术方式。Ramirez 等报道了 5 例采用机器人进行广泛性宫旁切除术的可行性,手术并发症尚可接受(59)。目前尚无有关采用机器人与传统腹腔镜或开腹进行此项手术的比较性研究。

对于残余宫颈癌患者而言,根治性子宫颈切除术优于盆腔照射治疗,原因是后者会增加小肠与宫颈残端粘连导致的肠道损伤。既往曾有采用腹腔镜进行该术式的报道(60)。有一例次全子宫切除术后病理发现侵透全层的子宫内膜癌患者,采用机器人进行了根治性子宫颈切除术(61)。根治性子宫颈切除术对于年轻的,有生育要求的,肿瘤直径小于等于 2cm,无淋巴结转移,有宫颈上部保留需求的宫颈癌患者是替代根治性子宫切除术的一种术式。已有两例在早期宫颈癌患者中采用机器人系统进行根治性子宫颈切除术的报告,结果证实了其可行性(62)。由于该术式本身较新,加上等待冰冻病理的时间,总的手术时间较长(387 分钟和 358 分钟)。尚未发生术中及术后并发症。目前尚无采用机器人与传统腹腔镜及开腹进行该手术的比较性研究。一项囊括截止到 2009 年 5 月的 8 例已报道病例的综述显示,平均手术时间 339 分钟,平均失血量 62.5ml,无术中并发症发生,未进行输血,无转至开腹案例,平均住院时间 1.5 天(63)。平均淋巴结切除个数为 20 个。

晚期宫颈癌的腹膜后淋巴结切除术

关于晚期宫颈癌患者在放化疗前行经腹膜内或腹膜外腹腔镜盆腔和主动脉淋巴结切除术已有较多阐述(64~69)。目前很多研究讨论了在不同类型妇科肿瘤中采用机器人腹腔镜进行盆腔和主动脉淋巴结切除术的应用价值,包括宫颈癌、子宫内膜癌、卵巢癌(16,49,50,55~58,70,71)。

一项研究报告了在 33 例不同妇科肿瘤患者中,采用机器人腹腔镜进行腹膜内达肾静脉下方水平的腹主动脉旁切除时采用的一项新技术及其结果(72)。该术式要求将机器人操作台置于患者头侧,以能够在完成盆腔手术操作后将手术台旋转 180°,并在下盆腔处再放置一个新的套管针(72)。平均操作时间 42 分钟,平均淋巴结切除数目 12.9 个,平均淋巴结阳性数为 2.6 个。有一例患者因出血中转开腹手术。这些结果与既往报道的传统腹腔镜下主动脉淋巴结切除术基本相当。采用机器人系统进行肾静脉下方水平的腹主动脉旁淋巴结切除时,需要将机器人操作台置于患者头侧并在下盆腔再放置一个新的套管针。既往曾有医师尝试在冰冻尸体上将机器人操作台置于患者脚侧行左肾下主动脉淋巴结切除术,结果没有成功。

已有文献报告了采用机器人系统经腹膜外途径进行腹主动脉旁淋巴结切除术操作的可行性(73,74)。随着在冰冻尸体上开展该术式的试验性操作的增加,有报道称曾成功对一名宫颈癌 IB_2 期合并左侧腹主动脉旁淋巴结增大的患者实施该手术(73)。报道中明确提出,机器人系统的操作台和套管针位置的合理放置是防止机械臂碰撞,切除不同区域淋巴结的必要条件。手术时间、锚定时间和操作台操作时间分别为 103、3.5 和 49 分钟。失血量为 30ml。选择性切除的 5 个增大主动脉淋巴结病理证实无转移。

Vergote 等报告 5 例应用机器人手术切除肠系膜下动脉水平的腹主动脉旁淋巴结的研究结果(74)。所有病例操作台操作时间均小于 1 小时。手术时间和腹主动脉旁淋巴结切除数目在以上两个研究中的结果均在传统腹腔镜结果范围内。因此,上述两项研究均认为机器人手术较传统腹腔镜手术更便于实施(73,74)。

复发性宫颈癌的机器人盆腔廓清术

曾有文献报告了在 3 例复发性宫颈癌患者采用机器人系统行前盆腔廓清术的结果(75)。手术时间(480~600 分钟)较开腹手术长,但失血量明显减少(200~500ml)。住院时间与开腹手术相当或稍长(25~53 天)。3 例患者均需要增加一个直肠旁切口以行重建手术,其中 1 例患者为行阴道重建而增加了会阴切口。目前对于机器人盆腔廓清手术是否优于传统开腹手术尚无定论。

卵巢癌

　　卵巢癌的手术区域需要能够到达全腹的四个象限。如果采用机器人手术,只能将操作台置于患者头侧,并在术中旋转手术台。这种操作方式能够保证将腹主动脉旁淋巴结切除至肾血管水平,并能够对上腹腔的转移病灶,包括小肠、膈、肝脏和横结肠上方的大网膜病灶进行手术切除。一项研究报告了对 21 例卵巢癌患者实施机器人手术的初步结果(76),包括 12 例初次肿瘤细胞减灭术,4 例中间型肿瘤细胞减灭术,5 例再次肿瘤细胞减灭术。除了切除原发肿瘤外,主要的手术内容还包括改良的后盆腔廓清术、乙状结肠直肠切除术,小肠切除术、横膈切除术和肝转移病灶切除术。由于手术内容不同手术时间跨度较大(103~454 分钟)。失血量低(25~300ml)。术后并发症低,但随着操作内容增加,风险亦增加。

　　目前已经有在卵巢癌患者采用机器人系统手术的相关报道,其中包括了在一项不同妇科肿瘤患者行机器人手术的研究中偶然发现的一例卵巢癌,但目前尚无与传统腹腔镜和开腹手术的比较研究(77~81)。机器人手术可能给某些特定的卵巢癌患者带来益处。但由于机器人手术需要旋转手术台,并需要多放置一个套管针,故可能不适于普遍采用。对于孤立复发的卵巢癌患者,例如在盆腔内,或上腹腔、横膈、肝脏、脾脏等,比较推崇机器人手术。有文献报道,在 3 例单纯左肝转移的卵巢患者成功实施了机器人手术,未出现并发症(82)。

　　总的来说,在一部分宫颈癌、子宫内膜癌和早期卵巢癌患者中,机器人和传统腹腔镜手术均比开腹手术具有优势。尽管目前仍需要前瞻性随机临床试验进一步证实这一结果,但回顾性研究的证据提倡选择性地将微创手术应用于子宫内膜癌、宫颈癌患者和部分原发或复发的卵巢癌患者。

机器人手术特有的并发症

　　由于没有触觉反馈,机械臂有损伤视野外任何脏器的风险。特别是第 4 个收缩手臂,在视野外操作或在无视线监控下放置时造成损伤风险尤其大。为了避免损伤,要求机器人设备始终位于视野范围内。机械臂发生碰撞时能感受到非预料的阻力,将设备重新移入视野内即可发现。

　　机械臂对患者大腿或手臂的持续性压迫可能造成损伤。这一点在放置套管针和机械臂时可以避免。术者控制机器人设备快速移动也可能使机械臂碰撞到位于手术台旁边的助手。除了术者之外,其他任何人移动机械臂都可能引起患者的内部损伤。

　　由于机器人系统的套管针与机械臂连接在一起,而机械臂又固定于操作台上,因此任何原因导致的气腹快速消失均可能因为前腹壁的变平而使器械从前腹壁中脱出。类似地,因患者为屈式体位(Trendelenburg 体位,即头低脚高位),在手术台上的移动可能造成套管针部位的张力改变,从而引起潜在损伤,或增加术后穿刺部位的疼痛。操作台应位于患者的脚侧或腿部外侧,避免触及阴道、直肠或尿道。

**机器人手术的
缺陷**

　　当前机器人手术的操作领域仍然有限。它可以进行盆腔或腹部手术,但不能同时进行,除非将操作台由患者脚侧移至患者头部。重新定位会延长手术时间,并需要额外的套管针。

　　目前市面上的机器人系统适于进行妇产科手术,但仍没有血管闭合切割设备或吸引 - 冲洗设备。助手是手术所必需的,由于术者远离操作部位,因此所有的指令或校正都需要通过口述。

　　尽管机器人器械的抓持力度很大,甚至会引起组织损伤,但其组织牵拉作用不比传统腹腔镜器械更有效。由于在抓持组织时没有触觉反馈,只能通过肉眼观察来判断对不同组织结构的抓持程度。**缺乏触觉反馈对于肥胖患者来说是机器人系统的优点(参见之前相关技术),但一旦器械不在视野范围之内可能变为缺点。**

　　机器人手术的高昂费用仍然是目前很多医疗机构没有开展这种技术的主要原因之一。购买机器人系统的初始费用很高,约 150 万美元,每年还需要额外的维护费用。所有的机器人器械经过 10 次使用后就失效,故不能多次循环使用。

　　操作台和操作臂较为庞大,总重量达到 545kg。手术间需要足够的空间,最好在 56m^{2}以上。机器人手术需要专业的团队,最好每一专业都有特定团队。由于手术中术者始终坐在控制台前而不是在无菌手术区域内,因此助手必须对机器人技术非常熟练,能够独立完成必要的手术操作。

(戴毓欣 谭先杰 刘珠凤 译)

参考文献

1. **Moorthy K, Munz Y, Dosis A, et al.** Dexterity enhancement with robotic surgery. *Surg Endosc* 2004;18:790–795.
2. **Prasad SM, Prasad SM, Maniar HS, et al.** Surgical robotics: impact of motion scaling on task performance. *J Am Coll Surg* 2004;199:863–868.
3. **Sarle R, Tewari A, Shrivastava A, et al.** Surgical robotics and laparoscopic training drills. *J Endourol* 2004;18:63–67.
4. **Yohannes P, Rotariu P, Pinto P, et al.** Comparison of robotic versus laparoscopic skills: is there a difference in the learning curve? *Urology* 2002;60:39–45.
5. **van der Schatte Olivier RH, Van't Hullenaar CD, Ruurda JP, et al.** Ergonomics, user comfort, and performance in standard and robot-assisted laparoscopic surgery. *Surg Endosc* 2009;23:1365–1371.
6. **Kho RM, Hilger WS, Hentz JG, et al.** Robotic hysterectomy: technique and initial outcomes. *Am J Obstet Gynecol* 2007;197:113.e111–e114.
7. **Kreiker GL, Bertoldi A, Larcher JS, et al.** Prospective evaluation of the learning curve of laparoscopic-assisted vaginal hysterectomy in a university hospital. *J Am Assoc Gynecol Laparosc* 2004;11:229–235.
8. **Lenihan JP, Jr.**, Kovanda C, Seshadri-Kreaden U. What is the learning curve for robotic assisted gynecologic surgery? *J Minim Invasive Gynecol* 2008t;15:589–594.
9. **Pitter MC, Anderson P, Blissett A, et al.** Robotic-assisted gynaecological surgery-establishing training criteria; minimizing operative time and blood loss. *Int J Med Robot* 2008;4:114–120.
10. **Seamon LG, Fowler JM, Richardson DL, et al.** A detailed analysis of the learning curve: robotic hysterectomy and pelvic-aortic lymphadenectomy for endometrial cancer. *Gynecol Oncol* 2009;114:162–167.
11. **Anvari M, McKinley C, Stein H.** Establishment of the world's first telerobotic remote surgical service: for provision of advanced laparoscopic surgery in a rural community. *Ann Surg* 2005;241:460–464.
12. **Rodrigues Netto N Jr, Mitre AI, Lima SV, Fugita OE, et al.** Telementoring between Brazil and the United States: initial experience. *J Endourol* 2003;17:217–220.
13. **Reyes DA, Tang B, Cuschieri A.** Minimal access surgery (MAS)-related surgeon morbidity syndromes. *Surg Endosc* 2006;20:1–13.
14. **Gofrit ON, Mikahail AA, Zorn KC, et al.** Surgeons' perceptions and injuries during and after urologic laparoscopic surgery. *Urology* 2008;71:404–407.
15. **Peiretti M, Zanagnolo V, Bocciolone L, et al.** Robotic surgery: changing the surgical approach for endometrial cancer in a referral cancer center. *J Minim Invasive Gynecol* 2009;16:427–431.
16. **DeNardis SA, Holloway RW, Bigsby GEt, et al.** Robotically assisted laparoscopic hysterectomy versus total abdominal hysterectomy and lymphadenectomy for endometrial cancer. *Gynecol Oncol* 2008;111:412–417.
17. **Veljovich DS, Paley PJ, Drescher CW, et al.** Robotic surgery in gynecologic oncology: program initiation and outcomes after the first year with comparison with laparotomy for endometrial cancer staging. *Am J Obstet Gynecol* 2008;198:679.e671–e679.
18. **Jacoby VL, Autry A, Jacobson G, et al.** Nationwide use of laparoscopic hysterectomy compared with abdominal and vaginal approaches. *Obstet Gynecol* 2009;114:1041–1048.
19. **Payne TN, Dauterive FR.** A comparison of total laparoscopic hysterectomy to robotically assisted hysterectomy: surgical outcomes in a community practice. *J Minim Invasive Gynecol* 2008;15:286–291.
20. **Mais V, Ajossa S, Guerriero S, et al.** Laparoscopic versus abdominal myomectomy: a prospective, randomized trial to evaluate benefits in early outcome. *Am J Obstet Gynecol* 1996;174:654–658.
21. **Seracchioli R, Rossi S, Govoni F, et al.** Fertility and obstetric outcome after laparoscopic myomectomy of large myomata: a randomized comparison with abdominal myomectomy. *Hum Reprod* 2000;15:2663–2668.
22. **Advincula AP, Xu X, Goudeau St, et al.** Robot-assisted laparoscopic myomectomy versus abdominal myomectomy: a comparison of short-term surgical outcomes and immediate costs. *J Minim Invasive Gynecol* 2007;14:698–705.
23. **Advincula AP, Song A, Burke W, et al.** Preliminary experience with robot-assisted laparoscopic myomectomy. *J Am Assoc Gynecol Laparosc* 2004;11:511–518.
24. **Bedient CE, Magrina JF, Noble BN, et al.** Comparison of robotic and laparoscopic myomectomy. *Am J Obstet Gynecol* 2009;201:566.e561–e565.
25. **Nezhat C, Lavie O, Hsu S, et al.** Robotic-assisted laparoscopic myomectomy compared with standard laparoscopic myomectomy—a retrospective matched control study. *Fertil Steril* 2009;91:556–569.
26. **Magrina JF, Espada M, Munoz R, et al.** Robotic adnexectomy compared with laparoscopy for adnexal mass. *Obstet Gynecol* 2009;114:581–584.
27. **Dharia Patel SP, Steinkampf MP, Whitten SJ, et al.** Robotic tubal anastomosis: surgical technique and cost effectiveness. *Fertil Steril* 2008;90:1175–1179.
28. **Rodgers AK, Goldberg JM, Hammel JP, et al.** Tubal anastomosis by robotic compared with outpatient minilaparotomy. *Obstet Gynecol* 2007;109:1375–1380.
29. **Akl MN, Magrina JF, Kho RM, et al.** Robotic appendectomy in gynaecological surgery: technique and pathological findings. *Int J Med Robot* 2008;4:210–213.
30. **Akl MN, Long JB, Giles DL, et al.** Robotic-assisted sacrocolpopexy: technique and learning curve. *Surg Endosc* 2009;23:2390–2394.
31. **Daneshgari F, Kefer JC, Moore C, et al.** Robotic abdominal sacrocolpopexy/sacrouteropexy repair of advanced female pelvic organ prolapse (POP): utilizing POP-quantification-based staging and outcomes. *BJU Int* 2007;100:875–879.
32. **Visco AG, Advincula AP.** Robotic gynecologic surgery. *Obstet Gynecol* 2008;112:1369–1384.
33. **Mabrouk M, Frumovitz M, Greer M, et al.** Trends in laparoscopic and robotic surgery among gynecologic oncologists: a survey update. *Gynecol Oncol* 2009;112:501–505.

34. **Magrina JF, Weaver AL.** Laparoscopic treatment of endometrial cancer: five-year recurrence and survival rates. *Eur J Gynaecol Oncol* 2004;25:439–441.

35. **Malur S, Possover M, Michels W, et al.** Laparoscopic-assisted vaginal versus abdominal surgery in patients with endometrial cancer—a prospective randomized trial. *Gynecol Oncol* 2001;80:239–244.

36. **Nezhat F, Yadav J, Rahaman J, et al.** Analysis of survival after laparoscopic management of endometrial cancer. *J Minim Invasive Gynecol* 2008;15:181–187.

37. **Cho YH, Kim DY, Kim JH, et al.** Laparoscopic management of early uterine cancer: 10-year experience in Asian Medical Center. *Gynecol Oncol* 2007;106:585–590.

38. **Magrina JF.** Outcomes of laparoscopic treatment for endometrial cancer. *Curr Opin Obstet Gynecol* 2005;17:343–346.

39. **Magrina JF, Mutone NF, Weaver AL, et al.** Laparoscopic lymphadenectomy and vaginal or laparoscopic hysterectomy with bilateral salpingo-oophorectomy for endometrial cancer: morbidity and survival. *Am J Obstet Gynecol* 1999;181:376–381.

40. **Bell MC, Torgerson J, Seshadri-Kreaden U, et al.** Comparison of outcomes and cost for endometrial cancer staging via traditional laparotomy, standard laparoscopy and robotic techniques. *Gynecol Oncol* 2008;111:407–411.

41. **Boggess JF, Gehrig PA, Cantrell L, et al.** A comparative study of 3 surgical methods for hysterectomy with staging for endometrial cancer: robotic assistance, laparoscopy, laparotomy. *Am J Obstet Gynecol* 2008;199:360.e361–e369.

42. **Gehrig PA, Cantrell LA, Shafer A, et al.** What is the optimal minimally invasive surgical procedure for endometrial cancer staging in the obese and morbidly obese woman? *Gynecol Oncol* 2008;111:41–45.

43. **Holloway RW, Ahmad S, DeNardis SA, et al.** Robotic-assisted laparoscopic hysterectomy and lymphadenectomy for endometrial cancer: analysis of surgical performance. *Gynecol Oncol* 2009;115:447–452.

44. **Seamon LG, Cohn DE, Henretta MS, et al.** Minimally invasive comprehensive surgical staging for endometrial cancer: robotics or laparoscopy? *Gynecol Oncol* 2009;113:36–41.

45. **Zullo F, Palomba S, Russo T, et al.** A prospective randomized comparison between laparoscopic and laparotomic approaches in women with early stage endometrial cancer: a focus on the quality of life. *Am J Obstet Gynecol* 2005;193:1344–1352.

46. **Frumovitz M, dos Reis R, Sun CC, et al.** Comparison of total laparoscopic and abdominal radical hysterectomy for patients with early-stage cervical cancer. *Obstet Gynecol* 2007;110:96–102.

47. **Holloway RW, Finkler NJ, Pikaart DP, et al.** Comparison of total laparoscopic and abdominal radical hysterectomy for patients with early-stage cervical cancer. *Obstet Gynecol* 2007;110:1174–1175.

48. **Magrina JF.** Robotic surgery in gynecology. *Eur J Gynaecol Oncol* 2007;28:77–82.

49. **Magrina JF, Kho RM, Weaver AL, et al.** Robotic radical hysterectomy: comparison with laparoscopy and laparotomy. *Gynecol Oncol* 2008;109:86–91.

50. **Nezhat FR, Datta MS, Liu C, et al.** Robotic radical hysterectomy versus total laparoscopic radical hysterectomy with pelvic lymphadenectomy for treatment of early cervical cancer. *JSLS* 2008;12:227–237.

51. **Puntambekar SP, Palep RJ, Puntambekar SS, et al.** Laparoscopic total radical hysterectomy by the Pune technique: our experience of 248 cases. *J Minim Invasive Gynecol* 2007;14:682–689.

52. **Zakashansky K, Lerner DL.** Total laparoscopic radical hysterectomy for the treatment of cervical cancer. *J Minim Invasive Gynecol* 2008;15:387–388.

53. **Obermair A, Gebski V, Frumovitz M, et al.** A phase III randomized clinical trial comparing laparoscopic or robotic radical hysterectomy with abdominal radical hysterectomy in patients with early stage cervical cancer. *J Minim Invasive Gynecol* 2008;15:584–588.

54. **Magrina JF, Kho R, Magtibay PM.** Robotic radical hysterectomy: technical aspects. *Gynecol Oncol* 2009;113:28–31.

55. **Persson J, Reynisson P, Borgfeldt C, et al.** Robot assisted laparoscopic radical hysterectomy and pelvic lymphadenectomy with short and long term morbidity data. *Gynecol Oncol* 2009;113:185–190.

56. **Boggess JF, Gehrig PA, Cantrell L, et al.** A case-control study of robot-assisted type III radical hysterectomy with pelvic lymph node dissection compared with open radical hysterectomy. *Am J Obstet Gynecol* 2008;199:357.e351–e357.

57. **Estape R, Lambrou N, Diaz R, et al.** A case matched analysis of robotic radical hysterectomy with lymphadenectomy compared with laparoscopy and laparotomy. *Gynecol Oncol* 2009;113:357–361.

58. **Maggioni A, Minig L, Zanagnolo V, et al.** Robotic approach for cervical cancer: comparison with laparotomy: a case control study. *Gynecol Oncol* 2009;115:60–64.

59. **Ramirez PT, Schmeler KM, Wolf JK, et al.** Robotic radical parametrectomy and pelvic lymphadenectomy in patients with invasive cervical cancer. *Gynecol Oncol* 2008;111:18–21.

60. **Diaz-Feijoo B, Gil-Moreno A, Puig O, et al.** Total laparoscopic radical trachelectomy with intraoperative sentinel node identification for early cervical stump cancer. *J Minim Invasive Gynecol* 2005;12:522–524.

61. **Zanagnolo V, Magrina JF.** Robotic radical trachelectomy after supracervical hysterectomy for cut-through endometrial adenocarcinoma stage IIB: a case report. *J Minim Invasive Gynecol* 2009;16:655–657.

62. **Persson J, Kannisto P, Bossmar T.** Robot-assisted abdominal laparoscopic radical trachelectomy. *Gynecol Oncol* 2008;111:564–567.

63. **Ramirez PT, Schmeler KM, Malpica A, et al.** Safety and feasibility of robotic radical trachelectomy in patients with early-stage cervical cancer. *Gynecol Oncol* 2010;116:512–515.

64. **Burnett AF, O'Meara AT, Bahador A, et al.** Extraperitoneal laparoscopic lymph node staging: the University of Southern California experience. *Gynecol Oncol* 2004;95:189–192.

65. **Gil-Moreno A, Franco-Camps S, Diaz-Feijoo B, et al.** Usefulness of extraperitoneal laparoscopic paraaortic lymphadenectomy for lymph node recurrence in gynecologic malignancy. *Acta Obstet Gynecol Scand* 2008;87:723–730.

66. **Kehoe SM, Abu-Rustum NR.** Transperitoneal laparoscopic pelvic and paraaortic lymphadenectomy in gynecologic cancers. *Curr Treat Options Oncol* 2006;7:93–101.

67. **Marnitz S, Kohler C, Roth C, et al.** Is there a benefit of pretreatment laparoscopic transperitoneal surgical staging in patients with advanced cervical cancer? *Gynecol Oncol* 2005;99:536–544.

68. **Querleu D, Dargent D, Ansquer Y, et al.** Extraperitoneal endosurgical aortic and common iliac dissection in the staging of bulky or advanced cervical carcinomas. *Cancer* 2000;88:1883–1891.

69. **Tillmanns T, Lowe MP.** Safety, feasibility, and costs of outpatient laparoscopic extraperitoneal aortic nodal dissection for locally advanced cervical carcinoma. *Gynecol Oncol* 2007;106:370–374.

70. **Fanning J, Fenton B, Purohit M.** Robotic radical hysterectomy. *Am J Obstet Gynecol* 2008;198:649.e641–e644.

71. **Kim YT, Kim SW, Hyung WJ, et al.** Robotic radical hysterectomy with pelvic lymphadenectomy for cervical carcinoma: a pilot study. *Gynecol Oncol* 2008;108:312–316.

72. **Magrina JF, Long JB, Kho RM, et al.** Robotic transperitoneal infrarenal aortic lymphadenectomy: technique and results. *Int J Gynecol Cancer* 2010;20:184–187.

73. **Magrina JF, Kho R, Montero RP, et al.** Robotic extraperitoneal aortic lymphadenectomy: development of a technique. *Gynecol Oncol* 2009;113:32–35.

74. **Vergote I, Pouseele B, Van Gorp T, et al.** Robotic retroperitoneal lower para-aortic lymphadenectomy in cervical carcinoma: first report on the technique used in 5 patients. *Acta Obstet Gynecol Scand* 2008;87:783–787.

75. **Lambaudie E, Narducci F, Leblanc E, et al.** Robotically-assisted laparoscopic anterior pelvic exenteration for recurrent cervical cancer: report of three first cases. *Gynecol Oncol* 2010;116:582–583.

76. **Bandera CA, Magrina JF.** Robotic surgery in gynecologic oncology. *Curr Opin Obstet Gynecol* 2009;21:25–30.

77. **Diaz-Arrastia C, Jurnalov C, Gomez G, et al.** Laparoscopic hysterectomy using a computer-enhanced surgical robot. *Surg Endosc* 2002;16:1271–1273.

78. **Field JB, Benoit MF, Dinh TA, et al.** Computer-enhanced robotic surgery in gynecologic oncology. *Surg Endosc* 2007;21:244–246.

79. **Lambaudie E, Houvenaeghel G, Walz J, et al.** Robot-assisted laparoscopy in gynecologic oncology. *Surg Endosc* 2008;22:2743–2747.

80. **Reynolds RK, Burke WM, Advincula AP.** Preliminary experience with robot-assisted laparoscopic staging of gynecologic malignancies. *JSLS* 2005;9:149–158.

81. **van Dam PA, van Dam PJ, Verkinderen L, et al.** Robotic-assisted laparoscopic cytoreductive surgery for lobular carcinoma of the breast metastatic to the ovaries. *J Minim Invasive Gynecol* 2007;14:746–749.

82. **Choi SB, Park JS, Kim JK, et al.** Early experiences of robotic-assisted laparoscopic liver resection. *Yonsei Med J* 2008;49:632–638.

第六部分

妇科泌尿学及盆底重建手术

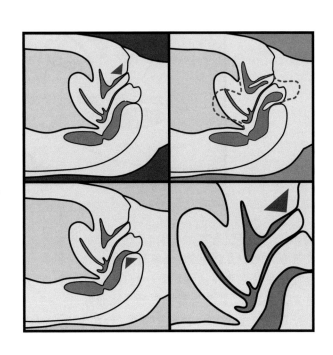

第 **26** 章 下尿路疾病

Shawn A. Menefee
Ingrid Nygaard

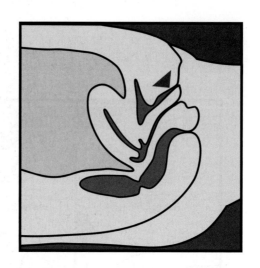

- 膀胱的储尿和排空有赖于大脑、脊髓、膀胱、尿道及盆底的相互协作。
- 尿失禁在女性中是常见的,通常可以经一系列非手术和手术疗法治愈。
- 压力性尿失禁在腹压增加(如咳嗽、跑步、抬重物)时发生,可以通过盆底肌肉锻炼、阴道置入支托物、调整生活方式和手术治疗。
- 急迫性尿失禁在突然感觉急于排尿(如在去卫生间的路上或洗手)时发生,可以通过膀胱训练、药物、调整生活方式及神经调节治疗。
- 膀胱痛仍是一个面临挑战的未知领域。

排尿的生理

　　膀胱是一个功能相对简单的复杂器官:既要轻松、无痛、不漏地储尿,又要自主、轻松、完全和无痛地排尿。为满足这些要求,膀胱必须具备正常的解剖结构和正常的神经生理功能。

尿道正常关闭　　内在性和外在性因素结合维持着尿道的正常关闭。外在性因素包括肛提肌、盆内筋膜及其与盆壁和尿道的连接。该结构形成了尿道下的一个吊床,腹腔内压力增加时拉紧,使尿道依靠着后部的支撑关闭(图 26.1)。某些原因——盆内筋膜脱离其正常附着点、肌肉支持薄弱或两者合并使这种支撑机制出现缺陷,丧失正常支撑,尿道和膀胱颈的活动度增加。对很多妇女来说,这种支撑的丧失而导致腹压增加时尿道不能关闭,引起压力性尿失禁。然而许多妇女即使尿道支撑丧失仍能维持尿自禁(1)。

　　尿道关闭的内在性因素包括尿道壁横纹肌、黏膜下静脉丛血管灌注、尿道壁平滑肌及其血管、尿道内层皱褶上皮结合、尿道弹性和交感神经系统 α 受体介导的尿道张力。

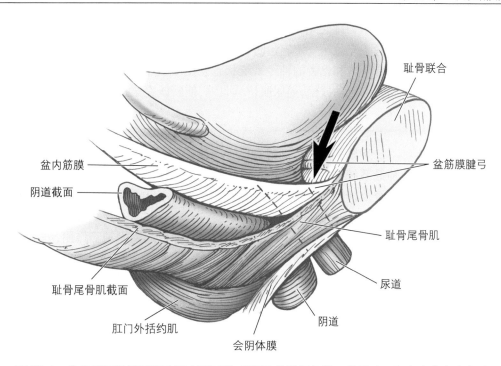

耻骨联合

盆内筋膜

阴道截面

盆筋膜腱弓

耻骨尾骨肌

尿道

耻骨尾骨肌截面

肛门外括约肌

会阴体膜

阴道

图 26.1　盆底侧面观显示膀胱颈水平尿道、阴道和筋膜组织的三维重建。注意咳嗽或喷嚏引起的向下的力量(箭头)是如何把尿道向其下方的支持组织挤压的(源自:Delancey J.Structural support of the urethra as it relates to stress urinary incontinence:the hammock hypothesis. Am J Obstet Gynecol1994;170:1718.)

　　外在性的尿道支撑和内在性的尿道完整两者相互作用维持着有效的尿道关闭,均受不同因素(肌肉张力和力量、神经支配、筋膜完整性、尿道弹性、尿道上皮皱褶的结合、尿道血管分布)的影响。在临床工作中,尿道支撑缺陷表现为尿道活动度加大,常常由此引起身体运动时尿道关闭不全,呈现出压力性尿失禁。内源性尿道功能比较复杂,远不及尿道支撑丧失导致尿失禁明确(2)。

　　根据外在性尿道支撑和内在性尿道功能的重要性,临床上将压力性尿失禁分为两大类:

　　1. **由解剖上的尿道活动度增加导致的尿失禁。**

　　2. **由内在性括约肌薄弱或缺陷导致的尿失禁。**

　　手术是根据这种主观分类创立的,建议内在性括约肌缺陷的妇女实施耻骨阴道吊带术,尿道活动度增加者实施阴道悬吊术(也称为耻骨后尿道固定术)。其依据最早来自于一个小样本研究,该研究显示年龄小于 50 岁、尿道关闭压低于 $20cmH_2O$ 的妇女 Burch 阴道悬吊带术后失败率高于尿道关闭压高于 $20cmH_2O$ 者(3)。在年龄大于 50 岁的女性中结果没有差别。近来,这种分类方法受到质疑,观察显示所有压力性尿失禁妇女无论是否尿道活动度增加,均存在不同程度的括约肌薄弱。**微创的合成尿道中段吊带很大程度上替代了耻骨阴道吊带及耻骨后尿道固定,成为治疗压力性尿失禁的最主要的手术方式。**尿道中段吊带可以改善受损的尿道功能,然而,尿道功能受损的患者经耻骨后或闭孔途径放置吊带的效果仍存在争议。**似乎尿道功能受损的妇女,不论手术方式如何,都易失败(4)。**

膀胱

　　膀胱是储尿的平滑肌袋子,在自主控制下收缩而排尿。膀胱随尿量增加扩张,压力无明显增高,因此它是一低压系统。这一功能似乎主要由交感神经系统控制。膀胱充盈时,出口阻力随之增加。膀胱肌肉(逼尿肌)在膀胱充盈时要保持静止状态,无不自主收缩。当膀胱充盈至一定容量时,伸缩压力感受器记录到充满信号,传递至大脑,启动排尿反射。社会环境和患者的神经系统状态使皮质控制中枢允许或禁止这一反射。正常排空时盆底和尿道自动放松,逼尿肌持续收缩,使膀胱完全排空。

神经支配

下尿路的神经支配有三个来源:(i)自主神经系统的交感分支;(ii)副交感分支;(iii)体神经系统神经元(尿道外括约肌)。自主神经系统包括所有位于中枢神经系统外的传出神经及神经结突触。交感神经系统主要控制膀胱的储尿,而副交感神经系统控制膀胱的排空。

体神经系统在下尿路神经控制方面仅起周围神经作用,分布于盆底和尿道外括约肌。

交感神经系统起源于脊髓胸腰段,主要是 T_{11} 至 L_2 或 L_3(见第 6 章)。交感神经系统神经节距脊髓很近,以乙酰胆碱作为节前神经递质。交感神经系统的节后神经递质是去甲肾上腺素,作用于两种受体:α 受体主要位于尿道和膀胱颈,β 受体主要位于膀胱体。刺激 α 受体增加尿道张力,利于尿道关闭,而 α 肾上腺素受体拮抗剂作用相反。刺激 β 受体降低膀胱体张力。

副交感神经系统控制膀胱运动功能 - 膀胱收缩和排空。副交感神经系统起源于脊髓骶段,主要是 S_2~S_4,与体神经一样分布于盆底、尿道和肛门外括约肌。会阴的感觉也是由这一节段的感觉神经纤维支配的。因此,检查会阴的感觉、盆腔肌肉反射、盆腔肌肉或肛门外括约肌与临床评价下尿路状态有关。副交感神经元的节前神经元长而节后神经元短,节后神经元位于靶器官。节前突触和节后突触均以乙酰胆碱作为神经递质,作用于蕈毒碱受体。由于乙酰胆碱是作用于膀胱肌肉收缩的主要神经递质,因此所有用于控制逼尿肌过度活动的药物实质上都具有抗胆碱特性。

膀胱的储尿和排空要求交感神经和副交感神经相互合作。这些活动似乎受多种非肾上腺素能、非胆碱能神经递质和神经肽类的影响,在脊髓及中枢神经系统的高级区域于不同水平对促进和抑制作用进行微调(5~7)。因此,神经泌尿轴任何水平的神经病理改变将对下尿路的功能产生不良影响。

排尿

排尿是由中枢神经系统控制下的周围神经系统启动的。该活动在膀胱达到一定容量的排尿阈值时启动,逼尿肌反射性收缩。膀胱的容量阈值不是固定的,受会阴、膀胱、结肠、直肠的感觉传入神经及高级神经系统传入信号的影响而发生变化。因此,排尿阈值是一个可变阈值,受多种因素影响而发生变化或重新设定。

脊髓及神经系统的高级中枢对排尿具有复杂的抑制和促进作用。脊髓之上的最重要促进中心是脑干的脑桥 - 中脑灰质,通常称为脑桥排尿中心,作为所有膀胱运动神经元的共同终末通路而发挥作用。该水平以下神经束的截断导致膀胱排空障碍,而该水平之上神经束的破坏引起逼尿肌过度活动。小脑是协调盆底松弛程度及逼尿肌收缩频率、强度、范围的主要中心,与脑干反射中心存在多重联系。这一水平之上的大脑皮质及其相关结构对排尿反射起抑制作用。因此,上部的大脑皮质对排尿通过解除抑制起到促进作用,允许前部的脑桥排尿中心向脊髓的复杂通路发送传出冲动,骶髓排尿中心的收缩反射引起逼尿肌收缩,导致膀胱排空。

正常的下尿路是膀胱和尿道无痛地储尿,直到社会允许的时间和地点出现才以协调和完全的方式排空膀胱,下尿路疾病包括储尿疾病(如尿失禁),排空疾病(如排尿延迟及尿潴留),感觉疾病(如尿急和尿痛)。这些疾病的定义在表 26.1 中描述。

表 26.1　女性下尿路症状的分类和定义

Ⅰ. 储尿异常	症状和体征
尿失禁(症状)	任何不自主漏尿的主诉
压力性尿失禁(症状)	用力或打喷嚏或咳嗽时不自主漏尿的主诉
压力性尿失禁(体征)	观察到尿道不自主漏尿,与用力或打喷嚏或咳嗽同时发生
急迫性尿失禁(症状)	与尿急同时或紧接于尿急后的不自主漏尿的主诉
混合性尿失禁	既有压力性又有急迫性尿失禁的主诉
持续性尿失禁	持续不断漏尿
尿次	每天从早上清醒到晚上入睡的排尿次数
白天尿次增加	病人主诉排尿次数过多(传统认为排尿次数 >7 次)
夜尿症	病人主诉晚上要醒来一次或一次以上排尿(排尿前后均处于睡眠状态)
夜间遗尿	睡眠时遗尿的主诉
急迫性	突发、急迫的尿意,不能等待
体位性尿失禁	体位改变时出现的尿失禁,如:由坐位或卧位改为立位时出现的尿失禁。
不自觉尿失禁	不能感知尿失禁是如何发生的
性交尿失禁	性交时发生的尿失禁。可分为两种,一种在插入时发生,另一种在性高潮时发生
膀胱过度活动综合征(OAB)	急迫综合征、急迫 - 尿频综合征均能用于描述伴有或不伴有急迫性尿失禁的尿急,通常合并尿频和夜尿
Ⅱ. 感觉异常	
膀胱敏感	在膀胱充盈期出现尿意且持续时间长(与尿急的区别是可以延迟排尿)。
膀胱感觉迟钝	尽管意识到膀胱充盈,明确尿意延迟出现
膀胱感觉缺失	膀胱充盈感缺失,无明确尿意
Ⅲ. 排空异常	
排尿延迟	启动排尿困难
排尿费力	排尿时伴有腹部用力用以启动、维持和促进排尿
尿流减弱	尿流力量下降
尿流间断	以停止 - 开始模式排尿
排空不全	排空后膀胱持续胀满和感觉
尿后滴沥	紧接正常排尿后漏尿
尿流喷洒	尿液喷洒而出而不是单一可间断的尿流
体位性排尿	需要特殊的体位实现自主排尿、排空膀胱。例如:在马桶上身体需向前或向后倾斜或保持半站立位才能排尿
尿潴留	反复尝试排尿但失败

(引自:Haylen BT,de Ridder D,Freeman RM,et al.An International Urogynecological Association (IUGA)/International Continence Society (ICS)Joint Report on the terminology for female pelvic floor dysfunction. Neurourol Urodyn 2010;29:4-20)

尿失禁

定义

给尿失禁下定义似乎很简单:女性有漏尿就是"尿失禁"。**国际尿控学会是一个定义各种盆底功能障碍的组织,最近将尿失禁定义为"任何非自主漏尿的主诉"**(8)。可惜的是,该定义没有考虑这一症状的巨大差异及其带来的不良影响。例如,50% 未生育的年轻女性偶尔少量漏尿;对多数人来说这既不是烦恼,也不需要治疗。另一极端是,5%~10% 的成年女性每天有严重的漏尿。这些妇女常常因为漏尿明显改变生活,减少运动、社交和与人的亲密行为。许多人自信心受到严重影响。两种极端之间是 1/3 的成年妇女至少每周漏尿,但其生活并未像前述一样显著改变。

总之,这为患病妇女带来了严重的经济负担。美国社区护理尿失禁患者的费用每年估计为1120万美元,在护理中心为520万美元(9)。在美国多数费用由患者本人负担,用于支付尿垫及额外清洗费。尽管漏尿带来了负担,但很多妇女没有与健康护理专家探讨这一症状。对一些人来说漏尿不是烦恼,而对另一些人来说则非常尴尬,只好默默忍受。还有一些人没有提出这个问题,误以为治疗方法只有手术。因此,医师有义务向妇女询问漏尿问题。

研究表明,患者漏尿量与其带来的困扰程度关系不大(10)。妇女因漏尿烦恼的程度与多种因素相关,包括文化价值观、对尿自禁和尿失禁的期望值。**如果漏尿给患者带来困扰,应进行评估并提供治疗。尿失禁用相对简单的非手术疗法几乎都能改善、多数能够治愈。**

疾病种类

压力性尿失禁

压力性尿失禁在腹压增加(如打喷嚏、咳嗽和运动)、尿道关闭不足以抵抗膀胱内压升高时发生。有人提出"运动相关性尿失禁"这一名词,与精神性尿失禁相区别(8)。压力性尿失禁是女性最常见的尿失禁类型,在年轻女性中尤为普遍。运动多的女性更容易注意到压力性尿失禁的症状。一项对144名大学代表队女运动员的调查显示,27%的人在运动时有压力性尿失禁(11)。跳跃、撞击剧烈的着陆和跑步是最容易引起压力性尿失禁的运动。

压力性尿失禁是一种有趣的"疾病",相同的症状对不同的妇女产生的影响不同。可以通过生物行为模式检查以下三种因素间的相互影响来评价这种情况:(i)尿道括约机制的生物力量;(ii)施加于关闭机制的物理力量水平;(iii)妇女对自我控制排尿的期望值。这一模式能够解释症状、漏尿程度及患者对压力性尿失禁反应之间的巨大差异。任何一种因素的调整会影响患者的临床表现;例如很多患者在出现压力性尿失禁时放弃某些运动(如跑步、跳舞、有氧运动)。限制运动能解决尿失禁问题,但却是以影响生活质量为代价的。其他妇女通过在运动时采取不同姿势防止漏尿或收缩盆底肌肉代偿压力增加以解决尿失禁问题。另一些人认为,不时出现的少量漏尿并非不正常,根本不介意。在任一种情况下,三种生物、心理、社会因素的相互作用为治疗压力性尿失禁提供了各种策略。手术干预仅仅是其中一种治疗,它只是强调括约机制的生物学功能,而没有考虑到临床问题的其他两个因素。

急迫性尿失禁和膀胱过度活动

女性中最常见的尿失禁类型是压力性尿失禁。老年女性中最常见的尿失禁类型是急迫性尿失禁(12),是在尿急同时或紧随其后的不自主漏尿。国际妇科泌尿协会和国际尿控学会的最新报告建议将这种可能需要治疗的症状定义为"急迫性尿失禁",与膀胱充盈时的正常急迫感相区别。这是一个症状诊断,可以是由逼尿肌过度活动引起。逼尿肌过度活动可在尿动力学检查时观察到,表现为膀胱充盈期逼尿肌不自主收缩。

女性还可以出现相关问题如尿急、夜尿及白天尿次增加。夜尿的定义是计量的:女性夜间要醒来一次或一次以上的排尿(8)。其他症状更加主观。患者认为排尿过于频繁即为白天尿次增加。在很多国家用尿频描述这种情况。

尿急是一种突然发生的不能拖延的强烈排尿愿望。很多妇女在拖延自主排尿或增加液体摄入时有这种症状。尿急反映的不只是所有正常妇女延迟自主排尿超过合理时间范围的这种感觉(8)。当一个妇女前来要求治疗时,她总是陈述一种烦人的、持续的排尿愿望,使之不能集中精力做其他事情。女性自我排尿方式改变会提出白天尿次增加的问题。

有关"正常"排尿频率的信息很少。在药物研究中膀胱过度活动(OAB)被定义为 24 小时排尿多于 8 次,这是通过对斯堪的纳维亚妇女排尿次数的一小样本研究的第 95 个百分点确定的(13)。**最近一个来自美国的大样本妇女研究数据提示,每天平均排尿次数是 8 次,95% 的所谓正常妇女每天排尿 12 次或更少(14)。**

逼尿肌过度活动是尿动学诊断,其特征是膀胱充盈期逼尿肌不自主收缩。可自发或激发出现。有神经异常时则称为神经性逼尿肌过度活动,如无明确病因则称为先天性逼尿肌过度活动(15)。

膀胱过度活动综合征的定义是经常伴有尿频和夜尿的尿急,可出现急迫性尿失禁,无泌尿道感染或其他明确疾病(18)。当妇女有这些症状但不漏尿时称为干 OAB,漏尿时称为湿 OAB。有严重尿急、感觉即将漏尿而无尿失禁的妇女,其膀胱病理与有严重尿急、漏尿的妇女可能完全一致,注意到这一点很重要。尿道括约肌功能强健的妇女在不能抑制膀胱收缩时可以避免漏尿,但对某些人而言,尿急和即将漏尿的感觉会干扰这一功能。

混合型尿失禁

该名称提示,混合型尿失禁既有压力性尿失禁的症状又有急迫性尿失禁的症状。年轻女性更易患压力性尿失禁,而老年女性主要患混合型尿失禁和急迫性尿失禁。对所有年龄尿失禁妇女的 15 项研究,平均 49%(24%~75%)的人有压力性尿失禁,21%(7%~49%)的人有急迫性尿失禁,29%(11%~61%)的人有混合性尿失禁(16)。

功能性和一过性尿失禁

功能性尿失禁多见于老年女性,指尿失禁的发生与生理排空机制无关。不能及时赶到厕所的女性可能经常发生尿失禁。功能性尿失禁的发生可能与某些因素相关:活动减少、肌肉骨骼疼痛或视力减退。一过性尿失禁的命名提示其原因是可逆的医学情况。DIAPPERS 有利于帮助记忆这些情况(17,18)(表 26.2)。这些因素强调要将全面医学评估作为任一尿失禁患者诊断检查的重要部分。

表 26.2　可逆性尿失禁的原因

D　短暂精神错乱	P　精神原因
I　感染	E　尿液产生过多
A　萎缩性尿道炎和阴道炎	R　活动受限
P　药物原因	S　便秘

引自:Resnick NM,Yalla SV. Management of urinary incontinence in the elderly.N Engl J Med 1985;313:800-805.

尿道外尿失禁

多数尿失禁表现为通过尿道的不自主漏尿(经尿道尿失禁),通过非正常孔道也可漏尿。这些孔道是先天形成或创伤造成的。先天原因的尿失禁少见且容易诊断。最特殊的病例是膀胱外翻引起的,即患者的前下腹壁和膀胱前部先天缺失,使整个膀胱直接与外界相通(19)。这些病例在出生时即可诊断。现代重建手术诞生之前,这些婴儿往往在生命早期死于败血症。

输尿管异位是一个引起尿道外漏尿的微小先天畸形,常在儿时发现,但偶尔会在青春期和成年早期发现(20)。在婴儿期,照顾孩子的妈妈说尿布总是湿的,此时要考虑异位输尿管的可能。正常情况下,婴儿的尿布是干、湿交替的。通常异位输尿管开口于阴道,偶尔开口于尿道自禁点远端,可通过尿路排泄造影诊断。

尿路与外界的创伤性开口称为瘘。**膀胱阴道瘘是最常见的,瘘口常位于膀胱和尿道之间。**阴道、子宫或肠道与尿道、输尿管或膀胱间也可有瘘。

世界范围内最常见膀胱阴道瘘的原因是难产。150 年前西方世界也是如此,但发达国家产科基本服务的保障及先进的产科手术从根本上解决了这一问题。而其他国家则没有如此幸运。

难产常在农村发生,那里女孩很早结婚(有时甚至是 9~10 岁),转运困难,医疗服务有限,在此环境中,女孩月经初潮短期内、骨骼发育完成前就已妊娠。分娩开始后头盆不称很常见,而先露异常很少被纠正。妇女可进行长达 5~6 天的分娩而得不到处理,如果能够存活,她们常产下死胎。这些妇女骨盆的软组织被来自胎头的持续压力挤压,引起缺血性血管损伤和继发的组织坏死。组织脱落时,形成泌尿生殖道瘘或直肠阴道瘘。很多患者有复杂或多发瘘、尿道全部破坏、整个膀胱基底部脱落(图 26.2)。产科瘘通常可达直径 5~6cm 大小。

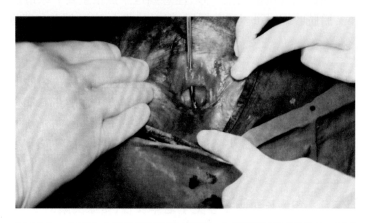

图 26.2　中等大小的产科膀胱阴道瘘。金属探针经尿道放入,在膀胱基底部清晰可见(全球瘘管基金会,获准转载)

这些年轻妇女(多数小于 20 岁)瘘形成后生活悲惨,除非能够寻求到手术治疗。控制不住的持续滴尿使她们遭到丈夫和亲属的厌恶,她们不能住在家里。很多人最终成为贫困的流浪者——尽管在其他方面她们是健康的年轻妇女。**这个问题带来的社会和经济负担是巨大的,却被世界医疗机构严重忽视了。产科瘘相关的死亡率与母亲死亡率一样是一个完全不受重视的世界妇女健康保健问题。**

在工业化国家,**尿生殖道瘘的常见原因是手术、恶性肿瘤和放射治疗,或其相互作用引起的。膀胱阴道瘘常在一个并不复杂的阴式子宫切除或腹式子宫切除术后发生,这是由于膀胱的一小部分被不慎钳夹损伤或被缝线穿透缝住。**这种瘘常出现在阴道顶端,小于 1~2mm。但通过任意大小瘘孔的尿量是大量的。图 26.3 显示了三个小膀胱阴道瘘的膀胱镜所见,排列在穹隆缝合处。许多医师建议在传统经阴和经腹子宫切除术后常规进行膀胱镜检查,或许可以降低泌尿道瘘的发生率。一项研究显示,839 例因良性疾病进行子宫切除的患者,术后常规膀胱镜检查,下尿路损伤的发生率降低为 4.3%,包括膀胱损伤(2.9%)和输尿管损伤(1.8%)(21)。

随着微创技术在盆腔手术,包括全子宫切除中的应用,电凝技术已被普遍使用。频繁地使用电刀结扎血管引起的热传导增加了输尿管损伤的可能性,导致输尿管阴道瘘。**腹腔镜子宫全切术后 10~14 天出现大量漏尿,要考虑输尿管阴道瘘。**进行经阴或经腹手术时,应仔细辨认输尿管,尤其是在子宫动脉附近。腹腔镜下子宫切除术后输尿管阴道瘘的发生率为 1%~4%(22)。

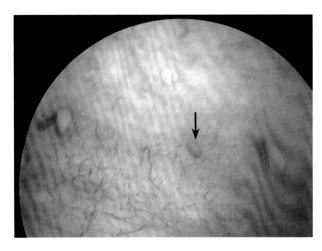

图 26.3　子宫切除术后瘘。注意排成一排的三个小瘘孔

膀胱子宫瘘虽然少见,但其发生率随剖宫产的增加而增加。这种瘘几乎全部与反复剖宫产有关。**典型的三联症包括阴道漏尿、周期性血尿和闭经,被称为 Youssef 综合征**(23)。

夜尿

夜尿是夜间睡眠时的排尿次数,每次排尿前后均处于睡眠状态。可用膀胱图表估计夜间尿量以确定夜尿是否由夜间尿液产生增加引起。夜间尿量是妇女上床睡觉到醒来起床之间排出的尿量总和。因此,它不包括上床前的最后一次排尿,但包括早晨起床后的第一次排尿。夜尿过多是夜间排尿次数增加的结果,与老年人排尿延迟、睡眠障碍(如睡眠呼吸暂停)及排尿量降低有关。当夜尿量在 24 小时尿量中所占比例增加时,称为夜尿过多。

尿失禁的高危因素

尿失禁高危因素的数据多来自按调查设计的临床试验或代表性研究。一些高危因素被深入研究过,而另一些则没有。因此,提供信息的整体适用性有限,不能从中推断因果关系。尽管存在局限性,**有证据表明年龄、妊娠、分娩、肥胖、功能损害和认知障碍与尿失禁比率及程度增加有关**(16)。某些因素更适用于一定年龄的人群。例如,对老年人的研究表明,分娩不再增加尿失禁的风险,可能因为存在其他疾病和因素促进了尿失禁的发生。通常与尿失禁有关的疾病包括糖尿病、脑卒中和脊髓损伤。其他不甚了解或存在争议的因素包括子宫切除、便秘、职业紧张性刺激、吸烟和遗传。

妊娠和分娩使女性、至少是在其年轻时易于发生尿失禁。未产妇女妊娠后比妊娠前漏尿频繁;约 50% 的妇女在妊娠期间存在压力性尿失禁,但多数人在产后症状消失。一项前瞻性研究表明,305 名初产妇中的 32% 在妊娠期间出现压力性尿失禁,7% 在产后出现。产后 1 年时,仅 3% 有压力性尿失禁(24)。但 5 年后,19% 首次分娩后无尿失禁症状的妇女出现了尿失禁。产后 3 个月患压力性尿失禁者(多数于 1 年后痊愈),92%5 年后仍有漏尿。因此一过性产后漏尿可能是将来尿失禁的一个指标。

产后发生的各种变化使女性易患压力性尿失禁。产后肛提肌力量减弱(25)。约 20% 的妇女阴道分娩后肛提肌出现可见的缺陷(26)。膀胱颈下移,骨盆肌肉发生部分去神经支配,同时伴有外阴神经病变(27)。在多数研究中,年轻妇女的尿失禁与产次明确相关(28)。但对 60 岁及 60 岁以上女性的研究表明,产次不再是尿失禁的独立危险因素(29)。其原因不明,可能是由于随衰老肌肉、神经、结缔组织和激素发生的变化与年轻妇女因产伤发生尿失禁的变化逐渐一致造成的。另一可能是随年龄增长,老年女性中普遍存在的内科疾病占据了尿失禁的大部分危险因素。

肥胖引起和加重尿失禁的作用受到特别关注。很多研究者报道,体重和体重指数(BMI)与尿失禁有关(经年龄和产次校正后仍然相关)。例如,有人描述 BMI 与严重尿失禁之间存在量 - 效关系(30)。例如,与 BMI 小于 $25kg/m^2$ 的女性相比,以下 BMI 人群比值比(OR)分别为 25~29,OR 2.0(1.7~2.3);30~34,OR 3.1(2.6~3.7);35~39,OR 4.2(3.3~5.3);大于 40,OR 5.0(3.4~7.3)。一项前瞻随机对照试验显示,每周至少出现 10 次尿失禁的一组超重和肥胖女性,分别进行了为期 6 个月的强化减肥训练和有组织的教育培训,接受减肥训练妇女的体重下降平均为 8%、尿失禁减少 47%,而参加教育培训妇女的体重下降平均为 1.6%,尿失禁事件减少 28%(31)。

初步评估

对尿失禁患者的初步评价是通过一系列方法找出可能病因。基本评价包括以下方面:病史(包括生活质量和症状严重程度),身体检查,初级护理水平检查。多数妇女基本评价后可进行非手术治疗。

病史

要得到每个尿失禁患者的完整病史。病史包括症状、一般病史,既往手术史和目前治疗。要确定患者最严重的症状——漏尿的频率,漏尿的多少,什么会引发漏尿,什么会改善和加重漏尿,过去治疗(如果有)。要把患者的主要症状放在首要位置,避免不当治疗。例如,一位女士的主要烦恼是每月一次主持商务研讨会时有突然产生的不可抑制尿急,然后匆忙排空膀胱。她感到这种漏尿非常糟糕,这种突然的尴尬使她计划放弃工作。偶尔她在运动时也会漏几滴尿,但少量漏尿并不使她烦恼。在评价时,尿动力学检查显示,激烈咳嗽时有轻度压力性尿失禁。未发现逼尿肌过度活动。患者因尿动力学检查显示的压力性尿失禁进行了手术治疗。显然,患者的主要症状没有改善,因此消沉。

一般病史可以发现对尿失禁有直接影响的全身疾病,如糖尿病(如果血糖控制不好会引起渗透利尿),血管功能障碍(周围水肿组织的液体夜间进入血管,引起利尿增加,造成尿失禁),及从大脑皮质到周围神经系统可影响神经轴任意一点的大量神经病变。对下尿路有影响的药物总结于表 26.3(32~35)。

表 26.3　对尿路可能产生影响的药物

1. 镇静剂如苯二氮䓬可引起意识模糊并继发尿失禁,尤其是老年患者
2. 酒精的作用与苯二氮䓬相似,同样影响运动并引起多尿
3. 抗胆碱药可以影响逼尿肌收缩并引起排尿困难和充盈性尿失禁。具有抗胆碱特性的药物应用广泛,包括抗组胺药、抗抑郁药、抗精神病药、鸦片类、解痉药及治疗帕金森病的药物
4. 容易买到的感冒药中有 α 受体激动剂,能增加出口阻力并引起排尿困难
5. α 受体阻滞剂有时用来治疗高血压(例如哌唑嗪、特拉唑嗪),能降低尿道关闭压并引起压力性尿失禁
6. 钙通道阻滞剂可降低膀胱平滑肌收缩性并引起排尿问题或尿失禁,还能引起周围组织水肿,因而导致夜尿和夜间漏尿
7. 血管紧张转换酶抑制剂能引起慢性咳嗽,使无症状病人中压力性尿失禁增加

生活质量评定

医师要询问尿失禁患者尿失禁对其生活的特殊影响、烦恼的严重程度。症状客观严重程度与主观烦恼感受之间经常存在差异。只有了解每个妇女的情况才能制订适当

的治疗计划、正确进行效果评价。有些妇女能坐着看完一场电影，不必期间冲向厕所，即使其他时间漏尿也能感到非常满意，而其他人则要求 100% 不漏尿。后者可能是一个不能实现的目标，医师知道患者有这种想法，就应对患者进行宣教，告诉她可能的治疗结果。

有大量尿失禁患者希望在治疗前后用更标准的方式进行评价。医师可从数个设计合理、得到确认的生活质量评价方法中选择一个。国际尿失禁专家委员会对该领域文献的专项复习建议使用总结于表 26.4 的方法。这些方法是正确、可信的，对改善标准心理测量试验结果有效。

表 26.4　尿失禁评估问卷

国际尿失禁专家委员会推荐以下问卷评估尿失禁症状及其对女性生活质量的影响

症状

尿生殖问题调查。

　　Shumarker SA，Wyman JF，Uebersax JS，et al. 尿失禁妇女健康相关生活质量评定：尿失禁影响问卷及尿生殖问题调查。Qual Life Res 1994；3：291-306

尿失禁问题调查（UDI）-6（简化形式）。

　　Uebersax JS，Wyman JF，Shumarker SA，et al。 评价尿失禁女性生活质量和症状严重程度的简化形式：尿失禁影响问卷及尿生殖问题调查。Neurourol Urodyn 1995；14：131-139

急迫 -UDI。

　　Lubeck DP；Prebil LA；Peebles P，et al. 用于急迫性尿失禁患者的健康相关生活质量评定：一项确认研究。Qual Life Res 1999；1999：337-344

King 氏健康问卷。

　　Kelleher CJ，Cardozo LD，Khullar V，et al. 评价尿失禁妇女生活质量的新问卷。Br J Obstet Gynaecol 1997：104：1374-1379

尿失禁严重程度指标。

　　Sandvik H，Hunskaar S，Seim A，et al. 女性尿失禁严重程度指标的确认及其在流行病学调查中的应用。J Epidemiol Community Health 1993；47：497-499

生活质量

尿失禁患者的生活质量（Ⅰ-QOL）。

　　Wagner TH，Patrick DL，Bavendam TG，et，al. 尿失禁患者的生活质量：新测定方法的诞生。Urology 1996；47：67-72

尿失禁影响问卷。

　　Wyman JF，Harkins SW，Taylor JR，et al. 女性尿失禁的心理社会影响 Obstet Gynecol 1987；70：378-381.

尿失禁患者的生活质量（Ⅰ-QOL）。

　　Wagner TH，Patrick DL，Bavendam TG，et，al. 尿失禁患者的生活质量：新测定方法的诞生。Urology 1996；47：67-72

急迫 -ⅡQ。

　　Lubeck DP；Prebil LA，et al. 用于急迫性尿失禁妇女的健康相关生活质量评定：确认研究。Qual Life Res 1999；1999：337-344

引自：Donovan JL，Badia X，Corcos J，et al. Symptom and quality of life assessment. In：Abrams P，Cardozo L，Khoury J，et al.，eds. Incontinence. Plymouth，UK：Plymbridge Distributors，2002.

体格检查　　　对尿失禁患者的体格检查要同时针对尿失禁相关问题及可能影响下尿路功能的全身疾病。这些疾病包括心血管功能不全、肺部疾病、隐性神经疾病（例如多发硬化、卒中、帕金森病及脊柱和下背部异常）、腹部包块及活动能力。体格检查的要点总结于表 26.5。

表26.5　下尿路功能异常妇女的体格检查

神经系统	下肢水肿
思维状态	**活动度**
会阴感觉	步态检查
会阴反射	**盆腔检查**
膝反射	脱垂
腹部检查	萎缩
有无包块	肛提肌触诊(对称性,收缩力)
心血管系统	肛门括约肌功能
充血性心力衰竭	尿道活动度检查(如:棉签试验)

棉签试验对诊断尿失禁和预测治疗效果的作用有限(36)。有些医师用它确定阴道前壁Valsalva动作时的活动度。尿道固定不活动的妇女不适合做提升尿道的手术(如Burch阴道悬吊)。对支撑良好的尿道不可能再进行修补。

简单(初级水平)测试

要明确正规尿动力学检查既不是唯一的,也不是最主要的膀胱功能检查方法。在初级保健机构轻易进行的其他简单检查可为指导患者治疗提供有益信息。

排尿日记

频率/容量膀胱图表(常称为膀胱日记)是评估尿失禁患者的重要工具。频率/容量图表是患者保存数天的排尿日记。患者在指导下将每次排尿时间记录在图表上并测量尿量。尿失禁时间及与漏尿相关的特殊活动也应记录。如果需要,还可以指导患者记录液体摄入量。虽然摄入液体种类可为处理提供指导,但多数情况下液体摄入量可通过尿量相对准确地估计出来。

频率/容量膀胱图表提供了正规尿动力学研究不能提供的有关膀胱功能的重要信息:24小时尿量、每天排尿的总次数、夜尿次数、平均排尿量以及膀胱功能容量(日常生活中最大排尿量)。这些信息使医师能够用客观数据确定患者尿频的主诉及其问题是否为尿量过多(或少)。图表还用于计算夜间产生尿量与日间尿量之比。夜间尿量的计算是将女性晚上入睡后的尿量及早上清醒后的第一次尿量相加。有时老年女性尿量产生发生显著偏倚,尿量的50%以上是睡眠时间产生的(表26.4)。在排尿日记上证实这一现象可指导进一步治疗。

尿液分析

用试纸和显微镜检查尿液是为了排除感染、血尿和代谢异常。**仅试纸试验的结果不能诊断血尿,必须由显微镜检查证实。**

如果显微镜检查和培养证实存在尿路感染,需要观察尿路症状是否随菌尿的清除而得到改善。有时单纯的尿路感染会引起或加重尿失禁。**然而,某些妇女,尤其是老年女性会出现没有任何症状的无症状菌尿;因此,如果对没有典型尿路感染症状(如排尿困难、尿急、尿频)的菌尿妇女进行试验治疗不能改善尿失禁症状,那么进一步的抗感染治疗常常无效。**

如果同时存在血尿和菌尿,应在治愈菌尿后重复尿液检查。**仅是血尿而无菌尿时应进一步检查除外肾脏或膀胱肿瘤;**根据高危因素和临床表现决定是否进行检查及检查范围。如果怀疑有恶性肿瘤,要由外科医师做膀胱活检,证实恶性肿瘤要进行治疗(图26.4)。

今日更换尿垫数量 ___1___
使用尿垫种类 ___大尿垫___

	在厕所排尿 (时间及数量)	事件(时间)	事件时的活动	液体摄入 (时间,类型,数量)
上床 →	2200　240ml			1 杯水
	0300　660ml	0300	去卫生间的路上漏尿	
	0500　540ml	0500	准备排尿	
起床 →	0700　150ml			16 盎司咖啡 1 杯水
	0845　35ml			
	1145　160ml			
	1200			16 盎司柠檬
	1540　60ml			
	1800　100ml			2 杯酒 2 杯水
	1940　60ml			16 盎司可乐 1 杯水

图 26.4　排尿日记(又称膀胱图表)。白天排尿 7 次。患者有夜尿症(睡眠时起床两次排尿)和夜尿增多,占 24 小时尿量比例增加;注意夜尿量不包括睡前的最后一次排尿,但包括早晨的第一次排尿)。她有急迫性尿失禁,可能与傍晚摄入液体、咖啡因、酒精较多,夜间排尿量较大有关

常规尿液细胞学检查没有益处,但大于 50 岁有尿路刺激症状的妇女,尤其是当这些症状突然发作时做该项检查有益。

排空后残余尿　　　**膀胱排空不全可引起尿失禁。排空后残余尿量(PVR)大的患者由于剩余尿液占据膀胱体积,膀胱的功能储尿容量下降**。膀胱是通过频繁、近乎完全的排空防止感染的,因此不流动的残余尿也是尿路感染的原因。

大量 PVR 通过两种方式引起尿失禁。如果膀胱过度充盈,增加的腹压迫使尿液通过尿道括约肌,引起压力性尿失禁(有时溢出性尿失禁意味着存在大量残余尿)。在一些患者中,膀胱过度充盈引起逼尿肌不可抑制的收缩,引起尿失禁。这些情况可同时存在,使问题更加复杂化。

PVR 可通过直接插管或超声测定。虽然超声在临床上测定 PVR 比较准确,但其标准差可达 15%~20%。因此,医师们更愿意用插管测定(37)。应在排尿 10 分钟内进行检查以避免人为数值升高。通常认为 PVR 小于 50ml 正常、大于 200ml 不正常,关于中间数值却有很多争议。由于很多女性在初次就诊时焦虑、不能正常排尿,建议在以后就诊时再次检查 PVR,之后才进行其他检查。在神经系统正常、无盆腔器官脱垂、无排尿功能异常的妇女中评价膀胱排空能力的意义有待阐明。

咳嗽试验

检查时患者的膀胱要充盈,尤其是怀疑有压力性尿失禁时。咳嗽时尿液自尿道溢出证实是压力性尿失禁。如果仰卧时没有漏尿,患者要两脚分开与肩同宽站立,反复咳嗽几次。

尿垫试验

在活动前后称量卫生巾或尿垫的重量是评价漏尿情况的一种客观方法。尿垫试验作为评价治疗效果的客观手段广泛地用于以患者为目标的科研工作,很少用于临床。通常做尿垫试验时膀胱要充盈,通过测量特殊活动前后会阴垫的重量来量化漏尿量。尿垫试验可分为短期试验和长期试验。在正规门诊做短期试验,在家里做持续 24~48 小时的长期试验。在感觉膀胱充满或注入膀胱一定量盐水后做一系列运动,尿垫重量增加 1g 或 1g 以上 1 小时试验阳性,尿垫重量增加 4g 以上为 24 小时试验阳性。

进一步评估

尿动力学检查

就其本质而言,尿动力学研究是可以提供下尿路功能状况客观证据的检查(38)。因此,测定患者的排尿量及插管测定 PVR 是尿动力学检查内容。频率 / 尿量图表也是有价值的尿动力学研究。**获取有价值的临床信息并不是总是要使用昂贵、复杂的技术。基本检查结束后有以下情况建议进行深入检查:诊断不明确(例如,病史、排尿日记和症状严重不符);考虑手术;患者在无感染的情况下有血尿;PVR 升高;可使治疗复杂化的神经系统问题(如多发硬化);严重盆腔器官脱垂;多次修复手术史。若在未感染情况下出现血尿应行膀胱和肾脏的影像学检查。**本文的尿动力学定义总结于表 26.6。

表 26.6　尿动力学定义

I. 膀胱感觉	
A. 初始感觉	开始感觉到膀胱在充盈
B. 初始排尿感觉	如果方便要去排尿的感觉,必要时排尿也可以延迟
C. 强烈排尿感觉	持续要排尿的感觉,不担心漏尿
D. 感觉分为	
1. 增强	
2. 减弱	
3. 缺失	
4. 非特异膀胱感觉(其他使人感觉膀胱充盈的症状,如腹部胀大)	
5. 膀胱疼痛(不正常)	
6. 尿急(突然急迫的排尿愿望)	
II. 逼尿肌功能	
A. 正常	膀胱充盈时压力不升高或轻度升高;无不自主收缩相
B. 逼尿肌过度活动	膀胱充盈时逼尿肌不自主收缩
1. 时相	特征性波形,可引起或不引起尿失禁
2. 远期	膀胱压力容量范围内的单个逼尿肌不自主收缩,不能抑制,可引发尿失禁并导致膀胱排空

续表

3. 逼尿肌活动性尿失禁	由不自主漏尿引起的尿失禁
4. 神经原性逼尿肌过度活动	有相应的神经病变(又名逼尿肌反射亢进)
5. 失天性逼尿肌过度活动	无明确病因(又名逼尿肌不稳定)
C. 膀胱顺应性	充盈体积／逼尿肌压力(Pdet)变化
	1. 膀胱充盈时开始计算(常常是 0)
	2. 膀胱压力容量范围内(除外逼尿肌收缩)
D. 膀胱容量	
1. 膀胱压力容量	膀胱压力图的终末体积、容量是排尿体积加残余尿量
2. 最大膀胱压力容量	患者感到不能再憋尿、必须排尿时的体积

Ⅲ. 尿道功能

A. 正常尿道关闭机制	在膀胱充盈时维持正常的尿道关闭压
B. 尿道关闭机能不全	在无逼尿肌收缩时漏尿
C. 尿道松弛性尿失禁	在腹压增加和逼尿肌过度活动时,因尿道松弛漏尿
D. 尿动力学检查证实压力性尿失禁	腹压增加、无逼尿肌收缩时不自主漏尿(又称真性压力性尿失禁)
E. 尿道压力(Pura)	打开关闭尿道需要的液体压力
1. 压力图	沿尿道的压力
2. 尿道关闭压	$P_{ura} - P_{ves}$
3. 最大尿道关闭压(MUCP)	Pura 与 Pdet 之间的最大差值
4. 压力转换比	随膀胱压力增加,尿道压力成正比例增加
F. 腹腔漏尿点压力	因腹压增加漏尿时的膀胱内压

Ⅳ. 压力尿流研究

A. 尿流	分类
	1. 连续的
	2. 间断的
a. 尿流率	排尿体积／单位时间
b. 排尿量	排尿总量
c. 最大尿流率	
d. 排尿时间	包括间断时间
e. 尿流时间	可测定的尿流时间
f. 平均尿流率	排尿体积／尿流时间
g. 关闭压	尿流终末时的压力
h. 排尿时逼尿肌功能	可分为
1. 正常	
2. 逼尿肌活动低下	收缩力下降引起膀胱排空时间延长和／或不能完全排空膀胱
3. 不收缩	显示不出收缩
i. 排尿时尿道功能	可分为
1. 正常	持续扩张
2. 排尿功能异常	神经正常者排尿时尿道周围横纹肌不自主间断收缩导致间断和／或波动的尿流率
3. 逼尿肌括约肌协作失调	逼尿肌收缩时有不自主尿道和／或尿道周围横纹肌收缩
4. 非舒张性尿道括约肌梗阻	常发生于有神经病变的人群

引自：Abrams P,Cardozo L,Fall M,et al.The standardization of terminology of lower urinary tract function：report from the Standardization Sub-committee of the International Continence Society. Neurourol Urodyn2002；21：167-178.

尿流率测定

尿动力学检查常从尿流率测定开始以便评价膀胱排空功能。尿流率测定是把排尿量按时间划分进行研究。排尿时间、最大尿流率及达到最大尿流的时间均随排尿量增加而增加。

充盈膀胱压力测定

膀胱压力图（又称膀胱压力测定）是在膀胱充盈过程中评价膀胱和尿道功能的检查。仅测定膀胱充盈压力时进行简易（单腔）膀胱压力测定。由于膀胱是腹腔内器官，记录的膀胱压力是数个压力总和，主要是逼尿肌活动自身产生的压力和腹腔内周围器官（如子宫、肠道、牵张或运动）的重力作用于膀胱的压力。因此，**复杂（又称多腔或减除）膀胱压力测定是要近似地测量单纯逼尿肌活动作用于膀胱的真正压力。通过膀胱测压管测定总的膀胱内压（P_{ves}），通过直肠或阴道测压管近似测定腹腔内压（P_{abd}），逼尿肌压力（P_{det}）是前者减去后者的结果：**

$$P_{det} = P_{ves} - P_{abd}$$

可用微电极传导压力导管、液压导线、光纤维管或气控导管进行测量。这些设备均可用于临床，但要认识到使用不同的导管，数据间修正还不太完善。其他影响膀胱压力结果的技术因素包括充盈介质、充盈速度及患者体位。多腔尿动力学检查的步骤在表 26.7 中列出。正常女性膀胱压力在表 26.8 中列出。

表 26.7 多腔尿动力学研究的实施步骤

1. **向膀胱内插入压力和充盈导管** 测量膀胱内压力并充盈膀胱（可以是两根导管或双腔导管）。向阴道顶端或直肠插入压力导管测量近似腹压

2. **以 50~100ml/ 分钟的速度注入液体（常为无菌水或盐水，有时是造影剂）。**连续记录灌注容量并测定压力。灌注膀胱时，病人可取仰卧位、改良膀胱截石位、坐位或立位。由于大多数尿失禁病人更易在直立时出现尿失禁，因此如果可能，取立位测定膀胱压力

3. **记录漏尿发生点**

4. **灌注时，记录初始排尿感觉（即如果方便就要排尿，如果不便，排尿可以延迟）和强烈排尿感觉（即持续的排尿愿望，不担心漏尿）。**感觉正常的妇女，不能再延迟排尿的膀胱压力容量即是最大膀胱容量；当患者出现疼痛和严重不适时，不要再进行膀胱灌注

5. **如果在灌注时未发现逼尿肌过度活动，让患者最大限度地做刺激性动作，如咳嗽、跳跃、听流水声以激发不可抑制的逼尿肌收缩，**这可能是引起患者症状的原因

表 26.8 女性膀胱功能的近似正常值

- 残余尿 <50ml
- 充盈 150~250ml 时有初始排尿感觉
- 充盈 250ml 以上才有强烈排尿感觉
- 膀胱压力容量为 400~600ml
- 达到膀胱压力容量 60s 后测定膀胱顺应性是 20~100ml/cmH₂O
- 充盈时，尽管有刺激性动作，无逼尿肌不可抑制收缩
- 尽管有刺激性动作，无压力性和急迫性尿失禁
- 自主和持续的逼尿肌收缩引起排尿
- 排尿尿流率 >15ml/s，逼尿肌压力 <50cmH₂O

引自：Wall LL，Norton P，Delancey J.Practical urogynecology. Baltimore，MD：Williams & Wilkins，1993.

图 26.5 是复杂膀胱压力测定中逼尿肌过度活动的例子。可在充盈或排尿过程中做表面或细针肌电图评价尿道括约肌或盆底肌肉的活动性。尚未证明平时做的肌电图对仅有压力性尿失禁症状而神经系统正常的妇女有益,因此在这组人群中不必做肌电图检查。

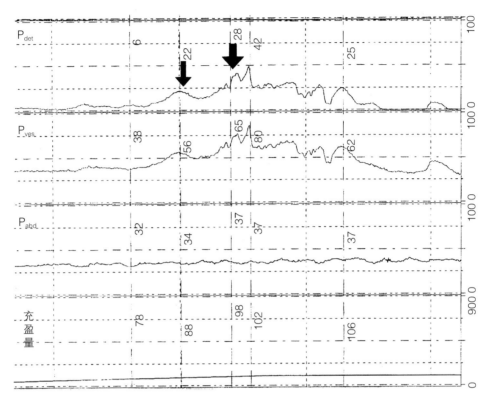

图 26.5　充盈膀胱压力图上的逼尿肌过度活动。当膀胱冲入 88ml 水时,患者感到尿急,伴有膀胱不稳定收缩,逼尿肌压力升高。当膀胱冲入 98ml 水时,患者开始漏尿(P$_{abd}$,腹压;P$_{ves}$,膀胱压力;P$_{det}$,逼尿肌压力)

尿动力学检查可出现假阳性和假阴性结果。假阳性结果发生在无症状逼尿肌过度活动的患者中,逼尿肌过度活动与症状无关,或逼尿肌过度活动与环境有关(例如,检查时紧张)。假阴性结果来自 20~40 分钟的膀胱压力图,这一方法不能准确测定膀胱一天的活动。用这种方法检测逼尿肌不稳定就像用 12 导联心电图检测阵发性心律不齐一样,建议用 24 小时 Holter 监测心律不齐,后者的敏感性远远高于前者。可做携带尿动力学检查,发现逼尿肌过度活动的几率高于门诊检查。

尿道功能检查

尿道功能的数项检查,包括尿道压力图、Valsalva 动作漏尿点、荧光镜和膀胱镜检查膀胱颈已用于指导压力性尿失禁妇女的治疗。**经低漏尿点压力、低最大尿道关闭压及看到开放膀胱颈证实尿道功能差的妇女实施标准耻骨后尿道固定术失败的风险很高(图 26.6)**。这些检查的正常范围有争议,无确切数值。虽然压力性尿失禁妇女的最大尿道关闭压显著低于非尿失禁妇女,但其数值交叉范围很大,没有建立倾向于压力性尿失禁的最低尿道关闭压。

尿道压力图是测量尿道关闭的试验。由于控制排尿要求尿道压力高于膀胱压力,相信测定两者压力差可为临床提供有价值的信息。从膀胱经尿道缓慢地牵拉压力敏感导管得到尿道压力图。

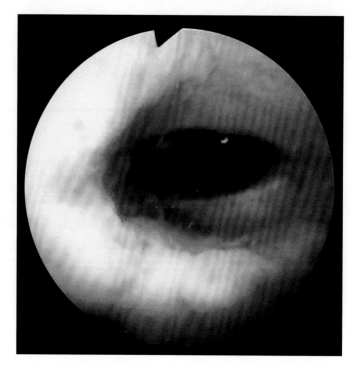

图 26.6　一名曾因压力性尿失禁做过 3 次阴道前壁修补的老年妇女开放、有瘢痕的膀胱颈

尿道关闭压（P_{close}）是尿道压力（P_{ure}）与膀胱压力之差：

$$(P_{ves}):P_{close}= P_{ure} - P_{ves}$$

有人认为，尿道关闭压低（<20cmH₂O）的压力性尿失禁妇女较不低者手术预后差；但这一领域是激烈争论的焦点(3,39,40)。根据定义，压力性尿失禁在身体运动引起腹压增加时发生，因此测定静息尿道压力与动态压力相关漏尿的关系不明确。一篇综述认为，尿道压力图并不是压力性尿失禁妇女有效的诊断方法，而且其临床应用亦未得到现有证据支持(41)。

漏尿点压力(LPP)是用腹部用力或咳嗽时,用尿动力学方法测定引起尿失禁的最小腹压或膀胱内压。用静息平卧(通常接近 0)或静息站立(因体重增加而增加)时的测定值作为基线尚无统一意见。其他可能影响结果的因素包括导管类型、口径、放置位置（阴道、直肠或膀胱内）、测定时的膀胱容量、腹压升高的机制（咳嗽还是用力）及患者的体位(42)。

通常膀胱容量是 200ml 或 300ml 时测量漏尿点压力。让患者逐步用力咳嗽（咳嗽漏尿点压力），最后缓慢用力（屏气）逐步提高膀胱内压。发生漏尿的最低压力为咳嗽或屏气漏尿点压力（图 26.7）。如果没有漏尿，测得的最高压力用"cmH₂O"，做一"无漏尿"标记。目前很多医师以 60cmH₂O 作为标准，把有括约肌内在缺陷的患者与无缺陷者区分开来。但这样做有两个问题:(ⅰ)依据上述指标，结果差异很大;(ⅱ)缺乏漏尿点压力对手术结果预测价值的前瞻性研究。该检查及其他尿动力学检查只能揭示患者疾病的一角，还要结合病史、体格检查和其他检查。目前的医疗指南要求使用填充剂，如胶原，治疗压力性尿失禁时，膀胱至少注入 150ml 液体，腹腔漏尿点压力一定要低于100cmH₂O。

医师和研究者都认为闭合的膀胱颈对控制排尿非常重要，用造影和膀胱尿道镜的方法观察膀胱颈。但对尿失禁妇女的研究表明，很多尿道功能正常者在用力时膀胱颈开放(43)。对明确有尿失禁的妇女，任何检查都不作为常规检查。

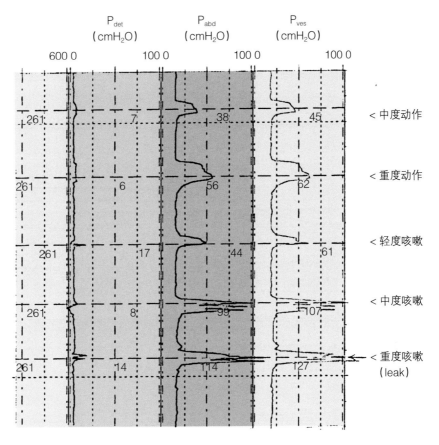

	P_{det} (cmH$_2$O)	P_{abd} (cmH$_2$O)	P_{ves} (cmH$_2$O)	
	600 0	100 0	100 0	100 0	
261	7	38	45	< 中度动作
261	6	56	52	< 重度动作
261	17	44	61	< 轻度咳嗽
261	8	99	107	< 中度咳嗽
261	14	114	127	< 重度咳嗽 (leak)

图 26.7　漏尿点压力

排尿膀胱压力图

尿动力学检查的结论是通过仪器对排尿的研究(也称为压力 - 尿流研究或膀胱压力图)得出的,即排尿过程中,同时测定膀胱、腹部和尿道的压力(图 26.8)。多项研究表明,排尿用力、术前尿流率低和逼尿肌压力升高是术后排尿功能障碍的高危因素;但检查结果常常是矛盾的。

影像检查

用影像技术研究女性尿失禁的价值尚未阐明。学者们正在评价超声、造影、神经功能影像及磁共振成像(MRI)的作用。这些非常规检查,在某些情况下是有益的。如果患者的症状[记住 3D:排尿困难(dysuria)、排尿滴沥(dribbling)、性交困难(dyspareunia)]或检查提示尿道憩室,可选择 MRI(44)。

神经生理检查

神经系统完整才能保证盆底神经肌肉功能正常。理论上,神经各处,从位于脊髓腹侧的 Obuf 神经元、沿着轴突、到神经肌肉连接的损伤均可出现。盆底神经生理学利用检查身体其他部位神经和肌肉的技术证明神经肌肉正常或受到损伤。**目前,这些技术还没有常规用于临床检查大多数尿失禁妇女**。

外阴神经末梢运动反应时间

外阴神经末梢运动反应时间(PNTML)间接检查外阴神经末梢、神经肌肉连接及其支配肌肉的完整性和功能。使用固定于示指的特殊电极电刺激坐骨棘附近(经直肠或经阴

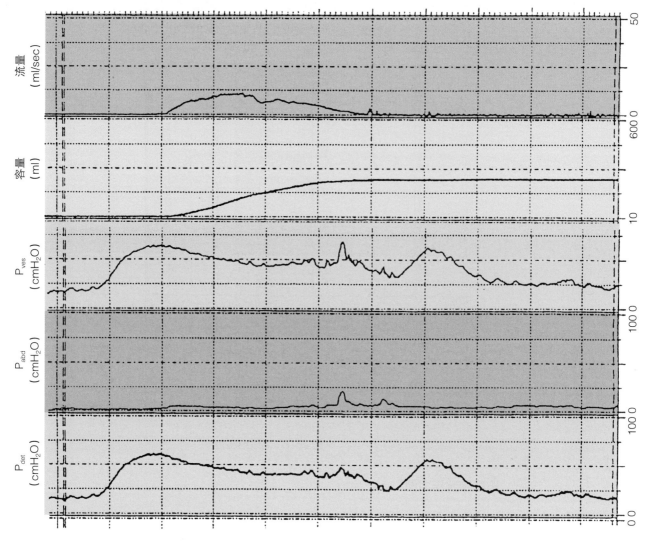

图 26.8　排尿膀胱压力图。患者通过延长膀胱收缩保证尿流连续,排尿末期轻度用力

道)的外阴神经,测量肌肉反应。这一肛门括约肌反应称为复合肌运动能力(CMAP)。测定刺激和 CMAP 开始的时间间隔。严重、大量髓鞘轴突损伤会出现反应时间延长。只有少数神经纤维受损时,反应时间可在正常范围内,因此即使反应时间正常也可以有神经功能异常。

骶骨反射

在 PNTML 中只检查了远端的外阴传出神经。与肛门收缩和球海绵体反射相似,电刺激引起的骶骨反射可检查盆底神经传入支和传出支的功能。对阴蒂周围进行双重刺激并测量肛门括约肌运动称为阴蒂肛门反射,检查外阴神经传入支和传出支的完整性。置于膀胱的刺激电极信号沿脏层、自主神经纤维到脊髓,反射信号将沿外阴神经返回肛门括约肌。

身体感觉诱发能力

中枢神经系统的高级中心,包括大脑皮层最终控制着正常盆底和盆腔器官的功能。位于运动皮质附近的头皮记录电极可测量骨骼肌与大脑间的信号传递速度。研究肌肉的反复电刺激称为身体感觉诱发能力,用于评价中枢神经系统传入支的功能。相反的方法是在皮层运动区(或沿着脊髓)实施电磁刺激,检测诱发的肌肉运动能力。反应时间延长不能用周围神经(如 PNTML 或骶骨反射)病变解释,则证明是中枢神经系统传导缺陷。

肌电图

肌电图(EMG)检查神经元激活骨骼肌过程中的产电能力。可使用表面电极或细针电极。表面 EMG 测量的是电极支配区域肌肉活动的总和。它常用来简单地描述肌肉运动的形式和协调性,但不能提供特异信息。盆底细针 EMG 可绘制肌肉解剖图,但已在很大程度上被超声代替。细针 EMG 的主要作用是检测神经损伤并确定损伤是急性的,还是慢性的。单纤维 EMG 能够量化肌肉纤维与神经纤维的比值(称为纤维密度)。纤维密度增加是既往神经损伤并重新形成神经支配的证据。同心细针 EMG 应用更加广泛,可进行深入的神经生理检查,可发现急性损伤相关的异常点活动,并且能检查和量化运动单元的活动能力(MUAPs)。神经损伤和再生后,MUAP 的指标——持续时间、幅度、相数和反转均增加。

新兴技术

正电子发射型断层扫描(PET)和功能磁共振成像(fMRI)增进了人们对神经控制排尿的理解,但目前这些新技术仅用于实验研究中。

非手术治疗

尿失禁可以通过手术和非手术进行治疗。根据临床检查和疾病程度决定治疗方案,要充分告知患者风险和预期效果。

改变生活方式

对很多妇女来说,干预生活方式能降低压力性尿失禁的发生(45)。现有一级证据表明,极度肥胖和中度肥胖的妇女可以通过减肥减少压力性尿失禁和急迫性尿失禁的发生。改变姿势(例如腹压增加时交叉两腿)可防止压力性尿失禁。有证据表明,减少咖啡因摄入可改善控制排尿;但总的来说,液体摄入在尿失禁的发病机制中作用不大,虽然吸烟者是尿失禁的高危人群,还没有戒烟治疗尿失禁的报告。

物理治疗

设计合理的随机临床试验得出的医学证据表明,指导下的盆底肌肉训练(Kegel 运动)是压力性尿失禁有效的治疗方法。Cochrane 尿失禁学组认为,对于压力性尿失禁,盆底肌肉锻炼一直优于不治疗或安慰剂治疗,应作为妇女首选的保守治疗方法。强化训练包括专家当面传授和指导盆底肌肉训练可能比一般护理有效。与盆底肌肉相比,生物反馈治疗无更大益处(46)。

多个因素改善盆底肌肉锻炼减轻压力性尿失禁的状况。锻炼时要正确、规律,维持一定时间。物理治疗学家根据其他部位骨骼肌训练的经验建议每周进行 3~4 次训练课,每课反复 3 次,持续 8~10 次的收缩。

有人通过放在阴道或直肠的电极释放低流量电流施行电刺激治疗尿失禁。与单纯器具和盆底锻炼相比,电刺激治疗的结果是混杂的,但可能对膀胱过度活动的妇女帮助更大(47~50)。需对这一治疗方法进行深入研究以确定其作用。

行为治疗和膀胱训练

膀胱训练是通过改变排尿习惯调节膀胱功能。行为治疗改善自主控制排尿能力而非膀胱功能(51)。膀胱训练的关键部分是制订排尿计划。回顾患者的排尿日记后,初步选择适当的**最长排尿间隔**。然后指导患者醒来后排空膀胱,白天时每当排尿时间来临(例如,每 30~60 分钟)排尿。当患者在排尿间隔期间感到尿急,指导她们采用控制尿急的方法,如分散注意力或放松,直到排尿时间到来。有效地分散注意力的方法包括思维锻炼(如数学题)、深呼吸、无声地"唱"一首歌。主要目的是避免在严重尿急时快速跑向洗手间。另一方法是按顺序("固定和收缩")快速收缩盆底肌肉数次,这样通常能减轻尿急。逐渐(通常每周一次)延长排尿间隔直到患者每 2~3 个小时排尿一次。每次排尿患者均记录并且每周向健康护理人员汇报(电话或面谈),这种膀胱训练是有效的;在一项膀胱训练与药物奥昔布宁(oxybutynin)的对照研究中,膀胱训练组 73% 的妇女临床治愈(52)。

行为训练的主要技巧在于盆底肌肉训练,如前所述,目的是控制尿急。学会盆底肌肉自主收缩可加强出口(减少漏尿)并抑制逼尿肌收缩。治疗的其他部分还包括排尿计划、控制尿急的方法和液体管理。

神经源性逼尿肌过度活动而不是原发性逼尿肌过度活动的患者行为治疗效果不好,这是因为患者的问题是神经通路被破坏而不是要重新建立皮层控制机制。通常这些患者有引起不可控逼尿肌收缩的触发尿量。患者可得益于一种时间表,按此时间表患者规律地排尿(如每 2 小时排尿一次),保持膀胱容量低于触发点。尝试延长排尿间隔往往不能奏效。

简单的治疗也能减少尿失禁。在一项随机研究中,一种简单的自助手册在减少漏尿方面比行为训练(减少 69%)或行为训练加电刺激治疗(减少 72%)的效果稍差(平均减少 43% 的漏尿)(53)。

阴道和尿道置入支托物

治疗压力性尿失禁的装置有阴道支托物(子宫托)和尿道插入物。接受三级护理的人群中,行器具治疗的压力性尿失禁妇女有 2/3 选择放置子宫托(54)。子宫托适合大多数人(89%)。将子宫托带回家里治疗压力性尿失禁的妇女,约 50% 使用时间超过 6 个月。而不使用子宫托的妇女常在第一个月内就放弃了。一些妇女很高兴不必手术或在盆底肌肉锻炼效果出现之前有个"支撑";其他人偏爱不必每天进行的治疗(如手术)。最近在一项多中心随机意向治疗分析试验中,使用子宫托或行为治疗 3 个月后,40% 的使用子宫托的患者和 49% 进行行为治疗的患者都感到有"很好"或"好"的治疗效果。12 个月后,两组效果相近,两组患者的满意度都显著高于 50%(55)。图 26.9 所示是阴道装置的实例。

尿道插入物是患者放在尿道内的消毒物体,排尿前取出,排尿后再放入一个新的。这种方法适用于纯压力性尿失禁、无反复尿路感染、无严重菌尿禁忌证(例如,人工心脏瓣膜)的妇女。美国食品与药物管理局(FDA)于 1997 年批准 FemSoft 作为美国境内唯一使用的尿道插入物。其他种类的尿道插入物和尿道闭合装置虽有很好的疗效但均以退市告终。一项历时 5 年、纳入 150 名妇女、平均随访时间 15 个月的多中心研究表明,尿失禁事件及尿垫重量显著下降,差异有显著性。93% 的妇女在随访 1 年时尿垫试验是阴性的。然而,尿路感染十分常见,达 31.3%(56)。尿道插入物虽未被广泛接受,但为某些特定妇女提供了治疗方法。

药物治疗

压力性尿失禁

尿道和膀胱颈的张力主要依靠交感神经系统 α- 肾上腺素能活性维持。因此,很多药物具有不同程度治疗压力性尿失禁的作用,这些药物包括丙咪嗪(同时具有舒张逼尿肌的作用)、麻黄碱、伪麻黄碱、苯丙醇胺和去甲肾上腺素。但很多药物同时增加血管张力并可

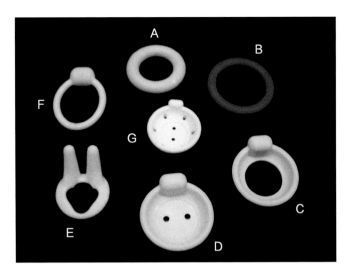

图 26.9　尿失禁子宫托(自上顺时针):A:Suarez 环(Cook Urological,Spencer,IN)。B:PelvX 环(DesChutes Medical Products,Bend,OR)。C:尿失禁碟(Milex Inc.,Chicago,IL)。D:有支撑作用的尿失禁碟(Mentor Corp.,Santa Barbara,CA)。E:内支撑(was Johnson and Johnson;currently not available)。F:有支撑作用的尿失禁环(Milex Inc.,Chicago,IL),(中间)。G:有支撑作用的尿失禁碟(MilexInc.,Chicago,IL)

引起高血压,这是折磨很多绝经后压力性尿失禁妇女的疾病,使 α 受体激动剂在尿失禁患者中的应用受到限制。由于出血性脑血管意外的流行病风险明显增加,虽然风险很低,但不能预测并发症的高危人群(57)。因此,治疗压力性尿失禁药物的使用比预计受限(58)。FDA 尚未指定可以治疗压力性尿失禁的药物。

雌激素受体存在于膀胱、尿道和肛提肌中。据生物推测,雌激素能够有效地治疗压力性尿失禁。早期非对照病例研究显示,使用雌激素的妇女尿失禁减少。但近来一些大规模对照研究表明,接受雌激素和孕激素治疗的妇女不仅漏尿没有减少,反而更易发生尿失禁、症状加重(59)。在 23 296 名妇女参加的随机、双盲、安慰剂对照的妇女健康启动试验中(在切除子宫的妇女中,单用结合雌激素;在有子宫的妇女中,用结合雌激素加甲羟孕酮),绝经后激素治疗 1 年时可引起既往无尿失禁妇女各种类型的尿失禁(60)。既往存在尿失禁的妇女,试验 1 年时激素组与安慰剂组相比,尿失禁的频率和程度均恶化。因此,**联合或不联合孕激素的结合雌激素治疗不应用于预防或治疗尿失禁**。

急迫性尿失禁和膀胱过度活动

可根据其药理特性对治疗逼尿肌过度活动的药物进行分类,但实际上,**这些药物均为抗胆碱制剂**,作用于膀胱 M 受体、阻断乙酰胆碱活性。所有这些药物均有不良反应,最常见的是由唾液产生减少引起的口干;迷走神经阻滞引起的心律加快及胃肠道运动减弱引起的便秘,偶尔会出现眼睛的虹膜括约肌和晶状体纤毛肌阻滞引起的视物模糊。其他药物,如丙咪嗪可引起直立性低血压和心律失常。

目前常用的治疗药物列于表 26.9。治疗膀胱过度活动的新药治疗尿失禁引起媒体极大关注。

新药与已经上市数十年的奥昔布宁相比有很多优点。这些优点包括每天一次(有时两次)给药,而不是每天 3~4 次给药,因此在一定程度上不良反应小,这与给药系统不同及 M 受体选择性高有关(例如,药物对膀胱的靶向作用高于唾液腺)。另外,季铵(如曲司氯铵)

表26.9　常用于治疗急迫性尿失禁的药物

药物	口服剂量范围
种类和商品名	
奥西布宁	
Ditropan	2.5~5mg,每天 3~4 次
Ditropan 糖浆	1 茶匙(5mg)
Ditropan XL	5、10、15mg,每天 1 次
Oxytrol 片	1 片,每周 2 次
Oxybutynin gel(Gelnique)	1 袋,每天 1 次
托特罗定	
Detrol	1~2mg,每天 2 次(即刻释放)
Detrol LA	4mg,每天 1 次(延迟释放)
Fesoterodine(Toviaz)	4mg 或 8mg,每天 1 次
托司氯铵	
Sanctura	20mg,每天 2 次
Sanctura XR	60mg,每天 1 次
Solifenacin 琥珀酸	
Vesicare	5~20mg,每天 1 次(只有一天的剂量,通常剂量(5~10mg,每天 1 次)
Darifenacin	
Enablex	7.5 或 15mg 口服,每天 1 次

由于分子大并亲水不能进入中枢神经系统。新药的主要缺点是费用问题。

2009 年,美国卫生健康与生活质量研究所就药物治疗急迫性尿失禁和膀胱过度活动症参阅大量文献进行了综述(61)。荟萃分析模型提示即释型药物(奥宁西布和短效托特罗定)可每天分别减少尿失禁和排尿次数 1.46 次和 2.16 次。缓释型药物(托特罗定、曲司氯铵和奥宁西布)可每天分别减少尿失禁和排尿次数 1.78 次和 2.24 次。然而,安慰剂也可以影响尿控,可每天分别减少尿失禁和排尿次数 1.08 次和 1.48 次。**药物治疗的有效性很大程度上取决于患者的主观感受和疾病的严重程度**。在涉及的随机试验中,尿失禁发生次数为 1.6~5.3 次,即使降低 1~2 次,对某个患者而言是否有效则因人而异。

以奥西布宁类进行治疗,最好从小剂量开始(尤其是对老年患者),按照需要逐渐增大剂量、增加次数。应鼓励患者根据症状评价疗效并按照需要调整药物剂量(在允许范围内)。如无效,下一步要换其他抗胆碱药物。有些妇女对一种药物的反应好于另一种。2周的试验足以确定效果。要求患者在治疗前和治疗中每天记录尿失禁和尿急事件有益,可更准确地评价治疗效果。

要提醒患者抗胆碱药物的不良反应。特别告知患者会口干,但与口渴无关。有些患者增加液体摄入试图解决这一问题,使尿失禁症状恶化。如果口干,可咀嚼口香糖、舔食硬糖、吃水分大的水果缓解症状。

夜尿症和夜间遗尿症

夜尿症和夜间遗尿症的药物治疗一般要达到三个治疗目的中的一个:减少尿量、增加膀胱容量并减少不稳定膀胱收缩,主要作用于睡眠和排尿中枢。

精氨酸抗利尿激素的类似物,DDAVP 已被广泛地用于治疗儿童夜间遗尿症。一些研究提示该药对成人同样有益(62,63)。有鼻喷和口服两种剂型。口服需要的剂量高 10余倍,因此鼻喷剂型使用增加。DDAVP 相关的并发症有低钠血症,特别在液体摄入过量的患者中易发生;因此,对高危人群要定期测定血钠水平。

没有多少专门研究抗胆碱药物治疗夜尿症和夜间遗尿症的临床试验。一项试验表明抗胆碱药物具有长效或延迟释放形式,应在睡前 1 小时左右服用。

治疗夜间遗尿症的药物被研究得最充分的是三环类抗抑郁药,尤其是丙咪嗪。这些药物通过改变睡眠机制、提供抗胆碱或抗抑郁活性、影响抗利尿激素分泌而发挥作用。丙咪嗪标准的初始剂量是睡前 25mg,可增加至 75mg。在老年人,它增加髋骨骨折的风险,可能与其潜在不良反应直立性低血压有关,使用时需谨慎(64)。

在一项比较夜间安慰剂与 1mg 丁苯氧酸(一种环状利尿剂)的随机、对照研究中,丁苯氧酸与安慰剂相比减少 25% 的夜尿事件(65)。夜间产尿量占总量 40% 的患者在午后使用这种利尿剂(例如,20mg 呋塞米)排出液体并减少夜尿产生是有益的。

压力性尿失禁的手术治疗

一直以来,手术治疗压力性尿失禁的文献很多,但研究方法有限、随访时间短、结果观察存在偏倚、很少关注患者的主观感受及生活质量(66)。在过去的十年中,这方面的研究有了进步,但许多文献仍局限于随访期短的小样本研究。目前,长期随访的随机研究日益普遍。

1997 年,美国泌尿协会召集临床指南讨论小组成员分析发表的女性压力性尿失禁手术结果的数据并为指导手术决策制定建议(67)。**小组成员认为阴道悬吊[如,Burch,Marshall-Machetti-Krantz(MMK)]和吊带就长期成功率(48 个月治愈 / 干燥率)而言比经阴道缝针悬吊或前壁修补更有效**。估计 48 个月或更长时间时治愈 / 干燥率的中位可能性,阴道悬吊是 84%(95%CI,79%~88%),吊带是 83%(95%CI,75%~88%),与之相比,经阴道缝针悬吊是 67%(95%CI,53%~79%),前壁修补是 61%(95%CI,47%~72%)。**因此,后两种手术方式不再是治疗压力性尿失禁的常规术式。**

历史回顾

1914 年,Howard Kelly 描述了阴道前壁修补(亦称为阴道前壁缝合术),这一术式在 20 世纪中叶前一直是治疗压力性尿失禁的标准首选方法(68)。很多不同的手术方式被混乱地冠以阴道前壁缝合术,包括单纯膀胱颈折叠、通过折叠尿道下筋膜提高膀胱颈、从尿道侧面缝线,向前固定在耻骨联合后面提高和固定膀胱颈。前面提到,阴道前壁缝合的技术问题是其支撑时间短(69~71)。本质上讲,这一手术试图自下方获得微弱支撑并将其推回上方,希望该结构能长期保持张力和位置。虽然某些阴道前壁缝合术长期效果好,但多数这样的病例运用了特殊技术,熟练地分离盆内筋膜、大胆地进行深部缝合、从下方到耻骨的永久缝合固定,其本质是经阴耻骨后膀胱颈悬吊(72,73)。评价阴道前壁缝合术治疗压力性尿失禁的系列手术显示其长期有效率仅为 35%~65%,多数人认为有效率太低,不能接受。**阴道前壁缝合术主要适用于需要做膀胱膨出修补而无明显压力性尿失禁的患者。**

缝针法悬吊术的命名源于手术是用一种特别设计的长针持缝合阴道和前腹壁以悬吊尿道和膀胱颈。虽然早期治愈率为 70%~90%,但随着时间推移,很多研究系列的有效率明显下降,5 年有效率仅为 50%,甚至更低(67,74~77)。因此,这些手术已不再受欢迎。

耻骨后尿道固定术(阴道悬吊术)

治疗压力性尿失禁的现代耻骨后手术始于 1949 年,这一年 Marshall、Machetti 和 Krantz 描述了他们给一名男性前列腺切除术后尿失禁患者实施的尿道悬吊技术(78)。此后出现了各种改良式,这些手术至少有两个共同点:经下腹部做切口或腹腔镜辅助暴露 Retzius 间隙,将尿道或膀胱周围的盆内筋膜固定到前盆腔的支持结构上(图 26.10)。MMK 手术将尿道周围筋膜固定于耻骨联合后。Burch 阴道悬吊术将膀胱颈水平筋膜固定于髂耻韧带(Cooper 韧带)(79,80)。阴道旁侧修补术将沿着尿道和膀胱分布的盆内侧筋

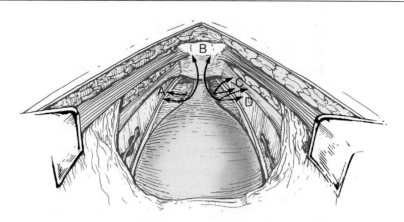

图 26.10　耻骨后膀胱颈悬吊带术中盆内筋膜固定术。A:盆筋膜腱弓（阴道旁侧修补用）。B:耻骨联合骨膜(Marshall-Machetti-Krantz 手术用)。C:髂耻韧带即 Cooper 韧带(Burch 阴道悬吊带术用)。D:闭孔内筋膜(用于阴道旁侧或闭孔支架修补)

膜重新固定于盆筋膜腱弓(81,82)。Turner-Warwick 阴道闭孔支架术将盆内筋膜、阴道或两者一起固定于闭孔内肌筋膜(83,84)。

　　2009 年 Cochrane 数据显示,接受 Burch 阴道悬吊后 69%~88% 的妇女可在很大程度上实现排尿自控,术后 5 年的自控率仍高达 70%。12 项研究将阴道悬吊与各种尿道吊带进行对比,虽然随诊时间不同,但阴道悬吊和吊带手术在失败率方面没有显著差异(85)。

　　腹腔镜下阴道悬吊术的效果尚未明确,但现有证据表明其临床效果不及开腹阴道悬吊,也许这是由于腔镜需要学习及镜下分离不甚确切造成的(86)。

传统耻骨阴道吊带

　　传统的吊带手术采用阴道和腹部联合术式(图 26.11)。打开阴道前壁,向膀胱颈两侧分离 Retzius 间隙,绕膀胱颈和尿道穿入吊带并将其固定于腹直肌前鞘或其他结构上成为支撑尿道的吊床。这样不但支撑了尿道,而且在腹压增加时尿道被压缩(87~97)。吊带可用有机材料或无机材料制成。有机材料可以是取自患者的自体组织(如筋膜片、腹直肌筋膜、腱膜、圆韧带、腹直肌、阴道),经处理的捐赠者的异体移植物(如筋膜片、皮肤),或来自其他物种的异源组织、处理后用于手术(如公牛硬脑膜、猪皮)。合成材料(如硅胶、Gore-Tex、聚乙烯纤维)由于张力持久、容易获得,很受欢迎。但从历史上看,当它用于尿道周围时,侵蚀和感染问题影响了使用(67,98,99)。

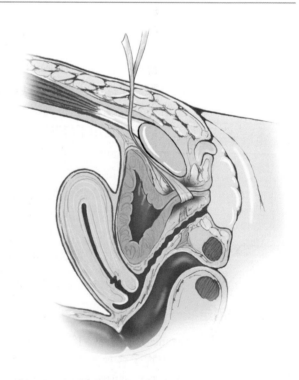

图 26.11　传统尿道下吊带手术,筋膜位于膀胱颈,吊带远端在腹直肌筋膜或其上打结。经典步骤使用自体筋膜;但一些医师使用异体或异种组织施行类似手术

　　尿失禁多中心治疗网进行了一项由 655 名压力性尿失禁妇女参与的临床随机试验,比较 Burch 阴道悬吊术与耻骨阴道筋膜吊带的效果(100)。手术成功严格定义为尿垫试验阴性,无尿失禁(记录 3 天的排尿日记),咳嗽和屏气试验阴性,无自觉症状,无需再次治疗。2 年后,就总体成功而言,耻骨阴道筋膜吊带的成功率较高,两者的成功率分别为47% 和 38%(P=0.01)。然而,进行吊带治疗的妇女术后发生尿路感染、排空困难和急迫性尿失禁的人数较多。该研究强调成功与否取决于成功的标准,例如,以咳嗽试验阴性为成功标准,Burch 和吊带的成功率分别为 71% 和 87%,而以尿垫试验阴性为成功标准时,两者的成功率分别为 84% 和 85%。

微创吊带

　　20 世纪 90 年代,多种整形骨性支撑物上市,植入耻骨后用缝线或吊带悬吊尿道。尽管缺乏医学证据支持骨性支撑或同种异体移植物的使用,但骨性支撑系统却成为支撑异体吊带的快速、微创方法(101)。然而骨性支撑物并不优于标准固定技术,在数个试验系列中显示并发症增加。

　　1996 年,Falconer 等使用经阴道无张力吊带(tension free vaginal tape,TVT)治疗压力性尿失禁(102)。这一技术是将聚丙烯补片以最小的张力放在尿道中段(图 26.12A,B)。手术时,在阴道上皮黏膜做一尿道中段小切口,将包裹在塑料外套中并与两个 5mm 弯曲套管针相连的 40cm × 1cm 补片条经尿道侧面、穿过盆内筋膜进入耻骨后间隙。套管针穿过耻骨后经腹直肌筋膜进入两个耻骨上皮肤小切口。调整吊带的张力,去除外套,多余的吊带在皮肤水平减除。该技术的优势在于操作和麻醉时间短(有经验者不到 30 分钟)。手术需要使用引导杆推移尿道,因套管针盲穿,要做膀胱镜以便立刻发现尿道和膀胱穿孔。

　　过去 5 年中,提出并上市了很多改良 TVT 技术。这些技术均遵照 FDA 颁布的严格调控规则,通过上市前公告 510(k) 获得认证。机制是向 FDA 呈递报告说明一种新型装

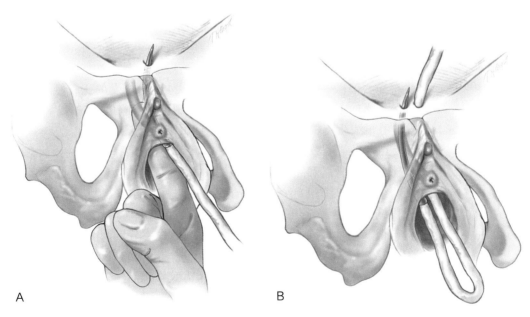

A　　　　　　　　　　　　　　　B

图 26.12　尿道中段合成吊带常用的是大孔、单股编制的聚丙烯补片,在尿道中段做小切口后通过耻骨后路径置入套管针,放置吊带。有些医师愿意开始时在腹部做一小切口,经耻骨上路径置入套管针。A:套管针在指引下进入尿道中段切口,注意紧贴耻骨避免进入腹腔。套管针把手在图中穿过腹部切口后被卸掉。B:合成吊带应置于尿道中段,通过耻骨联合上的两个穿刺口引出

置在实质上要么与合法上市或在 1976 年前引进美国的"重要"装置相同,要么与已通过 510(k)程序得到 FDA 认证的装置相同。本质相同意味着新装置预计与"重要"装置用途相同并具备同样的技术特征或虽不具备相同的技术特征,但与"重要"装置一样安全有效。**外科医师要认识到大多数治疗尿失禁的新型装置在上市前未经临床检验。**

TVT 应用以来,大量文章提示它是有效、安全的,与阴道悬吊术相似。大样本、多中心试验显示,经验不同的医师实施了大量手术,结果客观。一项多中心随机临床试验比较了 TVT 和开腹 Burch 阴道悬吊术,344 例尿动力学证实为压力性尿失禁的妇女来自 14 个中心,随诊 2 年。客观治愈率(定义是 1 小时尿垫试验阴性)TVT 组在 63%~85%,开腹阴道悬吊术在 51%~87%,因丢失数据处理方法不同,作者得出"TVT 在治疗压力性尿失禁方面可能优于、劣于或等同于开腹阴道悬吊术"的结论(103)。主观上,仅 43% 的 TVT 组妇女和 37% 的开腹阴道悬吊术组妇女认为压力性漏尿得以治愈。实施 TVT 的妇女术后易发生膀胱膨出,而实施 Burch 阴道悬吊术者更容易出现穹隆膨出。手术后 2 年,Burch 阴道悬吊术组有 7 例妇女(4.8%)因盆腔器官膨出实施手术,而 TVT 组是 0。因压力性尿失禁再次进行手术人数两组无差异(TVT 组 1.8% vs Burch 组 3.4%)。实施 TVT 手术的妇女与实施阴道悬吊术的妇女相比,不易出现排尿功能障碍,无须间断自行导尿(0 vs 2.7%)。

受到大家喜爱的改良技术之一是经闭孔吊带手术(又称为 TOT、经闭孔尿道下吊带、筋膜下吊床、TOMUS- 经闭孔尿道中段吊带)。这种改良设计是为了减少穿刺针通过耻骨后造成的并发症。手术是将聚丙烯尿道中段吊带沿坐骨直肠窝路径穿过闭孔膜,完全绕过盆腔。套管针穿刺进入闭孔区理论上减少了膀胱、肠管和血管损伤的风险(104,105)。在一项多中心研究中,来自 7 个中心的 183 例妇女为治疗压力性和混合型尿失禁进行了经闭孔吊带手术。1 年后随诊时,80.5 % 治愈(无主观压力下漏尿且咳嗽压力试验阴性)。围术期并发症有 1 例膀胱穿孔、2 例尿道穿孔、1 例阴道侧壁穿孔。5 例发生侵蚀并需要去除吊带(3 例阴道侵蚀、2 例尿道侵蚀)。膀胱镜检查非常规进行(106)。

2009 年,Cochrane 分析了纳入超过 7000 人的涉及微创吊带的 62 项研究。其中大部分因随诊时间短而质量不高(107)。合成的尿道下微创吊带似乎与传统的尿道下吊带效果相同,但手术时间更短,术后排空功能障碍和新发急迫症状的发生率低。同时,合成的尿道下微创吊带与开腹耻骨后阴道悬吊术效果相同,且围术期并发症、术后排空功能障碍发生率低,手术时间及住院时间更短,但膀胱穿孔明显增加(6% vs 1%)。耻骨后从下向上的手术路径比从上向下的手术路径的效果更好,排空功能障碍、膀胱穿孔、网片侵蚀的发生率显著降低。Cochrane 还分析了纳入 2434 例妇女的比较经闭孔悬吊带术与经耻骨后悬吊带术的 17 项研究,经闭孔途径的客观治愈率略低(84% vs 88%),但排空功能障碍、膀胱穿孔的发生率较低,术中出血少,手术时间短。

Cochrane 的数据发表后,尿失禁治疗网公布了截至目前最大规模(纳入 597 例妇女)的比较经耻骨后和经闭孔途径手术的随机研究结果(108)。纳入者在手术室被随机分配到两组,随访时间 1 年。初步结果为 12 个月时的成功率。根据客观指标(压力试验阴性、尿垫试验阴性、无需再次治疗)和主观指标(无症状、无漏尿、无需再次治疗)判断治疗成功与否。经耻骨后和经闭孔手术的客观成功率分别为 80.8% 和 77.7%,主观成功率分别为 62.2% 和 55.8%。经耻骨后路径易出现排空功能障碍(2.7% vs 0),而经闭孔路径更易出现神经症状(9.4% vs 4.0%)。两种手术方式在术后急迫性尿失禁、手术满意度和生活质量方面无显著差异。

已发明了第 3 代微创吊带,即所谓的微小吊带。置入吊带时只需一个阴道切口,较少的分离,将来有可能在门诊完成操作。关于微小带的研究数据差别很大,一些研究认为微小吊带具有相同的成功率,另一些则认为与全长人工吊带相比微小吊带有 8 倍的失败率(109,110)。

填充剂

　　可注射物质(即填充剂)创伤小,虽然与手术相比不太可能产生治疗作用,但能减轻很多妇女的症状。在美国,明胶醛交叉连接牛胶原蛋白(Contigen)及碳珠(Durasphere),交叉聚二甲硅氧烷(Macroplastique)和羟基磷灰石钙(Coaptite)已被允许用于治疗压力性尿失禁,可在尿道周围或经尿道进行注射。在尿道周围组织注射物质有利于腹压增加时尿道的稳定(111~116)。对 15 篇文章的总结提出短期治愈或缓解率为 75%(117)。胶原蛋白在局部麻醉下很容易用小孔针头注射,但要求术前检测皮肤有无过敏(3%)。碳珠具非抗原性(因此无需做皮肤检测)而且不游走。与胶原相比,碳珠似乎具有同样减少漏尿事件的作用,更易一次注射成功(112)。这种填充剂需用大孔径针头注射,在某种程度上比注射胶原困难。可能要注射几次才能达到尿自禁的目的,长期有效率不明。但已知的是有效率随时间下降,患者通常每 1~2 年需要进行其他治疗。新型、长效制剂正在开发中,或许可以延长注射间隔。Macroplastique 已在美国上市,使用此种材料 1 年后的好转率及治愈率均高于 Contigen(113)。一项随诊时间为 24 个月的研究表明,84% 的患者在使用了 Macroplastique 后症状持续好转(114)。最近一项关于 Coaptite 的前瞻性随机试验表明,与 Contigen 相比,两者在 12 个月时的临床效果及安全性是相似的。但 Coaptite 需要的注射量更少(4ml vs 6.6ml),且可能实现单次注射成功(115)。这些治疗方法可能需要多次注射实现尿自禁,关于其长期疗效,目前研究很少。

并发症

　　在选择手术治疗前,外科医师要权衡治愈几率和严重并发症的风险。前面提到的对比 TVT 与 Burch 的随机试验中,施行 TVT 的妇女比施行 Burch 的妇女更易发生膀胱穿孔(9% vs 2%),但不易出现发热(1% vs 5%)和插管时间超过 29 天(3% vs 13%)(118)。少见并发症需要进行大样本研究才能发现差异。FDA 的生产使用器械经验数据库(MAUDE)报道的数项严重并发症包括血管损伤、直肠损伤、经耻骨后尿道中段悬吊术后患者死亡、腹股沟及大腿疼痛、内脏损伤、经闭孔路径手术后严重感染(119)。尽管威胁生命的并发症发生率很低,外科医师应该认识到这些危险并在手术中启动安全措施防治这些并发症的发生。

　　急性并发症的发生率很难统计,因为总数不易确定。对全国范围内 1455 例 TVT 手术相关 367 例并发症的分析表明,出血超过 200ml 的几率是 1.9%(95%CI:1.2~2.7),耻骨后血肿的几率为 1.9%(95%CI:1.2~2.7),耻骨后以外区域血肿的几率为 0.5%(95%CI:0.2~1.0),损伤上腹部血管的几率为 0.1%(95%CI:0.0~0.4),损伤闭孔神经的几率为 0.1%(95%CI:0.0~0.4),膀胱穿孔的几率为 3.8%(95%CI:2.9~5.0)(120)。

　　一项纳入 597 例妇女的对比经耻骨后悬吊术和经闭孔悬吊术的前瞻随机试验表明,经耻骨后路径膀胱穿孔率高(15 vs 0),患者 PVR(残余尿量)增加(出院时大于 100ml),术后 6 周因排空功能障碍松解吊带或插入尿管的比例增高(8 vs 0)。经闭孔路径具有较高的阴道穿孔率(13 vs 6),更容易在术后即刻及 6 周时出现神经症状包括下肢无力及麻木(31 vs 15)。此外,两种手术路径的其他严重并发症是相似的(108)。

　　移植物植入的手术中,侵蚀是特有的,发生几率很大程度上取决于移植物的种类。**阴道无张力吊带侵蚀几率低,而过去用的某些合成材料制成的耻骨阴道吊带侵蚀几率高。**此时使用的大部分合成尿道中段吊带是由聚丙烯制成的,网片的差异取决于其弹性和硬度而非网片本身。**上述 TVT 和 TOT 的随机对照试验,597 例妇女中 1.8% 出现了网片侵蚀或网片暴露**(108)。

　　所有压力性尿失禁手术后最常见的不良事件(通常分别为 5%~10%)有泌尿道感染、

治疗失败、术后新发逼尿肌过度活动、排空功能紊乱、生殖道脱垂及膀胱穿孔。压力性尿失禁术后出现新发逼尿肌过度活动时，要考虑做膀胱镜检查除外膀胱异物(图 26.13)。少见事件(通常分别为 2%~5%)包括失血过多、伤口感染、疼痛、神经损伤及切口疝。窦道和瘘罕见。侵蚀发生率取决于植入材料，如前所述，新型尿道中段吊带侵蚀罕见。另外，内科事件，如血栓栓塞、心、肺事件亦罕见。

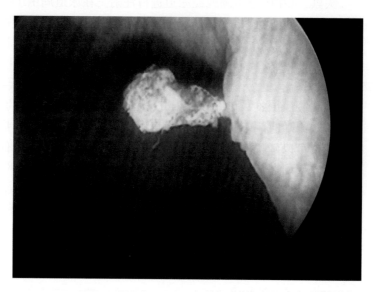

图 26.13　吊带尿道固定术后膀胱镜下见穿过膀胱的覆盖结壳的缝线

由于尿道中段吊带在很大程度上取代了耻骨阴道悬吊及耻骨后尿道固定术，成为治疗压力性尿失禁的首选方法，因此比较其并发症具有重要意义。在确定压力性尿失禁的首选方法时，姑且不论不同路径的尿道中段吊带的有效性，并发症的严重程度及发生率的影响将越来越大。同时，这些术式的罕见术中并发症、长期并发症及并发症低估说明对尿道中段吊带及其他理想术式进行可靠完整登记以评价其安全性是必要的。关于几种尿道中段悬吊带手术途径的有效性、术后并发症的发生率及严重程度的讨论在决定何种手术方式为治疗压力性尿失禁的首选治疗方面变得尤为重要。

逼尿肌过度活动的手术治疗

神经调节

即使不良反应更小的新型抗胆碱能药物开发出来，仍然会有部分膀胱过度活动的患者用标准药物和行为治疗不能治愈。针对这种情况，传统手术会造成较大损伤，要进行主要尿路的去神经支配、重建，甚至去神经支配加重建才能起到治疗作用。可植入骶神经根刺激器的开发促使 FDA 批准了对难治性尿急、尿频、急迫性尿失禁及排空功能紊乱患者的骶神经根神经调节治疗。这种治疗方法为症状严重的患者提供了扩大或分流尿路的其他途径。**骶神经刺激治疗**分两期进行。一期进行**皮神经检查**，选择对治疗有反应的患者。**有反应的患者在第三骶神经根附件植入与脉冲发生器相连的永久电极铅条。**

多中心前瞻研究表明，63% 的患者对初期操作有反应。植入后，47% 的患者完全不漏尿，77% 的患者成功消除了严重漏尿。尽管接受植入的患者中 80% 收到了显著效果，30% 的患者因为疼痛及发生器或植入部位的其他并发症需要进一步手术治疗。初步试验无永久性损伤或神经损害的报道(121,122)。

在一组 96 例植入患者(在检查阶段对刺激有良好的反应)中,植入后评价 31 个月仍能观察到急迫性尿失禁次数减少、程度减轻。96 例中有 11 例因为无效、疼痛、肠道功能紊乱取出了该装置。未发生永久性损伤(123)。该技术在过去几年内取得了改进,现有位于背部的发生器植入部位,手术操作已分为两步,经皮植入的四极刺激器取代了单极刺激器。这些改进有利于提高有效率,降低手术相关发病率。最近一篇系统回顾评价了 8 项随机试验,结论是持续骶神经刺激对伴有膀胱过度活动及无尿路阻塞的尿潴留是有效的。但很多刺激器植入后不能正常工作或需要维修,这篇综述建议将此方法直接与其他方法相比,评价有效性(124)。

经皮胫骨神经刺激(PTNS)

PTNS 于 1987 年首次用于治疗下尿路症状,FDA 于 2000 年批准其用于治疗膀胱过度活动症。这种方法利用外周神经刺激技术,用细针电极(34G)以 60° 角距踝部中央头侧 5cm 插入胫骨的略后方。这种治疗通常每周 30 分钟,共 12 周。一项纳入 220 例膀胱过度活动症患者的多中心、双盲、随机对照试验,将患者随机分入 PTNS 组和对照组。PTNS 组进行每周一次共计 12 周的 PTNS 治疗,而对照组模拟治疗。PTNS 组出现了有统计学意义的膀胱症状改善,与基线相比,55% 的妇女症状显著改善,而对照组仅为 21%(125)。膀胱过度活动创新治疗试验对比了 PTNS 与缓释托特罗定的效果,结果显示两组症状改善相似(126)。大部分(96%)的有效者进行周期治疗后,1 年时随访,症状持续好转(127,128)。PTNS 可以作为不能耐受抗胆碱能药物不良反应、行为治疗无效及拒绝植入神经刺激器患者的治疗选择。

肉毒毒素注射

肉毒杆菌毒素 A(BtxA)是由厌氧菌 *Clostridium botulinum* 产生的神经毒素,作用于周围胆碱能神经末梢抑制钙介导的突触前神经肌肉接头处乙酰胆碱囊泡的释放。一项多中心研究报道,在膀胱镜下注射肉毒毒素的 180 例神经源性逼尿肌过度活动性尿失禁患者,尿自禁率达 73%(129)。最近一项由难治性急迫尿失禁患者参与的前瞻安慰剂对照试验表明,根据患者总体症状改善评分进行评价,60% 的患者改善 4 分或以上,平均改善时间为 373 天。使用肉毒杆菌毒素治疗的患者中,75% 出现了残余尿量增多,对伴有或不伴有神经损伤的难治性急迫尿失禁的妇女行膀胱镜下逼尿肌注射肉毒毒素 A 变得越来越广泛(130)。该操作在膀胱镜下进行,直视下将 BtxA 注射在不同逼尿肌的 15~30 个点上,避开膀胱三角区及输尿管开口。

扩大膀胱整形术及尿路改道

置换功能异常膀胱的手术已经开展了一个多世纪,过去几十年中,该手术对任何其他方法无效的逼尿肌过度活动具有一定的治疗作用。**手术目的是:(i)管道改道(各种通向皮肤的肠管替代管道)或自禁转移(直肠储存或经皮自禁转移);(ii)膀胱重建;(iii)用不同的肠管节段代替膀胱。** 这些技术,无论是历史的还是现代的,均超出了本章的范畴,有兴趣的读者可以参看 Greenwell 等的综述(131)。在 Cochrane 的综述中,作者发现仅两项随机试验质量合格,提出这些手术的结果无显著差异,需要进行更高质量的研究(132)。随着骶神经调节治疗的出现,这些手术很少再用于治疗女性逼尿肌过度活动。

瘘的手术治疗

用于修补瘘的技术很多(133,134)。根据传统,瘘修补要在炎症消退、瘢痕组织形成后进行。这一点对产科瘘管患者特别重要,其盆腔软组织血管损伤程度在数周后才明显。

但最近出现了早期关闭妇科小瘘的趋势(135)。**修补膀胱阴道瘘的关键包括大块游离组织片以便瘘管边缘能够无张力地靠近、组织边缘紧密接近、分层关闭瘘、严密观察术后膀胱引流 10~14 天。**关闭大瘘孔需要通过移植组织(如大阴唇脂肪垫移植、股直肌皮瓣)提供额外血运营养血管损伤区域,提高手术效果。用于关闭膀胱阴道瘘的 Latzko 手术步骤如图 26.14 所示。

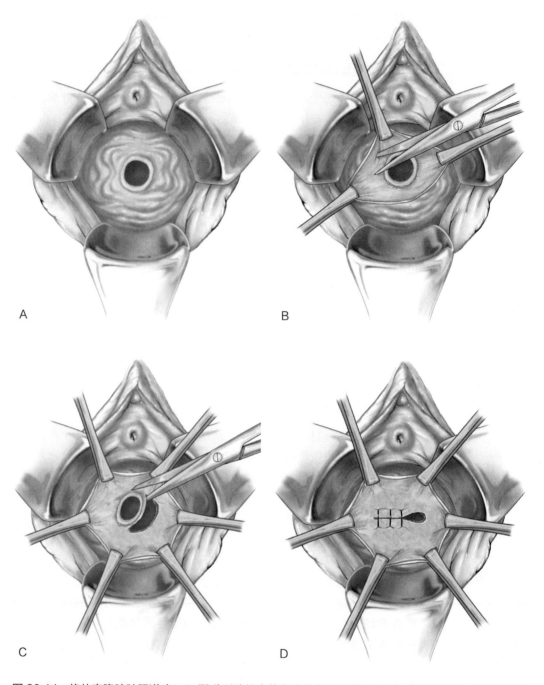

图 26.14　修补穹隆膀胱阴道瘘。A:阴道顶端的瘘管在充分牵拉下暴露出来。用儿科尿管。B:从瘘管上分离阴道上皮,游离组织进行无张力缝合。在经典 Latzko 术式中,要去除瘘口周围 2cm 的阴道上皮。C:完整切除瘘管,但 Latzko 术式是在瘘管周边制造创面而非切除瘘管。D:可吸收线间断缝合黏膜外层,再反向间断缝合一层。在修补的瘘管之上关闭阴道上皮。在经典 Latzko 术式中,第一层是在瘘管之上关闭阴道,另外缝合两层阴道上皮,关闭阴道顶端

膀胱镜　　　证据表明无其他病理表现的压力性尿失禁妇女不必常规进行膀胱镜检查(136)。膀胱镜不能预测内在性括约肌无力、压力性尿失禁及逼尿肌过度活动。以下情况要考虑膀胱镜检查:(i)在急迫性尿失禁妇女中除外其他疾病,特别是有镜下血尿者;(ii)检查膀胱阴道瘘;(iii)手术中检查可能发生的输尿管或膀胱损伤。

　　泌尿学家通常在男性中使用可折叠膀胱镜;由于尿道短且没有前列腺,女性能很好地耐受非折叠膀胱镜。非折叠膀胱镜的视野比折叠膀胱镜清晰,而且用它观察整个膀胱的技术要求不高。然而,随着科技进步,软硬膀胱镜在效率上的差距日益减小。**膀胱镜有几种观察角度:**0°(直视),30°(前面观),70°(侧面观),120°(后面观)。最后一种很少用于女性。0°镜主要观察尿道,30°镜观察膀胱基底部和后壁最好。70°镜最好用于观察膀胱前壁和侧壁。无菌水方便廉价,是诊断性膀胱镜的经典介质。

　　评价尿道时,通常使用 0°或30°膀胱镜。膀胱镜进入观察尿道时要用膨胀介质灌注,使尿道内腔中部位于视野中央。黏膜正常时是粉红色光滑的,尿道皱襞闭合。

　　用70°镜时显示的是根据前方气泡轻易确定的膀胱顶,在膀胱顶和尿道膀胱连接之间缓慢旋转膀胱镜做一系列扫描系统检查膀胱的其他部分。观察三角区时光源束要朝向顶部(保持摄像束朝向底部)。向后撤镜直到它几乎进入尿道,此时可观察到膀胱基底部。由于三角区是异常增生区域,通常它看起来与其他膀胱上皮不同(图 26.15)。

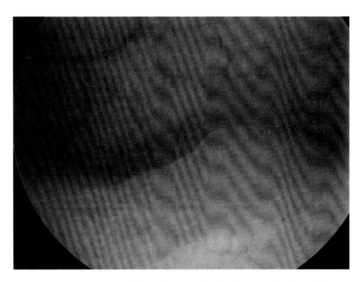

图 26.15　膀胱镜所见为外表正常的膀胱三角区和左侧输尿管开口

　　阴式和腹式子宫切除术输尿管损伤的几率是 0.02%和 0.85%(137)。而在盆腔重建手术损伤几率增加,宫骶韧带悬吊带术后高达 11%(138)。对施行近端宫骶韧带阴道穹隆悬吊术的 46 例妇女的研究发现,5 例膀胱镜证实存在梗阻的患者中 3 例仅简单地去除或置换了缝线就解除了梗阻,因此强调手术中要确保输尿管的完整性。微创子宫切除术后膀胱镜评估输尿管完整性的价值尚不确定,原因是输尿管损伤与热损伤有关,且尿道梗阻与尿流减慢在术中是否明确可见也不得而知。

　　膀胱镜检查前 5 分钟静脉注射靛胭红染料有助于评价输尿管功能。应该看到双侧着色尿液迅速流出。流出缓慢要进一步检查。然而既往存在的输尿管梗阻也是无尿流的原因。在 157 例进行了复杂尿动力学检查的妇女中,5 例(3.2%)诊断输尿管梗阻的患者被术中膀胱镜检查证实(139)。1 例是因为输尿管被结扎,其他 4 例因盆腔器官脱垂(2 例)、输尿管盆腔结合处梗阻(1 例)而表现为慢性输尿管梗阻。

排空功能障碍及膀胱疼痛综合征

排空功能障碍　　女性的排空困难要少于男性,但这些疾病的确发生在女性身上,定义是因为盆底肌肉组织松弛或逼尿肌不能适当收缩导致排空功能障碍。真正的流出道梗阻(逼尿肌压力大于 50cmH$_2$O,同时尿流率小于 15ml/s)在女性中罕见,一旦发生,则常见于因压力性尿失禁实施过加大膀胱颈阻力手术的患者(140,141)。**正常排尿,盆底及尿道括约肌必须舒张,同时逼尿肌协同收缩导致膀胱完全排空**。膀胱还可通过其他机制排空,例如,在无逼尿肌收缩时收紧腹部,或简单地放松盆底即可。膀胱完全排空不等于正常排尿。有些妇女花费数分钟时间,尽极大努力才能完全排空膀胱。即使膀胱在排尿停止时排空了,这样排尿也极不正常。恶化的情况是排尿困难、排空不全并存。

病因　　神经病变,如多发硬化,由于逼尿肌 - 括约肌协调障碍可引起排尿困难,尿道括约肌与逼尿肌同时收缩(143)。患者需要付出很大努力克服尿道阻力;排尿时尿流经常中断,常有大量残余尿。

　　排尿困难的其他原因包括药物治疗(如抗组胺及抗胆碱能药物)、感染(特别是单纯疱疹病毒和泌尿系感染)、梗阻(膀胱颈手术后,盆腔器官严重膨出的妇女)、膀胱过度膨胀、严重便秘(特别是老人),罕见的有精神因素(144)。这些患者年龄通常在 20~35 岁。第一次尿潴留常因手术或分娩引发。尿潴留很少能够解决,但与其他疾病的发生无关。

检查　　对排尿困难妇女的检查应从仔细的体格检查开始。**严重盆腔器官膨出与尿潴留有关,但阴道口水平以上的脱垂不可能是尿潴留的唯一原因**。如果有疑问,可让其佩戴子宫托 1 周以观察提高脱垂器官能否减轻排尿困难。偶尔盆腔包块——尤其是低位前壁子宫肌瘤——能引起尿潴留。会阴及下肢的神经检查如有异常发现应着重对脊柱进行检查。尿动力学检查有利于确定患者是否存在梗阻(表现为排尿时逼尿肌张力高或病变,尿道不扩张)及逼尿肌不收缩。由于一部分健康妇女仅通过尿道和盆底肌肉扩张就能排尿,并无逼尿肌收缩,因此后者不能提示存在神经病变。膀胱尿道镜可以发现梗阻,如息肉、肿瘤、输尿管膨出及结石。检查通常不能明确病因,但可着手进行治疗。

治疗　　**排空困难的主要治疗方法是清洁、间断的自行插管导尿**(145)。预防尿路感染最重要的方法是频繁、完全地排空膀胱,而不是避免异物进入膀胱。自行插管导尿要求患者用一小号(14Fr)塑料导管经尿道插入膀胱,引流尿液。然后拔掉导管、用肥皂水和水洗净、晾干、放在洁净干燥处。不必进行仔细消毒。在导尿过程中,细菌进入膀胱,自行插管导尿患者的尿液总是能培养出细菌;除非有感染症状,这种情况无需处理。

　　骶神经根神经调节治疗除减少因逼尿肌过度活动引起的尿急和尿失禁外,还对非梗阻性尿潴留的妇女有益(122)。在一项 177 例原发性尿潴留患者参加的试验中,经试验刺激,排尿症状改善大于 50% 的患者符合手术植入 *InterStim* 的标准。这些人中,随机分组,37 例分入早期植入组,31 例分入对照组,延迟 6 个月植入。6 个月时植入组排尿改善率为 83%,对照组为 9%(146)。似乎 *InterStim* 治疗尿潴留的远期成功率仍很高,一项植入

InterStim 随访 5 年的调查发现,71% 的尿潴留患者仍有较好的临床结局(147)。虽然该技术需要手术操作,但很多女生偏爱这一方法胜于终身自行插管导尿。

在排尿过程中,轻度镇静有时是有益的,如 α 阻滞剂(如哌唑嗪、苯甲基苯沙明)可降低尿道张力。对逼尿肌不能收缩的患者,尝试用胆碱能激动剂,如氯氨甲酰甲胆碱增强逼尿肌收缩力。虽然胆碱能药物在实验室中可使成条膀胱肌肉收缩,但临床上不足以证实其有效性(148)。

膀胱疼痛综合征

很多膀胱感觉障碍的患者感觉膀胱疼痛而不是没有感觉。与多数慢性疼痛的治疗一样,由于多数膀胱疼痛原因不明,因此目前应用的治疗方法仅有部分奏效。因而膀胱感觉障碍是最棘手的妇科泌尿问题之一。

定义及流行情况

膀胱疼痛综合征,常称为间质性膀胱炎,是一种未明确阐述的复杂综合征,诊断标准不断更新。**最近国际尿控协会的标准报告建议采用膀胱疼痛综合征,而不是间质性膀胱炎的名称,并将其定义为"与膀胱充盈有关的耻骨上疼痛,在未证实有泌尿系感染和其他明确疾病时",伴有白天和夜晚排尿频率增加等症状(15)。尿急和疼痛是膀胱疼痛综合征的特征(149)。**一些因素阻碍了人们对间质性膀胱炎的深入认识,它无特异性诊断标准和病理改变,不能预测症状波动,患者夜间症状,客观检查结果及治疗效果差异明显(150)。

国际糖尿病、消化性疾病及肾病协会(the National Institute of Diabete, Digestive and Kidney Diseases, NIDDK)制定了间质性膀胱炎的科研定义:在水扩张膀胱时找到密集小体或经典的 Hunner 溃疡,并且在无其他泌尿系统疾病时有膀胱痛和尿急的主观症状(151)。在研究中严格执行 NIDDK 标准将误诊超过 60% 的过去认为肯定或可能是间质性膀胱炎的患者(152)。很多医师质疑 NIDDK 科研标准的临床应用价值及将一组膀胱疼痛性疾病概念化的意义(153)。

诊断标准不同,膀胱疼痛综合征的流行情况差异很大。如果考虑轻度或中度病例,该综合征并不少见(154)。估计在美国的流行情况是,从护理健康研究根据人口数据得出的 52/100 000 妇女到高达"根据准确记录"得出的 1/4.5(155,156)。流行病数据显示,该病在女性中的发病率高于男性 6~15 倍(155,157)。由于诊断明显延迟,确定膀胱疼痛综合征的危险因素面临挑战(154)。最近完成的间质性膀胱炎数据库证实了既往的流行病学观察结果,患病个体主要是女性(92%),白种人(91%),平均症状发作年龄 32.2 岁(150,155)。

诊断

要获得详细病史和用于分析、培养的无污染尿液标本。很多妇女仅根据症状而没有培养结果证实存在感染即服用多疗程抗生素反复治疗慢性膀胱炎。逼尿肌过度活动可以是尿频、尿急和紧迫性尿失禁的原因,但不是引起排尿困难和尿痛的原因。**大于 50 岁的女性(尤其是吸烟及工作时接触化学物质的妇女)易患膀胱癌,特别是出现血尿时,要考虑这种可能性。**尿细胞学检查有助于发现早期尿路肿瘤,血尿的患者必须进行膀胱镜和静脉尿路造影检查。

尿痛的鉴别诊断要考虑其他可能原因,包括尿道憩室、外阴疾病、子宫内膜异位症、肥皂或泡沫浴及女性卫生用品引起的化学刺激、尿路结石、雌激素减少引起的泌尿生殖道萎缩及性传播疾病。

间质性膀胱炎的诊断在很大程度上是排除其他诊断。无特异的诊断试验，但有很多推荐试验。

治疗

膀胱疼痛综合征的检查不能得出明确诊断，针对于症状进行治疗。

尿频 - 尿急综合征要有细致的排尿管理（类似于逼尿肌过度活动的管理）和局部护理。使用尿路镇痛剂如 Prosed DS 有利于减轻尿道刺激症状。Prosed DS 是一种多药合剂，含乌洛托品、亚甲蓝、苯基水杨酸、苯甲酸、硫化阿托品及黑莨菪干叶的混合物，对许多刺激性尿道症状具有润滑作用。

把食物与膀胱疼痛综合征联系起来是无科学根据的，但很多医师和患者发现酒精、西红柿、香料、巧克力、咖啡因和柑橘类饮料、酸性大的食物与膀胱刺激和炎症有关。一些患者还注意到吃喝含有人工甜味剂的产品后症状恶化。患者可尝试从食物中去除所有这些物质，再于某个时刻添加其中一种，确定是否有一种影响症状。外阴及会阴的基本卫生指导（完全干燥，不用身体扑粉、香水、有色刺激香皂、不穿紧身内衣）可避免其他与尿痛有关因素的影响。

此外，膀胱灌注通常作为膀胱疼痛综合征的快速治疗方法，可灌注的药物包括局部麻醉药和作用于膀胱的特殊药物，其中包括超强辣素、二甲亚砜、卡介苗、戊聚糖多硫酸酯和奥昔布宁。水扩张膀胱（通常在麻醉下进行）已被推荐为治疗选择之一，一些患者因此临床症状改善。另一部分患者缓慢滴注 50% 的二甲亚砜（DMSO）溶液 50ml 20~30 分钟有效，滴注隔周一次，共 4 个疗程或 5 个疗程。一项最近 Cochran 分析指出证据不足，需要继续随机对照试验评价临床结果。膀胱内灌注卡介苗和奥昔布宁的耐受性良好，是这类药物中证据最充足的（157）。

疼痛患者经常使用三环类抗抑郁药，间质性膀胱炎合作研究网的一项实验表明，阿密曲替林加宣教和行为调整并不能显著改善单纯膀胱疼痛综合征的症状，但他们的确建议对于每天可耐受 50mg 或更大剂量的患者来说，以上治疗是有效的（158）。

多硫戊聚糖（Elmiron）是 FDA 认证的具有肝素样活性的口服制剂，可能替代被认为在这些患者中缺乏的硫酸甘油氨基多糖层。在临床试验中，该药可使 38% 的使用者改善症状。FDA 推荐的口服剂量是 100mg，每天 3 次。在开始的 2~4 个月内，患者可能感觉不到疼痛减轻，直到 6 个月才能出现尿频减少。

据推测膀胱疼痛源于组胺释放增加，一些患者使用阻滞炎性介质的药物有效，如盐酸苯海拉明，25~50mg 口服，每天 3 次，同时服西咪替丁 300mg，每天 3 次。三环类抗抑郁药通过调节感觉神经痛觉对某些患者有益。

虽然作用机制不同，但经皮电神经刺激（TENS）可通过放在背部下方或耻骨联合上的导线帮助患者。正在进行的初步研究提示严重膀胱疼痛综合征的某些患者骶神经调节（InterStim）、针刺治疗、水扩张后膀胱内注射 Botox 后症状好转。

（杨岑　史宏晖　朱兰　译）

参考文献

1. **DeLancey JO.** Structural support of the urethra as it relates to stress urinary incontinence: the hammock hypothesis. *Am J Obstet Gynecol* 1994;170:1713–1723.
2. **Wall LL, Helms M, Peattie AB, et al.** Bladder neck mobility and the outcome of surgery for genuine stress urinary incontinence: a logistic regression analysis of lateral bead-chain cystourethrograms. *J Reprod Med* 1994;39:429–435.
3. **Sand PK, Bowen LD, Panganiban R, et al.** The low pressure ure-thra as a factor in failed retropubic urethropexy. *Obstet Gynecol* 1987; 69:399–402.
4. **Stay K, Dwyer PL, Rosamilia L, et al.** Risk factors of treatment failure of midurethral sling procedures for women with urinary stress incontinence. *Urogynecol J Pelvic Floor Dysfunct* 2010;21:149–155.
5. **Burnstock G.** Nervous control of smooth muscle by transmitters, cotransmitters and modulators. *Experientia* 1985;41:869–874.
6. **Burnstock G.** The changing face of autonomic neurotransmission.

Acta Physiol Scand 1986;126:67–91.

7. **Daniel EE, Cowan W, Daniel VP.** Structural bases of neural and myogenic control of human detrusor muscle. *Can J Physiol Pharmacol* 1983;61:67–91.

8. **Haylen BT, de Ridder D, Freeman RM, et al.** An International Urogynecological Association (IUGA)/International Continence Society (ICS) joint report on the terminology for female pelvic floor dysfunction. *Neurourol Urodyn* 2010;29:4–20.

9. **U.S. Department of Health and Human Services.** Urinary incontinence in adults: acute and chronic management. In: **U.S. Public Health Service.** Agency for Health Care Policy and Research. No. 96–0682. AHCPR Publications, 1996.

10. **Frazer MI, Haylen BT, Sutherst JR.** The severity of urinary incontinence in women: comparison of subjective and objective tests. *Br J Urol* 1989;63:14–15.

11. **Nygaard I, DeLancey JO, Arnsdorf L, et al.** Exercise and incontinence. *Obstet Gynecol* 1990;75:848–851.

12. **Wall LL.** Diagnosis and management of urinary incontinence due to detrusor instability. *Obstet Gynecol Surv* 1990;45:1S–47S.

13. **Larrson G, Victor A.** Micturition patterns in a healthy female population, studies with a frequency/volume chart. *Scand J Urol Nephrol Suppl* 1998;114:53–57.

14. **Fitzgerald MP, Stablein U, Brubaker L.** Urinary habits among asymptomatic women. *Am J Obstet Gynecol* 2002;187:1384–1388.

15. **Abrams P, Andersson KE, Birder L, et al.** Fourth international consultation on incontinence recommendations of the International Scientific Committee: evaluation and treatment of urinary incontinence, pelvic organ prolapse, and fecal incontinence. *Neurourol Urodyn* 2010;29:213–240.

16. **Hunskaar S, Burgio K, Diokno A, et al.** Epidemiology and natural history of urinary incontinence. In: **Abrams P, Cardozo L, Khoury S, et al., eds.** *Incontinence.* Plymouth, UK: Plymbridge Distributors Ltd, 2002:165–201.

17. **Resnick NM, Yalla SV.** Management of urinary incontinence in the elderly. *N Engl J Med* 1985;313:800–805.

18. **Resnick NM, Yalla SV, Laurine E.** An algorithmic approach to urinary incontinence in the elderly. *Clin Res* 1986;34:832–837.

19. **Stanton SL.** Gynecologic complications of epispadias and bladder exstrophy. *Am J Obstet Gynecol* 1974;119:749–754.

20. **Mitchell RJ.** An ectopic vaginal ureter. *J Obstet Gynaecol Br Commw* 1961;68:299–302.

21. **Ibeanu OA, Chesson RR, Echols KT, et al.** Urinary tract injury during hysterectomy based on universal cystoscopy. *Obstet Gynecol* 2009;113:6–10.

22. **Tamussino KF, Lang PF, Breini E.** Ureteral complication with operative gynecologic laparoscopy. *Am J Obstet Gynecol* 1998;178:967–970.

23. **Porcaro AB, Zicari M, Zecchini Antoniolli S, et al.** Vesicouterine fistulas following cesarean section: report on a case, review and update of the literature. *Int Urol Nephrol* 2002;34:335–344.

24. **Viktrup L, Lose G, Rolff M, et al.** The symptom of stress incontinence caused by pregnancy or delivery in primiparas. *Obstet Gynecol* 1992;79:945–949.

25. **Peschers UM, Schaer GN, DeLancey JO, et al.** Levator ani function before and after childbirth. *BJOG* 1997;104:1004–1008.

26. **DeLancey JO, Kearney R, Chou Q, et al.** The appearance of levator ani muscle abnormalities in magnetic resonance images after vaginal delivery. *Obstet Gynecol* 2003;101:46–53.

27. **Snooks SJ, Swash M, Mathers SE, et al.** Effect of vaginal delivery on the pelvic floor: a 5-year follow-up. *Br J Surg* 1990;77:1358–1360.

28. **Chiarelli P, Brown W, McElduff P.** Leaking urine: prevalence and associated factors in Australian women. *Neurourol Urodyn* 1999;18:567–571.

29. **Brown JS, Grady D, Ouslander JG, et al.** Prevalence of urinary incontinence and associated risk factors in postmenopausal women. Heart and Estrogen/Progestin Replacement Study (HERS) Research Group. *Obstet Gynecol* 1999;94:66–70.

30. **Hannestad YS, Rortveit G, Dalveit AK, et al.** Are smoking and other lifestyle factors associated with female urinary incontinence? The Norwegian EPICONT study. *Br J Obstet Gynaecol* 2003;110:247–254.

31. **Subak LL, Wing R, Smith West D.** Weight loss to treat urinary incontinence in overweight and obese women. *N Engl J Med* 2009;360:481–490.

32. **Bissada NK, Finkbeiner AE.** Urologic manifestations of drug therapy. *Urol Clin North Am* 1988;15:725–736.

33. **Ostergard DR.** The effects of drugs on the lower urinary tract. *Obstet Gynecol Surv* 1979;34:424–432.

34. **Wall LL, Addison WA.** Prazosin-induced stress incontinence. *Obstet Gynecol* 1990;75:558–560.

35. **Menefee SA, Chesson R, Wall LL.** Stress urinary incontinence due to prescription medications: alpha-blockers and angiotensin converting enzyme inhibitors. *Obstet Gynecol* 1998;91:853–854.

36. **Walters MD, Diaz K.** Q-tip test: a study of continent and incontinent women. *Obstet Gynecol* 1987;70:208–211.

37. **Artibani W, Andersen JT, Gajewski JB, et al.** *Imaging and other investigations.* Plymouth, UK: Plymbridge Distributors Ltd, 2002.

38. **Wall LL, Norton PA, DeLancey JOL.** *Practical urodynamics.* Baltimore, MD: Williams & Wilkins, 1993.

39. **Richardson DA, Ramahi A, Chalas E.** Surgical management of stress incontinence in patients with low urethral pressure. *Obstet Gynecol Invest* 1991;150:106–109.

40. **Hilton P, Stanton SL.** Urethral pressure measurement by microtransducer: the results in symptom-free women and in those with genuine stress incontinence. *Br J Obstet Gynaecol* 1983;90:919–933.

41. **Weber AM.** Is urethral pressure profilometry a useful diagnostic test for stress urinary incontinence? *Obstet Gynecol Surv* 2001;56:720–735.

42. **Culligan PJ, Goldberg RP, Blackhurst DW, et al.** Comparison of microtransducer and fiberoptic catheters for urodynamic studies. *Obstet Gynecol* 2001;98:253–257.

43. **Versi E, Cardozo LD, Studd JW, et al.** Internal urinary sphincter in maintenance of female continence. *BMJ* 1986;292:166–167.

44. **Neitlich JD, Foster HE Jr, Glickman MG, et al.** Detection of urethral diverticula in women: comparison of a high resolution fast spin echo technique with double balloon urethrography. *J Urol* 1998;159:408–410.

45. **Hay Smith J, Berghman B, Burgio K, et al.** Adult conservative management. In: **Abrams P CL, Khoury S, Wein A, eds.** *Incontinence.* 4th ed. Paris, France: Health Publications, 2009:1025–1120

46. **Dumoulin C, Hay-Smith J.** Pelvic floor muscle training versus no treatment, or inactive control treatment, for urinary incontinence in women for urinary incontinence in women. *Cochrane Database Syst Rev* 2010;1:CD005654.

47. **Luber KM, Wolde-Tsadik G.** Efficacy of functional electrical stimulation in treating genuine stress urinary incontinence: a randomized clinical trial. *Neurourol Urodyn* 1997;16:543–551.

48. **Sand PK, Richardson DA, Staskin DR, et al.** Pelvic floor electrical stimulation in the treatment of genuine stress urinary incontinence: a multicenter, placebo-controlled trial. *Am J Obstet Gynecol* 1995;173:72–79.

49. **Brubaker L, Benson JT, Bent AE, et al.** Transvaginal electrical stimulation for female urinary incontinence. *Am J Obstet Gynecol* 1997;177:536–540.

50. **Yamanishi T, Yasuda K, Sakakibara R, et al.** Randomized, double-blind study of electrical stimulation for urinary incontinence due to detrusor overactivity. *Urology* 2000;55:353–357.

51. **Burgio K.** Current perspectives on management of urgency using bladder and behavioral training. *J Am Acad Nurse Pract* 2004;16:4–9.

52. **Burgio KL, Locher JL, Goode PS, et al.** Behavioral vs drug treatment for urge urinary incontinence in older women: a randomized controlled trial. *JAMA* 1998;280:1995–2000.

53. **Goode PS, Burgio KL, Locher JL, et al.** Effect of behavioral training with or without pelvic floor electrical stimulation on stress incontinence in women: a randomized controlled trial. *JAMA* 2003;290:345–352.

54. **Donnelly MJ, Powell-Morgan S, Olsen AL, et al.** Vaginal pessaries for the management of stress and mixed urinary incontinence. *Int Urogynecol J Pelvic Floor Dysfunct* 2004;15:302–307.

55. **Richter HE, Burgio KL, Brubaker L, et al.** Continence pessary compared with behavioral therapy or combined therapy for stress incontinence: a randomized controlled trial. *Obstet Gynecol* 2010;115:609–617.

56. **Sirls LT, Foote JE, Kaufman JM, et al.** Long-term results of the FemSoft urethral insert for the management of female stress urinary incontinence. *Intern Urogynecol J Pelvic Floor Dys* 2002;13:88–95.

57. **Kernan WN, Viscoli CM, Brass LM, et al.** Phenylpropanolamine and risk of hemorrhagic stroke. *N Engl J Med* 2000;343:1826–1832.

58. **Nygaard I, Kreder KJ.** Pharmacologic therapy of lower urinary tract dysfunction. *Clin Obstet Gynecol* 2004;47:83–92.

59. **Grady D, Brown JS, Vittinghoff E, et al.** The HERS Research

Group. Postmenopausal hormones and incontinence: the Heart and Estrogen/Progestin Replacement Study. *Obstet Gynecol* 2001;97: 116–120.

60. **Hendrix SL, Cochrane BB, Nygaard IE, et al.** Effects of estrogen with and without progestin on urinary incontinence. *JAMA* 2005;293: 935–948.

61. **Hartmann KE, McPheeters ML, Biller DH, et al.** Treatment of overactive bladder in women. *Evid Rep Technol Assess (Full Rep)* 2009:1–120

62. **Janknegt RA, Zweers HM, Delaere KP, et al.** Oral desmopressin as a new treatment modality for primary nocturnal enuresis in adolescents and adults: a double-blind, randomized, multicenter study. Dutch Enuresis Study Group. *J Urol* 1997;157:513–517.

63. **Valiquette G, Abrams GM, Herbert J.** DDAVP in the management of nocturia in multiple sclerosis. *Ann Neurol* 1992;31:577.

64. **Ray WA, Griffin MR, Schaffner W, et al.** Psychotropic drug use and the risk of hip fracture. *N Engl J Med* 1987;316:363–369.

65. **Pedersen PA, Johansen PB.** Prophylactic treatment of adult nocturia with bumetanide. *Br J Urol* 1988;62:145–147.

66. **Black NA, Downs SH.** The effectiveness of surgery for stress incontinence in women: a systematic review. *Br J Urol* 1996;78:497–510.

67. **Leach GE, Dmochowski RR, Appell RA, et al.** Female Stress Urinary Incontinence Clinical Guidelines Panel summary report on surgical management of female stress urinary incontinence. The American Urological Association. *J Urol* 1997;158:875–880.

68. **Kelly HA, Dumm WM.** Urinary incontinence in women without manifest injury to the bladder. *Surg Gynecol Obstet* 1914;18:444–450.

69. **Stanton SL, Cardozo LD.** A comparison of vaginal and suprapubic surgery in the correction of incontinence due to urethral sphincter incompetence. *Br J Urol* 1979;51:497–499.

70. **Bailey KV.** A clinical investigation into uterine prolapse with stress incontinence treatment by modified Manchester colporrhaphy. I. *J Obstet Gynaecol Br Emp* 1954;61:291–301.

71. **Colombo M, Vitobello D, Proietti F, et al.** Randomised comparison of Burch colposuspension versus anterior colporrhaphy in women with stress urinary incontinence and anterior vaginal wall prolapse. *Br J Obstet Gynaecol* 2000;107:544–551.

72. **Beck RP, McCormick S.** Treatment of urinary stress incontinence with anterior colporrhaphy. *Obstet Gynecol* 1982;59:269–274.

73. **Beck RP, McCormick S.** A 25-year experience with 519 anterior colporrhaphy procedures. *Obstet Gynecol* 1991;78:1011–1018.

74. **Bergman A, Elia G.** Three surgical procedures for genuine stress incontinence: five-year follow-up of a prospective randomized study. *Am J Obstet Gynecol* 1995;173:66–71.

75. **O'Sullivan DC, Chilton CP, Munson KW.** Should Stamey colposuspension be our primary surgery for stress incontinence? *Br J Urol* 1995;75:457–460.

76. **Trockman BA, Leach GE, Hamilton J, et al.** Modified Pereyra bladder neck suspension: 10-year mean follow-up using outcomes analysis in 125 patients. *J Urol* 1995;154:1841–1847.

77. **Tebyani N, Patel H, Yamaguchi R, et al.** Percutaneous needle bladder neck suspension for the treatment of stress urinary incontinence in women: long-term results. *J Urol* 2000;163:1510–1512.

78. **Marshall VF, Marchetti AA, Krantz KE.** The correction of stress incontinence by simple vesicourethral suspension. *Surg Gynecol Obstet* 1949;88:509–518.

79. **Burch J.** Urethrovaginal fixation to Cooper's ligament for correction of stress incontinence, cystocele and prolapse. *Am J Obstet Gynecol* 1961;81:281–290.

80. **Burch J.** Cooper's ligament urethrovesical suspension for stress incontinence: a nine-year experience—results, complications, technique. *Am J Obstet Gynecol* 1968;100:764–774.

81. **Richardson AC, Lyon JB, Williams NL.** Treatment of stress urinary incontinence due to paravaginal fascial defect. *Obstet Gynecol* 1981;57:357–362.

82. **Shull BL, Baden WF.** A six-year experience with paravaginal defect repair for stress urinary incontinence. *Am J Obstet Gynecol* 1989;160:1432–1440.

83. **Turner-Warwick R.** *Turner-Warwick vagino-obturator shelf urethral repositioning procedure.* New York: Springer-Verlag, 1988.

84. **German KA, Kynaston H, Weight S, et al.** A prospective randomized trial comparing a modified needle suspension procedure with the vagina/obturator shelf procedure for genuine stress incontinence. *Br J Urol* 1994;74:188–190.

85. **Lapitan MC, Cody JD, Grant A.** Open retropubic colposuspension for urinary incontinence in women. *Cochrane Database Syst*

Rev 2009;2:CD002912.

86. **Moehrer B, Ellis G, Carey M, et al.** Laparoscopic colposuspension for urinary incontinence in women. *Cochrane Database Syst Rev* 2002;1:CD002239.

87. **Parker RT, Addison WA, Wilson CJ.** Fascia lata urethrovesical suspension for recurrent stress urinary incontinence. *Am J Obstet Gynecol* 1979;135:843–852.

88. **Beck RP, McCormick S, Nordstrom L.** The fascia lata sling procedure for treating recurrent genuine stress incontinence of urine. *Obstet Gynecol* 1988;72:699–703.

89. **Beck RP, Lai AR.** Results in treating 88 cases of recurrent urinary stress incontinence with the Oxford fascia lata sling procedure. *Am J Obstet Gynecol* 1982;142:649–651.

90. **Chaikin DC, Rosenthal J, Blaivas JG.** Pubovaginal fascial sling for all types of stress urinary incontinence: long-term analysis. *J Urol* 1998;160:1312–1316.

91. **Cross CA, Cespedes RD, McGuire EJ.** Our experience with pubovaginal slings in patients with stress urinary incontinence. *J Urol* 1998;159:1195–1198.

92. **Breen JM, Geer BE, May GE.** The fascia lata suburethral sling for treating recurrent urinary stress incontinence. *Am J Obstet Gynecol* 1997;92:747–750.

93. **Stanton SL, Brindley GS, Holmes DM.** Silastic sling for urethral sphincter incompetence. *Br J Obstet Gynaecol* 1985;92:747–750.

94. **Horbach NS, Blanco JS, Ostergard DR, et al.** A suburethral sling procedure with polytetrafluoroethylene for the treatment of genuine stress incontinence in patients with low urethral closure pressure. *Obstet Gynecol* 1988;71:648–652.

95. **Rottenberg RD, Weil A, Brioschi PA, et al.** Urodynamic and clinical assessment of the Lyodura sling operation for urinary stress incontinence. *Br J Obstet Gynaecol* 1985;92:829–834.

96. **Wright EJ, Iselin CE, Carr LK, et al.** Pubovaginal sling using cadaveric allograft for the treatment of intrinsic sphincter deficiency. *J Urol* 1998;160:759–762.

97. **Amundsen CL, Visco AG, Ruiz H, et al.** Outcome in 104 pubovaginal slings using freeze-dried allograft fascia lata from a single tissue bank. *Urology* 2000;56:2–8.

98. **Kobashi KC, Dmochowski R, Mee S.** Erosion of polyester pubovaginal sling. *J Urol* 1999;162:2070–2072.

99. **Clemons JQ, DeLancey JO, Faerber GJ, et al.** Urinary tract erosions after synthetic pubovaginal slings: diagnosis and management strategy. *Urology* 2000;56:589–595.

100. **Albo ME, Richter HE, Brubaker L, et al.** Burch coloposuspension versus fascial sling to reduce urinary stress incontinence. *N Engl J Med* 2007;356:2143–2155.

101. **Heit M.** What is the scientific evidence for bone anchor use during bladder neck suspension? *Int Urogynecol J Pelvic Floor Dysfunct* 2002;13:143–144.

102. **Falconer C, Ekman-Ordeberg G, Malmstrom A, et al.** Clinical outcome and changes in connective tissue metabolism after intravaginal slingplasty in stress incontinent women. *Int Urogynecol J Pelvic Floor Dysfunct* 1996;7:133–137.

103. **Ward KL, Hilton P.** A prospective multicenter randomized trial of tension-free vaginal tape and colposuspension for primary urodynamic stress incontinence: two-year follow-up. *Am J Obstet Gynecol* 2004;190:324–331.

104. **Dargent D, Bretones S, George P, et al.** [Insertion of a sub-urethral sling through the obturating membrane for treatment of female urinary incontinence.] *Gynecol Obstet Fertil* 2002;30:576–582.

105. **Delorme E, Droupy S, de Tayrac R, et al.** Transobturator tape (Uratape): a new minimally-invasive procedure to treat female urinary incontinence. *Eur Urol* 2004;45:203–207.

106. **Costa P, Gris P, Droupy S, et al.** Surgical treatment of female stress urinary incontinence with a trans-obturator-tape (TOT): short term results of a prospective multicentric study. *Eur Urol* 2004;46:102–106.

107. **Ogah J, Cody JD, Rogerson L.** Minimally invasive synthetic suburethral sling operations for stress urinary incontinence in women. *Cochrane Database Syst Rev* 2009;4:CD006375.

108. **Richter HE, Albo ME, Zyczynski HM, et al.** Retropubic versus transobturator midurethral slings for stress incontinence. *N Engl J Med* 2010;362:2066–2076.

109. **De Ridder D, Berkers J, Deprest J, et al.** Single incision mini-sling versus a transobutaror sling: a comparative study on MiniArc and Monarc slings. *Int Urogynecol J Pelvic Floor Dysfunct* 2010;21:773–778.

110. **Basu M, Duckett J.** A randomised trial of a retropubic tension-

free vaginal tape versus a mini-sling for stress incontinence. *BJOG* 2010;117:730–735.

111. **Murless BC.** The injection treatment of stress incontinence. *J Obstet Gynaecol Br Emp* 1938;45:67–73.

112. **Lightner D, Calvosa C, Andersen R, et al.** A new injectable bulking agent for treatment of stress urinary incontinence: results of a multicenter, randomized, controlled, double-blind study of Durasphere. *Urology* 2001;58:12–15.

113. **Ghoniem G, Corcos J, Comiter C, et al.** Cross-linked polydimethylsiloxane injection for female stress urinary incontinence: results of a multicenter, randomized, controlled, single-blind study. *J Urol* 2009;204–210.

114. **Ghoniem G, Corcos J, Comiter, et al.** Durability of urethral bulking agent injection for female stress urinary incontinence: 2-year multicenter study results. *J Urol* 2010;183:1444–1449.

115. **Mayer RD, Domochowski RR, Appell RA, et al.** Multicenter prospective randomized 52-week trial of calcium hydroxlapatite versus bovine dermal collagen for treatment of stress urinary incontinence. *Urology* 2007;69:876–880.

116. **Lightner D, Diokno A, Synder J.** Study of Durasphere in the treatment of stress urinary incontinence: a multicenter, double blind randomized, comparative study. *J Urol* 2000;163:166.

117. **Smith ARB, Daneshgari F, Dmochowski R.** Surgical treatment of incontinence in women. In: **Abrams P, Cardozo L, Khoury J, et al., eds.** *Incontinence.* Plymouth, UK: Plymbridge Distributors, 2002.

118. **Ward K, Hilton P.** Prospective multicentre randomised trial of tension-free vaginal tape and colposuspension as primary treatment for stress incontinence. *BMJ* 2002;325:67.

119. **Deng DY, Rutman M, RAz S, et al.** Presentations ad management of major complications of midurethral slings: are complication underreported. *Neurourol Urodyn* 2007;26:46–52.

120. **Kuuva N, Nilsson CG.** A nationwide analysis of complications associated with the tension-free vaginal tape (TVT) procedure. *Acta Obstet Gynecol Scand* 2002;81:72–77.

121. **Schmidt RA, Jonas U, Oleson KA, et al.** Sacral nerve stimulation for treatment of refractory urinary urge incontinence. Sacral Nerve Stimulation Study Group. *J Urol* 1999;162:352–357.

122. **Siegel SW, Catanzaro F, Dijkema HE, et al.** Long-term results of a multicenter study on sacral nerve stimulation for treatment of urinary urge incontinence, urgency-frequency, and retention. *Urology* 2000;56:87–91.

123. **Janknegt RA, Hassouna MM, Siegel SW, et al.** Long-term effectiveness of sacral nerve stimulation for refractory urge incontinence. *Eur Urol* 2001;39:101–106.

124. **Herbison GP, Arnold EP.** Sacral neuromodulation with implanted devices for urinary storage and voiding dysfunction. *Cochrane Database Syst Rev* 2009;2:CD004202.

125. **Peters KM, Carrico DJ, Perez-Marrero RA, et al.** Randomized trial of percutaneous tibial nerve stimulation versus sham efficacy in the treatment of overactive bladder syndrome: results of the SUmiT trial. *J Urol* 2010;183:1438–1443.

127. **Peters KM, MacDiarmid SA, Wooldridge, et al.** Randomized trial of percutaneous tibial nerve stimulation versus extended-release tolterodine: results from the Overactive Bladder Innovative Therapy trial. *J Urol* 2009;182:1055–1061.

128. **MacDiarmid SA, Peters K, Shobeiri SA, et al.** Long-term durability of percutaneous tibial nerve stimulation for the treatment of overactive bladder. *J Urol* 2010;183:234–240.

129. **Reitz A, Stohrer M, Kramer G, et al.** European experience of 200 cases treated with botulinum-A toxin injections into the detrusor muscle for urinary incontinence due to neurogenic detrusor overactivity. *Eur Urol* 2004;45:510–515.

130. **Brubaker L, Richter HE, Visco A, et al.** Refractory idiopathic urge incontinence and botulinum A injection. *J Urol* 2008;180:217–222.

131. **Greenwell TJ, Venn SN, Mundy AR.** Augmentation cystoplasty. *BJU Int* 2001;88:511–525.

132. **Yong SM, Dublin N, Pickard R, et al.** Urinary diversion and bladder reconstruction/replacement using intestinal segments for intractable incontinence or following cystectomy. *Cochrane Database Syst Rev* 2003;1:CD003306.

133. **Fitzpatrick C, Elkins TE.** Plastic surgical techniques in the repair of vesicovaginal fistulas: a review. *Int Urogynecol J Pelvic Floor*

Dysfunct 1993;4:403–406.

134. **Arrowsmith SD.** Genitourinary reconstruction in obstetric fistula. *J Urol* 1994;152:287–295.

135. **Menefee SA, Elkins T.** Urinary fistula. *Curr Opin Obstet Gynecol* 1996;8:380–383.

136. **Andersen JT, Gajewski JB, Ostergard DR.** *Imaging and other investigations.* Plymouth, UK: Plymbridge Distributors, 2002.

137. **Gilmour DT, Dwyer PL, Carey MP.** Lower urinary tract injury during gynecologic surgery and its detection by intraoperative cystoscopy. *Obstet Gynecol* 1999;94:883–889.

138. **Barber MD, Visco AG, Weidner AC, et al.** Bilateral uterosacral ligament vaginal vault suspension with site-specific endopelvic fascia defect repair for treatment of pelvic organ prolapse. *Am J Obstet Gynecol* 2000;183:1402–1411.

139. **Handa VL, Maddox MD.** Diagnosis of ureteral obstruction during complex urogynecologic surgery. *Int Urogynecol J Pelvic Floor Dysfunct* 2001;12:345–348.

140. **Lose G, Jorgensen L, Mortensen SO, et al.** Voiding difficulties after colposuspension. *Obstet Gynecol* 1987;69:33–38.

141. **Carlson KV, Rome S, Nitti VW.** Dysfunctional voiding in women. *J Urol* 2001;165:143–148.

142. **Leng WW, Davies BJ, Tarin T, et al.** Delayed treatment of bladder outlet obstruction after sling surgery: association with irreversible bladder dysfunction. *J Urol* 2004;172:1379–1381.

143. **Rackley RR, Appell RA.** Evaluation and management of lower urinary tract disorders in women with multiple sclerosis. *Int Urogynecol J Pelvic Floor Dysfunct* 1999;10:139–143.

144. **Swinn MJ, Fowler CJ.** Isolated urinary retention in young women, or Fowler's syndrome. *Clin Auton Res* 2001;11:309–311.

145. **Lapides J, Diokno AC, Silber SJ, et al.** Clean, intermittent self-catheterization in the treatment of urinary tract disease. *J Urol* 1972;107:458–461.

146. **Jonas U, Fowler CJ, Chancellor MB, et al.** Efficacy of sacral nerve stimulation for urinary retention: results 18 months after implantation. *J Urol* 2001;165:15–19.

147. **van Kerrebroeck PE, van Voskuilen AC, Heesakkers JP, et al.** Results of sacral neuromodulation for urinary voiding dysfunction: outcomes of a prospective, worldwide clinical study. *J Urol* 2007;178:2029–2034.

148. **Finkbeiner AE.** Is bethanechol chloride clinically effective in promoting bladder emptying? A literature review. *J Urol* 1985;134:443–449.

149. **O'Leary MP, Sant GR, Fowler FJ Jr, et al.** The interstitial cystitis symptom index and problem index. *Urology* 1997;49:58–63.

150. **Simon LJ, Landis JR, Erickson DR, et al.** The Interstitial Cystitis Data Base Study: concepts and preliminary baseline descriptive statistics. *Urology* 1997;49:64–75.

151. **Gillenwater JY, Wein AJ.** Summary of the National Institute of Arthritis, Diabetes, Digestive and Kidney Diseases Workshop on Interstitial Cystitis, National Institutes of Health, Bethesda, Maryland, August 28–29, 1987. *J Urol* 1988;140:203–206.

152. **Hanno PM, Landis JR, Matthews-Cook Y, et al.** The diagnosis of interstitial cystitis revisited: lessons learned from the National Institutes of Health Interstitial Cystitis Database study. *J Urol* 1999; 161:553–557.

153. **Clemons JL, Arya LA, Myers DL.** Diagnosing interstitial cystitis in women with chronic pelvic pain. *Obstet Gynecol* 2002;100:337–341.

154. **Oravisto KJ.** Epidemiology of interstitial cystitis. *Ann Chir Gynaecol Fenn* 1975;64:75–77.

155. **Curhan GC, Speizer FE, Hunter DJ, et al.** Epidemiology of interstitial cystitis: a population based study. *J Urol* 1999;161:549–552.

156. **Parsons CL, Dell J, Stanford EJ, et al.** Increased prevalence of interstitial cystitis: previously unrecognized urologic and gynecologic cases identified using a new symptom questionnaire and intravesical potassium sensitivity. *Urology* 2002;60:573–578.

157. **Dawson TE, Jamison J.** Intravesical treatment for painful bladder syndrome/interstitial cystitis. *Cochrane Database Syst Rev* 2007;4:CD006113.

158. **Foster HE, Hanno PM, Nickel JC, et al.** Effects of amitriptyline on symptoms in treatment naive patients with interstitial cystitis/painful bladder syndrome. *J Urol* 2010;183:1853–1858.

第**27**章 盆腔器官脱垂

Jonathan L. Gleason
Holly E.Richter
R.Edward Varner

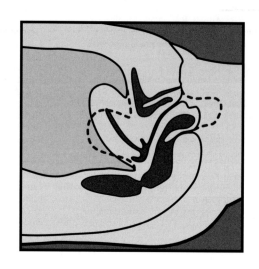

- 随着人口的老龄化,盆腔器官脱垂在妇女中越来越常见。
- 盆腔器官脱垂的病因是多方面的,导致盆底支持结缔组织、肌肉组织的削弱以及神经的损伤。
- 患者可能没有症状,也可能症状严重,如下尿路相关症状、盆腔痛、排便问题、粪失禁、背痛以及性交痛。
- 体格检查应对盆腔各部位进行充分评估,包括阴道前壁、顶端和阴道后壁、肛提肌以及肛门括约肌。
- 非手术治疗包括盆底肌锻炼和阴道内放置子宫托。
- 手术治疗应该个体化,对多个缺陷部位进行修复,并结合患者预期目的、活动程度和健康状况综合考虑。
- 应该进一步研究经阴道手术或经腹手术的最佳适应人群,探讨不同手术路径的远期效果。

盆腔器官脱垂(POP)是指盆腔器官与相邻的阴道壁突入阴道或从阴道脱出(1)。这是老年妇女的常见病,花费大(2,3)。**据估计未来30年中,治疗POP的需求将上升45%,这与50岁以上妇女人口的增多相适应**(4,5)。随着形势越来越严峻,了解盆腔器官脱垂的病理生理和危险因素从而预防其发生显得更加重要。此外,还应该明确哪些因素能使术后患者保持长期、坚固的盆底支持。尽管积累了大量的临床资料,目前对于阴道顶端和其他区域脱垂的最佳手术方法还不十分明晰(6)。

在美国,80岁以上的妇女中有11%接受过盆腔器官脱垂或者尿失禁的手术治疗,而其中有将近1/3是再次手术(3)。来自妇女健康研究的数据表明,其中前盆腔脱垂占34.3%,后盆腔脱垂占18.6%,子宫脱垂占14.3%(7)。该研究指出,与脱垂相关的危险因素是阴道分娩。调整年龄、种族和体重指数相匹配后,有至少一次阴道分娩者发生盆腔器官脱垂的危险率是未产妇的两倍。盆底支持结构损伤的原因是多方面的,除阴道分娩外还有其他因素参与。一项研究表明,在 20~59 岁,每十年盆腔器官脱垂的发生率将增加一倍(8)。另一项研究表明,年龄每增加一岁,发生盆腔器官脱垂的危险将增加12%(9)。其他相关因素包括子宫切除术史(8)、肥胖(7,10,11)、既往脱垂手术史以及种族(11)。

病理生理

盆腔器官脱垂来源于支持结构的损伤,不论是真正的撕裂还是神经肌肉功能障碍或兼而有之。阴道管腔的支持结构是由覆盖阴道的盆腔内结缔组织提供的,在阴道顶端汇聚成主骶韧带复合体。盆内结缔组织是第一道支持结构,与盆隔相互支撑。盆隔是由肛提肌和尾骨肌组成的,形成有支持作用的隔样结构,尿道、阴道和直肠由此穿过(图 27.1)。肌肉组织提供盆底的基础张力和支持;在腹压增高的情况下肌肉收缩,向耻骨后方向牵拉直肠、阴道和尿道。

子宫和阴道的支持系统由三个水平组成(12):

第 I 水平:指主骶韧带复合体,用于保持阴道的长度和轴向。

第 II 水平:由阴道侧方的阴道旁组织构成,通过盆内结缔组织与盆筋膜腱弓相连,保持阴道的中线位置。

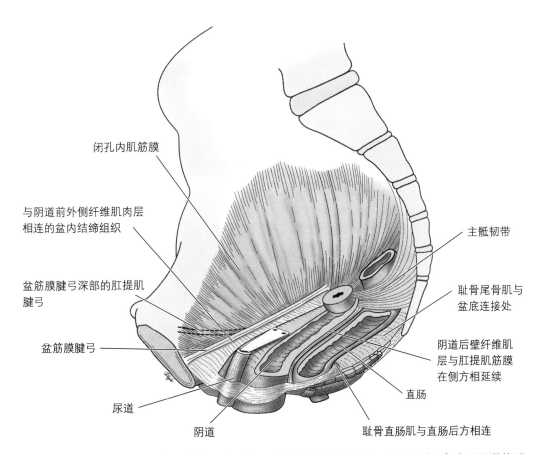

图 27.1　女性骨盆的矢状位图,去除了膀胱和子宫(保留输尿管、膀胱三角区和宫颈),表示阴道前后壁的纤维肌肉板,其与盆内筋膜的连接,形成功能性盆底

第Ⅲ水平：主要由围绕阴道远端和会阴的结缔组织和肌肉组成,用于阴道远端的支持。

定义　　较常见的盆底支持结构异常包括直肠膨出、膀胱膨出(图 27.2)、肠膨出(图 27.3)和子宫脱垂(图 27.4),分别反映了直肠、小肠、膀胱和子宫的位置异常,是盆内结缔组织、肛提肌或者两者共同的损伤所致(12)。

直肠膨出是指由于直肠壁肌肉和阴道旁肌肉结缔组织的薄弱,使得直肠突向阴道管腔。

肠膨出是指腹膜和小肠疝,是盆底支持结构障碍中唯一真正的疝。大多数肠疝向下突入宫骶韧带和直肠阴道间隙之间,也可能发生在阴道顶端,特别是子宫切除手

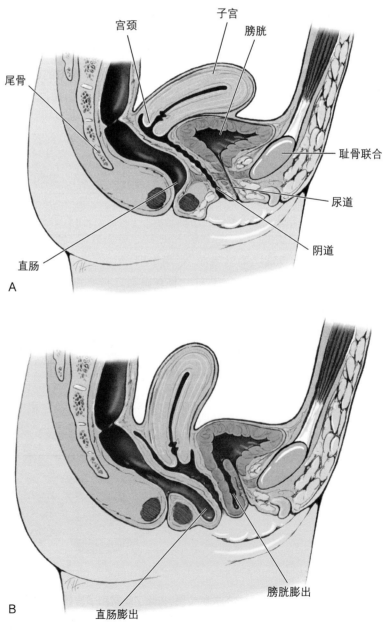

图 27.2　A:矢状面图表示盆腔正常解剖。B:膀胱膨出和直肠膨出

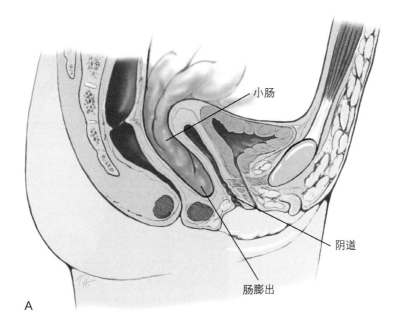

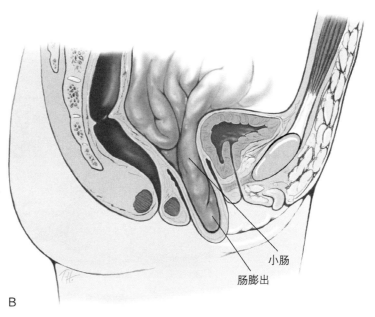

图 27.3　A:肠疝不伴有外翻。B:肠疝伴外翻

术后。

　　膀胱膨出是指膀胱和阴道前壁的脱垂。膀胱膨出通常发生于中线部位耻骨宫颈肌肉结缔组织薄弱或者与其侧方及上方结缔组织脱离的情况下。

　　子宫脱垂通常由于主韧带和宫骶韧带对阴道顶端的支持减弱,使得宫颈和子宫向阴道口脱出。

　　全盆底脱垂,包括子宫和阴道膨出,以及子宫切除术后阴道穹隆膨出,即全部阴道外翻(图 27.5)。

　　这些术语有时不甚精确,容易使人误将思路集中在膀胱、直肠、小肠或子宫上,而不是导致这些疾病的特定阴道支持结构的缺损方面。相应的支持结构缺陷将在手术治疗一节中讨论。

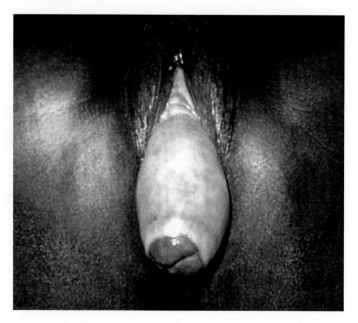

图 27.4　子宫脱垂,顶端与宫骶韧带复合体相脱离,阴道侧壁与盆内结缔组织分离

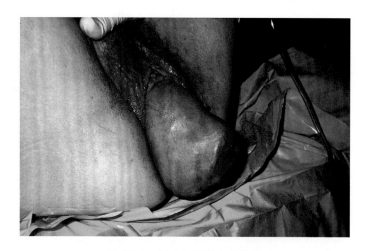

图 27.5　子宫和阴道完全外翻

手术解剖

盆底支持结构包括:

1. 盆底肌肉和结缔组织。

2. 阴道壁的纤维肌肉组织。

3. 盆内结缔组织。

盆内结缔组织包括:

1. 主骶韧带复合体,位于阴道上段和宫颈后方。

2. 侧方结缔组织,将阴道前壁与盆筋膜腱弓连接起来,将阴道后壁与肛提肌筋膜或者坐骨棘附近的盆筋膜腱弓连接起来。

3. 包绕盆腔器官会阴部周围的略微疏松的网状结缔组织。

图 27.1 所示为这些结构的走行。一般来说,完整的盆底结构包括有功能的耻骨直肠

肌和完整的主骶韧带复合体,能使直肠和阴道后屈位防止脱垂,并在直立位时使阴道直肠向下压向盆底层(图 27.6)。阴道壁的纤维肌肉层和其他盆内结缔组织能加强支持作用,当盆底功能受损时可起到重要的作用。

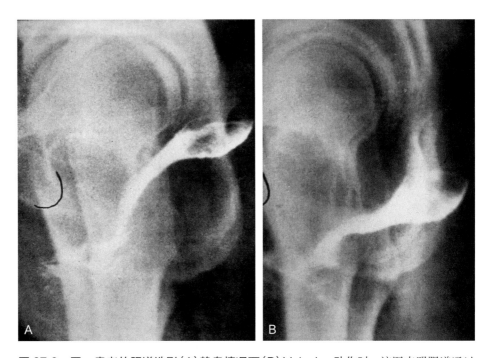

图 27.6　同一患者的阴道造影(A)静息情况下(B) Valsalva 动作时。该图表明阴道通过顶端主骶韧带向后牵拉和前部耻骨直肠肌的悬吊效应以及更远端的会阴体结构维持向后弯曲的状态

顶端

正常阴道顶端的支持结构包括主 / 骶韧带和阴道上段阴道旁纤维肌肉结缔组织的完整性,当子宫存在的情况下还包括宫颈旁筋膜。阴道上段的纤维肌肉组织与宫颈旁筋膜相互融合,并向侧方和后侧方与主韧带和宫骶韧带相连接(图 27.1)。阴道的纤维肌肉组织还在直肠乙状结肠交界处与直肠前壁相连接,形成子宫直肠陷窝的下界。主韧带和骶韧带是增厚的网状结缔组织,属于 I 水平的支持结构。它起源于骶椎 2~4 的侧缘,在腹膜后走行直到阴道上段和宫颈(图 27.1)。作为子宫直肠窝的前缘和侧缘,与坐骨棘交叉或正好位于其前方。输尿管距离宫骶韧带最近的地方是宫颈的侧后方。如果将输尿管或宫颈向前方及头侧牵引,通常主韧带和宫骶韧带就会作为子宫直肠窝的侧缘明显突出;但是腹膜皱褶也会有相似的外观。因此,单凭肉眼所见将缝线固定在这些结构上并不可靠。

顶端支持缺损包括:

1. 主韧带 / 宫骶韧带支持结构的缺失使得宫颈 / 子宫或阴道穹隆下降。

2. 阴道纤维肌肉层与直肠前壁相分离产生肠膨出,或乙状结肠膨出进入阴道直肠间隙。

3. 阴道上段纤维肌肉组织的撕裂或削弱,通常是子宫切除术后,导致中央型顶端下降,表现为气球样缺损。

这些缺陷经常同时发生。主韧带和宫骶韧带在进入宫颈和阴道上段处发生断裂和撕裂,同时伴有组织缺损;阴道顶端下降的患者,主韧带和宫骶韧带往往在邻近坐骨棘头侧的腹膜处有增厚(13)。

前盆腔

前盆腔包括阴道前壁、前壁附属结构、尿道和膀胱。膀胱的支持结构是菱形的阴道前壁(特别是它的纤维肌肉层),阴道前壁向两侧与盆筋膜腱弓相连(图27.7)。向下纤维肌肉层与覆盖左右耻骨直肠肌、耻尾肌和耻骨降支的结缔组织相融合。尿道主要由这些结缔组织和耻骨尿道韧带所支撑。在顶端,阴道纤维肌肉层与宫颈前筋膜和主韧带复合体的结缔组织相融合。直立位时,菱形的阴道前壁与水平面呈30°的方向。菱形板的中央有一些向下膨出,但如果盆底解剖和功能正常则可以被阴道后壁和直肠的支撑作用所抵消。

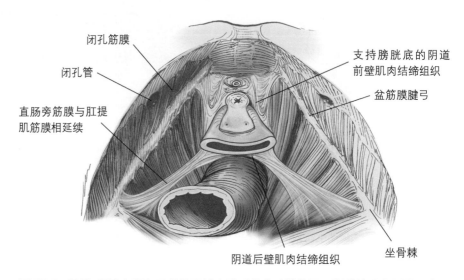

闭孔筋膜
闭孔管
直肠旁筋膜与肛提肌筋膜相延续
支持膀胱底的阴道前壁肌肉结缔组织
盆筋膜腱弓
阴道后壁肌肉结缔组织
坐骨棘

图27.7 膀胱、阴道上段和乙状结肠被去除后的盆腔结构图。阴道前壁的纤维肌肉层通过盆内结缔组织与盆筋膜腱弓相连,支撑膀胱。直肠旁筋膜(Denonvillier筋膜)包括阴道后壁的纤维肌肉组织及其与肛提肌筋膜侧方连接的结缔组织

支持结构缺损包括阴道壁纤维肌肉的撕裂和减弱,或者其与骨盆侧壁、宫颈、主韧带复合体和耻骨的分离。纤维肌肉层撕裂的特异部位经常很难辨认。

体格检查可能有如下发现:

1. 中央型的气球样缺损。
2. 膀胱颈以下阴道壁部分区域的下降。
3. 宫颈和阴道顶端的下降。
4. 阴道侧沟的存在与否,能提示与盆筋膜腱弓的侧方连接存在与否。

后盆腔

直肠和阴道后壁的支持结构包括后方的盆底肌肉结缔组织和Denonvillier(直肠旁)筋膜,即阴道后壁的纤维肌肉层及其向两侧与肛提肌筋膜的连接(图27.8)。Denonvillier筋膜与肛提肌筋膜连接处,在阴道的中上段与盆筋膜腱弓融合,并延伸至坐骨棘水平。环绕直肠和阴道的较稀疏的网状结缔组织也提供一些支持作用。

阴道上段的纤维肌肉层与宫颈旁筋膜以及扇形的主韧带结构相融合。阴道后壁纤维肌肉层与直肠前壁的连接处正好位于直乙交界下方,其完整性能防止肠膨出发生。在阴道远端,纤维肌肉层向侧方与耻骨直肠肌筋膜相融合,向下与球海绵体肌及中央会阴结缔

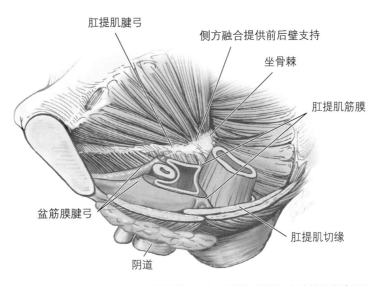

图 27.8　阴道中下段的矢状斜位图,表示阴道后壁肌肉结缔组织与肛提肌筋膜的侧方连接,以及阴道前壁与盆筋膜腱弓的连接。这些连接在坐骨棘附近的某点相融合,此处阴道更像椭圆形状

组织相融合。因此,正常的盆腔后方支持结构是一结缔组织板,侧方连接如上所述,后方达 S_{2-4} 水平,向下达会阴体。该纤维肌肉板不仅能保持直肠位置,而且能通过将会阴体与骶骨的连接防止会阴体下降。盆底肌肉特别是耻骨直肠肌有持续的静息张力来闭合生殖裂孔,并将阴道远端和肛直肠交界向耻骨联合方向牵拉产生肛直肠角,使直肠、阴道和膀胱底保持后屈位。

尸体解剖学研究推测,大多数直肠膨出是由于 Denovillier 筋膜的侧方、顶端和会阴体连接处的断裂,以及筋膜本身断裂所致(14)。会阴体连接部位的脱离,可同时合并会阴膜缺损,被称为会阴直肠膨出,最常见的症状是排便困难。顶端分离通常与肠膨出和乙状结肠膨出有关。

评估

尽管 50 岁以上妇女有大约 50% 的患有某种程度的盆腔器官脱垂(15),其中只有不足 20% 寻求治疗(16)。这可能归结于很多原因,包括缺乏症状、尴尬或对治疗方法缺乏了解。尽管盆腔器官脱垂不是威胁生命的疾病,但是该病意味着社会的沉重负担,影响个体活动、心理健康和生活质量。

症状　　盆腔器官脱垂通常伴随着排尿功能障碍,包括尿失禁、梗阻性排尿症状、尿急、尿频,极端情况下表现为尿潴留以及肾脏受累所致的疼痛或无尿。其他与盆腔器官脱垂相关的症状,包括盆腔痛、排便问题(如便秘、腹泻、里急后重和粪失禁)、后背和侧腹部疼痛、全盆腔不适和性交痛。因脱垂就医的患者可能有一个或几个症状。**治疗选择通常取决于症状的严重程度和脱垂的程度,以及患者的全身健康状况和活动水平(16)。**

有关盆底功能障碍症状与脱垂的程度、部位等关系的研究还很少(17~19)。如果体格检查发现为轻度脱垂,则任何与之相关的症状都需要仔细评估,特别是考虑手术的时候。最近一项针对 330 例患者的回顾性研究表明,重度脱垂患者很少有尿失禁症状,更倾向于用手回纳脱垂组织后再排尿。因此,仔细地评估下尿路症状非常重要。该研究还发现脱垂的严重程度与肠道症状和性功能障碍没有相关性(20)。

体格检查　　　评价盆腔器官脱垂的患者时,可将盆腔分为不同的区域,每个区域可表现出特异性的缺陷。应用 Graves 窥具或 Baden 拉钩能帮助评价阴道穹隆膨出。评估前盆腔和后盆腔时最好用单叶或 Sim 窥具检查。即当检查前盆腔时,把窥具放在阴道后壁向下牵拉,当检查后盆腔时,把窥具放在阴道前壁向上牵拉。在评价后盆腔缺陷时三合诊检查也很有用,可用于区分阴道后壁缺损和顶端分离所致的肠疝或两者兼而有之。

如果怀疑阴道前壁侧方连接缺陷,可以将环形钳(或 Baden 拉钩)放在 45°角的位置上,向头侧和侧壁压迫阴道穹隆,使之紧贴盆侧壁,以此评价是否有侧盆壁结缔组织的分离。

在评价不同区域时,应该鼓励患者做 Valsalva 动作获得最大限度的脱垂。如果 Valsalva 动作时检查所见与患者描述的症状不相符,那么膀胱排空后行站立位的向下用力检查可能会有帮助(20,21)。

分期系统　　　该病有许多分期系统。一般将之分为 0~3 度或 0~4 度,脱垂越严重分期越高(22)。**目前被国际尿控协会认可的系统是盆腔器官脱垂定量分期系统,即 POP-Q(23)。** 该标准化的定量分期系统有利于临床医师之间和研究者之间的沟通,并准确记录疾病的进展。该系统对阴道的特定位点进行解剖描述。以阴道和外阴的 9 个点作为标记,将其与处女膜之间的最远距离以厘米(cm)表示,用来进行脱垂的分度(从 0 至Ⅳ度)(图 27.9)。尽管实际临床工作没有必要如此繁琐,临床医师们还是应该熟悉 POP-Q 系统,因为大多数发表文章用它来描述研究结果。较以往系统相比,POP-Q 系统的两个最重要的优点是:(i)应用标准方法定量测量用力情况下相对于固定参照点(处女膜)的距离;(ii)能够评价阴道各个部位的脱垂。

POP-Q 定量分期法测量阴道内的六个点(前盆腔、中盆腔和后盆腔各两个点)与处女膜之间的距离。测量六个点的解剖位置与处女膜之间的距离,用厘米(cm)表示,处女膜内为负数,处女膜外为正数,处女膜平面代表零。 POP-Q 系统的另外三个指标包括生殖裂

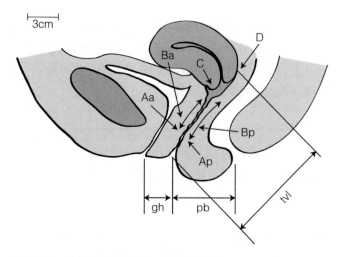

图 27.9　**女性盆腔器官脱垂分期系统(POP-Q 法)的标准化术语。** 该图显示了 POP-Q 系统中的各个位点的解剖位置,包括前壁(Aa,Ba)、中央(C、D)和后壁(Ap,Bp)6 个点,以及生殖裂孔(gh)、会阴体(pb)、阴道总长度(tvl)

孔、会阴体和阴道总长度(23)。

生殖裂孔长度指从尿道外口中央到处女膜后缘中点的距离。会阴体是指生殖裂孔的后缘到肛门开口中央的距离。阴道总长度是指当阴道顶端回复到正常位置时阴道的最大深度。除阴道长度外,所有测量值均为最大用力情况下所得值。

阴道前壁的测量点被称为 Aa 和 Ba,Ba 点随着前盆腔脱垂的程度而变动。Aa 点代表阴道前壁距离尿道外口 3cm 处,相当于膀胱颈的位置。根据定义,该点位置的变化范围是 −3 至 +3。Ba 点代表自 Aa 点到阴道前穹隆或宫颈前唇之间阴道前壁脱垂最远点。该点可由患者支持缺损的性质不同而变化。例如,Ba 点为 −3 时代表没有脱垂(该点永远不会小于 −3),当阴道完全外翻时 Ba 点的数值就与阴道总长度相等。

描述中盆腔的是 C 点和 D 点。C 点代表宫颈最远端或子宫切除术后阴道穹隆最远端。D 点表示后穹隆的位置;如果宫颈缺如则忽略。该点代表宫骶韧带与宫颈后方连接处的水平。用于鉴别支持结构缺陷与宫颈延长。

后盆腔缺陷的测量与前盆腔相似:与之对应的是 Ap 和 Bp。九个测量值可以简单用线性方法记录(如 −3、−3、−8、−10、−3、−3、11、4、3 分别对应 Aa、Ba、C、D、Ap、Bp、阴道总长度、生殖裂孔长度和会阴体长度)。依据阴道总长度不同,六个阴道内测量点有可能的变化范围如表 27.1 所示。采集测量数据后,根据脱垂最远端的数值就可以进行分期了(表27.2)。

表 27.1　盆腔器官脱垂定量分期法中六个特定点的可能范围

点	定义	变化范围
Aa	阴道前壁距处女膜 3cm 处	−3cm 至 +3cm
Ba	阴道前壁最远点	−3cm 至 + 阴道总长度
C	宫颈或阴道穹隆	± 阴道总长度
D	后穹隆(如果没有子宫切除术史)	± 阴道总长度或者省略
Ap	阴道后壁距处女膜 3cm 处	−3cm 至 +3cm
Bp	阴道后壁最远点	−3cm 至 + 阴道总长度

TVL,阴道总长度
女性盆腔器官脱垂和盆底功能障碍性疾病的标准化命名

表 27.2　盆腔器官脱垂分期

0 度	无脱垂。Aa、Ap、Ba、Bp 均在 −3cm 处,C 点在 - 阴道总长度和 -(阴道总长度 −2cm)之间。
Ⅰ 度	脱垂最远端在处女膜平面上 >1cm
Ⅱ 度	脱垂最远端在处女膜平面近端或远端 <1cm
Ⅲ 度	脱垂最远端在处女膜平面以下 >1cm,但小于阴道总长度 −2cm
Ⅳ 度	完全或几乎完全的阴道外翻,脱垂最远端 > +(阴道总长度 −2cm)

女性盆腔器官脱垂和盆底功能障碍性疾病的标准化命名

最初看 POP-Q 系统非常令人费解;但是测量工具(如有刻度的环形钳或有棉签头的探针)能帮助不熟悉该系统的人学会应用。POP-Q 系统提供了一个标准化的测量系统,能够更精确地评价盆腔器官脱垂患者的手术效果,确保统一、可靠以及部位特异性的描述。有意思的是,在临床工作中应用 POP-Q 系统可以将脱垂以连续变量的方式进行描述,这比单纯以分期描述更有统计学效力(24)。从美国妇科泌尿学会可以获得讲述该评分系统以及应用演示的视频(25)。

临床工作中,至少要有三个测量值:即表示阴道前壁、后壁和宫颈或阴道穹隆最膨出部位与处女膜的距离,以厘米(cm)表示。

正如前所述,不论是旧的分期系统还是 POP-Q 系统,重要的是记录检查中最有意义的发现。这将有助于记录患者的基础状态和治疗效果。

盆底肌肉功能评估

盆腔检查的同时应该评价盆底肌肉功能。患者取膀胱截石位,双合诊检查后检查者可以触摸到耻骨直肠肌和耻骨尾骨肌,位于处女膜内沿侧盆壁大约 4 点和 8 点的位置。检查者可以感知基础肌张力,收缩时是否张力增加,还可以感知收缩强度、持续时间和对称性(26)。**还应该进行三合诊检查评价肛门括约肌复合体的基础肌张力和收缩力量。**

作为盆腔器官脱垂相关检查的一部分,常常需要测量尿道活动度。**许多脱垂的妇女会有尿道高活动度(即静息情况下尿道角度大于 30°,或者最大用力时角度大于 30°)。** 尿道高活动度合并尿失禁的症状可以帮助决定是否应该行抗尿失禁的手术。研究表明,几乎所有盆腔器官脱垂Ⅱ~Ⅳ度的患者都有尿道高活动度,无症状的经产妇平均最大角度为 54°(27,28)。盆腔检查时,将尿道用聚维酮碘消毒后,利多卡因凝胶涂抹尿道或者涂在棉签顶部。将棉签放在尿道内尿道膀胱交界处,应用测角器(图 27.10)测量棉签棒与地面之间形成的角度,包括基础尿道角度和最大用力时的角度。

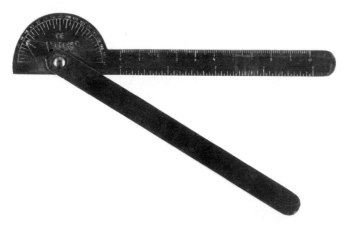

图 27.10　测角器,用于棉签试验时测量基础尿道角度和最大用力时的尿道角度

膀胱功能评估

脱垂的患者可以表现出所有下尿路症状。尽管一些患者可能没有明显症状,但是获得膀胱和尿道功能的客观信息仍然很重要。对于严重盆腔器官脱垂患者,脱垂产生的尿道扭曲效应可能掩盖潜在的漏尿问题,因此应该将脱垂复位行基础膀胱功能测定来模拟脱垂治疗后膀胱尿道功能状态。至少应该做以下检查:清洁尿或者导尿所得的尿液标本行感染相关的检查、残余尿测定,以及作为门诊膀胱测压的一部分评估膀胱感觉。目前还没有对残余尿异常的界定值达成共识,如果患者排出了 150ml 尿或更多,那么残余尿小于或等于 100ml 是可接受的(27)。门诊进行膀胱测压时还可以进行脱垂复位后的压力试验,可以应用子宫托、大棉签、环形钳或者窥具后叶等。应该注意避免尿道被过度拉直(导致假阳性结果)或梗阻(导致假阴性结果)。通过将阴道顶端向骶骨方向的顶压可以减少这些风险。

肠功能评估

根据患者症状、缺陷类型和部位,一旦决定行后盆腔的手术治疗,应该选择合适的路径,告知患者预期效果和潜在的不良反应,比如疼痛和性功能障碍。**如果患者直肠膨出伴有排便功能障碍,如便秘、排便疼痛、排便或者排气失禁或任何肛提肌或者肛门括约肌痉挛的体征,应该对这些伴发情况进行适宜的评估和保守治疗,从术前即开始并延续至术后**(28)。

影像学检查

对于盆腔器官脱垂的患者并不常规行骨盆的诊断性影像学检查。但是如果有临床指征,那么可做的检查包括膀胱功能的荧光透视检查、盆腔超声检查、怀疑肠套叠或直肠黏膜脱垂的患者可以行排粪造影检查。磁共振成像在评价盆腔疾病方面的应用越来越多,如苗勒管发育异常和盆腔痛等,但是对于脱垂患者还没有广泛应用于临床,现主要用于科研。

治疗

非手术治疗

非手术治疗包括保守的行为疗法和应用器具。**通常非手术疗法用于轻、中度的患者,希望保留生育功能,不适合手术治疗或不愿意手术治疗的患者。**

保守治疗

保守治疗包括改变生活方式或物理干预,比如**盆底肌锻炼**(PFMT)。该方法通常主要用于轻、中度患者;对于其治疗脱垂及其相关症状的真正价值还不清楚(29,30)。**保守治疗的目标如下**(31):

- 预防脱垂加重
- 减轻症状的严重程度
- 增加盆底肌肉的强度、耐力和支持力
- 避免或延缓手术干预

生活方式的干预包括减轻体重,减少腹压增加的活动。这些干预应该是最先实施的。目前还没有病例研究、前瞻性研究或者随机对照试验来说明该方法对于脱垂治疗的有效性。

盆底肌锻炼可能限制轻度脱垂及其相关症状的进展(32,33);**但是当脱垂超出处女膜水平以外,其有效率降低**(34)。

有研究证实了生物反馈治疗直肠脱垂相关排便功能障碍的有效性(35)。32 例女性直肠排空障碍患者,中位年龄 52 岁(范围 34~77 岁),造影提示直肠膨出至少 2cm,指导她们进行行为训练。短期和中期的随诊结果报告(中位时间 10 个月;2~30 个月),56% 的患者(n=14)感觉症状稍有改善,16%(n=4)症状明显改善,其中 3 例(12%)症状完全缓解。生物反馈治疗后即刻就会有排便用力(67;50%)、便不尽感(73;59%)、需要手指辅助排便(79;63%)等方面中等程度的好转,并在随诊过程中一直保持。随诊中肠蠕动频率也显著正常化($P=0.02$)。研究者们得出结论,认为行为训练包括生物反馈治疗,**对于直肠膨出相关排便障碍的患者可能是有效的初始治疗方法。**

器具

应用器具如子宫托治疗的患者通常是那些由于医学原因不能手术,希望避免手术或

者脱垂严重使得其他非手术治疗方法不可行时。还有人将指征扩展到妊娠相关脱垂以及老年妇女的脱垂和尿失禁治疗中。有研究表明,年龄大于65岁的患者,有严重内科合并症,有性行为者往往是成功的子宫托应用者(36,37)。应用不成功或者要求手术者往往与阴道长度短(≤6cm)、阴道口宽大、性活动、压力性尿失禁、Ⅲ~Ⅳ度的后盆腔膨出、初次就诊就要求手术治疗等因素有关(38)。来源于少数文献的综述和报告推荐将子宫托作为盆腔器官脱垂的一线治疗方法,但是有关子宫托的选择和使用管理方面还缺乏共识(39)。大多数信息来源于描述性或回顾性的研究,少数来源于前瞻性的研究,以及厂家推荐和临床经验。

子宫托能在阴道穹隆部对盆腔器官提供支持作用。**对于脱垂患者有两种类型的子宫托——支撑型和填充型(39)。环形子宫托(有隔膜)是常用的支撑型子宫托,而Gelhorn子宫托是常用的填充型子宫托。环形和其他支撑型子宫托用于Ⅰ度和Ⅱ度脱垂的患者,而填充型子宫托适用于Ⅲ度和Ⅳ度脱垂的患者(40)。**目前还不清楚是否规律应用子宫托能够预防疾病的进展。一项前瞻性队列研究探讨了该问题,共有56名妇女应用合适的子宫托,其中有33.9%(n=19)连续应用至少1年(41)。POP-Q系统用于基础状态评估和随访(23)。每次随诊前48小时取出子宫托,但是应用子宫托的依从性无法确认。结果显示没有患者病情加重,4例(21.1%,95%CI 0.2,43.7%)有改善。改善者全部是前盆腔脱垂的患者。

对于盆腔器官脱垂Ⅰ~Ⅱ度合并压力性尿失禁者,可以考虑使用抗尿失禁子宫托,研究表明随诊12个月满意度超过50%(42)。目前还没有盆腔器官脱垂患者应用子宫托的随机对照试验(43)。同样也没有对子宫托应用的注意事项(如更换的间隔)、局部雌激素作用、不同类型的盆腔器官脱垂选用何种子宫托等问题达成共识指南(43)。图27.11所示为制造商建议和不同类型的子宫托。有报道Ⅱ度及以上患者应用Gelhorn和环形隔膜子宫托能获得有效和满意的结果(36)。2~6个月后,佩戴成功的妇女中有77%~92%感觉满意,意向分析表明所有将子宫托作为初始治疗的妇女有44%~67%感觉满意。目前还少有子宫托治疗盆腔器官脱垂随访时间超过4周的病例报道(36,38,44,45)。

子宫托应用可能出现的并发症包括阴道分泌物和异味。可能会出现子宫托脱落的现象,或因子宫托太大导致溃疡或刺激。**阴道脱垂复位后,可能会出现新发压力性尿失禁或原有症状加重**,其他罕见但更严重的并发症包括膀胱阴道瘘、直肠阴道瘘、小肠嵌压、肾积水和脓尿等也有报道(46~48)。

放置和管理

放置子宫托需要考虑一系列问题,首先是患者的意愿和应用动机。一般来说如果她有手术史或强烈地避免手术的愿望,她可能会对开始尝试子宫托治疗很配合。其他问题包括目前的性功能状态、体力活动的类型和持续时间、阴道壁和宫颈的状态等。对于低雌激素水平的妇女,建议长期维持阴道内局部雌激素治疗。

选择合适的子宫托

患者排空膀胱后取膀胱截石位。医师戴干手套以便能更好地握住子宫托,必要时还需使用水溶性的润滑剂。阴道指诊后用环形钳回纳脱垂组织或者膀胱颈后估计子宫托的大小。确定大小以后,再根据患者的需要及活动水平来选择合适的类型。**放置后要患者站立、做Valsalva动作、咳嗽来确保子宫托不脱落。**应该确保子宫托能够提供患者所需要的支持并能控制漏尿。离开诊室前应保证患者戴子宫托时能排尿。合适的大小还体现在示指能插入子宫托和阴道壁之间。患者戴子宫托的时候应该感觉舒适。

插入子宫托时可以用水溶性的润滑剂,折叠或挤压子宫托缩小体积,进入阴道后将之

子宫脱垂
1. Ⅰ度和Ⅱ度脱垂
　　O 带支撑的环形子宫托
　　U 不带支撑的环形子宫托
　　R Shaatz 子宫托
　　I regula 子宫托
2. Ⅲ度脱垂
　　X 面包圈型子宫托
　　L,M,N 带杆子宫托
　　W 充气球型子宫托
　　G 立方体子宫托
　　F 双立方体子宫托
膀胱膨出和直肠膨出
　　J Gehrung 子宫托
　　I Regula 子宫托
膀胱膨出 + 压力性尿失禁
　　K 带结节的 Gehrung 子宫托
压力性尿失禁
Ⅰ. 单纯压力性尿失禁
　　T 环形抗尿失禁托
　　A,D,E,H Hodge 子宫托
Ⅱ. 合并轻度脱垂
　　P,Q 带或不带支撑和结节的环形子宫托
　　V 抗尿失禁盘
Ⅲ. 合并脱垂和膀胱膨出
　　S 带制成的盘型子宫托
　　Q 带支撑和结节的环形子宫托
宫颈功能不全
　　E Hodge ⎰子宫托(可辅助宫颈环扎术)⎱
　　C Smith ⎱子宫托　　　　　　　　　　⎰

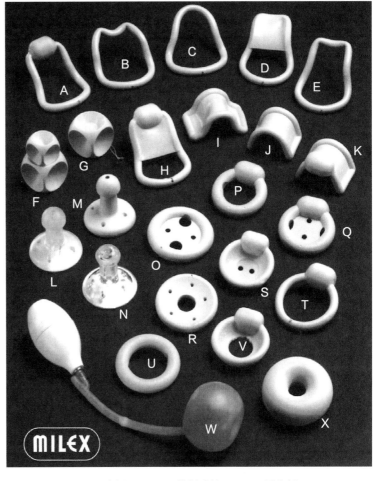

A 带结节的 HODGE 子宫托(硅胶)　B Risser 子宫托(硅胶)　C Smith 子宫托(硅胶)　D 带制成的 HODGE 子宫托(硅胶)
E HODEG 子宫托(硅胶)　F 双立方体子宫托(硅胶)　G 立方体子宫托(硅胶)　H 带支撑和结节的 HODGE 子宫托(硅胶)
I REGULA 子宫托(硅胶)　J Gehrung 子宫托(硅胶)　K 有结节的 Gehrung 子宫托(硅胶)　L 95% 硬度的带杆子宫托(硅胶)
M 可弯曲带杆子宫托(硅胶)　N 硬带杆子宫托(丙烯酸)　O 带支撑的环形子宫托(硅胶)　P 带结节的环形子宫托(硅胶)
Q 带支撑和结节的环形子宫托(硅胶)　R Shaatz 子宫托(硅胶)　S 带支撑的抗尿失禁盘(硅胶)　T 环形抗尿失禁托(硅胶)
U 环形子宫托(硅胶)　V 抗尿失禁盘(硅胶)　W 可充气球(乳胶)　X 面包圈子宫托(硅胶)

图 27.11　用于治疗各种程度脱垂的子宫托

上推至耻骨联合之后,并尽量向后避开尿道。教会患者怎样放置和取出子宫托,根据患者自己的情况可以在站立位也可以在平卧位进行(49)。

　　环形子宫托,不论有无支撑,是最常用的类型。最容易折叠、插入和取出。**Gellhorn和立方形**子宫托对患者来说最难放入和取出。它们通过占据空间和对周围组织的吸力来提供强有力的支撑。需要取出时,要首先释放其吸力。立方形子宫托应该每天取出;Gellhorn 可以放置时间偏长一些(最长 6~8 周)。**Donut 子宫托**也很常用,属于填充式子宫托,适用于大的阴道穹隆膨出、会阴体支持差的阴道完全外翻但阴道口完整性好的妇女。**应该询问患者是否有乳胶过敏,教会患者每** 2~3 天取出并清洁器具。尿失禁子宫托、环和有支撑的盘状子宫托也很容易折叠、插入和取出(50)。

随诊建议

　　开始放置子宫托后,患者应该在 1~2 周时随诊一次,然后 4~6 周时再随诊一次,随诊间隔取决于患者应用子宫托的独立性,放置和取出的熟练程度,患者的认知能力和活动能力(44)。此后的随诊间隔时间为每 6~12 个月,取决于医师的要求和患者是否能有效地放置和取出子宫托。如果患者需要找医师来取出和清洗子宫托,那么4~12周的间隔时间可能更合适。

随诊时应该确保子宫托放置正确、对脱垂能提供支持以及有控尿效果。由于选择合适的子宫托需要不断地尝试,因此在最初放置后不止一次地改变大小和类型的情况并不少见。应该检查子宫托是否完整,周围组织是否有压痛、溃疡等表现(44)。

手术治疗

手术的基本目标是缓解脱垂引起的症状,大多数情况下还能重建阴道解剖来维持或改善性功能,而没有严重的不良反应和并发症。有时当不需要保留性功能时,封闭手术更加适宜而且也能缓解症状。手术指征和手术时机需灵活掌握,没有定规。许多脱垂严重的患者没有或很少有症状,而一些程度较轻的患者自觉症状非常严重。令人困惑的是许多“症状”与解剖缺陷并无特异相关性,焦虑可能会加重病情。一般情况下,手术适用于那些保守治疗效果不满意者,或不愿意保守治疗的患者。主要是有症状的脱垂、脱垂大于Ⅱ度或Ⅱ度脱垂进展明显的患者。所有患者都应该给予选择尝试保守治疗的机会(51)。

手术路径包括经阴道、经腹部和腹腔镜,或这几种方法的联合。依据脱垂的程度和部位,手术可能需要对阴道前壁、顶端、后壁和会阴体进行联合修补。还可同时行抗尿失禁和粪失禁的手术。手术路径的选择要根据脱垂的类型和严重程度、术者的训练和经验、患者的倾向和手术的预计目标等。

纠正盆腔器官脱垂的手术大致分为以下三类:(i)修复性手术,应用患者自身的支持结构;(ii)替代性,用永久性的移植物来代替缺损的结构;(iii)封闭性,全部或部分封闭阴道。

这种分类方法有一些武断性,并非互相排斥。例如,阴道修补术时移植物可被用来加强修复效果,或用于替代缺损的或缺失的支持结构。在骶骨阴道固定术中移植物被用来替代支持阴道顶端的结缔组织(主韧带和宫骶韧带)。选择一种适宜的手术除了要缓解与脱垂相关的症状外,也必须考虑到排尿、排便以及性功能状态。

是否应该修复所有的缺陷还有争议。对自体组织薄弱的患者应用替代材料的手术成功率要高于不用替代材料者,有时一个缺陷部位的修补可能会对另一个缺陷部位造成更大的张力。处理要根据患者的临床表现、期望、特异的解剖缺损类型(术前或有时在术中发现),以及是否存在下尿路和肠道功能障碍等综合考虑(51)。

经阴道手术

阴道顶端中盆腔区域

有时阴道顶端缺陷的检查很困难。当存在大的前盆腔或后盆腔缺损时很容易被漏掉。如果怀疑顶端缺陷但不确定,手术医师可以在术中进行顶端支持的评估并设计处理方案。宫颈钳钳夹宫颈或用Allis钳钳夹阴道穹隆后向中央和侧方牵拉组织可以显示出其他方法难以发现的缺陷。

经阴道修复包括腹膜外手术比如骶棘韧带悬吊术、髂尾肌悬吊术和高位阴道旁悬吊术,即将阴道穹隆顶端在坐骨棘水平缝合于盆筋膜腱弓上,还有腹膜内手术,比如宫骶韧带悬吊术和McCall后陷凹成形术(51)。较为公认的是将阴道顶端向后上方悬吊将之固定在骶岬或其后下方。如果将阴道顶端向前悬吊则改变了阴道的轴向,会增加后盆腔缺陷的发生率,包括直肠膨出、肠膨出和乙状结肠膨出等。

处理顶端缺陷手术的一般原则是:

1. 如果存在上段阴道壁结构薄弱(即纤维肌肉层缺损),应该进行修复或者用移植物覆盖。

2. 悬吊阴道穹隆或宫颈时应无张力。

3. 在直乙交界部位及以下的阴道上段和直肠之间任何缺陷均应被纠正。

肠膨出修复包括：

1. 闭合腹膜缺损从而去除疝囊，关闭其下的筋膜或纤维肌肉层缺损。

2. 分离并缩减腹膜疝囊，闭合缺损。

3. 经腹 Halban 或 Moschowitz 手术，或经阴道行 McCall 或 Halban 手术打开疝囊后再关闭疝囊(52)。

以往治疗症状性子宫脱垂的方法是子宫切除手术，可以经阴道或腹部完成，手术同时行阴道顶端悬吊并修复共存的其他缺损。如果保留子宫或宫颈，顶端支持的手术有 Manchester 和 Gilliam 手术，并将宫颈固定于骶棘韧带。 本节所描述的其他手术方法也可用于需要保留子宫的患者。目前还没有足够的数据评价保留子宫悬吊手术的效果。没有宫颈的情况下，除修复纤维肌肉缺损外，还应该将阴道顶端前后的纤维肌肉层均悬吊起来。

骶棘韧带缝合固定术

该手术将阴道顶端固定于骶棘韧带，即尾骨肌的肌腱成分，最先出现于 1958 年，随后在欧洲和美国被改良(53~56)。**传统的腹膜外路径是通过阴道直肠间隙，在坐骨棘水平穿过直肠旁筋膜(Denovillier 筋膜)暴露肌肉和韧带。还可以有其他方法暴露该韧带，如通过前侧方路径，宫骶韧带后方的顶端路径，以及腹腔镜路径(57~59)。** 有人推荐行双侧骶棘韧带悬吊固定术，可是这种方法可能会对缝线施加较大的张力，有时阴道壁会在悬吊水平上形成条带压迫直肠(60,61)。这样会导致排便功能障碍还有争议。骶棘韧带缝合固定术的优点包括：(i) 它是经阴道腹膜外路径；(ii) 使阴道后屈位；(iii) 如果操作方法正确，效果相对持久。据报道随诊时间从 1 个月至 11 年不等(51,62)，阴道顶端支持的成功率很高(89%~97%)。可是也有报道术后阴道前壁膨出的发生率较高(63,64)。目前还不清楚这种情况是否与手术本身增加了阴道后屈程度，或接受这种手术的患者本身就有阴道纤维肌肉层支持结构缺陷有关，尤其术前没有发现同时存在的前盆腔缺陷的患者更易发生。该手术的其他缺点包括：(i) 充分暴露韧带相对困难；(ii) 阴道向侧方固定点非生理性弯曲；(iii) 当阴道长度有限时如反复多次手术的患者，不能保证无张力缝合；(iv) 对坐骨神经、阴部神经和血管的潜在损伤风险；(v) 如果纤维肌肉缺陷涉及顶端大部分区域，有时需要缩短或缩窄阴道上段。

髂尾肌阴道悬吊术

该手术将阴道顶端固定于髂尾肌肌肉和筋膜上，通常是双侧进行(61,65,66)。腹膜外路径是通过阴道后方。与其他阴道悬吊手术相比，采用该方法的文献报道最少(65~67)；但其治愈率与骶棘韧带缝合固定术相仿(51)。经阴道后壁中间切口分离组织间隙到坐骨棘，以此为标志物确认骶棘韧带，坐骨棘向前下方即为髂尾肌筋膜。用 1 号聚对二氧环己酮缝线穿过筋膜与阴道顶端相缝合。相比骶棘韧带固定手术，该手术双侧缝合更加容易，对于阴道缩短者特别适用。与其他经阴道悬吊术相比损伤大血管、神经或输尿管的风险低。

宫骶韧带悬吊术

最早从 1938 年开始有宫骶韧带悬吊术及其各种改良术式，适用于子宫切除术时预防脱垂发生或治疗阴道顶端脱垂(68)。**在一项对 302 例患者的观察性研究中，作为治疗**

性手术方法将阴道顶端悬吊于宫骶韧带上(坐骨棘水平之上),结果显示成功率很高(69)。进入子宫直肠窝后,通常宫骶韧带残端就位于坐骨棘头侧的盆侧壁腹膜附近。每侧韧带要与阴道的前后壁纤维肌肉层缝合三针。有些医师还将两侧宫骶韧带相缝合,关闭子宫直肠窝来治疗或预防肠膨出(70)。有些医师将阴道左右穹隆分别固定于同侧的宫骶韧带上,保留子宫直肠窝避免挤压直肠影响肠道功能。

研究表明术后最初几年内顶端脱垂的复发率为 2%~5%,与其他经阴道顶端修补手术效果相仿或更好,阴道前壁膨出的复发率低于骶棘韧带缝合固定术(69,71)。最常见的严重并发症是继发于输尿管打结或者输尿管被卷入缝线后的梗阻。发生率可高达 11%(71)。建议术中行膀胱镜检查注射靛胭脂染料检查双侧输尿管的通畅性,可以解决上述问题。

多条缝线缝合可能增加组织缺血坏死的风险,导致手术失败。一项病例研究结果提示,当双侧韧带各悬吊一针时,71 例患者随诊 21.3 个月,15% 的患者表现为 I 度复发,无 II 度复发者(72)。首先要显露术野,子宫切除术中通过阴道残端,穹隆膨出时将阴道残端横行切开,保留子宫和宫颈者通过后穹隆切开术均可暴露韧带结构。如果阴道壁顶端薄弱,可将之切除。通过用 Breisky-Narratil 拉钩暴露乙状结肠外侧的侧盆壁,用纱垫排开小肠将之推向头侧,展开侧盆壁的腹膜(图 27.12A)。触摸到坐骨棘后,用 0 号或者 1 号聚丙烯缝线穿过腹膜及相邻的韧带,穿入点分别位于坐骨棘头侧 1cm 水平以及坐骨棘平面水平。牵拉缝线触摸缝合部位能够感知到韧带结构包含其中。标记缝线,将前盆腔修复之后再打结。将阴道后壁顶端的腹膜从阴道纤维肌肉层分离开来。然后缝线穿过阴道前后壁的纤维肌肉组织,锁住前后壁结缔组织,将之固定于阴道顶端,打结后阴道顶端会拉向韧带(图 27.12B)。如果有直肠阴道隔的肠疝,就将之分离、关闭,将直肠前筋膜或直肠前壁与阴道后壁的纤维肌肉组织缝合,缝合点位于悬吊点的尾侧。用 1~2 针可吸收线缝合阴道穹隆两角,关闭阴道前后壁。也可以将残端中央的阴道前后壁缝合一针打一方结。将悬吊线拉紧打结后再将其他线打结,连续缝合关闭阴道残端。膀胱镜检查来证实输尿管的通畅性。150 例手术中仅有 2 例输尿管排尿不畅。随访 1 年多时间,该手术对所有 58 例患者 POP-Q 系统中的 C 点和 D 点提供了足够的支持(72)。

前盆腔

阴道前壁修补术

从解剖上纠正阴道前壁缺陷或者膀胱膨出后,通常会缓解肿物脱出或者压迫的症状,如果没有神经病变,还可改善脱垂相关的排尿功能障碍。如果是单纯明确的中线型缺陷,可将薄弱的阴道壁切除后再将缺陷部位折叠加固缝合。大多数中央型前壁缺损需要广泛地分离膀胱阴道间隙。分离出间隙后,术者将阴道黏膜和黏膜下层与纤维肌肉层分开直到缺损的外侧,然后将纤维肌肉层进行中线折叠缝合加固,再切除多余的阴道上皮并对合(72~78)。保持修复后的纤维肌肉组织与支持良好的阴道顶端的连续性非常重要。如果同时进行阴道顶端的悬吊手术,则阴道壁修补术的时机应该在顶端悬吊缝线到位后但是尚未打结时。分离应该从外翻的阴道残端开始向外到膀胱颈部。高位的中央性缺损也可以通过经腹路径完成,分离膀胱底和阴道前壁上 1/3。楔形切除缺损的组织后再连续或间断缝合。该方法可用于开腹行阴道顶端悬吊手术时。

如果患者有严重的压力性尿失禁(根据病史和检查存在显性或隐匿性尿失禁),可以在前壁修补同时行膀胱颈悬吊术。行尿道中段悬吊术时,较合适的方法不是将修补的创口延长到尿道下方,而是另外做一个独立的切口。保持一定的尿道膀胱角度可能改善尿失禁手术的效果。如果患者同时有排尿功能障碍(如主诉尿不尽,较多的残余尿)和压力性尿失禁,那么在选择术式之前应该行尿动力学检查,应该告知患者有术后排尿障碍持续

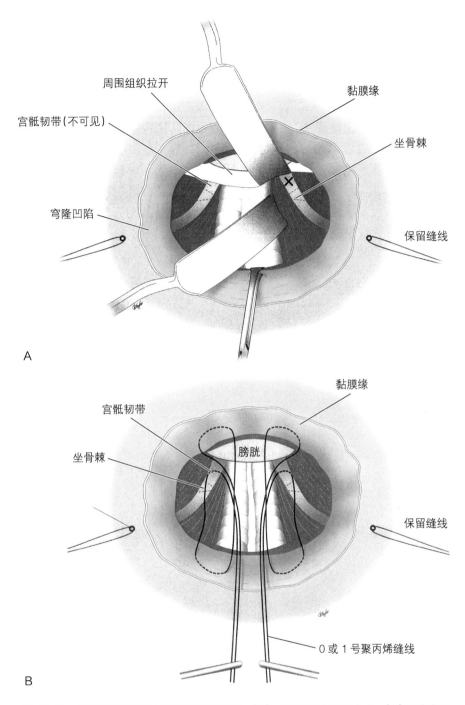

图 27.12　图解所示为切开的阴道顶端区域。(A)暴露侧盆壁的缝合点, (B)缝线穿过韧带再穿过前后壁阴道旁组织,打结后将之拉向韧带并固定

存在的可能(78)。

　　传统的阴道前壁"纤维肌肉层折叠缝合术"的复发率报道不一,从 3% 至 92% 不等;各项研究复发的定义不同,可能是极轻微的脱垂到Ⅲ度脱垂(63,73~81)。无症状的轻微的复发性膀胱膨出(Ⅰ度)的临床意义还不明了,因为许多这样的情况并不会进展。当传统的前壁修补用于 POP-Q Ⅱ度及以上的膀胱膨出患者(常常同时进行其他手术),20% 的复发率很常见,尽管也有报道整体复发率为 3%(76)。许多研究没有明确指出术后患者如何评估,可能随患者种族、膨出的类型和程度、同时存在的其他缺损、手术技术、随诊时间和随诊期限而改变。一些研究表明,当阴道前壁修补同时行骶棘韧带固定术时复发率

增高,推测这种阴道顶端的悬吊可能使修复后的阴道前壁承受更多的传导压力(63,64)。这些研究还表明,这类患者脱垂类型更复杂而且缺损范围更广泛,因此术后失败率也会增高。

阴道旁修补术　　　阴道旁或"侧方缺损"的修补包括将阴道前侧沟与闭孔内肌筋膜,或与盆筋膜腱弓("白线")水平的肌肉相连接(82,83)。通常要双侧手术,可经阴道或者经耻骨后(开腹或腹腔镜)路径。该手术能恢复正常解剖;实际操作中不是将缺损的盆内筋膜桥缝合于侧盆壁,而是将阴道壁本身连接到盆内筋膜。观察性研究表明,该手术成功率高达80%~95%;但是缺乏远期效果和盆底功能的数据(12,84~88)。大多数阴道前侧方分离的妇女也同时存在坐骨棘水平阴道穹隆与腱弓的分离(图27.13)(89)。因此,对这些特殊部位重新悬吊非常重要。

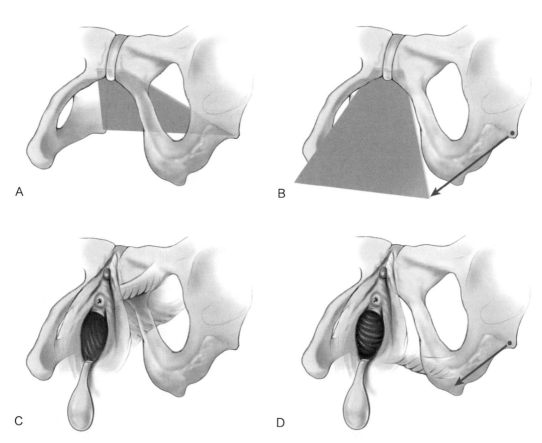

图 27.13　图解所示为阴道前壁纤维肌肉层板的正常附着(A 和 C),以及该平面与两侧腱弓的分离,上达坐骨棘平面(B 和 D)。注意:如果出现 B 和 D 的情况,则必合并阴道顶端脱垂或纤维肌肉板上端与阴道顶端结构的分离

当阴道旁修补与传统中央性修补相结合时很难获得理想的效果,其原因缝线的张力较大。切除部分阴道壁后会减少阴道宽度,难以将悬吊位点达到侧盆壁水平。当大的中央性缺损与侧方缺损共存时,可以选择大范围的中央性修补和良好的顶端支持手术。这将使阴道形状变得更加类似圆柱状。另外一个选择是放置移植物来覆盖整个前壁菱形板,从而增加阴道旁组织强度。调整移植物张力,将之锚定在耻骨支到坐骨棘平面的盆筋膜腱弓上(88)。

尽管大多数研究报道所有这些方法都能够缓解与脱垂相关的症状,但是很少有数据说明随时间推移患者的满意度和生活质量的提高如何(88)。

后盆腔

传统阴道后壁修补术

有关**阴道后壁修补术**最早的描述是直肠前方耻尾肌的折叠缝合以及会阴体的重建(90)。为了保留性功能对该手术进行了改良。传统手术中中线的切开是从会阴体到阴道顶端或膨出的头侧边缘。**将 Denovillier 筋膜与阴道黏膜层分离,并尽可能多地保留与肛提肌筋膜侧方连接的组织。修复直肠肌肉缺损后,将该筋膜在中线间断或连续折叠缝合。**这里我们选择延迟可吸收线缝合,也可以用永久性非编织缝线材料。永久性编织缝线发生感染和肉芽肿的几率较高(91)。修剪阴道上皮后用可吸收线缝合。

当存在会阴体或会阴膜缺损时,阴道后壁修补术后应该行会阴体重建术。将会阴体的浅层肌肉和球海绵体肌的筋膜在中线折叠缝合,类似会阴切开术样缝合皮肤。还应该纠正 Denovillier 筋膜下方与会阴体的分离。有些医师还同时进行耻骨直肠肌的折叠缝合,但是这种方法发生性功能障碍的几率较高,并不常规推荐(91)。对于那些严重脱垂伴有生殖裂孔大,且触诊肛提肌力量薄弱或者不能主动收缩盆底肌的患者值得考虑。缝合时缝线穿过耻骨直肠肌时应该距离耻骨支附着点至少 3cm,来减低折叠的张力。对于那些生殖裂孔较大、耻骨直肠肌薄弱而希望保留性功能者,那么肌肉折叠的位置就应该充分向后,容许两根手指能轻松地出入阴道,再重建远端阴道后壁和会阴体,这样在耻骨直肠肌折叠的部位就不会有突起(91)。目前该手术效果的数据还不充分,不足以得出结论。可是有理由推测,导致大生殖裂孔的盆底缺陷是支持手术失败的常见原因,耻骨直肠肌折叠术可能降低失败率。

还有其他有关直肠膨出、肛直肠功能障碍以及各种修补手术的完整综述材料(92)。据报道,传统阴道后壁修补术的解剖治愈率随随诊间隔不同,从 76% 至 90% 不等(93~97)。大多数研究认为,患者术前需用力排便的症状会有好转,但是大多数患者整体排便功能障碍(即便秘)并没有改善,甚至还有一项研究认为术后有加重(大约 30%)(95)。该手术对于治疗大便失禁很少或没有益处。手术对排便功能障碍效果不佳并不奇怪,因为排便功能障碍如便秘或大便失禁本身就是由多因素造成的。**传统阴道后壁修补术后性活跃的妇女中 8%~26% 会出现新发的性交痛,**也并非总是与肛提肌折叠术有关(93~96,98,99)。性交痛的可能原因,除外阴道狭窄和阴道口紧外,还包括阴道壁瘢痕化后活动度差、肛提肌痉挛、与缝线和手术分离有关的神经痛等。性交痛还可能发生在行阴道后壁修补术同时行 Burch 手术或其他使阴道管腔向前移位的手术之后(96)。手术技巧和选择合理的手术方法能降低术后性交痛的发生率。

缺陷特异性的后盆腔修复术

缺陷部位特异性的后盆腔修复是重建性手术。首先沿中线将阴道后壁黏膜切开,将上皮层与纤维肌肉层分离。冲洗后充分暴露创面,将示指插入直肠内帮助确定直肠壁和阴道纤维肌肉层的缺损部位。可以间断或连续的方法缝合缺损部位(最好用延迟可吸收线)。闭合缺损时应该使之对周围组织的张力最小,可以是垂直、水平或倾斜方向。当纤维肌肉组织与会阴体、直肠上部前方、支持完好的宫颈和阴道穹隆分离后,还需要重新缝合这些组织。修补同时存在的会阴体和阴道顶端缺陷非常重要。**手术的目的是重建一个完整的结缔组织平面板,使直肠位于盆底肌之上,并关闭支持完好的宫颈或阴道穹隆与支持平面及直肠上段之间任何潜在的腔隙。**该手术较传统的阴道后壁修补术相比,可能会减少张力和潜在的狭窄风险(97)。

　　最初病例研究表明,平均随访时间小于 18 个月时解剖治愈率为 82%~100%,新发的性交痛为 2%~7%,较传统的修补术明显降低(99~103)。症状缓解与传统修补术相似或者更佳。这类手术最为担心的是持久性问题。最近有报道指出,后盆腔缺陷特异部位的修补与将侧方连接良好的筋膜组织拉向中线折叠的手术方法相比,阴道中段平面直肠膨出的复发率分别为 33% 和 14%,处女膜环以外的膨出复发率分别为 11% 和 4%(97)。该研究不是随机性试验;可是两种手术是同期进行的,随诊一年时间评估方法一致。术后症状(性交痛、便秘和大便失禁)两组之间没有差异。以往报道的病例研究短期成功率高,需要长期随诊,此外对比传统修补术与特定缺陷部位修补术的前瞻性随机试验应该可以明确哪种方法更有耐久性。

经肛门后盆腔修复手术

　　经肛门直肠膨出修复手术的目的是去除或者折叠多余的直肠黏膜,减小直肠膨出的体积,折叠直肠肌肉层,通常手术是由肛肠外科医师而不是由妇产科医师所完成。直肠阴道隔组织与阴道后壁的纤维肌肉层也同时折叠。与经阴道修补术不同的是,术中阴道黏膜层不被切开或修剪,这可能是该手术不影响性功能的原因。两项随机试验和几项病例研究表明,经肛门修补术后平均随访时间 12~52 个月,解剖治愈率为 70%~98%,便秘和大便失禁的症状有所改善,手压阴道帮助排便的需要减少了(104~108)。并发症包括感染和罕见的直肠阴道瘘。从妇产科的角度看,经肛门后盆腔的修补只适用于排便功能障碍的患者,而不适用于阴道后壁膨出的患者。目前仍然不能肯定,是否经肛门路径手术对于改善排便功能障碍的效果要好于经会阴或经阴道路径,即将直肠前壁及周围结缔组织缺陷特定部位折叠缝合的方法。

经阴道网片手术　　移植材料被广泛地用于修复全身各种组织缺陷或疝气。应用移植物的目的或是跨越组织缺损的范围,完全替代“薄弱”的组织,或是提供一个纤维母细胞浸润的支架。患者本身的结缔组织可以长入移植物内,如果移植物是可降解的,则可以完全替代移植物。理想的移植材料应该:(i)非抗原性;(ii)感染率低;(iii)减低或者消除解剖缺陷的复发;(iv)不影响肠道和泌尿道功能;(v)相对价廉。移植物包括自体组织,来自尸体的同种异体组织如筋膜、真皮和其他结缔组织,动物来源的异种组织,以及各种各样的合成材料。同种异体和异种组织移植物要经过处理去除活细胞,消灭其潜在抗原活性,使之成为暂时性的结缔组织支架。新鲜的自体移植物作用机制相似;但是在新鲜获取组织中有一些存活的成纤维细胞。与尸体或动物来源的移植物相比,自体移植物在体积和形状方面都有限制。合成材料是永久性的,只要它们所附着的组织有一定的强度和固定的位置,它们就能作用持久。自体移植物、同种异体移植物和异种移植物均依靠宿主有足够的组织生长,因此比合成移植物有更高的失败率。**合成材料更容易发生侵蚀。移植物侵蚀可能产生令人厌烦的分泌物、疼痛,阴道瘢痕化后性功能障碍**。这些情况更易发生于那些术中组织薄弱、有瘢痕、血运差的患者。编织稀疏的聚丙烯网片在侵蚀和感染方面的问题比以往的合成材料要少(109~113)。

　　大孔编织聚丙烯网片制成的新型尿道中段悬吊带其侵蚀率为 1% 或更低,而编织紧密的聚丙烯和聚乙烯材料有高达 6% 的侵蚀率(109~113)。当应用其他合成材料时,移植物感染的发生率更高。人们可以想象当大片的移植材料用于加固阴道壁时,侵蚀和感染的发生率会很高;目前支持将编织稀疏的聚丙烯网片作为移植材料。对于小面积的侵蚀,可以将网片及其周围组织去除,直到有组织长入的地方,再缝合关闭黏膜。移植物侵蚀到膀胱、尿道和直肠的病例少见。但是一旦发生则处理更加困难而且长期的不良反应更加常见。目前许多外科医师对于应用合成材料加固阴道旁肌肉纤维组织还有顾虑，主要是考虑侵蚀的并发症。对于应用移植材料的患者应该进行长期的随访，不只是评价解剖修复效果和并发症，也要评价术后的性功能、疼痛存在与否，以及患者的满意度。

应用经阴道网片套盒已经非常普遍。该器械很快被许多外科医师采用，其目的是改善手术效果，特别是对于那些自体组织修复失败的患者。对于其有效性的报道不一。相对自体组织修复手术，前盆腔缺陷的复发率低；网片侵蚀发生率为 2%~19%（109~113）。网片侵蚀可以无临床症状，也可能表现为严重性交痛需要手术切除。小面积的网片侵蚀可以在阴道局部涂抹雌激素治愈。与前盆腔相似，移植物也用于改善后盆腔缺陷手术的成功率。最近的一项系统回顾认为，目前还没有足够的证据来评价合成网片在治疗盆腔器官脱垂方面的作用（114）。值得关注的是，美国 FDA 近期发表了有关经阴道植入网片治疗盆腔器官脱垂并发症的警示。

FDA 建议医师应该：

1. 对于每种网片植入技术均应接受特殊训练，了解其风险。

2. 警惕潜在的网片的不良反应，特别是侵蚀和感染。

3. 观察植入网片时所用器械带来的并发症，特别是肠管、膀胱和血管损伤。

4. 告知患者网片植入是永久性的，有些网片相关并发症需要额外的手术，但是仍有可能不能解决问题。

5. 告知患者潜在可能的严重并发症，以及对生活质量的影响，包括性交痛、瘢痕、阴道壁狭窄（指 POP 修复手术）。

简言之，目前正在使用的经阴道网片主要是合成材料制作。这些器械可能降低盆腔器官脱垂复发率，并与网片暴露和慢性疼痛或者性交痛有关。患者应该被充分告知风险与益处。应用该器械的医师应该仔细地随诊患者，确认有无并发症。

经腹手术

经腹宫骶韧带阴道悬吊手术

经腹宫骶韧带阴道悬吊术可预防性地应用于子宫切除术时，也可用于治疗主韧带和宫骶韧带缺陷的阴道顶端脱垂的患者（115）。可以经开腹或腹腔镜手术完成。治疗顶端脱垂时，将 1 号聚丙烯缝线或延迟可吸收线缝合于坐骨棘水平稍下方，经腹手术时可用手触摸到坐骨棘，腹腔镜手术时可以在监视下用手指向坐骨棘方向推压阴道穹隆来感知到。一种方法是将一根或两根缝线穿过一侧韧带，在直肠乙状结肠交界水平穿过子宫直肠窝的腹膜，再穿过对侧韧带，最后穿过阴道穹隆纤维肌肉组织。拉紧缝线将阴道穹隆悬吊起来同时还能关闭肠膨出的疝囊。另一种方法是用两根缝线分别穿过两侧宫骶韧带，再与同侧阴道穹隆前后壁缝合，正如经阴道手术一样。最后膀胱镜检查确认输尿管的通畅性。研究表明主客观复发率较低，分别为 12% 和 5%（115）。

后盆腔修复的经腹路径

当经腹骶骨阴道固定术用于治疗阴道顶端脱垂合并直肠脱垂的患者时，有人建议将移植物向下延伸到阴道后壁来纠正缺损（116）。骶骨阴道会阴固定术是用移植物取代正常阴道悬韧带，替代并加强骶骨到会阴体的后方纤维肌肉层（116）。其目的是纠正后盆腔缺陷并抬高会阴体，防止会阴体下降和生殖裂孔的扩大。可以经腹手术或者经腹和阴道联合途径，可以应用 Mersilene 网片或同种异体真皮（116,117）。阴道壁切开会增加网片侵蚀的发生：阴道缝线侵蚀的发生率为 16%，网片侵蚀的发生率为 40%（117）。应用同种异体真皮材料术后短期随访 12 个月,解剖治愈率为 82%(116,117)。肠道症状也有显著改善。有作者报道,236 例患者应用聚丙烯材料网片(Marlex)行开腹骶骨阴道会阴固定术,均无阴道创口(118)。网片有两侧翼将阴道前侧方固定于 Cooper 韧带上。其中对 205 例患者随访 10 年,满意率为 68%,网片侵蚀率为 5%。

后盆腔修复的腹腔镜路径

腹腔镜下直肠膨出的修复包括分离阴道直肠间隙到会阴体,然后折叠肛提肌筋膜或将可吸收或永久性补片缝合固定在缺损部位(119,120)。小样本的病例研究报道结果有差异。

经腹骶骨阴道固定术

经腹阴道顶端悬吊的标准术式是骶骨阴道固定术。关于这方面的完整综述资料已由盆底功能障碍工作网完成并发表,该机构由国家儿童健康和人类发展委员会(NICHD)赞助主办(121)。该手术将移植物材料缝合于阴道前后壁或包绕阴道顶端,并悬吊于骶骨的前纵韧带上。如果保留子宫或宫颈也可以行宫颈骶骨固定术。手术细节可能不同,包括移植物的形状、移植物覆盖阴道前后壁的范围、移植材料或缝线的种类不同、移植物是否腹膜化,以及是否关闭子宫直肠窝治疗或预防小肠疝或乙状结肠疝等。**充分的术前评估很重要,排除应该同时处理的更远端的组织缺陷或压力性尿失禁,以及其他下尿道功能障碍和肛直肠问题。**已发表的文献中,阴道顶端脱垂的治愈率为 78%~100%(大多数超过90%);如果将治愈定义为没有任何脱垂,那么治愈率范围扩大到 56%~100%。文献报道阴道前壁或后壁脱垂的发生率不像阴道顶端脱垂复发率那样一致(122~131)。与经阴道手术相比,该手术的优点是阴道旁瘢痕组织少,失神经支配少,将全部阴道顶端区域用永久性材料固定于稳定的骶前韧带上,效果可能比经阴道手术应用患者自身的结缔组织更加耐久。

手术的并发症包括:(i)移植物或缝线的侵蚀,通常是感染造成的,可能继发于穿透阴道壁或靠近阴道切口,或将移植物固定于薄弱的纤维肌肉层的无血管区(3.4%);(ii)严重的术中出血(特别是骶前区)(4.8%);(iii)术后肠梗阻,可能继发于肠管被过分的推压,或者 Halban 和 Moschowitz 术时大范围的后陷窝成形术(3.6%);(iv)小肠梗阻,需要再次手术(1.1%);(v)腹腔内粘连形成,导致疼痛和肠功能障碍(发病率不清楚);(vi)伤口的并发症,如血清肿和感染(4.6%)(120)。

推荐几个手术技巧来减少这些问题。防止移植物侵蚀的经验性方法包括:(i)术前治疗阴道炎和糜烂区感染,阴道内用雌激素使组织最优化;(ii)应用较细的单股编织缝线缝合纤维肌肉层,避免穿透阴道全层;(iii)当组织薄弱或者其纤维肌肉层和血供缺失时,切除部分阴道顶端。将移植物连接到"健康的"纤维肌肉组织上而不是薄弱的无血管组织上能预防侵蚀发生。**如果必须切除部分阴道组织,或同时行子宫切除术,那么纤维肌肉层的良好对合,充分的冲洗,预防性应用抗生素,避免将移植物覆盖切缘可能降低侵蚀的发生率。选择移植材料也很重要。**人工合成移植物比组织移植物更加耐久,但侵蚀发生率要高。有些医师认为,小孔的移植材料,如 GORE-TEX 比大孔编织的聚丙烯补片更容易发生感染和侵蚀。许多病例研究报道,严重的骶前静脉丛出血事件(平均发生率 4.8%;至少有 0.18%~16.9% 的骶骨阴道固定术需要输血)(121)。应注意,术中分离和固定移植物都应局限于紧邻骶岬尾端 S_1 和 S_2 水平,在良好的照明下轻柔细致地暴露骶前韧带,可减少这些问题的发生。

小心地抓取和推开组织能减少术后肠梗阻和粘连形成。关闭后腹膜时乙状结肠将位于子宫直肠窝移植物后方可能会减慢肠蠕动。小肠梗阻可能来源于移植物和小肠的直接粘连(120)。将移植物完全腹膜化,即将阴道膨出部分分离下来的腹膜、骶岬前的腹膜、乙状结肠右侧的腹膜缝合包埋移植物,能防止这种并发症的发生。但是也有报道肠襻疝入小的腹膜缺损并产生同样的后果。遵循外科手术的基本原则仔细操作能防止这些开腹手术的并发症。

传统腹腔镜和机器人腹腔镜技术　　正如大多数盆腔手术一样,骶骨阴道固定术也可由腹腔镜或机器人腹腔镜完成,可减轻术后不适感、恢复快,减少粘连和肠梗阻的风险。手术效果取决于术者的技能和经验,为缩短手术时间的"捷径"可能影响手术解剖学成功率。实施这种手术需要较高的技术。依作者本人的经验来看,同侧缝合(通过同侧操作孔)优于对侧缝合法。作者还发现将网片缝合在阴道壁时,使用自动归位直持针钳和非自动归位弯持针钳都非常有用。Carter-Thompson 缝合器可用于固定腹膜边缘,可将乙状结肠提升至盆腔道格拉斯窝以外。机器人腹腔镜手术能提供一个操作更简单的微创手术平台。仅有的数据来自病例研究,表明短期效果与开腹和腹腔镜手术相当(121)。

对于骶骨阴道固定术,不论开腹或腹腔镜路径,都应该将乙状结肠向头侧牵拉来完全暴露盆腔(图 27.14)。

1. 阴道内放置扩张器,暴露不被膀胱和直肠覆盖的区域,将覆盖阴道纤维肌肉层的腹膜切开,向前到膀胱腹膜反折,向后至少到直肠乙状结肠交界水平,产生双侧的腹膜瓣。侧方可见血管束。

2. 将大孔编织的聚丙烯网片修剪成两条船桨形状。将"桨"的部分分别覆盖阴道顶端的前后,"手柄"部分长 8~10cm,宽 1cm,将之固定于骶前韧带。用 6~8 根单股 3-0 尼龙线将"桨"的部分环绕一周固定于阴道前后壁的纤维肌肉层,阴道壁的中央部分再加固 1~2 针(图 27.14A)。

3. 如前所述,当该区域的纤维肌肉组织薄弱时,应该切除部分阴道壁并缝合。

4. 向左侧牵拉乙状结肠,将覆盖 S_1 和 S_2 的腹膜切开,仔细地向下分离骶前韧带。小心避开外侧的右输尿管和下腹下血管。

5. 为方便缝合可以在骶正中血管的头端和尾端放置止血钳。腹膜切开的范围应延续到子宫直肠窝右侧,与乙状结肠相邻。

6. 关闭子宫直肠窝与乙状结肠左侧之间的空隙,将远端乙状结肠前的脂肪组织和移植物的下缘用 0 号延迟可吸收线打方结缝合在一起。沿子宫直肠窝右侧将移植物表面的腹膜化,该手术步骤和 Halban 和 Moschowitz 手术一样可以预防小肠疝和乙状结肠疝的发生。

7. 将移植物的两端"手柄"放置在骶前拟缝合部位,调整其长度使之与阴道缝合处没有张力,用 1 号永久性编织尼龙线固定于骶前韧带上(图 27.14B)。

8. 用子宫直肠窝右侧的腹膜和从阴道顶端区域分离下来的腹膜瓣缝合覆盖移植物,将之腹膜化;有时需要用到乙状结肠前脂肪。

这些操作之后,如果有指征可以行其他附加手术,如阴道旁修补、Burch 手术、尿道中段悬吊术以及任何经阴道的手术。如果存在直肠膨出和盆底缺陷,可考虑行骶骨阴道会阴固定术,这已在后盆腔缺陷一节中讨论(116)。阴道填塞物要放置大约 24 小时保证网片固定在纤维肌肉层中缝线缝合位置,而不移位。

阴道封闭手术　　阴道闭合术和阴道缩窄术对于那些体质虚弱不愿保留阴道功能的患者是合适的选择,因为完整的阴道重建手术可能需要几个小时时间并且失血量多,增加术后病率(132,

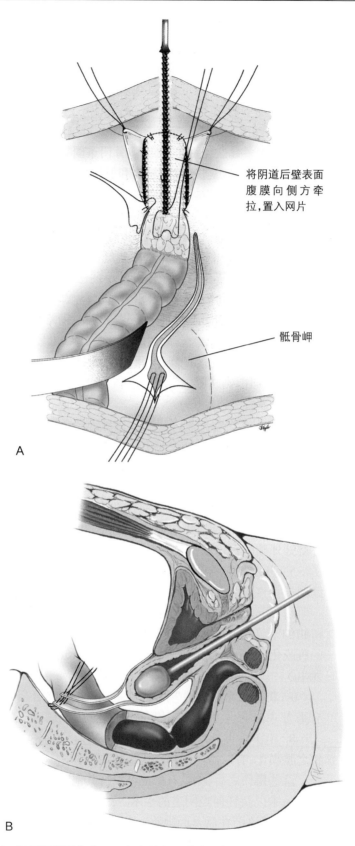

将阴道后壁表面
腹膜向侧方牵
拉,置入网片

骶骨岬

A

B

图 27.14 骶骨阴道固定术。A 表示(i)切开并向两侧展开腹膜瓣,将网片缝合在膨出
之阴道后壁下达直肠乙状结肠交界水平或其下方(ii)暴露骶前区域,缝线穿过骶前韧
带。将另外一条网片放置在阴道前壁。B 表示将两条网片无张力地固定于骶骨。为了
预防可能发生的肠膨出和乙状结肠膨出,可以将子宫直肠窝左侧的腹膜与乙状结肠的
左侧缝合,将乙状结肠前脂肪与网片正中缝合,通过子宫直肠窝右侧的腹膜实现腹膜化

133）。手术细节不同，可以有部分阴道闭合术（保留一部分阴道上皮作为宫颈和上位生殖器官分泌物的引流通道），还有全阴道闭合术（将整个阴道上皮切除，后壁至处女膜，前壁至尿道外口的 0.5~2.0cm 内）。如果同时行子宫切除术，那么失血量会增加，手术时间会延长（134）。手术还应包括会阴体缝合术、耻骨直肠肌折叠术来加强后壁支持并缩小生殖裂孔，从而降低复发风险。病例研究报道成功率高达 100%，尽管这些患者相对预期寿命短、活动有限，可能本身复发风险就较低。某些情况下当脱垂主要位于阴道前壁和后壁时，可以行改良的阴道缝合术，即切除较多阴道前后壁组织，缝合后产生一窄（直径 1~2cm）圆柱形阴道。手术同时也可以行会阴体缝合术和耻骨直肠肌折叠术来增加成功率。该手术时间短，术后病率相对较低，但是这类手术对于预防和治疗压力性尿失禁、排尿功能障碍和结直肠功能障碍等还有争议。因此，仔细的病史询问和术前评估很重要，如果有指征可以考虑增加保守治疗或同时行耻骨尿道折叠术或无张力悬吊带术等微创手术。

盆腔器官脱垂手术时排尿症状的处理

　　对于所有行盆腔器官脱垂手术的患者都应评估有无尿失禁。有压力性尿失禁症状，术前检查阳性且无抗尿失禁手术禁忌的患者都应该同时行抗尿失禁手术。对于无尿失禁症状，但是当脱垂复位后有尿失禁的患者也可以从预防性手术中获益。也有证据表明，即使没有尿失禁的任何证据，同时行抗尿失禁的手术也可能改善疗效，而不明显增加并发症的风险（135）。对于有明显压力性尿失禁和排尿困难的患者，是否同时行抗尿失禁手术还有争议。

比较经腹手术和经阴道手术

　　近年来，对于经阴道和经腹手术治疗脱垂哪种效果更好还有争议。根据现有回顾性研究和前瞻性病例研究，由于其随诊、患者的特点、手术成功或失败的定义以及手术医师的专长和经验等多种因素的不同，我们还不能得出结论。三项前瞻随机试验比较了骶骨阴道固定术和骶棘韧带固定术（136~138）。所有这三项试验均提示骶骨阴道固定术相对耐久，但是有一项试验结果没有统计学意义（138）。有一项研究对性功能进行了评价，认为经阴道手术组性交痛发生率高（137）。大多数病例研究提示严重的并发症，比如小肠梗阻、严重出血、骶前移植物感染、肺栓塞以及短期并发症（如肠梗阻、疝气、伤口血清肿或感染、住院时间长）等问题更常见于骶骨阴道固定术的患者。阴道瘢痕化、缩窄、阴道侵蚀和肉芽肿等在经阴道手术的患者中更常见。目前还没有随机试验对比高位宫骶韧带悬吊术和改良的纤维肌肉组织修复手术的效果，后者产生阴道缩窄的几率要比 10 年前少。

　　大多数盆底外科医师同意：（ⅰ）老年健康情况较差的患者更容易有手术并发症或内科合并症，如果不能或不愿耐受子宫托，权衡利弊可以考虑经阴道手术路径，某些情况下也可以行阴道封闭术；（ⅱ）相对健康的性活跃的妇女，如果患阴道顶端脱垂伴阴道长度短，或单纯阴道顶端缺陷，可能骶骨阴道固定术对其更为有利。对于其他阴道顶端膨出的患者，不论是否合并远端的膨出，则需要根据术者经腹手术和经阴道手术的技巧、知识和经验来决定，手术选择是个体化的，而不是强调一种路径而完全排斥另外一种路径。

（陈娟　译，朱兰　校）

参考文献

1. **American College of Obstetricians and Gynecologists.** Pelvic organ prolapse. ACOG Technical Bulletin. *Int J Gynaecol Obstet* 1996;52:197–205.
2. **Subak LL, Waetjen LE, van den Eeden S, et al.** Cost of pelvic organ prolapse surgery in the United States. *Obstet Gynecol* 2001;98:646–651.
3. **Olsen AL, Smith VJ, Bergstrom JO, et al.** Epidemiology of surgically managed pelvic organ prolapse and urinary incontinence. *Obstet Gynecol* 1997;89:501–506.
4. **Boyles SH, Weber AM, Meyn L.** Procedures for pelvic organ prolapse in the United States 1979–1997. *Am J Obstet Gynecol* 2003;189:70–75.

5. **Luber KM, Boero S, Choe JY.** The demographics of pelvic floor disorders: current observations and future projections. *Am J Obstet Gynecol* 2001;184:1496–1501.

6. **Brubaker L.** Controversies and uncertainties: abdominal versus vaginal surgery for pelvic organ prolapse. *Am J Obstet Gynecol* 2005;192:690–693.

7. **Hendrix SL, Clark A, Nygaard I, et al.** Pelvic organ prolapse in the Women's Health Initiative: gravity and gravidity. *Am J Obstet Gynecol* 2002;186:1160–1166.

8. **Gurel H, Gurel SA.** Pelvic relaxation and associated risk factors: the results of logistic regression analysis. *Acta Obstet Gynecol Scand* 1999;78:290–293.

9. **Swift SE, Pound T, Dias JK.** Case-control study of etiologic factors in the development of severe pelvic organ prolapse. *Int Urogynecol J Pelvic Floor Dysfunct* 2001;12:187–192.

10. **Fornell EU, Wingren G, Kjolhede P.** Factors associated with pelvic floor dysfunction with emphasis on urinary and fecal incontinence and genital prolapse: an epidemiologic study. *Acta Obstet Gynecol Scand* 2004;83:383–389.

11. **Moalli PA, Ivy SJ, Meyn LA, et al.** Risk factors associated with pelvic floor disorders in women undergoing surgical repair. *Obstet Gynecol* 2003;101:869–874.

12. **Young SB, Daman JJ, Bony LG.** Vaginal paravaginal repair: one-year outcomes. *Am J Obstet Gynecol* 2001;185:1360–1366.

13. **Richardson AC, Lyon JB, Williams NL.** A new look at pelvic relaxation. *Am J Obstet Gynecol* 1976;126:568–573.

14. **Richardson AC.** The rectovaginal septum revisited: its relationship to rectocele and its importance in rectocele repair. *Clin Obstet Gynecol* 1993;36:976–983.

15. **Samuelsson EC,** Arne **Victor FT, Tibblin G, et al.** Signs of genital prolapse in a Swedish population of women 20 to 59 years of age and possible related factors. *Am J Obstet Gynecol* 1999;180:299–305.

16. **Beck RP.** Pelvic relaxational prolapse. In: **Kase NG, Weingold AB, eds.** *Principles and practice of clinical gynecology.* New York: John Wiley & Sons, 1983:677–685.

17. **Brubaker L, Bump R, Jacquetien B, et al.** Pelvic organ prolapse. In: Abrams P, Cardozo L, Khoury S, et al., eds. *Incontinence,* 21st ed. Paris: Health Publications, 2005:243–265.

18. **Mouritsen L, Larsen JP.** Symptoms, bother and POPQ in women referred with pelvic organ prolapse. *Int Urogynecol J Pelvic Floor Dysfunct* 2003;14:122–127.

19. **Ellerkman RM, Cundiff GW, Melick CF, et al.** Correlation of symptoms with location and severity of pelvic organ prolapse. *Am J Obstet Gynecol* 2001;185:1332–1338.

20. **Burrows LJ, Meyn LA, Walters MD, et al.** Pelvic symptoms in women with pelvic organ prolapse. *Obstet Gynecol* 2004;104:982–988.

21. **Silva WA, Kleeman S, Segal J, et al.** Effects of a full bladder and patient positioning on pelvic organ prolapse assessment. *Obstet Gynecol* 2004;104:37–41.

22. **Baden WF, Walker T.** Genesis of the vaginal profile. *Clin Obstet Gynecol* 1972;15:1048–1054.

23. **Bump RC, Mattiasson A, Bo K, et al.** The standardization of terminology of female pelvic organ prolapse and pelvic floor dysfunction. *Am J Obstet Gynecol* 1996;175:10–17.

24. **Lemos NL, Auge AP, Lunardelli JL, et al.** Validation of the pelvic organ prolapse quantification index (POPQ-I): a novel interpretation of the POP-Q system for optimization of POP research. *Int Urogynecol J Pelvic Floor Dysfunct* 2008;19:995–997.

25. **The American Urogynecology Society.** Available at www.augs.org.

26. **Brinks CA, Wells TJ, Samprelle CM, et al.** A digital test for pelvic muscle strength in women with urinary incontinence. *Nurs Res* 1994;43:352–356.

27. **Noblett K, Lane FL, Driskill CS.** Does pelvic organ prolapse quantification exam predict urethral mobility in stages 0 and 1 prolapse? *Int Urogynecol J* 2005;16:268.

28. **Walters MD, Diaz K.** Q-tip test: a study of continent and incontinent women. *Obstet Gynecol* 1987;70:208.

29. **Poma PA.** Nonsurgical management of genital prolapse: a review and recommendations for clinical practice. *J Reprod Med* 2000;45:789–797.

30. **Bump RC, Norton PA.** Epidemiology and natural history of pelvic floor dysfunction. *Obstet Gynecol Clin North Am* 1998;25:723–747.

31. **Hagen S, Stark D, Maher C, et al.** Conservative management of pelvic organ prolapse in women. *Cochrane Database Syst Rev* 2004;2:CD003882.

32. **Davilla GW, Bernier F.** Multimodality pelvic physiotherapy treat-ment of urinary incontinence in adult women. *Int Urogynecol J* 1995;6:187–194.

33. **Thakar R, Stanton S.** Management of genital prolapse. *BMJ* 2004;324:1258–1262.

34. **Davilla GW.** Vaginal prolapse management with nonsurgical techniques. *Postgrad Med* 1996;99:171–185.

35. **Mimura T, Roy AJ, Storrie JB, et al.** Treatment of impaired defecation associated with rectocele by behavioral retraining (biofeedback). *Dis Colon Rectum* 2000;43:1267–1272.

36. **Clemons J, Aguilar VC, Tillinghast TA, et al.** Patient satisfaction and changes in prolapse and urinary symptoms in women who were fitted successfully with a pessary for pelvic organ prolapse. *Am J Obstet Gynecol* 2004;190:1025–1029.

37. **Brincat C, Kenton K, Fitzgerald MP, et al.** Sexual activity predicts continued pessary use. *Am J Obstet Gynecol* 2004;191:198–200.

38. **Clemons JL, Aguilar VC, Tillinghast TA, et al.** Risk factors associated with an unsuccessful pessary fitting trial in women with pelvic organ prolapse. *Am J Obstet Gynecol* 2004;190:345–350.

39. **Cundiff GW, Weidner AC, Visco AG, et al.** A survey of pessary use by members of the American Gynecologic Society. *Obstet Gynecol* 2000;95:931–935.

40. **Sulak PJ, Kuehl TJ, Shull BJ.** Vaginal pessaries and their use in pelvic relaxation. *J Reprod Med* 1993;38:919–923.

41. **Handa VL, Jones M.** Do pessaries prevent the progression of pelvic organ prolapse? *Int Urogynecol J* 2002;13:349–352.

42. **Richter HE, Burgio KL, Brubaker L, et al.** Continence pessary compared with behavioral therapy or combined therapy for stress incontinence: a randomized controlled trial. *Obstet Gynecol* 2010;115:609–617.

43. **Adams E, Thomson A, Maher C, et al.** Mechanical devices for pelvic organ prolapse in women. *Cochrane Database Syst Rev* 2004;2:CD004010.

44. **Wu V, Farrell SA, Basket TF, et al.** A simplified protocol for pessary management. *Obstet Gynecol* 1997;90:990–994.

45. **Farrell SA, Singh B, Aldakhil L.** Continence pessaries in the management of urinary incontinence in women. *J Obstet Gynaecol Can* 2004;26:113.

46. **Harris TA, Bent AE.** Genital prolapse with and without urinary incontinence. *J Reprod Med* 1990;35:792–798.

47. **Meinhardt W, Schuitemaker NEW, Smeets MJGH, et al.** Bilateral hydronephrosis with urosepsis due to neglected pessary. *Scand J Urol Nephrol* 1993;27:419–420.

48. **Ott R, Richter H, Behr J, et al.** Small bowel prolapse and incarceration caused by a vaginal ring pessary. *Br J Surg* 1993;80:1157–1159.

49. **Palumbo MV.** Pessary placement and management. *Ostomy Wound Manage* 2000;46:40.

50. **Bush K.** Review of vagina pessaries. *Obstet Gynecol Surv* 2000;55:465.

51. **Sze EHM, Karram MM.** Transvaginal repair of vault prolapse: a review. *Obstet Gynecol* 1997;89:466–475.

52. **Shull BL, Bachofen CG.** Enterocele and rectocele. In: Walters M, Karram MM, eds. Urogynecology and reconstructive pelvic surgery. 2nd ed. St. Louis, MO: Mosby, 1999:221–234.

53. **Sederl J.** Zur operation des prolapses der blind endigenden sheiden. *Geburtshilfe Frauenheilkd* 1958;18:824–828.

54. **Richter K, Albright W.** Long term results following fixation of the vagina on the sacrospinous ligament by the vaginal route. *Am J Obstet Gynecol* 1981;141:811–816.

55. **Randall C, Nichols D.** Surgical treatment of vaginal inversion. *Obstet Gynecol* 1971;38:327–332.

56. **Nichols D.** Sacrospinous fixation for massive eversion of the vagina. *Am J Obstet Gynecol* 1982;142:901–904.

57. **Miyazaki FS.** Miya tool ligature carrier for sacrospinous ligament suspension. *Obstet Gynecol* 1987;70:286–288.

58. **Morley GW, DeLancey JO.** Sacrospinous ligament fixation for eversion of the vagina. *Am J Obstet Gyencol* 1988;158:872–881.

59. **Sharp TR.** Sacrospinous suspension made easy. *Obstet Gynecol* 1993;82:873–875.

60. **Imparato E, Aspesi G, Rovetta E, et al.** Surgical management and prevention of vaginal vault prolapse. *Surg Gynecol Obstet* 1992;175:233–237.

61. **Nichols D.** Massive eversion of the vagina. In: **Nichols DH, ed.** Gynecologic and obstetric surgery. St, Louis, MO: Mosby, 1993:431–464.

62. **Morgan DM, Rogers MA, Huebner M, et al.** Heterogeneity in anatomic outcome of sacrospinous ligament fixation for prolapse: a systematic review. *Obstet Gynecol* 2007;109:1424–1433.

63. Holley RL, Varner RE, Gleason BP, et al. Recurrent pelvic support defects after sacrospinous ligament fixation for vaginal vault prolapse. *J Am Coll Surg* 1995;180:444–448.

64. Shull BL, Capen CV, Riggs MW, et al. Preoperative and postoperative analysis of site-specific pelvic support defects in 81 women treated with sacrospinous ligament suspension and pelvic reconstruction. *Am J Obstet Gynecol* 1992;166:1764–1771.

65. Inmon WB. Pelvic relaxation and repair including prolapse of vagina following hysterectomy. *South Med J* 1963;56:577–582.

66. Shull BT, Capen CV, Riggs MW, et al. Bilateral attachment of the vaginal cuff to iliococcygeus fascia: an effective method of cuff suspension. *Am J Obstet Gynecol* 1993;168:1669–1677.

67. Meeks GR, Washburne JF, McGeher RP, et al. Repair of vaginal vault prolapse by suspension of the vagina to iliococcygeus (prespinous) fascia. *Am J Obstet Gynecol* 1994;171:1444–1454.

68. McCall ML. Posterior culdoplasty: surgical correction of enterocele during vaginal hysterectomy: a preliminary report. *Am J Obstet Gynecol* 1938;36:94–99.

69. Shull BL, Bachofen C, Coates KW, et al. A transvaginal approach to repair of apical and other associated sites of pelvic organ prolapse with uterosacral ligaments. *Am J Obstet Gynecol* 2000;183:1365–1373.

70. Karram M, Goldwasser S, Kleeman S, et al. High uterosacral vaginal vault suspension with fascial reconstruction for vaginal repair of enterocele and vaginal vault prolapse. *Obstet Gynecol* 2001;185:1339–1342.

71. Barber MD, Visco AG, Weidner AC, et al. Bilateral uterosacral ligament vaginal vault suspension with site specific endopelvic fascia defect repair for treatment of pelvic organ prolapse. *Am J Obstet Gynecol* 2000;183:1402–1411.

72. Wheeler TL 2nd, Gerten KA, Richter HE, Duke AG, Varner RE. Outcomes of vaginal vault prolapse repair with a high uterosacral suspension procedure utilizing bilateral single sutures. *Int Urogynecol J Pelvic Floor Dysfunct* 2007;18:1207–1213.

73. Goff BF. An evaluation of the Bissell operation for uterine prolapse: a follow-up study. *Surg Gynecol Obstet* 1933;57:763–771.

74. Macer GA. Transabdominal repair of cystocele, a 20 year experience, compared with the traditional vaginal approach. *Am J Obstet Gynecol* 1978;131:203–207.

75. Stanton SL, Hilton P, Norton C, et al. Clinical and urodynamic effects of anterior colporrhaphy and vaginal hysterectomy for prolapse with and without incontinence. *Br J Obstet Gynaecol* 1982;89:459–463.

76. Porges RF, Smilen SW. Long-term analysis of the surgical management of pelvic support defects. *Am J Obstet Gynecol* 1994;171:1518–1528.

77. Kohli N, Sze EHM, Roat TW, et al. Incidence of recurrent cystocele after anterior colporrhaphy with and without concomitant transvaginal needle suspension. *Am J Obstet Gynecol* 1996;175:1476–1482.

78. Weber AM, Walters MD. Anterior vaginal prolapse: review of anatomy and technique of surgical repair. *Obstet Gynecol* 1997;89:311–318.

79. Smilen SW, Saini J, Wallach SJ, et al. The risk of cystocele after sacrospinous ligament fixation. *Am J Obstet Gynecol* 1998;179:1465–1472.

80. Weber AM, Walters MD, Piedmonte MR, et al. Anterior colporrhaphy: a randomized trial of three surgical techniques. *Am J Obstet Gynecol* 2001;185:1299–1306.

81. Sand PK, Koduri A, Lobel RW, et al. Prospective randomized trial of polyglactin 910 mesh to prevent recurrence of cystoceles and rectoceles. *Am J Obstet Gynecol* 2001;184:1357–1364.

82. White GR. Cystocele: a radical cure by suturing lateral sulci of vagina to white line of pelvic fascia. *JAMA* 1909;21:1707–1710.

83. Richardson AC, Edmonds PB, Williams NL. Treatment of stress urinary incontinence due to paravaginal fascial defect. *Obstet Gynecol* 1981;57:357–362.

84. Goetsch C. Suprapubic vesicourethral suspension as a primary means of correcting stress incontinence and cystocele. *West J Surg* 1954;62:201–204.

85. Shull BL, Baden WF. A six-year experience with paravaginal defect repair for stress urinary incontinence. *Am J Obstet Gynecol* 1989;160:1432–1435.

86. Shull BL, Benn SJ, Kuehl TJ. Surgical management of prolapse of the anterior vaginal segment: an analysis of support defects, operative morbidity, and anatomic outcome. *Am J Obstet Gynecol*

1994;171:1429–1436.

87. Bruce RG, El-Galley RES, Galloway NTM. Paravaginal defect repair in the treatment of female stress urinary incontinence and cystocele. *Urology* 1999;54:647–651.

88. Mallipeddi PK, Steele AC, Kohli N, et al. Anatomic and functional outcome of vaginal paravaginal repair in the correction of anterior vaginal wall prolapse. *Int Urogynecol J* 2001;12:83–88.

89. DeLancey JOL. Fascial and muscular abnormalities in women with urethral hypermobility and anterior vaginal wall prolapse. *Am J Obstet Gynecol* 2002;18:93–98.

90. Jeffcoate TN. Posterior colpoperineorrhaphy. *Am J Obstet Gynecol* 1959;77:490–502.

91. Varner RE, Holley RL, Richter HE, et al. Infections related to placement of permanent braided and mono-filament suture material through vaginal mucosa. *J Pelvic Surg* 1998;4:71–74.

92. Cundiff GW, Fenner D. Evaluation and treatment of women with rectocele: focus on associated defecatory and sexual dysfunction. *Obstet Gynecol* 2004;104:1403–1421.

93. Arnold MW, Stewart WR, Aguilar PS. Rectocele repair: four years' experience. *Dis Colon Rectum* 1990;33:684–687.

94. Mellgren A, Anzen B, Nilsson BY, et al. Results of rectocele repair: a prospective study. *Dis Colon Rectum* 1995;38:7–13.

95. Kahn MA, Stanton SL. Posterior colporrhaphy: its effects on bowel and sexual function. *Br J Gynaecol Obstet* 1997;104:82–86.

96. Weber AM, Walters MD, Piedmonte MR. Sexual function and vaginal anatomy in women before and after surgery for pelvic organ prolapse and urinary incontinence. *Am J Obstet Gynecol* 2000;182:1610–1615.

97. Abramov Y, Gandhi S, Goldberg RP, et al. Site-specific rectocele repair compared with standard posterior colporrhaphy. *Obstet Gynecol* 2005;105:314–318.

98. Francis WJA, Jeffcoate TNA. Dyspareunia following vaginal operations. *J Opt Soc Am* 1961;68:1–10.

99. Cundiff GW, Weidner AC, Visco AG, et al. An anatomic and functional assessment of the discrete defect rectocele repair. *Am J Obstet Gynecol* 1998;179:1451–1457.

100. Porter WE, Steele A, Walsh P, et al. The anatomic and functional outcomes of defect-specific rectocele repairs. *Am J Obstet Gynecol* 1999;181:1353–1359.

101. Kenton K, Shott S, Brubaker L. Outcome after rectovaginal fascia reattachment for rectocele repair. *Am J Obstet Gynecol* 1999;181:1360–1364.

102. Glavind K, Madsen H. A prospective study of the discrete fascial defect rectocele repair. *Acta Obstet Gynecol Scand* 2000;79:145–147.

103. Singh K, Cortes E, Reid WMN. Evaluation of the fascial technique for surgical repair of isolated posterior vaginal wall prolapse. *Obstet Gynecol* 2003;101:320–324.

104. Kahn MA, Kumar D, Stanton SL. Posterior colporrhaphy vs. transanal repair of the rectocele: an initial follow up of a prospective randomized trial. *Br J Obstet Gynaecol* 1998;105:57.

105. Nieminen K, Hiltunen KM, Laitinen J, et al. Transanal or vaginal approach to rectocele repair: a prospective randomized pilot study. *Dis Colon Rectum* 2004;47:1636–1642.

106. Janssen LWM, van Dijke CF. Selection criteria for anterior rectal wall repair in symptomatic rectocele and anterior rectal wall prolapse. *Dis Colon Rectum* 1994;37:1100–1107.

107. Van Dam JH, Huisman WM, Hop WCJ, et al. Fecal continence after rectocele repair: a prospective study. *Int J Colorectal Dis* 2000;15:54–57.

108. Ayabaca SM, Zbar AP, Pescatori M. Anal continence after rectocele repair. *Dis Colon Rectum* 2002;45:63–69.

109. Nieminen K, Hiltunen R, Takala T, et al. Outcomes after anterior vaginal wall repair with mesh: a randomized, controlled trial with a 3 year follow-up. *Am J Obstet Gynecol* 2010;203:235.e1–e8.

110. Takahashi S, Obinata D, Sakuma T, et al. Tension-free vaginal mesh procedure for pelvic organ prolapse: a single-center experience of 310 cases with 1-year follow up. *Int J Urol* 2010;17:353–358.

111. Hiltunen R, Nieminen K, Takala T, et al. Low-weight polypropylene mesh for anterior vaginal wall prolapse: a randomized controlled trial. *Obstet Gynecol* 2007;110:455–462.

112. Nguyen JN, Burchette RJ. Outcome after anterior vaginal prolapse repair: a randomized controlled trial. *Obstet Gynecol* 2008;111:891–898.

113. Carey M, Higgs P, Goh J, et al. Vaginal repair with mesh versus colporrhaphy for prolapse: a randomized controlled trial. *BJOG*

2009;116:1380–1386.

114. **Sung VW, Rogers RG, Schaffer JI, et al.** Graft use in transvaginal pelvic organ prolapse repair: a systematic review. *Obstet Gynecol* 2008;112:1131–1142.

115. **Lowenstein L, Fitz A, Kenton K, et al.** Transabdominal uterosacral suspension: outcomes and complications. *Am J Obstet Gynecol* 2009;200:656.e1–e5.

116. **Cundiff GW, Harris RL, Coates K, et al.** Abdominal sacral colpoperineopexy: a new approach for correction of posterior compartment defects and perineal descent associates with vaginal vault prolapse. *Am J Obstet Gynecol* 1997;177:1345–1355.

117. **Visco AG, Weidner AC, Barber MD, et al.** Vaginal mesh erosion after abdominal sacral colpopexy. *Am J Obstet Gyencol* 2001;184:297–302.

118. **Sullivan ES, Longaker CJ, Lee PY.** Total pelvic mesh repair; a ten-year experience. *Dis Colon Rectum* 2001;44:857–863.

119. **Lyons TL, Winer WK.** Laparoscopic rectocele repair using polyglactin mesh. *J Am Assoc Gynecol Laparosc* 1997;4:381–384.

120. **Seracchioli R, Hourcubie JA, Vianello F, et al.** Laparoscopic treatment of pelvic floor defects in women of reproductive age. *J Am Assoc Gynecol Laparosc* 2004;11:332–335.

121. **Nygaard IE, McCreery R, Brubaker L, et al.** Abdominal sacrocolpopexy: a comprehensive review. *Obstet Gynecol* 2004;104:805–823.

122. **Arthure HG.** Vault suspension. *Proc R Soc Med* 1949;42:388–390.

123. **Lane FE.** Repair of posthysterectomy vaginal-vault prolapse. *Obstet Gynecol* 1962;20:72–77.

124. **Birnbaum SJ.** Rational therapy for the prolapse vagina. *Am J Obstet Gynecol* 1973;115:411–419.

125. **Addison WA, Livengood CH III, Sutton GP, et al.** Abdominal sacral colpopexy with Mersilene mesh in the retroperitoneal position in the management of posthysterectomy vaginal vault prolapse and enterocele. *Am J Obstet Gynecol* 1985;153:140–146.

126. **Snyder TE, Krantz KE.** Abdominal retroperitoneal sacral colpopexy for the correction of vaginal prolapse. *Obstet Gynecol* 1991;77:944–949.

127. **Addison WA, Timmons MC.** Abdominal approach to vaginal eversion. *Clin Obstet Gynecol* 1993;36:995–1004.

128. **Pilsgaard K, Mouritsen L.** Follow-up after repair of vaginal vault prolapse with abdominal colposacropexy. *Acta Obstet Gynecol Scand* 1999;78:66–70.

129. **Culligan PJ, Murphy M, Blackwell L, et al.** Long-term success of abdominal sacral colpopexy using synthetic mesh. *Am J Obstet Gynecol* 2002;187:1473–1480.

130. **Brizzolara S, Pillai-Allen A.** Risk of mesh erosion with sacral colpopexy and concurrent hysterectomy. *Obstet Gynecol* 2003;102:306–310.

131. **Timmons MC, Addison WA, Addison SB, et al.** Abdominal sacral colpopexy in 163 women with posthysterectomy vaginal vault prolapse and enterocele: evolution of operative techniques. *J Reprod Med* 1992;37:323–327.

132. **Harmanli OH, Dandolu V, Chatwani AJ, et al.** Total colpocleisis for severe pelvic organ prolapse. *J Reprod Med* 2003;48:703–706.

133. **Von Pechmann WS, Mutone MD, Fyffe J, et al.** Total colpocleisis with high levator plication for the treatment of advanced pelvic organ prolapse. *Am J Obstet Gynecol* 2003;189:121–126.

134. **Hoffman MS, et al.** Vaginectomy with pelvic herniorrhaphy for prolapse. *Am J Obstet Gynecol* 2003;189:364–371.

135. **Brubaker L, Nygaard I, Richter HE, et al.** Two-year outcomes after sacrocolpopexy with and without burch to prevent stress urinary incontinence. *Obstet Gynecol* 2008;112:49–55.

136. **Benson JT, Lucente V, McClellan E.** Vaginal versus abdominal reconstructive surgery for the treatment of pelvic support defects: a prospective randomized study with long-term outcome evaluation. *Am J Obstet Gynecol* 1996;175:1418–1422.

137. **Lo T-S, Wang AC.** Abdominal colposacropexy and sacrospinous ligament suspension for severe uterovaginal prolapse: a comparison. *J Gynecol Surg* 1998;14:59–64.

138. **Maher CF, Qatawneh AM, Dwyer PL, et al.** Abdominal sacrocolpopexy or vaginal sacrospinous colpopexy for vaginal vault prolapse: a prospective randomized study. *Am J Obstet Gynecol* 2004;190:20–26.

第 **28** 章　肛门直肠功能失调

Robert E. Gutman
Geoffrey W. Cundiff

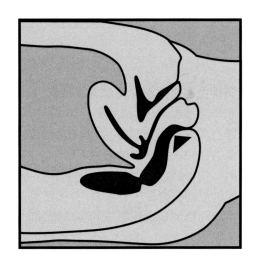

- 排便功能失调和大便失禁是对妇女产生巨大的社会心理影响和经济负担的常见问题。
- 肛门直肠功能失调的诊断所涵盖的范围很广,可以分为全身因素、解剖和结构异常及功能失调。
- 详尽的病史询问和体格检查以及适当的辅助检查对于评价大便失禁和排便功能失调是十分重要的。
- 肛门直肠功能失调的治疗重点应在采取手术治疗之前,针对潜在的问题采取保守治疗。
- 括约肌重叠缝合成形术是括约肌撕裂引起的大便失禁可选择的治疗方法。

　　肛门直肠功能失调包括许多影响正常肛门直肠功能的情况。这些情况可进一步分为排便功能失调和大便失禁。既然肛门直肠功能失调超出任何独立的医学专业,此章只讲述与妇产科医师相关的病理生理、评价及处理。

正常的结肠直肠功能

　　正常的肛门排便是一个复杂的生理过程,它需要完整协调的神经和解剖功能,包括结肠的吸收和运动、直肠的顺应性、直肠肛门的感觉和多方面的排便控制机制。了解排便的正常生理和病理生理对于治疗女性直肠肛门功能失调是十分必要的。

粪便的形成和结肠的传输

　　结肠对于水分和电解质的吸收起重要的作用。**结肠一天可以吸收 5L 的水和相应的电解质。**副交感神经介导的结肠平滑肌收缩引起的蠕动将粪便传输到直肠。粪便在乙状结肠和直肠的停留使得水分和钠得到了最大限度地吸收。

储存

随着乙状结肠蓄积粪便的增多,直肠膨胀触发肛门内括约肌(internal anal sphincter, IAS)张力暂时地降低和外括约肌(external anal sphincter,EAS)张力的增加,即所谓的直肠肛门抑制反射。粪便等肠道内容物直接作用于肛管感觉神经,所以肛管和它丰富的感觉神经使排便(包括成形、液态粪便或气体)受到控制。当容积增加时,通过顺应性正常的直肠穹隆松弛来调节。这种排便控制机制结合增加的直肠张力,刺激产生便意。这种便意通过大脑皮层可以主观控制,形成了更深层次的排便调节和激活的控制机制。

控制机制

肌肉

控制排便的肌肉主要是耻骨直肠肌、肛门内括约肌和外括约肌。耻骨直肠肌在肛提肌腱弓水平起于耻骨支,向两侧呈 U 形经过阴道和直肠,包绕生殖道开口形成吊带样结构。耻骨直肠肌收缩可以缩小生殖道裂孔,使直肠肛门的角度接近 90°。耻骨直肠肌静息时的张力是控制成形粪便的主要机制。内括约肌和外括约肌对于控制液态粪便和气体是必需的。内括约肌通过自动反射弧提供括约肌复合体在静息状态下的绝大部分张力,对于排便的被动控制是十分重要的。虽然外括约肌也参与维持通常的静息状态下的张力,但它最主要的功能是防止腹压的突然增加引起的压力性和急迫性大便失禁。这种功能是受主动和被动控制的。肛垫是控制排便的最后解剖屏障。当肛垫充满血液时可以阻塞肛管。

神经

许多疾病是通过去神经支配影响正常的排便功能。肛门内括约肌接受来自 L_5 交感神经支配,其经过腹下神经丛和盆腔丛到达此处。副交感神经来自盆腔丛 S_{2-4} 神经节,在此处与交感神经会合。除了交感和副交感成分,肠道有一套自主调控的神经系统,肠道神经系统提供了一套局部的调节肠道肌肉收缩和放松的通路,同时调控肠道的吸收和分泌。肠道神经系统的神经节存在于肠道,联系整合和处理局部的信息。内括约肌的运动通过脊髓的反射弧控制不受意识支配。耻骨直肠肌(肛提肌)受 S_{2-4} 神经根的分支支配,不直接接受阴部神经的支配(1)。阴部神经(S_{2-4})通过阴部管双侧支配外括约肌。阴部神经在脊髓水平交叉,当单侧受损时仍能保持外括约肌的功能。肛管丰富的感觉神经沿阴部神经的直肠下支走行。

排空粪便

排便在正常情况下受大脑皮层的控制。如前所述,通过调节识别内容物,粪便输送到直肠激活直肠肛门抑制反射。随后直肠膨胀产生便意。排便是盆底肌肉(耻骨直肠肌和肛门外括约肌)主动松弛及 Valsalva 动作引起的腹压和直肠内压增加联合作用的结果。拉直肛管直肠的角度并缩短肛管的长度,以利于排空粪便。直肠乙状结肠协调蠕动辅助排便。当此过程结束时,激发关闭反射,引起盆底肌肉收缩,启动排便控制机制。

流行病学

直肠肛门功能失调的流行病学研究中,有关大便失禁的发生率和患病率已经得到很好的阐述。但评价排便功能失调的发病率和患病率的研究却很少。

排便功能失调　　排便功能失调通常认为与便秘同义。**便秘没有一个确切的定义,被患者描述为包括大便稀发、排便疼痛、排便费力、大便黏稠度和粗细变化、排空困难、腹胀和腹痛等一组症状。便秘最常见的症状是排便困难和大便干硬**(2,3)。许多内科医师通常将排便功能失调定义为排便稀发,通常是指每周排便次数少于 3 次。这个定义的依据是研究显示 95% 的女性一周的排便次数超过 3 次。根据这个定义,便秘的发生率应该为 5%(4)。但是,根据现有资料提示便秘的发生率为 2%~28%。

在女性人群及年老、非白种人以及低收入和文化程度较低的人群中便秘的发生率增加(5~7)。根据美国每年大约有 250 万患者因便秘而就诊,每个患者的平均花费为 2752 美元计算,每年便秘的诊断费用为 0.69 亿美元(8,9)。按 85% 的患者需要开具处方药物,那么药物的费用将显著增加诊治便秘的花费(8)。最近的一项调查显示,加利福尼亚州无追加医疗保险的 76 854 名接受医疗援助的患者,每年在便秘一项近 1.9 亿美元的医疗投入(人均 246 美元)还显不足(10)。便秘对生活质量产生负面的影响(3,10)。在一项以加拿大人为调查人群的流行病学研究中,便秘影响 SF-36 健康问卷在精神和生理方面的得分(11)。

大便失禁　　**大便失禁的发生率在社区居民中为 2%~3%,在老年人中为 3%~17%,在疗养院人群中为 46%~54%**(12)。其中大约 28% 的患者寻求良好的妇科护理,36% 的患者寻求初级护理(13,14)。在美国随着人口的老龄化,大便失禁的发生率有望从 2010 年的 1060 万增加 59% 至 2050 年的 1680 万(15)。因为缺少统一的定义和社会因素的影响,缺乏大便失禁的流行病学研究。大便失禁的定义根据排出内容物的不同(成形、液态粪便或气体)、发生频率和持续的时间(一生中一次至每周 2 次),以及对生活质量的影响而变化。大多数作者认为,目前的文献低估了其真实发病率。美国一项大规模的健康调查表明,年龄、女性、身体缺陷和较差的健康状况是发生大便失禁的独立危险因素(16)。

大便失禁对于个人和社会整体都有巨大的社会心理影响和经济意义。此项基本生理功能的丧失对情绪心理的影响是毁灭性的,会导致自尊心丧失、沮丧、社交孤独、生活质量降低(13,14,17)。**在美国大便失禁是入住疗养院的第二位原因,虽然其中只有少于 1/3 的患者寻求医疗帮助**(12,14)。每年用于大便失禁的总花费虽很难算清,但是每年用于成人尿布的花费就已超过 4 亿美元(17)。

症状为基础的结肠直肠功能紊乱

几种疾病状态可引起排便功能紊乱、大便失禁或两者兼而有之。以下的诊断是分别按照全身因素、解剖和结构异常以及功能失调等来分类的。

不同的诊断

排便功能失调　　排便功能失调通常分为全身性功能失调和特发性便秘(所有的非全身性因素引起)。特发性便秘又分为解剖和结构异常和功能失调(表 28.1)。

糖尿病、甲状腺功能低下和妊娠是最常见的引起便秘的内分泌全身因素,都有胃肠道蠕动和传输能力减弱的情况存在。有研究显示,76% 的糖尿病患者有胃肠道症状,其中包

表 28.1　排便功能失调和大便失禁的原因

大便失禁		排便功能失调
	全身性因素	
	代谢 / 内分泌	
•	糖尿病	•
•	甲状腺疾病	•
	高钙血症	•
	低钾血症	•
	神经因素	
•	中枢神经系统	•
	多发硬化,帕金森病,卒中,肿瘤,痴呆	
•	外周神经系统	•
	先天性巨结肠,脊髓裂,自主神经病变,阴部神经病变	
	感染	
•	细菌性、病毒性、寄生虫性腹泻	
	血管胶原 / 肌肉异常	
	系统性硬化,淀粉样变性,肌强直性营养不良,皮肌炎	•
	特发性 / 自身免疫病	
•	炎性肠病	
•	食物过敏	
	药物	
•	处方药,非处方药	•
	解剖 / 结构异常	
	盆腔粪便出口梗阻	
•	盆腔器官膨出	•
•	会阴下移综合征	•
	盆底失弛缓综合征 / 直肠括约肌失调	•
•	肠套叠,直肠膨出	•
	肠扭转	•
•	肿瘤	•
•	良性狭窄	•
•	痔疮	•
	肛门括约肌断裂 / 瘘管	
•	产科损伤	
•	手术损伤	
•	肛交	
•	损伤(外伤、放射性直肠炎)	
	功能性	
	肠动力异常	
	完全性肠动力异常	•
	结肠无力 / 慢传输型便秘	•
•	肠易激综合征	•
	功能性便秘	•
•	功能性腹泻	
	功能缺陷	
•	行动受限	•
•	认知障碍	•

括便秘,发生率约为60%(18)。糖尿病患者的便秘是由于小肠自主神经病变引起胃结肠反射的延迟或缺失和肠道运动减弱引起的。这种肠道的神经病变还可能引起胃轻瘫和腹泻。虽然糖尿病已经被划分为内分泌因素,也可被归入肠道的神经病变。妊娠并不认为是一种病态,但是,11%~38%的便秘被认为主要是孕激素作用于平滑肌的结果(19,20)。铁的补充治疗及以往的便秘因素也与孕期便秘相关(20)。

神经系统因素可分为中枢性和外周性。脊髓病变、多发硬化和帕金森病影响自主神经系统。骶神经损伤由于引起左半结肠运动减少,直肠张力和感觉缺失以及肠管膨胀增加,经常引起严重的便秘。这些表现也经常见于脊髓脊膜膨出、腰骶段脊髓损伤和盆底损伤(21,22)。高段脊髓病变引起乙状结肠传输延迟和直肠顺应性降低。对于这些上运动神经元病变,结肠反射是完整的,可通过手指刺激肛管诱发排便(23,24)。多发硬化的患者没有胃结肠反射,结肠运动减弱,直肠顺应性降低,甚至有直肠括约肌失调(25,26)。便秘随病程的延长而加重,还可能因药物治疗的不良反应而日益严重。帕金森病有同样的直肠括约肌失调和药物不良反应加重便秘的表现。

在外周神经源性功能失调中,功能异常发生在肠神经水平。最典型的例子是先天性神经节细胞缺失症(Hirschsprung病)。在直肠的黏膜下层和肠肌层神经丛中无壁间神经节细胞,导致直肠括约肌抑制反射缺失。该病的患者经常表现为功能性梗阻和近端结肠扩张。大多数患者在出生后6个月内可以诊断,但是轻症患者也可能在6个月后发现。

其他需要考虑的全身性因素有胶原、血管和肌肉异常。重要的是,一些常用的处方及非处方药物,包括抗酸铝剂、β受体拮抗剂、钙通道拮抗剂、抗胆碱能药物、抗抑郁药和阿片制剂等,可导致排便功能失调(表28.2)。生活方式问题,例如纤维素和液体摄入不足,可以独立或联合其他因素产生相同的作用。

表28.2 与便秘相关的药物

非处方药物	
抗腹泻药物(洛哌丁胺,Kaopectate)	
抗酸药(含铝或钙)	
铁剂	
处方药	
抗胆碱能药物	**其他**
抗抑郁药	铁剂
抗精神病药	硫酸钡
解痉药	金属中毒(砷、铅、汞)
抗帕金森病药物	阿片制剂
抗高血压药物	非甾体类抗炎药
钙通道拮抗剂	抗惊厥药
β受体拮抗剂	长春花碱
利尿剂	5-羟色胺阻滞剂(昂丹司琼,格拉司琼)
神经节阻滞剂	

结构异常通常是指梗阻性因素,例如盆腔器官脱垂、会阴下移、肠套叠、直肠脱垂和肿瘤。功能性的排便功能失调是没有确定的解剖或结构异常。大多数功能性失调是动力的问题,例如慢传输型便秘/结肠无力,肠易激综合征(便秘为主)和功能性便秘。罗马标准Ⅲ对这些特发性因素有严格的定义,是指通过肠-脑-肠反射轴发生作用的社会心理因素和肠道生理功能之间的复杂相互作用引起的(27)。还有些患者由于功能缺陷引起排便功能失调,例如行动受限和认知障碍。按照以上方法分类不免有偏颇之处,而且它们之间是相互关联的。

大便失禁

肛门控制排便是人的认知、解剖、神经和生理机制共同作用的结果。当某一环节发生问题时经常可以得到代偿,但是随着病变的加重或功能的下降,这种代偿会逐渐失效。大便失禁的全身性因素多是由于疾病导致了腹泻。大量的液态粪便快速输送到直肠,即使是在健康的正常人也可能会产生排便急迫和失禁(28)。由细菌(例如梭状芽孢杆菌、大肠埃希菌、沙门菌、志贺菌、耶尔森菌、弯曲杆菌)、病毒(例如轮状病毒、诺沃克因子、人免疫缺陷病毒)和寄生虫(例如阿米巴、贾第鞭毛虫、隐孢子虫和蛔虫)引起的感染性腹泻经常是导致大便失禁的原因。许多药物和饮食可引起腹泻和大便失禁(表28.3)。可引起大便失禁的内分泌因素包括糖尿病和甲状腺功能亢进。对于糖尿病患者,腹泻可源于自发的功能失调、细菌过度滋生、高糖引起的渗透性腹泻和胰酶分泌不足。炎性肠病被认为是特发性或自身免疫性全身性因素。溃疡性结肠炎和克罗恩病随着血性腹泻的加重而发生大便失禁。炎性肠病也可引起结构的异常,如肛裂、肛瘘、脓肿,以及手术并发症可引起大便失禁。

表28.3　与腹泻相关的药物

非处方药物	
轻泻剂	
抗酸药(含镁)	
处方药	
轻泻剂	化疗药物
利尿剂	秋水仙碱
甲状腺制剂	考来烯胺
胆碱能药物	新霉素
前列腺素	对氨基水杨酸
饮食因素	
保健食品、糖果或口香糖、含有山梨糖醇、甘露醇或木糖醇的赋形剂	
油脂	
咖啡	
酒精	
谷氨酸钠	

如同排便功能失调,引起大便失禁的神经系统病变可分为中枢性和外周性。在中枢神经系统异常中,在排便中枢(脊髓骶段)之上的上运动神经元病变引起痉挛性肠功能异常。皮质间的联系受损,导致大脑皮层认知控制异常和感觉障碍。肛门括约肌处于痉挛性收缩状态,但手指刺激能引起反射性粪便排空。脑创伤、肿瘤和脑血管意外若损伤了额叶会引起排尿和排便失控。额叶的病变位置越靠前,尿便失控越严重。脊髓损伤和在排便中枢以上的下运动神经元病变导致大脑皮层排便控制的永久丧失。在脊髓损伤发生的2~4周,会出现"脊髓休克",导致在病变水平以下的暂时的反射缺失,引起肠运动弛缓、便秘和粪便蓄积。在脊髓休克之后,继肠过度活动之后出现肠痉挛性瘫痪。手指刺激以及胃结肠反射,可引起大脑皮层无法控制的反射性排便。幸运的是,虽然在压力和急迫刺激下肛门外括约肌的控制丧失,内括约肌的张力仍可维持。便秘和大便失禁在这些患者中可同时存在。

多发性硬化的脱髓鞘病变比较少见,可发生在中枢神经系统的任何水平。除了躯体的损伤,其病变类似于脊髓损伤,经常伴有自主神经功能失调。痴呆和其他退行性病变引起的认知障碍经常因充盈性失禁而引起排便失控。虽然这些患者的感觉神经功能正常,但失去了只有在社交允许的环境下才能排便的认知能力,而发生充盈性大便失禁。

下运动神经元病变位于脊髓骶段排便中枢以下,引起弛缓性肠功能失调。皮层的联系被破坏,导致排便控制的认知障碍和感觉障碍。肠反射包括球海绵体肌反射和肛门反射均被破坏。肛门括约肌是松弛的,粪便潴留,经常发生充盈性失禁。若要排空大便需要借助于手指松动粪便和屏气动作增加腹压。肛门对手指刺激没有反应,药物的作用通常也不大。马尾的肿瘤或损伤、脊髓痨、脊髓裂和外周神经病都是运动神经元病变。

外周神经病经典的例子是先天性巨结肠(Hirschsprung 病),在前面已讨论。最常见的外周神经病变见于糖尿病患者。**大约 20% 的糖尿病患者有大便失禁**(29)。其病因是多因素的,具体的机制还不明确。大便失禁可发生在糖尿病患者或急剧进展的疾病多年之后。糖尿病患者经常有肠道自主神经病变,胃结肠反射异常和慢性便秘。盆底去神经支配引起感觉神经病变、直肠肛管抑制反射异常和括约肌障碍,而导致大便失禁(30)。因此,外周神经病变引起的大便失禁可能是感觉障碍、直肠肛管抑制破坏或阴部神经病变导致括约肌功能异常的结果。患者可能发生压力性、急迫性和充盈性大便失禁。

解剖和结构异常引起的大便失禁通常源于产科或外科损伤。肛门内括约肌、肛门外括约肌和耻骨直肠肌的破坏或功能异常可引起不同程度的大便失禁。由于肛门内括约肌缺陷引起的静息张力降低导致被动的大便失禁(静息时大便失禁),在睡眠状态下由于外括约肌活动的减少,大便失禁更加严重(31)。不能对突然增加的粪便膨胀做出反应来控制排便,常见于外括约肌功能异常。内外括约肌功能失调常引起液体样大便失禁。成形粪便失禁通常见于耻骨直肠肌损伤引起的肛管直肠角度增大。肛垫损伤通常引起轻微的粪便污染。其他引起大便失禁的解剖和结构异常包括盆腔器官脱垂、会阴下移综合征、盆底失弛缓综合征、肠套叠;憩室、炎性肠病、癌症或外科损伤引起的肠瘘;炎性肠病、癌症和放疗引起的直肠顺应性下降。当直肠顺应性下降时,少量的粪便就可使腔内压力增高,直肠储粪能力下降,发生排便急迫和大便失禁(32)。

与大便失禁相关的功能失调包括肠易激综合征(腹泻为主)、功能性腹泻、运动受限和认知功能障碍。

排便功能失调和大便失禁

有几种情况既可引起排便功能失调又可引起大便失禁(表 28.1)。此种情形经常是因为粪便充盈导致充盈性大便失禁,多见于各种神经病变、盆腔出口梗阻障碍、肠易激综合征、运动受限、认知障碍等。这些症状的病因经常是多因素的。

结构和功能异常

排便异常

排便异常可能由于出口梗阻或功能运动性异常。

出口梗阻

盆底失弛缓综合征 / 直肠括约肌协同失调　　盆底失弛缓综合征也称为直肠括约肌协同失调、盆底协同失调、盆底痉挛综合征和耻骨直肠肌矛盾综合征。当耻骨直肠肌和肛门外括约肌在排便过程中收缩相互矛盾时,肛管直肠角度变小引起出口梗阻。常见的症状有大便困难、大便费力、大便秘结、排空不尽和里急后重。近期的一项有 120 人参加的前瞻性研究发现,排便协同失调在妇女中的发生率高达 77%(33,34)。需要借助于手指(松动粪便或减少体积)排空大便的发生率近 58%。**社会心理因素,例如性生活放纵史、抑郁症、饮食不规律、强迫症和生活压力等可能对此病的发生起重要作用**。在此研究中,22%的患者有性生活放纵史,31% 有躯体被虐待(physical abuse)的经历。1/3 的人回答排便异常开始于孩童时期,24% 的人认为急剧进展的疾病或手术与之相关。5% 的妇女提出妊娠或分娩是其加重的因素。此种情况也见于慢性便秘和大便困难的儿童。对生物反馈和盆底物理治疗的反应,以及前面所述的此类患者的特点,提示学习反应机制可能参与其中(33,34)。虽然通常将其归于出口梗阻,但关于功能性胃肠道功能失调的罗马标准Ⅲ将其归类于功能性排便功能失调。专门的罗马诊断标准Ⅲ中,排便协同失调的定义包括"当有排便欲望并有足够的推力情况下,盆底肌的不适宜收缩或盆底静息括约肌压力放松少于20%"(35)。

盆腔器官脱垂　**盆腔器官脱垂被特殊提及是因为对妇科医师来说很常见,但并不是都伴有排便功能失调。脱垂十分常见,但许多妇女并无症状。**有症状的妇女可能会主诉排便不尽,需要用手指推压阴道后壁或会阴体协助排空大便(手指或减少粪便体积)。因为这些症状不是特异的,直肠膨出可能是慢性排便用力和增加的腹内压长期作用的结果,所以排除其他引起便秘的原因很重要。**排便功能失调与直肠膨出、小肠膨出或会阴下移等盆腔器官膨出有关,它们单独存在或几种膨出同时存在。**

直肠膨出是直肠黏膜通过直肠阴道隔形成的疝。这些局部的缺陷通过直肠阴道隔的下部、中部或上部可以是横向的或纵向的(36)。**小肠膨出是腹膜形成的疝囊和小肠通过盆底形成的疝,典型的小肠疝位于子宫或阴道穹隆和直肠之间。多见于子宫全切术后和耻骨后尿道固定术后。**关于小肠疝的形成有两种理论。一种理论是阴道的盆底筋膜的纤维肌肉缺陷引起腹膜和小肠疝入。另一种理论是由于支持缺陷,包括盆底筋膜在内的盆底全层膨出(37)。最终,具体机制可能是两种理论的结合,因为有些支持缺陷是继发于直肠阴道筋膜和耻骨宫颈筋膜的破裂。**直肠膨出和小肠膨出可能有相同的症状,包括盆腔疼痛、阴道膨出、便秘、大便失禁和性生活障碍。**虽然排便功能失调和重度盆腔器官膨出的相关性早已得到公认,但是两者的因果关系还不明确。解剖结构上形成的疝是这些症状的原因,还是肠道功能异常、慢性便秘和排便用力长期作用形成了疝还存在争论。

会阴下移综合征定义为会阴(在痔环水平)在 Valsalva 动作时超过坐骨结节水平。Parks 等在 1966 年关于结肠直肠的文献中最早描述过会阴过度下移(38,39)。会阴过度下移是直肠阴道隔下部从会阴体分离的结果。当此种情况进一步发展时,阴部神经由于牵拉损伤发生病变。会阴下移会引起各种排便功能异常,包括便秘、大便失禁、直肠疼痛、单发直肠溃疡综合征、直肠膨出和小肠膨出(40)。

直肠套叠　**直肠套叠或直肠内膨出是上段直肠壁整个周边均脱入直肠壶腹部,但没有超过痔环。**多发生于 40~50 岁的妇女。最常见的症状是梗阻性的,包括排便不尽、用手指辅助排便、排便疼痛和便血,还有大便失禁、便意减退、无法辨别粪便和气体以及分泌黏液造成肛门瘙痒的症状。便血经常是单发的直肠溃疡或套叠肠段的直肠炎症造成的(41)。**肠套叠在排便异常以及有便秘、直肠疼痛和大便失禁症状的人群中发生率高达 1/3(42),**而且在无症状的患者中发生率为 29%(43)。肠套叠很少能发展为全直肠脱垂(44)。

功能性动力异常

功能性肠道功能失调　**功能性肠道功能失调,根据罗马标准Ⅲ(45),包括肠易激综合征、功能性腹胀、功能性便秘、功能性腹泻和非特异性功能性肠道功能紊乱。**在此部分我们重点讲述肠易激综合征。

肠易激综合征(irritable bowel syndrome,IBS)的发生率为 10%~20%,女性和年轻人相对多见。IBS 占胃肠道门诊就诊人数的 25%~50%。IBS 有明确的诊断标准,包括排除结构或代谢异常。**这些患者通常有其他胃肠道、泌尿生殖系统和心理方面的疾病,包括胃食管反流、纤维肌痛、头痛、背痛、慢性盆腔痛、性生活障碍、下尿路功能失调、抑郁症和焦虑症。**生活压力事件与症状的发生和加重有关。详尽的病史询问通常提示过去有性生活放纵史(46)。目前,根据特定的 IBS 分类标准将其分为腹泻为主、便秘为主和疼痛为主三种类型(表 28.4)。便秘为主的 IBS 通常与排便功能失调相关,而腹泻为主的 IBS 引起大便失禁。疼痛或痉挛为主的 IBS 主要引起腹部不适,也可与排便功能失调和大便失禁相关。当除外器质性病变后,表 28.4 所列标准诊断的敏感度为 65%,特异度为 100%,阳性预测值为 100%,阴性预测值为 76%(47)。

表 28.4　肠易激综合征

诊断标准 [a]

在最近 3 个月内,每月至少有 3 天有反复发作的下腹痛或不适 [b],并伴有下列两种以上的情况:

1. 症状在排便时减轻
2. 症状发作时伴有粪便频率的改变
3. 症状发作时伴有粪便性状的改变

a:诊断标准要求症状发生于至少 6 个月前,持续至少 3 个月
b:"不适"指不是疼痛的一种不舒服
在病理生理学研究和临床试验中,疼痛 / 不适在观察评价期间每周发生至少两次才做记录
　　摘自:Drossman DA,Corazziari E,Talley NJ,et al.,eds. Rome Ⅲ:the functional gastrointestinal disorders. 3nd ed. McLean, VA:Degnon Associates,2006:885-897, Appendix A.

功能性便秘是罗马标准Ⅱ提出的名词,其统一了便秘的定义(表 28.5)。表 28.5 所列标准的理论基础来自于患者所述便秘的不同定义(46)。

表 28.5　功能性便秘的诊断标准 [a]

1. 以下情况至少满足两项:
   a. 排便用力的情况超过 1/4
   b. 粪便干硬的情况超过 1/4
   c. 感觉排便不尽的时候超过 1/4
   d. 感觉肛管直肠有梗阻的时候超过 1/4
   e. 用手辅助排便的情形超过 1/4(例如,手指辅助排空粪便、推压盆底)
   f. 每周排便少于 3 次
2. 若不应用通便剂,很少有粪便松散的情况,诊断 IBS 的证据不足
3. 诊断 IBS 的证据不足

a:要求症状开始于诊断前至少 6 个月,持续至少 3 个月
　　摘自:Drossman DA,Corazziari E,Talley NJ,et al.,eds. Rome Ⅲ:the functional gastrointestinal disorders. 3nd ed. McLean, VA:Degnon Associates,2006:885-897, Appendix A.

功能性排便功能失调　功能性排便功能失调分为排便协同失调和排便推进力不足(结肠惰性)。(本章中排便协同失调在出口梗阻引起的结构异常造成排便失调中已做阐述;但是需要注意的是罗马标准Ⅲ中已将其归入功能性异常。)功能性排便功能失调引申出功能性便秘。表 28.6 给出了相关诊断标准。

表 28.6　功能性排便功能失调的诊断标准 [a]

1. 患者必须满足功能性便秘的诊断(表 28.5)
2. 在排便时至少存在下列两项:
   a. 粪便排空异常,证据来自于球囊推进试验或造影
   b. 盆底肌肉的不适宜收缩(例如肛门括约肌或耻骨直肠肌)或通过压力计、造影或肌电图显示盆底基础静息括约肌压力放松低于 20%
   c. 通过压力计或造影检查提示推进力不足

a:要求症状开始于诊断前至少 6 个月,持续至少 3 个月
　　摘自:Drossman DA,Corazziari E,Talley NJ,et al.,eds. Rome Ⅲ:the functional gastrointestinal disorders. 3nd ed. McLean, VA:Degnon Associates,2006:885-897, Appendix A.

结肠惰性/慢传输型便秘　**严重的便秘被定义为每周排便少于3次,而且难以治愈,相对少见。**但是这些患者经常有全身的动力异常和结肠惰性。**女性比男性更容易发病。**结肠惰性或慢传输型便秘被描述为排除全身性或梗阻性因素,造影剂通过近端结肠延迟,不伴有造影剂从左半结肠的反流。病因并不清楚。这些患者具有节段性的结肠运动能力异常,胃结肠反射减弱(48,49)。有关泻剂、吸水剂、激素、心理异常和内源性阿片的作用的研究还没有明确的结论。目前文献提示神经病变或平滑肌功能异常可能与之有关(49,50)。

大便失禁

括约肌断裂

在年轻女性,产科损伤是大便失禁的最常见原因。损伤的机制可能是肛门括约肌复合体的解剖断裂、盆底去神经病变或两者兼而有之。肛门括约肌撕裂的危险因素有初产妇、胎儿出生体重大、产钳助产和会阴切开(51~53)。近期工作显示括约肌损伤的产妇分娩时间长,胎儿下降异常,胎头下降晚(54)。虽然关于括约肌损伤、盆底神经病变进展到大便失禁的长期的前瞻性研究十分有限,但目前的文献支持早期发生的症状是由于括约肌损伤,晚期发生的症状源于神经病变(55)。括约肌断裂与产科损伤的关系可以解释在年轻男性和女性中大便失禁发生率的显著差异,并随年龄的增长这种差异逐渐消失(56)。

产科损伤　产时Ⅲ度、Ⅳ度会阴撕裂是增加大便失禁发生的危险因素(风险度〔OR〕为3.09)(55)。在临床上诊断为会阴Ⅲ度、Ⅳ度撕裂、括约肌损伤的发生率为0.5%~5.9%(51,53,57),实际上初产妇发生隐性会阴Ⅲ度、Ⅳ度撕裂的发生率高达28%~35%,多产妇的发生率为44%,其中大约1/3的患者有肛门失禁的症状。**隐性肛门括约肌撕裂的患者发生大便失禁的风险是正常人的8.8倍**(53,58)。产钳阴道助产显著增加其发生大便失禁的风险,但是胎吸助产并不确定(52,59,60)。选择性剖宫产与急诊剖宫产相比可减少发生肛门失禁的风险,但近期的研究结果表明不论剖宫产的时机如何,均无保护性作用(46,51,53,59,61,62)。最近的一项文献荟萃报告提示,没有足够的证据表明择期剖宫产对大便失禁有保护性作用(63)。**会阴正中切与括约肌损伤和大便失禁密切相关**(52,64)。一项大样本的研究得出相反的结果,会阴切开术对括约肌损伤有保护性作用(OR 0.89)。Ⅳ度撕裂的发生率增加(OR 1.12),Ⅲ度撕裂的发生率下降(OR 0.81)(51)。为了减少对会阴后部的损伤、缝合和愈合问题,一项文献荟萃报告支持限制性应用会阴正中切和会阴侧切,限制性应用会阴切开在严重损伤、疼痛、性交痛和尿失禁的发生上没有区别,但有会阴前部损伤发生增加的风险(65)。在另一项研究中,一个重要的发现是会阴Ⅲ度撕裂的患者及时行修补术后有50%的患者发生肛门失禁,85%的患者行经肛门超声可见持续的括约肌缺陷(66)。

外科损伤　医源性损伤是继产科损伤后引起括约肌断裂破坏的第2位原因。引起大便失禁的外科操作包括肛瘘修补、肛门括约肌切开、痔疮切除和肛门扩张术。瘘管切开术是最常见的引起大便失禁的手术。阴道直肠瘘或肛门阴道瘘可发生在分娩损伤、盆腔手术并发症和炎性肠病恶化后。瘘可引起大便失禁,术后功能异常的程度不仅取决于瘘的位置和手术修补中括约肌损伤的程度,还取决于术前括约肌的功能和阴部神经的功能。治疗疼痛性肛裂的肛门括约肌切开,因为可能破坏直肠的感觉神经和肛垫,横切肛门括约肌,也可能导致大便失禁(67,68)。痔切除术因为分离肛垫通常引起轻微的粪便污染,肛垫是排便最后的黏膜屏障。同括约肌切开术相同,直肠感觉神经可能被破坏,当锐性分离时内括约肌可能受到损伤(68,69)。

括约肌的去神经支配

特发性(原发性神经性)大便失禁由于肛门括约肌和盆底肌肉的去神经支配引起。 与产科损伤相关的去神经支配损伤大约占特发性大便失禁的 3/4,是大便失禁的最常见原因(70,71)。

产科损伤　针对阴部神经病变提出的两种机制分别是第二产程的牵拉损伤和在出神经阴部管时受到的压迫(70)。**盆底神经病变的危险因素包括多产、胎儿出生体重大、产钳助产、活跃期延长和Ⅲ度会阴撕裂(72,73)。** 几项研究结果显示,在阴道分娩后,尤其是括约肌撕裂后,阴部神经的终末运动神经元的潜伏期延长(53,71,74)。大多数妇女在产后几个月内可恢复功能。其他的研究提示,在几年之后随后的分娩损伤可能叠加这种作用(71,75)。但是,在神经病变的患者中发生大便失禁的仅是一小部分(73)。

会阴下移综合征　如前所述,任何原因的持久的牵拉用力均可引起会阴下移综合征。**其定义为在 Valsalva 动作时会阴超过坐骨结节水平(38,39)。** 阴部神经病变由于阴部神经受到牵拉和夹带造成。会阴下移的妇女表现为阴部神经延长和阴部神经运动神经元的终末潜伏期延长,肛门的感觉下降(76~78)。当阴部神经病变进展时,最终导致大便失禁(40,79)。

功能性肠道功能紊乱

功能性大便失禁　罗马标准Ⅲ对引起大便失禁的功能性因素给出了明确定义(表 28.7)。**标准排除了全身性和解剖上的异常,但括约肌的轻度去神经病变或轻度结构异常是允许的。**

表 28.7　功能性大便失禁的诊断标准

诊断标准[a]:

1. 至少 4 岁以上,反复发生的不能控制的大便内容物排出,有以下一项或多项:
   a. 神经分布和结构正常的肌肉,其功能不正常
   b. 括约肌的结构或神经分布可有轻度异常
   c. 肠道功能正常或紊乱(例如,粪便潴留或腹泻)
   d. 精神因素

并且

2. 排除以下因素:
   a. 由于大脑(如痴呆)、脊髓、骶神经根病变,或混合病变(如多发硬化)或作为全身外周自主神经病变的一部分(如糖尿病)所引起的神经异常
   b. 多系统受累疾病(如多发硬化)引起的肛门括约肌异常
   c. 结构或神经源性异常被认为是大便失禁的主要原因

[a] 诊断标准以最近 3 个月的症状为准

摘自:Drossman DA,Corazziari E,Talley NJ,et al.,eds. Rome Ⅲ:the functional gastrointestinal disorders. 3nd ed. McLean, VA:Degnon Associates,2006:885-897,Appendix A.

肠易激综合征　**以腹泻为主的肠易激综合征经常与大便失禁和排便功能紊乱伴发。** 诊断标准见表 28.4。

功能性腹泻　**罗马标准Ⅲ将腹泻的定义统一,称为功能性腹泻**(表 28.8)。表 28.8 所列标准的理论基础来自于患者所述腹泻的不同定义(46)。

表 28.8　功能性腹泻的诊断标准

超过 75% 的情况粪便松散或水样粪便,但排便时不伴有疼痛

诊断要求发生在近 6 个月内,症状至少 3 个月

摘自:Drossman DA,Corazziari E,Talley NJ,et al.,eds. Rome Ⅲ:the functional gastrointestinal disorders. 3nd ed. McLean, VA:Degnon Associates,2006:885-897,Appendix A.

盆底外科医师的陷阱

有时很容易忽视或曲解排便功能失调和便秘的症状和体征。任何排便功能的突然改变都必须全面评价,对于经验用药试验治疗仍不缓解的症状应该及时考虑做进一步的评价诊断,例如结肠镜或纤维乙状结肠镜检查。有时错误地将排便功能紊乱和便秘归为盆腔器官脱垂造成的,而此时膨出却是潜在的肠道功能异常造成的。此种情况若进行了盆底脱垂的手术,由于存在的肠道功能紊乱没有得到有效控制,手术的效果不会持久。

病史和体格检查

病史

详尽的病史询问和体格检查对于诊断大便失禁和排便功能紊乱是必需的。现病史询问应着重放在排便习惯上,包括排便的频率和性状(干硬还是松软、成形还是不成形、腹泻还是便秘)。症状持续的时间和严重程度以及加重的因素,对于评价其对生活质量的影响是必要的。还应询问排便用力的情况、排便不尽的症状以及是否需要推压肛周、会阴体或阴道后壁协助排空粪便。还应询问患者是否需要用手指松动粪便以协助排便,因为患者不愿主动提供这些信息。对于大便失禁的患者,要询问不能控制排出的粪便是固态的、液态的还是气体,以及感觉分辨不同肠内容物的能力。与尿失禁相同,大便失禁也分为压力性的、急迫性的或无意识的。询问腹泻和便秘交替的情况、大便混有黏液或血、全身情况和便条粗细的变化有助于发现全身性疾病或功能性病因。最后,还要询问患者所采用的适应性行为,使用尿垫或尿布的情况,以及目前的治疗,包括手术、物理治疗和药物。

通过调查问卷可以有效地得到大量信息。有效的问卷可使主观的症状定量,客观评价治疗的效果。一项有效的评价排便功能异常的问卷,结肠直肠 - 肛门功能异常调查问卷(the Colorectal-Anal Distress Inventory,CRADI)已合并为盆底障碍调查问卷(the Pelvic Floor Distress Inventory,PFDI)(80)。此问卷是评价盆腔器官膨出、尿失禁、大便失禁、排空功能异常和排便功能失调等一系列问题的有效的衡量方法。其他关于大便失禁的有效的评价手段和影响程度评分包括 Wexner 评分、大便失禁严重指数和大便失禁的生活质量评分(81~83)。

用药史、外科手术史、家族史和系统回顾应将重点放在揭示潜在的如表 28.1 所列的系统性和梗阻性疾病。详尽的孕产史应该包括阴道分娩、手术阴道产、会阴Ⅲ度、Ⅳ度撕裂的情况,这些与患者大便失禁的发生密切相关。第二产程的长短、胎儿出生体重及是否采用会阴切开都应该明确记录,因为这些都是括约肌损伤和发生去神经支配的危险因素。性生活史应询问既往性暴力、肛交和性生活疼痛的情况。应用非处方药、处方药和非法药物的情况及食物过敏的情况均应记录。

体格检查

肛门直肠功能紊乱的诊断要求基本的全身检查及以腹部和盆腔为重点的局部检查。全身检查包括肢体运动和大脑认知功能的全面评估。腹部的常规检查包括视诊、触诊和听诊除外腹部包块、脏器肥大和局部的腹膜刺激体征。随之进行的是详尽的阴道、会阴和肛门直肠的检查。盆腔检查的目的是客观描述盆腔器官脱垂的程度,确定结缔组织的完整性、神经的功能和盆腔器官的肌肉支持情况。

神经系统检查

　　评价颅神经的功能、下肢的感觉和肌力以及诱发下肢反射、球海绵体肌反射、缩肛反射是神经系统检查的重要组成部分。这些检查可评价低位腰神经根和骶神经根的功能，认识骶 2~4 神经根在盆底功能障碍中的重要性。会阴反射可通过触摸大阴唇和肛周皮肤或用棉签轻敲阴蒂引出。缩肛反射、球海绵体肌反射和咳嗽反射都是用来检测支配肛门外括约肌的运动神经(骶 2~4)的完整性。大腿内部、外阴和直肠周围的感觉可通过轻触和针刺该处皮肤检测是否对称。

肌肉的力量

　　盆底肌肉功能的完整性应在静息和主动收缩时评价其力量、持续时间和向前的提升力。还应该注意松弛这些肌肉的能力和触诊时是否有压痛。已提出几个标准用于客观衡量肌肉的力量，但是还没有一个统一的标准被大家接受。当肛管和直肠成 90° 角时，在后面很容易触到耻骨直肠肌。耻骨直肠肌主动收缩时可使检查者的手指向前朝耻骨支"提升"。完整的肛门外括约肌肌张力和收缩力降低，通常提示阴部神经病变。同样，阴部神经病变对耻骨直肠肌的影响是使肛管直肠角度变钝和主动收缩力降低。与尿道轴类似，肛管直肠的角度可通过棉签试验检测，虽然这种试验很少做。患者取仰卧位，在静息和打喷嚏、用力时可检测到棉签的偏移。

阴道支持

　　与患者排便功能相关的盆腔器官脱垂(见第 27 章)是阴道顶端、后壁和会阴体的支持薄弱，虽然有些专家认为阴道前壁的缺陷也影响排便功能。评估阴道后壁的情况，可用 Sim 窥器支撑阴道顶端和阴道前壁，可使检查者发现直肠阴道筋膜缺陷的确切部位。直肠阴道检查有助于发现阴道直肠筋膜和会阴体的缺陷。有报道在阴道直肠筋膜撕裂的部位阴道皱襞消失(84)。此特点已用于小肠膨出的检查，在膨出部位有光滑的、薄的上皮覆盖小肠疝囊或腹膜。

　　正常情况下，会阴体应在坐骨结节水平或其上 2cm 以内。会阴在静息或用力情况下超过此水平，提示会阴下移。会阴下移的主观症状是生殖道裂孔和会阴体加宽，臀间沟变平。会阴下移的妇女根据**盆腔器官脱垂定量**(pelvic organ prolapse quantitation，**POP-Q) 分度法**(85)经常没有严重的器官膨出分度，因为此方法是以处女膜环为标记点进行测量的。因此，当用力时会阴体和生殖道裂孔的长度增加提示会阴下移。会阴下移的程度可通过 St. Mark 会阴收缩力测量计客观地进行测量，当然也可在阴道口内的后部坐骨结节水平放置薄的尺子进行测量。测量的是用力时会阴体下移的距离。虽然盆底荧光镜检查是会阴下移的标准检测方法，但此项检查用于有严重排便功能异常和盆腔检查提示会阴下移的患者更有意义。

肛门直肠检查

　　阴道和肛门的视诊和指检有助于发现盆腔器官脱垂、瘘、肛裂、痔疮等结构异常或既往的损伤。如前所述，直肠阴道检查能提供阴道直肠隔完整性的有效信息，提示会阴体支持是否松弛。直肠阴道检查还有助于发现小肠膨出，在患者用力时，在直肠和阴道之间的手指能感到肠管突出。应在静息、打喷嚏和用力时分别做直肠指检。若肛管中有粪便，可能提示粪便嵌塞或肛门控制排便的神经肌肉薄弱。用力时上段直肠环绕检查者手指整个圆周的下移提示肠套叠，骶骨前直肠下部支持松弛经常同时存在。

　　可在肛门外括约肌和耻骨直肠肌主动收缩时评价其功能的完整性。当存在肛周皮肤皱襞像鸽尾一样、会阴瘢痕伴不对称收缩时通常提示括约肌缺陷。当患者被要求收缩盆底肌肉时,应表现为两个动作:肛门外括约肌环型收缩,肛门被上提回缩。在直肠指检时检查这些动作很明显。如前所述,耻骨直肠肌使肛管和直肠之间的角度为90°时从后面触摸此块肌肉很容易,当其收缩时手指能感到被向前面的耻骨支牵拉提升。在做 Valsalva动作时,耻骨直肠肌和肛门外括约肌都是松弛的。有盆底失弛缓综合征的患者用力时这些肌肉的收缩是自相矛盾的。最后,肛门外括约肌前面的缺陷可通过指诊检查发现。

辅助检查

目前在临床研究和直肠肛门生理试验中,应用精密复杂的诊断检查方法定量评价结肠和肛门直肠的功能。下面讲述的是与大便失禁和排便功能失调相关的检查技术。

大便失禁

肛管内超声

肛管内超声可以得到肛门内外括约肌准确的图像,可以评估肌肉的连续性和厚度,被认为是目前检测肛门括约肌缺陷的最佳方法。肛管内超声应用 Bruel-Kjaer 扫描仪(哥本哈根,丹麦),有 360° 可旋转的直肠内超声探头(1850 型)和7.0MHz 的传感器(焦距:2~5cm),外形呈锥形(图 28.1)。正常的肛门内括约肌声像是由平滑肌构成

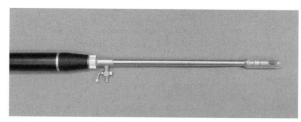

图 28.1　Bruel-Kjaer 扫描仪(哥本哈根,丹麦),有 360° 可旋转的直肠内超声探头(1850 型)和 7.0MHz 的传感器(焦距:2~5cm),外形呈锥形

的连续的低回声条带,被厚的带有横纹的肛门外括约肌声波所环绕。当这些肌肉环带有中断时提示括约肌有缺陷。缺陷的范围和程度可通过肌肉环带的圆周长度对应的角度、损伤厚度的百分比及与肛门痔环的距离来表示(图 28.2)。测量通常包括近段、中段和远段肛管。了解近段肛门外括约肌与肛提肌的耻骨直肠肌会合处有生理性的分离是十分重要的,若把这种表现误认为肛提肌缺陷会使肛提肌缺陷的发生率大大地增加。耻骨直肠肌在近段肛管肛门内括约肌外侧呈 U 形或 V 形增厚的声波图像。磁共振成像(magnetic resonance imaging,MRI)在诊断括约肌缺陷上等同于或优于超声,尤其是应用阴道或直肠线圈时。但是为了这个目的应用 MRI 费用有些高,目前主要用于研究。对于经肛管超声结果不确定或报告质量不好时可考虑应用 MRI。

肌电图

肌电图(electromyography,EMG)用于评价分娩等损伤后肛门外括约肌的神经肌肉功能的完整性和讨论盆底神经病变(86)。这项技术是测量肌纤维在静息状态和收缩时产生的电活动。可使用不同的电极,包括表面电极、同心针电极和单纤维电极。表面电极是创伤最少的,就装在靠近或在肛管内,但它们只能记录基本的肛门括约肌运动。这项技术通常与生物反馈治疗结合应用。同心针电极在肛门直肠生理功能试验中应用最多,它选择性检测某一肌肉的活动。细的针样套管内有钢的导丝电极,插入皮肤有些疼痛。小的单纤维肌电图电极既可用来记录某一肌纤维的活动,还可测量纤维的密度。在去神经损伤后,在神经支配恢复的过程中肌纤维的密度增加。这样,单纤维肌电图通过在肛门外括

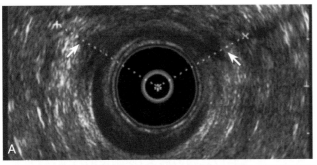
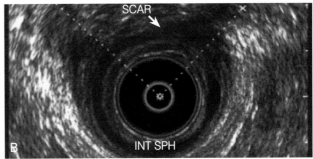
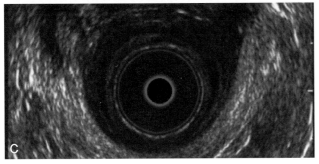

图 28.2　A：远段肛管的肛管内超声图像显示内括约肌 10 点到 3 点、外括约肌 10 点到 2 点的缺陷。B：中段肛管的肛管内超声图像显示内括约肌 12 点到 2 点、外括约肌 10 点到 1 点的缺陷。C：近段肛管的肛管内超声图像显示完整的内括约肌和外括约肌正常的生理性分离

约肌上"绘制地图"，能间接提供神经损伤的证据，并检测到损伤的区域。这项技术很少应用于临床。经肛管超声与肌电图相比，对患者的创伤小，而且得到的结果更加可靠。所以经肛管超声在检测肛门外括约肌损伤方面已经取代了肌电图。

　　运动神经传导的研究提供了检测盆底神经病变的另一种手段。神经轴突受到刺激时，动作电位达到神经支配的肌肉的时间被记录。在刺激和肌肉反应之间的延迟称为神经的潜伏期。阴部神经终末运动神经潜伏期（pudendal nerve terminal motor latency，PNTML）可通过 St. Mark 电极经直肠刺激阴部神经来测量(87)。神经刺激器安装在检查手套的指端(图 28.3)，经直肠将其放置在每侧坐骨棘上。在 0.1 毫秒的持续时间内给予 50mV 的刺激，检测肛门外括约肌肌肉收缩的潜伏期。在 2.2 毫秒以内认为是正常的。最近一项研究表明，阴部和会阴神经的潜伏期正常值随着年龄的增长而延长(88)。PNTML 延长提示神经受损或存在脱髓鞘病变。阴部神经的功能对括约肌损伤修补术有提示预后的作用(89)，在术前评估是有意义的。

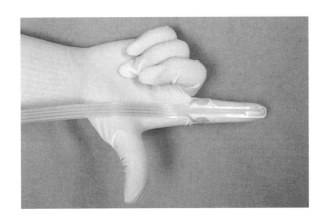

图 28.3　St. Mark 电极用来检测阴部神经终末运动神经潜伏期。刺激电极安装在检查手套的指端，接收电极安装在指关节附近的近侧手指上

肛门测压法

　　肛门测压法用于定量评估肛门括约肌的功能。水灌注的测压导管或注水气囊是最常采用的测量肛管压力的方法。肛管静息压力反映肛门内括约肌的功能，在最大限度地主动收缩时下段肛管的压力反映肛门外括约肌的功能。矢量分析可用于检测肛门括约肌的不对称性。肛管测压法可提供括约肌损伤的间接证据；静息压力降低提示肛门内括约肌损伤，最大挤压时的压力降低提示肛门外括约肌损伤。肛管压力受许多因素影响，包括组

织顺应性和肌肉的张力。因此,肛管测压的结果难以明确说明,很难与特定的解剖缺陷相对应,而且随年龄的增长和产次的增加,肛管测压的正常值变异范围较大。在大便失禁和无大便失禁的患者测压数值有显著的交叉重叠。因此,肛管测压法在评价和治疗肛门括约肌缺陷和大便失禁方面作用有限。

直肠镜检查和瘘胎试验

　　直肠镜检查在大便失禁的诊断上有重要意义。可以单独进行或在结肠镜、纤维乙状结肠镜和瘘胎试验中进行。**直肠镜检查可以发现肛门直肠的病变,如脱出的痔疮、肠套叠、溃疡性或放射性肠炎或单发性直肠溃疡。**当怀疑直肠阴道瘘或结肠阴道瘘,但又无法通过常规的试验证实,可考虑行瘘胎试验。通常在麻醉下也可以在诊室中进行,患者取头低脚高仰卧位,将生理盐水或蒸馏水灌入阴道。应用直肠镜或硬管型乙状结肠镜将气体充入直肠。阴道牵拉器暴露阴道后壁和阴道穹隆。若见到阴道的液体中有冒泡说明直肠阴道或结肠阴道瘘存在。通常可确定瘘在直肠的位置,这也依赖于瘘的大小和位置及肠道准备的情况。

排便功能异常

Sitzmark 研究

　　结肠传输研究是摄入放射性标志物后拍摄一系列下腹平片。要求患者在检查期间摄入高纤维膳食,不吃泻药、不用栓剂和灌肠。最初摄入的胶囊含有20~24个放射性标志物,其后每天或第4天、第7天和之后每隔3天拍腹平片直到放射性标志物全部排出。各节段的传输时间通过数学公式得出。结肠传输研究结果可将便秘的患者分为传输延迟、传输正常和出口梗阻。在6天之后,结肠中应该少于5个放射性标志物。在传输延迟的患者,在结肠中分布的放射性标志物多于5个。在出口梗阻的患者,5个以上的放射性标志物滞留于直肠乙状结肠,而其余节段的结肠传输是正常的。

盆底荧光检查和磁共振检查

　　盆底荧光检查是利用放射影像学评价盆底和直肠肛管的解剖和生理。它尤其适用于梗阻性排便功能异常,如肠套叠、直肠膨出、小肠膨出、盆底失弛缓综合征和会阴下移等疾病。患者坐在射线可穿透的有便桶的椅子上,造影剂慢慢的灌入直肠。当怀疑多部位膨出时,在阴道、膀胱灌入其他的造影剂和口服造影剂有助于诊断。在静息时、排便过程、肛门括约肌收缩时,荧光拍摄一系列静态的侧面照或录制连续的图像。当膀胱排空时可以得到同样的图像。盆底荧光检查有许多名称,根据所采用的方法不同分别称为排便造影、排便直肠造影、排便膀胱直肠造影和阴道膀胱直肠造影。得到的测量数据包括直肠壶腹的大小、肛管的长度、直肠肛管的角度、耻骨直肠肌的运动和盆底下移的程度。脱垂和盆底下移的严重程度通过与耻骨尾骨线的关系定量衡量。盆底荧光检查在诊断小肠膨出上优于体格检查(90),它的优点是能鉴别小肠膨出和乙状结肠膨出。直肠括约肌协同失调在荧光检查中,表现为患者在排便时不能完全放松耻骨直肠肌,肛管直肠的角度没有拉直,不能排空大便。盆底荧光检查是诊断肠套叠的确诊试验(91),还是定量测量会阴下移的一种好方法。

　　动态MRI通过腔内灌注造影剂,与盆底荧光检查相同,是以图像的形式评定结果。动态MRI检测膨出的能力与荧光检查一样,但它还能够看到盆底肌肉和软组织,在检测肛提肌膨胀和肛提肌疝方面有其优越性。仰卧位检查是其缺限;但是,有个别关于应用开放式扫描仪进行站立位动态MRI的研究,结果显示检测肛门直肠疾病与荧光检查效果相当(92)。荧光检查和动态 MRI 可用于多部位重度膨出的患者,或症状的严重程度与检查的结果不符的情况。

肛管测压法

肛管测压法用于检测最大静息压、最大挤压时的压力、直肠感觉和顺应性以及直肠肛管抑制反射的完整性。在导致排便功能异常的疾病中,肛管测压法可用于诊断先天性巨结肠和盆底失弛缓综合征。对于梗阻性排便异常的患者,若表面肌电图显示肌肉松弛,可排除盆底失弛缓综合征。盆底失弛缓综合征的患者排便时括约肌不能松弛,外括约肌和耻骨直肠肌的电活动增加。相反,在先天性巨结肠的患者表面电极检测的电活动是不增加的。直肠球囊驱逐试验可以协助评估直肠排空功能,对于诊断排便协同失调的物理治疗也有帮助。

结肠镜和直肠镜检查

对于排便功能异常的患者,诊断胃肠道疾病的标准方法是钡灌肠或结肠镜检查,以除外结肠直肠恶性肿瘤的可能。直肠镜检查因为可以发现肛门直肠的病变,应作为常规检查的一部分。

大便失禁的治疗

大便失禁的治疗应首先强调保守治疗,包括饮食调节、药物治疗和生物反馈治疗。在选用大量的评价手段前,应该先治疗潜在的全身疾病或胃小肠功能异常。如果症状持续存在,再采用进一步的检查。如果提示存在肛门外括约肌缺陷,保守治疗无效,选择手术治疗是合理的。

以下是对各种治疗方法及其疗效的总结。由于缺乏统一的疗效衡量标准,所以很难比较各种治疗的效果。有些研究严格按照排便控制的标准,但结果因粪便形式的不同如气体、液态或成形粪便而不同。有些研究以相对主观的标准为基础,例如治疗后症状的改善。排便日记可以长期坚持,但结果可能是不可靠的。虽然有些研究采用了有效的症状调查问卷和生活质量评分,但几乎没有研究采用同样的问卷或评分。

非手术治疗

非手术治疗的重点是通过改变粪便性状或行为调整使排便控制机制增加到最大限度。粪便的性状和体积可通过饮食和药物调整,使每天有一至两次正常成形粪便排出。这种方法的理论基础是成形粪便较液态粪便更容易控制。另外,行为调整可通过饮食疗法,着重于预测粪便的排出。物理治疗和生物反馈治疗对加强排便控制同样是有效的。

药物治疗

饮食调整和纤维摄入

通过饮食调整治疗大便失禁通常要避免摄入易产生稀便和腹泻的食物。常见的刺激性食物有辛辣食品、咖啡和其他咖啡性饮料、啤酒和白酒及柑橘类水果。对于乳糖不耐受的人避免摄入奶制品或补充添加乳糖酶的食物是必要的。增加纤维的摄入可改善大便失禁的症状,是通过增加粪便体积和密度而使其结成大团起作用的。在美国平均每人消耗的纤维少于建议的每天应该摄入纤维(25~35g)的 50%。不同的纤维来源列于表 28.9,最高含量见于谷类食物中含有的纤维。单纯通过饮食摄入的纤维难以达到建议的每天纤维摄入量,通常需要额外补充纤维。虽然增加了粪便的体积和密度能帮助很多人控制排便,但大量的纤维摄入没有摄入足够的水分,容易造成老年患者的大便嵌塞。

止泻药

止泻药对长期稀便或腹泻的患者有重要意义。它们还能改善大便次数多和急迫的症状。盐酸氯苯哌酰胺(洛哌丁胺)和盐酸苯乙哌啶(止泻宁)是最常用的药物。洛哌丁胺被证实可延迟肠内容物传输的时间,刺激肛门括约肌的功能。使用任何一种药物,都要注意用量防止产生便秘等不良反应。通常洛哌丁胺的用量开始每天 2~4mg,之后逐渐增加到 4mg 每天 3~4 次。在饭前 4mg 的剂量被证明可增加肛门的张力,增强对排便的控制(93)。苯乙哌啶的开始剂量是每天或隔天 1~2 片,根据需要逐渐增加到一天 3~4 次,每次 1~2 片。若患者同时服用其他抗胆碱能药物,应该小心。抗胆碱能药物的不良反应有口干、嗜睡、头晕和心跳减慢。可待因也可用作止泻药。对于有慢性疾病和老年患者应用可待因要谨慎,因为它的不良反应与毒麻药相同,包括长期应用产生成瘾性,对中枢神经系统和呼吸有抑制作用。一项 82 例老年患者参加的研究证实了药物对大便失禁的效果(94)。根据患者存在的病因采取不同的治疗。对于大便嵌塞的患者口服泻药乳果糖并给予灌肠,对于神经源性大便失禁的患者给予盐酸可待因作为止泻药并予灌肠。治疗组大便失禁的治愈率为 60%,而对照组为 32%($P<0.001$)。

表 28.9 纤维来源

谷类		纤维补充	
全糠外纤维(1/2c)	15g	车前草子(1 茶匙)	6.0g
纤维 1(1/2c)	14g	Perdiem(1 茶匙)	4.0g
葡萄干小麦片(1/2c)	7g	欧车前亲水蚀浆(1 茶匙)	3.4g
全糠(1/2c)	6g	氢氧化铝镁复合物 w/ 纤维(1 汤匙)	3.4g
水果 & 纤维(2/3c)	5g	胃能达(Mylanta)w/ 纤维(1 汤匙)	3.4g
霜打的小麦(1/2c)	3g	甲基纤维素(1 汤匙)	2.0g
面包		**蔬菜**	
全麦(1 片)	2.0g	莴苣(1c)	1.4g
白面包(1 片)	0.5g	芹菜(1)	0.5g
百吉饼(1)	1.0g	西红柿,生的(1)	1.0g

摘自:Ellerkmann MR,Kaufman H. Defecatory dysfunction. In:Bent AE,Ostergard DR,Cundiff GW,et al,eds. Ostergard's urogynecology. 5th ed. Philadelphia,PA:Lippincott Williams & Wilkins,2002:362.

肠易激综合征的药物治疗

肠易激综合征的饮食治疗需要避免摄入与症状相关的食物,包括酒、咖啡、山梨糖醇和增加产气的食物。虽然增加饮食纤维或纤维补充能改善以便秘为主的肠易激综合征的症状,但纤维补充对伴有大便失禁的以腹泻为主的肠易激综合征几乎没有效果。药物治疗直接针对主要症状。洛哌丁胺盐酸苯乙哌啶是有效治疗腹泻的一线药物。三环类的抗抑郁药物能改善腹部不适,还有止泻作用,应用于以腹泻为主要症状的患者。5- 羟色胺 3(5HT3)抑制剂阿洛司琼(Lotronex)被美国 FDA 批准为治疗严重的以腹泻为主的难治性肠易激综合征的药物。它的治疗效果总体评价是好的,但是因为几起个别病例发生缺血性结肠炎而使应用受到限制。建议的剂量是每天 1~2 次,每次 1mg。它对于以痉挛性疼痛为主的肠易激综合征无效。抗胆碱能药物(双环胺、天仙子胺)和解痉剂(美贝准林、Pinaverine)针对疼痛和腹胀症状,但由于其止泻的不良反应对以腹泻为主的肠易激综合征也是有效的。比较抗胆碱能药物和安慰剂的研究得出不确定的结果,提示抗胆碱药物的作用有限。解痉剂也许是有效的,并在许多国家应用,但在美国没有批准使用。目前,5- 羟色胺 3 和 5- 羟色胺 4 抑制剂在研制发展中。许多研究的设计欠妥,对照组的反应率经常超过 30%,很难得出明确的结论(95,96)。

行为治疗

生物反馈

生物反馈是一种有效的治疗形式,它通过激励患者并使之领会建议而起到效果。 生物反馈通过传入和传出训练两种机制改善排便控制。传入训练重点在改善肛门直肠的感觉,通过募集附近的神经元降低容积刺激的感觉阈值。训练的目的是加强和恢复肛门的感觉和直肠肛门抑制反射。传出训练主要是加强和恢复肛门外括约肌的主动收缩,募集恢复额外的运动神经元,刺激肌肉肥大。这两种训练可以单独进行,但经常结合起来以增加治疗效果。最常采用的方法是应用直肠内气囊。气囊的作用是刺激直肠膨胀,从盆底肌肉同步收缩中提供压力反馈。其他方法有应用肛管压力反馈或肌电图仅进行肛门外括约肌的力量训练,或应用直肠内气囊仅进行传入训练,不包括盆底肌肉对刺激的反应收缩。

评价生物反馈对大便失禁的作用的研究超过 35 项之多,几篇不错的综述和荟萃分析明确了个体治疗的效果和患者对治疗反应的预测(97~99)。所有这些研究都一致认为生物反馈和盆底锻炼能改善大便失禁,在临床应用中有一定作用。他们也得出目前的文献存在方法问题,缺乏有力的研究结果和对照,因此直接比较各研究的结果比较困难。

生物反馈因为有效、微创、没有不良反应事件的报道,是一种理想的一线治疗手段。对于功能性大便失禁,与标准的药物治疗相比,生物反馈可能取得更好的治疗效果(67% vs 36%,P<0.001)(97)。

一项关于生物反馈和肌肉锻炼治疗大便失禁的队列研究综述,发现只有 5 项随机或准随机对照试验可以得出结论(100)。作者指出**没有足够的证据可用于评价生物反馈和锻炼对大便失禁的疗效。** 特别指出的是,既不能确定哪些患者适合此种治疗,也不能得出哪种治疗方法是最佳的。关于生物反馈的一项荟萃分析,文章涵盖了 13 项仅进行肌肉力量训练的研究,4 项只有感觉训练的研究和 18 项感觉和运动训练相结合的研究(99)。作者发现感觉和运动相结合的训练(改善率为 67%)较单独力量训练(改善率为 70%)没有优越性,而且应用肌电图的肌肉力量训练似乎好于应用肛管内压力反馈(改善率分别为 74% 和 64%,P<0.04)。但是此研究和文献的局限性是大家公认的。

一项大规模的关于生物反馈治疗大便失禁的随机对照研究中,将 171 例患者分为 4 组,结果显示标准治疗与同样的治疗加上生物反馈治疗没有差异(分别为 54% 和 53% 的改善率)(101)。各组研究对象,1 年随访时症状改善率和满意度的中位值均较高。同样,各组研究对象在有效的症状调查问卷和生活质量评分以及肛门括约肌功能等方面都有改善。作者得出的结论是,与治疗者的互动、患者的教育程度以及采用好的应对策略较盆底肌肉锻炼或生物反馈,对改善症状更重要。增加生物反馈和电刺激,可能得到更好的效果(102)。

没有明确的指标用于预测哪些患者适合生物反馈。 潜在的因素包括年龄、失禁的时间和严重程度、既往的治疗或手术,以及神经或组织的损伤程度。对生物反馈的反应是否依赖于肛门括约肌结构的完整性或阴部神经正常的功能尚存在争论(103~106)。同样,没有足够的证据证明电刺激对大便失禁有效(107)。显而易见,目前需要采用有效的调查问卷和生活质量评分并且设计合理的对照试验。需要更多的客观衡量标准,而且研究中应该仔细探讨治疗的持续时间和随访时间。

肠道疗法

肠道疗法的目的是做到可预知的粪便排出。可通过胃结肠反射以及饮食和药物来完成。在进餐之后立即发生的排便包括胃结肠反射的生理反应,有助于预知粪便的排空。胃结肠反射的强度在不同个体是不同的,对于某些系统性疾病的患者其作用可能增强或减弱,如糖尿病和多发硬化。这种机制在早晨尤其有用,可使患者一天都脱离大便失禁的困扰。在早晨或晚上用栓剂或灌肠结合胃结肠反射可避免白天出现大便失禁。目的是在排便间期保持直肠空虚。灌肠通常是一天 1~2 次,应该与患者基础的结肠活动相一致。**对于养老院的老年患者,规律的排便能够改善因粪便嵌塞引起的充盈性大便失禁的症状。**锥形尖端的结肠造口冲洗导管用于对其他治疗方法都无效的患者。这些导管可避免直肠穿孔的风险,并提供了防止冲洗溶液反流的装置(108)。

外科治疗

总体来讲,外科治疗是在保守治疗失败的情况下使用。虽然有例外,大多数外科医师都遵循这条原则,因为手术的长期疗效不好,而且并发症的发生率较高。

重叠括约肌缝合成形术

重叠括约肌成形术是由肛门括约肌断裂引起的大便失禁可选用的手术方法。大多数权威人士认为,重叠缝合修补优于端 - 端修补,虽然很少有文献将两者直接比较。重叠缝合的原理是将缝线穿过结缔组织瘢痕缝合较穿过括约肌肌肉缝合更加可靠。与肌肉相比,缝线不容易撕裂或拉断结缔组织。因此,重叠修补术的关键是将断裂的外括约肌的瘢痕端保留作为缝合处。

手术方法

第一步是将断裂的肛门外括约肌松动,不切除括约肌的瘢痕端。做一个反的半月形会阴切口,或在阴道后壁阴唇系带附近做横切口并向下外侧延伸。后者的切口方便修补附着于会阴体的阴道直肠隔的损伤。有肛门外括约肌缺陷的患者,一种情况是在括约肌有生机的肌肉断端之间插入带状的纤维瘢痕组织,另一种情况是完全分离的,只在括约肌的断端有瘢痕组织。当瘢痕完全分离时,会阴体重建通常意味着在修补的同时恢复正常的解剖。一种 Pena 肌肉刺激器有助于识别肛门外括约肌的末端,并从瘢痕组织中分辨有生机的肌肉。刺激器能用来在切开前和分离过程中描出括约肌的轮廓。应用刺激器需要通知麻醉师,以避免应用导致肌肉麻痹的药物。

应该避免过多向两侧分离肛门外括约肌 3 点到 9 点的区域,因为这是阴部神经直肠下支支配肛门外括约肌的部位。在分离中出血量中等,应用针尖电烙通常可达到最大限度的止血。在修补前是否有必要分离肛门外括约肌和肛门内括约肌还存在争论。辨认括约肌间沟有助于肛门外括约肌的分离。在这个平面分离相对容易,避免损伤内外括约肌。肛门内括约肌的缺陷更难发现,因为这块肌肉与直肠黏膜紧密相连。在分离过程中将手指放在肛管指引通常是有帮助的。

重建手术从修补肛门内括约肌的缺陷开始,用 3-0 的延迟可吸收单股缝线缝合。然后,修补肛门外括约肌的缺陷,重叠至少 2~3cm,保证括约肌有足够的大小环绕肛管。肛门外括约肌的重叠部分用 2-0 延迟可吸收单股缝线,穿过末端的瘢痕组织褥式缝合 3~4 针。当缝线打结时,在肛管内的手指能触到抵抗力。在整个过程,进行足够的冲洗。

在括约肌修补后,如有必要,进行会阴体的重建和直肠膨出的修补,以达到最大限度地恢复排便控制机制。最后,用可吸收的单股缝线间断缝合会阴皮肤。皮肤缝合通常与最初的切口有所改变,因为会阴重建后结构发生了改变,最常见的是皮肤的倒 Y 形缝合(图 28.4)。

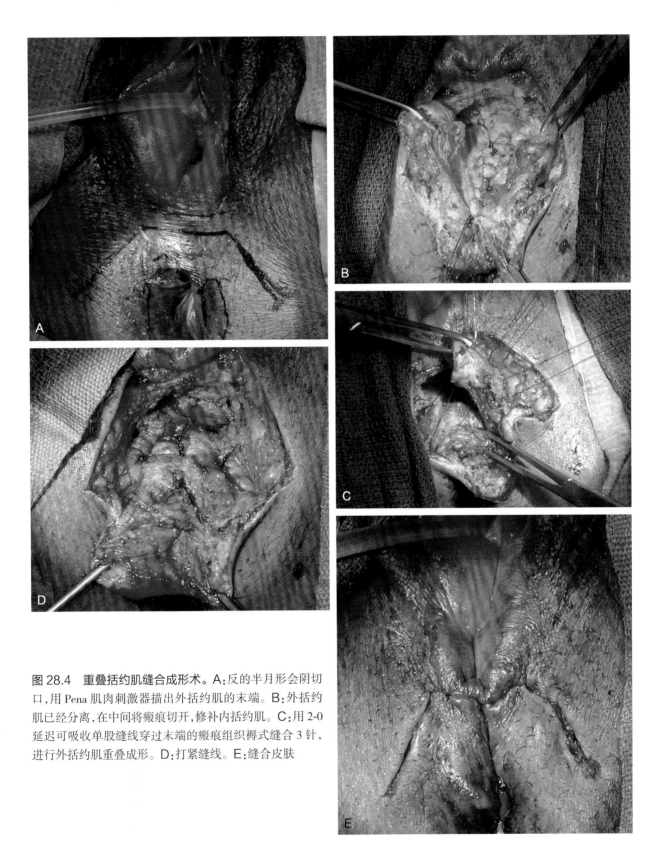

图 28.4　重叠括约肌缝合成形术。A:反的半月形会阴切口,用 Pena 肌肉刺激器描出外括约肌的末端。B:外括约肌已经分离,在中间将瘢痕切开,修补内括约肌。C:用 2-0 延迟可吸收单股缝线穿过末端的瘢痕组织褥式缝合 3 针,进行外括约肌重叠成形。D:打紧缝线。E:缝合皮肤

有些外科医师认为,无论是分娩后立即、延迟,还是分娩损伤后多年,都可行重叠缝合修补。在产后立即行重叠修补成形术比较困难,要求充分的麻醉、暴露和设备。许多医师认为只能在手术室进行。这种修补应用瘢痕组织增加缝合的坚固性缺乏理论依据,而且这种方法使括约肌断端形成的瘢痕面积最大。在产后延迟修补时,建议在 3~6 个月后,等待炎性反应完全消退和神经支配恢复。

四个随机对照研究显示,在产科急性损伤后端 - 端缝合与重叠缝合括约肌成形术的效果相当(109~112)。Fitzpatrick 等进行的一项 112 例初产妇参加的随机研究,对于Ⅲ度或Ⅳ度会阴撕裂的患者在产后立即进行修补(109)。作者在 3 个月随访时没有发现两种修补客观或主观效果的明显差异。大约 50% 的妇女排便失禁有轻度改变,7 例患者(6%)每天还有大便污染。虽然主观症状的结果是好的,但 74 例患者(66%)经肛管超声显示有全层的括约肌缺陷。Williams 等将 112 例妇女随机分组分别采用 Vicry1 缝线或 PDS 缝线进行重叠缝合或端 - 端缝合,结果显示不同方法或不同缝线的结果是一致的(110)。Fernando 等的研究,将 64 例妇女进行随机分组,结果显示重叠缝合后大便失禁和排便急迫的症状少于端 - 端修补(111)。Farrell 等的研究是 149 例妇女参加的随机试验,也是唯一一项得出重叠缝合与端 - 端缝合相比,排气时失禁的发生率更高的研究(61% vs 39%,*OR* 2.44)(112)。总的大便失禁的发生率有更高的趋势,但没有统计学差异(15% vs 8%)(112)。一项荟萃研究提出,开始的三项随机对照试验得出重叠缝合后大便失禁和排便急迫的发生率更低,但是资料还不足以建议一种修补方法取代另一种修补方法(113)。另一项随机试验包括产后 1 年以上进行延迟修补的 23 例妇女(114)。瘢痕没有去除,同时行耻骨直肠肌折叠缝合修补。术后平均随访中位数时间为 18 个月,排便控制的评分没有差异;很明显此研究没有得出统计学差异。因此,作者认为没有足够的证据支持在产科急性损伤后立即进行重叠缝合修补,但更倾向于将重叠缝合修补作为一种延迟修补。

疗效

虽然有许多关于括约肌重叠缝合修补术的大宗报道,但几乎都是回顾性研究,而且缺乏有效的衡量症状严重程度的尺度和对患者生活质量的考虑。1984 年至 2001 年关于重叠括约肌成形术的研究,共有 891 例患者参加,大约 2/3(平均 67%,52%~83%)的疗效是好的(115)。但是没有一项研究结果是长期随访得出的。

更多的近期研究显示,重叠括约肌修补术的长期疗效不好。一项包括 55 例继发于产科损伤发生大便失禁的妇女接受重叠括约肌缝合成形术,47 例患者(86%)接受了问卷邮寄和电话随访,平均随访中位数时间为 77 个月(60~96 个月)(116)。研究者发现症状改善的情况较术后 15 个月时下降。排除 1 例克罗恩病患者,8 例患者(17%)手术失败,又进行了其他手术,例如结肠造瘘术、后臀区修补和人工括约肌术。其余 38 例患者中,27 例患者(71%)排便控制的情况改善,5 例(13%)没有变化,6 例(16%)症状加重。没有患者对气体、液体或成形粪便达到完全控制。只有 23 例患者(50%)有"好"的疗效,不需要再进行其他治疗大便失禁的手术,大便失禁的发生频率少于每月 1 次。

在另一项研究中,作者对 71 例患者中的 49 例(69%)进行了电话随访(117)。所有患者均进行了括约肌重叠缝合成形术,随访中位时间为 62.5 个月(47~141 个月)。只有 6 例患者(12%)达到了完全控制排便,18 例患者(37%)能控制液体和成形大便。也就是说,50% 以上的患者对液体或成形粪便不能控制。最大的一项长期随访,对 191 例患者中 130 例(71%)进行问卷邮寄或电话问卷随访(118)。手术后随访的中位时间是 10 年(7~16 年)。在随访对象中,6% 没有大便失禁情况,16% 仅不能控制排气,19% 仅有轻度粪便污染,57% 对成形粪便不能控制。这些结果与既往报道的术后 3 年的评估结果相比(119),显著下降。虽然 61% 的患者效果不好,有大便失禁或需要进一步的手术治疗,但 62% 的患者仍认为大便控制情况好于术前,74% 的患者对手术效果是满意的。因此,虽然与术前相比情况有改善,但长期随访发现排便控制情况不能有效长期维持。

长期疗效下降的原因还不明确。可能的解释包括随年龄增长肌肉的薄弱、修复的断裂和潜在的产科损伤或修复本身造成的神经破坏。绝大多数研究存在的问题是缺乏超声的随诊,不能明确修复是否完整。在重叠括约肌成形术中阴部神经的作用还有争议。阴部神经运动神经潜伏期正常的患者手术效果明显好于不正常的患者(63% vs 17%,*P*<0.01)(120)。其他几项研究也验证了此项研究结果(79,89,106,107,121,122),但是最近的研究通过术前神经生理测试没有得出差异(116,118)。其他可能影响结果的有争议的因素包括年龄、大便失禁的持续时间、损伤的大小和肛管测压试验的结果。

虽然关于重叠括约肌成形术有许多争议的地方,但文献得出一致的观点是**结肠造瘘术是没有必要的**;肠道限制不能改善结果;临床改善的结果与术后肛管内超声的结果相关;既往的括约肌成形术不影响结果(114,116,120,123~128)。

随后的分娩

许多研究证实第 1 次分娩肛门括约肌撕裂影响第 2 次分娩肛门括约肌撕裂的风险(129~132)。这些研究计算再次括约肌撕裂的风险度在 2.5~5.3。最近两项研究提示,修正后的风险度为 4.2(95%CI,3.9~4.6)和 4.3(95%CI,3.8~4.8)(130,131)。可能会低估这些风险度,因为他们没有考虑有些既往有括约肌撕裂史的患者采用了剖宫产。两项研究都发现,出生体重大明显增加发生再次括约肌撕裂的风险。研究风险估计显示,为防止 1 例括约肌撕裂再次发生,大约需要进行 25 例剖宫产。实际上,再次分娩时发生括约肌撕裂的患者中既往有括约肌撕裂史的患者只占大约 10%。因此,**虽然既往括约肌撕裂史增加再次撕裂的风险,但风险相对较小**。然而,要正确答复解释妊娠妇女关于发生括约肌撕裂风险的咨询。根据这些信息,她们能够决定发生再次括约肌撕裂的风险是否超过剖宫产的风险。对于肛门括约肌修复史的患者,再次阴道分娩对大便失禁症状的影响并不清楚。回答经产妇咨询下一次妊娠时,应该考虑既往有无大便失禁以及胎儿出生体重。

股薄肌括约肌成形术

当没有足够的肌肉进行肛门外括约肌修补术和所有的保守治疗都失败时应该考虑应用皮瓣进行手术重建。肌肉薄弱可因损伤引起,或是去神经损伤和先天性疾病引起的严重萎缩。许多患者在括约肌重叠修补术失败后,可考虑采用此种术式。股薄肌括约肌成形术最早由 Pickrell 等在 1952 年提出(133),是利用骨骼肌移位,应用股薄肌形成一个新的括约肌。有三种合适的肌肉适用此种术式:股薄肌、缝匠肌和臀大肌。理想的肌肉应该容易移动和互换位置,而且对于运动和姿势维持作用不大。缝匠肌和臀大肌是次选的肌肉,因为缝匠肌接受节段性的血管供应,不适于旋转,臀大肌对于日常的活动如跑、爬楼梯和从坐位站立是重要的。**股薄肌是较好的选择,因为它容易移位而没有损伤**。作为最表浅的内收肌,它接受近端的神经血管支配,并且没有重要的独立的功能。

手术方法

在大腿内侧行一个长切口或三个小切口。识别股薄肌并向插入胫骨内侧、肌腱分开的位置移动。前部、后部肛周的切口在距痔环大约 1.5cm 的位置。在外括约肌的位置从大腿近侧到前部的肛周切口打通道。股薄肌轻柔地被送到肛周的前部切口,延肛门到后部的肛周切口,然后返回前部的切口,环绕肛管一周。股薄肌的远端肌腱在肌肉后穿过,固定在对侧坐骨骨膜上。当肌肉长度不够时,它可以缝到同侧的坐骨上。此方法也可以进行双侧修补。对于较大的直肠阴道瘘,可以移动肌肉皮瓣修复缺陷。通过肛管周围环

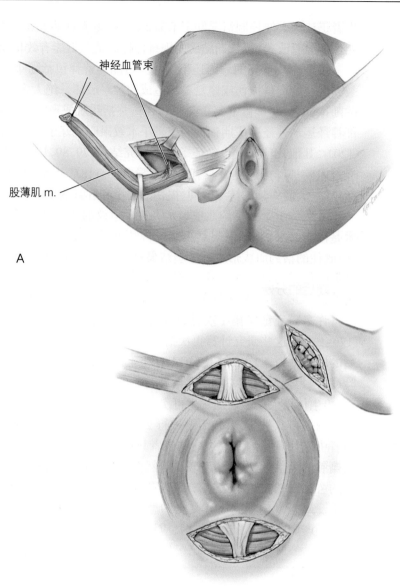

神经血管束

股薄肌 m.

A

B

图 28.5　股薄肌括约肌成形术。A:识别股薄肌并向插入胫骨内侧肌腱分开的位置移动。B:前部、后部肛周的切口在距痔环大约 1.5cm 的位置。肌肉环绕外括约肌的位置穿过隧道,环绕肛管一周。股薄肌的远端肌腱在肌肉后穿过,固定在对侧坐骨骨膜上

绕肌肉体积的增加被动增加肛管的抵抗力使大便失禁得到改善(图 28.5)。

　　为了提高此术式的效果,试验的重点放在植入神经刺激器增加移位肌肉的静息张力。刺激股薄肌的目的是将快收缩肌纤维转换为慢收缩肌纤维,后者更耐受疲劳。最初,在股薄肌括约肌成形术后 6 周植入起搏器,但现在更多的是同步进行。刺激可以直接作用闭孔神经或肌肉内的神经分支,以一定的周期性频率刺激肌肉,每 2 周逐步增加。在 2 个月后,进行持续性刺激。调节刺激使肛门周围维持持续性收缩,当排便时收缩被打断或中止。

　　疗效

　　一篇关于动力性股薄肌括约肌成形术的详尽综述,分析了现有的 37 篇文献(134)。大多数文章都是病例分析,没有评价手术安全性和有效性的随机试验或队列研究。排除死于癌症的,死亡率为1%(范围0%~13%,95%CI,1%~3%)。并发症的发生率较高(每人1.12个事件)。因此,大多数患者有至少一次不良事件,部分患者有多起并发症。再次手术的发生率也较高。最常见的并发症是感染(28%)、刺激器和导联问题(15%)以及腿部疼痛(13%)。虽然各个研究中手术满意度的描述并不一致,满意的排便控制时间占42%~85%。作者得出结论,动力性股薄肌括约肌成形术等同于或优于结肠造瘘术的效果,但手术并发症的发生率更高。另一篇关于3个最大样本量的病例研究的综述(135~137)显示手术成功率为55%~78%。感染发生率为13%~29%,疼痛发生率为27%~28%,装置或导联问题的发生率为12%~18%。近期大样本的系列研究在疗效、并发症和再次手术率等方面得出的结果相同(138,139)。关于排空紊乱的发生率较高也有报道。

人工括约肌术

人工肛门括约肌术是与股薄肌括约肌成形术相近的另一种式式。采用的是最初治疗尿失禁的装置的改良。目前的装置是人工新括约肌(American Medical Systems,Minnetonka,美国明尼苏达州)(图28.6)。适应证与股薄肌括约肌成形术相同。

手术方法

同股薄肌括约肌成形术,通过肛周的隧道植入人工肛门括约肌。可充气的硅胶套放置于自身括约肌的周围堵塞肛管。装有放射性不穿透溶液的压力调节气囊放置于耻骨后间隙,控制泵放于大阴唇处。控制泵激活可使充气的硅胶套放气,允许粪便排出(图28.6)。

疗效

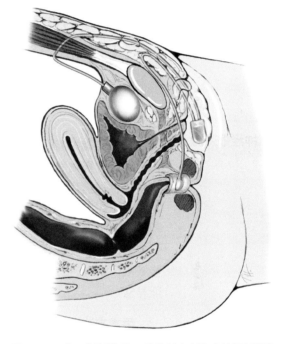

图28.6　人工新括约肌。此装置包括肛门括约肌周围放置的充气硅胶套、耻骨后储液囊和大阴唇处的泵

最近一篇详尽的文献综述总结了1996年至2003年间13篇病例分析和1篇病例报道。其中没有随机试验或队列研究(140)。最大的研究包括112例患者(141)。还有一项研究包括53例患者,其他的研究样本量都在28例患者以下(142)。移植物取出的发生率为17%~41%。取出的原因有感染、腐蚀、装置无效、疼痛、排便失禁和不满意,其中感染是最主要的原因。文献报道需要手术处理的发生率为13%~50%。几乎每个患者至少有一次不良事件,其中超过1/3的不良事件需要手术处理。需要手术处理的原因与移植物取出的原因相同。粪便嵌塞的发生率为6%~83%。所有的研究在统计学和临床上都证实,若患者的人工括约肌是有功能的,那么患者的大便控制评分会有显著提高;然而,对于装置取出的患者的大便控制情况都没有报道。装置有效的患者占49%~85%。作者得出的结论是没有充分的证据说明人工括约肌术治疗大便失禁是有效和安全的。

一项有14例患者参加的随机对照研究比较人工括约肌术和支持疗法(143)。支持疗法包括保守治疗的各个方面,例如理疗、饮食控制、药物治疗和关于皮肤护理、气味控制、减轻焦虑和防失禁物品使用的建议。在6个月随访时,人工括约肌手术组在排便控制评分和生活质量评分上都有显著的改善,而对照组却没有效果。装置取出的发生率为14%

(7 例患者有 1 例)。另 2 个患者发生严重的粪便嵌塞和会阴伤口腐蚀并发症需要手术处理。**作者得出结论,与仅进行保守治疗相比人工括约肌手术是安全有效的。**他们预测围术期和晚期并发症需要取出装置的达 1/3。值得注意的是,只有 1 例患者(14%)通过保守治疗明显改善排便控制评分,而其他患者都没有改善。

　　另一项研究比较了人工括约肌手术和动力性股薄肌括约肌成形术的疗效(144)。两名手术医师分别连续进行了 4 例手术,使掌握新术式的学习曲线最小化。每人都以不同的术式开始以避免两种术式随访时间的差异。此项前瞻性队列研究每组包括 8 例患者,两组患者之间一般情况无显著性差异。随访时间人工括约肌手术组是 44 个月,动力性股薄肌括约肌成形术组是 39 个月。术后早期并发症两组是相同的,为 50%,晚期并发症再次手术的发生率都很高,达 63%。在人工括约肌手术组 6 例(75%)患者出现晚期并发症,其中 3 例(38%)是不可逆的,需要取出装置。术后排便控制评分人工括约肌手术组明显低于股薄肌括约肌成形术组。作者得出结论,**人工括约肌手术与动力性股薄肌括约肌成形术相比,有更好的疗效和相同的并发症发生率。**人工括约肌置入术的晚期并发症发生率明显增加,提示此术式长期疗效较差。术后排便控制评分提示人工括约肌置入术远远差于动力性股薄肌括约肌成形术的效果。作者认为人工括约肌置入术与股薄肌括约肌成形术相比,医师的学习曲线并不重要。

骶神经根刺激

　　骶神经调节疗法(InterStim®,Medtronic,明尼阿波利斯,明尼苏打州,美国)是经过美国食品与药物管理局(FDA)批准使用的,1997 年用于治疗急迫性尿失禁、1999 年用于非梗阻性尿潴留和尿急,现已用于大便失禁的试验性治疗,此项应用正在进行 FDA 的批准流程。在欧洲,1994 年被批准用于尿失禁和大便失禁。其确切的作用机制还没有完全阐明。骶神经刺激的目的是通过电刺激使周围神经恢复控制排便的功能。最初,骶神经调节治疗限于没有严重的形态学异常和具有完整的神经肌肉连接的外括约肌和肛提肌功能缺陷。最近,适应证已扩展到内括约肌缺陷、有限的结构异常和肛门内、外括约肌的功能异常。

手术方法

　　装置的安装方法与压力性尿失禁的治疗相同。目前此技术多是在门诊进行的二期手术。一期手术包括电极的安装。应用微创手术经过骶 2~4 的椎间孔安装电极。在调试阶段,多个电极可以双侧或在不同水平来定位反应最佳的位置。在术中确切的定位是应用荧光造影和观察相应的盆底肌肉的反应,第 1、第 2 足趾轻微的足底屈曲通常是对骶 3 刺激的反应。试验间隔应用外置的脉冲发生器持续 1~2 周。效果良好(排便日记记录的大便失禁的发生至少减少 50%)的患者继续进行二期手术,植入持续的脉冲发生器(implantation of permanent pulse generator,IPG)。通常在二期手术结束时只留下一个电极。一旦持续性脉冲发生器植入体内,所有的调节都可通过遥感监测。患者有一个基本的细微控制可以开关装置并调节刺激的幅度。

疗效

　　截至 2003 年年底,骶神经刺激治疗用于 1300 余例大便失禁患者(145)。虽然数量不少,但是疗效分析仅限于几个小样本的研究。在所有的研究中,排便控制评分明显改善可持续 99 个月。大多数患者排便控制评分至少提高 75%,在大便失禁的发生频率、延缓排便以及排空粪便的能力方面也有改善。分析提示治疗的成功率为 80%~100%。应用有效的评价方法,提示生活质量也有明显改善。并发症发生率为 0%~50%,最常见的并发症包括电极或持续性脉冲发生器植入位置的疼痛、电极移位、感染或肠道症状的恶化,但没有持续性的后遗症存在。但现有的研究关于对肛门直肠生理的影响的解释各不相同,确切的作用机制还不清楚。

一项荟萃分析,包含三组证据有限的交叉试验,显示骶神经刺激对大便失禁和便秘均有疗效(146)。大规模的关于骶神经刺激对大便失禁的作用的多中心试验还在进行中。Wexner 等进行的前瞻性研究中,120 例患者(110 例女性,10 例男性)平均随诊 28 个月(2~70个月)(147,148),参加者完成有效的生活质量问卷和排便日记,将每周大便失禁次数减少50% 以上定义为治疗成功,1 年和 2 年的治疗成功率分别为 83% 和 85%。51% 的患者在1 年时能够控制排便,大便失禁的发生次数从每周发生 9.4 次降低至 1.9 次。感染的发生率为 10.8%(13/120),其中 9 例发生在第一个月,4 例发生在 1 年以后。早期感染的患者,5 例对抗生素有效,1 例自然缓解,3 例外科手术治疗。晚期感染的 4 例均取出了刺激器。另一项大规模的多中心研究,200 例受试者,显示骶神经刺激后疾病严重程度的评分降低,生活质量的评分改善(149)。松散大便的黏稠度和低刺激强度是多变量分析中治疗是否成功的预测因素。超声表现、直肠测压、年龄和性别不影响结果。Tjandra 等进行的 120例患者参加的随机对照试验,一组为骶神经刺激,另一组为支持治疗包括盆底肌锻炼、药物和饮食调节等(150),1 年后随访,在骶神经刺激组,大便失禁的症状得到明显改善,47%可以完全控制排便,而在保守治疗组,没有明显改善。因此,骶神经刺激是大便失禁非常有前景的治疗方法,而且并发症相对有限。骶神经刺激治疗大便失禁,FDA 的批准可能指日可待。由于此种方法微创,有望成为一线外科治疗手段。

便秘的治疗

与大便失禁一样,对于便秘和排便功能失调在实施手术之前应该采用保守治疗是必要的。最初的评价应将重点放在与排便功能失调相关的潜在的系统疾病的诊断(表 28.1)以及选择针对这些疾病的最佳治疗。在排除全身性疾病病因后,采用经验性的保守治疗例如饮食、纤维素补充和排便行为疗法是合理的。生物反馈和泻剂可用于更严重的病例。如果患者有粪便嵌塞,最初应用规律的灌肠或泻药是必要的。**即使采用了保守治疗症状仍不缓解,意味着需要进一步评价结肠和肛门直肠的功能。**特发性(非系统性)便秘的诊断流程如图 28.7。治疗需要针对潜在的病因进行。有些与排便功能失调相关的症状可以应用非手术的方法得以很好的治疗,而有些保守治疗失败后施行手术可能取得好的效果。如同大便失禁一样,由于缺乏一致的疗效衡量标准,较难比较各种治疗的效果。

非手术治疗　　　　**非手术治疗的重点是通过改变粪便的性状或改变排便行为增强直肠肛门的功能。**粪便的密度和体积可通过饮食和药物调整为每天或隔天一次,而且行为调整可通过规律地排便避免粪便嵌塞。物理治疗和生物反馈治疗有助于协调排便时盆底和肛门括约肌的放松。

药物治疗　　　　饮食调整和纤维摄入

增加液体和纤维的摄入对便秘有治疗作用还存在争议。多年来,普遍接受的观点是便秘是由于摄入液体量过少造成的,可通过增加饮水量改善便秘。几项研究结果显示液体摄入与便秘无关(151~153)。但是,一项有 21 012 例养老院患者参加的研究显示,液体

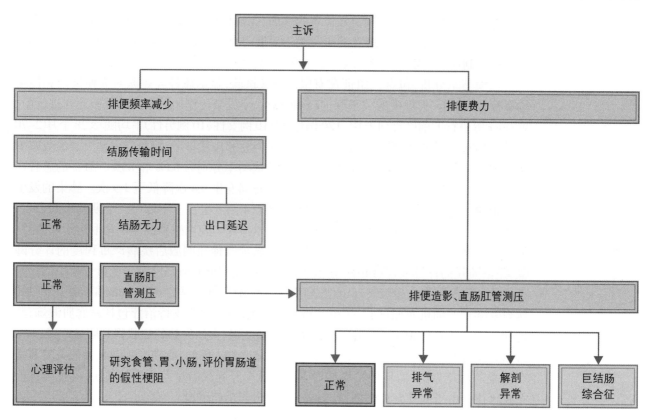

图 28.7　特发性便秘的诊断流程（摘自 Ellerkmann MR，Kaufman H. Defectory dysfunction. In：Ostergard DR，Cundiff GW，et al.，eds. Ostergard's urogynecology and pelvic floor dysfunction. 5th ed. Philadelphia，PA：Lippincott Williams & Wilkins，2002：358）

摄入不足与便秘有较弱的相关性，风险度为 1.49（154）。在一项干预试验中，增加液体摄入不能改善儿童的排便频率、粪便密度或排便功能失调（155）。另一项干预试验显示，摄入纤维素和矿泉水能增加排便频率，减少成人为治疗便秘泻药的使用（156）。此项研究缺乏基础资料的收集可能存在回忆偏倚，而且矿泉水中含有镁，镁有轻微致泻的作用可能混淆结果。总之，目前的资料不支持增加液体摄入可以治疗便秘，除非事先存在脱水的证据（151）。

增加纤维摄入可能通过几种机制改善便秘。纤维通过增加吸收水分可使粪便体积增加，改变粪便密度，还增加细菌繁殖和产气。这些作用的结果是增加结肠的运动、降低传输时间和增加排便频率。

纤维摄入对于憩室类疾病、妊娠性便秘及肠易激综合征（19，157，158）可能有治疗作用。它对特发性（非系统性）便秘的作用还不确定。有几项研究（152，153）结果显示，摄入膳食纤维对便秘的作用与对照组相比没有差异。一篇关于 36 篇随机试验的荟萃分析显示，应用泻剂或补充纤维治疗便秘可增加排便频率、改善症状，没有严重的并发症（159）。相反，另一篇荟萃分析显示，补充膳食纤维不能改变便秘患者的粪便传输时间和粪便的量（158）。在另一项研究中大约 50% 的患者对纤维治疗是有效的，对于没有明确的结构或运动障碍的患者效果更明显（160）。因此，低纤维饮食可能参与慢性便秘的发生，增加纤维摄入的经验性治疗可能对一些患者是有效的。产气增加的不良反应可能限制了患者的依从性，因此使用时应该慢慢地增加用量。对于粪便嵌塞、巨结肠或巨直肠和梗阻性胃肠道疾病的患者应避免纤维摄入治疗。对于认知障碍（痴呆）、行动障碍和潜在的神经病变为避免症状加重，应用纤维治疗也要谨慎。没有证据表明补充纤维摄入要增加相应的水分摄入（161）。

泻剂

泻剂普遍用于便秘和排便功能失调的治疗。许多种类的泻药都可在药店买到。

增便泻剂 它们来自于天然(亚麻籽)或人工合成(欧车前亲水蚀浆、车前草籽、Citrucel),是最安全的泻剂。它们的作用机制和不良反应与纤维相同(162)。

高渗性泻剂 它们由不易被胃肠道吸收的物质构成,增加肠腔内的渗透压和水分的吸收。作用的结果是使粪便体积增加、密度降低。例如不吸收的糖(乳果糖和山梨糖醇)、甘油和聚乙二醇(Golytely,Marylax)。聚乙二醇通常用于术前肠道准备。不良反应包括腹泻、排气增加和腹部绞痛(162)。

润肠泻剂 这些制剂分为两类:多库酯酸盐和矿物油。多库酯酸盐类似清洁剂有亲水和防水的特性。它们通过增加粪便的水分和油脂含量软化粪便和降低表面张力。包括多库酯酸钙(Surfak)、多库酯酸钾(Dialose,Kasof)和多库酯酸钠(Colace,Comfolax)。它们能增加其他泻剂的吸收,并可与 Correctol、Peri-Colace 和 Feen-a-Mint 等刺激性泻剂联合起效。矿物油吸收较少,可以渗透和软化粪便。可以口服或直肠给药。长期每天应用会导致脂溶性维生素 A、维生素 D、维生素 E 和维生素 K 的吸收减少。应避免在年老和虚弱的患者以及有食管运动障碍的患者使用矿物油,因为有导致吸入性肺炎的潜在可能。不良反应包括腹泻、药物渗漏和肛门瘙痒(162~164)。

盐水泻剂 这些泻剂经常含有镁阳离子和磷酸根阴离子都是相对不被吸收的,可产生渗透压梯度增加水分的吸收。它们还可通过增加缩胆囊素的分泌刺激小肠运动,口服给药 2~6 小时起效,直肠给药 15 分钟起效,包括柠檬酸镁、氢氧化镁(氧化镁乳剂)、硫酸镁、磷酸钠和磷酸氢盐(磷酸钠、磷酸氢钠混合物,一种快速灌肠剂)。虽然通常可很好地耐受,但可能出现电解质紊乱。因为镁有潜在的毒性,对于肾功能不全的患者应避免发生这些不良反应(162~164)。

刺激性泻剂 包括三种基本类型:蓖麻油、蒽醌和二苯基甲烷。蓖麻油的代谢物蓖麻油酸能增加小肠的运动和分泌。蒽醌[波西鼠李皮、番泻叶(Senekot),鼠李蒽酚(芦荟)和二羟蒽醌]被小肠吸收,通过增加肠腔内的液体和电解质浓度刺激肠道运动。二苯基甲烷[酚酞(Feen-a-Mint,Correctol)和比沙可啶(商品名 Dulcolax)]与蒽醌的作用机制相同。当增便泻剂或渗透性泻剂无效时,可以短期应用这些强效的泻剂。既往长期存在的观点是,长期应用这些泻剂可导致扩张性无张力结肠,即所谓的泻药结肠综合征、结肠黑素沉着症或神经元变性。最近的文章反驳了这种观点,认为按照推荐剂量使用刺激性泻剂不会破坏自主神经系统(151)。其他不良反应包括绞痛、恶心和腹痛(162~164)。

促进肠动力药物

通过乙酰胆碱水平对胃肠道运动进行神经调节的药物包括甲氧氯普胺、西沙比利、胆碱能激动剂(氯贝胆碱)、胆碱酶抑制剂(新斯的明)和 5- 羟色胺激动剂。它们对慢性特发性便秘的治疗作用并不确定。甲氧氯普胺对上消化道动力障碍更有效(162~164)。

行为疗法

行为疗法例如**生物反馈**和**规律排便行为**可能对便秘和排便功能失调的某些情况是有效的。一般地,行为疗法在排便功能失调中的应用少于在大便失禁中的应用。**生物反馈对于盆底失弛缓综合征的治疗有重要作用**。放松训练和行为调整对于肠易激综合征可能是有效的。规律排便行为结合泻剂、栓剂和灌肠可以加强胃结肠反射、促进蠕动,有助于粪便排空。

非手术治疗的效果

肠易激综合征

用于以便秘为主的肠易激综合征的最常见的一线治疗是纤维补充和服用渗透性泻剂。增便泻剂用于此种情况是有争议的,许多研究包括荟萃分析提示与对照组的作用相同。纤维摄入治疗肠易激综合征的效果远远好于对照,而且没有严重的不良反应,所以纤维摄入治疗肠易激综合征是有效的。但是,患者可能感到腹胀和腹部不适的症状加重。随机试验和荟萃分析提示,聚乙二醇(MiraLAX)对于慢性便秘好于安慰剂,而且对慢性便秘的作用优于替加色罗和乳果糖(165~167)。它们可作为辅助治疗手段的选择,但同样会加重腹痛和腹部不适的症状。一类新药,5-羟色胺4激动剂替加色罗(马来酸替加色罗),可以刺激蠕动,增加结肠运动,减少小肠传输时间,降低内脏高反应性。推荐剂量是每天2次,每次6mg。随机试验提示,与对照相比总的肠易激综合征大约有10%明显改善,腹胀和腹痛的症状也有改善。应用这种药没有缺血性结肠炎或心脏毒性的报道,最常见的不良反应是腹泻和头痛。西沙比利,一种5-羟色胺4激动剂具有部分5-羟色胺3拮抗剂的作用,因为继发的少见的心脏毒性而停止使用。其他的5-羟色胺4激动剂、5-羟色胺3激动剂和缩胆囊素拮抗剂正在研制中(95,96)。

结肠无力和慢传输型便秘

慢传输型便秘的患者经常对纤维补充反应不好,虽然在确认诊断前大多数人经验性试用纤维补充治疗(160)。有些患者可能通过规律的排便得到好转,在清晨或吃饭后当结肠运动神经元的活动增加时排便效果较好。生物反馈可能有少许短期效果,但长期疗效并不确定(168)。灌肠和使用栓剂可结合规律排便行为进行。试用表28.10所列的泻剂也是合理的治疗。刺激性泻剂经常被采用,但是关于长期应用会造成神经变性的说法还存在疑问。患者必须做到不超过推荐剂量使用。但现有数据不能得出应用泻剂的效果明显好于对照。促进肠动力药物似乎是刺激结肠运动的理想制剂。目前只有一种促进肠动力药物,替加色罗被允许用于便秘的治疗以提高结肠的传输。数据主要来自于肠易激综合征的治疗,缺乏慢传输型便秘的资料。其他的促进肠动力药物在不同的试验阶段,包括氯贝胆碱、新斯的明、胆囊收缩素抑制剂、米索前列醇、秋水仙碱、神经营养素-3和其他5-羟色胺4激动剂如普卡比利和莫沙必利(49)。

盆底失弛缓综合征

如同慢传输型便秘,初始的治疗包括养成规律的排便习惯、应用泻剂、灌肠、使用栓剂和纤维补充,对于盆底失弛缓综合征的患者采用这些治疗是合适的,当然很多在明确诊断前已经采用了保守治疗。因为没有严重的不良反应,这些治疗便于被患者接受。与对照相比这些治疗没有明显的疗效,而且它们在盆底失弛缓综合征的治疗中的作用是不确定的。针对盆底失弛缓综合征的专门治疗通常将重点放在生物反馈上,因为研究提示这是一种获得性排便行为异常。单独采用膈肌训练、模拟排便、压力测试或肌电图引导的肛门括约肌和盆底肌肉放松等方法,或结合其他方法进行。这些方法能使60%~80%的患者改善症状。许多有盆底失弛缓综合征的患者有直肠感觉异常,因此直肠感觉条件反射也许能产生作用(33,49,169,170)。有人尝试注射肉毒杆菌毒素使耻骨直肠肌和肛门括约肌麻痹。小样本病例研究显示,早期有一定的作用,但是效果不能长期维持(171、172)。最近一项随机试验有48例参加的比较肉毒杆菌毒素和生物反馈的效果,发现近期疗效肉毒杆菌毒素的更好(70% vs 50%),但一年时就没有显著差异了(33% vs 25%)(173)。

表28.10　治疗排便功能失调的泻剂

泻剂的种类	成人剂量	起效时间	不良反应
增便泻剂			
天然（蓖麻籽）	7g 口服	12~72 小时	狭窄之上的粪便嵌塞
人工合成（欧车前亲水蚀浆）	4~6g 口服	12~72 小时	液体负荷过多
润肠泻剂			
多库酯酸盐	50~500mg 口服	24~72 小时	皮疹
矿物油	15~45ml 口服	6~8 小时	维生素吸收减少
			脂质颗粒吸入性肺炎
高渗性泻剂			
甘油	3~22L 口服	1 小时	腹胀
乳果糖	15~60ml 口服	24~48 小时	腹胀
山梨糖醇	120ml 25% 溶液口服	24~48 小时	腹胀
聚乙烯二醇（Golytely）	3g 栓剂	15~60 分钟	直肠刺激
	5~15ml 灌肠	15~30 分钟	直肠刺激
盐水泻剂			
硫酸镁	15g 口服	0.5~3 小时	镁离子毒性
磷酸镁	10g 口服	0.5~3 小时	
柠檬酸镁	200ml 口服	0.5~3 小时	
刺激性泻剂			
蓖麻油	15~60ml 口服	2~6 小时	营养吸收障碍
二苯基甲烷			
酚酞	60~100mg 口服	6~8 小时	皮疹
比沙可啶	30mg 口服	6~10 小时	胃肠道刺激
	10mg 直肠给药	0.25~1 小时	直肠刺激
蒽醌			
波西鼠李皮	1ml 口服	6~12 小时	结肠黑素沉着症
番泻叶	2ml 口服	6~12 小时	迈斯纳和奥尔巴赫神经丛变性
芦荟（鼠李蒽酚）	250mg 口服	6~12 小时	
二羟蒽醌	75~150mg 口服	6~12 小时	肝脏毒性（多库酯酸）

摘自：Wald A. Approach to the patient with constipation. In：Yamada T, ed. Textbook of gastroenterology. 3rd ed. Philadelphia, PA：Lippincott Williams & Wilkins, 1999：921

子宫托治疗盆腔器官脱垂

几百年来不同形状和大小的子宫托已用于盆腔器官膨出的治疗(174)。子宫托是替代手术的一种安全的治疗方法，最常见的并发症是阴道分泌物增加和阴道壁溃疡。虽然子宫托是一种常见的治疗方法，但是关于适应证和临床处理效果的数据有限(175)。虽然脱垂的部位并不影响子宫托的放置(176)，但关于哪种子宫托更适合于小肠脱垂和直肠脱垂还不十分明确。子宫托可分为支持和填充型两种功能的托(177)。一些填充型的托，例如牛角形和立方体形的托，利用抽吸机制固定子宫托，而其他例如环形托就不是。理论上，填充型的托和那些向阴道后壁和阴道顶端施加压力的托（环形托、倒置的牛角形托）应该对直肠膨出和小肠膨出的治疗有帮助。但是，关于子宫托减轻排便功能失调症状的作用尚缺乏研究数据。一项前瞻性研究发现,Ⅲ至Ⅳ度阴道后壁膨出是停用子宫托的独立危险因素,此种情况更适于手术修补(178)。唯一的一项随机交叉试验发现不同类型的子宫托(环形和牛角型)对生活质量的改善是没有差异的,膨出问题和排空问题有很大改善(179)。为了确定子宫托对直肠膨出和小肠膨出的作用以及对症状的改善需要更多的研究。

外科治疗

以下是对便秘和排便功能失调的不同手术治疗疗效的总结。

慢传输性结肠 / 结肠无力

对于药物治疗无效的慢传输型便秘,很多人会选择结肠次全切除、回肠乙状结肠或回肠直肠吻合的一种外科手术治疗方式。大多数外科医师都将此术式作为少数病例最后选择的外科治疗,通常用于不到10%的患者。严格的外科手术指征包括慢性、严重、对药物治疗无反应;近端结肠传输减慢;无假性梗阻的证据以及正常的肛管直肠功能(162)。手术成功率并不一致,受几个因素的影响。一篇关于结肠切除治疗慢传输型便秘的综述总结了1981年至1988年的32项研究,发现手术满意率为39%~100%(180)。美国的研究(11项研究,中位数94%,范围75%~100%),和前瞻性研究(16项研究,中位数90%,范围50%~100%)成功率更高。效果好的患者多是通过完善的生理试验诊断为慢传输型便秘的患者。盆底失弛缓综合征的患者复发率较高,满意度低(181)。回肠乙状结肠和盲肠直肠吻合的效果不及回肠直肠吻合的效果。那些节段性切除(部分结肠切除)的患者疗效最差。没有进行对照的研究,结果是不确定的,而且缺乏有效的衡量手段。手术的并发症包括小肠梗阻(中位数18%,范围2%~71%)、再次手术(中位数14%,范围0%~50%)、腹泻(中位数14%,范围0%~46%)、大便失禁(中位数14%,范围0%~52%)、复发性便秘(中位数9%,范围0%~33%)、持续性腹痛(中位数41%,范围0%~90%)和长期回肠造瘘(中位数5%,范围0%~28%)。死亡率为0%~6%(182)。生活质量的研究提示,评分与排便的频率关系不大。但是,对于有持续性腹痛、腹泻、大便失禁和持续性回肠造瘘的患者生活质量评分较低。对于此种术式总的满意度较高,并与生活质量评分相关(183)。

除了次全结肠切除,可选择的术式包括空肠造口、顺行性控制性灌肠的盲肠造口和骶神经刺激植入术。没有次全结肠切除术与空肠造口术两种术式的直接比较,但是在次全结肠切除后有持续性改道的患者生活质量评分低。采用顺行控制性灌肠的盲肠造口的患者可能大约有50%的时间效果是满意的,但大多需要采取措施改善继发于造瘘口的并发症(184)。虽然骶神经刺激起初用于大便失禁的治疗,但少数小样本的研究结果,使人们对应用此方法治疗慢性便秘和慢传输型便秘持乐观态度(146、185~187)。

盆腔器官脱垂

治疗直肠膨出的手术包括阴道后壁修补术、局部定点修补、后壁筋膜替换、经肛门修补和经腹骶骨阴道固定术。当有小肠膨出时通常采用穹隆成形术。对于伴有会阴下移的患者,可选择开腹阴道会阴骶骨固定术。如果伴有直肠膨出,可以直肠固定术与骶骨阴道会阴固定术联合进行。虽然常规应用这些术式,但关于排便情况改善的资料是有限的。有关这些手术操作的具体细节在第27章中有详细介绍。此部分着重手术效果的阐述,包括膨出的解剖学治愈情况、排便功能失调的改善情况和手术的并发症。

阴道后壁修补术

妇科医师采用阴道后壁修补术治疗直肠膨出已经有100多年的历史。传统的阴道后壁修补通过折叠阴道直肠隔,使阴道径线变窄,通常同时行会阴缝合修补缩窄阴道口。虽然此种术式被广泛地应用,但关于术后长期的解剖学疗效、症状的改善和术后性功能的资料很少。几项研究的结果归纳在表 28.11 中(189~207)。76%~96% 的患者可达到解剖学治愈。在这些研究中,阴道修补术对便秘、排便困难和大便失禁没有治疗效果。行或不行肛提肌重叠缝合的患者术后性生活不适的发生率是 8%~26%(188~192,207)。早在 1961 年就有报道,此种术式性生活不适的发生率较高达 50%(208)。

许多人认为这种术式成功的解剖学疗效会被较少的功能症状改善和较高的局部性生活不适所抵消。但是,最近的一项前瞻性研究得出完全不同的结果(209),38 例妇女进行阴道后壁修补的同时进行治疗直肠膨出和梗阻性排便功能失调的手术操作。筋膜折叠缝合的同时不常规行肛提肌重叠加固缝合,当有指征时行会阴体重建,而不是行常规的会阴缝合。12 个月时解剖学治愈达 87%,24 个月时达 79%。主观治愈率 12 个月时达 97%,24 个月时达 89%。术前术后相比以下症状明显改善,便秘(76% vs 24%)、用手指辅助排便(100% vs 16%)、感到组织物膨出(100%vs 5%)、排便梗阻(100% vs 13%)和性生活不适(37%vs 5%)。对于大便失禁术前术后没有差别,只有一例患者出现局部性交痛。作者将良好的解剖学疗效和功能症状以及性生活的改善,归于没有进行肛提肌的折叠缝合、会阴缝合修补和阴道上皮的切除。另一个原因可能是由于分离阴道上皮时,既往会阴切开或手术的瘢痕组织被分离。他们还得出术前直肠排便造影检查作用有限,对于有症状的直肠膨出和梗阻性排便功能失调的患者已不常规进行直肠造影。

局部定点修补　　直接修补缺陷或局部定点修补的目的是恢复正常的解剖(36)。如有必要可同时进行会阴体的重建手术,但不常规进行会阴缝合。表 28.11 列出了此种术式的解剖学疗效和功能改善的结果。**解剖学治愈率为 82%~100%,与阴道后壁修补术相同。对于改善排空障碍、阴道膨出和用手辅助排便等症状有一定作用,似乎稍好于后壁修补术**(193~197,207)。只在一项研究提示便秘的症状明显改善(197)。所有的研究都报道,局部性交痛的发生率较低,而且有较好的解剖学疗效和功能改善,但长期疗效并不清楚。所有研究中只有一项是同时进行脱垂和尿失禁的手术。

表 28.11　直肠膨出的修补

阴道后壁修补术									
Amold(189)		Mellgren(190)[a]		Kahn(191)		Weber(192)[a]		Sand(193)[a]	
术前	术后	术前	术后	术前	术后	术前	术后	术前	术后
人数 29		25	25	231	171	53	53	70	67
随访平均时间(月)			12		42		12		12
肛提肌折叠缝合	是		是		是		否		否
解剖学治愈率(%)	80		96		76				90
便秘(%) 75	54	100	88	22	33				
膨出(%)		21	4	64	31				
手辅助排便(%) 20		50	0		33				
大便失禁 %	36	8	8	4	11				
局部性交痛[b](%)	23		8		16		26		
局部定点修补									
Cundiff(194)		Porter(195)		Kenton(196)		Clavind(197)		Singh(198)[a]	
术前	术后	术前	术后	术前	术后	术前	术后	术前	术后
人数 69	61	125	72	66	46	67	67	42	33

续表

局部定点修补

	Cundiff(194)		Porter(195)		Kenton(196)		Clavind(197)		Singh(198)[a]	
	术前	术后	术前	术后	术前	术后	术前	术后	术前	术后
随访平均时间(月)		12		6		12		3		18
解剖学治愈率(%)		82		82		90		100		92
便秘(%)	46	13	60	50	41	57				
排便困难	32	15	61	44	53	46	40	4	57	27
膨出(%)	100	18	38	14	86	9			78	7
手指辅助排便(%)	39	25	24	14	30	15				
大便失禁(%)	13	8	24	21	30				9	5
性生活不适(%)	29	19	67	46	28	8	12	3	31	15
局部性交痛[b](%)		2		4		7		3		0

应用补片修补

	Oster(199)		Sand(193)[a]		Goh(200)[a]		Kohli(201)		Mercer-Jones(202)[a]	
	术前	术后	术前	术后	术前	术后	术前	术后	术前	术后
植入途径	自体的组织 经阴道		Polygalactin 合成补片 经阴道		聚丙烯 合成补片 经阴道		猪皮来源 生物补片 经阴道		聚丙烯 合成补片 经会阴	
人数	15	15	73	65	43	43	43	30	22	22
随访平均时间(月)		30		12		12		12		12
解剖学治愈率(%)		100		92		100		93		95
便秘(%)		33							50	14
排便困难	47	0							95	32
膨出(%)	80	0			100	0			86	23
手辅助排便(%)	100	12							64	23
大便失禁 %										5
性生活不适(%)		20								

经肛门修补

	Sullivan(203)		Sehapavak(204)		Lenssen(205)[a]		Van Dam(206)[a,c]		Ayabaca(207)[a]	
	术前	术后	术前	术后	术前	术后	术前	术后	术前	术后
人数	137	117	355	204	64	64	89	89	49	34
随访平均时间(月)		18				12		52		48
解剖学治愈率(%)		96		98		70		72		90
便秘(%)			82	15			63	33	83	32
排便困难	58	2			72	16	92	27		
膨出(%)	27				38	3	40	28		
手辅助排便(%)			26		26	4	23	0	38	
大便失禁(%)	39	3			40	9	10	16	71	27
性生活不适(%)		0		20			28	44		

[a] 前瞻性试验

[b] 性生活活跃妇女

[c] 经肛门和经阴道联合修补

一项 106 例Ⅱ度以上阴道后壁膨出的妇女参加的临床随机试验,比较阴道后壁修补、局部定点修补及应用猪的小肠黏膜下组织做定点局部修补的效果(210)。所有患者进行术前、术后 6 个月、1 年和 2 年的评估。解剖学失败定义为术后 1 年 POP-Q 分期中 Bp 点 ≥ –2。所有患者的膨出及肠道症状都有明显改善,组间没有差异。患者总的主观失败率在 15%,各组之间没有差异。阴道后壁修补和局部定点修补在解剖学恢复和症状改善上没有差异,应用猪的生物补片并没有改善解剖学疗效。所有的肠道症状在术后 1 年都得到明显改善,各组之间没有差异。术后新发的肠道不适症状并不多见(11%)。当去除年龄、治疗组、疾病状态和术前肠道症状的影响,术后改善的阴道支持(正常或Ⅰ度)是减少术后排便费力(校正后的危险度是 0.17,95%CI,0.03~0.9),和排便不尽感的保护性因素(校正后的危险度是 0.1,95%CI,0.01~0.52)。作者由此得出结论,行直肠膨出修补后大多数患者肠道症状会改善或痊愈(211)。

经肛门直肠膨出修补

经肛门直肠膨出修补是经肛门切口进行直肠膨出的修补术,包括切除多余的直肠黏膜,将阴道直肠隔和直肠壁折叠缝合。肛肠科医师最初应用此种术式治疗低位或远端直肠膨出相关的便秘或梗阻性排便异常。其优点是切除多余的直肠黏膜,可同时治疗其他肛管直肠病变如痔疮或直肠前壁膨出(212)。缺点是不能修补高位的直肠膨出、小肠膨出、膀胱膨出、子宫脱垂和会阴体或肛门括约肌的缺陷(213)。主要的并发症是感染(6%)和直肠阴道瘘(3%),相对较少发生(203)。大多数研究不把阴道膨出症状作为手术的必要条件。表 28.11 总结了几项研究的结果。解剖学治愈率为 70%~98%,便秘、排空障碍和经阴道手指辅助排便的症状都有改善(202~207)。

最近的几篇综述通过总结两个小样本量的随机对照研究(214~217),对经肛门和经阴道的阴道后壁修补术进行了比较。排除同时存在括约肌功能异常和其他症状性脱垂的患者。结果是在主观失败率(RR 0.36,95% CI 0.13~1)和客观失败率(RR 0.24,95%CI 0.09~0.64)上经阴道的修补术优于经直肠的修补(214)。在一项研究中,术后排便造影示术后直肠膨出的程度,经阴道组明显轻于经肛门组(分别为 2.73cm 和 4.13cm)(217)。经阴道组有较少的粪便排空障碍,但是没有统计学差异。一项研究显示经肛门修补术后大便失禁的发生率为 38%(188)。在这两项随机试验中,两种术式在大便失禁或性生活不适的发生率上没有显著性差异,但两项研究因样本量较小较难发现差异(216,217)。虽然认为经阴道途径优于经肛门途径修补直肠膨出,但研究是回顾性的,而且两种术式选择患者的适应证不同,很难进行比较。因此,需要前瞻性、随机试验,并在研究中采用有效的症状和性功能的评价方法以及解剖学治愈标准来得出结论。

后壁补片植入

应用移植物植入进行直肠修补越来越普遍,虽然没有确切的证据证明其优于标准的术式。应用移植物进行修补出现的原因是阴道膨出的修补受腹部疝修补的启发,当后者应用补片加固时复发率降低。在阴道后壁修补和局部定点修补术中应用的替代物有自体移植物、同种异体生物补片、异种生物补片和合成网片。没有比较各种材料优劣的资料帮助选择理想的移植物。应用移植物的目的尚存在争议。可能是替代现有筋膜形成长期的屏障,或是为胶原沉积、瘢痕形成和结构重建提供框架。理想的材料应该是低侵蚀率、相对便宜、低复发率、不会引起肠道或性功能障碍的材料。应用移植物经阴道或经腹修补直肠膨出的效果列于表 28.11,解剖学治愈率较高达 89%~100%,对便秘、排空困难和阴道膨出等症状也有改善。

最大的一项前瞻随机试验研究应用可吸收的阴道补片治疗阴道膨出(192)。患者在行阴道前壁、后壁修补时被随机分组,应用丙交酯乙交酯共聚酯 910 补片。比较 70 例行传统阴道会阴缝合术和 73 例加用补片患者的复发率没有差异(分别是 10% 和 8%)。此项研究没有描述肠道和性生活功能的变化以及补片相关的并发症问题。阴道补片侵蚀及严重的并发症发生率可能相对较低但比较严重,包括直肠阴道瘘、持续的阴道出血和分泌物增多、性生活不适以及需要二次手术(199,207)。**非合成的补片与合成的材料相比相对安全,较少发生侵蚀。但是没有证据表明补片等移植物植入后能改善效果**(210,218,219)。

经腹直肠膨出修补

对于严重直肠阴道筋膜缺损同时伴有小肠膨出、子宫脱垂或穹隆膨出的患者经腹进行直肠膨出修补是有意义的。如果患者在经腹或腹腔镜行阴道骶骨固定术时,补片可放置在阴道后壁改善阴道直肠隔近端的缺陷(220)。关于经腹直肠膨出修补术疗效的资料有限。经常是在远端缺陷需要额外的阴道修补时,手术当中发现应该采用此术式。一项来自盆底障碍性疾病网络评估的研究,发现骶骨阴道固定术后 1 年随诊大多数患者的肠道症状都得到治愈。与是否同时行直肠膨出修补结果没有差异。但是需要注意的是,此项研究没有评价同时行直肠膨出修补对肠道症状的影响,而且术中同时行修补的患者术前可能有更严重的肠道症状包括梗阻的情况(221)。

阴道会阴骶骨缝合术治疗会阴下移

阴道会阴骶骨缝合术是阴道骶骨固定术的改良,旨在修复伴有直肠膨出和会阴下移的穹隆膨出(39)。从骶骨的前纵韧带到会阴体可放置一连续的补片。此术式可以完全经腹完成或经腹阴联合完成。若完全经腹途径完成,直肠阴道间隙打开,从直肠阴道隔到会阴体将直肠从阴道后壁分离。补片被缝到会阴体上或尽可能接近会阴体。手术医师用另一只手在阴道直肠将会阴体向上顶可方便缝合。补片沿阴道后壁和穹隆被固定,常规完成骶骨阴道固定术。

若经腹部阴道联合途径,补片经阴道被固定到会阴体。阴道后壁打开,完成局部定点修补。阴道骶骨固定术按常规进行,除了在阴道顶端切开形成一个窗通向腹部。然后补片从腹部术野通过到阴道,补片下面被固定到会阴体,向两侧固定到直肠阴道筋膜的腱弓(图28.8)。

19 例患者短期随访结果表明,阴道会阴骶骨缝合术对阴道顶端、阴道后壁膨出和会阴下移有较好的解剖学疗效(39)。66% 的患者排便功能异常完全缓解。在一项稍作改进的骶骨阴道会阴缝合术的研究中,作者用针样导引器将 Marlex 材质补片固定到会阴体(222)。205 例患者随访 10 年失败率为 25%,补片侵蚀率为 5%。在

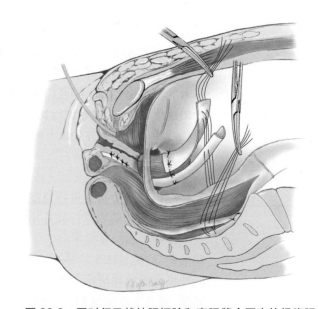

图 28.8　同时行乙状结肠切除和直肠缝合固定的经腹阴道会阴骶骨缝合术。矢状观显示,在局部定点修补后补片被缝合于直肠阴道筋膜和会阴体,向前补片被缝合于耻骨宫颈筋膜,两侧被缝合于直肠右侧的骶骨骨膜。直肠固定术的缝线还没有打结(Courtesy of Geoffrey W. Cundiff, M.D.)

一项关于阴道骶骨固定术和阴道会阴骶骨缝合术 Mersilene 合成补片腐蚀的研究中(223)，当不打开阴道时，骶骨阴道固定术和骶骨阴道会阴缝合术补片侵蚀的发生率大致相同，分别为 3.2% 和 4.5%。但是，经阴道缝线和经阴道放置补片的侵蚀发生率分别为 16% 和 40%。应用非合成的材料如同种或异种的皮肤能减少侵蚀的发生。在一项 11 例患者参加的病例系列研究中，若有指征行乙状结肠切除，对于同时存在直肠膨出、会阴下移和排便功能异常的患者，应用同种皮肤补片行直肠固定术及骶骨阴道会阴缝合术。早期的随访(12.5 ± 7.7 个月)显示排便功能和生活质量有显著提高，会阴下移的治愈率达 82%(224)。最近发布的一项 38 例妇女参加的回顾性队列研究表明经腹骶骨阴道固定术有很高的满意度，除了排便梗阻的情况持续存在术后 5 年(225)。**若患者选择合适，阴道会阴骶骨固定术似乎是有效的**，但是若要评价其长期疗效，更大样本量的前瞻性研究及对解剖学疗效和症状改善的长期随访是必要的。

直肠膨出

治疗直肠膨出的手术有许多术式，通常分为经腹和经会阴途径。因为其复发率低大多数医师采用经腹术式，而对于虚弱患者保留经会阴术式。

经腹途径

经腹途径根据直肠的活动程度不同而采用不同的直肠固定术的方法，包括或不包括肠道的切除。在经腹直肠固定术中，形成直肠中平面，向下松动直肠直到盆底，要注意识别和保留下腹神经。两侧韧带分离或不分离。分离两侧韧带要注意可能使直肠发生去神经损伤增加术后便秘的发生。如果采用缝合直肠固定的方法，直肠的筋膜缝合固定于骶 1~3 的骶骨骨膜上(226)。如果采用乙状结肠切除的直肠固定术(Frykman Goldberg 切除直肠固定术)，在分离松动后、缝合前切除部分肠道(227)。理论上，直肠乙状结肠切除的优点包括：在缝合吻合线和骶骨之间形成一个纤维密集区域；去除多余的直肠乙状结肠，避免肠扭转；通过拉直左侧结肠减少脾结肠韧带活动性；对部分患者可减少便秘的发生。虽然没有特定的手术适应证标准，此种术式用于乙状结肠较长的患者。直肠缝合术通常不植入补片，是因为增加并发症和在肠切除时放置异物增加感染的机会。有两种基本的直肠固定术补片放置的方法：**后路网片直肠固定术和前路悬吊直肠固定术(Ripstein procedure)** (228,229)。此种术式可采用许多种材料，包括可吸收的和不可吸收的网片。理论上，植入补片可通过增加纤维组织的形成增加支持作用。在 Ripstein 术式中，外筋膜或合成补片的前部被悬吊在直肠前面并缝合于骶骨韧带上。大多数医师不采用此式是因为术后可能发生梗阻性排便障碍。从侧后方包绕直肠的改良措施已用于解决此问题。

在行缝合直肠固定术包括 10 例以上患者参加的一系列研究中，有 5 个研究是开腹手术、5 个研究是腹腔镜手术(230)。复发率在 0%~9%。大多数研究显示，大便失禁症状有改善，但便秘症状的改善情况结果不一致。没有患者死亡的报告，腹腔镜手术和开腹手术两者疗效没有差异。关于后路补片直肠固定术，有 14 个研究是开腹进行的、5 个研究是腹腔镜完成，复发率在 0%~6%。同缝合直肠固定术一样对于大便失禁总体疗效是好的，对便秘的效果是不确定的，开腹或腹腔镜的效果没有差异。死亡率在 0%~3%，如果同时行肠道切除增加感染的发生。对于前路吊带直肠固定术，有 8 个研究，复发率在 0%~12%。同样，对于大便失禁是有效的，而对便秘的疗效是不确定的。死亡率在 0%~3%。关于肠切除直肠固定术，有 9 个研究是开腹进行，3 个研究是腹腔镜进行的，复发率在 0%~5%。大多数研究结果表明，对于大便失禁有改善的，对于便秘总体来说有改善的。除了 1 个研究死亡率为 6.7%(231)，其他所有研究死亡率为 0%。此研究是小样本的随机试验，其中 15 例患者行肠切除直肠固定术，15 例患者行可吸收补片植入直肠固定术，比较两者的疗效。死亡的患者是肠切除组的,死于心肌梗死。作者得出结论,乙状结肠切除似乎不增加手术并发症,可能因较少引起出口梗阻,减少术后便秘的发生。此研究对于提示手术并发症或死亡率是没有说服力的。

腹腔镜途径完成的系列研究提示,与开腹途径的安全性和疗效是相同的,对于大便失禁和便秘的作用通常反映直肠固定术的类型。**在一项小样本的随机试验中腹腔镜直肠固定术与开腹直肠固定术相比有明显的近期优势,包括早期下地活动、快速恢复正常饮食、住院时间短和较低的并发症发生率**(232)。大多数外科医师认为,直肠固定术是否植入补片对复发率没有影响。因此,这些手术中补片的作用是值得怀疑的。分离两侧的韧带的作用也是有争议的。一项 2008 年的队列研究得出的结论是,分离两侧韧带可使复发率降低,但增加术后便秘的发生(233)。作者承认他们的综述是有局限性的,总结的研究多是小样本的,而且包括的研究数目也不多,同时存在方法的缺陷。一项总结 7 个开腹手术和4 个腹腔镜手术的综述提示两侧韧带的分离对大便失禁有改善作用而对便秘没有作用或加重(230)。正相反,15 个开腹手术和 4 个腹腔镜手术提示保留两侧的韧带对大便失禁有改善作用并可减少便秘。此研究提示保留两侧韧带与大便失禁和便秘的改善相关。

经会阴途径

经会阴途径因避免开腹手术更易耐受。因此,此术式适于有围术期、术后并发症和死亡高危因素的患者。有两种基本术式:Delorme 式和经会阴直肠乙状结肠切除术(Altemeier 手术)。肛周环绕术式例如 Thiersch 术式因其成功率低、复发率高和有引起大便嵌塞的可能并不推荐。

Delorme 术式最早在 1900 年提出,包括直肠黏膜从括约肌和远端直肠壁分离、切除及远端直肠壁的折叠缝合(234)(图 28.9)。一篇包括 10 项研究的综述提示复发率为4%~38%,死亡率为 0%~4%(230)。较低的死亡率对于有高危因素的人群是令人印象深刻的;但是对于健康的患者较高的复发率并不令人满意。对大便失禁和便秘通常都有改善。大便失禁(可能提示括约肌断裂或去神经病变)、慢性腹泻和严重的会阴下移与手术失败相关(235)。Delorme 术式适合于膨出节段短于 3~4cm 或没有整个圆周的全层膨出的患者,后者使经会阴直肠乙状结肠切除较难实行(230,236)。

经会阴直肠乙状结肠切除术(Altemeier 术)已成为可选择的经会阴术式(237)。在12 项研究中,实行全层直肠乙状结肠切除的复发率为 0%~16%,死亡率为 0%~5%。患者通常疼痛较轻,没有严重的术后并发症。膨出复发提示切除不充分。对大便失禁的改善作用一般,主要依赖于同时行的肛提肌成形缝合术。同时行肛提肌成形缝合术还可降低近期复发率,但此术式对便秘没有影响(238)。大多数人认为,经会阴直肠乙状结肠切除

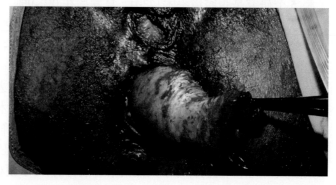

图 28.9　Delorme 术式。将黏膜完全从膨出组织剥离,折叠缝合环行括约肌或直肠。然后黏膜对黏膜吻合缝合

术同时行肛提肌成形缝合术是年老患者和有严重并发症患者的最佳术式。该术式也适合于膨出组织有嵌顿、绞窄，甚至有节段性坏死肠管的患者，他们不适合于行开腹直肠固定术。虽然只有一项小样本的前瞻性随机试验比较了两种术式，但通常的观点是开腹直肠固定术优于经会阴直肠乙状结肠切除术。此研究不能得出两者在复发率上的差异，但发现行开腹直肠固定术的患者发生大便失禁的少于经会阴直肠乙状结肠切除术，而且有更好的生理功能(233，239)。

（孙智晶　朱兰　译）

参考文献

1. **Barber MD, Bremer RE, Thor KB, et al.** Innervation of the female levator ani muscles. *Am J Obstet Gynecol* 2002;187:64–71.
2. **Harari D, Gurwitz JH, Avorn J, et al.** How do older persons define constipation? Implications for therapeutic management. *J Gen Intern Med* 1997;12:63–66.
3. **Glia A, Lindberg G.** Quality of life in patients with different types of functional constipation. *Scand J Gastroenterol* 1997;32:1083–1089.
4. **Cundiff GW, Nygaard I, Bland DR, et al.** Proceedings of the American Urogynecologic Society Multidisciplinary Symposium on Defecatory Disorders. *Am J Obstet Gynecol* 2000;182:S1–S10.
5. **Higgins PD, Johanson JF.** Epidemiology of constipation in North America: a systematic review. *Am J Gastroenterol* 2004;99:750–759.
6. **Sonnenberg A, Koch TR.** Epidemiology of constipation in the U.S. *Dis Colon Rectum* 1989;32:1–8.
7. **Drossman DA, Li Z, Andruzzi E, et al.** U.S. household survey of functional gastrointestinal disorders: prevalence, sociodemography and health impact. *Dig Dis Sci* 1993;38:1569–1580.
8. **Sonnenberg A, Koch TR.** Physician visits in the United States for constipation: 1958 to 1986. *Dig Dis Sci* 1989;34:606–611.
9. **Rantis PC Jr, Vernava AM III, Daniel GL, et al.** Chronic constipation—is the work-up worth the cost? *Dis Colon Rectum* 1997;40:280–286.
10. **Singh G, Lingala V, Wang H, et al.** Use of health care resources and cost of care for adults with constipation. *Clin Gastroenterol Hepatol* 2007;5:1053–1058.
11. **Irvine EJ, Ferrazzi S, Pare P, et al.** Health-related quality of life in functional GI disorders: focus on constipation and resource utilization. *Am J Gastroenterol* 2002;97:1986–1993.
12. **Nelson RL.** Epidemiology of fecal incontinence. *Gastroenterology* 2004;126:S3–S7.
13. **Boreham MK, Richter HE, Kenton KS, et al.** Anal incontinence in women presenting for gynecologic care: prevalence, risk factors, and impact upon quality of life. *Am J Obstet Gynecol* 2005;192:1637–1642.
14. **Dunivan GC, Heymen S, Palsson OS, et al.** Fecal incontinence in primary care: prevalence, diagnosis, and health care utilization. *Am J Obstet Gynecol* 2010;202:493.e1–e6.
15. **Wu J, Hundley AF, Fulton RG, et al.** Forecasting the prevalence of pelvic floor disorders in U.S. Women: 2010 to 2050. *Obstet Gynecol* 2009;114:1278–1283
16. **Nelson R, Norton N, Cautley E, et al.** Community-based prevalence of anal incontinence. *JAMA* 1995;274:559–561.
17. **Johanson JF, Lafferty J.** Epidemiology of fecal incontinence: the silent affliction. *Am J Gastroenterol* 1996;91:33–36.
18. **Feldman M, Schiller LR.** Disorders of gastrointestinal motility associated with diabetes mellitus. *Ann Intern Med* 1983;98:378–384.
19. **Jewell DJ, Younge G.** Interventions for treating constipation in pregnancy. *Cochrane Database Syst Rev* 2001;2:CD001142.
20. **Bradley CS, Kennedy CM, Turcea AM, et al.** Constipation in pregnancy: prevalence, symptoms and risk factors. *Obstet Gynecol* 2007;110:1351–1357.
21. **Devroede G, Lamarche J.** Functional importance of extrinsic parasympathetic innervation to the distal colon and rectum in man. *Gastroenterology* 1974;66:273–280.
22. **Devroede G, Arhan P, Duguay C, et al.** Traumatic constipation. *Gastroenterology* 1979;77:1258–1267.
23. **Read NW, Timms JM.** Defecation and the pathophysiology of constipation. *Clin Gastroenterol* 1986;15:937–965.
24. **Glick ME, Meshkinpour H, Haldeman S, et al.** Colonic dysfunction in patients with thoracic spinal cord injury. *Gastroenterology* 1984;86:287–294.
25. **Weber J, Grise P, Roquebert M, et al.** Radiopaque markers transit and anorectal manometry in 16 patients with multiple sclerosis and urinary bladder dysfunction. *Dis Colon Rectum* 1987;30:95–100.
26. **Glick ME, Meshkinpour H, Haldeman S, et al.** Colonic dysfunction in multiple sclerosis. *Gastroenterology* 1982;83:1002–1007.
27. **Longstreth GF, Thompson WG, Chey WD, et al.** Functional bowel disorders. *Gastroenterology* 2006;130:1480–1491.
28. **Barnett JL.** Anorectal diseases. In: **Yamada T, ed.** Textbook of gastroenterology. 3rd ed. Philadelphia, PA: Lippincott Williams & Wilkins, 1999.
29. **Wald A, Tunuguntla AK.** Anorectal sensorimotor dysfunction in fecal incontinence and diabetes mellitus: modification with biofeedback therapy. *N Engl J Med* 1984;310:1282–1287.
30. **Schiller LR, Santa Ana CA, Schumulen AC, et al.** Pathogenesis of fecal incontinence in diabetes mellitus: evidence for internal-anal-sphincter dysfunction. *N Engl J Med* 1982;307:1666–1671.
31. **Harris RL, Cundiff GW.** Anal incontinence. *Postgrad Obstet Gynecol* 1997;17:1–6.
32. **Ihre T.** Studies on anal function in continent and incontinent patients. *Scand J Gastroenterol* 1974;9:1–80.
33. **Rao SS.** Dyssynergic defecation. *Gastroenterol Clin North Am* 2001;30:97–114.
34. **Rao SS, Tuteja AK, Vellema T, et al.** Dyssynergic defecation: demographics, symptoms, stool patterns, and quality of life. *J Clin Gastroenterol* 2004;38:680–685.
35. **Drossman DA.** The functional gastrointestinal disorders and the Rome III process. *Gastroenterology* 2006;130:1377–1390.
36. **Richardson AC.** The rectovaginal septum revisited: its relationship to rectocele and its importance in rectocele repair. *Clin Obstet Gynecol* 1993;36:976–982.
37. **Tulikangas PK, Walters MD, Brainard JA, et al.** Enterocele: is there a histologic defect? *Obstet Gynecol* 2001;98:634–637.
38. **Parks AG, Porter NH, Hardcastle J.** The syndrome of the descending perineum. *Proc R Soc Med* 1966;59:477–482.
39. **Henry MM, Parks AG, Swash M.** The pelvic floor musculature in the descending perineum syndrome. *Br J Surg* 1982;69:470–472.
40. **Cundiff GW, Harris RL, Coates K, et al.** Abdominal sacral colpoperineopexy: a new approach for correction of posterior compartment defects and perineal descent associated with vaginal vault prolapse. *Am J Obstet Gynecol* 1997;177:1345–1355.
41. **Ihre T.** Intussusception of the rectum and the solitary ulcer syndrome. *Ann Med* 1990;22:419–423.
42. **Thompson JR, Chen AH, Pettit PD, et al.** Incidence of occult rectal prolapse in patients with clinical rectoceles and defecatory dysfunction. *Am J Obstet Gynecol* 2002;187:1494–1500.
43. **Freimanis MG, Wald A, Caruana B, et al.** Evacuation proctography in normal volunteers. *Invest Radiol* 1991:26;581–585.
44. **Mellgren A, Schultz I, Johansson C, et al.** Internal rectal intussusception seldom develops into total rectal prolapse. *Dis Colon Rectum* 1997;40:817–820.
45. **Bharucha AE, Wald, A, Enck P, et al.** Functional anorectal disorders. *Gastroenterology* 2006;130:1510–1518.
46. **Thompson WG, Longstreth GF, Drossman DA, et al.** Functional bowel disorders and functional abdominal pain. In: **Drossman DA, Corazziari E, Talley NJ, et al., eds.** *Rome II: the functional gastrointestinal disorders.* 2nd ed. McLean, VA: Degnon Associates,

2000:351–432.

47. **Vanner SJ, Depew WT, Paterson WG, et al.** Predictive value of the Rome criteria for diagnosing the irritable bowel syndrome. *Am J Gastroenterol* 1999;94:2912–2917.

48. **Bassotti G, Imbimbo B, Betti C, et al.** Impaired colonic motor response to eating in patients with slow-transit constipation. *Am J Gastroenterol* 1992;87:504–508.

49. **Rao SS.** Constipation: evaluation and treatment. *Gastroenterol Clin North Am* 2003;32:659–683.

50. **Knowles CH, Martin JE.** Slow transit constipation: a model of human gut dysmotility. Review of possible aetologies. *Neurogastroenterol Motil* 2000;12:181–196.

51. **Handa VL, Danielsen BH, Gilbert WM.** Obstetric anal sphincter lacerations. *Obstet Gynecol* 2001;98:225–230.

52. **Fenner DE, Genberg B, Brahma P, et al.** Fecal and urinary incontinence after vaginal delivery with anal sphincter disruption in an obstetrics unit in the United States. *Am J Obstet Gynecol* 2003;189:1543–1550.

53. **Sultan AH, Kamm MA, Hudson CN, et al.** Anal-sphincter disruption during vaginal delivery. *N Engl J Med* 1993;329:1905–1911.

54. **Nguyen T, Handa VL, Hueppchen N, et al.** Labour curve findings associated with fourth degree sphincter disruption: the impact of labour progression on perineal trauma. *J Obstet Gynaecol Can* 2010;32:21–27.

55. **De Leeuw JW, Vierhout ME, Struijk PC, et al.** Anal sphincter damage after vaginal delivery: functional outcome and risk factors for fecal incontinence. *Acta Obstet Gynecol Scand* 2001;80:830–834.

56. **Nygaard IE, Rao SS, Dawson JD.** Anal incontinence after anal sphincter disruption: a 30-year retrospective cohort study. *Obstet Gynecol* 1997;89:896–901.

57. **Kamm MA.** Faecal incontinence. *BMJ* 1998;316:528–532.

58. **Faltin DL, Boulvain M, Irion O, et al.** Diagnosis of anal sphincter tears by postpartum endosonography to predict fecal incontinence. *Obstet Gynecol* 2000;95:643–647.

59. **MacArthur C, Glazener CM, Wilson PD, et al.** Obstetric practice and faecal incontinence three months after delivery. *Br J Obstet Gynaecol* 2001;108:678–683.

60. **Sultan AH, Johanson RB, Carter JE.** Occult anal sphincter trauma following randomized forceps and vacuum delivery. *Int J Gynaecol Obstet* 1998;61:113–119.

61. **Lal M, Mann CH, Callender R, et al.** Does cesarean delivery prevent anal incontinence? *Obstet Gynecol* 2003;101:305–312.

62. **Borello-France D, Burgio KL, Richter HE, et al.** Pelvic Floor Disorders Network. Fecal and urinary incontinence in primiparous women. *Obstet Gynecol* 2006;108:863–872.

63. **Nelson RL, Furner SE, Westercamp M, et al.** Cesarean delivery for the prevention of anal incontinence. *Cochrane Database Syst Rev* 2010;2:CD006756.

64. **Signorello LB, Harlow BL, Chekos AK, et al.** Midline episiotomy and incontinence. *BMJ* 2000;320:86–90.

65. **Carroli G, Mignini L.** Episiotomy for vaginal birth. *Cochrane Database Syst Rev* 2009;1:CD000081.

66. **Sultan AH, Kamm MA, Hudson CN, et al.** Third degree obstetric anal sphincter tears: risk factors and outcome of primary repair. *BMJ* 1994;308:887–891.

67. **Walker WA, Rothenberger DA, Goldberg SM.** Morbidity of internal sphincterotomy for anal fissure and stenosis. *Dis Colon Rectum* 1985;28:832–835.

68. **Zbar AP, Beer-Gabel M, Chiappa AC, et al.** Fecal incontinence after minor anorectal surgery. *Dis Colon Rectum* 2001;44:1610–1623.

69. **Read MG, Read NW, Haynes WG, et al.** A prospective study of the effect of haemorrhoidectomy on sphincter function and faecal incontinence. *Br J Surg* 1982;69:396–398.

70. **Snooks SJ, Henry MM, Swash M.** Faecal incontinence due to external anal sphincter division in childbirth is associated with damage to the innervation of the pelvic floor musculature: a double pathology. *Br J Obstet Gynaecol* 1985;92:824–828.

71. **Snooks SJ, Setchell M, Swash M, et al.** Injury to the innervation of the pelvic floor sphincter musculature in childbirth. *Lancet* 1984;1:546–550.

72. **Ryhammer AM, Bek KM, Laurberg S.** Multiple vaginal deliveries increase the risk of permanent incontinence of flatus and urine in normal premenopausal women. *Dis Colon Rectum* 1995;38:1206–1209.

73. **Handa VL, Harris TA, Ostergard DR.** Protecting the pelvic floor: obstetric management to prevent incontinence and pelvic organ prolapse. *Obstet Gynecol* 1996;88:470–478.

74. **Allen RE, Hosker GL, Smith AT, et al.** Pelvic floor damage and childbirth: a neurophysiological study. *Br J Obstet Gynaecol* 1990;97:770–779.

75. **Smith ARB, Hosker GL, Warrell DW.** The role of partial denervation of the pelvic floor in the aetiology of genitourinary prolapse and stress incontinence of urine: a neurophysiologic study. *Br J Obstet Gynaecol* 1989;96:24–28.

76. **Henry MM, Parks AG, Swash M.** The anal reflex in idiopathic fecal incontinence: an electrophysiological study. *Br J Surg* 1980;67:781–783.

77. **Ho YH, Goh HS.** The neurophysiological significance of perineal descent. *Int J Colorectal Dis* 1995;10:107–111.

78. **Gee AS, Mills A, Durdey P.** What is the relationship between perineal descent and anal mucosal electrosensitivity? *Dis Colon Rectum* 1995;38:419–423.

79. **Berkelmans I, Heresbach D, Leroi AM, et al.** Perineal descent at defecography in women with straining at stool: a lack of specificity or predictive value for future anal incontinence. *Eur J Gastroenterol Hepatol* 1995;7:75–79.

80. **Barber MD, Kuchibhatla MN, Pieper CF, et al.** Psychometric evaluation of 2 comprehensive condition-specific quality of life instruments for women with pelvic floor disorders. *Am J Obstet Gynecol* 2001;185:1388–1395.

81. **Jorge JM, Wexner SD.** Etiology and management of fecal incontinence. *Dis Colon Rectum* 1993;36:77–97.

82. **Rockwood TH, Church JM, Fleshman JW, et al.** Patient and surgeon ranking of the severity of symptoms associated with fecal incontinence: the fecal incontinence severity index. *Dis Colon Rectum* 1999;42:1525–1532.

83. **Rockwood TH, Church JM, Fleshman JW, et al.** Fecal incontinence quality of life scale: quality of life instrument for patients with fecal incontinence. *Dis Colon Rectum* 2000;43:9–17.

84. **Richardson AC.** Female pelvic floor support defects [editorial]. *Int Urogynecol J Pelvic Floor Dysfunct* 1996;7:241.

85. **Bump RC, Mattiasson A, Bo K, et al.** The standardization of terminology of female pelvic organ prolapse and pelvic floor dysfunction. *Am J Obstet Gynecol* 1996;175:10–17.

86. **Swash M.** Electromyography in pelvic floor disorders. In: **Henry MM, ed.** *Coloproctology and the pelvic floor.* 2nd ed. London: Butterworth-Heinemann, 1992:184–195.

87. **Swash M, Snooks SJ.** Motor nerve conduction studies of the pelvic floor innervation. In: **Henry MM, ed.** *Coloproctology and the pelvic floor.* 2nd ed. London: Butterworth-Heinemann, 1992:196–206.

88. **Olsen AL, Ross M, Stansfield RB, et al.** Pelvic floor nerve conduction studies: establishing clinically relevant normative data. *Am J Obstet Gynecol* 2003;189:1114–1119.

89. **Laurberg S, Swash M, Henry MM.** Delayed external sphincter repair for obstetric tear. *Br J Surg* 1988;75:786–788.

90. **Hock D, Lombard R, Jehaes C, et al.** Colpocystodefecography. *Dis Colon Rectum* 1993;36:1015–1021.

91. **Kelvin FM, Maglinte DD, Hornback JA, et al.** Pelvic prolapse: assessment with evacuation proctography (defecography) *Radiology* 1992;184:547–551.

92. **Lamb GM, de Jode MG, Gould SW, et al.** Upright dynamic MR defaecating proctography in an open configuration MR system. *Br J Radiol* 2000;73:152–155.

93. **Read M.** Effects of loperamide on anal sphincter function in patients complaining of chronic diarrhea with fecal incontinence and urgency. *Dig Dis Sci* 1982;27:807–814.

94. **Tobin GW, Brocklehurst JC.** Fecal incontinence in residential homes for the elderly: prevalence, aetiology and management. *Age Ageing* 1986;15:41–46.

95. **Talley NJ.** Pharmacologic therapy for the irritable bowel syndrome. *Am J Gastroenterol* 2003;98:750–758.

96. **Schoenfeld P.** Efficacy of current drug therapies in irritable bowel syndrome: what works and does not work. *Gastroenterol Clin North Am* 2005;34:319–335.

97. **Palsson OS, Heymen S, Whitehead WE.** Biofeedback treatment for functional anorectal disorders: a comprehensive efficacy review. *Appl Psychophysiol Biofeedback* 2004;29:153–174.

98. **Norton C.** Behavioral management of fecal incontinence in adults. *Gastroenterology* 2004;126:S64–S70.

99. **Heymen S, Jones KR, Ringel Y, et al.** Biofeedback treatment of fecal incontinence: a critical review. *Dis Colon Rectum* 2001;44:728–

736.

100. **Norton C, Hosker G, Brazzelli M.** Biofeedback and/or sphincter exercises for the treatment of faecal incontinence in adults. *Cochrane Database Syst Rev* 2000;2:CD002111.

101. **Norton C, Chelvanayagam S, Wilson-Barnett J, et al.** Randomized controlled trial of biofeedback for fecal incontinence. *Gastroenterology* 2003;125:1320–1329.

102. **Fynes MM, Marshall K, Cassidy M, et al.** A prospective, randomized study comparing the effect of augmented biofeedback with sensory biofeedback alone on fecal incontinence after obstetric trauma. *Dis Colon Rectum* 1999;42:753–758.

103. **Norton C, Kamm MA.** Outcome of biofeedback for fecal incontinence. *Br J Surg* 1999;86:1159–1163.

104. **Leroi AM, Dorival MP, Lecouturier MF, et al.** Pudendal neuropathy and severity of incontinence but not presence of an anal sphincter defect may determine the response to biofeedback therapy in fecal incontinence. *Dis Colon Rectum* 1999;42:762–769.

105. **Rieger NA, Wattchow DA, Sarre RG, et al.** Prospective trial of pelvic floor retraining in patients with fecal incontinence. *Dis Colon Rectum* 1997;40:821–826.

106. **van Tets WF, Juijpers JH, Bleijenberg G.** Biofeedback treatment is ineffective in neurogenic fecal incontinence. *Dis Colon Rectum* 1996;39:992–994.

107. **Hosker G, Cody JD, Norton CC.** Electrical stimulation for faecal incontinence in adults. *Cochrane Database Syst Rev* 2007;3:CD001310

108. **Madoff RD, Williams JG, Caushaj PF.** Fecal incontinence. *N Engl J Med* 1992;326:1002–1007.

109. **Fitzpatrick M, Behan M, O'Connell PR, et al.** A randomized clinical trial comparing primary overlap with approximation repair of third-degree obstetric tears. *Am J Obstet Gynecol* 2000;183:1220–1224.

110. **Williams A, Adams EJ, Tincello DG, et al.** How to repair an anal sphincter injury after vaginal delivery: results of a randomized controlled trial. *BJOG* 2006;113:201–207.

111. **Fernando RJ, Sultan AH, Kettle C, et al.** Repair techniques for obstetrical anal sphincter injuries: a randomized controlled trial. *Obstet Gynecol* 2006;107:1261–1268.

112. **Farrell SA, Gilmour D, Turnbull GK, et al.** Overlapping compared with end-to-end repair of third- and fourth-degree obstetric anal sphincter tears: a randomized controlled trial. *Obstet Gynecol* 2010;116:16–24.

113. **Fernando R, Sultan AH, Kettle C, et al.** Methods of repair of obstetric anal sphincter injury. *Cochrane Database Syst Rev* 2006;3:CD002866

114. **Tjandra JJ, Han WR, Goh J, et al.** Direct repair vs. overlapping sphincter repair: a randomized, controlled trial. *Dis Colon Rectum* 2003;46:937–942.

115. **Madoff RD.** Surgical treatment options for fecal incontinence. *Gastroenterology* 2004;126:S48–S54.

116. **Malouf AJ, Norton CS, Engel AF, et al.** Long-term results of overlapping anterior anal-sphincter repair for obstetric trauma. *Lancet* 2000;355:260–265.

117. **Halverson AL, Hull TL.** Long-term outcome of overlapping anal sphincter repair. *Dis Colon Rectum* 2002;45:345–348.

118. **Bravo Gutierrez A, Madoff RD, Lowry AC, et al.** Long-term results of anterior sphincteroplasty. *Dis Colon Rectum* 2004;47:727–731.

119. **Buie WD, Lowry AC, Rothenberger DA, et al.** Clinical rather than laboratory assessment predicts continence after anterior sphincteroplasty. *Dis Colon Rectum* 2001;44:1255–1260.

120. **Gilliland R, Altomare DF, Moreira H Jr, et al.** Pudendal neuropathy is predictive of failure following anterior overlapping sphincteroplasty. *Dis Colon Rectum* 1998;41:1516–1522.

121. **Londono-Schimmer EE, Garcia-Duperly R, Nicholls RJ, et al.** Overlapping anal sphincter repair for faecal incontinence due to sphincter trauma: five year follow-up results. *Int J Colorectal Dis* 1994;9:110–113.

122. **Sangwan YP, Coller JA, Barrett RC, et al.** Unilateral pudendal neuropathy: impact on outcome of anal sphincter repair. *Dis Colon Rectum* 1996;39:686–689.

123. **Rosenberg J, Kehlet H.** Early discharge after external anal sphincter repair. *Dis Colon Rectum* 1999;42:457–459.

124. **Hasegawa H, Yoshioka K, Keighley MR.** Randomized trial of fecal diversion for sphincter repair. *Dis Colon Rectum* 2000;43:961–964.

125. **Nessim A, Wexner SD, Agachan F, et al.** Is bowel confinement necessary after anorectal reconstructive surgery? A prospective, randomized, surgeon-blinded trial. *Dis Colon Rectum* 1999;42:16–23.

126. **Pinedo G, Vaizey CJ, Nicholls RJ, et al.** Results of repeat anal sphincter repair. *Br J Surg* 1999;86:66–69.

127. **Savoye-Collett C, Savoye G, Koning E, et al.** Anal endosonography after sphincter repair: specific patterns related to clinical outcome. *Abdom Imaging* 1999;24:569–573.

128. **Giordano P, Renzi A, Efron J, et al.** Previous sphincter repair does not affect the outcome of repeat repair. *Dis Colon Rectum* 2002;45:635–640.

129. **Peleg D, Kennedy CM, Merrill D, et al.** Risk of repetition of a severe perineal laceration. *Obstet Gynecol* 1999;93:1021–1024.

130. **Elfaghi I, Johansson-Erneste B, Rydhstroem H.** Rupture of the sphincter ani: the recurrence rate in second delivery. *Br J Obstet Gynaecol* 2004;111:1361–1364.

131. **Spydslaug A, Trogstad LI, Skrondal A, et al.** Recurrent risk of anal sphincter laceration among women with vaginal deliveries. *Obstet Gynecol* 2005;105:307–313.

132. **Lowder JL, Burrows LJ, Krohn MA, et al.** Risk factors for primary and subsequent anal sphincter lacerations: a comparison of cohorts by parity and prior mode of delivery. *Am J Obstet Gynecol* 2007;196:344.e1–e5.

133. **Pickrell KL, Broadbent TR, Masters FW, et al.** Construction of a rectal sphincter and restoration of anal continence by transplanting the gracilis muscle; a report of four cases in children. *Ann Surg* 1952;135:853–862.

134. **Chapman AE, Geerdes B, Hewett P, et al.** Systematic review of dynamic graciloplasty in the treatment of faecal incontinence. *Br J Surg* 2002;89:138–153.

135. **Madoff RD, Rosen HR, Baeten CG, et al.** Safety and efficacy of dynamic muscle plasty for anal incontinence: lessons from a prospective multicenter trial. *Gastroenterology* 1999;116:549–556.

136. **Baeten CG, Bailey HR, Bakka A, et al.** Safety and efficacy of dynamic graciloplasty for fecal incontinence: report of a prospective multicenter trial. Dynamic Graciloplasty Therapy Study Group. *Dis Colon Rectum* 2000;43:743–751.

137. **Geerdes BP, Heineman E, Konsten J, et al.** Dynamic graciloplasty: complications and management. *Dis Colon Rectum* 1996;39:912–917.

138. **Rongen MJ, Uluday O, El Naggar K, et al.** Long-term follow-up of dynamic graciloplasty for fecal incontinence. *Dis Colon Rectum* 2003;46:716–721.

139. **Penninckx F, Belgian Section of Colorectal Surgery.** Belgian experience with dynamic graciloplasty for faecal incontinence. *Br J Surg* 2004;91:872–878.

140. **Mundy L, Merlin TL, Maddem GJ, et al.** Systemic review of safety and effectiveness of an artificial bowel sphincter for faecal incontinence. *Br J Surg* 2004;91:665–672.

141. **Wong WD, Congliosi SM, Spencer MP, et al.** The safety and efficacy of the artificial bowel sphincter for fecal incontinence: results from a multicenter cohort study. *Dis Colon Rectum* 2002;45:1139–1153.

142. **Devesa JM, Rey A, Hervas PL, et al.** Artificial anal sphincter: complications and functional results of a large personal series. *Dis Colon Rectum* 2002;45:1154–1163.

143. **O'Brien PE, Dixon JB, Skinner S, et al.** A prospective, randomized, controlled clinical trial of placement of the artificial bowel sphincter (Acticon Neosphincter) for the control of fecal incontinence. *Dis Colon Rectum* 2004;47:1852–1860.

144. **Ortiz H, Armendariz P, DeMiguel M, et al.** Prospective study of artificial anal sphincter and dynamic graciloplasty for severe anal incontinence. *Int J Colorectal Dis* 2003;18:349–354.

145. **Matzel KE, Stadelmaier U, Hohenberger W.** Innovations in fecal incontinence: sacral nerve stimulation. *Dis Colon Rectum* 2004;47:1720–1728.

146. **Mowatt G, Glazener C, Jarrett M.** Sacral nerve stimulation for faecal incontinence and constipation in adults. *Cochrane Database Syst Rev* 2007;3:CD004464.

147. **Wexner SD, Coller JA, Devroede G, et al.** Sacral nerve stimulation for fecal incontinence: results of a 120-patient prospective multicenter study. *Ann Surg* 2010;251:441–449.

148. **Wexner SD, Hull T, Edden Y, et al.** Infection rates in a large investigational trial of sacral nerve stimulation for fecal incontinence. *J Gastrointest Surg* 2010;14:1081–1089.

149. **Gallas S, Michot F, Faucheron JL, et al.** Predictive factors for

successful sacral nerve stimulation in the treatment of faecal incontinence: Results of trial stimulation in 200 patients. *Colorectal Dis* 2011;13:689–696..

150. **Tjandra JJ, Chan MK, Yeh CH, et al.** Sacral nerve stimulation is more effective than optimal medical therapy for severe fecal incontinence: a randomized, controlled study. *Dis Colon Rectum* 2008;51:494–502.

151. **Muller-Lissner SA, Kamm MA, Scarpignato C, et al.** Myths and misconceptions about chronic constipation. *Am J Gastroenterol* 2005;100:232–242.

152. **Preston DM, Lennard-Jones JE.** Severe chronic constipation of young women: "idiopathic slow transit constipation." *Gut* 1986;27:41–48.

153. **Towers AL, Burgio KL, Locher JL, et al.** Constipation in the elderly: influence of dietary, psychological, and physiological factors. *J Am Geriatr Soc* 1994;42:701–706.

154. **Robson KM, Kiely DK, Lembo T.** Development of constipation in nursing home residents. *Dis Colon Rectum* 2000;43:940–943.

155. **Young RJ, Beerman LE, Vanderhoof JA.** Increasing oral fluids in chronic constipation in children. *Gastroenterol Nurs* 1998;21:156–161.

156. **Anti M, Pignataro G, Armuzzi A, et al.** Water supplementation enhances the effect of high-fiber diet on stool frequency and laxative consumption in adult patients with functional constipation. *Hepatogastroenterology* 1998;45:727–732.

157. **Brodribb AJ.** Treatment of symptomatic diverticular disease with a high-fiber diet. *Lancet* 1977;1:664–666.

158. **Muller-Lissner SA.** Effect of wheat bran on weight of stool and gastrointestinal transit time: a meta analysis. *BMJ* 1988;296:615–617.

159. **Tramonte SM, Brand MB, Mulrow CD, et al.** The treatment of chronic constipation in adults: a systematic review. *J Gen Intern Med* 1997;12:15–24.

160. **Voderholzer WA, Schatke W, Muhldorfer BE, et al.** Clinical response to dietary fiber treatment of chronic constipation. *Am J Gastroenterol* 1997;92:95–98.

161. **Ziegenhagen DJ, Tewinkel G, Kruis W, et al.** Adding more fluid to wheat bran has no significant effects on intestinal functions of healthy subjects. *J Clin Gastroenterol* 1991;13:525–530.

162. **Wald A.** Constipation. *Med Clin North Am* 2000;84:1231–1246.

163. **Ellerkmann MR, Kaufman H.** Defecatory dysfunction. In: **Bent AE, ed.** Ostergard's Urogynecology. 5th ed. Philadelphia, PA: Lippincott Williams & Wilkins, 2002:355–389.

164. **Wald A.** Approach to the patient with constipation. In: **Yamada T, ed.** Textbook of gastroenterology. 3rd ed. Philadelphia, PA: Lippincott Williams & Wilkins, 1999.

165. **Belsey JD, Geraint M, Dixon TA.** Systematic review and meta analysis: polyethylene glycol in adults with non-organic constipation. *Int J Clin Pract* 2010;64:944–955.

166. **Dipalma JA, Cleveland MV, McGowan J, et al.** A randomized, multicenter, placebo-controlled trial of polyethylene glycol laxative for chronic treatment of chronic constipation. *Am J Gastroenterol* 2007;102:1436–1441.

167. **Dipalma JA, Cleveland MV, McGowan J, et al.** A randomized, multicenter comparison of polyethylene glycol laxative and tegaserod in treatment of patients with chronic constipation. *Am J Gastroenterol* 2007;102:1964–1971.

168. **Battaglia E, Serra AM, Buonafede G, et al.** Long-term study on the effects of visual biofeedback and muscle training as a therapeutic modality in pelvic floor dyssynergia and slow-transit constipation. *Dis Colon Rectum* 2004;47:90–95.

169. **Ho YH, Tan M, Goh HS.** Clinical and physiologic effects of biofeedback in outlet obstruction constipation. *Dis Colon Rectum* 1996;39:520–524.

170. **Enck P.** Biofeedback training in disordered defecation: a critical review. *Dig Dis Sci* 1993;38:1953–1960.

171. **Ron Y, Avni Y, Lukovetski A, et al.** Botulinum toxin type-A in therapy of patients with anismus. *Dis Colon Rectum* 2001;44:1821–1826.

172. **Friedenberg F, Gollamudi S, Parkman HP.** The use of botulinum toxin for the treatment of gastrointestinal motility disorders. *Dig Dis Sci* 2004;49:165–175.

173. **Farid M, El Monem HA, Omar W, et al.** Comparative study between biofeedback retraining and botulinum neurotoxin in the treatment of anismus patients. *Int J Colorectal Dis* 2009;24:115–120.

174. **Shah SM, Sultan AH, Thakar R.** The history and evolution of pessaries for pelvic organ prolapse. *Int Urogynecol J Pelvic Floor Dysfunct* 2006;17:170–175.

175. **Adams E, Thomson A, Maher C, et al.** Mechanical devices for pelvic organ prolapse in women. *Cochrane Database Syst Rev* 2004;2:CD004010.

176. **Clemons JL, Aguilar VC, Tillinghast TA, et al.** Risk factors associated with an unsuccessful pessary fitting trial in women with pelvic organ prolapse. *Am J Obstet Gynecol* 2004;190:235–250.

177. **Cundiff GW, Weidner AC, Visco AG, et al.** A survey of pessary use by members of the American Urogynecological Society. *Obstet Gynecol* 2000;95:931–935.

178. **Clemons JL, Aguilar VC, Sokol ER, et al.** Patient characteristics that are associated with continued pessary use versus surgery after 1 year. *Am J Obstet Gynecol* 2004;191:159–164.

179. **Cundiff GW, Amundsen CL, Bent AE, et al.** The PESSRI study: symptom relief outcomes of a randomized crossover trial of the ring and Gellhorn pessaries. *Am J Obstet Gynecol* 2007;196:405.e1–e8.

180. **Knowles CH, Scott M, Lunniss PJ.** Outcomes of colectomy for slow transit constipation. *Ann Surg* 1999;230:627–638.

181. **Bernini A, Madoff RD, Lowry AC, et al.** Should patients with combined colonic inertia and nonrelaxing pelvic floor undergo subtotal colectomy? *Dis Colon Rectum* 1998;41:1363–1366.

182. **Walsh PV, Peebles-Brown DA, Watkinson G.** Colectomy for slow transit constipation. *Ann R Coll Surg Engl* 1987;69:71–75.

183. **FitzHarris GP, Garcia-Aguilar J, Parker SC, et al.** Quality of life after subtotal colectomy for slow-transit constipation: both quality and quantity count. *Dis Colon Rectum* 2003;46:433–440.

184. **Lees NP, Hodson P, Hill J, et al.** Long-term results of the antegrade continent enema procedure for constipation in adults. *Colorectal Dis* 2004;6:362–368.

185. **Malouf AJ, Wiesel PH, Nicholls T, et al.** Short-term effects of sacral nerve stimulation for idiopathic slow transit constipation. *World J Surg* 2002;26:166–170.

186. **Kenefick NJ, Vaizey CJ, Cohen CR, et al.** Double-blind placebo-controlled crossover study of sacral nerve stimulation for idiopathic constipation. *Br J Surg* 2002;89:1570–1571.

187. **Holzer B, Rosen HR, Novi G, et al.** Sacral nerve stimulation in patients with severe constipation. *Dis Colon Rectum* 2008;51:524–529.

188. **Arnold MW, Stewart WR, Aguilar PS.** Rectocele repair: four years' experience. *Dis Colon Rectum* 1990;33:684–687.

189. **Mellgren A, Anzen B, Nillson BY, et al.** Results of rectocele repair: a prospective study. *Dis Colon Rectum* 1995;38:7–13.

190. **Kahn MA, Stanton SL.** Posterior colporrhaphy: its effects on bowel and sexual function. *Br J Obstet Gynaecol* 1997;104:82–86.

191. **Weber AM, Walters MD, Piedmonte MR.** Sexual function and vaginal anatomy in women before and after surgery for pelvic organ prolapse and urinary incontinence. *Am J Obstet Gynecol* 2000;182:1610–1615.

192. **Sand PK, Koduri A, Lobel RW, et al.** Prospective randomized trial of polyglactin 910 mesh to prevent recurrence of cystoceles and rectoceles. *Am J Obstet Gynecol* 2001;184:1357–1364.

193. **Cundiff GW, Weidner AC, Visco AG, et al.** Anatomic and functional assessment of the discrete defect rectocele repair. *Am J Obstet Gynecol* 1998;179:1451–1457.

194. **Porter WE, Steele A, Walsh P, et al.** The anatomic and functional outcomes of defect-specific rectocele repairs. *Am J Obstet Gynecol* 1999;181:1353–1359.

195. **Kenton K, Shott S, Brubaker L.** Outcome after rectovaginal fascia reattachment for rectocele repair. *Am J Obstet Gynecol* 2000;79:1360–1364.

196. **Glavind K, Madsen H.** A prospective study of the discrete fascial defect rectocele repair. *Acta Obstet Gynecol Scand* 2000;79:145–147.

197. **Singh K, Cortes E, Reid WM.** Evaluation of the fascial technique for surgical repair of isolated posterior vaginal wall prolapse. *Obstet Gynecol* 2003;101:320–324.

198. **Oster S, Astrup A.** A new vaginal operation for recurrent and large rectocele using dermis transplant. *Acta Obstet Gynecol Scand* 1981;60:493–495.

199. **Goh JT, Dwyer PL.** Effectiveness and safety of polypropylene mesh in vaginal prolapse surgery. *Int Urogynecol J* 2001;12:S90.

200. **Kohli N, Miklos JR.** Dermal graft-augmented rectocele repair. *Int Urogynecol J Pelvic Floor Dysfunct* 2003;14:146–149.

201. **Mercer-Jones MA, Sprowson A, Varma JS.** Outcome after transperineal mesh repair of rectocele: a case series. *Dis Colon Rec-*

tum 2004;47:864–868.

202. **Sullivan ES, Leaverton GH, Hardwick CE.** Transrectal perineal repair: an adjunct to improved function after anorectal surgery. *Dis Colon Rectum* 1968;11:106–114.

203. **Sehapayak S.** Transrectal repair of rectocele: an extended armamentarium of colorectal surgeons. A report of 355 cases. *Dis Colon Rectum* 1985;28:422–433.

204. **Janssen LW, van Dijke CF.** Selection criteria for anterior rectal wall repair in symptomatic rectocele and anterior rectal wall prolapse. *Dis Colon Rectum* 1994;37:1100–1107.

205. **van Dam JH, Huisman WM, Hop WC, et al.** Fecal continence after rectocele repair: a prospective study. *Int J Colorectal Dis* 2000;15:54–57.

206. **Ayabaca SM, Zbar AP, Pescatori M.** Anal continence after rectocele repair. *Dis Colon Rectum* 2002;45:63–69.

207. **Cundiff GW, Fenner D.** Evaluation and treatment of women with rectocele: focus on associated defecatory and sexual dysfunction. *Obstet Gynecol* 2004;104:1403–1421.

208. **Francis WJ, Jeffcoate TN.** Dyspareunia following vaginal operations. *J Opt Soc Am* 1961;68:1–10.

209. **Maher CF, Qatawneh AM, Baessler K, et al.** Midline rectovaginal fascial plication for repair of rectocele and obstructed defecation. *Obstet Gynecol* 2004;104:685–689.

210. **Paraiso MF, Barber MD, Muir TW, Walters MD.** Rectocele repair: a randomized trial of three surgicval techniques including graft augmentation. *Am J Obstet Gynecol* 2006;195:1762–1771.

211. **Gustilo-Ashby AM, Paraiso MF, Jelovsek JE, et al.** Bowel symptoms 1 year after surgery for prolapse: further analysis of a randomized trial of rectocele repair. *Am J Obstet Gynecol* 2007;197:76.e1–e5.

212. **Zbar AP, Leinemann A, Fritsch H, et al.** Rectocele: pathogenesis and surgical management. *Int J Colorectal Dis* 2003;18:369–384.

213. **Goh JT, Tjandra JJ, Carey MP.** How could management of rectoceles be optimized? *ANZ J Surg* 2002;72:896–901.

214. **Maher C, Baessler K, Glazener CM, et al.** Surgical management of pelvic organ prolapse in women. *Cochrane Database Syst Rev* 2010;4:CD004014.

215. **Maher C, Baessler K.** Surgical management of posterior vaginal wall prolapse: an evidence-based literature review. *Int Urogynecol J Pelvic Floor Dysfunct* 2006;17:84–88.

216. **Kahn MA, Stanton SL, Kumar D, et al.** Posterior colporrhaphy is superior to the transanal repair for treatment of posterior vaginal wall prolapse. *Neurourol Urodyn* 1999;18:70–71.

217. **Nieminen K, Hiltunen K, Laitinen J, et al.** Transanal or vaginal approach to rectocele repair: a prospective randomized pilot study. *Dis Colon Rectum* 2004;47:1636–1642.

218. **Watson SJ, Loder PB, Halligan S, et al.** Transperineal repair of symptomatic rectocele with Marlex mesh: a clinical, physiological and radiologic assessment of treatment. *J Am Coll Surg* 1996;183:257–261.

219. **Murphy M, Society of Gynecologic Surgeons Systematic Review Group.** Clinical practice guidelines on vaginal graft use from the society of gynecologic surgeons. *Obstet Gynecol* 2008;112:1123–1130.

220. **Addison WA, Cundiff GW, Bump RC, et al.** Sacral colpopexy is the preferred treatment for vaginal vault prolapse. *J Gynecol Tech* 1996;2:69–74.

221. **Gutman RE, Bradley CS, Ye W, et al.** Pelvic Floor Disorders Network. Effects of colpocleisis on bowel symptoms among women with severe pelvic organ prolapse. *Int Urogynecol J Pelvic Floor Dysfunct* 2010;21:461–466.

222. **Sullivan ES, Longaker CJ, Lee PY.** Total pelvic mesh repair: a ten-year experience. *Dis Colon Rectum* 2001;44:857–863.

223. **Visco AG, Weidner AC, Barber MD, et al.** Vaginal mesh erosion after abdominal sacral colpopexy. *Am J Obstet Gynecol* 2001;184:297–302.

224. **Kaufman HS, Cundiff G, Thompson J, et al.** Suture rectopexy and sacral colpoperineopexy with Alloderm® for perineal descent. *Dis Colon Rectum* 2000;43:A16.

225. **Grimes CL, Quiroz LH, Gutman RE, et al.** Long-term impact of abdominal sacral colpoperineopexy on symptoms of obstructed defecation. *Female Pelvic Med Reconstr Surg* 2010;16:234–237.

226. **Cutait D.** Sacro-promontory fixation of the rectum for complete rectal prolapse. *Proc R Soc Med* 1959;52[Suppl]:105.

227. **Frykman HM, Goldberg SM.** The surgical treatment of rectal procidentia. *Surg Gynecol Obstet* 1969;129:1225–1230.

228. **Ripstein CB.** Treatment of massive rectal prolapse. *Am J Surg* 1952;83:68–71.

229. **Ripstein CB.** Surgical care of muscle rectal prolapse. *Dis Colon Rectum* 1965;8:34–38.

230. **Madiba TE, Baig MK, Wexner SD.** Surgical management of rectal prolapse. *Arch Surg* 2005;140:63–73.

231. **Luukkonen P, Mikkonen U, Jarvinen H.** Abdominal rectopexy with sigmoidectomy vs rectopexy alone for rectal prolapse: a prospective, randomized study. *Int J Colorectal Dis* 1992;7:219–222.

232. **Solomon MJ, Young CJ, Eyers AA, et al.** Randomized clinical trial of laparoscopic versus open abdominal rectopexy for rectal prolapse. *Br J Surg* 2002;89:35–39.

233. **Tou S, Brown SR, Malik AI, et al.** Surgery for complete rectal prolapse in adults. *Cochrane Database Syst Rev* 2008;4:CD001758.

234. **Delorme R.** Sur le traitement des prolapses du rectum totaux pour l'excision de la muscueuse rectale ou rectocolique. *Bull Mem Soc Chir Paris* 1900;26:499–518.

235. **Sielezneff I, Malouf A, Cesari J, et al.** Selection criteria for internal rectal prolapse repair by Delorme's transrectal excision. *Dis Colon Rectum* 1999;42:367–373.

236. **Takesue Y, Yokoyama T, Murakami Y, et al.** The effectiveness of perineal rectosigmoidectomy for the treatment of rectal prolapse. *Surg Today* 1999;29:290–293.

237. **Altemeier WA, Culbertson WR, Schwengerdt C, et al.** Nineteen years' experience with the one-stage perineal repair of rectal prolapse. *Ann Surg* 1971;173:993–1007.

238. **Agachan F, Reissman P, Pfeifer J, et al.** Comparison of three perineal procedures for the treatment of rectal prolapse. *South Med J* 1997;90:925–932.

239. **Deen KI, Grant E, Billingham C, et al.** Abdominal resection rectopexy with pelvic floor repair versus perineal rectosigmoidectomy and pelvic floor repair for full-thickness rectal prolapse. *Br J Surg* 1994;81:302–304.

第七部分　生殖内分泌

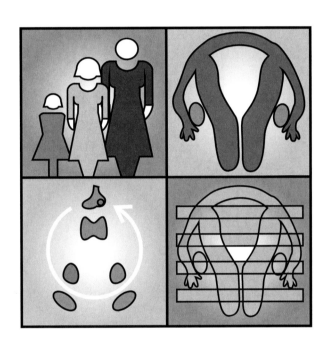

第**29**章　青　春　期

Robert W. Rebar
Arasen A. V. Paupoo

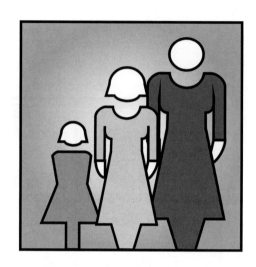

- 正常的青春期发育是在一个确定的时间框架内按照特定顺序发生的过程。
- 青春期发育延迟的主要原因包括生殖道的解剖异常、低促性腺激素性闭经和高促性腺激素性闭经。
- 如果青春期发育不同步,乳房发育而没有阴毛和腋毛发育,则有可能是雄激素不敏感综合征。
- 性早熟的最常见病因是特发性的,但是必须除外其他的严重的病因,治疗的主要目的是改善成年后身高。
- 青春期年龄女孩异性性征发育的最常见原因是多囊卵巢综合征。

　　青春期是出现第二性征,获得生殖能力的年龄阶段。由于下丘脑的成熟刺激了性器官发育,分泌性激素,最后直接或间接引起青春期发育的生理变化。从激素角度讲,人类青春期的特点是促性腺激素分泌的生理节律和昼夜节律发生了变化,建立起性腺激素的负反馈循环和女性雌激素的正反馈机制,从而发生了促性腺激素和卵巢甾体激素的月周期性变化。

　　评估和治疗青春期发育异常,需要先了解正常青春期发育的激素和生理改变。理解这些变化规律对于治疗年轻的女性闭经患者非常重要。

正常青春期发育

影响青春期启动的因素

　　决定青春期启动的关键因素是遗传因素。但是很多其他因素也会影响青春期启动的年龄和过程。影响青春期的因素包括营养状态、整体健康水平、地理环境、光照时间和心理状态(1)。母女、姐妹之间以及同一种族的初潮年龄的相关性提示遗传因素对青春期有

重要影响。通常中度肥胖(体重高于同年龄正常体重的 30%)的女孩初潮年龄会提前,而严重营养不良女孩的初潮年龄延迟。城市居住、靠近赤道和低海拔地区的女孩初潮较早,而农村、远离赤道和高海拔地区的女孩初潮较晚。跨国领养的孩子青春期提前的几率会提高 10~20 倍,但原因不明。其他青春期提前的影响因素还包括接触雌激素样内分泌干扰物、家庭中无父亲。女盲童初潮年龄比正常视力女孩早,提示光照可能有一定影响。

　　1960 年西欧女孩的初潮年龄比 1850 年提前了 4 个月。数据提示,美国的女孩青春期发育年龄在逐渐提前(但男孩没有这种现象)。发生这种变化的原因可能是营养状态的改善和健康的生活状态。

　　另一个更有争议的理论是体重和体内成分对初潮的影响。该理论认为女孩在初潮前必须达到一个特定的体重(47.8kg)。体脂含量必须从青春期前的 16% 升高到 23.5%,而这一点是受营养状态影响的。肥胖的女孩最先发生初潮,其次是正常女孩和低体重女孩,最后是厌食症的女孩,这一现象支持了该假说(图 29.1)。但是另外一些现象提示其他因素也很重要:病态肥胖的女孩、糖尿病女孩、过度锻炼但体重和体脂含量正常的女孩常常初潮推迟。有的女孩虽然体脂含量很低,但初潮时间过早,而另一些体脂含量超过 27% 的女孩却没有青春期启动。将初潮时间与体重和体脂含量联系起来的理论有时看起来不正确,因为初潮是青春期发育中比较晚的事件。

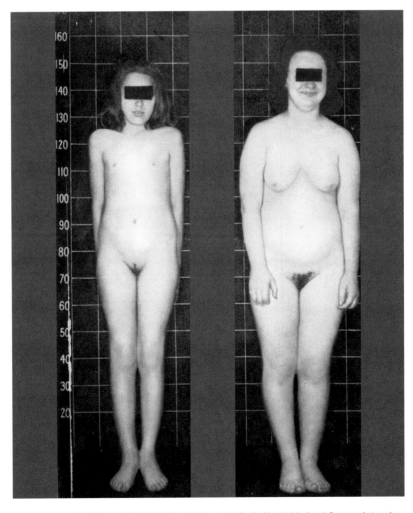

　　图 29.1　12 岁的正常双胞胎女孩。双胎中较胖的女孩[143 磅(1 磅 = 0.45kg)]青春期发育明显早于较瘦的一个(87 磅)。类似的照片和数据为月经初潮和体重、体脂有关的理论提供了基础

青春期的体格改变

青春期的变化是在一个特定时间框架内按特定顺序发生的。不论是时间上,还是顺序上偏离正常程序都应该视为异常情况。女孩和男孩的青春期变化,躯体变化之间的关系以及发生的年龄都有明显的不同。本章主要阐述女孩的青春期变化,也简要叙述男孩的情况。

Tanner 分期

女孩的青春期发育通常历时 4.5 年(图 29.2)。青春期发育的第一个征象是生长加速,通常首先引起人们注意的青春期表现是乳芽出现,随后出现阴毛、出现生长速度高峰,然后是月经初潮。人们经常采用 Marshall 和 Tanner 的分期方法来描述乳房和阴毛发育的情况。

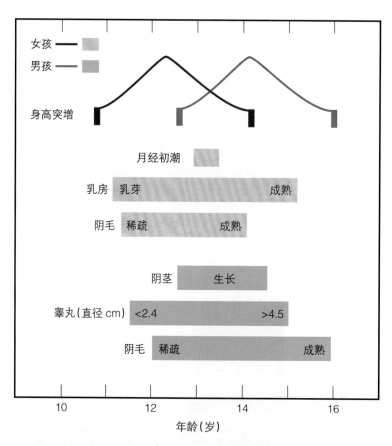

图 29.2　**青春期的发育顺序图。**图示为男孩和女孩青春期发育各事件的平均时间顺序

对于乳房发育(图 29.3),**Tanner1 期**指的是青春期前的状态,不能触及乳腺组织,乳晕直径小于 2cm,乳头可以是内陷的、平的或突起的。**Tanner2 期**,乳芽出现,能够看到或触及团状乳腺组织,乳晕变大,乳晕皮肤变薄,乳头有不同程度发育。**Tanner3 期**,整个乳腺进一步发育增高,在坐位从侧面观察,乳头位于乳腺组织中线或其上方。**Tanner 4 期**,多数女孩的乳晕和乳头突起于整个乳房的轮廓之上,形成第二个丘。**Tanner5 期**的乳房完全发育成熟,对于多数女性,乳头着色比以前更深,在乳晕的边缘皮肤上能够看到蒙氏腺,此时女性坐位从侧面观察,乳头通常位于乳腺组织的中线下方。完全的乳房发育通常

需要 3~3.5 年,但也有人仅发育 2 年,或有人直到妊娠时才发育到 Tanner 4 期。乳房大小不能代表乳房的成熟度。

　　阴毛的分期要考虑阴毛的数量和分布(图 29.4)。**Tanner1 期**,没有性发育相关的阴毛出现,但阴部可能有非性毛。**Tanner2 期**,在大阴唇附近出现粗长卷曲的阴毛。**Tanner3 期**在阴阜上出现粗而卷曲的阴毛。**Tanner4 期**的阴毛粗细和质地与成人相同,但分布没有成人广,通常不会到达大腿内侧。**Tanner5 期**的阴毛扩展到大腿内侧,但有的种族不会发育到这一期,包括亚洲人和美国印第安人。

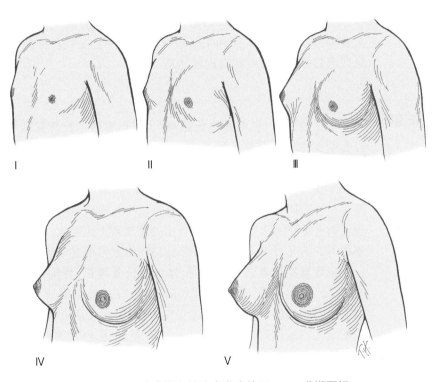

图 29.3　青春期女性乳房发育的 Tanner 分期图解

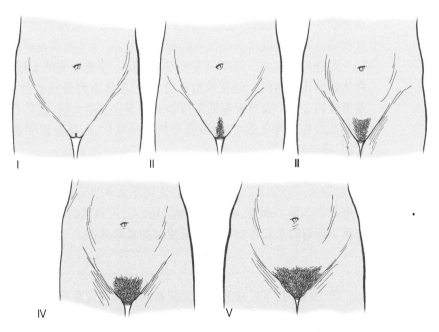

图 29.4　青春期女性阴毛发育的 Tanner 分期图解

男性青春期性成熟的分期要考虑生殖器官的大小和阴毛的发育。Tanner 1 期,青春期前的状态。Tanner 2 期生殖器官开始发育,首先可以发现睾丸变大,睾丸长轴的长度为2.5~3.2cm,阴茎也开始变大,阴茎根部周围开始出现卷曲着色的阴毛。Tanner 3 期,阴茎长度和直径增加,阴囊进一步发育,睾丸长度达到 3.3~4.0cm。粗而卷曲的阴毛围绕阴茎。Tanner 4 期生殖器进一步发育,睾丸长度达到 4.0~4.5cm,阴毛的范围进一步扩展,但未达到成人的数量。在此时期,肛门检查能够触及前列腺。Tanner 5 期,生殖器达到成人大小,未勃起的阴茎从根部到尖部长度为 8.6~10.5cm,阴毛向外侧扩展到大腿内侧,阴毛也可能扩展到脐部和肛门。

虽然着色阴毛的出现通常比外生殖器的发育晚 6 个月左右,但常常是首先被发现的男性青春期变现。发育到 Tanner 3 期时常常会发生对称性或非对称性男性乳房发育,而且尿液显微镜检查可能发现成熟精子。

身高和生长速率

生长曲线图(也就是生长速率)上可以看出生长与青春期发育之间的关系(图 29.2)。青春期女孩在初潮前达到最大生长速率,而月经初潮后,再长高的潜力就很有限了。男孩的生长速率高峰比女孩晚 2 年,男孩在身高突增的阶段平均增高 28cm,而女孩增高25cm。由于男性开始身高突增时身高较高,因此成年男性平均身高较成年女性高 13cm。激素对青春期身高突增的作用很复杂。生长激素(GH),胰岛素样生长因子 1(IGF-1)和性激素都有重要的作用。肾上腺分泌的雄激素作用不大。雄激素转化为雌激素有障碍的突变患者的情况表明,不论男孩还是女孩,雌激素都是刺激生长的主要激素。

在青春期的身高突增阶段,体内的长骨增长,骨骺最终闭合。通过 X 线检查非优势侧手、膝部、肘关节,并与正常人对比,可以比较准确地估计骨龄。常用 Greulich 和 Pyle制定的图表来进行评估。在青春期,骨龄与青春期发育阶段之间的关系比与实际年龄的关系更大。通过对照 Bayley-Pinneau 表,根据患者的身高、实际年龄和骨龄可以估计出最终的成年身高。骨龄可以用于估计发育延迟的程度、检测随后的发育情况并估计最终成年身高。

另一个可以在临床上估计成年身高的方法是利用父母的身高。调整后的父母平均身高是将母亲身高加 13cm(男孩),或将父亲身高减 13cm(女孩),然后计算调整后的父母身高的平均值,算出的数值加减 8.5cm,则是该儿童预期成年身高的第 3 到第 97 百分位。这种简易算法可以用于评估青春期发育延迟、性早熟或身材较矮的儿童。

青春期身体成分的构成发生很多变化。青春期前的女孩和男孩之间,瘦体重、骨重量和体脂的比例相同。但在成熟阶段,男性瘦体重和骨重量是女性的 1.5 倍,而女性的脂肪是男性的 2 倍。女孩青春期阶段体态的变化包括大腿、髋部和臀部脂肪积聚。由此看出,睾酮是潜在的同化激素,导致男孩体内的变化,而雌激素促进女孩体内脂肪增加,积聚在大腿、臀部和腹部。

青春期的其他体格变化包括第二性征出现,男孩声带的膜部和软骨部明显延长超过女孩,导致声音变低沉。由于青春期肾上腺和性腺激素分泌增加,导致皮肤上出现粉刺、痤疮和皮脂溢。通常,痤疮出现越早的人,青春期后期的痤疮也越严重。鼻周围、鼻翼后方黑头粉刺的出现可能是青春期发育的最早体征。

激素变化

孕 10 周时,下丘脑开始分泌促性腺激素释放激素(GnRH),垂体内开始出现促黄体生成素(LH)和卵泡刺激素(FSH)。在出生前,男性和女性胎儿的促性腺激素水平均升高。女性的 FSH 水平要更高些。出生时,促性腺激素和性激素的浓度依然较高,但是出生后数周开始下降,在青春期前处于较低水平。在儿童期间,下丘脑-垂体单位受到较低雌激素水平的抑制作用。先天性性腺发育不良和性腺切除的青春期前儿童促性腺激素水平升高,说明了性腺对促性腺激素分泌的抑制作用。

在青春期阶段,在明显的体征变化之前,许多激素变化就已经开始了。在青春期早期,LH 对 GnRH 的敏感度增加。青春期早期睡眠增加 LH 和 FSH 分泌。男孩夜间促性腺激素水平的增高同时伴有血循环中睾酮水平升高,而女孩夜间促性腺激素水平升高后次日的雌激素水平升高(图 29.5)。雌激素分泌的延迟现象,可能是由于雌激素的合成要增加一个额外步骤,需要从雄激素芳香化转化而来。在整个青春期阶段,FSH 和 LH 的基础水平逐渐升高。男孩和女孩的模式不同,LH 的水平(mIU/ml)最终超过 FSH(图 29.6)。促性腺激素的分泌在青春期前通常也是脉冲式的,而青春期开始后,随着促性腺激素基础水平的升高,更容易检测到其脉冲式分泌。

肾上腺分泌的雄激素增加对男孩和女孩都很重要,能够促使肾上腺功能初现,也就是出现阴毛和腋毛。阴毛初现的意思是生长出阴毛。血循环中逐渐增加的肾上腺分泌雄激素主要是脱氢表雄酮(DHEA)及硫酸脱氢表雄酮(DHEAS),最早在 2 岁即可出现,7~8岁分泌增加,一直持续到 13~15 岁。早在促性腺激素和性腺激素分泌开始增加前 2 年,肾上腺分泌的雄激素即开始增加,此时的下丘脑-垂体-卵巢轴功能还处于青春期前的水平。

女孩的雌激素主要由卵巢分泌,在青春期逐渐升高。虽然雌二醇的增高首先是在白天出现,但是白天和夜间的基础值均逐渐升高。雌酮部分是由卵巢分泌,另有一些在卵巢外由雌二醇和雄烯二酮转化而来,雌酮水平在青春期早期升高,随后在青春期中期维持不变。因此,雌酮与雌二醇的比例在青春期逐渐下降,提示在成熟的过程中,卵巢分泌的雌二醇重要性逐渐加强,而外周雄激素转化的雌酮重要性减弱。

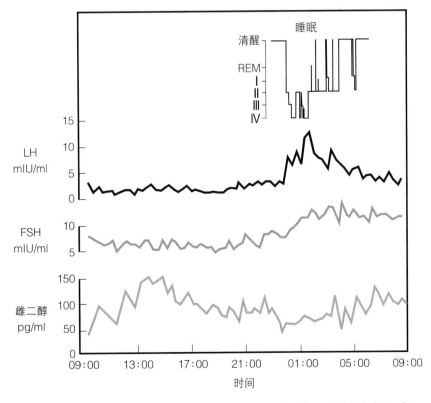

图 29.5　青春期 3 期的女孩 24 小时内促黄体生成素(LH)、卵泡雌激素(FSH)和雌二醇的变化规律及睡眠脑电图变化

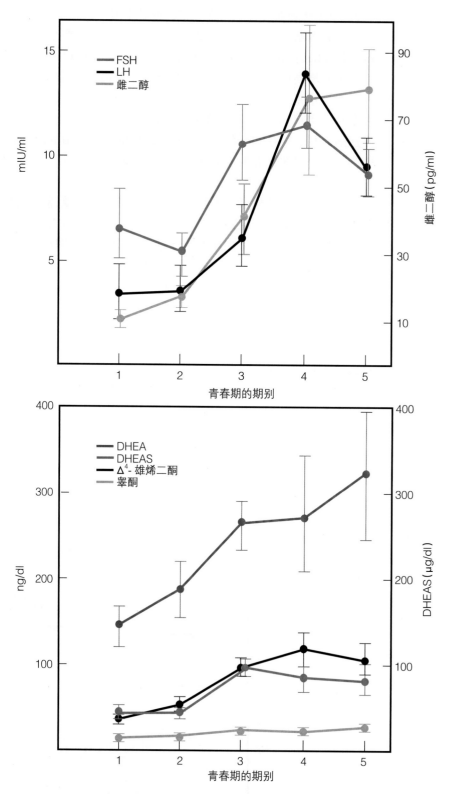

图 29.6　女孩青春期血循环中促性腺激素、肾上腺和性腺分泌的性激素的增加情况
（± 标准误）。DHEA，脱氢表雄酮；DHEAS，硫酸脱氢表雄酮

男孩血液中的睾酮基本是由睾丸 Leydig 细胞分泌的。睾酮促使身体发育呈男性表现,嗓音变粗。青春期在靶细胞内的 5α- 还原酶的作用下产生的双氢睾酮(DHT)促使阴茎和前列腺增大、胡须出现、颞部头发减少,青春期血浆睾酮水平逐渐升高,在 Tanner2 期增加的最多。

青春期启动时,生长激素的分泌随着促性腺激素分泌一同增加。GH 分泌的增加是受雌激素调节的。男孩则依靠睾酮芳香化生成的雌二醇。生长激素的增加也反映了青春期性激素的产量增加。然而,青春期 GH 的分泌有明显的性别差异。女孩青春期的 GH 基础值较高,在月经初潮达到高峰,随后下降,而男孩青春期的 GH 基础浓度维持稳定。GH 的分泌有明显的脉冲性,大部分脉冲是在睡眠时出现,而性激素的脉冲幅度增加,频率不变。

生长激素刺激体内各种组织产生 IGF-1,释放入血循环,肝脏更明显。青春期 IGF-1 对 GH 分泌的负反馈效应减弱,因而 IGF-1 和 GH 水平均较高。GH 和 IGF-1 都是同化激素,对青春期体内成分的变化有重要作用。

在女孩和女孩青春期的最后阶段,GH 的分泌减弱,虽然有高水平的性腺激素刺激,依然在成年期维持青春期前的水平。

| 青春期发育的机制 | 青春期多种激素变化的机制依然不清楚,但估计存在一种"中枢神经系统程序"来启动青春期。女孩青春期的下丘脑 - 垂体 - 性腺轴发育要经历两个不同的阶段。首先,在青春期早期,该系统对低水平性激素的负反馈或抑制作用的敏感性减弱。然后在青春期晚期,对雌激素的正反馈作用出现,从而使得月经周期的中期出现 LH 峰。

现有的证据表明,中枢神经系统在特定的时间之前抑制青春期启动。这一理论指出,青春期的神经内分泌调节是由下丘脑中下部分泌 GnRH 的神经元完成的。这些神经元也起到内源性脉冲发生器的作用。青春期 GnRH 脉冲发生器激活(或者说抑制被解除),导致 GnRH 脉冲的幅度和频率增加。GnRH 分泌增加引起促性腺激素分泌增加,然后是性激素分泌增加。但是什么因素"解除"GnRH 释放的"抑制作用"尚不清楚。

体重与青春期启动之间的关系提示人们注意到了瘦素的作用。瘦素由脂肪细胞分泌,是可能启动青春期的因子之一。瘦素缺乏的不育小鼠,给予瘦素治疗后能够诱导性成熟并恢复生育能力。有报道发现两名瘦素受体突变的患者青春期一直未启动,这提示在人类瘦素可能也有类似作用。

瘦素分泌的纵向研究发现,在青春期启动前后,瘦素的分泌增加。女孩青春期的瘦素水平逐渐增加,而男孩没有这种现象。有人认为,瘦素的青春期启动的诱发因素,但更多的观点认为,瘦素在青春期启动调节中是起到一种许可的作用。

青春期发育异常

| 分类 | 女孩的青春期发育可能出现异常,如表 29.1。青春期发育异常可以分为四大类。

1. 青春期延迟或中断。指的是女孩 13 岁仍为未出现第二性征,15 岁没有月经初潮(初潮时间的第 95 百分位是 14.5 岁),或是青春期启动后 5 年以上仍没有月经初潮。

2. 青春期发育不同步,特点是青春期发育的模式与正常不同。

3. 性早熟的定义是白人女孩 7 岁前或非裔美国女孩 6 岁前出现青春期发育。这个新的定义还存在争议,因为很多人认为在白人女孩 9 岁前,非裔美国女孩 8 岁前评估乳房、

表 29.1　青春期发育异常

Ⅰ. 青春期延迟或中断

  A. 生殖道解剖异常

    1. 苗勒管发育不良（Rokitansky-Küster-Hauser 综合征）

    2. 生殖道远端梗阻

      a. 无孔处女膜

      b. 阴道横隔

  B. 高促性腺激素性性腺功能低下（FSH>30mIU/ml）（卵巢"衰竭"）

    1. 特纳综合征导致的性腺发育不良

    2. 单纯性性腺发育不良

      a. 46,XX

      b. 46,XY

    3. 卵巢发育正常的性腺功能"衰竭"

  C. 低促性腺激素性性腺功能低下（FSH 和 LH<10mIU/ml）

    1. 原发延迟

    2. 促性腺激素不足

      a. 伴有中线缺陷（Kallmann 综合征）

      b. 单纯促性腺激素不足

      c. Prader-Labhart-Willi 综合征

      d. Laurence-Moon-Bardet-Biedl 综合征

      e. 其他少见的综合征

    3. 伴有多种激素不足

    4. 下丘脑垂体区肿瘤

      a. 颅咽管瘤

      b. 垂体腺瘤

      c. 其他肿瘤

    5. 浸润性疾病（Langerhans 细胞型组织细胞病）

    6. 中枢神经系统放疗后

    7. 严重慢性疾病伴营养不良

    8. 神经性厌食及相关疾病

    9. 严重的下丘脑性闭经（少见）

    10. 使用抗多巴胺及促性腺激素释放激素抑制剂（尤其是精神类药物,阿片类药）

    11. 原发性甲状腺功能减低

    12. 库欣综合征

    13. 使用化疗药物（尤其是烷化剂）

Ⅱ. 青春期发育不同步

  A. 完全雄激素不敏感综合征（睾丸女性化）

  B. 不完全雄激素不敏感综合征

Ⅲ. 性早熟

  A. 中枢性（真性）性早熟

    1. 原发性（特发性）性早熟

    2. 下丘脑肿瘤（通常为错构瘤）

    3. 先天畸形

    4. 浸润性疾病（Langerhans 细胞型组织细胞病）

    5. 放疗后

    6. 创伤

    7. 感染

B. 外周性性早熟(假性性早熟)

  1. 自主性性腺分泌增加

    a. 囊肿

    b. McCune-Albright 综合征

  2. 先天性肾上腺皮质增生症

    a. 21- 羟化酶(P450c21)缺乏

    b. 11β- 羟化酶(P450c11)缺乏

    c. 3β- 羟类固醇脱氢酶缺乏

  3. 医源性摄入雌激素或雄激素

  4. 甲状腺功能减低

  5. 分泌促性腺激素的肿瘤

    a. 分泌人绒毛膜促性腺激素

      i. 异位生殖细胞肿瘤(松果体瘤)

      ii. 绒癌

      iii. 畸胎瘤

      iv. 肝癌

    b. 分泌促黄体激素(垂体腺瘤)

  6. 性腺肿瘤

    a. 分泌雌激素

      i. 颗粒 - 卵泡膜细胞肿瘤

      ii. 性索肿瘤

    b. 分泌雄激素

      i. 支持 - 间质细胞肿瘤

      ii. 畸胎瘤

  7. 肾上腺肿瘤

    a. 腺瘤

    b. 癌

Ⅳ. 异性青春期发育

  A. 多囊卵巢综合征

  B. 非经典型先天性肾上腺皮质增生症

  C. 特发性多毛

  D. 混合性性腺发育不良

  E. 少见类型的男性假两性畸形(Reifenstein 综合征,5α- 还原酶缺乏)

  F. 库欣综合征(少见)

  G. 分泌雄激素的肿瘤(少见)

阴毛发育比较可靠。很明显,发育的时间越接近青春期的平均年龄,存在病理情况的可能性越小。性早熟有多种特征。同性性早熟,过早出现的特征与儿童的性别表型相符。异性性早熟,发育的特征是属于异性的表现。如果性早熟的原因是中枢性的,下丘脑垂体单位激活导致的,可以称之为"真性"性早熟。而假性性早熟,原因是外周性的,是由外周分泌的激素(通常为肿瘤)导致的青春期发育。

4. 异性青春期发育的特点是在正常青春期的年龄出现典型的异性青春期发育。

为了对青春期发育异常进行分类,需要注意性发育的紊乱情况和闭经。记录患儿生长的情况,并将其身高体重描记成曲线对诊断非常有帮助。现在有数种生长发育图可供使用(图 29.7)。

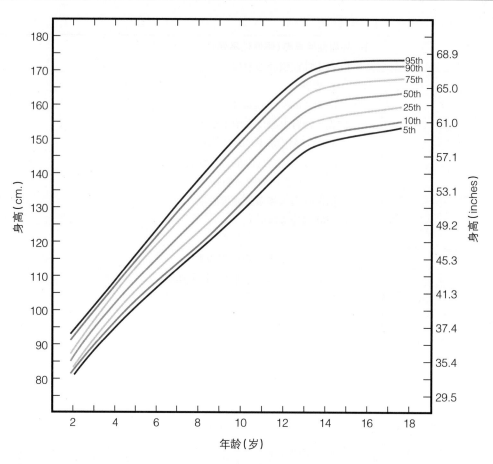

图 29.7 2~18 岁女孩的生长图,标示了年龄百分位。体重也可以用类似的方法作图。有几家机构开发出了非常好的图表,包括 Ross 实验室(Columbus,OH)、雪兰诺实验室(Ran-dolph,MA)和 Genentech 公司(South San Francisco,CA)

青春期延迟或中断

　　评估青春期延迟的患者,需要详细了解病史,体格检查,尤其要注意生长发育的情况。**男孩发生青春期延迟比女孩更常见**,另外需要注意,任何慢性疾病都有可能导致青春期延迟,包括脂肪泻、克罗恩病、镰状细胞贫血和囊性纤维化。在了解病史和体格检查时需要注意慢性疾病的存在,图 29.8 阐述了评估的流程。

生殖道的解剖异常

　　检查中常能发现有的女孩第二性征发育良好,但存在子宫或流出道发育异常,常称之为苗勒管不发育或发育不良(图 29.9)。这类疾病常采用表 29.2 内使用的分类方法进行分类。这种情况在女性人群中发生率为 0.02%,但如果母亲在孕期服用过己烯雌酚(DES),发生率增加,主要增加的异常类型为宫腔异常(第Ⅵ类)。在所有的药物相关畸形中,纵隔子宫(第Ⅴ类)最常见。

　　流出道和子宫异常还常伴有其他畸形,包括骨骼和泌尿系统(Mayer-Rokitansky-Küster-Hauser syndrome)。常见的女孩苗勒管发育异常,包括苗勒管缺如或苗勒管不完全融合,有家族多发的趋势,其原因很可能是多基因和多因素遗传。已经明确的有 HOX 基因,属于编码转录因子的调节基因家族,对于胚胎期苗勒管发育起重要作用。手 - 足 - 生殖综合征的患者,*HOXA 13* 基因存在异常。*WNT4* 可能与子宫发育有关,伴有高雄激素的 Mayer-Rokitansky-Küster-Hauser- 样综合征患者,可以检测到 *WNT4* 基因突变。

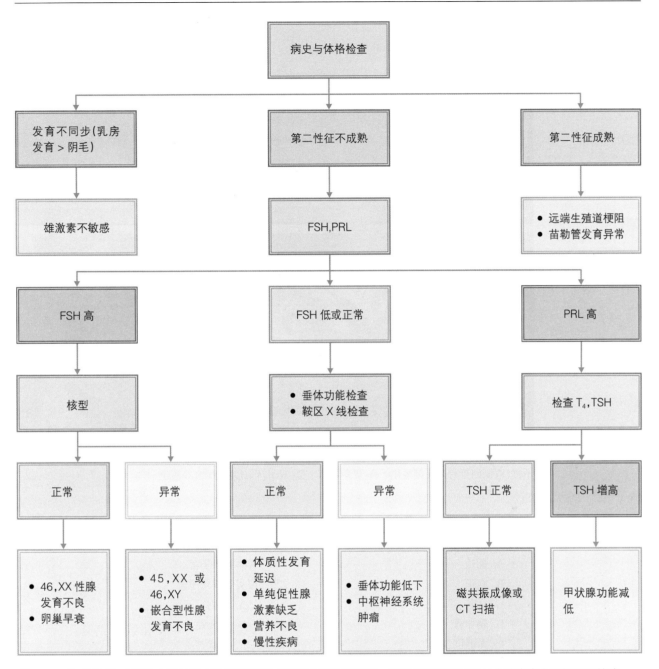

图 29.8　评估闭经、表型为女孩的患者青春期延迟或发育中断的流程图。青春期发育不同步的女孩常常由于闭经而就诊

　　青春期最常见的单纯解剖异常是无孔处女膜,阻碍了内膜组织和经血流出。这些物质会积聚在阴道内(阴道积液)或宫腔内(宫腔阴道积液),处女膜常膨出变蓝。患者常有腹部隐痛,并有每月阵发性加剧的病史。有时无孔处女膜和阴道横隔难以区分,通常需要在麻醉下进行检查。

　　无论病因如何,子宫异常如果没有合并节段性苗勒管未发育或发育不良(Ⅰ类)的患者,能够获得正常妊娠。但是如果存在这些异常,胚胎损失的机会增加。子宫畸形可能引起自然流产、早产、先露异常或分娩并发症(胎盘残留)。子宫输卵管造影能够识别多数子宫畸形。(图 29.9)。子宫输卵管造影、腹腔镜和宫腔镜能够区分纵隔子宫(Ⅴ类)和双角子宫(Ⅳ类)。磁共振成像(MRI)和阴道内超声(有时可使用超声子宫造影)与这些创伤性操作的精度类似。

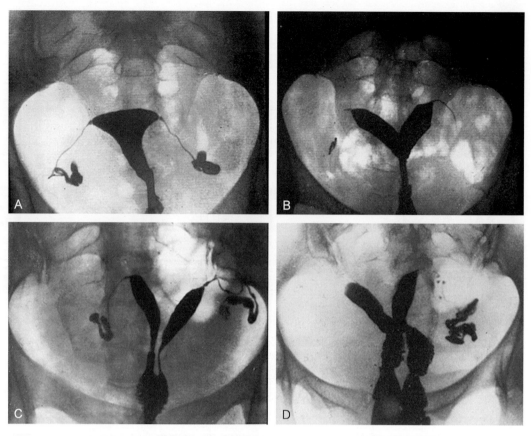

图 29.9 正常与异常女性生殖道的子宫输卵管造影。放射学图片能够更清楚地显示子宫腔。A：正常子宫，双侧卵管有造影剂溢出。B：双角子宫。C：双子宫。D：双子宫双阴道

表 29.2 苗勒管发育异常的分类

Ⅰ类. 节段性苗勒管未发育或发育不良	B. 无残角
A. 阴道	Ⅲ类. 双子宫
B. 宫颈	Ⅳ类. 双角子宫
C. 宫底	A. 从内口开始
D. 输卵管	B. 部分性
E. 多部位	C. 弓状
Ⅱ类. 单角子宫	Ⅴ类. 纵隔子宫
A. 合并残角	A. 完全纵隔
1. 宫腔相通	B. 不完全纵隔
2. 宫腔不通	Ⅵ类. 宫腔内异常
3. 无宫腔	

　　远端生殖道梗阻必须与雄激素不敏感鉴别。雄激素不敏感的患者乳房有发育，但没有明显的阴毛和腋毛。阴道缺如或较短。

高促性腺激素与低促性腺激素性性腺功能低下

　　第二性征未发育的患者应该检测 FSH 与泌乳素的基础值（图 29.8）。应进行非优势手的骨龄 X 线检查。如果泌乳素水平升高，应该检查甲状腺功能，以除外原发性甲状腺功能减低。但矛盾的是，原发性甲状腺功能减低也能导致性早熟。如果甲状腺功能正常，则可能存在下丘脑或垂体肿瘤，需要进行下丘脑和垂体区的 MRI 或 CT 检查。

青春期延迟和基础 FSH 升高的患者均应进行染色体核型分析。不论染色体核型结果如何,高促性腺激素性性腺功能减退的患者均存在卵巢"功能衰竭"(也就是原发性性腺功能减退)。

性腺功能减退的类型

特纳综合征　特纳综合征的诊断是女性表型,有典型的临床特征,第二条性染色体部分或完全缺如,可以有嵌合现象。**多数患者的核型是 45,X,有些是嵌合体 (45,X/46,XX; 45,X/46,XY)**。核型为 45,X 的胎儿常有宫内生长受限。出生后到 2~3 岁时这些患者通常表现出生长较缓慢,这些 45,X 核型的患者通常有一些特征性表现,包括淋巴水肿,有时出生时颈部有较大的囊性水瘤、蹼颈、多发色素痣、心脏畸形、肾畸形(常为马蹄肾)、大血管畸形(常为主动脉骑跨)、指甲过凸(图 29.10)、糖尿病、甲状腺疾病、原发性高血压以及一些自身免疫性疾病。

多数 45,X 的患者智力正常,但是许多患者对物体形状或相互位置关系存在认知障碍(空间盲)。小环形 X 染色体的患者发生智力缺陷的风险高,随着年龄增长,会发现患者的身高明显较其他人矮。青春期往往乳房不发育,但由于肾上腺初现无异常,因而会有阴

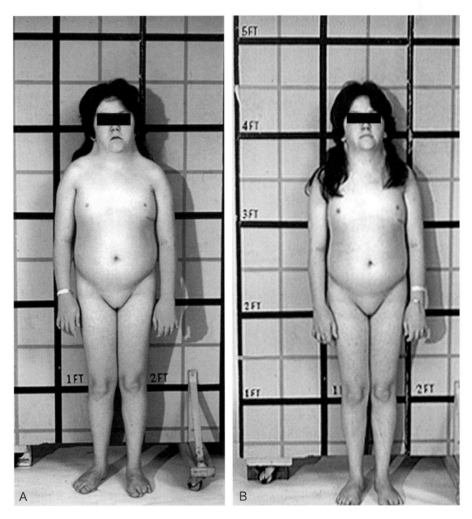

图 29.10　两位 45,X 性腺发育不良患者的典型外观。A:这名 16 女孩的身高明显较矮,有蹼颈,第四跖骨较短,可以看到 13 岁时行开胸主动脉骑跨修复手术后遗留的瘢痕。B:这名 11 岁女孩也明显较矮,存在特纳综合征的特征。可以看出这两名患者外观很相似,如同双胞胎

毛和腋毛发育。

而嵌合体的患者，身高要稍高，并有部分青春期发育，所以遇到任何较矮，生长缓慢，性发育幼稚的女孩，都应该警惕特纳综合征的存在，因为这种疾病非常常见（约每 2500 个表型女性的新生儿就有 1 名）。实际上，45,X 是人类最常见的异常核型，其中多数胎儿会在妊娠早期自然流产。但需要指出的是，在孕早期最常见的染色体异常所致流产原因是三体。

特纳综合征患者较矮的原因是缺乏 X 染色体（Xp22）和 Y 染色体（Yp11.3）短臂假常染色体区（PAR1）的同源盒基因（编码成骨基因）。这个基因，被称为 SHOX（矮小含同源盒基因）或 PHOG（假常染色体同源盒成骨基因），由于该基因位于假常染色体区，因此没有失活。特纳综合征导致的身材矮小有 2/3 是该基因缺乏造成的。

即使有明显的特纳综合征的表现，也要行染色体检查以排除 Y 染色体成分的存在。综合的数据分析表明，Y 染色体存在的患者发生性腺母细胞瘤的风险为 12%。如果发现有 Y 染色体存在，应行腹腔镜下预防性性腺切除，以消除发生恶性肿瘤的风险。虽然性腺母细胞瘤是 Y 染色体存在的患者发生的良性肿瘤，无转移倾向，但可能随后发生生殖细胞恶性肿瘤，如无性细胞瘤（最常见）、畸胎瘤、胚胎癌或内胚窦瘤。如果没有肿瘤转移的征象，子宫应予保留以备将来进行捐卵 IVF-ET 治疗。

特纳综合征的患者在妊娠期有较高的主动脉破裂或囊内侧坏死断裂导致猝死的风险，发生率高达 2%，而且即使主动脉根部直径正常也有可能发生。由于她们体格较小，因此即使升主动脉根部直径小于 5cm 也说明存在明显扩张。因此，应该使用 MRI 来评估主动脉径线系数（在右肺动脉水平测定升主动脉直径，并用体表面积进行校正）。主动脉径线系数超过 2.0cm/m^2 就需要严密监测心血管状态，如果超过 2.5cm/m^2 则主动脉破裂的风险非常高。特纳综合征的中青年女性，发生急性主动脉破裂的风险较正常升高了 100 倍以上。**如果计划妊娠，孕前应该进行 MRI 检查评估主动脉情况。**

其他器官系统的评估应该包括仔细的体检，尤其需要注意心血管系统、甲状腺功能检查（包括抗体系列）、空腹血糖、肾功能、静脉肾盂造影或肾超声。

特纳综合征的治疗 为了改善成年身高，通常使用外源生长激素（GH）。使用重组人 GH 后，身高能够增加 4~16cm。经验表明，早期开始治疗（2~8 岁），逐渐加量，持续治疗 7 年以上，能够使大多数患者的最终身高超过 150cm。GH 常用剂量为每周 0.375mg/kg，平分为 7 天注射。如果已经达到理想身高，或者增高潜能已经很小（骨龄≥14 岁，或每年增高 <2cm）则可以停药。非芳香化同化类固醇药物氧雄龙（oxandrolone）能否增加身高还不明确。超过 8 岁或者身高非常矮的女孩，可以使用大剂量 GH 加氧雄龙。氧雄龙的剂量应少于每天 0.05mg/kg，过高剂量会引起男性化和过早骨骺愈合。用药过程中应检测肝功能。

特纳综合征患者的性激素治疗如下：

1. 患者到 12~13 岁，心理发育成熟并且已经使用数年 GH 后，可以给予外源性雌激素来促进性成熟。此时给予低剂量雌激素不会影响最终成年身高。

2. 因为治疗的目的是模拟正常青春期发育，因此开始治疗可以先从单用小剂量雌激素开始（如：每天经皮使用 0.025mg 雌二醇或每天口服 0.3~0.625mg 结合雌激素）。

3. 孕激素（每 1~2 个月口服 12~14 天，每天 5~10mg 醋酸甲羟孕酮或 200mg 微粒化孕酮）用于防止内膜增生。孕激素开始使用的时间是患者出现首次阴道出血后，如果单用雌激素一直没有出血，则 6~12 个月后开始使用。

4. 1~2 年后逐渐增加雌激素剂量，最终剂量约为绝经后女性使用剂量的 2 倍。

5. 性腺发育不良的女孩使用雌激素过程中，应该密切监测血压。

6. 应该和患者及其父母交代治疗过程中可能发生的情绪及生理变化。

7. 患者的教育很重要,需要告知患者,为了维持女性特征,预防骨质疏松,激素替代治疗应该一直持续到正常人绝经年龄。

嵌合型性腺发育不良 嵌合型性腺发育不良的患者可以有正常的青春期发育。应根据患者的基础 FSH 水平来决定何时开始外源雌激素治疗。如果患者的 FSH 水平在同年龄正常范围,提示患者的性腺依然有功能。

如果使用捐卵,此类患者有机会妊娠,妊娠率超过 50%。妊娠期发生主动脉破裂导致猝死的风险与特纳综合征患者类似。

单纯性性腺发育不良 单纯性性腺发育不良是指表型为女性的患者,染色体核型为 46,XX 或 46,XY,性腺为条索性腺。这种疾病可以散发,也可以作为常染色隐性遗传病,部分 XY 性腺发育不良患者也可能为 X- 连锁隐性遗传(图 29.11)。患病女孩通常身高正常,没有特纳综合征的表现,但是血 FSH 水平升高,原因是条索性腺不能分泌性激素和抑制素。如果单纯性性腺发育不良患者核型为 46,XY,也称为 Swyer 综合征,此类患者应行手术切除性腺,以预防生殖细胞肿瘤。46,XX 或 46,XY 型的单纯性性腺发育不良患者均应使用外源雌激素,可以通过接受捐卵妊娠。

过早性腺衰竭的患者,卵巢发育正常,但在达到青春期年龄阶段时,卵巢内已经没有卵子。这种情况在闭经的评估一章中会详细讨论(见第 30 章)。

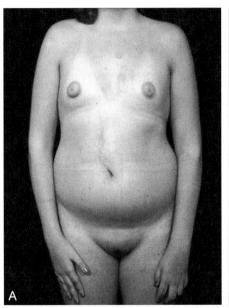
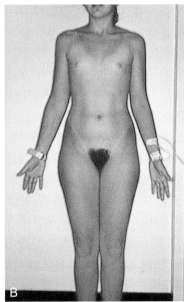
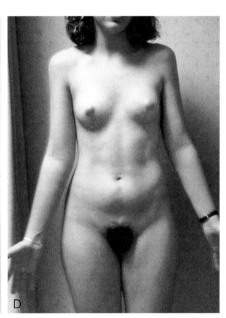

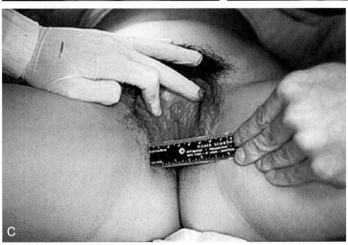

图 29.11 A:一名 16 岁 46,XX 性腺发育不全伴原发闭经的女孩。血 FSH 水平明显升高。这种轻微的乳房发育不多见(Tanner2 期),但此类患者可以有一定程度的青春期发育。B:一名 16 岁 46,XY 性腺发育不全伴原发闭经的患儿,其 FSH 水平明显升高。多数此类患者没有这么多阴毛和腋毛。其右侧性腺发生了无性细胞瘤,但还没有转移的证据

低促性腺激素性性腺功能减退

下丘脑-垂体疾病常伴有血中促性腺激素水平降低（LH 和 FSH 水平≤10mIU/ml）。低促性腺激素性性腺功能减退可以散发，也可以呈家族性发病，需要和很多疾病进行鉴别诊断。**人类有很多基因突变都会导致低促性腺激素性性腺功能减退。**这种情况发生的原因可能是下丘脑分泌 GnRH 异常，或垂体分泌促性腺激素异常，或两者兼而有之。

已经发现人类至少有 17 个不同的单基因突变会导致青春期延迟或不发育。约有 30% 的青春期异常患者存在这些突变。已经发现的基因包括 *KAL1*（X-连锁 Kallmann 综合征），*FGFR1*（常染色体 Kallmann 综合征），*DAX1*（X 连锁先天性肾上腺发育不全的基因），*GNRHR*（GnRH 受体基因），*PC1*（激素原转化酶 1 基因），以及 *GPR54*（编码 G-蛋白耦联受体）。促性腺激素特异性基团（*GnRHR*，*LHβ*，*FSHβ*）的基因突变以及垂体发育和功能相关基因（*LHX3*，*PROP1*，*HESX1*）突变也会导致青春期延迟。

体质性青春期延迟　必须注意，青春期前的女孩，血 LH 和 FSH 水平很低，因此**体质性青春期延迟的女孩常常会被误认为低促性腺激素性性腺功能减退。体质性青春期延迟是青春期延迟最常见的原因。**正常人群中，2%~3% 的儿童青春期延迟，这种情况应该视为正常变异。**对这种患者，必须经过仔细评估，除外其他青春期延迟的病因，并经过长时间随访观察到性发育正常，才可以诊断为体质性青春期延迟。**如果患病女孩的身高低于第三百分位，则青春期延迟为**体质性**的可能性就不大，身高越低，可能性越小。因为**体质性青春期延迟的孩子会存在社交障碍，因此有的医师建议给予小剂量雌激素 3~4 个月以刺激青春期发育。但是这种疗法的益处还不明了，而且也没有足够证据表明这种治疗能够改善孩子的社会心理状态。

Kallmann 综合征　最早报道于 1944 年，**Kallmann 综合征包括嗅觉缺失、低促性腺激素和男性色盲三联征。女性也可患病，还可以伴有唇腭裂、小脑共济失调、神经性耳聋和口渴感异常及血管加压素释放异常。**该病发生率为男性 1/10 000，女性 1/50 000。散发病例多于遗传病例。遗传方式包括 X-连锁隐性、常染色体显性和常染色体隐性。经过尸检发现，此类患者嗅球部分或完全未发育，因此也可称该病为嗅生殖发育不良。解剖学发现与胚胎学研究均证实，GnRH 神经元起源于嗅基板上皮，然后迁移至下丘脑。研究发现，部分患者的嗅觉缺失蛋白-1 基因缺陷，该蛋白参与神经元迁移，因此导致此类患者下丘脑和嗅球内没有 GnRH 神经元，从而发生低促性腺激素性性腺功能减退及嗅觉缺失（Kallmann 综合征）。这种疾病中 X-连锁类型的患者，编码该蛋白的基因位于 Xp22.3，这一位点称为 KAL1. X-连锁 Kallmann 综合征的其他特点还包括单侧肾发育不良、双手协同运动和神经感受器性听力缺失。有人报道，部分常染色体显性的 Kallmann 综合征患者，其成纤维细胞生长因子受体-1（*FGFR1* 或 *KAL2*）的基因发生无意义突变。该疾病的异质性非常明显，与其他中线缺陷可以构成一系列疾病。该病的最严重类型是中隔-视发育不良。

临床上，此类患者性发育幼稚，呈阉人外观，但可以有一定程度的乳房发育（图 29.12）。患者均有原发闭经。卵巢通常较小，卵泡很少会发育到原始卵泡之后的阶段，血中促性腺激素水平非常低，几乎测不出。如果给予脉冲性的外源 GnRH，此类患者会发生反应，因此能够进行促排卵治疗。对于无生育要求的女性，应该给予外源性雌激素和孕激素。

单纯促性腺激素缺乏可见于 Prader-Labhart-Willi 综合征，该病的特点是肥胖、矮小、性腺功能减退、手脚较小、智力缺陷和婴儿低血压。如果同时并发有 Laurence-Moon-Bardet-Biedl 综合征，还会有色素性视网膜炎、轴后多指、肥胖和性腺功能减退等表现。Prader-Labhart-Willi 综合征的原因是染色体 15q11 到 q13 区的重排。这是人类基因组的印记区。Laurence-Moon-Bardet-Biedl 综合征呈常染色体隐性遗传方式,是异源性的,迄今已经发现至少有 4 个基因位点与其有关。

多种垂体激素缺乏,通常是下丘脑疾病造成的,可以是先天的,属于某种遗传性综合征的一种表现,也可以散发。如果 GH 或促甲状腺激素(TSH)浓度低于正常,则可能影响生长和青春期发育,因此应该在青春期前诊断此病。由于垂体功能低下的患者常死于心血管和呼吸系统疾病,因此早期发现非常重要。已经发现,该病的独立高危因素包括诊断较晚、女性、颅咽管瘤的存在。未经治疗的促性腺激素缺乏是夭折的重要风险因素。

下丘脑垂体肿瘤 下丘脑和垂体的多种肿瘤会导致低促性腺激素性性腺功能减退(图 29.13A)。除了颅咽管瘤,这种肿瘤在儿童相对少见。颅咽管瘤是 Rathke 陷凹发生的肿瘤。颅咽管瘤是导致青春期延迟的最常见肿瘤,占所有儿童期中枢神经系统肿瘤的 10%。颅咽管瘤通常位于鞍上,可以一直无症状持续到患儿十岁以后。该肿瘤的症状包括头痛、视力异常、身高矮小或停止生长、青春期延迟、尿崩等。体检可见视野缺损(包括双侧颞侧偏盲),视乳头萎缩或视乳头水肿。实验室检查可以发现促性腺激素水平降低,也可能存在高泌乳素血症,这是因为肿瘤妨碍了下丘脑分泌的多巴胺向垂体的运输,解除了对泌乳素分泌的抑制。放射学检查可见肿瘤呈囊性或实性,可伴有钙化。下丘脑垂体肿瘤的治疗方法包括手术切除、放疗(后辅以适当的垂体激素替代治疗),最好由内分泌科医师、神经外科医师和放疗医师组成的医疗小组共同诊治。

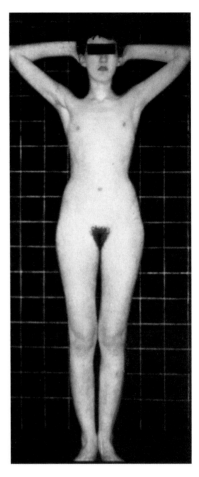

图 29.12 一名患 Kallmann 综合征的 21 岁女性。可以注意到患者有部分阴毛和腋毛。骨龄为 16 岁。现在已经很少见到此类患者不用口服避孕药来促使来月经的情况了(这样也能使乳房在一定程度上发育)

其他中枢神经系统疾病 其他能引起青春期延迟的中枢神经系统疾病包括浸润性疾病如 Langerhans 细胞型组织细胞病,尤其是其中被称为 Hand-Schüller-Christian 病的类型(图 29.13B,图 29.13C)。最常见的内分泌异常是尿崩症(由于疾病浸润了下丘脑的视上核),但是该病导致的 GH 缺乏的矮小和由于促性腺激素不足导致的青春期延迟不常见。

为了治疗肿瘤或白血病而进行的中枢神经系统放疗会导致下丘脑功能异常,最常见的情况是 GH 缺乏,有些患者会发生部分或完全的促性腺激素缺乏。

严重的慢性疾病,常伴有营养不良,可以导致儿童生长迟缓,青春期延迟。不论何种原因,如果体重低于理想体重的 80%~85%,都会导致下丘脑分泌的 GnRH 不足。在各种慢性疾病,比如克罗恩病或慢性肺病或肾病,如果能够恢复正常体重和营养状态,促性腺激素的分泌通常能够恢复正常并启动青春期发育。

神经性厌食与贪食症 神经性厌食的患者常常体重明显下降,伴有心理异常。大多数厌食症的女孩的症状是在青春期发育后出现闭经。但如果在年龄非常小的时候患该病,则可能造成青春期延迟或发育停滞(图 29.14)。**对多数患者,根据下列综合征可以确定神经性厌食的诊断:**

1. **无止境地追求消瘦。**

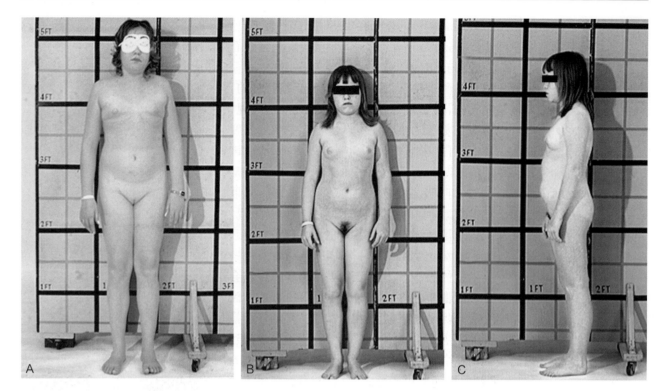

图 29.13　A：一名青春期延迟的 16 岁女孩。11 岁时有乳芽出现，但是没有进一步发育。就诊之前，学习成绩明显下降、体重增加 25 磅（1 磅 =0.45kg）、嗜睡、夜尿增多、烦渴。就诊发现卵泡刺激素水平低，泌乳素水平升高，骨龄为 10.5 岁。CT 检查发现下丘脑巨大肿瘤，后证实为异位生殖细胞瘤。患者同时合并有甲状腺功能减低、肾上腺功能减退和尿崩症。由于乳房发育差，所以虽然泌乳素水平升高，但并没有发生泌乳。B：一名 16 岁原发闭经的女孩（前面观），12 岁时开始青春期发育。乳芽在 10 岁时出现。患者的身材明显矮小。检查发现患者垂体功能低下。常规放射学检查发现存在 Langerhans 细胞型组织细胞病（Hand-Schüller-Christian 病）。C：图 29.13B 患者的侧面照片

2. 闭经，有时发生在体重下降之前。

3. 严重营养不良。

4. 强迫性人格，特点是常常追求过度完美。

5. 对进食、食物、体重等问题持有扭曲怪异的观点。

6. 身体外观明显变形。

由于贪食症的患者体重通常维持正常，因此发生青春期延迟或闭经的情况较少见。神经性厌食症的女孩除了存在低促性腺激素性性腺功能减退外，还可以出现部分性尿崩症、体温调节功能异常、低血压、化学性甲状腺功能减低，表现为血清中 T_3 水平降低，而反式 T_3 水平升高，另外可能存在血皮质醇水平升高，但没有肾上腺皮质功能亢进的其他表现。其他的常见表现还包括低血钾、贫血、低白蛋白血症、β 胡萝卜素水平升高、胆固醇水平升高。神经性厌食的患者，体重恢复后绝大多数症状能够消失，但是 30%~47% 患者仍会闭经，骨量减少也难以恢复（现在看来，骨丢失是不能完全恢复的）。众所周知，神经性厌食症的治疗异常困难。有效的治疗需要由初诊医师、心理医师、营养科医师组成的医疗组进行。实际上，神经性厌食是精神心理疾病中死亡率最高的。死亡常常突然无预兆的发生。死亡原因（通常不明）可能为低血糖和电解质紊乱。

由于担心肥胖，一些十几岁的体操运动员和芭蕾舞演员会发生自主的营养不良，导致生长迟缓和青春期发育延迟。这些孩子主动将她们的热量摄入减少到 40% 以下，导致营养性的发育迟缓。长时间的训练对青春期延迟也可能起了一定作用，但其机制还不清楚，这种情况属于严重的下丘脑性闭经。如果热量摄入不能恢复，则肯定会发生青春期延迟。

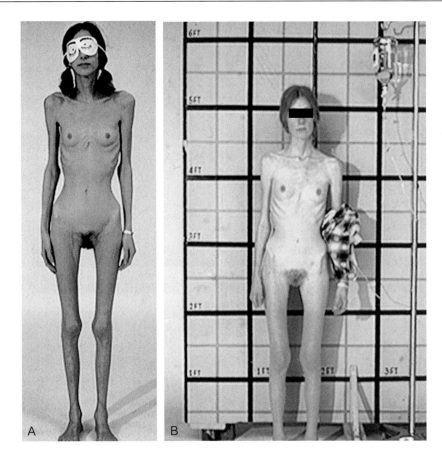

图 29.14 A：一名患神经性厌食的 20 岁女大学生；B：一名患神经性厌食的 16 岁学生。两名患者与大多数此类患者一样，在体重开始明显下降之前已经完成了青春期发育并来月经）

高泌乳素血症　**高泌乳素血症的患者 LH 和 FSH 的水平较低。**显然，如果乳房没有完全发育，不会发生溢乳。青春期的垂体泌乳素瘤较少见，但是如果发生特定症状则应该引起警惕。**许多泌乳素瘤的患者有初潮推迟的病史。**应该详细询问服药史（常为精神类药物和阿片类药物）。原发性甲状腺功能减低的患者，由于促甲状腺激素释放激素（TRH）的水平较高，会刺激垂体分泌泌乳素导致高泌乳素血症。空泡蝶鞍综合征的鞍区扩大，被脑脊液充盈，也会导致高泌乳素血症。

使用化疗药物　由于儿童期恶性肿瘤的生存率得到改善，化疗的不良反应也引起重视，腹部放疗和全身化疗，尤其是烷化剂，对生殖细胞有明显毒性。虽然青春期前的性腺对这种毒性作用的敏感性比成年后的性腺低，但是也常常发生卵巢功能衰竭。有人建议这类儿童在完成治疗后 1 年时进行内分泌评估，以及早发现性腺功能减退，但是这种做法存在争议。有人在化疗后数年，卵巢功能自行恢复。

青春期发育不同步　**雄激素不敏感综合征（睾丸女性化）的特点就是青春期发育不同步。**患者通常有乳房发育（通常发育到 Tanner3 期），而没有阴毛和腋毛发育（图 29.15）。核型为 46，XY 的患者存在双侧睾丸，女性外生殖器，盲端阴道（通常较短，或者无阴道），没有苗勒管衍生物（子宫与输卵管）。个别患者在青春期阴蒂增大，阴唇阴囊融合，这种情况称为不完全型雄激素不敏感。

青春期不同步存在异质性，通常与雄激素受体或雄激素活性的异常有关。60%~70%

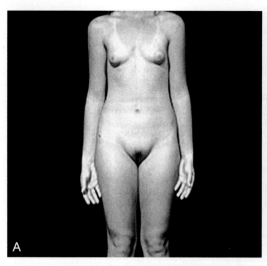
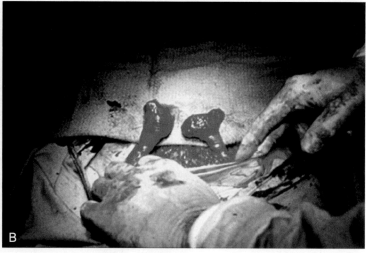

图 29.15　A:这名 17 岁患者,原发闭经,体检阴道为盲端,双侧腹股沟有肿物。血睾酮水平位于正常男性上限,核型为 46,XY,诊断为雄激素不敏感。B:手术发现双侧腹股沟内睾丸

的患者体内检测不到雄激素受体(也就是受体阴性)。而其他患者能检测到受体(受体阳性),但是可以发现受体存在突变或者在雄激素作用的受体后过程存在问题(受体后缺陷)。受体阳性与阴性的患者在临床上难以区分。受体基因突变有很多种类型,受体阳性的患者,突变通常发生在受体的雄激素结合位点。严重的 X 连锁雄激素受体基因突变会导致完全型雄激素不敏感,而较轻一些的突变会仅仅影响男性化外观,可能导致不育,也可能有生育能力,中等程度的突变会使同胞兄弟之间的表型产生很大的差异(66)。

　　睾丸内的支持细胞分泌抗苗勒管激素(AMH),因此该病患者体内没有苗勒管衍生物,苗勒管按正常程序退化。睾丸的大小通常正常,睾丸位置可能位于胚胎期睾丸下降路径的任何位置上—腹腔、腹股沟管或阴唇,有 50% 的雄激素不敏感患者存在腹股沟疝。由于多数患腹股沟疝的女孩核型为 46,XX,因此对于腹股沟疝的女孩,尤其是超声未检测到子宫的患儿,应该行核型分析。

　　完全型雄激素不敏感综合征的患者发生生殖细胞恶性肿瘤的风险是 2%。多数医师认为在 25 岁之前,发生性腺肿瘤的风险较低,因此,**可以在青春期女性化完成后及时行睾丸切除,因为随着年龄增长,肿瘤风险也会升高。**性腺切除后应给予外源雌激素。

　　如果患者有典型的体征,而血睾酮达到男性的水平甚至更高,则能得出该病的初步诊断。患者的 LH 水平正常或升高,FSH 水平正常。核型为 46,XY 则可确定诊断。

　　需要与患者及家属进行细致的沟通。不要一开始就告诉患者核型的结果。由于患者一直按女性抚养,因此心理打击是巨大的。对患者及家属要从苗勒管发育不良开始讲起,并指出青春期后肿瘤的风险,以及进行性腺切除的必要性。由于该病可能以 X- 连锁隐性遗传的方式遗传,因此应对患者家族进行遗传咨询并筛查可能患病的其他家族成员。

性早熟

虽然性早熟有很多种分类方法,但可以简单地认为存在两种类型:促性腺激素依赖性(病因几乎均为中枢性的)或促性腺激素非依赖性(或周围性的)。女孩发生性早熟的可能性比男孩多 20 倍。女孩的性早熟病例,90% 为特发性,而男孩则仅 10% 为特发性。在对可疑性早熟的女孩进行评估时,家族史、第二性征发育的速度、生长速度、是否存在中枢神经系统疾病等情况都要考虑。性早熟的评估包括下列内容:

　　1. 评估性早熟儿童的第一步是测定促性腺激素基础水平(图 29.16)。

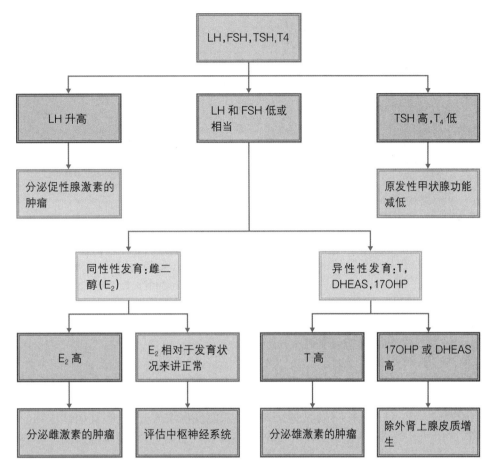

图 29.16　女孩性早熟的评估流程图。LH,促黄体激素;FSH,卵泡刺激素;TSH,促甲状腺激素;T4,甲状腺素;T,睾酮;DHEAS,硫酸脱氢表雄酮;17OHP,17-羟孕酮;CNS,中枢神经系统

2. **应该测定甲状腺功能,**以除外原发性甲状腺功能减低造成的性早熟。

3. **LH 水平过高(实际上检测到的可能是人绒毛膜促性腺激素,因为与 LH 存在免疫交叉反应)提示可能存在分泌促性腺激素的肿瘤,**常见的肿瘤包括松果体瘤(异位生殖细胞瘤)或绒癌,或较少见的肝母细胞瘤(促性腺激素分泌性肿瘤是唯一不属于中枢性性早熟的促性腺激素依赖性性早熟的病因)。

4. **同性性早熟的女孩,如果促性腺激素水平较低或相当于青春期水平,需要测定血雌激素浓度。**有异性发育的女孩需要测定雄激素,尤其是睾酮、DHEAS 和17α-羟孕酮的水平。

5. **雌激素水平增高提示存在分泌雌激素的肿瘤,**可能来源于卵巢。

6. **睾酮水平升高提示可能存在分泌雄激素的肿瘤,**可能来源于卵巢或肾上腺。腹部检查或肛查可能摸到肿瘤。17α-羟孕酮水平升高可能是由于21-羟化酶缺乏[先天性肾上腺皮质增生(CAH)]。DHEAS 水平升高是某些类型 CAH 造成的。

7. **如果雌激素水平与青春期发育相符,应该做中枢神经系统的 MRI 或 CT 检查。**

8. **性早熟的患儿应行骨龄检查。**

9. **为了证实中枢性性早熟,应行 GnRH 刺激试验,**给予 100μg GnRH 后,LH 峰值如果超过 15mIU/ml 则提示促性腺激素依赖性性早熟。

当一名母亲带着仅有乳芽早发育(乳房过早发育)或仅出现阴毛和腋毛(肾上腺过早发育)的小女孩前来就诊时,对于妇科医师来讲,最困难的事情恐怕是决定该给她做哪些检查(图 29.17)。对这种病例,较合理的处理是密切随诊,观察是否有青春期发育的其他表现。这种方法是否可行也需要征得父母的同意。

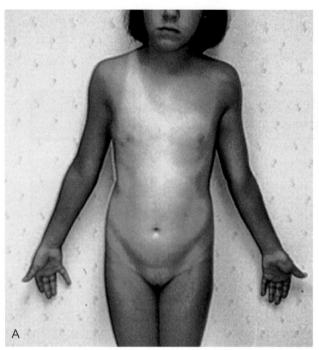

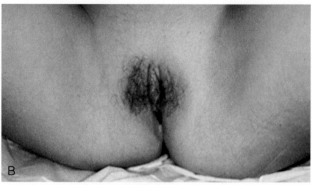

图 29.17　阴毛开始发育的 5 岁女孩:(A)阴部近照;(B)(肾上腺早熟)。促性腺激素的结果是青春期前水平,骨龄与实际年龄相符,观察到 9 岁出现乳芽发育,之前没有其他发育表现

乳房早发育　　　　乳房早发育是指单侧或双侧乳房增大,但没有其他性成熟的表现。没有明显的乳头或乳晕发育。这种情况常见于 2 岁女孩,很少在 4 岁后的女孩出现。可能的原因是乳房对低水平的雌激素或卵泡囊肿分泌的雌二醇的敏感性增加。这是一种良性自限性疾病,仅需随诊复查。多数病例随后的青春期启动、成年身高和成年后生殖功能正常。个别病例的乳房早发育随后出现性腺功能初现。为了区别单纯乳房早发育和真正的性早熟,可以测定子宫体积(前后径 × 长径 × 横径 ×0.523),这是最敏感而特异的方法。对单侧乳房发育的患儿,如果有必要,可以进行乳房超声波检查,以除外纤维腺瘤、囊肿、神经纤维瘤或其他乳房病变。

肾上腺早熟　　　　**肾上腺早熟或阴毛早熟可能是由对低水平雄激素的敏感性增加造成的,需要和迟发型(非典型)CAH 相鉴别。**如果没有乳房发育或进展的迹象,这种情况通常为良性。
　　　　肾上腺早熟的女孩在青春期或成年后,发生下列情况的风险增加:多囊卵巢综合征、高胰岛素血症、黑棘皮症、血脂异常等,尤其是在胎儿期发育迟缓、出生体重低的儿童。虽然患者的平均雄激素水平处于正常范围,有少部分人对促肾上腺皮质激素的反应增高。这种增高的幅度与胰岛素敏感性相反。因此,有些人发生的肾上腺早熟可能是胰岛素抵抗或 PCOS 的第一征象。为了预防将来 PCOS 和胰岛素抵抗的并发症,应治疗这些患者的肥胖问题,并长期随访。

单纯月经初潮提前　　**单纯月经初潮提前是指 1~9 岁女孩出现阴道出血,但无其他青春期发育的征象。**出血通常持续不久,可能在 1~6 年内再次发生,随后停止。病因不明。多数病例随后的青春期发育和生育功能正常。鉴别诊断包括阴道异物、创伤、性侵犯、阴道感染或肿瘤(例如横纹肌肉瘤)、McCune-Albright 综合征(此症月经初潮可能在其他性早熟表现之前发生)和原发甲状腺功能减低。

中枢性(真性)性早熟

中枢性性早熟,过早分泌的 GnRH 刺激促性腺激素分泌。中枢性性早熟的患儿可能没有明显的病理异常,因此也称为原发性或特发性性早熟。**原发性性早熟是性早熟的最常见原因**。原发性性早熟的发生常有家族性,可能代表了青春期启动年龄正态曲线的尾部(也就是青春期启动的年龄分布曲线中最前面 2.5%)。多数患儿的青春期发育较慢,但个别患者发育很快。性早熟的最主要危害是影响成年身高。因此,治疗目的主要是防止这种情况。

此外,中枢性性早熟的原因还可能包括肿瘤、感染、先天畸形、或下丘脑的外伤。许多种先天的缺陷,包括脑积水、颅腔狭窄、蛛网膜囊肿和中隔 - 视发育不良等也会伴发性早熟(或性幼稚)。

下丘脑错构瘤是中枢性性早熟的一种较常见病因(2%~28%)。此病是一种先天性疾病,表现为一个异位肿块,内含分泌 GnRH 神经元的神经细胞、纤维束和神经胶质细胞。实际上错构瘤不是真正的肿瘤,如果长期随诊 CT 或 MRI 会发现,该病不会随着时间发生变化。错构瘤表现为等密度,异常肿物,使用造影剂后无增强。如果患儿出现明显的性早熟(常在 3 岁前),而 β-HCG 和甲胎蛋白等肿瘤标志物阴性,则提示可能为错构瘤。错构瘤的表现还可能有大笑性癫痫发作、行为异常、智力发育迟缓、语言困难综合征。错构瘤也以脉冲的方式分泌 GnRH 促使促性腺激素分泌(图 29.18)(73)。可以使用 GnRH-a 来治疗这种性早熟。由于神经外科手术切除的方法曾导致患者死亡,因此这种治疗方法仅适于治疗伴有难治性癫痫或脑积水的错构瘤患者。

促性腺激素释放激素类似物(GnRHa)增加身高的效果仅对于较年幼的中枢性性早熟(小于 6 岁的女孩)的患者比较肯定。不必担心长期使用 GnRHa 会导致体重增加或骨矿密度降低。开始 GnRHa 治疗的最主要的临床标准是青春期发育持续进展达到 3~6 个月,但如果患儿已经发育到 Tanner3 期,尤其是有骨骼成熟的趋势,则不必等待。持续使用 GnRHa 到患儿 11 岁,骨龄 12 岁再停药,可以达到最佳成年身高。市面有多种 GnRHa 可供选择,具体选择哪种药物可以根据患者和医师的意愿来决定。

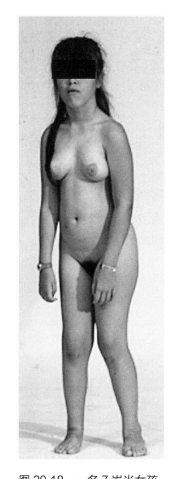

图 29.18 一名 7 岁半女孩,Tanner 4 期,一个月前来月经。身高约 145cm,超过第 95 百分位)。LH 和 FSH 的水平与发育状态相符。CT 检查发现下丘脑肿瘤,后证实为错构瘤。该患者 5 岁开始青春期发育

外周性性早熟

促性腺激素非依赖性性早熟,是因为卵巢、肾上腺或分泌甾体激素的肿瘤分泌的雌激素或雄激素引起的。儿童期小的卵巢功能性囊肿,常常无其他症状,但能导致暂时性的性早熟。**超声能够发现单纯囊肿(超声图像为良性表现),通常会自然消退**。在分泌雌激素的卵巢肿瘤中,最常见的是颗粒 - 泡膜细胞瘤,但发病率不高。虽然此类肿瘤通常生长较快,但超过 2/3 为良性。

外源性雌激素引起的性早熟表现类似促性腺激素依赖性性早熟。儿童或婴儿口服避

孕药、其他含雌激素药物、含雌激素的食物、局部使用雌激素等都可能引起性早熟。如果口服外源性雌激素，经过相当长的时间后，会导致完全的青春期发育。

McCune-Albright综合征

McCune-Albright 综合征的特征是三联征：多发骨纤维发育不良、皮肤不规则牛奶咖啡斑和 GnRH 非依赖性性早熟。牛奶咖啡斑通常较大，不超过中线，边界呈不规律的"缅因州海岸"型。通常位于骨损害的同侧。性早熟通常在 2 岁发生，会导致来月经。这种女孩会发生性早熟引起的功能性卵巢囊肿。血清雌二醇水平升高。其他内分泌病理表现包括甲状腺功能亢进、肾上腺皮质功能亢进、高泌乳素血症、肢端肥大、甲状旁腺功能亢进，也可能发生骨软化、肝脏异常和心律失常。该病的发生机制是，G 蛋白的 Gsα 亚单位发生突变，结合细胞外激素信号激活了腺苷酸环化酶，导致内分泌腺体自主性功能亢进并导致其他表现。由于该病为 GnRH 非依赖性，GnRHa 治疗无效。治疗可以使用芳香化酶抑制剂，例如睾内酯和法倔唑，效果不一。一项多中心研究报道，他莫昔芬能减少阴道出血，减缓生长速度和骨龄增长。

原发性甲状腺功能减低

长期的原发性甲状腺功能减低会导致性早熟。表现为乳房早熟或单纯阴道出血。如果血清泌乳素水平升高，还可能出现泌乳。盆腔超声可能发现单发或多发卵巢囊肿。原发性甲状腺功能减低，是导致性早熟合并骨龄延迟的唯一病因。开始左旋甲状腺素治疗后数月，症状消失。

先天性肾上腺皮质增生

异性性早熟通常为外周性，最常见的病因是 CAH。对于患疾病的多数青春期女孩或男孩，如果未治疗或治疗不佳，则难以真正启动同性青春期发育。如果较早开始治疗，则多数患者能在适当的年龄启动青春期。21- 羟化酶、11β- 羟化酶和 3β- 羟固醇脱氢酶这三种肾上腺酶的缺陷能够在宫内即使胎儿雄激素水平升高，从而导致女性胎儿异性性早熟和外生殖器男性化。CAH 的临床表现多样化，取决于下列因素：(i) 有缺陷的酶；(ii) 残存的酶活性大小，以及 (iii) 酶的产物缺乏及底物堆积的程度导致的生理改变。

21- 羟化酶缺乏　多数典型的 CAH 患者病因为 21- 羟化酶缺乏（图 29.19）。所有类型的人 21- 羟化酶缺乏症均是由 CYP21A2 基因纯合子或复合杂合子突变导致的，该基因编码 21- 羟化酶；携带者为杂合状态，只有一个等位基因发生突变。有两个 CYP21A2 基因，其中一个名为 3′CYP21A2B 基因编码有功能的酶，另有一个名为 CYP21A2A 的假基因，两者位置非常近，都位于 6 号染色体短臂的主要组织相容性位点区域。至少 1/4 的 21- 羟化酶缺陷是在减数分裂过程中两条等位基因不均等交叉重组造成的。突变的严重程度与病情严重程度不符，病情的表现还与其他基因的活性有关。

新生儿筛查发现，该病发生率约为 1/15 000。由于该基因位于主要组织相容性位点区，患 21- 羟化酶缺乏的同胞之间，HLA 通常相同。21- 羟化酶缺乏有多种类型，包括单纯男性化型（常常在出生时发现外生殖器模糊），失盐型（患者缺乏盐皮质激素和糖皮质激素），以及晚型或称非经典型（患者到青春期的年龄时发生异性发育）。所谓经典型指的是单纯男性化型和失盐型。非经典型将在本章后面的异性青春期发育中进行讨论。

21- 羟化酶缺乏导致 17α- 羟孕酮转化为 11- 脱氧皮质醇以及孕酮转化为去氧皮质酮的过程出现障碍（图 29.20）。结果造成酶的底物过度堆积，在肾上腺内转化为雄激素。由于外生殖器的发育主要由雄激素控制，因此经典型的患病女孩出生时外生殖器表现模糊，阴蒂增大，阴唇阴囊褶融合，形成尿生殖窦。女性内生殖器官（包括子宫、输卵管和卵巢）

发育正常,这些器官发育不受高雄激素的影响。3/4 的经典型患者有失盐表现,包括低钠、高钾以及低血压。需要警惕的是,单纯男性化型与失盐型的患者,男性化表现程度可能没有差别。**因此,21- 羟化酶缺陷的新生儿即使男性化表现很轻,也要在出生后数周内监测可能出现的致命危象。**

经典型的女性患儿如果未治疗,在儿童期生长较快,但是骨龄进展快,青春期开始的较早,骨骺过早闭合,最终成年身高较矮。CAH 是唯一一种经过适当治疗后有可能妊娠分娩的先天性性发育异常。如果发现患者外生殖器模糊,17α- 羟孕酮明显升高,则很容易做出经典型 21- 羟化酶缺乏症的诊断。在美国,有的州已经开始对所有新生儿进行 21- 羟化酶缺乏症进行常规筛查。

3β- 羟甾体脱氢酶 3β- 羟甾体脱氢酶缺乏(3β-HSD),病因是 *HSD3B2* 基因发生突变,该基因编码 3β-HSD II 酶,从而影响糖皮质激素、盐皮质激素和性激素的合成。通常 17- 羟孕烯醇酮和 DHEA 的水平升高(图 29.20)。经典型的该病患者,出生时就能够发现,非常少见。患病女孩有轻度男性化表现。严重的病例会有失盐表现。

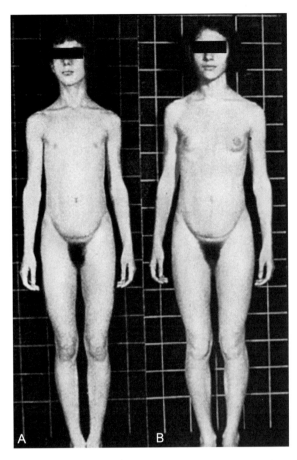

图 29.19 右图:A:一名 10 岁半女孩,患 21- 羟化酶缺乏症,治疗前。17- 酮类固醇(KS)每天分泌量为 34mg。B:同一患者,使用皮质醇治疗 9 个月后(17-KS 分泌量:4.6mg/d)

非经典型的患者会出现异性青春期发育(经典型如果未治疗也会出现这种情况),但更常见的表现是青春期后过度男性化。对于非经典型 3β- 羟甾体脱氢酶缺乏症患者,雄激素过多的原因是血液中 DHEA 浓度过高后经外周转化成的。该病的遗传方式是常染色体隐性遗传,由于 1 号染色体上 3β-HSD 基因的等位基因导致该酶缺陷有不同程度的表现。

11- 羟化酶缺乏 经典型 11- 羟化酶缺乏占所有 CAH 病例的 5%~ 8%。11- 羟化酶的缺陷原因是 CYP11B1 基因突变,导致 11- 脱氧皮质醇不能转化为皮质醇,从而导致雄激素前体堆积(图 29.20)。患者体内 11- 脱氧皮质醇和去氧皮质酮水平明显升高。由于去氧皮质酮有盐皮质激素样作用,因此许多患者会出现高血压。曾有报道发现,症状较轻的非经典型 11- 羟化酶缺乏,但这种情况非常罕见。

先天性肾上腺皮质增生的治疗 CAH 的治疗主要是补充患者缺乏的肾上腺皮质激素。氢化可的松(10~20mg/m² 体表面积)或等效的同类药物,分次给药,可以抑制升高的垂体促肾上腺皮质激素水平,并抑制升高的雄激素。经过这样的治疗后,高雄激素的表现会消退。儿童患者应该严密监测生长速度、骨龄和激素水平,因为如果补充剂量不足或过多均会导致骨骺过早闭合,影响成年身高。统计数据表明,早期诊断并按医嘱用药的 21- 羟化酶缺乏女性患者,成年身高与正常期望值相比,差异在一个标准差之内。

21- 羟化酶缺乏的患者,不论是否为失盐型,通常都需要补充盐皮质激素。糖皮质激

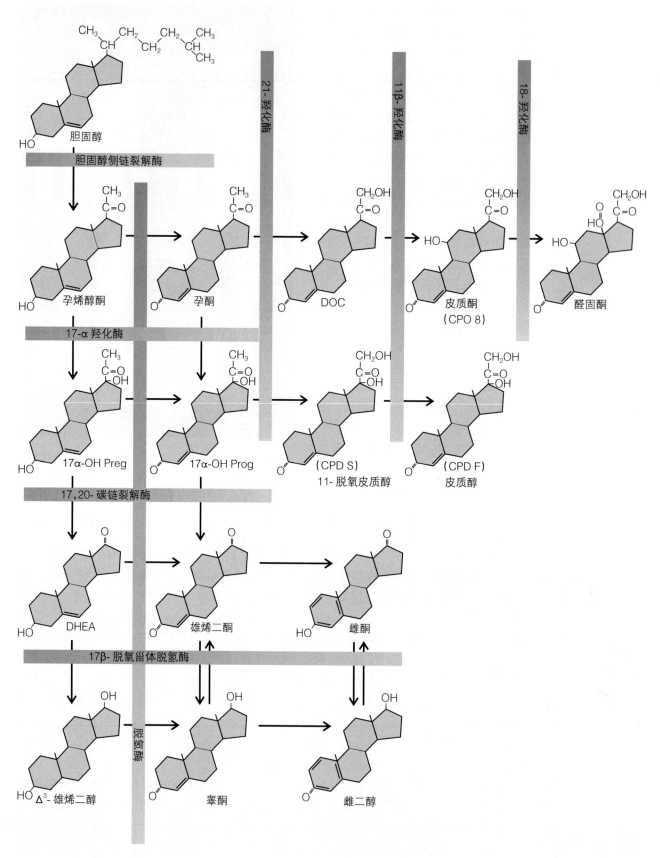

图 29.20　胆固醇转化为性激素和肾上腺激素的途径及所需的酶。DOC, 去氧皮质酮; 17α-OH Preg, 17α- 羟孕烯醇酮; 17α-OH Prog, 17α- 羟孕酮; DHEA, 硫酸脱氢表雄酮

素补充的剂量应将 17α- 羟孕酮的水平抑制在 300~900ng/dl。应给予患者足量的氟氢可的松,将血浆肾素水平抑制到每小时 5mg/ml 以下。

现在已经能够对高危人群在出生前诊断 21- 羟化酶缺乏症。从羊水中检测 17α- 羟孕酮水平或 21- 脱氧皮质醇水平,如果升高,能够做出诊断。进行绒毛活检或羊水穿刺得到细胞后使用特异探针,可以进行基因诊断。可以在孕 9 周前给孕妇服用地塞米松(每天 20μg/kg,分成 3 次给药),因为孕 9 周是尿生殖窦开始形成的时间。如果 DNA 分析发现胎儿为男性或健康女性,则不用治疗,否则应治疗至足月。在人类的研究中发现,这一治疗方案能有效地减轻女性患儿的男性化表现,从而使大多数患者免受外阴整形手术。多数研究均证实,这种治疗方法对母亲和孩子都适宜。服用低剂量地塞米松后的孕妇,出现的并发症包括高血压、增重或明显的库欣症表现,比例约为 1%。分娩后母亲所有的并发症均消失。这种治疗方法对后代的生理发育和神经系统发育的长期影响还不明确。近期的一项综述得出的结论认为,地塞米松能减轻男性化,但对母亲和胎儿没有明显的不良反应。当然现有的数据仅能得出较弱的结论。虽然这种治疗存在风险,而且对女性胎儿的好处也不确定,但是多数父母依然会选择在出生前进行药物治疗,因为外生殖器模糊对患儿心理的影响很大。

外生殖器模糊的女孩需要进行手术治疗,包括阴蒂缩小和阴道成形术。进行手术的适宜时间存在争议,但是女孩应该达到一定的年龄,以保证手术顺利进行。

异性青春期发育

青春期年龄发生的异性青春期发育的最常见原因是 PCOS(图 29.21)。由于该病的异质性,而且定义一直不明确,因此临床上诊断和治疗都存在困难。简单地说,**PCOS 可以定义为 LH- 依赖的高雄激素状态。**常用鹿特丹标准来诊断一名患者是否患有 PCOS,需要符合下列情况中的至少两点:稀发排卵或无排卵、高雄激素的临床或生化表现、卵巢

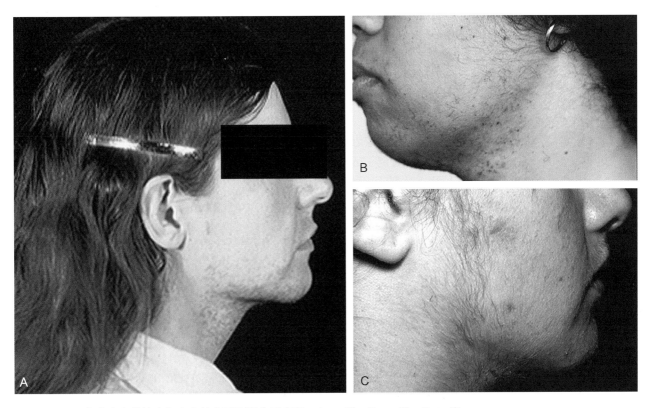

图 29.21　三名多囊卵巢综合征患者的典型面部多毛表现。A:25 岁。B:21 岁。C:17 岁

多囊表现,但要排除其他病因的存在(CAH,分泌雄激素的肿瘤以及库兴综合征)。超声下多囊卵巢的诊断标准是每侧卵巢直径 2~9mm 的卵泡达到或超过 12 个或者卵巢体积增大(>10ml)。多数患者有高雄激素表现,包括青春期前后出现多毛,由于稀发排卵或无排卵,月经初潮后月经不规律。临床表现包括:

1. 患病女孩可能超重。

2. 少数病例初潮延迟或原发闭经。

3. 多数患者基础 LH 水平升高,雄激素有不同程度升高,许多患病女性的血雄激素水平可能位于正常范围的上限。

4. 不排卵的女性,雌酮水平通常高于雌二醇水平。

5. 由于 PCOS 患者血液雌激素水平不低,雄激素仅轻微升高,因此患者在青春期既有女性化表现也有男性化表现。这一点很重要,因为经典型 CAH 的患者,不论是否存在性早熟,青春期均仅有男性化表现(也就是说乳房不发育)。

6. 即使没有明显的糖耐量异常,患者也可能存在一定程度的胰岛素抵抗。

7. 超声检查常常发现有多囊卵巢存在,但不一定所有患者都有。

鉴别诊断与评估

PCOS 与非经典型 CAH 之间的鉴别有很多问题和争论。应行以下评估:

1. 有些医师建议所有多毛的女性均检测 17α- 羟孕酮。经典型的 21- 羟化酶患者,17α- 羟孕酮水平常常升高至正常值的 100 倍以上,但非经典的迟发型患者则可能不升高。

2. 测定 17α- 羟孕酮还可以区分 11- 羟化酶缺陷的不同类型。

3. PCOS 的患者 DHEAS 和 17α- 羟孕酮的水平可以轻度升高,使得鉴别诊断更加困难。

4. 为筛查 CAH,17α- 羟孕酮应该在早上抽血检测。

5. 月经周期规律的女性,应在卵泡期检测 17α- 羟孕酮水平,因为在月经中期和黄体期会升高。

对于可能存在非经典型迟发型 21- 羟化酶缺乏症的患者,测定 17α- 羟化酶非常重要。白人发生这种基因异常的风险是 1/1000,而德系犹太人则高达 1/27,西班牙人为 1/40,南斯拉夫人为 1/50,意大利人为 1/300。加拿大的因纽特人和法裔加拿大人发病率升高。另外,筛查应限于多毛的十几岁女孩,有非经典型 21- 羟化酶缺乏症的"典型"特征,包括青春期严重的多毛、胸部发育差(也就是女性化不足),比家里其他人矮小,DHEAS 水平升高(5000~7000ng/ml)。有多毛和高血压家族史的妇女也应该筛查(图 29.22)。

17α- 羟孕酮基础值　17α- 羟孕酮的

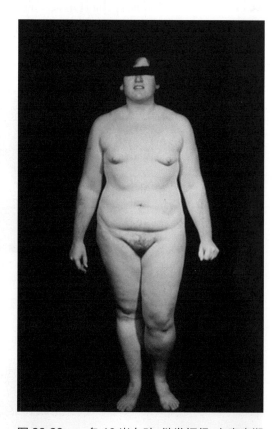

图 29.22　一名 19 岁女孩,继发闭经,自青春期后出现严重的痤疮和多毛。促肾上腺皮质激素刺激试验提示非经典型 21- 羟化酶缺乏症。胸部明显发育差。身高明显比她的姐姐和母亲矮

基础值高于 800ng/dl,可诊断为 CAH。如果该值介于 300 和 800ng/dl 之间,需要进行促肾上腺皮质激素刺激试验,以区分 PCOS 和 CAH。复杂的是,非经典型 21- 羟化酶缺乏症的 17α- 羟孕酮水平可能低于 300ng/dl,因此也可能需要进行刺激试验。

Cosyntropin 刺激试验　**最常用的刺激试验方法是给予患者单次合成的替可克肽(商品名:Cortrosyn)0.25mg,然后在 30 分钟后测定 17α- 羟孕酮水平**。正常女性,通常不超过 400ng/dl。经典型 21- 羟化酶缺乏症的患者可以达到 3000ng/dl,甚至更高。非经典型的患者通常也能达到 1500ng/dl 以上。杂合子携带者可达 1000ng/dl。对于伴有高血压的多毛女性,应在该刺激试验时测定 11- 脱氧皮质醇,如果 11- 脱氧皮质醇和 17α- 羟孕酮水平均升高,则患者存在 11- 羟化酶缺陷。如需诊断非经典型的 3β-HSD 缺乏症,应在促肾上腺皮质激素刺激后测定一些甾体激素前体物质。

所有类型的 21- 羟化酶缺乏症患者,给予外源性皮质激素后,升高的 17α- 羟孕酮水平均会很快下降,即使给予单次肾上腺皮质激素,例如地塞米松,也能够抑制 CAH 患者的 17α- 羟孕酮水平,但对卵巢或肾上腺肿瘤导致的男性化无效。

多毛　对于 21- 羟化酶缺乏症患者的这种情况,有人认为雄激素受体拮抗剂比肾上腺皮质激素更有效。虽然开始肾上腺皮质激素治疗后月经通常(并非全部患者)能够很快恢复规律,但是多毛的症状常常难以消失。

非经典型 CAH 与特发性多毛症之间的鉴别常常很困难。特发性多毛症的患者通常有排卵性月经,易于排除 PCOS 的诊断。但是非经典型 CAH 的患者可以有排卵。特发性多毛的患者 17α- 羟孕酮的水平正常,对促肾上腺皮质激素的反应也正常。特发性多毛的原因是毛囊的雄激素活性增强。

混合型性腺发育不良	**混合型性腺发育不良是指性腺发育不对称,一侧为生殖细胞肿瘤或发育不良的睾丸,而另一侧为未分化的条索、性腺残余或没有性腺**。这种少见病的患者,核型常为 45,X/46,XY 嵌合体,常当成女孩抚养,在青春期发生男性化。应行性腺切除术,去除雄激素来源并消除肿瘤的风险。 　　**男性假两性畸形的少见类型** 　　**男性假两性畸形的少见类型包括 5α- 还原酶缺乏症(也称为 12 点阴茎综合征)和 Reifenstein 综合征**,通常外阴为模糊的女性外阴,在青春期出现不同程度的男性化。个别人青春期会发生库兴综合征,可能原因是肾上腺或卵巢存在分泌雄激素的肿瘤。

出生时生殖器模糊

　　外生殖器模糊的新生儿诊断很复杂。应行适当的辅助检查,以便发现可能存在的致命性疾病,并且确定其性别。首先要排除是否存在 CAH,因为这是唯一致命性疾病。在与家属沟通时需要格外细致,不可以猜测婴儿的性别。外生殖器模糊的发生率是 1/4500,而新生儿男性发生男性化不足或女性发生男性化的比例可以达到 2%。

体征	在评估的 3~4 天中,应给予患儿父母足够的关注。有的医师认为,外生殖器模糊不需要特殊关注,仅仅是另一种"出生缺陷"。医师应该强调,不论选择何种性别进行抚养,孩子都能有正常的性心理发育。可以在检查完成前选择适合一个性别的名字,也可以等到

检查完成后再给孩子起名。

虽然检查后常常还不能明确诊断,但有些特征很有提示价值(图 29.23)。正常男孩,在阴茎腹侧,仅有一个中线褶皱;而正常女孩,中线两旁有两个褶皱。阴蒂增大的女孩依然有两个褶皱,而尿道下裂的男孩只有一个褶皱或数个不规则的纤维条索(尿道索)。需要明确是否有苗勒管分化产物。研究证实MRI 检查对于明确是否存在苗勒管组织最为有效。

确定性腺的部位和硬度对了解其成分非常有用。阴唇内或腹股沟区的性腺通常含有睾丸组织。睾丸常常比卵巢或条索性腺软,常由血管包绕,形成微红色的外鞘。卵巢通常白色,纤维样,有皱褶。硬度不一致的性腺可能为卵睾或发生肿瘤的睾丸或条索性腺。如果仅一侧存在分化良好的输卵管,而另一侧没有,则没有的一侧性腺可能为睾丸或卵睾。

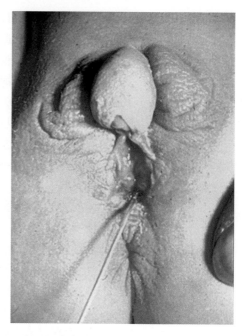

图 29.23　新生儿,女孩,核型为 46,XX,生殖器外观模糊。阴蒂明显肥大,两个褶皱,阴唇融合,形成所谓"阴囊化",形成一个尿生殖窦(探针所示)。该患儿为 21- 羟化酶缺乏

诊断与治疗

对于大多数父母来讲,难以确定其婴儿的性别是非常沉重的打击,难以理解。父母需要最终确定婴儿的性别。适当的临床处理包括:

1. 在进行专业的评估之前,不要随意确定新生儿的性别。

2. 需要在有经验的多科合作的(包括儿科内分泌医师、小儿泌尿外科医师、遗传学家、临床心理医师和妇产科医师)医疗机构进行评估和长期治疗。

3. 在适当的评估后,给患儿一个确定的性别。

4. 要和患儿父母及家庭进行广泛的沟通,可以和他们一起来进行临床决策。

5. 应该尊重父母和家庭的意见,并且给予鼓励。

新生儿首先要进行的检查包括:

1. 核型分析,并且要进行 X- 和 Y- 特异探针的检测(即使产前诊断已经进行过核型分析)。

2. 测定血清 17- 羟孕酮、睾酮、促性腺激素、抗苗勒管激素和电解质水平。

3. 腹部盆腔超声检查(检查阴道、子宫或尿生殖窦的解剖结构,除外肾畸形,确定腹股沟区是否有性腺存在)。

4. 尿常规分析(检查蛋白,筛查可能存在的肾脏异常)。

这些检查通常 48 小时内能得到结果,能够进行初步诊断。如果有必要,可行下列检查:

1. 人绒毛膜促性腺激素和促肾上腺皮质激素刺激试验,以便评估睾丸和肾上腺甾体激素合成情况。

2. 应用气相色谱物质分光镜检查进行尿类固醇分析。

3. 影像学检查。

4. 性腺活检。

5. 基因检测。

虽然常常在出生时就能发现生殖器模糊,但有的患儿是在出生后数年才发现的。可能会出现需要改变抚养性别的情况。通常认为,2岁以前改变抚养性别对孩子没有心理影响,但是治疗5α-还原酶缺陷患者的经验证实,某些情况下,2岁以后改变性别也可以。不论何种情况,外生殖器模糊者均应进行手术治疗,以便使外生殖器与抚养性别相一致,但是手术并不一定成功。最经常进行的手术方式是阴蒂缩小和阴蒂切除术。

男性化的外生殖器可以分为五个"Prader"级别。过高的雄激素会导致不同程度的男性化,包括阴蒂增大、阴唇褶融合以及尿道/阴道的会阴开口向头侧移位。Prader V级是指阴唇阴囊褶完全融合,阴蒂(或阴茎)呈阴茎状,尿道开口于其顶端。这种患者最后如诊断为CAH,并且确定为女性后应该早期行阴蒂成形术。

致畸剂

需要重视的一个问题是,母亲妊娠期间服用各种致畸剂可能导致外生殖器模糊,多数致畸剂属于合成类固醇类物质(表29.3)。母亲在孕早期暴露于致畸剂会对导致外生殖器畸形,因为此时正是生殖器形成阶段。但是暴露后的胎儿发生的异常不一定相同,甚至有人无异常表现。理论上讲,多数有雄激素作用的合成类固醇物质,包括有弱雄激素作用的孕激素,都会影响女性生殖器发育。但是导致生殖器模糊所需剂量非常大,因此仅有理论上的可能性。在常用临床剂量上,唯一可能导致外生殖器模糊的药物是丹那唑。目前还没有证据证实,意外服用口服避孕药,其中含有的低剂量的炔雌醇或炔雌醇以及19-去甲-类固醇,会导致男性化。

表29.3 可能导致生殖器模糊的雄激素和孕激素 [a]

已经证实	无此作用	证据不足
庚酸睾酮	孕酮	双醋炔诺醇
丙酸睾酮	17α-羟孕酮	炔甲睾酮
甲基雄烯二醇	甲羟孕酮	甲基炔诺酮
6α-甲基睾酮	异炔诺酮	去氧孕烯
孕烯炔醇酮		乙基羟基二降孕二烯炔酮
炔诺酮		18-甲基肟炔诺酯
丹那唑		

[a] 这些药物已经证实仅在大剂量使用时会导致生殖器模糊。炔甲睾酮和甲基炔诺酮的作用证据不足。小剂量使用时(例如作为口服避孕药),孕酮,甚至包括炔诺酮,也不会导致女胎男性化

(孙正怡 田秦杰 译)

参考文献

1. **Tanner JM.** *Growth at adolescence.* 2nd ed. Oxford, UK: Blackwell Scientific Publications, 1962.
2. **Teilmann G, Pedersen CB, Skakkebaek NE, et al.** Increased risk of precocious puberty in internationally adopted children in Denmark. *Pediatrics* 2006;118:e391–e399.
3. **Parent AS, Teilmann G, Juul A, et al.** The timing of normal puberty and the age limits of sexual precocity: variations around the world, secular trends, and changes after migration. *Endocr Rev* 2003;24:668–693.
4. **Matchock RL, Susman EJ.** Family composition and menarcheal age: anti-inbreeding strategies. *Am J Hum Biol* 2006;18:481–491.
5. **Zacharias L, Wurtman RJ.** Blindness: its relation to age of menarche. *Science* 1964;144:1154–1155.
6. **Kaplowitz PB, Oberfield SE,** for the Drug and Therapeutics and Executive Committees of the Lawson Wilkins Pediatric Endocrine Society. Reexamination of the age limit for defining when puberty is precocious in girls in the United States: implications for evaluation and treatment. *Pediatrics* 1999;104:936–941.
7. **Frisch RE.** Body fat, menarche, and reproductive ability. *Semin Reprod Endocrinol* 1985;3:45–49.
8. **Maclure M, Travis LB, Willett W, et al.** A prospective cohort study of nutrient intake and age at menarche. *Am J Clin Nutr* 1991;54:649–656.
9. **deRidder CM, Thijssen JHH, Bruning PF, et al.** Body fat mass, body fat distribution, and pubertal development: a longitudinal study of physical and hormonal sexual maturation of girls. *J Clin Endocrinol Metab* 1992;75:442–446.
10. **Marshall WA, Tanner JM.** Variations in patterns of pubertal changes in girls. *Arch Dis Child* 1969; 44:291–303.
11. **Cutler GB Jr.** The role of estrogen in bone growth and maturation during childhood and adolescence. *J Steroid Biochem Mol Biol* 1997;61:141–144.

12. **Greulich WW, Pyle SI.** *Radiographic atlas of skeletal development of the hand and wrist.* 2nd ed. London, England: Oxford University Press, 1959.

13. **Bayley N, Pinneau SR.** Tables for predicting adult height from skeletal age: revised for use with the Greulich-Pyle hand standards. *J Pediatr* 1952;40:423–441.

14. **Kaplan SL, Grumbach MM, Aubert ML.** The ontogeny of pituitary hormones and hypothalamic factors in the human fetus: maturation of central nervous system regulation of anterior pituitary function. *Recent Prog Horm Res* 1976;32:161–243.

15. **Conte FA, Grumbach MM, Kaplan SL.** A diphasic pattern of gonadotropin secretion in patients with the syndrome of gonadal dysgenesis. *J Clin Endocrinol Metab* 1975;40:670–674.

16. **Boyar RM, Finkelstein JW, Roffwarg HP, et al.** Synchronization of augmented luteinizing hormone secretion with sleep during puberty. *N Engl J Med* 1972;287:582–586.

17. **Boyar RM, Rosenfeld RS, Kapen S, et al.** Simultaneous augmented secretion of luteinizing hormone and testosterone during sleep. *J Clin Invest* 1974;54:609–618.

18. **Boyar RM, Wu RHK, Roffwarg H, et al.** Human puberty: 24-hour estradiol patterns in pubertal girls. *J Clin Endocrinol Metab* 1976;43:1418–1421.

19. **Grumbach MM.** The neuroendocrinology of puberty. In: Krieger DT, Hughes JC, eds. Neuroendocrinology. Sunderland, MA: Sinauer Associates, 1980:249–258.

20. **Penny R, Olambiwonnu NO, Frasier SD.** Episodic fluctuations of serum gonadotropins in pre- and post-pubertal girls and boys. *J Clin Endocrinol Metab* 1977;45:307–311.

21. **Korth-Schutz S, Levine LS, New MI.** Serum androgens in normal prepubertal and pubertal children and in children with precocious adrenarche. *J Clin Endocrinol Metab* 1976;42:117–124.

22. **Ducharme J-R, Forest MG, DePeretti E, et al.** Plasma adrenal and gonadal sex steroids in human pubertal development. *J Clin Endocrinol Metab* 1976;42:468–476.

23. **Lee PA, Xenakis T, Winer J, et al.** Puberty in girls: correlation of serum levels of gonadotropins, prolactin, androgens, estrogens and progestin with physical changes. *J Clin Endocrinol Metab* 1976;43:775–784.

24. **Judd HL, Parker DC, Siler TM, et al.** The nocturnal rise of plasma testosterone in pubertal boys. *J Clin Endocrinol Metab* 1974;38:710–713.

25. **Grumbach MM, Kaplan SL.** The neuroendocrinology of human puberty: an ontogenetic perspective. In: **Grumbach MM, Sizonenko PC, Aubert ML, eds.** *Control of the onset of puberty.* Baltimore, MD: Williams & Wilkins, 1990:1–62.

26. **Rosenfield RL.** Current age of onset of puberty. *Pediatrics* 2000;105:622.

27. **Buttram VC Jr, Gibbons WE.** Müllerian anomalies: a proposed classification (an analysis of 144 cases). *Fertil Steril* 1979;32:40–46.

28. **Smith FR.** The significance of incomplete fusion of the müllerian ducts in pregnancy and parturition with a report on 35 cases. *Am J Obstet Gynecol* 1931;22:714–728.

29. **Herbst AL, Hubby MM, Azizi F, et al.** Reproductive and gynecological surgical experience in diethylstilbestrol-exposed daughters. *Am J Obstet Gynecol* 1981;141:1019–1028.

30. **Simpson JL.** Genetics of the female reproductive ducts. *Am J Med Genet* 1999;89:224–239.

31. **Taylor HS.** The role of HOX genes in the development and function of the female reproductive tract. *Semin Reprod Med* 2000;18:81–89.

32. **Philibert P, Biason-Lauber A, Rouzier R, et al.** Identification and functional analysis of a new WNT4 gene mutation among 28 adolescent girls with primary amenorrhea and mullerian duct abnormalities: a French collaborative study. *J Clin Endocrinol Metab* 2008;93:895–900.

33. **Buttram VC Jr, Reiter RC.** *Surgical treatment of the infertile female.* Baltimore, MD: Williams & Wilkins, 1985:89.

34. **Pellerito JS, McCarthy SM, Doyle MB, et al.** Diagnosis of uterine anomalies: relative accuracy of MR imaging, endovaginal sonography, and hysterosalpingography. *Radiology* 1992;183:795–800.

35. **Simpson JL.** Localizing ovarian determinants through phenotypic-karyotypic deductions: progress and pitfalls. In: **Rosenfield R, Grumbach M, eds.** Turner syndrome. New York: Marcel Dekker, 1990:65–77.

36. **Van Dyke DL, Wiktor A, Palmer CG, et al.** Ullrich-Turner syndrome with a small ring X chromosome and the presence of mental retardation. *Am J Med Genet* 1992;43:996–1005.

37. **Ellison JW, Wardak Z, Young MF, et al.** PHOG, a candidate gene for involvement in the short stature of Turner syndrome. *Hum Mol Genet* 1997;6:1341–1347.

38. **Cools M, Drop SL, Wolffenbuttel KP, et al.** Germ cell tumors in the intersex gonad: old paths, new directions, moving frontiers. *Endocr Rev* 2006;27:468–484.

39. **Bremer GL, Land JA, Tiebosch A, et al.** Five different histological subtypes of germ cell malignancies in an XY female. *Gynecol Oncol* 1993;50:247–248.

40. **Karnis MF, Zimon AE, Lalwani SI, et al.** Risk of death in pregnancy achieved through oocyte donation in patients with Turner syndrome: a national survey. *Fertil Steril* 2003;80:498–501.

41. **Matura LA, Ho VB, Rosing DR, et al.** Aortic dilatation and dissection in Turner syndrome. *Circulation* 2007; 116:1663–1670.

42. **Rosenfeld RG, Frane J, Attie KM, et al.** Six-year results of a randomized prospective trial of human growth hormone and oxandrolone in Turner syndrome. *J Pediatr* 1992;121:49–55.

43. **Sas TC, de Muinck Keizer-Schrama S, Stijnen T, et al.** Normalization of height in girls with Turner syndrome after long-term growth hormone treatment: results of a randomized dose-response trial. *J Clin Endocrinol Metab* 1999;84:4607–4612.

44. **Sas TC, Gerver WJ, De Bruin R, et al.** Body proportions during long-term growth hormone treatment in girls with Turner syndrome participating in a randomized dose-response trial. *J Clin Endocrinol Metab* 1999;84:4622–4628.

45. **Rosenfeld RG, Attie KM, Frane J, et al.** Growth hormone therapy of Turner's syndrome: beneficial effect on adult height. *J Pediatr* 1998;132:319–324.

46. **Chernausek SD, Attie KM, Cara JF, et al.** Growth hormone therapy of Turner syndrome: the impact of age of estrogen replacement on final height. Genentech, Inc., Collaborative Study Group. *J Clin Endocrinol Metab* 2000;85:2439–2445.

47. **Hogler W, Briody J, Moore B, et al.** Importance of estrogen on bone health in Turner syndrome: a cross-sectional and longitudinal study using dual-energy x-ray absorptiometry. *J Clin Endocrinol Metab* 2004;89:193–199.

48. **Rebar RW, Cedars MI.** Hypergonadotropic amenorrhea. In: **Filicori M, Flamigni C, eds.** *Ovulation induction: basic science and clinical advances.* Amsterdam, Netherlands: Elsevier Science B.V., 1994:115–121.

49. **Kustin J, Rebar RW.** Hirsutism in young adolescent girls. *Pediatr Ann* 1986;15:522.

50. **Achermann JC, Jameson JL.** Advances in the molecular genetics of hypogonadotropic hypogonadism. *J Pediatr Endocrinol Metab* 2001;14:3–15.

51. **Herbison AE.** Genetics of puberty. *Horm Res* 2007;68:75–79.

52. **Kallmann FJ, Schoenfeld WA, Barrera SE.** The genetic aspects of primary eunuchoidism. *Am J Ment Defic* 1944;48:203–236.

53. **Schwanzel-Fukuda M, Jorgenson KL, Bergen HT, et al.** Biology of normal luteinizing hormone-releasing hormone neurons during and after their migration from olfactory placode. *Endocr Rev* 1992;13:623–634.

54. **Crowley WF Jr, Jameson JL.** Clinical counterpoint: gonadotropin-releasing hormone deficiency: perspectives from clinical investigation. *Endocr Rev* 1992;13:635–640.

55. **Henek M, Wevrick R.** The role of genomic imprinting in human developmental disorders: lessons from Prader-Willi syndrome. *Clin Genet* 2001;59:156–164.

56. **Beales PL, Warner AM, Hitman GA, et al.** Bardet-Biedl syndrome: a molecular and phenotypic study of 18 families. *J Med Genet* 1997;34:92–98.

57. **Tomlinson JN, Holden N, Hills RK, et al.** Association between premature mortality and hypopituitarism. West Midlands Prospective Hypopituitary Study Group. *Lancet* 2001;357:425–431.

58. **Vance ML.** Hypopituitarism. *N Engl J Med* 1994;330:1651–1662.

59. **Braunstein GD, Whitaker JN, Kohler PO.** Cerebellar dysfunction in Hand-Schüller-Christian disease. *Arch Intern Med* 1973;132:387–390.

60. **Spitzer R.** *Diagnostic and statistical manual of mental disorders.* 4th ed. Washington, DC: American Psychiatric Association, 1994:53.

61. **Vigersky RA, Loriaux DL, Andersen AE, et al.** Anorexia nervosa: behavioral and hypothalamic aspects. *J Clin Endocrinol Metab* 1976;5:517–535.

62. **Gold PW, Gwirtsman H, Avgerinos PC, et al.** Abnormal hypothalamic-pituitary-adrenal function in anorexia nervosa: pathophysiologic mechanisms in underweight and weight-corrected

patients. *N Engl J Med* 1986;314:1335–1342.

63. **Vigersky RA, Andersen AE, Thompson RH, et al.** Hypothalamic dysfunction in secondary amenorrhea associated with simple weight loss. *N Engl J Med* 1977;297:1141–1145.

64. **Morris JM.** The syndrome of testicular feminization in male pseudohermaphrodites. *Am J Obstet Gynecol* 1953;65:1192.

65. **Griffin JE.** Androgen resistance the clinical and molecular spectrum. *N Engl J Med* 1992;326: 611–618.

66. **Gottlieb B, Pinsky L, Beitel LK, et al.** Androgen insensitivity. *Am J Med Genet* 1999;89:210–217.

67. **Lee PA, Houk CP, Ahmed SF, Hughes IA.** Consensus statement on management of intersex disorders. *Pediatrics* 2006;118:e488–e500.

68. **Oerter KE, Uriarte MM, Rose SR, et al.** Gonadotropin secretory dynamics during puberty in normal girls and boys. *J Clin Endocrinol Metab* 1990;71:1251.

69. **Van Winter JT, Noller KL, Zimmerman D, et al.** Natural history of premature thelarche in Olmsted County, Minnesota, 1940 to 1984. *J Pediatr* 1990;116:278.

70. **Haber HP, Wollmann HA, Ranke MB.** Pelvic ultrasonography: early differentiation between isolated premature thelarche and central precocious puberty. *Eur J Pediatr* 1995;154:182–186.

71. **Ibanez L, DiMartino-Nardi J, Potau N, et al.** Premature adrenarche—normal variant of forerunner of adult disease? *Endocr Rev* 2000;21:671–696.

72. **Partsch CJ, Heger S, Sippell WG.** Management and outcome of central precocious puberty. *Clin Endocrinol* 2002;56:129–148.

73. **Mahachoklertwattana P, Kaplan SL, Grumbach MM.** The luteinizing hormone-releasing hormone-secreting hypothalamic hamartoma is a congenital malformation: natural history. *J Clin Endocrinol Metab* 1993;77:118–124.

74. **Feuillan PP, Jones JV, Barnes K, et al.** Reproductive axis after discontinuation of gonadotropin-releasing hormone analog treatment of girls with precocious puberty: a long term follow-up comparing girls with hypothalamic hamartoma and idiopathic precocious puberty. *J Clin Endocrinol Metab* 1999;84:44–49.

75. **Hochman HI, Judge DM, Reichlin S.** Precocious puberty and hypothalamic hamartoma. *Pediatrics* 1981;67:236–244.

76. **Carel JC, Eugster EA, Rogol A, et al.** Consensus statement on the use of gonadotropin-releasing hormone analogs in children. *Pediatrics* 2009;123:e752–e762.

77. **Carel JC, Roger M, Ispas S, et al.** Final height after long-term treatment with triptorelin slow-release for central precocious puberty: importance of statural growth after interruption of treatment. *J Clin Endocrinol Metab* 1999;84:1973–1978.

78. **Arrigo T, Cisternino M, Galluzzi F, et al.** Analysis of the factors affecting auxological response to GnRH agonist treatment and final height outcome in girls with idiopathic central precocious puberty. *Eur J Endocrinol* 1999;141:140–144.

79. **Oostdijk W, Rikken B, Schreuder S, et al.** Final height in central precocious puberty after long term treatment with a slow release GnRH agonist. *Arch Dis Child* 1996;75:292–297.

80. **Lyon AJ, DeBruyn R, Grant DB.** Transient sexual precocity and ovarian cysts. *Arch Dis Child* 1985;60:819–822.

81. **Ein SH, Darte JM, Stephens CA.** Cystic and solid ovarian tumors in children: a 44-year review. *J Pediatr Surg* 1970;5:148–156.

82. **Weinstein LS, Shenker A, Gejman PV, et al.** Activating mutations of the stimulatory G protein in the McCune-Albright syndrome. *N Engl J Med* 1991;325:1688–1695.

83. **Eugster EA, Rubin SD, Reiter EO,** et al. *Tamoxifen* treatment for precocious puberty in McCune-Albright syndrome: a multicenter trial. *J Pediatr* 2003;143:60–66.

84. **Speiser PW.** Congenital adrenal hyperplasia. In: **Becker KL, ed.** *Principles and practice of endocrinology and metabolism.* 2nd ed. Philadelphia, PA: JB Lippincott, 1995:686–695.

85. **White PC, Speiser PW.** Congenital adrenal hyperplasia due to 21-hydroxylase deficiency. *Endocr Rev* 2000;21:245–291.

86. **Engster EA, Dimeglio LA, Wright JC, et al.** Height outcome in congenital adrenal hyperplasia caused by 21-hydroxylase deficiency: a meta-analysis. *J Pediatr* 2001;138:3–5.

87. **Lajic S, Wedell A, Bui T, et al.** Long-term somatic follow-up of prenatally treated children with congenital adrenal hyperplasia. *J Clin Endocrinol Metab* 1998;83:3872–3880.

88. **New MI, Carlson A, Obeid J, et al.** Extensive personal experience: prenatal diagnosis for congenital adrenal hyperplasia in 532 pregnancies. *J Clin Endocrinol Metab* 2001;86:5651–5657.

89. **Fernández-Balsells MM, Muthusamy K, Smushkin G, et al.** Prenatal dexamethasone use for the prevention of virilization in pregnancies at risk for classical congenital adrenal hyperplasia due to 21 hydroxylase (CYP21A2) deficiency: a systematic review and meta-analyses. *Clin Endocrinol (Oxf)* 2010;73:436–444.

90. **Futterweit W.** Pathophysiology of polycystic ovarian syndrome. In: **Redmond GP, ed.** Androgenic disorders. New York: Raven Press, 1995:77–166.

91. **Rebar RW.** Disorders of menstruation, ovulation, and sexual response. In: **Becker KL, ed.** *Principles and practice of endocrinology and metabolism.* 2nd ed. Philadelphia, PA: Lippincott, 1995:880–899.

92. The Rotterdam ESHRE/ASRM-Sponsored PCOS Concensus Workshop Group. Revised 2003 concensus on diagnostic criteria and long-term health risks related to polycystic ovary syndrome. *Fertil Steril* 2004;81:19–25.

93. **Lewy VD, Danadian K, Witchel SF, et al.** Early metabolic abnormalities in adolescent girls with polycystic ovarian syndrome. *J Pediatr* 2001;138:38–44.

94. **Lobo RA, Goebelsmann U.** Adult manifestation of congenital hyperplasia due to incomplete 21-hydroxylase deficiency mimicking polycystic ovarian disease. *Am J Obstet Gynecol* 1980;138:720–726.

95. **Chrousos GP, Loriaux DL, Mann DL, et al.** Late-onset 21-hydroxylase deficiency mimicking idiopathic hirsutism or polycystic ovarian disease. *Ann Intern Med* 1982;96:143–148.

96. **New MI, Lorenzen F, Lerner AJ, et al.** Genotyping steroid 21-hydroxylase deficiency: hormonal reference data. *J Clin Endocrinol Metab* 1983;57:320–326.

97. **Spritzer P, Billaud L, Thalabard J-C, et al.** Cyproterone acetate versus hydrocortisone treatment in late-onset adrenal hyperplasia. *J Clin Endocrinol Metab* 1990;70:642–646.

98. **Horton R, Hawks D, Lobo R.** 3a, 17b-Androstanediol glucuronide in plasma: a marker of androgen action in idiopathic hirsutism. *J Clin Invest* 1982;69:1203–1206.

99. **Hamerton JL, Canning N, Ray M, et al.** A cytogenetic survey of 14,069 newborn infants. Incidence of chromosome abnormalities. *Clin Genet* 1975;4:223–243.

100. **Blackless M, Charuvastra A, Derryck A, et al.** How sexually dimorphic are we? *Am J Hum Biol* 2000;12:151–166.

101. **Hricak H, Chang YCF, Thurner S.** Vagina: evaluation with MR imaging. I. Normal anatomy and congenital anomalies. *Radiology* 1991;179:593.

102. **Ogilvy-Stuart AL, Brain CE.** Early assessment of ambiguous genitalia. *Arch Dis Child* 2004;89:401–407.

103. **Imperato-McGinley J, Guerrero L, Gautier T, et al.** Steroid 5a-reductase deficiency: an inherited form of male pseudohermaphroditism. *Science* 1974;186:1213–1215.

104. **Hughes IA.** Congenital adrenal hyperplasia: a lifelong disorder. *Horm Res* 2007;68:84–89.

105. **Schardein JL.** Congenital abnormalities and hormones during pregnancy: a clinical review. *Teratology* 1980;22:251–270.

106. **Bracken MB.** Oral contraception and congenital malformations in offspring: a review and meta-analysis of the prospective studies. *Obstet Gynecol* 1990;76:552–557.

第**30**章　闭　　经

Valerie L. Baker
Wendy J. Schillings
Howard D. McClamrock

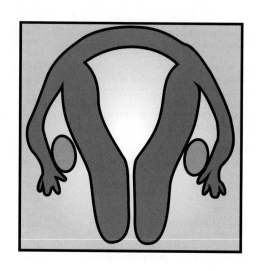

- 在过去的一个世纪中,月经初潮年龄已显著提前。原发性闭经的定义是在13岁时无明显第二性征发育,或15岁时虽有第二性征发育但仍无月经来潮。
- 闭经或月经不规律提示女性可能存在影响全身健康的医学情况。对健康的影响取决于闭经的病因。因此,只要可能,应尽量确定闭经的原因。
- 当性腺功能衰竭表现为原发性闭经时,很可能是染色体核型异常。
- 引起闭经的解剖学原因相对较少,大部分可由病史和体格检查做出诊断。
- 诊断闭经的要点包括对第二性征和解剖异常的体格检查、测定人绒毛膜促性腺激素(hCG)以除外妊娠、测定血清催乳素和促甲状腺激素(TSH)、测定促卵泡激素(FSH)水平以鉴别高促性腺激素和低促性腺激素性性腺功能低下。
- 治疗策略包括:为纠正引起闭经主要病因的特异性治疗(药物或手术),为促进和维持第二性征并减轻症状的激素治疗,对于循环雌激素低的患者为增加和维持峰值骨量的治疗(包括激素治疗、钙剂、维生素D),以及有生育要求患者的诱导排卵治疗。

要出现正常月经必须有复杂的激素相互作用。在神经递质和激素的调控下,下丘脑以脉冲方式分泌促性腺激素释放激素(GnRH)。GnRH促进垂体分泌促卵泡激素(FSH)和黄体生成素(LH),后两种激素促进卵巢的卵泡发育和排卵。功能正常的卵泡可分泌雌激素;排卵后,卵泡转化成黄体,除了分泌雌激素外还分泌孕激素。雌孕激素促进子宫内膜生长。若未妊娠,雌、孕激素分泌下降,出现撤退性出血。若上述的任一环节(下丘脑、垂体、卵巢、流出道和反馈机制)功能异常,则无出血。

21世纪,月经初潮的平均年龄已显著提前,因此原发性闭经的定义也发生了相应改变,目前的定义是在13岁时无明显第二性征发育,或15岁时虽有第二性征发育但无月经来潮。目前原发性闭经的定义比原来提前了 1 年,以符合超过第二性征发育和初潮平均年龄的 2 倍标准差以上的标准(1)。13 岁乳房尚未开始发育即需要进行检查。曾有过月经来潮的妇女再发生闭经称为继发性闭经,其定义是停经超过 3 个正常月经周期(2)。周期规律的女性月经延迟一周就有必要做妊娠试验。应该对每年月经少于 9 次的女性进行检查。除少数特殊情况外,原发性闭经与继发性闭经的病因相似。

患者的下丘脑 - 垂体 - 卵巢轴可发生轻度变化,虽然不至于严重到引起闭经,但会引起无排卵或稀发排卵,从而表现为不规则月经(月经稀发)。因无拮抗的雌激素作用,这些患者可能在月经期发生大出血。月经稀发与闭经的病因会有重叠,但一些解剖结构异常(如先天无子宫发育)、染色体异常(如 Turner 综合征)引起的多为原发性闭经。

WHO 将闭经分为三类。WHO I 型闭经是指无内源性雌激素产生、FSH 水平正常或偏低、催乳素水平正常、下丘脑 - 垂体 - 卵巢轴无病变的闭经;WHO II 型闭经是指有内源性雌激素产生、FSH 与催乳素水平正常的闭经。WHO III 型闭经是指血清 FSH 水平升高,提示卵巢功能不足或衰竭的闭经。

为明确闭经病因,确定是否有第二性征发育非常重要(图 30.1)。缺乏第二性征,表明一个女性从未有过雌激素作用。

无第二性征发育的闭经

尽管已在其他章节讨论了与性腺功能低下有关疾病的诊断和治疗(见第 29 章),但因为这些疾病可能表现为原发性闭经,在这里还要被再次提及。**因为乳腺发育是青春期雌激素暴露的第一个征象,无第二性征发育的患者通常为原发性闭经,而不是继发性闭经(表 30.1)**。促性腺激素水平有助于对无乳房发育的闭经患者进行病因分类。

原发性闭经的病因

高促性腺激素性性腺功能低下合并第二性征缺乏

性腺发育不全一词被用来描述性腺异常发育的患者,其典型的表现是条索状性腺。性腺发育不全的患者表现为 FSH 与 LH 水平升高,原因是其性腺不能产生对垂体进行负反馈调节的甾体激素及抑制素。染色体异常在表现为原发性闭经的性腺功能缺乏的患者中常见(表 30.1)。**一项研究显示,原发性闭经患者中大约 30% 存在染色体异常(3)。Turner 综合征(45,X)及其各种变异,是表现为原发性闭经的高促性腺激素性性腺功能低下的最常见原因。**

其他与原发性闭经有关的疾病包括 X 染色体结构异常、嵌合体、单纯性腺发育不全(条索样性腺的 46,XX 和 46,XY)、酶缺乏以致不能产生正常雌激素,及促性腺激素受体失活变异。在这些情况下,个体性腺功能衰竭,不能合成卵巢甾体激素。由于下丘脑 - 垂体轴缺乏雌激素的负反馈,促性腺激素水平升高。**患这些疾病的大部分患者为原发性闭经,缺乏第二性征。**但是,偶尔有 X 染色体部分缺失、嵌合体或单纯性腺发育不全(46,XX)的患者,在青春早期合成的雌激素的量足以引起乳房发育和几次子宫出血,这时会发生继发性闭经;也可能有排卵,在极偶然情况下,能妊娠。

遗传学异常

Turner 综合征 Turner 综合征(45,X)是引起性腺功能衰竭和原发性闭经的最常见**染色体异常**(3,4)。Turner 综合征患者似乎在宫内时有正常的卵巢发育,闭经是由于卵泡

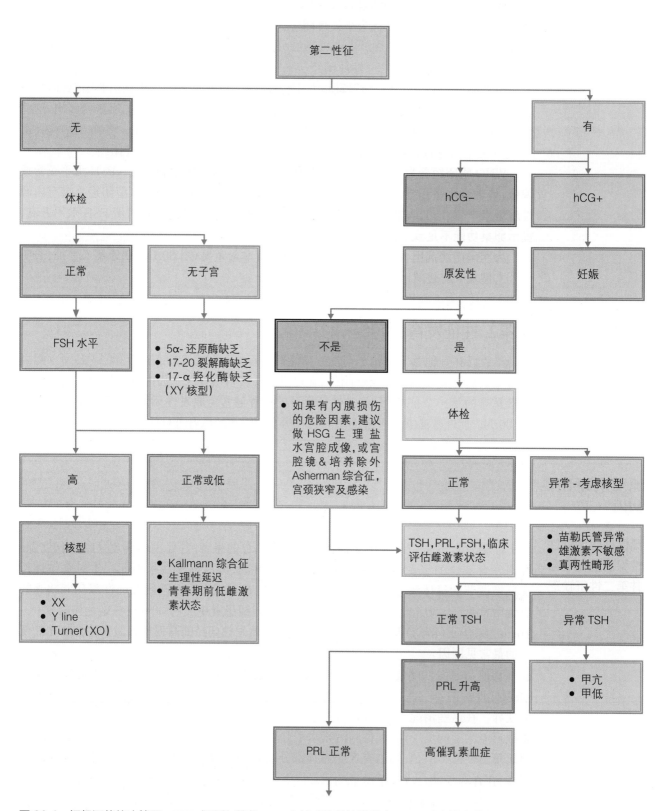

图 30.1　闭经评估的决策图。 FSH,促卵泡激素;hCG,人绒毛膜促性腺激素;HSG,子宫输卵管造影;TSH,促甲状腺激素;PRL,催乳素;CT,计算机断层扫描;MRI,磁共振成像;EEG,脑电图

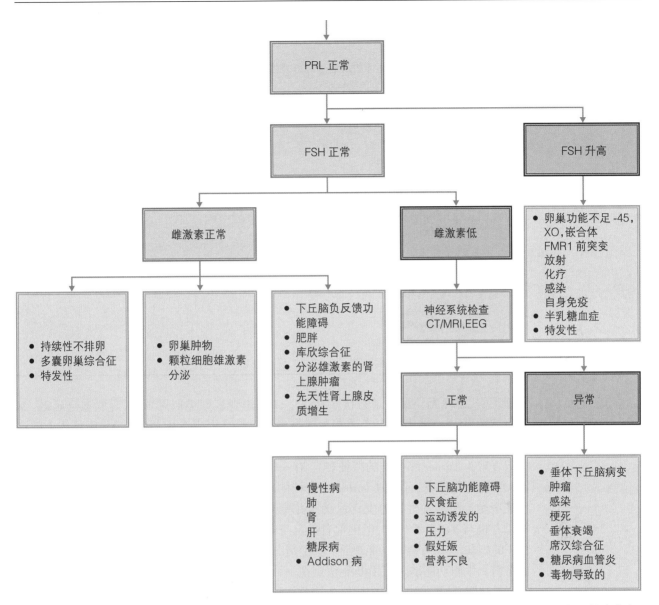

图 30.1(续)　闭经评估的决策图。FSH,促卵泡激素;HCG,人绒毛膜促性腺激素;HSG,子宫输卵管造影;TSH,促甲状腺激素;PRL,催乳素;CT,计算机断层扫描;MRI,磁共振成像;EEG,脑电图

加速闭锁。纤维化的卵巢被称为条索状卵巢。

除了性腺功能缺乏,体格检查时还很容易看到相关的体征,包括身材矮小、颈蹼、盾状胸、肘外翻(手臂的臂外偏角增大)、掌骨短、发际低、高腭弓、多处色素痣、第四掌骨短(4)。X 染色体失活是一条 X 染色体上的大部分基因失活的过程。X 染色体上的基因中,20%能逃脱 X 染色体失活,认为 45,X 患者缺乏这些基因的第二个拷贝,才引起 Turner 综合征的相关体征(5)。

一旦由染色体检查确定了 Turner 综合征的诊断,需做下列检查,以诊断心脏(30% 有主动脉缩窄)、肾脏(尤其是马蹄肾)和自身免疫性(甲状腺炎)疾病,并做相应的治疗。除了心脏超声外,还需要做心脏 MRI(6)。在儿童时期就应该做相应的评估以识别潜在的注意力缺陷以及非言语型学习障碍。患有 Turner 综合征的女性应终身筛查糖尿病、主动脉扩张、高血压、听力丧失(6)。

异常 X 染色体　X 染色体部分缺失的 46,XX 个体,依照缺失的遗传学物质的数量和位点,有不同的表现型。X 染色体长臂从 Xq13 到 Xq26 缺失(Xq-)的患者表现为性幼稚、

表 30.1　与缺乏第二性征相关的闭经

盆腔检查异常

XY 个体中 5α- 还原酶缺乏、17,20- 裂解酶缺乏、17α- 羟化酶缺乏

先天性类脂质肾上腺增生症

黄体生成素受体缺陷

高促性腺激素性性腺功能低下

性腺发育不全

卵泡刺激素受体缺陷

X 染色体部分缺失

性染色体嵌合

环境和治疗性卵巢毒性物质

XX 个体中 17α- 羟化酶缺乏

半乳糖血症

XX 个体中先天性类脂质肾上腺增生症

低促性腺激素性性腺功能低下

生理性延迟

Kallmann 综合征

中枢神经系统肿瘤

下丘脑 / 垂体功能异常

体型正常、躯体无异常和条索状性腺(7)。一些患者表型类似无睾者,骨骺愈合延迟。X 染色体短臂(Xp)缺失的患者通常表现与 Turner 综合征患者相似(8)。Xp 染色体上的许多基因逃脱 X 染色体失活,作用与常染色体上的基因相似。因缺失产生的起作用单体,临床表现为 Turner 综合征的特征(5)。有一条环 X 染色体的患者,尽管部分能成功生育,但大部分卵巢早衰,有类似 Turner 综合征的表现型。这些患者与 Turner 综合征患者的区别在于她们更易发生智力发育迟缓及并指或并趾畸形。X 染色体长臂异构体(i [Xq])的患者也与 XO 患者相似,但更常合并自身免疫性疾病。X 染色体平衡异位到一条常染色体的妇女,一半有性腺功能缺乏。典型情况是,正常 X 染色体失活,以保持常染色体基因的平衡。性腺功能缺乏可由断裂位点在一个基因中的染色体断裂引起,该基因是维持正常卵巢功能、异常减数分裂或异位 X 染色体和相邻的常染色体基因的失活所需要的(5,9)。

嵌合体　原发性闭经与不同嵌合状态有关,最常见的是 45,X/46,XX(10)。45,X/47,XXX 和 45,X/46,XX/47,XXX 的临床表现与 45,X/46,XX 相似,因性腺中的卵泡数量不同,产生的雌激素和促性腺激素不同。尽管 45,X/46,XX 嵌合体中 80% 比她们的同龄人要矮,66% 有部分体格异常,但与纯的 45,X 相比,45,X/46,XX 个体身高高一些,异常相对较少。这些患者中约 20% 有自然月经(10)。

单纯性腺发育不全　外表为女性但性幼稚、原发性闭经、身高正常、无染色体异常(46,XX 或 46,XY)的个体为单纯性腺发育不全。这些性腺通常是条索状的,但有些个体有第二性征的部分发育,及几次子宫出血。当位于 Yp11 上的 SRY 基因(Y 染色体上的性别决定区基因)突变导致 XY 女性性腺发育不全时,称为 Swyer 综合征(11,12)。

其他如 SOX1、DAX1、WT-1 和 SF 1 等基因突变,影响睾丸分化和抑制抗苗勒管激素产生,也会导致 XY 单纯性腺发育不全(13)。位于 17q2 上的 SOX9 基因在睾丸分化过程中起作用,并促进抗苗勒管激素分泌。已知 *SOX9* 基因的部分突变,但不是全部,会引起 XY 性反转和屈肢骨发育不良(严重的骨骼异常)(14,15)。位于 Xp21 上的 DAX1 基因复制,引起剂量敏感的 XY 性反转(16)。DAX1 被假设能对抗 *SRY* 基因,防止睾丸分化。*DAX1* 基因过度表达的转基因 XY 鼠为女性表型,支持该假说(17)。位于 11p13 上的 WT-1 基因(Wilms 肿瘤抑制基因 1)突变,依基因突变位点的不同,引起数种不同的综合征。在

Frasier 综合征中,存在选择剪接,使蛋白产物缺乏高度保守的 KTS 重复。正常的 +KFS 异构蛋白被认为能协同 SF 1(生成类固醇因子 1)的作用,促进抗苗勒管激素表达。XY 患者缺乏 +KFS 异形,会出现正常女性内外生殖器、条索性腺和进展性肾小球病变。这些女性常发生性腺肿瘤,但很少发生 Wilms 肿瘤,后者与 *WT 1* 基因的其他位点突变有关。发生抑制 +KFS 异构蛋白突变的 XX 患者,有类似的肾脏异常,但有正常的卵巢和外阴(17~19)。一个 *SF 1* 基因杂合子突变的 XY 患者有肾衰竭和性逆转(20)。SF 1 是一个孤儿核受体,不仅调节 AMH 表达,也调节所有细胞色素 P450 甾体羟化酶(19)。编码 *WNT4* 基因的 1p 复制引起 XY 性逆转。*WNT4* 可上调 DAX1 转录。TRX 突变也引起 XY 性逆转。其他引起 XY 性逆转的基因在将来也可能会被确定。9p24 和 10q 突变引起 XY 性逆转,但引起该缺陷的确切基因还没能确定(17,19,21)。

XX 单纯性腺发育不全可由基因组中存在小 Y 染色体片段引起。依据采用的 DNA 测试序列不同,预计 5%~40% 的 Ullrich-Turner 综合征患者采用聚合酶链反应(PCR)方法能发现 Y 序列(22,23)。若存在 Y 序列,因有发生性腺母细胞瘤的风险,建议行性腺切除(22)。

其他 XX 性腺发育不全的患者,可能是在青春期发育前或第二性征发育后基因突变引起卵巢功能不足,相关内容将在本章的后续部分讨论。

混合性性腺发育不全　**大部分患者是 XY,外阴辨别不清,一侧有条索性腺,对侧有异常睾丸。**这些患者中小部分有 *SRY* 基因突变(17)。

罕见的酶缺陷

先天性类脂质性肾上腺皮质增生　**这种常染色体隐性遗传疾病的患者不能将胆固醇转化为孕烯醇酮,后者是甾体激素生物合成的第一步。**还未发现 P450scc 基因(一种负责该过程中这一步的转化酶)的缺陷,但已发现甾体生成急性调节蛋白(StAR)(帮助将胆固醇从线粒体膜外转运到膜内)的 15 种不同变异。该蛋白是促性腺激素作用的甾体激素生物合成的限速步骤。这些患者在婴儿期表现为低血钠、高血钾和酸中毒。XX 和 XY 个体的表现型均是女性。已在日本人/朝鲜人和巴勒斯坦阿拉伯人中发现该疾病遗传系。采用恰当的盐皮质激素和糖皮质激素替代,这些患者可以存活至成年。大部分患者是 XY,没有子宫。若不用激素替代,她们将保持性幼稚状态。XX 患者可能在青春期有第二性征发育,但形成大的卵巢囊肿和卵巢早衰(24,25)。

17α- 羟化酶缺乏和 17,20- 裂解酶缺乏　*CYP17* 基因变异引起 17α- 羟化酶和 17,20- 裂解酶功能异常,该蛋白在肾上腺和性腺甾体合成途径中都很重要。尽管极少数人患这种疾病,但已发现 20 多种改变基因阅读框的变异(26)。患者核型为 46,XX 或 46,XY。46,XY 核型个体无子宫,这是与 46,XX 个体的不同之处。CYP17 突变的个体原发性闭经、无第二性征、女性表型、高血压、低血钾(27)。因 17α- 羟化酶水平低,该疾病以皮质醇合成减少为特征,继而促使促肾上腺皮质激素(ACTH)增加。在合成盐皮质激素的过程中,无需 17α- 羟化酶;因此盐皮质激素产生过多,导致钠潴留、钾丢失和高血压。**17α- 羟化酶缺乏的患者有始基卵泡,但由于酶缺乏使性甾体激素合成受阻,促性腺激素水平升高。**

芳香化酶缺乏　这种罕见的常染色体隐性遗传疾病,使受累个体不能将雄激素芳香化为雌激素(28)。**因为大部分受累孩子的母亲在妊娠期有雄性化的表现,甚至在出生以前就可以怀疑该综合征。**出现该现象的原因是胎盘不能将胎儿雄激素转化为雌激素,雄激素进入母亲的血液循环中。出生时,女性患儿阴蒂肥大,后阴唇阴囊融合(外生殖器模糊)。在青春期,无乳房发育、原发性闭经、男性化加重、无生长突增、骨龄延迟、卵巢多囊性改变。诊断包括 FSH、LH、睾酮和硫酸脱氢表雄酮(DHEAS)升高,雌二醇水平测不出。雌激素治疗能改善卵巢和骨骼的异常,但必须模拟正常雌激素水平。因此,在儿童期的剂量必须很小,在青春期再增加剂量(29,30)。

半乳糖血症　**患有半乳糖血症的女孩常常会卵巢早衰,但新生儿筛查项目一般能早期发现本病。**可通过测定半乳糖-1-磷酸尿苷酸转移酶水平诊断半乳糖血症或半乳糖血症基因携带者。

罕见的促性腺激素受体突变

黄体生成素受体突变　**已在无第二性征发育的原发性闭经的XY假两性畸形患者中发现LH受体失活,**由位于2号染色体上LHR基因纯合子密码子过早终止、缺失、错义突变引起。这些患者的Leydig细胞不能对LH起反应,引起Leydig细胞增生不全,导致睾丸早衰,无男性化特征。有同种突变的XX个体有正常的第二性征,但闭经,伴LH升高、FSH水平正常和卵巢多囊性改变(31,32)。

促卵泡激素受体突变　已在芬兰的6个家族中发现一种常染色体隐性遗传的、在FSH受体细胞外区域的单氨基酸置换,抑制FSH结合。这种情况导致原发性闭经或很早就继发性闭经、第二性征发育程度不等、FSH水平和LH水平升高(33)。

无第二性征发育的卵巢早衰的其他病因

青春期启动前对卵巢严重的破坏可引起卵巢功能不足,无第二性征发育。卵巢的放疗、烷化剂化疗(如环磷酰胺)或是放化疗联合可导致卵巢功能障碍(34,35)。其他引起卵巢早衰(也被称为原发性卵巢功能不足)的原因常常与第二性征发育后的闭经有关,相关内容后续讨论。

无第二性征发育的低促性腺激素性性腺功能低下

因低促性腺激素性性腺功能低下而致的原发性闭经,见于下丘脑不能分泌足量的GnRH或存在不能足量产生或释放垂体促性腺激素的垂体疾病。

生理性延迟　生理性或体质性青春期延迟是低促性腺激素性性腺功能低下最常见的一种表现。闭经可能是因GnRH脉冲发生器延迟活化而引起生理发育缺乏的结果。GnRH水平是相对于生物年龄的功能性缺乏,但相对于生理发育是正常的。

Kallmann综合征　**与低促性腺激素性性腺功能低下相关的原发性闭经的第二个最常见的下丘脑病因是GnRH脉冲分泌不足(Kallmann综合征),有多种基因传递方式。**GnRH脉冲分泌不足导致FSH和LH缺乏(36)。Kallmann综合征常伴随嗅觉丧失,患者常常不能察觉自己闻不见味道。性腺功能低下及嗅觉丧失是由于胎儿发育时期神经元未能正常迁移所致。

其他原因所致的促性腺激素释放激素缺乏　GnRH缺乏也可能是由发育或遗传缺陷、炎症、肿瘤、脉管损伤或外伤引起。**引起原发性闭经的中枢神经系统肿瘤,最常见的是颅咽管瘤,通常是蝶鞍外肿物,影响GnRH合成和分泌或刺激垂体促性腺激素。**基本上所有患者垂体其他激素、LH、FSH分泌均有异常(37,38)。释放催乳素的垂体腺瘤在儿童期不常见而常见于第二性征发育之后。

遗传性疾病

5α-还原酶缺乏　5α-还原酶缺乏也应被视为原发性闭经的一个病因(39)。患这种疾病患者的基因型是XY,常在青春期有男性化,有睾丸(因为存在有功能的Y染色体),因AMH有功能所以无任何苗勒管(mullerian structures)结构。5α-还原酶将睾酮转化为其更高效的形式——二氢睾酮。**5α-还原酶缺乏患者与雄激素不敏感患者的区别在于青春期无乳房发育。**这些患者的睾酮水平足以抑制乳房发育,维持正常反馈机制的完整性,故

促性腺激素水平低。不能出现泌尿生殖窦和外生殖器的正常男性分化,因为此过程需二氢睾酮参与。但是,存在源自午非管(wolffian ducts)的正常男性内生殖器,因为此过程只需睾酮。男性类型的毛发生长、肌肉量和声音低沉,也是依赖于睾酮的。

促性腺激素释放激素受体突变　已确定了数个 GnRH 受体基因的突变,引起 GnRH 功能异常。大部分受累患者是混合的杂合子,但也发现纯合子的常染色体隐性遗传突变。GnRH 受体是一个双 G- 蛋白受体。功能性研究显示,突变引起 GnRH 与其受体结合的显著降低,或者抑制第二信使的传递。因缺乏功能性的信号传递,不能刺激 FSH 和 LH,不能促进卵泡生长(40)。所有患者体态均正常。**GnRH 受体突变,占嗅觉正常的、特发性低促性腺激素性性腺功能低下散发病例的** 17%(41)。

促卵泡激素缺乏　FSH 缺乏的患者常因青春期发育延迟和低雌激素引起原发性闭经而寻求治疗。她们与其他雌激素水平低的患者不同的是 FSH 水平降低和 LH 水平升高。这些患者尽管 LH/FSH 比值异常,但血清雄激素水平低,表明 FSH 刺激的卵泡发育是泡膜细胞产生雄激素的前提。已确定在部分这些患者中,FSHβ 亚单位的常染色体隐性突变,损伤 α 和 β 亚单位的二聚作用,抑制与 FSH 受体的结合(42)。1 例患者经注射促性腺激素促排卵后已成功妊娠(43)。

其他下丘脑 / 垂体功能失调

功能性促性腺激素缺乏原因有营养不良、吸收障碍、体重降低或神经性厌食、过度锻炼、慢性疾病、肿瘤和吸食大麻(44~48)。甲状腺功能低下、多囊卵巢综合征(PCOS)、库欣综合征、高催乳素血症和中枢神经系统的浸润性疾病是原发性闭经的罕见原因(49,50)。无原因的体质性延迟在女孩中比男孩中少见,应充分寻找不发育的原因(51)。

诊断

对恰当诊断和治疗与性腺功能低下相关的原发性闭经而言,详细的病史询问和体格检查是必需的。体格检查对 Turner 综合征患者尤其有帮助。身材矮小但符合生长曲线、有青春期延迟发育的家族史及体格检查正常(包括嗅觉、视神经乳头和视野的评估),提示可能是生理性延迟。头痛、视觉损伤、身材矮小、尿崩症状、一个或多个肢体肌力减弱,提示中枢神经系统损伤(38)。溢乳可见于催乳素瘤,这常见于有第二性征发育的继发性闭经。

诊断步骤总结如下:

1. 除非病史或体格检查提示为其他疾病,否则最初的实验室检查应包括血清 FSH 及 LH 水平,以鉴别高促性腺激素性及低促性腺激素性性腺功能低下。若 FSH 水平升高,应做核型分析。FSH 升高加上 45,X 的核型,能确证 Turner 综合征的诊断。通过核型可诊断 X 染色体的部分缺失、嵌合、单纯性腺发育不全和混合性性腺发育不全。

2. Turner 综合征患者因为与主动脉缩窄(高达 30%)和甲状腺功能异常有关,应每 3~5 年做超声心动图,每年做甲状腺功能检查。心脏 MRI 是心脏评估的重要组成部分(6)。她们还应该评估是否有听力丧失、肾脏畸形、糖尿病和高血压。

3. 若核型异常并含 Y 染色体,如性腺发育不全,应切除性腺以预防肿瘤(13)。

4. 若核型正常且 FSH 水平升高,需考虑到 17α- 羟化酶缺乏,因为若不治疗该疾病可威胁生命。当检测结果显示血清孕酮水平升高(>3.0ng/ml)、17α- 羟孕酮水平低(0.2ng/ml)和血清去氧皮质酮(DOS)水平升高,应考虑该诊断(52)。ACTH 刺激试验可确证该诊断。给予负荷量 ACTH 后,受累者血清孕酮水平较基线显著上升,但血清 17α- 羟孕酮水平不变。

5. 若筛查的 FSH 水平降低,可得出低促性腺激素性性腺功能低下的诊断。此时应做 CT 或 MRI 以除外中枢神经系统病变,尤其是在发现溢乳、头痛、视野缺损症状后。在 70% 的颅咽管瘤患者中可发现蝶鞍上或蝶鞍内钙化(38)。

6. 生理性延迟是一个排除诊断,难以与 GnRH 分泌不足区分。病史提示生理性延迟、X 线提示骨龄延迟及 CT 或 MRI 显示无中枢神经系统损伤,可支持该诊断。

闭经的治疗

与各种类型的性腺功能缺乏及高促性腺激素性性腺功能低下有关的原发性闭经个体的治疗,都需要周期性雌激素加孕激素治疗,以启动、成熟和维持第二性征。预防骨质疏松是雌激素治疗的一项益处。

1. 治疗通常以结合雌激素 0.3mg/d 或 0.625mg/d 或雌二醇 0.5mg/d 或 1mg/d 开始。

2. 若患者身材矮小,不要使用更大剂量以防止骨骺提早愈合。但是大部分患者有正常身高,可以从更大剂量雌激素开始,然后在几个月后减少到维持剂量。

3. 可每天给予雌激素加上孕激素(醋酸甲羟孕酮或孕酮)以防止有子宫的患者无拮抗的雌激素刺激子宫内膜。醋酸甲羟孕酮,每天 2.5mg,或每月 12~14 天 5~10mg。口服微粉化的孕酮,每天 100mg,或每月 12~14 天 200mg。类似地,孕酮栓剂每天 50mg,或每月 12~14 天 100mg。

4. 在自然状态,或在雌激素治疗后嵌合体和条索性腺的个体偶尔有排卵,并能妊娠。

5. 若确诊 17α- 羟化酶缺乏,治疗应包括皮质激素和雌激素。若患者有子宫,加用孕激素。

若可能,治疗以纠正闭经的主要病因为目标:

1. 颅咽管瘤依照肿瘤的大小可采用经蝶骨的途径或开颅切除。一些研究显示,部分肿瘤切除后加上放疗,可改善预后(38,53)。

2. 生殖细胞瘤对放疗高度敏感,很少需要手术(54)。

3. 催乳素瘤和高催乳素血症常对多巴胺激动剂反应好(溴隐亭或卡麦角林)(55)。

4. 针对营养不良、吸收障碍、体重降低、神经性厌食、运动性闭经、肿瘤和慢性疾病,给予特异性治疗。逻辑上,下丘脑病因的低促性腺激素性性腺功能低下患者,应给予长期的脉冲 GnRH 治疗。但是,因为需要长期的内置导管和可携带的泵,这种形式的治疗常无法应用。因此,这些患者应给予周期性雌激素加孕激素治疗直至完成性成熟。一旦性成熟,性激素替代治疗可持续应用以治疗低雌激素症状。

5. Kallmann 综合征患者,及运动、应激性闭经、神经性厌食和体重降低的患者,应予激素替代,按前述的、治疗低促性腺激素性性腺功能低下的类似方法治疗。对有厌食症的患者,增加体重的治疗及良好的心理状态比长期激素替代更可取(56)。

6. 若患者有青春期生理性延迟,唯一需要的处理是使患者放心,预期的发育最终将会出现。

核型含 Y 细胞系(45,X/46,XY 嵌合体,或单纯性腺发育不全 46,XY)的个体易患生殖嵴肿瘤,如性腺母细胞瘤、无性细胞瘤和卵黄囊肿瘤。一旦诊断,这些患者的性腺应予切除,以预防恶性变。有一些证据表明,无 Y 染色体的多毛患者也应做性腺切除。一个染色体核型 45,X 的多毛患者,观察到有一个条索性腺;对侧性腺发育不全含发育中的滤泡、分化好的输精管和 Leydig 细胞。该患者发现 HY 抗原阳性(57)。

克罗米芬(氯米芬)对欲生育的性腺功能低下患者诱导排卵通常无效,因为这些患者雌激素水平很低。性腺功能低下的患者中,采用注射的促性腺激素诱导排卵通常能成功,GnRH 脉冲治疗可用于垂体功能正常的患者。在无卵巢功能的患者中,捐赠卵子是适宜的选择。近来有关于 Turner 综合征患者妊娠因主动脉剥离破裂而死亡的报道(58)。Turner 综合征患者采用捐赠卵子治疗前,需仔细地咨询和检查。

有第二性征发育伴盆腔解剖异常的闭经

病因

流出道及苗勒管异常

　　闭经可见于流出道堵塞或流出道缺如或无功能的子宫(表30.2)。若有月经来潮,子宫内膜必须有功能,宫颈与阴道必须是通畅的。大多数苗勒管发育异常的妇女卵巢功能正常,因此会有正常的第二性征发育。

表30.2　闭经的解剖病因

存在第二性征	继发于子宫或宫颈手术史
苗勒管异常	刮宫,尤其是产后
无孔处女膜	锥切
阴道横隔	Loop 电切
Mayer-Rokitansky-Küster-Hauser 综合征	继发于感染
雄激素不敏感	盆腔炎
真两性畸形	宫内节育器相关
无子宫内膜	结核
Asherman 综合征	血吸虫病

横向阻断

　　苗勒管的任何横向阻断均将引起闭经(59)。这样的流出道梗阻包括无孔处女膜、阴道横隔、宫颈或阴道缺如。有完整子宫内膜的流出道横向性梗阻常引起青少年周期性疼痛而无月经出血。经血流出受阻,可引起阴道积血、子宫积血或腹腔积血,可引起子宫内膜异位症。

苗勒管异常

　　Mayer-Rokitansky-Küster-Hauser 综合征包括阴道发育不全伴有各种的苗勒管异常,部分患者还伴有肾脏、骨骼、听力异常(60)。苗勒管发育不全约占原发性闭经患者的10%(2)。患有该病的患者中,15% 一侧肾脏缺如、盆腔游走肾或马蹄肾;40% 有双倍的泌尿收集系统;5%~12% 有骨骼异常(61~63)。Mayer-Rokitansky-Küster-Hauser 综合征与半乳糖代谢异常有关(64)。

功能性子宫内膜缺如

　　若存在无功能性的子宫内膜也会发生闭经。当体格检查正常时,需考虑存在子宫腔的解剖异常。先天性子宫内膜缺如是原发性闭经患者中的一种罕见情况。Asherman 综合征更常见于继发性闭经或月经量过少,也可见于存在子宫内膜或宫颈瘢痕风险的患者中(图30.3),这些危险因素包括子宫或宫颈手术史、与宫内节育器相关的感染和严重的盆腔炎。有产后刮宫史的患者,进行子宫输卵管造影,其中 39% 发现有 Asherman 综合征(65)。结核和血吸虫病等感染也可引起 Asherman 综合征,但在美国罕见。宫颈病变手术切除(锥切活检、Loop 电切)后的宫颈狭窄也会引起闭经。

雄激素不敏感
完全性先天性雄激素不敏感(曾称为睾丸女性化)表型为女性,有第二性征发育,但无月经来潮(图30.2)。从基因型上讲,他们是男性(XY),但存在抑制正常雄激素受体功能的缺陷,导致发育为女性表型。血清睾酮水平在正常男性范围内。阴道可能缺如或较短。

位于X染色体上的雄激素受体基因缺陷包括编码雄激素受体基因的缺如和受体结合区的异常。雄激素受体缺陷种类很多,可源于受体功能或浓度下降。雄激素受体突变的多样型可能与表型的多样性有关。已有报道超过250种的不同突变,氨基酸置换是最常见的类型(66,67),也存在受体后缺陷(68)。血清总睾酮浓度在正常男性范围内。因为这些患者有抗苗勒管激素且功能正常,所以无子宫、阴道和输卵管等女性内生殖器。因为Y染色体上存在正常功能的基因,所以是睾丸,而不是卵巢,位于腹腔内和腹股沟管疝内。患者有一个阴道盲端,腋毛和阴毛稀疏或缺乏。这些患者在青春期有很好的乳房发育,但乳头不成熟,乳晕苍白。在发育过程中无睾酮,不会抑制乳房组织形成;在青春期,由睾酮转化的雌激素刺激乳腺生长。患者非常高,有类宦官体形的倾向(手臂长,手脚大)。

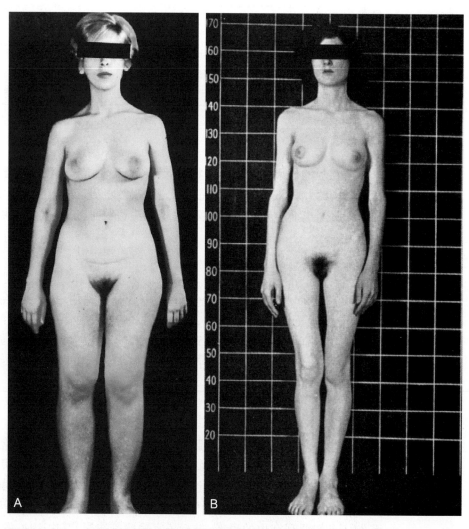

图30.2 A:一个发育很好的完全性雄激素不敏感综合征患者。注意特征性的无阴毛和发育好的乳房。B:另一个具有相反消瘦体态的雄激素不敏感患者。这是一个17岁的双胞胎46,XY

真两性畸形

在分析原发性闭经的病因时,应考虑到真两性畸形,但这是一种罕见情况。在这些患者中存在男性和女性两种性腺组织,XX,XY 和嵌合基因型均有。2/3 的患者有月经,但在 XY 基因型中从未报道有月经。这些患者外阴通常是模糊不清的,常有乳房发育。XX 真两性畸形中 15% 有 SRY 转位,另 10% 在性腺中有 Y 染色体嵌合(17)。

诊断

大部分先天异常可通过体格检查诊断:

1. 膨出的处女膜在堵鼻鼓气时向外膨出,可诊断无孔处女膜。超声或 MRI 有助于确定体格检查时不能发现的苗勒管畸形。患者还应做骨骼畸形检查和静脉肾盂造影以发现伴发的肾脏异常,这些异常比苗勒管发育不全少见(63)。

2. 仅通过体检,很难鉴别女性的横膈或宫颈、子宫的完全缺如与男性假两性畸形的阴道盲端。当阴毛和腋毛均无时,诊断雄激素不敏感。为确诊,应做染色体核型分析以明确是否有 Y 染色体存在。在部分患者中,雄激素受体的缺陷是不完全的,有男性化表现。

3. 无子宫内膜是一种流出道异常,不能对原发性闭经患者通过体格检查诊断。这种异常非常罕见,因此在体检正常(正常的阴道、宫颈、子宫)的患者中建议更优先考虑内分泌异常。尽管对多数患者不推荐孕激素刺激试验,但是其对先天性子宫内膜缺如这种罕见病的诊断是很有价值的。对看似有雌激素产生的患者可使用孕激素(如果不能确定患者体内有雌激素作用,2.5mg 结合雌激素或 2mg 微粉化雌二醇连用 25 天,最后 10 天每天加用 5~10mg 醋酸甲羟孕酮)。体格检查未见异常的原发性闭经患者应用此方案后若无撤退出血便可确诊先天性子宫内膜缺如。这是一种非常罕见的诊断,并不推荐常规行孕激素刺激试验。经阴道超声评估子宫内膜厚度可能对诊断有帮助,增厚的子宫内膜提示内膜对雌激素有反应。

4. Asherman 综合征也不能通过体格检查诊断,需要通过子宫输卵管造影、超声下盐水通液或宫腔镜诊断。这些试验可见由粘连引起的完全闭塞或多个充盈缺损。若怀疑结核或血吸虫病,应做子宫内膜培养。

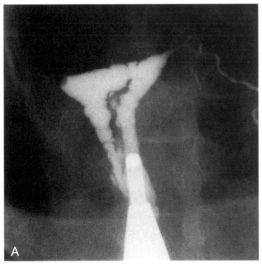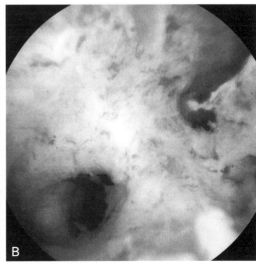

图 30.3　A:一个 Asherman 综合征患者子宫输卵管造影时见到的宫腔内粘连。B:一个 Asherman 综合征患者宫腔镜下见到的宫腔内粘连

治疗

对先天异常的治疗总结如下：

1. **无孔处女膜的治疗是做十字形切口以打开阴道开口**。大部分无孔处女膜是在阴道积血后才诊断的。只是用细针穿刺阴道积血而不将梗阻打开是不明智的，因为这样可能会出现阴道积脓。

2. **若存在阴道横隔，需手术切除**。阴道横隔46%出现在阴道上1/3，40%出现在阴道中1/3(69)。应在治愈前一直使用Frank扩张器来扩张阴道，以防阴道粘连(70)。手术后患者有完整有功能的生殖系统，但是，修复后的高位横隔患者妊娠率低(71)。

3. **子宫有功能而宫颈发育不良或缺如，比其他流出道梗阻更难治疗**。手术修复宫颈至今未成功，需切除子宫(72)。子宫内膜异位症很常见，是否在最初就对其手术治疗或在手术修复梗阻后子宫内膜异位症是否会自然恢复，还是有争议的。应保留卵巢，以提供雌激素的益处，及提供在将来将卵子移到体外受精，由代理母亲帮助生育的可能性。

4. **若阴道缺如或过短，慢慢扩张的方法通常能成功使之有功能**(70,73)。若扩张失败或该患者不能坚持扩张，应采用McIndoe剪开厚移植物(62,74,75)。最好的方法尚存在争议(60)。在最初仍需用阴道扩张器以使阴道有功能。

5. **完全性雄激素不敏感患者在青春期发育后应切除睾丸以防止恶性变**(76)。有睾丸的患者中，52%有肿瘤形成，最常见的是性母细胞瘤。几乎50%的睾丸肿瘤是恶性的(无性细胞瘤)，但恶性变通常在青春期后才发生(77)。有男性化表现、核型是46,XY的患者，应立即做睾丸切除以保持女性的表型，促进女性性别的身份。腹腔镜下双侧性腺切除是切除腹腔内睾丸的最好术式。

6. **宫颈和子宫粘连(Asherman综合征)可由宫腔镜下剪刀或电烧的方法去除**。术后在宫腔内置入儿科Foley导管7~10天(同时全身用广谱抗生素)，应用大剂量雌激素2个月，每月孕激素撤退，以防重新形成粘连。80%患者经这样治疗后可成功妊娠，但可能出现包括流产、早产、前置胎盘和胎盘植入在内的并发症(78)。宫颈粘连可采用扩张宫颈的方法治疗。

有第二性征发育和正常盆腔解剖的闭经

有第二性征发育、盆腔结构正常者闭经的可能原因很多，但最常见的是妊娠、多囊卵巢综合征、高催乳素血症、原发性卵巢功能不足(即卵巢早衰)，以及下丘脑功能障碍。所有育龄期女性闭经时均必须考虑妊娠的可能性。

病因

多囊卵巢综合征

多囊卵巢综合征(PCOS)是一种表现为高雄激素血症、排卵功能障碍和卵巢多囊样改变的疾病(79)。诊断PCOS时应排除催乳素水平显著升高、甲状腺功能显著不足、成人发病的先天性肾上腺皮质增生以及分泌雄激素的肿瘤。美国国立卫生研究院(NIH)1990年颁布的诊断标准指出，**PCOS的诊断需要有高雄激素血症和月经稀发或闭经。2003年的鹿特丹标准需要满足以下三个标准中的两项：高雄激素血症、闭经或月经稀发、B超观察到卵巢多囊样改变**(80)。尽管患有PCOS的妇女常伴随胰岛素抵抗，但胰岛素抵抗并未列入任何一个诊断标准中。肥胖也较常见，但有20%的PCOS妇女并不伴随肥胖。患有PCOS的妇女常常生育力低下，这常由卵巢排卵稀发或不排卵所致。PCOS可能有其他全身健康问题,包括子宫内膜增生和子宫内膜癌、糖尿病和心血管疾病的风险增加。

尽管 PCOS 常表现为阴道不规则出血而不是闭经,它仍是闭经的最常见原因之一(2)。PCOS 的病因目前尚不清楚。

见到多毛、闭经、看似患有 PCOS 的患者,应考虑到肾上腺分泌雄激素的肿瘤及先天性肾上腺皮质增生的可能。分泌雄激素(例如 Sertoli-Leydig 细胞瘤、门细胞瘤、类脂质细胞瘤)及雌激素(如颗粒细胞瘤)过多的卵巢肿瘤可导致月经不调,包括闭经。迅速出现多毛表现的病史提示肿瘤。

高催乳素血症

高催乳素血症是女性无排卵的一个常见原因。催乳素升高使 GnRH 分泌异常,从而导致月经紊乱(81)。妊娠期催乳素水平升高,分娩后哺乳的妇女在 6 个月内,不哺乳的妇女在几周内催乳素水平一般能降至正常。多巴胺的释放抑制催乳素的分泌。使催乳素水平升高的因素有:垂体分泌催乳素的腺瘤,其他干扰多巴胺向垂体输送通路的中枢神经系统(CNS)病变,干扰多巴胺正常分泌的药物(如抗抑郁药、抗精神病药包括利培酮、甲氧氯普胺,一些抗高血压药物,鸦片类,H$_2$ 受体阻滞剂)。

若 TSH 与催乳素水平都升高,甲状腺功能低下的治疗应先于高催乳素血症的治疗。治疗甲状腺功能低下的同时催乳素水平也会降至正常,因为 TSH 也会刺激催乳素的释放。

原发性卵巢功能不足

目前建议采用"原发性卵巢功能不足"(primary ovarian insufficiency,POI)一词以代替以前的"卵巢早衰"(premature ovarian failure)或"早绝经"(premature menopause)(82,83)。明显的卵巢功能不足(POI)定义为 40 岁之前的女性闭经 4 个月或以上伴随两次 FSH 值处于绝经水平。卵巢"功能不足"比"衰竭"一词更恰当,部分是因为卵巢功能时好时坏,即便是在看似步入绝经期的妇女卵巢功能也可能恢复正常。卵巢功能不足可因卵泡本身数量少或卵泡加速闭锁引起(82)。75% 以上 POI 的女性至少有间断的绝经期症状如潮热、盗汗、情绪不稳定(84)。原发性闭经从未接受过雌激素治疗的女性这些症状并不常见。

如果卵巢未发育或在青春期前卵巢便不再产生性激素,那么不曾接受外源性激素治疗的患者不会出现第二性征。如果卵巢功能不足出现较晚,那么患者将有正常的第二性征发育。

POI 的女性是有可能自然妊娠的。5%~10% 被诊断为卵巢早衰的妇女可自然妊娠,其中的 80% 可分娩出健康的孩子(85)。但是判断哪些妇女可以自然妊娠是比较困难的。关于测定卵巢储备功能的文献中并未特别关注 POI 人群,即便测试(血清 FSH、雌二醇、AMH)显示卵巢储备功能很差的妇女也有可能妊娠。

POI 是一个有许多潜在原因的异质性疾病,可能的病因有:性染色体异常、单基因突变、FMR1 前突变、放射、化疗、自身免疫因素。大多数 POI 病例中,病因是未知的(表30.3)。

表 30.3 第二性征发育后卵巢功能不足或衰竭的病因

染色体因素(如 Turner 嵌合体)	自身免疫性卵巢炎
FMR1 前突变	半乳糖血症
医源性因素:放射、化疗、手术	Perrault 综合征
感染	特发性(80%~90%)

与原发性卵巢功能不足相关的性染色体与单基因疾病　X染色体缺失(Turner综合征)尽管可能有正常的卵巢发育,但因为其卵泡闭锁加速,也会表现为原发性卵巢功能不足(86)。尽管Turner综合征一般表现为原发性闭经、第二性征不发育,但如果卵巢最初有功能,乳房是可以发育的。XO与XY嵌合体有卵巢功能不足。47,XXX的个体可有卵巢功能衰竭(87)。47,XXX的体态特征为身高较高、内眦赘皮、肌张力低、趾侧弯。

POI患者中也可有X染色体部分缺失者。Xq21-28区域很重要(7,88),该位置的许多基因被认为是卵巢早衰的原因,例如位于Xq21上的POF1B基因、位于Xq21上的DIAPH2基因、位于Xq25上的XPNPEP2基因(89,90)。这些基因的功能还需要进一步研究。另外,在卵巢早衰的患者中有观察到位于Xp11.2上的BMP15基因突变(91)。

Perrault综合征,一种常染色体隐性遗传病,临床表现是卵巢早衰与听力丧失(92)。FOXL2基因突变可导致卵巢早衰和上睑下垂(93)。一些家族性的卵巢功能衰竭表现为显性孟德尔遗传,但这类病例比较罕见(94)。我们已经发现了许多导致卵巢功能衰竭的基因突变,尚有更多的基因突变有待被发现(95,96)。FMR1基因前突变比较常见,其他比较少见,我们接下来要讨论FMR1前突变。

脆X携带者　脆X综合征是遗传性(X-连锁)智力低下的最常见原因,由位于Xq27.3上的FMR1基因失活引起,是CGG序列重复超过200个拷贝的结果(97)。FMR1前突变携带者(定义为有多于55个,不超过200个CGG重复序列)可能有原发性卵巢功能不足与生育力低下。携带FMR1前突变的女性POI的患病率为13%~26%。重复序列在59~99个时,随着重复序列的增多,发生POI的危险性可能增高。携带41~58个CGG重复序列的女性似乎发生POI的危险性也是增高的,但这点还未得到完全证实。POI危险性最高的是那些携带100个重复序列的妇女,之后随着拷贝数的增多,危险性下降。有趣的是,携带200个或更多CGG拷贝的妇女POI的风险并不增高。所以猜想携带FMR1前突变基因的妇女异常FMR1 mRNA的表达导致卵巢功能障碍,而这种情况在FMR1基因失活或不转录时是不会出现的。前突变的发生率在散发POI妇女中为0.8%~7.5%,而在家族性POI的妇女可达13%。

这些FMR1前突变是不稳定的,在下一代可增加,从而将脆X综合征传递给男性后代,尤其是拷贝数超过100者。有前突变的妇女中15%~25%发生卵巢早衰(91,92)。经过一代的扩张就达到全突变的最小拷贝数是59。与母亲传递给儿子的拷贝数会增加不同的是,由父亲传递给女儿的拷贝数相对稳定。

医源性因素　放疗、化疗(尤其是烷化剂如环磷酰胺)(98)、影响了卵巢血供的手术和感染,可因卵泡的提早破坏而引起卵巢早衰。800cGy的放射剂量将引起大部分个体不育。在有些患者中低至150cGy的放射剂量就可以引起卵巢功能衰竭,尤其是年龄超过40岁卵泡储备有限时。对100例儿童期肿瘤的幸存者评价卵巢功能,17例有卵巢早衰。有自然月经的那些人与正常对照组比,卵巢体积更小、窦卵泡更少、抑制素B水平更低(99)。用GnRH激动剂和口服避孕药预防卵巢衰竭的风险,效果并不显著(100,101)。吸烟可导致绝经年龄提前,但吸烟不是40岁前卵巢性闭经的首要原因。不能应用GnRH激动剂和口服避孕药抑制卵巢功能减少卵巢功能闭经。

感染　在一些罕见病例中,流行性腮腺炎与卵巢早衰有关(102)。HIV感染的女性比未感染者相比卵巢功能更早衰竭(103)。尸检显示巨细胞病毒可引起卵巢炎,但在病人中还未在临床上发展为卵巢早衰,因此巨细胞病毒与卵巢功能衰竭的关系还不清楚(104)。

自身免疫疾病　在一组病例中,发现4%的POI患者卵泡功能障碍的机制为类固醇生成细胞免疫的淋巴细胞性卵巢炎(105)。自身免疫性淋巴细胞性卵巢炎与泡膜细胞浸润颗粒细胞有关(106)。B超显示许多卵泡存在,但血清FSH水平升高,雌激素水平降低(82)。卵巢抗体检测在临床中不足以诊断,因为活检证实自身免疫性卵巢炎的女性卵巢抗体检测可能是阴性的。但是这些妇女肾上腺抗体一般是阳性的。最可靠的抗体是 21- 羟化酶抗体 (免疫沉淀反应)。最理想的是通过间接免疫荧光测定只针对肾上腺的抗体。强烈推荐 POI 的妇女测定 21- 羟化酶抗体,因为此抗体阳性的妇女可能存在致命的肾上腺功能低下的风险。提示潜在致命的肾上腺功能低下的信号有过度色素沉着、软弱无力、恶心、呕吐、腹泻以及体重减轻。

POI 可能是多腺体自身免疫综合征的表现。依据研究的自身免疫疾病的不同,**存在抗体的卵巢早衰患者数量不同**。一项研究显示,92% 的卵巢早衰患者有自身抗体 (107)。但这些患者中仅 20% 有免疫疾病的临床症状,最常见的是甲状腺疾病 (**存在抗甲状腺抗体并不能确定 POI 的病因就是自身免疫性的**),罕见的有重症肌无力、特发性血小板减少性紫癜、类风湿关节炎、白癜风、自身免疫溶血性贫血、糖尿病和其他自身免疫疾病 (108~110)。

半乳糖血症　半乳糖血症是由半乳糖 -1- 磷酸尿苷酰转移酶功能缺乏引起。半乳糖代谢产物对卵泡有毒性作用,使之提早破坏 (111)。半乳糖血症还会引起白内障和智力障碍。有证据表明,半乳糖血症的杂合子携带者卵巢功能欠佳 (112)。早期饮食调整可延迟但不能抑制卵巢功能衰竭 (26)。

垂体 / 下丘脑疾病

下丘脑肿瘤　要有正常月经出现,下丘脑必须能分泌 GnRH,垂体必须能产生和释放 FSH、LH。下丘脑或垂体的肿瘤,如颅咽管瘤、生殖细胞瘤、结节样肉芽肿、皮样囊肿,会抑制激素正常分泌。这些患者可能有神经系统异常,其他下丘脑和垂体激素的分泌也可能异常。颅咽管瘤是最常见的肿瘤,位于鞍上区,常引起头痛和视觉改变。肿瘤手术和放疗会加重激素分泌异常 (表 30.4)。

表 30.4　垂体和下丘脑疾病

垂体和下丘脑	催乳素瘤
颅咽管瘤	库欣病
生殖细胞瘤	肢端肥大症
结节样肉芽肿	梗塞
结节性肉芽肿	淋巴细胞性垂体炎
皮样囊肿	手术或放射切除
垂体	席汉综合征
无功能腺瘤	糖尿病性血管炎
分泌激素的腺瘤	

垂体疾病　**垂体功能低下很罕见,因为必须在激素分泌下降从临床上对患者有影响之前就发生大部分腺体的破坏**。垂体腺可被肿瘤 (无功能或分泌激素)、梗塞、淋巴细胞性垂体炎等浸润性疾病、肉芽肿疾病及手术或放射切除破坏。

席汉综合征与由于低血压发作导致的产后垂体坏死有关,严重 (垂体卒中) 时表现为患者休克。患者可形成局灶、严重的眶后头痛或视野和视觉分辨能力异常。产后垂体轻度坏死的患者不能泌乳、阴毛和腋毛脱落、产后无月经复潮。

在罕见情况下,糖尿病性血管炎和镰状细胞贫血也会表现为垂体功能衰竭。垂体功能低下时 ACTH、促甲状腺激素 (TSH) 和促性腺激素分泌过少,因此还应评估甲状腺和肾上腺功能。**若在青春期前出现垂体功能低下,不会有月经来潮和第二性征发育**。

生长激素 (GH)、TSH、ACTH 和催乳素也是由垂体分泌的,垂体肿瘤引起其中任一种激素的过度产生都可引起月经异常。月经异常是由这些激素对 GnRH 脉冲发生器的不良影响引起,而不是对卵巢的直接作用引起。催乳素瘤是最常见的垂体分泌激素肿瘤。

下丘脑 GnRH 分泌改变

GnRH 异常分泌是 1/3 闭经患者的病因(113)。慢性病、营养不良、应激、精神疾病和运动抑制 GnRH 脉冲,因此改变月经周期(表 30.5)。其他激素系统产生激素过多或不足均可引起异常反馈,对 GnRH 分泌起不利影响。高催乳素血症、库欣病(ACTH 过多)和肢端肥大症(GH 过多)时,过多的垂体激素分泌,从而抑制了 GnRH 分泌。无继发病因的功能性下丘脑闭经并不常见。若能消除引起闭经的原因,预后较好(114)。

表 30.5　影响 GnRH 释放的异常情况

雌激素状态改变 [a]	高催乳素血症
神经性厌食	甲状腺功能异常
运动引起	**雌激素过多状态**
应激引起	肥胖
假孕	高雄激素血症
营养不良	多囊卵巢综合征
慢性病	库欣综合征
糖尿病	先天性肾上腺皮质增生
肾脏疾病	分泌雄激素的肾上腺肿瘤
肺病	分泌雄激素的卵巢肿瘤
肝病	颗粒细胞瘤
慢性感染	特发性
Addison 病	

[a] 疾病的严重程度决定雌激素状态——越严重,越可能表现为低雌激素血症

GnRH 脉冲下降严重时会导致闭经。GnRH 脉冲改变不严重时,可能出现无排卵和月经稀发。GnRH 的脉冲分泌由神经递质和外周的性甾体激素相互作用调节。内源性阿片类物质、促皮质激素释放激素(CRH)、褪黑素和 γ- 氨基丁酸(GABA)抑制 GnRH 释放,相反,儿茶酚胺、乙酰胆碱和血管活性肠肽促进 GnRH 脉冲。多巴胺和 5- 羟色胺有各种作用(115)。

运动性、饮食障碍或特发性下丘脑性闭经时**瘦素水平下降**(116,117)。瘦素是由脂肪细胞分泌的一种激素,与能量平衡有关。在下丘脑和骨骼上发现其受体,使之成为月经功能和骨量的一个很好的候选标志。瘦素水平与营养改变和体重指数有关。给下丘脑闭经的女性使用瘦素,能增加 LH、雌二醇、胰岛素样生长因子 -1(IGF-1)和甲状腺激素的水平。这些患者还出现排卵和骨量增加(117)。摄入瘦素导致的体重减轻限制了瘦素的临床应用。

饮食障碍

神经性厌食是一种进食障碍疾患,在美国 5%~10% 的年轻女性受累。在《精神疾病诊断和统计手册》(DSM-Ⅳ)中神经性厌食的诊断标准是拒绝将体重维持在正常体重低限的 85% 之上、强烈恐惧变胖、对自己体格认知改变(即尽管体重低,但患者仍认为自己胖)**和闭经。患者通过限制摄入、人工呕吐、滥用泻药和过度运动来努力维持低体重。这是一种有生命危险的疾病,死亡率高达** 9%。闭经可出现在体重降低之前、同时或之后。多种激素类型被改变:FSH、LH 的 24 小时分泌,可像儿童期一样持续在低水平,或与青春早期一致,在睡眠时 LH 脉冲增加;尽管 ACTH 水平正常,但皮质醇增多,ACTH 对 CRH 的反应迟钝;循环 T_3 降低,但循环非活化的反 T_3 升高(118)。患者可能发生不能耐寒耐热、毳毛、血压低、心动过缓和尿崩症。患者可能会皮肤变黄,原因是维生素 A 代谢改变使血清胡萝卜素水平升高。

神经性厌食的患者既会限制饮食,又会暴饮暴食。暴饮暴食与易饿病有关,包括呕吐、滥用泻药和利尿剂以维持体重。易饿病的体征包括蛀牙、腮腺肥大(花栗鼠下巴)、低血钾和代谢性碱中毒(119)。

体重减轻与节食

尽管体重减轻没有低至正常值以下,体重减轻仍可导致闭经。一年内体重减少 10%就可导致闭经。许多(但不是全部)体重减轻的女性都有潜在的饮食性疾患。如果能恢复体重,恢复月经的可能性很大。没有引起体重减轻的节食与饮食变化也可导致闭经(114)。

运动

运动性闭经的患者 GnRH 脉冲频率降低,检查表现为 LH 脉冲频率降低。这些患者通常雌激素水平低,不严重时可能仅引起轻度的月经失调(无排卵或黄体功能不足)。LH脉冲频率降低可由激素改变引起,如内源性阿片类物质、ACTH、催乳素、肾上腺来源的雄激素、皮质醇和褪黑素升高(120)。身体脂肪含量的差异被用来解释运动性闭经的不同发生率。跑步运动员和芭蕾舞演员比游泳运动员更易发生闭经(121)。(有研究)认为身体脂肪至少在 17% 以上才能月经初潮,22% 的身体脂肪才能维持月经(122)。但是,最近的研究表明,在紧张运动时不恰当的低热量摄入比身体脂肪更重要(123)。**高强度训练、营养不良、比赛的应激和相关的进食障碍增加了运动员发生月经失调的风险(124)。"女运动员三联症"包括闭经、骨质疏松和进食障碍。骨质疏松可能会导致在训练中应力性骨折,一生中骨折风险增加。**应力性骨折最常发生在承重的皮质骨,如胫骨、跖骨、腓骨和股骨。这些运动员不能达到峰值骨量,骨代谢异常。

应激

与运动性闭经和神经性厌食性闭经相似,应激性闭经可由下丘脑 GnRH 分泌的神经调节异常引起。内源性阿片类物质过多和 CRH 分泌升高,抑制了 GnRH 的分泌(115)。还未能完全了解其机制,但似乎是闭经与慢性疾病、假孕和营养不良之间的共同机制。

肥胖

大部分肥胖患者有正常月经周期,但月经异常的发病率随体重上升而增加,在体重正常患者中是 2.6%,超过理想体重 75% 的患者中为 8.4%。常见的月经异常类型是无排卵的不规则子宫出血,而不是闭经。**肥胖妇女脂肪细胞数量过多,在这里雄激素腺外芳香化转化为雌激素。她们的循环性激素结合球蛋白水平低,使得更多比例的游离雄激素转化为雌酮。雌激素过多使这些妇女发生子宫内膜癌的风险增加。**性激素结合球蛋白下降也使游离雄激素水平升高,最初由代谢清除率升高而消除该影响,但这种代偿机制随时间推移而消失,继而出现多毛。这些患者经常被诊为 PCOS。内啡肽、皮质醇、胰岛素、生长激素和 IGF-1 分泌的改变,可与雌激素和雄激素对 GnRH 脉冲发生器反馈异常引起的月经失调起相互作用。

其他激素原因

下丘脑神经调质的分泌可因外周激素水平异常而反馈性改变。甲状腺激素、糖皮质激素、雄激素和雌激素过多或缺乏,会引起月经失调。垂体分泌的 GH、TSH、ACTH 和催乳素过多,可引起对 GnRH 分泌的异常抑制,导致闭经。生长激素过多引起肢端肥大症,可能与无排卵、多毛和卵巢多囊性改变有关,后者是卵巢由 IGF-1 刺激引起。更常见的是,GH 过多伴随闭经、促性腺激素水平低、催乳素水平升高。肢端肥大症的特点是面部器官、手和脚变大,多汗、内脏器官变大和多发软疣。库欣病由分泌 ACTH 的垂体肿瘤引起,其表现是向心性肥胖、满月脸、多毛、近端无力、抑郁和月经失调。

诊断

有正常第二性征发育且盆腔检查正常的生育年龄妇女闭经,应做妊娠试验(尿或血清 hCG)。若妊娠试验结果阴性,需进一步做如下检查:

1. 临床评估雌激素状态。
2. 血清 TSH。
3. 血清催乳素。
4. 血清 FSH 水平。
5. 经阴道超声测定卵巢窦卵泡数(有助于诊断 PCOS 或提示 POI)。
6. 如果催乳素水平升高或疑诊下丘脑性闭经,应进行垂体和下丘脑影像学检查(尤其是有中枢神经系统症状或不能明确解释的下丘脑性闭经时)。

雌激素状态的评估

阴道干涩和潮热提示可能为低雌激素状态。体格检查时取阴道分泌物,由存在表层细胞提示有雌激素反应。血清雌二醇水平大于 40pg/ml 提示雌激素产生足够,但不同方法学常存在偏差,而且同一女性每天的雌激素水平差异很大。除非有证据能证明患者的子宫内膜无功能,经阴道超声子宫内膜薄提示低雌激素状态。应对任何怀疑长期低雌激素状态的患者进行 DXA(双能 X 线吸收仪)扫描检测骨密度。

原先常用孕激素刺激试验来评估患者的雌激素状态,但其作用有限,常出现假阳性和假阴性结果。

促甲状腺激素和催乳素异常

闭经妇女应考虑甲状腺疾病和高催乳素血症,因为这些疾病相对常见。

1. 敏感性好的 TSH 检测方法可以用来评价甲状腺功能减退和甲状腺功能亢进。若 TSH 水平异常,需做针对甲状腺疾病的进一步检查。轻度的甲状腺功能异常一般不会导致闭经。考虑到甲状腺功能异常对全身健康有影响并且甲状腺异常很容易治疗,因此建议对闭经女性常规检查 TSH。

2. 在患者空腹及最近没有任何乳腺刺激的情况下测定,会相对准确地反映催乳素水平,反之易发生患者瞬间的催乳素水平升高就诊断高催乳素血症的情况。如果患者仍有月经周期,建议在卵泡期测定催乳素水平。

促卵泡激素水平

需做血清 FSH 测定,以确定患者是高促性腺激素、低促性腺激素或促性腺激素正常的闭经。循环 FSH 水平两次大于 25~40mIU/ml,表明是高促性腺激素性闭经。促性腺激素水平升高提示闭经的原因是在卵巢水平。病史需要确定卵巢功能衰竭的原因是化疗或放疗。

近年来 AMH 应用越来越多。AMH 是颗粒细胞的产物,POI 患者 AMH 水平低,PCOS 患者 AMH 水平高。可能以后 AMH 会更广泛地被用于闭经的评估,但其现在尚未成为常规检测项目。

如果确诊 POI,患者应测定:

1. *FMR1* 前突变。
2. 染色体核型。

3. 21- 羟化酶抗体。

FMR1 前突变测定可反映妇女产生脆 X 综合征患儿的风险,可以对其他家庭成员提供重要信息。外周血染色体核型检查的目的是明确是否有 X 染色体缺失和异常 X 染色体以及是否有 Y 片段的存在。即便常规外周血核型分析结果是正常的,如果有 Y 染色体存在的临床表现,则需要用 Y 染色体特异的探针通过原位杂交的方法测定以明确是否有 Y 染色体物质存在(125)。识别是否有 Y 染色体物质存在非常重要,因为其需要切除以防恶变。常规只建议 30 岁以下闭经的患者进行核型分析,需要注意的是,很少有 Turner 综合征的患者 35 岁以后才闭经的。另外,30 岁以上的患者可能很早就有 POI,但是因为口服避孕药的应用并未发现。因此,不管患者年龄多大,都应当考虑做核型分析。检测 21- 羟化酶抗体可评估患者发生肾上腺危象的风险。

当怀疑患者有 PCOS 时,应当做以下检查:

1. 评估雄激素过多[血清总睾酮和性激素结合蛋白或游离睾酮和(或)痤疮、多毛和雄激素性脱发的体征)]。

2. 测定血清 17- 羟孕酮,以排除因 17- 羟化酶缺乏导致的先天性肾上腺皮质增生,尤其是高危人群(发病率最高的是阿什肯纳兹犹太人、西班牙裔人、南斯拉夫人、阿拉斯加的因纽特美国原住民和意大利人)(79)。

3. 如果已诊断 PCOS,患者应做 2 小时口服葡萄糖耐量试验以及测定空腹血脂谱。

垂体和下丘脑的评估

若患者雌激素水平低、FSH 不高时,需排除垂体和下丘脑疾病。

1. **完整的神经系统检查**,包括脑电图,可有助于疾病定位。

2. **应做 CT 或 MRI 检查**确定有无肿瘤。MRI 比 CT 能发现更小的病灶;若病灶小到 CT 尚且不能发现,那么它很可能是无临床意义的。MRI 的优势是无放射性。

3. 患者体重改变、运动、饮食习惯、体型、职业和学校的成绩等**病史**,在鉴别神经性厌食、营养不良、肥胖或运动诱发或应激诱发的月经病时,非常重要。

有相应临床表现的患者应做其他激素筛查:

1. 任何多毛患者**应检查雄激素水平**,以除外肾上腺和卵巢肿瘤,同时有助于 PCOS 的诊断。

2. 面部特征粗大、手大和多汗,提示**肢端肥大症,测定 IGF-1 水平可确诊。**

3. 对向心性肥胖、多毛、高血压和红色脂纹的患者,需测定 24 小时尿皮质醇水平或 1mg 地塞米松过夜试验以**除外库欣综合征**(126)。确定患者未曾服用外源性糖皮质激素非常重要。

治疗

有第二性征发育、**无解剖因素异常的闭经患者的治疗**,因病因不同,差异很大。只要可能,应针对病因治疗。妊娠患者的进一步治疗选择需讨论。当发现甲状腺异常时,可以恰当应用甲状腺激素、放射碘或抗甲状腺药物。当存在高催乳素血症时,治疗应包括停用诱发药物、采用溴隐亭或卡麦角林的多巴胺激动剂治疗,很罕见的情况是对特别巨大的垂体肿瘤需手术治疗。当卵巢功能衰竭引起闭经时,需考虑激素替代治疗以减少绝经症状并预防骨质疏松。激素替代治疗的风险和益处需进行讨论。当发现 Y 成分时应切除性腺。

手术切除、放射治疗或两者结合是除了催乳素瘤以外的中枢神经系统肿瘤倡导的治疗方式。一旦确定诊断,必须对垂体功能全低下的患者采用各种替代治疗,包括针对促性腺激素缺乏的雌激素替代、针对 ACTH 缺乏的皮质醇激素替代、针对 TSH 缺乏的甲状腺激素替代和用醋酸去氨加压素(1- 脱氨基 -8-D-AVP [DDAVP])代替血管加压素。

与下丘脑功能异常相关的闭经治疗也取决于潜在的病因：

1. 手术切除分泌激素的卵巢肿瘤(罕见)。
2. 肥胖、营养不良或慢性病、库欣综合征和肢端肥大症,应给予针对性治疗。
3. 假孕和应激引起的闭经,对心理治疗有反应。
4. **运动性闭经可在恰当调整运动和增加体重后有改善**。因持续低雌激素状态,这些妇女比老年的绝经女性需要更大剂量的雌激素才能维持骨密度。另外,建议每天加1200~1500mg钙和400~800IU维生素A。双膦酸盐对闭经运动员改善骨密度无益,因为其病因是骨形成减少而不是骨吸收增加。另外,不建议使用双膦酸盐的原因还在于其可在骨骼中沉积,长期影响尤其是对妊娠的影响还不清楚。
5. **神经性厌食的治疗通常需要多学科干预,严重病例需住院**(127)。

长期无排卵或PCOS需根据患者需求进行治疗。患者关注较多的是不来月经,而不是多毛或不育。需针对因无排卵而致无拮抗雌激素作用给予子宫内膜的保护。口服避孕药是需要避孕患者的很好选择。对不宜选择口服避孕药的患者,建议周期性使用孕激素。该治疗是假设有足够的雌激素环境能诱导子宫内膜增殖,低雌激素患者(如神经性厌食)不能引起撤退出血。患有PCOS的妇女可能需要治疗胰岛素抵抗、血脂异常和肥胖,推荐常规进行口服糖耐量试验及血脂谱检测。肥胖的PCOS妇女减重有助于提高妊娠率,减轻多毛症状,改善血糖和血脂谱(79)。可考虑使用胰岛素增敏剂如二甲双胍和降低胆固醇的药物如他汀类。若希望妊娠应考虑促排卵,详见下文。

最常用于撤退出血以保护子宫内膜不发生增生性改变的是安宫黄体酮(每个月12~14天,每天10mg)。这些患者偶尔也会有排卵;因此,需使患者知道有可能妊娠,需采取恰当的避孕措施。**安宫黄体酮**在早孕期使用可能增加假两性畸形的发生率,如果没有撤血应当做妊娠试验(128)。其他可供选择的药物有:**孕酮栓剂**(50~100mg)或**微粉化孕酮**(200mg)12~14天。采用这些天然孕酮未发现出生缺陷增加(129)。

对于低雌激素状态的患者如POI,应采用雌激素加孕激素疗法诱导规律月经并预防骨质疏松。对于患有POI的年轻女性用于缓解症状的雌激素剂量要高于更年期妇女的使用剂量(130)。患有POI的女性(这样的年龄如果卵巢功能正常仍能正常产生激素)与平均绝经年龄为51岁的更年期妇女是不同的。因此,有关绝经妇女激素替代治疗的数据不能推广至年轻女性。尽管缺乏对照和长期前瞻性的POI患者激素替代治疗的数据,**相对平均绝经年龄50岁的妇女,激素替代治疗对年轻的POI女性风险更小、获益更多**(131)。

若长期无排卵是由先天性肾上腺皮质增生所致,摄入糖皮质激素(如睡前服用地塞米松0.5mg)**可能会恢复正常的负反馈机制**,进而恢复正常排卵和规律月经。

多毛

因长期无排卵而月经稀发或闭经的患者可以有多毛。在排除了分泌雄激素的肿瘤和先天性肾上腺皮质增生后,治疗应致力于降低粗毛生长。

口服避孕药　口服避孕药可能有效,机制是减少卵巢雄激素产生,增加循环性激素结合球蛋白的水平,使游离雄激素水平降低。

抗雄激素　螺内酯使雄激素产生减少,在雄激素受体水平与雄激素竞争。不良反应包括多尿和功能失调性子宫出血。螺内酯通常与口服避孕药合用以避免单用螺内酯时出现的阴道不规则出血及妊娠。**氟他胺**被美国食品和药品管理局(FDA)批准用于治疗前列腺癌和多毛症,作用与**螺内酯**相似(132)。因为罕见有肝毒性的并发症,应监测肝功能。**醋酸环丙孕酮**,一种高效孕激素和抗雄激素药物,应用广泛,但目前在美国没有可使用的单方药物,通常与炔雌醇一起出现在口服避孕药中。通过降低循环雄激素和LH水平,通过在外周水平诱导对雄激素效应的拮抗作用,**醋酸环丙孕酮**对治疗多毛症有效(133)。

非那司提，一种 5α- 还原酶抑制剂，被 FDA 批准用于良性前列腺增生的治疗（*Proscar*）以及男性脱发（*Propecia*）。尽管不如其他药物那么高效，它对治疗多毛症也是有效的(134，135)。其优点在于耐受性及其好，可用于患者对其他治疗多毛症的疗法不能耐受时。

所有的抗雄激素药物都会致畸，因为其可导致男性胎儿外阴女性化（外阴模糊）。故抗雄激素药物通常与口服避孕药联合应用。

GnRH 激动剂 **GnRH 激动剂加反向添加的治疗**在美国的应用越来越多。注射 GnRH 激动剂可完全抑制卵巢的甾体激素产生，雌 - 孕激素反向添加治疗使得治疗可以长期进行，预防骨质疏松。

盐酸依氟鸟氨酸 一种外用乳剂，已被 FDA 批准用于脸部和下腭。每天 2 次，使用 4~8 周可见到面部多毛的改善。

诱导排卵

许多闭经或月经稀发和长期无排卵的患者是因为不能妊娠而就诊的（第 32 章）。这些患者常需诱导排卵，但在治疗前需充分告知才能达到治疗目标，应告诉患者完成这样的治疗成功妊娠几率（与患者的年龄和治疗方式有关）、可能的并发症（过度刺激和多胎妊娠）、费用、时间和心理影响。治疗应个体化(136)。

既往研究曾提示诱导排卵可能与卵巢癌危险有关(137，138)。目前的研究正尽量给这个问题一个结论，虽然资料显示**不育患者卵巢癌大约增加 2.5 倍，但与使用诱导排卵药物无关(139，140)。尚无结论性证据能证实使用促生育药物与卵巢癌的关系**。因此，目前有充分理由不改变现行的诱导排卵方法(141)。**妊娠和在生育前后使用口服避孕药可预防卵巢癌发生**。

克罗米芬是大部分患者促排卵的一线选择，因为其相对安全、有效、给药方式方便（口服）和非常便宜(142)。**克罗米芬**的主要用药指征是有足够雌激素水平及 FSH、催乳素水平正常。对低促性腺激素患者通常无效，因为她们通常雌激素水平很低(143)。促性腺激素释放不恰当（LH/FSH 比值升高）的患者，如 PCOS，也是**克罗米芬**治疗的适应证。**特定患者使用克罗米芬治疗排卵率高达 80%**。应用**克罗米芬**的禁忌证包括妊娠、肝病和已存在的卵巢囊肿。不良反应包括潮热和很难解释的视觉症状，通常将视觉症状作为停用**克罗米芬**的指征。与总多胎妊娠 8% 的风险相比，克罗米芬多胎妊娠的风险增高(142)。常见的多胎妊娠为双胎，三胎或三胎以上的较少见。

最常推荐使用的方案是每天 50mg 连用 5 天，从月经或撤退出血的第 3~5 天开始。测定黄体中期的孕酮水平可以评估是否有排卵。恰当的基础体温升高以及体温升高后月经准时来潮基本可以确定排卵。超声监测排卵也有帮助，尤其是使用 hCG 诱导排卵时。**克罗米芬**的抗雌激素效应会引起子宫内膜变薄，也可在周期中期由超声发现。根据这些方法，若给定的方案无效，可立即调整下一周期的剂量。常采用的方法是增加 50mg/d，70% 的妊娠发生在剂量不超过 100mg/d × 5 天时(144)。超过 150mg/d × 5 天通常无效，该剂量仍无排卵的患者应进一步评价，并改变治疗计划。对经过标准治疗仍无排卵的患者推荐长疗程**克罗米芬**治疗，加上辅助的糖皮质激素和 hCG 治疗(145)。

尽管大型临床试验表明，单用克罗米芬比单用二甲双胍更能提高 PCOS 妇女的活产率，一项 meta 分析表明对一些 PCOS 患者，联用克罗米芬与二甲双胍可提高排卵的可能性(146，147)。雌激素水平足够高的周期在月经中期子宫内膜薄以及连用多周期克罗米芬仍无效均是注射促性腺激素的指征。芳香化酶抑制剂，如来曲唑，也是诱导排卵的一种选择(148)。

克罗米芬无排卵或未妊娠的 PCOS 妇女及低促性腺激素低雌激素无排卵的妇女，应考虑注射促性腺激素治疗。可用的药物包括重组 FSH 和 LH 或从绝经妇女尿中纯化的产品（FSH 或 FSH-LH 复合体）。治疗方法和剂量变化很大,应按个体需要而调整。安全监测需要超声仔细监测卵巢反应,有时还需要一系列的雌激素测定。一般而言,促性腺激素以 50~150IU/d 的剂量皮下或肌内注射 3~5 天,此后需监测雌二醇和卵泡。在大部分周期中,促性腺激素注射 7~12 天。当超声监测的优势卵泡直径达 16~20mm 时,采用皮下或肌内注射 5000~10 000IU 的 hCG 或皮下注射重组 hCG 250μg 来促发排卵。一般在 hCG 注射后 38~40 小时排卵。有时需黄体支持,补充孕酮和额外注射 hCG。

与促性腺激素诱导排卵有关的两个主要并发症是多胎妊娠(10%~30%)和卵巢过度刺激综合征。注意监测的话可以降低这两个并发症的发生率。当募集的卵泡数多或雌二醇水平过高时,取消诱发排卵的 hCG 以取消该周期。部分患者可转为体外受精。因为严重的卵巢过度刺激会威胁生命,可能需长期住院,采用促性腺激素诱导排卵通常由有经验的、专业治疗不育的医师进行。

采用 GnRH 诱导排卵对长期无排卵且雌激素水平和促性腺激素水平低的患者有效。需卵巢和垂体有功能,GnRH 治疗方能有效,因此卵巢或垂体功能衰竭的患者 GnRH 治疗无效。为保证疗效,GnRH 需用程序化的泵,或静脉内或皮下按脉冲的方式给药。与促性腺激素比,GnRH 诱导排卵时卵巢过度刺激和多胎妊娠的发生率低。另外,因为脉冲性的 GnRH 治疗有恰当时间的内源性 LH 峰,所以不需要再给诱发排卵的 hCG。其缺点主要是与维持程序化的泵和注射位点有关,在美国没有合适的泵装置。排卵后还必须黄体支持,可用 hCG、孕酮或继续 GnRH 治疗。

对明显 POI 的女性(前文已提到,也被称为卵巢早衰),任何一种治疗都不能提高用其自身卵细胞妊娠的可能性(85)。尝试的治疗有用克罗米芬或促性腺激素诱导排卵、用大剂量雌激素或 GnRHa 预处理后期待治疗或者促性腺激素促排卵、标准剂量激素疗法后使用促性腺激素、糖皮质激素预处理后使用促性腺激素。推荐 POI 的妇女摄入脱氢表雄酮(DHEA)(149)。并不确定前期报道的益处能否经历时间的考验。

如果患者在被诊断 POI 时仍有大量的卵细胞储备,短期内没有妊娠的打算,应当考虑生育力保存的措施,但大部分病例的情况是,患者闭经时间长,未能在仍有大量有生殖功能的卵细胞存在时就医。生育力保存是即将进行有性腺毒性化疗的患者及有 POI 风险的患者的一种选择。胚胎与卵细胞均可被冻存,全世界对胚胎的冻存经验更丰富,现在卵细胞与卵巢组织的冻存技术也在提高(150,151)。

大部分有生育要求的 POI 患者很可能需赠卵才能妊娠。需要在赠卵者诱导排卵后获取卵细胞,与父亲的精子受精,受孕者的内膜需要在经过雌激素与孕激素恰当作用后才能将受精卵移入子宫。特别需要关注的是 Turner 综合征患者,其孕产妇死亡率至少为 2%(58)。即使超声心动图未见扩张,仍有可能发生主动脉破裂(152)。建议所有 Turner 综合征患者进行全面的心脏评估,包括在有心血管影像专长的中心做心脏 MRI,若患者有先天性心血管疾病(如两瓣叶主动脉瓣或主动脉缩窄)或主动脉大于 2cm/m^2,妊娠是禁忌的(153)。

（陈蓉　孙爱军　译）

参考文献

1. **Hoffman B, Bradshaw K.** Delayed puberty and amenorrhea. *Semin Reprod Med* 2003;4:353–362.
2. **The Practice Committee of the American Society for Reproductive Medicine.** Current evaluation of amenorrhea. *Fertil Steril* 2008;90:S219–S225.
3. **Rosen GF, Kaplan B, Lobo RA.** Menstrual function and hirsutism in patients with gonadal dysgenesis. *Obstet Gynecol* 1988;17:677–680.
4. **Turner HH.** A syndrome of infantilism, congenital webbed neck, and cubitus-valgus. *Endocrinology* 1938;23:566–574.
5. **Leppig KA, Disteche CM.** Ring X and other structural X chromosome abnormalities: X inactivation and phenotype. *Semin Reprod Med* 2001;19:147–157.
6. **Bondy CA, Turner Syndrome Study Group.** Care of girls and women with Turner syndrome: a guideline of the Turner Syndrome Study Group. *J Clin Endocrinol Metab* 2007;92:10–25.
7. **Therman E, Susman B.** The similarity of phenotypic effects caused

by Xp and Xq deletion in the human female: a hypothesis. *Hum Genet* 1990;85:175–183.

8. **Zinn AR, Tonk VS, Chen Z, et al.** Evidence for a Turner syndrome locus or loci at Xp11.2-p22.1. *Am J Hum Genet* 1998;63:1757–1766.

9. **Schmidt M, Du Sart D.** Functional disomies of the X chromosome influence the cell selection and hence the X inactivation pattern in females with balanced X–autosome translocations: a review of 122 cases. *Am J Med Genet* 1992;42:161–169.

10. **Ferguson-Smith MA.** Karyotype-phenotype correlations in gonadal dysgenesis and their bearing on the pathogenesis of malformations. *J Med Genet* 1965;2:142–155.

11. **Hawkins JR.** Mutational analysis of SRY in XY females. *Hum Mutat* 1993;2:347–350.

12. **Timmreck L, Reindollar R.** Contemporary issues in primary amenorrhea. *Obstet Gynecol Clin North Am* 2003;30:287–302.

13. **Jorgensen PB, Kjartansdóttir KR, Fedder J.** Care of women with XY karyotype: a clinical practice guideline. *Fertil Steril* 2010;94:105–115.

14. **Foster JW, Dominguez-Steglich MA, Guioli S, et al.** Campomelic dysplasia and autosomal sex reversal caused by mutations in an SRY-related gene. *Nature* 1994;372:525–530.

15. **Wagner T, Wirth J, Meyer J, et al.** Autosomal sex reversal and campomelic dysplasia are caused by mutations in and around the SRY-related gene SOX9. *Cell* 1994;79:1111–1120.

16. **Zanaria E, Bardoni B, Dabovic B, et al.** Xp duplications and sex reversal. *Philos Trans R Soc Lond B Biol Sci* 1995;350:291–296.

17. **Cotinot C, Pailhoux E, Jaubert F, et al.** Molecular genetics of sex determination. *Semin Reprod Med* 2002;20:157–167.

18. **Barbaux S, Niaudet P, Gubler MC, et al.** Donor splice-site mutations in WTI are responsible for Frasier syndrome. *Nat Genet* 1997;17:467–470.

19. **MacLaughlin DT, Donahoe PK.** Mechanisms of disease: sex determination and differentiation. *N Engl J Med* 2004;350:367–378.

20. **Achermann JC, Ito M, Hindmarsh PC, et al.** A mutation in the gene encoding steroidogenic factor-1 causes XY sex reversal and adrenal failure in humans. *Nat Genet* 1999;22:125–126.

21. **Warne GL, Kanumakala S.** Molecular endocrinology of sex differentiation. *Semin Reprod Med* 2002;20:169–179.

22. **Damiani D, Guedes DR, Fellous M, et al.** Ullrich-Turner syndrome: relevance of searching for Y chromosome fragments. *J Pediatr Endocrinol* 1999;12:827–831.

23. **Osipova GR, Karmanov ME, Kozlova SI, et al.** PCR detection of Y-specific sequences in patients with Ullrich-Turner syndrome: clinical implications and limitations. *Am J Med Genet* 1998;76:283–287.

24. **Bose HS, Sugawara T, Strauss J, et al.** The pathophysiology and genetics of congenital lipoid adrenal hyperplasia. *N Engl J Med* 1996;335:1870–1878.

25. **Touraine P, Beau I, Gougeon A, et al.** New natural inactivation mutations of the follicle-stimulating hormone receptor: correlations between receptor function and phenotype. *Mol Endocrinol* 1999;13:1844–1854.

26. **Adashi EY, Hennebold JD.** Mechanisms of disease: single gene mutations resulting in reproductive dysfunction in women. *N Engl J Med* 1999;340:709–718.

27. **Goldsmith O, Soloman DH, Horton R.** Hypogonadism and mineralocorticoid excess: the 17-hydroxylase deficiency syndrome. *N Engl J Med* 1967;277:673–677.

28. **Zirilli L, Rochira V, Diazzi C, et al.** Human models of aromatase deficiency. *J Steroid Biochem Molecular Biol* 2008;109:212–218.

29. **Bulun SE.** Clinical review 78: aromatase deficiency in women and men: would you have predicted the phenotypes? *J Clin Endocrinol Metab* 1996;81:867–871.

30. **Mullis PE, Yoshimura N, Kuhlmann B, et al.** Aromatase deficiency in a female who is compound heterozygote for two new point mutations in the P450arom gene: impact of estrogens on hypergonadotropic hypogonadism, multicystic ovaries and bone densitometry in childhood. *J Clin Endocrinol Metab* 1997;82:1739–1745.

31. **Latronico AC, Anasti M, Arnhold I, et al.** Testicular and ovarian resistance to luteinizing hormone caused by inactivating mutations of the luteinizing hormone-receptor gene. *N Engl J Med* 1996;334:507–512.

32. **Latronico AC.** Naturally occurring mutations of the luteinizing hormone receptor gene affecting reproduction. *Semin Reprod Med* 2000;18:17–20.

33. **Tapanainen JS, Vaskivup T, Aittomaki K, et al.** Inactivating FSH receptor mutations and gonadal dysfunction. *Mol Cell Endocrinol* 1998;145:129–135.

34. **Barrett A, Nicholls J, Gibson B.** Late effects of total body irradiation. *Radiother Oncol* 1987;9:131–135.

35. **Ahmed SR, Shalet SM, Campbell RH, et al.** Primary gonadal damage following treatment of brain tumors in childhood. *J Pediatr* 1983;103:562–565.

36. **Fechner A, Fong S, McGovern P.** A review of Kallmann syndrome: genetics pathophysiology, and clinical management. *Obstet Gynecol Sur* 2008;63:189–194.

37. **Banna M.** Craniopharyngioma: based on 160 cases. *Br J Radiol* 1976;49:206–223.

38. **Thomsett JJ, Conte FA, Kaplan SL, et al.** Endocrine and neurologic outcome in childhood craniopharyngioma: review of effective treatment in 42 patients. *J Pediatr* 1980;97:728–735.

39. **Peterson RE, Imperato-McGinley J, Gautier T, et al.** Male pseudohermaphroditism due to steroid 5α reductase deficiency. *Am J Med* 1977;62:170–191.

40. **Cohen DP.** Molecular evaluation of the gonadotropin-releasing hormone receptor. *Semin Reprod Med* 2000;18:11–16.

41. **Beranova M, Oliveira LM, Bedecarrats GY, et al.** Prevalence, phenotypic spectrum and modes of inheritance of gonadotropin-releasing hormone receptor mutations in idiopathic hypogonadotropic hypogonadism. *J Clin Endocrinol Metab* 2001;86:1580–1588.

42. **Layman LC, Lee EJ, Peak DB, et al.** Brief report: delayed puberty and hypogonadism caused by mutations in the follicle-stimulating hormone (beta)-subunit gene. *N Engl J Med* 1997;337:607–611.

43. **Matthews CH, Borgato S, Beck-Peccoz P.** Primary amenorrhea and infertility due to a mutation in the beta-subunit of follicle-stimulating hormone. *Nat Genet* 1993;5:83–86.

44. **Kulin HE, Bwibo N, Mutie D, et al.** Gonadotropin excretion during puberty in malnourished children. *J Pediatr* 1984;105:325–328.

45. **Cumming DC, Rebar RW.** Exercise in reproductive function in women. *Am J Intern Med* 1983;4:113–125.

46. **Ferraris J, Saenger P, Levine L, et al.** Delayed puberty in males with chronic renal failure. *Kidney Int* 1980;18:344–350.

47. **Siris ES, Leventhal BG, Vaitukaitis JL.** Effects of childhood leukemia and chemotherapy on puberty and reproductive function in girls. *N Engl J Med* 1976;294:1143–1146.

48. **Copeland KC, Underwood LE, Van Wyk JJ.** Marijuana smoking and pubertal arrest. *Pediatrics* 1980;96:1079–1080.

49. **Patton ML, Woolf PD.** Hyperprolactinemia and delayed puberty: a report of three cases and their response to therapy. *Pediatrics* 1983;71:572–575.

50. **Asherson RA, Jackson WPU, Lewis B.** Abnormalities of development associated with hypothalamic calcification after tuberculous meningitis. *BMJ* 1965;2:839–843.

51. **Alper MM, Garner PR, Seibel MM.** Premature ovarian failure. *J Reprod Med* 1986;8:699–708.

52. **Davajan V, Kletzky OA.** Primary amenorrhea: phenotypic female external genitalia. In: **Mishell DR, Davajan V, Lobo RA,** eds. Infertility contraception and reproductive endocrinology. 3rd ed. Cambridge, MA: Blackwell Scientific Publications, 1991:356–371.

53. **Lichter AS, Wara WM, Sheline GE, et al.** The treatment of craniopharyngiomas. *Int J Radiat Oncol* 1977;2:675–683.

54. **Wara WM, Fellows FC, Sheline GE, et al.** Radiation therapy for pineal tumors and suprasellar germinomas. *Radiology* 1977;124:221–223.

55. **Koenig MP, Suppinger K, Leichti B.** Hyperprolactinemia as a cause of delayed puberty: successful treatment with bromocriptine. *J Clin Endocrinol Metab* 1977;45:825–828.

56. **Golden NH.** Eating disorders in adolescence: what is the role of hormone replacement therapy? *Curr Opinion Obstet Gynecol* 2007;19:434–439.

57. **Rosen GF, Vermesh M, d'Ablain GG, et al.** The endocrinologic evaluation of a 45X true hermaphrodite. *Am J Obstet Gynecol* 1987;157:1272–1273.

58. **Karnis MF, Zimon AE, Lalwani SI, et al.** The risk of death in pregnancy achieved through oocyte donation in patients with Turner syndrome: a national survey. *Fertil Steril* 2003;80:498–501.

59. **Buttram VC Jr, Gibbons WE.** Müllerian anomalies: a proposed classification. *Fertil Steril* 1979;32:40–46.

60. **Laufer MR.** Congenital absence of the vagina: in search of the perfect solution. When, and by what technique, should a vagina be created? *Curr Opin Obstet Gynecol* 2002;14:441–444.

61. **Fore SR, Hammond CB, Parker RT, et al.** Urology and genital

anomalies in patients with congenital absence of the vagina. *Obstet Gynecol* 1975;46:410–416.

62. **Gell JS.** Müllerian anomalies. *Semin Reprod Med* 2003;21:375–388.

63. **Griffin JE, Edwards C, Madden JD, et al.** Congenital absence of the vagina. *Ann Intern Med* 1976;85:224–236.

64. **Cramer DW, Goldstein DP, Fraer C, et al.** Vaginal agenesis (Mayer-Rokitansky-Kuster-Hauser syndrome) associated with the N314D mutation of galactose-1-phosphate uridyl transferase (GALT). *Mol Hum Reprod* 1996;2:145–148.

65. **Klein SM, Garcia CR.** Asherman's syndrome: a critique and current review. *Fertil Steril* 1973;24:722–735.

66. **Suttan C, Lumbroso S, Paris F, et al.** Disorders of androgen action. *Semin Reprod Med* 2002;20:217–224.

67. **McPhaul MJ.** Androgen receptor mutations and androgen insensitivity. *Mol Cell Endocrinol* 2002;198:61–67.

68. **Amrhein JA, Meyer WJ III, Jones HW Jr, et al.** Androgen insensitivity in man: evidence of genetic heterogeneity. *Proc Natl Acad Sci U S A* 1976;73:891–894.

69. **Rock JA.** Anomalous development of the vagina. *Semin Reprod Endocrinol* 1986;4:1–28.

70. **Frank RT.** The formation of an artificial vagina. *Am J Obstet Gynecol* 1938;35:1053–1055.

71. **Rock JA, Zacur HA, Diugi AM, et al.** Pregnancy success following surgical correction of imperforate hymen and complete transverse vaginal septum. *Obstet Gynecol* 1982;59:448–451.

72. **Williams EA.** Uterovaginal agenesis. *Ann R Coll Surg Engl* 1976;58:266–277.

73. **Ingram JN.** The bicycle seat stool in the treatment of vaginal agenesis and stenosis: a preliminary report. *Am J Obstet Gynecol* 1982;140:867–873.

74. **McIndoe A.** The treatment of congenital absence and obliterative condition of the vagina. *Br J Plast Surg* 1950;2:254–267.

75. **Rock JA, Breech LL.** Surgery for anomalies of the Müllerian ducts. In: Rock JA, Jones HW, eds. TeLinde's operative gynecology. 10th ed. Philadelphia, PA: JB Lippincott, Williams & Wilkins, 2008.

76. **Conte FA, Grumbach MM.** Pathogenesis, classification, diagnosis, and treatment of anomalies of sex. In: **De Groot LJ,** ed. **Endocrinology.** Philadelphia, PA: WB Saunders, 1989:1810–1847.

77. **Manuel M, Katayama KP, Jones HW Jr.** The age of occurrence of gonadal tumors in intersex patients with a Y chromosome. *Am J Obstet Gynecol* 1976;124:293–300.

78. **Doody KM, Carr BR.** Amenorrhea. *Obstet Gynecol Clin North Am* 1990;17:361–387.

79. **ACOG Committee on Practice Bulletins—Gynecology.** ACOG Practice Bulletin No. 108: polycystic ovary syndrome. *Obstet Gynecol* 2009;114:936–949.

80. **The Rotterdam ESHRE/ASRM-Sponsored PCOS Consensus Workshop Group.** Revised 2003 consensus on diagnostic criteria and long-term health risks related to polycystic ovary syndrome. *Fertil Steril* 2004;81:19–23.

81. **Klibanski A.** Clinical practice. Prolactinomas. *N Engl J Med* 2010;362:1219–1226.

82. **Nelson LM.** Clinical practice. Primary ovarian insufficiency. *N Engl J Med* 2009;360:606–614.

83. **Welt CK.** Primary ovarian insufficiency: a more accurate term for premature ovarian failure. *Clin Endocrinol* 2008;68:499–509.

84. **Rebar RW, Connolly HV.** Clinical features of young women with hypergonadotropic amenorrhea. *Fertil Steril* 1990;53:804–810.

85. **van Kasteren YM, Schoemaker J.** Premature ovarian failure: a systematic review on therapeutic interventions to restore ovarian function and achieve pregnancy. *Hum Reprod Update* 1999;5:483–492.

86. **Singh RP, Carr DH.** The anatomy and histology of XO human embryos and fetuses. *Anat Rec* 1966;155:369–383.

87. **Tartaglia N, Howell S, Sutherland A, et al.** A review of trisomy X (47,XXX). *Orphanet J Rare Dis* 2010;5:8.

88. **Krauss CM, Tarskoy RN, Atkins L, et al.** Familial premature ovarian failure due to interstitial deletion of the long arm of the X chromosome. *N Engl J Med* 1987;317:125–131.

89. **Bione S, Sala C, Manzini C, et al.** A human homologue of the *Drosophila melanogaster* diaphanous gene is disrupted in a patient with premature ovarian failure: evidence for conserved function in oogenesis and implications for human sterility. *Am J Hum Genet* 1998;62:533–541.

90. **Pruiett RL, Ross JL, Zinn AR.** Physical mapping of nine Xq translocation breakpoints and identification of XPNPEP2 as a premature ovarian failure candidate gene. *Cytogenet Cell Genet* 2000;89:44–50.

91. **DiPasquale E, Beck-Peccoz P, Persani L.** Hypergonadotropic

ovarian failure associated with an inherited mutation of hormone loss morphogenetic protein-15(BMP15) gene. *Am J Hum Genet* 2004;75:106–111.

92. **Nishi Y, Hamamoto K, Kafiyama M, et al.** The Perrault syndrome: clinical report and review. *Am J Med Genet* 1988;31:623–629.

93. **Crisponi L, Deiana M, Loi A, et al.** The putative forkhead transcription factor FOXL2 is mutated in blepharophimosis/ptosis/epicanthus inversus syndrome. *Nat Genet* 2001;27:159–166.

94. **Mattison DR, Evan MI, Schwimmer WB.** Familial premature ovarian failure. *Am J Hum Genet* 1984;36:1341–1348.

95. **Simpson JL.** Genetic and phenotypic heterogeneity in ovarian failure: overview of selected candidate genes. *Ann N Y Acad Sci* 2008;1135:146–154.

96. **Skillern A, Rajkovic A.** Recent developments in identifying genetic determinants of premature ovarian failure. *Sex Dev* 2008;2:228–243.

97. **Wittenberger MD, Hagerman RJ, Sherman SL, et al.** The FMR1 premutation and reproduction. *Fertil Steril* 2007;87:456–465.

98. **Stillman RJ, Schinfeld JS, Schiff I, et al.** Ovarian failure in long term survivors of childhood malignancy. *Am J Obstet Gynecol* 1981;139:62–66.

99. **Larsen EC, Muller J, Schmiegelow K, et al.** Reduced ovarian function in long-term survivors of radiation- and chemotherapy-treated childhood cancer. *J Clin Endocrinol Metab* 2003;88:5307–5314.

100. **Whitehead E, Shalet SM, Blackledge G, et al.** The effect of combination chemotherapy on ovarian function in women treated for Hodgkin's disease. *Cancer* 1983;52:988–993.

101. **Waxman JH, Ahmed R, Smith D, et al.** Failure to preserve fertility in patients with Hodgkin's disease. *Cancer Chemother Pharmacol* 1987;19:159–162.

102. **Morrison JC, Givens JR, Wiser WL, et al.** Mumps oophoritis: a cause of premature ovarian failure. *Fertil Steril* 1975;26:655–659.

103. **Santoro N, Fan M, Maslow B, Schoenbaum E.** Women and HIV infection: the makings of a midlife crisis. *Maturitas* 2009;64:160–164.

104. **Williams DJ, Connor P, Ironside JW.** Premenopausal cytomegalovirus oophoritis. *Histopathology* 1990;16:405–407.

105. **Bakalov VK, Anasti JN, Calis KA, et al.** Autoimmune oophoritis as a mechanism of follicular dysfunction in women with 46,XX spontaneous premature ovarian failure. *Fertil Steril* 2005;84:958–965.

106. **Welt CK.** Autoimmune oophoritis in the adolescent. *Ann N Y Acad Sci* 2008;1135:118–122.

107. **Mignot MH, Shoemaker J, Kleingel M, et al.** Premature ovarian failure. I: the association with autoimmunity. *Eur J Obstet Gynecol Reprod Biol* 1989;30:59–66.

108. **Jones GS, de Moraes-Ruehsen M.** A new syndrome of amenorrhea in association with hypergonadotropism and apparently normal ovarian follicular apparatus. *Am J Obstet Gynecol* 1969;104:597–600.

109. **Kim MH.** "Gonadotropin-resistant ovaries" syndrome in association with secondary amenorrhea. *Am J Obstet Gynecol* 1974;120:257–263.

110. **de Moraes-Ruehsen M, Blizzard RM, Garcia-Bunuel R, et al.** Autoimmunity and ovarian failure. *Am J Obstet Gynecol* 1972;112:693–703.

111. **Kaufman FR, Kogut MD, Donnell GN, et al.** Hypergonadotropic hypogonadism in female patients with galactosemia. *N Engl J Med* 1981;304:994–998.

112. **Cramer DW, Harlow BL, Barbieri RL, et al.** Galactose-1-phosphate uridyl transferase activity associated with age at menopause and reproductive history. *Fertil Steril* 1989;51:609–615.

113. **Reindollar RH, Novak M, Tho SP.** Adult onset amenorrhea: a study of 262 patients. *Am J Obstet Gynecol* 1986;155:531–543.

114. **Perkins RB, Hall JE, Martin KA.** Aetiology, previous menstrual function and patterns of neuro-endocrine disturbance as prognostic indicators in hypothalamic amenorrhea. *Hum Reprod* 2001;16:2198–2205.

115. **Genazzani AR, Petragtia F, DeRamundo BM, et al.** Neuroendocrine correlates of stress-related amenorrhea. *Ann N Y Acad Sci* 1991;626:125–129.

116. **Warren MP, Voussoughian F, Geer EB, et al.** Functional hypothalamic amenorrhea: hypoleptinemia and disordered eating. *J Clin Endocrinol Metab* 1999;84:873–877.

117. **Welt CK, Chan JL, Bullen J, et al.** Recombinant human leptin in women with hypothalamic amenorrhea. *N Engl J Med* 2004;351:987–997.

118. **Herzog DB, Copeland PM.** Eating disorders. *N Engl J Med*

1985;313:295–303.

119. **Mehler PS.** Clinical practice: bulimia nervosa. *N Engl J Med* 2003;349:875–881.

120. **Gordon CM.** Functional hypothalmic amenorrhea. *N Engl J Med* 2010;363:365–371.

121. **Desouza MJ, Metzger DA.** Reproductive dysfunction in amenorrheic athletic and anorexic patients: a review. *Med Sci Sports Exerc* 1991;23:995–1007.

122. **Frisch RE, McArthur JW.** Menstrual cycles: fatness as a determinant of minimum weight for height necessary for their maintenance or onset. *Science* 1974;185:949–995.

123. **Laughlin GA, Yen SS.** Nutritional and endocrine-metabolic aberrations in amenorrheic athletes. *J Clin Endocrinol Metab* 1997;81:4301–4309.

124. **Highet R.** Athletic amenorrhea: an update on a etiology, complications and management. *Sports Med* 1989;7:82–108.

125. **Medlej R, Laboaccaro JM, Berta P, et al.** Screening for Y-derived sex determining gene SRY in 40 patients with Turner syndrome. *J Clin Endocrinol Metab* 1992;75:1289–1292.

126. **Newell-Price J.** Diagnosis/differential diagnosis of Cushing's syndrome: a review of best practice. *Best Pract Res Clin Endocrinol Metab* 2009;23:S5–S14.

127. **Andersen AE, Ryan GL.** Eating disorders in the obstetric and gynecologic patient population. *Obstet Gynecol* 2009;114:1353–1367.

128. **Schardein JL.** Congenital abnormalities and hormones during pregnancy: a clinical review. *Teratology* 1980;22:251–270.

129. **Resseguie LJ, Hick JF, Bruen JA, et al.** Congenital malformations among offspring exposed *in utero* to progestins, Olmsted County, Minnesota, 1936–1974. *Fertil Steril* 1985;43:514–519.

130. **Rebar RW.** Premature ovarian failure. *Obstet Gynecol* 2009; 113:1355–1363.

131. **North American Menopause Society.** Estrogen and progestogen use in postmenopausal women: 2010 position statement of the North American Menopause Society. *Menopause* 2010;17:242–255.

132. **Cusan L, Dupont A, Gomez JL, et al.** Comparison of *flutamide* and *spironolactone* in the treatment of hirsutism: a randomized controlled trial. *Fertil Steril* 1994;61:281–287.

133. **Belisle S, Love EJ.** Clinical efficacy and safety of *cyproterone acetate* in severe hirsutism: results of a multicentered Canadian study. *Fertil Steril* 1986;46:1015–1020.

134. **Rittmaster RS.** *Finasteride. N Engl J Med* 1994;330:120–125.

135. **Price TM.** *Finasteride* for hirsutism: there's new approach to treating hirsutism—but is it any better or even as effective as conventional therapy? *Contemp Obstet Gynecol* 1999;44:73–84.

136. **van Santbrink EJP, Eijkemans MJ, Laven JSE, et al.** Patient-tailored conventional ovulation induction algorithms in anovulatory infertility. *Trend Endocrinol Metabol* 2005;16:381–389.

137. **Whittemore AS, Harris R, Itnyre J, et al.** Characteristics relating to ovarian cancer risk: collaborative analysis of 12 US case-control studies. *Am J Epidemiol* 1992;136:1184–1203.

138. **Rossing MA, Daling JR, Weiss NL, et al.** Ovarian tumors in a cohort of infertile women. *N Engl J Med* 1994;331:771–776.

139. **Venn A, Watson L, Lumley J, et al.** Breast and ovarian cancer incidence after infertility and *in vitro* fertilization. *Lancet* 1995;346:995–1000.

140. **Mosgaard BJ, Lidegaard O, Kjaer SK, et al.** Infertility, fertility drugs, and invasive ovarian cancer: a case control study. *Fertil Steril* 1997;67:1005–1012.

141. **Brinton LA, Moghissi K, Scoccia B.** Ovulation induction and cancer risk. *Fertil Steril* 2005;83:261–274.

142. **Practice Committee of the American Society for Reproductive Medicine.** Use of *clomiphene citrate* in women. *Fertil Steril* 2006;86:S187–S193.

143. **McClamrock HD, Adashi EY.** Ovulation induction. I. Appropriate use of clomiphene citrate. *Female Patient* 1988;13:92–106.

144. **Rust LA, Israel R, Mishell DR Jr.** An individualized graduated therapeutic regimen for *clomiphene citrate. Am J Obstet Gynecol* 1974;120:785–790.

145. **Lobo RA, Granger LR, Davajan V, et al.** An extended regimen of *clomiphene citrate* in women unresponsive to standard therapy. *Fertil Steril* 1982;37:762–766.

146. **Legro RS, Barnhart HX, Schlaff WD, et al.** *Clomiphene, metformin,* or both for infertility in the polycystic ovary syndrome. *N Engl J Med* 2007;356:551–566.

147. **Creanga AA, Bradley HM, McCormick C, et al.** Use of *metformin* in polycystic ovary syndrome: a meta-analysis. *Obstet Gynecol* 2008;111:959–968.

148. **Polyzos NP, Tzioras S, Badawy AM, et al.** Aromatase inhibitors for female infertility: a systematic review of the literature. *Reprod Biomed Online* 2009;19:456–471.

149. **Mamas L, Mamas E.** Premature ovarian failure and dehydroepiandrosterone. *Curr Opin Obstet Gynecol* 2009;21:306–308.

150. **Noyes N, Porcu E, Borini A.** Over 900 oocyte cryopreservation babies born with no apparent increase in congenital anomalies. *Reprod Biomed Online* 2009;18:769–776.

151. **Oktay K, Oktem O.** Ovarian cryopreservation and transplantation for fertility preservation for medical indications: report of an ongoing experience. *Fertil Steril* 2010;93:762–768.

152. **Boissonnas CC, Davy C, Bornes M, et al.** Careful cardiovascular screening and follow-up of women with Turner syndrome before and during pregnancy is necessary to prevent maternal mortality. *Fertil Steril* 2009;91:929.e5–e7.

153. **Bondy C, Rosing D, Reindollar R.** Cardiovascular risks of pregnancy in women with Turner syndrome. *Fertil Steril* 2009;91: e31–e32.

第31章 内分泌疾病

Oumar Kuzbari
Jessie Dorais
C.Matthew Peterson

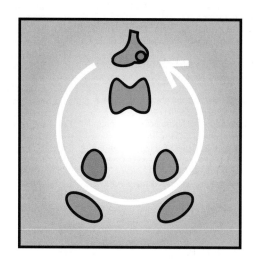

- 雄激素增多症最常见的表现是多毛,通常与卵巢或肾上腺功能异常导致的雄激素增多症有关。相比之下,仅当雄激素水平明显升高时,方呈现男性化表现。
- 引起雄激素增多症和多毛最常见的病因是多囊卵巢综合征(polycystic ovarian syndrome,PCOS),PCOS 的有两条主要的诊断依据:根据临床及实验室检查判断存在无排卵和雄激素增多症。多囊卵巢综合征的患者还常表现有胰岛素抵抗和高胰岛素血症。
- 复方口服避孕药降低了肾上腺及卵巢来源的雄激素的产生,并且使 2/3 多毛患者的毛发生长得到抑制。
- 由于高胰岛素血症在 PCOS 相关的无排卵中起到一定的作用,因此,无论单独使用胰岛素增敏剂,还是与其他药物联合使用,都有利于改善内分泌平衡,促进排卵及妊娠。
- 排除医源性及人为因素导致的那些病例,促肾上腺皮质激素依赖型的库欣综合征是肾上腺起源的疾病。当库欣综合征的症状明显时,肾上腺肿瘤的体积通常是非常大的。
- 先天性肾上腺增生是常染色体隐性遗传性疾病,由于肾上腺酶的缺乏导致肾上腺增生的病例中,90% 以上都是因为 21- 羟化酶的缺乏。
- 患者存在严重的多毛、男性化表现或短期内进行性加重的雄激素过多的表现,常需要仔细地检查,寻找原因,明确是否存在分泌雄激素的肿瘤。卵巢肿瘤是最常见的分泌雄激素的肿瘤。
- 泌乳素的升高可引起闭经或泌乳,大约 15% 的患者表现为单纯的闭经而无泌乳,在闭经与泌乳同时存在的患者中,有大约 2/3 的患者有高泌乳素血症。在这些患者中,约有 1/3 的患者有垂体腺瘤。超过 1/3 的高泌乳素血症的患者在影像学检查时发现有微腺瘤(>1cm)。

- 促甲状腺激素(TSH)对循环中的甲状腺激素水平的升高或降低是非常敏感的,且大多数甲状腺功能亢进或甲状腺功能低下与甲状腺功能紊乱有关,因此,TSH的水平通常用来筛查甲状腺疾病。在女性中,最常见的甲状腺异常是自身免疫性甲状腺疾病,是多种抗体联合作用的结果。严重的原发性甲状腺功能低下与闭经或无排卵有关。突眼、甲状腺肿和高甲状腺素血症是Graves病(桥本甲状腺病)的典型三联征,与甲状腺功能亢进的症状有关。

在妇科患者中,内分泌疾病常与排卵异常和月经紊乱有关。最常见的是以雄激素分泌过多为特征的疾病,常伴有胰岛素抵抗,包括争论最多的最常见的内分泌疾病——PCOS。其他的与不育有关的可导致排卵障碍、多毛、男性化,以及与垂体和甲状腺功能异常的疾病,将在本章中讨论。

雄激素增多症

雄激素增多症常表现为多毛,导致多毛的原因是由于卵巢或肾上腺功能异常导致雄激素分泌过多,或是雄激素在毛囊皮脂腺水平表达增强,或两者共同作用的结果。相反,男性化表现很少见,如男性化表现明显,常提示雄激素水平明显升高。卵巢及肾上腺的肿瘤常可引起男性化表现,这些肿瘤可以是良性,也可以是恶性。

多毛

多毛是女性雄激素过多最常见的典型表现,多毛是指呈男性分布的末端毛发过度生长。特别是中线毛发、鬓角、髭、胡须、胸毛或乳房间,以及股内侧和背部下中线延至两臀间的毛发。雄激素作用于对雄激素敏感区域的毛囊皮脂腺,使正常分布的毫毛(细小、无色、短小)转化为末端毛发(粗、硬、色深、长)。

雄激素对于毛发的影响随躯体不同部位而异。非雄激素依赖型的毛发包括:胎毛、眉毛和睫毛。四肢与躯干部位的毛发对雄激素呈现低敏感性。腋下及耻骨的毛囊皮脂腺对雄激素呈现高敏性。肾上腺来源的雄激素达到成人水平就足以使这些区域的末端毛发生长。面部及体毛的男性化分布特征(中线、面部和乳房下方)要求更高水平的雄激素,如正常分泌雄激素的睾丸、或卵巢或肾上腺异常分泌雄激素。年龄和遗传决定了毛囊对性腺分泌的雄激素的反应,雄激素在不同程度上抑制了头发的生长,导致在一些男性和男性化的女性中常可见到秃顶的现象。**雄激素生成过多和皮肤对雄激素的敏感都可导致多毛。皮肤对雄激素的敏感性取决于遗传因素决定的局部5α-还原酶的活性,该酶将睾酮转化为双氢睾酮(DHT),在毛囊部位DHT具有生物学活性。**

毛发呈周期性生长,包括生长期(anagen,毛发生长初期)、内卷期(catagen,毛发生长中期)、静止期(telogen,终期)。生长期和静止期的时限根据躯体的不同部位、遗传因素、年龄和激素的不同作用而异。毛发的生长、静止及脱落通常是不同步的,但当遇到大的代谢或内分泌改变,如妊娠和生产,或严重疾病,将启动扳机,使毛发同步进入静止期,在随后的几个月将发生脱发(尽管是一过性的)。

多毛是一个相对而非绝对的定义。在某种情况下认为是正常的,但在另一种情况下可能就认为异常的,社会及临床中对于多毛的反应也是明显不同的,反映出皮肤对雄激素的敏感性随种族差异而不同以及不同文化观念的差异。只有5%的绝经前白人妇女有雄激素依赖型毛发(除外阴毛及腋毛),而在北美白人妇女中出现则被认为是异常的。而在另一些种族,如因纽特人和地中海沿岸地区的妇女,面部及其他部位的男性模式型的毛发分布更常见,被认为是正常的。

多毛症及男性化　　下述两种情况需与多毛区分。多毛症是在非性区的非雄激素依赖型的末端毛发过多,如躯干及肢端。这可能是由于常染色体主导的先天性异常导致,代谢性疾病(如神经性厌食,高甲状腺素血症,迟发型皮肤卟啉症),或药物性(如:乙酰唑胺、同化类固醇、雄性激素源性孕酮、雄激素、环孢素、二氮嗪、脱氢表雄酮(DHEA)、重金属、干扰素、甲基多巴、米诺地尔、青霉胺、酚噻嗪、苯妥英、链霉素、利血平、丙戊酸)。**男性化指明显而全面的男性化转变,包括声音粗哑、肌肉粗壮、阴蒂增大[正常阴蒂径线 ± 标准差:宽径(3.4 ± 1.0)mm,长径(5.1 ± 1.4)mm],女性性征消失(乳房变小、女性化的体脂分布特点减少)(1)。尽管多毛伴有男性化表现,男性化表现较单纯多毛更提示可能存在更严重的情况,需要马上排除是否存在卵巢或肾上腺肿瘤。**虽然这种情况很少见,但雄激素作用下的男性化表现快速进展或加重则多提示这种诊断存在的可能性。

　　询问病史应当关注多毛或男性化出现的年龄及进展速度。**多毛或男性化进展迅速则可能与更严重的雄激素增多症有关,应警惕是否有卵巢和肾上腺的肿瘤或库欣综合征。**在青春期前、中、后期可能发生多毛或男性化的快速进展。无排卵、闭经或月经稀发提示可能存在隐性的雄激素增多症。月经规则的多毛患者通常雄激素水平正常,这通常是由于毛囊皮脂腺对雄激素的遗传敏感性增加,属于特发性的多毛症。无排卵通常发生在有男性化表现时。

　　确定多毛的程度,应该由一个有经验的医师进行仔细的检查,应该包括询问是否使用化学或机械的脱毛方法,以及脱毛的频率。临床对于多毛程度的评估是典型的主观性评估。很多医师武断的评估多毛的轻、中、重度。客观地评估是非常有用的,尤其对于那些将要在此评估基础上确立治疗方案。对于雄激素敏感部位的毛发生长程度的评估常使用Ferriman-Gallwey 评分系统。在人体的 9 个雄激素敏感区按毛发多少分为 0~4 分(2),总评分高于 8 分的可诊断为多毛(图 31.1)(3)。尽管这一评分系统被广泛地使用,但它仍有局限性。这一评分系统不包括鬓角、臀部及会阴区域的毛发。在界定的多毛症的总评分范围内,实质上的多毛症可定义在 1~2 个范围内,这个评分不能反映出对女性健康的影响(3,4)。

　　应注意获取家族病史,以发现特发性多毛症、PCOS、先天性或成年发生的肾上腺增生(CAH 或 AOAH)、糖尿病和心血管疾病的证据。也应当了解用药史。除了药物常引起多毛,合成类固醇和睾酮的衍生物也可引起多毛,甚至男性化。在体检时应注意肥胖、高血压、溢乳、男性型斑秃、痤疮(面部及背部)、色素沉着。有男性化表现时,一定要注意是否存在产生雄激素的卵巢肿瘤或库欣综合征。库欣综合征的患者常表现为多毛,多毛常与其他疾病相混淆,如 AOAH 和 PCOS。在做出诊断之前,应注意观察体征,库欣综合征常有满月脸、多血质、紫纹、颈背部和锁骨上脂肪垫和近端肌无力。满月脸、上身肥胖、肌无力和肩背部形成脂肪垫是库欣综合征的特征性表现。

雄激素的作用　　促黄体生成素(LH)及促肾上腺素(ACTH)分别作用于卵巢及肾上腺产生雄激素及其前体物质(图 31.2)。雄激素的生物合成在侧链裂解酶的作用下从胆固醇限速转化成孕烯醇酮。此后,孕烯醇酮经 Δ5 甾体通路,经两步反应,转化成 17- 脱氢表雄酮(DHEA)。这一转化过程经由 CYP17 完成,该酶具有 17α- 羟化酶和 17,20- 裂解酶的活性。同时,孕酮经 Δ-4 甾体通路转化为雄烯二酮。Δ5 经 Δ-5- 异构酶和 3β- 羟类固醇脱氢酶(3β-HSD)向 Δ4 的中间代谢产物代谢。

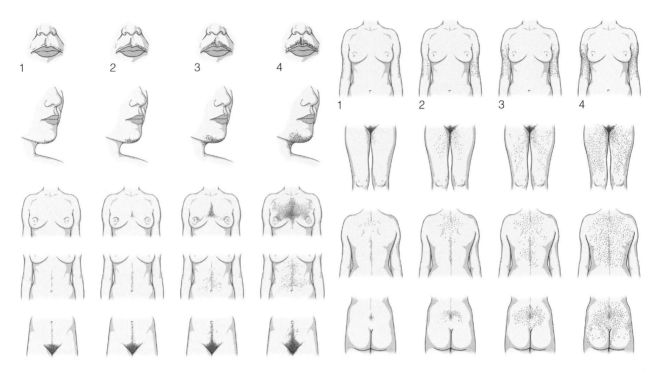

图 31.1　Ferriman-Gallwey 多毛评分系统。人体对雄激素敏感的 9 个部位的评分标准,从 0(无毛)到 4 分(完全男性化特征的毛发),这些个部位的记录提供了激素作用下多毛的评分标准。(资料来源:Hatch R,Rosefield RL,Kim MH,et al. Hirsutism:implications,etiology,and management. Am J Obstet Gynecol 1981;140:815-830)

肾上腺 17- 酮类固醇

青春期前,肾上腺 17- 酮类固醇分泌增加,它的分泌不依赖于青春期下丘脑 - 垂体 - 卵巢轴的成熟。这一肾上腺甾体激素分泌的转变被称为肾上腺功能初现(adrenarche),它以肾上腺皮质对 ACTH 的反应的显著性变化为特征,优先分泌 Δ5 甾体激素,包括 17- 羟孕酮、DHEA 和硫酸脱氢表雄酮。这一改变的基础与肾上腺网状带的增加和 17 羟化酶和 17,20- 裂解酶的活性增加有关。与青春期卵巢分泌雄激素增加无关,由于青春期肾上腺功能初现,肾上腺分泌的雄激素增加,阴毛和腋毛明显生长,腋窝毛囊皮脂腺分泌的汗液增多。

睾酮

女性体内将近 50% 的血清睾酮来源于雄烯二酮的外周转化,另 50% 来源于腺体的直接分泌(卵巢和肾上腺)。女性体内卵巢和肾上腺产生的睾酮大致相等。肾上腺主要通过分泌雄烯二酮生成睾酮。

血循环中,有 66%~78% 的睾酮与性激素结合球蛋白相结合,无生物学活性。未与 SHBG 相结合的血清睾酮中的大部分与白蛋白微弱结合(20%~32%),仅一小部分睾酮(1%~2%)是完全未结合或游离的。**血循环中未与 SHBG 结合的睾酮与 SHBG 浓度成负相关**。雌激素水平的增加常伴有 SHBG 水平的升高,如妊娠期、黄体期、使用雌激素(包括口服避孕药),以及甲状腺激素升高、肝硬化导致 SHBG 升高使游离睾酮水平降低。相反,雄激素分泌异常(如 PCOS、肾上腺增生或肿瘤、库欣综合征)、肾上腺药物(如具有雄激素生物活性的孕激素制剂、如丹那唑、糖皮质激素和生长激素),高胰岛素血症,肥胖和泌乳素均可引起 SHBG 下降,游离睾酮升高。

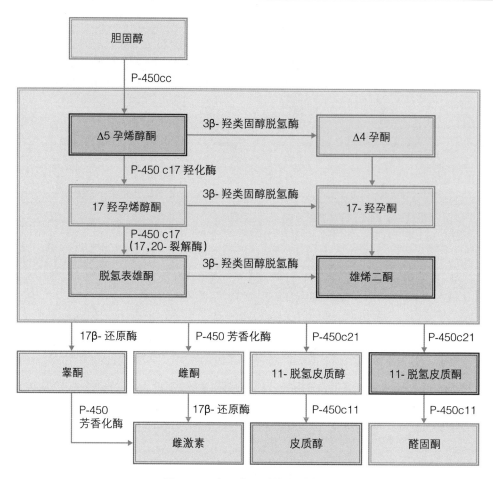

图31.2　主要类固醇的合成途径

雄激素增多症的实验室评估

　　高雄激素状态下,由于雄激素的增加作用于肝脏,使得SHBG减少,总睾酮水平的升高不能相应的反映出睾酮的生成增加。因此,当发生中度雄激素增多症时,已经出现高雄激素状态的特征时,而血清总睾酮水平仍处于正常范围内。只有游离睾酮水平能揭示出雄激素增多症。**可以通过检测总睾酮发现严重的雄激素增多症,如男性化以及分泌睾酮的肿瘤**。因此,在临床中通过检测总睾酮及临床评估就足以诊断和治疗高雄激素的患者。如果希望更精确地描述雄激素增多症的程度,可采用检测或评估游离睾酮的水平,这样可以更准确地评估睾酮的增加程度。在临床工作中,大多数患者无需使用这些检测,但它们通常在临床科研中使用,并且在某些临床情况下需要使用。由于很多医师测量某种形式的睾酮,他们应当更加理解检测使用的方法及其精确度。尽管平衡透析是检测游离睾酮的金标准,但由于其价格高,操作复杂,而限制了它的使用。在临床工作中,可以通过检测结合白蛋白和SHBG的睾酮来检测游离睾酮。

　　非特异性结合白蛋白(AT)的睾酮与游离睾酮(FT)成线性相关,通过下述公式表示:

$$AT = K_a [A] \times FT$$

公式中,AT是结合了白蛋白的睾酮,K_a是白蛋白结合睾酮的相关常数,[A]是白蛋白浓度。

　　在很多多毛的患者中,白蛋白水平处于一个狭窄的生理范围,对游离睾酮浓度无显著影响。当白蛋白处于生理性范围内时,可通过测量总睾酮和SHBG来估测游离睾酮水平。白蛋白正常的个体中,与平衡分析法对照,通过这一方法可以得到可靠的结果。它提供了一个快速、简单、精确地测定总睾酮和计算游离睾酮和 SHBG 浓度的方法。

睾酮的生物活性取决于白蛋白与游离睾酮的相互关系,同时受总睾酮与 SHBG 相关的实际白蛋白的影响。总睾酮、SHBG 和白蛋白检测的综合评估可得到一个更精确的具有生物学活性的睾酮检测值,因此,雄激素的作用源自睾酮。通过这种方法测定的睾酮的生物学活性,能够更好的评价来源于睾酮的有效雄激素的作用效果。

妊娠能够改变对具有生物活性的睾酮检测的准确性。在妊娠期间,与睾酮同样对 SHBG 具有高亲和性的雌二醇占据了 SHBG 大部分的结合位点,对 SHBG 的检测可能高估了 SHBG 与睾酮的结合力。对游离睾酮的衍生的检测方法,与平衡分析方法的直接检测方法不同,在妊娠期间无法得到准确值。妊娠期间,怀疑自主分泌睾酮的肿瘤或黄体瘤时,对总睾酮的检测可以提供充足的诊断信息。

睾酮必须经 5α-还原酶(一种可以还原睾酮和雄烯二酮的细胞质酶)作用,转化成活性代谢产物双氢睾酮(DHT)才能对靶组织发挥生物学作用。5α-还原酶有两种同工酶:1 型,在皮肤占优势;2 型,或酸性 5α-还原酶,在肝脏、前列腺、精囊和生殖器皮肤占优势。2 型同工酶对睾酮的亲和力较 1 型高 20 倍。男性缺乏 1 型和 2 型同工酶,将导致外生殖器发育模糊。就雄激素对毛发生长的影响而论,两种同工酶都发挥作用。由于双氢睾酮对雄激素受体有更高的亲和力和与受体缓慢分离的特点,使得它较睾酮更加有效力。尽管 DHT 是多数雄激素发挥作用的一个关键的细胞间介质,但检测循环中的 DHT 水平无临床应用价值。

各种雄激素的相对效能如下:

双氢睾酮 =300

睾酮 =100

雄烯二酮 =10

硫酸脱氢表雄酮 =5

在肾上腺功能初现前,雄激素值一直处于低水平。在 8 岁左右,脱氢表雄酮(DHEA)和硫酸脱氢表雄酮(DHEAS)的明显升高预示着肾上腺功能初现。游离 DHEA 的半衰期非常短(大约 30 分钟),但当 DHEA 硫酸化,其半衰期可延长至数小时。尽管 DHEAS 的作用不甚明了,但它与应激有关,其水平在成年期稳步下降。绝经后,卵巢停止分泌雌激素,DHEAS 水平继续下降,睾酮水平持续不变,或者甚至有所上升。尽管绝经后卵巢继续生成睾酮,但睾酮水平仍保持昼夜变化,反映出肾上腺仍在雄激素的分泌中起到重要作用。随着年龄的增加,雄激素在外周组织经芳香化后产生雌激素的比例上升,但由于仅小部分(2%~10%)雄激素以此种方式代谢,所以这种代谢几乎没有临床意义。

实验室检查

2008 年制定的内分泌协会临床实践指南中建议对中重度(Ferriman-Gallwey 多毛评分 ≥ 9 分)多毛或突然出现的任何程度的多毛,且快速进展,或伴随其他异常如月经紊乱、不育、明显的痤疮、肥胖、阴蒂增大的妇女进行雄激素的检测。指南反对单纯轻度多毛的女性进行雄激素水平的测定,是因为它的结果对治疗方案的选择或预后的影响非常小。(图 31.3)(4)。医源性原因引起的多毛将在下表中列出,应当引起重视(表 31.1)。

当需要实验室检查用来评估多毛时,无论是具有生物活性的睾酮水平(包括总睾酮、SHBG 和白蛋白水平)亦或是计算的游离睾酮的水平(假设白蛋白水平正常),都可用以准确地评估睾酮来源的雄激素的作用。在有指征需要评估睾酮的临床情况下,17-羟孕酮可以作为肾上腺皮质增生的辅助筛查方法(表 31.2)。当多毛伴有月经周期的异常时,需要检测催乳素及促甲状腺素(TSH)用以诊断排卵障碍。甲状腺功能减退和高泌乳素血症可以导致 SHBG 水平下降,增加未结合睾酮的水平,有时可导致多毛。对可疑患有库欣综合

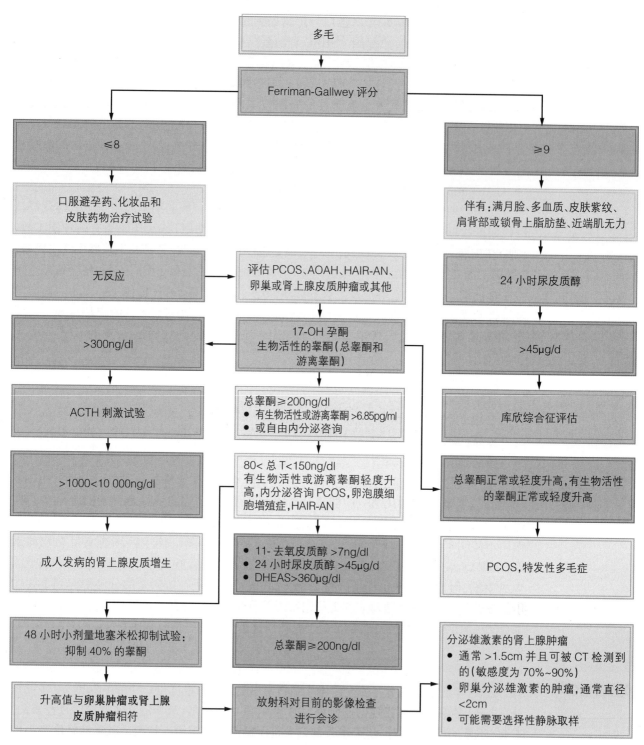

图 31.3　**雄激素增多症女性多毛的评估。**除对多毛程度的评估外还包括其他内容的评估。中度(>9)、重度多毛或轻度多毛伴有临床症状则提示潜在的疾病,需除外是否有雄激素水平的升高。需要明确的诊断包括内分泌疾病,PCOS 是最常见的,还包括肿瘤。在有规律月经的女性中,在月经期的 4~10 天清晨测血浆睾酮是最佳的评估时间。当有症状提示应检测可利用睾酮时,17- 羟孕酮也应被检测。* 重度的 3β- 羟类固醇脱氢酶缺乏表现为盐皮质激素和类固醇的缺乏。轻型的诊断通过平均 ACTH (1~24)刺激:17-羟孕烯醇酮/17-羟孕酮的比值正常值为 11。11β- 羟化酶缺乏的患者,2/3 在出生后 1 年内即出现高血压的症状。未诊断的成年人则表现为多毛、痤疮和闭经。通过 ACTH(1~24)刺激试验后 60 分钟,血中 11- 去氧皮质醇的值 >25ng/ml 可明确诊断。ACTH、促肾上腺皮质激素、AOAH、成人发病的肾上腺增生;DHEA,硫酸脱氢表雄酮;HAIR-AN,雄激素增多症,胰岛素抵抗- 黑棘皮症。(参考文献 2~11,15)

表 31.1　药物性多毛

乙酰唑胺	甲基多巴	二氮嗪	链霉素
蛋白同化甾类	米诺地尔	脱氢表雄酮	利血平
雄激素源性孕激素类	青霉胺	重金属	丙戊酸
雄激素类	酚噻嗪类	干扰素	
环孢素	苯妥英		

表 31.2　血清雄激素的正常值 [a]

睾酮(总)	20~80ng/dl	白蛋白	3300~4800mg/dl
游离睾酮(计算)	0.6~6.8pg/ml	雄烯二酮	20~250ng/dl
游离睾酮的百分比	0.4%~2.4%	硫酸脱氢表雄酮	100~350μg/dl
具有生物活性的睾酮	1.6~19.1ng/dl	17-羟孕酮(卵泡期)	30~200ng/dl
性激素结合球蛋白	18~114nmol/l		

SHBG,性激素结合蛋白

[a] 正常值可因实验室的不同而异。游离睾酮通过测定总睾酮和性激素结合蛋白来计算,具有生物活性的睾酮通过测定总睾酮、性激素结合蛋白和白蛋白来计算。当白蛋白水平正常时,计算所得的游离睾酮和具有生物活性睾酮值与通过平衡透析法测定的未结合睾酮值有很好的可比性。具有生物学活性的睾酮包括游离睾酮和弱结合睾酮(非性激素结合蛋白,非白蛋白)。未采用平衡透析法时,具有生物活性的睾酮的计算是对血清睾酮生物活性最准确的评价

征的患者,应进行 24 小时尿皮质醇的检测(最敏感和特异)或行过夜地塞米松抑制试验筛查。这项检查是患者在晚上 11 点口服 1mg 地塞米松,在次日晨 8 点检测血皮质醇。**如经过夜地塞米松抑制试验后,皮质醇水平达到 2μg/dl 更高,则需要进一步检查诊断是否患有库欣综合征**。17-羟孕酮升高可以鉴别成人型肾上腺皮质增生症患者,也见于 1%~5% 的多毛女性。在月经周期中,17-羟孕酮水平变化明显,排卵前后及黄体期升高,在 PCOS 患者中可以中度升高。标准的检测时间是在卵泡期清晨进行。

根据内分泌协会的临床指南,卵泡期清晨患者的 17-羟孕酮值如果低于 300ng/dl (10nmol/L) 则很可能无意义。当此值为 300~10 000ng/dl 时,应进行 ACTH 试验以鉴别 PCOS 和成人型肾上腺增生症(AOAH)。当此值高于 10 000ng/dl 时,应诊断先天性肾上腺皮质增生。

在成人发病的先天性肾上腺皮质增生中,5%~20% 的患者在诊断前即可呈现过早的阴毛初现。当患者呈现过早的阴毛初现时,需要检测 17-羟孕酮,如果基础 17-羟孕酮值高于 200ng/dl,则推荐进行 ACTH 刺激试验。一项研究采用 200ng/dl 作为 17-羟孕酮的血浆基础阈值,高于此值时则启动 ACTH 刺激试验,该试验用于诊断性早熟人群中成人发病的先天性肾上腺皮质增生的敏感度为 100%(95% 的 CI,69~100)和特异度为 99%(95% CI,96~100)(6)。

由于睾酮生成的增加不能通过检测总睾酮的值来体现,临床工作中,可以选择依赖典型的男性型多毛的临床症状,或通过检测游离或未结合睾酮(有生物活性或计算游离睾酮的水平)进行诊断。总睾酮值高于 200ng/dl 时,应进一步检查是否有卵巢或肾上腺肿瘤。

在 PCOS 患者中,虽然卵巢是雄激素过多分泌的主要来源,仍发现有 20%~30% 的 PCOS 患者 DHEAS 异常升高。检测循环中 DHEAS 水平的诊断价值有限,应避免对 DHEAS 值的过度诠释(7)。

过去曾提倡对雄激素结合物的检测[如 3α-雄烯二酮(3α-diol G)和雄酮(AOG)作为皮肤中 5α-还原酶活性的指标]。并不推荐将对雄激素结合物的检测作为多毛患者的常规检查,由于多毛本身就是游离睾酮对毛囊作用的极好的生物鉴定,而雄激素结合物可能

源自于肾上腺前体,是肾上腺而非卵巢类固醇的产物(8)。

在肾上腺皮质的网状带,DHEAS 由 SULT2A1 生成(9),目前认为肾上腺皮质的这一层是血清 DHEAS 的原始来源。DHEAS 水平随着年龄的增加和网状带体积的减少而降低。在多数实验室,将 DHEAS 的上限值定为 350μg/dl(9.5nmol/L)。随机取样检测即可,因为硫酸化的甾类半衰期很长,变化程度很小。DHEAS 被用来筛查分泌雄激素的肾上腺皮质肿瘤;然而,在 PCOS 患者、肥胖和应激情况下也有中度的升高,所以其特异性欠佳。

一项研究针对分泌雄激素的肾上腺皮质肿瘤(ACT-AS)(N=44)的女性,与非肿瘤性的雄激素过多的女性比较(NTAE)(N=102),进一步阐明了如何选择用于筛查肾上腺皮质肿瘤的激素。在此项研究中,两组中多毛、痤疮、月经稀发、闭经的表现无统计学差异。在 ACT-AS 中,最常见的升高的雄激素类型是游离睾酮(游离 T)(94%),其次是雄烯二酮(A)(90%),DHEAS(82%),以及总睾酮(总 T)(76%),在 56% 的病例中,所有三种雄激素都同样升高。切除肿瘤后,血清雄激素水平在所有 ACT-AS 患者中都低于正常值。在非肿瘤性的雄激素分泌过多的患者中,最常见的升高的雄激素类型是雄烯二酮(93%),只有 22% 的患者三种雄激素(T、A、DHEAS)都升高。游离睾酮值高于 6.85pg/ml(23.6pmol/L)是最好的诊断 ACT-AS 的依据(敏感度为 82%;CI 57%~96%;特异度为 97%,CI 91%~100%)。在 ACT-AS 和高雄激素组,雄烯二酮、睾酮和 DHEAS 的水平有很大部分重叠,提示当选择采用检测激素水平来诊断时,需要深入思考鉴别(11)。

在肾上腺皮质瘤中激素分泌的异质性揭示了对肾上腺皮质瘤激素水平检测的复杂性:44 例患者中 7 例(15.9%)有单纯由肿瘤分泌的雄激素,2 例(4.5%)由肿瘤分泌的雄激素和雌激素,28 例由肿瘤分泌的雄激素和皮质醇,7 例(15.9%)由肿瘤分泌的雄激素、皮质醇和雌激素。27 例 ACT-AS 患者中的 23 例(85%)其混合物 S 或 11- 去氧皮质醇的分泌增加(≥10ng/ml 或 28.9nmol/L);21 例恶性肿瘤中的 20 例、6 例良性肿瘤中的 3 例,35 例非肿瘤性雄激素分泌过多的患者(100%)中 11- 去氧皮质醇水平正常,低于 6ng/ml(17.3nmol/L)。Youden 指数显示 11- 去氧皮质醇水平在 7ng/ml(20.2nmol/L)时用于诊断 ACT-AS 的敏感度为 89%(95%CI,71%~98%)特异度为 100%(95%CI,90%~100%)(11,12)。

当雄激素分泌过多的临床症状已经达到男性化的诊断标准或游离睾酮水平高于 6.85pg/ml(23.6pmol/l)时,诊断分泌雄激素的肾上腺皮质瘤最敏感和特异的方法是进一步检测 11- 去氧皮质醇(>7ng/ml),DHEAS(>3.6μg/ml),24 小时尿皮质醇(>45μg/d)。在选择最有用的检测方法时,仔细斟酌检测方法的敏感性和特异性,昼夜变化和随年龄不同而产生的差异,将有助于选择最有效的检查方法(表 31.3)。

表 31.3 分泌雄激素的肾上腺皮质瘤(ACT-AS)和非肿瘤引起的雄激素过多(NTAE)
的女性患者中基础激素值的特异性和敏感性

	ACT-AS(n)	NTAE(n)	敏感度 %(CI[a])	特异度 %(CI[a])
总睾酮 >1.25ng/ml	42	102	60(45~74)	94(90~99)
游离睾酮 >6.85pg/ml	17	77	82(57~96)	97(91~100)
雄烯二酮 >4.65ng/ml	38	99	66(49~80)	80(71~87)
DHEAS>3.6μg/ml	39	97	79(64~91)	79(70~87)
17OHP>1.95ng/ml	36	79	67(49~81)	86(76~93)
11- 去氧皮质醇 >7ng/ml	27	35	89(71~98)	100(90~100)

使用 Youden 指数选择阈值,正如在方法中描述的。

[a]CI:95% 置信区间

(经允许再版,d'Alva CB,Abiven-Lepage G,Viallon V,et al. Sex steroids in androgen-secreting adrenocortical tumors: clinical and hormonal features in comparison with non-tumoral causes of androgen excess. Eur J Endocrinol 2008;159:641-647.)

**多囊卵巢
综合征**

　　多囊卵巢综合征是生育年龄妇女中最常见的有争议性的内分泌疾病之一,在全世界的女性中发病率占 5%~10%。这一家族性疾病表现出复杂的遗传性特点(13)。它的主要特点包括:雄激素增多症(临床或生化),持续无排卵和多囊卵巢,常伴有胰岛素抵抗和肥胖(14)。PCOS 备受关注是由于其发病率高和可能引发生育问题、代谢障碍和心血管疾病。**在发达国家,PCOS 最常见的特征是雄激素增多症、多毛和无排卵性不育(15,16)**。在1935 年,Stein 和 Leventhal 首次描述了闭经与双侧多囊卵巢以及肥胖的关系(17)。它的病因可能是多基因和(或)多因素的(18)。

诊断标准

　　1990 年在美国国立卫生研究院(the National Institutes of Health,NIH)组织的关于PCOS 的国际会议上,制定的 PCOS 的诊断标准是基于医者的共识而非临床试验证据。这一诊断标准推荐的临床和(或)生化证据包括雄激素增多症、持续无排卵,并排除其他病因。这些标准迈出了建立 PCOS 的标准诊断重要的一步,同时引导出了一批具有里程碑意义的关于 PCOS 的临床随机试验(9)。

　　自从 1990 年 NIH 发起的关于 PCOS 的会议后,对这一综合征的理解发展为这是由于卵巢功能障碍引起的一组症状和体征,而非如 NIH 最初制定的诊断标准。在 2003 年的鹿特丹会议上讨论认为,PCOS 是一种由于卵巢功能障碍导致的综合征,伴有主要的特征为雄激素增多症和卵巢多囊的形态学变化(表 31.4)。

　　目前,已经认识到,虽有规律的月经而患高雄激素血症、卵巢形态多囊样改变的女性,可能也是 PCOS 的患者。一些患有 PCOS 的女性有卵巢多囊样改变,但无雄激素过高的临床证据,但有卵巢功能障碍所致的月经紊乱的表现。在新的诊断标准中,PCOS 仍保持了排除性诊断,首先需除外其他与 PCOS 症状相似的疾病(19)。

　　鹿特丹会议的诊断标准,三条当中符合两条即可诊断 PCOS:月经周期异常(闭经,月经稀发),临床和(或)生化符合雄激素增多症,和(或)超声显示多囊卵巢,排除其他疾病。其他表现为 PCOS 症状的疾病包括:AOAH,肾上腺或卵巢肿瘤,库欣综合征,促性腺激素分泌过多或过少,高泌乳素血症和甲状腺疾病(图 31.4)。

　　其他常见的临床表现缺乏一致性,因此仅作为次要的诊断依据。这些包括 LH/FSH 比值升高,胰岛素抵抗,初潮前后出现的多毛和肥胖。

　　临床中雄激素增多症包括多毛、男性型脱毛和痤疮(19)。在美国,多毛发生在大约70% 的 PCOS 患者中,在日本,仅有 10%~20% 的 PCOS 患者有多毛的表现(20,21)。对这一差异的可能的解释是遗传因素决定了皮肤中 5α- 还原酶活性的不同(22,23)。

表 31.4　修订后的多囊卵巢综合征诊断标准

1990 年的诊断标准(同时符合下述两条标准)

1. 持续无排卵

2. 雄激素增多症的临床和(或)生化表现,排除其他病因

2003 年修订的诊断标准(3 条中符合 2 条)

1. 稀发排卵或无排卵

2. 雄激素增多症的临床和(或)生化表现

3. 多囊卵巢,并排除其他病因(先天性肾上腺增生症,分泌雄激素的肿瘤,库欣综合征)

　　2003 年欧洲人类生殖医学会和美国生殖医学会发起的 PCOS 会议,修订了 PCOS 的诊断共识和远期健康危害。Fertil Steril 2004;81:19-25.

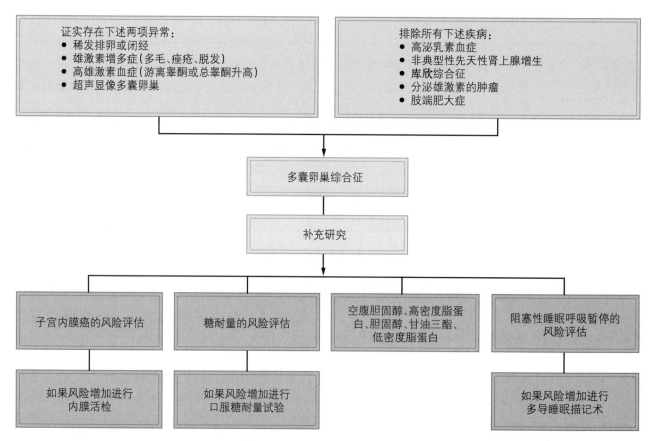

图 31.4　多囊卵巢综合征的诊断流程。(资料来源：Resenfield RL. Clinical practice.Hirsutism. N Engl J Med 2005；353：2578-2588.)

非典型的肾上腺增生和 PCOS 可能表现为有相似的临床特征,此时对所有表现为多毛的女性检测基础卵泡期 17- 羟孕酮的水平用以鉴别非典型的肾上腺增生,以及发现被忽略的多囊卵巢或代谢功能障碍)(24)。

PCOS 患者的月经紊乱是由于无排卵或稀发排卵而表现为从闭经到月经稀发均可发生。尽管有一项报道发现,在高雄激素的女性中有 21% 的患者无排卵而有规律的月经(25),但在 PCOS 患者中无排卵而月经规律则非常少见。**典型表现是持续终身,其特点是从十余岁的青春期开始有月经紊乱并伴有痤疮和多毛。也可在成年期发病,伴有肥胖,可能的原因是由于伴有日益严重的高胰岛素血症(26)。**

多囊卵巢的影像学诊断标准是在卵巢的任何一个切面有 ≥12 个直径 2~9mm 的卵泡和(或)卵巢体积增大(>10ml)。只要有一个卵巢符合上述标准就足以确定多囊卵巢的诊断(19)。多囊卵巢在超声中的表现很常见,多囊卵巢的症状只是 PCOS 临床和(或)内分泌症状中的一部分表现而已。在生育年龄的女性中有大约 23% 的女性有多囊卵巢的表现,而在 PCOS 的女性中则占 5%~10%(27)。PCOS 的患者中卵巢的多囊样改变与增加的心血管疾病的风险无关,且与体重指数(BMI)、年龄及胰岛素水平无相关性(28)。一篇英文文献报道证实无症状的 PCOS,如只有卵巢多囊的表现,则不会减弱生育力(29)。

50% 以上的 PCOS 患者伴有肥胖。体脂通常呈向心性分布(男性型肥胖),腰臀比升高与胰岛素抵抗有关,并预示着患糖尿病和心血管疾病的风险增加(30)。在 PCOS 患者中,肥胖的程度根据地理位置及种族的不同而存在显著差异。一项在西班牙、中国、意大利及美国开展的研究中发现,PCOS 患者中肥胖妇女的比例分别为 20%、43%、38% 及

69%(31)。

在 PCOS 患者中胰岛素抵抗导致的高胰岛素血症非常常见。胰岛素抵抗可以最终发展为高血糖和 2 型糖尿病(32)。大约有 1/3 肥胖 PCOS 患者有糖耐量减低(IGT),7.5%~10% 患有 2 型糖尿病(33)。与美国的普通人群(7.8%IGT,1% 糖尿病)比较,这一比率即使在非肥胖的 PCOS 患者中也轻度升高(10%IGT,1.5% 糖尿病)(34,35)。

PCOS 患者中普遍存在脂蛋白代谢异常,包括总胆固醇、甘油三酯和低密度脂蛋白(LDL)升高;高密度脂蛋白(HDL)和载脂蛋白 A-I 降低(30,36)。根据报道,最具特征性的一项脂质改变是 $HDL_{2\alpha}$ 水平降低(37)。

PCOS 患者中其他症状包括纤溶蛋白活性受损,表现为循环中纤溶酶原激活物抑制剂水平升高,随着年龄的增加,高血压的发病率增高(围绝经期达到 40%),患脂肪沉滞性动脉硬化症和心血管疾病明显增加,估计心肌梗死的患病风险增加 7 倍(36,38~41)。

病理学

肉眼观察 PCOS 患者的卵巢体积是正常人的 2~5 倍。十字切开卵巢表面可见白色、增厚的皮质,并有多个典型的直径小于 1cm 的卵泡。显微镜下,浅表皮质纤维化,细胞减少,可能含有重要的血管。除了小的闭锁卵泡,内膜黄素化的卵泡数量增加,基质可能含有黄素化的间质细胞(42)。

病理生理和实验室检查

PCOS 的雄激素增多和无排卵可能是由于下述四部分内分泌异常活动导致的:(i)卵巢;(ii)肾上腺;(iii)外周组织(脂肪);(iv)下丘脑 - 垂体(图 31.5)。

PCOS 患者的卵巢组织是雄激素的最主要来源。在肾上腺和卵巢组织中,雄激素合成酶 CYP-17 的调节异常可能是雄激素增多症的主要病理生理机制之一(43)。在 LH 的刺激下,卵巢间质、鞘膜和颗粒细胞过度合成卵巢雄激素(44)。在 PCOS 患者中,LH 通过下述途径影响卵巢雄激素活性:

1. 总睾酮和游离睾酮水平与 LH 水平直接相关(45)。

2. 可能由于 CYP17 的调节异常,使卵巢对促性腺激素更敏感(43)。

3. 促性腺激素释放激素(GnRH)激动剂的治疗可以有效地抑制血清睾酮和雄烯二酮的水平(46)。

4. 抑制雄激素较抑制内源性促性腺激素作用生成的雌激素需要更大剂量的 GnRH 激动剂(47)。

目前认为 PCOS 患者睾酮水平的升高是源自于卵巢。血清总睾酮水平通常不超过正常上线的 2 倍(20~80ng/dl),然而,在卵巢的卵泡膜细胞增殖症,睾酮值可达 200ng/dl甚至更高(48)。肾上腺在 PCOS 的发展中也起到作用。尽管功能亢进的生成雄激素的酶 CYP17 同时存在于卵巢与肾上腺,但仅大约 50% 的 PCOS 患者的 DHEAS 增加(49,50)。DHEAS 对 ACTH 的刺激超敏,在青春期前后出现症状,对 17,20- 裂解酶(两种 CYP17 酶之一)是肾上腺功能初现的关键酶,以此推导出肾上腺功能初现亢进导致 PCOS 的假说(48)。

外周组织,指皮肤和脂肪组织,通过下述几方面在 PCOS 的发病中起作用:

1. 5α- 还原酶分布于皮肤组织中,其**活性决定了是否存在多毛**(22,23)。

2. 在脂肪细胞中芳香化酶和 17β- 羟类固醇脱氢酶活性增强,**外周组织芳香化酶随着体重的增加而增加**(51,52)。

3. 由于肥胖,通过**减少 2- 羟基化和 17α- 氧化降低了雌激素代谢**,而经 16- 羟雌激素(雌三醇)代谢作用而增加了雌激素的活性(53)。

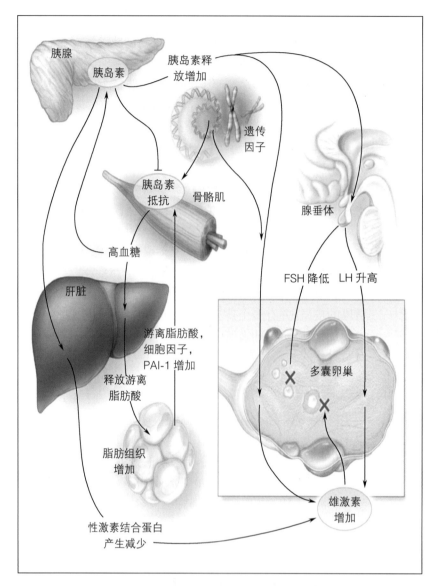

图 31.5 PCOS 的病理生理特征。 胰岛素抵抗导致代偿性的高胰岛素血症,刺激有遗传倾向的 PCOS 患者的卵巢生成雄激素,卵泡发育受阻(红"X"),由于异常分泌的促性腺激素如促卵泡生成素(FSH)或促黄体生成素(LH)(可能由高胰岛素血症引发),卵巢内雄激素分泌过多,胰岛素的直接作用,或这些因素的综合作用引起卵巢无排卵。高血糖和心血管疾病的高风险可能是胰岛素抵抗与遗传因素的共同作用的结果。(摘自:Rosenfield RL. Clinical practice. Hirsutism. N Engl J Med 2005;353:2578-2388.)

4. 在 PCOS 患者雌二醇(E_2)处于卵泡期,而**由于外周组织的雄烯二酮的经芳香化作用使雌酮(E_1)水平升高**(54)。

5. E_1/E_2 比率的倒置引起持续的高雌激素状态,且无孕激素的拮抗。

下丘脑-垂体在 PCOS 发病中所起的作用。

1. GnRH 脉冲频率的增加导致 **LH 脉冲频率**相对于正常卵泡期增加(55)。

2. LH 脉冲频率的增加可用以解释常见的 **LH 水平的升高和 LH/FSH 比值的升高**。

3. **FSH 不随 LH 的升高而升高**,可能是由于促性腺激素脉冲频率的增加和持续的雌激素水平的升高和正常的卵泡抑制素的协同负反馈作用所致。

4. 大约 25% 的 PCOS 患者呈现出**泌乳素水平的轻度升高**,可能是由于雌激素对腺垂体异常的反馈导致。部分 PCOS 患者,溴隐亭可使其 LH 水平下降,恢复排卵功能(56)。

PCOS 是在多基因和外界环境综合作用下发生的一个复杂的多基因遗传性疾病。对 PCOS 的遗传学研究显示,在很多 PCOS 患者中有相同的等位基因,连锁研究集中于很可能与 PCOS 的发病有关的候选基因上。这些基因可被分作四类:(i)胰岛素抵抗相关基因,(ii)干扰雄激素的生物合成和活性的基因,(iii)编码炎性细胞因子的基因,(iv)其他的候选基因(57)。

连锁研究证实卵泡抑制素,CYP11A,钙蛋白酶 10,IRS-1 和 IRS-2 区及胰岛素受体(19p13.3)的临近位点,SHBG,TCF7L2 和胰岛素基因均作为 PCOS 的相关候选基因(58~64)。一个多态变异体,D19S884,在 FBN3 中发现与 PCOS 的患病风险有关(65)。对 PCOS 妇女卵泡膜细胞研究显示 CYP11A,3BHSD2 和 CYP17 基因的 mRNA 水平的升高与睾酮、17-α-羟孕酮和孕酮过度生成相一致。尽管 PCOS 患者有特征性的类固醇激素的生成增多,但发现 STARB 基因无过度表达(58)。对 PCOS 妇女的卵泡膜细胞的微点阵数据分析未能证实在 19p13.3 位点临近基因有差异性表达;然而,在 PCOS 妇女和正常女性的卵泡膜细胞中检测到的胰岛素受体,p114-Rho-GEF 和一些过度表达的序列标记都可在基因图的 19p13.3 位点上找到这些基因的 mRNA 表达。这些研究显示,一些新发现的因素可能影响卵泡膜细胞生成甾体激素及其功能,包括 cAMP-GEFII,参与全反式维 A 酸(atRA)合成信号传送基因,参与信号传导途径的基因以及转录因子 GATA6。这些发现提示 19p13.3 位点和一些其他的候选基因可能是信号传导基因,这些基因可导致基因下游序列的过度表达,这可能影响生成类固醇激素的活性(66)。在多数卵泡生长基因表现为多态性,GDF9,BMP15,AMH 和 AMHR2 与 PCOS 的易感性无关(67)。

胰岛素抵抗　　**多囊卵巢患者常表现为胰岛素抵抗和高胰岛素血症。胰岛素抵抗和高胰岛素血症在 PCOS 患者卵巢合成类固醇激素功能障碍中起作用**。在 PCOS 患者中,胰岛素使卵巢类固醇激素的生成不再依赖于促性腺激素分泌。胰岛素和胰岛素样生长因子 I(IGF-I)受体在卵巢间质细胞中表达。在 50% 的 PCOS 患者中证实检测到胰岛素受体介导的信号传递早期阶段存在特异性减弱(自身硫酸化减弱)(68)。

胰岛素在 PCOS 患者的雄激素增多症的发病机制中起着直接和间接的作用。胰岛素与 LH 协同作用使卵泡膜细胞生成雄激素增多。胰岛素抑制了肝脏合成性激素结合球蛋白,它是循环中与睾酮结合的主要蛋白,以此增加了未结合睾酮的比例并提高了睾酮的生物学活性(13)。

肥胖是引起胰岛素抵抗和代偿性高胰岛素血症最常见的原因,尽管其在 PCOS 中也常见,但仅用肥胖无法解释其间重要的联系(56)。与 PCOS 相关的胰岛素抵抗不是引起高雄激素血症的唯一原因。

1. 一般情况下,高胰岛素血症不是高雄激素血症的特征,但常仅与 PCOS 相关(69)。

2. 在肥胖的 PCOS 患者中,30%~45% 有糖耐量减低或显性糖尿病,在有排卵的高雄激素的患者中胰岛素水平和糖耐量正常(69)。由此看来 PCOS 和肥胖对胰岛素的作用有协同性。

3. 使用长效 GnRH 类似物来抑制 PCOS 女性卵巢分泌的类固醇激素,不能改变胰岛素水平和胰岛素抵抗(70)。

4. 对伴有高胰岛素血症和高雄激素血症的卵泡膜细胞增殖症患者切除卵巢不能改善胰岛素抵抗,但可降低雄激素的水平(70,71)。

黑棘皮征是多毛妇女胰岛素抵抗的特征性标志。这一皮肤增厚、色素沉着、如天鹅绒般的皮肤病变最常见于外阴,还可能在腋窝、颈项部、乳房下方和大腿内侧出现(72)。

HAIR-AN 综合征的特征包括:高雄激素血症(HA)、胰岛素抵抗(IR)和黑棘皮征(AN)(68,73)。这些患者常有睾酮水平升高(>150ng/dl),空腹胰岛素水平高于 25μIU/ml(正常<20~24μIU/ml),75g 糖耐量的检测胰岛素最高值超过 300μIU/ml(正常在服糖后 2 小时<160μIU/ml)。

糖尿病和胰岛素抵抗的筛查策略

在 2003 年的鹿特丹协作组会议推荐肥胖的 PCOS 女性和无肥胖的 PCOS 患者都有胰岛素抵抗的高危因素,如有糖尿病家族史者应进行代谢综合征的筛查,包括口服葡萄糖的糖耐量试验(19)。标准的 2 小时口服葡萄糖耐量试验(OGTT)可用作评估高胰岛素血症的程度和葡萄糖耐受程度,并为合理的财政支出和患病风险的评估提供最大的信息量(7)。

还有很多其他的试验或筛查方法可用来评估高胰岛素血症和胰岛素抵抗。其一,空腹血糖和胰岛素比值如低于 4.5 则提示有胰岛素抵抗。2 小时 GTT 试验检测胰岛素水平,10% 的非肥胖 PCOS 患者和 40%~50% 肥胖有糖耐量减低(IGT=2 小时血糖水平≥140mg/dl,但≤199mg/dl),或明显的 2 型糖尿病(随机血糖水平 >200mg/dl)。一些研究采用胰岛素峰值高于 150μIU/ml,或 2 小时 GTT 中的三次血样的平均值高于 84μIU/ml 作为高胰岛素血症的诊断标准。

高胰岛素血症文献中是采用葡萄糖与胰岛素的比值,还是 2 小时 GTT 胰岛素试验为诊断标准仍旧存在争议。与胰岛素抵抗的金标准测量相比时,高胰岛素 - 正糖钳夹实验检测的葡萄糖与胰岛素的比值不能始终精确的描述胰岛素抵抗的情况。当发生高血糖时,会出现胰岛素分泌相对缺乏的情况。这种胰岛素分泌的缺乏,加重胰岛素抵抗,当以胰岛素抵抗作为参数考虑时,致使高胰岛素血症的诊断不精确。因此,对胰岛素水平进行常规测量可能无特殊应用价值。

虽然检测胰岛素抵抗本身在 PCOS 的诊断和治疗中无实用价值,但对 PCOS 妇女进行糖耐量的检测是有意义的,因为胰岛素抵抗与心血管疾病风险有关。实施这项筛查的合适频率可依据年龄、BMI 和腰围,这些指标都增加心血管疾病的风险。

干预

2 小时葡萄糖耐量试验的正常血糖范围(世界卫生组织的诊断标准,服用 75g 糖负荷后)

- 空腹　　　　　　　　　64~128mg/dl
- 1 小时　　　　　　　　120~170mg/dl
- 2 小时　　　　　　　　70~140mg/dl

糖耐量减低和 2 型糖尿病的 2 小时葡萄糖值(世界卫生组织的诊断标准,服用 75g 糖负荷后)

- 正常(2 小时)　　　　　<140mg/dl
- 减低(2 小时)　　　　　=140~199mg/dl
- 2 型糖尿病(2 小时)　　≥200mg/dl

随着体重的下降,糖代谢异常可以明显改善,同时也可以减轻高雄激素血症,恢复排卵(74)。对肥胖,胰岛素抵抗的妇女,限制热量的摄入可以减轻体重,体重下降可缓解胰岛素抵抗的严重程度(每减重 10kg 可使胰岛素水平下降 40%)(75)。胰岛素水平的下降可以明显减少雄激素的生成(体重每减少 10kg,睾酮水平下降 35%)(76)。锻炼可以减轻胰岛素抵抗,且不依赖于体重下降,但目前尚缺乏锻炼对 PCOS 主要症状影响的资料。

除了增加糖尿病的风险,胰岛素抵抗或高胰岛素血症被认为是一组综合征,称为代谢综合征或代谢异常综合征 X。目前公认胰岛素抵抗或高胰岛素血症是导致心血管疾病的一项重要危险因子,是代谢异常综合征的重要诊断依据。支持代谢异常综合征 X 诊断依据越充分,胰岛素抵抗的水平越高,其导致的后果越严重。符合下述 5 条诊断标准中的 3 条诊断即可成立,可作为使用降低胰岛素水平的药物和(或)其他干预措施的依据(19)。

代谢综合征的诊断标准:

- 女性腰围　　　　　　　>35 英寸(1 英寸 =2.54cm)
- 甘油三酯　　　　　　　>150mg/dl
- HDL　　　　　　　　　<50mg/dl
- 血压　　　　　　　　　>130/85mmHg
- 空腹血糖　　　　　　　110~26mg/dl
- 2 小时血糖(75g OGTT)　140~199mg/dl

代谢综合征的危险因素包括:非白种人,经常坐着的生活模式,BMI 大于 25,年龄大于 40 岁,心血管疾病,高血压,PCOS,高雄激素血症,胰岛素抵抗,HAIR-AN 综合征,非酒精性脂肪肝(NASH),2 型糖尿病、妊娠期糖尿病或糖耐量低减的家族史。

远期风险与干预措施	PCOS 患者的生育、代谢及心理方面的综合性治疗。

代谢综合征

一项由雄激素过多和 PCOS 协会报道的研究推断,单独采用改善生活方式的治疗或结合减肥药物和(或)外科治疗应作为超重和过度肥胖的 PCOS 妇女的首选治疗(31)。PCOS 肥胖妇女的生活方式的治疗有多种方式,肥胖的饮食治疗应注意降低体重,并维持长期的较低体重状态,防止体重再增加。推荐最初体重的下降要≥5%~10% 的肥胖和超重的 PCOS 妇女,通过饮食控制使体重下降大于初始体重 5%,小于 15% 后,可使总睾酮或游离睾酮,肾上腺来源的雄激素降低,使 SHBG 水平升高。改善空腹胰岛素、血糖、糖耐量、总胆固醇、甘油三酯、纤溶酶原激活抑制因子和游离脂肪酸的代谢。临床中,多毛、月经状况和排卵都能得以改善(31)。

有计划的锻炼可以改善胰岛素抵抗,对 PCOS 有明显益处。生活方式治疗的基本构成成分:有计划的锻炼、生活方式的调整和应对应激的策略,其协同作用可提高减重的成功率(表 31.5)。

表 31.5　多囊卵巢患者治疗肥胖建议的生活方式的调整原则

PCOS 饮食及生活方式调整指南

1. 生活方式的改变是初步的治疗,采用改善行为方式(减少社会心理压力),饮食和锻炼相结合的治疗
2. 减少高能饮食的摄入(每天减少 500~1000kcal)是降低体重有效的方法,在每 6~12 个月为一个周期能够降低体重的 7%~10%
3. 饮食计划应该是营养全面的,与年龄段相符的,并以从脂肪获得的热量 <30% 的卡路里,<10% 的卡路里来自饱和脂肪酸为目的,可通过增加纤维、全麦面包和谷物、水果和蔬菜的摄入来达到目的
4. 可选择的饮食(增加饮食中的蛋白,减少血糖指数,减少糖类)可以达到降低并维持低体重的目的,但有待进行更多的特异性的关于 PCOS 的研究
5. 在控制体重过程中,医疗机构和社会的支持是非常重要的,比饮食控制更重要。治疗方案的个体化,密切随访和医师监督,医师的支持,家庭、配偶的监督将改善疗效
6. 有计划的锻炼是减重的一项重要方式,每天的锻炼时间要超过 30 分钟

Moran LJ,Pasquali R,Teede HJ,et al. Treatment of obesity in polycystic ovary syndrome:a position statement of the Androgen Excess and Polycystic Ovary Syndrome Society. Fertil Steril 2009;92:1966-1982.

尽管对肥胖或超重的 PCOS 患者生活方式的治疗是基础治疗,但很难长期坚持。可以采取一些治疗方法,包括药物,如奥利司他、西布曲明、利莫那班或肥胖症手术治疗(31)。当采用其他控制体重的治疗手段失败时,患者的 BMI 大于 40kg/m² 时,或有肥胖相关的高危因素患者的 BMI 大于 35kg/m² 时,美国国立卫生研究院推荐采用手术治疗肥胖症(31,77)。

在 PCOS 患者中,血脂异常是最常见的代谢紊乱症状之一(在美国 PCOS 人群中的比例高于 70%)(78)。 与胰岛素抵抗和高雄激素血症有关,同时也与环境(饮食,锻炼)和遗传因素相关。有各种异常的表现形式,包括 HDL 水平降低,甘油三酯水平升高,总胆固醇和 LDL 水平降低,LDL 特质改变(79,80)。

对 PCOS 患者为了评估心血管疾病的风险,预防疾病的发生,雄激素过多和 PCOS 协会(the Androgen Excess and Polycystic Ovary Syndrome, AE-PCOS)推荐随访监测下列内容(80):

1. 每次就诊都采用国家健康与营养检验调查方法进行腰围和 BMI 的监测。

2. 一份完全的脂质普是基于美国心脏协会指南(图 31.6)。如果空腹血清脂质普正常,则可每两年评价一次,或如果体重上升则尽快监测。

3. 在 BMI 指数大于 30kg/m² 的 PCOS,或有 PCOS 倾向的高龄女性,妊娠期糖尿病史,或 2 型糖尿病家族史的患者,应进行 75g 口服糖耐量试验监测 2 小时的血糖。

4. 每次就诊的时候监测血压,理想的血压在 120/80mmHg 甚至更低。有高血压倾向者应该治疗,因为控制血压可以最有效地减少心血管疾病的发生。

5. 定期评定消极情绪,焦虑和生活质量。

PCOS 和肥胖患者维生素 D 水平低的比例明显高,由于维生素 D 在很多代谢性疾病中发挥作用,当评估后有使用指征时建议补充给药。

25- 羟维生素 D 水平

- 缺乏:8ng/ml 或更少(≤20nmol/L)
- 不足:8~20ng/ml(20~50nmol/L)
- 适量:20~60ng/ml(50~150nmol/L;40~50ng/ml 是治疗的目的)

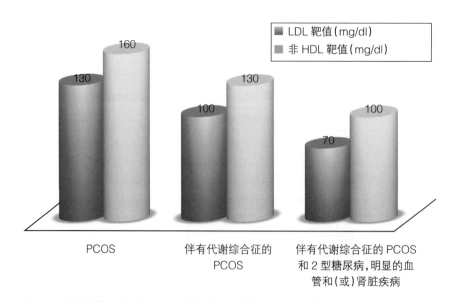

图 31.6 PCOS 的脂质指南为预防心血管疾病风险(单位值 mg/dl)。(非 HDL= 总胆固醇 -HDL,如果 TG<400mg/dl)。(资料来源:Wild RA,Carmina E,Diamanti-Kandarakis E,et al. Assessment of cardiovascular risk and prevention of cardiovascular disease in women with the polycystic ovary syndrome:a consensus statement by the Androgen Excess and Polycystic Ovary Syndrome(AE-PCOS)Society. J Clin Endocrinol Metab 2010;95(5):2038-2049.)

- 过高:60~90ng/ml(150~225nmol/L)
- 毒性:>90ng/ml 或更高（≥225nmol/L）

药物补充治疗

1. 每天人体需求 3000~5000IU 维生素 D_3。

2. 日照时间不足,需要 600IU 维生素 D_3 以维持体内维生素 D 的水平。

3. 维生素 D_2 代谢速度更快,比维生素 D_3 发挥的作用小。

4. 患者每周给予一次 50 000IU 的维生素 D_2,连续 8 周,通常可以纠正维生素 D 缺乏。随后隔周一次给予维生素 D_2 50 000IU,可以维持维生素 D 的水平。

5. 维生素 D_3 效力更强,维持正常水平的药物使用的合适剂量有待研究。

癌症

PCOS 患者持续无排卵,雌激素水平持续升高,缺乏孕激素的拮抗,增加了子宫内膜癌的患病风险(81,82)。这种子宫内膜癌通常分化较好,I 期病变的治愈率高于 90%(见第 35 章)。对 PCOS 患者应该考虑进行子宫内膜活检,因为有时早在 30 岁前这些癌症就已潜伏存在了。异常出血,体重增加和年龄是降低活检指征标准的因素。对 PCOS 患者预防子宫内膜癌的治疗是治疗的核心目标。如果其他治疗方法无法诱导出规律的排卵(如克罗米芬)或持续的孕激素的作用(如口服避孕药),应周期性使用孕激素以诱导子宫内膜规律地转化到分泌期并有规律的月经来潮。即使高雌激素状态增加乳腺癌风险,但研究显示 PCOS 不增加乳腺癌的患病风险(82~86)。**在 PCOS 妇女中,卵巢癌的风险增加 2~3 倍**(82~87)。

抑郁和情绪障碍

PCOS 的临床表现,如不育、痤疮、多毛和肥胖,加速了心理疾病的发生。PCOS 妇女面对女性特征的改变,导致她们失去自尊,焦虑,体型差和抑郁(88)。

一项研究对 PCOS 患者抑郁及其他情绪障碍进行了研究,发现与对照组相比,在调整 BMI,有抑郁家族史和(或)不育的 PCOS 患者,有抑郁症者明显增加。在 PCOS 患者中,其他的情绪障碍如焦虑和进食障碍也常见(89)。由于在 PCOS 患者中,抑郁症的高发和其他心理健康障碍,提示对于心理健康的评估和治疗应包括在对 PCOS 患者的评估及治疗计划中(89)。对 PCOS 患者进行的生活方式的治疗提高了生活质量,减少了肥胖及超重妇女的抑郁(88)。

高雄激素血症和 PCOS 的治疗

治疗方案的制订依赖于患者的目的。一些患者要求激素避孕,而另一些患者希望诱导排卵。所有的病例都有显著的排卵障碍,雌激素对子宫内膜的作用缺乏孕激素的拮抗。可通过诱导排卵使黄体周期性地发挥作用、使用避孕药抑制雌激素,或间断使用孕激素保护内膜或调整月经。通常同时控制了高雄激素血症状态和多毛。希望妊娠的患者是例外,对此类患者多毛的有效控制是不大可能的。多毛的治疗列在表 31.6 中。诱导排卵和不育的治疗在第 32 章中探讨。

减轻体重

对于肥胖的患者,首先建议减轻体重,因为它可促进健康,降低胰岛素、SHBG 和雄激素水平,并且可以通过单纯减重或联合使用诱导排卵的药物恢复排卵(75)。体重下降 5%~7% 达 6 个月以上,就可以明显降低具有生物活性的游离睾酮或适当降低游离睾酮的水平,使多于 75% 的妇女恢复排卵和受孕(90)。锻炼大肌肉群可以减少胰岛素抵抗,并

表 31.6　多毛的治疗

诊疗类型	特殊方案
减轻体重	
激素抑制	口服避孕药
	甲羟孕酮
	促性腺激素放激素类似物
	糖皮质激素
类固醇生成酶抑制剂	酮康唑
5α- 还原酶抑制剂	非那雄胺
抗雄激素制剂	螺内酯
	醋酸环丙孕酮
	氟他胺
胰岛素增敏剂	二甲双胍
机械方法	暂时性
	永久性
	电针除毛
	激光去毛

成为非药物性的、改变生活方式治疗的重要组成部分。

口服避孕药

　　复方口服避孕药(OCs)抑制肾上腺和卵巢合成雄激素,并使近 2/3 的多毛患者的毛发的生长受抑制(91~94)。复方口服避孕药的治疗具有下述优点:

　　1. 孕激素成分抑制 LH,减少卵巢合成的雄激素。

　　2. 雌激素成分刺激肝脏合成 SHBG,使游离睾酮浓度下降(95,96)。

　　3. 循环中雄激素水平下降,包括硫酸脱氢表雄酮,其代谢产物不受 LH 及 SHBG 水平的影响(30,97)。

　　4. 雌激素通过抑制 5α- 还原酶,减少皮肤中的睾酮转化成双氢睾酮。

　　当使用口服避孕药治疗多毛时,必须维持游离睾酮水平的下降和孕激素的内在雄激素活性间的平衡。在口服避孕药中包含三种孕激素成分(甲基炔诺酮、炔诺酮、醋酸炔诺酮)都具有雄激素活性,这些类固醇激素之所以具有雄激素的生物学活性,可能原因之一是它们与 19- 去甲睾酮结构相似(98)。包含所谓新一代孕激素的口服避孕药(去氧孕烯、孕二烯酮、诺孕酯和屈螺酮),其雄激素活性已降到最低限。然而,体外评估雄激素药剂的结果差异可能导致临床测量的差异,但关于结局的差异证据有限。

　　对 PCOS 多毛的患者单独使用口服避孕药的疗效相对无效(成功率 <10%),对这些患者使用 OCs 可能加重其胰岛素抵抗(99,100)。因此,明显改善多毛的有效的 OCs 治疗方案通常包括抗雄激素活性的联合给药法。

醋酸甲羟孕酮

　　口服或肌内注射醋酸甲羟孕酮(MPA)成功地治疗了多毛(101)。MPA 通过减少 GnRH 的合成和释放促性腺激素类药物直接作用于下丘脑 - 垂体轴,进而减少卵巢合成睾酮和雌激素。尽管 SHBG 下降,总睾酮和游离睾酮的水平也明显下降(102)。推荐抑制 GnRH 的口服剂量为每天分次服用 20~40mg,或每 6 周到 3 个月单次肌内注射储存型 150mg。95% 的患者毛发生长受到抑制(103)。治疗的不良反应包括闭经、骨矿物质的丢失、抑郁、体液潴留、头痛、肝脏受损和体重增加。MPA 单独使用通常无治疗多毛的作用。

促性腺激素释放激素激动剂

  GnRHa 可用来鉴别肾上腺来源的雄激素亦或卵巢来源的雄激素(47)。在 PCOS 患者中,GnRHa 的应用可将卵巢分泌类固醇激素抑制达到卵巢去势的水平(104)。每 28 天肌内注射一次醋酸亮丙瑞林可以抑制特发性多毛和继发于 PCOS 的多毛,能缩小毛发的直径(105)。选择性地显著抑制了卵巢来源的雄激素水平。GnRHa 治疗联合口服避孕药或雌激素替代治疗(反向添加)可以预防骨质丢失和绝经的其他不良反应,如潮热和生殖器萎缩。并且仍保持抑制多毛的作用(102,106)。联合雌激素治疗并不增强 GnRHa 抑制多毛的疗效(107)。

糖皮质激素

  地塞米松可用来治疗肾上腺源性或肾上腺和卵巢混合来源的高雄激素血症的 PCOS 患者。地塞米松的剂量每晚或隔日晚使用小剂量 0.25mg,就可抑制 DHEAS,并使之低于 400μg/dl。由于地塞米松比糖皮质激素的皮质醇效应高 40 倍,所以每天的剂量高于每晚 0.5mg 时,就应该预防发生肾上腺功能抑制的风险和类似库欣综合征的严重的不良反应。为避免垂体-肾上腺轴的过度抑制,应间断监测早晨血清皮质醇的水平(维持在 >2μg/dl)。有报道地塞米松可以降低毛发生长率,且明显改善了与肾上腺源性的高雄激素血症相关的痤疮(108)。

酮康唑

  酮康唑抑制关键的生成类固醇的细胞色素。低剂量酮康唑(每天 200mg)可以明显降低雄烯二酮、睾酮和计算的游离睾酮的水平(109)。由于发生肾上腺皮质抑制和肾上腺危象的高危风险,很少将它用于高雄激素血症妇女长期抑制雄激素合成(15)。

螺内酯

  螺内酯是一种特异的醛固酮拮抗剂,在肾的远曲小管竞争性结合醛固酮受体。它是一种有效的保钾利尿剂,最初用于治疗高血压。螺内酯治疗多毛的有效性是基于下述机制:

  1. 在细胞内受体水平竞争性抑制 DHT(22)。

  2. 通过降低 CYP 酶抑制睾酮的生物合成(110)

  3. 增加雄激素的分解代谢(由于外周睾酮向雌酮的转化增加)。

  4. 抑制皮肤中的 5α- 还原酶活性(22)。

  尽管经螺内酯治疗后,PCOS 和特发性多毛症(月经规律的高雄激素血症)患者总睾酮和游离睾酮水平显著降低,而前者的总睾酮和游离睾酮值仍高于后者(111)。两组人群中 SHBG 水平均无改变。在螺内酯治疗数日后,循环中睾酮水平降低,这是多毛进行性缓解的部分原因。

  每天服用至少 100mg 的螺内酯 6 个月,可预测到至少 70%~80% 患者的多毛可以得到适度改善(112)。螺内酯降低性毛的日线性生长率,缩小毛干直径和减少毛发日生长量(113)。螺内酯和口服避孕药的联合治疗,通过它们不同的协同活性似乎可以更有效地减轻多毛(15,114)。

  螺内酯的常用剂量是 50~100mg/d,一日两次。治疗剂量 200mg/d 比 100mg/d 可以更明显地减少毛干直径(115)。最明显的毛发抑制是在药物治疗的 3~6 个月,但作用可持续到 12 个月。在螺内酯治疗后 9~12 个月,推荐使用电针除毛法以永久性去除毛发。

螺内酯最常见的不良反应是月经紊乱（通常是不规则子宫出血），在每天螺内酯的使用剂量达 200mg 时,50% 以上的患者会发生月经紊乱(115)。随着剂量的降低,可恢复正常月经。其他的不良反应很少发生,如乳房痛、荨麻疹或脱发。大剂量时会伴有恶心和疲劳(112)。由于螺内酯可增加血清钾离子水平,对有肾功能不全或高钾血症的患者不推荐使用,并建议定期监测血钾和肌酐的水平。

据报道,高于 60% 的闭经患者可恢复正常月经(111)。服用螺内酯的患者建议一定采取用避孕措施,因为理论上其可以使男性胎儿女性化。

醋酸环丙孕酮

醋酸环丙孕酮是人工合成的孕激素,是 17-OHP 衍生物,有强大的抗雄激素作用。醋酸环丙孕酮的主要作用机制是在雄激素受体水平竞争性抑制睾酮和 DHT(116)。它可诱导肝酶,增加血浆雄激素的代谢清除率(117)。

欧洲将炔雌醇和醋酸环丙孕酮配伍使用,显著降低了血浆睾酮和雄烯二酮的水平,抑制促性腺激素,升高 SHBG 水平(118)。醋酸环丙孕酮有弱糖皮质激素活性(可降低 DHEAS 水平)(116,119)。采用逆转续贯法(月经周期第5~15 天使用醋酸环丙孕酮100mg/d,第 5~26 天使用炔雌醇 30~50mg/d)进行周期性治疗,这种方案可使月经周期规律,避孕效果良好,并且有效地治疗了严重的多毛和痤疮(120)。

醋酸环丙孕酮的不良反应包括疲劳、体重增加、性欲降低、不规则出血、恶心、头痛,加用炔雌醇时这些症状很少出现。醋酸环丙孕酮与猎兔犬的肝脏肿瘤有关,因此 FDA 未批准其在美国使用。

氟他胺

氟他胺是一种纯非类固醇类抗雄激素药物,它被批准用于晚期前列腺癌。它的作用机制是抑制雄激素与靶组织核的结合。尽管其与雄激素受体的亲和性较螺内酯和醋酸环丙孕酮低,但大剂量(250mg,每天 2~3 次)可以弥补减弱的效能,氟他胺是睾酮生物合成的弱抑制剂。

一项为期 3 个月的氟他胺单药研究证实,大部分患者的多毛得到显著改善,但雄激素水平无变化(121)。单独使用口服避孕药无效的患者,经氟他胺和小剂量口服避孕药联合使用后随访 8 个月,发现多毛明显改善,同时雄烯二酮、DHT、LH 和 FSH 水平显著降低(122)。氟他胺联合小剂量口服避孕药的不良反应包括皮肤干燥,潮热,食欲增加,头痛,疲劳,恶心,头晕,性欲下降,肝脏毒性和乳房触痛(123)。

对有高胰岛素血症和高雄激素血症的无肥胖的青少年 PCOS 患者,使用二甲双胍和氟他胺联合口服避孕药治疗时,小剂量含有屈螺酮的口服避孕药,对降低全身及腹部过剩脂肪的疗效明显优于含有孕二烯酮的口服避孕药(124)。对高胰岛素血症的年轻 PCOS 女性患者,乙炔基 - 屈螺酮、二甲双胍和氟他胺可以有效地减少全身及腹部过剩脂肪和缓解脂肪细胞因子紊乱。抗雄激素氟他胺似乎起了关键的作用(125)。很多服用氟他胺的患者(50%~70%)主诉有皮肤干燥,尿液变为蓝绿色,肝酶升高。肝脏毒性或衰竭甚至坏死很少见,但氟他胺不良反应的严重程度呈现剂量相关性(126)。2008 年内分泌协会的临床试验指南不推荐将氟他胺作为治疗多毛的一线用药。如果使用,建议给予最低有效剂量,同时密切监测患者的肝功能(4)。准备妊娠的女性不能使用氟他胺。

非那雄胺

非那雄胺是 25α- 还原酶活性特异性抑制剂,在美国以 5mg 剂量治疗良性前列腺增生时被证实 1mg 剂量时可以治疗男性型斑秃。一项以非那雄胺(5mg/d)与螺内酯(100mg/

d)的比较性研究发现,尽管对雄激素水平的疗效不同,但两种药物都可以显著改善多毛症状(127)。非那雄胺以 7.5mg/d 的剂量治疗 6 个月后,大多数多毛症状得以改善(128)。多毛症状在睾酮水平升高的情况下仍得以改善,是一个使人信服的证据,多毛是由于二氢睾酮与雄激素受体结合,而非睾酮的原因。非那雄胺不干扰排卵,不会导致月经紊乱。由于口服避孕药进一步降低了游离睾酮水平,而使 SHBG 水平升高,口服避孕药与非那雄胺联合使用减轻多毛症状的作用优于单独使用非那雄胺。螺内酯与氟他胺、非那雄胺在理论上可以使男性胎儿女性化,因此,这些药物只有在避孕的情况下使用。

卵巢楔形切除　　　**双侧卵巢楔切仅可使雄烯二酮水平一过性降低,并使血浆睾酮水平持续轻度降低**(129,130)。多毛和卵巢楔切后的 PCOS 患者,毛发生长减少将近 16%(17,131)。尽管 Stein 和 Leventhal 首次报道随诊卵巢楔切患者术后妊娠率为 85%,并可以维持排卵周期,但以后的报道表明这种治疗妊娠率低,并增加卵巢周围粘连的发生率(17,132)。另外,还有导致卵巢早衰和不育的报道(133)。

腹腔镜电灼术　　　对克罗米芬耐药的严重 PCOS 患者,腹腔镜下卵巢电灼术可替代卵巢楔切术。最近的一系列报道,在腹腔镜下使用绝缘电针进行卵巢打孔,以 100W 切割电流进入卵巢,40W 电凝电流处理每个卵泡 2 秒(在卵巢用 8mm 针)(134)。在每个卵巢,打孔 10~15 个。这一式式可使 73% 的患者自发排卵,72% 的患者在 2 年内受孕。对 15 例患者进行腹腔镜随诊发现,11 例无粘连形成。为防止粘连的形成,在卵巢上仅打 4 个孔,可以获得相似的妊娠率,有 14% 的流产率(135)。也有关于腹腔镜下使用激光代替电灼给卵巢打孔的描述(136)。多数报道显示,手术后雄激素和 LH 浓度降低,FSH 浓度升高(137,138)。腹腔镜下卵巢打孔使内分泌环境得以改善,同时改善了 PCOS 患者多毛症状长达 9 年(139)。单侧透热疗法能够刺激双侧卵巢活性,进一步研究期望证实被研究者从这项治疗中得到更多的获益。应告知患者形成粘连的风险。

去除毛发的物理方法　　　脱毛剂只是临时去除毛发,其通过水解二硫键,使毛发分解和脱落。尽管其脱毛作用有明显的效果,但多数女性不能耐受这些刺激性的化学制剂。局部使用皮质类固醇凝胶可以预防接触性皮炎。盐酸依氟鸟氨酸凝胶,又名二氟甲基鸟氨酸(DMFO),其不可逆的阻断鸟氨酸脱羧酶(ODC),这种酶存在于毛囊中,在毛发的规律性生长中发挥重要的作用。已证实其在面部多余毛发的治疗中效果显著(140)。用药后 6~8 周可观察到明显的疗效。当毛发生长达到预期的抑制效果后,治疗仍需要继续,停药 8 周后,毛发的状况就会回复到治疗前的水平(4)。

　　　剃除毛发是有效的,与通常的认知相反,它不能改变毛发的质量、数量和质地。不均匀地反复拔除毛发可能引起感染并损伤毛囊,使它们不能耐受以电针除毛的治疗。上蜡术是拔除毛发的一套治疗方法,通过这种方法拔除皮下毛发。上蜡术的疗效较剃除毛发或脱毛剂的作用持续时间更长(长于 6 周)(142)。

　　　使用过氧化氢(通常浓度为 6%),有时与铵结合使用,漂白去除毛发的色素。在氧化期间,毛发的颜色会更浅、更软,这一方法经常引起毛发脱色或皮肤刺激,而且不是长期有效(141)。

　　　电蚀和激光去除毛发是唯一推荐使用的永久除毛的方法。一个训练有素的技师在放大镜下逐个破坏每个毛囊。当针刺入毛囊,采用直流电流,电灼术,或两者联合使用(混合法)破坏毛囊。拔针后,使用镊子拔出毛发。复发率波动于 15%~50%。电蚀的不良反应在于疼痛、瘢痕形成和色素沉着。费用也是一个影响应用的因素(143)。激光去除毛发通过激光消融破坏毛囊。药物治疗阻止毛发的进一步生长,这些方法是最有效的。

胰岛素增敏剂

高胰岛素血症可能在 PCOS 相关的无排卵中起作用,单独使用胰岛素增敏剂或联合其他药物的治疗,可以使内分泌平衡向排卵及妊娠转变。

二甲双胍(格华止)是一种口服双胍类抗高血糖药物,广泛用于非胰岛素依赖型糖尿病。二甲双胍是妊娠期 B 类药物,没有已知的人类致畸作用。其主要通过抑制肝糖原的生成和增强外周阻止摄取葡萄糖而降低血糖水平,二甲双胍增强受体后水平胰岛素敏感性,并刺激胰岛素介导的糖利用率(144)。

二甲双胍广泛地用于治疗稀发排卵性不育、胰岛素抵抗和 PCOS 患者的高胰岛素血症。二甲双胍单独使用或联合饮食控制、克罗米芬或促性腺激素,用于治疗 PCOS 稀发排卵性不育。随机对照研究,与安慰剂组比较,二甲双胍可提高 PCOS 妇女的排卵率(145,146)。**一项大的多中心 PCOS 妇女的随机对照研究结果显示,克罗米芬在提高 PCOS 妇女活产率方面优于二甲双胍。**当排卵作为评价疗效的指标时,二甲双胍与克罗米芬的联合治疗优于两药的单独应用(147)。克罗米芬治疗的并发症之一为多胎。

二甲双胍最常见的不良反应是胃肠道反应,包括恶心、呕吐、腹泻、腹胀和胃肠积气。由于该药在男性肾功能不全的糖尿病患者中引起致死性的乳酸性酸中毒,**因此建议进行基础肾功能检测**(148)。**血清肌酐水平升高的妇女也不能使用该药物**(144)。

目前认识到肥胖、胰岛素抵抗和高胰岛素血症在 PCOS 患者中的作用,根本的治疗措施是建议并帮助减重(体重的 5%~10%)。在那些 BMI 升高的患者,奥利斯他在体重减轻的开始及维持阶段都有作用。部分 PCOS 患者,单纯体重下降后可恢复自发性排卵。对于那些对单独体重下降无效的患者或不能减轻体重者,可采用序贯疗法,先用克罗米芬,而后采用胰岛素增敏剂,这些药物的联合治疗可以促进排卵而无需凭借注射促性腺激素治疗。

PCOS 患者的自然流产率高,胰岛素增敏剂可以降低流产率,胰岛素增敏剂与促性腺激素联合治疗有利于诱发排卵和体外受精(149)。发生早期流产的妇女胰岛素样生长因子(IGF)结合蛋白 -1(IGFBP-1)水平低,循环中的妊娠相关蛋白,具有免疫调节功能以保护胎儿生长。二甲双胍的使用可以升高两种因子的水平,这可能就是早期发现的二甲双胍可以使 PCOS 女性的高自然流产率下降的原因(150)。

许多观察性研究显示二甲双胍可以降低妊娠流产的风险(151,152)。然而缺乏设计完善的证据充足有力的随机对照试验以证实此论点。在一项研究妊娠和 PCOS(PPCOS)患者的前瞻性随机对照试验中发现,在仅使用二甲双胍组出现了较不明显的流产率升高的趋势(151)。在其他试验中未发现存在这一趋势。

目前还没有结论性的资料支持二甲双胍降低妊娠流产率,在 PPCOS 试验中发现,使用缓慢释放的二甲双胍,其流产率有升高的趋势。

面临重度卵巢过度刺激综合征的 PCOS 患者,辅以二甲双胍治疗可以减少其发生率(153)。

Cushing 综合征

肾上腺皮质产生三种主要的类固醇激素:糖皮质激素、盐皮质激素和性激素(雄激素和雌激素前体)。肾上腺功能亢进是可以表现出任何一种或所有这三种激素活性增加的临床症状。糖皮质激素活性增加使机体处于氮消耗增加和分解代谢状态,将引起肌肉无力,骨质疏松症,皮肤萎缩伴有皱褶,久治不愈的溃疡和瘀斑,免疫力下降,进而细菌和霉菌感染的风险增加,由于糖原异生和胰岛素抵抗增强,使得糖耐量低减。

尽管大多数库欣综合征的患者体重增加,但仍有少部分患者体重减轻。肥胖呈典型的向心性肥胖,脂肪的特征性重新分布在颈部周围的锁骨上、躯干、腹部和面颊。皮质醇过量可引起失眠、情绪波动、抑郁,甚至明显的精神症状。性类固醇激素的前体物质合成过量,女性可呈现高雄激素血症(多毛、痤疮、月经稀发或闭经、顶部头发稀疏)。男性化很少见,出现男性化,则提示肾上腺源性疾病,通常大多数是肾上腺的恶性肿瘤。由于盐皮质激素分泌过多,患者表现为动脉高血压和低钾血症性碱中毒。体液潴留可引起足部水肿(表 31.7)(154)。

表 31.7　库欣综合征重叠的条件和临床表现

症状	体征	合并症
最典型库欣综合征的特征;敏感性不高		
	易擦伤	
	面部多血质	
	近端肌病(或近端肌无力)	
	皮纹(特别当紫红色皮纹宽度 >1cm)	
	儿童,随着生长速度的减慢体重增加	
在一般人群中,库欣综合征的特征是常见的和(或)缺少鉴别力的		
抑郁	颈背部脂肪垫("水牛背")	高血压 *
疲劳	满月脸	肾上腺偶发肿瘤
体重增加	肥胖	椎骨骨质疏松 *
背痛	锁骨上增厚	多囊卵巢综合征
食欲改变	皮肤变薄 *	2 型糖尿病
注意力下降	外周性水肿	低钾血症
性欲减退	痤疮	肾结石
记忆力减退(特别是短期)	多毛或女性秃顶	不常见的感染
失眠	皮肤愈合力减弱	
易激惹		
月经异常	儿童,异常的生殖器男性化	
儿童,生长缓慢	儿童,身材短小	
	儿童,假性性早熟或青春发育迟缓	

症状以随机顺序排列

* 症状出现时的年龄越小,发生库欣综合征的可能性就越大

临床实验室的特点表现为皮质醇增多症,全血细胞计数显示,粒性白细胞增多,淋巴细胞和嗜酸性粒细胞水平下降。尿钙分泌增加。

病因　　已被认知的库欣综合征的 6 个非医源性因素可分为两类:ACTH 依赖型和非 ACTH 依赖型(表 31.8)。ACTH 依赖型中 ACTH 分泌是来源于垂体腺瘤分泌或异位分泌。ACTH 依赖型库欣综合征的特点是血浆 ACTH 浓度正常或升高,伴有皮质醇水平的升高。双侧肾上腺增生肥大。内源性库欣综合征最常见的病因是分泌 ACTH 的垂体肿瘤或库欣病(154)。垂体腺瘤通常是微腺瘤(直径 <10mm),甚至直径 <1mm。垂体腺瘤的分泌活动可能不同程度地耐受皮质醇的负反馈。与正常腺体相似,这些肿瘤以脉冲的形式分泌

ACTH;与正常腺体不同,皮质醇分泌的昼夜节律性消失。**异位 ACTH 综合征最常见的原因是由恶性肿瘤引起**(155)。**大约 50% 的肿瘤是小细胞肺癌**(155)。其他类型的肿瘤包括:支气管和胸腺的肿瘤,胰腺的类癌和甲状腺髓样癌。

表 31.8 库欣综合征的病因

类型	病因	相对发生率
ACTH 依赖型	库欣综合征	60%
	分泌 ACTH 的异位肿瘤	15%
	分泌 CRH 的异位肿瘤	罕见
非 ACTH 依赖型	肾上腺癌	15%
	肾上腺腺瘤	10%
	微小结节性肾上腺增生	罕见
	医源性 / 人为因素	常见

ACTH,促肾上腺皮质素;CRH,促肾上腺皮质素释放激素

ACRH 依赖型库欣综合征可能由垂体腺瘤、嗜碱性粒细胞增生症,结节型肾上腺增生症或周期性库欣综合征引起

分泌促肾上腺皮质素释放激素(CRH)的异位肿瘤很少见,包括下述肿瘤,如支气管类癌,甲状腺髓样癌和转移性前列腺癌(156)。当动态检测提示患者可能存在垂体 ACTH 依赖性疾病,但疾病进展过快且血浆 ACTH 水平异常升高时,应当怀疑是否存在分泌 CRH 的异位肿瘤。

非 ACTH 依赖型库欣综合征的最常见的病因是外源性或医源性(如超生理量皮质类固醇的治疗)或人为因素(自身诱导)。药理剂量的皮质类固醇药物应用于治疗各种炎性反应性疾病。长期用药将导致库欣综合征。当患者未经医嘱而擅自使用皮质类固醇药物,使诊断非常困难。库欣综合征的诊断性病情检查重点在于是否能够抑制皮质醇的自主分泌,以决定 ACTH 是否升高或受抑。根据 2008 年内分泌协会临床实践指南制定的库欣综合征的诊断标准,推荐了首选的一个高精确率的诊断性试验(24 小时尿游离皮质醇,午夜唾液皮质醇,1mg 隔夜或 2mg 48 小时地塞米松抑制试验)。24 小时尿游离皮质醇(UFC)可用于诊断妊娠妇女和癫痫病患者的库欣综合征,对于诊断患有严重肾衰竭和肾上腺偶发瘤的库欣综合征患者,应首选 1mg 隔夜地塞米松抑制试验,而非 UFC。2mg 48 小时地塞米松抑制试验在诊断下丘脑 - 垂体 - 肾上腺(HPA)轴过度激活的状态下首选,如抑郁、病态肥胖症和糖尿病。

检测结果异常的患者应到内分泌医师处就诊,接受进一步的检查,进行上述检查中的任一项,在部分病例中,需进行血清午夜皮质醇或地塞米松 CRH 实验。这些指南总结在图 31.7 中(154)。

非 ACTH 依赖型库欣综合征的治疗

除外医源性或人为因素的病例,非 ACTH 依赖型的库欣综合征都是肾上腺源性的。表现出库欣综合征症状时的肾上腺肿瘤,通常体积已非常大。这是由于肿瘤合成类固醇激素的能力相对较弱。直径大于 6cm 的肿瘤通常易被计算机断层扫描(CT)或磁共振成像(MRI)探查到。肾上腺肿瘤经常分泌皮质醇以外的甾体类激素。因此,当库欣综合征的女性患者同时伴有多毛或男性化,男性患者出现女性化时,应当怀疑是否有肾上腺癌。

在放射影像中呈现出的体积大,且形状不规则的肾上腺肿瘤常提示为癌。对这些病例,经腹腔探查行单侧肾上腺切除是较适宜的选择。对多数恶性肿瘤而言,完全切除实际上是不可能的。然而,术后化疗或放疗可以部分有效。多数恶性肿瘤的患者在 1 年内死亡。术后即刻使用米托坦(O,P-DDD,抑制肾上腺皮质药物)有利于预防和延缓复发(157)。肾

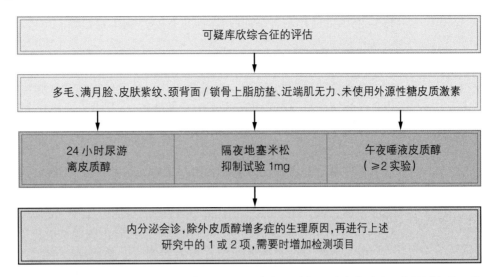

图 31.7　**可疑库欣综合征患者的检查步骤**。诊断标准建议尿游离皮质醇比含量测定的正常值范围更加有诊断价值,1mg 地塞米松试验(DST)后血清皮质醇高于 1.8μg/dl(50nmol/l),隔夜唾液皮质醇高于 145ng/dl(4nmol/l)。(资料来源:Nieman LK,Biller BM,Findling JW,et al. The diagnosis of Cushing's syndrome:an Endocrine Society Clinical Practice Guideline. J Clin Endocrinol Metab 2008;93:1526-1540.)

上腺酶抑制剂可以控制这些患者的库欣综合征的症状。

肾上腺肿瘤的平均直径 3cm。这些肿瘤通常是单侧的,很少伴有其他类固醇激素引起的症状。微结节肾上腺疾病发生于儿童、青少年及青年人。肾上腺有很多小结节(>3mm),通常有色素沉着,并且分泌足以抑制垂体的 ACTH 的皮质醇。这种疾病可以呈现散发性或家族性。

治疗应选择手术切除肿瘤(158,159)。如果 MRI 及 CT 平扫辨别出是单侧、边界清楚的腺瘤,经侧腹途径手术可能最便捷。手术切除肾上腺腺瘤的治愈率达 100%。由于 HPA 轴的正常功能被肿瘤自分泌的皮质醇所抑制,手术后需要皮质醇替代治疗,药物剂量递减治疗数月,治疗期间应监测肾上腺功能恢复情况。

库欣病的治疗

ACTH 依赖的库欣综合征主要的治疗目的是改善临床症状,使血生化改变正常化,并长期控制,避免复发(155)。

治疗库欣病应选择经蝶鞍切除术。经有经验的外科医师实施微腺瘤切除术的患者,其缓解率为 70%~90%,5 年复发率为 5%~10%,10 年复发率为 10%~20%(160~164)。大腺瘤的患者缓解率较低(<60%),复发率较高(12%~45%)(165~167)。外科手术后,一过性尿崩症以及破坏腺垂体分泌生长激素、促性腺激素和 TSH 的情况很普遍(167,168)。

放射治疗

对经蝶骨显微外科手术治疗失败的库欣病患者或不适宜接受手术治疗的患者,可给予分次外照射治疗或立体定位性放射外科手术治疗。这一治疗可在 3~5 年内使近 50%~60% 患者的高皮质醇血症得到控制(155,169,170)。垂体功能减退是垂体放射治疗最常见的不良反应,而且需要长期随诊预防复发,这些状况在首次放射治疗最初反应发生后就可能出现。

高电压垂体体外照射(4200~4500cGy),每天的照射剂量不能超过 200cGy。只有

15%~25% 的成年患者全面改善,而儿童仅约 80% 对治疗有反应(168,171)。

药物治疗

在垂体放疗期间或之后,米托坦可用以诱导药物性肾上腺切除(157)。药物治疗的作用是为病情严重的患者实施手术治疗做准备,以及为等待放疗全效出现的患者,维持正常的皮质醇水平。有时,药物治疗用于经治疗仅部分缓解的患者。肾上腺酶抑制剂包括氨鲁米特、美替拉酮、曲洛司坦和依托咪酯。

氨鲁米特和美替拉酮的联合治疗可以完全阻断肾上腺酶,需要皮质类固醇的替代治疗。酮康唑,一种 FDA 批准的抗真菌药,在侧链裂解和 11β- 羟基化水平抑制肾上腺类固醇的生物合成。用于抑制肾上腺的酮康唑的剂量为每天 600~800mg,持续治疗 3 个月到 1 年(172)。酮康唑可以长期有效地抑制垂体或肾上腺源性的皮质醇增多症。

纳尔逊综合征是库欣综合征患者双侧肾上腺切除后,发生分泌 ACTH 的细胞腺瘤。大腺瘤可引起这一综合征,出现压迫症状,如头痛、视野缺损和眼肌麻痹。在纳尔逊综合征,除了异常升高的 ACTH 水平,还伴随着严重的色素沉着(促黑素细胞激素活性)。治疗方法是外科手术切除或放疗。侵袭生长的腺瘤组织经常难以完全切净(173)。双侧肾上腺腺瘤切除的病例中,有 10%~50% 并发此症。双侧肾上腺腺瘤切除术后,需要有规律的定期使用 MRI 测量垂体和监测血浆 ACTH 水平,以便检出促肾上腺皮质激素肿瘤的早期进展,通过外科手术可能达到治愈的目的,尤其对于垂体微腺瘤(155)。现今,由于双侧肾上腺瘤切除术不常作为首选治疗,所以纳尔逊综合征较少见。

先天性肾上腺增生

先天性肾上腺增生是一种常染色体隐性遗传病。皮质醇生物合成中所需要的几种肾上腺皮质醇酶受到影响。全功能酶合成障碍会产生如下影响:

1. 皮质醇生成相对减少。
2. ACTH 代偿性增加。
3. 肾上腺皮质网状带增生。
4. 血液中受影响的酶的前体物质堆积。

21- 羟化酶缺乏

由于肾上腺合成酶的缺乏导致的肾上腺增生的所有病例中,90% 以上是 21- 羟化酶缺乏。21- 羟化酶缺乏产生一系列状况:CAH,失盐型或无失盐型;轻型,即青春期出现高雄激素血症(成人出现肾上腺增生,AOAH)。失盐型 CAH,最严重的类型,75% 的患者在出生后前两周出现症状,导致威胁生命的低血容量耗盐危象,伴有低钠血症、高钾血症和酸中毒。酶严重缺乏导致失盐型肾上腺增生,酶缺乏使肾上腺不能有效合成醛固酮。由于生殖器男性化(如阴蒂肥大,阴唇阴囊融合,尿道发育异常),通常在新生女婴比新生男婴更早的诊断出失盐型或非失盐型 CAH,以及新生儿肾上腺危象。

单纯男性化的 CAH,新生女婴男性化或在 3~7 岁时快速男性化的男孩。依据 21- 羟化酶底物,17- 羟孕酮的基础水平来诊断;21- 羟化酶缺乏引起的先天性肾上腺增生,轻型症状出现较晚(获得性,迟发型,或成年期发生的肾上腺增生),诊断依据基础水平和 ACTH 刺激的 17-OHP 水平。

早卵泡期 17-OHP 的水平小于 300ng/dl(10nmol/L)可能未患此病。当此值高于 300ng/dl 而低于 10 000ng/dl(300nmol/L)时,需要行 ACTH 刺激试验以鉴别 21- 羟化酶缺乏和其他酶缺乏,或诊断为疑似病例。如此值高于 10 000ng/dl(300nmol/L),则可诊断先天性肾上腺增生。

不典型的成年发病的先天性肾上腺增生

不典型 21- 羟化酶缺乏表现为 21- 羟化作用的部分缺乏,导致迟发型、轻型高雄激素血症。 发病程度取决于 21- 羟化酶的两个等位基因突变导致的功能缺陷的程度。21- 羟化酶杂合子突变的携带者可表现为 17-OHP 正常或受刺激后水平适度升高,但循环中的雄激素水平异常。在一些两等位基因轻度缺陷的女性,其循环中的 17-OHP 有一定程度的升高,但无任何临床症状和体征。

AOAH 患者的高雄激素症状轻,典型的表现出现在青春期或青春期后,三个典型的表现为(174):

1. 排卵异常以及符合 PCOS 的特征(39%)。
2. 不伴有月经稀发的多毛(39%)。
3. 循环中雄激素水平升高,但无症状(隐匿型)(22%)。

在 5%~20% 的病例中,早熟揭示有晚期出现的先天性肾上腺增生,主因非典型的 21- 羟化酶缺乏引起。

对早熟的患者应进行 17-OHP 的检测,如果基础 17-OHP 值高于 200ng/dl,则推荐进行 ACTH 刺激试验。

多毛患者是否需要筛查成人型肾上腺增生取决于其来自哪个人群。 这种疾病各种表型发生的频率因种族不同而异,在一般人群中发病率为 0.1%,西班牙和南斯拉夫人群中发病率为 1%~2%,在北欧犹太教徒中的发病率为 3%~4%(175)。

21- 羟化酶缺乏的遗传学

1. 21- 羟化酶基因定位在 6 号染色体短臂的 *HLA* 区中间。
2. 21- 羟化酶基因现称为 *CYP21*,其同源基因是假基因 *CYP21P*(176)。
3. 由于 *CYP21P* 是假基因,无转录功能。*CYP21* 是活性基因。
4. *CYP21* 基因和 *CYP21P* 假基因与 *C4B* 和 *C4A* 两基因交替出现,*C4B* 和 *C4A* 编码血清补体 C4(176)。
5. 21- 羟化酶和 *HLA* 等位基因的紧密连接,使得通过检测血 HLA 型来研究 21- 羟化酶在家族中的遗传模式(例如,在北欧犹太教徒,西班牙人和意大利人中发现 HLA-B14 的联系)(177)。

产前诊断和治疗

先天性和成人型肾上腺增生的女性患者,对胎儿有明显的影响,在普通人群中,21- 羟化酶突变率很高。 基于此理论,对于存在高雄激素血症的患者,当其有生育要求时,需要筛查其是否患此病。**对于有 CAH 家族倾向和当一个伴侣患有先天性或成人型肾上腺增生时,建议在早孕期时进行绒毛穿刺取样进行产前筛查**(176)。目前采用多聚酶链反应扩增技术(PCR)特异性扩增胎儿的 CYP21 基因(178)。当胎儿处于 CAH 高风险时,母亲使用地塞米松治疗可抑制胎儿的 HPA 轴,预防女婴的生殖器男性化(179)。一旦确诊妊娠,在妊娠 9 周前就开始使用地塞米松,剂量为 20μg/kg,分 3 次服用。这一治疗应在绒毛取样前或在妊娠中期羊水穿刺前开始使用。地塞米松通过胎盘,抑制胎儿的 ACTH。无论是男胎或女胎,如果确定未受影响,治疗可停止。如果确定女胎受到影响,应继续地塞米松治疗。

对胎儿有 CAH 风险的妇女,产前进行地塞米松治疗是存在争论的;8 例妊娠中,无需地塞米松治疗的有 7 例,仅 1 例可预防生殖器发育异常。产前地塞米松治疗的有效性和安全性尚未证实,目前仍缺乏妊娠期接受治疗的后代的长期随访资料(180)。

　　在动物模型中进行的大量研究显示,产前暴露于地塞米松治疗会损害胎儿身体的生长、脑发育和血压调节。对 40 例人类 CAH 高风险胎儿的研究显示,在产前使用地塞米松治疗以预防女婴男性化,有长期影响神经心理功能和学校教育行为的报道(179,181)。

　　2010 年内分泌协会指南指出产前地塞米松治疗应遵循仅适用于有能力收集足量结果数据的医疗机构,并由伦理委员会批准治疗方案(182)。

11β- 羟化酶缺乏

　　小部分 CAH 患者出现高血压,而不是盐皮质激素缺乏。皮质类固醇激素替代治疗可控制高血压(183~186)。这些患者中的多数是由于 11β- 羟化酶缺乏(184,185)。多数人群中,11β- 羟化酶缺乏占 CAH 病例的 5%~8%,或 1/100 000 的新生儿出生比率(187)。在摩洛哥的犹太人移民中,有更高的出生比率,1/5000~1/7000(186)。

　　11β- 羟化酶的两个同工酶 CYP11-B1 和 CYP11-B2 分别参与皮质醇和醛固酮的合成。它们由位于 8 号染色体长臂中间的两个基因编码(187~189)。

　　不能合成功能完全的 11β- 羟化酶,使得皮质醇的合成下降,ACTH 分泌代偿性的增加,雄烯二酮、11- 去氧皮质醇、11- 去氧皮质酮和 DHEA 合成增加。ACTH(1~24)刺激后 60 分钟,检测 11- 去氧皮质醇水平高于 25ng/ml,则可以诊断 11β- 羟化酶引发的迟发型成人型肾上腺增生(190)。

　　11β- 羟化酶缺乏的患者可以有典型症状,或仅轻度缺乏的症状。出生后第一年,轻至中度高血压的患者中约 2/3 被发现有重度的典型症状。大约有 1/3 的患者伴有左心室肥大,有或无视网膜病变,偶有脑血管意外死亡病例报道(183)。在重度患者中,雄激素过多的症状常见,此与 21- 羟化酶缺乏的症状相似。

　　轻型、不典型的病例中,儿童表现为男性化或性早熟,但无高血压表现。成年女性会以青春期后出现的多毛、痤疮和闭经而就诊。

3β- 羟基固醇脱氢酶缺乏

　　3β- 羟基固醇脱氢酶缺乏在多毛患者中的发病率各异(191,192)。此酶存在于肾上腺和卵巢中(不同于 21- 羟化酶和 11- 羟化酶),其担负 Δ5 类固醇向 Δ4 复合物的转化,是合成糖皮质激素、盐皮质激素和睾酮和雌激素过程中的一步。重型病例的皮质醇和盐皮质激素都缺乏。3β- 羟基固醇脱氢酶缺乏的临床表现,从典型的失盐型、性腺功能减退和生殖器发育异常,到非典型的,在儿童或妇女中出现高雄激素症状(193)。在轻型病例中,ACTH 水平升高克服了这些关键的缺陷,对这一疾病的诊断依赖于 Δ5 和 Δ4 类固醇的关系。在正常表现的患者中,DHEA 和 DHEAS 明显升高或睾酮和雄烯二酮轻度升高,提示应采用外源性 ACTH 兴奋试验筛查是否有 3β- 羟基固醇脱氢酶缺乏(191)。静脉注射 ACTH,0.25mg(1~24)后,60 分钟内,在 3β- 羟基固醇脱氢酶缺乏的患者与正常妇女相比,17- 羟孕烯醇酮的水平明显升高(2276ng/dl 与正常 1050ng/dl)。兴奋试验后,17- 羟孕烯醇酮与 17- 羟孕酮的比值明显升高(刺激后平均比例为 11,正常对照为 3.4,21- 羟化酶缺乏时为 0.4)。由于这种疾病很少见,所以对于高雄激素的患者不进行常规筛查(191,192)。

成人型先天性肾上腺皮质增生的治疗

　　多数先天性 AOAH 的患者不需要治疗。对于无症状的 AOAH 患者应避免使用糖皮质激素,由于应用糖皮质激素可能产生的不良反应超过使用其获得的益处(180,182)。

　　当为了缓解高雄激素血症的明显症状,才推荐使用糖皮质激素。地塞米松和抗雄激素药物(均可过胎盘),在联合口服避孕药治疗男性化或不规则月经的青春期女孩和年轻妇女时要谨慎使用。当患者渴望生育时,可能需要诱导排卵,可以使用不能通过胎盘的糖皮质激素（如泼尼松龙或泼尼松）(179)。

多数未诊断 AOAH 但实际患有此症的患者，被当做卵巢的高雄激素血症和（或）PCOS 治疗。用孕激素调节子宫内膜，克罗米芬或促性腺激素诱导排卵，或孕激素和雄激素拮抗剂控制多毛。即使是证实 AOAH 是造成患者症状的原因，这些治疗仍适合作为糖皮质激素的替代治疗。

分泌雄激素的卵巢和肾上腺肿瘤

对于严重多毛、男性化和新近且快速进展的雄激素过多症状的患者要仔细检查是否患有分泌雄激素的肿瘤。两个最常见的分泌雄激素的肿瘤来源于肾上腺和卵巢。通过评估症状，血清和尿液检测雄激素以及其代谢产物，同时结合现代腹部影像学技术如 CT、MRI 和超声扫描就可进行诊断(194)。青春期前的女孩，男性化肿瘤除了多毛、痤疮和男性化外，还可以引起异性性早熟。对快速进展或重症的高雄激素血症，具有生物学活性的睾酮水平升高（游离睾酮水平大于 6.85pg/ml；23.6pmol/L）的患者，怀疑其患有隐匿性肾上腺和卵巢肿瘤，最敏感和特异性的检查分泌雄激素的肾上腺皮质激素的肿瘤的方法是检测 11- 去氧皮质醇（大于 7ng/ml；20.2nmol/L），DHEAS(>3.6μg/ml) 和 24 小时尿皮质醇(>45μg/dl)（表 31.3）。肾上腺来源的分泌雄激素的肿瘤的典型表现有明显升高的游离睾酮水平，游离睾酮水平中度升高的通常是卵巢来源的肿瘤。DHEAS 水平高于 800μg/dl 是典型的肾上腺来源的肿瘤。检测血清 DHEA 和尿 17- 类固醇在正常范围内，使用地塞米松后血清皮质醇浓度低于 3.3μg/dl，则可排除肾上腺肿瘤(195)。其他动态试验的结果，尤其是睾酮抑制和刺激试验是不可靠的(196)。

评估有无卵巢肿瘤，首先可以进行经阴道或经腹的超声检查。彩色多普勒血流显像可以提高肿瘤诊断及定位的精确度(197)。

CT 扫描可以发现直径大于 10mm(1cm) 的肾上腺肿瘤，但不能帮助鉴别实体肿瘤的类型或良性偶发结节(198)。在卵巢，CT 扫描不能帮助鉴别有激素活性的肿瘤与功能性肿瘤(197,198)。

在检查卵巢肿瘤方面，MRI 优于 CT 扫描或与之相当。而当超声发现怀疑可能存在肿瘤时，MRI 比高质量超声既无敏感度方面的优势，也不能对临床诊断提供更有用的帮助。在注射 NP-59((^{131}I)6-β- 碘甲基 -19 去胆固醇) 后，在肾上腺与甲状腺受抑制前，核医学显像更容易对腹部及盆腔肿瘤进行定位。在极个别情况下，当影像学检查不能提供分泌高雄激素肿瘤的清晰证据时，可采用选择性的静脉导管插入术，以检测特殊部位的雄激素水平，用以辨别过高雄激素的隐匿来源(199)。如果四条血管都是经股静脉插管，则选择性的静脉插管容许直接定位于肿瘤。采集样本用于激素分析，当其睾酮水平与下腔静脉之比为 5∶1 时，则为阳性(200)。此项检查的特异度接近 80%，但由于其严重并发症率为 5%，如肾上腺出血和梗塞，静脉血栓，血肿和放射线损伤，在其使用时需要权衡利弊(201)。

分泌雄激素的卵巢肿瘤

卵巢肿瘤是最常见的分泌雄激素的肿瘤。颗粒细胞瘤占所有卵巢肿瘤的 1%~2%，且好发于成年女性（绝经后较绝经前妇女常见）（见第 37 章）。其常分泌雌激素，在儿童中是最常见的功能性肿瘤，并可导致青春期同型性早熟(202)。患者可表现为由于子宫内膜增生引起的阴道不规则出血或由于长期暴露于肿瘤产生的雌激素作用下，而引发的子宫内膜癌(203)。经腹全子宫和双侧输卵管卵巢切除是可选择的治疗。如果希望生育，对经仔细分期后的ⅠA 期患者可采用更保守的单侧受累输卵管 - 卵巢切除（癌症不能扩展到卵巢外，并且无子宫受累)(203)。这些肿瘤的恶性程度各异，10 年存活率为 60%~90%，依赖于肿瘤分期、肿瘤体积和组织学的不典型性(202)。

泡膜细胞瘤少见,好发于年长患者。一项研究报道,即使是分泌类固醇激素的肿瘤(黄体化泡膜细胞瘤),也仅 11% 的患者出现男性化症状(202)。此类肿瘤 90% 以上单侧发病,且很少恶性。单纯行患侧卵巢切除术即足以治疗此病(204)。

硬化性间质瘤是良性肿瘤,好发于 30 岁以下的年轻患者(202)。少数病例报道有雌激素或雄激素表现的。

支持 - 间质细胞瘤,既往命名为睾丸母细胞瘤或卵巢雄性细胞瘤,占卵巢实性肿瘤的 11%。肿瘤包含不同比例的支持细胞瘤、间质细胞瘤和纤维瘤。在生育年龄妇女中,支持 - 间质细胞瘤是最常见的男性化肿瘤;然而,男性化表现仅发生于 1/3 的患者中。1.5% 的肿瘤为双侧性。80% 的患者在 I A 期即得到确诊(202)。对于有生育要求的 I A 期患者,可以进行单侧输卵管 - 卵巢切除术(205)。对于癌症晚期的绝经后妇女,建议进行经腹全子宫切除和双侧输卵管 - 卵巢切除,并辅以化疗。

纯支持细胞瘤通常是单侧的,对于绝经前的 I 期患者,可以选择单侧输卵管 - 卵巢切除术,恶性肿瘤患者在短期内死亡(206)。

两性母细胞瘤是良性肿瘤,有分化好的卵巢和睾丸成分。行单侧卵巢切除或卵巢 - 卵管切除术即是充分的治疗。

环管状性索间质肿瘤(SCTAT)常与 Peutz-Jeghers 综合征(胃肠道息肉病和皮肤粘膜的黑色素沉着)有关(207)。它们的形态学特征介于颗粒细胞和睾丸支持细胞瘤之间。

伴有 Peutz-Jeghers 综合征的 SCTAT 常为双侧性,且为良性;而未伴有 Peutz-Jeghers 综合征的 SCTAT 几乎都是单侧性,且 1/5 的病例为恶性(202)。

类固醇细胞瘤

根据 Young 和 Scully 描述,类固醇细胞瘤完全由分泌类固醇的细胞组成,又分为间质黄素瘤,睾丸间质细胞瘤(门细胞瘤和非门细胞瘤),以及非特异性类固醇细胞瘤(202)。3/4 的睾丸间质细胞瘤,1/2 的非特异性类固醇细胞瘤以及 12% 的间质黄素瘤的患者有男性化和多毛的表现。

非功能性卵巢肿瘤

未直接分泌雄激素的卵巢肿瘤与相邻的卵巢间质分泌过多的雄激素有关,包括浆液性和黏液性囊腺瘤、Brenner 瘤、Krukenberg 瘤、良性囊性畸胎瘤和无性细胞瘤(208)。性腺母细胞瘤是由于患者 Y 染色体的性遗传异常所致,很少与雄激素和雌激素的分泌有关(209,210)。

间质增生和间质卵泡膜细胞增殖症

间质增生是卵巢间质细胞的非瘤样增生。间质卵泡膜细胞增殖症是指滤泡远端的间质细胞黄素化(211)。间质增生,典型的患病年龄在 60~80 岁,与高雄激素血症、子宫内膜癌、肥胖、高血压和糖耐量异常有关(211,212)。轻型卵泡膜细胞增殖症也见于老年人。在生育年龄的患者,卵泡膜细胞增殖症可以表现出严重的男性化、肥胖和高血压(213)。90% 的卵泡膜细胞增殖症的患者有高胰岛素血症和糖耐量异常,其在间质细胞黄素化和高雄激素血症的发病中可能起作用(72)。**在很多 HAIR-AN 综合征(高雄激素血症、胰岛素抵抗和黑棘皮症)的患者中发现伴有卵泡膜细胞增殖症。**

卵泡膜细胞增殖症患者的卵巢雄激素的水平,包括睾酮、DHT 和雄烯二酮都升高,通常达到男性水平。正如 PCOS 一样,主要的雌激素是雌酮,来自于外周组织的芳香化作用。E_1/E_2 比值升高。与 PCOS 不同的是促性腺激素水平正常(214)。患有间质卵泡膜细胞增殖症的卵巢有声像图的表现各异(215)。

卵巢楔切可成功地治疗轻度的卵泡膜细胞增殖症,可以使卵巢恢复排卵并妊娠(216)。在很多重症和总睾酮水平升高的患者中,楔切后的排卵是一过性的(214)。一项对患者行双侧卵巢切除的研究,发现可以控制严重男性化表现,高血压和糖耐量异常有时也可以得到控制(217)。当使用 GnRHa 治疗重症卵泡膜细胞增殖症的患者时,明显抑制了卵巢雄激素的合成(218)。

妊娠期男性化

妊娠黄体瘤常与母亲和胎儿的男性化有关。其不是真正的肿瘤,而是一种可逆性增生,通常在产后消退。一篇综述报道,当有妊娠黄体瘤时,30% 的母亲有男性化表现,65% 的新生女婴发生男性化(219~221)。

其他在妊娠期引起男性化的肿瘤包括(根据发生率降序排列)Kukenberg 瘤、黏液性囊腺瘤、Brenner 瘤、浆液性囊腺瘤、内胚窦瘤和畸胎瘤(202)。

男性化肾上腺肿瘤

肾上腺癌是最常见的男性化肾上腺肿瘤。肾上腺皮质癌是少见的浸润性肿瘤,有两个高发年龄段,最高发的年龄段是 40~50 岁(222)。功能性肾上腺皮质癌的成年患者中,20%~30% 的患者有男性化表现(223)。

这些恶性肿瘤的男性化表现常与 11- 去氧皮质醇、皮质醇和 DHEA 水平升高有关。这些肿瘤通常体积大,在进行腹部检查时被发现。无论良性还是恶性的肾上腺肿瘤,仅分泌雄激素的肿瘤非常少见(192,224)。现代影像学技术,如 CT、超声、MRI 或静脉血取样,对于鉴别男性化来源于卵巢还是肾上腺肿瘤都非常有用(222)。

泌乳素疾病

在 1933 年首次证实泌乳素是腺垂体分泌的产物(225)。从那时起就发现它几乎存在于所有的脊椎动物体内。虽然直到 1971 年才证实它是一种人类激素,但由于它与垂体大腺瘤的闭经泌乳综合征的表现相关,所以一直推测它存在于人类体内。从生长激素分离出泌乳素的活性,并且随着放射免疫技术的发展,泌乳素的特殊活性才被确定(226~228)。**尽管泌乳素的主要功能是启动并维持泌乳,但很多研究资料证实泌乳素的活性对于生殖系统及其以外的其他系统同样发挥作用。**

泌乳素的分泌

人类泌乳素的分子量为 23 000kD,由 199 种氨基酸组成(图 31.8)。尽管人类的生长激素和胎盘催乳素有明显的催乳活性,它们各自仅有 16% 和 13% 的氨基酸序列与泌乳素同源。在人类的基因组中,6 号染色体上的一个单基因编码泌乳素。泌乳素基因(10kb)有 5 个外显子和 4 个内含子,通过垂体近端的启动子区域以及启动子上游区域分别调节该基因在垂体内外的转录(229)。

基础状态下,分泌三种形式的泌乳素:单体、二聚体和多聚体,分别称为小、大和大 - 大泌乳素(230~232)。通过分解二硫键可以使双大分子泌乳素降解为单体(233)。这三种泌乳素形式的比例随着生理、病理及激素刺激而发生变化(233~236)。泌乳素分泌形式的异质性仍旧是研究的热点。研究发现,小分子泌乳素(MW23 000D)占所有结合泌乳素产物的 50% 以上,对垂体外的刺激或抑制最为敏感(233,235,236)。**临床上通过测定小分子泌乳素来评价泌乳素,除了极个别情况,通过测定小分子泌乳素就足以评估垂体分泌激素异常的疾病。**泌乳素及与其同类的生长激素和胎盘催乳素,不需要糖基化就可发挥主要的基本活性功能,正如促性腺激素和TSH。然而,也分泌糖基化形式的泌乳素,糖基化不影响小分子泌乳素的生物活性和免疫反应活性(237~240)。糖基化是泌乳素的优势分泌形式,但最具生物活性的是分子量为23 000D的非糖基化形式的泌乳素(239)。泌乳素已知的生物活性超过300。被广为人知的泌乳素的活性包括与生殖有关的功能(泌乳,黄素化功能和生殖行为)和自我平衡(免疫反应,渗透调节和血管形成)(241)。**尽管有如此多的功能,不能泌乳是唯一被认知的与泌乳素分泌缺乏相关的疾病。**

在一定程度上,泌乳素的生理异质性可以解释其生物异质性,尽管这种异质性使评估泌乳素的多种功能变得复杂化,但对高泌乳素血症的诊断和治疗无关紧要。

不同于其他由下丘脑释放因子控制的腺垂体分泌的激素,泌乳素的分泌主要受多巴胺控制。**大量证据证明,由垂体漏斗部多巴胺能神经元分泌到垂体门脉系统的多巴胺是主要的泌乳素抑制因子。**垂体泌乳细胞上分布着多巴胺受体,多巴胺或多巴胺激动剂抑制泌乳素的分泌(242~248)。多巴胺拮抗剂甲氧氯普胺阻断了泌乳素的脉冲释放,提高了血清泌乳素水平(244,245,249)。肿瘤性病变阻断了多巴胺从下丘脑向垂体的运送,或抗精神病药和其他药物封闭了多巴胺受体,这些都可提高血清泌乳素水平。当促甲状腺激素释放激素(TRH)超出生理水平时(如原发甲状腺功能减退)将引发泌乳素的释放,但是在泌乳素的正常生理调节中,似乎其并非是主要的调节因素。γ- 氨基丁酸(GABA)和其他的神经激素类和神经递质也是泌乳素的抑制因子(250~253)。表31.9列出了一些调节泌乳素释放的下丘脑多肽。多巴胺和TRH可能是主要的神经内分泌因子,而其他因子(如神经肽Y、加兰肽和脑啡肽)则作为调节因子。在不同的生理状态下(如妊娠、泌乳、应激和衰老),调节因子可能成为激素分泌的重要调节剂。

泌乳素受体是细胞因子1受体超家族的成员,由5号染色体上的一个基因编码(254)。通过3个组织特异性受体区域调节泌乳素受体的转录;启动子Ⅰ调节性腺,启动子Ⅱ调节肝脏,启动子Ⅲ是一类启动子,包括调节乳腺的启动子(255)。

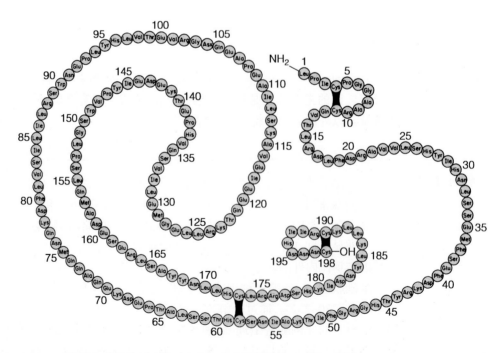

图31.8　泌乳素的氨基酸序列。分子内有三个半胱氨酸的二硫键。(摘自 Bondy PK. Rosenberg leukocyte esterase:metabolic control and disease,8th ed. Philadelphia:WB Saunders,1980,with permission.)

表 31.9　调节泌乳素分泌的化学因子和导致高泌乳素血症的情况

抑制因子	松果体肿瘤
多巴胺	大脑假瘤
γ- 氨基丁酸	肉瘤样病
组氨酰 - 脯氨酸 - 二酮哌嗪	蝶鞍上囊肿
焦谷氨酸	结核
生长抑素	**垂体疾病**
刺激因子	肢端肥大症
β- 内啡肽	艾迪生病
17- 雌二醇	颅咽管瘤
脑啡肽类	库欣综合征
促性腺激素释放激素	甲状腺功能减退
组胺	组织细胞增多症
5- 羟色胺	淋巴样垂体炎
P 物质	转移性肿瘤(尤其是源自肺和乳腺)
促甲状腺释放激素	多内分泌性腺瘤形成
血管活性肠肽	尼尔森综合征
生理情况	垂体腺瘤(微腺瘤或大腺瘤)
麻醉	口服避孕药后
空蝶鞍综合征	肉瘤样病
特发性	应用促甲状腺激素释放激素
性交	垂体柄损伤
胸壁大手术和胸壁疾病(烧伤、疱疹和胸部叩诊)	**代谢障碍**
	异位分泌(肾上腺样瘤、支气管原发肉瘤)
新生儿	肝硬化
乳头刺激	肾衰竭
妊娠	饥饿时进食
产后(未哺乳者:第 1~7 天;哺乳者:哺乳时)	**药物**
	α 甲基多巴
睡眠	抗抑郁药(阿莫沙平、丙咪嗪、阿米替林)
应激	西咪替丁
产后	多巴胺拮抗剂(酚噻嗪类、硫杂蒽类、丙基苯基酮、二苯丁基哌啶、二苯并氧氮䓬、二氢吲哚酮、普鲁卡因胺、甲氧氯普胺)
下丘脑疾病	
蛛网膜囊肿	
颅咽管瘤	
囊性神经胶质瘤	雌激素治疗
囊虫病	阿片类
皮样囊肿	利血平
表皮样囊肿	舒必利
组织细胞增多症	维拉帕米
神经结核	

高泌乳素血症

生理紊乱,药物因素或明显的免疫功能低下可引起泌乳素水平的升高,应激或疼痛刺激可导致泌乳素水平一过性升高。药物是最常见的引起泌乳素水平升高的因素,多数使用抗精神病药物和使用抗多巴胺类的药物将使泌乳素水平中度升高。药物相关的和生理情况因素导致的高泌乳素血症不需要直接干预使之降到正常水平。

评估

在整个月经周期中,血浆中有免疫活性的泌乳素水平波动在 5~27ng/ml。**不应在刚唤醒或活动后即刻采血取样。**泌乳素以脉冲形式分泌,脉冲频率在晚卵泡期每 24 小时波动约 14 次,在黄体晚期约 9 次。泌乳素分泌存在昼夜差别,上午中段时间最低。泌乳素水平在入睡后 1 小时开始升高,此后持续升高,在早上 5~7am 时达峰值(256,257)。泌乳素的脉冲幅度从早卵泡期到晚卵泡期及黄体期呈现递增趋势(258~260)。由于泌乳素分泌的波动性和放射免疫技术测定的局限性,泌乳素水平升高的检测通常需要重复进行。血样的采集最好是在上午的中间时段,并且不能是在应激、静脉穿刺、乳房刺激或体格检查后进行,所有上述行为将一过性提升泌乳素水平。

发现泌乳素水平升高,应首先排除甲状腺功能减退以及药物性因素导致。在不育的妇女中,泌乳素和 TSH 的测定是基本评估项目。对性腺功能减退的不育男性也应该检查泌乳素。同样,对闭经、溢乳、多毛合并闭经、无排卵性功能失调性子宫出血以及青春期延迟的患者,都应检测泌乳素水平(图 31.9)。

体征

泌乳素水平的升高可引起闭经、溢乳或无任何体征。大约 15% 的无溢乳的闭经患者与高泌乳素血症有关(261~263)。通过下丘脑 GnRH 的脉冲释放产生主要的泌乳素的抑制效应(243,261,262,264~272),泌乳素水平的升高将导致正常排卵活动停止。除了引起低促性腺激素状态,泌乳素升高可通过许多行为间接损害排卵机制。主要通过下述活动实现:引起颗粒细胞和 FSH 结合量的减少,通过干扰 FSH 活性,抑制颗粒细胞合成 17-β 雌二醇,导致黄素化不完全,而减少黄体分泌孕酮(273~278)。闭经的其他原因详见第 30 章。

尽管单纯溢乳提示有高泌乳素血症,但近 50% 溢乳的患者泌乳素水平在正常范围(279~281)。这部分患者是否由于既往存在一过性高泌乳素血症或其他未知的因素,乳腺对于正常催乳素水平催乳刺激的敏感性足以引起溢乳。这种情况与哺乳期妇女乳腺分泌的情况类似,一旦开始泌乳,尽管泌乳素水平正常,也会持续泌乳,甚至增加泌乳。重复检查有助于诊断高泌乳素血症。**泌乳患者中将近 1/3 有正常月经。相反,高泌乳素血症常无泌乳症状(66%),这可能是雌激素或孕激素对乳腺的刺激不足所致。**

溢乳闭经的患者(包括前面描述的综合征,由下述学者描述并命名的:1951 年 Frobes,Henneman,Griswold 和 Albright,1953 年 Argonz 和 del Castilla,1985 年 Chiari 和 Frommel),大约 2/3 的患者有高泌乳素血症;在这组人群中,大约 1/3 有垂体腺瘤(282)。在无排卵的妇女中,诊断 PCOS 的妇女中 3%~10% 同时存在高泌乳素血症,通常是中度升高(283,284)(图 31.10)。

对所有青春期延迟的患者都应该检查泌乳素和 TSH 的水平。无论泌乳素水平是否升高,对所有伴有低促性腺激素水平的青春期延迟的患者,都应该考虑是否患有垂体异常,包括颅咽管瘤和腺瘤。当存在分泌泌乳素的垂体腺瘤,应该考虑到 I 型多发性内分泌肿瘤综合征(MEN-1)(胃泌素瘤、胰岛素瘤、甲状旁腺增生和垂体瘤),尽管垂体腺瘤很少表现出症状。应特别关注有垂体腺瘤和多发腺瘤家族史的患者(285)。将近 20% 的MEN-1 患者中发现有泌乳素瘤。MEN-1 基因定位于 11q13 染色体上,可能是肿瘤形成的抑制基因。其失活性突变导致肿瘤形成。目前认为发生在 MEN-1 患者中的分泌泌乳素的垂体腺瘤比散发病例更具有侵袭性(286)。

一旦证实泌乳素水平升高,并排除药物或甲状腺功能低下所致,为进一步评估病情,需要神经解剖知识和影像学检查进行进一步评估(见第 7 章)。**垂体微腺瘤是高泌乳素血症的常见原因,而影像学检查常常是正常的。应当告知患者这些病因通常是良性的。大**

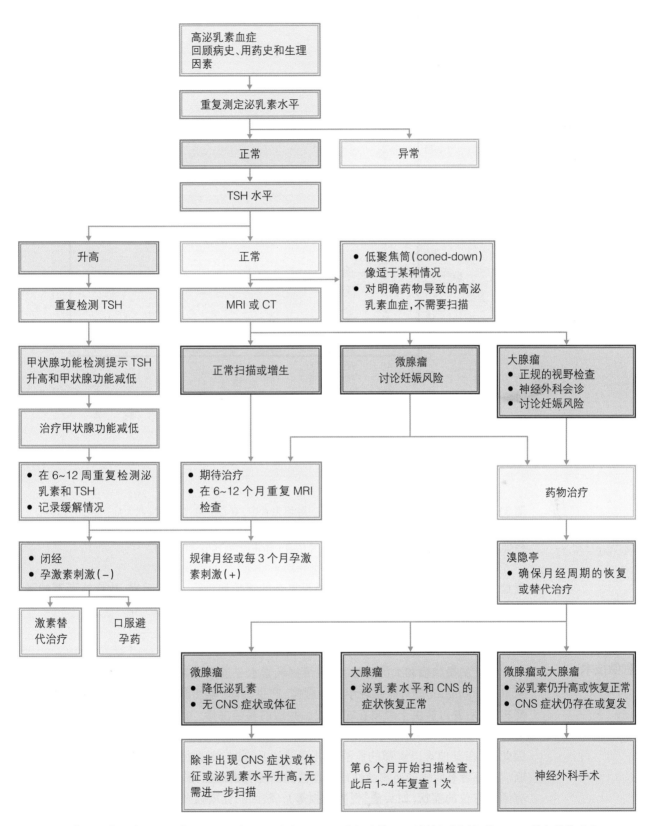

图 31.9　高泌乳素血症的诊治流程。TSH,促甲状腺素;MRI,磁共振成像;CT,计算机断层扫描;HRT,激素替代治疗;OCPs,口服避孕药;CNS,中枢神经系统

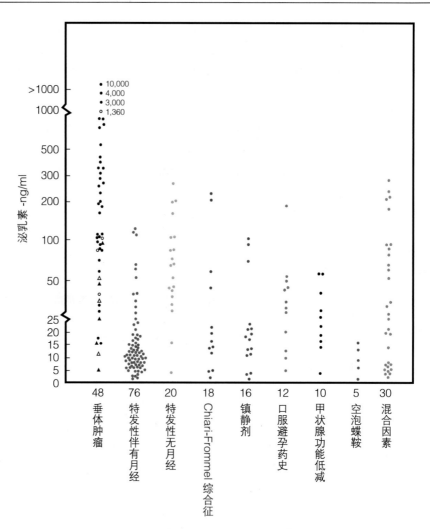

图 31.10 235 例溢乳患者的泌乳素水平。肿瘤患者中,空心三角代表肢端肥大症,实心圆和实心三角各自代表既往接受过放疗或手术切除的患者。(Kleinberg DL,Noel GL,Frantz AG. Galactorrhea:a study of 235 cases,including 48 with pituitary tumors. N Engl J Med 1977;296:589-600.)

腺瘤或蝶鞍附近的病变较少见,需要更复杂的评估和治疗,包括手术、放疗或两者的联合治疗。对所有高泌乳素血症的患者都应该测定 TSH 水平(图 31.9)。

影像技术　　　较大的微腺瘤和大腺瘤患者,血清泌乳素水平通常会高于 100ng/ml。低于血清泌乳素水平 100ng/ml 的可能是较小的微腺瘤、产生垂体"柄切断"效应大腺瘤,以及鞍上的肿瘤相关,后者可能由于聚集在蝶鞍鞍上肿瘤时易被漏诊。血清泌乳素的中度升高与微腺瘤、大腺瘤有关,也可能与非泌乳素细胞性垂体肿瘤以及其他中枢神经系统的异常有关。因此,存在其他难以解释的血清泌乳素持续升高时,则必须考虑通过垂体的影像学来诊断。若患者有明确的药物源性或生理性的高泌乳素血症,影像检查并不是必需的,除非伴有颅内占位的症状(如头痛、视野缺损等)。鞍区的钆增强及垂体 MRI 可以提供最佳的解剖结构(287)。多次 CT 检查累积的放射量可能造成白内障,而且 CT 不够敏感,还会将患者暴露于放射线下。对于有生育要求的患者,可以通过 MRI 区分微腺瘤和大腺瘤,并识别其他潜在的蝶鞍 - 鞍上的肿瘤。尽管垂体腺瘤合并妊娠很罕见,当出现妊娠相关的垂体腺瘤时,大腺瘤更常见。

在 90% 以上未治疗的微腺瘤女性患者中,瘤体在 4~6 年内不会再增大。所以通过药物治疗防止微腺瘤增大的论点是错误的。虽然说血清泌乳素水平与肿瘤的大小有关,但泌乳素的升高或降低可以不伴有肿瘤大小的变化。若出现血清泌乳素水平显著升高或中枢神经系统症状(如头痛、视力变化等),则需要重复影像学检查,并给予相应的治疗。

下丘脑疾病

多巴胺是下丘脑弓状核分泌的多种产物中最早被证实的一个。分泌多巴胺的神经细胞支配正中隆起的外侧区。分泌进入下丘脑 - 垂体系统的多巴胺可抑制腺垂体分泌泌乳素。所以阻碍多巴胺分泌的病变可导致高泌乳素血症。这些病变可以来自鞍上区域、腺垂体和漏斗柄,以及邻近的骨、大脑、颅神经、硬脑膜、软脑膜、鼻咽部和血管等。所以下丘脑 - 垂体部位的各种病理或生理变化都可能干扰多巴胺的分泌并导致高泌乳素血症。

垂体疾病

微腺瘤

1/3 以上患有高泌乳素血症的女性,可以通过影像学发现垂体微腺瘤(<1cm)。活化或失能突变导致垂体干细胞生长抑制因子的释放,并导致细胞周期失调,是垂体微腺瘤和大腺瘤形成的关键。微腺瘤源于单克隆细胞。基因突变使细胞释放干细胞生长抑制因子,导致腺垂体激素的自主合成、分泌激素以及细胞增殖。其他导致腺瘤形成的解剖学因素还包括下丘脑 - 垂体系统中多巴胺浓度的下降,肿瘤的独立血供,或两者兼有之。近些年,肝素结合的分泌转化(HST)基因在很多恶性肿瘤及泌乳素瘤中受到关注(288)。让人欣慰的是,微腺瘤可能有良性的诱因,并且这部分病变大都表现为逐渐的自行逆转(289,290)。

微腺瘤和大腺瘤都是单克隆起源。垂体泌乳素瘤和泌乳素腺瘤在组织结构上表现为稀疏或密集的颗粒状。稀疏排列的颗粒状泌乳素腺瘤可有小梁、乳头或实性的形式。这种肿瘤的钙化可能表现为沙砾体或垂体结石。密集排列的颗粒状泌乳素腺瘤是强嗜酸性肿瘤,并且比稀疏排列的泌乳素腺瘤更具侵袭性。特殊的嗜酸性干细胞腺瘤可与高泌乳素血症有关,并伴有生长激素过量的临床或血生化表现。

微腺瘤很少进展为大腺瘤。六组大样本对垂体微腺瘤患者群体的临床实验研究显示,未经治疗的微腺瘤进展为大腺瘤的风险仅为7%(291)。治疗手段包括期待疗法、药物治疗,少数患者需要手术治疗。所有确诊的女性应该告知其慢性头痛史、视野变化(尤其是符合双颞侧偏盲的管状视野)以及眼外肌麻痹等症状告知医师。进行专业的视野检查对诊断无益,除非影像学提示视神经压迫。

尸检报告及影像学检查提示美国人口中 14.4%~22.5% 有垂体微腺瘤,其中 25%~40% 泌乳素染色阳性(292),而临床症状明显、需要治疗的垂体肿瘤仅 14/100 000(292)。

期待疗法　**对于无生育要求的女性,期待疗法适用于微腺瘤和月经规律的非腺瘤性高泌乳素血症患者**。高泌乳素血症导致的雌激素紊乱,是导致骨量减少的主要原因,而不是泌乳素本身所致(293)。因此对于闭经或月经不调的女性,是有指征使用激素替代治疗或激素类避孕药。而药物诱导的高泌乳素血症患者则可在尽量降低骨质疏松风险的情况下使用期待疗法。在无垂体增大的临床表现的情况下,在 12 个月后复查一次影像学以评估微腺瘤是否增大,若血泌乳素水平一直维持稳定,此后可再延长复查时间,来评估微腺瘤是否进一步生长。

药物治疗　麦角生物碱是主要的治疗药物。在 1985 年,美国就批准溴隐亭用于治疗垂体腺瘤引起的高泌乳素血症。它是强效的多巴胺激动剂,从而降低泌乳素水平。泌乳素可在服药后几小时内起效,且病灶的体积可在持续服药 1 周或 2 周内变小。溴隐亭可减少泌乳素的合成、相应的 DNA 合成、细胞增殖,以及缩小泌乳素瘤体积,因此溴隐亭治疗可使 80%~90% 的患者血泌乳素水平降至正常,或恢复排卵性月经。

麦角生物碱(如溴隐亭),是经胆汁途径代谢的,因此在肝病患者中须谨慎用药。主要的不良反应包括恶心、头痛、低血压、眩晕、疲劳、嗜睡、呕吐、头痛、鼻塞和便秘。**大部分患者在缓慢加量的情况下是可耐受本药的,起始剂量为 1.25mg/d(半片),直至泌乳素降至正常或加量至常规剂量 2.5mg,每天 2 次。推荐用药方案如下:第一周每晚半片(1.25mg),第二周每早、晚各服半片(1.25mg),第三周每早半片(1.25mg)、每晚 1 片(2.5mg),从第四周起每早、晚各 1 片(即 2.5mg,每天 2 次)。**继续服用维持血泌乳素水平在正常范围的最低剂量(血清泌乳素在低于 100ng/ml 的患者一般服用 1.25mg,每天 2 次即可维持泌乳素水平正常)。药代动力学研究显示,血清药物浓度高峰出现在服药后 3 小时,最低值出现在服药后 7 小时。11~14 小时后血清内几乎就检测不到溴隐亭了,所以一日两次服药是必要的。泌乳素水平可以在最后一次服药后尽快检测(6~24 小时)。

溴隐亭有一个少见但值得注意的不良反应,即精神症状。表现包括幻听、妄想及情绪改变,这些症状在停药后可迅速消失(294)。

有许多研究表明,在纤维化、钙化、泌乳素免疫反应性及外科干预成功率方面,预先用溴隐亭治疗的患者与未治疗的患者没有差异(291)。

除了口服之外,还可以在阴道内放置溴隐亭药片,这种方法耐受性很好,而且提高了药代动力学指标(295)。卡麦角林是另一种麦角生物碱,它的半衰期更长,可以 1 周仅口服两次。它的长半衰期可归因于垂体肿瘤组织的慢消除,对垂体多巴胺受体的高亲和力,存在广泛的肠肝循环。

卡麦角林的效果在降低泌乳素水平及缩小肿瘤体积方面与溴隐亭的效果相同,并且不良反应更少。服用卡麦角林的患者很少出现恶心、呕吐或头晕;并且它也可以在阴道内用。缓慢加量可以帮助避免恶心、呕吐、头晕等不良反应。每周两次,每次 0.25mg 卡麦角林就足够治疗低于 100ng/ml 的高泌乳素血症患者。若要求将泌乳素水平降至正常,剂量最大可增至 1mg,一周两次。

最近的研究显示,服用卡麦角林和硫丙麦角林治疗帕金森病的患者,心脏瓣膜反流的风险会增大,而服用溴隐亭则不会(296,297)。剂量越高,疗程越长,则瓣膜病的发生风险就越大。有假说认为,5-HT 受体被激活后可导致肌纤维母细胞的增生(298)。一个最近的横断面调查显示,在服用卡麦角林治疗的患者中,无症状三尖瓣反流的发生率比刚诊断为泌乳素瘤的未治疗患者以及对照组都要高(299,300)。

溴隐亭在育龄期女性及样本量多于 2500 例的孕期女性中的安全性相关展示使之成为治疗高泌乳素血症及微腺瘤、大腺瘤的首选药物(301)。

若无法使用溴隐亭或卡麦角林时,可以使用其他药物,例如硫丙麦角林、甲麦角林。若有必要,服用溴隐亭的微腺瘤患者可在泌乳素水平降至正常后的 6~12 个月复查 MRI。若有新的症状出现,则需要进一步的 MRI 检查。

在 2~3 年的溴隐亭治疗后,对于在治疗中一直维持正常泌乳素水平的患者,可以选择性地停药(302,303)。在一个回顾性研究中,在 131 位平均用溴隐亭治疗了 47 个月的患者中,21% 的患者在长达 44 个月的随访中,可以在停药后一直保持正常的泌乳素水平。在 3~4 年的卡麦角林治疗后,也可以成功停药(304)。停止服用卡麦角林有严格的入选标准,但仍发现有 64% 的复发率(305)。一个近期的 meta 分析中提示在 743 例患者中只有一小部分(21%)可在停药后继续维持正常的泌乳素水平。接受了 2 年或以上疗程,且在 MRI 上未显示肉眼可见的肿瘤的患者,维持正常泌乳素水平的几率更高(306)。在大腺瘤中,根据随访血清泌乳素水平及 MRI 检查的结果,停止服用溴隐亭或卡麦角林后的复发率更高(相较于微腺瘤或无腺瘤的高泌乳素血症)。在大腺瘤的患者中,停止治疗须非常谨慎,因为可能出现肿瘤的迅速增大。

大腺瘤

大腺瘤是直径大于 1cm 的垂体肿瘤。溴隐亭是初治及长期治疗的首选药物,但是患者可能需要经蝶鞍手术切除。大剂量的卡麦角林对于溴隐亭耐药或无法耐受溴隐亭的患者有效,然而,由于可能出现心脏瓣膜病,用此药仍需谨慎(307)。

垂体激素紊乱的评估是必要的。大腺瘤增大的症状包括头痛,视野变化,以及比较少见的尿崩症和失明。在泌乳素水平降至正常之后 6 个月内,需复查 MRI 以记录肿瘤是否缩小或维持原样。若出现新的症状或原有症状未改善,则需要尽早复查 MRI。

药物治疗　溴隐亭治疗可降低血清泌乳素水平及减小大腺瘤的体积。在 6 个月的治疗之后,几乎 50% 的肿瘤可缩小 50%,另外 1/4 可缩小 33%。由于在停止服用溴隐亭之后,60% 的病例可出现肿瘤的增大,所以通常需要长期治疗。

在肿瘤大小稳定下来之后,可 6 个月复查 MRI,如仍然稳定,可之后几年每年复查一次。若出现新的症状或原有症状未改善,则需要早期复查 MRI。每 6 个月需复查血清泌乳素水平。由于肿瘤可能在正常泌乳素水平下增大,所以 6 个月一次的随访间隔是必要的。正常的血清泌乳素水平或月经周期的恢复不能作为肿瘤治疗反应的绝对证明(306,308)。

手术治疗　若肿瘤对溴隐亭治疗没有反应,或者造成了持续的视野减小,就需要外科手术治疗了。一些神经外科医师发现,腺瘤比较大的患者在术前短期使用 2~6 周的溴隐亭可提高手术的效果(291)。不幸的是,即使有手术切除,术后高泌乳素血症及肿瘤的复发很常见。手术并发症包括颈内动脉颅内段损伤,尿崩症,脑膜炎,鼻中隔穿孔,部分或全垂体功能减退,脑脊液鼻漏和动眼神经麻痹。定期复查 MRI 是必须的,尤其是高泌乳素血症复发的患者。

代谢功能障碍与高泌乳素血症

偶尔,甲状腺功能减退的患者可表现高泌乳素血症,并伴有促甲状腺细胞增生而导致的垂体明显增大。这样的患者在甲状腺素替代治疗之后,增大的垂体可缩小,并且泌乳素水平可降至正常(309)。

20%~75% 慢性肾衰竭的女性患者可出现高泌乳素血症。泌乳素水平在透析后并不下降,但在肾移植后可降至正常(310~312)。有时,高雄激素血症的患者也可出现高泌乳素血症。升高的血清泌乳素可通过增加肾上腺分泌的雄激素,如 DHEAS,从而改变肾上腺功能(313)。

药物诱导的高泌乳素血症

有许多种药物可干扰多巴胺的分泌并导致高泌乳素血症及其相应的症状(表 31.9)。如果可以停药,则高泌乳素血症相应地消失。若无法停药,则需要使用雌激素替代治疗,且对于那些无排卵或排卵障碍的患者,需要激素治疗来恢复正常月经。若有排卵要求且无法停用造成高泌乳素血症药物的患者,可以用多巴胺受体激动剂来治疗。

高泌乳素血症中雌激素的使用

在啮齿类动物中,垂体泌乳素分泌性腺瘤可以在高剂量雌激素处理后出现(314)。雌激素水平升高,如正常妊娠后,高雌激素水平可导致泌乳素细胞的肥大和增生,这就解释了为什么正常妊娠期血清泌乳素水平进行性升高。在正常妊娠中升高的泌乳素是生理性的,并且可逆;而腺瘤并不会在孕期高雌激素的环境下出现。妊娠甚至对孕前存在的泌乳素瘤产生有利的影响(315,316)。大剂量雌激素的处理在临床上、生化上或影像学证据上都与垂体微腺瘤或特发性高泌乳素血症进展至腺瘤无关(317~320)。**因此,对于低雌激**

素的,继发于微腺瘤或增生的高泌乳素血症患者,雌激素替代或口服避孕药治疗也是合适的。

孕期的垂体腺瘤监测　分泌泌乳素的微腺瘤在孕期一般不会发生并发症。推荐系统的视野检查以及眼底检查来监测。若出现持续的头痛、视野缺损或视觉、眼底病变,建议做 MRI 检查。**血清泌乳素在整个孕期进行性上升,因此监测泌乳素没有意义。**

若在用溴隐亭治疗排卵的女性发现妊娠后,建议停止服用溴隐亭。这并不妨碍孕期使用溴隐亭来控制由于微腺瘤增大而引起的症状(视野缺损,头痛)(301,321~323)。溴隐亭在动物试验中未表现出致畸性,并且人群调查数据也未提示会在孕期或对胎儿造成损害。

有经蝶鞍手术史切除微腺瘤或大腺瘤的孕妇可能需要每月一次的 Goldmans 视野测量检查。若出现视野变化或其他症状,建议行 MRI 检查。**母乳喂养在微腺瘤或大腺瘤中不是禁忌**(301,321~323)。溴隐亭以及其他类似的多巴胺受体激动剂可能会导致血压升高,因此在产后禁止服用(324~328)。

甲状腺疾病

甲状腺疾病在女性中的发病率是男性的 10 倍。在美国,大约 1% 的女性可出现显性的甲状腺功能减退(329)。在 1956 年发现女性 Graves 病中的长效甲状腺素刺激素(LATS)之前,许多研究就显示了这些自身免疫性甲状腺疾病与生殖生理与病理之间的关系(330)。

甲状腺激素　碘离子是甲状腺激素的重要组成部分,甲状腺激素中最主要的是三碘甲状腺原氨酸(T_3)和甲状腺素(T_4)。从食物中获取的碘通过主动转运进入甲状腺滤泡中以合成这些激素。钠 - 碘协同转运体(sodium-iodide symporter, NIS)是维持甲状腺功能正常的关键分子。它可以反电子梯度将碘从血液中聚集到甲状腺细胞中。NIS 转运碘离子需要由 Na+-K+ ATP 泵提供能量,碘的摄取还与 TSH 和促甲状腺素分泌激素有关。甲状腺过氧化物酶(TPO)在滤泡上皮细胞表面将碘氧化,并将其连接在甲状腺球蛋白的酪氨酸残基上,生成一碘酪氨酸(MIT)和二碘酪氨酸(DIT)。之后在 TPO 的催化下,MIT 和 DIT 耦合生成 T_3 和 T_4。TPO 是含亚铁离子的寡聚跨膜蛋白,位于细胞的粗面内质网、高尔基体、侧面及顶端囊泡以及滤泡细胞表面。甲状腺球蛋白是甲状腺主要合成的蛋白质,含碘量为 0.1%~1.1%。33% 的碘元素在甲状腺球蛋白中以 T_3 和 T_4 的形式存在,其余的以 MIT 或 DIT 或游离的形式存在。甲状腺球蛋白的碘储备能够在无甲状腺素合成的情况下维持 2 个月的正常甲状腺功能。在自身免疫性甲状腺疾病的患者体内发现的甲状腺抗微粒体抗体就是直接作用于 TPO 的(331,332)。

TSH 通过激活腺苷酸环化酶来调节甲状腺中碘的代谢。它可促进细胞内吞作用,作为碘摄取的另一途径,还促进含甲状腺球蛋白胶质的降解以及甲状腺素的释放,包括 T_3、T_4,以及反 T_3。甲状腺释放的 T_4 浓度是 T_3 的 40~100 倍。反 T_3 无活性,其浓度是 T_3 的 30%~50%,T_4 的 1%。释放出来的甲状腺素中有 70% 与血液中的甲状腺素结合球蛋白(TBG)结合。T_4 在血液中的浓度比 T_3 高,并且波动性较小。在外周血中,大约有 30% 的 T_4 可转化为 T_3。反 T_3 参与 T_4 到 T_3 的转化过程。甲状腺素在细胞水平上主要以 T_3 的形式发挥生理作用,T_3 对核内受体的亲和力是 T_4 的 10 倍。甲状腺素对细胞的作用表现为氧耗的增加,热量的产生,以及脂肪、蛋白和糖类的代谢。在系统层面,甲状腺素主要与基础代谢率有关,它可以平衡能量消耗与机体表现。因此,甲状腺功能亢进的状态可导致大量能量消耗,使功能处于耗竭状态。

碘代谢

甲状腺的正常运作必须依赖碘。世界卫生组织建议育龄期女性每天需要摄入 150μg 的碘,而妊娠或哺乳期则需要每天 250μg 的碘摄入。 足量的碘化盐指的是每千克食用盐中含碘元素 15~40mg(333)。

推荐的预防疾病的最佳每天碘摄入量范围相对较小。极度碘缺乏的状态一般导致呆小症、甲状腺肿大以及甲状腺功能减退,而碘过剩则与自身免疫性甲状腺疾病以及 Graves 病缓解率降低相关(334)。

自身免疫性甲状腺疾病的危险因素

可能导致自身免疫性甲状腺疾病的环境因素包括环境污染(塑化剂、多氯化联苯)和感染源的暴露,例如鼠疫杆菌、柯萨奇病毒、幽门螺杆菌以及丙型肝炎病毒等(335,336)。尽管原因未明,但女性患自身免疫性甲状腺疾病的几率是男性的 5~10 倍(337)。这个差异可能的原因有,男女性体内的性激素不同,环境暴露不同,固有的免疫系统不同,以及性染色体之间的不同(338,339)。攻击甲状腺的免疫球蛋白是多克隆的,不同抗体的排列组合可以构建出影响健康及生殖功能的自身免疫性甲状腺疾病谱。

评估

甲状腺功能

测量血清中的游离 T_3、T_4 比较复杂,因为游离的 T_3、T_4 的浓度很低,一般血液循环中只有 T_4 的 0.02%~0.03%,以及 T_3 的 0.2%~0.3% 是处于未结合状态的。血液中的 T_3 和 T_4 有 70%~75% 与甲状腺素结合球蛋白结合,10%~15% 与前白蛋白结合,10%~15% 与白蛋白结合,还有一小部分(<5%)与脂蛋白结合(340,341)。因此,血甲状腺素的测定与甲状腺素结合球蛋白的水平相关,后者可由于多种原因发生波动,例如妊娠、口服避孕药、雌激素治疗、肝炎及遗传性的 TBG 异常。因此,对游离 T_3、T_4 的测量相对于总 T_3、T_4 来说更有临床意义。

有许多实验室方法可以测量血清游离 T_4 和 T_3。这些方法大都是测量从体内部分结合蛋白上解离下来的游离激素的比例。假设所有试验都测量了同样的比例并且都考虑了校正试验,就可以发现这并没有临床意义(342)。T_3 树脂吸收试验是其中一种测量血清游离 T_4 的方法。**T_3 树脂吸收试验(T3RU)将放射性碘标记的 T_3 加入血清样本,并加入树脂与 TBG 竞争结合 T_3,测量核素标记的 T_3 的结合比例。** 样本血清的 TBG 在人造树脂中的结合力与核素标记 T_3 的量成比例。因此,T_3 树脂吸收的测量值越低,提示 TBG 上 T_3 受体处于未结合状态,以及循环中 TBG 的含量越高。

游离 T_4 指数(FTI)可以通过血清 T_4 浓度乘以 T_3 树脂吸收比率,就可以间接计算得出游离 T_4 的水平:

$$T3RU\% \times T_4(总) = 游离\ T_4\ 指数$$

若 T3RU 比率较高,则提示 TBG 受体未结合状态少,因此游离 T_4 指数就升高,提示甲状腺功能亢进,相反地,若 T3RU 较低,则提示 TBG 受体未结合状态增多,一般提示甲状腺功能减退。平衡透析及超滤技术可能用于直接检测游离 T_4。游离 T_4 和 T_3 也可以通过放射免疫检定法来测定。大部分可行的用于估算血清游离 T_4 的实验室方法在血清 TBG 浓度轻微波动的情况下都可以校正,但是当血清 TBG 大幅度升高或降低时,测定结果倾向于错误,其他可能测定不准的情况还包括样本中存在内源性的 T_4 抗体,或者固有的白蛋白异常等(340)。

大部分甲状腺功能亢进或甲状腺功能减退的疾病都与甲状腺的功能失调有关,而 TSH 对甲状腺激素的升高或降低非常敏感,因此经常通过测定 TSH 水平来筛查这些疾病。目前 TSH 或促甲状腺素可以用夹层式的免疫试验测定,非常敏感,并且可以将正常低值与病理性或医源性的异常值鉴别开。因此,TSH 的测定成为筛查甲状腺功能异常的最好方法,在 80% 的病例中,它可以准确地预测甲状腺素的功能异常(343)。TSH 的参考值一般为正常人群 TSH 值的 95% 参考值范围,其正常高值还存在争议。正常高值的价值在于对未来甲状腺疾病的预测(342,344)。在一个纵向研究中,以 TSH 2.5mU/L 及其以下为标准,甲状腺抗体阳性(TPOAb 或 TgAb)的女性患者在随诊过程中患甲状腺功能减退的患病率为 12.0%(3.0%~21.0%;95%CI),若以 TSH 2.4~4.0mU/L 为标准,则患病率为 55.2%(37.1%~73.3%),若以 TSH 4.0mU/L 及其以上为标准,则患病率为 85.7%(74.1%~97.3%)(345)。开具促甲状腺素浓度检查项目的医师需要意识到在急症、中枢性甲状腺功能减退、体内存在异嗜性抗体和 TSH 抗体时,TSH 浓度的意义是有限的。在异嗜性抗体或抗 TSH 抗体存在时,TSH 浓度常常会假性升高(342)。在中枢性甲状腺功能减退中,由于唾液对 TSH 的酸化作用降低,使其半衰期延长,但生物活性下降(346,347)。因此,成功的治疗常意味着低浓度 TSH,甚至无法检测。

免疫学异常　　作用于甲状腺的抗原 - 抗体反应很常见,相继发现的抗体包括 TgAb、TSH 受体抗体(TSHRAb),TPOAb,Na-I 转运体抗体(NISAb),甲状腺素抗体等,这些都与自身免疫性甲状腺疾病有关(348)。表 31.10 列举了各种甲状腺自身免疫抗原。甲状腺球蛋白抗体的产生取决于正常免疫监视的破坏(349,350)。表 31.11 列举了甲状腺自身抗体在各种自身免疫性甲状腺疾病中的发生率。

表 31.10　甲状腺自身抗体

抗原	位置	功能
甲状腺球蛋白(Tg)	甲状腺	储存甲状腺素
甲状腺过氧化物酶(TPO)(微粒体抗原)	甲状腺	传递 TSH 信号
TSH 受体(TSHR)	甲状腺,淋巴细胞,纤维母细胞,脂肪细胞(包括球后脂肪组织),癌细胞	传递 TSH 信号
Na^+/I^- 协同转运体(NIS)	甲状腺,乳腺,唾液腺或泪腺,胃肠黏膜,胸腺,胰腺	ATP 供能,协同摄取 I^- 和 Na^+

表 31.11　甲状腺自身抗体的发生率及其免疫病理学功能

抗体	正常人群	甲状腺功能减退性自身免疫性甲状腺炎	Graves 病
抗甲状腺球蛋白抗体(TgAb)	3%	35%~60%	12%~30%
甲状腺过氧化酶抗微粒体抗体(TPOAb)	10%~15%	80%~99%	45%~80%
抗 TSH 受体抗体(TSHRAb)	1%~2%	6%~60%	70%~100%
抗 Na^+/I^- 协同转运体抗体(NISAb)	0%	25%	20%

抗甲状腺球蛋白抗体主要是非补体结合的免疫球蛋白 -G(IgG)多克隆抗体。抗甲状腺球蛋白抗体可见于 35%~60% 的免疫性甲状腺炎甲状腺功能低下的患者,12%~30% 的 Graves 病,3% 的正常人群(351~353)。抗甲状腺球蛋白抗体与急性甲状腺炎、非毒性甲状腺肿和甲状腺癌有关(348)。

TPO 抗体过去被认为是抗微粒体抗体,它直接攻击甲状腺过氧化物酶,并在桥本甲状腺炎、Graves 病和产后甲状腺炎中都呈阳性。产生的抗体有特异细胞毒性,并且与补体结合的 IgG 抗体。体内有甲状腺自身抗体的患者中,99% 的人 TPO 抗体阳性,而仅 36% 的人有抗甲状腺免疫球蛋白抗体阳性,因此 TPOAb 是筛查自身免疫性甲状腺疾病的敏感指标(353)。TPOAb 在甲状腺功能减退性自身免疫性甲状腺炎中有 80%~99% 的患者呈阳性,Graves 病为 45%~80%,而正常人群中仅为 10%~15%。这些抗体可在甲状腺素浓度测量中制造假象(352~354)。抗甲状腺过氧化物酶抗体在临床上用于诊断 Graves 病和慢性自身免疫性甲状腺炎,常常同时检测 TSH 浓度,以预测亚临床甲状腺功能减退中发展为甲状腺功能减退的可能,并可用于帮助诊断甲状腺功能正常的甲状腺肿或甲状腺结节患者是否患有自身免疫性甲状腺炎(348)。

另外一类重要的自身免疫性甲状腺疾病的抗体是 TSH 受体抗体(TSHRAb)。TSHR 属于 G 蛋白偶联受体,TSHRAb 既可以激活 TSH 受体(TSI),也可以封闭 TSH 受体(TBI),并致使疾病发生。TBI 有两种:一种阻断 TSH 与受体结合,另一种阻断结合前与结合后的过程。一些学者在初治的甲状腺功能减退和甲状腺萎缩患者中发现了该抗体(355,356)。表 31.12 列举了几种检测 TSHAb 的方法及其原理。6%~60% 甲状腺功能减退性自身免疫性甲状腺炎的患者有 TSHRAb,而 Graves 病为 70%~100%,正常人群中仅为 1%~2%(357~361)。未治疗的 Graves 病患者用第三代免疫试验方法 TSHRAb 一致阳性(362)。TSHRAb 可分为竞争性结合抑制免疫球蛋白(TBII)和功能性:激活(TSI)——可增加细胞内 cAMP 的合成;阻断(TBI)——可使 TSH 的效果下降;中性(TNI)对 TSH 结合剂 cAMP 没有任何影响。许多功能性并有竞争性的试验可以确定各种抗体类型,包括与严重疾病的关系,甲状腺外的表现,影响胎儿的风险,缓解或复发的几率。TSHRAb 用于在临床上鉴别产后甲状腺炎和 Graves 病,预测胎儿和新生儿的甲状腺毒性影响,针对人群为预先接受了烧灼治疗或核素治疗的 Graves 病患者,它还可以用于诊断甲状腺功能正常的 Graves 眼病(348)。这些试验将优化患者的个性化检查与治疗(363)。

针对 NIS 的抗体可在各种甲状腺病理状态下出现。桥本甲状腺炎的患者中有 24%NIS 抗体阳性,而 Graves 病为 22%(364)。抗 NISAbs 已经开始临床试验(348)。

表 31.12　TSH 受体抗体的命名

缩写	术语	相关试验	参考
LATS	长效甲状腺激动剂	鼠甲状腺激活体内试验	血清分子可刺激鼠甲状腺的最初描述,现已不用
TSHRAb,TRAb	TSHR 抗体	竞争性及功能性试验,见上文	所有抗体都可识别 TSH 受体(包括 TBII(竞争性,TSI、TBI 和 TNI(功能性)),基于试验方法
TBII	TSHR 结合抑制免疫球蛋白	竞争性结合 TSH	能够与 TSH 竞争 TSHR,并且结合无关于生物活性
TSI(TSAb)	TSHR 激活免疫球蛋白	TSH 受体活性的竞争性及功能性生物测定	抗体能够封闭 TSH 受体,诱导 cAMP 的产生以及未明的信号传导链
TBI(TSBAb,TSHBAb)	TSHR 激活 - 封闭抗体	TSH 受体活性功能性生物测定	抗体能够阻断 TSH 受体结合,诱导诱导 cAMP 的产生,伴有未明信号传导链的正向或负向反应
TNI	无 TSHR 结合免疫球蛋白	结合及功能性试验	无 TSH 结合,无 cAMP 影响,多种作用于未明信号传导链

自身免疫性甲状腺疾病

女性中最常见的甲状腺异常即自身免疫性甲状腺疾病,表现为多种甲状腺自身抗体的组合(365)。多种抗原-抗体反应导致这些疾病临床表现具有多样性。其中部分免疫球蛋白可经胎盘进入胎儿体内,并影响胎儿的甲状腺功能。**自身免疫性甲状腺疾病,尤其是 Graves 病,与其他自身免疫病有密切联系,包括:桥本甲状腺炎,Addison 病,卵巢早衰,类风湿关节炎,干燥综合征,1 型糖尿病,白癜风,恶性贫血,重症肌无力,以及特发性血小板减少性紫癜。**影响自身免疫性甲状腺疾病进展的因素还包括低出生体重,碘过量或缺乏,硒缺乏,生育次数,服用口服避孕药,妊娠年龄跨度,胎儿微嵌合状态,应激,季节变化,过敏,吸烟,甲状腺放射性损伤以及病毒和细菌感染(366)。

检验及治疗推荐

显性的及亚临床性的甲状腺功能减退定义为:两者都有 TSH 升高,前者 T_4 降低,后者 T_4 正常。许多专业机构发表了多个通过 TSH 评估女性甲状腺功能的推荐。未治疗的孕期甲状腺功能减退,从发病到诊断需要很长时间,症状表现不典型,对母体和胎儿都有潜在的不良影响,美国临床内分泌医师协会(AACE)推荐女性在孕前或第一次产前检查时就做筛查(367,368)。由于人群甲状腺功能减退的发病风险增加,AACE 也推荐以下人群去筛查甲状腺功能减退:1 型糖尿病(产后甲状腺功能失调发病率增加 3 倍,患病率达 33%),正在进行锂治疗的患者(患病率 35%),不孕不育的患者(患病率 >12%),抑郁(10%~12%)(368)。大于 50 岁的女性甲状腺功能减退患病率增加,推荐筛查 TSH(369)。针对服用胺碘达隆的患者,推荐每 6 个月复查一次甲状腺功能,因为在这些人群中甲状腺功能亢进或甲状腺功能减退的发病率为 14%~18%(368)。任何有产后甲状腺炎病史的女性都应该每年复查甲状腺功能,因为这些人中 50% 将在 7 年内经此诊断为甲状腺功能减退(370)。另外,Turner 综合征和唐氏综合征患者甲状腺功能减退的患病率高,所以推荐每年复查甲状腺功能(371,372)。

另外,内分泌协会的临床实践指南中**推荐以下人群需要在孕期及产后目标性地监测甲状腺功能及筛查甲状腺疾病:甲状腺疾病史,甲状腺疾病家族史,甲状腺肿,甲状腺自身抗体,有甲状腺疾病的临床表现和体征,自身免疫性疾病,不孕,头部和(或)颈部放射治疗,早产(373)。美国妇产科代表大会认可这些需检测 TSH 的建议(374)。原因有:(i)潜在的对胎儿神经系统的影响以及其他孕期不良事件;(ii)在孕期类似于 hCG 活性,TBG 和 TSH 可有生理性的升高;(iii)她们是发现显性或亚临床性甲状腺功能减退的目标人群,孕妇的参考值为 TSH<2.5,3.1,3.5μIU/ml 分别对应早孕期、中孕期、晚孕期,因此目标性的甲状腺功能减退筛查是必要的。**目标筛查能够发现可能被漏诊的 30% 的亚临床甲状腺功能减退。根据这些推荐,预先诊断的甲状腺功能减退女性,在孕前应调节 T_4 浓度,是 TSH 浓度小于 2.5μIU/ml。孕妇应在妊娠 4~6 周开始吃药并缓慢加量(30%~50%)并维持 TSH 浓度小于 2.5μIU/ml。临床显性甲状腺功能减退的孕妇应采取措施尽快调整 T_4 以维持 TSH 浓度小于 2.5μIU/ml 和 3μIU/ml,相对应于孕早期、中期、晚期。甲状腺自身抗体阳性但甲状腺功能正常的女性患甲状腺功能减退的风险大,因此在每个孕期都应筛查 TSH。生产后,甲状腺功能减退的女性需要较孕期的 T_4 减量服用。由于亚临床甲状腺功能减退与母亲及胎儿的不良结局相关,所以推荐 T_4 替代治疗。

桥本甲状腺炎

桥本甲状腺炎,又称为慢性淋巴细胞性甲状腺炎,在 1912 年由日本的桥本策首次描述。桥本甲状腺炎可表现为甲状腺功能亢进,甲状腺功能减退,甲状腺功能正常的甲状腺肿大,弥漫性甲状腺肿。抗微粒体抗体及抗甲状腺球蛋白抗体的滴度经常较高,也可出现TSHRAb(353,375,376)。典型表现是常出现腺体增生,不过也可出现萎缩。在桥本甲状腺炎中可找到三种典型的自身免疫损伤:(i)补体介导的细胞毒作用,(ii)抗体依赖性细胞介导的细胞毒作用,(iii)激活或阻断激素受体,导致功能亢进、功能减退或增生(图31.11)。

桥本甲状腺炎的组织学特征包括细胞增生,滤泡细胞的破坏,淋巴细胞、单核细胞、浆细胞浸润腺体。偶尔可以发现邻近的淋巴结病。部分上皮细胞增大,细胞质显示嗜酸样变(Askanazy细胞或Hurthle细胞,非特异性)。间隙细胞纤维化和淋巴细胞浸润。Graves病和桥本病在组织学上表现类似,因其损伤机制相似。

桥本甲状腺炎的临床表现和诊断

桥本甲状腺炎的患者可能出现典型的甲状腺功能减退症状,也可能相对无症状。患者经常出现甲状腺肿,并可累及顶叶。在疾病的后期,可以出现无甲状腺肿的甲状腺功能减退。桥本病相关的临床表现包括疲劳,体重增加,高脂血症,毛发干燥,皮肤干燥,畏寒,抑郁,月经不调,心动过缓,记忆障碍。甲状腺功能亢进是桥本病甲状腺功能亢进的表现,可在甲状腺功能减退状态后出现,并可进展为正常的甲状腺功能,或甲状腺功能亢进状态,一般认为是Graves病相关的TSH激活抗体(TSI)导致的(368)。4%~8%的桥本病患者会出现这种情况,因此桥本甲状腺功能亢进的患者需要频繁地随诊,并随时调整甲状腺素的用量。在治疗过程中这些患者常转变为甲状腺功能减退。

在许多病例里,血清筛查常常可发现TSH升高。血清TPO抗体的升高可以确诊,而游离T_4和T_3的水平可提示显性或亚临床甲状腺功能减退。根据发病的诱因,还需要测定红细胞沉降率。表31.13列举了其他导致甲状腺功能减退的原因。根据不同的研究结

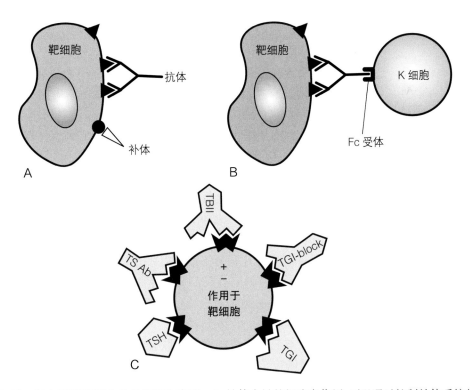

图31.11 桥本甲状腺炎中的免疫损伤类型。A:补体介导的细胞毒作用,可以通过抑制补体系统的活动来避免损伤。B:抗体依赖性细胞介导细胞毒作用(ADCC),通过细胞毒T细胞、单核细胞、NK细胞等有IgG受体的细胞来完成。C:激素受体的封闭效应可以使功能亢进,也可能是功能减退,也可能是细胞增长,因作用于靶细胞的免疫球蛋白类型而异。TBII,TSH结合抑制免疫球蛋白;TGI,甲状腺增生促进免疫球蛋白;TSAb,甲状腺激活受体;TSH,促甲状腺素

表 31.13　甲状腺功能减退的潜在诱因

原发因素	碘缺乏
先天性甲状腺缺失	特发性黏液水肿（自身免疫性）
甲状腺外照射治疗	甲状腺手术切除
家族性疾病和甲状腺素合成异常	**继发因素**
桥本甲状腺炎	下丘脑促甲状腺素释放激素缺乏
Graves 病的 ^{131}I 治疗	垂体或下丘脑肿瘤或疾病
抗甲状腺药物的使用	

果,亚临床甲状腺功能减退进展为显性甲状腺功能减退的比例为 3%~20%,甲状腺肿或甲状腺抗体阳性的患者进展为显性甲状腺功能减退的可能性更大(329,377)。亚临床甲状腺功能减退的治疗是有争议的,但是临床研究表明治疗亚临床甲状腺功能减退可以减轻神经行为异常,降低心血管风险,并降低血脂(378,379)。

治疗

对于伴有甲状腺肿的临床显性或亚临床甲状腺机能减退的患者可进行甲状腺素替代治疗。治疗后并不会出现腺体的缩小,但可预防其继续增大。对于亚临床甲状腺功能减退的患者,若伴有 TSH 连续大于 10mIU/L,妊娠,大量吸烟,甲状腺功能减退的症状或体征,严重高脂血症,推荐进行治疗(380)。有 TSH 升高的怀孕女性都需要用左旋甲状腺素治疗。治疗并不会减缓病程的进展。左旋甲状腺素的初始计量可以为很小的 12.5μg/d,也可以直接用全量替代。左旋甲状腺素的平均替代剂量一般为 1.6μg/(kg·d),因此每个人的每天服用剂量都不相同(368)。氢氧化铝(抑酸剂),考来烯胺,铁离子,钙离子,硫糖铝都可以干扰其吸收。左旋甲状腺素的半衰期为 7 天,因此评估剂量变化的效果需要在服药 6 周后才能进行。

甲状腺功能减退似乎可以破坏排卵并导致受孕率下降,而且甲状腺自身免疫性疾病与流产风险增加有关,无论是否有明显的甲状腺功能失调(381)。一个从 1990 年开始的病例对照研究及纵向研究的 meta 分析提示流产与甲状腺自身抗体可能相关,*OR* 值 2.73 (95%CI,2.20~3.40)。这个关联性可以用高自身免疫状态可影响胎儿着床来解释,另一种解释是抗体阳性的妇女与抗体阴性的相比较,前者更年长(0.7±1 年,*P*<0.001)(382)。研究表明,亚临床甲状腺功能减退的早期可能与月经量过多相关(383)。

在严重的原发性甲状腺功能减退中,23% 的女性有月经不调的表现,其中最常见的是月经稀发(382)。甲状腺功能减退中生殖系统的功能失调可能与性激素结合能力下降及结合球蛋白下降有关,导致血液中的游离雌激素、雄激素增多,并出现高泌乳素血症(382)。泌乳素增高时由于泌乳素分泌细胞对 TRH 敏感(原发性甲状腺功能减退中有 TRH 的升高),以及多巴胺转换缺陷导致高泌乳素血症(384~387)。高泌乳素血症诱导的黄体期障碍与较轻的甲状腺功能减退有关(388,389)。替代治疗可以逆转高泌乳素血症并治疗排卵障碍(390,391)。

甲状腺素与三碘甲状腺原氨酸联合治疗的效果不如单独使用甲状腺素,所以甲状腺功能减退的患者应该用单一的甲状腺素治疗(392)。治疗目标为 TSH 恢复正常,左旋甲状腺素的每天剂量从 0.012mg 至全量替代剂量(1.6μg/kg·d)不等,由患者的体重,年龄,心血管状态,甲状腺功能减退的病程及严重程度来决定(368)。

Graves 病

Graves 病的特点是突眼、甲状腺肿和甲状腺功能亢进,是在 1835 年发现的。一个抑制 T 细胞的遗传特异性的免疫监视缺陷被认为导致了 T 辅助细胞的增生,并对促甲状腺素受体的多个位点产生影响。它可诱导 B 细胞介导的反应,并导致了 Graves 病的临床表现(389)。TSHRAb 与促甲状腺素受体胞外段的构象表位结合,在未治疗的 Graves 病患者中很常见(390)。

Graves 病是一个复杂的自身免疫性疾病,其中一些遗传易感性位点和环境因素在疾病的进展中都发挥了作用。人类白细胞抗原和细胞毒 T 细胞抗原 4 的多态性构成了易感性位点,然而,它们各自的抗原决定簇大小在不同的人群和研究样本中是不一样的。更多的位点可以通过候选基因在基因组内的相关性分析和等位基因的分析来确定。Graves 病的一致性在单卵双胎中仅 20%,在双卵双胎中更低,Graves 是一种多因子遗传病,其中环境因素的影响非常大。相关性分析发现染色体 14q31,20q11.2 和 Xq21 是 Graves 病相关的易感性位点(393)。

临床表现和诊断

Graves 病典型的三联征包括突眼、甲状腺肿和甲状腺功能亢进。其他相关的症状包括胃肠蠕动增加,畏热,易怒,神经质,心悸,不孕,视野变化,睡眠障碍,震颤,体重减轻,下肢水肿。体征包括眼裂增宽,无痛性甲状腺肿大(正常的 2~4 倍),甲剥离症,不可凹性下肢水肿,手掌红斑,眼球突出,凝视及皮肤增厚。也可以出现颈静脉杂音和心动过速。做 Valsava 动作增加迷走神经兴奋性,但不能有效地缓解心动过速。严重的病例可出现杵状指、球结膜水肿、皮肤病、眼肌麻痹导致眼球突出、滤泡性结膜炎、胫前黏液水肿和失明。

大约 40% 的新发 Graves 病患者以及许多经过治疗的患者都有 T_3 升高而 T_4 正常。异常的 T_4 或 T_3 结果常常是由蛋白结合的变化引起的,而不是甲状腺功能的改变,因此需要将游离 T_4 和游离 T_3 与 TSH 联合起来检测。在 Graves 病中,TSH 被抑制,其浓度可能在治疗初期都非常低,甚至检测不到。甲状腺自身抗体,包括 TSI 的检查,在孕期预测胎儿甲状腺中毒的风险方面很有用(368)。与 Graves 病具有相似临床表现的自主功能性良性甲状腺增生包括毒性腺瘤和毒性多结节性甲状腺肿。核素标记的碘摄取试验可以鉴别上述疾病与 Graves 病。其他导致甲状腺毒症的疾病包括:转移性甲状腺癌,胺碘酮诱导的甲状腺毒症,碘诱导的甲状腺毒症,产后甲状腺炎,TSH 分泌性垂体腺瘤,hCG 分泌性绒癌,卵巢甲状腺瘤,"de Quervan's"或亚急性甲状腺炎(394)。对于有进食障碍的患者,需要考虑甲状腺素的人工摄取或干甲状腺片。人工摄取甲状腺素导致的甲状腺毒症表现为 T_3 和 T_4 升高,TSH 降低,血清甲状腺球蛋白降低,而其他甲状腺炎和甲状腺毒症的诱因表现的是甲状腺球蛋白水平升高。表 31.14 列举了造成甲状腺功能亢进的潜在原因。

表 31.14 造成甲状腺功能亢进的潜在原因

人为性甲状腺功能亢进	卵巢甲状腺瘤
Graves 病	亚急性甲状腺炎
转移性滤泡细胞癌	毒性多结节性甲状腺肿
垂体性甲状腺功能亢进症	毒性结节
产后甲状腺炎	分泌人绒毛膜促性腺激素的肿瘤(葡萄胎、绒癌)
静止性甲状腺功能亢进症(摄入低剂量放射性碘)	

治疗

放射性 ^{131}I 治疗 治疗自身免疫源性的甲状腺功能亢进女性对医师来说常常是种挑战,因为需要将患者的需求及生育计划考虑在内。由于治疗药物对胎儿有潜在的危害,所以需要特别注意配合服用避孕药以及妊娠的可能。

单剂量的放射性 ^{131}I 可有效地治疗 80% 的患者,对于未妊娠的女性是确定性治疗。任何育龄期妇女在使用放射性碘诊断或治疗之前都需要做妊娠试验。有研究报道,在孕早期接受放射性 ^{131}I 治疗将引起孕中期胎儿甲状腺消融以及先天性甲状腺功能减退(呆小症)(395)。核医学医术进行专业性放射性核素的治疗,而且由于放射性碘的作用不是即时生效的,因此在治疗后 6~12 周内仍需要内分泌的治疗,因为患者仍然有甲状腺功能亢进的表现。在治疗后的 2~3 个月,患者会出现甲状腺功能减退,血清游离甲状腺素下降,需要甲状腺素的替代治疗(368)。TSH 检测在这个时期并不能敏感地反映甲状腺功能,因为 TSH 的反应可能落后于甲状腺功能变化 2 周至几个月不等(368)。若在治疗后 6 个月仍然没有反应,则需要再次行放射性 ^{131}I 治疗(394)。在治疗后的第一年,50% 的患者可出现治疗后甲状腺功能减退,并在此后以每年 2% 的比例增加。

在接受放射性 ^{131}I 治疗的当年,妊娠的女性流产率增加,但是没有死产率、早产率、低出生体重率、先天性畸形率或治疗后死亡率增加的报道(396)。许多研究甲状腺的学者和核医学专家倾向于不反对治疗后 1 年内妊娠,只要患者进行左旋甲状腺素的替代治疗。

Graves 病中的促甲状腺受体抗体　TBII 类中 TSHRAb 的水平与甲状腺功能亢进症的程度大致平行,可通过检测血清甲状腺素水平和甲状腺体积大小评价甲状腺功能亢进程度。研究显示若甲状腺肿的体积较小(<40ml)且 TBII 的浓度低(<30U/L)的患者在 12~24 个月的抗甲状腺药物治疗后,5 年内缓解的几率为 45%(397)。相反地,若患者的甲状腺肿体积较大(>70ml)且 TBII 的浓度较高(>30U/L),总复发率可超过 70%。而甲状腺肿体积更大且 TBII 浓度更高的患者在治疗后的 5 年内维持缓解的几率不到 10%。尽管除了多结节甲状腺肿,检测 TSHRAb 对于诊断 Graves 病并不必要,但 TSHRAb 的测定是对疾病严重程度预测的有用指标。与其他临床指标结合起来,可以帮助决定治疗方案。表 31.12 列举了 TSHRAb 的名称和检测的方法。

在用抗甲状腺药物治疗的过程中监测 TSHAb(TBII 类)可以帮助预测疾病的转归。在一项实验中,73% 的 TBII 阴性的患者在 12 个月的药物治疗后达到了缓解,而 TBII 阳性的患者仅有 28% 的缓解率(398)。抗甲状腺药物的疗程可以根据 TSHRAb 的状态来调整。若患者的 TSHRAb 在治疗中转阴且停止服药的,复发率为 41%,相较于 TSHRAb 阳性的患者,复发率为 92%(399)。不管 TSHRAb 是否转阴,为了防止复发,抗甲状腺药物治疗仍应该维持 9~12 个月。TSHRAb 的水平还决定了放射性碘治疗后甲状腺体积是否缩小,浓度越高,缩小越不明显。

第三代 TSHRAb 的测量试验已经投入使用,其测量的效用及对治疗的检测效果正在评估中。有很多 Graves 病的患者在治疗之后会出现抗中性粒细胞胞浆抗体(ANCA),但是其临床意义还在研究中。吸烟是治疗后复发的一个独立因素,因此在制订治疗方案的时候需要患者戒烟。

抗甲状腺药物　硫代酰胺类的抗甲状腺药物包括丙硫氧嘧啶(PTU)和甲巯咪唑。小剂量的上述药物即可阻断 MIT 和 DIT 耦合形成 T_3 和 T_4 的过程。高剂量的药物还可阻断甲状腺球蛋白的酪氨酸残基的碘化。另外,PTU 还会阻断外周的 T_4 向 T_3 转化。大约 1/3 的患者仅需这一种治疗就可以达到缓解并恢复正常甲状腺功能(397)。

2009 年,FDA 发表了 PTU 的使用警告,因为 32 个病例报道有与其使用相关的严重肝脏损害(400,401)。与肝脏衰竭有关的每天剂量为 300mg,而且肝脏衰竭可发生在治疗开始后的任何时间,从第 6 天到第 450 天不等(402)。传统上,PTU 是孕期用于治疗甲状腺功能亢进的药物,因为它较少通过胎盘,而且甲巯咪唑可增高胎儿鼻后孔闭锁和皮肤再生不良的风险(403~406)。由于 PTU 相关的肝衰病例报道以及甲巯咪唑相关的出生缺陷风险,FDA 和内分泌协会不再将 PTU 作为未妊娠甲状腺功能亢进群体的一线用药。推荐将其作为孕早期妇女的用药,或者在手术或放射性碘治疗禁忌时,并且患者对甲巯咪唑产生毒性反应的情况下可用 PTU(400,402)。同时 FDA 推荐在患者服用 PTU 期间需密切注意肝脏损伤的相关症状和体征。一旦怀疑肝损伤,立即停止服用 PTU(400)。美国甲状腺协会推荐初始计量为 100~600mg/d,分成 3 次服用,用最小的剂量将 T_4 维持在正常高值。3%~5% 的患者服用硫代酰胺类药物后会出现瘙痒症状,抗组胺治疗可缓解症状并继续服药。PTU 和甲巯咪唑的一个罕见但致命的并发症是粒细胞缺乏症,在接受治疗的女性中发生率约为 0.2%,一旦出现,须立即停药(403)。粒细胞缺乏症一般表现为发热、咽痛,并继发败血症,因此,若出现发热、咽痛等上感症状需及时评估。

除了孕早期的妇女,甲巯咪唑是治疗甲状腺功能亢进的一线用药,它在控制严重甲状腺功能亢进方面比 PTU 更加有效,而且依从性更高,毒性更小(407)。美国甲状腺协会推荐的初始计量为 10~40mg/d,单次服药。类似于 PTU,治疗的目标是用最小的剂量将 T_4 控制在正常高值。治疗 4 周后可出现血清游离 T_4 下降,而 TSH 需要 6~8 周后才可恢复正常。孕期服用甲巯咪唑,胎儿发生鼻后孔未闭的几率比正常人群高 18 倍(95%CI,3~121)(408)。先天性皮肤发育不良也与母亲孕期服用甲巯咪唑有关,而现在已经不明确这个风险(0.03%)是否比普通人群高了(409)。

有研究提示,可通过甲状腺内注射地塞米松来预防复发(410)。其他治疗包括碘化物和锂,两者都可减少甲状腺素的释放,并抑制碘的有机化。碘化物可抑制 T_3 和 T_4 的耦联,但是这个作用只是暂时的,1~2 周后就可出现抑制的消失,因此这种方法只可用于控制急性的严重的甲状腺毒症(394)。锂可在硫代酰胺类使用禁忌时用于治疗甲状腺功能亢进,也可联合 PTU 或甲巯咪唑使用(394)。治疗过程中需监测血清锂浓度以避免其毒性。锂与胎儿三尖瓣下移畸形相关,而碘化物与先天性甲状腺肿有关;因此这些药物不可用于孕妇,并且在育龄期妇女中用药也需谨慎。由于药物治疗甲状腺功能亢进有许多并发症,有生育要求的妇女应该建议考虑手术治疗或在妊娠前接受放射性 ^{131}I 治疗(402)。

手术 甲状腺切除术曾是治疗 Graves 病的一种方法,但是现在已经比较少用了,除非怀疑合并甲状腺癌(368)。适合手术治疗的患者包括拒绝药物治疗或无法耐受药物的妊娠女性,有 Graves 病表现的儿童,或拒绝放射性碘治疗的患者。手术是最迅速也最长效地使甲状腺功能恢复正常的治疗方法,并可避免放射性碘潜在的长期辐射风险。对于严重的 Graves 眼病患者,也可考虑手术治疗。患者在甲状腺切除术前需恢复甲状腺功能正常。手术风险包括术后甲状旁腺功能减低,喉返神经麻痹,常规麻醉和手术风险,甲状腺功能减退症,以及不能缓解的甲状腺中毒症状。

β 受体拮抗剂 普萘洛尔可联合抗甲状腺药物治疗,在放射性碘治疗前或手术前用于缓解症状。由于甲状腺功能亢进状态下对 β 受体拮抗剂的抵抗作用,药物的使用剂量或频率可能增加。

甲状腺危象

甲状腺危象是甲状腺功能亢进中威胁生命的急症,需要在重症监护室里急诊治疗。临床症状包括心动过速,震颤,腹泻,呕吐,发热,脱水和意识变化,甚至昏迷。甲状腺功能亢进控制不好的患者最容易出现甲状腺危象。β 受体拮抗剂、糖皮质激素、PTU(可抑制 T_4 到 T_3 的转化)及碘化物是主要的治疗药物。

甲状腺功能亢进与妊娠滋养细胞疾病和妊娠剧吐

因为 hCG 有弱 TSH 活性,产生高水平的 hCG 的疾病,例如葡萄胎,可能出现生化或临床上的甲状腺功能亢进。随着异常滋养细胞组织的清除及降低 hCG 浓度之后,症状就会缓解。类似地,当高浓度 hCG 引起妊娠剧吐时,同时也会出现轻微的甲状腺功能亢进临床及血生化表现(411,412)。滋养细胞病见第 9 章。

妊娠期甲状腺 功能	医师应该注意妊娠期间甲状腺生理功能会发生变化。在诊断甲状腺异常之前,应考虑到妊娠相关的可逆的甲状腺生理变化(图 31.12 示妊娠相关的 TBG、总 T_4、hCG,TSH 和游离 T_4 的变化)(403)。**有既往甲状腺功能减退病史的女性妊娠期间往往需要更大剂量的甲状腺素替代,而且在初次产前检查的时候就应该进行甲状腺功能的检测,之后每个孕期都要监测甲状腺功能。**有证据提示,最佳的胎儿和婴儿神经系统发育需要仔细调整甲状腺素替代治疗的剂量,才能满足妊娠期间越来越高的甲状腺素要求(413,414)。产后,将恢复孕期的左旋甲状腺素剂量,并在产后 6~8 周复查 TSH。

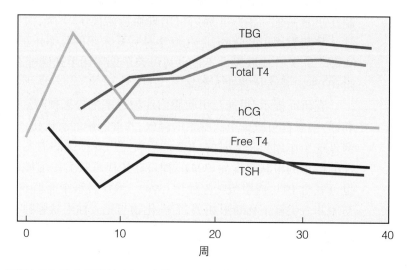

图 31.12　妊娠 hCG 升高相关的 TSH 变化,和 TBG 相关的游离 T_4 浓度变化。相关的血清浓度变化主要表现为由于妊娠期间 hCG 升高而降低的 TSH,以及 TBG 升高而降低的游离 T_4 水平。hCG,人绒毛膜促性腺激素;TSH,促甲状腺素;TBG,甲状腺素结合球蛋白;total T_4,总甲状腺素;free T_4,游离甲状腺素

甲状腺功能亢进 对生育的影响	患 Graves 病的女性中高浓度的 TSAb(TSI)与胎儿 - 新生儿甲状腺功能亢进有关(415,416)。尽管甲状腺毒症可抑制且升高促性腺激素,但大部分女性维持正常的排卵和生育功能(387,417)。严重的甲状腺毒症可导致体重减轻,月经不调和闭经。甲状腺毒症的女性自发性流产的几率升高。用甲**巯咪唑**治疗的女性中,后代发生先天性畸形,尤其是鼻后孔未闭以及皮肤发育不良的几率升高(404,405,408)。

自身免疫性的 Graves 病可以自发缓解,因此这些患者的抗甲状腺药物治疗可以减量或停药。在放射性碘或手术治疗后若干年内仍会有 TSHAb 的合成。在这种情况下,就会出现胎儿暴露于 TSHAb 的风险。若孕期或孕前诊断 Graves 病的妇女中,胎儿 - 新生儿甲状腺功能亢进发生的几率为 2%~10%,仅次于母体经胎盘传递 TSHRAb 的几率。这是一个严重的问题,它导致了 16% 的新生儿死亡,并增加胎死宫内、死产、骨骼肌发育异常如颅缝早闭的风险。但是也要警惕抗甲状腺药物的过度治疗,因为该类药物可通过胎盘引起胎儿甲状腺肿。表 31.15 列举了既往治疗 Graves 病的孕期妇女 TSHRAb 的监测指南。可以通过结合多普勒超声检查、胎儿心率监测、骨骼成熟度、母体 TSHRAb 浓度以及抗甲状腺药物使用情况来明确诊断孕期 Graves 病患者的胎儿甲状腺肿以及相应的胎儿甲状腺功能减退或亢进(418)。

表 31.15　既往 Graves 病治疗史的孕期 TSHRAb 监测指南

1. **ATD 治疗后的复发 Graves 病,胎儿 - 新生儿甲状腺功能亢进的风险是可以忽略的,监测 TSHRAb 没有必要。**

   孕期需要监测甲状腺功能,以避免风险不大但是可能出现的复发。若出现复发,需要监测 TSHRAb。

2. **既往有 Graves 病的女性接受过放射性碘治疗或甲状腺切除术的,无论目前的甲状腺状态如何(甲状腺功能正常或无甲状腺素替代),孕早期需监测 TSHRAb 以评估胎儿甲状腺功能亢进的风险。**

   若 TSHRAb 浓度较高,需密切监测胎儿以及早发现甲状腺过度刺激的症状(心动过速,生长速度下降、羊水过少、甲状腺肿)。通过心脏超声和血流速度的测定可以确诊。孕龄 20 周开始可以通过超声检查测量胎儿甲状腺,但操作者需要经验丰富。由于胎儿的头的位置,甲状腺的可见度比较差。彩色多普勒超声在评估胎儿甲状腺血管化程度上很有用。因为有潜在的胎儿 - 新生儿甲状腺功能亢进导致心功能不全的风险,且在母体既往的放射性碘治疗史,无法评估甲状腺功能亢进的程度,所以需要直接通过胎儿诊断。胎儿的血样可以在 25~27 周通过脐带血穿刺得到,有经验的医师操作脐带血穿刺的并发症(胎儿出血,心动过缓,感染,自发性流产,胎死宫内)的发生率低于 1%。ATD 对母亲的管理方案可以用于治疗胎儿的甲状腺功能亢进。

3. **对于已诊断 Graves 病的女性,无论发病时在孕前或孕期内,都应行 ATD 治疗并调整药物剂量使游离 T_4 维持在正常高值以预防胎儿甲状腺功能减退,并将药物剂量相关的毒性降到最低。**

   在孕后期开始时需要检测 TSHRAb,尤其是在 ATD 剂量较高时。若 TSHRAb 呈阴性或浓度较低时,出现胎儿 – 新生儿甲状腺功能亢进的比较少。若抗体浓度高(TBII≥40U/L 或 TSAb≥300%),就需要评估胎儿是否有甲状腺功能亢进了。在这种情况下,母体和胎儿的甲状腺功能是相关联的,因此针对母体甲状腺功能的 ATD 药物剂量调整对胎儿也同样适用。在某些病例中,需要大剂量的 ATD(甲巯咪唑 >20mg/d,或 PTU 大于 300mg/d),胎儿有出现甲状腺肿大型甲状腺功能减退的风险,后者与 Graves 病很难区别。因此需要胎儿的甲状腺素及 TSH 来明确诊断,才可以优化治疗方案。

4. **若有女性既往生育过患有甲状腺功能亢进的新生儿,在孕早期就应检测 TSHRAb。**

TSHRAb,甲状腺激活激素受体抗体;ATD,自身免疫性甲状腺疾病;T_4,甲状腺素;TBII,TSH 结合抑制免疫球蛋白;TSAb,甲状腺激活抗体

产后甲状腺功能异常

　　产后甲状腺功能异常实际发病远超过已诊断的病例数;因其症状在产后 1~8 个月才出现,并且经常与产后抑郁和无法应对婴儿需求混淆,所以很难诊断。可能引起产后甲状腺炎的原因有产后的免疫系统反弹,也有甲状腺自身抗体的因素。组织学上,可以看见淋巴细胞浸润和炎症,抗 TPO 抗体常常阳性(419,420)。以下是诊断产后甲状腺炎的标准:(i)既往或孕期无甲状腺素异常的病史, (ii)产后一年的血生化结果表明 TSH 异常(降低或升高), (iii) TSHRAb 滴度阴性或无毒性结节。一些研究表明,5%~10% 初为人母的女性出现临床表现及生化结果证明产后甲状腺功能异常(421,422)。

临床特点和诊断

　　产后甲状腺炎常常在产后 6 周至 6 个月突然出现甲状腺功能亢进,随后又出现甲状腺功能减退阶段。只有 1/4 的病例遵循这个临床规律,而超过 1/3 的病例只出现甲状腺功能亢进或甲状腺功能减退。1 型糖尿病的患者发生产后甲状腺炎的几率是普通人群的 3 倍。有初次生产后出现产后甲状腺炎病史的女性在之后的妊娠中出现复发的风险是 70%。尽管精神症状很罕见,但是产后出现精神异常的女性都需将产后甲状腺功能异常考虑在内。甲状腺毒症阶段可以是亚临床的,容易被忽视的,尤其在碘摄取较低的地域(423)。与 Graves 病不同,产后甲状腺炎导致的甲状腺功能亢进症患者放射性碘的摄入量低。产后甲状腺炎病史的女性需要密切随诊,因其有 20% 的风险在甲状腺炎出现后就终身患有甲状腺功能减退,60% 在接下去的 5~10 年可进展为终身甲状腺功能减退,且 70%

在未来的妊娠中可能出现产后甲状腺炎(424,425)。

需要考虑亚急性甲状腺炎(de Quervain 甲状腺炎)的症状包括无甲状腺触痛、疼痛、发热、红细胞沉降率升高、白细胞增多。而 TSH, T_4, T_3, T_3 树脂摄取量升高以及抗微粒体抗体滴度升高可明确诊断。

治疗

大部分患者是在甲状腺功能减退阶段诊断的,若有症状的话,则需要 6~12 个月的甲状腺素替代治疗。因为大约 60% 的女性会进展为终身甲状腺功能减退,所以在替代治疗停药后仍需监测 TSH 浓度。

很少的情况下,患者会在甲状腺功能亢进阶段就被确诊(426)。抗甲状腺药物并不常规用于这些患者。普萘洛尔可用于缓解症状,但在哺乳期女性中使用需要适当咨询。

抗甲状腺抗体和生殖疾病

在孕前或孕期发现甲状腺自身抗体阳性的女性自发性流产的风险升高(427,428)。非器官特异性的抗体合成导致流产可见于抗磷脂异常的病例(429)。器官特异性的抗甲状腺抗体和非器官特异性的自身抗体同时存在的情况并不罕见(429~431)。对于有习惯性流产史的女性,甲状腺自身抗体可作为 T 细胞功能异常的外周标志,并进一步提示免疫系统在流产中的作用。这些发现的临床意义对习惯性流产患者的治疗指导尚未可知。习惯性流产见 33 章。

甲状腺结节

在体格检查中常常可以发现甲状腺结节,超过 2/3 的患者经高频超声检查发现有甲状腺结节(432)。这样的结节偶尔是有功能的,因此需要临床及实验室的检查来区分有功能和无功能性结节,后者有时可能是恶性的。对于无功能性的"冷"结节,可通过细针穿刺抽吸活检来除外恶性。在抽吸活检不能确诊的病例中,2%~20% 是恶性的,因此,常需要外科手术活检(433)。细针穿刺物通过分子诊断筛查 BRAF 突变可提高癌的诊断(434)。

Turner 综合征和唐氏综合征

Turner 综合征的患者(以及其他类型的有关性染色体异常的性激素分泌过多的性腺发育不良)表现出自身免疫性甲状腺疾病的高发病率。大约 50% 的 Turner 综合征成年患者有抗甲状腺过氧化物酶(抗 -TPO)抗体阳性,以及抗甲状腺球蛋白(抗 -TG)抗体阳性。在这些患者当中,大约 30% 可进展为亚临床或临床甲状腺功能减退。该病与桥本甲状腺炎很难区分。在 X 染色体上发现了一个 Graves 病的敏感位点(435)。由于自身免疫性甲状腺疾病的风险增加,推荐 Turner 综合征的女性从 4 岁开始每年筛查 TSH(436)。

唐氏综合征,是由多余一条 21 号染色体所致,其特点是体型异常,智力发育迟滞,心脏畸形,患白血病风险升高,以及寿命缩短。多余的染色体多来源于母亲。自身免疫性甲状腺疾病在唐氏综合征患者的发病率比普通人群高。在 21 号染色体上发现了 I 型自身免疫性多腺性综合征(APECED)的致病基因。这个基因可能在自身免疫性甲状腺疾病的发病中也起一定的作用(437)。桥本甲状腺炎是唐氏综合征患者中最常见的甲状腺疾病。40 岁以后,50% 的唐氏综合征患者可出现甲状腺功能减退。这些临床综合征以及其他证据提示,桥本甲状腺炎的敏感基因可能在 X 染色体和 21 号染色体上。由于唐氏综合征与甲状腺功能减退的发病增高有关,推荐患儿在 6 个月,12 个月,以及之后的每年都筛查(372)。

（王含必　何方方　译）

参考文献

1. **Verkauf BS, Von Thron J, O'Brien WF.** Clitoral size in normal women. *Obstet Gynecol* 1992;80:41–44.
2. **Ferrimann D, Gallway JD.** Clinical assessment of body hair growth in women. *J Clin Endocrinol Metab* 1961;21:1440.
3. **Rosenfield RL.** Clinical practice. Hirsutism. *N Engl J Med* 2005; 353:2578–2588.
4. **Martin KA, Chang RJ, Ehrmann DA, et al.** Evaluation and treatment of hirsutism in premenopausal women: an endocrine society clinical practice guideline. *J Clin Endocrinol Metab* 2008;93:1105–1120.
5. **Vermeulen A, Verdonck L, Kaufman JM.** A critical evaluation of simple methods for the estimation of free testosterone in serum. *J Clin Endocrinol Metab* 1999;84:3666–3672.
6. **Armengaud JB, Charkaluk ML, Trivin C, et al.** Precocious pubarche: distinguishing late-onset congenital adrenal hyperplasia from premature adrenarche. *J Clin Endocrin Metab* 2009;94:2835–2840.
7. **Azziz R, Carmina E, Dewailly D, et al.** The Androgen Excess and PCOS Society criteria for the polycystic ovary syndrome: the complete task force report. *Fertil Steril* 2009;91:456–488.
8. **Rittmaster RS.** Clinical relevance of testosterone and dihydrotestosterone metabolism in women. *Am J Med* 1995;98:17S–21S.
9. **Rainey WE, Nakamura Y.** Regulation of the adrenal androgen biosynthesis. *J Steroid Biochem Mol Biol* 2008;108:281–286.
10. **Siegel SF, Finegold DN, Lanes R, et al.** ACTH stimulation tests and plasma dehydroepiandrosterone sulfate levels in women with hirsutism. *N Engl J Med* 1990;323:849–854.
11. **d'Alva CB, Abiven-Lepage G, Viallon V, et al.** Sex steroids in androgen-secreting adrenocortical tumors: clinical and hormonal features in comparison with non-tumoral causes of androgen excess. *Eur J Endocrinol* 2008;159:641–647.
12. **Youden WJ.** Index for rating diagnostic tests. *Cancer* 1950;3:32–35.
13. **Ehrmann DA.** Polycystic ovary syndrome. *N Engl J Med* 2005;352:1223–1236.
14. **Toulis KA, Goulis DG, Kolibianakis EM, et al.** Risk of gestational diabetes mellitus in women with polycystic ovary syndrome: a systematic review and a meta-analysis. *Fertil Steril* 2009;92:667–677.
15. **Practice Committee of the American Society of Reproductive Medicine.** The evaluation and treatment of androgen excess. *Fertil Steril* 2006;86:S173–S180.
16. **Nestler JE.** Metformin for the treatment of the polycystic ovary syndrome. *N Engl J Med* 2008;358:47–54.
17. **Stein IF, Leventhal ML.** Amenorrhea associated with bilateral polycystic ovaries. *Am J Obstet Gynecol* 1935;29:181–191.
18. **Zawadzki JK, Danif A.** Diagnostic criteria for polycystic ovary syndrome towards a rational approach. In: **Dunaif A, Givens JR, Hasetine FP, et al., eds.** *Polycystic ovary syndrome.* Cambridge: Blackwell Science, 1992:377–384.
19. **Rotterdam ESHRE/ASRM-Sponsored PCOS Consensus Workshop Group.** Revised 2003 consensus on diagnostic criteria and long-term health risks related to polycystic ovary syndrome. *Fertil Steril* 2004;81:19–25.
20. **Goldzieher JW, Axelrod LR.** Clinical and biochemical features of polycystic ovarian disease. *Fertil Steril* 1963;14:631–653.
21. **Aono T, Miyazaki M, Miyake A, et al.** Responses of serum gonadotrophins to LH-releasing hormone and oestrogens in Japanese women with polycystic ovaries. *Acta Endocrinol (Copenh)* 1977;85:840–849.
22. **Serafini P, Ablan F, Lobo RA.** 5-Alpha-reductase activity in the genital skin of hirsute women. *J Clin Endocrinol Metab* 1985;60:349–355.
23. **Lobo RA, Goebelsmann U, Horton R.** Evidence for the importance of peripheral tissue events in the development of hirsutism in polycystic ovary syndrome. *J Clin Endocrinol Metab* 1983;57:393–397.
24. **Pall M, Azziz R, Beires J, et al.** The phenotype of hirsute women: a comparison of polycystic ovary syndrome and 21-hydroxylase-deficient nonclassic adrenal hyperplasia. *Fertil Steril* 2010;94:684–689.
25. **Carmina E, Lobo RA.** Do hyperandrogenic women with normal menses have polycystic ovary syndrome? *Fertil Steril* 1999;71:319–322.
26. **Peserico A, Angeloni G, Bertoli P, et al.** Prevalence of polycystic ovaries in women with acne. *Arch Dermatol Res* 1989;281:502–503.
27. **Polson DW, Adams J, Wadsworth J, et al.** Polycystic ovaries—a common finding in normal women. *Lancet* 1988;1:870–872.
28. **Loucks TL, Talbott EO, McHugh KP, et al.** Do polycystic-appearing ovaries affect the risk of cardiovascular disease among women with polycystic ovary syndrome? *Fertil Steril* 2000;74:547–552.
29. **Hassan MA, Killick SR.** Ultrasound diagnosis of polycystic ovaries in women who have no symptoms of polycystic ovary syndrome is not associated with subfecundity or subfertility. *Fertil Steril* 2003;80:966–975.
30. **Wild RA.** Obesity, lipids, cardiovascular risk, and androgen excess. *Am J Med* 1995;98:27S–32S.
31. **Moran LJ, Pasquali R, Teede HJ, et al.** Treatment of obesity in polycystic ovary syndrome: a position statement of the Androgen Excess and Polycystic Ovary Syndrome Society. *Fertil Steril* 2009;92:1966–1982.
32. **Kenny SJ, Aubert RE, Geiss LS.** Prevalence and incidence of non-insulin-dependent diabetes. In: **Harris MI ed.** *Diabetes in America.* Washington, DC: US National Institutes of Health, NIH Publication. No.95-1468, Bethesda MD, 1995:179–220.
33. **Ehrmann DA, Barnes RB, Rosenfield RL, et al.** Prevalence of impaired glucose tolerance and diabetes in women with polycystic ovary syndrome. *Diabetes Care* 1999;22:141–146.
34. **Legro RS, Kunselman AR, Dodson WC, et al.** Prevalence and predictors of risk for type 2 diabetes mellitus and impaired glucose tolerance in polycystic ovary syndrome: a prospective, controlled study in 254 affected women. *J Clin Endocrinol Metab* 1999;84:165–169.
35. **Harris MI, Hadden WC, Knowler WC, et al.** Prevalence of diabetes and impaired glucose tolerance and plasma glucose levels in U.S. population aged 20–74 yr. *Diabetes* 1987;36:523–534.
36. **Dahlgren E, Johansson S, Lindstedt G, et al.** Women with polycystic ovary syndrome wedge resected in 1956 to 1965: a long-term follow-up focusing on natural history and circulating hormones. *Fertil Steril* 1992;57:505–513.
37. **Conway GS, Agrawal R, Betteridge DJ, et al.** Risk factors for coronary artery disease in lean and obese women with the polycystic ovary syndrome. *Clin Endocrinol (Oxf)* 1992;37:119–125.
38. **Andersen P, Seljeflot I, Abdelnoor M, et al.** Increased insulin sensitivity and fibrinolytic capacity after dietary intervention in obese women with polycystic ovary syndrome. *Metabolism* 1995;44:611–616.
39. **Guzick DS, Talbott EO, Sutton-Tyrrell K, et al.** Carotid atherosclerosis in women with polycystic ovary syndrome: initial results from a case-control study. *Am J Obstet Gynecol* 1996;174:1224–1229; discussion 9–32.
40. **Birdsall MA, Farquhar CM, White HD.** Association between polycystic ovaries and extent of coronary artery disease in women having cardiac catheterization. *Ann Intern Med* 1997;126:32–35.
41. **Danigren E, Janson PO, Johansson S, et al.** Polycystic ovary syndrome and risk for myocardial infarction. *Acta Obstet Cynecol Scand* 1992;71:559–604.
42. **Clement PB.** Nonneoplastic lesions of the ovary. In: **Kurman RJ, ed.,** *Blaustein's pathology of the female genital tract*, 4th ed. New York: Springer-Verlag, 1994:559–604.
43. **Rosenfield RL, Barnes RB, Cara JF, et al.** Dysregulation of cytochrome P450-17 α as the cause of polycystic ovarian syndrome. *Fertil Steril* 1990;53:785–791.
44. **McNatty KP, Makris A, DeGrazia C, et al.** The production of progesterone, androgens, and estrogens by granulosa cells, thecal tissue, and stromal tissue from human ovaries *in vitro. J Clin Endocrinol Metab* 1979;49:687–699.
45. **Lobo RA, Kletzky OA, Campeau JD, et al.** Elevated bioactive luteinizing hormone in women with the polycystic ovary syndrome. *Fertil Steril* 1983;39:674–678.
46. **Chang RJ, Laufer LR, Meldrum DR, et al.** Steroid secretion in polycystic ovarian disease after ovarian suppression by a long-acting gonadotropin-releasing hormone agonist. *J Clin Endocrinol Metab* 1983;56:897–903.

47. **Biffignandi P, Massucchetti C, Molinatti GM.** Female hirsutism: pathophysiological considerations and therapeutic implications. *Endocr Rev* 1984;5:498–513.

48. **Rittmaster RS.** Differential suppression of testosterone and estradiol in hirsute women with the superactive gonadotropin-releasing hormone agonist leuprolide. *J Clin Endocrinol Metab* 1988;67:651–655.

49. **Lobo RA.** Hirsutism in polycystic ovary syndrome: current concepts. *Clin Obstet Gynecol* 1991;34:817–826.

50. **Hoffman DI, Klove K, Lobo RA.** The prevalence and significance of elevated dehydroepiandrosterone sulfate levels in anovulatory women. *Fertil Steril* 1984;42:76–81.

51. **Lobo RA.** The role of the adrenal in polycystic ovary syndrome. *Semin Reprod Endocrinol* 1984:251–264.

52. **Deslypere JP, Verdonck L, Vermeulen A.** Fat tissue: a steroid reservoir and site of steroid metabolism. *J Clin Endocrinol Metab* 1985;61:564–570.

53. **Edman CD, MacDonald PC.** Effect of obesity on conversion of plasma androstenedione to estrone in ovulatory and anovulatory young women. *Am J Obstet Gynecol* 1978;130:456–461.

54. **Schneider J, Bradlow HL, Strain G, et al.** Effects of obesity on estradiol metabolism: decreased formation of nonuterotropic metabolites. *J Clin Endocrinol Metab* 1983;56:973–978.

55. **Judd HL.** Endocrinology of polycystic ovarian disease. *Clin Obstet Gynecol* 1978;21:99–114.

56. **Bracero N, Zacur HA.** Polycystic ovary syndrome and hyperprolactinemia. *Obstet Gynecol Clin North Am* 2001;28:77–84.

57. **Deligeoroglou E, Kouskouti C, Christopoulos P.** The role of genes in the polycystic ovary syndrome: predisposition and mechanisms. *Gynecol Endocrinol* 2009;25:603–609.

58. **Urbanek M, Legro RS, Driscoll DA, et al.** Thirty-seven candidate genes for polycystic ovary syndrome: strongest evidence for linkage is with follistatin. *Proc Natl Acad Sci U S A* 1999;96:8573–8578.

59. **Gharani N, Waterworth DM, Batty S, et al.** Association of the steroid synthesis gene CYP11a with polycystic ovary syndrome and hyperandrogenism. *Hum Mol Genet* 1997;6:397–402.

60. **Ehrmann DA, Schwarz PE, Hara M, et al.** Relationship of calpain-10 genotype to phenotypic features of polycystic ovary syndrome. *J Clin Endocrinol Metab* 2002;87:1669–1673.

61. **Tucci S, Futterweit W, Concepcion ES, et al.** Evidence for association of polycystic ovary syndrome in Caucasian women with a marker at the insulin receptor gene locus. *J Clin Endocrinol Metab* 2001;86:446–449.

62. **Hogeveen KN, Cousin P, Pugeat M, et al.** Human sex hormone-binding globulin variants associated with hyperandrogenism and ovarian dysfunction. *J Clin Invest* 2002;109:973–981.

63. **Biyasheva A, Legro RS, Dunaif A, et al.** Evidence for association between polycystic ovary syndrome (PCOS) and TCF7L2 and glucose intolerance in women with PCOS and TCF7L2. *J Clin Endocrinol Metab* 2009;94:2617–2625.

64. **Waterworth DM, Bennett ST, Gharani N, et al.** Linkage and association of insulin gene VNTR regulatory polymorphism with polycystic ovary syndrome. *Lancet* 1997;349:986–990.

65. **Ewens KG, Stewart DR, Ankener W, et al.** Family-based analysis of candidate genes for polycystic ovary syndrome. *J Clin Endocrinol Metab* 2010;95:2306–2315.

66. **Wood JR, Nelson VL, Ho C, et al.** The molecular phenotype of polycystic ovary syndrome (PCOS) theca cells and new candidate PCOS genes defined by microarray analysis. *J Biol Chem* 2003;278:26380–26390.

67. **Sproul K, Jones MR, Mathur R, et al.** Association study of four key folliculogenesis genes in polycystic ovary syndrome. *BJOG* 2010;117:756–760.

68. **Barbieri RL, Ryan KJ.** Hyperandrogenism, insulin resistance, and acanthosis nigricans syndrome: a common endocrinopathy with distinct pathophysiologic features. *Am J Obstet Gynecol* 1983;147:90–101.

69. **Seibel MM.** Toward understanding the pathophysiology and treatment of polycystic ovary disease. *Semin Reprod Endocrinol* 1984;2:297.

70. **Dunaif A, Graf M, Mandeli J, et al.** Characterization of groups of hyperandrogenic women with acanthosis nigricans, impaired glucose tolerance, and/or hyperinsulinemia. *J Clin Endocrinol Metab* 1987;65:499–507.

71. **Dunaif A, Green G, Futterweit W, et al.** Suppression of hyperandrogenism does not improve peripheral or hepatic insulin resistance in the polycystic ovary syndrome. *J Clin Endocrinol Metab* 1990;70:699–704.

72. **Nagamani M, Van Dinh T, Kelver ME.** Hyperinsulinemia in hyperthecosis of the ovaries. *Am J Obstet Gynecol* 1986;154:384–389.

73. **Grasinger CC, Wild RA, Parker IJ.** Vulvar acanthosis nigricans: a marker for insulin resistance in hirsute women. *Fertil Steril* 1993;59:583–586.

74. **Dunaif A.** Hyperandrogenic anovulation (PCOS): a unique disorder of insulin action associated with an increased risk of non-insulin-dependent diabetes mellitus. *Am J Med* 1995;98:33S–39S.

75. **Kiddy DS, Hamilton-Fairley D, Bush A, et al.** Improvement in endocrine and ovarian function during dietary treatment of obese women with polycystic ovary syndrome. *Clin Endocrinol (Oxf)* 1992;36:105–111.

76. **Pasquali R, Antenucci D, Casimirri F, et al.** Clinical and hormonal characteristics of obese amenorrheic hyperandrogenic women before and after weight loss. *J Clin Endocrinol Metab* 1989;68:173–179.

77. **Escobar-Morreale HF, Botella-Carretero JI, Alvarez-Blasco F, et al.** The polycystic ovary syndrome associated with morbid obesity may resolve after weight loss induced by bariatric surgery. *J Clin Endocrinol Metab* 2005;90:6364–6369.

78. **Legro RS, Kunselman AR, Dunaif A.** Prevalence and predictors of dyslipidemia in women with polycystic ovary syndrome. *Am J Med* 2001;111:607–613.

79. **Valkenburg O, Steegers-Theunissen RP, Smedts HP, et al.** A more atherogenic serum lipoprotein profile is present in women with polycystic ovary syndrome: a case-control study. *J Clin Endocrinol Metab* 2008;93:470–476.

80. **Wild RA, Carmina E, Diamanti-Kandarakis E, et al.** Assessment of cardiovascular risk and prevention of cardiovascular disease in women with the polycystic ovary syndrome: a consensus statement by the Androgen Excess and Polycystic Ovary Syndrome (AE-PCOS) Society. *J Clin Endocrinol Metab* 2010;95:2038–2049.

81. **Jafari K, Javaheri G, Ruiz G.** Endometrial adenocarcinoma and the Stein-Leventhal syndrome. *Obstet Gynecol* 1978;51:97–100.

82. **Chittenden BG, Fullerton G, Maheshwari A, et al.** Polycystic ovary syndrome and the risk of gynaecological cancer: a systematic review. *Reprod BioMed Online* 2009;19:398–405.

83. **Balen A.** Polycystic ovary syndrome and cancer. *Hum Reprod Update* 2001;7:522–525.

84. **Wild S, Pierpoint T, Jacobs H, et al.** Long-term consequences of polycystic ovary syndrome: results of a 31 year follow-up study. *Hum Fertil* 2000;3:101–105.

85. **Cowan LD, Gordis L, Tonascia JA, et al.** Breast cancer incidence in women with a history of progesterone deficiency. *Am J Epidemiol* 1981;114:209–217.

86. **Brinton LA, Moghissi KS, Westhoff CL, et al.** Cancer risk among infertile women with androgen excess or menstrual disorders (including polycystic ovary syndrome). *Fertil Steril* 2010;94:1787–1792.

87. **Schildkraut JM, Schwingl PJ, Bastos E, et al.** Epithelial ovarian cancer risk among women with polycystic ovary syndrome. *Obstet Gynecol* 1996;88(Pt 1):554–559.

88. **Thomson RL, Buckley JD, Lim SS, et al.** Lifestyle management improves quality of life and depression in overweight and obese women with polycystic ovary syndrome. *Fertil Steril* 2009;94:1812–1916.

89. **Kerchner A, Lester W, Stuart SP, et al.** Risk of depression and other mental health disorders in women with polycystic ovary syndrome: a longitudinal study. *Fertil Steril* 2009;91:207–212.

90. **Futterweit W.** An endocrine approach obesity. In: **Simopoulos AP, Vanltallie TB, Gullo SP, et al., eds.** *Obesity: new directions in assessment and management.* New York: Charles Press, 1994: 96–121.

91. **Givens JR, Andersen RN, Wiser WL, et al.** The effectiveness of two oral contraceptives in suppressing plasma androstenedione, testosterone, LH, and FSH, and in stimulating plasma testosterone-binding capacity in hirsute women. *Am J Obstet Gynecol* 1976;124:333–339.

92. **Raj SG, Raj MH, Talbert LM, et al.** Normalization of testosterone levels using a low estrogen-containing oral contraceptive in women with polycystic ovary syndrome. *Obstet Gynecol* 1982;60:15–19.

93. **Wiebe RH, Morris CV.** Effect of an oral contraceptive on adrenal and ovarian androgenic steroids. *Obstet Gynecol* 1984;63:12–14.

94. **Wild RA, Umstot ES, Andersen RN, et al.** Adrenal function in hirsutism. II. Effect of an oral contraceptive. *J Clin Endocrinol Metab* 1982;54:676–681.

95. **Marynick SP, Chakmakjian ZH, McCaffree DL, et al.** Androgen excess in cystic acne. *N Engl J Med* 1983;308:981–986.

96. **Schiavone FE, Rietschel RL, Sgoutas D, et al.** Elevated free testos-

terone levels in women with acne. *Arch Dermatol* 1983;119:799–802.

97. **Amin ES, El-Sayed MM, El-Gamel BA, et al.** Comparative study of the effect of oral contraceptives containing 50 microgram of estrogen and those containing 20 microgram of estrogen on adrenal cortical function. *Am J Obstet Gynecol* 1980;137:831–833.

98. **Goldzieher JW.** Polycystic ovarian disease. *Fertil Steril* 1981;35:371–394.

99. **Rittmaster RS.** Clinical review 73: medical treatment of androgen-dependent hirsutism. *J Clin Endocrinol Metab* 1995;80:2559–2563.

100. **Godsland IF, Walton C, Felton C, et al.** Insulin resistance, secretion, and metabolism in users of oral contraceptives. *J Clin Endocrinol Metab* 1992;74:64–70.

101. **Ettinger B, Golditch IM.** Medroxyprogesterone acetate for the evaluation of hypertestosteronism in hirsute women. *Fertil Steril* 1977;28:1285–1288.

102. **Jeppsson S, Gershagen S, Johansson ED, et al.** Plasma levels of medroxyprogesterone acetate (MPA), sex-hormone binding globulin, gonadal steroids, gonadotrophins and prolactin in women during long-term use of depo-MPA (Depo-Provera) as a contraceptive agent. *Acta Endocrinol (Copenh)* 1982;99:339–343.

103. **Gordon GG, Southern AL, Calanog A, et al.** The effect of medroxyprogesterone acetate on androgen metabolism in the polycystic ovary syndrome. *J Clin Endocrinol Metab* 1972,35:444–447.

104. **Meldrum DR, Chang RJ, Lu J, et al.** "Medical oophorectomy" using a long-acting GNRH agonist—a possible new approach to the treatment of endometriosis. *J Clin Endocrinol Metab* 1982;54:1081–1083.

105. **Falsetti L, Pasinetti E.** Treatment of moderate and severe hirsutism by gonadotropin-releasing hormone agonists in women with polycystic ovary syndrome and idiopathic hirsutism. *Fertil Steril* 1994;61:817–822.

106. **Morcos RN, Abdul-Malak ME, Shikora E.** Treatment of hirsutism with a gonadotropin-releasing hormone agonist and estrogen replacement therapy. *Fertil Steril* 1994;61:427–431.

107. **Tiitinen A, Simberg N, Stenman UH, et al.** Estrogen replacement does not potentiate gonadotropin-releasing hormone agonist-induced androgen suppression in treatment of hirsutism. *J Clin Endocrinol Metab* 1994;79:447–451.

108. **Cunningham SK, Loughlin T, Culliton M, et al.** Plasma sex hormone-binding globulin and androgen levels in the management of hirsute patients. *Acta Endocrinol (Copenh)* 1973;104:365–371.

109. **Gal M, Orly J, Barr I, et al.** Low dose ketoconazole attenuates serum androgen levels in patients with polycystic ovary syndrome and inhibits ovarian steroidogenesis *in vitro. Fertil Steril* 1994;61:823–832.

110. **Menard RH, Guenthner TM, Kon H, et al.** Studies on the destruction of adrenal and testicular cytochrome P-450 by spironolactone. Requirement for the 7alpha-thio group and evidence for the loss of the heme and apoproteins of cytochrome P-450. *J Biol Chem* 1979;254:1726–1733.

111. **Cumming DC, Yang JC, Rebar RW, et al.** Treatment of hirsutism with spironolactone. *JAMA* 1982;247:1295–1298.

112. **Rittmaster R.** Evaluation and treatment of hirsutism. *Infert Reprod Med Clin North Am* 1991,2:511–545.

113. **Barth JH, Cherry CA, Wojnarowska F, et al.** Spironolactone is an effective and well tolerated systemic antiandrogen therapy for hirsute women. *J Clin Endocrinol Metab* 1989;68:966–970.

114. **Pittaway DE, Maxson WS, Wentz AC.** Spironolactone in combination drug therapy for unresponsive hirsutism. *Fertil Steril* 1985;43:878–882.

115. **Lobo RA, Shoupe D, Serafini P, et al.** The effects of two doses of spironolactone on serum androgens and anagen hair in hirsute women. *Fertil Steril* 1985;43:200–205.

116. **Calaf-Alsina J, Rodriguez-Espinosa J, Cabero-Roura A, et al.** Effects of a cyproterone-containing oral contraceptive on hormonal levels in polycystic ovarian disease. *Obstet Gynecol* 1987;69:255–258.

117. **Helfer EL, Miller JL, Rose LI.** Side-effects of spironolactone therapy in the hirsute woman. *J Clin Endocrinol Metab* 1988;66:208–211.

118. **Miller JA, Jacobs HS.** Treatment of hirsutism and acne with cyproterone acetate. *Clin Endocrinol Metab* 1986;15:373–389.

119. **Mowszowicz I, Wright F, Vincens M, et al.** Androgen metabolism in hirsute patients treated with cyproterone acetate. *J Steroid Biochem* 1984;20:757–761.

120. **Girard J, Baumann JB, Buhler U, et al.** Cyproteroneacetate and ACTH adrenal function. *J Clin Endocrinol Metab* 1978;47:581–586.

121. **Marcondes JA, Minnani SL, Luthold WW, et al.** Treatment of hirsutism in women with flutamide. *Fertil Steril* 1992;57:543–547.

122. **Ciotta L, Cianci A, Marletta E, et al.** Treatment of hirsutism with flutamide and a low-dosage oral contraceptive in polycystic ovarian disease patients. *Fertil Steril* 1994;62:1129–1135.

123. **Cusan L, Dupont A, Belanger A, et al.** Treatment of hirsutism with the pure antiandrogen flutamide. *J Am Acad Dermatol* 1990;23(Pt 1):462–469.

124. **Ibanez L, De Zegher F.** Flutamide-metformin plus an oral contraceptive (OC) for young women with polycystic ovary syndrome: switch from third- to fourth-generation OC reduces body adiposity. *Hum Reprod* 2004;19:1725–1727.

125. **Ibanez L, Valls C, Cabre S, et al.** Flutamide-metformin plus ethinylestradiol-drospirenone for lipolysis and antiatherogenesis in young women with ovarian hyperandrogenism: the key role of early, low-dose flutamide. *J Clin Endocrinol Metab* 2004;89:4716–4720.

126. **Osculati A, Castiglioni C.** Fatal liver complications with flutamide. *Lancet* 2006;367:1140–1141.

127. **Wong IL, Morris RS, Chang L, et al.** A prospective randomized trial comparing finasteride to spironolactone in the treatment of hirsute women. *J Clin Endocrinol Metab* 1995;80:233–238.

128. **Ciotta L, Cianci A, Calogero AE, et al.** Clinical and endocrine effects of finasteride, a 5 alpha-reductase inhibitor, in women with idiopathic hirsutism. *Fertil Steril* 1995;64:299–306.

129. **Judd HL, Rigg LA, Anderson DC, et al.** The effects of ovarian wedge resection on circulating gonadotropin and ovarian steroid levels in patients with polycystic ovary syndrome. *J Clin Endocrinol Metab* 1976;43:347–355.

130. **Katz M, Carr PJ, Cohen BM, et al.** Hormonal effects of wedge resection of polycystic ovaries. *Obstet Gynecol* 1978;51:437–444.

131. **Goldzieher JW, Green JA.** The polycystic ovary. I. Clinical and histologic features. *J Clin Endocrinol Metab* 1962;22:325–338.

132. **Adashi EY, Rock JA, Guzick D, et al.** Fertility following bilateral ovarian wedge resection: a critical analysis of 90 consecutive cases of the polycystic ovary syndrome. *Fertil Steril* 1981;36:320–325.

133. **Toaff R, Toaff ME, Peyser MR.** Infertility following wedge resection of the ovaries. *Am J Obstet Gynecol* 1976;124:92–96.

134. **Felemban A, Tan SL, Tulandi T.** Laparoscopic treatment of polycystic ovaries with insulated needle cautery: a reappraisal. *Fertil Steril* 2000;73:266–269.

135. **Armar NA, Lachelin GC.** Laparoscopic ovarian diathermy: an effective treatment for anti-oestrogen resistant anovulatory infertility in women with the polycystic ovary syndrome. *Br J Obstet Gynaecol* 1993;100:161–164.

136. **Pirwany I, Tulandi T.** Laparoscopic treatment of polycystic ovaries: is it time to relinquish the procedure? *Fertil Steril* 2003;80:241–251.

137. **Armar NA, McGarrigle HH, Honour J, et al.** Laparoscopic ovarian diathermy in the management of anovulatory infertility in women with polycystic ovaries: endocrine changes and clinical outcome. *Fertil Steril* 1990;53:45–49.

138. **Rossmanith WG, Keckstein J, Spatzier K, et al.** The impact of ovarian laser surgery on the gonadotrophin secretion in women with polycystic ovarian disease. *Clin Endocrinol (Oxf)* 1991;34:223–230.

139. **Amer SA, Banu Z, Li TC, et al.** Long-term follow-up of patients with polycystic ovary syndrome after laparoscopic ovarian drilling: endocrine and ultrasonographic outcomes. *Hum Reprod* 2002;17:2851–2857.

140. **Balen AH, Jacobs HS.** A prospective study comparing unilateral and bilateral laparoscopic ovarian diathermy in women with the polycystic ovary syndrome. *Fertil Steril* 1994;62:921–925.

141. **Schrode K, Huber F, Staszak J, et al.** Randomized, double blind, vehicle controlled safety and efficacy evaluation of eflornithine 15% cream in the treatment of women with excessive facial hair. Presented at American Academy of Dermatology annual meeting, 2000.

142. **Lynfield YL, Macwilliams P.** Shaving and hair growth. *J Invest Dermatol* 1970;55:170–172.

143. **Wagner RF Jr.** Physical methods for the management of hirsutism. *Cutis* 1990;45:319–321.

144. **Kim LH, Taylor AE, Barbieri RL.** Insulin sensitizers and polycystic ovary syndrome: can a diabetes medication treat infertility? *Fertil Steril* 2000;73:1097–1098.

145. **Mathur R, Alexander CJ, Yano J, et al.** Use of metformin in polycystic ovary syndrome. *Am J Obstet Gynecol* 2008;199:596–609.

146. **Creanga AA, Bradley HM, McCormick C, et al.** Use of metformin in polycystic ovary syndrome: a meta-analysis. *Obstet Gynecol* 2008;111:959–968.

147. **Legro RS, Barnhart HX, Schlaff WD, et al.** Clomiphene, metformin, or both for infertility in the polycystic ovary syndrome. *N*

Engl J Med 2007;356:551–566.

148. **Hasegawa I, Murakawa H, Suzuki M, et al.** Effect of troglitazone on endocrine and ovulatory performance in women with insulin resistance-related polycystic ovary syndrome. *Fertil Steril* 1999;71:323–327.

149. **Stadtmauer LA, Toma SK, Riehl RM, et al.** Metformin treatment of patients with polycystic ovary syndrome undergoing *in vitro* fertilization improves outcomes and is associated with modulation of the insulin-like growth factors. *Fertil Steril* 2001;75:505–509.

150. **Jakubowicz DJ, Seppala M, Jakubowicz S, et al.** Insulin reduction with metformin increases luteal phase serum glycodelin and insulin-like growth factor-binding protein 1 concentrations and enhances uterine vascularity and blood flow in the polycystic ovary syndrome. *J Clin Endocrinol Metab* 2001;86:1126–1133.

151. **Glueck CJ, Wang P, Goldenberg N, et al.** Pregnancy outcomes among women with polycystic ovary syndrome treated with metformin. *Hum Reprod* 2002;17:2858–2864.

152. **Glueck CJ, Phillips H, Cameron D, et al.** Continuing metformin throughout pregnancy in women with polycystic ovary syndrome appears to safely reduce first-trimester spontaneous abortion: a pilot study. *Fertil Steril* 2001;75:46–52.

153. **Tang T.** The use of metformin for women with PCOS undergoing IVF treatment. *Hum Reprod* 2006;21:1416–1425.

154. **Nieman LK, Biller BM, Findling JW, et al.** The diagnosis of Cushing's syndrome: an Endocrine Society Clinical Practice Guideline. *J Clin Endocrinol Metab* 2008;93:1526–1540.

155. **Biller BM, Grossman AB, Stewart PM, et al.** Treatment of adrenocorticotropin-dependent Cushing's syndrome: a consensus statement. *J Clin Endocrinol Metab* 2008;93:2454–2462.

156. **Orth DN.** Ectopic hormone production. In: **Felig P, Baster JD, Broadus AE, et al., eds.** *Endocrinology and metabolism.* New York: McGraw-Hill, 1987:1692–1735.

157. **Schteingart DE, Tsao HS, Taylor CI, et al.** Sustained remission of Cushing's disease with mitotane and pituitary irradiation. *Ann Intern Med* 1980;92:613–619.

158. **Orth DN, Liddle GW.** Results of treatment in 108 patients with Cushing's syndrome. *N Engl J Med* 1971;285:243–247.

159. **Valimaki M, Pelkonen R, Porkka L, et al.** Long-term results of adrenal surgery in patients with Cushing's syndrome due to adrenocortical adenoma. *Clin Endocrinol (Oxf)* 1984;20:229–236.

160. **Hammer GD, Tyrrell JB, Lamborn KR, et al.** Transsphenoidal microsurgery for Cushing's disease: initial outcome and long-term results. *J Clin Endocrinol Metab* 2004;89:6348–6357.

161. **Boggan JE, Tyrrell JB, Wilson CB.** Transsphenoidal microsurgical management of Cushing's disease. Report of 100 cases. *J Neurosurg* 1983;59:195–200.

162. **Swearingen B, Biller BM, Barker FG 2nd, et al.** Long-term mortality after transsphenoidal surgery for Cushing disease. *Ann Intern Med* 1999;130:821–824.

163. **Hofmann BM, Fahlbusch R.** Treatment of Cushing's disease: a retrospective clinical study of the latest 100 cases. *Front Horm Res* 2006;34:158–184.

164. **Sonino N, Zielezny M, Fava GA, et al.** Risk factors and long-term outcome in pituitary-dependent Cushing's disease. *J Clin Endocrinol Metab* 1996;81:2647–2652.

165. **Bigos ST, Somma M, Rasio E, et al.** Cushing's disease: management by transsphenoidal pituitary microsurgery. *J Clin Endocrinol Metab* 1980;50:348–354.

166. **De Tommasi C, Vance ML, Okonkwo DO, et al.** Surgical management of adrenocorticotropic hormone-secreting macroadenomas: outcome and challenges in patients with Cushing's disease or Nelson's syndrome. *J Neurosurg* 2005;103:825–830.

167. **Blevins LS Jr, Christy JH, Khajavi M, et al.** Outcomes of therapy for Cushing's disease due to adrenocorticotropin-secreting pituitary macroadenomas. *J Clin Endocrinol Metab* 1998;83:63–67.

168. **Aron DC, Findling JW, Tyrrell JB.** Cushing's disease. *Endocrinol Metab Clin North Am* 1987;16:705–730.

169. **Devin JK, Allen GS, Cmelak AJ, et al.** The efficacy of linear accelerator radiosurgery in the management of patients with Cushing's disease. *Stereo Funct Neurosurg* 2004;82:254–262.

170. **Estrada J, Boronat M, Mielgo M, et al.** The long-term outcome of pituitary irradiation after unsuccessful transsphenoidal surgery in Cushing's disease. *N Engl J Med* 1997;336:172–177.

171. **Jennings AS, Liddle GW, Orth DN.** Results of treating childhood Cushing's disease with pituitary irradiation. *N Engl J Med* 1977;297:957–962.

172. **Loli P, Berselli ME, Tagliaferri M.** Use of ketoconazole in the treatment of Cushing's syndrome. *J Clin Endocrinol Metab*

1986;63:1365–1371.

173. **Nelson DH, Meakin JW, Dealy JB, et al.** ACTH-producing tumor of the pituitary gland. *N Engl J Med* 1958;85:731–734.

174. **Azziz R, Zacur HA.** 21-Hydroxylase deficiency in female hyperandrogenism: screening and diagnosis. *J Clin Endocrinol Metab* 1989;69:577–584.

175. **New MI, Lorenzen F, Lerner AJ, et al.** Genotyping steroid 21-hydroxylase deficiency: hormonal reference data. *J Clin Endocrinol Metab* 1983;57:320–326.

176. **Speiser PW, Dupont B, Rubinstein P, et al.** High frequency of nonclassical steroid 21-hydroxylase deficiency. *Am J Hum Genet* 1985;37:650–667.

177. **New MI.** Steroid 21-hydroxylase deficiency (congenital adrenal hyperplasia). *Am J Med* 1995;98:2S–8S.

178. **Speiser PW, New MI, White PC.** Molecular genetic analysis of nonclassic steroid 21-hydroxylase deficiency associated with HLA-B14,DR1. *N Engl J Med* 1988;319:19–23.

179. **Merke DP, Bornstein SR.** Congenital adrenal hyperplasia. *Lancet* 2005;365:2125–2136.

180. **Speiser PW, White PC.** Congenital adrenal hyperplasia. *N Engl J Med* 2003;349:776–788.

181. **Hirvikoski T, Nordenstrom A, Lindholm T, et al.** Cognitive functions in children at risk for congenital adrenal hyperplasia treated prenatally with dexamethasone. *J Clin Endocrinol Metab* 2007;92:542–548.

182. **Speiser PW, Azziz R, Baskin LS, et al.** A summary of the Endocrine Society clinical practice guidelines on congenital adrenal hyperplasia due to steroid 21-hydroxylase deficiency. *Int J Pediat Endocrinol* 2010;2010:1–6.

183. **White PC.** Steroid 11 beta-hydroxylase deficiency and related disorders. *Endocrinol Metab Clin North Am* 2001;30:61–79.

184. **Nimkarn S, New MI.** Steroid 11[beta]- hydroxylase deficiency congenital adrenal hyperplasia. *Trends Endocrinol Metab* 2008;19:96–99.

185. **White PC, Curnow KM, Pascoe L.** Disorders of steroid 11 beta-hydroxylase isozymes. *Endocr Rev* 1994;15:421–438.

186. **Rosler A, Leiberman E, Cohen T.** High frequency of congenital adrenal hyperplasia (classic 11 beta-hydroxylase deficiency) among Jews from Morocco. *Am J Med Genet* 1992;42:827–834.

187. **Mornet E, Dupont J, Vitek A, et al.** Characterization of two genes encoding human steroid 11 beta-hydroxylase (P-450(11) beta). *J Biol Chem* 1989;264:20961–20967.

188. **Taymans SE, Pack S, Pak E, et al.** Human CYP11B2 (aldosterone synthase) maps to chromosome 8q24.3. *J Clin Endocrinol Metab* 1998;83:1033–1036.

189. **Parajes S, Loidi L, Reisch N, et al.** Functional consequences of seven novel mutations in the CYP11B1 gene: four mutations associated with nonclassic and three mutations causing classic 11[beta]-hydroxylase deficiency. *J Clin Endocrinol Metab* 2010;95:779–788.

190. **Azziz R, Boots LR, Parker CR Jr, et al.** 11 beta-hydroxylase deficiency in hyperandrogenism. *Fertil Steril* 1991;55:733–741.

191. **Pang SY, Lerner AJ, Stoner E, et al.** Late-onset adrenal steroid 3 beta-hydroxysteroid dehydrogenase deficiency. I. A cause of hirsutism in pubertal and postpubertal women. *J Clin Endocrinol Metab* 1985;60:428–439.

192. **Azziz R, Bradley EL Jr, Potter HD, et al.** 3 beta-hydroxysteroid dehydrogenase deficiency in hyperandrogenism. *Am J Obstet Gynecol* 1993;168(Pt 1):889–895.

193. **Carbunaru G, Prasad P, Scoccia B, et al.** The hormonal phenotype of nonclassic 3[beta]-hydroxysteroid dehydrogenase (HSD3B) deficiency in hyperandrogenic females is associated with insulin-resistant polycystic ovary syndrome and is not a variant of inherited HSD3B2 deficiency. *J Clin Endocrinol Metab* 2004;89:783–794.

194. **Cordera F, Grant C, van Heerden J, et al.** Androgen-secreting adrenal tumors. *Surgery* 2003;134:874–880.

195. **Derksen J, Nagesser SK, Meinders AE, et al.** Identification of virilizing adrenal tumors in hirsute women. *N Engl J Med* 1994;331:968–973.

196. **Ettinger B, Von Werder K, Thenaers GC, et al.** Plasma testosterone stimulation-suppression dynamics in hirsute women. *Am J Med* 1971;51:170–175.

197. **Surrey ES, de Ziegler D, Gambone JC, et al.** Preoperative localization of androgen-secreting tumors: clinical, endocrinologic, and radiologic evaluation of ten patients. *Am J Obstet Gynecol* 1988;158(Pt 1):1313–1322.

198. **Korobkin M.** Overview of adrenal imaging/adrenal CT. *Urol Radiol* 1989;11:221–226.

199. **Taylor L, Ayers JW, Gross MD, et al.** Diagnostic considerations in virilization: iodomethyl-norcholesterol scanning in the localization of androgen secreting tumors. *Fertil Steril* 1986;46:1005–1010.

200. **Moltz L, Pickartz H, Sorensen R, et al.** Ovarian and adrenal vein steroids in seven patients with androgen-secreting ovarian neoplasms: selective catheterization findings. *Fertil Steril* 1984;42:585–593.

201. **Wentz AC, White RI Jr, Migeon CJ, et al.** Differential ovarian and adrenal vein catheterization. *Am J Obstet Gynecol* 1976;125:1000–1007.

202. **Young RH, Scully RE.** Sex-cord stromal steroid cell and other ovarian tumors with endocrine, paraendocrine, and paraneoplastic manifestations. In: **Kurman RJ, ed.** *Blaustein's pathology of the female genital tract*, 4th ed. New York: Springer-Verlag, 1994:783–847.

203. **Schumer ST, Cannistra SA.** granulosa cell tumor of the ovary. *J Clin Oncol* 2003;21:1180–1189.

204. **Nocito AL, Sarancone S, Bacchi C, et al.** Ovarian thecoma: clinicopathological analysis of 50 cases. *Ann Diag Pathol* 2008;12:12–16.

205. **Colombo N, Parma G, Zanagnolo V, et al.** Management of ovarian stromal cell tumors. *J Clin Oncol* 2007;25:2944–2951.

206. **Young RH, Scully RE.** Ovarian Sertoli cell tumors: a report of 10 cases. *Int J Gynecol Pathol* 1984;2:349–363.

207. **Young RH, Welch WR, Dickersin GR, et al.** Ovarian sex cord tumor with annular tubules: review of 74 cases including 27 with Peutz-Jeghers syndrome and four with adenoma malignum of the cervix. *Cancer* 1982;50:1384–1402.

208. **Aiman J.** Virilizing ovarian tumors. *Clin Obstet Gynecol* 1991;34:835–847.

209. **Scully RE.** Gonadoblastoma. A review of 74 cases. *Cancer* 1970;25:1340–1356.

210. **Ireland K, Woodruff JD.** Masculinizing ovarian tumors. *Obstet Gynecol Surv* 1976;31:83–111.

211. **Boss JH, Scully RE, Wegner KH, et al.** Structural variations in the adult ovary. Clinical significance. *Obstet Gynecol* 1965;25:747–764.

212. **Jongen VH, Hollema H, van der Zee AG, et al.** Ovarian stromal hyperplasia and ovarian vein steroid levels in relation to endometrioid endometrial cancer. *BJOG* 2003;110:690–695.

213. **Krug E, Berga SL.** Postmenopausal hyperthecosis: functional dysregulation of androgenesis in climacteric ovary. *Obstet Gynecol* 2002;99(Pt 2):893–897.

214. **Judd HL, Scully RE, Herbst AL, et al.** Familial hyperthecosis: comparison of endocrinologic and histologic findings with polycystic ovarian disease. *Am J Obstet Gynecol* 1973;117:976–982.

215. **Brown DL, Henrichsen TL, Clayton O, et al.** Ovarian stromal hyperthecosis: sonographic features and histologic associations. *J Ultrasound Med* 2009;28:587–593.

216. **Karam K, Hajj S.** Hyperthecosis syndrome. Clinical, endocrinologic and histologic findings. *Acta Obstet Gynecol Scand* 1979;58:73–79.

217. **Braithwaite SS, Erkman-Balis B, Avila TD.** Postmenopausal virilization due to ovarian stromal hyperthecosis. *J Clin Endocrinol Metab* 1978;46:295–300.

218. **Steingold KA, Judd HL, Nieberg RK, et al.** Treatment of severe androgen excess due to ovarian hyperthecosis with a long-acting gonadotropin-releasing hormone agonist. *Am J Obstet Gynecol* 1986;154:1241–1248.

219. **Garcia-Bunuel R, Berek JS, Woodruff JD.** Luteomas of pregnancy. *Obstet Gynecol* 1975;45:407–414.

220. **Cronje HS.** Luteoma of pregnancy. *S Afr Med J* 1984;66:59–60.

221. **Mazza V, Di Monte I, Ceccarelli PL, et al.** Prenatal diagnosis of female pseudohermaphroditism associated with bilateral luteoma of pregnancy: case report. *Hum Reprod* 2002;17:821–824.

222. **Ng L, Libertino JM.** Adrenocortical carcinoma: diagnosis, evaluation and treatment. *J Urol* 2003;169:5–11.

223. **Latronico AC, Chrousos GP.** Adrenocortical tumors. *J Clin Endocrinol Metab* 1997;82:1317–1324.

224. **Gaudio AD, Gaudio GAD.** Virilizing adrenocortical tumors in adult women. Report of 10 patients, 2 of whom each had a tumor secreting only testosterone. *Cancer* 1993;72:1997–2003.

225. **Riddle O, Bates RW, Dykshorn S.** The preparation, identification and assay of prolactin. A hormone of the anterior pituitary. *Am J Physiol* 1933;105:191–196.

226. **Frantz AG, Kleinberg DL.** Prolactin: evidence that it is separate from growth hormone in human blood. *Science* 1970;170:745–747.

227. **Lewis UJ, Singh RN, Sinha YN, et al.** Electrophoretic evidence for human prolactin. *J Clin Endocrinol Metab* 1971;33:153–156.

228. **Hwang P, Guyda H, Friesen H.** Purification of human prolactin. *J Biol Chem* 1972;247:1955–1958.

229. **Freeman ME, Kanyicska B, Lerant A, et al.** Prolactin: structure, function, and regulation of secretion. *Physiol Rev* 2000;80:1523–1631.

230. **Suh HK, Frantz AG.** Size heterogeneity of human prolactin in plasma and pituitary extracts. *J Clin Endocrinol Metab* 1974;39:928–935.

231. **Guyda JH.** Heterogeneity of human growth hormone and prolactin secreted *in vitro:* immunoassay and radioreceptor assay correlations. *J Clin Endocrinol Metab* 1975;41:953–967.

232. **Farkouh NH, Packer MG, Frantz AG.** Large molecular size prolactin with reduced receptor activity in human serum: high proportion in basal state and reduction after thyrotropin-releasing hormone. *J Clin Endocrinol Metab* 1979;48:1026–1032.

233. **Benveniste R, Helman JD, Orth DN, et al.** Circulating big human prolactin: conversion to small human prolactin by reduction of disulfide bonds. *J Clin Endocrinol Metab* 1979;48:883–886.

234. **Jackson RD, Wortsman J, Malarkey WB.** Characterization of a large molecular weight prolactin in women with idiopathic hyperprolactinemia and normal menses. *J Clin Endocrinol Metab* 1985;61:258–264.

235. **Fraser IS, Lun ZG, Zhou JP, et al.** Detailed assessment of big big prolactin in women with hyperprolactinemia and normal ovarian function. *J Clin Endocrinol Metab* 1989;69:585–592.

236. **Larrea F, Escorza A, Valero A, et al.** Heterogeneity of serum prolactin throughout the menstrual cycle and pregnancy in hyperprolactinemic women with normal ovarian function. *J Clin Endocrinol Metab* 1989;68:982–987.

237. **Lewis UJ, Singh RN, Sinha YN, et al.** Glycosylated human prolactin. *Endocrinology* 1985;116:359–363.

238. **Markoff E, Lee DW.** Glycosylated prolactin is a major circulating variant in human serum. *J Clin Endocrinol Metab* 1985:1102–1106.

239. **Markoff E, Lee DW, Hollingsworth DR.** Glycosated and nonglycosated prolactin in serum during pregnancy. *J Clin Endocrinol Metab* 1988;67:519–523.

240. **Pellegrini I, Gunz G, Ronin C, et al.** Polymorphism of prolactin secreted by human prolactinoma cells: immunological, receptor binding, and biological properties of the glycosylated and nonglycosylated forms. *Endocrinology* 1988;122:2667–2674.

241. **Bole-Feysot C, Goffin V, Edery M, et al.** Prolactin (PRL) and its receptor: actions, signal transduction pathways and phenotypes observed in PRL receptor knockout mice. *Endocr Rev* 1998;19:225–268.

242. **Goldsmith PC, Cronin MJ, Weiner RI.** Dopamine receptor sites in the anterior pituitary. *J Histochem Cytochem* 1979;27:1205–1207.

243. **Quigley ME, Judd SJ, Gilliland GB, et al.** Effects of a dopamine antagonist on the release of gonadotropin and prolactin in normal women and women with hyperprolactinemic anovulation. *J Clin Endocrinol Metab* 1979;48:718–720.

244. **Quigley ME, Judd SJ, Gilliland GB, et al.** Functional studies of dopamine control of prolactin secretion in normal women and women with hyperprolactinemic pituitary microadenoma. *J Clin Endocrinol Metab* 1980;50:994–998.

245. **De Leo V, Petraglia F, Bruno MG, et al.** Different dopaminergic control of plasma luteinizing hormone, follicle-stimulating hormone and prolactin in ovulatory and postmenopausal women: effect of ovariectomy. *Gynecol Obstet Invest* 1989;27:94–98.

246. **Lachelin GC, Leblanc H, Yen SS.** The inhibitory effect of dopamine agonists on LH release in women. *J Clin Endocrinol Metab* 1977;44:728–732.

247. **Hill MK, Macleod RM, Orcutt P.** Dibutyryl cyclic AMP, adenosine and guanosine blockade of the dopamine, ergocryptine and apomorphine inhibition of prolactin release *in vitro*. *Endocrinology* 1976 Dec;99(6):1612-7.

248. **Lemberger L, Crabtree RE.** Pharmacologic effects in man of a potent, long-acting dopamine receptor agonist. *Science* 1979;205:1151–1153.

249. **Braund W, Roeger DC, Judd SJ.** Synchronous secretion of luteinizing hormone and prolactin in the human luteal phase: neuroendocrine mechanisms. *J Clin Endocrinol Metab* 1984;58:293–297.

250. **Grossman A, Delitala G, Yeo T, et al.** GABA and muscimol inhibit the release of prolactin from dispersed rat anterior pituitary cells. *Neuroendocrinology* 1981;32:145–149.

251. **Gudelsky GA, Apud JA, Masotto C, et al.** Ethanolamine-O-sulfate enhances gamma-aminobutyric acid secretion into hypophysial portal blood and lowers serum prolactin concentrations. *Neuroendocrinology* 1983;37:397–399.

252. **Melis GB, Paoletti AM, Mais V, et al.** The effects of the gabaergic drug, sodium valproate, on prolactin secretion in normal and hyper-

prolactinemic subjects. *J Clin Endocrinol Metab* 1982;54:485–489.

253. **Melis GB, Fruzzetti F, Paoletti AM, et al.** Pharmacological activation of gamma-aminobutyric acid-system blunts prolactin response to mechanical breast stimulation in puerperal women. *J Clin Endocrinol Metab* 1984;58:201–205.

254. **Bazan JF.** Structural design and molecular evolution of a cytokine receptor superfamily. *Proc Natl Acad Sci U S A* 1990;87:6934–6938.

255. **Hu ZZ, Zhuang L, Meng J, et al.** Transcriptional regulation of the generic promoter III of the rat prolactin receptor gene by C/EBPbeta and Sp1. *J Biol Chem* 1998;273:26225–26235.

256. **Sassin JF, Frantz AG, Weitzman ED, et al.** Human prolactin: 24-hour pattern with increased release during sleep. *Science* 1972;177:1205–1207.

257. **Sassin JF, Frantz AG, Kapen S, et al.** The nocturnal rise of human prolactin is dependent on sleep. *J Clin Endocrinol Metab* 1973;37:436–440.

258. **Carandente F, Angeli A, Candiani GB, et al.** Rhythms in the ovulatory cycle. 1st: Prolactin. Chronobiological Research Group on Synthetic Peptides in Medicine. *Chronobiologia* 1989;16:35–44.

259. **Pansini F, Bianchi A, Zito V, et al.** Blood prolactin levels: influence of age, menstrual cycle and oral contraceptives. *Contraception* 1983;28:201–207.

260. **Pansini F, Bergamini CM, Cavallini AR, et al.** Prolactinemia during the menstrual cycle. A possible role for prolactin in the regulation of ovarian function. *Gynecol Obstet Invest* 1987;23:172–176.

261. **Bohnet HG, Dahlen HG, Wuttke W, et al.** Hyperprolactinemic anovulatory syndrome. *J Clin Endocrinol Metab* 1976;42:132–143.

262. **Franks S, Murray MA, Jequier AM, et al.** Incidence and significance of hyperprolactinaemia in women with amenorrhea. *Clin Endocrinol (Oxf)* 1975;4:597–607.

263. **Jacobs HS, Hull MG, Murray MA, et al.** Therapy-orientated diagnosis of secondary amenorrhoea. *Horm Res* 1975;6:268–287.

264. **Boyar RM, Kapen S, Finkelstein JW, et al.** Hypothalamic-pituitary function in diverse hyperprolactinemic states. *J Clin Invest* 1974;53:1588–1598.

265. **Moult PJ, Rees LH, Besser GM.** Pulsatile gonadotrophin secretion in hyperprolactinaemic amenorrhoea an the response to bromocriptine therapy. *Clin Endocrinol (Oxf)* 1982;16:153–162.

266. **Buckman MT, Peake GT, Srivastava L.** Patterns of spontaneous LH release in normo- and hyperprolactinaemic women. *Acta Endocrinol (Copenh)* 1981;97:305–310.

267. **Aono T, Miyake A, Yasuda TS, et al.** Restoration of oestrogen positive feedback effect on LH release by bromocriptine in hyperprolactinaemic patients with galactorrhoea-amenorrhoea. *Acta Endocrinol (Copenh)* 1979;91:591–600.

268. **Travaglini P, Ambrosi B, Beck-Peccoz P, et al.** Hypothalamic-pituitary-ovarian function in hyperprolactinemic women. *J Endocrinol Invest* 1978;1:39–45.

269. **Glass MR, Shaw RW, Butt WR, et al.** An abnormality of oestrogen feedback in amenorrhoea-galactorrhoea. *BMJ* 1975;3:274–275.

270. **Koike J, Aono T, Tsutsumi H, et al.** Restoration of oestrogen-positive feedback effect on LH release in women with prolactinoma by transsphenoidal surgery. *Acta Endocrinol (Copenh)* 1982;100:492–498.

271. **Rakoff J, VandenBerg G, Siler TM, et al.** An integrated direct functional test of the adenohypophysis. *Am J Obstet Gynecol* 1974;119:358–368.

272. **Zarate A, Jacobs LS, Canales ES, et al.** Functional evaluation of pituitary reserve in patients with the amenorrhea-galactorrhea syndrome utilizing luteinizing hormone-releasing hormone (LH-RH), L-dopa and chlorpromazine. *J Clin Endocrinol Metab* 1973;37:855–859.

273. **McNatty KP.** Relationship between plasma prolactin and the endocrine microenvironment of the developing human antral follicle. *Fertil Steril* 1979;32:433–438.

274. **Dorrington J, Gore-Langton RE.** Prolactin inhibits oestrogen synthesis in the ovary. *Nature* 1981;290:600–602.

275. **Cutie E, Andino NA.** Prolactin inhibits the steroidogenesis in mid-follicular phase human granulosa cells cultured in a chemically defined medium. *Fertil Steril* 1988;49:632–637.

276. **Adashi EY, Resnick CE.** Prolactin as an inhibitor of granulosa cell luteinization: implications for hyperprolactinemia-associated luteal phase dysfunction. *Fertil Steril* 1987;48:131–139.

277. **Soto EA, Tureck RW, Strauss JF 3rd.** Effects of prolactin on progestin secretion by human granulosa cells in culture. *Biol Reprod* 1985;32:541–545.

278. **Demura R, Ono M, Demura H, et al.** Prolactin directly inhibits basal as well as gonadotropin-stimulated secretion of progesterone and 17β-estradol in the human ovary. *J Clin Endocrinol Metab* 1985;54:1246–1250.

279. **Kleinberg DL, Noel GL, Frantz AG.** Galactorrhea: a study of 235 cases, including 48 with pituitary tumors. *N Engl J Med* 1977;296:589–600.

280. **Tolis G, Somma M, Van Campenhout J, et al.** Prolactin secretion in sixty-five patients with galactorrhea. *Am J Obstet Gynecol* 1974;118:91–101.

281. **Boyd AE 3rd, Reichlin S, Turksoy RN.** Galactorrhea-amenorrhea syndrome: diagnosis and therapy. *Ann Intern Med* 1977;87:165–175.

282. **Schlechte J, Sherman B, Halmi N, et al.** Prolactin-secreting pituitary tumors in amenorrheic women: a comprehensive study. *Endocr Rev* 1980;1:295–308.

283. **Minakami H, Abe N, Oka N, et al.** Prolactin release in polycystic ovarian syndrome. *Endocrinol Jpn* 1988;35:303–310.

284. **Murdoch AP, Dunlop W, Kendall-Taylor P.** Studies of prolactin secretion in polycystic ovary syndrome. *Clin Endocrinol (Oxf)* 1986;24:165–175.

285. **Lythgoe K, Dotson R, Peterson CM.** Multiple endocrine neoplasia presenting as primary amenorrhea: a case report. *Obstet Gynecol* 1995;86(Pt 2):683–686.

286. **Burgess JR, Shepherd JJ, Parameswaran B, et al.** Spectrum of pituitary disease in multiple endocrine neoplasia type 1 (MEN-1): Clinical, biochemical, and radiologic features of pituitary disease in a large MEN-1 kindred. *J Clin Endocrinol Metab* 1996;81:2642–2646.

287. **Bohler HC Jr, Jones EE, Brines ML.** Marginally elevated prolactin levels require magnetic resonance imaging and evaluation for acromegaly. *Fertil Steril* 1994;61:1168–1170.

288. **Gonsky R, Herman V, Melmed S, et al.** Transforming DNA sequences present in human prolactin-secreting pituitary tumors. *Mol Endocrinol* 1991;5:1687–1695.

289. **Sisam DA, Sheehan JP, Sheeler LR.** The natural history of untreated microprolactinomas. *Fertil Steril* 1987;48:67–71.

290. **Schlechte J, Dolan K, Sherman B, et al.** The natural history of untreated hyperprolactinemia: a prospective analysis. *J Clin Endocrinol Metab* 1989;68:412–418.

291. **Weiss MH, Wycoff RR, Yadley R, et al.** Bromocriptine treatment of prolactin-secreting tumors: surgical implications. *Neurosurgery* 1983;12:640–642.

292. **Ezzat S, Asa SL, Couldwell WT, et al.** The prevalence of pituitary adenomas. *Cancer* 2004;101:613–619.

293. **Klibanski A, Biller BM, Rosenthal DI, et al.** Effects of prolactin and estrogen deficiency in amenorrheic bone loss. *J Clin Endocrinol Metab* 1988;67:124–130.

294. **Turner TH, Cookson JC, Wass JA, et al.** Psychotic reactions during treatment of pituitary tumours with dopamine agonists. *Br Med J (Clin Res Ed)* 1984;289:1101–1103.

295. **Katz E, Weiss BE, Hassell A, et al.** Increased circulating levels of bromocriptine after vaginal compared with oral administration. *Fertil Steril* 1991;55:882–884.

296. **Schade R, Andersohn F, Suissa S, et al.** Dopamine agonists and the risk of cardiac-valve regurgitation. *N Engl J Med* 2007;356:29–38.

297. **Zanettini R, Antonini A, Gatto G, et al.** Valvular heart disease and the use of dopamine agonists for Parkinson's disease. *N Engl J Med* 2007;356:39–46.

298. **Roth BL.** Drugs and valvular heart disease. *N Engl J Med* 2007;356:6–9.

299. **Colao A, Galderisi M, Di Sarno A, et al.** Increased prevalence of tricuspid regurgitation in patients with prolactinomas chronically treated with cabergoline. *J Clin Endocrinol Metab* 2008;93:3777–3784.

300. **Bogazzi F, Manetti L, Raffaelli V, et al.** Cabergoline therapy and the risk of cardiac valve regurgitation in patients with hyperprolactinemia: a meta-analysis from clinical studies. *J Endocrinol Invest* 2008;31:1119–1123.

301. **Krupp P, Monka C.** Bromocriptine in pregnancy: safety aspects. *Klin Wochenschr* 1987;65:823–827.

302. **Jeffcoate WJ, Pound N, Sturrock ND, et al.** Long-term follow-up of patients with hyperprolactinaemia. *Clin Endocrinol (Oxf)* 1996;45:299–303.

303. **Passos VQ, Souza JJ, Musolino NR, et al.** Long-term follow-up of prolactinomas: normoprolactinemia after bromocriptine withdrawal. *J Clin Endocrinol Metab* 2002;87:3578–3582.

304. **Colao A, Di Sarno A, Cappabianca P, et al.** Withdrawal of long-

term cabergoline therapy for tumoral and nontumoral hyperprolactinemia. *N Engl J Med* 2003;349:2023–2033.

305. **Biswas M, Smith J, Jadon D, et al.** Long-term remission following withdrawal of dopamine agonist therapy in subjects with microprolactinomas. *Clin Endocrinol* 2005;63:26–31.

306. **Dekkers OM, Lagro J, Burman P, et al.** Recurrence of hyperprolactinemia after withdrawal of dopamine agonists: systematic review and meta-analysis. *J Clin Endocrinol Metab* 2010;95:43–51.

307. **Ono M, Miki N, Amano K, et al.** Individualized high-dose cabergoline therapy for hyperprolactinemic infertility in women with micro- and macroprolactinomas. *J Clin Endocrinol Metab* 2010;95:2672–2679.

308. **Mori H, Mori S, Saitoh Y, et al.** Effects of bromocriptine on prolactin-secreting pituitary adenomas. Mechanism of reduction in tumor size evaluated by light and electron microscopic, immunohistochemical, and morphometric analysis. *Cancer* 1985;56:230–238.

309. **Abram M, Brue T, Morange I, et al.** [Pituitary tumor syndrome and hyperprolactinemia in peripheral hypothyroidism]. *Ann Endocrinol (Paris)* 1992;53:215–223.

310. **Chirito E, Bonda A, Friesen HG.** Prolactin in renal failure. *Clin Res* 1972;20:423.

311. **Nagel TC, Freinkel N, Bell RH, et al.** Gynecomastia, prolactin, and other peptide hormones in patients undergoing chronic hemodialysis. *J Clin Endocrinol Metab* 1973;36:428–432.

312. **Olgaard K, Hagen C, McNeilly AS.** Pituitary hormones in women with chronic renal failure: the effect of chronic intermittent haemo- and peritoneal dialysis. *Acta Endocrinol (Copenh)* 1975;80:237–246.

313. **Thorner MO, Edwards CRW, Hanker JP.** Prolactin and gonadotropin interaction in the male. In: **Troen P, Nankin H, eds.** *The testis in normal and infertile men.* New York: Raven Press, 1977:351–366.

314. **Lloyd RV.** Estrogen-induced hyperplasia and neoplasia in the rat anterior pituitary gland. An immunohistochemical study. *Am J Pathol* 1983;113:198–206.

315. **Scheithauer BW, Sano T, Kovacs KT, et al.** The pituitary gland in pregnancy: a clinicopathologic and immunohistochemical study of 69 cases. *Mayo Clin Proc* 1990;65:461–474.

316. **Weil C.** The safety of bromocriptine in hyperprolactinaemic female infertility: a literature review. *Curr Med Res Opin* 1986;10:172–195.

317. **Shy KK, McTiernan AM, Daling JR, et al.** Oral contraceptive use and the occurrence of pituitary prolactinoma. *JAMA* 1983;249:2204–2207.

318. **Corenblum B, Taylor PJ.** Idiopathic hyperprolactinemia may include a distinct entity with a natural history different from that of prolactin adenomas. *Fertil Steril* 1988;49:544–546.

319. **Corenblum B, Donovan L.** The safety of physiological estrogen plus progestin replacement therapy and with oral contraceptive therapy in women with pathological hyperprolactinemia. *Fertil Steril* 1993;59:671–673.

320. **Scheithauer BW, Kovacs KT, Randall RV, et al.** Effects of estrogen on the human pituitary: a clinicopathologic study. *Mayo Clin Proc* 1989;64:1077–1084.

321. **Raymond JP, Goldstein E, Konopka P, et al.** Follow-up of children born of bromocriptine-treated mothers. *Horm Res* 1985;22:239–246.

322. **Ruiz-Velasco V, Tolis G.** Pregnancy in hyperprolactinemic women. *Fertil Steril* 1984;41:793–805.

323. **Turkalj I, Braun P, Krupp P.** Surveillance of bromocriptine in pregnancy. *JAMA* 1982;247:1589–1591.

324. **Katz M, Kroll D, Pak I, et al.** Puerperal hypertension, stroke, and seizures after suppression of lactation with bromocriptine. *Obstet Gynecol* 1985;66:822–824.

325. **Gittelman DK.** Bromocriptine associated with postpartum hypertension, seizures, and pituitary hemorrhage. *Gen Hosp Psychiatry* 1991;13:278–280.

326. **Iffy L, Lindenthal J, McArdle JJ, et al.** Severe cerebral accidents postpartum in patients taking bromocriptine for milk suppression. *Isr J Med Sci* 1996;32:309–312.

327. **Iffy L, McArdle JJ, Ganesh V.** Intracerebral hemorrhage in normotensive mothers using bromocriptine postpartum. *Zentralbl Gynakol* 1996;118:392–395.

328. **Kirsch C, Iffy L, Zito GE, et al.** The role of hypertension in bromocriptine-related puerperal intracranial hemorrhage. *Neuroradiology* 2001;43:302–304.

329. **Tunbridge WM, Evered DC, Hall R, et al.** The spectrum of thyroid disease in a community: the Whickham survey. *Clin Endocrinol (Oxf)* 1977;7:481–493.

330. **Whartona T.** *Adenographoa: sive glandularum totius corporis descripto.* 1659.

331. **Portmann L, Hamada N, Heinrich G, et al.** Anti-thyroid peroxidase antibody in patients with autoimmune thyroid disease: possible identity with anti-microsomal antibody. *J Clin Endocrinol Metab* 1985;61:1001–1003.

332. **Czarnocka B, Ruf J, Ferrand M, et al.** Purification of the human thyroid peroxidase and its identification as the microsomal antigen involved in autoimmune thyroid diseases. *FEBS Lett* 1985;190:147–152.

333. **World Heath Organization.** *Assessment of iodine deficiency disorders and monitoring their elimination. A guide for program managers.* Geneva: WHO, 2007:1–108.

334. **Laurberg P, Cerqueira C, Ovesen L, et al.** Iodine intake as a determinant of thyroid disorders in populations. *Best Pract Res Clin Endocrinol Metab* 2010;24:13–27.

335. **Bahn AK, Mills JL, Snyder PJ, et al.** Hypothyroidism in workers exposed to polybrominated biphenyls. *N Engl J Med* 1980;302:31–33.

336. **Tomer Y, Huber A.** The etiology of autoimmune thyroid disease: a story of genes and environment. *J Autoimmun* 2009;32:231–239.

337. **Wang C, Crapo LM.** The epidemiology of thyroid disease and implications for screening. *Endocrinol Metab Clin North Am* 1997;26:189–218.

338. **McCombe PA, Greer JM, Mackay IR.** Sexual dimorphism in autoimmune disease. *Curr Mol Med* 2009;9:1058–1079.

339. **Brix TH, Knudsen GP, Kristiansen M, et al.** High frequency of skewed X-chromosome inactivation in females with autoimmune thyroid disease: a possible explanation for the female predisposition to thyroid autoimmunity. *J Clin Endocrinol Metab* 2005;90:5949–5953.

340. **Stockigt JR.** Free thyroid hormone measurement. A critical appraisal. *Endocrinol Metab Clin North Am* 2001;30:265–289.

341. **Benvenga S, Cahnmann HJ, Robbins J.** Characterization of thyroid hormone binding to apolipoprotein-E: localization of the binding site in the exon 3-coded domain. *Endocrinology* 1993;133:1300–1305.

342. **Dufour DR.** Laboratory tests of thyroid function: uses and limitations. *Endocrinol Metab Clin North Am* 2007;36:579–594.

343. **Caldwell G, Kellett HA, Gow SM, et al.** A new strategy for thyroid function testing. *Lancet* 1985;1:1117–1119.

344. **Surks MI, Ortiz E, Daniels GH, et al.** Subclinical thyroid disease: scientific review and guidelines for diagnosis and management. *JAMA* 2004;291:228–238.

345. **Walsh JP, Bremner AP, Feddema P, et al.** Thyrotropin and thyroid antibodies as predictors of hypothyroidism: a 13-year, longitudinal study of a community-based cohort using current immunoassay techniques. *J Clin Endocrinol Metab* 2010;95:1095–1104.

346. **Persani L, Borgato S, Romoli R, et al.** Changes in the degree of sialylation of carbohydrate chains modify the biological properties of circulating thyrotropin isoforms in various physiological and pathological states. *J Clin Endocrinol Metab* 1998;83:2486–2492.

347. **Persani L, Ferretti E, Borgato S, et al.** Circulating thyrotropin bioactivity in sporadic central hypothyroidism. *J Clin Endocrinol Metab* 2000;85:3631–3635.

348. **Saravanan P, Dayan CM.** Thyroid autoantibodies. *Endocrinol Metab Clin North Am* 2001;30:315–337.

349. **Boukis MA, Koutras DA, Souvatzoglou A, et al.** Thyroid hormone and immunological studies in endemic goiter. *J Clin Endocrinol Metab* 1983;57:859–862.

350. **Asamer H, Riccabona G, Holthaus N, et al.** [Immunohistologic findings in thyroid disease in an endemic goiter area]. *Arch Klin Med* 1968;215:270–284.

351. **Amino N, Hagen SR, Yamada N, et al.** Measurement of circulating thyroid microsomal antibodies by the tanned red cell haemagglutination technique: its usefulness in the diagnosis of autoimmune thyroid diseases. *Clin Endocrinol (Oxf)* 1976;5:115–125.

352. **Wright-Pascoe R, Smikle MF, Barton EN, et al.** Limited usefulness of antithyroperoxidase and antithyroglobulin assays in Jamaicans with Graves' disease. *Hum Antibodies* 1999;9:161–164.

353. **Nordyke RA, Gilbert FI Jr, Miyamoto LA, et al.** The superiority of antimicrosomal over antithyroglobulin antibodies for detecting Hashimoto's thyroiditis. *Arch Intern Med* 1993;153:862–865.

354. **Mariotti S, Sansoni P, Barbesino G, et al.** Thyroid and other organ-specific autoantibodies in healthy centenarians. *Lancet* 1992;339:1506–1508.

355. **Weetman AP, McGregor AM, Campbell H, et al.** Iodide enhances IgG synthesis by human peripheral blood lymphocytes *in vitro*. *Acta Endocrinol (Copenh)* 1983;103:210–215.

356. **Allen EM, Appel MC, Braverman LE.** The effect of iodide inges-

tion on the development of spontaneous lymphocytic thyroiditis in the diabetes-prone BB/W rat. *Endocrinology* 1986;118:1977–1981.

357. **Costagliola S, Morgenthaler NG, Hoermann R, et al.** Second generation assay for thyrotropin receptor antibodies has superior diagnostic sensitivity for Graves' disease. *J Clin Endocrinol Metab* 1999;84:90–97.

358. **Takasu N, Oshiro C, Akamine H, et al.** Thyroid-stimulating antibody and TSH-binding inhibitor immunoglobulin in 277 Graves' patients and in 686 normal subjects. *J Endocrinol Invest* 1997; 20:452–461.

359. **Zouvanis M, Panz VR, Kalk WJ, et al.** Thyrotropin receptor antibodies in black South African patients with Graves' disease and their response to medical therapy. *J Endocrinol Invest* 1998;21:771–774.

360. **Cho BY, Kim WB, Chung JH, et al.** High prevalence and little change in TSH receptor blocking antibody titres with thyroxine and antithyroid drug therapy in patients with non-goitrous autoimmune thyroiditis. *Clin Endocrinol (Oxf)* 1995;43:465–471.

361. **Tamaki H, Amino N, Kimura M, et al.** Low prevalence of thyrotropin receptor antibody in primary hypothyroidism in Japan. *J Clin Endocrinol Metab* 1990;71:1382–1386.

362. **Davies TF, Ando T, Lin RY, et al.** Thyrotropin receptor-associated diseases: from adenomata to Graves disease. *J Clin Invest* 2005;115:1972–1983.

363. **Lytton SD, Kahaly GJ.** Bioassays for TSH-receptor autoantibodies: an update. *Autoimmun Rev* 2010;10:116–122.

364. **Spitzweg C, Morris JC.** The immune response to the iodide transporter. *Endocrinol Metab Clin North Am* 2000;29:389–398.

365. **Vanderpump M.** *The thyroid: a fundamental and clinical text.* Philadelphia: Lippincott-Raven Publishers, 1996.

366. **Prummel MF, Strieder T, Wiersinga WM.** The environment and autoimmune thyroid diseases. *Eur J Endocrinol* 2004;150:605–618.

367. **Haddow JE, Palomaki GE, Allan WC, et al.** Maternal thyroid deficiency during pregnancy and subsequent neuropsychological development of the child. *N Engl J Med* 1999;341:549–555.

368. **Baskin HJ, Cobin RH, Duick DS, et al.** American Association of Clinical Endocrinologists medical guidelines for clinical practice for the evaluation and treatment of hyperthyroidism and hypothyroidism. *Endocr Pract* 2002;8:457–469.

369. **Pearce EN.** Thyroid dysfunction in perimenopausal and postmenopausal women. *Menopause Int* 2007;13:8–13.

370. **Lazarus JH.** Thyroid disorders associated with pregnancy: etiology, diagnosis, and management. *Treat Endocrinol* 2005;4:31–41.

371. **Livadas S, Xekouki P, Fouka F, et al.** Prevalence of thyroid dysfunction in Turner's syndrome: a long-term follow-up study and brief literature review. *Thyroid* 2005;15:1061–1066.

372. **Hardy O, Worley G, Lee MM, et al.** Hypothyroidism in Down syndrome: screening guidelines and testing methodology. *Am J Med Genet A* 2004;124A:436–437.

373. **Abalovich M, Amino N, Barbour LA, et al.** Management of thyroid dysfunction during pregnancy and postpartum: an Endocrine Society Clinical Practice Guideline. *J Clin Endocrinol Metab* 2007;92(8 Suppl):S1–S47.

374. **American College of Obstetrics and Gynecology.** ACOG practice bulletin. Thyroid disease in pregnancy. Number 37. *Int J Gynaecol Obstet* 2002;79:171–180.

375. **Mariotti S, Caturegli P, Piccolo P, et al.** Antithyroid peroxidase autoantibodies in thyroid diseases. *J Clin Endocrinol Metab* 1990;71:661–669.

376. **Endo T, Kaneshige M, Nakazato M, et al.** Autoantibody against thyroid iodide transporter in the sera from patients with Hashimoto's thyroiditis possesses iodide transport inhibitory activity. *Biochem Biophys Res Commun* 1996;228:199–202.

377. **Cooper DS.** Clinical practice. Subclinical hypothyroidism. *N Engl J Med* 2001;345:260–265.

378. **McDermott MT, Ridgway EC.** Subclinical hypothyroidism is mild thyroid failure and should be treated. *J Clin Endocrinol Metab* 2001;86:4585–4590.

379. **Danese MD, Ladenson PW, Meinert CL, et al.** Clinical review 115: effect of thyroxine therapy on serum lipoproteins in patients with mild thyroid failure: a quantitative review of the literature. *J Clin Endocrinol Metab* 2000;85:2993–3001.

380. **Devdhar M, Ousman YH, Burman KD.** Hypothyroidism. *Endocrinol Metab Clin North Am* 2007;36:595–615.

381. **Poppe K, Glinoer D.** Thyroid autoimmunity and hypothyroidism before and during pregnancy. *Hum Reprod Update* 2003;9:149–161.

382. **Prummel MF, Wiersinga WM.** Thyroid autoimmunity and miscarriage. *Eur J Endocrinol* 2004;150:751–755.

383. **Wilansky DL, Greisman B.** Early hypothyroidism in patients with menorrhagia. *Am J Obstet Gynecol* 1989;160:673–677.

384. **Feek CM, Sawers JS, Brown NS, et al.** Influence of thyroid status on dopaminergic inhibition of thyrotropin and prolactin secretion: evidence for an additional feedback mechanism in the control of thyroid hormone secretion. *J Clin Endocrinol Metab* 1980;51:585–589.

385. **Kramer MS, Kauschansky A, Genel M.** Adolescent secondary amenorrhea: association with hypothalamic hypothyroidism. *J Pediatr* 1979;94:300–303.

386. **Scanlon MF, Chan V, Heath M, et al.** Dopaminergic control of thyrotropin, alpha-subunit, thyrotropin beta-subunit, and prolactin in euthyroidism and hypothyroidism: dissociated responses to dopamine receptor blockade with metoclopramide in hypothyroid subjects. *J Clin Endocrinol Metab* 1981;53:360–365.

387. **Thomas R, Reid RL.** Thyroid disease and reproductive dysfunction: a review. *Obstet Gynecol* 1987;70:789–798.

388. **del Pozo E, Wyss H, Tollis G, et al.** Prolactin and deficient luteal function. *Obstet Gynecol* 1979;53:282–286.

389. **Keye WR, Yuen BH, Knopf RF, et al.** Amenorrhea, hyperprolactinemia and pituitary enlargement secondary to primary hypothyroidism. Successful treatment with thyroid replacement. *Obstet Gynecol* 1976;48:697–702.

390. **Bohnet HG, Fiedler K, Leidenberger FA.** Subclinical hypothyroidism and infertility. *Lancet* 1981;2:1278.

391. **Wurfel W.** [Thyroid regulation pathways and its effect on human luteal function]. *Gynakol Geburtshilfliche Rundsch* 1992;32:145–150.

392. **Walsh JP, Shiels L, Lim EM, et al.** Combined thyroxine/liothyronine treatment does not improve well-being, quality of life, or cognitive function compared to thyroxine alone: a randomized controlled trial in patients with primary hypothyroidism. *J Clin Endocrinol Metab* 2003;88:4543–4550.

393. **Weetman AP.** Graves' disease by any other name? *Thyroid* 2000;10:1071–1072.

394. **Nayak B, Hodak SP.** Hyperthyroidism. *Endocrinol Metab Clin North Am* 2007;36:617–656.

395. **Stoffer SS, Hamburger JI.** Inadvertent 131I therapy for hyperthyroidism in the first trimester of pregnancy. *J Nucl Med* 1976;17:146–149.

396. **Schlumberger M, De Vathaire F, Ceccarelli C, et al.** Exposure to radioactive iodine-131 for scintigraphy or therapy does not preclude pregnancy in thyroid cancer patients. *J Nucl Med* 1996;37:606–612.

397. **Vitti P, Rago T, Chiovato L, et al.** Clinical features of patients with Graves' disease undergoing remission after antithyroid drug treatment. *Thyroid* 1997;7:369–375.

398. **Michelangeli V, Poon C, Taft J, et al.** The prognostic value of thyrotropin receptor antibody measurement in the early stages of treatment of Graves' disease with antithyroid drugs. *Thyroid* 1998;8:119–124.

399. **Edan G, Massart C, Hody B, et al.** Optimum duration of antithyroid drug treatment determined by assay of thyroid stimulating antibody in patients with Graves' disease. *BMJ* 1989;298:359–361.

400. **Anonymous.** Propylthiouracil-related liver toxicity: public workshop. Washington DC: Food and Drug Administration and the American Thyroid Association, 2009.

401. **Rivkees SA.** 63 years and 715 days to the "boxed warning": unmasking of the propylthiouracil problem. *Int J Pediatr Endocrinol* 2010 (in press).

402. **Cooper DS, Rivkees SA.** Putting propylthiouracil in perspective. *J Clin Endocrinol Metab* 2009;94:1881–1882.

403. **Casey BM, Leveno KJ.** Thyroid disease in pregnancy. *Obstet Gynecol* 2006;108:1283–1292.

404. **Milham S Jr.** Scalp defects in infants of mothers treated for hyperthyroidism with methimazole or carbimazole during pregnancy. *Teratology* 1985;32:321.

405. **Mandel SJ, Cooper DS.** The use of antithyroid drugs in pregnancy and lactation. *J Clin Endocrinol Metab* 2001;86:2354–2359.

406. **Karlsson FA, Axelsson O, Melhus H.** Severe embryopathy and exposure to methimazole in early pregnancy. *J Clin Endocrinol Metab* 2002;87:947–949.

407. **Cooper DS.** Antithyroid drugs. *N Engl J Med* 2005;352:905–917.

408. **Barbero P, Valdez R, Rodriguez H, et al.** Choanal atresia associated with maternal hyperthyroidism treated with methimazole: a case-control study. *Am J Med Genet A* 2008;146A:2390–2395.

409. **Van Dijke CP, Heydendael RJ, De Kleine MJ.** Methimazole, carbimazole, and congenital skin defects. *Ann Intern Med* 1987;106:60–61.

410. **Mao X-M, Li H-Q, Li Q, et al.** Prevention of relapse of Graves' dis-

ease by treatment with an intrathyroid injection of dexamethasone. *J Clin Endocrinol Metab* 2009;94:4984–4991.

411. **Yoshimura M, Hershman JM.** Thyrotropic action of human chorionic gonadotropin. *Thyroid* 1995;5:425–434.

412. **Padmanabhan LD, Mhaskar R, Mhaskar A, et al.** Trophoblastic hyperthyroidism. *J Assoc Physicians India* 2003;51:1011–1013.

413. **Alexander EK, Marqusee E, Lawrence J, et al.** Timing and magnitude of increases in levothyroxine requirements during pregnancy in women with hypothyroidism. *N Engl J Med* 2004;351:241–249.

414. **Klein RZ, Sargent JD, Larsen PR, et al.** Relation of severity of maternal hypothyroidism to cognitive development of offspring. *J Med Screen* 2001;8:18–20.

415. **Zakarija M, Garcia A, McKenzie JM.** Studies on multiple thyroid cell membrane-directed antibodies in Graves' disease. *J Clin Invest* 1985;76:1885–1891.

416. **Zakarija M, McKenzie JM.** Thyroid-stimulating antibody (TSAb) of Graves' disease. *Life Sci* 1983;32:31–44.

417. **Tanaka T, Tamai H, Kuma K, et al.** Gonadotropin response to luteinizing hormone releasing hormone in hyperthyroid patients with menstrual disturbances. *Metabolism* 1981;30:323–326.

418. **Polak M, Le Gac I, Vuillard E, et al.** Fetal and neonatal thyroid function in relation to maternal Graves' disease. *Best Pract Res Clin Endocrinol Metab* 2004;18:289–302.

419. **Iwatani Y, Amino N, Tamaki H, et al.** Increase in peripheral large granular lymphocytes in postpartum autoimmune thyroiditis. *Endocrinol Jpn* 1988;35:447–453.

420. **Vargas MT, Briones-Urbina R, Gladman D, et al.** Antithyroid microsomal autoantibodies and HLA-DR5 are associated with postpartum thyroid dysfunction: evidence supporting an autoimmune pathogenesis. *J Clin Endocrinol Metab* 1988;67:327–333.

421. **Amino N, Mori H, Iwatani Y, et al.** High prevalence of transient post-partum thyrotoxicosis and hypothyroidism. *N Engl J Med* 1982;306:849–852.

422. **Hayslip CC, Fein HG, O'Donnell VM, et al.** The value of serum antimicrosomal antibody testing in screening for symptomatic postpartum thyroid dysfunction. *Am J Obstet Gynecol* 1988;159:203–209.

423. **Jansson R.** Postpartum thyroid disease. *Mol Biol Med* 1986;3:201–211.

424. **Lucas A, Pizarro E, Granada ML, et al.** Postpartum thyroiditis: long-term follow-up. *Thyroid* 2005;15:1177–1181.

425. **Lazarus JH, Ammari F, Oretti R, et al.** Clinical aspects of recurrent postpartum thyroiditis. *Br J Gen Pract* 1997;47:305–308.

426. **Walfish PG, Chan JY.** Post-partum hyperthyroidism. *Clin Endocrinol Metab* 1985;14:417–447.

427. **Stagnaro-Green A, Roman SH, Cobin RH, et al.** Detection of at-risk pregnancy by means of highly sensitive assays for thyroid autoantibodies. *JAMA* 1990;264:1422–1425.

428. **Glinoer D, Soto MF, Bourdoux P, et al.** Pregnancy in patients with mild thyroid abnormalities: maternal and neonatal repercussions. *J Clin Endocrinol Metab* 1991;73:421–427.

429. **Maier DB, Parke A.** Subclinical autoimmunity in recurrent aborters. *Fertil Steril* 1989;51:280–285.

430. **Magaro M, Zoli A, Altomonte L, et al.** The association of silent thyroiditis with active systemic lupus erythematosus. *Clin Exp Rheumatol* 1992;10:67–70.

431. **LaBarbera AR, Miller MM, Ober C, et al.** Autoimmune etiology in premature ovarian failure. *Am J Reprod Immunol Microbiol* 1988;16:115–122.

432. **Guth S, Theune U, Aberle J, et al.** Very high prevalence of thyroid nodules detected by high frequency (13 MHz) ultrasound examination. *Eur J Clin Invest* 2009;39:699–706.

433. **McHenry CR, Walfish PG, Rosen IB.** Non-diagnostic fine needle aspiration biopsy: a dilemma in management of nodular thyroid disease. *Am Surg* 1993;59:415–419.

434. **Nikiforova MN, Nikiforov YE.** Molecular diagnostics and predictors in thyroid cancer. *Thyroid* 2009;19:1351–1361.

435. **Barbesino G, Tomer Y, Concepcion ES, et al.** Linkage analysis of candidate genes in autoimmune thyroid disease. II. Selected gender-related genes and the X-chromosome. International Consortium for the Genetics of Autoimmune Thyroid Disease. *J Clin Endocrinol Metab* 1998;83:3290–3295.

436. **Davenport ML.** Approach to the patient with Turner syndrome. *J Clin Endocrinol Metab* 2010;95:1487–1495.

437. **Aaltonen J, Bjorses P, Sandkuijl L, et al.** An autosomal locus causing autoimmune disease: autoimmune polyglandular disease type I assigned to chromosome 21. *Nat Genet* 1994;8:83–87.

第 **32** 章 不育症和辅助生殖技术

Mira Aubuchon
Richard O. Burney
Danny J. Schust
Mylene W.M. Yao

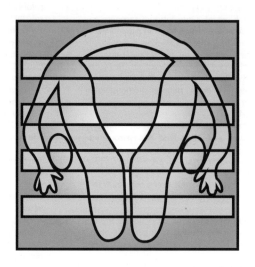

- 不育夫妇的初诊非常重要,是后续评估和决定治疗方案的基础。夫妇一方或双方的因素均会导致受孕困难,因此,在进行有创性治疗前必须考虑到所有可能的诊断。
- 不育的主要原因:男方因素,卵巢储备能力降低,排卵障碍(排卵因素),输卵管损伤、阻塞或输卵管旁粘连(包括子宫内膜异位症导致输卵管或腹膜的粘连),子宫因素,系统性疾病(包括感染或慢性疾病,如自身免疫疾病或慢性肾衰竭),宫颈和免疫因素及无法解释的因素(包括虽有子宫内膜异位症但未造成输卵管或腹膜粘连的患者)。
- 开始不育治疗之前的基本检查是精液分析、确认排卵和检查输卵管的通畅性。
- 虽然不育夫妇中仅仅因男方原因造成不育者只占 20%,然而男方因素可能与 40% 的不育夫妇有关。可逆性内分泌疾病或感染性原因(如甲状腺疾病和性传播疾病)会造成生育力降低,但通过治疗往往有效。辅助生殖技术(assisted reproductive technology,ART)中,宫腔内人工授精(intrauterine insemination,IUI)研究最多,应用最广泛。卵泡浆内单精子注射(intracytoplasmic sperm injection,ICSI)解决了男方严重少弱精子的问题,其他不育原因的夫妇可以采用传统的体外受精(in vitro fertilization,IVF)治疗。
- 已经充分证实妇女的年龄和生育力的下降有关。受孕能力在 30 多岁早期即开始下降,并且在 30 多岁后期和 40 多岁早期快速下降。
- 排卵障碍占所有女性不育病例的 20%~40%。这类疾病通常是最易于诊断和治疗。
- 多囊卵巢综合征(polycystic ovarian syndrome,PCOS)是引起稀发排卵和无排卵最常见的原因,排卵障碍在普通人群和不育妇女中均可能出现。

- 输卵管和腹膜因素占女性不育者的 30%~40%。宫颈因素小于 5%。在不育的致病因素中，因子宫因素而就诊者占 15%，但在确诊不育患者中高达 50%。尚未发现子宫肌瘤是一个直接的不育原因。
- ART 方案需要通过介入方式以获取卵子。这些技术包括常规 IVF、ICSI、配子输卵管内移植（GIFT）、受精卵输卵管内移植（ZIFT）、冷藏保存的胚胎移植和捐赠卵母细胞的使用。由于 IVF- 胚胎移植（IVF-embryo transfer，IVF-ET）的成功率攀升，GIFT 和 ZIFT 的运用逐渐减少。
- 多胎妊娠，特别是 3 胎以上的多胎妊娠，是不育治疗的严重合并症，对医疗、心理、社会和经济等方面均可产生错综复杂的影响。
- 幸运的是，最近的研究没有发现在不育治疗中采用的药物刺激卵巢方法会导致乳腺、子宫和卵巢癌的风险增加。
- 有关辅助生殖技术协会（society for assisted reproductive technology，SART）的信息和注册的 ART 诊所可在网上获取。

不育症（infertility）的定义是指没有采取任何避孕措施，规律性生活同居 1 年未妊娠者（1）。不育症可以进一步区分为原发不育和继发不育。原发不育（primary infertility）是指从未怀孕过，继发不育（secondary infertility）是指以前怀孕过，但是不一定为活产，现在又尝试一年未孕。如果不采取任何避孕措施，同居 12 个月的夫妇中约有 90% 将会妊娠（2）。低生育力（ subfertility）：在尝试超过 12 个月后才妊娠的夫妇（2）。受孕能力（fecundability）：在每个月经周期内获得妊娠的概率，一对正常夫妇的受孕能力为 20%（1）。生育力（ fecundity）：在单一的月经周期内获得活产的概率。显然，生育力的概率低于受孕能力。生育力受损（impaired fecundity）：尝试 36 个月或更长的时间内没有妊娠，或生理问题或难以有孩子的夫妇。但是，至今为止，对上述专业术语没有达成明确的共识（3~5）。

流行病学

在美国，预计 21% 的育龄夫妇在他们的一生中会受到不育症的困扰，目前的发病率为 7.4%（6）。2002 年的调查显示，超过 700 万 22~44 岁的美国妇女在她们的一生中接受了不育的诊治（7）。一旦被诊断为不育，13% 的夫妇将不再寻求治疗（8）。生育力受损的诊断不断增加，2002 年达到 15%，大部分是由于在发达国家中推迟生育的趋势所致（3）。在世界范围内，不育和低生育力（尝试妊娠 1 年以上才妊娠）由男方因素导致的占 51.2%，由输卵管阻塞导致的占 25%~35%（9,10）。在欧洲，不育的原因所占比例分别为排卵障碍占 21%~32%，男方因素占 19%~57%，输卵管因素占 14%~26%，不明原因占 8%~30%，子宫内膜异位症占 4%~6%，同时存在男女双方因素占 34.4%（11,13）。不育的概率随着女性年龄的增长而增加，通常在低于大学学历的人群中会增加（14）。因为保险通常不覆盖不育的治疗，所以治疗的昂贵费用阻碍了许多美国人群来接受不育的治疗（15）。语言和其他文化障碍影响了许多少数民族人群的就诊（15,16）。30 岁或 30 岁以上、白种人、已婚和社会经济地位相对高的妇女最有可能获得专业的治疗（7）。

初诊评估

医师对不育夫妇的初诊很重要，为后续评估和治疗方案奠定了基调。初诊时希望夫妻双方均在场。**但是不要过分强调不育是一个难题，而令他们恐慌。**除了在开始最初评估时即有夫妻双方就诊外，在治疗过程中也希望夫妻双方同时在场。表明医师既接受患者的要求又重视其伴侣的需求,并且给其伴侣提供询问问题和表达自己想法的机会。

医师应询问不育妇女完整的内科、外科和妇科病史。特别是有关月经周期规律性、盆腔疼痛和以往妊娠结局的病史十分重要。了解不育的危险因素,如盆腔炎(pelvic inflammatory disease,PID)或盆腔手术史,宫内暴露于己烯雌酚(diethylstilbestrol,DES)的病史。另外,有关垂体、肾上腺和甲状腺功能的系统回顾也是有益的。注意询问是否有溢乳、多毛症和体重改变。男性伴侣的询问包括是否有发育缺陷(如睾丸未降)、既往生殖器手术、感染(包括腮腺炎性睾丸炎)、以往外阴创伤和药物治疗的病史。关注双方的职业(接触有害物质可能影响生殖功能)。性生活频率、性交困难和性功能障碍对妊娠的影响也很重要。最后,注意家族的不育史、卵巢早衰、先天发育缺陷、智力低下以及是否存在孕前筛查中的相关遗传性疾病,如囊性纤维化、地中海贫血和泰.萨克斯病的信息。

初诊使医师有机会了解不育对夫妻双方精神方面的影响。在后续的诊断评价和建议性治疗时可以向夫妇双方提供获得情感支持的机会。在某些情况下,把患者转诊给受过专门训练的社会工作者或心理学专家可能更有利。

对女患者进行全面的体格检查,要特别注意身高、体重、体型、毛发分布、甲状腺以及盆腔检查。如果男性患者的病史信息或随后的评估提示有异常,最好转给泌尿科医师进行检查。初诊能够概括出不育的大致原因,同时对以后的诊断和治疗方案进行讨论(图32.1~图32.3)。

在开始任何不育治疗之前应该进行的基本检查是精液分析、确认排卵和检查输卵管的通畅性。其他的安全性评估应该包括风疹免疫检测(17)。如果一个患有严重系统性疾病诸如肾衰竭,肝功能衰竭,或癌症等的患者渴望妊娠,那么进行仔细的孕前评估和咨询是恰当的,因为生育治疗和妊娠本身就可能存在着风险。

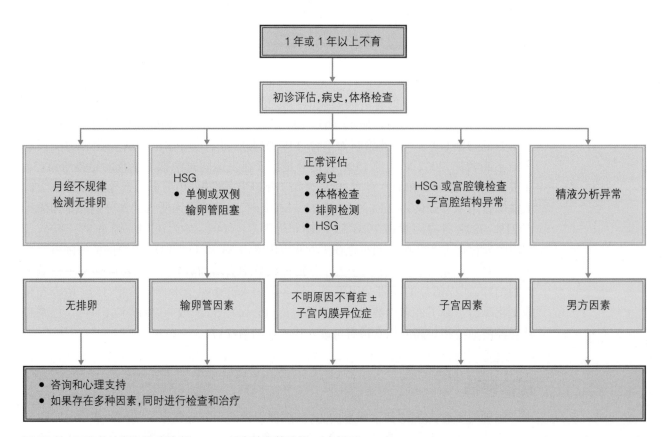

图32.1　不育的诊断和治疗流程。HSG,子宫输卵管造影。(来源于 Yao M. Clinical management of infertility. Washington,DC: The Advisory Board:2000.)

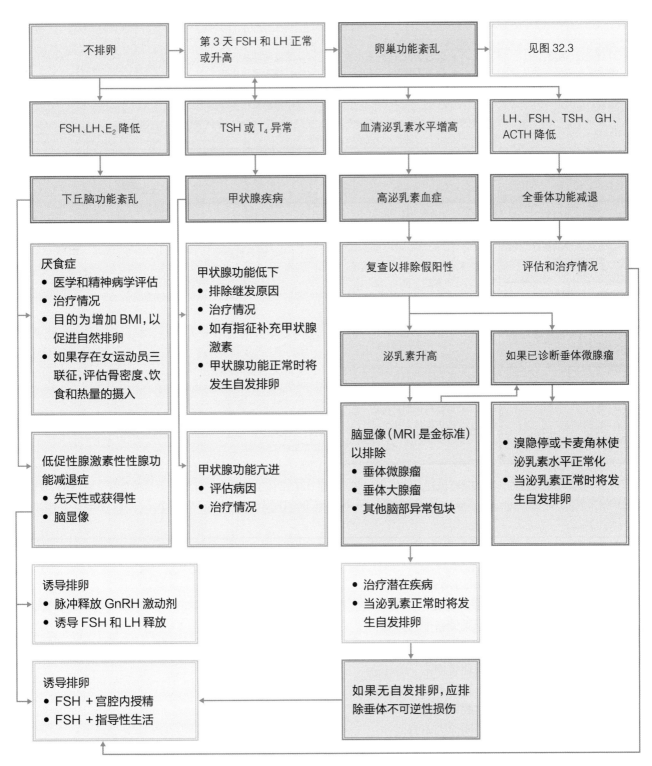

图 32.2　不排卵的诊断和治疗流程。FSH, 卵泡刺激激素; LH, 黄体生成激素; E2, 雌二醇; TSH, 促甲状腺激素; T₄, 甲状腺素; GH, 生长激素; ACTH, 促肾上腺皮质激素; BMI, 体重指数; MRI, 磁共振成像; GnRH, 促性腺激素释放激素(来源于 Yao M. Clinical management of infertility. Washington, DC: The Advisory Board: 2000.)

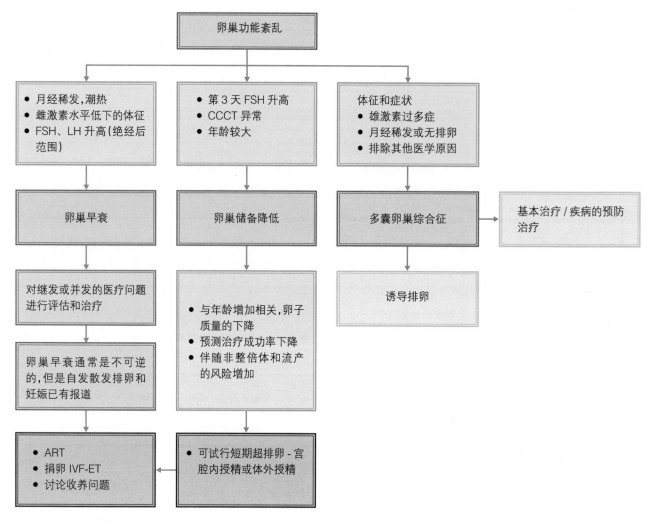

图 32.3 卵巢功能紊乱的诊断和治疗流程。FSH，卵泡刺激激素；LH，黄体生成激素；CCCT，克罗米酚负荷试验；ART，辅助生殖技术（来源于 Yao M. Clinical management of infertility. Washington，DC：The Advisory Board：2000.）

不育的原因

不育的主要原因包括：

1. 男方因素
2. 卵巢储备能力降低
3. 排卵因素
4. 输卵管因素
5. 子宫因素
6. 盆腔因素
7. 不明原因不育

夫妻一方或双方的因素均会导致受孕困难；重要的是在进行有创伤的治疗前要考虑到所有可能的诊断。在不育人群中导致不育的病因各有不同，其发生率的变化范围大（表32.1）。在许多病例中，尽管进行了全面的评估却没有发现其特有的原因，通常将该类夫妇的不育归结为不可解释的因素导致的不育。

绝对不育的夫妇很少，他们可能是任何一方先天性或获得性不可逆的配子功能丧失或生殖系统结构缺乏所致。这类特殊病例的夫妇应该咨询有关收养、接受捐献的配子或她人代孕方面的内容。

表 32.1　不育的原因

不育病因学的相对发生率(%)	
男方因素	20~30
男女双方因素	10~40
女方因素	40~55
不明原因不育	10~20
女性不育原因的大致发生率(%)	
排卵功能障碍	20~40
输卵管或腹膜因素	20~40
混合性原因	10~15

生活方式对不育的影响　　排卵功能障碍和不育的发生率在超重和肥胖妇女中更高,和正常体重的妇女相比,IVF 的妊娠率下降 30%(18,19)。与正常体重的男子相比,肥胖男子的低促性腺素性功能减退症和精子 DNA 损伤的发生率更高(20,21)。男子药物滥用将在下一章节进行讨论。吸烟妇女需要两倍于非吸烟妇女的 IVF 周期,但是酒精对生育的影响尚不清楚(18)。

男方因素　　**不育夫妇中单纯因为男方因素为不育原因者约占 20%,但是男方因素可能是 50% 不育患者的原因**(9,11~13)。全球男性精子数量下降的观点尚存争议(22,23)。在美国、欧洲和澳大利亚已经观察到精子浓度的下降,印度已有精子活力和精液体积下降的报道(22)。即使已经发现生育男子的精子参数下降,但是尚不清楚是否与临床受精能力有关(24)。然而,一种模拟模型表明,如果精子浓度下降 21%~47%,受精能力将会下降 7%~15%(25)。

生理学　　精子发生　　男性生殖道包括睾丸、附睾、输精管、前列腺、精囊、射精管、尿道球腺和尿道。**睾丸内的对促性腺激素有反应的细胞包括间质细胞(Leydig 细胞,雄激素合成部位)和被覆于生精小管的塞尔托利细胞(Sertoli 细胞,精子的发生部位)。垂体分泌黄体生成素(LH)和卵泡刺激素(FSH)。LH 刺激间质细胞合成与分泌睾酮,FSH 和睾酮共同作用于塞尔托利细胞,刺激精子的生成**(26)。在人类,每 16 天有一群新的精原细胞进入成熟过程,从精原干细胞发育到成熟的精子需要 75 天(27)。精原细胞进行有丝分裂形成精母细胞。这些二倍体精母细胞随后进行减数分裂,其产物为单倍体精子细胞,其含 23(而不是 46)条染色体(26)。精子细胞的成熟过程被称为精子形成,要经历细胞核的浓聚、鞭毛的形成和顶体(覆盖于精子核的顶端或头部的一种来源于高尔基复合体结构)的形成(28)。形成的精子被释放至生精小管管腔,然后进入附睾,2~6 天内在附睾内继续成熟,活动性进行性增加,才能穿过弯曲结构到达输精管(29)。

　　精子转运　　在射精时,输精管释放出成熟的精子,还伴随于来自前列腺、精囊和尿道球腺的液体。释放出的精液是精子和精浆的凝胶状混合物;射精后 20~30 分钟精液变得稀薄,此过程被称为液化过程,是前列腺液中蛋白水解酶直接作用的结果(30)。**射精后,被释放的精子必须经过获能才具有使卵母细胞受精的能力。**获能发生于宫颈黏液内,包括抑制性介质的去除(如精子表面去除胆固醇),络氨酸磷酸化和钙离子涌入,上述所有过程均使精子能够在通过女性生殖道过程中为受精做好准备。当精子到达输卵管峡部后,再进入壶腹部的速度减慢,为数不多的精子到达卵母细胞周围(31)。在月经周期的卵泡期,精子从阴道后穹隆到输卵管的运行时间发生于 2 分钟之内(32)。

受精　当已经获能的精子接近或穿过围绕卵母细胞的卵丘细胞时,在所谓的顶体反应(acrosome reaction)过程中,顶体通过胞吐作用释放水解酶。获能和顶体反应均能够在体外被诱导(28,31)。在顶体反应之后,精子结合并穿过透明带(围绕卵母细胞周围的细胞外被)。这层屏障被单个精子穿透后,瞬间卵母细胞的透明带变硬,以阻止其他精子的进入(31)。**当第一个精子穿过透明带后,卵母细胞释放皮质颗粒(皮质反应)至卵周隙。这种作用阻止了卵母细胞的透明带与新的精子的结合,抑制新精子的侵入,进一步减少多精子受精的可能**(33)。

精子对毒素的敏感性　已经发现在美国大部分农业和重杀虫剂使用地区,精子浓度和活力下降,但是职业暴露尚未与不育相关联(24,34)。摄入较多含大豆食物与精子浓度较低有关(35)。**酗酒对全部精液参数均有负面影响,吸烟或咀嚼烟草与精子浓度和活力下降有关**(36~39)。大麻抑制体外的精子活力和顶体反应,可卡因抑制精子活力,并且和男性不育相关(40~42)。某些药物可以使精子数量或功能下降或引起射精功能障碍(表32.2)。**阴道润滑剂,如Astroglide、无菌润滑胶冻(KY Jelly)、唾液和橄榄油在体外可抑制精子活力,而尚未见羟乙基纤维素(射精前)、矿物油或菜籽油的负面作用**(32)。

表32.2　可以损害男性生育力的药物

精子生成受损——柳氮磺胺吡啶,甲氨蝶呤,呋喃妥因,秋水仙碱,化疗
垂体抑制——睾酮注射剂,促性腺激素释放激素类似物
抗雄激素作用——西咪替丁,螺内酯
射精失败——α受体拮抗剂,抗抑郁药,吩噻嗪
勃起功能障碍——β受体拮抗剂,噻嗪类利尿剂,甲氧氯普胺
滥用药物——蛋白同化类固醇药物,大麻,海洛因,可卡因

摘自 Hirsh A. Male infertility. BMJ 2003;327:669-672.

精液分析　　基本的精液分析是测定精液量、精子浓度、精子活力和精子的形态学(30)。最近修订的2010年世界卫生组织(world health organization,WHO)建议的正常精液量与先前出版的指南一起见列表32.3(30,43)。两个标准均来自处于研究人群中最低的第5个百分点的正常生育力男性的精液参数,那么,高于参考范围的数值并不能保证男性的生育力正常。同理,既然不是根据不育男性的精液数据而制定出的标准,那么低于这个切割值的数值未必能提示不育(30)。然而,与参考范围有显著偏差时通常会被归类为男性因素不育(44)。考虑到精液质量和实验室之间的区域性差异,应提倡各实验室建立各自的参考范围。通常情况下,对精液进行人工评估,但是也可以使用计算机辅助的精液分析(computer-aided sperm analysis,CASA)。CASA的局限性包括缺乏仪器间的标准化,不能区分完好的和非完好的精子,在制片过程中可能存在的来自人工制作的偏倚,在大的群体之中针对生育结局的研究很少(30)。

禁欲　通常推荐在精液分析之前禁欲2~7天,但是最佳的时间间隔尚不清楚(30)。附睾储存相当于3次射精的精量(29)。随着禁欲时间的延长,精子溢入尿道,排入尿中(30)。一项关于不育诊所就诊男性的研究发现,正常精液量男性禁欲10天和少精子症男性禁欲5天后,全部活动精子计数和正常形态减少(45)。也有关于短到的禁欲1或2天对精液参数影响的相反的报道(45,46),但是另一项研究表明,宫腔内人工授精(IUI)的成功率可能通过缩短收集精液之前的禁欲时间而得到提高(46)。

精液收集　应该通过手淫获取标本,并且收集到一个保存于室温的干净的容器内(30)。患者应该报告任何精液的丧失,尤其是射精的最初部分,其包含最高的精子浓度。可以在实验室附近的家中或私室内进行精液的收集。为了防止脱水和降解,标本应该在

表 32.3　精液分析术语和正常值

术语

精液正常——所有精液参数正常

少精子症——精子数量减少

　轻度至中度：5~20×10⁶/ml

　重度：<5×10⁶/ml 精液

精子活力低——精子活力下降

畸形精子症——精子的异常形态增加

少精弱精畸形精子症——具有所有精液参数均不正常

无精子症——精液中没有精子

不射精症——无射精(射精功能障碍)

白细胞精子症——精液中白细胞增多

死精子症——所有精子均不存活或没有活动性

精液分析的正常值：世界卫生组织

	1992 年指南	2010 年指南
精液体积	2ml	$\geqslant$1.5ml
精子浓度	20×10^6/ml	$\geqslant15\times10^6$/ml
精子活力	50% 前向运动或	$\geqslant$32% 前向运动
	>25% 快速前向运动	
形态学(严格标准)	>15% 正常形态	$\geqslant$4% 正常形态
血白细胞	$<1\times10^6$/ml	$<1\times10^6$/ml
免疫珠或混合抗球蛋白反应检测	抗体结合的精子 <10%	<50%

术语摘自 Hirsh A. Male infertility. BMJ 2003；327：669-672.

收集后的 30 分钟至 1 小时内送至实验室。**如果不能通过手淫的方法将精液收集到容器内，那么应该使用专为精液分析设计的避孕套，而不能使用对精子有毒害的乳胶避孕套。不提倡以性交的方式收集标本，因为有污染的风险。** 即使标本是在一个理想的情况下获取的，由于同一个体的变异性，以及正常精液参数存在很大的不同，导致对精液分析结果的解释十分复杂。精液参数在已生育过的人之间甚至同一人的不同精液标本之间可以有很大的差别。**在许多情况下，需要进行几次标本的检查才能确认为异常(30)。**

　　精液体积和 pH　正常精液体积的下限是 1.5ml，pH 应该≥7.2。这些参数主要受到前列腺的酸性分泌物和精囊的碱性液体之间平衡的影响。精液体积小伴随 pH<7 提示射精管阻塞或输精管缺如。收集困难、逆行射精或雄激素缺乏均可致精液体积少。大于 5ml 的精液量提示附属腺体存在炎症(30)。

　　精子浓度　精子浓度或密度是指全部射出的精液中每毫升内所含有的精子数目。**最近，正常下限由≥20×10⁶/ml 修订为≥15×10⁶/ml(30，43)。** 在确定精子浓度时只计数完好的精子。不育男性中 15%~20% 是无精子症(没有精子)，10% 浓度低于 1×10⁶/ml(30，47)。

　　精子活力和存活力　精子活力是指在射出的精液中前向运动精子所占百分比。**最近，精子活力的正常下限由≥50% 修订为≥32%，(30，43)。存活力应该至少为 58%。** 前向运动活力是指线性或成大环形运动，而不考虑其速度。非前向运动活力指精子表现为只有小的运动或颤动或根本没有运动(不能游动的)。关于前进速度的评估，如快速或慢速，已经从修订的指南中去除，因为此参数客观测量十分困难。精子活力降低定义为弱精子症(asthenozoospermia)。白细胞通过氧化作用使精子活力下降。当大量不运动的精子或运动的精子低于 40%，应该做精子存活研究。存活的不动的精子可能有鞭毛缺陷，而不能存活的不动的精子(死精子症)提示有附睾病理问题。活精子有完好的质膜，在低渗溶液内不会被染色(染料排斥)，但是会膨胀(低渗膨胀试验)(30)。

精子形态学　形态学指精子的解剖学畸形。**采用严格的标准,正常形态学的低限是≥4%,与先前指南的不同之处是使用了一种更温和的评估,切割值为≥30%(30,43)。**精子形态学评估包括部分标本的固定和染色。1986 年 Kruger 等提出了严格的 Tygerberg 标准评估精子形态学(30,48,49)。使用此系统,整个精子——包括头部、中间部分和尾部——都要进行评估,甚至于精子头部形态学的微小异常都被界定为异常。当使用 Tygerberg 标准时,正常男性的大多数精子都存在小的异常。精子形态的异常被定义为畸形精子症(teratozoospermia),这些精子的生育潜能低,并且可能有异常的 DNA。所有形态学评估的弊端是评估的主观特性,可能妨碍其重复性(即可能重复检查差异大)(30)。

非精子细胞　非精子细胞是指上皮细胞、圆形细胞和孤立的精子头部或尾部。**圆形细胞包括未成熟生殖细胞和白细胞。**未成熟生殖细胞增多提示睾丸损伤,而白细胞(中性白细胞为主)与炎症有关。可以通过过氧化物酶染色阳性来区分白细胞,正常的白细胞浓度应该低于 $1×10^6/ml$。然而,精液内白细胞预示的意义尚有争议(30,50)。当发现致病菌集落时,最为常见的病原体是沙眼衣原体(41.4%)、解脲支原体(15.5%)和人型支原体(10.3%)(51)。

抗精子抗体　抗精子抗体,尤其是那些被发现于精子表面的抗精子抗体,与妊娠率的下降相关。检测的指征为存在管道阻塞、以前生殖道感染、睾丸创伤和输精管复通术的病史。抗体的检测对激素水平正常的少精子症和虽然精子浓度正常但活力不足的、精子凝集的或不明原因不育的患者可能有帮助。**如果需要卵胞浆内单精子注射(intracytoplasmic sperm injection,ICSI),则不必行抗精子抗体检测(44,47)。**使用免疫珠检测法时,洗涤过的精子暴露于标记的微珠,评估精子与标记微珠的结合情况。在混合凝集反应时,用已被人免疫球蛋白(IgG)致敏的人血红细胞与男性的精子混合。具有抗体的精子与血红细胞形成混合凝集(30)。

其他精子试验　尽管精液分析的标准和相关试验可以合理地描述精子的质量,但是不能说明精子的功能。需要寻求一些特殊试验以评估 DNA 完整性、受精潜能(去透明带仓鼠卵母细胞试验)和宫颈黏液对精子生存力和功能的影响(性交后试验)。总之,不把这些试验看作是目前标准评估的一部分,因为它们的预测价值和对治疗的影响有局限性,如特异性差、重复性差或结果的解释有争议(44,47,52)。

男方因素的鉴别诊断

如果发现了精液异常,应由泌尿科医师对男性伴侣做进一步评估,以对此疾病做出诊断。表 32.4 列出了男方因素不育的鉴别诊断(53)。几个研究小组尝试评估了男方不育诊断的比例;两类情况见表 32.5(54,55)。第一个资料是按照 WHO 有关不育夫妇的诊断标准对 7057 例男性进行调查的结果(54),自然,这些数据内还包括男性伴侣正常而推测夫妇不育原因为女方因素的资料。第二个资料是来源于 425 例生育力下降男性患者的研究结果(54)。尽管两个研究来源于不同的人群(一个来源于夫妇双方的调查,另一个来源于泌尿科的资料),而且两项资料中男性不育诊断的比例存在着差异,但是特发性男方因素和精索静脉曲张均是主要原因,其他解剖学和内分泌因素不常见。同性恋女性夫妇或没有男性伴侣的单身女性若渴望妊娠,归属于男性不育的一部分。

男方年龄

已有报道男性在 90 多岁仍能够生育孩子,但是随着父亲年龄超过 40~45 岁,尤其是超过 50 岁,妊娠率会下降。父亲年龄的增加导致了精子的二倍的性染色体和染色体结构异常的多发。至于子女方面,父亲的年龄可导致较高概率的常染色体显性疾病,如软骨发育不全和颅骨融合,21-三体的发生概率稍有增加(56)。动物实验中,高龄小鼠的后代生存期下降(57)。父亲年龄的增加与反复性妊娠丢失相关(58)。

表 32.4　男性不育的病因

非睾丸性	睾丸性
内分泌	**遗传性**
低促性腺激素性性腺功能减退症	Klinefelter 综合征
性交障碍	Y 染色体缺失
勃起功能障碍	纤毛不动综合征
性心理性	**先天性**
内分泌性,神经性或血管性	隐睾
射精障碍	**感染性(睾丸炎)**
性心理性	**抗精子发生因素**
生殖泌尿手术后	温度过高的热损伤
神经性	化疗
药物相关性	药物
后睾丸性	辐射
梗阻性	**血管性**
附睾	扭转
先天性	精索静脉曲张
感染性	**免疫学性**
输精管	**特发性**
遗传性:囊性纤维化	
获得性:输精管切除	
附睾病变	
附睾性精子活动性异常	
附属腺体感染	
免疫性	
特发性	
输精管切除术后	

摘自:De Kretser DM. Male infertility. Lancet 1997;349:787-790.

表 32.5　某些男性因素不育的病因比例

原因	百分比	原因	百分比
不明原因	48.5	精索静脉曲张	37.4
特发性精液异常	26.4	特发性	25.4
精索静脉曲张	12.3	睾丸功能衰退	9.4
感染性因素	6.6	阻塞	6.1
免疫学性因素	3.1	隐睾	6.1
其他获得性因素	2.6	精液体积减少	4.7
先天性因素	2.1	精液凝集	3.1
性因素	1.7	精液黏稠	1.9
内分泌紊乱	0.6	其他	5.9
合计	103.9[a]		100

[a] 大于 100 是由多因素所致

摘自:The ESHRE CAPRI Workshop Group. Male sterility and subfertility:guidelines for management. Hum Reprod 1994;9:1260-1264,Burkman LJ,Cobbington CC,Franken DR,et al. The hemizona assay(HZA):development of a diagnostic test for the binding of human spermatozoa to the human hemizona pellucida to predict fertilization potential. Fertil Steril 1988;49:688-697.

男方因素的治疗 (不包括无精子症)

对于导致生育力下降的可逆性的、感染性或内分泌性原因,如性传播疾病和甲状腺疾病的治疗往往是有效的。尽管已有报道注射外源性 FSH 可以提高妊娠率,但是作用于下丘脑和垂体从而促进促性腺激素释放的雌激素拮抗剂——克罗米酚的益处却不是很清楚。**因为对垂体的负反馈抑制作用会导致精子生成减少,所以不推荐给予外源性睾酮治疗男性低生育力,但是睾酮和抗雌激素药物联合应用可能有效。**补充抗氧化剂食物已被评估(作为基础用药已广泛使用)(59)。谷胱甘肽、肉毒碱和维生素 E 没有显现出对精液参数有影响,但是服用锌和叶酸与精子浓度和形态学的改善有关(60)。无精子症(精液分析中没有精子)的诊断和治疗将与男性因素不育的其他类型分开讨论。

精索静脉曲张的修复　精索静脉曲张指精索内静脉异常扩张。精索静脉曲张见于 15% 正常男性和 40% 寻求不育治疗的男性,但是在患有精索静脉曲张的不育男性中精液参数更低(61,62)。精索静脉曲张的病理生理作用似乎由于其睾丸温度升高或左侧肾上腺和肾静脉有毒代谢物反流或活性氧簇所介导(61,63)。**尽管有些研究表明,精索静脉曲张的治疗与精液参数的改善相关,但是精索静脉曲张修复后是否确实能改善生育功能尚不明确**(61,64,65)。如果可触及精索静脉曲张并且精液分析异常,则通常考虑对其进行治疗,但是如果因女方需要行 IVF 和已有的精液分析能够满足行 ICSI,则不需要对精索静脉曲张进行治疗。治疗方法包括手术修复和经皮栓塞。治疗的并发症包括感染、精索静脉曲张持续存在、复发和睾丸鞘膜积液形成(61)。

人工授精　人工授精主要用于治疗不明原因不育(经常联合超生理量药物刺激较多个卵泡发育)和男方因素不育(包括女性同性恋夫妇)。**人工授精过程是把全部精液或处理后的精子置入女性生殖道内,可以在没有性交的情况下使精子和卵子发生结合。**除非有严重的性交功能障碍,否则现在很少会把全部精液置入阴道内作为一种生育治疗方式。目前,所有常见的人工授精过程包括从男性伴侣或捐赠者得到精液,先经过处理,获取精子;人工授精的部位多数常规通过宫颈内和宫腔内授精(IUI)。宫颈内授精的成功率比 IUI 的成功率低,尤其是使用冷冻精子时(66~68)。

授精的处理　在性交过程中和性交后,宫颈屏障经常会阻止精液到达宫腔内和再进入腹腔内。穿过**此屏障(宫颈)直接注入未处理的精液可能引起盆腔感染和强烈的子宫痉挛或过敏样反应,这可能是由精液里的前列腺素所致,**因此,全部精液的处理步骤包括洗涤标本以去除精液其他成分,分离出纯的精子。其他处理方法如密度梯度离心法、利用精子迁移的方法和不同的吸附精子的方法(66)。目前,磷酸二酯酶(phosphodiesterase)抑制因子,如己酮可可碱(pentoxifylline),已被用于 IVF 操作时精液的处理,以试图增强精子活力、受精能力和顶体反应(60,69)。

宫腔内授精(IUI)　**在所有授精技术中,研究最多的是宫腔内人工授精,并且应用最为广泛。**将经过洗涤、处理和浓缩的精子 0.3~0.5ml 用导管通过宫颈置入宫腔内(66)。在操作后的大约 15 分钟内,患者应该保持不动(70)。因为选择标准不同和精子功能检测的限制,关于 IUI 对男方因素不育的治疗效果的研究很难进行评估。尽管直观的感觉上,当与男性因素低生育力者指导同房相比时,IUI 将会使妊娠率更高,但是也有与 IUI 的益处不一致的报告(66,71~74)。**理论上,IUI 时处理后获得的活动精子总数应该 ≥ 5×10^6 或 10×10^6(75~78)。**已有报道当精液达到上述阈值时的妊娠率为每周期 10.5% 和 4~6 个周期后的累积妊娠率 38%(77,78)。尚未发现在 1 个周期内行 2 次 IUI 比 1 次 IUI 更好(79)。

精子卵胞浆内注射(ICSI)　一般情况下,ICSI 能够使男性因素不育的夫妇达到与传统的 IVF 治疗非男性因素不育的夫妇相同的 ART 妊娠结局(80)。**自从 1992 年 ICSI 应用以来,通过将一个活精子直接注入卵母细胞内的方式,增加了 ART 中获取的卵母细胞的**

受精率,从而理论上避免了在获能、顶体反应和(或)精子与透明带结合过程中由于精子活力和缺陷所引起的限制(81)。该显微操作过程包括去除构成卵丘的、围绕在卵子周围的所有颗粒细胞,之后将一个有活力的精子注入成熟的第 2 次分裂中期的卵细胞的细胞质内(9,82)。**如果精液分析表明活动的精子少于 $2×10^6/ml$,活力小于 5%,或者如果使用的是通过手术获取的精子,则应该给予 ICSI 治疗**。将 ICSI 应用于异常形态学的精子尚有很多争议(47,83)。目前认为 ICSI 注射未成熟或圆形精子细胞核(ROSNI)尚处于试验阶段(84)。**与冷冻标本相比,采用新鲜标本的妊娠率更高;与手术获取的精子相比,射精获取的精子的妊娠率更高**。成功率受女性伴侣年龄和卵母细胞质量的影响(47)。非男方因素的 ICSI 指征包括传统 IVF 受精失败的病史和植入前需遗传学诊断的卵母细胞的受精(85)。其他用途将在"不明原因不育"中进行阐述。

　　ICSI 的风险　熟练的技术人员进行 ICSI 时卵母细胞的损伤率为 10%(81)。然而,卵母细胞退化可以发生于并不复杂的 ICSI 操作,发生率可以高到 30%~50%。这可能是由卵母细胞质量和(或)患者因素所致,而不是 ICSI 操作本身(82)。**基于 ART 后分娩的 5 岁儿童的数据,伴随先天性畸形的风险,传统 IVF 一般为 2%~3%,ICSI 的更高(4.2%)(80)。**ICSI 发生基因印记异常和尿道下裂的风险可能增加(47)。有报告显示,发生性染色体异常(ICSI:0.8%~1%;IVF:0.2%)和易位(ICSI:0.36%;普通人群 0.07%)的风险轻度升高。这些是否与 ICSI 操作或先天性配子缺陷有关尚不清楚;精液参数异常的男性发生精液非整倍体率更高。近期的研究尚没有在 ICSI 儿童中发现智力和运动发育的受损。**在有特殊遗传异常的情况下,如 Y 染色体微缺失、异常核型、囊性纤维化突变或先天性输精管缺如,则应该给予遗传咨询,告知后代中可能的不育风险或其他异常(80)。**

无精子症:分类和治疗

　　无精症是指射出的精液中缺乏精子,其发病率占所有男性的 1%,占不育男性的 15%~20%。根据部位可划分为睾丸前性(非梗阻性)、睾丸性(非梗阻性)和睾丸后性(包括梗阻性和非梗阻性),也有特发性无精子症(47,86)。

睾丸前性无精子症

　　睾丸前性无精子症相对少见,是由于促性腺激素缺乏导致精子生成减少所致。医师应该掌握完整的内分泌病史(包括青春期和生长的信息)并验证血清中低水平的 LH、FSH 和睾酮(44,47,86)。如果有低促性腺激素性性腺功能减退症则应行泌乳素水平和垂体显像检查(47)。**激素治疗包括脉冲式促性腺激素释放激素(GnRH),人绒毛膜促性腺激素和外源促性腺激素(44,47,86)**。青春期以后出现的促性腺激素缺乏和睾丸体积超过 8ml,是评估对治疗反应良好的最佳预测指标(47)。

睾丸性无精子症

　　性腺衰竭是睾丸性无精子症的特征。其原因可能为遗传性、获得性(如放疗、化疗、睾丸扭转、精索静脉曲张或腮腺炎性睾丸炎)或发育性(如睾丸下降不全)。常表现为睾丸萎缩。因为获得精子的机会很少,通常不建议对高促性腺素性性功能减退症(LH 和 FSH 水平升高伴血清睾酮水平低)的患者进行睾丸活检,可考虑使用供精。激素检测正常时可以进行诊断性睾丸活检。如果诊断性检测时存在精子,可考虑手术获取精子进行 ICSI(44,47,86)。如果没有精子存在,可以纠正获得性疾病,如精索静脉曲张,若恢复精子生成,在射出的精液中有精子,可行 ICSI 或自然妊娠(87,88)。**在 7% 的不育男性中,5% 的少精子男性中和 10%~15% 的无精子症男性患者中行外周核型检测时发现染色体异常**。性染色体非整倍体,如 Klinefelter 综合征(47,XXY)占这些不育相关染色体异常的 2/3。已经证实 10%~20% 的特发性无精子症或严重少精子症男性(精液浓度 <5×10^6/ml)存在 Y 染色体的微缺失(44,47,86)(表 32.6)。这些微小缺失可以遗传给男性后代,他们仍可能发生不育。因此,对非获得性的睾丸性无精子症患者应该进行遗传原因的筛查,以便在治疗前提供遗传咨询(80)。两个最为常见的相关候选基因家族是 RNA 结合基序(RNA-binding motif,RBM)和"缺失性无精子症"(deleted azoospermia,DAZ)家族,已经证实 Y 染色体有不同基因的微缺失(44,47,86,89~91)。例如,Yq11.23 可以在 1 个或多至 3 个部位:AZFa(近端),AZFb(中央)和 AZFc(远端)发生微缺失(44,47,86)。

表 32.6 遗传学和男方不育

临床诊断	遗传学试验	最常见的缺陷	发生率(%)
先天性双侧输精管缺如(CBAVD)	囊性纤维化(CFTR 基因)	ΔF508,R117H	66
非梗阻性无精子症	核型	47,XXY	15~30
		AZFa,AZFb^a	10~15
		AZFc	
严重(<5×10^6/ml)少精子症	核型	47,XXY	1~2
	易位		0.2~0.4
	Y 染色体微缺失	部分 AZFb,AZFc	7~10

CFTR:囊性纤维化跨膜转导调节;AZF:无精子因子。^{a}AZFb:导致精子生成最严重缺陷的最严重(精子症中 DAZ 基因缺失)的原因;AZFc:引起精子生成最轻的缺陷。

经同意摘自 Hirsh A. Male infertility. BMJ 2003;327:669-672.

睾丸后性无精子症

睾丸后性或梗阻性无精子症患者具有正常的促性腺激素和睾酮水平,在无精子症中高达 40%(47,86)。射精功能障碍往往表现为少精子症或精液缺乏,但是无精子症者少见(86)。**梗阻的原因包括输精管或射精管的先天缺如或梗阻以及这些管道的获得性梗阻或功能障碍,包括逆行射精**(47,86)。在没有先天性双侧输精管缺如(congenital bilateral absence of the vas deferens,CBAVD)或性腺功能减退症的患者中,若射精量太少,应该行射精后尿液分析以检查是否存在逆行射精。逆行射精与糖尿病、膀胱或前列腺手术有关(44,47)。逆行射精的男性可以从被药物中和的尿液中分离出精子,经过处理后用于人工授精或 ART(30)。经直肠超声可用于对射精管梗阻或单侧射精管发育不全(证实对侧闭锁)的诊断,但是一般不用于 CBAVD(86)。**当单侧或双侧输精管缺如被诊断时,必须行肾脏影像学检查,因为同时肾脏发育不全的发病率为 10%~25%。**大多数 CBAVD 男性会有精囊发育不全,所以几乎全部患者均会出现精液量少,pH 下降和果糖水平低下(86)。可以预测 CBAVD 的精子生成是正常的,所以一般不必行诊断性活检(92)。在某些情况下,睾丸活检可以用于睾丸性或睾丸后性病因的鉴别。至少 2/3 的 CBAVD 男性有囊性纤维化跨膜转导调节基因(CFTR)突变。**然而,因为许多 CFTR 突变是不能被检出的,所以 CBAVD 患者应该被假定携带一个突变,因此应该检测女性伴侣该致病基因的携带状态**(86)。

输精管切除术再通和梗阻性无精子症的治疗 输精管切除术可以通过显微外科输精管吻合术或输精管附睾吻合术得到有效的再通。这些技术适用于附睾性梗阻的治疗(93)。再通率和随后的妊娠率分别是接近 100% 和 80%。妊娠一般发生于再通术后的 24 个月内(94)。**再通率和妊娠率与输精管切除术时间的长短成反比,尤其是在输精管切除术后 15 年或更长时间后进行的再通手术者成功率较低**(93,94)。虽然 60% 的再通患者显现出抗精子抗体,但是没有显现出对受孕力有影响。术后,定期的精液分析能够确认是否再次梗阻,再次梗阻的发生率为 3%~21%,取决于被吻合的部位。若再通术后 6 个月仍为无精子症的患者,认为是吻合手术失败,可以考虑进行 ICSI 的睾丸精子抽取术。不过,进行二次输精管吻合术后,仍有 75% 的再通率和 43% 的妊娠率(94)。

外科手术获取精子用于 ICSI　在众多的获取精子的手术方法中,研究得最广泛的是显微外科附睾精子吸取术(microsurgical epididymal sperm aspiration,MESA)、经皮附睾精子吸取术(percutaneous epididymal sperm aspiration,PESA)、睾丸精子吸取术(testicular sperm extraction,TESE) 和经皮睾丸精子细针穿刺术(percutaneous testicular sperm fine-needle aspiration,TESA,也称为细针穿刺术,FNA)。MESA 和 TESE 是开放性手术操作,需要手术显微镜,并要求全身麻醉或局部麻醉,而经皮操作只需要局部麻醉。无法确定最合适的取精子手术方法,应根据患者的病史进行不同的选择。无论哪种方法,血肿的风险都不大。即使进行睾丸多部位活检,睾丸萎缩仍是 TESE 和 TESA 的一种罕见的并发症(92)。

梗阻性无精子症患者,吻合手术后和 ICSI 的妊娠率分别为 24% 和 64%,并且无论使用冷冻 - 复苏精子还是新鲜精子的结局是相同的。因为 MESA 可以进行诊断和重建管道,并且通常可以获得大量的精子进行冷冻,避免了重复手术(92)。如果需要再次获取精子,那么两次操作之间的最小间隔应在为 3~6 个月,以保证充分愈合(93)。

对于非梗阻性(睾丸性)无精子症,不选择附睾抽取术。尽管已经有报告对非梗阻性无精子症进行睾丸穿刺获取精子后发生妊娠病例,但是获取精子的机会和随之的妊娠率非常低(92,95)。必须告知梗阻性无精子症的患者,其遗传学疾病有传递给他们后代的风险(47,86)。

供体精子授精　接受供精的人工授精为无精子症男性、存在明显男方因素不育而不愿行 ART 的夫妇或没有男性伴侣而要求妊娠的妇女提供了一个有效的选择(96)。**几个前瞻性、随机或交叉试验表明对于供精人工授精来说,IUI 优于宫颈内授精**(68)。在小于30 岁、没有其他不育因素的患者中,用冷冻精子复苏后 IUI 治疗 12 个周期后的分娩率接近 90%,所以在 6~12 个月内没有妊娠的患者应该评估女方因素,建议终止治疗或继续其他方式的治疗。控制性卵巢刺激(controlled ovarian hyperstimulation,COH)中联合使用克罗米酚或促性腺激素(hMG)并不会增加上述患者的生育力(97)。**应该提供心理咨询,因为使用供体配子的患者存在着潜在的心理问题**(96)。

捐精者的筛查　尽管有报道认为,捐赠的新鲜精液比冷冻精液可以获得更高的妊娠率,但是美国疾病控制与预防中心和美国生殖协会均建议使用冷冻精子(96,98,99)。**其原因是由于人类免疫缺陷病毒(HIV)的感染在一般人群中的发病率日益增长以及从感染HIV 到血清学出现变化有一定的时间差**。目前,供精者需做 HIV 感染、乙型肝炎、丙型肝炎、梅毒、淋病、衣原体和巨细胞病毒感染的筛查,它们均可通过精液传播。所有冷冻样本的检疫期为 6 个月,并且在临床使用样本前要对供者再次进行 HIV 的检测。另外,询问捐赠者是否有任何遗传病家族史,包括单基因遗传病(例如血友病、泰 - 萨克斯病、地中海贫血、囊性纤维化、先天性肾上腺增生和亨延顿病)和多基因或多因素遗传性疾病(例如智力低下、糖尿病、心脏畸形和脊柱裂)。那些有阳性家族史者将不具备捐赠资格(96)。

女性年龄和卵巢储备降低

受孕能力下降

随着年龄的增加,大多数妇女都会经历生理性而非病理性的受孕能力的下降。**妇女的受孕能力在 30 多岁早期即开始下降,并且在 30 多岁后期和 40 多岁早期快速下降,反映出卵母细胞数量和质量的降低**。在不采用节育措施的人群中,生育高峰在 20 岁,32 岁开始稍有下降,37 岁以后迅速下降,45 岁以后极少妊娠(100)。因丈夫无精症而采用供体人工授精的妇女,超过 12 个周期的累积妊娠率在不同的年龄段明显不同:年龄小于 30 岁为 74%,年龄 31~35 岁为 62% 和年龄大于 35 岁为 54%(101)。但子宫内膜的真实年龄似

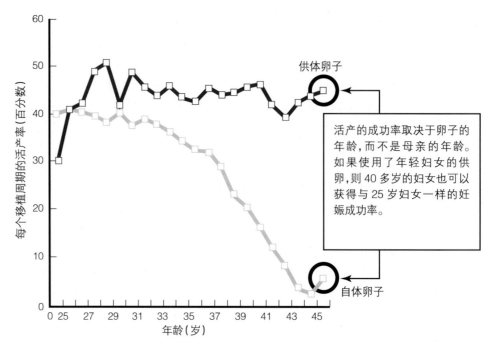

图 32.4　患者自体卵母细胞和供体卵母细胞每个胚胎移植的活产率比较（改编自 CDC Reproductive Health. 2009 Assisted Reproductive Technology Success Rates. National Summary and Fertility Clinic Reports. http://www.cdc.gov/nccdphp/drh/art.htm.）

乎不能预测生育能力的下降,因为无论年龄多大,在使用捐赠卵母细胞时都能够获得很好的妊娠率和活产率(图 32.4)(102,103)。而 IVF 的成功率随着年龄的增长会出现类似下降,之后的章节中将做进一步讨论(100)。生殖年龄与始基卵泡的储备有关,始基卵泡在胎儿早期形成,在绝经时已消耗至几乎为零(104)。

自然妊娠丢失　　**生殖年龄与卵母细胞减数分裂纺锤体异常相关,可以导致染色体排列错误,增加孕体非整倍体(尤其是三倍体)的发生率**。因此,年龄较大的妇女自然妊娠丢失的风险增加,从而降低活产率(100,105)。一项丹麦全国登记的大规模研究中,临床妊娠后的自然流产率在不同年龄组发生率分别为 13.3%(12~19 岁)、11.1%(20~24 岁)、11.9%(25~29 岁)、15.0%(30~34 岁)、24.6%(35~39 岁)、51.0%(40~44 岁)和 93.4%(大于 45 岁)(106)。另外,对育龄期妇女使用敏感的 hCG 测定可以发现 22% 的妊娠在临床确诊前就已经丢失(107)。

卵巢储备

卵巢储备是指卵巢内未生长的或静止的始基卵泡数的多少。卵巢储备决定着生长卵泡的数目和卵母细胞的"质量"或生殖潜能(105)。尽管经常检测卵巢储备功能,但是这些检测方法对生育潜能的预测价值是有限的,尤其是在年龄较大的妇女出现检测正常和年龄较小的妇女显示检测异常时。这些检测似乎更适用于确定卵巢会对药理学剂量的外源性促性腺激素的反应如何,包括在一个周期中卵泡计数、产生成熟卵母细胞的数目、刺激过程中血清雌二醇水平、刺激持续时间和对外源性促性腺激素的需求量(108)。但是,与年龄不同,卵巢储备检测的结果对妊娠结局的预测价值很差(109~111)。**这些检测似乎更适用于对卵母细胞数量而非质量进行预测(110)**。

第 3 天血清 FSH 值　随着妇女年龄的增长,FSH 在早卵泡期(月经周期第 3 天)出现生理性升高,35~39 岁处于 5.74IU/L 水平,45~59 岁处于 14.34IU/L 水平。单侧卵巢切除术后可见到更高的 FSH 水平。在 40 多岁的妇女中,超过 20IU/L 的 FSH 水平是将要绝经的前兆。**由于在较年轻的妇女中异常数值的发生率较低,一般将该检测用于 35 岁或更年长的妇女**(108)。在 FSH≥8IU/L 的低生育力妇女中,FSH 每增加 1 单位,自然妊娠率就下降 7%,在 FSH 15IU/L 时下降 40%,在 FSH 20IU/L 时下降 58%(112)。由于测定方法、实验室及筛查人群的不同,导致 FSH 水平可以有很大的差异(109)。若以基础 FSH 值增高来确定生育力大小,因其敏感性差,所以不能将其作为要求妇女放弃考虑 ART 的唯一依据(113)。同样,若以基础 FSH 较低便认定受孕能力较好的话,因其特异性也差,仍要告知患者不能据此提高对治疗的预期,尤其是生殖年龄大的患者(109)。

基础雌二醇水平　进行基础第 3 天 FSH 检测时经常联合检测雌二醇(E_2)。月经周期第 3 天的雌二醇水平反映的是生长的卵泡,而不是窦卵泡的数量(114)。伴随年龄的增长,FSH 升高和抑制素 B 下降会导致在黄体晚期就有卵泡生长。因此,在年龄大的妇女和生殖年龄较大的妇女中,早卵泡期 E_2 水平显示升高(104)。

克罗米酚激发试验　克罗米酚对下丘脑—垂体轴有抗雌激素作用,能够降低 E_2 反馈性抑制垂体产生 FSH 的作用。**克罗米酚激发试验(clomiphene citrate challenge test, CCCT)包括测定月经周期第 3 天血清 FSH 和雌二醇水平,在第 5~9 天每天口服克罗米酚 100mg,于第 10 天再次测定。**虽然有学者认为,与单独的基础 FSH 相比,CCCT 可以更加敏感地确定卵巢对外源性促性腺激素的反应性,但是其他学者认为该试验的预测价值并没有实质上的差别(109,110)。

血清抑制素 B　血清抑制素 B 由卵巢的颗粒细胞分泌,于窦前卵泡的颗粒细胞开始分泌,因此反映着生长中的卵泡池的大小(111)。随着年龄的增加,即使是在生育力正常的妇女中也可以见到抑制素 B 水平降低,(114)。单独应用抑制素 B 对卵巢反应的预测价值差,但是若与 CCCT 联合应用时可以提高预测价值(109,110)。与基础检测不同,在卵巢刺激后的第 5 天测定的抑制素 B 的水平对 IVF 或 ICSI 后的活产有预测价值(115)。

血清抗苗勒管抑制激素　抗苗勒管抑制激素(antimullerian hormone, AMH)由窦前卵泡和小窦卵泡的颗粒细胞产生(111,114)。周期正常妇女的血清 AMH 水平随着年龄的增长而下降,在绝经后将不能被检测出来(114,116)。AMH 水平与窦卵泡数量明显相关,当 AMH>3.5ng/ml 时能够很好地预测 IVF 时会发生卵巢反应过度;当 AMH <1ng/mL 时准确地预测 IVF 时会发生卵巢反应不良(111,116,117)。**与其他血清标志物不同,AMH 可以在月经周期的任何时间进行测定**(116)。

窦卵泡计数　早卵泡期用阴道超声,计数卵巢内全部 2~10mm 直径大小的卵泡,双侧卵巢的卵泡总数被称之为基础窦卵泡计数(antral follicle count, AFC)。AFC 和生育力正常妇女的实足年龄明显相关,可以反映剩余始基卵泡的情况(104)。随着年龄的增长,AFC 逐渐下降,而非迅速下降(118)。**AFC 总数少于 4 个,可以预测卵巢反应差和 IVF 较高的取消率**(119,120)。

卵巢储备减少的治疗　**卵巢储备减少的治疗包括自体 IVF,接受捐赠卵母细胞或胚胎和收养子女**(中国目前不允许捐赠胚胎,译者注)。已有学者给予卵巢储备减少的妇女先口服脱氢表雄酮(dehydroepiandrosterone, DHEA, 25mg tid)预处理 4~5 个月后,提高了 IVF 成熟卵母细胞数量和妊娠率的报告(121~123)。(译者注:至 2013 年文献,没有足够的证据支持 DHEA 增加临床妊娠率和活产率)

排卵因素　　**在女性不育病例中有 30%~40% 由排卵障碍所致**。排卵因素的不育妇女的最初诊断可能包括无排卵(完全缺乏排卵)和稀发排卵(很少发生排卵)。如果存在月经稀发、闭经、月经频发,或功能失调性子宫出血,那么月经史可能有提示作用(124)。月经失调见于

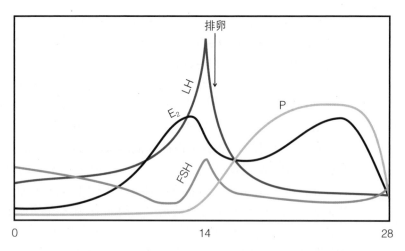

图 32.5　正常的有排卵的 28 天月经周期的相对激素波动水平

18%~20% 的一般人群(125)。图 32.5 显示了在正常 28 天排卵周期中,雌二醇、孕酮、FSH 及 LH 的波动性变化。**育龄妇女月经周期的正常时间从 21~35 天不等**,平均 27~29 天(126)。周期长度的差异大多数发生在卵泡期(127),范围可以为 7~19 天,而通常认为黄体期固定为 14 天(128)。即使月经规律的妇女也可能没有排卵。经前症状,如经前乳房肿胀,虚胖和情绪改变的存在多提示为排卵周期(125)。

确认排卵的方法　　　　"受孕窗口"　**受孕窗口为期 6 天,结束于排卵日,而不是排卵之后**。精子可以在受雌激素作用的宫颈黏液内存活高达 6 天,但是卵子被受精的时间不足 1 天。在窗口期每天同房可以增加受孕机会(32,127)。妇女一般在月经周期的第 10~17 天内同房易受孕,但是许多妇女在此范围之外的时间同房也可以妊娠(128)。因此,如果定时同房太麻烦,那么在整个月经周期每周同房 2~3 次将减小因错过受孕窗口而受孕失败的机会(129)。尚未确定受孕窗口之前节欲的持续时间,尽管有一个作者提出为 5 天(127)。

基础体温测定(basal body temperature,BBT)　是一种廉价的方法,使用一根温度计每天记录患者在起床、进食、喝水之前的口温或肛温,即基础体温状态。排卵之后孕酮的分泌引起体温比月经周期中卵泡期内的 36~37℃ 的基线体温升高 0.3~0.5℃。体温连续升高 3 天之后推测有排卵。有排卵周期的妇女每天 BBT 表会产生出一个有特征的双相形式(130)。**BBT 的局限性包括其不能前瞻性预测排卵以及常见的假阴性结果**(131)。吸烟和不规则的睡眠形式可能干扰正确的 BBT 测试(130)。

宫颈黏液　**在受孕窗口期间,宫颈分泌物是湿滑的、透明的,而在月经周期的其他时间分泌物是黏稠的**(32,130)。宫颈黏液量的高峰在排卵前 2~3 天,从而保证了特定时间受孕的最大可能性(32)。

监测黄体生成激素　在血清 LH 高峰过后的平均 2 个小时,可以检测到尿 LH。已上市的测定 LH 峰值的商业化试剂盒,准确、快速、方便和相对便宜,多为酶联免疫测定(ELISA),以 35~50mIU/ml 作为检出阈值(132,133)。**一旦检测到 LH 峰,可能在接下来的 48 小时内发生排卵**(32,132,133)。这些试剂盒的阳性和阴性预测值分别达到 92% 和 95%(132,134)。因为峰值的持续时间可能短于 12 小时,所以每天检测 2 次可以增加检出率(133)。但是,受孕可能性最高的 2 天是 LH 峰当天和前 1 天,仅仅依靠尿 LH 峰来指导同房,也许会错过受孕的最佳时间(127)。由于短暂的早发 LH 峰可自尿中排出,因此 7% 的周期可以发生假阳性(32,131,135)。该检测不能应用于周期不规则的患者(127)。

黄体中期血清孕酮　若证明排卵,应该在黄体中期(通常在理想的 28 天周期中的 21~23 天或 LH 高峰后的 7 天)血清孕酮水平最高峰时进行测定。**各个实验室之间黄体期孕酮水平的低值不同,但是通常以大于 3ng/ml(10nmol/L)时能证明排卵**。由于孕激素的分泌有波动,有时难以解释黄体期单次孕酮测定结果的真正意义。尽管有排卵的孕激素水平通常大于 3ng/ml,但是黄体中期低孕酮水平未必能诊断无排卵(124)。

超声监测　排卵后的两个特征:阴道超声可以发现被监测的卵泡尺寸减小和子宫直肠窝有积液表现(124)。**在自然周期卵泡排卵前的直径可以达到 17~19mm,或者在克罗米酚诱导的周期达到 19~25mm**(136,137)。可以联合应用 LH 试纸和超声检查,当超声测量的卵泡大小达到 14mm 时开始 LH 检测(131)。在生育力正常的妇女中,仍有 10% 的周期可能有卵泡未破裂的黄素化,即在周期的 10~20 天每天行超声检查都见不到卵泡破裂的征象,但有孕酮产生,黄体期正常。在不明原因不育的妇女中,卵泡黄素化发生率可多达 25%(138)。**因为进行系列的监测很不方便,并且费用高,所以不推荐常规使用超声来证实排卵,仅建议将其用于采用花费更少的测排卵方法失败的患者或者用于特定类型的诱导排卵**(124)。

随访检测　对于无排卵或稀发排卵的妇女,应该进行血清 FSH、泌乳素和促甲状腺激素(thyroid-stimulating hormone,TSH)的检测(124)。

多囊卵巢综合征

多囊卵巢综合征(polycystic ovarian syndrome,PCOS)是引起稀发排卵和无排卵的最常见原因,稀发排卵和无排卵在一般人群和不育妇女中均可以出现(139)。PCOS 的诊断需要除外其他医学疾患如妊娠、下丘脑 - 垂体疾病,或雄激素过多症的其他原因(如分泌雄激素的肿瘤或非经典的先天性肾上腺皮质增生)之后并存在以下情况中的任意两条(140):

- 稀发排卵或无排卵(表现为月经稀发或闭经)
- 高雄激素血症(循环中雄激素水平升高)或雄激素过多症(雄激素过多的临床表现)
- 超声检查发现多囊性卵巢

PCOS 的诊断或治疗不需要有血清 LH:FSH 比值升高的证据和高胰岛素血症(139,140)。应该告知 PCOS 患者在生育治疗前进行潜在的代谢性疾病的筛查和将来的可能的产科并发症(141)。

多囊卵巢综合征妇女的排卵诱导

尽管使用的是相似的药物,但是诱导排卵的指征和目标与超排卵应该是有区别的。**诱导排卵的目标是指对排卵不规律或无排卵的妇女进行治疗,使其恢复每个周期排出一个卵子**。相反,超排卵的明确目标是刺激出 2 个以上的卵子排出,以增加不明原因不育妇女受孕的可能性(136)。

减轻体重　肥胖的 PCOS 患者与不育治疗结局差有关(139,142~144),尽管对妊娠丢失率的影响不是很清楚(141,142,145)。**只要体重减轻 5% 就可以提高妊娠率,因此应该鼓励所有超重和肥胖的不育患者首先减轻体重**(139)。一般而言,改变生活方式是一线治疗,之后可行药物治疗和减轻体重的手术(139)。生活方式的建议包括减少每天 500kcal 的热量摄入和规律的体育运动,虽然最好的运动方法尚无定论(139,146)。对于身体过重的患者,减轻体重的干预应该在试图妊娠之前进行(139)。

克罗米酚(氯米芬)药理学　克罗米酚是一种弱的合成雌激素,在诱导排卵治疗中当给予通常的治疗时表现出雌激素拮抗剂活性。通过肝脏和分泌入肠道对其进行清除,6 天可以清除 85%。**必须具备下丘脑 - 垂体 - 卵巢轴的反馈功能,克罗米酚才能表现出适当的活性**。比较特别的是,克罗米酚被认为能长时间结合并封闭下丘脑雌激素受体,从而减弱正常卵巢 - 下丘脑雌激素反馈环。这种封闭作用在一些无排卵妇女中增加了 GnRH

脉冲幅度,导致垂体分泌促性腺激素增加,促进卵巢卵泡的发育(136)。

克罗米酚的结局 **克罗米酚是无排卵不育患者的一线治疗药物**(147)。对无排卵不育妇女使用克罗米酚6个月以上,49%出现排卵,23.9%妊娠,活产率22.5%(142)。**存在肥胖、高龄和雄激素过多情况时克罗米酚的有效性会下降**(142,148,149)。克罗米酚的不良反应包括血管舒缩性潮红、情绪波动、乳房压痛、盆腔不适和恶心。小部分妇女,因克罗米酚在其子宫内膜或宫颈的抗雌激素作用而对生育有不良影响。当出现可观察到的异常时,应该立即终止克罗米酚的使用。**使用克罗米酚引起的多胎妊娠发生率大约为8%,大多数的多胎妊娠为双胎**(136)。治疗应该限于6个排卵周期或12个总周期(141,150,151)。

克罗米酚的剂量 药物为50mg片剂;通常开始剂量为50mg/d,但是很敏感的患者可以对12.5~25mg/d有反应。治疗通常从自然或孕酮诱发的月经后的第5天之内开始,连续用药5天(如月经周期的第2~6天、3~7天或5~9天进行治疗)(136)。已有报道在孕激素撤退治疗之后接下来的1天开始克罗米酚的治疗,不等月经来潮,也有效果(152)。如果最初剂量的克罗米酚未能诱发排卵,在随后的每个周期,剂量可以增加50mg/d。**100mg/d可以使74%的妇女出现排卵,是美国食品和药物管理局批准的最大剂量**(153)。然而,有些患者需要更高剂量,高达250mg/d是安全的(136)。有学者建议一种新的阶梯方法:若在最后一次服药后4~5天超声证实没有卵泡反应,则在同周期内就增加剂量,而没有月经介于其中(154)。然而,这一特殊方案增加了对子宫内膜和胚胎不明确的作用的关注(155)。

克罗米酚治疗期间的排卵监测 如果未行排卵前监测,应该指导患者在最后1天治疗以后,每2~3天进行同房,在诱导一次撤退出血或增加克罗米酚剂量之前每周检查血清孕酮水平达5周(142)。**尽管没有证据表明任何一种排卵检测技术有明显的优势,但是应该与患者保持联系以观察治疗反应。**在完成治疗之后的5~12天可以检测到尿LH峰。若于周期的第5~9天给予克罗米酚时,LH峰一般发生于周期的第16或17天,并且可以通过7天之后的黄体中期血清孕酮检测得到确认。通过超声监测,如果基线检测可以见到大的囊肿,则应该停止治疗。使用克罗米酚之后,超声下卵泡在排卵前的直径一般能达到19~25mm,但是也可以达到30mm(136,137)。可以联合应用LH检测和超声检查,当发现超声测量的最大卵泡直径达到14mm时开始LH试剂盒检测(131)。

人绒毛膜促性腺激素 如果有优势卵泡发育,但是没有自发的LH峰,可以应用人绒毛膜促性腺激素(human chorionic gonadotropin,hCG)诱导卵泡的最终成熟,排卵大约发生于应用hCG之后的40小时(136,156)。**尽管在有优势卵泡时给予hCG并没有显现出能够增加大多数服用克罗米酚的不育患者的受孕机会,但是对已知有排卵功能障碍的患者可能是有用的**(157~159)。药物可以来源于尿(5000~10 000IU肌内注射)或经重组技术生产(250μg皮下注射,等同于尿中含量的5000~6000IU)(156)。

宫腔内授精的时机 当把IUI加入治疗方案时,一般在LH峰后24小时进行授精(157)。但是,考虑到排卵可能发生于比此更晚的时间,所以在LH峰后的24~60小时进行IUI的妊娠率没有差异不足奇怪(160)。为了触发排卵加用hCG时,IUI的时间一般选择在应用hCG后的36小时,以期与卵泡破裂时机一致,但是在HCG触发后的24或36小时进行IUI的妊娠和活产率没有显著差异(161)。

胰岛素增敏剂 胰岛素抵抗在PCOS的发病机制中发挥了主要的作用(表32.7)。二甲双胍是用于治疗非胰岛素依赖型糖尿病的口服双胍,已经被应用于PCOS以增加自发排卵的功效。二甲双胍通过几种机制起作用,包括抑制肝脏糖异生和增加外周葡萄糖的摄入(162)。**尽管文献报道不一致,但是有较大规模的研究表明,单独应用二甲双胍的活产率(7.2%)低于单独应用克罗米酚者,两者联合应用也不比单独应用克罗米酚有更多的受益**(142,163)。肥胖患者对二甲双胍有反应的可能性更小(164)。尽管看起来在妊娠期间应用二甲双胍是安全的,但是其是否可以降低PCOS的流产率仍不明确。二甲双胍的风险包括胃肠不适和少见的乳酸酸中毒,所以应该避免用于肝肾功能障碍、术前或使用放射学显影剂的情况。已经报道的有效剂量包括 500mg,3 次／日;850mg,2 次／日;或 1000mg,2 次／日(142,162)。以最低剂量开始给药,并逐渐增加药量是最容易耐受的用药方式。缓释制剂可以减少胃肠不适(142)。**因为单独应用二甲双胍后可能延迟 3~6 个月才出现规律的排卵或不发生排卵,所以仍需要应用撤退性出血的药物治疗,以减轻持续无排卵造成子宫内膜增生的风险**(141)。噻唑烷二酮类药物,包括罗格列酮和匹格列酮,被应用于 PCOS 患者的排卵诱导(165~168)。与它们相关的胃肠道不适轻于二甲双胍。这类药物均有肝脏毒性(比如罗格列酮)、心血管损害,一般应避免用于妊娠期间(141)。

表 32.7　提示胰岛素抵抗和高胰岛素血症的临床表现

与胰岛素抵抗有关的体检发现	腰围 >100cm
体重指数 >27kg/m²	黑棘皮症
腰臀比值 >0.85	多发皮赘

来自:Barbieri RL. Induction of ovulation in infertile women with hyperandrogenism and insulin resistance. Am J Obstet Gynecol 2000;183:1412-1418.

地塞米松　单独使用克罗米酚抵抗的患者辅助应用口服地塞米松可以改善排卵率(147)。已有报道上述的改善作用甚至可以见于没有肾上腺性雄激素过多症者,所以其作用机制仍不清楚(169,170)。治疗方法包括从克罗米酚治疗的第 1 天开始给予 0.5mg×5 天,在开始克罗米酚治疗前服用 0.5mg×6 周,和从克罗米酚治疗的第 1 天开始服用 2mg×10 天(169~172)。

口服避孕药预治疗　在开始克罗米酚周期治疗之前给予口服避孕药 2 个月可能可以通过改善先前存在的高雄激素环境而改善克罗米酚抵抗患者的排卵率和妊娠率(147,173)。

三苯氧胺　三苯氧胺是一个口服抗雌激素药物,结构上与克罗米酚类似,一般被用于乳腺癌的辅助治疗,也已经被标识外(这里指超说明书适应证,译者注)用于诱导排卵(174)。三苯氧胺和克罗米酚的排卵和妊娠率是相似的(147,174)。开始剂量为 20mg/d×5 天(用药时机与克罗米酚相似),在随后的周期中可以增加至 40 或 60mg/d。三苯氧胺的作用机制是与克罗米酚类似的诱导排卵,尽管其对内膜的负面影响更小(175)。

芳香化酶抑制剂　这些药物包括来曲唑和阿那曲唑。通过抑制由芳香化酶介导的雄激素到雌激素的转化作用,从而减少循环中的雌二醇,芳香化酶抑制剂已被确认可以用于乳腺癌的治疗。2001 年首次报道,标识外使用来曲唑对耐克罗米酚患者进行诱导排卵(176)。标准剂量是每天 2.5~5mg 来曲唑或 1mg 阿那曲唑,用药 5 天。给药时机与克罗米酚类似,尽管已有更长的持续 10 天治疗的报道(177,178)。**与克罗米酚相比,来曲唑表现出对内膜发育的负面影响更少**(176)。尽管着重关注了胎儿先天畸形与芳香化酶抑制剂之间关系,但是来曲唑与克罗米酚相比,胎儿先天畸形并没有增加(179)。然而,患者仍应该被告知,缺乏前瞻性有充分说服力的研究来评估标识外使用芳香化酶抑制剂诱导排卵的安全性(141)。

促性腺激素治疗　应该考虑对使用口服制剂没有排卵或没有受孕的 PCOS 患者进行外源性促性腺激素注射以诱导排卵。可以选择晚上用药以保证早晨的监测和中午的决策。监测包括血清雌二醇水平和经阴道超声测量卵泡生长。典型的方案需要在基线、治疗开始后的 4~5 天,然后每 1~3 天进行监测直到卵泡成熟(在达到直径 10mm 之后预期卵泡生长每天 1~2mm)(180)。**假如以诱导单个的成熟卵泡生长为目标,那么一般推荐最低的初始促性腺激素的剂量为 37.5~75IU/d,如果在用药 7 天以后未观察到有卵泡大于 10mm,则增加原来剂量的 50%**(141,180)。经典的治疗持续时间为 7~12 天,但是有些患者需要更长时间的用药以得到足够的刺激。促性腺激素的最大剂量很少超过 225U/d。促性腺激素治疗周期推荐以 hCG 触发排卵,应用时机在一个或两个卵泡直径达到 16~18mm 和每个优势卵泡的 E_2 水平为 150~300pg/ml 时。预期排卵发生于 hCG 触发后的 24~48 小时。GnRH 激动剂如醋酸亮丙瑞林(500μg 皮下注射)可以用于触发排卵,但是在用药之后需要补充孕酮。建议在触发排卵以后的 24~48 小时内进行同房或 24~36 小时之后进行 IUI(180)。在触发排卵之后的 15~16 天进行妊娠检测,如果妊娠检测阴性,应进行该周期的回顾。如果先前的反应不充分或过度,应该对下一个治疗周期中的促性腺激素的剂量进行调整。

促性腺激素制剂　有几种促性腺激素制剂可供选择。人绝经期促性腺激素(human menopausal gonadotropin,HMG)源自人的尿液,含有相当于 75IU 的 FSH 和 LH(源自 hCG)的活性。目前的 HMG 和 FSH 的剂型可以通过皮下或肌内给药。只含有 FSH 的制剂可以源自尿液或通过重组方法获得,并被包装为冻干粉剂或预混液体的笔筒或笔芯。除了高纯化的尿 FSH(每安瓿 FSH 活性为 82.5IU)之外,所有的其他产品在以安瓿供应时均含有 75IU 促性腺激素。**所有的 FSH 制剂均经过高度纯化,批次之间极少有或无差异,各种来源的安全性都很高。**尽管被区分为促卵泡素 -α 和促卵泡素 -β 进入市场,这些重组的 FSH 制剂仍然含有 1-α 和 1-β 糖蛋白链的组合体。它们在翻译后修饰和纯化过程中多少有些不同。提供的重组 LH 装于注射器内,剂量为 75IU(156)。虽然 LH 无害,但是对于 PCOS 患者,在促性腺激素制剂中单独应用 FSH 已经足够(180)(表 32.8)。促性腺激素治疗的禁忌证列于表 32.9。

促性腺激素结局　若目标是诱发单个卵泡排卵,推荐最多用药 6 个排卵周期,用于诱导排卵的促性腺激素的累积活产率与克罗米酚相似(141)。**因为 PCOS 患者基线的窦前卵泡数更多,所以当与其他无排卵患者进行比较时,PCOS 患者使用促性腺激素会有更高的多胎妊娠(36%)、卵巢过度刺激综合征(4.6%)和周期取消(10%)的风险**(141,180,181)。当患者出现 E2 水平达到 1000~2500pg/ml 的水平、有 ≥3 个直径 ≥16mm 的卵泡,或有 ≥2 个 ≥16mm 的卵泡加上 ≥2 个 ≥14mm 的卵泡时,应该坚决地取消周期(141),以避免卵巢过度刺激。序贯应用克罗米酚或芳香化酶抑制剂和促性腺激素将会导致促性腺激素需要量减少和较低的取消率和治疗持续时间,而妊娠率没有下降。促性腺激素加用芳香化酶抑制剂方案获取较少数目的优势卵泡和较低的 E_2 峰水平(182~184)。

表 32.8　可用的促性腺激素制剂的不同类型

商品名	化合物名	来源	FSH/ 安瓿	LH/ 安瓿	给药途径
Repronex(Ferring Pharmaceuticals,Inc.)	绝经期促性腺激素 hMG	尿中提取	75IU	75IU	IM 或 SC
Menopur(Ferring Pharmaceuticals,Inc.)	绝经期促性腺激素尿 hMG	高度纯化	75IU	75IU	SC
Bravelle(Ferring Pharmaceuticals,Inc.)	尿促卵泡素尿 FSH	高度纯化	75IU 450U 多次剂量瓶 300、450 和 900U RFF 笔芯	极少	IM 或 SC
Follistim(Organon Inc.)	促卵泡素 β	重组 FSHβ	75IU 75 和 150U AQ 小瓶 350,650 和 975U AQ 瓶 + 笔	无	SC
Gonal-F(Serono Laboratories,Inc.)	促卵泡素 α	重组 FSHα	75IU	无	SC
Luveris(Serono Laboratories,Inc.)	促黄体生成激素	重组 LH	无	75IU	SC

FSH,卵泡刺激激素;LH,促黄体生成激素;hMG,人绝经期促性腺激素;IM,肌肉;SC,皮下

表 32.9　促性腺激素治疗不育妇女的禁忌证

1. 伴有卵泡刺激激素水平升高的原发性卵巢衰竭
2. 未控制的甲状腺和肾上腺功能不全
3. 器质性颅内病变,如垂体瘤
4. 未诊断的异常子宫出血
5. 非多囊卵巢综合征引起的卵巢囊肿或增大
6. 既往对特定的促性腺激素敏感
7. 生殖道及附属器官的性激素依赖性肿瘤
8. 妊娠

来自:Physicians desk reference. Micromedex (R) Healthcare Series Vol. 107. Thompson PRD and Micromedex Inc., 1974-2004.

手术治疗　对于克罗米酚抵抗的患者,手术卵巢打孔术取代了过时的卵巢楔形切除术,通过减少产生雄激素的卵巢间质组织来改善排卵,可以避免使用促性腺激素引起的多胎妊娠的风险(141,185)。尽管经阴道超声引导下穿刺和阴道注水腹腔镜下操作已有报道,常常还是腹腔镜下使用电灼和电凝或激光的方法将每侧卵巢打孔 3~15 个(186~195)。使用超声刀可以成功地进行打孔(190)。在卵巢打孔后的 12 个月内,累积排卵、临床妊娠和活产率分别为 52%、26%~48% 和 13%~32%。**上述处理的结局与使用促性腺激素者类似,但是卵巢打孔后的多胎妊娠率更低**。应用电凝或激光进行打孔的妊娠结局没有显著差异,但是患者年龄超过 35 岁或基础 FSH 超过 10mIU/ml 时妊娠率会下降(185,187)。卵巢打孔的风险包括手术并发症、粘连、无排卵的复发和理论上卵巢衰竭的风险(185,196)。

对其他无排卵疾病的诱导排卵

高泌乳素血症　高泌乳素血症与月经稀发或闭经有关,应该以垂体磁共振成像(magnetic resonance imaging,MRI)进行评价,以排除大腺瘤或其他颅内病变(197)。**稀发排卵或无排卵的高泌乳素血症的患者在已排除其他病变后,多巴胺激动剂是治疗恢复排卵的一线用药**(197)。80%~90% 的高泌乳素血症患者通过溴隐停治疗后泌乳素水平可以达到正常并恢复排卵(197)。每天服药 2~3 次,日总剂量少于 7.5mg 时大多数患者会有反应。不良反应可能很困扰患者,包括恶心、呕吐、体位性低血压和头痛。卡麦角林(cabergolin)也有同样高的效果,但是其具有 2 周用药一次(0.25mg)的优点,并且不良反应更少(198)。

低促性腺激素性性腺功能减退　**因血清 LH、FSH 和雌二醇水平低下引起的无排卵定义为低促性腺激素性性腺功能减退,其反映下丘脑 - 垂体轴功能紊乱**。低促性腺激素性性腺功能减退的原因包括颅咽管瘤、垂体腺瘤、动静脉畸形或其他中枢性占位病变,应通过 MRI 进行排除。压力、极度体重下降、厌食症、锻炼过度和低体重指数与功能性下丘脑抑制有关,所以应该提倡有良好的营养和理想的体重以恢复排卵(197,199)。瘦素是一种由外周脂肪细胞产生的激素,可以反映能量储备,在节食或运动诱发的闭经妇女中分泌不足(200)。已有在上述妇女中使用外源性瘦素恢复排卵的报道(200,201)。其他的下丘脑功能不良疾病,如先天性下丘脑衰竭(Kallmann 综合征),可以使用脉冲式 GnRH治疗或促性腺激素治疗。在上述患者中,若用促性腺激素治疗应该同时给予 FSH 和 LH(197,202)。脉冲式 GnRH 激动剂疗法(每 60~90 分钟 25ng/kg)可以刺激正常生理和具有超过促性腺激素注射疗法的一些优点,如多胎妊娠和卵巢过度刺激综合征发生率(ovarian hyperstimulation syndrome,OHSS)更低,而妊娠率可以维持很高(202)。

甲状腺功能减退　在生育年龄中期的妇女中甲状腺功能减退的发病率为 2%~4%,通常由免疫因素所致。23%~68% 的甲状腺功能减退的妇女具有月经异常,包括无排卵,若给予左旋甲状腺素治疗后可恢复正常。尽管对恰当的 TSH 正常上限缺乏一致意见,而且选择偏倚又限制了判读。仍要考虑到亚临床甲状腺功能减退和存在抗甲状腺抗体（即使甲状腺功能正常）与不育和自发妊娠丢失率有关。因为即使是非常轻的或亚临床甲状腺功能减退对胎儿脑发育和随后的智商都可能有不良影响，所以在开始不育治疗之前应该谨慎筛查和治疗甲状腺激素异常的妇女（203）。

输卵管因素

输卵管因素占不育病例的 25%~35%。输卵管因素的非感染性原因包括输卵管子宫内膜异位症、输卵管炎峡部结节、输卵管息肉、输卵管痉挛和输卵管内黏液碎片（10）。**已有报道，在 PID 一次、二次和三次发作之后输卵管不育的发生率分别为** 8%、19.5% 和 40%（204）。单独一次严重的 PID 发作对活产率就有负面影响（205）。沙眼衣原体和淋病奈瑟菌是 PID 和不育症最常见的病原体。人型支原体和解脲脲原体常见于 PID，但是它们对不育的影响尚不是很清楚（17）。已经证实已存在输卵管破坏的许多患者并没有 PID 的病史，推测在这些妇女中存在亚临床衣原体感染（206,207）。

子宫输卵管造影　在月经之后、排卵之前的周期第 7~12 天进行子宫输卵管造影（hysterosalpingography, HSG），这个时期可以避免潜在的妊娠，同时增殖期的子宫内膜又不太厚。一般在操作前 30~60 分钟给予布洛芬或相关药物（208）。利多卡因宫颈内注射可以使疼痛进一步缓解（209）。患者取膀胱截石位，**将一根金属插管或球囊导管放入宫颈，并超过宫颈内口。**之后在荧光屏透视下注入显影剂以看到子宫腔、输卵管结构和输卵管**的通畅度**（208,210）。某些疾病，如输卵管炎峡部结节，HSG 时有特征性表现，可见典型的宫角或峡部呈蜂窝样，是由于显影剂填充憩室所致（211）。与腹腔镜相比，HSG 对双侧输卵管通畅的敏感度和特异度分别为 86.5% 和 79.8%，对双侧输卵管阻塞的敏感度和特异度分别为 90% 和 97%。对于判断单侧输卵管通畅，HSG 的特异性仍很好，但是敏感性下降（212）。

子宫输卵管造影的风险　尽管与水溶性显影剂相比，使用油性显影剂与 HSG 后的更高妊娠率有关（213,214），但是一般仍倾向于使用水溶性显影剂，因为水溶性显影剂可以避免油脂栓塞或肉芽肿形成。患者需要做过敏试验，如果发现有碘过敏，在操作前应该给予糖皮质激素（210）。总体而言，HSG 后发生盆腔炎的风险为 0.3%~3.1%，但是在输卵管积水的情况下超过 10%（215,216）。**因此，在已知有输卵管积水和（或）正患有或可疑盆腔炎的情况下应该避免行** HSG（208,216）。关于 HSG 中常规抗生素预防的作用存在争议，但是对高风险患者，可以考虑给予多西环素（doxycycline）（217）。推荐剂量为 100mg，每天 2 次，在 HSG 前 1 天开始服用，持续用药 3~5 天。如果未使用预防用药，而在检查时发现存在输卵管积水，建议操作后给予多西环素的治疗。HSG 其他罕见的并发症包括显影剂渗入血管、宫颈裂伤、子宫穿孔、出血、血管迷走神经反应、严重的疼痛和对显影剂的过敏反应（208）。

衣原体血清学　衣原体抗体检测显现出与 HSG 有可比性的敏感性和特异性，但是不能病理学定位，该检测的实用性存在争议（211）。建议对 HSG 正常、血清学阳性的患者仍应该进行恰当的腹腔镜检查，以排除输卵管周围粘连（207）。

腹腔镜检查　**腹腔镜检查被认为是诊断输卵管和腹膜疾病的金标准。**腹腔镜下可以看到所有盆腔器官，能够发现并剔除肌壁间和浆膜下子宫肌瘤、分离输卵管周围和卵巢周围粘连和治疗子宫内膜异位症。HSG 的异常发现可以通过腹腔镜下直视输卵管通液的通畅度，输卵管通液经宫颈注入一种染料如靛胭脂，可以看到输卵管的通畅性和伞端结构（212）。**但是，当被切除阶段的输卵管做病理学检查时，对于近端输卵管阻塞，即使是腹腔镜检查也有 11% 的假阳性**（218）。（译者注：当输卵管间质部痉挛时，腹腔镜检查表现出输卵管根部不通的假阳性）

其他诊断方式　输卵管镜联合宫腔镜检查,通过光学纤维直视输卵管开口和输卵管内部结构,以明确是否输卵管痉挛、异常的输卵管黏膜结构,甚至引起输卵管阻塞的管腔内碎片(218,219)。目前,仪器设备的供应和技术并发症(包括输卵管穿孔)限制了输卵管镜检查的常规应用(219)。此外,宫腔声学造影是一种侵入性小得多的诊断输卵管阻塞的方法。推荐在宫腔声学造影时使用显影剂以增加确认输卵管通畅性的正确性,但是这些显影剂时常缺货。当与 HSG 或腹腔镜检查相比时,在宫腔声学造影时使用震荡后的生理盐水(空气 - 生理盐水)可以得到很好的阴性预测值(220)。

输卵管因素不育的治疗

由于 ART 的成功率不断提高,手术治疗输卵管因素不育的指征日益减少(221)。但是,在一些情况下手术仍然是有效的,并且可能是一些患者最好的治疗方法。

近端输卵管阻塞　可以通过 HSG 或宫腔镜检查进行近端输卵管导管插入术(catheterization)或插管术(cannulation),使阻塞的输卵管恢复通畅的成功率高达为 85%,尽管再次阻塞率接近 30%。**近端输卵管导管插入术或插管术的最合适的指征有肌肉痉挛、间质水肿、无定形的碎片、黏膜聚集或黏性分泌物,而无效者包括伴有腔内纤维化、输卵管再吻合失败、纤维瘤、先天闭锁或结核的患者**。输卵管炎峡部结节、子宫内膜异位症、粘连、输卵管炎和宫角息肉所致阻塞只能偶尔对插管有反应(10)。导管插入术是放置一根软管进入输卵管开口,而插管术是放入一根导丝通过输卵管开口,并注射显影剂或彩色染料。输卵管穿孔,发生于 1.9%~11% 的病例(10,211,218)。**HSG 操作时,于荧光屏透视下进行导管插入术被称为选择性输卵管造影(222)。宫腔镜检查时联合腹腔镜或超声来观察卵管的通畅性**(10,218)。无论是用宫腔镜或 HSG 的方法,在近端输卵管导管插入术或插管术后持续妊娠率为 12%~44%。如果阻塞持续存在或复发,一般推荐 IVF。显微外科输卵管宫角吻合术也是一个选择,有少量研究报告妊娠率高达 68%(10)。该操作一般通过开腹进行,包括切开输卵管峡部,之后将残留的输卵管重新植入一个可以穿入子宫角的新的开口(211)。

远端输卵管阻塞(除绝育或输卵管积水之外)　**远端输卵管疾病和阻塞占输卵管不育因素的 85%,可以继发于各种炎症性情况,包括感染、子宫内膜异位症或先前腹部或盆腔手术**(211,223)。对小于 35 岁患有轻度远端输卵管病变、输卵管黏膜正常和没有或有少许盆腔粘连的患者可以考虑行显微手术(223)。对于年龄大的患者或伴有卵巢储备减少、近端和远端输卵管疾病并存、严重盆腔粘连、不能重建的输卵管损害或其他不育因素的患者,应该考虑进行 IVF(223,224)。输卵管伞端成形术(fimbrioplasty)是指分离伞端粘连或伞端闭锁的扩张,而输卵管造口术(neosalpingostomy),也称为新式输卵管造口术(salpingoneostomy),是在阻塞的输卵管上再造一个新的输卵管开口(223)。不同的患者在经历了粘连分解术、输卵管伞端成形术、输卵管造口术和绝育相关的吻合术后的妊娠率分别为 32%~42.2%,54.6%~60%,30%~34.6 和 55.9%(211,223)。**总的来说,这些操作之后的异位妊娠率为 7.9%**(223)。

绝育术后的再通　**20% 的妇女在绝育术后感到后悔,其中 1%~5% 要求行再通术,通常是在婚姻状态改变之后**。绝育术后再通技术包括显微切开输卵管阻塞的末端,之后进行近端和远端输卵管部位的分层复位。手术方法有开腹显微手术、腹腔镜和机器人辅助腹腔镜手术(224,225)。绝育术后再通术采用显微手术输卵管再吻合术后的妊娠率是 55%~81%,大多数妊娠发生于术后 18 个月内(224)。术后异位妊娠率一般少于 10%,但是可以接近 18%(223,226)。**成功的主要预测因素是小于 35 岁、峡部 - 峡部或壶腹部 - 壶腹部吻合、最终吻合后的输卵管长度超过 4cm 和破坏性更少的绝育方法如套环或输卵管夹的使用**(224,226)。与输精管切除术后再通不同,输卵管绝育术和再通术之间的时间长度看起来不影响结局。对于年龄大的患者或伴有卵巢储备减少、严重盆腔粘连、其他不育因素,或先前再吻合失败的患者,应该考虑进行可以代替绝育术后再通术的 IVF(223,224)。

输卵管积水　远端阻塞可以导致液体聚集于输卵管内,导致输卵管积水。输卵管积水的液体能够妨碍胚胎的发育和植入(211)。一项包括 14 项研究、1004 例输卵管积水患者的荟萃分析表明,存在输卵管积水行 IVF 的妊娠率明显低(227)。**与输卵管保留原位行 IVF 相比,对输卵管积水者在 IVF 之前行输卵管切除术可以使妊娠和活产率均得到显著提高,尽管腹腔镜下输卵管结扎可以作为另一个合理的选择**(228~230)。关于在 IVF 之前对输卵管积水给予经阴道细针引流和输卵管造口治疗结局的资料显然更少(211)。

子宫因素

15% 的不孕原因系子宫腔病变所致,超过 50% 的不孕患者被诊断有宫腔异常(231)。因此,对于不孕夫妇的评估应包括对子宫腔的评估。宫腔异常如子宫内膜息肉、子宫内膜增生、黏膜下肌瘤、宫腔粘连和先天性子宫异常(232)。

子宫病变影像学诊断

宫腔镜　宫腔镜检查由于其可视性被认为是评价子宫腔的金标准。内镜经宫颈置入宫腔,注入膨宫介质,可直视子宫腔内全貌(231~233)。纤细的诊断性宫腔镜使用生理盐水膨宫液可在门诊进行,无需麻醉(232)。宫腔镜检查时间通常安排在早 - 中卵泡期,可视性最佳和避免被检查者处于妊娠早期。其缺点是如果子宫出血则视野模糊;另外无法评估宫腔以外结构,如肌壁间和附件情况。诊断性宫腔镜检查与需要全身麻醉的复杂宫腔镜手术比较,对宫腔异常的诊断敏感度达 72%(231)。

子宫输卵管造影(HSG)　HSG 能显示输卵管和子宫腔内病变,是对不孕症进行初步评价的一种成像技术。子宫输卵管造影片中可见宫腔显影,子宫内膜病变表现为充盈缺损或不规则的子宫壁。**对比过度可能导致假阴性结果,因此,HSG 诊断子宫内膜息肉的敏感度仅为宫腔镜的 50%**,但由于气泡、黏液体和碎片所致的假阳性率较高(232,233)。其他缺点包括患者不适感,使用造影剂和辐射暴露(232)。

经阴道超声检查　与宫腔镜检查比较,宫腔息肉阴道超声阳性预测值为 75%,阴性预测值为 96.5%,但宫腔粘连的阳性预测值为 0%。阴道超声检查诊断子宫畸形敏感性达 44%,与 HSG 接近(233),使用三维技术可提高其诊断率。

子宫超声显像术　宫腔盐水灌注超声造影(saline infusion sonography,SIS),也称为宫腔声学造影,通过向插入宫颈内口上方的双腔管(一腔通向气囊)注入生理盐水扩张子宫腔,显示出子宫内膜轮廓。与门诊宫腔镜检查和 HSG 一样,SIS 选择在月经周期的卵泡期检查,通常无需麻醉。子宫内膜息肉显示带蒂高回声、粘膜下肌瘤显示为混合回声、粘连可以是斑块状回声或囊状回声(234)。**与宫腔镜比较,SIS 对子宫内膜息肉的敏感性、特异性、阳性和阴性预测值达 100%**(233)。SIS 使用膨宫介质量较小,比 HSG 和宫腔镜检查患者有着更好的耐受性(231,234)。另一个优点是能够评估子宫肌层如肌瘤或子宫腺肌病及附件的问题。结合三维技术,可以更好地评估整个子宫轮廓,描绘出先天性异常如纵隔子宫等(234)。与宫腔镜检查比较,标准的 SIS 发现子宫先天性异常的敏感性有所降低,达 77.8%,但高于二维阴道超声及 HSG。子宫输卵管造影片和 SIS 对宫腔粘连的诊断率一致,大约 50% 的阳性预测值和大于 90% 阴性预测值(233)。

磁共振成像　虽然经阴道超声、HSG、SIS 和宫腔镜,均能对先天性子宫畸形做出诊断,但盆腔磁共振成像被认为是影像检查的金标准,特别是对残留宫角的诊断(235)。盆腔 MRI 对肌壁间和黏膜下肌瘤诊断的高灵敏度和特异度可与病理相媲美,对大肌瘤或多发肌瘤尤其有用(236,237)。MRI 已是用来区分子宫肌瘤和子宫腺肌病一种检查手段,但并不推荐代替常规超声检查(237,238)。

先天性子宫异常

　　3%~4% 的女性有先天性子宫异常,早期妊娠丢失的女性先天性子宫异常者可达 5%~10%;中期和晚期妊娠胚胎丢失者,先天性子宫异常高达 25%(235)。在女性胚胎发育过程中,双侧副中肾管在中线彼此融合,随即在胚胎发育第 20 周,中间间隔吸收形成阴道上段、子宫颈、子宫、输卵管。副中肾管发育异常导致子宫不发育或发育不良、双角子宫、弓形子宫、双子宫或纵隔子宫。**由于泌尿系统邻近副中肾管,米勒管异常时经常合并肾功能异常。诊断米勒管异常时应进行相应的泌尿系统影像学检查(235,239)。先天性子宫畸形在正常与不育女性的发生率相似,因而子宫畸形与妊娠丢失和不良妊娠结局关系更为密切,超过与不孕的关系。**但米勒管发育异常例外,米勒管未发育的患者可以经 IVF 和代孕获得遗传学上的后代。弓状子宫是轻度的先天性子宫异常,与正常女性相比活产率无差异(235)。**大多数子宫异常经手术修复是否能改善妊娠结局仍有争议。残留宫角需要切除后诊断,宫腔镜下纵隔子宫成形术能明显降低胚胎丢失率,但不能降低不孕率**(235,240)。在 1971 年禁止使用己烯雌酚后,生育年龄妇女使用己烯雌酚的患者数量正在迅速下降而且将会进一步下降。在妊娠期应用过己烯雌酚的患者所生产的女孩有较高的子宫畸形率(如 T 形子宫)和相关的产科并发症(235)。

获得性子宫异常

　　子宫肌瘤　也称子宫平滑肌瘤或纤维瘤,是一种良性单克隆子宫肿瘤,生育年龄女性发病率达 25%~45%,特别是非裔美国人(241)。肌瘤引起的不孕机制不明,可能涉及改变子宫收缩力,影响配子运输或子宫内膜功能障碍(242)。有子宫肌瘤的不孕妇女,妊娠率主要受子宫肌瘤的位置影响(236,242)。**浆膜下肌瘤不影响妊娠或产科结局,而肌壁间(不论宫腔变形与否)和黏膜下肌瘤导致了较低的胚胎种植率和活产率(236,242,243)。**尽管有报道,不同大小的肌瘤,包括 >2cm、>4cm 或 4~8cm,与无肌瘤妇女比较,妊娠率降低或保持不变,但目前仍不清楚肌壁间肌瘤的大小与妊娠率及产科结局是否相关(242)。

　　子宫肌瘤切除术　有生育要求的子宫肌瘤患者,子宫肌瘤剔除术是首选的治疗方法,子宫动脉栓塞术则是相对禁忌的治疗方法(242)。**推荐在进行不孕症治疗之前,切除已导致宫腔变形的肌壁间肌瘤和黏膜下肌瘤。目前还不能确定,对无宫腔变形的肌壁间肌瘤是否有必要手术去除**(236,242,243)。子宫肌瘤切除术的手术途径可以经宫腔镜、开腹、腹腔镜(独自或加机器人辅助)或经阴道手术(237,241,244~246)。宫腔镜手术切除一般首选较小的黏膜下肌瘤且没有肌壁间肌瘤,而使用其他方法的选择通常取决于患者的意愿、操作者的技能或存在其他盆腔病变(237,241,244,245)。手术前是否应用 GnRH 激动剂预处理尚存争议。GnRH 激动剂可使较大肌瘤(5~6cm)缩小,以适于宫腔镜切除、减少术中出血及术后贫血。**水中毒和子宫穿孔是宫腔镜最常见的并发症,而出血、邻近器官损伤亦有发生**(237,241)。肌瘤位于子宫下部和后壁不适合经腹腔镜切除。经肌层的手术路径影响子宫肌层愈合,妊娠期间可能导致子宫破裂,尽管这种风险的发生率极低(241)。

　　子宫内膜息肉　有报道不孕女性无症状子宫内膜息肉的发生率为 6%~8%,但也可能高达 32%(247~249)。息肉发生的危险因素包括肥胖、单一雌激素的刺激和多囊卵巢综合征。子宫内膜息肉可能影响生育的机制还不是很清楚,可能与其干扰子宫内膜容受性有关(250)。有报道 32% 的不孕女性子宫内膜息肉局限于子宫后壁,40.3% 的不孕女性有多发性息肉,并有 6.9% 的过度增生(251)。一般是通过刮宫、盲拧或宫腔镜手术切除息肉(249)。**虽然还没有明确规定不孕症治疗前应先行息肉去除,但一项前瞻性随机试验显示,先行息肉去除的女性 IUI 妊娠率较未治疗的女性提高 2.1 倍**(249,252)。剔除子宫输卵管开口处息肉较其他部位息肉可以获得更高的妊娠率(251)。小样本的非随机研究提供的数据认为小于 1.5~2 .0cm 的息肉不影响妊娠(251,253,254)。

宫腔粘连或 Asherman 综合征　子宫基底层受到严重损伤,随后受损组织形成粘连导致子宫内膜粘连或 Asherman 综合征,严重的症状包括闭经、月经不调、自发性流产和反复性流产。**宫腔粘连的原因往往是医源性的,通常是不全流产、终止妊娠或产后出血时的术中或术后并发症所致。**子宫肌瘤剔除术、子宫切除术、诊断性刮宫、剖宫产、结核感染、堕胎、宫腔填塞是西方国家较少见的宫腔粘连病因(255)。在发展中国家,生殖器结核所致宫腔粘连相当常见(256)。**宫腔镜下分离粘连恢复女性生育能力是治疗 Asherman 综合征的首选方法,其成功率较高。生殖器结核患者预后较差。**术后预防粘连可应用雌激素治疗 1 个月或术中同时放置宫内装置(如小的 Malecot 导尿管或小儿 Foley 导尿管)1~2周。没有标准的雌激素治疗方案,有建议每天口服妊马雌酮素(倍美力)2.5mg 联合孕激素或每天注射戊酸雌二醇 2mg(255,257)。

黄体期缺陷和补充孕激素

机制　黄体期特征是黄体分泌孕激素,子宫内膜转变为分泌期,允许受精卵植入;妊娠早期时,卵巢的黄体仍继续分泌孕激素以维持妊娠至 7~8 周(258,259)。**黄体缺陷(luteal phase defect,LPD)是指在着床窗口期子宫内膜分泌期发育不够成熟,不孕女性占 4%**(260,261)。LPD 机制是排卵后黄体分泌孕酮不足或 GnRH 脉冲异常引起 LH 峰值期间促性腺激素分泌不足,子宫内膜对孕激素反应不足(260~262)。**ART 或促性腺激素诱导排卵时,由于穿刺取卵时部分卵泡颗粒细胞被吸出;超生理性雌二醇水平升高和 GnRH-a 或 GnRH 拮抗剂治疗对内源性 LH 分泌的抑制,都可能引起医源性 LPD**(259,262)。

诊断　LPD 诊断标准有所不同,如黄体中期血清孕酮水平低于 5~10ng/ml;2 个周期以上的黄体期内膜组织学晚于月经时相 2 天以上;BBT 升高时相缩短 < 11 天;黄体期缩短少于 14 天(259~261)。黄体期孕酮脉冲式分泌的特点表现出短暂的大范围的变化(时间跨度 60~90 分钟),因而难以确定黄体中期孕酮水平(258)。**在正常和不育的女性中黄体期缩短发生率相似,即使是同一个女性的不同月经周期,黄体期的长短都可以有明显的变化**(261)。**由不同的病理学家对同一个不育女性子宫内膜活检病理片的判断结果往往是有差异的,不同时相的活检结果不足以区别是正常还是不育妇女**(263,264)。

治疗　ART 周期中给予黄体酮,已是规范治疗,但是在非 ART 治疗中补充孕激素还**有较多争议**(258,259,262)。孕激素补充可通过口服、阴道放置或肌内注射途径。肌内注射黄体酮的剂量是每天 25~50mg。大部分产品为油剂,对芝麻或花生过敏者不能使用。口服微粉粒化孕酮吸收不稳定,生物利用度下降,所以特有的超说明书给药途径是经阴道每天给予 200~600mg,并经常分次使用。不良反应是有阴道分泌物和刺激症状。其他阴道用药品种是每天应用一次的凝胶和每次 100mg 每天 2~3 次孕酮栓剂。**目前对阴道给药是否优于肌内注射的意见还不一致。**通常注射绒毛膜促性腺激素或 LH 峰后 3~4 天开始孕激素治疗,如果妊娠,至少持续给药至 8~9 周(258,259,262)。虽然有些孕激素可以刺激雄激素受体,但没有证据认为补充孕激素致畸(258)。

盆腔因素

子宫内膜异位症　子宫内膜异位症导致 6%~10% 的生育年龄女性不孕,在不孕妇女中的发病率占 25%~50%(212,265)。**其特点是子宫内膜组织生长在子宫腔以外,主要是在腹膜、卵巢和直肠阴道隔**(265)。子宫内膜异位症患者的受孕率每周期为 2%~10%(266)。引起不孕的机制可能是由于粘连或纤维化导致解剖结构异常;已知的炎性介质所产生的毒性对配子、胚胎、输卵管伞和在位内膜的影响(265,266)。**腹腔镜仍然是诊断子宫内膜异位症的主要手段。**美国生殖协会修订了子宫内膜异位症腹腔镜分期法:三期和四期(中度至重度)包括卵巢巧克力囊肿,输卵管或卵巢致密粘连和(或)子宫直肠窝封闭(265)。然而,腹腔镜无法探及深部病灶,超声和直肠检查可有阳性发现(267)。尽管一些报告显示三期和四期重度的子宫内膜异位症 IVF 的结局很差,但目前仍不清楚子宫内膜异位症对 IVF 结局的负面影响(221,268)。

子宫内膜异位症的不孕治疗　对内膜异位症性不孕患者采用激素抑制性治疗仅有极微的益处(265)。对于微小或小病灶,与腹腔镜仅做单纯诊断相比,腹腔镜下烧灼可以显著提高妊娠率,尽管持有异议(267,269)。一个大型的随机对照试验报告,腹腔镜下烧灼与腹腔镜单纯诊断内膜异位症之后 3 年以上的妊娠率分别为 31% 和 17%,随后的 meta分析支持这一结果(265,266,270,271)。**作者评估的八个腹腔镜治疗组的统计资料,针对的是为了获得妊娠而用腹腔镜治疗轻度或微小病灶的子宫内膜异位症患者,妊娠率可能会高很多,因为不是每个经历腹腔镜手术的女性都患有子宫内膜异位症(267,270)。**虽然IVF 之前要求去除病灶,以免取卵受到干扰,但手术治疗中度和严重的子宫内膜异位症的益处还不清楚(265~267)。子宫内膜异位囊肿剔除术后,在 IVF 或 ICSI 治疗时高达 13%的病例表现出卵巢功能降低(272,273)。此外,40% 的子宫内膜异位症术后复发,手术是增加还是降低妊娠率和活产率尚有争议(267,272,273)。因此,IVF 被认为是子宫内膜异位症性不孕患者的首选治疗方案,可使患者短期内妊娠并避免手术治疗(221)。

粘连　锐性损伤、机械性损伤或热损伤、感染、辐射、缺血、干燥、擦伤或异物反应均可导致粘连。附件区粘连的女性,粘连松解术后妊娠率改善第 1 年达 12%,第 2 年达29%。腹腔镜手术和开腹手术后使用防粘连生物胶,能降低粘连形成,并不能改善妊娠率(274,275)。

不明原因不孕

30% 夫妇患有不明原因不孕症,基础的不育指标评估里精液指标正常、排卵正常、输卵管通畅,并没有其他明显的不孕原因。不明原因不孕患者,即使经过 12 个月的尝试失败,还会有 20% 的夫妻将在随后的 12 个月内妊娠,50% 以上将在随后的 36 个月妊娠。这表明,若女性年龄小于 30 岁,不孕时间小于 24 个月,与同一性伴侣有过妊娠,则预后较好。不明原因不孕可能仅仅表现出正常妊娠的几率较低。或许是目前技术条件以及现有的评估手段有限,尚未发现不孕的真正原因(2,150,276)。

不明原因不孕机制

卵泡未破裂黄素化综合征　指卵泡成熟但不破裂,卵细胞未排出但黄素化,月经周期正常,可是不育。多达 25% 的不明原因不孕患者发生卵泡未破裂黄素化综合征,超过正常生育妇女发生率两倍之多(138)。通过 IVF 穿卵、回收卵细胞及体外受精来帮助受孕。

免疫因素　虽然不明原因不孕患者的血清抗磷脂抗体和抗甲状腺抗体比正常女性高,但是抗磷脂抗体的存在对 IVF 结局并无不利影响,故无筛查意义(277,278)。抗甲状腺抗体和不孕的关系不一致,所以不建议筛查(279~282)。不明原因不孕与抗精子抗体有关,但这些抗体在何种程度上影响不孕症治疗效果,是否需要使用 IUI、ICSI 和糖皮质激素仍不清楚。(280,282,283)。评估不孕患者外周血自然杀伤细胞的数量和(或)活性同样缺乏共识(276,282)。

子宫内膜血流低灌注　利用超声多普勒技术研究子宫内膜,不明原因不孕女性与正常女性相比,显示出异常的子宫内膜血流灌注,但目前与不育治疗结局尚无直接关联,也没有这方面的指南(284)。

感染　沙眼衣原体感染及相关的临床和亚临床感染见"输卵管因素"部分。到目前为止,衣原体、人型支原体和不明原因不孕男性或女性之间尚无必然联系(207,285,286)。

然而,解脲支原体感染与生殖支原体可能与不孕有关,引起较多关注(287)。针对不孕夫妇中男性患支原体感染,预防性应用强力霉素(100mg,每天两次,用药4周),才会有助于提高妊娠率(288)。ART常需预防性使用抗生素,但目前尚不清楚其提高妊娠率的程度(287,289)。

未诊断的盆腔病变 不孕症常规检查未见明显异常之后,腹腔镜检查用于评估是否有输卵管周围粘连及子宫内膜异位症。然而,不明原因不孕女性有此特殊情况并不多见。因而,许多医师拒绝使用腹腔镜检查而用数个无创伤的周期期待疗法的方式来替代(290~292)。

隐匿性男性因素或卵母细胞因素 虽然精液分析正常但可能有隐匿的男性因素和卵母细胞因素,如透明带硬化、线粒体功能障碍和(或)纺锤体异常。这些因素往往被忽视,也可能是不明原因不孕的机制之一(293)。

不明原因不孕的治疗

对年轻的不明原因不孕夫妇不进行干预或期待疗法。部分患者想要应用腹腔镜检查明确诊断(和进行潜在的治疗)。典型的干预治疗是分步骤进行控制下超促排卵(首先应用克罗米酚或来曲唑治疗3~4个周期,然后使用促性腺激素3~4个周期)联合人工授精,随后进行ART(294)。不明原因不孕(即使没有男性因素存在)ART的选择包括常规体外受精(IVF)、部分IVF/ICSI、全部ICSI。克罗米酚、来曲唑,非ART的促性腺激素以及促性腺激素制剂使用风险如前所述。

卵巢囊肿 治疗开始前,基础超声检测在月经周期第2天或第3天(或使用GnRH-a激动剂抑制后)进行,来确认子宫内膜较薄(<4mm)和卵巢相对静止(均为小卵泡)。在克罗米酚周期,虽然卵巢囊肿的大小不能预测反应性,若有卵巢囊肿的存在会降低排卵率,但不影响妊娠(295);但在使用促性腺激素诱导排卵周期,卵巢囊肿则会降低妊娠率(296)。**使用GnRH激动剂降调节方案IVF患者9.3%发生卵巢功能性囊肿(分泌雌激素性)(297)。**非功能性囊肿直径可达5.3cm也不影响体外受精的结果,功能性卵巢囊肿(平均直径2cm,基础雌二醇180pg/ml)在IVF周期中导致了促性腺激素的剂量和时间的增加,周期取消率高、获卵数少、胚胎质量低、妊娠率低(有卵巢囊肿的周期妊娠率9.6%对比无囊肿的29.7%)(297,298)。卵巢囊肿超过10mm,经1~2个月可自行吸收,口服避孕药并无促进吸收作用(299)。然而,口服避孕药预处理在GnRH激动剂方案中可减少卵巢囊肿的形成(300)。一项大规模研究发现,促性腺激素刺激前穿刺治疗有功能卵巢囊肿,可以尽快进入治疗,但不能改善IVF结局(297)。

超促排卵(控制性卵巢刺激) **与诱导排卵不一样,诱导排卵是对无排卵妇女用药,诱导一个成熟卵泡的排出,为了非ART或ART控制下超促排卵的目的是用药物刺激卵巢,导致多个卵子成熟,从而增加不明原因不孕女性妊娠概率(136)。**多数超促排卵方案,在月经周期第2天超声评估窦卵泡数,是否有卵巢囊肿,同时测定基础雌激素和孕激素水平(301)。超促排卵周期:克罗米酚(100mg x 5天)和促性腺激素(150~300IU/d),比诱发排卵治疗时使用剂量高(111,301,302)。克罗米芬使用方法在诱发排卵治疗一节另做叙述。卵巢正常反应的不明原因不孕患者,FSH治疗剂量无论是225IU还是300IU,IVF结局类似(111)。**FSH最大用量是450IU/d,超量并能不增加卵巢反应性(301)。**多数超促排卵方案,在月经周期第2天或第3天开始使用促性腺激素(301~303),给予启动剂量直到周期第6天或第7天(刺激的第4天或第5天),测定血清雌二醇水平和阴道超声监测发现卵巢起反应(111,302,303),促性腺激素每2~4天增加50~100IU,直到卵巢反应明显(304)。雌二醇水平通常每48小时倍增,卵泡达10mm后每天增大1~2mm(305)。当至少2个卵泡平均直径达17~18mm,子宫内膜厚度是≥8mm时诱发排卵(111,302,303,306~308)。非

ART 周期时,雌二醇水平 1000~2500pg/ml,三个以上直径≥16mm 的卵泡;或两个以上直径≥16mm 的卵泡加上两个以上直径≥14mm 的卵泡,应取消周期(141)。IVF 周期超声监测排卵无需测定雌二醇水平(309)。

治疗结局 研究发现即使进行相同的治疗,不明原因不孕患者治疗后妊娠率存在很大差异,究其原因,可能与治疗方案不同及患者的年龄差异有关。在不明原因不孕患者用克罗米酚时,不同的方案以及研究结果的矛盾,表现尤为突出(150,151)。**一项 7 组随机对照试验的 meta 分析结果显示,1159 例不明原因不孕患者使用克罗米芬后行 IUI 和未行 IUI 组与未行治疗组或使用安慰剂组比较,妊娠率和活胎率并无提高(151)。**但口服克罗米酚和来曲唑分别与 IUI 联合治疗不明原因不孕时,疗效相似,每周期妊娠率约为 18%(310)。促性腺激素和 IUI 联合治疗每周期妊娠率(9%)比单纯超促排卵组(4%)或单独 IUI 组(5%)治疗效果高(302)。微小或轻度子宫内膜异位症的不孕患者经腹腔镜手术治疗后,与接受 COH/IUI 治疗的不明原因不孕患者比较,活产率一致(超过 4 个周期的累积活产率为 70%)(311)。**没有接受辅助生育技术的 40 岁以上女性妊娠率非常低,IVF 应作为最初或早期治疗选择(312)。**年龄不足 40 岁的不明原因不孕女性每周期的妊娠率按治疗方式分组,结果如下:①克罗米芬/IUI 妊娠率 7.8%;②促性腺激素/IUI 妊娠率 9.8%;③ IVF 妊娠率 30.7%(313)。针对隐匿性男性因素或卵母细胞因素的不明原因不孕症患者,比较 IVF 和 ICSI,使用单精子注射或观察卵母细胞分裂已作为一种诊断和治疗的方法(293,314)。**虽然 ICSI 技术提高了受精率和降低了受精失败,但对于不明原因不孕的患者 ICSI 的妊娠率或活产率与常规 IVF 比较并无提高(314,315)。**

成本效益比 **根据计算机化的决策树模型,不明原因不孕患者与不干预、没有接受辅助生殖技术或 IVF 相比较,接受腹腔镜检查后期待妊娠,最为合算(294)。**与单独宫颈内人工授精比较,需要促性腺激素/IUI 治疗 15 个周期后才额外增加一次妊娠,那么 IVF 似乎是合理的选择(150)。在马萨诸塞州,通过保险公司支付不孕症治疗费用时,首先要确定不明原因性不孕症的 IVF 治疗成本。夫妇随机分组。一组促进性治疗:3 个周期的克罗米芬/IUI 治疗后,若未妊娠,再进行 6 个周期的 IVF 治疗(n=256);两组常规治疗:克罗米芬/IUI 治疗 3 个周期后,若未妊娠,进入促性腺激素/IUI 治疗 3 个周期,最后 IVF 治疗 6 个周期(n=247)。促进性治疗组平均 8 个月时妊娠,常规治疗组平均 11 个月时妊娠。克罗米酚/IUI 每周期平均花费 500 美元,促性腺激素/IUI 每周期平均花费 2500 美元,假设 IVF 每周期平均费用不到 17 749 美元。与常规治疗方案相比促进性治疗方案每对夫妇节省 2624 美元,总费用则降低至 9856 美元。**研究结论认为,不明原因不孕夫妇接受克罗米酚/IUI 治疗 3 个周期仍未妊娠,应该直接行 IVF 治疗(313)。**

辅助生殖技术

辅助生殖技术步骤 ART 包括 IVF、ICSI、配子输卵管内移植(GIFT)、合子输卵管内移植(ZIFT)、冷冻胚胎移植、使用捐赠卵子。由于 IVF-胚胎移植成功率的显著提高,在美国 GIFT 和 ZIFT 现已基本不用,本文将主要涉及 IVF 和 ICSI(316)。**两者步骤如下:**

- 预防早发 LH 峰
- 卵泡生长
- 预处理
- 辅助药物
- 卵细胞成熟/排卵
- 回收卵子

- 黄体支持
- IVF 或 ICSI 受精
- 胚胎体外培养
- 新鲜胚胎移植
- 多余胚胎冻存保存
- 妊娠早期的监测

预防早发 LH 峰　　　预防 LH 峰和过早黄素化　IVF 周期如果不使用 GnRH 激动剂或拮抗剂抑制,早卵泡期雌激素水平升高容易导致出现过早的内源性 LH 峰,以致获卵率和妊娠率降低(317)。**未降调节处理的 IVF 周期取卵前自发排卵率达 16%(318)。过早 LH 水平上升通常发生在刺激后 5~7 天(317)。**与此相反,肌内注射 HCG 诱发排卵日,促性腺激素抑制剂所致的低 LH 水平和血清孕酮水平的增高会被误认为过早黄素化(0.8~2ng/ml) (319)。肌内注射 hCG 日孕酮水平大于 1.5ng/ml 时,过早黄素化发生率在 6%~7%,但有时高达 35%。过早黄素化的可能机制是垂体脱敏不完全、超促排卵后颗粒细胞黄体生成素受体对黄体生成素的敏感性增加或先天反应不良、和(或)晚卵泡期多个成熟卵泡正常产生孕酮量的累积(319,320)。虽然相关文献观点不一致,但过早黄素化所产生的不良反应主要是对子宫内膜同步化的影响而不是卵细胞或胚胎功能障碍(319~321)。解决过早黄素化的方法包括适时使用 hCG 诱发排卵,更温和的刺激方案,冷冻胚胎(全胚冷冻),和 hCG 日给予抗孕激素药米非司酮(320,322)。

　　　GnRH 激动剂　天然 GnRH 在循环中快速降解,商品用 GnRH 激动剂是类似天然 GnRH 的合成十肽,区别在于 2 个氨基酸残基,半衰期和受体亲和力大大地增加(323)。**GnRH 激动剂起初结合和上调垂体促性腺激素释放激素受体活性,"激发作用"使 FSH 及 LH 分泌增加,随即垂体脱敏(激动剂通过对垂体 GnRH 受体的降调节及腺垂体促性腺激素细胞的调节蛋白解耦联和信号转导丢失)而抑制 Gn 释放超过 10~14 天。**如果高剂量、长时间使用,最后降低受体数量(301,317,323~325)。因此,长期使用 GnRH 激动剂导致绝经期表现,特征是低雌激素水平和伴随的潮热、情绪异常。"激发作用"使 FSH 及 LH 分泌增加,可能导致卵巢内囊肿的形成,见"不明原因不孕"一章所述(301)。GnRH 激动剂有缓释型和每天使用的短效型。用药途径可以经鼻(布舍瑞林与法瑞林)或肌内注射或皮下注射(瑞林,曲普瑞林,或布舍瑞林)。与注射制剂相比,经鼻吸收率低,抑制作用温和。亮丙瑞林每天剂量可以是 1mg、0.5mg 或 25μg(微量) (324)。

　　　GnRH 激动剂方案　ART 常用药物和方案归纳在图 32.6 和表 32.8。**在长方案中,GnRH 激动剂在前一个周期黄体期(21 天)开始使用,**有利于减少 GnRH 激动剂的激增作用和抑制内源性 FSH 和改善卵泡发育的同步性(317)。GnRH 激动剂给药后 10~14 天行盆腔超声和雌二醇水平测定明确降调节的效果和开始使用促性腺激素刺激卵巢。继续使用 GnRH 激动剂(剂量可减半或不变)直至注射 hCG 日(317,324)。长方案 hCG 日血清孕酮平均水平 0.84ng/ml(320)。**正常反应者的长方案获卵率和妊娠率优于短方案(317)。短方案 GnRH 激动剂使用较晚或使用时间短。**由于短方案使用 GnRH 激动剂剂量较低,因而推荐给卵巢反应不良而不希望被过度抑制的患者,或许激动剂对卵巢直接的负面影响小(324)。而长方案,特别是使用单次剂量缓释剂而不是短效的 GnRH 激动剂,联合大剂量促性腺激素的治疗时间,这些本身会降低妊娠率(327~329)。**另外,对于卵巢低反应的女性,微量 GnRHa 方案可提高获卵数。微量 GnRH 激动剂方案:口服避孕药预处理 14~21 天,停 OC 药后第 4 天开始使用微量的 GnRH 激动剂(亮丙瑞林 25μg)。相当于在早期卵泡期使用 GnRH 激动剂,利用给药初期的"激发作用"。月经第 1 或 2 天使用促性**

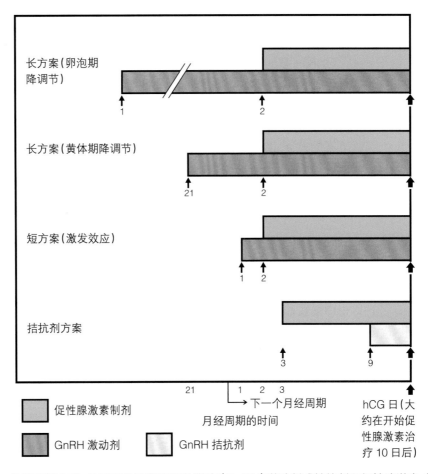

图 32.6 体外受精方案:使用促性腺激素释放激素(GnRH)激动剂或拮抗剂和促性腺激素,控制卵巢过度刺激。hCG,人绒毛膜促性腺激素

腺激素(Gn)刺激卵泡发育和继续激动剂的使用(324)。

GnRH 拮抗剂 GnRH 拮抗剂(Cetrorelix 和 Ganerelix)是改变了 GnRH 6 个氨基酸位点而合成的十肽,与内源性 GnRH 竞争垂体细胞上的 GnRH 受体,从而抑制内源性 LH 及 FSH 的释放。**因其没有激动剂活性,GnRH 拮抗剂注射后即时产生对 FSH 和 LH 的抑制作用,降调节比 GnRH 激动剂耗时短。**长时间使用 GnRH 拮抗剂下调了 GnRH 受体(323)。GnRH 拮抗剂的使用方法是皮下注射,口服制剂正在研发中。GnRH 拮抗剂每天剂量 0.25mg,或一次性注射 3mg,效果相同(325)。每天注射时间间隔不应超过 30 小时(301)。单剂量给药方案,避免了多次注射的麻烦,3mg 可维持 4 天的药效,10% 的周期里在一次给药 4 天后还需要添加每天给药的剂型(325)。**GnRH 拮抗剂使用时间通常安排在开始卵巢刺激后的第 4~7 天开始。选择这一时间既有利于初始内源性 FSH 募集卵泡的需求和内源性雌二醇的生成,又可抑制早发的 LH 峰的风险(301,317,325)。**

GnRH 拮抗剂灵活方案 在 ART 周期有几种 GnRH 拮抗剂治疗方案。**固定方案是在刺激卵泡发育的第 4、5、6 或 7 天,无论卵泡的反应性如何,开始用 GnRH 拮抗剂**(301,308,317,325)。而灵活方案可减少促性腺激素的用量和使用时间(317)。**在灵活方案里,可在任何需要的时间,如卵泡直径达到 12~16mm 或雌二醇水平已经上升 >600pg/mL 添加 GnRH 拮抗剂**(303,307,317,324,325)。灵活方案的临床妊娠率与固定方案在促性腺激素刺激的第 4 或 5 天开始添加拮抗剂的相似,但明显低于第 6 天开始使用者,这说明卵泡增长的速度比拮抗剂开始使用的时间,对抑制早发 LH 峰和提高妊娠率更为重要(303)。四个随机试验的 mete 分析发现,固定方案拮抗剂在刺激卵巢治疗的第 6 天开始使用时妊娠率高于灵活方案。**然而,尚无最佳方案(303,324,325)。使用 GnRH 拮抗剂减少雌激素水平,但并不影响卵泡的生长(308),不需要额外给予 FSH 或 LH(301,324,325)。**

GnRH 激动剂和拮抗剂比较 刺激卵巢周期中使用 GnRH 拮抗剂不需要垂体脱敏,因而比使用 GnRH 激动剂周期降调迅速(301)。**拮抗剂方案刺激时间短、用药剂量低,可降低卵巢过度刺激综合征的发生率(330)。**拮抗剂常常用于没有口服避孕药预处理的方案。拮抗剂方案在自然周期启动,往往比 GnRH 激动剂方案更易于计划(331)。由于研究与治疗方案的差异,难以比较 GnRH 激动剂方案和拮抗剂方案妊娠结局的优劣(330,332)。关于 27 项随机对照试验的循证医学资料表明,移植优质胚胎的数目是相似的,但激动剂比拮抗剂方案的临床妊娠率高 4.7%。结论是:使用 GnRH 激动剂方案,每 21 对夫妇多一次妊娠可能,使用激动剂的获卵率和活产率更高(330)。

卵泡生长

卵泡募集 刺激卵泡生长启动的机制尚不清楚,一群小窦卵泡(<2mm)对 FSH 刺激只在发育为窦卵泡的 45 天后起反应,即开始响应募集,这时期是在上一周期的黄体期以及本周期早卵泡期,卵泡慢慢增大。一旦窦卵泡增长超过 10mm,FSH 水平升高诱导颗粒细胞出现黄体生成素受体。这时候开始与卵泡生长的"两细胞 - 两促性腺激素理论"相违背:LH 在颗粒细胞上能起到 FSH 样作用,在芳香化酶作用下合成雌激素。**完全缺乏内源性 LH,如下丘脑性腺机能减退患者,给予外源性 FSH 比使用外源性 HMG(含有 FSH 和 LH)刺激生成的成熟卵泡少,雌二醇水平低,排卵率低以及子宫内膜较薄。**因此,下丘脑功能正常患者,在垂体降调节情况下,仍有足够的内源性 LH 来协同外源性 FSH 作用以刺激卵泡募集(326)。

卵泡发育波 75% 的自然周期有两种卵泡发育:主要的卵泡波有优势卵泡的选择及主导卵泡对其他卵泡的抑制,另一卵泡波是所有卵泡闭锁。上一个周期排卵后的一天,孕酮抑制了 LH,第一个卵泡闭锁波发生,通常较小。随后主波发生在月经前后,优势卵泡在周期的第 6 或 7 天出现直径达 10mm,此时雌二醇水平上升抑制 FSH 分泌。有 25% 的周期可能在月经前 2 天出现一个额外的波,这种波可能是主波或小波。如果优势卵泡被抑制或闭锁,2 天后会出现一个新的卵泡波。基于这个情况,进一步的探索方向是药物刺激周期时,在卵泡期穿刺掉具有优势趋势的卵泡或给予外源性雌激素和孕酮,期望刺激卵泡群同步生长(333)。

控制性超量刺激卵巢 ART 应用促性腺激素的目的是比非 ART 周期有着更多的优势卵泡同步生长(111)。FSH 是让卵泡生长最关键的激素。促性腺激素制剂在"排卵因素"章节已做了阐述,使用剂量和相关的卵巢囊肿问题在"不明原因不孕"部分已有所描述。**ART 妊娠结局不受 FSH 制剂的来源、递药系统或给药途径的影响(156)。**在最近的一项研究中,估计卵巢会正常反应的女性使用 225~300IU FSH 制剂刺激卵巢 11 天,在 hCG 日有 11~13 个卵泡直径≥15mm,E_2 峰值大约 2100pg/ml,取卵 10~11 个,成熟率达 82%~83%(111)。大多数调查表明,最佳获卵数量为 5~15 个,hCG 日每个卵泡最佳雌二醇水平为 70~140pg/ml(306,329)。应该指出的是,ART 治疗时单独使用超声监测就可获得最高妊娠率和活产率,监测雌二醇是有争议的(309)。**预测卵巢正常反应者在 ART 时因卵巢反应不佳的周期取消率高达 6%,因卵巢过度反应周期取消率在 1.5%(111)。**周期取消率与高龄和卵巢储备功能下降有关。有报道,每增加使用 100IU 促性腺激素可使周期取消率降低 2%(328)。然而每天促性腺激素总量超过 450IU 并无益处(301)。

卵泡刺激素与尿促性腺素 用 HMG 刺激卵巢比单独使用 FSH 制剂时,在 hCG 日的雄激素水平增高和孕酮水平降低,表明 HMG 更利于改善内分泌状态(334)。**使用 GnRH 拮抗剂方案的内源性 LH 突然减少及使用 GnRH 激动剂方案过度抑制内源性 LH 时,需**

要额外补充外源性 LH(326)。然而,下丘脑功能正常的女性,在用外源性 FSH 的同时增加 LH 用量是否能改善妊娠率和活产率尚无定论(156,335,336)。

微刺激　虽然每增加 100IU 促性腺激素可降低周期取消率,但也使妊娠率和活产率降低 2%(328)。**这与用强 FSH 刺激方案可能会导致过早黄素化和低妊娠率的结论一致 (320)。** 预测卵巢正常反应人群中,使用拮抗剂灵活方案,FSH 剂量 150IU(微量)与使用常规 FSH 剂量比较,在微刺激组平均获卵 5 个、常规剂量组获卵 10 个时移植率最高。在微刺激组获卵超过 8 个,强刺激剂量组获卵率低时,妊娠结局不佳,当刺激超过一定的阈值时妊娠率似乎趋于平缓或下降,但难以知道这一阈值的确切数值(329)。

预处理

通常在使用 GnRH 类似物之前 14~28 天联合使用口服避孕药(OCs),可易于调整周期,卵泡发育同步化,进一步防止早发 LH 峰,降低卵巢内囊肿的发生率,并减少过度刺激所致周期取消率(331,337,338)。在月经周期第 1~5 天,患者可以随时开始 OCs 治疗(337)。拮抗剂方案在停止 OCs 后 2~5 天开始(无论是否是经期)(331)。在 GnRH 激动剂长方案,激动剂在 OC 停药前 5 天开始同时使用,在撤血第 2~3 日开始药物刺激卵巢治疗(300,338)。正如前面所讨论的,微刺激方案中先用 OC 预处理 14~21 天,4 天后使用微量激动剂,1~2 天后开始药物刺激卵巢治疗(324)。**有文献报告,在 ART 周期,可以用醋酸炔诺酮每天 10mg 口服,醋酸甲羟孕酮每天 10mg 口服,或单剂量肌内注射黄体酮(未规范)来替换 OC 的预处理,但治疗时间和启动时间有很大的不同:在月经的 1~19 天任一时间开始,可持续治疗 5~20 天。** 有学者在 ART 周期中用 17β- 雌二醇或戊酸雌二醇每天剂量为 4mg,在月经的 15~20 天开始,持续治疗 10~15 天来替代 OC 的预处理。虽然拮抗剂周期先用 OC 预处理,增加了刺激的时间和药物总用量,对妊娠率的影响仍有争议(331,337)。GnRH 激动剂方案中先用 OC 预处理比无预处理周期的妊娠率高。孕激素和雌激素预处理在激动剂或拮抗剂方案均不影响活产率(337)。

辅助药物　　开始治疗不孕症前,所有不孕患者给予维生素治疗至少 1 个月。虽然阿司匹林在 IVF 中经常使用,但是最近的研究表明,对妊娠率并无益处(339,340)。ART 周期,特别是需要辅助孵化时,夫妻双方经常预防性使用抗菌药物,如多西环素或阿奇霉素,虽然并不清楚这些药物是否能够提高妊娠率(287,289,341)。对于自身免疫性疾病的女性,或进行辅助孵化或冷冻胚胎复苏移植,以及高龄妇女在移植前后给予糖皮质激素可以提高妊娠率(341)。多囊卵巢综合征患者,使用二甲双胍可以预防卵巢过度刺激(OHSS),但是对于提高妊娠率或活产率并无帮助(342)。

卵母细胞成熟 / 触发排卵

卵母细胞成熟的生理　成熟之前,初级卵母细胞仍停留在第一次减数分裂阶段,也被称为生发泡(343,344)。处于第一次减数分裂的初级卵母细胞达到窦卵泡阶段才能对 FSH 有反应并能恢复减数分裂。在体内,FSH 诱导晚卵泡期颗粒细胞上产生 LH 受体(345)。因此,LH 峰出现后,卵母细胞进入第二次减数分裂直至中期,细胞质和细胞核成熟。此时,第一极体排出,卵丘复合体从卵巢壁脱离,可发生排卵和受精(343,346)。

ART 周期卵母细胞的成熟　在自然周期 LH 峰出现时间不一致,ART 周期 LH 峰被抑制,需要用 hCG 来诱发排卵。hCG 半衰期长且和 LH 同源(相同的 α 亚基),与 LH 受体交叉反应,诱导卵母细胞最后成熟和排卵(347)。hCG 是从尿中提取,(5000~10 000IU 肌内注射)或通过重组技术合成(250μg 皮下注射,相当于肌内注射 5000~6000IU 尿源性提取物)(156)。hCG 的半衰期是 2.32 天,而 LH 的半衰期是 1~5 小时(347)。**至少 2 个卵泡平均直径≥17~18mm(但 <24mm)、子宫内膜厚度≥8mm 或以上时,可诱发排卵**(111, 302,303,306,308,348)。5000 或 10 000IU 尿绒毛膜促性腺激素(349)或重组 HCG 制剂用于诱发排卵,临床结局无差异(348,350)。如果有发生卵巢过度刺激综合征(OHSS,见下文)的风险,在拮抗剂方案中用 GnRH 激动剂可以代替 hCG 诱发排卵,或在激动剂方案中用重组 LH 代替 hCG 诱发排卵。然而,两个方案在非赠卵 ART 周期均降低妊娠率(347,351)。

取卵

取卵是经阴道超声引导下用穿刺针穿刺每个卵泡,抽吸卵泡液。可以使用全身麻醉或静脉麻醉(352)。取卵时可以预防性使用抗生素如头孢曲松(353)。单独用无菌盐水或用聚维酮碘冲洗后进行阴道准备(354,355)。**注射 hCG 后 36~37 小时穿卵获卵子数最多**。过早穿卵(35 小时)回收卵细胞的产量较低,较晚取卵,有卵子逃逸的风险。注射 hCG 后平均 38.3 小时自发性卵泡破裂(348)。

黄体支持

用孕酮进行黄体支持的理由和方案在"子宫因素"部分进行了讨论。黄体支持开始的时间并不统一,但如果在取卵前即开始使用黄体酮或卵子回收后 5 天才开始黄体支持,则妊娠率较低(356,357)。黄体期没有必要额外补充雌二醇(358,359)。

体外受精或卵胞浆内单精子注射

精液的收集和精子处理(见"男性因素"一节),精子在培养液中孵育 3~4 小时,利于精子获能和顶体反应。在受精前,回收的卵细胞在培养液中培养。常规 IVF 要求受精液滴精子浓度为每个卵子加入 100 000~800 000 个精子 /ml(9,360,361)。对于严重的男性因素所致不孕,常规 IVF 会有 1/3 受精失败,而卵胞浆内单精子注射(ICSI),则能阻止受精失败(9)。ICSI 技术和风险见"男性因素"。

胚胎培养

胚胎发育　**最早可在授精或 ICSI 后 15~20 小时观察到胚胎发育。受精的特征是出现两个原核和第二极体排出**(9,361,362)。培养 24~30 小时后检查卵裂情况(9)。第一次卵裂约受精后 21 小时发生,随后每 12~15 小时进行一次有丝分裂至第三天胚胎发展至 8- 细胞期(363)。胚胎发育第四天致密化,生成 16 细胞的桑椹胚,第五或第六天分化出内细胞团和外层的滋养外胚层细胞,形成囊胚(含一个有液体的区域,称为囊胚腔)(364,365)。

培养环境　**序贯培养系统要求根据胚胎发育每一阶段的特点调整胚胎培养液。** 在致密化之前,胚胎在卵母细胞的遗传控制下,它消耗的是丙酮酸盐为基础的代谢,它需要少数几种氨基酸和一个相对的有氧环境(尽管远低于大气中的氧环境),类似于输卵管环境。**发生致密化之后,对氨基酸的需求增加(二肽谷氨酰胺代替谷氨酰胺,避免有毒的氨积累),随着胚胎基因组的激活,代谢需要葡萄糖和非常低的氧环境,类似子宫环境**(363, 366)。**在致密化后的培养液中添加透明质酸和白蛋白对胚胎有益**(363)。

囊胚培养　虽然将卵裂期胚胎植入子宫腔,胚胎可以存活,但此时子宫腔内环境并非合适的生理环境,一次较强的子宫收缩就有可能使胚胎被排出宫腔。**因此,在囊胚期移植胚胎更符合生理**。外观形态正常的胚胎中,近 60% 的卵裂期胚胎和 30% 的囊胚染色体是异常的,适度延长培养时间可以更好地选择优质胚胎(364,367)。

囊胚期与卵裂期胚胎移植结局　**将相同的胚胎数进行移植后比较,发现囊胚期移植比卵裂期移植植入失败率低,可提高妊娠率和 7% 的活产率。就单一胚胎移植而言,囊胚期移植更为有利**(364,367,368)。鉴于囊胚形成率仅有 28%~60%,延迟培养的缺点是可能没有存活胚胎可供移植(没有存活胚胎可移植的发生率:囊胚期为 8.9%,卵裂期为 2.8%)和降低胚胎冷冻机会。虽然没有普遍发现,但是囊胚培养的单卵双生率较高(364,369)。

延迟培养标准　延迟培养没有既定的准则或标准。建议是孕妇年龄不超过 42 岁,受精第一天,原核期(2pn)胚胎 ≥5 个;孕妇年龄不超过 40 岁,受精第三天时,≥3 个高质量的卵裂期胚胎,4~10 细胞,碎片 ≤15%;孕妇年龄不超过 41~42 岁,受精第三天时,≥4 个高质量的胚胎,4~10 细胞,碎片 ≤15%;年龄小于 37 岁,受精第三天时,≥4 个高质量的胚胎,6 细胞期,碎片 ≤10%(362,364,370)。

胚胎移植

胚胎形态　**胚胎的形态对选择可移植的胚胎有指导意义。**原核胚胎可根据其分布和核仁的数量、第二极体相对于第一极体的位置、卵裂率(异常:太快,太慢,或停止)进行评估(365)。优良的胚胎卵裂阶段正常的发育模式是第 1 天早期卵裂,第 2 日四个细胞期,第 3 天八个细胞期。胚胎碎片 ≤10%,卵裂球大小均匀,不应有多核细胞(362)。Gardner 和 Schoolcraft 系统将囊胚从 1(最差)到 6(最佳)期进行评价,1~3 期显示囊胚腔的增长情况,直至完全充满。4 期:扩张囊胚,囊胚腔完全充满胚胎,胚胎总体积变大,透明带变薄;5 期:开始有滋养外胚层,欲穿过透明带,正在孵出的囊胚;6 期囊胚已经完全孵出或全部从透明带中逸出。内细胞团是对细胞数目和紧密度进行分级,分 A~C 级(A 级最好),滋养层细胞分级是对细胞的数量及紧密程度进行分级,分 A~C 级(A 级最好)(361)。

胚胎移植数　高序多胎妊娠(3 个或更多的胎儿)增加母亲和胎儿的并发症,因此有必要制定指南,以尽量减少这种不利结局(371)。**单胚胎移植适于患者年龄 35 岁以下,特别是第一次 ART 的周期就有较多优质胚胎者,或患者以往治疗周期曾经妊娠过。**否则,在 35 岁以下的妇女仅限 2 个胚胎移植。对于高龄妇女,在卵裂阶段移植的胚胎数,35~37 岁妇女最多移植 3 个胚胎,38~40 岁妇女可以移植 4 个胚胎;年龄超过 40 岁,可以移植 5 个胚胎。因囊胚种植率高,任何年龄段的女性移植囊胚均不应超过 3 个。赠卵获得的胚胎,限制胚胎移植的数量,需考虑捐赠者的年龄,而不是接受者的年龄(371)。(译者注:在中国现阶段规定最多移植 3 个卵裂阶段胚胎和 2 个囊胚)

移植操作　经宫颈管的胚胎移植的目的是减少递送过程中对胚胎的不良影响,将胚胎置入宫内的合适位置便于种植。**使用柔软的 ET 管更容易移植,避免接触宫底**(353)。其实,实际操作时子宫的位置和深度会有所不同,所以试移植并不是必需的,但也可以事先做预处理,如扩张宫颈或放置牵引线。如果在真正胚胎移植当日进行试移植,试移植不应超过宫颈内口。可以将试移植结合后置内套管的技术:先放置外套管在合适的位置,再把装有胚胎的移植内管通过外管放进宫腔。但这样做与常规移植操作比较没有优势,(353,372)。Cook 或 Wallace 公司的软导管优于刚性导管,减少宫颈和(或)子宫内膜损伤时前列腺素的释放(353)。胚胎移植之前是否拭净宫颈黏液仍存有争议(353,372)。虽然宫内感染会降低妊娠率,但是移植时使用抗生素的疗效尚不清楚。在常规胚胎移植,胚胎装载在含 20μl 培养液的移植导管内,中间被两段气体隔开,此气液界面易于超声探及。**腹部超声在胚胎移植时有助于确保放置胚胎距离宫底 1.5~2cm 处。**注意固定内外套管,同时取出,以免退出套管时又将胚胎误回吸入管内(353)。不要改变患者的体位(372),移植后,检查导管以防胚胎遗留。如果胚胎遗留在导管中,再次将该胚胎移植,此举不会降低妊娠率(353)。

胚胎冷存

胚胎冻存是对原核期、卵裂期和囊胚阶段的胚胎进行冻存,以便在一个卵巢刺激周期获得的多个卵子受精后形成的胚胎可用于多次移植。冻融胚胎移植周期的费用低于新鲜胚胎移植周期,因而降低了生育治疗的总体费用。胚胎冻存尚适用于可能发生卵巢过度刺激综合征的 IVF-ET 周期,为避免卵巢过度刺激综合征的发生,不移植新鲜胚胎,可将胚胎冻存,留待以后移植。胚胎冻存技术包括慢速冷冻法和快速冷冻法或称玻璃化冷冻。慢速冷冻法使用低浓度的冷冻保护剂,但比玻璃化冷冻耗时长,玻璃化冷冻方案采用高浓度冷冻液快速冷却,且价格较低。冷冻胚胎复苏是通过短时暴露在空气和 37℃解冻液中,然后移入培养液(373)。冷冻/复苏胚胎移植周期(FET)两种冻存方法妊娠率接近,但玻璃化冷冻有较高的冻融胚胎存活率(93%:慢速冷冻法的胚胎存活率为 76%)(374)。慢速冻存法所诞生的婴儿稍优于玻璃化冷冻法诞生的婴儿,玻璃化冷冻法作为一项新技术有其局限性(375)。**总之,使用冻存胚胎比新鲜移植周期妊娠率低,可能是由于胚胎选择的结果(最好的胚胎通常用于新鲜移植,低质量的胚胎冻存)(373,376)。**冻胚移植的结局在很大程度上依赖于新鲜移植周期得到的胚胎状态,新鲜周期移植曾有妊娠或将新鲜周期全部的胚胎冻存时,再次冻融胚胎复苏移植的妊娠率较高(376)。

冻胚移植的内膜准备 自然周期的 FET,不给予外源性药物治疗,自发排卵后移植。药物治疗的 FET 周期,在早卵泡期开始补充雌二醇,连续使用 13~15 天(373)。有很多种雌激素可用于 FET 周期,但并未证明哪种更有优势(377)。在雌激素治疗期间通过经阴道超声评估子宫内膜厚度,补充雌激素至子宫内膜超过 8mm(373)。移植卵裂期胚胎,移植前 48~72 小时补充孕激素,移植解冻囊胚,移植前 6~7 天补充孕激素(373,377)。同样,在 FET 周期可以使用数种孕激素制剂,但未发现哪种更有优势(见"子宫因素"一节)。在用药周期中常使用 GnRH 激动剂,避免早发 LH 峰对子宫内膜成熟产生不利影响(377)(图 32.7)。

早期妊娠监测

囊胚种植后 7 天的滋养层细胞分泌 hCG 就能被察觉,种植后 11~14 天可对血清 hCG 水平进行定量测定(373,378)。**如果是 3 天的胚胎移植后 12 天,血清 hCG 水平达 200mIU/ml,继续妊娠的可能性达到 92%,。如果是 5 天的胚胎移植后 12 天,血清 hCG 水平达 200mIU/ml,继续妊娠的可能性达到 80%,通常每天升高约 40%。**如果检测发现 hCG 水平升高,在妊娠 6~7 周经阴道超声确定妊娠位置、孕囊数目和胎心搏动(378)。

辅助生殖技术成功率

自 1992 年以来,在美国所有进行 ART 治疗的诊所需要向疾病预防和控制中心提交年度成功率报告(379)。由于治疗方案不同,IVF 成功率也各不相同。在北美对 ART 效果最全面的评估来自辅助生殖技术协会(SART)的数据库。SART 的信息和注册的 ART 诊所可以在线访问。由于进行 ICSI 和 IVF 成功率接近,将二者一起进行年度 SART 统计分析。IVF 的成功率很大程度上受孕妇年龄的影响。最近的研究数据,包括 SART 的分析数据,总结在表 32.10(380)。不应该用 SART 统计结果来比较各个不同的 IVF 诊所,因为成功率很大程度上取决于患者的人口统计学特征,包括不孕的原因,在这一点上不同的诊所各有差异。生活方式影响 IVF 的成功率在"不孕的原因"部分讨论。比较克罗米酚治疗、促性腺激素治疗和 IVF 成功率的文献相差很大(表 32.11),SART 没有公布非 ART 周期的成功率,但是医师比较克罗米酚治疗、促性腺激素治疗和 IVF 成功率对患者选择治疗方案还是有帮助的。

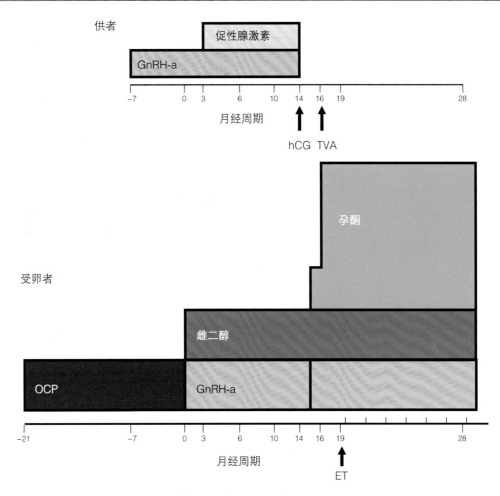

图 32.7 赠卵体外受精 - 胚胎移植(IVF-ET)中卵巢刺激方案和子宫内膜同步化激素替代治疗方案
hCG,人绒毛膜促性腺激素;OCP,口服避孕药;GnRH-a,促性腺激素释放激素拮抗剂;TVA,超声引导
下经阴道穿刺卵母细胞。(摘自:Chang PL,Sauer MY. Assisted reproductive techniques. Stenchever MA,ed.;Atlas
of clinical gynecology,Mishell DR,ed,Reproductive endocrinology. Vol. 3. Philadelphia,PA:Current Sciences Group,
1998.)

　　一种预测活产率的新方法,重点是计算机技术或挖掘临床实验室 IVF 预后的相关数据,根据每个患者的临床情况,提供每周期个体化预后(381)。简单地说,活产的预测模型是通过对临床资料的基础数据、患者第一次 IVF 治疗时子宫反应性、胚胎发育参数和非前置的预后因素进行 Boosted 树状结构分析,在随后的 IVF 治疗周期中预测活产结局。通过对独立数据集的验证和比较实足年龄控制模型,Boosted 树状模型通过受试者工作曲线分析,在整合新数据和改进偏差(如对患者不同预后的辨别能力)方面有千倍以上的优势。使用年龄分类比较,约 60% 的患者预测活产的概率有显著不同。将会在不同的诊所进一步测试是否这一方法普遍有效和可行,然而,分析第一次 IVF 治疗时对促性腺激素的反应和胚胎发育的有关数据后发现,仅参考患者的年龄,对预测结果的评估价值是十分有限的。同时对临床因素进行宽带阵列分析,预测值可能脱离以年龄为中心的模式而更为客观。

停止治疗　　必须准确地告知患者成功率的预测和所有干预治疗性的评估。预后非常差的患者治疗后只有 2%~5% 的活产率,无预后价值的患者治疗后活产率为 1% 或为 0。如果干预的

表 32.10　IVF 成功率

	供卵	所有年龄					
	年龄	<35	40	41~42	43	44~45	≥46
CPR/ 周期	—	31%~46%	19%~25%	15%~20%	6%~13%	1%~7%	0~1%
Birth/ 周期	50%~60%	40%	10%~17%	5%~13%	2%~8%	1%~3%	0~1%
Birth/3 周期	—	59%~67%	25%	19%	10%	2%~6%	0
SAB 率 / 周期	—	14%	24%~28%	35%~36%	38%~45%	54%~67%	N/A

CPR:临床妊娠率;Birth:出生率;SAB:自然流产,N/A,未治疗
参考文献 . 379,380,420,421,423

表 32.11　生育治疗成功率

	临床妊娠率 / 周期			
	生育	不育	年龄 <35	年龄 ≥40
无	11%~35%	1%~3%	—	2%~4%
CC/TI	—	3%~17%	8%~10%	1%~4%
IUI/TI	—	4~9%	—	—
CC/IUI	—	3%~14%	8%~19%	1%~5%
INJ/IUI	—	13%~19%	9%~20%	5%~9%
IVF	—	35%	31%~46%	13%

CC,克罗米酚柠檬酸;TI,指导同房;IUI,宫腔内人工授精;INJ,注射促性腺激素;IVF,体外受精
参考文献 313、379、380、418~422

风险大于潜在的好处,拒绝治疗或有限治疗可能较为合理(382)。

涉及第三方的助孕治疗

当配子和孕育能力由于环境或疾病因素影响受到损害引起不孕,可以考虑选择其他的生育方式。**这些方式包括使用捐赠者的精子(见"男性因素"部分)、使用捐助者的卵母细胞、胚胎赠送、代孕或这些方法的组合。**与配子(精子或卵细胞)赠送不同,捐赠的胚胎通常是体外受精配偶已怀孕后的剩余胚胎。代孕植入的胚胎和出生的孩子是来源于真正母亲的卵子,真正的母亲由于子宫因素丧失生育能力或全身性疾病禁忌妊娠。代孕生出孩子的母亲只是孕育的母亲而不是遗传学上的母亲。建议对代孕治疗中的各方进行法律和心理咨询。

卵子赠送　卵巢早衰;卵细胞质量差;多次 ART 周期卵巢反应不良或受精失败或胚胎种植失败可考虑接受捐赠卵细胞。女同性恋夫妇可以选择一方进行 IVF,卵细胞与捐赠的精子受精后植入一方体内(383)。**目前,所赠卵子必须在取卵周期受精发育成胚胎,因为卵细胞冷冻尚在试验阶段(384)。**若不考虑受卵者的年龄,选择合适的赠卵者前提下,赠卵 IVF 活产率每周期达 50%~60%(表 32.10)。然而,接受赠卵的患者必须认识到高龄时妊娠,所发生先兆子痫、糖尿病和剖宫产的风险增高(385~387)。供卵者必须忍受除胚胎移植和黄体支持外的所有 ART 治疗和相关风险。因为过度治疗和潜在的传染性疾病以及供卵者、受卵者和由此出生的子代的遗传风险,赠卵者必须与捐精者(见"男性因素")一样,进行传染病和遗传病的筛选,同时要进行细致的知情同意和全面的心理评估。赠卵者可以匿名或告知受卵者(96)。受卵者要进行子宫内膜准备(见"辅助生殖技术"一节),如果没有内源性卵巢功能则不需要 GnRH 类似物的治疗。受卵者在供者者取卵前一天、同一天或后一天给予孕酮治疗,但一项随机试验发现取卵前一天给予孕酮治疗妊娠率降低(377)。其他问题,如受卵者给予赠卵者的经济补偿方法尚有争议(388)。

辅助生殖技术
的并发症

周期取消

在估计正常反应的患者中,因卵巢对药物刺激反应不良而取消的周期率高达 6%,因卵巢过度反应而取消的周期率达 1.5%(111)。0.2%~7% **周期没有取到卵细胞,**其原因可能是 hCG 日人为失误或卵细胞过早闭锁,尽管卵泡反应是正常的(346)。

取卵风险

尽管有相应的预防措施,还是有取卵的风险,包括大出血需输血、损伤邻近器官需开腹手术、形成盆腔脓肿致丧失生殖能力以及相关的麻醉风险(389)。

多胎妊娠

多数 ART 周期移植一个以上的胚胎,多胎妊娠比自然受孕率高出 3%。这就带来了社会、医疗、情感和经济的问题(379,380)。**虽然多胎妊娠的并发症大多发生在高序多胎妊娠(三胎或更多),但与单胎相比,仅仅双胎就会增加如低体重儿、早产儿和神经功能损伤的风险**(380,390)。尽管如此,20% 的不孕患者认为多胎妊娠是满意的结局。由于大多数患者没有 IVF 生育保险,患者逼迫着医师承担更大的风险来决定移植的胚胎数目(379)。患者年龄在 35 岁以下接受 IVF 治疗,由于胚胎质量通常较好,着床率较高,因而发生多胎妊娠的风险也较高,但多胎妊娠可以发生在任何生育年龄段(371)。从 1998 到 2007 年,ART 周期整体的双胎率仍稳定在 29%~32%,但高序多胎妊娠率从 6% 下降到 2%。2007 **年在美国 35 岁以下,接受 ART 的妇女双胎和三胎或以上活产率分别是 33.2% 和 3.5%。**43 岁或 44 岁妇女双胎活产率为 10.6%,三胎或以上活产率为 0.8%(380)。ART 所致大部分多胎妊娠是异卵双生,但 IVF 周期同卵孪生发生率为 3.2%(自然发生率 0.4%)(379)。囊胚培养可能增加同卵孪生率已引起人们的关注,但这一结论尚不一致(364,369)。如遵守 ART 周期中限制胚胎移植数目的准则和提高单胎移植植入率(见"辅助生殖技术"一节),辅助生殖技术中多胎妊娠率应能继续下降。

选择性减胎　妊娠早期阶段,10% 的多胎妊娠自然丢失至少一个妊娠囊。35 岁以上妇女胚胎丢失率高达 21%。三胎自然丢失至两个妊娠囊或一个妊娠囊的发生率(14%)比四胎(3.5%)明显增高(391,392)。**一些多胎妊娠患者在妊娠第 11 至 13 周还没有自然丢失胚胎时,应选择终止妊娠或减胎,**首先经绒毛取样分析每个胎儿的染色体核型,发现有异常的胎儿,通过把氯化钾注入异常胎儿的心脏来行胎儿减灭术。虽然妊娠 19 周之前进行选择性减胎有 3%~7% 的风险可能失去全部胎儿,但这仍然低于三胎妊娠时,有 15% 的可能性自然发生全部胎儿流产(390,393)。选择性减胎通常用于三胎及以上妊娠,但即使是对双胎减为单胎仍是有益的选择(390)。

异位妊娠

高达 3.4% 的 ART 妊娠是异位妊娠(种植在子宫腔以外),需要手术或甲氨蝶呤治疗。**经阴道超声检查宫腔内未见妊娠囊,结合孕妇血清 hCG 水平超过阈值 1500mIU/ml,即可诊断异位妊娠**(394,395)。异位妊娠有宫内妊娠同时合并异位妊娠的情况,通常是输卵管妊娠,但也有卵巢妊娠的报道(395,396)。异位妊娠通常少见,IVF 治疗后发生率明显增高(1%)。多次妊娠、吸烟、有输卵管手术病史,和以往有盆腔炎性疾病是在 ART 以外,导致异位妊娠的潜在风险因素。典型的异位妊娠,疼痛和出血是最常见的临床表现。异位妊娠通常在停经 5~8 周经腹腔镜或开腹手术诊断,**只有 26% 可以经阴道超声诊断,可能是由于此类异位妊娠常伴随有卵巢过度刺激,**超声诊断较困难。异位妊娠经腹腔镜、开腹手术或超声引导下异位孕囊注射氯化钾治疗后,宫内妊娠总的分娩率接近 70%(395)。

卵巢过度刺激综合征　　OHSS 是完全医源性的,是不孕症特有的卵巢刺激治疗的并发症(397)。由于卵巢增大和脆性增加、毛细血管通透性明显增加、体液大量外渗、低血容量致相应症状。形成 OHSS 体液外渗特征的机制包括过度刺激的卵巢分泌富含蛋白质的液体明显增加,卵泡产生肾素和肾素原,血管紧张素使毛细血管通透性增加。血管内皮生长因子(VEGF),在颗粒细胞中表达,hCG 使血清中 VEGF 增强,其他各种炎性细胞因子也与这种疾病的发病有关(398)。有两种 OHSS 启动模式,早发型 OHSS 发生在 hCG 诱发排卵后 3~7 天,与使用外源性 hCG 有关。迟发型 OHSS 发生在 hCG 诱发排卵后 12~17 天,是妊娠后内源性 hCG 引起,若是多胎妊娠往往更为严重。发生 OHSS 时生化妊娠流产率较非 OHSS 高,临床流产率与非 OHSS 相似(399)。

病情的分级　　轻度 OHSS(1 级和 2 级):血清雌二醇水平高和卵巢增大 <5cm,临床症状较轻。3 级,中度 OHSS:伴随轻度腹胀和临床症状较轻(397),1/3 的 COH 周期发生中度 OHSS(398)。4 级,中度 OHSS:伴随胃肠道不适和卵巢增大至 5~12cm(397)。**若存在体液外渗,则表明疾病严重了,5 级,OHSS 包括腹水明显增加,腹胀痛或胸腔积液。6 级 OHSS 伴有血液浓缩、凝血异常、呼吸衰竭和肾功能不全(397)。**严重的 OHSS 其他特征包括低钠血症、高血钾症、肝功能受损和白细胞计数升高(397,398)。严重的 OHSS 相关症状包括快速体重增加(≥0.91kg/d)、腹围增加、低血压、心动过速、呼吸急促、少尿、严重腹痛,后者提示卵巢囊肿破裂或出血(398)。

危险因素　　克罗米酚周期有 13.5% 发生轻度 OHSS,但严重的 OHSS 少见。使用促性腺激素治疗的患者,3%~6% 发生中度 OHSS,0.1%~2% 发生重度 OHSS。多囊卵巢综合征,卵巢多囊表现伴抗苗勒管激素水平升高(>3.36ng/ml)者,既往有 OHSS 病史都是 OHSS 主要危险因素;年轻和身材瘦小者是否加重 OHSS 的发生尚存争议(351,398,400)。药物刺激卵巢第 9 天雌二醇水平超过 800pg/ml 发生 OHSS 的风险为 55.8%(严重程度不确定)。hCG 诱发排卵日,雌二醇的浓度超过 3500pg/ml 和超过 6000pg/ml 时发生重度 OHSS 分别为 1.5% 和 38%。在拮抗剂周期,存在 13 个以上直径超过 11mm 的卵泡易发生 OHSS。排卵前卵泡超过 20 个发生重度 OHSS 为 15%。回收 20~29 个卵子,1.4% 的患者出现严重 OHSS;回收 30 个以上卵子,22.7% 的患者出现严重 OHSS(400)。

处理　　对于门诊患者,告知限制活动,每天称体重,并监测液体入量(至少给予平衡电解质液 1L/d)和出量。每天电话随访或探视是很重要的。如果患者症状加重或体重增加每天超过 0.91kg,应对病情重新评估。**无法口服补液、血流动力学不稳定、呼吸困难、大量腹水、血液浓缩、白细胞升高、低钠血症、高血钾症、肝肾功能异常、血氧饱和度降低应住院治疗。**液体摄入量和尿量需要仔细测量,如果病人有高钾血症、肾衰竭、呼吸衰竭或血栓疾病应进行重症监护。虽然静脉输液可能加重腹水,但是可以纠正低血容量、低血压、电解质异常和少尿。如果体液继续外渗,25% 白蛋白注射剂可以每 4~12 小时静脉注射 50~100mg。纠正低血容量后,如有体重增重和少尿可给予利尿剂。应预防血栓形成。单次或多次阴道穿刺或超声引导下腹穿或胸穿放出积液,可缓解疼痛,减少胸腔积液或减轻持续少尿症状。严密监测下,可以快速大量放腹水,此类年轻健康人群发生水电解质紊乱及低血容量的可能性极小(398)。

预防　　没有可以完全预防 OHSS 发生的方法,但可以采取措施降低风险。对于使用促性腺激素刺激单个卵泡发育见"卵巢因素"一节。ART 刺激周期中,高危患者的刺激方案包括使用较低启动剂量 150IU 促性腺激素和使用 GnRH 拮抗剂抑制 LH 峰,以减少促性腺激素刺激的总用量和用药时间(401,402)。取卵后再次使用 GnRH 拮抗剂可能有益(351)。

减少 hCG 剂量是否可以减少 OHSS 发生率是有争议的(401,402)。COH 周期可以使用外源性重组 LH,但诱发排卵的剂量尚不确定(402)。内源性 LH 较短的半衰期反而可能减少 OHSS 的发病率和(或)重度 OHSS 发生率(351)。在拮抗剂周期,GnRH 激动剂可以用来代替 hCG 来诱发内源性 LH 峰。使用 GnRH 激动剂诱发排卵,妊娠率较低,对于赠卵或非新鲜胚胎移植的患者可能是一个更好的选择(351,402)。

雌二醇水平低于 4500pg/ml 和(或)有 15~30 个成熟卵可以使用滑行(Coasting)疗法。滑行期间,停用促性腺激素刺激,每天测定雌二醇水平(351)。滑行的最初 48 小时雌二醇水平升高,随后进入平台期或降低(402)。血清雌二醇水平下降低于 3500pg/ml,可诱发排卵。如果是使用 GnRH 激动剂降调节,在滑行疗法应更换为拮抗剂,可改善妊娠结局(351)。

如果超过 30 个成熟卵泡,滑行持续时间超过 4 天,或在滑行期间雌二醇水平上升超过 6500pg/ml,应取消周期和诱发排卵(351,402)。

在 PCOS 患者辅助使用二甲双胍可降低 OHSS 发生率(342)。卡麦角林,一种抑制 VEGF 产生的多巴胺激动剂,取卵后每天给予 0.5mg,连续 7~8 天,可降低 OHSS 的发生率。但长期使用卡麦角林可能与心脏瓣膜病相关(351,401,402)。取卵后给予白蛋白并不能降低随后的 OHSS 发生率(401)。

所有的胚胎冻存,不进行移植,可防止迟发型 OHSS 发生(402),但冻融/复苏移植的妊娠结局不同,仍可能发生早发型 OHSS(401,402)。有关胚胎冻存的更多信息见"辅助生殖技术"部分。

卵母细胞体外成熟,完全避免应用促性腺激素刺激卵巢。在卵细胞体外成熟周期,给予 hCG 后抽吸未成熟的卵泡,回收的卵子在体外生长直到成熟,成熟后的卵细胞常规受精或行 ICSI。这一技术有待于随机试验进一步评价(403)。

生育治疗后癌症风险

不孕本身是卵巢癌和乳腺癌的易感因素(404,405)。生育治疗促进不断排卵和雌激素水平升高进一步增加癌症的风险,在生物学方面似有道理,但生育治疗与肿瘤相关的研究数据仍是矛盾的(406)。在美国回顾性队列研究发现,虽然高剂量或长期使用促排卵药物需要密切关注,但之前使用克罗米酚或促性腺激素与随后乳腺癌或卵巢癌的发生并不相关(404,405)。英国一项大型的队列研究发现,排卵障碍妇女使用促排卵药物治疗与发生乳腺癌、卵巢癌、结肠癌、皮肤癌或甲状腺癌之间并无因果关系。然而,子宫癌的发生和使用克罗米酚之间有一个剂量反应关系,特别是长期使用,剂量超过 2250mg(406)。

压力

压力表现为焦虑或抑郁,认为增加女性不孕的发生(407)。压力是患者最常见的原因,甚至见于有保险可以终身治疗生育的患者(408)。然而,目前还不清楚是否压力使不孕加重,也没有明确的证据表明心理治疗有利于生育(407)。如果存在心理疾病,无论是否生育都应进行治疗。

胚胎植入前遗传学诊断

植入前遗传学诊断(PGD)使有遗传性疾病的高危家庭有可以生育健康婴儿的机会(409)。可以对卵裂球(第 3 天的胚胎)、极体或囊胚的滋养外胚层在胚胎移植前进行活检,进行遗传诊断。胚胎非整倍体常见于 X、Y、13、14、15、16、18、21 和 22 号染色体。荧光原位杂交（FISH）技术可以用于评估非整倍体、易位、其他染色体结构缺陷和性染色体异常（410）。FISH 在 PGD 非整倍体检测中的应用受到染色体数目的限制，结果有较高的假阴性率，通过基因组杂交或 DNA 微阵列评估整个基因组的一种新方法正在逐步发展起来（411）。1/4 的 PGD 都是单基因疾病，最常见的有强直性肌营养不良、亨廷顿舞蹈病、囊性纤维化、脆弱 X 综合征、脊髓性肌萎缩症、结节性硬化症、马方综合征、地中海贫血、镰状细胞贫血症。单基因疾病主要应用 PCR 诊断技术，要求 ART 使用 ICSI 以避免精子结合透明带时污染。PGD 能够确定 HLA 抗原组织相匹配的胚胎，这个孩子出生的脐带血或干细胞可能有助于对现有的患有疾患的孩子治疗。PGD 缺点是：活检后胚胎存活率降低；进一步培养时将可能没有胚胎可供移植或冻存；检测结果假阳性和假阴性；如何处理未移植胚胎方面的争论（409，410）。PGD **不等于胚胎植入前遗传筛查（PGS）。胚胎植入前遗传筛查（PGS）是针对夫妻双方不知道是否存在染色体异常、基因突变或其他遗传异常。**虽然凭直接在高龄、习惯性流产或植入失败的患者更换染色体正常的胚胎应该能提高妊娠率和活产率，但研究结论并不一致（409，410，412-415）。

癌症患者保留生育能力

癌症治疗方法的改进如化疗、手术和放射治疗在很大程度上增加了生存机率，许多癌症幸存者可以选择生育。然而，这些拯救生命的治疗却使男性和女性生育能力降低。癌症本身通常不会影响卵细胞，但某些化疗药物或辐射损伤可能对卵巢储备能力和子宫功能产生不利影响，尤其是在高龄女性（416）。放射治疗前卵巢移位术似乎对保护卵巢功能有效（417）。目前还不清楚在化疗或放疗之前或期间使用 GnRH 类似物或口服避孕药抑制卵巢功能是否有益。**如果开始治疗癌症之前时间允许，女性可以接受 IVF 与胚胎冻存（卵细胞和卵巢组织保存并不是常规）。**宫颈癌根治术可保留子宫，子宫内膜癌可使用孕激素治疗代替子宫切除术，一些类型的卵巢肿瘤患者若有生育要求，可行单侧卵巢切除术。在男性，癌症直接影响精子生成，愈年轻的癌症患者，治疗愈易造成生殖损害。通常建议有生育要求的男性癌症治疗前冷冻保存精液和精子（416）。

（王瑾晖　李旭　邓成艳　译）

参考文献

1. **World Health Organization.** *Manual for the standardised investigation and diagnosis of infertile couple.* Cambridge, UK: Cambridge University Press, 2000.
2. **Gnoth C, Godehardt E, Frank-Herrmann P, et al.** Definition and prevalence of subfertility and infertility. *Hum Reprod* 2005;20:1144–1147.
3. **Guzick DS, Swan S.** The decline of infertility: apparent or real? *Fertil Steril* 2006;86:524–526.
4. **Habbema JD, Collins J, Leridon H, et al.** Towards less confusing terminology in reproductive medicine: a proposal. *Hum Reprod* 2004;19:1497–1501.
5. **Homburg R.** Towards less confusing terminology in reproductive medicine: a counter proposal. *Hum Reprod* 2005;20:316–319.
6. **Boivin J, Bunting L, Collins JA, et al.** International estimates of infertility prevalence and treatment-seeking: potential need and demand for infertility medical care. *Hum Reprod* 2007;22:1506–1512.
7. **Chandra A, Stephen EH.** Infertility service use among U.S. women: 1995 and 2002. *Fertil Steril* 2010;93:725–736.
8. **Eisenberg ML, Smith JF, Millstein SG, et al.** Predictors of not pursuing infertility treatment after an infertility diagnosis: examination of a prospective U.S. cohort. *Fertil Steril* 2010;94:2369–2371.
9. **Tournaye H.** Evidence-based management of male subfertility. *Curr Opin Obstet Gynecol* 2006;18:253–259.
10. **Das S, Nardo LG, Seif MW.** Proximal tubal disease: the

place for tubal cannulation. *Reprod Biomed Online* 2007;15:383–388.
11. **Maheshwari A, Hamilton M, Bhattacharya S.** Effect of female age on the diagnostic categories of infertility. *Hum Reprod* 2008;23:538–542.
12. **Wilkes S, Chinn DJ, Murdoch A, et al.** Epidemiology and management of infertility: a population-based study in UK primary care. *Fam Pract* 2009;26:269–274.
13. **Thonneau P, Marchand S, Tallec A, et al.** Incidence and main causes of infertility in a resident population (1,850,000) of three French regions (1988–1989). *Hum Reprod* 1991;6:811–816.
14. **Stephen EH, Chandra A.** Declining estimates of infertility in the United States: 1982–2002. *Fertil Steril* 2006;86:516–523.
15. **Fujimoto VY, Jain T, Alvero R, et al.** Proceedings from the conference on reproductive problems in women of color. *Fertil Steril* 2010;94:7–10.
16. **Jain T.** Socioeconomic and racial disparities among infertility patients seeking care. *Fertil Steril* 2006;85:876–881.
17. **Imudia AN, Detti L, Puscheck EE, et al.** The prevalence of ureaplasma urealyticum, *Mycoplasma hominis*, *Chlamydia trachomatis* and *Neisseria gonorrhoeae* infections, and the rubella status of patients undergoing an initial infertility evaluation. *J Assist Reprod Genet* 2008;25:43–46.
18. **Dondorp W, de Wert G, Pennings G, et al.** Lifestyle-related factors and access to medically assisted reproduction. *Hum Reprod*

2010;25:578–583.

19. **Dokras A, Baredziak L, Blaine J, et al.** Obstetric outcomes after *in vitro* fertilization in obese and morbidly obese women. *Obstet Gynecol* 2006;108:61–69.

20. **Pauli EM, Legro RS, Demers LM, et al.** Diminished paternity and gonadal function with increasing obesity in men. *Fertil Steril* 2008;90:346–351.

21. **Chavarro JE, Toth TL, Wright DL, et al.** Body mass index in relation to semen quality, sperm DNA integrity, and serum reproductive hormone levels among men attending an infertility clinic. *Fertil Steril* 2010;93:2222–2231.

22. **Mukhopadhyay D, Varghese AC, Pal M, et al.** Semen quality and age-specific changes: a study between two decades on 3,729 male partners of couples with normal sperm count and attending an andrology laboratory for infertility-related problems in an Indian city. *Fertil Steril* 2010;93:2247–2254.

23. **Swan SH, Elkin EP, Fenster L.** The question of declining sperm density revisited: an analysis of 101 studies published 1934–1996. *Environ Health Perspect* 2000;108:961–966.

24. **Swan SH.** Semen quality in fertile US men in relation to geographical area and pesticide exposure. *Int J Androl* 2006;29:62–68; discussion 105–108.

25. **Slama R, Kold-Jensen T, Scheike T, et al.** How would a decline in sperm concentration over time influence the probability of pregnancy? *Epidemiology* 2004;15:458–465.

26. **Ruwanpura SM, McLachlan RI, Meachem SJ.** Hormonal regulation of male germ cell development. *J Endocrinol* 2010;205:117–131.

27. **Amann RP.** The cycle of the seminiferous epithelium in humans: a need to revisit? *J Androl* 2008;29:469–487.

28. **Ramalho-Santos J, Schatten G, Moreno RD.** Control of membrane fusion during spermiogenesis and the acrosome reaction. *Biol Reprod* 2002;67:1043–1051.

29. **Turner TT.** De Graaf's thread: the human epididymis. *J Androl* 2008;29:237–250.

30. **World Health Organization.** 2010 Laboratory manual for the examination and processing of human semen. Available online at: http://whqlibdoc.who.int/publications/2010/9789241547789_eng.pdf

31. **Ikawa M, Inoue N, Benham AM, et al.** Fertilization: a sperm's journey to and interaction with the oocyte. *J Clin Invest* 2010;120:984–994.

32. **Practice Committee of American Society for Reproductive Medicine in collaboration with Society for Reproductive Endocrinology and Infertility.** Optimizing natural fertility. *Fertil Steril* 2008;90:S1–S6.

33. **Sun QY.** Cellular and molecular mechanisms leading to cortical reaction and polyspermy block in mammalian eggs. *Microsc Res Tech* 2003;61:342–348.

34. **Gracia CR, Sammel MD, Coutifaris C, et al.** Occupational exposures and male infertility. *Am J Epidemiol* 2005;162:729–733.

35. **Chavarro JE, Toth TL, Sadio SM, et al.** Soy food and isoflavone intake in relation to semen quality parameters among men from an infertility clinic. *Hum Reprod* 2008;23:2584–2590.

36. **Muthusami KR, Chinnaswamy P.** Effect of chronic alcoholism on male fertility hormones and semen quality. *Fertil Steril* 2005;84:919–924.

37. **Gaur DS, Talekar MS, Pathak VP.** Alcohol intake and cigarette smoking: impact of two major lifestyle factors on male fertility. *Indian J Pathol Microbiol* 2010;53:35–40.

38. **Kunzle R, Mueller MD, Hanggi W, et al.** Semen quality of male smokers and nonsmokers in infertile couples. *Fertil Steril* 2003;79:287–291.

39. **Said TM, Ranga G, Agarwal A.** Relationship between semen quality and tobacco chewing in men undergoing infertility evaluation. *Fertil Steril* 2005;84:649–653.

40. **Whan LB, West MC, McClure N, et al.** Effects of delta-9-tetrahydrocannabinol, the primary psychoactive cannabinoid in marijuana, on human sperm function *in vitro*. *Fertil Steril* 2006;85:653–660.

41. **Bracken MB, Eskenazi B, Sachse K, et al.** Association of cocaine use with sperm concentration, motility, and morphology. *Fertil Steril* 1990;53:315–322.

42. **Yelian FD, Sacco AG, Ginsburg KA, et al.** The effects of *in vitro* cocaine exposure on human sperm motility, intracellular calcium, and oocyte penetration. *Fertil Steril* 1994;61:915–921.

43. **World Health Organization.** *Laboratory manual for the examination of human semen and sperm–cervical mucus interaction.* Cambridge, UK: Cambridge University Press, 1992.

44. **Male Infertility Best Practice Policy Committee of the American Urological Association; Practice Committee of the American Society for Reproductive Medicine.** Report on optimal evaluation of the infertile male. *Fertil Steril* 2006;86:S202–209.

45. **Levitas E, Lunenfeld E, Weiss N, et al.** Relationship between the duration of sexual abstinence and semen quality: analysis of 9,489 semen samples. *Fertil Steril* 2005;83:1680–1686.

46. **Marshburn PB, Alanis M, Matthews ML, et al.** A short period of ejaculatory abstinence before intrauterine insemination is associated with higher pregnancy rates. *Fertil Steril* 2010;93:286–288.

47. **Bhasin S.** Approach to the infertile man. *J Clin Endocrinol Metab* 2007;92:1995–2004.

48. **Kruger TF, Acosta AA, Simmons KF, et al.** Predictive value of abnormal sperm morphology in *in vitro* fertilization. *Fertil Steril* 1988;49:112–117.

49. **Kruger TF, Menkveld R, Stander FS, et al.** Sperm morphologic features as a prognostic factor in *in vitro* fertilization. *Fertil Steril* 1986;46:1118–1123.

50. **Yanushpolsky EH, Politch JA, Hill JA, et al.** Is leukocytospermia clinically relevant? *Fertil Steril* 1996;66:822–825.

51. **Gdoura R, Kchaou W, Znazen A, et al.** Screening for bacterial pathogens in semen samples from infertile men with and without leukocytospermia. *Andrologia* 2008;40:209–218.

52. **Practice Committee of American Society for Reproductive Medicine.** The clinical utility of sperm DNA integrity testing. *Fertil Steril* 2008;90:S178–S180.

53. **de Kretser DM.** Male infertility. *Lancet* 1997;349:787–790.

54. **The ESHRE Capri Workshop Group.** Male sterility and subfertility: guidelines for management. *Hum Reprod* 1994;9:1260–1264.

55. **Burkman LJ, Coddington CC, Franken DR, et al.** The hemizona assay (HZA): development of a diagnostic test for the binding of human spermatozoa to the human hemizona pellucida to predict fertilization potential. *Fertil Steril* 1988;49:688–697.

56. **Kuhnert B, Nieschlag E.** Reproductive functions of the ageing male. *Hum Reprod Update* 2004;10:327–339.

57. **Garcia-Palomares S, Navarro S, Pertusa JF, et al.** Delayed fatherhood in mice decreases reproductive fitness and longevity of offspring. *Biol Reprod* 2009;80:343–349.

58. **Puscheck EE, Jeyendran RS.** The impact of male factor on recurrent pregnancy loss. *Curr Opin Obstet Gynecol* 2007;19:222–228.

59. **Ghanem H, Shamloul R.** An evidence-based perspective to the medical treatment of male infertility: a short review. *Urol Int* 2009;82:125–129.

60. **Oliva A, Dotta A, Multigner L.** Pentoxifylline and antioxidants improve sperm quality in male patients with varicocele. *Fertil Steril* 2009;91:1536–1539.

61. **Practice Committee of American Society for Reproductive Medicine.** Report on varicocele and infertility. *Fertil Steril* 2008;90:S247–249.

62. **Pasqualotto FF, Lucon AM, de Goes PM, et al.** Semen profile, testicular volume, and hormonal levels in infertile patients with varicoceles compared with fertile men with and without varicoceles. *Fertil Steril* 2005;83:74–77.

63. **Pasqualotto FF, Sundaram A, Sharma RK, et al.** Semen quality and oxidative stress scores in fertile and infertile patients with varicocele. *Fertil Steril* 2008;89:602–607.

64. **Marmar JL, Agarwal A, Prabakaran S, et al.** Reassessing the value of varicocelectomy as a treatment for male subfertility with a new meta-analysis. *Fertil Steril* 2007;88:639–648.

65. **Pasqualotto FF, Pasqualotto EB.** Reassessing the value of varicocelectomy as a treatment for male subfertility with a new meta-analysis. *Fertil Steril* 2007;88:1710.

66. **Group ECW.** Intrauterine insemination. *Hum Reprod Update* 2009;15:265–277.

67. **Carroll N, Palmer JR.** A comparison of intrauterine versus intracervical insemination in fertile single women. *Fertil Steril* 2001;75:656–660.

68. **Besselink DE, Farquhar C, Kremer JA, et al.** Cervical insemination versus intra-uterine insemination of donor sperm for subfertility. *Cochrane Database Syst Rev* 2008;2:CD000317.

69. **Kovacic B, Vlaisavljevic V, Reljic M.** Clinical use of pentoxifylline for activation of immotile testicular sperm before ICSI in patients with azoospermia. *J Androl* 2006;27:45–52.

70. **Custers IM, Flierman PA, Maas P, et al.** Immobilisation versus immediate mobilisation after intrauterine insemination: randomised

controlled trial. *BMJ* 2009;339:b4080.

71. **Bensdorp AJ, Cohlen BJ, Heineman MJ, et al.** Intra-uterine insemination for male subfertility. *Cochrane Database Syst Rev* 2007;3:CD000360.

72. **Cohlen BJ, Vandekerckhove P, te Velde ER, et al.** Timed intercourse versus intra-uterine insemination with or without ovarian hyperstimulation for subfertility in men. *Cochrane Database Syst Rev* 2000;2:CD000360.

73. **Francavilla F, Sciarretta F, Sorgentone S, et al.** Intrauterine insemination with or without mild ovarian stimulation in couples with male subfertility due to oligo/astheno- and/or teratozoospermia or antisperm antibodies: a prospective cross-over trial. *Fertil Steril* 2009;92:1009–1011.

74. **Ford WC, Mathur RS, Hull MG.** Intrauterine insemination: is it an effective treatment for male factor infertility? *Baillieres Clin Obstet Gynaecol* 1997;11:691–710.

75. **Merviel P, Heraud MH, Grenier N, et al.** Predictive factors for pregnancy after intrauterine insemination (IUI): an analysis of 1038 cycles and a review of the literature. *Fertil Steril* 2010;93:79–88.

76. **Badawy A, Elnashar A, Eltotongy M.** Effect of sperm morphology and number on success of intrauterine insemination. *Fertil Steril* 2009;91:777–781.

77. **Dickey RP, Taylor SN, Lu PY, et al.** Effect of diagnosis, age, sperm quality, and number of preovulatory follicles on the outcome of multiple cycles of clomiphene citrate-intrauterine insemination. *Fertil Steril* 2002;78:1088–1095.

78. **Van Voorhis BJ, Barnett M, Sparks AE, et al.** Effect of the total motile sperm count on the efficacy and cost-effectiveness of intrauterine insemination and *in vitro* fertilization. *Fertil Steril* 2001;75:661–668.

79. **Bagis T, Haydardedeoglu B, Kilicdag EB, et al.** Single versus double intrauterine insemination in multi-follicular ovarian hyperstimulation cycles: a randomized trial. *Hum Reprod* 2010;25:1684–1690.

80. **Practice Committee of American Society for Reproductive Medicine; Practice Committee of Society for Assisted Reproductive Technology.** Genetic considerations related to intracytoplasmic sperm injection (ICSI). *Fertil Steril* 2008;90:S182–S184.

81. **ESHRE Capri Workshop Group.** Male infertility update. *Hum Reprod* 1998;13:2025–2032.

82. **Rosen MP, Shen S, Dobson AT, et al.** Oocyte degeneration after intracytoplasmic sperm injection: a multivariate analysis to assess its importance as a laboratory or clinical marker. *Fertil Steril* 2006;85:1736–1743.

83. **Keegan BR, Barton S, Sanchez X, et al.** Isolated teratozoospermia does not affect *in vitro* fertilization outcome and is not an indication for intracytoplasmic sperm injection. *Fertil Steril* 2007;88:1583–1588.

84. **Practice Committee of American Society for Reproductive Medicine; Practice Committee of Society for Assisted Reproductive Technology.** Round spermatid nucleus injection (ROSNI). *Fertil Steril* 2008;90:S199–S201.

85. **Practice Committee of American Society for Reproductive Medicine.** Intracytoplasmic sperm injection (ICSI). *Fertil Steril* 2008;90:S187.

86. **Practice Committee of American Society for Reproductive Medicine in collaboration with Society for Male Reproduction and Urology.** Evaluation of the azoospermic male. *Fertil Steril* 2008;90:S74–S77.

87. **Lee R, Li PS, Goldstein M, et al.** A decision analysis of treatments for nonobstructive azoospermia associated with varicocele. *Fertil Steril* 2009;92:188–196.

88. **Weedin JW, Khera M, Lipshultz LI.** Varicocele repair in patients with nonobstructive azoospermia: a meta-analysis. *J Urol* 2010;183:2309–2315.

89. **Pryor JL, Kent-First M, Muallem A, et al.** Microdeletions in the Y chromosome of infertile men. *N Engl J Med* 1997;336:534–539.

90. **Ferlin A, Arredi B, Speltra E, et al.** Molecular and clinical characterization of Y chromosome microdeletions in infertile men: a 10-year experience in Italy. *J Clin Endocrinol Metab* 2007;92:762–770.

91. **Reijo R, Alagappan RK, Patrizio P, et al.** Severe oligozoospermia resulting from deletions of azoospermia factor gene on Y chromosome. *Lancet* 1996;347:1290–1293.

92. **Practice Committee of American Society for Reproductive Medicine.** Sperm retrieval for obstructive azoospermia. *Fertil Steril* 2008;90:S213–S218.

93. **Practice Committee of American Society for Reproductive**

94. **Practice Committee of American Society for Reproductive Medicine.** Vasectomy reversal. *Fertil Steril* 2008;90:S78–S82.

Medicine in collaboration with Society for Male Reproduction and Urology. The management of infertility due to obstructive azoospermia. *Fertil Steril* 2008;90:S121–S124.

95. **Carpi A, Sabanegh E, Mechanick J.** Controversies in the management of nonobstructive azoospermia. *Fertil Steril* 2009;91:963–970.

96. **Practice Committee of American Society for Reproductive Medicine; Practice Committee of Society for Assisted Reproductive Technology.** 2008 Guidelines for gamete and embryo donation: a Practice Committee report. *Fertil Steril* 2008;90:S30–S44.

97. **De Brucker M, Haentjens P, Evenepoel J, et al.** Cumulative delivery rates in different age groups after artificial insemination with donor sperm. *Hum Reprod* 2009;24:1891–1899.

98. **Payne MA, Lamb EJ.** Use of frozen semen to avoid human immunodeficiency virus type 1 transmission by donor insemination: a cost-effectiveness analysis. *Fertil Steril* 2004;81:80–92.

99. **Subak LL, Adamson GD, Boltz NL.** Therapeutic donor insemination: a prospective randomized trial of fresh versus frozen sperm. *Am J Obstet Gynecol* 1992;166:1597–1604.

100. **Committee on Gynecologic Practice of American College of Obstetricians and Gynecologists; Practice Committee of American Society for Reproductive Medicine.** Age-related fertility decline: a committee opinion. *Fertil Steril* 2008;90:S154–S155.

101. **Schwartz D, Mayaux MJ.** Female fecundity as a function of age: results of artificial insemination in 2193 nulliparous women with azoospermic husbands. Federation CECOS. *N Engl J Med* 1982;306:404–406.

102. **Sauer MV, Kavic SM.** Oocyte and embryo donation 2006: reviewing two decades of innovation and controversy. *Reprod Biomed Online* 2006;12:153–162.

103. **Sauer MV, Paulson RJ, Lobo RA.** Reversing the natural decline in human fertility. An extended clinical trial of oocyte donation to women of advanced reproductive age. *JAMA* 1992;268:1275–1279.

104. **Scheffer GJ, Broekmans FJ, Looman CW, et al.** The number of antral follicles in normal women with proven fertility is the best reflection of reproductive age. *Hum Reprod* 2003;18:700–706.

105. **Practice Committee of the American Society for Reproductive Medicine.** Aging and infertility in women. *Fertil Steril* 2006;86:S248–S252.

106. **Nybo Andersen AM, Wohlfahrt J, Christens P, et al.** Maternal age and fetal loss: population based register linkage study. *BMJ* 2000;320:1708–1712.

107. **Wilcox AJ, Weinberg CR, O'Connor JF, et al.** Incidence of early loss of pregnancy. *N Engl J Med* 1988;319:189–194.

108. **Steiner AZ.** Clinical implications of ovarian reserve testing. *Obstet Gynecol Surv* 2009;64:120–128.

109. **Broekmans FJ, Kwee J, Hendriks DJ, et al.** A systematic review of tests predicting ovarian reserve and IVF outcome. *Hum Reprod Update* 2006;12:685–718.

110. **Hendriks DJ, Broekmans FJ, Bancsi LF, et al.** Repeated clomiphene citrate challenge testing in the prediction of outcome in IVF: a comparison with basal markers for ovarian reserve. *Hum Reprod* 2005;20:163–169.

111. **Jayaprakasan K, Campbell B, Hopkisson J, et al.** A prospective, comparative analysis of anti-mullerian hormone, inhibin-B, and three-dimensional ultrasound determinants of ovarian reserve in the prediction of poor response to controlled ovarian stimulation. *Fertil Steril* 2010;93:855–864.

112. **van der Steeg JW, Steures P, Eijkemans MJ, et al.** Predictive value and clinical impact of basal follicle-stimulating hormone in subfertile, ovulatory women. *J Clin Endocrinol Metab* 2007;92:2163–2168.

113. **van Rooij IA, de Jong E, Broekmans FJ, et al.** High follicle-stimulating hormone levels should not necessarily lead to the exclusion of subfertile patients from treatment. *Fertil Steril* 2004;81:1478–1485.

114. **van Rooij IA, Broekmans FJ, Scheffer GJ, et al.** Serum antimullerian hormone levels best reflect the reproductive decline with age in normal women with proven fertility: a longitudinal study. *Fertil Steril* 2005;83:979–987.

115. **Penarrubia J, Peralta S, Fabregues F, et al.** Day-5 inhibin B serum concentrations and antral follicle count as predictors of ovarian response and live birth in assisted reproduction cycles stimulated with gonadotropin after pituitary suppression. *Fertil Steril* 2010;94:2590–2595.

116. **Kwee J, Schats R, McDonnell J, et al.** Evaluation of anti-mullerian

hormone as a test for the prediction of ovarian reserve. *Fertil Steril* 2008;90:737–743.

117. **Nardo LG, Gelbaya TA, Wilkinson H, et al.** Circulating basal anti-mullerian hormone levels as predictor of ovarian response in women undergoing ovarian stimulation for *in vitro* fertilization. *Fertil Steril* 2009;92:1586–1593.

118. **Rosen MP, Sternfeld B, Schuh-Huerta SM, et al.** Antral follicle count: absence of significant midlife decline. *Fertil Steril* 2010;94:2182–2185.

119. **Bancsi LF, Broekmans FJ, Looman CW, et al.** Impact of repeated antral follicle counts on the prediction of poor ovarian response in women undergoing *in vitro* fertilization. *Fertil Steril* 2004;81:35–41.

120. **Hendriks DJ, Mol BW, Bancsi LF, et al.** Antral follicle count in the prediction of poor ovarian response and pregnancy after *in vitro* fertilization: a meta-analysis and comparison with basal follicle-stimulating hormone level. *Fertil Steril* 2005;83:291–301.

121. **Barad DH, Weghofer A, Gleicher N.** Dehydroepiandrosterone treatment of ovarian failure. *Fertil Steril* 2009;91:e14; author reply e5.

122. **Barad D, Gleicher N.** Effect of dehydroepiandrosterone on oocyte and embryo yields, embryo grade and cell number in IVF. *Hum Reprod* 2006;21:2845–2849.

123. **Barad DH, Gleicher N.** Increased oocyte production after treatment with dehydroepiandrosterone. *Fertil Steril* 2005;84:756.

124. **Practice Committee of the American Society for Reproductive Medicine.** Optimal evaluation of the infertile female. *Fertil Steril* 2006;86:S264–S267.

125. **Azziz R, Carmina E, Dewailly D, et al.** The Androgen Excess and PCOS Society criteria for the polycystic ovary syndrome: the complete task force report. *Fertil Steril* 2009;91:456–488.

126. **Cole LA, Ladner DG, Byrn FW.** The normal variabilities of the menstrual cycle. *Fertil Steril* 2009;91:522–527.

127. **Stanford JB, White GL, Hatasaka H.** Timing intercourse to achieve pregnancy: current evidence. *Obstet Gynecol* 2002;100:1333–1341.

128. **Wilcox AJ, Dunson D, Baird DD.** The timing of the "fertile window" in the menstrual cycle: day specific estimates from a prospective study. *BMJ* 2000;321:1259–1262.

129. **Wilcox AJ, Weinberg CR, Baird DD.** Timing of sexual intercourse in relation to ovulation. Effects on the probability of conception, survival of the pregnancy, and sex of the baby. *N Engl J Med* 1995;333:1517–1521.

130. **Pallone SR, Bergus GR.** Fertility awareness-based methods: another option for family planning. *J Am Board Fam Med* 2009;22:147–157.

131. **Guermandi E, Vegetti W, Bianchi MM, et al.** Reliability of ovulation tests in infertile women. *Obstet Gynecol* 2001;97:92–96.

132. **Miller PB, Soules MR.** The usefulness of a urinary LH kit for ovulation prediction during menstrual cycles of normal women. *Obstet Gynecol* 1996;87:13–17.

133. **Nielsen MS, Barton SD, Hatasaka HH, et al.** Comparison of several one-step home urinary luteinizing hormone detection test kits to OvuQuick. *Fertil Steril* 2001;76:384–387.

134. **Grinsted J, Jacobsen JD, Grinsted L, et al.** Prediction of ovulation. *Fertil Steril* 1989;52:388–393.

135. **McGovern PG, Myers ER, Silva S, et al.** Absence of secretory endometrium after false-positive home urine luteinizing hormone testing. *Fertil Steril* 2004;82:1273–1277.

136. **Practice Committee of the American Society for Reproductive Medicine.** Use of clomiphene citrate in women. *Fertil Steril* 2006;86:S187–S193.

137. **Jirge PR, Patil RS.** Comparison of endocrine and ultrasound profiles during ovulation induction with clomiphene citrate and letrozole in ovulatory volunteer women. *Fertil Steril* 2010;93:174–183.

138. **Qublan H, Amarin Z, Nawasreh M, et al.** Luteinized unruptured follicle syndrome: incidence and recurrence rate in infertile women with unexplained infertility undergoing intrauterine insemination. *Hum Reprod* 2006;21:2110–2113.

139. **Thessaloniki ESHRE/ASRM-Sponsored PCOS Consensus Workshop Group.** Consensus on infertility treatment related to polycystic ovary syndrome. *Fertil Steril* 2008;89:505–522.

140. **Rotterdam ESHRE/ASRM-Sponsored PCOS Consensus Workshop Group.** Revised 2003 consensus on diagnostic criteria and long-term health risks related to polycystic ovary syndrome (PCOS). *Hum Reprod* 2004;19:41–47.

141. **Thessaloniki ESHRE/ASRM-Sponsored PCOS Consensus Workshop Group.** Consensus on infertility treatment related to polycystic ovary syndrome. *Hum Reprod* 2008;23:462–477.

142. **Legro RS, Barnhart HX, Schlaff WD, et al.** Clomiphene, metformin, or both for infertility in the polycystic ovary syndrome. *N Engl J Med* 2007;356:551–566.

143. **Jungheim ES, Lanzendorf SE, Odem RR, et al.** Morbid obesity is associated with lower clinical pregnancy rates after *in vitro* fertilization in women with polycystic ovary syndrome. *Fertil Steril* 2009;92:256–261.

144. **McCormick B, Thomas M, Maxwell R, et al.** Effects of polycystic ovarian syndrome on *in vitro* fertilization-embryo transfer outcomes are influenced by body mass index. *Fertil Steril* 2008;90:2304–2309.

145. **Koivunen R, Pouta A, Franks S, et al.** Fecundability and spontaneous abortions in women with self-reported oligo-amenorrhea and/or hirsutism: Northern Finland Birth Cohort 1966 Study. *Hum Reprod* 2008;23:2134–2139.

146. **Palomba S, Giallauria F, Falbo A, et al.** Structured exercise training programme versus hypocaloric hyperproteic diet in obese polycystic ovary syndrome patients with anovulatory infertility: a 24-week pilot study. *Hum Reprod* 2008;23:642–650.

147. **Brown J, Farquhar C, Beck J, et al.** Clomiphene and anti-oestrogens for ovulation induction in PCOS. *Cochrane Database Syst Rev* 2009;4:CD002249.

148. **Rausch ME, Legro RS, Barnhart HX, et al.** Predictors of pregnancy in women with polycystic ovary syndrome. *J Clin Endocrinol Metab* 2009;94:3458–3466.

149. **Imani B, Eijkemans MJ, te Velde ER, et al.** A nomogram to predict the probability of live birth after clomiphene citrate induction of ovulation in normogonadotropic oligoamenorrheic infertility. *Fertil Steril* 2002;77:91–97.

150. **Practice Committee of the American Society for Reproductive Medicine.** Effectiveness and treatment for unexplained infertility. *Fertil Steril* 2006;86:S111–S114.

151. **Hughes E, Brown J, Collins JJ, et al.** Clomiphene citrate for unexplained subfertility in women. *Cochrane Database Syst Rev* 2010;1:CD000057.

152. **Badawy A, Inany H, Mosbah A, et al.** Luteal phase clomiphene citrate for ovulation induction in women with polycystic ovary syndrome: a novel protocol. *Fertil Steril* 2009;91:838–841.

153. **FDA Center for Drug Evaluation and Research, Office of Pharmaceutical Science.** Informatics and Computational Safety Analysis Staff's Maximum Recommended Therapeutic Dose (MRTD) database 2004. Available online at: http://www.fda.gov/aboutfda/centersoffices/cder/ucm092199.htm

154. **Hurst BS, Hickman JM, Matthews ML, et al.** Novel clomiphene "stair-step" protocol reduces time to ovulation in women with polycystic ovarian syndrome. *Am J Obstet Gynecol* 2009;200:510-e1–e4.

155. **Bates GW, Shomento S, McKnight K, et al.** Discussion: "Novel clomiphene protocol in polycystic ovarian syndrome" by Hurst et al. *Am J Obstet Gynecol* 2009;200:e1–e3.

156. **Practice Committee of American Society for Reproductive Medicine, Birmingham, Alabama.** Gonadotropin preparations: past, present, and future perspectives. *Fertil Steril* 2008;90:S13–S20.

157. **Vlahos NF, Coker L, Lawler C, et al.** Women with ovulatory dysfunction undergoing ovarian stimulation with clomiphene citrate for intrauterine insemination may benefit from administration of human chorionic gonadotropin. *Fertil Steril* 2005;83:1510–1516.

158. **Kosmas IP, Tatsioni A, Fatemi HM, et al.** Human chorionic gonadotropin administration vs. luteinizing monitoring for intrauterine insemination timing, after administration of clomiphene citrate: a meta-analysis. *Fertil Steril* 2007;87:607–612.

159. **Cantineau AE, Janssen MJ, Cohlen BJ.** Synchronised approach for intrauterine insemination in subfertile couples. *Cochrane Database Syst Rev* 2010;4:CD006942.

160. **Fuh KW, Wang X, Tai A, et al.** Intrauterine insemination: effect of the temporal relationship between the luteinizing hormone surge, human chorionic gonadotrophin administration and insemination on pregnancy rates. *Hum Reprod* 1997;12:2162–2166.

161. **Robb PA, Robins JC, Thomas MA.** Timing of hCG administration does not affect pregnancy rates in couples undergoing intrauterine insemination using clomiphene citrate. *J Natl Med Assoc* 2004;96:1431–1433.

162. **Practice Committee of American Society for Reproductive Medicine.** Use of insulin-sensitizing agents in the treatment of polycystic ovary syndrome. *Fertil Steril* 2008;90:S69–S73.

163. **Tang T, Lord JM, Norman RJ, et al.** Insulin-sensitising drugs (metformin, rosiglitazone, pioglitazone, D-chiro-inositol) for women with polycystic ovary syndrome, oligo amenorrhoea and subfertility. *Cochrane Database Syst Rev* 2010;1:CD003053.

164. **Palomba S, Falbo A, Orio F Jr, et al.** Efficacy predictors for metformin and clomiphene citrate treatment in anovulatory infertile patients with polycystic ovary syndrome. *Fertil Steril* 2009;91:2557–2567.

165. **Cataldo NA, Abbasi F, McLaughlin TL, et al.** Metabolic and ovarian effects of rosiglitazone treatment for 12 weeks in insulin-resistant women with polycystic ovary syndrome. *Hum Reprod* 2006;21:109–120.

166. **Sepilian V, Nagamani M.** Effects of rosiglitazone in obese women with polycystic ovary syndrome and severe insulin resistance. *J Clin Endocrinol Metab* 2005;90:60–65.

167. **Kim CH, Jeon GH, Kim SR, et al.** Effects of pioglitazone on ovarian stromal blood flow, ovarian stimulation, and *in vitro* fertilization outcome in patients with polycystic ovary syndrome. *Fertil Steril* 2010;94:236–241.

168. **Ota H, Goto T, Yoshioka T, et al.** Successful pregnancies treated with pioglitazone in infertile patients with polycystic ovary syndrome. *Fertil Steril* 2008;90:709–713.

169. **Elnashar A, Abdelmageed E, Fayed M, et al.** Clomiphene citrate and dexamethazone in treatment of clomiphene citrate-resistant polycystic ovary syndrome: a prospective placebo-controlled study. *Hum Reprod* 2006;21:1805–1808.

170. **Parsanezhad ME, Alborzi S, Motazedian S, et al.** Use of dexamethasone and clomiphene citrate in the treatment of clomiphene citrate-resistant patients with polycystic ovary syndrome and normal dehydroepiandrosterone sulfate levels: a prospective, double-blind, placebo-controlled trial. *Fertil Steril* 2002;78:1001–1004.

171. **Daly DC, Walters CA, Soto-Albors CE, et al.** A randomized study of dexamethasone in ovulation induction with clomiphene citrate. *Fertil Steril* 1984;41:844–848.

172. **Lobo RA, Paul W, March CM, et al.** Clomiphene and dexamethasone in women unresponsive to clomiphene alone. *Obstet Gynecol* 1982;60:497–501.

173. **Branigan EF, Estes MA.** A randomized clinical trial of treatment of clomiphene citrate-resistant anovulation with the use of oral contraceptive pill suppression and repeat clomiphene citrate treatment. *Am J Obstet Gynecol* 2003;188:1424–1428; discussion 9–30.

174. **Steiner AZ, Terplan M, Paulson RJ.** Comparison of tamoxifen and clomiphene citrate for ovulation induction: a meta-analysis. *Hum Reprod* 2005;20:1511–1515.

175. **Boostanfar R, Jain JK, Mishell DR Jr, et al.** A prospective randomized trial comparing clomiphene citrate with tamoxifen citrate for ovulation induction. *Fertil Steril* 2001;75:1024–1026.

176. **Mitwally MF, Casper RF.** Use of an aromatase inhibitor for induction of ovulation in patients with an inadequate response to clomiphene citrate. *Fertil Steril* 2001;75:305–309.

177. **Badawy A, Mosbah A, Tharwat A, et al.** Extended letrozole therapy for ovulation induction in clomiphene-resistant women with polycystic ovary syndrome: a novel protocol. *Fertil Steril* 2009;92:236–239.

178. **Badawy A, Mosbah A, Shady M.** Anastrozole or letrozole for ovulation induction in clomiphene-resistant women with polycystic ovarian syndrome: a prospective randomized trial. *Fertil Steril* 2008;89:1209–1212.

179. **Tulandi T, Martin J, Al-Fadhli R, et al.** Congenital malformations among 911 newborns conceived after infertility treatment with letrozole or clomiphene citrate. *Fertil Steril* 2006;85:1761–1765.

180. **Practice Committee of American Society for Reproductive Medicine.** Use of exogenous gonadotropins in anovulatory women: a technical bulletin. *Fertil Steril* 2008;90:S7–S12.

181. **Ganesh A, Goswami SK, Chattopadhyay R, et al.** Comparison of letrozole with continuous gonadotropins and clomiphene-gonadotropin combination for ovulation induction in 1387 PCOS women after clomiphene citrate failure: a randomized prospective clinical trial. *J Assist Reprod Genet* 2009;26:19–24.

182. **Jee BC, Ku SY, Suh CS, et al.** Use of letrozole versus clomiphene citrate combined with gonadotropins in intrauterine insemination cycles: a pilot study. *Fertil Steril* 2006;85:1774–1777.

183. **Sipe CS, Davis WA, Maifeld M, et al.** A prospective randomized trial comparing anastrozole and clomiphene citrate in an ovulation induction protocol using gonadotropins. *Fertil Steril* 2006;86:1676–1681.

184. **Mitwally MF, Casper RF.** Aromatase inhibition reduces the dose of gonadotropin required for controlled ovarian hyperstimulation. *J Soc Gynecol Investig* 2004;11:406–415.

185. **Farquhar C, Lilford RJ, Marjoribanks J, et al.** Laparoscopic "drilling" by diathermy or laser for ovulation induction in anovulatory polycystic ovary syndrome. *Cochrane Database Syst Rev*
2007;3:CD001122.

186. **Palomba S, Falbo A, Battista L, et al.** Laparoscopic ovarian diathermy vs clomiphene citrate plus metformin as second-line strategy for infertile anovulatory patients with polycystic ovary syndrome: a randomized controlled trial. *Am J Obstet Gynecol* 2010;202:577.e1–e8.

187. **Palomba S, Falbo A, Orio F Jr, et al.** Efficacy of laparoscopic ovarian diathermy in clomiphene citrate-resistant women with polycystic ovary syndrome: relationships with chronological and ovarian age. *Gynecol Endocrinol* 2006;22:329–335.

188. **Ott J, Kurz C, Nouri K, et al.** Pregnancy outcome in women with polycystic ovary syndrome comparing the effects of laparoscopic ovarian drilling and clomiphene citrate stimulation in women pre-treated with metformin: a retrospective study. *Reprod Biol Endocrinol* 2010;8:45.

189. **Malkawi HY, Qublan HS.** Laparoscopic ovarian drilling in the treatment of polycystic ovary syndrome: how many punctures per ovary are needed to improve the reproductive outcome? *J Obstet Gynaecol Res* 2005;31:115–119.

190. **Takeuchi S, Futamura N, Takubo S, et al.** Polycystic ovary syndrome treated with laparoscopic ovarian drilling with a harmonic scalpel. A prospective, randomized study. *J Reprod Med* 2002;47:816–820.

191. **Asada H, Kishi I, Kaseda S, et al.** Laparoscopic treatment of polycystic ovaries with the holmium:YAG laser. *Fertil Steril* 2002;77:852–853.

192. **Gladchuk IZ, Shwez VV.** Hormone changes in clomiphene citrate-resistant women with polycystic ovary disease after ovarian cryosurgery and Nd:YAG laser laparoscopy. *J Am Assoc Gynecol Laparosc* 1996;3:S15–S16.

193. **Zhu W, Fu Z, Chen X, et al.** Transvaginal ultrasound-guided ovarian interstitial laser treatment in anovulatory women with polycystic ovary syndrome: a randomized clinical trial on the effect of laser dose used on the outcome. *Fertil Steril* 2010;94:268–275.

194. **Badawy A, Khiary M, Ragab A, et al.** Ultrasound-guided transvaginal ovarian needle drilling (UTND) for treatment of polycystic ovary syndrome: a randomized controlled trial. *Fertil Steril* 2009;91:1164–1167.

195. **Gordts S, Gordts S, Puttemans P, et al.** Transvaginal hydrolaparoscopy in the treatment of polycystic ovary syndrome. *Fertil Steril* 2009;91:2520–2526.

196. **Mercorio F, Mercorio A, Di Spiezio Sardo A, et al.** Evaluation of ovarian adhesion formation after laparoscopic ovarian drilling by second-look minilaparoscopy. *Fertil Steril* 2008;89:1229–1233.

197. **Practice Committee of American Society for Reproductive Medicine.** Current evaluation of amenorrhea. *Fertil Steril* 2008;90:S219–S225.

198. **Gillam MP, Molitch ME, Lombardi G, et al.** Advances in the treatment of prolactinomas. *Endocr Rev* 2006;27:485–534.

199. **Dei M, Seravalli V, Bruni V, et al.** Predictors of recovery of ovarian function after weight gain in subjects with amenorrhea related to restrictive eating disorders. *Gynecol Endocrinol* 2008;24:459–464.

200. **Kelesidis T, Kelesidis I, Chou S, et al.** Narrative review: the role of leptin in human physiology: emerging clinical applications. *Ann Intern Med* 2010;152:93–100.

201. **Welt CK, Chan JL, Bullen J, et al.** Recombinant human leptin in women with hypothalamic amenorrhea. *N Engl J Med* 2004;351:987–997.

202. **Fechner A, Fong S, McGovern P.** A review of Kallmann syndrome: genetics, pathophysiology, and clinical management. *Obstet Gynecol Surv* 2008;63:189–194.

203. **Poppe K, Velkeniers B, Glinoer D.** Thyroid disease and female reproduction. *Clin Endocrinol (Oxf)* 2007;66:309–321.

204. **Westrom L, Joesoef R, Reynolds G, et al.** Pelvic inflammatory disease and fertility. A cohort study of 1,844 women with laparoscopically verified disease and 657 control women with normal laparoscopic results. *Sex Transm Dis* 1992;19:185–192.

205. **Lepine LA, Hillis SD, Marchbanks PA, et al.** Severity of pelvic inflammatory disease as a predictor of the probability of live birth. *Am J Obstet Gynecol* 1998;178:977–981.

206. **Paavonen J, Eggert-Kruse W.** *Chlamydia trachomatis:* impact on human reproduction. *Hum Reprod Update* 1999;5:433–447.

207. **Guven MA, Dilek U, Pata O, et al.** Prevalance of *Chlamydia trochomatis, Ureaplasma urealyticum* and *Mycoplasma hominis* infections in the unexplained infertile women. *Arch Gynecol Obstet* 2007;276:219–223.

208. **Simpson WL Jr, Beitia LG, Mester J.** Hysterosalpingography: a

reemerging study. *Radiographics* 2006;26:419–431.

209. **Robinson RD, Casablanca Y, Pagano KE, et al.** Intracervical block and pain perception during the performance of a hysterosalpingogram: a randomized controlled trial. *Obstet Gynecol* 2007;109:89–93.

210. **Baramki TA.** Hysterosalpingography. *Fertil Steril* 2005;83:1595–1606.

211. **Kodaman PH, Arici A, Seli E.** Evidence-based diagnosis and management of tubal factor infertility. *Curr Opin Obstet Gynecol* 2004;16:221–229.

212. **Bulletti C, Panzini I, Borini A, et al.** Pelvic factor infertility: diagnosis and prognosis of various procedures. *Ann N Y Acad Sci* 2008;1127:73–82.

213. **Luttjeboer F, Harada T, Hughes E, et al.** Tubal flushing for subfertility. *Cochrane Database Syst Rev* 2007;3:CD003718.

214. **Vandekerckhove P, Watson A, Lilford R, et al.** Oil-soluble versus water-soluble media for assessing tubal patency with hysterosalpingography or laparoscopy in subfertile women. *Cochrane Database Syst Rev* 2000;2:CD000092.

215. **Stumpf PG, March CM.** Febrile morbidity following hysterosalpingography: identification of risk factors and recommendations for prophylaxis. *Fertil Steril* 1980;33:487–492.

216. **Pittaway DE, Winfield AC, Maxson W, et al.** Prevention of acute pelvic inflammatory disease after hysterosalpingography: efficacy of doxycycline prophylaxis. *Am J Obstet Gynecol* 1983;147:623–626.

217. **Thinkhamrop J, Laopaiboon M, Lumbiganon P.** Prophylactic antibiotics for transcervical intrauterine procedures. *Cochrane Database Syst Rev* 2007;3:CD005637.

218. **Flood JT, Grow DR.** Transcervical tubal cannulation: a review. *Obstet Gynecol Surv* 1993;48:768–776.

219. **Rimbach S, Bastert G, Wallwiener D.** Technical results of falloposcopy for infertility diagnosis in a large multicentre study. *Hum Reprod* 2001;16:925–930.

220. **Lanzani C, Savasi V, Leone FPG, et al.** Two-dimensional HyCoSy with contrast tuned imaging technology and a second-generation contrast media for the assessment of tubal patency in an infertility program. *Fertil Steril* 2009;92:1158–1161.

221. **Feinberg EC, Levens ED, DeCherney AH.** Infertility surgery is dead: only the obituary remains? *Fertil Steril* 2008;89:232–236.

222. **Phillips J, Cochavi S, Silberzweig JE.** Hysterosalpingography with use of mobile C-arm fluoroscopy. *Fertil Steril* 2010;93:2065–2068.

223. **Schippert C, Bassler C, Soergel P, et al.** Reconstructive, organ-preserving microsurgery in tubal infertility: still an alternative to in vitro fertilization. *Fertil Steril* 2010;93:1359–1361.

224. **Gomel V.** Reversal of tubal sterilization versus IVF in the era of assisted reproductive technology: a clinical dilemma. *Reprod Biomed Online* 2007;15:403–407.

225. **Dharia Patel SP, Steinkampf MP, Whitten SJ, et al.** Robotic tubal anastomosis: surgical technique and cost effectiveness. *Fertil Steril* 2008;90:1175–1179.

226. **Gordts S, Campo R, Puttemans P, et al.** Clinical factors determining pregnancy outcome after microsurgical tubal reanastomosis. *Fertil Steril* 2009;92:1198–1202.

227. **Camus E, Poncelet C, Goffinet F, et al.** Pregnancy rates after in-vitro fertilization in cases of tubal infertility with and without hydrosalpinx: a meta-analysis of published comparative studies. *Hum Reprod* 1999;14:1243–1249.

228. **Strandell A, Lindhard A, Waldenstrom U, et al.** Hydrosalpinx and IVF outcome: cumulative results after salpingectomy in a randomized controlled trial. *Hum Reprod* 2001;16:2403–2410.

229. **Strandell A, Lindhard A, Waldenstrom U, et al.** Hydrosalpinx and IVF outcome: a prospective, randomized multicentre trial in Scandinavia on salpingectomy prior to IVF. *Hum Reprod* 1999;14:2762–2769.

230. **Johnson N, van Voorst S, Sowter MC, et al.** Surgical treatment for tubal disease in women due to undergo in vitro fertilisation. *Cochrane Database Syst Rev* 2010;1:CD002125.

231. **Brown SE, Coddington CC, Schnorr J, et al.** Evaluation of outpatient hysteroscopy, saline infusion hysterosonography, and hysterosalpingography in infertile women: a prospective, randomized study. *Fertil Steril* 2000;74:1029–1034.

232. **Roma Dalfo A, Ubeda B, Ubeda A, et al.** Diagnostic value of hysterosalpingography in the detection of intrauterine abnormalities: a comparison with hysteroscopy. *AJR Am J Roentgenol* 2004;183:1405–1409.

233. **Soares SR, Barbosa dos Reis MM, Camargos AF.** Diagnostic accuracy of sonohysterography, transvaginal sonography, and hysterosalpingography in patients with uterine cavity diseases. *Fertil Steril*

2000;73:406–411.

234. **Tur-Kaspa I, Gal M, Hartman M, et al.** A prospective evaluation of uterine abnormalities by saline infusion sonohysterography in 1,009 women with infertility or abnormal uterine bleeding. *Fertil Steril* 2006;86:1731–1735.

235. **Rackow BW, Arici A.** Reproductive performance of women with mullerian anomalies. *Curr Opin Obstet Gynecol* 2007;19:229–237.

236. **Pritts EA, Parker WH, Olive DL.** Fibroids and infertility: an updated systematic review of the evidence. *Fertil Steril* 2009;91:1215–1223.

237. **Di Spiezio Sardo A, Mazzon I, Bramante S, et al.** Hysteroscopic myomectomy: a comprehensive review of surgical techniques. *Hum Reprod Update* 2008;14:101–119.

238. **Moghadam R, Lathi RB, Shahmohamady B, et al.** Predictive value of magnetic resonance imaging in differentiating between leiomyoma and adenomyosis. *JSLS* 2006;10:216–219.

239. **Breech LL, Laufer MR.** Mullerian anomalies. *Obstet Gynecol Clin North Am* 2009;36:47–68.

240. **Valli E, Vaquero E, Lazzarin N, et al.** Hysteroscopic metroplasty improves gestational outcome in women with recurrent spontaneous abortion. *J Am Assoc Gynecol Laparosc* 2004;11:240–244.

241. **Luciano AA.** Myomectomy. *Clin Obstet Gynecol* 2009;52:362–371.

242. **Klatsky PC, Tran ND, Caughey AB, et al.** Fibroids and reproductive outcomes: a systematic literature review from conception to delivery. *Am J Obstet Gynecol* 2008;198:357–366.

243. **Sunkara SK, Khairy M, El-Toukhy T, et al.** The effect of intramural fibroids without uterine cavity involvement on the outcome of IVF treatment: a systematic review and meta-analysis. *Hum Reprod* 2010;25:418–429.

244. **Advincula AP, Xu X, Goudeau St, et al.** Robot-assisted laparoscopic myomectomy versus abdominal myomectomy: a comparison of short-term surgical outcomes and immediate costs. *J Minim Invasive Gynecol* 2007;14:698–705.

245. **Nezhat C, Lavie O, Hsu S, et al.** Robotic-assisted laparoscopic myomectomy compared with standard laparoscopic myomectomy—a retrospective matched control study. *Fertil Steril* 2009;91:556–559.

246. **Plotti G, Plotti F, Di Giovanni A, et al.** Feasibility and safety of vaginal myomectomy: a prospective pilot study. *J Minim Invasive Gynecol* 2008;15:166–171.

247. **Fatemi HM, Kasius JC, Timmermans A, et al.** Prevalence of unsuspected uterine cavity abnormalities diagnosed by office hysteroscopy prior to in vitro fertilization. *Hum Reprod* 2010;25:1959–1965.

248. **Karayalcin R, Ozcan S, Moraloglu O, et al.** Results of 2500 office-based diagnostic hysteroscopies before IVF. *Reprod Biomed Online* 2010;20:689–693.

249. **Lieng M, Istre O, Qvigstad E.** Treatment of endometrial polyps: a systematic review. *Acta Obstet Gynecol Scand* 2010;89:992–1002.

250. **Onalan R, Onalan G, Tonguc E, et al.** Body mass index is an independent risk factor for the development of endometrial polyps in patients undergoing in vitro fertilization. *Fertil Steril* 2009;91:1056–1060.

251. **Yanaihara A, Yorimitsu T, Motoyama H, et al.** Location of endometrial polyp and pregnancy rate in infertility patients. *Fertil Steril* 2008;90:180–182.

252. **Perez-Medina T, Bajo-Arenas J, Salazar F, et al.** Endometrial polyps and their implication in the pregnancy rates of patients undergoing intrauterine insemination: a prospective, randomized study. *Hum Reprod* 2005;20:1632–1635.

253. **Isikoglu M, Berkkanoglu M, Senturk Z, et al.** Endometrial polyps smaller than 1.5 cm do not affect ICSI outcome. *Reprod Biomed Online* 2006;12:199–204.

254. **Lass A, Williams G, Abusheikha N, et al.** The effect of endometrial polyps on outcomes of in vitro fertilization (IVF) cycles. *J Assist Reprod Genet* 1999;16:410–415.

255. **Robinson JK, Colimon LM, Isaacson KB.** Postoperative adhesiolysis therapy for intrauterine adhesions (Asherman's syndrome). *Fertil Steril* 2008;90:409–414.

256. **Sharma JB, Roy KK, Pushparaj M, et al.** Genital tuberculosis: an important cause of Asherman's syndrome in India. *Arch Gynecol Obstet* 2008;277:37–41.

257. **Roy KK, Baruah J, Sharma JB, et al.** Reproductive outcome following hysteroscopic adhesiolysis in patients with infertility due to Asherman's syndrome. *Arch Gynecol Obstet* 2010;281:355–361.

258. **Practice Committee of American Society for Reproductive Medicine in collaboration with Society for Reproductive Endocrinology and Infertility.** Progesterone supplementation during the luteal phase and in early pregnancy in the treatment of infertility: an

educational bulletin. *Fertil Steril* 2008;90:S150–S153.

259. **Erdem A, Erdem M, Atmaca S, et al.** Impact of luteal phase support on pregnancy rates in intrauterine insemination cycles: a prospective randomized study. *Fertil Steril* 2009;91:2508–2513.

260. **Jones HW Jr.** Luteal-phase defect: the role of Georgeanna Seegar Jones. *Fertil Steril* 2008;90:e5–e7.

261. **Bukulmez O, Arici A.** Luteal phase defect: myth or reality. *Obstet Gynecol Clin North Am* 2004;31:727–744.

262. **Hubayter ZR, Muasher SJ.** Luteal supplementation in *in vitro* fertilization: more questions than answers. *Fertil Steril* 2008;89:749–758.

263. **Myers ER, Silva S, Barnhart K, et al.** Interobserver and intraobserver variability in the histological dating of the endometrium in fertile and infertile women. *Fertil Steril* 2004;82:1278–1282.

264. **Coutifaris C, Myers ER, Guzick DS, et al.** Histological dating of timed endometrial biopsy tissue is not related to fertility status. *Fertil Steril* 2004;82:1264–1272.

265. **Giudice LC.** Clinical practice. Endometriosis. *N Engl J Med* 2010; 362:2389–2398.

266. **Bulletti C, Coccia ME, Battistoni S, et al.** Endometriosis and infertility. *J Assist Reprod Genet* 2010;27:441–447.

267. **Vercellini P, Somigliana E, Vigano P, et al.** Surgery for endometriosis-associated infertility: a pragmatic approach. *Hum Reprod* 2009;24:254–269.

268. **Kuivasaari P, Hippelainen M, Anttila M, et al.** Effect of endometriosis on IVF/ICSI outcome: stage III/IV endometriosis worsens cumulative pregnancy and live-born rates. *Hum Reprod* 2005;20:3130–3135.

269. **Parazzini F.** Ablation of lesions or no treatment in minimal-mild endometriosis in infertile women: a randomized trial. Gruppo Italiano per lo Studio dell'Endometriosi. *Hum Reprod* 1999;14:1332–1334.

270. **Marcoux S, Maheux R, Berube S.** Laparoscopic surgery in infertile women with minimal or mild endometriosis. Canadian Collaborative Group on Endometriosis. *N Engl J Med* 1997;337:217–222.

271. **Jacobson TZ, Duffy JM, Barlow D, et al.** Laparoscopic surgery for subfertility associated with endometriosis. *Cochrane Database Syst Rev* 2010;1:CD001398.

272. **Somigliana E, Arnoldi M, Benaglia L, et al.** IVF-ICSI outcome in women operated on for bilateral endometriomas. *Hum Reprod* 2008;23:1526–1530.

273. **Esinler I, Bozdag G, Aybar F, et al.** Outcome of *in vitro* fertilization/intracytoplasmic sperm injection after laparoscopic cystectomy for endometriomas. *Fertil Steril* 2006;85:1730–1735.

274. **Practice Committee of American Society for Reproductive Medicine in collaboration with Society of Reproductive Surgeons.** Pathogenesis, consequences, and control of peritoneal adhesions in gynecologic surgery. *Fertil Steril* 2008;90:S144–149.

275. **Ahmad G, Duffy JM, Farquhar C, et al.** Barrier agents for adhesion prevention after gynaecological surgery. *Cochrane Database Syst Rev* 2008;2:CD000475.

276. **Siristatidis C, Bhattacharya S.** Unexplained infertility: does it really exist? Does it matter? *Hum Reprod* 2007;22:2084–2087.

277. **Sauer R, Roussev R, Jeyendran RS, et al.** Prevalence of antiphospholipid antibodies among women experiencing unexplained infertility and recurrent implantation failure. *Fertil Steril* 2010; 93:2441–2443.

278. **Practice Committee of American Society for Reproductive Medicine.** Anti-phospholipid antibodies do not affect IVF success. *Fertil Steril* 2008;90:S172–S173.

279. **Bellver J, Soares SR, Alvarez C, et al.** The role of thrombophilia and thyroid autoimmunity in unexplained infertility, implantation failure and recurrent spontaneous abortion. *Hum Reprod* 2008;23:278–284.

280. **Cline AM, Kutteh WH.** Is there a role of autoimmunity in implantation failure after *in-vitro* fertilization? *Curr Opin Obstet Gynecol* 2009;21:291–295.

281. **Kilic S, Tasdemir N, Yilmaz N, et al.** The effect of anti-thyroid antibodies on endometrial volume, embryo grade and IVF outcome. *Gynecol Endocrinol* 2008;24:649–655.

282. **Kallen CB, Arici A.** Immune testing in fertility practice: truth or deception? *Curr Opin Obstet Gynecol* 2003;15:225–231.

283. **Omu AE, al-Qattan F, Ismail AA, et al.** Relationship between unexplained infertility and human leukocyte antigens and expression of circulating autogeneic and allogeneic antisperm antibodies. *Clin Exp Obstet Gynecol* 1999;26:199–202.

284. **Edi-Osagie EC, Seif MW, Aplin JD, et al.** Characterizing the endometrium in unexplained and tubal factor infertility: a multipara-metric investigation. *Fertil Steril* 2004;82:1379–1389.

285. **Gorini G, Milano F, Olliaro P, et al.** *Chlamydia trachomatis* infection in primary unexplained infertility. *Eur J Epidemiol* 1990;6:335–338.

286. **Gupta A, Gupta A, Gupta S, et al.** Correlation of mycoplasma with unexplained infertility. *Arch Gynecol Obstet* 2009;280:981–985.

287. **Grzesko J, Elias M, Maczynska B, et al.** Occurrence of *Mycoplasma genitalium* in fertile and infertile women. *Fertil Steril* 2009;91:2376–2380.

288. **Toth A, Lesser ML, Brooks C, et al.** Subsequent pregnancies among 161 couples treated for T-mycoplasma genital-tract infection. *N Engl J Med* 1983;308:505–507.

289. **Moore DE, Soules MR, Klein NA, et al.** Bacteria in the transfer catheter tip influence the live-birth rate after *in vitro* fertilization. *Fertil Steril* 2000;74:1118–1124.

290. **Lavy Y, Lev-Sagie A, Holtzer H, et al.** Should laparoscopy be a mandatory component of the infertility evaluation in infertile women with normal hysterosalpingogram or suspected unilateral distal tubal pathology? *Eur J Obstet Gynecol Reprod Biol* 2004;114:64–68.

291. **Cundiff G, Carr BR, Marshburn PB.** Infertile couples with a normal hysterosalpingogram. Reproductive outcome and its relationship to clinical and laparoscopic findings. *J Reprod Med* 1995;40: 19–24.

292. **al-Badawi IA, Fluker MR, Bebbington MW.** Diagnostic laparoscopy in infertile women with normal hysterosalpingograms. *J Reprod Med* 1999;44:953–957.

293. **Shveiky D, Simon A, Gino H, et al.** Sibling oocyte submission to IVF and ICSI in unexplained infertility patients: a potential assay for gamete quality. *Reprod Biomed Online* 2006;12:371–374.

294. **Moayeri SE, Lee HC, Lathi RB, et al.** Laparoscopy in women with unexplained infertility: a cost-effectiveness analysis. *Fertil Steril* 2009;92:471–480.

295. **Csokmay JM, Frattarelli JL.** Basal ovarian cysts and clomiphene citrate ovulation induction cycles. *Obstet Gynecol* 2006;107:1292–1296.

296. **Akin JW, Shepard MK.** The effects of baseline ovarian cysts on cycle fecundity in controlled ovarian hyperstimulation. *Fertil Steril* 1993;59:453–455.

297. **Qublan HS, Amarin Z, Tahat YA, et al.** Ovarian cyst formation following GnRH agonist administration in IVF cycles: incidence and impact. *Hum Reprod* 2006;21:640–644.

298. **Penzias AS, Jones EE, Seifer DB, et al.** Baseline ovarian cysts do not affect clinical response to controlled ovarian hyperstimulation for *in vitro* fertilization. *Fertil Steril* 1992;57:1017–1021.

299. **Altinkaya SO, Talas BB, Gungor T, et al.** Treatment of clomiphene citrate-related ovarian cysts in a prospective randomized study. A single center experience. *J Obstet Gynaecol Res* 2009;35:940–945.

300. **Biljan MM, Mahutte NG, Dean N, et al.** Effects of pretreatment with an oral contraceptive on the time required to achieve pituitary suppression with gonadotropin-releasing hormone analogues and on subsequent implantation and pregnancy rates. *Fertil Steril* 1998;70:1063–1069.

301. **Devroey P, Aboulghar M, Garcia-Velasco J, et al.** Improving the patient's experience of IVF/ICSI: a proposal for an ovarian stimulation protocol with GnRH antagonist co-treatment. *Hum Reprod* 2009;24:764–774.

302. **Guzick DS, Carson SA, Coutifaris C, et al.** Efficacy of superovulation and intrauterine insemination in the treatment of infertility. National Cooperative Reproductive Medicine Network. *N Engl J Med* 1999;340:177–183.

303. **Lainas T, Zorzovilis J, Petsas G, et al.** In a flexible antagonist protocol, earlier, criteria-based initiation of GnRH antagonist is associated with increased pregnancy rates in IVF. *Hum Reprod* 2005;20:2426–2433.

304. **Kolibianakis EM, Albano C, Camus M, et al.** Initiation of gonadotropin-releasing hormone antagonist on day 1 as compared to day 6 of stimulation: effect on hormonal levels and follicular development in *in vitro* fertilization cycles. *J Clin Endocrinol Metab* 2003;88:5632–5637.

305. **Baerwald AR, Walker RA, Pierson RA.** Growth rates of ovarian follicles during natural menstrual cycles, oral contraception cycles, and ovarian stimulation cycles. *Fertil Steril* 2009;91:440–449.

306. **Lass A.** Monitoring of *in vitro* fertilization-embryo transfer cycles by ultrasound versus by ultrasound and hormonal levels: a prospective, multicenter, randomized study. *Fertil Steril* 2003;80:80–85.

307. **Pinto F, Oliveira C, Cardoso MF, et al.** Impact of GnRH ovarian

stimulation protocols on intracytoplasmic sperm injection outcomes. *Reprod Biol Endocrinol* 2009;7:5.

308. **de Jong D, Macklon NS, Eijkemans MJ, et al.** Dynamics of the development of multiple follicles during ovarian stimulation for *in vitro* fertilization using recombinant follicle-stimulating hormone (Puregon) and various doses of the gonadotropin-releasing hormone antagonist ganirelix (Orgalutran/Antagon). *Fertil Steril* 2001;75:688–693.

309. **Kwan I, Bhattacharya S, McNeil A, et al.** Monitoring of stimulated cycles in assisted reproduction (IVF and ICSI). *Cochrane Database Syst Rev* 2008;2:CD005289.

310. **Badawy A, Elnashar A, Totongy M.** Clomiphene citrate or aromatase inhibitors for superovulation in women with unexplained infertility undergoing intrauterine insemination: a prospective randomized trial. *Fertil Steril* 2009;92:1355–1359.

311. **Werbrouck E, Spiessens C, Meuleman C, et al.** No difference in cycle pregnancy rate and in cumulative live-birth rate between women with surgically treated minimal to mild endometriosis and women with unexplained infertility after controlled ovarian hyperstimulation and intrauterine insemination. *Fertil Steril* 2006;86:566–571.

312. **Tsafrir A, Simon A, Margalioth EJ, et al.** What should be the first-line treatment for unexplained infertility in women over 40 years of age—ovulation induction and IUI, or IVF? *Reprod Biomed Online* 2009;19(Suppl 4):4334.

313. **Reindollar RH, Regan MM, Neumann PJ, et al.** A randomized clinical trial to evaluate optimal treatment for unexplained infertility: the fast track and standard treatment (FASTT) trial. *Fertil Steril* 2010;94:888–899.

314. **Foong SC, Fleetham JA, O'Keane JA, et al.** A prospective randomized trial of conventional *in vitro* fertilization versus intracytoplasmic sperm injection in unexplained infertility. *J Assist Reprod Genet* 2006;23:137–140.

315. **Bhattacharya S, Hamilton MP, Shaaban M, et al.** Conventional *in-vitro* fertilisation versus intracytoplasmic sperm injection for the treatment of non-male-factor infertility: a randomised controlled trial. *Lancet* 2001;357:2075–2079.

316. **Toner JP.** Progress we can be proud of: U.S. trends in assisted reproduction over the first 20 years. *Fertil Steril* 2002;78:943–950.

317. **Huirne JA, Homburg R, Lambalk CB.** Are GnRH antagonists comparable to agonists for use in IVF? *Hum Reprod* 2007;22:2805–2813.

318. **Kadoch IJ, Al-Khaduri M, Phillips SJ, et al.** Spontaneous ovulation rate before oocyte retrieval in modified natural cycle IVF with and without indomethacin. *Reprod Biomed Online* 2008;16:245–249.

319. **Elnashar AM.** Progesterone rise on the day of HCG administration (premature luteinization) in IVF: an overdue update. *J Assist Reprod Genet* 2010;27:149–155.

320. **Bosch E, Labarta E, Crespo J, et al.** Circulating progesterone levels and ongoing pregnancy rates in controlled ovarian stimulation cycles for *in vitro* fertilization: analysis of over 4000 cycles. *Hum Reprod* 2010;25:2092–3100.

321. **Sonmezer M, Pelin Cil A, Atabekoglu C, et al.** Does premature luteinization or early surge of LH impair cycle outcome? Report of two successful outcomes. *J Assist Reprod Genet* 2009;26:159–163.

322. **Escudero EL, Boerrigter PJ, Bennink HJ, et al.** Mifepristone is an effective oral alternative for the prevention of premature luteinizing hormone surges and/or premature luteinization in women undergoing controlled ovarian hyperstimulation for *in vitro* fertilization. *J Clin Endocrinol Metab* 2005;90:2081–2088.

323. **Ortmann O, Weiss JM, Diedrich K.** Gonadotrophin-releasing hormone (GnRH) and GnRH agonists: mechanisms of action. *Reprod Biomed Online* 2002;5(Suppl 1):1–7.

324. **Reh A, Krey L, Noyes N.** Are gonadotropin-releasing hormone agonists losing popularity? Current trends at a large fertility center. *Fertil Steril* 2010;93:101–108.

325. **Tarlatzis BC, Fauser BC, Kolibianakis EM, et al.** GnRH antagonists in ovarian stimulation for IVF. *Hum Reprod Update* 2006;12:333–340.

326. **Filicori M, Cognigni GE, Samara A, et al.** The use of LH activity to drive folliculogenesis: exploring uncharted territories in ovulation induction. *Hum Reprod Update* 2002;8:543–557.

327. **Albuquerque LE, Saconato H, Maciel MC.** Depot versus daily administration of gonadotrophin releasing hormone agonist protocols for pituitary desensitization in assisted reproduction cycles. *Cochrane Database Syst Rev* 2005;1:CD002808.

328. **Pal L, Jindal S, Witt BR, et al.** Less is more: increased gonadotropin use for ovarian stimulation adversely influences clinical pregnancy

and live birth after *in vitro* fertilization. *Fertil Steril* 2008;89:1694–1701.

329. **Verberg MF, Eijkemans MJ, Macklon NS, et al.** The clinical significance of the retrieval of a low number of oocytes following mild ovarian stimulation for IVF: a meta-analysis. *Hum Reprod Update* 2009;15:5–12.

330. **Al-Inany HG, Abou-Setta AM, Aboulghar M.** Gonadotrophin-releasing hormone antagonists for assisted conception: a Cochrane review. *Reprod Biomed Online* 2007;14:640–649.

331. **Griesinger G, Venetis CA, Marx T, et al.** Oral contraceptive pill pretreatment in ovarian stimulation with GnRH antagonists for IVF: a systematic review and meta-analysis. *Fertil Steril* 2008;90:1055–1063.

332. **Lainas TG, Sfontouris IA, Zorzovilis IZ, et al.** Flexible GnRH antagonist protocol versus GnRH agonist long protocol in patients with polycystic ovary syndrome treated for IVF: a prospective randomised controlled trial (RCT). *Hum Reprod* 2010;25:683–689.

333. **Bianchi P, Serafini P, da Rocha AM, et al.** Follicular waves in the human ovary: a new physiological paradigm for novel ovarian stimulation protocols. *Reprod Sci* 2010;17:1067–1076.

334. **Smitz J, Andersen AN, Devroey P, et al.** Endocrine profile in serum and follicular fluid differs after ovarian stimulation with HP-hMG or recombinant FSH in IVF patients. *Hum Reprod* 2007;22:676–687.

335. **Daya S.** Follicle-stimulating hormone and human menopausal gonadotropin for ovarian stimulation in assisted reproduction cycles. *Cochrane Database Syst Rev* 2009;1.

336. **Coomarasamy A, Afnan M, Cheema D, et al.** Urinary hMG versus recombinant FSH for controlled ovarian hyperstimulation following an agonist long down-regulation protocol in IVF or ICSI treatment: a systematic review and meta-analysis. *Hum Reprod* 2008;23:310–315.

337. **Smulders B, van Oirschot SM, Farquhar C, et al.** Oral contraceptive pill, progestogen or estrogen pre-treatment for ovarian stimulation protocols for women undergoing assisted reproductive techniques. *Cochrane Database Syst Rev* 2010;1:CD006109.

338. **Damario MA, Barmat L, Liu HC, et al.** Dual suppression with oral contraceptives and gonadotrophin releasing-hormone agonists improves *in-vitro* fertilization outcome in high responder patients. *Hum Reprod* 1997;12:2359–2365.

339. **Dirckx K, Cabri P, Merien A, et al.** Does low-dose aspirin improve pregnancy rate in IVF/ICSI? A randomized double-blind placebo controlled trial. *Hum Reprod* 2009;24:856–860.

340. **Lambers MJ, Hoozemans DA, Schats R, et al.** Low-dose aspirin in non-tubal IVF patients with previous failed conception: a prospective randomized double-blind placebo-controlled trial. *Fertil Steril* 2009;92:923–929.

341. **Boomsma CM, Macklon NS.** Does glucocorticoid therapy in the peri-implantation period have an impact on IVF outcomes? *Curr Opin Obstet Gynecol* 2008;20:249–256.

342. **Tso LO, Costello MF, Albuquerque LE, et al.** Metformin treatment before and during IVF or ICSI in women with polycystic ovary syndrome. *Cochrane Database Syst Rev* 2009;2:CD006105.

343. **Zhang M, Ouyang H, Xia G.** The signal pathway of gonadotrophins-induced mammalian oocyte meiotic resumption. *Mol Hum Reprod* 2009;15:399–409.

344. **Marteil G, Richard-Parpaillon L, Kubiak JZ.** Role of oocyte quality in meiotic maturation and embryonic development. *Reprod Biol* 2009;9:203–224.

345. **Mehlmann LM.** Stops and starts in mammalian oocytes: recent advances in understanding the regulation of meiotic arrest and oocyte maturation. *Reproduction* 2005;130:791–799.

346. **Stevenson TL, Lashen H.** Empty follicle syndrome: the reality of a controversial syndrome, a systematic review. *Fertil Steril* 2008;90:691–698.

347. **European Recombinant LH Study Group.** Human recombinant luteinizing hormone is as effective as, but safer than, urinary human chorionic gonadotropin in inducing final follicular maturation and ovulation in *in vitro* fertilization procedures: results of a multicenter double-blind study. *J Clin Endocrinol Metab* 2001;86:2607–2618.

348. **Ludwig M, Doody KJ, Doody KM.** Use of recombinant human chorionic gonadotropin in ovulation induction. *Fertil Steril* 2003;79:1051–1059.

349. **Tsoumpou I, Muglu J, Gelbaya TA, et al.** Symposium: update on prediction and management of OHSS. Optimal dose of HCG for final oocyte maturation in IVF cycles: absence of evidence? *Reprod Biomed Online* 2009;19:52–58.

350. **Al-Inany HG, Aboulghar M, Mansour R, et al.** Recombi-

nant versus urinary human chorionic gonadotrophin for ovulation induction in assisted conception. *Cochrane Database Syst Rev* 2005;2:CD003719.

351. **Garcia-Velasco JA.** How to avoid ovarian hyperstimulation syndrome: a new indication for dopamine agonists. *Reprod Biomed Online* 2009;18(Suppl 2):71–75.

352. **Vlahos NF, Giannakikou I, Vlachos A, et al.** Analgesia and anesthesia for assisted reproductive technologies. *Int J Gynaecol Obstet* 2009;105:201–205.

353. **Mains L, Van Voorhis BJ.** Optimizing the technique of embryo transfer. *Fertil Steril* 2010;94:785–790.

354. **Tsai YC, Lin MY, Chen SH, et al.** Vaginal disinfection with povidone iodine immediately before oocyte retrieval is effective in preventing pelvic abscess formation without compromising the outcome of IVF-ET. *J Assist Reprod Genet* 2005;22:173–175.

355. **van Os HC, Roozenburg BJ, Janssen-Caspers HA, et al.** Vaginal disinfection with povidon iodine and the outcome of *in-vitro* fertilization. *Hum Reprod* 1992;7:349–350.

356. **Sohn SH, Penzias AS, Emmi AM, et al.** Administration of progesterone before oocyte retrieval negatively affects the implantation rate. *Fertil Steril* 1999;71:11–14.

357. **Williams SC, Oehninger S, Gibbons WE, et al.** Delaying the initiation of progesterone supplementation results in decreased pregnancy rates after *in vitro* fertilization: a randomized, prospective study. *Fertil Steril* 2001;76:1140–1143.

358. **Engmann L, DiLuigi A, Schmidt D, et al.** The effect of luteal phase vaginal estradiol supplementation on the success of *in vitro* fertilization treatment: a prospective randomized study. *Fertil Steril* 2008;89:554–561.

359. **Serna J, Cholquevilque JL, Cela V, et al.** Estradiol supplementation during the luteal phase of IVF-ICSI patients: a randomized, controlled trial. *Fertil Steril* 2008;90:2190–2195.

360. **Tournaye H.** Management of male infertility by assisted reproductive technologies. *Baillieres Best Pract Res Clin Endocrinol Metab* 2000;14:423–435.

361. **Gardner DK, Lane M, Stevens J, et al.** Blastocyst score affects implantation and pregnancy outcome: towards a single blastocyst transfer. *Fertil Steril* 2000;73:1155–1158.

362. **Papanikolaou EG, D'Haeseleer E, Verheyen G, et al.** Live birth rate is significantly higher after blastocyst transfer than after cleavage-stage embryo transfer when at least four embryos are available on day 3 of embryo culture. A randomized prospective study. *Hum Reprod* 2005;20:3198–3203.

363. **Lane M, Gardner DK.** Embryo culture medium: which is the best? *Best Pract Res Clin Obstet Gynaecol* 2007;21:83–100.

364. **Blake DA, Farquhar CM, Johnson N, et al.** Cleavage stage versus blastocyst stage embryo transfer in assisted conception. *Cochrane Database Syst Rev* 2007;4:CD002118.

365. **Ambartsumyan G, Clark AT.** Aneuploidy and early human embryo development. *Hum Mol Genet* 2008;17:R10–R15.

366. **Bavister B.** Oxygen concentration and preimplantation development. *Reprod Biomed Online* 2004;9:484–486.

367. **Papanikolaou EG, Kolibianakis EM, Tournaye H, et al.** Live birth rates after transfer of equal number of blastocysts or cleavage-stage embryos in IVF. A systematic review and meta-analysis. *Hum Reprod* 2008;23:91–99.

368. **Papanikolaou EG, Camus M, Kolibianakis EM, et al.** *In vitro* fertilization with single blastocyst-stage versus single cleavage-stage embryos. *N Engl J Med* 2006;354:1139–1146.

369. **Papanikolaou EG, Fatemi H, Venetis C, et al.** Monozygotic twinning is not increased after single blastocyst transfer compared with single cleavage-stage embryo transfer. *Fertil Steril* 2010;93:592–597.

370. **Reh A, Fino E, Krey L, et al.** Optimizing embryo selection with day 5 transfer. *Fertil Steril* 2010;93:609–615.

371. **Practice Committee of the American Society for Reproductive Medicine; Practice Committee of the Society for Assisted Reproductive Technology.** Guidelines on number of embryos transferred. *Fertil Steril* 2009;92:1518–1519.

372. **Derks RS, Farquhar C, Mol BW, et al.** Techniques for preparation prior to embryo transfer. *Cochrane Database Syst Rev* 2009;4:CD007682.

373. **El-Toukhy T, Coomarasamy A, Khairy M, et al.** The relationship between endometrial thickness and outcome of medicated frozen embryo replacement cycles. *Fertil Steril* 2008;89:832–839.

374. **Kolibianakis EM, Venetis CA, Tarlatzis BC.** Cryopreservation of human embryos by vitrification or slow freezing: which one is better? *Curr Opin Obstet Gynecol* 2009;21:270–274.

375. **Wennerholm UB, Soderstrom-Anttila V, Bergh C, et al.** Chil-

dren born after cryopreservation of embryos or oocytes: a systematic review of outcome data. *Hum Reprod* 2009;24:2158–2172.

376. **Urman B, Balaban B, Yakin K.** Impact of fresh-cycle variables on the implantation potential of cryopreserved-thawed human embryos. *Fertil Steril* 2007;87:310–315.

377. **Glujovsky D, Pesce R, Fiszbajn G, et al.** Endometrial preparation for women undergoing embryo transfer with frozen embryos or embryos derived from donor oocytes. *Cochrane Database Syst Rev* 2010;1:CD006359:

378. **Kumbak B, Oral E, Karlikaya G, et al.** Serum oestradiol and beta-HCG measurements after day 3 or 5 embryo transfers in interpreting pregnancy outcome. *Reprod Biomed Online* 2006;13:459–464.

379. **Van Voorhis BJ.** Outcomes from assisted reproductive technology. *Obstet Gynecol* 2006;107:183–200.

380. **Centers for Disease Control and Prevention.** 2007 Assisted reproductive technology success rates. Available online at: http://www.cdc.gov/art/ART2007/PDF/COMPLETE_2007_ART.pdf

381. **Banerjee P, Choi B, Shahine LK, et al.** Deep phenotyping to predict live birth outcomes in *in vitro* fertilization. *Proc Natl Acad Sci U S A* 2010;107:13570–13575.

382. **Ethics Committee of the American Society for Reproductive Medicine.** Fertility treatment when the prognosis is very poor or futile. *Fertil Steril* 2009;92:1194–1197.

383. **Marina S, Marina D, Marina F, et al.** Sharing motherhood: biological lesbian co-mothers, a new IVF indication. *Hum Reprod* 2010;25:938–941.

384. **Practice Committee of American Society for Reproductive Medicine; Practice Committee of Society for Assisted Reproductive Technology.** Ovarian tissue and oocyte cryopreservation. *Fertil Steril* 2008;90:S241–S246.

385. **Krieg SA, Henne MB, Westphal LM.** Obstetric outcomes in donor oocyte pregnancies compared with advanced maternal age in *in vitro* fertilization pregnancies. *Fertil Steril* 2008;90:65–70.

386. **Paulson RJ, Boostanfar R, Saadat P, et al.** Pregnancy in the sixth decade of life: obstetric outcomes in women of advanced reproductive age. *JAMA* 2002;288:2320–2323.

387. **Antinori S, Gholami GH, Versaci C, et al.** Obstetric and prenatal outcome in menopausal women: a 12-year clinical study. *Reprod Biomed Online* 2003;6:257–261.

388. **Ethics Committee of the American Society for Reproductive Medicine.** Financial compensation of oocyte donors. *Fertil Steril* 2007;88:305–309.

389. **Sharpe K, Karovitch AJ, Claman P, et al.** Transvaginal oocyte retrieval for *in vitro* fertilization complicated by ovarian abscess during pregnancy. *Fertil Steril* 2006;86:219.e11–e13.

390. **Evans MI, Kaufman MI, Urban AJ, et al.** Fetal reduction from twins to a singleton: a reasonable consideration? *Obstet Gynecol* 2004;104:102–109.

391. **Ulug U, Jozwiak EA, Mesut A, et al.** Survival rates during the first trimester of multiple gestations achieved by ICSI: a report of 1448 consecutive multiples. *Hum Reprod* 2004;19:360–364.

392. **Leondires MP, Ernst SD, Miller BT, et al.** Triplets: outcomes of expectant management versus multifetal reduction for 127 pregnancies. *Am J Obstet Gynecol* 2000;183:454–459.

393. **Brambati B, Tului L, Camurri L, et al.** First-trimester fetal reduction to a singleton infant or twins: outcome in relation to the final number and karyotyping before reduction by transabdominal chorionic villus sampling. *Am J Obstet Gynecol* 2004;191:2035–2040.

394. **Fernandez H, Gervaise A.** Ectopic pregnancies after infertility treatment: modern diagnosis and therapeutic strategy. *Hum Reprod Update* 2004;10:503–513.

395. **Barrenetxea G, Barinaga-Rementeria L, Lopez de Larruzea A, et al.** Heterotopic pregnancy: two cases and a comparative review. *Fertil Steril* 2007;87:417.e9–e15.

396. **Kamath MS, Aleyamma TK, Muthukumar K, et al.** A rare case report: ovarian heterotopic pregnancy after *in vitro* fertilization. *Fertil Steril* 2010;94:1910.e9–e11.

397. **Golan A, Weissman A.** Symposium: update on prediction and management of OHSS. A modern classification of OHSS. *Reprod Biomed Online* 2009;19:28–32.

398. **Practice Committee of American Society for Reproductive Medicine.** Ovarian hyperstimulation syndrome. *Fertil Steril* 2008;90:S188–S193.

399. **Papanikolaou EG, Tournaye H, Verpoest W, et al.** Early and late ovarian hyperstimulation syndrome: early pregnancy outcome and profile. *Hum Reprod* 2005;20:636–641.

400. **Delvigne A.** Symposium: update on prediction and management of

OHSS. Epidemiology of OHSS. *Reprod Biomed Online* 2009;19:8–13.

401. **Humaidan P, Quartarolo J, Papanikolaou EG.** Preventing ovarian hyperstimulation syndrome: guidance for the clinician. *Fertil Steril* 2010;94:389–400.

402. **Aboulghar M.** Symposium: update on prediction and management of OHSS. Prevention of OHSS. *Reprod Biomed Online* 2009;19:33–42.

403. **Siristatidis CS, Maheshwari A, Bhattacharya S.** *In vitro* maturation in subfertile women with polycystic ovarian syndrome undergoing assisted reproduction. *Cochrane Database Syst Rev* 2009;1:CD006606.

404. **Brinton LA, Scoccia B, Moghissi KS, et al.** Breast cancer risk associated with ovulation-stimulating drugs. *Hum Reprod* 2004;19:2005–2013.

405. **Brinton LA, Lamb EJ, Moghissi KS, et al.** Ovarian cancer risk after the use of ovulation-stimulating drugs. *Obstet Gynecol* 2004;103:1194–1203.

406. **Silva Idos S, Wark PA, McCormack VA, et al.** Ovulation-stimulation drugs and cancer risks: a long-term follow-up of a British cohort. *Br J Cancer* 2009;100:1824–1831.

407. **Van den Broeck U, D'Hooghe T, Enzlin P, et al.** Predictors of psychological distress in patients starting IVF treatment: infertility-specific versus general psychological characteristics. *Hum Reprod* 2010;25:1471–1480.

408. **Domar AD, Smith K, Conboy L, et al.** A prospective investigation into the reasons why insured United States patients drop out of *in vitro* fertilization treatment. *Fertil Steril* 2010;94:1457–1459.

409. **Practice Committee of Society for Assisted Reproductive Technology; Practice Committee of American Society for Reproductive Medicine.** Preimplantation genetic testing: a Practice Committee opinion. *Fertil Steril* 2008;90:S136–S143.

410. **Simpson JL.** Preimplantation genetic diagnosis at 20 years. *Prenat Diagn* 2010;30:682–695.

411. **Munne S, Howles CM, Wells D.** The role of preimplantation genetic diagnosis in diagnosing embryo aneuploidy. *Curr Opin Obstet Gynecol* 2009;21:442–449.

412. **Schoolcraft WB, Katz-Jaffe MG, Stevens J, et al.** Preimplantation aneuploidy testing for infertile patients of advanced maternal age: a randomized prospective trial. *Fertil Steril* 2009;92:157–162.

413. **Hardarson T, Hanson C, Lundin K, et al.** Preimplantation genetic screening in women of advanced maternal age caused a decrease in clinical pregnancy rate: a randomized controlled trial. *Hum Reprod* 2008;23:2806–2812.

414. **Mersereau JE, Plunkett BA, Cedars MI.** Preimplantation genetic screening in older women: a cost-effectiveness analysis. *Fertil Steril* 2008;90:592–598.

415. **Garrisi JG, Colls P, Ferry KM, et al.** Effect of infertility, maternal age, and number of previous miscarriages on the outcome of preimplantation genetic diagnosis for idiopathic recurrent pregnancy loss. *Fertil Steril* 2009;92:288–295.

416. **Knopman JM, Papadopoulos EB, Grifo JA, et al.** Surviving childhood and reproductive-age malignancy: effects on fertility and future parenthood. *Lancet Oncol* 2010;11:490–498.

417. **Bisharah M, Tulandi T.** Laparoscopic preservation of ovarian function: an underused procedure. *Am J Obstet Gynecol* 2003;188:367–370.

418. **Dovey S, Sneeringer RM, Penzias AS.** Clomiphene citrate and intrauterine insemination: analysis of more than 4100 cycles. *Fertil Steril* 2008;90:2281–2286.

419. **Bedaiwy MA, Shokry M, Mousa N, et al.** Letrozole co-treatment in infertile women 40 years old and older receiving controlled ovarian stimulation and intrauterine insemination. *Fertil Steril* 2009;91:2501–2507.

420. **Serour G, Mansour R, Serour A, et al.** Analysis of 2386 consecutive cycles of *in vitro* fertilization or intracytoplasmic sperm injection using autologous oocytes in women aged 40 years and above. *Fertil Steril* 2010;94:1707–1712.

421. **Klipstein S, Regan M, Ryley DA, et al.** One last chance for pregnancy: a review of 2,705 *in vitro* fertilization cycles initiated in women age 40 years and above. *Fertil Steril* 2005;84:435–445.

422. **Costello MF.** Systematic review of the treatment of ovulatory infertility with clomiphene citrate and intrauterine insemination. *Aust N Z J Obstet Gynaecol* 2004;44:93–102.

423. **Malizia BA, Hacker MR, Penzias AS.** Cumulative live-birth rates after *in vitro* fertilization. *N Engl J Med* 2009;360:236–243.

第**33**章 反复性流产

Ruth B. Lathi
Danny J. Schust

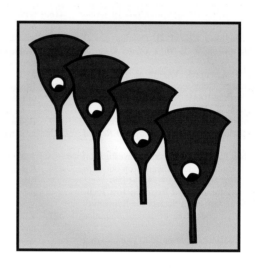

- 散发的自然性流产是非常常见的,反复性流产(recurrent pregnancy loss,RPL)的发生率为 1/300~1/100 对夫妇。
- 在数次流产之后,即使未经治疗,再次妊娠活产的机会仍然要比再发生一次流产的机会大很多,如果能够针对已知的引起反复性流产的病因进行治疗,则能够显著地改善预后。
- 亲源的染色体异常和抗磷脂抗体综合征(antiphospholipid syndrome,APS)是唯一的无可争议的导致反复性流产的病因,其他的被详细描述过的病因包括解剖学异常、内分泌异常、血栓性疾病以及其他可能的免疫学因素。
- 凝血状态处于血栓形成前和抗血栓形成途径之间的良好平衡,妊娠高凝状态主要是由于凝血因子增加和抑制凝血的因子减少所致。
- 母胎界面的免疫性相互作用反映了和类固醇激素、蛋白质激素和代谢因子的相互作用相关的唯一的细胞成分的存在。
- 对反复性流产患者进行评估应包括一份详细的病史及家族史,内分泌和解剖学异常的检查,以及相关的对治疗性病因进行评估的实验室检查。
- 对于有反复性流产病史的患者在其早孕期应进行超声检测,如有指征,应评估其 β-人绒毛膜促性腺激素(β-human chorionic gonadotrophin,β-hCG)的水平,并应经常进行有心理学支持的访视,如发生了流产,应对妊娠组织进行核型分析。
- 在反复性流产的治疗方面,有证据表明应矫正解剖学异常,调节已存在的内分泌异常,治疗 APS 以及其他血栓形成倾向性疾病。

随着对早期妊娠的诊断能力的提高,发现自然流产是一种常见的情况。**实际上,自然流产是最常见的妊娠并发症,大约 70% 的人类胚胎不能存活,在约 50% 的情况下在月经还没有过期就已经发生流产(1)。大多数这样的流产是未被识别的,对 hCG 的精密分析**

研究显示,在植入后发生流产的几率为 31%(2)。对那些临床可识别的妊娠,在孕 20 周(按末次月经计算)之前发生流产的几率为 15%(3,4)。

　　传统的反复性流产的定义是指妊娠孕 20 周(按末次月经计算)之前发生过 3 次或 3 次以上的临床可识别的流产。按照这个定义,反复性流产的发生率约为 1/300 次妊娠(2),但是对流产的临床研究可能是从患者已经发生了连续两次自然性流产之后才开始进行的,尤其是当在流产发生之前还能够观察到胎心的搏动,或当孕妇年龄大于 35 岁,或当这对夫妇受孕有困难时(5)。一项针对 1000 多例反复性流产患者的研究显示,无论诊断工作小组是在患者发生两次自然性流产之后即开始进行有循证依据的诊断性试验,还是在患者已经发生了 3 次或 3 次以上自然性流产之后再开始进行诊断性试验,两者之间产生异常结果的发生率没有差异(6)。如果是在发生了两次自然性流产之后即开始采取临床介入措施的话,则需要对大约 1% 的孕妇进行评估(3),即使有过反复性流产的病史,患者在下一次妊娠成功地延续到孕足月的可能性也远远大于再发生一次流产的可能性。对于有反复性流产病史的患者而言,在发生两次临床可识别的流产之后再次妊娠发生流产的几率为 24%,3 次流产之后再次发生流产的几率为 30%,4 次流产之后再次发生流产的几率则为 40%~50%(7)。这些数据表明,要对反复性流产进行临床研究和治疗很困难,因为要想证明任何一项建议的治疗干预措施的效果就必须对很大样本量的患者进行研究。

病因学

　　亲源的染色体异常和抗磷脂抗体综合征的血栓性并发症是导致反复性流产的唯一无可争议的原因。但是,总体而言,仅有 10%~15% 的反复性流产是由这两个因素引起的。尽管在所研究的人群中被诊断出罹患有某种特定异常的患者所占的确切比例各不相同,相关因素还包括解剖学异常(12%~16%)、内分泌异常(17%~20%)、感染(0.5%~5%)、以及免疫学因素,包括那些和 APS 相关的因素(20%~50%),其他各种因素约占 10%。在年龄≥35 岁的经历过反复性流产的妇女中,自发性的胎儿染色体异常可能是最主要的导致流产发生的原因(8)。即使是通过彻底的检查,仍然有 1/3~1/2 的病例找不到确切的病因(3,6,9)(表 33.1)。

表 33.1　反复性流产的可能病因

病因	估计发生率
遗传性因素	3.5%~5%
1. 染色体	
2. 单基因病	
3. 多基因病	
解剖学异常	12%~16%
1. 先天性	
a. 苗勒管融合或中隔吸收不全	
b. 己烯雌酚暴露	
c. 子宫动脉异常	
d. 宫颈机能不全	
2. **获得性**	
a. 宫颈机能不全	
b. 粘连	
c. 平滑肌瘤	
d. 腺肌症	

续表

病因	估计发生率
内分泌因素	17%~20%
1. 黄体功能不全	
2. 多囊卵巢综合征,包括胰岛素抵抗和高雄激素血症	
3. 其他雄激素异常性疾病	
4. 糖尿病	
5. 甲状腺疾病	
6. 泌乳素异常性疾病	
感染性因素	0.5%~5%
1. 细菌	
2. 病毒	
3. 寄生虫	
4. 动物	
5. 真菌	
免疫性因素	20%~50%
1. **细胞免疫机制**	
a. 抑制细胞或因子缺陷	
b. 主要组织相容性抗原表达的改变	
c. 细胞免疫调控的改变	
1. 针对生殖抗原(胚胎或滋养细胞)的 TH1 免疫应答	
2. TH2 细胞因子或生长因子的缺陷	
3. 激素(孕激素、雌激素、泌乳素、雄激素)改变	
4. 色氨酸代谢	
2. **体液免疫机制**	
a. 抗磷脂抗体	
b. 抗甲状腺抗体	
c. 抗精子抗体	
d. 抗滋养细胞抗体	
e. 封闭抗体缺陷	
血栓性因素	发生率不详
1. 遗传性血栓形成倾向	
a. 单基因缺陷(fVL,MTHFR,凝血因子缺陷)	
b. 抗体介导的血栓形成(APS,抗 β_2G_1)	大多数包括在其他因素中(如免疫,遗传)
其他因素	10%
1. 子宫容受性改变(黏合素,黏附分子)	
2. 环境因素	
a. 毒素	
b. 违禁药物	
c. 吸烟和咖啡因	
3. 胎盘异常(轮状胎盘,边缘性胎盘)	
4. 母体内科疾病(心脏病,肾脏病,血液病)	
5. 男性因素	
6. 运动	
7. 不同步受精	

TH:T 辅助细胞;MTHFR:甲酰四氢叶酸还原酶;APS:抗磷脂抗体综合征

胎儿死亡发生的时间能够提供病因学线索,对该时间的记录对于探寻反复性流产发生的原因以及治疗方法非常重要。绝大多数的临床前和早期的临床可识别的妊娠丢失都是由于新生的胎儿非整倍体所致(10)。这也被认为是非胚胎性妊娠丢失的原因,而在妊娠 10 周之后发生的流产则不大可能是由于胎儿非整倍体所致。那些由于新生的胎儿非整倍体所致的妊娠丢失,无论是早期的、未被记录的还是那些通过对胎儿组织的染色体进行评估之后记录在案的,混淆了很多已发表研究的结果。所有对反复性流产患者进行的研究都应该记录是否存在这种情况,并讨论其是否有一个协同因素。在对反复性流产的原因进行诊断和治疗性研究的时候,应仔细了解胎儿死亡时间以及对任何收集到的胎儿组织的染色体分析的意义。

遗传因素

最常见的导致反复性流产的先天性亲源性染色体异常是平衡易位(11~14)。在平衡易位病例中,双亲之一携带有全部的正常基因,但有一条染色体的片断不恰当地贴附到另一条染色体上。根据易位性质的不同(相互易位或罗伯逊易位),易位携带者所产生的配子可能为正常(仅见于相互易位型)、平衡的或不平衡的易位 DNA。如果与染色体正常的配子受精,所产生的胚胎可能是染色体正常(仅见于相互易位型)、平衡或不平衡易位的携带者。大多数染色体状态异常的配子或胚胎都不能存活。大多数染色体不正常的配子或胚胎不能存活。对于那些确实存活下来的胚胎可能是一个平衡易位的携带者,或者,对于罗伯逊易位来说,则可能是易位染色体 DNA 的单体或三体。

在所有的染色体单体中,只有 X 染色体单体能够有存活的子代。但是,如果仔细地检查,这些子代中很多都是嵌合体。在那些通过体外受精(in vitro fertilization,IVF)获得妊娠并有反复性流产病史的患者中,胚胎的染色体单体尤其常见(15)。和染色体单体相比,染色体三体(如 13、18、21- 三体)则似乎更常见,尽管这些异常也可以发生嵌合体。

无论是家族史还是前次足月妊娠史都不足以排除亲源染色体异常的可能性。检出亲源染色体异常的几率和以往发生自然流产的次数成负相关,而在从未有过活产的夫妇中检出亲源染色体异常的几率增加(13)。对有自然流产史偶伴有死产和活产(伴有或不伴有先天畸形)的夫妇进行核型分析也可能够发现异常。不幸的是,将对双亲进行核型分析作为评估反复性流产的结构性染色体异常的病因的筛查措施可能是不充分的。现在有证据表明,父源性染色体异常可能仅存在于特定的受精精子中(16,17),而非整倍体的精子可能还特别有活力(18)。**其他的结构性染色体异常,如倒位和插入,也是导致反复性流产的原因,染色体嵌合体和单基因异常也是如此。**X- 连锁疾病和女性胚胎的反复性流产有关,但很少导致男性胚胎的反复性流产(19)。

血栓形成倾向

人们对遗传性血栓形成倾向在反复性流产中所起的作用产生了很大的兴趣(20~22)。这组异源性的疾病导致静脉和动脉血栓形成增加。其与流产之间的关系仍然存在争议,认为是改变了胎盘的生长发育,尤其是与改变了胎盘血管的形成有关联(23~28)。异常的胎盘血管形成和胎盘血栓形成将这些血栓形成倾向和流产联系起来。尽管有些血栓形成倾向状态是获得性的,但大多数是遗传性的。**那些和反复性流产最有相关性的遗传性血栓形成倾向因素包括与 V 因子突变相关的活性蛋白 C 抵抗、蛋白 C 和蛋白 S 的缺陷、凝血酶原突变以及抗凝血酶Ⅲ突变。**

和自然性流产一样,无论是遗传性血栓形成倾向还是遗传性 - 获得性相结合的血栓形成倾向都令人惊异地常见。15% 以上的白种人携带有遗传性血栓形成倾向性突变(21),其中最常见的是 **V 因子 Leiden 突变、凝血酶原基因启动子区域的突变以及编码甲酰四氢叶酸还原酶(methylene tetrahydrofolate reductase,MTHFR)基因的突变。**在健康白种人群中,上述这些突变的杂合子状态分别占 5%、2%~3% 以及 11%~15%(22,29~31)。这些常见的突变和轻度的血栓形成的风险相关。纯合子 MTHFR 突变是否与血管性疾病相关尚不清楚(32)。**与上述情况相反的是,一些更加严重的血栓形成倾向性缺陷,如抗凝血酶原和蛋白 S 的缺陷,在普通人群中则少见得多**。这些流行病学资料支持了这样一个假说,即选择性遗传性优势往往伴有常见的遗传性血栓形成倾向携带状态。存在 V 因子突变而导致的活性蛋白 C 抵抗的妇女在分娩时失血减少即证明了这一点,而有报道认为 V因子 Leiden 的携带状态能够提高胞浆内精子注射或 IVF 的妊娠率,提示其在植入方面具有正面作用(33,34)。重要的是,应当注意到上述这些关于 V 因子 Leiden 突变的流行病学资料完全是针对白种人群的。 V 因子 Leiden 突变和凝血酶原基因突变在非洲人群和亚洲人群中是很罕见的,尽管在这两个人群中静脉血栓栓塞性事件的发生率和白种人是相似的(35~38)。蛋白 C、蛋白 S 和抗凝血酶原突变是中国人群和其他亚洲人群中静脉血栓栓塞事件的最重要的风险因素(39)。对于给有反复性流产病史的患者决定选择做哪些诊断性试验时应考虑到患者人种和地域的差别是很重要的。

不良妊娠结局和遗传性血栓形成倾向之间存在相关性,其机制主要在于继发于母胎界面的静脉和动脉血栓形成之后的胎盘发育和功能受损。研究者发现,在已知有遗传性血栓形成倾向并合并不良妊娠结局的孕妇的胎盘发生了上述情况,但缺乏遗传性血栓形成倾向性风险(40~44)。关于对胎盘血栓形成是否造成早孕期(< 孕 10 周)流产的原因的讨论存在很多争议,一系列试验表明,在人类胎盘中孕 10 周之前母血并不流入绒毛间隙(45~48),但是,在建立绒毛间循环之前,母血向胎儿组织的营养运输依靠渗出,这种渗出依靠子宫的血供。这些发现提示,在孕 10 周左右绒毛间循环建立的前后,在胎盘血管形成过程中母亲或胎儿血栓形成可能是毁灭性的。非常早期的流产(生化的,无胚胎性的)和已知的非整倍体性胎儿丢失不可能被已有的血栓形成倾向状态的存在与否,或是否对这种血栓形成倾向进行治疗所改变。

凝血系统依赖于一个复杂的由凝血酶激活的(通常通过丝氨酸蛋白酶)的级联反应,并与抗血栓形成路径之间保持精细的平衡。尽管妊娠常常被简单地描述为高凝状态,但与妊娠相关的凝血系统的改变则被描述为一种代偿性的弥散性血管内凝血(disseminated intravascular coagulation, DIC)状态(49)。人类绒毛膜受血的胎盘形成是唯一的并且是先天性不稳定的,胎盘发育涉及对母体蜕膜的侵袭和血管形成,并要求对稳态和纤溶有精细的控制。精细的调控机制既存在于胎盘局部,也广泛地存在于孕妇本人体内(50)。妊娠特征性的激素改变及其相关的心理改变对凝血级联反应、纤溶级联反应和血小板生理的重要成分都有影响。

凝血形成可以通过两个途径被启动,即外源性和内源性凝血级联反应(图 33.1),这两种路径都对血管损伤和组织因子(tissue factor, TF)的释放有应答。组织因子是一种由包围血管的细胞的细胞膜所表达的糖蛋白,而血管内皮细胞本身并不表达组织因子,所以一旦血液暴露于 TF 就是血管损伤的一个敏感的信号。外源性凝血级联反应起始于新释放的 TF 与凝血级联反应中的Ⅶ因子之间的相互作用。Ⅶ因子和 TF 的复合物能够直接激活 X 因子或通过内源性途径来激活 X 因子。在内源性途径中,TF/Ⅶ因子复合物将Ⅸ因子激活为Ⅸa(激活的Ⅸ因子),然后Ⅸa 与Ⅷa 因子形成复合物并激活 X 因子。当Ⅻ因子与带负电荷的血管表面相结合并被激活也能启动内源性凝血途径。通过这一途径,被激活的Ⅻ因子裂解为Ⅺ因子并产生Ⅺa 因子,Ⅺa 因子是Ⅸ因子的另一个激活物。外源性和内源性凝血级联反应的交汇点是将 X 因子激活为 X a 因子,激活的 X 因子(X a 因子)促进凝血酶原(Ⅱ因子)转化为凝血酶(Ⅱa 因子)。要完成这一转化需要有激活的 V 因子,即 V a 因子的存在。最终,凝血酶将纤维蛋白原转化为纤维蛋白,后者是形成一个稳定的凝血块所必需的。凝血酶同样也会激活Ⅷ因子,后者最终与纤维蛋白单体形成交叉连接,从而稳定纤维蛋白凝血块。

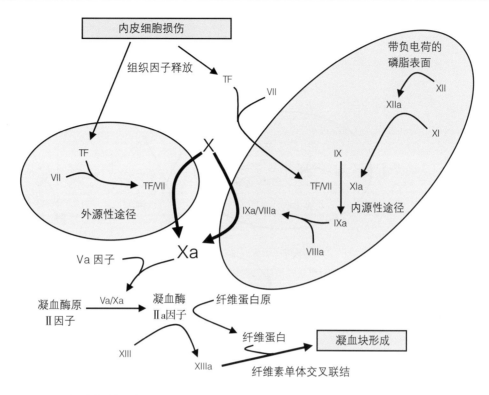

图 33.1　凝血级联反应。生理性凝血是由内皮细胞损伤或血清和血液成分异常暴露于带负电荷的磷脂所启动的。标记为黑色的凝血前途径是凝血级联反应的一部分，处于高凝状态。这两者都导致对蛋白裂解酶和凝血因子裂解的级联反应的激活。外源性和内源性途径通过不同的机制被激活。当 X 因子被激活后两种凝血途径交汇。对于所有的凝血因子，下标 a 代表该因子的激活形式

　　为了防止应答于组织损伤或其他的激活凝血级联反应的血栓形成失控，在凝血块形成的同时一些抗血栓形成的调控机制也被激活(图 33.2)。这些机制主要涉及抗凝血酶(以往被称为抗凝血酶Ⅲ)、蛋白 C 和蛋白 S。蛋白 C 和蛋白 S 是维生素 K 依赖性因子，在凝血块形成时被激活。这一激活过程通过在内皮损伤部位形成血栓调节蛋白和凝血酶复合物而被启动。激活的蛋白 C 和蛋白 S 复合物能够灭活 V a 因子和Ⅷa 因子，从而抑制与其相关的促凝血活性。抗凝血酶是一种丝氨酸蛋白酶抑制剂，能够和丝氨酸蛋白酶不可逆地结合。和抗凝血酶结合的蛋白酶包括Ⅸa、X a、Ⅺa 和Ⅻa 因子。抗凝血酶同时会加速Ⅶa 因子与组织因子复合物的解离，从而在启动位点上抑制了外源性和内源性凝血途径。最后，如其名称所提示的那样，抗凝血酶能够和凝血酶(Ⅱa 因子)结合并抑制其作用。纤溶也属于未控的凝血过程(图 33.3)，纤溶的机制包括通过纤维蛋白溶酶来裂解纤维蛋白凝血块并形成纤维蛋白降解产物(fibrin degradation products，FDPs)或纤维裂解产物(fibrin split products，FSPs)。纤维蛋白溶酶的活性最终是由纤维蛋白溶酶原激活物抑制剂来调控的(如 PAI-1)。

　　与妊娠相关的血栓形成前改变包括凝血级联反应中的凝血因子的数量或活性增加，而对抗凝血形成的因子的数量和活性则下降。前者包括妊娠相关的Ⅶ、Ⅷ、X、Ⅻ、von Willebrand 因子和纤维蛋白原水平升高(49,51,52)。所有这些因子的水平在整个妊娠期都升高。Ⅱ、V 和Ⅻ因子的水平在早孕期也升高，但在早孕期之后就降至正常(49,53)。正常妊娠状态下会产生活性蛋白 C 抵抗(activated protein C resistance，APCR)(获得性 APCR，参见后面的描述)，其发生机制尚不清楚(54)。在妊娠期，抗血栓形成调控机制的平衡性改变也倾向于血栓形成方面。在整个妊娠过程中，蛋白 C 和抗凝血酶的活性保持恒

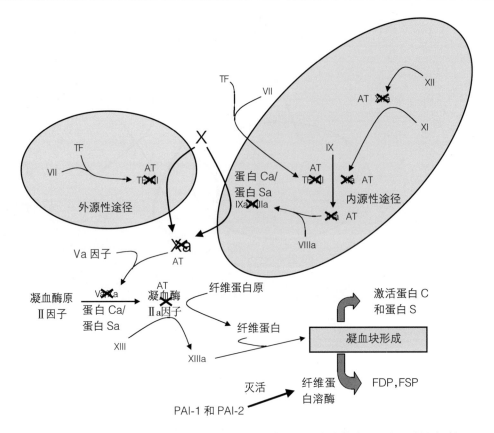

图 33.2 对抗凝血级联反应的生理性机制。 凝血前级联反应为数个生理性机制所抑制。血栓形成前和抗血栓形成途径之间的平衡决定了凝血的状态。抗血栓形成机制包括抗凝血酶（antithrombin，AT）、蛋白 C 和蛋白 S 的作用，这些抗凝血物质抑制凝血的作用位点是由一种"X."纤维蛋白溶酶原激活物抑制物 1 和 2（plasminogen activator inhibitors 1 and 2，PAI-1 and PAI-2）提供的，后者间接地灭活纤维蛋白溶酶。纤维蛋白溶酶在溶解凝固的血液的过程中起重要的作用。对于所有的凝血因子，下标 a 代表该因子的激活形式。FSP：纤维蛋白裂解产物；FDP：纤维蛋白降解产物

定，而蛋白 S 的活性则显著下降。蛋白 S 活性下降与妊娠诱导的 C4b 结合蛋白产生增加有关。后者是一种和蛋白 S 形成复合物的补体结合蛋白，可使蛋白 S 无法和活性蛋白 C 产生相互作用。但 C4b 结合蛋白与蛋白 S 之间结合的增加并不能完全解释妊娠期蛋白 S 水平下降的原因（55）。

纤溶活性在妊娠 11~15 周开始下降，使妊娠期纤溶活性受到削弱（49）。在这一过程中的一个重要因素是由于胎盘产生了纤维蛋白溶酶抑制物 PAI-2 而使纤维蛋白溶酶活性显著下降（56,57）。与此同时，FDP 水平约从孕 20 周开始升高并维持于整个孕期（49,56）。在正常妊娠时，血小板功能是保持不变的。在晚孕期，血小板计数下降是血小板消耗增加的结果。良性的妊娠期血小板减少性紫癜时血小板计数可低至 80×10^9/L（58）。综上所述，与妊娠相关的凝血前凝血因子数量和活性的改变、抗凝调控机制的改变以及纤溶活性的改变支持人类妊娠处于代偿性 DIC 状态的观点，尽管这些改变在产后 4~6 周恢复正常。**与分娩相关的血管损伤是导致血栓形成的重要风险因素，这将导致产褥期成为相关的高凝状态的延续**（49,58）。

循环中的同型半胱氨酸来自于膳食中的蛋氨酸，同型半胱氨酸最终代谢为胱氨酸或还原为蛋氨酸（图 33.4），后一过程涉及蛋氨酸合成酶。蛋氨酸合成酶需要一个 5- 甲酰四氢叶酸提供的甲基才能合成蛋氨酸，而从膳食中摄入的叶酸要转化为 5- 甲酰四氢叶酸需

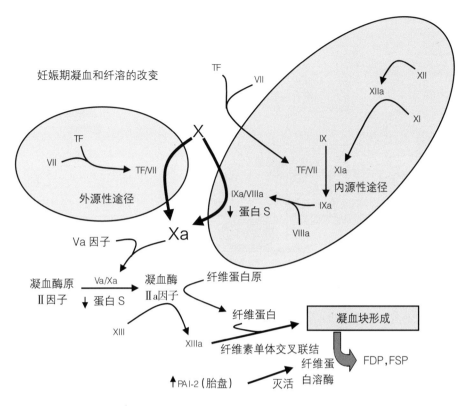

图 33.3　正常妊娠凝血和纤溶的改变。妊娠是一种高凝状态，Ⅶ、Ⅷ、Ⅹ 和 Ⅻ 因子的水平在整个妊娠期均升高，Ⅱ、Ⅴ 和 ⅩⅢ 因子的水平在早孕期时升高，之后即恢复到正常水平。妊娠期抗凝活性的改变为蛋白 S 水平下降所介导。胎盘产生 PAI-2。对于所有的凝血因子，下标 a 代表其激活形式

要 MTHFR（20）。正常的同型半胱氨酸代谢需要包括叶酸、维生素 B₂、维生素 B₆ 和维生素 B₁₂ 在内的营养成分，因此这些营养成分的缺乏和获得性循环同型半胱氨酸水平升高有关（21，29，59）。尽管同型半胱氨酸代谢所需的酶的遗传性缺陷已在胱氨酸形成和那些涉及蛋氨酸再转换的途径中被描述过，但最受关注的却是 MTHER 的突变（20，59~61）。MTHFR 的点突变却令人惊异地常见，并且和高同型半胱氨酸血症和血栓形成相关（22，29，59~61）。

那些和反复性流产最有相关性的遗传性血栓形成倾向包括高同型半胱氨酸血症、与 Ⅴ 因子突变相关的活性蛋白 C 抵抗、蛋白 C 和蛋白 S 缺陷、凝血酶原基因的突变和抗凝血酶的基因突变。这些遗传性缺陷主要是常染色体显性遗传，且根据基因携带情况的不同，其发病率和发病的严重性也有很大的差异。后两种特征和白种人群有直接的相互关系。携带有两个或更多的遗传性血栓形成倾向性缺陷的基因，与不良妊娠结局有极强的相关性，这一点和一般的血栓风险数据是一致的（22，24，30，62）。和反复性流产相关的获得性血栓形成倾向包括高同型半胱氨酸血症和活性蛋白 C 抵抗。大多数对于血栓形成倾向和反复性流产相关性的资料都是小样本或中等数量样本的发病率研究（62~70）。最近想将这些资料整合之后进行荟萃分析则需要更多的对反复性流产患者进行检查的资料（71~73）。总的来说，这些研究提示对于有反复性早孕期或中孕期流产史的白种人患者应进行关于 Ⅴ 因子 Leiden 突变、蛋白 S 水平、凝血酶原启动子区域突变、同型半胱氨酸水平以及总体的活性蛋白 C 抵抗方面的检查。对于非白种人群则不一定需要进行上述检查。关于高同型半胱氨酸血症、叶酸、维生素 B₁₂ 和 MTHFR 突变和反复性流产的相关性研究则是相互矛盾的（41，43，60~62，65，66，68）。最近对于以往研究（有一个是荟萃分析）的汇总资料进行分析提示，这些情况和反复性流产的风险有关联（62）。

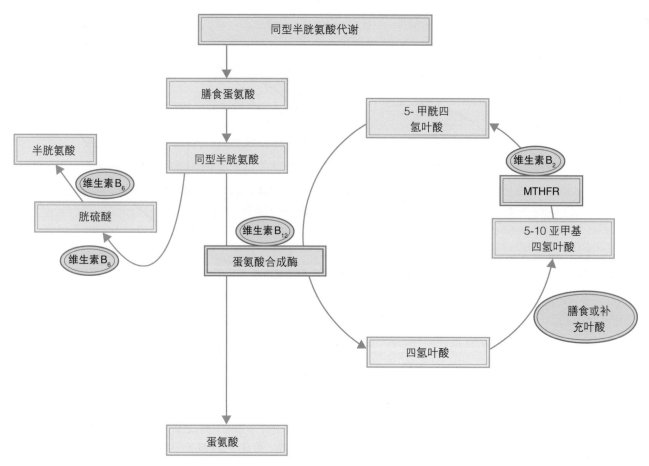

图 33.4 同型半胱氨酸代谢。膳食摄入的蛋氨酸可代谢为半胱氨酸或转换为蛋氨酸。同型半胱氨酸是一个凝血前代谢物,是这一过程的中间代谢产物。从同型半胱氨酸转化为蛋氨酸需要从 5- 甲酰四氢叶酸上转移一个甲基。从叶酸转化为 5- 甲酰四氢叶酸是一个多步骤的代谢过程,需要 MTHFR 的参与,而维生素 B₂ 是 MTHFR 的辅因子。维生素 B₁₂ 是蛋氨酸合成酶的辅因子,维生素 B₆ 则是含硫氨基酸,如蛋氨酸代谢所必需的

解剖学异常　　　　子宫颈和子宫体的解剖学异常都和反复性流产相关(74,75)。**这些解剖学异常可以是先天性的,也可以是后天获得性的。**在发育过程中,双侧的苗勒管空腔管道对合后形成子宫,对合处的苗勒管的管壁消融之后形成子宫腔、宫颈管和阴道上段。因此,先天性的子宫异常可能包括苗勒管融合不全、中隔吸收不全以及子宫宫颈异常。尽管有许多导致女性生殖道先天畸形的原因尚不清楚,但孕期孕妇服用己烯雌酚(diethylstilbestrol,DES)将导致女性胎儿子宫、宫颈和阴道的复杂的先天性改变,这一点已为文献所证明。

　　尽管已经证明子宫纵隔的存在和产前暴露于 DES 之间具有最强的相关性,但所有的先天性生殖道异常和散发性的自然流产以及反复性流产都有相关性(76~78)。实际上,有子宫纵隔的妇女发生自然流产的风险高达 60%(79),子宫纵隔相关性的流产最常发生于中孕期(80),但是,如果胚胎恰好植入到了覆盖于纵隔表面的发育不良的内膜中,会导致胎盘形成不良,从而导致早孕期流产的发生(81)。与宫内暴露于 DES 相关的最常见的先天性子宫畸形是发育不良,这将导致早、中孕期的自发流产、宫颈机能不全和早产(82,83)。先天性子宫动脉畸形也会导致流产,这是由于对于植入的滋养细胞和发育中的胎盘血供不良所致(84)。

　　获得性解剖学异常也可能与散发的自发流产以及反复性流产之间有相关性,这些异

常情况包括宫腔内粘连、子宫肌瘤和子宫内膜息肉。那些覆盖于宫内粘连带或凸入宫腔的子宫肌瘤(黏膜下肌瘤)的内膜可能血供不足(85),这对于任何准备在这些部位植入的胚胎而言会导致异常的胎盘形成。尽管支持上述观点的资料有限,但这种异常的胎盘形成是有可能导致自然流产的。肌壁间肌瘤和反复性流产之间的关联不太清楚,但认为大于 5cm 的肌壁间肌瘤和流产有关并建议将其剔除以改善妊娠的结局(78,86)(参见第 15 章)。

内分泌异常　　正常妊娠的内分泌情况是很复杂的。**由于自然受孕非常严格地依赖于月经周期中的内分泌改变,因此那些发生于滤泡期或更早期的内分泌异常将会改变妊娠的稳定性,也就并不令人感到惊讶了。**对滤泡形成和排卵的调节最终可能反映在滋养细胞运送和发育的异常、子宫对于植入的滋养细胞的容受性的改变,以及异常的黄体功能方面。**从排卵开始到妊娠 7~9 周这段时间内,早期妊娠的维持依赖于黄体产生的孕酮。正常妊娠以在 7~9 周时黄体 - 胎盘转换为特征,在这段时间内胎盘滋养细胞层细胞取代黄体产生孕酮,从而使妊娠得以维持(87)。**在妊娠 10 周之前的自然流产可能是正常孕酮产生或利用发生改变所致,这包括黄体不能产生足够量的孕酮、将孕酮运送到子宫的功能受损或子宫蜕膜不能有效地利用孕酮。如果在黄体凋亡之后滋养层细胞还不能产生有生物学活性的孕酮,则流产就可能发生于预期的黄体—胎盘转换时期。

和反复性流产相关的内分泌因素包括黄体功能不足、糖尿病、黄体生成素(luteinizing hormone,LH)分泌过多、甲状腺疾病、潜在的胰岛素抵抗、多囊卵巢综合征(polycystic ovarian syndrome,PCOS)、高泌乳素血症和卵巢贮备减少。黄体功能不足或黄体功能缺陷(luteal phase defects,LPD)以黄体期短为特征,其导致不良妊娠结局主要是由于植入部位的内膜发育不良所致。植入部位的异常也可能和某些反复性流产的发生有关,子宫内膜的蜕膜化异常可能是人类胚胎的自然选择机制(88)。LPD 有很多原因,其中一些和 LH 过度分泌相关。尽管 LH 水平升高和反复性流产之间相关性的机制尚不清楚,但异常的 LH 分泌对发育中的卵细胞(过早老化)和子宫内膜(不同步成熟)都有直接作用。很多 LH 水平升高的患者都表现有 PCOS 的症状、内分泌和代谢特征。事实上,**有一些研究表明,40%~80% 有 RPL 病史的患者都有 PCOS 的影像学证据(89,90)。**除了 LH 水平异常升高,PCOS 患者常常有肥胖症和循环雄激素水平升高。这两种变化都与反复性流产相关。尽管对于这一点并非是没有争议的。而对于有反复性流产病史的妇女,雄激素水平升高是子宫相容性受损的标志(89~92)。

许多 PCOS 患者存在以胰岛素抵抗为特征的血糖控制不良的代谢性改变,这也可能与不良妊娠结局有直接或间接的相关性,也可能解释患有 2 型糖尿病的妇女自然流产的发生率增加的原因(93)。有明显 2 型糖尿病的妇女表现为孕前血糖控制的阈值升高,从而导致自然流产的发生率升高(94,95)。事实上,现在认为高血糖与胚胎受损直接相关(96),在伴有血管并发症的进展型 2 型糖尿病的病例中,对子宫的血供不足可能导致继发性流产的发生。

有甲状腺疾病的患者常有伴行的生殖系统异常,包括排卵功能障碍和黄体功能不全。另外,早期妊娠的代谢需要高水平的甲状腺激素,因此甲状腺功能减退将会导致散发性自然流产和反复性流产的发生就不足为奇(97)。很多研究者建议将甲状腺功能减低定义为在妊娠期促甲状腺激素(thyroid-stimulating hormone,TSH)低于 2.5mIU/ml(98),而其他研究者则提出更低的 TSH 切割值(99)。尽管具有抗甲状腺抗体而在临床上甲状腺功能正常的患者中反复性流产的发生率是否较高尚存争议,但对抗甲状腺抗体阳性的 IVF 不育患者进行甲状腺激素的替代治疗则能够降低其流产的发生率(100~106)。抗甲状腺抗体阳性和反复性流产这两者之间相关性的机制尚不清楚,但这些抗体可能是更多的全身性自身免疫的标志物,或可能预示甲状腺对于妊娠所需的应答能力受损。

还有两种内分泌异常和反复性流产相关,尽管尚缺乏支持这种相关性的资料。高泌乳素血症和反复性流产之间的相互关系仍然存在争议。动物模型提示泌乳素水平升高对黄体有不良影响,但人类资料不太支持这一观点(107,108)。有学者认为,泌乳素水平升高可能是通过直接作用于子宫内膜或通过间接的免疫调节机制而导致流产的发生(88,109)。新近有学者研究卵巢贮备标志物(月经周期第 3 天卵泡刺激素和雌二醇对氯米芬激发试验的应答)与反复性流产之间的相关性(89,110,111),但目前尚未发现这两者之间有相关性。

母体感染

　　感染和反复性流产之间的关联是最受争议的,且几乎不能成为反复性流产发生的潜在原因。理论上,生殖道的细菌、病毒、寄生虫、动物源性及真菌感染与反复性流产有关。研究的最多的病原体是支原体、脲原体、沙眼衣原体和 β- 链球菌(112,113)。最近的资料则直接揭示了这些可能的病原体和反复性流产之间的关系。一项涉及 70 例反复性流产患者的前瞻性对照试验提示,与对照组相比,在这些患者中没有检测到任何现在和既往沙眼衣原体感染标志物的升高(114)。与此相反,一项大样本的前瞻性试验在 500 例有中孕期反复性流产病史的患者中检测到有细菌性阴道炎,提示这两者之间有关联(115)。在这一研究中,检测到细菌性阴道炎与吸烟成正相关。

　　某一特定生物与散发的自然流产或反复性流产之间相关联的发病机制尚不清楚,而且不同的感染性生物之间的机制肯定也不一样。一些特定的病毒,如单纯疱疹病毒(herpes simplex virus,HSV)和人巨细胞病毒(cytomegalovirus,CMV)能够直接感染胎盘和胎儿(116,117),其所致的绒毛膜炎和相关的组织损伤会影响妊娠。另一个理论上的可能性是应答于病原体的免疫激活可能会导致早期流产的发生。大量的证据支持这种机制在晚孕期发生的并发症,如宫内生长受限、胎膜早破和早产中的作用(118,119)。相应地,保护胎儿不受免疫排斥的机制也会使受到病毒感染的胎盘不被识别和清除,这也将导致那些病原体得以不受拘束地生长并入侵生殖道中(120)。

免疫现象

　　在过去的十年中,有关反复性流产的可能的免疫学病因和治疗方法已经有大量的资料发表,**但对其机制和治疗干预方面的问题尚未达成共识,因为在缺乏大样本研究的情况下要对治疗效果进行考察是很困难的。**这种情况反映了这样一个事实,即很多反复性流产患者都是在流产发生之后才开始寻求帮助,而不是在胎儿或胚胎被排出之前就去寻求帮助。在这种情况下,由于这些无法存活的组织的存在而产生的生理性免疫反应会掩盖胚胎或胎儿死亡本身的免疫学原因。最后,非常有可能的是有许多免疫学因素都会造成散发的自然流产或反复性流产的发生。现在已经有一个列出了十个得到良好支持的可能对于妊娠的维持非常重要的免疫学机制的经典综述来支持后一个理论(121)(表 33.1 和表 33.2)。

表 33.2　生殖免疫的概念

细胞免疫
1. 常驻内膜 / 蜕膜细胞
a. 几乎没有 B 细胞
b. 存在 TCRαβ+ 和 TCRγδ+ 细胞,在早孕期 TCRγδ+ 细胞增加
c. NK 样的大颗粒性淋巴细胞(蜕膜 NK 细胞)在植入部位聚集
d. NKT 细胞和"抑制性"巨噬细胞

e. Treg 细胞

2. 免疫细胞训导和归巢

　　a. 胸腺和胸腺外训导

　　b. 可能的原位训导和维持

　　c. 黏附素 / 血管性配体配对和黏膜归巢

3. 抗原呈递

　　a. 胎盘不表达 II 型 MHC 分子

　　b. 胎盘不表达经典的 I 型 MHC 分子 HLA-A 和 HLA-B

　　c. 绒毛外细胞滋养细胞表达 HLA-C、HLA-E 和 HKA-G

4. 原位免疫调节

　　a. TH1/TH2 细胞因子微环境和失调

　　b. 体液性免疫调节

　　　　(1) 孕酮

　　　　(2) 雌激素

　　　　(3) 人绒毛膜促性腺激素

　　　　(4) 泌乳素

　　　　(5) 雄激素

　　　　(6) 其他

　　c. 色氨酸代谢和吲哚胺 2,3- 双加氧酶

　　d. 白细胞抑制因子

体液免疫

1. 胎儿抗原被母体免疫系统识别,体液免疫反应升高

2. 器官非特异性自身抗体

　　a. 抗心磷脂抗体

　　b. 狼疮抗凝物

　　c. 抗 β_2 糖蛋白 1 抗体

　　d. 抗磷脂酰丝氨酸抗体

3. 器官特异性自身抗体

　　a. 抗胸腺抗体

　　b. 抗精子抗体

　　c. 抗滋养细胞抗体

　　　　(1) 封闭抗体

　　　　(2) HKA 共享

　　　　(3) 滋养细胞 / 淋巴细胞交叉反应性抗体

　　　　在谈及免疫介导的流产的最常见的原因之前,先简单回顾一下基础免疫学的一些重要的概念以供参考。尽管这里所描述的概念都是基本术语,并且会在第 6 章中进行进一步的描述,但这些术语仍然可以作为寻求进一步信息的有用的参考。

　　通常将免疫反应分为先天性和获得性反应两类。先天性反应代表机体对抗病原体入侵的第一道防线,快速且非抗原特异性。先天性免疫反应中重要的细胞类型和机制包括补体激活、巨细胞的吞噬作用、自然杀伤(natural keller,NK)细胞、自然杀伤 T(natural killer T,NKT)细胞,可能还有 TCRγδ+T 细胞的溶解作用(参见后面的叙述)。**与此相反的是,获得性免疫反应是抗原特异性的,主要由 T 细胞和 B 细胞介导。获得性免疫反应又可被进一步地分为原发反应和继发反应两类,前者指的是与初次接触抗原相关的反应,后者指的是再次接触到相同抗原之后引起的快速的、强有力的记忆反应。**

　　抗原特异性一般是通过位于人类 6 号染色体上的两套主要组织相容性复合物(major

histocompatibility complex，MHC）基因来调节的。**Ⅰ类 MHC 分子（HLA-A，HLA-B，HLA-C）位于人体内几乎每一个细胞的表面上，对于对抗肿瘤性转化和细胞内病原体，如病毒的感染非常重要。**Ⅰ类 MHC 分子是 CD8$^+$ 细胞毒性 / 抑制性 T 细胞受体和一部分 NK 细胞受体的重要配体(122)。**Ⅱ类 MHC 分子（HLA-DR，HLA-DP，HLA-DQ）则与Ⅰ类 MHC 分子不同，它们仅存在于有限的抗原呈递细胞的表面，包括树突状细胞、巨噬细胞和单核细胞、B 细胞以及诸如皮肤 Langerhans 细胞在内的组织特异性细胞。**这些分子对于对抗细胞外病原体，如细菌的侵犯非常重要。**Ⅱ类 MHC 分子的主要配体是 CD4$^+$ 辅助 T 细胞的受体。**

　　有关妊娠的一个重要的免疫学概念是免疫耐受。在胚胎发育早期，骨髓源性的 T 细胞进入胎儿胸腺，在这一发育阶段，T 细胞将经历一个被称为"胸腺训导"的过程。在这一过程中，T 细胞选择表达 CD4 或 CD8 联合受体，而自身反应性细胞则被有效地清除。简言之，这种训导促进了 T 细胞的耐受。只有那些能够识别异体而不与自体发生反应的 T 细胞才被选择并存活下来。最近，发现了一个在细胞表面强烈表达 CD25 的 CD4 T 细胞亚群(123)，这种 CD4、CD25$^+$T 细胞被称为调节性 T 淋巴细胞（regulatory T cells，T reg cells），在细胞内特异性地表达 forkhead box P3（Fox P3）转录因子。当被自身抗原激活之后，Treg 细胞能够抑制被激活的炎性细胞，它们能够分泌调节性细胞因子，包括白细胞介素 -10（interleukin-10，IL-10）和转化生长因子 β（transforming growth factor-β，TGF-β）(123~125)。这些细胞可能在防止炎症相关性的组织破坏以及免疫耐受方面起非常重要的作用。在有流产倾向性的大鼠模型中，将正常妊娠大鼠的 Treg 细胞转移到有流产倾向性的大鼠体内能够预防免疫介导的流产的发生(126)。在妊娠妇女中，Treg 细胞能够抑制自身外周血单核细胞（peripheral blood mononuclear cell，PBMC）在受到父源性或无相关性 PBMCs 的侵入时分泌炎性细胞因子、干扰素 -γ（interferon-γ，IFN-γ）(127)。

　　上述这些免疫学特征在位于外周免疫系统的免疫效应细胞中被描述和研究得最为彻底。外周免疫系统包括脾脏和外周血，主要负责防御血液中的病原体。病原体主要通过泪腺、呼吸系统、胃肠道、乳腺导管、泌尿生殖道的表面来入侵宿主。在这里，它们会遇到一种独特的、重要的免疫环境——黏膜免疫系统，尽管黏膜免疫系统主要是对大多数外源性病原体进行最初的防御，但对其免疫特征的认识则远远滞后于对外周免疫系统的认识，而对其中的生殖道特异性的免疫学特征的研究就更加有限。

细胞免疫机制　　许多关于散发性和反复性自发流产发生的免疫学理论都试图去明确特异性作用于生殖道黏膜的免疫学作用。下列四个问题归纳了大多数这些关于妊娠维持和生殖免疫学方面的理论和设想。

　　1. 有哪些免疫细胞位于生殖道，尤其是植入部位？

　　2. 这些细胞是如何到达黏膜免疫部位的？它们是否和存在于外周免疫系统中的细胞经受同样的训导？

　　3. 母胎界面的抗原呈递具有哪些特征？

　　4. 生殖道的免疫细胞有什么特异性的调节机制？

　　常驻细胞　　分布于生殖道的免疫细胞具有许多区别于外周免疫细胞的特征，特别是在人类子宫内膜中分布有 T 细胞、巨噬细胞和 NK 细胞，但却几乎没有 B 细胞的存在。这些常驻细胞的相对成分随月经周期的改变而改变，并且在早孕期发生显著的变化。事实上，在植入前后，有一种特殊类型的细胞占全部子宫内膜淋巴细胞群的 70%~80%(128，129)，这一类型的细胞有许多不同的名称，包括蜕膜颗粒性淋巴细胞（decidual granular lymphocyte，DGL）、大颗粒性淋巴细胞（large granular lymphocyte，LGL）和蜕膜 NK 细胞。这种名称的多样性反映了这样一个事实，就是这种特殊类型的细胞和从外周分离出来的类似细胞是有区别的,尽管大多数人认为这就是一种变异的 NK 细胞。外周 NK 细胞的细胞表面 CD56(CD56^dim)的表达是很低的,而 CD16 的表达是很高的,这些是和 NK 细胞介导的免疫球蛋白受体、抗体依赖性细胞毒性有相关性的,那些在子宫蜕膜和胎盘植入部位的细胞主要是 CD56^birght 和 CD16^dim 或 CD16^-(130)。如果这些不同寻常的细胞就是 NK 细胞的话,那么无论是在人类健康或疾病的状态下,植入部位就是最大的 NK 细胞聚集地。这些细胞的真正功能尚不清楚,但其在母胎界面的大量聚集则需要进行进一步的研究。这些蜕膜 NK 细胞的细胞毒性功能很差但却具有分泌大量的细胞因子的功能(131,132)。在这些细胞表面的激活性或抑制性受体的表达之间的平衡决定了其最终成为杀伤细胞还是分泌细胞(133,134)。在有反复性流产史的患者中发现杀伤型受体的数量增加而抑制型受体的数量减少(135,136)。其他被描述的外周免疫细胞都同时具有 NK 细胞和 T 细胞的特征。最近认为,这些 NKT 细胞在流产的动物模型中起重要的作用(137),它们存在于人类蜕膜中并在该处起重要的免疫调节作用(138)。

在外周免疫系统中,大多数 T 细胞表达由 αβ 异二聚体组成的 T 细胞受体(TCRαβ+)。除了 TCRαβ+T 细胞,在人类生殖道还分布有 T 细胞的另一个亚型,表达含有 γδ 异二聚体的受体(TCRγδ+)。在早孕期这些细胞的数量增加(139~141)。TCRγδ+T 细胞的作用与 TCRαβ+T 细胞很不相同,这些作用包括对局限于组织内的抗原直接的、非 MHC 限制性的识别(142)。事实上,TCRγδ+T 细胞起到一种 B 细胞和 TCRαβ+T 细胞做不到的保护性小环境。TCRγδ+T 细胞在生殖道,尤其在妊娠维持中的作用和重要性还有待进一步的研究。

Treg 细胞也具有"抑制"性功能表型,在妊娠大鼠和妇女中,这些特异性的 CD4^+ 细胞以一种同种抗原非依赖性的形式系统性地扩增,并能抑制母体针对胎儿(143)和自身(144)的不良反应。

人类蜕膜分布有一些特征性的免疫效应细胞。大多数关于这些细胞(包括 T 细胞、蜕膜 NK 细胞、NKT 细胞)的研究由于没有足够的病例数,因此其改变是否会决定妊娠结局尚未能获得有意义的结论。有报道,在反复性流产患者中这些免疫细胞群是有变化的,但在散发性自然流产的患者中则并没有发生改变(141,145~147)。

免疫细胞训导和归巢至生殖道　胎儿的种植是最常见的同种异体移植物容受性的模型。母体免疫系统在一个没有并发症的妊娠中避免种植的胎儿受到排斥的能力即表现为免疫耐受。这也提出了一个问题:蜕膜常驻免疫效应细胞是如何被选择和训导的? 它们是怎样归巢到生殖道的? 到达目的地之后它们又是怎样维持的? 动物模型提示了这些细胞选择和维持的规则,其对 MHC 的要求和在胸腺内的训导方面和那些控制外周免疫细胞和其他黏膜部位(包括小肠)的细胞的规律不同(148)。分布于人类生殖道的免疫细胞也表现为同样的特征性,其免疫表型和分布于外周和其他黏膜部位的免疫细胞截然不同(149,150)。分布于上皮细胞的 TCRγδ+ 细胞的训导可能发生于胸腺之外,并可能包括替代或调解与 MHC 相互作用的机制(141,151)。目前正在动物模型中仔细研究 NK 细胞中 MHC 特异性的形成问题。希望这些研究能够使我们清楚地了解对人类蜕膜 NK 细胞的选择和维持的特点(133,134,152,153)。

已经有越来越多的证据表明,聚集于黏膜免疫组织的细胞是通过免疫细胞表面的分子(黏合素)和位于黏膜组织中的血管内皮细胞表面的分子(如选择素、VCAM、MECA)之间的相互作用来选择聚集于何种组织的。这种细胞的招募过程被称为归巢,已在小肠中被详细描述(154,155)。但是,鼠类和人类生殖道组织也表达这些整合素/血管配体对(155~157),将这些发现扩展到妊娠维持方面必将是富有成效的(158,159)。了解这些生殖道免疫效应细胞被选择、训导和维持的机制是非常重要的。只有明确了正常状态下这些重要过程的机制,才能够明确其改变对于人类疾病的效应并制订治疗性干预措施。

母胎界面的抗原表达 以往有学者假设植入的同种异体滋养细胞是通过隐藏其自身抗原来实现逃避被母体宿主免疫系统发现的。它可以下调 MHC 编码的移植抗原(有些可能是父源性的)的表达,从而防止其被识别为异体的成分。尽管以目前的免疫学知识来看这一理论略显陈旧,但事实上,植入的胎儿在某种程度上确实是采取这种策略的(160),而胎盘滋养细胞的确是不表达Ⅱ类 MHC 分子的(161,162)。

几乎和所有的人体其他细胞不同,滋养细胞不表达经典的Ⅰ类 MHC 移植抗原 HLA-A 和 HLA-B。胎盘细胞的一个亚群,特别是绒毛外细胞滋养细胞,表达经典的Ⅰ类 MHC HLA-C 产物和非经典的 HLA-E 和 HLA-G 产物(120,163~167)。这些绒毛外细胞滋养细胞引起了人们很大的兴趣,是因为这些细胞具有特别强大的侵袭能力(168,169)。这些细胞从人类胎盘的固定绒毛顶端开始移动并深深地侵入母体蜕膜中,它们甚至可能替代位于蜕膜动脉血管壁内的细胞(168~170)。尽管绒毛外细胞滋养细胞的侵袭特性反映了一种非 MHC 相关性的机制,包括被详细描述的整合素转换,但这些胎儿源性的细胞与母体免疫效应细胞的亲密接触却将胎儿作为异体被暴露,从而被识别出来(171)。

为什么所有的胎盘细胞都下调 HLA-A 和 HLA-B 的表达,而侵袭性绒毛外细胞滋养细胞却表达 HLA-C、HLA-E、HLA -G 的原因尚不清楚。在这个领域内的假说和研究都比较成熟。因为先天性免疫系统的 NK 细胞识别并杀死那些不表达 MHC 的细胞,而 MHC 的完全下调将使滋养细胞成为那些普遍存在于植入部位的 NK 细胞的靶细胞(134,160)。除了能保护其免受 NK 细胞介导的杀伤之外,滋养细胞表达 HLA-C、HLA -E 和 HLA -G 可能还有一些其他的作用。NK 细胞受体介导的与绒毛外滋养细胞 MHC 的相互作用能够调节母胎界面的细胞因子的表达情况(131,132)。**MHC 表达能帮助滋养细胞对蜕膜和血管的侵袭,这对于胎盘形成是必需的**(172)。胎盘Ⅰ类 MHC 表达方式和反复性流产之间的确切关系尚未见报道,但滋养细胞表达 HLA-G 和其他胎盘侵袭性疾病有关联,如子痫前期(172,173)。有一些研究(不是全部)中提示,HLA-G 位点的基因突变和反复性流产有关(174~177)。最后,可溶性或分泌性 MHC 产物可能有助于母体免疫系统产生对胎盘的耐受(178)。在人类中,可溶性 HLA-G 抑制 T 淋巴细胞和 NK 细胞的功能并诱导 Treg 细胞的扩张(179)。

合体滋养细胞对 IFN-γ 发生反应,造成Ⅱ类 MHC 的异常表达或 HLA 类 MHC 的过度表达(180),可介导由于细胞毒性 T 细胞的攻击增强所致的流产的发生(181)。但是这一理论看起来是不可能的,因为经过一次或多次流产的妇女的流产组织上并没有被诱导表达经典的 MHC 抗原(181)。最后,Ⅱ类 MHC 基因型看来会影响多种疾病的易感性,包括糖尿病和其他自身免疫性疾病。**已有报道,在反复性流产的病例中,Ⅱ类 MHC 表型和不良妊娠结局之间有相似的关联**(182,183)。

蜕膜免疫细胞的调节 蜕膜免疫效应细胞和移植胎儿之间相互作用的特征可能是由于提及的那些因素之外的因素所决定的。聚集于人类蜕膜的细胞的局部调节将进一步影响选择、维持和归巢的效应,以及母胎界面抗原呈递的独特性。这些调节作用经常是人们研究的目标,因为它们可能为治疗免疫介导的妊娠维持异常提供指导。**有三种这样的调节机制:(i) T 辅助细胞表型的改变;(ii) 生殖激素和免疫抑制;(iii) 色氨酸代谢。**

如同在第 6 章中所讨论的那样,CD4⁺T 细胞参与的抗原刺激性免疫反应可被分为两大类:1 型 T 辅助细胞(T helper 1,TH1)反应和 2 型 T 辅助细胞(T helper 2,TH2)反应。这种再分类可能过于简单,但在根据 CD4⁺ 细胞及其相关的细胞因子的特点大体区分免疫反应的类型时很有用。这些免疫反应的产生依赖于相对未分化的 CD4⁺TH0 细胞开始分化时的环境,暴露于 IFN-γ 的 TH0 细胞分化为 TH1 型细胞,而暴露于 IL-4 的 TH0 细胞则分化为 TH2 型细胞(184)。TH1 细胞的反应与炎症有关,且主要涉及 γ 干扰素、IL-12、IL-2、β 肿瘤坏死因子(tumor necrosis factor β,TNF-β)。TH2 细胞的反应与抗体产生和细胞因子 IL-10、IL-4、IL-5 和 IL-6 有关(184~186)。尽管 TH1 和 TH2 细胞都分泌 TNF-α,但这是 TH1 反应最主要的特征(187,188)。**在 TH1、TH2 细胞以及细胞因子之间存在相互调节的关系。**一种反应支持其自身的持续存在,同时又防止其转化为其他反应(189~191)。

最近又发现了另一个 T 辅助细胞的亚型,TH17 细胞,尽管以往有很多该细胞的炎症前效应都被认为是 TH1 细胞的效应(192)。TH17 细胞主要产生 IL-17 家族的细胞因子(包括 IL-17A 和 IL-17F),可上调 IL-8 和 IL-6 并引起局部的中性粒细胞性炎性反应。这些细胞对维持炎性反应非常重要,并且和重症自身免疫性疾病紧密相关(193)。

将这些免疫调节现象扩展到妊娠,CD4⁺ 细胞对移植胎儿的细胞性反应类型不仅受蜕膜免疫细胞类型(如 T 辅助细胞)的控制,也受母胎界面的细胞因子环境的控制。正如前面所提到的,人类子宫内膜和蜕膜充满了能够分泌细胞因子的免疫和炎性细胞(194~196),**根据其所分泌的细胞因子的特异性**、浓度以及其潜在的生殖靶组织的分化阶段的不同,细胞因子能够直接或间接地影响生殖过程。现已充分证明,TH1 型细胞因子对植入胚胎是有害的(197,198),而且大多数人认为部分反复性流产患者的 T 辅助细胞对植入部位抗原的细胞免疫反应失调,并且偏移向 TH1 型炎性反应(199,200)。**根据个体系列研究,发现在离体条件下,60%~80% 有其他不明原因反复性流产病史的妇女在非孕期时有异常的 TH1 型细胞免疫反应,**只有不到 3% 的有正常生育史的妇女表现有上述反应(199,201),而且大多数有正常生育史的妇女表现为对滋养细胞抗原的 TH2 型免疫反应(199)。仅仅在最近才将 TH17 型细胞的概念引入妊娠中来(202)。在人类中,有一项研究证实,在有不明原因反复性流产史的妇女的蜕膜和外周血中 TH17 型细胞的数量增加(203)。从理论上讲,通过 Treg 细胞引起的 TH17 型细胞的下调可能会导致不良妊娠结局的发生(204)。

不同研究者证明,有反复性流产病史的妇女存在细胞因子失调的情况所采用的方法也各不相同。有些研究组已证实,这种异常情况发生于子宫内膜或从这些患者的蜕膜中分离出来的免疫细胞中(205~208)。其他研究者采用有反复性流产病史妇女的外周血淋巴细胞(peripheral blood lymphocyte,PBL)并在体外用子网细胞抗原对其进行刺激(199,209)。有一项研究证明了在离体条件下用表达 HLA-G 细胞刺激反复性流产患者的 PBL 时有异常的细胞因子分泌。而另一项研究则证明,当暴露于 HLA-G 时蜕膜细胞和外周免疫细胞发生像 TH2 表型的偏移(210,211)。外周血细胞因子水平是否反映母胎界面的 T 辅助细胞的失调,或这种失调是否影响妊娠期外周和局部免疫反应尚存争议(212,213)。最后,与所有免疫学理论一样,看起来在植入部位对特殊的细胞因子和可溶性炎性调节因子的需求可能极其多余,到目前为止,有直接基因缺失的动物模型证实几乎没有一种上述因子,如白细胞抑制因子(leukemia inhibitory factor,LIF)对于妊娠的维持是绝对必需的(214,215)。

尽管有很多机制阻止母体对移植胎儿的免疫识别,但对人类和动物的研究都显示对胎儿抗原的免疫反应是能够被检测到的(216~218)。因此,在母胎界面对这种反应的调节可能是至关重要的。成功妊娠似乎要求某种形式的母体免疫反应整体抑制的概念已为一些报道所支持,即母体免疫反应不能下调唤醒抗原反应(如破伤风毒素和流行性感冒)与反复性流产患者的不良妊娠结局有关(219)。在这方面 Treg 细胞的作用很重要(见前述),生殖激素的作用亦是如此。生殖激素对外周细胞介导的免疫反应有显著的作用,免疫反应的性别差异就充分证明了这一点(220)。妊娠妇女中这些可能的免疫抑制激素的水平升高。这些激素在母胎界面的水平远远高于其在母体循环中的水平,这一点可以解释为什么妊娠期整体免疫反应变化很小,而母胎界面的局部免疫抑制却非常重要(221)。

有学者提出,生殖道内孕酮的免疫抑制效应至少是维持半异源性种植胎儿的部分原因(222)。离体研究证实,孕酮能够通过改变细胞膜内钾离子通道和细胞膜去极化来抑制 T 细胞的作用,并进而影响细胞内钙离子信号级联反应和基因表达。这可能是由非经典的类固醇受体所介导的,或者也许根本就不由任何受体所介导(223~225)。孕酮介导的 T 细胞基因表达的变化和 TH2 型 T 辅助细胞反应的产生以及 LIF 的表达增强有关(208,226)。由于宫内的免疫环境从 TH2 到 TH1 的转换与早期自发性流产有关,因此早孕期特征性的宫内孕酮浓度升高可能会改善免疫环境,以有利于妊娠的维持(199,208)。离体实验的证据也表明,孕酮能够抑制有丝分裂原诱导的 CD8⁺T 细胞的增生及其细胞因子的分泌,并能改变促使 TH1 细胞形成的转录因子的表达(227,228)。

妊娠期雌激素水平也显著升高。人们的注意力集中于雌激素在免疫调节中的作用。一组动物研究的结果显示,雌激素能够促进男性严重创伤和出血后的免疫反应、抑制热损伤后的细胞介导的免疫反应、保护患者免受肾抑制后慢性同种异体免疫排斥反应的损害(229~231)。在体外,雌激素能够下调迟发型超敏(delayed-type hypersensitivity,DTH)反应并促进 TH2 型免疫反应的产生,尤其在典型的妊娠期高雌激素浓度下时这一作用就更加明显(232,233)。

学者们提出的另一个关于母体对胎儿的异体种植产生免疫耐受的机制与色氨酸及其分解代谢酶吲哚胺 2,3- 双加氧酶(indoleamine 2,3 dioxygenase,IDO)有关。妊娠耐受性的 IDO 假说的基础是 T 细胞的活化和增殖都需要色氨酸的参与(234),而母胎界面色氨酸代谢的改变能够激活或无法抑制母体抗胎儿的免疫反应(235)。对大鼠的研究显示,抑制 IDO 将导致异源性而不是同源性胎儿的丢失,而这一效应是由淋巴细胞介导的(236)。给仓鼠喂食高色氨酸饲料会增加其流产率,这也进一步支持了上述假说(237)。将这一理论扩展到人类还需要更多的研究。已证明在人类妊娠中子宫蜕膜存在对 IDO 的表达,血清色氨酸水平随孕龄增加而改变,这也提示局部免疫调剂机制的存在(238,239)。

子宫内膜异位症是指内膜腺体和基质都在子宫腔外生长。尽管子宫内膜异位症的产生与免疫异常之间的关联已被确认,但子宫内膜异位症与反复性流产之间的关联尚不清楚(240,241)。**子宫内膜异位症患者发生反复性流产的机制较为复杂,可能与细胞性或体液性功能紊乱有关**(242,243)。

体液免疫机制　　妊娠特异性抗原能够引发体液免疫反应,而反复性流产患者针对子宫内膜和滋养细胞抗原的体液免疫反应发生改变(表 33.2)(199,244)。但是,大多数关于体液免疫反应和反复性流产的文献都集中于讨论和 APS 相关的器官非特异性的自身抗体。以往认为,这些 IgG 和 IgM 抗体都直接针对带负电荷的磷脂,最常参与反复性流产的磷脂是心磷脂和磷脂酰丝氨酸。但最近的研究显示,抗磷脂抗体常常针对的是一种称为 β₂ 糖蛋白 1 的蛋白辅因子。该因子能够协助抗体与磷脂相结合(245~249)。抗磷脂抗体最初以在离体条件下能够延长磷脂依赖性凝血实验[(活化的部分促凝血酶原时间(activated partial thromboplastin time,aptt),Russell 蝰蛇毒稀释试验]和体内的血栓形成为特点。这些和抗磷脂抗体相关的血栓性并发症被称为抗磷脂综合征。尽管这些并发症都是全身性的,但有些是妊娠特异性的,如自然流产、死产、宫内生长受限和子痫前期(250,251)。已对 APS 的诊断标准,即 Sapporo 标准进行了再评价,其中包括不良妊娠结局。这些标准已为临床所认可(251~253),如下所述:

对于诊断抗磷脂抗体综合征的患者,必须符合一项或一项以上的临床标准,一项或多项实验室标准。

临床标准

1. 一次或多次任一类型的经确认的血管型血栓形成发作史

　● **静脉**

- 动脉
- 小血管

2. 妊娠并发症

- 三次或三次以上连续性的在妊娠 10 周之前的自然流产,并除外母体解剖异常和激素异常以及父源性和母源性染色体异常
- 一次或多次在妊娠 10 周或 10 周之后发生的不明原因的形态学正常胎儿的死亡(形态学正常指超声检查或对胎儿的直接检查)
- 一次或多次继发于重度子痫前期或胎盘功能不良的在妊娠 34 周之前的早产

实验室标准

必须是两次或多次且间隔 12 周以上的试验阳性

1. 中到高水平的同型抗心磷脂抗体阳性

2. 血浆狼疮抗凝物阳性

3. 血浆抗 β_2 糖蛋白 1 IgG 或 IgM 同型抗体滴度水平高于第 99 百分位

妊娠期抗磷脂抗体(抗心磷脂抗体或狼疮抗凝物)以及抗 β_2 糖蛋白 1 的存在是不良妊娠结局的主要风险因素(245,246,254)。在大样本的发生反复性流产的夫妇中抗磷脂综合征的发生率为 3%~5%(112)。在已知有系统性红斑狼疮的患者中,抗心磷脂抗体的存在预示妊娠结局不良(255)。

学者们提出了很多有关抗磷脂抗体可能介导流产发生的机制(256)。针对磷脂的抗体能在胎盘血管内增加血栓素并减少前列环素的合成,其所致的高凝环境可促进血管收缩、血小板聚集和胎盘梗死(257~259)。滋养细胞株的离体试验证据提示,针对磷脂酰丝氨酸的 IgM 抗体能抑制合体滋养细胞的形成(260),后者是胎盘功能所必需的。有一项研究证明,绒毛外细胞滋养细胞和合体滋养细胞均能合成 β_2 糖蛋白 1,后者是抗磷脂抗体结合所必需的辅因子(261),尽管这能够揭示病理生理学机制,但是抗 β_2 糖蛋白 1 特异性抗体的血清水平对反复性流产患者妊娠结局的预后价值不如标准的抗心磷脂抗体(262~264)。有些学者提出,抗体阳性的反复性流产患者的血清在离体环境下特别容易抑制滋养细胞聚集于植入部位(265)。其他学者注意到,那些抗磷脂抗体阳性的患者的蜕膜螺旋动脉中很快就会发生动脉粥样硬化(266)。最后,仍然有一些学者提出,在那些抗磷脂抗体阳性的反复性流产患者中,其胎盘绒毛中胎盘抗血栓分子(锚定蛋白 V)的水平是降低的(267)。但是,支持 APS 是流产的病因的胎盘病理学证据常常是不能确定的。这种综合征的特征性损伤(胎盘梗死、胎盘早剥和出血)在具有抗磷脂抗体的妇女中常常是缺失的,而在没有抗磷脂抗体的生化学证据且又有反复性流产病史的妇女的胎盘中却常常能发现相同的损伤(256,268~270)。

另一组和反复性流产相关的自身抗体是抗甲状腺抗体(antithyroid antibodies,ATA)。尽管这些抗体的意义还不明确,但有些学者证明有反复性流产病史的妇女产生这类抗体的几率升高,即使她们没有甲状腺内分泌异常(98~99,102,103,271~273)。

有学者提出了其他与反复性流产相关的抗体介导性机制,包括抗精子抗体、抗滋养细胞抗体以及封闭抗体缺陷。尽管各个假说都显示和反复性流产仅有很小的相关性,但还是应当对其进行讨论,因为针对这些缺陷的治疗还在继续。既往,封闭性抗体缺陷性假说受到了最广泛的关注(112,181),这一假说基于这样一种推测,即认为在所有的妊娠中这些封闭因子(主要是抗体)对于预防母体的细胞介导的抗胎儿免疫反应是必需的,因此认为如果缺失这些封闭性抗体就会发生流产(273)。但这一假说从未得到过证实(274,275)。例如,母体混合性淋巴细胞培养对父源性刺激细胞的低反应性最初就被建议用来鉴别这些妇女有无封闭性抗体的缺陷(273)。其他学者也继续进行基于这种类型的试验的研究,他们认为父源性 HLA 共享导致封闭性抗体缺陷的倾向性(276,277)。但是这些报道均为

回顾性研究,样本量较小,且缺乏基于人群的对照。一项前瞻性的人群对照研究结论性地证明 HLA 异质性对于成功妊娠并不是必需的(278)。但是,现在的随访性研究显示,在极其罕见的完全共享整个 HLA 区域的病例中,自然流产率确实是增加的(279)。这项为期十年的前瞻性研究总结认为,HLA 类型对于远亲繁殖人群是没有用处的,因为只有在孤立的、非常近亲繁殖的人群中才具有这种 HLA 的同质性。研究发现不产生抑制混合淋巴细胞培养的血清因子的妇女和不产生抗父源性细胞毒性抗体的妇女均可成功妊娠。这些证据进一步反驳了导致反复性流产发生的封闭抗体假说(273,274)。这些混合性淋巴细胞培养结果证实了部分反复性流产患者存在低反应性,现在认为这是流产导致的结果,而不是导致反复性流产发生的原因(217,273~275)。

最后一个关于封闭性抗体研究的理论包括一种新的 HLA 相关的同种抗原系统。研究发现,多克隆兔抗血清能够识别淋巴细胞和滋养细胞,这提示存在滋养细胞-淋巴细胞交叉反应的同种抗原(被称为 TLX)(280),于是将这些 TLX 与母体封闭性抗体缺陷和反复性流产联系起来。如今 TLX 假说已成为历史。当人们发现 TLX 与 CD46(一种可以保护胎盘免受补体介导的攻击的补体受体)完全相同时,该理论就没有价值了(281)。CD46 不是一种新的同种抗原,它在很多种细胞中均被发现,因此可以解释原始兔抗血清的交叉反应性。

妊娠可能根本就不需要有一个完整的母体免疫系统,所以对散发性或反复性流产的免疫介导机制进行深入讨论很重要。患丙种球蛋白缺乏症的动物和妇女均可成功生育,这一资料就支持上述观点(282)。患严重免疫缺陷的妇女、缺乏 T 细胞和 B 细胞［严重联合免疫缺陷鼠,severe combined immunodeficiency(SCID) mice］以及那些先天性胸腺缺失(裸鼠)的鼠模型均可活产。免疫因子可能在相当一部分反复性流产的患者中起重要作用,但还需要对此进行大量的研究来明确其所起的作用。

男性因素

大多数关于非反复性流产夫妇进行检测和治疗的文献,包括本章在内,都只介绍了一种对于男性进行检测的试验,即外周血核型分析。对于男性在反复性流产中的作用的研究正在进行,但越来越多的文献都提示发展新的对男性进行检测和治疗的方案是有益的(283,284)。与那些可生育的以及不育夫妇中的男性配偶相比,那些经历过反复性流产患者的男性配偶的详细的外周血染色体检测提示其 Y 染色体微缺失的几率升高(285)。有少量研究证实,与那些可生育的男性相比,经历过反复性流产的患者的男性配偶的精子染色体非整倍体的发生率增加,尤其是性染色体双体(16,286)。与那些可生育的男性或既往的对照相比,对经历过反复性流产的患者的男性配偶除了进行标准精液分析以外,一些特异性的检测提示其精子功能降低(低渗 swelling,acrosome status,核染色质浓缩),且 DNA 片段和脂质过氧化增加(287~289)。后者提示这些男性的精液的反应性氧类型水平异常,或者说他们的精子对这些化合物特别敏感。从这一点来说,父源性 MTHFR C677T 突变携带者和高同型半胱氨酸血症都和 DNA 损伤以及反复性流产相关(290)。一个单一的、小样本、针对有反复性流产史的精子 DNA 损伤水平高的或是精液脂质过氧化的男性配偶的采用抗氧化物的非对照治疗性研究提示有良好的治疗效果(288)。

其他因素

越来越多的证据表明,胚泡在子宫蜕膜的植入代表了胚胎和母亲之间非常精密的合作,当这种合作出现改变时常常导致不适当地植入和胎盘发育。例如,反复性流产与发育中的胎盘上血管内皮细胞生长因子(vascular endothelial growth factors,VEGF)及其受体在母体蜕膜中的表达失调有关(291)。细胞和细胞外基质的黏附特性也参与这一过程。通过对植入时子宫内膜整合素及其转换的研究也促进了子宫容受性的概念(292)。其他学者报道,有反复性流产病史的妇女的子宫内膜黏液素分泌减少、子宫内膜中可溶性细胞内黏附分子 1 的释放减少(293,294)。程序性细胞死亡(凋亡)可能在正常胎盘形成过程中起重要作用。两种重要的凋亡途径,即 Fas-Fas 配体和 bcl-2 的改变与反复性流产和不良妊娠结局相关(121,295)。

环境因素　　　　**许多环境因素都和散发性和反复性早期自然流产有关**,这些研究非常难做,因为对于人类而言,这样的研究必定都是回顾性的,而且为其他的或附加的环境因素所干扰。不管怎样,以下因素和流产有关:暴露于药物(如抗孕激素、抗肿瘤药和吸入性麻醉剂),暴露于电离辐射,长时间暴露于有机溶剂,暴露于环境毒素尤其是双酚 -A 和重金属(296~299)。最近的研究显示,暴露于双酚 -A 和重金属所致的内分泌和免疫学效应将导致胎盘形成不良,并随之发生流产(300,301)。自然流产和暴露于电视显示终端、微波炉、高能电缆以及高海拔(如飞机乘务员)之间的关联尚未得到证实(302,303)。尚无充分证据表明孕期适度运动和自然流产相关。如果没有宫颈解剖学异常或宫颈机能不全,性交不增加自然流产的风险(304,305)。**暴露于以下三种物质要引起特别重视,即乙醇、香烟和咖啡因。**尽管存在一些相互矛盾的资料,但一项非常大规模的流行病学研究显示**早孕期饮酒,即使每周只饮三次,也和自然流产相关**(306~308),但这并非没有争议(309~311)。**男性伴侣摄入烟酒和家庭暴力的发生率有关,因此就与早孕期自然流产相关**(312)。最后,越来越多的文献提示,**早孕期喝咖啡和其他含咖啡因的饮料与不良妊娠结局相关**(309,313)。最近有一篇报道质疑了早孕期使用咖啡因的最低安全限度的定义(309)。肥胖、应激和早孕期使用非甾体类消炎药都与散发性自然流产率升高有关(314~317)。

孕前评估

对反复性流产的评估包括获取夫妇双方的完整病史,对女方进行体格检查,注意盆腔检查,以及进行有意义的实验室检查(表 33.3)。

表 33.3　评估反复性流产的有效检查手段

病史

1. 前次流产的方式、孕周和特征
2. 生育功能减退或不孕的病史
3. 月经史
4. 前次或当前的妇科或产科感染
5. 甲状腺、泌乳素、糖耐量和高雄激素性紊乱(包括多囊卵巢综合征)的体征和症状
6. 血栓性疾病的个人史和家族史
7. 与抗磷脂综合征相关的特征(血栓形成、梅毒检测假阳性)
8. 其他自身免疫性异常
9. 用药情况
10. 环境暴露,使用非法或常用药物(尤其是咖啡因、乙醇、香烟和宫内己烯雌酚暴露)
11. 生育伴侣之间的遗传学关系
12. 复发性自发流产、产科并发症、任何与胚胎或胎儿丢失相关的综合征的家族史
13. 既往的诊断性试验和治疗,包括妊娠产物的染色体分析

体格检查

1. 全身体格检查尤其重要

　a. 肥胖

  b. 多毛或黑棘皮征

  c. 甲状腺检查

  d. 乳腺和泌乳检查

  e. 盆腔检查

   (1) 解剖

   (2) 感染

   (3) 创伤

   (4) 雌激素化

   (5) 男性化

实验室检查

1. 夫妇双方外周血染色体核型分析

2. 妊娠产物的染色体分析

3. 子宫输卵管造影,三维经阴道超声检查,超声子宫造影,或门诊宫腔镜检查,如果有指征,行腹腔镜/宫腔镜检查

4. 如果有指征,检测促甲状腺激素和血清泌乳素水平

5. 抗心磷脂抗体水平(IgG 和 IgM)

6. 狼疮抗凝物(激活的部分凝血酶原时间或 Russell 蝰蛇毒稀释试验)

7. 抗 β_2 糖蛋白 1 抗体(IgG 和 IgM)

8. 全血细胞和血小板计数

9. Ⅴ因子 Leiden、G20210A 凝血酶原基因突变、蛋白 S 活性、同型半胱氨酸水平、活性蛋白 C 抵抗(在疑有家族史的白种人中)

10. 蛋白 C 活性、抗凝血酶水平(如果有静脉血栓形成事件的个人史或家族史)

病史

  对以往所有的妊娠及其结局进行描述,以及是否对以往的流产组织做过组织学检查和核型分析,是询问病史中的一个重要的方面。文献报道,**约 60% 的孕 8 周之前的流产都是由于染色体异常所致;大多数染色体异常是三体型,尤其是 16- 三体(318,319)。最常见的单体型染色体异常是 X 染色体单体(45,X),尤其在无胚胎妊娠的病例中(320)。**在 35 岁以上的反复性流产患者中流产组织为非整倍体的发生率尤其高(8)。尽管有某种程度上的争议,但检测发现如果经历过反复性流产的夫妇为整倍体时,其流产组织被检测为非整倍体的机会较少。不过,有学者指出由于经历过散发性或反复性流产患者的流产标本为非整倍体是很常见的,因此当反复性流产患者的流产标本为非整倍体并不影响其再次妊娠的预后(13)。

  大多数反复性流产妇女都容易在再次妊娠大约相同孕周时发生自然流产(321)。不幸的是,根据末次月经计算的发生流产时的孕周可能并不准确,因为往往是在胚胎已经死亡 2~3 周后才出现妊娠排斥的征兆(322)。对于大多数病例而言,将流产区分为原发性或继发性也无助于对其的诊断和治疗。10%~15% 的病例既不能被划分为原发性流产,也不能被划分为继发性流产。因为有些人尽管第一次妊娠发生了流产,但在下一次流产发生之前又有过一次足月分娩的妊娠史。

  对于反复性流产的夫妇,询问任何生育功能减退或不孕的病史很重要。在 12 个月无任何避孕措施仍不能受孕被定义为不孕。根据这一定义,大约有 15% 的夫妇符合这一标准,而在反复性流产的夫妇中,这一数字上升至 33%。由于许多妊娠在未发生的月经前后就已流产,而有些反复性流产患者中生育功能减退表现为反复的临床前流产。询问月经史能够提供反复性流产患者稀发排卵或其他相关的内分泌异常的信息。应与患者夫妇回

顾排卵期前后性交的时间,以及发现可能造成流产的不同步受精(323)。血栓性疾病和肾脏疾病的个人史和家族史会提供重要的信息。应专门讨论流产和产科并发症的家族史,同时应当获得详细的关于药物和环境暴露的信息。

体格检查

应对患者进行全身性体格检查以期发现代谢性疾病的征象,如 PCOS、糖尿病、高雄激素血症、甲状腺激素或泌乳素紊乱。在进行盆腔检查时,应确定感染、DES 暴露和既往创伤的体征,同时应当确认阴道黏膜的雌激素化、宫颈和阴道的解剖以及子宫的大小和性状。

实验室评估

有价值的检查

对反复性流产夫妇进行实验室评估应包括下列检查:

1. 对妊娠产物进行染色体分析。

2. 夫妇外周血染色体核型分析。

3. 对宫腔情况进行评估,可采用门诊宫腔镜检查术、超声宫腔造影(sonohysterography)、三维经阴道超声检查或子宫输卵管造影,如发现可矫正的异常,可行宫腔镜手术治疗(324)。

4. 甲状腺功能检测,包括血清促甲状腺激素水平检测。

5. 抗心磷脂抗体、抗 β_2 糖蛋白 1 抗体、狼疮抗凝物检测(激活的部分凝血酶原时间或 Russell 蝰蛇毒稀释试验)。

6. 血小板计数。

尚未明确其价值的试验

正在评价有些针对有反复性流产病史患者的实验室检查的价值。目前评估的结果只是初步的结果而无法推荐,或是研究结果相互矛盾以至于无法确定其最终的价值。尚未明确其价值的实验室检查包括:

1. 测定月经周期第三天血清卵泡刺激素水平或 antimullerian 激素水平来评估卵巢储备功能,因为卵巢储备下降对所有患者都提示结局不佳,包括那些有反复性流产病史的患者(110,111)。

2. 血栓形成倾向性试验:

a. V 因子 Leiden,G20210A 凝血酶原基因突变、蛋白 S 活性。

b. 血清同型半胱氨酸水平。

c. 如果有静脉血栓栓塞形成的个人史或家族史,应检测蛋白 C 活性和抗凝血酶活性。

d. 考虑根据人种背景的不同而改变筛查策略。V 因子 Leiden 和凝血酶原启动子突变在非洲和亚洲人群中非常罕见。在亚洲人群中,蛋白 C 和蛋白 S 是最常见的遗传性血栓形成倾向性的突变。

3. 测定血清黄体生成素或雄激素水平以获取 PCOS 的证据可能是有用的(89~92)。

4. 获取外周 TH1/TH2 细胞因子失调的证据。尽管大样本的研究并未证实外周细胞因子的改变和有反复性流产病史患者的妊娠结局之间的关联,但小样本的研究却报道仅在那些有反复性流产的病史且再次妊娠又发生流产的患者中发现在其外周血中向 TH1 的转型(212,213)。有一项研究也发现,外周朝向 TH1 的转型正发生在胎儿死亡的时刻。不过,要确定两者之间的因果关系是非常困难的(325)。

5. 小样本研究报道,孕前检测外周 NK 细胞的活性能够预测预后并有助于对患者的咨询(326,327)。当然,外周 NK 细胞并不能完全反映在植入部位的 NK 细胞的情况,这项检测的价值仍未确定。

6. **检测有反复性流产病史患者的抗甲状腺抗体的水平仍存在争议**,但迅速获得支持(98~100,103,271~273)。最近有些学者证实,在那些有反复性流产病史的妇女中,其产生抗甲状腺抗体的发生率增加,即使是在那些没有甲状腺内分泌异常的患者中也是如此(99,100,102,272)。

7. **对一些自身抗体(除了狼疮抗凝物和抗心磷脂抗体以外的)的检测经过了激烈的讨论且尚未达成共识**(245,246,249,262,328,329)。对部分抗磷脂抗体,如抗磷脂酰丝氨酸和抗 β_2 糖蛋白的检测是必须的,因为它们的存在和胎盘病理有关(246,260,261,263,264)。检测抗 β_2 糖蛋白的水平已经被正式纳入抗磷脂综合征的诊断标准中,大量的研究资料也显示其与反复性流产之间特异的相关性(245,246,251,330)。对已知有自身免疫性疾病和反复性流产的患者,应当进行抗磷脂抗体的检测(331)。

8. **可以考虑宫颈支原体、解脲支原体和衣原体的培养。**

9. Noyes 标准在不同医师之间的可重复性和精确性都很低,因此不能可靠地用于通过特定时期的内膜活检来诊断黄体功能不足(332),这一手段缺乏精确性且并不改变临床处理(333)。目前尚无更加特异的和预测性的方法来诊断黄体功能不足。

下列检查对于反复性流产患者的处理没有作用:

1. 详细检查血清或不为特异性的自身或同种抗体(包括抗核抗体和抗父源性细胞毒性抗体)不但价格高,且其价值尚未得到证实。其结果常常只是用来证实当检测的数量达到某一临界水平时,每一个患者至少有一项结果将会是阳性的统计学结果。

2. 在远亲繁殖的人群中从来都没有检测亲源 HLA 类型的指征,HLA 共享与不良妊娠结局之间的关联仅见于那些在特定群体中有较高且持续的通婚水平的人群(279)。

3. 尚未证明混合淋巴细胞培养有用,其他免疫学检测也是没有必要的,除非要进行下列研究,即有知情同意的,有特定研究计划的,其费用不由患者夫妇或第三方付款人承担的。

4. 抑制细胞因子决定簇、细胞因子、癌基因、生长因子检测以及胚胎毒性因子的评估尚未经临床证实。

孕后评估

有反复性流产病史的患者受孕之后,应严密监测以提供心理上的支持,并确认其为宫内妊娠以及胚胎的存活性。有反复性流产史的患者异位妊娠以及完全性葡萄胎的发生率升高。尽管有一定的争议,有些资料显示,除自发流产之外,有或没有反复性流产病史的妇女发生产科并发症的风险没有显著性差异(102,334~338),只有两个例外,就是那些存在抗磷脂抗体和宫内感染的妇女。

测定血清 β-hCG 水平直到能够进行超声检查,对于早期妊娠的监测是有帮助的,但是,那些最终流产的病例并不都表现为 β-hCG 水平不够高(339)。其他激素水平的检测几乎没有益处,因为他们都表现为正常水平,直到发生了胎儿死亡或流产(340)。

对早期妊娠最好的监测方法是超声检查。如果采用,应当连续监测血清 β-hCG 水平,从未来潮的月经开始直到其水平达到 1200~1500mIU/ml,那个时候可以进行超声检查并停止监测 β-hCG 水平了。应每两周进行一次超声评估直到上次妊娠发生流产的孕周。对于有反复性流产史的患者而言,系列超声检查和一些激素以及生化指标的检测是有预后价值的(341)。

如果已经确认了妊娠,到了孕 6~7 周(通过准确的月经周期或超声确定孕周)时仍未发现胎心搏动的话,建议终止妊娠并获取胚胎组织进行核型分析。推荐进行早孕期母血清生化指标和胎儿颈后透明层厚度测定,如果有产科指征,建议进行绒毛活检。母血清生化指标的筛查也可于孕 16~18 周时进行。当妊娠已经度过了前次发生流产的孕周之后,建议进行羊膜腔穿刺术以检查胎儿的核型。

要特别强调对反复性流产的妇女在胎儿死亡之后获取组织进行核型分析的重要性,结果可能提示父母存在染色体异常。证明流产胚胎为非整倍体有重要的预后意义,并对下一步干预有指导意义。从经济方面而言,对于有反复性流产病史的患者进行核型分析是要慎重考虑的(342)。对流产标本进行核型分析十分困难,因为这些组织可能已经有明显的炎性反应,或已经坏死,或污染有母体细胞,从而很难培养。为克服上述困难发展了一些方法,包括比较基因组杂交技术(343),这一技术已被成功地应用于石蜡包埋的妊娠组织(344)。将来,也可以通过从母血中分离出来的胎儿有核红细胞所提取的 DNA 来分析胎儿的核型(345)。

治疗

遗憾的是,对反复性流产患者进行治疗的进展非常缓慢,尽管关于植入和早期妊娠维持的分子和亚细胞基质方面的知识有了迅速的扩展,但将这些知识应用于反复性流产的预后则滞后了。除了上述限制因素,还有许多因素也阻碍了针对大多数反复性流产的病因进行治疗的进展。因为定义的不一致,**几乎不可能比较和评估关于反复性流产患者的临床试验结果。**试验设计常常不标准,缺乏合理性和合适的对照,统计分析差,这都限制了从所报道的结果中提取合理结论的可能性。最后,流行病学资料显示,大多数有反复性流产病史的患者实际上下一次妊娠是会成功的(7)。基于上述原因,除了一些例外的情况,大多数针对反复性流产的治疗应被认为是试验性质的。对反复性流产患者的治疗方案应在知情同意、设计良好、双盲、安慰剂对照的临床试验的基础上制定,直至进一步的研究完成为止。

常用的针对反复性流产的治疗包括采用供体卵细胞或精子,进行植入前遗传学诊断,采用抗血栓形成干预,修复解剖学异常,纠正任何内分泌异常,治疗感染,一些免疫学干预和药物治疗。建议对所有患者进行心理咨询和支持。

遗传学异常　　最近的证据表明,有三次或三次以上的自发性流产史的妇女,再次妊娠发生染色体异常的风险为 58%(15)。在那些年龄在 35 岁以上的有反复性流产病史的妇女中,非整倍体的发生率甚至更高(8)。绝大多数在流产胚胎中发现的染色体异常是常染色体三体,这是由于母亲染色体不分离所导致的。在绝大多数研究中都认为,母亲年龄是导致胚胎三体的持续的和重要的风险因素。对于那些由于胚胎染色体三体所导致的反复性流产的患者而言有几种选择。第一种选择是再次妊娠,不做任何特异性的医学处理,因为这些遗传学异常往往是散发性的,不太可能会再次发生。研究发现,这些有由于胚胎染色体异常所致的反复性流产病史的患者与那些流产胚胎染色体正常的患者相比,其再次妊娠获得活产的几率更高(13,346)。第二种选择是进行植入前遗传学诊断(preimplantation genetic diagnosis,PGD)或植入前筛查。第三种选择是采用供体配子。

由于染色体异常是最常见的导致流产的原因,有些学者认为应对有不明原因反复性流产病史的患者都采取 PGD 的措施。**PGD 是指在体外从成熟胚胎中取出一个细胞,对这个细胞进行遗传学检测其染色体成分,或是否存在某种特定的单基因疾病(如囊性纤维病),或检测是否存在染色体的数目和形态学异常。**被诊断有遗传学异常的胚胎将被废弃,只有那些被证明遗传学正常的胚胎才会被考虑送入宫腔内。对那些已知罹患有某种遗传性疾病(如囊性纤维病、X- 连锁性疾病)的患者采用 PGD 已在国际上被认可的辅助生殖中心中被广泛地应用。

采用 PGD 可以从遗传学病因方面来降低流产的发生率。但是,对这一特定人群的研究尚未开展。要实施 PGD 就要求患者进行 IVF 来获取用于进行活检的胚胎,而此时尚不清楚活检技术本身对胚胎的存活性会造成什么影响。尽管已经有一些回顾性分析显示采用这项技术能够降低流产的发生率,但一些前瞻性的研究则表明对于每一个 IVF 周期所获得的成功妊娠的结果而言,PGD 并未表现出优越性(347~357)。IVF 本身是有创性的和花费高的,而很多有反复性流产病史的患者在不做任何干预的情况下很快再次妊娠并获得活产的可能性是很高的。因此,对于在反复性流产患病人群中如何选择合适的对照组以研究 IVF PGD 是有争议的。究竟是应该选择自然受孕人群还是不进行 PGD 的 IVF 人群? 最后,对那些有反复性流产病史的患者的预后看来,和前一次流产物的染色体分析结果有关。对于有反复性流产病史的患者,那些流产物染色体异常者的预后看来要比那些流产物染色体正常者的预后要好,这使得如何对那些流产物染色体正常的有反复性流产病史的患者进行处理变得困难。另一方面,预后更糟糕的患者是那些流产物染色体正常的患者,因此他们并不会从 PGD 中受益。现在仍然在继续对有反复性流产病史的患者进行 PGD 治疗效果以及胚胎活检和遗传学检测的方法进行研究(355,356)。由于这些技术的提高以及对非整倍体及其再发风险的理解,可能会有一部分有反复性流产病史的患者,如亲源染色体易位携带者,可能会从这一干预手段中获益。目前还不能推荐对所有有反复性流产病史的患者进行 PGD。

第三种选择是使用供体卵子或精子。这一治疗对于那些有反复性流产病史且有亲源遗传性疾病的患者尤其有用,比如那些双亲之一是同源染色体罗伯逊染色体易位者。在这些患者中,这样的遗传学异常总是会形成不平衡的配子,因此推荐采用供体卵子或供体精子。对于其他的有反复性流产病史的病例,比如那些携带有其他形式的染色体重排的、产生染色体不平衡性后代风险很高的夫妇(如染色体相互易位或母亲高龄)而言,采用供体配子也是有用的。与对照的没有这种病史的患者相比,在这些病例中采用供体配子的效果同样有效(358)。建议对所有平衡易位者和胚胎非整倍体者进行遗传咨询。

解剖学异常

对于黏膜下肌瘤、宫腔内粘连和子宫纵隔,宫腔镜下切除术可达到艺术级的效果。这一方法在维持妊娠结局的效果方面可以起到减少术后后遗症的作用(72,76,77,358~362),甚至可以安全地应用于有 DES 暴露、子宫发育不良和复杂性隔的患者(76,77,363)。目前正在尝试对标准的宫腔镜下子宫成形术进行改良,经典的做法是在手术室采用全身麻醉下进行手术,常常需要在腹腔镜监视下进行。有报道,在超声引导下经宫颈子宫成形术安全有效(359)。门诊的、不住院的手术,包括荧光镜指导下隔切除术也是一种选择(360)。

对于有继发于宫颈机能不全的流产史的患者,有进行宫颈环扎术的指征。该手术通常是在证实胎儿存活的前提下,于中孕期的早期进行。宫颈环扎术应被认为是对有 DES 相关性子宫畸形妇女的首选干预措施。

内分泌异常

有些学者建议,对反复性流产患者采用诱发排卵的方法进行治疗(361,362),其理论依据是诱发排卵可以产生更加健康的卵子的假说。健康的卵子可以降低黄体功能不足的发生率,从而可以改善妊娠的环境。总之,这一治疗方法过于简化了有关植入和早期妊娠维持的机制。应当谨慎看待通过经验性促排卵的方法来治疗不明原因反复性流产,因为最近的小样本研究结果表明这种治疗是无效的(361)。对于部分反复性流产患者,采用促排卵治疗可能是有益的,例如,对于黄体功能不足的患者应考虑采用促排卵来刺激滤泡形成,或在黄体期给予孕激素补充。但是,这些治疗的效果从未得到过证实(363)。促排卵治疗对于有高雄激素血症以及 LH 过度分泌性异常,尤其是在促性腺激素释放激素激动剂治疗垂体功能低下的患者是有益的(112)。这种治疗也是有争议的,因为唯一的一项根据大样本、前瞻性、随机对照性试验的结果证实,无论是孕前垂体抑制还是黄体期孕激素加强,都没有治疗效果(364)。

　　根据 PCOS、高雄激素血症、高胰岛素血症和反复性流产之间的关联,采用胰岛素敏感剂治疗 PCOS 患者的反复性流产是可行的(89~92)。尽管仍然需要进一步的研究,越来越多的报道支持这一应用是有效的(365,366)。妊娠期血糖控制对于糖尿病妇女特别重要(93,95)。对于甲状腺功能减低患者采用 Synthroid(左甲状腺素钠的商品名)的甲状腺激素替代治疗是有益的。有资料表明,对于存在甲状腺抗体但甲状腺功能正常者采用甲状腺激素治疗是有益的,甚至对于那些 TSH 水平在 2.5~5.0mIU/L 的甲状腺功能正常者也是如此(98~100,272)。对于没有泌乳素异常的反复性流产患者采用溴隐亭治疗都是没有用的。

感染

　　有人对反复性流产夫妇采用经验性抗生素治疗,尽管其疗效尚未被证实。**不应对患者检查感染性因素或进行治疗性干预,除非证实患者有免疫损害或有特异性感染(113)。**对于证实有感染的病例,在计划妊娠前应对夫妇双方都进行合适的抗生素治疗。在治疗之后进行培养以明确感染已被治愈。

免疫因素

　　免疫介导的反复性流产比其他单一的病因分类学都受到更多的关注,但是对大多数病例的诊断和治疗手段都不清楚(102,367~370),**大多数可能的对免疫相关性反复性流产的治疗都应被认为是试验性质的。**如前所述,已知发育中的胚胎含有父源性遗传性基因的产物和组织特异性分化抗原,并且发生了母体对这些抗原的识别(216~218)。过去,有人提出不管是对这些抗原的反应过弱还是过强都将导致早期流产的发生,因此提出免疫刺激疗法和免疫抑制疗法。

免疫刺激疗法:白细胞免疫

　　有人提出对免疫性反复性流产采用父源性或聚集的供体白细胞上的同种抗原来刺激母体免疫系统,有一些报道也支持这种有潜在治疗价值的可能机制(371~375)。但是,不论是个别临床试验还是荟萃分析,在关于反复性流产患者白细胞同种免疫治疗的效果方面都有相互矛盾的结果(25,364,365,372,376~379)。这种情况反映了这些研究在研究设计、患者的选择、治疗方案的差异性以及入组病例的样本量较小。**最大的一项评估白细胞免疫对不明原因反复性流产的效果的试验是反复性流产**(recurrent miscarriage,REMIS)**研究的一部分(380)。这项大样本(每个治疗组 90 个以上的患者)、前瞻性、安慰剂对照的随机双盲试验显示,父源性白细胞免疫对不明原因反复性流产夫妇没有治疗效果。最近的一项荟萃分析明确反对对有反复性流产病史的患者采用这种治疗方法(381)。白细胞免疫会给母胎都造成很大的风险(344,345,382)。**已报道有一些抑制物抗宿主疾病、严重的宫内生长受限、自身免疫以及同种免疫并发症的病例(25,378,382~386)。另外,在父源性白细胞制剂中含有的血小板同种免疫可能与致命的胎儿血小板减少症有关。**目前,还不能在临床上对反复性流产患者常规采用这种治疗方法。这一方案只能作为在知情同意情况下的有良好对照的试验的一部分。所有和这项治疗相关的费用都应当由研究者支付直至其疗效被证实为止。**

　　其他的免疫刺激疗法也被提出和放弃过。含有合体滋养细胞微绒毛膜小泡构成的静脉内制剂已被用于模仿发生于正常妊娠时的胎儿细胞与母血的接触(387)。这种治疗方法的效果尚未被肯定(381,387,388)。有人尝试采用第三方精浆栓剂进行治疗,这一方法是基于一个错误的概念,即 TLX 是个体基因型 - 抗个体基因型控制系统的一部分(389,390)。对反复性流产患者采用第三方精浆栓剂进行治疗没有科学依据,不应被采用。

免疫抑制疗法　　　有人提倡对由抗磷脂抗体或针对移植胎儿的不恰当的细胞免疫导致的流产采用免疫抑制或其他免疫调节方法。同样,由于研究设计的问题,包括入组患者数量少,在随机研究之前缺乏对母亲年龄和以前流产次数的预先分层,以及其他方法学和统计学的不精确,导致了对大多数免疫抑制治疗效果无法进行确切的评价。

静脉免疫球蛋白　　静脉免疫球蛋白(intravenous immunoglobulins,IVIg)含有采集自大量献血者的免疫球蛋白。对反复性流产患者采用 IVIg 治疗的研究时给予一些患者对其种植胎儿免疫反应过重的理论。尽管 IVIg 确实有免疫抑制作用,但这种免疫调节的机制只是部分被了解。这些机制可能包括自身抗体产物减少和自身抗体清除增加、T 细胞和 Fc 受体调节、补体灭活、T 细胞抑制功能增强、T 细胞对细胞外基质的黏附减少以及 TH1 细胞因子合成的下调(391~394)。**根据大量采用不同治疗方案的相对小样本研究的结果,没有结论性证据证明采用 IVIg 治疗不明原因(或假定为免疫性)的反复性流产有任何益处**(383,395~399)。最近的一项对于继发性反复性流产患者采用 IVIg 治疗很早就被终止了,因为 interim 分析提示该治疗没有效果(395)。**对反复性流产免疫治疗的 Cochrane 分析也提到了 IVIg 治疗,并报告采用 IVIg 并不改变其他不明原因反复性流产患者的妊娠结局**(381,388)。对那些与 APS 相关的自身免疫介导的特殊患者采用 IVIg 治疗可能能够提高治疗后的妊娠率(400,401)。用 IVIg 治疗反复性流产价格高、有创、耗时,且需要在妊娠过程中多次静脉输注 IVIg(402)。IVIg 治疗的不良反应包括恶心、呕吐、头痛、肌痛和低血压,更严重的不良反应包括过敏反应(尤其是有 IgA 缺陷的患者)(403)。

孕激素　　如前所述,已知孕激素也有免疫抑制作用(220~223,227,228)。**一些采用和母胎界面相关的体外细胞系统研究显示,孕激素能够抑制 TH1 免疫或引起 TH1 向 TH2 型反应的转换**(208,227,228,404)。尽管其作用机制尚不明确,最近的 Cochrane 综述总结孕激素补充治疗对复发性的而不是散发性的自发流产是有效的(405,406)。该综述没有推荐使用剂量、用药的起始时间以及用药的方法。孕激素既可以肌内注射,也可以阴道内用药以治疗反复性流产。和全身性用药相比,阴道内用药能够提高局部的宫内孕激素浓度,因此,阴道内用药为在局部达到孕激素免疫抑制水平而又可避免全身性的不良反应提供了更好的方法。

Intralipid 输注　　在格陵兰岛上的因纽特人,他们的饮食中富含鱼油,他们患炎症性疾病相对较少,这促使研究者们对术前以及烧伤或床上患者使用全胃肠外营养制剂中的脂肪乳的免疫调节作用进行研究(406~409)。已经证实脂肪乳的作用非常广泛,包括可以降低自然杀伤细胞的活性,减少单核细胞产生炎症前细胞因子以及提高对感染的易感性,这些使得研究者们早在 1994 年的时候就提出脂肪乳输注剂也许能够促进产生有利于妊娠维持的免疫环境的假说(410)。从那时候起,有少量的出版物论述了脂肪乳输注剂(Intralipid)对有流产妇女的治疗作用(411,412)。这些研究者证实,在给这些妇女输注 1~3 Intralipid 之后,她们的外周自然杀伤细胞的活性降低。这一效果可以持续到最后一次输注 Intralipid 之后的 4~9 周之久(411)。这些作者并没有描述 NK 细胞分泌细胞因子的形式,也没有分析蜕膜 NK 细胞的功能。**尽管缺乏相关资料,Intralipid 确实被越来越多地应用于对有反复性流产史的患者的治疗。目前所有的资料并不支持这种做法。在目前情况下,Intralipid 对有反复性流产史的患者的应用仅限于被研究机构广泛认可的设计**

方案中,而且不应该产生临床收益。

TNF-α 抑制剂 由于对炎症前细胞因子的强烈兴趣,TNF-α 作为流产的中介物质,从 TH1 和 TH2 的 paradigm 中逐渐受到重视(209)。在过去的十年中,有一些文献将母血清 TNF-α 水平和激活的 TNF-α 基因启动子多态性和反复性流产联系起来(413~415)。以封闭抗体形式出现的 TNF-α 拮抗剂(adalimumab,infiximab)以及抑制性重组蛋白(etanercept)已经成功地应用于某些自身免疫性疾病的治疗,包括多发性硬化(416)。这些产品的不良反应罕见但却很严重,包括肝功能衰竭、再生障碍性贫血、肺间质病以及过敏反应(417)。尽管只有一项小样本的、回顾性的、观察性的、非随机设计的关于 TNF-α 抑制剂对有反复性流产史的患者的治疗方面的研究,其阳性结果已经使得越来越多的临床医师对患者采用这一治疗措施,而且常常是价格不菲(418)。这些化合物在妊娠期使用的安全性尚未得到适当的研究,前期研究显示在早孕期暴露于 TNF-α 抑制剂将会导致胎儿 VACTERL 综合征,这已受到关注(419)。**和 Intralipid 治疗一样,采用 TNF-α 抑制剂对有反复性流产史的患者进行治疗仅限于被研究机构广泛认可的设计方案中,而且不应该产生临床收益。**

其他在理论上有用的治疗反复性流产的免疫调节疗法包括采用环孢素、己酮可可碱和硝苯地平,尽管这些药物对母胎的危险限制了其临床应用。血浆去除法也被用于治疗由抗磷脂抗体引发起的反复性流产的患者(420)。有人提倡对反复性流产、慢性绒毛膜炎以及 APS 妇女在孕期采用全身性皮质类固醇(如泼尼松)免疫抑制疗法(421)。尽管皮质类固醇对这些患者有一定的疗效,但其对母胎的不良反应以及其他可用的替代疗法限制了它的使用(421,422)。对一位有过 10 次流产史的妇女使用泼尼松龙治疗获得成功,Quenby 等证实这种治疗方法可以降低有反复性流产史的患者的植入部位附近的蜕膜中 NK 细胞的数量,他们因此计划尝试采用这种治疗方案,并且将活产作为次要结果来进行评价(423~425)。**最近一项大样本、随机、安慰剂对照的试验评估了采用泼尼松加上小剂量阿司匹林治疗有自身抗体伴反复性流产的疗效和不良反应。治疗组和对照组的妊娠结局相似,但用泼尼松和阿司匹林治疗的患者中母亲糖尿病、高血压和早产的发生率都有所升高(426)。**

抗血栓治疗

对 APS 或其他血栓形成倾向性疾病相关的反复性流产患者的治疗已转向采用抗血栓形成药物方面了。和免疫抑制疗法不同,这种疗法治疗的主要是反复性流产的结果(高凝状态)而不是反复性流产的原因(如遗传性、APS)。但是,有报道肝素(一种典型的抗凝药)能够通过结合抗磷脂抗体而产生直接的免疫调节作用,并能减少炎性细胞向同种抗原暴露部位的移动(427,428)。**学者们对 APS 患者在孕期采用小剂量阿司匹林(75~80mg/d)和皮下注射整分子肝素(5000~10 000U,一天两次)的联合治疗进行了完善研究,这种治疗看起来是有效的**(429~433)。对有抗磷脂抗体综合征的妇女的经典治疗方案包括使用阿司匹林(80mg/d),一旦计划妊娠就开始使用。一旦证实已经妊娠,给予皮下注射整分子肝素钠(10 000U,一天两次),持续整个孕期。每周查 APTT,调整肝素的剂量直至达到抗凝目的。采用这种治疗方法的患者应同时接受产科医师的治疗,因为她们发生早产、胎膜早破、宫内生长受限、胎死宫内和子痫前期的风险都增加,其他潜在的风险包括消化道出血、骨质减少和胎盘早剥。

已经有学者从新的方向研究抗血栓疗法治疗 APS 和反复性流产的有效性,包括采用低分子肝素(low-molecular weight heparin,LMWH)。对不伴有 APS 的反复性流产和血栓形成倾向性疾病的患者采用抗血栓治疗,甚至对无血栓形成倾向的反复性流产患者(不明原因反复性流产)采用这种治疗。

在许多凝血性疾病的治疗方面,低分子肝素都优于整分子肝素(434~436)。和整分子肝素相比,LMWH 具有抗血栓率增加的优势,能改善对异常凝血的治疗效果而减少出血性不良反应。另外,使用 LMWH 血小板减少症和骨质疏松的发生率下降。最后,LMWH 的半衰期长,不需要频繁给药和监测。患者的依从性因此而得以提高。**已证明 LMWH 在孕期使用是安全的,LMWH 联用小剂量阿司匹林对治疗 APS 相关性反复性流产是有效的**(430,435,437)。有少量一项研究对比了整分子肝素加用小剂量阿司匹林和 LMWH 加用小剂量阿司匹林治疗 APS 伴不良妊娠结局患者的疗效(433,438),两个方案的疗效相近(438)。有一项荟萃分析的结果提示整分子肝素的疗效优于 LMWH,但在这些研究中存在显著的异质性(433)。用 LMWH 治疗其他血栓形成倾向相关的反复性流产也提示是有效的,包括与 V 因子 Leiden 相关的活性蛋白 C 抵抗、凝血酶原基因启动子区域的突变、蛋白 C 和蛋白 S 活性降低(63,439~441)。由于这一指征使用 LMWH 看来对母胎都有很好的安全性(437,442,443)。

根据其心血管作用和低的不良反应发生率,每天预防性使用低剂量阿司匹林已经很普遍了。其在反复性流产的治疗方面也有相似的作用。许多有反复性流产病史的患者或自行服用阿司匹林,或向医师咨询该药的疗效。目前还没有很好的资料支持对有遗传性血栓形成倾向性疾病或向普通的反复性流产人群采用这一方法的有效性。事实上,尽管是小样本研究,亦未显示单独使用小剂量阿司匹林对治疗 APS 相关的反复性流产的有效性(431,444,445)。对这些患者应联合使用整分子肝素或 LMWH。一个大样本、随机的前瞻性研究评估了经验性单独使用小剂量阿司匹林或阿司匹林联用肝素对不明原因反复性流产的治疗效果,结果显示这些治疗并无益处(445)另外,有报道显示,在早孕期使用阿司匹林导致散发性自然流产的发生率增加,从而质疑阿司匹林的治疗作用(316,317)。但是,这些研究的设计不良,且并未充分说明阿司匹林暴露的剂量大小(80mg vs 325mg)。**尽管一些综述认可阿司匹林在孕期使用的安全性,因此除了将阿司匹林和肝素联合应用于治疗伴有 APS 的反复性流产病史的患者以外,在早孕期使用阿司匹林仅限于针对那些已被充分告知的患者**(446)。

更直接的抗血栓疗法也被用于治疗有血栓形成倾向的反复性流产患者。例如,使用浓缩蛋白 C 治疗有血栓形成、反复性流产和蛋白 C 缺陷史的患者,其妊娠结局良好(447)。

如前所述,维生素 B_6、维生素 B_{12} 和叶酸在同型半胱氨酸代谢中有重要作用,而高同型半胱氨酸血症与反复性流产有关(21,23,38,66,68,72)。有反复性流产和散发性空腹高同型半胱氨酸血症的患者应补充叶酸(0.4~1.0mg/d)、维生素 B_6(6mg/d)和维生素 B_{12}(0.025mg/d)。治疗后应重新检测空腹同型半胱氨酸水平。如其水平已正常或仅有轻微升高,则不再需要继续治疗。同型半胱氨酸水平在孕期会下降。

应根据其病史对反复性流产伴有遗传性或获得性血栓形成倾向患者进行治疗。目前尚无有关抗凝剂预防不伴有 APS 的流产方面的前瞻性对照试验结果。因此,是否对遗传性血栓形成倾向患者在孕期采用抗凝剂进行治疗要基于对其发生静脉血栓栓塞事件的风险的评估的基础之上(28)。

- 如孕期发生过静脉血栓栓塞,住院后应进行治疗性抗凝:
  - 整分子肝素:10 000~15 000U 皮下注射,8~12 小时调整一次(检测 APTT 并维持到正常的 1.5~2.5 倍),或
  - LMWH:"依诺肝素"40~80mg 皮下注射,一天两次,或"达肝素钠"5000~10 000U 皮下注射,一天两次。在晚孕期检测 Xa 因子水平。
- 如有静脉血栓栓塞(尤其是前次妊娠或使用激素避孕药时)的个人史,或有明显的血栓性疾病的家族史,进行治疗性抗凝。血栓形成的风险在产褥期时最高。
- 在产后应重新启动抗凝治疗,剂量同孕前治疗量相同。产后抗凝治疗应持续至产后 6~12 周(435)。可继续采用注射性治疗或过渡至口服抗凝剂治疗(如香豆素),

使用肝素或香豆素衍生物不影响哺乳。

心理支持　　毫无疑问,无论是散发性还是反复性流产的经历都会影响患者的情绪。自然性流产患者中发生严重抑郁症的风险增加两倍以上。大多数妇女在流产后一周时即发生抑郁症(452)。应对患者采取同情和关心的态度,承认反复性流产带给了患者夫妇痛苦和损伤有助于他们将流产的经历整合到生活当中,而不是将他们的生活整合到流产的经历之中(112)。应建议他们寻求一些支持性团体和咨询者的帮助。自我帮助方法,如冥想、瑜伽、运动和生物反馈可能会有所帮助。

预后

成功妊娠的预后依赖于导致流产发生的原因以及(流行病学上)以往流产的次数(表33.4)。如前所述,流行病学调查显示,即使以前有过 4 次流产,活产的几率也能高达 60%。据研究,因细胞遗传学原因发生流产的夫妇成功妊娠的预后为 20%~80%(453~455),解剖学异常得到矫正后的妇女有 60%~90% 能够成功妊娠(74,453,456~459)。有报道,内分泌异常被纠正后的妇女成功妊娠率可达到 90% 以上(454)。接受抗磷脂抗体治疗的妇女妊娠后,胎儿存活的几率在 70%~90%(460,461)。

表 33.4　活产的预后

继发于	
一次自发性流产	76%
两次自发性流产	70%
三次自发性流产	65%
四次自发性流产	60%
伴有	
遗传性因素	20%~80%
解剖学因素	60%~90%
内分泌因素	>90%
感染性因素	70%~90%
抗磷脂抗体	70%~90%
TH1 细胞免疫	70%~87%
未知因素	
检测到胎心搏动	
不明原因反复性流产	77%~97%
抗磷脂综合征和反复性流产	低得多

有很多种孕前和孕后检测手段都有助于预测妊娠结局(201,219,327,462,463),但没有一种方法被大样本、前瞻性试验充分证实。超声检测看见胎心搏动是有预后价值的,但是,其价值会受任何基础诊断所影响。在一项研究中,在有两次或两次以上不明原因反复性流产的妇女中,在末次月经后 5~6 周内证实有胎心搏动后,活产率约为 77%(464)。重要的是,要注意到在这一研究中,大多数患者有异常滋养细胞的细胞免疫的证据。其他研究显示,86% 存在抗磷脂抗体和反复性流产患者中,在胎儿死亡之前可检测到胎心搏动(465)。最近一次关于 325 例不明原因反复性流产的前瞻性、纵向观察性研究证明,在 55 例流产中只有 3% 的患者在流产前通过经阴道超声检查可检测到有胎心搏动(466)。

（戚庆炜　杨剑秋　译）

参考文献

1. **Edmonds DK, Lindsay KS, Miller JF, et al.** Early embryonic mortality in women. *Fertil Steril* 1982;38:447–453.

2. **Wilcox AJ, Weinberg CR, O'Connor JF, et al.** Incidence of early loss of pregnancy. *N Engl J Med* 1988;319:189–194.

3. **Alberman E.** The epidemiology of repeated abortion. In: Beard RW, Sharp F, eds. *Early pregnancy loss: mechanisms and treatment.* New York: Springer-Verlag, 1988:9–17.

4. **Warburton D, Fraser FC.** Spontaneous abortion risks in man: data from reproductive histories collected in a medical genetics unit. *Am J Hum Genet* 1964;16:1–25.

5. **Practice Committee of the American Society for Reproductive Medicine.** Definitions of infertility and recurrent pregnancy loss. *Fertil Steril* 2008;90(Suppl 3):S60.

6. **Jaslow CR, Carney JL, Kutteh WH.** Diagnostic factors identified in 1,020 women with two versus three or more recurrent pregnancy losses. *Fertil Steril* 2010;93:1234–1243.

7. **Regan L, Braude PR, Trembath PL.** Influence of past reproductive performance on risk of spontaneous abortion. *BMJ* 1989;299:541–545.

8. **Marquard K, Westphal LM, Milki AA, et al.** Etiology of recurrent pregnancy loss in women over the age of 35 years. *Fertil Steril* 2010; 94:1473–1477.

9. **Stephenson MD.** Frequency of factors associated with habitual abortion in 197 couples. *Fertil Steril* 1996;66:24–29.

10. **Macklon NS, Geraedts JP, Fauser BC.** Conception to ongoing pregnancy: the "black box" of early pregnancy loss. *Hum Reprod Update* 2002;8:333–343.

11. **Daniel A, Hook EB, Wulf G.** Risks of unbalanced progeny at amniocentesis to carriers of chromosome rearrangements: data from United States and Canadian laboratories. *Am J Med Genet* 1989;33: 14–53.

12. **Fryns JP, Van Buggenhout G.** Structural chromosome rearrangements in couples with recurrent fetal wastage. *Eur J Obstet Gynecol Reprod Biol* 1998;81:171–176.

13. **Ogasawara M, Aoki K, Okada S, et al.** Embryonic karyotype of abortuses in relation to the number of previous miscarriages. *Fertil Steril* 2000;73:300–304.

14. **Warren JE, Silver RM.** Genetics of pregnancy loss. *Clin Obstet Gynecol* 2008;51:84–95.

15. **Simon C, Rubio C, Vidal F, et al.** Increased chromosome abnormalities in human preimplantation embryos after *in-vitro* fertilization in patients with recurrent miscarriage. *Reprod Fertil Dev* 1998;10:87–92.

16. **Carrell DT, Wilcox AL, Lowy L, et al.** Elevated sperm chromosome aneuploidy and apoptosis in patients with unexplained recurrent pregnancy loss. *Obstet Gynecol* 2003;101:1229–1235.

17. **Egozcue S, Blanco J, Vendrell JM, et al.** Human male infertility: chromosome anomalies, meiotic disorders, abnormal spermatozoa and recurrent abortion. *Hum Reprod Update* 2000;6:93–105.

18. **Giorlandino C, Calugi G, Iaconianni L, et al.** Spermatozoa with chromosomal abnormalities may result in a higher rate of recurrent abortion. *Fertil Steril* 1998;70:576–577.

19. **Lanasa MC, Hogge WA.** X chromosome defects as an etiology of recurrent spontaneous abortion. *Semin Reprod Med* 2000;18:97–103.

20. **Girling J, de Swiet M.** Inherited thrombophilia and pregnancy. *Curr Opin Obstet Gynecol* 1998;10:135–144.

21. **Greer IA.** Thrombophilia: implications for pregnancy outcome. *Thromb Res* 2003;109:73–81.

22. **Lockwood CJ.** Inherited thrombophilias in pregnant patients: detection and treatment paradigm. *Obstet Gynecol* 2002;99:333–341.

23. **Nelen WL, Bulten J, Steegers EA, et al.** Hereditary thrombophilia as a cause for fetal loss. *Obstet Gynecol* 2000;95(4 Suppl): S11–S12.

24. **Jivraj S, Rai R, Underwood J, et al.** Genetic thrombophilic mutations among couples with recurrent miscarriage. *Hum Reprod* 2006;21:1161–1165.

25. **Anonymous.** Worldwide collaborative observational study and meta-analysis on allogenic leukocyte immunotherapy for recurrent spontaneous abortion. Recurrent Miscarriage Immunotherapy Trialists Group. *Am J Reprod Immunol* 1994;32:55–72.

26. **Kovac M, Mitic G, Mikovic Z, et al.** Thrombophilia in women with pregnancy-associated complications: fetal loss and pregnancy-related venous thromboembolism. *Gynecol Obstet Invest* 2010;69:233–238.

27. **Anonymous.** Length of hospital stay for gynecologic procedures. ACOG Committee Opinion: Committee on Gynecologic Practice. Number 113—August 1992. *Int J Gynaecol Obstet* 1993;40:262.

28. **American College of Obstetricians and Gynecologists Committee on Practice Bulletins-Obstetrics.** ACOG Practice Bulletin Number 111. Inherited thrombophilias in pregnancy. *Obstet Gynecol* 2010;115:877–887.

29. **Di Stefano G, Provinciali M, Muzzioli M, et al.** Correlation between estradiol serum levels and NK cell activity in endometriosis. *Ann N Y Acad Sci* 1994;741:197–203.

30. **Lockwood CJ.** Inherited thrombophilias in pregnant patients. *Prenat Neonat Med* 2001;6:20–32.

31. **Buchholz T, Thaler CJ.** Inherited thrombophilia: impact on human reproduction. *Am J Reprod Immunol* 2003;50:20–32.

32. **Lane DA, Grant PJ.** Role of hemostatic gene polymorphisms in venous and arterial thrombotic disease. *Blood* 2000;95:1517–1532.

33. **Lindqvist PG, Svensson PJ, Dahlbäck B, et al.** Factor V Q506 mutation (activated protein C resistance) associated with reduced intrapartum blood loss–a possible evolutionary selection mechanism. *Thromb Haemost* 1998;79:69–73.

34. **Gopel W, Ludwig M, Junge AK, et al.** Selection pressure for the factor-V-Leiden mutation and embryo implantation. *Lancet* 2001;358:1238–1239.

35. **Patel RK, Ford E, Thumpston J, et al.** Risk factors for venous thrombosis in the black population. *Thromb Haemost* 2003;90:835–838.

36. **Pepe G, Rickards O, Vanegas OC, et al.** Prevalence of factor V Leiden mutation in non-European populations. *Thromb Haemost* 1997;77:329–331.

37. **Rosendaal FR, Doggen CJ, Zivelin A, et al.** Geographic distribution of the 20210 G to A prothrombin variant. *Thromb Haemost* 1998;79:706–708.

38. **Yamada H, Kato EH, Kobashi G, et al.** Recurrent pregnancy loss: etiology of thrombophilia. *Semin Thromb Hemost* 2001;27:121–129.

39. **Shen MC, Lin JS, Tsay W.** High prevalence of antithrombin III, protein C and protein S deficiency, but no factor V Leiden mutation in venous thrombophilic Chinese patients in Taiwan. *Thromb Res* 1997;87:377–385.

40. **Dizon-Townson DS, Meline L, Nelson LM, et al.** Fetal carriers of the factor V Leiden mutation are prone to miscarriage and placental infarction. *Am J Obstet Gynecol* 1997;177:402–405.

41. **Gris JC, Quéré I, Monpeyroux F, et al.** Case-control study of the frequency of thrombophilic disorders in couples with late foetal loss and no thrombotic antecedent—the Nimes Obstetricians and Haematologists Study5 (NOHA5). *Thromb Haemost* 1999;81:891–899.

42. **Many A, Schreiber L, Rosner S, et al.** Pathologic features of the placenta in women with severe pregnancy complications and thrombophilia. *Obstet Gynecol* 2001;98:1041–1044.

43. **Martinelli I, Taioli E, Cetin I, et al.** Mutations in coagulation factors in women with unexplained late fetal loss. *N Engl J Med* 2000;343:1015–1018.

44. **Mousa HA, Alfirevic Z.** Do placental lesions reflect thrombophilia state in women with adverse pregnancy outcome? *Hum Reprod* 2000;15:1830–1833.

45. **Burton GJ, Hempstock J, Jauniaux E.** Nutrition of the human fetus during the first trimester—a review. *Placenta* 2001;22(Suppl A):S70–S77.

46. **Burton GJ, Jauniaux E, Watson AL.** Maternal arterial connections to the placental intervillous space during the first trimester of human pregnancy: the Boyd collection revisited. *Am J Obstet Gynecol* 1999;181:718–724.

47. **Burton GJ, Watson AL, Hempstock J, et al.** Uterine glands provide histiotrophic nutrition for the human fetus during the first trimester of pregnancy. *J Clin Endocrinol Metab* 2002;87:2954–2959.

48. **Jauniaux E, Burton GJ, Moscoso GJ, et al.** Development of the early human placenta: a morphometric study. *Placenta* 1991;12:269–276.

49. **Stirling Y, Woolf L, North WR, et al.** Haemostasis in normal pregnancy. *Thromb Haemost* 1984;52:176–182.

50. **Lanir N, Aharon A, Brenner B.** Procoagulant and anticoagulant mechanisms in human placenta. *Semin Thromb Hemost* 2003; 29:175–184.

51. **Clark P, Brennand J, Conkie JA, et al.** Activated protein C sensitivity, protein C, protein S and coagulation in normal pregnancy. *Thromb Haemost* 1998;79:1166–1170.

52. **Hellgren M, Blomback M.** Studies on blood coagulation and fibrinolysis in pregnancy, during delivery and in the puerperium. I. Normal condition. *Gynecol Obstet Invest* 1981;12:141–154.

53. **Persson BL, Stenberg P, Holmberg L, et al.** Transamidating enzymes in maternal plasma and placenta in human pregnancies complicated by intrauterine growth retardation. *J Dev Physiol* 1980;2:37–46.

54. **Cumming AM, Tait RC, Fildes S, et al.** Development of resistance to activated protein C during pregnancy. *Br J Haematol* 1995;90:725–727.

55. **Comp PC, Thurnau GR, Welsh J, et al.** Functional and immunologic protein S levels are decreased during pregnancy. *Blood* 1986;68:881–885.

56. **Giavarina D, Mezzena G, Dorizzi RM, et al.** Reference interval of D-dimer in pregnant women. *Clin Biochem* 2001;34:331–333.

57. **Kruithof EK, Tran-Thang C, Gudinchet A, et al.** Fibrinolysis in pregnancy: a study of plasminogen activator inhibitors. *Blood* 1987;69:460–466.

58. **Hellgren M.** Hemostasis during normal pregnancy and puerperium. *Semin Thromb Hemost* 2003;29:125–130.

59. **Ueland PM, Refsum H.** Plasma homocysteine, a risk factor for vascular disease: plasma levels in health, disease, and drug therapy. *J Lab Clin Med* 1989;114:473–501.

60. **Molloy AM, Daly S, Mills JL, et al.** Thermolabile variant of 5, 10-ethylenetetrahydrofolate reductase associated with low red-cell folates: implications for folate intake recommendations. *Lancet* 1997;349:1591–1593.

61. **Murphy RP, Donoghue C, Nallen RJ, et al.** Prospective evaluation of the risk conferred by factor V Leiden and thermolabile methylenetetrahydrofolate reductase polymorphisms in pregnancy. *Arterioscler Thromb Vasc Biol* 2000;20:266–270.

62. **Preston FE, Rosendaal FR, Walker ID, et al.** Increased fetal loss in women with heritable thrombophilia. *Lancet* 1996;348:913–916.

63. **Brenner B, Mandel H, Lanir N, et al.** Activated protein C resistance can be associated with recurrent fetal loss. *Br J Haematol* 1997;97:551–554.

64. **Foka ZJ, Lambropoulos AF, Saravelos H, et al.** Factor V Leiden and prothrombin G20210A mutations, but not methylenetetrahydrofolate reductase C677T, are associated with recurrent miscarriages. *Hum Reprod* 2000;15:458–462.

65. **Holmes ZR, Regan L, Chilcott I, et al.** The C677T MTHFR gene mutation is not predictive of risk for recurrent fetal loss. *Br J Haematol* 1999;105:98–101.

66. **Nelen WL, Blom HJ, Steegers EA, et al.** Homocysteine and folate levels as risk factors for recurrent early pregnancy loss. *Obstet Gynecol* 2000;95:519–524.

67. **Poort SR, Rosendaal FR, Reitsma PH, et al.** A common genetic variation in the 3′-untranslated region of the prothrombin gene is associated with elevated plasma prothrombin levels and an increase in venous thrombosis. *Blood* 1996;88:3698–3703.

68. **Ray JG, Laskin CA.** Folic acid and homocyst(e)ine metabolic defects and the risk of placental abruption, pre-eclampsia and spontaneous pregnancy loss: A systematic review. *Placenta* 1999;20:519–529.

69. **Ridker PM, Miletich JP, Buring JE, et al.** Factor V Leiden mutation as a risk factor for recurrent pregnancy loss. *Ann Intern Med* 1998;128(Pt 1):1000–1003.

70. **Souza SS, Ferriani RA, Pontes AG, et al.** Factor V Leiden and factor II G20210A mutations in patients with recurrent abortion. *Hum Reprod* 1999;14:2448–2450.

71. **Kovalevsky G, Gracia CR, Berlin JA, et al.** Evaluation of the association between hereditary thrombophilias and recurrent pregnancy loss: a meta-analysis. *Arch Intern Med* 2004;164:558–563.

72. **Nelen WL, Blom HJ, Steegers EA, et al.** Hyperhomocysteinemia and recurrent early pregnancy loss: a meta-analysis. *Fertil Steril* 2000;74:1196–1199.

73. **Rey E, Kahn SR, David M, et al.** Thrombophilic disorders and fetal loss: a meta-analysis. *Lancet* 2003;361:901–908.

74. **Rackow BW, Arici A.** Reproductive performance of women with mullerian anomalies. *Curr Opin Obstet Gynecol* 2007;19:229–237.

75. **Reichman DE, Laufer MR.** Congenital uterine anomalies affecting reproduction. *Best Pract Res Clin Obstet Gynaecol* 2010;24:193–208.

76. **Raga F, Bauset C, Remohi J, et al.** Reproductive impact of congenital Mullerian anomalies. *Hum Reprod* 1997;12:2277–2281.

77. **Proctor JA, Haney AF.** Recurrent first trimester pregnancy loss is associated with uterine septum but not with bicornuate uterus. *Fertil Steril* 2003;80:1212–1215.

78. **Propst AM, Hill JA 3rd.** Anatomic factors associated with recurrent pregnancy loss. *Semin Reprod Med* 2000;18:341–350.

79. **Homer HA, Li TC, Cooke ID.** The septate uterus: a review of management and reproductive outcome. *Fertil Steril* 2000;73:1–14.

80. **Saravelos SH, Cocksedge KA, Li TC.** The pattern of pregnancy loss in women with congenital uterine anomalies and recurrent miscarriage. *Reprod Biomed Online* 2010;20:416–422.

81. **Mizuno K, Koske K, Ando K.** Significance of Jones operation on double uterus: vascularity and dating in uterine septum. *Jpn J Fertil Steril* 1978;29:9.

82. **Barnes AB, Colton T, Gundersen J, et al.** Fertility and outcome of pregnancy in women exposed *in utero* to diethylstilbestrol. *N Engl J Med* 1980;302:609–613.

83. **Kaufman RH, Adam E, Hatch EE, et al.** Continued follow-up of pregnancy outcomes in diethylstilbestrol-exposed offspring. *Obstet Gynecol* 2000;96:483–489.

84. **Burchell RC, Creed F, Rasoulpour M, et al.** Vascular anatomy of the human uterus and pregnancy wastage. *Br J Obstet Gynaecol* 1978;85:698–706.

85. **Buttram VC, Jr., Reiter RC.** Uterine leiomyomata: etiology, symptomatology, and management. *Fertil Steril* 1981;36:433–445.

86. **Bajekal N, Li TC.** Fibroids, infertility and pregnancy wastage. *Hum Reprod Update* 2000;6:614–620.

87. **Csapo AI, Pulkkinen MO, Ruttner B, et al.** The significance of the human corpus luteum in pregnancy maintenance. I. Preliminary studies. *Am J Obstet Gynecol* 1972;112:1061–1067.

88. **Salker M, Teklenburg G, Molokhia M, et al.** Natural selection of human embryos: impaired decidualization of endometrium disables embryo-maternal interactions and causes recurrent pregnancy loss. *PLoS One* 2010;5:e10287.

89. **Rai R, Backos M, Rushworth F, et al.** Polycystic ovaries and recurrent miscarriage–a reappraisal. *Hum Reprod* 2000;15:612–615.

90. **Watson H, Kiddy DS, Hamilton-Fairley D, et al.** Hypersecretion of luteinizing hormone and ovarian steroids in women with recurrent early miscarriage. *Hum Reprod* 1993;8:829–833.

91. **Bussen S, Sutterlin M, Steck T.** Endocrine abnormalities during the follicular phase in women with recurrent spontaneous abortion. *Hum Reprod* 1999;14:18–20.

92. **Okon MA, Laird SM, Tuckerman EM, et al.** Serum androgen levels in women who have recurrent miscarriages and their correlation with markers of endometrial function. *Fertil Steril* 1998;69:682–690.

93. **Brydon P, Smith T, Proffitt M, et al.** Pregnancy outcome in women with type 2 diabetes mellitus needs to be addressed. *Int J Clin Pract* 2000;54:418–419.

94. **Greene MF.** Spontaneous abortions and major malformations in women with diabetes mellitus. *Semin Reprod Endocrinol* 1999;17:127–136.

95. **Langer O, Conway DL.** Level of glycemia and perinatal outcome in pregestational diabetes. *J Matern Fetal Med* 2000;9:35–41.

96. **Moley KH, Chi MM, Knudson CM, et al.** Hyperglycemia induces apoptosis in pre-implantation embryos through cell death effector pathways. *Nat Med* 1998;4:1421–1424.

97. **Vaquero E, Lazzarin N, De Carolis C, et al.** Mild thyroid abnormalities and recurrent spontaneous abortion: diagnostic and therapeutical approach. *Am J Reprod Immunol* 2000;43:204–208.

98. **Negro R, Schwartz A, Gismondi R, et al.** Increased pregnancy loss rate in thyroid antibody negative women with TSH levels between 2.5 and 5.0 in the first trimester of pregnancy. *J Clin Endocrinol Metab* 2010;99:E44–48.

99. **Debieve F, Dulière S, Bernard P, et al.** To treat or not to treat euthyroid autoimmune disorder during pregnancy? *Gynecol Obstet Invest* 2009;67:178–182.

100. **De Vivo A, Mancuso A, Giacobbe A, et al.** Thyroid function in women found to have early pregnancy loss. *Thyroid* 2010;20:633–637.

101. **Esplin MS, Branch DW, Silver R, et al.** Thyroid autoantibodies are not associated with recurrent pregnancy loss. *Am J Obstet Gynecol* 1998;179(Pt 1):1583–1586.

102. **Kutteh WH, Yetman DL, Carr AC, et al.** Increased prevalence of antithyroid antibodies identified in women with recurrent pregnancy loss but not in women undergoing assisted reproduction. *Fertil Steril* 1999;71:843–848.

103. **Rushworth FH, Yetman DL, Carr AC, et al.** Prospective pregnancy outcome in untreated recurrent miscarriers with thyroid autoantibodies. *Hum Reprod* 2000;15:1637–1639.

104. **Stagnaro-Green A, Roman SH, Cobin RH, et al.** Detection of at-risk pregnancy by means of highly sensitive assays for thyroid autoantibodies. *JAMA* 1990;264:1422–1425.

105. **Toulis KA, Goulis DG, Venetis CA, et al.** Risk of spontaneous miscarriage in euthyroid women with thyroid autoimmunity undergoing IVF: a meta-analysis. *Eur J Endocrinol* 2010;162:643–652.

106. **Negro R, Mangieri T, Coppola L, et al.** Levothyroxine treatment in thyroid peroxidase antibody-positive women undergoing assisted reproduction technologies: a prospective study. *Hum Reprod* 2005;20:1529–1533.

107. **Li TC, Spuijbroek MD, Tuckerman E, et al.** Endocrinological and endometrial factors in recurrent miscarriage. *BJOG* 2000;107:1471–1479.

108. **Soules MR, Bremner WJ, Steiner RA, et al.** Prolactin secretion and corpus luteum function in women with luteal phase deficiency. *J Clin Endocrinol Metab* 1991;72:986–992.

109. **Hirahara F, Andoh N, Sawai K, et al.** Hyperprolactinemic recurrent miscarriage and results of randomized bromocriptine treatment trials. *Fertil Steril* 1998;70:246–252.

110. **Hofmann GE, Khoury J, Thie J.** Recurrent pregnancy loss and diminished ovarian reserve. *Fertil Steril* 2000;74:1192–1195.

111. **Trout SW, Seifer DB.** Do women with unexplained recurrent pregnancy loss have higher day 3 serum FSH and estradiol values? *Fertil Steril* 2000;74:335–337.

112. **Hill JA.** Sporadic and recurrent spontaneous abortion. *Curr Probl Obstet Gynecol Fertil* 1994;17:114–162.

113. **Summers PR.** Microbiology relevant to recurrent miscarriage. *Clin Obstet Gynecol* 1994;37:722–729.

114. **Paukku M, Tulppala M, Puolakkainen M, et al.** Lack of association between serum antibodies to Chlamydia trachomatis and a history of recurrent pregnancy loss. *Fertil Steril* 1999;72:427–430.

115. **Llahi-Camp JM, Rai R, Ison C, et al.** Association of bacterial vaginosis with a history of second trimester miscarriage. *Hum Reprod* 1996;11:1575–1578.

116. **Robb JA, Benirschke K, Barmeyer R.** Intrauterine latent herpes simplex virus infection: I. Spontaneous abortion. *Hum Pathol* 1986;17:1196–1209.

117. **Altshuler G.** Immunologic competence of the immature human fetus. Morphologic evidence from intrauterine Cytomegalovirus infection. *Obstet Gynecol* 1974;43:811–816.

118. **Heyborne KD, Witkin SS, McGregor JA.** Tumor necrosis factor-alpha in midtrimester amniotic fluid is associated with impaired intrauterine fetal growth. *Am J Obstet Gynecol* 1992;167(Pt 1):920–925.

119. **Romero R, Mazor M, Sepulveda W, et al.** Tumor necrosis factor in preterm and term labor. *Am J Obstet Gynecol* 1992;166:1576–1587.

120. **Furman MH, Ploegh HL, Schust DJ.** Can viruses help us to understand and classify the MHC class I molecules at the maternal-fetal interface? *Hum Immunol* 2000;61:1169–1176.

121. **Thellin O, Coumans B, Zorzi W, et al.** Tolerance to the foeto-placental "graft": ten ways to support a child for nine months. *Curr Opin Immunol* 2000;12:731–737.

122. **Lanier LL.** Activating and inhibitory NK cell receptors. *Adv Exp Med Biol* 1998;452:13–18.

123. **Sakaguchi S, Sakaguchi N.** Regulatory T cells in immunologic self-tolerance and autoimmune disease. *Int Rev Immunol* 2005;24:211–226.

124. **von Herrath MG, Harrison LC.** Antigen-induced regulatory T cells in autoimmunity. *Nat Rev Immunol* 2003;3:223–232.

125. **Banham AH, Powrie FM, Suri-Payer E.** FOXP3+ regulatory T cells: Current controversies and future perspectives. *Eur J Immunol* 2006;36:2832–2836.

126. **Zenclussen AC, Gerlof K, Zenclussen ML, et al.** Regulatory T cells induce a privileged tolerant microenvironment at the fetal-maternal interface. *Eur J Immunol* 2006;36:82–94.

127. **Mjosberg J, Berg G, Ernerudh J, et al.** CD4+ CD25+ regulatory T cells in human pregnancy: development of a Treg-MLC-ELISPOT suppression assay and indications of paternal specific

Tregs. *Immunology* 2007;120:456–466.

128. **Johnson PM, Christmas SE, Vince GS.** Immunological aspects of implantation and implantation failure. *Hum Reprod* 1999;14(Suppl 2):26–36.

129. **Vince GS, Johnson PM.** Leucocyte populations and cytokine regulation in human uteroplacental tissues. *Biochem Soc Trans* 2000;28:191–195.

130. **Quenby S, Nik H, Innes B, et al.** Uterine natural killer cells and angiogenesis in recurrent reproductive failure. *Hum Reprod* 2009;24:45–54.

131. **King A, Hiby SE, Gardner L, et al.** Recognition of trophoblast HLA class I molecules by decidual NK cell receptors—a review. *Placenta* 2000;21(Suppl A):S81–S85.

132. **Loke YW, King A.** Decidual natural-killer-cell interaction with trophoblast: cytolysis or cytokine production? *Biochem Soc Trans* 2000;28:196–198.

133. **Bryceson YT, March ME, Ljunggren HG, et al.** Activation, coactivation, and costimulation of resting human natural killer cells. *Immunol Rev* 2006;214:73–91.

134. **Bryceson YT, March ME, Ljunggren HG, et al.** Synergy among receptors on resting NK cells for the activation of natural cytotoxicity and cytokine secretion. *Blood* 2006;107:159–166.

135. **Faridi RM, Das V, Tripthi G, et al.** Influence of activating and inhibitory killer immunoglobulin-like receptors on predisposition to recurrent miscarriages. *Hum Reprod* 2009;24:1758–1764.

136. **Flores AC, Marcos CY, Paladino N, et al.** KIR receptors and HLA-C in the maintenance of pregnancy. *Tissue Antigens* 2007;69(Suppl 1):112–113.

137. **Ito K, Karasawa M, Kawano T, et al.** Involvement of decidual Valpha14 NKT cells in abortion. *Proc Natl Acad Sci U S A* 2000;97:740–744.

138. **Boyson JE, Rybalov B, Koopman LA, et al.** CD1d and invariant NKT cells at the human maternal-fetal interface. *Proc Natl Acad Sci U S A* 2002;99:13741–13746.

139. **Christmas SE, Brew R, Thornton SM, et al.** Extensive TCR junctional diversity of V gamma 9/V delta 2 clones from human female reproductive tissues. *J Immunol* 1995;155:2453–2458.

140. **Mincheva-Nilsson L, Baranov V, Yeung MM, et al.** Immunomorphologic studies of human decidua-associated lymphoid cells in normal early pregnancy. *J Immunol* 1994;152:2020–2032.

141. **Vassiliadou N, Bulmer JN.** Characterization of endometrial T lymphocyte subpopulations in spontaneous early pregnancy loss. *Hum Reprod* 1998;13:44–47.

142. **Hayday AC.** Gamma delta cells: a right time and a right place for a conserved third way of protection. *Annu Rev Immunol* 2000;18:975–1026.

143. **Aluvihare VR, Kallikourdis M, Betz AG.** Tolerance, suppression and the fetal allograft. *J Mol Med* 2005;83:88–96.

144. **Sanchez-Ramon S, Navarro A J, Aristimuño C, et al.** Pregnancy-induced expansion of regulatory T-lymphocytes may mediate protection to multiple sclerosis activity. *Immunol Lett* 2005;96:195–201.

145. **Clifford K, Flanagan AM, Regan L.** Endometrial CD56+ natural killer cells in women with recurrent miscarriage: a histomorphometric study. *Hum Reprod* 1999;14:2727–2730.

146. **Lachapelle MH, Miron P, Hemmings R, et al.** Endometrial T, B, and NK cells in patients with recurrent spontaneous abortion. Altered profile and pregnancy outcome. *J Immunol* 1996;156:4027–4034.

147. **Quenby S, Bates M, Doig T, et al.** Pre-implantation endometrial leukocytes in women with recurrent miscarriage. *Hum Reprod* 1999;14:2386–2391.

148. **Gould DS, Ploegh HL, Schust DJ.** Murine female reproductive tract intraepithelial lymphocytes display selection characteristics distinct from both peripheral and other mucosal T cells. *J Reprod Immunol* 2001;52:85–99.

149. **Pudney J, Quayle AJ, Anderson DJ.** Immunological microenvironments in the human vagina and cervix: mediators of cellular immunity are concentrated in the cervical transformation zone. *Biol Reprod* 2005;73:1253–1263.

150. **Trundley A, Moffett A.** Human uterine leukocytes and pregnancy. *Tissue Antigens* 2004;63:1–12.

151. **McVay LD, Carding SR.** Extrathymic origin of human gamma delta T cells during fetal development. *J Immunol* 1996;157:2873–2882.

152. **Dorfman JR, Raulet DH.** Major histocompatibility complex genes determine natural killer cell tolerance. *Eur J Immunol* 1996;26:151–155.

153. **Salcedo M, Diehl AD, Olsson-Alheim MY, et al.** Altered expres-

sion of Ly49 inhibitory receptors on natural killer cells from MHC class I-deficient mice. *J Immunol* 1997;158:3174–3180.

154. **Kruse A, Hallmann R, Butcher EC.** Specialized patterns of vascular differentiation antigens in the pregnant mouse uterus and the placenta. *Biol Reprod* 1999;61:1393–1401.

155. **Schon MP, Arya A, Murphy EA, et al.** Mucosal T lymphocyte numbers are selectively reduced in integrin alpha E (CD103)-deficient mice. *J Immunol* 1999;162:6641–6649.

156. **Perry LL, Feilzer K, Portis JL, et al.** Distinct homing pathways direct T lymphocytes to the genital and intestinal mucosae in chlamydia-infected mice. *J Immunol* 1998;160:2905–2914.

157. **Pudney J, Anderson DJ.** Immunobiology of the human penile urethra. *Am J Pathol* 1995;147:155–165.

158. **Brandtzaeg P.** Function of mucosa-associated lymphoid tissue in antibody formation. *Immunol Invest* 2010;39:303–355.

159. **Kelly KA, Chan AM, Butch A, et al.** Two different homing pathways involving integrin beta7 and E-selectin significantly influence trafficking of CD4 cells to the genital tract following *Chlamydia muridarum* infection. *Am J Reprod Immunol* 2009;61:438–445.

160. **Ljunggren HG, Karre K.** In search of the "missing self": MHC molecules and NK cell recognition. *Immunol Today* 1990;11:237–244.

161. **Mattsson R.** The non-expression of MHC class II in trophoblast cells. *Am J Reprod Immunol* 1998;40:385–394.

162. **Murphy SP, Tomasi TB.** Absence of MHC class II antigen expression in trophoblast cells results from a lack of class II transactivator (CIITA) gene expression. *Mol Reprod Dev* 1998;51:1–12.

163. **King A, Allan DS, Bowen M, et al.** HLA-E is expressed on trophoblast and interacts with CD94/NKG2 receptors on decidual NK cells. *Eur J Immunol* 2000;30:1623–1631.

164. **King, A, Burrows TD, Hiby SE, et al.** Surface expression of HLA-C antigen by human extravillous trophoblast. *Placenta* 2000;21:376–387.

165. **Kovats S, Main EK, Librach C, et al.** A class I antigen, HLA-G, expressed in human trophoblasts. *Science* 1990;248:220–223.

166. **Sernee MF, Ploegh HL, Schust DJ.** Why certain antibodies cross-react with HLA-A and HLA-G: epitope mapping of two common MHC class I reagents. *Mol Immunol* 1998;35:177–188.

167. **Wei XH, Orr HT.** Differential expression of HLA-E, HLA-F, and HLA-G transcripts in human tissue. *Hum Immunol* 1990;29:131–142.

168. **Kam EP, Gardner L, Loke YW, et al.** The role of trophoblast in the physiological change in decidual spiral arteries. *Hum Reprod* 1999;14:2131–2138.

169. **Moffett-King A.** Natural killer cells and pregnancy. *Nat Rev Immunol* 2002;2:656–663.

170. **Damsky CH, Fisher SJ.** Trophoblast pseudo-vasculogenesis: faking it with endothelial adhesion receptors. *Curr Opin Cell Biol* 1998;10:660–666.

171. **Zhou Y, Fisher SJ, Janatpour M, et al.** Human cytotrophoblasts adopt a vascular phenotype as they differentiate. A strategy for successful endovascular invasion? *J Clin Invest* 1997;99:2139–2151.

172. **Lim KH, Zhou Y, Janatpour M, et al.** Human cytotrophoblast differentiation/invasion is abnormal in pre-eclampsia. *Am J Pathol* 1997;151:1809–1818.

173. **Goldman-Wohl DS, Ariel I, Greenfield C, et al.** Lack of human leukocyte antigen-G expression in extravillous trophoblasts is associated with pre-eclampsia. *Mol Hum Reprod* 2000;6:88–95.

174. **Aldrich CL, Stephenson MD, Karrison T, et al.** HLA-G genotypes and pregnancy outcome in couples with unexplained recurrent miscarriage. *Mol Hum Reprod* 2001;7:1167–1172.

175. **Hviid TV, Hylenius S, Hoegh AM, et al.** HLA-G polymorphisms in couples with recurrent spontaneous abortions. *Tissue Antigens* 2002;60:122–132.

176. **Pfeiffer KA, Fimmers R, Engels G, et al.** The HLA-G genotype is potentially associated with idiopathic recurrent spontaneous abortion. *Mol Hum Reprod* 2001;7:373–378.

177. **Yamashita T, Fujii T, Tokunaga K, et al.** Analysis of human leukocyte antigen-G polymorphism including intron 4 in Japanese couples with habitual abortion. *Am J Reprod Immunol* 1999;41:159–163.

178. **Hunt JS, Jadhav L, Chu W, et al.** Soluble HLA-G circulates in maternal blood during pregnancy. *Am J Obstet Gynecol* 2000;183:682–688.

179. **Selmani Z, Naji A, Zidi I, et al.** Human leukocyte antigen-G5 secretion by human mesenchymal stem cells is required to suppress T lymphocyte and natural killer function and to induce CD4+CD25highFOXP3+ regulatory T cells. *Stem Cells* 2008;26:212–222.

180. **Feinman MA, Kliman HJ, Main EK.** HLA antigen expression and induction by gamma-interferon in cultured human trophoblasts. *Am J Obstet Gynecol* 1987;157:1429–1434.

181. **Hill JA.** Immunological mechanisms of pregnancy maintenance and failure: a critique of theories and therapy. *Am J Reprod Immunol* 1990;22:33–41.

182. **Hill JA, Melling GC, Johnson PM.** Immunohistochemical studies of human uteroplacental tissues from first-trimester spontaneous abortion. *Am J Obstet Gynecol* 1995;173:90–96.

183. **Christiansen OB, Andersen HH, Højbjerre M, et al.** Maternal HLA class II allogenotypes are markers for the predisposition to fetal losses in families of women with unexplained recurrent fetal loss. *Eur J Immunogenet* 1995;22;323–334.

184. **O'Garra A, Arai N.** The molecular basis of T helper 1 and T helper 2 cell differentiation. *Trends Cell Biol* 2000;10:542–550.

185. **Kurt-Jones EA, Hamberg S, Ohara J, et al.** Heterogeneity of helper/inducer T lymphocytes. I. Lymphokine production and lymphokine responsiveness. *J Exp Med* 1987;166:1774–1787.

186. **Romagnani S.** Human TH1 and TH2 subsets: doubt no more. *Immunol Today* 1991;12:256–257.

187. **Mosmann TR, Coffman RL.** Heterogeneity of cytokine secretion patterns and functions of helper T cells. *Adv Immunol* 1989;46:111–147.

188. **Romagnani S.** Human TH1 and TH2 subsets: regulation of differentiation and role in protection and immunopathology. *Int Arch Allergy Immunol* 1992;98:279–285.

189. **Maggi E, Parronchi P, Manetti R, et al.** Reciprocal regulatory effects of IFN-gamma and IL-4 on the *in vitro* development of human Th1 and Th2 clones. *J Immunol* 1992;148:2142–2147.

190. **Mosmann TR, Coffman RL.** TH1 and TH2 cells: different patterns of lymphokine secretion lead to different functional properties. *Annu Rev Immunol* 1989;7:145–173.

191. **Mosmann TR, Moore KW.** The role of IL-10 in crossregulation of TH1 and TH2 responses. *Immunol Today* 1991;12:A49–A53.

192. **Nakae S, Iwakura Y, Suto H, et al.** Phenotypic differences between Th1 and Th17 cells and negative regulation of Th1 cell differentiation by IL-17. *J Leukoc Biol* 2007;81:1258–1268.

193. **Harrington LE, Mangan PR, Weaver CT.** Expanding the effector CD4 T-cell repertoire: the Th17 lineage. *Curr Opin Immunol* 2006;18:349–356.

194. **Bulmer JN, Sunderland CA.** Immunohistological characterization of lymphoid cell populations in the early human placental bed. *Immunology* 1984;52:349–357.

195. **Sen DK, Fox H.** The lymphoid tissue of the endometrium. *Gynaecologia* 1967;163:371–378.

196. **Tabibzadeh S.** Human endometrium: an active site of cytokine production and action. *Endocr Rev* 1991;12:272–290.

197. **Berkowitz RS, Hill JA, Kurtz CB, et al.** Effects of products of activated leukocytes (lymphokines and monokines) on the growth of malignant trophoblast cells *in vitro*. *Am J Obstet Gynecol* 1988;158:199–203.

198. **Hill JA, Haimovici F, Anderson DJ.** Products of activated lymphocytes and macrophages inhibit mouse embryo development *in vitro*. *J Immunol* 1987;139:2250–2254.

199. **Hill JA, Polgar K, Anderson DJ.** T-helper 1-type immunity to trophoblast in women with recurrent spontaneous abortion. *JAMA* 1995;273:1933–1936.

200. **Mallmann P, Werner A, Krebs D.** Serum levels of interleukin-2 and tumor necrosis factor-alpha in women with recurrent abortion. *Am J Obstet Gynecol* 1990;163(Pt 1):1367.

201. **Ecker JL, Laufer MR, Hill JA.** Measurement of embryotoxic factors is predictive of pregnancy outcome in women with a history of recurrent abortion. *Obstet Gynecol* 1993;81:84–87.

202. **Saito S, Nakashima A, Shima T, et al.** Th1/Th2/Th17 and regulatory T-cell paradigm in pregnancy. *Am J Reprod Immunol* 2010;63:601–610.

203. **Wang, WJ, Hao CF, Yi-Lin, et al.** Increased prevalence of T helper 17 (Th17) cells in peripheral blood and decidua in unexplained recurrent spontaneous abortion patients. *J Reprod Immunol* 2010;84:164–170.

204. **Wang WJ, Hao CF, Qu QL, et al.** The deregulation of regulatory T cells on interleukin-17-producing T helper cells in patients with unexplained early recurrent miscarriage. *Hum Reprod* 2010;25:2591–2596.

205. **Lea RG, Tulppala M, Critchley HO.** Deficient syncytiotrophoblast

tumour necrosis factor-alpha characterizes failing first trimester pregnancies in a subgroup of recurrent miscarriage patients. *Hum Reprod* 1997;12:1313–1320.

206. **Lim KJ, Odukoya OA, Ajjan RA, et al.** The role of T-helper cytokines in human reproduction. *Fertil Steril* 2000;73:136–142.

207. **von Wolff M, Thaler CJ, Strowitzki T, et al.** Regulated expression of cytokines in human endometrium throughout the menstrual cycle: dysregulation in habitual abortion. *Mol Hum Reprod* 2000;6:627–634.

208. **Piccinni MP, Beloni L, Livi C, et al.** Defective production of both leukemia inhibitory factor and type 2 T-helper cytokines by decidual T cells in unexplained recurrent abortions. *Nat Med* 1998;4:1020–1024.

209. **Raghupathy R, Makhseed M, Azizieh F, et al.** Cytokine production by maternal lymphocytes during normal human pregnancy and in unexplained recurrent spontaneous abortion. *Hum Reprod* 2000;15:713–718.

210. **Hamai Y, Fujii T, Yamashita T, et al.** Peripheral blood mononuclear cells from women with recurrent abortion exhibit an aberrant reaction to release cytokines upon the direct contact of human leukocyte antigen-G-expressing cells. *Am J Reprod Immunol* 1998;40:408–413.

211. **Kanai T, Fujii T, Unno N, et al.** Human leukocyte antigen-G-expressing cells differently modulate the release of cytokines from mononuclear cells present in the decidua versus peripheral blood. *Am J Reprod Immunol* 2001;45:94–99.

212. **Jenkins C, Roberts J, Wilson R, et al.** Evidence of a T(H) 1 type response associated with recurrent miscarriage. *Fertil Steril* 2000;73:1206–1208.

213. **Schust DJ, Hill JA.** Correlation of serum cytokine and adhesion molecule determinations with pregnancy outcome. *J Soc Gynecol Investig* 1996;3:259–261.

214. **Chen JR, Cheng JG, Shatzer T, et al.** Leukemia inhibitory factor can substitute for nidatory estrogen and is essential to inducing a receptive uterus for implantation but is not essential for subsequent embryogenesis. *Endocrinology* 2000;141:4365–4372.

215. **Stewart CL, Kaspar P, Brunet LJ, et al.** Blastocyst implantation depends on maternal expression of leukaemia inhibitory factor. *Nature* 1992;359:76–79.

216. **Billington WD, Davies M, Bell SC.** Maternal antibody to foetal histocompatibility and trophoblast-specific antigens. *Ann Immunol (Paris)* 1984;135D:331–335.

217. **Sargent IL, Wilkins T, Redman CW.** Maternal immune responses to the fetus in early pregnancy and recurrent miscarriage. *Lancet* 1988;2:1099–1104.

218. **Tafuri A, Alferink J, Möller P, et al.** T cell awareness of paternal alloantigens during pregnancy. *Science* 1995;270:630–633.

219. **Bermas BL, Hill JA.** Proliferative responses to recall antigens are associated with pregnancy outcome in women with a history of recurrent spontaneous abortion. *J Clin Invest* 1997;100:1330–1334.

220. **Grossman C.** Possible underlying mechanisms of sexual dimorphism in the immune response, fact and hypothesis. *J Steroid Biochem* 1989;34:241–251.

221. **Runnebaum B, Stober I, Zander J.** Progesterone, 20 alpha-dihydroprogesterone and 20 beta-dihydroprogesterone in mother and child at birth. *Acta Endocrinol (Copenh)* 1975;80:569–576.

222. **Siiteri PK, Febres F, Clemens LE, et al.** Progesterone and maintenance of pregnancy: is progesterone nature's immunosuppressant? *Ann N Y Acad Sci* 1977;286:384–397.

223. **Ehring GR, Kerschbaum HH, Eder C, et al.** A nongenomic mechanism for progesterone-mediated immunosuppression: inhibition of K+ channels, Ca2+ signaling, and gene expression in T lymphocytes. *J Exp Med* 1998;188:1593–1602.

224. **Gadkar-Sable S, Shah C, Rosario G, et al.** Progesterone receptors: various forms and functions in reproductive tissues. *Front Biosci* 2005;10:2118–2130.

225. **Schust DJ, Anderson DJ, Hill JA.** Progesterone-induced immunosuppression is not mediated through the progesterone receptor. *Hum Reprod* 1996;11:980–985.

226. **Hunt JS, Miller L, Roby KF, et al.** Female steroid hormones regulate production of pro-inflammatory molecules in uterine leukocytes. *J Reprod Immunol* 1997;35:87–99.

227. **Vassiliadou N, Tucker L, Anderson DJ.** Progesterone-induced inhibition of chemokine receptor expression on peripheral blood mononuclear cells correlates with reduced HIV-1 infectability *in vitro*. *J Immunol* 1999;162:7510–7518.

228. **Kawana K, Kawana Y, Schust DJ.** Female steroid hormones use

229. **Knoferl MW, Diodato MD, Angele MK, et al.** Do female sex steroids adversely or beneficially affect the depressed immune responses in males after trauma-hemorrhage? *Arch Surg* 2000;135:425–433.

230. **Gregory MS, Duffner LA, Faunce DE, et al.** Estrogen mediates the sex difference in post-burn immunosuppression. *J Endocrinol* 2000;164:129–138.

231. **Muller V, Szabó A, Viklicky O, et al.** Sex hormones and gender-related differences: their influence on chronic renal allograft rejection. *Kidney Int* 1999;55:2011–2020.

232. **Correale J, Arias M, Gilmore W.** Steroid hormone regulation of cytokine secretion by proteolipid protein-specific CD4+ T cell clones isolated from multiple sclerosis patients and normal control subjects. *J Immunol* 1998;161:3365–3374.

233. **Salem ML, Matsuzaki G, Kishihara K, et al.** beta-estradiol suppresses T cell-mediated delayed-type hypersensitivity through suppression of antigen-presenting cell function and Th1 induction. *Int Arch Allergy Immunol* 2000;121:161–169.

234. **Munn DH, Shafizadeh E, Attwood JT, et al.** Inhibition of T cell proliferation by macrophage tryptophan catabolism. *J Exp Med* 1999;189:1363–1372.

235. **Mellor AL, Munn DH.** Immunology at the maternal-fetal interface: lessons for T cell tolerance and suppression. *Annu Rev Immunol* 2000;18:367–391.

236. **Munn DH, Zhou M, Attwood JT, et al.** Prevention of allogeneic fetal rejection by tryptophan catabolism. *Science* 1998;281:1191–1193.

237. **Meier AH, Wilson JM.** Tryptophan feeding adversely influences pregnancy. *Life Sci* 1983;32:1193–1196.

238. **Kamimura S, Eguchi K, Yonezawa M, et al.** Localization and developmental change of indoleamine 2,3-dioxygenase activity in the human placenta. *Acta Med Okayama* 1991;45:135–139.

239. **Schrocksnadel H, Baier-Bitterlich G, Dapunt O, et al.** Decreased plasma tryptophan in pregnancy. *Obstet Gynecol* 1996;88:47–50.

240. **Lebovic DI, Mueller MD, Taylor RN.** Immunobiology of endometriosis. *Fertil Steril* 2001;75:1–10.

241. **Tomassetti C, Meuleman C, Pexsters A, et al.** Endometriosis, recurrent miscarriage and implantation failure: is there an immunological link? *Reprod Biomed Online* 2006;13:58–64.

242. **Hill JA.** Endometriosis: immune cells and their products. In: **Hunt JS, ed.** Immunobiology of reproduction. Serono Symposium, USA. New York: Springer-Verlag, 1994:23–33.

243. **Somigliana E, Vigano P, Vignali M.** Endometriosis and unexplained recurrent spontaneous abortion: pathological states resulting from aberrant modulation of natural killer cell function? *Hum Reprod Update* 1999;5:40–51.

244. **Eblen AC, Gercel-Taylor C, Shields LB, et al.** Alterations in humoral immune responses associated with recurrent pregnancy loss. *Fertil Steril* 2000;73:305–313.

245. **Alijotas-Reig J, Casellas-Caro M, Ferrer-Oliveras R, et al.** Are anti-beta-glycoprotein-I antibodies markers for recurrent pregnancy loss in lupus anticoagulant/anticardiolipin seronegative women? *Am J Reprod Immunol* 2008;60:229–237.

246. **Alijotas-Reig J, Ferrer-Oliveras R, Rodrigo-Anoro MJ, et al.** Anti-beta(2)-glycoprotein-I and anti-phosphatidylserine antibodies in women with spontaneous pregnancy loss. *Fertil Steril* 2010;93:2330–2336.

247. **Galli M, Comfurius P, Maassen C, et al.** Anticardiolipin antibodies (ACA) directed not to cardiolipin but to a plasma protein cofactor. *Lancet* 1990;335:1544–1547.

248. **McNeil HP, Simpson RJ, Chesterman CN, et al.** Anti-phospholipid antibodies are directed against a complex antigen that includes a lipid-binding inhibitor of coagulation: beta 2-glycoprotein I (apolipoprotein H). *Proc Natl Acad Sci U S A* 1990;87:4120–4124.

249. **Mezzesimi A, Florio P, Reis FM, et al.** The detection of anti-beta2-glycoprotein I antibodies is associated with increased risk of pregnancy loss in women with threatened abortion in the first trimester. *Eur J Obstet Gynecol Reprod Biol* 2007;133:164–168.

250. **Harris EN.** Syndrome of the black swan. *Br J Rheumatol* 1987;26:324–326.

251. **Miyakis S, Lockshin MD, Atsumi T, et al.** International consensus statement on an update of the classification criteria for definite antiphospholipid syndrome (APS). *J Thromb Haemost* 2006;4:295–

306.

252. **Wilson WA, Gharavi AE, Koike T, et al.** International consensus statement on preliminary classification criteria for definite antiphospholipid syndrome: report of an international workshop. *Arthritis Rheum* 1999;42:1309–1311.

253. **Lockshin MD, Sammaritano LR, Schwartzman S.** Validation of the Sapporo criteria for antiphospholipid syndrome. *Arthritis Rheum* 2000;43:440–443.

254. **Out HJ, Bruinse HW, Christiaens GC, et al.** A prospective, controlled multicenter study on the obstetric risks of pregnant women with antiphospholipid antibodies. *Am J Obstet Gynecol* 1992;167:26–32.

255. **Kutteh WH, Lyda EC, Abraham SM, et al.** Association of anticardiolipin antibodies and pregnancy loss in women with systemic lupus erythematosus. *Fertil Steril* 1993;60:449–455.

256. **Meroni PL, Tedesco F, Locati M, et al.** Anti-phospholipid antibody mediated fetal loss: still an open question from a pathogenic point of view. *Lupus* 2010;19:453–456.

257. **Cariou R, Tobelem G, Soria C, et al.** Inhibition of protein C activation by endothelial cells in the presence of lupus anticoagulant. *N Engl J Med* 1986;314:1193–1194.

258. **Freyssinet JM, Wiesel ML, Gauchy J, et al.** An IgM lupus anticoagulant that neutralizes the enhancing effect of phospholipid on purified endothelial thrombomodulin activity—a mechanism for thrombosis. *Thromb Haemost* 1986;55:309–313.

259. **Harris EN, Asherson RA, Gharavi AE, et al.** Thrombocytopenia in SLE and related autoimmune disorders: association with anticardiolipin antibody. *Br J Haematol* 1985;59:227–230.

260. **Lyden TW, Ng AK, Rote NS.** Modulation of phosphatidylserine epitope expression by BeWo cells during forskolin treatment. *Placenta* 1993;14:177–186.

261. **Chamley LW, Allen JL, Johnson PM.** Synthesis of beta2 glycoprotein 1 by the human placenta. *Placenta* 1997;18:403–410.

262. **Bramham K, Hunt BJ, Germain S, et al.** Pregnancy outcome in different clinical phenotypes of antiphospholipid syndrome. *Lupus* 2010;19:58–64.

263. **Lee RM, Emlen W, Scott JR, et al.** Anti-beta2-glycoprotein I antibodies in women with recurrent spontaneous abortion, unexplained fetal death, and antiphospholipid syndrome. *Am J Obstet Gynecol* 1999;181:642–648.

264. **Ogasawara M, Aoki K, Katano K, et al.** Prevalence of autoantibodies in patients with recurrent miscarriages. *Am J Reprod Immunol* 1999;41:86–90.

265. **Bulla R, de Guarrini F, Pausa M, et al.** Inhibition of trophoblast adhesion to endothelial cells by the sera of women with recurrent spontaneous abortions. *Am J Reprod Immunol* 1999;42:116–123.

266. **Rand JH, Wu XX, Andree HA, et al.** Pregnancy loss in the antiphospholipid-antibody syndrome—a possible thrombogenic mechanism. *N Engl J Med* 1997;337:154–160.

267. **Rand JH, Wu XX, Guller S, et al.** Reduction of annexin-V (placental anticoagulant protein-I) on placental villi of women with antiphospholipid antibodies and recurrent spontaneous abortion. *Am J Obstet Gynecol* 1994;171:1566–1572.

268. **Hanly JG, Gladman DD, Rose TH, et al.** Lupus pregnancy. A prospective study of placental changes. *Arthritis Rheum* 1988;31:358–366.

269. **Redline RW.** Placental pathology: a systematic approach with clinical correlations. *Placenta* 2008;29(Suppl A):S86–S91.

270. **Lockshin MD, Druzin ML, Goei S, et al.** Antibody to cardiolipin as a predictor of fetal distress or death in pregnant patients with systemic lupus erythematosus. *N Engl J Med* 1985;313:152–156.

271. **Bussen SS, Steck T.** Thyroid antibodies and their relation to antithrombin antibodies, anticardiolipin antibodies and lupus anticoagulant in women with recurrent spontaneous abortions (antithyroid, anticardiolipin and antithrombin autoantibodies and lupus anticoagulant in habitual aborters). *Eur J Obstet Gynecol Reprod Biol* 1997;74:139–143.

272. **McElduff A, Morris J.** Thyroid function tests and thyroid autoantibodies in an unselected population of women undergoing first trimester screening for aneuploidy. *Aust N Z J Obstet Gynaecol* 2008;48:478–480.

273. **Rocklin RE, Kitzmiller JL, Garvoy MR.** Maternal-fetal relation. II. Further characterization of an immunologic blocking factor that develops during pregnancy. *Clin Immunol Immunopathol* 1982;22:305–315.

274. **Amos DB, Kostyu DD.** HLA—a central immunological agency of man. *Adv Hum Genet* 1980;10:137–208, 385–386.

275. **Coulam CB.** Immunologic tests in the evaluation of reproductive disorders: a critical review. *Am J Obstet Gynecol* 1992;167:1844–1851.

276. **Beer AE, Quebbeman JF, Ayers JW, et al.** Major histocompatibility complex antigens, maternal and paternal immune responses, and chronic habitual abortions in humans. *Am J Obstet Gynecol* 1981;141:987–999.

277. **McIntyre JA, Faulk WP.** Recurrent spontaneous abortion in human pregnancy: results of immunogenetical, cellular, and humoral studies. *Am J Reprod Immunol* 1983;4:165–170.

278. **Ober CL, Martin AO, Simpson JL, et al.** Shared HLA antigens and reproductive performance among Hutterites. *Am J Hum Genet* 1983;35:994–1004.

279. **Ober C, Hyslop T, Elias S, et al.** Human leukocyte antigen matching and fetal loss: results of a 10 year prospective study. *Hum Reprod* 1998;13:33–38.

280. **McIntyre JA, Faulk WP, Verhulst SJ, et al.** Human trophoblast-lymphocyte cross-reactive (TLX) antigens define a new alloantigen system. *Science* 1983;222:1135–1137.

281. **Purcell DF, McKenzie IF, Lublin DM, et al.** The human cell-surface glycoproteins HuLy-m5, membrane co-factor protein (MCP) of the complement system, and trophoblast leucocyte-common (TLX) antigen, are CD46. *Immunology* 1990;70:155–161.

282. **Rodger JC.** Lack of a requirement for a maternal humoral immune response to establish or maintain successful allogeneic pregnancy. *Transplantation* 1985;40:372–375.

283. **Allison JL, Schust DJ.** Recurrent first trimester pregnancy loss: revised definitions and novel causes. *Curr Opin Endocrinol Diabetes Obest* 2009;16:446–450.

284. **Puscheck EE, Jeyendran RS.** The impact of male factor on recurrent pregnancy loss. *Curr Opin Obstet Gynecol* 2007;19:222–228.

285. **Dewan S, Puscheck EE, Coulam CB, et al.** Y-chromosome microdeletions and recurrent pregnancy loss. *Fertil Steril* 2006;85:441–445.

286. **Rubio C, Simón C, Blanco J, et al.** Implications of sperm chromosome abnormalities in recurrent miscarriage. *J Assist Reprod Genet* 1999;16:253–258.

287. **Saxena P, Misro MM, Chaki SP, et al.** Is abnormal sperm function an indicator among couples with recurrent pregnancy loss? *Fertil Steril* 2008;90:1854–1858.

288. **Gil-Villa AM, Cardona-Maya W, Agarwal A, et al.** Role of male factor in early recurrent embryo loss: do antioxidants have any effect? *Fertil Steril* 2009;92:565–571.

289. **Gil-Villa AM, Cardona-Maya W, Agarwal A, et al.** Assessment of sperm factors possibly involved in early recurrent pregnancy loss. *Fertil Steril* 2010;94:1465–1472.

290. **Govindaiah V, Naushad SM, Prabhakara K, et al.** Association of parental hyperhomocysteinemia and C677T Methylene tetrahydrofolate reductase (MTHFR) polymorphism with recurrent pregnancy loss. *Clin Biochem* 2009;42:380–386.

291. **Vuorela P, Carpén O, Tulppala M, et al.** VEGF, its receptors and the tie receptors in recurrent miscarriage. *Mol Hum Reprod* 2000;6:276–282.

292. **Lessey BA.** Endometrial integrins and the establishment of uterine receptivity. *Hum Reprod* 1998;13(Suppl 3):247–261.

293. **Aplin JD, Hey NA, Li TC.** MUC1 as a cell surface and secretory component of endometrial epithelium: reduced levels in recurrent miscarriage. *Am J Reprod Immunol* 1996;35:261–266.

294. **Gaffuri B, Airoldi L, Di Blasio AM, et al.** Unexplained habitual abortion is associated with a reduced endometrial release of soluble intercellular adhesion molecule-1 in the luteal phase of the cycle. *Eur J Endocrinol* 2000;142:477–480.

295. **Lea RG, al-Sharekh N, Tulppala M, et al.** The immunolocalization of bcl-2 at the maternal-fetal interface in healthy and failing pregnancies. *Hum Reprod* 1997;12:153–158.

296. **Polifka JE, Friedmann JM.** Environmental toxins and recurrent pregnancy loss. *Infert Reprod Med Clin North Am* 1991;2:195–213.

297. **Sharara FI, Seifer DB, Flaws JA.** Environmental toxicants and female reproduction. *Fertil Steril* 1998;70:613–622.

298. **Valanis B, Vollmer WM, Steele P.** Occupational exposure to antineoplastic agents: self-reported miscarriages and stillbirths among nurses and pharmacists. *J Occup Environ Med* 1999;41:632–638.

299. **Xu X, Cho SI, Sammel M, et al.** Association of petrochemical exposure with spontaneous abortion. *Occup Environ Med* 1998;55:31–36.

300. **Sugiura-Ogasawara M, Ozaki Y, Sonta S, et al.** Exposure to

bisphenol A is associated with recurrent miscarriage. *Hum Reprod* 2005;20:2325–2329.

301. **Gerhard I, Waibel S, Daniel V, et al.** Impact of heavy metals on hormonal and immunological factors in women with repeated miscarriages. *Hum Reprod Update* 1998;4:301–309.

302. **Cone JE, Vaughan LM, Huete A, et al.** Reproductive health outcomes among female flight attendants: an exploratory study. *J Occup Environ Med* 1998;40:210–216.

303. **Schnorr TM, Grajewski BA, Hornung RW, et al.** Video display terminals and the risk of spontaneous abortion. *N Engl J Med* 1991;324:727–733.

304. **Kurki T, Ylikorkala O.** Coitus during pregnancy is not related to bacterial vaginosis or preterm birth. *Am J Obstet Gynecol* 1993;169:1130–1134.

305. **Naeye RL.** Coitus and associated amniotic-fluid infections. *N Engl J Med* 1979;301:1198–1200.

306. **Abel EL.** Maternal alcohol consumption and spontaneous abortion. *Alcohol Alcohol* 1997;32:211–219.

307. **Parazzini F, Tozzi L, Chatenoud L, et al.** Alcohol and risk of spontaneous abortion. *Hum Reprod* 1994;9:1950–1953.

308. **Windham GC, Siscovick DS, Raghunathan TE, et al.** Moderate maternal alcohol consumption and risk of spontaneous abortion. *Epidemiology* 1997;8:509–514.

309. **Cnattingius S, Signorello LB, Annerén G, et al.** Caffeine intake and the risk of first-trimester spontaneous abortion. *N Engl J Med* 2000;343:1839–1845.

310. **Ness RB, Grisso JA, Hirschinger N, et al.** Cocaine and tobacco use and the risk of spontaneous abortion. *N Engl J Med* 1999;340:333–339.

311. **Kline J, Levin B, Kinney A, et al.** Cigarette smoking and spontaneous abortion of known karyotype. Precise data but uncertain inferences. *Am J Epidemiol* 1995;141:417–427.

312. **Hedin LW, Janson PO.** Domestic violence during pregnancy. The prevalence of physical injuries, substance use, abortions and miscarriages. *Acta Obstet Gynecol Scand* 2000;79:625–630.

313. **Mills JL, Holmes LB, Aarons JH, et al.** Moderate caffeine use and the risk of spontaneous abortion and intrauterine growth retardation. *JAMA* 1993;269:593–597.

314. **Bellver J, Rossal LP, Bosch E, et al.** Obesity and the risk of spontaneous abortion after oocyte donation. *Fertil Steril* 2003;79:1136–1140.

315. **Brandt LP, Nielsen CV.** Job stress and adverse outcome of pregnancy: a causal link or recall bias? *Am J Epidemiol* 1992;135:302–311.

316. **Li DK, Liu L, Odouli R.** Exposure to non-steroidal anti-inflammatory drugs during pregnancy and risk of miscarriage: population based cohort study. *BMJ* 2003;327:368.

317. **Nielsen GL, Sørensen HT, Larsen H, et al.** Risk of adverse birth outcome and miscarriage in pregnant users of non-steroidal anti-inflammatory drugs: population based observational study and case-control study. *BMJ* 2001;322:266–270.

318. **Boue J, Bou A, Lazar P.** Retrospective and prospective epidemiological studies of 1500 karyotyped spontaneous human abortions. *Teratology* 1975;12:11–26.

319. **Stein Z.** Early fetal loss. *Birth Defects Orig Artic Ser* 1981;17:95–111.

320. **Hook EB, Warburton D.** The distribution of chromosomal genotypes associated with Turner's syndrome: livebirth prevalence rates and evidence for diminished fetal mortality and severity in genotypes associated with structural X abnormalities or mosaicism. *Hum Genet* 1983;64:24–27.

321. **Heuser C, Dalton J, Macpherson C, et al.** Idiopathic recurrent pregnancy loss recurs at similar gestational ages. *Am J Obstet Gynecol* 2010;203:343.e1–e5.

322. **Miller JF, Williamson E, Glue J, et al.** Fetal loss after implantation. A prospective study. *Lancet* 1980;2:554–556.

323. **Boue JG, Boue A.** Increased frequency of chromosomal anomalies in abortions after induced ovulation. *Lancet* 1973;1:679–680.

324. **Olpin, JD, Heilbrun M.** Imaging of Mullerian duct anomalies. *Clin Obstet Gynecol* 2009;52:40–56.

325. **Makhseed M, Raghupathy R, Azizieh F, et al.** Circulating cytokines and CD30 in normal human pregnancy and recurrent spontaneous abortions. *Hum Reprod* 2000;15:2011–2017.

326. **Aoki K, Kajiura S, Matsumoto Y, et al.** Preconceptional natural-killer-cell activity as a predictor of miscarriage. *Lancet* 1995;345:1340–1342.

327. **Emmer PM, Nelen WL, Steegers EA, et al.** Peripheral natural killer cytotoxicity and CD56(pos)CD16(pos) cells increase during early pregnancy in women with a history of recurrent spontaneous abortion. *Hum Reprod* 2000;15:1163–1169.

328. **Branch DW, Silver R, Pierangeli S, et al.** Antiphospholipid antibodies other than lupus anticoagulant and anticardiolipin antibodies in women with recurrent pregnancy loss, fertile controls, and antiphospholipid syndrome. *Obstet Gynecol* 1997;89:549–555.

329. **Yetman DL, Kutteh WH.** Antiphospholipid antibody panels and recurrent pregnancy loss: prevalence of anticardiolipin antibodies compared with other antiphospholipid antibodies. *Fertil Steril* 1996;66:540–546.

330. **Gris JC, Quéré I, Sanmarco M, et al.** Antiphospholipid and antiprotein syndromes in non-thrombotic, non-autoimmune women with unexplained recurrent primary early foetal loss. The Nimes Obstetricians and Haematologists Study—NOHA. *Thromb Haemost* 2000;84:228–236.

331. **Mavragani CP, Ioannidis JP, Tzioufas AG, et al.** Recurrent pregnancy loss and autoantibody profile in autoimmune diseases. *Rheumatology (Oxford)* 1999;38:1228–1233.

332. **Duggan MA, Brashert P, Ostor A, et al.** The accuracy and interobserver reproducibility of endometrial dating. *Pathology* 2001;33:292–297.

333. **Murray MJ, Meyer WR, Zaino RJ, et al.** A critical analysis of the accuracy, reproducibility, and clinical utility of histologic endometrial dating in fertile women. *Fertil Steril* 2004;81:1333–1343.

334. **Coulam CB, Wagenknecht D, McIntyre JA, et al.** Occurrence of other reproductive failures among women with recurrent spontaneous abortion. *Am J Reprod Immunol* 1991;25:96–98.

335. **Fedele L, Acaia B, Parazzini F, et al.** Ectopic pregnancy and recurrent spontaneous abortion: two associated reproductive failures. *Obstet Gynecol* 1989;73:206–208.

336. **Acaia B, Parazzini F, La Vecchia C, et al.** Increased frequency of complete hydatidiform mole in women with repeated abortion. *Gynecol Oncol* 1988;31:310–314.

337. **Hughes N, Hamilton EF, Tulandi T.** Obstetric outcome in women after multiple spontaneous abortions. *J Reprod Med* 1991;36:165–166.

338. **Martius JA, Steck T, Oehler MK, et al.** Risk factors associated with preterm (<37+0 weeks) and early preterm birth (<32+0 weeks): univariate and multivariate analysis of 106,345 singleton births from the 1994 statewide perinatal survey of Bavaria. *Eur J Obstet Gynecol Reprod Biol* 1998;80:183–189.

339. **Lird T, Whittaker PG.** The endocrinology of early pregnancy loss. In: Huisjes HJ, Lird T, eds. Early pregnancy failure. New York: Churchill Livingstone, 1990:39–54.

340. **Westergaard JG, Teisner B, Sinosich MJ, et al.** Does ultrasound examination render biochemical tests obsolete in the prediction of early pregnancy failure? *Br J Obstet Gynaecol* 1985;92:77–83.

341. **Li TC, Spring PG, Bygrave C, et al.** The value of biochemical and ultrasound measurements in predicting pregnancy outcome in women with a history of recurrent miscarriage. *Hum Reprod* 1998;13:3525–3529.

342. **Wolf GC, Horger EO 3rd.** Indications for examination of spontaneous abortion specimens: a reassessment. *Am J Obstet Gynecol* 1995;173:1364–1368.

343. **Tachdjian G, Aboura A, Lapierre JM, et al.** Cytogenetic analysis from DNA by comparative genomic hybridization. *Ann Genet* 2000;43:147–154.

344. **Bell KA, Van Deerlin PG, Feinberg RF, et al.** Diagnosis of aneuploidy in archival, paraffin-embedded pregnancy-loss tissues by comparative genomic hybridization. *Fertil Steril* 2001;75:374–379.

345. **Bianchi DW, Flint AF, Pizzimenti MF, et al.** Isolation of fetal DNA from nucleated erythrocytes in maternal blood. *Proc Natl Acad Sci U S A* 1990;87:3279–3283.

346. **Carp H, Toder V, Aviram A, et al.** Karyotype of the abortus in recurrent miscarriage. *Fertil Steril* 2001;75:678–682.

347. **Garrisi JG, Colls P, Ferry KM, et al.** Effect of infertility, maternal age, and number of previous miscarriages on the outcome of preimplantation genetic diagnosis for idiopathic recurrent pregnancy loss. *Fertil Steril* 2009;92:288–295.

348. **Fischer J, Colls P, Escudero T, et al.** Preimplantation genetic diagnosis (PGD) improves pregnancy outcome for translocation carriers with a history of recurrent losses. *Fertil Steril* 2010;94:283–289.

349. **Munné S, Chen S, Fischer J, et al.** Preimplantation genetic diagnosis reduces pregnancy loss in women aged 35 years and older with a history of recurrent miscarriages. *Fertil Steril* 2005;84:331–335.

350. **Munné S, Fischer J, Warner A, et al.** Preimplantation genetic diagnosis significantly reduces pregnancy loss in infertile couples: a multicenter study. *Fertil Steril* 2006;85:326–332.

351. **Verlinsky Y, Cohen J, Munne S, et al.** Over a decade of experience with preimplantation genetic diagnosis: a multicenter report. *Fertil Steril* 2004;82:292–294.

352. **Mastenbroek S, Twisk M, van Echten-Arends J, et al.** *In vitro* fertilization with preimplantation genetic screening. *N Engl J Med* 2007;357:9–17.

353. **Twisk M, Mastenbroek S, Hoek A, et al.** No beneficial effect of preimplantation genetic screening in women of advanced maternal age with a high risk for embryonic aneuploidy. *Hum Reprod* 2008;23:2813–2817.

354. **Staessen C, Verpoest W, Donoso P, et al.** Preimplantation genetic screening does not improve delivery rate in women under the age of 36 following single-embryo transfer. *Hum Reprod* 2008;23:2818–2825.

355. **Staessen C, Platteau P, Van Assche E, et al.** Comparison of blastocyst transfer with or without preimplantation genetic diagnosis for aneuploidy screening in couples with advanced maternal age: a prospective randomized controlled trial. *Hum Reprod* 2004;19:2849–2858.

356. **Meyer LR, Klipstein S, Hazlett WD, et al.** A prospective randomized controlled trial of preimplantation genetic screening in the "good prognosis" patient. *Fertil Steril* 2009;91:1731–1738.

357. **Hardarson T, Hanson C, Lundin K, et al.** Preimplantation genetic screening in women of advanced maternal age caused a decrease in clinical pregnancy rate: a randomized controlled trial. *Hum Reprod* 2008;23:2806–2812.

358. **Remohí J, Gallardo E, Levy M, et al.** Oocyte donation in women with recurrent pregnancy loss. *Hum Reprod* 1996;11:2048–3051.

359. **Querleu D, Brasme TL, Parmentier D.** Ultrasound-guided transcervical metroplasty. *Fertil Steril* 1990;54:995–998.

360. **Karande VC, Gleicher N.** Resection of uterine septum using gynaecoradiological techniques. *Hum Reprod* 1999;14:1226–1229.

361. **Raziel A, Herman A, Strassburger D, et al.** The outcome of *in vitro* fertilization in unexplained habitual aborters concurrent with secondary infertility. *Fertil Steril* 1997;67:88–92.

362. **Fedele L, Bianchi S.** Habitual abortion: endocrinological aspects. *Curr Opin Obstet Gynecol* 1995;7:351–356.

363. **Karamardian LM, Grimes DA.** Luteal phase deficiency: effect of treatment on pregnancy rates. *Am J Obstet Gynecol* 1992;167:1391–1398.

364. **Clifford K, Rai R, Watson H, et al.** Does suppressing luteinising hormone secretion reduce the miscarriage rate? Results of a randomised controlled trial. *BMJ* 1996;312:1508–1511.

365. **Glueck CJ, Wang P, Goldenberg N, et al.** Pregnancy loss, polycystic ovary syndrome, thrombophilia, hypofibrinolysis, enoxaparin, metformin. *Clin Appl Thromb Hemost* 2004;10:323–334.

366. **Jakubowicz DJ, Iuorno MJ, Jakubowicz S, et al.** Effects of metformin on early pregnancy loss in the polycystic ovary syndrome. *J Clin Endocrinol Metab* 2002;87:524–529.

367. **Hill JA.** Immunological mechanisms of pregnancy maintenance and failure: a critique of theories and therapy. *Am J Reprod Immunol* 1990;22:33–41.

368. **Hill JA.** Immunotherapy for recurrent pregnancy loss: "standard of care or buyer beware." *J Soc Gynecol Investig* 1997;4:267–273.

369. **Stovall DW, Van Voorhis BJ.** Immunologic tests and treatments in patients with unexplained infertility, IVF-ET, and recurrent pregnancy loss. *Clin Obstet Gynecol* 1999;42:979–1000.

370. **Stephenson M, Kutteh W.** Evaluation and management of recurrent early pregnancy loss. *Clin Obstet Gynecol* 2007;50:132–145.

371. **Agrawal S, Pandey MK, Pandey A.** Prevalence of MLR blocking antibodies before and after immunotherapy. *J Hematother Stem Cell Res* 2000;9:257–262.

372. **Clark DA, Gorczynski RM, Blajchman MA.** Transfusion-related immunomodulation due to peripheral blood dendritic cells expressing the CD200 tolerance signaling molecule and alloantigen. *Transfusion* 2008;48:814–821.

373. **Gafter U, Sredni B, Segal J, et al.** Suppressed cell-mediated immunity and monocyte and natural killer cell activity following allogeneic immunization of women with spontaneous recurrent abortion. *J Clin Immunol* 1997;17:408–419.

374. **Ito K, Tanaka T, Tsutsumi N, et al.** Possible mechanisms of immunotherapy for maintaining pregnancy in recurrent spontaneous aborters: analysis of anti-idiotypic antibodies directed against autologous T-cell receptors. *Hum Reprod* 1999;14:650–655.

375. **Prigoshin N, Tambutti ML, Redal MA, et al.** Microchimerism and blocking activity in women with recurrent spontaneous abortion (RSA) after alloimmunization with the partner's lymphocytes. *J Reprod Immunol* 1999;44:41–54.

376. **Adachi H, Takakuwa K, Mitsui T, et al.** Results of immunotherapy for patients with unexplained secondary recurrent abortions. *Clin Immunol* 2003;106:175–180.

377. **Daya S, Gunby J.** The effectiveness of allogeneic leukocyte immunization in unexplained primary recurrent spontaneous abortion. Recurrent Miscarriage Immunotherapy Trialists Group. *Am J Reprod Immunol* 1994;32:294–302.

378. **Fraser EJ, Grimes DA, Schulz KF.** Immunization as therapy for recurrent spontaneous abortion: a review and meta-analysis. *Obstet Gynecol* 1993;82:854–859.

379. **Mowbray JF, Gibbings C, Liddell H, et al.** Controlled trial of treatment of recurrent spontaneous abortion by immunisation with paternal cells. *Lancet* 1985;1:941–943.

380. **Ober C, Karrison T, Odem RR, et al.** Mononuclear-cell immunisation in prevention of recurrent miscarriages: a randomised trial. *Lancet* 1999;354:365–369.

381. **Porter FT, LaCoursiere Y, Scott RT Jr.** Immunotherapy for recurrent miscarriage. *Cochrane Database Syst Rev* 2010;4: CD00.

382. **Kling C, Steinmann J, Westphal E, et al.** Adverse effects of intradermal allogeneic lymphocyte immunotherapy: acute reactions and role of autoimmunity. *Hum Reprod* 2006;21:429–435.

383. **Christiansen OB.** Intravenous immunoglobulin in the prevention of recurrent spontaneous abortion: the European experience. *Am J Reprod Immunol* 1998;39:77–81.

384. **Hill JA, Anderson DJ.** Blood transfusions for recurrent abortion: is the treatment worse than the disease? *Fertil Steril* 1986;46:152–154.

385. **Hofmeyr GJ, Joffe MI, Bezwoda WR, et al.** Immunologic investigation of recurrent pregnancy loss and consequences of immunization with husbands' leukocytes. *Fertil Steril* 1987;48:681–684.

386. **Katz I, Fisch B, Amit S, et al.** Cutaneous graft-versus-host-like reaction after paternal lymphocyte immunization for prevention of recurrent abortion. *Fertil Steril* 1992;57:927–929.

387. **Johnson PM, Ramsden GH.** Recurrent miscarriage. *Ballieres Clin Immunol Allergy* 1992;2:607–624.

388. **Porter TF, LaCoursiere Y, Scott JR.** Immunotherapy for recurrent miscarriage. *Cochrane Database Syst Rev* 2006;2:CD000112.

389. **Coulam CB, Stern JJ.** Seminal plasma treatment of recurrent spontaneous abortion. In: **Dondero F, Johnson PM, eds.** Reproductive immunology. Serono Symposia 97. New York: Raven Press, 1993:205–216.

390. **Thaler CJ.** Immunological role for seminal plasma in insemination and pregnancy. *Am J Reprod Immunol* 1989;21:147–150.

391. **Jerzak M, Rechberger T, Gorski A.** Intravenous immunoglobulin therapy influences T cell adhesion to extracellular matrix in women with a history of recurrent spontaneous abortions. *Am J Reprod Immunol* 2000;44:336–341.

392. **Dwyer JM.** Manipulating the immune system with immune globulin. *N Engl J Med* 1992;326:107–116.

393. **Samuelsson A, Towers TL, Ravetch JV.** Anti-inflammatory activity of IVIG mediated through the inhibitory Fc receptor. *Science* 2001;291:484–486.

394. **Mollnes TE, Hogasen K, De Carolis C, et al.** High-dose intravenous immunoglobulin treatment activates complement in vivo. *Scand J Immunol* 1998;48:312–317.

395. **Stephenson MD, Kutteh WH, Purkiss S, et al.** Intravenous immunoglobulin and idiopathic secondary recurrent miscarriage: a multicentered randomized placebo-controlled trial. *Hum Reprod* 2010;25:2203–2209.

396. **Jablonowska B, Selbing A, Palfi M, et al.** Prevention of recurrent spontaneous abortion by intravenous immunoglobulin: a double-blind placebo-controlled study. *Hum Reprod* 1999;14:838–841.

397. **Mueller-Eckhardt G, Heine O, Polten B.** IVIG to prevent recurrent spontaneous abortion. *Lancet* 1991;337:424–425.

398. **Perino A, Vassiliadis A, Vucetich A, et al.** Short-term therapy for recurrent abortion using intravenous immunoglobulins: results of a double-blind placebo-controlled Italian study. *Hum Reprod* 1997;12:2388–2392.

399. **Stephenson MD, Dreher K, Houlihan E, et al.** Prevention of unexplained recurrent spontaneous abortion using intravenous immunoglobulin: a prospective, randomized, double-blinded, placebo-controlled trial. *Am J Reprod Immunol* 1998;39:82–88.

400. **Harris EN, Pierangeli SS.** Utilization of intravenous immunoglobulin therapy to treat recurrent pregnancy loss in the antiphospholipid syndrome: a review. *Scand J Rheumatol Suppl* 1998;107:97–102.

401. **Vaquero E, Lazzarin N, Valensise H, et al.** Pregnancy outcome in recurrent spontaneous abortion associated with antiphospholipid antibodies: a comparative study of intravenous immunoglobulin versus prednisone plus low-dose aspirin. *Am J Reprod Immunol* 2001;45:174–179.

402. **Practice Committee of the American Society for Reproductive Medicine.** Intravenous immunoglobulin (IVIG) and recurrent spontaneous pregnancy loss. *Fertil Steril* 2006;86(Suppl 4):S226–S227.

403. **Thornton CA, Ballow M.** Safety of intravenous immunoglobulin. *Arch Neurol* 1993;50:135–136.

404. **Choi BC, Polgar K, Xiao L, et al.** Progesterone inhibits *in-vitro* embryotoxic Th1 cytokine production to trophoblast in women with recurrent pregnancy loss. *Hum Reprod* 2000;15(Suppl 1):46–59.

405. **Haas DM, Ramsey PS.** Progestogen for preventing miscarriage. *Cochrane Database Syst Rev* 2008;2:CD003511.

406. **Oates-Whitehead RM, Haas DM, Carrier JA.** Progestogen for preventing miscarriage. *Cochrane Database Syst Rev* 2003;4: CD003511.

407. **Battistella FD, Widergren JT, Anderson JT, et al.** A prospective, randomized trial of intravenous fat emulsion administration in trauma victims requiring total parenteral nutrition. *J Trauma* 1997;43:52–60.

408. **Mayer K, Meyer S, Reinholz-Muhly M, et al.** Short-time infusion of fish oil-based lipid emulsions, approved for parenteral nutrition, reduces monocyte proinflammatory cytokine generation and adhesive interaction with endothelium in humans. *J Immunol* 2003;171:4837–4843.

409. **Sedman PC, Somers SS, Ramsden CW, et al.** Effects of different lipid emulsions on lymphocyte function during total parenteral nutrition. *Br J Surg* 1991;78:1396–1399.

410. **Clark DA.** Intralipid as treatment for recurrent unexplained abortion? *Am J Reprod Immunol* 1994;32:290–293.

411. **Roussev RG, Acacio B, Ng SC, et al.** Duration of intralipid's suppressive effect on NK cell's functional activity. *Am J Reprod Immunol* 2008;60:258–263.

412. **Roussev RG, Ng SC, Coulam CB.** Natural killer cell functional activity suppression by intravenous immunoglobulin, intralipid and soluble human leukocyte antigen-G. *Am J Reprod Immunol* 2007;57:262–269.

413. **Arslan E, Colakolu M, Celik C, et al.** Serum TNF-alpha, IL-6, lupus anticoagulant and anticardiolipin antibody in women with and without a past history of recurrent miscarriage. *Arch Gynecol Obstet* 2004;270:227–229.

414. **Palmirotta R, La Farina F, Ferroni P, et al.** TNFA gene promoter polymorphisms and susceptibility to recurrent pregnancy loss in Italian women. *Reprod Sci* 2010;17:659–666.

415. **Zammiti W, Mtiraoui N, Finan RR, et al.** Tumor necrosis factor alpha and lymphotoxin alpha haplotypes in idiopathic recurrent pregnancy loss. *Fertil Steril* 2009;91:1903–1908.

416. **Robinson WH, Genovese MC, Moreland LW.** Demyelinating and neurologic events reported in association with tumor necrosis factor alpha antagonism: by what mechanisms could tumor necrosis factor alpha antagonists improve rheumatoid arthritis but exacerbate multiple sclerosis? *Arthritis Rheum* 2001;44:1977–1983.

417. **Mossner R, Schon MP, Reich K.** Tumor necrosis factor antagonists in the therapy of psoriasis. *Clin Dermatol* 2008;26:486–502.

418. **Winger EE, Reed JL.** Treatment with tumor necrosis factor inhibitors and intravenous immunoglobulin improves live birth rates in women with recurrent spontaneous abortion. *Am J Reprod Immunol* 2008;60:8–16.

419. **Carter JD, Ladhani A, Ricca LR, et al.** A safety assessment of tumor necrosis factor antagonists during pregnancy: a review of the Food and Drug Administration database. *J Rheumatol* 2009;36:635–641.

420. **Ferro D, Quintarelli C, Russo G, et al.** Successful removal of antiphospholipid antibodies using repeated plasma exchanges and prednisone. *Clin Exp Rheumatol* 1989;7:103–104.

421. **Doss BJ, Greene MF, Hill J, et al.** Massive chronic intervillositis associated with recurrent abortions. *Hum Pathol* 1995;26:1245–1251.

422. **Lubbe WF, Butler WS, Palmer SJ, et al.** Fetal survival after prednisone suppression of maternal lupus-anticoagulant. *Lancet* 1983;1:1361–1363.

423. **Quenby S, Farquharson R, Young M, et al.** Successful pregnancy outcome following 19 consecutive miscarriages: case report. *Hum Reprod* 2003;18:2562–2564.

424. **Quenby S, Kalumbi C, Bates M, et al.** Prednisolone reduces preconceptual endometrial natural killer cells in women with recurrent miscarriage. *Fertil Steril* 2005;84:980–984.

425. **Tang AW, Alfirevic Z, Turner MA, et al.** Prednisolone Trial: Study protocol for a randomised controlled trial of prednisolone for women with idiopathic recurrent miscarriage and raised levels of uterine natural killer (uNK) cells in the endometrium. *Trials* 2009;10:102.

426. **Laskin CA, Bombardier C, Hannah ME, et al.** Prednisone and aspirin in women with autoantibodies and unexplained recurrent fetal loss. *N Engl J Med* 1997;337:148–153.

427. **Ermel LD, Marshburn PB, Kutteh WH.** Interaction of heparin with antiphospholipid antibodies (APA) from the sera of women with recurrent pregnancy loss (RPL). *Am J Reprod Immunol* 1995;33:14–20.

428. **Górski A, Makula J, Morzycka-Michalik M, et al.** Low-dose heparin: a novel approach in immunosuppression. *Transpl Int* 1994;7(Suppl 1):S567–S569.

429. **Kutteh WH.** Antiphospholipid antibody-associated recurrent pregnancy loss: treatment with heparin and low-dose aspirin is superior to low-dose aspirin alone. *Am J Obstet Gynecol* 1996;174:1584–1589.

430. **Lima F, Khamashta MA, Buchanan NM, et al.** A study of sixty pregnancies in patients with the antiphospholipid syndrome. *Clin Exp Rheumatol* 1996;14:131–136.

431. **Mak A, Cheung MW, Cheak AA, et al.** Combination of heparin and aspirin is superior to aspirin alone in enhancing live births in patients with recurrent pregnancy loss and positive anti-phospholipid antibodies: a meta-analysis of randomized controlled trials and meta-regression. *Rheumatology (Oxford)* 2010;49:281–288.

432. **Rai R, Cohen H, Dave M, et al.** Randomised controlled trial of aspirin and aspirin plus heparin in pregnant women with recurrent miscarriage associated with phospholipid antibodies (or antiphospholipid antibodies). *BMJ* 1997;314:253–257.

433. **Ziakas PD, Pavlou M, Voulgarelis M.** Heparin treatment in antiphospholipid syndrome with recurrent pregnancy loss: a systematic review and meta-analysis. *Obstet Gynecol* 2010;115:1256–1262.

434. **Bates SM, Ginsberg JS.** Anticoagulation in pregnancy. *Pharm Pract Manag Q* 1999;19:51–60.

435. **Bates SM, Greer IA, Pabinger I, et al.** Venous thromboembolism, thrombophilia, antithrombotic therapy, and pregnancy: American College of Chest Physicians Evidence-Based Clinical Practice Guidelines (8th edition). *Chest* 2008;133(6 Suppl):844S–886S.

436. **Bijsterveld NR, Hettiarachchi R, Peters R, et al.** Low-molecular weight heparins in venous and arterial thrombotic disease. *Thromb Haemost* 1999;82(Suppl 1):139–147.

437. **Deruelle P, Coulon C.** The use of low-molecular-weight heparins in pregnancy—how safe are they? *Curr Opin Obstet Gynecol* 2007;19:573–577.

438. **Stephenson MD, Ballem PJ, Tsang P, et al.** Treatment of antiphospholipid antibody syndrome (APS) in pregnancy: a randomized pilot trial comparing low molecular weight heparin to unfractionated heparin. *J Obstet Gynaecol Can* 2004;26:729–734.

439. **Bar J, Cohen-Sacher B, Hod M, et al.** Low-molecular-weight heparin for thrombophilia in pregnant women. *Int J Gynaecol Obstet* 2000;69:209–213.

440. **Carp H, Dolitzky M, Inbal A.** Thromboprophylaxis improves the live birth rate in women with consecutive recurrent miscarriages and hereditary thrombophilia. *J Thromb Haemost* 2003;1:433–438.

441. **Younis JS, Ohel G, Brenner B, et al.** The effect of thromboprophylaxis on pregnancy outcome in patients with recurrent pregnancy loss associated with factor V Leiden mutation. *Bjog* 2000;107:415–419.

442. **Lepercq J, Conard J, Borel-Derlon A, et al.** Venous thromboembolism during pregnancy: a retrospective study of enoxaparin safety in 624 pregnancies. *BJOG* 2001;108:1134–1140.

443. **Sanson BJ, Lensing AW, Prins MH, et al.** Safety of low-molecular-weight heparin in pregnancy: a systematic review. *Thromb Haemost* 1999;81:668–672.

444. **Pattison NS, Chamley LW, Birdsall M, et al.** Does aspirin have a role in improving pregnancy outcome for women with the antiphospholipid syndrome? A randomized controlled trial. *Am J Obstet Gynecol* 2000;183:1008–1012.

445. **Rai R, Regan L.** Thrombophilia and adverse pregnancy outcome. *Semin Reprod Med* 2000;18:369–377.

446. **James AH, Brancazio LR, Price T.** Aspirin and reproductive outcomes. *Obstet Gynecol Surv* 2008;63:49–57.

447. **Richards EM, Makris M, Preston FE.** The successful use of protein C concentrate during pregnancy in a patient with type 1 protein C

deficiency, previous thrombosis and recurrent fetal loss. *Br J Haematol* 1997;98:660–661.

448. **Brouwer IA, van Dusseldorp M, Thomas CM, et al.** Low-dose folic acid supplementation decreases plasma homocysteine concentrations: a randomized trial. *Am J Clin Nutr* 1999;69:99–104.

449. **Carlsson CM, Pharo LM, Aeschlimann SE, et al.** Effects of multivitamins and low-dose folic acid supplements on flow-mediated vasodilation and plasma homocysteine levels in older adults. *Am Heart J* 2004;148: E11.

450. **de la Calle M, Usandizaga R, Sancha M, et al.** Homocysteine, folic acid and B-group vitamins in obstetrics and gynaecology. *Eur J Obstet Gynecol Reprod Biol* 2003;107:125–134.

451. **O'Donnell J, Perry DJ.** Pharmacotherapy of hyperhomocysteinaemia in patients with thrombophilia. *Expert Opin Pharmacother* 2002;3:1591–1598.

452. **Neugebauer R, Kline J, Shrout P, et al.** Major depressive disorder in the 6 months after miscarriage. *JAMA* 1997;277:383–388.

453. **Harger JH, Archer DF, Marchese SG, et al.** Etiology of recurrent pregnancy losses and outcome of subsequent pregnancies. *Obstet Gynecol* 1983;62:574–581.

454. **Phung Thi T, Byrd JR, McDonough PG.** Etiologies and subsequent reproductive performance of 100 couples with recurrent abortion. *Fertil Steril* 1979;32:389–395.

455. **Vlaanderen W, Treffers PE.** Prognosis of subsequent pregnancies after recurrent spontaneous abortion in first trimester. *Br Med J (Clin Res Ed)* 1987;295:92–93.

456. **DeCherney AH, Russell JB, Graebe RA, et al.** Resectoscopic management of mullerian fusion defects. *Fertil Steril* 1986;45:726–728.

457. **March CM, Israel R.** Hysteroscopic management of recurrent abortion caused by septate uterus. *Am J Obstet Gynecol* 1987;156:834–842.

458. **Colacurci N, De Franciscis P, Mollo A, et al.** Small-diameter hysteroscopy with Versapoint versus resectoscopy with a unipolar knife for the treatment of septate uterus: a prospective randomized study. *J Minim Invasive Gynecol* 2007;14:622–627.

459. **Hollett-Caines J, Vilos GA, Abu-Rafea B, et al.** Fertility and pregnancy outcomes following hysteroscopic septum division. *J Obstet Gynaecol Can* 2006;28:156–159.

460. **Branch DW, Silver RM, Blackwell JL, et al.** Outcome of treated pregnancies in women with antiphospholipid syndrome: an update of the Utah experience. *Obstet Gynecol* 1992;80:614–620.

461. **Lubbe WF, Liggins GC.** Role of lupus anticoagulant and autoimmunity in recurrent pregnancy loss. *Semin Reprod Endocrinol* 1988;6:161–190.

462. **Prakash A, Laird S, Tuckerman E, et al.** Inhibin A and activin A may be used to predict pregnancy outcome in women with recurrent miscarriage. *Fertil Steril* 2005;83:1758–1763.

463. **Pratt DE, Kaberlein G, Dudkiewicz A, et al.** The association of antithyroid antibodies in euthyroid nonpregnant women with recurrent first trimester abortions in the next pregnancy. *Fertil Steril* 1993;60:1001–1005.

464. **Laufer MR, Ecker JL, Hill JA.** Pregnancy outcome following ultrasound-detected fetal cardiac activity in women with a history of multiple spontaneous abortions. *J Soc Gynecol Investig* 1994;1:138–142.

465. **Rai RS, Clifford K, Cohen H, et al.** High prospective fetal loss rate in untreated pregnancies of women with recurrent miscarriage and antiphospholipid antibodies. *Hum Reprod* 1995;10:3301–3304.

466. **Brigham SA, Conlon C, Farquharson RG.** A longitudinal study of pregnancy outcome following idiopathic recurrent miscarriage. *Hum Reprod* 1999;14:2868–2871.

第34章 绝　　经

Jan L. Shifren
Isaac Schiff

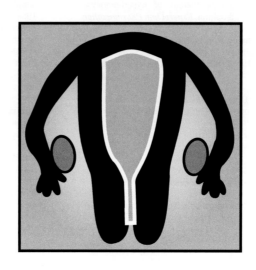

- 约 75% 围绝经期妇女有血管舒缩症状，大多数妇女在绝经后持续 1~2 年，但有些妇女可持续 10 年以上。
- 阴道局部应用低剂量雌激素是针对阴道干涩、性交痛和部分泌尿系统症状的安全、有效的治疗。
- 骨质疏松预防和治疗的一项重要措施是建议妇女改变可控制的危险因素。许多妇女存在饮食摄入钙和维生素 D 不足。改变饮食习惯和补充钙和维生素 D 会使其获益。妇女每天应摄入 1000~1500mg 钙和 400~800IU 维生素 D。
- 激素治疗的禁忌证包括：已知的或怀疑的乳腺癌或子宫内膜癌，未明确诊断的生殖道异常出血，包括冠心病、脑血管疾病及血栓栓塞疾病等在内的心脑血管疾患，活动性肝病或胆囊疾病。相对禁忌证为上述疾患的一些高危人群。

　　绝经（即月经的永久停止）平均年龄为 51 岁。尽管妇女的预期寿命有很大提高，但绝经年龄至今变化不大。目前美国妇女在绝经后仍可生存大约 30 年，换言之，她们超过 1/3 的生命是在绝经后度过的。绝经年龄由遗传决定，不受种族、社会经济状态、月经初潮年龄或既往排卵数量影响。对卵巢有害的因素常导致绝经年龄提前：吸烟、化疗或放疗(1)。有卵巢手术史，或切除子宫保留卵巢的妇女，也可能发生提早绝经(2)。**卵巢早衰**，定义是 40 岁前绝经，发生率约为 1%，其病因可能是特发性，也可能与接触毒物、染色体异常或自身免疫疾病有关。

　　尽管绝经与调节月经周期的下丘脑和垂体激素改变有关，但**绝经不是中枢性事件，而是卵巢本身的功能衰竭**。在卵巢水平因凋亡或程序性坏死发生卵泡的耗竭，因此卵巢不能再对垂体分泌的促卵泡激素（FSH）和黄体生成素（LH）产生反应，停止产生雌激素和孕酮。下丘脑 - 垂体 - 卵巢轴在绝经过渡期仍保持完整；因卵巢功能衰竭和缺乏来自卵巢的负反馈，FSH 水平升高。卵泡结构尤其是颗粒细胞的闭锁，使雌激素和抑制素产生减少，导致 FSH 水平升高,这是绝经的主要标志物。抗苗勒管激素(AMH)是由小卵泡产生的,其水平随着卵巢功能衰退降低(3)。AMH 的研究目前仍处在试验阶段,但相信在不久的将来 AMH 会成为绝经过渡期诊断的重要指标。

因为卵巢间质仍然存在,在绝经过渡期后卵巢仍持续产生雄激素。绝经后妇女比育龄妇女的雄激素水平低。雄激素水平降低与衰老、卵巢和肾上腺功能下降更相关,而不是由绝经本身引起。绝经后妇女体内仍有低水平的循环雌激素,主要是由卵巢和肾上腺产生的雄激素在外周芳香化形成。脂肪组织是芳香化的主要部位,因此肥胖影响很多妇女的绝经结局。

已有多个关于育龄期到绝经后的分期系统。生育晚期的特征是月经规律但 FSH 水平升高(4)。

- 绝经过渡期的特征是周期长度变化和跃过周期相关的 FSH 水平升高,而绝经后阶段的主要特征是闭经。绝经过渡期的起点是月经周期长度变化伴 FSH 水平升高,终点是最后一次月经。
- 绝经须回顾性诊断,从最后一次月经起随诊 12 个月方能确定。
- 绝经后期是指最后一次月经以后的阶段(4)。

卵巢是女性卵细胞的唯一来源,也是雌激素和孕酮的首要来源及雄激素的主要来源,由此可以了解绝经的病理生理影响。因卵细胞耗竭,绝经后不能生育。绝经后卵巢停止产生孕酮,持续产生的内源性雌激素,或绝经后妇女给予无拮抗的雌激素治疗可使子宫内膜增殖、增生和癌风险增加。此外,绝经后不能产生孕酮似乎没有其他影响。因衰老而致的雄激素水平下降对身体的影响仍不确切,是研究的热点。

绝经的临床后果主要与雌激素缺乏有关。因衰老和绝经密不可分,很难区分雌激素缺乏和衰老的影响。研究卵巢功能衰竭的年轻妇女中雌激素缺乏和激素治疗的影响,及年轻妇女中药物抑制雌激素合成的影响(例如 GnRHa),有助于区分衰老和雌激素缺乏的不同作用。但这些情况也不是研究雌激素缺乏的完美模型,在很多方面与自然绝经不尽相同。

绝经妇女的主要健康关注包括血管舒缩症状、泌尿生殖道萎缩、骨质疏松、心血管疾病、肿瘤、认知功能下降和性问题。自 20 世纪 60 年代激素治疗(hormone therapy,HT)首次应用以来,绝经妇女的治疗选择已增加了很多。在激素使用方面,激素类型、剂量和给药方法有多种选择。除了激素,雌激素激动剂、拮抗剂、中枢作用药物及双膦酸盐也可用于治疗绝经相关健康问题。妇女对 HT 的替代方法的需求也很多,正在做相关研究。目前治疗方法的选择性、多样性,使治疗绝经后妇女的工作更有价值,也更具挑战性。

绝经后的健康关注

血管舒缩症状　　高达 75% 的围绝经期妇女有血管舒缩症状,该症状对大部分妇女而言会在绝经后持续 1~2 年,但在少数妇女中可持续长达 10 年以上。潮热是绝经期妇女就医和要求 HT 的首要原因。潮热不仅影响妇女工作和妨碍日常活动,也影响睡眠(5)。许多女性称在绝经过渡期有注意力不集中和情绪不稳定。如果这些认知和情绪症状是因睡眠障碍引起的,针对血管舒缩症状的治疗应有作用。甲状腺疾病发生率随女性年龄增长而增加,因此若血管舒缩症状不典型或对治疗无效,还应检查甲状腺功能。

潮热的机制仍未完全了解,可能是从下丘脑开始的一个中枢事件,促使核心体温、代谢率和皮肤温度升高;在一些妇女中,该反应导致外周血管扩张和出汗。该中枢事件可由去甲肾上腺素、血清素或多巴胺能作用促发。尽管 LH 波动在潮热时常见,但它并不是潮热的病因,因为血管舒缩症状可在已切除了垂体的妇女中出现。在有症状的绝经后妇女中潮热症状的发生很可能是由作用于很窄的热平衡域的核心体温的小幅上升引起的(6)。雌激素或其他治疗缓解潮热的确切作用机制仍不清楚。血管舒缩症状是雌激素撤退的后果,而不仅是雌激素缺乏的后果。例如,一个因 Turner 综合征而原发卵巢功能衰竭的年轻女性,其 FSH 水平很高,雌激素水平很低,但她并无潮热的感觉,可是若曾给予雌激素治疗,停药后反而会出现潮热。

调整生活方式可以安全地缓解血管舒缩症状。处在凉爽环境的确可以有效地减少潮热发生率,因此,建议有症状的女性保持室温凉爽,着易穿脱、轻便的服装(7)。**另外,肥胖和吸烟者发生潮热症状的概率也更高,**这也从另一个侧面说明了为什么要鼓励女性减肥、戒烟(8,9)。

不少女性热衷于应用补充替代疗法(complementary and alternative,CAM)来治疗潮热。这些疗法多数是一些非传统手段。血管舒缩症状对于安慰剂治疗颇为敏感,另外,铺天盖地的营养制剂和一些其他的干预手段也声称可以减轻症状,但这些治疗方法均未进行对照试验(10)。植物雌激素是一种植物提取物,可作用于雌激素受体,发挥类似雌激素激动剂-拮抗剂的作用,虽然它可以改善血管舒缩症状,但其疗效与安慰剂相当(11)。黑升麻是另外一种常用的治疗方法,但其疗效仍然与安慰剂无异(12)。虽然维生素 E 常常被作为可以缓解潮热症状的推荐药物,但一项随机安慰剂交叉对照试验证实其疗效(800IU/d)微乎其微(13)。

虽然中医对于缓解潮热症状常常无能为力,但若干研究表明针灸的确是可行之道(14)。一些非对照试验显示,运动和调整呼吸节律有助于缓解潮热症状。事实上,这样的练习还有一些额外益处,比如有助于缓解压力。妇女可以选择上述这些补充替代疗法以缓解症状,但她们必须了解,它们中的绝大多数安全性及有效性往往还有待考证。

雌激素治疗是对血管舒缩症状的最有效治疗,也是唯一通过 FDA 认证的治疗方法(表34.1)。尽管标准剂量常有效,较年轻妇女和刚切除卵巢的妇女仍需要更大的剂量。健康非吸烟的围绝经期妇女,如果正经历令人厌烦的潮热但仍有月经,也可使用口服避孕药。口服避孕药中的雌激素和孕激素超过了生理剂量,不仅能有效地治疗血管舒缩症状,还能控制月经周期。低剂量的雌激素治疗也能有效地治疗很多妇女的潮热。小剂量口服酯化结合雌激素(0.3mg/d),口服雌二醇(0.5mg/d)或经皮雌二醇(每周 0.025mg 或 0.014mg)对很多妇女也是有效的,同时不良反应极少,子宫内膜刺激小(15~17)。未切除子宫的妇女必须同时给予孕激素治疗,小剂量雌激素治疗时,间断孕激素治疗也是一种选择。

考虑到已知的风险(其将在本章后续部分详细描述),HT 应采用符合治疗目的的最小有效剂量和最短时间。绝经过渡期有潮热症状的大部分健康妇女,将从短期治疗中获益,并可在使用数年后停用激素。

表 34.1 激素治疗的选择

口服雌激素产品

成分	产品名称	剂量 (mg/d)
结合雌激素	Premarin	0.3,0.45,0.625,0.9,1.25
合成结合雌激素	Cenestin	0.3,0.45,0.625,0.9,1.25
酯化雌二醇	Menest	0.3,0.625,1.25,2.5
17β- 雌二醇	Estrace,非专利	0.5,1.0,2.0
雌酮(哌嗪雌酮硫酯)	Ortho-Est,Ogen,非专利	0.625,1.25

经皮 / 局部雌激素产品

成分	产品名称	释放速度 (mg/d)	剂量
17β- 雌二醇基质皮贴	Alora	0.025,0.05,0.075,0.1	每周 2 次
	Climara	0.025,0.0375,0.05,0.075,0.1	每周 1 次
	Esclim	0.025,0.0375,0.05,0.075,0.1	每周 2 次
	Menostar	0.014	每周 1 次
	Vivelle,Vivelle-Dot	0.025,0.0375,0.05,0.075,0.1	每周 2 次

	各种仿制药	0.05,0.1	每周 1~2 次
17β- 雌二醇储蓄皮贴	Estraderm	0.05,0.1	每周 2 次
17β- 雌二醇经皮凝胶	Estrogel	0.035	用额定剂量的泵,每天使用
	Elestrin	0.0125	用额定剂量的泵,每天使用
	Divigel	0.003,0.009,0.027	每天 1 包
17β- 雌二醇局部乳胶	Estrasorb	0.05	每天使用 2 包
17β- 雌二醇经皮喷雾	Evamist	0.021(每喷)	每天 1~3 喷

阴道雌激素产品

成分	产品名称		推荐剂量
阴道乳膏			
17β- 雌二醇	Estrace 阴道乳膏		0.5~1g,每周 2~3 次
结合雌激素	Premarin 阴道乳膏		0.5~1g,每周 2~3 次
阴道环			
17β- 雌二醇	Estring		释放 7.5μg/d×90d
醋酸雌二醇	Femring		释放 5 或 10μg/d×90d
阴道片剂			
雌二醇半水化物	Vagifem		1 片(25μg),每周 2 次

孕激素

成分	产品名称		推荐剂量
孕激素:口服片剂			
醋酸甲羟孕酮	Provera,仿制药		2.5,5,10mg
炔诺酮	Micronor,Nor-QD,仿制药		0.35mg
醋酸炔诺酮	Aygestin,仿制药		5mg
醋酸甲地孕酮	Megace		20,40mg
孕酮:口服胶囊			
微粉化孕酮 USP	Prometrium		100,200mg
孕酮:宫内系统			
左炔诺孕酮宫内系统	Mirena		20μg/d 释放率(使用 5 年)
孕酮:阴道凝胶			
孕酮	Prochieve 4%,8%		45mg 或 90mg/ 上样器
	Crinone 4%,8%		

雌激素 - 孕激素联合制剂

成分	产品名称	剂量(/d)
口服连续周期方案		
结合雌激素(E)	Premphase	0.625mg E+5.0mg P
+ 醋酸甲羟孕酮(P)		(第 1~14 天仅 E,第 15~28 天 E+P)
口服连续联合方案		
结合雌激素(E)	Prempro	0.625mg E+2.5 或 5.0mg P
+ 醋酸甲羟孕酮(P)		0.3 或 0.45mg E+1.5mg P
炔雌醇(E)	Femhrt	2.5μg E+0.5mg P
+ 醋酸炔诺酮(P)		5μg E+1mg P
17β- 雌二醇(E)	Activella	0.5mg E+0.1mg P
+ 醋酸炔诺酮(P)		1mg E+0.5mg P
17β- 雌二醇(E)	Angeliq	
+ 屈螺酮(P)		
口服间断联合方案		
17β- 雌二醇(E)	Prefest	1mg E+0.09mg P
+ 诺孕酯(P)		(E 单独用 3 天,接着 E+P 3 天)
经皮连续联合方案		

续表

17β- 雌二醇(E)	CombiPatch	0.05mg E+0.14 或 0.25mg P
+ 醋酸炔诺酮(P)		每周 2 次
17β- 雌二醇(E)	Climara Pro	0.045mg E+0.0015mg P
+ 左炔诺酮(P)		每周 1 次

根据 North Amerian Menopause Society 资料修改

因为血管舒缩症状是雌激素撤退,而不单纯是雌激素水平低的结果,若需要停止雌激素治疗,应缓慢减少剂量。突然停止治疗可导致血管舒缩症状的复发。这是依据临床经验得出的建议,还未进行过对照试验来检验停止 HT 使用的最佳方法。停止治疗的一个可行方法是缓慢减少剂量和用药间隔(例如每 2~3 个月减量一次),按患者的症状指导停止治疗的步伐。

当一个妇女选择不用雌激素或有雌激素使用的禁忌证时,可选择其他方法(表 34.2)(18)。单独孕激素治疗是一些妇女的一个选择。安宫黄体酮(Medroxyprogesterone acetate,MPA)(Provera)(20mg/d)和甲地孕酮(megestrol acetate)(Megace)(20mg/d)可有效地治疗血管舒缩症状(19,20)。几种改变中枢神经递质通路的药物也是有效的。降低中枢肾上腺能作用的药物,如可乐定(Catapress),小剂量即可减轻潮热,但是作用程度有限;其潜在不良反应包括直立性低血压和嗜睡。

表 34.2 血管舒缩症状的治疗选择

激素治疗
- 雌激素治疗
- 孕激素治疗
- 雌、孕激素联合治疗

非激素的处方药
- 可乐定
- 选择性 5- 羟色胺和去甲肾上腺素再摄取抑制剂
  - 帕罗西汀
  - 文拉法辛
- 加巴喷丁

非处方药
- 异黄酮制剂
- 大豆产品
- 黑升麻
- 维生素 E

生活方式改变
- 降低体温
- 保持健康体重
- 戒烟
- 放松反应技术
- 针灸

选择性 5- 羟色胺再摄取抑制剂(SSRIs/SNRIs)可有效地减轻潮热,也是主要的非激素类治疗潮热的药物,但此法却尚未获得 FDA 批准。在一项帕罗西汀(Paxil)的双盲、随机、安慰剂对照试验中(12.5 和 25mg/d),绝经妇女潮热发作频率和严重程度都有显著降低(21),具体的潮热频率下降在帕罗西汀组是 3.3 次 / 天,在安慰剂组是 1.8 次 / 天;但同时并无情绪或焦虑症状的显著改变;最常见的不良反应是头痛、恶心和失眠。帕罗西汀是细胞色素 P450 系统(CYP2D6)的强抑制剂,细胞色素 P450 系统可使他莫昔芬变为活性形式。故正在应用他莫昔芬治疗的乳癌患者应避免同时用帕罗西汀,因为可能增加乳腺癌复发风险。一项对照试验显示,文拉法辛(Effexor)(75mg/d)可使潮热显著减少,但不良反应包括口干、恶心和厌食(22)。针对 SSRIs 对于血管舒缩症状作用的研究大部分是短期的,且并非所有研究都能证明其有效性。在一项为期 9 个月、双盲、平行对照试验中,与安慰剂相比,无论是氟西汀还是西酞普兰(Celexa)(10~30mg/d)对潮热均无显著改善(23)。

在一项随机双盲试验中,加巴喷丁(Neurontin),一种批准用于治疗癫痫发作的 γ- 氨基丁酸类似物,与安慰剂相比,显著降低了潮热频率和严重程度(24)。潮热评分在加巴喷丁(90mg/d)组下降了 54%,在安慰剂组下降了 31%。最严重的不良反应是嗜睡、头晕和皮疹。对于那些因夜间盗汗而影响睡眠的妇女,安眠药可能有所帮助。一项双盲、安慰剂对照试验显示,抗失眠治疗可以有效地改善睡眠,缓解绝经相关症状,从而对次日的工作、心情和生活质量产生积极影响(25)。抗组胺药盐酸苯海拉明也能很好地改善睡眠质量,优点是价格便宜,作为非处方药容易获得。

泌尿生殖道萎缩	泌尿生殖道萎缩引起阴道干涩、瘙痒、性交痛、排尿困难和尿急。这些绝经妇女中的常见问题对治疗反应好(26)。**全身雌激素治疗对减轻阴道干涩、性交痛和泌尿症状有效。对于血管舒缩症状并不明显的女性而言,另一种选择是小剂量局部治疗,这可以降低药物的全身吸收量,提高安全性。**小剂量雌激素软膏(Premarin Estrace)(0.5g),每周仅使用1~2 次,即可有效(27);也可使用一种雌二醇阴道片剂(Vagifem)(25μg)每周 2 次,比雌激素软膏操作相对简单;还可选择一种含雌激素的阴道环(Estring)(7.5μg/d),每 3 个月放入阴道 1 次,缓慢释放小剂量的雌二醇(28)。研究表明,阴道环或片剂可轻度提升血雌二醇水平,但其上升水平对于绝经后女性是处于正常范围内的(29)。

关于阴道片剂和环的研究已证实子宫内膜在治疗 1 年时的安全性,但还没有关于小剂量阴道雌激素治疗对子宫内膜长期影响的研究。应让采用阴道雌激素治疗的妇女汇报阴道的任何出血,并对出血做全面评价。通常,阴道小剂量雌激素治疗的妇女不需加用孕激素治疗。长效阴道润滑剂(例如,Replens,KY 长效胶),无需处方,每周使用 2~3次,是一种能有效地缓解泌尿道萎缩症状的非激素治疗方法。非激素的阴道润滑剂(如Astroglide,KY-silk)可提高性满意度。

阴道雌激素治疗可减轻泌尿系统症状,如尿频、尿急,能降低绝经后妇女复发性泌尿系统感染的可能性(30)。还不清楚雌激素治疗对尿失禁的影响。尽管一些研究结果提示雌激素治疗对尿失禁有改善,但另一些研究提示症状会加重(31)。

骨质疏松	**美国约 3 千万妇女有骨量减少和骨质疏松,在 50 岁以上妇女中约占 55%**(32)。因为最高危者治疗受益最大,所以在做出治疗决策时需评估妇女发生骨质疏松的危险因素。高危妇女需做骨密度筛查(表 34.3)。**不可控制的危险因素包括年龄、家族史、亚洲或高加索人种、前次骨折史、身材矮小、早绝经和卵巢切除史;可控制的危险因素包括吸烟、钙和维生素 D 的摄入少及静坐的生活方式。**与骨质疏松风险增加有关的医学情况包括在生育年龄无排卵(如继发于过度运动或饮食障碍)、慢性肾病、甲状旁腺功能亢进、甲状腺功能亢进和需要全身应用皮质甾体激素的疾病。

表 34.3　骨质疏松的危险因素

不可控制的	**● 吸烟**
● 年龄	● 低体重
● 人种(白种人,亚洲人)	● 过度饮酒
● 身材矮小	● 静坐生活方式
● 早绝经	**医学情况相关的**
● 骨折史	● 甲状腺功能亢进
● 骨质疏松家族史	● 甲状旁腺功能亢进
可控制的	● 慢性肾脏疾病
● 钙和维生素 D 摄入不足	● 需要全身使用皮质甾体激素的疾病

诊断	骨密度(BMD)测量可用于诊断骨质疏松,决定骨折风险及确定将从治疗干预中获益

的妇女。测定髋部和脊柱的双能 X 线吸收法(DXA)是评价 BMD 的主要技术。BMD 以 T 值表示,是与年轻、健康妇女平均值比较的标准差。T 值大于 –1 视为正常,在 –1~–2.5 为骨量减少,低于 –2.5 为骨质疏松。尽管 BMD 与骨折危险有很大关系,妇女的年龄、整体健康状况和摔倒危险也会影响其骨折危险。65 岁以上的所有妇女、无论是否有危险因素或稍年轻的绝经后妇女、具 1 项或 1 项以上(除了白人和绝经以外)的危险因素均推荐采用 DXA 法测量 BMD(33)。

可控危险因素　　　建议妇女改变可控制的危险因素是骨质疏松的预防和治疗中很重要的一环。许多妇女饮食摄入钙和维生素 D 不足,她们将从饮食改变和补充中获益。妇女应每天摄入 1000~1500mg 钙和 400~800IU 维生素 D,可通过饮食或维生素和矿物质补充完成。一些研究表明,钙剂和维生素 D 可以降低妇女尤其是老年妇女骨折的发生风险(34~36),降低骨质疏松风险是戒烟和规律运动的诸多健康益处中的又一益处。治疗的指征是所有骨质疏松妇女及具有骨折高危因素的妇女。FRAX,一个在线骨折风险评估工具,可对妇女未来 10 年内可能发生骨质疏松骨折的风险进行评估(37~38)。

治疗　　　预防和治疗骨质疏松的药物主要是减少骨量丢失的抗吸收药和促进新骨形成的合成药(表 34.4)。激素治疗对预防和治疗骨质疏松有效。观察性研究已显示,雌激素治疗若从绝经早期开始并持续长时间,能使骨质疏松相关性骨折减少约 50%(39)。妇女健康干预(WHI)随机对照研究证实,接受 HT(结合雌激素 0.625mg;PremPro)治疗的健康妇女,平均随诊 5.6 年,髋部骨折显著(34%)下降(40)。即使极低剂量的雌激素治疗(结合雌激素 0.3mg;经皮雌二醇 0.014mg/d),加上钙和维生素 D,与安慰剂相比,也会使骨密度显著增加(41)。

表 34.4　骨质疏松预防和治疗的选择

双膦酸盐

福善美(阿仑膦酸钠)(每周 35mg 或每周 70mg,口服)

Actonel(利塞膦酸钠)(每周 35mg 或每个月 150mg,口服)

噻苯咪唑酯(伊班膦酸盐)(每个月 150mg 口服,或每个月 3mg 静脉)

择泰(唑来膦酸)(每年 5mg,静脉)

- 额外潜在益处:无
- 潜在危险:食道溃疡,下颌骨坏死(罕见),不典型股骨骨折(罕见)。
  唑来膦酸:低血钙症,心房颤动,肾损害
- 不良反应:胃肠道不适、关节痛 / 肌肉痛

激素治疗

雌激素或雌激素 / 孕激素治疗

- 额外潜在益处:治疗血管舒缩症状和泌尿生殖系统萎缩
- 潜在危险:乳腺癌、胆囊疾病、静脉血栓栓塞事件、心血管疾病、卒中
- 不良反应:阴道出血、乳房疼痛

雌激素激动剂 - 拮抗剂

雷洛昔芬(易维特)(60mg/d,口服)

- 额外潜在益处:降低乳腺癌风险
- 潜在危险:静脉血栓栓塞事件
- 不良反应:血管舒缩症状、腿疼挛

其他

降钙素(鲑鱼降钙素制剂)(200IU/d 鼻喷或 100IU/d 皮下或肌内注射)

- 额外潜在益处:无

续表

- 潜在危险：无
- 不良反应：鼻炎、背痛

Forteo(特立帕肽)(20μg/d 经皮)

- 额外潜在益处：无
- 潜在危险：骨肉瘤(啮齿目动物中长期使用后)，高钙血症
- 不良反应：肌肉骨骼疼痛

Prolia(狄诺塞麦)(6 个月 60mg，经皮)

- 额外潜在益处：无
- 潜在危险：皮疹，严重感染，低钙血症
- 不良反应：骨痛

　　双膦酸盐，包括阿仑膦酸钠(Fosama，每周 35mg 或每周 70mg)、利塞膦酸钠(Actonel，每周 35mg)和伊班膦酸盐(Boniva，每个月 150mg)特异性地抑制骨吸收，对骨质疏松的预防和治疗都非常有效(42~44)。应告知患者在空腹时喝一大杯水再服药，然后保持直立位至少 30 分钟。主要不良反应是胃肠道不适；食道溃疡、下颌骨坏死和不典型股骨骨折均是罕见后果。

　　选择性雌激素受体调节剂雷洛昔芬(易维特，60mg/d)对于骨质疏松和低骨量者可预防椎体骨折，但并不能预防非椎体骨折(45)。雷洛昔芬在骨骼和脂肪中起雌激素样作用，不刺激乳腺和子宫内膜。鼻喷降钙素(密盖息，200IU)是另一种被批准用于骨质疏松的治疗药物。与大部分治疗骨质疏松方法的抑制骨重吸收不同，甲状旁腺激素(人重组 PTH1-34)(特立帕肽，Forteo，20μg 皮下注射)促进新骨形成。绝经后骨质疏松妇女采用甲状旁腺激素每天皮下注射治疗，椎骨、股骨和全身骨矿密度显著增加，椎体骨折和非椎体骨折均显著降低(46)。近期研究表明，绝经后的骨质疏松妇女可每年应用两贴 denosumab(Prolia，一种针对核因子 κB 受体活化因子的单克隆抗体)每贴 60mg，持续应用 36 个月，可有效地降低脊柱和髋部骨折的发生率(47)。

心血管疾病

　　心血管疾病是妇女的首要死亡原因，约占死亡总数的 45%。不可控制因素包括年龄和家族史，可控制因素包括吸烟、肥胖和静坐生活方式。增加心脏病危险的医学情况包括糖尿病、高血压和高脂血症。建议妇女改变可控制的危险因素和充分治疗糖尿病、高血压和高脂血症，是降低心脏病危险的重要措施。

　　流行病学研究发现，HT 使妇女心脏病约减少 50%(48)。观察到的这种冠心病减少情况认为是由于 HT 对血管壁的直接作用和对血脂水平的有益影响(49)。但是观察性研究易有偏差，选择使用激素治疗的妇女总体上比未选择激素治疗的妇女更健康，心脏病危险小(50)。

　　WHI 随机对照研究的雌孕激素联合治疗与安慰剂对照部分显示，HT 不仅未能预防健康妇女发生心脏病，实际上在年老妇女中还增加了心血管事件(51)。WHI 是一项长达 15 年的研究，由国立健康研究院资助，检验预防女性心脏病、骨质疏松、乳腺癌和直肠结肠癌的方法。WHI 包括几个不同的研究，涉及超过 160 000 名健康绝经后妇女。WHI 随机对照试验涉及全国 50~79 岁的大约 16 000 名妇女，平均年龄 63 岁。WHI 临床试验的主要目标是确定雌激素加孕激素的联合 HT 是否能预防心脏病和骨折，以及是否存在与 HT 使用相关的危险。**在平均随访 5 年后**，在 HT 使用者中心脏病、乳腺癌、卒中和肺栓塞显著增加，分别是 1.3 倍、1.3 倍、1.4 倍和 2.1 倍；同时髋骨骨折和直肠癌的发生率降低，分别为 0.7 倍和 0.6 倍(51)。每 10 000 名女性因 HT 而增加的心血管事件、乳腺癌、卒中和肺栓塞的绝对数量并不多，分别为 7 名、8 名、8 名和 8 名。同时，结肠癌发生数量少了 6 名，髋骨骨折者少了 5 名。

　　大约 11 000 名无子宫的妇女参加了 WHI 中的另一项独立研究，她们随机化使用单独雌激素或安慰剂。平均随诊 7 年后，在雌激素使用者中心脏病及乳腺癌危险无增加，静脉

血栓、卒中及骨质疏松的结果与有子宫者相同,对结直肠癌同样没有影响(52)(见表34.5)。

表34.5　妇女健康干预(WHI)研究结果总结

因雌激素加孕激素引起的,每10 000妇女·年的风险[a]

	每10 000妇女·年
增加风险	**增加病例数**
冠心病	7
卒中	8
肺栓塞	8
浸润性乳腺癌	8
痴呆(WHIMS)(年龄超过65岁的亚组)	23
降低风险	**减少病例数**
髋部骨折	5
结肠直肠癌	6

由单用雌激素(已切除子宫的妇女)引起的,每10 000妇女·年的风险[b]

	每10 000妇女·年
增加风险	**增加病例数**
卒中	12
深静脉血栓	6
降低风险	**减少病例数**
髋部骨折	6
无差别	
冠心病	
浸润性乳腺癌	
结肠直肠癌	

WHIMS,妇女健康干预记忆研究

[a] 摘自:Writing Group for the Women's Health Initiative Investigators. Risks and benefits of estrogen plus progestin in healthy postmenopausal women:principal results from the Women's Health Initiative randomized controlled trial. JAMA 2002;288:321-333;and Shumaker S,Legault C,Rapp S,et al. Estrogen plus progestin and the incidence of dementia and mild connitive impairment in postmenopausal women. JAMA 2003;289:2651-2662.

[b] 摘自:Women's Health Initiative Steering Committee. Effects of conjugated equine estrogen in postmenopausal women with hysterectomy. JAMA 2004;291:1701-1712.

研究证实,WHI心血管病风险增加主要发生于老年的绝经多年后的女性(表34.6)。对WHI研究的后期分析发现,对于50~59岁的、绝经少于10年的妇女,其心脏病发生风险并不增加(53)。虽然HT后卒中发生率增加,并且不受年龄或绝经时间的影响,但其增加的绝对数量在年轻妇女中非常之少。**这些数据并不支持HT能降低心脏病发生率,但对于想要治疗令人生厌的潮热和夜间盗汗的健康围绝经期女性来说,HT的确是安全的。**

表34.6　心脏病的绝对风险及死亡率

结果	年龄(岁)			绝经时间		
	50~59	60~69	70~79	<10	10~19	>20
心脏病	-2	-1	+19[a]	-6	+4	+17[a]
总死亡率	-10	-4	+16[a]	-7	-1	+14
综合指数[b]	-4	+15	+43	+5	+20	+23

雌孕激素联合治疗与年龄及绝经年限相关的心脏病绝对风险(每1000名女性)

[a] 与50~59岁组或绝经<10年组相比 *P*=0.3

[b] 综合指数指心脏病、卒中、肺栓塞、乳腺癌、结直肠癌、子宫内膜癌及髋骨骨折的总和及死亡率

WHI研究只是检验了结合雌激素加醋酸甲羟孕酮治疗的效果。其他口服雌激素制剂、

经皮雌二醇、其他孕激素治疗或周期 HT 的效果可能不同。观察性研究发现,经皮雌激素治疗不增加血栓风险增加(54)。另外,参加这些随机对照研究妇女的平均年龄超过妇女典型开始 HT 治疗血管舒缩症状年龄 15 岁。早期启动 HT 可能会有获益更多,风险更小。

曾进行了一项多中心的随机试验,以观察选择性雌激素受体调节剂雷诺昔芬对于心脏病的影响,约 10 000 名已患心脏病或具有多个心血管疾病高危因素的老龄妇女参加了研究。相比安慰剂,雷洛昔芬虽然致死性卒中及血栓的风险有所增加,但却并未改变总体死亡率、冠脉事件或总体的卒中死亡率(55);同时,显著降低了临床脊柱骨折及浸润性乳腺癌的风险。

乳腺癌

乳腺癌是妇女最常见的肿瘤,在癌症致死中居第二位,是绝经妇女的主要健康关注(56)。美国妇女一生中发生浸润型乳腺癌的风险是 12%;因此,任何降低或增加风险的治疗都将对妇女健康有重要影响。乳腺癌的危险因素包括年龄、家族史、初潮早、绝经晚和包括上皮不典型增生和癌在内的乳腺疾病史。卵巢切除和在 30 岁前的足月妊娠降低乳腺癌危险。许多危险因素与雌激素暴露延长增加乳腺癌风险的假说一致。

观察性研究提示,长期使用 HT(通常定义是超过 5 年)与乳腺癌风险增加有关(相对风险是 1.3)(57)。多项研究结果显示,乳腺癌的风险在单独应用雌激素时可能较低,在雌激素加孕激素联合使用时可能更高(58)。WHI 随机对照试验显示,在使用 HT 大约 5 年后,浸润性乳腺癌的风险显著增加(26%)(51)。已经切除子宫的妇女,在单独使用雌激素平均 7 年后不增加乳腺癌风险(52)。

激素治疗不应用于有乳腺癌病史者,有乳腺癌发生高危因素的女性若要行激素治疗也应十分谨慎地评估利弊后再做决定。曾对有乳腺癌病史的潮热症状重的妇女进行过一项 HT 的随机试验,但仅在 2 年后就因新发乳腺癌增加而中止(59)。

SERM 他莫昔芬(Nolvadex,20mg/d)用于治疗雌激素受体阳性的乳腺癌。他莫昔芬和雷洛西芬能使乳腺癌高危妇女的疾病风险降低约 50%,并被批准了该适应证(60)。与 HT 相似,他莫昔芬和雷洛昔芬也增加血栓发生的风险,约为 3 倍。他莫昔芬在子宫内膜起雌激素受体激动剂的作用,会增加子宫内膜息肉、子宫内膜增生及子宫内膜癌的发生风险,而雷洛昔芬则不会。对 50 岁以上妇女每年进行乳腺 X 线筛查,能降低乳腺癌的死亡率。同时,建议每月进行乳腺自我检查。

阿尔茨海默病

阿尔茨海默病是痴呆的最常见形式。女性发生该疾病的危险比男性大,估计美国的患病人数超过 500 万,年均花费 1830 亿美元。尽管几项小型试验和观察性研究提示 HT 可降低阿尔茨海默病的危险,但是,一项对轻、中度阿尔茨海默病妇女的随机对照研究显示,雌激素治疗 1 年既不能减缓疾病进程,也不能改善认知(61)。WHI 记忆研究(WHIMS)是对参加 WHI 试验的 65 岁以上妇女进行的随机、双盲、安慰剂对照试验,以研究 HT 对认知功能的影响。与观察性研究结果不同的是,WHIMS 中随机接受 HT 的妇女痴呆风险增加了 2 倍,最常见的是阿尔茨海默病(62);HT 应用对认知有负面影响,因为 HT 组妇女在改良的简易精神状态检查中得分显著低于安慰剂组(63)。WHI 试验中 HT 使用者中风危险增加,小的、未发现的脑血管事件更可能见于 HT 组,从而增加了痴呆风险。

激素治疗的应用

对于有潮热症状的健康女性,HT 是非常合理的选择,尤其是绝经 10 年以内或年龄小于 60 岁。HT 应采用能达治疗目的的最低有效剂量、最短应用时间(64~66)。若要长期应用,应至少每年重新评估。

无拮抗的雌激素应用与子宫内膜增生和癌的危险增加有关。因此,建议所有有子宫的妇女使用雌激素 - 孕激素联合治疗。治疗可按序贯的方式,每天雌激素及每月使用 12~14 天孕激素,或按连续联合的方式,每天雌激素加较小剂量的孕激素。序贯方案出现规律、可预期的阴道出血;采用连续联合方案的妇女在治疗 1 年后绝大多数将发生闭经,但出现的出血是不规律的、不可预测的。低剂量连续联合方案(如 PremPro 0.45/1.5,0.3/1.5mg/d),突破出血及乳腺肿胀的发生率比其他的连续联合方案低(67)。

虽然尚未得到证实,应用小剂量口服或经皮雌激素的妇女可间断应用孕激素(如每 3~4 个月应用 14 天)(68)。虽然未被批准该适应证,释放孕激素的宫内节育系统缓慢释放的孕激素对于正在接受雌激素治疗的更年期女性有保护子宫内膜的作用(69)。同时,采用这些方案的妇女,须更严密监测内膜。

一些妇女更钟爱贴剂、喷剂或乳胶等经皮吸收的雌激素制剂。经皮吸收的雌激素制剂避免了口服雌激素的肝脏首过效应对血脂、对结合球蛋白及出凝血的影响,甲状腺治疗者及性欲低下者可从中获益(70)。同时,与口服雌激素相比,经皮吸收的雌激素制剂不增加静脉血栓及胆囊疾病的风险,但对于有静脉血栓形成高危因素的妇女及活动性肝胆疾病患者,仍是禁忌。

因媒体的宣传,"生物等效性制剂"受到很多妇女的青睐。"生物等效性"一词旨在表明其结构与卵巢产生的天然激素包括雌激素和孕激素的结构相近。FDA 批准的口服及经皮吸收的雌二醇产品有多种治疗剂量可供选择,口服的天然微粉化孕酮(Prometrium,100~200mg/d)也是如此。因口服孕酮会引起嗜睡的不良反应,建议妇女在睡前服用。这些激素制剂由药剂师根据患者个体需求进行配伍包装,即所谓的"个体化生物等效性激素治疗",其潜在风险增加,并无益处(表 34.1)。

HT 应用的禁忌证包括已知或怀疑的乳腺或子宫内膜癌、原因不明的生殖道异常出血、心血管疾病(包括心脏病、脑血管疾病及血栓栓塞性疾病)、活动性肝胆疾病。相对禁忌证包括上述疾病的高危人群。这些情况需要全面评价潜在风险和益处,在治疗前签署知情同意书。

性功能异常

性问题非常普遍,据报道在美国妇女中高达 40%,其中 12% 的妇女称性问题会导致情绪低落(71)。尽管总体来说,随年龄增长,性问题增加,但性功能异常的问题却主要见于中年女性(45~64 岁),而 65 岁以上的老年人中很少出现。女性性功能异常的病因很多,包括抑郁或焦虑、与伴侣的关系冲突、应激、乏力、性滥交史、药物应用或生理因素使性活动不适,如子宫内膜异位症或萎缩性阴道炎。一项大型前瞻性纵向队列研究对 3000 名更年期女性进行了为期 6 年的随访,以阐述绝经过渡期对于女性性功能的影响。该研究发现,绝经过渡期的影响是渐为明显的性交痛及性欲下降,但性唤起、性交频率及快感等其他因素并无二异(72)。绝经本身对性功能的大部分方面无影响,年龄、社会因素、身体健康状况及心理因素等对性的影响可能更为重要。

治疗选择

激素治疗　　雌激素治疗对于阴道干涩、性交痛疗效显著,但并无明确证据支持雌激素治疗对于性欲下降、性唤起困难和性高潮障碍的影响独立于其对更年期症状的疗效。性欲低下的妇女若同时有夜间盗汗、睡眠差及乏力，雌激素治疗在有效改善更年期症状的同时能提高性欲，但达成这一作用的原因可能只是雌激素治疗改善了妇女的总体健康状况，而并非雌激素对性欲的直接作用。在一项随机双盲试验中，对 285 名绝经后性活跃妇女进行研究，发现口服及阴道应用雌激素相对安慰剂组能明显减少性交痛，提升性快感及性欲(73)；但由于该研究全身和阴道局部同时应用雌激素，不可能区分全身和阴道局部雌激素的影响。

与雌激素治疗不同，研究一致表明雄激素治疗能够改善绝经后妇女的性功能障碍(74~76)。雄激素治疗的潜在危险包括多毛、痤疮、声音不可逆的变粗、肝功能和血脂水平的不良改变。因为大部分雄激素芳香化为雌激素，雄激素治疗可能潜在增加心血管疾病及乳腺癌风险。一种经皮吸收的雄激素贴剂已在欧洲批准上市，手术后绝经的妇女在应用雌激素的同时，可用该药来治疗性欲减退。但因其远期的安全性还不能肯定，FDA 并未批准其在美国上市。

HT 的替代治疗　　尽管雌激素对于性交不适及阴道萎缩疗效显著，但在其他性功能异常的治疗上，非激素治疗往往效果更好。夫妻关系、压力、乏力均可能影响性生活满意度，所以关系咨询、改变生活方式及晚间约会均可能改善性功能。由性治疗师提供性教育、材料、咨询，并指导特殊体位，许多妇女及其伴侣可从中获益(77)。在一项研究中，365 对夫妇在接受性治疗后有 65% 对治疗满意(78)。还应治疗潜在的焦虑和抑郁，抗抑郁药可能需要调整。安非拉酮是一种 SSRIs 的替代物，一项小型双盲研究表明，焦虑同时有性欲下降的非抑郁症妇女经安非拉酮治疗后性快感、性唤起及性高潮均有增加(79)。枸橼酸西地那非对于 SSRIs 导致的性功能异常有所帮助，但对大部分女性性问题而言，其疗效通常与安慰剂作用相当(80,81)。

虽然性问题普遍存在，但多数受累女性并不就诊，可一旦她们来就诊，通常是患者自己而非医师发起谈话(82,83)。医师应常规询问绝经后的患者有无阴道干涩、性交痛及其他性功能异常，从而合理治疗。

总结

为提升绝经妇女的健康和生活质量，有多种治疗选择。HT 的主要指征是减轻潮热和相关症状。应告知妇女所有治疗选择的潜在益处和风险，治疗应按妇女的既往史、个人需求和喜好而个体化选择。

（陈蓉　郁琦　译）

参考文献

1. **Adena M, Gallagher H.** Cigarette smoking and the age at menopause. *Ann Hum Biol* 1982;9:121–130.
2. **Siddle N, Sarrel P, Whitehead M.** The effect of hysterectomy on the age at ovarian failure: identification of a subgroup of women with premature loss of ovarian function and literature review. *Fertil Steril* 1987;47:94–100.
3. **de Vet A, Laven J, de Jong F, et al.** Antimullerian hormone serum levels: a putative marker for ovarian aging. *Fertil Steril* 2002;77:357–362.
4. **Soules M, Sherman S, Parrott E, et al.** Executive summary: stages of reproductive aging workshop (STRAW). *Fertil Steril* 2001;76:874–878.
5. **Schiff I, Regestein Q, Tulchinsky D, et al.** Effects of estrogens on sleep and psychological state of the hypogonadal woman. *JAMA* 1979;242:2405–2407.
6. **Freedman R, Subramanian M.** Effects of symptomatic status and the menstrual cycle on hot flash-related thermoregulatory parameters. *Menopause* 2005;12:156–159.
7. **Kronenberg F, Barnard RM.** Modulation of menopausal hot flashes by ambient temperature. *J Therm Biol* 1992;17:43–49.
8. **Gold E, Sternfeld B, Kelsey J, et al.** Relation of demographic and lifestyle factors to symptoms in a multi-racial/ethnic population of women 40–55 years of age. *Am J Epidemiol* 2000;152:463–473.
9. **Whiteman M, Staropoli C, Langenberg P, et al.** Smoking, body mass, and hot flashes in midlife women. *Obstet Gynecol* 2003;101:264–272.
10. **Kronenberg F, Fugh-Berman A.** Complementary and alternative medicine for menopausal symptoms: a review of randomized, controlled trials. *Ann Intern Med* 2002;137:805–813.

11. Krebs E, Ensrud K, MacDonald R, et al. Phytoestrogens for treatment of menopausal symptoms: a systematic review. *Obstet Gynecol* 2004;104:824–836.

12. Newton K, Reed S, LaCroix A, et al. Treatment of vasomotor symptoms of menopause with black cohosh, multibotanicals, soy, hormone therapy, or placebo. *Ann Intern Med* 2006;145:869–879.

13. Barton D, Loprinzi C, Quella S, et al. Prospective evaluation of vitamin E for hot flashes in breast cancer survivors. *J Clin Oncol* 1998;16:495–500.

14. Avis N, Legault C, Coeytaux R, et al. A randomized, controlled pilot study of acupuncture treatment for menopausal hot flashes. *Menopause* 2008;15:1070–1078.

15. Utian WH, Shoupe D, Bachmann G, et al. Relief of vasomotor symptoms and vaginal atrophy with lower doses of conjugated equine estrogens and medroxyprogesterone acetate. *Fertil Steril* 2001;75:1065–1078.

16. Notelovitz M, Lenihan J, McDermott M, et al. Initial 17B-estradiol dose for treating vasomotor symptoms. *Obstet Gynecol* 2000;95:726–731.

17. Bachmann G, Schaefers M, Uddin A, et al. Lowest effective transdermal 17b-estradiol dose for relief of hot flushes in postmenopausal women. *Obstet Gynecol* 2007;110:771–779.

18. North American Menopause Society. Treatment of menopause-associated vasomotor symptoms: position statement of the North American Menopause Society. *Menopause* 2004;11:11–33.

19. Schiff I, Tulchinsky D, Cramer D, et al. Oral medroxyprogesterone in the treatment of postmenopausal symptoms. *JAMA* 1980;244:1443–1445.

20. Goodwin J, Green S, Moinpour C, et al. Phase III randomized placebo-controlled trial of two doses of megestrol acetate as treatment for menopausal symptoms in women with breast cancer: Southwest Oncology Group Study 9626. *J Clin Oncol* 2008;26:1650–1656.

21. Stearns V, Beebe K, Iyengar M, et al. Paroxetine controlled release in the treatment of menopausal hot flashes. *JAMA* 2003:2827–2834.

22. Loprinzi C, Kugler J, Sloan J, et al. Venlafaxine in management of hot flashes in survivors of breast cancer: a randomised controlled trial. *Lancet* 2000;356:2059–2063.

23. Suvanto-Luukkonen E, Koivunen R, Sundstrom H, et al. Citalopram and fluoxetine in the treatment of postmenopausal symptoms: a prospective, randomized, 9-month, placebo-controlled, double-blind study. *Menopause* 2005;12:18–26.

24. Guttuso T, Kurlan R, McDermott M, et al. Gabapentin's effects on hot flashes in postmenopausal women: a randomized controlled trial. *Obstet Gynecol* 2003;101:337–345.

25. Soares C, Joffe H, Rubens R, et al. Eszopiclone in patients with insomnia during perimenopause and early postmenopause. *Obstet Gynecol* 2006;108:1402–1410.

26. North American Menopause Society. The role of local vaginal estrogen for treatment of vaginal atrophy in postmenopausal women: 2007 position statement of the North American Menopause Society. *Menopause* 2007;14:357–369.

27. Handa VL, Bachus KE, Johnston WW, et al. Vaginal administration of low-dose conjugated estrogens: systemic absorption and effects on the endometrium. *Obstet Gynecol* 1994;84:215–218.

28. Henriksson L, Stjernquist M, Boquist L, et al. A one-year multicenter study of efficacy and safety of a continuous, low-dose, estradiol-releasing vaginal ring (Estring) in postmenopausal women with symptoms and signs of urogenital aging. *Am J Obstet Gynecol* 1996;174:85–92.

29. Weisberg E, Ayton R, Darling G, et al. Endometrial and vaginal effects of low-dose estradiol delivered by vaginal ring or vaginal tablet. *Climacteric* 2005;8:83–92.

30. Eriksen BC. A randomized, open, parallel-group study on the preventive effect of an estradiol-releasing vaginal ring (Estring) on recurrent urinary tract infections in postmenopausal women. *Am J Obstet Gynecol* 1999;180:1072–1079.

31. Hendrix S, Cochrane B, Nygaard I, et al. Effects of estrogen with and without progestin on urinary incontinence. *JAMA* 2005;293:935–948.

32. National Osteoporosis Foundation. Fast facts on osteoporosis. www.nof.org.2010.

33. National Osteoporosis Foundation. Clinician's guide to prevention and treatment of osteoporosis. Washington, DC: National Osteoporosis Foundation, 2008.

34. Chapuy MC, Arlot ME, Duboeuf F, et al. Vitamin D₃ and calcium to prevent hip fractures in elderly women. *N Engl J Med* 1992;327:1637–1642.

35. Bischoff-Ferrari H, Willett W, Wong J, et al. Prevention of non-vertebral fractures with oral vitamin D and dose dependency: a meta-analysis of randomized controlled trials. *Arch Intern Med* 2009;169:551–561.

36. Jackson R, LaCroix A, Gass M, et al. Calcium plus vitamin D supplementation and the risk of fractures. *N Engl J Med* 2006;354:669–683.

37. World Health Organization Collaborating Centre for Metabolic Bone Diseases, University of Sheffield, UK. *Welcome to FRAX*. Available at http://www.sheffield.ac.uk/FRAX/. Accessed September 15, 2011.

38. Watts N, Ettinger B, LeBoff M. Perspective: FRAX facts. *J Bone Min Res* 2009;24:975–979.

39. Cauley J, Zmuda J, Ensrud K, et al. Timing of estrogen replacement therapy for optimal osteoporosis prevention. *J Clin Endocrinol Metab* 2001;86:5700–5705.

40. Cauley J, Robbins J, Chen Z, et al. Effects of estrogen plus progestin on risk of fracture and bone mineral density. *JAMA* 2003;290:1729.

41. Ettinger B, Ensrud K, Wallace R, et al. Effects of ultralow-dose transdermal estradiol on bone mineral density: a randomized clinical trial. *Obset Gynecol* 2004;104:443–451.

42. Cummings S, Black D, Thompson D, et al. Effect of alendronate on risk of fracture in women with low bone density but without vertebral fractures. *JAMA* 1998;280:2077–2082.

43. Harris ST, Watts NB, Genant HK, et al. Effects of risedronate treatment on vertebral and nonvertebral fractures in women with postmenopausal osteoporosis. *JAMA* 1999;282:1344–1352.

44. Black D, Delmas P, Eastell R, et al. Once-yearly zoledronic acid for treatment of postmenopausal osteoporosis. *N Engl J Med* 2007;356:1809–1822.

45. MORE Investigators. Reduction of vertebral fracture risk in postmenopausal women with osteoporosis treated with raloxifene. *JAMA* 1999;282:637–645.

46. Neer R, Arnaud C, Zanchetta J, et al. Effect of parathyroid hormone on fractures and bone mineral density in postmenopausal women with osteoporosis. *N Engl J Med* 2001;344:1434–1441.

47. Cummings S, San Martin J, McClung M, et al. Denosumab for prevention of fractures in postmenopausal women with osteoporosis. *N Engl J Med* 2009;361:756–765.

48. Stampfer M, Colditz G, Willet W, et al. Postmenopausal estrogen therapy and cardiovascular disease: ten-year follow-up from the Nurses' Health Study. *N Engl J Med* 1991;325:756–762.

49. Writing Group for the PEPI Trial. Effects of estrogen or estrogen/progestin regimens on heart disease risk factors in postmenopausal women. *JAMA* 1995;273:199–208.

50. Barrett-Connor I. Postmenopausal estrogen and prevention bias. *Ann Intern Med* 1991;115:455–456.

51. Writing Group for the Women's Health Initiative Investigators. Risks and benefits of estrogen plus progestin in healthy postmenopausal women: principal results from the Women's Health Initiative randomized controlled trial. *JAMA* 2002;288:321–333.

52. Women's Health Initiative Steering Committee. Effects of conjugated equine estrogen in postmenopausal women with hysterectomy. *JAMA* 2004;291:1701–1712.

53. Rossouw J, Prentice R, Manson J, et al. Postmenopausal hormone therapy and risk of cardiovascular disease by age and years since menopause. *JAMA* 2007;297:1465–1477.

54. Canonico M, Oger E, Plu-Bureau G, et al. Hormone therapy and venous thromboembolism among postmenopausal women: Impact of the route of estrogen administration and progestins. *Circulation* 2007;115:840–845.

55. Barrett-Connor E, Mosca L, Collins P, et al. Effects of raloxifene on cardiovascular events and breast cancer in postmenopausal women. *N Engl J Med* 2006;355:125–137.

56. Parkin D, Pisani P, Ferlay J. Global cancer statistics. *CA Cancer J Clin* 1999;49:33–64.

57. Collaborative Group on Hormonal Factors in Breast Cancer. Breast cancer and hormone replacement therapy. *Lancet* 1997;350:1047–1059.

58. Schairer C, Lubin J, Troisi R, et al. Menopausal estrogen and estrogen-progestin replacement therapy and breast cancer risk. *JAMA* 2000;283:485–491.

59. Holmberg L, Anderson H. HABITS, a randomised comparison: trial stopped. *Lancet* 2003;363:453–455.

60. Vogel V, Costantino JP, Wickerham DL, et al. Effects of tamoxifen vs. raloxifene on the risk of developing invasive breast cancer and other disease outcomes. *JAMA* 2006;295:2727–2741.

61. **Mulnard RA, Cotman CW, Kawas C, et al.** Estrogen replacement therapy for treatment of mild to moderate Alzheimer disease. *JAMA* 2000;283:1007–1015.

62. **Shumaker S, Legault C, Rapp S, et al.** Estrogen plus progestin and the incidence of dementia and mild cognitive impairment in post-menopausal women. *JAMA* 2003;289:2651–2662.

63. **Espeland MA, Rapp S, Shumaker S, et al.** Conjugated equine estrogens and global cognitive function in postmenopausal women: Women's Health Initiative Memory Study. *JAMA* 2004;291:2959–2968.

64. **North American Menopause Society.** Estrogen and progestogen use in postmenopausal women: 2010 position statement of the North American Menopause Society. *Menopause* 2010;17:242–255.

65. **American College of Obstetricians and Gynecologists.** Hormone therapy. *Obstet Gynecol* 2004;104(Suppl 4):S1–S129.

66. **Shifren J, Schiff I.** Role of hormone therapy in the management of menopause. *Obstet Gynecol* 2010;115:839–855.

67. **Archer D, Dorin M, Lewis V, et al.** Effects of lower doses of conjugated equine estrogens and medroxyprogesterone acetate on endometrial bleeding. *Fertil Steril* 2001;75:1080.

68. **Ettinger B, Selby J, Citron JT, et al.** Cyclic hormone replacement therapy using quarterly progestin. *Obstet Gynecol* 1994;83:693–700.

69. **Varila E, Wahlstrom T, Raura I.** A 5-year follow-up study on the use of a levonorgestrel intrauterine system in women receiving hormone replacement therapy. *Fertil Steril* 2001;76:969–973.

70. **Shifren J, Desindes S, McIlwain M, et al.** A randomized, open label, crossover study comparing the effects of transdermal vs. oral estrogen therapy on serum androgens, thyroid hormones, and adrenal hormones in naturally menopausal women. *Menopause* 2007;14:985–994.

71. **Shifren J, Monz B, Russo P, et al.** Sexual problems and distress in United States women: prevalence and correlates. *Obstet Gynecol* 2008;112:970–978.

72. **Avis N, Brockwell S, Randolph J, et al.** Longitudinal changes in sexual functioning as women transition through menopause: results from the Study of Women's Health Across the Nation. *Menopause* 2009;16:442–452.

73. **Gast M, Freedman M, Vieweg A, et al.** A randomized study of low-dose conjugated estrogens on sexual function and quality of life in postmenopausal women. *Menopause* 2009;16:247–526.

74. **Shifren J, Braunstein G, Simon J, et al.** Transdermal testosterone treatment in women with impaired sexual function after oophorectomy. *N Engl J Med* 2000;343:682–688.

75. **Shifren J, Davis S, Moreau M, et al.** Testosterone patch for the treatment of hypoactive sexual desire disorder in naturally menopausal women: results from the INTIMATE NM1 study. *Menopause* 2006;13:770–779.

76. **Davis S, Moreau M, Kroll R, et al.** Testosterone for low libido in postmenopausal women not taking estrogen. *N Engl J Med* 2008;359:2005–2017.

77. **Sarwer D, Durlak J.** A field trial of the effectiveness of behavioral treatment for sexual dysfunctions. *J Sex Marital Ther* 1997;23:87–97.

78. American Association of Sexuality Educators, Counselors, and Therapists (AASECT). *Homepage.* Available at http://www.aasect.org. Accessed September 15, 2011.

79. **Seagraves R, Clayton A, Croft H, et al.** Bupropion sustained release for the treatment of hypoactive sexual desire disorder in premenopausal women. *J Clin Psychopharmacol* 2004;24:339–342.

80. **Nurnberg H, Hensley P, Heiman J, et al.** Sildenafil treatment of women with antidepressant-associated sexual dysfunction: a randomized controlled trial. *JAMA* 2008;300:395–404.

81. **Basson R, McInnes R, Smith M, et al.** Efficacy and safety of sildenafil citrate in women with sexual dysfunction associated with female sexual arousal disorder. *J Womens Health Gend Based Med* 2002;11:367–377.

82. **Shifren J, Johannes C, Monz B, et al.** Help-seeking behavior of women with self-reported distressing sexual problems. *J Womens Health* 2009;18:461–468.

83. **Martin K, Manson J.** Approach to the patient with menopausal symptoms. *J Clin Endocrinol Metab* 2008;93:4567–4575.

第八部分　　妇科肿瘤

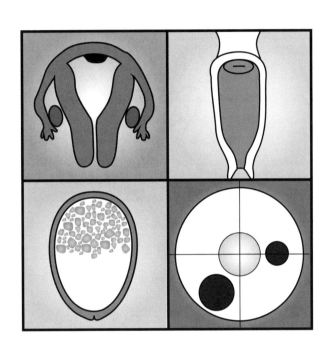

第 35 章　子　宫　癌

Sean C. Dowdy
Andrea Mariani
John R. Lurain

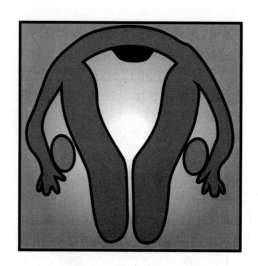

- 大多数发生子宫内膜癌的危险因素与长期无对抗的雌激素刺激有关。
- 对于出现异常子宫出血或怀疑存在内膜病变的妇女,常规的内膜吸取活检是用于评估病情的第一步。
- 子宫内膜癌中仅 10% 以下为乳头状浆液性和透明细胞性内膜癌,而其却占死亡内膜癌病例的 50% 以上。
- 大多数子宫内膜癌患者应进行手术分期,包括腹腔细胞学检查、全子宫切除、双侧输卵管 - 卵巢切除和盆腔与主动脉旁淋巴结清扫。当淋巴结受累风险低微时淋巴结清扫可以省略。
- 子宫内膜癌最重要的不良预后因素包括:年龄大、组织学为非内膜样或分级 3 级、深肌层浸润、淋巴血管间隙浸润、肿瘤体积大、宫颈受累、淋巴结转移和腹腔内播散。
- 手术后辅助性放疗对于特定的子宫内膜癌患者可以降低阴道 / 盆腔局部复发的风险,改善无瘤生存。
- 子宫内膜癌 5 年总生存率约为 75%。
- 通常而言,子宫肉瘤在子宫肿瘤中恶性程度最高,在诊断、临床行为、播散方式和处理上均有别于子宫内膜癌。

　　子宫内膜癌是女性生殖道最常见的恶性肿瘤,在美国约占妇科癌症的 50%。2011 年估计新发病例为 46 470 例,预计肿瘤相关性死亡病例 8120 例。在妇女中,子宫内膜癌是第四位常见的癌症,仅次于乳腺癌、肺癌和肠癌,在女性恶性肿瘤性死亡中排第 8 位。总体上说,2%~3% 的妇女将在其一生中发生子宫内膜癌(1)。最近几年,一些特定的因素提高了子宫内膜癌诊断和治疗的关注度和重视程度,这些因素包括:在美国宫颈癌相关性死亡的发生率降低,期望寿命延长,绝经后使用激素替代治疗和早期诊断。简单易行的早期诊断措施以及对内膜癌癌前病变更加清楚的了解,使诊断为内膜癌的妇女人数增加。尽管内膜癌多为早期病例,一般治疗无需广泛性手术或放射治疗,在美国内膜癌所致的死亡数仍多于宫颈癌。**内膜癌最主要发生于绝经后妇女,年龄越大越具致死性。在大多数内膜癌的发生过程中,雌激素的作用已被证实,任何增加无对抗性的雌激素暴露的因素均能增加发生内膜癌的风险。**

内膜癌的组织病理学、播散方式和影响预后的临床病理学因素已得到很好的界定。由最先的术前腔内或盆腔外照射、随后根据临床期别行全子宫切除术的治疗方式,发展成目前个体化的治疗:初始为手术治疗,术后根据手术和病理学的发现行辅助治疗。对于手术进行治疗和分期、术后进行针对性的辅助治疗的方式,能否改善生存率和降低死亡率,尚需进行进一步的分析和研究。

流行病学和危险因素

内膜癌存在两种不同的病理学类型(2),**I型占 75%~85%,常发于有无对抗性雌激素暴露历史的相对年轻的围绝经期妇女,包括内源性或外源性雌激素。**在这些妇女中,由最先的内膜增生逐渐进展成为癌。此类"雌激素依赖性"的肿瘤,分化较好,预后好于非雌激素相关性的内膜癌。**II型子宫内膜癌发生于无雌激素刺激的内膜。**这类自然发生的癌症病理学上与子宫内膜增生性病变无关,却有可能出现在已萎缩的子宫内膜。该类"非激素依赖性"肿瘤分化差,预后比雌激素依赖性内膜癌差,常发于年老、绝经后、体形偏瘦弱的妇女,在北美和亚洲妇女中发生率有所不同。近十年的分子起源性研究发现,这两类肿瘤的发生具有不同的病理学机制(3)(见下文:I 和 II 型内膜癌:分子像差)。

目前已证实了一些与内膜癌的发生相关的危险因素(4~9)(表 35.1)。**大多数危险因素与长期无对抗性的雌激素刺激有关。**未生育妇女的风险是已生育妇女的 2~3 倍。不孕和无排卵性月经周期紊乱的妇女(雌激素的刺激时间延长,而无足够的孕激素保护)危险性增加。自然绝经年龄大于 52 岁的妇女风险是 49 岁前绝经妇女的 2.4 倍,可能与子宫内膜暴露于无足够孕激素作用的月经周期的时间延长有关。**超重 21~50 磅(9.5~22.7kg)的妇女发生内膜癌的风险增加 3 倍,超重 50 磅(22.7kg)以上风险增加 10 倍**(因肾上腺分泌的雄烯二酮在脂肪中经芳香化转化为雌酮的量增加)。在西方国家,肥胖流行以及胰岛素抵抗和"代谢综合征"发生率的增加必将在未来几年增加子宫内膜癌的发生。

表 35.1　内膜癌的危险因素

类别	相对危险系数
未产妇	2~3
晚绝经	2.4
肥胖	
超重 9.5~22.7kg	3
超重 22.7kg 以上	10
糖尿病	2.8
无对抗雌激素治疗	4~8
他莫昔芬治疗	2~3
不典型增生	8~29
II型 Lynch 综合征	20

其他导致长时间暴露于雌激素的因素,比如多囊卵巢综合征、功能性卵巢肿瘤,也增

加了内膜癌的发生风险;绝经后不联合孕激素而单用雌激素的替代治疗,内膜癌的风险增加 4~8 倍,发生风险呈剂量及时间相关性,联合使用孕激素则其风险降至基础水平(8)。业已发现,接受抗雌激素药物他莫昔芬进行治疗的乳腺癌患者发生内膜癌的风险将增加 2~3 倍,尽管上述发现容易被混淆,因为乳腺癌患者发生内膜癌的风险会相应增加,与是否使用他莫昔芬无关(9,10)。糖尿病增加内膜癌风险 1.3~2.8 倍。**妇女患Ⅱ型 Lynch 综合征(既往称为遗传性非息肉型结肠癌综合征,或 HNPCC)——一种错配修复基因 MLH1、MSH2 和 MSH6 的线性突变导致的癌症易感性综合征,一生患内膜癌和结肠癌的风险为 40%~60%(11)**,其他一些病理因素,如高血压、甲状腺功能减退症,也可能与内膜癌的发生相关,但其因果关系未得到明确证实。

子宫内膜增生症

子宫内膜增生症表现为子宫内膜腺体和间质的各种形态学和生物学改变,包括由内膜过度增生至原位癌的一系列病变。**具临床意义的增生症,通常存在无孕激素对抗的雌激素过度刺激引起的内膜增生性基础病变。**内膜增生症临床上较为重要,因其可引起异常出血,与分泌雌激素的卵巢肿瘤有关,由激素治疗导致,常先于或同时发生子宫内膜癌。

国际妇科病理学家协会认可的最新的分类法是基于组织学及细胞学的特征,经过长期研究,反映了病变的自然进展周期(12)(表 35.2)。组织学上,增生症分单纯型和复杂型,两者最主要的区别是腺体成分的复杂性和拥挤程度。**单纯型增生症**表现为腺体膨大或呈囊性变,呈现圆形或轻度不规则形状,腺体间质比率增加,但不拥挤且细胞无不典型性。**复杂型增生症**组织学结构复杂(可呈芽状或背靠背状),腺体拥挤,间质明显减少,但细胞无不典型性。**不典型子宫内膜增生症指细胞出现不典型改变,根据腺体的组织学结构特征可以分为单纯型和复杂型**。细胞不典型性的特点包括大小及形状多变且失去极性的大细胞核、核浆比增大、核仁明显、不规则块状染色质(图 35.1)。

表 35.2　子宫内膜增生症分类

增生症类型	进展至癌(%)
单纯型(囊性无不典型)	1
复杂型(腺瘤样无不典型)	3
不典型	
单纯型(囊性合并不典型)	8
复杂型(腺瘤样合并不典型)	29

摘自:Kurman RJ,Kaminski PF,Norris HJ. The behavior of endometrial hyperplasia:a long term study of "untreated" hyperplasia in 170 patients. Cancer 1985;56:403-412,with permission.

子宫内膜增生症发展为癌症的风险取决于细胞有无不典型性及其严重程度。Kurman 及其同事回顾性分析了 170 例未经治疗的内膜增生症患者的内膜活检情况,平均随诊时间 13.4 年(13),研究发现 **1% 的单纯型增生症、3% 的复合型增生症、8% 的不典型单纯增生症和 29% 的不典型复杂增生症病例进展为子宫内膜癌**,大多数增生症保持稳定(18%)或消退(74%)。增生症的恶变潜能受患者年龄、有无潜在的卵巢病变、内分泌病变、肥胖或外源性雌激素刺激因素影响(14,15)。

通过内膜活检或诊断性刮宫诊断的子宫内膜不典型增生病例,25%~43% 在全子宫切除术中发现分化较好的内膜癌病灶(16)。细胞不典型明显、有丝分裂率高、细胞分层明显通常与术中发现术前未能诊断的癌症相关。

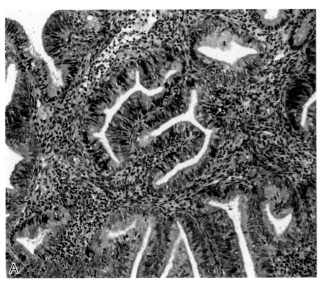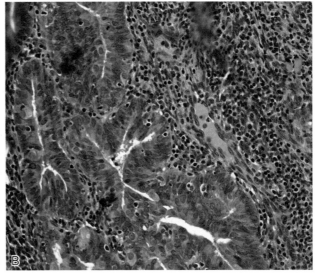

图 35.1　子宫内膜不典型增生(复杂型增生伴核重度不典型)。A:增生的内膜腺体排列拥挤并有乳头状形成。内膜间质明显减少,但在腺体之间仍可见到。B:高倍镜显示核极性消失、增大不规则,部分出现小的核仁(UCLA 病理科 Gordana Stevanovic, MD 和 Jianyu Rao,MD 供图)

内膜增生和内膜癌的保留生育功能治疗

年轻的内膜癌患者通常存在多囊卵巢综合征、慢性无排卵、不孕等,表明存在过量的内源性雌激素暴露的内分泌功能异常性疾病(17)。该年龄段患者通常病变分化程度好、类型多为子宫内膜样,通过孕激素治疗病变有消退的可能(18)。尽管内膜癌的标准治疗措施是全子宫切除和分期术,但对于要求保留生育功能的部分合适的患者非手术的激素治疗也是一种方式。当然应选择替代分期的技术,比如磁共振成像(MRI),评估肌层浸润的深度或明确有无子宫外病灶(19,20)。但是 MRI 的敏感性有限,存在漏诊可能(21)。

大量文献报道,通过孕激素治疗内膜癌和内膜不典型增生均存在高消退率(18,22~28),当然相对小样本的激素治疗失败的病例及报道建议选择保守治疗时应慎重(27,29)。Ramirez 等 2004 年的一篇荟萃分析,对分级 1 级的内膜癌激素治疗患者进行综合性综述,包括 27 篇文章共计 81 例患者,各种孕激素制剂的总有效率为 76%(62/81),中位消退时间 12 周(30)。有效的病例中复发率为 24%,近乎所有复发均发生在诊断后 1 年内,76% 的未复发病例中,孕激素治疗出现效果的周期仅为 1 个月,20 例患者治疗后妊娠。值得一提的是,24%(19/81)的病例孕激素治疗无效,而且仅 68% 存在随诊内膜取样检查的记录。孕激素治疗可以成功治愈内膜不典型增生和分化好的Ⅰ期内膜癌并保留生育功能,然而如何选择恰当的病例和排除标准仍有待界定。患者应充分知情孕激素治疗过程中存在不能确定病变复发或进展,从而致使手术延误并影响预后的可能(27)。

逆转复杂或不典型增生症病变,甲地孕酮的持续性治疗(40~160mg/d)可能是最为可靠的。恰当的随诊间隔目前无明确共识。治疗需持续至少 2~3 个月,治疗结束后 3~4 周需进行内膜活检以评价疗效。**对于不典型增生症患者,孕激素治疗后应定期行内膜活检或行经阴道超声检查监测病情。因 25% 的病例可能存在未能被诊断的癌,29% 的病例将进展为癌,同时有较高的复发率,孕激素治疗应被视为是暂时的而非长期的治疗手段,不典型复杂增生患者若无生育要求,应建议行全子宫切除。**

内膜癌的筛查

由于缺乏合适、经济、能降低发生率的可接受的方式,当前尚未能开展子宫内膜癌的筛查(31~33)。**常规的巴氏试验是不够的,即便对于高危人群,其对内膜细胞学的判断不敏感,特异性差,不能用于内膜癌的筛查。**孕激素撤退试验可用于评价内膜是否受雌激素作用,但不能鉴别内膜有无病理学异常。而阴道超声检查和内膜活检作为筛查方式,价格又过高。

尽管已发现内膜癌的许多高危因素,然而采用当前技术对高危个人进行筛查最多仅能检出 50% 的内膜癌病例,且对于筛查的有效性并无对照性研究数据。对于具特定高危因素的妇女进行内膜癌及其癌前病变的筛查是有益的,比如绝经后接受雌激素替代治疗而未合用孕激素对抗的、患遗传性非息肉型结肠癌综合征的妇女(34)。相反,常规的阴道超声和内膜活检检查对于接受他莫昔芬治疗的患者无益(35,36)。

幸运的是,大多数患者在疾病发展尚局限于子宫内的早期即可出现围绝经期或绝经后子宫异常性出血,此时采用合适且准确的诊断方法,即可早期诊断、及时治疗,获得较高的治愈率。子宫异常性出血的处理应包含内膜活检,甚至于绝经前妇女,因在内膜癌中 5% 为 40 岁以下妇女。

高危患者的监控与预防　　大多数内膜癌为散发,仅约 10% 的病例具遗传基础(37~41)。家族性内膜癌的发生存在两种遗传模式:HNPCC 或称Ⅱ型 Lynch 综合征和单纯内膜癌体质,两者均为常染色体显性遗传(42)。大量的研究关注于内膜癌发生的增加与Ⅱ型 Lynch 综合征有关,此为一种高度渗透性功能异常(80%~85%)(43)。HNPCC 或Ⅱ型 Lynch 综合征常由下述某种错配修复基因:hMSH2、hMLH1、PMS1、PMS2 或 hMSH6 的遗传性突变引起(44~47)。该综合征以初次发现肿瘤年龄轻为特点(平均年龄小于 45 岁),部位较多变,包括直肠、子宫、胃、膀胱、卵巢或皮肤(43,48,49)。女性Ⅱ型 Lynch 综合征一生发生内膜癌的风险为 32%~60%,卵巢癌的风险为 10%~12%(50,51)。有意思的是,女性 HNPCC 或Ⅱ型 Lynch 综合征患者发生结直肠癌少于男性患者,后者发生率近 100%。Finnish 癌症研究中心一项包括来自 50 个 HNPCC 或Ⅱ型 Lynch 综合征家族的 1763 例患者的研究中,女性至 70 岁,结肠癌的累积发生率为 54%,而内膜癌为 60%(11)。尽管这些数据支持对 Lynch 综合征的女性患者进行内膜癌的监测措施,然而专门的策略并未界定(50,52)。对于卵巢癌发生风险增加的患者尚无有效筛查方式。

2006 年,欧洲一个由来自 9 个国家(Mallorca group)的遗传性胃肠癌治疗方面的 21 位专家组成的工作组建议,HNPCC 或Ⅱ型 Lynch 综合征患者自 30~35 岁开始进行下述内膜癌的监测措施:每年进行盆腔检查、经阴道超声、内膜活检(53)。上述建议只是专家的意见,上述干预是否具经济 - 效益比或将影响Ⅱ型 Lynch 综合征患者内膜癌或卵巢癌的病死率并未可知。另一项早期发现的方法是在完成生育后采取预防性手术(54,55)。2006 年一项多中心的匹配病例对照研究发现,对于Ⅱ型 Lynch 综合征患者,预防性全子宫及双输卵管 - 卵巢切除是最基础有效的预防措施(51)。进行全子宫及双输卵管 - 卵巢切除的患者随诊过程中均未发生内膜癌、卵巢癌或原发腹膜癌,相对比,未行手术时内膜癌发生率为 33%,卵巢癌发生率为 5%(51)。

关于单纯内膜癌家系的研究报道较少,基因研究并未发现与部位特异性内膜癌相关的突变基因(42,56,57)。一项人群为基础的内膜癌和年轻妇女的家族性风险的研究(Cance and Steriod Hormone,CASH,研究组)报道,一级亲属存在内膜癌则增加内膜癌风险近 3 倍(风险系数 2.8,95% 置信区间(CI),1.9~4.2);与结肠癌有显著相关性,风险系数 1.9(95%CI,1.1~1.3)。因样本中纳入了Ⅱ型 Lynch 综合征家系,或许可以解释后者,校正年龄、肥胖和亲属级别的影响因素,内膜癌家族史是内膜癌的独立危险因素(58)。

内膜癌和乳腺癌存在相似的生殖和内分泌方面的危险因素,比如未育、未经对抗的雌激素暴露(4,8,59~63),然而乳腺癌和内膜癌之间是否存在家族相关性仍不是很确定,研究结果存在矛盾(63~67)。比如,过去认为 BRCA 突变除乳腺癌和卵巢癌之外,也会增加内膜癌风险,而一研究指出这种增加只在于罹患乳腺癌正接受他莫昔芬治疗的患者(68)。

内膜癌

临床特征

症状　　内膜癌常见于 60~70 岁的妇女,平均发病年龄 60 岁,75% 发生于 50 岁以上妇女。**约 90% 的内膜癌患者以阴道不规则出血或排液为唯一症状**,大多数患者会在 3 个月之内意识到上述症状的重要性从而寻求诊治。一些妇女会有因子宫增大或出现子宫外转移而出现的盆腔部位的紧迫或不适感,一些患者由于存在宫颈管闭锁,也可以不出现阴道出血,尤其见于老年妇女,但常会导致宫腔积血或积脓,引起阴道排脓,上述症状常与预后差相关(69)。**仅 5% 以下的患者诊断为内膜癌而无任何症状**。无症状性内膜癌通常由巴氏检查结果异常行进一步检查而发现,或因其他原因行全子宫切除术或盆腔 B 超或 CT 检查而发现,巴氏检查发现恶性细胞一般预示病变期别较晚(70)。

应重视围绝经期或绝经后出现的异常性出血,不管其量的多少或持续时间的长短,并合理进一步处理。原因可以为非生殖道的、子宫以外的生殖道的或子宫的因素(71)。非生殖道的出血部位的确定有赖于病史或体格检查,包括尿液或大便的隐血检查。

宫颈、阴道或外阴浸润癌通常在体格检查时即可发现,发现病变即应行活检。由于阴道萎缩而引起的损伤性出血可以占绝经后出血病例的 15% 以上,检查时发现阴道壁菲薄、质脆应想到上述诊断,但应首先排除子宫原因的出血。

引起围绝经期或绝经后子宫出血的可能原因包括内膜萎缩、内膜息肉、雌激素替代治疗、内膜增生症、癌或肉瘤(72~75)(表 35.3),子宫肌瘤不是绝经后出血的病因。**绝经后出血病例最常见的检查发现是内膜萎缩**,占 60%~80%。内膜萎缩的妇女一般绝经时间在 10 年左右,**内膜活检常不能获得足够的组织,或仅为血块或黏液,且活检后出血常停止**。内膜息肉在绝经后出血中占 2%~12%,经过内膜活检或刮宫往往很难确定,宫腔镜、阴道超声或两者结合常有助于明确内膜息肉的诊断。未诊断或未经治疗的内膜息肉可能是持续或反复阴道出血的原因,从而导致不必要的全子宫切除术。

表 35.3　绝经后子宫出血原因

出血原因	百分比(%)
内膜萎缩	60~80
雌激素替代治疗	12~25
内膜息肉	2~12
子宫内膜增生症	5~10
内膜癌	10

雌激素替代治疗是子宫内膜增生症和子宫内膜癌明确的危险因素。**绝经后接受无孕激素对抗的雌激素替代治疗的妇女,患内膜癌的风险增加 4~8 倍,并且与雌激素使用时间的长短、剂量的多少成正相关**。周期性或持续性合用孕激素可以降低上述风险。单用雌激素替代的妇女每年或出现不规则出血时应行内膜活检。**绝经后子宫出血病例中,内膜**

增生症的发生率为 5%~10%。应考虑有无导致雌激素过量的因素,包括肥胖、外源性雌激素或分泌雌激素的卵巢肿瘤。仅 10% 的绝经后出血是因为内膜癌。

绝经前患内膜癌的妇女常见的症状仍为异常性子宫出血,常表现为月经过多或时间延长,或已到通常的绝经年龄而仍有周期性出血。对绝经前的妇女,如出现持续或反复性异常出血,或存在肥胖或慢性无排卵应考虑子宫内膜癌的诊断。

体征

体格检查很少能发现内膜癌的证据,尽管肥胖和高血压是常见的伴随因素。应特别留意常见的转移部位,外周淋巴结和乳腺应仔细检查,除肿瘤晚期出现腹水或肝脏、大网膜转移外,腹部检查通常无特异性。妇科检查中,阴道口、尿道周围以及整个阴道和宫颈均应仔细观察和触诊。应行三合诊检查明确子宫大小、活动度、双侧附件有无肿块、宫旁有无浸润以及子宫直肠陷凹有无结节。

诊断

常规的内膜吸取活检是用于评价异常性子宫出血或可疑内膜病变的第一步检查(76),与后续诊断性刮宫(D&C)或全子宫切除后的病理结果进行比较,其诊断的准确率为 90%~98%(77~79)。

窄小的塑料管相对便宜,应用时无需扩张宫颈,较少子宫痉挛的不良反应(更容易被患者接受),超过 95% 的病例可以获得充足的组织样本。如果存在宫颈狭窄情况,应在宫颈旁阻滞后行宫颈扩张。使用抗前列腺素药物进行预处理可以减少子宫痉挛的发生。内膜活检的并发症非常少见,子宫穿孔 1000 例中仅发生 1~2 例。如怀疑存在宫颈病变,应同时行颈管刮宫。巴氏检查对诊断的意义不明显,仅 30%~50% 的内膜癌病例可以表现为巴氏检查结果异常(80)。

下述情况下应选择宫腔镜检查和 D&C:宫颈狭窄、患者耐受性差不允许吸取活检进行充分的病情评估、内膜活检阴性但再次出现出血或组织标本量太少不能解释出血的原因。宫腔镜在诊断内膜息肉或黏膜下肌瘤上的准确性要高于单独的内膜活检或 D&C(81~83)。

经阴道超声检查可以辅助内膜活检检查用以评价异常性子宫出血,有助于筛查需进一步检查的病例(84~87)。经阴道超声同时行或不行子宫造影(声波子宫造影),可能有助于鉴别下述两种情况:围绝经期无排卵或绝经后内膜萎缩导致出血而内膜组织较少的病例,以及内膜组织多或为息肉需行进一步评价的病例。内膜厚度在 4mm 以上、息肉样的内膜肿块或宫腔积液需行进一步检查。尽管大多数研究指出,绝经后妇女内膜厚度在 5mm 及以内则为内膜萎缩,但临床症状时单凭超声检查结果是否可以排除内膜活检的必要性,仍需更多数据的支持(88)。

病理

内膜癌的组织病理学分类如表 35.4(12,89)。

表 35.4　内膜癌分类

内膜样腺癌	乳头状浆液性癌
特殊类型	透明细胞癌
微腺体或乳头状	鳞状细胞癌
分泌型	未分化癌
伴鳞状分化	混合性癌
黏液性癌	

内膜样腺癌

内膜样腺癌占内膜癌的80%。肿瘤由子宫内膜样的腺体组成;为柱状上皮细胞,核位于基底部,细胞质内有极少或无黏液,腺腔表面光滑(图35.2)。当肿瘤分化较差时,其实性成分的比例增加,腺体组成减少,细胞不典型性更明显。分化较好的病变很难与不典型增生进行区别。

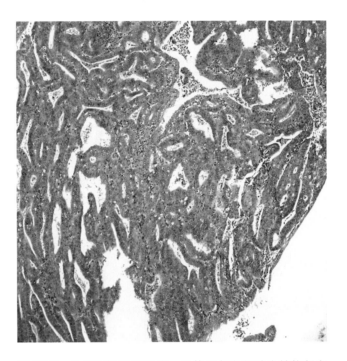

图35.2 分化好的内膜腺癌。腺体和复杂的乳头结构紧密相连,不含内膜间质成分, 称为背靠背(UCLA病理科 Gordana Stevanovic,MD 和 Jianyu Rao,MD 供图)

提示肿瘤浸润和用于诊断的标准包括结缔组织间质、腺体背靠背而无间质成分、广泛乳头状成分以及向鳞状上皮分化。上述表现,除外结缔组织反应性间质浸润,累及区域要等于或超过 1/2 个低倍的显微镜视野(LPF)(>1 LPF;直径 4.2mm)(90,91)。

肿瘤分化常以分级表示,由肿瘤的组织结构和细胞核的异型性决定(表35.5)。据 1989 年国际妇产科联盟(FIGO)分级系统,内膜癌病理分化分为三级:1 级:癌组织的实性部分在 5% 及以下;2 级:实性部分在 6%~50%;3 级:实性部分超过 50%。如果核不典型性明显,超过组织结构分级,则其分级增加一级。

表35.5 内膜癌的 FIGO 分级系统

组织病理学分化程度:

G_1 非鳞状或非桑葚状实性生长区域 <5%

G_2 非鳞状或非桑葚状实性生长区域 6%~50%

G_3 非鳞状或非桑葚状实性生长区域 >50%

注:

细胞核出现异型性,与其结构分期不相称时,则将分级提高一级,如 G_1 升至 G_2

浆液性腺癌、透明细胞癌、鳞状细胞癌优先使用核病理分级

腺癌伴鳞状上皮分化不属于实性区,应按腺体成分进行核病理分级

FIGO Committee on Gynecologic Oncology. Revised FIGO staging for carcinoma of the vulva,cervix,and endometrium. Int J Gynecol Obst 2009;105:103-104.

腺癌伴有鳞状上皮分化时,依据其腺体成分进行病理分级。该FIGO分级系统适用于所有内膜癌,包括其特殊类型和黏液性癌。浆液性和透明细胞癌常根据其核异型性进行分级,然而,大多数研究者认为上述两种肿瘤类型属于高级别病变,分级意义不大。

15%~25%的内膜样癌有鳞状上皮分化(图35.3)。过去,存在良性鳞状上皮区域的癌被称为腺棘癌,而有恶性鳞状上皮成分则被称为腺鳞癌。目前,推荐以内膜癌伴鳞状分化代替上述两种说法,因鳞状上皮成分的分化水平与腺体成分的分化程度平行,而肿瘤的生物学行为绝大部分取决于腺体成分的分化程度(92,93)。

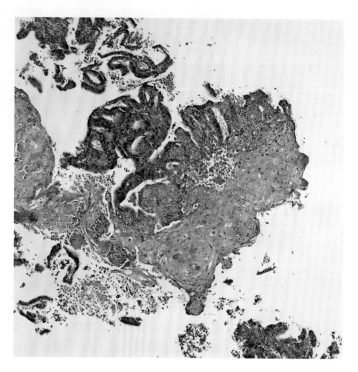

图35.3　具鳞状分化的内膜腺癌。此病变也被称为腺棘癌,胞浆嗜伊红染色的鳞状细胞在肿瘤腺体腔内形成实性细胞群(UCLA病理科 Gordana Stevanovic,MD 和 Jianyu Rao,MD 供图)

约2%的内膜样癌可出现乳头状结构(94,95)。该类型肿瘤,细胞以纤维血管为中心进行排列,形成乳头样结构,但仍维持有内膜样癌的特征。含乳头状结构的内膜样癌常分化较好,行为类似于一般的内膜样腺癌,不同于浆液性乳头状腺癌。**分泌型癌是少见的内膜样癌亚型,仅约占**1%(96,97),多发生于绝经早期的妇女。肿瘤由分化良好的腺体组成,腺体细胞质内含有空泡,与分泌早期内膜相类似。其生物学行为与一般的子宫内膜样腺癌相似,预后较好。分泌型癌可以有分泌功能,引起体内孕激素水平改变,而无孕激素治疗史。上述肿瘤类型需与透明细胞癌相鉴别,因两者均以透明样细胞为突出表现。可以从结构上进行鉴别:分泌型内膜样癌有一致的腺体结构,一致的细胞学特点,核分级水平低;而透明细胞癌细胞结构形态多样,核分级水平高。

黏液性癌　　约5%的内膜癌有突出的黏液性成分,超过50%的肿瘤由细胞质内含黏液的细胞组成(98,99)。这类肿瘤大多数分化较好,生物学行为与一般的内膜样癌类似,预后好。重要的是,将黏液性内膜癌作为一个类型进行认识,与宫颈内膜腺癌相鉴别。原发性内膜癌的特点是,肿瘤组织与正常内膜组织交互存在,存在正常的内膜间质细胞、鳞状上皮化生或存在典型的内膜样癌区域。免疫组织化学染色下,波形蛋白核周阳性染色提示为子宫内膜来源(100)。

浆液性癌

3%~4% 的内膜癌类型类似于卵巢或输卵管的浆液性癌(101~104)。上述肿瘤通常由纤维血管中心以及沿其周围排列的成簇的高度不典型的细胞组成(图35.4),常可见到砂粒体。

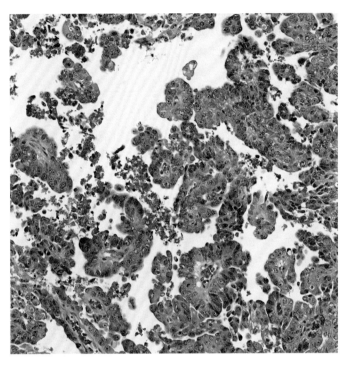

图35.4 内膜浆液性癌。柱状细胞沿纤维血管中心排列形成分枝状乳头,细胞核具中度异型性、多个核仁、明显核分裂相(UCLA 病理科 Gordana Stevanovic,MD 和 Jianyu Rao,MD 供图)

浆液性癌,也称为子宫乳头状浆液性癌(UPSC),被认定为高级别病变。1982 年初次命名,该类型常发生于年老、低雌激素水平的妇女,发现时期别较晚,死亡病例占内膜癌所致死亡病例的 50% 以上(101)。因此,多数报道认为,浆液性癌具较高的侵袭性,预后差。

常与其他组织学的成分混合存在,但混合型的生物学行为即侵袭性与单纯型类似。即使浆液性成分很少(5%)仍会有高复发风险(105)。浆液性癌常存在淋巴血管间隙或深肌层的浸润。淋巴结转移、腹腔细胞学阳性、腹腔内肿瘤转移均与肌层浸润的发生无必然联系(104)。**即便肿瘤仍局限于内膜或仅为内膜息肉而无肌层或血管浸润,相比较于内膜样癌其仍具备更强的侵袭性,具腹腔内扩散倾向,与卵巢癌的生物学行为相似。**一篇报道中,原发病灶仍局限为内膜息肉的子宫浆液性癌,进行探查和手术分期时,其中 37% 存在子宫外转移病灶(106)。

一篇多中心的报道,206 例手术分期Ⅰ和Ⅱ期的浆液性癌复发率为 21%(105)。低期别及进行铂类为主的化疗与总体预后改善相关。手术分期无肌层浸润及子宫外病变的病例,生存率在 89%~100%,因此对于部分特定的患者,尤其年老且有合并症的患者可考虑术后随诊观察(107)。然而,Ⅰ期尤其存在肌层浸润的患者,有较高的腹内及阴道复发风险,因此该类患者建议术后采取铂类为主的化疗以及阴道腔内照射治疗(107~109)。

对于高期别的子宫内膜浆液性癌的手术治疗与内膜样癌相同,包括全面的肿瘤细胞减灭(108)。Mayo 医学临床中心进行的一项研究,细胞减灭达镜下残留水平中位生存时间 51 个月,而有肉眼残留的患者仅 12 个月(110)。在美国,上述患者的术后治疗包括化疗、盆腔外照射,选择性主动脉旁区域外照射。国际妇科肿瘤组研究 GOG184,子宫内膜浆液性癌随机进行卡铂联合紫杉醇和顺铂联合多柔比星(阿霉素)、紫杉醇两种化疗方案的治疗,同时进行肿瘤体积指示性放疗(111),前组病例预后与后者相似,且毒副反应更轻。有限的数据表明,化疗 - 放疗 - 化疗的治疗方案可以改善无瘤间期及 3 年总生存率(112)。肿瘤组的研究正在就单纯化疗的效果进行评估,因为该类肿瘤较高的腹内播散及复发率。除了单纯化疗,放疗是否可以改善生存仍不清楚。年老且有多种合并症不能耐受多种治疗的患者,可以单纯化疗。

透明细胞癌　　透明细胞癌在内膜癌中的比例小于 5%(96,113,114)。透明细胞癌通常混合多种组织成分,包括乳头状、囊管状、腺状和实质型。细胞充满透亮而嗜酸性的细胞质,细胞核高度不典型。常有鞋钉样结构,伴有透明蒂(图 35.5)。

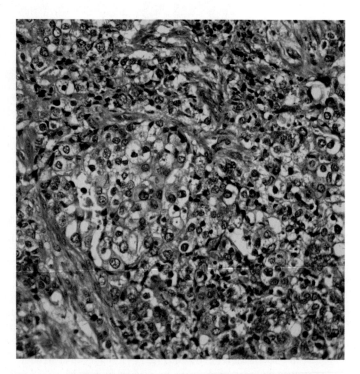

图 35.5　内膜透明细胞癌。具清晰细胞膜的多边形或柱状细胞形成背靠背排列的腺体,细胞质丰富,呈颗粒状或透亮,核大小不一(包括双核和多核),具明显核仁(放大倍数 ×400)。(UCLA 病理科 Gordana Stevanovic,MD 和 Jianyu Rao,MD 供图)

透明细胞癌常见于老年妇女,预后较浆液性癌更差,通常总生存率为 33%~64%。一项多中心的研究,99 例子宫内膜透明细胞癌病例,进行彻底手术分期且无子宫外病变的 22 例病例中,仅 1 例复发(阴道)(115),49 例 I 和 II 期病例(不论分期手术范围),仅 1 例出现血行转移。上述数据均反对局限于盆腔的子宫内膜透明细胞癌接受静脉全身化疗,而阴道局部转移率为 10%,单纯进行阴道腔内照射是有效的。相反,有些学者主张 I 期病例需进行静脉全身化疗(116)。

全面手术分期是重要的,52%的临床I期患者存在转移病变,患者进行满意的肿瘤细胞减灭术较术后肿瘤残留患者,可以改善无瘤生存及总体生存(115)。高期别患者术后应进行铂类为主的化疗(116)。

鳞状细胞癌

极少见的内膜癌类型。部分为单纯鳞状细胞,大多数含有少量腺体成分。确定为内膜来源,需明确与宫颈鳞状上皮无相连或非来自其播散。诊断时,鳞状细胞癌常伴发宫颈狭窄、慢性炎症和宫腔积脓。肿瘤预后差,临床I期患者生存率仅约为 36%(117)。

内膜和卵巢双癌

同时发生的生殖道恶性肿瘤中,内膜和卵巢双癌最为常见,报道的发生率为1.4%~3.8%(118~122)。通常,卵巢和内膜癌均为分化较好的内膜样腺癌,期别早,预后较好。患者常为绝经前妇女,以异常性子宫出血为表现。卵巢癌通常为意外发现,由于内膜癌出现相应临床表现,发现时期别一般较早,故预后较好。超过 29% 的卵巢子宫内膜样癌合并内膜癌。如果分化差、存在非内膜样的组织学亚型或者卵巢与子宫病变的组织学类型不相同,预后相对差。免疫组织化学检测、流式细胞仪分析、DNA 状态分析以测定杂合子丢失的状态等有助于区别转移性或原发性肿瘤,但诊断常取决于常规的临床和病理学的标准。

治疗前评估

明确内膜癌的诊断后,接下来应全面评价患者状况以制订最佳和最安全的治疗方案。完整的病史、全面的体格检查极为重要。内膜癌患者常年龄大、肥胖、存在多种内科合并症,比如糖尿病、高血压,影响手术治疗。任何异常情况均需关注,比如膀胱直肠的异常表现。

体格检查方面,需格外注意有无增大或可疑的淋巴结,包括腹股沟区域,有无腹部包块,盆腔内可能的肿瘤转移部位有无病灶。出现远处转移或盆腔内播散,如宫颈转移、宫旁浸润,治疗方案需相应改变。大便隐血检查也是必需的。

行胸片检查以除外肺部转移,评价患者的心肺状态。其他常规需进行的术前检查还包括心电图、血常规、血清生化(包括肝肾功能检查),血型分析和尿液检查。对大多数内膜癌患者来说,其他一些术前或了解分期的检查非必须也无必要进行,**如膀胱镜检查、直肠镜检查、静脉肾盂造影、钡剂灌肠检查,只在患者出现相应症状、体格检查存在阳性发现或其他实验室检查发现异常时才需选择进行**(123)。Ⅱ型子宫癌可考虑盆腹腔 CT 检查,以决策是否进行微创手术治疗。Ⅳ期通常会有临床表现,包括患者症状及临床检查发现。B 超和 MRI 可用于术前评估肌层浸润的深度,有较高的准确性(124),其结果有助于明确术中淋巴结活检的必要性。

血清 CA125 是一种抗原决定簇,在 80% 的进展性卵巢癌患者血清中水平出现升高,在大多数晚期或转移性内膜癌中也会上升(125)。一项研究中,81 例病灶局限的内膜癌患者,术前 23 例出现 CA125 水平升高;术中,23 例患者中 20 例(87%)发现子宫外病灶,而术前 CA125 正常的 58 例患者中仅 1 例病变扩散至子宫外(126)。另有一项研究中发现,78% 的内膜癌伴淋巴结转移的患者术前可以出现 CA125 水平升高(127)。因此,术前进行血清 CA125 的测定有助于决定手术分期的范围,如果存在高水平 CA125,则可用其作为评估治疗效果的肿瘤标志物(128,129)。

临床分期　　依据 1971 年制定的 FIGO 系统进行的临床分期方案,适用于因一般状况太差或肿瘤扩散而无手术机会的患者(130)。目前,上述老的临床分期系统已被 FIGO 手术分期取代,详见下文。随着术前及术后护理、麻醉监测和手术技术的改进,几乎所有的患者均适合手术治疗。有文献报道,595 例临床早期的内膜癌患者手术率 87%(131)。仅小部分存在宫颈的大块转移灶、宫旁转移、膀胱或直肠浸润或远处转移的患者难以进行手术。

手术分期　　普遍认同的内膜癌的处理包括全子宫切除、双附件切除,具宫外转移风险时行恰当的手术分期(132~134)。1988 年以来内膜癌推荐进行手术分期(134)。然而,是否所有患者均应行全面的盆腔淋巴结及主动脉旁淋巴结清扫未被普遍接受(135~137),最近两项大宗回顾性随机临床研究结果使其更具争议,研究发现进行盆腔淋巴结清扫并未改善患者的预后(138,139)。上述研究设计上存在差别:ASTEC 研究中纳入全部临床 I 期病例且无排除标准,而意大利的研究排除了分期 IA 和 IB 期分级 1 级的病例,以及类型为非内膜样的病例。在后项研究中所有病例均进行全面的淋巴结清扫,而 ASTEC 研究中仅进行盆腔淋巴结活检(中位淋巴结切除数目分别为 30 个和 12 个)。研究说明了其结果可能出现偏差的因素:两项研究中淋巴结的阳性率均很低(13% 和 9%),且不管排除标准的异同,两项研究均包含低危病例,可能淡化了淋巴结清扫的治疗获益。另一个重要的局限是淋巴结切除均仅限于盆腔,而未进行主动脉旁淋巴结的清扫。以前认为限于盆腔的外照射放疗不能改善内膜癌生存(136),所以仅行盆腔淋巴结清扫无治疗效果并不让人意外,研究认为淋巴结受累的病例中 67% 存在主动脉旁淋巴结转移,接受淋巴结清扫的病例中 16% 出现孤立的主动脉旁淋巴结转移(140)。两项研究均未利用淋巴结清扫的结果来决定术后治疗(比如,淋巴结阴性则放弃放疗,或转移区域术后则进行针对性治疗),也会拉低该手术程序潜在的疗效。

系统的盆腔及主动脉旁淋巴结清扫成为评估是否存在子宫外病变的最重要的手术步骤,并且成为术后针对性治疗的依据。GOG33 指出,无或存在浅肌层浸润的患者存在较低的淋巴结转移可能性(141)。Mariani 等指出,分级 1 级或 2 级、浅肌层浸润的内膜样癌,当肿瘤直径在 2cm 及以下时未见淋巴结转移的发生(137)。Schink 等报道,肿瘤直径是很重要的指示淋巴结是否转移的因素(142)。有患者可能因进行淋巴结清扫手术而增加了手术并发症发生的风险,而同时并未获得具体益处。结合肿瘤直径、肌层浸润深度、组织学分级及类型来决策是否选择进行淋巴结清扫。

一项临床观察性研究报道,对于中高复发风险的病例(组织学分级 3 级,或存在深肌层浸润、淋巴血管间隙受累,或存在宫体外病变),相比行全子宫切除和盆腔淋巴结清扫,而未行主动脉旁淋巴结切除的病例,进行主动脉旁淋巴结清扫可以显著改善生存,而在低危病例中并未发现上述结果(143)。此外,子宫内膜癌术后放射治疗(PORTEC)项目研究发现,IC 期分级 3 级的内膜癌仅行全子宫切除(非分期手术)加术后盆腔外照射放疗,早期远处转移和死亡风险高,远处转移复发的发生率达 31%(136)。根据文献,存在危险因素,比如组织学分级 3 级、深肌层浸润或淋巴血管间隙受累的患者,手术分期看起来有获益可能。

综上所述,手术分期可以(i)找出病变播散而具高复发风险的患者;(ii)明确术后治疗;(iii)合理地应用信息以减少需要术后辅助治疗的可能(无合理益处时避免不良事件的发生风险);(iv)尽可能地切除淋巴结转移病变。尽管对高危患者存在多种可能的益处,前瞻性随机研究数据表明,减少可能的辅助治疗借以改善预后或降低总不良事件发生率,目前并没能做到。

FIGO 更新了子宫内膜癌手术分期系统(表 35.6)(144)。与 1988 年的建议相比较,新系统存在下述变化:(i)将既往的ⅠA 和ⅠB 期合并;(ii)取消既往的ⅡA 期,所以出现宫颈间质受累即界定为Ⅱ期;(iii)腹腔细胞学检查阳性不再作为提高分期的标准(尽管 FIGO 仍建议留取腹腔冲洗液,因其与其他不利预后因素相结合时具指示预后作用);(iv)根据主动脉旁淋巴结有无累及,将ⅢC 期分为ⅢC1 和ⅢC2 两期,出现宫旁受累界定为ⅢB 期。

表 35.6　内膜癌(2008)

期别	特征
Ⅰ期 *	肿瘤局限于宫体
ⅠA*	无或浸润肌层 <1/2
ⅠB*	浸润肌层 ≥1/2
Ⅱ期 *	肿瘤累及宫颈间质,但未超出子宫 **
Ⅲ期 *	肿瘤局部或区域播散
ⅢA*	肿瘤侵及宫体浆膜和(或)附件 #
ⅢB*	阴道和(或)宫旁受累 #
ⅢC*	转移至盆腔和(或)主动脉旁淋巴结 #
ⅢC1*	盆腔淋巴结阳性
ⅢC2*	主动脉旁淋巴结阳性伴或不伴盆腔淋巴结阳性
Ⅳ期 *	肿瘤累及膀胱和(或)直肠黏膜,和(或)远处转移
ⅣA*	肿瘤累及膀胱和(或)直肠黏膜
ⅣB*	远处转移,包括腹腔内转移和(或)腹股沟淋巴结

FIGO Committee on Gynecologic Oncology. Revised FIGO staging for carcinoma of the vulva,cervix,and endometrium. Int J Gynecol Obst 2009;105:103-104.

* 无论 G_1,G_2 或 G_3

** 宫颈内膜腺体受累被界定为Ⅰ期,而不再是Ⅱ期

腹腔细胞学阳性被单独指出,但参与分期

影响预后因素

肿瘤期别是最显著的预后影响因素,另有许多影响复发或预后的独立的因素,包括肿瘤分级、组织病理学类型、肌层浸润深度、患者年龄、手术病理发现宫外播散(表 35.7 和表 35.8)。其他如肿瘤体积、腹腔细胞学、激素受体状态、流式细胞分析和癌基因的表达情况也是重要的影响预后的因素。

表 35.7　临床Ⅰ期内膜癌手术 - 病理所见

手术 - 病理所见	百分比(%)
组织学	
腺癌	80
腺鳞癌	16
其他(乳头状浆液性腺癌、透明细胞癌)	4
分级	
1	29
2	46
3	25
肌层浸润	
无	14
内 1/3	45
中 1/3	19
外 1/3	22

续表

手术 - 病理所见	百分比（%）
淋巴 - 血管间隙受累	15
峡部播散	16
附件受累	5
腹腔细胞学阳性	12
盆腔淋巴结转移	9
腹主动脉旁淋巴结转移	6
其他宫外转移	6

修改自：Creasman WT, Morrow CP, Bundy BN, et al. Surgical pathologic spread patterns of endometrial cancer. Cancer 1987;60:2035-2041.

表 35.8　内膜癌预后因素

年龄	淋巴结转移
组织学类型	腹腔内转移
组织学分化	肿瘤直径
肌层浸润	腹腔细胞学
淋巴 - 血管间隙受累	激素受体状态
峡部 - 宫颈播散	DNA 倍体 / 增殖指数
附件受累	基因 / 分子肿瘤标志物

年龄

一般来说，年轻内膜癌患者预后好于年老患者。有两篇研究报道，50 岁以前的内膜癌患者无一例发生与癌症相关的死亡（145,146）。另有研究指出，年龄在 70 岁以上的内膜癌患者，5 年生存率为 60.9%，而 50 岁以下者 5 年生存率达 92.1%（147）。生存率的下降主要与宫外播散（分别为 38% 和 21%）和深肌层浸润（分别为 57% 和 24%）的发生风险增加有关。GOG 报道的内膜癌 5 年生存率：50 岁及以下患者为 96.3%，51~60 岁为 87.3%，61~70 岁为 78%，71~80 岁为 70.7%，大于 80 岁则为 53.6%（148）。

年老患者复发的风险增加常与分级 3 级、不利的组织学类型发生率更高有关，不管怎样，年龄是独立的预后影响因素。内膜癌中，年龄的增加与疾病的复发风险成独立正相关。有研究发现，出现复发或死于内膜癌的患者，诊断时的平均年龄为 68.6 岁，而未出现复发者中位诊断年龄为 60.3 岁。年龄每增加 1 岁，估计复发的危险性增加 7%。小于 50 岁的患者无出现复发报道，50~75 岁复发率为 12%，大于 75 岁则为 33%（149）。

组织学类型

非内膜样的组织学亚型占 10%，其复发和远处转移的风险更高（150,151）。美国 Mayo 临床机构对 338 例内膜癌患者的回顾性分析中显示，52 例（13%）为非常见的组织学亚型，包括 20 例腺鳞癌、14 例乳头状浆液性癌、11 例透明细胞癌、7 例未分化癌。内膜样癌患者的生存率为 92%，而上述亚型患者的总生存率仅为 33%。分期手术中，62% 的非常见组织学亚型患者存在宫外播散病灶（150）。

组织学分级

内膜癌的组织学分级与预后强相关（132,141,149,152~156）。一项研究中，分级 1 级肿瘤的复发率为 7.7%，2 级为 10.5%，3 级为 36.1%；3 级的内膜癌患者出现复发的几率是 1 级和 2 级患者的 5 倍；5 年无瘤生存率 1、2 级分别为 92% 和 86%，3 级为 64%（149）。另一项研究的结果相类似,1、2级患者复发率为9%,而3级复发率为39%(153)。肿瘤分级增加常与深肌层浸润、宫颈受累、淋巴结转移、局部复发和远处的转移相关。

肿瘤体积

　　肿瘤体积是显著影响淋巴结转移发生和预后的因素(142,157)。有研究经过分析发现,142例临床I期内膜癌患者,肿瘤体积在2cm及以内,淋巴结阳性率为4%,超过2cm时为15%,肿瘤充满整个宫腔则为35%(156)。肿瘤体积较好地界定淋巴结转移发生的中危病例(也就是说,分级2级且肌层浸润深度<50%的病例)。总的来说,上述患者出现淋巴结转移的风险为10%,肿瘤2cm及以下,几无淋巴结转移,大于2cm则转移率为18%。肿瘤2cm及以内者5年生存率为98%,超过2cm者5年生存率为84%,充满整个宫腔时仅为64%(137,157)。

激素受体状态

　　部分研究中发现,**雌孕激素受体的表达水平是独立于期别之外的影响内膜癌预后的因素**(158~164)。存在一个或两个激素受体的内膜癌患者的生存时间要长于无受体表达的患者。即使转移患者,若为受体表达型内膜癌则预后也会随之改善(161)。孕激素受体水平指示预后的作用要强于雌激素,受体的绝对水平越高,预后越佳。

DNA倍数和增殖指数

　　流式细胞仪分析显示,约2/3的内膜腺癌由DNA二倍体构成(162,165~174)。**随着分期、分级和肌层浸润深度的增加,非二倍体的比例增加。**在某些研究中,DNA构成与肿瘤临床过程有关,当肿瘤由非整倍体细胞组成时死亡率会有所增加。增殖指数也与预后相关。

肌层浸润

　　当肿瘤侵及肌层外1/2时,累及淋巴系统的可能性增加,因此肌层浸润深度的增加提高了宫外转移和复发的风险(153,155,175)。肌层浸润深度与宫外和淋巴结转移之间的相关性已得到证实(175)。无肌层浸润患者盆腔淋巴结的转移率仅为1%,浸润至外1/3肌层时,盆腔淋巴结和主动脉旁淋巴结的转移率分别达到25%和17%。深肌层浸润(不论期别>50%;I期≥66%)是最强的预示血行复发的因素(176)。随肌层浸润深度的增加,生存率随之下降。无肌层或浅肌层浸润内膜癌患者的5年生存率为80%~90%,存在深肌层浸润时生存率降至60%。肌层浸润深度影响预后最敏感的反应指标是肿瘤-肌层交界处至子宫浆膜面之间的距离。当上述距离在5mm之内时,复发和肿瘤致死的风险要显著高于距离>5mm的患者(177,178)。

淋巴血管间隙浸润

　　淋巴血管间隙浸润(LVSI)是所有内膜癌类型复发和死亡的独立危险因素(178~181)。早期内膜癌总的LVSI发生率约为15%,随肿瘤分级和肌层浸润深度的增加而升高。一研究报道,LVSI的发生率:1级肿瘤者为2%,浅肌层浸润者为5%;而3级肿瘤和深肌层浸润者分别达42%、70%(180)。LVSI是淋巴播散和复发的强预示因素(182)。另一研究报道,存在LVSI的临床I期内膜癌患者死亡率为26.7%,无LVSI时则仅为9.1%(183)。同样,无显见LVSI患者5年生存率为83%,相对存在LVSI则降至64.5%(181)。另一研究的多因素分析中,仅肌层浸润深度、DNA倍数、脉管浸润与I期内膜腺癌患者的生存之间有重要相关性(165)。

子宫峡部和宫颈受累	**肿瘤在子宫中的位置很重要。累及峡部、宫颈或两者均受累增加了宫外转移、淋巴结转移以及复发的风险**。宫颈间质受累是预示淋巴播散和复发的强因素,尤其盆腔淋巴结(182)。一研究报道,肿瘤单独累及宫底部时,复发率为 13%,而当子宫下段或宫颈累及时复发率增加为 44%(151)。一项 GOG 的研究发现,肿瘤累及峡部或宫颈而无明确宫外转移证据,复发率为 16%,相对危险系数 1.6(132)。累及宫颈者,肿瘤分级更高、体积更大、肌层浸润深度更深,毫无疑问将增加复发的风险。
腹腔细胞学	有部分报道指出,腹腔细胞学阳性时复发率更高且生存率降低,据此,建议腹腔细胞学阳性时需要进一步治疗(184~186)。但研究中纳入存在其他宫外播散证据的病例,且未采用恰当的多因素分析,以及部分患者未行全面分期。GOG 研究严格地分析了 1180 例Ⅰ、Ⅱ期内膜癌病例,所有病例均完成了恰当的手术病理分期(132),仅 697 例有腹腔细胞学检查结果及完善的随诊,86 例腹腔细胞学阳性病例中 25 例(29%)出现复发,而阴性的 611 例中 64 例(10.5%)出现复发,阳性复发的 25 例病例中 17 例为腹腔外复发。 　　相比上述报道,数量相当的研究发现,当无其他危险因素,如宫外病变时,腹腔细胞学结果与肿瘤复发之间无显著相关性(186~189)。若腹腔细胞阳性是唯一的宫外病变(也即无附件或子宫浆膜受累),且无预后不良因素(也即肌层浸润深度超过 50%、组织学类型非内膜样、分级 3 级、淋巴血管间隙受累和宫颈受累)则不会出现腹腔外复发,预后良好(190),即便不采取任何辅助治疗措施,5 年生存率为 98%~100%(148,191,192)。相反,具预后不良因素同时腹腔细胞学阳性则存在较高的腹腔外远处转移几率(47%),全身静脉化疗可能有益预后。**腹腔细胞学阳性仅在肿瘤播散至附件、腹膜或淋巴结时才对生存产生不良影响,仅局限于子宫时则无关**(188,189,191)。出于上述原因,2009 年 FIGO 分期将腹腔细胞学从分期相关因素中删去。 　　腹腔细胞学阳性的预后相关性结论如下: 　　1. 腹腔细胞学阳性与其他已知的不良预后因素有关。 　　2. 腹腔细胞学阳性而无宫外播散证据或其他不良预后因素,则对复发和预后无显著影响。 　　3. 腹腔细胞学阳性,同时存在其他不良预后因素或宫外播散病灶,则会相应增加远处和腹腔内复发的风险,对预后产生显著的不良影响。 　　4. 采用不同的治疗形式并不能改善腹腔细胞学阳性的内膜癌的治疗效果。
ⅢA 期:附件或子宫浆膜受累	**大多数ⅢA 期病例会同时存在其他预后不良因素,从而使其具高复发风险**。某文献报道,所有子宫浆膜或附件浸润(或两者同时)的患者均接受全腹腔放射治疗,存在全肌层浸润或子宫浆膜浸润的患者 100% 出现腹腔外转移,单纯附件受累的患者 20%~25% 出现腹腔外转移(132,193)。术后辅助全身静脉化疗可能对患者有益。
淋巴结转移	**淋巴结转移是影响临床早期内膜癌患者预后最重要的因素**。临床Ⅰ期内膜癌中 10% 出现盆腔淋巴结转移,6% 则出现主动脉旁淋巴结转移。淋巴结转移患者出现复发的几率是无淋巴结转移者的 6 倍。一项研究中,淋巴结转移时的复发率为 48%,盆腔淋巴结转移时为 45%,而主动脉旁淋巴结转移时为 64%,相对地,淋巴结阴性时复发率仅为 8%。**淋**

巴结出现转移时的 5 年无瘤生存率为 54%,阴性时则高达 90%(148)。GOG 发现,有无主动脉旁淋巴结转移在决定预后方面相当重要。48 例主动脉旁淋巴结转移患者,28 例(58%)疾病进展或出现复发,仅 36% 的患者存活 5 年,而无主动脉淋巴结转移时存活 5 年的比例上升至 85%(194)。淋巴结转移同时存在其他子宫外病变(阴道、子宫浆膜、腹腔细胞学阳性、附件受累),淋巴结播散时复发率为 67%(41% 淋巴结外),子宫外病变位于其他部位为 32%(190)。

腹腔内转移　　　　临床 I 期内膜癌中子宫外转移包括腹腔细胞学和淋巴结转移的发生率为 4%~6%。大体肿瘤腹腔内播散与淋巴结转移高度相关。有研究指出,51% 存在腹腔内转移的患者淋巴结阳性,而无腹腔内转移时阳性率仅为 7%(141)。除淋巴结转移外的宫外转移也与复发显著相关。另一项研究中,50% 的宫外转移患者出现复发,无宫外转移时复发率为 11%,前者几乎是后者的 5 倍。非淋巴结性的宫外转移 5 年无瘤生存率为 50%,无转移时为 88%(148)。预示腹腔复发的指标包括IV期,或 II 、III 期肿瘤存在两个及以上下述危险因素:宫颈受累、腹腔细胞学阳性、淋巴结阳性、组织学为非内膜样亚型(195)。

**I 和 II 型内膜癌:
分子像差**　　　　基于病因学和病理学特征,散发性内膜癌分为两种不同亚型(2,134),I 型(组织学为内膜样)占绝大多数(约 80%),大多为低分级、雌激素受体阳性、与雌激素过多相关,来源于不典型复杂增生(196,197)。雌激素过多可能与肥胖时外周雄激素转化成雌激素增加有关,或由无排卵或外源性雌激素摄入过多引起(134,198~202)。肥胖、多囊卵巢综合征、使用他莫昔芬、未经对抗的雌激素暴露均与内膜癌风险相关,另一些因素包括晚绝经、未育、糖尿病以及高血压病。雌激素过多导致内膜由增生发展成浸润性病变的分子基础仍未可知,因发展过程中仅少量因素可重复(203)。相反,II 型内膜癌(浆液性、透明细胞癌)与高雌激素水平无关,且常见于非肥胖妇女。II 型内膜癌由其前身内膜上皮内癌(EIC)发展而来,常在相对年老的妇女中,出现在萎缩性内膜的背景之上(204)。特定的分子转变与上述两种亚型相关。在内膜样内膜癌中通常的基因转变包括 PTEN(205~212)或 β-连接素(213~215)基因突变,而 II 型内膜癌中常出现突变的基因为 HER2/neu、p53、p16、e-钙粘连素以及异质性缺失(LOH)(216~218)。上述特定的分子转变强调了预后的不同,I 型内膜癌 70% 的病例病变局限于子宫,5 年生存率超过 85%,而 II 型内膜癌临床更具侵袭性,预后更差,即使肿瘤无或仅为浅肌层浸润,在全面分期手术中 3 个患者中超过 1 个可发现宫外远处转移,导致总体生存仅为 20%(106,110,114,219)。

　　　　PTEN 抑癌基因失活是最早在内膜癌前期病变中发现的基因转变之一,也是 I 型内膜癌最为常见的基因缺失。研究发现超过 83% 的内膜癌中出现(206)PTEN 抑癌基因失活。肿瘤存在 PTEN 突变时分化较好,侵犯范围小(220~222)。微卫星不稳定性(MSI)出现在约 20% 的内膜癌中(223~225),微卫星是基因谱中重复的 DNA 序列中的一个小片段,MSI 显示的是这些 DNA 片段中序列改变的累积值,其常由细胞核内构成错配修复系统的蛋白失活引起(226)。错配修复系统的成分之一 MLH1 失活是 I 型内膜的常见转变,该转变常发生在基因启动子中 CpG 岛的超甲基化过程中,也即一种外显子的静默程序(227)。而在肠癌中,MSI 和错配修复基因失活发生在所有错配修复基因的突变过程中,包括 hMSH2、hMLH1,PMS1,PMS2 和 hMSH6(44~46)。MSI 和 MLH1 的甲基化异常是内膜癌变过程中的早期事件,常在癌前病变中描述(196,224)。K-ras 基因的 12 或 13 密码子在内膜腺癌中出现突变的概率为 10%~20%(228)。K-ras 基因突变是独立的不良预后因素(229,230)。

　　　　II 型内膜癌中常存在染色体不稳定伴大范围的基因重排(231)。最常见的基因转变为

TP53突变,见于90%的浆液性癌中(205,227,232,233)。相比内膜样癌,MSI罕见(<5%),以及K-ras和PTEN(210,234,235)。另一些在浆液性癌较内膜样癌中常见的基因转变包括p16失活(45%),以及HER2/neu癌基因的过度表达和基因放大(分别为45%和70%)(232,236,237)。HER-2/neu的过度表达可以缩短无进展间隔期(238~240)。e-钙粘连素是一种负责细胞与细胞之间连接的癌基因,在内膜癌的发生和进展中扮演了至关重要的角色,在62%~87%的病例中其表达缺失或降低,在浆液性或透明细胞癌中,e-钙粘连素表达缺失与高期别的内膜癌与LOH相关(214,241,242)。

手术治疗　临床Ⅰ、Ⅱ期内膜癌的治疗规范见图35.6。当前最常规的内膜癌手术程序包括腹腔细胞学、全子宫及双侧输卵管-卵巢切除和分期手术。对于非内膜样的患者还需切除大网膜、阑尾及腹膜多点活检。是否行淋巴清扫取决于组织类型、肿瘤分化,术中发现的肿瘤体积及肌层浸润深度,有无宫外转移。出现任何下述因素时行双侧盆腔及主动脉旁淋巴结清扫:宫外转移、FIGO分级3级、非内膜样亚型、肿瘤浸润肌层深度超过50%,若无上述因素,如果肿瘤体积超过2cm则仅行盆腔淋巴结清扫,盆腔淋巴结阳性需行主动脉旁淋巴结清扫(图35.7)。若患者无一上述因素,无宫颈受累,肿瘤体积2cm以下可不清扫淋巴结。术后是否放疗、化疗或放化疗取决于最终手术标本的病理学及细胞学检查结果,根据之前叙述的标准(243)。

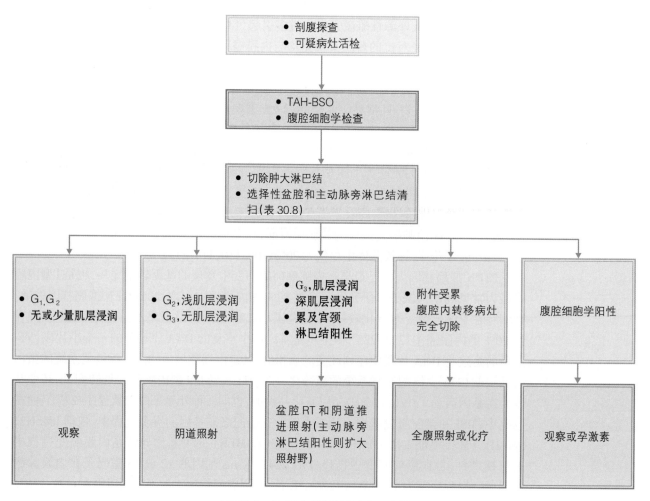

图35.6　临床Ⅰ和Ⅱ期内膜癌的手术处理

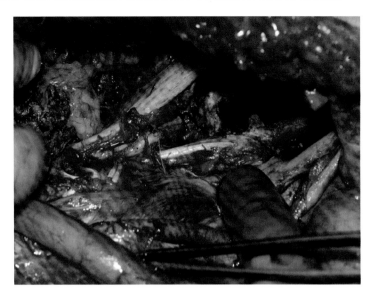

图 35.7 根治性侧盆壁切除。图片来自一因左侧盆壁转移复发而行腰大肌和髂骨切除的患者。图片从下往上(中向外)包括膀胱、髂内和外动脉、髂总静脉、腰骶干、闭孔神经(被切断)和生殖股神经。腰大肌的断端见图左侧(Mayo 诊所 Sean C 和 Dowdy,MD 供图)

全子宫和双侧输卵管 - 卵巢切除术是内膜癌治疗的第一步,淋巴结切除的作用最具争论性,详见"手术分期"章节。

经阴道全子宫切除术

经阴道全子宫切除术可选择性地用于部分患者,包括患者肥胖、一般情况较差或合并存在子宫阴道脱垂。经阴道全子宫及双输卵管 - 卵巢切对于低危患者(内膜样、分级 1 级或 2 级、肌层浸润 <50%、肿瘤直径 <2cm)足够。**经阴道全子宫切除术尤其适用于宫外转移低危的患者临床分期 I 期、分化较好的肿瘤)。某文献报道,行经阴道全子宫切除的临床 I 期内膜癌病例 56 例,术后加用或不加放射治疗(多为腔内放疗),生存率为 94%,56 例中 3/4 为 1 级病变(244)**。其他报道也有相似的良好结果(245~247)。显然,经阴道全子宫切除术较单纯放射治疗优越,但一般而言限于特定的患者。

腹腔镜治疗

近来,腔镜治疗技术的发展使得内膜癌选择腹腔镜进行治疗成为可能。自 1992 年以来,**已有多篇文献报道采用腹腔镜辅助下经阴道全子宫及双侧输卵管 - 卵巢切除和腹腔镜下腹膜后淋巴结清扫的方式用于内膜癌的分期和治疗**(248~256)。这些早期的研究指出,腹腔镜或开腹两种术式在切除淋巴结的数量、估计失血量、复发和生存率上均无显著性差异,而腹腔镜手术术后病率更低、手术时间更长、住院时间更短、重返工作岗位更早。尽管有文献个例报道发生穿刺部位转移,但发生率的报道少见。Martinez 等报道,1216 例内膜癌和宫颈癌,穿刺部分转移的发生率小于 0.5%,排除存在腹膜病变的病例则未见穿刺部位转移出现(257)。

GOG 开展的一项大宗前瞻性研究将内膜癌病例的初次治疗随机分为腹腔镜或开腹手术(258),纳入 2500 例病例,1696 例行腹腔镜手术,920 例行开腹手术。结果与早期报道一致,腹腔镜组住院时间更短(超过 2 天占 52%,开腹组则占 94%),失血量更少,术后并发症更少(14% 比 21%),术中并发症发生率类似,而手术时间腹腔镜组更长,淋巴结数量无差别,分期构成一致。随诊生活质量观察表,腹腔镜治疗组癌症治疗功能评估-综合(FACT-G)评分改善,身体机能更佳,体表损伤少,疼痛更轻,对生活质量的干扰更小,更早恢复日常生活,6周的恢复期后即可重返工作岗位(259)。

尽管6个月后两者的差异趋于轻微甚至可忽略,分析中仍依据患者意愿选择治疗。值得关心的是,腹腔组的转开腹手术率为24%,而其中仅4%是因为术中发现更高级别病变,而且此概率随体重指数(BMI)上升而增加,因绝大多数内膜癌患者存在肥胖情况,所以这是个问题,BMI达40的患者转换率为57%,这显示了手术技术在肥胖患者中的局限。

一项包括293例内膜癌患者的回顾性研究报道了采用腹膜外腹腔镜分期手术进行主动脉旁淋巴结清扫(260)。该入路避开小肠的干扰从而有利手术野的暴露,在超过90%因BMI超过51而不适合腹腔镜手术的肥胖患者中获得了成功。在淋巴结清除的数量上未见差异,所有清扫均达肾静脉水平,而失血量、术后并发症以及住院时间均较开腹手术有显著改善。是否清扫至肾静脉水平是重要的,因约60%肠系膜下动脉以上水平淋巴结累及的患者同侧肠系膜下主动脉旁淋巴结阴性(140)。因此,如果淋巴结清扫的区域在肠系膜下动脉水平以下,38%~46%的主动脉旁淋巴结转移的患者会被遗漏。既然肾动脉下淋巴结清扫被证实是必要的,腹膜外的手术方式为完成全面的淋巴结清扫提供了最为可行的方式。

机器人辅助手术治疗内膜癌受到欢迎(见第25章)。随设备及显像技术的改善,腔镜经验较少的外科医师完成微创手术也成为可能,在患者方面,尤其肥胖患者,其原先可能并不适宜微创手术。在一篇仅纳入肥胖内膜癌患者的报道中,机器人手术较开腹手术时间更短,失血量更少,淋巴结清扫区域更高,而住院时间更短(261),文中主动脉旁淋巴结清扫的内容未描述,即便采用机器人辅助,肾动脉下水平主动脉旁淋巴结清扫仍是挑战。

不限于肥胖患者,机器人辅助手术相比腔镜手术在术后病率方面有相似的优势,较开腹手术术后恢复快,而手术时间更短(262)。内膜癌患者的预后转归情况明确,机器人手术是一种更具优越性的微创技术,可以达到相同的预后效果。由于机器人手术设备较高的投入以及各种费用赔付的缺乏,在临床以及近期使较多患者通过该方式获益仍非主流。

根治性子宫切除术

根治性子宫切除术需同时切除宫旁组织和上段阴道,行双侧盆腔淋巴结清扫,相比单纯筋膜外全子宫和双输卵管-卵巢切除并未改善I期内膜癌患者的生存率(263~266),却增加了术中和术后的病率,因此对于早期内膜癌患者不应采取此种术式。若肿瘤累及宫颈,可行改良的筋膜外全子宫切除,有利于改善预后,降低局部复发风险,尤其适宜术后未计划加用局部放疗的年轻患者(267)。

放射治疗为主的治疗

早期子宫内膜癌患者采用手术加术后个性化放疗是被最广为接受的治疗方法。然而,5%~15%的子宫内膜癌患者因严重的内科疾病不适合手术(131),她们往往是合并复杂急慢性内科病,如高血压、心脏病、糖尿病以及肺、肾和神经系统疾病的老年和肥胖患者。

一些系列研究表明,放疗对不适合手术治疗的子宫内膜癌患者是有效的治疗手段(268~277)(表35.9)。一项研究对120例临床I期和17例临床II期的子宫内膜癌患者进行单纯的放射治疗,其中85%的病例只接受了腔内照射。由于该组患者并发疾病的高死亡率,与疾病特异性生存率分别为87%和85%相比,患者5年和10年的总生存率分别只有55%和28%,而I期和II期患者的疾病特异性生存率无差别,其中14%患者有子宫内复发,宫外盆腔的复发率为3%。作者采用外照射和腔内照射相结合治疗15例临床III和IV期的患者,5年疾病特异性生存率为49%,其中5例(3%)出现严重的放疗晚期并发症(277)。

表35.9 子宫内膜癌患者单独放疗文献回顾

作者（文献）	年份	分期	患者数量	局部复发率（%）	特定疾病生存率（%）	主要并发症发生率（%）[a]
Landgren et al.(268)	1976	I～II	124	22	68	7
		III～IV	26	42	22	
Abayomi et al.(269)	1982	I～II	50	26	78	15
		III～IV	16	—	10	
Patanaphan et al.(270)	1985	I～II	42	14	64	2
		III～IV	10	60	20	
Jones and Stout(271)	1986	I～II	146	22	61	4
		III～IV	14	79	14	
Varia et al.(272)	1987	I～II	73	21	43	10
Wang et al.(273)	1987	I～II	41	22	76	5
Grigsby et al.(274)	1987	I	69	9	88	16
Taghian et al.(275)	1988	I～II	94	6	70	17
		III～IV	10	10	27	
Lehoczky et al.(276)	1991	I	171	20	75	0
Kupelian et al.(277)	1993	I～II	137	14	85	3
		III～IV	15	32	49	

[a] 所有分期总和

From Kupelian PA, Eifel PJ, Tornos C, et al. Treatment of endometrial carcinoma with radiation therapy alone. Int J Radiat Oncol Biol Phys 1993;27:817-824, with permission.

虽然人们普遍认为腔内照射对取得满意的局部控制是必要的,但外照射在治疗子宫内膜癌主要方法中的适应证尚未完全明确。对那些宫颈受累和已确定或怀疑有宫外盆腔扩散的患者,外照射的益处无疑。从理论上讲,外照射可以消灭微结节病变,并可以增加子宫深肌层或浆膜下病变的辐射剂量,弥补单独腔内照射剂量的不足。一些报告都注意到肿瘤分级和复发之间的相关性。有报告发现,因内科病不适合手术而接受单纯放疗的临床I期患者,肿瘤分级1级者5年无进展生存率为94%,2级者为92%,3级者为78%(274)。因此,外照射治疗对肿瘤分级3级和有明确深肌层浸润及淋巴结转移倾向的患者可能有益。

对子宫内膜癌患者决定采用单纯放射治疗之前,必须认真分析手术的相对风险和益处。虽然单纯放疗可以获得良好的生存率和局部控制,但只有当评估的手术风险超过单纯放疗引起子宫复发的风险为10%~15%时,才选定放疗为治疗方法。

转移播散的模式:术后和疾病为主辅助治疗的含义

大约80%的I期子宫内膜癌患者通常依据自然病史就可以早期被诊断出来,尽管如此,大约每三个妇女中就有一个死于最初诊断为早期局灶性病变的子宫内膜癌。大部分治疗失败以及影响寿命的原因可能是初始诊断时没有识别存在于子宫以外的隐匿播散病灶。对于那些具有高危因素的子宫内膜癌患者,传统的术后辅助治疗多采用外照射,常配合阴道近距离照射(278)。这种方法在疾病早期可促进局部控制效果,但不能提高生存率(135,155,279)。

了解子宫内膜癌转移性播散的不同途径及其预后指标,可以制订用于预计治疗失败部位的个性化靶向治疗方案。宫体上皮癌的自然病史包括四种潜在的转移途径:①直接蔓延(主要是阴道);②血行播散;③淋巴栓塞;④腹腔内种植。基于回归分析,预测这四种转移路径的独立危险因素已被确定

1. 直接蔓延 在I期子宫内膜癌患者中,组织学3级和淋巴血管间隙受侵,预示着阴

道受累(280)。

2. 血行转移　深肌层浸润强烈预示着血行转移(所有期别 >50%,Ⅰ期≥66%)(176,281)。

3. 淋巴转移　淋巴转移大多出现在宫颈间质受累或淋巴结阳性时(182)。

4. 腹腔内种植　预示腹膜转移的指标包括:①Ⅳ期患者;②有两个或两个以上下述危险因素的Ⅱ期或Ⅲ期患者——宫颈浸润,腹腔内膜癌细胞学检查阳性,淋巴结阳性及非子宫内膜样细胞学改变(195)。

子宫内膜癌患者的危险因素总结见表 35.10,具有危险因素的患者占全部子宫内膜癌患者的 35%,但在有血行、淋巴和腹膜转移的患者中发生率高达 89%。重要的是,46% 具有危险因素的患者随后会通过一种或多种途径出现复发,相比而言,依据这些标准判断为无危险因素的患者,只有 2% 出现复发(P<0.001)。区别不同风险组患者不同的复发方式有助于预测术后肿瘤可能复发的区域,进行靶向性治疗。根据危险因素预测的复发部位可给予不同的辅助治疗方案,那些有血行或腹膜转移复发风险的患者将得益于全身细胞毒性药物治疗,而对危险区域直接放疗则有益于淋巴转移或阴道直接蔓延风险的患者。

表 35.10　依据不同风险分类 915 例患者的 5 年复发率

风险分类	5 年复发率(%)
血行转移	
所有阶段	
肌层浸润≤50%	4
肌层浸润 >50%	28
Ⅰ期(淋巴结阴性)	
肌层浸润 <66%	2
肌层浸润≥66%	34
淋巴转移	
无危险因素	2
CSI 和(或)淋巴结阳性	31
腹膜转移	
Ⅳ期疾病	63
Ⅱ~Ⅲ期疾病且危险因素[①]≥2	21
Ⅰ~Ⅲ期疾病且危险因素≤1	1
合计[②]	
无危险因素[③]	2
有危险因素[③]	46

CSI,宫颈间质浸润

① CSI,亚型为非子宫内膜样腺癌,淋巴结阳性或腹水或腹腔冲洗液癌细胞阳性

② 不包括阴道复发

③ 至少有三类复发中的一种(即血行,淋巴或腹膜)

术后治疗方式

观察　　无肌层浸润或任何上述危险因素(表 35.10)的 1 级和 2 级患者预后良好,不需要术后辅助治疗。在一项 GOG 研究中,91 例此种患者术后无复发且 5 年无病生存率为 100%,其中 72 例在子宫切除后无任何辅助治疗(132)。其他研究者对于类似患者,也给予单纯手术治疗,得到了同样理想的结果(282,283)。

阴道穹隆照射（vaginal vault radiation）

阴道腔内近距离治疗（vaginal brachytherapy）相比外照射治疗（external radiation therapy，ERT）是一种更好的选择。患者对高剂量率（high-dose rate，HDR）近距离治疗的耐受性良好，发生严重或慢性并发症的发生率低。

更为方便、耐受性更好的高剂量率近距离治疗的阴道控制率与长时程低剂量率（low-dose rate，LDR）近距离治疗的控制率相当。Pearcey 和 Petereit 将 21Gy，深度 5mm，分 3 次照射定为高剂量率近距离治疗的标准剂量，使局部控制率达到 98%~100%（284）。其他的回顾性数据显示，应用高剂量率内照射治疗高风险早期子宫内膜癌患者的阴道控制率为 98%~100%（285，286）。回顾性资料表明，近距离治疗后阴道平均复发率为 4%~5%（表35.11），与 PORTEC-1 临床试验中最高危患者组接受外照射治疗后的 5 年阴道复发率 3.5% 相似（135，282，285，287~291）。

表 35.11　高风险、全面分期的早期子宫内膜癌单纯辅助阴道近距离照射（不包括盆腔外照射）后复发率

作者（参考文献）	患者人数	淋巴结清扫术	术后阴道腔内近距离照射	复发病例数（%）
Orr 等（282）	115	+	+	6（5.2）
Mohan 等（287）	28	+	+	2（7）
Chadha 等（288）	38	+	+	3（7.9）
Fanning（289）	66	+	+	2（3）
Horowitz 等（285）	102	+	+	10（9.8）
Straughn 等（290）	56	+	+	0（0）
Solhjem 等（291）	100	+	+	0（0）
合计	505			23（4.6）[①]

ERT：外照射治疗

①：包括 18 例远处复发（占总复发 78%），3 例阴道复发（13%），1 例孤立碰壁复发（4.3%），1 例位置不明确（4.3%）

PORTEC-2 临床试验随机选取了病变明显局限于子宫的高复发风险（>60 岁的 1 级或 2 级，IB 期和 3 级，IA 期；或任何年龄、任何级别的 IIA 期肌层浸润 <50%）的子宫内膜癌患者，分别应用盆腔外照射治疗（剂量为 46Gy，分 23 次照射）及阴道腔内近距离治疗（剂量为 21Gy，高剂量率，分 3 次照射或 30Gy，低剂量率，深度 0.5cm）。3 年中，两组患者阴道复发率无显著差异（阴道腔内近距离治疗组为 0.9%，盆腔外照射治疗组为 2%，P=0.97）。但近距离照射治疗组的阴道以外盆腔复发率较高，为 3.6%，盆腔外照射之外盆腔复发率的差异，可能反映了患者初始手术后辅以外照射治疗时未被发现的转移淋巴结情况（292）。值得考虑的是，在 PORTEC-2 研究中没有设立单纯手术对照组。然而，在 PORTEC-1 临床试验中最高风险的子宫内膜癌亚组（所有 I 期患者中年龄 >60 岁的 3 级患者或深部浸润的 1 级或 2 级患者）与 PORTEC-2 临床试验中的亚组相似，在 PORTEC-1 临床试验中未接受辅助外照射治疗患者的局部区域复发率为 18%（135）。

已经证实，在 I 期子宫内膜癌患者中，组织学 3 级和淋巴血管间隙浸润是预测阴道复发的指标，具有这些高危因素的患者是最有可能受益于阴道穹隆近距离放射治疗的群体（280）。尽管大多数情况下，阴道复发可以被成功治疗，且高达 81% 的患者得到控制，在初次手术后辅以阴道腔内近距离放射治疗可以明显减少这样的复发风险（293）。

盆腔外照射（external pelvic radiation）

依据分级和肌层浸润深度，放射治疗习惯上用于具有中度或高度复发风险的患者。一些回顾性研究和大样本随机试验显示，接受辅助盆腔放疗的中等和高风险的 I 期子宫内膜癌（或者依据 1988 年 FIGO 分期，隐匿的 IIA 期子宫内膜癌）患者，没有提高其的整体

存活率。

PORTEC 临床试验检测了术后辅助盆腔放疗对 714 例诊断为 I 期子宫内膜癌患者的作用。选择标准是:1~2 级的 I B 期患者,2~3 级的 I A 期患者;3 级的 I A 期患者仅占 10%,没有要求做淋巴结活检和腹水细胞学检查。手术组局部区域的复发率为 14%,术后辅以盆腔放射治疗组为 4%。总体而言,两组的 5 年生存率无明显差异(分别为 85% 和 81%)(135)。这些结果得到了前瞻性随机调查研究 GOG99 的证实,该研究对象分单纯手术(包括一些范围到次级肠系膜动脉水平的淋巴结切除术患者)和手术辅以盆腔照射治疗的中等风险子宫内膜癌患者(I A 到隐匿的 II B)。全部 392 例患者中,80% 以上是低风险的患者(90.6% 为 I 期,81.6% 为 1~2 级,82% 的肌层浸润 <50%)。术后盆腔放疗使疾病的复发减少了 58%($P=0.007$)。2 年后,单纯手术组的疾病累积复发率为 12%,而盆腔放疗组则为 3%。单纯手术组的盆腔复发率为 8.9%,盆腔放疗组的为 1.6%。但与单纯手术相比,术后盆腔放疗并未使总体生存率得到显著改善(分别为 92% 和 86%)(279)。近来,组间 ASTEC/EN.5 试验进一步证实,外照射治疗对有中度至高危复发风险患者的总生存期无显著影响(294)。

术后全盆腔外照射(whole-pelvis external-beam radiation)的照射剂量为 4500~5040cGy,每天 180cGy,持续 5~6 周以上,照射范围为下至阴道上 1/2,上至第 4 腰椎下缘,两侧到骨盆边缘 1cm 处。应用多种技术常常可将阴道顶端表面处的辐射剂量提高到 6000~7000cGy。最常见的不良反应是胃肠道反应,通常是腹部绞痛和腹泻,但也可能发生更严重的并发症,如出血、直肠炎、肠梗阻以及肠瘘并可能需要外科手术治疗。泌尿系统受累可表现为血尿、膀胱炎或瘘。总的并发症发生率为 25%~40%,需手术治疗的严重并发症为 1.5%~3%。

盆腔外照射治疗似乎并没有影响高风险的 I 期子宫内膜癌患者的生存。具有宫外盆腔疾病的患者,诸如附件转移、宫旁受累、盆腔淋巴结转移,在无盆腔外疾病的情况下,可能获益于术后盆腔放射治疗。

扩大野照射 (extended-field radiation)

对组织学证实有腹主动脉旁淋巴结转移且疾病没有播散到盆腔外的患者应采用扩大野放射治疗。照射范围为包括整个盆腔、髂总淋巴结和腹主动脉旁淋巴结在内的区域。腹主动脉旁辐射最高剂量为 4500~5000cGy。扩大野照射似乎可以改善有腹主动脉旁淋巴结转移的子宫内膜癌患者的生存期(132,295~298)。

经过手术后扩大野放射治疗,手术证实仅有腹主动脉旁淋巴结转移和同时伴有盆腔淋巴结转移患者的 5 年生存率分别为 47% 和 43%。有一份研究报道,48 例患者中仅一例发生严重的肠道并发症,并发症的发生率为 2%(295)。在一项 GOG 研究中,48 例腹主动脉旁淋巴结阳性的患者中,有 37 例术后接受了腹主动脉旁放射治疗,其中 5 年无瘤生存的患者占 36%(132)。有人将腹主动脉旁淋巴结阳性的患者分为单独给予醋酸甲地孕酮(megestrol acetate)组和联合扩大野放射治组,加用扩大野放射治疗组患者的生存率效果明显好于单用药物治疗组,分别为 53% 和 12.5%(296)。另一项对 18 例腹主动脉旁淋巴结阳性患者的研究发现,镜下淋巴结病变患者的 5 年生存率为 67%,肉眼可见病变患者的生存率为 17%(297)。

全腹照射 (whole-abdomen radiation)

全腹照射治疗通常用于 III 期和 IV 期的子宫内膜癌患者,也用于治疗那些有上腹部复发倾向的浆液性腺癌或癌肉瘤患者(299~304)。全腹照射的推荐剂量是 3000cGy,照射 20 日,每日 150cGy,肾区剂量 1500~2000cGy,主动脉旁淋巴结加 1500cGy,盆腔加 2000cGy。

出现一些诸如恶心、呕吐、腹泻等胃肠道不良反应时可能需要中断治疗,但很少有人因此停止治疗。全腹照射可能会引起血液毒性,但通常都很轻微。晚期并发症主要为慢性腹泻和小肠梗阻,其发生率很低(5%~10%)。

一项研究对 27 例手术分期为Ⅲ期的子宫内膜癌患者给予全腹腔照射治疗,结果有附件转移、腹腔细胞学阳性或二者兼有患者的 5 年无复发生存率为90%,但肉眼可见附件外转移的患者均有复发(298),其他人也有报告了类似的结果(300,301)。提倡对具有高风险的Ⅰ期和Ⅱ期患者,包括那些深肌层浸润、肿瘤级别高及浆液性腺癌患者辅助应用全腹照射治疗的原因是这些情况占了上腹部复发的大多数。有报道称这种方案治疗的 5 年无复发生存率为85%(302,303)。对具有腹腔内转移性疾病,如那些宫外非结节病灶和浆液性腺癌的高风险患者,全腹照射治疗实际的 5 年无复发生存率为 70%,无明显的毒性作用(304)。同样,还有报道表明,经全腹照射治疗Ⅲ和Ⅳ期子宫内膜样腺癌患者的 3 年无病生存率为79%(305)。其他报道指出,对早期子宫浆液性癌,术后应用全腹照射治疗可以减少复发率(304~306)。尽管使用了这种放疗方式,所有这些患者的复发大多数出现在上腹部。在化疗对晚期子宫内膜癌的疗效优于全腹放疗的GOG122 临床试验结果公布后,全腹照射已不常应用(见"化疗"部分)(307)。

孕激素

由于大多数子宫内膜癌有雌孕激素受体,因此孕激素被成功地用于治疗转移性子宫内膜癌,术后辅助孕激素治疗旨在减少复发的风险。这种疗法的优点是其可全身应用且不良反应极少。遗憾的是,一些大样本随机、安慰剂对照研究未能证实辅助孕激素治疗的益处(308~313)。

化疗

一些临床试验研究了辅助性细胞毒性化疗。GOG 将 181 例有不良预后因素的术后放疗患者,随机分为无任何进一步治疗组和应用阿霉素(doxorubicin)化疗组,经过 5 年的观察,两组间的复发率无显著差异(314)。

对晚期的子宫内膜癌,化疗是现行的标准治疗。GOG122 临床试验将手术切除残余病灶小于 2 cm 的Ⅲ期或Ⅳ期的 388 例患者分为全腹照射组和全身化疗组(8 个疗程的阿霉素与顺铂),结果显示,化疗组的 5 年生存率明显高于全腹照射组(307),化疗组的患者 2 年无进展生存率提高 13%(50% 比 46%),2 年总的生存率提高 11%(70% 比 59%)。尽管该研究首次提出辅助化疗效果优于放疗效果,但化疗的毒性更多;有明显病灶残留接受放射治疗的患者,治疗效果不好;该试验期间,总的复发或疾病进展率为 55%(315)。GOG184 临床试验随机将 552 例经缩瘤术后放疗的晚期子宫内膜癌患者,分为给予 6 个疗程的顺铂和阿霉素、用或不用紫杉醇组,三联用药方案组的不良反应更明显,36 个月无复发生存率无组间差别(二联 62% 比三联 64%)。该项研究中,研究偏重于Ⅳ期的患者,但亚组分析显示有较大残留病灶的 57 例患者接受顺铂、阿霉素及紫杉醇三联治疗后,疾病复发率或死亡率减少了 50%。

其他 GOG 研究和 PORTEC-3 试验关注晚期或高风险的子宫内膜癌患者化疗和放疗的联合应用,尚未获得试验结果。GOG258 试验比较化 - 放疗后化疗与单纯化疗对晚期子宫内膜癌患者的治疗效果。PORTEC-3 试验研究高风险和晚期子宫内膜癌患者化 - 放疗后化疗与单纯盆腔放疗的总生存率和无复发生存率。

关于对早期子宫内膜癌高危人群使用化疗,欧洲癌症研究与治疗组织联合北欧妇科肿瘤学会,报告了对Ⅰ期、Ⅱ期、ⅢC₁ 期(仅限于盆腔淋巴结阳性),以及具备下列特点之一:3 级或肌层浸润深度大于 50%,非整倍体 DNA,或组织学为透明细胞癌或浆液性腺癌的子宫内膜癌患者比较外照射与化-放疗合作临床研究的结果,也可以选择系统的淋巴结清扫术。该项研究共有 375 例患者入组,研究期 10 年,因招募患者缓慢,该项目提前结束。经过平均 3.5 年随访,化-放疗患者无进展生存率的危险比为 0.58(95%CI,0.34~0.99)(316)。

日本 GOG 将ⅠB 期至ⅢC 期以及子宫肌层浸润大于 50% 的子宫内膜癌患者随机分为盆腔照射与铂类为主的化疗组,仅对其中 29% 的病例进行了腹主动脉旁淋巴结评估,结果两组间的无进展生存期和总生存期无显著差异。对 120 例患者分为ⅠB 期肿瘤和年龄大于 70 岁的 3 级子宫内膜样腺癌;Ⅱ期或ⅢA 期肿瘤(细胞学阳性)两组,分析结果表明,化疗可以显著改善无病生存率和总生存率(317)。对于联合化-放疗能带来的益处、最佳化疗方案的确定以及确定哪些子宫内膜癌患者可以从中受益均需要进一步研究。

临床Ⅱ期

无论是通过直接蔓延还是通过淋巴道播散累及宫颈的子宫内膜癌,预后均较病灶局限于宫体的患者差(267,278,318~334)。术前评估宫颈是否受累是比较困难的,宫颈管诊刮(endocervical curettage)具有相对较高(50%~80%)的假阳性和假阴性率。尽管超声检查、宫腔镜检查或 MRI 可显示宫颈浸润,但宫颈受累的组织学证据或明显肉眼可见的癌灶是唯一可靠诊断宫颈受累的方法。已报道的系列试验中真正Ⅱ期的病例数量相对较少,并且缺乏随机性、前瞻性研究难以形成决定性的治疗计划。任何一种治疗方案均应强调以下三个方面:

1. 为了达到最佳效果,所有患者均应切除子宫。

2. 鉴于Ⅱ期内膜癌患者的盆腔淋巴转移率为 36%,任何治疗方案中都应该包含对这些淋巴结的处理。

3. 由于腹主动脉旁淋巴结、双附件和上腹部等盆腔外转移的发生率高于Ⅰ期,应当注意评估及治疗盆腔外疾病。

临床Ⅱ期的治疗通常使用两种方法:

1. 根治性全子宫切除术、双侧输卵管卵巢切除术加盆腔及腹主动脉旁淋巴结清扫术。

2. 手术结合放疗(腹式全子宫及双附件切除术后 6 周,给予盆腔外照射及腔内镭或铯辐射)。

在Ⅱ期子宫内膜癌的治疗方法中,最初的根治性手术的优势在于可以提供准确的手术病理信息。矛盾的是,许多子宫内膜癌患者是老年人、肥胖者或患有内科疾病,又不适合手术。已有的结果表明,根治性手术治疗患者的效果并不优于次根治手术加放疗患者的治疗效果(267)。因而,根治性子宫切除术治疗的范围可能限于因解剖问题不能实施最佳放射量测定或其他原因不能接受放射治疗的患者。

临床Ⅱ期子宫内膜癌最常见的传统治疗方法是筋膜外子宫切除术后辅助盆腔外照射及腔内辐射。这种联合治疗方法的 5 年生存率为 60%~80%,约 10% 的患者发生严重的胃肠道或泌尿系统并发症(319~327)。对于那些内科情况不适合手术的患者,给予外照射并插入一次或两次腔内治疗。和联合治疗相比,虽然单纯放疗的疗效减弱,但约 50% 的患者也可以长期存活(279)(表 35.9)。

另一个日趋选择的治疗临床Ⅱ期子宫内膜癌的方法是实施手术后给予放射治疗。选择这种方法基于术前缺乏肉眼可见病灶难以确定宫颈是否受累、有证据表明子宫切除后放疗同样有效以及当宫颈受累时盆腔外疾病发病率很高的情况。剖腹探查可行筋膜外或改良根治性子宫切除术、双侧输卵管卵巢切除术、腹腔冲洗液细胞学检查、明显肿大的淋巴结切除术。术后,依据手术病理分期的结果,给予适当的盆腔外照射、扩大野照射以及阴道内照射。已有报道表明这种治疗方案取得了很好的效果(329~331)。

临床Ⅲ期和Ⅳ期

临床Ⅲ期患者占全部子宫内膜癌的 7%~10%(335~340),常常有临床证据表明患者宫旁、盆壁或附件区转移,较少见蔓延到阴道或盆腔腹膜的患者。Ⅲ期子宫内膜癌的治疗必须个体化,因为当疾病范围超出子宫扩散到盆腔时,有发生隐匿性淋巴结转移和腹腔播散的高风险,故手术评估和治疗时均应考虑。若附件区出现包块,选择手术的意图在于明确肿块的性质。手术不仅可以确定疾病的范围,还能尽量除去大部分的病灶。手术过程应包括腹腔冲洗液细胞学检查、腹主动脉旁和盆腔淋巴结清扫术、腹腔内任何可能病灶的活检或切除以及大网膜和腹膜活检。除非有广泛宫旁浸润,患者均应行腹式全子宫及双侧输卵管卵巢切除术。手术的目的是去除所有肉眼可见的病灶,而且术中发现对临床Ⅲ期患者处理具有预后判定的重要作用,术后治疗可以根据病变的程度而定。

治疗结果取决于疾病的程度和性质。有报道称所有Ⅲ期患者的 5 年生存率为 54%,然而,单有附件转移的患者生存率为 80%,伴有宫外其他盆腔组织转移的仅为 15%(335)。手术病理分期Ⅲ期的患者较临床Ⅲ期患者有一个更好的生存率(40% 比 16%)(326)。手术联合放射治疗的效果明显优于单纯放射治疗的效果(340)。

侵及膀胱或直肠或向盆腔外扩散的Ⅳ期子宫内膜样腺癌患者,约占总病例的 3%(340~344)。Ⅳ期疾病的治疗因患者而异,但是通常需要进行手术、放疗、全身激素治疗或化疗的综合治疗。手术和放疗的目的之一是通过减少出血、排液和累及膀胱和直肠的并发症获得盆腔病变的局部控制。有报道显示,对 72 例Ⅳ期患者给予单纯放疗或结合手术、孕激素或两者兼用,盆腔疾病控制率达到了 28%(342)。另外一些报告指出,减瘤手术可延长生存率,最佳的减瘤手术可使平均生存时间提高大约 3 倍(分别为 18~34 个月比 8~11 个月)(342~344)。对病变限于膀胱、直肠或二者皆有的极少数患者可以考虑盆腔廓清术(pelvic exenteration)(345,346)。

复发

经过治疗,早期子宫内膜癌患者大约 1/4 会复发,超过 1/2 的复发发生在 2 年之内,约 3/4 发生在初始治疗的 3 年之内。复发的分布主要与治疗的类型,如单纯手术治疗还是手术加局部或区域放射治疗有关。在一项包括 390 例手术病理分期Ⅰ期的患者 GOG 研究中,阴道及盆腔复发占单纯手术治疗组所有复发的 53%,而手术联合放疗组阴道及盆腔复发的只有 30%(132)。因此,联合手术和放射治疗(阴道照射或外照射)后,70% 或更多治疗失败的患者有远处转移,她们大多数人没有局部或盆腔复发的证据。盆腔外转移最常见的部位是肺,腹部,淋巴结(主动脉旁,锁骨上,腹股沟),肝,脑和骨骼。单独的阴道复发强于盆腔复发,她们比远处转移患者有更好的治疗(愈)机会。那些最初为高分化肿瘤或初始治疗 3 年以后复发的患者也趋向有较好的预后。

1984 年,一篇关于 1960—1976 年在挪威肿瘤(Norwegian Radium)医院 379 例复发性子宫内膜癌患者治疗的报告显示,有局部复发的 190 例(50%),远处转移 108 例(28%),局部和远处转移 81 例(21%)(347)。局部复发平均时间为 14 个月,远处转移平均时间为 19 个月,所有复发病例有 34% 在初始治疗后 1 年内被检测出来,76% 在 3 年内被检测出来,32% 的患者在诊断复发时没有症状。阴道出血是局部复发最常见的症状,盆腔疼痛是盆腔复发最常见的症状。32% 肺转移患者的首发症状是咯血,但 45% 的患者无症状,由胸部常规 X 线检查时发现。其他部位转移的患者,仅 9% 的没有症状,大多数患者会有疼痛(37%)或其他症状,如厌食,恶心和呕吐,因腹腔内转移癌的腹水,脑转移引起的神经系统症状,如癫痫,或肝脏转移引发的黄疸。整体上,379 例患者中只有 29 例(7.7%)无病症生存 3~19 年,其中包括 22 例(12%)局部或盆腔复发,5 例(5%)远处转移,2 例(2%)局部和远处复发。最好的结果是对 42 例阴道穹隆复发患者给予放射治疗,存活率为 24%。78 例盆腔软组织复发的无一存活。3 例(7%)只有肺转移的患者给予孕激素治疗,2 例有淋巴结转移的患者联合放疗和孕激素治疗,2 例局部复发伴肺转移的患者给予术后放疗和孕激素治疗,均都存活。

手术

小部分有孤立复发灶的子宫内膜癌患者将受益于手术治疗。治疗之前必须考虑其有无远处复发,对这些患者最好辅以化疗。在一个小样本研究中发现,推测有盆腔局部复发的 8 例患者中,有 3 例(37.5%)在剖腹探查时发现上腹部有病灶。亚临床盆腔外转移的表现,常与较大的盆腔肿瘤直径(>2cm)和血清 CA125 升高的水平相关(348)。在下一节中将讨论,之前未接受盆腔放疗的孤立阴道复发患者,最好的治疗是外照射加某些种类的近距离放射治疗。

治疗盆腔复发患者(通常因淋巴结转移位于盆腔侧壁)的治疗更加复杂。尽管 Aalders 等研究表明,上述盆腔复发的患者没有幸存者,但有证据表明,由放射治疗、根治性手术及术中放疗(intraoperative radiotherapy,IORT)组成的一个综合治疗方案可治愈某些患者(347)。梅奥医院的回顾性分析发现,25 例经过认真预处理的根治性手术的子宫内膜癌患者,71% 存活(349),超过 50% 的患者以放射治疗为主,其中 50% 的患者放疗后也接受了化疗或在复发时尝试了手术治疗。在术中放疗时根治性手术总体切除范围为盆壁内的闭孔神经、髂外静脉、腰大肌、髂肌或闭孔内肌,输尿管或回肠(boney ileum)(图 35.7)。7 例患者需要联合盆腔廓清术及盆腔侧壁切除术。两个有孤立腹主动脉旁淋巴结复发的患者存活,无病生存时间分别为 54 个月和 71 个月。虽然这组患者的生存率令人鼓舞,但 64% 的并发症发生率也同样令人印象深刻,最常见的并发症是神经病变,其他并发症包括输尿管功能障碍,4 例患者发展为瘘。在没有更为有效的药物出现之前,根治性综合治疗仍然是盆腔复发患者唯一切实可行的治疗。斯隆 - 凯特林癌症中心报告采用盆腔廓清术治疗的 36 例孤立盆腔中心复发的子宫内膜癌患者,75% 的患者在手术后 1 年内因癌症死亡,14% 的患者生存期为 5 年(349)。

放疗

放射治疗对那些不能或不愿意接受根治性盆腔廓清术的单纯局部或区域复发患者是最好的治疗方案(350~356)。外照射联合阴道腔内近距离放使肿瘤总的受照剂量不小于 6000cGy,通常可以取得最好的局部控制和后续可能治愈的效果。病灶小且局限于盆腔的患者效果最好,给予单纯阴道复发的患者放射治疗,5 年生存率为 24%~45%,数据来自回收率为 81% 的一项多中心研究,试验对象仅限于单纯阴道复发的子宫内膜癌 I 期患者(357)。相反,对有盆腔转移的患者放射治疗,存活率较低(0%~26%)。与改善有局部复发子宫内膜癌患者的生存率和盆腔病变控制率的相关因素包括:最初子宫内膜癌为 1 级,复发年龄较轻,复发的肿瘤大小≤2cm,从最初治疗到复发时间超过 1 年,阴道与盆腔病变,以及阴道腔内近距离照射治疗。

激素治疗

在 1961 年,首次使用孕激素制剂治疗转移性子宫内膜癌,研究者发现 21 例患者的客观反应率为 29%(358)。1974 年的又一个报道指出,308 例患者中有效率为 35%(359),随后报道的缓解率并不十分乐观,可能由于制定了更为严格的客观反应的诊断标准的原因(359~362)(表 35.12)。罗斯威尔帕克癌症研究中心(Roswell Park Cancer Center)和梅奥医院观察的客观缓解率分别为 16% 和 11%,另外有 15%~40% 的患者病情稳定至少 3

个月(358,363)。在 1986 年,一项 GOG 试验报告口服醋酸甲羟孕酮(medroxyprogesterone acetate)治疗晚期或复发的子宫内膜癌患者的结果(361),在可统计的 219 例中,8% 完全缓解,6% 有部分反应,52% 病情稳定,34% 在 1 个月内进展。全体患者的平均生存率为 10.4 个月。随访比较口服两种不同剂量的醋酸甲羟孕酮,反应率相似(200mg/d 为 26%,1000mg/d 为 18%)(362),本试验中孕激素的剂型、剂量及给药途径似乎治疗反应没有影响。

表 35.12　晚期和复发性子宫内膜癌对孕激素治疗的反应率

作者(参考文献)		孕激素	患者人数	反应率(%)
Piver 等(365)	HPC	1000mg/w IM	51	14
	MPA	1000mg/w IM	37	19
Podratz 等(366)	HPC	1~3g/w IM	33	9
	MA	320mg/d PO	81	11
Thigpen 等(367,368)	MPA	150mg/d PO	219	14
		200mg/d PO	138	26
		1000mg/d PO	140	18

HPC:羟孕酮(hydroxyprogesterone caproate),长效黄体酮(Delalutin);MPA:醋酸甲羟孕酮(安宫黄体酮(provera),甲羟孕酮避孕针(Depo-Provera);MA:醋酸甲地孕酮(megestrol acetate),美可治(Megace);IM:肌内注射;PO:口服

　　转移性子宫内膜癌对孕激素治疗的反应与一些临床和病理因素相关。高分化肿瘤的反应率较高,病理级别较低的肿瘤反应率为 20.5%,高级别肿瘤只有 1.4% 有反应(360)。同样,对于雌孕激素受体阳性的患者,孕激素治疗的客观缓解率约为 70%,而雌孕激素受体阴性的患者缓解率仅为 5%~15%。对孕激素反应较好的患者无病生存间隔较长。患者对孕激素的反应率从 6%(初始治疗到复发的间隔时间不超过 6 个月的患者)到 65%(复发发生在初始治疗后 5 年以上)不等(359)。其他已观察到但证据不足的对孕激素治疗反应率可能的不利影响因素有:放疗区内肿瘤复发,肿瘤体积大,晚期的原发肿瘤及复发性疾病(360,363)。

　　一个芳香酶抑制剂阿那曲唑(anastrozole)的Ⅱ期临床研究显示,其对未经分组的晚期或复发性子宫内膜癌患者的作用很小(364)。

　　他莫昔芬(tamoxifen)是一种具有某些雌激素特性的非甾体类抗雌激素药物,基于其治疗乳腺癌的经验用于对转移性子宫内膜癌治疗的评估。该药既可以单独使用,也可以依据其能够抑制雌二醇与雌激素受体结合并增加孕激素受体的表达与孕激素联合使用。一篇报道综述了八项应用他莫昔芬的研究,给予转移性子宫内膜癌患者他莫昔芬 20~40mg/d,整体反应率为 22%,从 0% 至 53% 不等(365)。对孕激素治疗有反应者多见于低级别的肿瘤和易于对孕激素有反应的激素受体阳性的肿瘤患者。为逆转孕激素治疗时的激素受体下调,将他莫昔芬与孕激素联合使用,但联合治疗的反应率与单纯孕激素治疗的相似。

　　孕激素被推荐作为所有激素受体阳性的复发内膜癌患者的初始治疗。对于如阴道、盆腔、骨和外周淋巴结局部复发的病例,只要条件合适,应当使用放射治疗、手术或两者联合治疗,但是,这些患者也应给予长期的孕激素治疗,除非已知其孕激素受体阴性。对于非局部复发病例,特别是孕激素受体阳性的患者,均适合孕激素治疗,给予醋酸甲地孕酮每次 80mg,2 次 / 日,或醋酸甲羟孕酮每次 50~100mg,3 次 / 日。在评估疗效前,孕激素应持续治疗至少 2~3 个月。如果有效,应继续孕激素治疗直到疾病稳定或缓解。当有高剂量孕激素治疗的相对禁忌证(例如,以前或目前有血栓性疾病,严重的心脏疾病,或无法耐受孕激素治疗的患者)时,推荐使用他莫昔芬,每次 20mg,2 次 / 日。若激素治疗无反应,

可着手进行化疗。

化疗

一些化疗药物或复合制剂能够使转移性子宫内膜癌患者产生客观反应甚至缓解，但是，所有的细胞毒性药物治疗均应视为姑息治疗，因为患者对这些药物的反应和生存时间都很短(365~368)。活性最强的化疗药物是阿霉素、铂类化合物顺铂和卡铂以及紫杉醇(泰素)。阿霉素用量，每3周50~60mg/m²(366~368)；顺铂，每3周60~75mg/m²；卡铂，每4周350~400mg/m²，相应的反应率为21%~29%。紫杉醇，按250mg/m²，24小时静脉注射，配合粒细胞集落刺激因子支持，或每3周175mg/m²，3小时静脉注射，治疗反应率约为36%(369~371)。烷化剂，如环磷酰胺(cyclophosphamide)和美法仑(melphalan，苯丙氨酸氮芥)，氟尿嘧啶(5-fluorouracil)，六甲蜜胺(altretamine，六甲三聚氰胺)，脂质体阿霉素(liposomal doxorubicin)和拓扑替康(topotecan)均有抗子宫内膜癌活性(371~374)。这些药物大多产生部分治疗反应，平均只有3~6个月，平均生存时间4~8个月。联合化疗方案使用阿霉素+顺铂；环磷酰胺+阿霉素+顺铂；紫杉醇+顺铂+加或不加阿霉素；以及卡铂+紫杉醇，取得38%~76%的反应率(375~390)。尽管这些方案可以引起相当好的反应率，但大部分的反应都是部分的，持续时间4~8个月，平均生存时间短于12个月。

转移性子宫内膜癌患者对化疗的反应似乎都没有受到之前或同时进行的孕激素治疗影响。转移部位、年龄、无病间隔时间、组织学和肿瘤的分级对化疗的反应无影响。无病间隔时间长及治疗反应良好的患者活得可能更长。

治疗结果

子宫内膜癌的综合生存数据由FIGO提供(391)。与旧的临床-手术分期有关的生存情况如表35.13，手术分期与分级相关的生存情况如35.14表，总的5年生存率为76%。各个阶段的患者，按照手术分期患者的5年生存率比临床分期的高，分别为：I期87%比54%；II期76%比41%；III期57%比23%；IV期18%比12%。手术分期为I期的无深肌层浸润的1级和2级患者的生存率超过90%，IB期肿瘤3级的为63%。

表35.13　子宫内膜癌期别分布和手术和临床分期的实际生存率

期别	治疗患者		生存率	
	人数	比例	3年	5年
手术分期				
I	3996	70	92	87
II	709	12	82	76
III	758	13	66	59
IV	231	4	23	18
临床分期				
I	232	61	63	54
II	64	16	53	41
III	54	14	30	23
IV	33	8	12	12
总计	6260	100	82	76

获准摘自：Creasman WT, Odicino F, Maisonneuve P, etal. Carcinoma of the corpus uteri. FIGO Annual Report on the results of treatment in gynecological cancer. J Epidemiol Biostat 2001；6：45-86.

表 35.14　子宫内膜癌手术分期:依据组织学分级期的实际 5 年生存率(%)(1988 分期标准)

分期	分级		
	1	2	3
Ⅰa	93	90	69
Ⅰb	90	93	84
Ⅰc	89	81	63
Ⅱa	91	78	57
Ⅱb	78	75	58
Ⅲa	79	69	44
Ⅲb	21	40	21
Ⅲc	61	61	44
Ⅳa	—	—	19
Ⅳb	35	27	7

获准摘自:Creasman WT,Odicino F,Maisonneuve P,et al. Carcinoma of the corpus uteri. FIGO Annual Report on the results of treatment in gynecological cancer. J Epidemiol Biostat 2001;6:45-86.

治疗后随访

病史采集和体格检查是子宫内膜癌患者治疗后随访时最有效的方法(392~394)。在前 2 年,患者需每 3~4 个月检查一次,此后每 6 个月检查一次。大约 50% 的患者癌症复发时有症状,75%~80% 的复发患者在体格检查时被发现,应特别注意外周淋巴结、腹部和盆腔。极少数的无症状复发经阴道细胞学检出。

每 12 个月做一次胸部 X 线是治疗后监测的一个重要方法。几乎 50% 的无症状复发患者经胸部 X 线检出。其他放射学检查如 CT 扫描,不作为无症状随访患者的常规检查。

建议血清 CA125 测定作为子宫内膜癌治疗后的监测内容(392~394)。肿瘤复发患者的 CA125 水平升高,其升高的水平与疾病的临床病程有关。然而,在复发灶微小时,CA125 水平可能是正常的,使得早期疾病治疗后,对随访患者检测 CA125 的作用受到质疑。对于诊断时就有高水平 CA125 的患者及已知的宫外转移患者应检测 CA125。

卵巢保留和雌激素替代疗法

25% 的子宫内膜癌患者发生在绝经前,5% 是 40 岁以下,表明需要保留卵巢或术后雌激素替代的人不在少数(395)。单独的研究显示,绝经前妇女同时患卵巢癌的可能性要高得多(23%)(396)。如果双侧卵巢看上去正常,附件恶性肿瘤的发生风险低于 1%(397)。若要保留卵巢时,必须仔细检查双侧附件(23,396~398)。

因大多数子宫内膜癌都与过量的雌激素暴露有关,引发绝经前子宫内膜癌患者经全子宫及双侧附件切除术后给予雌激素治疗是否适当的问题。1986 年,Creasman 等和其他人都报道雌激素治疗是安全的,没有记录它会增加术后子宫内膜癌的复发风险(397,399,400)。一些调查报道,应用雌激素治疗组有较高的并发症死亡率,如心肌梗死(397,401)。一项随机、双盲、安慰剂对照的研究设计,试图确定 I 期或 II 期的子宫内膜癌患者使用雌激素替代疗法是否会增加疾病的复发率。本次调查提前结束,因为 2002 年公布倡议妇女健康研究后,发现研究获益有所减少。假定低风险组患者有非常低的复发率,在入组结束时,超过 1200 名患者的实验人数是不够的(399)。虽然没有 1 级证据证明雌激素治疗子宫内膜癌的安全性,但本次调查给无其他禁忌证的低级别、I A 期(FIGO 2009)子宫内膜癌患者可以放心使用雌激素治疗。美国妇产科医师学会(院)颁布了委员会的一项意见,建议当决定对那些患者使用雌激素治疗时,应考虑一些预后指标,如浸润深度、分级及分期(402)。

对于那些拒绝全身雌激素替代的妇女,当出现阴道干涩及性交困难时,可以局部单独应用雌激素。缓解潮热症状,可以给予孕激素,如每日口服如醋酸甲羟孕酮 10mg 或每 3 个月肌内注射 150mg,或者可应用非荷尔蒙制剂,如 Bellergal(颠茄、酒石酸麦角胺和苯巴比妥混合剂)、可乐定(clonidine)与文拉法辛(venlafaxine)。

子宫肉瘤

子宫肉瘤(uterine sarcomas)是比较少见的中胚层起源的肿瘤。它们占子宫恶性肿瘤的 2%~6%(403~405)。不论是对宫颈癌或者良性病变给予盆腔放疗后,子宫肉瘤的发病率增加。盆腔放疗后子宫肉瘤相对风险估计为 5.38,时间间隔为 10~20 年(405)。一般情况下,子宫肉瘤是恶性度最高的子宫肿瘤,在诊断、临床表现、转移方式及治疗上均不同于子宫内膜癌。

分类和分期

三种最常见的子宫肉瘤组织类型是同源或者异源的子宫内膜间质肉瘤(endometrial stromal sarcoma, ESS),平滑肌肉瘤(leiomyosarcoma),癌肉瘤(carcinosarcoma),恶性混合性苗勒肿瘤(malignant mixed müllerian tumor)或恶性中胚叶混合瘤 MMMT)(406)(表 35.15)。不同研究报道的子宫肉瘤发生率的差异,可能与其将平滑肌肉瘤和子宫内膜间质肿瘤划分为肉瘤的严格标准相关。平滑肌肉瘤和癌肉瘤各占肿瘤的 40%,在最近的报道中,癌肉瘤占主导地位,其次是 ESS(15%)和其他肉瘤(5%)。

表 35.15　子宫肉瘤分类

I. 单纯非上皮性肿瘤
　A. 同源
　　1. 内膜间质肿瘤
　　　a. 低级别间质肉瘤
　　　b. 高级别或未分化间质肉瘤
　　2. 平滑肌肿瘤
　　　a. 平滑肌肉瘤
　　　b. 平滑肌瘤变异
　　　　(1) 细胞平滑肌瘤
　　　　(2) 成平滑肌瘤(上皮样平滑肌瘤)
　　　c. 良性转移性肿瘤
　　　　(1) 静脉内平滑肌瘤病
　　　　(2) 良性转移性子宫平滑肌瘤
　　　　(3) 播散性腹膜平滑肌瘤病
　B. 异源
　　1. 横纹肌肉瘤
　　2. 软骨肉瘤
　　3. 骨肉瘤
　　4. 脂肪肉瘤
II. 混合型上皮 - 非上皮肿瘤
　A. 恶性混合性苗勒氏肿瘤
　　1. 同源(癌肉瘤)
　　2. 异源
　B. 腺肉瘤

获准修改自:Clement P, Scully RE. Pathology of uterine sarcomas. In:Coppleson M, ed. Gynecologic oncology:principles and practice. New York:Churchill-Livingston, 1981.

分期 基于 FIGO 系统的子宫肉瘤的分期(表 35.16)。

表 35.16　子宫肉瘤分期(平滑肌肉瘤,子宫内膜间质肉瘤,腺肉瘤及癌肉瘤)(2008)

(1) 平滑肌肉瘤

期别	定义
Ⅰ期	肿瘤局限于子宫
ⅠA	<5cm
ⅠB	>5cm
Ⅱ期	肿瘤扩散至盆腔
ⅡA	附件受侵
ⅡB	肿瘤扩散至子宫外盆腔组织
Ⅲ期	肿瘤侵及腹腔组织(不仅仅是突出至腹腔).
ⅢA	1 处
ⅢB	>1 处
ⅢC	转移至盆腔和(或)腹主动脉旁淋巴结
Ⅳ期	
ⅣA	肿瘤侵及膀胱和(或)直肠
ⅣB	远处转移

(2) 子宫内膜间质肉瘤(ESS)和腺肉瘤 *

期别	定义
Ⅰ期	肿瘤局限于子宫
ⅠA	肿瘤局限于子宫内膜 / 宫颈内膜且无肌层浸润
ⅠB	肌层浸润深度少于或等于一半
ⅠC	肌层浸润大于一半
Ⅱ期	肿瘤扩散至盆腔
ⅡA	附件受侵
ⅡB	肿瘤扩散至子宫外盆腔组织
Ⅲ期	肿瘤侵及腹腔组织(不仅仅是突出至腹腔).
ⅢA	1 处
ⅢB	>1 处
ⅢC	转移至盆腔和(或)腹主动脉旁淋巴结
Ⅳ期	
ⅣA	肿瘤侵及膀胱和(或)直肠
ⅣB	远处转移

(3) 癌肉瘤

分期同子宫内膜癌

FIGO:妇科肿瘤委员会 . FIGO staging for uterine sarcomas. Int J Gynecol Obst 2009;104:179.

* 注:同时发生的子宫肿瘤与卵巢或盆腔肿瘤伴发卵巢或盆腔子宫内膜异位症应列为独立的原发肿瘤

子宫内膜间质肿瘤

　　间质瘤主要发生在 45~50 岁的围绝经期妇女,约 1/3 发生在绝经后的妇女,与产次、相关疾病,或盆腔放疗无关。这些肿瘤在非洲裔美国妇女中罕见。最常见的症状是子宫异常出血,因盆腔大包块引起的腹痛和压迫症状较少见,有的患者没有症状。盆腔检查可触及规则或不规则增大的子宫,有时宫旁有质韧的硬结。可以通过子宫内膜活检来确诊,但术前诊断一般为子宫肌瘤。可在术中见到增大的宫体内充满柔软的灰白色及黄色的坏死组织和表面膨胀的出血肿瘤,像蠕虫一样延展到盆腔静脉时做出诊断。

子宫内膜间质肿瘤完全由类似正常子宫内膜间质的细胞组成。依据有丝分裂、血管浸润及观察到的不同的预后可以将其分为三种类型:①子宫内膜间质结节;②子宫内膜间质肉瘤;③高级别或未分化肉瘤。

子宫内膜间质结节是一个局限于子宫的膨胀性、非浸润、压迫周围组织的实质性病灶,没有淋巴管或血管浸润,一般每 10 个高倍视野少于 5 个有丝分裂指数(5MF/10HPF)。这些肿瘤被认为是良性的,因为术后没有复发或肿瘤相关死亡的报道(406,407)。

子宫内膜间质肉瘤(以前称为低级别子宫内膜间质肉瘤或淋巴管内间质性子宫内膜异位症/内淋巴基质肌病)与高级别子宫内膜间质肉瘤或未分化子宫内膜肉瘤的区别在于,显微镜下有丝分裂指数小于 10MF/10HPF,临床过程更加漫长。复发通常出现较晚,局部复发较远处转移常见(408~412)。虽然子宫内膜间质肉瘤通常有组织侵袭行为,但缺乏非整倍体的 DNA 含量和高级别的间质肉瘤相关的高增殖指数。流式细胞分析术可以用来区分这两种情况并预测对治疗的反应。

40% 的子宫内膜间质肉瘤患者在诊断时就已超出了子宫范围,但在其中 2/3 的扩散限于盆腔,上腹部、肺部和淋巴结转移并不常见。几乎 50% 的病例在初始治疗平均间隔 5 年后复发。即使在复发和远处转移后,也常见延长生命和治愈的情况。

子宫内膜间质肉瘤患者的最佳初始治疗为手术切除肉眼可见的全部病灶,实施全子宫及双侧输卵管卵巢切除术。因为肿瘤易侵及宫旁组织、阔韧带以及附件结构,如果保留卵巢,雌激素就可能持续刺激肿瘤细胞,所以附件一定要切除。据报道,放疗对患者有益,对于切除不足或盆腔局部复发的病灶,建议盆腔放疗(408)。试验表明子宫内膜间质肉瘤是激素依赖性或敏感性肿瘤。一个临床试验显示,48% 的患者对孕激素治疗有客观反应(410)。复发或转移癌应该手术切除,肺转移的患者可长期生存并且呈现治愈(413)。

高级别子宫内膜间质肉瘤或未分化子宫内膜肉瘤是一种高度恶性的肿瘤。组织学上,其有丝分裂指数大于 10MF/10HPF,常常完全缺乏可识别的间质分化。与子宫内膜间质肉瘤相比,这种肿瘤的临床过程更具侵袭性,且预后较差(406,408,413~416),5 年无病生存率为 25% 左右。未分化子宫内膜肉瘤的治疗应包括腹式全子宫及双侧输卵管卵巢切除术。若治疗效果不佳,建议使用放疗、化疗或手术结合放化疗。与子宫内膜间质肉瘤不同的是,它们对孕激素治疗不敏感。

类卵巢性索瘤的子宫肿瘤(uterine tumor resembling ovarian sex-cord tumor, UTROSCT)是子宫内膜间质肉瘤一种罕见的变异,肿瘤中可见良性腺体和上皮细胞。免疫组织化学显示,这些肿瘤表达细胞角蛋白、上皮细胞膜抗原、波形蛋白及平滑肌肌动蛋白。虽然这些肿瘤有的会有病灶旁浸润,但几乎所有的肿瘤都呈良性行为。所谓的混合型类卵巢性索瘤的子宫肿瘤,有明显的子宫内膜间质肉瘤成分,往往更具侵袭性(417,418)。

平滑肌肉瘤

平滑肌肉瘤患者的平均年龄低于其他子宫肉瘤(43~53 岁),绝经前患者有一个更好的生存机会。这个恶性肿瘤与产次无关,且相关疾病的发病率低于癌肉瘤或子宫内膜腺癌。非洲裔美国妇女发病率高于其他种族的妇女,且预后较差。约 4% 的平滑肌肉瘤患者有盆腔放射治疗史。据报告,良性子宫肌瘤肉瘤变的发病率为 0.13%~0.81%(419~429)。

该病表现出来的症状无特异性且持续时间很短(平均 6 个月),包括阴道出血,盆腔疼痛或压迫感,感觉有盆腹腔包块。体格检查最重要的发现是盆腔包块。当盆腔肿瘤有严重的盆腔疼痛时,尤其是绝经后妇女,应考虑平滑肌肉瘤的诊断。虽然子宫内膜活检不如诊断其他肉瘤时有用,但它可以明确诊断 1/3 病灶位于黏膜下层的病例。子宫平滑肌肉瘤的生存率为 20%~63%(平均 47%)。肿瘤扩散的方式有:子宫肌层浸润,盆腔血管及淋巴转移,直接蔓延邻近盆腔结构,腹部转移,继而发生远处转移,最常见于肺部。肿瘤的有丝分裂指数是传统预测肿瘤恶性生物学行为的最可靠的微观指标(图 35.8)。

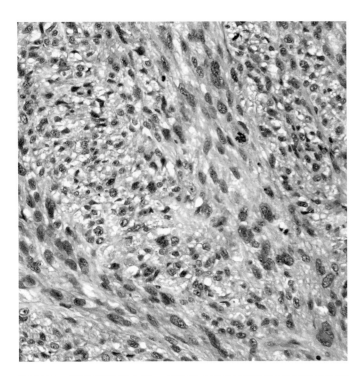

图 35.8 子宫平滑肌肉瘤。交错呈束状的梭形细胞有纤维状的细胞质,不规则、深染的细胞核,且有多个核分裂(由加州大学洛杉矶分校病理学系 Gordana Stevanovic,MD 和 Jianyu Rao,MD 提供)

小于 5 MF/10HPF 的肿瘤呈现良性生物学行为,而超过 10 MF/10HPF 表明为预后很差的恶性肿瘤。具有 5~10MF/10HPF 的肿瘤,称为细胞平滑肌瘤(cellular leiomyomas)或未明恶性潜能的平滑肌瘤(smooth muscle tumors of uncertain malignant potential),良恶性难以预料。除了有丝分裂指数大于 10,确定子宫平滑肌肿瘤为恶性的其他组织学指标有,严重的细胞异型性和凝固性肿瘤细胞坏死(430),满足上述条件中任何两项的子宫平滑肌肿瘤预后较差。术中肿瘤的大体观也是一个重要的预后指标,肿瘤边缘浸润或超出了子宫的扩散,预后较差;而肿瘤小于 5cm,继发于肌瘤或呈挤压性边缘,则术后生存期较长。

五种其他临床病理类型的子宫平滑肌肿瘤需要特别关注:①黏液性平滑肌肉瘤(myxoid leiomyosarcoma);②成平滑肌瘤(leiomyoblastoma);③静脉内平滑肌瘤病(intravenous leiomyomatosis);④良性转移性子宫肌瘤(benign metastasizing uterine leiomyoma);⑤播散性腹膜平滑肌瘤病(disseminated peritoneal leiomyomatosis)。

黏液性平滑肌肉瘤的外观特点呈凝胶状,有明显的边界。显微镜下可见肿瘤有黏液性基质并广泛侵入邻近组织和血管(431)。有丝分裂率低(0~2 MF/10 HPF),掩盖其侵袭性和不良预后。子宫切除术是主要的治疗方法。有丝分裂率低和细胞内大量的黏液组织提示,这些肿瘤对放疗或化疗不敏感。

成平滑肌瘤包括上皮样平滑肌瘤(epithelioid leiomyomas),称为透明细胞平滑肌瘤(clear cell leiomyomas)和丛状型微小瘤(plexiform tumor lets)(432,433)。本组非典型平滑肌肿瘤的特点是肿瘤细胞主要呈圆形,而不是梭形,并成簇或带状排列。这种肿瘤应被视为特殊的低级别平滑肌肉瘤,有丝分裂相少于 5MF/10HPF。成平滑肌瘤可经子宫切除术治疗,预后良好。

静脉内平滑肌瘤病的特点是组织学良性的平滑肌侵入阔韧带内的静脉血管内,然后进入子宫静脉和髂静脉(434~437)。血管内生长形状呈可见的蠕虫状突起从子宫肌瘤处扩散到宫旁延至盆腔侧壁,这可能与低度恶性间质肉瘤相混淆,其症状也与子宫肌瘤相关。大多数患者的年龄在55~65岁,即使盆腔血管内仍有肿瘤细胞,其预后也极好。后期可能发生局部复发,也可因肿瘤扩散至下腔静脉或转移到心脏引起死亡。雌激素可刺激这些血管内肿瘤的增殖。对其应实施经腹全子宫及双侧输卵管卵巢切除术治疗,并尽量将肿瘤切除干净。

良性转移性子宫平滑肌瘤是一种罕见的疾病,它是一种组织学良性但具有某些恶性行为的子宫平滑肌瘤,会有良性的转移,通常转移到肺或淋巴结(438)。在大多数情况下,静脉内平滑肌瘤病并不明显。良性转移性子宫肌瘤能够在远处转移生长,而静脉内肿瘤只能在血管内直接扩散。实验和临床证据表明,雌激素可刺激这些肿瘤,给予卵巢去势或撤除外源性雌激素,或应用孕激素、他莫昔芬或促性腺激素受体激动剂,均有治疗效果(439)。手术治疗应包括腹式全子宫及双侧输卵管卵巢切除术,如果可能,应行肺转移瘤切除术。

播散性腹膜平滑肌瘤病是一种罕见的临床类型,特征是良性的平滑肌结节遍布腹膜腔(440)。这种情况可能是由于在雌激素和孕激素的影响下,腹膜下的间充质干细胞向平滑肌细胞、成纤维细胞、肌纤维母细胞和蜕膜细胞化生的结果。大多数报告的病例发生在30~40岁的妊娠女性或近期有过妊娠史或有长期口服避孕药史的妇女。本病很有趣的特点是:它的外观呈恶性,但组织学良性且临床预后良好,术中诊断需要冰冻切片检查。根治性手术包括腹式全子宫切除术,双侧输卵管卵巢切除术,网膜切除术,并尽可能地切尽可见病灶,即便是处于更年期的妇女也应如此。去除过量的雌激素、应用孕激素或两者联合治疗均能抑制未切除的肿瘤组织,几乎所有的患者都有良好的预后。

癌肉瘤

癌肉瘤组织学上是肉瘤和癌的混合物。癌的成分通常是腺癌,而肉瘤部分则类似于正常子宫内膜间质(同源的或所谓的癌肉瘤),或者它可以由非子宫组织,如软骨、骨或横纹肌(异源的)组成。这些肿瘤最有可能来自全能的子宫内膜间质细胞(441~444)。

这些肿瘤几乎全部发生在更年期之后,平均年龄为62岁。非洲裔美国妇女的发病率较高。这些肿瘤经常被发现与其他内科病症有关,如肥胖、糖尿病和高血压。7%~37%的患者有盆腔放疗的病史。

最常见的症状是绝经后阴道流血,出现于80%~90%的病例。其他较不常见的症状是阴道异常排液,腹部或盆腔疼痛,体重减轻以及阴道有组织排出,症状的持续时间一般只有几个月。妇科检查可发现50%~95%的患者子宫增大,多达50%的患者在子宫颈管内或子宫颈管外可见息肉样肿块,通过子宫颈管肿块活检或子宫内膜诊刮诊断。

肿瘤生长为大而软,呈息肉样的肿块,充塞于子宫腔,突出的特征是坏死和出血。几乎所有的病例都有不同程度的子宫肌层浸润,最常见的转移部位是盆腔、淋巴结、腹腔、肺和肝。这种转移模式表明,这类肿瘤局部扩散和区域淋巴结转移的方式类似子宫内膜样腺癌,但它们的侵袭性更强。

影响癌肉瘤患者预后最重要的一个因素是治疗时肿瘤的范围。一项研究指出,肿瘤明显只局限于子宫体(Ⅰ期)的患者,2年生存率为53%,当疾病侵及宫颈、阴道或宫旁组织时(Ⅱ期和Ⅲ期),生存率下降到8.5%,当疾病扩散到盆腔外时(Ⅳ期),无患者存活(445)。另有研究表明,病变局限于宫体的患者5年生存率(74%)明显好于那些更晚期的患者(24%)(446)。在确诊时,有40%~60%的病例有宫外转移,提示该肿瘤高度恶性的性质。即使术前被认为病变局限于子宫的病例,有相当一部分在手术及病理分期时确定有宫外转移。

一项研究发现,55% 的临床 I 期患者有更高的临床 - 病理分期,事实上,只有 28% 的肿瘤局限于子宫体,16% 有宫颈转移,56% 有宫外转移(447)。有相当一部分早期癌肉瘤患者有淋巴结转移且腹腔细胞学阳性(446,448,449)。大约 50% 的 I 期患者有深肌层浸润,其预后不良。几乎所有肿瘤侵及子宫肌层外 1/2 的患者,均会因此而死亡。死于癌肉瘤的患者往往肿瘤较大,淋巴血管间隙浸润(LVSI)的发生率较高,有既往盆腔化疗病史的患者预后较差。总体而言,癌肉瘤患者的 5 年生存率为 20%~30%。

腺肉瘤是癌肉瘤的一种罕见类型(450,451),它是由良性腺瘤与肉瘤间质混合组成。大多数患者表现为绝经后阴道出血,该病的臆诊及确诊均建立在子宫内膜诊刮的结果。大多数腺肉瘤局限在子宫内膜或浅肌层。治疗方案是子宫及双侧输卵管卵巢切除术,联合或不联合放射治疗。由于 40%~50% 的患者会复发,且大多为盆腔局部或阴道复发,故推荐术后辅助阴道或盆腔放疗。

治疗

50% 以上的子宫肉瘤会复发,甚至是那些在治疗时明显局限的病变(452~454)。至少有 50% 的复发发生在盆腔外,单独盆腔复发占复发率的 10% 以下。最常见的复发部位是腹腔和肺。这些数据表明,远处转移是影响子宫肉瘤治愈的主要因素。

基于这些证据,大部分的 I 期和 II 期子宫肉瘤患者治疗应包括全子宫切除术,双侧输卵管卵巢切除术,盆腔淋巴结放疗或手术切除。应当强调应用辅助化疗以减少远处转移的发生率。III 期子宫肉瘤最好的治疗方法是尽量联合手术、放疗及化疗,对于 IV 期的患者,应当选择联合化疗。

手术

早期子宫肉瘤治疗的第一步应该是剖腹探查术。因为摘除肿瘤是治疗最重要的方面,疾病的严重程度及扩散范围对后续治疗非常重要,不应该忘记或推迟手术而首选放疗或化疗。在手术时,应认真探查腹膜腔并收集腹腔冲洗液,应特别注意盆腔及腹主动脉旁淋巴结,对于子宫内膜间质肉瘤和癌肉瘤的患者,应行淋巴结清扫术,但对于淋巴转移风险较低的平滑肌肉瘤可不行淋巴结清扫术,因其对治疗和诊断的价值仍待商榷(428)。腹式全子宫切除术是标准治疗程序,除了绝经前的平滑肌肉瘤患者,所有患者均应行双侧输卵管卵巢切除术。基于手术和病理发现,就可以计划辅助化疗或放疗。在极少数情况下,孤立肺转移瘤切除后,患者也可以治愈(455,456)。

放疗

一些研究表明,术前或术后辅助放射治疗,有利于减少盆腔复发并且提高局部子宫内膜间质肉瘤及癌肉瘤患者的生活质量,但不包括平滑肌肉瘤(457~465)。放疗不能改善患者的生存率。在一个子宫肉瘤的随机试验中,将患者分为盆腔放疗组和单纯观察组,尽管局部复发风险明显的从 24% 降低至 14%,但两组的生存率无显著差异(466)。对于残留病灶小于 1cm 的患者,GOG 试验随机将患者分全腹照射治疗组和给予三个周期的顺铂,异环磷酰胺(ifosfamide)及巯乙磺酸钠(mesna,美司钠)治疗组(467),全腹照射的患者出现了明显的毒性,化疗患者也无显著的生存优势。

化疗

一些化疗药物对肉瘤有作用,包括长春新碱(vincristine),放线菌素 D(actinomycin D),环磷酰胺(cyclophosphamide),阿霉素,二甲基三氮烯基咪唑甲酰胺(dimethyl triazeno imidazole carboxamide,DTIC),顺铂,异环磷酰胺紫杉醇(ifosfamide paclitaxel),吉西他滨

（gemcitabine），脂质体阿霉素（468）。阿霉素是治疗子宫平滑肌肉瘤是最有效的单一用药，其反应率为25%（469）。异环磷酰胺活性较低（470）。顺铂与异环磷酰胺对癌肉瘤均表现出明显的活性，反应率分别为18%~42%和32%（471~473），而阿霉素治疗癌肉瘤的反应率小于10%（469）。紫杉醇治疗癌肉瘤反应率为18%，而对于平滑肌肉瘤作用很有限（474，475），吉西他滨和脂质体阿霉素对平滑肌肉瘤治疗有效（476，477）。

应用阿霉素及二甲基三氮烯基咪唑甲酰胺联合化疗，或这两种药物联合长春新碱和环磷酰胺联合化疗，反应率有所升高（478~480）。同样，异环磷酰胺联合 mesnauroprotection、阿霉素和二甲基三氮烯基咪唑甲酰胺治疗转移性单纯性肉瘤（481）。吉西他滨联合多西紫杉醇治疗转移性平滑肌肉瘤产生的总反应率为53%，这包括既往接受过阿霉素治疗的患者（482）。疾病进展的平均时间为5~6个月。一些回顾性调查表明，无论是化疗还是放疗，均不会影响子宫内膜间质肉瘤或平滑肌肉瘤的生存率（428，483，484）。

对于中晚期的癌肉瘤患者，异环磷酰胺和顺铂联用比单用异环磷酰胺的反应率高（54% vs 36%），且无进展生存期更长（485），但总生存期不变（8 个月 vs 9 个月），而且联合用药的毒性更为明显。对于晚期及复发的癌肉瘤患者，采用异环磷酰胺及紫杉醇联合化疗或单用异环磷酰胺的3天治疗方案，联合化疗组显示可以增加反应率（29%vs 45%）及平均总生存期（8 个月 vs 13 个月）（486），这一方案似乎是治疗晚期或复发性癌肉瘤最好的方案。紫杉醇和卡铂联合治疗晚期子宫肉瘤的完全缓解率为80%，平均无进展生存间隔为18 个月（487）。GOG 完成对紫杉醇和卡铂Ⅱ期临床试验的评估，结果尚未报告，对初治的癌肉瘤患者给予紫杉醇联合卡铂和异环磷酰胺联合紫杉醇治疗的Ⅲ期临床试验正在进行之中。

辅助治疗

由于局限性子宫肉瘤具有相对较低的生存率和高治疗失败率引起的远处转移，辅助治疗方案可以试用化疗（484~487）。对于早期子宫肉瘤患者，术后给予辅助化疗，大多数报告没有显示生存期有明显改善。GOG 开展一项对于Ⅰ期和Ⅱ期子宫肉瘤患者，术后辅助阿霉素试验，在随机接受阿霉素治疗的 75 例患者中，41% 复发，没有接受辅助化疗的 81 例患者有 53% 复发，但这些差异没有显著性（487）。其他一些较小的非随机研究，辅助化疗方案采用环磷酰胺，顺铂加阿霉素，以及异环磷酰胺加顺铂，治疗后复发率分别为33%、24% 和 31%（486~487）。

（楼伟珍 李旭 吴鸣 译）

参考文献

1. **Siegel R, Ward E, Brawley O, et al.** Cancer statistics, 2011. *CA Cancer J Clin* 2011;61:212–236. http://cacancerjournal.org
2. **Bokhman JV.** Two pathogenetic types of endometrial carcinoma. *Gynecol Oncol* 1983;15:10–17.
3. **Lax SF.** Molecular genetic pathways in various types of endometrial carcinoma: from a phenotypical to a molecular-based classification. *Virchows Arch* 2004;444:213–223.
4. **MacMahon B.** Risk factors for endometrial cancer. *Gynecol Oncol* 1974;2:122–129.
5. **Parazzini F, LaVecchia C, Bocciolone L, et al.** The epidemiology of endometrial cancer. *Gynecol Oncol* 1991;41:1–16.
6. **Parazzini F, LaVecchia C, Negri E, et al.** Reproductive factors and risk of endometrial cancer. *Am J Obstet Gynecol* 1991;64:522–527.
7. **Brinton LA, Berman ML, Mortel R, et al.**Reproductive, menstrual and medical risk factors for endometrial cancer: results from a case control study. *Am J Obstet Gynecol* 1993;81:265–271.
8. **Grady D, Gebretsadik T, Kerlikowske K, et al.** Hormone replacement therapy and endometrial cancer risk: a meta-analysis. *Obstet Gynecol* 1995;85:304–313.
9. **Fisher B, Constantino JP, Redmond CK, et al.** Endometrial cancer in tamoxifen-treated breast cancer patients: findings from the National Surgical Adjuvant Breast and Bowel Project B-14. *J Natl Cancer Inst* 1994;86:527–537.
10. **Assikis VJ, Jordan VC.** Gynecologic effects of tamoxifen and the association with endometrial carcinoma. *Int J Gynaecol Obstet* 1995;49:241–257.
11. **Aarnio M, Sankila R, Pukkala E, et al.** Cancer risk in mutation carriers of DNA-mismatch-repair genes. *Int J Cancer* 1999;81:214–218.
12. **Gordon MD, Ireland K.** Pathology of hyperplasia and carcinoma of the endometrium. *Semin Oncol* 1994;21:64–70.
13. **Kurman RJ, Kaminski PF, Norris HJ.** The behavior of endometrial hyperplasia: a long term study of "untreated" hyperplasia in 170 patients. *Cancer* 1985;56:403–412.
14. **Tavassoli F, Kraus FT.** Endometrial lesions in uteri resected for atypical endometrial hyperplasia. *Am J Clin Pathol* 1978;70:770–779.
15. **Hunter JE, Tritz DE, Howell MG, et al.** The prognostic and ther-

apeutic implications of cytologic atypia in patients with endometrial hyperplasia. *Gynecol Oncol* 1994;55:66–71.

16. Trimble C, Kauderer J, Silverberg S, et al. Concurrent endometrial carcinoma in women with biopsy diagnosis of atypical endometrial hyperplasia: a Gynecologic Oncology Group study. *Gynecol Oncol* 2004;92:393(abst).

17. Ota T, Yoshida M, Kimura M, et al. Clinicopathologic study of uterine endometrial carcinoma in young women aged 40 years and younger. *Int J Gynecol Cancer* 2005;15:657–662.

18. Randall TC, Kurman RJ. Progestin treatment of atypical hyperplasia and well-differentiated carcinoma of the endometrium in women under age 40. *Obstet Gynecol* 1997;90:434–440.

19. Ben-Shachar I, Vitellas KM, Cohn DE. The role of MRI in the conservative management of endometrial cancer. *Gynecol Oncol* 2004;93:233–237.

20. Minderhoud-Bassie W, Treurniet FE, Koops W, et al. Magnetic resonance imaging (MRI) in endometrial carcinoma; preoperative estimation of depth of myometrial invasion. *Acta Obstet Gynecol Scand* 1995;74:827–831.

21. Nakao Y, Yokoyama M, Hara K, et al. MR imaging in endometrial carcinoma as a diagnostic tool for the absence of myometrial invasion. *Gynecol Oncol* 2006;102:343–347.

22. Lai CH, Huang HJ. The role of hormones for the treatment of endometrial hyperplasia and endometrial cancer. *Curr Opin Obstet Gynecol* 2006;18:29–34.

23. Shamshirsaz AA, Withiam-Leitch M, Odunsi K, et al. Young patients with endometrial carcinoma selected for conservative treatment: a need for vigilance for synchronous ovarian carcinomas, case report and literature review. *Gynecol Oncol* 2007;104:757–760.

24. Wildemeersch D, Dhont M. Treatment of nonatypical and atypical endometrial hyperplasia with a levonorgestrel-releasing intrauterine system. *Am J Obstet Gynecol* 2003;188:1297–1298.

25. Montz FJ, Bristow RE, Bovicelli A, et al. Intrauterine progesterone treatment of early endometrial cancer. *Am J Obstet Gynecol* 2002;186:651–657.

26. Giannopoulos T, Butler-Manuel S, Tailor A. Levonorgestrel-releasing intrauterine system (LNG-IUS) as a therapy for endometrial carcinoma. *Gynecol Oncol* 2004;95:762–764.

27. Huang S-Y, Jung S-M, Ng K-K, et al. Ovarian metastasis in a nulliparous woman with endometrial adenocarcinoma failing conservative hormonal treatment. *Gynecol Oncol* 2005;97:652–655.

28. Kaku T, Yoshikawa H, Tsuda H, et al. Conservative therapy for adenocarcinoma and atypical endometrial hyperplasia of the endometrium in young women: central pathologic review and treatment outcome. *Cancer Lett* 2001;167:39–48.

29. Dhar KK, Needhi-Rajan T, Koslowski M, et al. Is levonorgestrel intrauterine system effective for treatment of early endometrial cancer? Report of four cases and review of the literature. *Gynecol Oncol* 2005;97:924–927.

30. Ramirez PT, Frumovitz M, Bodurka DC, et al. Hormonal therapy for the management of grade 1 endometrial adenocarcinoma: a literature review. *Gynecol Oncol* 2004;95:133–138.

31. Koss LG, Schreiber K, Oberlander SG, et al. Detection of endometrial carcinoma and hyperplasia in asymptomatic women. *Obstet Gynecol* 1984;64:1–11.

32. Abayomi O, Dritschilo A, Emami B, et al. The value of "routine tests" in the staging evaluation of gynecologic malignancies: a cost effective analysis. *Int J Radiat Oncol Biol Phys* 1982;8:241–244.

33. Mettlin C, Jones G, Averette H, et al. Defining and updating the American Cancer Society guidelines for the cancer-related checkup: prostate and endometrial cancers. *CA Cancer J Clin* 1993;43:42–46.

34. Smith RA, Cokkinides V, von Eschenbach AC, et al. American Cancer Society guidelines for the early detection of cancer. *CA Cancer J Clin* 2002;52:8–22.

35. Gerber B, Krause A, Heiner M, et al. Effects of adjuvant tamoxifen in postmenopausal women with breast cancer: a prospective long-term study using transvaginal ultrasound. *J Clin Oncol* 2000;18: 3464–3470.

36. Barakat RR, Gilewski TA, Almadrones L, et al. Effect of adjuvant tamoxifen on the endometrium in women with breast cancer: a prospective study using office endometrial biopsy. *J Clin Oncol* 2000;18:3459–3463.

37. Ollikainen M, Abdel-Rahman WM, Moisio A-L, et al. Molecular analysis of familial endometrial carcinoma: a manifestation of hereditary nonpolyposis colorectal cancer or a separate syndrome? *J Clin Oncol* 2005;23:4609–4616.

38. Parc YR, Halling KC, Burgart LJ, et al. Microsatellite instability and hMLH1/hMSH2 expression in young endometrial carcinoma patients: associations with family history and histopathology. *Int J Cancer* 2000;86:60–66.

39. Dunlop M, Farrington S, Carothers A, et al. Cancer risk associated with germline DNA mismatch repair gene mutations. *Hum Mol Genet* 1997;6:105–110.

40. Kunkel TA, Erie DA. DNA mismatch repair. *Annu Rev Biochem* 2005;74:681–710.

41. Marti TM, Kunz C, Fleck O. DNA mismatch repair and mutation avoidance pathways. *J Cell Physiol* 2002;191:28–41.

42. Boltenberg A, Furgyik S, Kullander S. Familial cancer aggregation in cases of adenocarcinoma corporis uteri. *Acta Obstet Gynecol Scand* 1990;69:249–258.

43. Vasen HFA, Watson P, Mecklin J-P, et al. New clinical criteria for hereditary nonpolyposis colorectal cancer (HNPCC, Lynch syndrome) proposed by the International Collaborative Group on HNPCC. *Gastroenterology* 1999;116:1453–1456.

44. Peltomaki P, Vasen HF. The International Collaborative Group on Hereditary Nonpolyposis Colorectal Cancer. Mutations predisposing to hereditary nonpolyposis colorectal cancer: database and results of a collaborative study. *Gastroenterology* 1997;113:1146–1158.

45. Miyaki M, Konishi M, Tanaka K, et al. Germline mutation of MSH6 as the cause of hereditary nonpolyposis colorectal cancer. *Nat Genet* 1997;17:271–272.

46. Akiyama Y, Sato H, Yamada T, et al. Germ-line mutation of the hmSH6/GTPB gene in an atypical hereditary nonpolyposis colorectal cancer kindred. *Cancer Res* 1997;57:3920–3923.

47. Hendriks YMC, Jagmohan-Changur S, van der Klift HM, et al. Heterozygous mutations in PMS2 cause hereditary nonpolyposis colorectal carcinoma (Lynch syndrome). *Gastroenterology* 2006;130:312–322.

48. Umar A, Boland CR, Terdiman JP, et al. Revised Bethesda guidelines for hereditary nonpolyposis colorectal cancer (Lynch Syndrome) and microsatellite instability. *J Natl Cancer Inst* 2004;96:261–268.

49. Lynch HT, Lynch JF. The Lynch syndrome: melding natural history and molecular genetics to genetic counseling and cancer control. *Cancer Control* 1996;3:13–19.

50. Renkonen-Sinisalo L, Bützow R, Leminen A, et al. Surveillance for endometrial cancer in hereditary nonpolyposis colorectal cancer syndrome. *Int J Cancer* 2007;120:821–824.

51. Schmeler KM, Lynch HT, Chen LM, et al. Prophylactic surgery to reduce the risk of gynecologic cancers in the Lynch syndrome. *N Engl J Med* 2006;354:261–269.

52. Lindor NM, Petersen GM, Hadley DW, et al. Recommendations for the care of individuals with an inherited predisposition to Lynch syndrome: a systematic review. *JAMA* 2006;296:1507–1517.

53. Vasen HFA, Moslein G, Alonso A, et al. Guidelines for the clinical management of Lynch syndrome (HNPCC). *J Med Genet* 2007;44:353–362.

54. Bertagnolli, Monica M. Surgical prevention of cancer. *J Clin Oncol* 2005;23:324–332.

55. Lynch HT, Watson P, Shaw TG, et al. Clinical impact of molecular genetic diagnosis, genetic counseling, and management of hereditary cancer. *Cancer* 1999;86:2457–2463.

56. Lynch HT, Krush AJ, Larsen AL, et al. Endometrial carcinoma: multiple primary malignancies, constitutional factors, and heredity. *Am J Med Sci* 1966;252:381–390.

57. Sandles LG, Shulman LP, Elias S, et al. Endometrial adenocarcinoma: genetic analysis suggesting heritable site-specific uterine cancer. *Gynecol Oncol* 1992;47:167–171.

58. Gruber S, Thompson W. Cancer and Steroid Hormone Study Group. A population-based study of endometrial cancer and familial risk in younger women. *Cancer Epidemiol Biomarkers Prev* 1996;5:411–417.

59. Sasco AJ. Epidemiology of breast cancer: an environmental disease? *APMIS* 2001;109:321–332.

60. MacMahon B, Cole P, Lin TM, et al. Age at first birth and breast cancer risk. *Bull World Health Organ* 1970;43:209–221.

61. Brinton LA, Berman ML, Mortel R, et al. Reproductive, menstrual, and medical risk factors for endometrial cancer: results from a case-control study. *Am J Obstet Gynecol* 1992;167:1317–1325.

62. Henderson BE, Casagrande JT, Pike MC, et al. The epidemiology of endometrial cancer in young women. *Br J Cancer* 1983;47:749–756.

63. Kazerouni N, Schairer C, Friedman HB, et al. Family history of

breast cancer as a determinant of the risk of developing endometrial cancer: a nationwide cohort study. *J Med Genet* 2002;39:826–832.

64. **Kelsey JL, LiVolsi VA, Holford TR, et al.** A case-control study of cancer of the endometrium. *Am J Epidemiol* 1982;116:333–342.

65. **Anderson DE, Badzioch MD.** Familial breast cancer risks.Effects of prostate and other cancers. *Cancer* 1993;72:114–119.

66. **Parazzini F, La Vecchia C, Negri E, et al.** Family history of breast, ovarian and endometrial cancer and risk of breast cancer. *Int J Epidemiol* 1993;22:614–618.

67. **Lynch HT, Krush AJ, Lemon HM, et al.** Tumor variation in families with breast cancer. *JAMA* 1972;222:1631–1635.

68. **Beiner ME, Finch A, Rosen B, et al.** The risk of endometrial cancer in women with BRCA1 and BRCA2 mutations: a prospective study. *Gynecol Oncol* 2007;104:7–10.

69. **Smith M, McCartney AJ.** Occult, high-risk endometrial carcinoma. *Gynecol Oncol* 1985;22:154–161.

70. **Dubeshter B, Warshal DP, Angel C, et al.** Endometrial carcinoma: the relevance of cervical cytology. *Obstet Gynecol* 1991;77:458–462.

71. **Choo YC, Mak KC, Hsu C, et al.** Postmenopausal uterine bleeding of nonorganic cause. *Obstet Gynecol* 1985;66:225–228.

72. **Pacheco JC, Kempers RD.** Etiology of postmenopausal bleeding. *Obstet Gynecol* 1968;32:40–46.

73. **Hawwa ZM, Nahhas WA, Copenhaver EH.** Postmenopausal bleeding. *Lahey Clin Found Bull* 1970;19:61–70.

74. **Lidor A, Ismajovich B, Confino E, et al.** Histopathological findings in 226 women with postmenopausal uterine bleeding. *Acta Obstet Gynecol Scand* 1986;65:41–43.

75. **Fortier KJ.** Postmenopausal bleeding and the endometrium. *Clin Obstet Gynecol* 1986;29:440–445.

76. **Chambers JT, Chambers SK.** Endometrial sampling: When? Where? Why? With what? *Clin Obstet Gynecol* 1992;35:28–39.

77. **Grimes DA.** Diagnostic dilation and curettage: a reappraisal. *Am J Obstet Gynecol* 1982;142:1–6.

78. **Kaunitz AM, Masciello A, Ostrowski M, et al.** Comparison of endometrial biopsy with the endometrial Pipelle and Vabra aspirator. *J Reprod Med* 1988;33:427–431.

79. **Dijkuizen FPHLJ, Mol BWJ, Brolmann HAM, et al.** The accuracy of endometrial sampling in the diagnosis of patients with endometrial carcinoma and hyperplasia: a meta-analysis. *Cancer* 2000;89:1765–1772.

80. **Zucker PK, Kasdon EJ, Feldstein ML.** The validity of Pap smear parameters as predictors of endometrial pathology in menopausal women. *Cancer* 1985;56:2256–2263.

81. **Stelmachow J.** The role of hysteroscopy in gynecologic oncology. *Gynecol Oncol* 1982;14:392–395.

82. **Gimpleson RJ, Rappold HO.** A comparative study between panoramic hysteroscopy with directed biopsies and dilation and curettage: a review of 276 cases. *Am J Obstet Gynecol* 1988;158:489–492.

83. **Clark TJ, Bakour SH, Gupta JK, et al.** Evaluation of outpatient hysteroscopy and ultrasonography in the diagnosis of endometrial disease. *Obstet Gynecol* 2002;99:1001–1007.

84. **Bourne TH, Campbell S, Steer CV, et al.** Detection of endometrial cancer by transvaginal sonography with color flow imaging and blood flow analysis: a preliminary report. *Gynecol Oncol* 1991;40:253–259.

85. **Granberg S, Wikland M, Karlsson B, et al.** Endometrial thickness as measured by endovaginal ultrasonography for identifying endometrial abnormality. *Am J Obstet Gynecol* 1991;164:47–52.

86. **Varner RE, Sparks JM, Cameron CD, et al.** Transvaginal sonography of the endometrium in postmenopausal women. *Obstet Gynecol* 1991;78:195–199.

87. **Karlsson B, Granberg S, Wikland M, et al.** Transvaginal ultrasonography of the endometrium in women with postmenopausal bleeding: a Nordic multicenter study. *Am J Obstet Gynecol* 1995;172:1488–1494.

88. **Tabor A, Watt HC, Wald NJ.** Endometrial thickness as a test for endometrial cancer in women with postmenopausal vaginal bleeding. *Obstet Gynecol* 1995;172:1488–1494.

89. **Silverberg SG, Kurman RJ.** Tumors of the uterine corpus and gestational trophoblastic disease (3rd series). Washington, DC: Armed Forces Institute of Pathology, 1992.

90. **Hendrickson MR, Ross JC, Kempson RL.** Toward the development of morphologic criteria for well differentiated adenocarcinoma of the endometrium. *Am J Surg Pathol* 1983;7:819–838.

91. **Norris HJ, Tavassoli FA, Kurman RJ.** Endometrial hyperplasia and carcinoma: diagnostic considerations. *Am J Surg Pathol* 1983;7:839–

847.

92. **Zaino RJ, Kurman RJ.** Squamous differentiation in carcinoma of the endometrium: a critical appraisal of adenoacanthoma and adenosquamous carcinoma. *Semin Diagn Pathol* 1988;5:154–171.

93. **Zaino RJ, Kurman R, Herbold D, et al.** The significance of squamous differentiation in endometrial carcinoma. *Cancer* 1991;68:2293–2302.

94. **Chen JL, Trost DC, Wilkinson EJ.** Endometrial papillary adenocarcinomas: two clinicopathologic types. *Int J Gynecol Pathol* 1985;4:279–288.

95. **Sutton GP, Brill L, Michael H, et al.** Malignant papillary lesions of the endometrium. *Gynecol Oncol* 1987;27:294–304.

96. **Christophenson WM, Alberhasky RC, Connelly PJ.** Carcinoma of the endometrium: a clinicopathologic study of clear cell carcinoma and secretory carcinoma. *Cancer* 1982;49:1511–1523.

97. **Tobon H, Watkins GJ.** Secretory adenocarcinoma of the endometrium. *Int J Gynecol Pathol* 1985;4:328–335.

98. **Ross JC, Eifel PJ, Cox RS, et al.** Primary mucinous adenocarcinoma of the endometrium: a clinicopathologic and histochemical study. *Am J Surg Pathol* 1983;7:715–729.

99. **Melhern MF, Tobon H.** Mucinous adenocarcinoma of the endometrium: a clinico-pathologic review of 18 cases. *Int J Gynecol Pathol* 1987;6:347–355.

100. **Dabbs DJ, Geisinger KR, Norris HT.** Intermediate filaments in endometrial and endocervical carcinomas. *Am J Surg Pathol* 1986;10:568–576.

101. **Hendrickson M, Ross J, Eifel P, et al.** Uterine papillary serous carcinoma: a highly malignant form of endometrial adenocarcinoma. *Am J Surg Pathol* 1982;6:93–108.

102. **Silva EG, Jenkins R.** Serous carcinoma in endometrial polyps. *Mod Pathol* 1990;3:120–128.

103. **Sherman ME, Bitterman P, Rosenshein NB, et al.** Uterine serous carcinoma. *Am J Surg Pathol* 1992;16:600–610.

104. **Goff BA, Kato D, Schmidt RA, et al.** Uterine papillary serous carcinoma: patterns of metastatic spread. *Gynecol Oncol* 1994;54:264–268.

105. **Fader AN, Starks D, Gehrig PA, et al.** UPSC Consortium. An updated clinicopathologic study of early-stage uterine papillary serous carcinoma (UPSC). *Gynecol Oncol* 2009;115:244–248.

106. **Slomovitz BM, Burke TW, Eifel PJ, et al.** Uterine papillary serous carcinoma (UPSC): a single institution review of 129 cases. *Gynecol Oncol* 2003;91:463–469.

107. **Thomas MB, Mariani A, Cliby WA, et al.** Role of systematic lymphadenectomy and adjuvant therapy in stage I uterine papillary serous carcinoma. *Gynecol Oncol* 2007;107:186–189.

108. **Boruta DM 2nd, Gehrig PA, Fader AN, et al.** Management of women with uterine papillary serous cancer: a Society of Gynecologic Oncology (SGO) review. *Gynecol Oncol* 2009;115:142–153.

109. **Fakiris AJ, Moore DH, Reddy SR, et al.** Intraperitoneal radioactive phosphorus (32P) and vaginal brachytherapy as adjuvant treatment for uterine papillary serous carcinoma and clear cell carcinoma: a phase II Hoosier Oncology Group (HOG 97-01) study. *Gynecol Oncol* 2005;96:818–823.

110. **Thomas MB, Mariani A, Cliby WA, et al.** Role of cytoreduction in stage III and IV uterine papillary serous carcinoma. *Gynecol Oncol* 2007;107:190–193.

111. **Homesley HD, Filiaci V, Gibbons SK, et al.** A randomized phase III trial in advanced endometrial carcinoma of surgery and volume directed radiation followed by cisplatin and doxorubicin with or without paclitaxel: a Gynecologic Oncology Group study. *Gynecol Oncol* 2009;112:543–552.

112. **Secord AA, Havrilesky LJ, O Malley DM, et al.** A multicenter evaluation of sequential multimodality therapy and clinical outcome for the treatment of advanced endometrial cancer. *Gynecol Oncol* 2009;112:S12.

113. **Abeler VM, Kjorstad KE.** Clear cell carcinoma of the endometrium: a histopathologic and clinical study of 97 cases. *Gynecol Oncol* 1991;40:207–217.

114. **Abeler VM, Vergote IB, Kjorstad KE, et al.** Clear cell carcinoma of the endometrium: prognosis and metastatic pattern. *Cancer* 1996;78:1740–1747.

115. **Thomas MB, Wright JD, Leiser AL, et al.** Clear cell carcinoma of the cervix: a multi-institutional review in the post-DES era. *Gynecol Oncol* 2008;109:335–339.

116. **Olawaiye AB, Boruta DM 2nd.** Management of women with clear cell endometrial cancer: a Society of Gynecologic Oncology (SGO)

review. *Gynecol Oncol* 2009;113:277–283.

117. **Abeler VM, Kjorstad KE.** Endometrial squamous cell carcinoma: report of three cases and review of the literature. *Gynecol Oncol* 1990;36:321–326.

118. **Eifel P, Hendrickson M, Ross J, et al.** Simultaneous presentation of carcinoma involving the ovary and the uterine corpus. *Cancer* 1982;50:163–170.

119. **Zaino RJ, Unger ER, Whitney C.** Synchronous carcinomas of the uterine corpus and ovary. *Gynecol Oncol* 1984;19:329–335.

120. **Eisner RF, Nieberg RK, Berek JS.** Synchronous primary neoplasms of the female reproductive tract. *Gynecol Oncol* 1989;33:335–339.

121. **Kline RC, Wharton JT, Atkinson EN, et al.** Endometrioid carcinoma of the ovary: retrospective review of 145 cases. *Gynecol Oncol* 1990;39:337–346.

122. **Prat J, Matias-Guiu X, Barreto J.** Simultaneous carcinoma involving the endometrium and the ovary. *Cancer* 1991;68:2455–2459.

123. **Zerbe MJ, Bristow R, Crumbine FC, et al.** Inability of preoperative computed tomography scans to accurately predict the extent of myometrial invasion and extracorporeal spread in endometrial cancer. *Gynecol Oncol* 2000;78:67–70.

124. **Gordon AN, Fleischer AC, Dudley BS, et al.** Preoperative assessment of myometrial invasion of endometrial adenocarcinoma by sonography (US) and magnetic resonance imaging (MRI). *Gynecol Oncol* 1989;34:175–179.

125. **Niloff JM, Klug TL, Schaetzl E, et al.** Elevation of serum CA125 in carcinoma of the fallopian tube, endometrium, and endocervix. *Am J Obstet Gynecol* 1984;148:1057–1058.

126. **Patsner B, Mann WJ, Cohen H, et al.** Predictive value of preoperative serum CA 125 levels in clinically localized and advanced endometrial carcinoma. *Am J Obstet Gynecol* 1988;158:399–402.

127. **Hsieh CH, Chang Chien CC, Lin H, et al.** Can a preoperative CA-125 level be a criterion for full pelvic lymphadenectomy in surgical staging of endometrial cancer? *Gynecol Oncol* 2002;86:28–33.

128. **Dotters DJ.** Preoperative CA125 in endometrial cancer: is it useful? *Am J Obstet Gynecol* 2000;182:1328–1334.

129. **Jhang H, Chuang L, Visintainer P, et al.** CA125 levels in the preoperative assessment of advanced-stage uterine cancer. *Am J Obstet Gynecol* 2003;188:1195–1197.

130. **Inter Federation of Obstetrics and Gynecololy (FIGO).** Classification and staging of malignant tumors in the female pelvis. *Int J Gynecol Obstet* 1971;9:172–180.

131. **Marziale P, Atlante G, Pozzi M, et al.** 426 Cases of stage I endometrial carcinoma: a clinicopathologic analysis. *Gynecol Oncol* 1989;32:278–281.

132. **Morrow CP, Bundy BN, Kurman RJ, et al.** Relationship between surgical-pathological risk factors and outcome in clinical stage I and II carcinoma of the endometrium: a Gynecologic Oncology Group study. *Gynecol Oncol* 1991;40:55–65.

133. **Rotman M, Aziz H, Halpern J, et al.** Endometrial carcinoma. Influence of prognostic factors on radiation management. *Cancer* 1993;71:1471–1479.

134. **Amant F, Moerman P, Neven P, et al.** Endometrial cancer. *Lancet* 2005;366:491–505.

135. **Creutzberg CL, van Putten WL, Koper PC, et al.** PORTEC Study Group. Postoperative radiation therapy in endometrial carcinoma. Surgery and postoperative radiotherapy versus surgery alone for patients with stage-1 endometrial carcinoma: multicentre randomised trial. *Lancet* 2000;355:1404–1411.

136. **Creutzberg CL, van Putten WL, Wárlám-Rodenhuis CC, et al.** Outcome of high-risk stage IC, grade 3, compared with stage I endometrial carcinoma patients: the Postoperative Radiation Therapy in Endometrial Carcinoma Trial. *J Clin Oncol* 2004;22:1234–1241.

137. **Mariani A, Webb MJ, Keeney GL, et al.** Low-risk corpus cancer: is lymphadenectomy or radiotherapy necessary? *Am J Obstet Gynecol* 2000;182:1506–1519.

138. **Benedetti Panici P, Basile S, Maneschi F, et al.** Systematic pelvic lymphadenectomy vs no lymphadenectomy in early-stage endometrial carcinoma: randomized clinical trial. *J Natl Cancer Inst* 2008;100:1707–1716.

139. **Kitchener H, Swart AM, Qian Q, et al.** ASTEC Study Group. Efficacy of systematic pelvic lymphadenectomy in endometrial cancer (MRC ASTEC trial): a randomised study. *Lancet* 2009;373:125–136.

140. **Mariani A, Dowdy SC, Cliby WA, et al.** Prospective assessment of lymphatic dissemination in endometrial cancer: a paradigm shift in surgical staging. *Gynecol Oncol* 2008;109:11–18.

141. **Creasman WT, Morrow CP, Bundy BN, et al.** Surgical pathologic spread patterns of endometrial cancer: a Gynecologic Oncology Group Study. *Cancer* 1987;60:2035–2041.

142. **Schink JC, Lurain JR, Wallemark CB, et al.** Tumor size in endometrial cancer: a prognostic factor for lymph node metastasis. *Obstet Gynecol* 1987;70:216–219.

143. **Todo Y, Kato H, Kaneuchi M, et al.** Survival effect of para-aortic lymphadenectomy in endometrial cancer (SEPAL study): a retrospective cohort analysis. *Lancet* 2010;375:1165–1172.

144. **Pecorelli S.** Revised FIGO staging for carcinoma of the vulva, cervix, and endometrium. *Int J Gynecol Obstet* 2009;105:103–104.

145. **Christopherson WM, Connelly PJ, Aberhasky RC.** Carcinoma of the endometrium: an analysis of prognosticators in patients with favorable subtypes and stage II disease. *Cancer* 1983;51:1705–1709.

146. **Crissman JD, Azoury RS, Banner AE, et al.** Endometrial carcinoma in women 40 years of age or younger. *Obstet Gynecol* 1981;57:699–704.

147. **Nilson PA, Koller O.** Carcinoma of the endometrium in Norway 1957–1960 with special reference to treatment results. *Am J Obstet Gynecol* 1969;105:1099–1109.

148. **Zaino RJ, Kurman RJ, Diana KL, et al.** Pathologic models to predict outcome for women with endometrial adenocarcinoma. *Cancer* 1996;77:1115–1121.

149. **Lurain JR, Rice BL, Rademaker AW, et al.** Prognostic factors associated with recurrence in clinical stage I adenocarcinoma of the endometrium. *Obstet Gynecol* 1991;78:63–69.

150. **Wilson TO, Podratz KC, Gaffey TA, et al.** Evaluation of unfavorable histologic subtypes in endometrial adenocarcinoma. *Am J Obstet Gynecol* 1990;162:418–426.

151. **Fanning J, Evans MC, Peters AJ, et al.** Endometrial adenocarcinoma histologic subtypes: clinical and pathologic profile. *Gynecol Oncol* 1989;32:288–291.

152. **DiSaia PJ, Creasman WT, Boronow RC, et al.** Risk factors and recurrent patterns in stage I endometrial cancer. *Am J Obstet Gynecol* 1985;151:1009–1015.

153. **Sutton GP, Geisler HE, Stehman FB, et al.** Features associated with survival and disease-free survival in early endometrial cancer. *Am J Obstet Gynecol* 1989;160:1385–1393.

154. **Bucy GS, Mendenhall WM, Morgan LS, et al.** Clinical stage I and II endometrial carcinoma treated with surgery and/or radiation therapy: analysis of prognostic and treatment related factors. *Gynecol Oncol* 1989;33:290–295.

155. **Kadar N, Malfetano JH, Homesley HD.** Determinants of survival of surgically staged patients with endometrial carcinoma histologically confined to the uterus: implications for therapy. *Obstet Gynecol* 1992;80:655–659.

156. **Aalders J, Abeler V, Kolstad P, et al.** Postoperative external irradiation and prognostic parameters in stage I endometrial carcinoma: clinical and histopathologic study of 540 patients. *Obstet Gynecol* 1980;56:419–427.

157. **Schink JC, Rademaker AW, Miller DS, et al.** Tumor size in endometrial cancer. *Cancer* 1991;67:2791–2794.

158. **Martin JD, Hahnel R, McCartney AJ, et al.** The effect of estrogen receptor status on survival in patients with endometrial cancer. *Am J Obstet Gynecol* 1983:147;322–324.

159. **Zaino RJ, Satyaswaroop PG, Mortel R.** The relationship of histologic and histochemical parameters to progesterone receptor status in endometrial adenocarcinomas. *Gynecol Oncol* 1983;16:196–208.

160. **Creasman WT, Soper JT, McCarty KS, et al.** Influence of cytoplasmic steroid receptor content on prognosis of early stage endometrial carcinoma. *Am J Obstet Gynecol* 1985;151:922–932.

161. **Liao BS, Twiggs LB, Leung BS, et al.** Cytoplasmic estrogen and progesterone receptors as prognostic parameters in primary endometrial carcinoma. *Obstet Gynecol* 1986;67:463–467.

162. **Geisinger KR, Homesley HD, Morgan TM, et al.** Endometrial adenocarcinoma: a multiparameter clinicopathologic analysis including the DNA profile and sex hormone receptors. *Cancer* 1986;58:1518–1525.

163. **Palmer DC, Muir IM, Alexander AI, et al.** The prognostic importance of steroid receptors in endometrial carcinoma. *Obstet Gynecol* 1988;72:388–393.

164. **Chambers JT, MacLusky N, Eisenfeld A, et al.** Estrogen and progestin receptor levels as prognosticators for survival in endometrial cancer. *Gynecol Oncol* 1988;31:65–81.

165. **Ambros RA, Kurman RJ.** Identification of patients with stage I uterine endometrioid adenocarcinoma at high risk of recurrence by DNA ploidy, myometrial invasion, and vascular invasion. *Gynecol*

Oncol 1992;45:235–239.

166. **Iverson OE.** Flow cytometric deoxyribonucleic acid index: a prognostic factor in endometrial carcinoma. *Am J Obstet Gynecol* 1986;155:770–776.

167. **Newbury R, Schuerch C, Goodspeed N, et al.** DNA content as a prognostic factor in endometrial carcinoma. *Obstet Gynecol* 1990;76:251–257.

168. **Stendahl U, Strang P, Wegenius G, et al.** Prognostic significance of proliferation in endometrial adenocarcinomas: a multivariate analysis of clinical and flow cytometric variables. *Int J Gynecol Pathol* 1991;10:271–284.

169. **Ikeda M, Watanabe Y, Nanjoh T, et al.** Evaluation of DNA ploidy in endometrial cancer. *Gynecol Oncol* 1993;50:25–29.

170. **Podratz KC, Wilson TO, Gaffey TA, et al.** Deoxyribonucleic acid analysis facilitates the pretreatment identification of high-risk endometrial cancer patients. *Am J Obstet Gynecol* 1993;168:1206–1213.

171. **Friberg LG, Noren H, Delle U.** Prognostic value of DNA ploidy and S-phase fraction in endometrial cancer stage I and II: a prospective 5-year survival study. *Gynecol Oncol* 1994;53:64–69.

172. **Susini T, Rapi S, Savino L, et al.** Prognostic value of flow cytometric deoxyribonucleic acid index in endometrial carcinoma: comparison with other clinical-pathologic parameters. *Am J Obstet Gynecol* 1994;170:527–534.

173. **Pisani AL, Barbuto DA, Chen D, et al.** HER-2/neu, p53, and DNA analysis as prognosticators for survival in endometrial carcinoma. *Obstet Gynecol* 1995;85:729–734.

174. **Zaino RJ, Davis ATL, Ohlsson-Wilhelm BM, et al.** DNA content is an independent prognostic indicator in endometrial adenocarcinoma. *Int J Gynecol Pathol* 1998;17:312–319.

175. **Boronow RC, Morrow CP, Creasman WT, et al.** Surgical staging in endometrial cancer: clinical-pathologic findings of a prospective study. *Obstet Gynecol* 1984;63:825–883.

176. **Mariani A, Webb MJ, Keeney GL, et al.** Hematogenous dissemination in corpus cancer. *Gynecol Oncol* 2001;80:233–238.

177. **Lutz MH, Underwood PB, Kreutner A Jr, et al.** Endometrial carcinoma: a new method of classification of therapeutic and prognostic significance. *Gynecol Oncol* 1978;6:83–94.

178. **Kaku T, Tsuruchi N, Tsukamoto N, et al.** Reassessment of myometrial invasion in endometrial carcinoma. *Obstet Gynecol* 1994;84:979–982.

179. **Cowles TA, Magrina JF, Materson BJ, et al.** Comparison of clinical and surgical staging in patients with endometrial carcinoma. *Obstet Gynecol* 1985;66:413–416.

180. **Hanson MB, Van Nagell JR, Powell DE, et al.** The prognostic significance of lymph-vascular space invasion in stage I endometrial cancer. *Cancer* 1985;55:1753–1757.

181. **Abeler VM, Kjorstad KE, Berle E.** Carcinoma of the endometrium in Norway: a histopathological and prognostic survey of a total population. *Int J Gynecol Cancer* 1992;2:9–32.

182. **Mariani A, Webb MJ, Keeney GL, et al.** Predictors of lymphatic failure in endometrial cancer. *Gynecol Oncol* 2002;84:437–442.

183. **Mariani A, Webb MJ, Galli L, et al.** Potential therapeutic role of para-aortic lymphadenectomy in node-positive endometrial cancer. *Gynecol Oncol* 2000;76:348–356.

184. **Creasman WT, DiSaia PJ, Blessing J, et al.** Prognostic significance of peritoneal cytology in patients with endometrial cancer and preliminary data concerning therapy with intraperitoneal radiopharmaceuticals. *Am J Obstet Gynecol* 1981;141:921–929.

185. **Harouny VR, Sutton EP, Clark SA, et al.** The importance of peritoneal cytology in endometrial carcinoma. *Obstet Gynecol* 1988;72:394–398.

186. **Turner DA, Gershenson DM, Atkinson N, et al.** The prognostic significance of peritoneal cytology for stage I endometrial cancer. *Obstet Gynecol* 1989;74:775–780.

187. **Lurain JR, Rumsey NK, Schink JC, et al.** Prognostic significance of positive peritoneal cytology in clinical stage I adenocarcinoma of the endometrium. *Obstet Gynecol* 1989;74:175–179.

188. **Kadar N, Homesley HD, Malfetano JH.** Positive peritoneal cytology is an adverse factor in endometrial carcinoma only if there is other evidence of extrauterine disease. *Gynecol Oncol* 1992;46:145–149.

189. **Milosevic MF, Dembo AJ, Thomas GM.** The clinical significance of malignant peritoneal cytology in stage I endometrial carcinoma. *Int J Gynecol Cancer* 1992;2:225–235.

190. **Mariani A, Webb MJ, Keeney GL, et al.** Stage IIIC endometrioid corpus cancer includes distinct subgroups. *Gynecol Oncol* 2002;87:112–117.

191. **Takeshima N, Nishida H, Tabata T, et al.** Positive peritoneal cytology in endometrial cancer: enhancement of other prognostic indicators. *Gynecol Oncol* 2001;82:470–473.

192. **Ebina Y, Hareyama H, Sakuragh N, et al.** Peritoneal cytology and its prognostic value in endometrial carcinoma. *Int Surg* 1997;82:244–248.

193. **Mariani A, Webb MJ, Keeney GL, et al.** Assessment of prognostic factors in stage IIIA endometrial cancer. *Gynecol Oncol* 2002;86:38–44.

194. **Moore DH, Fowler WC, Walton LA, et al.** Morbidity of lymph node sampling in cancers of the uterine corpus and cervix. *Obstet Gynecol* 1989;74:180–184.

195. **Mariani A, Webb MJ, Keeney GL, et al.** Endometrial cancer: predictors of peritoneal failure. *Gynecol Oncol* 2003;89:236–242.

196. **Levine RL, Cargile CB, Blazes MS, et al.** PTEN mutations and microsatellite instability in complex atypical hyperplasia, a precursor lesion to uterine endometrioid carcinoma. *Cancer Res* 1998;58:3254–3258.

197. **Emons G, Fleckenstein G, Hinney B, et al.** Hormonal interactions in endometrial cancer. *Endocr Relat Cancer* 2000;7:227–242.

198. **Kaaks R, Lukanova A, Kurzer MS.** Obesity, endogenous hormones, and endometrial cancer risk: a synthetic review. *Cancer Epidemiol Biomarkers Prev* 2002;11:1531–1543.

199. **Parslov M, Lidegaard O, Klintorp S, et al.** Risk factors among young women with endometrial cancer: a Danish case-control study. *Am J Obstet Gynecol* 2000;182:23–29.

200. **Potischman N, Hoover RN, Brinton LA, et al.** Case-control study of endogenous steroid hormones and endometrial cancer. *J Natl Cancer Inst* 1996;88:1127–1135.

201. **Zeleniuch-Jacquotte A, Akhmedkhanov A, Kato I, et al.** Postmenopausal endogenous oestrogens and risk of endometrial cancer: results of a prospective study. *Br J Cancer* 2001;84:975–981.

202. **Calle EE, Rodriguez C, Walker-Thurmond K, et al.** Overweight, obesity, and mortality from cancer in a prospectively studied cohort of U.S. adults. *N Engl J Med* 2003;348:1625–1638.

203. **Clement PB, Young RH.** Endometrioid carcinoma of the uterine corpus: a review of its pathology with emphasis on recent advances and problematic aspects. *Adv Anat Pathol* 2002;9:145–184.

204. **Ambros RA, Sherman ME, Zahn CM, et al.** Endometrial intraepithelial carcinoma: a distinctive lesion specifically associated with tumors displaying serous differentiation. *Human Pathol* 1995;26:1260–1267.

205. **Zheng W, Cao P, Zheng M, et al.** p53 Overexpression and bcl-2 persistence in endometrial carcinoma: comparison of papillary serous and endometrioid subtypes. *Gynecol Oncol* 1996;61:167–174.

206. **Mutter GL, Lin M-C, Fitzgerald JT, et al.** Altered PTEN expression as a diagnostic marker for the earliest endometrial precancers. *J Natl Cancer Inst* 2000;92:924–930.

207. **Mutter GL, Lin M-C, Fitzgerald JT, et al.** Changes in endometrial PTEN expression throughout the human menstrual cycle. *J Clin Endocrinol Metab* 2000;85:2334–2338.

208. **Mutter GL, Baak JPA, Fitzgerald JT, et al.** Global expression changes of constitutive and hormonally regulated genes during endometrial neoplastic transformation. *Gynecol Oncol* 2001;83:177–185.

209. **Risinger JI, Hayes AK, Berchuck A, et al.** PTEN/MMAC1 mutations in endometrial cancers. *Cancer Res* 1997;57:4736–4738.

210. **Lax SF, Kendall B, Tashiro H, et al.** The frequency of p53, K-ras mutations, and microsatellite instability differs in uterine endometrioid and serous carcinoma: evidence of distinct molecular genetic pathways. *Cancer* 2000;88:814–824.

211. **Lagarda H, Catasus L, Arguelles R, et al.** K-ras mutations in endometrial carcinomas with microsatellite instability. *J Pathol* 2001;193:193–199.

212. **Enomoto T, Inoue M, Perantoni AO, et al.** K-ras activation in premalignant and malignant epithelial lesions of the human uterus. *Cancer Res* 1991;51:5308–5314.

213. **Scholten AN, Creutzberg CL, van den Broek L, et al.** Nuclear beta-catenin is a molecular feature of type 1 endometrial carcinoma. *J Pathol* 2003;201:460–465.

214. **Moreno-Bueno G, Hardisson D, Sanchez C, et al.** Abnormalities of the APC/beta-catenin pathway in endometrial cancer. *Oncogene* 2002;21:7981–7990.

215. **Mirabelli-Primdahl L, Gryfe R, Kim H, et al.** β-Catenin mutations are specific for colorectal carcinomas with microsatellite instability but occur in endometrial carcinomas irrespective of mutator pathway. *Cancer Res* 1999;59:3346–3351.

216. Mariani A, Sebo TJ, Webb MJ, et al. Molecular and histopathologic predictors of distant failure in endometrial cancer. *Cancer Detect Prev* 2003;27:434–441.

217. Lax SF. Molecular genetic pathways in various types of endometrial carcinoma: from a phenotypical to a molecular-based classification. *Virchows Arch* 2004;444:213–223.

218. Lax SF, Pizer ES, Ronnett BM, et al. Clear cell carcinoma of the endometrium is characterized by a distinctive profile of p53, Ki-67, estrogen, and progesterone receptor expression. *Hum Pathol* 1998;29:551–558.

219. Wheeler DT, Bell KA, Kurman RJ, et al. Minimal uterine serous carcinoma: diagnosis and clinicopathologic correlation. *Am J Surg Pathol* 2000;24:797–806.

220. Risinger JI, Hayes AK, Berchuck A, et al. PTEN/MMAC1 mutations in endometrial cancers. *Cancer Res* 1997;57:4736–4738.

221. Risinger JI, Hayes K, Maxwell GL, et al. PTEN mutation in endometrial cancers is associated with favorable clinical and pathological characteristics. *Clin Cancer Res* 1998;4:3005–3010.

222. Inaba F, Kawamata H, Teramoto T, et al. PTEN and p53 abnormalities are indicative and predictive factors for endometrial carcinoma. *Oncol Rep* 2005;13:17–24.

223. Duggan BD, Felix JC, Muderspach Ll, et al. Microsatellite instability in sporadic endometrial carcinoma. *J Natl Cancer Inst* 1994;86:1216–1221.

224. Mutter GL, Boynton KA, Faquin WC, et al. Allelotype mapping of unstable microsatellites establishes direct lineage continuity between endometrial precancers and cancer. *Cancer Res* 1996;56:4483–4486.

225. Risinger JI, Berchuck A, Kohler MF, et al. Genetic instability of microsatellites in endometrial carcinoma. *Cancer Res* 1993;53:5100–5103.

226. Gryfe R, Kim H, Hsieh ETK, et al. Tumor microsatellite instability and clinical outcome in young patients with colorectal cancer. *N Engl J Med* 2000;342:69–77.

227. Sherman ME, Bur ME, Kurman RJ. p53 in endometrial cancer and its putative precursors: evidence for diverse pathways of tumorigenesis. *Hum Pathol* 1995;26:1268–1274.

228. Mizuuchi H, Nasim S, Kudo R, et al. Clinical implications of K-ras mutations in malignant epithelial tumors of the endometrium. *Cancer Res* 1992;52:2777–2781.

229. Fujimoto I, Shimizu Y, Hirai Y, et al. Studies on ras oncogene activation in endometrial carcinoma. *Gynecol Oncol* 1993;48:196–202.

230. Semczuk A, Berbec H, Kostuch M, et al. K-ras gene point mutations in human endometrial carcinomas: correlation with clinico-pathological features and patients' outcome. *J Cancer Res Clin Oncol* 1998;124:695–700.

231. Sonoda G, du Manoir S, Godwin AK, et al. Detection of DNA gains and losses in primary endometrial carcinomas by comparative genomic hybridization. *Genes Chromosomes Cancer* 1997;18:115–125.

232. Niederacher D, An H-X, Cho Y-J, et al. Mutations and amplification of oncogenes in endometrial cancer. *Oncology* 1999;56:59–65.

233. Tashiro H, Isacson C, Levine R, et al. p53 gene mutations are common in uterine serous carcinoma and occur early in their pathogenesis. *Am J Pathol* 1997;150:177–185.

234. Goodfellow PJ, Buttin BM, Herzog TJ, et al. Prevalence of defective DNA mismatch repair and MSH6 mutation in an unselected series of endometrial cancers. *PNAS* 2003;100:5908–5913.

235. Tashiro H, Lax SF, Gaudin PB, et al. Microsatellite instability is uncommon in uterine serous carcinoma. *Am J Pathol* 1997;150:75–79.

236. Saffari B, Jones LA, Elnaggar A, et al. Amplification and overexpression of Her-2/Neu (C-Erbb2) in endometrial cancers: correlation with overall survival. *Cancer Res* 1995;55:5693–5698.

237. Halperin R, Zehavi S, Habler L, et al. Comparative immunohistochemical study of endometrioid and serous papillary carcinoma of endometrium. *Eur J Gynaecol Oncol* 2001;22:122–126.

238. Berchuck A, Rodriguez G, Kinney RB, et al. Overexpression of HER-2/neu in endometrial cancer is associated with advanced stage disease. *Am J Obstet Gynecol* 1991;164:15–21.

239. Hetzel DJ, Wilson TO, Keeney GL, et al. HER-2/neu expression: a major prognostic factor in endometrial cancer. *Gynecol Oncol* 1992;47:179–185.

240. Cianciulli AM, Guadagni F, Marzano R, et al. HER-2/neu oncogene amplification and chromosome 17 aneusomy in endometrial carcinoma: correlation with oncoprotein expression and conventional pathological parameters. *J Exp Clin Cancer Res* 2003;22:265–271.

241. Holcomb K, Delatorre R, Pedemonte B, et al. E-cadherin expression in endometrioid, papillary serous, and clear cell carcinoma of the endometrium. *Obstet Gynecol* 2002;100:1290–1295.

242. Moreno-Bueno G, Hardisson D, Sanchez C, et al. Abnormalities of E- and P-cadherin and catenin (beta-gamma-catenin, and p120 ctn) expression in endometrial cancer and endometrioid cancer and endometrial atypical hyperplasia. *J Pathol* 2003;199:471–478.

243. Mariani A, Dowdy SC, Keeney GL, et al. High-risk endometrial cancer subgroups: candidates for target-based adjuvant therapy. *Gynecol Oncol* 2004;95:120–126.

244. Peters WA III, Anderson WA, Thornton N Jr, et al. The selective use of vaginal hysterectomy in the management of adenocarcinoma of the endometrium. *Am J Obstet Gynecol* 1983;146:285–289.

245. Malkasian GD, Annegers JF, Fountain KS. Carcinoma of the endometrium: stage. *Am J Obstet Gynecol* 1980;136:872–883.

246. Bloss JD, Berman ML, Bloss LP, et al. Use of vaginal hysterectomy for the management of stage I endometrial cancer in the medically compromised patient. *Gynecol Oncol* 1991;40:74–77.

247. Chan JK, Lin YG, Monk BJ, et al. Vaginal hysterectomy as primary treatment of endometrial cancer in medically compromised women. *Obstet Gynecol* 2001;97:707–711.

248. Childers JM, Brzechffa PR, Hatch K, et al. Laparoscopically-assisted surgical staging (LASS) of endometrial cancer. *Gynecol Oncol* 1993;51:33–38.

249. Boike G, Lurain J, Burke J. A comparison of laparoscopic management of endometrial cancer with traditional laparotomy. *Gynecol Oncol* 1994;52:105(abst).

250. Gemignani M, Curtin JP, Zelmanovich J, et al. Laparoscopic-assisted vaginal hysterectomy for endometrial cancer: clinical outcomes and hospital charges. *Gynecol Oncol* 1999;73:5–11.

251. Spirtos NM, Schlaerth JB, Grous GM, et al. Cost and quality-of-life analyses of surgery for early endometrial cancer: laparotomy versus laparoscopy. *Am J Obstet Gynecol* 1996;174:1795–1799.

252. Schribner DR, Mannel RS, Walker JL, et al. Cost analysis of laparoscopy versus laparotomy for early endometrial cancer. *Gynecol Oncol* 1999;75:460–463.

253. Magrina JF, Mutone NF, Weaver Al, et al. Laparoscopic lymphadenectomy and vaginal or laparoscopic hysterectomy with bilateral salpingo-oophorectomy for endometrial cancer. *Am J Obstet Gynecol* 1999;181:376–381.

254. Eltabbakh GH, Shamonki MJ, Moody JM, et al. Laparoscopy as the primary modality for the treatment of women with endometrial carcinoma. *Cancer* 2001;91:378–387.

255. Obermair A, Manolitsas TP, Leung Y, et al. Total laparoscopic hysterectomy for endometrial cancer: patterns of recurrence and survival. *Gynecol Oncol* 2004;92:789–793.

256. Malur S, Possover M, Wolfgang M, et al. Laparoscopic-assisted vaginal versus abdominal surgery in patients with endometrial cancer: a prospective randomized trial. *Gynecol Oncol* 2001;80:239–244.

257. Martínez A, Querleu D, Leblanc E, et al. Low incidence of port-site metastases after laparoscopic staging of uterine cancer. *Gynecol Oncol* 2010;118:145–150.

258. Walker JL, Piedmonte MR, Spirtos NM, et al. Laparoscopy compared with laparotomy for comprehensive surgical staging of uterine cancer: Gynecologic Oncology Group Study LAP2. *J Clin Oncol* 2009;27:5331–5336.

259. Kornblith AB, Huang HQ, Walker JL, et al. Quality of life of patients with endometrial cancer undergoing laparoscopic international federation of gynecology and obstetrics staging compared with laparotomy: a Gynecologic Oncology Group study. *J Clin Oncol* 2009;27:5337–5342.

260. Dowdy SC, Aletti G, Cliby WA, et al. Extra-peritoneal laparoscopic para-aortic lymphadenectomy: a prospective cohort study of 293 patients with endometrial cancer. *Gynecol Oncol* 2008;111:418–424.

261. Gehrig PA, Cantrell LA, Shafer A, et al. What is the optimal minimally invasive surgical procedure for endometrial cancer staging in the obese and morbidly obese woman? *Gynecol Oncol* 2008;111:41–45.

262. Boggess JF, Gehrig PA, Cantrell L, et al. A comparative study of 3 surgical methods for hysterectomy with staging for endometrial cancer: robotic assistance, laparoscopy, laparotomy. *Am J Obstet Gynecol* 2008;199:360.e1–e9.

263. Lewis BV, Stallworthy JA, Cowdell R. Adenocarcinoma of the body of the uterus. *J Obstet Gynecol Br Commonw* 1970;77:343–348.

264. DeMuelenaere GFGO. The case against Wertheim's hysterectomy in endometrial carcinoma. *J Obstet Gynaecol Br Commonw* 1973;80:728–734.

265. **Rutledge F.** The role of radical hysterectomy in adenocarcinoma of the endometrium. *Gynecol Oncol* 1974;2:331–347.

266. **Jones HW III.** Treatment of adenocarcinoma of the endometrium. *Obstet Gynecol Surv* 1975;30:147–169.

267. **Mariani A, Webb MJ, Keeney GL, et al.** Role of wide/radical hysterectomy and pelvic lymph node dissection in endometrial cancer with cervical involvement. *Gynecol Oncol* 2001;83:72–80.

268. **Landgren R, Fletcher G, Delclos L, et al.** Irradiation of endometrial cancer in patients with medical contraindication to surgery or with unresectable lesions. *AJR Am J Roentgenol* 1976;126:148–154.

269. **Abayomi O, Tak W, Emami B, et al.** Treatment of endometrial carcinoma with radiation therapy alone. *Cancer* 1982;49:2466–2469.

270. **Patanaphan V, Salazar O, Chougule P.** What can be expected when radiation therapy becomes the only curative alternative for endometrial cancer? *Cancer* 1985;55:1462–1467.

271. **Jones D, Stout R.** Results of intracavitary radium treatment for adenocarcinoma of the body of the uterus. *Clin Radiol* 1986;37:169–171.

272. **Varia M, Rosenman, Halle J, et al.** Primary radiation therapy for medically inoperable patients with endometrial carcinoma-stages I–II. *Int J Radiat Oncol Biol Phys* 1987;13:11–15.

273. **Wang M, Hussey D, Vigliotti A, et al.** Inoperable adenocarcinoma of the endometrium: radiation therapy. *Radiology* 1987;165:561–565.

274. **Grigsby P, Kuske R, Perez C, et al.** Medically inoperable stage I adenocarcinoma of the endometrium treated with radiotherapy alone. *Int J Radiat Oncol Biol Phys* 1987;13:483–488.

275. **Taghian A, Pernot M, Hoffstetter S, et al.** Radiation therapy alone for medically inoperable patients with adenocarcinoma of the endometrium. *Int J Radiat Oncol Biol Phys* 1988;15:1135–1140.

276. **Lehoczky O, Busze P, Ungar L, et al.** Stage I endometrial carcinoma: treatment of nonoperable patients with intracavitary radiation therapy alone. *Gynecol Oncol* 1991;43:211–216.

277. **Kupelian PA, Eifel PJ, Tornos C, et al.** Treatment of endometrial carcinoma with radiation therapy alone. *Int J Radiat Oncol Biol Phys* 1993;27:817–824.

278. **Podczaski ES, Kaminski P, Manetta A, et al.** Stage II endometrial carcinoma treated with external-beam radiotherapy, intracavitary application of cesium, and surgery. *Gynecol Oncol* 1989;35:251–254.

279. **Keys HM, Roberts JA, Brunetto VL, et al.** Gynecologic Oncology Group. A phase III trial of surgery with or without adjunctive external pelvic radiation therapy in intermediate risk endometrial adenocarcinoma. *Gynecol Oncol* 2004;92:744–751.

280. **Mariani A, Dowdy SC, Keeney GL, et al.** Predictors of vaginal relapse in stage I endometrial cancer. *Gynecol Oncol* 2005;97:820–827.

281. **Mariani A, Webb MJ, Keeney GL, et al.** Surgical stage I endometrial cancer: predictors of distant failure and death. *Gynecol Oncol* 2002;87:274–280.

282. **Orr JW Jr, Holman JL, Orr PF.** Stage I corpus cancer: Is teletherapy necessary? *Am J Obstet Gynecol* 1997;176:777–789.

283. **Straughn JM Jr, Huh WK, Kelly FJ, et al.** Conservative management of stage I endometrioid carcinoma after surgical staging. *Gynecol Oncol* 2002;84:194–200.

284. **Pearcey RG, Petereit DG.** Post-operative high dose rate brachytherapy in patients with low to intermediate risk endometrial cancer. *Radiother Oncol* 2000;56:17–22.

285. **Horowitz NS, Peters WA 3rd, Smith MR, et al.** Adjuvant high dose rate vaginal brachytherapy as treatment of stage I and II endometrial carcinoma. *Obstet Gynecol* 2002;99:235–240.

286. **Weiss E, Hirnle P, Arnold-Bofinger H, et al.** Adjuvant vaginal high-dose-rate afterloading alone in endometrial carcinoma: patterns of relapse and side effects following low-dose therapy. *Gynecol Oncol* 1998;71:72–76.

287. **Mohan DS, Samuels MA, Selim MA, et al.** Long-term outcomes of therapeutic pelvic lymphadenectomy for stage I endometrial adenocarcinoma. *Gynecol Oncol* 1998;70:165–171.

288. **Chadha M, Nanavati PJ, Liu P, et al.** Patterns of failure in endometrial carcinoma stage IB grade 3 and IC patients treated with postoperative vaginal vault brachytherapy. *Gynecol Oncol* 1999;75:103–107.

289. **Fanning J.** Long-term survival of intermediate risk endometrial cancer (stage IG3, IC, II) treated with full lymphadenectomy and brachytherapy without teletherapy. *Gynecol Oncol* 2001;82:371–374.

290. **Straughn JM, Huh WK, Orr JW, et al.** Stage IC adenocarcinoma of the endometrium: survival comparisons of surgically staged patients with and without adjuvant radiation therapy. *Gynecol Oncol* 2003;89:295–300.

291. **Solhjem MC, Petersen IA, Haddock MG.** Vaginal brachytherapy alone is sufficient adjuvant treatment of surgical stage I endometrial cancer. *Int J Rad Oncol Biol Phys* 2005;62:1379–1384.

292. **Nout RA, Smit VT, Putter H, et al.** PORTEC Study Group. Vaginal brachytherapy versus pelvic external beam radiotherapy for patients with endometrial cancer of high-intermediate risk (PORTEC-2): an open-label, non-inferiority, randomised trial. *Lancet* 2010;375:816–823.

293. **Huh WK.** Salvage of isolated vaginal recurrences in women with surgical stage I endometrial cancer: a multi-institutional experience. *Int J Gynecol Cancer* 2007;17:886–889.

294. **Blake P, Swart AM, Orton J, et al.** ASTEC/EN.5 Study Group. Adjuvant external beam radiotherapy in the treatment of endometrial cancer (MRC ASTEC and NCIC CTG EN.5 randomised trials): pooled trial results, systematic review, and meta-analysis. *Lancet* 2009;373:137–146.

295. **Potish RA, Twiggs LB, Adcock LL, et al.** Para-aortic lymph node radiotherapy in cancer of the uterine corpus. *Obstet Gynecol* 1985;65:251–256.

296. **Rose PG, Cha SD, Tak WK, et al.** Radiation therapy for surgically proven para-aortic node metastasis in endometrial carcinoma. *Int J Radiat Oncol Biol Phys* 1992;24:229–233.

297. **Feuer GA, Calanog A.** Endometrial carcinoma: treatment of positive para-aortic nodes. *Gynecol Oncol* 1987;27:104–109.

298. **Corn BW, Lanciano RM, Greven KM, et al.** Endometrial cancer with para-aortic adenopathy: patterns of failure and opportunities for cure. *Int J Radiat Oncol Biol Phys* 1992;24:223–227.

299. **Potish RA, Twiggs LB, Adcock LL, et al.** Role of whole abdominal radiation therapy in the management of endometrial cancer; prognostic importance of factors indicating peritoneal metastases. *Gynecol Oncol* 1985;21:80–86.

300. **Greer BE, Hamberger AD.** Treatment of intraperitoneal metastatic adenocarcinoma of the endometrium by the whole-abdomen moving-strip technique and pelvic boost irradiation. *Gynecol Oncol* 1983;16:365–373.

301. **Loeffler JS, Rosen EM, Niloff JM, et al.** Whole abdominal irradiation for tumors of the uterine corpus. *Cancer* 1988;61:1322–1335.

302. **Martinez A, Schray M, Podratz K, et al.** Postoperative whole abdomino-pelvic irradiation for patients with high-risk endometrial cancer. *Int J Radiat Oncol Biol Phys* 1989;17:371–377.

303. **Gibbons S, Martinez A, Schray M, et al.** Adjuvant whole abdominopelvic irradiation for high-risk endometrial carcinoma. *Int J Radiat Oncol Biol Phys* 1991;21:1019–1025.

304. **Small W, Mahadevan A, Roland P, et al.** Whole abdominal radiation in endometrial carcinoma: an analysis of toxicity, patterns of recurrence, and survival. *J Cancer* 2000;6:394–400.

305. **Smith RS, Kapp DS, Chen Q, et al.** Treatment of high-risk uterine cancer with whole abdominopelvic radiation therapy. *Int J Radiat Oncol Biol Phys* 2000;48:767–778.

306. **Frank AH, Tseng PC, Haffty BG, et al.** Adjuvant whole abdominal radiation in uterine papillary serous carcinoma. *Cancer* 1991;68:1516–1519.

307. **Randall ME, Filiaci VL, Muss H, et al.** Gynecologic Oncology Group Study. Randomized phase III trial of whole-abdominal irradiation versus doxorubicin and cisplatin chemotherapy in advanced endometrial carcinoma. *J Clin Oncol* 2006;24:36–44.

308. **Lewis GC Jr, Slack NH, Mortel R, et al.** Adjuvant progestogen therapy in the primary definitive treatment of endometrial cancer. *Gynecol Oncol* 1974;2:368–376.

309. **DePalo G, Merson M, Del Vecchio M, et al.** A controlled clinical study of adjuvant medroxyprogesterone acetate (MPA) therapy in pathologic stage I endometrial carcinoma with myometrial invasion. *Proc Am Soc Clin Oncol* 1985;4:121(abst).

310. **Vergote I, Kjorstad J, Abeler V, et al.** A randomized trail of adjuvant progestogen in early endometrial cancer. *Cancer* 1989;64:1011–1016.

311. **MacDonald RR, Thorogood J, Mason MK.** A randomized trial of progestogens in the primary treatment of endometrial carcinoma. *BJOG* 1988;95:166–174.

312. **COSA-NZ-UK Endometrial Cancer Study Groups.** Adjuvant medroxyprogesterone acetate in high-risk endometrial cancer. *Int J Gynecol Cancer* 1998;8:387–391.

313. **von Minckwitz G, Loibl S, Brunnert K, et al.** Adjuvant endocrine treatment with medroxyprogesterone acetate or tamoxifen in stage I and II endometrial cancer—a multicentre, open, controlled, prospectively randomized trial. *Eur J Cancer* 2002;38:2265–2271.

314. **Morrow CP, Bundy B, Homesley H, et al.** Doxorubicin as an adju-

vant following surgery and radiation therapy in patients with high-risk endometrial carcinoma, stage I and occult stage II. *Gynecol Oncol* 1990;36:166–171.

315. **Randall ME, Brunetto G, Muss H, et al.** Whole abdominal radiotherapy versus combination doxorubicin-cisplatin chemotherapy in advanced endometrial carcinoma: a randomized phase III trial of the Gynecologic Oncology Group. *Proc Am Soc Clin Oncol* 2003;22:abstr 3.

316. **Hogberg T, Signorelli M, de Oliveira CF, et al.** Sequential adjuvant chemotherapy and radiotherapy in endometrial cancer: results from two randomised studies. *Eur J Cancer* 2010;46:2422–2431.

317. **Susumu N, Sagae S, Udagawa Y, et al.** Japanese Gynecologic Oncology Group. Randomized phase III trial of pelvic radiotherapy versus cisplatin-based combined chemotherapy in patients with intermediate- and high-risk endometrial cancer. *Gynecol Oncol* 2008;108:226–233.

318. **Homesley HD, Boronow RC, Lewis JL Jr.** Stage II endometrial adenocarcinoma: Memorial Hospital for Cancer, 1949–1965. *Obstet Gynecol* 1977;49:604–608.

319. **Surwit EA, Fowler WC Jr, Rogoff EE, et al.** Stage II carcinoma of the endometrium. *Int J Radiat Oncol Biol Phys* 1979;5:323–326.

320. **Kinsella TJ, Bloomer WD, Lavin PT, et al.** Stage II endometrial carcinoma: a 10-year follow-up of combined radiation and surgical treatment. *Gynecol Oncol* 1980;10:290–297.

321. **Nahhas WA, Whitney CW, Stryker JA, et al.** Stage II endometrial carcinoma. *Gynecol Oncol* 1980;10:303–311.

322. **Onsrud M, Aalders J, Abeler V, et al.** Endometrial carcinoma with cervical involvement (stage II): prognostic factors and value of combined radiological-surgical treatment. *Gynecol Oncol* 1982;13:76–86.

323. **Berman ML, Afridi MA, Kanbour AI, et al.** Risk factors and prognosis in stage II endometrial cancer. *Gynecol Oncol* 1982;14:49–61.

324. **Nori D, Hilaris BS, Tome M, et al.** Combined surgery and radiation in endometrial carcinoma: an analysis of prognostic factors. *Int J Radiat Oncol Biol Phys* 1987;13:489–496.

325. **Larson DM, Copeland LJ, Gallager HS, et al.** Prognostic factors in stage II endometrial carcinoma. *Cancer* 1987;60:1358–1361.

326. **Larson DM, Copeland LJ, Gallager HS, et al.** Stage II endometrial carcinoma: results and complications of a combined radiotherapeutic-surgical approach. *Cancer* 1988;61:1528–1534.

327. **Boothby RA, Carlson JA, Neiman W, et al.** Treatment of stage II endometrial carcinoma. *Gynecol Oncol* 1989;33:204–208.

328. **Pitson G, Colgan T, Levin W, et al.** Stage II endometrial carcinoma: prognostic factors and risk classification in 170 patients. *Int J Radiat Oncol Biol Phys* 2002;53:862–867.

329. **Mannel RS, Berman ML, Walker JL, et al.** Management of endometrial cancer with suspected cervical involvement. *Obstet Gynecol* 1990;75:1016–1022.

330. **Andersen ES.** Stage II endometrial carcinoma: prognostic factors and the results of treatment. *Gynecol Oncol* 1990;38:220–223.

331. **Lanciano RM, Curran WJ Jr, Greven KM, et al.** Influence of grade, histologic subtype, and timing of radiotherapy on outcome among patients with stage II carcinoma of the endometrium. *Gynecol Oncol* 1990;39:368–373.

332. **Sartori E, Gadducci A, Landoni F, et al.** Clinical behavior of 203 stage II endometrial cancer cases: the impact of primary surgical approach and of adjunct radiation therapy. *Int J Gynecol Cancer* 2001;11:430–437.

333. **Higgins RV, van Nagell JR Jr, Horn EJ, et al.** Preoperative radiation therapy followed by extrafascial hysterectomy in patients with stage II endometrial cancer. *Cancer* 1991;68:1261–1264.

334. **Rubin SC, Hoskins WJ, Saigo PE, et al.** Management of endometrial adenocarcinoma with cervical involvement. *Gynecol Oncol* 1992;45:294–298.

335. **Aalders JG, Abeler V, Kolstad P.** Clinical (stage III) as compared with subclinical intrapelvic extrauterine tumor spread in endometrial carcinoma: a clinical and histopathological study of 175 patients. *Gynecol Oncol* 1984;17:64–74.

336. **Genest P, Drouin P, Girard A, et al.** Stage III carcinoma of the endometrium: a review of 41 cases. *Gynecol Oncol* 1987;26:77–86.

337. **Grigsby PW, Perez CA, Kuske RR, et al.** Results of therapy, analysis of failures and prognostic factors for clinical and pathologic stage III adenocarcinoma of the endometrium. *Gynecol Oncol* 1987;27:44–57.

338. **Greven K, Curran W, Whittington R, et al.** Analysis of failure patterns in stage III endometrial carcinoma and therapeutic implications. *Int J Radiat Biol Phys* 1989;17:35–39.

339. **Pliskow S, Penalver M, Averette HE.** Stage III and IV endometrial carcinoma: a review of 41 cases. *Gynecol Oncol* 1990;38:210–215.

340. **Aalders JG, Abeler V, Kolstad P.** Stage IV endometrial carcinoma: a clinical and histopathological study of 83 patients. *Gynecol Oncol* 1984;17:75–84.

341. **Bristow RE, Zerbe MJ, Rosenshein NB, et al.** Stage IV endometrial carcinoma: the role of cytoreductive surgery and determinants of survival. *Gynecol Oncol* 2000;78:85–91.

342. **Goff BA, Goodman A, Muntz HG, et al.** Surgical stage IV endometrial carcinoma: a study of 47 cases. *Gynecol Oncol* 1994;52:237–240.

343. **Chi DS, Welshinger M, Venkatraman ES, et al.** The role of surgical cytoreduction in stage IV endometrial carcinoma. *Gynecol Oncol* 1997;67:56–60.

344. **Rutledge F, Smith JP, Wharton JT, et al.** Pelvic exenteration: analysis of 296 patients. *Am J Obstet Gynecol* 1977;129:881–890.

345. **Barber HRK, Brunschwig A.** Treatment and results of recurrent cancer of corpus uteri in patients receiving anterior and total exoneration 1947–1963. *Cancer* 1968; 22:949–955.

346. **Aalders JG, Abeler V, Kolstad P.** Recurrent adenocarcinoma of the endometrium: a clinical and histopathological study of 379 patients. *Gynecol Oncol* 1984;17:85–103.

347. **Angel C, DuBeshter B, Dawson AE, et al.** Recurrent stage I endometrial adenocarcinoma in the nonirradiated patient: preliminary results of surgical "staging." *Gynecol Oncol* 1993;48:221–226.

348. **Dowdy SC, Mariani A.** Lymphadenectomy in endometrial cancer: when, not if. *Lancet* 2010;375:1138–1140.

349. Insert IORT publication

350. **Jhingran A, Burke TW, Eifel PJ.** Definitive radiotherapy for patients with isolated vaginal recurrence of endometrial carcinoma after hysterectomy. *Int J Radiat Oncol Biol Phys* 2003;56:1366–1372.

351. **Phillips GL, Prem KA, Adcock LL, et al.** Vaginal recurrence of adenocarcinoma of the endometrium. *Gynecol Oncol* 1982;13:323–328.

352. **Greven K, Olds W.** Isolated vaginal recurrences of endometrial adenocarcinoma and their management. *Cancer* 1987;60:419–421.

353. **Curran WJ, Whittington R, Peters AJ, et al.** Vaginal recurrences of endometrial carcinoma: the prognostic value of staging by a primary vaginal carcinoma system. *Int J Radiat Oncol Biol Phys* 1988;15:803–808.

354. **Poulsen MG, Roberts SJ.** The salvage of recurrent endometrial carcinoma in the vagina and pelvis. *Int J Radiat Oncol Biol Phys* 1988;15:809–813.

355. **Kuten A, Grigsby PW, Perez CA, et al.** Results of radiotherapy in recurrent endometrial carcinoma: a retrospective analysis. *Int J Radiat Oncol Biol Phys* 1989;17:29–34.

356. **Sears JD, Greven KM, Hoen HM, et al.** Prognostic factors and treatment outcome for patients with locally recurrent endometrial cancer. *Cancer* 1994;74:1303–1308.

357. **Wylie J, Irwin C, Pintilie M, et al.** Results of radical radiotherapy for recurrent endometrial cancer. *Gynecol Oncol* 2000;77:66–72.

358. **Kelley RM, Baker WH.** Progestational agents in the treatment of carcinoma of the endometrium. *N Engl J Med* 1961;264:216–222.

359. **Piver MS, Barlow JJ, Lurain JR, et al.** Medroxyprogesterone acetate (Depo-Provera) versus hydroxyprogesterone caproate (Delalutin) in women with metastatic endometrial adenocarcinoma. *Cancer* 1980;45:268–272.

360. **Podratz KC, O'Brien PC, Malkasian GD Jr, et al.** Effects of progestational agents in treatment of endometrial carcinoma. *Obstet Gynecol* 1985;66:106–110.

361. **Thigpen T, Blessing J, DiSaia P, et al.** Oral medroxyprogesterone acetate in advanced or recurrent endometrial carcinoma: results of therapy and correlation with estrogen and progesterone receptor levels. The Gynecologic Oncology Group experience. In: Baulier EE, Iacobelli S, McGuire WL,eds. Endocrinology of malignancy. Park Ridge, NJ: Parthenon, 1986:446–454.

362. **Thigpen T, Blessing J, Hatch K, et al.** A randomized trial of medroxyprogesterone acetate (MPA) 200 mg versus 1000 mg daily in advanced or recurrent endometrial carcinoma: a Gynecologic Oncology Group study. *Proc ASCO* 1991;10:185.

363. **Reifenstein EC Jr.** The treatment of advanced endometrial cancer with hydroxyprogesterone caproate. *Gynecol Oncol* 1974;2:377–414.

364. **Rose PG, Brunetto VL, VanLe L, et al.** A phase II trial of anastrozole in advanced recurrent or persistent endometrial carcinoma: a

Gynecologic Oncology Group study. *Gynecol Oncol* 2000;78:212–216.

365. **Elit L, Hirte H.** Current status and future innovations of hormonal agents, chemotherapy and investigational agents in endometrial cancer. *Curr Opin Obstet Gynecol* 2002;14:67–73.

366. **Levin DA, Hoskins WJ.** Update in the management of endometrial cancer. *Cancer J* 2002;8S:31–40.

367. **Sonoda Y.** Optimal therapy and management of endometrial cancer. *Expert Rev Anticancer Ther* 2003;3:37–47.

368. **Thigpen JT, Buchsbaum HJ, Mangan C, et al.** Phase II trial of adriamycin in the treatment of advanced or recurrent endometrial carcinoma: a Gynecologic Oncology Group study. *Cancer Treat Rep* 1979;63:21–27.

369. **Burke TW, Munkarah A, Kavanagh JJ, et al.** Treatment of advanced or recurrent endometrial carcinoma with single-agent carboplatin. *Gynecol Oncol* 1993;51:397–400.

370. **Ball HG, Blessing J, Leuntz S, et al.** A phase II trial of taxol in advanced and recurrent adenocarcinoma of the endometrium: a Gynecologic Oncology Group study. *Gynecol Oncol* 1996;62:278–281.

371. **Woo HL, Swenerton KD, Hoskins PJ.** Taxol is active in platinum-resistant endometrial adenocarcinoma. *Am J Clin Oncol* 1996;19:290–291.

372. **Lissoni A, Zanetta G, Losa G, et al.** Phase II study of paclitaxel as salvage treatment in advanced endometrial cancer. *Ann Oncol* 1996;7:861–865.

373. **Thigpen JT, Blessing JA, Ball H, et al.** Hexamethylmelanine in first-line therapy in the treatment of advanced or recurrent carcinoma of the endometrium: a phase II trial of the Gynecologic Oncology Group. *Gynecol Oncol* 1988;31:435–438.

374. **Muggia FM, Blessing JA, Sorosky J, et al.** Phase II trial of the pegylated liposomal doxorubicin in previously treated metastatic endometrial cancer: a Gynecologic Oncology Group study. *J Clin Oncol* 2002;20:2360–2364.

375. **Thigpen JT, Brady MF, Homesley HD, et al.** Phase III trial of doxorubicin with or without cisplatin in advanced endometrial carcinoma: a Gynecologic Oncology Group study. *J Clin Oncol* 2004;22:3902–3907.

376. **Deppe G, Cohen CJ, Bruckner HW.** Treatment of advanced endometrial adenocarcinoma with cis-dichlorodiamine platinum (II) after intensive prior therapy. *Gynecol Oncol* 1980;10:51–54.

377. **Thigpen JT, Blessing JA, Homesley H, et al.** Phase II trial of cisplatin as first-line chemotherapy in patients with advanced or recurrent endometrial carcinoma: a Gynecologic Oncology Group study. *Gynecol Oncol* 1989;33:68–70.

378. **Long HJ, Pfeifle DM, Wieand HS, et al.** Phase II evaluation of carboplatin in advanced endometrial carcinoma. *J Natl Cancer Inst* 1988;80:276–278.

385. **Miller DS, Blessing JA, Lentz SS, et al.** A phase II trial of topotecan in patients with advanced, persistent, or recurrent endometrial carcinoma: a Gynecologic Oncology Group study. *Gyneocol Oncol* 2002;87:247–251.

386. **Wadler S, Levy DE, Lincoln ST, et al.** Topotecan is an active agent in first line treatment of metastatic or recurrent endometrial carcinoma. Eastern Oncology Cooperative Group Study E3E93. *J Clin Oncol* 2003;21:2110–2114.

387. **Aapro MS, van Wijk FH, Bolis G, et al.** Doxorubicin versus doxorubicin and cisplatin in endometrial carcinoma: definitive results of a randomized study by the EORTC Gynecologic Cancer Group. *Ann Oncol* 2003;14:441–448.

388. **Edmonson JH, Krook JE, Hilton JF, et al.** Randomized phase II studies of cisplatin and a combination of a cyclophosphamide-doxorubicin-cisplatin (CAP) in patients with progestin-refractory advanced endometrial carcinoma. *Gynecol Oncol* 1987;28:20–24.

389. **Burke TW, Stringer CA, Morris M, et al.** Prospective treatment of advanced or recurrent endometrioid carcinoma with cisplatin, doxorubicin, and cyclophosphamide. *Gynecol Oncol* 1991;40:264–267.

390. **Dimopoulos MP, Papadimitriou CA, Georgoulias V, et al.** Paclitaxel and cisplatin in advanced or recurrent carcinoma of the endometrium: long-term results of a phase II multicenter study. *Gynecol Oncol* 2000;78:52–57.

391. **Creasman WT, Odicino F, Maisonneuve P, et al.** Carcinoma of the corpus uteri. FIGO annual report on the results of treatment in gynecological cancer. *J Epidemiol Biostat* 2001;6:45–86.

392. **Shumsky AG, Stuart GE, Brasher PM, et al.** An evaluation of routine follow up of patients treated for endometrial carcinoma. *Gynecol*

Oncol 1994;55:229–233.

393. **Berchuck A, Auspach C, Evans AC, et al.** Postsurgical surveillance of patients with FIGO stage I/II endometrial adenocarcinoma. *Gynecol Oncol* 1995;59:20–24.

394. **Reddoch JM, Burke TW, Morris M, et al.** Surveillance for recurrent endometrial carcinoma: development of a follow-up scheme. *Gynecol Oncol* 1995;59:221–225.

395. **Gallup DG, Stock RJ.** Adenocarcinoma of the endometrium in women 40 years of age or younger. *Obstet Gynecol* 1984;64:417–420.

396. **Walsh C, Holschneider C, Hoang Y, et al.** Coexisting ovarian malignancy in young women with endometrial cancer. *Obstet Gynecol* 2005;106:693–699.

397. **Lee TS, Jung JY, Kim JW, et al.** Feasibility of ovarian preservation in patients with early stage endometrial carcinoma. *Gynecol Oncol* 2007;104:52–57.

398. **Morice P, Fourchotte V, Sideris L, et al.** A need for laparoscopic evaluation of patients with endometrial carcinoma selected for conservative treatment. *Gynecol Oncol* 2005;96:245–248.

399. **Creasman WT, Henderson D, Hinshaw W, et al.** Estrogen replacement therapy in the patient treated for endometrial cancer. *Obstet Gynecol* 1986;67:326–330.

400. **Suriano KA, McHale M, McLaren CE, et al.** Estrogen replacement therapy in endometrial cancer patients: a matched control study. *Obstet Gynecol* 2001;97:555–560.

401. **Levenback C, Rubin SC, McCormack PM, et al.** Resection of pulmonary metastases from uterine sarcomas. *Gynecol Oncol* 1992;45:202–205.

402. **Committee on Gynecologic Practice.** ACOG committee opinion. Hormone replacement therapy in women treated for endometrial cancer. *Int J Gynecol Obstet* 2001;73:283–284.

403. **Harlow BL, Weiss NS, Lofton S.** The epidemiology of sarcomas of the uterus. *J Natl Cancer Inst* 1986;76:399–402.

404. **Clement PB, Young RH.** Mesenchymal and mixed epithelial-mesenchymal tumors of the uterine corpus and cervix. In: **Clement PB, Young RH, eds.** Atlas of gynecologic surgical pathology. Philadelphia, PA: Saunders, 2000:177–210.

405. **Brooks SE, Zhan M, Cote T, Baquet CR.** Surveillance, epidemiology, and end results analysis of 2677 cases of uterine sarcoma 1989–1999. *Gynecol Oncol* 2004;93:204–208.

406. **Kempson RL, Bari W.** Uterine sarcomas: classification, diagnosis and prognosis. *Hum Pathol* 1970;1:331–349.

407. **Dionigi A, Oliva E, Clement PB, et al.** Endometrial stromal nodules and endometrial stromal tumors with limited infiltration: a clinicopathologic study of 50 cases. *Am J Surg Pathol* 2002;26:567–581.

408. **Norris HJ, Taylor HB.** Mesenchymal tumors of the uterus. I. A clinical and pathologic study of 53 endometrial stromal tumors. *Cancer* 1966;19:755–766.

409. **Hart WR, Yoonessi M.** Endometrial stromatosis of the uterus. *Obstet Gynecol* 1977;49:393–403.

410. **Krieger PD, Gusberg SB.** Endolymphatic stromal myosis: a grade 1 endometrial sarcoma. *Gynecol Oncol* 1973;1:299–313.

411. **Thatcher SS, Woodruff JD.** Uterine stromatosis: a report of 33 cases. *Obstet Gynecol* 1982;59:428–434.

412. **Piver MS, Rutledge FN, Copeland L, et al.** Uterine endolymphatic stromal myosis: a collaborative study. *Obstet Gynecol* 1984;64:173–178.

413. **Aubrey MC, Myers JL, Colby TV, et al.** Endometrial stromal sarcoma metastatic to the lung: a detailed analysis of 16 patients. *Am J Surg Pathol* 2002;26:440–449.

414. **Yoonessi M, Hart WR.** Endometrial stromal sarcomas. *Cancer* 1977;40:898–906.

415. **Evans HL.** Endometrial stromal sarcoma and poorly differentiated endometrial sarcoma. *Cancer* 1982;52:2170–2182.

416. **Chang KL, Crabtree GS, Lim Tan SK, et al.** Primary uterine endometrial stromal neoplasms: a clinicopathologic study of 117 cases. *Am J Surg Pathol* 1990;14:415–438.

417. **Clement PB, Scully RE.** Uterine tumors resembling ovarian sex-cord tumors: a clinicopathologic study of fourteen cases. *Am J Clin Pathol* 1976;66:512–525.

418. **Hauptman S, Nadjari B, Kraus J, et al.** Uterine tumor resembling ovarian sex-cord tumor: a case report and review of the literature. *Virchows Arch* 2001;439:97–101.

419. **Taylor HB, Norris HJ.** Mesenchymal tumors of the uterus. IV. Diagnosis and prognosis of leiomyosarcoma. *Arch Pathol* 1966;82:40–44.

420. **Gudgeon DH.** Leiomyosarcoma of the uterus. *Obstet Gynecol* 1968;32:96–100.

421. **Silverberg SG.** Leiomyosarcoma of the uterus: a clinicopathologic

study. *ObstetGynecol* 1971;38:613–628.

422. **Christopherson WM, Williamson EO, Gray LA.** Leiomyosarcoma of the uterus.*Cancer* 1972;29:1512–1517.

423. **Gallup DG, Cordray DR.** Leiomyosarcoma of the uterus: case reports and a review. *Obstet Gynecol Surv* 1979;34:300–312.

424. **Vardi JR, Tovell HMM.** Leiomyosarcoma of the uterus: clinicopathologic study. *Obstet Gynecol* 1980;56:428–434.

425. **Van Dinh T, Woodruff JD.** Leiomyosarcoma of the uterus. *Am J Obstet Gynecol* 1982;144:817–823.

426. **Berchuck A, Rubin SC, Hoskins WJ, et al.** Treatment of uterine leiomyosarcoma. *Obstet Gynecol* 1988;71:845–850.

427. **Leibsohn S, d'Ablaing G, Mishell DR, et al.** Leiomyosarcoma in a series of hysterectomies performed for presumed uterine leiomyomas. *Am J Obstet Gynecol* 1990;162:968–976.

428. **Giuntoli RL 2nd, Metzinger DS, DiMarco CS, et al.** Retrospective review of 208 patients with leiomyosarcoma of the uterus: prognostic indicators, surgical management, and adjuvant therapy. *Gynecol Oncol* 2003;89:460–460.

429. **Dinh TA, Oliva EA, Fuller AF Jr, et al.** The treatment of uterine leiomyosarcoma: results from a 10-year experience (1990–1999) at the Massachusetts General Hospital. *Gynecol Oncol* 2004;92: 648–652.

430. **Bell SW, Kempson RL, Hendrickson MR.** Problematic uterine smooth muscle neoplasms: a clinicopathologic study of 213 cases. *Am J Surg Pathol* 1994;18:535–558.

431. **King ME, Dickersin GR, Scully RE.** Myxoid leiomyosarcoma of the uterus: a report of six cases. *Am J Surg Pathol* 1982;6:589–598.

432. **Kurman RJ, Norris HJ.** Mesenchymal tumors of the uterus. VI. Epithelioid smooth muscle tumors including leiomyoblastoma and clear cell leiomyoma: a clinical and pathologic analysis of 26 cases. *Cancer* 1976;37:1853–1865.

433. **Prayson RA, Goldblum JR, Hart WR.** Epithelioid smooth muscle tumors of the uterus: a clinicopathologic study of 18 patients. *Am J Surg Pathol* 1997;21:383–391.

434. **Norris HJ, Parmley T.** Mesenchymal tumors of the uterus. V. Intravenous leiomyomatosis: a clinical and pathologic study. *Cancer* 1975;36:2164–2178.

435. **Scharfenberg JC, Geary WL.** Intravenous leiomyomatosis. *Obstet Gynecol* 1974;43:909–914.

436. **Evans AT III, Symmonds RE, Gaffey TA.** Recurrent pelvic intravenous leiomyomatosis.*Obstet Gynecol* 1981;57:260–264.

437. **Clement PB, Young RH, Scully RE.** Intravenous leiomyomatosis of the uterus: a clinicopathologic analysis of 16 cases with unusual histologic features. *Am J Surg Pathol* 1988;12:932–945.

438. **Abell MR, Littler ER.** Benign metastasizing uterine leiomyoma: multiple lymph node metastases. *Cancer* 1975;36:2206–2213.

439. **Banner AS, Carrington CB, Emory WB, et al.** Efficacy of oophorectomy in lymph-angioleiomyomatosis and benign metastasizing leiomyoma. *N Engl J Med* 1981;305:204–209.

440. **Tavassoli FA, Norris HJ.** Peritoneal leiomyomatosis (leiomyomatosis peritoneal disseminata): a clinicopathologic study of 20 cases with ultrastructural observations. *Int J Gynecol Pathol* 1982;1: 59–74.

441. **Norris HJ, Roth E, Taylor HB.** Mesenchymal tumors of the uterus. II. A clinical and pathologic study of 31 mixed mesodermal tumors. *Obstet Gynecol* 1966;28:57–63.

442. **Norris HJ, Taylor HB.** Mesenchymal tumors of the uterus. III. A clinical pathologic study of 31 carcinosarcomas. *Cancer* 1966;19:1459–1465.

443. **Silverberg SG, Major FJ, Blessing JA, et al.** Carcinosarcoma (malignant mixed mesodermal tumor) of the uterus: a Gynecologic Oncology Group pathologic study of 203 cases. *Int J Gynecol Pathol* 1990;9:1–19.

444. **Inthasorn P, Carter J, Valmadre S, et al.** Analysis of clinicopathologic factors in malignant mixed mullerian tumors of the uterine corpus. *Int J Gynecol Cancer* 2002;12:348–353.

445. **DiSaia PJ, Castro JR, Rutledge FN.** Mixed mesodermal sarcoma of the uterus. *AJR Am J Roentgenol* 1973;117:632–636.

446. **Yamada SD, Burger RA, Brewster WR, et al.** Pathologic variables and adjuvant therapy as predictors of recurrence and survival for patients with surgically evaluated carcinoma of the uterus. *Cancer* 2000;88:2782–2786.

447. **Macasaet MA, Waxman M. Fruchter RG, et al.** Prognostic factors in malignant mesodermal (mullerian) mixed tumors of the uterus. *Gynecol Oncol* 1985;20:32–42.

448. **DiSaia PJ, Morrow CP, Boronow R, et al.** Endometrial sarcoma: lymphatic spread pattern. *Am J Obstet Gynecol* 1978;130:104–105.

449. **Geszler G, Szpak CA, Harris RE, et al.** Prognostic value of peritoneal washings in patients with malignant mixed mullerian tumors of the uterus. *Am J Obstet Gynecol* 1986;155:83–89.

450. **Clement PB, Scully RE.** Mullerian adenosarcoma of the uterus: a clinico-pathologic analysis of 100 cases with a review of the literature. *Hum Pathol* 1990;21:363–381.

451. **Kaku T, Silverberg SG, Major FJ.** Adenosarcoma of the uterus: a Gynecologic Oncology Group study of 31 cases. *Int J Gynecol Pathol* 1992;11:75–88.

452. **Salazar OM, Bonfiglio TA, Patten SF, et al.** Uterine sarcomas: analysis of failures with special emphasis on the use of adjuvant radiation therapy. *Cancer* 1978;42:1161–1170.

453. **Spanos WJ, Peters LJ, Oswald MJ.** Patterns of recurrence in malignant mixed mullerian tumors of the uterus. *Cancer* 1986;57:155–159.

454. **Vongtama V, Karlen JR, Piver MS, et al.** Treatment results and prognostic factors in stage I and II sarcomas of the corpus uteri. *AJR Am J Roentgenol* 1976;126:139–147.

455. **Leitao MM, Brennan MF, Hensley M, et al.** Surgical resection of pulmonary and extrapulmonary recurrences of uterine leiomyosarcoma. *Gynecol Oncol* 2002;87:287–294.

456. **Belgrad R, Elbadawi N, Rubin P.** Uterine sarcomas. *Radiology* 1975;114:181–188.

457. **Salazar OM, Bonfiglio TA, Patten SF, et al.** Uterine sarcomas: natural history, treatment, and prognosis. *Cancer* 1978;42:1152–1160.

458. **Perez CA, Askin F, Baglan RJ, et al.** Effects of irradiation on mixed mullerian tumors of the uterus. *Cancer* 1979;43:1274–1284.

459. **Hornback NB, Omura G, Major FJ.** Observations on the use of adjuvant radiation therapy in patients with stage I and II uterine sarcoma. *Int J Radiat Oncol Biol Phys* 1986;12:2127–2130.

460. **Knocke TH, Kucera H, Dotfler D, et al.** Results of postoperative radiotherapy in the treatment of sarcoma of the corpus uteri. *Cancer* 1998;83:1972–1979.

461. **Molpus KL, Redlin-Frazier S, Reed G, et al.** Postoperative pelvic irradiation in early stage uterine mixed mullerian tumors. *Eur J Gynecol Oncol* 1998;19:541–546.

462. **Le T.** Adjuvant pelvic radiotherapy for uterine carcinosarcoma in a high-risk population. *Eur J Surg Oncol* 2001;27:282–285.

463. **Livi L, Paiar F, Shah N, et al.** Uterine sarcoma: twenty-seven years experience. *Int J Radiat Oncol Biol Phys* 2003;57:1366–1373.

464. **Menczer J, Levy T, Piuva B, et al.** A comparison between different postoperative treatment modalities of uterine carcinosarcoma. *Gynecol Oncol* 2005;97:166–170.

465. **Reed NS, Mangioni C, Malmstrom H, et al.** Phase III randomized study to evaluate the role of adjuvant pelvic radiotherapy in the treatment of uterine sarcomas stages I and II: an EORTC Gynaecological Cancer Group study (protocol 55874). *Int J Gynecol Cancer* 2003;13:4.

466. **Wolfson AH, Brady MF, Rocereto TF, et al.** Gynecologic Oncology Group randomized trial of whole abdominal irradiation (WAI) vs cisplatin-ifosfamide+mesna (CIM) in optimally debulked stage I-IV carcinosarcoma (CS) of the uterus. *J Clin Oncol* 2006;24: 5001.

467. **Kanjeekal S, Chambers A, Fung MF, et al.** Systemic therapy for advanced uterine sarcoma: a systemic review of the literature. *Gynecol Oncol* 2005;97:624–637.

468. **Omura GA, Blessing JA, Major F, et al.** A randomized study of adriamycin with and without triazenoimidazole carboxamide in advanced uterine sarcomas. *Cancer* 1983;52:626–632.

469. **Sutton G, Blessing J, Barrett R, et al.** Phase II trial of ifosfamide and mesna in leiomyosarcoma of the uterus: a Gynecology Oncology Group study. *Am J Obstet Gynecol* 1992;166:556–559.

470. **Thigpen JT, Blessing JA, Beecham J, et al.** Phase II trial of cisplatin as first-line chemotherapy in patients with advanced or recurrent uterine sarcomas: a Gynecologic Oncology Group study. *J Clin Oncol* 1991;9:1962.

471. **Gershenson DM, Kavanagh JJ, Copeland LJ, et al.** Cisplatin therapy for a disseminated mixed mesodermal sarcoma of the uterus. *J Clin Oncol* 1987;5:618–621.

472. **Sutton GP, Blessing JA, Rosenshein N, et al.** Phase II trial of ifosfamide and mesna in mixed mesodermal tumors of the uterus: a Gynecologic Oncology Group Study. *Am J Obstet Gynecol* 1989;161:309–312.

473. **Curtin JP, Blessing JA, Soper JT, et al.** Paclitaxel in the treatment of carcinosarcoma of the uterus: a Gynecologic Oncology Group Study. *Gynecol Oncol* 2001;83:268–270.

474. **Sutton G, Blessing JA, Ball H.** Phase II trial of paclitaxel in leiomyosarcoma of the uterus: a Gynecologic Oncology Group study.

Gynecol Oncol 1999;74:346–349.

475. **Look KY, Sandler A, Blessing JA, et al.** Phase II trial of gemcitabine as second-line chemotherapy of uterine leiomyosarcoma: a Gynecologic Oncology Group study. *Gynecol Oncol* 2004;92:644–647.

476. **Sutton G, Blessing J, Hanjani P, et al.** Phase II evaluation of liposomal doxorubicin (Doxil) in recurrent or advanced leiomyosarcoma of the uterus: a Gynecologic Oncology Group study. *Gynecol Oncol* 2005;96:749–752.

477. **Gottlieb JA, Baker LH, O'Bryan RM, et al.** Adriamycin used alone and in combination for soft tissue and bony sarcomas. *Cancer Chemother Rep (Part 3)* 1975;6:271–282.

478. **Blum RH, Corson JM, Wilson RE, et al.** Successful treatment of metastatic sarcomas with cyclophosphamide, Adriamycin, and DTIC (CAD). *Cancer* 1980;46:1722–1726.

479. **Piver MS, DeEulis TG, Lele SB, et al.** Cyclophosphamide, vincristine, adriamycin, and dimethyltriazenoimidazole carboxamide (CYVADIC) for sarcomas of the female genital tract. *Gynecol Oncol* 1981;14:319–323.

480. **Pearl ML, Inagami M, McCauley DL, et al.** Mesna, doxorubicin, ifosfamide, and dacarbazine (MAID) chemotherapy for gynecologic sarcomas. *Int J Gynecol Cancer* 2002;12:745–748.

481. **Hensley ML, Maki R, Venkatraman E, et al.** Gemcitabine and docetaxel in patients with unresectable leiomyosarcoma. *J Clin Oncol* 2002;20:2824–2831.

482. **Nordal RN, Kjørstad KE, Stenwig AE, et al.** Leiomyosarcoma (LMS) and endometrial stromal sarcoma (ESS) of the uterus: a survey of patients treated in the Norwegian Radium Hospital 1976–1985. *Int J Gynecol Cancer* 1993;3:110–115.

483. **Berchuck A, Rubin SC, Hoskins WJ, et al.** Treatment of endometrial stromal tumors. *Gynecol Oncol* 1990;36:60–65.

484. **Sutton G, Brunetto VL, Kilgore L, et al.** A phase III trial of ifosfamide with or without cisplatin in carcinosarcoma of the uterus: a Gynecologic Oncology Group study. *Gynecol Oncol* 2000;79:47–53.

485. **Homesley HD, Filiaci V, Markman M, et al.** Gynecologic Oncology Group. Phase III trial of ifosfamide versus ifosfamide plus paclitaxel as first-line treatment of advanced or recurrent uterine carcinosarcoma (mixed mesodermal tumors): a Gynecologic Oncology Group study. *J Clin Oncol* 2007;25:526–531.

486. **Toyoshima M, Akahira J, Matsunaga G, et al.** Clinical experiences with combination paclitaxel and carboplatin therapy for advanced or recurrent carcinosarcoma for the uterus. *Gynecol Oncol* 2004;94:774–778.

487. **Omura GA, Blessing JA, Major F, et al.** A randomized clinical trial of adjuvant adriamycin in uterine sarcomas: a Gynecologic Oncology Group study. *J Clin Oncol* 1985;3:1240–1245.

第**36**章 宫颈癌和阴道癌

Caela Miller
John C. Elkas

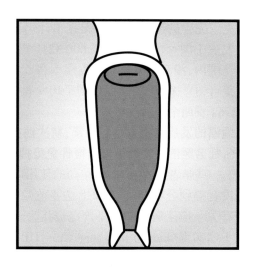

- 人乳头瘤病毒感染是宫颈癌的致病原。
- 筛查能有效地降低宫颈癌的发病率。
- 疫苗接种亦有助于降低宫颈癌的发病率。
- 虽然宫颈癌最常见的组织学类型是鳞癌,但是腺癌的相对发病率和绝对发病率都在逐年升高;鳞癌和腺癌均由人乳头瘤病毒感染所致。
- 目前宫颈癌仍采用临床分期。虽然现代的放射性影像技术,例如计算机断层扫描(computed tomography,CT),磁共振成像(magnetic resonance imaging,MRI)或正电子发射体层成像(position emission tomography,PET)对制订个体化的治疗方案会有所帮助。
- 宫颈癌的治疗以疾病的临床分期为基础。早期疾病(Ⅰ~ⅡA)可以采用根治性手术或者放射治疗。晚期疾病(ⅡB~Ⅳ)最好采用放射治疗和化学治疗。
- 阴道癌是一种罕见疾病,和宫颈癌有诸多共同点。放射治疗仍然是大多数患者的主要治疗方式;然而,根治性手术可以选择性地适用于一些患者。

在美国,宫颈癌在最常见的妇科肿瘤中排第三位,位列宫体癌和卵巢癌之后,主要是由于建立了有效的筛查程序。**在世界范围内,宫颈癌仍然是一个主要的健康保健项目,在健康保健资源匮乏的发展中国家,宫颈癌是患癌女性的第二常见的死因。**因为宫颈癌是可以预防的,所以要求妇科医师和其他从事基础健康保健的人员熟悉疫苗接种计划,还需要非常熟悉宫颈癌的筛查技术、诊断流程、危险因素以及浸润前病变的处理。阴道癌是一种罕见肿瘤,和宫颈癌在流行病学和危险因素方面有着很多共同点。

宫颈癌

流行病学和危险因素

　　浸润性宫颈癌是一种可以预防的疾病,因为它有一个很长阶段的浸润前病变,目前可以进行宫颈细胞学筛查得以发现,而且针对浸润前病变的治疗手段是有效的。虽然这是一个可以预防的疾病,但是在美国,2011 年一年中就有 12 710 个浸润性宫颈癌的新发病例,4290 例患者死于宫颈癌(1)。女性一生中患宫颈癌的可能性为 1：128。虽然在美国已经建立了完善的筛查体制,但是据估计仍有 30% 的宫颈癌病例从未接受过巴氏涂片筛查。在发展中国家,该比例接近 60%(2)。虽然有以上这些并不乐观的统计学数据,但是在世界范围内,浸润性宫颈癌的发病率在逐步下降,更多的宫颈癌得到早期诊断,生存率得以改善(1,3)。在美国,宫颈癌的平均发病年龄是 47 岁,病例呈双峰分布,分别在 35~39 岁和 60~64 岁两个年龄段(1)。

　　宫颈癌的发病有很多危险因素:初次性交年龄早(<16 岁),多个性伴侣,吸烟,种族因素,多产,社会经济条件低下以及慢性免疫抑制。宫颈癌与使用口服避孕药的关系一直存在争议。一些学者认为,口服避孕药的使用可能会增加宫颈腺体发生异常的风险;但是该假说还没有得到公认(4,5)。以上这些危险因素中,大多数都和性行为以及性传播疾病的暴露有关。疱疹病毒的感染曾经被认为是导致宫颈癌发病的初始事件;然而,现已明确人乳头瘤病毒(human papillomavirus,HPV)是宫颈癌的致病原,而疱疹病毒和沙眼衣原体可能起到协同致病作用。人类免疫缺陷病毒(human immunodeficiency virus,HIV)通过免疫抑制影响宫颈癌的发病。美国疾病预防和控制中心把宫颈癌作为一种获得性免疫缺陷综合征(acquired immune deficiency syndrome,AIDS),而通常 AIDS 是指 HIV 感染者所患的疾病(6)。

　　在宫颈发生不典型增生和癌变之前,最初阶段是 HPV 感染。已经在近 99% 的宫颈鳞癌患者中检测到 HPV 病毒。HPV 既是宫颈鳞癌也是宫颈腺癌的致病原因,但是不同病理类型的肿瘤可能有不同的癌变途径(7)。HPV 有 100 多种亚型,其中 30 多种可以感染下生殖道。有 14 种高危型 HPV 亚型;两种高危的亚型,HPV16 和 HPV18 存在于近 62% 的宫颈癌中。HPV 影响细胞生长和分化的作用机制是通过病毒的 E6 和 E7 蛋白分别作用于肿瘤抑制基因 *p53* 和 *Rb*。*p53* 的抑制导致细胞从周期的静息状态中脱离出来,并且发生凋亡逃逸,这一过程往往有 DNA 损伤的参与;而 Rb 的抑制会干扰转录因子 E2F,导致不受调控的细胞增殖(8)。以上两个步骤对宫颈上皮细胞的恶变过程都很重要。美国 FDA 已批准四价疫苗 Gardasil 和二价疫苗 Cervarix 用于预防 HPV16 和 HPV18 的感染。3 年的时间证实,在接种前未感染过 HPV16 或 HPV18 的女性中,Gardasil 能够预防 99% 的 HPV16 或 HPV18 所致的宫颈上皮内瘤变 2 级和 3 级的发生;然而在接种前已经感染的女性中,其有效率仅为 44%(9)。由于四价和二价 HPV 疫苗均只能预防特定几种 HPV 亚型的感染,所以指南规定即使接种过疫苗的女性也应坚持行宫颈细胞学检查。

评估

　　阴道出血是宫颈癌患者最常见的临床症状。大多数情况下表现为性交后出血,有时候也会表现为不规则或绝经后出血。晚期患者会出现有恶臭气味的阴道分泌物,体重减轻,或梗阻性泌尿系统病变。在没有症状的患者中,宫颈癌患者往往通过异常的细胞学筛查结果得以诊断。在浸润性宫颈癌患者中,宫颈涂片的假阴性率高达 50%,因此对于有症状的患者,即使其宫颈涂片阴性也应进一步检查(10)。

　　首先,任何怀疑宫颈癌的妇女都应该接受全面的体格检查,包括评价锁骨上、腋窝和腹股沟淋巴结以除外疾病的转移。在盆腔检查时,阴道内置入窥器,应该对宫颈的可疑病变部位进行全面视诊检查(图 36.1)。应对阴道穹隆进行同样细致的视诊检查。在浸润性宫颈癌中,宫颈通常是坚硬和肥大的,这些异常还需要通过触诊加以确认。直肠指检很重要,它可以帮助了解宫颈的坚硬度和大小,尤其适用于颈管内癌的患者。此外,在由于绝经后改变或疾病扩散导致阴道穹隆封闭的患者中,直肠指检是能够评价宫颈大小的唯一一途径。直肠指检时超出宫颈的结节感往往提示宫旁浸润。

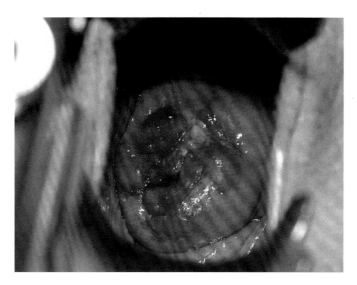

图 36.1　阴道检查时宫颈癌的肉眼所见

　　如有明显瘤块,单纯行宫颈活检足够得到诊断。如果没有明确的肉眼可见病变,需要进行阴道镜检查和宫颈管诊刮术。如果通过阴道镜和直接活检仍不能明确诊断(多发生在腺癌),需考虑行宫颈锥切术。

浸润性宫颈癌的阴道镜下所见

　　对于宫颈细胞学检查可疑早期浸润性病变,而宫颈外观大体正常的患者,必须进行阴道镜检查。以下阴道镜所见征象提示浸润性癌的诊断:(i)异型血管,(ii)上皮形状不规则,表面上皮缺损,以及(iii)色泽改变。阴道镜直视下活检可以明确诊断,不需要再进行诊断性宫颈锥切活检,可以尽快为患者提供治疗。如果对宫颈活检标本中肿瘤的浸润深度存在争议,或存在疾病的临床分期上升至 I A2 或者 I B1 可能,应该进行宫颈锥切术。如果较大的活检标本中发现浸润深度超过 3mm,或在间隔超过 7mm 的两块独立的活检标本中均提示为浸润性宫颈癌,应该立即行根治性手术或者放疗,而无需再行锥切延迟诊断。

　　异型血管　异型血管可以是环形、分支状或网状的。**异常环状血管是阴道镜下最常见的血管异型结构,它来源于宫颈上皮内瘤样病变**(cervical intraepithelial neoplasia, CIN)**的斑点状和镶嵌血管。**当肿瘤不断生长,需要进一步摄取氧气和养分时,肿瘤和局部组织便产生 VEGF、PDGF、EGF 以及其他细胞因子,导致血管形成发生,血管上皮增殖,新生血管形成。点状血管在宫颈上皮表面以一种游走方式发出,产生浸润性癌特征性的环状、螺旋状或者 J 形异常血管。异常血管还可以从宫颈间质发出,并且随着下方癌瘤的浸润性生长,逐渐被推升到宫颈表面。正常的分支状宫颈间质血管可以在宫颈腺囊肿的上方很好地观察到。在这些区域,血管分支常呈锐角,血管的口径在分支后逐渐变小,更像树木的分支结构。而肿瘤中的异常分支状血管通常呈钝角或直角,在分支后管腔有时还会增粗。这些血管还会表现为急剧缺乏变化的转弯、扩张以及狭窄。在病变区域表面的上皮通常缺失,导致上皮轮廓不规则,并且局部脆性增加。

存在于宫颈上皮终末毛细血管中的异常网状血管。正常的毛细血管在绝经后妇女萎缩的宫颈上皮中表现最明显。当肿瘤侵犯上皮组织,表面受到侵蚀,毛细血管网暴露。这些血管非常细微而且短小,表现为无序排列的小逗点状结构。这些并不是宫颈癌的特征性表现,在萎缩性宫颈炎患者中也会见到。

不规则的表面轮廓 随着肿瘤的生长,可以在宫颈表面观察到异常的上皮结构。由于桥粒的缺失,细胞间连接减少,导致表面上皮发生溃疡。不规则的轮廓还可以由病变的乳头样结构引起。**这些发现还会和HPV所致的宫颈良性乳头状增生相混淆。因此,应该对所有乳头状增生部位进行活检,避免浸润性疾病的漏诊。**

色泽改变 色泽改变可能是由于血管增生,表面上皮坏死,或者在一些病例中是由于角蛋白生成所致。正常完整的宫颈鳞状上皮呈粉红色,宫颈管内上皮呈红色,而病变上皮呈橘黄色。

宫颈腺癌 **宫颈腺癌没有特征性的阴道镜下征象**。所有前面提到过的血管改变都可能会出现。由于腺癌倾向于在宫颈管内发病,因此颈管诊刮术应该作为阴道镜检查一个不可或缺的内容。对腺癌而言,传统的筛查方法不甚可靠。

浸润性癌的组织学表现

如果怀疑微小浸润癌,为了准确地评价病变浸润的深度和宽度需要进行宫颈锥切术。早期浸润癌的特征是恶性肿瘤细胞突破间质和上皮细胞之间的连接。浸润灶由似乎比邻近非浸润细胞分化好的细胞组成,这些细胞富于粉染的细胞质,核染色质深染,细胞核小到中等大小(11)。**这些早期浸润性病变形成尚无法测量大小的舌样结构,被国际妇产科联盟**(International Federation of Gynecology and Obstetrics,FIGO)**分期归类为IA1**。随着疾病进展,形成更多的舌样结构,间质组织中出现更多的舌样结构和孤立的恶性细胞,继而出现成纤维细胞的增生(结缔组织增生)以及慢性炎症细胞的条带状浸润(图36.2),随着浸润深度的增加,病变开始呈多灶性,其生长的深度和宽度变得可以测量。**病变浸润深度小于3mm时,FIGO分期为IA1。如果病变浸润深度介于3~5mm,且宽度不超过7mm,FIGO分期为IA2**(12)。如果间质浸润进一步增加,淋巴血管间隙受累的风险增加。此时在间质中常可见到扩张的毛细血管、淋巴间隙以及包含角蛋白碎片的异物多核巨细胞。

浸润深度应该用测微计从上皮的基底部测量至浸润病变的最深处。**浸润深度是盆腔淋巴结转移和肿瘤复发的一个非常重要的指标。虽然,浸润深度≤3mm的病例绝少发生转移,但是当浸润深度在3~5mm时,盆腔淋巴结的转移率升至3%~8%**(13)。虽然,以3mm为临界值的意义还没有最终被确认,但是已经有假说认为,位于该水平的小的毛细血管和淋巴管间隙是无法运载恶性肿瘤细胞的。固定后组织的不均一皱缩现象通常会在癌巢之间和纤维间质周围产生间隙,看上去非常像血管淋巴管浸润(图36.2)。因此,在浸润深度小于3mm时,在解释可疑的血管淋巴管受累时应该注意以上问题。缺乏内皮细胞线样结构提示该间隙是标本固定造成的人为假象,而不是真正的血管浸润。

分期

宫颈癌是采用临床分期的一种疾病。目前采用FIGO分期系统,适用于所有组织学类型的宫颈癌。目前的FIGO分期系统见表36.1和图36.3。FIGO允许采用的分期步骤见表36.2。对于肿瘤的分期有任何怀疑或者分歧时,应采用尽量早期的诊断。一旦确定了临床分期,治疗也就随之开始,以后的任何发现,不论是采用了更全面的临床分期手段,

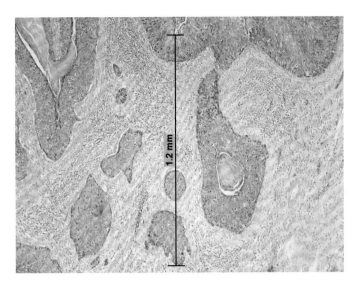

图 36.2　鳞状细胞微小浸润癌。可见多灶性不规则的舌样结构，以及孤立的巢样恶性细胞，一些病变被透明间隙包围，类似淋巴血管间隙浸润。这是由于组织皱缩导致的一种人为现象。间质浸润的深度是从上方宫颈上皮内瘤样病变(CIN)的基底膜开始测量的。在该病例中，浸润深度是 1.2mm

表 36.1　宫颈癌的 FIGO 临床分期(2008)

I期	肿瘤局限在宫颈(肿瘤侵犯宫体在分期中不予考虑)
I A	仅在显微镜下才能诊断的浸润癌
I A1	间质浸润深度≤3mm，宽度≤7mm
I A2	间质浸润深度 >3mm 至 5mm，宽度≤7mm
I B	肉眼可见癌灶，局限于宫颈，或显微镜下可见病变 >I A2[a]
I B1	肉眼可见癌灶最大径线≤4cm
I B2	肉眼可见癌灶最大径线 >4cm
II 期	肿瘤超出宫颈，侵犯宫旁未达盆壁。肿瘤累及阴道，但是尚未达到下 1/3
II A	无宫旁浸润
II A1	肉眼可见癌灶最大径线≤4cm
II A2	肉眼可见癌灶最大径线 >4cm
II B	有宫旁浸润
III期	肿瘤扩展至盆壁和(或)累及阴道下 1/3，和(或)导致肾盂积水或无功能肾[b]
III A	肿瘤累及阴道下 1/3，但未达盆壁
III B	肿瘤已达盆壁，或有肾盂积水或无功能肾
IV期	肿瘤超出真骨盆，或浸润膀胱黏膜或直肠黏膜(活检证实)，远处转移
IV A	肿瘤超出真骨盆，或浸润膀胱黏膜或直肠黏膜
IV B	远处转移

[a] 所有肉眼可见病灶，即使只有表浅浸润，也被归为 I B 期。间质浸润深度不超过 5mm 但宽度超过 7mm 也归为 I B 期。自鳞状上皮或腺上皮原发部位的基底膜开始测量，浸润深度不应超过 5mm。浸润的深度应该以毫米表示，包括间质浸润深度不足 1mm 的"早期微小间质浸润"。淋巴血管间隙受累不改变分期

[b] 直肠指检时，肿瘤与盆壁之间没有间隙。所有的肾积水或无功能肾的病例均为III期，除非明确由其他原因所致

还是进行了分期手术，都不能更改原来的临床分期。在治疗过程中如果将患者的分期提高，会导致低分期患者疗效改善的错误认识。以下是宫颈癌诊断时的期别分布情况：I期：38%；II期：32%；III期：26%；IV期：4%(3，13，14)。

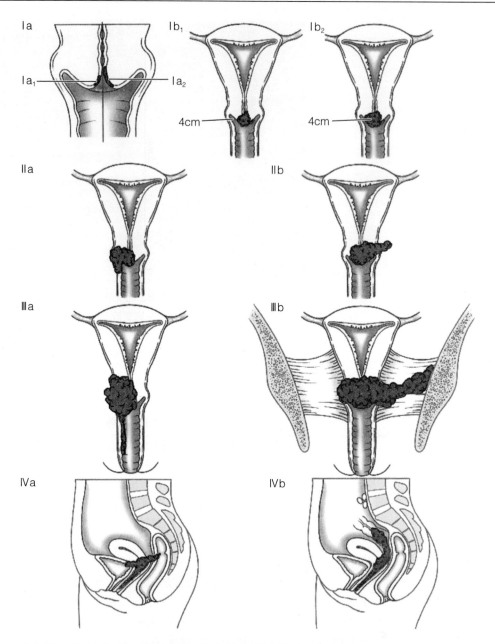

图 36.3 宫颈癌：宫颈癌分期（原发肿瘤和转移性病灶）。（来自：Benedet JL，Odicino F，Maisonneuve P，et al. Carcinoma of the cervix. J Epidemiol Biostat 2001；6：5-44.）

其他辅助分期的方法　　很多研究者使用过淋巴管造影、CT、超声、MRI 以及 PET，希望增加临床分期的准确性（15~25）。不幸的是，以上方法普遍存在敏感性差以及假阴性率高的问题。通过淋巴管造影评价腹主动脉旁淋巴结的假阳性率为 20%~40%，假阴性率为 10%~20%（15~17）。总之，淋巴管造影的敏感度为 79%，特异度为 73%（20）。CT 的敏感度很低（34%），但特异度非常高（97%）（21）。CT 扫描的准确度为 80%~85%；假阴性率为 10%~15%，假阳性率为 20%~25%（16~18）。超声有很高的假阴性率（30%），很低的敏感度（19%），优点是特异性很高（99%）（19）。早期的 MRI 资料显示，MRI 的结果和 CT 扫描具有可比性（19），该结论在之后的荟萃分析中也得以确认（21，22）。但是，**最近对 CT 扫描和 MRI 的系统性回顾分析显示，MRI 具有更好的敏感性，而且具有和 CT 相同的特异性**。此外，MRI 在评价宫旁病

表 36.2 分期的诊断步骤

体格检查[a]	淋巴结触诊
	阴道检查
	直肠阴道双合诊检查(推荐在麻醉条件下进行)
放射学检查[a]	静脉肾盂造影
	钡灌肠
	胸片
	骨骼 X 线检查
步骤[a]	活检
	锥切
	宫腔镜
	阴道镜
	颈管诊刮术
	膀胱镜检查
	直肠镜检查
其他可供选择的检查[b]	计算机断层扫描
	淋巴管造影
	超声检查
	磁共振成像
	正电子发射体层摄影
	放射性核素扫描
	腹腔镜检查

[a] 被 FIGO 认可的检查
[b] 检查结果不能够改变 FIGO 的临床分期

变时,其 T_2 加权像具有更好的敏感性(23)。最终的结论是,在评价肿瘤大小,淋巴结转移和局部肿瘤的扩散情况时,MRI 是一个非常好的选择。

在评价转移性疾病时,PET 已经越来越多地用于临床,或单独使用,或和 CT、MRI 联合使用;但是,目前还缺乏大量的前瞻性资料。早期研究显示,在发现腹部和盆腔以外病变时,PET 可能比其他技术手段都更有用,具有相当的或更高的敏感度(76%~100%)和特异度(94%)(24,25)。此外,PET 扫描是一种很好地预测预后的手段。虽然早期研究显示,PET 在宫颈癌的评价方面大有前景,但是在评价不到 1cm 大小的转移性病灶时,其敏感性还有待商榷(26)。

当 CT、MRI 或 PET 发现异常时,可以进行影像学引导下的细针穿刺(fine-needle aspirbtion,FNA)以证实转移并制订个体化治疗方案。因为以上这些检查方法并非在全世界范围内都能够普遍使用,而且有关检查结果的解释也充满了不确定性,所以尚未应用于指导分期。但在制订患者的个体化治疗方案时可能会有所帮助。

FIGO 建立宫颈癌的临床分期系统理念是他们认为宫颈癌是一个局部受累的疾病,除非疾病已经是非常晚期。**临床分期的准确性有限,而手术分期虽然并非适用于所有患者,但是它确实能够更加准确地发现转移性病灶。**倡导手术分期的学者认为,手术可以尽可能详尽地了解疾病的进展程度,有利于制订个体化的治疗方案(27)。但其他学者认为,目前还没有随机性对照性研究资料能够证实手术分期可以明确改善患者的生存率,所以手术分期只能暂时应用于入组临床试验的患者。

病理学

鳞状细胞癌

　　浸润性鳞癌是浸润性宫颈癌中最常见的病理学类型。组织学可以分为大细胞角化型,大细胞非角化型和小细胞型(28)。大细胞角化型可见肿瘤细胞形成不规则的浸润性癌巢,癌巢中心有角化珠形成。大细胞非角化型可见个别角化细胞,但是不形成角化珠(图36.4)。小细胞癌包括分化很差的鳞癌和小细胞未分化癌。如果可能,应该针对这两种癌进行鉴别诊断。前者的细胞中有小到中等大小的细胞核,以及较后者更为丰富的细胞质成分。小细胞未分化癌的诊断依据可以参照肺的燕麦细胞癌。小细胞未分化癌呈弥漫性浸润性生长,肿瘤细胞中缺乏细胞质成分,细胞核呈圆形或者椭圆形,染色质呈粗颗粒状,核分裂象活跃。核仁很小或者没有。**免疫组织化学或电子显微镜能够鉴别诊断小细胞神经内分泌肿瘤**。大细胞类型的肿瘤,不论有无角化现象,预后均好于小细胞肿瘤。此外,小细胞未分化癌比分化差的含小细胞的鳞癌更具有侵袭性。宫旁组织浸润和盆腔淋巴结转移均影响预后。

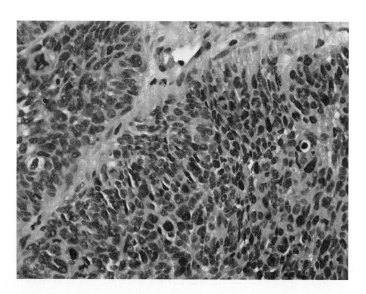

图36.4　浸润性宫颈鳞癌,大细胞非角化型。肿瘤细胞形成不规则的癌巢,具有丰富的嗜伊红胞浆成分,细胞界限清晰,提示鳞状细胞分化

　　其他少见的鳞癌类型包括**疣状癌**和**乳头状癌(移行细胞癌)**。疣状癌和巨大的尖锐湿疣容易混淆,属于局部浸润性生长,很少发生远处转移。乳头状癌的组织学形态上和膀胱的移行细胞癌相似,在病灶的基底部可能更具典型的鳞状细胞癌的侵袭性行为。除非已经发生晚期复发,乳头状癌的生物学行为和治疗与传统的鳞状细胞癌相同。

腺癌

　　近年来,**20~30岁妇女的宫颈腺癌发病率不断升高。虽然腺癌的总体发病例数仍保持在一个相对稳定的水平,但在浸润性鳞癌发病率已呈下降趋势时,年轻妇女宫颈腺癌的发病率在不断上升**。以往的研究报道,宫颈癌中5%为腺癌,而最近的研究显示,这一比例已经高达18.5%~27%(29~31)。腺癌比例的增加很大程度上与筛查所带来的鳞癌发病率的下降(筛查发现浸润前腺癌的准确性较低)、口服避孕药的使用率增加以及HPV感染率升高有关(4,5)。

原位腺癌(adenocarcinoma in situ,AIS)是浸润性腺癌的前驱疾病,所以两种病变并存的现象并不少见(32)。除了 AIS,在 30%~50% 的宫颈腺癌患者中存在上皮内瘤变或者浸润性鳞状细胞肿瘤(33)。阴道镜检查时可以观察到位于宫颈外口的鳞状上皮内瘤变,而并存的腺癌往往位于宫颈管内。

通过锥切进行治疗的 AIS 患者应该进行密切随诊。宫颈管内诊刮术通常用于病情的监测,可能会漏诊残余病灶或者浸润性病灶,有报道其假阴性率高达 50%(34)。此外,在锥切术中遗漏的病灶还可能持续存在。基于以上原因,对于已经完成生育功能的患者,全子宫切除术仍然是标准的治疗方案。虽然有两项报道显示,在锥切标本边缘阴性接受保守性观察治疗的患者中,极少需要再次进行手术(35,36)。由于宫颈 AIS 倾向于在育龄期妇女中发病,所以,关于治疗手段的风险和益处需要尽量全面考虑,治疗方案需要适应个体化要求。

宫颈腺癌和鳞癌的治疗理念相同。以往一贯认为,和鳞癌相比腺癌的预后更差。一项包括 203 例腺癌和 756 例鳞癌患者的研究结果支持以上结论(30)。该项研究显示,在 I 期、II 期和III期宫颈癌患者中,鳞癌和腺癌的 5 年生存率分别为 90% 比 60%,62% 比 47%,36% 比 8%。虽然,腺癌预后不良的一部分原因和放疗相对不敏感有关,但是临床还发现,还和腺癌呈内生性生长,直到肿瘤体积巨大才得以确诊有关。校正肿瘤大小后,这两种组织学亚型的预后并没有差别。宫颈刮片可以发现腺癌,但相比鳞癌而言,其准确度较低。确切诊断需要进行宫颈锥切术。

I 期腺癌的临床特点已经得到了非常全面的认识(30,37~39)。以上研究明确指出,肿瘤大小,浸润深度,肿瘤分化以及患者年龄与淋巴结转移和预后有明确的相关性。当病灶大小、年龄和浸润深度相同的情况下,腺癌和鳞癌的淋巴结转移率以及预后没有差别(38,39)。I 期腺癌患者的治疗可以采用和鳞癌完全一致的执行标准(39)。

对于巨块型 I 期和 II 期患者的治疗方案还存在争议。一些学者提倡单纯放疗,而其他学者支持放疗加筋膜外子宫切除术(40~42)。1975 年,Rutledge 等报道,I 期患者中,单纯放疗的 5 年生存率为 85.2%,而同时接受放疗和手术患者的 5 年生存率为 83.8%(41)。单纯放疗患者中心病灶持续存在的概率是 8.3%,而接受了放疗加手术患者的概率是 4%。II 期患者中,单纯放疗的 5 年生存率为 41.9%,而同时接受放疗和手术患者的 5 年生存率为 53.7%。随后的研究显示,单纯接受放疗和同时接受放疗加筋膜外子宫切除术患者的生存率没有差别(43)。

浸润性腺癌可能是单纯腺癌(图 36.5A 和 B)或同时混合有鳞癌成分。就单纯宫颈腺癌而言,肿瘤具有高度异质性,细胞类型、生长方式以及分化程度大不相同(30)。大约 80% 的宫颈腺癌主要由分泌黏液的宫颈内皮细胞组成。其余由子宫内膜样细胞,透明细胞,肠上皮细胞,或者由一种以上细胞类型混合构成。单纯通过组织学检查,很难将之和来自子宫内膜或者卵巢的肿瘤相区别。在每一种细胞类型中,根据细胞分化程度不同,肿瘤的生长方式和细胞核的异型性都有不同。在分化好的肿瘤中,高柱状上皮衬在形成很好的分支状腺体和乳头状结构表面,而在分化差的肿瘤中,多形性细胞倾向于形成不规则的癌巢和实性薄层结构。后者可能需要通过黏蛋白胭脂红和过碘酸 - 希夫(periodic acid-Schiff,PAS)染色才能确认其腺体分化。

还有几种特殊类型的宫颈腺癌。偏微腺癌(恶性腺瘤)是一种分化极好的腺癌,它的分支状腺体和正常的宫颈内膜腺体非常相像。此外,被覆细胞具有丰富的黏液样胞浆成分和均一的细胞核(44,45)。因此,在小的活检标本中,这种肿瘤有可能被误认为是良性,从而导致诊断上的延误。可能需要进行特殊的免疫组织化学染色来协助诊断。早期研究认为该病的预后不良,但是近期研究结果表明,如果疾病得以早期诊断,预后相对良好

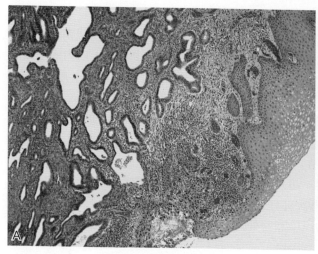
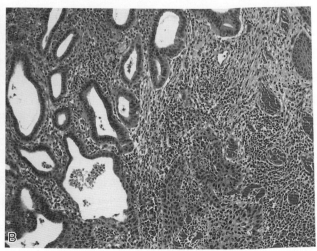

图 36.5　A 和 B 宫颈浸润性腺癌，分化好。A. 不规则的腺体内衬高柱状上皮，具有类似宫颈内膜细胞的形成空泡的黏液样胞浆成分。B. 细胞核分层，轻度核异型性，高倍镜下分裂象较明显

(46)。在子宫内膜样癌、透明细胞癌和中肾样肿瘤中都有合并存在该种细胞类型的情况罕见报道 (47)。

一类被称为**微绒毛乳头状腺癌**的腺癌也应受到关注(48)。它主要在年轻妇女中发病，包括一部分孕妇或使用口服避孕药患者。组织学方面，肿瘤表面光滑，界限清楚，分化良好，以原位或浅表浸润性方式生长。随诊结果令人欣慰。在宫颈锥切术或子宫切除术后没有肿瘤复发，在进行盆腔淋巴结切除的患者中没有发现肿瘤的转移。发生子宫外转移的风险很低。

腺鳞癌

腺癌和鳞癌成分混合存在的肿瘤被称为**腺鳞癌**。研究报道认为，宫颈腺鳞癌患者的预后要比单纯腺癌或单纯鳞癌差(49)。目前尚不明确校正肿瘤大小后是否仍然存在这种预后的差异 (38，39)。

在成熟的腺鳞癌标本中，常规的组织学检查很容易分清腺癌和鳞癌成分，不存在诊断方面的问题。然而，在分化差或不成熟的腺鳞癌标本中，只能通过特殊染色，例如黏蛋白胭脂红和 PAS 染色，才能分辨出腺体成分。通过黏蛋白胭脂红染色，一项研究显示 30% 的鳞癌具有黏液分泌功能(47)。这些分泌黏液的鳞癌患者盆腔淋巴结转移率高于那些没有黏液分泌功能的鳞癌患者，这与具有印戒细胞成分的腺鳞癌类似(47，50)。

玻璃样癌是一种分化差的腺鳞癌(51)。个别细胞富于嗜伊红的、颗粒状的、毛玻璃样的细胞浆成分，有着大的圆形或椭圆形的细胞核，核仁明显。间质中有大量淋巴细胞、浆细胞和嗜酸性粒细胞浸润。大约有 50% 的肿瘤保持腺体状结构，或黏液染色阳性。预后差与过低分期和放疗不敏感有关。

其他类型的腺鳞癌包括基底部腺癌和囊腺癌。基底部腺癌和皮肤的基底细胞癌相似(51)。基底样细胞形成癌巢，从上皮表面深深侵入其下方组织。癌巢周围细胞的细胞核平行排列，形成一个外周栅栏状的腺样结构。偶尔会形成腺样结构，细胞癌巢呈中空样改变。核分裂象罕见，肿瘤通常向宫颈间质的深部浸润性生长。

宫颈囊腺癌的生物学行为与发生和身体其他部位的囊腺癌相似。肿瘤向邻近组织浸润生长，很晚才有远处转移，通常发生在原发肿瘤切除后 8~10 年。和其他囊腺癌一样，可以直接转移到肺。其生长模式和基底部腺癌相似，但是它有一个囊性成分，且宫颈的腺体常受累及(51)。核分裂象可见，但是不多。

肉瘤　　　　　　最常见的宫颈肉瘤是胚胎性横纹肌肉瘤,多见于儿童和年轻女性。肿瘤外观呈葡萄样息肉样结节,也称为葡萄状肉瘤,诊断的关键在于对横纹肌肉瘤的认识(50)。**平滑肌肉瘤**和**混合性中胚叶肿瘤**可能原发在宫颈,但是更有可能继发于宫体肿瘤。宫颈腺肉瘤是一种低级别的肿瘤,预后好(52)。如果疾病复发,通常是中心性复发,可以行病灶切除和激素治疗。

恶性黑色素瘤　　　在极少的病例中,会有宫颈部位黑色素的沉着。恶性黑色素瘤可能在起源于色素沉着部位。组织病理学方面,和其他部位的黑色素瘤相似,预后和病变浸润宫颈的深度相关。

神经内分泌性肿　　宫颈的神经内分泌肿瘤分为以下四种组织学亚型:(i)小细胞,(ii)大细胞,(iii)典型**瘤**　　　　　　类癌,和(iv)不典型类癌(53)。宫颈的神经内分泌肿瘤罕见,治疗方案只能基于这一小部分病例的经验而制定。

　　　　　　　　　宫颈小细胞(神经内分泌型)癌进展快,其生物学行为和支气管小细胞癌类似(54)。神经内分泌肿瘤的特点就是其恶性侵袭性生长,易于发生远处转移。疾病诊断时,通常已经发生骨、脑和肝的扩散,骨髓是最常见的转移部位。在一项研究中,虽然 11 例患者的病变明显地局限在宫颈,但是淋巴结转移率很高(55)。病理方面,除了通过免疫过氧化物酶染色可以发现一系列神经内分泌蛋白,例如降钙素、胰岛素、胰高血糖素、生长抑素、胃泌素和促肾上腺皮质激素,还可以通过电镜发现神经内分泌颗粒。除了进行宫颈癌的临床分期,还应该对骨、肝和脑进行扫描检查,进行骨髓穿刺活检,除外转移。治疗通常包括手术,化疗和放疗。因为患者在疾病早期就可以出现远处转移,推荐进行综合治疗。最有效的化疗药物是依托泊苷。

　　　　　　　　　单纯进行局部治疗对于小细胞癌是杯水车薪。联合化疗方案能够改善支气管小细胞癌的中位生存率,这些药物已经用于治疗宫颈的小细胞癌。联合化疗方案包括长春新碱、多柔比星和环磷酰胺(*VAC*)或 *VP-16*(依托泊苷)以及顺铂(*EP*)(56)。必须严密监测患者的病情,因为复发的风险非常高(57)。

转移途径　　　　宫颈癌的转移途径包括:(i)直接浸润性生长到宫颈间质、宫体、阴道和宫旁组织;(ii)淋巴转移;(iii)血行转移;以及(iv)腹腔内种植转移。宫颈癌盆腔和腹主动脉旁淋巴结转移情况见表 36.3。

表 36.3　宫颈癌的盆腔和腹主动脉旁淋巴结的转移情况

分期	患者例数	盆腔淋巴结阳性率(%)	腹主动脉旁淋巴结阳性率(%)
I A1(≤3mm)	179[a]	0.5	0
I A2(>3~5mm)	84[a]	4.8	<1
I B	1926[b]	15.9	2.2
II	110[c]	24.5	11
II B	324[c]	31.4	19
III	125[c]	44.8	30
IVA	23[c]	55	40

[a] 参考文献 74,103,110,113,114,156.

[b] 参考文献 14,74,76,86,87,90~94,157.

[c] 参考文献 14,15,87,90,91,95,123.

宫颈在子宫内膜癌和阴道癌中常受累及。后者罕见,大多数同时累及宫颈和阴道的病变多数倾向于宫颈原发病。因此,临床归类多认为是宫颈肿瘤向阴道扩散转移,而非由阴道转移到宫颈。子宫内膜癌可能通过三种方式转移到宫颈:从子宫内膜直接扩散,通过淋巴血管途径导致黏膜下受累,以及多中心性发病。后者非常罕见,但偶尔宫颈上也可能存在孤立于子宫内膜的腺癌病灶。这种情况不适合诊断为疾病的转移,更倾向于诊断为多中心性发病。累及腹腔的恶性肿瘤(例如卵巢癌)可能累及子宫直肠陷凹,进而直接侵犯阴道和宫颈。膀胱癌和结肠癌偶尔也会侵犯宫颈。淋巴瘤、白血病、乳腺癌、胃癌、肾癌等恶性肿瘤向全身扩散时也会累及宫颈。有时候宫颈转移灶可能成为肿瘤的首发症状。

治疗方案

宫颈癌的治疗和其他恶性肿瘤的治疗方案相同,包括原发病灶和转移病灶的评价和治疗。治疗手段包括手术、放疗、化疗以及放化疗。**放疗可以用于任何期别的患者,而手术仅适用于Ⅰ期和ⅡA期患者。** 接受放疗或根治性子宫切除术的Ⅰ期宫颈癌患者的 5 年生存率约为 85%。美国国立肿瘤研究所流行病学和预后监测的调查数据显示,接受手术治疗的患者生存率高于接受放疗的患者(58)。通常,理想的治疗方案包括单纯放疗或单纯手术,这可以减少联合使用两种治疗方式并发症的发生率。近年来,宫颈癌治疗方面取得了长足的进步,包括对根治性子宫切除术后的高危患者,以及局部晚期宫颈癌患者进行辅助性放化疗。

手术

手术有很多优于放疗的地方,尤其适用于需要保留卵巢的年轻女性。 接受放疗的患者中,有 8% 因为慢性膀胱和肠道并发症需要进行内科或者外科治疗(59)。而这些放疗后问题多是源于纤维化和血供减少,处理起来非常棘手。相反,手术造成的损伤通常容易进行修复,并且没有远期并发症。手术患者性功能障碍的发生率小于放疗患者,因为放疗会引起阴道缩短、纤维化以及上皮萎缩。手术治疗会导致阴道变短,但是术后可以通过性生活再逐渐延长。在内源性雌激素或绝经后外源性雌激素的作用下,阴道上皮也不会出现萎缩现象。

根治性子宫切除术适用于身体状况良好者。 年龄不应该成为限制患者接受手术治疗的障碍。随着麻醉技术的进步,老年患者基本上也能够和年轻患者一样顺利地耐受手术(60)。**不推荐对肿瘤直径超过 4cm 的患者行手术治疗,因为这类患者在术后仍需要接受放射治疗。** 按照上述标准选择手术患者,术后尿瘘的发生率不到 2%,手术死亡率不到 1%(61,62)。表 36.4 总结了宫颈癌的治疗方案。

表 36.4　浸润性宫颈癌的治疗方案

ⅠA1 期	浸润深度≤3mm,没有 LVSI	锥切术或者Ⅰ型子宫切除术
	浸润深度≤3mm,有 LVSI	根治性宫颈切除术或Ⅱ型根治性子宫切除术 + 盆腔淋巴结切除术
ⅠA2	浸润深度 >3~5mm	根治性宫颈切除术或Ⅱ型根治性子宫切除术 + 盆腔淋巴结切除术
ⅠB1	浸润深度 >5mm,肿瘤直径 <2cm	根治性宫颈切除术或Ⅲ型根治性子宫切除术 + 盆腔淋巴结切除术
	浸润深度 >5mm,肿瘤直径 >2cm	Ⅲ型根治性子宫切除术 + 盆腔淋巴结切除术
ⅠB2		Ⅲ型根治性子宫切除术 + 盆腔及腹主动脉旁淋巴结切除术,或放化疗
ⅡA1,ⅡA2		Ⅲ型根治性子宫切除术 + 盆腔及主动脉旁淋巴结切除术,或放化疗
ⅡB,ⅢA,ⅢB		放化疗
ⅣA		放化疗或盆腔廓清术
ⅣB		化疗 ± 放疗

LVSI,淋巴血管间隙受累

如果需要进行放疗,将卵巢移位到照射区域之外的部位可以保留卵巢功能。移位手术只能保护一部分患者的卵巢功能,有研究报道其保护率不到 50%(63,64)。早期宫颈癌转移至卵巢的概率为 0.9%,因此手术中保留卵巢需要承担小概率的卵巢受累的风险,对于腺癌尤须谨慎(65)。

宫颈锥切活检

宫颈锥切术在宫颈癌患者中既是诊断也是治疗手段。锥切术能够明确诊断,同时可以治疗希望保留生育功能的 I A1 期患者。作为一种有效的治疗手段,必须保证没有淋巴管血管间隙受累,而且内切缘和诊刮标本中没有癌瘤或不典型增生存在。因为 I A1 期患者淋巴结转移的发生率不到 1%,所以不需要进行淋巴结切除术。如果内切缘或诊刮标本中仍有不典型增生或恶性癌瘤存在,需要进一步加以治疗,因为以上情况都强烈提示疾病的残留。在鳞中,如果内切缘和诊刮标本中都没有不典型增生或恶性癌瘤,疾病残留的风险为 4%;如果内切缘阳性,残留风险为 22%;如果两者均阳性,残留风险为 33%(66)。在原位腺癌中,锥切边缘的情况显得尤其重要,如果切缘阴性,残留有浸润前病变和浸润性病变的发生率分别为 25% 和 3%;如果切缘阳性,残留有浸润前病变和浸润性病变的发生率分别为 80% 和 7%(67,68)。

单纯(筋膜外)子宫切除术

在没有生育要求的 I a1 期宫颈癌患者中,如果淋巴血管间隙没有受累,I 型子宫切除术是一种非常合适的治疗方式。在这部分患者中,不推荐进行淋巴结切除术。如果发现有淋巴血管间隙受累,改良的根治性子宫切除术和盆腔淋巴结切除术是一种恰当而且有效的治疗方式。

根治性宫颈切除术

对于希望保留子宫和生育功能的 I A2 和 I A1 期宫颈癌患者,根治性宫颈切除术是日益受到关注的一种手术治疗方式。手术可以经阴道、开腹、腹腔镜、机器人进行(图 36.6),通常包括盆腔淋巴结切除术和宫颈环扎术。在 I A2 期患者中,盆腔淋巴结阳性率高达 8%,需要进行淋巴结切除术。淋巴结切除术可以通过腹腔镜、机器人或开腹完成。虽然,前期的一些治疗结果是肯定的,但是有关该术式的经验还不是很多,尽管早期疗效令人欣喜,

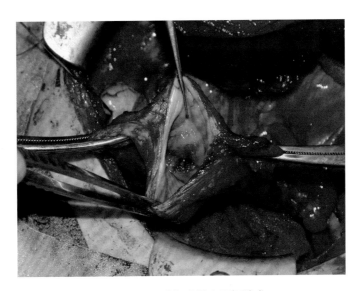

图 36.6　开腹根治性宫颈切除术

但是否同传统治疗方式有着同样的远期预后还不十分确定。**肿瘤直径小于 2cm,淋巴结阴性的患者是接受该种手术的理想病例**。手术开始即行淋巴结切除术,并根据淋巴结的状态决定是否继续进行手术。一项回顾性研究对开腹根治性宫颈切除术和腹腔镜根治性宫颈切除术进行了比较,结果显示两组患者的结局及复发情况类似(69)。有关根治性宫颈切除术后的妊娠结局的临床资料尚有限;但是,已经有成功妊娠的病例报道。一项研究报道,接受根治性宫颈切除术的患者经积极试孕,5 年累积妊娠率为 52.8%,但流产的风险增加(70)。尽管根治性宫颈切除和淋巴结切除术是以治愈为目的的,但需谨记一旦复发需行根治性手术或放疗。

根治性子宫切除术　　1944 年 Meigs 提出的**根治性子宫切除术**(图 36.7A 和 B)是目前美国开展最为广泛的术式(71)。手术包括盆腔淋巴结、大部分子宫骶韧带和子宫主韧带以及阴道上段 1/3 的切除。该术式也被称为Ⅲ型根治性子宫切除术(72)。

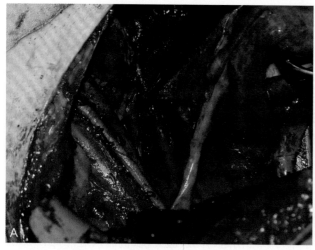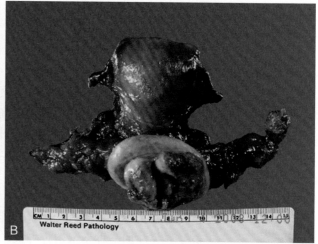

图 36.7　A:根治性子宫切除术。手术中的照片显示了根治性子宫切除术中的侧面切除情况。注意输尿管在子宫动脉下方走行(被钳夹的组织)。B:根治性子宫切除术的标本

Wertheim 提出的子宫切除术的范围小于根治性子宫切除术,它只切除一半主韧带和宫骶韧带(62)。该术式常被称为改良的根治性子宫切除术或Ⅱ型子宫切除术。Wertheim最初的术式并不包括盆腔淋巴结的切除,但是包括选择性切除肿大的淋巴结。**改良的根治性子宫切除术(Ⅱ型)和根治性子宫切除术(Ⅲ型)在以下方面存在差别:**

1. 子宫动脉在输尿管水平进行横断,因此保留了营养输尿管的子宫动脉分支。

2. 主韧带不是在靠近侧盆壁的部位被切断,而是在接近输尿管分离的中间部位离断。

3. 切除膀胱子宫韧带的前半部分,但是保留膀胱子宫韧带的后半部分。

4. 切除的阴道较少。

进一步扩大根治性子宫切除术的范围,还有被称为Ⅳ型和Ⅴ型的扩大的根治性子宫切除术。在Ⅳ型手术中,需要切除输尿管旁组织,膀胱上动脉,以及多达 3/4 的阴道组织。在Ⅴ型手术中,需要切除远端输尿管和膀胱。目前这类损伤性极大的手术方式已经很少使用,放疗是病变如此广泛的患者的首选(72)。

腹部手术可以采取正中切口或下腹部横切口(Maylard 或者 Cherney 方法)。下腹部横切口需要分离腹直肌,以便很好地暴露侧盆腔。该切口能够充分切除盆腔淋巴结,并且

彻底切除原发肿瘤。进入腹腔后,首先探查腹腔除外疾病转移。触摸胃,确认胃已经充分减压,以便很好地包裹和上推肠腔。触诊肝脏和大网膜除外转移,触诊双侧肾脏,确认其处于正常解剖部位,除外先天性畸形和其他解剖结构异常。通过后腹膜触诊腹主动脉旁淋巴结。

探查盆腔,首先除外输卵管和卵巢有无异常。**可以保留绝经前女性的卵巢**。探查膀胱腹膜返折和子宫直肠陷凹腹膜除外肿瘤的扩散种植。然后,拇指在前,其余手指在后触摸宫颈,了解肿瘤的病变范围,触摸主韧带了解肿瘤向两侧盆腔的扩散,以及有无结节样转移等情况。

淋巴结切除术　**探查盆腹腔后,应该进行盆腔和腹主动脉旁淋巴结的探查和触诊。肉眼可疑有转移的淋巴结应该进行切除,并且送检冰冻病理检查。**如果明确有转移性病变,应该考虑放弃根治性手术,转而进行放化疗。如果患者没有肉眼转移证据,可以着手进行淋巴结切除术。

盆腔淋巴结切除术　盆腔淋巴结切除首先需要在盆腔侧壁打开圆韧带,并且打开膀胱侧窝和直肠侧窝。通过 Deaver 拉钩将输尿管提起拉向中线部位暴露髂总动脉。切除髂总和髂外淋巴结,注意避免损伤生殖股神经,该神经位于腰大肌的侧方。在髂总动脉的分叉处,髂外淋巴链分成侧方组和中间组。

侧方组可以从髂总静脉一直剥脱到旋髂静脉远端。结扎远端淋巴管减少淋巴囊肿的形成。之后切除中间组,再切除闭孔淋巴结,此过程中,正好在髂外静脉下方可以抓到淋巴结,采用均匀的撕拉手法进行切除。虽然大多数患者的闭孔动脉和静脉都位于闭孔神经的背侧,但是有 10% 的患者可能存在来自髂外静脉的变异血管。在神经和血管之间分离闭孔淋巴结,结扎远端。从头侧一直清扫到髂内动脉。闭孔间隙的头侧应该从髂外动脉侧方,腰大肌的中间进入,其余的闭孔淋巴结组织可以向头侧进行切除直到髂总动脉。通常,不主张进行盆腔和腹主动脉旁淋巴结床的引流,因为放置引流的患者相关的并发症也会增加(73)。

巨块型宫颈癌、肉眼可见肿大淋巴结的患者应该进行冰冻切片检查,之后需要评价腹主动脉旁淋巴结的情况以明确患者的病变范围,指导下一步的辅助治疗。

评估腹主动脉旁淋巴结　包裹上推小肠,暴露主动脉分叉上方的腹腔。在输尿管内侧和右侧髂总动脉的上方切开腹膜。将拉钩放置在后腹膜,暴露主动脉和腔静脉。任何增大的腹主动脉旁淋巴结都应该进行切除。用止血夹进行止血。标本应该送冰冻病理检查。如果淋巴结已经发生肿瘤转移,一种选择是停止手术,进行放疗(71)。如果淋巴结阴性,通过后腹膜切口用手指绕过肠系膜下动脉的下方触摸探查主动脉左侧的淋巴结。这一侧的腹主动脉旁淋巴结更加靠近主动脉和髂总动脉的侧后方。如果左侧的腹主动脉旁淋巴结正常,宫颈肿瘤小,没有盆腔淋巴结转移,这些淋巴结不必再进行冰冻切片检查。如果需要,可以通过切除右侧腹主动脉旁淋巴结的后腹膜切口切除,或者先将乙状结肠向内翻折再行切除。

分离盆腔间隙　盆腔间隙采用锐性和钝性结合的方法进行分离(图 36.8)。
膀胱侧窝周围有以下组织结构包绕:
1. **中间有闭锁的脐动脉**
2. **沿两侧盆壁有闭孔内肌走行**
3. **后方是主韧带**
4. **前方是耻骨联合**
膀胱侧窝的底部由阴道和腱弓的连接部位构成。
直肠侧窝周围有以下组织结构包绕:
1. **中间是直肠**

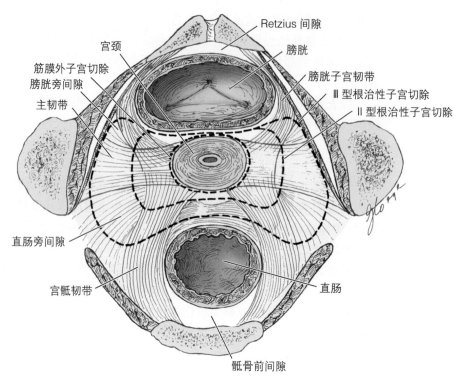

图 36.8 盆腔韧带和间隙

2. 前方是主韧带

3. 两侧是髂内动脉

4. 后方是骶骨

直肠侧窝的底部由肛提肌构成。

在淋巴结切除之前分离解剖切除这些间隙有利于盆腔淋巴结的切除,有利于在膀胱子宫韧带隧道内分离输尿管。

膀胱的分离 从宫颈和阴道前壁分离膀胱是一个关键性步骤。有时候,肿瘤侵犯膀胱底部(膀胱镜不能发现),使膀胱无法被充分游离,导致手术难以继续。因此,该步骤应该在手术早期进行。将膀胱从阴道上 1/3 段游离下来,以保证安全的切除肿瘤,并且保证足够切缘。

子宫动脉的分离 在接近子宫动脉的地方将膀胱上动脉从主韧带上分离出来。子宫动脉通常来自膀胱上动脉,如此游离可使膀胱上动脉得以保留。接着轻柔地将子宫血管牵拉至输尿管上方。有时子宫静脉可能会走行于输尿管下方。

输尿管的分离 在宫骶韧带水平将输尿管从腹膜上分离出来。因为输尿管走行靠近子宫动脉,有一条来自子宫动脉的血管分支营养输尿管。在标准的根治性手术(Ⅲ型)中,该动脉分支被结扎,但是在改良的根治性手术(Ⅱ型)中得以保留。此时可以把输尿管从膀胱子宫韧带(输尿管隧道)中分离出来。如果患者的盆腔很深,可以先结扎宫骶韧带和子宫主韧带,这样更容易打输尿管隧道。输尿管隧道的顶部是膀胱子宫韧带的前半部分,应该予以结扎分离,以暴露膀胱子宫韧带的后半部分。在根治性(Ⅲ型)子宫切除术中,该韧带的后半部分受到分离结扎,但是在改良的根治性(Ⅱ型)子宫切除术中得以保留。

后方的分离 打开子宫直肠返折处的腹膜,暴露子宫骶韧带。将直肠从骶韧带上推离下来,根治性子宫切除术(Ⅲ型)需切除距离骶骨 1/2 的骶韧带,而改良的根治性(Ⅱ型)子宫切除术是在贴近直肠的部位切断骶韧带。然后,可以将主韧带从直肠上分离出来。

在根治性子宫切除术中,在靠近侧盆壁部位用手术钳钳夹主韧带,而在改良的根治性切除术中,在输尿管床水平进行主韧带的钳夹切断。在标本侧留置血管钳保持牵引,确保切除全部主韧带。在这把血管钳的末端横贯阴道旁组织放置直角钳,通常需要在阴道旁组织钳夹第二把直角钳才能达到阴道。

从阴道前壁进入,切除合适长度的阴道。如果需要可以进一步切除更多的阴道上皮,这取决于之前的阴道镜检查结果。缝合阴道顶端止血并放置阴道引流,或者关闭阴道断端后放置皮下负压引流管。以上两种引流方法输尿管瘘和盆腔淋巴囊肿的发生率类似。

根治性子宫切除术的并发症

急性并发症　根治性子宫切除术的急性并发症包括(74):
- 失血(平均 0.8L)
- 输尿管阴道瘘(1%~2%)
- 膀胱阴道瘘(1%)
- 肺栓塞(1%~2%)
- 小肠梗阻(1%)
- 术后病率(25%~50%)

术后病率最常见的原因是肺部感染(10%),还常见于盆腔蜂窝织炎(7%),泌尿道感染(6%)。伤口感染、盆腔脓肿和静脉炎总的发生率不到 5%(75)。

亚急性并发症　**根治性子宫切除的亚急性并发症包括膀胱功能障碍和淋巴囊肿形成**。术后最初的几天,膀胱容量减少,充盈压增高。患者对于膀胱充盈的敏感性降低,无法自行排尿。引起功能障碍的原因还不清楚。这一阶段为了避免膀胱过度充盈,保持充分的膀胱引流非常重要。通常,通过耻骨上膀胱造瘘进行膀胱引流。这种引流方法使患者更加舒适,而且医师不必通过反复插管就可以进行膀胱内压描记,并检测残余尿量。此外,患者还可以在家中夹闭导管并尝试排尿,排尿后测定残余尿量。术后 3~4 周就可以进行膀胱内压描记。拔除膀胱引流管之前,患者必须能够感受到膀胱的充盈,开始排尿,并且排尿后的残余尿量少于 75~100ml。否则,应该在家里继续上述排尿训练直到达到以上标准。

淋巴囊肿的发生率不到 5%,目前发生原因还不清楚(75)。根治性子宫切除术后充分的盆腔引流在预防囊肿发生方面可能是非常重要的一个步骤。但是常规放置腹膜后引流并没有显示能够降低淋巴囊肿的发生率(73)。淋巴囊肿还会造成输尿管梗阻,部分性静脉受阻和血栓形成。单纯进行淋巴囊肿穿刺通常无法治愈囊肿,而皮下放置穿刺管进行持续性引流可能会治愈囊肿。如果以上治疗不成功,可以进行手术切除部分囊肿壁,并用大肠或大网膜填充囊肿。

慢性并发症　**根治性子宫切除术最常见的慢性并发症是膀胱肌张力降低,甚至会出现膀胱肌无力**。不论采用何种膀胱引流方式,该种并发症的发生率都在 3% 左右(76,77)。这可能是由于膀胱神经受到损伤的结果,而非单纯由于膀胱过度充盈所致(78)。每间隔 4~6 小时排尿一次,通过 Credé 法增加腹腔内压力,间断性导尿可能对低张力性膀胱有一定的治疗作用。

在没有进行术后放疗,没有肿瘤复发,也没有淋巴囊肿形成的患者中,输尿管狭窄的发生率很低(78)。如果输尿管狭窄由淋巴囊肿造成,治疗淋巴囊肿通常可以缓解狭窄。放疗后的输尿管狭窄可以通过放置输尿管支架解决。如果没有接受放疗,也没有淋巴囊肿形成而发生输尿管狭窄,最大的可能性就是疾病复发。应该对梗阻部位进行 CT 扫描,如果有可疑病灶应行 FNA 获得细胞学证据除外肿瘤复发。如果以上检查的结果阴性,可以放置输尿管支架缓解狭窄。有必要严密观察有无疾病复发,复发的诊断有时候最终需要进行开腹手术才能明确。

保留神经的根治性子宫切除术

保留神经的根治性子宫切除术是近年来提倡的一种术式,目的是减少传统根治性子宫切除术后需要面对的膀胱功能紊乱,性功能障碍和结肠直肠动力异常的发生率。已经有很多技术描述了如何在骶岬部位找到盆腔自主神经,并且通过各种手术方法,在神经穿过主韧带的部位对其予以保留。这些手术很有前途,在小部分病例中已经显示能够减少术后膀胱功能障碍的发生率(79,80)。

腹腔镜根治性子宫切除术

在高度选择性病例中进行腹腔镜辅助的经阴道根治性子宫切除术已经逐渐得到开展。在一项包括 200 例 I A1~IIB 期宫颈癌患者的大型研究中,先通过腹腔镜进行淋巴结切除术,之后经阴道进行根治性子宫切除术,结果显示与开腹手术相比,患者的 5 年生存率和手术中并发症没有显著性差异(81)。

在宫颈癌患者中进行腹腔镜手术很有前景,因其可以减少出血,使腹部伤口更加美观,减少住院时间,且患者恢复更快。

机器人腹腔镜根治性子宫切除术

机器人腹腔镜根治性子宫切除术是一项相对较新的技术。支持者们认为在严格选择患者的前提下,其能减少住院时间且能够减少肥胖患者的手术并发症。一项研究报道,机器人手术的体重指数、手术时间、宫旁的切除宽度、切除的淋巴结数目与开放手术类似。机器人手术患者的住院时间及出血量明显减少,然而其术后膀胱功能障碍的发生率明显升高。该技术新兴不久,尚无法评估预后(82,83)。

评价前哨淋巴结　　评价前哨淋巴结已经是乳腺癌和黑色素瘤治疗方案中不可或缺的重要组成部分,是目前很多恶性肿瘤,包括宫颈癌的一项重要诊断手段。前哨淋巴结特指一个或一组最先接受肿瘤引流和最初发生转移的淋巴结。理论上,前哨淋巴结转移与否能够反映出整体淋巴结的状态。因此,如果前哨淋巴结阴性则可以省略盆腔淋巴结切除术。可以通过在病灶周围注射放射性标记 ^{99} 锝或者蓝色染料,然后利用手持 γ 探针或肉眼可见的蓝染着色在手术中评价前哨淋巴结的情况。这些技术可以用于早期以及临床考虑淋巴结阴性的患者,在这些患者中,其淋巴结状态是影响手术范围或是否进行辅助性放疗的主要因素。

尽管宫颈癌患者中有关前哨淋巴结评价技术的资料还很有限,但是通过已经完成的研究还是得出以下一些非常有趣的结论。在宫颈癌患者,能够发现 80%~100% 的前哨淋巴结,且这一概率同时被开腹手术和腹腔镜手术证实。联合应用染料和放射性标记技术比单独应用任何一种方法对前哨淋巴结的诊断率都要高。诊断方法的敏感度为 65%~87%,而阴性预测值能够达到 90%~97%。诊断前哨淋巴结还有赖于肿瘤大小,染料和放射性标记示踪剂从注射到引流至淋巴结的时间以及用量。前哨淋巴结的检出率不受既往冷刀锥切活检的影响。也有关于假阴性结果的报道。**目前,在宫颈癌患者中检测前哨淋巴结尚处于单纯的研究阶段;虽然该技术大有前途,但是在有指征的情况下,全面的淋巴结切除术仍然是标准的治疗方案(84)。**

手术后治疗

早期宫颈癌（ⅠA2~ⅡA）的预后影响因素

早期宫颈癌患者经过根治性子宫切除和盆腔淋巴结切除术后的存活情况受以下病理因素的影响(76,85~99)。

疾病复发的中危因素：

1. 巨大的肿瘤
2. 宫颈间质浸润深度达 1/2 或 1/3
3. 淋巴血管间隙受累

疾病复发的高危因素：

1. 切缘或邻近切缘部位阳性
2. 淋巴结阳性
3. 显微镜下的宫旁受累

根治性子宫切除术后的患者，如果具有中危或高危因素，3 年之内复发的风险分别是 30% 和 40%(100~102)。

病灶大小　病灶大小是影响预后的一项独立因素。病灶小于 2cm 的患者生存率接近 90%，而病灶大于 2cm 的患者生存率只有 60%(89)。当原发病灶大于 4cm，生存率下降到 40%(87,97)。妇科肿瘤学组对 645 例宫颈癌患者的前瞻性研究显示，没有肉眼可见病灶患者的 3 年无瘤生存率为 94.6%；肿瘤小于 3cm，3 年无瘤生存率为 85.5%；肿瘤大于 3cm，3 年无瘤生存率为 68.4%(98)。

肿瘤浸润深度　**肿瘤浸润深度小于 1cm 的患者，5 年生存率约为 90%。但是如果浸润深度超过 1cm，生存率将下降到 63%~78%**(76,98,102~105)。

宫旁扩散转移　**宫旁转移患者的 5 年生存率为 69%，而宫旁组织阴性的患者 5 年生存率高达 95%。当宫旁受累，还伴有盆腔淋巴结阳性，5 年生存率将下降到 39%~42%**(90,106)。

淋巴血管间隙受累　**淋巴血管间隙受累的意义还存在一定程度的争论。一些研究报道，淋巴血管间隙受累患者的 5 年生存率为 50%~70%，而淋巴血管间隙阴性的患者 5 年生存率高达 90%**(76,89,93,107,108)。另外一些研究将其他危险因素同时进行对照，并未发现在生存率方面存在明显的差异(98,99,109~112)。淋巴血管间隙受累可能是淋巴结转移的一项预测因素，但并不是一项独立的预测生存率的因素。

淋巴结　**和预后相关性最强的因素就是淋巴结受累与否。淋巴结阴性患者的 5 年生存率为 85%~90%，而淋巴结阳性患者的生存率为 20%~74%，还有赖于淋巴结受累的数目，部位和大小**(94~96,99,102,105,111~113)。

关于淋巴结状态的相关资料总结如下：

1. 髂总淋巴结阳性，5 年生存率大约为 25%，而只有盆腔淋巴结受累时，5 年生存率为 65%(106,114,115)。

2. 双侧盆腔淋巴结阳性的患者(生存率为 22%~40%)较单侧盆腔淋巴结阳性患者(生存率为 59%~70%)的预后差(114,115)。

3. 超过 3 个盆腔淋巴结阳性，复发率为 68%，小于或等于 3 个盆腔淋巴结阳性患者的复发率为 30%~50%(94,112)。

4. 在盆腔淋巴结中只发现瘤栓患者的 5 年生存率为 82.5%，而淋巴结存在镜下浸润或者肉眼可见病变患者的 5 年生存率分别为 62.1% 和 54%(84)。

鉴于存在中危或高危病理因素的早期宫颈癌患者的复发率很高，对于此类患者，应考虑行辅助放疗或放化疗。

放射治疗

放疗可以用于治疗所有临床期别的宫颈癌,I 期患者中治愈率大约为 70%,II 期患者为 60%,III 期患者为 45%,IV 期患者为 18%(3)。手术和放疗治疗早期宫颈癌的比较见表 36.5。初治放射治疗方案一般包括外照射治疗(治疗局部淋巴结并且减小肿瘤体积)以及腔内放疗(提高对肿瘤中心的照射剂量)。早期患者如果没有淋巴结转移,可以单纯进行腔内放疗。

表 36.5 IB/IIA 期宫颈癌的手术和放疗效果的比较

	手术	放疗
生存率	85%	85%
严重的并发症	尿瘘,1%~2%	肠瘘、泌尿系梗阻、尿瘘,1.4%~5.3%
阴道	手术后变短,但是可能通过规律的性生活延长	纤维化,还有可能狭窄,特别是在绝经后患者
卵巢	可以被保留	破坏
慢性并发症	膀胱低张力,3%	放疗后肠道和膀胱纤维化,6%~8%
适应证	年龄最好在 65 岁以下,IB 患者肿瘤直径 <2cm,身体状况良好	适用于所有患者
手术死亡率	1%	1%(腔内放疗时死于肺栓塞)

治疗的顺序取决于肿瘤的体积。IB 期肿瘤小于 2cm,可以首先进行腔内照射治疗原发病灶,再通过外照射治疗盆腔淋巴结。更大的病灶需要首先进行外照射治疗,以缩小肿瘤体积并恢复肿瘤所导致的解剖结构异常。这样的治疗方案可以让放射治疗医师更精准地计算腔内照射剂量。一般 A 点(位于宫颈外口上方 2cm 和宫颈管外侧 2cm)的剂量为 7000~8000cGy,B 点(A 点外侧 3cm)的剂量为 6000cGy,将膀胱和直肠受到的照射剂量控制在 6000cGy 以下。为达到这一水平,进行腔内照射时必须充分保护膀胱和直肠。必须在进行局部遮挡的同时,精准地计算照射剂量,才能在保证放疗剂量的同时,减少肠道和膀胱的并发症。腔内放疗源必须对肿瘤施以足量放射线才能控制局部病灶。

虽然,传统上腔内放疗采用低剂量率技术,但是高剂量率技术目前也已更为广泛的应用,究竟哪种技术更优越尚存争议。低剂量率技术使用 ^{137}Cs 作为放射源,而高剂量率技术使用 ^{192}Ir。高剂量率技术的优势在于,接受治疗的个体放射线的暴露量减少,可以进行移动照射,而且总的治疗时间短。倡导低剂量率技术的学者则认为高剂量率的治疗并发症过高。一些已经发表的研究显示,虽然低剂量率和高剂量率技术在患者总的生存率方面存在一些与分期相关的轻微差异,但是在总的生存率和并发症方面,二者没有太大的差别(116~118)。

如前所述,临床分期无法准确地判断肿瘤侵犯腹主动脉旁淋巴结的情况,漏诊率在 IB 期患者中为 7%,IIB 患者中为 18%,在III期患者中为 28%(119)。对于这些患者如果采用标准的盆腔放射治疗将会导致治疗失败。因此,这些患者放疗方案的制订应该个体化地建立在 CT、PET 扫描和腹主动脉旁淋巴结活检的基础上,考虑是否进行扩大野照射。在没有腹主动脉旁淋巴结远处转移证据时,考虑到肠道并发症的增加,不主张行预防性腹主动脉旁淋巴结放疗。

调强放射治疗

一种被称为调强放射治疗(intensity modulated radiation therapy,IMRT)的外照射方法可以说是近年来放射治疗的一个显著进步。该技术能够通过计算机运算精确地区分

靶器官和正常组织。通过调整放射线的强度,IMRT 在不影响特定靶区照射的前提下减少对邻近正常组织的照射。该技术能够更加精确地照射肿瘤,减少毒副反应。最近一项包括 40 例妇科肿瘤患者的 IMRT 研究报告更加确认了这一点。该方法不仅能够非常好地覆盖靶区,而且没有患者出现 3 度以上的毒副反应,只有 60% 的患者出现 2 度毒副反应,而在以往传统的技术治疗中,毒副反应的发生率在 90%(120)。这项技术尤其适用于宫颈癌的治疗,因为它能够保证提供更精准的高剂量射线,为那些因为盆腔解剖结构改变和肿瘤几何形状无法进行腔内放疗的患者提供了放疗治愈的机会。利用 IMRT 治疗宫颈癌的研究有限,该技术的实践经验正在逐渐积累的过程中。有文章报道,与传统放疗技术相比,IMRT 的毒副反应小且局部控制率并不低于前者,然而两者的 5 年生存率没有区别,因此该项技术疗效有待进一步证实(121)。

辅助性放疗

　　为改善生存率,对具有高危和中危因素,例如盆腔淋巴结转移、宫旁组织浸润、宫颈深部浸润或手术切缘阳性的患者,推荐进行手术后放疗(76,86,89,90,106,111,112,122)。虽然大多数学者都认为,手术切缘阳性患者应该进行手术后放疗,但是具有其他危险因素患者是否有放疗指征,还存在争议。不断有证据支持辅助性放疗的价值。目前,争议及研究的焦点主要集中在盆腔淋巴结阳性患者是否需要辅助性放疗。支持意见认为,盆腔淋巴结切除术不能保证切除所有的淋巴结和淋巴组织,辅助性放疗能够清除可能残存的肿瘤。而持反对意见学者的顾虑主要是放疗后严重的肠道和泌尿道并发症(123)。目前,大多数研究资料还都是回顾性的。GOG 一项针对具有复发高危因素但是盆腔淋巴结阴性患者的随机性研究显示,放疗组严重并发症的发生率为 30%,再手术率为 16%,和治疗并发症相关的死亡率为 2%(124)。

　　基于以往的回顾性研究,盆腔淋巴结阳性患者进行手术后放疗能够降低盆腔复发率,但是不改善实际的 5 年生存率。一项多中心研究显示,有 3 个或更少的盆腔淋巴结阳性患者放疗与否生存率没有差别(59% vs 60%)。但是,如果盆腔阳性淋巴结超过 3 个,放疗似乎有一定益处。

　　一项包括 60 对将年龄、病灶大小、数目和阳性淋巴结部位都进行良好匹配后配对的根治性子宫切除术后患者的研究显示,放疗组和未放疗组 5 年生存率没有差别(单纯手术组为 72%,而手术加放疗组为 64%)(125)。在单纯手术组患者中,盆腔复发占 67%,而手术后放疗组患者盆腔复发率只有 27%(P=0.03)。在一项包括 320 例根治性子宫切除术后患者的 COX 回归分析中,72 例进行了手术后放疗,盆腔复发率显著降低,但是总的生存率没有改善(95)。一项多中心回顾性研究显示,185 例进行了根治性子宫切除术有盆腔淋巴结阳性的患者,共有 103 例进行了手术后放疗(97)。多因素分析发现,放疗不是一项生存的独立预后因素,而年龄、病灶大小和阳性淋巴结数目才是真正影响预后的因素。这些学者都提出,辅助性治疗必须能够真正改善患者的生存率。因为远处转移影响生存率,提议在手术后放疗的基础上加用化疗。在具有高危因素的 40 例根治性子宫切除术后患者中,进行了包括顺铂,长春新碱和博莱霉素的化疗,3 年无瘤生存率为 75%,而在另外 79 例拒绝治疗的对照组患者中,3 年无瘤生存率只有 46%(126)。34 例盆腔淋巴结阳性患者中只有 4 例(11.8%)出现复发,而 24 例盆腔淋巴结阳性没有接受化疗的患者中有 8 例(33%)出现复发。32 例手术后放疗辅以顺铂和博莱霉素化疗的患者,2 年无瘤生存率为 82%(127)。

　　淋巴结转移部位和放疗后复发率明显相关。当髂总淋巴结受累,生存率下降到 20%。随着盆腔淋巴结阳性数目的增加,髂总和低位腹主动脉旁淋巴结的阳性率也将增加(例如盆腔淋巴结阴性时为 0.6%,盆腔淋巴结有一个阳性时为 6.3%,2 个或 3 个阳性时为

21.4%,4个或更多阳性时为73.3%)。据此信息,对于盆腔淋巴结阳性患者建议行扩大野照射,以治疗未被发现的盆腔外淋巴结转移(107)。盆腔淋巴结阳性患者的3年无瘤生存率为85%,髂总淋巴结阳性患者的3年无瘤生存率为51%;而单纯进行盆腔放疗患者的相应概率分别只有50%和23%。

GOG报道了根治性子宫切除术后至少具有以下两条危险因素者的随机对照性研究结果:淋巴血管间隙浸润,超过1/3的间质浸润,肿瘤体积巨大(101)。共有277例患者入组,140例患者随机进入无辅助治疗组,137例患者随机接受盆腔放疗。术后发现具有危险因素接受了放疗的患者疾病复发率(47%)显著降低。随诊结果显示两组患者的死亡率没有统计学差异(128)。辅助治疗的并发症在可接受范围内,肠道和泌尿道并发症发生率很低。GOG的第二项针对具有高危因素的宫颈癌患者随机进行放化疗和单纯放疗的研究将在下面进行讨论(100)。

同步放化疗

20%~65%的晚期宫颈癌患者难以通过放疗控制病情。化疗,虽然在宫颈癌的治疗中尚缺乏成功的治疗经验,但是可以作为手术的一项辅助治疗方式。GOG针对同步放化疗开展了广泛研究,并报道了五项随机性研究结果。放化疗的理念主要是将全身性化疗和区域性放疗的优势结合起来。化疗可以增加肿瘤细胞对放疗的敏感性,从而提高局部控制率。这些新的研究结果已经使得很多医疗中心的宫颈癌治疗观念发生改变。

在GOG的西南部肿瘤学组和放疗肿瘤学组的一项组间协作研究中,评价了术后放化疗在ⅠA2期,ⅠB期及ⅡA期经根治性子宫切除术后发现盆腔淋巴结阳性、宫旁浸润或阴道切缘阳性的宫颈癌患者中的作用(127)。共有243例患者入组,其中127例接受了放化疗(顺铂,5-FU,放疗),116例患者接受了单纯放疗。研究结果显示,接受了放化疗的患者在治疗后43个月,无论是无瘤生存率还是总的生存率都存在有显著性统计学意义的改善。放化疗和单纯放疗患者的4年生存率分别为81%和71%。两组方案的毒副反应都在可接受水平,但是同步放化疗组的血液系统毒副反应的发生率更高。该研究显示,根治性子宫切除术后具有高危因素的ⅠA2期,ⅠB期及ⅡA期患者都应该进行术后同步放化疗。

已有关于同步放化疗在晚期宫颈癌患者中的疗效的评价。GOG85号方案是一项针对ⅡB~ⅣA期宫颈癌患者同步放化疗的前瞻性研究(129)。共有177例患者接受了顺铂,5-FU和放疗。另外179例患者接受羟基脲和放疗。数据分析时所有存活患者的中位数随诊时间是8.7年。接受联合放化疗,并且使用顺铂和5-FU的患者在无瘤存活和总生存率方面都有统计学意义显著的改善(129)。两组患者在骨髓抑制方面的毒副反应相当。该研究显示,以顺铂为基础的同步放化疗效果优于羟基脲组。

GOG120号方案是一项针对ⅡB~ⅣA期,没有腹主动脉旁淋巴结转移的宫颈癌患者进行同步放化疗的研究。治疗组包括放疗,加用顺铂周疗;或加用顺铂,5-FU,羟基脲;或加用羟基脲。共有176例患者入组顺铂周疗组;173例患者入组顺铂,5-FU和羟基脲组;177例患者入组羟基脲组(130)。以顺铂为基础的化疗加放疗的两组患者在平均随诊35个月时,无瘤生存率和总生存率方面都有明显改善。与羟基脲化疗加放疗组比较,以顺铂为主的化疗加放疗组患者的疾病进展及死亡的相对风险分别为0.55和0.57(130)。该研究进一步验证了85号方案的研究结果,并且再次指出,以顺铂为基础的化疗联合放疗是晚期宫颈癌患者的首选方案。

第三项GOG研究方案旨在评价同步放化疗在ⅠB~Ⅳ期宫颈癌患者治疗中的价值。入组患者中70%是ⅠB期或ⅡA期患者(131)。共有403例患者入组并参与疗效评价。放化疗组患者的5年生存率为73%,单纯放疗组患者的5年生存率为58%。同步放化疗患者的累积5年无瘤生存率为67%,而单纯放疗组患者只有40%。接受同步放化疗的患者的存活和疾病无进展时间都有明显改善(131)。**该研究结果显示,同步放化疗是ⅡB~ⅣA 期宫颈癌患者的首选治疗方案,而且ⅠB2~ⅡA 期患者也能从中受益。**

GOG 还在ⅠB 期巨块型宫颈癌患者中对比了顺铂同步放化疗和单纯放疗的作用,这些患者在完成放疗后进行子宫切除术(132)。183 例患者接受同步放化疗,186 例患者单纯接受放疗。平均随诊 36 个月,单纯放疗组患者的疾病复发率为 37%,而同步放化疗组患者的复发率只有 21%(132)。同步放化疗组患者的 3 年生存率为 83%,而单纯放疗组患者只有 74%(132)。研究还包括完成放疗后进行辅助性子宫切除术。但是结果显示,辅助性子宫切除术并不能改善生存率,所以作者不推荐将辅助性子宫切除术作为联合治疗的一部分。该研究进一步支持了以往的研究结果,并且提出,**同步放化疗在改善巨块型的 ⅠB 期或者ⅡA 期宫颈癌患者的生存率方面优于单纯放疗。这两项研究都指出,巨块型的 ⅠB 期或者ⅡA 期宫颈癌患者接受的初始治疗方式应该是放化疗,化疗方案采用顺铂周疗。**

放疗前的手术分期

随着 PET-CT 的使用,为了明确淋巴结转移情况而进行手术分期可能将成为历史。腹腔探查所致的放疗相关的肠道并发症的死亡率在 16%~33%,而患者的 5 年生存率只有 9%~12%(133,134)。为了避免这些并发症,目前推荐在手术中经腹膜外切除腹主动脉旁淋巴结,并且将放疗剂量降低到 5000 cGy 或更少(135,136)。**进行以上改进后,放疗后的肠道并发症的发生率不到 5%,腹主动脉旁淋巴结阳性患者的 5 年生存率为 15%~26%**(19,137,138)。生存率和腹主动脉旁淋巴结阳性的数量,以及原发肿瘤的大小相关。在腹主动脉旁淋巴结转移为镜下微小病变,而且原发病灶尚未向盆壁扩散的患者,5 年生存率有所改善,在 20%~50%(139,140)。手术分期技术还可以通过腹腔镜进行腹主动脉旁和盆腔淋巴结的评价。研究显示,40% 的患者能够从手术分期中受益,包括改善生存率,以及适时改变和制订个体化治疗方案(136,137)。与 PET-CT 相比,腹主动脉旁淋巴结的手术病理分期准确性较低(141)。

腹主动脉旁肉眼可见淋巴结转移的治疗

术中或影像学检查发现的腹主动脉旁肉眼可见的淋巴结转移患者的治疗还存在争议。就目前所知,肉眼可见的腹主动脉旁淋巴结转移似乎很难通过单纯放疗得以根治。因此,为改善患者的生存率,必须进行综合治疗。在文献报道的众多研究中,最具代表性的一项研究中,266 例患者中有 133 例存在淋巴结转移。44 例患者有盆腔和腹主动脉旁淋巴结转移,而仅有腹主动脉旁淋巴结转移的患者只有 2 例。虽有有肉眼可见的淋巴结转移,但是手术能够切除的患者,和仅有镜下淋巴结转移患者的 5 年和 10 年生存率没有差别。有转移淋巴结但无法切除的患者和能够切除的患者相比,生存率明显下降。所有患者都进行了腹膜外淋巴结切除和后续放疗。放疗相关的严重并发症发生率为 10%。和其他文献报道相一致,该研究显示,**腹膜外肿大淋巴结切除术在不增加并发症的情况下,能够改善患者的生存率,其生存率接近仅有镜下转移的患者**(27)。

预防性腹主动脉旁照射

在晚期宫颈癌患者中,如果患者具有腹主动脉旁淋巴结转移的高危因素,但是尚缺乏放射学或临床证据时,可以进行预防性扩大野照射,替代手术分期。针对该治疗方案,在 441 例Ⅰ~Ⅲ期患者中进行了研究(142)。治疗组中胃肠道毒副反应的发生率高。虽然治疗组的腹主动脉旁淋巴结转移大多得到控制,但是治疗组和对照组患者的无瘤生存率和总生存率没有显著性差别。该研究中,患者总生存率并没有改善,可能和局部复发率高有关,所以,预防性放疗的理想病例应该是那些能够通过放疗很好地控制盆腔复发的患者。一项涉及 367 例 IB~IIA 期患者的放射治疗肿瘤学组的研究显示,同时行扩大野照射组的生存率有所改善(143)。扩大野放疗组患者的 4~5 级的毒副反应发生率高,和既往的研究结果相同。放射治疗肿瘤学组的另一项研究显示,在局部晚期宫颈癌患者中,盆腔放疗联合顺铂化疗优于扩大野放疗(131)。**预防性腹主动脉旁放疗是否合适仍处于研究和讨论之中。**

锁骨上淋巴结活检

虽然还不是标准的临床规范,但是对于腹主动脉旁淋巴结阳性患者开始扩大野放疗之前,或中央型复发患者进行盆腔廓清术之前,推荐进行锁骨上淋巴结活检。腹主动脉旁淋巴结阳性患者锁骨上淋巴结转移率在 5%~30%(144)。可以通过胸部 PET/CT 评估有无淋巴结肿大。FNA 的细胞学评价可以避免进行淋巴结活检,如果有肿大的淋巴结,应该进行 FNA。如果斜角肌淋巴结出现转移,应行全身化疗。

放疗并发症

在放置宫腔管时有可能发生子宫穿孔,尤其在老年和以往进行过诊断性锥切的患者中。一旦意识到穿孔发生,应该立即去除宫腔管,严密观察患者的出血情况和腹膜炎体征。发生过子宫穿孔的患者生存率会下降,可能是因为这些患者存在更加广泛的子宫病变(145)。放置宫腔管和卵圆体后可能会出现发热。发热大多数是因为坏死的肿瘤发生感染,通常发生在放置腔内放疗装置后 2~6 小时。如果通过超声检查除外了子宫穿孔,应该静脉应用广谱抗生素,通常选用头孢菌素。如果患者体温不降或高于 38.5℃,应该改用氨基糖苷类和一种特异的作用感染菌属的抗生素。如果发热持续,或患者出现中毒性休克或腹膜炎体征,必须取出腔内放疗装置。抗生素应该持续使用到患者康复,1~2 周后再考虑进行腔内放疗。

急性并发症 放射治疗的急性并发症是由放射线所致的小肠和膀胱上皮细胞的电离反应所致,**常于剂量达 2000~3000 cGy 时发生。**症状包括腹泻,腹部绞痛,恶心,尿频,有时还会发生膀胱或肠黏膜出血。肠道症状可以使用低谷蛋白,低乳糖和低蛋白饮食进行控制。抗腹泻和抗痉挛药物也会有所帮助。膀胱症状可以使用抗痉挛药物治疗。症状严重时可能需要暂停放疗 1 周。

慢性并发症 慢性并发症是放疗所致的血管炎和纤维化造成的,**比急性并发症更严重。这些并发症发生在放疗完成后几个月甚至几年。宫颈癌放疗后肠道和膀胱瘘的发生率为 1.4%~5.3%(59,61)。**其他严重的毒副反应(例如肠出血,肠狭窄或者肠梗阻)的发生率在 6.4%~8.1%(59,61)。

直肠乙状结肠炎 直肠乙状结肠炎导致的**出血可以通过少渣饮食,抗腹泻药物和类固醇药物灌肠进行治疗。**在极少数患者中,可能需要进行结肠造口才能使肠道得到彻底休息,甚至有时还必须进行直肠乙状结肠切除术才能解决问题。

直肠阴道瘘 **直肠阴道瘘或直肠狭窄的发生率不到 2%。**有报道,可以使用球海绵体肌瓣或通过乙状结肠移位成功修补瘘(146,147)。有时候也可以进行肠切除后端-端吻合术。对于盆腔血供差,并且有吻合口瘘或前次修补失败的患者,进行结肠造瘘是更合适的选择。

小肠并发症 有手术史的患者更容易发生盆腔粘连,因此更容易出现小肠的放疗并发症。**末端回肠对于放疗的慢性损伤更敏感,因为它的生理位置相对固定在盲肠部位。小肠并发症患者的典型症状是长期的腹部绞痛、腹泻以及部分小肠梗阻后的特征性腹胀。通常还会在以上症状的基础上伴发低热和贫血。没有疾病复发证据的患者,应该积极给予全胃肠外营养,胃肠减压,在贫血得到纠正,营养状况得到改善的情况下尽早进行手术干预。**具体操作视患者的具体情况而定(148)。放疗后的小肠瘘在持续全胃肠外营养的情况下极少有自行愈合的可能。应该首先除外宫颈癌的复发。此外,应该积极地补充液体,胃肠减压,密切观察伤口的愈合情况。应该进行肠瘘造影和钡灌肠,以除外大肠和小肠瘘同时存在的情况。对于发生瘘的肠襻可以进行切除,或孤立并原位旷置。在后者,瘘口可以引流其自身产生的黏液。

泌尿道并发症　**慢性泌尿道并发症的发生率为 1%~5%,决定于膀胱底部所受到的放射剂量。膀胱阴道瘘是最常见的并发症,**有时需要进行耻骨上尿路改道。有时小的瘘口可以通过球海绵体肌瓣或带蒂大网膜进行修补。输尿管狭窄通常是疾病复发的征象,应该在 CT 引导下对梗阻部位进行 FNA 细胞学评价。如果结果是阴性的,患者应该进行探查手术,评价有无疾病复发。如果放疗后纤维化是引起输尿管梗阻的原因,可以进行输尿管松解术,或放置输尿管支架用以缓解梗阻。

化疗	新辅助化疗　GOG 以及其他大型研究中心都开展了随机性试验以验证新辅助化疗的有效性。**在放化疗治疗有效的目前阶段,还没有证据显示新辅助化疗能够比标准的治疗方案更有利于改善患者的生存率。** 晚期疾病的化疗　有关化疗治疗晚期宫颈癌的疗效结论不一。单药化疗是晚期或复发性宫颈癌的标准治疗方案。有效药物包括顺铂、卡铂、紫杉醇以及异环磷酰胺,但有效率只有 10%~20%,平均有效时间只能维持 4~6 个月。最近,正在进行大量研究探讨多药联合化疗是否优于单药化疗。GOG149 号研究方案纳入的研究对象是经过组织学确认的晚期患者(Ⅳb 期),以及复发或病灶持续性存在的宫颈鳞癌患者,患者随机接受两组不同的联合化疗方案。287 例患者中,146 例患者接受顺铂和异环磷酰胺化疗,另外 141 例患者接受顺铂、异环磷酰胺和博莱霉素化疗。两组患者的总生存率、无瘤生存期、有效率以及化疗的毒副反应都没有差异(149)。GOG 的另外一项研究对比了单药顺铂、顺铂联合二溴卫矛醇、顺铂联合异环磷酰胺和美司钠三种化疗方案。结果发现,和单药化疗相比,顺铂联合异环磷酰胺方案有效率更高(31% vs 18%),无瘤生存时间更长(4.6个月 vs 3.2个月)。联合化疗方案的毒副反应明显升高,但并不改善患者总的生存率(150)。最近,GOG 发表了一项在ⅣA 期宫颈鳞癌患者中比较顺铂单药、顺铂联合紫杉醇化疗的研究结果。虽然联合化疗方案的有效率(36% vs 19%)增加,疾病无进展时间延长(4.8 个月 vs 2.8 个月)。但是总的存活时间仅延长了 1 个月(151)。初步研究显示,甲氨蝶呤、长春新碱、阿霉素和顺铂(MVAC)的联合化疗方案具有很高的有效率,**GOG179 号研究**对此方案进行了评价。研究将 MVAC 方案和顺铂单药,以及顺铂联合托泊替康方案进行了对比。MVAC 研究组提前终止了研究,主要原因是毒副反应极大,进而只继续了顺铂单药和顺铂联合托泊替康方案。**研究显示,顺铂联合托泊替康方案优于顺铂单药,但是总的存活时间仅延长了 3 个月。**联合化疗方案在完全缓解率、总缓解率、疾病无进展生存期以及总生存期各方面都具有优越性(152)。GOG204 号方案分别将托泊替康、紫杉醇、长春瑞滨和吉西他滨和顺铂配伍,结论是顺铂联合紫杉醇最为有效,应作为标准的化疗方案(153)。总之,联合化疗方案能够提高治疗的有效率,并且轻微改善患者的总体生存率,但是毒副反应也随之增加。其他一些研究显示,卡铂联合紫杉醇具有类似的疗效,而且不良反应更轻(154)。
不同临床期别宫颈癌的治疗	**Ⅰ**A 期　直到 1985 年,FIGO 推荐的根据病灶大小或浸润深度定义微小浸润癌(ⅠA 期)的概念才出台。文献中也因此存在很多争论和混乱。在过去的很多年里,曾经派生出多达 18 种以上关于"微小浸润癌"的定义。1974 年,妇科肿瘤医师学会推荐的定义被 **FIGO 采纳:微小浸润癌是指肿瘤上皮浸润间质的深度在基底膜下方不超过 3mm,没有淋**

巴和血管受累。定义微小浸润癌的目的在于可以明确划分出这样一组患者，她们没有淋巴结转移和复发风险，不需要接受根治性手术治疗。

诊断必须建立在宫颈锥切活检的基础上。治疗决策应该由妇科肿瘤医师做出，之前病理医师必须全面评价锥切标本。从以下方面进行病理学描述相当重要：(i)浸润深度；(ii)浸润区域的宽度和广度；(iii)是否存在淋巴血管间隙受累；(iv)标本边缘的情况。以上指标用于决定手术范围的大小，决定是否需要进行局部淋巴结切除术(12)。

浸润深度≤3mm的ⅠA1期宫颈癌　病灶浸润深度小于或等于3mm的宫颈癌患者盆腔淋巴结转移的发生率不到1%。在这组患者中，淋巴血管间隙中存在明确的瘤栓的患者最容易发生淋巴结转移或中心性复发(74,155)。因此，浸润深度不到3mm，没有淋巴血管间隙受累的患者只需进行筋膜外子宫切除术，不必切除盆腔淋巴结。对于有生育要求的患者可仅行治疗性锥切。手术切缘和锥切后颈管内诊刮均需证实没有病灶残存。如果存在淋巴血管间隙浸润，应该考虑Ⅰ型（筋膜外）或者Ⅱ型（改良的根治性）子宫切除术和盆腔淋巴结切除术。

对于宫颈微小浸润性腺癌，因为缺乏统一认识，在治疗方面相对复杂。最近的报道显示，ⅠA1期宫颈腺癌可以和相同期别的鳞癌采取同样的治疗策略(103~105)。也有一些学者不同意以上看法，因为做出微小浸润性腺癌的病理诊断具有一定的难度。**诊断微小浸润性宫颈腺癌的患者在决定进行筋膜外子宫切除术或锥切术之前必须由专家级的病理医师对标本进行评价。**

浸润深度>3~5mm的ⅠA2期宫颈癌　病灶浸润深度>3~5mm的宫颈癌患者盆腔淋巴结转移的发生率为3%~8%；因此，必须进行盆腔淋巴结切除术(155,156)。对于原发肿瘤，可以进行改良的根治性（Ⅱ型）子宫切除术，或在需要保留生育功能的患者中，进行根治性宫颈切除术。如果手术标本显示存在中危或高危病理因素，推荐行辅助性放疗或放化疗。

ⅠB1期、ⅠB2期及ⅡA1期浸润性宫颈癌　ⅠB期宫颈癌分为两个亚期，ⅠB1期是指病灶的最大径线小于或等于4cm，ⅠB2期是指病灶的最大径线大于4cm。ⅡA1期病变累及阴道上2/3，但病灶大小≤4cm。这些患者可以进行根治性宫颈切除术，或Ⅲ型根治性子宫切除术和盆腔淋巴结切除术。根治性宫颈切除术应该严格限制在以下患者中进行：低危患者，肿瘤直径不到2cm。必须评价腹主动脉旁淋巴结，尤其在盆腔淋巴结有转移的时候。如果存在中危因素，应该在术后进行辅助性放疗。如果存在高危因素，应该在术后进行辅助性放化疗。

此外，单纯放化疗也是一种根治性的手段。接受根治性子宫切除术和放疗的两组患者生存率没有差别。一些研究将接受根治性子宫切除术和放疗的两组患者进行对比性研究，结果显示生存率和预后类似(85,157)。但是，在Ⅲ型根治性子宫切除术后又接受放疗的患者和只接受二者其一的患者相比，出现肠道和泌尿系并发症的概率增高。因此，一些临床医师提出，对于那些在手术后仍需放疗的患者，推荐一开始就进行放疗，而不做手术。

巨块型ⅠB2和ⅡA2期浸润性宫颈癌　巨块型ⅠB2和ⅡA期浸润性宫颈癌患者可以开始就接受放化疗，或进行根治性手术。因为大多数患者的术后病理会有中危或高危因素存在，所以强烈建议将放化疗作为一线治疗方案。如果希望进行手术，应该进行Ⅲ型根治性子宫切除术和盆腔及腹主动脉旁淋巴结切除术，如果术后存在中危或高危因素，应该进行辅助性放化疗。手术治疗的益处在于能够全面的手术分期，并且在需要时可以保留卵巢。而将手术作为一线治疗方案的缺点在于多重治疗增加了患者病率(157)。

ⅡB和ⅢB期浸润性宫颈癌　治疗ⅡB期或更高期别宫颈癌的传统方式是放射治疗。在晚期宫颈癌患者中，盆腔放疗往往不能控制病情，疾病进展的概率为30%~82%(3)。2/3的病例表现为盆腔未控或复发(158)。对于原发病灶巨大的患者，一系列药物都曾用于增加放疗的有效性。**因为放化疗优于单纯放疗，推荐这些患者进行放化疗，化疗药物中应该包括顺铂。**淋巴结受累，特别是腹主动脉旁淋巴结受累是最重要的预后影响因素（见同步放化疗章节）。

ⅣA 和ⅣB 期宫颈癌　虽然对于这些病变直接扩散到直肠或膀胱的患者可以考虑盆腔廓清术，但实际却少有进行。对于病变扩展到膀胱，放射治疗的生存率高达 30%，而尿瘘的发生率只有 3.8%(159)。单纯应用放疗很难治愈膀胱转移，因此在完成外照射之后，应该考虑切除膀胱，尤其适用于病灶持续存在，而解剖位置又不利于近距离放射疗法的时候。直肠转移相对少见，但是为了避免粪便污染导致败血症发作，可能需要在放化疗前进行直肠改道。在某些情况下，例如出现膀胱阴道瘘和直肠阴道瘘的ⅣA 期患者，可能需要在放化疗之前进行尿路或直肠改道。

对ⅣB 期宫颈癌患者，可以给予化疗或姑息性盆腔放疗。对于这些患者，治疗的关键问题是在引起最少并发症的情况下控制症状。

放疗后评估和随诊　**放疗患者应进行严密随诊以评估治疗反应。放疗后的肿瘤退化可长达 3 个月。**在盆腔检查时，可以看到宫颈不断缩小，宫颈口和周围的阴道上段还可能发生狭窄，以上都应该记录在病案中。直肠阴道检查应仔细触诊宫骶韧带和主韧带部位是否有结节。对于可疑部位应该进行 FNA 做细胞学评价，以尽早发现持续存在的病灶。除了盆腔检查，还应该仔细检查锁骨上和腹股沟淋巴结，宫颈和阴道应该每 3 个月评价一次，持续 2 年，之后改为每 6 个月评价一次，持续 3 年。对于治疗前肿瘤为巨块中心型者，随诊可行宫颈管内诊刮术。

晚期患者应该每年进行胸部 X 线摄片。肺转移的发生率为 1.5%。转移患者中有 25% 的患者表现为孤立的结节。在没有其他部位持续性病灶存在的情况下，切除孤立的转移性结节能够使一些病例获得长期存活(160)。虽然静脉肾盂造影(intravenous pylography, IVP)不是放疗后常规的评价项目，但是如果可疑有盆腔包块，或有泌尿系统症状时是有指征进行的。放疗后出现输尿管梗阻，但是没有可扪及的盆腔包块提示患者可能存在没有切除干净的盆腔侧壁病灶，还需进一步确诊，通常采用 FNA 进行细胞学评价(161)。

对于已行根治性子宫切除术并且具有复发高危因素的患者，早期发现复发并行放射治疗或许能使其获益。在这些患者中，术后 6~12 个月常规进行 CT 尿路拍片是有益的。在根治性子宫切除术后，大约 80% 的复发在 2 年内发现(162)。原发病灶越大，距离复发的平均时间越短(163)。

一些特殊问题

妊娠合并宫颈癌　浸润性宫颈癌合并妊娠的发生率为 1.2/10 000(164)。所有妊娠患者都应该在初次产前检查时接受宫颈涂片检查，对于肉眼可疑病灶应该进行活检。妊娠患者通常延误诊断，异常出血通常会被归咎于妊娠相关的并发症。如果涂片发现恶性细胞，通过阴道镜和活检不能诊断为浸润性癌时，有必要进行诊断性锥切术。在妊娠早期进行锥切术除了导致出血和感染等并发症，流产的发生率也高达 33%(165,166)。因为锥切术可能会导致母儿并发症，所以只能在妊娠中晚期进行，并且只对阴道镜检查提示为癌，活检提示微小浸润癌，或者细胞学检查强烈提示有浸润性癌的情况下施行。在既往接受过宫颈物理治疗的妊娠妇女中，阴道镜检查的结果可能并不满意。应该在整个孕期严密随诊，在进入妊娠中期或晚期时,伴随着宫颈的外翻性改变,可能会获得满意的阴道镜检查结果。有明显肉眼可见病变的患者应该进行宫颈活检,临床分期方法和非妊娠患者相同。

锥切术后的 I A 期宫颈癌患者,等待胎儿成熟再开始治疗不会有太大问题(165,167,168)。浸润深度小于 3mm,没有淋巴血管受累的患者可以随诊到妊娠足月。既往的经验显示,患者可以进行阴道分娩,如果没有生育要求,可以在产后 6 周进行子宫切除术。但是,在一项包括 56 例妊娠期诊断的宫颈癌,以及 27 例产后 6 个月内诊断的宫颈癌患者的多因素分析研究显示,阴道分娩是一项最明确的疾病复发预测因素。此外,大多数阴道分娩后的复发涉及远处转移。此类患者理想的分娩方式尚不明确;然而,强烈建议妊娠合并的任何期别的宫颈癌患者进行剖宫产结束分娩(169)。如果选择阴道分娩,在随诊过程中应该严密观察会阴侧切部位,因为有发生该部位宫颈癌转移的罕见病例报道(170)。

浸润深度在 3~5mm,有淋巴血管间隙受累的患者也可以随诊到妊娠足月,或者一旦胎儿肺成熟即终止妊娠(165,168)。可以通过剖宫产终止妊娠,术中同时行改良的根治性子宫切除术和盆腔淋巴结切除术。**浸润深度超过 5mm 的患者应该按照浸润性宫颈癌处理**。治疗取决于妊娠周数和患者的意愿。现代新生儿护理技术,能够使 28 周分娩的新生儿生存率达到 75%,32 周分娩的新生儿生存率达到 90%。可以通过羊膜腔穿刺判断胎肺成熟度,一旦明确胎肺成熟,就可以开始下一步治疗。虽然在时限上存在争议,但是原则上不应该将治疗延迟 4 周以上(167,168)。推荐的治疗方案是,是经典的剖宫产后行根治性子宫切除术和盆腔淋巴结切除术。采取任何治疗方式之前,都应该就疾病风险和治疗方式的选择和夫妻双方进行全面的讨论。

Ⅱ~Ⅳ期宫颈癌患者应该进行放疗。如果胎儿可活,可行古典剖宫产术结束妊娠,术后开始宫颈癌的治疗。如果是发生在妊娠早期的宫颈癌,可以直接进行外照射,往往在照射剂量达 4000cGy 前便会发生自然流产。在妊娠中期,延迟治疗可能会增加新生儿存活的机会。如果患者想要延迟治疗,在分娩前一定要明确胎肺的成熟度。新辅助化疗已经被用于妊娠 13 周后的宫颈癌患者,对胎儿没有明确的近期危害,但远期影响尚需进一步随访(171)。

临床分期是妊娠合并宫颈癌患者最重要的预后因素。此类患者总的生存率相对较好,因为多数患者为临床 I 期。对于晚期患者,妊娠本身影响预后(165,168)。产后诊断的宫颈癌通常已到临床晚期,导致相应的生存率下降(169)。

宫颈残端癌

在普遍进行子宫次全切除术的年代,宫颈残端癌非常常见;但是,当这一术式又有重新兴起之势时,残端癌可能会更加常见。早期残端癌可予手术治疗,手术技术上和有子宫的宫颈癌几乎没有差别(172)。**根治性的宫旁切除术和阴道上段切除术,以及盆腔淋巴结切除术是标准的治疗手段**。在晚期患者中,宫颈管长度小于 2cm 是放疗医师需要解决的问题。因为该长度是保证能够放置宫腔管的必要条件。如果不能放置宫腔管,可以放置阴道卵圆体,或进行外照射,运用侧野照射来增加前后对穿野的剂量。这样可以减少肠道和膀胱的照射剂量,减少放疗并发症。

盆腔包块

在治疗前必须明确盆腔包块的来源。CT 扫描可以除外盆腔异位肾,钡灌肠有助于确诊憩室性疾病和直肠癌。腹部 X 线摄片能够发现良性卵巢畸胎瘤或子宫肌瘤的典型钙化灶。盆腔超声能够鉴别实性和囊性包块,并且鉴别是子宫还是卵巢来源的。最常见的子宫来源的实性包块是平滑肌瘤,一般不需要进一步检查。

宫腔积脓和积血

子宫腔内大量液体积聚可能是积血或积脓。宫腔积血可以通过扩张宫颈管进行引流,不干扰宫颈癌的治疗。宫腔积脓也应该进行引流,应该同时给予患者覆盖类杆菌属,厌氧葡萄球菌和链球菌属和需氧大肠杆菌感染的抗生素。可以通过宫颈放置大的蘑菇头导尿管,但是导管本身也可能受到阻塞,导致引流不畅。每 2~3 天重复一次扩张宫颈,同时行吸脓治疗可能更加有效。

如果是宫颈癌I期,可以进行根治性子宫切除术和盆腔淋巴结切除术。但宫腔积脓更常见于晚期患者,这些患者通常需要进行放疗。一旦宫腔积脓得以控制,就可以开始外照射治疗。患者通常在没有任何感染体征的情况下,存在大量的宫腔积脓或输卵管卵巢脓肿;因此,体温正常,白细胞没有升高并不能完全除外感染。可以通过再次体格检查或必要时进行盆腔超声检查以明确引流是否充分。

筋膜外子宫切除术后发现的宫颈癌

对于单纯全子宫切除术后发现的浸润性宫颈癌,应该根据病变程度进行进一步的治疗。微小浸润性癌患者发生淋巴结转移的风险很低,不需要进一步治疗。浸润性宫颈癌可以进行放疗,或再次手术切除盆腔淋巴结,根治性切除宫旁组织、主韧带和阴道残端(173)。

再次手术 再次手术尤其适用于病灶小,希望保留卵巢功能的年轻患者。不适用于标本边缘阳性或有明确残余病灶的患者(173)。对于I期患者,再次行根治性手术和那些初次就接受了根治性子宫切除术患者的生存率没有差别。

对于有明确的残留病灶、影像学检查阳性、淋巴结或宫旁转移或切缘阳性的患者,建议行同步放化疗;如果阴道断端阳性,建议行个体化的内照射(174)。

放疗 放疗后的生存情况取决于病灶的体积,手术切缘情况,以及从手术到开始放疗之间延误的时间。仅有镜下可见病灶的患者,5 年生存率为 95%~100%;有肉眼可见病灶,手术切缘阴性患者的 5 年生存率为 82%~84%,手术切缘存在显微镜下可见病变患者的 5 年生存率为 38%~87%,有明显的残留癌患者的 5 年生存率为 20%~47%(175~177)。手术后治疗延误超过 6 个月患者的生存率只有 20%(177)。

急性出血

有时巨块型病灶可能会导致威胁生命的严重出血。在进行宫颈活检以明确病变性质后,应使用浸润 Monsel 溶液(碱式硫酸铁)的阴道纱布卷紧紧的填压在宫颈上。在全面评估后,就可以开始 180~200cGy/d 的外照射治疗,一般 8~10 天可以控制出血。应该预防性使用广谱抗生素以减少感染发生。如果患者有发热,应该取出阴道纱布。需要准备好新的阴道纱布,以便取出后迅速更换。对于既往没有接受过治疗的患者,该方法控制出血的疗效优于开腹探查和血管结扎。有时候,在病情严重的患者中可能需要在荧光透视下进行血管栓塞,以避免开腹手术。但是,血管闭塞可能会最终导致肿瘤血流量和氧供下降,从而影响后续放疗的有效性。

输尿管梗阻

既往没有接受过治疗的患者,如果出现双侧性输尿管梗阻和尿毒症,应该在充分考虑个体化因素的基础上进行治疗。对于没有远处转移的患者,可以先经膀胱或经皮下放置输尿管导管,再行放疗以期治愈。对于已经发生远处转移,无法治愈的患者,可以放置输尿管支架,再行姑息性放疗和化疗。通过积极的治疗,这部分患者的中位数存活时间可达17 个月(178)。

桶状宫颈

病灶侵及宫颈管上段和子宫下段时,称为**桶状宫颈**。**肿瘤直径超过 6cm 的患者,单纯放疗后有 17.5% 的中心复发,因为子宫下段周围的肿瘤距离标准的腔内放射源太远,以至于无法接受到足够的放射剂量**(179)。为了解决这一问题,人们尝试在肿瘤间质中插植外阴放射模具,但是仍然有很高的中心型复发(180)。

治疗桶状宫颈的另一种方法是联合手术和放疗两种治疗手段。在放疗技术后 2~3 个月,进行筋膜外子宫切除术以切除小的中央型残存病灶。外照射的剂量减少到 4000cGy,然后行腔内照射,最后行筋膜外全子宫切除术(181,182)。该治疗方式似乎能够降低中央型失败率(2%),但能否改善总的存活时间还不清楚。**筋膜外子宫切除术的必要性还存在争议**,GOG 学组也正在进行一项随机性研究,在没有腹主动脉旁淋巴结转移的患者中(见 IB 期和ⅡA 期患者的讨论)对比辅助性子宫切除术和单纯放疗的疗效。

老年患者狭窄的阴道上段通常会影响腔内放射源的使用。这些患者仅能接受外照射,从而导致其中央型失败率升高以及肠道和膀胱并发症的增加。如果患者尚处于宫颈癌 I 期,没有严重的内科合并症能够耐受手术,可以进行根治性子宫切除术和盆腔淋巴结切除术。此类患者或许可以选择 IMRT。

复发性宫颈癌

复发性宫颈癌的治疗取决于初始治疗手段和复发的部位。已经接受了手术治疗的患者应该考虑放疗,已经接受了放疗的患者应该考虑进行手术治疗。化疗只能是姑息性的,仅适用于手术和放疗都无法达到根治目的的患者。

手术后复发患者的放疗主要是外照射治疗。对于阴道残端孤立性复发病灶,也可以考虑使用阴道卵圆体。局部复发患者除外照射外,可能还需要用 Syed 型极模板进行肿瘤间质植入放疗。手术后复发患者进行放疗后生存率可以达到 25%(162)。

再次放射治疗

希望达到根治性目的而对盆腔复发性病灶进行再次放射治疗时,应该严格限定在初次治疗不满意或者不完全的患者。这可以肿瘤获得足够的放射剂量。进行再次放射治疗的主要障碍在于膀胱和直肠与肿瘤位置非常邻近,而且这些器官都对放疗较为敏感。通过会阴模板在局部复发性病灶中放置多个的放射源可能有助于克服上述放疗剂量受限的问题(173,183)。因为插植性放疗发生瘘的概率很高,所以在开始治疗前一定要慎重权衡其利弊。通常,如果评估患者能够通过插植放疗达到治愈目的,那么进行盆腔廓清术是更为明智的选择。对于无法根治的局部转移性病灶可以进行姑息性放疗。痛性骨转移,中枢神经系统病灶,严重泌尿系或腔静脉梗阻等情况都是姑息性治疗的指征。

手术治疗

放疗后复发患者的手术治疗仅限于中央型复发的病例。对于一些病灶体积小,而且严格局限在宫颈部位的一小部分患者可以进行筋膜外或根治性子宫切除术。但是此时准确地评估肿瘤体积已经很困难,而且这些既往接受过放疗的患者,严重的泌尿系统并发症发生率高达 30%~50%,所以大多数妇科肿瘤医师都把盆腔廓清术作为有可能治愈患者的最后手段(184,185)。

盆腔廓清术

盆腔廓清术包括以下三种类型:(i) 前盆腔廓清术(切除膀胱、阴道、宫颈和子宫),

(ii) 后盆腔廓清术(切除直肠、阴道、宫颈和子宫)，(iii) 全盆腔廓清术(切除膀胱、直肠、阴道、宫颈和子宫)(图36.9)。全盆腔廓清术包括一大块会阴组织及全部直肠的切除，患者需要进行永久性结肠造口和输尿管造口。在一部分选择性患者中，全盆腔廓清术可以在肛提肌以上部位进行切除，这样可以保留直肠残端和乙状结肠进行吻合，因此可以避免永久性结肠造口。

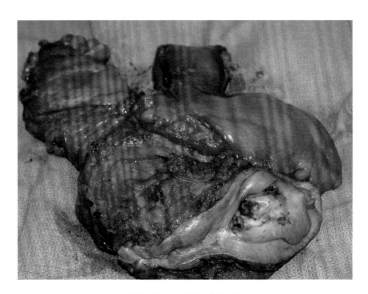

图 36.9　盆腔廓清术

　　手术前评估和患者的选择　**在进行廓清术前必须排除疾病转移。存在转移性病灶应该看作是盆腔廓清术的禁忌证。**体格检查包括仔细触诊外周淋巴结，对于任何可疑的淋巴结都应该通过FNA取样进行细胞学检查。一些临床医师曾经提倡对没有转移迹象的锁骨上淋巴结进行随机取样活检，但是该做法未得到常规推行(145,186)。肺PET/CT扫描以及盆腹腔CT有助于发现肝转移以及肿大的淋巴结。任何可疑病灶都应该在CT监视下进行FNA取样的细胞学检查。如果细胞学诊断阳性，不必再进行开腹探查术。

　　肿瘤扩散到盆腔侧壁是盆腔廓清术的手术禁忌证；但是因为放疗后纤维化改变的存在，即使是最有经验的检查者也很难做出准确判断。 即使无法治愈的可能性增加，但是仍然应该考虑剖腹探查，对宫旁组织进行活检(178~181)。如果怀疑病灶的可切除性，需行剖腹探查和宫旁组织活检(187~190)。**如果临床出现单侧下肢水肿，坐骨神经痛和输尿管梗阻三联症，通常提示肿瘤浸润盆壁，无法彻底切除。**应该进行非常充分的术前准备。可能需要全胃肠道外营养，使患者处于一个合成代谢状态以利于手术后身体恢复。还应该进行肠道准备，手术前使用抗生素，使用低分子肝素或者小腿充气式加压器预防深静脉血栓(191)。手术死亡率随年龄增长而增加，对年龄超过70岁的患者选择手术应该非常慎重。同时，还应该充分考虑其他内科合并症。如果不能延长患者的存活时间，进行盆腔廓清术是不明智的选择。

　　前盆腔廓清术　**病变局限在宫颈和阴道上段前壁，可以进行前盆腔廓清术。**应该进行直肠镜检查，如果阳性，需要进行全盆腔廓清术。但是直肠镜检查阴性也不能完全排除直肠肌层病变，开腹手术中探查直肠仍然重要。一般地，如果病变侵犯位于直肠上方的阴道后壁黏膜，需要切除病变下方的直肠。

　　后盆腔廓清术　**对于复发性宫颈癌很少进行后盆腔廓清术。**然而，如果是孤立的阴道后壁复发性病灶则有手术指征，手术不需要游离主韧带中的输尿管。

　　全盆腔廓清术　**如果病变侵及阴道下段，需要进行包括切除一大块会阴组织的全盆**

腔廓清术（图 36.9）。因为阴道下段的淋巴可能向腹股沟区域引流，术前应该仔细评价这些区域的淋巴结。病变局限在阴道上段和宫颈时，可以进行肛提肌以上部分的盆腔廓清术，进行低位直肠吻合术（192，193）。对切除的直肠边缘需要进行冰冻病理检查以除外肉眼无法发现的直肠肌层转移。

随着可控性尿路改道技术的进展，手术后妇女的身体外观得到很大的改善（194~196）。同时进行直肠吻合术和可控性尿路改道，患者就无须终身使用外置性装置，可以避免由此相关的很多心理问题。**应该尽一切努力在盆腔廓清术的同时进行阴道再造**（197）。该步骤也有助于切除盆腔脏器后盆底组织的重建。无论是否进行阴道再造，都应该游离胃网膜左动脉的一块大网膜重建新的盆底结构。

盆腔廓清术的手术死亡率逐步降至小于 10%。术后死亡的常见原因是败血症、肺栓塞以及大出血。胃肠道和泌尿生殖道瘘是严重的手术并发症，虽然尝试手术修补，但致死率仍在 30%~40%。使用未经放疗照射的肠道进行泌尿道重建使瘘的发生风险下降（191）。**前盆腔廓清术后，患者的 5 年生存率为 33%~60%，全盆腔廓清术后，患者的 5 年生存率为 20%~46%**（187~197）。复发患者（病灶大于 3cm），膀胱浸润，盆腔淋巴结阳性以及放疗后 1 年内即诊断复发的患者，其生存率下降（190）。盆腔淋巴结阳性患者的 5 年生存率在 5% 以下，因此在接受过放疗的区域不要进行广泛的淋巴结切除术。如果存在任何一个淋巴结转移性癌，不建议进行手术。已经发生腹腔转移的患者没有存活希望。

扩大盆腔内侧壁切除术

在既往接受过放疗的区域出现宫颈癌局部复发的患者预后很差。就传统治疗方式而言，盆腔廓清术仅限于经过高度选择的一小部分中心型复发的患者，而大多数复发患者无缘手术。最近，一项新的被称为**扩大盆腔内侧壁切除术**（laterally extended endopelvic resection，LEER）的手术技术应运而生，为这些复发病灶侵及盆腔侧壁的患者提供了手术机会。LEER 将传统盆腔廓清术的范围向左右侧扩大，包括切除髂内血管、闭孔内肌、尾骨肌、髂尾肌和耻尾肌。扩大的手术范围在于保证充分地切除侧盆壁的肿瘤以保证切缘阴性。手术的实践经验还非常有限，仅有一个中心报道无复发生存率高达 62%，但是中至重度病率亦高达 70%（198）。

复发性宫颈癌的化疗

复发性宫颈癌无法通过化疗得以根治。对既往接受过放疗区域的复发性肿瘤进行化疗的效果可能会因为放疗后肿瘤血供减少而大打折扣。**托泊替康和顺铂的有效率为 15%~20%，中位数有效时间是 6~9 个月**（199）。还有很多化疗药物对宫颈癌有一定的疗效，有利于症状的控制。临床试验显示，很多化疗药物（例如紫杉醇、托泊替康、顺铂以及卡铂）的有效率高达 45%。大多数的缓解都是部分性的（191），完全缓解并不常见，而且通常仅限于肺转移患者，因为药物到达这些转移部位的量远高于那些放疗后纤维化的盆腔组织（200，201）。GOG204 号方案推荐顺铂联合紫杉醇作为标准的化疗方案。该方案对比了 4 种含顺铂的双药化疗方案，尽管 4 种化疗方案的总生存率没有明显的区别，但似乎顺铂联合紫杉醇最为有效（153）。其他研究显示卡铂联合紫杉醇具有类似的疗效且毒性更小（154）。

姑息性治疗

对于无法治愈患者的姑息性治疗包括放疗、化疗或放化疗。**姑息性放疗主要用于缓解患者的疼痛症状或者控制晚期患者的出血，可以使用外照射或者内照射**。对既往接受过放疗的部位进行再放疗时，通常会出现严重的并发症，应该格外小心。也可进行单药或多药联合的姑息性化疗,有效率各有不同。在既往接受过放疗的区域如果出现有症状的疾病复发,姑息性化疗通常很难取得令人满意的疗效。

阴道癌

原发性阴道癌相对少见,在女性生殖道恶性肿瘤中仅占 2%~3%。据统计,2009 年美国新发阴道癌病例 2160 例,770 例死于肿瘤(1)。鳞癌占所有组织学类型的 80%(202)。原发性阴道癌应该和肿瘤转移到阴道相鉴别,后者占阴道癌的 84%(203)。

分期

　　阴道癌的 FIGO 分期中,把宫颈肿瘤转移到阴道归类为宫颈癌,把肿瘤同时侵犯阴道和外阴归类为外阴癌。

　　阴道癌的 FIGO 分期见表 36.6。**分期基于临床检查**,如果有指征可以进行膀胱镜检查,直肠镜检查,胸部和骨骼的放射学检查。淋巴造影、CT、MRI 或 PET 检查结果不能用以改变 FIGO 分期,但是可以用于制订诊疗计划。不到 30% 的阴道癌患者属于临床 I 期(204,206)。

表 36.6　阴道癌的 FIGO 分期

I 期	肿瘤局限在阴道壁
II 期	肿瘤累及阴道下组织,但是尚未扩散到盆壁
III 期	肿瘤已经扩散到盆壁
IV 期	肿瘤已经超出真骨盆,或已经累及膀胱、直肠黏膜;大疱性水肿等不属于 IV 期
IVA	肿瘤侵犯膀胱和(或)直肠黏膜和(或)扩散至真骨盆外
IVB	扩散到远处器官

FIGO,国际妇产科联盟

　　在一些选择性病例中,可以考虑手术分期,并且切除肿大的淋巴结。FIGO 分期不包括对微小浸润性病灶的分类项目。因为阴道癌罕见,治疗通常选择放疗,所以对于病灶浸润深度,淋巴血管间隙受累,以及病灶大小信息了解非常有限。

病因学

　　宫颈癌的发病和 HPV 相关,提示阴道癌可能也有类似的发病机制(207)。一项涉及 341 例患者的研究提示,在年轻患者中肿瘤的发生可能与 HPV 感染相关,而年龄大的患者则无关(206)。另外,**30% 的阴道癌患者在 5 年之内都有过宫颈癌治疗的病史**(208~210)。和宫颈癌一样,阴道癌也存在被称为**阴道上皮内瘤变**(vaginal intraepithelial neoplasia,VAIN)的癌前病变阶段(见第 19 章)。**从 VAIN 发展到浸润性阴道癌的确切发病率还不清楚**;但是,确有资料显示,即使已经针对 VAIN 进行了充分的治疗,仍有发生浸润性阴道癌的可能(211,212)。

　　按照惯例,发生在宫颈癌 5 年以后任何新的阴道癌都应该看成是新的原发肿瘤。宫颈癌后再次发生阴道癌有以下三条可能的机制:

1. 宫颈癌治疗后遗留在阴道上皮内的病灶。

2. 对下生殖道致癌物质(HPV 是高度可疑对象)的高度易感性,又出现新的原发性病灶。

3. 放疗后对致癌物质的易感性增加。

筛查

对所有患者都进行阴道癌的筛查是不合适的。对宫颈癌或外阴癌患者,每次常规随诊时进行涂片检查是一个非常重要的检查项目,因为她们一生中患阴道癌的风险都是增高的。推荐患者在进行宫颈癌或外阴癌治疗后,每年进行巴氏涂片进行阴道癌的筛查。**因为良性疾病进行了子宫切除术的患者,如果既往没有 CIN2~3 的病史,没有必要进行涂片筛查。如果患者有宫颈肿瘤或宫颈癌病变,应该每年进行涂片筛查阴道癌。**对年龄和既往宫颈癌病史进行校正后发现,因为良性病变进行子宫切除术的患者阴道癌的发生率并不增高(213)。因为原发性阴道肿瘤有多中心性发病的特点,所以整个阴道黏膜都应被看作是发病的危险区域。因此,除了进行细胞学筛查,还应该对高危妇女的整个阴道和外阴进行仔细的双合诊检查。

症状

无痛性阴道出血和异常的阴道分泌物是阴道癌患者最常见的临床症状。在更晚期患者中,尿潴留、膀胱痉挛、血尿和尿频都有可能出现。在某大型研究中,14% 的患者无症状,由常规检查或细胞学异常确诊(206)。侵犯阴道后壁的肿瘤可能导致直肠症状,例如里急后重、便秘或便血。

诊断

诊断步骤包括全面的病史采集,身体检查,仔细的窥器检查和阴道触诊,以及盆腔双合诊和直肠检查。因为阴道后壁病灶多发,而且经常被漏诊,**所以在阴道检查时,应该旋转窥器,仔细全面的对整个阴道黏膜进行视诊检查。**

在早期鳞癌病灶中,多是因为异常的巴氏涂片检查结果提示诊断;但如果是透明细胞癌,因为其黏膜下生长的特征,通常无法据此进行诊断。在这些病例中,通过巴氏涂片提示诊断的病例只占 33%。在肉眼可疑的阴道病变部位,建议使用和宫颈癌相同的放大设备进行定位活检明确诊断。仔细的阴道触诊可能有助于发现黏膜下病变。**阴道癌最常见的发病部位是阴道后壁的上段 1/3。**在最初的视诊检查中,可能会因为窥器叶片的遮挡漏诊阴道病灶(214)。阴道镜可以用于评价异常的巴氏涂片结果,无法解释的阴道出血,或者阴道上段的溃疡性红斑。阴道镜指导下的活检有时候可能仍然无法明确诊断,还需要做部分阴道切除才能明确浸润性病变。部分阴道切除还可以发现隐匿性的浸润性癌,尤其是在有既往子宫切除术史,手术缝合阴道残端时包埋了一部分有癌症高危因素阴道上皮的患者中(215)。

病理

阴道癌通过直接扩散侵犯盆腔软组织和邻近器官的情况最常见。晚期患者可能发生盆腔和腹主动脉旁淋巴结转移。位于阴道下 1/3 的病变除了可能扩散到盆腔淋巴结,还可能直接扩散到腹股沟淋巴结(216)。癌症晚期,通过血行转移扩散到肺、肝或骨。

鳞癌是阴道癌中最常见的病理学类型,可发生在 80%~90% 的患者中。肿瘤最常发生在阴道上段 1/3 的后壁。阴道鳞癌患者的平均发病年龄是 60 岁(217,218)。恶性黑色素瘤是阴道癌中发病率位列其次的常见肿瘤,占所有阴道肿瘤的 2.8%~5%(219~221)。其他的组织学亚型包括腺癌和肉瘤。

阴道原发性腺癌罕见,占阴道原发性肿瘤的 9%。大多数阴道腺癌都是转移性的,可能来源于结肠、子宫内膜、卵巢或在极其罕见的情况下,还可能来自胰腺和胃。一般地,腺癌多发于年轻女性,不论患者是否有过宫内己烯雌酚(diethylstilbestrol,DES)的接触史

(222)。腺癌可能发生于中肾管的残留成分中,尿道旁腺体,以及子宫内膜异位症的病灶中(223)。有过宫内己烯雌酚暴露史的患者,腺癌可能发生于阴道腺病。

在美国,从 1940 年至 1971 年曾经使用己烯雌酚对有自然流产史的高危孕妇进行保胎治疗。在 1970 年,报道了 7 例阴道腺癌(图 36.10);之后医疗人员认识到,母亲在妊娠期间服用己烯雌酚和女儿发生阴道腺癌之间有明确的相关性(224)。此后,通过胎盘的激素类致癌物质研究和登记机构总共报道超过 500 例的阴道和宫颈的透明细胞癌病例。

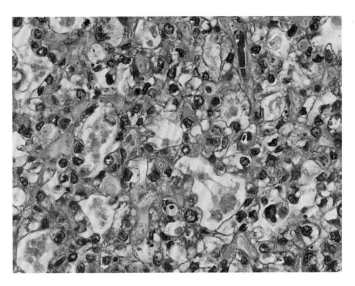

图 36.10　阴道透明细胞癌。注意被覆在腔内的靴钉状细胞形成的管状结构。这些细胞的特点是细胞核突出到胞浆顶部

估计暴露于己烯雌酚后发生阴道透明细胞腺癌的发生率为 1/1000 或更低。诊断时患者的平均年龄是 19 岁(225)。有过宫内己烯雌酚暴露史的透明细胞腺癌患者的特点是,病灶位于宫颈外口或者阴道前壁的上 1/3 一段。这些肿瘤大小相差悬殊,通常为外生性生长,呈浅表性浸润。分期是最重要的预后因素。其他有统计学意义的因素包括管囊型生长方式,肿瘤直径小于 3cm,间质浸润小于 3mm。从 1971 年以后,已经禁止在妊娠期使用己烯雌酚,估计大多数发病患者都已经得以诊断。但是目前还不能完全确认的问题是,当这部分患者年近 50 岁,60 岁,或 70 岁以后还会有什么变化。还需要对这部分患者进行持续性观察随诊。

97% 的阴道透明细胞腺癌和阴道腺病有关。阴道腺病的特征是持续性地呈现一种苗勒管型的腺体上皮。虽然,阴道腺病是有过宫内己烯雌酚暴露史患者最常见的组织学异常,但是没有暴露史的妇女同样有可能发病。阴道腺病的典型外观是红色的,葡萄簇样的阴道赘生物。

阴道恶性黑色素瘤罕见,并且具有高度致命性,最常发病于白人妇女中。患者的平均年龄为 58 岁(226)。大多数病灶呈深部浸润性生长,相当于外阴黑色素瘤的 Clark 4 级水平。肿瘤最常见的发病部位是阴道下段 1/3(227)。不同的黑色素瘤大小、色泽和生长方式都有着很大的差别(225,228)。根治性切除(阴道切除术、子宫切除术和盆腔淋巴结切除术)是基本的治疗方式。治疗的目的是避免局部(阴道)复发,该部位也是最常见的复发部位(226,227)。有无必要切除区域淋巴结尚无定论。因为疾病呈深部浸润性生长,血行转移是最常见的致命性复发形式。局部切除和根治性切除患者总的生存率没有差别(226)。5年生存率大约为 10%。

成人中最常见的良性和恶性阴道中胚叶肿瘤是平滑肌肿瘤(229)。阴道肉瘤通常是纤维肉瘤或平滑肌肉瘤,都很罕见。推荐的治疗方式是根治性局部切除,再进行辅助性化疗或放疗。

儿童和婴儿最常见的阴道恶性中胚叶肿瘤是葡萄状横纹肌肉瘤(图36.11)。葡萄状肉瘤最常发生在婴儿和幼童的阴道,在生育年龄妇女中,最常发生在宫颈,在绝经后妇女中,最常发生在宫体。进行包括长春新碱、放线菌素D和环磷酰胺的先期化疗,再行保守性手术有助于提高生存率。

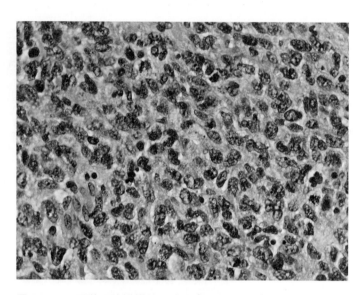

图36.11 阴道胚胎样横纹肌肉瘤(葡萄状肉瘤)。病灶中包括原始的间叶细胞和平滑肌成肌细胞,其具有丰富的嗜酸性胞浆成分。如果进一步分化,十字纹理会更加明显

治疗

治疗方式的选择有赖于临床检查,CT扫描结果,胸片结果,年龄以及患者的一般情况。在评估肿瘤扩散情况时,PET可以获得比单独使用MRI或CT更准确的信息(230)。大多数肿瘤采取放射治疗。手术仅限于高度选择性病例,包括:

1. 累及阴道上段后壁的I期患者可以进行根治性阴道切除术和盆腔淋巴结切除术。如果子宫尚属原位病灶,可行根治性子宫切除术。如果手术切缘干净,淋巴结阴性,不需要进一步治疗。

2. 有直肠阴道瘘或者膀胱阴道瘘的IV期患者可以进行盆腔廓清术,以及盆腔和腹主动脉旁淋巴结切除术(225)。提倡进行下段直肠吻合术,自控性尿路改道和阴道重建,与接受过放疗的患者相比,没有进行过放疗的患者成功率更高。

3. 和宫颈癌患者的治疗方式相同,放疗后的中央型复发患者推荐进行盆腔廓清术。切除肿大淋巴结的分期手术,再辅以放射治疗可能有助于对盆腔病变的控制。

4. 手术分期同时切除肿大淋巴结,术后辅以放疗可能有益于改善对盆腔病灶的控制。

除了上述患者,放疗是适用于所有其他患者的治疗方式。对于小的浅表性病灶,可以单独进行腔内放疗(225)。大的,深部浸润性病灶首先应该进行外照射治疗,减小肿瘤体积,并且治疗区域性盆腔淋巴结,再通过腔内放疗和植入性放疗对原发性肿瘤施以足量放射线(218,226)。如果患者有子宫,而且病变累及阴道上段,可以使用宫腔施源器或镭探头。如果子宫已经切除,可以使用阴道桶进行浅表照射。如果采取近距离放疗法,无论是高

剂量率和低剂量率技术都有使用。如果病灶厚度超过0.5cm,植入性放疗能够保证对原发性肿瘤施以足量放射线。通过开腹或者腹腔镜手术放置Syed植入物,可以更精准地放置植入针,并且保证针不会进入粘连的肠襻。虽然还没临床经验报道,但是从常理上讲,和宫颈癌一样,延展野放疗也应该可以用于阴道癌的治疗。同样,还没有联合使用放化疗的报道(231)。虽然尚无足够患者进行随机临床研究,但**联合使用5-FU和顺铂在直肠癌和宫颈癌的治疗中已经取得很大成功,推想该方案应该也可以尝试用于阴道癌的治疗**。

结局

包括手术和放疗所致的直肠、膀胱和尿道并发症的发生率为10%~15%。对于大的肿瘤,发生膀胱瘘和肠瘘的风险很高。除了直肠狭窄和溃疡,放疗性膀胱炎和结肠炎也非常常见。有时会发生放疗后阴道坏死,需要进行清创术,通常导致阴道瘘形成。阴道纤维化,狭窄和挛缩在放疗后都非常常见。**鼓励患者使用阴道扩张器**,或维持规律的性生活,同时使用局部雌激素制剂可以很好地保护阴道功能。

生存率

阴道癌总的5年生存率为52%(表36.7)。这反映了治疗的难度和难以早期发现病变的事实。即使是I期患者,5年生存率仅为74%。最常见的复发部位在盆腔,或来自肿大的局部淋巴结,或来自大的中央型病灶。放疗技术,包括使用Syed高频发热电极进行植入性放疗,以及联合放化疗是治疗的主导。对于接受放疗的患者应该进行仔细的评价和随诊,及早发现中央型复发,还有进行盆腔廓清术的机会。由于阴道癌罕见,患者应该在熟悉各种治疗方式、有多种治疗手段的专业治疗中心接受治疗。

表36.7　原发性阴道癌:5年生存率

分期	患者例数	5年存活例数	百分比
I	509	378	74.3
II	622	333	53.5
III	377	128	34.0
IV	163	24	15.3
总数	1671	864	51.7

Data compiled from Pride et al., 1979 (233); Houghton and Iversen, 1982 (229); Benedet et al., 1983 (205); Rubin et al., 1985 (207); Kucera et al., 1985 (228); Eddy et al., 1991 (232); Kirkbride et al., 1995 (234); Perez et al., 1999 (235); Tewari et al., 2001 (236); Otton et al., 2004 (237); Frank et al., 2005 (238); Hellman et al., 2006 (204); Tran et al., 2007 (239).

(张羽　刘石萍　曹冬焱　译)

参考文献

1. **Siegel R, Ward E, Brawley O, et al.** Cancer statistics, 2011. *CA Cancer J Clin* 2011;61:212–236. http://cacancerjournal.org

2. **Womack C, Warren AY.** *Achievable laboratory standards: a review of cytology of 99 women with cervical cancer. Cytopathology* 1998; 9:171.

3. **Pettersson F.** Annual report on the results of treatment in gynecological cancer. Radiumhemmet, Stockholm, Sweden: International Federation of Gynecology and Obstetrics (FIGO), 1994:132–168.[MB6]

4. **International Collaboration of Epidemiological Studies of Cervical Cancer.** Comparison of risk factors for invasive squamous cell carcinoma and adenocarcinoma of the cervix: collaborative reanalysis of individual data on 8,097 women with squamous cell carcinoma and 1,374 women with adenocarcinoma from 12 epidemiological studies. *Int J Cancer* 2007;120:885–891.

5. **Ursin G, Peters RK, Henderson BE, et al.** Oral contraceptive use and adenocarcinoma of the cervix. *Lancet* 1994;344:1390–1393.

6. **Centers for Disease Control and Prevention.** Sexually transmitted disease guidelines. *MMWR Morb Mortal Wkly Rep* 1993;42:90–100.

7. **Reimers LL, Anderson WF, Rosenberg PS, et al.** Etiologic heterogeneity for cervical carcinoma by histopathologic type, using comparative age-period-cohort models. *Cancer Epidemiol Biomarkers Prev* 2009;18:792–800.

8. **Munger K, Scheffner M, Huibregtse JM, et al.** Interactions of HPV E6 and E7 oncoproteins with tumor suppressor gene products. *Cancer Surv* 1992;12:197–217.

9. **Ault KA.** Effect of prophylactic human papillomavirus L1 virus-like-particle vaccine on risk of cervical intraepithelial neoplasia grade 2, grade 3, and adenocarcinoma *in situ*: a combined

analysis of four randomised clinical trials. *Lancet* 2007;369:1861–1868.

10. **Sasieni P, Castanon A, Cuzick J.** Screening and adenocarcinoma of the cervix. *Int J Cancer* 2009;125:525–529.

11. **Fu YS, Berek JS.** Minimal cervical cancer: definition and histology. In: **Grundmann E, Beck L, eds.** *Minimal neoplasia—diagnosis and therapy.* Recent results in cancer research, Vol. 106. Berlin: Springer-Verlag, 1988:47–56.

12. **Creasman W.** New gynecologic cancer staging. *Gynecol Oncol* 1995;58:157–158.

13. **Fu YS, Reagan JW.** *Pathology of the uterine cervix, vagina and vulva.* Philadelphia, PA: Saunders, 1989.

14. **Averette HE, Ford JH Jr, Dudan RC, et al.** Staging of cervical cancer. *Clin Obstet Gynecol* 1975;18:215–232.

15. **Lagasse LD, Ballon SC, Berman ML, et al.** Pretreatment lymphangiography and operative evaluation in carcinoma of the cervix. *Am J Obstet Gynecol* 1979;134:219–224.

16. **Koehler PR.** Current status of lymphangiography in patients with cancer. *Cancer* 1976;37:503–516.

17. **King LA, Talledo OE, Gallup DG, et al.** Computed tomography in evaluation of gynecologic malignancies: a retrospective analysis. *Am J Obstet Gynecol* 1986;155:960–964.

18. **Bandy LC, Clarke-Pearson DL, Silverman PM, et al.** Computed tomography in evaluation of extrapelvic lymphadenopathy in carcinoma of the cervix. *Obstet Gynecol* 1986;65:73–76.

19. **Hacker NF, Berek JS.** Surgical staging. In: **Surwit E, Alberts D, eds.** *Cervix cancer.* Boston, MA: Martinus Nijhoff, 1987:43–57.

20. **Heller PB, Malfetano JH, Bundy BN.** Clinical pathologic study of stages IIB, III, and IVA carcinoma of the cervix: extended diagnostic study for paraaortic metastasis (a GOG study). *Gynecol Oncol* 1990;38:425.

21. **Worthington JL, Balfe DM, Lee JK, et al.** Uterine neoplasms: MR imaging. *Radiology* 1986;159:725–730.

22. **Scheidler J, Hricak H, Yu KK, et al.** Radiological evaluation of lymph node metastases in patients with cervical cancer: a meta-analysis. *JAMA* 1997;278:1096.

23. **Bipat S, Glas AS, Velden J, et al.** Computed tomography and magnetic resonance imaging in staging of uterine cervical carcinoma: a systematic review. *Gynecol Oncol* 2003;91:59.

24. **Rose RG.** Stage IIB-IVA cancer of the cervix. *Cancer J* 2003;9:404.

25. **Lin WC, Hung YC, YEH LS, et al.** Usefulness of (18)F-fluorodeoxyglucose positron emission tomography to detect paraaortic lymph node metastasis in advanced cervical cancer with negative computed tomography findings. *Gynecol Oncol* 2003;89:73.

26. **Park SY, Roh JW, Park YJ, et al.** Positron emission tomography (PET) for evaluating para-aortic and pelvic lymph node metastasis in cervical cancer before surgical staging: a surgico-pathologic study. *Proc Am Soc Clin Oncol* 2003;22:456.

27. **Cosin JA, Fowler JM, Chen MD, et al.** Pretreatment surgical staging of patients with cervical carcinoma: the case for lymph node debulking. *Cancer* 1998;82:2241–2248.

28. **Robert ME, Fu YS.** Squamous cell carcinoma of the uterine cervix: a review with emphasis on prognostic factors and unusual variants. *Semin Diagn Pathol* 1990;7:173–189.

29. **Kjorstad KE.** Adenocarcinoma of the uterine cervix. *Gynecol Oncol* 1977;5:219–223.

30. **Berek JS, Hacker NF, Fu YS, et al.** Adenocarcinoma of the uterine cervix: histologic variables associated with lymph node metastasis and survival. *Obstet Gynecol* 1985;65:46–52.

31. **Hopkins MP, Morley GW.** A comparison of adenocarcinoma and squamous cell carcinoma of the cervix. *Obstet Gynecol* 1991;77:912–917.

32. **Fu YS, Berek JS, Hilborne LH.** Diagnostic problems of cervical *in situ* and invasive adenocarcinoma. *Appl Pathol* 1987;5:47–56.

33. **Maier RC, Norris HJ.** Coexistence of cervical intraepithelial neoplasia with primary adenocarcinoma of the endocervix. *Obstet Gynecol* 1980;56:361–364.

34. **Denehy TR, Gregori CA, Breen JL.** Endocervical curettage, cone margins, and residual adenocarcinoma *in situ* of the cervix. *Obstet Gynecol* 1997;90:1–6.

35. **Shin CH, Schorge JO, Lee KR, et al.** Conservative management of adenocarcinoma *in situ* of the cervix. *Gynecol Oncol* 2000;69:6–10.

36. **Ostor AG, Duncan A, Quinn M, et al.** Adenocarcinoma *in situ* of the uterine cervix: an experience with 100 cases. *Gynecol Oncol* 2000;79:207–210.

37. **Shingleton HM, Gore H, Bradley DH, et al.** Adenocarcinoma of the cervix. I. Clinical evaluation and pathologic features. *Am J Obstet Gynecol* 1981;139:799–814.

38. **Kilgore LC, Soong S-J, Gore H, et al.** Analysis of prognostic features in adenocarcinoma of the cervix. *Gynecol Oncol* 1988;31:137–153.

39. **Berek JS, Castaldo TW, Hacker NF, et al.** Adenocarcinoma of the uterine cervix. *Cancer* 1981;48: 2734–2741.

40. **Mayer EG, Galindo J, Davis J, et al.** Adenocarcinoma of the uterine cervix: incidence and the role of radiation therapy. *Radiology* 1976;121:725–729.

41. **Rutledge FN, Galakatos AE, Wharton JT, et al.** Adenocarcinoma of the uterine cervix. *Am J Obstet Gynecol* 1975;122:236–245.

42. **Gallup DG, Abell MR.** Invasive adenocarcinoma of the uterine cervix. *Obstet Gynecol* 1977;49:596–603.

43. **Eifel PJ, Morris M, Oswald MJ, et al.** Adenocarcinoma of the uterine cervix: prognosis and patterns of failure in 367 cases. *Cancer* 1990;65:2507–2514.

44. **Kaku T, Enjoji M.** Extremely well-differentiated adenocarcinoma ("adenoma malignum"). *Int J Gynecol Pathol* 1983;2:28–41.

45. **Gilks CB, Young R, Aguirre P, et al.** Adenoma malignum (minimal deviation adenocarcinoma) of the uterine cervix. *Am J Surg Pathol* 1989;13:717–729.

46. **Kaminski PF, Norris HJ.** Minimal deviation carcinoma (adenoma malignum) of the cervix. *Int J Gynecol Pathol* 1983;2:141–152.

47. **Benda JA, Platz CE, Buchsbaum H, et al.** Mucin production in defining mixed carcinoma of the uterine cervix: a clinicopathologic study. *Int J Gynecol Pathol* 1985;4:314–327.

48. **Young RH, Scully RE.** Villoglandular papillary adenocarcinoma of the uterine cervix: a clinicopathologic analysis of 13 cases. *Cancer* 1989;63:1773–1779.

49. **Gallup DG, Harper RH, Stock RJ.** Poor prognosis in patients with adenosquamous cell carcinoma of the cervix. *Obstet Gynecol* 1985;65:416–422.

50. **Glucksmann A, Cherry CP.** Incidence, histology and response to radiation of mixed carcinomas (adenoacanthomas) of the uterine cervix. *Cancer* 1956;9:971–979.

51. **Ferry JA, Scully RE.** "Adenoid cystic" carcinoma and adenoid basal carcinoma of the uterine cervix: a study of 28 cases. *Am J Surg Pathol* 1988;12:134–144.

52. **Rotmensch J, Rosenshein NB, Woodruff JD.** Cervical sarcoma: a review. *Obstet Gynecol Surv* 1983;38:456–461.

53. **Albores-Saavedra J, Gersell D, Gilks CB, et al.** Terminology of endocrine tumors of the uterine cervix: results of a workshop sponsored by the College of American Pathologists and National Cancer Institute. *Arch Pathol Lab Med* 1997;121:34–39.

54. **Van Nagell JR Jr, Donaldson ES, Wood EC, et al.** Small cell carcinoma of the cervix. *Cancer* 1979;40:2243–2249.

55. **Sheets EE, Berman ML, Hrountas CE, et al.** Surgically treated, early stage neuroendocrine small-cell cervical carcinoma. *Obstet Gynecol* 1988;7:10–14.

56. **Oldham RK, Greco FA.** Small cell lung cancer, a curable disease. *Cancer Chemother Pharmacol* 1980;4:173–177.

57. **Groben P, Reddick R, Askin F.** The pathologic spectrum of small cell carcinoma of the cervix. *Int J Gynecol Pathol* 1985;4:42–57.

58. **Brewster WR, Monk BJ, Ziogas A, et al.** Intent-to-treat analysis of stage IB and IIA cervical cancer in the United States: radiotherapy or surgery 1988–1995. *Obstet Gynecol* 2001;97:245–254.

59. **Van Nagell JR Jr, Parker JC Jr, Maruyama Y, et al.** Bladder or rectal injury following radiation therapy for cervical cancer. *Am J Obstet Gynecol* 1974;119:727–732.

60. **Lawton FG, Hacker NF.** Surgery for invasive gynecologic cancer in the elderly female population. *Obstet Gynecol* 1990;76:287–289.

61. **Hatch KD, Parham G, Shingleton HM, et al.** Ureteral strictures and fistulae following radical hysterectomy. *Gynecol Oncol* 1984;19:17–23.

62. **Webb M, Symmonds R.** Wertheim hysterectomy: a reappraisal. *Obstet Gynecol* 1979;54:140–145.

63. **Feeny DD, Moore DH, Look KY, et al.** The fate of the ovaries after radical hysterectomy and ovarian transposition. *Gynecol Oncol* 1995;56:3.

64. **Anderson B, LaPolla J, Turner D, et al.** Ovarian transposition in cervical cancer. *Gynecol Oncol* 1993;49:206.

65. **Landoni F, Zanagnolo V, Lovato-Diaz L, et al.** Ovarian metastases in early-stage cervical cancer (IA2-IIA): a multicenter retrospective study of 1965 patients (a Cooperative Task Force study). *Int J Gynecol Cancer* 2007;17:623–628.

66. **Roman LD, Felix JC, Muderspach LI, et al.** Risk of residual invasive disease in women with microinvasive squamous cancer in a conization specimen. *Obstet Gynecol* 1997;90:759.

67. **Wolf JK, Levenback C, Maslpica A, et al.** Adenocarcinoma *in situ* of the cervix: significance of cone biopsy margins. *Obstet Gynecol* 1996;88:82–86.

68. **Hopkins MP.** Adenocarcinoma *in situ* of the cervix: the margins must be clear. *Gynecol Oncol* 2000;79:4–5.

69. **Shepherd JH, Spencer C, Herod J, et al.** Radical vaginal trachelectomy as a fertility-sparing procedure in women with early-stage cervical cancer-cumulative pregnancy rate in a series of 123 women. *BJOG* 2006;113:719–724.

70. **Marchiole P, Benchaib M, Buenerd A, et al.** Oncological safety of laparoscopic-assisted vaginal radical trachelectomy (LARVT or Dargent's operation): a comparative study with laparoscopic-assisted vaginal radical hysterectomy (LARVH). *Gynecol Oncol* 2007;106:132–141.

71. **Meigs J.** Radical hysterectomy with bilateral pelvic node dissections: a report of 100 patients operated five or more years ago. *Am J Obstet Gynecol* 1951;62:854–870.

72. **Piver M, Rutledge F, Smith J.** Five classes of extended hysterectomy for women with cervical cancer. *Obstet Gynecol* 1974;44:265–272.

73. **Morice P, Lassau N, Pautier P, et al.** Retroperitoneal drainage after complete para-aortic lymphadenectomy for gynecologic cancer: a randomized trial. *Obstet Gynecol* 2001;97:243–247.

74. **Boyce J, Fruchter R, Nicastri A.** Prognostic factors in stage I carcinoma of the cervix. *Gynecol Oncol* 1981;12:154–165.

75. **Orr JW Jr, Shingleton HM, Hatch KD.** Correlation of perioperative morbidity and conization to radical hysterectomy interval. *Obstet Gynecol* 1982;59:726–731.

76. **Potter ME, Alvarez RD, Shingleton HM, et al.** Early invasive cervical cancer with pelvic lymph node involvement: to complete or not to complete radical hysterectomy? *Gynecol Oncol* 1990;37:78–81.

77. **Mann WJ Jr, Orr JW Jr, Shingleton HM, et al.** Perioperative influences on infectious morbidity in radical hysterectomy. *Gynecol Oncol* 1981;11:207–212.

78. **Green T.** Ureteral suspension for prevention of ureteral complications following radical Wertheim hysterectomy. *Obstet Gynecol* 1966;28:1–11.

79. **Raspagliesi F, Ditto A, Fontanelli R, et al.** Nerve-sparing radical hysterectomy: a surgical technique for preserving the autonomic hypogastric nerve. *Gynecol Oncol* 2004;93:307–314.

80. **Sakuragi N, Todo Y, Kudo M, et al.** A systematic nerve-sparing radical hysterectomy technique in invasive cervical cancer for preserving postsurgical bladder function. *Int J Gynecol Cancer* 2005;15:389–397.

81. **Hertel H, Kohler C, Michels W, et al.** Laparoscopic-assisted radical vaginal hysterectomy (LARVH): prospective evaluation of 200 patients with cervical cancer. *Gynecol Oncol* 2003;90:505.

82. **Geisler JP, Orr CJ, Khurshid N, et al.** Robotically assisted laparoscopic radical hysterectomy compared with open radical hysterectomy. *Int J Gynecol Cancer* 2010;20:438–442.

83. **Lowe MP, Chamberlain DH, Kamelle SA, et al.** A multi-institutional experience with robotic assisted radical hysterectomy for early stage cervical cancer. *Gynecol Oncol* 2009;113:191–194.

84. **Bidus MA, O'Boyle JD, Elkas JC.** Sentinel lymph node detection in gynecologic malignancies. *Postgrad Obstet Gynecol* 2004;24:1–5.

85. **Morley GW, Seski JC.** Radial pelvic surgery versus radiation therapy for stage I carcinoma of the cervix (exclusive of microinvasion). *Am J Obstet Gynecol* 1976;126:785–798.

86. **Baltzer J, Lohe K, Kopke W, et al.** Histologic criteria for the prognosis of patients with operated squamous cell carcinoma of the cervix. *Gynecol Oncol* 1982;13:184–194.

87. **Chung C, Nahhas W, Stryker J, et al.** Analysis of factors contributing to treatment failures in stage IB and IIA carcinoma of the cervix. *Am J Obstet Gynecol* 1980;138:550–556.

88. **Creasman W, Soper J, Clarke-Pearson D.** Radical hysterectomy as therapy for early carcinoma of the cervix. *Am J Obstet Gynecol* 1986;155:964–969.

89. **Van Nagell J, Donaldson E, Parker J.** The prognostic significance of cell type and lesion size in patients with cervical cancer treated by radical surgery. *Gynecol Oncol* 1977;5:142–151.

90. **Inoue T, Okumura M.** Prognostic significance of parametrial extension in patients with cervical carcinoma stage IB, IIA, and IIIB. *Cancer* 1984;54:1714–1719.

91. **Bleker O, Ketting B, Wayjean-eecen B, et al.** The significance of microscopic involvement of the parametrium and/or pelvic lymph nodes in cervical cancer stages IB and IIA. *Gynecol Oncol* 1983;16:56–62.

92. **Gauthier P, Gore I, Shingleton HM.** Identification of histopathologic risk groups in stage IB squamous cell carcinoma of the cervix. *Obstet Gynecol* 1985;66:569–574.

93. **Van Nagell J, Donaldson E, Wood E, et al.** The significance of vascular invasion and lymphocytic infiltration in invasive cervical cancer. *Cancer* 1978;41:228–234.

94. **Nahhas W, Sharkey F, Whitney C, et al.** The prognostic significance of vascular channel involvement in deep stromal penetration in early cervical carcinoma. *Am J Clin Oncol* 1983;6:259–264.

95. **Soisson AP, Soper JT, Clarke-Pearson DL, et al.** Adjuvant radiotherapy following radical hysterectomy for patients with stage IB and IIA cervical cancer. *Gynecol Oncol* 1990;37:390–395.

96. **Tinga DJ, Timmer PR, Bouma J, et al.** Prognostic significance of single versus multiple lymph node metastasis in cervical carcinoma stage IB. *Gynecol Oncol* 1990;39:175–180.

97. **Alvarez RD, Soong SJ, Kinney WK, et al.** Identification of prognostic factors and risk groups in patients found to have nodal metastasis at the time of radical hysterectomy for early stage squamous carcinoma of the cervix. *Gynecol Oncol* 1989;35:130–135.

98. **Fuller AF, Elliott N, Kosloff C, et al.** Determinants of increased risk for recurrence in patients undergoing radical hysterectomy for stage IB and IIA carcinoma of the cervix. *Gynecol Oncol* 1989;33:34–39.

99. **Delgado G, Bundy B, Zaino R, et al.** Prospective surgical-pathological study of disease free interval in patients with stage IB squamous cell carcinoma of the cervix: a Gynecologic Oncology Group study. *Gynecol Oncol* 1990;38:352–357.

100. **Peters WA, Liu PY, Barrett RJ, et al.** Concurrent chemotherapy and pelvic radiation therapy compared with pelvic radiation therapy alone as adjuvant therapy after radical surgery in high-risk early-stage cancer of the cervix. *J Clin Oncol* 2000:18;1606–1613.

101. **Sedlis A, Bundy BN, Rotman MZ, et al.** A randomized trial of pelvic radiation therapy versus no further therapy in selected patients with stage IB carcinoma of the cervix after radical hysterectomy and pelvic lymphadenectomy: a Gynecologic Oncology Group study. *Gynecol Oncol* 1999;73:177.

102. **Morrow P.** Panel report: is pelvic irradiation beneficial in the postoperative management of stage Ib squamous cell carcinoma of the cervix with pelvic node metastases treated by radical hysterectomy and pelvic lymphadenectomy? *Gynecol Oncol* 1980;10:105–110.

103. **Lohe KJ, Burghardt E, Hillemanns HG, et al.** Early squamous cell carcinoma of the uterine cervix. II. Clinical results of a cooperative study in the management of 419 patients with early stromal invasion and microcarcinoma. *Gynecol Oncol* 1978;6:31–50.

104. **Burghardt E, Holzer E.** Diagnosis and treatment of microinvasive carcinoma of the cervix uteri. *Obstet Gynecol* 1977;49:641–653.

105. **Van Nagell J Jr, Greenwell N, Powell D, et al.** Microinvasive carcinoma of the cervix. *Am J Obstet Gynecol* 1983;145:981–991.

106. **Pilleron J, Durand J, Hamelin J.** Prognostic value of node metastasis in cancer of the uterine cervix. *Am J Obstet Gynecol* 1974;119:458–462.

107. **Inoue T, Chihara T, Morita K.** Postoperative extended field irradiation in patients with pelvic and/or common iliac node metastasis from cervical carcinoma stages IB to IIB. *Gynecol Oncol* 1986;25:234–243.

108. **Larsson G, Alm P, Gullberg B, et al.** Prognostic factors in early invasive carcinoma of the uterine cervix. *Am J Obstet Gynecol* 1983;146:145–153.

109. **Leman M, Benson W, Kurman R, et al.** Microinvasive carcinoma of the cervix. *Obstet Gynecol* 1976;48:571–578.

110. **Seski JC, Abell MR, Morley GW.** Microinvasive squamous cell carcinoma of the cervix: definition, histologic analysis, late results of treatment. *Obstet Gynecol* 1977;50:410–414.

111. **Gonzalez DG, Ketting BW, Van Bunningen B, et al.** Carcinoma of the uterine cervix stage IB and IIA: results of postoperative irradiation in patients with microscopic infiltration in the parametrium and/or lymph node metastasis. *Int J Radiat Oncol Biol Phys* 1989;16:389–395.

112. **Martinbeau P, Kjorstad K, Iversen T.** Stage IB carcinoma of the cervix: the Norwegian Radium Hospital. II. Results when pelvic nodes are involved. *Obstet Gynecol* 1982;60:215–218.

113. **Inoue T.** Prognostic significance of the depth of invasion relating to nodal metastases, parametrial extension, and cell types. *Cancer* 1984;54:3035–3042.

114. **Piver M, Chung W.** Prognostic significance of cervical lesion size and pelvic node metastases in cervical carcinoma. *Obstet Gynecol* 1975;46:507–510.

115. **Hsu CT, Cheng YS, Su SC.** Prognosis of uterine cervical cancer with extensive lymph node metastasis. *Am J Obstet Gynecol* 1972;114:954–962.

116. **Hareyama M, Sakata K, Oouchi A, et al.** High dose rate versus low dose rate intracavitary therapy for carcinoma of the uterine cervix: a randomized trial. *Cancer* 2002;94:117.

117. **Teshima T, Inoue T, Ikeda H, et al.** High dose rate and low dose rate intracavitary therapy for carcinoma of the uterine cervix. *Cancer* 1993;72:2409.

118. **Shigematsu Y, Nishiyama K, Masaki N, et al.** Treatment of carcinoma of the uterine cervix by remotely controlled afterloading radiotherapy with high dose rate: a comparative study with a low dose rate system. *Int J Radiat Oncol Biol Phys* 1983;9:351.

119. **Berman M, Keys N, Creasman W, et al.** Survival and patterns of recurrence in cervical cancer metastatic to para-aortic lymph nodes. *Gynecol Oncol* 1984;19:8–16.

120. **Mundt AJ, Lujan AE, Rotmensch J, et al.** Intensity modulated whole radiotherapy in women with gynecologic malignancies. *Int J Radiat Oncol Biol Phys* 2002;52:1330.

121. **Chen MF, Tseng CJ, Tseng CC, et al.** Clinical outcome in posthysterectomy cervical cancer patients treated with concurrent cisplatin and intensity-modulated pelvic radiotherapy: comparison with conventional radiotherapy. *Int J Radiat Oncol Biol Phys* 2007;67:1438–1444.

122. **Roche WO, Norris HC.** Microinvasive carcinoma of the cervix. *Cancer* 1975;36:180–186.

123. **Shingleton HM, Orr JW Jr.** Primary surgical and combined treatment. In: **Singer A, Jordan J, eds.** *Cancer of the cervix.* New York: Churchill Livingstone, 1983:76–100.

124. **Barter JF, Soong SJ, Shingleton HM, et al.** Complications of combined radical hysterectomy: postoperative radiation therapy in women with early stage cervical cancer. *Gynecol Oncol* 1989;32:292–296.

125. **Kinney WK, Alvarez RD, Reid GC, et al.** Value of adjuvant whole-pelvic irradiation after Wertheim hysterectomy for early-stage squamous carcinoma of the cervix with pelvic nodal metastasis: a matched-control study. *Gynecol Oncol* 1989;34:258–262.

126. **Lai CH, Lin TS, Soong YK, et al.** Adjuvant chemotherapy after radical hysterectomy for cervical carcinoma. *Gynecol Oncol* 1989;35:193–198.

127. **Wertheim MS, Hakes TB, Daghestani AN, et al.** A pilot study of adjuvant therapy in patients with cervical cancer at high risk of recurrence after radical hysterectomy and pelvic lymphadenectomy. *J Clin Oncol* 1985;3:912–916.

128. **Rotman M, Sedlis A, Piedmonte MR, et al.** A phase III randomized trial of postoperative pelvic irradiation in stage IB cervical carcinoma with poor prognostic features: follow-up of a gynecologic oncology group study. *Int J Radiat Oncol Biol Phys* 2006;65:169–176.

129. **Whitney CW, Sause W, Bundy BN, et al.** Randomized comparison of fluorouracil plus cisplatin versus hydroxyurea as an adjunct to radiation therapy in stage IIB–IVA carcinoma of the cervix with negative para-aortic lymph nodes: a Gynecologic Oncology Group and Southwest Oncology Group study. *J Clin Oncol* 1999;17:1339–1348.

130. **Rose PG, Bundy BN, Watkins EB, et al.** Concurrent cisplatin-based radiotherapy and chemotherapy for locally advanced cervical cancer. *N Engl J Med* 1999;340:1144–1153.

131. **Morris M, Eifel PJ, Lu J, et al.** Pelvic radiation with concurrent chemotherapy compared with pelvic and para-aortic radiation for high risk cervical cancer. *N Engl J Med* 1999;340:1137–1143.

132. **Keys HM, Bundy BN, Stehman FB, et al.** Cisplatin, radiation, and adjuvant hysterectomy compared with radiation and adjuvant hysterectomy for bulky stage IB cervical carcinoma. *N Engl J Med* 1999;340:1154–1161.

133. **Piver MS, Barlow JJ, Krishnamsetty R.** Five-year survival (with no evidence of disease) in patients with biopsy-confirmed aortic node metastasis from cervical carcinoma. *Am J Obstet Gynecol* 1981;193:575–578.

134. **Wharton JT, Jones HW** 3rd, **Day TG, et al.** Preirradiation celiotomy and extended field irradiation for invasive carcinoma of the cervix. *Obstet Gynecol* 1977;49:333–338.

135. **Ballon SC, Berman ML, Lagasse LD, et al.** Survival after extraperitoneal pelvic and paraaortic lymphadenectomy and radiation therapy in cervical carcinoma. *Obstet Gynecol* 1981;57:90–95.

136. **Twiggs LB, Potish RA, George RJ, et al.** Pretreatment extraperitoneal surgical staging in primary carcinoma of the cervix uteri. *Surg Gynecol Obstet* 1984;158:243–250.

137. **Weiser EB, Bundy BN, Hoskins WJ, et al.** Extraperitoneal versus transperitoneal selective paraaortic lymphadenectomy in the pretreatment surgical staging of advanced cervical carcinoma (a Gynecologic Oncology Group study). *Gynecol Oncol* 1989;33:283–289.

138. **Stehman FB, Bundy BN, DiSaia PJ, et al.** Carcinoma of the cervix treated with radiation therapy. I. A multi-variate analysis of prognostic variables in the Gynecologic Oncology Group. *Cancer* 1991;67:2776–2785.

139. **Lovecchio JL, Averette HE, Donato D, et al.** 5-Year survival of patients with periaortic nodal metastases in clinical stage IB and IIA cervical carcinoma. *Gynecol Oncol* 1990;38:446.

140. **Rubin SC, Brookland R, Mikuta JJ, et al.** Paraaortic nodal metastases in early cervical carcinoma: long-term survival following extended-field radiotherapy. *Gynecol Oncol* 1984;18:213–217.

141. **Boughanim M, Leboulleux S, Rey A, et al.** Histologic results of para-aortic lymphadenectomy in patients treated for stage IB2/II cervical cancer with negative [18F]fluorodeoxyglucose positron emission tomography scans in the para-aortic area. *J Clin Oncol* 2008;26:2558–2561

142. **Haie C, Pejovic MH, Gerbaulet A, et al.** Is prophylactic paraaortic irradiation worthwhile in the treatment of advanced cervical carcinoma? Results of a controlled clinical trial of the EORTC radiotherapy group. *Radiother Oncol* 1998;11:101.

143. **Rotman M, Pajak TF, Choi K, et al.** Prophylactic extended-field irradiation of paraaortic lymph nodes in stages IIB and bulky IB and IIA cervical carcinomas. Ten-year treatment results of RTOG 79-20. *JAMA* 1995;274:387.

144. **Stehman FB, Bundy BN, Hanjani P, et al.** Biopsy of the scalene fat pad in carcinoma of the cervix uteri metastatic to the periaortic lymph nodes. *Surg Gynecol Obstet* 1987;165:503–506.

145. **Kim RY, Levy DS, Brascho DJ, et al.** Uterine perforation during intracavitary application: prognostic significance in carcinoma of the cervix. *Radiology* 1983;147:249–251.

146. **White AJ, Buchsbaum HJ, Blythe JG, et al.** Use of the bulbocavernosus muscle (Martius procedure) for repair of radiation-induced rectovaginal fistulas. *Obstet Gynecol* 1982;60:114–118.

147. **Bricker EM, Johnston WD.** Repair of postirradiation rectovaginal fistula and stricture. *Surg Gynecol Obstet* 1979;148:499–506.

148. **Smith ST, Seski JC, Copeland LJ, et al.** Surgical management of irradiation-induced small bowel damage. *Obstet Gynecol* 1985;65:563–567.

149. **Bloss JD, Blessing JA, Behrens BC, et al.** Randomized trial of cisplatin and ifosfamide with and without bleomycin in squamous cell carcinoma of the cervix: a Gynecologic Oncology Group study. *J Clin Oncol* 2002;20:1832–1837.

150. **Omura GA, Blessing JA, Vaccarello L, et al.** Randomized trial of cisplatin versus cisplatin plus mitolactol versus cisplatin plus ifosfamide in advanced squamous carcinoma of the cervix: a Gynecologic Oncology Group study. *J Clin Oncol* 1997;15:165.

151. **Moore DH, Blessing JA, McQuellon RP, et al.** Phase III study of *cisplatin* with or without *paclitaxel* in stage IVB, recurrent, or persistent squamous cell carcinoma of the cervix: a Gynecologic Oncology Group study. *J Clin Oncol* 2004;22:3113.

152. **Long HJ, Monk BJ, Huang HQ, et al.** Clinical results and quality of life analysis of the MVAC combination in carcinoma of the cervix: a Gynecologic Oncology Group study. *Gynecol Oncol* 2006;100:537–543.

153. **Monk BJ, Sill MW, McMeekin DS, et al.** Phase III trial of four cisplatin-containing doublet combinations in stage IVb, recurrent, or persistent cervical carcinoma: a Gynecologic Oncology Group study. *J Clin Oncol* 2009;27:4649–4655.

154. **Pectasides D, Fountzilas G, Papaxoinis G, et al.** Carboplatin and paclitaxel in metastatic or recurrent cervical cancer. *Int J Gynecol Cancer* 2009;19:777–781.

155. **Simon NL, Gore H, Shingleton HM, et al.** Study of superficially invasive carcinoma of the cervix. *Obstet Gynecol* 1986;68:19–24.

156. **Delgado G, Bundy BN, Fowler WC, et al.** A prospective surgical pathological study of stage I squamous carcinoma of the cervix: a Gynecologic Oncology Group study. *Gynecol Oncol* 1989;35:314–320.

157. **Landoni F, Maneo A, Columbo A, et al.** Randomised study of rad-

ical surgery versus radiotherapy for stage IB–IIA cervical cancer. *Lancet* 1997;350:535–540.

158. **Jampolis S, Andras J, Fletcher GH.** Analysis of sites and causes of failure of irradiation in invasive squamous cell carcinoma of the intact uterine cervix. *Radiology* 1975;115:681–685.

159. **Million RR, Rutledge F, Fletcher GH.** Stage IV carcinoma of the cervix with bladder invasion. *Am J Obstet Gynecol* 1972;113:239–246.

160. **Gallousis S.** Isolated lung metastases from pelvic malignancies. *Gynecol Oncol* 1979;7:206–214.

161. **Nordqvist SR, Sevin BU, Nadji M, et al.** Fine-needle aspiration cytology in gynecologic oncology. I. Diagnostic accuracy. *Obstet Gynecol* 1979;54:719–724.

162. **Krebs HB, Helmkamp BF, Sevin B-U, et al.** Recurrent cancer of the cervix following radical hysterectomy and pelvic node dissection. *Obstet Gynecol* 1982;59:422–427.

163. **Shingleton HM, Orr JW Jr.** Posttreatment surveillance. In: **Singer A, Jordan J, eds.** *Cancer of the cervix.* New York: Churchill Livingstone, 1983:135–122.

164. **Duggan B, Muderspach LI, Roman LD, et al.** Cervical cancer in pregnancy: reporting on planned delay in therapy. *Obstet Gynecol* 1993;82:598.

165. **Hacker NF, Berek JS, Lagasse LD, et al.** Carcinoma of the cervix associated with pregnancy. *Obstet Gynecol* 1982;59:735–746.

166. **Averette HE, Nasser N, Yankow SL, et al.** Cervical conization in pregnancy. *Am J Obstet Gynecol* 1970;106:543–549.

167. **Lee RB, Neglia W, Park RC.** Cervical carcinoma in pregnancy. *Obstet Gynecol* 1981;58:584–589.

168. **Shingleton HM, Orr JW Jr.** Cancer complicating pregnancy. In: **Singer A, Jordan J, eds.** *Cancer of the cervix.* New York: Churchill Livingstone, 1983:193–209.

169. **Sood AK, Sorosky JI, Mayr N, et al.** Cervical cancer diagnosed shortly after pregnancy: prognostic variables and delivery routes. *Obstet Gynecol* 2000;95:832–838.

170. **Committee on Practice Bulletins–Gynecology.** Diagnosis and treatment of cervical carcinoma. *Obstet Gynecol* 2002;99:855.

171. **Bader AA, Petru E, Winter R.** Long-term follow-up after neoadjuvant chemotherapy for high-risk cervical cancer during pregnancy. *Gynecol Oncol* 2007;105:269–272.

172. **Green TH, Morse WJ Jr.** Management of invasive cervical cancer following inadvertent simple hysterectomy. *Obstet Gynecol* 1969;33:763–769.

173. **Orr JW Jr, Ball GC, Soong SJ, et al.** Surgical treatment of women found to have invasive cervix cancer at the time of total hysterectomy. *Obstet Gynecol* 1986;68:353–356.

174. **Journal of the National Comprehensive Cancer Network.** JNCCN consensus guidelines for cervical carcinoma. *JNCCN* December 2010.

175. **Durrance FY.** Radiotherapy following simple hysterectomy in patients with stage I and II carcinoma of the cervix. *AJR Am J Roentgenol* 1968;102:165–169.

176. **Andras EJ, Fletcher GH, Rutledge F.** Radiotherapy of carcinoma of the cervix following simple hysterectomy. *Am J Obstet Gynecol* 1973;115:647–655.

177. **Heller PB, Barnhill DR, Mayer AR, et al.** Cervical carcinoma found incidentally in a uterus removed for benign indications. *Obstet Gynecol* 1986;67:187–190.

178. **Taylor PT, Andersen WA.** Untreated cervical cancer complicated by obstructive uropathy and renal failure. *Gynecol Oncol* 1981;11:162–174.

179. **Fletcher GH, Wharton JT.** Principles of irradiation therapy for gynecologic malignancy. *Curr Probl Obstet Gynecol* 1978;2:2–44.

180. **Gaddis O Jr, Morrow CP, Klement V, et al.** Treatment of cervical carcinoma employing a template for transperineal interstitial iridium brachytherapy. *Int J Radiat Oncol Biol Phys* 1983;9:819–827.

181. **O'Quinn AG, Fletcher GH, Wharton JT.** Guidelines for conservative hysterectomy after irradiation. *Gynecol Oncol* 1980;9:68–79.

182. **Homesley HD, Raben M, Blake DD, et al.** Relationship of lesion size to survival in patients with stage IB squamous cell carcinoma of the cervix uteri treated by radiation therapy. *Surg Gynecol Obstet* 1980;150:529–531.

183. **Feder BH, Syed AMN, Neblett D.** Treatment of extensive carcinoma of the cervix with the "transperineal parametrial butterfly"—a preliminary report on the revival of Waterman's approach. *Int J Radiat Oncol Biol Phys* 1978;4:735–742.

184. **Mikuta JJ, Giuntoli RL, Rubin EL, et al.** The radical hysterectomy.

Am J Obstet Gynecol 1977;128:119–127.

185. **Symmonds RE, Pratt JH, Welch JS.** Extended Wertheim operation for primary, recurrent, or suspected recurrent carcinoma of the cervix. *Obstet Gynecol* 1964;24:15–27.

186. **Ketcham AS, Chretien PB, Hoye RC, et al.** Occult metastases to the scalene lymph nodes in patients with clinically operable carcinoma of the cervix. *Cancer* 1973;31:180–183.

187. **Fleisch MC, Pantke P, Beckmann MW, et al.** Predictors for long-term survival after interdisciplinary salvage surgery for advanced or recurrent gynecologic cancers. *J Surg Oncol* 2007;95:476–484.

188. **Rutledge FN, Smith JP, Wharton JT, et al.** Pelvic exenteration: an analysis of 296 patients. *Am J Obstet Gynecol* 1977;129:881–892.

189. **Maggioni A, Roviglione G, Landoni F, et al.** Pelvic exenteration: ten-year experience at the European Institute of Oncology in Milan. *Gynecol Oncol* 2009;114:64–68.

190. **Hatch KD, Shingleton HM, Soong SJ, et al.** Anterior pelvic exenteration. *Gynecol Oncol* 1988;31:205–216.

191. **Orr JW Jr, Shingleton HM, Hatch KD, et al.** Gastrointestinal complications associated with pelvic exenteration. *Am J Obstet Gynecol* 1983;145:325–332.

192. **Berek JS, Hacker NF, Lagasse LD.** Rectosigmoid colectomy and reanastomosis to facilitate resection of primary and recurrent gynecologic cancer. *Obstet Gynecol* 1984;64:715–720.

193. **Hatch KD, Shingleton HM, Potter ME, et al.** Low rectal resection and anastomosis at the time of pelvic exenteration. *Gynecol Oncol* 1988;31:262–267.

194. **Kock NG, Nilson AE, Nilsson LO, et al.** Urinary diversion via a continent ileal reservoir: clinical results in 12 patients. *J Urol* 1982;128:469–475.

195. **Penalver MA, Bejany DE, Averette HE, et al.** Continent urinary diversion in gynecologic oncology. *Gynecol Oncol* 1989;34:274–288.

196. **Mannel RS, Braly PS, Buller RE.** Indiana pouch continent urinary reservoir in patients with previous pelvic irradiation. *Obstet Gynecol* 1990;75:891–893.

197. **Berek JS, Hacker NF, Lagasse LD.** Vaginal reconstruction performed simultaneously with pelvic exenteration. *Obstet Gynecol* 1984;63:318–323.

198. **Hockel M.** Laterally extended endopelvic resection: principles and practices. *Gynecol Oncology* 2008;111:S13–S17.

199. **Abu-Rusteem NR, Lee S, Massad LS.** Topotecan for recurrent cervical cancer after platinum based therapy. *Int J Gynecol Cancer* 2000;10:285–288.

200. **Thigpen JT.** Single agent chemotherapy in carcinoma of the cervix. In: Surwit EA, Alberts DS, eds. Cervix cancer. Boston, MA: Martinus Nijhoff, 1987:119–136.

201. **Barter JF, Soong SJ, Hatch KD, et al.** Diagnosis and treatment of pulmonary metastases from cervical carcinoma. *Gynecol Oncol* 1990;38:347–351.

202. **Beller U, Benedet JL, Creasman WT, et al.** Carcinoma of the vagina: 26th annual report on the results of treatment in gynecological cancer. *Int J Gynecol Obstet* 2006;95:S29–S42.

203. **Fu YS.** Intraepithelial, invasive and metastatic neoplasms of the vagina. In: *Pathology of the uterine cervix vagina and vulva.* 2nd ed. Philadelphia: Saunders, 2002:531.

204. **Hellman K, Lundell M, Silfversward C, et al.** Clinical and histopathological factors related to prognosis in primary squamous cell carcinoma of the vagina. *Int J Gynecol Cancer* 2006:16;1201–1211.

205. **Benedet JL, Murphy KJ, Fairey RN, et al.** Primary invasive carcinoma of the vagina. *Obstet Gynecol* 1983;62:715–719.

206. **Hellman K, Silfversward C, Nilsson B, et al.** Primary cancer of the vagina factors influencing the age at diagnosis: the Radiumhemmet Series 1956–1996. *Int J Gynecol Oncol Cancer* 2004;14:491–501.

207. **Rubin SC, Young J, Mikuta JJ.** Squamous carcinoma of the vagina: treatment, complications, and long-term follow up. *Gynecol Oncol* 1985;20:346–353.

208. **Benedet JL, Saunders BH.** Carcinoma *in situ* of the vagina. *Am J Obstet Gynecol* 1984;148:695–700.

209. **Lenehan PM, Meffe F, Lickrish GM.** Vaginal intraepithelial neoplasia: biologic aspects and management. *Obstet Gynecol* 1986;68:333–337.

210. **Herman JM, Homesley HD, Dignan MB.** Is hysterectomy a risk factor for vaginal cancer? *JAMA* 1986;256:601–603.

211. **Frick HC, Jacox HW, Taylor HC.** Primary carcinoma of the vagina. *Am J Obstet Gynecol* 1986;101:695.

212. **Hoffman MS, DeCesare SL, Roberts WS, et al.** Upper vaginectomy for *in situ* and occult superficially invasive carcinoma of the

vagina. *Am J Obstet Gynecol* 1992;166:30–33.

213. **Al-Kurdi M, Monaghan JM.** Thirty-two years experience in management of primary tumors of the vagina. *BJOG* 1981;88:1145–1150.

214. **Rutledge F.** Cancer of the vagina. *Am J Obstet Gynecol* 1967;97:635–655.

215. **Perez CA, Arneson AN, Dehner LP, et al.** Radiation therapy in carcinoma of the vagina. *Obstet Gynecol* 1974;44:862–872.

216. **Chung AF, Casey MJ, Flannery JT, et al.** Malignant melanoma of the vagina—report of 19 cases. *Obstet Gynecol* 1980;55:720–727.

217. **Iversen K, Robins RE.** Mucosal malignant melanomas. *Am J Surg* 1980;139:660.

218. **Norris HJ, Taylor HB.** Melanomas of the vagina. *Am J Clin Pathol* 1966;46:420.

219. **Ballon SC, Lagasse LD, Chang NH, et al.** Primary adenocarcinoma of the vagina. *Surg Gynecol Obstet* 1979;149:233–237.

220. **Herbst AL, Scully RE.** Adenocarcinoma of the vagina in adolescence. *Cancer* 1970;25:745–757.

221. **Herbst AL, Ulfelder H, Poskanzer DC.** Adenocarcinoma of the vagina: association of maternal stilbestrol therapy with tumor appearance in young women. *N Engl J Med* 1971;284:878–881.

222. **Herbst AL, Cole P, Norusis MJ, et al.** Epidemiologic aspects of factors related to survival in 384 registry cases of clear cell adenocarcinoma of the vagina and cervix. *Am J Obstet Gynecol* 1979;135:876–886.

223. **Reid GC, Schmidt RW, Roberts JA, et al.** Primary melanoma of the vagina: a clinicopathologic analysis. *Obstet Gynecol* 1989;74:190–199.

224. **Morrow CP, DiSaia PJ.** Malignant melanoma of the female genitalia: a clinical analysis. *Obstet Gynecol Surv* 1976;31:233.

225. **Cramer DW, Cutler SJ.** Incidence and histopathology of malignancies of the female genital organs in the United States. *Am J Obstet Gynecol* 1974;118:443–460.

226. **Eddy GL, Singh KP, Gansler TS.** Superficially invasive carcinoma of the vagina following treatment for cervical cancer: a report of six cases. *Gynecol Oncol* 1990;36:376–379.

227. **Reddy S, Lee MS, Graham JE, et al.** Radiation therapy in primary carcinoma of the vagina. *Gynecol Oncol* 1987;26:19–24.

228. **Kucera H, Langer M, Smekal G, et al.** Radiotherapy of primary carcinoma of the vagina: management and results of different therapy schemes. *Gynecol Oncol* 1985;21:87–93.

229. **Houghton CRS, Iversen T.** Squamous cell carcinoma of the vagina: a clinical study of the location of the tumor. *Gynecol Oncol* 1982;13:365–372.

230. **Lamoreaux WT, Grigsby PW, Dehdashti F, et al.** FDG-PET evaluation of vaginal carcinoma. *Int J Radiat Oncol Biol Phys* 2005;62:733–737.

231. **Dalrymple JL, Russell AH, Lee SW, et al.** Chemoradiation for primary invasive squamous carcinoma of the vagina. *Int J Gynecol Cancer* 2004;14:110–117.

232. **Eddy GL, Marks RD, Miller MC 3rd, et al.** Primary invasive vaginal carcinoma. *Am J Obstet Gynecol* 1991;165:292–296.

233. **Pride GL, Schultz AE, Chuprevich TW, et al.** Primary invasive squamous carcinoma of the vagina. *Obstet Gynecol* 1979;53:218–225.

234. **Kirkbride P, Fyles A, Rawlings GA, et al.** Carcinoma of the vagina: experience at the Princess Margaret Hospital (1974–1989). *Gynecol Oncol* 1995;56:435–443.

235. **Perez CA, Grigsby PW, Garipagaoglu M, et al.** Factors affecting long-term outcome of irradiation in carcinoma of the vagina. *Int J Radiat Oncol Biol Phys* 1999;44:37–45.

236. **Tewari KS, Cappuccini F, Puthawala AA, et al.** Primary invasive carcinoma of the vagina: treatment with interstitial brachytherapy. *Cancer* 2001;91:758–770.

237. **Otton GR, Nicklin JL, Dickie GJ, et al.** Early-stage vaginal carcinoma—an analysis of 70 patients. *Int J Gynecol Cancer* 2004;14:304–310.

238. **Frank SJ, Thingran A, Levenbach C, et al.** Definitive radiation therapy for squamous cell carcinoma of the vagina. *Int J Radiat Oncol Biol Phys* 2005;62:138–147.

239. **Tran PT, Su Z, Lee P, et al.** Prognostic factors for outcomes and complications for primary squamous cell carcinoma of the vagina treated with radiation. *Gynecol Oncol* 2007;105:641–649.

第**37**章 卵巢癌、输卵管癌和腹膜癌

Jonathan S. Berek
Teri A. Longacre
Michael Friedlander

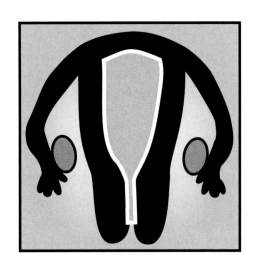

- 浸润性卵巢上皮性癌发病的高发年龄是 60 岁左右。绝经后妇女所患的卵巢肿瘤中约 30% 为恶性,而在绝经前的卵巢上皮性肿瘤患者中,仅约 7% 为恶性。交界性肿瘤患者的平均年龄大约是 46 岁。

- 卵巢癌的发生与产次少和不孕有关。因为产次和卵巢癌的发生风险成负相关,至少生育一次可以起到保护作用,使发病风险降低 30%~40%。

- 应用口服避孕药可以降低卵巢上皮性癌的患病风险。应用口服避孕药 5 年或以上的妇女,发病相对风险降低 50%(即患卵巢癌的风险降低 50%)。

- 由于血清 CA125 和阴道超声检查会出现假阳性,尤其是对于那些绝经前妇女,同时,随机试验缺乏证据表明,这些检查降低卵巢癌患者的死亡率,因此对于有患卵巢癌风险的妇女,这些检查不应作为常规筛查。

- 绝大多数卵巢上皮性癌是散发性的,但是,至少 5%~10% 有家族易感并且是遗传的。遗传性卵巢癌患者,尤其是 BRCA1 基因突变导致者,发病年龄较非遗传性卵巢癌患者年轻 10 岁左右。

- 绝大多数遗传性卵巢癌的发生为 BRCA1 和 BRCA2 基因突变所致。突变基因是以常染色体显性遗传的,因此对于所有卵巢癌、输卵管癌和腹膜癌患者,应进行全面细致的家谱分析评估(即应包括患者父母双方的乳腺癌和卵巢癌家族史)。有资料证实,对于这些患者进行预防性附件切除是有价值的,并且是降低这些肿瘤发生风险最有效的方法。

- 怎样强调全面手术分期的重要性都不过分,因为疾病的分期决定了后续治疗和预后。对于晚期卵巢癌患者,如果患者医疗情况方面可以耐受大手术,应行"减瘤"或肿瘤细胞减灭术,尽可能多地切除原发和转移肿瘤。在患者的治疗过程中,尽早施行肿瘤细胞减灭术,应该作为标准治疗。大多数患者治疗初始即进行肿瘤细胞减灭术,一小部分不适合最初手术的患者在接受 2~3 个疗程先期化疗后进行中间

型肿瘤细胞减灭术。

- 对于早期、高危患者,建议应用卡铂(carboplatin)与紫杉醇(paclitaxel)的联合化疗。对于晚期卵巢上皮性癌患者,铂类和紫杉烷(taxane)类药物是静脉给药还是腹腔内给药,应视患者具体情况而定。
- 在小于 20 岁的卵巢肿瘤患者中,生殖细胞来源的肿瘤占 70%,其中 1/3 为恶性。相对于生长较慢的卵巢上皮性肿瘤而言,生殖细胞恶性肿瘤生长迅速。
- 常见的恶性生殖细胞肿瘤的病理类型为无性细胞瘤、未成熟畸胎瘤以及内胚窦瘤。对于大多数患者,保留生育功能应该是标准治疗。最有效的化疗方案是博来霉素(bleomycin)、依托泊苷(etoposide)和顺铂(cisplatin)(BEP)的联合化疗方案。
- 性索间质细胞肿瘤包括颗粒细胞瘤,它们属于低级别恶性肿瘤。对于绝经前妇女,可以选择保守治疗。辅助化疗的价值有待证实。
- 转移性卵巢肿瘤最常来源于乳腺和消化道。
- 输卵管癌和腹膜癌的治疗为分期术或肿瘤细胞减灭术后给予铂类和紫杉烷类化疗,与卵巢癌相同。

在所有妇科恶性肿瘤中,卵巢恶性肿瘤在临床上是最大的挑战。卵巢上皮性癌在卵巢恶性肿瘤中最为常见,超过 2/3 的患者在诊断时已属晚期。卵巢癌对手术提出了很高的要求,满意的治疗包括手术减瘤后铂类为基础的联合化疗。在所有妇科恶性肿瘤中,卵巢癌在妇科恶性肿瘤中的死亡率最高。在美国,每年有近 22 000 余例的新发病例,同时预计有 15 460 例妇女死于卵巢癌(1)。在美国妇女的常见恶性肿瘤中,卵巢癌列第 7 位,占所有恶性肿瘤的 3%,在导致妇女死亡的恶性肿瘤中占 6%,并且在女性生殖器官浸润性恶性肿瘤中几乎占 1/3。卵巢癌是导致女性死亡的第五大常见恶性肿瘤。**女性一生中患卵巢癌的风险性为 1%~1.5%,死于卵巢癌的风险性约为 0.5%(2)。**

卵巢上皮性癌

大约 90% 的卵巢癌起源于体腔上皮或中胚层的组织(3)。这些细胞是原始中胚层的产物,能够进行化生。卵巢上皮性肿瘤组织学类型的分类如表 37.1。当这些细胞具有癌变的遗传易感性或暴露于致癌因素或两种情况均存在时,可能发生肿瘤性转化(3)。

表 37.1 卵巢上皮性肿瘤

组织类型	细胞类型	组织类型	细胞类型
I. 浆液性	卵管内膜	V. Brenner 瘤	移行细胞性
A. 良性		A. 良性	
B. 交界性		B. 交界性(增殖性)	
C. 恶性		C. 恶性	
II. 黏液性	肠道、颈管内膜	VI. 混和性上皮肿瘤	混和性
A. 良性		A. 良性	
B. 交界性		B. 交界性	
C. 恶性		C. 恶性	
III. 子宫内膜样	子宫内膜	VII. 未分化肿瘤	可能为间变的
A. 良性		VIII. 未分类肿瘤	
B. 交界性			
C. 恶性			
IV. 透明细胞	苗勒管上皮		
A. 良性			
B. 交界性			
C. 恶性			

病理

浸润性癌

在卵巢上皮性癌中,75%~80% 为浆液性癌。相对少见病理类型有子宫内膜样(10%)、透明细胞(5%)、黏液性(5%)、移行细胞(Brenner) 以及未分化癌;后三种病理亚型在卵巢上皮性癌中所占比例均小于 1%(2)。每种主要的肿瘤类型的命名均以与之组织学特点相似的下生殖道上皮为基础(3)。例如,浆液性肿瘤细胞外表与输卵管内排列的腺上皮相似,子宫内膜样肿瘤细胞类似增殖期子宫内膜,透明细胞肿瘤类似分泌期或妊娠期子宫内膜。黏液性肿瘤含有的细胞类似宫颈管腺体的细胞,但更常见的是这些细胞类似胃肠道上皮。移行细胞肿瘤如此命名是因为其与 Walthard 细胞残余及膀胱泌尿道上皮类似。

尽管我们认为卵巢上皮性肿瘤源于卵巢表层上皮或卵巢内包涵囊肿,越来越多的证据表明,至少部分卵巢高级别浆液性癌源于输卵管伞末端而非卵巢(4,5)。由于在细胞起源、分子学发病机制以及生物学行为明显不同,浆液性上皮性卵巢肿瘤应分为两种不同类型—I 型和 II 型浆液性肿瘤(6)。I 型肿瘤包括交界性浆液性肿瘤和低级别浆液性癌;它们有遗传稳定性,特点是 KRAS 和 BRAF 基因突变。II 型浆液性肿瘤是生长迅速、先前病变缺乏较好分化的高度侵袭性肿瘤;大多数在发现时或发现后迅速发展为晚期,并且多数可能源于输卵管伞末端(7)。II 型肿瘤遗传上不具有稳定性,有隐匿 p53 基因突变。

交界性肿瘤

交界性肿瘤,又称为低度恶性潜能的肿瘤,是一组非常需要加以辨别的肿瘤。交界性肿瘤的病变可在较长的一段时间内局限于卵巢内,多发生于绝经前妇女,预后很好(2,3,8~12)。此肿瘤最常见于 30~50 岁的妇女,而浸润癌则更常见于 50~70 岁的女性(2)。

虽然交界性肿瘤不常发生种植,但有时还是会发生。这种"种植"可以分为非浸润型和浸润型,后者更可能在腹腔内生长、进展,进而引发肠梗阻甚至死亡(2,6)。

卵巢上皮性肿瘤的分类

浆液性肿瘤

浆液性肿瘤细胞由于类似分泌浆液的卵管细胞便由此得名。沙粒体(psammoma bodies),常见于这一类肿瘤,由同心圆样钙化组成。关于沙粒体的来源和发展有一些假说,包括肿瘤细胞凋亡以及巨噬细胞产生的骨诱导性细胞因子(6)。在内陷的间皮细胞壁上,常可以见到内生乳头,代表浆液性乳头状囊腺瘤发生的早期阶段。这些间皮包涵体在增生过程中会发生多种变异。有些病灶内可能排列有无活性的扁平上皮;在相邻的管腔内,存在乳头状赘生物,常由于局部刺激而致(2)。

浆液性交界性肿瘤　在所有的卵巢浆液性肿瘤中,交界性肿瘤或低度恶性潜能肿瘤约占 10%(图 37.1),50% 发生于 40 岁以下的妇女。浆液性交界性肿瘤的诊断标准如下(11):

1. 上皮增生,呈假复层、聚集成簇、筛形及微乳头结构。
2. 轻度核异型性,核分裂象增加。
3. 独立的细胞簇。
4. 缺乏破坏性的间质浸润(即无组织破坏)。

由高度增生的微乳头结构构成浆液性交界性肿瘤被命名为有微乳头结构的浆液性交界肿瘤(图 37.2);这些肿瘤常为双侧、外生型,较一般浆液性交界性肿瘤期别晚。

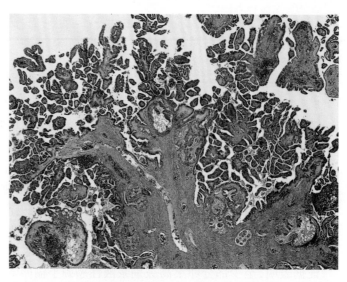

图 37.1 卵巢浆液性交界肿瘤。复杂的乳头状突起,内衬假复层柱状细胞。基底膜清楚地把上皮和间质分开,提示没有间质浸润

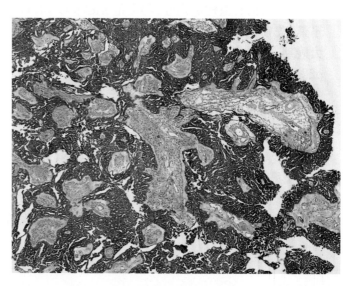

图 37.2 有微乳头结构的浆液性交界性肿瘤。乳头呈没有层次的分支样,由单一形态的细胞簇排列而成

需要强调的是,超过 40% 的浆液性交界性肿瘤播散到卵巢以外,但是晚期病变并不一定诊断为癌。原发肿瘤的组织学特点是诊断浆液性交界性瘤或浆液性癌的基础(11)。有卵巢外种植的卵巢浆液性交界瘤超过 10% 有浸润性种植,并且可以表现的更具侵袭性(13)。如果应用严格的标准,有浸润性种植的患者 5 年生存率约为 50%(10,13~15)。大多数种植为非浸润性(10,16)。在非浸润性种植中,不典型细胞的乳头状增生累及腹膜表面,并形成光滑的内陷(10)。而浸润型种植病灶类似分化好的浆液性腺癌,其特点是不典型细胞形成边界清楚的不规则腺体。种植常常局限于腹腔,可见于盆腔、网膜及邻近组织,包括淋巴结,但是罕见腹腔外播散。肠梗阻可导致死亡(16~19)。

交界性浆液性肿瘤可能有灶性间质微浸润(18)。大多数为年轻的 FIGO 分期 I 期患者。妊娠合并浆液性交界性肿瘤的患者间质微浸润的风险增加 9 倍。在原发卵巢肿瘤中出现间质微浸润与淋巴血管间隙受累相关(可能表现为一种真正的间质浸润),但与侵袭性的临床病程不相关,有这一情况的患者处理应与无间质微浸润者相同。

浆液性癌　**浆液性恶性肿瘤存在间质浸润**(2)。肿瘤分级十分重要,应予以记录。低级别浆液性腺癌有明显的乳头和腺体结构(图 37.3);高级别肿瘤的特征性表现是致密排列的多层细胞、细胞核形态多样、核分裂非常活跃(图 37.4)。80% 的浆液性癌可见分层的钙化沙粒体。**浆液性沙癌**(serous psammocarcinoma)**是浆液性癌的一种罕见变异,其特点是大量的沙粒体形成,并且有低级别肿瘤的细胞学特点。**至少 75% 的上皮细胞癌巢与沙粒体形成有关。浆液性沙癌患者的病程较长,预后相对较好;他们的临床病程特点与晚期进展的浆液性交界性肿瘤而非浆液性癌更为相近。

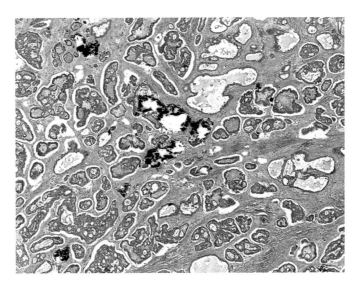

图 37.3　卵巢低级别浆液性腺癌。恶性细胞簇和乳头与纤维间质紧密交织提示间质浸润

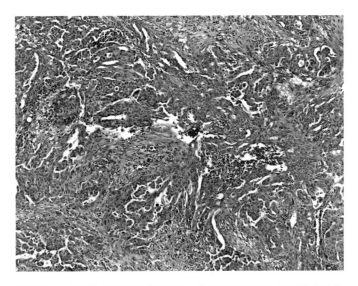

图 37.4　卵巢高级别浆液性腺癌。恶性肿瘤细胞片状排列成乳头样侵及间质,常伴有坏死

黏液性肿瘤

黏液性肿瘤属于卵巢囊性肿瘤,囊腔内衬以分泌黏液的上皮。内衬的上皮细胞胞浆内含有黏液,类似于宫颈内膜、胃的幽门部或小肠的上皮细胞。**黏液性肿瘤在卵巢上皮性肿瘤中占** 8%~10%。可以见到体积巨大的肿瘤,充满整个腹腔(2)。

　　黏液性交界性肿瘤　　低度恶性潜能的黏液性肿瘤常常难以诊断。尽管在浆液性肿瘤中,不同切面的细胞形态相对一致,但是黏液性肿瘤并非如此。**大多数情况下,低分化病灶周边可能会见到分化好的黏液上皮。在肿瘤的不同部位多点多切面取材,对于明确肿瘤的恶性程度十分重要**(2)。

　　黏液性癌　　双侧性占 8%~10%。95%~98% 的黏液病变局限在卵巢内(图 37.5)。**由于绝大多数卵巢黏液性癌含有肠型细胞,因此仅依据组织学无法与胃肠道来源的转移癌进行鉴别**(2,6)。尽管卵巢原发肿瘤累及肠道浆膜常见,但转移至肠道黏膜却十分少见,而消化道肿瘤常常可以通过血管淋巴管扩散,直接转移至卵巢(2)。

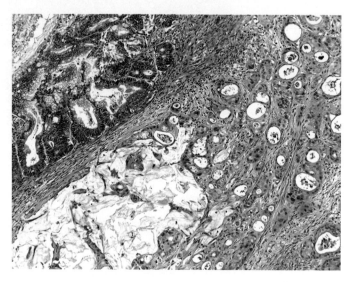

图 37.5　卵巢黏液性腺癌。不规则的腺体间隙中有一层高柱状细胞,细胞质富含黏液,左侧类似小肠上皮。右侧可见破坏性浸润累及卵巢间质

　　腹膜假黏液瘤　　腹膜假黏液瘤(pseudomyoma peritonei)是一个临床术语,用于描述盆腔和腹腔中由纤维组织包绕的大量黏液或胶冻样物质。**最常继发于高分化阑尾癌或**其他的胃肠道原发肿瘤;卵巢成熟畸胎瘤内出现黏液性肿瘤合并腹膜假黏液瘤十分罕见。

子宫内膜样肿瘤

　　子宫内膜样肿瘤占卵巢上皮性肿瘤的 6%~8%。子宫内膜样肿瘤包括子宫内膜异位症的所有良性形式。1925 年,Sampson 指出,有些卵巢腺癌可能起源于子宫内膜异位病灶(19)。这种腺癌与宫体癌所见相似。虽然有时可以证实上皮由良性向恶性的转变,但是子宫内膜异位症的恶性潜能极低。

　　子宫内膜样交界性肿瘤　　**低度恶性潜能的子宫内膜样肿瘤的形态多种多样**。肿瘤可能类似于子宫内膜息肉或伴有腺体拥挤的子宫内膜复杂性增生。当腺体背靠背结构复杂但没有间质插入时,将肿瘤分类为高分化子宫内膜样癌。一些子宫内膜样交界性肿瘤有明显的纤维瘤样成分,称为腺纤维瘤(2)。

　　子宫内膜样癌　　子宫内膜样肿瘤的特征性表现是腺瘤样改变,可以见到子宫内膜上皮的所有可能病变形式(图 37.6)。

　　多灶性疾病　　子宫内膜的或子宫内膜样肿瘤给多灶性疾病的评价提供了最好的机会。**子宫内膜癌的患者中,15%~20% 的患者有卵巢子宫内膜样癌。由于子宫内膜癌转移致卵巢患者的 5 年生存率为 30%~40%**,而同时发生多灶性疾病患者的 5 年生存率为

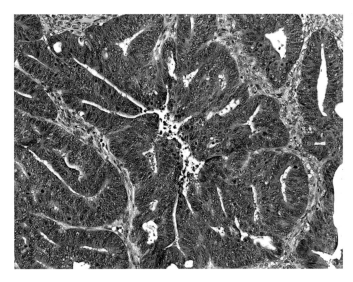

图 37.6　子宫内膜样癌。内衬分层的柱状细胞的圆形到管形腺体，呈融合性生长

75%~80%(20)，**因此明确疾病是否为多灶性十分重要**。当子宫内膜和卵巢两个部位的肿瘤组织学表现不同时，这两个部位的肿瘤很可能分别来自两个原发病灶。当两者的组织学形态相似时，如果子宫内膜肿瘤的细胞分化好，并且仅伴有表浅浸润，则可以认为卵巢的子宫内膜样肿瘤是原发的。

透明细胞癌

在透明细胞腺癌中，有几种基本的组织学类型（如囊管状、乳头状、网状和实性）。肿瘤由透明细胞和平头钉细胞排列组成，细胞核位于胞浆的顶部。柱状透明细胞富含透明或空泡状胞浆，细胞核浓染、形态不规则、核仁大小不等（图 37.7）。**局灶子宫内膜异位症较为常见，在此基础上，混合性透明细胞和子宫内膜样癌可能发生**(20)。卵巢透明细胞癌的组织学形态与存在宫内己烯雌酚（diethylstilbestrol，DES）暴露的年轻患者发生的子宫或阴道透明细胞癌形态一致。透明细胞癌的细胞核分为 1~3 级，但是真正的 1 级肿瘤十分

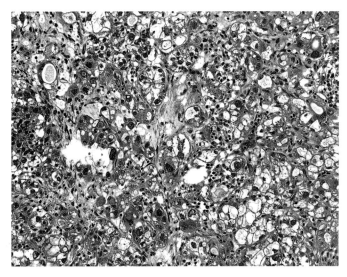

图 37.7　卵巢透明细胞中肾样癌。注意透明细胞癌的实性部分变化，数片细胞聚集在一起，它们有透亮的细胞质（"平头钉"细胞）

罕见。几乎所有细胞核均为高级别(3 级)。因此,透明细胞癌不存在分级。

移行细胞(Brenner)肿瘤

交界性 Brenner 肿瘤　过去曾经把增生性 Brenner 肿瘤又分为增生性肿瘤(肿瘤形态与膀胱的低级别乳头状膀胱上皮癌类似)和交界性肿瘤(肿瘤形态与膀胱的高级别乳头状膀胱上皮癌类似)两类,但现在两类肿瘤统称为交界性 Brenner 瘤(21)。彻底的手术切除通常可以治愈。

恶性 Brenner 肿瘤　这种罕见肿瘤的定义是良性或交界性 Brenner 肿瘤同浸润性移行细胞癌同时存在。

移行细胞肿瘤

移行细胞癌是指卵巢原发癌的组织形态与膀胱移行细胞癌相似,但没有可以辨认的 Brenner 肿瘤。有报道指出,与同期别分化不好的卵巢癌相比,当移行细胞癌所占比例超过 50% 时,肿瘤对化疗更为敏感,并且预后更好(22,23)。移行细胞肿瘤不同于恶性 Brenner 肿瘤之处在于其诊断时多属晚期,生存率较低(24)。

腹膜癌

腹膜肿瘤在组织学上无法与卵巢的原发浆液性肿瘤相鉴别。在腹膜的交界性浆液性肿瘤和腹膜的浆液性癌中,卵巢正常大小或仅有轻度受累,肿瘤主要侵犯宫骶韧带、盆腔腹膜或大网膜。腹膜交界性浆液性肿瘤的总体预后很好,与卵巢的交界性浆液性肿瘤预后相当(25~27)。有文献综述指出,在 38 例腹膜交界性浆液性肿瘤患者中,32 例无持续性病变,4 例复发患者手术切除后恢复良好,1 例发展为浸润性浆液性癌,1 例死于肿瘤(25)。

当肿瘤明显表现为腹膜多发癌变,卵巢输卵管未见增大,并除外乳腺、胃肠道及非苗勒管来源的其他器官肿瘤时,称为腹膜癌或苗勒管癌。大多数为腹膜浆液性癌,与卵巢中低分化浆乳癌的表现相同。腹膜子宫内膜样癌不常见。

腹膜癌的临床特点与卵巢、输卵管癌相同。对于施行剖腹探查手术的患者,可能存在卵巢表面的镜下癌灶或小的肉眼可见癌灶,以及上腹腔的广泛癌灶,尤其是大网膜的广泛病灶(28)。

间皮瘤

腹膜恶性间皮瘤可能为上皮来源、肉瘤来源或混合来源(2,29)。蜕膜样腹膜间皮瘤是一种特殊变异,腹膜过度增生类似异位妊娠的蜕膜样反应。石棉暴露和女性腹膜间皮瘤无相关性。这些病变典型表现为多处腹膜内包块,常覆盖全部腹膜,并可发生于因良性病变行全子宫和双附件切除术后的患者。恶性间皮瘤应与良性多房性腹膜间皮瘤(多房腹膜包涵囊肿)、卵巢肿瘤种植以及原发腹膜苗勒管肿瘤鉴别。

临床特点

80% 以上的卵巢上皮性癌发生在绝经后妇女(图 37.8)。**卵巢浸润性上皮癌的高发年龄是 56~60 岁**(2,3,30)。卵巢上皮癌的年龄特异性发病率在 20~80 岁,随着年龄的增加急剧上升,80 岁以后则下降(30)。在 45 岁以下的妇女中,这些肿瘤相对少见。在卵巢上皮性癌患者中,年龄小于 21 岁者所占比例不到 1%,这些年轻患者的卵巢恶性肿瘤的 2/3 为生殖细胞肿瘤(2,30,31)。**绝经后妇女的卵巢肿瘤中,约 30% 为恶性,而绝经前妇女的卵巢上皮性肿瘤中,仅约 7% 为恶性**(2,3)。

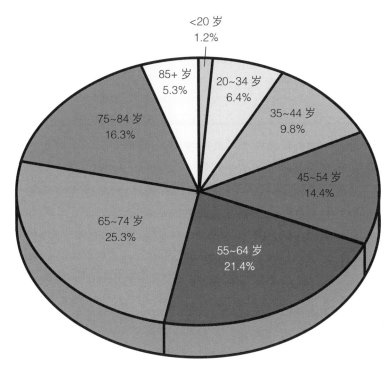

图 37.8　卵巢癌的发生率:按年龄分布

　　交界性肿瘤患者的平均年龄约 46 岁(2,3,9)。80%~90% 的卵巢癌,包括交界性肿瘤,发生于 40 岁以后的患者,而 30%~40% 的恶性肿瘤发生于 65 岁以后的患者。在 40 岁以下的年轻患者中,卵巢的原发上皮性肿瘤为交界性肿瘤或浸润性恶性肿瘤的可能性是 1/10,但在 40 岁以后,这一可能性升至 1/3(2,3)。20 岁以下的患者中,卵巢上皮性癌的发生率不到 1%,而此年龄段的患者中,2/3 的卵巢恶性肿瘤为生殖细胞肿瘤(31)。

病因　　　　　　**卵巢癌与产次少和不孕有关**(32)。虽然有多种流行病学因素与卵巢癌发病相关,如滑石粉的使用、食用半乳糖和输卵管结扎等(见第 4 章),但是没有一种因素如生育史那样与卵巢癌的发生密切相关(32,33)。初潮早、绝经晚都增加患卵巢癌的风险(33)。分析上述这些因素,以及产次、不孕与卵巢癌患病风险的关系,有学者提出了这样一种假说,即**抑制排卵可能是一个很重要的因素。理论上讲,卵巢表面上皮反复地发生破裂和修复。据认为,这一过程很可能导致上皮细胞自发突变的可能性增加,进而使生殖细胞发生突变或导致癌基因表现型的出现**(见第 6 章)。

预防　　　　　　产次与卵巢癌发生的风险成负相关,至少生育 1 胎具有保护性作用,患病风险可以降低 30%~40%。口服避孕药的应用可以降低卵巢癌的患病风险(32)。应用口服避孕药 5 年或 5 年以上的患者,患病的相对风险降为 50%(即发生卵巢癌的可能性降低 50%)。生育两胎同时口服避孕药使用 5 年或 5 年以上的妇女,患卵巢癌的相对风险低至 30%,或减少 70%(34)。**口服避孕药是唯一已证实的可预防卵巢癌的一种方法,对于希望预防卵巢癌的妇女,应建议使用口服避孕药。**在给患者提供避孕方法的建议时,应该充分强调口服避孕药预防卵巢癌方面的优点,对于有卵巢癌家族史的患者尤为重要。

　　预防性附件切除可以降低卵巢癌和卵管癌的发生风险,但并不能消灭它们的发生。因为整个腹膜都存在发生肿瘤的风险,即使预防性双侧卵巢切除术后,仍有 2%~3% 的妇女发生腹膜癌(25,28)。对于没有携带突变基因、没有卵巢癌高危家族史的绝经前妇女,因良性疾病需要切除子宫时,应充分权衡卵巢切除术的利弊(35)。卵巢分泌的激素可以预防心脑血管疾病和骨质疏松,并且预防性卵巢切除术并不能降低普通人群患者的远期死亡率(36)。

筛查

前瞻性研究并没能明确确定,肿瘤标志物和超声检查在卵巢上皮性癌筛查中的价值。应用腹部超声检查进行筛查,尽管得到的结果令人鼓舞,但特异性有限(37~39)。阴道超声检查发现早期卵巢癌的敏感性很高(>95%),但是如果只依靠这一种检查,在多达 10~15 次的剖腹探查中才能发现 1 例卵巢癌(37,38)。每年一次的常规盆腔检查,对发现早期的卵巢癌无很大意义(40)。经阴道彩色多普勒超声可以辅助判断卵巢血管的血流,但是用于卵巢癌筛查的意义不大(41,42)。

CA125 有助于卵巢上皮性癌患者化疗期间监测,同时在筛查时 CA125 亦有明确作用(43~49)。就 CA125 检查敏感性而言,50% 的 I 期卵巢癌患者 CA125 升高(43,48)。有数据表明,联合阴道超声检查或一段时间内随诊 CA125,可以提高 CA125 的特异性(49,50)。受到这些数据资料的鼓舞,瑞典和英国学者开展了关于 CA125 用于卵巢癌筛查的前瞻性研究(45,47)。在这些研究中,对 27 000 例患者进行筛查,其中 CA125 升高(>30U/ml)的患者进行腹部超声检查,通过这种方法筛查出了 14 例卵巢癌患者。大约每 4 次剖腹探查术可以发现 1 例卵巢癌(47)。

一项来自英国的对 22 000 例年龄 45 岁或以上妇女进行的随机研究(50)。患者被随机分到接受常规盆腔检查的对照组(n=10 977)或筛查组(n=10 958)。筛查包括每年 3 次血清 CA125 水平检测,若 CA125 水平≥30U/ml,则进行盆腔超声检查,以及如果超声提示卵巢体积≥8.8cm³,则需进行妇科检查。在筛查组中,468 例患者出现 CA125 升高,29 例患者进行了手术探查,发现 6 例卵巢癌,23 例为假阳性,由此得出阳性预测值为 20.7%。在 7 年的随诊中,又有 10 例筛查组患者和 20 例对照组患者发生了卵巢癌。虽然筛查组中卵巢癌患者的中位生存期为 72.9 个月,而对照组中的仅为 41.8 个月(P=0.0112),但是患者的死亡数在两组之间并没有显著性差异(对照组 18/10 977 比筛查组 9/10 958;相对危险度为 2.0 [0.78~5.13])。因此,从这些结果可以看出,多种方法联合用于卵巢癌的筛查是可行的,但是仍需要更大规模的研究,以明确这一筛查方法是否影响死亡率。英国正在进行这样一个随机研究,包括三组人群,每个研究组预计纳入约 50 000 例妇女,对照组 100 000 例。根据卵巢癌风险(risk of ovarian cancer,ROC)计算公式,第三组患者进行阴道超声和(或)手术治疗(51)。对这些妇女的筛查要持续 3 年,研究要持续 7 年。此项临床试验的目的是明确卵巢癌筛查的可行性、卵巢癌能否早期诊断以及早期诊断对于患者生存期的影响。

另一种方法是应用表面增强激光解析离子化飞行时间(surface-enhanced laser desorption ionization time-of-flight,SELDI-TOF)技术,通过蛋白质组学进行卵巢癌诊断(52)。在一项应用这一技术的研究中,其预测卵巢癌的敏感度为 100%,特异度为 95%,阳性预测值为 94%。18 例 I 期卵巢癌患者都得到了正确诊断。这一技术正处于发展应用的初期,其有效性尚有待大样本研究的证实(53)。

由于 CA125 和阴道超声检查会出现假阳性和假阴性,并且没有有力的数据说明筛查可以更早期发现卵巢癌,这些检查不建议也不应常规用于普通人群或卵巢癌高危人群的筛查(54~56)。将来,新的肿瘤标志物和新的技术可能会提高卵巢癌筛查的特异性,但目前仍需要大规模的前瞻性研究证实其效果(47,48)。对于有家族性患病风险的妇女,筛查效果可能较好,但至今没有证据表明即使是高危患者能从筛查中获益,这一研究正在进行中(55,57)。两项前瞻性研究分别是荷兰 888 例 *BRCA1* 和 *BRCA2* 突变基因携带者和英国 279 例突变基因携带者每年行阴道超声和 CA125 筛查,结果并非令人鼓舞且表明高危妇女从筛查中获益非常有限(55,56)。Hermsen 等报道指出,*BRCA1-2* 基因携带者尽管每年接受妇科肿瘤方面的筛查,其中大部分卵巢癌患者在筛查间期发病且绝大部分患者诊断时为晚期;Woodward 等报告了类似的结果(55,56)。

卵巢上皮性癌的遗传风险

在美国,妇女一生中发生卵巢癌的风险为 1.4%(1~3)。存在某些家族史的妇女患卵巢癌的风险高于普通人群(51~60)。**绝大多数卵巢上皮性癌是散发性的,家族性或遗传性卵巢癌占所有卵巢恶性肿瘤的 5%~10%(59)。**

遗传性卵巢癌

BRCA1 和 BRCA2

绝大多数遗传性卵巢癌与 17 号染色体上的 *BRCA1* 基因突变有关(58~69)。少部分遗传性卵巢癌与 13 号染色体上的 *BRCA2* 基因突变有关(60)。 各种相关分析表明,这两个基因与卵巢癌和乳腺癌的遗传易感性有关。其他卵巢癌和乳腺癌低 - 中度外显易感基因的存在几乎是可以肯定的,这一领域是研究热点(1)。

过去认为,部位特异性遗传性卵巢癌和遗传性乳腺 - 卵巢癌是与遗传风险有关的两种不同的综合征。然而,现在认为,这是由于特定家族的基因有不同程度的外显率所导致的,这两种综合征体现了基因突变的连续性(62,70)。Lynch Ⅱ综合征患者患卵巢癌和子宫内膜癌的风险比预期的要高,称为**遗传性非息肉性结直肠癌**(hereditary nonpolyposis colorectal cancer,HNPCC)**综合征**(71)。

突变常为常染色体显性遗传,因此对于患者的家谱(如父母双方的家系)要进行全面细致的评价分析(62)。每种基因可发生多种突变,这些突变又有不同程度的外显率,这就决定了在特定的家庭中可能发生乳腺癌也可能发生卵巢癌,或二者都有。以对具有 *BRCA1* 基因突变以及来自高危家族中的妇女的分析为基础,发现这些妇女一生中患卵巢癌的风险高达 28%~44%,具有 *BRCA2* 突变的妇女患病风险高达 27%(59,60,66~69)。具有 *BRCA1* 或 *BRCA2* 突变基因的妇女发生乳腺癌的风险高达 56%~87%。

一般情况下,**遗传性卵巢癌患者的发病年龄较非遗传性肿瘤患者小 10 岁(例如,接近 50 岁和散发卵巢癌的 60 岁相比)**(59)。一位妇女的一级或二级亲属中有在绝经前患卵巢癌的,那么这位妇女携带受影响基因的可能性就更大。

卵巢癌和乳腺癌可以发生于同一家庭,通常是卵巢上皮性癌和乳腺癌同时存在,受累患者可以是一级或二级亲属。存在这种综合征的妇女年轻时就容易发生肿瘤,乳腺癌可能为双侧发病。如果存在两个一级亲属患病,那么这一家系为常染色体显性遗传模式(50,58)。大多数 BRCA1 卵巢癌为高级别浆液性癌(图 37.9)。

种族因素

Ashkenazi 犹太人后裔妇女和冰岛妇女中,*BRCA1* 和 *BRCA2* 突变基因的携带率较高,还有很多其他种族(64,65,67~69)。Ashkenazi 人群携带三种特定的种族突变基因,位于 *BRCA1* 上的 185delAG 和 5382insC 以及 *BRCA2* 上的 6174delT。Ashkenazi **犹太人后裔中,个体携带一种突变基因的发生率为 1/40 或 2.5%**,因此属于高危人群。患病风险增加与种族因素有关,特定的地理环境中的种族特定基因的突变率增高。这些种族突变带来了相当大的利益,因为他们简化了患病率和外显率以及人群内同种性程度定量化的研究。

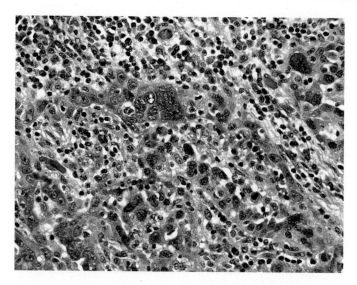

图 37.9 BRCA1 相关卵巢癌的有代表性的是高级别浆液性腺癌，大量核分裂相细胞核明显多形性。侵入淋巴结的肿瘤细胞有活跃的淋巴细胞浸润，在这些肿瘤中并不少见

家谱分析

患者携带卵巢癌易感基因突变的危险性，取决于有卵巢上皮性癌和（或）乳腺癌史的一级和（或）二级亲属的数量以及患者早年发生恶性肿瘤的数目。只有进行全面的家谱分析，才可能较准确地评价患病的风险性。

1. 在有 2 位一级亲属（即母亲、姐姐或妹妹）患绝经前卵巢上皮性癌的家庭中，女性一级亲属携带突变基因的危险性高达 35%~40%（60）。

2. 在有 1 位一级亲属和 1 位二级亲属（即祖母、姑姑和姨妈、表姐妹和堂姐妹，或孙女和外孙女）患卵巢上皮性癌的家庭中，女性携带突变基因的危险性也增加，与没有卵巢癌家族史的患者相比，患病风险增加 2~10 倍（60）。

3. 在有 1 位一级亲属患绝经后卵巢上皮性癌的家庭中，女性携带突变基因的危险性并不增加，因为这例患者很可能是散发病例。如果卵巢癌发生于绝经前的亲属，仍然有一定意义，应该进行全面的家谱分析。

4. 对于有原发乳腺癌史的患者，卵巢癌的发生率是一般人群的 2 倍（59）。

Lynch 综合征或遗传性非息肉结肠癌（HNPCC）

Lynch 综合征，包括多种腺癌，合并结肠癌、子宫内膜癌或卵巢癌，其他胃肠道和泌尿生殖道肿瘤，以及胃肠道和泌尿生殖系统的其他恶性肿瘤（71）。与这一综合征相关的突变基因是 *MSH2*、*MLH1*、*PMS1* 和 *PMS2*。尽管这一家族成员中的女性发生卵巢上皮性癌的相对危险性，至少是普通人群的 3 倍，但是这个危险性仍与一级和二级亲属中患卵巢癌的频数相关。遗传学家应该对这一家系进行全面的家谱分析，以更准确地评价发生卵巢癌的危险性。

卵巢癌高危患者的处理

对于有卵巢上皮性癌家族史的妇女，必须进行个体化处理，取决于她的年龄、生育计划以及危险程度等因素。在所有这些综合征中，全面的家谱分析有利于对高危妇女的处理。遗传学家至少要对三代进行家系评价。最好在详细的研究后，再做处理决定。然而，如果可能的话,应对家族成员的卵巢癌进行组织病理学诊断的核实。

检测 *BRCA1* 和 *BRCA2* 的意义已经明确,而且检测规范已经形成(62,70,72)。遗传咨询非常重要,因为影响最终决定的因素十分复杂。美国临床肿瘤协会(American Society of Clinical Oncology)已提出了相关规范,它们强调遗传学家的仔细评估、医学记录的小心保留以及清楚地知道在遗传筛查诊所应怎样有效地咨询和处理这些患者。问题在于利用这些信息,可信度如何,结果的解释以及在某个特定家庭中如何应用这些信息(如,为儿童提供咨询)。

虽然存在一些数据资料上的差异,但携带 *BRCA1* 或 *BRCA2* 基因突变的妇女中,乳腺癌的生物学行为与散发肿瘤的行为相似(61,73)。然而,**携带这些突变基因的乳腺癌妇女,患卵巢癌和第二次乳腺癌的危险性明显增加:携带 *BRCA1* 和 *BRCA2* 突变基因的妇女,一生中患卵巢癌的危险性分别为 54% 和 23%,并且两组妇女一生中患乳腺癌的危险性为 82%**(73)。

尽管美国国立健康研究院卵巢癌委员会(National Institutes of Health Consensus Conference on Ovarian Cancer)推荐应用阴道超声、CA125 及其他方法筛查卵巢癌,但是对于高危妇女,其价值未得到证实(74)。Bourne 及其同事发现,应用这些筛查方法,高危人群的卵巢癌检出率是普通人群的 10 倍,因此他们推荐对高危人群进行筛查,但是其他工作组尚未证实这一结果。此外,双侧附件切除仍是降低发病风险最有效的方法(57,75)。

美国遗传筛查中心的多中心研究资料表明,口服避孕药的使用可以降低携带 *BRCA1* 或 *BRCA2* 突变基因的妇女发生卵巢癌的危险性(76)。危险性的下降很明显:服用口服避孕药≥5 年的妇女中,卵巢癌的相对危险性为 0.4,或者说疾病的发生率降低了 60%。

高危患者的预防性附件切除

高危患者预防性双附件切除术的价值已经得到证实(77~83)。接受预防性卵巢切除的高危妇女具有隐匿性卵巢癌的危险:在 98 例接受预防性卵巢切除的系列研究中,3 例(3.1%)有早期卵巢恶性肿瘤(80)。**预防性附件切除术防止卵巢癌发生的作用相当大:它可以使 BRCA 相关的妇科癌症的风险降低 96%**(80)。一项研究中,42 例患者接受此手术,4 例(9.5%)有恶性卵巢肿瘤,其中 1 例为术中发现,另 3 例为显微镜下发现,所有肿瘤的直径均小于 5mm(78)。虽然卵巢癌的患病风险显著降低,但是仍然存在较低的患腹膜癌的风险,携带 *BRCA1* 和 *BRCA2* 突变基因的妇女可能存在较高的腹膜癌易感性。两组患者术后发生腹膜癌的危险性分别为 0.8% 和 1%(78~79)。**术后发生乳腺癌的风险降低了 50%~80%**。子宫切除的作用更有争议。大多数研究显示,卵巢癌患者子宫及宫颈肿瘤发生率没有增加,但极少数报道子宫内膜浆乳癌有所增加(83)。服用他莫昔芬的妇女患良性子宫内膜病变(如息肉)和子宫内膜癌的风险增高。**在预防性附件切除的同时行预防性子宫切除是有理由的**,但这个决策应该个体化。

携带 *BRCA1* 或 *BRCA2* 突变基因的卵巢癌患者的生存期长于无基因突变者。在一项研究中,突变基因携带者的中位生存期为 53.4 个月,而来自同一研究机构的散发卵巢癌患者的中位生存期为 37.8 个月(84)。

建议

对于卵巢癌高危妇女,目前推荐的处理方法总结如下(72,82):

1. **有卵巢癌和乳腺癌高危因素的妇女应进行遗传咨询**,如结果提示患病危险性高(如,计算出的携带 *BRCA1* 或 *BRCA2* 基因突变风险超过 10%),应建议进行 *BRCA1* 和 *BRCA2* 的基因检测。

2. **希望保留生育功能的患者应每 6 个月进行 1 次阴道超声检查**,尽管阴道超声用于筛查的有效性尚不明确。

3. 对于没有生育要求的年轻妇女,推荐使用口服避孕药。

4. **对于不希望保留生育功能或已经完成生育的妇女,建议 35 岁以后 40 岁以前进行预防性双附件切除。**40 岁以前患卵巢癌的风险很低,但是应根据家族中卵巢癌患者发病年龄决定手术年龄。大多数 BRCA2 相关卵巢癌发生在 50 岁以后,而 BRCA1 相关卵巢癌发生较早。在卵巢切除之前,应该证实确实存在卵巢癌高风险,最好是根据 *BCRA1* 和 *BRCA2* 的检测来证实的。应告知这些妇女,手术并不能起到绝对的保护作用,因为预防性双附件切除后,有时仍然会发生腹膜癌(25,28,83)。

5. 对于明确有乳腺癌或卵巢癌家族史的妇女,建议从 30 岁起,每年用 MRI 乳腺 X 线及超声联合进行乳腺筛查。这些妇女应该在管理肿瘤高危妇女的诊所随诊较为理想。

6. 有明确 HNPCC 综合征的妇女处理原则同上,并且她们还应定期进行结肠镜检查和子宫内膜活检或完成生育后预防性子宫切除(71)。

症状

绝大多数卵巢上皮性癌患者无症状或症状不特异(3,85~87)。在疾病早期,绝经前的妇女可能有月经不规则的表现。如果盆腔包块压迫直肠或膀胱,患者可能有尿频或便秘(85~87)。有时也会有下腹胀、压迫感或疼痛,如性交困难。肿瘤破裂或扭转导致的疼痛等急腹症少见。

晚期患者的症状多与腹水、网膜转移或肠转移有关,包括腹胀、胃胀气、便秘、恶心、食欲减退或过早出现饱胀感。绝经前的妇女可能有月经不规则或经量增多,而绝经后的妇女可能会有绝经后阴道流血(86)。在传统意义上,由于卵巢癌直到晚期才产生症状,因此被认为是"安静的杀手",一些局限于卵巢的卵巢癌是没有症状的,但大多数将有非特异症状,这些症状未必能提示肿瘤来源于卵巢(86,88~90)。在对 1725 例卵巢癌患者的调查研究中发现,95% 的患者可以回忆起疾病诊断前的一些症状,其中Ⅰ期和Ⅱ期患者有 89%,Ⅲ期和Ⅳ期患者有 97%(86)。70% 的患者有腹部或胃肠道症状,58% 存在疼痛,34% 有泌尿系症状,以及 26% 有盆腔不适。其中至少部分症状可以反映卵巢增大给盆腔内脏带来压力。Goff 等提出了一个卵巢癌症状指数并报道了卵巢癌相关症状指一年内出现的、一个月内发生超过 12 天的症状,包括盆腔、腹腔痛,尿频、尿急,腹围增大或腹胀,以及进食困难或饱胀感(88)。这一指数的敏感度在早期和晚期卵巢癌患者中分别为 56.7% 和 79.5%。以澳大利亚人群为基础的研究发现,相对于晚期患者而言,早期患者症状的持续时间或症状性质没有表现出显著差异。这使它们生物学上有着不同本质的概念得到支持,并对早期卵巢癌患者之所以处于早期是由于比晚期患者诊断的早这一被大家广泛误解的概念提出了反对(89)。

体征

卵巢上皮性癌的最重要体征是,体格检查时扪及有盆腔包块。对于一个实性、不规则、固定于盆腔的包块,高度提示为卵巢恶性肿瘤。如果存在上腹部包块或腹水,则卵巢癌的诊断基本可以确定。由于患者的主诉经常为腹部症状,若未进行盆腔检查,则可能漏诊肿瘤。

在绝经超过 1 年的患者中,卵巢应该萎缩,不应该触及。有观点认为,对于绝经后的妇女,如果触及盆腔包块,就应该想到恶性的可能,把这种情况称之为绝经后卵巢可触及综合征(91)。但对于这一概念,仍有争论,因为随后有作者报道,在绝经后妇女的直径小于 5cm 的可触及包块中,仅有 3% 为恶性(57)。

诊断

卵巢上皮性癌必须与卵巢的良性和功能性肿瘤相鉴别。生殖道的多种良性疾病,如盆腔炎症性疾病、子宫内膜异位症以及有蒂子宫肌瘤，都可能类似卵巢癌的表现。还应排除非妇科来源的盆腔肿瘤，如炎症性（如憩室）疾病或结肠肿瘤(3)。盆腔肾也可能类似卵巢癌的表现。

血清 CA125 水平有助于盆腔包块良恶性的鉴别(92)。如果绝经后妇女存在附件包块，同时伴有高水平的血清 CA125(>200U/ml)，那么通过这一标准，诊断卵巢恶性肿瘤的阳性预测值达 96%。对于绝经前患者，由于 CA125 在普通良性病变中也有升高，因此这一检查结果的特异性较低。

对于绝经前妇女，如果附件包块不具有提示恶性的特征（即，包块活动、囊性为主、单侧以及外形规则），则定期观察是合理的。观察期不超过 2 个月，在观察期间，可以应用口服避孕药来抑制激素水平。如果是非瘤样病变，则通过盆腔检查和盆腔超声可以监测到其消退。如果肿块无消退或反而增大，应该想到是肿瘤样病变，必须进行手术切除。

肿块的大小十分重要。如果囊性包块的直径 >8cm，则肿瘤样病变的可能性非常大，除非患者在服用氯米芬（克罗米酚）或其他促排卵药物(37~40)。如果绝经前患者病变临床上怀疑恶性（即，肿块实性为主、相对固定，或形态不规则等），则应该进行剖腹探查术，与绝经后附件包块的处理相同。

恶性肿瘤的超声影像学特点包括：盆腔附件包块边界不规则，内部回声不均，以及可见多处不规则增厚分隔。尽管肿瘤的特点十分重要，但双侧肿瘤恶性的可能性更大。对于附件肿瘤，经阴超声检查的分辨率略优于经腹超声(93~96)。对于恶性征象的证实，彩色多普勒血流显像可以提高超声检查的特异性(97~99)。

对于绝经后妇女，如果囊肿为单房，直径不大于 8~10cm，且血清 CA125 水平正常，则可以进行期待治疗，这样一来，可以减少手术干预的数量(100~102)。

当绝经前妇女的附件包块具有恶性的临床特征（即，包块较大，实性成分为主，相对固定或形态不规则等）时，应进行剖腹探查手术。同样，当绝经后妇女有复杂成分的附件包块时，不论包块大小，都应进行剖腹探查术。

卵巢癌的诊断需要行剖腹探查术。对于附件包块患者的术前评价内容，总结于表 14.19 中（见第 14 章）。

患者术前应进行血常规和生化检查。对于要进行剖腹探查手术的患者，术前评估内容应包括胸片。对于存在明确盆腔包块的患者，盆腹腔 CT 或 MRI 的价值有限(103~105)。对于仅有腹水而没有盆腔包块的患者，应行 CT 或 MRI 检查，以检查是否为肝脏或胰腺肿瘤。仅仅根据这些检查的结果，并不能减少剖腹探查手术的进行(103)。PET 扫描的价值尚在评价中(105~107)。如果肝功能正常，肝脏疾病的可能性则很低。没有必要进行肝、脾、骨及头颅扫描，除非有症状或体征提示已经转移到这些部位。

术前评价应除外其他器官的原发肿瘤转移致卵巢的可能。当患者的症状或体征可疑有结肠癌时，应该进行钡灌肠或结肠镜检查。大便潜血阳性或有小肠梗阻表现的患者，均应接受上述检查。如果有上消化道症状，如恶心、呕吐或呕血等，则应该进行上消化道造影或胃镜检查(3,108)。如果存在乳腺肿块，应行双侧乳腺 X 线检查，因为有时来源于乳腺癌的转移性卵巢癌的临床特点与原发卵巢癌相似。

虽然宫颈巴氏涂片检查对于发现卵巢癌的作用十分有限，但是还应该进行此项检查。月经不规则或绝经后阴道流血的妇女应进行子宫内膜活检和颈管诊刮，以除外宫体癌或颈管癌转移致卵巢的可能。

鉴别诊断　　　　卵巢上皮性癌应与卵巢的良性和功能性肿瘤相鉴别(100~102)。**生殖道的各种良性**

疾病,如盆腔炎症性疾病、子宫内膜异位症以及有蒂的子宫肌瘤,都可能与卵巢癌有相似之处。应除外非妇科来源的盆腔肿瘤,如炎性或肿瘤性结肠包块。盆腔肾有时与卵巢癌也有相似之处。

转移方式

卵巢上皮性癌转移播散的主要途径是肿瘤细胞脱落种植于腹腔以及淋巴和血行扩散。

腹腔种植　卵巢上皮性癌最常见、最早发生的播散方式是细胞脱落种植于腹腔表面。肿瘤细胞随腹腔液体循环,这些液体随呼吸运动带来的压力,从盆腔向上流到结肠侧沟,特别是右侧,然后沿小肠系膜到达右侧膈顶。典型的转移部位是子宫直肠陷凹、结肠侧沟、右侧膈顶、肝包膜、小肠及其系膜表面的腹膜和大网膜。肿瘤很少侵犯肠腔,但是肿瘤进展可致肠袢粘连,进而导致功能性肠梗阻,称之为癌性肠梗阻(94)。

淋巴转移　常见盆腔及腹主动脉旁淋巴结的转移,尤其是晚期患者(109~111)。肿瘤细胞穿过膈肌的淋巴管和腹膜后淋巴结可转移至膈上,尤其是锁骨上淋巴结(109)。Burghardt 等报道,78% 的Ⅲ期卵巢癌患者有盆腔淋巴结转移(111)。另一项研究中,主动脉旁淋巴结转移的阳性率分别为:Ⅰ期 18%,Ⅱ期 20%,Ⅲ期 42%,Ⅳ期 67%(109)。

血行转移　诊断时不常见血行播散。仅有 2%~3% 的患者发生重要器官的实质转移,如肺和肝脏。诊断时就存在膈上转移的大多数患者有右侧胸腔积液(3)。已存活数年的患者常见有全身转移。Dauplat 等报道,肿瘤原发于腹腔内的患者中,38% 的患者最终会出现远处转移(112)。

预后因素

根据预后因素可判断治疗效果,这些因素可分为病理性、生物学性和临床性(113)。

病理因素

肿瘤的组织形态特点,包括病变的结构和肿瘤分级,是影响预后的重要因素(3)。肿瘤的组织学类型并非是影响预后的重要因素,但是最近的几项研究表明,与其他组织学类型相比,透明细胞癌的预后更差(113,114)。

组织学分级是由肿瘤细胞分化方式或细胞异型性的程度以及未分化细胞所占的比例所确定的,对预后有显著影响(115~118)。关于卵巢癌分级的可重复性研究显示,阅片者自身和阅片者之间较均有较大程度的不一致性(119~120)。由于存在肿瘤本身的显著异质性以及阅片的偏倚,所以肿瘤细胞的组织学分级作为独立预后因素的价值尚不明确。Baak 等(107)以细胞形态分析为基础提出了标准分级系统,这一系统与预后相关,尤其可以将低分化或交界性肿瘤与其他肿瘤区分开(121)。

临床因素

除临床分期外,初次手术后残余病灶的范围、腹水量、患者年龄以及体力状态均为独立的预后参数(122~131)。Dembo 等发现,在Ⅰ期患者的多变量分析中,肿瘤分级和肿瘤与盆腹膜致密粘连程度对预后具有显著的不利影响,而术中肿瘤溢出或破裂对预后无不利影响(128)。Sjövall 等证实,术中卵巢癌溢出或破裂对预后无不利影响,而术前已经发生肿瘤破裂的患者确实预后较差(129)。Vergote 等对这些研究和一些其他的研究进行了多变量分析,结果发现,对于早期患者,预后不良的因素为肿瘤分级、包膜穿透、外生乳头和腹水中找到瘤细胞,但不包括医源性的肿瘤破裂(131)。

卵巢癌的初次手术

分期术

卵巢上皮性恶性肿瘤的分期采用的是 FIGO 分期系统,如表 37.2(24)。FIGO 分期是以手术探查所见为基础的。术前评估应除外腹膜外转移的存在。

表 37.2　原发性卵巢癌的 FIGO 分期

I 期	肿瘤生长局限于卵巢
IA	肿瘤局限于一侧卵巢,腹水中无瘤细胞
	卵巢表面无肿瘤,包膜完整
IB	肿瘤局限于双侧卵巢,腹水中无瘤细胞
	卵巢表面无肿瘤,包膜完整
IC^a	IA 或 IB 中一侧或双侧卵巢表面有肿瘤;或包膜破裂;或腹水中找到瘤细胞或腹腔冲洗液阳性
II 期	肿瘤生长累及一侧或双侧卵巢,伴有盆腔内转移
IIA	肿瘤蔓延和(或)转移至子宫和(或)输卵管
IIB	肿瘤蔓延到其他盆腔组织
IIC^a	IIA 或 IIB 期病变,但卵巢表面有肿瘤;或伴有包膜破裂;或腹水中找到瘤细胞或腹腔冲洗液阳性
III 期	肿瘤累及一侧或双侧卵巢,伴有盆腔外的腹膜种植和(或)腹膜后或腹股沟淋巴结阳性;肝表面转移仍为 III 期;肿瘤局限于真盆腔,但组织学已证实有小肠或网膜转移
IIIA	肿瘤局限于真盆腔,淋巴结阴性,但组织学证实腹腔腹膜表面有镜下种植
IIIB	肿瘤累及一侧或双侧卵巢,伴组织学证实腹腔腹膜表面有种植转移,肿瘤直径≤2cm。淋巴结阴性
IIIC	腹腔种植灶直径 >2cm 或腹膜后或腹股沟淋巴结阳性
IV 期	肿瘤累及一侧或双侧卵巢,伴远处转移。如有胸腔积液出现,必须细胞学检查找到瘤细胞才能确定为 IV 期。肝实质转移属于 IV 期

该分类基于临床检查或手术探查或二者的结果。分期中应考虑肿瘤的组织学特征,同时还要考虑渗出液的细胞学检查结果。最好对盆腔外的可疑部位进行活检

FIGO, International Federation of Obstetrics and Gynecology 国际妇产科联盟

^a 为了评价依据不同标准将患者分为 IC 或 IIC 期对预后的影响,最好了解包膜的破裂是(i)自发性的还是(ii)手术医师的操作引起的;以及发现的恶性细胞是来源于(i)腹腔冲洗液还是(ii)腹水

全面的手术分期非常重要,因为随后的治疗是由肿瘤分期决定的。对于剖腹探查术中整个腹腔内未发现和触及任何肉眼可见病灶的患者,应进行仔细的显微镜下检查。在未做仔细分期手术的早期资料中,表面上貌似 I 期的卵巢上皮性癌患者,5 年生存率仅为 60%(132)。自此以后,已经有报道,经全面分期手术诊断为 Ia 或 Ib 期的卵巢上皮性癌患者,5 年生存率为 90%~100%(133~134)。

手术分期的方法

对于术前评估提示存在恶性可能的患者,建议选用腹部的正中或旁正中切口,以便较好地探查上腹腔(3,132)。当取较低的横切口进行手术,而意外发现为恶性肿瘤的患者,为了更好地探查上腹腔,可以将腹直肌自耻骨联合处分离或离断。如果这种方法仍不能获得较满意的探查,可在一侧延长切口,形成 J 形切口(3)。

可能的话,应完整切除卵巢肿瘤,并且进行快速冰冻组织切片检查。如果明确为卵巢恶性肿瘤,且肿瘤局限于卵巢或盆腔,应进行全面分期手术。分期包括以下步骤(3,132):

1. 任何游离液体都应做细胞学检查,尤其是位于子宫直肠陷凹的游离液体。

2. 如果没有游离液体,应灌注 50~100ml 的生理盐水至盆腹腔,然后再回收盆腔子宫

直肠陷凹、双侧结肠侧沟以及双侧半膈下的液体。用一端带球形注射器的橡皮管回收膈下的液体。

3. **对腹腔和脏器表面进行全面的探查**。按顺时针方向进行,从回盲部开始,沿结肠侧沟、升结肠到右肾、肝脏和胆囊,右半膈,主动脉旁区小网膜入口,经横结肠至左半膈下,向下沿左侧结肠侧沟和降结肠到乙状结肠。另外,还应从 Treitz 韧带到回盲部探查小肠及其系膜。

4. **腹膜表面上的任何可疑区域或粘连都应进行活检**。如果没有发现肿瘤的证据,应进行腹膜多点活检。取自子宫直肠陷凹、双侧结肠侧沟、膀胱表面的腹膜以及肠系膜处的组织都应进行活检。

5. **直接活检或通过压舌板刮取方法获得膈肌标本,送细胞学评估**。使用腹腔镜和相关活检器械便于在膈肌表面任何不规则区域进行活检。

6. **应该自横结肠切除网膜,该操作称为横结肠下大网膜切除术**。从大网膜的下侧面开始,在距离横结肠几毫米的地方切除腹膜。钳夹、结扎、切断胃网膜血管的分支,同样处理营养结肠下网膜的小分支血管。如果胃结肠韧带触诊正常,则无需切除。

7. **探查腹膜后间隙评估盆腔及主动脉旁淋巴结**。切开覆盖在腰大肌表面的腹膜,分离腹膜后间隙。单侧肿瘤可以仅分离同侧腹膜后间隙。应切除所有肿大的淋巴结并进行快速冰冻切片检查。如无转移,行正规的盆腔淋巴结切除术,并应探查主动脉旁区域。

结果

在表面上看来为 I 期和 II 期的卵巢上皮性癌患者中,肿瘤貌似局限于盆腔,但实际上存在上腹腔或腹膜后淋巴结隐性转移的患者高达 30%(3/10)(110,133~140)。一篇综述报道,在这些患者中,横膈活检可以发现 7.3% 的隐性转移,大网膜活检的阳性率为 8.6%,盆腔淋巴结阳性率为 5.9%,主动脉旁淋巴结阳性率为 18.1%,以及腹腔冲洗液阳性者占 26.4%(132)。

在一项国家合作研究中,100 例看上去为 I 期和 II 期的卵巢癌患者为明确后续治疗而转诊并接受了再分期手术,手术结果表明初次手术时全面细致的手术分期十分重要(133)。在这一研究中,起初认为是 I 期的患者中有 28% "分期上升",以及认为是 II 期的患者中有 43% 存在更晚期的病变。**再次手术使 31% 的患者分期升高,以及再分期后 III 期患者占 77%**。**组织学分级是发生隐匿性转移的明显预测因素**。肿瘤为高分化的患者中 16% 分期上升,而中分化和低分化患者中分别有 34% 和 46% 分期上升。

交界性肿瘤

卵巢交界性(低度恶性潜能)肿瘤的治疗原则为手术切除原发肿瘤。没有证据表明术后辅助放疗或化疗可以改善生存期。快速冰冻切片明确肿瘤组织学特点为交界性之后,对于渴望保留卵巢功能的绝经前患者可以施行保守性手术,行单侧附件切除(3,141)。Lim-Tan 等的一项研究发现,对于表面上为 I 期的交界性浆液性肿瘤患者行卵巢肿瘤剔除的保守性手术也是安全的;在术后 2~18 年仅有 8% 的患者复发,而且仅局限于卵巢,并且均可治愈(141)。复发与剔除的卵巢囊肿切缘阳性有关(154)。这样患者的内分泌功能和生育功能得以保留(3,141)。对于接受一侧卵巢切除或卵巢囊肿剔除的患者,如果术后病理证实为交界性肿瘤,则没有必要短期内进一步手术。

I 期

在全面分期手术后,仅有少部分患者有局限性的病变(FIGO I 期)。在美国,每年有 20 000 余名妇女被诊断为卵巢上皮性癌,其中近 4000 例患者的病变局限于卵巢(1,142)。

这些患者的预后取决于肿瘤的临床病理特点,总结如下。由于强调了手术分期的重要性,在美国淋巴结活检率有所增加,有研究显示,从 1991 年到 1996 年,I 期和 II 期患者的淋巴结活检率由 38% 升高到 59%(143)。

对于卵巢上皮性癌 I 期患者,最基本的治疗方式是手术,应该进行开腹全子宫双附件切除及手术分期(132,133)。某些情况下可以行单侧附件切除。根据术中所见和病理结果,可以将卵巢癌 I 期患者分为低危患者和高危患者(表 37.3)。

表 37.3　卵巢上皮性癌早期患者的预后因素

低危组	高危组
高分化	低分化
包膜完整	肿瘤生长穿透包膜
卵巢表面无肿瘤	卵巢表面有肿瘤生长
无腹水	有腹水
腹腔细胞学阴性	腹水或冲洗液瘤细胞阳性
肿瘤无破裂或术中破裂	肿瘤术前破裂
无致密粘连	有致密粘连
双倍体肿瘤	非整倍体肿瘤

I 期低危患者

卵巢癌早期患者保留生育功能　对于接受了全面分期手术且没有卵巢外播散证据的患者,开腹全子宫和双附件切除是合理的治疗方案。对于渴望保留生育功能的 IA 期高中分化患者,可以考虑保留子宫和对侧卵巢。术后患者应接受常规细致的随诊,包括定期的盆腔检查和血清 CA125 水平测定。一般而言,完成生育后,应切除子宫和对侧卵巢。

Guthrie 等研究了 656 例卵巢上皮性癌早期患者的结局。没有任何辅助治疗的卵巢癌 IA 期高分化患者没有死于卵巢癌的;因此,这些患者没有必要接受辅助放疗和化疗。此外,妇科肿瘤协作组(Gynecologic Oncology Group,GOG)开展了一项前瞻性的随机试验,将 IA 期和 IB 期的高中分化患者分为观察组和美法仑治疗组(114)。两组患者的 5 年生存率分别为 94% 和 96%,从而证实这些患者不需要接受进一步的治疗。

I 期高危患者

对于肿瘤分化差或腹水或腹腔冲洗液找到肿瘤细胞的患者,必须进行全面分期手术(3)。手术范围包括全子宫双附件切除以及开腹分期手术。虽然这些患者最理想的治疗方法尚不清楚,绝大多数患者接受化疗,详见下文的简要概述。

晚期卵巢癌

所有卵巢上皮性癌晚期患者的手术治疗方案相似,根据患者的一般状况和健康状态以及治疗开始时残余病灶的大小,适当修改治疗方案。治疗方案概括在图 37.10。大多数患者术后接受联合化疗,疗程数根据经验而定。

晚期患者的肿瘤细胞减灭术

如果患者一般状况稳定,应进行肿瘤细胞减灭术,尽可能多地切除原发和转移肿瘤(144~171)。切除原发肿瘤和相关转移肿瘤的手术称为“大块切除术”或肿瘤细胞减灭术。手术范围通常包括经腹的全子宫双附件切除、大网膜切除以及腹膜或肠表面所有转移肿瘤的切除。盆腔肿瘤常常直接累及乙状结肠、回肠末端和盲肠(图 37.11)。在一小部

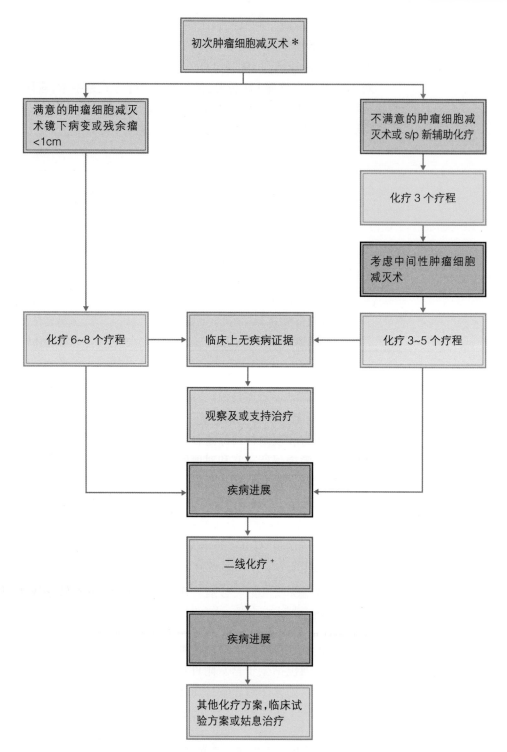

图 37.10 晚期卵巢癌患者的治疗方案。* 某些接受新辅助化疗的Ⅲc/Ⅳ期患者,3 个疗程后行中间型肿瘤细胞减灭术。+ 化疗取决于铂类敏感还是耐药

分患者中,绝大部分或全部病灶局限于盆腔脏器和大网膜,以至于切除这些组织将能切除所有肉眼可见的肿瘤,这与患者的疾病无进展生存期可能延长相关。

切除大块的肿瘤组织可以减少腹水量。一般情况下,在原发肿瘤和"大网膜饼"切除后,腹水会消失。网膜饼的切除可以缓解患者的恶心和上腹饱胀感。肠转移灶的切除可以恢复肠道功能,改善患者的全身营养状况,从而有助于患者更好地耐受术后的化疗。

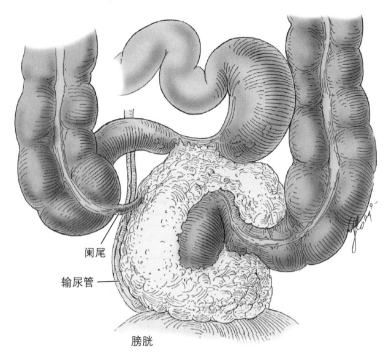

　　　　阑尾 ——

　　　输尿管 ——

　　　　膀胱

图 37.11　广泛转移性卵巢癌累及膀胱、乙状结肠及回盲部

　　大块肿瘤中存在供血较差的区域,此处化疗药物可能难以达到比较理想的浓度。同样,这些区域氧供应不足,以至于对于需要充分氧合作用才能达到最大限度杀伤细胞的放疗而言,疗效也不理想。手术切除大块肿瘤,可以消灭那些对放化疗相对不敏感耐药的区域。

　　较大块肿的瘤病灶中,非分裂期或静止期细胞(即,G_0 期细胞,对治疗基本上不敏感)所占比例较高。大块肿瘤病灶的特征是生长部分的细胞低,肿瘤细胞减灭术能够缩小残余瘤,相对提高生长部分的细胞比例。

　　肿瘤细胞减灭术的目标　**肿瘤细胞减灭术的最主要目标是切除所有的原发瘤,以及如有可能,也应切除所有的转移瘤**。如果不可能切除所有转移病灶,则应尽可能地切除所有的肿瘤以达到满意的肿瘤细胞减灭,降低肿瘤负荷。Griffiths 首先提出,手术应尽可能地使残余病灶最大直径 <1.5cm,这些患者的生存期显著延长(144)。

　　Hacker 和 Berek 报道指出,残余病灶最大直径 <5mm 的患者生存率尤其高,Van Lindert 等证实了这一结论(145~148)。这些患者的中位生存期为 40 个月,而残余病灶最大直径 <1.5cm 和 >1.5cm 者的中位生存期分别为 18 个月和 6 个月。**病灶完全切除后无肉眼可见(或仅镜下可见)残余病灶的患者有最长的总体生存期**(149)(图 37.12)。**这些患者中 30%~40% 可无病生存 5 年**。

　　转移肿瘤的可切除性通常取决于转移病灶的位置。如果横膈上、肝实质、小肠系膜根部、小网膜或肝门区域出现弥漫性转移病灶,则难以达到满意的肿瘤细胞减灭术。

　　肿瘤细胞减灭术对生存期的影响受术前转移肿瘤程度的限制,这大概是因为大的转移肿瘤内存在耐药的细胞克隆。与有较小转移瘤的患者相比,有较大转移瘤(即,术前病灶 >10cm)的患者生存期明显缩短(147,149)。存在广泛转移、出现腹水以及肿瘤分化差的患者,即使病变直径 <5mm,也可能有较短的生存期(150~153)。

　　探查　对于绝大多数患者,仰卧位足可以满足手术探查的需要。但是,对于那些存在广泛盆腔转移病灶需要进行低位结肠切除的患者,应采用膀胱截石位。为了满意地探查上腹腔和盆腔,肿瘤细胞减灭术应选用纵向切口。

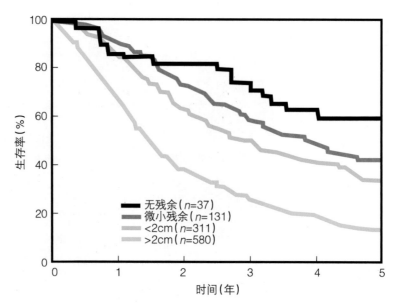

图 37.12　ⅢC 期卵巢上皮性癌患者在剖腹探查肿瘤切除术后不同残余病灶大小的生存曲线

打开腹腔后，如果存在腹水，应将其吸净。一些研究中心将腹水用来进行体外研究，如分子生物学检测。对于存在大量腹水的患者，抽吸腹水的过程中应进行严密的血流动力学监测，尤其是那些心血管功能处于临界状态的患者。

全面探查和触诊腹腔和腹膜后，以评估原发肿瘤和转移病灶的严重程度。触诊所有的腹腔脏器，除外转移性卵巢癌的可能，尤其是来自胃、结肠和胰腺的肿瘤。若估计不能获得满意的效果，不建议进行广泛的肠切除和泌尿系统器官切除，除非需要解决肠梗阻。原发肿瘤和网膜饼的切除常常是可行的也是必要的。

盆腔肿瘤切除　**切除盆腔肿瘤的基本方法是经腹膜后途径**。沿腰大肌表面，从侧方进入腹膜后，打开腹膜后间隙，这样可以避开髂血管和输尿管。对于存在子宫的患者，应首先切断双侧圆韧带，然后将腹膜切口向头侧、外侧延伸至骨盆漏斗韧带内的卵巢血管，并向下走向膀胱。仔细分离，暴露腹膜后间隙，辨认输尿管和盆腔血管。辨认和打开直肠侧窝和膀胱侧窝，详见第 36 章中的描述。

打开子宫前方膀胱腹膜返折，与前方的腹膜切口相延续。寻找膀胱子宫之间的间隙，小心地从宫颈前面锐性分离并下推膀胱。分离卵巢血管，双重结扎后切断。

下一步是子宫切除术。一定小心暴露输尿管以防止损伤。这一过程中应辨认子宫血管。切断子宫血管和主韧带中的其他组织，完全切除子宫和邻近的肿瘤。

由于卵巢上皮性癌并不容易侵犯直肠和膀胱黏膜层，通常在切除盆腔肿瘤时不需要切除低位结肠和泌尿道(154,155)。有时可能需要切除一小部分膀胱，如果这样，为了便于切除肿瘤，应该进行膀胱切开术(155)。

肠切除　**如果肿瘤累及的小肠或大肠的局部区域手术切除后就可以切除全部或绝大部分腹腔转移灶，能够达到满意的肿瘤细胞减灭术，则应该切除**。除乙状结肠外，最常见的肠转移部位是回肠末端、盲肠和横结肠。有时需要切除一段或多段肠管(154,156)。

如果肿瘤包绕乙状结肠及其系膜，为了将盆腔病灶切除干净，有时不得不切除部分结肠(图 37.13)(154)。在这些患者中，打开直肠侧窝时，判断近端结肠受累程度，分离结肠及其系膜，将乙状结肠连同子宫一起切除，然后进行结肠吻合。

大网膜切除　**晚期卵巢上皮性癌常完全取代大网膜，形成"网膜饼"**。肿瘤可能与前腹壁的壁腹膜粘连，使手术进腹困难。分离大网膜与壁腹膜的粘连后，锐性分离小肠襻之

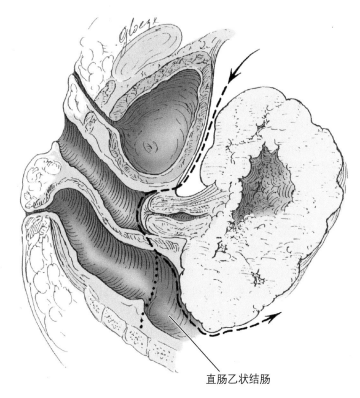

图 37.13 盆腔肿瘤的切除可能包括子宫、输卵管、卵巢以及部分下段肠道。箭头代表手术切除的平面

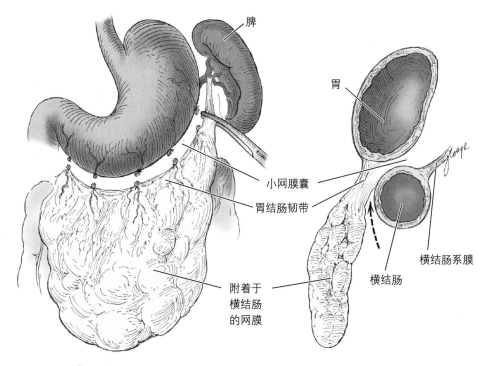

图 37.14 将网膜从胃和横结肠分离。箭头所示,手术时切除的方向

间的粘连。提起大网膜,轻轻地向头侧牵拉,暴露附着于横结肠的网膜。沿横结肠浆膜锐性分离切开腹膜,进入合适的平面。止血钳结扎小血管。结扎左侧和右侧胃网膜动脉和胃短动脉,沿胃大弯侧离断大网膜(图 37.14)。

胃结肠韧带内的肿瘤病灶可以延伸至左侧的脾门和结肠脾曲，以及右侧的肝包膜和结肠肝曲。通常情况下，肿瘤不累及肝脏或脾脏的实质，肿瘤和这些器官之间存在一定的间隙。然而，为了切除所有的网膜病变，有时需要行脾切除术(157)。

其他转移病灶的切除 应切除壁腹膜上的其他大块肿瘤，尤其是那些孤立的病灶，切除后可达到满意的肿瘤细胞减灭。尽管横膈表面的孤立转移病灶可以切除，膈面缺损缝合后放置胸腔引流管数天，但是横膈表面的弥漫病灶无法切除(157,158)。CUSA (Cavitron Ultrasonic Surgical Aspirator，CUSA)和氩气电凝刀为手术切除小的肿瘤结节提供了方便，尤其是那些位于比较平的表面上的肿瘤结节(159,160)。

可行性与结局

虽然尚没有前瞻性的随机试验证明初次肿瘤细胞减灭术的价值，但所有回顾性研究均表明，对于晚期卵巢癌患者，化疗前残余肿瘤结节的最大直径与无进展生存期有显著的相关性(163)。盆腔和上腹腔大块肿瘤的切除可以显著改善患者的生存质量(166)。

可以利用的回顾性资料分析表明，妇科肿瘤医师行肿瘤细胞减灭术时，可以在70%~90%的患者中完成手术(152,153)。严重病率约5%，手术死亡率约1%(156,161,162)。这些患者的肠切除并不增加手术引起的总病率(156)。

Bristow等在对81项因晚期卵巢癌行肿瘤细胞减灭术的研究进行的一项荟萃分析中发现，肿瘤细胞减灭术的程度与患者的生存期延长有关，也就是，**手术切除的肿瘤所占比例越高，生存期越长：肿瘤细胞减灭术中切除的肿瘤体积每增加10%，中位生存期就延长5.5%**(163)。**手术切除的肿瘤超过肿瘤负荷75%的患者，中位生存期为33.9个月，而切除肿瘤不及75%的患者**，则中位生存期为22.7个月($P<0.001$)。大规模前瞻性随机试验结果表明，Ⅲ期卵巢癌患者的盆腔和主动脉旁淋巴结切除并不延长生存期(164)。

欧洲癌症研究和治疗组织(European Organization for the Research and Treatment of Cancer，EORTC)开展了一项"中间性"肿瘤细胞减灭术的前瞻性随机研究。这些患者中的大多数进行最初的肿瘤细胞减灭术时，并没有竭尽全力企图切除肿瘤。中间性肿瘤细胞减灭术适用于那些估计初次肿瘤细胞减灭术效果不满意的患者，手术前进行3个疗程的铂类为基础的联合化疗。研究结果表明，手术组患者的生存期长于那些未能接受中间性肿瘤细胞减灭术的患者(165)。在随机分到中间性手术组的患者中，死亡风险降低40%以上。以这些数据为基础，治疗过程中尽早进行肿瘤细胞减灭术，应列入标准治疗(166)。

GOG开展了一项中间性肿瘤细胞减灭术的前瞻性Ⅲ期研究，患者入组时已经接受了竭尽全力的初次肿瘤细胞减灭术(167)。随机研究结果表明3个疗程化疗后接受肿瘤细胞减灭术的患者与未手术的患者之间**没有差别**。216例接受中间性肿瘤细胞减灭术的患者的中位生存期为32个月，而209例未手术的患者的中位生存期为33个月。

有证据表明，当接受过专业训练的肿瘤外科医师实施手术以及有中心化管理时，晚期卵巢癌患者的生存期得到一定程度的改善(168~171)。**晚期卵巢癌患者应该尽可能地在肿瘤专科接受初期的手术治疗，并且应尽最大努力提高肿瘤细胞减灭术的彻底性。**

化疗

Ⅰ期卵巢上皮性癌

早期，低危患者

Guthrie等研究了656例卵巢上皮性癌早期患者的结局(152)。ⅠA期高级别且术后没有辅助放化疗的卵巢癌患者没有死于卵巢癌者，这一结果表明这类患者不需要辅助治疗。

GOG 开展了一项前瞻性随机研究,将分级为Ⅰ级和Ⅱ级的ⅠA 期和ⅠB 期卵巢癌患者分为观察组和美法仑化疗组(114)。**两组患者的 5 年生存率分别为 94% 和 96%,结果证实辅助治疗并不改善生存期**。因此,对于这一类患者并不建议辅助治疗。

早期,高危患者

对于高危患者(如肿瘤细胞分化差,或腹水或腹腔冲洗液中有肿瘤细胞),应加以辅助治疗。大多数研究者建议对这些患者采用化疗(172~185)。卵巢上皮性癌早期高危患者的化疗方案可以是单药或多药联合。一些研究者对早期患者过度化疗的观点持有疑义,指出化疗对患者远期生存率的影响尚不明确(174,175,181)。烷化剂和铂类药物的应用增加患白血病的风险,这一风险使得应用辅助化疗有一定的危险性,除非它能够带来显著的效果(186,187)。

由于顺铂、卡铂、环磷酰胺和紫杉醇等单药用于卵巢上皮性癌有效,这些药物可以联合应用。有些顺铂或环磷酰胺或二者联合用于治疗Ⅰ期卵巢癌的系列报道(176~181)。在 GOG 的一项研究试验中,将ⅠB 期和ⅠC 期患者分为 PC 化疗 3 个疗程组和腹腔内磷酸铬(^{32}P)治疗组,结果发现,接受铂类为基础化疗组患者的无进展生存率较接受放射性胶体治疗组高 31%(178)。意大利妇科肿瘤协作组(Gruppo Italiano Collaborativo Oncologica Ginecologica,GICOG)的多中心试验就无进展生存率而言报告了类似的结果,尽管总的生存期并无改善(179)。

有两项关于早期卵巢癌患者的大规模平行随机Ⅲ期临床试验:**卵巢肿瘤国际协作试验 1(International Collaborative Ovarian Neoplasm Trial 1,ICON1)和卵巢肿瘤辅助化疗试验(Adjuvant Chemotherapy Trial in Ovarian Neoplasia,ACTION)**(188,189)。

来自欧洲 84 个中心的 477 例患者加入了 **ICON1 试验**。只要研究者认为尚不能确定患者能否从辅助化疗中获益,那么这些患者不论期别怎样,都可以纳入试验。大多数被认为Ⅰ期和ⅡA 期患者并**没有接受满意的分期手术**,且很可能这些患者中存在一些Ⅲ期患者,数量不定。241 例患者接受了铂类为基础的辅助化疗,同时 236 例未进行辅助化疗。在接受辅助化疗的患者中,**5 年生存率为 73%**,而对照组则为 62%(*HR*=0.65,*P*=0.01)(189)。

在 ACTION 试验中,**把来自欧洲 40 个研究中心的 440 例患者随机分组;224 例接受了铂类为基础的辅助化疗,224 例未行化疗**(188)。试验包括Ⅰ期和ⅡA 期的中高级别患者。所有患者中,**仅有约 1/3(151 例)的患者接受了满意的分期手术。在观察组中,满意的分期手术与较长的生存期相关**[危险比(hazard ratio,*HR*)=2.31,*P*=0.03],在欠满意的分期手术的患者中,辅助化疗与生存期的延长相关(*HR*=1.78,*P*=0.009)。在满意的分期手术组,没有发现辅助化疗的优点。**在 ACTION 试验中,辅助化疗带来的益处,欠满意的分期手术的患者中有所体现,从而提示,辅助化疗仅仅使那些高度怀疑有隐匿性镜下转移的患者受益**。

当把这两项试验的结果联合起来分析时,共计 465 例患者随机分入铂类为基础的辅助化疗组,460 例分入观察组,直到疾病进展(190)。在中位随诊时间超过 4 年后,化疗组的整体生存率为 82% 而观察组为 74%(*HR*=0.67,*P*=0.001)。无复发生存率化疗组较高,分别为 76% 和 65%(*HR*=0.64,*P*=0.001)。解读这一分析的结果时一定要慎重,因为绝大多数患者没有接受全面分期手术,但**结果提示,对于没有接受满意分期手术的患者,应该给予铂类为基础的辅助化疗**。

卡铂由于与顺铂疗效相当、有很好的耐受性且不良反应明显减少,已经替代顺铂被广泛地应用(191)。GOG 主持了一项 457 例早期上皮性卵巢癌患者辅助 3 个疗程和 6 个疗程卡铂紫杉醇化疗的随机Ⅲ期临床试验(192)。这项研究中,没有完全或充分记录手术分期的患者(126 例,29%)数量之大出乎意料。6 个疗程组复发率为 24%,低于 3 个疗程组(*HR*=0.76;置信区间,0.5~1.13),但这没有令人满意的显著性。估计 5 年复发概率 6 个疗程组和 3 个疗程组分别为 20.1% 和 25.4%。作者得到的结论是,对于高危早期卵巢癌患者,

3 个疗程卡铂和紫杉醇的辅助化疗是合理的选择。目前,GOG 的试验包括Ⅰ期和Ⅱ期的高危患者,先进行 3 个疗程的卡铂与紫杉醇的联合化疗,随后再将这些患者随机分为观察组和化疗组,化疗组受小剂量的紫杉醇($40mg/m^2$)周疗,共 26 周。把ⅠA 或ⅠB 期的高级别、ⅠC 期或透明细胞癌定义为Ⅰ期高危患者。

推荐治疗方案如下:

- **低分化、高风险的Ⅰ期卵巢上皮性癌患者应接受辅助化疗。化疗方案根据患者的总体健康状况和内科合并症具体而定。**
- **这些患者应给予卡铂和紫杉醇联合化疗 3~6 个疗程,但对于年龄大以及有内科合并症的患者更倾向于单药卡铂化疗。**

晚期卵巢上皮性癌

转移性卵巢上皮性癌的标准治疗方法是全身的多药联合化疗(193~217)。随着 20 世纪 70 年代后半期顺铂的引入,铂类为基础的联合化疗成为美国最常用的治疗方案。80 年代出现了紫杉醇,90 年代开始将紫杉醇与其他化疗药物联合应用(192~196)。关于紫杉醇、顺铂及卡铂的比较性试验结果见下面的总结。

对晚期卵巢癌患者的研究资料进行了一项荟萃分析,根据联合化疗方案中是否含有顺铂,将患者分为含有顺铂组和不含顺铂组(197)。在 2~5 年的随诊过程中发现,两组患者的生存率存在差异,顺铂组患者生存率稍占优势,但是在随诊到第 8 年时,差异不复存在。

晚期卵巢癌治疗中的主要进步是 20 世纪 90 年代末将紫杉醇引入联合化疗方案。尽管一些数据支持特定患者使用腹腔化疗,一系列组中含有紫杉醇的随机前瞻性临床研究已经明确将卡铂和紫杉醇作为晚期卵巢上皮性癌患者的标准治疗方案(194,195,201,202)。

McGuire 等报道了 GOG 的研究资料(方案 111),发现顺铂($75mg/m^2$)和紫杉醇($135mg/m^2$)联合应用连续 6 个疗程的疗效优于顺铂($75mg/m^2$)和环磷酰胺($600mg/m^2$)的联合应用(194)。在未能获得满意的肿瘤细胞减灭术的患者中,含紫杉醇的联合化疗使死亡率降低了 36%。在欧洲癌症研究和治疗协会(European Organization for the Research and Treatment of Cancer,EORTC)、北欧卵巢癌研究组(Nordic Ovarian Cancer Study Group,NOCOVA)和加拿大国家癌症研究所(National Cancer Institute of Canada,NCIC)联合开展的一项研究中,验证了上述结果,研究包括满意和不满意肿瘤细胞减灭术的两组患者(195)。在这项研究中,紫杉醇联合化疗组的患者无论是否接受了满意的肿瘤细胞减灭,都有明显延长的无进展生存期和总体生存期。**根据这两项研究,紫杉醇应是晚期卵巢上皮性癌患者的一线化疗药物之一,除非有紫杉醇应用的禁忌证,如先前存在外周神经病变。**

有一项研究把没有获得满意的肿瘤细胞减灭术的Ⅲ期和Ⅳ期患者分为 3 组,分别进行紫杉醇[paclitaxel,T]、顺铂[cisplatin,P]以及 PT 联合的化疗(方案 132),结果表明三组疗效相当,但是试验中准许了每种方案的交换使用(196)。该研究表明,对于未获得满意肿瘤细胞减灭术的患者,联合给药的耐受性好于续贯给药。

由于第二代的铂类类似物卡铂的毒性反应小于第一代的顺铂,而被广泛地应用。早期研究表明,卡铂总体毒性反应较低(204)。与顺铂相比,胃肠道不良反应尤其是恶心、呕吐发生较少,而且肾毒性、耳毒性和神经毒性也相对少见。但是,卡铂引起的骨髓抑制较为严重(206)。

卡铂的用药剂量是根据 Calvert 公式,用曲线下面积(AUC)和肾小球滤过率(GFR)计算的(207)。对于之前未接受过治疗的卵巢癌患者,AUC 为 5~6。

卡铂和紫杉醇

两项随机前瞻性临床研究比较了紫杉醇、顺铂以及紫杉醇、卡铂两种联合化疗方案(201,202)。两项研究结果的疗效和生存期相似,但含卡铂组的毒性反应更容易接受。在第一项研究,GOG158 方案中,患者随机分为两组:一组为卡铂 AUC=7.5 和紫杉醇 175mg/m² 用药时间 3 小时以上,另一组为顺铂 75mg/m² 和紫杉醇 135mg/m² 用药时间 24 小时以上(图 37.15)。卡铂组患者的无进展生存期为 22 个月,对照组为 21.7 个月(201)。卡铂组患者的胃肠道反应和神经毒性明显低于顺铂组。德国一项大样本随机试验得到了类似的结果,它将患者分为两组进行比较,一组为卡铂 AUC=6 和紫杉醇 185mg/m² 用药时间 3 小时以上,另一组卡铂改为顺铂 75mg/m²,紫杉醇剂量不变(202)。这些资料显示,**晚**

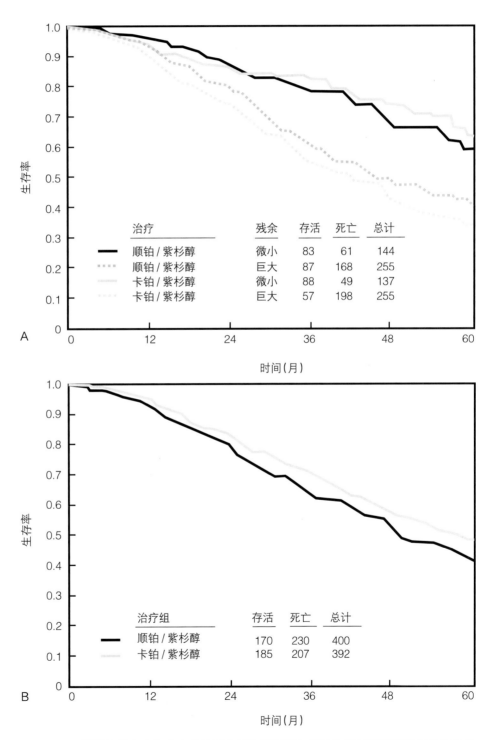

图 37.15　Ⅲ期卵巢上皮性癌患者接受卡铂和紫杉醇与顺铂和紫杉醇两组患者的生存曲线:来自 GOG 一项研究。A:不同化疗方案以及不同大小残余病灶患者的生存曲线。B:不同化疗方案患者的生存曲线

期卵巢癌患者应首选紫杉醇和卡铂的联合化疗方案(203)。

卵巢肿瘤国际协作组(International Collaborative Ovarian Neoplasm,ICON)3 试验是一项包括 2074 例各种期别卵巢癌患者的研究,其中I期和II期患者占 20%(208)。卡铂和紫杉醇联合的化疗方案与两种不含紫杉醇的化疗方案,单药卡铂(70%)或环磷酰胺、阿霉素和顺铂(CAP)(30%)相比较。化疗方案根据临床医师的个人喜好在随机分组前已经确定。接受单药卡铂或 CAP 化疗方案的患者中,1/3 的患者随后接受了二线紫杉醇的治疗,并且在临床上出现疾病进展之前常常加用了紫杉醇。在 51 个月的中位随诊期间,卡铂加紫杉醇的联合化疗组与对照组有相似的无进展生存率(0.93)和总体生存率(0.98)。**紫杉醇加卡铂组和对照组的中位生存期分别为 36.1 个月和 35.4 个月。中位无进展生存期分别为 17.3 个月和 16.1 个月**。研究者得出结论,作为卵巢癌化疗的一线方案,单药卡铂和 CAP 与紫杉醇和卡铂联合化疗同样有效。由于单药卡铂的化疗方案与其他方案相比毒性反应少,而且在先前试验(ICON2)中,将单药卡铂和 CAP 作为一线化疗药物进行了比较,结果中位生存期(33 个月)相似,研究者推荐,优先选择单药卡铂治疗(209)。研究设计限制了研究结果的解读并遭到批评,因为研究中包括 FIGO 分期中从I期至IV期的各期患者,初次手术的满意程度各不相同,而且大多数患者(85%)在单药卡铂或 CAP 化疗复发后,接受了紫杉醇化疗。这项研究结果没有改变该研究主要开展地区英国的临床实践。

卡铂和多西他赛

多西他赛的毒性反应与紫杉醇有所不同。苏格兰妇科肿瘤试验工作组(Scottish Gynaecolgical Cancer Trials Group,SCOT-ROC)的研究,将 1077 例I C 期至IV期的卵巢上皮性癌患者,随机分为卡铂和紫杉醇或卡铂和多西他赛治疗组(210)。**多西他赛与紫杉醇的疗效相当**:中位无进展生存期分别为 15.1 个月和 15.4 个月,而且**与紫杉醇组相比,多西他赛组患者的神经系统反应、关节痛、肌痛以及四肢无力均相对少见**。多西他赛与卡铂的联合化疗方案会出现更严重的骨髓抑制以及随之而来的并发症(即严重的感染和延长的 3~4 度的粒细胞减少)。需要更多的研究来明确,多西他赛是否应该替代紫杉醇成为卵巢上皮性癌的一线化疗药物。

5 组试验

在一项国际性组间试验 GOG182/ 西南肿瘤组(Southwest Oncology Group,SWOG)SWOG182/ICON5 中,将标准的卡铂和紫杉醇联合化疗方案与卡铂和紫杉醇中再加用吉西他滨、拓扑替康或脂质体阿霉素中的一种或两种药物的联合方案进行比较(211)。结果表明,卡铂联合紫杉醇标准化疗方案基础上加用上述三种化疗药物中的任何一种都不能改善无进展生存期和总体生存期。

腹腔化疗

SWOG 和 GOG 在微小残余病灶患者中开展了一项随机的前瞻性 GOG 研究(方案 104),比较顺铂腹腔和静脉两种给药方式(均为 $100mg/m^2$),并且每组同时都给予环磷酰胺 $750mg/m^2$(212)。结果表明,**顺铂腹腔内给药组患者的总体中位生存期略长于静脉给药组,分别为 49 个月和 41 个月**(P=0.03)。但是在微小残余病灶(最大残余病灶直径 <0.5cm)患者中,两种给药方式之间的中位生存期无差异,分别为 51 个月和 46 个月(P=0.08)。

在随后的第二项 GOG 研究(方案 114)中,剂量强度组的患者先接受二个疗程的中度大剂量卡铂(按照 AUC=9 给药)的诱导治疗,随后接受顺铂 $100mg/m^2$ 腹腔内给药,同时紫杉醇 $135mg/m^2$ 静脉给药 24 小时的治疗,并与顺铂 $75mg/m^2$ 和紫杉醇 $135mg/m^2$ 静脉给药组(对照组)进行比较(213)。结果表明,剂量强度组患者的治疗效果略好,中位无进展生存期为 37.6 个月,而对照组为 22.5 个月 ($P=0.02$)。总体生存期两组间没有差异,分别为 52.9 个月和 47.6 个月 ($P=0.056$)。这项研究表明,增加顺铂腹腔内给药的剂量对患者长期生存的影响尚无定论。

在第三项 GOG 随机前瞻性研究(方案 172)中,比较了顺铂和紫杉醇腹腔内给药与静脉内给药的作用效果(214)。其中一组为顺铂 75mg/m² 联合紫杉醇 135mg/m² 静脉给药,每 3 周一次;另一组为第一天静脉给紫杉醇 135mg/m²,第 2 天腹腔内给顺铂 100mg/m²,第 8 天腹腔内给紫杉醇 60mg/m²,每 3 周为一个疗程。两组患者分别用药 6 个疗程。尽管随机分入静脉化疗组的患者有 83% 完成了 6 个疗程化疗,但分入腹腔化疗组患者只有 42% 完成化疗,主要原因是导管相关并发症。对于两组患者中因为顺铂毒性反应而未能完成化疗的患者,将化疗方案中顺铂改为卡铂静脉给药。比较静脉治疗组和腹腔治疗组,中位无进展生存期分别为 18.3 个月和 23.8 个月 ($P=0.05$)。**静脉治疗组和腹腔内治疗组的中位总生存时间分别为 49.7 个月和 65.6 个月 ($P=0.03$)(214)。**腹腔化疗组患者在第 4 个疗程化疗开始之前以及治疗后 3~6 周内的生存质量明显降低,但治疗后一年会有所改善。关于这一试验中腹腔内导管相关事项的总结性文章已经发表(215)。

通过这些随机试验可以看出,对于接受了满意的肿瘤细胞减灭术的III期卵巢癌患者,紫杉醇联合顺铂腹腔内给药化疗替代卡铂和紫杉醇静脉化疗是可以接受的(216)。没有随机研究将这一腹腔用药方案与紫杉醇联合卡铂静脉或腹腔给药两种方案进行直接比较。腹腔化疗可以用于那些进行了满意的肿瘤细胞减灭术,并且体力状态和总的健康状况均良好的患者。由于和静脉化疗相比,腹腔化疗更加复杂,并且更容易出现并发症,因此这一给药方式应在与患者充分全面讨论后个体化应用。

大剂量静脉化疗

日本 GOG 随机将 637 例卵巢癌患者分为两组,化疗方案分别是卡铂 AUC6 和紫杉醇 180mg/m²,每 3 周一个疗程及同等剂量的卡铂和紫杉醇 80mg/m² 每周至少 6 个疗程(217)。大剂量组中位无进展生存期为 28 个月而对照组 17 个月,他们还报道了两组毒性反应几乎没有区别,而且特别是 3~4 度神经毒性非常低。在 417 例III期患者中,约 50% 存在最大小于 1cm 的残余病灶,与 GOG172 研究中相似。没有分组分析明确这些减瘤满意的患者是否因为大剂量紫杉醇的应用使治疗更为成功,但是III期患者整组的复发危险比为 0.69。这些结果令人鼓舞但需要在另一项研究中得到证实。**乳腺癌患者紫杉醇周疗较 3 周疗更为有效是很好的证据**,日本 GOG 研究建议同样方案应用于卵巢癌。GOG 和其他研究关于大剂量化疗和腹腔化疗疗效比较这一重要问题的研究正在进行中。

新辅助化疗

有作者认为,对于那些特定患者,估计手术不能获得满意肿瘤细胞减灭的III期和VI期患者以及大量胸腔积液和腹水者,应在肿瘤细胞减灭术前行化疗。Schwartz 等进行的一系列研究表明,接受新辅助或肿瘤细胞减灭化疗的患者,生存期与同一机构中肿瘤细胞减灭术后接受常规化疗的患者相似(218)。存在大量腹水和胸膜渗出的患者在肿瘤细胞减灭术前行 2~3 个疗程化疗是有帮助的,这一观点已被接受。化疗可以逐渐减少渗出,改善患者的体力状态,降低术后病率,尤其是胸部并发症(219,220)。

EORTC 完成了一项 718 例晚期卵巢癌患者的大样本随机试验,研究比较了初次手术后卡铂和紫杉醇联合化疗 6 个疗程减灭术后再行 3 个疗程的化疗。研究发现两组患者无进展生存期相同,且总体生存期(30 个月)相似(221)。接受新辅助化疗组患者手术死亡率明显降低,说明对于一些特定的晚期卵巢癌患者(III期和IV期)肿瘤细胞减灭术前 2~3 个疗程的新辅助化疗是合理的选择。

化疗和贝伐单抗

复发性卵巢癌患者应用药物如贝伐单抗抑制血管生成,被证实为有作用和有益的。从其他类型肿瘤如乳腺癌、结肠癌的部分研究中可以得到证据,即化疗中加入贝伐单抗增加反应率,延长无进展生存期及生存期(222~224)。两项大规模随机试验(GOG218 和 ICON7)研究加入贝伐单抗相对于卡铂联合紫杉醇标准化疗方案对晚期卵巢癌患者的影响已经结束(225,226)。GOG218 是一项分为三组的随机双盲安慰剂对照试验。第一组患者接受 6 个疗程卡铂紫杉醇联合化疗并于第 2 个疗程化疗开始使用安慰剂且化疗后继续应用 16 个疗程。第二组患者接受 6 个疗程化疗并于第 2 个疗程化疗开始使用贝伐单抗,并于化疗完成后使用 16 个疗程安慰剂,第三组患者化疗第 2 个疗程开始使用贝伐单抗且化疗完成后再使用 16 个疗程。设计这一试验的目的是研究贝伐单抗联合化疗及作为支持治疗的益处。胃肠道穿孔是该药用于治疗结直肠癌时的罕见并发症,为了降低这一风险,贝伐单抗的用量是 15mg/kg,第二程化疗时开始。GOG 218 的研究结果报道,随机分到第三组(贝伐单抗联合卡铂紫杉醇 3 周疗后,再作为支持治疗每 3 周一次,共 16 个疗程,总计 15 个月)的患者无进展生存期轻度延长了 3.8 个月(225)。贝伐单抗的毒性反应是可以接受的,且肠穿孔风险很低(低于 2%)。研究没有发现总体生存期有任何改善,但需要随诊。ICON 7 研究与 GOG 相似,尽管它包含 2 组,分别是单纯卡铂紫杉醇化疗组及与化疗同步联合贝伐单抗 7.5mg/kg,每 3 周 1 次,共 6 个疗程,且化疗结束后再使用 12 个疗程作为支持治疗。ICON 7 的研究结果已经呈现并报告了试验组的中位无进展生存期轻度延长了 1.7 个月,这是有统计学意义的(226)。这些研究结果支持了贝伐单抗联合化疗用于晚期卵巢癌患者的作用。但是,贝伐单抗的费用高且无进展生存期的改善较短。

晚期卵巢上皮性癌的推荐化疗方案

对于晚期卵巢上皮性癌的治疗,推荐采用的方案,如表 37.4。

表 37.4　晚期卵巢癌患者的联合化疗:推荐方案

药物	剂量(mg/m²)	给药途径	间隔时间(周)	治疗(疗程)
标准方案				
腹腔化疗				
紫杉醇	135	静脉	3,第 1 天	6
顺铂	50~100	腹腔	第 2 天	
紫杉醇	60	腹腔	第 8 天	
静脉化疗				
紫杉醇	175	静脉	3	6~8
卡铂	*AUC=5~6	静脉		
紫杉醇	135	静脉	3	6~8
顺铂	75	静脉		
其他可选用药物**				
多西他赛	75	静脉	3	
脂质体阿霉素	35~50	静脉	3~4	
拓扑替康	1.0~1.25	静脉	1	
	4.0	静脉	3(每天 1 次 ×3~5 天)	
依托泊苷	50	口服	3,第 14~21 天	

* 任何化疗方案中可加用贝伐单抗 7.5~15mg/kg

[a] 并非卡铂剂量,AUC 是指曲线下面积,剂量通过 Calvert 公式计算

[b] 用于替代紫杉醇的药物,在存在紫杉醇过敏时可考虑替换;疗程数根据患者的耐受情况而定

- 对于晚期卵巢癌患者,卡铂紫杉醇静脉给药或顺铂紫杉醇腹腔给药(应用 GOG 172 的方案)的联合化疗是可选择的化疗方案。应该充分与患者讨论腹腔和静脉两种给药途径的利与弊。
- 静脉化疗推荐的给药剂量和时间,卡铂(初始剂量 AUC=5~6)和紫杉醇 175mg/m^2,每 3 周为一个疗程,共 6~8 周,或大剂量方案卡铂 AUC6,每 3 周为一个疗程,共 6 个疗程,紫杉醇 80mg/m^2,每周(217)。
- 腹腔内化疗的推荐给药剂量和时间,化疗第 1 天紫杉醇 135mg/m^2 静脉给药,第 2 天顺铂 75~100mg/m^2 腹腔给药,第 8 天紫杉醇 60mg/m^2 腹腔给药,每 3 周为一个疗程,如果患者能够耐受,应完成 6 个疗程。很多研究中心为了降低毒性反应,将顺铂剂量调整为 75mg/m^2,而非 100mg/m^2,另有将方案中顺铂用卡铂(AUC 6)代替。这些实用主义的调整对结局的影响尚不清楚。
- 贝伐单抗 7.5~15mg/kg 可以加入静脉或腹腔化疗方案的任意一种。
- 对于不能耐受联合化疗的患者,可静脉给予卡铂(AUC=5~6)单药化疗。
- 对于紫杉醇或卡铂过敏的患者,可以应用其他替代药物(如多西他赛、微粒紫杉醇、顺铂等)。卡铂过敏者可以尝试脱敏。

所有晚期卵巢癌患者的治疗方案相似,可以根据患者的总体状况、一般健康情况以及治疗开始时残余病灶的严重程度,进行适当调整。

一线化疗药物获得临床完全缓解后的维持治疗

晚期卵巢癌患者应用一线化疗获得完全缓解后,高达 80% 的患者最终会出现复发。为了降低复发率,开展了在患者完成初步治疗后即可用药的一些试验。

紫杉醇 在 GOG 和 SWOG 联合开展的一项研究中,277 例通过一线化疗获得临床完全缓解的晚期卵巢癌患者被随机分为 2 组,分别接受 3 个疗程或 12 个疗程的单药紫杉醇附加化疗(给药剂量分别为 175mg/m^2 或 135mg/m^2,每 28 天一次)(227)。在初始化疗中出现二度或三度神经毒性反应的患者不能入选。由于毒性反应的蓄积,被分入 12 个疗程化疗组患者实际接受的紫杉醇化疗平均疗程数为 9 个。治疗时间越长,治疗相关的 2~3 度神经病变越常见,分别占 24% 和 14%。**中位随诊时间仅 8.5 个月时就终止了研究,初步分析表明,紫杉醇巩固化疗 9 个疗程的患者与化疗 3 个疗程的患者相比,中位无进展生存期分别为 28 个月和 21 个月,显著延长 7 个月。患者中位总生存期没有差异,因此此研究没有改变临床实践。**维持治疗停止后,疾病进展率显著增加,这意味着远期生存率很可能没有改善,而且很可能也无法出现随着随诊时间延长生存率改善的情况,因为化疗 3 个疗程组患者在研究结束后可以选择附加 9 个疗程的紫杉醇化疗(228)。GOG 正在开展另一项有安慰剂对照的随机试验,试验中应用了两种方案的紫杉醇。

拓扑替康 意大利和德国分别开展了一项随机试验,在 6 个疗程的卡铂和紫杉醇联合化疗后加用 4 个疗程拓扑替康化疗(229,230)。其中德国开展的这项研究规模较大,1059 例患者被随机分为两组,一组为 537 例患者,接受 6 个疗程紫杉醇(175mg/m^2,持续 3 小时)和卡铂(AUC=5)的联合化疗后再加用 4 个疗程拓扑替康(1.25mg/m^2,静脉,第 1 天至第 5 天,每 3 周为一个疗程)治疗;另一组 522 例患者,仅接受 6 个疗程紫杉醇(175mg/m^2,持续 3 小时)和卡铂(AUC=5)的联合化疗(230)。在意大利的研究中,273 例患者随机分为两组,一组(137 例)另外接受 4 个疗程的拓扑替康化疗,用药剂量为 1mg/m^2,第 1 天至第 5 天,每 3 周为一个疗程,共 4 个疗程;另一组(136 例)为无后续治疗组(229)。**初步报告显示,接受了 4~6 个疗程拓扑替康巩固化疗的患者,无论是无进展生存期还是总体生存率,均无显著改善。**

顺铂 **在将顺铂腹腔内给药作为巩固治疗与观察组相比的一项随机临床试验中,发**

现两治疗组之间的生存率没有显著差异(231)。

生物治疗 如上所述,单克隆抗体(MonAb)贝伐单抗与一线方案卡铂紫杉醇化疗联合应用并在此后贝伐单抗维持治疗1年,无进展生存期可以轻度延长(225,226)。患者及其医师可以考虑参照GOG 218和ICON 7中发表的用法进行维持治疗。大量正在进行中的临床试验指出了口服血管生成抑制因子在晚期卵巢癌患者一线化疗完成后作为维持治疗时的作用。

直接靶向CA125(OvaRex)和HMFG(人乳脂肪球蛋白)肿瘤相关抗原的单克隆抗体(MonAb)研究已经开展(232~234)。Berek等开展的一项随机安慰剂对照试验中,将*oregovomab*(抗CA125单克隆抗体)静脉给药作为维持治疗,结果显示,作为维持治疗,*oregovomab*没有显示出改善生存期的优势(233)。一项随机试验表明,对于腹腔镜二次探查术结果阴性的患者,接受腹腔内金属钇标记的抗黏蛋白(HMFG)单克隆抗体治疗,其总体生存率较安慰剂组没有改善(234)。

疗效评价

很多卵巢上皮性癌患者在接受了满意的肿瘤细胞减灭术并完成随后的化疗后已无病灶存在。肿瘤标志物和影像学检查不敏感以至于不能发现亚临床病变。历史上曾经通过二次探查手术对这些患者进行评价,但由于没有证据表明患者明确受益,如今已经废弃(132,235~244)。

肿瘤标志物

CA125,一种与苗勒管上皮组织相关的表面糖蛋白,其升高见于80%的卵巢上皮性癌患者,尤其是非黏液性肿瘤患者(245~247)。但是经过初次肿瘤细胞减灭术和1~2个疗程的化疗后,就常常检测不到了。癌胚抗原(carcinoembryonic antigen,CEA)常在卵巢癌患者中升高,但是这一检验方法的敏感性和特异性均不高,以至于无法用于黏液性卵巢癌患者以外的治疗(48)。

CA125水平和二次探查术中所见的情况相关。CA125的升高对提示肿瘤存在十分有帮助,但阴性结果并不能除外肿瘤存在。在一项前瞻性研究中,其阳性预测值为100%;如果CA125水平阳性(>35U/ml),在二次探查术中总可以发现病灶(245)。但阴性预测值仅为56%,如果CA125<35U/ml,44%的患者在二次探查术时仍有病灶存在。**文献复习提示,CA125水平升高的患者中97%的患者在二次探查术中有持续病灶存在,但是在很多患者中,CA125水平并不足以排除亚临床病灶的存在(246)。**

治疗开始时血清CA125水平升高的患者,可以在化疗过程中随诊其CA125水平(245)。CA125水平的变化与疗效反应相关。3个疗程化疗后CA125水平持续升高的患者,可能有持续病灶存在。当治疗后出现CA125升高时,表明治疗失败,继续原方案化疗也没有作用。一项回顾性研究表明,在CA125持续高水平的患者中,当CA125持续升高达到最低水平的两倍时,明确提示疾病进展(247)。

影像学评价

影像学检查可以在治疗开始评估有可测量病变患者的疗效反应。对于肿瘤细胞减灭术后没有或存在微小残余病变的患者这些检查价值有限,但是他们在随诊中是有帮助的,尤其可以记录复发部位,腹水很容易发现,但复发患者大块的网膜转移病灶,CT扫描也会漏诊(248)。如果肝酶水平异常,可以通过CT扫描或超声检查评价有无肝脏受累。若CT结果阳性且细针抽吸(fine-needle aspiration,FNA)细胞学检查提示肿瘤存在,则能明确肿瘤持续存在或复发,但是CT扫描的假阴性率高达45%(249)。**正电子发射断层扫描(PET)单独或联合CT有助于发现复发病灶,尽管增加PET检查的相对价值不明确。与CT相比,**

PET 的假阳性率较高(106,107)。对于那些造影剂过敏的患者,可以用 MRI 替代 CT 检查(105)。

二线治疗

再次肿瘤细胞减灭术

再次肿瘤细胞减灭术是指完成一线化疗后进行的以肿瘤细胞减灭为目的的手术(250~253)。化疗过程中疾病进展的患者不是这一手术的适宜对象。但有时复发患者也适于进行病灶的手术切除。**应该严格限制接受这一手术患者的适应证:无病生存期至少达到 12 个月,最好达到 24 个月;或者不论无病生存期长短,预计可以切除所有肉眼可见病灶的患者**(250~258)。没有弥漫肿瘤转移的 1 个或 2 个独立复发病灶的患者完全切除肿瘤是可能的(258)。

持续复发卵巢癌患者的化疗

大多数复发患者会接受更多的化疗,患者受益的可能性与初始反应和缓解时间相关。治疗目的是改善控制疾病相关症状,维持或改善生存质量,延缓进展,尽可能地延长生存期,尤其是对于铂类敏感的复发患者。很多有效的化疗药物(如顺铂、紫杉醇、拓扑替康、脂质体阿霉素、多西他赛、吉西他滨和依托泊苷等)和靶向药物(贝伐单抗)可以使用,治疗方案的选择有很多影响因素,包括受益可能性、潜在毒性反应以及患者用药是否方便。

初次化疗后 6 个月以上复发的患者定义为铂类敏感型,常常进一步接受铂类为基础的化疗,敏感度为 27%~65%,中位生存期为 12~24 个月(259~263)。完成一线化疗 6 个月内复发的患者定义为铂类耐药,中位生存期为 6~9 个月,对化疗有反应的可能性为 10%~30%。治疗时进展的患者定义为铂类难治性卵巢癌。铂类难治性卵巢癌患者客观的反应率很低——低于 20%(264)。

复发性卵巢癌患者在临床试验中的化疗相关潜在不良反应有着很好的记录且不应被低估。三个最常用的药物是紫杉醇、拓扑替康和脂质体阿霉素(265~291)。报道的紫杉醇相关不良反应为脱发,发生率为 62%~100%,神经毒性(任何级别)发生率为 5%~42%,严重粒细胞减少 4%~24%。和脂质体阿霉素及紫杉醇相比,拓扑替康的骨髓抑制明显加重,见于 49%~76% 的患者。脂质体阿霉素与肢端红斑(palmar-plantar erythrodysesthesia,PPE)相关,超过 50% 的患者有不同程度的症状,严重者占 23%。有报道超过 10% 的患者发生严重的口腔炎(265~268)。

铂类敏感型卵巢癌 在两项多国参与的 III 期和 II 期随机研究中,比较了铂类和紫杉醇联合与单药铂类两种化疗方案(292,293)。在 ICON4 和 AGO-OVAR-2.2(AGO Studiengruppe Ovarialkarzinom)的试验中,802 例停药至少 6~12 个月后复发的铂类敏感型卵巢癌患者被随机分入铂类为基础的化疗组(72% 为单药顺铂或卡铂;17% 为 CAP;4% 为卡铂和顺铂;3% 为顺铂和阿霉素)或紫杉醇联合铂类为基础的化疗组(80% 为紫杉醇和卡铂;10% 为紫杉醇和顺铂;5% 为紫杉醇联合卡铂和顺铂;4% 为单药紫杉醇)(292)。AGO-OVAR-2.2 试验没有获得原计划的病例数。接受的初始化疗方案中不包括紫杉醇者在两组中均占了很大比例。**综合分析两项试验**,在中位随诊 42 个月中,**化疗方案中含紫杉醇的患者有较高的生存率**(HR=0.82)。**患者的 2 年生存率高出 7%(57% 和 50%),中位生存期延长了 5 个月(29 个月和 24 个月)。**紫杉醇方案的患者有更长的无进展生存期(HR=0.76);1 年的无进展生存率提高 10%(50% 和 40%),以及中位无进展生存期延长 3 个月(13 个月和 10 个月)。除了神经毒性反应和脱发在紫杉醇组患者中明显升高外,其他毒性反应两组相当。相反,化疗方案中不含紫杉醇的患者有更严重的骨髓抑制。这些资料支持,**对于初始化疗方案中不含紫杉醇的患者,使用含有紫杉醇和铂类的二线方案稍微好**

于单纯铂类为基础的方案。

两项随机试验将单药卡铂和卡铂联合吉西他滨或脂质体阿霉素进行了比较(294,295)。联合化疗缓解率较高且无进展生存期较长,但是研究没有能够观察总体生存期。在妇科肿瘤协作组(Gynecologic Oncology Intergroup,GCIG)的研究中,将卡铂联合吉西他滨与单药卡铂进行了比较,联合用药组和单药卡铂组缓解率分别为47.2%和37.9%,无进展生存期分别为8.6个月和5.8个月(294)。GCIG一项976例患者的大规模研究(CALYPSO)比较了卡铂脂质体阿霉素(CD)和卡铂紫杉醇方案(CP)(296)。CD组患者的无进展生存期统计学上明显高于CP组,中位无进展生存期分别为11.3个月和9.4个月。总体生存期的数据尚未获得。CD组患者严重毒性反应较少,耐受性更好,这一联合化疗方案现已广泛地应用(296)。

铂类耐药型和难治型卵巢癌 铂类耐药型和难治型卵巢癌患者给予化疗,根据对化疗的反应和患者一般状况,有多种治疗方案可供选择。在顺铂难治性患者(如治疗时进展的患者)中,对于二线化疗药物缓解率不足10%,且中位生存期短,3~5个月(260~264)。铂类耐药型卵巢癌患者(如化疗完成6个月内疾病进展)治疗困难,需要选用无交叉耐药的药物,但似乎没有一个最佳治疗方案。由于联合用药不能引起更多的益处反而带来更多的毒性反应,因此常选用单药化疗。有报道大剂量卡铂(AUC4)和紫杉醇(90mg/m^2)周疗可以获得48%~64%的反应率,但这一结果需要更多研究证实(297)。可选用的潜在活性药物很多,最常用的有紫杉醇、多西他赛、拓扑替康、脂质体阿霉素、吉西他滨、口服依托泊苷(VP-16)、他莫昔芬以及贝伐单抗。其他药物还有长春瑞滨(诺威本)以及新药如trabectedin(yondelis)。

一项比较拓扑替康和脂质体阿霉素疗效的研究结果表明,铂类耐药卵巢癌患者缓解率低,预后差(265)。两项随机试验将脂质体阿霉素分别与拓扑替康和紫杉醇进行比较。一项包括237例接受过一种含铂化疗方案治疗后复发患者的研究,其中117例(49.4%)为铂类难治型卵巢癌,将患者分为脂质体阿霉素治疗组(50mg/m^{2}持续1小时,每4周1次)与拓扑替康治疗组[每天1.5mg/m^2×5天,每3周1次],然后比较两组的治疗效果。**两组患者总体缓解率(20%和17%)、进展时间(22周和20周)以及中位总体生存期(66周和56周)均相似**。脂质体阿霉素治疗组的骨髓毒性明显低于拓扑替康治疗组。另一项包括214例先前没有使用过紫杉烷类药物的铂类治疗后患者的研究,比较了脂质体阿霉素和单药紫杉醇两种方案,总体缓解率分别为18%和22%,中位生存时间分别为46周和56周,没有显著差异(266)。在实践中,大多数患者脂质体阿霉素治疗的初始剂量为40 mg/m^2,每4周1次,因为50 mg/m^{2}时,毒性与剂量增加相关,因此需要减量。在铂类耐药患者的亚组分析中,拓扑替康组和脂质体阿霉素组的中位进展时间分别为9.1周和13.6周。聚乙二醇脂质体阿霉素组和拓扑替康组的中位生存期($P=0.455$)分别为35.6周和41.3周。拓扑替康组和聚乙二醇脂质体阿霉素组记录到的客观缓解率分别为6.5%和12.3%($P=0.118$)。由于没有专门强调,不清楚治疗是控制了症状还是改善了生活质量。

在另一项包括195例铂类耐药卵巢癌患者的随机试验中,患者被随机分为脂质体阿霉素组(PLD)或吉西他滨组(298)。吉西他滨和PLD组患者的中位无进展生存期分别为3.6个月和3.1个月;中位总体生存期分别为12.7个月和13.5个月;总体缓解率分别为6.1%和8.3%;在有可测量病灶的亚组患者中,总体反应率分别为9.2%和11.7%。没有有效节点体现两组治疗效果有显著统计学差异。PLD组手足综合征和口腔炎发生率明显高于吉西他滨组;吉西他滨组便秘、恶心或呕吐、乏力和粒细胞减少的发生率明显高于PLD组。

一些研究者试图使用非铂类药物治疗患者来延长"无铂类药物间隔期",希望在这一间期中使用无交叉耐药的化疗药物可以将肿瘤转变为铂类敏感型。有观点认为,这一治疗方法的基本原理是无铂类药物间隔期可以看作无治疗间期,在发现其他活性药物之前,这两个术语含义是相同的。这种希望通过中间加入另一种化疗药物来延长铂类药物使用的间隔时间,进而增加肿瘤对铂类药物的敏感性假说,并没有得到资料支持。

紫杉烷

单药紫杉醇在铂类耐药型卵巢癌患者的 II 期试验中客观反应率为 20%~30%(269~274)。主要毒性反应是乏力和外周神经毒性。**紫杉醇周疗有效,而且与 3 周方案相比,毒性反应,尤其是骨髓抑制相对较轻。**在一项包括 53 例铂类耐药卵巢癌患者的研究中,紫杉醇周疗(80mg/m² 用药 1 小时)用于有可测量病灶的患者客观反应率为 25%,27% 的无可测量病灶者血清 CA125 水平下降 75%(269)。

对于这些患者,多西他赛也有一定的活性作用(299~301)。GOG 研究了 60 例铂类耐药卵巢癌或原发腹膜癌患者(301)。尽管有 22% 的客观缓解率,中位缓解时间仅 2.5 个月,3/4 的患者由于严重的粒细胞减少终止治疗。

拓扑替康　无论是铂类敏感型还是耐药型患者,拓扑替康都是一种有效的二线治疗(277~291)。在一项研究中,139 例患者接受了拓扑替康 1.5mg/(m²·d),共 5 天,铂类敏感型和铂类耐药型患者的缓解率分别为 19% 和 13%(287)。**拓扑替康主要的毒性反应在血液学方面,尤其是粒细胞减少。**应用 5 天剂量方案,70%~80% 的患者有严重的粒细胞减少,且 25% 出现粒细胞减少性发热伴或不伴感染。在一些研究中,5 天方案较相对短的用药时间有着更好的缓解率,但另外一些研究中,剂量减为 1.0mg/(m²·d),共 3 天方案的缓解率与前者相当但毒性反应降低(280,290)。在一项 31 例患者的研究中,50% 为铂类难治型,拓扑替康 2mg/(m²·d),共 3 天,每 21 天为 1 个疗程,反应率为 32%(285)。铂类难治型患者拓扑替康连续静脉给药[0.4mg/(m²·d),连续 14~21 天]的客观缓解率为 27%~35%(284)。**拓扑替康周疗的给药剂量为每周 4mg/m²,连用 3 周,中间间隔 1 周,每 4 周为一个疗程,患者对这一化疗方案的缓解率与 5 天方案相当,但毒性反应明显降低,因此这是复发情况下优先考虑的剂量方案(290)。**

口服拓扑替康　美国尚无法获得,**治疗缓解率相近但血液学毒性相对较低(286)。**一项 266 例患者的随机试验比较了拓扑替康的静脉和口服方案作为初始铂类为基础的化疗后的三线方案(291)。与静脉拓扑替康[1.5mg/(m²·d),共 5 天,每 3 周 1 次]相比,口服拓扑替康[2.3mg/(m²·d),共 5 天,每 3 周 1 次]治疗的反应率相近(13% 和 20% 相比),严重骨髓抑制少,且仅中位生存期略缩短(51 个月和 58 个月相比)。

脂质体阿霉素　如上所述,脂质体阿霉素(美国称之为 doxil,欧洲称之为 Caelyx 楷莱)对铂类和紫杉烷难治的患者有一定反应(265~268,295)。**脂质体阿霉素的重要不良反应之一是手足综合征,又称为 palmar-plantar erythrodysesthesia,或肢端红斑,当给药剂量为 50mg/m²,每 4 周重复一次时,20% 的患者会出现这一毒性反应(266)。**大多数肿瘤学家初始使用 40mg/m² 的剂量,如果没有不良反应再逐渐加量。脂质体阿霉素脱发的发生率低。在一项包括 89 例铂类难治型卵巢癌患者的研究中,包括 82 例紫杉醇耐药患者,脂质体阿霉素(50mg/m²,每 3 周 1 次)的缓解率为 17%(1 例完全缓解,14 例部分缓解)(268)。另一项研究报告了 26% 的客观有效率,尽管一线化疗过程中进展的患者没有缓解(265)。

吉西他滨　吉西他滨的缓解率为 20%~50%,对于铂类耐药型患者,反应率为 15%~30%(302~306)。主要毒性反应是骨髓抑制和胃肠道反应。此药以双药联合的方式与顺铂或卡铂合用,疗效和毒性反应都可以接受,三药联合时可与卡铂和紫杉醇合用(304)。

口服依托泊苷　口服依托泊苷最常见的毒性反应是骨髓抑制和胃肠道反应:25% 的患者可以观察到 4 度骨髓抑制,10%~15% 的患者有严重的恶心、呕吐(307~308)。一项口服依托泊苷(50mg/(m²·d),共 21 天,每 4 周 1 个疗程)用于延长治疗的研究中,41 例铂类耐药患者缓解率为 27%,其中 3 例获得长期的完全缓解(308)。在 25 例铂类和紫杉烷耐药患者中,报道了 8 例(32%)对于铂类和紫杉醇耐药的患者获得客观缓解。

激素治疗

在复发性卵巢癌患者的小规模研究中,他莫昔芬 CA125 相关的有效率为 15%~20%(309~315)。已经证实芳香化酶抑制剂(例如,来曲唑、阿纳托唑和依西美坦)对转移性乳腺癌有效,用于复发性卵巢癌的研究正在进行(316)。这类药物最主要的优势之一就是毒性反应非常低(317)。

靶向治疗

正常和恶性肿瘤细胞分子通路的认识带来了作用于特异分子靶向目标的肿瘤治疗制剂的发展。靶向作用于血管生成的制剂潜力巨大,尤其是血管内皮生长因子(VEGF),在上皮性卵巢癌的生物学中起重要作用(318)。靶向作用于血管生成有三种主要方式:第一种是靶向作用于 VEGF 本身,第二种是靶向作用于 VEGF 受体,第三种是通过细胞内水平的小分子抑制酪氨酸激酶激活和下游信号。

贝伐单抗是第一个靶向药物在卵巢癌治疗中表现出显著的单药活性。它是一种人造单克隆抗体,通过结合 VEGF-A 靶向作用于血管生成,进而阻断 VEGF 和其受体的相互作用。大量Ⅱ期临床试验报道了贝伐单抗用于铂类敏感和耐药卵巢癌患者的有效率为 16%~22%,无论铂类敏感还是难治型患者(319)。超过 40% 的患者疾病稳定至少持续 6 个月。一项 70 例复发卵巢癌患者的研究中,环磷酰胺 50mg/d 的低剂量节律化疗和贝伐单抗两周 10mg/kg 静脉给药显示了显著活性(320)。基础结点是 6 个月无进展生存期,6 个月时存活且无进展率为 56%。17 例患者(24%)部分缓解,进展和生存的中位时间分别为 7.2 个月和 16.9 个月,同时伴有毒性反应的出现。对于贝伐单抗的不良反应已有较好的了解,包括高血压、乏力、蛋白尿、胃肠道穿孔或瘘,以及少见的血管血栓和中央神经系统缺血、肺动脉高压、出血以及伤口愈合困难。最常见的不良反应是高血压,3 级发生于 7% 的患者,通常是可以治疗的。最令人担心的不良反应是肠穿孔,Cannistra 等的研究招募了 44 例患者后由于 11% 的肠穿孔发生率而终止(321)。

有建议指出,细心筛查患者可以避免肠穿孔的并发症。Simpkins 等限制贝伐单抗仅用于没有肠梗阻临床症状或盆腔检查没有直肠乙状结肠受累证据或 CT 扫描没有肠道受累的患者(322)。他们的研究包括 25 例大量预治疗过后的铂类耐药卵巢癌患者,观察到的缓解率为 28%,没有肠穿孔或 3~4 度毒性反应报告。这强调了患者选择的重要性并提示这些药物用药经验的增加将减少毒性反应。

血管内皮生长因子抑制剂(VEGF Trap)的功能是作为可溶性诱饵受体,在配体作用于受体前吸附配体,一项Ⅱ期复发卵巢癌患者的临床试验正在评估其作用。还有其他通过抑制酪氨酸激酶靶向作用于血管生成的口服制剂处于临床试验中(323)。

放疗

全腹放疗用于治疗复发或持续存在病灶的患者死亡率高,现已不再使用。这一治疗方法的主要问题是带来急慢性肠源性死亡。接受这一方法治疗的患者高达 30% 发生肠梗阻,进而需要手术探查,有潜在死亡率(324)。

肠梗阻

卵巢上皮性癌患者常发生肠梗阻,它可发生于初期诊断或肿瘤复发时(325~340)。梗阻可能与机械性阻塞或癌性肠梗阻有关。

在初期疾病诊断时发生的肠梗阻大多可以纠正。对于肿瘤复发的患者,做出手术探查缓解肠梗阻的决定是相当艰难的。因为这些患者的预计生存期非常短（如小于 2 个月），并没有手术缓解梗阻的指征（325~330）。**在那些预计生存时间比较长的患者中，如果她们具有年轻、营养状态好、没有迅速出现的腹水等特点，则通过手术缓解其肠梗阻可能是合理的**（326）。

对于有肠梗阻的大多数复发性卵巢癌患者，最初的治疗包括梗阻部位的影像学检查、补液、纠正电解质紊乱、肠外营养和胃肠减压（intestinal intubation）。一些患者的肠梗阻可以通过保守治疗缓解。术前进行上消化道造影以及钡灌肠检查，可以明确可能的梗阻部位。

如果确实需要手术探查，手术类型取决于梗阻的部位和数量。**复发性卵巢上皮性癌患者出现多处肠梗阻并不少见**。超过 50% 的患者为小肠梗阻，1/3 为结肠梗阻，1/6 的患者同时存在两种梗阻（327~331）。如果梗阻主要发生在一个部位的肠管（如结肠末端），这一部分肠管可以考虑切除，也可以考虑旷置，根据患者的情况选用其中一种对患者更为安全的手术方式。总体来讲，肠管旷置所带来的手术病率低于肠管切除，并且对于肿瘤进展的患者，两种手术后的生存时间相同（332~337）。

如果存在多处梗阻，通常不适合进行多节断肠管的切除，应进行肠管旷置和（或）结肠造口术。这种情况下，胃造瘘可能有帮助，造瘘引流管通常是经皮放置的（336，339）。

卵巢癌患者肠梗阻手术的死亡率约为 10%，主要并发症的发生率为 30%（325~337）。多处肠管吻合以及术前辅助放疗增加术后病率，主要包括败血症和肠瘘。虽然这些患者中生存期超过 12 个月的约占 20%，但中位生存期为 3~12 个月（337~340）。

生存率

卵巢上皮性癌患者的预后与多种临床因素相关。与预后相关因素有关的生存率分析参见相关文献（1，3，30，123~127）。各个期别年龄小于 50 岁的患者中，5 年生存率均约为 40%，而年龄大于 50 岁者的 5 年生存率仅为 15%。**接受了全面准确分期的 I 期患者 5 年生存率高达 94%，II 期为 73%，III 期或 IV 期为 28%**（1）。**IIIA 期、IIIB 期、IIIC 期和 IV 期患者的 5 年生存率分别为 41%、25%、23% 和 11%**（图 37.16）。

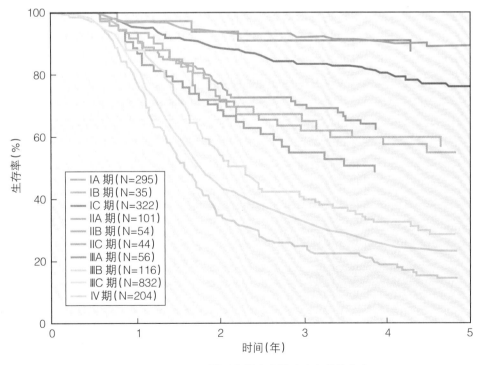

图 37.16　不同亚期别卵巢上皮性癌患者的生存率

美国国立癌症研究所监测、流行病学及最后结果(surveillance,epidemiology,and end results,SEER)的资料分析显示,1988—1994 年卵巢癌患者的存活率有升高趋势。在这一队列研究中,I期、II期、III期和IV期的存活率分别为 93%、70%、37% 和 25%(341)。

交界性肿瘤患者的生存率非常高,I 期患者的 15 年生存率为 98%(30)。包括所有期别在内,交界性肿瘤患者的 5 年生存率为 86%~90%。

治疗开始时存在镜下残余病灶的III期患者的 5 年生存率为 40%~75%,达到满意的肿瘤细胞减灭者的为 30%~40%,未获得满意肿瘤细胞减灭的约为 5%(126,127,149)。与 Karnofsky 指数(karnofsky's index,KI)高于 70 的患者相比,低于 70 的患者的生存期明显缩短(30)。

卵巢非上皮性癌

与卵巢上皮性癌相比,卵巢其他来源的恶性肿瘤相对少见。**卵巢非上皮性癌占所有卵巢癌的 10%**(2,3,342)。卵巢非上皮性癌包括生殖细胞来源、性索间质细胞来源、卵巢转移性癌和各种非常少见的卵巢癌(如肉瘤)。虽然这些肿瘤在临床表现、评价及治疗等方面有相似之处,但它们也各有特点,需要区别对待(2,342~345)。

生殖细胞恶性肿瘤

生殖细胞肿瘤来源于卵巢的原始生殖细胞。卵巢生殖细胞肿瘤的发生率占睾丸恶性生殖细胞肿瘤的 1/10,因此这些肿瘤处理方法上最大的进展均来自相应睾丸肿瘤的探索和试验。虽然恶性生殖细胞肿瘤可以出现在性腺以外的部位,如纵隔和腹膜后,但是大多数生殖细胞肿瘤起源于性腺的未分化生殖细胞。肿瘤发生于不同部位的原因可以用胚胎迁移来解释,在进入性索发育成性腺之前,生殖细胞先从卵黄囊的尾部移行到背部(2,3,342)。

分类

卵巢生殖细胞肿瘤的组织学分类如表 37.5 所示(3,342)。**有些生殖细胞恶性肿瘤可以分泌甲胎蛋白(α-FP)和人绒毛膜促性腺激素(hCG);因此,循环血中激素水平的检测有助于盆腔包块的临床诊断,以及手术治疗后的病情监测。95% 的无性细胞瘤产生乳酸脱氢酶(LDH)和胎盘碱性磷酸酶(PLAP),连续动态监测 LDH 的变化有助于病情监测。**在生殖细胞肿瘤患者中,很少测出 α_1 抗胰蛋白酶(AAT)。联合应用组织学和免疫组织化学分析肿瘤中是否含有这些物质,可将生殖细胞肿瘤进行分类(图 37.17)(346)。

表 37.5　卵巢生殖细胞肿瘤的组织学分型

I. 原始生殖细胞肿瘤	III. 单胚层畸胎瘤和皮样囊肿有关的体细胞瘤
A. 无性细胞瘤	
B. 卵黄囊瘤	A. 甲状腺肿瘤
C. 胚胎癌	1. 卵巢甲状腺肿
D. 多胚瘤	a. 良性
E. 非妊娠性绒癌	b. 恶性
F. 混合性生殖细胞肿瘤	B. 类癌
II. 两胚层或三胚层畸胎瘤	C. 神经外胚叶肿瘤
A. 未成熟畸胎瘤	D. 癌
B. 成熟畸胎瘤	E. 黑色素类
1. 实性	F. 肉瘤
2. 囊性	G. 皮脂腺肿瘤
a. 皮样囊肿	H. 垂体型肿瘤
b. 胎儿型畸胎瘤(雏型人)	I. 其他

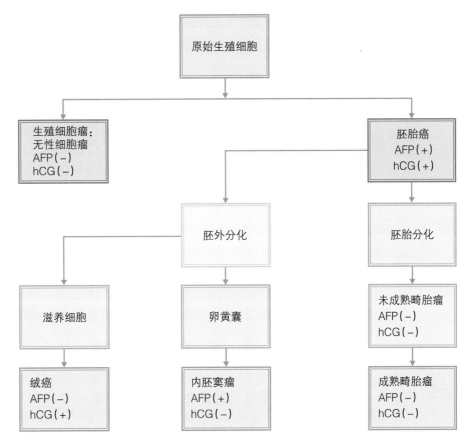

图 37.17　各种纯恶性肿瘤之间的关系。生殖细胞肿瘤及其分泌的肿瘤标志物

在这一流程图中,**胚胎癌(由未分化细胞组成)可以合成 hCG 和 AFP**,这一肿瘤是一些生殖细胞肿瘤的前期病变(346~348)。分化好的生殖细胞肿瘤,如分泌 AFP 的内胚窦瘤、分泌 hCG 的绒毛膜癌,均由胚外组织分化而来;起源于胚胎细胞的未成熟畸胎瘤失去分泌这些物质的能力。单纯的生殖细胞肿瘤并不分泌这些标志物。

流行病学

虽然 20%~25% 的卵巢良性和恶性肿瘤为生殖细胞起源,但其中仅有 3% 的肿瘤为恶性(2,3)。在西方国家,恶性生殖细胞肿瘤在卵巢恶性肿瘤中所占比例不及 5%。在亚裔和非洲裔美国人中,恶性生殖细胞肿瘤在卵巢恶性肿瘤中所占比例可以达到 15%,而卵巢上皮性癌患者相对少见。

对于年龄小于 20 岁的年轻患者,70% 的卵巢肿瘤为生殖细胞来源,且其中 1/3 为恶性(2,3,342)。在这组人群中,生殖细胞肿瘤在卵巢恶性肿瘤中所占比例为 2/3。生殖细胞恶性肿瘤亦可见于 20~30 岁的人群,但年龄更大的患者中则相对罕见了。

临床特点

症状

与生长相对缓慢的卵巢上皮性肿瘤不同,恶性生殖细胞肿瘤生长相对较快,经常由于包膜张力高、出血或坏死而出现亚急性盆腔疼痛。迅速增大的盆腔包块可能会产生膀胱和直肠的压迫症状,并且在有月经来潮的患者中可以出现月经不规律。一些年轻患者可能将这些早期症状误以为妊娠的表现,进而延误诊断。肿瘤发生扭转或破裂会表现为急腹症。这些症状应与急性阑尾炎相鉴别。很多晚期患者会出现腹水和腹胀(236)。

体征

对于一个可触及附件包块的患者,诊断应按照程序进行。有些生殖细胞肿瘤患者尚未初潮,需要进行麻醉下的盆腔检查。**如果像超声所示,病变主要为实性或囊实性,则就可能是肿瘤,并且有恶性可能**(见图14-8和第14章)。在进行其他检查时,应注意有无腹水、胸腔积液和器官增大。

诊断

月经初潮前少女的附件包块≥2cm,或绝经前妇女的附件包块≥8cm,均常常为手术探查的指征。年轻患者应进行血液检查,包括hCG、AFP和LDH。肺部CT检查十分重要,因为生殖细胞肿瘤可以转移至肺和纵隔。**所有初潮前患者,尤其是无性细胞瘤患者均应在术前进行染色体核型分析,因为生殖细胞肿瘤患者容易发生性腺发育不良**(343,349)。术前CT或MRI检查可以评价是否存在腹膜后淋巴结转移或肝脏转移,以及转移的程度;但是,由于这些患者需要进行手术探查,术前影像学检查通常不是必须的。如果发现初潮后患者有直径达8cm囊性为主的肿块,则可以考虑服用口服避孕药或观察两个月经周期(350)。

无性细胞瘤

无性细胞瘤是最常见的恶性生殖细胞肿瘤,占生殖细胞来源卵巢肿瘤的30%~40%(2,3,346)。这一肿瘤在所有卵巢肿瘤中仅占1%~3%,但是在小于20岁的年轻患者的卵巢癌中则多达5%~10%。75%的无性细胞瘤发生于10~30岁的患者,5%发生于10岁以前,在50岁以后患者中罕见(2,3,336)。由于这些恶性肿瘤好发于年轻患者,妊娠合并的卵巢恶性肿瘤中无性细胞瘤占20%~30%。

生殖细胞肿瘤见于两种性别患者,可发生于性腺或性腺以外的其他部位,后者包括沿中线分布的松果体、纵隔和腹膜后。组织学上,主要表现为原始生殖细胞的异常增生。在卵巢,出生时的生殖细胞是有包膜的(始基卵泡),无包膜或游离的细胞死亡。如果这些细胞没有死亡,生殖细胞就可能失去正常控制,发生异常增生。

无性细胞瘤大小不一,通常直径为5~15cm(2,3)。包膜呈圆凸形,切面呈灰棕色,质地为海绵状(图37.18)。

无性细胞瘤的组织学特征非常明显。大而圆、卵圆形或多边形的细胞富含透明淡染的细胞质,细胞核大而不规则,有明显的核仁(图37.19)。可见多少不等的核分裂象,尽管核分裂象通常很多。另一特点是,排列成分叶状或巢状,由纤维组织分割,常常伴有淋巴细胞、浆细胞和肉芽瘤的广泛浸润。肉芽瘤由上皮样细胞和多核巨细胞组成。当存在大量坏死时,病变可能被误认为结核。无性细胞瘤中可能有合体滋养巨细胞,以及可能伴有性早熟或男性化。但是这些细胞的出现似乎并不改变肿瘤的生物学行为(2,3)。钙化的出现对于寻找可能潜在的性腺母细胞瘤可能有提示作用。

由于无性细胞瘤属于生殖细胞肿瘤,并且接受孤雌生殖(刺激原始生殖细胞发生不典型分裂)是未成熟畸胎瘤的来源,所以逻辑上这两种肿瘤可以同时存在。绒癌、内胚窦瘤及其他胚外肿瘤也可以合并无性细胞瘤。

约5%的无性细胞瘤见于表型为女性的性腺发育异常患者(2,349,351)。这一肿瘤可能与单纯性腺发育不良(46,XY,双侧条索状性腺)、混合性腺发育不良(45,X/46,XY,单侧条索状性腺,对侧为睾丸)及雄激素不敏感综合征(46,XY,睾丸女性化)的患者有关。对于有盆腔包块的初潮前患者,应进行染色体核型检查(详见第29章)。

对于绝大多数性腺发育不良的患者,无性细胞瘤起源于性腺母细胞瘤,一种由生殖细

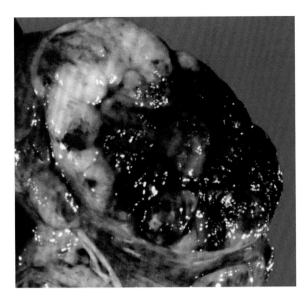

图 37.18　卵巢无性细胞瘤。注意病变主要为实性成分，伴有一些囊性区域和坏死

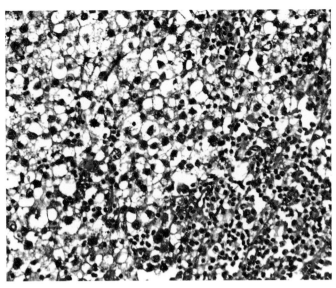

图 37.19　卵巢无性细胞瘤。原始生殖细胞由富含淋巴细胞的纤维隔分成簇状和小叶状

胞和性索间质组成的良性卵巢肿瘤。如果性腺发育不良患者的性腺母细胞瘤留在原处，超过 50% 可以发展为卵巢恶性肿瘤(351)。

约 65% 的无性细胞瘤诊断时为 I 期(即，局限于一侧或双侧卵巢)(2,3,352~356)。85%~ 90% 的 I 期肿瘤局限于一侧卵巢，10%~15% 为双侧。在生殖细胞肿瘤中，无性细胞瘤是唯一一个双侧发生率较高的肿瘤。其他生殖细胞肿瘤罕见双侧。

对于保留对侧卵巢的患者，保留的性腺在随后 2 年中再次发病者占 5%~10%(2)。这一统计结果中包括那些没有附加治疗的患者以及性腺发育不良的患者。

在初始诊断时存在转移的患者中，25% 为淋巴转移，它是该肿瘤最常见的转移方式。也可发生血行转移，或穿透卵巢表面包膜沿腹膜表面播散而发生直接种植。即使没有其他部位的播散，也可发生对侧卵巢的转移。骨转移不常见，但当发生骨转移时，则最常发生于较低位的椎骨。肺、肝及脑转移更常见于病程长或复发的患者。纵隔或锁骨上淋巴结转移常见于晚期患者(352~353)。

治疗

早期无性细胞瘤患者的治疗方法主要是手术，包括原发病灶的切除和适当的手术分期。对于存在转移的患者，给予化疗。由于肿瘤主要发生于青少年和年轻女性，应特别注意保留生育功能，只要有可能，就给予化疗。卵巢无性细胞瘤患者的处理流程如图 37.20。

手术　卵巢无性细胞瘤最简单的手术是患侧卵巢切除(354)。由于肿瘤对化疗敏感，因此如果像绝大多数情况一样，患者要求保留生育功能，即使存在转移病灶，也应保留对侧卵巢、卵管及子宫。如果无需保留生育功能，晚期患者可行全子宫双附件切除术(356)。对于染色体核型分析有 Y 染色体的患者，应切除双侧卵巢，但是可以保留子宫以便将来进行胚胎移植(351)。尽管肿瘤细胞减灭术的价值尚未得到证实，在初次手术时还是应该切除可以切除的大块肿瘤(如大网膜饼)。

对于探查时肿瘤局限于卵巢的患者，应进行全面细致的分期手术，明确有无隐匿性转移病灶。应探查和触摸所有的腹膜表面，对任何可疑病灶进行活检。应进行患侧淋巴结的切除，要仔细触摸主动脉旁淋巴结并对肿大淋巴结进行活检，这些在分期术中都非常重要。这些肿瘤经常转移至肾血管周围的主动脉旁淋巴结。无性细胞瘤是唯一的一个有双

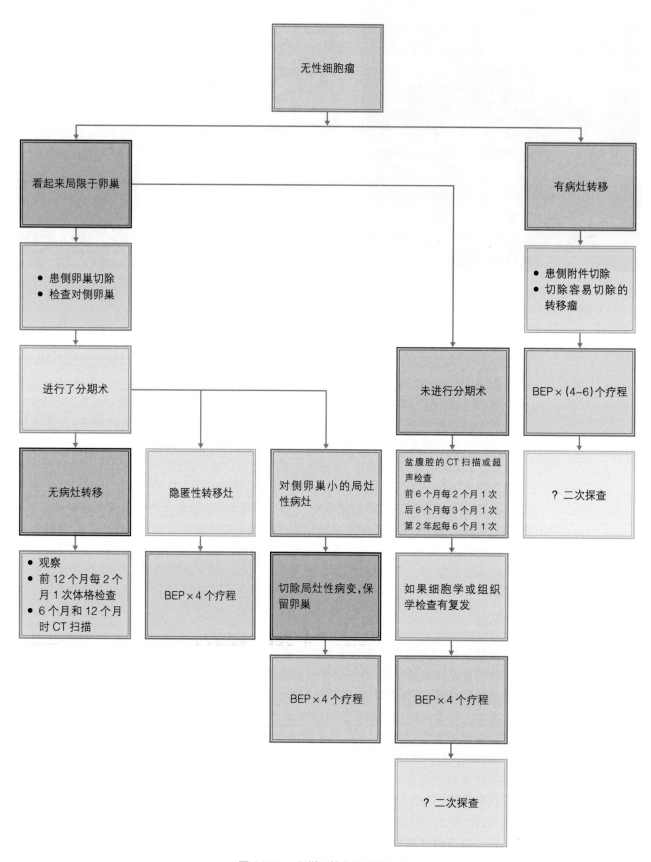

图 37.20 卵巢无性细胞瘤的处理

侧发生倾向的生殖细胞肿瘤,应当对任何可疑部位进行活检(354~356)。如果对侧肿瘤较小,可以切除肿瘤,保留部分正常卵巢。

很多无性细胞瘤患者肿瘤表面上局限于一侧卵巢,在转诊时接受了患侧附件切除并未行分期术。对于这些患者,可以选择的治疗方法包括:(i)再次剖腹探查进行手术分期;(ii)定期盆腹腔 CT 检查;或(iii)辅助化疗。由于肿瘤生长较快,我们更倾向于选择定期监测。倘若存在隐匿性混合生殖细胞成分,也应进行肿瘤标志物(LDH、AFP 以及 β-hCG)的检测。

放疗　无性细胞瘤对放疗非常敏感,即使存在肉眼可见的转移病灶,2500~3000cGy 的放疗剂量也可以治愈。放疗会致生育能力丧失,因此放疗很少用于一线治疗。

化疗　已经有很好的证据表明铂类为基础的化疗的有效性,这已经成为治疗的首选方案(356~367)。其明显的优点是保留了生育功能(368)。

生殖细胞肿瘤最常用的化疗方案为 BEP(博来霉素、依托泊苷、顺铂),EP 以及 EC(依托泊苷和卡铂)(356~373)(表 37.6)。

表 37.6　卵巢生殖细胞肿瘤的联合化疗

方案和药物	剂量和给药时间 [a]
BEP	
博来霉素	每周 15U/m² × 5;然后在第 4 个疗程的第 1 天
依托泊苷	100mg/〔m²·d〕× 5 天,每 3 周 1 次
顺铂	20mg/〔m²·d〕× 5 天,或 100mg/(m²·d)× 1 天,　每 3 周 1 次
VBP	
长春花碱	0.15mg/kg,第 1 天和第 2 天,每 3 周 1 次
博来霉素	每周 15U/m² × 5;然后在第 4 个疗程的第 1 天
顺铂	100mg/(m²·d)× 1 天,每 3 周 1 次
VAC	
长春新碱	1~1.5mg/m²,第 1 天,每 4 周 1 次
放线菌素 D	0.5mg/d × 5 天,每 4 周 1 次
环磷酰胺	150mg/(m²·d)× 5 天,每 4 周 1 次

[a] 所有药物均为静脉给药

对病灶完全切除的卵巢无性细胞瘤 I B、I C、Ⅱ及Ⅲ期患者,GOG 研究了 3 个疗程的 EC 方案,依托泊苷(120mg/m²,第 1、2、3 天静脉给药,每 4 周一次)和卡铂(400mg/m²,第 1 天静脉给药,每 4 周 1 次)(364)。结果表明,持续无病缓解率为 100%。

对于晚期、病灶无法完全切除的生殖细胞瘤患者,GOG 研究了两种顺铂为基础的序贯化疗方案(357,358)。在第一项研究中,患者接受 4 个疗程的长春花碱(12mg/m²,每 3 周 1 次)、博来霉素(周 20U/m² 静脉给药,连续 12 周)以及顺铂〔20mg/〔m²·d〕,连续 5 天静脉给药,每 3 周 1 次〕的联合化疗。在二次探查术时,病灶持续存在或疾病进展的患者接受 VAC(长春新碱、放线菌素 D、环磷酰胺)化疗 6 个疗程治疗。在第二项研究中,患者最初接受 3 个疗程的 BEP 化疗,然后使用 VAC 方案巩固治疗,后来无性细胞瘤患者停用 VAC 方案(358)。BEP 化疗后使用 VAC 巩固治疗不再使用。共 20 例存在可评价病灶的Ⅲ期、Ⅳ期无性细胞瘤患者接受了这两种方案的治疗,19 例患者存活,在 6~68 个月(中位 26 个月)后仍无病生存。14 例患者接受了二次探查手术,结果均为阴性。MD Anderson 肿瘤中心的另一项研究是对 14 例有残余病灶的患者进行 BEP 化疗,在长期的随诊中发现,所有患者均无病生存(361)。**这些结果提示,未能完全切除病灶的晚期无性细胞瘤患者接受顺铂为基础的联合化疗后,可以获得很好的预后。**以治疗睾丸癌得到的数据为基础,标准方案是 BEP 化疗 3~4 个疗程(372~373)。

复发性疾病

大约 75% 的复发发生在初次治疗后的 1 年内,最常见的复发部位是腹腔和腹膜后淋巴结(2,335,336)。这些患者应给予化疗,尽管放疗可能适合部分特定患者。单纯手术后未接受其他治疗的复发患者,应接受化疗。如果先前已经接受 BEP 化疗,很多二线化疗方案可供选择,如 TIP(紫杉醇、异环磷酰胺、顺铂)或 VIP(长春新碱、异环磷酰胺、顺铂)(表37.7),一些特定患者亦可考虑采用大剂量化疗。复发患者应在专门的中心治疗。本病放疗也是有效的,但最大的缺点是,盆腹腔放疗可以使患者丧失生育能力。

表 37.7 卵巢无性细胞瘤的 POMB-ACE 化疗方案

POMB	
第 1 天	长春新碱 1mg/m² IV;甲氨蝶呤 300mg/m²,12 小时静脉滴注
第 2 天	博来霉素 15mg,静脉滴注 24 小时;甲氨蝶呤开始 24 小时后,开始叶酸解救,剂量为 15mg,每 12 小时 1 次,共 4 次
第 3 天	博来霉素 15mg,静脉滴注 24 小时
第 4 天	顺铂 120mg/m²,静脉滴注 12 小时,水化并补充 3g 硫酸镁
ACE	
第 1~5 天	依托泊苷(VP16-213)100mg/m²,第 1~5 天
第 3、4、5 天	放线菌素 D 0.5mg,IV,第 3 天,第 4 天,第 5 天
第 5 天	环磷酰胺 500mg/m²,IV,第 5 天
OMB	
第 1 天	长春新碱 1mg/m²,IV;甲氨蝶呤 300mg/m²,滴注 12 小时
第 2 天	博来霉素 15mg,静脉滴注 24 小时;甲氨蝶呤开始 24 小时后,开始叶酸解救,剂量为 15mg,每 12 小时 1 次,共 4 次
第 3 天	博来霉素 15mg,静脉滴注 24 小时

IV,静脉注射

给药的顺序是 2 个疗程的 POMB 化疗后继用 ACE。然后 POMB 和 ACE 交替应用,直到患者获得生化指标缓解,如测定人绒毛膜促性腺激素(hCG)、甲胎蛋白(AFP)、胎盘碱性磷酸酶(PLAP)以及乳酸脱氢酶(LDH)获得缓解。一般需要 3~5 个疗程的 POMB 化疗。在生化指标缓解后,交替使用 ACE 和 OMB 方案,直到生化指标的缓解维持 12 周。每个疗程的间隔时间要尽量保持最短(9~11 天)。如果数疗程 ACE 化疗后,由于骨髓抑制导致化疗推迟,接下来的 ACE 方案可以停用前两天的依托泊苷。

妊娠

由于无性细胞瘤好发于年轻患者,因此本病可以合并妊娠。如果肿瘤为 IA 期,可以将肿瘤完整剔除后继续妊娠。如果为更高期别的病变,应根据具体孕周决定是否继续妊娠。妊娠中晚期患者可以接受同非妊娠患者相同剂量的化疗,不会明显损害胎儿(368)。

预后

IA 期患者(即,局限于单侧卵巢包膜完整的无性细胞瘤)单纯行患侧卵巢切除,5 年无病生存率超过 95%(355)。肿瘤直径 >10~15cm、年龄小于 20 岁、镜下有较多的核分裂象、退行性变或髓样变等特点的患者,更容易复发(2,346)。

晚期患者应用手术联合盆腹腔放射治疗获得了 63%~83% 的 5 年生存率,同样是这一组患者,通过 VBP(长春新碱、博来霉素、顺铂)、BEP 或 EC 等联合化疗,治愈率可达

85%~90%,放疗应用并不多(356~376)。

未成熟畸胎瘤　未成熟畸胎瘤内含有类似胚胎来源的成分。未成熟畸胎瘤可以与其他生殖细胞肿瘤成分同时存在,形成混合生殖细胞肿瘤。单纯未成熟畸胎瘤在所有卵巢恶性肿瘤中所占比例不及 1%,但是在常见的恶性生殖细胞肿瘤中排第二位。在年龄小于 20 岁的年轻患者所患的卵巢恶性肿瘤中,占 10%~20%,这一年龄组因卵巢癌死亡的患者中 30% 为未成熟畸胎瘤(2)。约 50% 的卵巢纯的未成熟畸胎瘤发生于 10~20 岁,罕见于绝经后妇女。

病理和分级

辨别畸胎瘤各种成分的成熟度非常重要。如果成熟为正常组织,则称为成熟畸胎瘤,预后非常好。相反,这些成分异常成熟会导致有转移潜能的未成熟畸胎瘤。尽管相对罕见,由于病理学家对其出现更为警惕,含有未成熟成分的畸胎瘤越来越常见(图 37.21)。在这些含有胚胎成分的肿瘤中,那些含有神经组织的肿瘤显示出向成熟转变的能力。

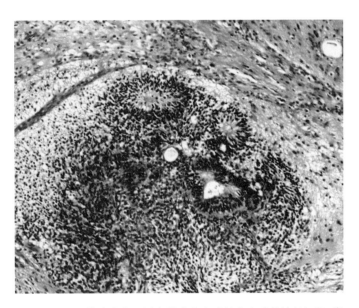

图 37.21　卵巢畸胎瘤。图中肿瘤含有成熟和未成熟神经组织,靠近中心的位置含有神经管样结构

未成熟神经上皮的半定量与卵巢未成熟畸胎瘤患者的生存期相关,这是肿瘤分级的基础(377~379)。切片中未成熟神经上皮在低倍镜视野(×4)下少于 1 个,含有大量这样组织(1 级)的患者生存率至少 95%。当更多的未成熟神经上皮(2 级和 3 级)出现时总体生存率降低,约为 85%(379)。这一规律并不适用于儿童未成熟畸胎瘤患者,因为不用考虑肿瘤未成熟度分级,仅手术就可以使她们获得很好的结局(380,381)。由于三层的分级系统对观察者间和观察者本身都有一定的困难,一些作者建议使用两层分级系统(377)。卵巢未成熟畸胎瘤可能与腹膜胶质瘤相关,若完全由成熟组织构成,预后很好。应用了分子生物学方法的报告指出,这些神经胶质植入物并非来源于肿瘤,而是代表了含有畸胎瘤诱导、化生的腹膜多能苗勒管干细胞(382,383)。

良性囊性畸胎瘤体细胞恶性变记录的发生率为 0.5%~2%,常见于年龄大于 40 岁的患者(377)。源于起初良性的畸胎瘤的恶性肿瘤最常见的是鳞状细胞癌,亦有其他肿瘤的报道(如腺癌、可能起源于皮肤或视网膜始基的黑色素瘤以及肉瘤,包括平滑肌肉瘤和混合性中胚层肿瘤)(2)。肿瘤可起源于任何上皮成分。

诊断

未成熟畸胎瘤的术前评价和鉴别诊断方法与其他生殖细胞肿瘤相同。其中一些肿瘤会有和成熟畸胎瘤一样的钙化灶，可通过腹部的放射线检查或超声检查发现。在罕见的情况下，肿瘤可能产生甾体类激素并使患者发生性早熟(342)。除非存在混合生殖细胞肿瘤，否则肿瘤标志物为阴性。

治疗

手术　对于病变局限于单侧卵巢的绝经前患者，应该进行患侧卵巢切除和手术分期。对于绝经后患者，应进行全子宫和双侧附件切除手术。由于罕见对侧卵巢受累，没有必要常规切除或楔状切除活检对侧卵巢(3,378,379)。腹膜表面的任何病变都应取样进行组织学检查。最常见的转移部位是腹膜，其次是腹膜后淋巴结转移。血行转移至实质器官，如肺、肝或脑，比较少见。一旦出现，多为晚期或复发性患者，多数分化较差(即3级)。

大块转移种植灶的切除是否有助于提高肿瘤对联合化疗的反应性尚不清楚(384~390)。与上皮性肿瘤不同，未成熟畸胎瘤对化疗更为敏感。因为能否及时化疗决定了肿瘤最终能否治愈，任何带来潜在风险并可能延误化疗的手术方式均应避免。

化疗　IA期1级患者预后非常好，不需要辅助化疗。对于IA期的2级或3级患者，应给予辅助化疗(359~361,374,375~378)。对于存在腹水的患者，无论肿瘤分级如何，均应进行化疗。标准治疗方案是BEP，过去最常用的联合化疗方案为VAC，但是，这一方案现在已经不再使用(359,360,391~397)。

GOG开展了一项前瞻性研究，对于病灶完全切除的I、II、III期卵巢生殖细胞肿瘤患者给予3个疗程的BEP化疗(359,360,397)。总体来讲，药物的毒性反应是可以接受的，93例非无性细胞瘤患者中91例获得临床完全缓解。**因此，作为睾丸癌的标准治疗方案，BEP化疗方案同样是卵巢非无性细胞瘤的最适合方案。** 由于有些肿瘤进展非常快，手术后应尽早开始化疗，最好在术后7~10天内(398)。

根据在睾丸癌患者中的经验，研究者提出将VBP方案换为BEP方案，用依托泊苷代替长春花碱时，治疗指数较好(即，疗效相当，发病率较低)，尤其是神经系统和胃肠道的毒性较低。博来霉素的应用对于这组患者十分重要。在一项包括166例睾丸生殖细胞肿瘤患者的随机试验中，两组患者分别接受EP(顺铂、依托泊苷)和BEP(顺铂、依托泊苷、博来霉素)两种方案化疗，BEP方案和EP方案治疗患者的无复发生存率分别为84%和69%(P=0.03)(372)。对于转移性生殖细胞肿瘤患者，顺铂疗效稍好于卡铂。另一项研究中，192例睾丸生殖细胞肿瘤患者分别接受4个疗程的EP(依托泊苷+顺铂)或EC(依托泊苷+卡铂)方案化疗。结果EP方案化疗组3例复发，EC组7例复发，但是目前为止，两组患者的总生存率相近(373)。根据这些试验结果，**对存在肉眼可见残余病灶的患者，优先选用BEP方案化疗；对于病灶完全切除的患者，BEP方案已经取代VAC方案。**

未成熟畸胎瘤患者病灶切除后，是否一定需要辅助化疗目前尚不清楚。一些报道指出，单纯手术并严密监测变可使这些患者治疗成功(390,399)。儿科肿瘤工作组和儿童癌症工作组开展了一项大规模的组间研究，对73例未成熟畸胎瘤患者(44例为卵巢来源)术后进行随诊。中位随诊时间为35个月，所有患者和卵巢畸胎瘤患者总的3年无病生存率分别为93%和100%。44例患卵巢未成熟畸胎瘤的女孩中，13例畸胎瘤中镜下可见卵黄囊瘤病灶；1例复发，并且通过顺铂为基础的化疗获得缓解。值得注意的是，82%的肿瘤为1级或2级；但是，那些存在卵黄囊瘤病灶的患者中92%的肿瘤为2级或3级。

二次探查术

对于是否需要进行二次探查手术目前尚有争议(375,376)。对于已经接受化疗作为辅助治疗的患者,手术似乎不太合适,因为化疗对这些患者非常有效。对于一部分化疗开始时存在肉眼可见残余病灶的患者,二次探查术有一定的价值,因为一些患者可能存在残余的成熟畸胎瘤病灶并有发生畸胎瘤综合征的风险(400,401)。残余成熟畸胎瘤可在日后发展成癌。切除任何残余病灶并除外有持续存在的病灶十分重要,因为可能需要进一步化疗。由于男性含有未成熟畸胎瘤成分的生殖细胞肿瘤患者化疗后有残余病灶者的手术有大量经验,手术原则是在此基础上形成的(402)。Mather 等报告了剖腹探查用于评价卵巢生殖细胞肿瘤患者化疗后残余病灶性质的经验。68 例患者完成了含有顺铂的联合化疗,35 例放射学影像上有残余病灶。其中 29 例行开腹探查且有 3 例肿瘤发生了变化,7 例未成熟畸胎瘤,3 例成熟畸胎瘤,16 例仅有坏死或纤维化。肿瘤性质发生变化的患者中没有无性细胞瘤、胚胎癌、原发肿瘤中没有畸胎瘤成分及放射学影像残余病灶小于 5cm 的患者,所有初始肿瘤中含有畸胎瘤成分的患者均有残余病灶,支持了有未成熟畸胎瘤成分和任何残余病灶的患者应手术的观点(403,404)。

预后

未成熟畸胎瘤患者最重要的预后因素是病变的分级(2,370)。治疗开始时的肿瘤分期以及病变的严重程度,对于肿瘤能否治愈均有一定影响。总体来讲,所有期别纯的未成熟畸胎瘤患者的 5 年生存率为 70%~80%,手术分期为Ⅰ期的患者的 5 年生存率为 90%~95%(374,377,386)。

内胚窦瘤

内胚窦瘤(endodermal sinus tumors,EST)来源于原始的卵黄囊,因此又称为卵黄囊瘤(2,3)。是第 3 位最常见的卵巢恶性生殖细胞肿瘤。内胚窦瘤的中位发病年龄为 16~18 岁(2,3,405)。约 1/3 的患者在诊断时尚无月经初潮。75% 的患者会有腹痛或盆腔痛等表现,这些是最常见的初期症状,10% 的患者表现为无症状的盆腔包块(343)。

病理

内胚窦瘤的肉眼观柔软呈灰棕色。肿瘤生长较快时会因为变性而出现囊性区域。绝大多数包膜完整。

内胚窦瘤 100% 为单侧病变,因此没有指征行对侧卵巢的活检。应该正确评价伴有性腺发育异常的可能性,在初潮前的患者中,术前应进行染色体分析(3)。

在显微镜下,内胚窦或 Schiller-Duval 小体是肿瘤最具代表性的特点(图 37.22)。囊腔内衬有一层扁平或不规则内皮,向内凸起一个小球样的小枝,中间是血管核。这些结构遍及肿瘤各处,网状的、黏液样的组织与未分化的中胚层相似。乳头状凸起的内衬和囊腔是不规则的,偶尔有细胞会有清亮玻璃样的细胞质,类似于透明细胞癌中上皮的"平头钉"细胞。为了获得理想的诊断和治疗效果,需要强调的是内胚窦瘤可能合并无性细胞瘤(2,3)。

绝大多数内胚窦瘤分泌 AFP,极少数情况下,可分泌 AAT 并可监测到。通过免疫过氧化酶技术可以在肿瘤组织中发现 AFP。AFP 水平高低和病变的严重程度有很好的相关性,尽管有时也会出现不一致。这些肿瘤标志物的血清水平,尤其是 AFP,对于监测患者对治疗的反应很有帮助(405~409)。

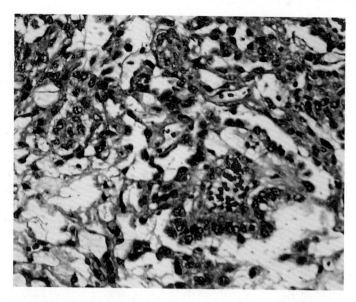

图 37.22　卵巢内胚窦瘤。注意典型的 Schiller-Duval 小体和其中央的血管以及内胚叶

治疗

手术　内胚窦瘤的治疗方法包括手术探查,患侧附件切除,以及送冰冻切片明确诊断。子宫和对侧附件的切除不改变最后的结局(407)。应尽可能地切除任何肉眼可见的转移灶,但是没有必要进行全面的手术分期,因为所有患者都要接受化疗。在 GOG 的系列研究中,手术时见到的肿瘤多为实性,体积较大,直径 7~28cm(中位数为 15cm)(397)。未发现这些患者有双侧病变,只有当腹腔出现其他转移灶时,才会累及对侧卵巢。大多数为早期患者:Ⅰ期占 71%,Ⅱ期 6%,以及Ⅲ期 23%(409)。

化疗　所有内胚窦瘤患者均应接受辅助或治疗性的化疗。在常规应用联合化疗之前,本病患者的 2 年生存率仅为 25%。在使用 VAC 方案化疗后,2 年生存率提高到 60%~70%,这说明大多数肿瘤对化疗是敏感的(392,393),而且通过保守性手术和辅助化疗,患者可以像其他生殖细胞肿瘤一样保留生育功能。

内胚窦瘤患者的一线化疗应使用含有顺铂的联合化疗 BEP 3~4 个疗程。GOG 建议给药 3~4 个疗程,每 3 周 1 次(397,410)。

罕见的卵巢生殖细胞肿瘤

胚胎癌

卵巢胚胎癌非常罕见,其与卵巢绒癌的不同之处在于没有合体滋养细胞和细胞滋养细胞。患者非常年轻;在两项研究中,患者年龄在 4~28 岁(中位数 14 岁)(411)。也有报道患者年龄偏大的(412)。胚胎癌可以分泌雌激素,患者可表现为假性性早熟的症状和体征或出现不规则阴道流血(2)。临床特点在其他方面与内胚窦瘤相似。原发肿瘤通常较大,在诊断时大约有 2/3 局限于一侧卵巢。肿瘤常常分泌 hCG 和 AFP,有助于随诊随后的治疗效果(408)。**胚胎癌的治疗方法与内胚窦瘤相同(即,患侧卵巢切除,然后进行 BEP 联合化疗)**(360,397)。

卵巢绒癌

单纯的卵巢非妊娠性绒癌十分罕见。组织学上,它与妊娠性绒癌转移至卵巢的表现完全相同(413)。本病患者的绝大多数年龄小于 20 岁。hCG 可以用来监测患者对治疗的反应。**当出现高水平 hCG 时，初潮前发病的患者中，50% 伴有同性性早熟**(413，414)。

卵巢非妊娠性绒癌化疗的文献报道十分有限。有报道指出，使用治疗妊娠期滋养细胞疾病的 MAC（甲氨蝶呤，放线菌素 D，环磷酰胺）方案可以获得完全缓解(379)（见第 39 章）。另外，还可选用 BEP 方案。卵巢绒癌的预后差，很多患者在诊断时即已经发生实质器官的转移。

多胚瘤

卵巢多胚瘤是另一种非常罕见的肿瘤，由"胚胎样小体"组成。肿瘤复制出早期胚胎分化的结构（即，三个胚层：内胚层、中胚层和外胚层）(2，346)。肿瘤多发生于非常年轻的初潮前女孩，主要表现为假性青春期的体征，以及 AFP 和 hCG 水平升高。也有报道 VAC 方案化疗有效(346，415)。

混合生殖细胞肿瘤

卵巢恶性混合生殖细胞肿瘤包括上述肿瘤中的两种或两种以上成分。在一项研究中，恶性混合生殖细胞肿瘤中最常见的成分是无性细胞瘤，发生率为 80%，然后依次为内胚窦瘤（占 70%），未成熟畸胎瘤（占 53%），绒癌（占 20%），胚胎癌（占 16%）(415)。**最常见的混合为无性细胞瘤和内胚窦瘤。根据肿瘤的组成成分不同，混合性肿瘤可以分泌 AFP、hCG 或两者同时分泌或两者均不分泌。**

应该采用联合化疗治疗这些肿瘤，最好是 BEP 方案。如果治疗开始时肿瘤标志物为阳性，那么化疗过程中可转阴，但是这一结果可能仅仅反映了病变中某种特定成分肿瘤的消退。因此，如果化疗开始时存在肉眼可见病灶，那么对这些患者应进行二次探查手术，以明确患者对化疗的反应。

影响预后的最重要因素是原发肿瘤的大小，以及其中最恶性成分的相对大小(416)。对于肿瘤小于 10cm 的 I A 期患者，生存率为 100%。内胚窦瘤含量小于 1/3 的肿瘤、绒癌或 3 级未成熟畸胎瘤，也有很好的预后。但是当这几种成分占据混合肿瘤的大部分时，则预后欠佳。

卵巢恶性生殖细胞肿瘤治疗的远期效应

虽然很多数据资料获得了铂类为基础的化疗方案在睾丸癌患者中的远期效应，但是这些药物对于卵巢生殖细胞肿瘤女性患者影响的信息却很少。文献报道的在男性患者中的化疗不良反应为肾功能和性功能障碍、神经毒性、心血管毒性以及继发第二肿瘤。

性腺功能

导致卵巢生殖细胞肿瘤患者不孕的一个重要原因是进行了没有必要的子宫和双侧附件切除术。**虽然铂类为基础的化疗通常可以引起暂时的卵巢功能障碍或衰竭，但绝大多数患者的卵巢功能可以恢复，并且生育能力也常常能得以保留**(349，355)。在一项有代表性的研究中，47 例接受了联合化疗的生殖细胞恶性肿瘤患者中，91.5% 的患者恢复了正常的月经，出生了 14 例健康的婴儿，均没有出生缺陷(370)。化疗开始时年龄偏大、药物剂量的不断蓄积以及持续较长时间的化疗等因素，对将来的性腺功能均有不良影响。

第二肿瘤

接受化疗的生殖细胞肿瘤患者中，第二肿瘤的发生是晚期发病和死亡的重要原因，**尤其是依托泊苷与治疗相关白血病的发生有一定关系**(417，418)。

依托泊苷治疗后的治疗相关白血病的发生几率与所用剂量相关。对于接受依托泊苷累积剂量小于 2000mg/m² 的患者,**白血病的发生率为** 0.4%~0.5%(高于一般人群 30 倍)(465),而累积剂量超过 2000mg/m² 的患者中,白血病的发生率为 5%(较一般人群增高了 336 倍)。在有代表性的 BEP 方案中,患者接受 3 个或 4 个疗程化疗,依托泊苷的累积剂量分别为 1500mg/m² 和 2000mg/m²(417)。

虽然存在继发白血病的风险,风险 - 收益分析已经得出结论,含有依托泊苷的化疗方案有益于晚期生殖细胞肿瘤患者的治疗。与 PVB[顺铂、长春新碱、博来霉素]方案相比,BEP 化疗方案带来 1 例治疗诱发的白血病的同时,可以使 20 例患者获得治愈。对于低危患者或者大剂量依托泊苷用于挽救治疗时,其风险 - 收益平衡关系尚不清楚(418)。

性索间质肿瘤

卵巢的性索间质肿瘤在所有卵巢恶性肿瘤中占 5%~8%(2,3,342,343,419~425)。这类卵巢肿瘤来源于性索以及卵巢间质或间充质。肿瘤常常由各种不同的成分混合组成,包括"女性"细胞(即,颗粒细胞和卵泡膜细胞)和"男性"细胞(即,Sertoli-Leydig 细胞)以及各种形态不同的细胞。这一组肿瘤的分类如表 37.8。

表 37.8 性索间质细胞肿瘤

I.	B. 中分化
A. 颗粒细胞瘤	C. 低分化(肉瘤样)
B. 泡膜细胞瘤 - 纤维瘤组	D. 有不同组织成分的
1. 泡膜细胞瘤	III. **两性母细胞瘤**
2. 纤维瘤	IV. **环管状性索肿瘤**
3. 未分类	V. **未分类性索 - 间质肿瘤**
II. **雄性母细胞瘤;Sertoli-Leydig 细胞肿瘤**	VI. **类固醇细胞瘤**
A. 高分化	A. 间质黄体瘤
1. 支持细胞肿瘤	B. Leydig 细胞瘤
2. 支持细胞 - 间质细胞肿瘤	C. 类固醇细胞瘤,未分化
3. 间质细胞肿瘤;门细胞肿瘤	

颗粒 - 间质细胞肿瘤

颗粒 - 间质细胞肿瘤包括颗粒细胞瘤、卵泡膜细胞瘤和纤维瘤。颗粒细胞瘤为低度恶性肿瘤;罕见的情况下,卵泡膜细胞瘤和纤维瘤有恶性的细胞形态学特征,一旦出现称为纤维肉瘤。

颗粒细胞瘤见于任何年龄的妇女,可以分泌雌激素。青春期前患者占 5%,其他患者分布在生育年龄到绝经后的各个年龄段(422)。仅有 2% 的颗粒细胞瘤患者有双侧病变。

病理

颗粒细胞瘤直径从几毫米到 20 余厘米。**肿瘤很少为双侧,**表面光滑呈分叶状。肿瘤实性部分为颗粒样,常常有小梁,颜色为黄色或灰黄色。颗粒泡膜细胞瘤可能是女性性腺肿瘤中最不容易准确诊断的一种。477 例最初在 Emil Novak 卵巢肿瘤登记处诊断为颗粒泡膜细胞瘤的患者,再次进行组织学检查后,15% 的肿瘤被重新分类。被误诊为颗粒细胞瘤的肿瘤包括转移性癌、畸胎样肿瘤以及分化差的间皮瘤(419)。

典型的成年颗粒细胞为圆形或卵圆形,细胞质稀少。细胞核有致密的细颗粒状染色质,可以是常染色质的或淡染的(3)。"咖啡豆"槽样的细胞核是特征性的,可能呈现有丝分裂象,但是大量有丝分裂象提示应考虑分化差或未分化癌。**在最常见的变化形式中,成**

年型颗粒细胞倾向于排列成小簇状或围成一个中央空腔的玫瑰花结,因此有些类似始基卵泡(即,Call-Exner 小体)(图 37.23)。间质与卵泡膜类似,可以黄素化。在儿童和青春期少女,颗粒细胞肿瘤通常为囊性,有黄素化细胞,可伴有性早熟。幼年型颗粒细胞肿瘤,之所以得名是因为它们发生于更年轻的患者,形态更圆,细胞核更浓染,且可能包含更多的有丝分裂象。大且不规则的滤泡间隙的出现是鉴别儿童或年轻妇女幼年型颗粒细胞瘤的另一特点,但是诊断并不依据发病的年龄,而是依据组织学。成年型颗粒细胞瘤,有潜在的体细胞 FOXL2 基因突变,而幼年型颗粒细胞瘤则没有(426)。

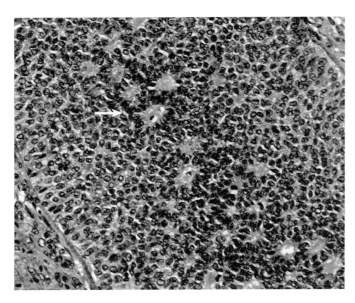

图 37.23　卵巢颗粒细胞瘤。注意典型的 Call-Exner 小体,肿瘤滤泡样的结构中间质成分很少(如箭头所示)

诊断

颗粒细胞瘤可见于任何年龄的妇女,分泌雌激素。青春期前患者占 5%(有代表性的为幼年型),其他患者分布在生育年龄到绝经后的各个年龄段(422~425)。仅有 2% 的颗粒细胞瘤患者有双侧病变。

在罕见的青春期前病变中,由于分泌雌激素,75% 的患者伴有假性性早熟(422)。大多数生育年龄患者会出现月经不规律或继发闭经,还常伴有子宫内膜囊性增生。对于绝经后妇女,最常见的首发症状为异常子宫出血。这些患者的雌激素水平足够刺激子宫内膜发生癌变。至少 5% 的颗粒细胞瘤患者会伴发低级别子宫内膜癌,25%~50% 的患者合并子宫内膜增生(2,413,419~422,426)。

颗粒细胞瘤患者的其他症状和体征与大多数卵巢恶性肿瘤相似,并没有特异性。10% 的患者伴有腹水,胸腔积液罕见(419~422)。颗粒细胞瘤有出血倾向;偶尔,肿瘤破裂导致腹腔内出血。

颗粒细胞瘤在诊断时通常为 I 期,但是在初次诊断后 5~30 年会复发(421)。大多数幼年型颗粒细胞瘤临床特点上是良性的,仅约 10% 复发,且复发通常发生在初次诊断后 5 年内。肿瘤可以在初次诊断后血行播散,转移至肺、肝、脑等器官。成年型颗粒细胞瘤一旦复发,进展很快。恶性卵泡膜细胞瘤十分罕见,这一肿瘤的症状、体征、治疗以及预后与颗粒细胞瘤相似(419)。一些颗粒细胞瘤可以分泌抑制素,它可以作为一种有用的肿瘤标志物(427~431)。绝经前妇女中血清抑制素水平升高同时伴有闭经和不孕时,提示颗粒细胞瘤可能(432)。

治疗

颗粒细胞瘤的治疗取决于患者的年龄和病变的严重程度。对于绝大多数患者,单独手术治疗就已经足够了;放疗和化疗可以用于复发或转移性疾病的治疗(422~429,433~436)。

手术 由于仅有 2% 的颗粒细胞瘤为双侧病变,对于儿童和生育年龄的 Ⅰa 期患者,患侧附件切除是合适的治疗(420)。在剖腹探查时,如果术中冰冻证实为颗粒细胞瘤,应进行分期手术,包括对侧卵巢的评估。如果对侧卵巢增大,应进行取样活检。对于围绝经期和绝经后妇女,保留卵巢并不重要,应进行全子宫和双侧附件切除。**由于存在同时合并子宫内膜腺癌的可能,对于保留子宫的绝经前患者,应进行行子宫内膜活检**(422)。

放疗 虽然盆腔放疗有助于缓解孤立的盆腔复发灶,但没有证据支持将辅助放疗用于颗粒细胞瘤的治疗(422,434)。

化疗 **没有证据证明辅助化疗可以预防肿瘤复发**(436~439)。有多种抗肿瘤药物可以用于复发和转移病灶的治疗。BEP 或卡铂联合紫杉醇用于一些特定的Ⅲ期和Ⅳ期或复发患者(433)。在 GOG 的研究中,接受 BEP 化疗的患者中,有 37%(14/30)二次探查术结果阴性,这些患者的中位进展时间为 24.4 个月(440)。颗粒细胞肿瘤是潜在激素敏感的,约 30% 的颗粒细胞瘤表达雌激素受体,且几乎 100% 表达孕激素受体。由于患者通常年龄较大,激素类药物,如孕激素类、黄体生成激素释放素激动剂用于这些患者的治疗(441~445)。小规模临床试验和病例报告指出,黄体生成素释放素激动剂在 13 例患者中的缓解率为 50%,同时,文献中 5 例患者中的 4 例孕激素类药物有效。两组病例研究报告了疾病进展或不能耐受化疗的患者中共计 6 例患者接受芳香化酶抑制剂者获得了持续缓解(442~445)。

预后

成年型颗粒细胞瘤患者的自然病史较长,易晚期复发,说明其生物学特性为低度恶性。据报道,患者的 10 年生存率约为 90%,20 年生存率降至 75%(420~422,432,433)。大多数组织学类型的预后相同,但是弥漫性低分化或组织学类型为肉瘤样的患者倾向有较差的预后(419)。

近期发现 DNA 倍性与生存率相关。Holland 等报道,37 例原发颗粒细胞瘤患者中,13 例(35%)为非整倍体(437)。残余病灶的存在是预测无进展生存时间最重要的指标,但是 DNA 倍性是影响预后的独立因素。**没有残余病灶的 DNA 双倍体肿瘤患者的 10 年无进展生存率为 96%**。

卵巢幼年颗粒细胞瘤十分罕见,在儿童和青少年的卵巢肿瘤中所占比例不到 5%(446)。约 90% 的患者诊断时为 Ⅰ 期,预后很好。幼年型颗粒细胞瘤的侵袭性较成年型差。仅约 10% 的幼年型颗粒细胞瘤为恶性,晚期复发并不常见。铂类为基础的联合化疗可以成功治疗晚期患者(如 BEP 方案)(433,440)。

支持细胞 - 间质细胞肿瘤 支持细胞间质细胞肿瘤(sertoli-leydig tumor)**最常见于 30~40 岁年龄妇女,年龄小于 40 岁者占 75%**。这一肿瘤非常罕见,在卵巢恶性肿瘤中所占比例不及 0.2%(2,447,448)。支持细胞间质细胞肿瘤绝大多数为低度恶性,分化较差者,进展较快(图 37.24)(447~449)。

肿瘤的典型特点是分泌雄激素,70%~85% 的患者有男性化的临床表现(449)。男性化表现包括月经稀发,继而闭经,乳房萎缩,痤疮,多毛,阴蒂肥大,声音低沉,以及发际后退。测定血清雄激素水平可以发现睾酮和二氢睾酮水平升高,硫酸脱氢表雄酮水平正常或轻度升高(2,450)。支持间质细胞肿瘤患者合并雌激素化的症状(即,同性性早熟,阴道不规则流血或绝经后流血)十分罕见。

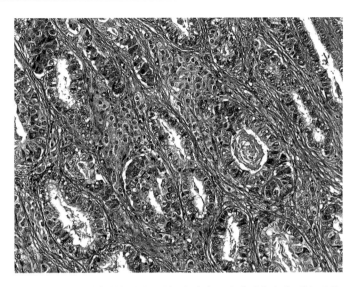

图 37.24　卵巢支持细胞间质细胞肿瘤。注意嗜伊红间质细胞聚集于靠近支持细胞小管的间质中

治疗

对于生育年龄患者,由于这些低度恶性肿瘤极少为双侧性(<1%),治疗一般采用患侧附件切除,同时探查对侧卵巢(3,422)。对于年龄较大的患者,应该进行子宫和双侧附件切除术(447,448)。

没有足够的数据资料证明可以用放疗或化疗治疗病变持续存在的患者,但是据报道,对于某些存在可测量病灶的患者,给予盆腔放疗和 VAC 方案化疗有一定的效果(3,451~455)。

预后

病患者的 5 年生存率为 70%~90%,自此以后的复发不常见(3,450~455)。**大多数死亡患者的肿瘤分化较差。**

少见的卵巢恶性肿瘤

还有一些卵巢恶性肿瘤,它们总共在卵巢恶性肿瘤中约占 0.1%(2)。其中的两类为类脂(或脂质)细胞肿瘤和原发卵巢肉瘤。

类脂细胞肿瘤

类脂细胞肿瘤来源于卵巢附近的肾上腺皮质残余物。目前已经报道了 100 余例患者,仅一小部分患者为双侧病变(2)。多数患者有男性化表现,偶有患者伴有肥胖、高血压以及皮质激素分泌导致的糖耐量异常。罕见表现,如雌激素分泌和同性性早熟,也有报道。

这一肿瘤大多数为良性或低度恶性生物学行为,但是约有 20% 的患者伴有转移病灶,其中大部分患者的原发肿瘤直径大于 8cm。转移通常局限于腹腔,但罕见情况下也会发生远处转移。手术切除原发病灶是最基本的治疗方法,尚没有资料证实放疗和化疗在本病治疗中有效。

肉瘤

卵巢恶性中胚叶混和瘤或肉瘤并不常见;临床上,形态学和分子生物学数据提示恶性中胚叶混合瘤是单克隆的,且为化生肿瘤,其中间充质部分反应去分化。大多数病变为异源性的,80% 的患者为绝经后妇女。症状和体征与大多数卵巢恶性肿瘤相似。肿瘤有侵袭性生物学行为,多数患者在发现时即有转移的证据。卡铂和紫杉醇或异环磷酰胺和顺铂都是可选的治疗方案,但总体来讲预后差。

小细胞癌

这一罕见肿瘤的平均发病年龄为 24 岁(范围 2~46 岁)(456)。肿瘤特点是单侧的。约 2/3 的患者伴有旁分泌性高钙血症。在卵巢肿瘤引起的高钙血症中,这一肿瘤占 50%。约 50% 的患者在诊断时,肿瘤已经播散至卵巢以外(456)。

这一恶性肿瘤的治疗包括手术以及术后辅助放疗或铂类为基础的化疗或二者联合治疗。除治疗原发疾病以外,还应给予大量水化、使用袢利尿剂以及磷酸盐或降钙素,控制高钙血症。本病预后较差,即使积极治疗,大多数患者在疾病诊断 2 年内死亡。

转移性肿瘤

5%~6% 的卵巢肿瘤由其他器官肿瘤转移而来,最常见的来源是女性生殖道、乳腺或胃肠道(457~473)。转移途径包括盆腔其他器官肿瘤的直接蔓延,血行转移或淋巴转移,或经体腔播散,腹腔内播散的肿瘤在卵巢表面种植。

妇科来源的肿瘤

生殖道来源的非卵巢癌可以直接蔓延或转移至卵巢。13% 的卵管癌会发生继发的卵巢转移(2,3)。一些情况下,当肿瘤累及卵巢和卵管时,很难确定肿瘤是原发于卵巢还是卵管。宫颈癌累及卵巢十分罕见(<1%),多数为临床晚期或病理类型为腺癌的患者。5% 的子宫内膜腺癌可以转移或直接种植到卵巢表面,但是同时发生两种原发肿瘤的可能性更大(472)。在这种情况下,卵巢子宫内膜样癌通常伴有子宫内膜腺癌。

非妇科来源的肿瘤

乳腺癌卵巢转移的发生率根据诊断方法的不同而有一定差异,但还是比较常见(图 37.25)。有资料表明,对死于转移性乳腺癌的患者进行尸检,结果有 24% 的患者有卵巢受

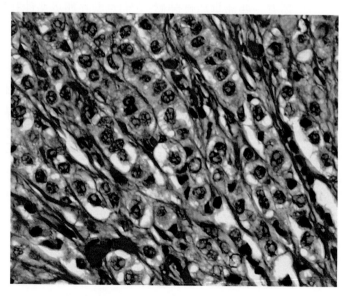

图 37.25　转移性卵巢癌。注意这种线性单细胞排列形式见于转移性乳腺癌

累,其中 80% 为双侧病变(457~462)。与这一结果相近,晚期乳腺癌患者为了姑息治疗而进行双侧卵巢切除时,发现 20%~30% 的患者有卵巢受累,其中 60% 为双侧病变。早期乳腺癌很少累及卵巢,但尚未获得确切的数字。在几乎所有的病例中,卵巢转移要么是隐匿的,要么就是在发现其他部位的转移灶后才发现盆腔包块。

Krukenberg 瘤

Krukenberg 瘤(库肯勃瘤)在卵巢转移性癌中所占比例为 30%~40%,它发生于卵巢间质,其形态特点为充满黏液的印戒细胞(463~465)(图 37.26)。原发肿瘤的最常见部位是胃,其次是结肠、阑尾(所谓的杯状细胞类癌)、乳腺或胆道。罕见情况下,宫颈或膀胱也可能是原发部位。在一些机构的研究中,Kukenberg 瘤在卵巢癌中约占 2%,且通常为双侧病变。通常在原发病变发展到晚期时,才发现这些转移病灶,因此多数患者一年内死亡。一些患者甚至未能发现原发肿瘤。

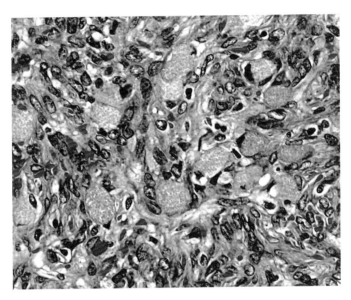

图 37.26　胃癌转移至卵巢形成的 Krukenberg 瘤。恶性肿瘤细胞有明显的空泡结构,将细胞核挤向一侧,外观呈印戒样。黏蛋白胭脂红染色显示细胞质中的空泡为黏液

其他胃肠道肿瘤

在其他胃肠道转移至卵巢的肿瘤中,肿瘤细胞没有典型的 Krukenberg 瘤的组织学特点;大多数来自于结肠,胰腺、胆道、阑尾、小肠来源相对少一些(图 37.27)。患肠道癌的女性患者中 1%~2% 在病程中会出现卵巢转移(459)。对于年龄超过 40 岁的附件肿瘤患者,尤其是那些有胃肠道症状的患者,在手术探查之前,应进行钡灌肠检查以除外原发胃肠道肿瘤转移至卵巢的可能。转移性结肠癌在组织学上与卵巢黏液性囊腺癌相似,组织学上二者的鉴别十分困难(458,459,466~470)。阑尾来源的肿瘤可以合并卵巢转移,尤其是在合并腹膜假黏液瘤时,可能会与卵巢原发肿瘤相混淆(466,470)。建议接受结肠癌手术的妇女同时进行预防性的子宫、双附件切除,是有一定道理的(471)。

黑色素瘤

据报道,恶性黑色素瘤转移至卵巢的病例十分罕见(473)。在这种情况下,黑色素瘤通常已经广泛播散。为了缓解腹部或盆腔疼痛,治疗出血或扭转,应手术切除肿瘤。极少

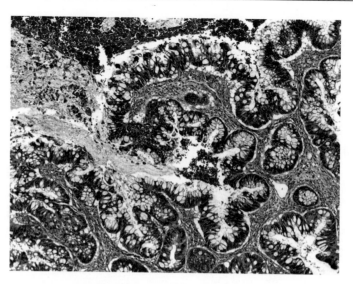

图 37.27　卵巢的转移性结直肠癌坏死碎片区域(所谓的脏坏死)
靠近部分腺体结构表现为筛状

数情况下,恶性黑色素瘤可来自成熟性囊性畸胎瘤(474)。

类癌瘤　　　　**转移性类癌瘤在卵巢转移性肿瘤中所占比例不到** 2%(475)。仅有 2% 的原发类癌患者有卵巢转移的证据,只有 40% 的患者在发现转移性类癌时有类癌综合征。对于围绝经期或绝经后患者探查手术发现类癌时,应进行卵巢切除,以预防继发的卵巢转移。在发现卵巢类癌时,应即刻仔细探查寻找肠道原发病变(476)。

淋巴瘤和白血病　　　**淋巴瘤和白血病可以侵犯卵巢,一旦发生,通常为双侧受累**(477~479)。约有 5% 的霍奇金病患者发生卵巢的淋巴瘤受累,但通常发生于疾病晚期。Burkitt 淋巴瘤患者的卵巢受累非常常见。其他类型的淋巴瘤累及卵巢次之,以及白血病患者的卵巢浸润不常见(479)。有时淋巴瘤患者的盆腹腔器官中只有卵巢有受累的表现;在这种情况下,应该进行全面仔细的手术探查。如果冰冻病理回报卵巢的实性包块为淋巴瘤,术中应请血液肿瘤科医师会诊,决定下一步治疗。多数淋巴瘤不再需要扩大的手术分期,但应该进行肿大淋巴结的活检。一些霍奇金淋巴瘤患者需要进行更广泛的评估。治疗方法与淋巴瘤或白血病的治疗基本相同。切除增大的卵巢肿瘤可以使患者感到更加舒适,也可以提高患者对随后放疗或化疗的反应。

输卵管癌

　　历史观点上,输卵管癌在女性生殖道的所有恶性肿瘤中占 0.3%(2,3,480~486)。数据提示原发输卵管癌可能较这一历史数字常见。**在组织学特点和生物学行为上,输卵管癌与卵巢癌相似;因此,二者的诊断和治疗方法也基本一致**(图 37.28)。其他部位的原发肿瘤经常累及输卵管,最常见的来源是卵巢、子宫内膜、胃肠道或乳腺。原发腹膜癌可能累及卵管。肿瘤几乎均为上皮来源,浆液性癌最常见。肉瘤也有报道,但十分罕见。

　　如上所述,越来越多的证据表明,很多高级别浆液性卵巢癌可以证实源于输卵管伞末端(5,7)。由于肿瘤原发部位不清时,其中很多被常规归入卵巢癌,输卵管癌的实际发病

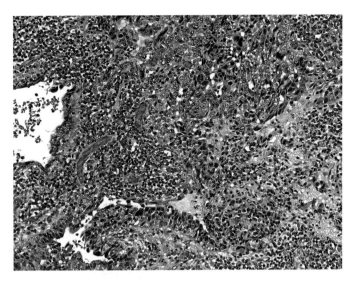

图 37.28　输卵管癌。图中间高级别浆液性癌侵及卵管黏膜固有层。大多数卵管癌发生在输卵管远端(伞端)

率历史上可能被低估了。尽管关于肿瘤位置和起源的不确定性,所有证据提示我们对高级别浆液性癌的评估和治疗应该是相同的。在这一认识指导下,很多病理学家采取的方法是用(非子宫来源)高级别浆液性癌诊断这些肿瘤,并不明确确定原发部位。

临床特点　　　输卵管癌常见的发病年龄是 40~60 岁,平均年龄为 55~60 岁(480)。**存在 BRCA1 和 BRCA2 突变基因的患者发生卵管癌的危险性较高。因此,预防性手术切除的范围应包括双侧卵巢和输卵管的切除**(78,487)。

症状和体征　　　输卵管癌的典型三联征是:(i)明显的阴道水样分泌物(即,外溢性输卵管积水),(ii)盆腔疼痛,和(iii)盆腔包块。这一三联征仅出现在不到 15% 的患者中,根据组织病理起源不同可能更少(3)。

据报道,**输卵管癌患者最常见的症状是阴道排液或阴道出血,50% 以上的患者有这一症状**(3,481)。很多患者伴有下腹或盆腔胀痛。这些症状比较模糊,也没有特异性。对于围绝经期或绝经后患者出现异常的、无法解释的或持续性的阴道排液时,即使没有合并出血,仍应该考虑到隐匿性输卵管癌的可能。在无症状妇女进行开腹全子宫双附件切除术时,可能偶然会发现输卵管癌。

约 60% 的患者体格检查时可触及盆腔包块,疾病晚期可以出现腹水。输卵管癌患者进行宫颈细胞学检查时,10% 会出现异常或找到腺癌细胞,但扩宫和刮宫的结果通常为阴性(483)。

转移途径　　　**卵管癌的转移途径和卵巢癌的相同,主要是体腔上皮细胞脱落造成遍及腹腔的种植转移**。约 80% 的晚期患者在疾病诊断时,转移灶局限于腹腔(482)。

和卵巢一样,输卵管含有丰富的淋巴管,常见主动脉旁和盆腔淋巴结的转移。有资料证实,在各个期别的患者中,至少有 33% 的患者会发生主动脉旁淋巴结的转移(486)。

分期

输卵管癌依据 FIGO 标准进行分期(480,485)。**分期是以剖腹探查术中所见为基础的**(表 37.9)。按照这一分期系统,Ⅰ期、Ⅱ期、Ⅲ期和Ⅳ期患者分别占 20%~25%,20%~25%,40%~50%,5%~10%(480)。与卵巢上皮性癌相比,晚期患者所占比例略低,估计主要的原因是一些症状出现较早,尤其是阴道流血或异常阴道分泌物。阴道超声和 CT 扫描的检查结果有可能提示输卵管癌(488)。

表 37.9　输卵管癌的 FIGO 分期

0 期	原位癌(局限于输卵管黏膜)
Ⅰ期	局限于输卵管
ⅠA 期	局限于一侧输卵管,延伸到黏膜下°和(或)肌层,但没有穿过浆膜面;无腹水
ⅠB 期	局限于双侧输卵管,延伸到黏膜下°和(或)肌层,但没有穿过浆膜面;无腹水
ⅠC 期	ⅠA 或ⅠB 期,肿瘤达到或穿透输卵管浆膜;或腹水或腹腔冲洗液含瘤细胞
Ⅱ期	累及一侧或双侧卵巢,有盆腔内扩散
ⅡA 期	扩散和(或)转移到子宫和(或)卵巢
ⅡB 期	扩散到其他盆腔组织
ⅡC 期	ⅡA 或ⅡB 期,肿瘤扩散或穿透输卵管浆膜;或腹水或腹腔冲洗液含瘤细胞
Ⅲ期	累及一侧或双侧输卵管,有盆腔外的腹膜种植和(或)腹膜后或腹股沟淋巴结阳性。肝脏的表浅转移为Ⅲ期。肿瘤看上去局限于真骨盆,但组织学证实瘤细胞扩散到小肠或网膜
ⅢA 期	肿瘤大体上局限于真骨盆,淋巴结阴性,但是组织学证实有显微镜下的腹腔腹膜表面种植
ⅢB 期	累及一侧或双侧输卵管,组织学证实有腹腔腹膜表面种植,直径不超过 2cm。淋巴结阴性
ⅢC 期	腹腔种植灶的直径超过 2cm 和(或)腹膜后或腹股沟淋巴结阳性
Ⅳ期	累及一侧或双侧输卵管,有远处转移。如果出现胸腔积液,一定要有细胞学检查阳性,才能诊断为Ⅳ期。肝脏实质转移为Ⅳ期

FIGO,国际妇产科联盟

治疗

本病治疗方法与卵巢上皮性癌相同(480,483,489~495)。应进行剖腹探查手术切除原发和转移肿瘤,并进行分期。术后化疗方案同卵巢上皮性癌(如卡铂和紫杉醇)。

手术

输卵管癌患者应进行开腹全子宫和双附件切除(3)。如果手术当中肉眼没有发现肿瘤播散,应进行分期手术。应该全面评价腹膜后淋巴结,并进行腹腔细胞学检查和活检,以及结肠下大网膜切除。

在存在转移病灶的患者中,应尽最大可能地进行肿瘤细胞减灭。肿瘤细胞减灭术在本病患者中的作用尚不清楚,但是根据卵巢上皮性癌患者治疗的经验推断,手术对治疗应该有很大帮助,尤其是可以切除所有肉眼可见的病灶时(490)。

化疗

与卵巢上皮性癌的治疗一样,最有效的化疗药物是铂类和紫杉烷类(489,490)。**输卵管癌的推荐治疗方法与卵巢上皮性癌的相同(即,铂类和紫杉烷为基础的化疗)。**对于复发性卵巢癌有效的其他多种化疗药物用于治疗复发性或持续性输卵管癌时,同样有效。这些药物包括多西他赛、依托泊苷、拓扑替康、吉西他滨以及脂质体阿霉素(491~495)。由于早期病变的相关资料很少,因此对于病变局限于输卵管的患者(即,ⅠA 期高或中分化者)

能否从辅助治疗中获益尚不清楚。

预后

输卵管上皮性癌患者的总体 5 年生存率为 40%。这一数字高于卵巢癌患者它在某种程度上反映了获得早期诊断的卵管癌患者所占比例高于卵巢癌。这些数据可能反映了一个事实：一些晚期卵管癌患者被认为卵巢癌。报告的 I 期患者的 5 年生存率仅为 65%。II 期患者的 5 年生存率为 50%~60%，但III期和IV期患者仅为 10%~20%（480,485）。

输卵管肉瘤

输卵管肉瘤，尤其是恶性中胚叶混合瘤，曾有过报道，但非常罕见，主要发生于 50~60 岁的妇女，诊断时常常为晚期。如果可以切除所有肉眼可见病灶，术后应试用铂类为基础的联合化疗。本病预后差，绝大多数患者发病 2 年内死亡（2,450）。

（单莹　杨佳欣　沈铿　译）

参考文献

1. **Siegel R, Ward E, Brawley O, et al.** Cancer statistics, 2011. *CA Cancer J Clin* 2011;61:212–236. http://cacancerjournal.org
2. **Scully RE, Young RH, Clement PB.** Tumors of the ovary, maldeveloped gonads, fallopian tube, and broad ligament. In: *Atlas of tumor pathology*. Washington, DC: Armed Forces Institute of Pathology, 1998:Fascicle 23, 3rd series.
3. **Berek JS, Friedlander M, Hacker NF.** Epithelial ovarian, fallopian tube and peritoneal cancer. In: *Berek and Hacker's gynecologic oncology*. 5th ed. Philadelphia, PA: Lippincott Williams & Wilkins, 2009:443–508.
4. **Kindelberger DW, Lee Y, Miron A, et al.** Intraepithelial carcinoma of the fimbria and pelvic serous carcinoma: evidence for a causal relationship. *Am J Surg Pathol* 2007;31:161–169.
5. **Callahan MJ, Crum CP, Medeiros F, et al.** Primary fallopian tube malignancies in *BRCA*-positive women undergoing surgery for ovarian cancer risk reduction. *J Clin Oncol* 2007;25:3985–3990.
6. **Kurman RJ, Shih IeM.** Pathogenesis of ovarian cancer: lessons from morphology and molecular biology and their clinical implications [review]. *Int J Gynecol Pathol* 2008;27:151–160.
7. **Crum CP, Drapkin R, Miron A, et al.** The distal fallopian tube: a new model for pelvic serous carcinogenesis [review]. *Curr Opin Obstet Gynecol* 2007;19:3–9.
8. **Barnhill DR, Kurman RJ, Brady MF, et al.** Preliminary analysis of the behavior of stage I ovarian serous tumors of low malignant potential: a Gynecologic Oncology Group study. *J Clin Oncol* 1995;13:2752–2756.
9. **Seidman JD, Kurman RJ.** Subclassification of serous borderline tumors of the ovary into benign and malignant types: a clinicopathologic study of 65 advanced stage cases. *Am J Surg Pathol* 1996;20:1331–1345.
10. **Bell DA, Weinstock MA, Scully RE.** Peritoneal implants of ovarian serous borderline tumors: histologic features and prognosis. *Cancer* 1988;62:2212–2222.
11. **Bell DA.** Ovarian surface epithelial-stromal tumors. *Hum Pathol* 1991;22:750–762.
12. **Bell DA, Scully RE.** Clinical perspectives on borderline tumors of the ovary. In: **Greer BE, Berek JS, eds.** *Gynecologic oncology: treatment rationale and techniques*. New York: Elsevier Science, 1991:119–134.
13. **McCaughey WT, Kirk ME, Lester W, et al.** Peritoneal epithelial lesions associated with proliferative serous tumours of the ovary. *Histopathology* 1984;8:195–208.
14. **Longacre TA, McKenney JK, Tazelaar HD, et al.** Ovarian serous tumors of low malignant potential (borderline tumors): outcome-based study of 276 patients with long term (>5 year) follow-up. *Am J Surg Pathol* 2005;29:707–723.
15. **Seidman JD, Kurman RJ.** Ovarian serous borderline tumors: a critical review of the literature with emphasis on prognostic indicators. *Hum Pathol* 2000;31:539–557.
16. **Michael H, Roth LM.** Invasive and noninvasive implants in ovarian serous tumors of low malignant potential. *Cancer* 1986;57:1240–1247.
17. **Gershenson DM, Silva EG.** Serous ovarian tumors of low malignant potential with peritoneal implants. *Cancer* 1990;65:578–585.
18. **Bell DA, Scully RE.** Ovarian serous borderline tumors with stromal microinvasion: a report of 21 cases. *Hum Pathol* 1990;21:397–403.
19. **Sampson JA.** Endometrial carcinoma of the ovary. *Arch Surg* 1925;10:1.
20. **Kurman RJ, Craig JM.** Endometrioid and clear cell carcinomas of the ovary. *Cancer* 1972;29:1653–1664.
21. **Roth LM, Dallenbach-Hellweg G, Czernobilsky B.** Ovarian Brenner tumors. I. Metaplastic proliferating and of low grade potential. *Cancer* 1985;56:582–591.
22. **Robey SS, Silva EG, Gershenson DM, et al.** Transitional cell carcinoma in high-grade stage ovarian carcinoma: an indicator of favorable response to chemotherapy. *Cancer* 1989;63:839–847.
23. **Silva EG, Robey-Cafferty SS, Smith TL, et al.** Ovarian carcinomas with transitional cell carcinoma pattern. *Am J Clin Pathol* 1990;93:457–462.
24. **Austin RM, Norris HJ.** Malignant Brenner tumor and transitional cell carcinoma of the ovary: a comparison. *Int J Gynecol Pathol* 1987;6:29–34.
25. **Piver MS, Jishi MF, Tsukada Y, et al.** Primary peritoneal carcinoma after prophylactic oophorectomy in women with a family history of ovarian cancer: a report of the Gilda Radner Familial Ovarian Cancer Registry. *Cancer* 1993;71:2751–2755.
26. **Fowler JM, Nieberg RK, Schooler TA, et al.** Peritoneal adenocarcinoma (serous) of müllerian type: a subgroup of women presenting with peritoneal carcinomatosis. *Int J Gynecol Cancer* 1994;4:43–51.
27. **Truong LD, Maccato ML, Awalt H, et al.** Serous surface carcinoma of the peritoneum: a clinicopathology study of 22 cases. *Hum Pathol* 1990;21:99–110.
28. **Tobachman JK, Greene MH, Tucker MA, et al.** Intraabdominal carcinomatosis after prophylactic oophorectomy in ovarian cancer–prone families. *Lancet* 1982;2:795–797.
29. **Thor AD, Young RH, Clement PB.** Pathology of the fallopian tube, broad ligament, peritoneum, and pelvic soft tissue. *Hum Pathol* 1991;22:856–867.
30. **Pecorelli S, Odicino F, Maisonneuve P, et al.** Carcinoma of the ovary. Annual report on the results of treatment of gynaecological cancer, vol. 23. International Federation of Gynecology and Obstetrics. *J Epidemiol Biostat* 1998;3:75–102.
31. **Norris HJ, Jensen RD.** Relative frequency of ovarian neoplasms in children and adolescents. *Cancer* 1972;30:713–719.
32. **Negri E, Franceschi S, Tzonou A, et al.** Pooled analysis of three European case-control studies of epithelial ovarian cancer: I. Reproductive factors and risk of epithelial ovarian cancer. *Int J Cancer*

1991;49:50–56.

33. **Franceschi S, La Vecchia C, Booth M, et al.** Pooled analysis of three European case-control studies of epithelial ovarian cancer: II. Age at menarche and menopause. *Int J Cancer* 1991;49:57–60.

34. **Franceschi S, Parazzini F, Negri E, et al.** Pooled analysis of three European case-control studies of epithelial ovarian cancer: III. Oral contraceptive use. *Int J Cancer* 1991;49:61–65.

35. **Berek JS, Chalas E, Edelson M, et al.** Prophylactic and risk-reducing bilateral salpingo-oophorectomy: recommendations based on risk of ovarian cancer. *Obstet Gynecol* 2010;116:733–743.

36. **Parker WH, Broder MS, Chang E, et al.** Ovarian conservation at the time of hysterectomy and long-term health outcomes in the nurses' health study. *Obstet Gynecol* 2009;113:1027–1037.

37. **Campbell S, Bhan V, Royston P, et al.** Transabdominal ultrasound screening for early ovarian cancer. *BMJ* 1989;299:1363–1367.

38. **Higgins RV, van Nagell JR Jr, Donaldson ES, et al.** Transvaginal sonography as a screening method for ovarian cancer. *Gynecol Oncol* 1989;34:402–406.

39. **van Nagell JR Jr, DePriest PD, Puls LE, et al.** Ovarian cancer screening in asymptomatic postmenopausal women by transvaginal sonography. *Cancer* 1991;68:458–462.

40. **Rulin MC, Preston AL.** Adnexal masses in postmenopausal women. *Obstet Gynecol* 1987;70:578–581.

41. **Kurjak A, Zalud I, Jurkovic D, et al.** Transvaginal color flow Doppler for the assessment of pelvic circulation. *Acta Obstet Gynecol Scand* 1989;68:131–135.

42. **Kurjak A, Zalud I, Alfirevic Z.** Evaluation of adnexal masses with transvaginal color ultrasound. *J Ultrasound Med* 1991;10:295–297.

43. **Rustin GJS, van der Burg MEL, Berek JS.** Tumor markers. *Ann Oncol* 1993;4:S71–S77.

44. **Jacobs I, Davies AP, Bridges J, et al.** Prevalence screening for ovarian cancer in postmenopausal women by CA 125 measurements and ultrasonography. *BMJ* 1993;306:1030–1034.

45. **Jacobs IJ, Skates S, Davies AP, et al.** Risk of diagnosis of ovarian cancer after raised serum CA 125 concentration: a prospective cohort study. *BMJ* 1996;313:1355–1358.

46. **Einhorn N, Sjovall K, Knapp RC, et al.** A prospective evaluation of serum CA 125 levels for early detection of ovarian cancer. *Obstet Gynecol* 1992;80:14–18.

47. **Jacobs IJ, Oram DH, Bast RC Jr.** Strategies for improving the specificity of screening for ovarian cancer with tumor-associated antigens CA125, CA15–3, and TAG 72.3. *Obstet Gynecol* 1992;80:396–399.

48. **Berek JS, Bast RC Jr.** Ovarian cancer screening: the use of serial complementary tumor markers to improve sensitivity and specificity for early detection. *Cancer* 1995;76:2092–2096.

49. **Skates SJ, Xu FJ, Yu YH, et al.** Towards an optimal algorithm for ovarian cancer screening with longitudinal tumour markers. *Cancer* 1995;76:2004–2010.

50. **Jacobs IJ, Skates SJ, MacDonald N, et al.** Screening for ovarian cancer: a pilot randomised controlled trial. *Lancet* 1999;353:1207–1210.

51. **Skates SJ, Menon U, MacDonald N, et al.** Calculation of the risk of ovarian cancer from serial CA-125 values for preclinical detection in postmenopausal women. *J Clin Oncol* 2003;21(Suppl):206–210.

52. **Petricoin EF, Ardekani AM, Hitt BA, et al.** Use of proteomic patterns in serum to identify ovarian cancer. *Lancet* 2002;359:572–577.

53. **Zhang Z, Bast RC Jr, Fung E, et al.** A panel of serum biomarkers identified through proteomic profiling for the detection of early stage ovarian cancer. *Cancer Res* 2004;64:5882–5890.

54. **American College of Obstetricians and Gynecologists.** Genetic risk and screening techniques for epithelial ovarian cancer. ACOG Committee Opinion 117. Washington, DC: ACOG, 1992.

55. **Woodward ER, Sleightholme HV, Considine AM, et al.** Annual surveillance by CA125 and transvaginal ultrasound for ovarian cancer in both high-risk and population risk women is ineffective. *BJOG* 2007;114:1500–1509.

56. **Hermsen BB, Olivier RI, Verheijen RH, et al.** No efficacy of annual gynaecological screening in BRCA1/2 mutation carriers; an observational follow-up study. *Br J Cancer* 2007;96:1335–1342.

57. **Bourne TH, Campbell S, Reynolds KM, et al.** Screening for early familial ovarian cancer with transvaginal ultrasonography and colour blood flow imaging. *BMJ* 1993;306:1025–1029.

58. **Easton DF, Ford D, Bishop DT.** Breast Cancer Linkage Consortium: breast and ovarian cancer incidence in BRCA1-mutation carriers. *Am J Hum Genet* 1995;56:265–271.

59. **Whittemore AS, Gong G, Itnyre J.** Prevalence and contribution of BRCA1 mutations in breast cancer and ovarian cancer: results from three U.S. population-based case-control studies of ovarian cancer. *Am J Hum Genet* 1997;60:496–504.

60. **Frank TS, Manley SA, Olopade OI, et al.** Sequence analysis of BRCA1 and BRCA2: correlation of mutations with family history and ovarian cancer risk. *J Clin Oncol* 1998;16:2417–2425.

61. **Johannsson OT, Ranstam J, Borg A, et al.** Survival of BRCA1 breast and ovarian cancer patients: a population-based study from southern Sweden. *J Clin Oncol* 1998;16:397–404.

62. **Burke W, Daly M, Garber J, et al.** Recommendations for follow-up care of individuals with an inherited predisposition to cancer. II. BRCA1 and BRCA2. Cancer Genetics Studies Consortium. *JAMA* 1997;277:997–1003.

63. **Berchuck A, Cirisano F, Lancaster JM, et al.** Role of BRCA1 mutation screening in the management of familial ovarian cancer. *Am J Obstet Gynecol* 1996;175:738–746.

64. **Struewing JP, Hartge P, Wacholder S, et al.** The risk of cancer associated with specific mutations of BRCA1 and BRCA2 among Ashkenazi Jews. *N Engl J Med* 1997;336:1401–1408.

65. **Beller U, Halle D, Catane R, et al.** High frequency of BRCA1 and BRCA2 germline mutations in Ashkenazi Jewish ovarian cancer patients, regardless of family history. *Gynecol Oncol* 1997;67:123–126.

66. **Lerman C, Narod S, Schulman K, et al.** BRCA1 testing in families with hereditary breast-ovarian cancer: a prospective study of patient decision making and outcomes. *JAMA* 1996;275:1885–1892.

67. **Risch HA, McLaughlin JR, Cole DE, et al.** Population BRCA1 and BRCA2 mutation frequencies and cancer penetrances: a kin-cohort study in Ontario, Canada. *J Natl Cancer Inst.* 2006;98:1694–1706.

68. **Brozek I, Ochman K, Debniak J, et al.** High frequency of BRCA1/2 germline mutations in consecutive ovarian cancer patients in Poland. *Gynecol Oncol* 2008;108:433–437.

69. **Chetrit A, Hirsh-Yechezkel G, Ben-David Y, et al.** Effect of BRCA1/2 mutations on long-term survival of patients with invasive ovarian cancer: the national Israeli study of ovarian cancer. *J Clin Oncol* 2008;26:20–25.

70. **Ponder B.** Genetic testing for cancer risk. *Science* 1997;278:1050–1058.

71. **Lynch HT, Cavalieri RJ, Lynch JF, et al.** Gynecologic cancer clues to Lynch syndrome II diagnosis: a family report. *Gynecol Oncol* 1992;44:198–203.

72. **American Society of Clinical Oncology.** Genetic testing for cancer susceptibility. *J Clin Oncol* 1996;14:1730–1736.

73. **King MC, Marks JH, Mandell JB, et al.** Breast and ovarian cancer risks due to inherited mutations in BRCA1 and BRCA2. *Science* 2003;302:643–646.

74. **NIH Consensus Development Panel on Ovarian Cancer.** Ovarian cancer: screening, treatment and follow-up. *JAMA* 1995;273:491–497.

75. **Greene MH, Piedmonte M, Alberts D, et al.** Prospective study of risk-reducing salpingo-oophorectomy and longitudinal CA-125 screening among women at increased genetic risk of ovarian cancer: design and baseline characteristics: a Gynecologic Oncology Group Study. *Cancer Epidemiol Biomarkers Prev* 2008;17:594–604.

76. **Narod SA, Risch H, Moslehi R, et al.** Oral contraceptives and the risk of hereditary ovarian cancer. *N Engl J Med* 1998;339:424–428.

77. **Averette HE, Nguyen HN.** The role of prophylactic oophorectomy in cancer prevention. *Gynecol Oncol* 1994;55:S38–S41.

78. **Kauff ND, Satagopan JM, Robson ME, et al.** Risk-reducing salpingo-oophorectomy in women with a BRCA1 or BRCA2 mutation. *N Engl J Med* 2002;346:1609–1615.

79. **Rebbeck TR, Lynch HT, Neuhausen SL, et al.** Prevention and Observation of Surgical End Points Study Group. Prophylactic oophorectomy in carriers of BRCA1 or BRCA2 mutations. *N Engl J Med* 2002;346:1616–1622.

80. **Haber D.** Prophylactic oophorectomy to reduce the risk of ovarian and breast cancer in carriers of BRCA mutations. *N Engl J Med* 2002;346:1660–1661.

81. **Rebbeck TR, Levin AM, Eisen A, et al.** Breast cancer risk after bilateral prophylactic oophorectomy in BRCA1 mutation carriers. *J Natl Cancer Inst* 1999;91:1475–1479.

82. **Schrag D, Kuntz KM, Garber JE, et al.** Decision analysis—effects of prophylactic mastectomy and oophorectomy on life expectancy among women with BRCA1 and BRCA2 mutations. *N Engl J Med* 1997;336:1465–1471 [erratum, *N Engl J Med* 1997;337:434].

83. **Li AJ, Karlan BY.** Surgical advances in the treatment of ovarian

cancer. *Hematol Oncol Clin North Am* 2003;17:945–956.

84. **Ben David Y, Chetrit A, Hirsh-Yechezkel G, et al.** Effect of *BRCA* mutations on the length of survival in epithelial ovarian tumors. *J Clin Oncol* 2002;20:463–466.

85. **Smith EM, Anderson B.** The effects of symptoms and delay in seeking diagnosis on stage of disease at diagnosis among women with cancers of the ovary. *Cancer* 1985;56:2727–2732.

86. **Goff BA, Mandel LS, Muntz HG, et al.** Ovarian cancer diagnosis: results of a national ovarian cancer survey. *Cancer* 2000;89:2068–2075.

87. **Olson SSH, Mignone L, Nakraseive C, et al.** Symptoms of ovarian cancer. *Obstet Gynecol* 2001;98:212–217.

88. **Goff BA, Mandel LS, Drescher CW, et al.** Development of an ovarian cancer symptom index: possibilities for earlier detection. *Cancer* 2007;109:221–227.

89. **Olsen CM, Cnossen J, Green AC, et al.** Comparison of symptoms and presentation of women with benign, low malignant potential and invasive ovarian tumors. *Eur J Gynaecol Oncol* 2007;28:376–380.

90. **Hogg R, Friedlander M.** Biology of epithelial ovarian cancer: implications for screening women at high genetic risk. *J Clin Oncol* 2004;22:1315–1327.

91. **Barber HK, Grober EA.** The PMPO syndrome (postmenopausal palpable ovary syndrome). *Obstet Gynecol* 1971;138:921–923.

92. **Malkasian GD, Knapp RC, Lavin PT, et al.** Preoperative evaluation of serum CA 125 levels in premenopausal and postmenopausal patients with pelvic masses: discrimination of benign from malignant disease. *Am J Obstet Gynecol* 1988;159:341–346.

93. **Campbell S, Royston P, Bhan V, et al.** Novel screening strategies for early ovarian cancer by transabdominal ultrasonography. *BJOG* 1990;97:304–311.

94. **van Nagell JR Jr, Higgins RV, Donaldson ES, et al.** Transvaginal sonography as a screening method for ovarian cancer: a report of the first 1000 cases screened. *Cancer* 1990;65:573–577.

95. **van Nagell JR Jr, Gallion HH, Pavlik EJ, et al.** Ovarian cancer screening. *Cancer* 1995;76:2086–2091.

96. **van Nagell JR Jr, DePriest PD, Reedy MB, et al.** The efficacy of transvaginal sonographic screening in asymptomatic women at risk for ovarian cancer. *Gynecol Oncol* 2000;77:350–356.

97. **Ueland FR, DePriest PD, Pavlik EJ, et al.** Preoperative differentiation of malignant from benign ovarian tumors: the efficacy of morphology indexing and Doppler flow sonography. *Gynecol Oncol* 2003;91:46–50.

98. **Cohen LS, Escobar PF, Scharm C, et al.** Three-dimensional power Doppler ultrasound improves the diagnostic accuracy for ovarian cancer prediction. *Gynecol Oncol* 2001;82:40–48.

99. **Kurjak A, Kupesic S, Sparac V, et al.** The detection of stage I ovarian cancer by three-dimensional sonography and power Doppler. *Gynecol Oncol* 2003;90:258–264.

100. **Nardo LG, Kroon ND, Reginald PW.** Persistent unilocular ovarian cysts in a general population of postmenopausal women: is there a place for expectant management? *Obstet Gynecol* 2003;102:589–593.

101. **Modesitt SC, Pavlik EJ, Ueland FR, et al.** Risk of malignancy in unilocular ovarian cystic tumors less than 10 centimeters in diameter. *Obstet Gynecol* 2003;102:594–599.

102. **Roman LD.** Small cystic pelvic masses in older women: is surgical removal necessary? *Gynecol Oncol* 1998;69:1–2.

103. **Bristow RE, Duska LR, Lambrou NC, et al.** A model for predicting surgical outcome in patients with advanced ovarian carcinoma using computed tomography. *Cancer* 2000;89:1532–1540.

104. **Togashi K.** Ovarian cancer: the clinical role of US, CT, and MRI. *Eur Radiol* 2003;13(Suppl 4):L87–L104.

105. **Jung SE, Lee JM, Rha SE, et al.** CT and MR imaging of ovarian tumors with emphasis on differential diagnosis. *Radiographics* 2002;22:1305–1325.

106. **Makhija S, Howden N, Edwards R, et al.** Positron emission tomography/computed tomography imaging for the detection of recurrent ovarian and fallopian tube carcinoma: a retrospective review. *Gynecol Oncol* 2002;85:53–58.

107. **Kurokawa T, Yoshida Y, Kawahara K, et al.** Whole-body PET with FDG is useful for following up an ovarian cancer patient with only rising CA-125 levels within the normal range. *Ann Nucl Med* 2002;16:491–493.

108. **Hacker NF, Berek JS, Lagasse LD.** Gastrointestinal operations in gynecologic oncology. In: **Knapp RE, Berkowitz RS, eds.** *Gynecologic oncology.* 2nd ed. New York: McGraw-Hill, 1993:361–375.

109. **Plentl AM, Friedman EA.** *Lymphatic system of the female genitalia.* Philadelphia, PA: WB Saunders, 1971.

110. **Chen SS, Lee L.** Incidence of para-aortic and pelvic lymph node metastasis in epithelial ovarian cancer. *Gynecol Oncol* 1983;16:95–100.

111. **Burghardt E, Pickel H, Lahousen M, et al.** Pelvic lymphadenectomy in operative treatment of ovarian cancer. *Am J Obstet Gynecol* 1986;155:315–319.

112. **Dauplat J, Hacker NF, Neiberg RK, et al.** Distant metastasis in epithelial ovarian carcinoma. *Cancer* 1987;60:1561–1566.

113. **Krag KJ, Canellos GP, Griffiths CT, et al.** Predictive factors for long term survival in patients with advanced ovarian cancer. *Gynecol Oncol* 1989;34:88–93.

114. **Young RC, Walton LA, Ellenberg SS, et al.** Adjuvant therapy in stage I and stage II epithelial ovarian cancer: results of two prospective randomized trials. *N Engl J Med* 1990;322:1021–1027.

115. **Bjorkholm E, Pettersson F, Einhorn N, et al.** Long term follow-up and prognostic factors in ovarian carcinoma: the Radiumhemmet series 1958 to 1973. *Acta Radiol Oncol* 1982;21:413–419.

116. **Malkasian GD, Decker DG, Webb MJ.** Histology of epithelial tumours of the ovary: clinical usefulness and prognostic significance of histologic classification and grading. *Semin Oncol* 1975;2:191–201.

117. **Silverberg SG.** Prognostic significance of pathologic features of ovarian carcinoma. *Curr Top Pathol* 1989;78:85–109.

118. **Jacobs AJ, Deligdisch L, Deppe G, et al.** Histologic correlations of virulence in ovarian adenocarcinoma. 1. Effects of differentiation. *Am J Obstet Gynecol* 1982;143:574–580.

119. **Baak JP, Langley FA, Talerman A, et al.** Interpathologist and intrapathologist disagreement in ovarian tumor grading and typing. *Anal Quant Cytol Histol* 1986;8:354–357.

120. **Hernandez E, Bhagavan BS, Parmley TH, et al.** Interobserver variability in the interpretation of epithelial ovarian cancer. *Gynecol Oncol* 1984;17:117–123.

121. **Baak JP, Chan KK, Stolk JG, et al.** Prognostic factors in borderline and invasive ovarian tumours of the common epithelial type. *Pathol Res Pract* 1987;182:755–774.

122. **Berek JS, Martínez-Maza O, Hamilton T, et al.** Molecular and biological factors in the pathogenesis of ovarian cancer. *Ann Oncol* 1993;4:S3–S16.

123. **Omura GA, Brady MF, Homesley HD, et al.** Long-term follow-up and prognostic factor analysis in advanced ovarian carcinoma: the Gynecologic Oncology Group experience. *J Clin Oncol* 1991;9:1138–1150.

124. **Voest EE, van Houwelingen JC, Neijt JP.** A meta-analysis of prognostic factors in advanced ovarian cancer with median survival and overall survival measured with log (relative risk) as main objectives. *Eur J Cancer Clin Oncol* 1989;25:711–720.

125. **van Houwelingen JC, ten Bokkel Huinink WW, van der Burg ATM, et al.** Predictability of the survival of patients with ovarian cancer. *J Clin Oncol* 1989;7:769–773.

126. **Berek JS, Bertlesen K, du Bois A, et al.** Advanced epithelial ovarian cancer: 1998 consensus statement. *Ann Oncol* 1999;10(Suppl 1):87–92.

127. **Sharp F, Blackett AD, Berek JS, et al.** Conclusions and recommendations from the Helene Harris Memorial Trust sixth biennial international forum on ovarian cancer. *Int J Gynecol Cancer* 1997;7:416–424.

128. **Dembo AJ, Davy M, Stenwig AE, et al.** Prognostic factors in patients with stage I epithelial ovarian cancer. *Obstet Gynecol* 1990;75:263–273.

129. **Sjövall K, Nilsson B, Einhorn N.** Different types of rupture of the tumor capsule and the impact on survival in early ovarian cancer. *Int J Gynecol Cancer* 1994;4:333–336.

130. **Sevelda P, Dittich C, Salzer H.** Prognostic value of the rupture of the capsule in stage I epithelial ovarian carcinoma. *Gynecol Oncol* 1989;35:321–322.

131. **Vergote I, De Branbanter J, Fyles A, et al.** Prognostic importance of degree of differentiation and cyst rupture in stage I epithelial ovarian carcinoma. *Lancet* 2001;357:176–182.

132. **Berek JS, Hacker NF.** Staging and second-look operations in ovarian cancer. In: **Alberts DS, Surwit EA, eds.** *Ovarian cancer.* Boston, MA: Martinus Nijhoff, 1985:109–127.

133. **Young RC, Decker DG, Wharton JT, et al.** Staging laparotomy in early ovarian cancer. *JAMA* 1983;250:3072–3076.

134. **Buchsbaum HJ, Lifshitz S.** Staging and surgical evaluation of ovarian cancer. *Semin Oncol* 1984;11:227–237.

135. **Yoshimuna S, Scully RE, Bell DA, et al.** Correlation of ascitic fluid

cytology with histologic findings before and after treatment of ovarian cancer. *Am J Obstet Gynecol* 1984;148:716–721.

136. **Piver MS, Barlow JJ, Lele SB.** Incidence of subclinical metastasis in stage I and II ovarian carcinoma. *Obstet Gynecol* 1978;52:100–104.

137. **Delgado G, Chun B, Caglar H.** Para-aortic lymphadenectomy in gynecologic malignancies confined to the pelvis. *Obstet Gynecol* 1977;50:418–423.

138. **Rosenoff SH, Young RC, Anderson T, et al.** Peritoneoscopy: a valuable staging tool in ovarian carcinoma. *Ann Intern Med* 1975;83:37–41.

139. **Knapp RC, Friedman EA.** Aortic lymph node metastases in early ovarian cancer. *Am J Obstet Gynecol* 1974;119:1013–1017.

140. **Guthrie D, Davy MLJ, Phillips PR.** Study of 656 patients with "early" ovarian cancer. *Gynecol Oncol* 1984;17:363–369.

141. **Lim-Tan SK, Cajigas HE, Scully RE.** Ovarian cystectomy for serous borderline tumors: a follow-up study of 35 cases. *Obstet Gynecol* 1988;72:775–781.

142. **Green JA.** Early ovarian cancer—time for a rethink on stage? *Gynecol Oncol* 2003;90:235–237.

143. **Harlan LC, Clegg LX, Trimble EL.** Trends in surgery and chemotherapy for women diagnosed with ovarian cancer in the United States. *J Clin Oncol* 2003;21:3488–3494.

144. **Griffiths CT.** Surgical resection of tumor bulk in the primary treatment of ovarian carcinoma. *Natl Cancer Inst Monogr* 1975;42:101–104.

145. **Hacker NF, Berek JS.** Cytoreductive surgery in ovarian cancer. In: **Albert PS, Surwit EA, eds.** *Ovarian cancer.* Boston, MA: Martinus Nijhoff, 1986:53–67.

146. Heintz APM, **Berek JS.** Cytoreductive surgery in ovarian cancer. In: **Piver MS, eds.** *Ovarian cancer.* Edinburgh, UK: Churchill Livingstone, 1987:129–143.

147. **Hacker NF, Berek JS, Lagasse LD, et al.** Primary cytoreductive surgery for epithelial ovarian cancer. *Obstet Gynecol* 1983;61:413–420.

148. **Van Lindert AM, Alsbach GJ, Barents JW, et al.** The role of the abdominal radical tumor reduction procedure (ARTR) in the treatment of ovarian cancer. In: **Heintz APM, Griffiths CT, Trimbos JB, eds.** *Surgery in gynecologic oncology.* The Hague, Netherlands: Martinus Nijhoff, 1984:275–287.

149. **Hoskins WJ, Bundy BN, Thigpen TJ, et al.** The influence of cytoreductive surgery on recurrence-free interval and survival in small volume stage III epithelial ovarian cancer: a Gynecologic Oncology Group study. *Gynecol Oncol* 1992;47:159–166.

150. **Farias-Eisner R, Teng F, Oliveira M, et al.** The influence of tumor grade, distribution and extent of carcinomatosis in minimal residual stage III epithelial ovarian cancer after optimal primary cytoreductive surgery. *Gynecol Oncol* 1995;5:108–110.

151. **Hunter RW, Alexander NDE, Soutter WP.** Meta-analysis of surgery in advanced ovarian carcinoma: is maximum cytoreductive surgery an independent determinant of prognosis? *Am J Obstet Gynecol* 1992;166:504–511.

152. **Berek JS.** Complete debulking of advanced ovarian cancer. *Cancer J* 1996;2:134–135.

153. **Hacker NF.** Cytoreduction for advanced ovarian cancer in perspective. *Int J Gynecol Cancer* 1996;6:159–160.

154. **Berek JS, Hacker NF, Lagasse LD.** Rectosigmoid colectomy and reanastomosis to facilitate resection of primary and recurrent gynecologic cancer. *Obstet Gynecol* 1984;64:715–720.

155. **Berek JS, Hacker NF, Lagasse LD, et al.** Lower urinary tract resection as part of cytoreductive surgery for ovarian cancer. *Gynecol Oncol* 1982;13:87–92.

156. **Heintz AM, Hacker NF, Berek JS, et al.** Cytoreductive surgery in ovarian carcinoma: feasibility and morbidity. *Obstet Gynecol* 1986;67:783–788.

157. **Deppe G, Malviya VK, Boike G, et al.** Surgical approach to diaphragmatic metastases from ovarian cancer. *Gynecol Oncol* 1986;24:258–260.

158. **Montz FJ, Schlaerth J, Berek JS.** Resection of diaphragmatic peritoneum and muscle: role in cytoreductive surgery for ovarian carcinoma. *Gynecol Oncol* 1989;35:338–340.

159. **Brand E, Pearlman N.** Electrosurgical debulking of ovarian cancer: a new technique using the argon beam coagulator. *Gynecol Oncol* 1990;39:115–118.

160. **Deppe G, Malviya VK, Boike G, et al.** Use of Cavitron surgical aspirator for debulking of diaphragmatic metastases in patients with advanced carcinoma of the ovaries. *Surg Gynecol Obstet* 1989;168:455–456.

161. **Chen SS, Bochner R.** Assessment of morbidity and mortality in primary cytoreductive surgery for advanced ovarian cancer. *Gynecol Oncol* 1985;20:190–195.

162. **Venesmaa P, Ylikorkala O.** Morbidity and mortality associated with primary and repeat operations for ovarian cancer. *Obstet Gynecol* 1992;79:168–172.

163. **Bristow RE, Tomacruz RS, Armstrong DK, et al.** Survival effect of maximal cytoreductive surgery for advanced ovarian carcinoma during the *platinum* era: a meta-analysis. *J Clin Oncol* 2002;20:1248–1259.

164. **Panici PB, Maggioni A, Hacker N, et al.** Systematic aortic and pelvic lymphadenectomy versus resection of bulky nodes only in optimally debulked advanced ovarian cancer: a randomized clinical trial. *J Natl Cancer Inst* 2005;20;97:560–566.

165. **van der Burg MEL, van Lent M, Buyse M, et al.** The effect of debulking surgery after induction chemotherapy on the prognosis in advanced epithelial ovarian cancer. *N Engl J Med* 1995;332:629–634.

166. **Berek JS.** Interval debulking of epithelial ovarian cancer: an interim measure. *N Engl J Med* 1995;332:675–677.

167. **Rose PG, Nerenstone S, Brady MF, et al.** Secondary surgical cytoreduction for advanced ovarian carcinoma. *N Engl J Med* 2004;351:2489–2497.

168. **Junor EJ, Hole DJ, McNulty L, et al.** Specialist gynecologists and survival outcome in ovarian cancer: a Scottish National Study of 1966 patients. *Br J Obstet Gyn* 1999;106:1130–1136.

169. **Tingulstad S, Skjeldestad FE, Hagen B.** The effect of centralization of primary surgery on survival in ovarian cancer patients. *Obstet Gynecol* 2003;102:499–505.

170. **Paulson T, Kjaerheim K, Kaern J, et al.** Improved short-term survival for advanced ovarian, tubal, and peritoneal cancer patients operated at teaching hospitals. *Int J Gynecol Cancer* 2006;16:11–17.

171. **Engelen MJA, Kos HE, Willemse PHB, et al.** Surgery by consultant gynecologic oncologists improves survival in patients with ovarian carcinoma. *Cancer* 2006;106:589–598.

172. **Hreshchyshyn MM, Park RC, Blessing JA, et al.** The role of adjuvant therapy in stage I ovarian cancer. *Am J Obstet Gynecol* 1980;138:139–145.

173. **Berek JS.** Adjuvant therapy for early-stage ovarian cancer. *N Engl J Med* 1990;322:1076–1078.

174. **Ahmed FY, Wiltshaw E, Hern RP, et al.** Natural history and prognosis of untreated stage I epithelial ovarian carcinoma. *J Clin Oncol* 1996;14:2968–2975.

175. **Finn CB, Luesley DM, Buxton EJ, et al.** Is stage I epithelial ovarian cancer overtreated both surgically and systemically? Results of a five-year cancer registry review. *Br J Obstet Gyn* 1992;99:54–58.

176. **Vergote I, Vergote S, De Vos LN, et al.** Randomized trial comparing cisplatin with radioactive phosphorus or whole abdominal irradiation as adjuvant treatment of ovarian cancer. *Cancer* 1992;69:741–749.

177. **Rubin SC, Wong GY, Curtin JP, et al.** Platinum based chemotherapy of high risk stage I epithelial ovarian cancer following comprehensive surgical staging. *Obstet Gynecol* 1993;82:143–147.

178. **Young RC, Brady MF, Nieberg RM, et al.** Adjuvant treatment for ovarian cancer: a randomized phase III trial of intraperitoneal ^{32}P or intravenous cyclophosphamide and cisplatin: a Gynecologic Oncology Group study. *J Clin Oncol* 2003;21:4350–4355.

179. **Bolis G, Colombo N, Pecorelli S, et al.** Adjuvant treatment for early epithelial ovarian cancer: results of two randomized clinical trials comparing cisplatin to no further treatment or chromic phosphate (^{32}P). *Ann Oncol* 1995;6:887–893.

180. **Young RC, Pecorelli S.** Management of early ovarian cancer. *Semin Oncol* 1998;25:335–339.

181. **Colombo N, Chiari S, Maggioni A, et al.** Controversial issues in the management of early epithelial ovarian cancer: conservative surgery and the role of adjuvant therapy. *Gynecol Oncol* 1994;55:S47–S51.

182. **Colombo N, Maggioni A, Bocciolone L, et al.** Multimodality therapy of early-stage (FIGO I-II) ovarian cancer: review of surgical management and postoperative adjuvant treatment. *Int J Gynecol Cancer* 1996;6:13–17.

183. **Vermorken JB, Pecorelli S.** Clinical trials in patients with epithelial ovarian cancer: past, present and future. *Eur J Surg Oncol* 1996;22:455–466.

184. **Tropé C, Kaern J, Hogberg T, et al.** Randomized study on adjuvant chemotherapy in stage I high-risk ovarian cancer with evaluation of DNA-ploidy as prognostic instrument. *Ann Oncol* 2000;11:259–261.

185. **Gadducci A, Sartori E, Maggino T, et al.** Analysis of failure in patients with stage I ovarian cancer: an Italian multicenter study. *Int*

J Gynecol Cancer 1997;7:445–450.

186. **Greene MH, Boice JD, Greer BE, et al.** Acute nonlymphocytic leukemia after therapy with alkylating agents for ovarian cancer. *N Engl J Med* 1982;307:1416–1421.

187. **Travis LB, Holowaty EJ, Bergfeldt K, et al.** Risk of leukemia after platinum-based chemotherapy for ovarian cancer. *N Engl J Med* 1999;340:351–357.

188. **Trimbos JB, Vergote I, Bolis G, et al.** Impact of adjuvant chemotherapy and surgical staging in early-stage ovarian carcinoma: European Organisation for Research and Treatment of Cancer-Adjuvant Chemotherapy in Ovarian Neoplasm Trial. *J Natl Cancer Inst* 2003;95:113–125.

189. **International Collaborative Ovarian Neoplasm (ICON1) Collaborators.** International collaborative ovarian neoplasm trial 1: a randomized trial of adjuvant chemotherapy in women with early-stage ovarian cancer. *J Natl Cancer Inst* 2003;95:125–132.

190. **Trimbos JB, Parmar M, Vergote I, et al.** International Collaborative Ovarian Neoplasm Trial 1 and Adjuvant Chemotherapy in Ovarian Neoplasm Trial: two parallel randomized phase III trials of adjuvant chemotherapy in patients with early-stage ovarian carcinoma. *J Natl Cancer Inst* 2003;95:105–112.

191. **Bell J, Brady MF, Young RC, et al.** Randomized phase III trial of three versus six cycles of adjuvant carboplatin and paclitaxel in early stage epithelial ovarian carcinoma: a Gynecologic Oncology Group study. *Gynecol Oncol* 2006;102:432–439.

192. **Bookman MA, McGuire WP, Kilpatrick D, et al.** Carboplatin and paclitaxel in ovarian carcinoma: a phase I study of the Gynecologic Oncology Group. *J Clin Oncol* 1996;14:1895–1902.

193. **Eisenhauer EA, ten Bokkel Huinink WW, Swenerton KD, et al.** European-Canadian randomized trial of paclitaxel in relapsed ovarian cancer: high-dose versus low-dose and long versus short infusion. *J Clin Oncol* 1994;12:2654–2666.

194. **McGuire WP, Hoskins WJ, Brady MF, et al.** Cyclophosphamide and cisplatin compared with paclitaxel and cisplatin in patients with stage III and stage IV ovarian cancer. *N Engl J Med* 1996;334:1–6.

195. **Piccart MJ, Bertelsen K, Stuart G, et al.** Long-term follow-up confirms a survival advantage of the paclitaxel-cisplatin regimen over the cyclophosphamide-cisplatin combination in advanced ovarian cancer. *Int J Gynecol Cancer* 2003;13:144–148.

196. **Muggia FM, Braly PS, Brady MF, et al.** Phase III randomized study of cisplatin versus paclitaxel versus cisplatin and paclitaxel in patients with suboptimal stage III or IV ovarian cancer: a Gynecologic Oncology Group study. *J Clin Oncol* 2000;18:106–115.

197. **Advanced Ovarian Cancer Trialists Group.** Chemotherapy in advanced ovarian cancer: an overview of randomized clinical trials. *BMJ* 1991;303:884–891.

198. **Omura G, Bundy B, Berek JS, et al.** Randomized trial of cyclophosphamide plus cisplatin with or without doxorubicin in ovarian carcinoma: a Gynecologic Oncology Group study. *J Clin Oncol* 1989;7:457–465.

199. **Ovarian Cancer Meta-analysis Project.** Cyclophosphamide plus cisplatin versus cyclophosphamide, doxorubicin, and cisplatin chemotherapy of ovarian carcinoma: a meta-analysis. *J Clin Oncol* 1991;9:1668–1674.

200. **Swenerton K, Jeffrey J, Stuart G, et al.** Cisplatin-cyclophosphamide versus carboplatin-cyclophosphamide in advanced ovarian cancer: a randomized phase III study of the National Cancer Institute of Canada Clinical Trials Group. *J Clin Oncol* 1992;10:718–726.

201. **Ozols RF, Bundy BN, Greer B, et al.** Phase III trial of carboplatin and paclitaxel versus cisplatin and paclitaxel in patients with optimally resected stage III ovarian cancer: a Gynecologic Oncology Group study. *J Clin Oncol* 2003;21:3194–3200.

202. **Du Bois A, Luck HJ, Meier W, et al.** A randomized clinical trial of cisplatin/paclitaxel versus carboplatin/paclitaxel as first-line treatment of ovarian cancer. *J Natl Cancer Inst* 2003;95:1320–1330.

203. **Polverino G, Parazzini F, Stellato G, et al.** Survival and prognostic factors of women with advanced ovarian cancer and complete response after a carboplatin-paclitaxel chemotherapy. *Gynecol Oncol* 2005;99:343–347.

204. **Alberts DS, Green S, Hannigan EV, et al.** Improved therapeutic index of carboplatin plus cyclophosphamide versus cisplatin plus cyclophosphamide: final report by the Southwest Oncology Group of a phase III randomized trial in stages III (suboptimal) and IV ovarian cancer. *J Clin Oncol* 1992;10:706–717.

205. **McGuire WP, Hoskins WJ, Brady MS, et al.** An assessment of dose-intensive therapy in suboptimally debulked ovarian cancer: a Gynecologic Oncology Group study. *J Clin Oncol* 1995;13:1589–1599.

206. **Ozols RF, Ostchega Y, Curt G, et al.** High-dose carboplatin in refractory ovarian cancer patients. *J Clin Oncol* 1987;5:197–201.

207. **Calvert AH, Newell DR, Gumbrell LA, et al.** Carboplatin dosage: prospective evaluation of a simple formula based on renal function. *J Clin Oncol* 1989;7:1748–1756.

208. **The International Collaborative Ovarian Neoplasm (ICON) Group.** Paclitaxel plus carboplatin versus standard chemotherapy with either single agent carboplatin or cyclophosphamide, doxorubicin, and cisplatin in women with ovarian cancer: the ICON3 randomised trial. *Lancet* 2002;360:505–515.

209. **The ICON Collaborators.** International Collaborative Ovarian Neoplasm Study 2 (ICON2): randomised trial of single-agent carboplatin against three-drug combination of CAP (cyclophosphamide, doxorubicin, and cisplatin) in women with ovarian cancer. *Lancet* 1998;352:1571–1576.

210. **Vasey PA, Paul J, Birt A, et al.** Docetaxel and cisplatin in combination as first-line chemotherapy for advanced epithelial ovarian cancer. Scottish Gynaecological Cancer Trials Group. *J Clin Oncol* 1999;17:2069–2080.

211. **Bookman MA, Brady MF, McGuire WP, et al.** Evaluation of new platinum-based treatment regimens in advanced-stage ovarian cancer: A phase III tiral of the Gynecologic Cancer InterGroup. *J Clin Oncol* 2009;27:1419–1425.

212. **Alberts DS, Liu PY, Hannigan EV, et al.** Intraperitoneal cisplatin plus intravenous cyclophosphamide versus intravenous cisplatin plus intraperitoneal cyclophosphamide for stage III ovarian cancer. *N Engl J Med* 1996;335:1950–1955.

213. **Markman M, Bundy BN, Alberts DS, et al.** Phase III trial of standard-dose intravenous cisplatin plus paclitaxel versus moderately high-dose intravenous carboplatin followed by intraperitoneal paclitaxel and intraperitoneal cisplatin in small-volume stage III ovarian cancer: an intergroup study of the Gynecologic Oncology Group, Southwestern Oncology Group, and the Eastern Cooperative Oncology Group. *J Clin Oncol* 2001;19:1001–1007.

214. **Armstrong DK, Bundy B, Wenzel L, et al.** Intraperitoneal cisplatin and paclitaxel in ovarian cancer. *N Engl J Medl* 2006;354:34–43.

215. **Walker JL, Armstrong DK, Huang HQ, et al.** Intraperitoneal catheter outcomes in a phase III trial of intravenous versus intraperitoneal chemotherapy in optimal stage III ovarian and primary peritoneal cancer: a Gynecologic Oncology Group study. *Gynecol Oncol* 2006;100:27–32.

216. **Jaaback K, Johnson N.** Intraperitoneal chemotherapy for the initial management of primary epithelial ovarian cancer. *Cocharane Database Syst Rev* 2006;1:CD005340

217. **Katsumata N, Yasuda M, Takahashi F, et al.** Dose-dense *paclitaxel* once a week in combination with carboplatin every 3 weeks for advanced ovarian cancer: a phase 3, open-label, randomised controlled trial. *Lancet* 2009;374:1331–1338.

218. **Schwartz PE, Rutherford TJ, Chambers JT, et al.** Neoadjuvant chemotherapy for advanced ovarian cancer: long-term survival. *Gynecol Oncol* 1999;72:93–99.

219. **Shibata K, Kikkawa F, Mika M, et al.** Neoadjuvant chemotherapy for FIGO stage III or IV ovarian cancer: survival benefit and prognostic factors. *Int J Gynecol Cancer* 2003;13:587–592.

220. **Chan YM, Ng TY, Ngan HY, et al.** Quality of life in women treated with neoadjuvant chemotherapy for advanced ovarian cancer: a prospective longitudinal study. *Gynecol Oncol* 2003;88:9–16.

221. **Vergote I, Tropé CG, Amant F, et al.** Neoadjuvant chemotherapy or primary surgery in stage IIIC or IV ovarian cancer. *N Engl J Med* 2010;363:943–953.

222. **Cohen MH, Gootenberg J, Keegan P, et al.** FDA drug approval summary: bevacizumab (Avastin) plus carboplatin and paclitaxel as first-line treatment of advanced/metastatic recurrent nonsquamous non-small cell lung cancer. *Oncologist* 2007;12:713–718.

223. **Miller K, Wang M, Gralow J, et al.** Paclitaxel plus bevacizumab versus paclitaxel alone for metastatic breast cancer. *N Engl J Med* 2007;357:2666–2676.

224. **Hurwitz H, Fehrenbacher L, Novotny W, et al.** Bevacizumab plus irinotecan, fluorouracil, and leucovorin for metastatic colorectal cancer. *N Engl J Med* 2004;350:2335–2342.

225. **Burger RA, Brady MF, Fleming GF, et al.** Phase III trial of bevacizumab in the primary treatment of advanced ovarian, primary peritoneal or fallopian tube cancer: a GOG study. *Int J Gynecol Cancer* 2010;28(Suppl):LBA1.

226. **Pfisterer J, Perren T, Swart AM, et al.** ICON7: A randomised controlled trial of bevacizumab in women with newly diagnosed epithelial ovarian, primary peritoneal or fallopian tube cancer. *Int J Gynecol Cancer* 2010;20(Suppl 2).

227. **Markman M, Liu PY, Wilczynski S, et al.** Phase III randomized trial of 12 versus 3 months of maintenance paclitaxel in patients with advanced ovarian cancer after complete response to platinum and paclitaxel-based chemotherapy: a Southwest Oncology Group and Gynecologic Oncology Group trial. *J Clin Oncol* 2003;21:2460–2465.

228. **Ozols RF.** Maintenance therapy in advanced ovarian cancer: progression-free survival and clinical benefit. *J Clin Oncol* 2003; 21:2451–2453.

229. **De Placido S, Scambia G, Di Vagno G, et al.** Topotecan compared with no therapy after response to surgery and carboplatin/paclitaxel in patients with ovarian cancer: Multicenter Italian Trials in Ovarian Cancer (MITO-1) randomized study. *J Clin Oncol* 2004;22:2635–2642.

230. **Pfisterer J, Weber B, Reuss A, et al.** Randomized phase III trial of topotecan following carboplatin and paclitaxel in first-line treatment of advanced ovarian cancer: a Gynecologic Cancer Intergroup Trial of the AGO-OVAR and GINECO. *J Natl Cancer Inst* 2006;98:1036–1045.

231. **Piccart MJ, Floquet A, Scarfone G, et al.** Intraperitoneal cisplatin versus no further treatment: 8-year results of EORTC 55875, a randomized phase III study in ovarian cancer patients with a pathologically complete remission after platinum-based intravenous chemotherapy. *Int J Gynecol Cancer* 2003;13(Suppl 2):196–203.

232. **Berek JS, Taylor PT, Gordon A, et al.** Randomized placebo-controlled study of oregovomab for consolidation of clinical remission in patients with advanced ovarian cancer. *J Clin Oncol* 2004;22:3507–3516.

233. **Berek H, Taylor P, McGuire W, et al.** Oregovomab maintenance monoimmunotherapy does not improve outcomes in advanced ovarian cancer. *J Clin Oncol* 2009;27:418–425.

234. **Verheijen RH, Massuger LF, Benigno BB, et al.** Phase III trial of intraperitoneal therapy with yttrium-90-labeled HMFG1 murine monoclonal antibody in patients with epithelial ovarian cancer after a surgically defined complete remission. *J Clin Oncol* 2004;22:2635–2642.

235. **Berek JS, Hacker NF, Lagasse LD, et al.** Second-look laparotomy in stage III epithelial ovarian cancer: clinical variables associated with disease status. *Obstet Gynecol* 1984;64:207–212.

236. **Copeland LJ, Gershenson DM, Wharton JT, et al.** Microscopic disease at second-look laparotomy in advanced ovarian cancer. *Cancer* 1985;55:472–478.

237. **Gershenson DM, Copeland LJ, Wharton JT, et al.** Prognosis of surgically determined complete responders in advanced ovarian cancer. *Cancer* 1985;55:1129–1135.

238. **Smira LR, Stehman FB, Ulbright TM, et al.** Second-look laparotomy after chemotherapy in the management of ovarian malignancy. *Am J Obstet Gynecol* 1985;152:661–668.

239. **Freidman JB, Weiss NS.** Second thoughts about second-look laparotomy in advanced ovarian cancer. *N Engl J Med* 1990;322:1079–1082.

240. **Berek JS.** Second-look versus second-nature. *Gynecol Oncol* 1992;44:1–2.

241. **Rubin SC, Hoskins WJ, Hakes TB, et al.** Recurrence after negative second-look laparotomy for ovarian cancer: analysis of risk factors. *Am J Obstet Gynecol* 1988;159:1094–1098.

242. **Berek JS, Griffith CT, Leventhal JM.** Laparoscopy for second-look evaluation in ovarian cancer. *Obstet Gynecol* 1981;58:192–198.

243. **Berek JS, Hacker NF.** Laparoscopy in the management of patients with ovarian carcinoma. In: DiSaia P, ed. The treatment of ovarian cancer. Philadelphia, PA: WB Saunders, 1983:213–222.

244. **Lele S, Piver MS.** Interval laparoscopy prior to second-look laparotomy in ovarian cancer. *Obstet Gynecol* 1986;68:345–347.

245. **Berek JS, Knapp RC, Malkasian GD, et al.** CA125 serum levels correlated with second-look operations among ovarian cancer patients. *Obstet Gynecol* 1986;67:685–689.

246. **Lavin PT, Knapp RC, Malkasian GD, et al.** CA125 for the monitoring of ovarian carcinoma during primary therapy. *Obstet Gynecol* 1987;69:223–227.

247. **Rustin GJ, Bast RC, Kelloff GJ, et al.** Use of CA125 in clinical trial evaluation of new therapeutic drugs for ovarian cancer. *Clin Cancer Res* 2004;10:3919–3926.

248. **De Rosa V, Mangioni di Stefano ML, et al.** Computed tomography and second-look surgery in ovarian cancer patients: correlation, actual role and limitations of CT scan. *Eur J Gynaecol Oncol* 1995;16:123–129.

249. **Lund B, Jacobson K, Rasch L, et al.** Correlation of abdominal ultrasound and computed tomography scans with second- or third-look laparotomy in patients with ovarian carcinoma. *Gynecol Oncol* 1990;37:279–283.

250. **Berek JS, Hacker NF, Lagasse LD, et al.** Survival of patients following secondary cytoreductive surgery in ovarian cancer. *Obstet Gynecol* 1983;61:189–193.

251. **Hoskins WJ, Rubin SC, Dulaney E, et al.** Influence of secondary cytoreduction at the time of second-look laparotomy on the survival of patients with epithelial ovarian carcinoma. *Gynecol Oncol* 1989;34: 365–371.

252. **Bristow RE, Lagasse LD, Karlan BY.** Secondary surgical cytoreduction in advanced epithelial ovarian cancer: patient selection and review of the literature. *Cancer* 1996;78:2049–2062.

253. **Berek JS, Tropé C, Vergote I.** Surgery during chemotherapy and at relapse of ovarian cancer. *Ann Oncol* 1999;10:S3–7.

254. **Eisenkop SM, Friedman RL, Spirtos NM.** The role of secondary cytoreductive surgery in the treatment of patients with recurrent epithelial ovarian carcinoma. *Cancer* 2000;88:144–153.

255. **Gadducci A, Iacconi P, Cosio S, et al.** Complete salvage surgical cytoreduction improves further survival of patients with late recurrent ovarian cancer. *Gynecol Oncol* 2000;79:344–349.

256. **Munkarah A, Levenback C, Wolf JK, et al.** Secondary cytoreductive surgery for localized intra-abdominal recurrences in epithelial ovarian cancer. *Gynecol Oncol* 2001;81:237–241.

257. **Tay EH, Grant PT, Gebski V, et al.** Secondary cytoreductive surgery for recurrent epithelial ovarian cancer. *Obstet Gynecol* 2002;100:1359–1360.

258. **Chi DS, McCaughty K, Diaz JP, et al.** Guidelines and selection criteria for secondary cytoreductive surgery in patients with recurrent, platinum-sensitive epithelial ovarian carcinoma. *Cancer* 2006;106:1933–1939.

259. **Markman M, Rothman R, Hakes T, et al.** Second-line platinum therapy in patients with ovarian cancer previously treated with cisplatin. *J Clin Oncol* 1991;9:389–393.

260. **Gore ME, Fryatt I, Wiltshaw E, et al.** Treatment of relapsed carcinoma of the ovary with cisplatin or carboplatin following initial treatment with these compounds. *Gynecol Oncol* 1990;36:207–211.

261. **Markman M, Markman J, Webster K, et al.** Duration of response to second-line, platinum-based chemotherapy for ovarian cancer: implications for patient management and clinical trial design. *J Clin Oncol* 2004;22:3120–3125.

262. **Markman M.** Second-line therapy for potentially platinum-sensitive recurrent ovarian cancer: what is optimal treatment? *Gynecol Oncol* 2001;81:1–2.

263. **Cannistra SA.** Is there a "best" choice of second-line agent in the treatment of recurrent, potentially platinum-sensitive ovarian cancer? *J Clin Oncol* 2002;20:1158–1160.

264. **Eisenhauer EA, Vermorken JB, van Glabbeke M.** Predictors of response to subsequent chemotherapy in platinum pretreated ovarian cancer: a multivariate analysis of 704 patients. *Ann Oncol* 1997;8:963–968.

265. **Gordon AN, Fleagle JT, Guthrie D, et al.** Recurrent epithelial ovarian carcinoma: a randomized phase III study of pegylated liposomal doxorubicin versus topotecan. *J Clin Oncol* 2001;19:3312–3322.

266. **Gordon AN, Tonda M, Sun S, et al.** Doxil Study 30–49 Investigators. Long-term survival advantage for women treated with pegylated liposomal doxorubicin compared with topotecan in a phase 3 randomized study of recurrent and refractory epithelial ovarian cancer. *Gynecol Oncol* 2004;95:1–8.

267. **Gordon AN, Granai CO, Rose PG, et al.** Phase II study of liposomal doxorubicin in platinum- and paclitaxel-refractory epithelial ovarian cancer. *J Clin Oncol* 2000;18:3093–3100.

268. **Muggia F, Hainsworth J, Jeffers S, et al.** Phase II study of liposomal doxorubicin in refractory ovarian cancer: antitumor activity and toxicity modification by liposomal encapsulation. *J Clin Oncol* 1997;15:987–993.

269. **Greco FA, Hainsworth JD.** One-hour paclitaxel infusion schedules: a phase I/II comparative trial. *Semin Oncol* 1995;22:118–123.

270. **Chang AY, Boros L, Garrow G, et al.** Paclitaxel by 3-hour infusion followed by 96-hour infusion on failure in patients with refractory

malignant disease. *Semin Oncol* 1995;22:124–127.

271. **Kohn EC, Sarosy G, Bicher A, et al.** Dose-intense taxol: high response rate in patients with platinum-resistant recurrent ovarian cancer. *J Natl Cancer Inst* 1994;86:1748–1753.

272. **Omura GA, Brady MF, Look KY, et al.** Phase III trial of pacli-taxel at two dose levels, the higher dose accompanied by filgrastim at two dose levels in platinum-pretreated epithelial ovarian cancer: an Intergroup study. *J Clin Oncol* 2003;21:2843–2848.

273. **Markman M, Hall J, Spitz D, et al.** Phase II trial of weekly single-agent paclitaxel in platinum/paclitaxel-refractory ovarian cancer. *J Clin Oncol* 2002;20:2365–2369.

274. **Ghamande S, Lele S, Marchetti D, et al.** Weekly paclitaxel in patients with recurrent or persistent advanced ovarian cancer. *Int J Gynecol Cancer* 2003;13:142–147.

275. **Thigpen JT, Blessing JA, Ball H, et al.** Phase II trial of paclitaxel in patients with progressive ovarian carcinoma after platinum-based chemotherapy: a Gynecologic Oncology Group study. *J Clin Oncol* 1994;12:1748–1753.

276. **Trimble EL, Adams JD, Vena D, et al.** Paclitaxel for platinum-refractory ovarian cancer: results from the first 1000 patients regis-tered to National Cancer Institute Treatment Referral Center 9103. *J Clin Oncol* 1993;11:2405–2410.

277. **Bookman MA, Malstrom H, Bolis G, et al.** Topotecan for the treat-ment of advanced epithelial ovarian cancer: an open-label phase II study in patients treated after prior chemotherapy that contained cis-platin or carboplatin and paclitaxel. *J Clin Oncol* 1998;16:3345–3352.

278. **ten Bokkel Huinink W, Gore M, Carmichael J, et al.** Topotecan versus paclitaxel for the treatment of recurrent epithelial ovarian can-cer. *J Clin Oncol* 1997;15:2183–2193.

279. **ten Bokkel Huinink W, Lane SR, Ross GA; International Topote-can Study Group.** Long-term survival in a phase III, randomised study of topotecan versus paclitaxel in advanced epithelial ovarian carcinoma. *Ann Oncol* 2004;15:100–103.

280. **Hoskins P, Eisenhauer E, Beare S, et al.** Randomized phase II study of two schedules of topotecan in previously treated patients with ovarian cancer: a National Cancer Institute of Canada Clinical Trials Group study. *J Clin Oncol* 1998;16:2233–2237.

281. **Markman M, Blessing JA, Alvarez RD, et al.** Phase II evalua-tion of 24-h continuous infusion topotecan in recurrent, potentially platinum-sensitive ovarian cancer: a Gynecologic Oncology Group study. *Gynecol Oncol* 2000;77:112–115.

282. **Kudelka AP, Tresukosol D, Edwards CL, et al.** Phase II study of intravenous topotecan as a 5-day infusion for refractory epithelial ovarian carcinoma. *J Clin Oncol* 1996;14:1552–1557.

283. **Hochster H, Wadler S, Runowicz C, et al.** Activity and pharma-codynamics of 21-day topotecan infusion in patients with ovarian cancer previously treated with platinum-based chemotherapy. New York Gynecologic Oncology Group. *J Clin Oncol* 1999;17:2553–2561.

284. **Elkas JC, Holschneider CH, Katz B, et al.** The use of continuous infusion topotecan in persistent and recurrent ovarian cancer. *Int J Gynecol Cancer* 2003;13:138–141.

285. **Markman M, Kennedy A, Webster K, et al.** Phase 2 evaluation of topotecan administered on a 3-day schedule in the treatment of platinum- and paclitaxel-refractory ovarian cancer. *Gynecol Oncol* 2000;79:116–119.

286. **Clarke-Pearson DL, Van Le L, Iveson T, et al.** Oral topotecan as single-agent second-line chemotherapy in patients with advanced ovarian cancer. *J Clin Oncol* 2001;19:3967–3975.

287. **McGuire WP, Blessing JA, Bookman MA, et al.** Topotecan has sub-stantial antitumor activity as first-line salvage therapy in platinum-sensitive epithelial ovarian carcinoma: a Gynecologic Oncology Group Study. *J Clin Oncol* 2000;18:1062–1067.

288. **Gronlund B, Hansen HH, Hogdall C, et al.** Efficacy of low-dose topotecan in second-line treatment for patients with epithelial ovarian carcinoma. *Cancer* 2002;95:1656–1662.

289. **Brown JV III, Peters WA III, Rettenmaier MA, et al.** Three-consecutive-day topotecan is an active regimen for recurrent epithe-lial ovarian cancer. *Gynecol Oncol* 2003;88:136–140.

290. **Gore M, Oza A, Rustin G, et al.** A randomised trial of oral ver-sus intravenous topotecan in patients with relapsed epithelial ovarian cancer. *Eur J Cancer* 2002;38:57–63.

291. **Homesley HD, Hall DJ, Martin DA, et al.** A dose-escalating study of weekly bolus topotecan in previously treated ovarian cancer patients. *Gynecol Oncol* 2001;83:394–399.

292. **Parmar MK, Ledermann JA, Colombo N, et al.** Paclitaxel plus platinum-based chemotherapy versus conventional platinum-based chemotherapy in women with relapsed ovarian can-cer: the ICON4/AGO-OVAR-2.2 trial. *Lancet* 2003;361:2099–2106.

293. **Gonzalez-Martin AA, Calvo E, Bover I, et al.** Randomized phase II trial of carboplatin versus paclitaxel and carboplatin in platinum-sensitive recurrent advanced ovarian carcinoma: a GEICO (Grupo Espanol de Investigacion en Cancer de Ovario) study. *Ann Oncol* 2005;16:749–755.

294. **Pfisterer J, Plante M, Vergote I, et al.** Gemcitabine plus carbo-platin compared with carboplatin in patients with platinum-sensitive recurrent ovarian cancer: an intergroup trial of the AGO-OVAR, the NCIC CTG, and the EORTC GCG. *J Clin Oncol* 2006;24:4699–4707.

295. **Alberts DS, Liu PY, Wilczynski SP, et al.** Randomized trial of pegylated liposomal doxorubicin (PLD) plus carboplatin versus car-boplatin in platinum-sensitive (PS) patients with recurrent epithe-lial ovarian or peritoneal carcinoma after failure of initial platinum-based chemotherapy (Southwest Oncology Group Protocol S0200). *Gynecol Oncol* 2008;108:90–94.

296. **Pujade-Lauraine E, Wagner U, Aavall-Lundqvist E, et al.** Pegy-lated liposomal doxorubicin and carboplatin compared with pacli-taxel and carboplatin for patients with platinum-sensitive ovarian cancer in late relapse. *J Clin Oncol* 2010;28:3323–3329.

297. **Havrilesky LJ, Alvarez AA, Sayer RA, et al.** Weekly low-dose carboplatin and paclitaxel in the treatment of recurrent ovarian and peritoneal cancer. *Gynecol Oncol* 2003;88:51–57.

298. **Mutch DG, Orlando M, Goss T, et al.** Randomized phase III trial of gemcitabine compared with pegylated liposomal doxoru-bicin in patients with platinum-resistant ovarian cancer. *J Clin Oncol* 2007;25:2811–2818.

299. **Piccart MJ, Gore M, ten Bokkel Huinink W, et al.** Docetaxel: an active new drug for treatment of advanced epithelial ovarian cancer. *J Natl Cancer Inst* 1995;87:676–681.

300. **Francis P, Schneider J, Hann L, et al.** Phase II trial of docetaxel in patients with platinum-refractory advanced ovarian cancer. *J Clin Oncol* 1994;12:2301–2308.

301. **Rose PG, Blessing JA, Ball HG, et al.** A phase II study of docetaxel in paclitaxel-resistant ovarian and peritoneal carcinoma: a Gyneco-logic Oncology Group study. *Gynecol Oncol* 2003;88:130–135.

302. **Shapiro JD, Millward MJ, Rischin D, et al.** Activity of gemcitabine in patients with advanced ovarian cancer: responses seen following platinum and paclitaxel. *Gynecol Oncol* 1996;63:89–93.

303. **Papadimitriou CA, Fountzilas G, Aravantinos G, et al.** Second-line chemotherapy with gemcitabine and carboplatin in paclitaxel-pretreated, platinum-sensitive ovarian cancer patients. A Hellenic Cooperative Oncology Group Study. *Gynecol Oncol* 2004;92:152–159.

304. **Look KY, Bookman MA, Schol J, et al.** Phase I feasibility trial of carboplatin, paclitaxel, and gemcitabine in patients with previously untreated epithelial ovarian or primary peritoneal cancer: a Gyneco-logic Oncology Group study. *Gynecol Oncol* 2004;92:93–100.

305. **Belpomme D, Krakowski I, Beauduin M, et al.** Gemcitabine com-bined with cisplatin as first-line treatment in patients with epithelial ovarian cancer: a phase II study. *Gynecol Oncol* 2003;91:32–38.

306. **Markman M, Webster K, Zanotti K, et al.** Phase 2 trial of single-agent gemcitabine in platinum-paclitaxel refractory ovarian cancer. *Gynecol Oncol* 2003;90:593–596.

307. **Hoskins PJ, Swenerton KD.** Oral etoposide is active against platinum-resistant epithelial ovarian cancer. *J Clin Oncol* 1994;12:60–63.

308. **Rose PG, Blessing JA, Mayer AR, et al.** Prolonged oral etoposide as second-line therapy for platinum-resistant and platinum-sensitive ovarian carcinoma: a Gynecologic Oncology Group study. *J Clin Oncol* 1998;16:405–410.

309. **Perez-Gracia JL, Carrasco EM.** Tamoxifen therapy for ovarian cancer in the adjuvant and advanced settings: systematic review of the literature and implications for future research. *Gynecol Oncol* 2002;84:201–209.

310. **Ansink AC, Williams CJ.** The role of tamoxifen in the management of ovarian cancer. *Gynecol Oncol* 2002;86:390–391.

311. **Williams CJ.** Tamoxifen for relapse of ovarian cancer. *Cochrane Database Syst Rev* 2001;1:CD001034.

312. **Hatch KD, Beecham JB, Blessing JA, et al.** Responsiveness of patients with advanced ovarian carcinoma to tamoxifen: a Gyneco-logic Oncology Group study of second-line therapy in 105 patients. *Cancer* 1991;68:269–271.

313. **Van der Velden J, Gitsch G, Wain GV, et al.** Tamoxifen in patients with advanced epithelial ovarian cancer. *Int J Gynecol Cancer* 1995;5:301–305.

314. **Miller DS, Brady MF, Barrett RJ.** A phase II trial of leuprolide acetate in patients with advanced epithelial ovarian cancer. *J Clin Oncol* 1992;15:125–128.

315. **Lopez A, Tessadrelli A, Kudelka AP, et al.** Combination therapy with leuprolide acetate and tamoxifen in refractory ovarian cancer. *Int J Gynecol Cancer* 1996;6:15–19.

316. **Smith IE, Dowsett M.** Aromatase inhibitors in breast cancer. *N Engl J Med* 2003;348:2431–2442.

317. **Le T, Leis A, Pahwa P, et al.** Quality of life evaluations in patients with ovarian cancer during chemotherapy treatment. *Gynecol Oncol* 2004;92:839–844.

318. **Alvarez AA, Krigman HR, Whitaker RS, et al.** The prognostic significance of angiogenesis in epithelial ovarian carcinoma. *Clin Cancer Res.* 1999;5:587–591.

319. **Burger RA, Sill MW, Monk BJ, et al.** Phase II trial of bevacizumab in persistent or recurrent epithelial ovarian cancer or primary peritoneal cancer: a Gynecologic Oncology Group Study. *J Clin Oncol* 2007;25:5165–5171.

320. **Garcia AA, Hirte H, Fleming G, et al.** Phase II clinical trial of bevacizumab and low-dose metronomic oral cyclophosphamide in recurrent ovarian cancer: a trial of the California, Chicago, and Princess Margaret Hospital phase II consortia. *J Clin Oncol* 2008;26:76–82.

321. **Cannistra SA, Matulonis UA, Penson RT, et al.** Phase II study of bevacizumab in patients with platinum-resistant ovarian cancer or peritoneal serous cancer. *J Clin Oncol* 2007;25:5180–5186 [Erratum in: *J Clin Oncol* 2008;26:1773].

322. **Simpkins F, Belinson JL, Rose PG.** Avoiding bevacizumab related gastrointestinal toxicity for recurrent ovarian cancer by careful patient screening. *Gynecol Oncol* 2007;107:118–123.

323. **Moroney JW, Sood AK, Coleman RL.** Aflibercept in epithelial ovarian carcinoma [review]. *Future Oncol* 2009;5:591–600.

324. **Hacker NF, Berek JS, Burnison CM, et al.** Whole abdominal radiation as salvage therapy for epithelial ovarian cancer. *Obstet Gynecol* 1985;65:60–66.

325. **Castaldo TW, Petrilli ES, Ballon SC, et al.** Intestinal operations in patients with ovarian carcinoma. *Am J Obstet Gynecol* 1981;139:80–84.

326. **Krebs HB, Goplerud DR.** Surgical management of bowel obstruction in advanced ovarian cancer. *Obstet Gynecol* 1983;61:327–330.

327. **Tunca JC, Buchler DA, Mack EA, et al.** The management of ovarian cancer caused bowel obstruction. *Gynecol Oncol* 1981;12:186–192.

328. **Piver MS, Barlow JJ, Lele SB, et al.** Survival after ovarian cancer induced intestinal obstruction. *Gynecol Oncol* 1982;13:44–49.

329. **Clarke-Pearson DL, DeLong ER, Chin N, et al.** Intestinal obstruction in patients with ovarian cancer: variables associated with surgical complications and survival. *Arch Surg* 1988;123:42–45.

330. **Fernandes JR, Seymour RJ, Suissa S.** Bowel obstruction in patients with ovarian cancer: a search for prognostic factors. *Am J Obstet Gynecol* 1988;158:244–249.

331. **Rubin SC, Hoskins WJ, Benjamin I, et al.** Palliative surgery for intestinal obstruction in advanced ovarian cancer. *Gynecol Oncol* 1989;34:16–19.

332. **Coukos G, Rubin SC.** Surgical management of epithelial ovarian cancer. *Oncol Spect* 2001;2:350–361.

333. **Pothuri B, Vaidya A, Aghajanian C, et al.** Palliative surgery for bowel obstruction in recurrent ovarian cancer: an updated series. *Gynecol Oncol* 2003;89:306–313.

334. **Tamussino KF, Lim PC, Webb MJ, et al.** Gastrointestinal surgery in patients with ovarian cancer. *Gynecol Oncol* 2001;80:79–84.

335. **Jong P, Sturgeon J, Jamieson CG.** Benefit of palliative surgery for bowel obstruction in advanced ovarian cancer. *Can J Surg* 1995;38:454–457.

336. **Winter WE, McBroom JW, Carlson JW, et al.** The utility of gastrojejunostomy in secondary cytoreduction and palliation of proximal intestinal obstruction in recurrent ovarian cancer. *Gynecol Oncol* 2003;91:261–264.

337. **Bryan DN, Radbod R, Berek JS.** An analysis of surgical versus chemotherapeutic intervention for the management of intestinal obstruction in advanced ovarian cancer. *Int J Gynecol Cancer* 2006;16:125–134.

338. **Feuer DJ, Broadley KE, Shepherd JH, et al.** Surgery for the resolution of symptoms in malignant bowel obstruction in advanced gynaecological and gastrointestinal cancer. *Cochrane Database Syst Rev* 2000;4:CD002764.

339. **Malone JM Jr, Koonce T, Larson DM, et al.** Palliation of small bowel obstruction by percutaneous gastrostomy in patients with progressive ovarian carcinoma. *Obstet Gynecol* 1986;68:431–433.

340. **Campagnutta E, Cannizzaro R, Gallo A, et al.** Palliative treatment of upper intestinal obstruction by gynecologic malignancy: the usefulness of percutaneous endoscopic gastrostomy. *Gynecol Oncol* 1996;62:103–105.

341. **Kosary CL.** Cancer of the ovary. Surveillance Survival and End Results (SEER) survival monograph. *J Natl Cancer Inst* 2007; 16:133–144.

342. **Berek JS, Friedlander M, Hacker NF.** Germ cell and other nonepithelial ovarian cancers. In: *Berek and Hacker's gynecologic oncology*. 5th ed. Philadelphia, PA: Lippincott Williams & Wilkins, 2009:509–535.

343. **Imai A, Furui T, Tamaya T.** Gynecologic tumors and symptoms in childhood and adolescence: 10-years' experience. *Int J Gynaecol Obstet* 1994;45:227–234.

344. **Gershenson DM.** Management of early ovarian cancer: germ cell and sex-cord stromal tumors. *Gynecol Oncol* 1994;55:S62–S72.

345. **Gershenson DM.** Update on malignant ovarian germ cell tumors. *Cancer* 1993;71:1581–1590.

346. **Kurman RJ, Scardino PT, Waldmann TA, et al.** Malignant germ cell tumors of the ovary and testis: an immunohistologic study of 69 cases. *Ann Clin Lab Sci* 1979;9:462–466.

347. **Koulouris CR, Penson RT.** Ovarian stromal and germ cell tumors. *Semin Oncol* 2009;36:126–136.

348. **Pectasides D, Pectasides E, Kassanos D.** Germ cell tumors of the ovary. *Cancer Treat Rev* 2008;34:427–441.

349. **Obata NH, Nakashima N, Kawai M, et al.** Gonadoblastoma with dysgerminoma in one ovary and gonadoblastoma with dysgerminoma and yolk sac tumor in the contralateral ovary in a girl with 46XX karyotype. *Gynecol Oncol* 1995;58:124–128.

350. **Spanos WJ.** Preoperative hormonal therapy of cystic adnexal masses. *Am J Obstet Gynecol* 1973;116:551–556.

351. **Bremer GL, Land JA, Tiebosch A, et al.** Five different histologic subtypes of germ cell malignancies in an XY female. *Gynecol Oncol* 1993;50:247–248.

352. **Mayordomo JI, Paz-Ares L, Rivera F, et al.** Ovarian and extragonadal malignant germ-cell tumors in females: a single-institution experience with 43 patients. *Ann Oncol* 1994;5:225–231.

353. **Piura B, Dgani R, Zalel Y, et al.** Malignant germ cell tumors of the ovary: a study of 20 cases. *J Surg Oncol* 1995;59:155–161.

354. **Gordon A, Lipton D, Woodruff JD.** Dysgerminoma: a review of 158 cases from the Emil Novak Ovarian Tumor Registry. *Obstet Gynecol* 1981;58:497–504.

355. **Thomas GM, Dembo AJ, Hacker NF, et al.** Current therapy for dysgerminoma of the ovary. *Obstet Gynecol* 1987;70:268–275.

356. **Low JJ, Perrin LC, Crandon AJ, et al.** Conservative surgery to preserve ovarian function in patients with malignant ovarian germ cell tumors: a review of 74 cases. *Cancer* 2000;89:391–398.

357. **Williams SD, Birch R, Einhorn LH, et al.** Treatment of disseminated germ cell tumors with cisplatin, bleomycin and either vinblastine or etoposide. *N Engl J Med* 1987;316:1435–1440.

358. **Williams SD, Blessing JA, Hatch K, et al.** Chemotherapy of advanced ovarian dysgerminoma: trials of the Gynecologic Oncology Group. *J Clin Oncol* 1991;9:1950–1955.

359. **Williams SD, Blessing JA, Moore DH, et al.** Cisplatin, vinblastine, and bleomycin in advanced and recurrent ovarian germ-cell tumors. *Ann Intern Med* 1989;111:22–27.

360. **Williams S, Blessing JA, Liao S, et al.** Adjuvant therapy of ovarian germ cell tumors with cisplatin, etoposide, and bleomycin: a trial of the Gynecologic Oncology Group. *J Clin Oncol* 1994;12:701–706.

361. **Gershenson DM, Morris M, Cangir A, et al.** Treatment of malignant germ cell tumors of the ovary with bleomycin, etoposide, and cisplatin. *J Clin Oncol* 1990;8:715–720.

362. **Bekaii-Saab T, Einhorn LH, Williams SD.** Late relapse of ovarian dysgerminoma: case report and literature review. *Gynecol Oncol* 1999;72:111–112.

363. **Kurtz JE, Jaeck D, Maloisel F, et al.** Combined modality treatment for malignant transformation of a benign ovarian teratoma. *Gynecol Oncol* 1999;73:319–321.

364. **Williams SD, Kauderer J, Burnett A, et al.** Adjuvant therapy of completely resected dysgerminoma with carboplatin and etoposide: a trial of the Gynecologic Oncology Group. *Gynecol Oncol*

2004;95:496–499.

365. **Pawinski A, Favalli G, Ploch E, et al.** PVB chemotherapy in patients with recurrent or advanced dysgerminoma: a phase II study of the EORTC Gynaecological Cancer Cooperative Group. *Clin Oncol (R Coll Radiol)* 1998;10:301–305.

366. **Culine S, Lhomme C, Kattan J, et al.** Cisplatin-based chemotherapy in dysgerminoma of the ovary: thirteen-year experience at the Institut Gustave Roussy. *Gynecol Oncol* 1995;58:344–348.

367. **Brewer M, Gershenson DM, Herzog CE, et al.** Outcome and reproductive function after chemotherapy for ovarian dysgerminoma. *J Clin Oncol* 1999;17:2670–2675.

368. **Gershenson DM.** Menstrual and reproductive function after treatment with combination chemotherapy for malignant ovarian germ cell tumors. *J Clin Oncol* 1988;6:270–275.

369. **Kanazawa K, Suzuki T, Sakumoto K.** Treatment of malignant ovarian germ cell tumors with preservation of fertility: reproductive performance after persistent remission. *Am J Clin Oncol* 2000;23:244–248.

370. **El-Lamie IK, Shehata NA, Abou-Loz SK, et al.** Conservative surgical management of malignant ovarian germ cell tumors: the experience of the Gynecologic Oncology Unit at Ain Shams University. *Eur J Gynaecol Oncol* 2000;21:605–609.

371. **Tangir J, Zelterman D, Ma W, et al.** Reproductive function after conservative surgery and chemotherapy for malignant germ cell tumors of the ovary. *Obstet Gynecol* 2003;101:251–257.

372. **Loehrer PJ, Johnson D, Elson P, et al.** Importance of bleomycin in favorable-prognosis disseminated germ cell tumors: an Eastern Cooperative Oncology Group trial. *J Clin Oncol* 1995;13:470–476.

373. **Bajorin DF, Sarosdy MF, Pfister GD, et al.** Randomized trial of etoposide and cisplatin versus etoposide and carboplatin in patients with good-risk germ cell tumors: a multi-institutional study. *J Clin Oncol* 1993;11:598–606.

374. **Schwartz PE, Chambers SK, Chambers JT, et al.** Ovarian germ cell malignancies: the Yale University experience. *Gynecol Oncol* 1992;45:26–31.

375. **Williams SD, Blessing JA, DiSaia PJ, et al.** Second-look laparotomy in ovarian germ cell tumors. *Gynecol Oncol* 1994;52:287–291.

376. **Culine S, Lhomme C, Michel G, et al.** Is there a role for second-look laparotomy in the management of malignant germ cell tumors of the ovary? Experience at Institute Gustave Roussy. *J Surg Oncol* 1996;62:40–45.

377. **O'Conner DM, Norris HJ.** The influence of grade on the outcome of stage I ovarian immature (malignant) teratomas and the reproducibility of grading. *Int J Gynecol Pathol* 1994;13:283–289.

378. **Ulbright TM.** Gonadal teratomas: a review and speculation. *Adv Anat Pathol* 2004;11:10–23.

379. **Norris HJ, Zirkin HJ, Benson WL.** Immature (malignant) teratoma of the ovary: a clinical and pathologic study of 58 cases. *Cancer* 1976;37:2359–2372.

380. **Heifetz SA, Cushing B, Giller R, et al.** Immature teratomas in children: pathologic considerations: a report from the combined Pediatric Oncology Group/Children's Cancer Group. *Am J Surg Pathol* 1998;22:1115–1124.

381. **Marina NM, Cushing B, Giller R, et al.** Complete surgical excision is effective treatment for children with immature teratomas with or without malignant elements: a Pediatric Oncology Group/Children's Cancer Group Intergroup Study. *J Clin Oncol* 1999;17:2137–2143.

382. **Ferguson AW, Katabuchi H, Ronnett BM, et al.** Glial implants in gliomatosis peritonei arise from normal tissue, not from the associated teratoma. *Am J Pathol* 2001;159:51–55.

383. **Best DH, Butz GM, Moller K, et al.** Molecular analysis of an immature ovarian teratoma with gliomatosis peritonei and recurrence suggests genetic independence of multiple tumors. *Int J Oncol* 2004;25:17–25.

384. **Dimopoulos MA, Papadopoulou M, Andreopoulou E, et al.** Favorable outcome of ovarian germ cell malignancies treated with cisplatin or carboplatin-based chemotherapy: a Hellenic Cooperative Oncology Group study. *Gynecol Oncol* 1998;70:70–74.

385. **Bafna UD, Umadevi K, Kumaran C, et al.** Germ cell tumors of the ovary: is there a role for aggressive cytoreductive surgery for nondysgerminomatous tumors? *Int J Gynecol Cancer* 2001;11:300–304.

386. **De Palo G, Zambetti M, Pilotti S, et al.** Non-dysgerminomatous tumors of the ovary treated with cisplatin, vinblastine, and bleomycin: long-term results. *Gynecol Oncol* 1992;47:239–246.

387. **Culine S, Kattan J, Lhomme C, et al.** A phase II study of high-dose cisplatin, vinblastine, bleomycin, and etoposide (PVeBV regimen) in malignant non-dysgerminomatous germ-cell tumors of the ovary.

Gynecol Oncol 1994;54:47–53.

388. **Mann JR, Raafat F, Robinson K, et al.** The United Kingdom Children's Cancer Study Group's second germ cell tumor study: carboplatin, etoposide, and bleomycin are effective treatment for children with malignant extracranial germ cell tumors, with acceptable toxicity. *J Clin Oncol* 2000;18:3809–3818.

389. **Segelov E, Campbell J, Ng M, et al.** Cisplatin-based chemotherapy for ovarian germ cell malignancies: the Australian experience. *J Clin Oncol* 1994;12:378–384.

390. **Bonazzi C, Peccatori F, Colombo N, et al.** Pure ovarian immature teratoma, a unique and curable disease: 10 years' experience of 32 prospectively treated patients. *Obstet Gynecol* 1994;84:598–604.

391. **Cangir A, Smith J, van Eys J.** Improved prognosis in children with ovarian cancers following modified VAC (vincristine sulfate, dactinomycin, and cyclophosphamide) chemotherapy. *Cancer* 1978;42:1234–1238.

392. **Wong LC, Ngan HYS, Ma HK.** Primary treatment with vincristine, dactinomycin, and cyclophosphamide in non-dysgerminomatous germ cell tumour of the ovary. *Gynecol Oncol* 1989;34:155–158.

393. **Slayton RE, Park RC, Silverberg SC, et al.** Vincristine, dactinomycin, and cyclophosphamide in the treatment of malignant germ cell tumors of the ovary: a Gynecologic Oncology Group study (a final report). *Cancer* 1985;56:243–248.

394. **Creasman WJ, Soper JT.** Assessment of the contemporary management of germ cell malignancies of the ovary. *Am J Obstet Gynecol* 1985;153:828–834.

395. **Taylor MH, DePetrillo AD, Turner AR.** Vinblastine, bleomycin and cisplatin in malignant germ cell tumors of the ovary. *Cancer* 1985;56:1341–1349.

396. **Culine S, Lhomme C, Kattan J, et al.** Cisplatin-based chemotherapy in the management of germ cell tumors of the ovary: the Institute Gustave Roussy experience. *Gynecol Oncol* 1997;64:160–165.

397. **Williams SD, Wong LC, Ngan HYS.** Management of ovarian germ cell tumors. In: **Gershenson DM, McGuire WP, eds.** *Ovarian cancer.* New York: Churchill Livingston, 1998:399–415.

398. **Tay SK, Tan LK.** Experience of a 2-day BEP regimen in postsurgical adjuvant chemotherapy of ovarian germ cell tumors. *Int J Gynecol Cancer* 2000;10:13–18.

399. **Dark GG, Bower M, Newlands ES, et al.** Surveillance policy for stage I ovarian germ cell tumors. *J Clin Oncol* 1997;15:620–624.

400. **Hariprasad R, Kumar L, Janga D, et al.** Growing teratoma syndrome of ovary. *Int J Clin Oncol* 2008;13:83–87.

401. **Tangjitgamol S, Manusirivithaya S, Leelahakorn S, et al.** The growing teratoma syndrome: a case report and a review of the literature. *Int J Gynecol Cancer* 2006;16(Suppl 1):384–390.

402. **Carver BS, Bianco FJ Jr, Shayegan B, et al.** Predicting teratoma in the retroperitoneum in men undergoing post-chemotherapy retroperitoneal lymph node dissection. *J Urol* 2006;176:100–103.

403. **Mathew GK, Singh SS, Swaminathan RG, et al.** Laparotomy for post chemotherapy residue in ovarian germ cell tumors. *J Postgrad Med* 2006;52:262–265.

404. **Geisler JP, Goulet R, Foster RS, et al.** Growing teratoma syndrome after chemotherapy for germ cell tumors of the ovary. *Obstet Gynecol* 1994;84:719–721.

405. **Talerman A.** Germ cell tumors of the ovary. *Curr Opin Obstet Gynecol* 1997;9:44–47.

406. **Sasaki H, Furusata M, Teshima S, et al.** Prognostic significance of histopathological subtypes in stage I pure yolk sac tumour of the ovary. *Br J Cancer* 1994;69:529–536.

407. **Fujita M, Inoue M, Tanizawa O, et al.** Retrospective review of 41 patients with endodermal sinus tumor of the ovary. *Int J Gynecol Cancer* 1993;3:329–335.

408. **Kawai M, Kano T, Kikkawa F, et al.** Seven tumor markers in benign and malignant germ cell tumors of the ovary. *Gynecol Oncol* 1992;45:248–253.

409. **Abu-Rustum NR, Aghajanian C.** Management of malignant germ cell tumors of the ovary. *Semin Oncol* 1998;25:235–242.

410. **Newlands ES, Southall PJ, Paradinas FJ, et al.** Management of ovarian germ cell tumours. In: **Williams CJ, Krikorian JG, Green MR, et al., eds.** *Textbook of uncommon cancer.* New York: John Wiley and Sons, 1988:37–53.

411. **Ueda G, Abe Y, Yoshida M, et al.** Embryonal carcinoma of the ovary: a six-year survival. *Gynecol Oncol* 1990;31:287–292.

412. **Kammerer-Doak D, Baurick K, Black W, et al.** Endodermal sinus tumor and embryonal carcinoma of the ovary in a 53-year-old woman. *Gynecol Oncol* 1996;63:133–137.

413. **Simosek T, Trak B, Tunoc M, et al.** Primary pure choriocarcinoma

of the ovary in reproductive ages: a case report. *Eur J Gynaecol Oncol* 1998;19:284–286.

414. **Oliva E, Andrada E, Pezzica E, et al.** Ovarian carcinomas with choriocarcinomatous differentiation. *Cancer* 1993;72:2441–2446.

415. **Chapman DC, Grover R, Schwartz PE.** Conservative management of an ovarian polyembryoma. *Obstet Gynecol* 1994;83:879–882.

416. **Gershenson DM, Del Junco G, Copeland LJ, et al.** Mixed germ cell tumors of the ovary. *Obstet Gynecol* 1984;64:200–206.

417. **Nichols CR, Breeden ES, Lloehrer PJ, et al.** Secondary leukemia associated with a conventional dose of etoposide: review of serial germ cell tumor protocols. *J Natl Cancer Inst* 1993;85:36–40.

418. **Pedersen-Bjergaard J, Daugaard G, Hansen SW, et al.** Increased risk of myelodysplasia and leukaemia after etoposide, cisplatin, and bleomycin for germ-cell tumours. *Lancet* 1991;338:359–363.

419. **Young RE, Scully RE.** Ovarian sex cord-stromal tumors: problems in differential diagnosis. *Pathol Annu* 1988;23:237–296.

420. **Miller BE, Barron BA, Wan JY, et al.** Prognostic factors in adult granulosa cell tumor of the ovary. *Cancer* 1997;79:1951–1955.

421. **Malmstrom H, Hogberg T, Bjorn R, et al.** Granulosa cell tumors of the ovary: prognostic factors and outcome. *Gynecol Oncol* 1994;52:50–55.

422. **Segal R, DePetrillo AD, Thomas G.** Clinical review of adult granulosa cell tumors of the ovary. *Gynecol Oncol* 1995;56:338–344.

423. **Cronje HS, Niemand I, Bam RH, et al.** Review of the granulosa-theca cell tumors from the Emil Novak ovarian tumor registry. *Am J Obstet Gynecol* 1999;180:323–328.

424. **Aboud E.** A review of granulosa cell tumours and thecomas of the ovary. *Arch Gynecol Obstet* 1997;259:161–165.

425. **Young R, Clement PB, Scully RE.** The ovary. In: Sternberg SS, ed. Diagnostic surgical pathology. New York: Raven Press, 1989:1687.

426. **Shah SP, Köbel M,, Senz J, et al.** Mutation of *FOXL2* in granulosa-cell Tumors of the ovary. *N Engl J Med* 2009;360:2719–2729.

427. **Lappohn RE, Burger HG, Bouma J, et al.** Inhibin as a marker for granulosa-cell tumors. *N Engl J Med* 1989;321:790–793.

428. **Hildebrandt RH, Rouse RV, Longacre TA.** Value of inhibin in the identification of granulosa cell tumors of the ovary. *Hum Pathol* 1997;28:1387–1395.

429. **Richi M, Howard LN, Bratthauae GL, et al.** Use of monoclonal antibody against human inhibin as a marker for sex-cord-stromal tumors of the ovary. *Am J Surg Pathol* 1997;21:583–589.

430. **Matias-Guiu X, Pons C, Prat J.** Mullerian inhibiting substance, alpha-inhibin, and CD99 expression in sex cord-stromal tumors and endometrioid ovarian carcinomas resembling sex cord-stromal tumors. *Hum Pathol* 1998;29:840–845.

431. **McCluggage WG.** Recent advances in immunohistochemistry in the diagnosis of ovarian neoplasms. *J Clin Pathol* 2000;53:327–334.

432. **Rey RA, Lhomme C, Marcillac I, et al.** Antimullerian hormone as a serum marker of granulosa cell tumors of the ovary: comparative study with serum alpha-inhibin and estradiol. *Am J Obstet Gynecol* 1996;174:958–965.

433. **Schumer ST, Cannistra SA.** Granulosa cell tumor of the ovary. *J Clin Oncol* 2003;21:1180–1189.

434. **Wolf JK, Mullen J, Eifel PJ, et al.** Radiation treatment of advanced or recurrent granulosa cell tumor of the ovary. *Gynecol Oncol* 1999;73:35–41.

435. **Savage P, Constenla D, Fisher C, et al.** Granulosa cell tumours of the ovary: demographics, survival and the management of advanced disease. *Clin Oncol (R Coll Radiol)* 1998;10:242–245.

436. **Gershenson DM, Copeland LJ, Kavanauh JJ, et al.** Treatment of metastatic stromal tumors of the ovary with cisplatin, doxorubicin, and cyclophosphamide. *Obstet Gynecol* 1987;5:765–769.

437. **Holland DR, Le Riche J, Swenerton KD, et al.** Flow cytometric assessment of DNA ploidy is a useful prognostic factor for patients with granulosa cell ovarian tumors. *Int J Gynecol Cancer* 1991;1:227–232.

438. **Uygun K, Aydiner A, Saip P, et al.** Clinical parameters and treatment results in recurrent granulosa cell tumor of the ovary. *Gynecol Oncol* 2003;88:400–403.

439. **Al-Badawi IA, Brasher PM, Ghatage P, et al.** Postoperative chemotherapy in advanced ovarian granulosa cell tumors. *Int J Gynecol Cancer* 2002;12:119–123.

440. **Homesley HD, Bundy BN, Hurteau JA, et al.** Bleomycin, etoposide, and cisplatin combination therapy of ovarian granulosa cell tumors and other stromal malignancies: a Gynecologic Oncology Group study. *Gynecol Oncol* 1999;72:131–137.

441. **Freeman SA, Modesitt SC.** Anastrozole therapy in recurrent ovarian adult granulosa cell tumors: a report of 2 cases. *Gynecol Oncol* 2006;103:755–758.

442. **Fishman A, Kudelka AP, Tresukosol D, et al.** Leuprolide acetate for treating refractory or persistent ovarian granulosa cell tumor. *J Reprod Med* 1996;41:393–396.

443. **Korach J, Perri T, Beiner M, et al.** Promising effect of aromatase inhibitors on recurrent granulosa cell tumors. *Int J Gynecol Cancer* 2009;19:830–833.

444. **Hardy RD, Bell JG, Nicely CJ, et al.** Hormonal treatment of a recurrent granulosa cell tumor of the ovary: case report and review of the literature. *Gynecol Oncol* 2005;96:865–869.

445. **Martikainen H, Penttinen J, Huhtaniemi I, et al.** Gonadotropin-releasing hormone agonist analog therapy effective in ovarian granulosa cell malignancy. *Gynecol Oncol* 1989;35:406–408.

446. **Powell JL, Otis CN.** Management of advanced juvenile granulosa cell tumor of the ovary. *Gynecol Oncol* 1997;64:282–284.

447. **Tomlinson MW, Treadwell MC, Deppe G.** Platinum based chemotherapy to treat recurrent Sertoli-Leydig cell ovarian carcinoma during pregnancy. *Eur J Gynaecol Oncol* 1997;18:44–46.

448. **Le T, Krepart GV, Lotocki RJ, et al.** Malignant mixed mesodermal ovarian tumor treatment and prognosis: a 20-year experience. *Gynecol Oncol* 1997;65:237–240.

449. **Roth LM, Anderson MC, Govan AD, et al.** Sertoli-Leydig cell tumors: a clinicopathologic study of 34 cases. *Cancer* 1981;48:187–197.

450. **Berek JS, Hacker NF.** Sarcomas of the female genital tract. In: **Eilber FR, Morton DL, Sondak VK, et al., eds.** *The soft tissue sarcomas.* Orlando, FL: Grune & Stratton, 1987:229–238.

451. **Piura B, Rabinovich A, Yanai-Inbar I, et al.** Primary sarcoma of the ovary: report of five cases and review of the literature. *Eur J Gynaecol Oncol* 1998;19:257–261.

452. **Topuz E, Eralp Y, Aydiner A, et al.** The role of chemotherapy in malignant mixed mullerian tumors of the female genital tract. *Eur J Gynaecol Oncol* 2001;22:469–472.

453. **van Rijswijk RE, Tognon G, Burger CW, et al.** The effect of chemotherapy on the different components of advanced carcinosarcomas (malignant mixed mesodermal tumors) of the female genital tract. *Int J Gynecol Cancer* 1994;4:52–60.

454. **Barakat RR, Rubin SC, Wong G, et al.** Mixed mesodermal tumor of the ovary: analysis of prognostic factors in 31 cases. *Obstet Gynecol* 1992;80:660–664.

455. **Fowler JM, Nathan L, Nieberg RK, et al.** Mixed mesodermal sarcoma of the ovary in a young patient. *Eur J Obstet Gynecol Reprod Biol* 1996;65:249–254.

456. **Young RH, Oliva E, Scully RE.** Small cell sarcoma of the ovary, hypercalcemic type: a clinicopathological analysis of 150 cases. *Am J Surg Pathol* 1994;18:1102–1116.

457. **Petru E, Pickel H, Heydarfadai M, et al.** Non-genital cancers metastatic to the ovary. *Gynecol Oncol* 1992;44:83–86.

458. **Demopoulos RI, Touger L, Dubin N.** Secondary ovarian carcinoma: a clinical and pathological evaluation. *Int J Gynecol Pathol* 1987;6:166–175.

459. **Young RH, Scully RE.** Metastatic tumors in the ovary: a problem-oriented approach and review of the recent literature. *Semin Diagn Pathol* 1991;8:250–276.

460. **Yada-Hashimoto N, Yamamoto T, Kamiura S, et al.** Metastatic ovarian tumors: a review of 64 cases. *Gynecol Oncol* 2003;89:314–317.

461. **Ayhan A, Tuncer ZS, Bukulmez O.** Malignant tumors metastatic to the ovaries. *J Surg Oncol* 1995;60:268–276.

462. **Curtin JP, Barakat RR, Hoskins WJ.** Ovarian disease in women with breast cancer. *Obstet Gynecol* 1994;84:449–452.

463. **Yakushiji M, Tazaki T, Nishimura H, et al.** Krukenberg tumors of the ovary: a clinicopathologic analysis of 112 cases. *Acta Obstet Gynaecol Jpn* 1987;39:479–485.

464. **Kim HK, Heo DS, Bang YJ, et al.** Prognostic factors of Krukenberg's tumor. *Gynecol Oncol* 2001;82:105–109.

465. **Yakushiji M, Tazaki T, Nishimura H, et al.** Krukenberg tumors of the ovary: a clinicopathologic analysis of 112 cases. *Acta Obstet Gynaecol Jpn* 1987;39:479–485.

466. **Misdraji J, Yantiss RK, Graeme-Cook FM, et al.** Appendiceal mucinous neoplasms: a clinicopathologic analysis of 107 cases. *Am J Surg Pathol* 2003;27:1089–1103.

467. **Chou YY, Jeng YM, Kao HL, et al.** Differentiation of ovarian mucinous carcinoma and metastatic colorectal adenocarcinoma by immunostaining with beta-catenin. *Histopathology* 2003;43:151–156.

468. **Seidman JD, Kurman RJ, Ronnett BM.** Primary and metastatic mucinous adenocarcinomas in the ovaries: incidence in routine practice with a new approach to improve intraoperative diagnosis. *Am J Surg Pathol* 2003;27:985–993.

469. **Lee KR, Young RH.** The distinction between primary and metastatic mucinous carcinomas of the ovary: gross and histologic findings in 50 cases. *Am J Surg Pathol* 2003;27:281–292.

470. **McBroom JW, Parker MF, Krivak TC, et al.** Primary appendiceal malignancy mimicking advanced stage ovarian carcinoma: a case series. *Gynecol Oncol* 2000;78:388–390.

471. **Schofield A, Pitt J, Biring G, et al.** Oophorectomy in primary colorectal cancer. *Ann R Coll Surg Engl* 2001;83:81–84.

472. **Ayhan A, Guvenal T, Coskun F, et al.** Survival and prognostic factors in patients with synchronous ovarian and endometrial cancers and endometrial cancers metastatic to the ovaries. *Eur J Gynaecol Oncol* 2003;24:171–174.

473. **Young RH, Scully RE.** Malignant melanoma metastatic to the ovary: a clinicopathologic analysis of 20 cases. *Am J Surg Pathol* 1991;15:849–860.

474. **Davis GL.** Malignant melanoma arising in mature ovarian cystic teratoma (dermoid cyst). Report of two cases and literature analysis. *Int J Gynecol Pathol* 1996;15:356–362.

475. **Motoyama T, Katayama Y, Watanabe H, et al.** Functioning ovarian carcinoids induce severe constipation. *Cancer* 1991;70:513–518.

476. **Robbins ML, Sunshine TJ.** Metastatic carcinoid diagnosed at laparoscopic excision of pelvic endometriosis. *J Am Assoc Gynecol Laparosc* 2000;7:251–253.

477. **Fox H, Langley FA, Govan AD, et al.** Malignant lymphoma presenting as an ovarian tumour: a clinicopathological analysis of 34 cases. *BJOG* 1988;95:386–390.

478. **Monterroso V, Jaffe ES, Merino MJ, et al.** Malignant lymphomas involving the ovary: a clinicopathologic analysis of 39 cases. *Am J Surg Pathol* 1993;17:154–170.

479. **Azizoglu C, Altinok G, Uner A, et al.** Ovarian lymphomas: a clinicopathological analysis of 10 cases. *Arch Gynecol Obstet* 2001;265:91–93.

480. **Pecorelli S, Odicino F, Maisonneuve P, et al.** Carcinoma of the fallopian tube. FIGO annual report on the results of treatment in gynaecological cancer. *J Epidemiol Biostat* 1998;3:363–374.

481. **Cormio G, Maneo A, Gabriele A, et al.** Primary carcinoma of the fallopian tube: a retrospective analysis of 47 patients. *Ann Oncol* 1996;7:271–275.

482. **Alvarado-Cabrero I, Young RH, Vamvakas EC, et al.** Carcinoma of the fallopian tube: a clinicopathological study of 105 cases with observations on staging and prognostic factors. *Gynecol Oncol* 1999;72:367–379.

483. **Podratz KC, Podczaski ES, Gaffey TA, et al.** Primary carcinoma of the fallopian tube. *Am J Obstet Gynecol* 1986;154:1319–1326.

484. **Romagosa C, Torne A, Iglesias X, et al.** Carcinoma of the fallopian tube presenting as acute pelvic inflammatory disease. *Gynecol Oncol* 2003;89:181–184.

485. **Kosary C, Trimble EL.** Treatment and survival for women with fallopian tube carcinoma: a population-based study. *Gynecol Oncol* 2002;86:190–191.

486. **Hellstrom AC, Silfversward C, Nilsson B, et al.** Carcinoma of the fallopian tube: a clinical and histopathologic review. The Radiumhemmet series. *Int J Gynecol Cancer* 1994;4:395–407.

487. **Levine DA, Argenta PA, Yee CJ, et al.** Fallopian tube and primary peritoneal carcinomas associated with *BRCA* mutations. *Clin Oncol* 2003;21:4222–4227.

488. **Mikami M, Tei C, Kurahashi T, et al.** Preoperative diagnosis of fallopian tube cancer by imaging. *Abdom Imaging* 2003;28:743–747.

489. **Barakat RR, Rubin SC, Saigo PE, et al.** Cisplatin-based combination chemotherapy in carcinoma of the fallopian tube. *Gynecol Oncol* 1991;42:156–160.

490. **Cormio G.** Experience at the Memorial Sloan-Kettering Cancer Center with paclitaxel-based combination chemotherapy following primary cytoreductive surgery in carcinoma of the fallopian tube. *Gynecol Oncol* 2002;84:185–186.

491. **Markman M, Zanotti K, Webster K, et al.** Phase 2 trial of single agent docetaxel in platinum and paclitaxel-refractory ovarian cancer, fallopian tube cancer, and primary carcinoma of the peritoneum. *Gynecol Oncol* 2003;91:573–576.

492. **Kuscu E, Oktem M, Haberal A, et al.** Management of advanced-stage primary carcinoma of the fallopian tube: case report and literature review. *Eur J Gynaecol Oncol* 2003;24:557–560.

493. **Matulonis U, Campos S, Duska L, et al.** A phase II trial of three sequential doublets for the treatment of advanced mullerian malignancies. *Gynecol Oncol* 2003;91:293–298.

494. **Markman M, Glass T, Smith HO, et al.** Phase II trial of single agent carboplatin followed by dose-intense paclitaxel, followed by maintenance paclitaxel therapy in stage IV ovarian, fallopian tube, and peritoneal cancers: a Southwest Oncology Group trial. *Gynecol Oncol* 2003;88:282–288.

495. **Rose PG, Rodriguez M, Walker J, et al.** A phase I trial of prolonged oral etoposide and liposomal doxorubicin in ovarian, peritoneal, and tubal carcinoma: a Gynecologic Oncology Group Study. *Gynecol Oncol* 2002;85:136–139.

第**38**章 外阴癌

Christine H. Holschneider
Jonathan S. Berek

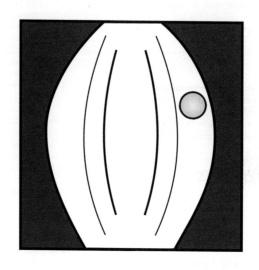

- 外阴病变需活检以避免延误诊断。
- 外阴癌的现代治疗方法为多学科综合治疗,注重个体化。
- 原发灶和腹股沟淋巴结的处理需区别对待。
- 大多数 T_1、T_2 和早期 T_3 期的外阴癌可行根治性局部切除。
- 大的 T_3 和 T_4 期的原发肿瘤,最好先行放化疗后做较局限性切除。
- 如果有腹股沟淋巴结清扫的指征,应行彻底的腹股沟和股淋巴结切除术。
- 前哨淋巴结对于评估是否需要行全面的腹股沟和股淋巴结切除具有指导意义,但尚在研究中。
- 淋巴结转移状况是外阴癌最重要的独立预后因素,无腹股沟淋巴结转移的情况下,5 年生存率超过 90%,而发生转移后降至 50%。
- 腹股沟区的复发几乎总是致命的。

在美国,外阴癌并不常见,每年新发病例 4340 例,死亡病例 940 例,占女性生殖道恶性肿瘤的 4%,女性所有癌症的 0.6%(1,2)。鳞状细胞癌约占外阴原发性恶性肿瘤的 90%,而黑色素瘤、腺癌、基底细胞癌和肉瘤比较少见。**外阴原位癌的发生率在世界范围内均有增加,主要归因于年轻患者的增加,约占全部病例的 75%。浸润癌的总体发生率也有所增加,但幅度不大**(3,4)。50 岁以下的女性罹患外阴癌的发生率无论是原位癌还是浸润癌均有明显的升高(5)。

继美国 Taussig 和英国 Way 的报道之后,根治性外阴切除术和腹股沟淋巴结切除术(加或不加盆腔淋巴结切除术)被视为治疗尚可手术的外阴癌患者的标准式式(6,7)。该术式术后病率高,住院时间长更是司空见惯。**在过去的 25 年中,对外阴癌的治疗取得了显著的进步,体现了向更保守手术模式的里程碑式的转变,在不影响生存率的情况下,明显降低了与治疗相关的生理和心理并发症:**

1. 对浸润癌患者施行个体化治疗。

2. 对仅有单个病灶且外阴其他部位正常的病例,采用保留外阴的手术。

3. 对微小浸润癌(T_{1a} 期,病灶直径≤2cm 和间质浸润≤1mm 的病例)不再行腹股沟淋巴结切除术。

4. 取消常规盆腔淋巴结切除术。

5. 就前哨淋巴结对是否施行全面腹股沟股淋巴结切除的指导意义开展研究。

6. 采用分离的切口切除腹股沟淋巴结,以改善创口愈合。

7. 对偏侧型 T_1 期肿瘤且同侧淋巴结阴性的病例,不再行对侧腹股沟淋巴结切除术。

8. 采取术前放疗,避免对期别高的病例行脏器切除术。

9. 对已有多个腹股沟淋巴结转移的病例采取术后放疗,以减低腹股沟区复发率。

病因学

外阴癌的病因仅部分被阐明,而且可能是多因素的。曾报道过的高危因素包括人乳头瘤病毒(HPV)感染,外阴上皮内瘤变(VIN),宫颈上皮内瘤变(CIN),硬化性苔藓,鳞状上皮增生,吸烟,饮酒,免疫抑制,既往宫颈癌病史以及北欧后裔(8,9)。**基于组织病理学和环境因素,至少有两种独立的外阴鳞状细胞癌组型:**

1. 基底细胞型或疣型:倾向于多灶发生,通常发生于年轻女性,与人乳头瘤病毒(HPV)感染、外阴上皮内瘤变(VIN)以及吸烟相关。

2. 角化型,分化型或单纯型:常为单个病灶,多见于老年女性,与 HPV 感染无关,常见于硬化性苔藓或鳞状上皮增生的邻近部位。

高级别的外阴上皮内瘤变(VIN3)作为一种潜在的癌前病变备受关注。尽管难以证实由 VIN 直接进展为癌,但近期一项涉及 3322 例 VIN3 患者的综述显示,未经治疗的 VIN3,9% 进展为癌(10)。80% 以上的基底细胞型或疣型鳞状细胞癌邻近区域存在 VIN,而 10%~20% 的外阴原位癌存在隐匿性浸润(11,12)。89% 的 VIN3 病例和 86% 的基底细胞型或疣型外阴癌病灶中可以检测到 HPV-DNA,但在角化型外阴癌中却只有不到 10% 病毒 DNA 呈阳性(13)。HPV-16 和 HPV-33 是常见的亚型,占所有外阴癌相关 HPV 的 55.5%(14)。**基底细胞型和疣型鳞状细胞癌的流行病学高危因素与宫颈癌相似,包括多发的下生殖道肿瘤病史、免疫抑制和吸烟**(13,15)。

对于角化型外阴癌,常被提到与硬化性苔藓和鳞状上皮增生相关的瘙痒—搔抓周期是病因要素,上皮在修复过程中可能出现非典型变化。分化型(或单纯型)VIN 是硬化性苔藓相关的外阴鳞状细胞癌的癌前病变。**多于 80% 的角化型癌中合并硬化性苔藓和鳞状上皮增生**(16,17)。有外阴硬化性苔藓的患者发生鳞状细胞癌的几率为 2.5%~7.2%,该数据源自中位数 4.7~6.2 年的随诊病例(18~20)。分子生物学研究表明,某些硬化性苔藓和鳞状上皮增生的病变呈现 DNA 异倍体改变、p53 过度表达和角化细胞的单克隆扩增,从而支持这些病变可能是癌前病变的观点(21~23)。还有热点研究领域,涉及针对硬化型苔藓的强效局部甾体激素是否与致癌有关(18~20)。过去的一些研究报道外阴癌多见于肥胖、高血压、糖尿病或未产的女性,但病例对照研究未能证实上述因素确为高危因素(15,24,25)。

外阴浸润癌的类型

外阴浸润癌的类型列于表 38.1。

表 38.1 外阴癌的类型

类型	百分比
鳞状细胞癌	92
黑色素瘤	2~4
基底细胞癌	2~3
巴氏腺癌（腺癌、鳞状细胞癌，移行细胞癌、腺样囊腺癌）	1
转移癌	1
疣状癌	<1
肉瘤	<1
皮肤附件肿瘤（如汗腺癌）	罕见

鳞状细胞癌　　90%~92% 的外阴浸润癌属于鳞状细胞癌。如前所述，外阴鳞癌分为两个组织学亚型：基底细胞型或疣样癌和角化癌(16)。在浸润性外阴癌中可见核分裂相，但最重要的组织学特征是不典型角化(26)。大多数外阴鳞癌为角化癌(图 38.1)。和腹股沟淋巴结转移相关的组织学特征包括淋巴管 - 血管间隙浸润、肿块直径、间质浸润深度、浸润的组织学类型(散在不规则浸润和卫星病灶至带状和推移性浸润)以及角蛋白增多(27~30)。

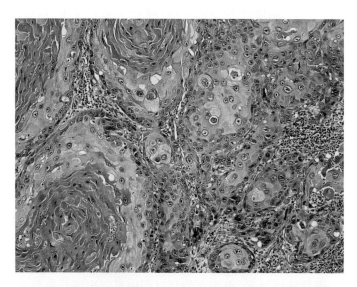

图 38.1　外阴鳞状细胞癌，角化型。多个含有层状角化细胞的角化珠形成

　　外阴微浸润癌(T_{1a})定义为病灶直径≤2cm 且间质浸润深度≤1cm 的病变(31)。所谓间质浸润深度是指从最表浅的上皮乳头的上皮 - 间质交界(即基底膜)至浸润最深点的垂直距离(图 38.2)。肿瘤浸润深度≤1cm 时，文献报道的腹股沟淋巴结转移极为罕见，而当浸润深度 >1cm 时，腹股沟淋巴结转移的风险明显增加。

临床特征　　外阴鳞癌主要见于绝经后女性，诊断时的平均年龄为 65 岁左右，但有 15% 的病例在 40 岁之前即发病。患者可能存在长期的外阴上皮性病变的历史，如硬化性苔藓、鳞状上皮增生或 VIN。据报道，27% 的外阴癌患者合并有另一种原发恶性肿瘤(32~34)。根据国家癌症组织生存流行病学和终末结局(SEER)项目的数据，外阴癌患者罹患其他癌症的风险增加 1.3%。大多数并发肿瘤与吸烟相关(如肺癌、咽颊腔癌、食管癌、鼻腔癌和喉癌)或

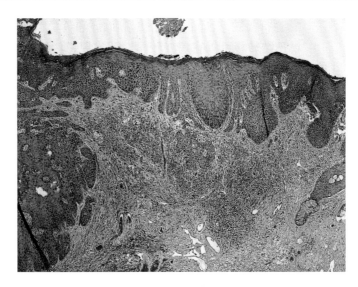

图 38.2　起源于外阴鳞状上皮内瘤变的早期浸润癌。上皮钉脚基部出现不规则恶性上皮巢,促结缔组织增生的间质反应和慢性炎症是有用的间质浸润的诊断特征。间质浸润深度的测量是从最表浅的上皮乳头基部至肿瘤浸润最深处的垂直距离

与 HPV 感染相关(如宫颈癌、外阴癌、阴道癌、肛门癌)(35)。

大多数病例在诊断时无症状。如果有症状,瘙痒和肿块是最常见的表现。其他少见症状包括出血和溃疡性病变、排液、疼痛或排尿困难。偶然情况下,腹股沟部位大的转移性肿块表现为首发症状。

每次妇科检查时都应该仔细检查外阴部位。体格检查中,外阴癌常为隆起的病灶,可为鲜红的、溃疡性的、白斑状的和疣状外观。病灶可有色素沉着,呈红色和白色,质嫩或无痛性,尤其在合并 VIN 和外阴营养不良的情况下,病变可以不明显(12)。因此,任何外阴病变都应行活检除外恶性可能。

大多数外阴鳞癌(60%)发生在大、小阴唇部位,但阴蒂(15%)和肛周(10%)也可为原发部位。约 10% 的病例因病灶太广泛而无法判断起源部位,还有约 5% 的病例为多灶性病变。

作为临床评估的一部分,应仔细判断病变的程度,包括检查病灶是单发的还是多灶性的,还应仔细检查腹股沟淋巴结并行全面的盆腔检查。应做宫颈脱落细胞学检查,**由于常常合并下生殖道的其他鳞状上皮内病变或浸润癌,也应做宫颈和阴道的阴道镜检查**。

诊断　　明确诊断需要做 Keys 打孔或楔形切除活检,通常可以在门诊局部麻醉下进行。活检应包括足够的真皮层以判断有无微小浸润。

医师误诊是外阴癌诊断的常见问题,尤其当病变呈疣样外观时。任何大的、融合的疣样病变在药物和切除治疗前均应行活检。

播散途径　　外阴癌的播散途径如下:
1. **直接蔓延**,累及邻近组织器官如阴道、尿道和肛门。
2. **淋巴转移**,至腹股沟区域淋巴结和股淋巴结。

3. **血行播散**,至远处器官,包括肺、肝和骨。

淋巴结转移可以在病变较早期即出现,直径小于 2cm 的肿瘤中 12% 有区域淋巴结的转移(32,36)。最初的转移通常发生在 Camper 筋膜和阔韧带筋膜之间的腹股沟淋巴结(37)。从这些浅表淋巴结肿瘤将播散到沿股血管中段走行的深部股淋巴结(图 38.3)。*Cloquet* 或 *Rosenmuller* 淋巴结位于腹股沟韧带下方,是股淋巴结群中最靠头侧的一组。**文献中也有不经过腹股沟淋巴结直接发生股淋巴结转移的报道**(38~41)。近期,一项来自 Anderson 癌症中心的研究表明,104 例初次手术腹股沟浅淋巴结阴性的外阴癌患者,9% 发生腹股沟区复发。术中淋巴"显影"显示,5%~16% 病例的前哨淋巴结位于深部的筛状筋膜(42~44)。

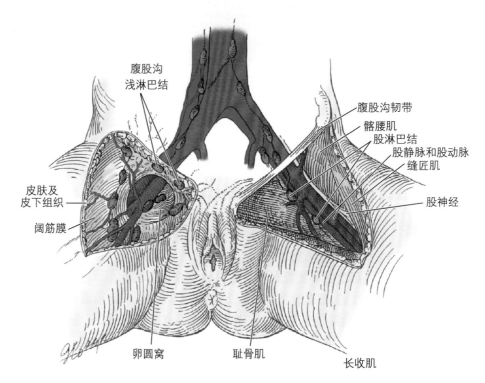

图 38.3　腹股沟 - 股淋巴结。(源自:Berek JS,Hacker NF. Berek & Hacker's Gynecologic Oncology. 5th ed. Philadelphia,PA.Lippincott Williams & Wilkins,2010 :541,with permission.)

外阴癌可以从腹股沟 - 股淋巴结转移到盆腔淋巴结,尤其是髂外淋巴结组。尽管有文献描述存在从阴蒂和巴氏腺至盆腔淋巴结的直接通路,但这种淋巴途径的临床意义不大(45~47)。外阴淋巴从两侧在中线吻合形成丰富的淋巴结网。阴蒂、小阴唇前部和会阴的淋巴引流是双侧的。对于偏侧型外阴肿瘤,当直径小于 2cm 或浸润小于 5mm 时,发生对侧淋巴结转移而无同侧淋巴结转移的情况非常罕见(0~0.4%)(36,48)。

腹股沟 - 股淋巴结转移的总体发生率约为 32%(41,43,46~56)(表 38.2)。**盆腔淋巴结转移的发生率约为 12%。**在无腹股沟淋巴结受累的情况下,发生盆腔淋巴结转移十分罕见(0.6%),但在腹股沟淋巴结阳性的情况下,盆腔淋巴结转移的平均发生率**约为 16%**(表 38.2)。当临床怀疑有腹股沟淋巴结转移时,盆腔淋巴结转移的风险增加至 33%;当病理学证实有 3 枚或更多腹股沟淋巴结转移时,盆腔淋巴结转移的风险增加至 40%~50%(33,48,57~60)。淋巴结转移率和间质浸润深度的关系如表 38.3。血行播散通常发生在病变后期,在无淋巴转移的情况下十分罕见。

表 38.2　外阴鳞状细胞癌淋巴结转移的发生率

作者	腹股沟 - 股淋巴结阳性	盆腔淋巴结阳性 / 盆腔淋巴结清扫	盆腔淋巴结阳性 / 腹股沟 - 股淋巴结阴性	盆腔淋巴结阳性 / 腹股沟 - 股淋巴结阳性
Rutledge 等, 1970 (32)	33/86 (38%)	12/72 (17%)	0/53 (0%)	12/33 (36%)
Collins 等, 1971 (51)	27/98 (28%)	11/98 (11%)	4/71 (6%)	7/27 (26%)
Morley, 1976 (52)	67/180 (37%)	6/23 (26%)	0/113 (0%)	6/67 (9%)
Krupp 和 Bohm, 1978 (53)	40/195 (21%)	10/195 (5%)	1/155 (0.6%)	9/40 (23%)
Benedet 等, 1979 (55)	34/120 (28%)	4/51 (8%)	无可用资料	无可用资料
Curry 等, 1980 (45)	57/191 (30%)	9/52 (17%)	0/134 (0%)	9/57 (16%)
Iversen 等, 1980 (56)	90/262 (34%)	7/100 (7%)	1/172 (0.6%)	6/90 (7%)
Hacker 等, 1983 (57)	31/113 (27%)	6/18 (33%)	0/82 (0%)	6/31 (19%)
Podratz 等, 1983 (33)	59/175 (34%)	7/114 (6%)	0/116 (0%)	7/59 (12%)
Monaghan 和 Hammond, 1984 (58)	37/134 (28%)	3/80 (4%)	无可用资料	无可用资料
Hopkins 等, 1991 (59)	61/145 (42%)	13/38 (34%)	0/84 (0%)	13/61 (21%)
Keys, 1993 (54)	203/588 (35%)	15/53 (28%)	无可用资料	无可用资料
Gonzales Bosquet, 2007 (48)	108/320 (34%)	无可用资料	无可用资料	14/108 (13%)
总计	847/2607 (32%)	103/894 (12%)	6/980 (0.6%)	89/573 (16%)

表 38.3　T_1 期外阴鳞状细胞癌间质浸润深度与淋巴结转移的关系

浸润深度	病例例数	淋巴结阳性例数	百分比
<1mm	163	0	0
1.1~2mm	145	11	7.7
2.1~3mm	131	11	8.3
3.1~5mm	101	27	26.7
>5mm	38	13	34.2
总计	578	62	10.7

源自：Berek JS, Hacker NF. Berek & Hacker's Gynecologic Oncology. 5th ed. Philadelphia, PA：
Lippincott Williams & Wilkins 2010：543, with permission.

分期

过去,临床上根据外阴癌肿瘤的大小、部位、可触及区域淋巴结的情况以及对远处转移的有限探查进行分期。淋巴结状态对预后有重要意义,但临床上能准确地判断淋巴结转移的方法有限。于是,FIGO 的肿瘤委员会于 1988 年制定了外阴癌的手术分期系统,后经过多次修订,2009 年产生了最新版。这样的分期,对不同分期的患者有更好的预后差异区分度,而在同期别内的患者的预后差异性较小(31、61、62),如表 38.4。2009 年最新版本的主要变化如下：

1. Ia 期保持不变,是唯一淋巴结转移风险可以被忽略的一组病例,原来的 I 期和 II 期合并为 IB 期。

2. 新的 II 期把累及邻近下段会阴结构的病例与淋巴结阳性者分开。

3. 对 III 期和 IV 期病例而言,将受累淋巴结的数量和形态考虑在内,而双侧性的意义减弱。

新的 FIGO 分期经 269 例病例验证,42% 被重新分期(63)。阳性淋巴结的数量以及突破包膜生长的性状与生存成负相关。这项研究证实了妇科肿瘤组织(GOG)和 SEER 针对淋巴结阴性患者,肿瘤体积不决定预后的数据结论(62)。这项研究还证实,当以阳性淋巴结的数量修正数据后,淋巴结转移的双侧性不再提示预后(64~67)。

与 FIGO 分期不谋而合,美国癌症联合委员会(AJCC)也于 2009 年修改并颁布了其

外阴癌的肿瘤 - 淋巴结 - 远处转移(TNM)分期(表 38.4)(68)。

表 38.4　外阴癌 FIGO 分期和 TNM 分类(2008)

FIGO 分期	TNM 分类	临床 / 病理所见
I A	$T_{1a}N_0M_0$	肿瘤局限于外阴和(或)会阴,最大直径≤2cm,间质浸润深度≤1mm,淋巴结阴性
I B	$T_{1b}N_0M_0$	肿瘤局限于外阴和(或)会阴,最大直径 >2cm,间质浸润深度 >1mm,淋巴结阴性
II	$T_2N_0M_0$	肿瘤大小不限,播散到邻近的尿道下 1/3 段、阴道下 1/3 段或肛门,淋巴结阴性
III		肿瘤大小不限,播散或不播散到邻近的尿道下 1/3 段、阴道下 1/3 段或肛门,腹股沟 - 股淋巴结阳性
IIIA	$T_{1或2}N_{1b}M_0$	(i) 一个淋巴结转移[≥5mm]或
	$T_{1或2}N_{1a}M_0$	(ii) 1~2 个淋巴结转移[<5mm]
IIIB	$T_{1或2}N_{2b}M_0$	(i) 2 个或 2 个以上淋巴结转移[≥5mm]或
	$T_{1或2}N_{2a}M_0$	(ii) 3 个或 3 个以上淋巴结转移[<5mm]
IIIC	$T_{1或2}N_{2c}M_0$	阳性淋巴结有包膜外播散
IV		肿瘤大小不限,播散到邻近的尿道上 2/3、阴道上 2/3 段或远处器官结构
IVA	$T_3N_{任何}M_0$	肿瘤侵犯任一以下情况:
	$T_{任何}N_3$	(i) 尿道和(或)阴道黏膜的上段,膀胱黏膜,直肠黏膜或固定于盆壁骨或
		(ii) 固定或穿透的腹股沟 - 股淋巴结
IVB	$T_{任何}N_{任何}M_1$	远处转移,包括盆腔淋巴结转移

^aTNM 分类

T:原发肿瘤

T_x:原发肿瘤不能确定

T_0:无原发肿瘤证据

Tis:原位癌(浸润前癌)

T_{1a}:肿瘤局限于外阴和(或)会阴,最大直径≤2cm,间质浸润≤1mm

T_{1b}:肿瘤局限于外阴和(或)会阴,最大直径 >2cm,或任何直径但间质浸润 >1mm

T_2:任何直径的肿瘤侵犯如下任何一个部位:尿道下 1/3 段、阴道下 1/3 段、肛门

T_3:任何直径的肿瘤侵犯如下任何一个部位:尿道上 2/3 段、阴道上 2/3 段、膀胱黏膜、直肠黏膜,或固定于盆壁骨

N:区域淋巴结(对外阴癌而言指股和腹股沟淋巴结)

N_x:不能确定有区域淋巴结转移

N_0:无区域淋巴结转移

N_1:1 个或 2 个区域淋巴结转移,具备以下特征:

N_{1a}:1 个或 2 个淋巴结转移,各自直径 <5mm

N_{1b}:1 个淋巴结转移≥5mm

N_2:区域淋巴结转移具备以下特征

N_{2a}:≥3 个淋巴结转移,各自直径 <5 mm

N_{2b}:≥2 个淋巴结转移,直径≥5 mm

N_{2c}:淋巴结转移有包膜外播散

N_3:固定或穿透的区域淋巴结转移

M:远处转移

M_x:不能确定存在远处转移

M_0:无远处转移

M_1:远处转移(包括盆腔淋巴结转移)

预后与生存率　　　　外阴癌患者的生存率与 FIGO 分期相关(69)。早期病例通常预后良好(表 38.5)。**最重要的独立预后因素是淋巴结转移状况(54~56,59,70,71)**。来自 Mayo 诊所 330 例原发外阴鳞癌的报道显示,淋巴结的转移状况与治疗失败的风险密切相关,尤其是在初治的 2 年内:淋巴结转移组的总体复发率为 44.2%,而无淋巴结转移组仅为 17.5%。1/3 **以上的复发病例见于初治后 5 年或更久**(72)。受累淋巴结的数量与生存间存在显著的负相关效应(表 38.6)。**淋巴结阴性患者的 5 年生存率超过 80%,而淋巴结阳性者的 5 年生存率降**

表 38.5　外阴癌患者的 5 年生存率

FIGO 分期	病例数	标化 5 年生存率(%)
Ⅰ	286(34%)	79%
Ⅱ	266(32%)	59%
Ⅲ	216(26%)	43%
Ⅳ	71(8%)	13%

源自:FIGO 根据 1994 年分期系统的年报结果(31)

表 38.6　外阴癌患者淋巴结转移数量与 5 年生存率的关系

淋巴结转移的数量	病例数	5 年生存率(%)
0	302(61%)	81
1	66(13%)	63
2	43(9%)	30
3	24(5%)	19
4 或更多	62(12%)	13

源自:FIGO 年报结果(31)

至 50% 以下。阳性淋巴结的数量至关重要:**仅 1 枚淋巴结有显微镜下受累时,其预后与淋巴结阴性者相当,而当出现 3 枚或 3 枚以上淋巴结转移时则预后差**,2 年生存率仅 20%(73)。盆腔淋巴结转移者的生存率仅为 11%(74)。另外,受累淋巴结的数量,阳性腹股沟淋巴结的形态学特征也具有重要的预后意义。数项研究证实,显著的负向预后因素包括转移淋巴结的体积,淋巴结被肿瘤侵犯的比例以及存在包膜外播散(62,70,75,76)。组织学分级、肿瘤厚度、间质浸润深度以及淋巴 - 血管间隙受累与淋巴结转移相关,但不是独立的生存预后因素(73)。

治疗

继美国 Taussig 和英国 Way 开创性的工作之后,根治性外阴切除术加双侧腹股沟淋巴结和盆腔淋巴结清扫术曾是大多数可以手术的外阴癌患者的标准治疗方式。如果病灶累及肛门、直肠阴道隔或邻近尿道,则还要行相应的去脏术。

尽管采用这种积极的手术方式可明显改善生存率,但某些因素促动对其进行修改。这些因素归纳如下:

1. 越来越多的早期病例(在许多医疗中心高达 50%),肿瘤直径小于 2cm。
2. 根治性外阴切除术后的术后病率高且住院时间长等问题令人担忧。
3. 根治性外阴切除术后的性心理障碍逐渐为人所关注。

为实现治疗的个体化并确定合适的治疗方案,有必要对原发灶和腹股沟淋巴结分别处理。在开始治疗之前,所有患者应行宫颈、阴道和外阴的阴道镜检查。在下生殖道的其他部位可能存在浸润前(罕见浸润癌)病变。

原发灶的处理

外阴微浸润癌(T_{1a})　**直径≤2cm,浸润≤1mm 的肿瘤适于行局部扩大切除(wide local excision),从防止复发角度与放射治疗同样有效**(77)。切除的深度应达真皮以便全面评估浸润深度。

早期外阴癌(T_{1b})　**对此类外阴癌患者的现代治疗应为个体化的**。对每例患者而言,不存在某种标准的术式,但强调在保证治愈疾病的基础上采取尽量保守的手术方式。根治性外阴切除术过去被认为是治疗原发外阴癌的标准术式,但其明显增加术后病率、性功能障碍和身体形象障碍。性心理障碍是外阴癌术后一个主要的长期后遗症(37)。一项调查显示,与健康成年女性相比,根治性外阴切除术后患者的性唤起下降到第8个百分点,身体形象感下降到第4个百分点(66)。传统的观点认为,不行根治性切除,原发灶和腹股沟淋巴结之间存留组织的引流淋巴中可能存在微小的癌灶。但**通过腹股沟淋巴结分离性切除的研究表明,当临床上无可疑腹股沟淋巴结转移时,皮桥间的转移是罕见的**(78)。

在过去的20年里,一些研究者提倡对T$_{1b}$期患者行根治性局部切除,而非广泛性的根治切除(37,49,79,80)。无论采用根治性局部切除还是根治性切除,肿瘤周围的手术切缘要求应是相同的。对现有文献资料的分析表明,根治性局部切除术或根治性半外阴切除术后的局部浸润性复发并不比根治性外阴切除术高(36,49,74,81~83)。这一发现提示,当肿瘤以外的外阴外观正常的情况下,**无论浸润深度如何,根治性局部切除是一种安全的术式**。对来自4项研究汇总的413例外阴癌的研究数据表明,肿瘤组织病理切片中≥8mm的无瘤边缘可获得非常高的局部控制率(81,84~86)。252例达到上述切缘标准的病例,2.4%局部复发,而病理切缘不足8mm的161例病例中,30.3%局部复发。肿瘤的大小或并存的良性病理情况均与局部复发无关。需谨记的是,病理的石蜡包埋组织大约缩水25%。因此,**在做根治性局部切除时应至少达到1cm以上的大体阴性切缘,避免局部皮肤有张力而深度应达尿生殖膈的下筋膜水平**。

当外阴癌来源于VIN,外阴营养不良或某些非肿瘤性的上皮病变时,治疗应考虑患者的年龄。年龄较大、有多年慢性瘙痒史的患者可能更容易接受外阴切除术,而年龄较轻的患者则希望尽可能地保留外阴。浸润性病变应做根治性局部切除,而并存的上皮内病变应选择最适合患者的方式进行治疗。如对于硬化性苔藓或鳞状上皮增生可局部应用类固醇激素治疗,而VIN需行局部浅表切除达I期愈合或激光治疗。

根治性局部切除术最适合于外阴侧面或后部的病灶(图38.4)。中线部位的病变由于接近阴蒂、尿道口或肛门,引发特殊的问题。对于前部的病灶,只要病理切缘达到8mm以上,保留阴蒂的手术无损于局部控制(87)。累及阴蒂或接近阴蒂的前部病灶无论采用何种手术方式都应该考虑到性心理后果。另外,外阴后部可能出现明显的水肿。对于阴蒂周围病变的年轻女性,可对病灶行小范围的放射治疗,也可辅助敏感的化疗方案。小的外阴病灶应对5000cGy的外部照射反应良好,放疗后可行活检以确定有无残余病变(61)。

早T$_2$期外阴癌 保留外阴的手术指征可以扩展至部分早T$_2$期外阴癌患者。无论行根治性外阴切除术还是根治性局部切除,无瘤边缘的要求是一致的。尤其对于年轻的患者,保留外阴的手术是可行的,也是有需求的。适合保留外阴的肿瘤是累及外阴后部和阴道下段的病例,对此保留肛门、阴蒂和尿道是可行的。

对于更晚期的T$_2$期肿瘤,治疗包括根治性外阴切除和(或)放化疗,详见下文讨论。当病变累及尿道下段和肛门,则需要器官的部分切除。另外,常选择

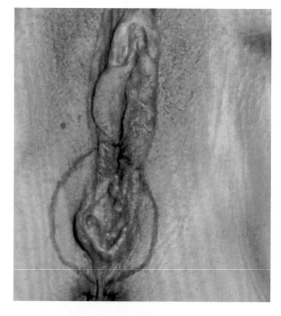

图38.4 小阴唇系带后部较小的外阴癌(T$_1$)。(源自:Berek JS,Hacker NF. Berek & Hacker's Gynecologic Oncology. 5th ed. Philadelphia,PA:Lippincott Williams & Wilkins,2010:547,with permission.)

给予术前放疗配合化疗增敏,以适当缩小根治性切除范围(详见下文)。

大缺损的缝合

根治性局部切除术后,较小的缺损可实现无张力的I期缝合,但如果是较大的缺损,修复伤口则可能有如下选择:

1. 留置某缺损区开放以形成肉芽,这一过程通常需要 6~8 周(88)。

2. 做全层皮瓣(89~92)。菱形皮瓣最适宜修补外阴后部的较大缺损,而对于侧面的缺损,宜采用带蒂的阴阜皮瓣(89,92)。

3. 利用肌皮瓣覆盖缺损。当切除阴阜至肛周区组织产生较大缺损时,最常用

单侧或双侧股薄肌肌皮瓣。由于移植的皮瓣可以给这一区域带来新的血供,因而尤其适用于那些有过外阴手术或放疗史而造成外阴血供较差的患者(93)。

4. 如果外阴和腹股沟区存在广泛的缺损,最适宜采用阔韧带张肌肌皮瓣进行移植(94)。

晚期:大的 T_2 和 T_3 期原发肿瘤	对于已经累及尿道上段、肛门、直肠或直肠 - 阴道隔的病例,为了达到首次手术彻底切净,除了做根治性外阴切除和腹股沟 - 股淋巴结清扫术外,还需行相应的盆腔去脏术。这种手术将带来极大的生理和心理障碍(95,96)。据报道,5 年生存率约为 50%(97~100)。对许多患者而言,手术联合放疗的方案可明显改善生存率并降低术后病率,因而成为更易接受的治疗方式。很多小样本的前瞻性和回顾性研究表明,体外放疗联合化疗可以使原发灶缩小。据报道,初始反应率为 80%~90%,63%~92% 的患者获得可手术机会(101~108)。**重要的是,术前放化疗为个体化缩小手术切除范围提供了可能。如果单纯体外放疗(联合或不联合化疗),约 50% 标本含有残余癌灶,局部复发率高达 50%~79%,更强调联合放疗和手术的必要性**(109~112)。

联合方案的治疗经验显示,**外照射通常适用于大多数病例,部分性选择近距离放射疗法。**手术的广泛性也已明显改良。目前提倡行局限性的外阴切除和单纯切除大块的 N_2 和 N_3 淋巴结,而不做彻底的腹股沟 - 股淋巴结清扫术以避免手术和放疗导致的下肢水肿。**联合放疗 - 手术方案的 5 年生存率可达 76%**(110)。随着经验的积累,术前放疗[无论是否联合化疗]应作为晚期外阴癌的首选治疗,否则就可能需行某种类型的去脏术。新辅助治疗不只适用于初次根治性外阴切除术和双侧腹股沟淋巴结切除术能完全切净的肿瘤。

淋巴结的处理

恰当的腹股沟淋巴结切除是减少早期外阴癌死亡率的最重要的独立因素。

当考虑给患者做腹股沟淋巴结切除时,应考虑以下三方面因素:

1. 唯一没有淋巴结转移风险的病例是原发肿瘤小,间质浸润深度 <1mm 者(T_{1a} 期)。

2. 未做腹股沟淋巴结切除而复发的患者,死亡率高达 90% 以上(113)。

3. 根据外阴癌病灶的侧别,以及同侧腹股沟淋巴结的情况,有时需要做对侧或双侧淋巴结切除术。

淋巴结切除常伴有术后伤口感染和伤口裂开。尽管采用分离式切口明显降低了伤口裂开的发生率,但淋巴囊肿形成和慢性下肢水肿仍是主要问题(图 38.5)(78)。

所有肿瘤直径 >2cm,间质浸润 >1mm 的患者(T_{1b} 及以上期别)都需要做腹股沟 - 股淋巴结清扫术。为确定间质浸润深度,应做原发灶的打孔或楔形切除活检。若活检组织的浸润深度小于 1mm,则应局部切除全部病灶供组织病理学再次判断浸润深度。若肿瘤直径 <2cm,间质浸润深度 <1mm,并且没有淋巴 - 血管间隙浸润,临床上也没有可疑

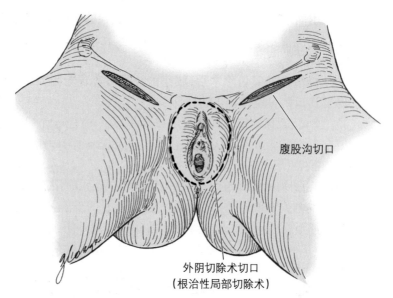

腹股沟切口

外阴切除术切口
（根治性局部切除术）

图 38.5　腹股沟淋巴结切除的皮肤分离式切口方式。平行于腹股沟线
的下方 1cm 处做狭长的椭圆形皮肤切口。(源自：Berek JS,Hacker NF.
Practical Gynecologic Oncology. 2nd ed. Baltimore,MD：Williams & Wilkins,
1994：418,with permission.）

的腹股沟淋巴结转移的征象,则可免于行腹股沟淋巴结清扫术。尽管存在间质浸润深度
<1mm 时也有发生腹股沟淋巴结转移的个案报道,但这种情况极为罕见并无实际的临床
意义(114,115)。

　　腹股沟-股淋巴结切除术　　**如果早期外阴癌有腹股沟淋巴结切除的指征,应行全面
的腹股沟-股淋巴结清扫术**。GOG 报道,121 例肿瘤直径 <2cm 的病例行浅表(腹股沟)淋
巴结切除术后,尽管淋巴结病理阴性,但有 6 例出现腹股沟区复发。另一项来自 Anderson
肿瘤中心的病例报告显示,104 例腹股沟浅淋巴结阴性的患者中,9% 发生腹股沟区的复
发(41,42)。尽管不确定这些复发是否都在股淋巴结,但两组资料均表明,腹股沟淋巴结
的不完全切除将导致腹股沟区复发和死亡率增加。此外,GOG 的资料还显示,尽管腹股
沟淋巴结切除术后可行选择性放疗,但即使临床上无可疑的转移淋巴结,放疗也不能替代
淋巴结清扫术(116)。由于仅采用腹股沟区放疗的患者复发率明显高(19% 比 0%),GOG
的这项研究提前终止了。其设计的放疗方案为总剂量 5000cGy,分每日 200cGy 照射,深
度达腹股沟前壁皮下 3cm。尽管上述放疗方案受到广泛的批评,但其他非对照研究也没
有提供放疗能更好地控制腹股沟转移的证据(117,118)。对外阴癌患者腹股沟淋巴结的
处理仍首选手术。

　　单侧与双侧腹股沟淋巴结切除　　**如果原发灶为单侧,且同侧腹股沟淋巴结为阴
性,则没有必要行双侧腹股沟淋巴结切除**。对于单侧型肿瘤,同侧淋巴结阴性的患者,
对侧淋巴结转移的风险很低(36,48)。Mayo 诊所的数据表明,163 例单侧型外阴癌患者,
8 例(4.8%)有双侧淋巴结转移,而其中仅 3 例(1.8%)为孤立的对侧淋巴结转移。所有的
病例均为单侧型外阴肿瘤,直径≤2cm,浸润深度≤5mm,诊断时有双侧腹股沟淋巴结
受累(48)。对侧淋巴结转移的风险随同侧腹股沟阳性淋巴结的数目增加而成比例地增
加(60,48)。因此,**建议对有显性或镜下同侧淋巴结转移的患者,应行对侧腹股沟-股淋
巴结切除术。对于中线病变(阴蒂、前小阴唇、后联合)或中线 2cm 以内的病变,由于该区
域可通过淋巴引流到对侧,应行双侧淋巴结切除术**(119)。

　　大块淋巴结的处理　　所有临床和影像学可疑的淋巴结都应该予以切除。如果冰冻病
理证实有淋巴结转移,则需考虑为减少死亡率不做全面的腹股沟-股淋巴结切除是否安

全面不影响生存。一项小样本的多中心回顾性研究提示,只切除增大淋巴结的方法与全面淋巴结切除术相比,如果都辅助以腹股沟和盆腔放疗,并不影响生存(120)。腹股沟淋巴结固定、无法切除的病例应先行放化疗。放化疗结束后如无转移证据,GOG 建议切除局部淋巴结(121)。

盆腔淋巴结的处理　过去,盆腔淋巴结清扫曾被作为浸润性外阴癌常规手术的一部分。但在无腹股沟淋巴结转移的情况下,发生盆腔淋巴结转移是极为罕见的(表 38.2)。因此,现在更多地将盆腔淋巴结清扫作为一种选择性的手术方式。容易发生盆腔淋巴结转移的患者为病理学证实腹股沟有 3 枚或 3 枚以上淋巴结阳性者(33,45,57,122)。除了受累淋巴结的数量,阳性淋巴结的形态学特征也有重要的预后意义。正如数项研究表明,阳性淋巴结的数量、淋巴结转移的体积、淋巴结被肿瘤侵犯的比例以及包膜外播散都是不良预后因素(65,70,75,76)。此类病例需行盆腔放疗(详见下文)。**如果术前影像学检查发现盆腔有肿大的淋巴结,应在放疗前经腹膜外途径切除这些淋巴结,因为外照射放疗对于治疗大块淋巴结转移的作用是有限的。**

前哨淋巴结的研究　**许多研究者采用锝 99 标记的 nanocolloid 或 isosulfan 蓝染料行术中淋巴闪烁显影术以探查前哨淋巴结,确定是否存在区域淋巴结转移**(43,123~125)。近期,对公开发表的 29 项(多数为小样本研究)涉及 961 例腹股沟研究的系统性分析表明,淋巴闪烁显影术是最准确地探测前哨淋巴结的方法,集合的敏感度和阴性拟然比分别为 97% 和 0.12(126)。**这些初步的研究提示,大部分病例可以确定前哨淋巴结**(127~129)。GOG 涉及 403 例患者,697 例腹股沟的研究表明,单独以蓝染技术识别前哨淋巴结的几率为 78.8%［67/85 例］,而联合使用放射定位和蓝染技术的识别率为 96.2%［306/318 例］,证实联合方法比单独蓝染技术对探测前哨淋巴结更优越(130)。评估前哨淋巴结的敏感度通过系列切片和免疫组织化学方法探测微转移的超分期方法得到进一步提高(129,131~133)。

对前哨淋巴结概念的强烈兴趣源自合理减免或规避终身性淋巴水肿患病率的愿望,这种并发症与全面腹股沟 - 股淋巴结切除术密切相关。临床上无可疑淋巴结转移,而又可以可靠地判断出前哨淋巴结阴性的病例,就可以不行全面的淋巴结切除,也就减少了不必要的并发症。前哨淋巴结的判断必须准确,因为其意味着没有其他淋巴结的转移,而风险在于腹股沟一旦复发,死亡率高达 90% 以上。

有关外阴癌前哨淋巴结安全性的最大一项研究,GROINSS-V,涉及 403 例患者,对 623 例侧腹股沟进行了前哨淋巴结的探测(表 38.2)(129)。26% 的病例发现有前哨淋巴结转移,腹股沟复发率为 3%(8/276 例),诊断的中位时间是 35 个月。复发后所有病例接受放化疗后的双侧腹股沟 - 股淋巴结切除术,8 例中的 6 例死于肿瘤复发。

其他文献也有对"假阴性"前哨淋巴结的报道,但总体而言发生率低(44,134,135)。近期两项有关外阴癌前哨淋巴结的研究,一个是单中心研究,样本量 56 例,一个是多中心研究,涉及 127 例病例,其纳入标准与 GROINSS-V 相似,但假阳性率出乎意料的高(分别为 27% 和 7.7%),可能与检测经验不足有关(128,136)。这提示一个重要问题,如果对于前哨淋巴结的检测达不到一定的高专业水平,准确性的大打折扣难免增加复发的频率。

2008 年,国际前哨淋巴结专家组声明强调,接受前哨淋巴结检测的患者应获得全面的病情告知,而且执行检查的应该是妇科肿瘤、核医学、精通前哨淋巴结领域的病理学专家的综合性专家团队,这一点至关重要(137)。他们还提出行前哨淋巴结检测的准入标准:单病灶肿瘤,直径≤4cm,间质浸润 >1mm;体格检查和影像学检查未发现明显的淋巴结或其他转移。在前瞻性随机对照研究证实前哨淋巴结预测指导方案与全面腹股沟 - 股淋巴结切除具有同等的生存预后的结果前,除ⅠA 期外阴癌外,由于不切除腹股沟淋巴结存在较高的复发死亡率,目前仍建议对所有病例行全面的腹股沟 - 股淋巴结切除术。前哨淋巴结的研究应限于专业中心仔细筛选的病例,最好是纳入研究队列。

术后处理

罹患外阴癌的老年女性,无论年龄和一般情况如何,通常能较好地耐受外阴癌手术。术后第 1 天应开始吃低渣饮食。过去,术后要求 3~5 天内卧床休息以便于手术创口的制动并促进其愈合。**由于越来越多地采用根治性外阴局部切除并通过分离性切口行腹股沟淋巴结清扫术,患者通常在术后 1~2 天就可以下床活动。**为防止深静脉血栓形成,应鼓励患者多活动下肢,小腿的气囊压迫或皮下注射肝素也应有所帮助。应勤换内衣以保持外阴创口干燥,并严谨地维护局部卫生。双侧腹股沟的引流应保留至引流物已很少时,有助于减少局部血清肿的发生。腹股沟引流管保留 10 天或 10 天以上的情况并不少见。一旦患者可以下床活动就可以拔除 Foley 尿管。如果尿道旁有明显的肿胀,则建议延长放置尿管的时间。如果创口裂开,可行坐浴或涡流式水浴治疗,其后用电吹风机吹干会阴部。

早期术后并发症

早期的术后病率大多数与腹股沟伤口感染、坏死以及伤口裂开有关。做根治性(en bloc)手术的病例中,发生上述并发症的几率高达 53%~85%(32,33)。**采用分离性切口技术后,伤口裂开的发生率下降到约 44%,较大的伤口裂开仅见于约 14% 的患者**(34,78,138,139)。结合适宜的抗生素、清创和包扎,伤口将在其后的数周里形成肉芽并发生上皮再生,进而可出院做家庭护理。涡流水浴疗法能有效地治疗较大的伤口裂开。分离性切口手术最常见的并发症仍是需抗生素治疗的伤口感染和淋巴囊肿形成,发生率约为 40%(139)。有症状的淋巴囊肿可行定期的穿刺抽吸。

其他的早期术后并发症包括泌尿系感染、股三角区血清肿、深静脉血栓、肺栓塞、心肌梗死、出血以及罕见的耻骨炎。股神经损伤导致大腿前侧麻木的情况亦不少见,通常恢复缓慢。

晚期并发症

最主要的晚期并发症是慢性淋巴水肿,平均发生率约为 30%(32~34,138~140)。复发性下肢淋巴管炎或蜂窝织炎发生率约为 10%,通常口服抗生素即有效。根治性外阴切除术后的患者,压力性尿失禁(伴有或不伴有生殖器官脱垂)的发生率约为 10%,可能需要手术矫治。阴道口狭窄可能导致性交困难,可行垂直切开横向缝合的松解术。一种少见的晚期并发症为股疝,术中如将腹股沟韧带缝合到 Cooper 韧带以关闭股管可防止其形成。耻骨骨髓炎和直肠阴道瘘或直肠会阴瘘也属于罕见的晚期并发症。

其他与外阴手术广泛程度相关的晚期并发症主要包括抑郁症、身体形象改变以及性功能障碍(96,97)。改进手术的根治程度以及术前、术后的咨询可能有助于减轻患者的心理创伤。

放射治疗的作用

传统观点认为,放射治疗对外阴癌的作用是有限的。在正电压时代,外阴局部对放疗耐受性差,常发生组织坏死。采用巨电压治疗后,局部组织的耐受性大为提高。因此,放射治疗,经常还可配伍化学治疗,在外阴癌的治疗中作用越来越大。须谨记的是,除了罕见的个例外,单纯放疗作为外阴癌的一线治疗几乎是无效的,通常应联合手术治疗。

原发性外阴癌的放疗指征仍在不断探索中。**目前,放疗指征包括:**

1. **术前放疗:**针对晚期病例,否则可能需要行盆腔去脏术或丧失肛门或尿道括约肌功能。

2. **术前放疗:**针对腹股沟淋巴结固定,无法切除的病例(141)。

3. 术后放疗:针对盆腔淋巴结转移和腹股沟淋巴结有多个镜下转移或 1 个和 1 个以上肉眼转移者(≥10mm)或存在包膜外播散者。

放疗的可能作用包括:

1. 术后放疗,有助于防治肿瘤累及或接近手术切缘情况下的局部复发(141~143)。

2. 作为小灶原发外阴癌的一线治疗,尤其是对于年轻或中年女性阴蒂或阴蒂周围病变者,否则手术切除可能造成严重的心理影响(80)。

如果证实为仅 1 枚腹股沟淋巴结镜下转移(≤5mm),则不需要其他辅助治疗。这组患者的预后非常好,只需严密随诊即可(57)。即使因偏侧型病灶做了一侧腹股沟淋巴结切除,也没有指征行对侧淋巴结切除术,因为对侧淋巴结仅在同侧腹股沟淋巴结存在多个镜下转移或肉眼转移的情况下才有可能发生(57,60)。对于只有一个腹股沟淋巴结转移的病例,近期 SEER 回顾性研究表明补充放疗是有益处的,尤其是在淋巴结切除不够全面的情况下(144)。

如果存在腹股沟淋巴结肉眼转移或包膜外播散或镜下有 2 枚及其以上淋巴结转移,腹股沟区和盆腔复发的风险增加,术后应补充腹股沟和盆腔放疗。1977 年,GOG 启动了一项前瞻性临床试验,将腹股沟淋巴结转移患者随机分为两组,分别行同侧盆腔淋巴结切除术和双侧盆腔及腹股沟区放疗(60)。放疗组的 2 年生存率为 68%,明显优于盆腔淋巴结切除组(2 年为 54%)(P=0.03)。放疗的生存优势仅限于存在腹股沟淋巴结肉眼转移或镜下多于 1 枚淋巴结转移的病例。59 例接受放疗的病例中 3 例(5%)出现腹股沟区复发,而 55 例淋巴结切除的病例中 13 例(23.6%)复发(P=0.02)。放疗组中 4 例盆腔复发,而淋巴结切除组仅 1 例复发。上述资料表明,在预防盆腔复发方面,放疗与盆腔淋巴结切除相比并无优势可言,但在防治多枚腹股沟淋巴结转移后的腹股沟区复发方面具有显著的预防意义。

复发性外阴癌　　　外阴癌复发与腹股沟转移淋巴结的数量关系最为密切(57)。淋巴结转移数目小于 3 枚,尤其是仅为镜下受累者,各部位的复发率均较低,而有 3 枚或更多淋巴结转移者,则局部、淋巴引流区域及全身范围的复发率均较高(57,60)。

大多数复发见于初始治疗后的两年内,腹股沟区的复发(中位时间为 6~7 个月)比外阴复发(中位时间为 3 年)更早(72,145~147)。约 1/3 的病例于 5 年后复发(72)。95% 以上的晚期复发为肿瘤局部复发(同一部位或再发的原发瘤)。由于存在这种晚期复发的倾向,对外阴和腹股沟区的长期规律随诊是治疗后监测的重要部分。

对于复发癌的处理和结局,可获得的文献有限。复发的间隔以及是否为原发部位复发对预后至关重要。尽管腹股沟区复发较早,且通常是致命的,但据 Mayo 诊所长期的随诊研究表明,经外阴复发瘤手术切除后总的 5 年生存率达 50%~70%,而且 60% 以上的复发患者生存期达 20 年以上(71,147,148)

局部复发　　外阴癌根治性切除的边缘状态是预测局部复发的最强指标,肿瘤外切缘小于 0.8cm 的情况下,几乎 50% 复发(84)。切缘状态并不能预测生存率(71)。原发癌灶直径大于 4cm,尤其伴有淋巴 - 血管间隙浸润和存在深部浸润者,局部容易复发(141,149,150)。如能早期发现复发,孤立的局部复发病灶可通过再次手术予以切除,通常采用股薄肌肌皮瓣移植覆盖局部缺损(34,41,49,78,151)。放射治疗,尤其是体外照射联合间隙针放疗,有时联合化疗,也用于复发性外阴癌的治疗(152)。

局部复发被描述为三种形式:远隔部位复发(与前次瘤灶部位间隔 2cm 以上),原部位复发(在前次瘤灶 2cm 范围内)和皮桥复发(81,150)。远隔部位复发的治疗效果较好,3 年生存率为 67%~100%,原部位复发的预后意义不明确,有一项研究的 3 年生存率仅为

15%,而另一项研究的 5 年生存率为 93%(81,151)。皮桥复发则与腹股沟复发类似,预后极差。

区域和远处复发 **区域和远处复发**处理起来比较困难且预后较差(141,145,146)。腹股沟区复发可采用手术治疗联合放射治疗,对鳞癌有效的化疗方案可用于远处转移者。针对复发性外阴癌化疗的文献资料多来自于小样本研究。研究最多的化疗方案包括博莱霉素 + 甲氨蝶呤,加或不加顺铂或 CCNU(一种亚硝基脲)和博莱霉素 + 丝裂霉素 C,但有效率低,有效期也往往令人失望(153~157)。伴有区域性或远处复发者极少能长期存活。控制症状和改善生活治疗是治疗的重要目标,有必要早期引入综合性的姑息护理团队。

黑色素瘤

外阴黑色素瘤罕见,发生率为(0.1~0.19)/10 万妇女(158,159),占外阴恶性肿瘤的 4%~10%,是第二位常见的外阴恶性肿瘤。大多数黑色素瘤为新生(120),但也有的起源于交界痣(160)。外阴黑色素瘤多见于绝经后的白人女性,多见于有较黑色素沉着的皮肤类型。根据 SEER 的数据,外阴黑色素瘤与皮肤的黑色素瘤不同,种族差异不明显,其发生与紫外线照射和黑色素光保护作用关系不大(161)。世界范围内皮肤黑色素瘤的发生率正明显升高,外阴黑色素瘤变化不明显(161)。外阴黑色素瘤的生物学行为与其他部位的皮肤黑色素瘤相似(162~165)。

大多数外阴黑色素瘤除了色素病灶增大外,无明显临床症状。某些患者有瘙痒或出血,少数伴有腹股沟肿块。外阴黑色素瘤最常见于小阴唇或阴蒂(图 38.6),但在发现时已累及尿道或阴道的情况并不少见。任何外阴的色素性病变均应予以切除,大的病变应取活检,除非已知该病变已存在多年且无明显变化。大多数外阴痣为交界痣,可以是黑色素瘤的癌前病变,因此任何外阴痣均应予以切除。

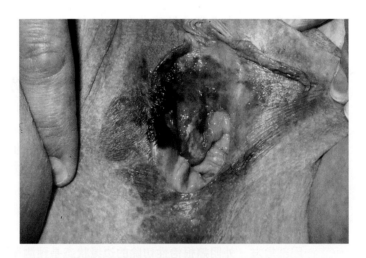

图 38.6 外阴黑色素瘤,累及右侧小阴唇(源自 Berek JS,Hacker NF. Berek & Hacker's Gynecologic Oncology. 5th ed. Philadelphia,PA: LippincottWilliams & Wilkins,2010:564.)

组织病理学 外阴黑色素瘤有三种基本的组织学类型(图 38.7)。

1. 黏膜雀斑样黑色素瘤,为扁平雀斑样,病变范围可以较广泛,但倾向于局限在浅表部位。

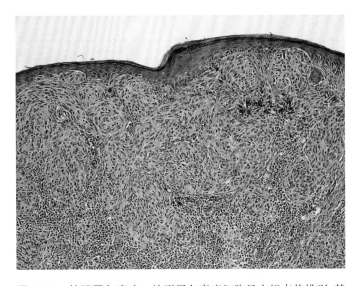

图 38.7 外阴黑色素瘤。梭形黑色素瘤细胞呈交织束状排列,某些区域可见黑色素(右上角)。表皮浸润表现为佩吉特样(Pagetoid)迁徙(左上角)

2. 浅表扩散性黑色素瘤,病变早期通常相对表浅。
3. 结节性黑色素瘤,侵袭性最强,以病变隆起、深部穿透和广泛转移为特征。

在至今最大的一组病例报道中,1/4 以上的黑色素瘤大体上呈无色素外观(158)。外阴黑色素瘤倾向于早期播散,不仅通过淋巴途径,也经血行转移。

分期　　由于黑色素瘤通常较小,并且其预后主要与肿瘤的浸润深度而非病灶直径相关,因此用于鳞癌的 FIGO 分期并不适用于它(162,165,166)。由于不同部位的皮肤形态学存在差异,由 Clark 等制定的皮肤黑色素瘤分级系统(166)也不能很好地适用于外阴黑色素瘤。外阴皮肤缺乏明显的真皮乳头。Breslow 从完整上皮表面测量至肿瘤浸润最深点作为黑色素瘤厚度用以分期的系统更适合于外阴黑色素瘤(167)。Chung 等提出一种修正的分级方案,以毫米为测量单位,保留了 Clark 分级系统中 I 和 V 级的定义,又重新定义了 II~IV 级的标准(165)。这些分期系统的比较如表 38.7。

表 38.7 外阴黑色素瘤的显微分期

	Clark 分级(168)	Chung 浸润深度(167)	Breslow 肿瘤厚度(169)
I	局限于上皮内	局限于上皮内	<0.76mm
II	侵入真皮乳头	距颗粒层 <1mm	0.76~1.5mm,浅表浸润
III	充满真皮乳头	距颗粒层 1.1~2.0mm	1.51~2.25mm,中度浸润
IV	侵入真皮网状层	距颗粒层 >2.0mm	2.26~3.0mm,中度浸润
V	侵入皮下脂肪	侵入皮下脂肪	>3mm,深度浸润

2009 年修订的美国癌症联合会(AJCC)皮肤黑色素瘤分期系统仍以肿瘤厚度作为原发瘤 T 分级的主要依据,并在肿瘤有无溃疡的基础上,将有丝分裂率也纳入亚分期的标准,且指定了检测有丝分裂的特异免疫组织化学方法。转移淋巴结的数目,远处转移的部位,血清乳酸脱氢酶(LDH)水平以及前哨淋巴结等(127)也参与分期(168)。

治疗

随着对黑色素瘤显微分期预后意义的更深理解，一些个体化的治疗应运而生。有关外阴黑色素瘤的治疗仍存有争议，部分原因是缺乏大样本的前瞻性资料，因此对外阴黑色素瘤的生物学行为和最佳治疗方案难以得出肯定性结论。目前所采用的治疗普遍借鉴皮肤黑色素瘤和外阴鳞状细胞癌的经验。与皮肤黑色素瘤倾向于采用更保守的手术处理相似，外阴黑色素瘤也倾向于保守治疗(163,164,169~171)。

病灶浸润深度小于 1mm 时,单纯行根治性局部切除的做法已被普遍接受(165,172)。浸润更深的病变，推荐采用传统的病灶整块切除和腹股沟淋巴结切除术。近 15 年来，**根治性外阴切除术做得越来越少，但生存率似乎并无明显降低**(173)。一项研究报道 32 例外阴黑色素瘤病例，分别行局部切除(n=14)，单纯外阴切除(n=7)或根治性外阴切除(n=11)(174)。尽管总体 5 年生存率仅为 25%，但三组间的生存率无显著差别。另一项研究比较了 59 例根治性外阴切除术和 19 例行相对保守性手术患者的结局(163)。结果显示更广泛的根治性切除并没有改善生存率，因此该作者建议对肿瘤厚度超过 1mm 的病例行根治性局部切除，并同时做腹股沟淋巴结切除。近期 SEER 针对 644 例外阴黑色素瘤的研究数据表明，局限性癌症行根治性或保守性手术，生存率无明显差异，分别为 79% 和 75%(174)。有关皮肤黑色素瘤的文献提示，对于浅表局限性黑色素瘤(Breslow 肿瘤厚度 <0.76mm 者)，皮肤和皮下组织手术切缘达到 1cm 就足够了，而对于中等厚度的病变(1~4mm)则要求达到 2cm 的手术切缘(175,176)。无论肿瘤厚度如何，建议手术切缘至少达到 1cm 以上。由于外阴黑色素瘤常累及阴蒂和小阴唇，阴道尿道切缘不足往往成为手术失败的关键，因此对此类手术应注意达到足够的“内切缘”(177)。偏侧型病变的 10 年生存率可达 61%，与中线型病变 37% 的生存率相比差异有显著性(P=0.027)(149)。

针对哪类患者可受益于腹股沟 - 股淋巴结切除术仍存有争议。GOG 的一项前瞻性研究显示，腹股沟 - 股淋巴结转移的风险与 Breslow 显微分期相关(165)。同皮肤黑色素瘤一样，浅表性病变(Breslow 肿瘤厚度 <0.76mm)的淋巴结转移很低，只要临床无淋巴结转移征象，没有必要常规行淋巴结切除。对于中等厚度(1~4mm)的皮肤黑色素瘤，一项比较选择性淋巴结切除和观察的随机对照研究表明，**选择性淋巴结切除的患者 5 年生存率要优于观察组，该组病例的特征为：年龄小于 60 岁、病变厚度 1~2mm、没有溃疡**(178)。**而深度浸润的皮肤黑色素瘤(肿瘤厚度 >4mm)有很高的区域和全身转移风险，即使行区域淋巴结切除也意义不大**(179)。鉴于外阴黑色素瘤与皮肤黑色素瘤在流行病学、组织病理学和预后等方面均存有差异，引用上述数据应谨慎(180)。特异地就外阴黑色素瘤而言，只有很少的文献支持选择性淋巴结切除和切除临床阳性的淋巴结可能有益(162,163)。前哨淋巴结对外阴黑色素瘤的意义尚在研究中。就皮肤黑色素瘤而言，对于无临床可疑淋巴结转移的病例，前哨淋巴结活检取代了选择性淋巴结切除术，其提供的预后信息相似而降低了死亡率。只有转移的病例需行全面的淋巴结切除术。一项多中心选择性淋巴结切除的研究中期数据，证实了前哨淋巴结的预后价值。这些数据提示，一旦发现阳性淋巴结则行全面淋巴切除术有助于改善预后(181)。有关外阴黑色素瘤前哨淋巴结的研究有限，一篇综述估计其假阴性率约为 15%(182)。尽管某些病例适合检测前哨淋巴结，但还要强调多学科专业团队执行该检查的重要性。

没有腹股沟淋巴结转移的情况下，通常不会发生盆腔淋巴结的转移(77,183,184)。此外，一旦盆腔淋巴结转移则预后极差，行盆腔淋巴结切除术的意义不大。免疫治疗和化学疗法对皮肤黑色素瘤显示了一定的效果。几项多中心的随机研究显示，对于高危的黑色素瘤患者，联合干扰素 α 治疗使无瘤间期和总体生存率显现轻微但具有统计学差异的改善(185~187)。Dacarbazine(DITC)被认为是最有效的化疗单药，反应率为 16%。随机对照研究未能证实任一多药联合方案的效果优于它(188)。单药或多药联合靶向治疗并联合化疗是具有肯定发展前景的领域。针对黑色素瘤细胞刺激抗体产生和 T 细胞反应的疫苗也有一定前景,尚处于研究的试验治疗阶段(189)。已经发现人类黑色素瘤中存在雌激素受体,据报道少数情况下他莫昔芬可能有效(190,191)。传统认为,黑色素瘤是对放疗抵抗的。越来越多的文献提示,对于晚期、高危、淋巴结转移的皮肤黑色素瘤,放疗对于局域病灶的控制优于单纯淋巴结切除的手术治疗(192,193)。

预后

黑色素瘤的生物学行为具有不可预测性,但总体而言预后差。据报道,外阴黑色素瘤患者的总体 5 年生存率为 50%~60%(158,159,171)。一个 SEER 的数据库表明,外阴黑色素瘤根据局灶病变、区域病变和远处病变的不同分组,疾病特异的生存率分别为 76%,39% 和 22%(171)。局部病灶,无淋巴结转移,年轻是预后好的独立因素。由于外阴黑色素瘤有晚期复发的倾向,5 年生存率可能并不能反映其治愈率。显微分期是最好的预后因素。浸润深度≤1mm 的患者预后较好,随着浸润深度的增加,预后则越来越差(表 38.8)。有报道认为,肿瘤体积与预后相关,病灶体积 <100mm³ 者预后良好(184)。其他的预后因素还包括患者年龄、AJCC 分期、是否存在多灶或卫星病灶、肿瘤溃疡、是否为中线型病灶、组织生长类型、淋巴 - 血管间隙受累以及 DNA 异倍体等(158,162~164,194~197)。

表 38.8　外阴黑色素瘤根据 Breslow 显微分期的预后

Breslow 肿瘤厚度	病例数	死亡 %
<0.76mm	31	7(23%)［1(5%)］ᵃ
0.76~1.5mm	35	6(17%)
1.51~3.0mm	42	23(55%)
>3.0mm	195	131(67%)

ᵃ 除 1 例外,其他所有死亡病例来自同一项研究,其 5 年生存率不同寻常的低,12 例患者的数据为 48%,如果将这 12 例去除,则浅表外阴黑色素瘤的死亡率为 5%

巴氏腺癌

流行病学

原发性巴氏腺癌是一种罕见的外阴癌,占外阴恶性肿瘤的 2%~7%(198)。正因其罕见,所以治疗经验亦有限,推荐的治疗必须基于对少数出版文献的复习。至今只有约 300 例的病例报道(46,198,199)。绝经后女性巴氏腺癌的发病率是绝经前女性的 5 倍(200)。

组织病理学

巴氏腺,即前庭大腺,位于外阴两侧的侧后方。其主导管内被衬复层鳞状上皮,至终末导管时转换为移行上皮。由于肿瘤可以来源于腺体或导管,因此巴氏腺癌可有多种组织学类型,包括腺癌、鳞癌、罕见的移行细胞癌、腺鳞癌和腺样囊腺癌。

界定外阴肿瘤为巴氏腺癌需满足 Honan 标准,具体规定如下:
1. **肿瘤位于正确的解剖部位。**
2. **肿瘤位于大阴唇深部。**
3. **被覆皮肤完整。**

4. 存在可识别的正常腺体。

严格按上述标准诊断可能造成部分病例漏诊。大的肿瘤形成溃疡可穿透被覆皮肤并破坏残余的正常腺体。尽管存在正常组织向恶性组织的移行过程是最好的诊断标准,但有些病例根据病变的组织学特征和解剖部位即可诊断。

症状和体征

巴氏腺癌最常见的初始症状是外阴肿块或会阴疼痛。约 10% 的患者有巴氏腺炎症病史,恶性病变可能被误诊为良性囊肿或脓肿,因此常会延误诊断,尤其是对绝经前的患者。鉴别诊断应考虑直肠阴道旁的肿瘤,包括泄殖腔癌和继发性肿瘤 (199)。

治疗

传统的治疗方法是行根治性外阴切除加双侧腹股沟和盆腔淋巴结切除术 (201)。然而,在没有腹股沟淋巴结转移的情况下,似乎没有指征行盆腔淋巴结清扫,另外已有文献报道对巴氏腺癌行半外阴切除或根治性局部切除取得良好的疗效 (199)。由于病变位于外阴深部,广泛地切除需要达到坐骨直肠窝,即便如此,手术切缘仍通常较小。术后放疗可以使局部复发率由 27%(6/22) 降至 7%(1/14) (199)。如果同侧腹股沟淋巴结阳性,双侧腹股沟和盆腔放疗可以降低区域复发率。如果肿瘤已固定到耻骨下支或累及邻近组织结构,如肛门括约肌或直肠,为避免更大范围的手术,宜行术前放疗或放化疗。近期一项涉及 10 例原发巴氏腺癌的病例报道显示,采用外照射放疗或放化疗配合以升压和(或)内照射治疗原发部位肿瘤或区域淋巴结是手术以外的可选方法,3 年和 5 年的生存率分别为 72% 和 66% (202)。

预后

由于巴氏腺位置深在,确诊时常比鳞癌期别要晚,但临床期别相同的情况下预后相似。不同期别的 5 年无瘤生存率如表 38.9。

表 38.9　巴氏腺癌患者的生存率

FIGO 分期	病例数	复发病例数	至随诊末无复发证据的病例数 [a]
Ⅰ	15(21%)	3(20%)	14(93%)
Ⅱ	16(23%)	2(13%)	15(94%)
Ⅲ	30(42%)	11(37%)	22(73%)
Ⅳ	10(14%)	5(50%)	5(50%)
总计	71(100%)	21(30%)[b]	56(79%)[b]

[a] 每组病例的中位随诊时间至少为 5 年 (50,152,153,156)

[b] 总数 >100% 是因为一些复发的病例保持无肿瘤迹象

巴氏腺腺囊癌

腺囊癌占巴氏腺癌的 15%。一项涉及 62 例此类患者的文献综述表明,巴氏腺腺囊癌生长缓慢,以神经旁浸润为特点,非常容易局部复发,常早于远处转移数年之久。该肿瘤较少发生淋巴结转移,预后较好(图 38.8) (203~205)。肿瘤进展缓慢、倾向于晚期复发的特征反映为无进展间期与总体生存的不一致 (157)。

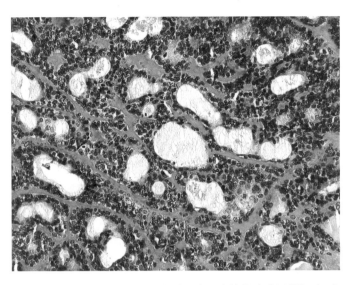

图 38.8 巴氏腺腺囊瘤。基底样细胞形成筛状或滤网样间隙,内含黏液性物质。间质透明变性是该肿瘤的另一特征

其他腺癌

外阴的腺癌通常起源于巴氏腺,或合并 Paget 病。罕见情况下,可以起源于皮肤附件、尿道旁腺、前庭小腺、迷路乳腺组织、子宫内膜异位症或异位泄殖腔残余物(206)。

腺鳞癌

腺鳞癌具有高度的侵袭性。该肿瘤有许多名称,包括圆柱瘤、假腺性鳞状细胞癌、腺样鳞状细胞癌、Lever 汗腺腺棘癌。外阴腺鳞癌具有神经旁浸润、早期淋巴转移和局部复发的倾向。一项研究表明,外阴腺鳞癌的粗略 5 年生存率为 5.5%[1/18],而一般的外阴鳞癌为 62.3%(48/77)(207)。治疗应采用根治性外阴切除加双侧腹股沟淋巴结切除术,术后宜行放疗。

基底细胞癌

基底细胞癌约占外阴癌的 2%。同其他部位的基底细胞癌一样,外阴基底细胞癌常呈溃疡外观,锯齿状边缘,略隆起。有时呈结节状或痣样外观。大多数病变直径小于 2cm,通常位于大阴唇前侧。偶尔可呈巨大病变(208)。基底细胞癌多见于绝经后的白人女性,为局部侵袭性病变。瘙痒、刺痛等症状经常持续较长时间(209)。通过活检可予以诊断。**治疗上通常行根治性局部切除即可**(210)。**区域淋巴结转移虽有报道,但极为罕见**(211~213)。局部复发率为 10%~20%(209,214)。外阴基底细胞癌常有家族史,或伴有其他部位的恶性肿瘤(209)。在一组 28 例外阴基底细胞癌的患者中,10 例有其他部位的基底细胞癌,10 例合并其他的原发恶性肿瘤(209)。

3%~5% 的基底细胞癌含有恶性的鳞癌成分,即所谓的基底鳞状细胞癌。这类病变侵袭性更强,应按鳞癌处理(213)。基底细胞癌的另一亚型为腺样基底细胞癌,必须和起源于巴氏腺或皮肤的侵袭性更强的腺囊癌相鉴别(213)。

疣状癌

疣状癌是鳞状细胞癌的一种变异型,具有独特的临床和病理特征(215)。虽然更常见于口腔,但也可见于由鳞状上皮覆盖的任何湿润的黏膜部位(216)。女性生殖道内,可见于宫颈、外阴和阴道。导致女性生殖道疣状鳞癌的病因不完全清楚,某些研究发现与 HPV-6 和 HPV-11 有关,但也有的研究认为与 HPV 感染无关(217,218)。有研究发现 1/3 以上的疣状癌同时合并外阴鳞癌,因此强调仔细评估该类肿瘤组织病理学的重要性(219)。

大体上,肿瘤呈菜花样外观,镜下呈无结缔组织中心柱的多个乳头样小叶,类似尖锐湿疣(图 38.9)。疣状癌的大体和镜下特征均与 Buschke-Loewenstein **巨大尖锐湿疣**极为相似,有可能属于同一类病变(206)。为了和良性的尖锐湿疣以及具有疣状生长方式的普通鳞状细胞癌相鉴别,必须从病变的基底部做充分的活检。

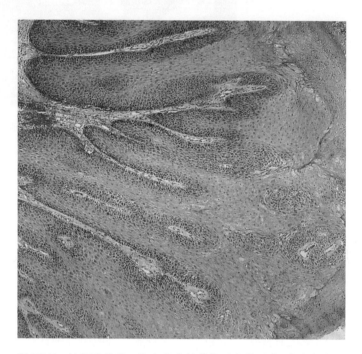

图 38.9 外阴疣状癌。外生乳头的前缘呈角化过度,表皮向内浸润呈边缘平滑的"网钉"(隧道)

疣状癌常见于绝经后女性,生长缓慢,但具有局部破坏性,甚至可侵犯骨骼。区域淋巴结转移虽有报道,但十分罕见(220)。根治性局部切除是基本的治疗,当可触及可疑的腹股沟淋巴结时,应行细针穿刺细胞学检查或淋巴结切除活检。通常肿大的淋巴结为炎性肥大(221)。如果淋巴结确有转移,应行根治性外阴切除加双侧腹股沟 - 股淋巴结切除术。

几项小样本的研究未能证实放疗的治疗效果(221)。此外,有顾虑认为放疗有可能诱导肿瘤的间变,继而发生区域和远处转移(222)。一项研究表明,单纯采用手术治疗的 17 例患者,其校正后的 5 年生存率为 94%,而采用手术加放疗的 7 例患者仅为 42%(221)。诚然,后组病例的期别要晚一些。如果肿瘤复发,应选择再次手术切除,个别情况下可能需要行某种类型的去脏术。

外阴肉瘤

肉瘤占外阴恶性肿瘤的 1.5%,有多种组织起源(223)。平滑肌肉瘤最为常见,其他的组织学类型包括纤维肉瘤、神经纤维肉瘤、脂肪肉瘤、横纹肌肉瘤、血管肉瘤、上皮样肉瘤和恶性神经鞘瘤。

平滑肌肉瘤 通常表现为进行性增大,常伴有疼痛的肿块,多位于大阴唇。外阴的平滑肌肿瘤至少应该具备下列标准中的 3 项才能被诊断为肉瘤:(i) 直径 >5cm;(ii) 浸润性边缘;(iii) 核分裂象≥5/10 个高倍视野;(iv) 中 - 重度核异型性(224)。缺乏其中之一或全部特征也不能确保肿瘤不复发(225)。淋巴结转移少见,根治性局部切除是通常采用的治疗手段。

　　上皮样肉瘤　主要发生在年轻成人的肢体软组织,但罕见地也可见于外阴。一项 2 例个案附另 3 例文献复习的描述性报道中,作者指出上皮样肉瘤可以类似于巴氏腺囊肿,而导致延误治疗(226)。作者还指出外阴的上皮样肉瘤比生殖道外的病变侵袭性更强,5 例患者中 4 例死于转移。因此提示,早期诊断并广泛切除应该能改善预后。

　　横纹肌肉瘤　是儿童期最常见的软组织肉瘤,约 20% 累及盆腔或泌尿生殖道(227)。在过去的 20 年间,该肿瘤的治疗取得了令人瞩目的成就。过去,根治性的盆腔手术是标准的手术方式,但效果很差。近年来,采用多模式的联合治疗,使生存率明显提高而死亡率明显下降。一项观察原发于女性生殖道横纹肌肉瘤的研究(1972—1984)显示,9 例年龄 1~19 岁的患者,其外阴的原发肿瘤在活检前常被误诊为巴氏腺感染(228)。她们均接受了化疗(长春新碱或放线菌素 D+ 环磷酰胺 + 多柔比星),辅以或不辅助放疗。化疗前或化疗后对肿瘤行局部扩大切除,行或未行腹股沟 - 股淋巴结清扫。7 例自诊断起无瘤生存 4 年以上,1 例无瘤生存至第 5 年后失随访,1 例带瘤生存。

罕见的外阴恶性肿瘤

　　除上述提到的肿瘤外,许多更常见于身体其他部位的恶性肿瘤也可极罕见地见于外阴。

淋巴瘤　　**生殖道可以发生原发性恶性淋巴瘤,但更常见地表现为全身性病变的一部分。** 在下生殖道,宫颈最常被累及,其次为外阴和阴道(229)。大多数患者为 30~60 多岁,约 3/4 的病例为弥漫性大细胞或组织细胞性非霍奇金淋巴瘤,其余为结节性或 Burkitt 淋巴瘤。治疗以手术切除加化疗和(或)放疗,总体的 5 年生存率约为 70%(229)。

内胚窦瘤　　外阴内胚窦瘤有 4 例报道,其中 3 例死于远处转移(230)。所有患者均 30 多岁,都没有接受过现代化疗。

Merkel 细胞癌　　Merkel 细胞癌是皮肤原发的小细胞癌,类似于肺的燕麦细胞癌。易于广泛转移,预后很差(231~233)。治疗应采用局部切除,并辅以顺铂为主的化疗。

隆突性皮肤显微肉瘤　　这种罕见的、低度恶性的皮肤恶性肿瘤,偶可累及外阴。该肿瘤具有显著的局部复发倾向,但很少发生系统播散(234)。根治性局部切除即可。

外阴转移性肿瘤

　　8% 的外阴肿瘤为转移性。最常见的原发部位为宫颈,其次为子宫内膜、肾脏和尿道。大多数病例在发生外阴转移时,其原发肿瘤已属晚期,约 25% 病例的原发灶和外阴转移是同时被发现的(235)。

（邓姗　沈铿　译）

参考文献

1. **Siegel R, Ward E, Brawley O, et al.** Cancer statistics, 2011. *CA Cancer J Clin* 2011;61:212–236. http://cacancerjournal.org
2. **US Cancer Statistics Working Group.** *United States cancer statistics.* Available online at: http://apps.nccd.cdc.gov/uscs/
3. **Judson PL, Habermann EB, Baxter NN, et al.** Trends in the incidence of invasive and *in situ* vulvar carcinoma. *Obstet Gynecol* 2006;107:1018–1022.
4. **Joura EA, Losch A, Haider-Angeler MG, et al.** Trends in vulvar neoplasia. Increasing incidence of vulvar intraepithelial neoplasia and squamous cell carcinoma of the vulva in young women. *J Reprod Med* 2000;45:613–615.
5. **Jones RW, Baranyai J, Stables S.** Trends in squamous cell carcinoma of the vulva: the influence of vulvar intraepithelial neoplasia. *Obstet Gynecol* 1997;90:448–452.
6. **Taussig FJ.** Cancer of the vulva: an analysis of 155 cases. *Am J Obstet Gynecol* 1940;40:764–778.
7. **Way S.** Carcinoma of the vulva. *Am J Obstet Gynecol* 1960;79:692–697.
8. **Madsen BS, Jensen HL, van den Brule AJ, et al.** Risk factors for invasive squamous cell carcinoma of the vulva and vagina—population-based case-control study in Denmark. *Int J Cancer* 2008;122:2827–2834.
9. **Ansink A.** Vulvar squamous cell carcinoma. *Semin Dermatol* 1996;15:51–59.
10. **van Seters M, van Beurden M, de Craen AJ.** Is the assumed natural history of vulvar intraepithelial neoplasia III based on enough evidence? A systematic review of 3322 published patients. *Gynecol Oncol* 2005;97:645–651.
11. **Hording U, Junge J, Poulsen H, et al.** Vulvar intraepithelial neoplasia III: a viral disease of undetermined progressive potential. *Gynecol Oncol* 1995;56:276–279.
12. **Modesitt SC, Waters AB, Walton L, et al.** Vulvar intraepithelial neoplasia III: occult cancer and the impact of margin status on recurrence. *Obstet Gynecol* 1998;92:962–966.
13. **Trimble CL, Hildesheim A, Brinton LA, et al.** Heterogeneous etiology of squamous carcinoma of the vulva. *Obstet Gynecol* 1996;87:59–64.
14. **Insinga RP, Liaw KL, Johnson LG, et al.** A systematic review of the prevalence and attribution of human papillomavirus types among cervical, vaginal, and vulvar precancers and cancers in the United States. *Cancer Epidemiol Biomarkers Prev* 2008;17:1611–1622.
15. **Brinton LA, Nasco PC, Mallin K, et al.** Case-control study of cancer of the vulva. *Obstet Gynecol* 1990;75:859–866.
16. **Kurman RJ, Toki T, Schiffman MH.** Basaloid and warty carcinomas of the vulva: distinctive types of squamous cell carcinoma frequently associated with human papillomaviruses. *Am J Surg Pathol* 1993;17:133–145.
17. **Vilmer C, Cavelier-Balloy B, Nogues C, et al.** Analysis of alterations adjacent to invasive vulvar carcinoma and their relationship with the associated carcinoma: a study of 67 cases. *Eur J Gynaecol Oncol* 1998;19:25–31.
18. **Cooper SM, Gao XH, Powell JJ, et al.** Does treatment of vulvar lichen sclerosus influence its prognosis? *Arch Dermatol* 2004;140:702–706.
19. **Renaud-Vilmer C, Cavelier-Balloy B, Porcher R, et al.** Vulvar lichen sclerosus: effect of long-term topical application of a potent steroid on the course of the disease. *Arch Dermatol* 2004;140:709–712.
20. **Bradford J, Fischer G.** Long-term management of vulval lichen sclerosus in adult women. *Aust N Z J Obstet Gynaecol* 2010;50:148–152.
21. **Carlson JA, Ambros R, Malfetano J, et al.** Vulvar lichen sclerosus and squamous cell carcinoma: a cohort, case control, and investigational study with historical perspective; implications for chronic inflammation and sclerosis in the development of neoplasia. *Hum Pathol* 1998;29:932–948.
22. **Tate JE, Mutter GL, Boynton KA, et al.** Monoclonal origin of vulvar intraepithelial neoplasia and some vulvar hyperplasias. *Am J Pathol* 1997;150:315–322.
23. **Raspollini MR, Asirelli G, Moncini D, et al.** A comparative analysis of lichen sclerosus of the vulva and lichen sclerosus that evolves to vulvar squamous cell carcinoma. *Am J Obstet Gynecol* 2007;197:592.e1–e5.
24. **Franklin EW, Rutledge FD.** Epidemiology of epidermoid carcinoma of the vulva. *Obstet Gynecol* 1972;39:165–172.
25. **Green TH Jr, Ulfelder H, Meigs JV.** Epidermoid carcinoma of the vulva: an analysis of 238 cases. Parts I and II. *Am J Obstet Gynecol* 1958;73:834–864.
26. **Woodruff JD.** Early invasive carcinoma of the vulva. *Clin Oncol* 1982;1:349.
27. **Binder SW, Huang I, Fu YS, et al.** Risk factors for the development of lymph node metastasis in vulvar squamous cell carcinoma. *Gynecol Oncol* 1990;37:9–16.
28. **Boyce J, Fruchter RG, Kasambilides E, et al.** Prognostic factors in carcinoma of the vulva. *Gynecol Oncol* 1985;20:364–377.
29. **Donaldson ES, Powell DE, Hanson MB, et al.** Prognostic parameters in invasive vulvar cancer. *Gynecol Oncol* 1981;11:184–190.
30. **Buscema J, Woodruff JD.** Progressive histobiologic alterations in the development of vulvar cancer. *Am J Obstet Gynecol* 1980;138:146–150.
31. **Pecorelli S.** Revised FIGO staging for carcinoma of the vulva, cervix, and endometrium. *Int J Gynaecol Obstet* 2009;105:103–104.
32. **Rutledge F, Smith JP, Franklin EW.** Carcinoma of the vulva. *Am J Obstet Gynecol* 1970;106:1117–1130.
33. **Podratz KC, Symmonds RE, Taylor WF, et al.** Carcinoma of the vulva: analysis of treatment and survival. *Obstet Gynecol* 1983;61:63–74.
34. **Cavanagh D, Fiorica JV, Hoffman MS, et al.** Invasive carcinoma of the vulva: changing trends in surgical management. *Am J Obstet Gynecol* 1990;163:1007–1115.
35. **Sturgeon SR, Curtis RE, Johnson K, et al.** Second primary cancers after vulvar and vaginal cancers. *Am J Obstet Gynecol* 1996;174:929–933.
36. **Hacker NF, Van der Velden J.** Conservative management of early vulvar cancer. *Cancer* 1993;71:1673–1677.
37. **DiSaia PJ, Creasman WT, Rich WM.** An alternative approach to early cancer of the vulva. *Am J Obstet Gynecol* 1979;133:825–832.
38. **Hacker NF, Nieberg RK, Berek JS, et al.** Superficially invasive vulvar cancer with nodal metastases. *Gynecol Oncol* 1983;15:65–77.
39. **Chu J, Tamimi HK, Figge DC.** Femoral node metastases with negative superficial inguinal nodes in early vulvar cancer. *Am J Obstet Gynecol* 1981;140:337–339.
40. **Podczaski E, Sexton M, Kaminski P, et al.** Recurrent carcinoma of the vulva after conservative treatment for "microinvasive" disease. *Gynecol Oncol* 1990;39:65–68.
41. **Stehman FB, Bundy BN, Dvoretsky PM, et al.** Early stage I carcinoma of the vulva treated with ipsilateral superficial inguinal lymphadenectomy and modified radical hemivulvectomy: a prospective study of the Gynecologic Oncology Group. *Obstet Gynecol* 1992;79:490–497.
42. **Gordinier ME, Malpica A, Burke TW, et al.** Groin recurrence in patients with vulvar cancer with negative nodes on superficial inguinal lymphadenectomy. *Gynecol Oncol* 2003;90:625–628.
43. **Levenback C, Burke TW, Morris M, et al.** Potential applications of intraoperative lymphatic mapping in vulvar cancer. *Gynecol Oncol* 1995;59:216–220.
44. **Rob L, Robova H, Pluta M, et al.** Further data on sentinel lymph node mapping in vulvar cancer by blue dye and radiocolloid Tc99. *Int J Gynecol Cancer* 2007;17:147–153.
45. **Curry SL, Wharton JT, Rutledge F.** Positive lymph nodes in vulvar squamous carcinoma. *Gynecol Oncol* 1980;9:63–67.
46. **Leuchter RS, Hacker NF, Voet RL, et al.** Primary carcinoma of the Bartholin gland: a report of 14 cases and a review of the literature. *Obstet Gynecol* 1982;60:361–368.
47. **Piver MS, Xynos FP.** Pelvic lymphadenectomy in women with car-

cinoma of the clitoris. *Obstet Gynecol* 1977;49:592–595.

48. **Gonzalez Bosquet J, Magrina JF, Magtibay PM, et al.** Patterns of inguinal groin metastases in squamous cell carcinoma of the vulva. *Gynecol Oncol* 2007;105:742–746.

49. **Burke TW, Levenback C, Coleman RL, et al.** Surgical therapy of T1 and T2 vulvar carcinoma: further experience with radical wide excision and selective inguinal lymphadenectomy. *Gynecol Oncol* 1995;57:215–220.

50. **Burrell MO, Franklin EW III, Campion MJ, et al.** The modified radical vulvectomy with groin dissection: an eight-year experience. *Am J Obstet Gynecol* 1988;159:715–722.

51. **Collins CG, Lee FY, Roman-Lopez JJ.** Invasive carcinoma of the vulva with lymph node metastases. *Am J Obstet Gynecol* 1971;109:446–452.

52. **Morley GW.** Infiltrative carcinoma of the vulva: results of surgical treatment. *Am J Obstet Gynecol* 1976;124:874–888.

53. **Krupp PJ, Bohm JW.** Lymph gland metastases in invasive squamous cell cancer of the vulva. *Am J Obstet Gynecol* 1978;130:943–952.

54. **Keys H.** Gynecologic Oncology Group randomized trials of combined technique therapy of vulvar cancer. *Cancer* 1993;71:1691–1696.

55. **Benedet JL, Turko M, Fairey RN, et al.** Squamous carcinoma of the vulva: results of treatment, 1938 to 1976. *Am J Obstet Gynecol* 1979;134:201–207.

56. **Iversen T, Aalders JG, Christensen A, et al.** Squamous cell carcinoma of the vulva: a review of 424 patients, 1956–1974. *Gynecol Oncol* 1980;9:271–279.

57. **Hacker NF, Berek JS, Lagasse LD, et al.** Management of regional lymph nodes and their prognostic influence in vulvar cancer. *Obstet Gynecol* 1983;61:408–412.

58. **Monaghan JM, Hammond IG.** Pelvic node dissection in the treatment of vulvar carcinoma—is it necessary? *BJOG* 1984;91:270–274.

59. **Hopkins MP, Reid CG, Vettrano I, et al.** Squamous cell carcinoma of the vulva: prognostic factors influencing survival. *Gynecol Oncol* 1991;43:113–117.

60. **Homesley HD, Bundy BN, Sedlis A, et al.** Radiation therapy versus pelvic node resection for carcinoma of the vulva with positive groin nodes. *Obstet Gynecol* 1986;68:733–740.

61. **Hacker NF.** Vulvar cancer. In: **Berek JS, Hacker NF, eds.** *Berek & Hacker's Gynecologic Oncology.* 5th ed. Philadelphia, PA: Lippincott Williams & Wilkins, 2010:536–575.

62. **Hacker NF.** Revised FIGO staging for carcinoma of the vulva. *Int J Gynaecol Obstet* 2009;105:105–106.

63. **van der Steen S, de Nieuwenhof HP, Massuger L, et al.** New FIGO staging system of vulvar cancer indeed provides a better reflection of prognosis. *Gynecol Oncol* 2010;119:520–525.

64. **Hopkins MP, Reid GC, Johnston CM, et al.** A comparison of staging systems for squamous cell carcinoma of the vulva. *Gynecol Oncol* 1992;47:34–37.

65. **Raspagliesi F, Hanozet F, Ditto A, et al.** Clinical and pathological prognostic factors in squamous cell carcinoma of the vulva. *Gynecol Oncol* 2006;102:333–337.

66. **Lataifeh I, Nascimento MC, Nicklin JL, et al.** Patterns of recurrence and disease-free survival in advanced squamous cell carcinoma of the vulva. *Gynecol Oncol* 2004;95:701–705.

67. **Fons G, Hyde SE, Buist MR, et al.** Prognostic value of bilateral positive nodes in squamous cell cancer of the vulva. *Int J Gynecol Cancer* 2009;19:1276–1280.

68. **College of American Pathologists.** Protocol for the examination of specimens from patients with carcinoma of the vulva. October 2009. Available online at: http://www.cap.org/apps/docs/committees/cancer/cancer_protocols/2009/Vulva_09protocol.pdf

69. **Beller U, Quinn MA, Benedet JL, et al.** 26th annual report on the results of treatment in gynecological cancer: carcinoma of the vulva. *Int J Gynecol Obstet* 2006;95:S7–S27.

70. **Paladini D, Cross P, Lopes A, et al.** Prognostic significance of lymph node variables in squamous cell carcinoma of the vulva. *Cancer* 1994;74:2491–2496.

71. **Homesley HD, Bundy BN, Sedlis A, et al.** Assessment of current International Federation of Gynecology and Obstetrics staging of vulvar carcinoma relative to prognostic factors for survival (a Gynecologic Oncology Group study). *Am J Obstet Gynecol* 1991;164:997–1003.

72. **Gonzalez Bosquet J, Magrina JF, Gaffey TA, et al.** Long-term survival and disease recurrence in patients with primary squamous cell carcinoma of the vulva. *Gynecol Oncol* 2005;97:828–833.

73. **Homesley HD, Bundy BN, Sedlis A, et al.** Prognostic factors for groin node metastasis in squamous cell carcinoma of the vulva (a Gynecologic Oncology Group Study). *Gynecol Oncol* 1993;49:279–283.

74. **van der Velden J, Hacker NF.** Update on vulvar carcinoma. In: **Rothenberg ML, ed.** *Gynecologic oncology: controversies and new developments.* Boston, MA: Kluwer Academic Publishers, 1994:101–119.

75. **Van der Velden J, van Lindert AC, Lammes FB, et al.** Extracapsular growth of lymph node metastases in squamous cell carcinoma of the vulva. The impact on recurrence and survival. *Cancer* 1995;75:2885–2890.

76. **Origoni M, Sideri M, Garsia S, et al.** Prognostic value of pathological patterns of lymph node positivity in squamous cell carcinoma of the vulva stage III and IVA FIGO. *Gynecol Oncol* 1992;45:313–316.

77. **Magrina JF, Gonzalez Bosquet J, Weaver AL, et al.** Squamous cell carcinoma of the vulva stage IA: long-term results. *Gynecol Oncol* 2000;76:24–27.

78. **Hacker NF, Leuchter RS, Berek JS, et al.** Radical vulvectomy and bilateral inguinal lymphadenectomy through separate groin incisions. *Obstet Gynecol* 1981;58:574–579.

79. **Iversen T, Abeler V, Aalders J.** Individualized treatment of stage I carcinoma of the vulva. *Obstet Gynecol* 1981;57:85–89.

80. **Hacker NF, Berek JS, Lagasse LD, et al.** Individualization of treatment for stage I squamous cell vulvar carcinoma. *Obstet Gynecol* 1984;63:155–162.

81. **Tantipalakorn C, Robertson G, Marsden DE, et al.** Outcome and patterns of recurrence for International Federation of Gynecology and Obstetrics (FIGO) stages I and II squamous cell vulvar cancer. *Obstet Gynecol* 2009;113:895–901.

82. **DeSimone CP, Van Ness JS, Cooper AL, et al.** The treatment of lateral T1 and T2 squamous cell carcinomas of the vulva confined to the labium majus or minus. *Gynecol Oncol* 2007;104:390–395.

83. **Farias-Eisner R, Cirisano FD, Grouse D, et al.** Conservative and individualized surgery for early squamous carcinoma of the vulva: the treatment of choice for stages I and II (T1–2, N0–1, M0) disease. *Gynecol Oncol* 1994;53:33–38.

84. **Heaps JM, Fu YS, Montz FJ, et al.** Surgical-pathologic variables predictive of local recurrence in squamous cell carcinoma of the vulva. *Gynecol Oncol* 1990;38:309–314.

85. **De Hullu JA, Hollema H, Lolkema S, et al.** Vulvar carcinoma. The price of less radical surgery. *Cancer* 2002;95:2331–2338.

86. **Chan JK, Sugiyama V, Pham H, et al.** Margin distance and other clinico-pathologic prognostic factors in vulvar carcinoma: a multivariate analysis. *Gynecol Oncol* 2007;104:636–641.

87. **Chan JK, Sugiyama V, Tajalli TR, et al.** Conservative, clitoral preservation surgery in the treatment of vulvar squamous cell carcinoma. *Gynecol Oncol* 2004;95:152–156.

88. **Simonsen E, Johnsson JE, Tropé C.** Radical vulvectomy with warm-knife and open-wound techniques in vulvar malignancies. *Gynecol Oncol* 1984;17:22–31.

89. **Potkul RK, Barnes WA, Barter JF, et al.** Vulvar reconstruction using a mons pubis pedicle flap. *Gynecol Oncol* 1994;55:21–24.

90. **Trelford JD, Deer DA, Ordorica E, et al.** Ten-year prospective study in a management change of vulvar carcinoma. *Am J Obstet Gynecol* 1984;150:288–296.

91. **Julian CG, Callison J, Woodruff JD.** Plastic management of extensive vulvar defects. *Obstet Gynecol* 1971;38:193–198.

92. **Barnhill DR, Hoskins WJ, Metz P.** Use of the rhomboid flap after partial vulvectomy. *Obstet Gynecol* 1983;62:444–447.

93. **Ballon SC, Donaldson RC, Roberts JA.** Reconstruction of the vulva using a myocutaneous graft. *Gynecol Oncol* 1979;7:123–127.

94. **Chafe W, Fowler WC, Walton LA, et al.** Radical vulvectomy with use of tensor fascia lata myocutaneous flap. *Am J Obstet Gynecol* 1983;145:207–213.

95. **Andersen BL, Hacker NF.** Psychological adjustment after vulvar surgery. *Obstet Gynecol* 1983;62:457–462.

96. **Andersen BL, Hacker NF.** Psychosexual adjustment following pelvic exenteration. *Obstet Gynecol* 1983;61:457–462.

97. **Kaplan AL, Kaufman RH.** Management of advanced carcinoma of the vulva. *Gynecol Oncol* 1975;3:220–232.

98. **Phillips B, Buchsbaum HJ, Lifshitz S.** Pelvic exenteration for vulvovaginal carcinoma. *Am J Obstet Gynecol* 1981;141:1038–1044.

99. **Cavanagh D, Shepherd JH.** The place of pelvic exenteration in the primary management of advanced carcinoma of the vulva. *Gynecol Oncol* 1982;13:318–322.

100. **Grimshaw RN, Aswad SG, Monaghan JM.** The role of anovul-

vectomy in locally advanced carcinoma of the vulva. *Int J Gynecol Cancer* 1991;1:15.

101. **Moore DH, Thomas GM, Montana GS, et al.** Preoperative chemoradiation for advanced vulvar cancer: a phase II study of the GOG. *Int J Radiat Oncol Biol Phys* 1998;42:79–85.

102. **Cunningham MJ, Goyer RP, Gibbons SK, et al.** Primary radiation, cisplatin, and 5-fluorouracil for advanced squamous carcinoma of the vulva. *Gynecol Oncol* 1997;66:258–261.

103. **Eifel PJ, Morris M, Burke TW, et al.** Prolonged continuous infusion cisplatin and 5-fluorouracil for advanced squamous carcinoma of the vulva. *Gynecol Oncol* 1995;59:51–56.

104. **Gerszten K, Selvaraj RN, Kelley J, et al.** Preoperative chemoradiation for locally advanced carcinoma of the vulva. *Gynecol Oncol* 2005;99:640–644.

105. **Lupi G, Raspagliesi F, Zucali R, et al.** Combined preoperative chemoradiotherapy followed by radical surgery in locally advanced vulvar carcinoma. A pilot study. *Cancer* 1996;77:1472–1478.

106. **Landoni F, Maneo A, Zanetta G, et al.** Concurrent preoperative chemotherapy with 5-fluorouracil and mitomycin C and radiotherapy (FUMIR) followed by limited surgery in locally advanced and recurrent vulvar carcinoma. *Gynecol Oncol* 1996;61:321–327.

107. **Beriwal S, Coon D, Heron DE, et al.** Preoperative intensity-modulated radiotherapy and chemotherapy for locally advanced vulvar carcinoma. *Gynecol Oncol* 2008;109:291–295.

108. **van Doorn HC, Ansink A, Verhaar-Langereis M, et al.** Neoadjuvant chemoradiation for advanced primary vulvar cancer. *Cochrane Database Syst Rev* 2006;3:CD003752.

109. **Hacker NF, Berek JS, Juillard GJF, et al.** Preoperative radiation therapy for locally advanced vulvar cancer. *Cancer* 1984;54:2056–2061.

110. **Boronow RC, Hickman BT, Reagan MT, et al.** Combined therapy as an alternative to exenteration for locally advanced vulvovaginal cancer. II. Results, complications and dosimetric and surgical considerations. *Am J Clin Oncol* 1987;10:171–181.

111. **Backstrom A, Edsmyr F, Wicklund H.** Radiotherapy of carcinoma of the vulva. *Acta Obstet Gynecol* 1972;51:109–115.

112. **Thomas G, Dembo A, DePetrillo A, et al.** Concurrent radiation and chemotherapy in vulvar carcinoma. *Gynecol Oncol* 1989;34:263–267.

113. **Marsden DE, Hacker NF.** Contemporary management of primary carcinoma of the vulva. *Surg Clin North Am* 2001;81:799–813.

114. **Atamdede F, Hoogerland D.** Regional lymph node recurrence following local excision for microinvasive vulvar carcinoma. *Gynecol Oncol* 1989;34:125–128.

115. **Vernooij F, Sie-Go DM, Heintz AP.** Lymph node recurrence following stage IA vulvar carcinoma: two cases and a short overview of literature. *Int J Gynecol Cancer* 2007;17:517–520.

116. **Stehman FB, Bundy BN, Thomas G, et al.** Groin dissection versus groin radiation in carcinoma of the vulva: a Gynecologic Oncology Group study. *Int J Radiat Oncol Biol Phys* 1992;24:389–396.

117. **van der Velden K, Ansink A.** Primary groin irradiation vs primary groin surgery for early vulvar cancer. *Cochrane Database Syst Rev* 2001;4:CD002224.

118. **Hallak S, Ladi L, Sorbe B.** Prophylactic inguinal-femoral irradiation as an alternative to primary lymphadenectomy in treatment of vulvar carcinoma. *Int J Oncol* 2003;31:1077–1085.

119. **Iversen T, Aas M.** Lymph drainage from the vulva. *Gynecol Oncol* 1983;16:179–189.

120. **Hyde SE, Valmadre S, Hacker NF, et al.** Squamous cell carcinoma of the vulva with bulky positive groin nodes-nodal debulking versus full groin dissection prior to radiation therapy. *Int J Gynecol Cancer* 2007;17:154–158.

121. **Montana GS, Thomas GM, Moore DH, et al.** Preoperative chemoradiation for carcinoma of the vulva with N2/N3 nodes: a gynecologic oncology group study. *Int J Radiat Oncol Biol Phys* 2000;48:1007–1013.

122. **Hoffman JS, Kumar NB, Morley GW.** Prognostic significance of groin lymph node metastases in squamous carcinoma of the vulva. *Obstet Gynecol* 1985;66:402–405.

123. **Terada K, Shimizu D, Wong J.** Sentinel node dissection and ultrastaging in squamous cell carcinoma of the vulva. *Gynecol Oncol* 2000;76:40–44.

124. **Ansink AC, Sie-Go DM, van der Velden J, et al.** Identification of sentinel lymph nodes in vulvar carcinoma patients with the aid of a patent blue V injection: a multicenter study. *Cancer* 1999;86:652–656.

125. **De Cicco C, Sideri M, Bartolomei M, et al.** Sentinel node biopsy in early vulvar cancer. *Br J Cancer* 2000;82:295–299.

126. **Selman TJ, Luesley DM, Acheson N, et al.** A systematic review of the accuracy of diagnostic tests for inguinal lymph node status in vulvar cancer. *Gynecol Oncol* 2005;99:206–214.

127. **Plante M, Renaud MC, Roy M.** Sentinel node evaluation in gynecologic cancer. *Oncology (Williston Park)* 2004;18:75–87.

128. **Hampl M, Hantschmann P, Michels W, et al.** Validation of the accuracy of the sentinel lymph node procedure in patients with vulvar cancer: results of a multicenter study in Germany. *Gynecol Oncol* 2008;111:282–288.

129. **Van der Zee AG, Oonk MH, de Hullu JA, et al.** Sentinel node dissection is safe in the treatment of early-stage vulvar cancer. *J Clin Oncol* 2008;26:884–889.

130. **Levenback CF, Tian C, Coleman RL, et al.** Sentinel node (SN) biopsy in patients with vulvar cancer: a Gynecologic Oncology Group (GOG) study. *J Clin Oncol* 2009;27(Suppl):abstr 5505.

131. **Moore RG, Granai CO, Gajewski W, et al.** Pathologic evaluation of inguinal sentinel lymph nodes in vulvar cancer patients: a comparison of immunohistochemical staining versus ultrastaging with hematoxylin and eosin staining. *Gynecol Oncol* 2003;91:378–382.

132. **Hakam A, Nasir A, Raghuwanshi R, et al.** Value of multilevel sectioning for improved detection of micrometastases in sentinel lymph nodes in invasive squamous cell carcinoma of the vulva. *Anticancer Res* 2004;24:1281–1286.

133. **Narayansingh GV, Miller ID, Sharma M, et al.** The prognostic significance of micrometastases in node-negative squamous cell carcinoma of the vulva. *Br J Cancer* 2005;92:222–224.

134. **Merisio C, Berretta R, Gualdi M, et al.** Radioguided sentinel lymph node detection in vulvar cancer. *Int J Gynecol Cancer* 2005;15:493–497.

135. **Raspagliesi F, Ditto A, Fontanelli R, et al.** False-negative sentinel node in patients with vulvar cancer: a case study. *Int J Gynecol Cancer* 2003;13:361–363.

136. **Kowalewska M, Szkoda MT, Radziszewski J, et al.** The frequency of human papillomavirus infection in polish patients with vulvar squamous cell carcinoma. *Int J Gynecol Cancer* 2010;20:434–437.

137. **Levenback CF, van der Zee AG, Rob L, et al.** Sentinel lymph node biopsy in patients with gynecologic cancers expert panel statement from the International Sentinel Node Society Meeting, February 21, 2008. *Gynecol Oncol* 2009;19:151–156.

138. **Hopkins MP, Reid GC, Morley GW.** Radical vulvectomy: the decision for the incision. *Cancer* 1993;72:799–803.

139. **Gaarenstroom KN, Kenter GG, Trimbos JB, et al.** Postoperative complications after vulvectomy and inguinofemoral lymphadenectomy using separate groin incisions. *Int J Gynecol Cancer* 2003;13:522–527.

140. **Gould N, Kamelle S, Tillmanns T, et al.** Predictors of complications after inguinal lymphadenectomy. *Gynecol Oncol* 2001;82:329–332.

141. **Podratz KC, Symmonds RE, Taylor WF.** Carcinoma of the vulva: analysis of treatment failures. *Am J Obstet Gynecol* 1982;143:340–351.

142. **Malfetano J, Piver MS, Tsukada Y.** Stage III and IV squamous cell carcinoma of the vulva. *Gynecol Oncol* 1986;23:192–198.

143. **Faul CM, Mirmow D, Huang Q, et al.** Adjuvant radiation for vulvar carcinoma: improved local control. *Int J Radiat Oncol Biol Phys* 1997;38:381–389.

144. **Parthasarathy A, Cheung MK, Osann K, et al.** The benefit of adjuvant radiation therapy in single-node-positive squamous cell vulvar carcinoma. *Gynecol Oncol* 2006;103:1095–1099.

145. **Oonk MHM, de Hullu JA, Hollema H, et al.** The value of routine follow-up in patients treated for carcinoma of the vulva. *Cancer* 2003;98:2624–2629.

146. **Stehman FB, Bundy BN, Ball H, et al.** Sites of failure and time to failure in carcinoma of the vulva treated conservatively: a GOG study. *Am J Obstet Gynecol* 1996;174:1128–1133.

147. **Cormio G, Loizzi V, Carriero C, et al.** Groin recurrence in carcinoma of the vulva: management and outcome. *Eur J Cancer Care* 2010;19:302–307.

148. **Crosbie EJ, Slade RJ, Ahmed AS.** The management of vulval cancer. *Cancer Treat Rev* 2009;35:533–539.

149. **Homesley HD.** Management of vulvar cancer. *Cancer* 1995;76(Suppl 3):2159–2170.

150. **Rouzier R, Haddad B, Plantier F, et al.** Local relapse in patients treated for squamous cell vulvar carcinoma: incidence and prognostic values. *Obstet Gynecol* 2002;100:1159–1167.

151. **Hopkins MP, Reid GC, Morley GW.** The surgical management of recurrent squamous cell carcinoma of the vulva. *Obstet Gynecol*

1990;75:1001–1005.

152. **Hruby G, MacLeod C, Firth I.** Radiation treatment in recurrent squamous cell cancer of the vulva. *Int J Radiat Oncol Biol Phys* 2000;46:1193–1197.

153. **Wagenaar HC, Colombo N, Vergote I, et al.** Bleomycin, methotrexate, and CCNU in locally advanced or recurrent, inoperable, squamous-cell carcinoma of the vulva: an EORTC Gynaecological Cancer Cooperative Group Study. *Gynecol Oncol* 2001;81:348–354.

154. **Durrant KR, Mangioni C, Lacave AJ, et al.** Bleomycin, methotrexate, and CCNU in advanced inoperable squamous cell carcinoma of the vulva: a phase II study of the EORTC Gynaecological Cancer Cooperative Group (GCCG). *Gynecol Oncol* 1990;37:359–362.

155. **Tropé C, Johnsson JE, Larsson G, et al.** Bleomycin alone or combined with mitomycin C in treatment of advanced or recurrent squamous cell carcinoma of the vulva. *Cancer Treat Rev* 1980;64:639–642.

156. **Cormio G, Loizzi V, Gissi F, et al.** Cisplatin and vinorelbine chemotherapy in recurrent vulvar carcinoma. *Oncology* 2009; 77:281–284.

157. **Witteveen PO, van der Velden J, Vergote I, et al.** Phase II study on paclitaxel in patients with recurrent, metastatic or locally advanced vulvar cancer not amenable to surgery or radiotherapy: a study of the EORTC-GCG (European Organisation for Research and Treatment of Cancer—Gynaecological Cancer Group). *Ann Oncol* 2009;20:1511–1516.

158. **Ragnarsson-Olding BK, Nilsson BR, Kanter-Lewensohn LR, et al.** Malignant melanoma of the vulva in a nationwide, 25-year study of 219 Swedish females: clinical observations and histopathologic features. Predictors of survival. *Cancer* 1999;86:1273–1293.

159. **Weinstock MA.** Malignant melanoma of the vulva and vagina in the United States: patterns of incidence and population-based estimates of survival. *Am J Obstet Gynecol* 1994;171:1225–1230.

160. **Dunton CJ, Kautzky M, Hanau C.** Malignant melanoma of the vulva: a review. *Obstet Gynecol Surv* 1995;50:739–746.

161. **Hu DN, Yu GP, McCormick SA.** Population-based incidence of vulvar and vaginal melanoma in various races and ethnic groups with comparisons to other site-specific melanomas. *Melanoma Res* 2010;20:153–158.

162. **Podratz KC, Gaffey TA, Symmonds RE, et al.** Melanoma of the vulva: an update. *Gynecol Oncol* 1983;16:153–168.

163. **Trimble EL, Lewis JL Jr, Williams LL, et al.** Management of vulvar melanoma. *Gynecol Oncol* 1992;45:254–258.

164. **Phillips GL, Bundy BN, Okagaki T, et al.** Malignant melanoma of the vulva treated by radical hemivulvectomy: a prospective study by the Gynecologic Oncology Group. *Cancer* 1994;73:2626–2632.

165. **Chung AF, Woodruff JM, Lewis JL Jr.** Malignant melanoma of the vulva: a report of 44 cases. *Obstet Gynecol* 1975;45:638–646.

166. **Clark WH, From L, Bernardino EA, et al.** The histogenesis and biologic behavior of primary human malignant melanomas of the skin. *Cancer Res* 1969;29:705–727.

167. **Breslow A.** Thickness, cross-sectional area and depth of invasion in the prognosis of cutaneous melanoma. *Ann Surg* 1970;172:902–908.

168. **Balch CM, Gershenwald JE, Soong SJ, et al.** Final version of 2009 AJCC melanoma staging and classification. *J Clin Oncol* 2009;27:6199–6206.

169. **Aitken DR, Clausen K, Klein JP, et al.** The extent of primary melanoma excision—a re-evaluation. How wide is wide? *Ann Surg* 1983;198:634–641.

170. **Day CL, Mihm MC Jr, Sober AJ, et al.** Narrower margins for clinical stage I malignant melanoma. *N Engl J Med* 1982;306:479–482.

171. **Sugiyama VE, Chan JK, Shin JY, et al.** Vulvar melanoma: a multivariable analysis of 644 patients. *Obstet Gynecol* 2007;110:296–301.

172. **Phillips GL, Twiggs LB, Okagaki T.** Vulvar melanoma: a microstaging study. *Gynecol Oncol* 1982;14:80–88.

173. **Rose PG, Piver MS, Tsukada Y, et al.** Conservative therapy for melanoma of the vulva. *Am J Obstet Gynecol* 1988;159:52–55.

174. **Davidson T, Kissin M, Wesbury G.** Vulvovaginal melanoma—should radical surgery be abandoned? *Br J Obstet Gynaecol* 1987;94:473–476.

175. **Veronesi U, Cascinelli N.** Narrow excision (1-cm margin): a safe procedure for thin cutaneous melanoma. *Arch Surg* 1991;126:438–441.

176. **Balch CM, Urist MM, Karakousis CP, et al.** Efficacy of 2-cm surgical margins for intermediate-thickness melanoma (1–4 mm): results of a multi-institutional randomized surgical trial. *Ann Surg* 1993;218:262–269.

177. **Morrow CP, Rutledge FN.** Melanoma of the vulva. *Obstet Gynecol* 1972;39:745–752.

178. **Balch CM, Soong SJ, Bartolucci AA, et al.** Efficacy of an elective regional lymph node dissection of 1–4 mm thick melanomas for patients 60 years of age or younger. *Ann Surg* 1996;224:255–263.

179. **Balch CM, Soong SJ, Milton GW, et al.** A comparison of prognostic factors and surgical results in 1,786 patients with localized (stage I) melanoma treated in Alabama, USA, and New South Wales, Australia. *Ann Surg* 1982;196:677–684.

180. **Dunton JD, Berd D.** Vulvar melanoma, biologically different from other cutaneous melanomas. *Lancet* 1999;354:2013–2014.

181. **Morton DL, Thompson JF, Cochran AJ, et al.** Sentinel-node biopsy or nodal observation in melanoma. *N Engl J Med* 2006;355:1307–1317.

182. **Dhar KK, DAS N, Brinkman DA, et al.** Utility of sentinel node biopsy in vulvar and vaginal melanoma: report of two cases and review of the literature. *Int J Gynecol Cancer* 2007;17:720–723.

183. **Jaramillo BA, Ganjei P, Averette HE, et al.** Malignant melanoma of the vulva. *Obstet Gynecol* 1985;66:398–401.

184. **Beller U, Demopoulos RI, Beckman EM.** Vulvovaginal melanoma: a clinicopathologic study. *J Reprod Med* 1986;31:315–319.

185. **Kirkwood JM, Strawderman MH, Ernstoff MS, et al.** Interferon alfa-2b adjuvant therapy of high-risk resected cutaneous melanoma: the Eastern Cooperative Oncology Group Trial EST 1684. *J Clin Oncol* 1996;14:7–17.

186. **Kirkwood JM, Ibrahim JG, Sondak VK, et al.** High- and low-dose interferon alpha-2b in high-risk melanoma: first analysis of intergroup trial E1690/S9111/C9190. *J Clin Oncol* 2000;18:2444–2458.

187. **Kirkwood JM, Ibrahim J, Sosman JA, et al.** High-dose interferon alpha-2b significantly prolongs relapse-free and overall compared with the GM2-KLH/QS-21 vaccine in patients with resected stage IIB–III melanoma: results of Intergroup trial E1694/S9512/C509801. *J Clin Oncol* 2001;19:2370–2380.

188. **Atallah E, Flaherty L.** Treatment of metastatic malignant melanoma. *Curr Treat Options Oncol* 2005;6:185–193.

189. **Bystryn JC, Reynolds SR.** Melanoma vaccines: what we know so far. *Oncology (Williston Park)* 2005;19:97–108.

190. **Masiel A, Buttrick P, Bitran J.** Tamoxifen in the treatment of malignant melanoma. *Cancer Treat Rep* 1981;65:531–532.

191. **Nesbit RA, Woods RL, Tattersall MH, et al.** Tamoxifen in malignant melanoma. *N Engl J Med* 1979;301:1241–1242.

192. **Agrawal S, Kane JM 3rd, Guadagnolo BA, et al.** The benefits of adjuvant radiation therapy after therapeutic lymphadenectomy for clinically advanced, high-risk, lymph node-metastatic melanoma. *Cancer* 2009;115:5836–5844.

193. **Mendenhall WM, Amdur RJ, Grobmyer SR, et al.** Adjuvant radiotherapy for cutaneous melanoma. *Cancer* 2008;112:1189–1196.

194. **Scheistroen M, Tropé C, Kaern J, et al.** Malignant melanoma of the vulva: evaluation of prognostic factors with emphasis on DNA ploidy in 75 patients. *Cancer* 1995;75:72–80.

195. **Woolcott RJ, Henry RJW, Houghton CRS.** Malignant melanoma of the vulva: Australian experience. *J Reprod Med* 1988;33:699–702.

196. **Piura B, Egan M, Lopes A, et al.** Malignant melanoma of the vulva: a clinicopathologic study of 18 cases. *J Surg Oncol* 1992;50:234–240.

197. **Look KY, Roth LM, Sutton GP.** Vulvar melanoma reconsidered. *Cancer* 1993;72:143–146.

198. **Cardosi RJ, Speights A, Fiorica JV, et al.** Bartholin's gland carcinoma: a 15-year experience. *Gynecol Oncol* 2001;82:247–251.

199. **Copeland LJ, Sneige N, Gershenon DM, et al.** Bartholin gland carcinoma. *Obstet Gynecol* 1986;67:794–801.

200. **Visco AG, Del Priore G.** Postmenopausal Bartholin gland enlargement: a hospital-based cancer risk assessment. *Obstet Gynecol* 1996;87:286–290.

201. **Barclay DL, Collins CG, Macey HB.** Cancer of the Bartholin gland: a review and report of 8 cases. *Obstet Gynecol* 1964;24:329–336.

202. **López-Varela E, Oliva E, McIntyre JF, et al.** Primary treatment of Bartholin's gland carcinoma with radiation and chemoradiation: a report on ten consecutive cases. *Int J Gynecol Cancer* 2007;17:661–667.

203. **Wheelock JB, Goplerud DR, Dunn LJ, et al.** Primary carcinoma of the Bartholin gland: a report of 10 cases. *Obstet Gynecol* 1984;63:820–824.

204. **Copeland LJ, Sneige N, Gershenson DM, et al.** Adenoid cystic carcinoma of Bartholin gland. *Obstet Gynecol* 1986;67:115–120.

205. **Yang SY, Lee JW, Kim WS, Jung et al.** Adenoid cystic carcinoma of the Bartholin's gland: report of two cases and review of the literature.

Gynecol Oncol 2006;100:422–425.

206. **Fu YS, Reagan JW.** Benign and malignant epithelial tumors of the vulva. In: **Fu YS, Reagan JW, eds.** *Pathology of the uterine cervix, vagina, and vulva.* Philadelphia, PA: WB Saunders, 1989:138–192.

207. **Underwood JW, Adcock LL, Okagaki T.** Adenosquamous carcinoma of skin appendages (adenoid squamous cell carcinoma, pseudoglandular squamous cell carcinoma, adenoacanthoma of sweat gland of Lever) of the vulva: a clinical and ultrastructural study. *Cancer* 1978;42:1851–1858.

208. **Dudzinski MR, Askin FB, Fowler WC.** Giant basal cell carcinoma of the vulva. *Obstet Gynecol* 1984;63:57S–60S.

209. **Benedet JL, Miller DM, Ehlen TG, et al.** Basal cell carcinoma of the vulva: clinical features and treatment results in 28 patients. *Obstet Gynecol* 1997;90:765–768.

210. **de Giorgi V, Salvini C, Massi D, et al.** Vulvar basal cell carcinoma: retrospective study and review of literature. *Gynecol Oncol* 2005;97:192–194.

211. **Jimenez HT, Fenoglio CM, Richart RM.** Vulvar basal cell carcinoma with metastasis: a case report. *Am J Obstet Gynecol* 1975;121:285–286.

212. **Sworn MJ, Hammond GT, Buchanan R.** Metastatic basal cell carcinoma of the vulva: a case report. *Br J Obstet Gynaecol* 1979;86:332–334.

213. **Hoffman MS, Roberts WS, Ruffolo EH.** Basal cell carcinoma of the vulva with inguinal lymph node metastases. *Gynecol Oncol* 1988;29:113–119.

214. **Palladino VS, Duffy JL, Bures GJ.** Basal cell carcinoma of the vulva. *Cancer* 1969;24:460–470.

215. **Isaacs JH.** Verrucous carcinoma of the female genital tract. *Gynecol Oncol* 1976;4:259–269.

216. **Partridge EE, Murad R, Shingleton HM, et al.** Verrucous lesions of the female genitalia. II. Verrucous carcinoma. *Am J Obstet Gynecol* 1980;137:419–424.

217. **Kondi-Paphitis A, Deligeorgi-Politi H, Liapis A, et al.** Human papillomavirus in verrucous carcinoma of the vulva: an immunopathological study of three cases. *Eur J Gynecol Obstet* 1998;19:319–320.

218. **Gualco M, Bonin S, Foglia G, et al.** Morphologic and biologic studies on ten cases of verrucous carcinoma of the vulva supporting the theory of a discrete clinicopathologic entity. *Int J Gynecol Cancer* 2003;13:317–324.

219. **Haidopoulos D, Diakomanolis E, Rodolakis A, et al.** Coexistence of verrucous and squamous carcinoma of the vulva. *Aust N Z J Obstet Gynaecol* 2005;45:60–63.

220. **Gallousis S.** Verrucous carcinoma: report of three vulvar cases and a review of the literature. *Obstet Gynecol* 1972;40:502–507.

221. **Japaze H, Van Dinh TV, Woodruff JD.** Verrucous carcinoma of the vulva: study of 24 cases. *Obstet Gynecol* 1982;60:462–466.

222. **Demian SDE, Bushkin FL, Echevarria RA.** Perineural invasion and anaplastic transformation of verrucous carcinoma. *Cancer* 1973;32:395–401.

223. **Ulutin HC, Zellars RC, Frassica D.** Soft tissue sarcoma of the vulva: a clinical study. *Int J Gynecol Cancer* 2003;13:528–531.

224. **Nielsen GP, Rosenberg AE, Koerner FC, et al.** Smooth-muscle tumors of the vulva: a clinicopathological study of 25 cases and review of the literature. *Am J Surg Pathol* 1996;20:779–793.

225. **Tavassoli FA, Norris HJ.** Smooth muscle tumors of the vulva. *Obstet Gynecol* 1979;53:213–217.

226. **Ulbright TM, Brokaw SA, Stehman FB, et al.** Epithelioid sarcoma of the vulva. *Cancer* 1983;52:1462–1469.

227. **Bell J, Averette H, Davis J, et al.** Genital rhabdomyosarcoma: current management and review of the literature. *Obstet Gynecol Surv* 1986;41:257–263.

228. **Hays DM, Shimada H, Raney RB Jr, et al.** Clinical staging and treatment results in rhabdomyosarcoma of the female genital tract among children and adolescents. *Cancer* 1988;61:1893–1903.

229. **Harris NL, Scully RE.** Malignant lymphoma and granulocytic sarcoma of the uterus and vagina. *Cancer* 1984;53:2530–2545.

230. **Dudley AG, Young RH, Lawrence WD, et al.** Endodermal sinus tumor of the vulva in an infant. *Obstet Gynecol* 1983;61:76S–79S.

231. **Bottles K, Lacy CG, Goldberg J, et al.** Merkel cell carcinoma of the vulva. *Obstet Gynecol* 1984;63:61S–65S.

232. **Husseinzadeh N, Wesseler T, Newman N, et al.** Neuroendocrine (Merkel cell) carcinoma of the vulva. *Gynecol Oncol* 1988;29:105–112.

233. **Khoury-Collado F, Elliott KS, Lee YC, et al.** Merkel cell carcinoma of the Bartholin's gland. *Gynecol Oncol* 2005;97:928–931.

234. **Bock JE, Andreasson B, Thorn A, et al.** Dermatofibromasarcoma protuberans of the vulva. *Gynecol Oncol* 1985;20:129–135.

235. **Dehner LP.** Metastatic and secondary tumors of the vulva. *Obstet Gynecol* 1973;42:47–57.

第 **39** 章　妊娠滋养细胞疾病

Ross S. Berkowitz
Donald P. Goldstein

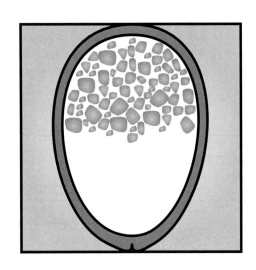

- 完全性葡萄胎妊娠通常为二倍体,并且全部染色体均为父源性。
- 部分性葡萄胎妊娠为三倍体,额外的一套染色体是父源性的。
- 完全性葡萄胎诊断的越早,典型的症状和体征就越少。
- 在无转移和低危转移性的妊娠滋养细胞肿瘤中,单药化疗获得了较高的缓解率。
- 滋养细胞肿瘤患者通过化疗获得缓解后,通常可以有正常的生殖功能。

滋养细胞疾病(gestational trophoblastic disease,GTD)是指起源于胎盘滋养细胞异常增生的一组相互关联又各不相同的疾病。GTD 病变组织学上各不相同,可以是良性或恶性,良性病变包括完全性及部分性葡萄胎,恶性病变则包括侵蚀性葡萄胎、胎盘部位滋养细胞肿瘤(placental-site trophoblastic tumor,PSTT)和绒毛膜癌。这一组恶性疾病在局部侵袭和转移上的倾向性各不相同,称为妊娠滋养细胞肿瘤(gestational trophoblastic neoplasia,GTN)。GTN 属于即使存在广泛播散也能得到治愈的人类罕见肿瘤(1,2)。虽然 GTN 通常继发于葡萄胎妊娠,但也可以继发于其他任何性质的妊娠,包括人工流产或自然流产、异位妊娠或足月产。

葡萄胎

流行病学　　世界不同地区对葡萄胎妊娠发生率的估计显著不同,例如,据报道,日本的葡萄胎发生率(2‰)约为欧洲或北美发生率(为 0.6‰~1.1‰)的 3 倍(3)。在台湾,每 125 次妊娠中就有 1 次为葡萄胎,而在美国,发生率为每 1500 次活产中有 1 次葡萄胎。在爱尔兰,通过检查所有早、中孕期流产的妊娠物,调查完全性和部分性葡萄胎的发生率(4)。**基于完**

整的病理检查,完全性和部分性葡萄胎的发生率分别为 1:1945 次妊娠和 1:695 次妊娠。

尽管全世界范围内葡萄胎妊娠发生率差异巨大的部分原因可能是基于人群资料或基于医院资料间的差异所致,但是大量研究表明,在某些人群中葡萄胎妊娠的高发病率可能与营养状况和社会经济因素有关。韩国葡萄胎发生率的降低源于更多西方饮食和生活水平的提高(5)。意大利和美国的病例-对照研究表明,膳食胡萝卜素(维生素 A 前体)和动物脂肪消耗量减少,可能与完全性葡萄胎妊娠的发病率增高有关(6,7)。母亲年龄和生育史也影响葡萄胎妊娠的发生率,40 岁以上的妇女发生完全性葡萄胎妊娠的风险增高 5~10 倍,而 50 岁以上妇女的妊娠中 1/3 为葡萄胎妊娠(8,9)。**这些结果提示,年长妇女的卵子可能更容易发生异常受精,导致完全性葡萄胎。**

关于部分性葡萄胎妊娠危险因素的可用资料有限,完全性和部分性葡萄胎的流行病学特征可能显著不同(8~11)。部分性葡萄胎可能与使用口服避孕药物以及月经不调史有关,但是与饮食因素无关(10)。孕妇年龄和部分性葡萄胎的发生也无关。

病理学与细胞遗传学

根据大体形态学、组织病理学和核型,可以把葡萄胎分为完全性或部分性葡萄胎(表 39.1)。

表 39.1　完全性和部分性葡萄胎的特征

特征	完全性葡萄胎	部分性葡萄胎
胎儿或胚胎组织	缺乏	存在
绒毛水肿	弥散性	局灶性
滋养细胞增生	弥散性	局灶性
扇形绒毛	缺乏	存在
滋养细胞间质成分	缺乏	存在
核型	46,XX(90%);46,XY	三倍体

完全性葡萄胎

完全性葡萄胎表现为绒毛水肿和滋养细胞增生(图 39.1),通常为 46,XX 核型,但有约 10% 为 46,XY 核型(12,13)。完全性葡萄胎的染色体均为父系来源,线粒体 DNA 为母系来源(图 39.2)(14)。完全性葡萄胎常常起源于卵子与单倍体精子受精后,该单倍体精

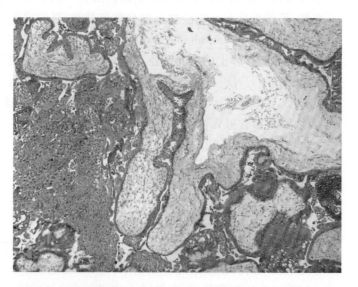

图 39.1　完全性葡萄胎显微照片显示绒毛增大伴中央空洞形成及周围的滋养细胞增生

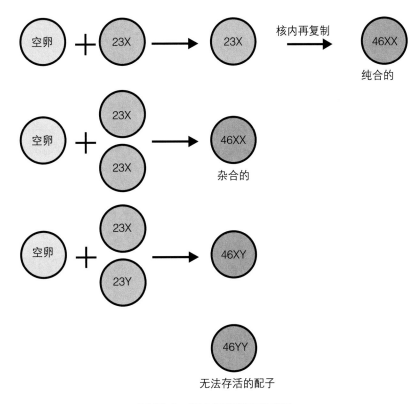

图 39.2　完全性葡萄胎的核型

子自身复制,而卵原核缺乏或失去活性(15)。

部分性葡萄胎　　部分性葡萄胎具有以下病理特征(16)(图 39.3):

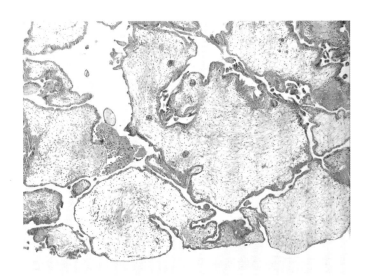

图 39.3　部分性葡萄胎显微照片显示绒毛大小明显不一、滋养层包含体(中央池),伴轻度滋养细胞增生(摘自 Berkowitz RS,Goldstein OP. Gestational trophoblastic diseases. In:Ryan KJ,BerkowitzR,Barbieri R,eds. Kistner's gynecology principles and practice,5th ed. Chicago:Year Book Medical Publishers,1990:433,with permission.)

1. 绒毛大小各异,伴局灶性绒毛水肿、空洞形成及滋养细胞增生。
2. 显著的绒毛扇形。
3. 明显的间质滋养细胞包涵体。
4. 可辨认的胚胎或胎儿组织。

部分性葡萄胎为三倍体核型(69条染色体);多余的单倍体染色体通常来自父亲(图 39.4)(17),可能不存在非三倍体的部分性葡萄胎(18)。当胎儿与部分性葡萄胎共存时,通常显示出三倍体的特征,包括生长受限和多发性先天畸形,如并指(趾)和脑积水(图 39.5)。

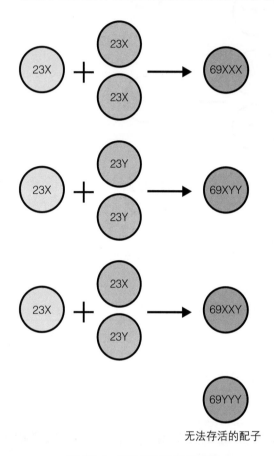

无法存活的配子

图 39.4 部分性葡萄胎的核型

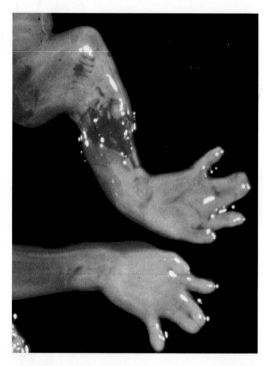

图 39.5 胎儿手部的显微照片证明为并指畸形。该胎儿为三倍体核型,绒毛组织为部分性葡萄胎

病理诊断新进展

当在早早孕期诊断葡萄胎妊娠时,因为绒毛较小、滋养细胞增生较少、原始绒毛间质较多以及广泛坏死较少(19,20),病理学家可能难以区分完全性葡萄胎、部分性葡萄胎或水肿性流产,这时可以通过使用流式细胞仪决定倍体性(即二倍体或三倍体葡萄胎)(21)以及通过评估父系印记和母系表达的基因产物的生物标志物(22)来确诊。已经识别出一些利用印记基因将完全性葡萄胎和水肿性流产与其他妊娠相区分的生物标志物。由于完全性葡萄胎通常没有母系染色体,而父系印记基因产物正常情况下只能由母系染色体表达,因此完全性葡萄胎中缺乏父系印记基因产物。完全性葡萄胎中,绒毛间质和细胞滋养细胞的核均不表达 p57,而所有其他类型妊娠(包括部分性葡萄胎)在这些细胞中均有特征性的核染色。因此,完全性葡萄胎为二倍体并且 p57 染色呈阴性,水肿性流产为二倍体(有些是三倍体)和 p57 染色呈阳性,部分性葡萄胎为三倍体和 p57 染色呈阳性。

家族性复发性葡萄胎

对家族性复发性葡萄胎的评估提示,正常父系基因的印记失调,同时伴有母系转录基因缺失可能是导致葡萄胎妊娠的发病机制。家族性复发性葡萄胎是一种罕见疾病,其主要特征是复发性完全性葡萄胎、双亲来源,而不是更常见的孤雄来源(23)。基因谱表明,在大多数家系中,致病基因位于染色体 19q13.4 中一个 1.1Mb 的区域内。基因突变导致女性生殖系的印记失调,胚胎和胚外组织均异常发育。

临床特征

越来越多的完全性葡萄胎患者在妊娠早期被确诊,并在其出现典型的临床症状和体征前得到治疗。这可能是由于临床实践中的许多改变所致,例如,在妊娠早期有阴道出血以及无症状但为明确妊娠时间的妇女中,频繁使用人绒毛膜促性腺激素(human chorionic gonadotropin,hCG)测定和阴道超声检查。下面是对完全性葡萄胎的典型和当前临床特征的描述(24,25)。

完全性葡萄胎

阴道流血 阴道流血是导致完全性葡萄胎患者就诊的最常见症状。根据过去的报道,97% 的患者有阴道流血,而现在的报道为 84%。葡萄胎组织可以自蜕膜剥离并破坏母体血管,以及大量的积血可扩张子宫内膜腔。由于阴道流血的量可以相当多并且持续时间长,50% 患者可出现贫血(血红蛋白 <10g/100ml),而目前仅有 5% 的患者出现贫血。

子宫过度增大 尽管仅有约 50% 患者存在明显大于相应孕周的子宫体积过度增大,但这是完全性葡萄胎的典型体征之一。目前,仅有 28% 的患者出现子宫过度增大。子宫腔可因绒毛组织和积血而扩张。由于子宫增大的部分原因是由于滋养细胞过度增生,所以子宫过度增大一般与 hCG 水平显著升高有关。

先兆子痫 先兆子痫曾经见于 27% 的完全性葡萄胎患者,但是据现在的报道,初次就诊的完全性葡萄胎患者中先兆子痫的发生率仅有 1/74。尽管先兆子痫与高血压、蛋白尿和反射亢进有关,但子痫抽搐却极少发生。先兆子痫几乎完全发生于子宫过度增大和 hCG 水平显著升高的患者。一旦在妊娠早期发生先兆子痫,则应当考虑到葡萄胎的可能。

妊娠剧吐 1/4 的完全性葡萄胎妇女因剧吐需要应用止吐剂和静脉支持治疗,尤其是那些子宫过度增大和 hCG 水平显著升高的患者。可能发生严重的电解质紊乱而需要胃肠外补液治疗,目前,仅 8% 的患者发生剧吐。

甲状腺功能亢进 7% 的完全性葡萄胎患者有临床上明显的甲状腺功能亢进。可以出现心动过速、皮肤潮热、震颤,可以通过检测血清游离 T_3 和 T_4 水平升高而确诊。目前,临床上具有明显的甲状腺功能亢进症状的完全性葡萄胎患者已罕见。

麻醉或手术可能会诱发甲状腺危象,因此,在为葡萄胎清宫行麻醉诱导前,如果怀疑有甲状腺功能亢进,则应当给予 β 受体拮抗剂。甲状腺危象可以表现为高热、谵妄、抽搐、心动过速、高排血量型心力衰竭或心血管性虚脱。给予 β 受体拮抗剂,预防或快速逆转甲状腺危象的许多代谢和心血管并发症。在葡萄胎清除后,甲状腺功能检测结果迅速恢复正常。

甲状腺功能亢进几乎完全见于 hCG 水平非常高的患者。一些调查者指出,hCG 在葡萄胎妊娠的妇女中是甲状腺刺激因子,因为他们观察到血清的 hCG 水平与总 T_3、T_4 浓度成正相关。然而,有一项研究测定了 47 例完全性葡萄胎妇女的甲状腺功能,结果发现,血清 hCG 水平与血清游离 T_3 指数或 T_4 指数间并无显著相关性(26)。虽然一些调查者推测可能有一种独立的绒毛膜促甲状腺素,然而这种物质至今仍未被分离出来。

滋养细胞栓塞　　**完全性葡萄胎患者很少发生呼吸窘迫。**呼吸窘迫通常发生于子宫过度增大和 hCG 水平显著升高的患者。这些患者可以有胸痛、呼吸困难、呼吸急促和心动过速，以及在葡萄胎组织清除时或清除后感到严重的呼吸窘迫。胸部听诊常可闻及弥漫性啰音，胸部放射影像学检查可显示双肺浸润。呼吸窘迫通常在心肺支持治疗 72 小时内缓解，但在某些情况下，患者可能需要机械性通气。呼吸功能不全可能是滋养细胞栓塞或甲状腺危象、先兆子痫和大量液体输入导致的心肺并发症的结果。

卵巢黄素化囊肿　　**约 50% 完全性葡萄胎患者可发生明显的卵巢黄素化囊肿（直径为 6cm）**(27)。卵巢黄素化囊肿是由于血清 hCG 高水平导致卵巢过度刺激所致(28)。由于子宫可能过度增大，所以黄素化囊肿在体格检查时可能难以触及，然而超声检查可以准确地检测到并测量其大小。**在葡萄胎清除后，黄素化囊肿一般会在 2~4 个月内自行消退。**

明显的黄素化囊肿可导致明显的盆腔压迫症状，可以通过腹腔镜或超声引导下直接抽吸减压。如果发生急性盆腔痛，应行腹腔镜检查，以明确可能的囊肿扭转或破裂。

部分性葡萄胎

部分性葡萄胎患者通常没有完全性葡萄胎的显著的临床特征。**这些患者具有不全流产或稽留流产的症状和体征，在刮宫术获得的组织标本行组织学检查后方可做出部分性葡萄胎的诊断(29)。**

在一项对 81 例部分性葡萄胎患者的调查中，59 例患者(72.8%)最初的主要体征是阴道流血(30)，仅有 3 例(3.7%)和 2 例(2.5%)分别表现为子宫过度增大和先兆子痫，没有患者出现卵巢黄素化囊肿、剧吐或甲状腺功能亢进。74 例患者(91.3%)最初临床诊断为不全流产或稽留流产，5 例患者(6.2%)诊断为葡萄胎。30 例患者在葡萄胎清除前测定了 hCG 水平，仅有 2 例(6.6%)高于 100 000mIU/ml。

自然病史

完全性葡萄胎

完全性葡萄胎具有局部侵袭和播散的潜能。**葡萄胎清除后，15% 的患者出现子宫局部侵袭，4% 的患者出现转移**(27)。

对新英格兰滋养细胞疾病中心（New England Trophoblastic Disease Center，NETDC）的 858 例完全性葡萄胎患者的复习显示，2/5 的患者在寻求治疗时已经有下列明显的滋养细胞增生体征：

1. hCG 水平 >100 000mIU/ml
2. 子宫过度增大
3. 黄素化囊肿直径 ≥6cm

在该项研究中，有上述任何一个体征的患者都被视为是发生葡萄胎后肿瘤的高危患者。葡萄胎清除后，352 例高危患者中，有 31% 出现局部子宫侵袭，8.8% 出现转移。而在 506 例低危患者中，仅有 3.4% 发现局部侵袭，0.6% 发生转移。

年龄较大的患者发生葡萄胎后滋养细胞肿瘤（GTN）的危险增加。一项研究报道，年龄大于 40 岁的完全性葡萄胎妇女中，有 37% 发生葡萄胎后持续性滋养细胞肿瘤(24)，而另一项研究则发现，年龄大于 50 岁的妇女中有 60% 发生持续性肿瘤(31)。

部分性葡萄胎

2%~4% 的部分性葡萄胎患者发生持续性滋养细胞肿瘤，通常不发生转移，需要化疗方可达到缓解(32)。发生持续性滋养细胞疾病的患者没有可辨别的临床或病理特征(33)。

诊断　　　超声检查是诊断完全性葡萄胎可靠而敏感的技术。由于完全性葡萄胎的绒毛显示弥漫性水肿膨胀,因此甚至在妊娠早期即可产生特征性的囊泡状超声图形(图 39.6)。

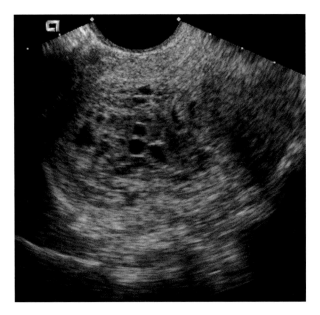

图 39.6　子宫的超声图像显示完全性葡萄胎的典型图像。
注意特征性的囊泡状超声图像

超声检查通过显示胎盘组织中的局灶性囊腔和妊娠囊横切直径增加,同样有助于诊断部分性葡萄胎(34)。当这两项标准同时具备时,部分性葡萄胎的阳性预测值为 90%。

治疗　　　诊断葡萄胎后,应当仔细评估患者是否合并有关的内科并发症,包括先兆子痫、甲状腺功能亢进、电解质失衡和贫血。在患者病情稳定后,必须决定最合适的清除方法。

吸刮术　　　**不论子宫的大小,只要患者要求保留生育功能,吸刮术是首选的清除方法**(32)。其步骤如下:

1. **缩宫素注射**——该步骤始于麻醉诱导前。

2. **扩张宫颈**——扩张宫颈时,常常会出现子宫出血增加。子宫腔内积存的血液会在扩张宫颈时排出。即使出现活动性子宫出血,也要迅速完成宫颈扩张。

3. **吸刮术**——开始吸刮术的几分钟内,子宫可明显缩小,出血得到很好的控制。强烈建议使用 12mm 的吸管以促进排空。如果子宫大于 14 周妊娠大小,应当将一手置于子宫底部,按摩子宫,以刺激子宫收缩和减少穿孔的危险。

4. **锐性刮除术**——当术者认为吸宫完全时,进行轻柔地锐性刮除,以清除任何残留的葡萄胎组织。

(译者注:建议至少在扩张宫颈后,最好在清除大部分葡萄胎组织后,再给予缩宫素注射,以减少侵蚀性葡萄胎的发生。)

由于滋养细胞表达 RhD 因子,Rh 阴性患者在排空葡萄胎时应当接受 Rh 免疫球蛋白。

子宫切除术

如果患者要求手术绝育,可直接行子宫切除术。即使存在明显的卵巢黄素化囊肿,术中仍可以保留卵巢,大的卵巢囊肿可以通过抽吸减压。子宫切除术并不能预防转移,因此患者术后仍需要随诊,评估 hCG 水平。

预防性化疗

在葡萄胎排空时使用预防性化疗是有争议的。争论的焦点是,仅约 20% 的患者有发生持续性滋养细胞肿瘤的危险,而让所有的患者均接受具有潜在毒性的治疗是否明智。

在一项研究中,247 例完全性葡萄胎患者在葡萄胎排空时接受了单一疗程放线菌素 D 的预防性化疗,随后有 10 例患者(4%)发生了局部子宫侵袭,没有患者出现转移(35),而且这 10 例局部侵袭的患者在追加一个疗程化疗后均获得缓解。因此,**预防性化疗不仅预防转移,而且还能减少局部子宫侵袭的发病率**。

两项关于完全性葡萄胎患者接受预防性化疗的前瞻性随机研究发现,高危的完全性葡萄胎患者接受预防性化疗可显著减少持续性滋养细胞肿瘤(47% 和 50% 对 14%)(36~38)。在处理高危型完全性葡萄胎时,预防性化疗可能特别有效,尤其当 hCG 评估在随访中无法进行或结果不可靠时。

随访

人绒毛膜促性腺激素

在葡萄胎排出后,患者应每周监测 β-hCG 水平,直至连续 3 周正常,以后每月测定,直至连续 6 个月正常(39)。葡萄胎组织排空后,hCG 首次达到正常水平平均需要 9 周(40)。当患者的 hCG 水平低至无法测定时,发生 GTN 的危险接近 0(41~43)。如果上述发现得到证实,缩短葡萄胎后 hCG 的监测可能是安全的。

避孕

在整个随访 hCG 期间,鼓励患者采取有效的避孕措施。由于存在子宫穿孔、出血和感染的潜在危险,在患者 hCG 水平恢复正常之前,不应放置宫内节育器。如果患者不要求手术绝育,可采用口服避孕药或屏障法避孕。

据报道,在促性腺激素恢复正常前服用口服避孕药的患者中,葡萄胎后持续性滋养细胞肿瘤的发生率是增加的(44)。然而,一份前瞻性研究数据以及其他中心的研究表明,口服避孕药的使用并不增加葡萄胎后滋养细胞疾病的风险(45~47)。**这表明口服避孕药在葡萄胎组织排空后的整个激素随访期间是可以安全使用的**。

妊娠滋养细胞肿瘤

非转移性疾病

在完全性葡萄胎组织排空后,大约 15% 的患者发生局部侵袭性的 GTN,而在其他妊娠后则很少发生(1)。这些患者通常可出现下列症状:

1. 不规则阴道流血
2. 黄素化囊肿
3. 子宫复旧不全或不对称性增大

4. 血清 hCG 水平持续升高

滋养细胞肿瘤可穿透子宫肌层导致腹腔内出血,或侵蚀子宫血管导致阴道出血。大量坏死的肿瘤可累及子宫壁,并成为感染病灶。子宫脓毒症的患者可有阴道脓性排出物和急性盆腔疼痛。

葡萄胎组织排空后,持续性 GTN 可以表现为葡萄胎或者绒毛膜癌的组织学特征。然而,在非葡萄胎妊娠后,持续性 GTN 总是表现为绒毛膜癌的组织学类型。绒毛膜癌的组织学特征取决于成片的退行性变的合体滋养细胞和细胞滋养细胞,而没有绒毛。

胎盘部位滋养细胞肿瘤　胎盘部位滋养细胞肿瘤并不常见,但却是绒毛膜癌的重要变异类型,主要由中间型滋养细胞构成(48)。相对于其肿块大小而言,这些肿瘤产生较少量的 hCG 和人胎盘生乳素(hPL),在病程中趋于局限于子宫,转移晚。**与其他滋养细胞肿瘤相反,胎盘部位滋养细胞肿瘤对化疗相对不敏感。**

转移性疾病　**在完全性葡萄胎组织排空后,大约 4% 的患者出现转移性 GTN,而在非葡萄胎妊娠后发生的 GTN 患者中,转移则更为常见(1)。**GTN 转移常与绒毛膜癌有关,因其有早期血管侵袭并广泛播散的倾向。滋养细胞肿瘤中常常充满了质脆的血管而频繁出血,转移灶的自发性出血可引起转移的症状。最常见的转移部位为肺(80%),阴道(30%),盆腔(20%),肝脏(10%) 和脑(10%)。

肺　**在诊断时,80% 的转移性 GTN 患者通过胸部 X 线检查可见到肺部的受累。**肺转移的患者可有胸痛、咳嗽、咯血、呼吸困难或在胸部 X 线检查中见无症状的病变。呼吸症状可以为急性或慢性,持续超过数月。

GTN 可有 4 种主要的肺部转移表现:

1. 蜂窝样或"落雪样"表现
2. 分散的圆形密度影
3. 胸腔积液
4. 肺动脉闭塞导致的栓塞表现

表 39.2　妊娠滋养细胞肿瘤的分期

Ⅰ 期	病变局限于子宫
Ⅱ 期	GTN 病变超出子宫,但局限于生殖系统(附件、阴道、阔韧带)
Ⅲ 期	GTN 病变累及肺,伴或不伴生殖系统受累
Ⅳ 期	所有其他部位的转移

由于呼吸道症状和胸片所见可能非常显著,患者可能被认为患有原发性肺部疾病。因为生殖器官可能没有滋养细胞肿瘤,所以有些广泛性肺部受累的患者如果有的话也仅有轻微的妇科症状,只有在开胸术后才能证实 GTN 的诊断,尤其是那些前次妊娠为非葡萄胎妊娠的患者。

在由于滋养细胞栓子继发肺动脉栓塞的 GTN 患者中,可发生肺动脉高压。发生早期呼吸衰竭时,需要插管,并与不良临床结局相关(49)。

阴道　　　　　　　约 30% 的转移性肿瘤患者发生阴道转移。这些病变血管丰富,活检时可出血凶猛。阴道转移可发生于穹隆或尿道下方,并可导致不规则阴道流血或脓性分泌物。

肝脏　　　　　　　大约 10% 的播散性滋养细胞肿瘤患者发生肝脏转移。肝脏受累发生于诊断延误和瘤负荷广泛的患者。如果转移瘤延伸到肝包膜,可出现上腹部或右上腹疼痛。肝脏病变可以出血导致肝脏破裂和腹腔内活动性出血。

中枢神经系统　　　　10% 的转移性滋养细胞疾病患者累及脑。大脑受累见于晚期疾病患者。事实上,所有脑转移的患者都同时有肺或阴道的受累或两者均有。由于大脑病变常常自发性出血,大多数患者可发生急性灶性神经系统缺损症状(50,51)。

分期和预后评分

分期　　　　　　　国际妇产科联盟(FIGO)采用的是 GTN 的解剖学分期系统(表 39.2)。希望该分期系统能够鼓励来自不同医疗中心的资料进行客观比较(52)。

　　I 期　患者 hCG 水平持续升高,而肿瘤局限于子宫体。

　　II 期　患者有生殖道转移。

　　III 期　患者有肺转移,伴或不伴子宫、阴道或盆腔的受累。该诊断基于在胸部放射学检查发现肺部病变的情况下有 hCG 水平的升高。

　　IV 期　患者处于疾病晚期,病变累及脑、肝脏、肾脏或胃肠道。这些患者属于极高危类型,因为他们最可能发生化疗耐药。通常为绒毛膜癌,常常继发于非葡萄胎妊娠后。

预后评分系统　　　除了解剖学分期,考虑其他变量以预测耐药的可能性并帮助选择合适的化疗是很重要的(53)。**由世界卫生组织提出的预后评分系统能够可靠地预测化疗耐药的可能性**(表 39.3)。

表 39.3　基于预后因素的评分系统 [a]

	0	1	2	4
年龄(岁)	≤39	>39		
前次妊娠	葡萄胎	流产	足月	
前次妊娠结束至化疗开始的间隔(月)	<4	4~6	7~12	>12
人绒毛膜促性腺激素(IU/L)	$<10^3$	$10^3\sim10^4$	$10^4\sim10^5$	$>10^5$
ABO 血型		O 或 A	B 或 AB	
最大肿瘤,包括子宫(cm)	<3	3~5	>5	
转移部位		脾、肾	胃肠道	脑、肝
转移数目		1~3	4~8	>8
先前的化疗			1 种药物	≥2 种药物

[a] 每个患者的各项预后因素的得分相加得出总得分,总分:<7,低危;≥7,高危

　　当预后评分大于 6 分时,患者属于高危类型,需要综合治疗才能获得缓解,这些治疗

包括强的联合化疗以及手术和放疗。I 期患者通常为低危评分,而那些Ⅳ期的患者则为高危评分。低危和高危之间的区别主要适用于Ⅱ期或Ⅲ期患者。

译者注:目前已基本统一采用 2000 年 FIGO 新的关于滋养细胞肿瘤的预后评分系统,其中 ABO 血型已不作为预后因素。具体如下:

FIGO 滋养细胞肿瘤预后评分标准(2000)

预后因素	计 分			
	0	1	2	4
年龄(岁)	<40	≥40		
末次妊娠	葡萄胎	流产	足月产	
妊娠终止至化疗开始的间隔(月)	<4	4~6	7~12	>12
HCG(IU/L)	$<10^3$	$10^3{\sim}10^4$	$10^4{\sim}10^5$	$>10^5$
肿瘤最大直径(cm)		3~5	>5	
转移部位		脾、肾	胃肠道	脑、肝
转移瘤数目*		1~4	5~8	>8
既往化疗失败史			单药化疗	多药化疗
总计分　0~6 低危;　≥7 高危				

* 肺内转移瘤以胸片所见为准予以记数,如以肺 CT 为准,则仅记 3cm 以上的转移瘤

诊断评估

在开始治疗持续性 GTN 之前,需要全面评估疾病的范围以选择最佳的治疗方案。所有持续性 GTN 患者都应当进行仔细的治疗前评估,包括以下内容:

1. 完整的病史和体格检查。
2. 血清 hCG 水平的检测。
3. 肝脏、甲状腺和肾脏功能的检测。
4. 确定外周血白细胞和血小板计数的基线。

转移检查应该包括以下内容:

1. 胸片或 CT 扫描。
2. 腹腔和盆腔的超声或 CT 扫描。
3. 头部 CT 或 MRI 扫描。

当盆腔检查和胸部影像学检查结果均为阴性时,累及其他部位的转移不常见。

在肝功能检测异常的患者中,肝脏超声和 CT 或 MRI 扫描可显示大多数的肝脏转移。头部的 CT 或 MRI 扫描有助于无症状性大脑病变的早期诊断。胸部 CT 扫描可以检出胸片上不可见的微小转移灶,原以为无转移性疾病的患者中,有 40% 在胸部 CT 检查时可证实有肺部微小转移(54)。

在绒毛膜癌或转移性疾病患者中,如果头颅 CT 扫描结果正常,可测定脑脊液(CSF)中的 hCG 水平,以除外脑部受累。在存在脑转移的情况下,血浆与脑脊液的 hCG 比值倾向于低于 60(55)。 然而,由于血浆 hCG 水平改变迅速,不能迅速反应在 CSF 中,因此单次的血浆与 CSF 中 hCG 的比值可能会导致错误判断(56)。

盆腔超声检查可发现子宫的广泛性滋养细胞肿瘤病灶,也有助于识别子宫的耐药肿瘤部位(57)。 由于超声检查可以准确、无创地检测子宫的广泛性肿瘤,所以它可能有助于识别出能从子宫切除术中获益的患者。

GTN 的治疗

GTN 的治疗方案如表 39.4。

表39.4　滋养细胞肿瘤的治疗原则

I期	
初始治疗	单药化疗或子宫切除术辅以化疗
耐药	联合化疗
	子宫切除术辅以化疗
	局部切除术
	盆腔灌注
II期和III期	
低危 [a]	
初始治疗	单药化疗
耐药	联合化疗
高危 [a]	
初始治疗	联合化疗
耐药	二线联合化疗
IV期	
初始治疗	联合化疗
脑转移	全头部放疗（3000cGy）
	开颅手术处理并发症
肝转移	手术切除或栓塞以处理并发症
耐药 [a]	二线联合化疗
	肝动脉灌注

[a] 选择性局部切除术

低危疾病　　　低危 GTN 包括非转移性（I期）和预后评分低于7分的转移性 GTN 患者。对I期患者，治疗的选择主要是根据患者是否希望保留生育功能。

子宫切除术加化疗

如果患者不希望保留生育功能，子宫切除术辅以单药化疗可以作为初始治疗。给予辅助化疗有三点理由：

1. 减少术中可存活肿瘤细胞播散的可能性。
2. 保持在血流和组织中化疗的细胞毒性水平，以防术中可存活肿瘤细胞的播散。
3. 治疗在手术时可能已经存在的任何隐匿性转移。

子宫切除术时能够安全地施行化疗，并不增加出血或败血症的风险。在一组31例首选子宫切除术和单一疗程辅助化疗的患者中，所有患者均没有再进行其他治疗而都获得了完全缓解（58）。

I期胎盘部位滋养细胞肿瘤的患者都进行子宫切除术。由于胎盘部位滋养细胞肿瘤对化疗耐药，假设没有转移，子宫切除术是唯一治愈的方法。转移性胎盘部位滋养细胞肿瘤患者也许能够获得缓解，但对化疗的敏感性较差（59）。

单纯化疗

对于希望保留生育功能的I期患者，首选单药化疗（60）。在 NETDC，从1965年7月至2008年6月，561例I期 GTN 患者首先接受单药化疗，结果434例患者（77.4%）达到了完全缓解，其余的127例耐药患者在联合化疗或手术后也获得了缓解。

当患者对单药化疗耐药并希望保留生育功能时，应当给予联合化疗。如果患者对单药化疗和联合化疗均发生了耐药，并希望保留生育功能，可考虑子宫局部病灶切除术。当计划局部切除时，术前超声检查、MRI 或动脉造影术可能有助于确定耐药肿瘤的部位。

低危转移性GTN（Ⅱ期和Ⅲ期）

阴道和盆腔转移

低危患者首选单药化疗可获得较高的(大约80%)缓解率,与之相反,高危患者采用单药化疗则通常不能获得缓解,需要在一开始就首选加强联合化疗。

阴道转移时,由于其血管丰富并且质脆,可引起大量出血。当大量出血时,可以通过阴道填塞或广泛局部切除控制出血。很少需要通过髂内动脉造影栓塞以控制阴道转移所致的出血(61)。

肺转移

在NETDC,从1965年7月至2008年6月,139例低危Ⅱ期或Ⅲ期患者接受单药化疗后,114例(82%)达到完全缓解,其余25例(18%)患者对单药化疗发生耐药,在随后的联合化疗后获得缓解。

开胸术　开胸术对肺转移患者的治疗作用有限但很重要。**如果患者在加强化疗后有活性的肺部转移灶持续存在,则可尝试开胸术以切除耐药病灶**。术前应行彻底的转移灶检查,以除外其他部位的持续性疾病。很重要的一点是,需要认识到胸片上肺纤维化的结节可以持续存在,甚至在促性腺激素恢复正常后仍然存在。在因耐药病灶行开胸术的患者中,术后应当给予化疗,以治疗潜在隐藏的微小转移。

子宫切除术

在有转移性疾病的患者中,可能需要子宫切除术,以控制子宫出血或败血症。在子宫有广泛性肿瘤的患者中,子宫切除术可以大量地减少滋养细胞肿瘤负荷,从而减少所需的化疗疗程(62)。

随访

所有低危GTN患者(Ⅰ~Ⅲ期)均应接受随访:
1. 每周测定hCG值,直至连续3周正常。
2. 每月测定hCG值,直至连续12个月正常。
3. 在整个激素随访期间,需要进行有效的避孕。

高危转移性GTN（Ⅱ~Ⅳ期）

所有高危GTN(Ⅱ~Ⅳ期)患者在初始治疗时都应接受加强联合化疗,选择性使用放疗和手术。1965年7月至2008年6月,103例高危GTN(Ⅱ~Ⅳ期)患者在NETDC接受治疗,83例(80.5%)获得完全缓解。在1975年以前,当初始使用单药化疗治疗Ⅳ期GTN患者时,20例中仅有6例(30%)获得完全缓解。自1975年后,21例患者中有17例(80.9%)获得缓解。这种生存率的提高是由于使用了综合治疗,包括初始时的联合化疗和放疗、手术的联合应用。尽管采用彻底的综合治疗,Ⅳ期患者发生快速进展和肿瘤对治疗无反应的危险性仍然是最高的,应将她们转诊至拥有治疗滋养细胞疾病专家的中心。

肝转移

耐药性肝转移的处理特别困难(63)。如果患者对全身化疗耐药,在选择性病例中,肝动脉灌注化疗可能导致完全缓解。为了控制急性出血或切除耐药肿瘤病灶,也可能需要行肝叶切除术。新的动脉栓塞技术可能会减少手术干预的需要。

脑转移

在 NETDC,脑转移患者可接受全脑照射(3000 cGy,分 10 次)或立体定向放射手术结合联合化疗。**由于照射既能止血,又能破坏肿瘤细胞,联合化疗和脑照射共同应用可以减少自发性脑出血的危险。**据报道,颅内转移患者通过彻底的静脉内联合化疗和鞘内注射甲氨蝶呤(MTX)可获得极高的缓解率(86%)(64)。

开颅术 **可能需行开颅术以急性减压或控制出血。**在处理威胁生命的并发症时应当行开颅术,目的是希望患者最终经化疗获得治愈。在一项研究中(65),6 例为控制出血而行开颅术的患者中,3 例达到完全缓解。在少数情况下,对化疗耐药的脑转移灶可以接受局部切除术(66)。达到持续缓解的脑转移患者,一般没有神经系统受损的后遗症。

随访

IV期患者应当接受以下随访:
1. 每周测定 hCG 值直至连续 3 周正常。
2. 每月测定 hCG 值直至连续 24 个月正常。
由于这些患者晚期复发的危险增加,应当延长促性腺激素的随访时间。
持续性 GTN 的处理流程如图 39.7。

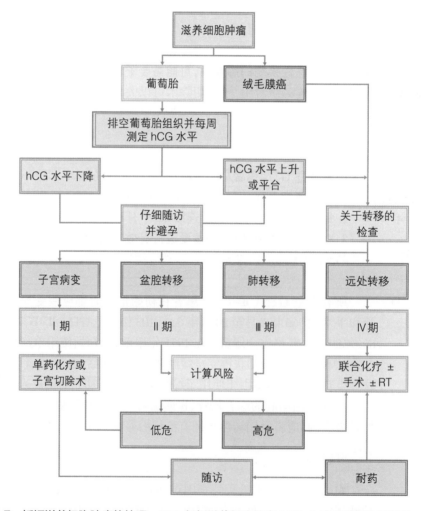

图 39.7 妊娠滋养细胞肿瘤的处理。GTN:妊娠滋养细胞肿瘤;hCG:人绒毛膜促性腺激素;RT:放疗。(摘自:Berkowitz RS,Goldstein DP. Gestational trophoblastic neoplasia. In:Berek JS,Hacker NF. Berek and Hacker's Gynecologic Oncology,5thed. Philadelphia,PA:Lippincott Williams & Wilkins,2010;607,with permission.)

化疗

单药化疗

在非转移性和低危的转移性 GTN 患者中,用放线菌素 D(Act-D) 或 MTX 单药化疗均能获得极高的缓解率,两个药物的疗效相当(67)。有几种化疗方案可供选择,Act-D 每隔 1 周用 5 天或脉冲式给药;与此类似,MTX 也可以每周用 5 天或脉冲式给药(68,69)。尚无研究对所有这些方案的成功率进行比较,最佳方案应当是反应率最大而发病率和花费最低。

妇科肿瘤学组(Gynecologic Oncology Group,GOG)发表了一项重要的Ⅲ期随机试验,比较了 MTX 和 Act-D 治疗低危 GTN 的效果(70)。216 例患者随机分组,分别接受每 2 周一次 Act-D 1.25mg/m^2 静脉注射或每周一次 MTX 30mg/m^2 肌内注射。MTX 组的缓解率为 58%,Act-D 组的缓解率为 73%。这些结果说明,在治疗低危 GTN 患者时,Act-D 的效果优于每周 MTX 方案。在推荐脉冲式 Act-D 作为治疗低危 GTN 患者的首选方案前,重要的是要知道该方案比 MTX 方案有潜在明显的毒性。无论最初对治疗方案的反应如何,该研究中的所有低危患者最后都获得了缓解。至于真正比较这些方案的疗效,应当比较每 2 周的 Act-D 方案和更为常用的 5 天或 8 天 MTX 方案,后者提供了较高的初始治疗反应率而毒性最小。

1964 年首次报道,给予 MTX 治疗 GTN 时加用亚叶酸(MTX-FA),可以减少全身毒性(71)。随后又证实,MTX-FA 治疗 GTN 既有效又安全(50)。

对 185 例用 MTX-FA 治疗的患者进行评估,结果显示,162 例患者(87.6%)获得完全缓解;这些患者中,132 例(81.5%)仅需一个疗程 MTX-FA 就获得了缓解(72)。163 例Ⅰ期 GTN 患者中的 147 例(90.2%)和 22 例低危的Ⅱ期和Ⅲ期患者中的 15 例(68.2%)经 MTX-FA 治疗获得了缓解。对治疗耐药多见于绒毛膜癌、转移以及治疗前血清 hCG 水平高于 50 000 mIU/ml 的患者。MTX-FA 治疗后,血小板减少症、粒细胞减少症和肝脏毒性的发生例数分别为 3 例(1.6%)、11 例(5.9%)和 26 例(14.1%)。因此,MTX-FA 取得了极好的治疗效果而毒性反应最小,并且达到了限制化疗暴露的目的。

单药治疗技术

在每个疗程化疗结束后,均应每周测定血清 hCG 水平,将 hCG 回归曲线作为决定需要添加治疗的原始依据。

第一个疗程化疗后:

1. 只要 hCG 水平逐步下降,就不要进一步化疗。

2. 在任何预先决定或固定的间隔内,都不要添加单药化疗。

在下列情况下,应给予第二个疗程化疗:

1. 如果 hCG 水平连续 3 周以上呈平台或开始再次升高。

2. 如果 hCG 水平在第一次治疗结束后的 18 天内没有下降一个对数。

如果患者对第一次治疗的反应充分,并需要第二个疗程的 MTX-FA 化疗,则 MTX 的剂量不变。反应充分的定义是 hCG 水平在一个疗程化疗后下降一个对数。

如果患者对第一次治疗的反应不充分,则 MTX 的剂量应由每天 1.0mg/kg 增加至每天 1.5mg/kg,共用 4 天。如果连续 2 个 MTX-FA 化疗后,反应仍然不充分,则应当认为患者对 MTX 耐药,迅速改用 Act-D。如果 hCG 水平在 Act-D 治疗后并没有下降一个对数,则考虑患者对 Act-D 单药化疗也耐药。为了达到缓解,必须采用联合化疗。

联合化疗

三联化疗

在介绍 EMA/CO 方案(联合足叶乙苷、MTX、Act-D、环磷酰胺和长春新碱)前,MTX、Act-D 和环磷酰胺的三联方案是单药耐药的低危患者的初始方案,以及高危患者的首选方案。来自三个中心的资料表明,三联治疗转移性和高危(评分 >6 分)患者 43 例,有 21 例(49%)获得了缓解(73~75)。**三联方案不再适合高危患者,可能对单药耐药的低危患者中的某些选择性病例有效。**

EMA-CO

据报道,60 例非转移性和低危的转移性 GTN 患者经足叶乙苷治疗,有 56(95%)获得完全缓解(76)。**在转移和高危评分患者中使用 EMA-CO 方案,缓解率为 83%(77)。**另一项研究证实,在转移性 GTN 和高危评分患者中采用 EMA-CO 方案为初始治疗,完全缓解率为 76%(78)。还有一项研究报道,在用 EMA-CO 方案治疗的 96 例高危(评分 >6 分)GTN 患者中,有 87 例(90.6%)达到持续完全缓解(79)。此外,35 例脑转移的患者中通过 EMA-CO 方案治疗,有 30 例(86%)出现缓解(65)。

EMA-CO 方案一般易于耐受,很少因为毒性反应而中止治疗。EMA-CO 方案是转移和高危预后评分(评分 >6 分)患者的首选初始治疗方案。

EMA-EP

对 EMA-CO 方案耐药的患者,第 8 天用足叶乙苷和顺铂替代(EMA-EP)仍然可以成功治疗。在 21 例对 EMA-CO 方案耐药的患者中,有 16 例(76%)通过单独的 EMA-EP 方案或连同手术治疗达到缓解(80)。最佳联合化疗方案最可能包括足叶乙苷、MTX 和 Act-D,也许还有用最大剂量方式给予的其他药物。

难治性 GTN 的处理

应当不断努力发掘新的药物和化疗方案,以有效地治疗经证实对所有标准化疗方案均耐药的患者。顺铂、长春新碱和博莱霉素(PVB)联合应用,能有效地治疗化疗耐药的患者(74,75,81)。尽管异环磷酰胺和紫杉醇成功应用,仍需要更多的研究去鉴定其在首选或二线治疗中的潜在作用(82,83)。Osborne 等报道了一个新的三种药物的双重方案,包括紫杉醇、足叶乙苷和顺铂(TE/TP),使 2 例复发性高危 GTN 患者均获得了完全缓解(84)。Wan 等证明,在 21 例耐药 GTN 患者中应用包含氟尿苷(FUDR)的方案治疗,所有患者均获得缓解(85)。Matsui 等发现,氟尿嘧啶(5-FU)联合 Act-D 治疗 11 例耐药患者,有 9 例(82%)获得缓解(86)。尽管有报道自体骨髓移植或干细胞解救联合超大剂量化疗使难治性 GTN 患者获得了完全缓解,但是该治疗方法的可能作用尚未确定(87,88)。

治疗持续时间

需要联合化疗的患者必须强化治疗以获得缓解。在毒性允许的情况下应给予联合化疗,直至患者的 hCG 水平连续 3 次正常。在 hCG 水平正常后,至少应当再加 2 个疗程的化疗,以减少复发的危险。

假阳性 hCG 测定

当随诊葡萄胎或 GTN 患者时,记住异嗜性抗体所致的假阳性 hCG 的概念是很关键的。商业性实验室采用的一些分析系统尤其容易受到假阳性试验的影响,因为他们使用的试剂盒中存在异嗜性抗体(89),绝大部分通过在试验体系中加入阻断抗体来纠正该问题。由于 GTN 中的 hCG 分子比正常妊娠中的降解明显或多种成分混杂,含有较高比例的游离 β-hCG、缺刻 hCG 和 β-核心片段,采用一种既能够发现整分子 hCG 又能发现其代谢产物和片段的实验方法,以准确地评估肿瘤负荷十分重要(90~92)。另外,与促黄体素(luteinizinghormone,LH)的交叉反应在处理围绝经期妇女时也可以导致混淆,甚至当体内已经没有活性肿瘤时,她们的 hCG 水平仍然稳定于实验室的正常值以上,通过激素抑制可以抑制 LH 的分泌并避免不必要的治疗。由异嗜性凝集素或 LH 释放导致的假阳性 hCG 试验可以导致早孕、异位妊娠和所谓的错觉绒毛膜癌诊断上的混淆。当考虑到假阳性血清 hCG 试验的可能性时,需要做尿样检测,因为错觉 hCG 患者通常在平行的尿样检测中无可测得的 hCG。

持续性低水平的"真性"hCG

有些葡萄胎妊娠和 GTN 患者有持续性(数周至数月)极低水平的真性 hCG(常常 <500mIU/ml),在这些妇女中,广泛的放射学检查和临床评估均无法发现任何病灶,化疗也常常无效。这种真性低水平 hCG,并非高糖化 hCG,被称为"休眠 GTN",应该对这些患者进行密切随访,因为有 6%~10% 的患者最终将会复发成为有活性的疾病,并且 hCG 水平升高。复发为有活性疾病的风险与高糖化 hCG 的数量有关,一旦复发,化疗常常有效(93)。

随后妊娠

简单的葡萄胎后妊娠

葡萄胎患者预测将来会有正常妊娠(94)。在 NETDC,从 1965 年到 2007 年间,简单的完全性葡萄胎患者在随后的 1337 例次妊娠中,912 例(68.1%)为足月活产,101 例(7.5%)为早产,11 例(0.9%)为异位妊娠,7 例(0.5%)为死产,20 例(1.5%)发生重复性葡萄胎妊娠。早孕和中孕期的自然流产为 245 例(18.3%)。从 1979 年到 2007 年,在 414 例足月儿或早产儿中,40 例(3.9%)婴儿发现有或大或小的先天畸形,81 例(19.6%)为剖宫产分娩。

尽管关于部分性葡萄胎后妊娠的资料有限(仅有 296 例随后妊娠),但资料却令人放心(94)。**完全性和部分性葡萄胎患者在随后的妊娠中一般不增加妊娠并发症的危险。**

当患者发生葡萄胎后,无论是部分性或完全性,都应该对其告知在随后的妊娠中再次发生葡萄胎妊娠的危险性增高。一次葡萄胎妊娠后,在以后的妊娠中再次发生葡萄胎妊娠的危险为 1%~1.5%。 至少有过 2 次已证实的葡萄胎妊娠的 35 例妇女中,观察到了再次葡萄胎妊娠的每种可能的组合。在 2 次葡萄胎妊娠后,这 35 例患者随后有 39 例次的妊娠,其中 24 例(61.5%)足月分娩,7 例(17.9%)葡萄胎(6 例完全性,1 例部分性),3 例自然流产,3 例治疗性流产,1 例胎死宫内和 1 例异位妊娠。6 例患者的病历记录中指出,在发生不同的葡萄胎妊娠时有不同的性伴(95)。

对任何随后的妊娠,要慎重地采取下列措施:

1. 在早孕期进行盆腔超声检查,以确认是正常妊娠发育。

2. 在妊娠终止后 6 周进行 hCG 测定,以排除潜在的滋养细胞肿瘤。

GTN 后的妊娠

用化疗成功治疗的 GTN 患者在以后会正常生育。1965—2007 年在 NETDC 接受化疗治疗的患者随后妊娠 631 例次，结果 422 例(66.9%)为足月活产，42 例(6.7%)早产，7 例(1.1%)异位妊娠，9 例(1.4%)死产，9 例(1.7%)重复性葡萄胎(94)。早、中孕期的自然流产 114 例(18.1%)，10 个(2.1%)婴儿有或大或小的先天畸形。1979—2007 年，371 例随后的足月产或早产婴儿中有 81 例(21.8%)是由剖宫产分娩的。尽管化疗药物有致畸和诱导突变的潜能，但先天异常的发生率并未增加。

(赵峻 冯凤芝 译)

参考文献

1. **Berkowitz RS, Goldstein DP.** The management of molar pregnancy and gestational trophoblastic tumors. In: Knapp RC, Berkowitz RS, eds. *Gynecologic oncology*. 2nd ed. New York: McGraw-Hill, 1993:328–338.

2. **Bagshawe KD.** Risks and prognostic factors in trophoblastic neoplasia. *Cancer* 1976;38:1373–1385.

3. **Palmer JR.** Advances in the epidemiology of gestational trophoblastic disease. *J Reprod Med* 1994;39:155–162.

4. **Jeffers MD, O'Dwyer P, Curran B, et al.** Partial hydatidiform mole: a common but underdiagnosed condition. *Int J Gynecol Pathol* 1993;12:315–323.

5. **Martin BH, Kim JM.** Changes in gestational trophoblastic tumors over four decades: a Korean experience. *J Reprod Med* 1998;43:60–68.

6. **Parazzini F, La Vecchia C, Mangili G, et al.** Dietary factors and risk of trophoblastic disease. *Am J Obstet Gynecol* 1988;158:93–99.

7. **Berkowitz RS, Cramer DW, Bernstein MR, et al.** Risk factors for complete molar pregnancy from a case-control study. *Am J Obstet Gynecol* 1985;52:1016–1020.

8. **Parazzini F, La Vecchia C, Pampallona S.** Parental age and risk of complete and partial hydatidiform mole. *Br J Obstet Gynaecol* 1986;93:582–585.

9. **Sebire NJ, Foskett M, Fisher RA, et al.** Risk of partial and complete molar pregnancy in relation to maternal age. *Br J Obstet Gynecol* 2002;109:99–102.

10. **Berkowitz RS, Bernstein MR, Harlow BL, et al.** Case-control study of risk factors for partial molar pregnancy. *Am J Obstet Gynecol* 1995;173:788–794.

11. **Acaia B, Parazzini F, La Vecchia C, et al.** Increased frequency of complete hydatidiform mole in women with repeated abortion. *Gynecol Oncol* 1988;31:310–314.

12. **Kajii T, Ohama K.** Androgenetic origin of hydatidiform mole. *Nature* 1977;268:633–634.

13. **Pattillo RA, Sasaki S, Katayama KP, et al.** Genesis of 46XY hydatidiform mole. *Am J Obstet Gynecol* 1981;141:104–110.

14. **Azuma C, Saji F, Tokugawa Y, et al.** Application of gene amplification by polymerase chain reaction to genetic analysis of molar mitochondrial DNA: the detection of anuclear empty ovum as the cause of complete mole. *Gynecol Oncol* 1991;40:29–33.

15. **Yamashita K, Wake N, Araki T, et al.** Human lymphocyte antigen expression in hydatidiform mole: androgenesis following fertilization by a haploid sperm. *Am J Obstet Gynecol* 1979;135:597–600.

16. **Szulman AE, Surti U.** The syndromes of hydatidiform mole. I. Cytogenetic and morphologic correlations. *Am J Obstet Gynecol* 1978;131:665–671.

17. **Lawler SD, Fisher RA, Dent J.** A prospective genetic study of complete and partial hydatidiform moles. *Am J Obstet Gynecol* 1991;164:1270–1277.

18. **Genest DR, Ruiz RE, Weremowicz S, et al.** Do non-triploid partial hydatidiform moles exist?: a histologic and flow cytometric reevaluation of non-triploid specimens. *J Reprod Med* 2002;47:363–368.

19. **Mosher R, Goldstein DP, Berkowitz RS.** Complete hydatidiform mole—comparison of clinicopathologic features, current and past. *J Reprod Med* 1998;43:21–27.

20. **Keep D, Zaragoza MV, Hasold T, et al.** Very early complete hydatidiform mole. *Hum Pathol* 1996;27:708–713.

21. **Lage JM, Berkowitz RS, Rice LW, et al.** Flow cytometric analysis of DNA content in partial hydatidiform moles with persistent gestational trophoblastic tumors. *Obstet Gynecol* 1991;77:111.

22. **Berkowitz RS, Goldstein DP.** Molar pregnancy. *N Engl J Med* 2009;360:1639–1645.

23. **Fisher RA, Hodges MD, Rees HC, et al.** The maternally transcribed gene p57 (KIP2) (CDNK1C) is abnormally expressed in both androgenetic and biparental complete hydatidiform moles. *Hum Mol Genet* 2002;11:3267.

24. **Soto-Wright V, Bernstein MR, Goldstein DP, et al.** The changing clinical presentation of complete molar pregnancy. *Obstet Gynecol* 1995;86:775–779.

25. **Goldstein DP, Berkowitz RS.** Current management of complete and partial molar pregnancy. *J Reprod Med* 1994;39:139–146.

26. **Amir SM, Osathanondh R, Berkowitz RS, et al.** Human chorionic gonadotropin and thyroid function in patients with hydatidiform mole. *Am J Obstet Gynecol* 1984;150:723–728.

27. **Berkowitz RS, Goldstein DP.** Presentation and management of molar pregnancy. In: **Hancock BW, Newlands ES, Berkowitz RS, eds.** Gestational trophoblastic disease. London: Chapman and Hall, 1997:127–142.

28. **Osathanondh R, Berkowitz RS, de Cholnoky C, et al.** Hormonal measurements in patients with theca lutein cysts and gestational trophoblastic disease. *J Reprod Med* 1986;31:179–183.

29. **Szulman AE, Surti U.** The clinicopathologic profile of the partial hydatidiform mole. *Obstet Gynecol* 1982;59:597–602.

30. **Berkowitz RS, Goldstein DP, Bernstein MR.** Natural history of partial molar pregnancy. *Obstet Gynecol* 1985;66:677–681.

31. **Elias K, Goldstein DP, Berkowitz RS.** Complete hydatidiform mole in women over than age 50. *J Reprod Med* 2010;55:208–212.

32. **Berkowitz RS, Goldstein DP.** Current management of gestational trophoblastic disease. *Gynecol Oncol* 2009;112:654–662.

33. **Rice LW, Berkowitz RS, Lage JM, et al.** Persistent gestational trophoblastic tumor after partial hydatidiform mole. *Gynecol Oncol* 1990;36:358–362.

34. **Fine C, Bundy AL, Berkowitz RS, et al.** Sonographic diagnosis of partial hydatidiform mole. *Obstet Gynecol* 1989;73:414–418.

35. **Goldstein DP, Berkowitz RS.** Prophylactic chemotherapy of complete molar pregnancy. *Semin Oncol* 1995;22:157–160.

36. **Kim DS, Moon H, Kim KT, et al.** Effects of prophylactic chemotherapy for persistent trophoblastic disease in patients with complete hydatidiform mole. *Obstet Gynecol* 1986;67:690–694.

37. **Limpongsanurak S.** Prophylactic *actinomycin D* for high-risk complete hydatidiform mole. *J Reprod Med* 2001;46:110–116.

38. **Uberti EMH, Fajardo Mde C, da Cunha AGV, et al.** Prevention of postmolar gestational trophoblastic neoplasia using prophylactic single bolus dose of *actinomycin D* in high-risk hydatidiform mole: a simple, effective, secure and low cost approach without adverse effects on compliance to general follow-up or subsequent treatment. *Gynecol Oncol* 2009;114:299–305.

39. **Committee on Practice Bulletins-Gynecology.** American College of Obstetricians and Gynecologists. ACOG Practice Bulletin 53. Diagnosis and treatment of gestational trophoblastic neoplasms. *Obstet Gynecol* 2004;103:1365–1373.

40. **Genest DR, LaBorde O, Berkowitz RS, et al.** A clinicopathologic study of 153 cases of complete hydatidiform mole (1980–1990): histologic grade lacks prognostic significance. *Obstet Gynecol* 1991;78:402–409.

41. **Wolfberg A, Feltmate C, Goldstein DP, et al.** Low risk of relapse after achieving undetectable hCG levels in women with complete molar pregnancy. *Obstet Gynecol* 2004;104:551–554.

42. **Lavie I, Rao G, Castrillon DH, et al.** Duration of human chorionic gonadotropin surveillance or partial hydatidiform moles. *Am J Obstet Gynecol* 2005;192:1362–1364.

43. **Sebire NJ, Foskett M, Short D, et al.** Shortened duration of human chorionic gonadotropin surveillance following complete or partial hydatidiform mole: evidence for a revised protocol of a regional UK trophoblastic disease unit. *Br J Obstet Gynaecol* 2007;114:760–762.

44. **Stone M, Dent J, Kardana A, et al.** Relationship of oral contraception to development of trophoblastic tumour after evacuation of a hydatidiform mole. *BJOG* 1976;83:913–916.

45. **Berkowitz RS, Goldstein DP, Marean AR, et al.** Oral contraceptives and postmolar trophoblastic disease. *Obstet Gynecol* 1981;58:474–477.

46. **Curry SL, Schlaerth JB, Kohorn EI, et al.** Hormonal contraception and trophoblastic sequelae after hydatidiform mole (a Gynecologic Oncology Group study). *Am J Obstet Gynecol* 1989;160:805–809.

47. **Parrazzini F, Cipriani S, Mangili G, et al.** Oral contraceptives and risk of gestational trophoblastic disease. *Contraception* 2002;65:425-7.

48. **Feltmate CM, Genest DR, Goldsein DP, et al.** Advances in the understanding of placental site trophoblastic tumor. *J Reprod Med* 2002;47:337–341.

49. **Bakri YN, Berkowitz RS, Khan J, et al.** Pulmonary metastases of gestational trophoblastic tumor—risk factors for early respiratory failure. *J Reprod Med* 1994;39:175–178.

50. **Bakri YN, Berkowitz RS, Goldstein DP, et al.** Brain metastases of gestational trophoblastic tumor. *J Reprod Med* 1994;39:179–184.

51. **Athanassiou A,** Begent RHJ, **Newlands ES, et al.** Central nervous system metastases of choriocarcinoma: 23 years' experience at Charing Cross Hospital. *Cancer* 1983;52:1728–1735.

52. **Kohorn EI.** Negotiating a staging and risk factor scoring system for gestational trophoblastic neoplasia: a progress report. *J Reprod Med* 2002;47:445–450.

53. **Goldstein DP, Vzanten-Przybysz I, Bernstein MR, et al.** Revised FIGO staging system for gestational trophoblastic tumors: recommendations regarding therapy. *J Reprod Med* 1998;43:37–43.

54. **Garner EIO, Garrett A, Goldstein DP, et al.** Significance of chest computed tomography findings in the evaluation and treatment of persistent gestational trophoblastic neoplasia. *J Reprod Med* 2004;49:411–414.

55. **Bagshawe KD, Harland S.** Immunodiagnosis and monitoring of gonadotropin-producing metastases in the central nervous system. *Cancer* 1976;38:112–118.

56. **Bakri Y, Al-Hawashim N, Berkowitz RS.** Cerebrospinal fluid/serum β-subunit human gonadotropin ratio in patients with brain metastases of gestational trophoblastic tumor. *J Reprod Med* 2000;45:94–96.

57. **Berkowitz RS, Birnholz J, Goldstein DP, et al.** Pelvic ultrasonography and the management of gestational trophoblastic disease. *Gynecol Oncol* 1983;15:403–412.

58. **Lurain JR, Singh DK, Schink JC.** Role of surgery in the management of high-risk gestational trophoblastic neoplasia. *J Reprod Med* 2006;51:773–776.

59. **Papadopoulos AJ, Foskett M, Seckl MJ, et al.** Twenty-five years' clinical experience with placental site trophoblastic tumors. *J Reprod Med* 2002;47:460–464.

60. **Kohorn EI.** Single-agent chemotherapy for nonmetastatic gestational trophoblastic neoplasia. *J Reprod Med* 1992;36:49.

61. **Tse KY, Chan KKI, Tam KF, Ngan HYS.** 20-year experience of managing profuse bleeding in gestational trophoblastic disease. *J Reprod Med* 2007;52:397–401.

62. **Soper JT.** Role of surgery and radiation therapy in the management of gestational trophoblastic disease. *Clin Obstet Gynecol* 2003;17:943–957.

63. **Crawford RAS, Newlands ES, Rustin GJR, et al.** Gestational trophoblastic disease with liver metastases: the Charing Cross experience. *Br J Obstet Gyaecol* 1997;104:105–109.

64. **Newlands ES, Holden L, Seckl MJ, et al.** Management of brain metastases in patients with high risk gestational trophoblastic tumors. *J Reprod Med* 2002;47:465–469.

65. **Weed JC** Jr, **Hammond CB.** Cerebral metastatic choriocarcinoma: intensive therapy and prognosis. *Obstet Gynecol* 1980;55:89–94.

66. **Soper JT, Spillman M, Sampson JH, et al.** High-risk gestational trophoblastic neoplasia with brain metastases: individualized multidisciplinary therapy in the management of four patients. *Gynecol Oncol* 2007;104:691–694.

67. **Osborne R, Gerulath A.** What is the best regimen for low-risk gestational trophoblastic neoplasia? A review. *J Reprod Med* 2004;49:602–616.

68. **Osborne R, Filiaci V, Schink J, et al.** A randomized phase III trial comparing weekly parental methotrexate and pulsed dactinomycin as primary management of low-risk gestational trophoblastic neoplasia: a Gynecologic Oncology Group study. *Gynecol Oncol* 2008;108:S2.

69. **Yerandi F, Eftekhar Z, Shojaei H, et al.** Pulse methotrexate versus pulse actinomycin D in the treatment of low-risk gestational trophoblastic neoplasia. *Int J Gynecol Obstet* 2008;103:33–39.

70. **Osborne R, Filiaci VL, Schink JC, et al.** Phase III trial of weekly methotrexate or pulsed dactinomycin for low-risk gestational trophoblastic neoplasia: a Gynecologic Oncology Group study. *J Clin Oncol* 2011;29:825–831.

71. **Bagshawe KD, Wilde CE.** Infusion therapy for pelvic trophoblastic tumors. *J Obstet Gynaecol Br Commonw* 1964;71:565–570.

72. **Berkowitz RS, Goldstein DP, Bernstein MR.** Ten years' experience with methotrexate and folinic acid as primary therapy for gestational trophoblastic disease. *Gynecol Oncol* 1986;23:111–118.

73. **Curry SL, Blessing JA, DiSaia PJ, et al.** A prospective randomized comparison of methotrexate, dactinomycin and chlorambucil versus methotrexate, dactinomycin, cyclophosphamide, doxorubicin, melphalan, hydroxyurea and vincristine in "poor prognosis" metastatic gestational trophoblastic disease: a Gynecologic Oncology Group study. *Obstet Gynecol* 1989;73:357–362.

74. **Gordon AN, Gershenson DM, Copeland LJ, et al.** High-risk metastatic gestational trophoblastic disease: further stratification into clinical entities. *Gynecol Oncol* 1989;34:54–56.

75. **DuBeshter B, Berkowitz RS, Goldstein DP, et al.** Metastatic gestational trophoblastic disease: experience at the New England Trophoblastic Disease Center, 1965–1985. *Obstet Gynecol* 1987;69:390–395.

76. **Wong LC, Choo YC, Ma HK.** Primary oral etoposide therapy in gestational trophoblastic disease: an update. *Cancer* 1986;58:14–17.

77. **Bagshawe KD.** Treatment of high-risk choriocarcinoma. *J Reprod Med* 1984;29:813–820.

78. **Bolis G, Bonazzi C, Landoni F, et al.** EMA-CO regimen in high-risk gestational trophoblastic tumor (GTT). *Gynecol Oncol* 1988;31:439–444.

79. **Kim SJ, Bae SN, Kim JH, et al.** Risk factors for the prediction of treatment failure in gestational trophoblastic tumors treated with EMA/CO regimen. *Gynecol Oncol* 1998;71:247–251.

80. **Bower M, Newlands ES, Holden L, et al.** EMA-CO for high-risk gestational trophoblastic tumors: results from a cohort of 272 patients. *J Clin Oncol* 1997;15:2636–2643.

81. **Azab M, Droz JP, Theodore C, et al.** Cisplatin, vincristine and bleomycin combination in the treatment of resistant high-risk gestational trophoblastic tumors. *Cancer* 1989;64:1829–1832.

82. **Sutton GP, Soper JT, Blessing JA, et al.** Ifosfamide alone and in combination in the treatment of refractory malignant gestational trophoblastic disease. *Am J Obstet Gynecol* 1992;167:489–495.

83. **Jones WB, Schneider J, Shapiro F, et al.** Treatment of resistant gestational choriocarcinoma with Taxol: a report of two cases. *Gynecol Oncol* 1996;61:126–130.

84. **Osborne R, Covens A, Merchandani DE, et al.** Successful salvage of relapsed high-risk gestational trophoblastic neoplasia patients using a novel paclitaxel-containing doublet. *J Reprod Med* 2004;49:655–661.

85. **Wan X, Yang Y, Wu Y, et al.** Floxuridine-containing regimens in the treatment of gestational trophoblastic tumor. *J Reprod Med* 2004;49:453–456.

86. **Matsui H, Iitsuka Y, Suzuka K, et al.** Salvage chemotherapy for high-risk gestational trophoblastic tumor. *J Reprod Med* 2004;49:438–442.

87. **Giacalone PL, Benos P, Donnadio D, et al.** High dose chemotherapy with autologous bone marrow transplantation for refractory metastatic gestational trophoblastic disease. *Gynecol Oncol* 1999;5:38–45.

88. **VanBesien K, Verschraegen C, Mehta R, et al.** Complete remission of refractory gestational trophoblastic disease with brain metastases treated with multicycle *ifosfamide, carboplatin,* and *etoposide* (ICE)

and stem cell rescue. *Gynecol Oncol* 1997;65:366–369.

89. **Khanlian SA, Cole LA.** Management of gestational trophoblastic disease and other cases with low serum levels of human chorionic gonadotropin. *J Reprod Med* 2006;51:812–818.

90. **Hancock BW.** hCG measurement in gestational trophoblastic neoplasia: a critical appraisal. *J Reprod Med* 2006;51:859–860.

91. **Mitchell H, Bagshawe KD, Newlands ES, et al.** Importance of accurate human chorionic gonadotropin measurement in the treatment of gestational trophoblastic disease and testicular cancer. *J Reprod Med* 2006;51:868–870.

92. **Cole LA, Kohorn EI.** The need for an hCG assay that appropriately detects trophoblastic disease and other hCG-producing tumors. *J Reprod Med* 2006;51:793–811.

93. **Kohorn EI.** What we know about low-level hCG: definition, classification and management. *J Reprod Med* 2004;49:433–437.

94. **Garrett LA, Garner EO, Feltmate CM, et al.** Subsequent pregnancy outcomes in patients with molar pregnancy and persistent gestational trophoblastic neoplasia. *J Reprod Med* 2008;53:481–486.

95. **Tuncer ZS, Bernstein MR, Wang J, et al.** Repetitive hydatidiform mole with different male partners. *Gynecol Oncol* 1999;75:224–226.

第 **40** 章 乳 腺 癌

Junko Ozao-Choy
Armando E. Giuliano

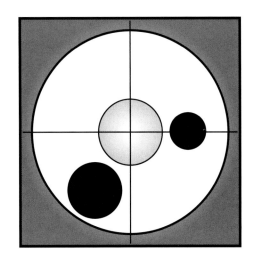

- 乳腺癌占女性癌症的 1/3,乳腺癌家族史以及激素治疗可增加乳腺癌患病风险。乳腺癌分为原位癌(导管原位癌或小叶原位癌)和浸润癌(浸润性导管癌或浸润性小叶癌)。
- 乳腺癌筛查的标准方法包括每年进行乳房 X 线检查和体格检查。
- 应用细针抽吸细胞学检查(fine-needle aspiration cytology,FNAC)和空心针活检(core needle biopsy,CNB)进行组织学诊断。如果 FNAC 和 CNB 结果可疑,或者与临床发现不一致,就应进行切开活检。
- 对于某些 I 期和 II 期乳腺癌患者的治疗,乳房部分切除(切缘阴性)、腋窝淋巴结清扫并术后辅助放疗,其治疗效果与乳癌改良根治术大体相同。
- 对于原发性乳腺癌,腋窝淋巴结状况以及受累淋巴结的数目是最重要的预后指标。
- 如果前哨淋巴结病理检查阴性,前哨淋巴结切除可替代腋窝淋巴结清扫。
- 辅助全身治疗可以延长生存时间,对于 10 年内复发机会大于 10% 的患者建议辅助全身治疗。

乳腺癌大约占女性全部癌症的 1/3,在女性癌症致死病因中,仅次于肺癌,居第二位。乳腺癌在所有癌症中的发生率是最高的。根据美国癌症协会的统计,2011 年美国新确诊的浸润性乳腺癌超过 230 000 例,原位癌超过 55 000 例,同期乳腺癌死亡病例近 40 000 例(1)。在过去的 50 年中,美国乳腺癌的患病率明显增高。目前,大约每 7 名妇女中就会有 1 名在其一生中罹患乳腺癌。幸运的是,自 1990 年开始,乳腺癌死亡率已经有所下降。

发病诱因

25 岁以下年轻女性乳腺癌患病率低于 1%,30 岁以后乳腺癌患病率迅速增加。除了在 45~50 岁存在一个短暂的平台期以外,乳腺癌患病率随年龄增大而稳定增长(2)。

家族史

乳腺癌患者中,20%~30% 具有家族史。虽然任何乳腺癌家族史都会增加总体相对危险度,但是,如果一个女性的一级亲属以及远亲是在绝经后诊断乳腺癌的,那么她患乳腺癌的风险并不会明显增加(3)。如果一个女性的母亲或姐妹在绝经前患单侧乳腺癌,那么她在一生中患乳腺癌的风险接近 30%;如果她母亲或姐妹在绝经前患双侧乳腺癌,那么她患乳腺癌的风险将至少为 40%~50%。在这种家族中,乳腺癌发病率的增加可能缘于肿瘤基因遗传。

乳腺癌患者中,5%~10% 具有遗传基础。所有遗传基因都是常染色体显性遗传,但是外显率不同。男性有 50% 的携带率。最常见的基因突变是 *BRCA1*(染色体 17q21)和 *BRCA2*(13q12-13)基因缺失。这些基因突变的携带者患乳腺癌的年风险高达 4%,而一生罹患乳腺癌的风险为 35%~85%(4)。此外,此类患者罹患对侧乳腺癌的风险高达 65%。*BRCA1* 突变也与卵巢癌和前列腺癌患病风险增加有关,而 *BRCA2* 携带者,尽管比较少见,但证实可增加男性乳腺癌和前列腺癌的患病风险。这两种突变在一般人群中非常罕见(0.1%),但是在德系犹太人中较为常见(1%~2.3%)(5)。可以进行基因检测,如果阳性结果可能性较大,并且检测结果非常有可能影响针对患者及其家属的治疗决策,那么就应该考虑进行基因检测。众多亲属中的三个亲属患乳腺癌或卵巢癌,其中一个在 50 岁之前诊断;两个二级或三级亲属患乳腺癌或卵巢癌;亲属中有患男性乳腺癌者;50 岁之前诊断癌症者;家族中有同时患有乳腺癌和卵巢癌者,这些人群均应进行 *BRCA* 相关的遗传咨询。而对于德系犹太人,如果一级亲属或二级亲属中有患同侧乳腺癌或卵巢癌者也应进行遗传咨询(6)。在某些病例中,根据基因检测实施预防性手术可阻止新发癌症的发生,并延长生存时间。一项多中心队列研究中,在 1974—2008 年,2482 例 *BRCA1* 和 *BRCA2* 突变女性中,乳房切除与乳腺癌风险降低具有相关性;输卵管卵巢切除与卵巢癌风险降低、乳腺癌首次诊断、死亡率、乳腺癌死亡率以及卵巢癌死亡率具有相关性(7)。

饮食、肥胖和饮酒

乳腺癌发生率有显著的地区性差异,这可能与饮食有关。近来一项荟萃分析证实,健康饮食与乳腺癌患病风险降低具有相关性(8)。尽管尚未证实饮酒与乳腺癌患病风险增加之间存在确切关系,但是大量饮酒与乳腺癌风险增加有关(8,9)。

生育和激素因素

乳腺癌发病风险的增加与女性生育期的长短有关(10)。据报道,乳腺癌患者的初潮年龄较小,而提前绝经可减少乳腺癌的发生;与自然早绝经相比,卵巢切除所导致的人工绝经对患病风险降低的程度影响更大(11)。乳腺癌患病风险与月经不规则和月经持续时间之间无明显关系。虽然哺乳不影响乳腺癌的发生,但是从未怀孕的女性其乳腺癌患病风险高于经产妇,而且初产较晚女性的乳腺癌患病风险高于初产早的女性(12)。

美国疾病预防与控制中心进行的一项对照研究显示,无论服药时间长短、是否有家族史、是否合并其他良性乳腺疾病,口服避孕药不会增加乳腺癌风险(13)。但是,最近一项对 54 项流行病学研究的集合分析显示,正在服用口服避孕药的妇女其乳腺癌的发病率比未服用者轻度增加,差异有显著性。停药 10 年后,服药女性的发病率才可降至正常人水平(14)。

据报道,短期服用雌激素治疗绝经期症状不会增加乳腺癌的患病风险,但是这一观点与妇女健康启动随机试验结果不同。该项前瞻性研究中,16 000 名绝经后妇女随机服用雌激素 + 孕酮或安慰剂,显示激素治疗与乳腺癌的发生具有相关性。此外,当发生浸润性乳腺癌时,激素组肿瘤诊断分期高于安慰剂组。根据中期分析,该研究被提前终止;研究人员得出结论,即使相对短期应用雌孕激素,也会增加浸润性乳腺癌的发生(15)。应用激素治疗减轻绝经后症状(如潮热、骨质疏松)时,必须考虑该研究所证实的风险。

癌症病史

有乳腺癌病史的女性,其对侧乳房发生镜下乳腺癌的风险为 50%,发生具有临床表现的乳腺癌的风险为 20%~25%,其发病率为每年 1%~2%(16)。双侧小叶癌的发生率高于导管癌。子宫内膜癌、卵巢癌、结肠癌病史与后续乳腺癌风险增加有关,霍奇金淋巴瘤放疗史也同样如此,即使 BRCA1 和 BRCA2 阴性。

诊断

乳腺癌最多见于乳房外上象限,该处乳腺组织较为丰富。乳腺肿块大多由患者自己发现,而由医师在为患者做例行乳房检查时发现者较少。乳房 X 线摄片筛查的广泛应用,提高了乳腺中不可触及的异常情况的发现能力。少数转移性乳腺癌也可因为腋窝肿块而得以发现,而没有明显的恶性表现,发生率小于 1%。

标准的筛查方法中乳房 X 线摄片和体格检查互为补充。乳房 X 线片发现的乳腺癌中,10%~50% 是不能触及的;而体检发现乳腺癌中 10%~20% 是在乳房 X 线片上不显影的(17)。筛查的目的是在肿瘤很小(<1cm)时即发现它,并且极有可能手术治愈。许多研究已证实,50 岁及以上妇女每年进行乳房 X 线摄片筛查,其乳腺癌致死率下降 20%~30%。40 岁以下妇女的筛查结果尚存在许多争议。哥德堡筛查试验的研究结果显示,40~49 岁的妇女通过筛查使其死亡率下降 45%(18)。据此,建议所有妇女从 40 岁开始,每年进行乳房 X 线摄片筛查,以及至少每 3 年进行一次乳房体检(19)。不再推荐每月进行乳房自我检查(breast self-examination,BSE),因为没有证据支持 BSE 优于提高女性对乳房的认知,如果在日常活动中一旦发现乳房相关的症状,应马上就诊。没有证据显示 SBE 可以提高生存率。应该告知女性每月进行 BSE 的优缺点,主要是假阴性结果的风险。对于仍然愿意坚持进行 BSE 的女性,应该进行方法指导,并不定期复习。其他检查,如超声、计算机体层成像(CT)、甲氧基异丁基异腈显像、正电子发射体层成像(PET)、血清标志物等其他检查,尚未证实是有效的筛查方法。美国放射学院及美国癌症协会推荐的筛查方案如表 40.1。2010 年,美国癌症协会推荐,对于伴有 BRCA 突变及其他高危遗传因素的女性、一级亲属中有 BRCA 突变的女性、乳腺癌风险为 20%~30% 或更高以及因霍奇金淋巴瘤而接受放疗的女性,从 30 岁开始,每年进行一次乳房 X 线片及 MRI 检查(19)。尽管有证据表明,乳房 MRI 对于乳腺癌高风险女性具有优势,但是对于乳腺癌风险小于 20% 的女性,尚不足以作为推荐方案(19)。

老年女性乳房多由脂肪构成,肿块较易触及;而年轻女性的乳房质地致密、结节状,肿块不易触及。正常乳房结节中局部增厚可能是存在潜在恶性病变的唯一线索。明显的皮肤凹陷、乳头内陷或皮肤破溃,是晚期病变的表现。对于绝经前和绝经后女性乳房肿块的评价方法参见第 21 章。

对于明显的乳房肿块,必须考虑乳腺癌的可能,应进行组织活检,以明确组织学诊断。临床认为恶性的病变中,30%~40% 通过组织活检最终证实是良性(20)。相反,临床表现为良性的病变中,有 25% 组织活检证实为恶性(21)。

表 40.1　推荐筛查方案

双侧乳房 X 线摄片

40 岁开始：每年一次乳房 X 线摄片检查，只要患者健康状况良好，就应持续进行

乳房自我检查

20 多岁就应开始。应当咨询乳房自我检查的优缺点，如发现任何变化，均应立刻报告专业医师

临床乳房体检

20~40 岁：每 3 年由医师检查一次，病史阳性者每年检查一次（家族史阳性者，可每年检查一次）

≥40 岁：每年由医师检查一次

乳房 MRI

高危女性（乳腺癌风险 >20%）每年进行 MRI 和 X 线片检查

中危女性（乳腺癌风险 15%~20%）应告知在乳房 X 线片检查的基础，附加 MRI 检查的优缺点

低危女性（乳腺癌风险 <15%）不推荐附加 MRI 检查

摘自：American Cancer Society Screening Guidelines. Smith RA, Cokkinides V, Brooks D, et al. Cancer screening in the United States, 2010: a review of current American Cancer Society Guidelines and Issues in Cancer Screening. CA Cancer J Clin 2010; 60: 99-119.

活检技术

组织活检对于制订治疗计划更为适宜。大多数情况下，在进行决定性治疗之前，应先进行组织活检。这样可以使医师与乳腺癌患者讨论选择哪种手术治疗方案，也使患者在接受决定性治疗之前有机会听取第二种意见。

细针抽吸细胞学检查

细针抽吸细胞学检查（FNAC）通常应用于可触及的病变，或在超声引导下应用 20 或 22 号针头穿刺抽吸。该技术诊断准确度较高，假阴性率低，但是可发生持续性假阳性结果（20，22）。在大多数报道病例中，**假阴性率为 10%~15%，假阳性率一般小于 1%，而小样本研究中可达** 15%（23）。如果一个肿块在体检、乳房 X 线摄片或二者同时支持恶性，为了确诊，可以进行 FNAC 细胞学检查，但通常更多选用空心针活检。FNAC 结果阴性不能排除恶性可能，应对可疑病变进行空心针活检或传统的切取活检。对于年轻女性，良性表现的肿块应密切观察 1~2 个月经周期。临床表现为良性纤维腺瘤，并经 FNAC 证实，可以以此作为依据，暂不切除，继续观察。FNAC 可用于囊肿性病变，抽吸囊肿液，特别是良性囊肿。对于良性囊肿，如果囊肿液为非血性液体，不必进行细胞学检查，抽吸后即可治愈。

空心针活检

空心针活检（core needle biopsy，CNB）可用于可触及的乳房肿块，也可用于不可触及的乳房肿块。**对于可触及的病变，应用空心针活检替代 FNAC 的优点是可以获得更多的组织量，更便于诊断，包括检测雌、孕激素受体和 Her2/neu。空心针活检一般可替代 FNAC，除非用于囊肿的穿刺抽吸。对于不可触及的病变，**空心针活检通常需要在乳房 X 线或超声影像引导下进行。对于能够被 MRI 探测到，而不能被 X 线或超声探测到的肿块，可以在 MRI 引导下进行活检。还可以通过计算机使乳房 X 线影像立体化来定位病变，实施 CNB，而不用手术。**在影像引导下，将活检针刺入病变，取一粒组织进行组织学检查。**常常使用带负压辅助装置的空心针来增加所取组织的量，而且常用一个钛夹标记活检部位，如需要进一步切除，则以此为引导标志。对不可触及病变进行空心针活检时，可应用超声影像引导。相对于手术切开活检，CNB 损伤小，费用低，所以对于容易采样的病变，最好应用 CNB。如果应用这些方法不能确诊，就应进一步进行切开活检。

| 切开活检 | 如果病损未能成功实施 FNAC 或 CNB,或 FNAC 或 CNB 结果显示病变与恶性病变有关,如导管不典型增生(atypical ductal hyperplasia,ADH)或小叶原位癌(lobular carcinoma in situ,LCIS),则应进行切开活检。针吸活检结果可疑或与临床结果不一致,就可考虑进行切开活检。**治疗乳腺癌之前,必须获得明确的组织学诊断**。如果肿块在临床或乳房 X 线片上也表现为恶性,那么细胞学诊断也许可以信赖。 |

切开活检可以在门诊手术室局部麻醉下进行,具体操作步骤如下:

1. 患者摆好体位,确认肿块位置。

2. 在可触及肿块周围的皮肤及皮下组织内注射局部麻醉药。

3. 在肿块表面直接做切口。切口的位置非常重要。如果患者需要做进一步的乳腺切除,应将切口设计成椭圆形;或按照美容外科要求设计,以便于能够从同一切口进行乳腺部分切除术。乳晕旁切口仅适用于靠近乳头乳晕部位的病变。

4. 用 Allis 钳轻轻地夹住肿块,或在肿块上缝一根牵引线,将其牵拉至术野内。

5. 如果可能,应将肿块全部切除。如果肿块过大难以全部切除,也可以进行切取活检,以明确诊断。切取活检后,应进行冰冻切片检查,以确认所取组织是否可以明确诊断。但是,对于这样的肿块,最好用 FNAC 或 CNB 进行取样,很少采用切开活检。

6. 肿物切除后,严密止血,缝合切口。如果不拉拢缝合乳房深部腺体组织,则有可能获得更好的美学效果。最浅层皮下脂肪层用可吸收的细线予以缝合。真皮内缝合对合皮肤,免缝胶带固定。

| 影像引导下定位活检 | 不可触及的病变进行活检较为困难,需要外科医师与放射科医师密切配合。在超声、X 线或 MRI 引导下,将一枚细针或特制的金属丝置入可疑异常部位或其附近的腺体组织内。有些放射医师还在腺体组织内注射生物染料,进一步协助定位。外科医师参阅影像片,根据细针或金属丝尖端的位置来定位病变;或应用超声术中直接定位病变。在病变表面做切口,切取一小块疑有异常组织的乳房组织。对于乳房 X 线片显示的病变,应对所取标本拍摄 X 线片,以确认病变已经切除。放射科医师经常将一枚细针置入标本的异常部位,以便进行组织学评价,并确保病理医师检查异常部位。只有在针吸活检难以进行或某些可能恶性病损时(如导管不典型增生),才实施影像引导下活检。 |

病理和自然病程

乳腺癌可发生于中等大小的乳管、终末乳管或小叶。在大多数病例中,小叶癌和导管内癌的诊断更多的是根据组织学表现,而不是起源部位。乳腺癌分为原位癌(导管原位癌或小叶原位癌)和浸润癌(浸润性导管癌或浸润性小叶癌)。浸润性导管癌的形态学分类包括硬癌、管状癌、髓样癌和黏液癌。

浸润性导管癌占全部浸润癌的 80%,小叶癌和特殊类型的浸润性导管癌各占剩余 20% 的一半(24)。在乳房 X 线片上,浸润性导管癌以星芒状高密度影或微小钙化灶为特征。肉眼可见肿瘤内存在沙砾样、白灰样条纹,极有可能代表一种促结缔组织增生的反应。周围基质和脂肪内存在浸润,浸润癌周围伴有一种纤维化、促结缔组织增生的反应。

特殊类型的浸润性导管癌并不常见,占全部浸润癌的 10%。髓样癌占乳腺癌的 5%~8%,起源于乳房内较大的乳管,伴有大量淋巴细胞浸润。与其他癌症类型相比,生长比较缓慢,恶性侵袭性较低。即使腋窝已经转移,其预后也要好于其他类型的浸润性导管癌。**黏液癌占乳腺癌的** 5%。大体可见,肿块内含有黏液或胶样物;镜下,肿瘤组织内细胞较少,含有大量非细胞物质。浸润性粉刺样癌占乳腺癌的不足 1%,是一种以坏死样物质聚集为特征的浸润性癌,活检时可见有粉刺样坏死物质流出。粉刺样癌通常为原位癌。乳头状癌大多是非浸润性导管癌;当出现浸润时,就被称之为浸润性乳头状癌。**管状癌是一种分化良好的乳腺癌,占全部乳腺癌的** 1%~2%,比浸润性导管癌预后要好,很少有腋窝淋巴结转移。**囊腺癌非常罕见,组织学所见与涎腺癌相似。**通常分化良好,转移晚。

生长方式

因为个体差异和疾病分期的不同,乳腺癌生长潜能和患者的抗癌能力各不相同。**乳腺癌生长速度快慢不一,其倍增时间从数周至数月,乃至数年不等。**如果一个乳房肿瘤的倍增时间稳定不变,并且起源于一个细胞,那么一个倍增时间是 100 天的肿瘤,长到 1cm 大小则需要 8 年(图 40.1)(25)。在临床前期,肿瘤细胞可能已经播散至全身。因为临床前期较长并且浸润性病变具有早期转移倾向,所以许多临床医师在诊断时将乳腺癌看作是一种全身性疾病。虽然癌细胞在诊断之前就可能已经向全身播散,但是肿瘤细胞在其他器官生长能力和宿主对肿瘤细胞反应各不相同,可能抑制病变的播散。许多乳腺癌女性仅仅通过手术而成功治疗,甚至某些已存在腋窝病变的患者也得到治愈。因此,认为乳腺癌是一种全身性疾病而不能治愈,这种悲观的观点是没有根据的。

更为现实的观点是将乳腺癌看作是由两部组成的疾病:乳房和全身。乳腺原发肿

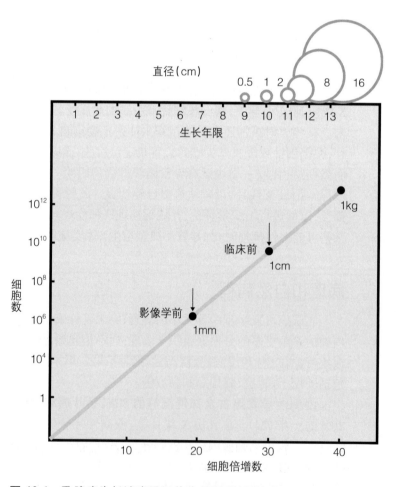

图 40.1 乳腺癌生长速度显示临床前期很长(摘自:Gullino PM. Natural history of breast cancer:progressing from hyperplasia to neoplasia as predicted by angiogenesis. Cancer 1977;39:2699.)

瘤和局部浸润必须得到控制,但是也不能忽视癌瘤全身转移、危及生命的可能性。

尽管乳腺癌可能会转移至任何器官,但是骨、肺、肝转移占女性乳腺癌转移的 85%(26,27)。此外,已知浸润性小叶癌可以转移至腹腔脏器、子宫、卵巢和腹膜表面。

乳腺癌的诊断确立之后,需要进一步确定疾病的临床分期。历史上曾经使用的哥伦比亚临床分期系统(Columbia Clinical Staging System)已经被美国癌症联合会制订的肿瘤 - 淋巴结 - 转移(TNM)分期系统所取代(28,29)。TNM 分期系统既可用于术前临床分期,也可用于术后病理分期(表 40.2 和表 40.3)。

表 40.2　乳腺癌 TNM 分期

原发肿瘤(T)

TX	原发肿瘤无法评估
T_0	无原发肿瘤证据
Tis	原位癌
Tis(DCIS)	导管原位癌
Tis(LCIS)	小叶原位癌
Tis(Paget's)	乳头 Paget 病,不伴乳房实质浸润性乳癌和(或)原位癌(导管原位癌和(或)小叶原位癌);乳房实质癌肿伴有 Paget 病,根据实质病变的大小及特征进行分类,但应该提及 Paget 病的存在
T_1	肿瘤长径≤20mm
T_{1mic}	微小浸润癌,肿瘤长径≤1mm
T_{1a}	肿瘤长径 >1mm,但≤5mm
T_{1b}	肿瘤长径 >5mm,但≤10mm
T_{1c}	肿瘤长径 >10mm,但≤20mm
T_2	肿瘤长径 >20mm,但≤50mm
T_3	肿瘤长径 >50mm
T_4	任何肿瘤大小,直接侵及胸壁和(或)皮肤(溃疡或皮肤结节)
T_{4a}	侵及胸壁,不包括仅仅胸大肌粘连 / 浸润
T_{4b}	皮肤溃疡和(或)同侧卫星结节和(或)皮肤水肿(包括橘皮样变),但与炎性乳癌不同
T_{4c}	同时包括 T_{4a} 和 T_{4b}
T_{4d}	炎性乳癌

区域淋巴结(N)

临床

N_X	区域淋巴结无法评估(例如,淋巴结已被摘除)
N_0	区域淋巴结无转移
N_1	同侧Ⅰ、Ⅱ级腋窝淋巴结转移,尚可活动
N_2	同侧Ⅰ、Ⅱ级腋窝淋巴结转移,固定或融合;或同侧内乳淋巴结转移,而腋窝淋巴结无转移
N_{2a}	同侧Ⅰ、Ⅱ级腋窝淋巴结转移,相互融合或与其他组织粘连
N_{2b}	同侧内乳淋巴结转移,而无Ⅰ、Ⅱ级腋窝淋巴结转移
N_3	同侧锁骨下淋巴结转移(Ⅲ级腋窝淋巴结),伴或不伴Ⅰ、Ⅱ级腋窝淋巴结转移;或同侧内乳淋巴结转移和Ⅰ、Ⅱ级腋窝淋巴结转移;或同侧锁骨上淋巴结转移,伴或不伴腋窝或内乳淋巴结转移
N_{3a}	同侧锁骨下淋巴结转移
N_{3b}	同侧内乳淋巴结和腋窝淋巴结均转移
N_{3c}	同侧锁骨上淋巴结转移

病理分级(pN)

pN_X	区域淋巴结无法评估(例如,淋巴结已被摘除,或未切除淋巴结进行病理检查)
pN_0	组织学检查,区域淋巴结无转移
$pN_{0(i-)}$	组织学检查,区域淋巴结无转移,IHC 阴性
$pN_{0(i+)}$	区域淋巴结内恶性细胞团≤0.2mm(HE 染色或免疫组织化学)
$pN_{0(mol-)}$	组织学检查,区域淋巴结无转移,分子学检查阴性(RT-PCR)

pN$_{0(mol+)}$	组织学检查,区域淋巴结无转移,分子学检查阳性(RT-PCR)
pN$_1$	微小转移;腋窝阳性淋巴结 1~3 个,和(或)前哨淋巴结清扫后镜下可见内乳淋巴结转移,但无临床表现
pN$_{1mic}$	微小转移(>0.2mm 和(或)细胞数 >200,但≤2.0mm)
pN$_{1a}$	腋窝阳性淋巴结 1~3 个,至少一个转移灶 >2.0mm
pN$_{1b}$	前哨淋巴结清扫后镜下可见内乳淋巴结转移,但无临床表现
pN$_{1c}$	腋窝阳性淋巴结 1~3 个,并且前哨淋巴结清扫后镜下可见内乳淋巴结转移,但无临床表现
pN$_2$	腋窝阳性淋巴结 4~9 个;或临床可见内乳淋巴结转移,而腋窝淋巴结无转移
pN$_{2a}$	腋窝阳性淋巴结 4~9 个(至少 1 个肿瘤细胞团 >2.0mm)
pN$_{2b}$	临床可见内乳淋巴结转移,而腋窝淋巴结无转移
pN$_3$	腋窝阳性淋巴结≥10 个;或锁骨下淋巴结(Ⅲ级腋窝淋巴结)转移;或临床可见同侧内乳淋巴结转移,并且Ⅰ、Ⅱ级腋窝淋巴结阳性者≥1 个;腋窝阳性淋巴结 >3 个,并且前哨淋巴结活检时内乳淋巴结转移,但临床不可见;或同侧锁骨上淋巴结转移
pN$_{3a}$	腋窝阳性淋巴结≥10 个(至少 1 个肿瘤细胞团 >2.0mm),或锁骨下淋巴结转移
pN$_{3b}$	临床可见同侧内乳淋巴结转移并且腋窝阳性淋巴结≥1 个;腋窝阳性淋巴结 >3 个,并且前哨淋巴结活检时内乳淋巴结转移,但临床不可见
pN$_{3c}$	同侧锁骨上淋巴结转移

远处转移(M)

M$_0$	临床和放射均未发现远处转移
cM$_{0(i+)}$	临床和放射均未发现远处转移,但是在外周血、骨髓或其他非区域淋巴结内探知肿瘤分子或肿瘤细胞,转移灶≤0.2mm,无转移症状或征象
M$_1$	临床和放射发现远处转移,和(或)组织学证实转移灶 >0.2mm

摘自:Edge SB,Byrd DB,Compton CC,et al.,eds. Breast. In AJCC cancer staging manual. 7th ed. New York:Springer,2010:419-460,with permission.

表 40.3　乳腺癌临床分期

	TNM 分类		
	肿瘤	淋巴结	远处转移
0 期	Tis	N$_0$	M$_0$
ⅠA 期	T$_1$*	N$_0$	M$_0$
ⅠB 期	T$_0$	N$_{1mi}$	M$_0$
	T$_1$*	N$_{1mi}$	M$_0$
ⅡA 期	T$_0$	N$_1$**	M$_0$
	T$_1$*	N$_1$**	M$_0$
	T$_2$	N$_0$	M$_0$
ⅡB 期	T$_2$	N$_1$	M$_0$
	T$_3$	N$_0$	M$_0$
ⅢA 期	T$_0$	N$_2$	M$_0$
	T$_1$*	N$_2$	M$_0$
	T$_2$	N$_2$	M$_0$
	T$_3$	N$_1$	M$_0$
	T$_3$	N$_2$	M$_0$
ⅢB 期	T$_4$	N$_0$	M$_0$
	T$_4$	N$_1$	M$_0$
	T$_4$	N$_2$	M$_0$
ⅢC 期	任何 T	N$_3$	M$_0$
Ⅳ 期	任何 T	任何 N	M$_1$

*T$_1$ 包括 T$_{1mi}$

** 伴有淋巴结微转移灶的 T$_0$ 和 T$_1$ 肿瘤归于ⅡB 期,不能归于ⅡA 期

摘自:Edge SB,Byrd DB,Compton CC,et al.,eds. Breast. In AJCC cancer staging manual. 7th ed. New York:Springer,2010:419-460,with permission.

治疗

术前评价

由于疾病最初分期的不同，术前评价的内容也有所不同(30)。对于大多数肿瘤体积小、临床淋巴结阴性、无远处转移迹象的患者(即 TNM Ⅰ期)，术前评估应包括双侧乳房 X 线片、胸片、血常规、血生化检查。除非有症状或血生化检查结果异常提示存在骨转移或腹腔内转移，否则不必进行骨扫描、CT、MRI。对于临床Ⅱ期伴淋巴结转移的患者，建议进行骨扫描；但是除非有症状或实验室检查提示存在肝转移，否则不必进行腹部CT。对于临床Ⅲ期或Ⅳ期的患者，均应进行骨骼和肝脏扫描。PET 扫描逐渐成为一种普遍的、适用于乳腺癌患者的全身检查手段，但是也应意识到这种检查方法有可能漏掉某些骨骼的代谢。一项研究发现，在一组 132 例乳腺癌患者中 PET 扫描结果与骨扫描结果具有较高的一致性(81%)(31)。31 例(19%)结果不一致的患者中，12 例病理证实存在转移，12 例患者中的 9 例 PET 扫描阳性，而骨扫描阴性。这一结果支持应用 PET 扫描排查乳腺癌患者是否存在骨转移，尽管尚需要进一步研究，以明确 PET 扫描是否可以取代骨扫描。

乳腺癌根治术

传统上，乳腺癌采取外科手术治疗，但具体手术方式存在争议，并受到高度关注。19 世纪，乳腺癌手术方式的选择比较随意，从病灶局部切除到乳房全部切除不等。乳腺癌是一种以逐级递进方式扩散的局部浸润过程，从乳房到淋巴结、到远处部位。乳腺根治术就是以这种理论为依据的(32)。因此，**乳腺癌根治术就是将全部乳房、深层胸肌以及邻近腋窝淋巴结整块切除**(33)(图 40.2A)。一份关于乳腺癌根治术的经验总结报告，51 年内共实施 1036 例，随访 47 年，但是这份报告仍然不足以对任何一种单一乳腺癌治疗方法进行评价(34)。

在 20 世纪，乳腺癌根治术得到进一步发展和改良，切除更多的局部和区域组织。在乳腺癌根治术的基础上，同时常规清扫锁骨上淋巴结(35)。清扫锁骨上淋巴结、纵隔淋巴结和内乳淋巴结(36)。

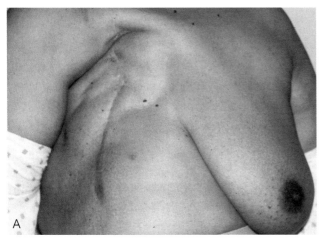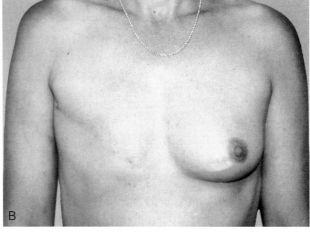

图 40.2　乳腺癌根治术后外观(A)与改良根治术后外观(B)(摘自：Kruper L，Giuliano AE. Breast disease. In：Berek JS，Hacker NF. Berek & Hacker's Gynecologic Oncology. 5th ed. Philadelphia，PA：Lippincott Williams & Wilkins，2010：636.)

20 世纪 60 年代,标准的乳腺癌根治术增加了内乳淋巴结整块切除(37)。该技术得到广泛应用,并且被称之为乳腺癌扩大根治术。遗憾的是,扩大根治术并没有提高总体生存率,因为腋窝淋巴结阴性的患者中,只有 3%~5% 会发生内乳淋巴结转移(38)。根据目前对乳腺癌生物学行为的了解,施行局部破坏性手术并非合理。除了肿瘤直接侵及胸肌的情况下,乳腺癌根治术不再是标准术式。

乳腺癌改良根治术

与乳腺癌根治术相反,改良根治术保留了胸大肌(39,40)(图 40.2B)。 采用与根治术相似的方法切除乳房,但不清扫腋窝淋巴结,也不扩大切除皮肤,因此不需要植皮。根治术与改良根治术的生存率没有差异,但是后者功能损伤更少,美容效果更好(41)。因此,在美国,乳腺癌改良根治术已经取代根治术,是保乳手术的备选方案,对于某些患者需要进行腋窝淋巴结清扫。

乳房全切术

乳房全切术包括切除全部乳房、乳头、乳晕,但不切除深层肌肉组织和腋窝淋巴结。 乳房外上象限和腋窝下方的低位淋巴结常常被切除。乳房全切术与根治术或改良根治术相比,局部控制率基本相同,但其腋窝病变复发的风险较高。过去仅行乳房全切术的患者中,区域性复发率至少 15%~20%。对于临床腋窝淋巴结阴性的患者进行前哨淋巴结活检,对于活检结果阴性的患者行乳房全切术,术后局部复发率低于原先腋窝淋巴结情况不明的患者。

保留皮肤及乳头的乳房切除术

许多早期乳腺癌患者肿瘤很小,或是因为基因突变及其他高危病损,仅需要行预防性乳房切除。对于这些患者,可以选择实施保留皮肤的乳房切除术(skin-sparing mastectomy,SSM),切除乳头 - 乳晕复合体(nipple-areolar complex,NAC),保留皮肤后利于乳房再造;同样也可以保留 NAC,实施保留乳头的乳房切除术(nipple-sparing mastectomy,NSM)。许多临床医疗机构对这两种方法的可行性及安全性进行了研究,回顾性研究显示实施 NSM 并未影响生存率,但是尚无随机对照试验研究加以证实(42)。

术后辅助放疗

McWhirther 提出在乳房全切术后辅助放射治疗(43)。许多人也主张其他术式后也要辅助放疗。令人遗憾的是,虽然有一些研究显示辅助放疗可以提高总体生存率,但是由于采用病例对照以及术前分期的不精确,往往影响结论的可靠性。经典的试验,包括前瞻随机研究和历史对照研究都证实,辅助放疗可提高局部控制率,但不能提高总体生存率(44~47)。美国国家乳腺辅助治疗研究计划(National Surgical Adjuvant Breast Project,NSABP)进行了一项前瞻随机试验,主要评价术后放疗和腋窝清扫的作用。患者随机接受乳房全切术、乳腺癌根治术或乳房全切术加放疗。结果显示,三组患者的生存率无差异,而放疗和腋窝清扫可以提高局部及区域控制率。随访 25 年的数据仍然继续支持这一结论(48)。

20 世纪 90 年代进行的三项随机对照试验表明,对于 II、III 期乳腺癌,无论绝经与否,**术后辅助放疗可使 10 年内局部及区域复发风险下降 20%,生存率提高 10%**(49~51)。对于阳性淋巴结 1~3 个以及 T_1 或 T_2 期原发肿瘤的患者是否需要术后放疗,有研究对此提出质疑。这些研究结果显示,仅仅通过乳房切除和化疗,即可得到良好的局部及区域控制率(52~54)。一项荟萃分析研究发现,保乳手术及乳房切除术后进行放疗可使局部复发的绝对风险下降,每4个局部复发的患者中可避免1个死亡,局部复发风险大于10%的患者15年死亡率下降(55)。**目前美国临床肿瘤学会治疗指南建议,术后放疗适用于原发肿瘤T_3期(>5cm),并且腋窝阳性淋巴结≥4个(56)。**

有或无放疗的保乳治疗

不切除肿瘤,单独放疗的局部复发率非常高;只切除局部肿瘤而不做放疗,也同样如此(57~60)。20世纪末的二三十年间,乳腺癌手术治疗的标准模式发生了转变。NSABP B-04试验资料显示,随访25年,乳腺癌根治术和乳房全切术的总体生存率无差异。在B-04试验开始后不久,又有大量研究评价保乳治疗对早期乳腺癌的有效性。米兰试验,一项著名的前瞻随机试验,1973年开始收集病例,两组患者分别接受乳腺癌根治术或乳房象限切除 + 腋窝淋巴结清扫 + 术后辅助放疗,二者进行比较。研究对象仅限于临床腋窝淋巴结阴性、肿瘤不生长在乳房中央部位、肿瘤<2cm($T_1N_0M_0$期)患者,共701例。**在长达20年的随访中,两组患者在局部控制率或总体生存率上始终没有统计学显著差异(61)。**

几乎与此同时,NSABP B-06试验中,早期乳腺癌患者(Ⅰ期或Ⅱ期,T_1或T_2,和N_0或N_1)随机分为三组,分别采用改良乳腺癌根治术;乳房部分切除术(乳房肿瘤切除术)+ 腋窝淋巴结清扫;乳房部分切除术 + 腋窝淋巴结清扫 + 术后放疗。与米兰试验中乳房象限切除术不同,乳房部分切除术只切除肿瘤及其边缘少量正常组织,美容效果更好(图40.3)。入组患者共1843例,其中乳房部分切除 + 术后放疗组局部复发率最低。虽然术后辅助放疗可以提高局部控制率,但是在总体生存率或无病生存率上,三组之间无明显差异,而术后放疗组具有改善的趋势。**目前,NSABP研究已随访25年,证实对于Ⅰ期和Ⅱ期乳腺癌患者,乳房部分切除(切缘阴性)+ 腋窝淋巴结清扫 + 术后放疗联合治疗与改良根治术效果基本相同(62)。**另外,还有许多前瞻随机研究也同样证实,保乳治疗并未使患者总体生存率下降(63~65)。

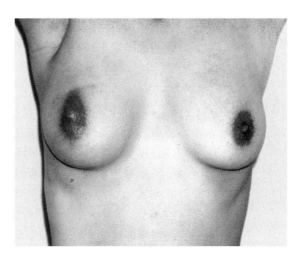

图40.3 肿块切除、腋窝清扫及放疗后乳房的表现(摘自:Kruper L,Giuliano AE. Breast disease. In:Berek JS, Hacker NF. Berek & Hacker's Gynecologic Oncology. 5th ed. Philadelphia,PA:Williams & Wilkins,2010:638.)

对于原发性乳腺癌患者而言,腋窝淋巴结的状况以及受累淋巴结的数目是最重要的预后指标(66)。因此,传统上采用腋窝淋巴结切除,来检查淋巴结转移的程度和数量(67)。20世纪90年代提出前哨淋巴结的概念。在此之前,对于所有早期乳腺癌患者常规进行腋窝淋巴结清扫。腋窝淋巴结清扫使区域复发风险减小至1%~3%,但是术后急性并发症高达30%(68)。同样,慢性淋巴水肿发生率为6%~30%(69)。如果淋巴结清扫局限于一级淋巴结或随机切取淋巴结,则假阴性率过高,不应当这样做(70)。对所有切取的淋巴结进行组织病理学检查,发现腋窝淋巴结临床阴性的患者中,只有1/3存在腋窝淋巴结转移(71)。这意味着2/3浸润性乳腺癌患者将不得不面对常规腋窝淋巴结清扫所带来的损害,却并未受益。

为了解决这些问题,1991年提出术中淋巴显像和前哨淋巴结清扫(72)。通过定义前哨淋巴结,可以很好地描述前哨淋巴结清扫这一概念。前哨淋巴结是指腋窝处最易发生癌细胞转移的淋巴结。那么前哨淋巴结清扫就可以准确地预测全部淋巴回流范围内的状况。只要切除1~2个淋巴结就能准确地反映整个腋窝的情况，损伤很小。很多研究者证实，在大部分大型研究中，经过适当训练，前哨淋巴结检出率可高达90%~99%，而假阴性率不足5%(73)。**在一项研究中，107例T_1、T_2乳腺癌患者，前哨淋巴结清扫后再进行腋窝淋巴结清扫，100例(93.5%)成功检出前哨淋巴结。无假阴性结果，在所有100例患者中，前哨淋巴结准确地预测了腋窝淋巴结情况。**

大量学者采用不同的方法证明了前哨淋巴结清扫的有效性(74,75)。在试验中，从前哨淋巴结清扫中所获得的信息基本等同于从腋窝淋巴结清扫中所获得的信息。一项前瞻性研究证实，前哨淋巴结清扫阴性的患者平均随访39个月，腋窝复发率为0(76)。仅行前哨淋巴结清扫而未行腋窝清扫的患者表现出很好的总体生存率。在一项随机研究中，Veronesi等证实，前哨淋巴结活检组无问题存活率为89.9%，腋窝淋巴结清扫组为88.8%，二者相似，这不仅证实二者在腋窝分期上作用相同，而且证实二者安全性相同(77)。仅行前哨淋巴结活检而不行腋窝淋巴结清扫，对于降低伴有微转移或宏转移患者的复发率具有价值。在一项随机对照试验中，HE染色前哨淋巴结阳性的患者中，腋窝淋巴结清扫组与前哨淋巴结活检组的总体生存率无统计学差异(78)。**前哨淋巴结清扫预测腋窝转移情况的准确率高，并发症非常少，使之成为乳腺癌腋窝分期的常用方法。**

全身辅助治疗

对于许多患者而言，通过手术和放疗即可达到乳腺癌局部和区域控制。大约90%的患者将不会发生乳房局部复发，但是仍有可能发生病变转移。全身辅助治疗的目的就是要在术后早期清除潜在的转移灶，从而降低局部和远处的复发风险(79)。

全身辅助治疗可以延长某些乳腺癌患者的生命。但是，对于恶性度较小、复发率和致死率较低的患者，例如淋巴结阴性、癌灶<1cm以及生物学表现较好，全身治疗的益处则很小，不应当承受全身治疗的风险。**全身辅助治疗可使淋巴结阴性和淋巴结阳性患者的死亡可能性每年减少25%(80)。**由于这种风险的减少是相对不变的，因此，与风险度较高、淋巴结阳性的患者和(或)表达Her-2/neu阳性等不良标记物的患者相比，恶性度小、淋巴结阴性的患者受益程度较小。淋巴结阴性患者受益度可能非常小，而淋巴结阳性患者受益度却可高达10%~20%。

当决定应用细胞毒药物化疗和激素治疗时，必须考虑该治疗本身所带来的风险。现行标准治疗方案中具有许多已知的急性不良反应，而且越来越多的证据表明，化疗组中出现慢性神经认知缺陷者多于空白对照组(81)。这些问题带来的影响尚不清楚。应用三苯氧胺进行全身治疗，与子宫癌、阴道干涩及潮热的发生率增加有关；芳香酶抑制剂与骨质疏松和肌肉骨骼症状有关。因此，是否让患者接受辅助治疗非常难以决定，常常需要分析各种预后及预测因素、确定复发风险并评估风险的大小。**根据现有资料，辅助化疗被推荐用于10年内复发风险大于10%的女性患者。**治疗方案的选择通常取决于对特定风险因素的评估。两个多基因检测系统，Oncotype DX和Mammaprint，帮助确认雌激素受体阳性、淋巴结阴性的患者，此类患者将从全身化疗中受益最大。这些实验通过基因检测，计算患者的复发风险评分，使医师得出10年内远处转移的平均概率，并根据风险评分制订治疗方案(82)。

预后因素

决定患者复发风险的因素包括淋巴结受累情况、肿瘤大小、雌孕激素受体状况、细胞核分级、组织学类型、增殖率以及生物学标志物情况(如Her2/neu)。表40.4总结了这些预后因素及其对复发的影响。对于辅助细胞毒药物或激素治疗，伴有高危预后因素的患者似乎更能从中受益，通常应给予实施。

表 40.4　淋巴结阴性乳腺癌预后因素

因素	复发风险增加	复发风险降低
大小	T_3、T_2	T_1、T_0
激素受体	阴性	阳性
DNA 流式细胞仪	非整倍体肿瘤	二倍体
组织学分级	高	低
肿瘤标记指数	<3%	>3%
S 期分数	>5%	<5%
淋巴或血管浸润	有	无
组织蛋白酶 D	高	低
HER-2/neu 癌基因表达	高	低
表皮生长因子	高	低

摘自：Giuliano AE, Hurvitz SA. Breast Disorders. In：McPhee SJ, Papadakis MA, eds. 2011 current medical diagnosis and treatment. New York：McGraw Hill, 2011；710, with permission.

淋巴结转移的患者复发风险高于淋巴结阴性患者。腋窝可触及转移淋巴结的患者，不进行全身治疗，其 10 年生存率仅为 50%~60%。受累淋巴结数目和包膜外浸润是提示不良预后的重要指标。

原发肿瘤的大小是另外一个复发的预后因素。在一项研究，767 例淋巴结阴性患者实施根治术或改良根治术而没有进行辅助化疗，评估时发现，肿瘤 >1cm 或特殊类型肿瘤 >3cm（管状癌、黏液癌或乳头样癌）10 年复发率为 27%，而肿瘤 <1cm 者 10 年复发率仅为 9%（83）。

激素受体情况也是一个重要指标，不仅可以预测远期预后，也预测对内分泌治疗的反应。一些研究证实，雌孕激素受体阳性的患者总体生存率提高（84,85）。在决定患者是否需要并选择辅助治疗时，应了解其受体情况。组织学分级也同样可以预测总体生存率，分化良好的肿瘤患者一般要好于分化较差的（表 40.5）。英国一项研究，包括 1168 例患者，结果显示组织学分级，与肿瘤大小、淋巴结情况相似，也是预测 10 年总体生存率的独立指标（86）。

表 40.5　生存率和乳腺癌分期

AJCC 分期	5 年生存率（%）	10 年生存率（%）
0 期	95	90
I 期	85	70
IIA 期	70	50
IIB 期	60	40
IIIA 期	55	30
IIIB 期	30	20
IV 期	5~10	2
所有	65	30

AJCC, American Joint Committee on Cancer. 美国癌症联合会

摘自：Giuliano AE, Hurvitz SA. Breast disorders. In：McPhee SJ, Papadakis MA, eds. 2011 current medical diagnosis and treatment. New York：McGraw Hill, 2011；716, with permission.

两个多基因检测系统，Oncotype DX（21 基因系统）和 Mammaprint（70 基因系统），可以快速检测。Oncotype DX 可用于确认远处复发高风险患者，以及淋巴结阴性、雌激素受体阳性乳腺癌患者。在美国和欧洲的大样本Ⅲ期试验正在进行，检验这些多基因检测系统的临床效用，协助确定是否进行全身辅助治疗。

特定的肿瘤标志物有可能有助于预测那些患者对化疗药物有反应。HER-2/neu 是研

究最为透彻的标志物。一项 NSABP 研究中,HER-2/neu 过度表达的患者,如果没有采用以蒽环类药物为基础的化疗方案进行治疗,其结果将会很差(87)。另一项研究表明,当出现病变转移时,在标准化疗方案中增加群司珠单抗(赫赛汀)(一种对抗 HER-2/neu 受体的抗体),可以明显提高对化疗的反应率(88)。美国临床肿瘤学会 2005 年会议中,**研究人员报告,对于早期 Her2/neu 乳腺癌加用赫赛汀进行治疗,结果显示使用赫赛汀的患者无病生存率显著提高;对于 Her2/neu 阳性乳腺癌,应用赫赛汀进行全身辅助治疗,标准疗程为一整年(89~91)。**

全身治疗方案　　　根据 100 多项关于检验辅助化疗对乳腺癌作用的前瞻性随机研究,制订一系列全身治疗方案。全身治疗包括细胞毒药物和激素类药物,单独应用或联合应用。下面简要介绍一下常用的治疗方案。最初只是在围术期进行单一疗程化疗,以清除循环中的肿瘤细胞。挪威的 Nissen-Meyer 研究表明,单一疗程的环磷酰胺可以提高总体生存率(92)。此后,大量试验证实,辅助化疗对某些患者亚群有效(93)。最初的 NSABP 辅助治疗试验表明,美法仑治疗 2 年的效果优于未治疗组;进一步试验证实,多药联合化疗或激素与化疗药物联合应用,更为有效(94,95)。

历史上,最常用的辅助联合化疗方案是 CMF 方案:环磷酰胺(C)、甲氨蝶呤(M)、氟尿嘧啶(5-FU)。Bonadonna 等最初的研究中,腋窝淋巴结阳性患者乳腺癌根治术后随机分组:一组给予 CMF 治疗,一个月为一个疗程,共 12 个疗程;另一组不予治疗(96)。结果发现 CMF 对于绝经前患者有效,尤其对于伴有 1~3 个阳性淋巴结的患者,并有显著性差异。随后的研究显示,CMF 方案 6 个疗程的疗效与 12 个疗程相同(97)。但是对于绝经后患者未见明显疗效,可能在一定程度上与这些患者往往难以耐受全部疗程治疗有关(98)。**随访 20 年,该研究证实,CMF 辅助治疗对于延长绝经前患者的生存时间具有持续作用(99)。此后一项研究,对淋巴结阴性、雌激素受体阴性患者进行辅助 CMF 化疗后,随访 12 年,无病生存率为 71%;而对照组仅为 48%,无论绝经与否(100)。**

目前,蒽环类药物(Anthracylines,A)作为辅助化疗和治疗转移性病变的药物,比其他化疗药物更为常用。一项大样本 NASBP 随机研究中,比较 CMF 和 AC 方案对于淋巴结阳性患者的治疗结果,发现二者疗效相似。但是由于 AC 方案的用药时间短(3 个月 4 个周期对比 6 个月 6 个周期),耐受性更好,因此优先选择 AC 方案(101)。

几项著名试验表明,紫杉醇、多西紫杉醇等紫杉烷类药物与蒽环类药物联合应用是治疗淋巴结阳性乳腺癌最新的全身治疗标准方案,具有显著疗效。**美国癌症和白血病 B 组首次证实紫杉醇与环磷酰胺联合用药,使复发率减小 17%,死亡率下降 18%(102)。**因为 AC 方案化疗 5 年后存在蒽环类药物心脏毒性以及 0.21% 的白血病风险,所以美国进行了一项随机试验,对于 I 期、II 期及 III 期患者应用 AC 方案或 TC 方案(多西紫杉醇与环磷酰胺),每 3 周为一个疗程,共 4 个疗程,随访 7 年,TC 组的无病生存率及总体生存率更高(103)。该试验首次对紫杉醇与蒽环类药物为基础的化疗方案进行比较。研究仍在继续,因为多个试验证实疗程长短也非常重要,TC 方案采用 4 个疗程的短疗程(104)。美国一项正在进行肿瘤试验,对于 Her-2/neu 阴性患者,在 TC 化疗方案(每个疗程 3 周,共 6 个疗程)的基础上再加上蒽环类药物,评估是否可以增加疗效。根据临床结果来决定是否在紫杉烷类化疗方案的基础上添加蒽环类药物。

新辅助全身治疗　　　传统上,新辅助化疗仅限用于不能手术的局部晚期乳腺癌或炎性乳癌。术前全身治疗的目的是根据病理和临床反应,使不能手术的患者转变成可以切除者(105)。近来新辅助化疗的适应证有所扩大,包括那些肿瘤较大但仍可以手术的患者,想用保乳手术替代乳房切除者。有报道显示,如果新辅助化疗能够使肿瘤的临床分期、病理分期下降,那么就有可能进行保乳手术,而且乳腺内或局部 - 区域复发率均较低(106)。除了用于较大的、可手术的肿瘤的治疗之外,新辅助化疗在炎性乳癌以及局部晚期乳癌的治疗中,始终都占有一席之地。

激素治疗　　　　激素抑制剂三苯氧胺或芳香酶抑制剂,无论单独应用还是与细胞毒药物联合应用,对于某些患者都是有效的。三苯氧胺是一种雌激素类似物,对于绝经前和绝经后女性均有效。每天服用 20mg,连用 5 年,年复发风险下降 50%、年死亡风险下降 25%。对于雌激素受体阳性患者,无论化疗与否,均可见上述疗效(107)。

　　　　三苯氧胺与细胞毒药物联合应用,可以提高腋窝淋巴结阳性、雌激素受体阳性表达患者的生存率(108)。对于淋巴结阴性、雌激素受体阳性的患者,在化疗的基础上加用三苯氧胺,随访 5 年后,无病生存率提高(109)。在 NSABP B-14 研究中,2644 例雌激素受体阳性、腋窝无转移的患者随机分组,分别给予三苯氧胺(10mg 口服,一日 2 次,共 5 年)或安慰剂。平均随访 4 年后,无论绝经与否,1318 例服用三苯氧胺患者的无病生存率为 82%,而 1326 例服用安慰剂患者的无病生存率为 77%(*P*=0.00001)。

　　　　早期乳腺癌试验协作组(the Early Breast Cancer Trialists' Collaborative Group, EBCTCG)针对乳腺癌全身辅助治疗进行了一项荟萃分析。他们分析了有关激素、细胞毒药物或免疫治疗等全身辅助治疗的随机试验,共涉及 75 000 多例 I 期或 II 期乳腺癌患者。**研究者得出结论:雌激素受体阳性的绝经后女性,每天服用三苯氧胺至少 2 年,可明显提高患者的无病生存率,而且疗效可持续长达 10 年。对侧乳腺癌患病率和心脏病致死率下降。**

　　　　除了三苯氧胺之外,芳香酶抑制剂也被批准用于雌激素受体阳性乳腺癌患者的辅助治疗。芳香酶抑制剂可通过抑制芳香酶,阻断雄激素向雌激素的转化。此类药物仅用于绝经后女性以及药物卵巢去势或卵巢切除的绝经前女性。与三苯氧胺相比,芳香酶抑制剂较少引发血栓性并发症,但是潮热、子宫内膜癌、肌肉骨骼症状和骨质疏松等并发症多见。单用阿那曲唑(瑞宁得)、三苯氧胺,或二者联合应用,试验结果显示,随访 68 个月后,单用阿那曲唑组的总体复发率、对侧乳腺癌患病率较低(110)。一项荟萃分析证实,单用芳香酶抑制剂使复发率决定下降 2.9%;三苯氧胺治疗 2~3 年后再加用芳香酶抑制剂可使复发率下降 3.1%;同样,随访 5 年死亡率下降 0.7%,当然,尚需长期随访结果(111)。因此,**目前芳香酶抑制剂通常作为一线药物应用于辅助治疗。有研究建议患者由三苯氧胺改服芳香酶抑制剂,如来曲唑(弗隆),2.5~5 年后生存率可提高,但是同时服用这两种药物并未见明显益处**(110,112)。

总的建议　　　　**全身辅助治疗可使复发率降低 25%~30%。**不考虑绝对风险,复发风险的下降比例是相对恒定的,了解这点很重要(113)。EBCTCG 的荟萃分析显示,在所有患者中,综合化疗者复发率、乳腺癌特异性死亡率下降,而 50 岁以下女性获益最大(表 40.6)。EBCTCG 的一项荟萃分析评估综合化疗和三苯氧胺对雌激素受体低表达乳腺癌作用时,发现 50 岁以下组或 50~69 岁组 10 年复发风险和死亡风险显著下降,50 岁以下组获益更多,进一步证实先前对雌激素受体低表达乳腺癌患者研究的结果(114)。对雌激素受体低表达的乳腺癌,三苯氧胺的应用未增加任何益处。辅助细胞毒药物化疗可影响腋窝淋巴结阴性或阳性乳腺癌患者的自然病程。所有腋窝淋巴结阴性的高风险患者都被认为是细胞毒药物辅助治疗的适应证。

对于绝经后、雌激素受体阳性的妇女,在辅助治疗中,化疗只能达到三苯氧胺作用的 50%(115)。大多数对激素有反应的(雌、孕激素反应阳性)绝经后女性,包括淋巴结阳性患者,单用激素治疗就可能已经足够了。对于伴有激素抵抗的高风险患者,可以应用细胞毒药物全身治疗。使用化疗药物时,必须十分谨慎。全身辅助治疗的应用,对于复发风险较低的患者可能受益较小,而对于复发风险较高的患者可能受益最大。患者的合并症同样必须予以考虑。

乳腺癌全身辅助治疗目前推荐方案总结如下:

1. 绝经前,淋巴结转移者,应选用辅助联合化疗。雌激素受体阳性肿瘤应在细胞毒药物治疗后,加用三苯氧胺。

2. 绝经前,无淋巴结转移证据者,但肿瘤较大(>1cm)、非整倍体或雌激素受体阴性,应给予联合化疗。雌激素受体阳性者,应给予三苯氧胺。

3. 绝经后,淋巴结阴性、激素受体阳性者,应给予芳香酶抑制剂,作为基础辅助治疗。淋巴结阳性者,只要没有药物禁忌证,就应给予细胞毒药物多药联用或联合治疗。

4. 绝经后,淋巴结转移、激素受体阴性者,可给予辅助化疗。

5. 对于<1cm 情况较好的肿瘤,不建议应用全身辅助治疗。如果雌激素受体阳性,可考虑应用激素治疗

6. 对于 Her-2/*neu* 阳性乳腺癌,在化疗的基础上,建议给予曲妥单抗(赫赛汀),特别是对于淋巴结阳性、年轻患者及肿瘤较大患者。

表 40.6　全身治疗对乳腺癌复发率和生存率的影响

年龄	治疗方法	年复发率减少	年死亡率减少
<50	三苯氧胺 ×5 年	45±8	32±10
50~59	三苯氧胺 ×5 年	37±6	11±8
60~69	三苯氧胺 ×5 年	54±5	33±6
<40	综合化疗	37±7	27±8
40~49	综合化疗	34±5	27±5
50~59	综合化疗	22±4	14±4
60~69	综合化疗	18±4	8±4

摘自:Early Breast Cancer Trialists' Collaborative Group. Polychemotherapy for early breast cancer:an overview of the randomized trails. Lancet 1998;352:930,with permission.

预后

对于晚期、转移性乳腺癌,大多采用姑息性治疗。对于大多数医师而言,在选择治疗方式时最主要是考虑患者的生活质量。对于局部病灶晚期并伴有远处转移者,建议可采用姑息性放疗,以控制疼痛,防止病理性骨折。单纯性骨转移、胸壁复发、脑转移和脊髓压迫是姑息性放疗的最佳适应证。

全身性病变可应用激素治疗或细胞毒药物加以控制。就生活质量而言,激素治疗的效果通常优于细胞毒药物化疗,因此应首选内分泌治疗。在病变已经扩散的患者中,切除功能性内分泌器官(卵巢、垂体、肾上腺)或使用药物阻断激素功能,大约有 1/3 患者对此反应良好。对于雌激素受体阳性肿瘤患者,这种反应率可高达 60%。而对于雌激素受体阴性肿瘤患者,只有 5%~10% 对内分泌治疗有反应,因此,除了某些特殊情况之外(如不能耐受细胞毒药物化疗的老年患者),雌激素受体阴性肿瘤患者不应常规进行

激素治疗(116)。

对于下列转移性乳腺癌,应考虑应用细胞毒药物化疗:①重要器官受累可能危及生命(脑、肺或肝脏);②激素治疗失败;③对激素治疗最初有反应,但后来病变进展;④肿瘤雌激素受体阴性。最有效的单一化疗药物是蒽环类药物,如阿霉素,预期反应率为40%~50%。多药联合化疗的反应率可高达60%~80%(117)。针对Ⅳ期乳腺癌,正在进行一系列关于联合化疗方案的临床试验,包括应用赫赛汀治疗 Her-2/neu 阳性并伴有转移的患者。对于 Her-2/neu 阳性患者转移性乳腺癌,赫赛汀联合长春瑞滨或赫赛汀联合紫杉烷两种化疗方案均可作为一线治疗方案(118)。应用中枢性止吐药可以很好地控制剧烈恶心、呕吐等不良反应,但也不能过分地强调控制这些不良反应的重要性。

二磷酸盐可以进入骨骼,在乳腺癌治疗中的使用越来越多。唑来膦酸钠(泽泰)优于帕米膦酸钠(阿可达),病理性骨折、脊髓压迫、骨骼放疗或手术等与骨骼相关并发症的相对风险进一步降低16%(119)。2005年一篇关于乳腺癌患者口服或静脉应用二磷酸盐疗效的综述中,提示唑来膦酸钠使骨骼相关并发症风险下降41%,而伊班膦酸钠(骨维壮)、氯膦酸钠及帕米膦酸钠使风险下降14%~23%(120)。二磷酸盐对于减少乳腺癌激素治疗时的骨丢失非常重要。二磷酸盐作为一种乳腺癌辅助治疗方法得到重视,早期试验还显示乳腺癌复发率也下降。随机对照试验也正在进行中,包括美国西南肿瘤协作组的试验,Ⅰ~Ⅲ期的乳腺癌患者辅助全身抗肿瘤治疗后,随机分组应用三种不同的二磷酸盐,对比疗效。

特殊类型乳腺癌

Paget 病

19世纪70年代,James Paget 首先描述了一种类似湿疹的乳头病变,并确认这种乳头病变与一种潜在性乳房恶性疾病有关(121)。这种糜烂是由一种具有特征性的细胞浸润乳头乳晕所致,细胞体积较大、核不规则,现在称之为 Paget 细胞。关于这些细胞的起源,病理学家尚存在很大争议,它们可能是深层恶性肿瘤细胞向乳头乳晕区的大乳管内的扩散。乳头浸润早期在外观上并无明显变化。常常表现为乳头溢液,实际上是来自受累乳管的浆液和血液的混合物。患者很可能因为忽视病症而延误诊断。通过切取或打孔取样进行活检而明确诊断。

乳房 Paget 病比较罕见,总体预后取决于肿瘤分期。如果仅为导管内癌,预后较好;而浸润性导管癌并伴有区域淋巴结转移者,预后较差。对于某些适宜病例可采取保乳治疗方法,切除肿瘤以及乳头乳晕复合体,并且术后进行全乳放疗;但是,传统上绝大多数还是采取全乳切除 + 淋巴结清扫术(122)。

炎性乳癌

炎性乳癌最初表现为乳房的急性炎症,伴有红斑、水肿。其他的临床表现差别较大,可以没有明显肿块,也可表现为皮肤卫星结节,或可触及的较大的异常肿块。

当1/3以上乳房出现红斑、水肿,受累区域包括皮肤进行组织活检时发现皮下淋巴管内出现转移癌细胞时,即应诊断为炎性乳癌,而非浸润性导管癌。大多数情况很难鉴别。乳房 X 线片表现:随着病变浸润,乳房表现为皮肤增厚,肿块或钙化可有可无。

对于炎性乳癌,除了进行活检以明确诊断之外,最初的治疗不应是外科手术。乳房切除术后一般在诊断后2年内局部复发,对总体生存率或无病生存率无改善。采用化疗与放疗联合治疗能够取得较好的疗效。初步进行化疗、放疗后,如果仍未出现远处转移,则可考虑进行乳房切除术(123)。

原位癌

不论是小叶癌还是导管癌,都可能会受到导管基底膜的限制。原位癌并没有侵犯周围组织,并且在理论上缺乏扩散能力。

小叶原位癌

小叶原位癌(lobular carcinoma *in situ*,LCIS)不应被看作是一种真正的癌,而应当是一种可以发展为浸润性导管癌或小叶癌的危险因素(124)。将小叶原位癌命名为小叶瘤可能更为恰当。小叶原位癌多见于绝经前女性,临床及 X 线检查无异常。典型表现是一侧或双侧乳房内存在的一个多灶性团块,而并非是一个孤立肿块。小叶原位癌是在进行其他乳腺疾患检查时,由病理科医师偶然发现的。小叶原位癌往往通过切除活检即可得到治疗,随后应进行定期乳房体检和乳房 X 线摄片,仔细监测病情。偶有患者要求实施预防性双侧乳房切除,或预防性服用三苯氧胺。**小叶原位癌发展为浸润性乳腺癌的年发生率为 1%,而终身发展为浸润性乳腺癌的风险为 30%。**

一种小叶原位癌亚型的诊断越来越多,细胞更为多形、表现更为多样,可以与导管原位癌(ductal carcinoma *in situ*,DCIS)表现相似的侵袭性。在这种情况下,应采用与DCIS 一样的治疗方法,即乳房部分切除 + 放疗(125)。

导管原位癌

导管原位癌多见于绝经后女性。可以表现为一个可触及的肿块,但是通常是在乳房 X 线摄片时发现,表现为一簇分支状或 Y 形多形微钙化灶。就定义而言,属导管内病变,未浸出基底膜。**与小叶原位癌不同,如果只采用切除活检的方法进行治疗,那么其中30%~50% 的导管原位癌患者将在同侧乳房内发展为浸润性导管癌(126)。**

以前,改良乳腺癌根治术是治疗导管原位癌的标准方案。但是更为保守的手术,无论放疗与否,都可产生良好的疗效。在 NSABP B17 试验中,818 例患者随机采用单纯病灶切除或病灶切除 + 术后放疗。导管原位癌病灶范围平均为 13mm,其中 88% 大于 20mm。所有病灶均完全切除,切缘阴性。平均随访 43 个月后,非浸润癌中未放疗组的 5 年局部复发率为 10.4%,放疗组为 7.5%(P=0.055);浸润性癌中未放疗组为 10.5%,放疗组为 2.9%(P >0.001)。在 83 例复发病例中,只有 9 例(11%)不在原发癌所在象限内。在平均随访时间为 90 个月时再次进行分析,结果基本相同(127)。**这些资料提示乳房部分切除术可以达到非常有效的局部控制。**

导管原位癌发生腋窝转移者不足 5%,因此不必常规进行腋窝淋巴结清扫。一旦发现腋窝出现转移,就必须对乳房和(或)手术标本进行进一步评价,因为淋巴结转移提示导管癌浸润性成分被漏诊。对于某些导管原位癌患者,可行前哨淋巴结活检,特别是在下列情况时:病变分级较高,包含粉刺样坏死物质,或原位癌是经空心针活检诊断的而临床特征或 X 线表现提示为浸润性病变。大约 5% 的患者最初活检提示为导管内癌,在乳房切除后却发现是浸润性导管癌。空心针活检可使浸润性病变的漏检率高达 20%。导管内癌患者罹患对侧乳房导管内癌的概率与罹患浸润性导管癌的概率是相同的(5%~8%)(128)。

妊娠期乳腺癌

妊娠期发生乳腺癌的概率为 1∶3000(129,130)。仅次于宫颈癌,居妊娠相关恶性肿瘤的第二位。初步研究表明,妊娠期乳腺癌预后不良;但是近来有研究显示,妊娠期激素的变化对预后几乎没有影响或影响很小。**将妊娠期患者与非妊娠期患者进行期别配对研究时发现,二者的生存率基本相同**(131)。典型病例表现为一个无痛性肿块,淋巴结受累高达 60%。评估方法包括超声和 X 线检查。X 线检查存在争议,但通过适当的腹部屏蔽,胎儿接受的照射量小于 0.02cGy(132)。如果必须做活检,也可以进行,不必等到分娩之后。针吸活检是安全的,可在门诊实施。

对于妊娠期乳腺癌的治疗,必须高度个体化。应该考虑患者的年龄和继续生育要求。患者的总体预后也应考虑,特别是当腋窝淋巴结受累时,因为早孕期辅助化疗可导致胎儿畸形或死亡,但是妊娠中后期可以化疗。有人认为,对于某些可能治愈的乳腺癌患者,终止妊娠并不会改变其预后。

妊娠期乳腺癌治疗建议如下:

1. **传统上,在妊娠早期或中期诊断乳腺癌者,采用改良根治术**。妊娠期是否进行前哨淋巴结活检尚存在争议;蓝色染料是禁用的,被归于妊娠期药物表的 C 类;放射性胶体使胎儿存在放射风险,尽管有文献支持其安全性(133)。因为妊娠期不能放疗,所以大多数医疗中心不采用保乳治疗。妊娠晚期之前诊断乳腺癌者,如果等待直至分娩再做处理,可导致治疗延误,不应提倡。妊娠 3 个月以后即可给予辅助化疗,尽管除了临床试验以外,肿瘤医师一般不愿意对妊娠妇女实施化疗。一项著名的研究报道,妊娠早期胎儿致畸率为 20%,而妊娠中期和晚期下降至 1.5%(134)。然而,三苯氧胺属于 D 类药物,妊娠期或哺乳期乳腺癌患者不能服用。

2. **妊娠晚期发现的局限性肿瘤,可以采用保乳手术,分娩后放疗;或采用改良根治术**。妊娠晚期之初应在局部麻醉下切除肿瘤。如果邻近分娩,则在分娩后立即进行标准治疗。如果胎儿可以存活,应尽早引产,以免延误决定性肿瘤治疗。

3. **如果在哺乳期诊断为乳腺癌,应停止哺乳,对癌症进行决定性治疗**。

4. **对于晚期、不可治愈的肿瘤,应给予姑息性治疗**。妊娠是否继续应根据治疗的需要和母亲的愿望而决定。

对于乳腺癌患者,关于未来生育的问题咨询是非常重要的。通常认为妊娠对乳腺癌是有害的,因为妊娠期中循环雌激素水平较高,但是**乳腺癌的妇女妊娠,其生存率并无明显差别**。一项研究评估妊娠对早期乳腺癌患者的总体生存率的影响。该研究中大约 40% 的患者淋巴结阳性,妊娠组患者的 5 年和 10 年生存率优于未妊娠对照组。该研究提示,妊娠并未对早期乳腺癌的预后产生负面影响(135)。后来还有研究证实,乳腺癌确诊 10 个月以后分娩的患者,其相对死亡风险未见增高(136)。理论上,妊娠只会对雌激素受体阳性或孕激素阳性的肿瘤患者产生不良影响,然而这种可能性尚未得到研究。因为复发最常发生在诊断后最初的 2~3 年内,所以激素受体阳性肿瘤和疾病晚期的患者应当等待 2~3 年后再考虑妊娠事宜。

(杨红岩　向阳　译)

参考文献

1. **Siegel R, Ward E, Brawley O, et al.** Cancer statistics, 2011. *CA Cancer J Clin* 2011;61:212–236. http://cacancerjournal.org

2. **Anderson WF, Chu KC, Devesa SS.** Distinct incidence patterns among *in situ* and invasive breast carcinomas, with possible etiologic implications. *Breast Cancer Res Treat* 2004;88:149–159.

3. **American Cancer Society**. Breast cancer facts and figures 2010. Atlanta: American Cancer Society.

4. **Greene MH.** Genetics of breast cancer. *Mayo Clin Proc* 1997;72:54–65.

5. **FitzGerald MG, MacDonald DJ, Krainer M, et al.** Germ-line *BRCA1* mutations in Jewish and non-Jewish women with early-onset breast cancer. *N Engl J Med* 1996;334:143–149.

6. **US Preventative Services Task Force**. Genetic risk assessment and *BRCA* mutation testing for breast and ovarian cancer susceptibility: recommendation statement. *Ann Int Med* 2005;143:355–361.

7. **Domchek SM, Friebel TM, Singer CF, et al.** Association of risk-reducing surgery in *BRCA1* or *BRCA2* mutation carriers with cancer risk and mortality. *JAMA* 2010;304:967–975.

8. **Brennan SF, Cantwell MM, Cardwell CR, et al.** Dietary patterns and breast cancer risk: a systematic review and meta-analysis. *Am J Clin Nutr* 2010;91:1294–1302.

9. **Mattisson I, Wirfalt E, Wallstrom, et al.** High fat and alcohol intakes are risk factors of postmenopausal breast cancer: a prospective study from the Malmo diet and cancer cohort. *Int J Cancer* 2004;110:589–597.

10. **Chavez-MacGregor M, Elias SG, Onland-Moret NC, et al.** Postmenopausal breast cancer risk and cumulative number of menstrual cycles. *Cancer Epidemiol Biomarkers Prev* 2005;14:799–804.

11. **Eisen A, Rebbeck TR, Wood WC, et al.** Prophylactic surgery in women with a hereditary predisposition to breast and ovarian cancer. *J Clin Oncol* 2000;18:1980–1995.

12. **Russo J, Moral R, Balogh GA.** The protective role of pregnancy in breast cancer. *Breast Cancer Res* 2005;7:131–142.

13. **The Cancer and Steroid Hormone Study of the Centers for Disease Control and the National Institute of Child Health and Human Development.** Oral-contraceptive use and the risk of breast cancer. *N Engl J Med* 1986;315:405–411.

14. **Collaborative Group on Hormonal Factors in Breast Cancer.** Breast cancer and hormonal contraceptives: collaborative reanalysis of individual data on 53,297 women with breast cancer and 100,239 women without breast cancer from 54 epidemiological studies. *Lancet* 1996;347:1713–1727.

15. **Chlebowski RT, Hendrix SL, Langer RD, et al.** Influence of estrogen plus progestin on breast cancer and mammography in healthy postmenopausal women: the Women's Health Initiative Randomized Trial. *JAMA* 2003;289:3243–3253.

16. **Gao X, Fisher SG, Enami B.** Risk of second primary cancer in the contralateral breast in women treated for early-stage breast cancer: a population-based study. *Int J Radiat Oncol Biol Phys* 2003;56:1038–1045.

17. **Majid AS, de Paredes ES, Doherty RD, et al.** Missed breast carcinoma: pitfalls and pearls. *Radiographics* 2003;23:881–895.

18. **Bjurstam N, Bjorneld L, Duffy SW, et al.** The Gothenburg Breast Cancer Screening Trial: preliminary results on breast cancer mortality for women aged 39–49. *J Natl Cancer Inst Monogr* 1997;22:53–55.

19. **Smith RA, Cokkinides V, Brooks D, et al.** Cancer screening in the United States, 2010: a review of current American Cancer Society Guidelines and Issues in Cancer Screening. *CA Cancer J Clin* 2010;60:99–119.

20. **Bassett LW, Liu TH, Giuliano AE, et al.** The prevalence of carcinoma in palpable vs nonpalpable mammographically detected lesions. *Am J Roentgenol* 1991;157:21–24.

21. **Elmore JG, Armstrong K, Lehman CD, et al.** Screening for breast cancer. *JAMA* 2005;293:1245–1256.

22. **Collaco LM, de Lima RS, Werner B, et al.** Value of fine needle aspiration in the diagnosis of breast lesions. *Acta Cytol* 1999;43:587–592.

23. **Morrow M.** Breast. In: **Greenfield LJ, Mulholland MW, Oldham KT, et al., eds.** *Surgery: scientific principles and practice.* 3rd ed. Philadelphia, PA: Lippincott Williams & Wilkins, 2001:1334–1372.

24. **Arpino G, Bardou VJ, Clark GM, et al.** Infiltrating lobular carcinoma of the breast: tumor characteristics and clinical outcome. *Breast Cancer Res* 2004;6:R149–R156.

25. **Tubiana M, Pejovic JM, Renaud A, et al.** Kinetic parameters and the course of the disease in breast cancer. *Cancer* 1981;47:937–943.

26. **Perrone MA, Musolino A, Michiara M, et al.** Early detection of recurrences in the follow-up of primary breast cancer in an asymptomatic or symptomatic phase. *Tumori* 2004;90:276–279.

27. **Giuliano A.** The pattern of recurrence of early stage breast cancer. *J Surg Oncol* 1989;31:152–158.

28. **Haagensen CD.** *Diseases of the breast.* 3rd ed. Philadelphia, PA: WB Saunders, 1986.

29. **American Joint Committee on Cancer.** Breast. In: **Edge SB, Byrd DR, Compton CC, et al., eds.** *AJCC cancer staging manual.* 7th ed. New York: Springer, 2010:419–460.

30. **Barry MC, Thornton F, Murphy M, et al.** The value of metastatic screening in early primary breast cancer. *Ir J Med Sci* 1999;168:248–250.

31. **Morris PG, Lynch C, Feeney JN, et al.** Integrated positron emission tomography/computed tomography may render bone scintigraphy unnecessary to investigate suspected metastatic breast cancer. *J Clin Oncol* 2010;28:3154–3159.

32. **Halsted WS.** The results of radical operation for cure of carcinoma of the breast. *Ann Surg* 1907;46:1–19.

33. **Meyer W.** Carcinoma of the breast; ten years experience with my method of radical operation. *JAMA* 1905;45:297–313.

34. **Haagensen CD, Bodian C.** A personal experience with Halsted's radical mastectomy. *Ann Surg* 1984;199:143–150.

35. **Dahl-Iversen E, Tobiassen T.** Radical mastectomy with parasternal and supraclavicular dissection for mammary carcinoma. *Ann Surg* 1963;157:170–173.

36. **Lewis FJ.** Extended or super radical mastectomy for cancer of the breast. *Minn Med* 1953;36:763–766.

37. **Urban JA.** Extended radical mastectomy for breast cancer. *Ann Surg* 1963;106:399–404.

38. **Veronesi U, Valagussa P.** Inefficacy of internal mammary node dissection in breast cancer surgery. *Cancer* 1981;47:170–173.

39. **Handley RS.** The conservative radical mastectomy of Patey: 10-year results in 425 patients. *Breast* 1976;2:16–19.

40. **Maier WP, Leber D, Rosemond GP, et al.** The technique of modified radical mastectomy. *Surg Gynecol Obstet* 1977;145:68–74.

41. **Cody HS III, Laughlin EH, Trillo C, et al.** Have changing treatment patterns affected outcome of operable breast cancer? Ten year follow-up in 1288 patients, 1965 to 1978. *Ann Surg* 1991;213:297–307.

42. **Sacchini V, Pinotti JA, Barros AC.** Nipple-sparing mastectomy for breast cancer and risk reduction: oncologic or technical problem? *J Am Coll Surg* 2006;203:704–714.

43. **McWhirter R.** Should more radical treatment be attempted in breast cancer? *AJR Am J Roentgenol* 1964;92:3–13.

44. **Montague ED.** Radiation therapy and breast cancer: past, present and future. *Am J Clin Oncol* 1985;8:455–462.

45. **Montague ED, Fletcher GH.** The curative value of irradiation in the treatment of nondisseminated breast cancer. *Cancer* 1980;46:995–998.

46. **Wallgren A, Arner O, Bergstrom J, et al.** The value of preoperative radiotherapy in operable mammary carcinoma. *Int J Radiat Oncol Biol Phys* 1980;6:287–290.

47. **Nevin JE, Baggerly JT, Laird TK.** Radiotherapy as an adjuvant in the treatment of cancer of the breast. *Cancer* 1982;49:1194–1200.

48. **Fisher B, Jeong JH, Anderson S, et al.** Twenty-five-year follow-up of a randomized trial comparing radical mastectomy, total mastectomy, and total mastectomy followed by irradiation. *N Engl J Med* 2002;347:567–575.

49. **Overgaard M, Hansen P, Overgaard J, et al.** Postoperative radiotherapy in high-risk premenopausal women with breast cancer who receive adjuvant chemotherapy. *N Engl J Med* 1997;337:949–955.

50. **Ragaz J, Jackson SM, Le N, et al.** Adjuvant radiotherapy and chemotherapy in node-positive premenopausal women with breast cancer. *N Engl J Med* 1997;337:956–962.

51. **Overgaard M, Jensen MB, Overgaard J, et al.** Postoperative radiotherapy in high-risk postmenopausal breast cancer patients given adjuvant tamoxifen: Danish Breast Cancer Cooperative Group DBCG 82c randomised trial. *Lancet* 1999;353:1641–1648.

52. **Katz A, Strom EA, Buchholz TA, et al.** Locoregional recurrence patterns after mastectomy and doxorubicin-based chemotherapy: implications for postoperative irradiation. *J Clin Oncol* 2000;18:2817–2827.

53. **Woodward WA, Strom EA, Tucker SL, et al.** Locoregional recurrence after doxorubicin-based chemotherapy and postmastectomy: implications for breast cancer patients with early stage disease and predictors for recurrence after postmastectomy radiation. *Int J Radiat Oncol Biol Phys* 2003;57:336–344.

54. **Sharma R, Bedrosian I, Lucci A, et al.** Present-day locoregional control in patients with T1 or T2 breast cancer with 0 and 1 to 3 positive lymph nodes after mastectomy without radiotherapy. *Ann Surg Oncol* 2010;17:2899–2908.

55. **Clarke M, Collins R, Darby S, et al.** Effect of radiotherapy and of difference in the extent of surgery for early breast cancer on local recurrence and the 15 years survival: an overview of the randomised trials. *Lancet* 2005;9503:2087–2106.

56. **Recht A, Edge SB, Solin LJ, et al.** Postmastectomy radiotherapy: clinical practice guidelines of the American Society of Clinical Oncology. *J Clin Oncol* 2001;19:1539–1569.

57. **Keynes G.** Conservative treatment of cancer of the breast. *BMJ* 1937;2:643–647.

58. **Calle R, Pilleron JP, Schlienger P, et al.** Conservative management of operable breast cancer: ten years' experience at the Foundation Curie. *Cancer* 1978;42:2045–2053.

59. **Prosnitz LR, Goldenberg IS, Packard RA, et al.** Radiation therapy as initial treatment for early stage cancer of the breast without mastectomy. *Cancer* 1977;39:917–923.

60. **Harris JR, Helllman S, Silen W.** *Conservative management of breast cancer.* Philadelphia, PA: JB Lippincott, 1983.

61. **Veronesi U, Cascinelli N, Mariani L, et al.** Twenty-year follow-up of a randomized study comparing breast-conserving surgery with radical mastectomy for early breast cancer. *N Engl J Med* 2002;347:1227–1232.

62. **Fisher B, Anderson S, Bryant J, et al.** Twenty-year follow-up of a randomized trial comparing total mastectomy, lumpectomy, and lumpectomy plus irradiation for the treatment of invasive breast cancer. *N Engl J Med* 2002;347:1233–1241.

63. **Sarrazin D, Le MG, Arrigada R, et al.** Ten-year results of a randomized trial comparing a conservative treatment to mastectomy in early breast cancer. *Radiother Oncol* 1989;14:177–184.

64. **Jacobson JA, Danforth DN, Cowan KH, et al.** Ten-year results of a comparison of conservation with mastectomy in the treatment of stage I and II breast cancer. *N Engl J Med* 1995;332:907–911.

65. **van Dongen JA, Voogd AC, Fentiman IS, et al.** Long-term results of a randomized trial comparing breast-conserving therapy with mastectomy: European Organization for Research and Treatment of Cancer 10801 trial. *J Natl Cancer Inst* 2000;92:1143–1150.

66. **Truong PT, Berthelet E, Lee J, et al.** The prognostic significance of the percentage of positive/dissected axillary lymph nodes in breast cancer recurrence and survival in patients with one to three positive axillary lymph nodes. *Cancer* 2005;103:2006–2014.

67. **National Institutes of Health.** NIH consensus conference on the treatment of early-stage breast cancer. *JAMA* 1991;265:391–395.

68. **Ivens D, Hoe AL, Podd TJ, et al.** Assessment of morbidity from complete axillary dissection. *Br J Cancer* 1992;66:136–138.

69. **Goffman TE, Laronga C, Wilson L, et al.** Lymphedema of the arm and breast in irradiated breast cancer patients: risks in an era of dramatically changing axillary surgery. *Breast J* 2004;10:405–411.

70. **Gui GP, Joubert DJ, Reichert R, et al.** Continued axillary sampling is unnecessary and provides no further information to sentinel node biopsy in staging breast cancer. *Eur J Surg Oncol* 2005;31:707–714.

71. **Changsri C, Prakash S, Sandweiss L, et al.** Prediction of additional axillary metastasis of breast cancer following sentinel lymph node surgery. *Breast J* 2004;10:392–397.

72. **Giuliano AE, Kirgan DM, Guenther JM, et al.** Lymphatic mapping and sentinel lymphadenectomy for breast cancer. *Ann Surg* 1994;220:391–401.

73. **Wilson L, Giuliano A.** Sentinel lymph node mapping for primary breast cancer. *Curr Oncol Rep* 2005;7:12–17.

74. **Krag DN, Weaver DL, Alex JC, et al.** Surgical resection and radiolocalization of the sentinel lymph node in breast cancer using a gamma probe. *Surg Oncol* 1993;2:335–339.

75. **Veronesi U, Paganelli G, Galimberti V, et al.** Sentinel-node biopsy to avoid axillary dissection in breast cancer with clinically negative lymph-nodes. *Lancet* 1997;349:1864–1867.

76. **Giuliano AE, Haigh PI, Brennan MB, et al.** Prospective observational study of sentinel lymphadenectomy without further axillary dissection in patients with sentinel node-negative breast cancer. *J Clin Oncol* 2000;13:2553–2559.

77. **Veronesi U, Viale G, Paganelli G.** Sentinel lymph node biopsy in breast cancer: ten year results of a randomized controlled study. *Ann Surg* 2010;251:595–600.

78. **Giuliano AE, Hunt KK, Ballman KV, et al.** Axillary dissection vs. no axillary dissection in women with invasive breast cancer and sentinel node metastasis: a randomized clinical trial. *JAMA* 2011;305:569–575.

79. **Green MC, Hortobagyi GN.** Adjuvant chemotherapy for breast cancer. *Langenbecks Arch Surg* 2002;387:109–116.

80. **Murphy GP, Lawrence W, Lenhard RE, eds.** *American Cancer Society textbook of clinical oncology.* Atlanta, GA: American Cancer Society, 1995:213.

81. **Brezden C, Phillips KA, Abdolell M, et al.** Cognitive function in breast cancer patients receiving adjuvant chemotherapy. *J Clin Oncol* 2000;18:2695–2701.

82. **Paik S, Shak S, Tang G, et al.** A multigene assay to predict recurrence of tamoxifen-treated, node-negative breast cancer. *N Engl J Med* 2004;351:2817–2826.

83. **Rosen PP, Groshen S, Kinne DW, et al.** Factors influencing prognosis in node-negative breast carcinoma: analysis of 767 T1N0M0/T2N0M0 patients with long-term follow-up. *J Clin Oncol* 1993;11:2090–2100.

84. **Rapiti E, Fioretta G, Verkooigen HM, et al.** Survival of young and older breast cancer patients in Geneva from 1990 to 2001. *Eur J Cancer* 2005;41:1446–1452.

85. **Trudeau ME, Pritchard KI, Chapman JA, et al.** Prognostic factors affecting the natural history of node-negative breast cancer. *Breast Cancer Res Treat* 2005;89:35–45.

86. **Kollias J, Elston CW, Ellis IO, et al.** Early-onset breast cancer—histopathological and prognostic considerations. *Br J Cancer* 1997;75:1318–1323.

87. **Paik S, Bryant J, Park C, et al.** ErbB-2 and response to doxorubicin in patients with node-positive breast cancer. *J Natl Cancer Inst* 1998;90:1361–1370.

88. **Slamon DJ, Leyland-Jones B, Shak S, et al.** Use of chemotherapy plus a monoclonal antibody against *HER2* for metastatic breast cancer that overexpresses HER2. *N Engl J Med* 2001;344:783–792.

89. **Romond E, Perez E, Bryant J, et al.** Trastuzumab plus adjuvant chemotherapy for operable HER2-positive breast cancer. *N Engl J Med* 2005;353:1673–1684.

90. **Smith I, Procter M, Gelber RD, et al.** HERA study team. 2-year follow-up of trastuzumab after adjuvant chemotherapy in *HER2*-positive breast cancer: a randomised controlled trial. *Lancet* 2007;369:29–36.

91. **Piccart-Gebhart MJ, Procter M, Leyland-Jones B.** Trastuzumab after adjuvant chemotherapy in *HER2*-positive breast cancer. *N Engl J Med* 2005;353:1659–1672.

92. **Nissen-Meyer R.** The Scandinavian clinical trials. *Experientia Suppl* 1982;41:571–579.

93. **Bonadonna G, Valagussa P.** Adjuvant systemic therapy for resectable breast cancer. *J Clin Oncol* 1985;3:259–275.

94. **Fisher B, Carbone P, Economou SG, et al.** L-phenylalanine mustard in the management of primary breast cancer: a report of early findings. *N Engl J Med* 1975;292:117–122.

95. **Mueller CB, Lesperance ML.** NSABP trials of adjuvant chemotherapy for breast cancer: a further look at the evidence. *Ann Surg* 1991;214:206–211.

96. **Bonadonna G, Rossi A, Valagussa P.** Adjuvant CMF chemotherapy in operable breast cancer: ten years later. *World J Surg* 1985;9:707–713.

97. **Tancine G, Bonadonna G, Valagussa P, et al.** Adjuvant CMF in breast cancer: comparative 5-year results of 12 versus 6 cycles. *J Clin Oncol* 1983;1:2–10.

98. **Bonadonna G, Valagussa P.** Dose-response effect of adjuvant chemotherapy in breast cancer. *N Engl J Med* 1981;304:10–15.

99. **Bonadonna G, Valagussa P, Moliterni A, et al.** Adjuvant cyclophosphamide, methotrexate, and fluorouracil in node-positive breast cancer: the results of 20 years of follow-up. *N Engl J Med* 1995;332:901–906.

100. **Zambetti M, Valagussa P, Bonadonna G.** Adjuvant CMF in node-negative and estrogen receptor negative breast cancer: updated results. *Ann Oncol* 1996;7:481–485.

101. **Fisher B, Brown AM, Dimitrov NV, et al.** Two months of doxorubicin-cyclophosphamide with and without interval reinduction therapy compared with 6 months of cyclophosphamide, methotrexate, and fluorouracil in positive-node breast cancer patients with tamoxifen-nonresponsive tumors: results from the National Surgical Adjuvant Breast and Bowel Project B-15. *J Clin Oncol* 1990;8:1483–1496.

102. **Henderson IC, Berry DA, Demetri GD, et al.** Improved outcomes from adding sequential paclitaxel but not from escalating doxorubicin dose in an adjuvant chemotherapy regimen for patients with node positive primary breast cancer. *J Clin Oncol* 2003;21:976–983.

103. **Jones S, Holmes FA, O'Shaughnessy J, et al.** Docetaxel with cyclophosphamide is associated with an overall survival benefit compared with doxorubicin and cyclophosphamide:7 year follow-up of US Oncology Research Trial 9735. *J Clin Oncol* 2009;27:1177–1183.

104. **Saurel CA, Patel TA, Perez EA.** Changes to adjuvant systemic therapy in breast cancer: a decade in review. *Clin Breast Cancer* 2010;10:196–208.

105. **Trudeau M, Sinclair SE, Clemons M, et al.** Neoadjuvant taxanes in the treatment of non-metastatic breast cancer: a systemic review. *Cancer Treat Rev* 2005;31:283–302.

106. **Chen AM, Meric-Berstam F, Hunt KK, et al.** Breast conservation after neoadjuvant chemotherapy. *Cancer* 2005;103:689–695.

107. **Early Breast Cancer Trialists' Collaborative Group.** Polychemotherapy for early breast cancer: an overview of the randomised trials. *Lancet* 1998;352:930–942.

108. **Albain K, Green S, Ravdin P, et al.** Overall survival after cyclophosphamide, adriamycin, 5-FU, and tamoxifen is superior to tamoxifen alone in post-menopausal, receptor(+), node(+) breast cancer: new

findings from phase III Southwest Oncology Group Intergroup Trial S8100 (INT-0100). *Proc Am Soc Clin Oncol* 2001;20:94(abst).

109. **Fisher B, Digman J, Wolmark N, et al.** Tamoxifen and chemotherapy for lymph node-negative, estrogen receptor–positive breast cancer. *J Natl Cancer Inst* 1997;89:1673–1682.

110. **Howell A, Cuzick J, Baum M, et al.** Results of the ATAC (Arimidex, tamoxifen, alone or in combination) trial after completion of 5 years' adjuvant treatment for breast cancer. *Lancet* 2005;365:60–62.

111. **Dowsett M, Cuzick J, Ingle J, et al.** Meta-analysis of breast cancer outcomes in adjuvant trials of aromatase inhibitors versus tamoxifen. *J Clin Oncol* 2010;28:509–518.

112. **Goss PE, Ingle JN, Martino S, et al.** A randomized trial of letrozole in postmenopausal women after five years of tamoxifen therapy for early-stage breast cancer. *N Engl J Med* 2003;349:1793–1802.

113. **Winer EP, Morrow M, Osborne CK, et al.** Malignant tumors of the breast. In: **Devita VT, Hellman S, Rosenberg S, eds. Cancer principles and practice of oncology.** 6th ed. Philadelphia, PA: Lippincott Williams & Wilkins, 2001:1651–1717.

114. **Early Breast Cancer Trialists' Collaborative Group.** Effects of chemotherapy and hormonal therapy for early breast cancer on recurrence and 15-year survival: an overview of the randomised trials. *Lancet* 2005;365:1687–1717.

115. **Early Breast Cancer Trialists' Collaborative Group.** Adjuvant chemotherapy in oestrogen-receptor-poor breast cancer: patient-level meta-analysis of randomised trials. *Lancet* 2008;371:29–40.

116. **Dhodapkar MV, Ingle JN, Cha SS, et al.** Prognostic factors in elderly women with metastatic breast cancer treated with tamoxifen: an analysis of patients entered on four prospective clinical trials. *Cancer* 1996;77:683–690.

117. **Valero V.** Combination docetaxel/cyclophosphamide in patients with advanced solid tumors. *Oncology* 1997;11:34–36.

118. **Burstein HJ, Keshaviah A, Baron AD.** Trastuzumab plus vinorelbine or taxane chemotherapy for HER2-overexpressing metastatic breast cancer: the trastuzumab and vinorelbine or taxane study. *Cancer* 2007;110:965–972.

119. **Rosen LS, Gordon D, Kaminski M, et al.** Long-term efficacy and safety of zoledronic acid compared with pamidronate disodium in the treatment of skeletal complications in patients with advanced multiple myeloma or breast carcinoma: a randomized, double-blind, multicenter, comparative trial. *Cancer* 2003;98:1735–1744.

120. **Pavlakis B, Scmidt RL, Stockier M.** Bisphosphonates for breast cancer. *Cochrane Database Syst Rev* 2005;3:CD003474.

121. **Paget J.** Disease of the mammary areola preceding cancer of the mammary gland. *St Barts Hosp Rep* 1874;10:89.

122. **Pezzi CM, Kukora JS, Audet IM, et al.** Breast conservation surgery using nipple-areolar resection for central breast cancers. *Arch Surg* 2004;139:32–37.

123. **Barnes DM, Newman L.** Pregnancy-associated breast cancer: a literature review. *Surg Clin North Am* 2007;87:417–430.

124. **Simpson PT, Gale T, Fulford LG, et al.** The diagnosis and management of pre-invasive breast disease: pathology of atypical lobular hyperplasia and lobular carcinoma *in situ*. *Breast Cancer Res* 2003;5:258–262.

125. **Barth A, Brenner RJ, Giuliano AE.** Current management of ductal carcinoma *in situ*. *West J Med* 1995;163:360–366.

126. **Sneige N, Wang J, Baker BA, et al.** Clinical, histopathologic, and biologic features of pleomorphic lobular (ductal-lobular) carcinoma *in situ* of the breast: a report of 24 cases. *Mod Pathol* 2002;15:1044–1050.

127. **Fisher B, Dignam J, Wolmark N, et al.** Lumpectomy and radiation therapy for the treatment of intraductal breast cancer: findings from the National Surgical Adjuvant Breast and Bowel Project B-17. *J Clin Oncol* 1998;16:441–452.

128. **Claus EB, Stowe M, Carter D, et al.** The risk of contralateral breast cancer among women diagnosed with ductal and lobular breast carcinoma *in situ*: data from the Connecticut Tumor Registry. *Breast* 2003;12:451–456.

129. **Psyrri A, Burtness B.** Pregnancy-associated breast cancer. *Cancer J* 2005;11:83–95.

130. **Partridge A, Schapira L.** Pregnancy and breast cancer: epidemiology, treatment, and safety issues. *Oncology* 2005;19:693–697.

131. **Petrek JA.** Breast cancer and pregnancy. *J Natl Cancer Inst Monogr* 1994;16:113–121.

132. **Rosene-Montella K, Larson L.** Diagnostic imaging. In: **Lee RV, Rosene-Montella K, Barbour A, et al. eds.,** *Medical care of the pregnant patient*. Philadelphia, PA: American College of Physicians Press, 2000:103–115.

133. **Bodner-Adler B, Bodner K, Zeisler H.** Breast cancer diagnosed during pregnancy. *Anticancer Res* 2007;27:1705–1707.

134. **Gentilini O, Cremonesi M, Toesca A, et al.** Sentinel lymph node biopsy in pregnant patients with breast cancer. *Eur J Nucl Med Mol Imaging* 2010;37:78–83.

135. **Gelber S, Coates A, Goldhirsch A, et al.** Effect of pregnancy on overall survival after the diagnosis of early stage breast cancer. *J Clin Oncol* 2001;19:1671–1675.

136. **Mueller BA, Simon MS, Deapen D, et al.** Childbearing and survival after breast carcinoma in young women. *Cancer* 2003;98:1131–1140.

索　引